U0210201

心血管内科实践

XINXUEGUAN NEIKESHIJIAN

主 编 杨德业 王宏宇 曲 鹏

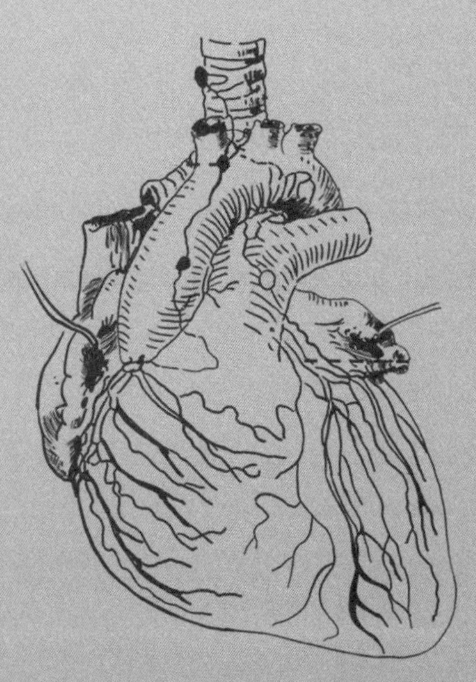

科学出版社

北 京

内 容 简 介

本书共分16篇99章，系统地阐述了心血管疾病特点和诊治最新进展，总结了最新的心血管疾病理论和诊治方法，包括心血管疾病相关检查、药理、特殊诊治手段，心血管疾病相关综合征、心血管疾病与心理因素、心血管疾病与妊娠、心血管疾病与肿瘤、心血管疾病外科治疗、心血管疾病精准治疗与人工智能，以及心脏康复，同时还增加了症状鉴别诊断和典型案例分析、临床诊治思维和操作技巧等内容，全书立意独特，条理清晰，内容丰富，既有理论探讨，又结合临床案例。

本书适合心血管内科专科医师和全科医师阅读使用。

图书在版编目（CIP）数据

心血管内科实践 / 杨德业，王宏宇，曲鹏主编 . — 北京：科学出版社，2022.8
ISBN 978-7-03-072506-6

Ⅰ . 心…　Ⅱ . ①杨…②王…③曲…　Ⅲ . ①心脏血管疾病 – 诊疗　Ⅳ . ① R54

中国版本图书馆CIP数据核字（2022）第101125号

责任编辑：郝文娜 / 责任校对：张　娟
责任印制：赵　博 / 封面设计：吴朝洪

科学出版社出版
北京东黄城根北街16号
邮政编码：100717
http://www.sciencep.com

三河市春园印刷有限公司印刷

科学出版社发行　各地新华书店经销

*

2022年8月第　一　版　开本：787×1092　1/16
2022年8月第一次印刷　印张：78 3/4
字数：2 197 000

定价：498.00元

（如有印装质量问题，我社负责调换）

主编简介

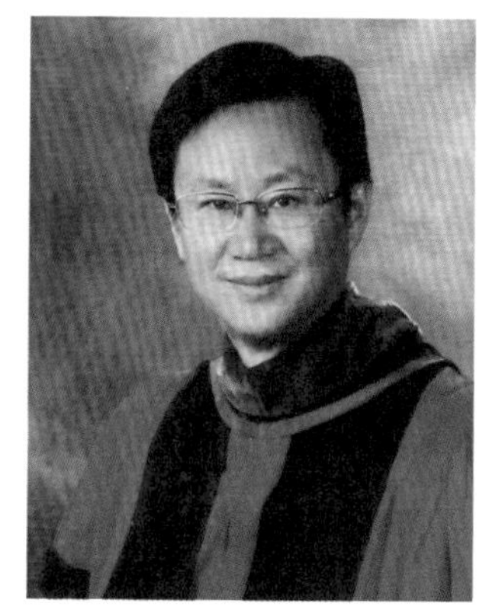

杨德业　主任医师，教授，博士研究生导师

杭州师范大学附属医院心脏中心主任，中国医药教育协会副会长，中国医药教育协会心血管内科专业委员会主任委员，中国医师协会高血压专业委员会常务委员，美国心脏病学院专家成员（FACC），国际高血压学会(ISH)专家成员，浙江省生物物理学会副会长，中华医学会杭州市心血管病分会冠脉学组组长。《中华心血管病杂志》通讯编委，《解放军医学杂志》特邀编委，《心脑血管病防治杂志》编委，*Journal of Cellular and Molecular Medicine*，*intel Chinese National Medical Journal of China* 审稿人。浙江省“151 跨世纪”人才，在临床心血管领域一线工作 37 年，两度赴美国留学（美国哈佛大学医学院博士后）。2020 年被国家卫生健康委百姓健康频道评为“健康卫士”。主持各级研究课题 15 项（包括国家自然科学基金面上项目，批准号 :81270230 ,Pax-8 基因在心肌细胞凋亡中的角色研究。国家自然科学基金面上项目，批准号 :30571050, 心脏发育相关基因 -BMPR 下游基因的实验研究），已发表文章 110 篇，包括 SCI 收录论文 21 篇。获得省政府科技进步一等奖一项，2021 年度中国医药教育协会科学技术奖（科技创新奖一等奖）一项，国家发明专利一项（《miRNA-122 抑制剂在制备治疗先天性心脏病的药物中的应用》，中国，ZL 2012 1 0014228.7）。目前已完成冠心病介入治疗、永久起搏器的植入及室上性心动过速和室性心动过速射频消融术 2 万余例。已培养博士和硕士研究生 50 名。任《高血压学》副主编。

主编简介

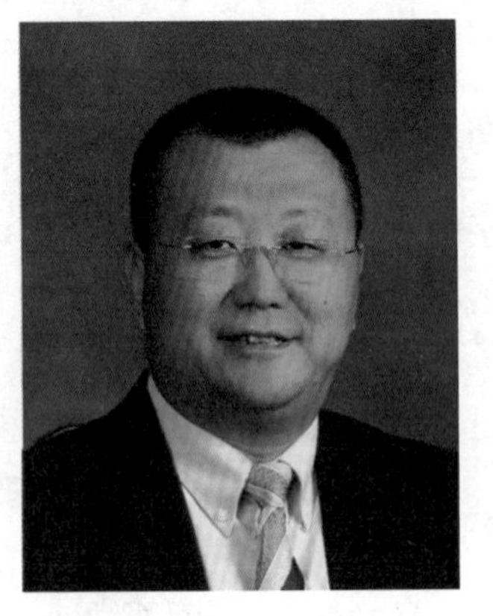

王宏宇 教授，主任医师，博士研究生导师

北京大学教授，心脏和血管医学专业主任医师，国家重点研发计划“人工智能辅助心脑血管疾病诊疗服务模式解决方案”课题负责人，北京大学医学部血管健康研究中心主任，北京大学医学部血管疾病社区防治中心主任，北京大学临床研究所心脏和血管健康研究中心主任，北京大学首钢医院副院长兼血管医学中心主任。

2011 年、2019 年和 2020 年分别主持我国针对血管健康管理与预后心血管疾病关系的人群队列研究和多中心临床干预研究（BEST，EndoFIND，BVHS）。2019 年在国际上率先倡导非传统血管健康危险因素管理策略。已发表学术文章 300 余篇，其中 SCI 收录文章近 30 篇。主编血管医学领域专著《血管病学》和中国血管健康科普系列丛书，主编及主译著作 10 余部。担任国际血管健康学会（International Society of Vascular Health，ISVH）执行委员会委员，国际血管健康学会中国分会主席。2012 年 5 月当选为美国高血压学院院士（Fellow of American Society of Hypertension,FASH）。担任中国医药教育协会血管医学专业委员会主任委员，中日医学科技交流协会心脏和血管医学专业委员会主任委员，中国心脏和血管健康学院院长，中国人体健康科技促进会血压防控与研究专业委员会副主任委员，中国数学会医学数学专业委员会副主任委员，中华医学会北京心血管病学分会血管医学学组副组长，《中华心血管病杂志》通讯编委，*Vascular Health and Risk Management* 副主编。

编著者名单

主　　编　杨德业　王宏宇　曲　鹏
副 主 编　蒋雄京　朱文青　蒋　峻　王齐兵
主编助理　陈晓亮　王明伟　谢巧英　傅　晨　章晓富
编 著 者　（按姓氏笔画排序）

丁建平　杭州师范大学附属医院
丁春华　北京大学航天中心医院
丁雅英　杭州师范大学附属医院
卜　军　上海交通大学医学院附属仁济医院
王子荣　杭州师范大学附属医院
王双双　浙江省温岭市第一人民医院
王齐兵　复旦大学附属中山医院
王利宏　浙江省人民医院
王宏宇　北京大学首钢医院
王宏雁　杭州师范大学附属医院
王明伟　杭州师范大学附属医院
王剑杰　北京大学首钢医院
王继光　上海交通大学医学院附属瑞金医院
毛　威　浙江中医药大学附属第一医院
亢圆圆　上海交通大学附属瑞金医院
孔德志　北京大学首钢医院
石伟彬　陆军军医大学大坪医院
叶　涛　厦门大学附属心血管病医院
曲　鹏　大连医科大学附属第二医院
朱文青　复旦大学附属中山医院
刘　颖　首都医科大学附属北京朝阳医院
刘书宇　东部战区总医院
刘善新　杭州师范大学附属医院
刘颖芳　杭州师范大学附属医院
许轶洲　浙江省杭州市第一人民医院
孙晓宁　复旦大学附属中山医院
李　康　加拿大多伦多大学
李玉明　天津大学泰达国际心血管病医院
李海鹰　深圳大学总医院
杨　宁　天津大学泰达国际心血管病医院

杨德业　杭州师范大学附属医院
何国伟　天津大学泰达国际心血管病医院
余　红　浙江大学医学院附属第二医院
张文昶　北京大学航天中心医院
张邢炜　杭州师范大学附属医院
张建亮　天津大学泰达国际心血管病医院
张高星　广东省江门市中心医院
陈丽娜　浙江省绍兴市中西医结合医院
陈国藩　杭州师范大学附属医院
陈晓亮　杭州师范大学附属医院
陈晓敏　浙江大学宁波医院
陈馨亮　浙江大学医学院附属杭州市肿瘤医院
林　捷　温州医科大学附属第一医院
罗心平　复旦大学附属华山医院
罗玉寅　湖州市第一人民医院
罗艳红　杭州师范大学附属医院
周　浩　温州医科大学附属第一医院
屈百鸣　浙江省人民医院
赵　斌　北京大学首钢医院
钟久昌　首都医科大学附属北京朝阳医院
姜雅聪　北京大学首钢医院
洪文旭　北京大学航天中心医院
宫剑滨　东部战区总医院
徐　凯　北部战区总医院
凌小莉　杭州师范大学附属医院
郭志鹏　天津大学泰达国际心血管病医院
郭航远　浙江大学绍兴医院
唐礼江　浙江医院
陶志华　浙江大学医学院附属第二医院
黄　文　陆军军医大学大坪医院
黄进宇　浙江省杭州市第一人民医院
黄榕翀　首都医科大学附属北京友谊医院
彭　放　浙江大学绍兴医院
蒋　峻　浙江大学医学院附属第二医院
蒋雄京　中国医学科学院阜外医院
储慧民　浙江大学宁波医院
曾春雨　陆军军医大学大坪医院
谢巧英　浙江省杭州市职业病防治院
潘文志　复旦大学附属中山医院
薛兰钢　天津大学泰达国际心血管病医院

序

随着我国经济快速持续发展、人民生活水平不断提高、人口老龄化进程加快及生活方式改变等带来的新挑战，心血管疾病的发病率和病死率呈明显上升趋势，已成为危害我国人民生命健康的首要因素，每年约有 350 万人死于心脑血管疾病。近 20 年来，我国在介入心脏病学诊断、治疗技术方面迅猛发展，心血管领域常见病和多发病如冠心病、急性心肌梗死、严重心律失常及心力衰竭等均得到有效诊疗，相关病死率也得以有效降低。

党的十九大指出，当前和今后一个时期我国已转向高质量发展阶段，同时我国发展不平衡、不充分问题仍然突出。在心血管疾病的防治方面，同样面临着区域差别、城乡差别和各级医院医疗水平差别等发展不平衡不充分问题，其中年轻和初中级心血管内科医生在系统理论知识、规范培训、诊疗技术及最新研究进展等方面还存在若干薄弱环节，亟须一部集系统性、实用性、先进性、权威性于一体的心血管疾病学术专著作为心血管内科专科医生日常学习和临床实践指导的案头书。为此，由中国医药教育协会心血管专业委员会主任委员杨德业教授等担任主编，特邀百余名我国心血管领域著名专家、学者，历时一年编纂完成了《心血管内科实践》一书。

该书从基础到临床，从疾病演变到防治进展，阐微研精，言简意赅。其突出特点：一是从“历史”到“现实”，通过对心血管疾病防治历程的回顾、流行趋势的分析，指出了当前我国心血管疾病防治的方向；二是从“因素”到“机制”，通过对心血管疾病危险因素的阐述，揭示了心血管疾病的发病机制，明确了当前心血管疾病研究的重点；三是既注重心血管疾病防治的策略，又突出药物治疗、冠心病介入治疗、心律失常射频消融治疗、起搏治疗、结构性心脏病介入治疗等方面的最新技术进展和学术前沿。与多数常见心血管专著或教科书不同，该书除了系统阐述心血管疾病的病因、发病机制、临床表现、诊断标准和治疗原则外，还向读者扼要介绍了心脏和血管解剖及功能、心血管疾病最新的理论和诊治方法，重点关注心血管疾病相关的检查、药理、特殊诊治手段，并添加了症状鉴别诊断和典型病案分析，以期使广大心血管内科医生养成疾病诊断中的横向思维，更好地掌握心血管疾病诊治的新理论、新技术，进一步提高临床诊治思维和实践操作技能。

为早日实现《“健康中国 2030”战略规划纲要》的战略目标，我们应当大力开展和普及心血管疾病的防治工作，特别加强心血管内科医师的系统理论基础培训。该书深入浅出，图文并茂，全面阐述心血管内科领域最新进展、新理论、新技术，紧贴临床实践，尤其对内科规培生、研究生、心血管内科专培生及中高年资心血管内科医师具有很高的临床参考价值。我相信，该书的出版定会对我国心血管疾病防治水平的提高起到促进和推动作用。承蒙盛邀，乐为作序。

2022 年 1 月 18 日于上海

前 言

伴随着中华民族伟大复兴历史画卷的徐徐展开，追求拥有健康体魄的品质生活，成为亿万普通民众对高质量品质生活的热切向往，也是我国全面实现高品质发展的题中应有之意。

近 30 年来，随着人民物质生活水平的不断提高，以及全社会人口老龄化进程的日益加快，心血管疾病发病率和病死率呈明显上升趋势，已成为影响我国人民健康的头号危险。我国每年约有 350 万人死于心脑血管疾病，对此，国家已将提高心血管疾病的防治水平列入《“健康中国 2030”规划纲要》中。

近 20 年来，冠心病介入治疗、心律失常射频消融治疗、起搏治疗、结构性心脏病介入治疗等技术得到快速发展，我国迫切需要培养更多能熟练掌握各种新的介入技术专业人士来应对心血管疾病的挑战。目前，国内大部分教科书已较为系统地阐述了某种疾病发病原因、机制、临床表现、诊断标准和治疗原则，读者学会了纵向思维。为了使广大心血管内科和全科工作者能够结合纵向和横向思维更好地掌握心血管疾病诊治新的理论和技术，由中国医药教育协会心血管内科专业委员会主任委员杨德业教授等担任主编，特邀百余名我国心血管领域著名专家、学者，历时一年编纂完成了《心血管内科实践》一书，这是一部集系统性、实用性、先进性、权威性于一体的心血管疾病学术专著，希望成为心血管内科专科医生与全科医生日常学习和临床实践指导的首选案头书。

本书通过对心血管疾病防治历程的回顾、流行趋势的分析，指出了当前我国心血管疾病防治的方向；从“因素”到“机制”，通过对心血管疾病危险因素的阐述，揭示了心血管疾病的发病机制，明确了当前心血管疾病研究的重点；本书在注重心血管疾病防治策略的同时，更突出、更全面地介绍了心血管疾病的药物治疗、冠心病介入治疗、心律失常射频消融治疗、起搏治疗及结构性心脏病介入治疗等方面的最新技术和学术前沿。本书其内容丰富，理论新颖，技术先进，图文并茂，让读者有更广阔、多维度的思考和想象空间。本书的出版必将对我国心血管疾病治疗技术的普及和提高发挥有力的促进和推动作用；有助于年轻医务工作者快速获得从理论到实践的方法和手段，进一步提高临床诊治思维能力和实战技能水平。

本书编写过程中得到许多国内著名心血管疾病领域专家的热情鼓励与支持，尤其是葛均波院士给本书写序，给予了很高评价，在此表示感谢。王宏宇教授、曲鹏教授、蒋雄京教授和张邢炜教授等亲自指导并撰写部分章节，在此一并感谢。本书的如期出版与科学出版社的大力支持密不可分，在此致以诚挚谢意。

由于时间仓促，编者水平所限，虽经反复斟酌，但不足之处仍在所难免，敬请广大读者和专家、学者批评指正。

杨德业　教授

中国医药教育协会　副会长

杭州师范大学附属医院心脏中心　主任

中国医药教育协会心血管内科专业委员会　主任委员

2022 年 1 月于杭州

目 录

第 1 章
心脏的解剖和功能

第一节 心脏的解剖

一、心脏的外形和位置

1. 心脏的毗邻和外形 心脏是由心外膜、心肌和心内膜 3 层结构组成的中空性的具有瓣膜复合装置的肌性器官，外形近似于倒置的前后略扁的圆锥形结构。其位于胸腔中纵隔内，周围由心包包裹，前方为胸骨和第 3 ～ 6 肋软骨，后方为第 5 ～ 8 胸椎。成年人心脏的 2/3 位于人体中线的左侧，1/3 位于右侧。心脏的两侧及前方大部分均由肺的前缘和胸膜腔遮盖，仅小部分直接与胸骨体和肋软骨相邻。心脏后面与支气管、气管、迷走神经及胸主动脉等后纵隔的器官和组织相邻。心脏膈面的纤维性心包连接于膈肌。心脏的上方与各大血管相连（图 1-1-1）。

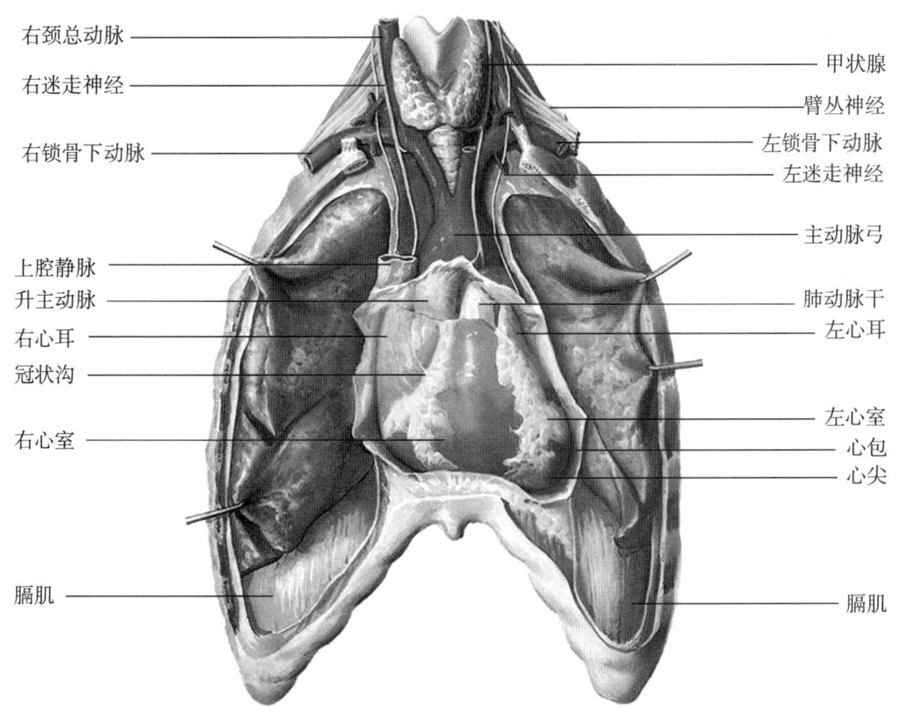

图 1-1-1 心脏的毗邻和外形

我国成人的心脏长 120 ～ 140mm，横径为 120 ～ 140mm，前后径为 60 ～ 70mm，其大小大致相当于本人的拳头。心脏重量约为 260g（成人男性约为 276g，成人女性约为 247g），心脏的重量约为体重的 1/200。

心脏的外形大致可分为一底一尖、四缘、四面、五沟等部分。心脏底部朝向右后上方，呈方形，主要由左心房构成，小部分由右心房构成。左、右两对肺静脉分别从两侧注入左心房。上下腔静脉分别从上下方注入右心房。心尖部朝向左前下方，由左心室组成，位置大致在左锁骨中线与第5肋间隙的交点内侧 1 ～ 2cm 处。心脏的前面（前壁），亦称胸肋面，在胸骨体和肋软骨的后方，右上部为房部，大部分是右心房，小部分是左心耳。左、右心耳从两侧夹持肺动脉根部。心脏的后面（下壁），亦称膈面，贴附在膈肌上，主要为右心室的后壁，也有一部分为左心室后壁。心脏的左侧面，主要为左心室的外侧壁，仅有小部分由左心房构成。心脏的右侧面，由右心房构成，向上延续为上腔静脉的侧缘，向下延伸为下腔静脉的侧缘。心脏的上缘，主要由左心房构成，上缘右侧有上腔静脉注入右心房；前方有升主动脉和肺动脉干遮盖。心脏的右缘，由右心房构成，是右侧隆起的右心房的轮廓。由于心脏的左缘比较圆钝，因此又称为钝缘，其上部为左心耳，下部为左心室，左缘向上延续为肺动脉和主动脉的侧缘。将心脏左右缘的下端连线，为心脏的下缘。心脏的下缘几乎与膈肌平面一样，因其较为锐利，称为锐缘。心脏的下缘几乎全由右心室构成，只在近心尖处由左心室构成（图 1-1-2）。

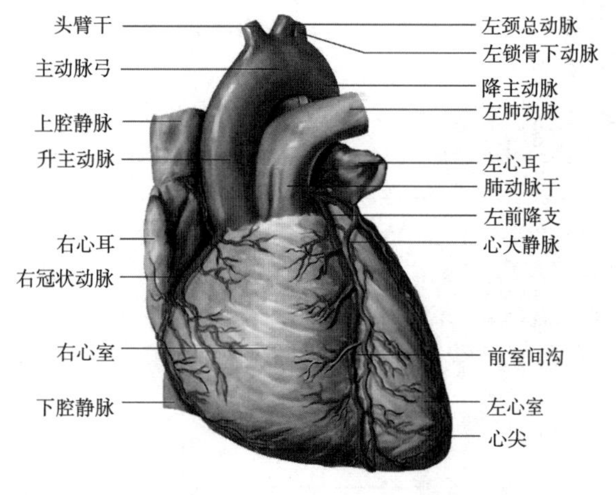

图 1-1-2　心脏外形

2. *心脏的体表投影*　心脏在胸前壁体表投影主要用于判断心脏的大小，可用下列四点的连线来描述。

（1）左上点：在左侧第 2 肋软骨下缘，距胸骨的侧缘约 1.2cm。

（2）右上点：在右侧第 3 肋软骨上缘，距胸骨的右缘约 1cm。

（3）右下点：在右侧第 6 胸肋关节处。

（4）左下点：在左侧第 5 肋间，距正中线 7 ～ 9cm，或左锁骨中线内侧 1 ～ 2cm 处，此点相当于心尖部。

左右上点连线为心上界，左右下点连线为心下界，右上下点间向右微凸的连线为心右界，左上下点间向左微凸的连线为心左界（图 1-1-3）。

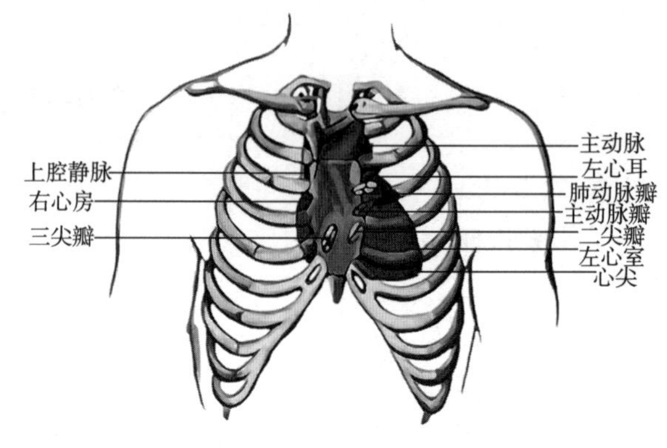

图 1-1-3　心脏的体表投影

二、心腔的形态结构

心脏是由心肌构成的中空性血流动力学器官，内腔由左、右两半组成，房、室间隔将心脏分隔为互不相通的左半心和右半心，每半心的上部为心房，分别收纳回心的血液，下部为心室，将血液射向大动脉。心脏左半部分心内流动的是动脉血，右半部分心内流动的是静脉血。一般情况下，心房和心室交替收缩、舒张，使得血液从心房流向心室。心腔的结构形态就是为这样的循环功能发展而来。

1. *右心房*　壁薄腔大，其前部呈锥形突出的部分称为右心耳。右心房内腔可分为前、后两部，前部为固有心房，后部为腔静脉窦。房间隔上的卵圆窝是胎儿时期卵圆孔闭合后的遗迹。右心房的前部突出形成三角形的右心耳，心房内面、后部光滑，心耳处有从界嵴的前缘发出的大致平行排列的肌肉隆起，称为梳状肌。右心房的前下部为通向右心室的右房室口，右心房的血液由此流入右心室（图 1-1-4，图 1-1-5）。

2. *右心室*　位于右心房的左前下方，大致呈三角形，是心脏最靠前的心室腔。右心室底部经过右房室口与右心房相通；经过肺动脉口与肺动脉相通。以室上嵴为界心腔分为流出道和流入道两部分。右心室的流入道从右心房室口延伸至心尖。右房室口周围纤维环附着的三片形似三角形的帆状瓣膜，称为三尖瓣。三尖瓣分前瓣、后瓣和隔瓣。当心室收缩时，血液推顶瓣膜，使三尖瓣的瓣叶互相紧密靠拢关闭房室口。由于乳头肌的收缩和腱索的牵拉，瓣膜不会翻入右心房，从而防止血液倒流入右心房，保证了血液单向流动。右心室流出道是右心室腔向左上方延伸出的部分，流出道口周围的纤维环上附有3个半月形的瓣膜称为肺动脉瓣，分为前瓣、左瓣和右瓣，瓣叶的游离缘朝向肺动脉。当心室舒张时，肺动脉内的血液流入瓣叶与肺动脉壁之间的肺动脉窦内，3个瓣叶互相靠拢，肺动脉口关闭（图1-1-4，图1-1-5）。

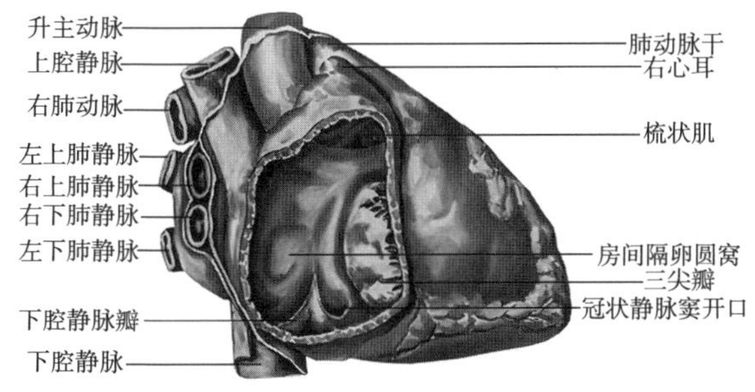

图1-1-4　右心房解剖

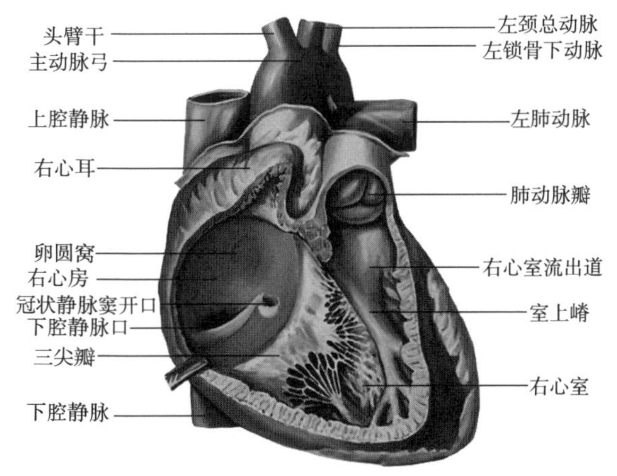

图1-1-5　右心房及右心室解剖

3. *左心房*　是4个心腔中最靠后的一个心腔，位置较其他心腔高，靠近中线，在右心房的左后方。左心房向左前方突出的部分为左心耳，耳内肌肉隆起成海绵状，血流缓慢时该处容易形成血栓。肺静脉口无瓣膜，由左心房壁的肌肉伸展向肺静脉根部1～2cm，类似于袖套的结构，能够有括约肌的作用，可帮助减少心房收缩时的血液反流。左心房前下部由左心房室口，向下通左心室（图1-1-6，图1-1-7）

4. *左心室*　位于右心室的左后下方，呈圆锥形，尖端即心尖。左心室腔也分为流入道和流出道两部分，两者以二尖瓣的前瓣为界。左心室流入道位于二尖瓣前瓣的左后方。流出道的入口为左房室口，口周的纤维环上附有两片帆状瓣叶，称为二尖瓣。与三尖瓣相同，左房室口的纤维环、二尖瓣、腱索和乳头肌共同保证了瓣膜的正常功能。左心室流出道是左心室腔的前内侧部分，出口为主动脉口。主动脉口周围的纤维环上有3个半月形的瓣膜附着，称为主动脉瓣。主动脉瓣分为左瓣、右瓣和后瓣，瓣膜的游离缘朝向主动脉腔。每个瓣膜相对的主动脉壁向外膨出，瓣膜与壁之间的腔隙称为主动脉窦（图1-1-6，图1-1-7）。

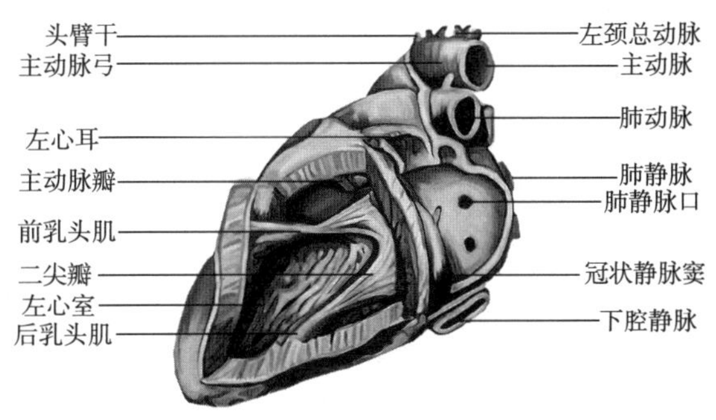

图1-1-6　左心房及左心室解剖

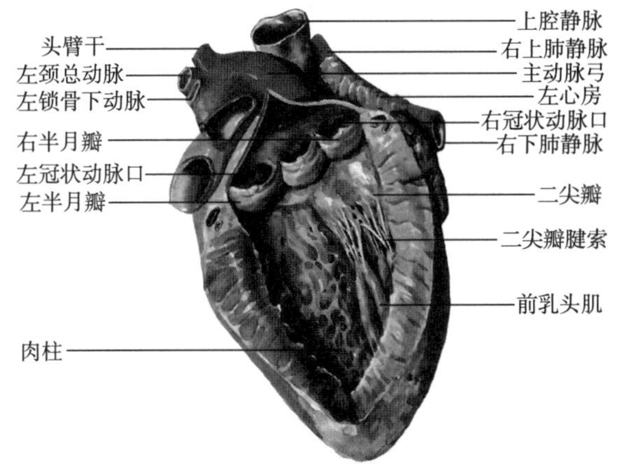

图1-1-7　左心室解剖

5. 心脏的间隔　左心内的动脉血和右心内的静脉血分隔开来。分隔左、右心房的称为房间隔，分隔左、右心室的称为室间隔。房间隔是位于左、右心房之间的膜性中隔，是左心房的前壁。房间隔近似长方形，厚度为 3 ～ 4mm，其下 1/3 部为卵圆窝，此处明显变薄，窝中心厚约仅 1mm。室间隔位于左、右心室之间，大部分由心肌构成，肌质较厚而突向右心室，表面标志是前后室间沟。室间隔上部主动脉口下方二尖瓣和三尖瓣的附着处邻近，有一小的卵圆形区域，较薄，为膜性，称为室间隔膜部。二尖瓣前叶附着在室间隔最上方，三尖瓣的隔瓣附着稍低，左侧观位于二尖瓣环之下属于心室部分，而右侧观位于三尖瓣隔瓣之上属于心房部分。

三、心脏的构造

心脏壁由心内膜、心肌层、心外膜构成。心肌层是心脏壁的核心主体；心房壁、心室壁，以及主动脉和肺动脉均附于心脏的纤维支架上，后者发挥着重要的力学支撑作用。

1. 心内膜　是覆盖在心房和心室壁内表面一层光滑的薄膜，主要由内皮和结缔组织构成。心内膜与血管的内膜相延续。心脏的各瓣膜可认为是双层心内膜夹着致密结缔组织折叠而成的结构。与心室和室间隔处的心内膜相比，心房和心耳处的心内膜较薄。主动脉口和肺动脉口部的心内膜最厚。左心房内的心内膜较右心房的厚。炎症累及该层结构即为心内膜炎。

2. 心肌层　是心脏的主体，是心肌细胞排列组合而成的。心房的心肌最薄，左心室的心肌最厚。心房的心肌附着于纤维环的上面，心室的心肌附着于纤维环的下面，两组仅依靠心脏传导系统相连，解剖上并不直接相通。心肌细胞本身的再生修复能力较低。心肌层主要由横、纵两行的肌纤维相互交织组成。心房的肌纤维为两层，浅层是左、右心房共有；深层为左、右心房固有。心房肌最薄处为右心房冠状窦口后方的右方后窝，心导管术时应谨慎操作，切忌损伤，该处一旦破裂，会发生急性心脏压塞而危及生命。心室的心肌纤维分为 3 层，即心外膜下肌纤维、中层肌纤维和心内膜下肌纤维。右心室心肌只有浅层的心外膜下肌纤维和深层心内膜下肌纤维。室间隔大部分属于左心室，主要由中层环形肌纤维组成。心尖部缺乏环形纤维，室间隔的心尖部仅由心室尖反转入内的心内膜下肌纤维组成，因此，此处心肌最薄，易发生室壁瘤。

3. 心外膜　是浆膜性心包的脏层，覆于心肌表面，富有脂肪的结缔组织包围的血管、淋巴管和神经，行于其表面。心外膜深层含有较多的弹性纤维和一定量的脂肪组织，因此也有学者称其为心外膜下层。心房的心外膜下层，尤其是冠脉血管周围和心房心室交界区附近的脂肪组织较多。心外膜弹性较大，可适应心肌的舒张和收缩运动。

四、心包和心包腔

心包是包裹在心脏和出入心脏大血管根部的纤维浆膜囊。外层为纤维组织构成的纤维心包，顶部与心脏大血管根部外膜延续，底部与膈肌的中心腱延续，周围有韧带与气管、胸骨相连，使心包能够牢固地固定在胸腔内。纤维心包的内表面有浆膜被覆，该层从上方和后方反转到心脏表面延续为心外膜，因此外被一层纤维心包称心包壁层；心脏外表也有一层浆膜称为心包脏层。

心包有固定心脏的作用，可使心脏保持一定的生理位置。心包腔是心包壁层和心包脏层之间的潜在腔隙。心包腔中少量的浆液对心脏的搏动起润滑作用。虽然心包脏层与心包壁层腔内有约 50ml 液体，但是由于均匀分布在心脏表面各处，一般很难分辨出心包腔。心力衰竭、心脏压塞等原因可使心包腔内液体增多导致心包腔增大，通过超声心动图、胸部 X 线、CT 及磁共振等检查可发现心包腔增大。

心包包绕出入心脏的大血管并形成心包窦和心包隐窝。心包窦有心包横窦和心包斜窦。心包隐窝有 3 个，即心包大隐窝、主动脉上腔静脉隐窝、上腔静脉右上肺静脉隐窝。

心包内层为光滑的浆膜层，可产生心包液，减少心脏搏动时的摩擦。心包致密的纤维层可防止心脏过度扩大，以保持血容量的相对恒定。心包把心脏与胸腔内其他器官和结构分开，有效防止肺和胸膜等部位的感染波及心脏，保证心脏的正常功能。亦有研究认为，心包也有分泌心房利钠多肽的能力（图 1-1-8）。

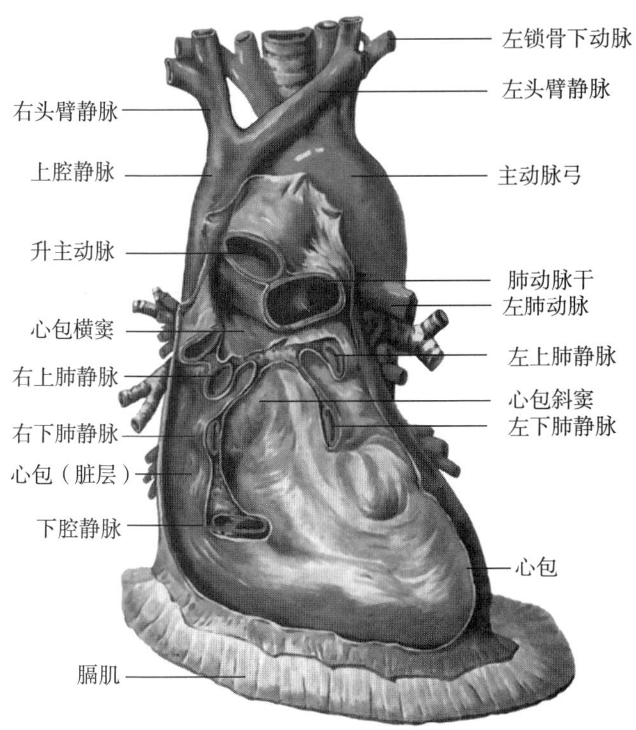

图 1-1-8　心包解剖

五、心脏的传导系统

心肌细胞按功能和形态可分为普通心肌和特殊心肌。普通心肌的主要功能是收缩，其是构成心房壁和心室壁的主要部分；特殊心肌的主要功能是产生和传导兴奋，控制心脏的节律性运动。由特殊的心肌纤维组成的一些结和束，构成了心脏的传导系统。心脏传导系统由窦房结、结间束、房室交界区和室内传导系统组成。心脏传导系统的心肌纤维和普通心肌纤维在功能和形态方面均有明显的不同（图 1-1-9）。

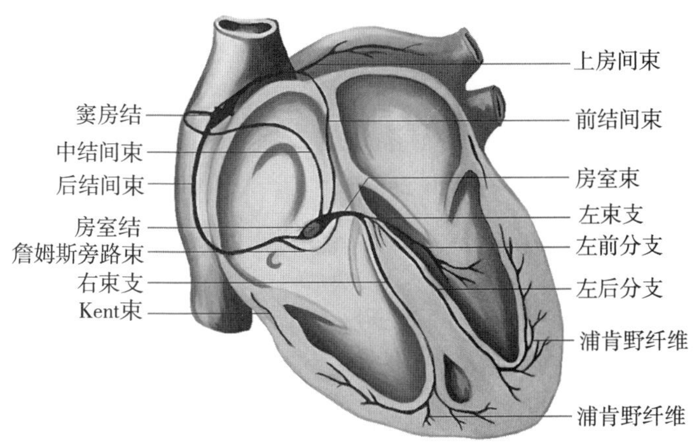

图 1-1-9　心脏传导系统

1. 窦房结　位于上腔静脉根部，在右心房和右心耳之间。从胚胎发生上来看，窦房结起自静脉窦。窦房结为半月形的结节状组织，其长、宽、厚度约为 15mm × 5mm × 1.5mm，其大小有一定的差异，与成人相比，婴幼儿的窦房结相对较大。在窦房结的中心做横切面，窦房结的形态为三角形，心房侧为三角形的底，两边向上腔静脉延伸。正常情况下，窦房结是自律性较高的心肌组织，尤其是窦房结的头部自律性最高，产生冲动的频率最高，它控制着整个心脏节律性的收缩。窦房结内有丰富的血液供应和较多的神经纤维分布，如窦房结的中心有 1 ～ 2 条动脉，称为窦房结动脉。神经 - 体液因素是最重要的调节机制之一，温度、房壁的牵张等因素也可能对窦房结功能具有一定的影响。

窦房结是心脏起搏点，由于心房内存在着传导束，即结间束，所以冲动能够从窦房结传至房室结和左、右心房。

2. 结间束　有前、中和后 3 条结间束。前结间束出于窦房结前面，围绕着上腔静脉和右心房前壁转到左心房成为房间束，又称为 Bachmann 束，同时有大股纤维向下转入房间隔，至卵圆窝前方，在房间隔右侧内膜下，但也有在左侧内膜下，再向下行至房室结。这一束纤维在主动脉根部后窦后面，向下斜行到房室结区，与中、后结间束相汇合入房室结。

中结间束从窦房结的后面伸出，到上腔静脉的右后方，进入房间隔的上部，从卵圆窝的上方越过，然后到它的前方，参加前结间束；接着中结间束再下行，汇入房室结。

后结间束起自窦房结的后下缘，弥散进入界嵴，后结间束的主要部分通过界嵴下行至冠状窦口附近，部分纤维散入梳状肌内，在冠状窦口前集中到右侧房室交界区的内膜下，其中部分纤维向前和向上走行与前、中结间纤维相连，入房室结的后缘，但不到房室结的前下 1/3，另一部分纤维至三尖瓣的基底部，但不与心室肌相连。

3. 房室传导组织　分为五类：房室结、房室束、左束支、右束支和浦肯野纤维网。在胚胎发育期，房室结与窦房结是同源性结构，分别起源于左右主静脉与静脉窦连接处，也是静脉窦的左右角，之后静脉窦下部变为右心房的内侧和房间隔，右主静脉演变为上腔静脉，窦房结仍在原处成为正常心脏节律的起搏点，而左主静脉萎缩演变为左心房斜静脉和冠状窦，房室结移位至冠状窦口附近。在冠状窦口的上下缘连线延至三尖瓣隔瓣环，再自此线上下端至室间隔膜部各画一条直线与室间隔膜部相交，这 3 条线所围成的三角区，称为 Koch 三角。

房室结位于冠状窦口至室间隔膜部之间，卵圆窝下方，三尖瓣隔瓣环上方，右心房心内膜下。成人的房室结大小约为 6mm × 3mm × 1mm，大小有一定的差异。凸面向上，凹面直接依附在中心纤维体右心房面。在房室结的后缘和头侧接受来自心房的肌纤维，前缘形成房室束，旋即进入中心纤维体，并逐步穿过中心纤维体，多数至室间隔膜部下缘，逐步分为左右束支。房室交界区的功能：①兴奋传导作用，将来自心房的冲动向下传入心室，有时也可能从心室传向心房，所以传导是双向的。②延搁作用，冲动传导在此区较为缓慢，约延搁 0.04 秒，传导速度仅有 0.05 ～ 0.10m/s，这可能与纤维细小、排列紊乱及缝隙连接少有关。传导延搁的存在，可使房室肌按照先后顺序收缩。③过滤冲动作用，当心房颤动时，心房传来的冲动频率快而且强弱不一，房室交界区结纤维相互交织，可使经过此区的冲动产生相互冲撞，一些弱小的冲动可以减少乃至消失，进入心室的冲动显著减少，这可保证心室的正常收缩。④起搏作用，房室交界区为次级起搏点，起搏部位主要在房室结的两端，而房室结中央基本无起搏功能作用。

房室束位于房室结的前方，一般为房室结内的肌性纤维，逐步集中且呈平行排列时，即为房室束的开始。房室束分为穿支部和分支部。①穿支部：穿过中心纤维体时为类圆形结构，横断面大小约为 1mm × 2mm。绝大多数肌性纤维为一股，从中心纤维体穿过，偶尔分成几股同时穿过。②分支部：到室间隔膜部后方，呈三角形，大小约为 1mm × 2mm，分出左右束支。

左束支自房室束上呈片状分出，在主动脉右后窦之下，在室间隔左侧心内膜下，下行小段距离后，分成两股或三股，分别下行至前、后乳头肌的基底部，然后分成细的浦肯野纤维网，遍布于左心室心内膜下。

右束支为房室束主干的延续部，多数在室间隔的肌束间走行小段距离后，逐渐走向室间隔右侧心内膜下，在室间隔漏斗部乳头肌的后下，沿节制带肌束至右心室前乳头肌的基底部，然后呈网状遍布于右心室心内膜下。少数人心脏的右束支走行同左束支，从房室束分出后，直接走向室间隔右侧心内膜下。

浦肯野纤维网主要由浦肯野纤维组成，分布于室间隔中下部、心尖、游离室壁下部和乳头肌的基底部等。浦肯野纤维网的纤维与心肌相连，一条浦肯野纤维可兴奋数以千计的心肌纤维，由心内膜向心外膜传导，由心尖部向心底传导。

六、心脏的血管和淋巴

心脏为满足各组织器官的需要，每时每刻都要将静脉的回心血液射入动脉，每次的心搏都须作功耗能。为保证心脏的正常工作，需要有足够的血液供应。冠状血管是供应心脏的营养血管。冠状血管分为冠状动脉和冠状静脉两大部分。冠状动脉分为左冠状动脉和右冠状动脉。左冠状动脉和右冠状动脉分别再发出若干级分支到心肌组织内。心肌组织回流血管称为冠状静脉，冠状静脉由细到粗逐级增大，最后绝大多数经冠状静脉窦汇入右心房内，一少部分直接回流入右心房，极少部分回流入左心房或左心室。心肌组织本身血液循环称冠脉循环，相对体循环和肺循环而言，为第三循环。

1. 冠状动脉　在主动脉根部有 3 个窦，分别为左冠状窦、右冠状窦和无冠状窦。主动脉的左冠状窦和右冠状窦分别发出左右冠状动脉，并向下延续，分别逐级发出若干个分支，到达心肌内部。冠状动脉在主动脉窦内的开口位置有差异，左冠状动脉约 92% 开口于左冠状窦内，8% 开口于左冠状窦外；右冠状动脉 94% 开口于右冠状窦内，6% 开口于右冠状窦外。成人冠状动脉开口直径为 4.1 ～ 5.0mm。在同一心脏中，左冠状动脉略粗于右冠状动脉，约占 6%；右冠状动脉略粗于左冠状动脉，约占 83%；二者直径相仿，约占 11%。

左冠状动脉自主动脉左冠状窦发出，主干较短，埋于脂肪组织中。无主干的前降支和回旋支共同开口于左冠状窦内。主干常在左冠状沟起始部，向下分为前降支和回旋支。前降支与回旋支之间形成一定角度，为 40° ～ 150° ，最常见呈直角分开，即 90° ± 10° 。89% 的心脏心大静脉穿越回旋支和前降支时围成前降支、回旋支和心大静脉三角。

前降支为左主干延续，沿前纵沟下行，其始段位于肺动脉始部左后方，被肺动脉根部掩盖，其末段多数绕过心尖至膈面，止于后纵沟下 1/3 区多见，故心尖血液供应大多数来源于前降支。前降支中段常埋入浅层心肌内。前降支沿途发出如下 3 组分支：对角支、右心室前支、室间隔前动脉。

回旋支从左主干分出，一般走行于左冠状沟内，长短不一，分布区域与右冠状动脉在膈面区域相配合，约 60% 的回旋支末段终于心脏钝缘与房室交点区之间的左心室膈面，约 30% 终于钝缘，少数抵达房室交点区和延续为后降支，甚至有分支至右心室膈面。有如下两组分支：左心室前支，分布于心室钝缘的动脉支通常较粗大，称钝缘支；左心室后支，其支数视回旋支长短而异，最多者可达 6 支，分布至左心室后壁和左心房支。

右冠状动脉从主动脉右冠状窦发出后，在右侧冠状沟内走行，绕过锐缘，继续在膈面冠状沟内走行至房室交界区附近发出后降支。多数心脏右冠状动脉主干在发出后降支后仍在冠状沟内走行，并向左心室膈面发出左心室后支。右冠状动脉主干在发出后降支后，又称右旋支。右心室前支分布于右心室前壁，以 3 ～ 7 支常见。第 1 支通常分布于肺动脉漏斗部，故又称右心室漏斗支。分布至锐缘者称为锐缘支，此支较粗大。除漏斗支和锐缘支外，其他至右心室前壁的分支统称为右心室前支。右心室后支多数细小，右心室后壁血液由右冠状动脉主干、锐缘支、后降支及绕过心尖前降支分支供应，支体细小但数目很多。左心室后支变异较大，供应左心室膈面部分或全部。后降支在多数人中为右冠状动脉的分支，向左右心室后壁发出许多小分支，供应后纵沟的肌壁，并向室间隔后部发出室间隔后支。除上述大的分支外，右冠状动脉在冠状沟的走行过程中还分出许多小分支，供给沟内脂肪及附近心室肌，称脂肪支（图 1-1-10）。

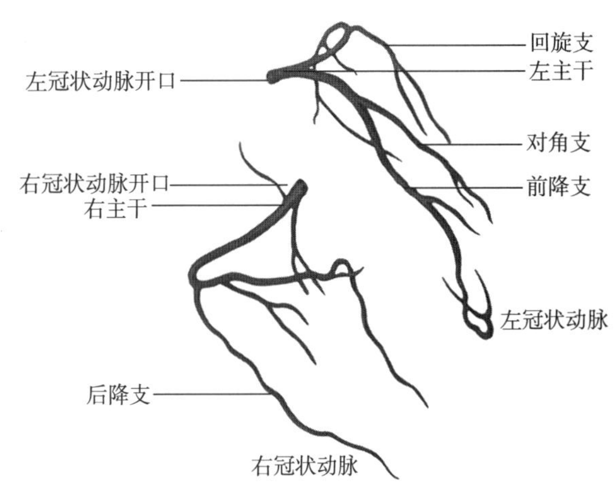

图 1-1-10　冠状动脉解剖

左、右冠状动脉在心脏膈面的分布范围有较大的变异。通常以三分法，将冠状动脉分为 3 种类型：①右优势型，右冠状动脉在心室膈面的分布范围，除右心室膈面外，还越过房室交界和后室间沟，分布于左心室膈面的部分或全部。后室间支来自右冠状动脉。此型最为常见，属于正常型。②均衡型，左、右心室的膈面各由本侧的冠状动脉供应，互不越过后室间沟。后室间支为左或右冠状动脉的末梢支，或同时来自左、右冠状动脉。此型在人群中占比次于右优势型。③左优势型，左冠状动脉较大，除其部分分支分布于左心室膈面外，还有部分分支越过房室交界和后室间沟分布于右心室膈面。后室间支和房室结支均发自左冠状动脉。此型在人群中占比最少（图 1-1-11）。

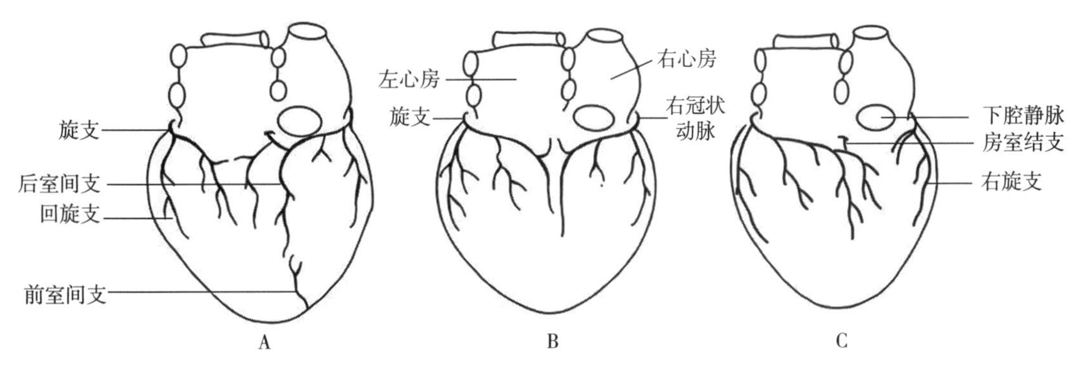

图 1-1-11　冠状动脉三分法

A. 右优势型；B. 均衡型；C. 左优势型

右心室漏斗部，即右心室流出道，又称圆锥部。血液供应来自右冠状动脉右心室前支，包括漏斗动脉支。漏斗动脉支也可以是独立动脉，直接由主动脉冠状窦发出。左右漏斗动脉可形成吻合支，当冠状动脉主干发生闭塞时，发挥重要的旁路作用。

副冠状动脉直接发自主动脉冠状窦，又称第三冠状动脉。血管细小，相当于冠状动脉第三级分支。

冠状动脉主干及主要分支多走行于心外膜下脂肪组织内。有时可被浅层心肌所掩盖，在心肌内走行一段距离后，又浅出到心肌表面，被心肌所掩盖的冠状动脉段，称为壁冠状动脉；掩盖的心肌，称为肌桥。肌桥有两种类型，一种类型是表浅型，较多见，肌桥从冠状动脉表面越过，呈锐角或直角方向走向心尖；另一种类型是深部型，较少见，肌桥横行、斜行或螺旋式地围绕冠状动脉，止于深部心肌。

传导系统冠状动脉分为窦房结动脉和房室结动脉。窦房结动脉多起自右冠状动脉，占 48% ～ 65%，少部分起自左冠状动脉，占 35% ～ 42%，还有少数起自两侧冠状动脉。右窦房结动脉被右心耳掩盖，在心外膜或浅层心肌下走行，沿心房前壁向内、向上到达前房间沟，在沟内继续上行，至上腔静脉根部以顺时针方向或逆时针方向围绕上腔静脉根部走行或呈“Y”形分叉，最终止于上腔静脉根部。左窦房结动脉从起点出发，沿左心房前壁右行，潜入房壁肌内，斜行越前房间沟到达上腔静脉根部，以同样方式绕上腔静脉口而终止。窦房结动脉除供应窦房结区外，还发出多处分支分布至左右心房前壁和房间隔，同时是左右冠状动脉之间侧支循环的重要途径，所以窦房结动脉是心房最大的动脉支。房室结动脉在心脏膈面房室交界区附近，80% ～ 97% 起自右冠状动脉，3% ～ 20% 起自左冠状动脉。一般起自冠状动脉主干，偶尔起自左心室后支。房室结动脉细小，开口直径 1 ～ 1.5mm，走行于房室交界区深部，沿室间隔上缘向前分支至三尖瓣附着缘及房室结区，在左右心房室口中间走行约占 55%，贴近左心房室口约占 25%，贴近右心房室口约占 20%。

冠状动脉主干及其主要分支为肌性动脉，其管壁有 3 层结构：①内膜，紧贴动脉腔面，由一层纺锤形内皮细胞和疏松结缔组织构成，随年龄增长而变厚。与内皮相邻的内皮下层是由胶原纤维、弹性纤维和少许平滑肌细胞构成。内膜深层是由弹性纤维和呈纵向排列的平滑肌细胞构成的肌弹性纤维层。内膜与中膜之间有弹性纤维层，称内弹性膜。②中膜，是内弹性膜与外弹性膜之间的结构，主要由环形平滑肌细胞构成，并有少量的胶原纤维和弹性纤维散布其间。此型动脉结构具有调节血液的作用。③外膜，为较疏松的结缔组织，其中含有胶原纤维和弹性纤维，外膜厚度相当于中膜的一半。在外膜与中膜交界处，有弹性纤维组成的外弹性膜。

2. *冠状静脉*　冠状循环回流主要有两个途径，即深静脉和浅静脉系统。前者为心肌间的小静脉网及窦状间隙，约 73% 的血液经心外膜下静脉网汇入冠状静脉窦，故又称冠状静脉窦系统，其余 27% 的血液则直接汇入各心腔。

心脏浅静脉包括心大静脉、左心室后静脉、左心房后静脉、心中静脉、心小静脉、右心室前静脉、钝缘静脉、右心室后静脉和冠状静脉窦。①心大静脉：引流左心室及左心房前外侧壁，右心室前壁的小部分，室间隔前部，左心耳及大动脉根部的回血。多数起于心尖，循前纵沟伴左冠状动脉前降支向上行进，在不同高度穿越前降支及其分支。②左心室后静脉：引流左心室后壁及部分钝缘及心尖部回血。起点高度不等，流向冠状沟，注入冠状静脉窦下缘。③左心房后静脉：检出率约 88%。该静脉起于左心房外侧壁或后壁，斜向注入心大静脉与冠状静脉窦交界处，由于其位置恒定，可作为冠状静脉窦起始部标志。④心中静脉：引流左右心室后壁、室间隔后部、心尖和部分心室前壁的回血。在心膈面位于后降支动脉的浅面，循后纵沟上行。⑤心小静脉：其管径及起始部变异较大。其静脉干越过锐缘在膈面右冠状沟脂肪组织内走行，少数在右心房后壁心肌浅层内走行。⑥右心室前静脉：引流右心室前壁、肺动脉圆锥及肺动脉根部回血。支数不恒定，静脉在房室沟内，多数直接注入右心房，一部分注入心小静脉。⑦钝缘静脉：接受心脏锐缘回血，回流入右心房或心小静脉或心中静脉。⑧右心室后静脉：起于右心室后壁，比较靠近锐缘。多数越过房室沟，直接注入右心房，少数注入心小静脉。⑨冠状静脉窦：除右心室前静脉外，心脏表浅静脉几乎全部汇入冠状静脉窦。冠状静脉窦由心大静脉末端延续扩大而成，以左心房斜静脉注入处或以心大静脉瓣作为起始部标志。冠状静脉窦位于心膈面左心房室沟心外膜下和左心房后壁肌肉内，越过房间隔注入右心房（图 1-1-12）。

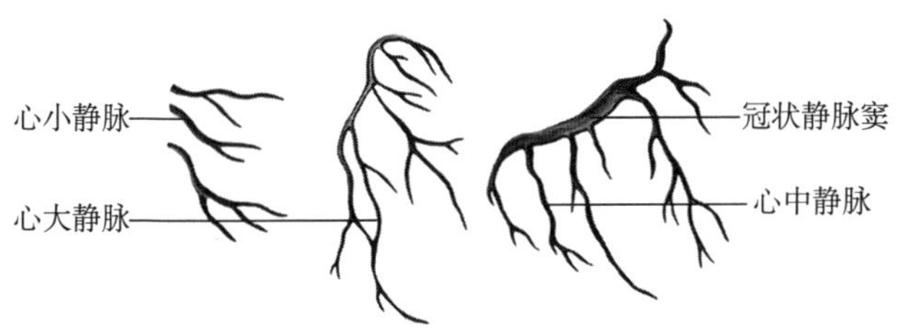

图 1-1-12 冠状静脉解剖

冠状静脉窦开口多数为椭圆形喇叭口状，开口方向多数与房间隔心内膜面垂直。冠状静脉窦开口右下角常有瓣膜结构，发育好者呈半月形，发育较差者呈筛网状，也可缺如。

心脏表浅静脉如体静脉一样具有冠状静脉瓣，具有以下特点：①多分布在各静脉入冠状静脉窦处；②静脉瓣位于管径直径 2.5mm 以上的较大静脉管腔内，集中分布在心大静脉、心中静脉和左心室后静脉。

3. 心脏的淋巴管　对心肌的新陈代谢和营养具有重要作用，尤其在某些疾病，如心内膜的一些病变。心脏内的淋巴管包括心内膜下淋巴管、心肌淋巴管和心外膜下淋巴管。

心内膜下淋巴管位于心内膜下的结缔组织内。毛细淋巴管的网眼较大，可见毛细淋巴管的盲端，毛细淋巴管的口径和走行不规则。心脏各部毛细淋巴管的口径和密度不同。室间隔处较粗，心房处较细，肉柱和乳头肌处最细。

心肌淋巴管存在于心肌组织间的结缔组织内，沿肌细胞长轴走行并吻合成网，由网合成淋巴管，再沿肌束间的血管走行，这些淋巴管与来自心内膜下的淋巴管汇合，走行于心外膜下，注入心外膜下的淋巴管网。

心外膜毛细淋巴管位于心外膜下的结缔组织内，可分为浅层、深层毛细淋巴管网。深层毛细淋巴管较浅层粗大，两层相互吻合，深层毛细淋巴管网注入心外膜下淋巴管，后者再形成淋巴管丛，心内膜和心肌层的淋巴管也汇入此丛，由此发出集合淋巴管，沿血管的分支及主干走行，较大的淋巴集合管沿冠状动脉主干走行于前、后室间沟和冠状沟内，最后形成左、右淋巴干（图 1-1-13）。

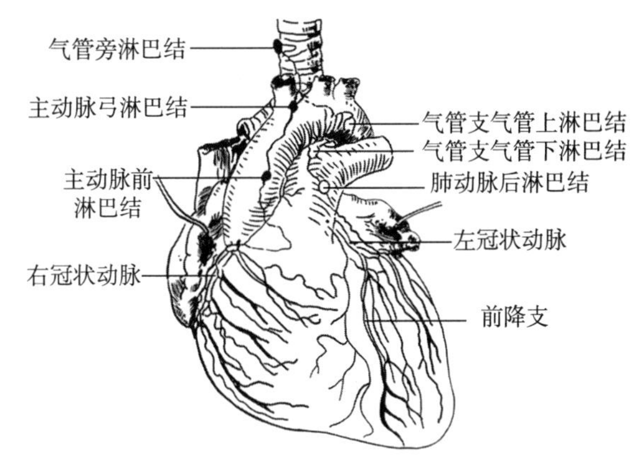

图 1-1-13 心脏淋巴管解剖

七、心脏的神经

分布于心脏的神经主要分为 3 种：交感神经、副交感神经和感觉神经。20 世纪 80 年代以来又发现在心脏上存在许多肽能神经，其对心脏的功能起着重要的调节作用。

1. 交感神经　其低级中枢位于脊髓侧角的中间带外侧核。神经元发出的节前纤维经脊神经前根、脊神经和相应的白交通支至颈交感干神经节和胸 6 以上胸交感神经节，在这些神经节交换神经元。交感神经的节后神经纤维主要是肾上腺素能性的，其功能是加强窦房结和房室结的兴奋性，使心搏加快，传导加强，增强心肌的收缩力，扩大冠状动脉的口径，增加其血流量。交感神经主要与人体应激的功能活动有关。

2. 副交感神经　心脏副交感神经的低级中枢位于迷走神经背核、疑核，可能还包括孤束核的内侧亚核。它们发出的节前纤维构成迷走神经的重要成分，再经过迷走神经的心上、中、下支，以及在胸部发出的胸心支一起加入心浅丛和心深丛，与来自交感神经的纤维成分交织，共同构成心浅丛和心深丛。副交感神经的节后神经纤维主要是胆碱能性的，其作用是使心搏减慢、减少冠脉血流量等，主要与机体的能量储备有关。交感神经与副交感神经二者相互拮抗又相互配合，同时辅以其他因素，如内分泌、肽能神经的调节，使心脏随时适应机体内外环境的变化以处于良好的功能状态。

3. 感觉神经 心脏的感觉神经在形态上不自成系统，感觉传入的途径分散，穿行于交感神经和副交感神经内。心脏内存在与感觉传导相关的感受器，这些感受器能感受来自心脏内部的刺激，并将之转变为神经冲动，经心脏感觉神经传到中枢。感觉神经的周围末梢分布于心脏壁各层，包括心外膜、心肌层、心内膜、血管、腱索和心瓣膜等处。心肌组织中可能还有一种感受器对心肌缺氧敏感，这种感觉传入中枢以后可以产生心绞痛。迷走神经中的感觉纤维末梢主要分布于心大静脉和心脏附近的化学感受器，如颈动脉体等，与反射性活动有关。

4. 肽能神经 在心血管系统已发现30余种肽类物质存在，分布在心脏的神经纤维或神经元中的约有10种。它们主要存在于心脏的交感神经、副交感神经或感觉神经纤维中，也存在于心内神经元中。例如，存在于交感神经中含有神经肽酪氨酸和神经紧张素。在迷走神经内含有血管活性肠肽和生长抑素。在感觉神经中含有降钙素基因相关肽和P物质，这些肽类物质与心脏传统递质去甲肾上腺素或乙酰胆碱共同配合，调节心脏的功能。

第二节 心脏的功能

一、心脏的泵血功能

（一）心脏的泵血过程和机制

心脏通过收缩将血液经动脉系统分配到全身各个器官和组织，通过舒张将血液由静脉系统回流至心脏。心脏通过节律性的收缩和舒张驱动血液流动的作用称为心脏泵功能或泵血功能，是心脏的主要功能。

心脏的一次收缩和舒张构成一个机械活动周期，即心动周期。在一个心动周期中，心房和心室分别进行一次收缩和舒张，由于心室在心脏泵血活动中起主要作用，故心动周期通常是指心室的活动周期。

心动周期与心率成反比关系。如果正常成年人的心率为75次/分，则每个心动周期持续约0.8秒。以平均0.8秒的心动周期为例，心房、心室的活动与瓣膜及心音在心动周期中的关系如图1-2-1所示。需要注意的是，心室舒张期的前0.4秒期间，心房也处于舒张状态，这一时期称为全心舒张期，该阶段有利于心肌的休息和心室的充盈。在一个心动周期中，心房和心室的活动按一定的次序和时程先后进行，左右两个心房的活动是同步进行的，左右两个心室的活动也是同步进行的（左右心房及左右心室分别为一个功能性合胞体），心房和心室的收缩期都短于各自的舒张期。

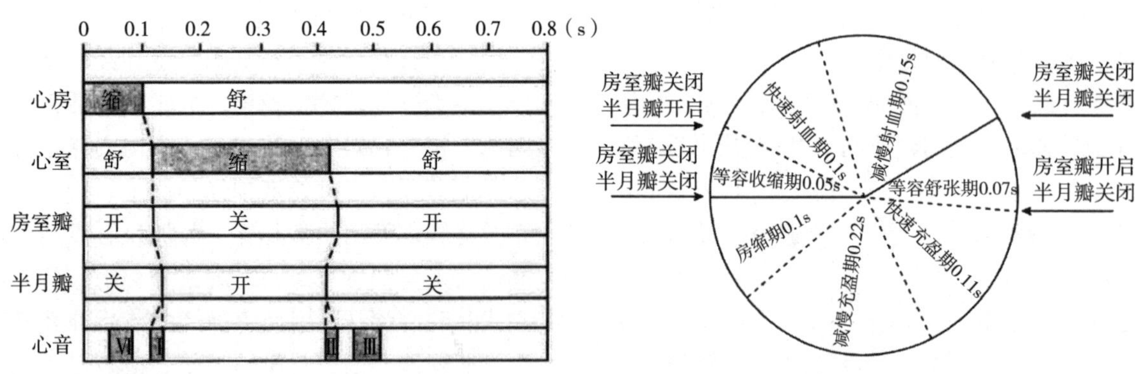

图1-2-1 心房、心室的活动与瓣膜及心音在心动周期中的关系

如前所述，左、右两个心室的活动是同步进行的，两心室的泵血过程相似，现以左心室为例说明每个心动周期心室的泵血过程。

（1）心室收缩期：分为等容收缩期和射血期，射血期又分为快速射血期和减慢射血期。

等容收缩期：心室开始收缩后，心室内压力

升高，推动房室瓣使之关闭（房室瓣关闭引起的心室内血液和室壁的震动产生第一心音），但此时心室内压尚不能推动半月瓣使之开启，心室暂时成为一个封闭的腔，这一过程室内压大幅度升高，但心室容积不变，故称等容收缩期，此期持续约 0.05 秒。

快速射血期：心室内压持续升高至超过主动脉压时开启半月瓣，进入射血期。在射血的早期，由于心室肌强烈收缩，大量高流速的血液进入主动脉（约占总射血量的 70%），心室容积迅速缩小，同时心室内压继续上升，并达到峰值，主动脉压也随之进一步升高。此期持续约 0.1 秒。

减慢射血期：心室收缩强度逐渐减弱，射血速度减慢，心室内压和主动脉压都相应由峰值逐步下降，心室容积继续缩小，此期约占总射血量的 30%，持续时间约 0.15 秒。

（2）心室舒张期：分为等容舒张期和心室充盈期，心室充盈期又分为快速充盈期和减慢充盈期。

等容舒张期：心室完成射血之后随即开始舒张，心室内压下降，主动脉内的血液向心室方向回流，推动半月瓣使之关闭（半月瓣关闭，血液冲击大动脉根部引起第二心音），但此时心室内压仍高于心房压，故房室瓣仍处于关闭状态，心室又暂时成为一个封闭的腔。这一过程心室容积保持不变，故称等容舒张期，持续 0.06 ～ 0.08 秒。

快速充盈期：心室肌持续舒张，心室内压进一步下降，当心室内压低于心房压时，房室瓣开启。初期由于心室内压下降明显，心房和心室之间的压力梯度较大，血液快速流入心室，使心室容积迅速增大，此期进入心室的血流量约为心室总充盈量的 2/3，持续时间约为 0.11 秒。

减慢充盈期：随着心室的充盈，心房、心室之间的压力梯度逐渐减小，血液充盈速度减慢，心室容积进一步增大。此期持续约 0.22 秒。在心室舒张期的最后 0.1 秒，心房开始收缩，使得心室进一步充盈，但由于心房壁较薄、收缩力不强，由心房收缩使心室充盈的血液通常只占心室总充盈量的 25% 左右，此后心室活动周期便进入新一轮周期。

（二）心排血量与心脏泵血功能储备

1. 每搏输出量　一侧心室一次心脏搏动所射出的血流量，称为每搏输出量，简称搏出量，也就是左心室舒张末期容积与收缩末期容积之差。正常成年人在安静状态下，左心室舒张末期容积约 125ml，收缩末期容积约 55ml，那么其每搏输出量即为 70ml。

2. 射血分数　由每搏输出量的定义可知，心室在每次收缩时，并未将其内充盈的血液全部射出。那么每搏输出量占心室舒张末期容积的百分比，称为射血分数。健康成年人的射血分数为 55% ～ 65%。正常情况下，每搏输出量与心室舒张末期容积是相适应的，因此，相比每搏输出量，射血分数能更准确地反映心脏的泵血功能，具有较大的临床意义。

3. 心排血量　一侧心室每分钟射出的血流量，称为心排血量，也称心输出量或每分输出量。心排血量等于每搏排血量与心率的乘积，左右两侧心室的心排血量基本相等。心排血量与机体的新陈代谢水平相适应，一般健康成年男性在安静状态下的心排血量为 4.5 ～ 6.0L/min。女性的心排血量比同体重男性低 10% 左右。青年人较老年人心排血量高，剧烈运动状态下心排血量可显著增高。

4. 心脏指数　有研究表明，人在安静时的心排血量与体表面积成正比。以单位体表面积计算的心排血量称为心脏指数，可作为比较身材不同个体的心功能的评价指标。心脏指数与个体的身材、年龄、不同生理状况等有关。中等身材的健康成年人的静息心脏指数（安静和空腹情况下）为 3.0 ～ 3.5L/（$min \cdot m^2$）。

5. 心脏泵血功能储备　健康成年人剧烈运动时，心排血量可达安静时的 5 ～ 6 倍，表明正常心脏的泵血功能有相当大的储备量。这种心排血量可随机体代谢增强而增加的能力，称为心泵功能储备或心力储备，通常可用心脏的最大输出量表示，其大小主要取决于每搏输出量（每搏输出量储备）和心率能够提高的程度（心率储备）。

每搏输出量储备分为收缩期储备和舒张期储备两部分。收缩期储备可通过增强心肌收缩能力和提高射血分数实现，舒张期储备则通过增加舒张末期容积获得，通常情况下，收缩期储备大于舒张期储备。心率储备是指在保持每搏输出量不变的情况下，心率在一定范围内加快导致心排血量增加的现象。

（三）心排血量的调节

心排血量为每搏输出量与心率的乘积，因此，凡能影响每搏输出量和心率的因素均可影响心排血量。而每搏输出量的多少则取决于心室肌的前负荷、后负荷和心肌收缩能力等因素。

1. 心室肌前负荷　前负荷可使心肌在收缩前处于一定的初长度，心室肌的初长度取决于心室舒张末期的血液充盈量，换言之，心室舒张末期容积相当于心室的前负荷。同样的，心室舒张末期压力、心室舒张末期的心房内压力及心室舒张末期充盈量均与心室肌前负荷有关。

心肌的初长度对心肌的收缩力量具有重要影响，同时也具有其特殊性。我们可以通过绘制心室功能曲线阐述这种关系。以左心室舒张末期压为横轴，以对应的心室每搏输出量或每搏功为纵轴，绘制心室功能曲线，如图 1-2-2 所示。心室功能曲线大致可分 3 段：第一段较陡，为曲线的上升支，左心室舒张末期压在 5 ～ 15mmHg，随着心室舒张末期压的增大，心室的每搏功也增大；第二段稍平，左心室舒张末期压在 15 ～ 20mmHg，增加心室舒张末期压对每搏功的影响不显著；第三段平坦或者轻度下降，说明心室前负荷即使超过 20mmHg，每搏功仍不变或仅轻度减少。由心室功能曲线反映出的，通过改变心肌初长度而引起心肌收缩力改变（通过每搏输出量或每搏功反映）的调节，称为异长自身调节。

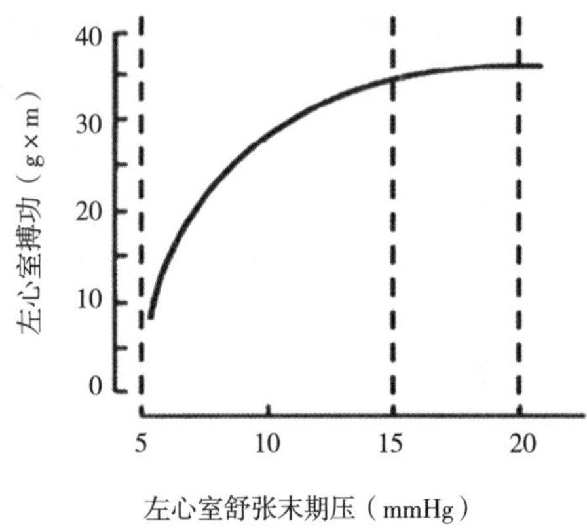

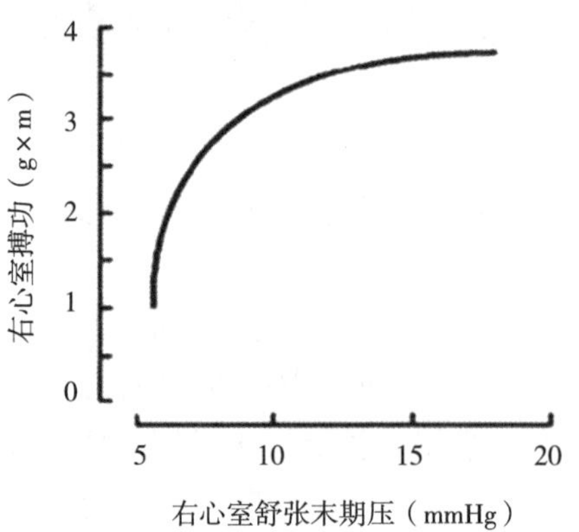

图 1-2-2　心室功能曲线

初长度对心肌收缩力影响的机制与骨骼肌相似。与骨骼肌不同的是，正常心室肌具有较强的抗过度延伸的特性，心室肌细胞的肌节长度一般不会超过 2.25 ～ 2.30μm，反映在心室功能曲线上，也就是曲线的第三段不会有明显的下降倾向。心肌细胞的这个特性对心脏的泵血功能有重要的意义。

异长自身调节的主要意义在于能够精细调节每搏输出量，维持每搏输出量与回心血量之间的平衡关系，使心室舒张末期容积和压力维持在正常范围。

如前所述，心室舒张末期充盈量可代指心室肌前负荷，而心室舒张末期充盈量为静脉回心血量和射血后心室内剩余血量两者之和，因此，可以对静脉回心血量产生影响的心室充盈时间、静脉回流速度、心室舒张功能、心室顺应性、心包腔内压力等因素均可对前负荷产生影响。简言之，心率越慢、心室充盈时间越长、静脉回流速度越快、心室舒张功能越强、心室顺应性越高，静脉回心血量越多，心室舒张末期充盈量越大，前负荷越大，而心包腔压力的存在则是为了防止心脏过度充盈。

2. 心室肌后负荷　大动脉血压是心室收缩时所遇到的后负荷。大动脉血压增高，则等容收缩期心室内压的峰值增高，等容收缩期延长而射血期缩短，进而使射血期心室肌缩短的程度和速度都减小，导致每搏输出量减少。同时，射血后心室内剩余血量增加，如舒张期静脉回心血量不变，则心室舒张末期容积增大，即心肌前负荷增加，此时可通过异长自身调节使每搏输出量恢复正常。

3. 心肌收缩能力　心肌不依赖于前负荷和后负荷而改变其力学活动（收缩的强度和速度）的内在特性，称为心肌收缩能力，又称心肌的变力状态。通过改变心肌收缩能力的心脏泵血功能调节，称为等长调节。

凡能影响心肌细胞兴奋收缩偶联过程中各个环节的因素都可影响收缩能力，其主要环节为活化的横桥数目（或比例）和肌球蛋白头部 ATP 酶的活性。

4. 心率 可随年龄、性别和不同生理状态而发生较大的变动。在一定范围内，心率加快可使心排血量增加。当心率超过 160 ～ 180 次 / 分，心动周期明显缩短（舒张期更显著），心室充盈量减少，搏出量也明显减少，从而导致心排血量下降。如果心率低于 40 次 / 分，心室舒张期过长，此时虽心室充盈接近极限，但过慢的心率导致心排血量减少。

（四）心功能评价

心功能评价主要包括心脏射血功能评价和心脏舒张功能评价。

临床上可以通过心导管检查心室压力变化评价心功能，心导管术也是心室功能评价的金标准；也可以应用超声心动图从容积变化的角度评价心功能，超声心动图是目前临床最为常用的也是最为重要的评价左心室舒张功能的方法；近年来心脏磁共振成像技术也越来越多地应用于左心室舒张功能的评价；此外，还可以通过测定心脏做功量、单独或者联合应用心导管术与超声心动图绘制心室压力 - 容积环，同时从心室压力和容积变化的角度评价心功能。

二、心脏的电生理学特性

（一）心肌细胞的分类

根据组织学和电生理学特点，心肌细胞可分为工作细胞和自律细胞。工作细胞包括心房肌细胞和心室肌细胞，其特点为静息电位稳定，有收缩性但无自律性（但在异常情况下，可有异常自律性）。自律细胞主要包括窦房结细胞和浦肯野细胞等，这些细胞组成心脏特殊传导系统，其静息电位不稳定，可自动产生节律性兴奋，但无收缩性。

根据心肌细胞动作电位去极化的快慢及其产生机制，心肌细胞又可分为快反应细胞和慢反应细胞。前者包括心房肌细胞、心室肌细胞和浦肯野细胞，后者包括窦房结细胞和房室结细胞，需要注意的是，快反应细胞和慢反应细胞在某些条件下，可发生转变。

（二）心肌细胞和跨膜电位及其形成机制

我们分别以心室肌细胞和窦房结细胞为例阐述工作细胞和自律细胞的跨膜电位及其形成机制。

1. 心室肌细胞的跨膜电位及形成机制

（1）静息电位：心室肌细胞的细胞膜在静息状态下对 K^+ 有很大的通透性，细胞膜上的内向整流钾通道（为非门控离子通道，不受电压和化学信号的控制）所引起的 K^+ 平衡电位是心室肌细胞静息电位的主要成分。静息状态下，心室肌细胞膜对 Na^+ 也有一定的通透性，Na^+ 内流部分抵消了 K^+ 外流形成的电位差，因此，细胞静息电位略低于钾平衡电位的计算值（Nernst 公式）。静息电位比较稳定，为 −90mV ～ −80mV。

（2）动作电位：由去极化和复极化两个过程共 5 个时期组成，也就是快速去极化期（动作电位 0 期）、快速复极化初期（动作电位 1 期）、平台期（动作电位 2 期）、快速复极化末期（动作电位 3 期）及完全复极化期（动作电位 4 期或静息期），如图 1-2-3 所示。

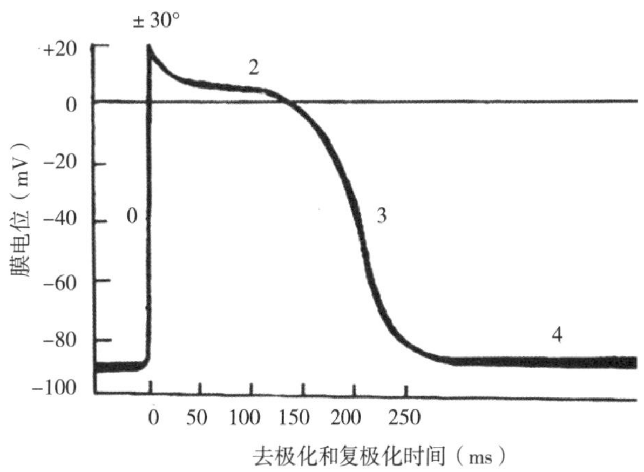

图 1-2-3 动作电位

1）快速去极化期（动作电位 0 期）：心室肌细胞兴奋之后，膜电位由静息状态时的 −90mV 迅速上升至 +30mV 左右。该期主要由钠离子内向电流（I_{Na}）引起，具体来讲，心室肌细胞受刺激发生去极化，当去极化的膜电位达阈电位（−70mV）时，钠通道开放使 Na^+ 内流，随即超过 K^+ 外向电流，使细胞膜进一步去极化，进而引起更多钠通道开放，形成更大的 I_{Na}，以及 I_{Na} 与细胞膜去极化之间的正反馈，使细胞膜在极短的时间内（1 ～ 2

毫秒）迅速去极化达到接近 Na^+ 平衡电位的水平，这也是心室肌细胞动作电位 0 期速度很快、动作电位升支非常陡峭的原因。快钠通道可被河鲀毒素所阻断，但心肌细胞的钠通道对河鲀毒素的敏感性相对较低。

此外，T 型钙电流也参与 0 期末段的形成，但该离子流较弱，对心室肌细胞 0 期去极化作用不大。

2）快速复极化初期（动作电位 1 期）：动作电位达到峰值后，膜电位由 30mV 迅速下降至 0mV 左右。该期主要由 K^+ 瞬时外向电流（I_{to}）引起。当细胞膜去极化到 30mV 时 I_{to} 即被激活，引起 K^+ 迅速短暂外流而形成此期，历时约 10 毫秒。

氯电流（I_{Cl}）也参与了该期的形成，但在正常条件下，I_{Cl} 作用微弱而短暂，但在某些情况下（如交感神经兴奋时），其作用不能被忽略。

3）平台期（动作电位 2 期）：此期较为缓慢，持续 100 ～ 150 毫秒，期间膜电位几乎停滞在同一水平（0mV）。内向的 L 型钙电流（$I_{Ca\text{-}L}$）及外向的内向整流钾电流（I_{K1}）是此期中的主要电流。平台期初期，两种电流处于相对平衡的状态，随后，$I_{Ca\text{-}L}$ 逐渐减弱，I_{K1} 逐渐增强，总体呈现出一种随时间推移而逐渐增强的微弱的外向电流，形成膜电位的缓慢复极化过程。此外，I_{Na} 和 Na^+- Ca^{2+} 交换电流（$I_{Na\text{-}Ca}$）对平台期的形成也有贡献。

4）快速复极化末期（动作电位 3 期）：此期复极速度加快，膜电位由 0mV 较快降至 -90mV。主要由 L 型钙通道失活关闭，$I_{Ca\text{-}L}$ 终止，而外向的 I_K 进一步增加所致。此外，I_{K1}、$I_{Na\text{-}Ca}$ 及钠泵电流也都参与了该过程。

5）完全复极化期（动作电位 4 期或静息期）：此期是动作电位复极完毕也就是膜电位恢复后的时期，钠 - 钾泵、Na^+- Ca^{2+} 交换体、钙泵均参与了该过程。

2. *窦房结细胞的动作电位* 窦房结内的自律细胞为 P 细胞，其动作电位形状与心室肌细胞有明显的不同。其主要特点为动作电位去极化速度和幅度较小，没有明显的 1 期和平台期（窦房结 P 细胞缺乏 I_{to} 通道），仅由 0 期、3 期和 4 期组成。同时，窦房结细胞的 4 期电位不稳定，最大复极电位绝对值小，前一动作电位达到最大复极电位之后（-70mV）即开始自动地、逐步地产生去极化，当去极化达阈电位水平时（-40mV）即可触发一次新的动作电位，这也是窦房结细胞自律性特点的基础，如图 1-2-4 所示（窦房结细胞的动作电位）。

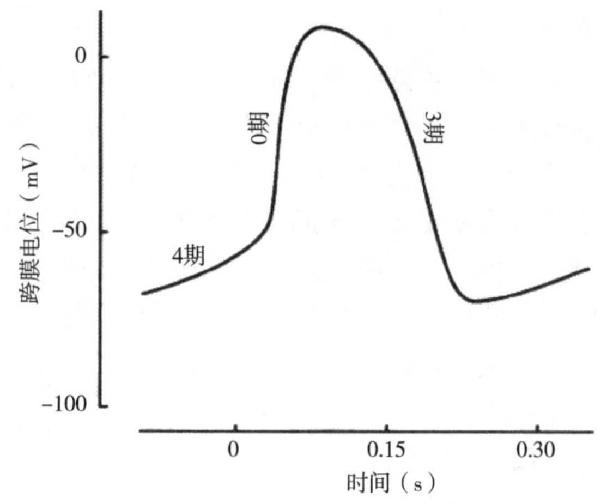

图 1-2-4 窦房结细胞的动作电位

窦房结细胞 0 期去极化产生主要依赖 $I_{Ca\text{-}L}$，因此去极化速度较慢，持续时间较长。由于 P 细胞缺乏 I_{to} 通道，其动作电位无明显的 1 期和 2 期，0 期去极化之后直接进入 3 期复极化过程。I_K 是 3 期复极化的主要原因，可逐渐使细胞膜达最大复极电位。4 期自动去极化的离子流是较为复杂的，机制尚未完全明了，一般认为是外向电流和内向电流共同作用的结果，其中，I_K 外向电流的衰减、I_f 内向离子流（主要由 Na^+ 负载）的进行性增加及 $I_{Ca\text{-}T}$ 内向电流的快速衰减是较为明确的 3 种机制，如图 1-2-5 所示（窦房结细胞动作电位发生原理示意图）。

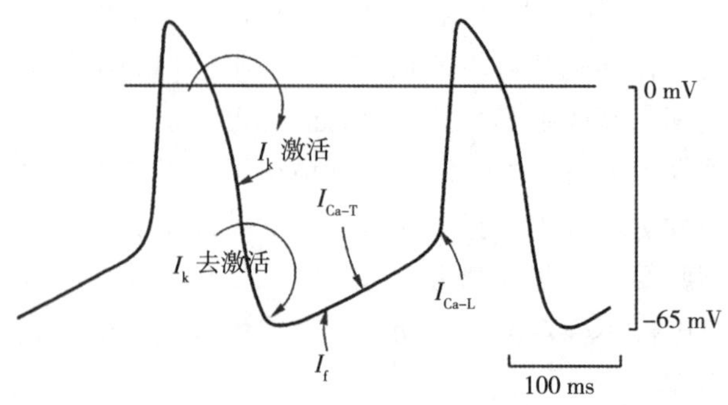

图 1-2-5 窦房结细胞动作电位

（三）心肌的生理特性

兴奋性、传导性、自律性和收缩性是心肌细胞的 4 种基本生理特性，其中，兴奋性、传导性及自律性是以心肌细胞的生物电活动为基础的，属于电生理特性，而收缩性是一种机械特性。心肌的电生理特性与机械特性是紧密联系的。

1. 兴奋性　心肌的兴奋性是指心肌细胞在受到刺激时能够产生兴奋或者动作电位的特性。

心室肌细胞的一次兴奋过程中，其兴奋性会发生周期性变化（有效不应期、相对不应期和超常期），这些变化与心肌细胞膜上的离子通道状态有关，如图 1-2-6 所示。

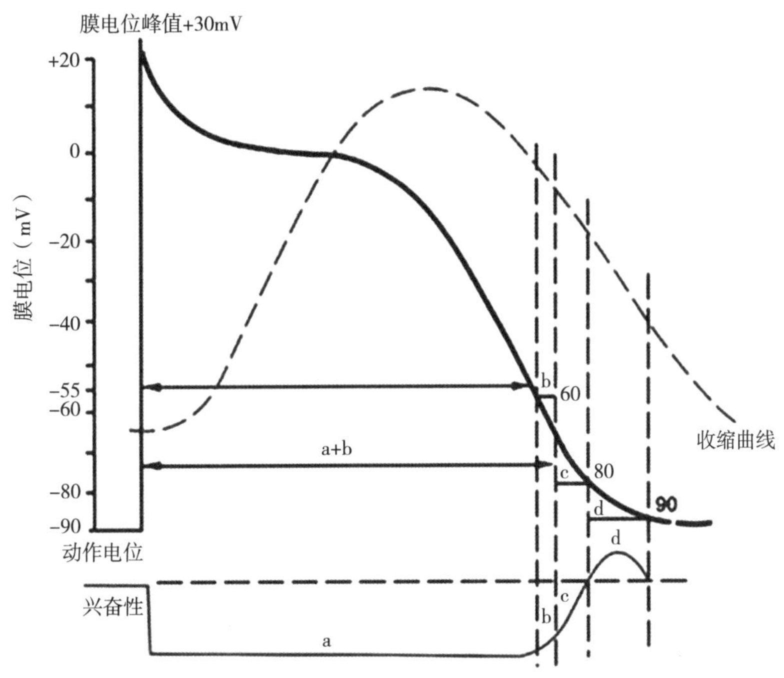

图 1-2-6　心室肌细胞动作电位及其兴奋性变化

a. 绝对不应期；b. 局部反应期；a+b. 有效不应期 ；c. 相对不应期；d. 超常期

现以心室肌细胞的一次兴奋说明该周期性的变化。由上图可见，心肌细胞受刺激发生兴奋时，在动作电位大部分时程内（从 0 期去极化开始到复极化 3 期膜电位达 -55mV 这一段时间内），细胞处于对任何强度的刺激都不发生反应的状态，即绝对不应期。

从复极至 -55mV 继续复极至 -60mV 的时期，给予阈上刺激可引起局部反应，但不会产生可传导的动作电位，这一时期称为局部反应期。绝对不应期和局部反应期合称为有效不应期。钠通道完全失活或尚未恢复到可以被激活的备用状态是这一时期产生的主要原因。由于心肌的有效不应期比较长，因此，心肌细胞不会产生强直收缩。

在动作电位 3 期末的一段时程内（从复极化 -60mV 至 -80mV 这段时间），给予阈上刺激可引起心肌细胞动作电位，这一时程被称为相对不应期。相当数量的钠通道复活到备用状态（但尚未完全恢复）是此期产生的基础。

在动作电位临近结束的一段时程内（膜电位由 -80mV 恢复至 -90mV），心肌细胞对阈下刺激也能产生动作电位，称为超常期，其基础为钠通道已基本恢复至可被激活的备用状态，同时膜电位与阈电位接近。

刺激阈值可以作为衡量心肌兴奋性的一个指标。影响心肌兴奋性的因素主要包括阈电位水平、静息电位、最大复极电位水平及引起 0 期去极化的离子通道状态。

2. 自动节律性　心肌细胞在没有外来刺激的情况下，能够自动发生节律性兴奋的能力或特性称为自动节律性。心脏特殊传导系统如窦房结、房室结、房室束等均可产生自动节律性。

频率及规则性均可用来衡量细胞自动节律性，由于正常情况下心肌组织的兴奋较为规则，因此常以自动兴奋的频率衡量心肌细胞自律性。生理情况下，心脏组织中窦房结P细胞的自律性最高，房室结和房室束次之，浦肯野细胞的自律性最低。心脏活动总是按照自律性最高的部位所发出的兴奋来进行活动，故窦房结是主导整个心脏兴奋的正常部位，是心脏活动的正常起搏点，其所形成的心脏节律称为窦性节律。心脏的其他自律组织在正常情况下仅起传导兴奋的作用，称为潜在起搏点。潜在起搏点仅在正常起搏点功能障碍或兴奋传导障碍时产生起搏作用（此时又称为异位起搏点）。窦房结主要通过抢先占领和超速驱动压抑等机制控制潜在起搏点。

影响细胞自律性的因素主要包括自律细胞动作电位 4 期自动去极化的速度、最大复极电位和阈电位水平，其中以 4 期自动去极化速度最为重要。这一理论基础是自律细胞的自动兴奋是由动作电位 4 期自动去极化使膜电位从最大复极电位达到阈电位水平而引起的。

3. 传导性　心肌细胞传导兴奋（动作电位）的能力或特性，称为传导性。心肌细胞兴奋的传导可以发生在同一心肌细胞，也可以发生在相邻心肌细胞之间。相邻心肌细胞之间以闰盘相互连接，而闰盘内的缝隙连接保证了兴奋的跨细胞扩布。这一结构使动作电位在细胞间迅速扩布，实现同步性活动，使心房或心室成为一个功能性合胞体。

由于心脏各部分细胞的电生理特性不同，因此兴奋在不同组织的传导速度亦不尽相同。浦肯野纤维的传导速度最快（约 4m/s），左右束支及房室束次之，心室肌的传导速度约为 1m/s，窦房结与房室结内的传导速度最慢。

兴奋在心肌组织的传导是有序进行的。正常情况下，房室结是兴奋由心房传入心室的唯一通路，由前述可知，兴奋在房室结内的传导速度非常慢，相当于兴奋在房室结内传导存在一定延搁，这一现象称为房 - 室延搁。房 - 室延搁的意义在于可使心房、心室顺序收缩，有利于心室的充盈和射血。

影响心肌细胞传导性的因素是多方面的。心肌细胞直径（主要结构因素）、动作电位 0 期去极化速度和幅度、膜电位水平及邻近未兴奋部位膜的兴奋性均对兴奋传导速度产生影响。

4. 收缩性　由前述可知，心肌细胞之间低电阻闰盘的存在使整个心脏成为由左右心房和左右心室构成的两个功能性的合胞体。心肌一旦兴奋，心房和心室这两个功能合胞体的所有心肌细胞将先后发生同步收缩，也就是说心肌的收缩是“全或无”式的。

由于心肌细胞的有效不应期特别长（可达 200 ～ 300 毫秒），而在有效不应期内，任何强度的刺激都不能使心肌细胞产生动作电位，这一机制使心脏有规律地进行舒缩而不会发生强直收缩，有利于心脏正常的充盈和泵血功能。

此外，心肌细胞兴奋 - 收缩偶联过程高度依赖于细胞外 Ca^{2+} 的内流。

多种因素可以影响心肌收缩功能。运动、肾上腺素、洋地黄类药物可使心肌收缩性增强，而低氧和酸中毒时则可减弱心肌收缩力。此外，凡能影响心脏搏出量的因素，如前后负荷、心肌收缩力及细胞外 Ca^{2+} 的浓度等均可对心肌收缩产生影响。

三、冠脉循环及调节

1. 冠脉循环的解剖特点　心脏自身的血液循环称为冠脉循环，主要是为心脏自身提供血液供应。

心肌的血液供应来自冠状动脉。冠状动脉的主干及大分支走行于心脏表面，其小分支常以垂直方向穿入心肌并沿途发出分支，最终在心内膜下分支成网。冠状动脉小分支的分布特点是使分支血管在心脏收缩时受到挤压。

心肌内毛细血管非常丰富，在心肌横截面上，每平方毫米面积内有 2500 ～ 3000 根毛细血管，毛细血管数和心肌纤维数的比例高达 1 ∶ 1。这一解剖基础使心肌和冠脉血液之间能够快速进行物质交换。

冠状动脉同一分支或不同分支之间存在丰富而广泛的侧支吻合，正常情况下，侧支血管细小且血流量较小，但是其在慢性冠脉综合征的发生发展中有重要意义。

2. 冠脉循环的生理特点　冠状动脉直接开口于主动脉窦，且其血流阻力小，因而其血压及血液灌注压均较高。冠状动脉血流量非常丰富，正常成年人在安静状态下，冠脉血流量 200 ～ 250ml/min，占心排血量的 4% ～ 5%，而心脏的重量只占体重的 0.5% 左右。当心肌活动加强，冠状动脉血流量最大可增加至安静时的 5 倍之多。

心肌肌红蛋白含量较高，其摄氧能力可高达 70% 左右，远高于其他组织器官（25% ～ 30%）。

心肌耗氧量也显著高于其他器官组织。因此，机体剧烈运动时，主要依靠冠状动脉扩张增加冠脉血流量。

由于冠脉分支血管网大部分穿入心肌到达心内膜，因此心脏的收缩与舒张活动对冠脉血流量有较大的影响。心脏收缩期，心室壁张力的增加压迫肌纤维之间的冠状动脉，使冠脉血流量显著减少，部分血管甚至出现断流或逆流。进入舒张期之后，冠脉被压迫减弱或解除，冠脉血流量迅速增加，高峰出现在舒张早期，然后逐渐回降。综上所述，冠状动脉主要在舒张期供血，冠脉血流量主要取决于动脉舒张压的高低和心脏舒张期的长短。此外，左心室的活动对冠脉血流影响更大，心房的活动对冠脉血流量影响较小。

3. 冠脉血流量的调节　冠脉血流量受神经、体液和心肌代谢等因素的影响，其中心肌代谢水平的影响尤为重要。

心肌的代谢产物，如腺苷、H^+、CO_2、乳酸、缓激肽、PGE 等可以引起冠状动脉舒张，进而使冠脉血流量增加。其中腺苷的作用最为重要，并且腺苷的半衰期很短，不会引起其他部位的扩血管效应。

冠状动脉平滑肌细胞膜上同时存在 α 和 β 肾上腺素能受体，接受交感和迷走神经的双重支配。心交感神经对冠状动脉的直接作用主要是使其舒张，而迷走神经的直接作用也是使其舒张由 NO 介导。但需要注意的是，心脏的神经调节作用远比直接作用复杂。

多种体液因素可对冠脉血流量产生影响，如肾上腺素、去甲肾上腺素、甲状腺激素、血管紧张素Ⅱ、血管升压素、内皮素、血栓素 A_2、NO、前列环素、组胺、缓激肽及 5- 羟色胺等。

（徐　凯）

参考文献

侯传举，邓东安，朱鲜阳，2013. 彩色多普勒超声心动图与先天性心脏病介入治疗 . 沈阳：辽宁科学技术出版社 .

凌凤东，林奇，赵根然，2005. 心脏解剖与临床 . 北京：北京大学医学出版社 .

王庭槐，2018. 生理学 . 9 版 . 北京：人民卫生出版社 .

Fuster V, Harrington RA, Narula J, et al. 2014. Hurst’s the Heart. 14th ed. New York:McGraw-Hill Education.

Lilly LS, 2013. 心血管病理生理学 . 5 版 . 智光，泽 . 北京：人民军医出版社 .

Standing S, 2017. 格氏解剖学 临床实践的解剖学基础 . 41 版 . 丁自海，刘树伟，主译 . 济南：山东科学技术出版社 .

Zipes DP, Libby P, Bonow RO, et al. 2019. Braunwald’s Heart Disease:A Textbook of Cardiovascular Medicine. 11 ed. Philadelphia:Elsevier Saunders.

第 2 章
血管解剖和功能

心血管系统简要概括地来说是由一个泵（即心脏）和脉管系统（即血管和淋巴管）所构成的。动脉和小动脉（指血液从心脏流出的血管）运输氧气、营养物质、血细胞、免疫细胞、激素等到毛细血管（极其细微，由单层内皮细胞构成的薄壁血管）供全身使用。这些物质通过毛细血管进入到管外组织中参与各项生理过程，同时组织将代谢产生的废物排入毛细血管并通过小静脉和静脉（回流血管）回到心脏。另外，约有 10% 的组织液通过淋巴管回流到大静脉入心。

心血管系统是在胚胎发育过程中第一个形成并行使功能的器官。一般来说，血管由 3 层组织所构成，血管内膜由单层扁平的内皮细胞（endothelial cell，EC）构成，沿管腔平行排列。内膜外是中层，由大量环形排列的血管平滑肌细胞（vascular smooth muscle cell，VSMC）和细胞外基质（extracellular matrix，ECM）所构成，包括弹性纤维和胶原纤维。在更细小的血管如毛细血管，内皮细胞外由周细胞包围而不是 VSMC。血管最外层即为外膜，由疏松结缔组织、成纤维细胞、神经和滋养血管组成。

血管也可作为白细胞进行免疫监视和迅速移动到损伤和炎症位置的管道。血管的尺寸和解剖结构随着它们的位置和功能变化而变化。心脏的间歇性收缩导致大动脉内血液搏动性流动，大动脉的管壁弹性很强，使血管内的血流是连续的。中动脉、小动脉和微动脉主要依赖其中层 VSMC 的收缩和舒张调节分配身体各组织和器官的血流量。毛细血管只有一层内皮细胞与底层的基底膜组成，这种薄壁结构的毛细血管允许迅速交换水、营养物及血液和间质液体之间的代谢产物。毛细血管通过很低的压力将血液输送到静脉系统中。静脉和小静脉壁较薄，ECM 更少，相对于它们的动脉有较大管腔，它们也有少量 VSMC，管腔内有静脉瓣，防止由于静水压力导致血液反流。

第一节　血管的发育及形成

血管生成和血管新生同时参与脊椎动物血管形成过程。血管生成是血管的形成，主要发生在胚胎发育。血管新生是从已经存在的血管上长出，存在于整个生命过程中。早期胚胎发育，在缺乏血液流动情况下，血管内皮细胞开始血管新生过程，形成毛细血管网。心血管系统的形成大多源自中胚层，但主动脉弓和颅内血管的平滑肌细胞不是来源于中胚层，其来自外胚层神经嵴细胞的分化。在发育中的胎儿，当血液循环开始后，原始毛细血管网络转换为动脉和静脉形成了功能齐全的封闭循环系统。

一、血管内膜

最原始的血管系统形成于心脏能够收缩之前。通过血管的发生形成了早期的脉管系统，这个过程大致分为两步，中胚层的细胞在原位置分化为内皮祖细胞，并互相连接形成完整的血管壁。在这个过程的早期，许多内皮前体细胞通过其双向潜能分化使得它们可以分化成为血管内皮细胞和造血细胞。之后是原始血管丛的形成，越来越多的微血管通过出芽和非出芽的方式形成，并经过修整和局部退化成脉管系统。新形成的血管起始端并没有管腔的结构，EC 的极化是管腔形成的必要条件，EC 间连接点形成和溶解的动态平衡使血管最终管腔化。微血管以出芽方式向低灌流区域形成新的血管，以非出芽方式使管腔增宽。血管腔通过毛细血管外基质的裂开与融合来生成更多的血管分支。已经形成的血管网络是经过多次的修整后定形的最佳形态。尽管血流并不参与初始血管的生长，但其对脉管系统成熟的重塑有着重要的作用，决定了血管的保留和退化，如无灌流的血管将会退化。此外，诸多证据显示，动脉和静脉特定的标记在血管生成的早期即已存在。

二、血管中膜

在大中型血管中，内膜向外的一层即为中膜，由 VSMC 和 ECM 弹性蛋白和胶原蛋白组成。VSMC是建立和协调血管收缩与舒张性质的基础，使得血管具有维持血压和血流等多种生理活动的功能。胶原蛋白和弹性蛋白分别使血管壁具有一定的强度和弹性。毛细血管壁远薄于较大的血管，通过血管腔隙很适合物质的交换。毛细血管壁细胞由周细胞组成而非 VSMC。周细胞、VSMC 和 ECM 在许多血管疾病中都扮演着重要的角色。

1. VSMC　最初胚胎脉管系统的发育，内皮前体细胞形成一个共同的祖血管，由祖血管通过选择性发育和随后动静脉细胞分离产生第一支动脉（背主动脉）和静脉（主静脉）。这些初始血管网中的 EC 通过多种信号通路招募管壁细胞，包括新生的 VSMC。VSMC 的起源多样，甚至在同一血管的特定区域起源也不同。来源不同的 VSMC 界线明确，很少出现混合的情况。外胚层神经嵴细胞形成较大的弹性动脉（如升主动脉和部分主动脉弓）、动脉导管和颈动脉；前体心外膜间皮细胞形成冠状动脉；中胚层细胞形成腹主动脉和小的肌性动脉；间皮细胞形成肠系膜脉管系统；次要的心脏领域细胞形成主动脉和肺动脉干的基础；体节衍生细胞形成胸主动脉；“卫星状”的中层成血管细胞形成血管的中层。研究显示，在血管发育过程中 VSMC 应答的主要信号决定因子是家族依赖性的而不是环境依赖性。VSMC 可以从胚胎组织中早期未分化的迁移与合成表型转变为成熟脉管维护的静止与收缩表型，此种能力被称为表型转换能力，这种多变的性质，不仅是其生长和成熟过程中正常血管壁收缩和合成功能的基础，也是损伤和疾病反应时血管重塑的基础。

2. 细胞外基质　弹性蛋白是动脉壁中的主要蛋白成分，占动脉干重的 50%。VSMC 分泌的原弹性蛋白单体，经过翻译后修饰、交联，环状分布结合到已形成的弹性层。这种弹性层再与环状分布的 VSMC 交织以形成板状单元。最后，微原纤维是弹性蛋白核心与外围弹性纤维密切联系的纤维样结构。与弹性蛋白相比，ECM 的另一主要蛋白成分胶原蛋白具有较高的抗拉强度，其承受力远高于生理血压。

三、血管外膜

血管外膜由疏松结缔组织（主要是胶原）和成纤维细胞（主要细胞类型）构成。在较大的血管，营养物质从管腔向外膜扩散不足以满足需要，所以这些血管的外膜还包括小动脉，称为血管滋养动脉，形成毛细血管网穿过外膜进入中膜。冠状血管的外膜被认为是源自心外膜。关于外膜的发育，经典理论认为外膜是被动的支持性组织，而有一些研究显示，血管外膜细胞表达干细胞标志物，因此还需进一步研究。

第二节　血管内皮

内皮是一种动态的细胞结构，由接近 10^{13} 个细胞构成，表面积 $7m^2$，重达 1.0 ～ 1.8kg，占人体体重的 1.4%。内皮作为单细胞层存在于动脉、静脉、毛细血管和淋巴系统中。作为一种与血流直接接触并且表面布满网眼的细胞结构，内皮细胞有着抗血栓形成、半渗透屏障、影响炎症细胞和免疫细胞相互作用的功能。针对血液的流动和产生的压力，内皮细胞传导血流动力并合成与释放作用于血管本身的物质，这些物质能够调节血管紧张性。

一、内皮细胞的稳态功能

内皮细胞表现出相当大的区域异质性。尽管

有这种异质性，所有内皮细胞基本的稳态性质是相同的。这些稳态功能受局部和全身环境改变的影响。

1. 维持抗血栓形成表面及调节止血作用　正常的内皮细胞能够通过合成并分泌某一些因子而保持血液良好的流动性，这些因子具有限制凝血级联活性、抑制血小板聚集及促进纤维蛋白溶解的作用，包括细胞表面相关抗凝因子血栓调节蛋白、蛋白质 C、组织因子通道抑制剂和硫酸乙酰肝素蛋白多糖，以上因子均有限制内皮细胞管腔表面凝固的作用。这些抗凝血因子对内皮细胞管腔表面发生的凝血级联的活性及传播起到限制作用，同时也维持了血管的开放。内皮细胞还能合成并分泌组织纤维蛋白溶酶原活化剂（tPA）和细胞表面腺苷二磷酸酶，两者分别能够促进纤维蛋白溶解和抑制血小板激活；能够使内皮表面维持纤溶酶原和抗血栓形成的环境。相较之下，在血管受到急性损伤的时候，内皮细胞通过调控组织因子和血管性假血友病因子（von Willebrand factor，vWF）的合成与释放，开始启动一项快速的适度的止血反应。内皮细胞还能够储存 vWF，对损伤做出迅速反应。内皮分泌因子可调控其抗血栓和促血栓形成的功能，维持血液的流动性，同时还有血管损伤时的止血反应。

2. 半透膜屏障和跨内皮转运通道　内皮单细胞层是大小选择性半渗透屏障，对自由的双向运输的水分子、大分子，以及血流中、血管壁、组织内循环或固有的细胞具有限制作用。渗透功能部分取决于内皮单层细胞的排列，以及液体、分子和细胞跨内皮转运通道的激活。这种转运发生于小囊泡形成、运输并跨细胞通道或松弛内皮间连接和细胞旁途径。

在内皮单细胞层下的组织中，功能和代谢要求有显著的宏观结构异质性，渗透功能亦有异质性。内皮细胞以连续或不连续的方式排列：连续排列的内皮细胞有无孔及有孔的。连续性无孔的内皮细胞可形成一道高度排斥屏障，发现于心脏、肺、皮肤、结缔组织、肌肉、视网膜、脊髓、大脑及肠系膜的动静脉中。连续性有孔内皮细胞位于能够参与过滤或跨内皮转运需求高的器官中，包括肾小球、肾小血管、肾小管周围毛细血管、内分泌及外分泌腺、长绒毛及大脑脉络丛。这些内皮细胞具有窗孔或跨膜毛孔，直径 50 ～ 80nm，在大多数细胞孔中有一个 5 ～ 6 nm 的非典型隔膜。这些窗孔的分布可在内皮细胞中被极化，由于隔膜还可提高屏障的尺寸选择性。非连续性内皮细胞发现于骨髓、脾及肝窦中。这种类型的内皮单细胞层值得注意的是它的大直径孔（100 ～ 200nm），这些孔缺乏隔膜，允许水、溶质和细胞运输的跨细胞流动。

内皮可通过黏附连接的重塑或与肌动蛋白细胞骨架作用的机制来增加或降低其通透性。这些过程可快速、短暂或持续地进行，并且是可逆的。内皮的紧密连接在需要不透性屏障的专门血管床中占有主导地位。以这种方式，不同的连接方式保持稳定或密封性，以限制或组织流体和分子的跨内皮转运。

3. 血管紧张性的调节　内皮能够通过内皮源性因子维持血管收缩和舒张平衡来调节血管紧张性。内皮可产生气态和肽类的血管扩张剂，如 NO、硫化氢、前列环素 2 和内皮源性超极化因子。这些物质对血管紧张性的效应被血管收缩剂所抵消，血管收缩剂由内皮合成或加工，包括血栓素 A_2、内皮肽 -1 和血管紧张素Ⅱ。这些血管收缩剂或血管扩张剂维持不同血管床的紧张性。NO 是大弹性血管的主要扩血管物质，在微循环中 NO 外机制起着更大的作用，因此血管张力决定于刺激条件下内皮中血管收缩和血管舒张物质生成的平衡，每种作用于血管的介质在不同的血管床都有独特的重要性。

4. 调节炎性反应和免疫刺激　内皮细胞监测含外源性病原体的血液循环并通过表达 Toll 样受体（TLR）2、TLR3、TLR4 参与免疫监控。TLR 识别病原体相关的分子模式，其一旦被激活，就可通过激活核因子（NF）-κB 和趋化因子的生成引发炎性反应，趋化因子可促进白细胞的跨内皮迁移，白细胞有趋化和有丝分裂效应，并可增加内皮细胞的氧化应激和细胞凋亡。除此之外，内皮细胞可通过表达类似于细胞表面黏附分子的选择素、免疫球蛋白及免疫球蛋白样细胞表面黏附分子，如细胞间黏附分子 -1（intercellular adhesion molecule-1，ICAM-1）、ICAM-2、血管细胞黏附分子（vascular cell adhesion molecule-1，VCAM-1）和血小板内皮细胞黏附因子 -1 等多种分子调节其与白细胞的相互作用。另外，休眠的内皮细胞通过抗炎细胞因子和细胞保护抗氧化酶（限制氧化应激）的表达来维持其抗炎表型，包括 TGF-β1 的合成及多种抗氧化酶的表达。内皮细胞的炎症表型通过其他循环或旁分泌因子也会受到影响，这些因子具有抗氧化或抗炎特性，如高密度脂蛋白胆固醇（high density lipo-protein cholesterol，HDL-C）、IL-4、IL-10、IL-13 和 IL-1 受体阻滞剂。

5. *血管修复与重塑* 除了生理过程相关的修复和重塑外（如伤口愈合或月经周期），血管壁在外界条件下很难增殖或重塑。当内皮单细胞层受到生化或生物力学损伤导致内皮细胞死亡和剥蚀时，损伤刺激相邻的正常休眠内皮细胞增殖。如果损伤是有限的，局部的内皮细胞增殖将盖住受伤部位。反之，如果损伤面积较大，循环的血细胞将聚集辅助定居的内皮细胞增殖并重建血管的完整性。

参与血管修复，能表达 CD34、CD133、VEG FR-2 的循环血细胞称为内皮祖细胞。这些细胞定植于骨髓和后天形成的器官与血管壁的特异位置中。在血管内，它们位于内皮下基质或动脉外膜的基质区。目前了解的内皮祖细胞参与血管修复的可能机制：①通过掺入和促进血管壁结构从而促进血管修复；②分泌生长和促血管生成因子，如血管内皮生长因子、肝细胞生长因子、粒细胞集落刺激因子和粒细胞 - 巨噬细胞集落刺激因子，从而促进和支持血管内皮细胞增殖。此外，这些细胞还能及时占位附在内皮损伤处暂住，直到内皮单细胞层增殖完成。

6. *血流动力学的力转导* 内皮细胞受血流动力学力转导效应的影响，如静水压力、循环拉伸和流体剪切应力，这是血压和血管中流动的血流的结果。在血管树中，有一个梯度的脉动压力与血管直径成正比，变动范围在主动脉中为 100 ～ 120mmHg，微循环中为 0 ～ 30mmHg，还可调节其他血流动力学的力转导。内皮细胞通过离子通道、整合、G 蛋白偶联受体及细胞骨架的变形或移位将这些力进行机械力转导至细胞的反应中。

内皮单细胞层暴露于血管树中不同水平的剪应力，与血管半径成反比。增加剪应力刺激代偿内皮细胞和 VSMC 肥大以扩张血管，因此使剪应力返回基础水平。相反，减少切应力可以以一种内皮依赖性的方式使血管腔变狭窄。在弯曲或分岔的血管内流动的特点是流动逆转、低流速和导致剪切应力梯度的流动分离。此处的内皮细胞多以多边形缩小的细胞形态存在，且这种被扰乱的流动方式更容易引起内皮功能障碍。此外，循环应变使血管壁周围的变形，与扩张相关和每个心动周期舒张相关。循环应变可增加内皮细胞基质金属蛋白酶（matrix metalloproteinase，MMP）并诱导细胞外基质、VE- 钙黏附蛋白和黏附连接的重塑。除了被动应力外，内皮细胞能够主动产生牵引力和施加力以对抗细胞外环境并维持细胞形状的稳定性。

二、内皮功能障碍与血管疾病

虽然定植于血管树中不同位置的内皮细胞对不同的环境有独特的适应性，当受到长期或异常的刺激时，可能会引起表型转变、内皮功能障碍及明显的血管疾病进展。当受到这些（病理）生理刺激时，内皮细胞发生表型转换到激活状态。激活的内皮细胞调节其基础稳态功能以适应异常的刺激并会产生一系列广泛反应。

内皮单细胞层能增加对血浆蛋白和白细胞跨内皮迁移的通透性，增加炎性细胞黏附性，使蛋白和抗血栓物质、血管扩张剂或收缩剂及生长因子失衡。这些表型的改变是慢性且不可逆的，导致内皮单细胞层结构和功能永久性改变，这是一种不良反应，这种现象即为内皮功能障碍。内皮功能障碍被认为参与许多血管疾病的形成和发展。

1. *血栓* 在血管损伤部位的血栓形成是一种定位于内皮细胞表面的生理过程。相反，血管内血栓形成是发生于血管损伤部位的病理生理过程，且这种反应伴随着内皮功能障碍而增强。这些现象可能与血管慢性损伤的过程有关，如动脉粥样硬化和斑块侵蚀，或者与更急性血管损伤模式有关，发生感染或免疫反应。血管损害源于动脉粥样硬化侵蚀血管腔。

2. *血管炎* 原发性系统性血管炎不同程度上影响不同大小且不同种类的血管。大动脉炎是一种能够影响主动脉和其主要分支的大血管炎类型，而肉芽肿性血管炎主要影响的是小血管，发生血管炎，主要影响肾和肺。尽管这些血管炎是多种疾病的过程，但它们以内皮细胞作为常见目标和血管壁中免疫炎性反应的传播。这种免疫炎性反应是具有深远影响的，如系统性红斑狼疮中发现产生抗内皮抗体；免疫细胞和炎性细胞对内皮细胞长期造成的反复损伤能够刺激血栓形成和纤维化反应，最终导致血管闭塞和异常血管重塑。

3. 动脉粥样硬化　是一种渐进性的血管疾病，由内皮功能障碍引发，目前认为它是一个慢性炎症和免疫过程。动脉粥样硬化特点为血管壁中脂质、血栓和炎性细胞聚集。与动脉粥样硬化相关的早期内皮功能障碍证明了内皮下脂质堆积，单核细胞源性巨噬细胞浸润，其他免疫细胞形成脂肪条纹。动脉粥样硬化相关的风险因素有糖尿病、吸烟、高脂血症和高血压，上述因素均可引起内皮功能障碍。一旦发生了动脉粥样硬化，内皮细胞通过聚集炎症细胞、免疫细胞和血小板，NO的减少，通透性的增加和促血栓形成物质生成均被认为有助于斑块进展。

三、血管内皮功能评估

与动脉粥样硬化不同的是，内皮功能障碍能够逆转。因此，血管内皮功能检测对于早期识别、预防管理及有效干预血管疾病进展具有重要意义。目前许多方法用于评估内皮功能障碍的程度，应用药理学和（或）生理刺激NO和其他来自于血管内皮细胞的血管活性物质的释放，包括有创性的检查，如冠状动脉内注入乙酰胆碱；无创性的检查，如血流介导的血管舒张功能和外周动脉张力检测及生物标志物检查。

1. 冠状动脉内皮功能评估　普遍采用有创的方法，如冠状动脉造影和多普勒导丝直接测量。应用冠状动脉造影方法，向冠状动脉内注射乙酰胆碱等药物，文献记载此为血管内皮功能检测的金标准，以此方法诱导反常的冠状动脉血管收缩被证明是冠心病患者动脉粥样硬化性疾病进展和随之发生心血管事件的独立预测因子，冠状动脉内皮依赖性血管舒张受损与未来高风险发生心血管事件显著相关。近些年出现了一些非侵入性功能试验来评估冠状动脉微血管的功能，如正电子发射断层扫描、心肌灌注显像、血氧水平依赖性磁共振成像、超声心动图等检查。

2. 肱动脉血流介导的血管舒张功能（flow-mediated vasodilation，FMD）

（1）受检者要求：空腹或餐后8小时以上，12小时以内禁止饮酒、咖啡及浓茶，禁止吸烟，避免进行剧烈运动。

（2）检查前准备：受检者取平卧位，安静状态下休息5分钟后开始进行检测，检测时环境应保持安静，维持温度20～25℃，并保持相对稳定。

（3）检查方法

1）受检者体位与监测：受检者取仰卧位，去枕平卧，双臂置于身体两侧，选择一侧（一般为右侧）上臂或前臂肱动脉为受检动脉，该侧手臂轻度外展15°，手心向上（前），并保持该侧上臂肌肉放松。连接肢体导联心电监测，同步实时监测肢体导联心电图。

2）测量方法：按照测量血压标准方法将血压计袖带缚于该侧上臂或前臂，袖带下缘位于肘横纹以上5cm处，以纵切面扫描肱动脉，扫描位置取肘横纹处至肘上3～5cm，探头轻压在皮肤表面，以能够清晰显示动脉前后壁而不致使动脉受压变形为准。在整个测试过程中，超声探头位置固定(可使用专用探头固定装置，或在皮肤表面做标记），每次测量肱动脉内径均取同一部位。首先记录基础肱动脉二维图像及其多普勒血流频谱，然后将袖带充气至高于收缩压50mmHg并完全阻断血流5分钟，5分钟内监测袖带内压力，使压力波动不超过10mmHg。血流阻断过程中嘱受检者安静并保持上述体位不变。5分钟后迅速放气，记录放气前30秒至放气后2分钟内肱动脉二维图像及放气后15秒内肱动脉多普勒血流信号图像。

3）测定指标：FMD =（动脉反应性充血后内径 – 动脉基础内径）/ 动脉基础内径 ×100%；一般正常值为FMD > 10%。

应用血管超声检测设备，能够检测基线及袖带阻断血流并释放后的肱动脉内径，计算得到的肱动脉内径变化率即为FMD。肱动脉对反应性充血的反应用来评估内皮依赖性的FMD，反映了血流介导的内皮细胞NO释放功能。由于其无创性的特点，FMD成为最广泛应用的评估内皮功能的方法，该检测操作简单、无创、可重复，用于血管病变早期检测指标之一，并被广泛用于临床研究，作为评估心血管疾病风险的替代性终点指标及预后指标。内皮功能障碍是动脉粥样硬化血管病变的重要进展性预测指标，一项针对618例无心脏病的健康受试者的研究，对受试者平均随访4.6年，结果显示，前臂肱动脉FMD是心血管事件发生的独立预测因素，其 FMD 切点为 11.3%，即 FMD ≤ 11.3% 的受试者预测心血管事件发生率更高。关于 FMD 的临床应用价值已有多项研究证明，然而，目前关于 FMD 检测的标准化方案缺乏科学共识，一直以来都有学者尝试制订指南，但是完全标准化的指南还未制订。此外，FMD 检查高度依赖检测者的技术水平，并且易受多种因素干扰，且超声影像学检查不适于高精度的检测，因此，FMD 公认的可操作性标准还需进一步确定。

3. 外周动脉张力测定（peripheral arterial tono-metry，PAT） FMD 反映的是经血管超声检查肱动脉 NO 介导的血管内皮功能，而指端的 PAT 检测技术与 FMD 的检测原理类似，应用光学体积描记术来检测手指脉冲波的振幅，反映的是小血管的微循环功能。PAT 是评估微血管内皮功能的一种无创方法，反映了在反应性充血期间手指脉搏容积波幅的改变，通过分析手指脉搏波振幅来评估内皮功能，计算出的内皮功能指数，即反应性充血指数（reactive hyperemia index，RHI）。PAT 与多种传统的心血管危险因素相关，如男性、体重指数、腰围、低密度脂蛋白胆固醇、糖尿病、吸烟、高血压和冠状动脉疾病家族史。反应性充血 - 外周动脉压力测定（reactive hyperemia peripheral arterial tonometry，RH-PAT）也可作为无创外周血管内皮功能测定方法用于对心血管事件的预测。有研究表明，RHI 与未来心血管事件独立相关并且能够进一步完善心血管危险分层，且比传统的 Framingham 危险评分更能预测心血管事件。PAT 较其他检查具有众多优势，如无创、操作简便、结果可重复等，可作为筛查和预后的工具。然而与其他检查一样，PAT 既有其自身的优势又存在缺陷，如外周血管床的血流受自主神经张力和环境的影响、测量脉冲的改变在于容积而不是血流，以及探针对移动的敏感性可能会导致误差等。此外，指尖检测装置应用的是一次性指套，用于临床及研究的成本略高。

FMD 反映的是动脉血管舒张，而 PAT 反映的是微血管舒张功能。FMD 是 NO 介导的内皮依赖性血管舒张功能指数，而与 FMD 不同，RHI 并不全部（只有 50%）是由 NO 介导的。与 FMD 相比，PAT 的主要优势就是对侧上臂作为其自身对照，这样可校正测量时混杂因素的影响。此外，PAT 容易操作且不依赖于操作者技术。PAT 在测量时基于一种类似于 FMD 的技术，一项研究比较了两种技术的可重复性，结果表明，与肱动脉超声 FMD 评估相比，PAT 能提供更多的可重复的结果。另有研究提示，FMD 和 RHI 均是心血管事件及全因死亡的独立预测因子，预后价值类似。而 Framingham 心脏研究表明，PAT 和 FMD 之间无显著关系，在 PAT 和 FMD 之间有不同的心血管危险因素的促成因素。不同的血管床由于其血管直径大小和部位不同，可能存在不同的血管功能，从而提示应分别检测 RHI 和 FMD 来评估血管内皮功能。另有研究提示，FMD 与心血管疾病的危险因素之间的关系存在差异，并且与 RHI 并无相关性，FMD 和 RHI 分别反映的是动脉和小的指端动脉不同的血管内皮功能信息。因此，关于二者的预测价值是否彼此独立，以及基于改善血管内皮功能的治疗是否能够改善心血管疾病的预后需要进一步的研究确定。

目前广泛应用的无创替代技术，如前臂肱动脉 FMD 和 RHI 检测来评估大血管及微血管内皮功能，虽然这些技术不是直接测量冠脉循环中的血管功能，但已有研究证明其与侵入性检查具有合理相关性。因此，在预测未来心血管疾病风险方面，外周动脉与冠状动脉具有相似的角色。无创性血管功能检测方法也为持续评估病变进展提供了机会。

4. 内皮功能实验室指标 内皮功能障碍生物标志物的评估，是基于内皮的相关标志物血浆水平的检测，一定程度上反映了总体内皮细胞活化或功能障碍状况。血液循环中的可溶组分，如上述提到的细胞间黏附分子 -1、血管内皮细胞黏附分子 -1 和 vWF，可作为内皮功能的标志物。当内皮细胞被激活或损伤时，这些物质的浓度增高，并且能预测血管疾病的风险和严重程度。也有研究其他内皮功能的生物标志物，如内皮祖细胞、非对称二甲基精氨酸、内皮细胞微粒、Rho 相关激酶活性、硝酸盐 / 亚硝酸盐、E- 选择素、超敏 C 反应蛋白、白细胞介素 -6、内皮素 -1、血栓调节蛋白、纤溶酶原激活物抑制剂 -1、脂联素、同型半胱氨酸、晚期糖基化终产物、可溶性高级糖基化终产物受体、8- 羟基脱氧鸟苷、F_2- 异前列烷、氧化低密度脂蛋白、微量白蛋白尿等。目前，生物标志物仅是通过生理和药理刺激方法评估内皮功能的替代标志，未来期望发现能够反映内皮功能的特定生物标志物。

有研究发现，在校正了其他传统危险因素和冠状动脉疾病后，内皮细胞依赖性血管舒张功能障碍与心血管事件独立相关，并能预测冠状动脉造影正常患者的心血管事件。FMD 和 PAT 是心血管事件的独立预测因子，且由 PAT 评估的外周动脉内皮功能障碍与无法解释的胸痛和左心室射血分数正常的心力衰竭患者的未来心血管事件发生独立相关。一些干预措施，包括药物治疗、辅助治疗和生活方式改变已被证明能改善内皮功能。这些研究结果表明，心血管疾病患者的内皮功能障碍可能是可逆的。内皮细胞依赖性血管舒张功能检测提示各种血管床受损时，包括前臂的动脉、冠状动脉、下肢动脉和肾动脉，选择一种对于改善心血管疾病患者的内皮功能有效的干预措施具有重要的临床意义。

第三节　人体主要血管分布

一、头颈部血管

1. *头颈部动脉*　形成于主动脉弓的三条主要动脉。2/3 的人群自主动脉依次发出的三条血管分别是头臂干、左颈总动脉和左锁骨下动脉。右颈总动脉起自头臂干分叉处，右侧椎动脉起自头臂干的另一分支右锁骨下动脉。左侧椎动脉起自左锁骨下动脉。

颈总动脉：分为胸段和颈段。其与迷走神经和颈静脉一同被围绕于颈动脉鞘内。颈总动脉位于气管前方，至颈总动脉颈段，在气管的两侧斜向走行。左颈总动脉通常比右颈总动脉长。在甲状软骨的上界水平，颈总动脉分为颈内动脉和颈外动脉。在此分叉处，血管扩张被称为颈动脉窦，通常位于颈内动脉的起始处，内有压力感受器调控。颈动脉小球位于颈总动脉分叉水平的后方，为化学感受器。

（1）颈外动脉：通常起自颈内动脉的前内侧，有前、后两支。

前支分支：①甲状腺上动脉，位于舌骨大角水平下方，并在甲状腺腺叶的顶部分出终末支。其也可起自颈总动脉。②舌动脉，起自颈外动脉的前内侧，于甲状腺上动脉和面动脉之间发出，斜行向上、内走行，向下、向前弯曲呈“环状”，其水平向前走行，最后在头侧方向急转上升，在舌的表面下方延伸至其最末端。舌动脉主要供应口底部的舌肌和副舌腺。③面动脉，起自颈外动脉的前方，仍位于颈动脉三角内，恰位于舌动脉和舌骨大角上方。其在下颌支的内侧走行，自下颌下腺的后缘形成一沟。转向下、向前，到达下颌骨的下缘，成为皮下和浅表动脉。面动脉向颅脑方向走行至鼻侧，止于睑内侧连合，供应泪囊，并与眼动脉的鼻背侧分支吻合。面动脉供应面部的肌肉和组织、下颌下腺、扁桃体和软腭。面神经有丰富的吻合支。后支分支：①咽升动脉，于邻近颈外动脉起始处发出，并在颈内动脉和颅底咽旁垂直上升，发出咽支和鼓室下动脉。②枕动脉，在面动脉水平的相反方向发出，向后、向上走行，穿过颈内动脉、颈内静脉、舌下神经、迷走神经、副神经。末端达到寰椎横突和颞骨的乳突之间的空隙。当其内侧到达乳突并与胸锁乳突肌和其他肌肉附着处之后，就在颞骨的枕动脉沟内走行。在远端其转向上走行分为数个小分支。③耳后动脉，直接由颈外动脉的后方发出，供应腮腺腺体和肌肉。其与枕动脉和颞浅动脉之间存在血流动力学平衡。④颞浅动脉，为颈外动脉的终末支之一，在邻近腮腺处发出，位于上颌骨的颈部之后，分为前支和后支。供应腮腺、颞颌关节、咬肌、耳廓、皮肤及头皮。⑤上颌动脉，为颈外动脉较大的终末支，其在下颌骨颈部后方发出，其近端埋入腮腺，接着通过翼外肌头下部，在翼外肌两头之间进入翼腭窝的深部。其可分为上腭段、翼段和翼腭（窝）段 3 个部分。

（2）颈内动脉：起自颈总动脉分叉处，成人通常在第 4 颈椎水平，或甲状软骨的上界水平。其通常在颈外动脉的侧后方。颈内动脉可分为 3 个主要段：①颈段，从起始部到颅底的颈动脉管，颈内动脉几乎是垂直的。颈段分为两部分，一个较低部分位于胸锁乳突肌区，另一较高部分位于茎后突区域。②岩骨段，包括水平和竖直部分。垂直部进入岩骨约1cm后转向前内侧方。水平部在岩骨内经过前内侧，出现在岩骨尖附近。③颅内段，包括海绵窦前段、海绵窦段和床突上段。

颈内动脉的分支：①下颌动脉，起自岩骨段，在颈动脉管内，或者在破裂孔中，又或者在水平部内。②颈动脉鼓室支，起自颈内动脉垂直的岩骨段后部，远端。这一小分支穿过鼓室，与咽升动脉的下鼓室支、下颌动脉的前鼓室支及茎乳突动脉吻合。③脑膜垂体干。④垂体上支，为颈内动脉在床突上段水平或前交通动脉的分支。其供应垂体柄和垂体前叶。⑤眼动脉，起自海绵窦上界的上方。为颈内动脉的第一主要分支。眼动脉从功能和胚胎学上可分为两组血管，一组供应视神经和眼球，起自大脑前动脉和颈内动脉。另一组供应眼眶其他结构，如肌肉、眼睑、泪腺、脑膜，其起源于镫骨动脉，也起自脑膜中动脉和下颌内动脉。⑥后交通动脉，从颈内动脉后方在动眼神经上方走行，与大脑后动脉吻合。其与颈动脉构成Willis环的后部。⑦脉络丛前动脉，通常起自颈内动脉后方2～4mm，在后交通动脉起始部的上方，约在颈动脉分叉前5mm处。向后下方和内侧走行，位于视神经束下方。随后其从内侧至外侧在后方、下方通过视神经束。⑧大脑前动脉，由前交通动脉、胼胝体缘动脉、眼动脉、额极和胼胝体额上回支构成。其水平部分作为颈内动脉的两个终末分支向前走行。大脑前动脉在大脑纵裂的前内侧走行，跨过视神经和视交叉，在内侧嗅纹下方，略向后或弯曲。⑨大脑中动脉，起自颈内动脉，位于前穿质内侧部的下方，大脑外侧裂的内侧。其可分为水平段、外侧裂池段和皮质段，水平段供应基底节、额叶的眼眶表面和颞极；外侧裂池段供应岛叶；皮质段供应大脑的外侧凸面。

（3）大脑后动脉：通常接收来自基底动脉的血流。其起源随着胚胎发育逐渐变化，最后起源自位于脚间裂的基底动脉分叉部。大脑后动脉与颈内动脉通过后交通动脉相交通，通过交通基底段或P1段与基底动脉沟通。其在中脑周围池内向后走行并围绕中脑。其终末皮质支供应枕极、枕叶的内下部和颞叶的内部。其分支主要有中脑支、丘脑支、丘脑分支、脉络丛后支、脉络丛内后支及脉络丛外后支。

（4）椎动脉：在超过80%的人群中，椎动脉是锁骨下动脉最近端和最大的分支，起自锁骨下动脉第一段的后上面。最常见的变异是其起源点更靠近近端。只有2.4%～5.8%的个体中，椎动脉起自左颈总动脉和左锁骨下动脉之间的弓部。椎动脉通常从前斜角肌内侧发出，向上穿第6至第1颈椎横突孔，经枕骨大孔入颅腔。分支为肌支、脑膜支、脊支、根支、前寰枕节间动脉及小脑后下动脉，分布于脑和脊髓。

（5）基底动脉：由双侧椎动脉在脑桥延髓沟水平汇合形成。沿浅沟向上走行与脑桥的前部相邻。此动脉可见于斜坡后方桥前池内。远端经常向后弯曲，并在通过两条动眼神经之间后，分为两条小脑后动脉。其分支包括脑桥支、小脑前下动脉及小脑上动脉。

（6）Willis环：脑的大部分由两条颈内动脉和它们之间的中央吻合供血，称为Willis环，它连接颈内动脉和供应余下大脑部分的椎基底动脉系统。Willis环多呈多边形而不是环形。位于脚间池内，环绕视交叉、脑垂体的下丘脑漏斗和其他在脚间池内的神经结构。大脑前动脉在前面通过前交通动脉相连接。基底动脉在后面分支并发出两条大脑后动脉，每条动脉均通过后交通动脉与同侧的颈内动脉连接。需要注意的是，Willis环的血管管径多变，且经常是发育不良甚至缺如的。

2. 头颈部静脉

（1）头颈部浅静脉：包括面静脉、颞浅静脉、颈前静脉和颈外静脉。其分支及走行：①面静脉，由滑车上静脉和眶上静脉汇合形成。其在邻近鼻侧（在此水平也称内眦静脉）处倾斜下行，在眼眶下方向后外侧转向，在面动脉的下方和后方通过，直至其到达下颌角，并与下颌后静脉连接。邻近舌骨大角处面静脉汇入颈内静脉。面静脉通过眼上静脉和眼下静脉与颅内的海绵窦交通，并通过面深静脉与翼静脉丛交通，继而与海绵窦交通。②下额后静脉，由颞浅静脉和上颌静脉在腮腺内汇合而成。上颌静脉起自翼内肌和翼外肌之间的翼静脉丛。下颌后静脉下行至腮腺下端处分为前、后两支，前支注入面静脉，后支与耳后静脉和枕静脉汇合成颈外静脉。下颌后静脉收集面部侧区和颞区的静脉血。③颈外静脉，由下颌后静脉的后支、耳后静脉和枕静脉在下颌角处汇合而成，沿胸锁乳突肌表面下行，在锁骨上方穿深筋膜，注入锁骨下静脉或静脉角。颈外静脉主要收集头皮和面部的静脉血。静脉末端有一对瓣膜，但不能防止血液反流。正常人站位或坐位时，颈外静脉常不显露。当心脏疾病或上腔静脉阻塞引起颈外静脉回流不畅时，在体表可见静脉充盈轮廓，称颈静脉怒张。④颈前静脉，起自额下方的浅静脉，沿颈前正中线两侧下行，注入颈外静脉末端或锁骨下静脉。左、右颈前静脉在胸骨柄上方常吻合成颈静脉弓。

（2）头颈部深静脉：包括颈内静脉和锁骨下静脉等。①颈内静脉，起自颅底的颈静脉孔，与乙状窦相连。在颈动脉鞘内沿颈内动脉和颈总动脉外侧下行，至胸锁关节后方与锁骨下静脉汇合成头臂静脉。颈内静脉的颅内属支有乙状窦和岩下窦，收集颅骨、脑膜、脑、泪器和前庭蜗器等处的静脉血。颅外数支包括面静脉、舌静脉、咽静脉、甲状腺上静脉和甲状腺中静脉等。颈内静脉壁附着于颈动脉鞘，并通过颈动脉鞘与周围的颈深筋膜和肩胛舌骨肌中间腱相连。颈内静脉外伤时，由于管腔不能闭锁和胸腔负压对血液的影响，可导致空气栓塞。②锁骨下静脉，在第1肋外侧缘续于腋静脉，向内侧行于锁骨下动脉前下方，至胸锁关节后方与颈内静脉汇合成头臂静脉。两静脉汇合部称静脉角，是淋巴导管的注入部位。锁骨下静脉的主要属支是腋静脉和颈外静脉。临床上常经锁骨上或锁骨下入路行锁骨下静脉导管插入。

二、胸部血管

1. *主动脉及其分支*　主动脉分为升主动脉、主动脉弓和降主动脉3个部分。升主动脉起自左心室，长约5cm。主动脉在左胸部向前向上走行，向后弯曲穿过纵隔至后纵隔和椎体的左侧，这部分称为主动脉弓。降主动脉又分为胸主动脉和腹主动脉。胸主动脉在脊柱前方穿越膈肌主动脉裂孔后移行为腹主动脉。升主动脉发出左、右冠状动脉，主动脉弓的3个主要分支为头臂干、左颈总动脉及左锁骨下动脉。头臂干起自主动脉弓的后上方，向右后外侧走行，从气管的前方逐渐移行至右侧。头臂干在分叉部分分为右锁骨下动脉和右颈总动脉。右侧椎动脉起自右锁骨下动脉。右锁骨下动脉主要营养上肢。右颈总动脉是头臂干的主要终末分支。关于冠状动脉、颈总动脉及锁骨下动脉分别在相关章节描述，本节重点介绍胸主动脉及其分支。

胸主动脉的分支：①心包支，自降主动脉发出，供应心包的后方。②支气管动脉，右支气管动脉通常与右第3后肋间动脉一起发出，被称为肋间支气管动脉，起源于降主动脉的右侧、前侧或背侧；左支气管动脉作为单支直接起源于降主动脉的前侧壁。支气管动脉主要分布于主气管和支气管周围的连接组织，也供应部分气管、食管、椎前肌肉、迷走神经、脏胸膜和部分心包。支气管动脉还供应气管周围隆突，肺门和肺内的淋巴结，主动脉滋养血管和肺动静脉。支气管动脉作为支气管周围血管系统的补充，会通过微静脉与周围肺泡毛细血管直接沟通。③食管动脉，4～5支食管动脉从胸主动脉的前方发出，在上方与甲状腺动脉通过血管网形成吻合，在下方与膈动脉和胃左动脉分支形成吻合。④纵隔支，供应纵隔的淋巴结和后纵隔的网状组织。⑤膈支，起源于下方的胸主动脉，血管分布于上膈肌的表面与心包膈动脉及膈肌动脉吻合。⑥后肋间动脉，有9对后肋间动脉起源于降胸主动脉的后方，分布于肋间隙，第1～3肋间动脉通常起源于上肋间动脉。右侧第2、3后肋间动脉通常与右侧支气管动脉一起发出。左侧后肋间动脉相对较短，绕着椎体向后走行，右后肋间动脉相对较长，在椎体的前方绕过椎体向后。到达肋骨，后肋间动脉沿着肋间沟走行，后肋间静脉和神经平行于这个动脉，胸主动脉最下一对分支沿着第12肋下方走行被称作肋间下动脉。后肋间动脉的分支包括脊髓支、肋间动脉侧支、肌支、无名支和前肋间动脉。

2. *胸部静脉*　主要包括头臂静脉、上腔静脉、奇静脉及其属支、椎静脉丛等。①头臂静脉：由颈内静脉和锁骨下静脉在胸锁关节后方汇合而成。左头臂静脉比右头臂静脉长，向右下斜越左锁骨下动脉、左颈总动脉和头臂干的前面，至右侧第1胸肋结合处后方与右头臂静脉汇合成上腔静脉。头臂静脉接受椎静脉、乳内静脉、肋间上静脉和甲状腺下静脉等的血液。②上腔静脉，其长约7cm，引流肢体上部的静脉，由头臂静脉汇合，没有静脉瓣。沿升主动脉右侧下行，至右侧第2胸肋关节后方穿纤维心包，平第3胸肋关节下缘注入右心房。在穿纤维心包之前，有奇静脉注入。③奇静脉，在右膈脚处起自右腰升静脉，沿食管后方和胸主动脉右侧上行，至第4胸椎体高度向前勾绕右肺根上方，注入上腔静脉。奇静脉沿途收集右侧肋间后静脉、半奇静脉、食管静脉和支气管静脉的血液。奇静脉上连上腔静脉，下借右腰升静脉连于下腔静脉，故是沟通上腔静脉系和下腔静脉系的重要通道之一。当上腔静脉或下腔静脉阻塞时，该通道可成为重要的侧支循环途径。④半奇静脉，在左膈脚处起自左腰升静脉，沿胸椎体左侧上行，约达第8胸椎椎体高度经胸主动脉和食管后方向右跨越脊柱，注入奇静脉。半奇静脉收集左侧下部肋间后静脉、副半奇静脉和食管静脉的血液。⑤副半奇静脉，沿胸椎椎体左侧下行，注入半奇静脉或向右跨过脊柱注入奇静脉。副半奇静脉收集左侧上部肋间后静脉和食管静脉的血液。⑥椎静脉丛，椎管内外有丰富的静脉丛，按部位将其分为椎外静脉丛和椎内静脉丛。椎内静脉丛位于椎骨骨膜和硬脊膜之间，收集椎骨、脊膜和脊髓的静脉血。椎外静脉丛位于椎体的前方、椎弓及其突起的后方，收集椎体和附近肌肉的静脉血。椎内外静脉丛无瓣膜，互相吻合，注入附近的椎静脉、肋间后静脉、腰静脉和骶外侧静脉等。椎静脉丛向上经枕骨大孔与硬脑膜窦交通，向下与盆腔静脉丛交通。因此，椎静脉丛是沟通上、下腔静脉系和颅内外静脉的重要通道。当盆腔、腹腔、胸腔等部位发生感染、肿瘤或有寄生虫时，可经椎静脉丛侵入颅内或其他远位器官。

三、肺部血管

1. 肺的动脉　肺循环具有低阻低压的特点，其循环阻力约为体循环阻力的1/6，压力为8～22mmHg，大小动脉携带着肺内30%的血液，肺内的毛细血管携带着20%的血液。肺的动脉循环解剖结构上可分为肺动脉干、右肺动脉和左肺动脉。

（1）肺动脉干：起于室上嵴左前方的右心室基底、肺动脉瓣的肺动脉圆锥。长约5cm，直径约3cm，向上向后走行，于升主动脉的前方向左侧走行，负责携带从右心室射出的静脉血进入肺循环。

（2）右肺动脉：直径稍小于肺动脉干，从前面看，其水平走行，有时稍向下，跨过心脏到达右肺门后分为上下两支。右肺动脉位于升主动脉和上腔静脉的后方，在气管分叉部和食管的前方。在右肺门处分为升支和降支。升支主要供血右肺上叶，向上走行较短的距离后分为尖段支、后段支和前段支，分别供血相应的肺段；降支供血右肺中叶和右肺下叶，其自右肺动脉发出后向足侧走行，后分支成各段动脉分别供血相应的支气管肺段。

（3）左肺动脉：是肺动脉主干的短的延续，肺动脉急转向左向尾侧进入左侧肺门时，继续向上、向后、向左侧走行，位于降主动脉的前方，主动脉弓的下方，并由动脉导管韧带与主动脉弓连接。左肺动脉于左肺门处即分叉为升支和降支，分别供血上叶和下叶。同右肺动脉一样，左肺动脉的升支和降支在进入肺叶后分成相应的段动脉供血左肺各段。

外周肺动脉和肺泡毛细血管网是一个较大的血管床，成人有70～90 m^2，使血液循环和空气中的氧气得到充分的肺内接触。然而，尽管肺动脉有高容量和高流量，但其并没有滋养肺的能力，滋养肺的支气管周围组织的血液来自体循环的支气管动脉系统，两个系统之间通过毛细血管床存在着自由的沟通，支气管动脉主要供应支气管的壁、肌肉、腺体和软骨，同时也营养肺动脉的脉管壁及神经的外膜。

2. 肺的静脉　每侧两条，分别为左上、左下肺静脉和右上、右下肺静脉。肺静脉起自肺门，向内穿过纤维心包，注入左心房后部。肺静脉将含氧量高的血液输送到左心房。左肺上下静脉分别收集左肺上下叶的血液，右肺上静脉收集右肺上、中叶的血液，右肺下静脉收集右肺下叶的血液。

四、心脏的血管

1. 冠状动脉　为心肌供应动脉血。左、右冠状动脉分别起源于主动脉根部的左冠状窦及右冠状窦。

（1）左冠状动脉：主干长度不恒定，直径为5～10 mm，常分为两支血管，左前降支和回旋支动脉。有时左冠状动脉干可不存在，左前降支及回旋支是分别起源的。左前降支动脉沿着前室间沟走行，回旋支动脉沿着左房室沟走行。在部分个体中，左冠状动脉主干还发出第三支血管，称为中间动脉，位于左前降支及回旋支动脉之间，为左心室的游离侧壁供血。①左前降支：向前下走行，可以延伸至心尖前、心尖或心尖后。左前降支的长度变化较大，主要分支为对角支及间隔支。对角支的数目和直径不恒定，这些血管以锐角起源于左前降支，为左心室的前侧壁供血。间隔支一般有4～6支，起源于左前降支的右侧壁，走行于室间隔右侧的心内膜下，与起源于后降支动脉的隔支血管相吻合。②回旋支动脉：以直角或锐角发出，近端被左心耳覆盖，然后沿着左房室沟走行。其末端常延伸至左心室的钝缘，也可以延伸至心脏房室交叉。其分支包括钝缘支和左房支。约40%的窦房结动脉起自回旋支动脉。钝缘支动脉数目一般为3支。最明显的钝缘支动脉沿着心脏的钝缘走行，末端延伸至心尖附近。当回旋支动脉走行至心脏的房室交叉时发出后降支和房室结动脉。

（2）右冠状动脉：起自右冠状动脉窦，右冠状动脉窦经常直接发出另一只小动脉供应右心室漏斗部，称为圆锥动脉，并与发自左冠状动脉的左圆锥支相吻合形成Vieussens动脉环。右冠状动脉沿右房室沟走行，可长可短。若其较短，常在右心室的锐缘和心脏的房室交叉之间变细小（左优势型）。如果右冠状动脉较大，其末端超过后十字交叉，并发出数个后外侧分支供应左心室的后外侧壁。约60%的窦房结动脉起自右冠状动脉的根部。在心脏的锐缘附近，右冠状动脉常发出锐缘支供应右心室游离前壁。其会在房室交界处发出后降支动脉，该动脉沿着后室间沟走行，发出数个隔支动脉供应室间隔的后部，小部分还与前降支动脉发出的隔支相吻合。过后十字交界后，右冠状动脉呈“U”字形弯曲，并发出房室结动脉。心脏的血管分布越靠下部变异越多，常可发现两支平行的后降支动脉。心脏膈面血供可来自右冠状动脉、回旋支动脉或两者。

2. 心脏的静脉　人的心脏有3套静脉系统：左心室静脉、右心室静脉和冠状静脉。左心室静脉系统引流绝大部分左心室的静脉血，主要由前室间隔静脉、左缘支静脉、心中静脉和右缘支静脉汇合形成。前室间隔静脉与左前降支动脉伴行上升，然后进入左房室沟，形成心大静脉。心大静脉的开口与右心房的冠状窦相延续。后室间隔静脉（心中静脉）沿后室间沟走行，可以汇入右心房，也可以汇入冠状窦。左缘静脉汇入心大静脉。右缘静脉汇入冠状窦或右心房。右心静脉又称心前静脉，2～4支长静脉穿过右心室的前壁，直接引流入右心房。心最小静脉直接汇入右心房或右心室。

五、上肢的血管

1. 上肢的动脉　右侧锁骨下动脉起自头臂干，是头臂干分支之一，在右侧胸锁关节后侧向上到达前斜角肌后方，并水平走行略向下到达第1肋外缘，位于胸廓上动脉起点附近。左锁骨下动脉起自主动脉弓，在第3、4胸椎水平的左颈总动脉之后发出，向颈部方向上行，并在左侧前斜角肌后方绕行通过，之后与右锁骨下动脉同样的方式走行。锁骨下动脉的分支有椎动脉、胸廓内动脉（乳内动脉）、甲状颈干、肋颈干及肩胛背动脉。腋动脉是锁骨下动脉的延续部分，自第1肋外缘至圆肌或肌腱的下缘，其分支为胸上动脉、胸肩峰动脉、胸外侧动脉、肩胛下动脉、旋肱前动脉和旋肱后动脉。肱动脉是腋动脉的延续，起始于大圆肌肌腱的下缘，末梢位于肘部下1cm处，分为桡动脉和尺动脉。肱动脉位于前臂内、肱骨内侧并逐渐向骨的前方走行，其分支还有肱深动脉、肱骨营养支、肌支、尺侧上副动脉、尺侧下副动脉。桡动脉是腋动脉更直接的延续，约在肘弯下方1cm处形成，沿桡骨下行，到达手部，主要分为前臂、腕和手3个部分。尺动脉自桡骨颈水平发出，向下向内穿行，到达前臂的尺侧。当尺动脉到达腕部的时候，它经由外侧到达豌豆骨并发出深支，继续穿过手掌形成掌浅弓。

2. 上肢的静脉　有浅静脉和深静脉系统两组。浅静脉位于浅筋膜内，紧邻皮下。深静脉通常与相应的动脉伴行。浅静脉系统包括头静脉、贵要静脉、前臂中央静脉及其属支。头静脉主要收集手和前臂桡侧浅层结构的静脉血；贵要静脉收集手和前臂尺侧浅层结构的静脉血；前臂正中静脉收集手掌侧和前臂前部浅层结构的静脉血；上肢深静脉与同名动脉伴行，且多为两条。由于上肢的静脉血主要由浅静脉引流，深静脉较细。两条肱静脉在大圆肌下缘处汇合成腋静脉。腋静脉位于腋动脉的前内侧，在第1肋外侧缘续为锁骨下静脉。腋静脉收集上肢浅静脉和深静脉的全部血液。

六、腹主动脉及其分支

腹主动脉起始于膈肌主动脉裂孔第 12 胸椎下部水平前面，紧贴椎体稍偏中线下行，止于第 4 腰椎。并在此处分成两支髂总动脉。其分叉部的体表投影相当于脐的水平。腹主动脉的分支分为腹侧分支、侧方分支、背侧分支及终末分支。

1. 腹侧分支 包括腹腔干、肠系膜上动脉和肠系膜下动脉。

（1）腹腔干：是腹主动脉发出的第一支较粗的腹侧血管，长约 1.5cm，位于膈肌主动脉裂孔下发出。在胃左动脉起始前面其发出膈下动脉。腹腔干的分支如下所述。

1）胃左动脉：是腹腔干最小的分支，发出后在网膜囊后面向头侧向左上升，到达胃的上端。在发出高位食管支及到胃底的分支后，胃左动脉转向前下胃胰襞，沿着胃小弯走行，到达幽门，供应胃前后壁，最终同胃右动脉吻合。胃左动脉可起自肝左动脉。在胃底，胃左动脉通过胃短动脉与脾动脉吻合。

2）肝总动脉：从十二指肠上部的上缘向右行，进入肝十二指肠韧带，分为肝固有动脉和胃十二指肠动脉。肝总动脉分支及走行：①肝固有动脉，行于肝十二指肠韧带内，在肝门静脉前方、胆总管左侧上行至肝门，分为左、右支，分别进入肝左、右叶。右支在入肝门前发出一支胆囊动脉，分布于胆囊。肝固有动脉还发出胃右动脉，在小网膜内行至幽门上缘，沿胃小弯向左行，与胃左动脉吻合，沿途分支于十二指肠上部和胃小弯附近的胃壁。②胃十二指肠动脉，经胃幽门下缘分为胃网膜右动脉和胰十二指肠上动脉，前者沿胃大弯向左，沿途分出胃支和网膜支至胃和大网膜，其终末支与胃网膜左动脉吻合；后者又分为前、后两支，在胰头与十二指肠降部之间的前、后面下行，分布于胰头和十二指肠。

3）脾动脉：沿胰上缘蜿蜒左行至脾门，分为数条脾支入脾。脾动脉在胰上缘走行途中，发出多条较细小的胰支到胰体和胰尾；脾动脉发出 1 ～ 2 支胃后动脉（出现率为 60% ～ 80%），经胃膈韧带上行，分布到胃体后壁上部；脾动脉在脾门附近发出 3 ～ 5 支胃短动脉，经胃脾韧带至胃底；脾动脉发出胃网膜左动脉，沿胃大弯右行，发出胃支和网膜支营养胃和大网膜，其终末支与胃网膜右动脉吻合成动脉弓。

（2）肠系膜上动脉：是腹主动脉腹侧第二分支，供应所有小肠、右半结肠、大部分横结肠。其起点约在胰腺后面腹腔干起始点下 1cm，脾静脉在其前面穿过。左肾静脉恰好在肠系膜上动脉后面 1cm 处跨过，紧接着是胰腺钩突和十二指肠水平部。最后进入小肠系膜根，向右髂窝走行。其分支如下所述。

1）胰十二指肠下动脉：于胰头与十二指肠之间走行，分前、后支与胰十二指肠上动脉前、后支吻合，分支营养胰和十二指肠。

2）空肠动脉和回肠动脉：13 ～ 18 支，由肠系膜上动脉左侧壁发出，行于小肠系膜内，反复分支并吻合形成多级动脉弓，由最后一级动脉弓发出直行小支进入肠壁，供应空肠和回肠。

3）回结肠动脉：为肠系膜上动脉右侧壁发出的最下一条分支，斜向右下方，至盲肠附近分数支营养回肠末段、盲肠、阑尾和升结肠。至阑尾的分支称阑尾动脉，经回肠末端的后方进入阑尾系膜，分支营养阑尾。

4）右结肠动脉：在回结肠动脉上方发出，向右行，分升、降支与中结肠动脉和回结肠动脉吻合，分支分布于升结肠。

5）中结肠动脉：在胰下缘附近起于肠系膜上动脉，向前并稍偏右侧进入横结肠系膜，分为左、右支，分别与左、右结肠动脉吻合，营养横结肠。

（3）肠系膜下动脉：供应横结肠的左侧 1/3、降结肠、乙状结肠及直肠上部。其分支包括如下所述。

1）左结肠动脉：横行向左，至降结肠附近分升支和降支，分别与中结肠动脉和乙状结肠动脉吻合，分布于降结肠。

2）乙状结肠动脉：2 ～ 3 支，斜向左下方进入乙状结肠系膜内，各支间相互吻合成动脉弓，分支营养乙状结肠。乙状结肠动脉与左结肠动脉和直肠上动脉吻合。

3）直肠上动脉：为肠系膜下动脉的直接延续，在乙状结肠系膜内下行，至第 3 骶椎处分为 2 支，沿直肠两侧分布于直肠上部，并与直肠下动脉吻合。

2. 侧方分支　腹主动脉的侧支包括膈下动脉、肾上腺中动脉、肾动脉、睾丸动脉或卵巢动脉。

（1）膈下动脉：在腹腔干的起始部以独立的血管发出。该动脉沿膈肌脚上行，每条动脉分成中间支和侧支。每条动脉发出细小的肾上腺支供应肾上腺上部。

（2）肾上腺中动脉：这些小动脉在腹主动脉侧方约相当于肠系膜上动脉的起始部，到达肾上腺与膈上动脉吻合，肾上腺下动脉起始于肾动脉。右肾上腺中动脉走行于下腔静脉的后面。

（3）肾动脉：从第1～2腰椎间盘高度起于腹主动脉，向外横行，至肾门附近分为前、后两支，经肾门入肾。肾动脉在入肾门之前发出肾上腺下动脉至肾上腺。

（4）睾丸动脉或卵巢动脉：细而长，在肾动脉起始处稍下方由腹主动脉前壁发出，沿腰大肌前面行向外下方，穿入腹股沟管，参与精索组成，分布于睾丸和附睾，故又称精索内动脉。在女性，卵巢动脉经卵巢悬韧带下行入盆腔，分布到卵巢和输卵管壶腹部。

3. 背侧分支　腹主动脉的背侧分支包括腰动脉和骶正中动脉。

（1）腰动脉：每侧通常有4条腰动脉，它们相互吻合，并且与肋间动脉、肋下动脉、髂腰动脉、旋髂深动脉及腹壁下动脉吻合。

（2）骶正中动脉：是腹主动脉的细小分支，自腹主动脉分叉上分出，沿中线下行，行于腰4、腰5椎体、骶骨和尾骨的前面，与直肠、髂腰动脉的腰支及骶动脉外侧支均有吻合。

4. 终末分支　腹主动脉分叉位于第4腰椎水平，分成两条动脉，称为左、右髂总动脉，供应盆腔及下肢。髂总动脉分成沿髂总动脉反向走行的髂外动脉及向内后走行的髂内动脉。除了末端分支，髂总动脉分支供应周围组织、腹膜、腰大肌、输尿管及神经。

七、腹部的静脉

腹部静脉包括下腔静脉和肝门静脉及其属支。

1. 下腔静脉　由左、右髂总静脉在第4或第5腰椎椎体右前方汇合而成，沿腹主动脉右侧和脊柱右前方上行，经肝的腔静脉沟，穿膈的腔静脉孔进入胸腔，再穿纤维心包注入右心房。下腔静脉的属支分壁支和脏支两种，多数与同名动脉伴行。

（1）壁支：包括膈下静脉和腰静脉，各腰静脉之间的纵支连成腰升静脉。左、右腰升静脉向上分别续为半奇静脉和奇静脉，向下与髂外静脉或髂总静脉交通。

（2）脏支：包括睾丸（卵巢）静脉、肾静脉、肾上腺静脉和肝静脉等。

1）睾丸静脉：起自睾丸和附睾的小静脉，这些静脉汇合成蔓状静脉丛，该静脉丛参与组成精索，经腹股沟管进入盆腔，汇成单一的睾丸静脉，左侧以直角汇入左肾静脉，右侧以锐角注入下腔静脉。由于左睾丸静脉以直角注入左肾静脉，这是发生左侧精索静脉曲张的原因之一。因静脉血回流受阻，严重者可导致不育。

2）卵巢静脉：起自卵巢静脉丛，在卵巢悬韧带内上行。

3）肾静脉：由肾内静脉在肾门处合成一支，经肾动脉前面行向内侧，注入下腔静脉。左肾静脉比右肾静脉长，跨越腹主动脉前面。左肾静脉接受左睾丸静脉和左肾上腺静脉。

4）肾上腺静脉：左肾上腺静脉注入左肾静脉，右肾上腺静脉注入下腔静脉。

5）肝静脉：由小叶下静脉汇合而成。肝左静脉、肝中静脉和肝右静脉及细小的肝静脉在肝下腔静脉沟处注入下腔静脉。

2. 肝门静脉及其属支　收集腹盆部消化道（包括食管腹段，但齿状线以下肛管除外）、脾、胰和胆囊的静脉血。起始端和末端与毛细血管相连，无功能性瓣膜。

（1）肝门静脉：多由肠系膜上静脉和脾静脉在胰颈后汇合而成，经胰颈和下腔静脉之间上行进入肝十二指肠韧带，在肝固有动脉和胆总管的后方上行至肝门，分为两支，分别进入肝左叶和肝右叶。肝门静脉在肝内反复分支，最终注入肝血窦。肝血窦含有来自肝门静脉和肝固有动脉的血液，经肝静脉注入下腔静脉。

（2）肝门静脉的属支：多与同名动脉伴行。①脾静脉：起自脾门处，经脾动脉下方和胰后方右行；②肠系膜上静脉：沿同名动脉右侧上行；③肠系膜下静脉：注入脾静脉或肠系膜上静脉；④胃左静脉：在贲门处与奇静脉和半奇静脉的属支吻合；⑤胃右静脉：接受幽门前静脉，此静脉经幽门与十二指肠交界处前面上行，是手术时区别幽门和十二指肠上部的标志；⑥胆囊静脉：注入肝门静脉右支或肝门静脉主干；⑦附脐静脉：起自脐周静脉网，沿肝圆韧带上行至肝下面注入肝门静脉。

八、盆部血管

1. 盆部动脉　腹主动脉的终末支——髂总动脉，主要为盆腔和下肢供血。髂总动脉可分支为髂内动脉和髂外动脉。

（1）髂内动脉：起源于髂总动脉分叉，长约4cm。有57%～77%的人群髂内动脉末端分成两条主干，一支为前干，另一支为后干。前干的分支供应膀胱、子宫、直肠、阴道，并通过闭孔动脉供应骨盆和骨盆内外的肌肉。后干的分支供应骨、肌肉和神经，包括形成坐骨神经的腰、骶神经的近段。

前干的分支：①膀胱上动脉，供应膀胱底部、输精管并延续为输尿管动脉。②膀胱下动脉，供应膀胱底部、前列腺、精囊腺、下输尿管及输精管。③直肠中动脉，与直肠上、下动脉相吻合，供应直肠下部、精囊腺、前列腺及膀胱壁。④子宫动脉，供应卵巢的内1/2和输卵管的内2/3，以及输尿管、阴道、子宫、子宫阔韧带和子宫圆韧带。子宫动脉位于子宫壁内迂曲的终末支称为螺旋动脉。⑤卵巢动脉，主要供应卵巢的外1/2和输卵管的外1/3，其也可以单独供应整个输卵管和卵巢。⑥阴道动脉，可以有2～3支，供应阴道、膀胱底和直肠。⑦闭孔动脉，沿骨盆侧壁向前下行，穿闭膜管至大腿，分支于内侧群肌和髋关节。⑧阴部内动脉，发出肛动脉、会阴动脉、阴茎（蒂）动脉等分支，分布于会阴部。⑨臀下动脉，是髂内动脉前干最大的终末支，供应臀部及大腿的肌肉。

后干的分支：①髂腰动脉和骶外侧动脉，分布于髂腰肌、盆腔后壁及骶管内结构。②臀上动脉，是髂内动脉的最大分支，是后干的直接延续。供应臀大肌。

（2）髂外动脉：在腹股沟韧带稍上方发出腹壁下动脉，进入腹直肌鞘，分布到腹直肌并与腹壁上动脉吻合。此外，发出一支旋髂深动脉，斜向外上，分支营养髂嵴及邻近肌。髂外动脉经股后侧到达腹股沟韧带，而移行为股动脉。

2. 盆部静脉　包括髂外静脉、髂内静脉和髂总静脉及其属支。

（1）髂外静脉：是股静脉的直接延续。左髂外静脉沿髂外动脉内侧上行，右髂外静脉先沿髂外动脉内侧，后沿动脉后方上行，至骶髂关节前方与髂内静脉汇合成髂总静脉。髂外静脉接收腹壁下静脉和旋髂深静脉的血液。

（2）髂内静脉：沿髂内动脉后内侧上行，与髂外静脉汇合成髂总静脉。髂内静脉的属支与同名动脉伴行，收集盆部和会阴的静脉血。盆腔脏器的静脉在器官壁内或表面形成丰富的静脉丛，男性有膀胱静脉丛和直肠静脉丛，女性除有这些静脉丛外，还有子宫静脉丛和阴道静脉丛。这些静脉丛在盆腔器官扩张或受压迫时有助于血液回流。

（3）髂总静脉：由髂外静脉和髂内静脉汇合而成。两侧髂总静脉伴髂总动脉上行至第5腰椎体右前方汇合成下腔静脉。左髂总静脉长而倾斜，先沿左髂总动脉内侧，后沿右髂总动脉后方上行。右髂总静脉短而垂直，先行于右髂总动脉后方，后行于动脉外侧。

九、下肢的血管

1. 下肢的动脉

（1）股动脉：是髂外动脉的直接延续，为下肢动脉的主干。其在股前部股三角内下行，穿过收肌管，出收肌腱裂孔至腘窝，移行为腘动脉。股动脉的主要分支为股深动脉，在腹股沟韧带下方2～5cm处起于股动脉，经股动脉后方走向后内下方，发出旋股内侧动脉分布于大腿内侧群肌，旋股外侧动脉分布于大腿前群肌，3～4条穿动脉分布于大腿后群肌、内侧群肌和股骨。此外，由股动脉发出的腹壁浅动脉和旋髂浅动脉，分别至腹前壁下部和髂前上棘附近的皮肤及浅筋膜。临床常以上述两条动脉为轴心的分布区作为供区进行带血管蒂皮瓣移植。

（2）腘动脉：在腘窝深部下行，至腘肌下缘，分为胫前动脉和胫后动脉。腘动脉在腘窝内发出数条关节支和肌支，分布于膝关节及邻近肌，参与膝关节网的构成。

（3）胫后动脉：沿小腿后面浅、深屈肌之

间下行，经内踝后方转至足底，分为足底内侧动脉和足底外侧动脉两终支。胫后动脉主要分支：①腓动脉，起于胫后动脉上部，沿腓骨内侧下行，分支营养邻近诸肌和胫、腓骨；②足底内侧动脉，沿足底内侧前行，分布于足底内侧；③足底外侧动脉，位于足底外侧，斜行至第 5 跖骨底处，转向内侧至第 1 跖骨间隙，与足背动脉的足底深支吻合，形成足底弓。由弓发出 4 条跖足底总动脉，向前各分为 2 支趾足底固有动脉，分布至足趾。

（4）胫前动脉：由腘动脉发出后，穿小腿骨间膜至小腿前面，在小腿前群肌之间下行，至踝关节前方移行为足背动脉。胫前动脉沿途分支分布于小腿前群肌，并参与膝关节网。

（5）足背动脉：是胫前动脉的直接延续，经踇长伸肌腱和趾长伸肌腱之间前行，至第 1 跖骨间隙近侧，分为第 1 跖背动脉和足底深支两终支，足背动脉位置表浅，在踝关节前方，内、外踝连线中点、踇长伸肌腱的外侧可触知其搏动，足部出血时可在此处向深部压迫足背动脉进行止血。足背动脉的主要分支包括足底深支、第 1 跖背动脉和弓状动脉。

2. 下肢的静脉

（1）下肢浅静脉：包括小隐静脉和大隐静脉及其属支。

1）小隐静脉：在足外侧缘起自足背静脉弓，经外踝后方，沿小腿后面上行，至腘窝下角处穿深筋膜，再经腓肠肌两头之间上行，注入腘静脉。小隐静脉收集足外侧部和小腿后部浅层结构的静脉血。

2）大隐静脉：是全身最长的静脉。在足内侧缘起自足背静脉弓，经内踝前方，沿小腿内侧面、膝关节内后方、大腿内侧面上行，至耻骨结节外下方 3 ～ 4cm 处穿阔筋膜的隐静脉裂孔，注入股静脉。大隐静脉在注入股静脉前接受股内侧浅静脉、股外侧浅静脉、阴部外静脉、腹壁浅静脉和旋髂浅静脉 5 条属支。大隐静脉收集足、小腿和大腿的内侧部及大腿前部浅层结构的静脉血。

（2）下肢深静脉：足和小腿的深静脉与同名动脉伴行，均为两条。胫前静脉和胫后静脉汇合成腘静脉。腘静脉穿收肌腱裂孔移行为股静脉。股静脉伴股动脉上行，经腹股沟韧带后方续为髂外静脉。股静脉接受大隐静脉和与股动脉分支伴行的静脉。股静脉在腹股沟韧带的稍下方位于股动脉内侧，临床上常在此处做静脉穿刺插管。

（王宏宇　蒋姗彤　陈　新　张琼阁）

第 3 章 心电图

心电图（electrocardiogram，ECG）是利用心电图机从体表记录心脏每一心动周期所产生电活动变化的曲线图形。标准的心电图通常是指无干扰的 12 导联心电图。当常规导联不能解决诊断问题时，通常需要加做非常规导联，以弥补常规导联心电图的不足。

第一节　心电图的基本知识

一、心电图各波段的组成和命名

正常心电活动始于窦房结，兴奋心房的同时经结间束传导至房室结（激动传导在此处延迟 0.05 ～ 0.07 秒），然后按希氏束、左右束支、浦肯野纤维顺序传导，最后兴奋心室。这种先后有序的电激动的传播，引起一系列电位改变，形成了心电图上的相应的波段。正常心室除极始于室间隔中部，自左向右方向去极化；随后左、右心室游离壁从心内膜朝心外膜方向去极化；左心室基底部与右心室肺动脉圆锥部是心室最后去极化部位。

临床心电学对由心电图机从体表记录的曲线图形规定了统一的名称（图 3-1-1）。

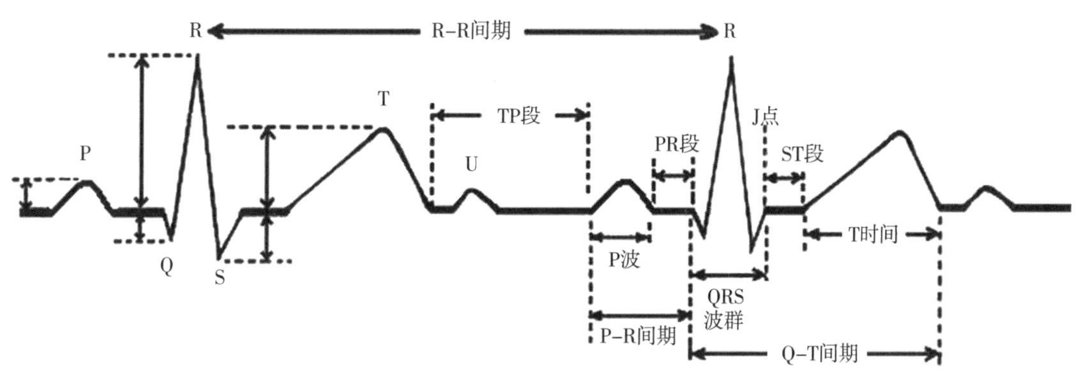

图 3-1-1　心电图各波段的名称

1. P 波　最早出现的幅度较小的波，反映心房的去极化过程。

2. PR 段　P 波终点至 QRS 波起点，反映心房复极过程及房室结、希氏束、束支的电活动。

3. P-R 间期　即 P 波与 PR 段，反映自心房开始去极化至心室开始去极化的时间。

4. QRS 波群　幅度最大的波群，反映心室去极化的全过程。

5. ST 段和 T 波　心室去极化完毕后，分别为心室的缓慢和快速复极过程。

6. Q-T 间期　心室开始去极化至心室复极完毕全过程的时间。

二、心电图导联体系

在长期临床心电图实践中，已形成了一个由Einthoven创设而目前广泛采纳的国际通用导联体系（lead system），称为常规12导联体系。

（一）肢体导联

肢体导联（limb leads）包括双极肢体导联Ⅰ、Ⅱ、Ⅲ及加压单极肢体导联aVR、aVL、aVF（图3-1-2，图3-1-3）。肢体导联的电极主要放置于右臂（R）、左臂（L）、左腿（F），三点相连即Einthoven三角。

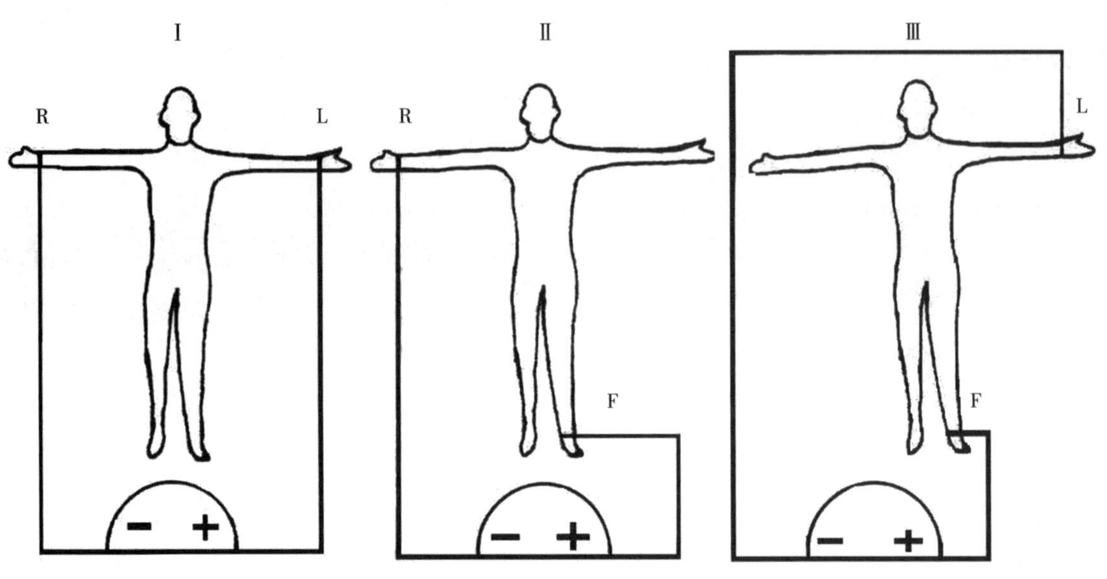

图3-1-2 双极肢体导联连接方式

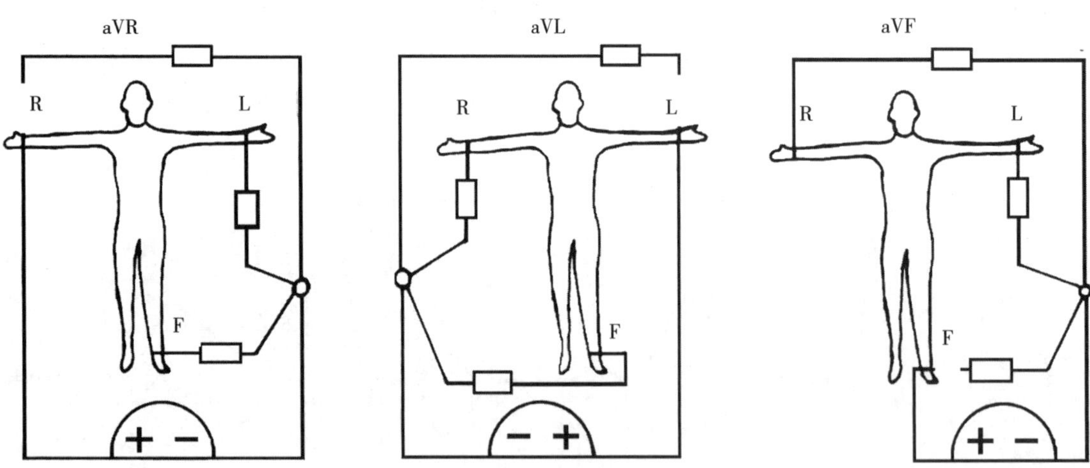

图3-1-3 加压单极肢体导联连接方式

（二）胸导联

单极胸导联（chest leads）的连接方法是负极与中心电端连接，探查电极置于胸壁的特定部位，以V表示（图3-1-4）。描记胸导联时分别将红（V_1）、黄（V_2）、绿（V_3）、棕（V_4）、黑（V_5）、紫（V_6）颜色的电极吸球放置在胸前壁的相应部位。V_1位于胸骨右缘第4肋间；V_2位于胸骨左缘第4肋间；V_3位于V_2与V_4两点连线的中点；V_4位于左锁骨中线与第5肋间相交处；V_5位于左腋前线与V_4同一水平处；V_6位于左腋中线与V_4同一水平处（图3-1-5）。

临床上诊断后壁心肌梗死还常选用V_7～V_9导联：V_7位于左腋后线V_4水平处；V_8位于左肩胛骨线V_4水平处；V_9位于左脊旁线V_4水平处。小儿心电图或诊断右心病变（如右心室心肌梗死）有时需要选用V_{3R}～V_{6R}导联，电极放置

右胸部与 V_3 ～ V_6 对称处。

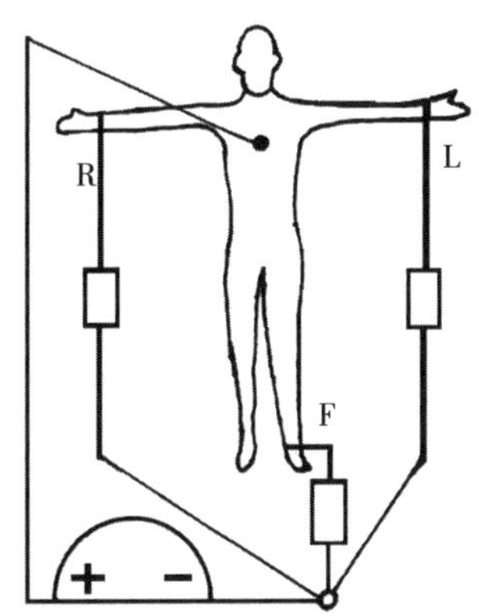

图 3-1-4　单极胸导联连接方式

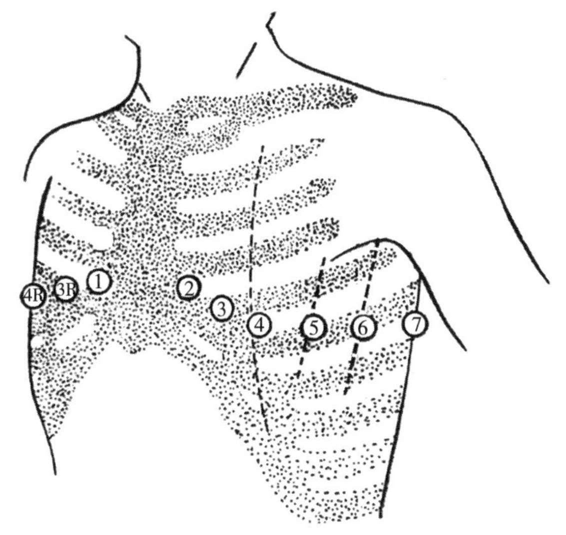

图 3-1-5　单极胸导联电极安放部位

（三）导联轴

导联轴（leads axis）是指某一导联正、负电极之间假想的连线。导联轴的极性规定为与心电图机正极连接的为正，与负极连接的为负。

1. 双极肢体导联的导联轴（图 3-1-6）　双极肢体导联的 3 个导联轴被连成一个等边三角形（艾氏三角），心脏位于三角形的中心，三角形的 3 个顶点 R、L、F 分别代表右上肢、左上肢、左下肢，R 与 L 连线代表 Ⅰ 导联，RL 中点的 R 侧为负，L 侧为正。RF 是 Ⅱ 导联的导联轴，LF 是 Ⅲ 导联的导联轴。这 3 个导联间的关系：Ⅱ = Ⅰ + Ⅲ，即在任何同一瞬间，Ⅱ 导联的电压为 Ⅰ 导联及 Ⅲ 导联电压的代数和（艾氏定律）。已知 Ⅰ $=V_L-V_R$，Ⅱ $=V_F-V_R$，Ⅲ $=V_F-V_L$（V 代表电压数值）。

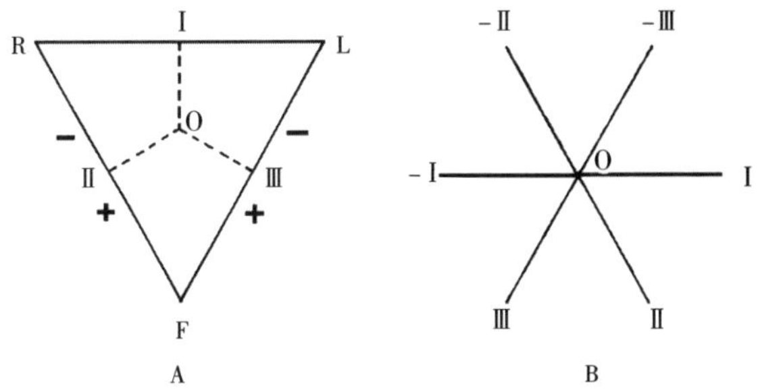

图 3-1-6　双极肢体导联的导联轴

A. 由导联轴构成的等边三角形；B. 3 个导联轴平行移动至“O”点时，每个相邻的导联轴以 60° 角分开

2. 加压单极肢体导联的导联轴（图 3-1-7）　根据加压单极肢体导联正、负极的连接方法可知，等边三角形的三条角平分线即为 3 个加压单极肢体导联的导联轴。等边三角形的中心“O”为零点位点（中心电端），中心“O”将每个导联轴分为正、负两段，它们之间的关系是 aVR + aVL + aVF=0，因为等边三角形的三条角平分线是相隔 120° 均匀分开的。

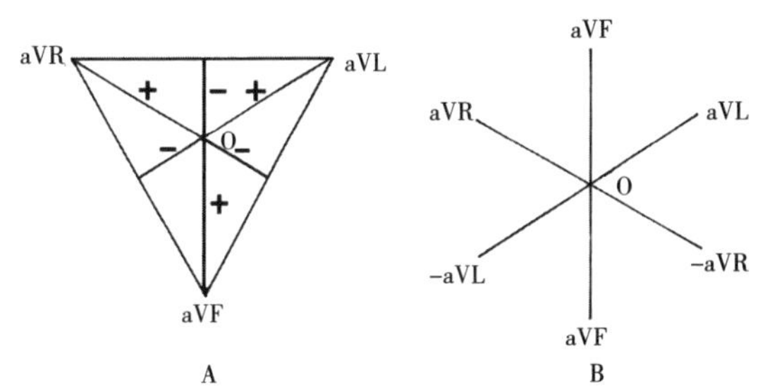

图 3-1-7　加压单极肢体导联的导联轴

A. 等边三角形内是 3 个加压单极肢体导联的导联轴；B. 去掉等边三角形后显出 3 个加压单极肢体导联的导联轴，每个相邻的导联轴以 60° 角分开

双极肢体导联与加压单极肢体导联的导联轴均位于同一平面（额面），将 3 个双极肢体导联的导联轴与 3 个加压单极肢体导联的导联轴叠加后，得到一个辐射状的几何图形，每个相邻的导联轴以 30° 角分开，即为额面六轴系统（图 3-1-8）。其用于测定额面心电轴及帮助判断肢体导联心电图的波形。

3. 单极胸导联的导联轴　胸导联反映水平面（横面）的电位变化，由常规 6 个胸导联的导联轴构成，即为水平面六轴系统（图 3-1-9）。

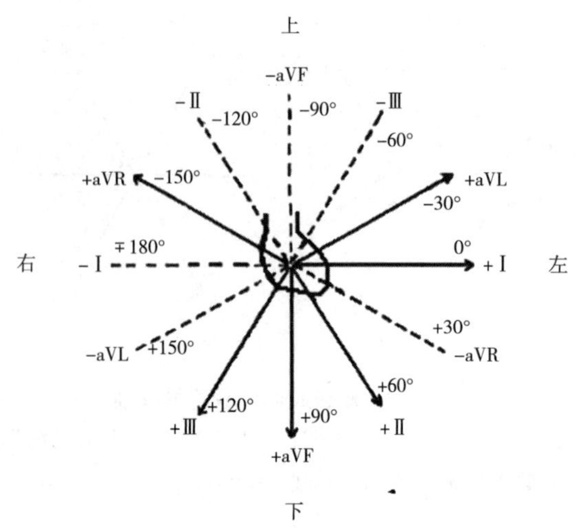

图 3-1-8 额面六轴系统

导联轴正侧以实线表示，负侧以虚线表示。以Ⅰ导联（0°）为标准，顺时针至－Ⅰ为 +180°，逆时针至－Ⅰ为 −180°

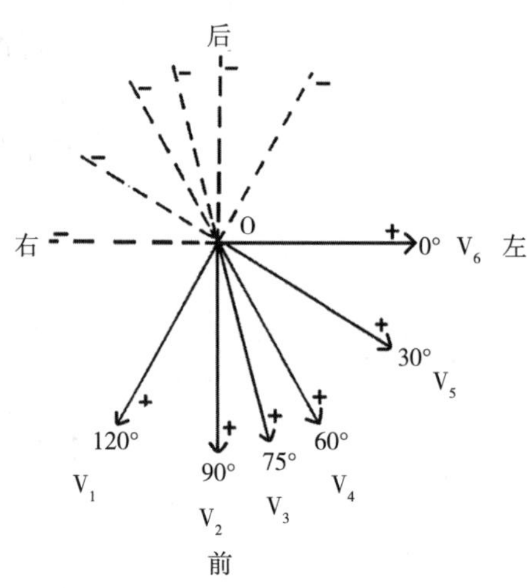

图 3-1-9 水平面六轴系统

从额面和水平面导联轴的位置将常规导联分为以下几种。

（1）右心导联：如Ⅲ、aVR、V_1、V_2，这些导联位于心脏的右侧，面对右心，故右心的病变可在这些导联中表现出特征性变化。

（2）左心导联：如Ⅰ、aVL、V_4～V_6，这些导联位于心脏的左侧，面对左心，故左心的病变可在这些导联中表现出特征性变化。

（3）下壁导联：如Ⅱ、Ⅲ、aVF。

（4）过渡导联：如 V_3，介于右心与左心之间。

（四）平均 QRS 心电轴

心电轴通常指的是平均 QRS 心电轴（mean QRS axis），是指整个心室去极化过程中各瞬间 QRS 综合向量的综合，以角度表示。正常为 −30°～+90°，−30°～−90° 为心电轴左偏，+90°～+180° 为心电轴右偏，−90°～−180° 定义为“不确定电轴”。

1. 平均心电轴的测定　计算Ⅰ导联与Ⅲ导联 QRS 波群的振幅。R 为正，Q 与 S 为负，先测出Ⅰ导联 QRS 波群的振幅，即算出 QRS 波群代数和，以同样方法算出Ⅲ导联 QRS 波群振幅的代数和，然后分别在Ⅰ导联及Ⅲ导联的两刻度处做垂线得到交点，电偶中心“O”点与该交点所形成的连线为额面心电轴，该连线与Ⅰ导联正侧所成的夹角，即为 QRS 波群电轴的度数。

目测Ⅰ和Ⅲ导联 QRS 波群的主波方向，估测电轴是否发生偏移：若Ⅰ和Ⅲ导联的 QRS 主波均为正向波，可推断电轴不偏；若Ⅰ导联出现较深的负向波，Ⅲ导联主波为正向波，则属电轴右偏；若Ⅲ导联出现较深的负向波，Ⅰ导联主波为正向波，则属电轴左偏。

2. 平均心电轴结果的临床意义　个别正常人可以超出额面电轴的正常范围，通常随着年龄增长，电轴有逐渐左偏的趋势。30 岁以下者电轴不应小于 0°，40 岁以上者电轴不应大于 +90°。电轴左偏常见于左前分支阻滞、左心室肥厚等；电轴右偏常见于右心室肥厚、左后分支阻滞等；不确定电轴可发生在正常人（正常变异），亦可见于某些病理情况，如肺心病、冠心病、高血压等。

三、心电图的测量方法

心电图记录纸被纵线和横线划分成各为 $1mm^2$ 的小方格。当走纸速度为 25mm/s 时，每两条纵线间（1mm）表示 0.04 秒（即 40 毫秒），当标准电压 1mV=10mm 时，两条横线间（1mm）表示 0.1mV。每 5 个小方格可以构成一个大方格，大方格依然是一个正方形，它的横坐标代表的时间则是 0.2 秒（200 毫秒），而纵坐标代表的电压则是 0.5mV。

（一）心率的测量

在安静清醒的状态下，正常心率为 60～100 次 / 分。

1. 规则的心率　心率（次 / 分）等于 60 除以一个 R-R（或 P-P）间期的秒数。

2. 不规则的心率　在心脏节律不规整的情况下，一般可以先数 6 秒的心搏数，然后乘以 10 作为心率。

（二）各波段振幅的测量

P 波振幅测量的参考水平应以 P 波起始前的水平线为准。测量 QRS 波群、J 点、ST 段、T 波和 U 波振幅，统一采用 QRS 起始部水平线作为参考水平。如果 QRS 起始部为一斜段（如受心房复极波影响，预激综合征等情况），应以 QRS 波起点作为测量参考点。测量正向波形的高度时，应以参考水平线上缘垂直测量到波的顶端；测量负向波形的深度时，应以参考水平线下缘垂直测量到波的底端。

（三）各波段时间的测量

测量 P 波时间：应从 12 导联同步记录中最早的 P 波起点测量至最晚的 P 波终点。QRS 波时间：从最早 QRS 波起点测量至最晚的 QRS 波终点。P-R 间期：应从 12 导联同步心电图中最早的 P 波起点测量至最早的 QRS 波起点。Q-T 间期应是 12 导联同步心电图中最早的 QRS 波起点至最晚的 T 波终点的间距。如果采用单导联心电图仪记录，仍应采用既往的测量方法：P 波及 QRS 波时间应选择 12 导联中最宽的 P 波及 QRS 波进行测量；P-R 间期应选择 12 导联中 P 波宽大且有 Q 波的导联进行测量；Q-T 间期测量应取 12 个导联中最长的 Q-T 间期。一般规定，测量各波时间应自波形起点的内缘测至波形终点的内缘。

第二节 正常心电图波形特点和正常值

心电图必须记录在带有刻度的纸上才便于分析。心电图描记参数：走纸速度 25mm/s，定标电压为 10mm/mV（图 3-2-1）。

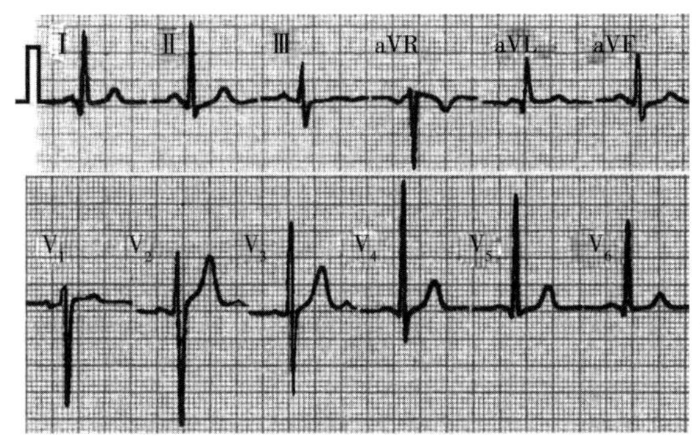

图 3-2-1 记录在带有刻度纸上的正常心电图

1. P 波 代表心房去极化的电位变化。

（1）形态：正常窦性 P 波在大部分导联上一般呈钝圆形，有时可能有轻度切迹而呈双峰样，峰距＜ 0.04 秒。P 波额面电轴 0° ～ +75° 。由于心脏激动起源于窦房结，心房去极化的综合向量指向左、前、下，所以 P 波方向在Ⅰ、Ⅱ、aVF、V_4 ～ V_6 导联直立，aVR 导联倒置，其余导联呈双向、倒置或低平。

（2）时间：正常人 P 波时间一般小于 0.12 秒。

（3）振幅：P 波振幅在肢体导联一般小于 0.25mV，胸导联直立的 P 波电压为 0.05 ～ 0.15mV，呈双向时其电压算术和小于 0.2mV。P 波电压小于 0.05mV 为电压过低。肢体导联 P 波电压大于 0.25mV、胸导联直立的 P 波大于 0.15mV 时，见于右心房扩大等。

2. P-R 间期 从 P 波的起点至 QRS 波群的起点，代表心房开始去极化至心室开始去极化的时间。成年人 P-R 间期为 0.12 ～ 0.20 秒。在幼儿及心动过速的情况下，P-R 间期相应缩短。在老年人及心动过缓的情况下，P-R 间期可略延长，但一般不超过 0.22 秒。

3. PR 段 P 波时间与 PR 段的比值为 1.0 ～ 1.6，大于 1.6 见于左心房扩大等。PR 段压低不超过 0.08mV，抬高不超过 0.05mV，超过者考虑为心房梗死。

4. QRS 波群 代表心室肌去极化的电位变化。

（1）时间：正常人 QRS 时间一般不超过 0.11 秒，多数在 0.06 ～ 0.10 秒。

（2）形态和振幅

1）在胸导联，正常人 V_1、V_2 导联多呈 rS 型，V_1 的 R 波一般不超过 1mV。导联 QRS 波群可呈 qR、qRs 、Rs 或 R 型，且 R 波一般不超过 2.5mV。胸导联的 R 波自 V_1 至 V_5 逐渐增高，V_6 的 R 波一般低于 V_5 的 R 波。通常 V_2 的 S 波较深，V_2 至 V_6 导联的 S 波逐渐变浅。V_1 的 R/S ＜ 1，V_5 的 R/S ＞ 1。在 V_3 或 V_4 导联，R 波和 S 波的振幅大体相等。

2）肢体导联，Ⅰ、Ⅱ导联的 QRS 波群主波一般向上，Ⅲ导联的 QRS 波群主波方向多变。aVR 导联的 QRS 波群主波向下，可呈 QS、rS、rSr′ 或 Qr 型。aVL 与 aVF 导联的 QRS 波群可呈 qR、Rs 或 R 型，也可呈 rS 型。正常人 aVR 导联的R波一般小于0.5mV，Ⅰ导联的R波小于1.5mV，aVL导联的R波小于1.2mV，aVF导联的R波小于2.0mV。

6个肢体导联的QRS波群振幅（正向波与负向波振幅的绝对值相加）一般不应都小于0.5mV，6个胸导联的QRS波群振幅（正向波与负向波振幅的绝对值相加）一般不应都小于0.8mV，否则称为低电压。QRS波额面电轴0°～+90°。

（3）R峰时间（R peak time）：过去称为类本位曲折时间或室壁激动时间，指QRS起点至R波顶端垂直线的间距。如有R′波，则应测量至R′峰；如R峰呈切迹，应测量至切迹第二峰。正常R峰时间在V_1、V_2导联一般不超过0.03秒，在V_5、V_6导联一般不超过0.05秒。R峰时间延长见于心室肥大，预激综合征及心室内传导阻滞。

（4）Q波：正常情况下，Q波深度不超过同导联R波振幅的1/4，Q波时限一般不超过0.03秒（除Ⅲ导联和aVR导联外），Ⅲ导联Q波的宽度可达0.04秒。aVR导联出现较宽的Q波或呈QS波均属正常。正常人V_1、V_2导联不应出现q波，但偶尔可呈QS波。

5. J点　是指QRS波群的终末与ST段起始的交接点。J点大多在等电位线上，通常随ST段的偏移而发生移位。J点抬高及压低不超过0.1mV。

6. ST段　自QRS波群的终点至T波起点间的线段，代表心室缓慢复极过程。任一导联，ST段下移一般不超过0.05mV。成人ST段抬高在V_2和V_3导联较明显，可达0.2mV或更高，且男性抬高程度一般大于女性。在V_4～V_6导联及肢体导联，ST段抬高的程度很少超过0.1mV。部分正常人（尤其是年轻人），可因局部心外膜区心肌细胞提前复极导致部分导联J点上移、ST段呈现凹面向上抬高（常出现在V_2～V_5导联及Ⅱ、Ⅲ、aVF导联），通常称为早期复极，大多属正常变异。

7. T波　代表心室快速复极时的电位变化。

（1）形态：T波升支较缓、降支较陡且两支不对称。T波的方向大多与QRS主波的方向一致。T波方向在Ⅰ、Ⅱ，V_4～V_6导联直立，aVR导联倒置，Ⅲ、aVL、aVF、V_1～V_3导联可以向上、双向或向下。若V_1导联的T波直立，则V_2～V_6导联就不应倒置。

（2）振幅：除Ⅲ、aVL、aVF、V_1～V_3导联外，其他导联T波振幅一般不应低于同导联R波的1/10。T波在胸导联有时可高达1.2～1.5mV尚属正常。

8. Q-T间期　指QRS波群的起点至T波终点的间距，代表心室肌去极和复极全过程所需的时间。心率在60～100次/分时，Q-T间期的正常范围为0.32～0.44秒。Q-T间期长短与心率的快慢密切相关，心率越快，Q-T间期越短，反之则越长。由于Q-T间期受心率的影响很大，所以常用校正的Q-T间期（QTc），通常采用Bazett公式计算：$QTc=QT/\sqrt{RR}$。QTc就是R-R间期为1秒（心率60次/分）时的Q-T间期。传统的QTc的正常上限值设定为0.44秒，超过此时限即认为Q-T间期延长。一般女性的Q-T间期较男性略长。近年推荐的Q-T间期延长的标准为男性QTc≥0.45秒，女性QTc≥0.46秒。

9. U波　在T波之后0.02～0.04秒出现的振幅很低小的波称为U波，其方向与T波方向一致。振幅0.05～0.20mV，不超过同导联T波的1/2。U波明显增高常见于低血钾。U波倒置可见于高血压和冠心病。

第三节　儿童心电图特点

1. 心率　儿童心率比成人快，10岁以后即可大致保持为成人的心率水平（60～100次/分）。

2. 窦性P波　Ⅰ、Ⅱ、aVF、V_5、V_6导联直立，aVR导联倒置。直立的P波电压以Ⅱ导联最高，振幅小于0.25mV。小儿的P波时间较成人稍短（儿童小于0.09秒）。

3. P-R间期　小儿较成人短，7岁以后趋于恒定（0.10～0.17秒），小儿的QTc间期较成人略长。

4. QRS波群　QRS波时间为0.04～0.09秒。婴幼儿常呈右心室占优势的QRS图形特征。Ⅰ导联有深S波；V_1（V_{3R}）导联多呈高R波而导联常出现深S波；R_{V1}电压随年龄增长逐渐减低，R_{V5}逐渐增高。小儿Q波比成人Q波深（常见于Ⅱ、Ⅲ、aVF导联）；3个月以内婴儿的QRS初始向量向左，V_5、V_6因而常缺乏q波。

5. ST段　抬高或压低不超过0.1mV。

6. T波　振幅大于同导联R波的1/10。T波方向：V_1～V_3导联在出生至1周时T波为直立，1周至7

岁时T波为倒置，7岁以后T波逐渐直立（图3-3-1）。

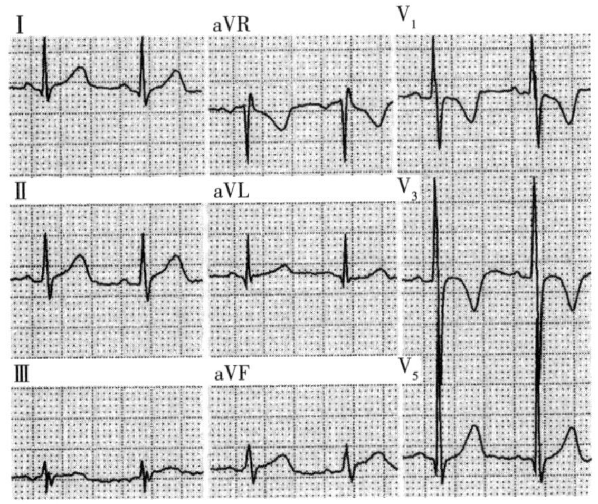

图 3-3-1　正常小儿心电图

男性，5岁，V_1 的 R/S ＞ 1，V_1 及 V_3 导联的T波倒置

7. Q-T 间期　正常值与成人接近。

（刘善新　管　颖）

参考文献

李凡民，牛文堂，2019. 现代临床心电图学(上). 2版. 长春：吉林科学技术出版社:24-30.

潘大明，2008. 心电图学教程. 杭州：浙江大学出版社:12-30.

潘大明，2014. 心电图学教学图谱. 杭州：浙江大学出版社:1-12.

万学红，卢雪峰，2018. 诊断学. 9版. 北京：人民卫生出版社:479-493.

第 4 章
动态心电图

一、引言

1949 年，随着 Norman Jeff Holter 发明了一种可以无线传递心电数据的仪器，便开启了动态心电图（ambulatory electrocardiography，AECG）的时代。1952 年，Holter 公开发表了第 1 例来自于一个前壁心肌梗死患者的异常心电信号踪迹，从此，开辟了 AECG 记录系统投入临床使用的新篇章。随着心电监测生物技术的卓越进步，促进了仪器在外形上更小巧，重量上更轻便，功能上信息多样性，为临床医生提供了一件物美价廉的重要检查工具。

AECG 常用于常规心电图监测不易的心律失常，为临床医生及科研人员提供更长程和多样的心电信息，在捕捉阵发性及一过性心电瞬间变化信息具有独特的优势；为协助临床工作者评估、诊断患者有 / 无症状的心律失常及潜在性心肌缺血和传导异常等心电信息提供参考依据；用于评估患者晕厥、晕厥前兆等患者是否有潜在恶性心律失常，以及评估心脏疾病人群的预后和风险分层、药物治疗效果等。

二、各种类型动态心电记录仪监测方法及特点

随着科技的发展，心电记录仪器逐渐趋于精巧和便携化，心电信号的记录也由传统的静息和瞬时状态拓展至动态和 24 小时、48 小时、1 周、1 个月，甚至 3 年。与此同时，有些心电记录仪可以同时记录呼吸频率、皮肤温度、外周血氧饱和度和动脉脉压等参数，为心功能不全和初步筛查睡眠呼吸暂停综合征提供客观依据。目前记录心电信号的设备可归纳为以下五大类：①连续单导和多导有线传输的体外记录仪（Holter 记录仪）；②连续单导和多导无线传输的体外记录仪（电极贴式心电图）；③间歇式体外患者或事件触发的记录仪（外部循环记录仪）；④间歇式体外患者或自动触发的后事件记录仪（体外事件记录仪）；⑤体外实时心脏遥测系统 - 移动式心脏遥测和体外设备及非循环事件记录仪（表 4-0-1 ～表 4-0-3）。

表 4-0-1　各类动态心电图监测设备的特征

记录持续时间	＜ 1 分钟	24 ～ 48 小时	3 ～ 7 天	1 ～ 4 周	≤ 36 个月
记录仪类型	体外事件记录仪	标准 Holter 记录仪			植入式循环记录仪
	基于智能手机的记录仪	移动心脏遥测	贴片式 / 背心式 / 腰带式记录仪	贴片式 / 背心式 / 腰带式记录仪	
			移动心脏遥测	体外循环记录仪	
			事件循环记录仪	移动心脏遥测	
记录方式					
事件记录	√	√	√	√	√

续表

记录持续时间	＜1分钟	24～48小时	3～7天	1～4周	≤36个月
连续记录		√	√	√	
自动记录			√	√	√
记录的导联数					
1导联（2个电极）	√	√	√	√	√
2导联（3个电极）		√	√	√	
3导联（5～7导联）		√	√	√	
12导联（10个电极）		√			
记录系统类型					
粘贴式有线电极		√	√	√	
贴片式/背心式/腰带式无线系统			√	√	
内置电极	√				√
能够分析的内容					
心律失常	√	√	√	√	√
ST段		√	√	√	
心率变异性		√	√	√	
Q-T间期的变化		√	√	√	
心率震荡		√	√	√	
动态心电呼吸监测		√	√	√	
QRS波晚电位		√			
P波均值		√			
T波变异性		√			
活动程度		√	√	√	

注：根据症状发生的频率来决定选择哪种记录仪；症状发作频繁的患者需要长时间ECG监测，关键是明确某些症状的发生与心律失常的相关性。日常临床工作中，应尽可能选择连续（短程，至少24小时至7天）动态心电监测；若未能获得相关信息，可进行间歇性体外循环记录（长程、数周至数月）；长期无创监测仍未确诊的患者，有可能需要植入循环记录仪明确。

表4-0-2 各类动态心电记录方式的诊断率估计值

记录时间	记录仪类型	心悸（%）	晕厥	隐源性卒中（隐性心房颤动）
＜60秒	事件记录仪	50～60	—	—
24～48小时	标准Holter	10～15	1～5	1～5
3～7天	贴片式/背心式/腰带式记录仪，MCT，ELR	50～70	5～10	5～10（?）
1～4周	贴片式/背心式/腰带式记录仪，MCT，ELR	70～85	15～25	10～15（?）
≤36个月	ILR	80～90	30～50	15～20（?）

注：MCT. 移动心脏遥测仪；ELR. 体外循环记录仪；ILR. 植入循环记录仪。?．估计值不确定，因为缺少相关对照实验或心律失常与长期预后的相关性试验结果，而未能获得准确地估计值。

表 4-0-3 各类动态心电图技术的优点和局限性

心电监测技术	优势	局限性
Holter 监测	(1)在平常活动情况下，能连续记录 3 ～ 12 导联心电信号，并能同时记录其他各种生物信息 (2)医生熟悉分析软件，有利于生成初步的诊断报告	(1)症状日志常和事件标志不符 (2)常发生电极脱位 (3)因皮肤粘贴导致的伪差、导线缠绕、凝胶偶尔引发皮炎，导致信号质量欠佳 (4)实时进行数据分析困难 (5)患者依从性差
电极贴式记录仪	(1)长程记录时间可达 14 天或更长 (2)患者接受度高	(1)只能记录有限的心电图信息，包括振幅较小的 P 波、Q 波、R 波、ST 段和 T 波的时间序列，但没有空间方向信息，因此不能判断心律失常的起源 (2)受检者体型差异，导致心电图信号质量的差异
体外循环记录仪	(1)只可记录事件发生时仪器自动标记或患者手动标记的特定时间段的心电图片段 (2)一旦记录到事件可马上报警	(1)只可记录单导联心电图，没有 P 波、Q 波、R 波、ST 波和 T 波空间方向信息，所以不能判断心律失常起源，P 波可能不可见 (2)不能连续记录心率 (3)记录过程中需要患者不间断地粘贴电极
事件记录仪	(1)只可记录患者感知事件后特定长度的心电图片段 (2)一旦记录到事件可马上报警 (3)患者依从性良好	(1)单导无法识别大多数心律失常的起源 (2)无法连续记录心率 (3)诊断结果与患者正确识别症状的能力高度相关
移动心脏遥测仪	(1)多导 MCT 能检测 3 导联心电图，检测心律失常敏感度和特异度比单导设备高 (2)能连续向专业人员发送数据，兼 3 导 Holter 监测和循环记录仪的功能，可通过编程达到在某个时间段自动检测和自动发送数据 (3)一旦检测到事件可马上报警，不用患者反应或手动触发	带有电极 - 导线的 MCT 需要每天更换电极，所以长期接受检测的患者依从性降低

有多种 AECG 记录仪，每种记录仪各具有自己的特点，如何选择合适的 AECG 及需要根据哪些标准呢？患者的临床症状的严重程度、发生频率、倾向性的诊断及患者对记录仪记录要求的依从性都是重要的判断的依据

三、AECG 数据采集和分析系统

（一）24 小时动态心电信号采集盒

1. 采样率　从原来的 128Hz 提升至 256 Hz 及 512 Hz，部分产品提升至 1024 Hz 应用于临床，心电波形精确性更高，使准确剖析起搏各项功能的脉冲信号处理成为可能。

2. 分辨率　从原来的 20μV 精确至 0.3μV（部分产品达 0.1μV），使心电波形数据测量更精确，使分析微伏级 T 波电交替成为可能。

3. 频响范围　从 0.1 ～ 40Hz 扩展至 0.05 ～ 60Hz（甚至 100 Hz），减小了心电波形的失真程度。

4. 存储容量　从磁带式记录进展为各类 DCMCIA 卡、CF 卡、SD/TF 卡，最大存储容量达 8G，提高了信息采集记录持续时间和数据回放下载速度。

5. 其他　采集盒的外观小型化、重量更轻；多数具备多个生物信息检测能力；原来不能实时显示受检者心电波形到能提供实时显示监测，部分产品具有实时报警能力；更节能，普通 1.5 V 电池或具有可充电蓄能等；提供了 12 导联心电同步记录（甚至 18 导联心电同步记录），对受检者缺血性 ST-T 改变的诊断更有价值。

（二）动态心电图软件分析系统

1. 模板分析技术　是必备技术，使自动快速分析识别异常心搏成为可能；较回顾分析人机对

话（叠加图拆分技术）更灵活。

2. 散点图及差值散点图分析　是以任意心搏的前周期数值(ms)为横坐标，以后周期数值(ms)为纵坐标绘制所得，正常人群的散点图吸引子多数围绕着45°区域呈“彗星状”，而异常形状为“鱼雷状”“扇形状”或其他复杂形状等。这种方法只能得到弦平均的结果，而得不到心搏瞬间的演变信息，但由于做法简单，在国内已广泛应用。

3. 叠加图分析　即模板再分类技术，能更快检出QRS波的属性。例如，房性期前收缩，哪些伴室内差异性传导（右束支型或左束支型）；或室性期前收缩，是多源性还是多形性等，使QRS波群属性能达到一目了然的目的。

4. 直方图技术　便于查找最长/短心率间期、各类期前收缩的联律间期及提前程度的百分比(在持续性心房颤动病例中，对室性期前收缩或室内差异性传导具有独特的鉴别价值）。

（三）动态心电图其他检测功能

1. 心率变异性分析（heart rate variability，HRV）　是指心脏逐次心动周期间存在着微小变异，蕴含着心血管调控系统和体液调节等大量信息，是定量反映自主神经调节系统平衡的无创性方法，为心血管疾病的早期诊断、治疗、监护及预后评估等临床应用提供分析依据。目前HRV分析方法总体分两大类：①线性分析法，包括时域分析、频域（频谱）分析、几何分析；②非线性分析法，包括散点图法（即Lorenz散点图、Poincare映射图）、分数维法、复杂度分析等。

时域分析：是指一段时期内相邻正常R-R间期的变异性，运用多种统计方法得出一系列时域分析指标。时域分析内容：①正常N-N间期标准差（standard deviation of normal to normal，SDNN），反映迷走神经和交感神经的总张力，时程越长，准确性越高，要求AECG有效记录18小时以上；②每5分钟节段正常N-N间期平均值的标准差（SDANN）；③每5分钟节段正常N-N间期标准差的平均值（SDNN index）；④相邻N-N间期差值大于50毫秒的个数(NN50)；⑤相邻N-N间期差值大于50毫秒的个数占总心搏数的百分比（pNN50），主要反映迷走神经张力的大小，与心率快速变化有关；⑥全程相邻N-N间期差值的均方根（root mean squared successive difference，rMSSD），主要与迷走神经张力引起心率快速变化相关。

频域分析：对心电信号做频谱图，测出24小时总功率。高频功率（HF，0.15～0.40 Hz）、低频功率(LF，0.04～0.15 Hz)、极低频功率(VLF，0.0033～0.0400 Hz）。高频功率与呼吸性窦性心律不齐有关，一般作为反映迷走神经张力调节的标志；低频功率涉及交感神经和迷走神经对窦房结的复合调节作用，通常认为低频功率的增加是交感神经兴奋的标志；极低频功率可以用来解析与热量、血管紧张素酶、体液调节等相关机制。

几何分析指标：即HRV的三角指数；采用直方图方式编辑，将窦性心律R-R间期进行分组，以R-R间期为横坐标，各组R-R间期的心搏数为纵坐标，所得R-R间期总个数除以占比例最多的R-R间期的心搏数得出HRV的三角指数。其基本形状分为单峰、闭合双峰和开放双峰3种基本形状；正常人，尤其是HRV大的人群其R-R间期直方图低而宽，多呈开放型多峰形状；反之，HRV降低时，R-R间期直方图高且窄，呈高耸单峰形。

判读标准：一般认为，SDNN < 50毫秒表示HRV降低，SDNN ≥ 100毫秒表示HRV高；SDANN < 50毫秒表示HRV降低，SDANN ≥ 100毫秒表示HRV高。pNN50正常值为10.25 ± 8.65；rMSSD正常值为28.11 ± 12.98，40毫秒以上为高。

优缺点：时域法计算简单，但丢失了对应的时序信息，不能定量检测自主神经调节张力的变化，敏感度和特异度低。

2. 心率震荡（heart rate turbulence，HRT）　也称窦性心律震荡现象。自主神经功能正常和低危人群患者，在单次室性期前收缩（PVC）后，出现窦性心律是先加速随后心率减速恢复的现象。器质性心脏病的高危猝死人群，PVC后正常窦性心律的R-R周期无明显变化，即表示HRT减弱或消失。HRT是评估受检者自主神经调节功能的完整性和稳定性，判断器质性心脏病患者高危预测指标之一。

判读指标：①震荡初始（turbulence onset，TO），代表PVC后窦性心律的加速的总和。PVC后的前两次R-R间期的均值减去PVC前的两次R-R间期的均值，两者的差值再除以后者的百分比，所得即为TO。一次AECG检测中有多次PVC，则可测得多个TO及平均值。②震荡斜率（turbulence slope，TS），是定量分析 PVC 致窦性心律加速后是否存在减速现象的指标，以心率减速的最大正向斜率表示。计算公式分为 TS 回归线及 TS 值。③心率震荡新指标，震荡离散度（turbulence dynamicity，TD）、振荡频率下降（turbulence frequence decrease，TFD）、震荡斜率起始时间（turbulence timing，TT）、震荡跳跃（turbulence jump，TJ）及 TS 的相关系数（correlation coefficient of TS，CCTS）等测量方法较多、复杂，且预测价值未优于 TO 和 TS。

参考标准：① TO ＞ 0 时，则表明 PVC 后初始窦性心律存在减速现象；反之，TO ＜ 0 时则为加速现象。② TS ＞ 2.5 毫秒 /R-R 间期，表示窦性心律加速后存在减速现象；反之，TS ＜ 2.5 毫秒 /R-R 间期，表示窦性心律不存在减速现象。

3. T 波电交替（T wave alternans，TWA） TWA 作为一种心电现象，是指在规则心律时 T 波每隔一个激动呈交替变化（形态、幅度或极性）。2002 年，Verrier 首先将 TWA 检测技术在动态心电图系统上应用。微小的 TWA 是反映心肌细胞复极离散度程度的内在基质，是器质性心脏病、离子通道性疾病及电解质紊乱等存在基础疾病患者发生恶性室性心律失常（单形 / 多形室性心动过速、TdP、心室扑动 / 心室颤动）、心源性猝死有着密切联系，最具有价值的无创电生理检测指标；且预警作用优于 QT 离散度（QTd）、信号平均心电图（SAECG）、心率变异性（HRV）等其他无创检测方法，具有较高的敏感性和特异性。

TWA 检测方法：①频域分析法最可靠性心率为 90 ～ 110 次 / 分时，取规整连续 128 个心搏的 T 波转换成频谱，所有奇数 / 偶数组心搏 T 波 0.5 Hz 处平均振幅之差即为 TWA；而 TWA 与背景噪声的标准差的比值即交替率（信噪比），反映 TWA 信号与噪声的相对关系。②时域分析法，选一段连续的心搏，矫正基线偏移并去除高频信号（大于 40 Hz）的干扰，依次奇偶数组标记，选择 T 波终点至下次心搏 P 波起点为噪声测量区，J 点至 T 波终点为 TWA 测量区，在两个测量区比较奇数 / 偶数组的中位数，其最大差值的平均值分别为噪声值和 TWA 值。

参考标准：①频域分析法，TWA ＞ 1.9μV，信噪比≥ 3 持续时间 1 分钟以上；②时域分析法，TWA ＞ 7.6μV，信噪比≥ 3 持续时间 1 分钟以上；符合上述为阳性判断标准。

4. 阻塞性睡眠呼吸暂停综合征（obstructive sleep apnea syndrome，OSAS）初步筛查 OSAS 是一种严重的睡眠呼吸疾病，轻者影响患者的工作和生活质量，严重者有猝死的风险，已被公认是心血管（高血压、心律失常等）事件的独立危险因素，引起了临床与科研的关注。临床诊断金标准是多导睡眠仪检测，由于昂贵的医疗设备和专业技术人员及受检者在院留宿一晚（7 小时以上），故难以普及，致使绝大多数患者不能及时诊断和治疗。应用 AECG 与呼吸相关的心电信息变化来推导呼吸曲线规律，初筛符合临床诊断 OSAS 的患者，定性和定量的评估其治疗结果及预后。

国内常用的两种监测方法：①心电图推导的呼吸曲线（ECG-derived respiration，EDR），②心率变异性指标对 SAS 进行定性初筛，Roche 等通过 HRV 评估心脏交感神经张力与睡眠呼吸暂停发作期间的变化，发现睡眠呼吸暂停期间高频成分（HF）未发生变化，而低频成分（LF）有增加，自主神经（HF/LF）的平衡发生明显变化。

判断指标：睡眠呼吸暂停低通气指数（AHI），阳性诊断标准为平均每小时的睡眠呼吸暂停 + 低通气次数≥ 5 次。

5. 心率减速力（deceleration capacity of rate，DC） 交感神经兴奋或张力增高时心率加快，即心率加速力增强；反之，迷走神经兴奋或张力增高使心率减慢，即心率减速力增强。DC 监测技术是德国 Georg Schmidt 教授发现并提出的一种检测自主神经张力的新方法。在 AECG 中，将每一个窦性心动周期较前一个心电周期延长即定义为心率出现减速，可视为受检者迷走神经对心率负性调节作用。DC 降低提示迷走神经张力降低，对心脏保护性作用降低，造成发生心脏性猝死危险性增加。DC 是运用 AECG 来定量评估受检者迷走神经张力的高低，进而筛查和评估猝死高危患者的一种新的无创性心电监测。

检测技术：运用 AECG 大数据 DC 分析系统，DC 的具体测量方法：①将 R-R 周期筛选标记减速周期或加速周期；②固定心率段数值；③选减速点为中心，进行不同心率段的有序排列及序列；④分别计算对应周期的平均值，X（0）为所有中心点的 R-R 周期的平均值，X（1）为中心点右侧紧邻的第 1 个心电周期的平均值，X（–1）为中心点左侧紧邻的第 1 个心电周期的平均值，X（–2）为中心点左侧紧邻的第 2 个心电周期的平均值；⑤计算公式：DC（毫秒）=［X（0）+X（1）–X（–1）–X（–2）］×1/4，对应序号周期信号平均（phase rectified signal averaging，PRSA）进行计算求得 DC 具体数值，计算结果单位为毫秒。

判断指标：①低危值，DC ＞ 4.5 毫秒，提示受检者迷走神经的张力强，心率减速能力强；②中危值，DC 2.6 ～ 4.5 毫秒，提示受检者迷走神经的张力下降；③高危值，DC ≤ 2.5 毫秒，提示受检者迷走神经的张力过低，对心脏的保护作用显著下降，属于猝死高危患者。

6. ST 段 /T 波分析　心肌缺血的诊断是 AECG 监测技术最基本、重要的功能。在已知冠心病患者中进行连续心电监测所测得的 ST 段压低的敏感度及特异度与应用相同位置导联行平板运动试验（TET）所得的敏感度与特异度相近；大部分冠脉疾病患者动态缺血事件的发生是无症状的，用 AECG 监测，接近 50% 的稳定型冠心病患者表现出可能反映缺血事件的一过性 ST 段压低；因此客观的心电图监测可用于判定日常活动中心肌缺血的严重性。

AECG 监测能对心肌缺血进行综合评估，包括冠脉的储备、缺血阈值、缺血发作的程度、昼夜分布的规律，且能重复检查，对不同阶段的冠心病患者诊断与治疗都有指导作用。12 导联同步 AECG 有助于确定心脏不同部位的心肌缺血，观察缺血发生时各导联间 ST 段抬高或压低的形态及对应关系，从而初步判定罪犯血管。

目前，关于冠心病患者心肌缺血的 AECG 诊断标准尚缺乏统一规范，临床上普遍采用以下判断标准：①基线 ST 波段在等电位线上呈水平型下移或下斜型下移，下移距离达到 1mm；② ST 波段下移时间至少持续 1 分钟；③两次心肌缺血发作间隔时间至少 1 分钟。

应注意：①更加重视心肌缺血事件时心率的增高；②在分析心肌缺血发作时，注意是否伴随胸闷 / 胸痛的症状、心律失常，发作的过程和特点是否重复出现。具有上述特点，提示受检者存在缺血性 ST 段改变的可能性很大。

四、AECG 临床应用适应证

1999 年美国心脏病学会（ACC）/ 美国心脏协会（AHA）的指南推荐，AECG 只有两项监测指征：①不明原因的晕厥、近乎晕厥或发作性头晕；②不明原因地反复心悸。随着心电生物检测技术进步和临床应用拓展，ISHNE-HRS AECG 远程监测共识中临床应用适应证有以下几种。

1. *诊断疾病需要*　①晕厥，AECG 可识别由心动过缓或心动过速类心律失常导致的晕厥；②心悸，是一种非常常见的临床症状之一，AECG 记录可增加检出率和诊断率；③胸痛和心肌缺血，可通过评估 ST 段改变增加活动状态下心肌缺血的检出率。

2. *评估预后和风险分层方面*　①缺血性心肌病和心肌梗死后，室性期前收缩和室性心动过速与急性心肌梗死患者预后相关，心肌梗死后产生的瘢痕组织及心室重构可能导致室性心律失常的发生；②心肌病，非缺血性扩张型心肌病、肥厚型心肌病、致心律失常性右心室发育不良性心肌病；③传导通路异常性疾病，如预激综合征，动态心电记录仪可用于评估旁路传导性，评估快传导途径有无合并前传不应期很短的心房颤动；④心脏离子通道病，离子通道病通常由遗传因素所致，如长 QT 综合征、短 QT 综合征、Brugada 综合征、儿茶酚胺敏感性室性心动过速、早期复极综合征等；⑤透析和慢性肾病，与心血管疾病病死率有高度的相关性；⑥神经和肌肉疾病，动态心电记录仪可通过分析心率变异性来评估自主神经系统的功能，心率变异性通常与交感神经兴奋增加和迷走神经减弱有关；⑦运动员及赛前筛选，运动员与某些恶性心律失常有着一定的相关性，通过动态心电记录仪可提高检出率并做出防范措施；⑧睡眠呼吸暂停，睡眠呼吸暂停综合征常合并心律失常和传导障碍。

3. *心律失常药物或手术前和手术后效果的评估*　①室性心律失常：评估室性期前收缩的负荷及患者症状与心律失常的相关性评估，评估患者心律失常的发作主要发生在哪个时间段和有指向性的诱发因素；心律失常射频消融术后行动态心电记录可评估射频消融手术的效果；②心房颤动：可提高隐源性卒中的病因诊断率，评估快速心房颤动发作前后有无长间歇发生；评估药物治疗的效果，即静息状态下目标心率不超过 80 次 / 分，动态心电记录平均心率＜ 100 ～ 110 次 / 分；评估射频消融术后效果，即心房颤动负荷评估。

4. 药物临床试验和新型心电技术的评估和监测　对药物安全性评估，即 Q-T 间期、心律失常等（表 4-0-4）。

表 4-0-4　AECG 临床适应证

指征 1：诊断	指征 2：预后评估	指征 3：心律失常治疗效果评估
不明原因心悸	肥厚型心肌病	心房颤动
不明原因晕厥	致心律失常性右心室心肌病	急性治疗评估（pill-in-the-pocket 方案）
隐源性卒中	预激综合征	抗心律失常治疗后评估
	原发性心律失常性疾病	射频消融后评估

资料来源：根据 2017 年动态心电图国际指南和专家共识。

五、AECG 临床应用进展

（一）心律失常

临床工作中，常见患者主诉心悸不适及晕厥、近乎晕厥等表现，通常症状持续的时间短，呈一过性，通过普通心电图检查发现明确病因的概率并不高，大部分心律失常是通过长程动态心电图监测记录发现的，从而进一步指导患者及临床治疗。

心悸和晕厥是目前门诊较为常见的两种主诉，心悸是 AECG 最常见的指征，也是研发 AECG 最主要的动力之一。在门诊有高达 20% 的患者诉心悸不适，研究发现大多数为良性病因。约 33% 的心悸患者可以通过仔细询问病史、心悸发作的特点、心悸发作的持续时间、心悸发作的诱因、认真细致的体格检查和普通心电图可得到确诊。通过上述措施不能明确病因的患者，AECG 能够最大程度地辅助明确病因，而且随着动态心电监测技术的迅速发展，AECG 在外观上逐渐小巧、便携，患者佩戴舒适度逐渐提高，AECG 在患者人群中的接受度也日渐升高，在普通百姓中的认知度也得到提高。

晕厥是急诊就诊的常见原因，约占急诊就诊原因的 3%，心源性晕厥是常见的原因，包括缓慢性和快速性心律失常及血流动力学紊乱。在明确症状与心律的相关性后，普通心电图就可以明确晕厥原因（如完全性房室传导阻滞）。然而，晕厥并不是时时刻刻存在的，其具有一过性和间歇性特点，此时 AECG 的使用便是恰到好处。AECG 用于原因不明的晕厥患者，能够获取并解释晕厥的心律失常事件，如果心律失常事件与复发的晕厥相关，则可指导治疗；若晕厥复发期间没有记录到与此相关的心律失常，则需要进一步考虑其他原因所致的晕厥。

缓慢性心律失常：AECG 可检出短暂性和阵发性高度房室传导阻滞，后者可能提示迷走机制所致而不是原发性心脏传导系统疾病（不建议起搏器植入）；AECG 可检出窦房结功能障碍，包括窦房阻滞、窦性心动过缓、窦性停搏、转律后心脏停搏（如阵发性心房扑动、心房颤动后心脏停搏）。要明确症状与心律的相关性做出诊断。

快速性心律失常：AECG 可检出室上性心动过速。还可检测出室性心动过速，包括室性心动过速、心室颤动和尖端扭转型室性心动过速，有些患者可能需要进行腔内电生理检查诱发出室性心律失常。除外合并器质性心脏病的患者发生晕厥，室上性心动过速导致晕厥症状较少见。

（二）有症状性和无症状性心肌缺血

AECG 可用于诊断胸痛的原因（冠心病、变异型心绞痛）、识别普通心电图上无明显提示的非典型胸痛，无症状心肌缺血、轻症或疑似冠心病。AECG 有助于明确精神紧张状态和运动状态下的心肌缺血。通过 ST 段压低的程度、压低持续时间、压低相对应的时间段，以及症状、活动和精神状态来评估心肌缺血。

大部分心肌缺血是无症状的，心肌缺血诊断依据美国心脏病学会 / 美国心脏协会（ACC/AHA）中制订的相关标准：在 J 点之后的 0.08 秒处起，出现水平型或下斜型程度≥ 1 mm，ST 段的明显移位持续 1 分钟及以上；若 ST 段恢复 1

分钟后继续出现下降情况且下降程度在 1mm 及以上，则表示另一次发作，两次心肌缺血发作时间≥ 5 分钟。无症状性心肌缺血是影响预后的重要影响因素，临床上有多种其他检查方法辅助诊断心肌缺血，但是 AECG 有着价格便宜、不影响日常生活、无创性、可重复性及方便性等优点。

导致 AECG 中 ST 段改变的因素除了心肌缺血外，还有其他影响因素，包括电解质紊乱、贫血、自主神经功能紊乱、低氧血症、过度通气、束支传导阻滞和药物等。因此，评估 AECG 中 ST 段改变所提示的临床意义要注意鉴别，需结合患者临床表现判断。

（三）起搏器功能及工作状态的评估

永久起搏器植入术后患者，随访中可通过起搏器程控仪来评估起搏器的起搏和感知功能状态，了解起搏器的参数设置的合理性。但是 AECG 提供的信息量广泛，采用高频采样率可提高起搏信号的清晰度，能够较为准确地定位心律失常，发现无症状性的感知障碍、间歇起搏和心律失常与临床症状的关系。结合患者临床症状、胸部 X 线片及心电图，可对起搏器参数的调整及优化起搏器的功能提供重要的依据。

（四）睡眠呼吸暂停综合征

睡眠呼吸暂停综合征是心血管疾病的危险因素之一；有研究表明，心律失常和传导障碍在睡眠呼吸暂停综合征中很常见，主要考虑与自主神经功能紊乱、全身性疾病、肺动脉高压、间歇性缺氧及炎症有关。多导睡眠监测是目前评估和判断睡眠呼吸暂停综合征严重程度的有效手段之一，但其监测结果受夜间睡眠状态的影响，价格高，需要专业的技术人才分析结果，而 AECG 价格便宜、不需要入院留观，对患者的睡眠影响小，患者依从性高。睡眠呼吸暂停综合征所致的低氧血症导致副交感神经兴奋转变为交感神经兴奋，以上转变过程随着反复发生的睡眠呼吸暂停综合征而反复发生，从而影响着自主神经功能。目前心率变异性（HRV）是公认的评价自主神经功能的最敏感指标，HRV 的降低提示与猝死及发生心律失常的相关性大。有研究发现，通过 AEEG 的时域分析和频域分析可能是筛选睡眠呼吸暂停综合征准确而有力的指标。

（五）预测和危险分层

1. *缺血性心脏病和心肌梗死后* 心肌缺血后心肌瘢痕的形成和心肌重构可能是持续性或阵发性室性心律失常发生的电生理基础。临床工作中，通常认为室性期前收缩或非持续性室性心动过速与急性心肌梗死恢复期患者死亡风险增加有关；非 ST 段抬高型急性冠脉综合征（NSTE-ACS）在确诊 48 小时后发生非持续性室性心动过速则提示死亡风险增加。MERLIN-TIMI36 研究表明，对 NSTE-ACS 患者连续行 7 天心电监测提示有超过半数的患者存在至少一阵非持续性室性心动过速。另外，不论既往有无心肌梗死，无论是短阵（4 ～ 7 跳）或长程（≥ 8 跳）非持续性室性心动过速都可使年心源性猝死风险升高 2.3 ～ 2.8 倍，存在心肌缺血时表现得更明显。明确诊断 NSTE-ACS 患者 48 小时之后发生的短阵非持续性室性心动过速可致心源性猝死风险年升高 2.9 ～ 3.7 倍；然而，48 小时之内的短阵非持续性室性心动过速则无上述类似风险。有研究表明，非持续性室性心动过速是射血分数保留的心肌梗死患者心源性猝死强有力预测指标，独立于左心室射血分数及糖尿病等。电生理检查中，心室刺激诱发出持续性室性心动过速可增加心源性猝死的风险。由于经再灌注及 β 受体阻滞剂治疗的心肌梗死患者，左心室射血分数作为协变量考虑在内，因此非持续性室性心动过速并不是远期心源性猝死的独立预测指标。

2. *扩张型心肌病（非缺血性）* 由多种原因所致，其中心动过速性心肌病可由快速房性心律失常导致规则或不规则室性应答，或者由频繁的异位室性起搏引起。在心动过速性心肌病中，AECG 可有效评估心动过速的负荷及频率，以及起源部位，从而更好地为诊断和行射频消融治疗提供依据。扩张型心肌病多死于心律失常、心力衰竭和猝死，AECG 监测可评估室性心律失常发作的情况及其他危险指标（T 波电交替、心室晚电位等），可为心源性猝死提供危险分层的依据。

3. *肥厚型心肌病* 通过 AECG 监测可发现 30% 左右的肥厚型心肌病可伴有非持续性室性心动过速（连续≥ 3 个且频率≥ 120 次 / 分的室性期前收缩），有高达 38% 的 HCM 患者可伴有室上性心动过速（心房颤动、心房扑动等）。根据 ESC 指南推荐，左房内径≥ 45 mm 的 HCM 患者应定期（每 6 ～ 12 个月）进行一次 48 小时的 AECG 检测，评估室上性心动过速。AECG 是

HCM危险分层的重要评估工具，与临床表现和心脏彩超结合起来是评估HCM心源性猝死的一线指标，并且可为临床治疗提供依据（是否需要ICD，植入ICD前AECG记录到长程非持续性室性心动过速提示ICD治疗）。

4. 致心律失常性右心室心肌病或右心室发育不良（ARVD/C） 是导致心源性猝死的常见原因之一，主要是由右心室解剖结构的异常导致右心室除极末端延迟，进而导致心律失常的发生。怀疑ARVD/C的患者评估风险时均应行AECG监测已发现心律失常，而且ARVD/C患者的一级亲属均应进行AECG评估风险，为是否需要植入ICD提供依据。

5. 预激综合征 对于无症状预激综合征患者的风险分层可通过无创性评估，也可通过有创的腔内电生理检查进行评估。预激综合征发生心源性猝死的机制是心室颤动，心室颤动通常在快心室率心房颤动发生期间，可导致极快的心室率，并进而恶化蜕变为心室颤动。AECG可协助监测旁道前传不应期，特别是心房颤动期间，有助于识别恶性心律失常发生的概率。若通过AECG监测，发现预激综合征呈间歇性或突然心搏加快的无症状预激综合征，均说明心源性猝死风险低。

6. 遗传性原发性心律失常 是一组异质性具有遗传倾向的心脏离子通道病，包括Brugada综合征、短QT综合征、长QT综合征、儿茶酚胺敏感性室性心动过速、早期复极综合征和特发性心室颤动，上述疾病通常不合并结构性心脏病，通常是由编码离子通道或调节蛋白的基因突变所致。上述离子通道疾病均可引起恶性心律失常导致猝死。

AECG可通过T波异常、R-on-T现象、T波电交替、室性心动过速、QT本身的延长及QT离散度来帮助评估风险。当心率＜100次/分，而QTc＞500毫秒可能提示长QT综合征，而QTc在500毫秒以内，则考虑生理性范围内可能性大。短QT综合征主要表现为QTc≤340毫秒，QT间期持续性缩短，并且无结构性心脏病，较易发生猝死和心悸，有的患者可表现为无症状。研究表明，短QT综合征产生的心悸不适大多由心房颤动或心房扑动引起，而通过AECG记录可明确晕厥和心悸的原因。

（六）运动员及运动员赛前风险评估

对于运动员而言，运动本身就可以引发症状和潜在的心律失常，因此，对于运动员，合并有临床表现、并发症和家族史的患者，AECG可用于评估运动与临床症状的相关性。AECG通过分析室性心律失常的负荷来评估风险。

六、AECG报告解读和规范

（一）基本资料

1. 检查者信息 检查者的姓名、性别、年龄、ID号及临床诊断等应准确。

2. 监测时间 包括佩戴监测起始与结束的时间、有效/无效监测分析等时间（精确到分钟）。

3. 生活日志 详细的日志不仅是AECG信息解读的重要参考，而且是心电分析和临床医生有针对性的判读依据，如某时段生活的状态、症状、服药情况等信息。

（二）心率和心律

1. 心率监测内容 ①全程监测总心搏数，24小时平均心率；②最快心率（次/分，并说明其性质、时间、所处状态及是否伴随症状），倘若最快心率为异位心律，而监测中存在窦性心律时，则要求标明最高窦性心率是多少；③最低心率（次/分，并说明其性质、时间、所处状态及是否伴随症状）。

2. 心律失常

（1）房性心律失常：①单发及成对期前收缩个数；二联律、三联律及四联律的阵数；单源性还是多源性。②心动过速的心搏数，发生的阵数，最快和最慢的房速频率；最快（及最长）一阵房速发生时间和持续时间，有无症状和所处状态。③心房扑动/颤动的心搏数，发生的阵数，最快（及最长）一阵发生时间和持续时间，有无症状和所处状态。④加速性或逸搏的心搏数。⑤心律失常总负荷及各类型的负荷。

（2）交界性心律失常：类同房性心律失常。

（3）室性心律失常：类同房性心律失常。

3. 起搏器模式及分析 ①单腔、双腔或三腔等，是否有频率应答功能；②起搏总数和总负荷，心房起搏数及比例，心室起搏数及比例，双腔起搏数及比例；③最长/最短的心房或双腔起搏周期，最快心室起搏频率；④起搏器特殊事件编辑，如心室安全起搏、心房/心室自动阈值管理、心室起搏管理及自动房室传导搜索等功能开启情况。

（三）心肌缺血事件

（1）记录导联 ST 段变化趋势图，记录内容：①计算出 ST 段下降总负荷（mm•min）；②记录发生的阵数、最长 / 最短持续时间、抬高 / 压低的程度及形态、有无症状及所处状态。

（2）记录导联 T 波演变情况（基本类同 ST 段编辑）。

（四）心率变异性

提供各项检测参数（至少有最常见实用指标）和频谱分析图，主要用于急性心肌梗死、心力衰竭、糖尿病等患者定量反映自主神经调节系统的无创性研究；AECG 应作出提示性诊断：HRV 正常、或 HRV 降低、或 HRV 增高。

（五）动态心电图结论和临床建议

尽早发放 AECG 报告给患者或申请医生。不属于危急值范围的 AECG 报告，根据患者提供的临床疾病诊断，可建议患者定期（每 6 ～ 12 个月）进行一次 AECG 检测；分析过程中，出现急性冠脉综合征、严重快速型或缓慢型心律失常等危急值心电图，及时联系开单医生（并做好危急值管理登记），必要时联系患者。

（李海鹰）

参考文献

陈尔佳，李晓枫，方丕华，2018. 2017 动态心电图国际指南和专家共识更新 . 中国心血管杂志，23(6):437-440.

郭继鸿，卢喜烈，尹彦琳，等，2019. 动态心电图报告规范专家共识 (2019). 实用心电学杂志，28(6):381-386.

刘儒，2018. 24h 动态心电图与常规心电图在冠心病心律失常患者临床诊断中的应用效果比较 . 中国疗养医学，27(8):847-849.

王月文，王婷，2015. 动态心电图在诊断冠心病无症状性心肌缺血中的应用价值 . 中国慢性病预防与控制，23(1):61-62.

杨进锋，2018. 动态心电图的临床应用进展 . 心电图杂志（电子版），7(4):191-193.

Baron-Esquivias G, Martínez-Alday J, Martín A, et al, 2010. Epidemiological characteristics and diagnostic approach in patients admitted to the emergency room for transient loss of consciousness:group for syncope study in the emergency room (GESINUR)study. Europace, 12:869-876.

Bauer A, Kantelhardt JW, Barthel P, et al, 2006. Deceleration capacity of heart rate as a predictor of mortality after myocardial infarction:cohort study. Lancet, 367:1674-1681.

Bauer A, Schneider R, Barthel P, et al, 2001.Heart rate turbulence dynamicity. Eur Heart J, 22:2316.

Crawford MH, Bernstein SJ, Deedwania PC, et al, 1999. ACC/AHA guidelines for ambulatory electrocardiography. a report of the American College of Cardiology/american Heart Association Task Force on practice guidelines (committee to revise the guidelines for ambulatory electrocardiography). developed in collaboration with the North American Society for Pacing and Electrophysiology. J Am Coll Cardiol, 34(3):912–948.

Crawford MH, Bernstein SJ, Deedwania PC, et al, 1999. ACC/AHA guidelines for ambulatory electrocardiography:executive summary and recommendations. a report of the American College of Cardiology/American Heart Association Task Force on practice guidelines (committee to revise the guidelines for ambulatory electrocardiography). Circulation, 100:886.

Del Mar B, 2005. The history of clinical holter monitoring. Ann Noninvasive Elecrocardiol, 10(2):226–230.

Epstein AE, DiMarco JP, Ellenbogen KA, et al, 2013. 2012 ACCF/AHA/HRS 2008 guides for device-based therapy of cardiac rhythm abnormalities;a report of the American College of Cardiology Foundation/American Heart Association task force on practice guidelines and the heart rhythm Cociety. J Am Coll Cardiol, 61:e6-e75.

Hilton MF, Bates RA, Godfrey KR, et al, 1999. Evaluation of frequency and time-frequency spectral analysis of heart rate variability as a diagnostic marker of the sleep apnea syndrome. Med Biol Eng Comput, 37(6):760-769.

Holter NJ, Gengerelli JA, 1949. Remote recording of physiological data by radio. Rocky Mt Med J, 46(9):747-751.

Kennedy HL, 2006. The history, science, and innovation of Holter technology. Ann Noninvasive Elecrocardiol, 11(1):85-94.

Nearing BD, Verrier RL, 2002. Modified moving average analysis of Twave alternans to predict ventricular fibrillation with high accuracy. J Appl Physiol, 92:541.

Roche F, Gaspoz JM, Court-Fortune I, et al, 1999. Screening of obstructive sleep apnea syndrome by heart rate variability analysis. Circulation, 100(13):1411-1415.

Schmidt G, Malik M, Barthel P, et al, 1999. Heart rate turbulence after ventricular premature beats as a predictor of mortality after acute myocardial infarction. Lancet, 353:1390-1396.

Steinberg JS, Varma N, Cygankiewicz I, et al, 2017. ISHNE-HRS expert consensus statement on ambulatory ECG and external cardiac monitoring/telemetry. Heart Rhythm, 14(7):e55-e96.

第 5 章
活动平板心电图运动试验

活动平板心电图（treadmill ECG）运动试验是目前应用最广的多级运动心脏负荷试验，检查的方法是让受试者在活动的平板上走动，根据所选择的运动方案，分级依次递增平板运动的速度与坡度以逐步增加运动负荷，直至出现运动试验终止的指标，分析运动前、运动中、运动后的心率、血压、心电图及临床表现等变化，综合判断运动试验的结果。该运动试验参与做功的肌群多，也是引起心肌耗氧量最高的运动方式，在心血管疾病的预测及预后的判断等方面，均具有重要的临床意义。

第一节　活动平板心电图运动试验系统组成

一、主要设施

（1）房间配置：宽敞、明亮、室内通风良好，环境舒适安静，建议室温 20 ～ 22℃。

（2）仪器配置：运动平板跑台、至少有 12 导联的心电图监测仪、运动血压监测仪。

（3）检查床。

二、人员配备

应配备临床医师、医技人员各一名，必要时还要有一名护士参与。医技人员熟练操作仪器、观看心电图和血压变化，临床医师制订运动方案、观察病情、决定非常规终止试验和及时处理各种意外情况。

三、抢救设备

血压计及听诊器各一套、心脏直流电除颤器一台、供氧装置一套、简易呼吸器一个、无菌器械盘、各种型号注射器、静脉输液装置等。

四、抢救药品

肾上腺素、异丙肾上腺素、多巴胺、毛花苷 C、硝酸甘油、阿托品、利多卡因、吗啡、哌替啶、氨茶碱、呋塞米、碳酸氢钠、生理盐水、葡萄糖注射液等。

第二节　活动平板心电图运动试验的适应证与禁忌证

活动平板心电图运动试验一般是安全的，但心肌梗死与死亡报道的发生率有 1/2500，所以对患者进行试验前评估，以确定哪些患者适合进行运动试验显得十分重要。

一、适应证

2002 年 ACC/AHA 运动试验指南，制订了心电图运动试验的适应证并作了详细说明。主要包括以下几个方面。

（1）对预测可能冠心病的患者进行运动试验以协助临床诊断。

（2）对有症状或有冠心病史的患者进行危险性和预后的评估。

（3）对心肌梗死后患者进行预后评估、制订运动处方及评估药物治疗效果。

（4）对血运重建术后出现缺血症状复发的患者进行评估，或对高危、无症状的患者探查有无再狭窄或定期检测。

（5）评估与运动有关的心律失常与治疗效果。

（6）在安装频率应答起搏器时确定适合的频率范围。

（7）评价窦房结功能。

（8）早期检出不确定的高血压。

（9）评价心脏病患者康复治疗中运动训练的强度。

此指南对特殊的人群如女性、无症状冠心病人群及对儿童和青少年进行运动试验等亦提出了相应的适应证。此外，还常用于外科手术术前常规检查、手术风险评估、心脏储备功能的检测、非心脏病患者的康复锻炼及竞技性体育比赛的筛选等。

二、禁忌证

（一）绝对禁忌证

（1）急性心肌梗死初期。

（2）近期内心绞痛频繁发作及不稳定型心绞痛。

（3）未控制的伴有症状或血流动力学障碍的心律失常。

（4）严重的充血性心力衰竭者。

（5）血压＞180/110mmHg及低血压患者。

（6）严重心脏瓣膜病、心肌病及其他器质性心脏病患者。

（7）急性心肌炎或心包炎。

（8）急性主动脉夹层。

（9）急性肺栓塞。

（10）运动能力障碍。

（二）相对禁忌证

（1）高龄或体弱老人。

（2）较轻的心脏瓣膜病。

（3）血电解质紊乱。

（4）梗阻性肥厚型心肌病及其他形式的流出道梗阻。

（5）癫痫或脑血管疾病。

（6）应用其他药物，如镇静药、麻醉药、镇痛药、抗高血压药等。

（7）显著的心律失常（如频发室性期前收缩、室上性心动过速、预激综合征、显著的缓慢性心律失常等）。

（8）贫血患者。

第三节　活动平板心电图运动试验的检测方法

一、试验前准备

（一）患者的准备

（1）适宜在餐后2小时，忌空腹，禁饮酒、禁饮咖啡饮料。

（2）试验前尽量停用心脏活性药物。

（3）解释运动试验的一般过程和可能出现的意外情况，签署知情同意书，年老体弱者须家属陪同。

（二）工作人员的准备

（1）了解患者病史，仔细审查适应证和禁忌证。

（2）向患者介绍检查过程，仪器的特性、紧急制动按钮的使用和走路的姿势与步伐等。

（3）告诉患者有任何不适必须及时沟通，必要时终止运动试验。

二、操作步骤及运动过程监测要点

（一）电极安放

充分清洁需要安放电极部位的皮肤，以降低皮肤阻力，减少信噪比。一般先用乙醇棉球擦拭（如胸毛太多，需剃去胸毛），再用细砂纸擦掉皮肤表浅层，之后再贴上特制的电极，可选用传导性能较佳的氯化银电极。女性应戴胸罩固定乳房做运动，以免胸部电极移动造成运动伪差。

（二）导联系统

活动平板心电图运动试验采用 12 导联记录。为使运动中记录的心电图稳定、干扰少，将常规肢体导联的左、右上肢导联电极位置移至左、右锁骨下凹处，将左、右下肢导联的电极位置移至左、右锁骨中线肋弓下方，胸导联电极位置不变（图 5-3-1）。

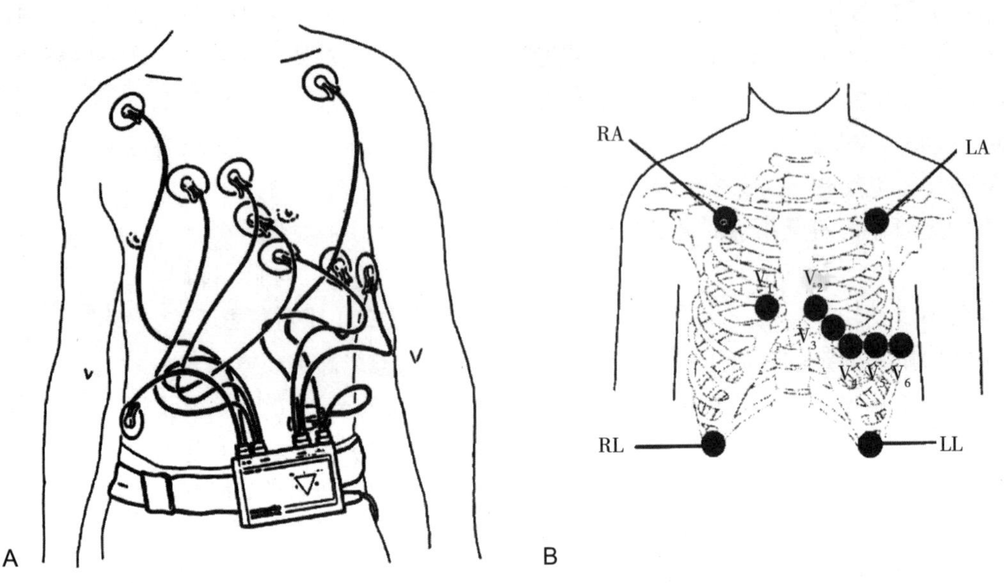

图 5-3-1　活动平板心电图运动试验常规 12 导联系统导联线及导联盒佩带示意图（A），以及电极安放位置示意图（B）

（三）系统启动

打开平板仪电脑主机电源开关并进入检查程序，输入患者姓名、性别、年龄、身高及体重。打开平板仪跑台电源，让患者立位，描记立位 12 导联心电图并测量立位血压。嘱患者走上平板仪跑台，并启动跑台，以 1.6km/h 速度适应步行，随后按选择的运动方案分级运动。

（四）心率监测

心血管系统对运动试验即刻反应是心率的增加，在运动期间，心率增加与做功呈线性关系，但有很多因素可以影响心率的变化，如患者的性别、健康状态、窦房结的功能及药物与环境的影响等。运动的每个阶段，心率变化各有特点，运动中需要观察次极量心率、极量心率、心率恢复等变化。极量心率提早出现、变时功能不全或心率下降，是运动试验的异常反应，提示预后欠佳。在运动试验的恢复期，迷走神经效应可降低心率，关注此阶段的心率变化，可预防猝死发生。运动试验心率恢复延迟，是高交感反应和迷走神经反应减退的表现，也是预测死亡率的指标。

（五）血压监测

血压测量时间由事先编好的程序控制，一般在每一级运动结束前 1 分钟测量一次，也可由操作者随时启动测量或每 3 分钟测量一次。血压监测仪将测量的血压数据送入数据库中储存，并显示在屏幕上。正常情况下，血压随运动量增加而升高，开始运动时升高明显，一段时间后达到稳定。大多数健康人，峰值收缩压在 162 ～ 216mmHg（21.6 ～ 28.8kPa），舒张压在运动初有轻度升高，但升高幅度小于 10mmHg（1.33kPa），稍后进行性降低，在终止运动后会轻度升高，之后逐步恢复到运动前水平。在运动中血压过度升高、下降或没有变化均为一种危险信号。

（六）临床表现监测

在运动过程中，随时询问患者有无不适及体力不支，并密切观察患者步态、面色等一般情况，结合运动时间、运动强度、运动时心率和血压变化，来判定患者的运动能力，评估心肺功能，评估各类检查和治疗的风险与效果等，如出现胸痛、头晕、面色苍白、运动失调等，立即终止试验，不间断观察心电图变化，明确心源性还是非心源性，及时对症处理。

（七）同步 12 导联心电图实时监测

1. ST 段改变　是运动试验的一项重要评价指标，心电图监测仪能自动测量并提供瞬间 ST 段测量数据。ST 段改变有 ST 段抬高与 ST 段压低，观察 ST 段改变要注意其形态的变化、下降与抬高的程度、持续时间。

2. QRS 波群形态的改变　运动试验可引起多种室内传导阻滞，包括左束支传导阻滞、右束支传导阻滞、分支传导阻滞等。运动引起室内传导阻滞，主要是频率依赖性，随着心率的减慢而恢复，这种一过性的单独改变无临床意义，只有合并心电图其他改变，才有诊断价值。

3. 心律失常　随着运动负荷增加，各种心律失常均可出现，常见有室性期前收缩与房性期前收缩，阵发性心房颤动也时有发生，也可见各种传导阻滞，严重者可发生阵发性室性心动过速、心室颤动、心室停顿。严重的心律失常也是终止运动试验的指标之一。运动试验恢复阶段也会发生心律失常，运动后频繁心室异位搏动比运动过程中发生心室异位搏动风险更高，须重视运动后的心电图改变。

4. T 波改变　运动引起急性冠脉功能不全，可使心内膜下及心外膜下急性心肌缺血。心内膜下缺血，T 波高耸直立对称；心外膜下缺血，T 波倒置，呈双支对称及箭头样改变，伴有 Q-T 间期延长；也可见生理性 T 波倒置，此时的 T 波，倒置较浅，双支不对称，无 Q-T 间期延长，属于运动引起的正常的生理反应。有些原有 T 波改变的患者，运动后出现 T 波正常化，这类 T 波的动态改变，又称心电图伪改善，不应单纯认为属于正常改变，有时恰恰存在运动试验阳性的可能。

（八）试验结束

当出现终止运动试验指征时立即终止运动，让患者在平板仪跑台上做减速漫步 1 分钟，随后坐于检查仪旁，同时监测心电图及血压 4～6 分钟，每 2 分钟测量血压。如果 6 分钟后 ST 段缺血性改变仍未恢复到运动前图形，应继续观察，直至恢复。

三、终止目标

（一）绝对指征

（1）患者已达到预期的目标心率。

（2）患者要求终止。

（3）出现典型的心绞痛。

（4）出现严重室性心律失常或进行性传导阻滞。

（5）血压下降比原来收缩压下降大于 10mmHg，或急剧上升收缩压大于 210mmHg，伴有心肌缺血的征象。

（6）运动负荷增加，心率反而减慢，心率比原来减慢 20 次 / 分。

（7）严重末梢循环灌注不足，如恶心、发绀、气喘、面色苍白等。

（8）出现中枢神经系统症状，如运动失调，眩晕等。

（9）出现显著的 ST 段改变：ST 段下斜型或水平型压低≥ 0.3mV，或在非病理性 Q 波的导联上出现 ST 段抬高≥ 0.1mV（除外 V_1 导联及 aVR 导联）。

（二）相对指征

（1）出现明显的疲劳、极度紧张、头晕、胸痛（可疑心绞痛）。

（2）ST 段下斜型或水平型压低≥ 0.2mV，上斜型压低＞ 0.3mV。

（3）高血压反应：收缩压≥ 250mmHg 或舒张压≥ 110mmHg。

（4）增加运动负荷，血压递增不明显，或不递增，甚至出现下降，收缩压较基础血压下降≥ 10mmHg，不伴有其他心肌缺血的征象。

（5）出现频发、多源性或成对的室性期前收缩、阵发性室上性心动过速、传导阻滞或心动过缓。

（6）运动量已达到最大心率的 90%。

第四节 活动平板心电图运动试验方案的选择

一、活动平板心电图运动试验运动方案

活动平板心电图运动试验运动方案有多种，目前国际上尚无统一的方案，应根据受检者体力及测试目的而定，大多数患者采用标准 Bruce 方案（表 5-4-1）。年龄较大或心功能不全的受检者可采用改良 Bruce 方案（表 5-4-2）。

表 5-4-1 活动平板心电图运动试验 Bruce 方案（常用的活动平板运动试验方案）

级	速度（mp/h）	坡度（%）	时间（分钟）	代谢当量（METs）	总运动时间（分钟）
1	1.7	10	3	4	3
2	2.5	12	3	7	6
3	3.4	14	3	9	9
4	4.2	16	3	13	12
5	5.0	18	3	16	15
6	5.5	20	3	19	18
7	6.0	22	3	22	21

表 5-4-2 活动平板运动试验改良 Bruce 方案（适用于年老体弱和心功能不全患者）

级	速度（mp/h）	坡度（%）	时间（分钟）	代谢当量（METs）	总运动时间（分钟）
1	1.7	0	3	2	3
2	1.7	5	3	3	6
3	1.7	10	3	5	9
4	2.5	12	3	7	12
5	3.4	14	3	10	15
6	4.2	16	3	13	18
7	5.0	18	3	16	21

二、症状限制性心电图运动试验

症状限制性心电图运动试验是指患者在未达到极量或次极量运动水平时，因出现严重症状、体征而不得不终止运动的情况。例如，患者在运动中因出现严重心肌缺血（心绞痛、ST 段下降）而终止运动，或因出现血压下降，心律失常、头晕、步态不稳等而终止运动。

三、极量运动试验和次极量运动试验

极量和次极量递增性分级心电图运动试验是以心率作为运动终点指标的试验。当受检查者逐渐增加运动量时，其氧耗量也平行增加，达到某一高水平运动量时氧耗量最大，继续增加运动量，氧耗量不再增加，这种运动量称为极量运动。当受检者运动至筋疲力尽时可认为已达到极量运动，此时心率应达到该年龄组的最大心率。极量目标心率 =220– 年龄。

次极量运动是一个人为的指标，一般取最大心率的 90% 为其预期心率，次极量目标心率 = 195– 年龄。一部分人不易达到最大心率，则可按此心率为终点。应强调的是，次极量运动的结果不能作为肯定的诊断依据，尤其是其阴性结果，更无诊断意义。

第五节 活动平板心电图运动试验结果判定标准

一、活动平板心电图运动试验阳性

（1）运动中或运动后在R波为主的导联中，ST段出现水平型或下斜型压低≥0.1mV，持续时间>1分钟。

（2）运动前原有ST段压低者，应在原有基础上再压低≥0.1mV，持续时间>1分钟。

（3）运动中或运动后出现ST段水平型或弓背向上型抬高≥0.2mV，持续时间>1分钟。

（4）运动中出现典型心绞痛。

（5）运动中血压下降>10mmHg（1.33kPa），并伴有全身反应，如低血压性休克者。

（6）运动诱发室性心动过速等严重心律失常。

二、活动平板心电图运动试验可疑阳性

（1）运动中或运动后以R波为主的导联，ST段在原基础上水平型或下斜型压低≥0.05mV，但<0.1mV，持续时间>1分钟。

（2）运动中或运动后以R波为主的导联，ST段在原基础上水平型或下斜型压低≥0.1mV，但持续时间<1分钟。

（3）运动中ST段上斜型压低≥0.15mV，持续时间≥1分钟。

（4）运动中或运动后出现U波倒置。

（5）运动诱发严重的心律失常，出现频发室性期前收缩、室性期前收缩二联律或短串室性心动过速、心房颤动、心房扑动、传导阻滞等。

三、活动平板心电图运动试验阴性

运动已达到预计心率，未出现胸痛、头晕乏力等症状，心电图与血压未发现异常改变或心电图及血压的改变未达到上述阳性和可疑阳性的标准。

四、假阳性与假阴性

在运动试验过程中，注意影响诊断的因素，排除假阳性与假阴性。凡能引起ST段压低的非冠心病原因均可造成运动试验假阳性，常见可能的原因：①药物的影响，使用洋地黄、降压药、排钾利尿剂等；②房室肥大、束支阻滞、预激综合征等基础心电图异常；③女性伴自主神经功能失调。

能减轻ST段改变的因素可造成运动试验假阴性，常见于：①患者运动量不足；②陈旧性心肌梗死的患者；③患者使用了普萘洛尔、硝酸盐或其他抗心绞痛的药物。

男女运动试验临床意义略有不同，女性运动试验结果可信度略低于男性，其假阳性高，但女性阴性结果的准确性比男性更可靠。

第六节 活动平板心电图运动试验实例分析

案例一（图5-6-1）

运动试验心电图分析 运动前常规心电图无异常。按Burce方案运动至7分09秒，因出现胸闷、胸痛而终止运动。

患者运动至2分50秒时Ⅱ、Ⅲ、aVF、V_3、V_4导联出现轻度斜上型ST段压低，运动至5分50秒时在Ⅱ、Ⅲ、aVF、V_4导联出现ST段斜上型压低，V_5、V_6导联上ST段下垂型压低，至7分09秒，Ⅱ、Ⅲ、aVF、V_3斜上型压低大于0.1mV（J点后60毫秒），V_4～V_6水平型压低大于0.1mV，ST段压低持续时间>1分钟。运动终止，至恢复期2分50秒，ST段压低未恢复。

运动试验结果 阳性。

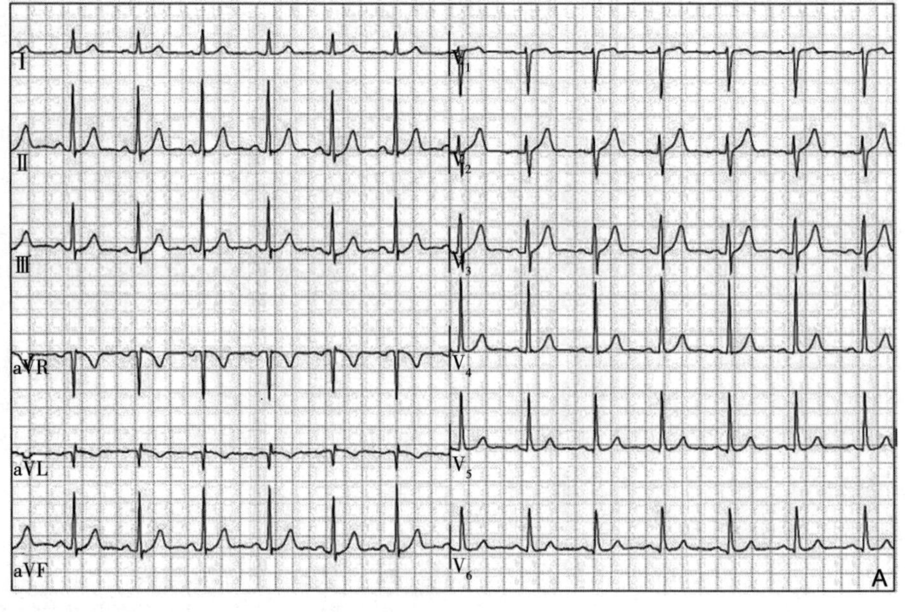
I
II
III
aVR
aVL
aVF
V1
V2
V3
V4
V5
V6
A

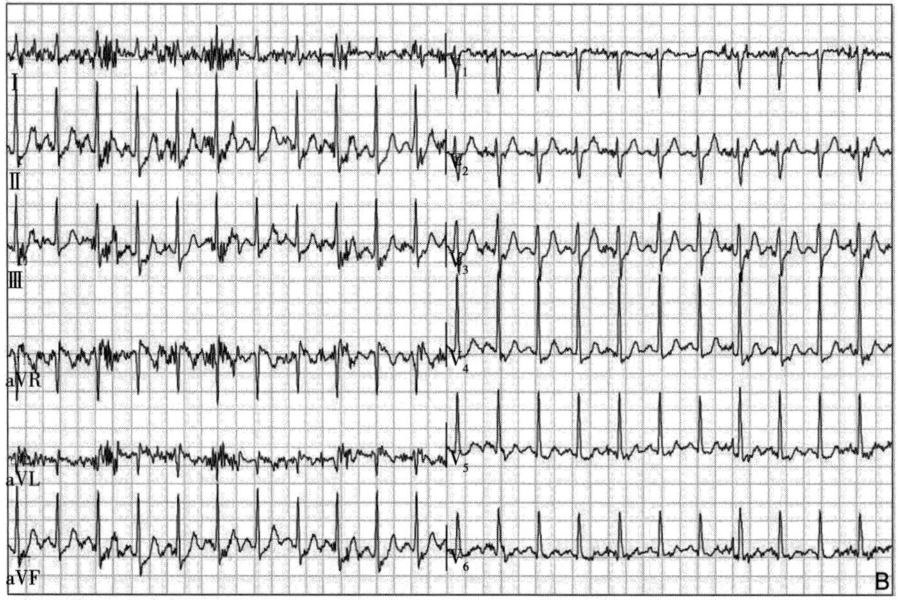
I
II
III
aVR
aVL
aVF
V1
V2
V3
V4
V5
V6
B

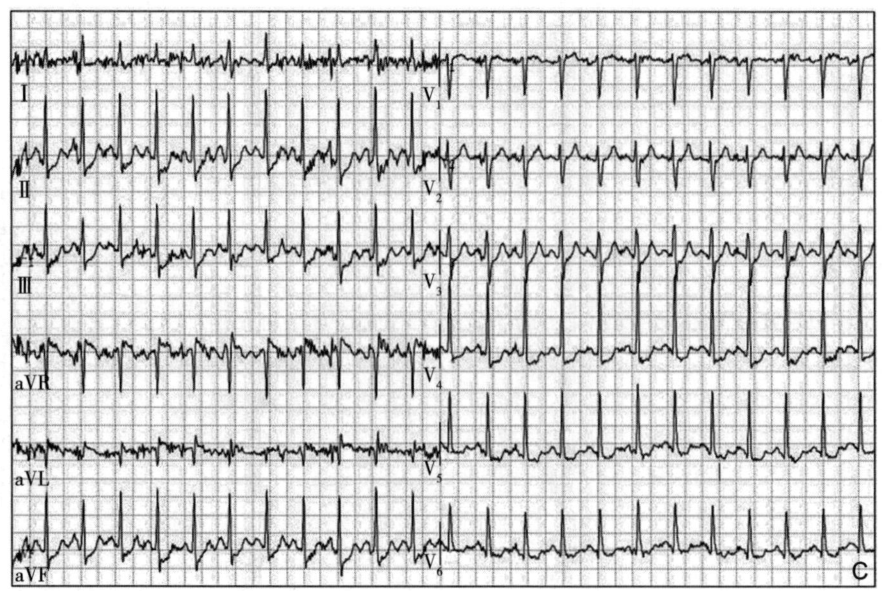
I
II
III
aVR
aVL
aVF
V1
V2
V3
V4
V5
V6
C

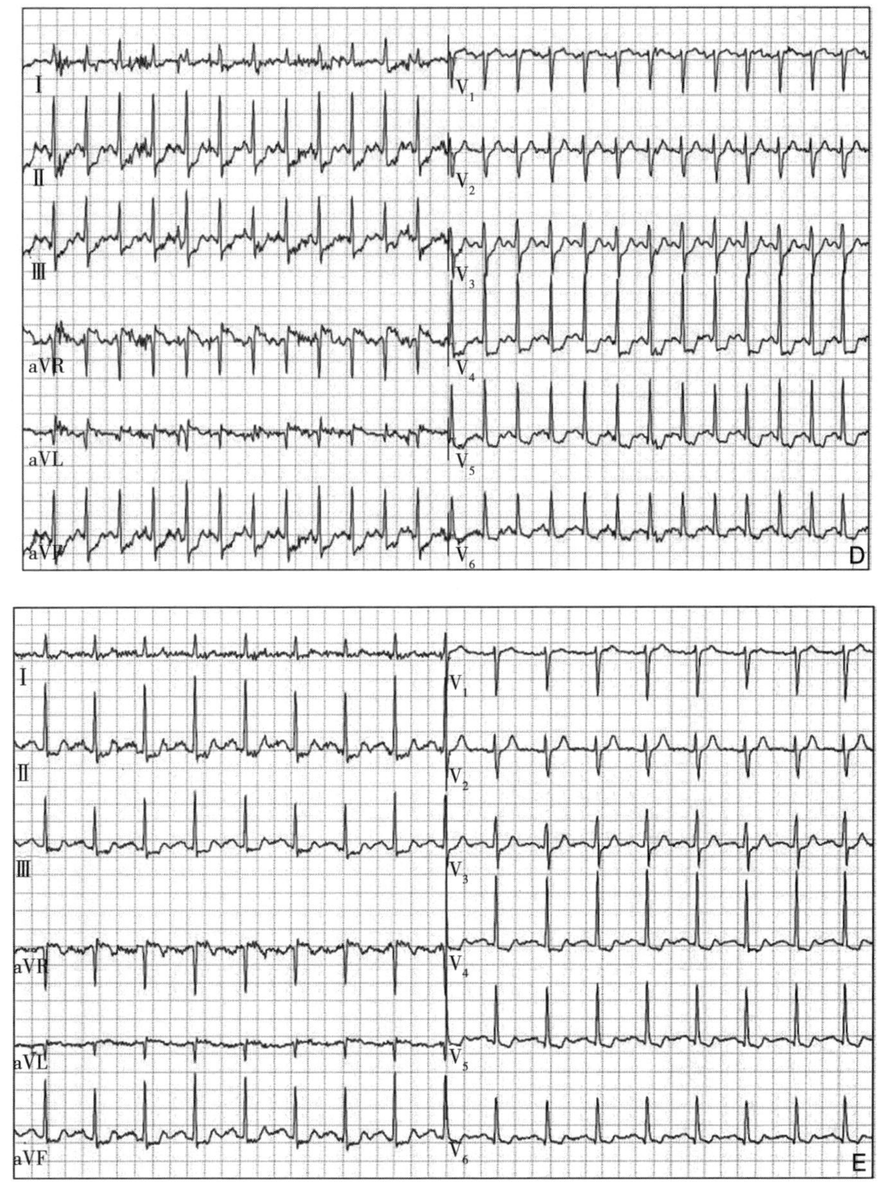

图 5-6-1　运动试验心电图（1）

患者，男性，65 岁。因胸闷不适一天就诊　A. 运动前常规心电图；B. 运动至 2 分 50 秒的常规心电图；C. 运动至 5 分 50 秒的常规心电图；D. 运动至 7 分 09 秒的常规心电图；E. 运动终止，到恢复期 2 分 50 秒的常规心电图

案例二（图 5-6-2）

运动试验心电图分析　运动前常规心电图无异常。按 Bruce 方案运动 5 分 18 秒，因乏力终止运动。

患者运动至 2 分 50 秒时 Ⅱ、Ⅲ、aVF、V_4 ～ V_6 导联出现轻度斜上型 ST 段压低；运动至 5 分 18 秒时，Ⅱ、Ⅲ、aVF 导联 ST 段下垂型压低、V_4 ～ V_6 导联 ST 段水平型压低，均大于 0.1mV，ST 段压低一直持续至运动后 2 分 50 秒，尚未恢复。

运动试验结果　阳性。

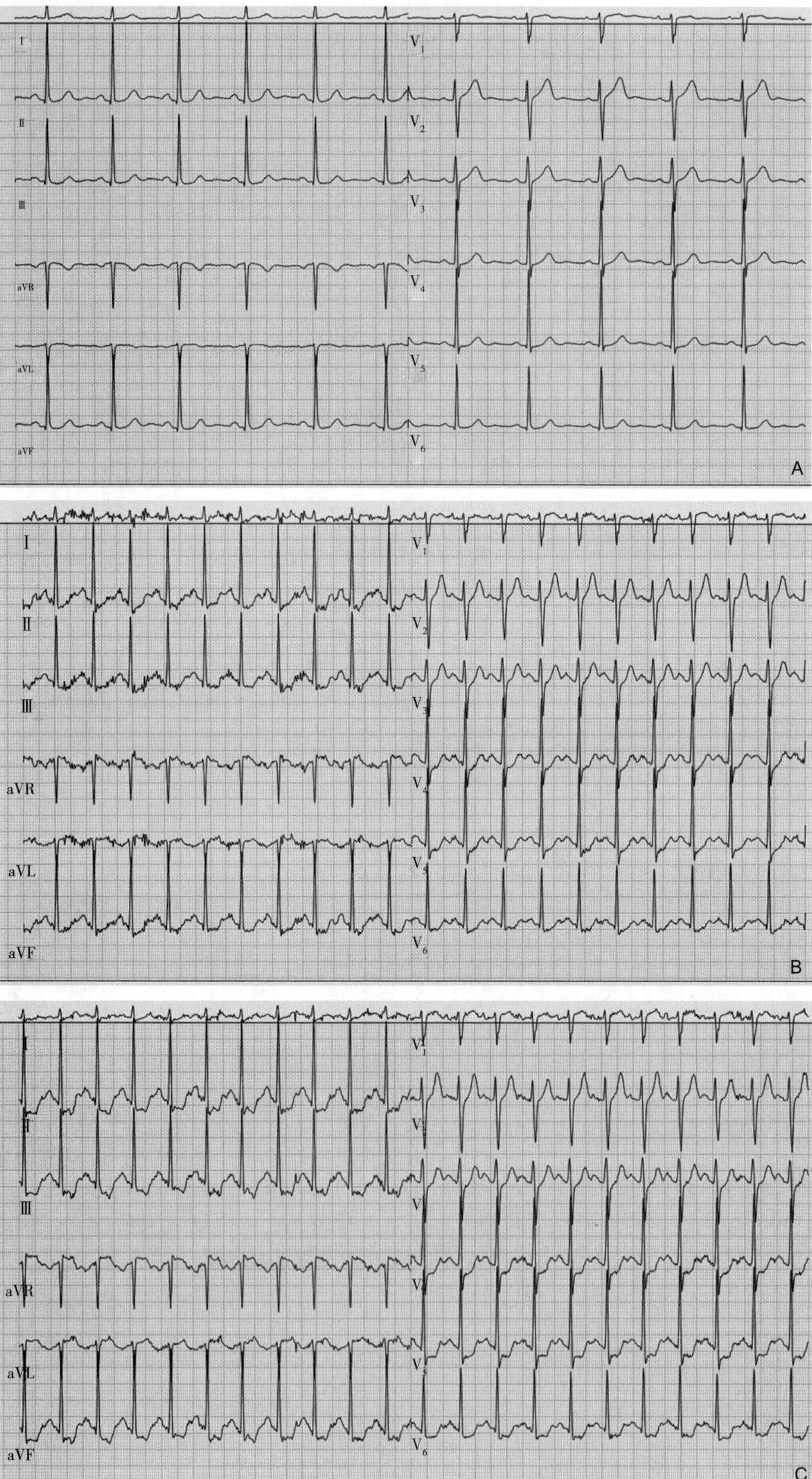
I
II
III
aVR
aVL
aVF
V1
V2
V3
V4
V5
V6
A
B
C

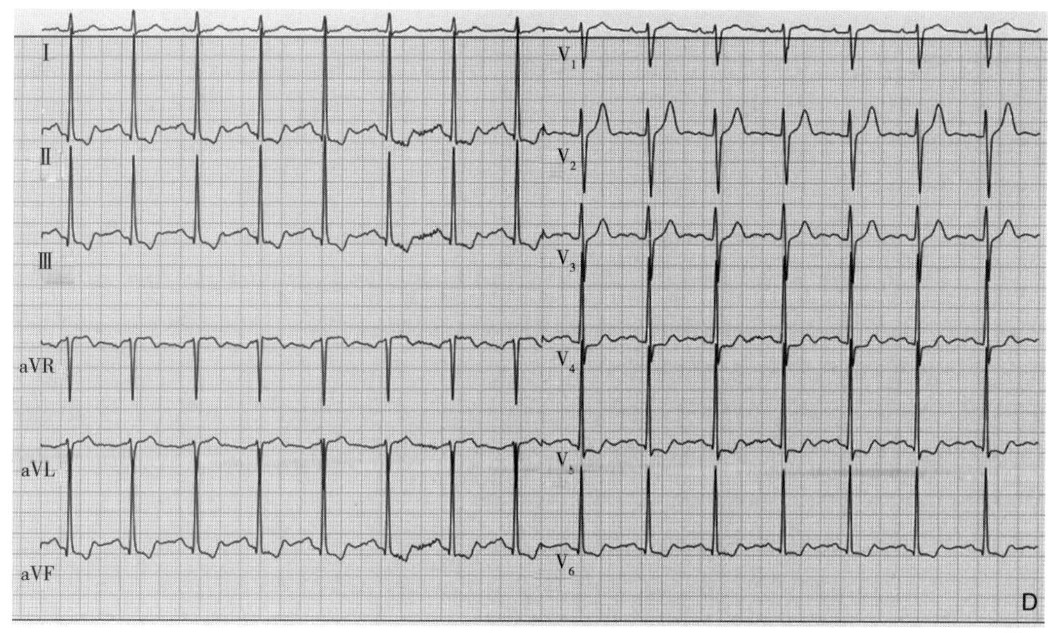

图 5-6-2　运动试验心电图（2）

男性，58 岁，因胸闷、乏力一天就诊。A. 为运动前常规心电图；B. 运动至 2 分 50 秒的常规心电图；C. 运动至 5 分 18 秒的常规心电图；D. 运动终止，到运动后 2 分 50 秒的常规心电图

案例三（图 5-6-3）

运动试验心电图分析　运动前常规心电图无异常。按 Bruce 方案运动至 6 分 48 秒时出现阵发性心房颤动，至 7 分 30 秒因乏力终止运动。运动终止后 0 分 50 秒，出现窦性心动过速，短串房性心动过速，无心绞痛发作，无缺血型 ST 段改变。

运动试验结果　可疑阳性。

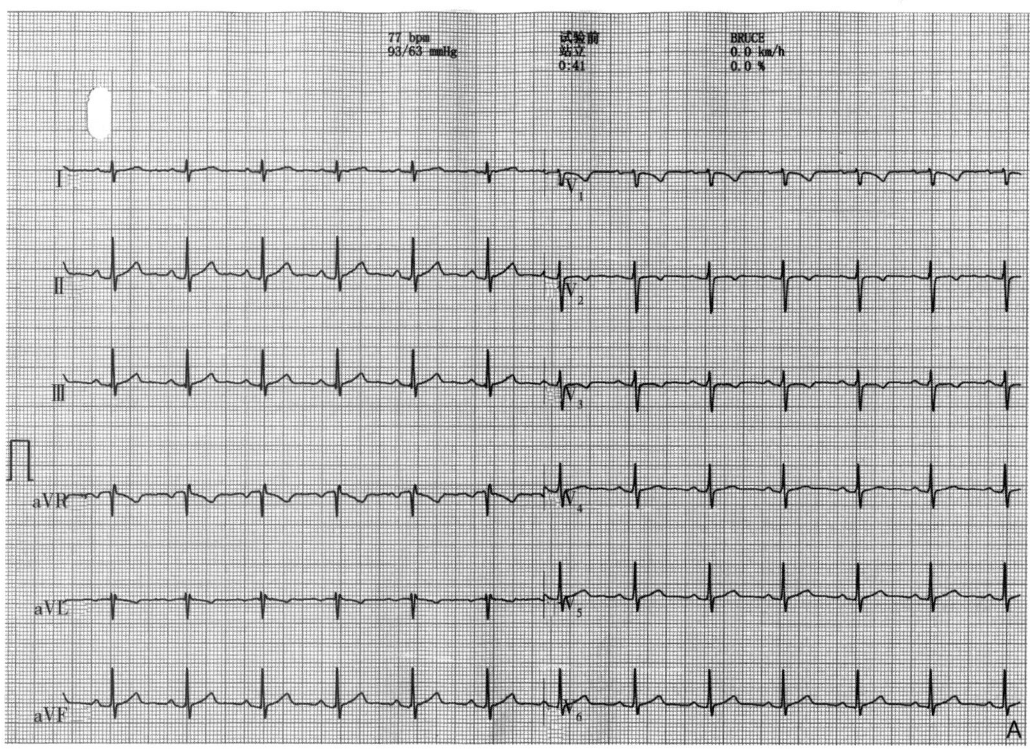

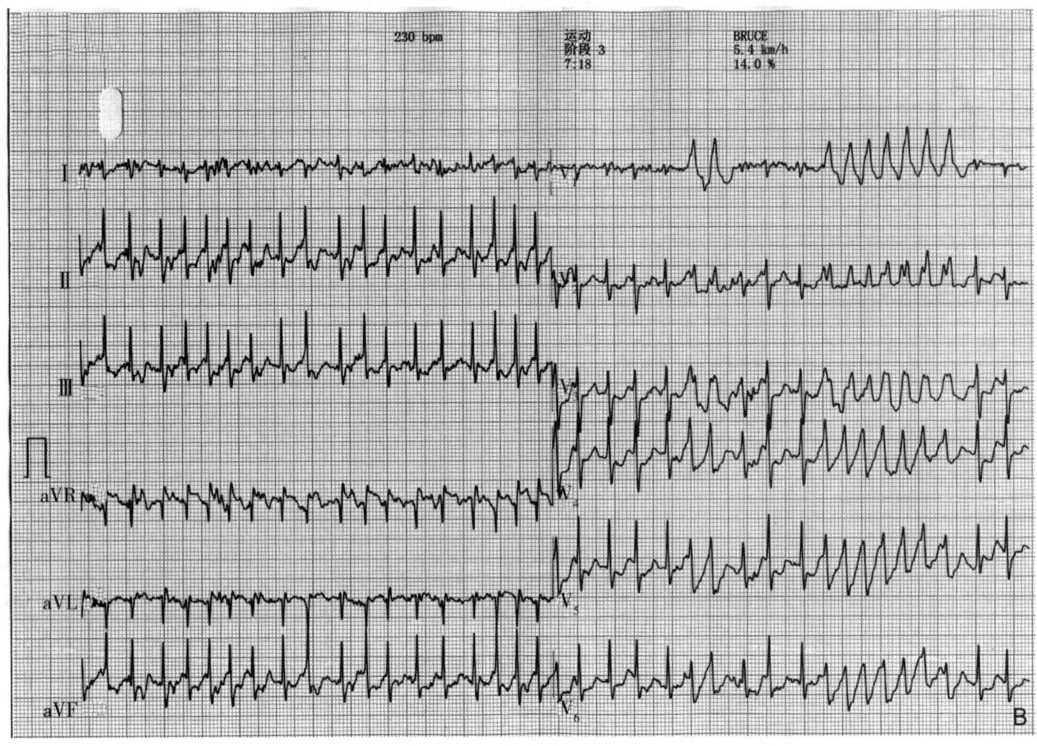

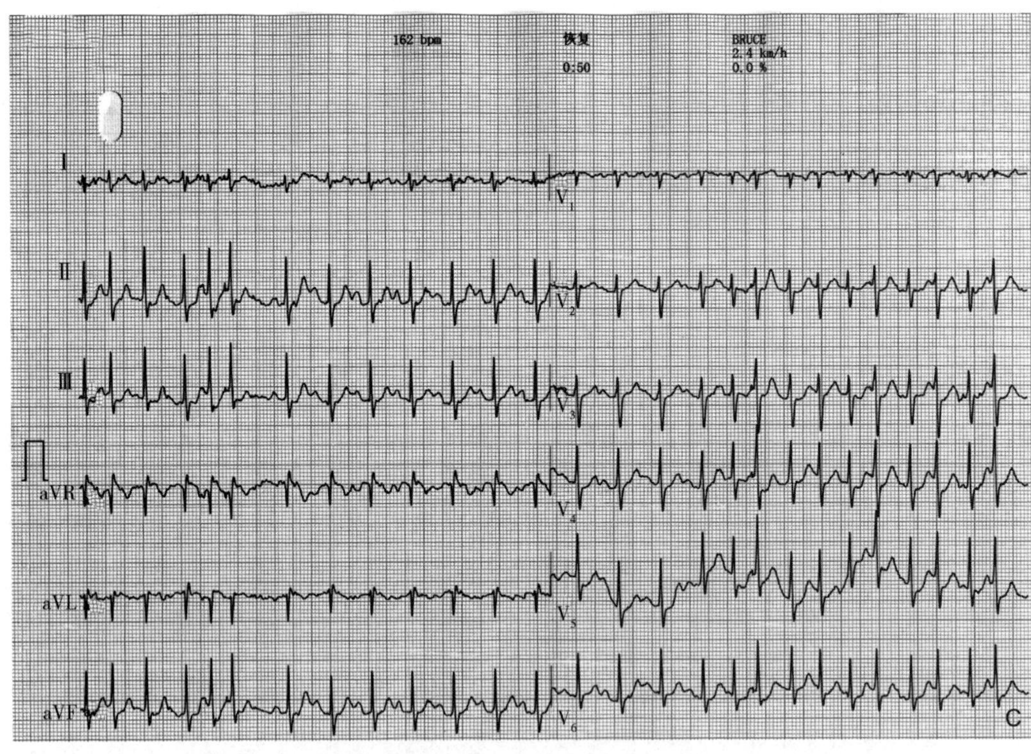

图 5-6-3　运动试验心电图（3）

女性，47 岁。因心悸、胸闷不适就诊。A、B、C 分别为运动前、运动中、运动后恢复期常规心电图

案例四（图 5-6-4）

运动试验心电图分析　运动前常规心电图无异常。按 Bruce 方案运动至 8 分 50 秒，因乏力而终止运动，最高心率 155 次 / 分，达到极量的目标心率，无心绞痛发作，无缺血型 ST 段改变，血压反应正常。

运动试验结果　阴性。

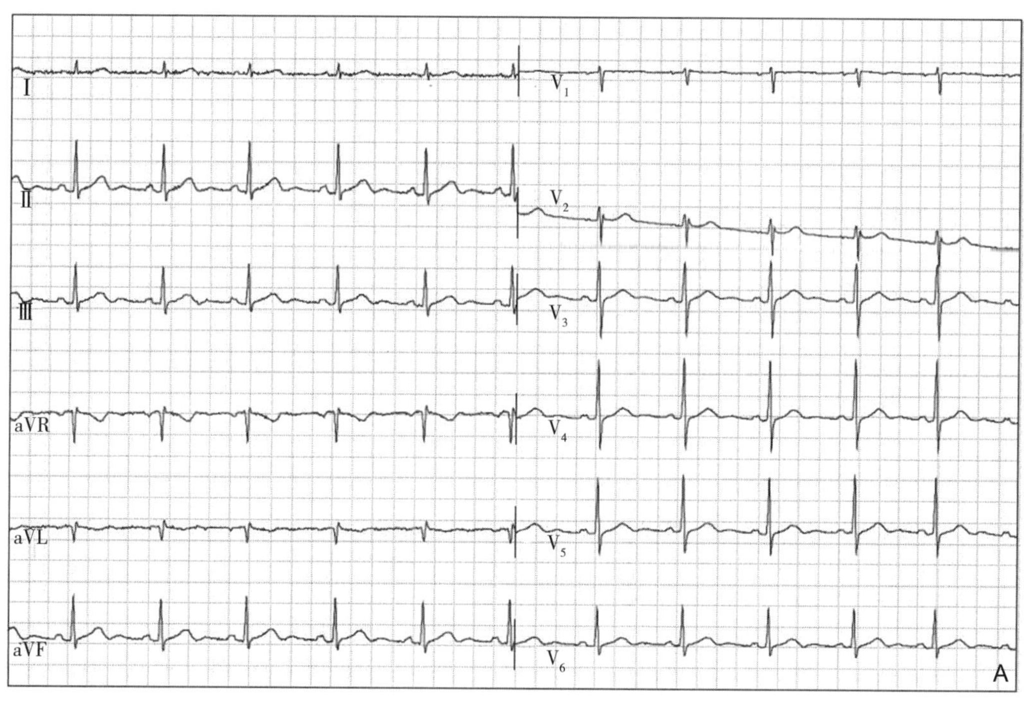

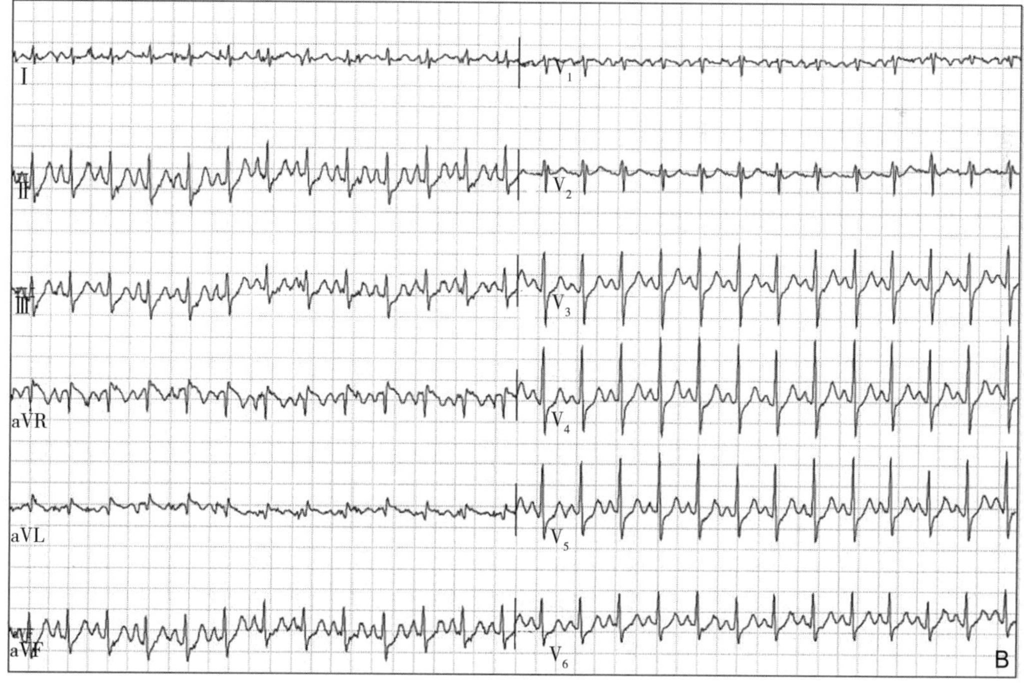

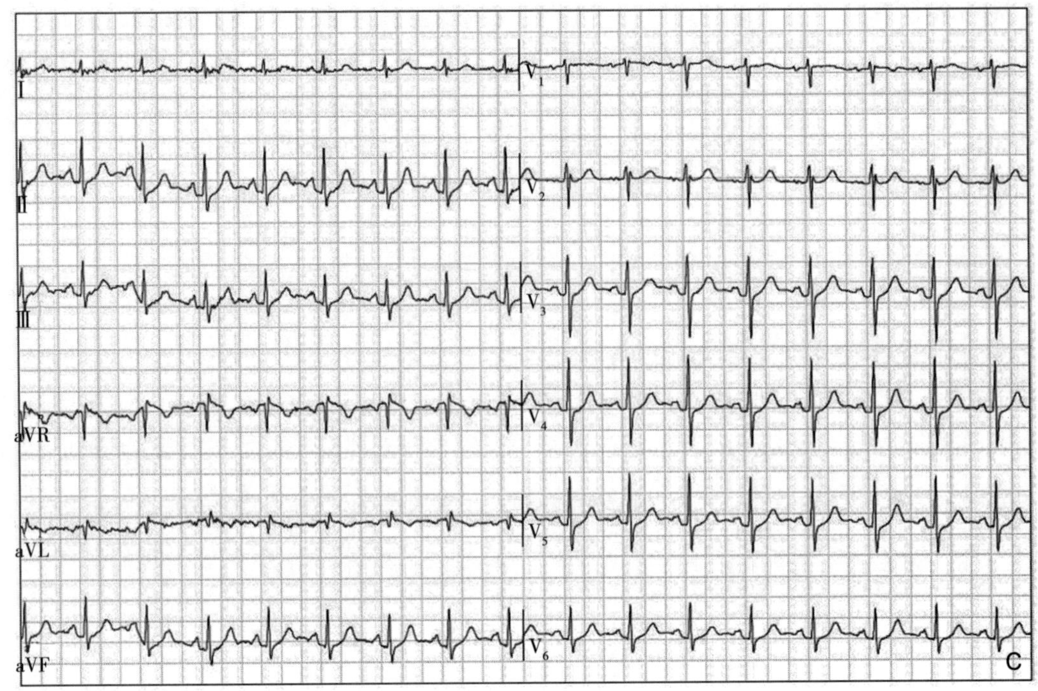

图 5-6-4 运动试验心电图（4）

女性，65 岁。因睡眠欠佳就诊。A . 运动前常规心电图；B. 运动至 8 分 50 秒的常规心电图；C. 运动终止后 2 分 50 秒的常规心电图

（丁雅英）

参考文献

陈新 , 黄宛 , 2009. 临床心电图学 .6 版 . 北京 : 人民卫生出版社 .

方丕华 , 2009. 阜外心电图运动试验 . 北京 : 人民卫生出版社 .

郭继红 , 2003. 心电图学应试指南 . 北京 : 人民军医出版社 .

江雪玲 , 丁雅英 , 王慧 , 2012. 心电诊断技能教程 . 北京 : 人民卫生出版社 .

汤亚明 , 郭涛 , 刘健 , 2005. 心脏负荷试验 . 昆明 : 云南科技出版社 .

第 6 章
心脏超声检查

第一节　几种常见心血管疾病的超声心动图诊断

随着人们的物质文化水平及生活水平的不断提高及饮食习惯和生活方式的转变，人口逐步趋于老龄化，糖尿病、高血压及高脂血症人群越来越多，从而导致心血管疾病发病率和病死率逐步增高，其中以冠状动脉疾病导致的心肌梗死发病率增长最快，且病情复杂多变，已严重威胁社会公共健康。医学影像学技术成为心血管疾病的重要诊断手段。急诊收治的心血管疾病发病急，病情复杂严重，患者不宜频繁搬动，通常不能及时进行 CT、磁共振等影像学检查，容易延误诊断，错过临床最佳治疗时机。急诊床边超声心动图近年来越来越多应用于急诊心血管疾病的诊断，且因其无须患者移动、无创、可重复性，且具有便捷、快速、安全的优势，成为诊断紧急心血管突发事件的重要手段。

近年来冠心病的发病率不断上升，冠心病的影像学诊断尤为重要。冠状动脉造影（coronary angiography，CAG）是诊断冠心病的金标准。冠状动脉疾病在急诊心血管疾病中发病率最高。超声心动图检测急性心肌梗死的技术包括经胸超声心动图、实时三维超声心动图（RT-3DE）、超声声学造影、组织多普勒显像、斑点追踪技术及经食管心脏超声检查。冠心病最典型的为左心室节段功能异常，部分为缺血性心肌病表现，即整体心肌运动异常，心脏功能不全，超声心动图不仅要评价左心室整体收缩功能，同时必须评价各节段性室壁运动状态，节段性室壁运动异常是冠心病患者心肌缺血的敏感和特征性指标。RT-3DE 能准确显示冠心病患者心肌节段的运动状态和功能。左心室 17 段心肌有相对固定的冠状动脉供血，具体关系如下：左前降支支配前壁基底段（1 段）、前间隔基底段（2 段）、前壁中间段（7 段）、前间隔中间段（8 段）、前壁心尖段（13 段）、室间隔心尖段（14 段）、心尖部（17 段）；左回旋支主要支配下侧壁基底段（5 段）、前侧壁基底段（6 段）、下侧壁中间段（11 段）、前侧壁中间段（12 段）、侧壁心尖段（16 段）；右冠状动脉主要支配下间隔基底段（3 段）、下壁基底段（4 段）、下间隔中间段（9 段）、下壁中间段（10 段）、下壁心尖段（15 段）。其中供应 17 段的冠状动脉变异较大，可由 3 支中的任何 1 支供血，所以节段性室壁运动异常可以较为准确地判断病变冠脉及其分支。RT-3DE 按照美国心脏病学会推荐的心脏影像学检查方法同时显示出左心室 17 段心肌的收缩功能及收缩同步性，左心室 17 段时间 - 容积和牛眼图。

（一）M 型超声心动图

广泛前壁心肌梗死患者左心长轴切面前间隔与左心室后壁运动曲线显示前间隔变薄，收缩期增厚率减低甚至消失（图 6-1-1）。

（二）二维及彩色多普勒超声心动图

（1）心腔扩大或饱满，室壁表现为节段性运动异常。室壁运动减低、消失，甚至反常运动。心内膜运动＜ 2mm 为运动消失，2 ～ 4mm 者为运动减弱，≥ 5mm 者为运动正常。应用目测法对室壁运动进行定性分析：①运动正常，即收缩期心内膜运动幅度和室壁增厚率正常；②运动减弱，即较正常室壁运动减弱，室壁增厚率＜ 50%；③不运动，即室壁运动消失；④矛盾运动，即收缩期室壁朝外运动；⑤运动增强，即室壁运动幅度较正常大。同时采用室壁运动记分法进行半定量分析：运动增强为 0 分；运动正常为 1 分；运动减弱为 3 分；矛盾运动为 4 分；室壁瘤为 5 分。将所有节段记分相加的总和除以所观察的室壁总数即得“室壁运动指数”。凡室壁运动为 1 分者属正常，室壁运动指数＞ 1 分者为异常，室壁运动指数判断≥ 2 分者为显著异常。

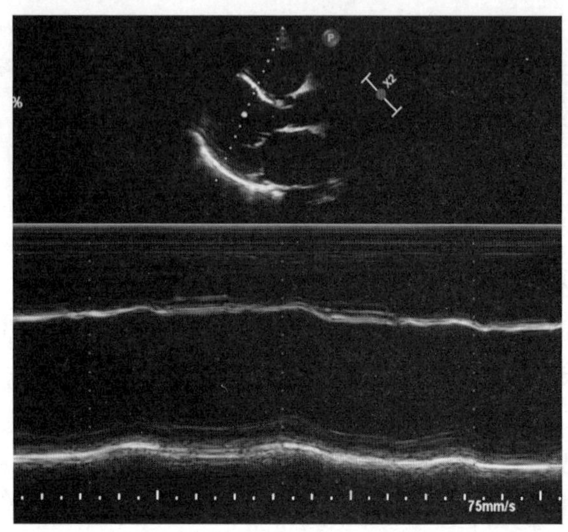

图 6-1-1　M 型超声心动图显示前间隔运动幅度明显减低

（2）真性室壁瘤形成，室壁变薄，心肌局部向外膨出变形，收缩期瘤壁无向心性收缩或呈相反方向的离心运动功能，瘤体内血流淤滞缓慢，容易形成血栓（图 6-1-2 ～图 6-1-4）。

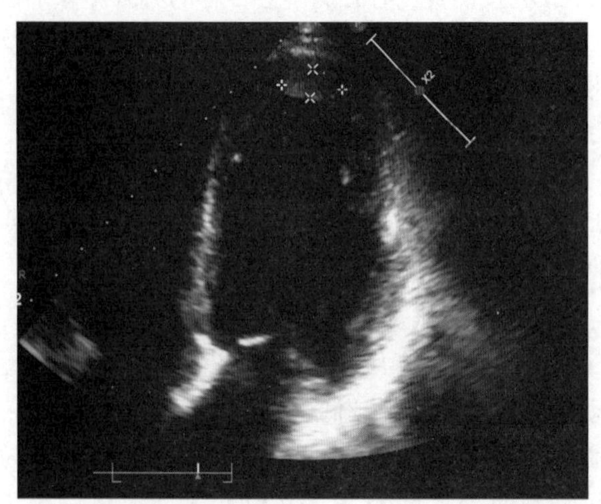

图 6-1-2　二维超声心动图显示心尖部室壁瘤并血栓形成

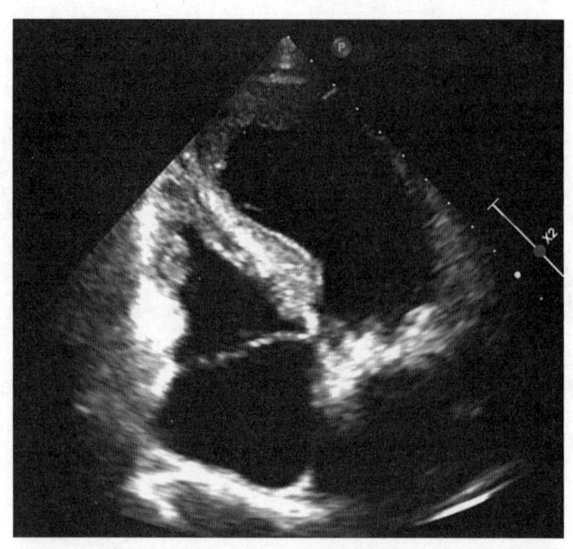

图 6-1-3　二维超声心动图显示心尖部室壁瘤并血栓形成

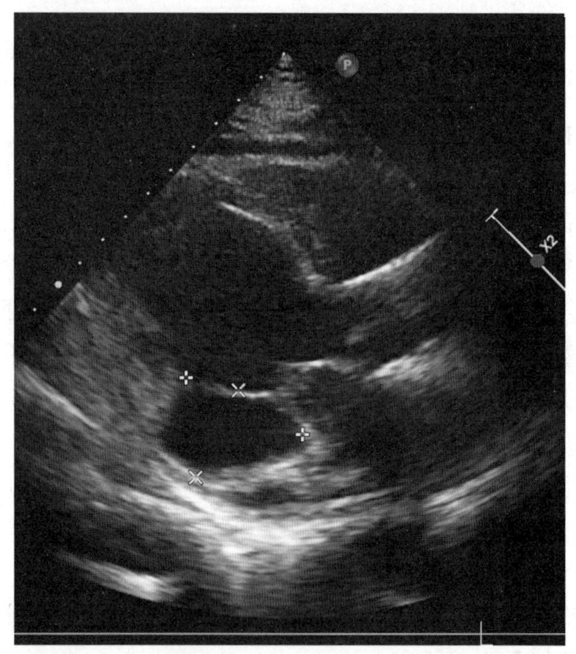

图 6-1-4　二维超声心动图显示下后壁室壁瘤形成

（3）假性室壁瘤形成，是因为左心室游离壁破裂，局部心包和血栓等物质包裹血液形成的一个与左心室相通的囊腔。瘤口直径小，因心室壁回声断裂，瘤壁由纤维心包组织和（或）血凝块构成。假性室壁瘤颈部窄，而真性室壁瘤颈部较宽。

（4）室间隔穿孔（图 6-1-5，图 6-1-6），室间隔破裂常发生于前间壁，少数发生于后间壁。二维超声可显示室间隔回声中断，彩色多普勒可显示五彩镶嵌血流信号。

（5）左心室附壁血栓形成，常见于前壁心肌梗死，多发生于心尖部（图 6-1-2，图 6-1-3）。血栓附着于左心室心内膜面，部分因机化、纤维化回声较强，新鲜血栓回声较弱。观察时应注意与心尖部肌柱相鉴别。

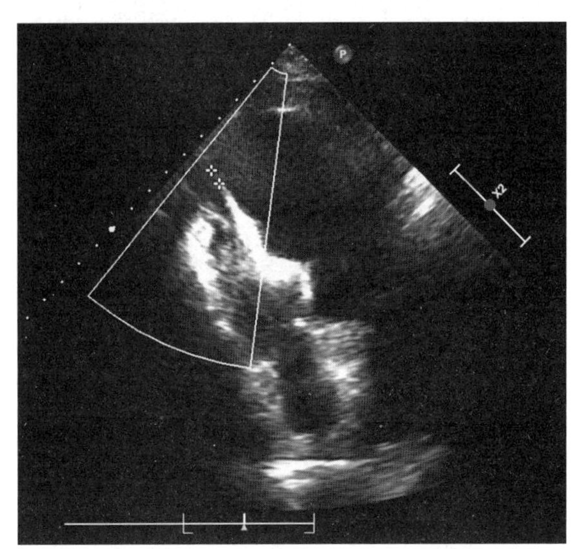

图 6-1-5　彩色多普勒显示室间隔破裂、穿孔

（6）二尖瓣反流，因左心室扩大、二尖瓣环扩张及乳头肌功能不全等，导致二尖瓣关闭不全。彩色多普勒可显示自左心室向左心房的五彩镶嵌反流信号。

（7）左心室游离壁破裂伴心包渗液、心脏压塞，心包腔内可见液性暗区。

（三）组织多普勒成像

通过速度、加速度、能量 3 种方式将心肌的运动速度信息进行编码，定性或定量显示缺血部位及室壁运动速度。

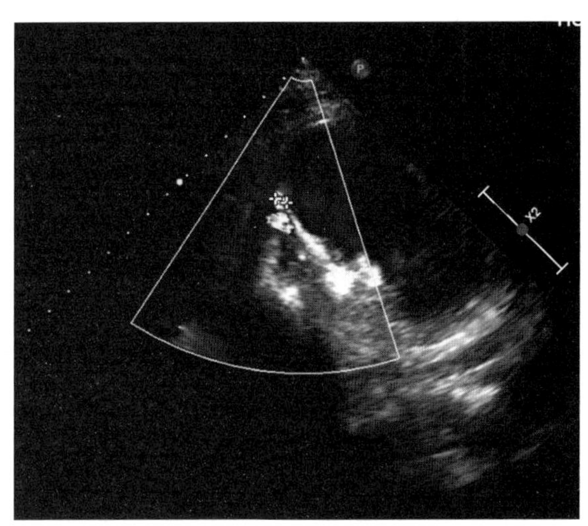

图 6-1-6　彩色多普勒显示室间隔破裂、穿孔

（四）实时三维超声心动图

实时三维超声心动图可同时显示整个左心室壁运动收缩功能，克服了二维切面的不足。通过全容积采集左心室形态结构信息，准确评价左心室各室壁节段运动情况、左心室收缩功能及心肌运动同步性。研究结果显示，RT-3DE 技术在诊断病变血管数量方面与冠状动脉造影无显著性差异，并且诊断单支冠脉病变准确度较高，诊断左前降支、左回旋支、右冠状动脉的敏感度均大于 79%，特异度均大于 97%。

第二节　肺栓塞超声心动图检查

肺栓塞（pulmonary embolism，PE）是指各种栓子阻塞肺动脉系统的总称，包括肺血栓栓塞症（pulmonary thromboembolism，PTE）、脂肪栓塞综合征、羊水栓塞、空气栓塞等。通常所称肺栓塞即指 PTE 。肺栓塞发病率高，发病急，病死率高，以肺循环和呼吸功能障碍为其主要临床和病理生理特征。随着多普勒及实时三维超声心动图技术发展，超声心动图诊断肺栓塞漏误诊率明显下降。经胸超声心动图可以显示 PTE 引起的心脏形态及血流动力学变化。当肺动脉栓塞时，尤其是发生大面积肺动脉栓塞时，肺动脉内压力增高，从右心进入肺循环的血流量减少，经肺静脉回流至左心的血流量亦随之减少，左心室的前负荷降低，使得左心室内血流充盈量减少，左心室每搏输出量减少，导致体循环血流灌注不足，体循环回流至右心血流量亦减少，进一步加重了血流动力学的紊乱，破坏了原有左右心室的平衡关系。超声心动图可以对心脏结构进行实时动态多切面多角度检查显示，所以超声心动图是明确肺动脉栓塞诊断的首选检查方法。超声心动图可以直接或间接地给肺动脉栓塞的诊断提供依据。当患者发生肺动脉栓塞时，超声心动图可以从右心系统内径的变化和血流动力学等多方面进行反复扫查，多次测量，动态观察其变化，对肺栓塞患者的诊断和治疗有重要指导意义，同时对患者治疗后效果的评估和随访也提供多方面有效信息，为肺动脉栓塞的临床诊断和及时治疗提供了便利条件；下肢静脉超声对肺动脉栓塞诊断具有明显的间接诊断依据，应作为明确肺动脉栓塞的常规检查手段。

（一）M 型超声心动图

对感兴趣区域通过 M 型取样进行测量，可显示左右心腔大小的比例，右心室前壁厚度及右心室壁运动幅度。急性重度肺栓塞患者可探测到右心室游离壁运动幅度普遍降低，而右心室心尖部并不受影响甚至运动增强，即呈现特殊的节段性室壁运动异常。慢性肺动脉栓塞可由于右心室长期压力负荷过重出现右心室前壁增厚，运动幅度低平，甚至消失。

（二）二维及彩色超声心动图

肺栓塞超声心动图表现为右心系统及肺动脉腔内可显示血栓直接征象；右心系统的解剖和血流动力学改变的间接征象。直接征象：右心房、右心室或肺动脉腔内稍强血栓回声团块，新鲜血栓回声偏低（图 6-2-1）。动态观察血栓发生的部位、大小、形态、回声强弱及活动度。间接征象：右心房、右心室扩大或显示饱满而无明显扩大。因右心室压力负荷过重，使室间隔向左移位变平，左心室轮廓左心室短轴切面显示为“D”形。左心室内径缩小，右心室 / 左心室＞ 0.5。肺动脉内径增宽，肺动脉瓣口可见反流信号，频谱测量舒张期反流血流速度增快，肺动脉舒张压增高，超过 20mmHg。三尖瓣口彩色显示反流信号亮度增高，频谱测量收缩期反流血流速度增快，肺动脉收缩压增高，超过 50mmHg（图 6-2-2，图 6-2-3）。卵圆孔未闭在彩色超声检查显示房间隔可见分流信号。应用高频浅表探头可检测患者下肢静脉，排除是否存在血栓团块回声。超声心动图对肺动脉主干及左、右分支起始处栓子，即中央型栓子的检出率较高，对肺动脉分支远端，即亚肺段的栓子通常无法探测，因此对累及亚肺段患者就容易造成漏诊。CT 对亚肺段栓子有较高的敏感性，同时结合超声心动图评估患者右心室功能和血流动力学变化，就能达到优势互补。

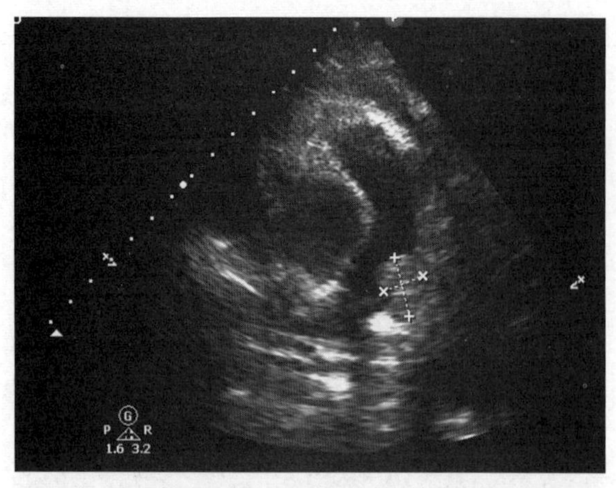

图 6-2-1 二维超声心动图显示肺动脉分叉处血栓栓塞

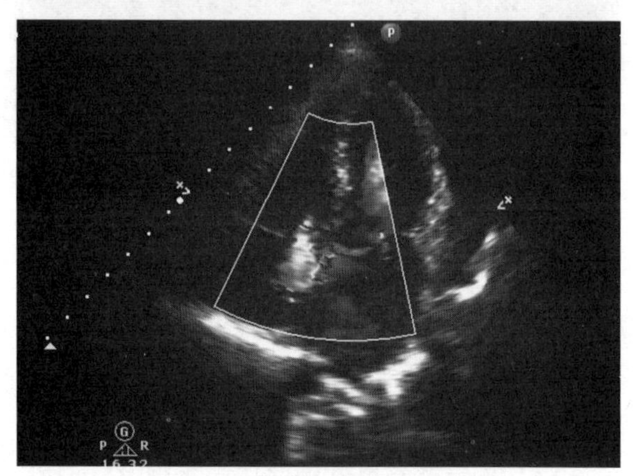

图 6-2-2 彩色多普勒显示三尖瓣轻度反流

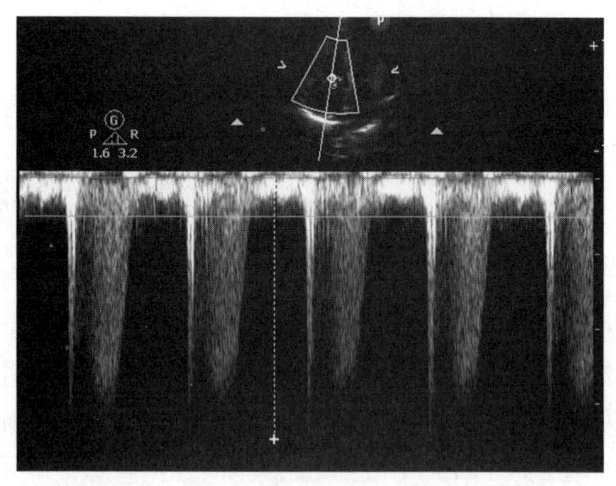

图 6-2-3 频谱多普勒测量三尖瓣峰值流速

第三节 主动脉夹层超声诊断法

主动脉夹层（aortic dissection，AD）又称主动脉夹层动脉瘤，是发生于主动脉壁中层的夹层血肿，是指主动脉内血液渗入并分离主动脉中层形成主动脉血肿，血肿可向两端扩展，向近心端扩展可累及主动脉瓣，向远心端扩展可累及主动脉弓、降主动脉及其分支血管。急性期主动脉夹层最常见的临床表现是突发剧烈的胸痛、休克和压迫症状，当主动脉夹层累及相应分支血管时引起相应部位或内脏缺血症状。AD属心血管疾病中的危重急症。其起病急，变化快，病死率高，预后凶险，极易误诊、漏诊，因此及时诊断和治疗对其预后非常重要。经胸超声心动图（TTE）是AD的首选无创检查方法。

AD这种剥离性血肿可沿主动脉壁及其分支延伸一定的距离。夹层血肿沿主动脉壁扩展，形成主动脉夹层的假腔，通过内膜撕裂口与夹层真腔相通，即主动脉相通。部分患者也可通过发生于主动脉远端的再入口相通。主动脉夹层可发生在主动脉任何部位，但最常见的部位为主动脉瓣上5cm处和左锁骨下动脉起始处的胸降主动脉。传统的AD分型为DeBakey分型和Stanford分型。DeBakey分型将AD分为3型：Ⅰ型，主动脉起源于升主动脉并累及降主动脉、腹主动脉及其分支，内膜破口位于升主动脉近端，亦可累及冠状动脉及主动脉瓣；Ⅱ型，夹层仅局限于升主动脉，内膜破口位于升主动脉近端，亦可累及冠状动脉及主动脉瓣；Ⅲ型，夹层起源于胸降主动脉，内膜破口位于左锁骨下动脉远端，未向下累及腹主动脉（膈肌以上）称为Ⅲa型，累及腹主动脉甚至髂动脉称为Ⅲb型。Stanford分型将AD分为两型：无论夹层起源于哪一部位，只要累及升主动脉者称为A型；夹层起源于降主动脉且未累及升主动脉者称为B型。Stanford A型包括DeBakey Ⅰ型、DeBakey Ⅱ型，而DeBakey Ⅲ型仅累及降主动脉，为Stanford B型。目前两种分型在国内外均普遍应用。临床上Stanford A型需立即行外科手术治疗，因为升主动脉较易破裂，而且常并发主动脉瓣关闭不全导致进行性心功能不全。Stanford B型多采用内科保守治疗，除非主动脉明显扩大外径超过6cm，主动脉夹层逆行撕裂等复杂型或内科保守治疗无效者。

（一）M型超声心动图

M型超声心动图表现为扩张的主动脉腔内出现与主动脉壁平行的第三条回声带。因胸壁气体干扰常可有伪影出现，容易造成假阳性诊断。

（二）二维及彩色多普勒超声心动图

左心长轴及胸骨旁切面可显示主动脉腔内可见撕裂的主动脉内膜呈带状回声，随心动周期摆动，将主动脉腔分为真假两腔，假腔内血流缓慢、淤滞，显示为云雾影，部分可见附壁血栓，真腔常受假腔挤压比假腔内径偏小，图像清晰的部分患者可找到真假两腔交通处破口，此处带状回声带呈漂浮状态。胸骨上窝切面可显示主动脉弓及胸降主动脉病变。主动脉瓣累及者，舒张期主动脉瓣口可见不同程度的反流信号（图6-3-1～图6-3-5）。

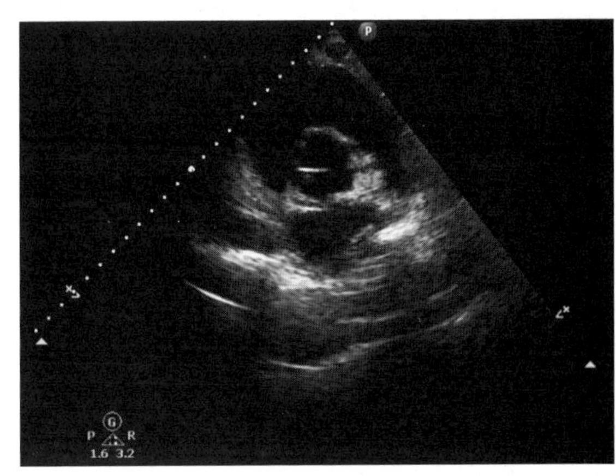

图6-3-1　二维超声心动图显示腹主动脉内撕裂内膜片回声

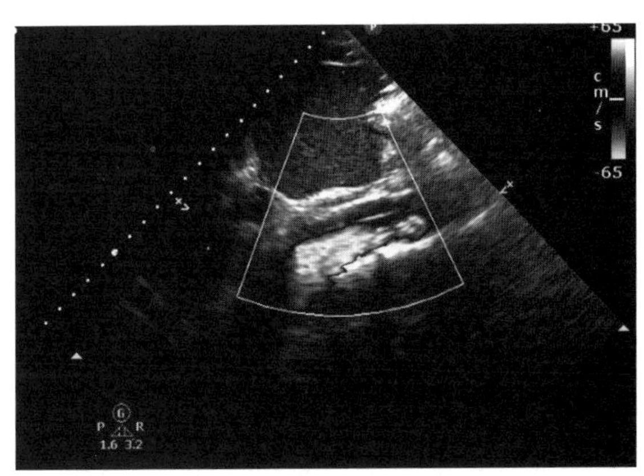

图6-3-2　彩色多普勒显示真腔内见血流信号

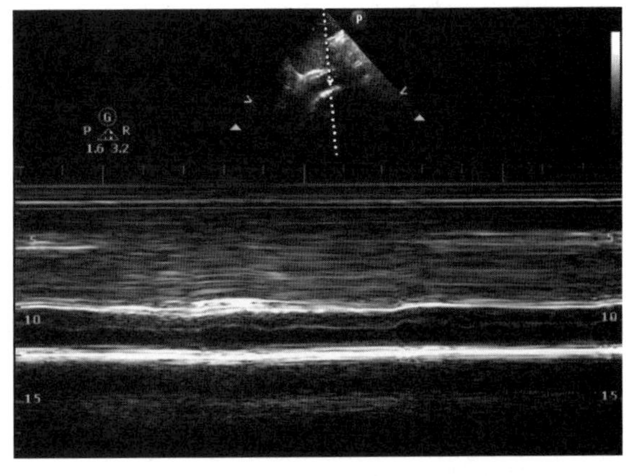

图6-3-3　M型超声心动图显示撕裂的内膜片随心动周期摆动

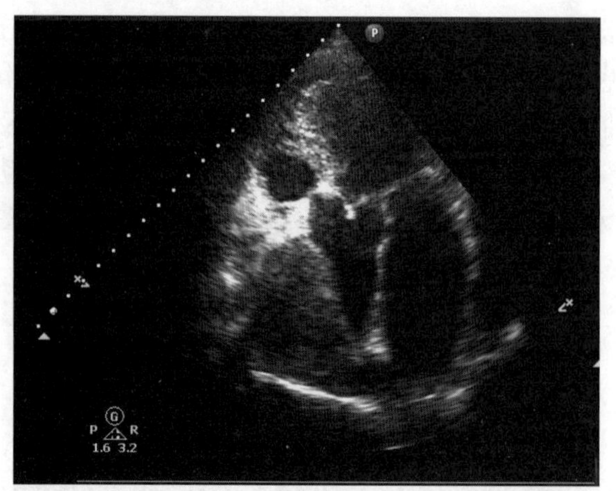

图 6-3-4 二维超声心动图显示主动脉夹层假腔内可见血栓形成

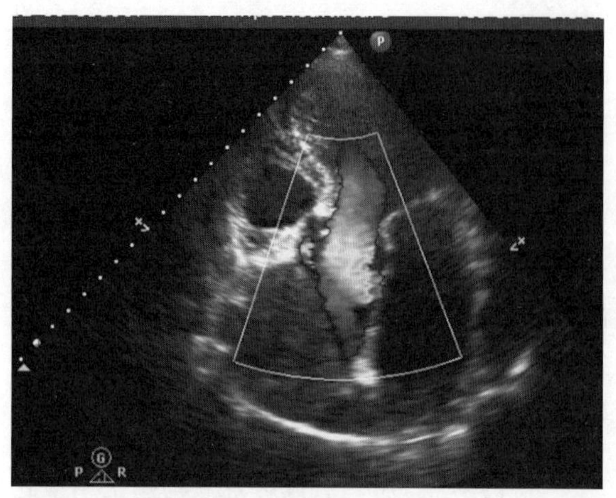

图 6-3-5 彩色多普勒显示主动脉夹层假腔内血栓形成、假腔内无血流信号

（三）三维超声心动图

二维图像上主动脉腔内撕裂的内膜带状回声，在三维图像显示呈飘动的片状回声。三维图像还能直观显示夹层的空间解剖关系。

（四）经食管超声心动图

经食管超声心动图能更清晰地显示主动脉夹层撕裂的内膜呈带状回声，随心动周期运动，尤其对破口的位置累及主动脉弓、降主动脉，显示程度较经胸探测更为明确。对主动脉瓣病变及反流程度亦较经胸超声检查图像清晰。

目前，超声心动图诊断已成为常规检查手段，尤其对先天性心脏病逐步取代了有创的心导管检查技术。随着超声探头的发展，各种新技术的不断成熟，超声心动图在心血管疾病的诊断中将会得到越来越多的应用。

（罗艳红）

第四节　心肌病

1968 年，WHO 将心肌病定义为原因不明的、以心脏扩大和心力衰竭为主要表现，且排除了心脏瓣膜病、冠心病及体循环、肺循环引起心功能减退的不同病理状态。1995 年，WHO/ISFC（国际心脏病联合工作组）对心肌病进行重新定义和分类。定义为伴有心功能障碍的心肌病变，分为扩张型、肥厚型、限制型和致心律失常性右心室心肌病四型。原有未分类型心肌病仍保留。根据 2006 年 AHA（美国心脏病学会）推出最新定义和分类方法，定义为心肌病是由各种原因（主要是遗传）引起的一组非均质的心肌病变，包括心脏机械和电活动的异常，常表现为心脏不适当的肥厚或扩张。根据疾病累及器官的不同分为两大类：原发性心肌病和继发性心肌病。

一、扩张型心肌病

扩张型心肌病（dilated cardiomyopathy，DCM）是一种病因不清、发病机制尚待阐明、原发于心肌的疾病。左心室或双侧心室舒张及收缩功能障碍，可以是特发性、家族性或遗传性、病毒性和（或）免疫性、酒精性或中毒性，以及并发于已知的心血管疾病，但其心功能损伤程度不能以异常负荷或缺血损伤的范围来解释。扩张型心肌病可能代表着由各种迄今未确定的心肌损害因素所造成的心肌损伤的一种共同表现。

（一）超声心动图检查

1. M 型超声心动图

（1）室壁运动弥漫性减低，以左心室后壁显著，其幅度＜ 7mm，室间隔活度幅度＜ 3mm。

（2）左心室腔明显增大，二尖瓣前后叶开放幅度变小，前后叶 E-E′ 间距＜ 10mm，D-E 幅度降低，形成“大心腔，小开口”，但前后叶仍呈镜像运动，呈“钻石样”改变，E 峰至室间隔距离（EPSS）明显增大，一般大于 10mm。

（3）主动脉振幅减低，主动脉瓣开放小，关闭速度减慢。

（4）左心室收缩功能减低，左心室射血分数（EF）＜ 30%，左心室短轴缩短率＜ 15% ～ 20%。（图 6-4-1）。

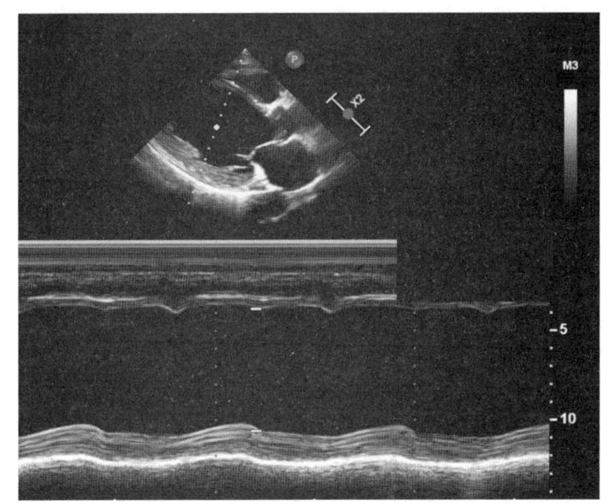

图 6-4-1 M 型超声心动图显示室壁运动幅度普遍减低

2. 二维超声心动图

（1）四个房室腔均明显增大，以左心室、左心房为著。左心室呈球形扩大，室间隔向右心室侧膨突，左心室后壁向后凹。侵犯右心的心肌病表现以右心扩大为主。美国心脏病学会提出的标准：左心室舒张末期内径＞ 6.0cm；舒张末期容积＞ 80ml/m^2，心脏总容量增加＞ 200ml/m^2 者可诊断为本病。

（2）左心室壁厚度相对变薄，室壁回声可增强。部分病例也可略增厚。室间隔增厚率降低。

（3）左心室心尖部附壁血栓形成。于左心室心尖部或肌小梁之间可见大小不等、单发或多发的形态各异的异常回声附着（图 6-4-2 ～图 6-4-4）。

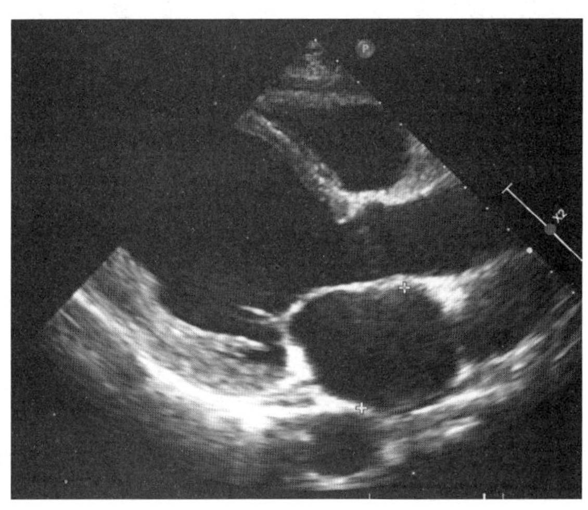

图 6-4-2 M 型超声心动图显示大心腔，小瓣口

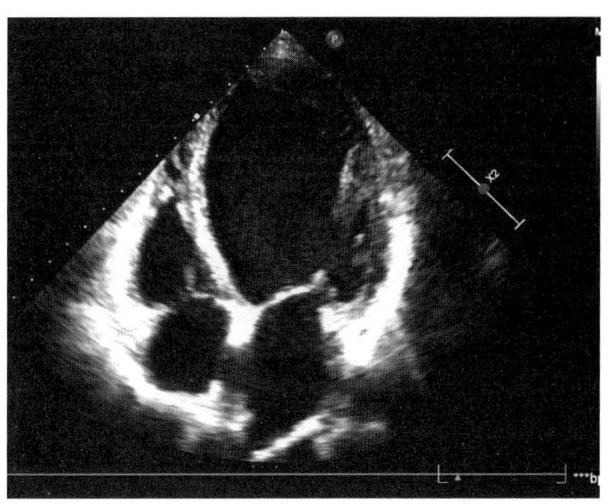

图 6-4-3 二维超声心动图显示左心室呈球形扩大

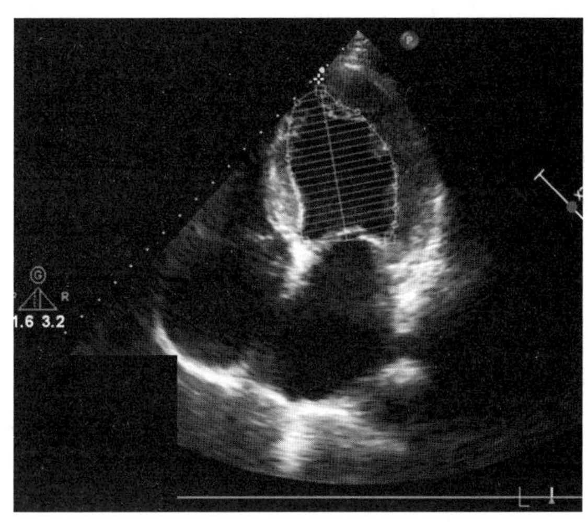

图 6-4-4 二维超声心动图容积法测量左心室射血分数

3. 三维超声心动图 目前用三维超声检查测定左心室整体容积及射血分数较二维超声检查准确，已得到临床和超声界的共识。

4. 超声多普勒

（1）彩色多普勒可见各瓣口血流色彩暗淡，呈现均匀的暗淡的血流。本病均合并多瓣膜反流，最常见于二、三尖瓣。反流程度会随心室收缩功能、心室大小和瓣环扩张程度不同而发生变化。

（2）二尖瓣口血流频谱异常的形态随疾病时期和程度不同，表现形式各异。在病变早期常表现为 A 峰增高 E 峰减低，E/A ＜ 1；伴有较严重的二尖瓣反流时，二尖瓣 E 峰正常或稍增高，A 峰减低，E/A 增大，呈现所谓“假性正常化”的频谱形态，TDI 可以帮助鉴别其真伪；疾病发展到终末期发生严重心力衰竭时，常出现“限制性”充盈形式，E 峰多呈高耸的尖峰波，A 峰极低或消失，E/A ＞ 2，此时多为不可逆舒张期功能不全；

也有少部分病例表现为二尖瓣E峰、A峰均减低，是左心室舒张末期压增高，舒张期通过二尖瓣口血流减少所致。

（二）鉴别诊断

扩张型心肌病的超声心动图表现与冠心病出现心力衰竭后的超声表现极易混淆，需要对两者进行鉴别，应注意结合临床病史和其他辅助检查等资料。

扩张型心肌病为全心扩大，室壁的运动呈弥漫性减弱，收缩期增厚率减低，主动脉内径多数变窄，二尖瓣口开放幅度明显减少，呈钻石样改变。

冠心病引起心力衰竭时，室壁运动虽然减弱，但以心肌缺血的部位改变较明显，出现节段性室壁运动延迟，不协调，或局部无运动，呈纤维化改变，局部室壁变薄，呈局限性向外膨出，运动消失。

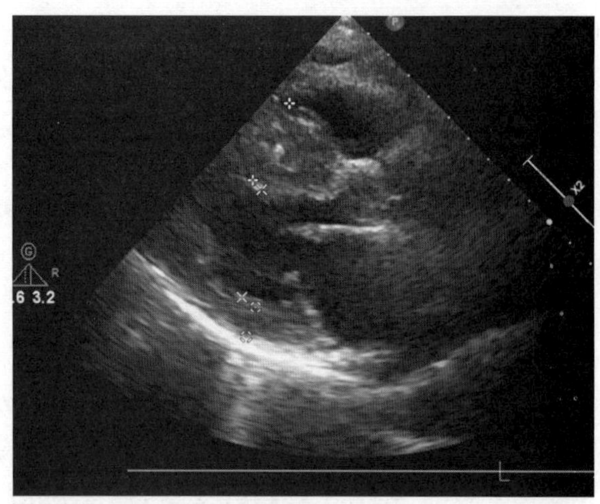

图 6-4-5　二维超声心动图测量室间隔厚度 / 左心室后壁厚度＞ 1.5

二、肥厚型心肌病

肥厚型心肌病（hypertrophic cardiomyopathy，HCM）通常是左心室壁非对称性肥厚，常伴有左心室流出道收缩期压力阶差。家族性者为常染色体显性遗传。特点为左心室或右心室肥厚，通常是非对称性的，并侵及室间隔。

（一）超声心动图检查

1. M 型超声心动图

（1）二尖瓣前叶舒张期开放时多可触及室间隔，梗阻者二尖瓣瓣体和腱索收缩期膨向室间隔，前向移动，M 型超声心动图显示二尖瓣 C-D 段呈弓背样隆起，称收缩期前移现象（systolic anterior motion，SAM）。

（2）主动脉瓣收缩中期提前关闭，右冠瓣呈"M"形，无冠瓣呈"W"形，出现收缩期半关闭切迹。

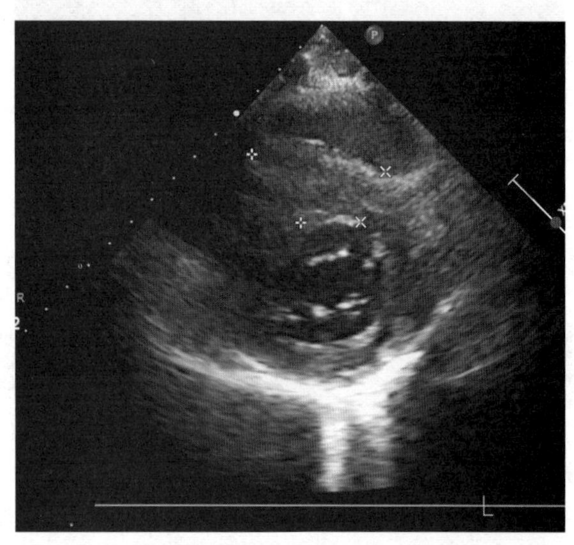

图 6-4-6　二维超声心动图左心室短轴切面显示室间隔明显肥厚

2. 二维超声心动图

（1）左心室壁呈非对称性心肌肥厚，室间隔明显增厚，左心室后壁正常或稍厚。室间隔厚度与左心室后壁厚度之比大于 1.5（图 6-4-5，图 6-4-6）。

（2）肥厚的心肌回声增强、不均匀，呈斑点状，磨玻璃样改变，可能与心肌纤维排列紊乱及其荧光样物质沉积有关（图 6-4-7）。

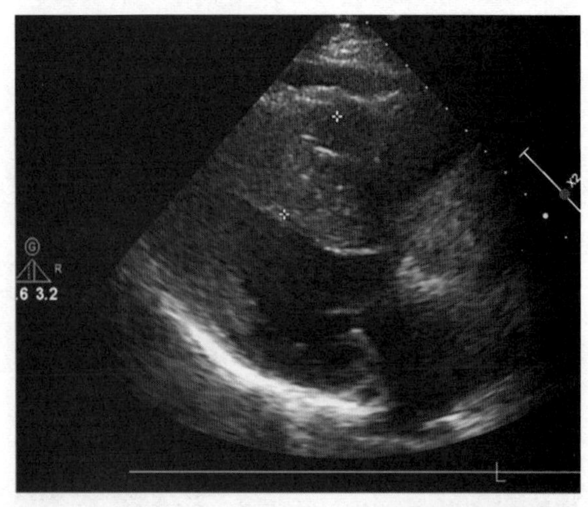

图 6-4-7　二维超声心动图显示肥厚心肌回声增强、呈斑点状，磨玻璃样改变

（3）特殊类型的肥厚型心肌病：心尖肥厚型心肌病，心室和或心尖部心腔明显狭小，呈“核桃样”改变。收缩期肥厚的心肌呈瘤样凸起，凸向心腔，严重者心尖部心腔闭塞。CDFI示左心室流出道（LVOT）内无明显血流加速现象，血流速度正常（图6-4-8，图6-4-9）。

（4）均匀肥厚型心肌病：可见各室壁明显均匀一致地增厚，回声增强，心腔明显变小，一般无左心室流出道狭窄。

3. 超声多普勒

（1）彩色多普勒显示梗阻者左心室流出道内收缩早期为五彩细窄血流束，并向主动脉瓣及瓣上延伸，狭窄越重，色彩混叠越重。可合并二尖瓣反流（图6-4-10）。

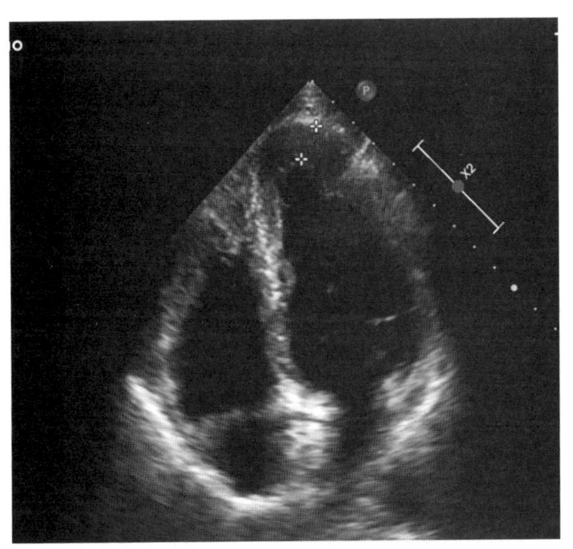

图6-4-8 二维超声心动图显示心尖部室壁增厚（1）

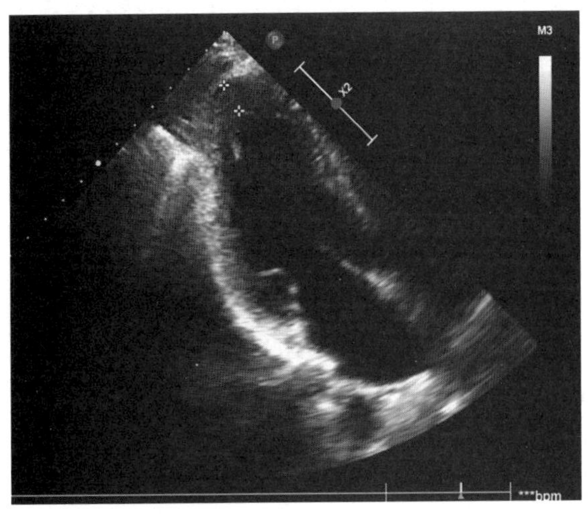

图6-4-9 二维超声心动图显示心尖部室壁增厚（2）

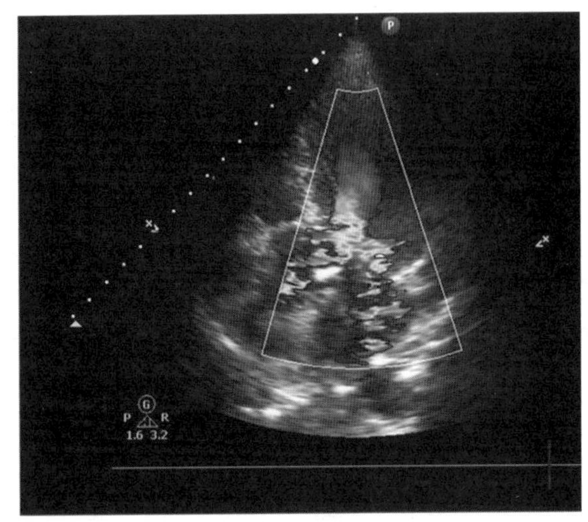

图6-4-10 彩色多普勒显示左心室流出道内五彩镶嵌花色血流信号

（2）频谱多普勒显示二尖瓣频谱A峰流速加快，E峰流速减低，A峰大于E峰。这是由于心肌肥厚、心室舒张延缓、心肌硬度增加、左心室舒张期顺应性下降所致。梗阻者左心室流出道流速加快，频谱为负向高速充填状射流。收缩晚期达高峰，呈“匕首”样。左心室流出道内压力阶差＞30mmHg时提示有梗阻（图6-4-11）。

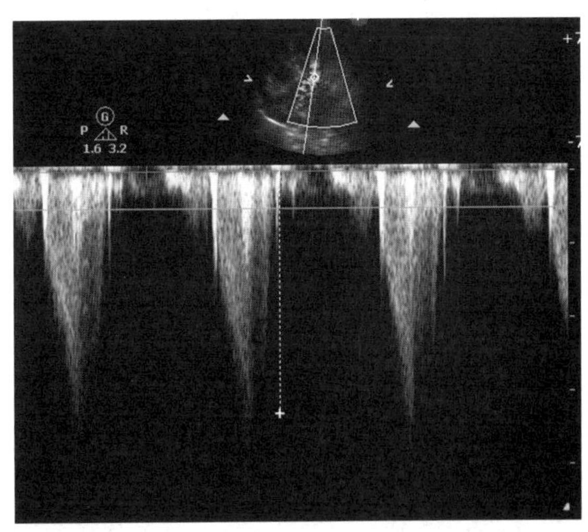

图6-4-11 频谱多普勒测量左心室流出道内高速血流频谱

（二）鉴别诊断

心肌肥厚并非肥厚型心肌病所特有，高血压性心肌病、主动脉瓣及主动脉瓣狭窄性病变、甲状腺功能减退性心肌病、尿毒症性心肌病等均可导致心肌肥厚，需结合病史和其他特征性超声改变加以鉴别。

三、限制型心肌病

限制型心肌病（restrictive cardiomyopathy）是一种比较少见、特殊类型的心肌病。其特点为一侧或两侧心室有限制充盈舒张期容量减少，其收缩功能正常或接近正常，心室壁增厚，可能伴增生的间质纤维化。其病理生理学变化，与缩窄性心包炎相似，主要是心室舒张功能障碍和心室充盈受损，心内膜增厚和内膜变硬，使心室壁的舒张功能受限所致。

（一）超声心动图检查

1. *M型超声心动图* M型超声心室波群可显示室壁及心内膜增厚，室壁运动幅度减低，心室腔变小。

2. *二维超声心动图*

（1）心内膜及心肌增厚，回声增强，以心尖部显著，心尖部由僵硬的异常回声占据，导致心尖部闭塞。

（2）双房明显增大，可有附壁血栓。

（3）心室通常不大或减小，心室腔变形，长径缩短。

（4）室壁可有一定增厚，因室壁可有浸润改变和间质纤维化增加，可表现为室壁心肌内呈浓密的点状回声。

（5）二、三尖瓣可增厚、变形、失去关闭功能（图 6-4-12，图 6-4-13）。

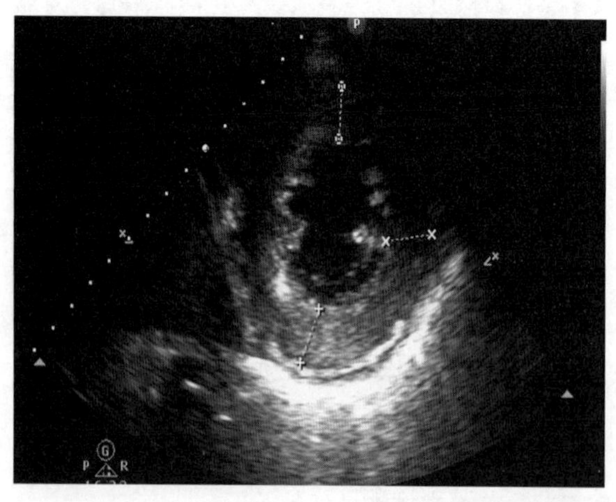

图 6-4-12 二维超声心动图显示心肌均匀性增厚

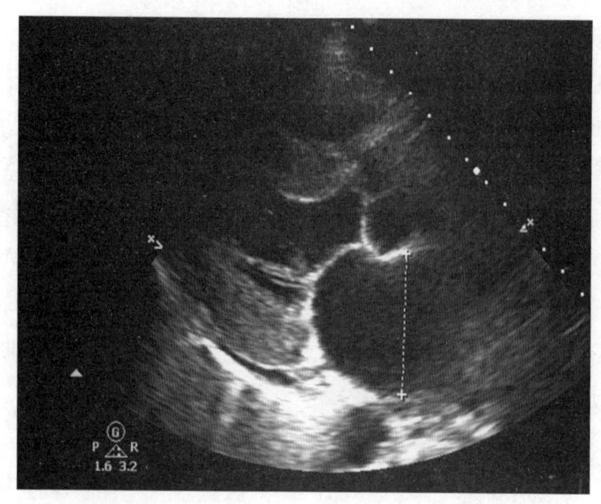

图 6-4-13 二维超声心动图显示左心房增大

3. *超声多普勒*

（1）彩色多普勒示二尖瓣、三尖瓣受累，可出现收缩期轻至中度的反流，当心室舒张压明显增高时可见舒张期二尖瓣、三尖瓣反流。

（2）频谱多普勒显示二尖瓣频谱 A 峰减低，E 峰高尖，E 峰减速时间缩短，DT ≤ 150 毫秒，E 峰 /A 峰＞ 2。二尖瓣、三尖瓣血流频谱不随呼吸变化或变化不明显。肺静脉收缩波峰值流速及舒张期血流速度增高（图 6-4-14）。

（3）组织多普勒测量房室瓣环的运动速度减低，可反映心肌受累程度（图 6-4-15）。

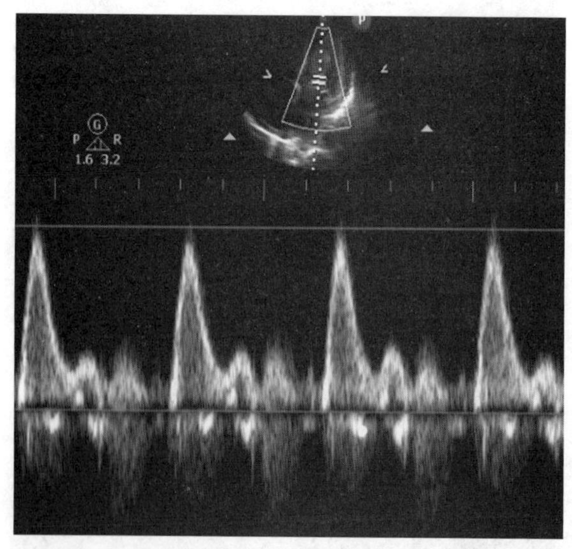

图 6-4-14 频谱多普勒显示二尖瓣频谱 A 峰减低，E 峰高尖

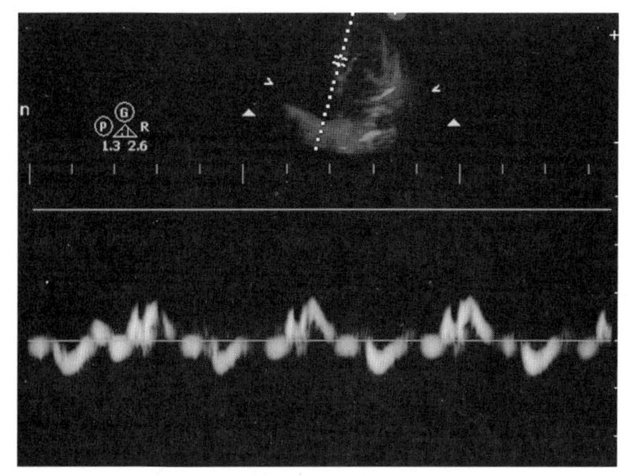

图 6-4-15　频谱多普勒显示二尖瓣房室瓣环运动速度减低

（二）鉴别诊断

限制型心肌病与缩窄性心包炎超声检查鉴别要点见表 6-4-1。

表 6-4-1　限制型心肌病与缩窄性心包炎的超声检查鉴别要点

项目	限制型心肌病	缩窄性心包炎
心脏扩大	双心房	双心房
心内膜增厚	有	无
心包增厚	无	有
组织多普勒	房室瓣环运动速度减低 E/e' ＞ 10	房室瓣环运动速度无变化 E/e' ＜ 10

注：E 指二尖瓣前向血流舒张早期充盈峰值速度，e' 指二尖瓣环舒张早期峰值速度。

第五节　心包疾病

心包是包裹心脏和出入心脏大血管根部的纤维浆膜囊，有外面的坚韧致密的纤维层和位于内面的薄而光滑的浆膜层组成。浆膜层由壁层和脏层构成。心包的脏层与壁层之间形成潜在的腔隙，称为心包腔。在心脏的后方，脏层和壁层心包延续反折，形成位于主动脉和肺动脉后方的心包横窦和位于左心房后方和肺静脉根部之间的斜窦。心包对心脏具有保护作用，能防止心腔过度扩大，以保持血容量恒定。防止外力作用损伤心脏。

心包疾病是一种临床综合征，包括急慢性心包炎、心包积液、心脏压塞、缩窄性心包炎、心包囊肿、心包缺如及心包肿瘤等。本节仅就心包积液、心脏压塞的超声心动图进行探讨。

一、心包积液

心包腔内含少量液体，正常含 10 ～ 30ml。各种原因引起心包腔内液体积聚超过 50ml 称为心包积液（pericardial effusion）。心包液起润滑作用，可减少心脏运动时的摩擦。若心包腔内大量积液时，则不易向外扩张，以致压迫心脏而限制其舒张，影响静脉血回流。

（一）超声表现

心包脏层和壁层之间出现无回声区，无回声区内可见絮状或块状回声。心包壁出现不同程度的增厚、回声增强，慢性心包积液部分吸收、机化和粘连时，心包腔内透声差，可形成局限性包裹。

1. *微量心包积液*　心包腔内液体 30 ～ 50ml。

左心室长轴切面，M 型和二维超声心动图示左心室后壁心包腔内暗区宽 0.5cm 以下，常见于房室沟，收缩期出现，舒张期消失。

2. *少量心包积液*　心包腔内液体量 50 ～ 200ml。

左心室长轴切面，M 型和二维超声心电图示左心室后壁暗区宽 1.0cm 以下，右心室前壁出现液性暗区（图 6-5-1，图 6-5-2）。

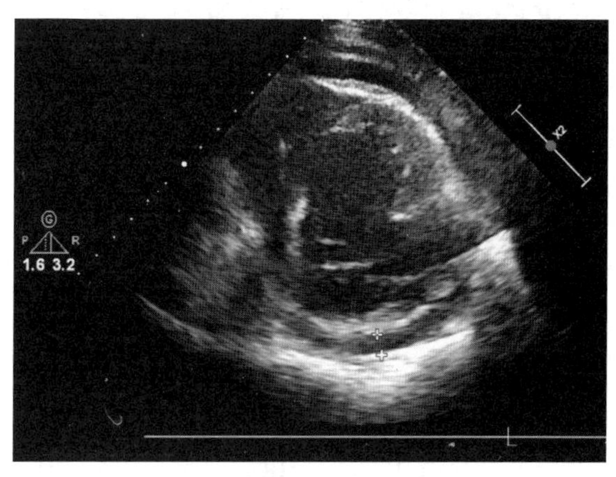

图 6-5-1　左心室后壁液性暗区约 8mm

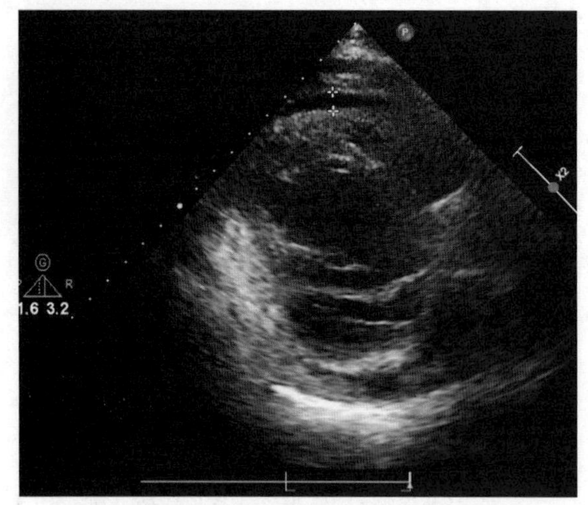

图 6-5-2 右心室前壁液性暗区约 7mm

3. *中量心包积液* 心包腔内液体量 200 ～ 500ml。

M 型超声心动图示左心室后壁心包腔内液性暗区宽 1.0 ～ 2.0cm，右心室前壁心包液性暗区宽 0.5 ～ 1.0cm（图 6-5-3）。

M 型超声心动图示左心室后壁心包腔内液性暗区宽大于 2.0cm，右心室前壁心包液性暗区宽大于 1.5cm。二维超声心电图示包绕心脏的较宽液性暗区，多大于 2.0cm，心脏舒张受限，心腔内径缩小，心脏出现前后或左右摇摆现象，称“摆动征”。

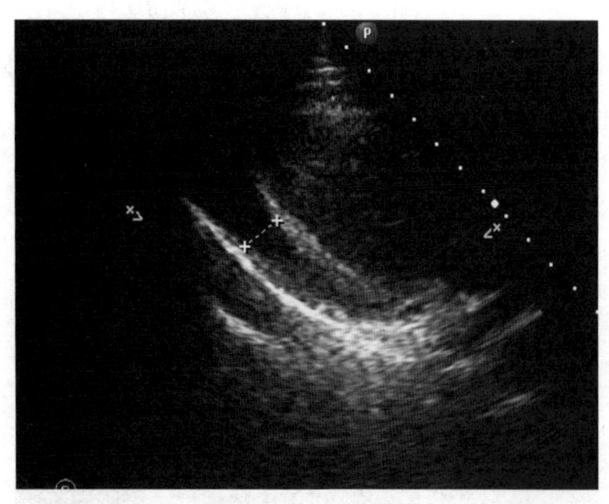

图 6-5-3 左心室后壁液性暗区约 12mm

4. *大量心包积液* 心包腔内液体量＞ 500ml（图 6-5-4）。

心包积液量的计算方法（仅适用于中量以上的积液）

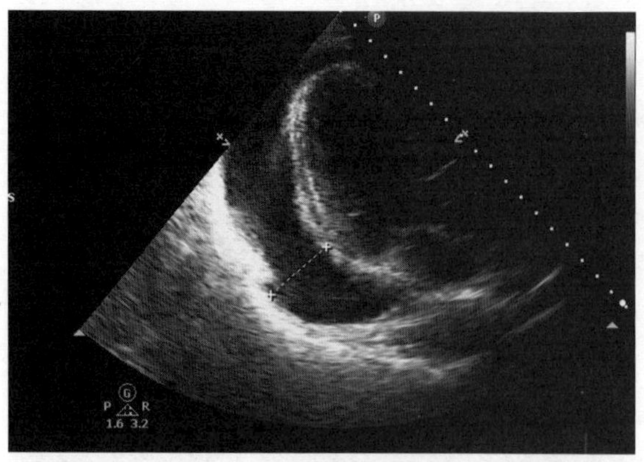

图 6-5-4 左心室后壁液性暗区约 34mm

心包积液量（ml）$=D_1^3-D_2^3$

D_1 为左心室短轴切面乳头肌水平壁层心包前壁至后壁的直径

D_2 为左心室短轴切面乳头肌水平脏层心包前壁至后壁的直径

（二）鉴别诊断

1. *左侧胸腔积液* 左心房后方降主动脉是鉴别诊断标志。左心室长轴切面，心包积液出现于降主动脉前方，胸腔积液出现于降主动脉后方。

2. *心包脂肪垫* 心脏表面脂肪垫呈低回声，多出现在心尖部，心室侧壁前外侧，无完整规则的边缘，覆盖于心包壁层表面。

二、心脏压塞

心包腔内液体聚集导致心包腔内压力升高，当达到一定程度就会明显妨碍舒张期心脏的扩张，使右心血流回流受阻，心排血量下降，收缩压下降，甚至休克，脉压缩小。患者可出现心腔塌陷和奇脉，一般塌陷出现在右心房、右心室。心脏呈代偿性心动过速，脉搏细弱，上述情况临床上称为心脏压塞（cardiac tamponade）。

超声表现

1. *右心房收缩期塌陷* 右心房游离壁塌陷在心动周期所占时间越长，心脏压塞可能性越大，若超过收缩期的 1/3，诊断心脏压塞敏感度为 94%，特异度为 100%。

2. *右心室壁舒张期塌陷* 右心室壁舒张期塌陷对诊断心脏压塞比右心房收缩期塌陷特异度更高，达 90% ～ 100%，但敏感度较低，为 60% ～ 90%（图 6-5-5）。

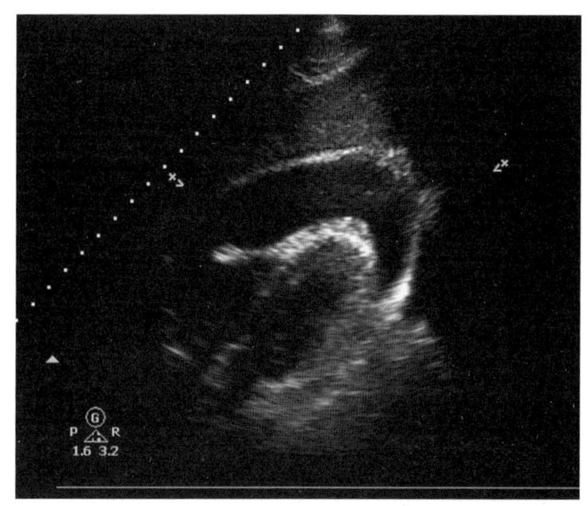

图 6-5-5　心包大量积液，右心室受压塌陷

3. 下腔静脉淤血　下腔静脉扩张且吸气时下腔静脉入右心房处内径减少小于 50%，称为下腔静脉淤血，提示右心房压力增加，心脏压塞敏感度为 97%，特异度为 40%（图 6-5-6）。

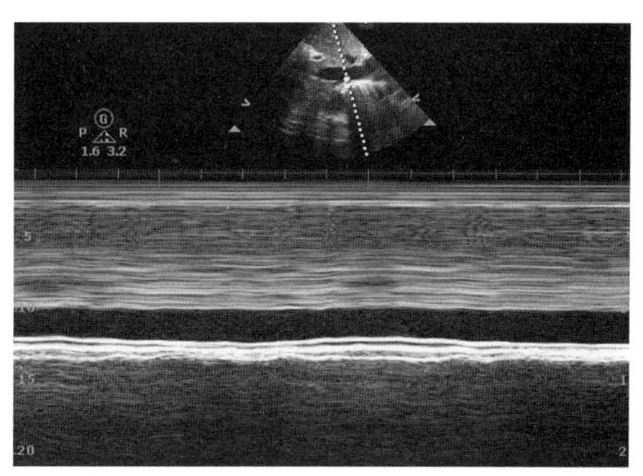

图 6-5-6　下腔静脉扩张

（罗艳红）

参考文献

安宁，贺海龙，赵巧文，2011. 冠脉造影在急性冠脉综合征中的临床价值 . 基层医学论坛，15(10):333-334.

黄海韵，郭燕丽，2011. 实时三维超声心动图在冠心病诊断中的应用 . 第三军医大学学报，33(22):2410-2413.

靳静，2009. 彩色超声心动图在肺栓塞诊断中的应用 30 例分析 . 中国误诊学杂志，(9):5488-5489.

李治安，2003. 临床超声影像学 . 北京：人民卫生出版社 .

刘延玲，熊鉴然，2007. 临床超声心动图学 .2 版 . 北京：科学出版社 .

王新房，2012. 超声心动图学 . 4 版 . 北京：人民卫生出版社 .

王新房，王蕾，2015. 超声心动图研究中令人关注的新技术 . 临床心血管病杂志，31(4):357-359.

徐亮，许迪，2011. 实时三维超声心动图在心脏再同步化治疗中的应用现状 . 中华医学超声杂志 (电子版), 8(2):382-386.

叶晓光，吴稚峰，王丽，等，2012. 超声评价肺栓塞所致肺动脉高压患者左室血流动力学变化 . 中国超声医学杂志，28(12):1097-1099.

中华医学会呼吸病学分会，2001. 肺血栓栓塞症的诊断与治疗指南 (草案). 中华结核和呼吸杂志，24:259-264.

钟兴，徐宏贵，史长征，等，2009. 肺动脉栓塞的超声心动图表现：与螺旋 CT 对照观察 . 中国影像技术，25(4):635-638.

周敏，2015. 超声心动图诊断心血管栓塞的临床价值 . 中国卫生标准管理，6(10):27-28.

Chow BJ, Abraham A, Wells GA, et al, 2009. Diagnostic accuracy and impact of computed tomographic coronary angiography on utilization of invasive coronary angiography. Circ Cardiovasc Imaging, 2(1):16-23.

Gaziano TA, Bitton A, Anand S, et al, 2010. Growing epidemic of coronary heart disease in low-and middleincome countries. Curr Probl Cardiol, 35(2):72-115.

Soliman OI, Geleijnse M L, Theuns DA, et al, 2009. Usefulness of left ventricular systolic dyssynchrony by real-time three-dimensional echocardiography to predict long-term response to cardiac resynchronization therapy. Am J Cardiol, 103(11):1586-1591.

Torbicki A, Pruszczyk P, 2001. The role ofechocardioguaphy in suspected and established PE. Semin Vasc Med, 1(2):165-174.

第 7 章
X 线检查

熟悉并掌握心脏解剖与生理是掌握心血管影像学的关键，而心血管影像学检查中最基本的检查是 X 线检查。随着科学技术的进步，心血管疾病影像诊断学发展迅速，高端设备不断推出，改变了以 X 线平片和常规心血管影像为主体的普通心血管放射学的诊断模式。然而，各种检查方法各具优缺点，因此，充分了解不同成像方法的特点并在实践中考虑到各种影像技术的效价比、侵袭性和优势互补等至关重要。

常规的“X 线 - 心电图 - 超声心动图”三结合为最基本的检查方法。胸部 X 线检查“心肺兼顾”，尤其是对肺循环的判断，包括左向右分流先天性心脏病（肺充血）、风湿性心脏病（肺淤血）、肺动脉狭窄（肺血少）及各种原因所致的急性左心功能不全（肺水肿）等，胸部 X 线检查是目前其他任何影像学方法都无法替代的。

在先天性心脏病中，X 线平片能对单发畸形和一些具有特征性征象的复杂畸形做出初步的定性诊断。超声心动图则在各种心血管畸形中发挥重要的诊断和鉴别诊断的作用，但对某些解剖细节或伴发的心外形的判断仍显不足，更无法直接提供血流动力学资料。例如，肺动脉闭锁或复杂畸形常合并肺侧支或肺内动脉发育不良，仍须常规心血管造影。一方面，常规心血管造影能够实时动态并全面显示心内畸形，特别是肺血管和侧支血管异常；另一方面，结合心导管检查可准确测定心腔及血管压力，血氧饱和度，计算全肺阻力等，以决定手术或介入治疗。因此，目前在复杂先天性心脏病诊断中，常规心血管造影仍然是不可或缺的，MRI 和 CT 检查则能在某些细节上予以补充，并可弥补解剖结构重叠等不足。

总之，在临床实际工作中，我们必须理智并客观地认识每一种影像学检查的特点，了解其优点和不足，把握从简单到复杂，从无创、少创到有创的检查原则，实施最优化组合，不能过分夸大某一种影像学技术的作用。此外，心血管影像学诊断必须密切结合临床，只有了解各种心脏疾病的临床特点，才能有针对性地选择最合适的检查方法。

第一节　检查技术

心脏和大血管的 X 线检查主要包括透视、摄片、心血管造影、冠状动脉造影、记波摄影（目前已不用该检查）等。通过 X 线检查可了解心脏和大血管的大小、形态、位置、轮廓及搏动情况，为临床诊断与病情判定提供必要的依据。

一、透视

心脏透视已不再重要。透视可随时转动患者，通过不同的体位多方面观察心脏和大血管的改变及其与邻近器官的关系，可以大体了解心、肺和大血管的情况，观察心脏与大血管的搏动、心脏内的钙化，尤其是二尖瓣与主动脉瓣的钙化，了解靠近心脏的纵隔内影。如有心包渗液、限制性心包炎或巨大扩张的心脏时，可见搏动减弱。心室某部如有收缩期扩张，可能为局部室壁瘤。透视时吞钡检查不仅能显示食管，也可显示它与心脏后壁及其他纵隔组织，如主动脉、肺动脉的关系。此方法简便经济，但透视不能保存所见图像，无法供会诊使用，仔细观察各部位细节时会造成过多的X线照射，目前临床已少用。

二、摄片

胸部X线摄片包括后前位、左前斜位、右前斜位和左侧位片。心脏X线摄片是心脏大血管最基本的检查方法，可以初步观察心脏形态，估计各房室大小，资料能保存供复查时参考或者做会诊使用，也可供仔细观察与测量，有利于治疗前后病情的观察。其缺点为不能了解动态变化，不能了解心内变化与测算血流动力学情况。

三、心血管造影

心血管造影是一种特殊的X线检查方法，主要用于冠状动脉检查和治疗。一般是将造影剂选择性地注入心脏或大血管腔内，并连续快速照相，包括心腔造影、冠状动脉造影及大血管造影等，可以观察心内解剖结构的改变与血流方向，评估心脏瓣膜功能、心室容量与心室功能，但是它属于创伤性检查，目前已很少使用。

四、冠状动脉造影

虽属创伤性检查，但能精确显示解剖结构，并可直接进行介入治疗。

第二节　正常X线表现

一、心脏和大血管的正常表现

心脏大小的估测：最常用的方法为心脏最大横径与胸廓最大横径的比率，即心胸比例（心胸比例＝心脏横径/胸廓横径），心脏横径是中线分别至左、右心缘各自最大径之和，胸廓横径则以最大胸廓处的内缘距离为准。在充分吸气后摄片，正常成人比例为50%以下，未成年人则可能较大些，肥胖患者心脏横位，心胸比例可达0.52。心脏大小与年龄及体格关系密切，与性别关系较小，如儿童心胸比例高，老年人心脏则比同样体格的年轻人大，运动员的横膈位置较高，心胸比例可能大于50%。另外，常可见正常人的胸廓长而狭，心影小，横膈较低。此外，摄片时适逢心室收缩期或舒张期，或不同呼吸相，或不同体位时，也可略微有差别，以上情况均为正常。

（一）后前位

患者直立，前胸壁紧贴片匣，X线由后向前投照，即后前位摄片（posteroanterior view，PA）。心脏大血管构成纵隔影，右缘上方为上腔静脉与升主动脉，中年人和老年人因主动脉硬化增宽、延长，该段可由升主动脉构成，向下进入右心房，右心房构成心脏大血管右缘的下1/2，近膈面处有时可见下腔静脉，向上内方向斜行。深吸气时，下腔静脉表现为心脏右下缘下方小的三角形影。心脏左缘自上而下有3个比较隆凸的弧弓，依次为主动脉结、肺动脉段和左心室。左缘上方向外突起的为主动脉结，随年龄增长而突出；其下方为肺动脉段，此处向内凹入，故称心腰。肺动脉与左心室缘之间为左心耳，但正常情况不隆起，X线片上不能区别，左心室缘向外下方延伸然后向内，转弯处称心尖。心脏各弧弓之间无明确的界线，应根据各弧的不同方向来识别。

（二）右前斜位

患者直立，右前胸靠片匣，身体与片匣成45°～50°角，即右前斜位摄片（right anterior oblique view，RAO）。X线从患者左后投向右前，摄片时，前缘自上而下为升主动脉、肺动脉段、肺动脉圆锥、右心室或左心室（视投照角度大小而定）。肺动脉圆锥亦称右心室圆锥，是右心室接近肺动脉瓣的部分，亦即右心室漏斗部，心脏与前胸壁之间的倒置三角形透光区称心前间隙。食管吞钡检查时钡剂在后纵隔向下延伸，沿途形成主动脉、左主支气管及左心房3个压迹。后缘自上而下为左心房，右心房及下腔静脉，难以分清其左右房界线，心脏与脊柱之间的透明区为心后间隙，食管为心后间隙内的主要结构，紧靠左心房后方。正常时此段食管可有轻微压迹，但无移位。

（三）左前斜位

患者直立，左前胸靠片匣，身体与片匣约

成 60° 角，即左前斜位摄片（left anterior oblique view，LAO）。X 线从患者右后投向左前。左前斜位前方的心缘为前缘，自上而下为升主动脉、右心房及右心室，右心室向上为肺动脉主干与主动脉，肺动脉主干弯向后，分为左、右肺动脉，右肺动脉表现为圆形致密影。心影内主动脉从左心室向上升，当它越过肺动脉主干时就可见它向上并向后形成主动脉弓，主动脉弓围成“主动脉窗”，其间有气管、支气管和肺动脉阴影。主动脉弓在此位上显示良好。主动脉弓向后向下呈降主动脉，与脊柱有重叠，心后缘上为左心房，下为左心室。正常左心室一般不与脊柱重叠或重叠不超过椎体的 1/3，旋转角度如在 60° 以上，则左心室与脊柱阴影分开。食管下端及胃泡偏居后部，是识别左前斜位的标志。

（四）左侧位

患者直立，左侧胸壁靠片匣，X 线从患者右侧投向左侧，即左侧位摄片（left lateral view）。心前下缘全部为右心室，向上向后为右心室流出道与肺动脉主干。后缘下部为左心室，上部为左心房。食管在左心房平面有浅的压迹，无移位。心后缘最下段即左心室与膈接触面处可见一弧形相反的下腔静脉影，其与食管之间有一透明间隙，左心室增大时此间隙可消失。在胸骨后右心室前有一倒三角形透亮影，即心前间隙。

二、冠状动脉造影的正常表现

左、右冠状动脉分别起自左、右冠状动脉窦，约 85% 的个体为右冠优势型，即右冠状动脉供应心肌的后壁、下壁，10% ～ 12% 的患者为左冠优势型，由左冠状动脉供应下、后壁，4% ～ 5% 的患者为二侧均势。左冠状动脉走行 0.5 ～ 1.5cm 时在左心耳下方分出左前降支，它向前在室间沟内走行。在左心耳下沿侧后方分出另一支称回旋支，走行于房室沟内。偶尔有第三支称为中间支。左前降支发出数个间隔支穿透间隔，发出一支或几支对角支伸向前外侧壁，偶尔一个圆锥支在第一间隔支之后走向右心室漏斗部，回旋支则发出一个或几个圆锥支，供应左心室的外侧壁。右冠状动脉在肺动脉与右心房之间走向前右，它的第一支为圆锥支，走向肺动脉圆锥，第二支是窦房结支，另一个较小的分支走向右心房，肌支走向右心室心肌，在后侧发出一大的锐缘支向前走向右心室的膈面，右冠优势者右冠状动脉走向进一步向后，在房室沟内，形成一 90° 转弯，走向右心室尖，作为后降支发出分支到膈面心肌与室间隔的后 1/3。

第三节　异常 X 线表现

X 线检查显示心脏各房室和大血管的形态、大小及其功能方面的异常改变。心脏大血管病变的基本 X 线表现，可概括为 5 个方面：①心脏大小、形态、位置的改变；②大血管改变；③心脏和大血管搏动的异常；④肺部血液循环的异常改变；⑤心力衰竭。病理心型大致分为 4 类：①二尖瓣型；②主动脉型；③普大型；④混合型（移行型）。

二尖瓣型：心影接近梨形。右心缘较膨隆，左下心缘较圆钝，心腰丰满或膨凸，主动脉结正常或缩小。主动脉型：心影近似靴形。左心缘下段明显向左扩展和凸隆，心腰凹陷，主动脉阴影增宽，主动脉结突出，心尖一般都向左下移位，可达膈下。右心室增大，而肺动脉狭小时，也可见靴形心脏，但心尖上翘。普大型心脏：大多数心脏疾病患者最后都会导致多个心腔增大，但它们的增大程度并不一致。负担最大或损害最严重的心腔增大比较显著。整个心影仍然可以反映出个别房室增大的征象，从而判断属于何种心脏病。这种普大形式称为非对称性心脏普遍性增大。另一种是心脏呈均匀性的普遍增大，称为对称性心脏普遍性增大，多见于心肌病及严重心力衰竭。混合型：又分为移行型。具体可称为“二尖瓣 - 普大型”“主动脉 - 普大型”“二尖瓣 - 主动脉型”等。

一、心脏和各房室增大

心脏病变的主要表现为心脏增大，心脏增大包括心肌肥大或肥厚与心腔扩大或扩张两方面。单纯凭 X 线平片不易绝对区别肥大与扩大，需认真观察。心肌肥大会使心室肌量增加，对整个心容积的改变影响不大，不易引起可察觉的心脏增大，它只引起心形的改变，X线片上所见的心室增大常是由扩张所引起。在心室增大时，还引起心脏的旋转，理解这一点对解释心脏形态有很重要的意义。解剖上，心脏主要是依靠下腔静脉固定的。室间隔的方向大致与冠状面成一左前方的30°夹角，右心室在右前方，左心室在左后方。右心室增大时心脏向前增大，心脏的前方是胸骨，限制它的向前扩展，下腔静脉作为支点，使心脏发生顺时针旋转，这一旋转使右心室的漏斗部构成左心缘的上部，继之右心室完全构成整个左心缘。左心室增大时则使心脏逆时针向旋转，使右心室完全在心脏的前方。

（一）左心室增大

（1）正位片：心影呈主动脉型；左心室段延长、圆隆并向左扩展，心尖向下向左延伸，相反搏动上移，心腰凹陷。

（2）左前斜位片：左心室段向后向下突出，左心室仍与脊柱重叠。

（3）右前斜位片：常无明显异常改变。

（4）左侧位片：心后下缘食管前间隙消失。

常见病：高血压病、主动脉瓣关闭不全及狭窄、二尖瓣关闭不全、部分先天性心脏病。

（二）右心室增大

（1）正位片：心影呈二尖瓣型，右心缘下段向右膨突，最凸点偏下，心尖圆隆上翘，心腰平直或隆起，肺动脉段膨凸，相反搏动点下移。

（2）右前斜位片：心前缘下段膨隆，心前间隙变窄或消失，肺动脉和漏斗部隆起。

（3）左前斜位片：心前缘下段向前凸，心前间隙变窄，室间沟向后上移位，左心室被推向后上翘，使心后下缘最突出点的位置较高。

（4）左侧位片：心脏与前胸壁接触面加大，肺动脉段漏斗部凸起。

常见病：慢性肺源性心脏病、肺动脉高压、心间隔缺损、肺动脉狭窄、法洛四联症。

（三）左心房增大

（1）正位片：右心缘出现双房影，左主支气管被推移，气管分叉角增大，肺动脉段与左心室之间的左心耳增大，左心缘出现第三弓。

（2）右前斜位或左侧位吞钡检查：左心房向后压迫食管，食管中下段受压后移，重度时明显后移。

左心房增大评估：①轻度增大，食管仅前壁受压改变；②中度增大，食管前后壁均轻度受压并向后移位；③重度增大，食管明显向后移位与胸椎体重叠。食管移位的程度和左心房增大的程度大致成正比。

（3）左前斜位：心房向上压迫左主支气管，左主支气管受压向上移位，气管分叉角度加大，心房向后膨大。

常见病：二尖瓣病变，左心衰竭及某些先天性心脏病。

（四）右心房增大

观察右心房增大很困难，右心房增大直接征象：右心缘向右突，但右心室、左心房或双心室增大均有此现象。右心缘的正常高度占主动脉弓至膈的1/2，右心房增大时此段可超过1/2，但左心房增大也可产生高的右心缘。右心房增大时常有右心室增大，后者引起心脏顺时针向旋转，心脏左移，使本来向右突及增高的右心缘不显著。右心房增大间接征象：上下腔静脉扩张和奇静脉扩张，这些间接征象有助于右心房增大的诊断。

（1）正位片：右心房段向右上方膨凸，最突出点位置较高，与升主动脉交点上移；上腔静脉扩张增宽是右心房增大的间接征象。

（2）右前斜位片：心后缘下段向后突出。

（3）左前斜位片（小角度摄片）：心前缘上段膨隆延长（为右心耳部增大），心前间隙变小。

常见病：右心衰竭，房间隔缺损、三尖瓣病变，全肺静脉异位引流和心房黏液瘤等。

（五）左右心室都增大（又称普大型）

（1）正位片：心影向两侧扩大，横径显著增宽。

（2）右前斜位、左侧位片：心前、后间隙缩小；食管普遍受压移位。

（3）左前斜位片：气管分叉角度增大。

常见病：心肌病、严重心力衰竭、大量心包积液、风湿性心脏病。

二、心脏位置异常

（一）右位心

（1）右旋心（dextroversion of the heart）：心脏位于右胸，心尖虽指向右侧但各心腔间的关系未形成镜像倒转，是心脏移位并旋转所致，亦称为假性右位心。患者常合并有矫正型大动脉转位、肺动脉瓣狭窄、室间隔缺损及房间隔缺损。心长轴指向右，内脏正位。

（2）镜面右位心：心脏在胸腔的右侧，其心房、心室和大血管的位置宛如正常心脏的镜中像，亦称为镜像右位心。患者常伴有内脏转位，但亦可不伴有内脏转位。心长轴指向右，内脏反位。

（二）左旋心（孤立性左位心）

心长轴指向左，内脏反位，是指内脏转位，心脏的大部分仍留在左侧胸腔内，心尖指向左侧的情况，是一种少见的心脏位置异常。可有心房或（和）心室移位，多有心房转位而心室不转位。患者常伴有水平肝及合并无脾或多脾症。绝大多数患者合并其他严重的心内畸形，如大动脉转位、单心房、单心室、房间隔缺损、室间隔缺损、腔静脉和肺静脉异常引流等。

（三）中位心

心长轴居中，罕见。心房和心室可处于正常位置或旋转。中位心也可以作为旋转程度较轻的右旋性右位心或孤立性左位心。其心内畸形的伴发率甚高。

除镜面右位心外心脏位置异常常合并其他畸形。

三、主动脉异常

在40岁以下人群，升主动脉在X线片显示不超出上腔静脉影，如明显显影或突出于上腔静脉之外则为异常。升主动脉正常斜向后上方，随着它的延长或扩张可变垂直至向前，接近或超过心前缘。升主动脉单纯扩张时并不影响主动脉弓及降主动脉。正位片上见气管左侧有一大的弧形压迹。这一压迹至主动脉结的左缘为主动脉弓的直径，但如果主动脉弓斜向左后则所测的值超过主动脉的直径。正位降主动脉的外侧缘是平滑的，动脉硬化可使之弯曲，如有狭窄或扩张，则局部可表现为凹入或凸出，如果弓部与降部边缘不规则则提示主动脉夹层。

四、肺血流异常

肺血流异常影响因素：右心搏出量、肺血管阻力、肺弹力、肺泡内压与肺动静脉压之间的关系及肺静脉压。肺内血管有两个系统：①肺循环，由肺动脉、肺毛细血管和肺静脉构成。肺循环有沟通两侧心脏、营养肺组织、进行气体交换的功能。②支气管循环，是体循环的一部分。支气管动脉来自主动脉，沿左、右支气管和各级支气管分支管壁走行，在肺泡水平形成毛细血管网，与肺循环的肺泡毛细血管网存在吻合。支气管静脉注入奇静脉和半奇静脉。其肺内部分与肺静脉间存在交通。

心血管病变时，肺血管可产生下列改变：①肺少血；②肺充血；③肺淤血；④肺循环高压（肺动脉高压、肺静脉高压、肺动-静脉高压）。

（一）肺充血

肺充血是指肺动脉血量增加，多见于左向右分流的先天性心脏病，如房、室间隔缺损及动脉导管未闭。肺充血的主要表现为肺动脉扩张，肺纹理增粗、边界较清，肺动脉段膨隆，肺门增大，若右下肺动脉管径＞15mm，呈“肺门截断”现象，主要见于肺动脉高压，如肺源性心脏病；如见“肺门舞蹈征”，即肺门血管膨胀性搏动增强，则多见于左向右分流的先天性心脏病。

（二）肺少血

肺少血是指肺循环血量减少，多见于先天性右心系统阻塞性疾病，如肺动脉瓣狭窄、法洛四联症等。典型X线表现为肺纹理稀少、变细，肺门影缩小，右下肺动脉变细，左心缘中部凹入，肺野透光度增高。

（三）肺淤血

肺淤血与肺充血一样，均为肺循环血量增加，但肺淤血是指肺静脉回流障碍，致肺毛细血管扩张、淋巴回流受阻。肺淤血主要X线表现有肺门影增大、模糊，肺野中外带、双上肺纹理明显增多，边缘模糊，呈网状改变。肺淤血常见于二尖瓣膜疾病和左心室衰竭等疾病。肺静脉压力进一步升高时出现肺静脉高压。

（四）肺血管高压

（1）肺动脉高压（pulmonary arterial hypertension）：又称毛细血管前高压，指肺动脉压力升高，收缩压和平均压分别超过30mmHg和20mmHg，但肺毛细血管和肺静脉压仍正常。

X线表现：①肺门增大，肺动脉段突出，搏动增强。②肺动脉及其二、三级分支扩张，右下肺动脉干增宽≥15mm。③右心室增大。④肺野内血管纹理改变，在不同类型的肺动脉高压中表现不一致。高流量性肺动脉高压早期的远侧分支仍然扩张，且与肺动脉及各级分支保持正常比例。阻塞性肺动脉高压的远侧至整个肺野肺血管纹理减少，这种突然改变造成“残根征”表现。

常见疾病：肺源性心脏病、先天性心脏病肺血流量增多及肺栓塞等。

（2）肺静脉压（pulmonary venous hypertension）：肺静脉在轻中度升高（肺毛细血管 - 肺静脉压超过 10mmHg）时无任何征象，重度升高时（超过 25mmHg）肺上野的静脉扩张，而肺下野的静脉收缩，则会引起肺水肿。肺水肿分为间质性肺水肿和肺泡性肺水肿。引起肺静脉高压主要原因：①各种先天性或后天性原因所导致的肺静脉回流通道狭窄或阻塞；②左心房阻力增加（如二尖瓣狭窄）；③各种原因导致的左心衰竭；④左心室阻力增加（如主动脉瓣狭窄、缩窄性心包炎）。

1）间质性肺水肿：由于肺毛细血管内的血浆较大量渗透到肺间质所引起的肺水肿。X 线表现：①典型的可见周围肺间隔线，又称 Kerley B 线，肺门轮廓不清；②肺纹理模糊，肺野密度增高，肺野内可见细小网状影及磨玻璃影。

2）肺泡性肺水肿：它的特征是水肿的分布和消散是易变的。X 线主要表现为两侧肺野内见大片阴影，边缘模糊，典型者呈两侧对称分布，表现为“蝶翼形”，常见于急性左心衰竭和尿毒症。

3）含铁血黄素沉着（haemosiderosis）：见于二尖瓣性心脏病及多发性肺出血病变。当含铁血黄素有足量的积聚，X 线片上就可见细小的结节和点状影，似粟粒型结核。

4）骨化（ossification）：见于二尖瓣性心脏病，X 线表现为非常致密的结节，散在分布于下、中肺野，大小不同，从针尖大到豌豆大不等。

五、左心衰竭

左心衰竭是左心室衰竭和左心房衰竭的总称。左心房衰竭最常见的原因是二尖瓣病变。左心室衰竭常见于高血压、冠心病、主动脉瓣病变、二尖瓣关闭不全、急性风湿性心肌炎、急性肾炎等。左心衰竭的共同病理基础是肺静脉压力升高和肺淤血。以肺循环淤血为特征，临床上较为常见。X 线表现常早于临床症状。左心衰竭后肺动脉压力增高，使右心负荷加重，右心衰竭继之出现，即为全心衰竭。

X 线表现：①肺静脉扩张、肺淤血表现；②间质性肺水肿或肺泡性肺水肿表现；③左心房室增大及搏动异常；④胸膜水肿和胸腔积液；肺泡性肺水肿为急性左心衰竭的指征。其中，有间质性肺水肿，并不一定有呼吸困难和湿啰音等临床表现。随着肺静脉压力升高，淋巴回流受阻，可引起胸膜水肿、肥厚，甚至出现肺门淋巴结中度增大。第 1 前肋间的血管内径超过 3mm，对左心衰竭的诊断或早期诊断有一定意义。

六、右心衰竭

右心衰竭通常继发于左心衰竭或主要影响右心的病变。单纯的右心衰竭主要见于肺源性心脏病及某些先天性心脏病，以体循环淤血为主要表现。因右心衰竭多由左心衰竭引起，故右心衰竭时心脏增大较单纯左心衰竭更为明显，呈全心扩大。急性或慢性肺源性心脏病、房间隔缺损及伴有肺动脉狭窄或肺动脉高压的先天性心脏病、肺栓塞等病变可以导致单纯的右心衰竭。弥漫性心肌病变一般引起双侧心力衰竭，但以右侧较重。临床有下肢水肿、肝大、胸腔积液、腹水、颈静脉怒张、恶心、呕吐等症状。

X 线表现：①心脏增大；②上腔静脉阴影增宽；③胸腔积液；④横膈抬高（由腹水、肝大所致）。在具有引起右心衰竭的心脏病变时，可见心影迅速地向两侧增大，胸腔积液、上腔静脉增宽、心搏减弱。心脏各房室弧度仍存在时，提示有右心衰竭存在。

（凌小莉　丁建平）

参考文献

Berteloot L, Proisy M, Jais JP, et al, 2019. Idiopathic, heritable and veno-occlusive pulmonary arterial hypertension in childhood：computed tomography angiography features in the initial assessment of the disease. Pediatr Radiol, 49(5)：575-585.

Cho H, Lee JG, Kang SJ, et al, 2019. Angiography-based machine learning for predicting fractional flow reserve in intermediate coronary artery lesions. J Am Heart Assoc, 8(4)：e011685.

Currie BJ, Johns C, Chin M, et al, 2018. CT derived left atrial size identifies left heart disease in suspected pulmonary hypertension：derivation and validation of predictive thresholds. Int J Cardiol, 260：172-177.

Eleid MF, Foley TA, Said SM, et al, 2016. Severe mitral annular calcification：multimodality imaging for therapeutic strategies and interventions. JACC Cardiovasc Imaging, 9(11):1318-1337.

Jegatheeswaran A, Devlin PJ, McCrindle BW, et al, 2019. Features associated with myocardial ischemia in anomalous aortic origin of a coronary artery:a congenital heart surgeons' society study. J Thorac Cardiovasc Surg, 158(3):822-834.

Johnson TW, Räber L, Di Mario C, et al, 2019. Clinical use of intracoronary imaging. Part 2: acute coronary syndromes, ambiguous coronary angiography findings, and guiding interventional decision-making: an expert consensus document of the european association of percutaneous cardiovascular interventions. EuroIntervention, 15(5): 434-451.

Jone PN, Ross MM, Bracken JA, et al, 2016. Feasibility and safety of using a fused echocardiography/fluoroscopy imaging system in patients with congenital heart disease. J Am Soc Echocardiogr, 29(6):513-521.

Kastellanos S, Aznaouridis K, Vlachopoulos C,et al, 2018. Overview of coronary artery variants, aberrations and anomalies. World J Cardiol, 10(10):127-140.

Koestenberger M, Hansmann G, Apitz C, et al, 2017. Diagnostics in children and adolescents with suspected or confirmed pulmonary hypertension. Paediatr Respir Rev, 23:3-15.

Kolossváry M, Kellermayer M, Merkely B, et al, 2018. Cardiac computed tomography radiomics:a comprehensive review on radiomic techniques. J Thorac Imaging, 33(1):26-34.

Kula S, Pekta A, 2017. A review of pediatric pulmonary hypertension with new guidelines. Turk J Med Sci, 47(2):375-380.

Kurmani S, Squire I, 2017. Acute heart failure:definition,classification and epidemiology. Curr Heart Fail Rep, 14(5):385-392.

Lau LC, Koh HL, Yip WLJ,et al, 2018. Clinics in diagnostic imaging (186). Atrial septal defect with pulmonary arterial hypertension. Singapore Med J, 59(5):279-283.

Marino P, de Oliveira Lopes G, Pereira Borges J,et al, 2018. Evaluation of systemic microvascular reactivity in adults with congenital heart disease. Congenit Heart Dis, 13(6):978-987.

Menachem JN, Birati EY, Zamani P, et al, 2018. Pulmonary hypertension:Barrier or just a bump in the road in transplanting adults with congenital heart disease. Congenit Heart Dis, 13(4):492-498.

Oikonomou EK, Marwan M, Desai MY, et al, 2018. Non-invasive detection of coronary inflammation using computed tomography and prediction of residual cardiovascular risk (the CRISP CT study): a post-hoc analysis of prospective outcome data. Lancet, 392(10151):929-939.

Patel MR, Calhoon JH, Dehmer GJ, et al, 2019. ACC/AATS/AHA/ASE/ASNC/SCAI/SCCT/STS 2017 appropriate use criteria for coronary revascularization in patients with stable ischemic heart disease:a report of the american college of cardiology appropriate use criteria task force, american association for thoracic surgery, american heart association,american society of echocardiography, american society of nuclear cardiology, society for cardiovascular angiography and interventions,society of cardiovascular computed tomography, and Society of thoracic surgeons [published correction appears in j nucl cardiol. 2018 may 10; J Nucl Cardiol, 24(5):1759-1792.

Raimondi F, Secinaro A, Boddaert N, et al, 2020. Imaging features of complete congenital atresia of left coronary artery Diagn Interv Imaging, 101(6): 421-423.

Seah JCY, Tang JSN, Kitchen A, et al, 2019. Chest radiographs in congestive heart failure:visualizing neural network learning. Radiology, 290(2):514-522.

van Aelst LNL, Arrigo M, Placido R, et al, 2018. Acutely decompensated heart failure with preserved and reduced ejection fraction present with comparable haemodynamic congestion. Eur J Heart Fail, 20(4):738-747.

Weir-McCall JR, Madan N, Villines TC, et al, 2018. Highlights of the thirteenth annual scientific meeting of the society of cardiovascular computed tomography. J Cardiovasc Comput Tomogr, 12(6):523-528.

Zucker EJ, 2019. Cross-sectional imaging of congenital pulmonary artery anomalies. Int J Cardiovasc Imaging, 35(8):1535-1548.

第 8 章
动态血压

动态血压监测是高血压诊断技术发展史上的重大创新。它可以测量一个人日常生活状态下的血压，包括轻中度体力活动及睡眠状态下的血压，可更加全面地反映一个人生活与工作状态下的血压情况，有助于发现并诊断诊室血压正常而动态血压升高的"隐匿性高血压"。因为测量由电子血压计自动完成，因此，可以有效避免测量者误差，避免医务人员测量过程中可能出现的白大衣效应，有助于发现并诊断诊室血压升高而动态血压正常的"白大衣高血压"。通过动态血压监测除了可以获得 24 小时、白天及夜间的平均收缩压和舒张压，进而诊断高血压之外，还可以评估血压的昼夜节律及测量值之间的变异。因此，包括 2018 版《中国高血压防治指南》在内的大部分高血压指南都推荐更加普遍地进行动态血压监测，提高高血压诊断的准确性。

一、动态血压仪器

目前指南推荐，使用袖带、示波测量技术血压计，进行 24 小时动态血压监测。各种类型的无袖带血压测量技术尚在研究与开发过程中，尚未应用于临床。

动态血压监测仪器的技术要求高，必须按照国际标准方案进行准确性验证，早期曾经有欧洲高血压学会国际方案、英国高血压学会方案及美国医疗器械促进协会国际方案等。近年来，国际标准组织与专业领域合作推出了唯一的共同验证方案。按照国际方案进行过准确性验证的动态血压仪器可在以下网站查询 www.stridebp.org。在长期使用过程中，动态血压仪器还要进行定期校准。

二、动态血压监测方法

1. *动态血压仪器的安装要求*

（1）应确保动态血压监测仪器格式化和充足的电量。选择大小合适的袖带：如果患者臂围＞ 32cm，应选择大袖带；如果患者臂围＜ 22cm，应选择小袖带。监测前测量双侧上臂血压，如果两侧上臂收缩压或舒张压相差≥ 10mmHg，应选择血压高的一侧手臂进行动态血压监测；如果患者两侧上臂血压差＜ 10mmHg，可选择非优势臂进行动态血压监测。在装好血压仪器后，手动测量 2 次，并让患者等待一些时间，确保血压计可进行自动测量。

（2）安装时还要教会受测者正确佩戴袖带，确保袖带位置准确，松紧合适，防止袖带过紧或者过松而导致血压测量不准确。测量血压时，上臂自然下垂保持不动，血压测量完成后可恢复正常活动；应注意保护动态血压仪器免于碰撞和浸湿等。夜间血压测量时注意避免压迫动态血压仪的测量软管。

（3）患者应填写动态血压监测日记，仔细记录动态血压监测期间的上床、起床、三餐时间，以及服药、运动情况等。

2. *被测量者要求* 尽管动态血压监测并无绝对禁忌，但以下情况下通常不宜进行动态血压监测：严重血液系统疾病、严重皮肤疾病、血管疾病、传染病急性期及发热等；需要保持安静和休息的患者，如不稳定型心绞痛及年老体弱的高龄患者；严重心律失常影响血压测量的准确性，如快速心房颤动或频发期前收缩等。

3. *动态血压监测设置* 动态血压监测的起始时间一般从上午 8：00 ～ 10：00 到次日上午 8：00 ～

10：00，监测时间应该保证大于24小时，且每小时至少有1个血压读数。白天15～20分钟测量一次，夜间30分钟测量一次。有效血压读数必须达到设定理论读数的70%以上，而且白天有效读数20个以上，夜间有效读数7个以上，这样的监测才能视为合格有效。监测期间受测者应尽可能保持正常生活与工作，正常作息。

三、动态血压的重要指标

1. 血压平均值与脉率平均值　血压平均值包括24小时、白天、夜间的平均收缩压和平均舒张压。根据2018年《中国高血压防治指南》，动态血压诊断高血压的界值：24小时动态血压平均≥130/80mmHg，白天平均血压≥135/85mmHg，夜间平均血压≥120/70mmHg。脉率平均值包括24小时、白天、夜间平均脉率。

2. 夜间血压下降率　正常情况下，血压受到生理活动和睡眠的影响，呈现明显的昼夜节律。通常白天血压较高，夜间血压较低。但是，当血压调节功能异常时，可能表现为夜间血压不下降，甚至上升，有时也可能表现为过度下降。

夜间血压下降率=（白天平均血压－夜间平均血压）/白天平均血压。通常将夜间血压下降率≥10%而＜20%的定义为下降型（dipper），表示血压昼夜节律正常；如果夜间血压下降率＜10%，通常称为不下降型（non-dipper），表示血压昼夜节律减弱；夜间血压下降率≥20%，通常称为过度下降型（extreme-dipper），表示夜间血压下降过多；夜间血压下降率＜0，即夜间血压高于白天血压，称为升高型（reverse-dipper），患者可能合并导致夜间血压升高的严重疾病。

3. 血压变异　在一天中进行多次测量，可以计算这些测量值之间的变异。通常计算标准差，也可以进一步计算标准差/均值的比值，即变异系数。此外，也可以简单地计算前后两次测量值之间的差值的绝对值的均值，又称为绝对值变异。

4. 血压负荷　是指收缩压或舒张压的读数超过正常值的读数占总的有效测量读数的百分比。对于成年人，血压负荷在计算平均血压基础上的进一步诊断、预测价值较小，但在儿童和青少年，仍可能有进一步的诊断、预测价值。

5. 动态脉压与动态的动脉硬化指数（ambulatory arterial stiffness index，AASI）　动态血压监测除了上述平均值的诊断价值及血压变异的预测价值之外，动态脉压监测还有助于通过计算脉压与AASI评估大动脉的弹性功能。

此外，动态血压监测数据还可以用于计算血压和脉率的乘积，以评估心血管风险；计算收缩压变化与脉率变化的比值，以评估自主神经功能；计算血压的夜间下降情况及脉率的快慢情况评估盐敏感性等。这些指标的临床意义还须进一步研究。

四、动态血压监测的临床意义

动态血压监测主要有以下三个方面的临床应用：①诊断高血压，提高高血压诊断的准确性；②评估心血管风险，提高心血管风险评估的水平；③评估降压治疗的效果，提高降压治疗的质量，充分发挥降压治疗预防心脑血管疾病并发症的作用。

1. 高血压诊断意义　动态血压监测可通过计算24小时、白天和晚上的均值并与诊室血压对比，将人群分为4种血压类型，正常血压、白大衣高血压、隐匿性高血压与持续性高血压，从而显著提高高血压诊断的准确性。通过定义清晨时段血压并计算其均值，还可以诊断清晨高血压。

在中国动态血压和家庭血压登记研究中，动态血压诊断的白大衣高血压和隐匿性高血压的患病率分别为15%和17%。与诊室和动态血压都正常者相比，白大衣高血压患者心血管风险无明显升高，而隐匿性高血压与持续性高血压患者的心血管风险则显著升高。

在2018年发表的《亚洲清晨高血压管理专家共识》中，明确建议动态血压诊断清晨高血压的手段为觉醒后2小时内所有测量值，如果其平均值≥135/85mmHg，则诊断清晨高血压。不论是清晨高血压，还是夜间高血压，尽管只是一个时段的高血压，都显著增加了心血管事件的风险。

2. 心血管风险评估、预测、预后判断　除了通过计算动态血压平均值的诊断价值，还可以通过进一步根据动态血压的其他特征进行心血管风险评估、预测与预后判断。夜间血压下降与清晨血压升高是目前最有价值的两个指标。

不论夜间血压下降、升高，还是过度下降，都提示可能有严重的靶器官损害，或血压调节异常。阻塞性睡眠呼吸暂停可导致夜间血压升高；慢性肾病因为钠盐不能在白天有效排泄，也会试图通过升高夜间血压排泄过多的钠盐；同样的原理，即便肾功能正常，如果钠盐的摄入量过多，也可能导致夜间血压升高。

清晨血压不论定义高血压还是晨峰都可能提示心血管风险增加。交感神经过度兴奋或调节异常可能是最常见原因，不管是内源性的功能紊乱，还是其他的原因，都提示更高的心血管风险，包括独立于24小时血压平均水平的风险；钠盐排泄同样是清晨高血压的重要原因之一，通常会表现为夜间与清晨高血压。

餐后与直立位低血压也具有重要的临床意义。因为这些情况常见于接受降压治疗的高血压患者，其临床意义更加重要，通常提示患者有严重的合并症。在老年人群中，帕金森与认知功能降低的患者常会有这些临床情况。在肥胖的中青年人群中，尤其是伴有高胰岛素血症时，常会有低血糖和低血压，这时患者通常会有明显症状，如果不进行有效管理，也可能导致严重后果。接受促进胰岛素分泌、增加胰岛素敏感性或注射胰岛素的糖尿病患者同样可能会出现上述情况，也应通过动态血压监测及时发现，并有效管理。许多头颈部肿瘤患者在放射治疗后，可能因为颈动脉窦损伤导致直立位低血压同时伴有卧位高血压，也需要更多进行动态血压监测。

一日之中所有血压测量读数之间的变异情况也有相似的风险评估价值。不论用哪一种计算方法，标准差、变异系数，还是绝对值变异，都与心血管风险密切相关。这些变异可能是器官损伤的结果，也反过来进一步增加损伤的风险。

还有许多动态血压监测衍生指标，如动态的动脉硬化指数等，也可以评估、评测心血管事件的风险。

3. 评估降压疗效和指导降压治疗　动态血压不仅具有重要的诊断与风险预测价值，还可以更加准确地评估降压治疗的效果。通过动态血压监测，可以了解24小时的血压控制情况，包括夜间与清晨诊室乃至家庭血压测量难以评估的特殊时段的血压。对于诊室血压控制不佳的患者，通过动态血压监测还可以发现白大衣性未控制高血压。对于诊室血压已经控制，但靶器官损害仍然无明显改善或仍在持续进展的患者，则可通过动态血压监测排查隐匿性未控制高血压。

因为动态血压监测在降压疗效评估中的重要价值，所以近年来降压药物临床试验研究中通常都以24小时动态血压监测为主要疗效评估方法。许多创新的非心血管治疗药物，如抗肿瘤药物等，因为长期应用可能有升高血压的风险，因此在这些药物的临床试验研究中也增加了24小时动态血压监测，以更加客观、准确地评估这些药物所导致的血压升高情况。

五、结论与展望

经过近半个世纪的推广应用，动态血压监测已成为高血压诊治过程中不可或缺的手段。通过更加普遍地进行动态血压监测，将显著提高高血压诊断的准确性、治疗的有效性，提高高血压专业人员的专业能力与专业判断，从而充分发挥降压治疗预防心脑血管并发症的作用，显著降低各种严重致死、致残性，终末期疾病的发生和死亡，为建设一个没有心血管疾病的社会奠定基础。

为了进一步提升动态血压监测的临床应用和规范化，我们在2015年发表了《我国第一个动态血压监测中国专家共识》。我们与亚洲地区的专家一起，又在2019年发表了《动态血压监测亚洲专家共识》。在此基础上，已有专家正在撰写《中国动态血压监测指南》，希望通过这些指南、共识文件的讨论、制定，显著提高我国动态血压监测的应用水平。

动态血压监测也是最活跃的创新领域。首先，需要显著提升动态血压监测的信息化水平。通过使用互联网为基础的远程动态血压监测信息系统，进一步促进监测的规范化、数据存储分析的信息化及结果评估与判断的专业化，从而提升医疗服务的同质化、均等化。其次，需要提升动态血压监测的技术水平。目前仍需使用上臂式袖带法血压测量技术，近年来更加便捷舒适的腕式血压计正在逐步具备动态血压监测能力。也许在不久的将来，我们还将开发研制出准确的不再需要充放气的血压计，以进一步提高监测的舒适性。最后，动态血压监测目前仍然是医疗行为，但随着技术能力的提升，终将成为一种可穿戴的实时的健康支持手段，从而彻底解决高血压的知晓与控制问题。

（亢园园　王继光）

参考文献

《中国高血压防治指南》修订委员会, 2019. 中国高血压防治指南 2018 年修订版 . 心脑血管病防治, 19(1):1-44.

王继光, 吴兆苏, 孙宁玲, 等, 2015. 动态血压监测临床应用中国专家共识 . 中华高血压杂志, 23(8):727-730.

Chen Q, Cheng YB, Liu CY, et al, 2018. Ambulatory blood pressure in relation to oxygen desaturation index as simultaneously assessed by nighttime finger pulse oxymetry at home. J Clin Hypertens(Greenwhich), 20(4):648-655.

Chen SW, Wang YK, Dou RH, et al, 2020. Characteristics of the 24-h ambulatory blood pressure monitoring in patients with Parkinson's disease - the SFC BP multicentre study in China. J Hypertens.

Huang QF, Sheng CS, Li Y, et al, 2019. A randomized controlled trial on the blood pressure-lowering effect of amlodipine and nifedipine-GITS in sustained hypertension. J Clin Hypertens (Greenwhich), 21(5):648-657.

Kang YY, Li Y, Huang QF, et al, 2015.Accuracy of home versus ambulatory blood pressure monitoring in the diagnosis of white-coat and masked hypertension. J Hypertens, 33(8):1580-1587.

Kario K, Shin J, Chen CH, et al, 2019. Expert panel consensus recommendations for ambulatory blood pressure monitoring in Asia:the HOPE Asia Network. J Clin Hypertens (Greenwhich), 21(9):1250-1283.

Li Y, Staessen JA, Lu L, et al, 2007. Is isolated nocturnal hypertension a novel clinical entity? Findings from a Chinese population study. Hypertension, 50(2):333-339.

Li Y, Thijs L, Boggia J, et al, 2014. Blood pressure load does not add to ambulatory blood pressure level for cardiovascular risk stratification. Hypertension, 63(5):925-933.

Li Y, Thijs L, Hansen TW, et al, 2010. Prognostic value of the morning blood pressure surge in 5645 subjects from 8 populations. Hypertension, 55(4):1040-1048.

Li Y, Wang JG, Dolan E, et al, 2006. Ambulatory arterial stiffness index derived from 24-hour ambulatory blood pressure monitoring. Hypertension, 47(3):357-364.

Li Y, Wei FF, Thijs L, et al, 2014. Ambulatory hypertension subtypes and 24-hour systolic and diastolic blood pressure as distinct outcome predictors in 8341 untreated people recruited from 12 populations. Circulation, 5:130(6):466-474.

Stergiou GS, Alpert B, Mieke S, et al, 2018. A universal standard for the validation of blood pressure measuring devices:Association for the Advancement of Medical Instrumentation/ European Society of Hypertension/ International Organization for Standardization (AAMI/ESH/ISO)Collaboration Statement. Hypertension, 71(3):368-374.

Wang JG, 2018. Unique approaches to hypertension control in China. Ann Translat Med, 6(15):296.

Wang JG, Kario K, Chen CH, et al, 2018. Management of morning hypertension:a consensus statement of an Asian expert panel. J Clin Hypertens (Greenwhich), 20(1):39-44.

Wei FF, Li Y, Zhang L, et al, 2014. Beat-to-beat, reading-to-reading, and day-to-day blood pressure variability in relation to organ damage in untreated Chinese. Hypertension, 63(4):790-796.

Yang WY, Melgarejo JD, Thijs L, et al, 2019. Association of office and ambulatory blood pressure with mortality and cardiovascular outcomes. JAMA, 322(5):409-420.

Zou J, Li Y, Yan CH, et al, 2013. Blood pressure in relation to interactions between sodium dietary intake and renal handling. Hypertension, 62(4):719-725.

第 9 章
直立倾斜试验

晕厥是临床上常见的症状，是指由于突发的全脑灌注不足所致的短暂意识丧失，因肌张力消失致摔倒，持续数秒钟至数分钟，可自行恢复意识。发病率占急诊科患者的 0.9% ～ 1.7%，占住院患者的 1% ～ 3%。导致晕厥的病因很多，机制复杂，涉及多个学科。临床上一般将晕厥分为 3 大类，包括心源性晕厥、反射性晕厥和直立性低血压性晕厥。其中血管迷走性晕厥（vasovagal syncope，VVS）是反射性晕厥中最常见的一种，是指各种刺激通过迷走神经介导反射，导致血压降低、脑血管灌注不足，表现为短暂的意识丧失，可自行恢复，而无神经定位体征的一种综合征。由于其占所有晕厥原因的 60% 左右，且各个年龄段均有发病，所以对 VVS 的正确诊断至关重要。直立倾斜试验（head-up tilt test，HUT）是近年来发展起来的一种新型检查方法，对血管迷走性晕厥的诊断起到决定性的作用。

一、直立倾斜试验的发展历史

直立倾斜试验最初是被用来研究体位改变对心率和血压的影响。科学家们偶然发现，实验过程中受试者出现晕厥或近乎晕厥与直立倾斜试验诱导的低血压有关，部分案例中还发现伴随有显著的心动过缓，甚至较长时间的心脏停搏。1986 年 Kenny 首次报道直立倾斜试验可以用来对 VVS 的诊断，当时采用 60° 的直立倾斜 60 分钟，在约 2/3 的不明原因晕厥患者中观察到了异常反应，而在无晕厥发作试验者中的发生率仅 10%。在随后的试验中，倾斜的角度被设立为 60° ～ 70°，一直沿用至今。

1989 年，Almquist 等开始在直立倾斜试验中使用异丙肾上腺素，他们的方法如下：患者在起初的直立倾斜试验 10 分钟内未出现阳性反应，让患者回到仰卧位后静脉注射异丙肾上腺素（1mg/min），使患者心率稳定后再次进行直立倾斜试验。结果发现，不明原因晕厥患者表现出了低血压和心动过缓（9/11），而对照组的发生率仅 2/18。

但是异丙肾上腺作为药物激发试验一直存在争议，Kapoor 和 Brant 发现异丙肾上腺素的激发存在低特异性。并且，患者对异丙肾上腺素的耐受不同，不少患者使用后诱发心悸不适。此外，对于存在冠心病的患者在使用过程中可能会导致心肌缺血事件的发生。

在随后的试验中，硝酸甘油被作为药物激发试验的一部分。Raviele 等比较了静脉给药及舌下含服硝酸甘油，在试验中均获得了 90% 以上的特异度。一项发表在 2012 年的荟萃分析发现，药物激发试验提高敏感度，但降低特异度，而相比异丙肾上腺素，硝酸甘油拥有更高的诊断比值比和敏感度。

二、倾斜试验适应证

（1）发生于无器质性心脏病患者的不明原因晕厥或虽有器质性心脏病但排除了其本身所致的反复晕厥发作的患者。

（2）房室传导阻滞或病态窦房结综合征伴晕厥患者安置起搏器后仍然发生晕厥，且排除了起搏器故障者。

三、倾斜试验相对适应证

（1）随访评价神经介导性晕厥治疗效果。

（2）评价周围神经病或自主神经功能不全患

者的不明原因晕厥。

（3）评价反复发作的头晕或濒临晕厥。

四、倾斜试验禁忌证

（1）发生于房室传导阻滞或病态窦房结综合征患者的晕厥、而未安置起搏器者。

（2）发热、急性炎症、严重高血压、不稳定型心绞痛、急性心肌梗死、心功能不全或其他严重疾病不便检查者。

（3）心脑血管疾病：主动脉瓣狭窄或左心室流出道狭窄所致晕厥者，重度二尖瓣狭窄伴晕厥者，已知有冠状动脉近端严重狭窄的晕厥患者，严重脑血管病变的晕厥患者。

（4）妊娠。

五、操作方法及程序

1. 试验前准备　患者安静平卧10分钟，建立静脉通路，检查时输注普通生理盐水，连续或密切监测心率与血压，并进行相应记录，建议同时佩带24小时动态心电图记录。

2. 基础倾斜试验　倾斜60°～80°，一般为70°，基础倾斜试验持续30～45分钟，或至出现阳性反应终止试验。若无阳性反应出现，则进行药物激发试验。

3. 药物激发试验

（1）异丙肾上腺素：是最常选用的药物。在基础倾斜试验结束时，若未取得诊断结论，患者恢复平卧位，静脉滴注异丙肾上腺素1μg/min，起效后（心率增加10%）再次倾斜70°，10分钟；如果仍未激发，增加异丙肾上腺素的剂量至3μg/min（心率增加20%）、5μg/min（心率增加30%），重复上述步骤。或者在基础倾斜试验结束时，若未取得阳性结果，患者恢复平卧位，静脉滴注异丙肾上腺素3μg/min，待心率增加至100～120次/分，再次倾斜70°，维持药物静脉滴注，若出现阳性反应或患者出现交界区心律、频发室性期前收缩、室性心动过速、高血压或心绞痛等任何一种情况，立即终止试验，如果持续10～15分钟没有阳性反应即为阴性，终止试验。

（2）硝酸甘油（0.2～0.3mg）舌下含化，维持倾斜70°，10～20分钟，若没有出现阳性反应则试验结果为阴性。

六、结果判断

倾斜试验中正常的反应表现：①心率增加10～15次/分。②舒张压增加10mmHg，收缩压基本不变。正常人体由平卧位变为直立时，有300～800ml血液从胸腔转移到下肢，致静脉容积增加，使心室前负荷降低，心排血量减少，动脉压下降，主动脉弓和颈窦压力感受器张力减弱，迷走神经传入张力消失，交感神经传出信号增加，通过心率加快和外周血管收缩来代偿以增加心排血量。因此，正常生理反应是心率稍加快，收缩压稍降低，舒张压增加，平均动脉压不变。

异常反应有以下几种：①直立体位性心动过速综合征（POTS），心率增加大于30次/分或持续脉搏120次/分，多主诉有心悸、乏力、晕厥前兆。②直立位低血压，收缩压降低至少20mmHg或舒张压降低至少10mmHg。③血管迷走性晕厥，通常表现为血压的突然下降并伴有症状，多发生于倾斜试验开始10分钟以上，常伴有心动过缓。血压下降和心率减慢可不完全平行，以心率减慢为突出表现者为心脏抑制型，以血压下降为突出表现者，心率轻度减慢为血管抑制型，心率和血压均明显下降者为混合型。④自主神经功能异常，收缩压和舒张压即刻且持续降低而心率无明显增长，导致意识丧失，多伴有多汗、便秘、怕热等自主神经功能紊乱的表现。⑤心理因素反应，有症状而没有相应的心率血压变化。⑥脑性晕厥，在倾斜试验中脑血管超声检查提示脑血管收缩，而无低血压或心动过缓。需要对血管异常人群进行检查，用于评价晕厥。

受试者在倾斜过程中出现晕厥或接近晕厥症状（濒临知觉丧失、严重头晕、虚弱无力、黑矇、听力遥远或丧失、恶心、面色苍白、大汗、维持自主体位困难等症状之一项或几项），同时伴有以下情况之一者，为倾斜试验阳性：①收缩压≤70mmHg或较倾斜前降低50%，有的患者即使血压未达到此标准，但已出现晕厥或接近晕厥症状，仍应判为阳性；②心动过缓（以下表现之一：心率＜50次/分，交界区心律持续10秒、窦性停搏≥3秒，心率下降超过倾斜位最大心率的30%）。

七、注意事项

1. 试验条件：试验前停用一切可能影响自主神经功能的药物（评价药物疗效时例外），检查室应该光线暗淡、温度适宜。

2. 患者准备：试验前禁食 4 ～ 12 小时，若为首次试验，须停用心血管活性药物 5 个半衰期以上；若为评价药物疗效，重复试验时应安排在同一时刻，以减少自主神经昼夜变化所致的误差，并尽量保持药物剂量、持续时间等其他试验条件的一致。

3. 注意保护患者：倾斜台要求有支撑脚板，两侧有护栏，胸部和膝关节处有固定带，以免膝关节屈曲，致受试者跌倒，倾斜台变位应平稳迅速，要求 10 ～ 15 秒准确到位；应备有心肺复苏设备。

4. 监护人员全过程中应专人在场监护，准备除颤仪及抢救药品。监护人员包括对心肺复苏有经验的医师，应熟悉晕厥的常见病因、倾斜试验的技术规则，并能正确处理可能发生的并发症，如心动过缓、低血压、严重缓慢或快速性心律失常，甚至心脏停搏等。

八、存在的不足及优点

2001 年的 ISSUE-1 研究发现，直立倾斜试验对于复发晕厥的患者无法总是诱发阳性结果，并且无法预测晕厥相关的心脏节律异常。而 ISSUE-2 研究认为，发生在直立倾斜试验中的心脏停搏可能很大程度上是心脏停搏的自然复发。随着置入式心电记录器的兴起，直立倾斜试验相形见绌，由于前者可以准确记录患者晕厥时发生的情况，而直立倾斜试验诱导的晕厥是强制的。但是直立倾斜试验还是有其存在的价值，其对于大多数内科医生来说是一项廉价、无创的检查，试验过程中再现患者的症状，有助于增加患者对晕厥本身诊断的信心。直立倾斜试验亦可以诊断引起晕厥的其他疾病，如直立性低血压、直立性心动过速综合征、假性晕厥等。

九、存在的风险

直立倾斜试验总体上是一项低风险的检查手段。但也有在试验过程中使用异丙肾上腺素诱发室性心律失常的情况。另有报道存在心脏停搏的风险，尽管非常少见，并且可能自行缓解，但是医务人员必须十分谨慎，必要时采取措施，如让患者恢复直立体位。并须告知患者，试验后可能存在一定的副作用，如疲劳、头痛等不适，另外要避免试验后剧烈运动。

十、展望

目前，直立倾斜试验对诊断 VVS 的敏感度很高，却不能提供有效的治疗方案。实际上，血管迷走性晕厥在包含心脏抑制和血管减压两种病理生理机制。在许多病例中，心脏抑制反应比较弱，以血管减压表现为主。但也有两种机制同时发生的混合型，表现为显著的心动过缓和低血压，并且心脏起搏器置入后的复发率仍很高。ISSUE-3 临床试验表明，心脏抑制型 VVS 患者置入起搏器受益一般，其两年复发率在 25%，而亚组间比较发现直立倾斜试验结果阴性的患者获益更加，其两年复发率仅 5%，这可能的解释是直立倾斜试验结果阳性的患者，主要为血管抑制型，安装起搏器获益不佳，如果患者直立倾斜试验阴性，却有心动过缓的证据，其血管抑制不占主导，安装起搏器获益较好。

十一、总结

对于可疑血管迷走性晕厥的诊断，直立倾斜试验是一项安全、有效、可行的检测手段。在试验过程中，患者症状的再现，有利于患者晕厥原因的诊断，并且为下一步治疗方案提供重要信息。对于直立倾斜试验结果的阐释需要细心与经验，重要的是其结果需与患者的临床表现相一致。由于直立倾斜试验的可再现性、敏感度、特异度及预测性，其在心血管领域的作用越来越重要。将来直立倾斜试验用来指导 VVS 治疗方案的潜力依然很大，需要进一步的研究以提升临床应用价值。

（罗玉寅）

参考文献

Brignole M, Donateo P, Tomaino M, et al, 2014. Benefit of

pacemaker therapy in patients with presumed neurally mediated syncope and documented asystole is greater when tilt test is negative:an analysis from the third International Study on Syncope of Uncertain Etiology (ISSUE-3). Circ Arrhythm Electrophysiol, 7(1): 10-16.

Brignole M, Menozzi C, Moya A, et al, 2001. Mechanism of syncope in patients with bundle branch block and negative electrophysiological test. Circulation, 104(17): 2045-2050.

Brignole M, Menozzi C, Moya A, et al, 2012. Pacemaker therapy in patients with neurally mediated syncope and documented asystole:Third International Study on Syncope of Uncertain Etiology (ISSUE-3):a randomized trial. Circulation, 125(21):2566-2571.

Connolly SJ, Sheldon R, Thorpe KE, 2003. Pacemaker therapy for prevention of syncope in patients with recurrent severe vasovagal syncope:Second Vasovagal Pacemaker Study (VPS II):a randomized trial. JAMA, 289(17):2224-2229.

Kenny RA, Ingram A, Bayliss J, et al, 1986. Headup tilt:a useful test for investigating unexplained syncope. Lancet, 1(8494):1352–1355.

Krahn AD, Klein GJ, Yee R, et al, 2001. Randomized assessment of syncope trial:conventional diagnostic testing versus a prolonged monitoring strategy. Circulation, 104(1):46-51.

Menozzi C, Brignole M, Garcia-Civera R, et al, 2002. Mechanism of syncope in patients with heart disease and negative electrophysiologic test. Circulation, 105(23): 2741-2745.

Moya A, Brignole M, Menozzi C, et al, 2001. Mechanism of syncope in patients with isolated syncope and in patients with tilt-positive syncope. Circulation, 104(11):1261-1267.

Raviele A, Giada F, Menozzi C, 2004. A randomized, double-blind, placebo-controlled study of permanent cardiac pacing for the treatment of recurrent tilt-induced vasovagal syncope. The vasovagal syncope and pacing trial (SYNPACE). Eur Heart J, 25(19):1741-1748.

Raviele A, Menozzi C, Brignole M, et al, 1995. Value of head-up tilt testing potentiated with sublingual nitroglycerin to assess the origin of unexplained syncope. Am J Cardiol, 76(4):p. 267-272.

Soteriades ES, Evans JC, Larsonmg, et al, 2002. Incidence and prognosis of syncope. N Engl J Med, 347(12):878-885.

第 10 章
核素心脏成像

第一节　心肌显像的原理、显像剂及辐射剂量

一、SPECT 心肌灌注显像的原理及显像剂

（一）原理

SPECT 心肌灌注显像（SPECT myocardial perfusion imaging）的原理是基于具有功能的心肌细胞选择性摄取显像剂时，其摄取量与冠状动脉血流量成正比，与局部心肌细胞的功能或活性密切相关。静脉注入显像剂后，缺血、损伤或坏死部位心肌的心肌细胞摄取显像剂的功能降低甚至丧失，表现为显像剂在心肌相应区域分部稀疏或缺损，据此可以判断心肌缺血的部位、程度、范围，并提示心肌细胞的活性是否存在。

（二）显像剂

1.^{99m}Tc-MIBI（甲氧基异丁基异腈）　^{99m}Tc 发射出 140KeV 的 γ 射线，物理半衰期为 6 小时，^{99m}Tc-MIBI 是一种脂溶性、正一价的小分子化合物，首次通过心肌的摄取率约为 66%，通过被动弥散方式进入心肌细胞线粒体，并牢固地与细胞膜结合，滞留在细胞内，半排时间大于 5 小时。^{99m}Tc-MIBI 主要从肝胆系统和肾排出，注射 30 分钟后，进食脂餐加速其排泄，以减少对心肌影像的干扰。常规注射 ^{99m}Tc-MIBI 740MBq（20mCi）后 60 分钟采集图像。

2.^{201}Tl　其生物学特性类似 K^+，首次通过心肌的摄取率约为 85%，借助心肌细胞膜上钠-钾泵以主动转运机制被心肌细胞摄取，因此心肌细胞对 ^{201}Tl 的摄取不仅与局部心肌血流量（myocardium blood flow）呈正相关，也是存活心肌细胞存在完整细胞膜的标志。静脉注射 ^{201}TlCl 74 ～ 111MBq（2 ～ 3mCi）后 5 ～ 10 分钟，正常心肌摄取量即达平衡，而缺血心肌因摄取量少在显像时表现为分布稀疏、缺损。此后，正常心肌细胞清除 ^{201}Tl 明显快于缺血心肌细胞，在 3 ～ 4 小时延迟显像时，可见稀疏、缺损区有显像剂“再分布”，若为梗死心肌则无显像剂的摄取和再分布，据此可鉴别心肌缺血与梗死。^{201}Tl 物理半衰期相对较长（73 小时），γ 射线能量较低（主要 60 ～ 80keV），影响对下后壁心肌病灶的检测。

二、PET 心肌灌注显像原理及显像剂

（一）原理

PET 心肌灌注显像原理与 SPECT 心肌灌注显像的原理相同。

（二）显像剂

临床上常用的心肌灌注 PET 显像剂为 ^{13}N-NH_3、^{15}O-H_2O 和 ^{82}Rb，其物理特性见表 10-1-1。国内常用 ^{13}N-NH_3。

表 10-1-1 PET 心肌灌注显像剂的物理特性

名称	核素来源	物理半衰期	机制	特点及心肌摄取分数
$^{13}N\text{-}NH_3$	回旋加速器	9.96 分钟	扩散和代谢俘获	心肌首次通过摄取分数＞ 80%
^{82}Rb	$^{82}Sr\text{-}^{82}Rb$ 发生器	76 秒	通过钠 - 钾泵摄取	半衰期短，可快速完成检查。心肌摄取分数 60% ～ 70%
$^{15}O\text{-}H_2O$	回旋加速器	122 秒	自由扩散	心肌血流定量最好的显像剂，显像剂摄取与心肌血流呈几乎完美的线性关系；心肌摄取分数 100%

三、PET 心肌代谢显像原理及显像剂

（一）原理

PET 心肌代谢显像（PET myocardial metabolism imaging）是反映心肌葡萄糖代谢的分子影像。正常心肌细胞可以利用多种底物产生能量，如脂肪酸、葡萄糖、酮体和乳酸。生理情况下，心肌所需能量 70% ～ 80% 来自脂肪酸的有氧代谢，但是受饮食状态的调节。空腹时，血浆中胰岛素水平较低，心肌细胞主要利用脂肪酸作为能量来源，而在进食后，血浆中胰岛素水平升高，脂肪酸代谢受到抑制，葡萄糖成为心肌的主要能量来源。病理情况下，如心肌发生缺血时，心肌供氧不足，脂肪酸的有氧氧化受到抑制，此时，葡萄糖无氧酵解作用增强，缺血心肌对葡萄糖的摄取增加，以葡萄糖作为主要的能量来源。^{18}F- 氟代脱氧葡萄糖（2-deoxy-2-^{18}F-fluoro-D-glucose，^{18}F-FDG）为葡萄糖的类似物，通过葡萄糖转运蛋白（glucose transporter，GLUT），主要是 GLUT4 亚型的作用，被有活性的心肌细胞摄取，进入细胞后被己糖激酶磷酸化成 ^{18}F-FDG-6- 磷酸，但是并不能继续参与糖原合成、糖酵解和去磷酸化等进一步的心肌代谢过程而滞留在细胞内，通过 PET 显像，可反映局部心肌细胞摄取和利用葡萄糖的能力。如果心肌细胞坏死，代谢活动停止，则不能摄取葡萄糖和 ^{18}F-FDG，从而根据心肌细胞对 ^{18}F-FDG 的摄取区别存活与梗死心肌细胞。因而 PET 心肌代谢显像在反映和鉴别存活心肌与梗死心肌上有重要的临床价值。

（二）显像剂

^{18}F-FDG。

四、PET、SPECT 心肌显像辐射剂量

核医学检查所使用的显像剂具有一定的放射性，但其对人体的辐射剂量都在安全许可范围之内，PET、SPECT 心肌显像辐射剂量见表 10-1-2。

表 10-1-2 PET、SPECT 心肌显像及 CT 辐射剂量

检查项目	显像剂及 CT 检查	辐射剂量
PET 心肌灌注显像	^{82}Rb	1.1 ～ 3.5mSv（20 ～ 60mCi）
	$^{13}N\text{-}NH_3$	1.48mSv（20mCi）
PET 心肌代谢显像	^{18}F-FDG	7mSv（10mCi）
SPECT 心肌灌注显像	^{99m}Tc-MIBI	0.0066Sv/MBq ～ 0.0070mSv/MBq
	^{201}Tl	0.102mSv/MBq
CT	用于衰减校正	0.5 ～ 1.0mSv

第二节　心肌灌注显像

一、显像方法

（一）SPECT 心肌灌注显像方法

（1）心肌断层显像探头贴近胸壁，从右前斜 45° 开始到左后斜 45° 旋转 180° 采集图像。应用计算机软件重建，可获得左心室心肌的垂直短轴、水平长轴和垂直长轴断层图像。

（2）门控心肌灌注断层显像推荐使用心电触发多门电路技术采集心肌灌注影像。重建后获得左心室从舒张末期到收缩末期再到舒张末期的系列心肌断层影像，可观察室壁运动并获得左心室舒张末期容积、收缩末期容积、左心室射血分数，以及左心室同步性等方面的功能信息。

（二）PET 心肌灌注显像

PET 心肌灌注显像的优势是较 SPECT 图像的分辨率高、均匀性好、图像质量好。若动态采集，可定量分析心肌每克心肌组织的每分钟血流量，评价心肌血流储备。

（三）心脏负荷试验

1. 原理　心脏具有很强的代偿功能，即使冠状动脉明显狭窄（如 70% ～ 80%），借助于其自身的调节作用（如侧支循环），在静息状态下心肌灌注显像也可以无明显异常所见。但在负荷状态下，正常冠状动脉扩张，通过的血流量明显增加，而病变的冠状动脉难以扩张，血流量不能增加或增加量低于正常的冠状动脉，致使正常与缺血心肌显像剂分布出现明显差异。心脏负荷试验（cardiac stress test）分为运动负荷试验（exercise stress test）和药物负荷试验（drug stress test），前者可使正常冠状动脉血流量增加 2 ～ 3 倍，后者采用双嘧达莫和腺苷（adenosine）药物负荷试验可使正常冠状动脉血流量增加 4 ～ 5 倍，多巴酚丁胺（dobutamine）约达 3 倍。

2. 适应证

（1）明确冠心病的诊断

1）胸痛及胸部不适可疑冠心病患者明确有无冠心病。

2）无症状，但合并多种高危因素的患者。

（2）冠心病患者危险度分层及估测预后。

（3）指导冠心病个体化治疗方案的制订。

1）冠状动脉轻至中度狭窄（狭窄程度＜ 80%）明确是否有心肌缺血。

2）多支病变冠心病患者寻找“罪犯血管”。

（4）评价冠心病不同治疗方案疗效：血管重建术（PCI、CABG、干细胞治疗等）。

3. 注意事项

（1）运动负荷试验：检查前 2 天停服 β 受体阻滞药和钙通道阻滞药，检查当日空腹（或餐后 3 小时）。

（2）药物负荷试验：检查前一天停用双嘧达莫及氨茶碱类药物。

二、图像分析

（一）正常图像

静息状态下左心室显影清楚，侧壁心肌最厚，表现为显像剂的明显聚集，心尖部心肌较薄，分布略稀疏，室间隔膜部因是纤维组织，呈稀疏、缺损区，其余各心肌壁分布均匀。右心室及心房心室壁较薄，血流量相对较低，显影不清，负荷试验后可轻度显影。心肌灌注断层影像：①短轴断层影像（short axis slices），是垂直于心脏长轴从心尖向心底的依次断层影像，若第一帧图像为心尖，最后一帧则为心底部，影像呈环状，可显示左心室前壁、下壁、后壁、前间壁、后间壁、前侧壁和后侧壁；②水平长轴断层影像（horizontal long axis slices），是平行于心脏长轴由膈面向上的断层影像，呈直立马蹄形，可显示间壁、侧壁和心尖；③垂直长轴断层影像（vertical long axis slices），是垂直于上述两个层面由室间隔向左侧壁的依次断层影像，呈横向马蹄形，可显示前壁、下壁、后壁和心尖部（图 10-2-1）；正常心肌在静息和负荷状态下显像剂分布均匀（图 10-2-2）。

图 10-2-3 靶心图是应用专用软件将短轴断层影像自心尖部展开所形成的二维同心圆图像，并以不同颜色显示左心室各壁显像剂分布的相对百分计数值即为靶心图，也称原始靶心图。其价值体现：为计算机辅助定量分析奠定基础，将靶心图各部位显像剂计数与预存于计算机内的正常值体现缺血心肌与受累血管的对应关系。

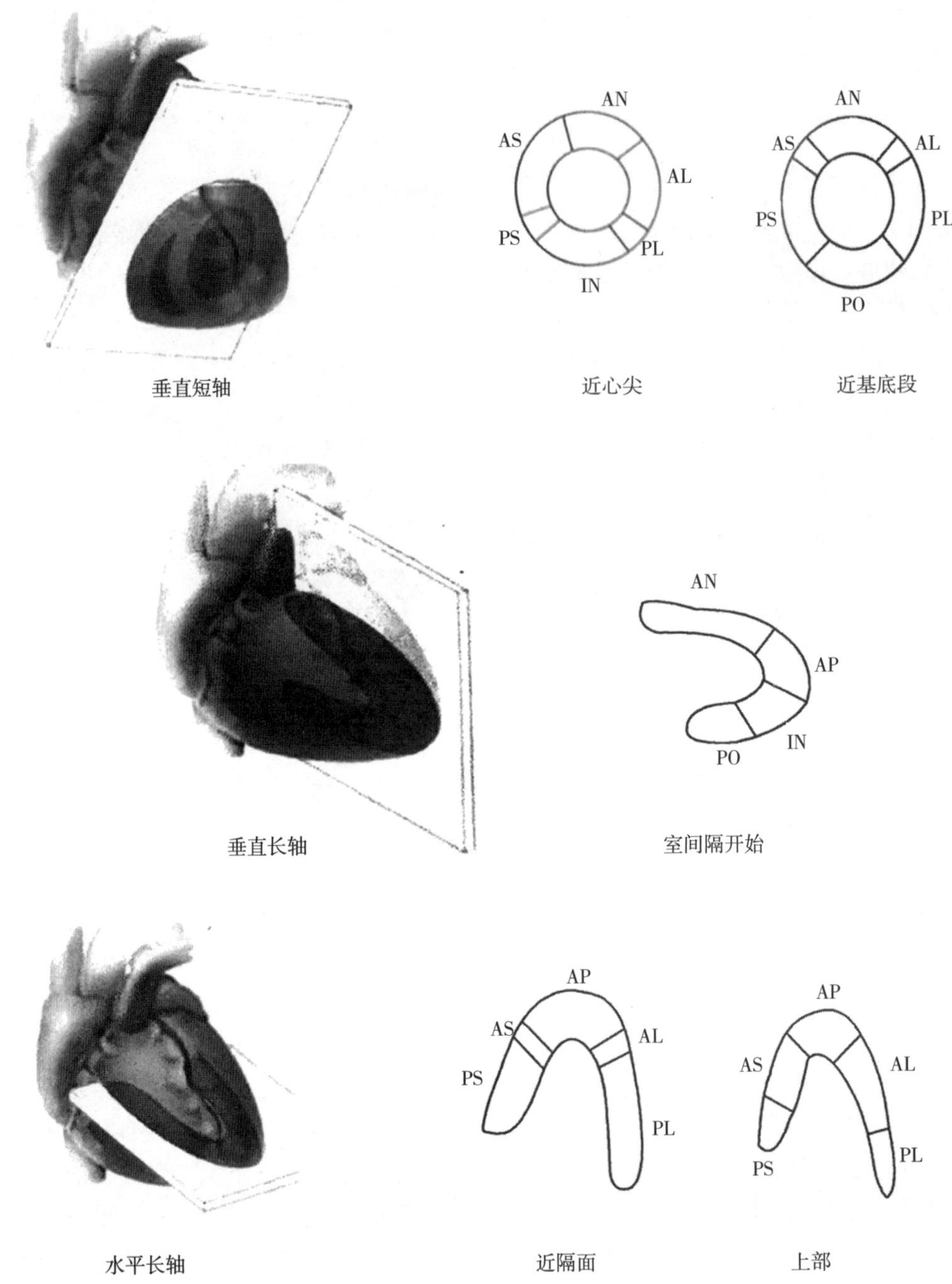

图 10-2-1　心肌节段图

AN. 前壁；AL. 前侧壁；PL. 后侧壁；IN. 下壁；AS. 前间壁；PS. 后间壁；PO. 后壁；AP. 心尖

（二）异常图像

判断心肌灌注显像异常的标准：在同一断面上连续两贴或两贴以上层面出现显像剂分布减低或者是缺损，且同一节段在两个或两个以上的断面上同时出现。将静息与负荷心肌灌注显像的断面图像对比分析，常见的异常影像表现有 3 种。

1. 完全可逆性缺损　是指负荷状态下局部心肌摄取显像剂减少或者缺失，在静息或者延迟显像时表现为正常（图 10-2-4），见于可逆性心肌缺血。

2. 部分可逆性缺损　是指负荷状态下局部心肌摄取显像剂缺损或者明显稀疏，在静息下，相应区域的缺损或稀疏的程度减轻和（或）范围缩小（图 10-2-5），提示心肌梗死伴缺血或侧支循环形成。

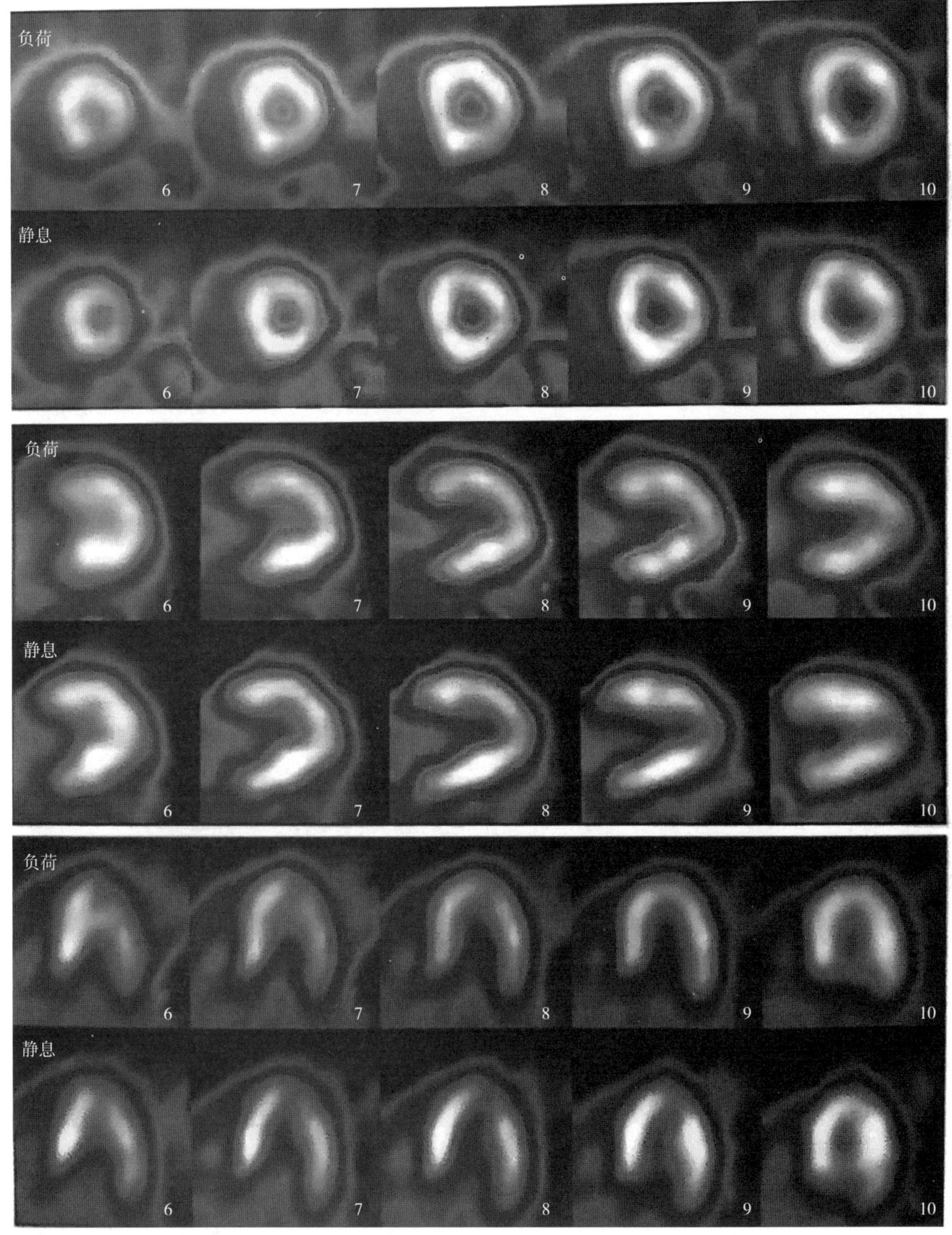

图 10-2-2　负荷和静息心肌灌注显像正常图像，心肌各节段显像剂分布均匀

3. 固定缺损　是指在负荷和静息（或延迟）显像时，同一节段始终表现为显像剂分布稀疏或者缺损的范围和程度相同（图 10-2-6），多见于心肌梗死、心肌瘢痕和冬眠心肌。

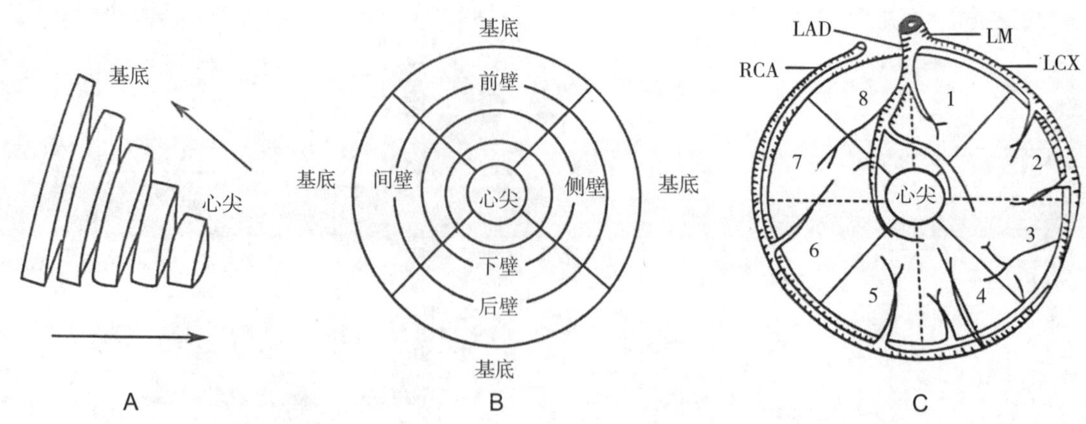

图 10-2-3　靶心图与冠状动脉供血区关系示意图

A. 心肌短轴断层示意图；B. 靶心图的室壁节段；C. 靶心图节段与冠状动脉分布图

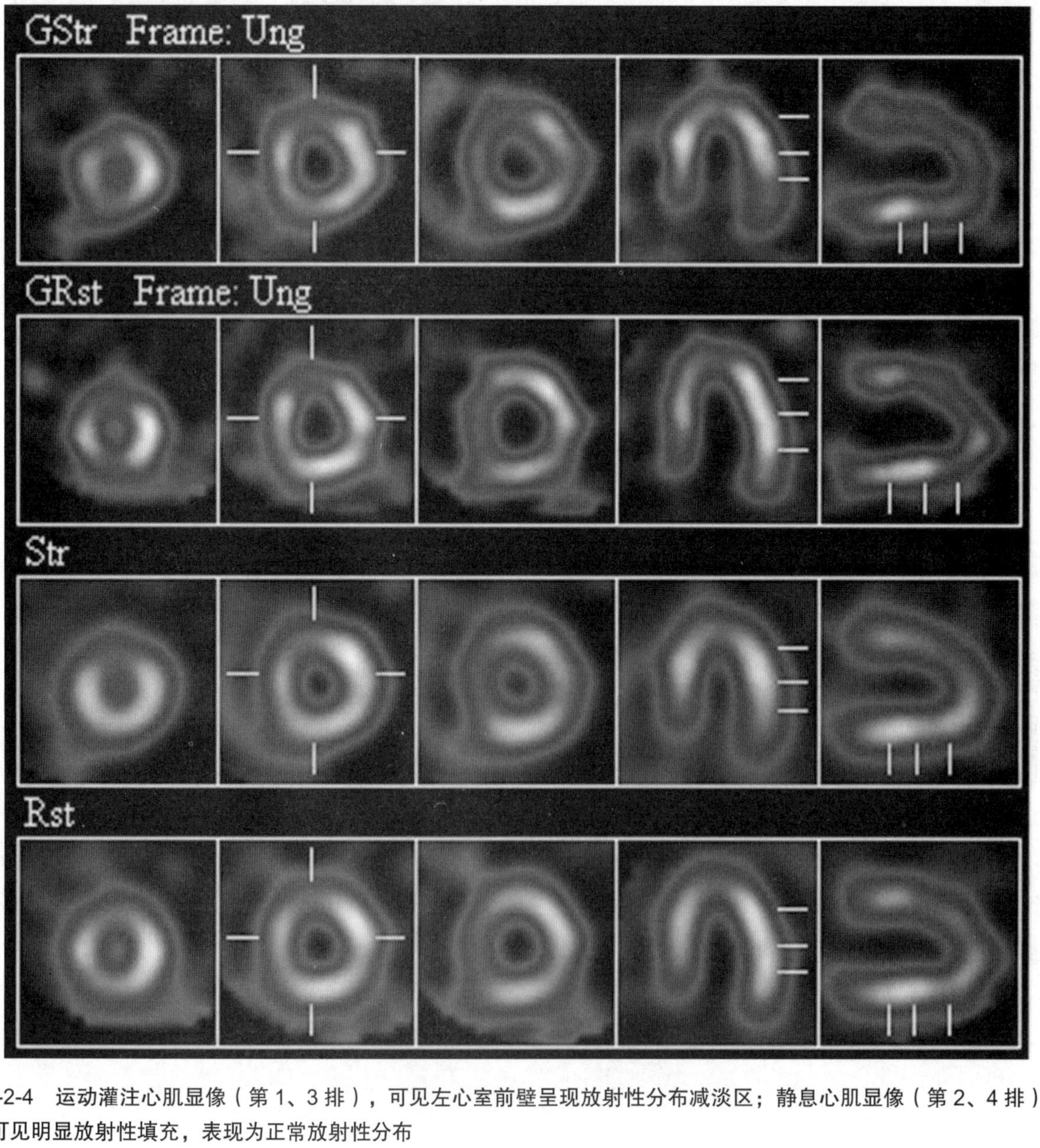

图 10-2-4　运动灌注心肌显像（第 1、3 排），可见左心室前壁呈现放射性分布减淡区；静息心肌显像（第 2、4 排），该区域可见明显放射性填充，表现为正常放射性分布

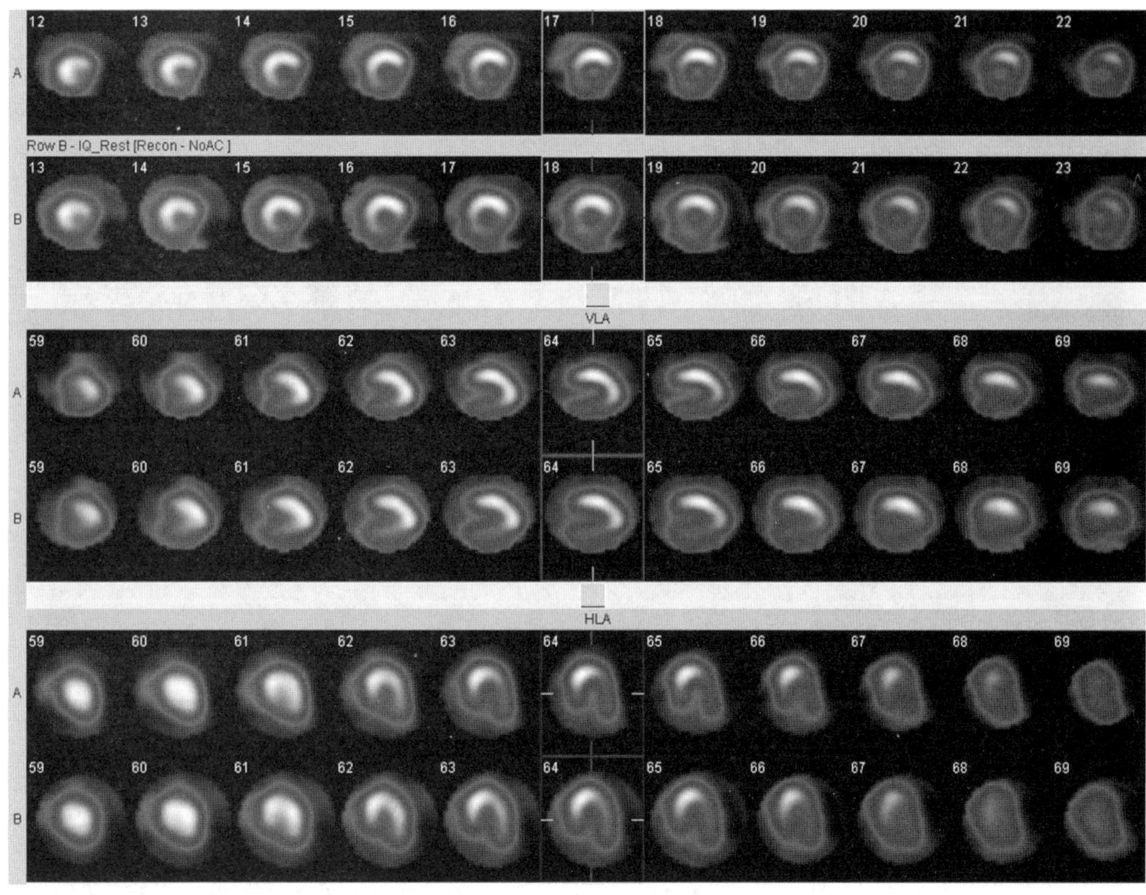

图 10-2-5　药物负荷心肌显像（A），可见后侧壁中段和基底段放射性分布轻 - 中度稀疏；静息心肌灌注显像（B），显示后侧壁中段和基底段放射性分布稀疏区较负荷像“部分充填”

三、临床应用

（一）心肌缺血的诊断

心肌灌注显像为冠心病的诊治提供了心肌缺血的直接证据，还可检出无症状心肌缺血，提示冠状动脉病变部位，对早期诊断冠心病具有重要价值，其敏感度和特异度均可达 90% 以上。

（二）危险度分层

心肌灌注显像能够确定心肌缺血的部位、范围、程度和冠状动脉的储备功能，为危险度分层奠定了基础。临床资料证实，心肌灌注显像正常者，因心脏事件导致的年死亡率小于 1%，因此，此类患者一般不必进行侵入性检查。轻度可逆性灌注缺损患者，一般仅需内科药物治疗；高危的可逆性缺血患者，无论症状如何，均应考虑侵入性检查和在血管化手术治疗。

（三）疗效评价

心肌灌注显像是评价冠心病疗效的首选方法，其价值体现：

（1）根据治疗前后心肌缺血程度和范围的变化及心功能的改变评价其疗效。

（2）检测冠状动脉搭桥术患者有无围术期心肌梗死。

（3）确定治疗后有无残存心肌缺血，是否需要再次手术治疗。鉴别冠状动脉血运重建治疗后出现的胸痛是否为心源性的。

（4）了解冠状动脉有无再狭窄。

冠状动脉造影是判断再狭窄的可靠方法，但属于有创性检查，且不能评估冠状动脉再狭窄尤其是单支病变对心肌细胞所造成的病理改变。PTCA 术后择期进行心肌灌注显像，具有可逆性灌注缺损，则高度提示再狭窄或心绞痛复发，心肌显像正常则提示血管通畅。

（四）心肌病

扩张型心肌病显像剂分布为普遍性稀疏、缺损（图 10-2-7）；缺血性心肌病表现为与冠状血管分布的节段相一致地稀疏或者缺损；肥厚型心肌病以心肌的非对称性肥厚，心室腔变小为特征，心肌灌注显像可见心室壁增厚，以室间隔和心尖部为多，心腔变小，室间隔与后壁的厚度比值可大于 1.3（图 10-2-8）。

（五）微血管性心绞痛

尽管患者临床上表现为典型的心绞痛症状，但冠状动脉造影表现为正常，心肌灌注显像时，约有 50% 的患者表现为不规则的血流灌注异常，提示心肌有缺血病变。

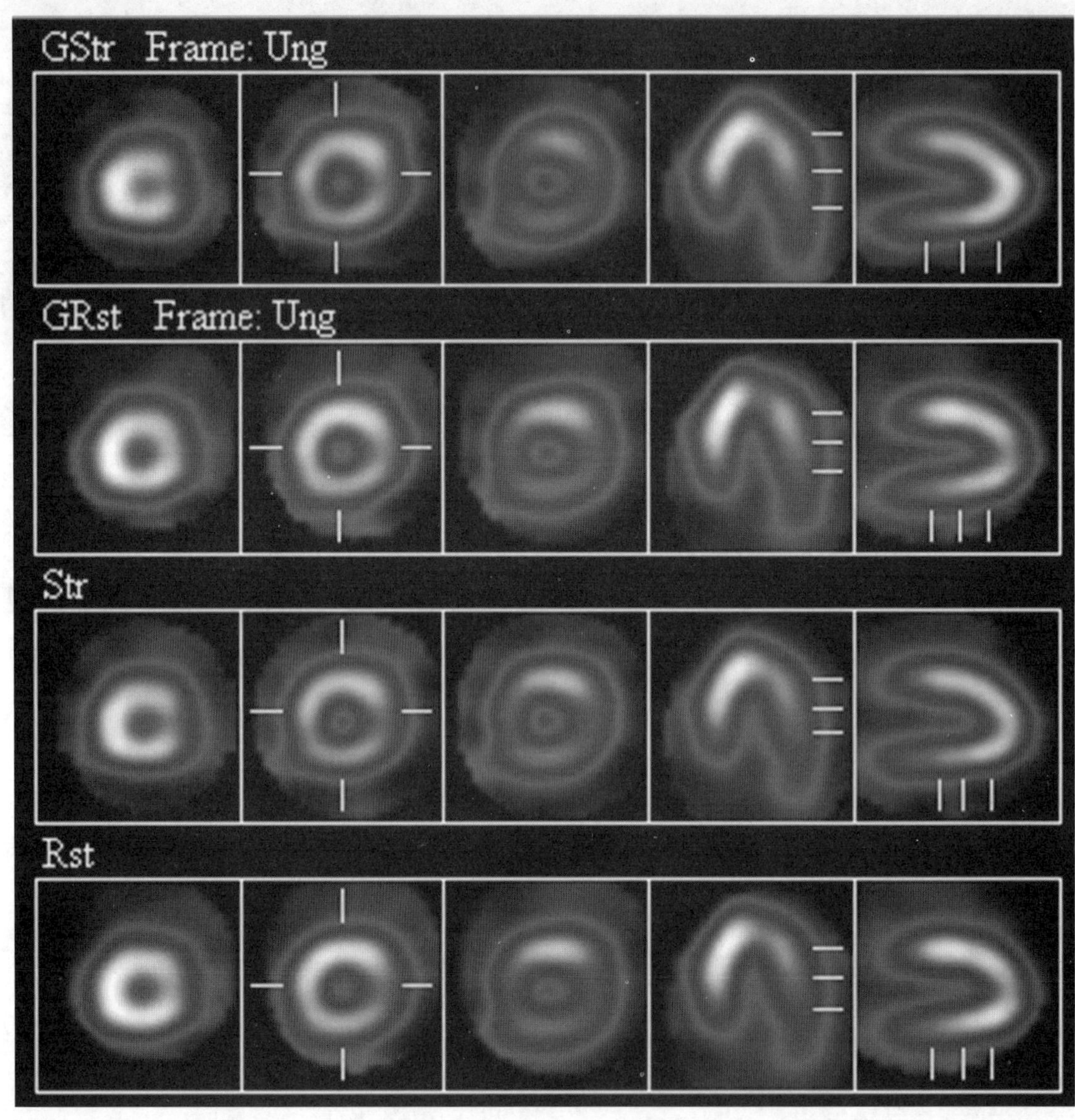

图 10-2-6 运动负荷心肌显像（第 1、3 排）可见左心室后侧壁基底段放射性分布明显稀疏；静息心肌显像（第 2、4 排）未见放射性填充

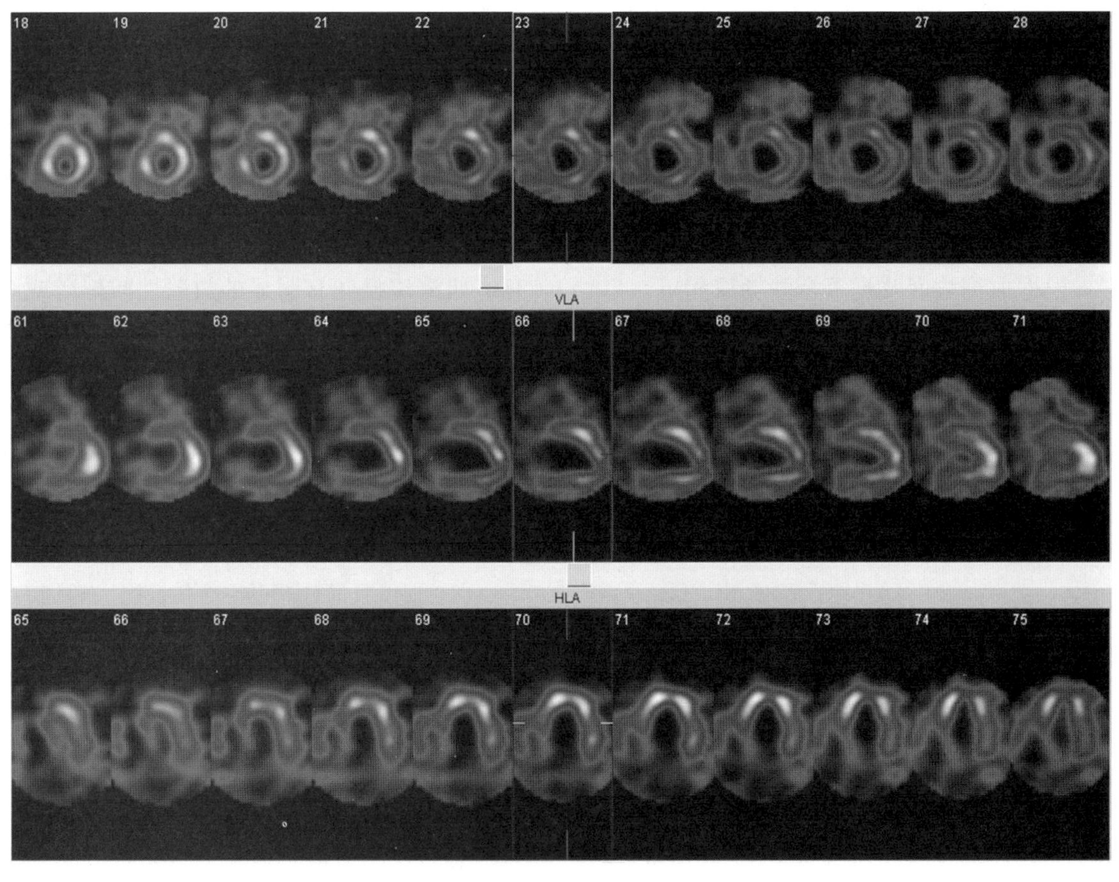

图 10-2-7　扩张型心肌病

左心室腔明显扩大，形态失常，左心室心肌呈非节段性放射性分布稀疏不均，以心尖段、间隔、下壁基底段、侧壁为著

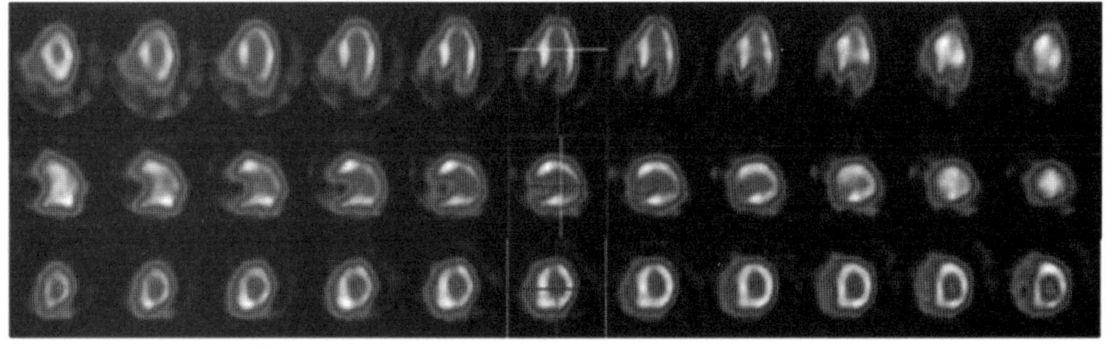

图 10-2-8　肥厚型心肌病

左心室心肌显影清晰，左心室腔不大，心尖段、前壁心尖段、室间隔心肌非对称性增厚，放射性摄取较其他室壁段增高

第三节　FDG 心肌代谢显像

一、显像方法

由于心肌对 ^{18}F-FDG 的摄取受多种因素的影响，如机体状态、底物浓度、胰岛素和其他激素水平，因此，根据血糖浓度及是否合并糖尿病等，口服一定量的葡萄糖调整血糖浓度是决定显像是否成功及能否获得高质量图像的关键所在。

当血糖浓度控制在 5.55 ～ 7.70mmol/L 时，静脉注射 5 ～ 10mCi ^{18}F-FDG（具体剂量应根据显像仪器性能和采集方式而定），通常在 60 分钟后，采集图像（3D）。

心肌葡萄糖代谢显像包括以下两种方法。

1. 空腹　空腹显像时，只有缺血心肌摄取FDG，正常心肌和梗死心肌均不摄取FDG，该方法主要用于探测缺血心肌。

2. 葡萄糖负荷　空腹至少6小时后，测定血糖浓度，根据血糖浓度及是否合并糖尿病等，口服一定量的葡萄糖（表10-3-1），45～60分钟后再次测定血糖浓度，根据血糖浓度注射一定量的胰岛素（表10-3-2），降低血糖浓度，目的是提高血浆葡萄糖浓度和胰岛素水平，增加心肌对胰岛素的敏感性，从而使存活心肌充分摄取显像剂。

表 10-3-1　空腹血糖＜8.9mmol/L 的患者

糖负荷法	
血糖浓度 2.8～5.7mmol/L：	口服葡萄糖 40～50g
血糖浓度 5.8～6.2mmol/L：	口服葡萄糖 30～40g
血糖浓度 6.3～7.2mmol/L：	口服葡萄糖 25～30g
血糖浓度 7.3～7.8mmol/L：	口服葡萄糖 20～25g
血糖浓度 7.9～8.9mmol/L：	口服葡萄糖 10～20g

资料来源：J Nucl Med，2013，54（8）：1485-1507。

表 10-3-2　口服葡萄糖 45～60 分钟后，静脉注射短效胰岛素用量

血糖浓度	指南注射胰岛素量	改良注射胰岛素量
130～140mg/dl（7.22～7.78mmol/L）	1U	1U
140～160mg/dl（7.78～8.89mmol/L）	2U	2U
160～180mg/dl（8.89～10.00mmol/L）	3U	2～3U
180～200mg/dl（10～11.11mmol/L）	5U	3～4U
＞200mg/dl（＞11.11mmol/L）	通知医师	5U

资料来源：J Nuel Med，2013，54（8）：1485-1507。

二、图像分析

在临床工作中，应将心肌灌注显像和心肌代谢显像相结合评估存活心肌。建议患者先行静息心肌灌注显像，根据心肌灌注显像的情况，决定是否需要行心肌代谢显像。如果静息心肌灌注显像仅表现为轻微的放射性稀疏，即使临床诊断患者为心肌梗死，提示心肌梗死部位为存活心肌，亦不必要行PET心肌代谢显像，建议患者行运动或者药物负荷心肌灌注显像，探测患者有无心肌缺血，明确诊断并制订相应的治疗方案。如果静息心肌灌注显像有明显的放射性减低区或者缺损区，则需要行PET心肌代谢显像，根据患者有无存活心肌、存活心肌的量来决定是接受药物治疗还是行血管重建术治疗，并估测患者预后。

根据显像结果，常见图像类型可分为3种情况：

（1）心肌灌注显像及心肌代谢显像：放射性分布均匀，未见异常的放射性分布稀疏和缺损区。

（2）心肌灌注显像：放射性分布稀疏或缺损区，^{18}F-FDG心肌代谢显像放射性分布正常或者较灌注像明显增加，定义为“灌注-代谢不匹配（metabolism mismatch，MM）”，提示为冬眠心肌（图10-3-1）。

（3）心肌灌注显像：放射性分布稀疏或缺损区，心肌代谢显像仍表现为放射性分布稀疏或缺损区，对^{18}F-FDG摄取较心肌灌注像未见明显增加，定义为“灌注-代谢匹配（match，M）”，提示梗死心肌。

三、临床应用

冠状动脉血运重建是治疗冠心病严重心肌缺血的重要方法，但缺血心肌具有活力是确保患者受益的必要前提；血运重建后，缺血心肌的改善状况如何，均可以通过心肌代谢显像进行评价。

（一）疗效预测

重度心肌缺血患者，术前准确评价血流灌注减低区心肌是否存活，是确保患者受益的重要保障。心肌灌注显像呈血流灌注减低节段，葡萄糖代谢显像有摄取的冬眠心肌节段，冠脉血运重建治疗的效果最佳，局部室壁运动异常的节段射血分数及整体射血分数均可迅速得到恢复；葡萄糖摄取减低的心肌节段，术后心室功能改善不明显。研究发现，代谢/血流显像不匹配的患者接受血运重建手术治疗后，心脏事件发生率明显低于药物治疗患者（8% *vs.* 41%），而代谢、血流匹配的患者两种治疗方法心脏事件的发生率没有明显差异，提示有存活心肌的患者，手术治疗是最佳的选择。

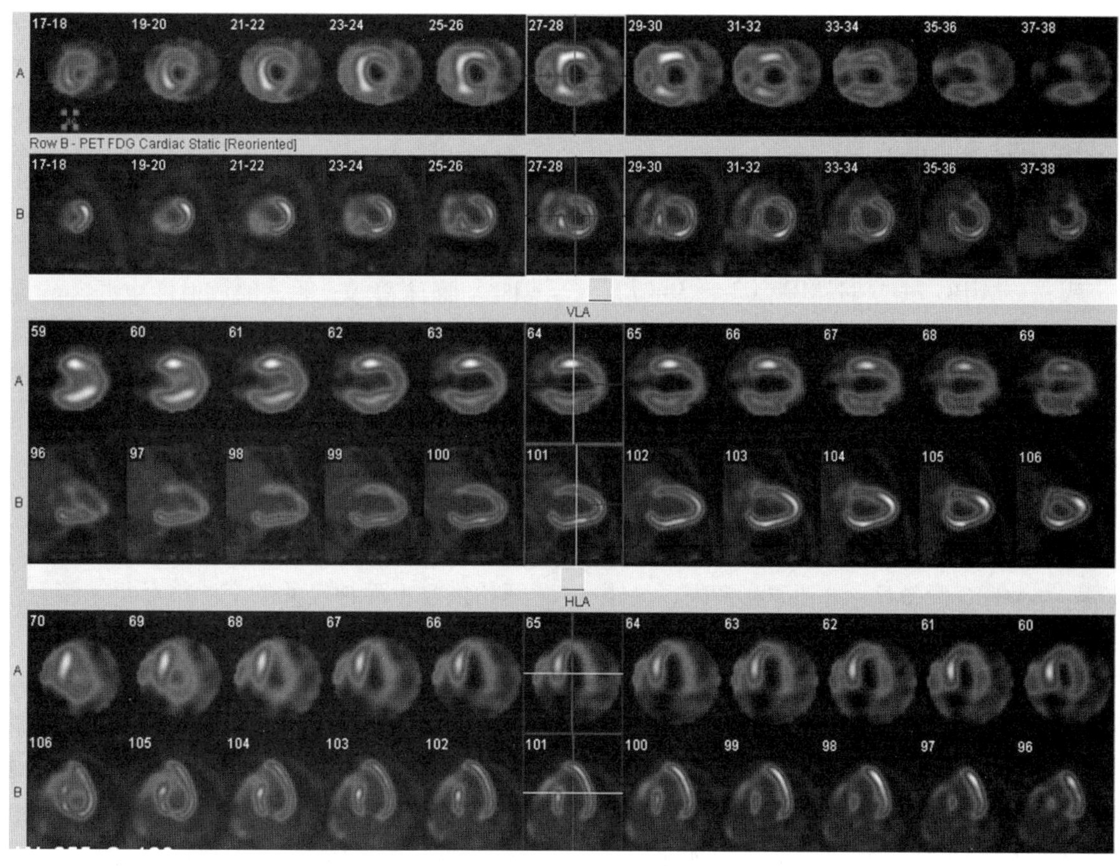

图 10-3-1　静息灌注心肌显像（上排 A）显示左心室心尖、前侧壁、后侧壁、后间壁及下后壁均可见放射性分布减淡、缺损，^{18}F-FDG 心肌显像（下排 B）显示上述区域可见放射性部分填充，提示有存活心肌

（二）疗效评价

PCI 治疗后，缺血面积、具有代谢的缺血心肌的面积较治疗前是否有明显变化，可以通过心肌灌注显像结合 ^{18}F-FDG 代谢显像，借助于定量分析的方法进行客观评价。

（姜雅聪　张旭初）

第四节　心脏神经受体显像

一、显像原理

心脏受交感神经和副交感神经的双重支配，通过末梢神经递质作用于心肌细胞膜上的受体调节心肌功能。交感神经纤维末梢释放去甲肾上腺素（NE），作用于心肌细胞中的 β_1 肾上腺素能受体（β_1 受体）；副交感神经纤维末梢释放乙酰胆碱（ACh），作用于心肌细胞中的胆碱能受体（M 受体）。心脏的一些疾病如心力衰竭、心肌梗死等都可以引起心脏神经受体功能障碍。使用放射核素标记的相应配体及其类似物，通过受体 - 配体特异的结合反应进行心肌受体显像，可以用来评价心脏神经功能的完整性、神经元的分泌功能及活性。

二、显像剂

根据所使用的显像仪器不同，显像剂可分为用于 SPECT 交感神经受体显像的 ^{123}I- 间碘苄胍（^{123}I -MIBG）、^{123}I – 吲哚洛尔（^{123}I -PIN）；用于 PET 交感神经受体显像的 ^{11}C - 羟基麻黄碱（^{11}C -HED）、^{18}F- 氟间羟胺（^{18}F-FMR）、^{11}C -CGP-12177；用于 M 受体显像的 ^{11}C - 甲基苯羟乙酸奎宁酯（^{11}C -MQNB）。目前较常用的单光子显像剂为 ^{123}I -MIBG 或 ^{131}I –MIBG，其中以

前者较为理想，常用的正电子显像剂有 ^{11}C -HED 等。

三、方法及图像分析

静脉注射 ^{123}I-MIBG 148 ～ 370MBq（4 ～ 10mCi）或 ^{131}I -MIBG 74 ～ 111MBq（2 ～ 3mCi）后 10 ～ 20 分钟采集早期相静态和断层心肌影像，反映了心脏受体的可饱和性和配体的特异性；静脉注射后 4 ～ 24 小时，^{123}I-MIBG 几乎全部储存于交感神经中，此时心脏的浓聚量反映了心脏神经功能的完整性，其清除速率则反映了神经元的分泌功能及神经元的活性。

正常 ^{123}I-MIBG 影像显示心肌显影清晰，显像剂分布均匀，与心肌灌注影像相似。异常影像可根据心肌部位显像剂浓聚程度分为 4 级。

0 级：心肌部位无明显显像剂浓聚。

1 级：心肌有显像剂浓聚，但强度低于肝左叶水平。

2 级：心肌显像剂浓聚大致同肝左叶水平。

3 级：心肌显像剂浓聚与肝右叶相似。

半定量分析方法可在心脏（H）、肺（L）或间隔部位（S）及上纵隔（M）设置感兴趣区（ROI），计算 H/L 或 S/M 值，估计其在心脏中的浓聚程度。

PET 显像则根据最终需获得的生理参数不同应用不同的显像剂，目前常用的正电子显像剂有 ^{11}C -HED。经静脉弹丸注射显像剂 185 ～ 370MBq（5 ～ 10mCi），行 PET 动态采集，共 20 分钟，图像的分析与 ^{123}I-MIBG 影像分析相似。

四、临床意义

心脏神经受体显像可反映心脏神经功能的完整性、神经元的分泌功能及活性。正常显像放射性分布均匀，左右心室均可清晰显影。

急性心肌梗死早期，心脏交感神经受损程度与心肌血流受损程度相似，梗死稳定期后，血流开始恢复，而神经元的交感神经仍未恢复，故其受体分布在梗死初期并无明显改变，而稳定期后梗死区心肌受体才出现明显损害。

原发性肥厚型心肌病患者肾上腺素能神经支配异常，交感神经元处于无功能状态。在去神经元区的分布明显减少，应用 PET 显像可评价心脏的交感神经支配状态。心脏受体显像还可用于某些内分泌疾病引起的心功能变化，评价某些药物的作用机制并对其疗效进行观察。

（孔德志）

第五节　SPECT/CTA 心脏融合显像

临床上常用的两种检查冠状动脉狭窄程度的方式，一种是数字减影血管造影（digital subtraction angiography，DSA），被认为是诊断动脉狭窄的金标准，有一定的创伤和风险，需要在专业的导管室经过微创手术才能完成；另一种是冠脉 CT 血管造影（coronary computed tomography angiography，CTA），方法是将碘造影剂注入体内，观察冠脉血管的形态与走行，判断狭窄的部位和程度，经过后处理，可具有与 DSA 相似的效果。

近年来，无创性评估冠心病的影像学技术日益改进与完善，包括单光子发射计算机体层摄影（SPECT）、正电子发射计算机体层显像（PET/CT）、计算机体层血管成像（CTA）或磁共振成像（MRI）。SPECT 对于心肌缺血及心肌梗死的范围、程度的判断和预后评估的价值已经得到广泛应用；随着异机融合软件技术的发展，不同机器生成的图像进行融合已经成为现实，由于其直观、定位准确、信息丰富，越来越受到临床医生的青睐。应运而生的 SPECT/CTA 图像融合技术将 SPECT 心肌血流灌注的功能信息与 CTA 冠状动脉解剖形态学信息相融合，可实现同一部位心肌缺血的功能信息和供应该区域心肌的冠状动脉血管狭窄程度的解剖信息有机融合，起到了功能与形态信息相互印证和相互补充的效果，提高了对冠心病诊断的把握度。

一、影像采集

患者准备，包括检查前须停用相关的心血管药物，如 β 受体阻滞药、长效硝酸酯类、钙通道阻滞药，使用腺苷负荷前应停用咖啡因 24 小时以上。

首先常规行 ^{99m}Tc-MIBI 隔日法负荷 / 静息 SPECT 心肌灌注显像（myocardial perfusion imaging，MPI），负荷试验高峰时注射 20 ～ 25mCi 显像剂，1.0 ～ 1.5 小时显像；隔日再注射 20 ～ 25mCi 显像剂，1.0 ～ 1.5 小时进行静息显像。患者取仰卧位，双上肢抱头；具体的参数选择依据各单位显像机型略有不同，如 Philips SPECT/CT 采集条件：双探头 90° 夹角，心脏包括在有效视野内，探头从右前斜位 45° 至左后斜位 45° 旋转 180° 采集，每旋转 5.6° 采集 1 帧，25 秒 / 帧，共采集 32 帧，采集矩阵 128×128，能峰 140keV，窗宽 20%，放大倍数 1.5。心肌灌注显像结束后患者体位不动，控制心率≤ 65 次 / 分，心率快者给予 β 受体阻滞药。

呼吸屏气训练后，进行冠状动脉 CTA 成像，用高压注射器经肘前静脉以 4.0 ～ 4.5ml/s 流速注入碘造影剂 80 ～ 100L，利用智能软件跟踪扫描技术采集。以回顾性心电门控触发模式行 CTA 扫描参数：管球旋转速度每圈 0.45 秒，管电压 120 ～ 130kV，管电流 80mAs，层厚 0.5mm，矩阵 512×512，螺距因子 0.200 ～ 0.242。

二、影像处理

采用常规程序处理图像，心肌灌注断层显像重建采用 Astonish iterative 方法和 hanning 滤波函数。截止频率 0.62，秩次 10，迭代次数 4，子集 8。重建后得到左心室短轴、水平长轴和垂直长轴图像。图像重建后用定量门控 SPECT（quantitative gated SPECT，QGS）软件测量心功能参数：LVEF、EDV、ESV 及 PFR。采用回顾性心电门控技术对 CTA 图像处理，将 CTA 原始数据在心动周期 R 波的 45%、75% 期相通过专用后处理软件进行心脏三维重建，常规采用最大密度投影法（maximum intensity projection，MIP）、曲面重建法（curved planar reformation，CPR）和容积再现（volume rendering，VR）等方法评估冠状动脉情况。最后利用专用融合软件将同机采集和处理的心肌血流灌注与冠状动脉血管三维图像进行融合，判断冠状动脉血管段与相应心肌供血区域的特定关系。

三、影像分析

采用左心室短轴切面、水平长轴切面、垂直长轴切面及自动分析软件，根据美国心脏协会（AHA）提出的 17 节段法获得的半定量“靶心图”来评价 SPECT 心肌灌注显像血供情况，并采用 17 节段 5 分法（0 ～ 4 分）对运动试验后及静息图像进行血流灌注评分：①0 分，放射性分布正常；②1 分，轻度减低；③2 分，中度减低；④3 分，严重减低；⑤4 分，无放射性分布。将 17 个节段评分相加得到灌注总积分，再计算出运动 - 静息显像（SDS）。负荷灌注总积分（SSS）＞ 13 分为严重心肌缺血，SSS ≤ 13 分为轻中度心肌缺血。负荷 / 静息心肌灌注显像示“可逆性”心肌灌注受损判读为心肌缺血；如果为“不可逆性”心肌灌注受损判读为心肌梗死。

CTA 显示冠状动脉管腔直径狭窄≥ 50% 定义为有临床意义。功能相关冠状动脉狭窄定义为 CTA 冠状动脉狭窄≥ 50% 及该冠状动脉供血的相应心肌节段在 MPI 上有“可逆性”心肌灌注缺损的表现。根据此标准，融合显像图像结果分为下述 3 类。

（1）“匹配性”：CTA 阳性及所对应的心肌节段 MPI 阳性。

（2）“不匹配”：CTA 阳性而 MPI 阴性，或 CTA 阴性而 MPI 阳性。

（3）“正常”：CTA 及 MPI 均为阴性。

四、临床应用

1. 探测冠心病患者“功能相关的冠状动脉狭窄”　近年来对单纯靠解剖学狭窄的标准判断“功能相关的冠状动脉狭窄”的评价体系引发很多争议，导管法冠状动脉造影和 CTA 只提供了冠状动脉解剖形态学的信息，而核素心肌灌注显像只提供了心肌血流灌注功能学方面的信息，单一的影像学检查难以准确评估冠状动脉病变导致的病理生理学改变，因此无法准确诊断冠心病，也无法对冠心病患者发生心脏事件的风险做出准确评估。因此，目前临床更加关注冠状动脉狭窄引发的血流动力学改变导致的心肌功能方面的变化。

2.SPECT心肌灌注显像准确评估冠心病心肌缺血严重程度　SPECT心肌灌注显像是目前国际上公认的无创性诊断冠心病心肌缺血最可靠方法，从细胞学方面直接显示心肌血流灌注情况和心肌细胞功能状态，负荷+静息心肌灌注显像可以明确患者是否有心肌缺血，心肌缺血的部位、范围和程度；负荷心肌显像与导管法冠状动脉造影具有较好的一致性。由于腺苷对于冠状动脉具有良好的舒张效果，因此，腺苷成为进行心脏药物负荷试验的常用药物，其与运动负荷、多巴酚丁胺负荷SPECT相比，具有更高的诊断准确性，研究显示，诊断冠心病平均敏感度是90%，特异度是81%。樊蓉等对195例可疑冠心病患者进行了运动负荷/静息心肌灌注SPECT显像，结果显示，心肌缺血患者运动负荷后左心室射血分数（LVEF）下降，部分患者运动后存在心腔扩大，心肌缺血患者是否有一过性心腔扩大与其缺血程度有关；LVEF下降的程度及心腔扩大的程度及心肌缺血的程度密切相关。核素检查也是稳定型心绞痛主要的危险度分层手段，运动负荷心肌灌注正常则预后良好，心源性猝死、心肌梗死的发生率每年小于1%，与正常人群相似；相反的，运动负荷时若灌注异常提示有严重的冠心病，预示高危患者，每年病死率大于3%，应该积极行导管法冠状动脉造影及血管重建治疗。目前，美国心脏核医学学会制定的指南，已经把SPECT心肌灌注显像作为CAD患者危险度分层和再血管化疗疗效评估的重要方式。

但是，冠状动脉解剖变异性大，MPI虽然可显示心肌缺血的范围和节段，但无法精准判断心肌缺血区由哪支冠状动脉供应。该显像技术亦无法判断非梗阻性的冠状动脉软斑块。此外，均衡性多支冠状动脉狭窄病变，MPI常为阴性；临床需要一种技术能够找到导致心肌缺血的病变血管，以便于针对性地开展医疗干预。

3. 冠状动脉CTA准确评估狭窄的冠状动脉病变节段　多排CT冠状动脉成像是无创性诊断冠状动脉病变的可靠方法，如同冠状动脉造影，从解剖学的角度显示冠状动脉管腔的狭窄范围与程度。临床研究表明，多排CT冠状动脉成像对于冠状动脉狭窄节段的显示，其敏感度为90%，特异度为97%；尤其是血管狭窄程度大于50%的患者，具有极高的敏感度和特异度，其临床意义是不仅可以排除冠心病，还能减少不必要的侵入性的导管法冠状动脉造影。值得一提的是，就现阶段而言，多排CT冠状动脉成像阳性预测值仍然偏低（76%），原因包括动脉管壁的钙化、金属支架的伪影对狭窄程度的判断均可能产生一定干扰，因此，其完全代替导管法冠状动脉造影还不现实，但是多排CT冠状动脉成像的阴性预测值是非常令人满意的（约99%），无论是基于冠心病患者还是基于病变血管节段的分析，都是十分可靠的。此外，多排CT冠状动脉成像还可显示冠状动脉斑块大小、位置、钙化情况及血管的重构情况。冠状动脉斑块（尤其是高脂质的软斑块）在冠心病的风险评估及预后判断有重要价值，此外，冠状动脉钙化积分对冠心病的诊断、风险度评估及估测预后均有一定的临床价值，但是CTA与冠状动脉钙化积分均无法判断冠状动脉狭窄是否可导致其供应的心肌发生心肌缺血。

4. SPECT/CTA融合显像技术从解剖形态学和心肌灌注功能两个维度全面评价冠心病　SPECT/CTA融合显像技术能全面评价冠状动脉的解剖形态学信息和心肌灌注功能，结合了两种单一影像技术的优势，真正起到了“1+1 > 2”的作用。该项技术能准确定位“功能相关性冠状动脉病变”，提高了早期诊断冠心病的准确性，尤其可以明显提高对冠状动脉多支病变的检出率，因此适用于评价多支病变的CAD患者，有助于指导临床治疗方案的制订。欧洲心脏协会和欧洲心胸外科协会共同发布的指南明确提出，心脏再血管化治疗前，一定要评估患者是否有心肌缺血，为类A级推荐水平。中华医学会心血管分会颁布的《慢性稳定型心绞痛诊断与治疗指南》指出，在CAD的诊治过程中，以及做出冠心病诊治决策前，应综合冠状动脉狭窄的解剖信息和心肌灌注异常的功能性信息，以期达到冠心病的精准施治。

（王剑杰）

第六节　SPECT 显像诊断心肌淀粉样变性

一、原理

淀粉样变性是指淀粉样蛋白异常沉积引起的疾病。心肌淀粉样变性是由于原发或继发因素致使淀粉样蛋白沉积在肌纤维间、乳头肌内、传导系统、瓣膜及房间隔等部位导致的心功能受损，包括心肌肥厚、舒缩功能障碍和（或）传导异常等具有典型限制型心肌病临床表现的一组疾病。心肌的淀粉样变性主要有两种类型，轻链型淀粉样变性（light chain amyloidosis，AL）及转甲状腺素蛋白淀粉样变性（transthyretin-related amyloidosis，ATTR）。不同类型的心肌淀粉样变的预后及治疗方式不同，故早期的诊断、分型及治疗尤为重要。

^{99m}Tc 标记的磷酸盐衍生物常用于骨扫描显像，近年来在 ATTR 患者心肌病变中也发现了 ^{99m}Tc 磷酸盐的集聚。国外 SPECT 相关研究使用药物包括 ^{99m}Tc- 焦磷酸盐（pyrophosphate，PYP），^{99m}Tc- 双羧基双磷酸盐（dicarboxypropane diphosphonate，DPD）及 ^{99m}Tc- 羟亚甲基二磷酸盐（hydroxyme thylene diphosphonate，HDP）等。我国广泛应用的骨显像剂为 ^{99m}Tc- 亚甲基二磷酸盐（methylenediphosphonate，MDP），但国外学者认为 ^{99m}Tc-MDP 对于心肌淀粉样变性诊断的敏感度和特异度不如前面三者，具体原因不详。

正常的心肌不摄取上述显像剂，所以心脏区域出现放射性摄取，即可视为异常图像。ATTR 心肌淀粉样变性摄取骨显像剂的确切机制尚不清楚，目前认为可能的机制：①显像剂结合钙离子沉积；②显像剂与肌原纤维或大分子形成复合物；③细胞内焦磷酸钙形成或与细胞内大分子结合等。对 ATTR 和 AL 患者活检结果观察发现，ATTR 病变组织中微小钙化密度明显大于 AL 患者，但也有少数 AL 患者中微小钙化程度与 ATTR 患者相当；另外，ATTR 患者中巨噬细胞的表达明显低于 AL 患者，因此 ATTR 的骨显像剂摄取增高可能是由于病变组织中微小钙化的增加，而不是巨噬细胞的表达（炎性反应/代谢活性的程度）增加。

二、放射性药物

主要有 ^{99m}Tc-PYP 和 ^{99m}Tc-DPD，放化纯均大于 95%，其中 ^{99m}Tc-PYP 是目前最常用的心肌淀粉样变性的显像剂。

三、显像方法

1. 患者准备　注射显像剂前受检者无须特殊准备。

2. 给药方式与剂量　静脉注射 ^{99m}Tc-PYP 555 ～ 925MBq（15 ～ 25mCi）：如果行断层显像，建议给药活度大于 740MBq（20mCi）；^{99m}Tc-DPD 静脉注射 550 ～ 740MBq（15 ～ 20mCi）。

3. 显像仪器　SPECT 成像仪，探头配备低能高分辨或低能通用型准直器，能峰 140keV，窗宽 20%。

4. 影像采集

（1）^{99m}Tc-PYP 影像采集：常规行平面显像，还可行断层显像。注射显像剂后一般 1 小时显像最佳。患者取仰卧位，双手抱头。调节体位至舒适状态，且检查中勿移动体位。

1）平面显像：矩阵 256×256；Zoom 1.45 ～ 2.25；预置计数 750k/ 帧（扫描时间 6 ～ 8 分钟），一般以心脏为中心，采取前后位（ANT）、左前斜位（LAO）45°、左侧位（LL）或左前斜 70° 胸部采集。

2）断层显像：患者取仰卧位，双上臂抱头并固定，将探头贴近胸壁。矩阵 64×64，Zoom 1.46，探头自右前斜位（RAO）45° 旋转 180°，共采集 32 ～ 64 帧（步进 2.8° ～ 5.6°）。每帧采集时间 30 ～ 60 秒。CT 扫描参数：管电流 100 ～ 200mAs，管电压 120kV，层厚 2 ～ 6mm，螺距 1.0。

（2）^{99m}Tc-DPD 影像采集：患者取仰卧位，双臂贴于身体两侧，探头自颅顶采集至足底，在注射显像剂 5 分钟及 3 小时时行全身显像，分别获取软组织相和骨时相。矩阵 256×1024，Zoom

1.00。

5. 图像处理

（1）^{99m}Tc-PYP 影像

1）平面图像处理：通过后台计算机工作站，对所采集前后位、左前斜位、左侧位影像的灰度及对比度进行调整，获取良好的报告图像进行视觉评分；半定量分析，使用感兴趣区（region of interest，ROI）技术，在心脏部位及对侧胸部镜像绘制相同大小区域作为ROI。校正本底计数后，将心脏ROI与对侧胸部ROI的平均计数的比值（heart-to- contralateral lung，H/CL）用来半定量评估心肌淀粉样变性的严重程度。

2）断层图像重建：经过均匀性校正，用滤波反投影法进行断层图像重建，选择Butterworth函数，截止频率0.5，陡度因子5.0。用专门软件按心脏本身的长轴和短轴方向重建短轴、水平长轴和垂直长轴断面图像。每层2～3个像素，6～9mm，本底扣除20%。

（2）^{99m}Tc-DPD 影像：通过后台计算机工作站，对所采集前后位影像的灰度及对比度进行调整，获取良好的报告图像对心脏及软组织摄取进行视觉评分；半定量分析，使用ROI技术，在前位像上，用长方形勾画心脏区域，用不规则形勾画肾及膀胱，将其镜像至后位，经本底校正后获取心脏摄取值、全身摄取值及心脏/全身摄取比值（heart to whole body，H/WB）。

四、图像分析

1. 正常影像　正常心脏部位无明显放射性浓聚，因^{99m}Tc-PYP、^{99m}Tc-DPD是骨显像剂，故胸骨、肋骨及脊柱显影清晰。

2. 异常影像

（1）视觉判读：图像心脏区域出现放射性摄取，即可视为异常。

（2）视觉评分：根据平面显像心脏放射性增高程度的，2～3分即为异常。

1）^{99m}Tc-PYP 影像

0分：心脏无显像剂摄取。

1分：心脏放射性摄取轻微增高但低于骨。

2分：心脏中度放射性摄取增高，骨摄取减低。

3分：心脏放射性摄取明显增高，骨摄取减低或无摄取。

2）^{99m}Tc-DPD 影像（图10-6-1）

0分：心脏及全身软组织无显像剂摄取。

1分：心脏及全身软组织放射性摄取轻微增高但低于骨。

2分：心脏及全身软组织中度放射性摄取增高，骨摄取减低。

3分：心脏及全身软组织放射性摄取明显增高，骨摄取减低或无摄取。

（3）半定量分析：H/CL ≥ 1.5为异常，H/WB ＞ 7.5。

五、临床应用

（1）ATTR的诊断及ATTR与AL的鉴别：^{99m}Tc-PYP和^{99m}Tc-DPD对ATTR的诊断敏感度及特异度远高于AL，可以作为TTR相关心肌淀粉样变性的诊断方法。^{99m}Tc-PYP在ATTR心肌中聚集显影，但在AL的心肌并不聚集或少量聚集，^{99m}Tc-PYP显像时ATTR患者心脏摄取的视觉评分及H/CL明显高于AL患者，且以视觉评分≥2，H/CL ＞ 1.5区分ATTR和AL的敏感度为97%，特异度为100%。Puille等研究表明，高H/WB（＞7.5）对ATTR患者诊断的敏感度和特异度都可达到100%。

核医学显像在心肌淀粉样变性患者的诊断、分型、预后评估及疗效监测中有重要价值，其检查无创、价格低廉、可重复性好，便于临床开展，在一定程度上可替代心肌活检。

（2）心肌淀粉样变性预后评估：H/CL可以作为心肌淀粉样变性预后的一项评价指标，一般比值越大，预后越差。根据Adam等地一项多中心研究进行的5年随访分析证实，H/CL ≥ 1.6的ATTR心肌淀粉样变性患者生存预后较差。H/WB具有同样评估预后能力，Puille等研究表明，在ATTR突变型患者中高H/WB（＞7.5）代表预后不良。

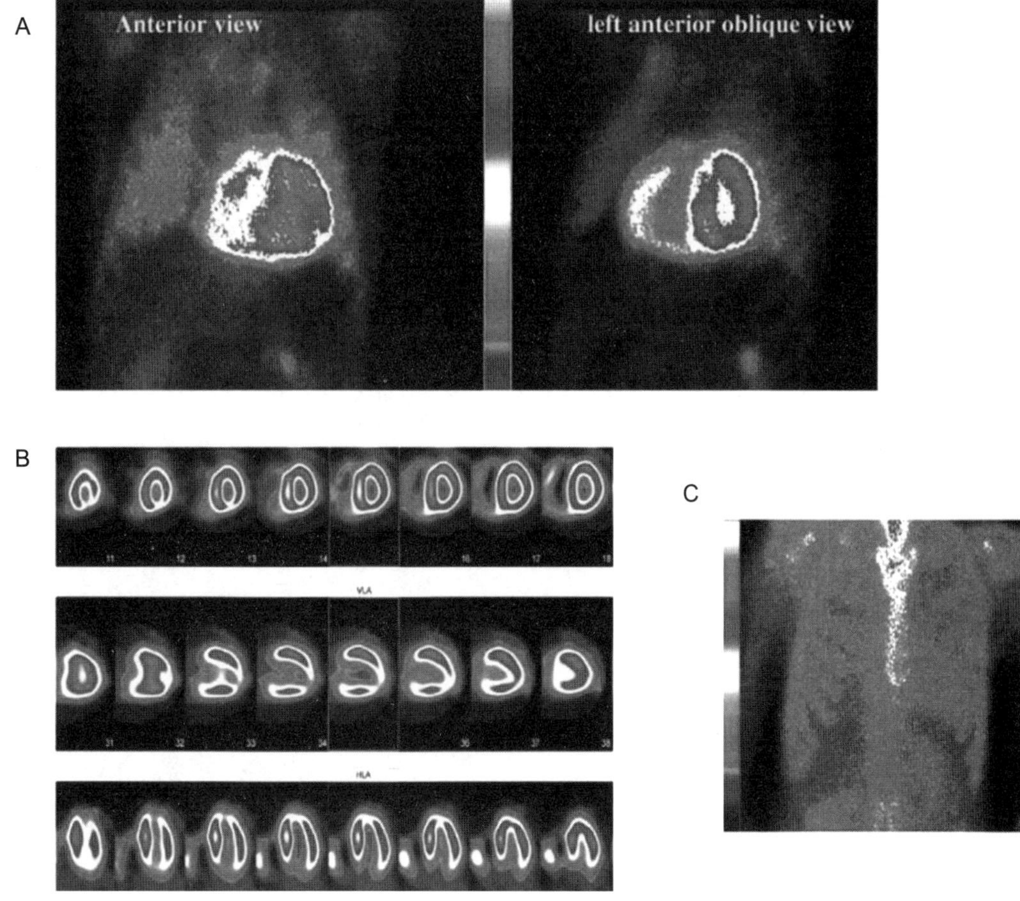

图 10-6-1　^{99m}Tc-DPD 在 ATTR 患者的心肌中聚集显影

（3）ATTR 心肌淀粉样变性的疗效监测。

（4）其他应用于心肌淀粉样变性诊断评价的核素显像放射性药物还有正电子显像剂 ^{18}F-NaF，但相关研究及其病例数均较少。交感神经类显像剂如 $^{123/131}$I- 间碘苄胍（metaiodobenzylguanidine，MIBG），可检测心脏交感神经支配状况，可辅助诊断心肌淀粉样变性，但不具有鉴别意义。淀粉样蛋白特异性显像剂有多种，如 ^{11}C- 匹兹堡化合物 B（Pittsburgh compound-B，PIB），对淀粉样变性患者的诊断及治疗评估有潜在的应用价值。

（赵　斌　王剑杰）

参考文献

樊蓉，郑容，马谭源，等，2018. 门控心肌 SPECT 显像评价运动试验后缺血患者与显像正常者心功能参数变化 . 中国医学装备，15 (4):6-9.

薛冰冰，李剑明，2018. 碲锌镉 SPECT 心脏专用机成像方法与传统方法的对比与进展 . 中国实用医刊，45(8):122-125.

中华医学会心血管病学分会，2007. 慢性稳定型心绞痛诊断与治疗指南 . 中华心血管病杂志，35(3):195-206.

Bokhari S, Casta ^{99m}Tc-3, 3-diphosphono-1, 2-pro-panodicarboxylic acid scintigraphy. J Am Coll Cardiol, 46(6):1076-1084.

Bokhari S, Castaño A, Pozniakoff T, et al, 2013. (99m)Tc-pyrophosphate scintigraphy for differentiating light-chain cardiac amyloidosis from the transthyretin-related familial and senile cardiac amyloidoses. Circ Cardiovasc Imaging, 6(2):195-201.

Castano A, Haq M, Narotsky DL, et al, 2016. Multicenter study of planar technetium 99m pyrophosphate cardiac imaging:predicting survival for patients with ATTR cardiac amyloidosis. JAMA Cardiol, 1(8):880-889.

Gagliardi C, Tabacchi E, Bonfiglioli R, et al, 2017. Does the etiology of cardiac amyloidosis determine the myocardial uptake of [18F]-FaN PET/CT. J Nucl Cardiol, 24(2):746-749.

Galat A, Rosso J, Guellich A, et al, 2015. Usefulness of (99m)tc-hmdpscintigraphy for the etiologic diagnosis and prognosis of cardiac amyloidosis. Amyloid, 22(4):210-220.

Kiriyama T, Toba M, Fukushima Y, et al, 2011. Discordance

between the morphological and physiological information of 64-slice MSCT coronary angiography and myocardial perfusion imaging in patients with intermediate to high probability of coronary artery disease. Circ J, 7(7):1670-1677.

Lee SP, Lee ES, Choi H, et al, 2015 11C-pittsburgh b PET imaging in cardiac amyloidosis. JACC Cardiovasc Imaging, 8(1):50-59.

Perugini E, Guidalotti PL, Salvi F, et al, 2005. Noninvasive etiologic diagnosis of cardiac amyloidosis using ^{99m}Tc-3,3-diphosphono-1,2-propanodicarboxylic acid scintigraphy. J Am Coll Cardiol, 46(6):1076-1084.

Puille M, Altland K, Linke RP, et al, 2002. ^{99m}Tc-dpd scintigraphy in transthyretin-related familial amyloidotic polyneuropathy. Eur J Nucl Med Mol Imaging, 29(3):376-379.

Rachelle M, Randy Y, Adam C, et al, 2018. Fluorine sodium fluoride positron emission tomography, a potential biomarker of transthyretin cardiac amyloidosis. J Nucl Cardiol, 25:1559-1567.

Siddiqi OK, Ruberg FL, 2018. Cardiac amyloidosis:an update on pathophysiology, diagnosis, and treatment. Trends Cardiovasc Med, 28(1):10-21.

Stats MA, Stone JR, 2016. Varying levels of small microcalcifications and macrophages in attr and al cardiac amyloidosis:implications for utilizing nuclear medicine studies to subtype amyloidosis. Cardiovasc Pathol, 25(5):413-417.

Yan ZF, Chen H, Jin HF, et al, 2018. Clinical value of CTA in the diagnosis of coronary artery stenosis. Chinese J CT and MRI, 45(32):127-132.

第 11 章 心脏 CTA

心血管计算机体层成像（CT）技术近年来发展迅速，其在心脏、大血管及外周血管的无创检查适应证中不断更新并拓宽。技术的革新，探测器排数的增多、瞬时及空间分辨率的改善，以及后处理技术的进步使得这种成像手段在临床的应用越发广泛。高级多探测器计算机体层成像（MDCT）扫描器和新的扫描规则显著减少了放射线量和造影剂用量，如东芝 320 排 CT-Aquilion ONE、飞利浦 128 排 Brilliance iCT 及 GE 宝石能谱 CT 等，可得到无运动伪影的高质量心脏计算机体层血管成像（CTA）图像。

第一节　检查技术

一、检查前准备

患者检查前禁服含咖啡因类食物，心率＞70 次 / 分，推荐口服美托洛尔 25 ～ 50mg，将心率控制在 60 ～ 70 次 / 分。扫描前进行呼吸训练，使之能充分配合检查。多层容积 CT 能瞬时冻结心搏，理论上无须控制心率，但为使图像质量达到更高水平，扫描剂量降到更低，控制心率及节律仍具有重要意义。

二、心电门控技术

在进行心脏 CTA 检查时，为减小心脏搏动形成的伪影，必须通过心电监控同步扫描技术，在心脏运动最小的心动周期时采集数据，这就是心电门控技术。心电门控技术通常分为前瞻性和回顾性两种。

前瞻性心电门控是利用扫描前预先采集的心电图波形预先标定 R 波后触发扫描时相，使数据采集时相落在指定的某时相上，达到减小搏动伪影和降低辐射剂量，缺点是心电触发是利用扫描前的心率作为扫描时恒定心率而非扫描时实时心率，当两者不一致时，采集的数据也只局限于预先设定的某一时相，扫描时受检者心率发生变化，将难以补救造成检查失败。

回顾性心电门控是整个心动周期的容积扫描，可在 R-R 间期任意时相进行重建，获取不同时相图像，但辐射剂量增高。由于冠状动脉依附于心脏表面，除本身搏动外还随心动周期摆动，受检者的心率较快、心律失常时，要全面了解冠状动脉的情况，需要多时相观察。因此，当患者心率较快、心律失常时，一般采用回顾性心电门控技术。

三、扫描技术

扫描胸部定位像，先确定扫描范围，再进行冠状动脉钙化积分扫描，心脏 CTA 扫描范围从气管分叉下 1cm 至心脏膈面下 1cm，使用容积扫描方式进行数据采集。冠状动脉搭桥术后患者，应根据手术方式调整扫描范围。

以东芝 320 排 CT-Aquilion ONE 的心脏 CTA 扫描参数设置方案为例，其他 CT 设备可根据实际情况调整。扫描前按照标准位置放置心电导联线，观察心电图信号变化情况来决定扫描方案。利用心电门控、螺旋方式采集冠状动脉容积数据，扫描参数：探测器采集范围 320mm × 0.5mm，机架旋转时间 350 毫秒，管电压 100 ～ 120kV，管电流 350 ～ 500mA。扫描触发监测层面，当降主动脉感兴趣区域（ROI）达到触发阈值，启动心脏 CTA 容积扫描。扫描完成后，将原始数据传至工作站进行图像后处理。

四、造影剂注射方案

造影剂注射方案：双期相注射。高速团注方式注入造影剂，应用双筒高压注射器，造影剂浓度 350mgI/ml，注射速率 5ml/s，造影剂注射量 60 ～ 80ml，造影剂注射完后再注入 30ml 生理盐水，降低右心内造影剂浓度。

第二节　图像后处理技术

一、钙化积分分析

对冠状动脉钙化的评估是对冠状动脉粥样斑块评价的一个替代指标。利用冠状动脉钙化积分软件进行定量分析。按照右冠状动脉、左冠状动脉主干、前降支和回旋支分别标记，软件按照预设的值和算法进行分析，得出每支血管的钙化积分值及总的积分值。研究表明，冠状动脉完全无钙化意味着冠状动脉管腔严重阻塞的可能性非常小，意味着未来发生冠状动脉事件的风险很低。

二、心脏 CTA 图像后处理技术

心脏 CTA 图像是薄层横断面图像，横断面图像由于每层图像仅显示冠状动脉的一段，不适合观察冠状动脉整体结构。目前应用冠状动脉的 CT 后处理技术：多平面重组、曲面重组、最大密度投影和容积再现技术，以丰富心脏 CTA 图像。

（1）多平面理组是一种多分辨率重建模式、是轴位、冠状位、矢状位或任意角度的平面图像，观察时应沿血管长轴旋转 360° 或逐点追踪轴位图像，这有助于识别斑块的形态及其对管腔和管壁的影响，单层多平面重组图像质量最佳，但当信噪比较大时，可适当增加层厚。

（2）曲面重组是将扭曲、缩短和重叠的血管伸展、拉直，显示在同一个平面上，观察血管的全程图像。有助于评价冠状动脉管壁斑块、管腔狭窄程度、支架内情况及冠状动脉与心肌的解剖关系，是评价冠状动脉的主要技术之一。

（3）最大密度投影是从不同方向对被观察的容积数据进行数学线束透视投影，仅将每一线束所遇密度值高于所选阈值的体素投影在与线束垂直的平面上，并可从任意投影方向进行观察。最大密度投影用于显示具有较高密度的组织，如注射造影剂后显影的血管、钙化斑块及骨骼等，但其难以准确显示非钙化斑块及管腔轻度狭窄。

（4）容积再现技术通过窗宽窗位的调整，且可以保留容积数据内所有的像素，可获得真实的冠状动脉血管三维图像。通过切割功能可将影响观察的其他组织切割，并可进行任意角度旋转，可更清晰、直观地显示冠状动脉血管形态及毗邻关系。容积再现技术同时可以显示心脏的解剖关系和冠状动脉的走行过程，可作为良好的心脏后处理技术之一，有助于立体显示冠状动脉的起源、走行及分布。

三、后处理图像显示

冠状动脉图像后处理应常规给予 6 个体位的容积再现图像，即前后位、足头位、两个右前斜位（右前斜位 30°，右前斜位 30° + 足头 20° 或右前斜位 30° + 头足 20°）及两个左前斜位（左前斜位 60°，左前斜位 60° + 足头 20° 或左前斜位 60° + 头足 20°）（图 11-2-1）。前后位为常规显示体位，足头位主要显示后降支来源，提示冠状动脉优势型。右前斜位 30° 和右前斜位 30° + 足头 20° 主要显示右冠状动脉起源和中远段及其属支走行。两个左前斜位主要显示左冠状动脉主干、左前降支和回旋支的走行和分布。在评价冠状动脉病变中，应给出每支冠状动脉，包括其主要属支的曲面重组图像，对发现斑块或异

常者应同时给出正交的断面图像，有助于评价管腔的狭窄程度。

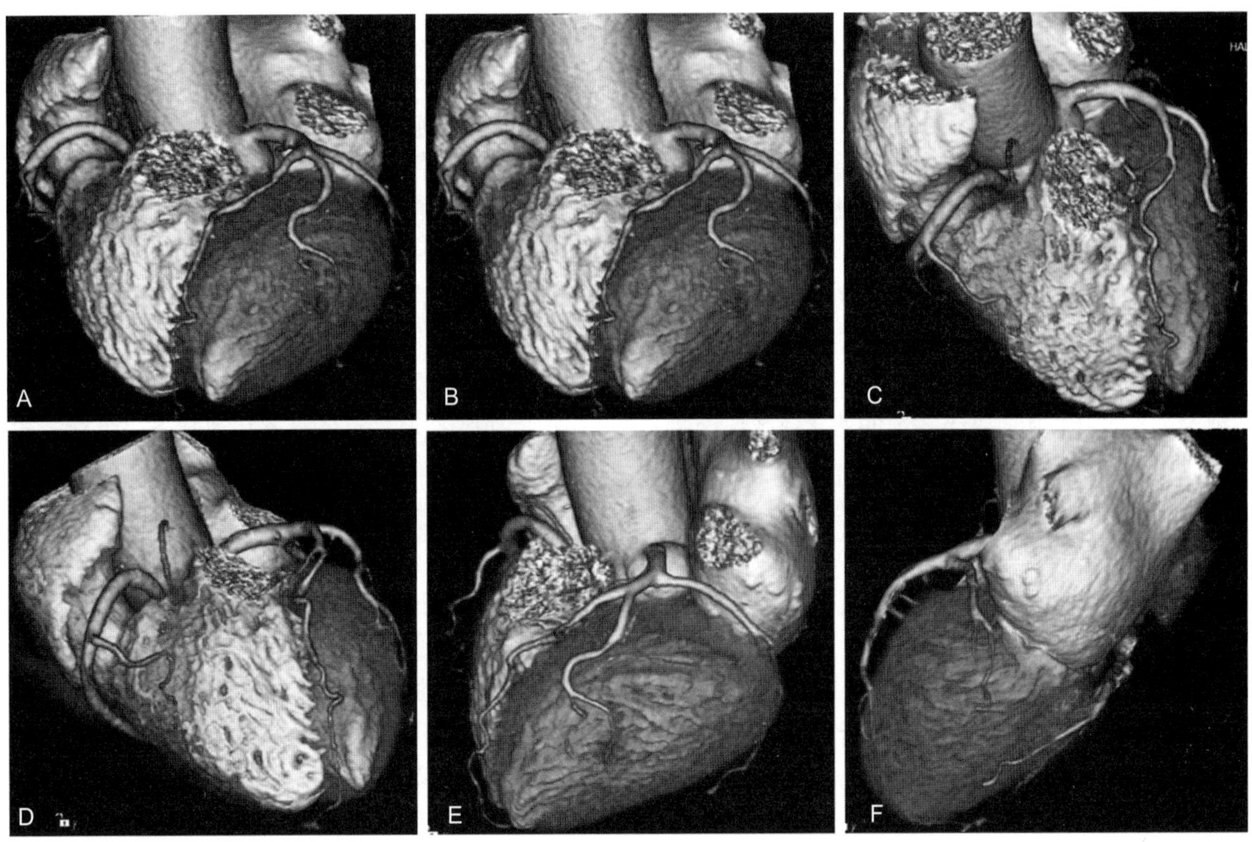

图 11-2-1　心脏 CTA 冠状动脉标准体位容积再现图像

A. 前后位（显示冠状动脉整体结构）；B. 足头位（显示后降支来源提示冠状动脉优势型）；C. 右前斜位 30°（显示右冠状动脉起源）；D. 右前斜位 30° ＋足头 20°（显示右冠状动脉中远段及其属支走行）；E. 左前斜位 60°（显示左冠状动脉主干、左前降支及对角支）；F. 左前斜位 60° ＋足头 20°（显示回旋支及其属支走行）

第三节　临床应用

一、心脏 CTA 检查的适应证和禁忌证

根据我国的心脏冠状动脉多排 CT 临床应用专家共识，心脏 CTA 检查适应证如下所述。

（1）冠心病诊断：心脏 CTA 主要用于对门诊患者冠状动脉斑块及其狭窄的初步筛查，适用于：①不典型胸痛或憋气症状的患者，心电图不确定或阴性，且患者不能做或不接受心电图运动负荷试验检查；②有胸痛症状，心电图负荷运动试验或放射性核素心肌灌注不确定诊断或结果模棱两可；③评价低风险（指小于 1 项冠心病危险因素）胸痛患者的冠心病可能性或发现引起症状的其他原因；④无症状的中度、高度风险人群（指具有两项以上冠心病危险因素，如性别、年龄、家族史、高血压、糖尿病、高脂血症、正在吸烟等）的冠心病筛查；⑤临床疑诊冠心病，但患者不接受经导管冠状动脉造影检查；⑥对于已知冠心病或冠状动脉粥样硬化斑块临床干预后病变进展和演变的随访观察。

（2）经皮冠状动脉介入（PCI）评价：①筛查冠心病行 PCI 适应证，包括病变累及范围、钙化程度、分叉病变、左主干病变及完全闭塞病变的远端显影情况等。② CTA 显示的斑块成分而不仅是狭窄程度，对指导 PCI 适应证和预后的评估有帮助。易损斑块或“肇事”斑块多为狭窄程度不重的软斑块，钙化斑块行支架治疗的预后不佳，这些方面 CTA 能够提供重要的依据。③指导导丝通过和球囊扩张的可行性，以及支架大小尺寸的选择，特别是对于完全闭塞病变的斑块特征、硬度和范围等的评估有独到价值。④血管成形术和支架植入术后有症状患者的随访评价。⑤评价冠状动脉造影或介入术后并发症，如出血及失败的导管检查。

（3）冠状动脉旁路移植（CABG）评价：包括术前评价内乳动脉（IMA）解剖和升主动脉管壁粥样硬化（斑块和管壁增厚情况），以确定升主动脉能否吻合；评价术后有症状患者的旁路移植血管是否通畅；评价术后患者再发心绞痛症状的病因（包括冠状动脉）等。

（4）非冠心病心脏手术前的冠状动脉评价：利用 CTA 较高的阴性预测价值，排除非冠心病外科手术前明显的冠状动脉病变，对二尖瓣狭窄球囊成形术前的高龄患者（年龄＞ 50 岁），除明确冠状动脉病变外，还可观察房间隔的形态、位置及有无合并左心房血栓、二尖瓣钙化等。对房间隔缺损封堵术前高龄患者（年龄＞ 50 岁）除明确冠状动脉病变外，还可观察有无合并左心房血栓及肺静脉畸形引流等。

（5）电生理射频消融术前诊断：在双心室起搏器植入前，明确心脏冠状静脉解剖；心房颤动射频消融之前，用于明确患者的肺静脉解剖，测量左心房大小、与周围组织关系（如食管），以及除外左心房附壁血栓。

（6）心脏和血管解剖结构的诊断：明确超声心动图的异常发现，如心包病变、心脏肿块或肿瘤、心内膜炎（赘生物和脓肿）、左心室心尖部的血栓、冠状动脉、肺动脉、肺静脉和主动脉弓部的异常等。瓣膜病不是 CTA 观察的重点，但是对于主动脉瓣周围、窦管交界处病变、主动脉瓣术前和术后复杂病变的诊断（如大动脉炎累及主动脉瓣、瓣周瘘等），CTA 有一定优势。

（7）心肌病的诊断：心脏 CTA 对于心肌病的诊断价值体现在对患者是否合并冠状动脉病变，或对于缺血性心肌病的鉴别诊断上，尤其对于老年患者更有价值。从 CTA 临床适用性角度讲，没有绝对的禁忌证，即使是阴性的检查（排除了冠心病）也是有意义的，但是 CTA 检查因为具有 X 线辐射和必须使用造影剂，所以需要严格掌握适应证。心脏 CTA 检查相对禁忌证：①既往有严重的造影剂过敏反应史；②不能配合扫描和屏气的患者；③妊娠期女性、育龄妇女需要明确未妊娠；④临床生命体征不稳定（如急性心肌梗死、失代偿性心力衰竭、严重的低血压等）；⑤严重的肾功能不全。

二、冠状动脉 CTA 正常影像学表现

冠状动脉由右冠状动脉、左冠状动脉主干、左前降支及左回旋支组成（图 11-3-1A ～图 11-3-1D）。右冠状动脉起自右冠状动脉窦，走行至后十字交叉处，依次发出圆锥支、窦房结支、右心室支、锐缘支、后降支、左心室后支及房室结支。左冠状动脉主干，起自左冠状动脉窦，走行一段距离后分为左前降支及左回旋支，可在左前降支及回旋支之间发出一支中间支。左前降支走行于前室间沟左、右心室间，抵达心尖部。沿途发出对角支和室间隔支。左回旋支沿左房室沟向左后走行至后室间沟。沿途发出钝缘支和左心房旋支。右冠状动脉优势者，回旋支可发育细小或不发育。

冠状静脉系统主要包括冠状静脉窦及其属支。冠状静脉窦主要位于心脏后部，走行于左心房及左心室之间的冠状沟内。主要属支：心大静脉、心中静脉、心小静脉、左心室后静脉及左心房斜静脉。

冠状动脉分段参照美国心血管 CT 学会制订的冠状动脉分段标准分段。右冠状动脉开口至锐缘支开口距离一半（1 段）、右冠状动脉近段末段至锐缘支开口（2 段）、锐缘支开口至右后降支开口（3 段）、后降支起自右冠状动脉（4 段）。左冠状动脉主干开口到左前降支、左旋支分叉处（5 段）、左前降支开口处至第一大间隔支或第一对角支（直径大于 1.5mm），以最近者为准（6 段）、左前降支近段末段至心尖距离一半（7 段）、左前降支中段末段至左前降支末梢（8 段）、第一对角支和第二对角支分别为 9 段和 10 段。左冠状动脉主干末端至第一钝缘支开口（11 段）、第一钝缘支（选近段发出走行于左心室侧壁粗大的一支为 12 段）、第一钝缘支开口至血管末梢或左后降支开口（13 段）、第二钝缘支（14 段）、后降支（起自左回旋支为 15 段）、后侧支（起自右冠状动脉 16 段）、中间支（起自左前降支和左旋支分叉处之间 17 段）、后侧支（起自左旋支 18 段）（图 11-3-1E）。

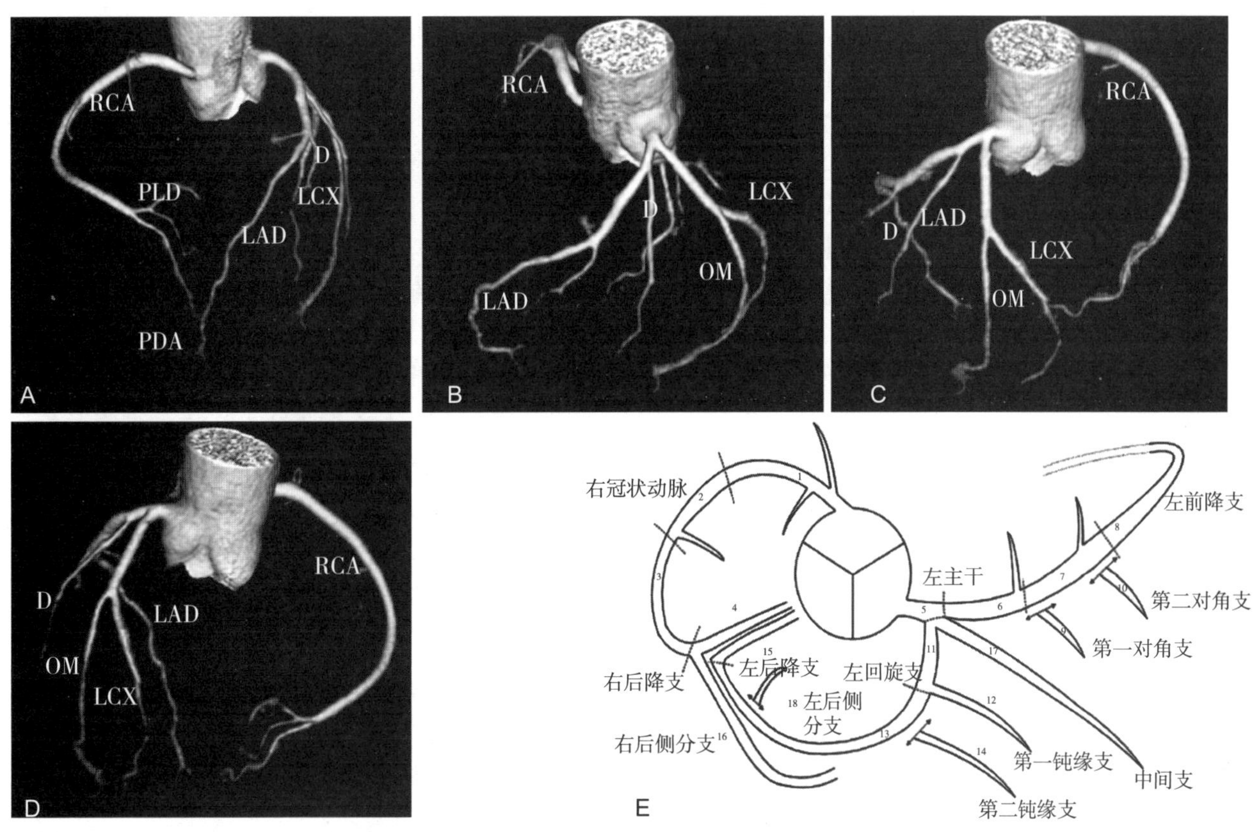

图 11-3-1　冠状动脉影像解剖

A ~ D. 冠状动脉树容积再现图像（右冠状动脉、左主干、左前降支、左回旋支及其分支）；E. 冠状动脉影像 18 分段示意图。RCA. 右冠状动脉；PDA. 右冠状动脉后降支；PLD. 右冠状动脉后侧支；LAD. 左冠状动脉前降支；D. 左冠状动脉对角支；LCX. 左冠状动脉回旋支；OM. 左冠状动脉钝缘支

三、冠状动脉病变的诊断

心脏冠状动脉 CTA 成像的主要优势包括冠状动脉先天性发育异常、斑块成像、管腔狭窄诊断、指导冠脉支架植入、旁路移植手术及其术后随访、心肌缺血梗死的筛查等。

（一）冠状动脉先天性发育异常

冠状动脉先天性发育异常的发生率约为 1.3%，而这些异常中约 80% 是良性的，不会引起明显的临床症状，剩余的 20% 可引起不同程度的心肌缺血症状，被认为是恶性冠状动脉异常，包括冠状动脉瘘、左冠状动脉来自肺动脉、左冠状动脉起自右冠状动脉或右冠状动脉窦、右冠状动脉起自左冠状动脉或左冠状动脉窦。

按照冠状动脉起源、走行与终止位置将冠状动脉的解剖异常分为三大类型。①冠状动脉起源异常包括高位起源、多个开口、单一冠状动脉、冠状动脉异位起源于肺动脉、冠状动脉或其分支起自对侧或非冠状窦，其发生率为 0.56% ～ 1.30%。②冠状动脉走行异常包括心肌桥和重复冠状动脉。③冠状动脉终止位置异常包括冠状动脉瘘和冠状动脉终止于心外。

1. 冠状动脉起源异常

（1）冠状动脉高位起源：是指右冠状动脉或左冠状动脉起源于冠状动脉窦与窦嵴联合区之上的升主动脉，发生率约 6%。患者一般无特殊临床症状，其临床意义在于常规冠状动脉造影时可能造成插管困难，尤其是右冠状动脉位于左冠状动脉窦之上时。心脏内科医师也应意识到该异常，以避免在夹闭主动脉时损伤右冠状动脉。

（2）多个开口：冠状动脉多个开口常见，是种良性的起源异常。右冠状动脉圆锥支独立起源于右冠状动脉窦，在心室造瘘术或其他心脏手术时容易损伤。左前降支和左回旋支独立起源发生率为 0.41%（图 11-3-2 B_1，图 11-3-2B_2）。这些患者一般无特殊临床症状，其临床意义也不大。在冠状动脉造影时需要意识到该变异，在插管时需要分别进行插管，增加了操作难度。

（3）单支冠状动脉畸形：是一种非常少见的先天性冠状动脉起源异常，即只有一支冠状动脉主干，开口于右冠状动脉窦或左冠状动脉窦，并分支为右冠状动脉和左冠状动脉主干或右冠状动脉、前降支和回旋支（图 11-3-2 C_1，图 11-3-2C_2），发生率仅为 0.04%。单一冠状动脉患者可以无症状，主要的冠状动脉分支走行于肺动脉和主动脉之间者发生猝死的概率增加。此外，如果没有建立侧支循环，其近段狭窄或闭塞将会导致致命的结果。

（4）冠状动脉起源于肺动脉：是一种最严重的冠状动脉先天性异常，发生率估计为 1/300 000。大多数患者在婴儿期和幼儿时期即出现症状，90% 未治疗的婴儿死于 1 岁前，仅少数可生存至成年。最常见的是左冠状动脉起自肺动脉，而右冠状动脉正常起自主动脉，也称为 Bland- White-Garland 综合征。CTA 通常有助于证实诊断，显示右冠状动脉和左冠状动脉之间的侧支循环。治疗通常需要恢复冠状动脉的正常解剖模式。

（5）冠状动脉起自对侧或无冠状窦：包括右冠状动脉来自左冠状动脉窦或左冠状动脉（发生率 0.1%）、左冠状动脉和回旋支（0.67%）来自右冠状动脉窦或右冠状动脉及右冠状动脉或左冠状动脉来自无冠状窦（图 11-3-2D）。这些潜在恶性的冠状动脉解剖异常可伴有运动诱导的心肌缺血、心肌梗死及猝死的高危风险，在儿童、年轻成人，尤其是在从事竞技体育的运动员之间的风险增加。

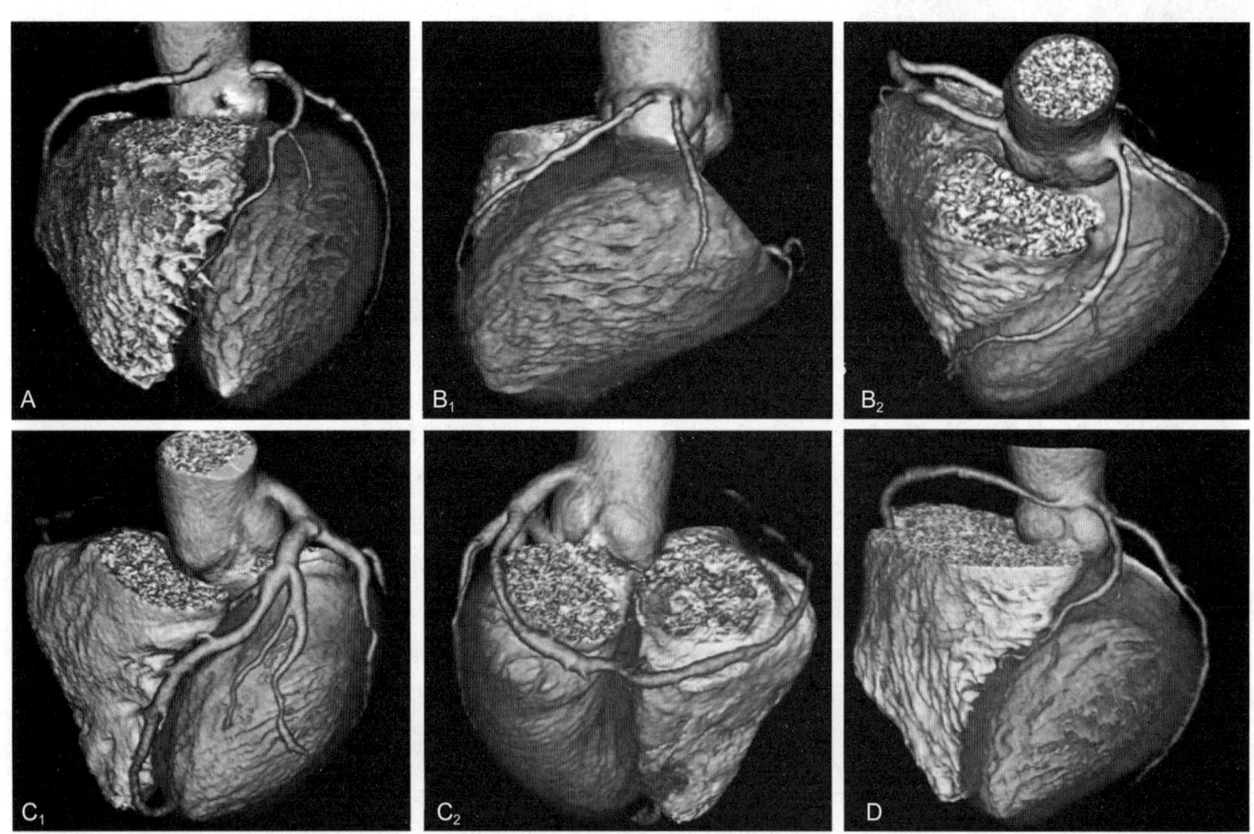

图 11-3-2 冠状动脉起源异常

A. 冠状动脉高位起源容积重建；B_1、B_2. 左前降支和左回旋支独立起源容积重建；C_1、C_2. 单一冠状动脉（右冠状动脉发自左冠状动脉）；D. 冠状动脉起源于对侧（右冠状动脉起源于左冠状动脉窦，动脉间型）

CTA 可显示冠状动脉、肺动脉及主动脉之间的三维解剖关系，动态评价冠状动脉近段在心动周期内的变化，为心肌缺血的可能机制提供新的线索。检出这些异常可以给心内科医师提供参考，决定是否需要进行适当的处理，也可为患者提供生活中的建议，避免危险因素并减少发生危险的可能。

2. 冠状动脉走行异常

（1）心肌桥：又称壁冠状动脉，指的是冠状动脉节段性走行于心肌纤维下，覆盖于血管表面的心肌称为心肌桥，其特点是壁冠状动脉收缩期的挤压，发生率为15%～85%，平均在1/3的成人均可出现心肌桥。心肌桥长度为4～30mm，厚度多在0.3～2.8mm，最常见于左前降支中远段，偶见于回旋支、后降支、右冠状动脉及其他冠状动脉。可单个或多个出现，多个出现的心肌桥可位于同一血管或不同冠状动脉或其分支。许多患者可长期无症状，也有不少患者有心肌缺血表现，特别是在劳累、运动、情绪激动时，心肌缺血症状加重，可导致心绞痛、室性心动过速、房室传导阻滞、急性冠脉综合征、心肌顿抑甚至心源性猝死。心肌内冠状动脉（图11-3-3A～图11-3-3C）、“挤牛奶效应”（图11-3-3D，图11-3-3E）和“上下跳跃征”（图11-3-3F）是诊断心肌桥的主要依据。

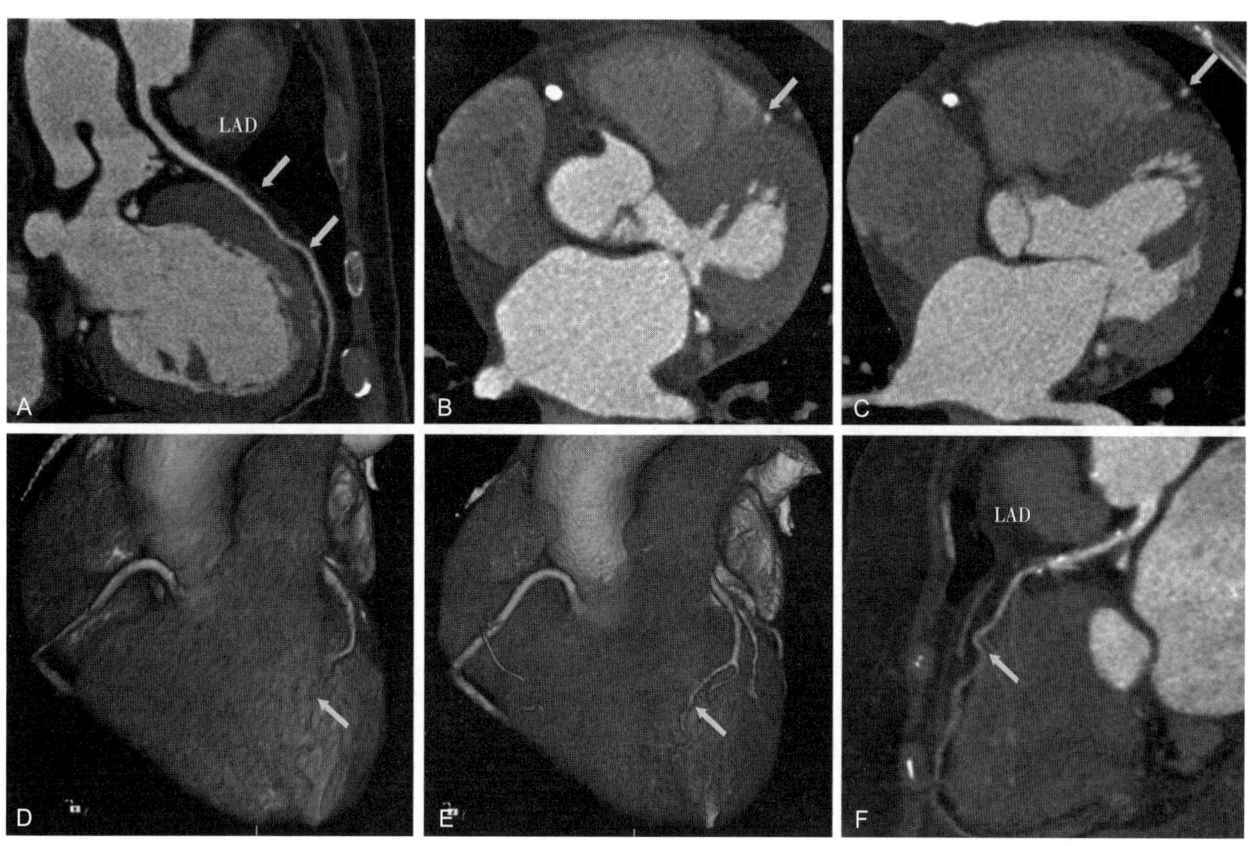

图11-3-3　心肌桥

A.曲面重建图像（左冠状动脉前降支中段局部走行于心肌内，黄箭头）；B、C.横断面心脏CTA图像（B.左冠状动脉前降支中段局部走行于心肌内，黄箭头；C.左冠状动脉前降支中段局部走行于心肌外，白箭头）；D、E.收缩期和舒张期容积重建图像“挤牛奶效应”（左冠状动脉前降支中段收缩期管腔狭窄，舒张期管腔恢复正常）；F.曲面重建图像“上下跳跃征”（左冠状动脉前降支中段局部走行于心肌内，其前后血管呈跳跃征象，黄箭头）；LAD.左冠状动脉前降支

“挤牛奶效应”是指在收缩期出现冠状动脉节段性狭窄而舒张期基本恢复正常。“上下跳跃征”则是节段性走行于心肌内的冠状动脉与其近、远端走行于心外膜脂肪内的冠状动脉之间的成角现象。根据冠状动脉包埋于心肌内的深度将心肌桥分为表浅型和纵深型。有学者认为当心肌桥厚度＞2.3mm时应考虑为纵深型心肌桥。心肌桥前的血管节段因为心肌桥段长期的异常血流还常伴有动脉粥样硬化性病变。多层螺旋CT的4D电影模式可动态观察心肌桥在整个心动周期的变化，生动地显示“挤牛奶效应”，为诊断提供确切依据。

（2）冠状动脉重复畸形：左冠状动脉前降支重复畸形在普通人群的发生率为0.13%～1%，由走行并终止于前室间沟而未达心尖的较为短小的一支和另一支较长的前降支组成，后者可起源于前降支，也可起源于右冠状动脉，之后走行于前室间沟远段到达心尖。应注意与并行的对角支相鉴别，后者不会进入前室间沟代替远段左冠状动脉前降支。冠状动脉重复畸形还可出现于右冠状动脉，最常见于右冠状动脉第 3 段，表现为后降支和左心室后支独立起源于右冠状动脉 2、3 段交角处并走行分布于各供血区。

3. 冠状动脉终止异常

（1）冠状动脉瘘：冠状动脉终止异常以冠状动脉瘘最常见。根据瘘管开口的位置分为 5 型：Ⅰ型，引流入右心房；Ⅱ型，引流入右心室；Ⅲ型，引流入肺动脉（图 11-3-4）；Ⅳ型，引流入左心房；Ⅴ型，引流入左心室。先天性冠状动脉瘘最常累及右冠状动脉（约 60%），左冠状动脉约占 40%，起于双侧者不足 5%。瘘口开口最常位于右心室（45%），其次为右心房（25%）、肺动脉（15%），开口于左心房和左心室不足 10%。临床表现与冠状动脉瘘对血流动力学的影响及病史长短有关。开口于左心者不会引起肺充血。多层螺旋 CT 能清晰准确地显示冠状动脉的解剖和病理学改变，包括瘘口的显示。进行冠状动脉的分型诊断，具有极大的临床应用价值，有助于冠状动脉瘘治疗计划的选择。

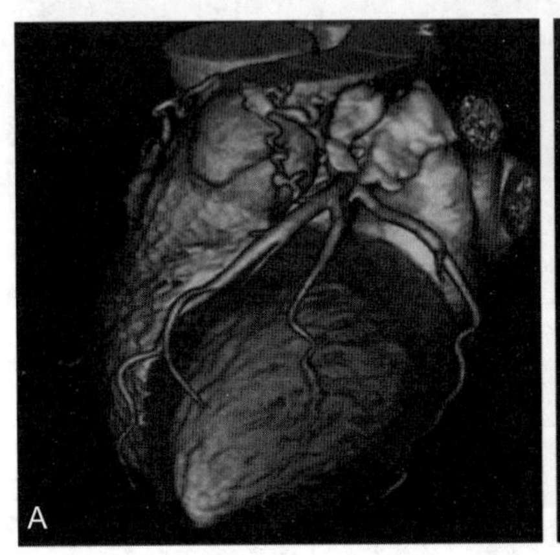

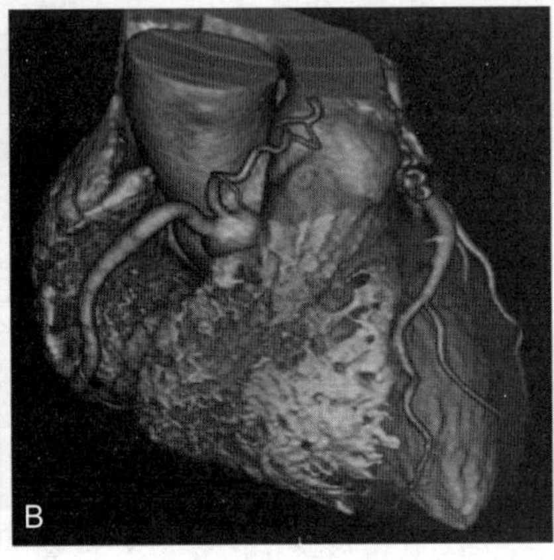

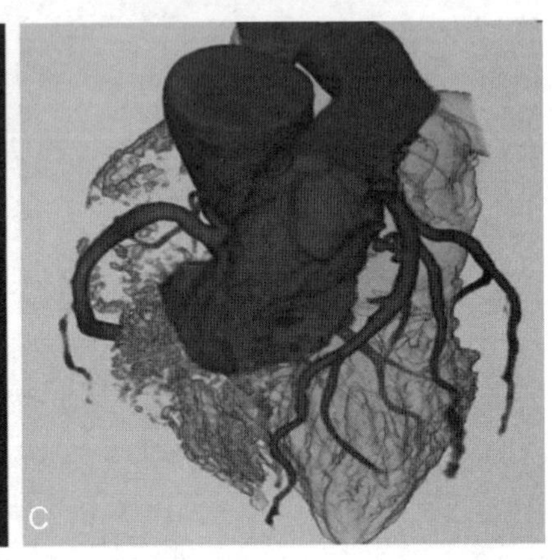

图 11-3-4　冠状动脉瘘

A、B. 容积重建图像（冠状动脉肺动脉瘘，黄箭头）；C. 伪彩透明重建图像

（2）冠状动脉弓：罕见，在冠状动脉造影上可见右冠状动脉和左冠状动脉沟通，而无冠状动脉狭窄。正常情况下冠状动脉之间可存在少量交通支，但血管造影上通常不能显示。当这些直接吻合的血管足够大时就可在血管造影上显示，通常位于十字交叉水平或附近，与血管闭塞后形成的侧支血管不同。

（3）终止于心外：冠状动脉与心外血管之间可能存在连接，如支气管动脉、内乳动脉、心包动脉、前纵隔动脉、膈上动脉、膈下动脉、肋间动脉和主动脉的食管支。

（二）冠状动脉阻塞性病变

（1）冠状动脉粥样硬化性斑块：CT 不但能较准确地检出冠状动脉粥样硬化性斑块，区分斑块是钙化性斑块还是非钙化性斑块，还有助于判断斑块的稳定性。CT 上将斑块分为钙化性斑块和非钙化性斑块，非钙化性斑块又可分为富含脂质斑块和纤维性斑块。利用 CT 检测钙化性斑块的准确性非常高，多将管壁上 CT 值超过 130HU 的部分定义为钙化性斑块。利用 CT 值还有助于区分富含脂质斑块和纤维性斑块，其 CT 中位值分别为 23HU、69HU，但两者的 CT 值存在部分重叠。CT 有助于评价斑块的稳定性，大的钙化性斑块和纤维性斑块多为稳定斑块，不稳定斑块多为富含脂质的低密度、偏心性分布、正性重塑和斑点状钙化的斑块。

（2）利用钙化积分可对冠状动脉钙化进行定量分析，提示冠状动脉粥样硬化的存在，预测未来 2 ～ 5 年的冠心病事件。尽管出现冠状动脉钙化提示冠状动脉粥样硬化存在，但不一定出现冠状动脉狭窄。

（3）冠状动脉狭窄或闭塞：与常规冠状动脉造影不同，CT 横断面成像可以较为准确地显示冠状动脉狭窄的原因，如是粥样硬化斑块造成的狭窄，心肌桥造成的狭窄还是其他原因，冠状动脉狭窄分为 5 级：无狭窄（管腔狭窄程度 0%）、轻微狭窄（管腔狭窄程度 1% ～ 24%）、轻度狭窄（管腔狭窄程度 25% ～ 49%）、中度狭窄（管腔狭窄程度 50% ～ 69%）、重度狭窄（管腔狭窄程度 70% ～ 99%）和闭塞（管腔狭窄程度 100%）（图 11-3-5）。

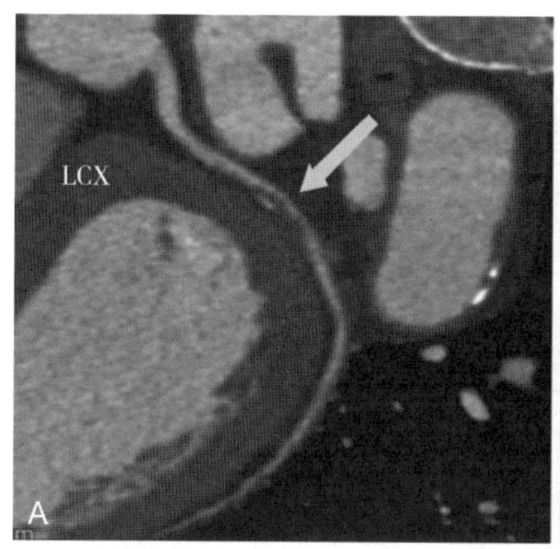

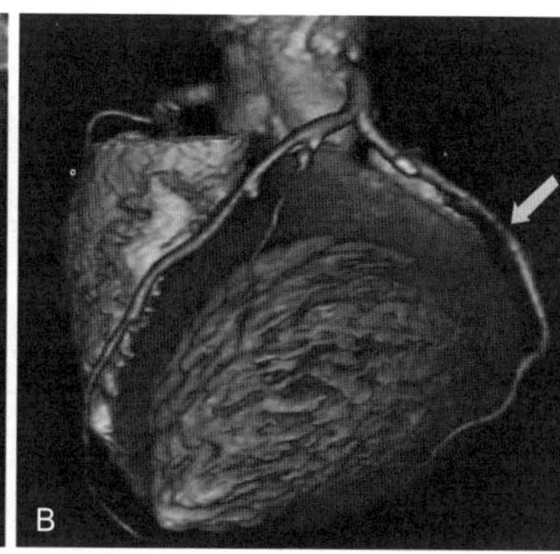

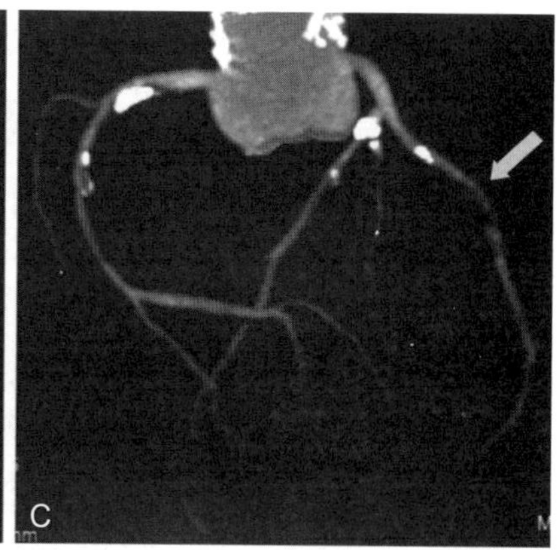

图 11-3-5　冠状动脉狭窄

A. 曲面重建图像（左回旋支近段混合斑块，管腔重度狭窄，箭头）；B. 容积重建图像（左回旋支近段混合斑块，管腔重度狭窄，箭头）；C. 最大密度投影图像（左回旋支近段混合斑块，管腔重度狭窄，箭头）；LCX. 左冠状动脉回旋支

利用东芝 320 排 CT 或者其他高端 CT 对心律失常，如心房颤动患者冠状动脉病变的诊断也有较高的准确性，但平均心率和心率变异对 CTA 诊断准确性影响不大，而严重钙化病例 CT 判断管腔狭窄程度受到一定限制。

（4）心肌缺血或梗死：CT 还能够显示因冠状动脉狭窄或闭塞性病变所致的心肌缺血或梗死及室壁瘤等改变。显示心肌灌注的 CT 技术有常规首过 CTA、腺苷负荷的首过 CTA、延迟成像及双能量 CT 等多种技术。在常规首过 CTA、腺苷负荷的首过 CTA 及东芝 320 排 CT 上，梗死的心肌相比于邻近正常心肌表现为低灌注区域，而在延迟成像上梗死心肌表现为延迟强化。东芝 320 排 CT 在心率适宜的患者可提供良好的冠状动脉解剖影像及心肌碘分布图，与常规冠状动脉造影及核素心肌灌注显像之间有高度的一致性。室壁瘤则表现为相应节段室壁变薄，造影剂进入，收缩期和舒张期室壁运动减弱或矛盾运动。

（5）冠状动脉瘤或瘤样扩张：冠状动脉瘤指的是冠状动脉局部超过邻近正常冠状动脉节段或该患者最粗冠状动脉直径的 1.5 倍并且累及冠状动脉的长度不足该血管的 50%。对小于 5 岁的儿童，冠状动脉直径＞ 3mm，5 岁以上儿童冠状动脉直径＞ 4mm 即为冠状动脉瘤。冠状动脉扩张指的是累及 50% 或以上冠状动脉的弥漫性扩张，可分为局灶型和弥漫型冠状动脉扩张，前者表现为冠状动脉局部瘤样扩张（图 11-3-6A，图 11-3-6B），而后者则表现为一支或数支冠状动脉扩张，可累及一支或数支血管的 50% 及以上（图 11-3-6C），可伴有血栓形成、瘤壁钙化。CT 可显示冠状动脉扩张或动脉瘤的部位、数目、形态及与周围分支血管的关系。

（6）冠状动脉支架评估：经皮冠状动脉支架介入治疗是治疗冠状动脉阻塞性病变的主要变方法之一。然而，植入支架的再狭窄是临床面临的主要问题。支架内再狭窄定义为支架内、近端和远端 5mm 范围内的管腔直径≥ 50%（图 11-3-7）。

据报道，支架植入后再狭窄的发生率为 8% ～ 25%，术后院期随访非常重要。主要观察支架是否在位，是否有支架位置不良、支架断裂、支架内再狭窄、假性动脉瘤等。支架再狭窄的主要表现：内膜增厚或血栓形成，支架内低密度充盈缺损影。支架两端情况，支架入口和出口处常易出现不同程度狭窄，亦应分析和报道。冠状动脉管腔狭窄或闭塞，需要观察狭窄的长度。需要注意的问题：评价支架内再狭窄时需采用具有更高分辨率的卷积核及较薄的重建层厚。另外，CT 评估支架内再狭窄的准确性与支架的类型、支架的直径、支架的位置等均有关。支架类型：金属支架的线束硬化伪影较大，影响支架内再狭窄的诊断。支架直径：CT 评估直径≤ 3mm 支架内再狭窄的诊断能力有限。支架的位置：由于左冠状动脉主干管径较粗，CT 评估左冠状动脉主干支架内再狭窄相对其他冠状动脉更加可靠。

（7）冠状动脉旁路移植术：术前需要评价双侧内乳动脉解剖和走行、冠状动脉阻塞病变以远管腔移植、升主动脉管壁增厚和钙化冠状动脉旁路移植术后，多层螺旋CT可以显示桥血管是否通畅及有无狭窄或闭塞、动脉瘤样病变、原冠状动脉病变及心肌灌注情况。桥血管的狭窄最常发生于吻合口处，而闭塞最常发生于主动脉一侧的起始部（图11-3-8）。

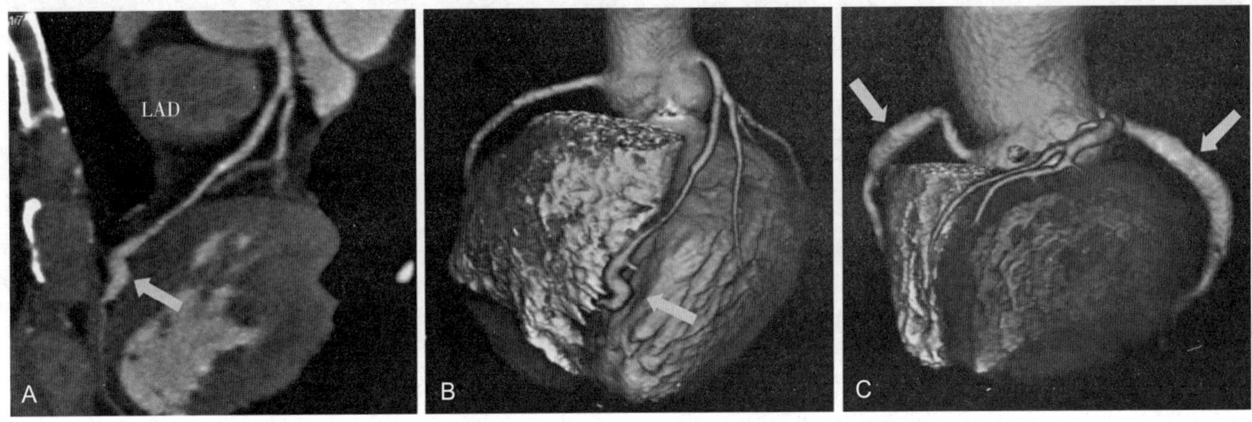

图11-3-6　冠状动脉瘤及瘤样扩张

A. 曲面重建图像（左冠状动脉前降支瘤样扩张，箭头）；B. 容积重建图像（左冠状动脉前降支瘤样扩张，箭头）；C. 容积重建图像（左冠状动脉回旋支整支扩张、右冠状动脉近中段扩张，箭头）；LAD. 左冠状动脉前降支

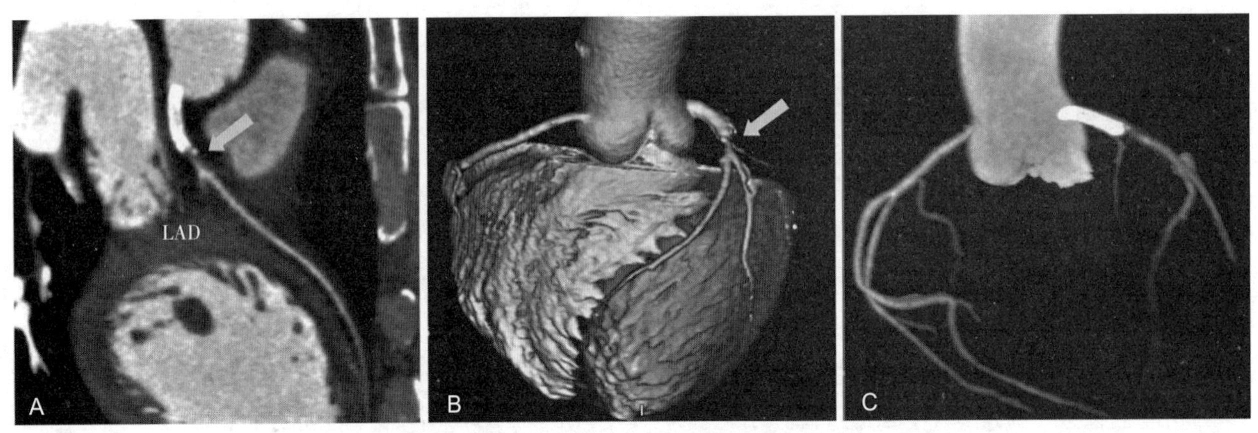

图11-3-7　支架评估前降支支架远端重度狭窄

A. 曲面重建图像（左前降支支架远端重度狭窄，箭头）；B. 容积重建图像（左前降支支架远端重度狭窄，箭头）；C. 最大密度投影图像（左前降支支架远端重度狭窄，箭头）；LAD. 左冠状动脉前降支

四、肺动脉栓塞的诊断

多层容积CT肺血管造影和肺的灌注功能对肺栓塞进行综合诊断，在诊断敏感度上明显优于MRI，在诊断特异度上优于放射性核素检查。与常规肺动脉血管造影（DSA）比较，多层容积CT对肺栓塞诊断的敏感度为90%，特异度为92%。实际上，多层容积CT可以显示肺动脉亚段的小血栓，横断扫描解决了DSA血管重叠的弊端，在显示肺动脉管壁及血栓本身方面优于常规造影检查，其无创的优点对急症更有价值，已成为临床诊断肺栓塞的首选方法（图11-3-9）。利用肺窗并结合肺灌注彩色编码功能成像，可以提高对亚段肺栓塞的诊断准确性，诊断敏感度为75.4%，特异度为82.3%，阳性及阴性预测值分别为79.6%及84.7%。

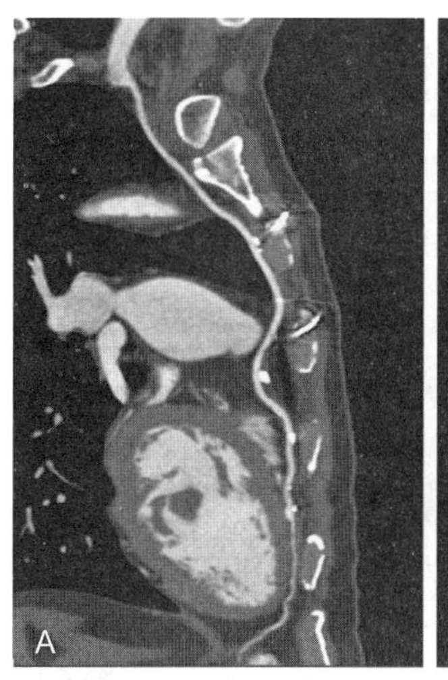
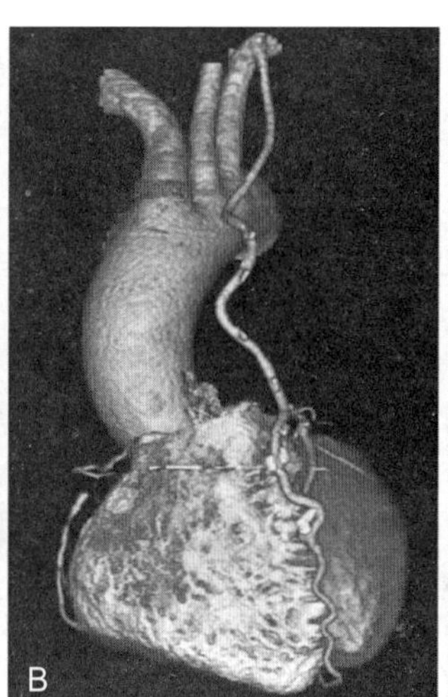
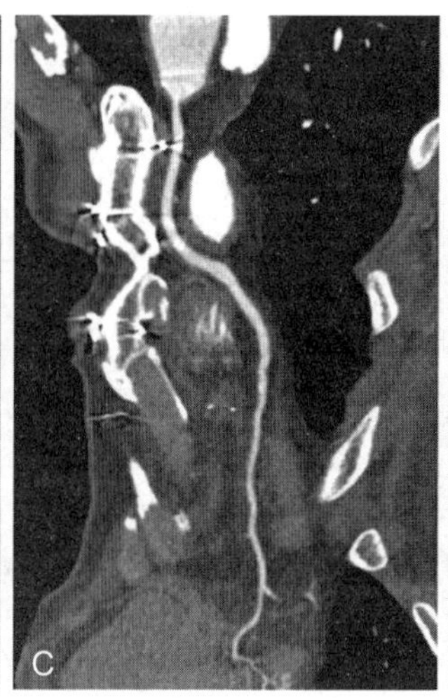
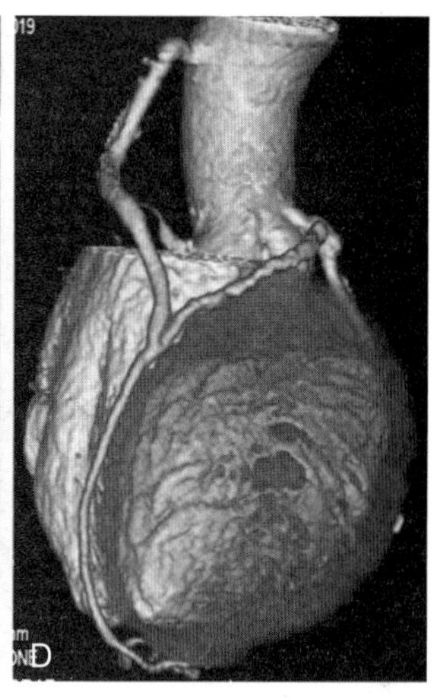

图 11-3-8 冠状动脉旁路移植术后

A. 曲面重建图像（内乳动脉搭桥至左前降支）；B. 容积重建图像（内乳动脉搭桥至左前降支）；C. 曲面重建图像（主动脉 - 左前降支搭桥血管）D. 容积重建图像（主动脉 - 左前降支搭桥血管）

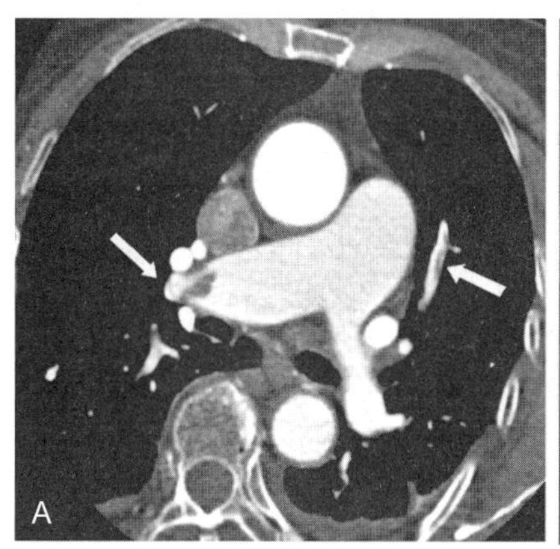
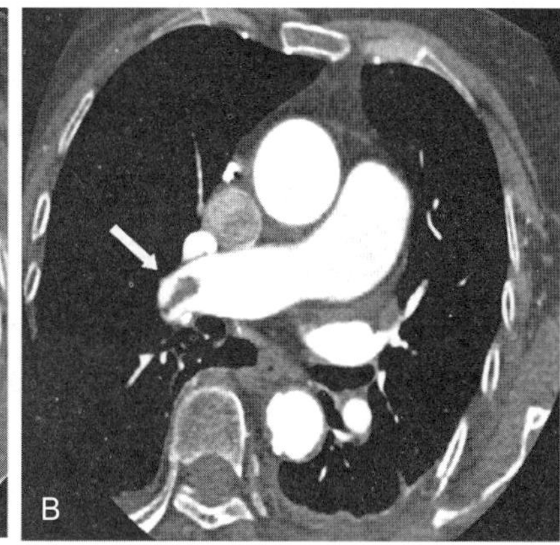
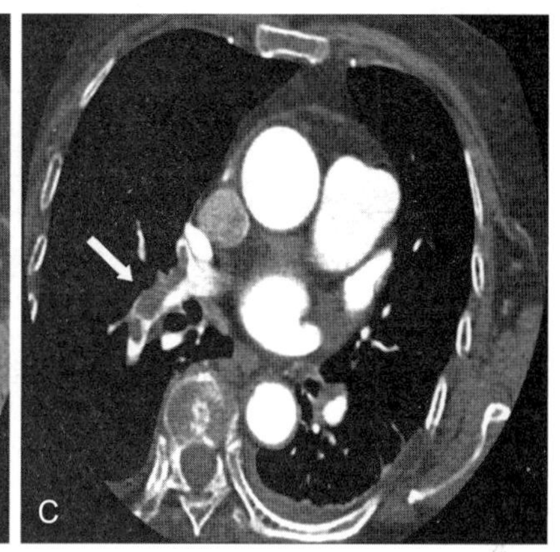

图 11-3-9 心脏 CTA 检查时发现的肺动脉栓塞

A. 心脏 CTA 横断面增强图像（右肺动脉主干及左上肺动脉内充盈缺损，箭头）；B. 心脏 CTA 横断面增强图像（右肺动脉主干内充盈缺损，箭头）C. 心脏 CTA 横断面增强图像（右下肺动脉内充盈缺损，箭头）

多层容积 CT 增强扫描不仅可以根据血栓形态及其与管壁的关系，判断是否为新鲜血栓或陈旧血栓，指导临床选择治疗方案及复查时限，而且可以准确地评价临床治疗（溶栓或手术取栓术）的近期、远期疗效。

五、先天性心脏病的诊断

多层 CT 可以用于某些超声心动图不能或不充分确诊并且不能行 MRI 检查的患者。多层 CT 可从多个不同层面显示心脏血管解剖，对于描述先天性心脏病患者的心脏形态具有重要的作用，尤其是在心脏大血管如肺静脉及冠状动脉的关系方面。

心脏 CTA 可以清晰客观地显示先天性心脏病心腔内的解剖结构，特别对复杂畸形的节段分析有重要价值。目前，临床应用主要目的是观察：①主动脉弓发育，包括缩窄、离断、发育不良或有无合并动脉导管未闭；②肺静脉畸形引流；③固有肺动脉发育情况；④体循环肺循环侧支发育情况；⑤室间隔缺损、房间隔缺损等（图 11-3-10）。

总体来说，多普勒超声因为其操作简单、快捷和价廉，应该是先天性心脏病检查的首选方法。多层 CT 较超声具有更高的图像空间分辨力，视野大、成像范围广，更利于显示肺动脉和主动脉的发育及畸形情况。但是，常规血管造影由于在血流动力学、心腔和血管内压力分析及显示小的体肺侧支或迂曲血管方面的优势，仍然是不可取代的诊断方法。

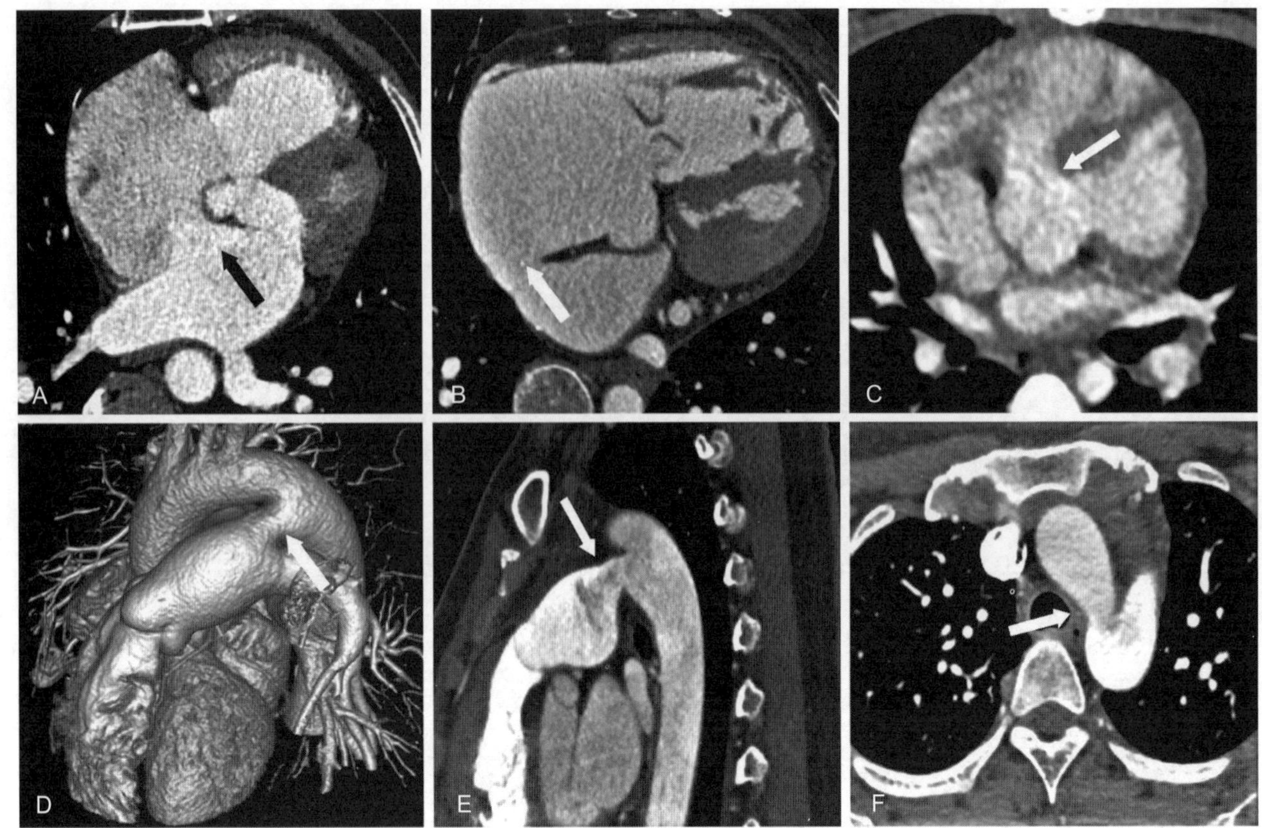

图 11-3-10 先天性心脏病

A ～ B. 房间隔缺损图像（横断面增强图像房间隔连续性中断，箭头）；C. 室间隔缺损图像（横断面增强图像室间隔膜部缺损，箭头）；D ～ F. 动脉导管未闭（肺动脉与主动脉弓间管状连接，箭头）

六、心包疾病的诊断

心包是围绕心脏的一层薄层组织（1 ～ 2mm），通常与心脏外的少量脂肪组织相邻一起显像。心包组织在造影剂注入时通常是增强显像的，有相应的临床表现前提下，心包的过度增强显像为心包炎的特征。CT 可发现先天性心包缺失。心包缩窄在 CT 影像表现：异常的心包增厚或钙化（图 11-3-11A ～图 11-3-11C）；单或双心室锥形或管状的压缩；单或双心房的增大；下腔静脉扩张；室间隔特征性的舒张期弹性运动。心包渗出可通过 CT 明确显像，在健康人心包内正常情况下也有少量液体存在（图 11-3-11D ～图 11-3-11F）。心包囊肿通常 CT 影像学表现为密度近水 CT 值的局限性良性团块影，常发于右肋膈角处。由于超声心动图具有更好地提供血流动力学信息的能力，以超声动图检测心脏压塞更为合理。心包囊肿通常 CT 影像学表现为密度近水 CT 值为 0 HU 的局限性良好的团块，常发于生右肋膈角处。无论是原发还是转移的心包肿瘤都可被显像。

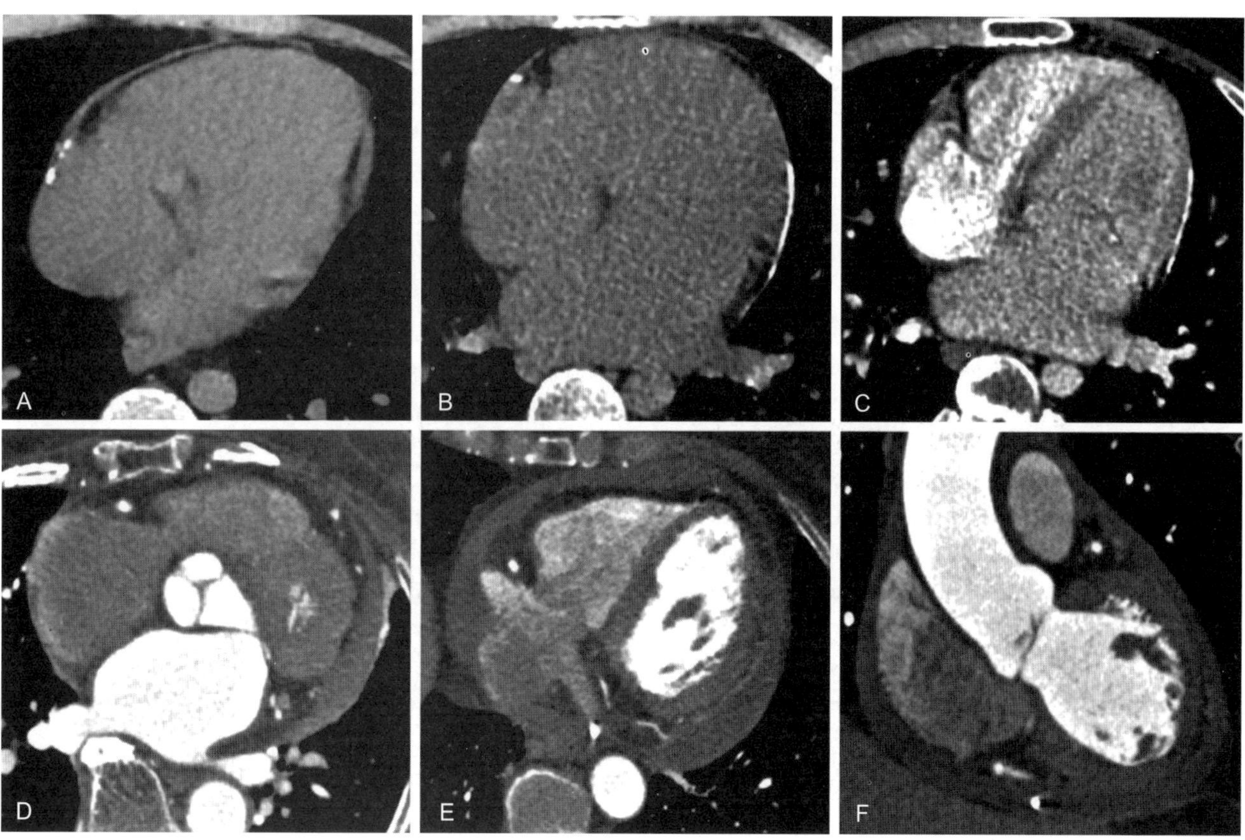

图 11-3-11 心包疾病

A ～ C. 缩窄性心包炎［横断面图像（A 和 B）及增强图像（C）心包增厚及弧形钙化］；D ～ F. 心包积液［横断面增强图像（D 和 E）心包弧形和环形液性密度影，多平面重组图像（F）环绕心肌带状液性密度影］

（王子荣 丁建平）

参考文献

陈险峰，李林，马小静，2018. 心血管疾病 CT 扫描技术. 北京：人民卫生出版社.

中华放射学杂志心脏冠状动脉多排 CT 临床应用协作组，2011. 多排探测 CT 对心脏和冠状动脉成像的临床应用. 中华放射学杂志，45(1):9-17.

Abbara S, Blanke P, Maroules CD, et al, 2016. SCCT guidelines for the performance and acquisition of coronary computed tomographic angiography:A report of the society of Cardiovascular Computed Tomography Guidelines Committee:Endorsed by the North American Society for Cardiovascular Imaging (NASCI). J Cardiovasc Comput Tomogr, 10(6):435-449.

Bamberg F, Marcus RP, Becker A, et al, 2014. Dynamic myocardial CT perfusion imaging for evaluation of myocardial ischemia as determined by MR imaging. JACC Cardiovasc Imaging, 7(3):267-277.

Busse A, Cantré D, Beller E, et al, 2019. Cardiac CT:why, when, and how :update 2019. Herz-CT:warum, wann und wie :Update 2019. Radiologe, 59(Suppl 1):1-9.

Gao W, Zhong YM, Sun AM, et al, 2016. Diagnostic accuracy of sub-mSv prospective ECG-triggering cardiac CT in young infant with complex congenital heart disease. Int J Cardiovasc Imaging, 32(6):991-998.

Garg N, Walia R, Neyaz Z, et al, 2015. Computed tomographic versus catheterization angiography in tetralogy of Fallot. Asian Cardiovasc Thorac Ann, 23(2):164-175.

Graidis C, Dimitriadis D, Karasavvidis V, et al, 2015. Prevalence and characteristics of coronary artery anomalies in an adult population undergoing multidetector-row computed tomography for the evaluation of coronary artery disease. BMC Cardiovasc Disord, 15:112.

Greenland P, Blaha MJ, Budoff MJ, et al, 2018. Coronary calcium score and cardiovascular risk. J Am Coll Cardiol, 72(4):434-447.

Han D, Beecy A, Anchouche K, et al, 2019. Risk reclassification with coronary computed tomography angiography-visualized nonobstructive coronary artery disease according to 2018 American College of Cardiology/ American Heart Association Cholesterol Guidelines (from the Coronary Computed Tomography angiography evaluation for clinical outcomes: an international multicenter registry [CONFIRM]). Am J Cardiol, 124(9):1397-1405.

Ippolito D, Fior D, Franzesi CT, et al, 2017. Diagnostic accuracy of 256-row multidetector CT coronary angiography with prospective ECG-gating combined with fourth-generation iterative reconstruction algorithm in the assessment of coronary artery bypass: evaluation of dose reduction and image quality. Radiol Med, 122(12):893-901.

Jungmann F, Emrich T, Mildenberger P, et al, 2018. Multidetektor-Computertomografie-Angiografie (MD-CTA) aortokoronarer Byp Gage BF, et al, 2018. Impact of statins on cardiovascular outcomes following coronary artery calcium scoring. J Am Coll Cardiol, 72(25):3233-3242.

Kidoh M, Utsunomiya D, Funama Y, et al, 2018. The effect of heart rate on coronary plaque measurements in 320-row coronary CT angiography. Int J Cardiovasc Imaging, 34(12):1977-1985.

Kim JY, Suh YJ, Chang S, et al, 2018. Feasibility of a single-beat prospective ECG-gated cardiac CT for comprehensive evaluation of aortic valve disease using a 256-detector row wide-volume CT scanner:an initial experience. Int J Cardiovasc Imaging, 34(2):293-300.

Kim SY, Lee YS, Lee JB, et al, 2010. Evaluation of myocardial bridge with multidetector computed tomography. Circ J, 74(1):137-141.

Lee MS, Chen CH, 2015. Myocardial bridging:an up-to-date review. J Invasive Cardiol, 27(11):521-528.

Li S, Ni Q, Wu H, et al, 2013. Diagnostic accuracy of 320-slice computed tomography angiography for detection of coronary artery stenosis:meta-analysis. Int J Cardiol. 168(3):2699-2705.

Liu WJ, Li GZ, Liu HF, et al, 2018. Diagnostic accuracy of dual-source computed tomography angiography for the detection of coronary in-stent restenosis:A systematic review and meta-analysis. Echocardiography. 35(4):541-550.

Mitchell JD, Fergestrom N, Gage BF, et al, 2018. Impact of statins on cardiovascular outcomes following coronary artery calcium scoring. J Am Coll Cardiol, 72(25): 3233-3242.

Ou SX, Li XR, Peng GM, et al, 2010. Zhongguo Yi Xue Ke Xue Yuan Xue Bao, 32(6):690-694.

Ricardo C, Suhny A, Stephan A, et al, 2016. Coronary Artery Disease - Reporting and Data System (CAD-RADS):An Expert Consensus Document of SCCT, ACR and NASCI:Endorsed by the ACC.JACC Cardiovasc Imaging, 9(9):1099-1113.

Ricardo C, Suhny A, Stephan A, et al, 2016 CAD-RADSTM coronary artery disease-reporting and data system.An expert consensus document of the Society of Cardiovascular Computed Tomography (SCCT), the American College of Radiology (ACR)and the North American Society for Cardiovascular Imaging (NASCI). Endorsed by the American College of Cardiology. J Cardiovasc Comput Tomogr, 10(4):269-281.

Talwar S, Anderson RH, Keshri VK, et al, 2014. Coronary-pulmonary artery fistula in tetralogy of Fallot with pulmonary atresia. Asian Cardiovasc Thorac Ann, 22(8): 1003-1009.

Thomas DM, McLaughlin PD, Nugent JP, et al, 2019. Evaluation of the proximal coronary arteries in suspected pulmonary embolism:diagnostic images in 51% of patients using non-gated, dual-source CT pulmonary angiography. Emerg Radiol, 26(2):189-194.

Valenzuela DM, Ordovaskg, 2016. Radiologic evaluation of coronary artery disease in adults with congenital heart disease. Int J Cardiovasc Imaging, 32(1):13-18.

Yamanaka F, Shishido K, Ochiai T, et al, 2017. Diagnostic performance of 320-slice computed tomography coronary angiography for symptomatic patients in clinical practice. Eur J Intern Med, 39:57-62.

Yamasaki Y, Kawanami S, Kamitani T, et al, 2018. Patient-related factors influencing detectability of coronary arteries in 320-row CT angiography in infants with complex congenital heart disease. Int J Cardiovasc Imaging, 34(9):1485-1491.

第 12 章
心脏磁共振成像

磁共振成像（MRI）是一种能够反映人体结构和多种机体功能的无创性检查方法。MRI 技术在过去的 40 年中发展迅猛，已经成为许多临床疾病的重要检查方法，未来具有广阔的发展空间。当今社会，医疗技术的发展要求减少患者扫描时间的同时能获得高质量无伪影的图像。而现代的 MRI 是一种真正的多模态成像，能显示正常和异常的功能与结构。因而，这种具有通过图像的多种对比度获得更多信息的检查技术在当今社会具有巨大的优势。

MRI 以其软组织对比度好、大视野、无电离辐射、任意平面成像，以及集形态、功能、灌注机分子成像为一体的“一站式”成像优势在心血管影像诊断中取得不可替代的角色。它不仅可以反映心脏、大血管解剖结构，观察心脏运动和功能改变，准确做出心脏节段性分析，而且对心肌活性判断和心肌灌注评价有很高的准确性，已经成为心血管疾病诊断、鉴别诊断、危险分级、预后判断的无创性检查手段。临床上常用超声心动图评价心功能，但由于其重复性差，受操作者经验、手法的影响等局限而限制了其在临床的广泛应用。心肌核素显像虽然在心功能评价中具有较好的重复性，但因其时间分辨率及空间分辨率较低，同时存在电离辐射危害，价格昂贵，而非理想的心功能检测常用指标。

心脏磁共振（CMR）不仅能准确计算心功能指标，还可评估左心室功能、容积和压力，还可对心肌内出血、梗死危险区、梗死面积、微血管阻塞等指标进行定性或定量的分析。CMR 成像可通过参数设置、造影剂增强、扫描采样、后期图像数字处理等技术，产生多种 CMR 影像。目前临床应用较多的主要有以下几种。① CMR 心肌首过灌注：心肌灌注成像目前已经是临床应用的热点，是肉眼评判的定性诊断方式，通过后处理得出灌注曲线，对图像进行半定量评价，不仅可以评定心肌活性，还可以评估微血管阻塞情况。②造影剂延迟增强扫描成像（late gadolinium enhancement，LGE）：可以有效评估存活心肌的情况和定量评估心脏瘢痕的情况。CMR 心肌首过灌注与 LGE 应用于急性心肌梗死（AMI）患者，既安全又可准确判断心肌缺血程度和范围，同时对心肌梗死后心脏功能评估及治疗方案制订有指导意义。③电影序列：电影序列结合专业软件作为一种可以准确评估左心室功能的 CMR 成像技术，可无创测量射血分数（EF）、舒张末期容积（EDV）、收缩末期容积（ESV）、每搏输出量（SV）等，可重复性高，并能够可视化评估左心室功能，其成像质量不受声波窗口及患者体型的影响。电影序列所提供的是真正三维图像，而并不是像超声心动图需要通过几何假设和计算来评估心室功能的二维图像。④心肌灌注负荷试验：作为一种无创性的检查方法，其临床价值旨在识别冠状动脉狭窄而暂无临床症状的疑似冠心病患者，对他们进行诊断评价、危险分层甚至预后判断，以制订合理的治疗策略。⑤特异性心肌标记脉冲序列（specific myocardial tagging pulse sequences）成像：可以提供心脏内部的结构和力学信息，包括扭力、曲度、张力和收缩率。⑥组织追踪成像技术（feature tracking）：是一种通过对普通 CMR 组织图像进行后加工处理得到的图像，可以定量评估心肌张力和收缩率 。⑦组织学成像 T_1 mapping 和 T_2 mapping：是近几年在临床应用较为广泛的 CMR 技术，尤其是 T_1 mapping，已经成为评估诊断各类心肌炎、心肌疾病纤维化的主流无创影像学检查，T_1 mapping 技术可定量 T_1 值和细胞外容积（extracellular volume，ECV）的改变来反映心肌损伤的程度，对于检测早期纤维化的心肌和弥漫性心肌纤维化较 CT 延迟强化技术具有明显优势，使得我们可以无创地动态定量观察纤维化病变，减少了心内膜活检的风险，为今后对疾病进展的评估与跟踪提供了便利。另外，T_1 mapping 技术对心肌铁沉积具有很高的检测率，虽然 T_1 mapping 技术在应用中仍有很多问题有待解决，但其在早期定量评价心肌纤维化等方面已显示出较大的优势，在诊断心脏疾病方面具有潜在价值，其诊断结果与病理诊断有很好的一致性。

第一节　检查技术

一、检查前准备

确定无 MRI 检查禁忌证

1. 绝对禁忌证：①带有心脏起搏器、神经刺激器者、人工金属心脏瓣膜等的患者；②带有动脉瘤夹者（非顺磁性如钛合金除外）；③有眼内金属异物、内耳植入、金属假体者、金属假肢、金属关节、体内铁磁性异物者；④妊娠 3 个月内的早期妊娠者；⑤重度高热患者。

2. 相对禁忌证：①体内有金属异物（金属植入物、义齿、避孕环）、胰岛素泵等患者如必须进行 MRI 检查，应慎重或取出后行检查；②危重患者需要使用生命支持系统者；③癫痫患者（应在充分控制症状的前提下进行 MRI 检查）；④幽闭恐惧症患者；⑤不合作患者，如小儿；⑥孕妇和婴儿应征得医生、患者及家属同意后再行检查。

3. 检查前 12 ～ 24 小时应该避免刺激性食物，如咖啡、茶、含咖啡因的汽水饮料、能量饮料和巧克力等。测量受检者心率及心律，力求将心率控制在 50 ～ 70 次 / 分；心律失常，可请临床医生加以控制后再进行检查。

4. 应详细向受检者介绍检查的全过程及注意事项，解除受检者的紧张情绪，保证患者顺利配合检查。

5. 对其进行呼吸训练，尽量做到呼吸规律、稳定，练习呼气末闭气，屏气时间 12 ～ 15 秒，使之能充分配合检查。

6. 检查前，胸前皮肤去污后用酒精擦洗，未过期的非金属心电电极 4 个按要求粘贴于前胸壁表面，字体颜色与导线接头颜色对应。

二、心脏 MRI 门控导航技术

（一）心电门控技术

临床常规使用的心电门控技术（ECG-triggering）主要有两种，分别为前瞻性心电门控技术（prospective gating）和回顾性心电门控技术（retrospective gating）。前瞻性心电门控，亦称为心电触发，主要表现为心电信号 R 波的波峰被探测到后，经过一个延时进入心脏舒张末期，扫描序列才被触发启动，之后开始进行射频脉冲激发和信号采集，直到下一次心脏收缩前夕。这样可以保证成像信号采集集中在心脏舒张中后期，此时心脏相对静止，因而可以明显减少成像的心脏运动伪影；回顾性心电门控，主要表现为整个心动周期中都在进行射频脉冲激发和信号采集，采集过程终止后，利用心电门控信号，回顾性地同步重建心脏电影图像，借此减少心脏运动伪影。假若定义每个心动周期的心运动时相数目为 20，则可基于心电信号将扫描成像数据同步排列至 20 个心脏运动时相中，以电影形式观察心脏各个房室收缩和舒张情况，配以计算心脏射血分数等心功能指标以辅助心脏疾病的检查诊断。

（二）呼吸门控导航技术

除了患者的屏气配合，呼吸门控导航技术是用来减少呼吸运动伪影的另一种途径。呼吸门控导航技术主要包含前瞻性呼吸门控技术和回顾性呼吸门控技术。该技术主要利用导航波来实现，需要在扫描过程中采集部分成像数据来跟踪被扫描者的肺部横膈膜运动等。在前瞻性呼吸门控技术中，导航波主要被用来修正后面的图像数据采集过程以避免呼吸运动伪影。在回顾性呼吸门控中，则待所有成像数据采集完毕后再利用导航波修正呼吸运动伪影。

（三）心脏自门控成像技术

常规的心电门控技术和呼吸门控导航技术是心脏 MRI 中避免心脏及呼吸运动干扰的常规技术手段。除了常规的外加门控导航技术外，自门控成像技术是避免心脏及呼吸运动干扰的另一种技术手段。心脏和呼吸自门控技术，又可称为无线门控技术，主要利用扫描获得的心脏动态成像数据获取心脏和呼吸运动自门控信号，然后根据获取的心脏和呼吸自门控信号将扫描数据重新排列至不同的运动时相中，以消除运动伪影的干扰，获得心脏电影图像。心脏自门控成像技术，既不需要外围门控导联设备，也无须患者的呼吸配合，极大地提高了心脏 MRI 检查扫描效率。自门控导航信号的获取一般可采用以下 3 种方法：一是通过重建高时间低空间分辨率的心脏电影图像，然后计算相关性来获得自门控信号；二是利用空间中心峰值信号的变化来获得自门控信号；三是计算导航数据的投影重心曲线来获得自门控信号。

三、扫描技术

先扫描胸部定位像，确定扫描范围，心脏 MRI 图像采集以 1.5T MRI 设备（Signa HD excite，GE，美国；Avanto，Siemens）为例。患者采取仰卧位、足先进的方式，于肚脐处绑定腹带进行呼吸监测。使用 8 通道相控阵心脏线圈，被检者胸前壁贴上磁共振兼容的电极片，使用心电触发门控进行图像采集。

采用稳态自由进动电影序列（steady state free precession cine，SSFP-cine）扫描，得到包括二腔心、三腔心、四腔心在内的 3 个长轴电影图像及一个短轴电影图像。SSFP-cine 扫描流程如下：首先在被检者的常规横断位图像上定位得到标准左心二腔心电影图像；接着在二腔心电影图像上平行二尖瓣中点至心尖的连线进行扫描，得到标准四腔心电影序列；然后使定位线垂直于四腔心图像的二尖瓣中点至心尖的连线，得到 10 ～ 12 层的左心室短轴电影图像，扫描范围覆盖心尖至心底；最后在短轴基底层使定位线同时通过主动脉腔及左心房中心点，得到三腔心电影图像。扫描参数如下：重复时间（TR）3.5 毫秒、回波时间（TE）1.5 毫秒、接收带宽（BW）488Hz、射频脉冲角（FA）45°、扫描视野（FOV）360mm、层厚 8mm、层间距 2mm、短轴层数 10 ～ 12 层、期相 20。

心肌炎患者需加扫短轴黑血 T_2 加权短时间反转恢复序列（T_2-weighted short tau inversion recovery，T_2-STIR）及晚期钆增强扫描（late gadolinium enhancement，LGE）。短轴黑血 T_2-STIR 定位同短轴电影图像，扫描参数如下：TR 1035 毫秒、TE 42 毫秒、BW 244Hz、FA 90°、FOV 360mm、层厚 8mm、层间距 2mm、层数 10 ～ 12 层。LGE 强化扫描使用造影剂为钆喷酸葡胺（gadolinium diethylenetriamine pentaacetate，Gd-DTPA），注射剂量 0.3mmol/kg，注射流速 3ml/s，注射造影剂后以相同剂量和流速注射生理盐水，注射器采用 MRI 兼容的双筒高压注射器。注射 Gd-DTPA 8 ～ 10 分钟后进行图像采集，分别复制长轴及短轴电影序列的定位线，得到二腔、四腔及短轴的 LGE 图像。扫描参数如下：TR 6.5 毫秒、TE 3.0 毫秒、反转时间（TI）200 ～ 250 毫秒、BW 30Hz、FA 20°、FOV 360mm、层厚 8mm、层间距 2mm、层数 10 ～ 12 层。扫描过程如图 12-1-1。

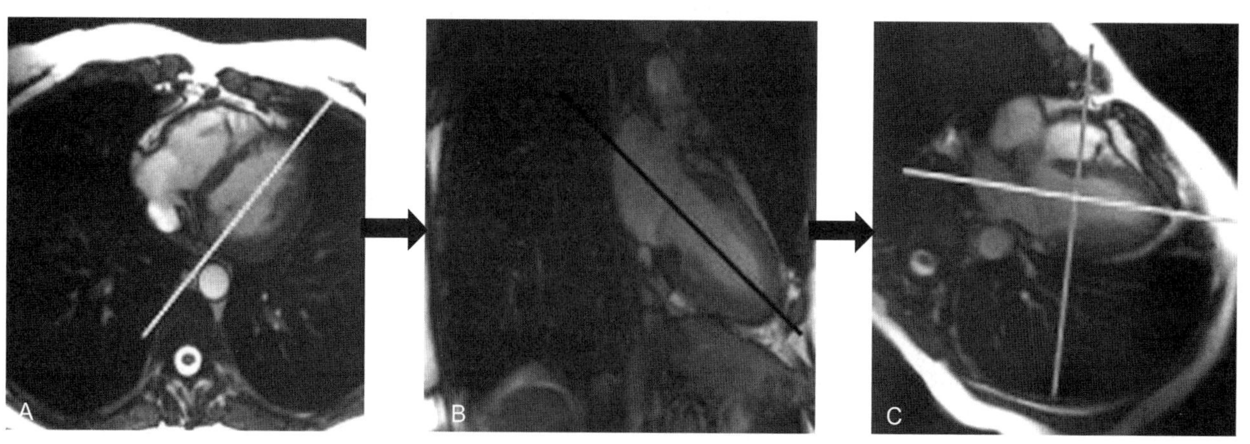

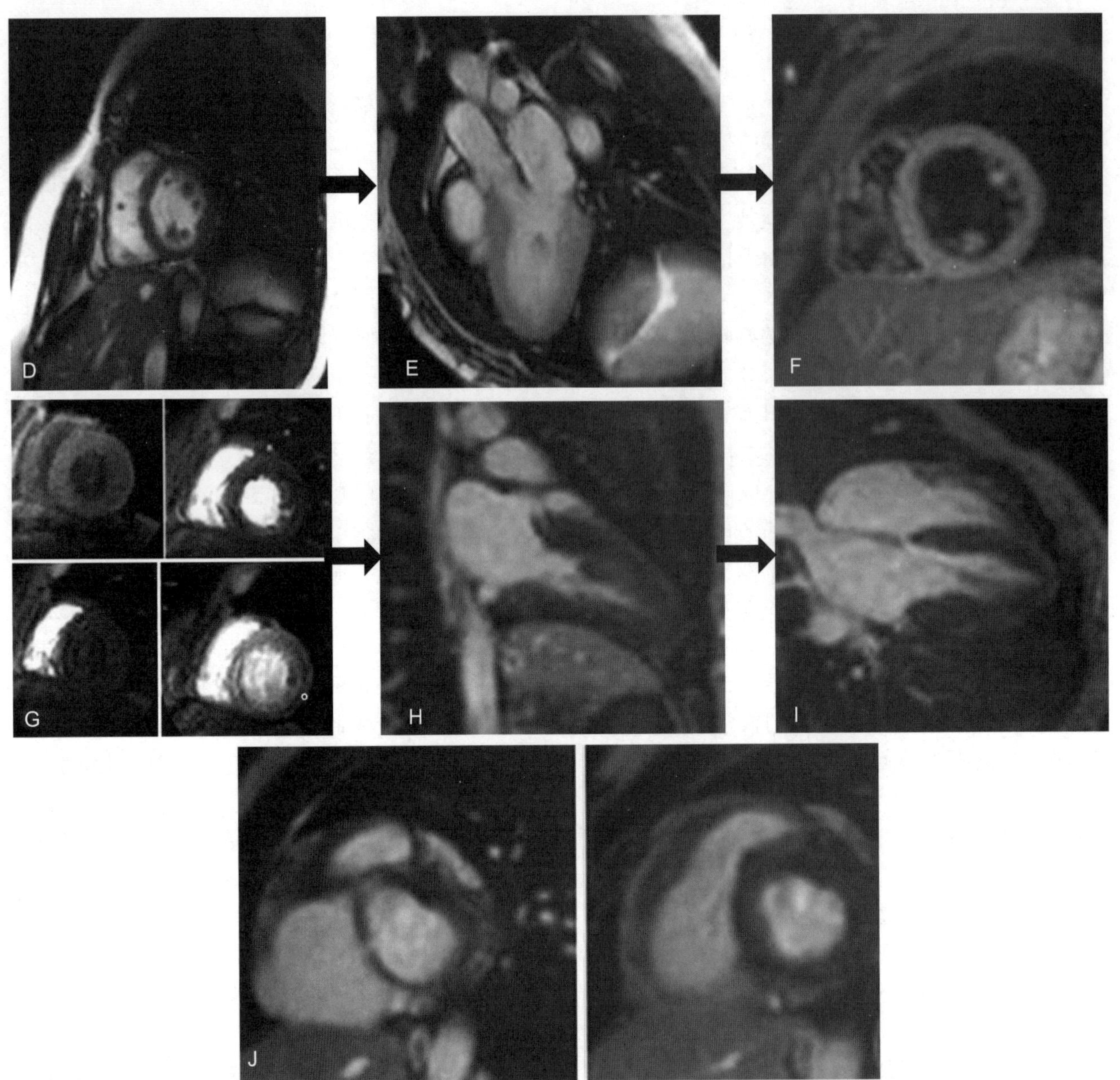

图 12-1-1 心脏 IM 扫描过程

A. 常规横断位定位像；B. 二腔心电影图像；C. 四腔心电影图像；D. 短轴电影图像；E. 三腔心电影图像 F. 短轴黑血 T_2-STIR 图像；G. 短轴灌注图像；H. 二腔心延迟强化图像；I. 四腔心延迟强化图像；J 短轴延迟强化图像

第二节 临床应用

一、CMR 检查的适应证

（1）心肌病的诊断：可用于临床疑似心肌病的早期诊断，有益于改善患者的生活质量、提高生存率，减少不良事情的发生，改善预后。适用于：①可疑心肌病，超声诊断不明确时。②可疑心尖部或侧壁肥厚及非缺血性心尖室壁瘤的患者。③需进一步评估左心室结构（乳头肌病变等）及心肌纤维化时。④与其他类型左心室肥厚表现心肌病（心肌淀粉样变性等）的鉴别诊断。⑤室间隔化学消融及切除术术前指导与预后评估。⑥扩张型心肌病（DCM）患者进行植入型心律转复除颤器（ICD）或心脏再同步化治疗（CRT）前可准确评价左右心脏功能；DCM 心肌组织学特征定性协助评价预后风险，DCM 标准抗心力衰竭药物治疗后或病情急剧变化时。⑦适用于所有疑似致心律失常性右室心肌病（ARVC）、左心室致密化不全（LVNC）、心肌淀粉样变性、血色素性心肌病、心脏结节病患者的诊断及鉴别。⑧适用于限制型心肌病（RCM）和缩窄性心包炎（CP）的鉴别诊断。⑨ CMR 适用于可疑心肌炎的诊断，适用于类似急性冠脉综合征表现但冠状动脉造影正常患者的病因学诊断，也适用于心肌炎预后的判断。

（2）冠状动脉粥样硬化性心脏病（coronary artery disease，CAD）的诊断：①临床疑似冠心病，但患者不接受经导管冠状动脉造影检查；②有胸痛症状，心电图负荷运动试验或放射性核素心肌灌注不确定诊断或结果模糊；③鉴别急性及陈旧性心肌梗死，利用延迟强化技术判断存活心肌；④评价低风险（指小于 1 项冠心病危险因素）胸痛患者的冠心病可能性或发现引起症状的其他原因；⑤无症状的中、高度风险人群（指具有两项以上冠心病危险因素，如性别、年龄、家族史、高血压、糖尿病、高脂血症、吸烟等）的冠心病筛查；⑥对于已知冠心病或冠状动脉粥样硬化斑块临床干预后病变进展、演变、预后的随访观察。

（3）先天性心脏病（congenital heart disease，CHD）的诊断：①适用于先天性心脏病，特别是伴有心外大血管异常的先天性心脏病、复杂先天性心脏病及手术后先天性心脏病的诊断。②适用于评价外科根治术或手术治疗的效果和术后随访等。

（4）明确超声心动图的异常发现：如心包疾病、心脏肿瘤、心内膜炎（赘生物和脓肿）、左心室心尖部的血栓及冠状动脉、肺动脉、肺静脉和主动脉弓部的异常等。

（5）心脏瓣膜病变的诊断：评估心脏瓣膜反流患者，特别是对主动脉瓣和肺动脉瓣反流的评价，对瓣膜狭窄程度进行半定量 / 定量评估。

（6）心包疾病诊断：①适用于鉴别心包积液的性质，如漏出液、血性液体、乳糜液体或脓性液体等；②鉴别少量心包积液和纤维性心包增厚患者，评估心包疾病导致的心脏功能改变。

二、心肌病的诊断

心肌病是最常见的心肌疾病，据报道，仅肥厚型心肌病的发病率就达到 1/500，因此应当引起高度重视。心肌病的分类及定义在不同的时期有所变化，1995 年定义为伴有心脏功能障碍的心肌疾病。早期单纯以形态学为依据，此后随着分子遗传学的发展，将家族遗传性因素作为主要的分类标准，最新的分类综合了形态功能、器官累及、基因遗传模式、病因及心功能状态多种因素。2006 年美国心脏协会对心肌病的分类进行了全面更新，该次修订主要基于分子基因和医学影像学的发展，不仅引进新的心肌病命名，而且将离子通道疾病也纳入原发性心脏病。目前国内多参照 2006 年美国心脏病协会对心肌病的分类，结合临床应用体会，这种分型的接受程度广泛，临床应用熟悉，表述简明合理。

MRI 在心肌病的诊断、鉴别诊断及随访中具有其他影像学检查方法无法比拟的优势。MRI 良好的空间分辨率、高度的组织特异性、任意层面化不成像及大视野等特点，克服了超声心动图检查后视野小、声窗弱及操作者依赖性等缺点，是目前很有价值的检查心肌病的方法。本节根据心肌病的流行病学及 MRI 临床应用价值，首先介绍原发性心肌病，依次按扩张型心肌病、肥厚型心肌病、限制型心肌病、致心律失常性右室型心肌病和左心室心肌致密化不全及心肌炎，最后介绍继发性心肌病，包括心肌淀粉样变性和心内膜心肌疾病等。

（一）扩张型心肌病

（1）典型扩张型心肌病（DCM）起病缓慢，可任意年龄发病，以 30 ～ 50 岁多见，男性多于女性，病因不明。DCM 以左心室收缩功能障碍为主要特征，左心室或双侧心室腔扩张和室壁运动功能降低等改变为主。病理上多表现为弥漫性心肌细胞萎缩、代偿性心肌细胞肥大和不同程度的间质纤维化。临床症状主要表现为心肌收缩功能降低所致的左心功能不全、各种心律失常及继发于心腔内血栓形成的血栓栓塞。心电图可显示 ST-T 改变，异常 Q 波，QRS 波异常及各种心律失常等。DCM 患者病死率较高，因此尽早诊断并准确评价 DCM 患者的功能及形态学特征，对 DCM 患者的治疗和预后具有重要的临床意义。CMR 能为 DCM 的鉴别诊断、预后判断及治疗选择提供最有价值的影像学证据。近年来，随着 CMR 技术的迅猛发展，CMR 电影成像技术可准确评价 DCM 患者的心功能参数，主要包括左心室舒张末期心容积（EDV）、收缩末期容积（ESV）、射血分数（EF）、左心室每搏输出量（SV）、左心室心排血量（CO）、左心室心肌质量（MM）、左心室舒张末期内径（FDD）、左心室收缩末期内径（ESD）等。另外，CMR 在精确和可重复性地完成心脏解剖和功能的同时，还能清晰显示非致密心肌和致密心肌两层结构，并进一步评估心肌存活和心肌纤维化。

（2）CMR 影像学表现：表现为左心室或双心室明显扩大，室壁变薄，左心室的肌小梁粗大、增多。心肌节段性或者各室壁运动弥漫性减弱，心室特别是左心室各节段的心肌收缩功能普遍下降。部分病例可见附壁血栓形成。26% ～ 42% 的 DCM 患者会出现延迟强化（如 LGE），延迟强化方式以心肌壁间细线条及点片状延迟强化方式（图 12-2-1）最具特异性，目前认为与慢性炎症过程形成心肌纤维化有关，LGE 与左心室壁所受应力及心肌质量密切相关，提示更严重的左心室重构。DCM 心肌延迟强化水平的升高预示着心功能减退及心力衰竭发生概率的增加，LGE 对早期 DCM 的左心室逆转重构有独立预测价值，可以为临床抗心室重构治疗方案的制订提供依据，在患者预后评价方面发挥着重要作用。对于 LGE 难以识别的心肌弥散性纤维化可采用 T_1-mapping 技术进行评估，心肌自然 T_1 值的延长同心室扩张程度及心肌舒缩功能均显著相关。

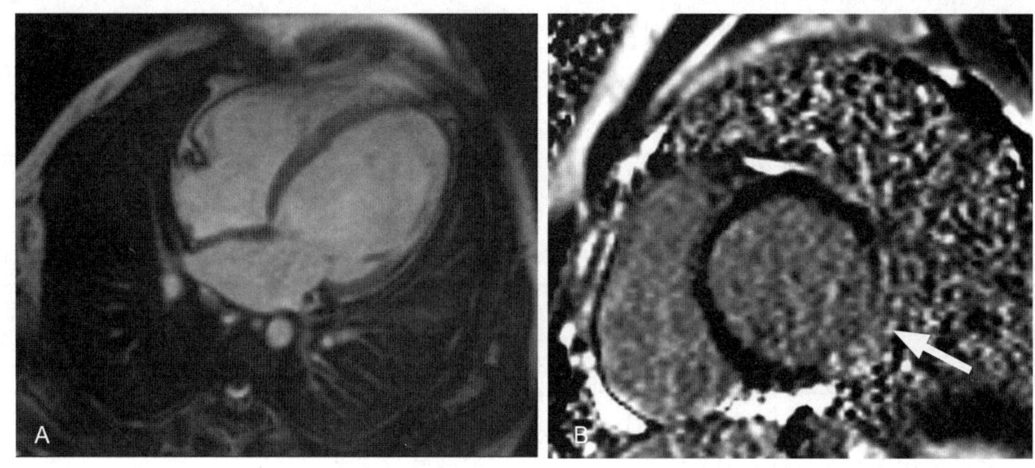

图 12-2-1　扩张型心肌病

（3）诊断与鉴别诊断：DCM 属于排除性诊断，要点是不明原因的左心室或双心室扩张伴心脏收缩功能受损，因此“原因不明”与“心脏扩大，壁薄、收缩功能减弱”是诊断关键。

1）与缺血性心脏病的鉴别：① DCM 以肌壁间细线条样强化最常见，约占 1/3，多见于室间隔，而缺血性心肌病 LGE 典型表现为内膜下或透壁性强化，与受累冠状动脉分布一致，LGE 鉴别两者的敏感度可达 81% ～ 100%；② DCM 的室壁普遍变薄，运动减弱，而缺血性心肌病多表现为梗死心肌的室壁变薄及节段运动异常。

2）DCM 与其他特异性或继发性心肌病相鉴别：包括地方性心肌病（克山病）、酒精性心肌病、代谢性和内分泌性疾病（甲状腺功能亢进症、甲状腺功能减退症）、围生期心肌病、淀粉样变性、糖尿病等所致的心肌病、遗传家族性神经肌肉障碍、全身系统性疾病（如系统性红斑狼疮、类风湿关节炎等）所致的心肌病、中毒性心肌病等。值得提出的是密切结合临床和相关的辅助检查（如血液、生化、免疫、内分泌等）在 DCM 的鉴别诊断中发挥着重要作用。

3）DCM 左心室壁过度小梁化时需与孤立性左心室致密化不全（left ventricular noncompaction，LVNC）相鉴别。基于国内人群研究，游离壁中≥ 2 个节段舒张期内层致密化不全心肌厚度 / 外层致密化心肌厚度（NC/C）比值> 2.5，尤以心尖段明显，支持 LVNC 诊断。

（二）肥厚型心肌病

（1）肥厚型心肌病（hypertrophic cardiomyopathy，HCM）是最常见的心肌病，多见于青少年，也是青年人猝死的常见病因之一，该病是一种家族多基因遗传性疾病。HCM 是指存在明确左心室壁肥厚而无心腔扩大，成人患者舒张末期最大室壁厚度≥ 15mm（或有明确家族史患者室壁厚度≥ 13mm），同时排除能够引起室壁肥厚的其他心血管疾病或者全身疾病（高血压、主动脉瓣狭窄、心肌淀粉样变性等）。病变可侵犯心室的任何部分，其中室间隔最易受累，常引起不对称性室间隔肥厚，肥厚肌块可向两侧凸出，多凸向左心室，引起左心室流出道狭窄，称为梗阻性肥厚型心肌病。

（2）CMR 影像学表现：① CMR 能清晰显示左心室任意节段室壁肥厚的程度和范围（图 12-2-2）；CMR 不仅能提供左心室收缩功能指标左心室射血分数（LVEF），还可通过测量二尖瓣和肺静脉血流流速来评估左心室舒张功能，左心室舒张功能减低是 HCM 的一个特征性表现。②心脏电影序列能显示心肌在舒张期和收缩期不同时相的动态变化情况，通过后处理测定左心室心肌总重量，有研究表明左心室心肌质量是 HCM 不良预后的独立预测因子。同时心脏电影序列能观察二腔心、四腔心动态变化，利用室壁和血池对比优势，可以清晰观察心尖部解剖细节，不易漏诊心尖肥厚型 HCM。心尖部肥厚型 HCM 典型表现为心尖部均匀性增厚伴心尖闭塞，左心室腔变形，呈尖端指向心尖，类似扑克牌“黑桃尖”的外形。③流速编码技术（PCMRI）可半定量分析左心室流出道梗阻情况，并推算出压力阶差，当压力阶差≥ 20mmHg 则诊断为梗阻性肥厚型心肌病。④约 65% 的 HCM 患者会出现延迟强化，表现为肥厚心肌内局灶性或斑片状的强化，其中以室间隔与右心室游离壁交界处局灶性强化最典型。延迟增强扫描可明确有无心肌纤维化及心肌血流灌注异常，有助于评估患者猝死的风险。

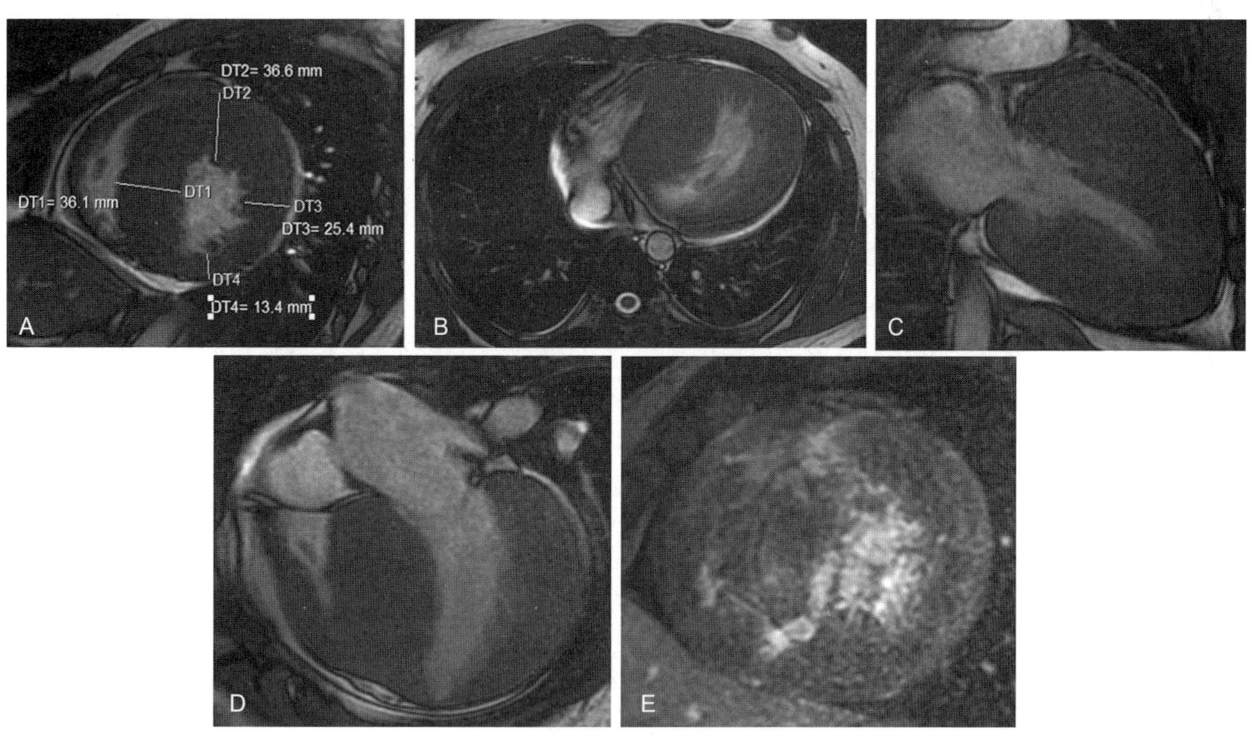

图 12-2-2 肥厚型心肌病

（3）鉴别诊断：肥厚型心肌病需与继发性心肌肥厚，如高血压、左心排血受阻疾病（主动脉瓣、瓣上或瓣下狭窄）或运动员生理性心肌肥厚相鉴别。肥厚型心肌病多局部增厚，非对称性多见，程度较重，基底段室间隔受累常合并左心室流出道狭窄。继发性心肌肥厚常为普遍性增厚，肥厚程度多为轻至中度，一般无左心室流出道狭窄，收缩期室壁增厚率正常。

（三）限制型心肌病

（1）限制型心肌病（RCM）以双侧心室或某一心室充盈受限，舒张期心室容积减小，而室壁厚度和收缩功能正常或几近正常为主要特征。依据受累心室可以将 RCM 分为 3 个亚型：右心室型、左心室型和双室型。累及右心室者主要表现为腔静脉回流受阻、三尖瓣关闭不全等，临床多出现肝大、腹水，但下肢常无水肿或仅有轻度水肿；左心室型的临床表现主要为肺静脉回流受阻、二尖瓣关闭不全所致，患者常有呼吸困难、胸痛等；双室型者上述两种表现可同时出现。心电图多无特异性改变，可出现异常P波、心房颤动、ST-T改变等。RCM既无心肌肥厚亦无心室腔扩张，本病主要特征为双室大小正常或容积缩小，双房扩大，左心室壁和房室瓣正常，心室充盈受限，顺应性降低、收缩功能正常或接近正常。

（2）影像学表现：①心室舒张功能受限，双房显著扩大，上下腔静脉及门静脉扩张。心室容积、心室壁厚度及心室收缩功能相对正常。②心房高度扩大和心室腔不大是原发性限制型心肌病的特点，心尖部闭塞伴心内膜条带状强化可能是心内膜下心肌纤维化的重要特征。

（3）鉴别诊断

1）与DCM鉴别：心室腔大、壁薄、运动减弱及以左心受累为主是DCM主要特征；反之既无心肌肥厚又无心室扩张，舒张功能减退，心房高度扩大，右心室受累为RCM的主要特征。

2）与缩窄性心包炎（constrictive pericarditis，CP）鉴别：CP的特点是心包增厚、室间隔呈“S”形弯曲、室间隔抖动、心房轻中度扩大；而心包正常、左右心房高度扩大及相对较多的房室瓣反流则是RCM的特点。

（四）致心律失常性右心室心肌病

（1）致心律失常性右心室心肌病（ARVC）：是以脂肪或纤维脂肪进行性替代右心室心肌为特征的一种遗传性心肌病。以右心室形态和功能异常为主。通常脂肪从心外膜向心肌层浸润，严重者可替代全层心肌，导致心肌变薄，呈“牛皮纸样”改变。右心室流出道、心尖部和下壁为其好发部分，称为“心肌发育不良三角区”，病变晚期可累及左心室。CMR是无创性评估右心室形态和功能的金标准，在2010年重新修订的ARVC临床诊断标准中，CMR首次被纳入。

（2）影像学表现：①ARVC为右心室心肌进行性被脂肪和（或）纤维脂肪组织取代，无论T_1WI还是T_2WI序列脂肪均为高信号，并结合抑脂序列，对心肌脂肪浸润进行准确识别。LGE呈现高信号提示心肌纤维化，对本病诊断及预后具有重要意义。②电影序列可评价右心室有无扩大和（或）运动异常，观察肌小梁排列及右心室流入道或流出道有无局限性扩张；于右心室心尖部和下壁可见单个或多个瘤样凸出。有时右心室流出道和（或）右心室游离壁三尖瓣下区域有特征性的局部皱缩，在收缩期表现更加明显，称为“手风琴征”。③CMR诊断标准依据室壁运动异常结合容积和功能参数分为主要标准和次要标准。右心室舒张末期容积指数≥110ml/m^2（男）、右心室舒张末期容积指数≥100ml/m^2（女）或右心室射血分数≤40%构成主要诊断标准，其诊断ARVC特异度为95%，敏感度为68%～76%；100ml/m^2≤右心室舒张末期容积指数＜110ml/m^2（男）、90ml/m^2≤右心室舒张末期容积指数＜100ml/m^2（女）或40%＜右心室射血分数≤45%构成次要标准，其诊断ARVC特异度为85%～97%，敏感度为79%～89%。

（3）鉴别诊断：ARVC的鉴别有时需要与导致右心室扩张和右心室功能下降的先天性心脏病如房间隔缺损和三尖瓣下移畸形等相鉴别，需结合病史、体格检查、其他辅助检查及典型CMR特征等，有助于鉴别诊断。

（五）左心室心肌致密化不全

（1）左心室心肌致密化不全（left ventricular noncompaction，LVNC）是一种特殊类型的先天性心肌病，有明显的家族遗传倾向，通常并发其他先天性疾病，目前认为是由胚胎期心肌正常致密化过程失败，导致心室腔内凸出的肌小梁和与左心室腔交通且深陷的小梁间隙，病变多累及左心室，伴或不伴右心室受累。左心功能不全、心律失常、栓塞为本病的三大特征。

（2）影像表现：①CMR黑血技术可以清晰显示心肌致密层和非致密层，突出的肌小梁、深陷的小梁间隐窝。②病变以左心室心尖部及侧壁处最常见病变最显著。部分病例小梁隐窝内或有附壁血栓形成，偶见室壁瘤。③首过灌注非致密化心肌可出现心肌灌注缺损。心肌灌注延迟期强化提示为心肌纤维化改变。

（六）心肌炎

（1）心肌炎是以心肌存在局灶性或弥漫性炎症为主要病理表现的一种心肌炎症性疾病，可由物理、化学、生物、免疫、遗传等多种不同原因引起，其中病毒感染被认为是心肌炎最常见的致病因素。尽管病因不同，但心肌细胞水肿、充血、变性及坏死是心肌炎共同病理特征。急性心肌炎的病程一般不超过 3 个月，否则成为慢性心肌炎，如发病 6 个月以后，一般认为是心肌炎后遗症。心内膜心肌活检（endomyocardial biopsy，EMB）目前仍然是诊断急性心肌炎的“金标准”，但是 EMB 存在取样误差及出现并发症的风险，曾有报道 0.08% 患者因 EMB 出现心脏压塞，1.47% 患者因出现三度房室传导阻滞需要植入临时起搏器。因此，目前 EMB 在心肌炎的临床诊断中较难普及。

影像学表现：①急性心肌炎 LGE 特点在于增强的范围和形式的动态性变化过程，T_2WI 黑血压脂序列呈片状高信号较 LGE 范围小，主要反映心肌组织的水肿。炎症急性期表现为左心室外侧壁心外膜下心肌和室间隔的局灶性强化（图 12-2-3），治疗过程中延迟强化灶会在几天或几周内逐渐消散，治愈后可消失 。②慢性心肌炎 LGE 也可见壁内的强化，主要反映纤维瘢痕的形成。③当急性心肌炎患者的舒张功能受损，且 LVEF 明显降低，GLS、GLSr 也明显降低时，则提示患者心肌炎病情较重，心肌受累程度较广，患者预后不良。运用特征追踪技术的心脏 MRI 检查有助于急性心肌炎的早期诊断，减少预后不良情况的发生，但目前还没有广泛应用于临床。④部分病例有心包积液。

（2）鉴别诊断：主要与心肌梗死相鉴别，心肌梗死 LGE 主要是心内膜下强化为主，向心外膜进展，与冠脉分布相一致；心肌炎 LGE 以心外膜下为主。

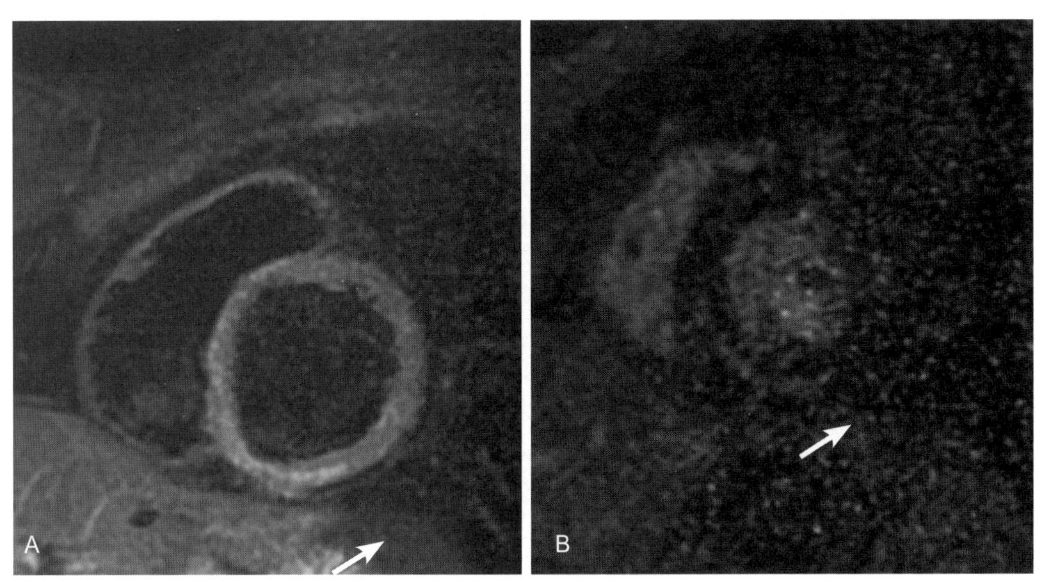

图 12-2-3　急性心肌炎

A. 黑血压脂肪序列下壁可见条状高信号；B. LGE 下壁心外膜下可见条状强化信号

（七）心肌淀粉样变性

（1）淀粉样变性是以细胞外不可溶纤维蛋白在体内各器官异常沉积为特征的组织结构紊乱，累及心脏者称心肌淀粉样变性。心内膜心肌活检是诊断该病的金标准，特异度高，敏感度较低。

（2）影像学表现：①心室壁弥漫性增厚，以室间隔为主，可伴有左心房继发性扩张及房间隔增厚。②心室收缩及舒张功能明显减低，以舒张功能受限更显著。③特征性 LGE，弥漫性心内膜下强化是心肌淀粉样变性的典型强化方式（图 12-2-4）。

（3）鉴别诊断：通过特征性的 LGE 可与冠心病、HCM 相鉴别。冠心病 LGE 虽以心内膜下强化为主，但通常与冠状动脉分布一致，且对应的节段室壁多变薄。HCM 强化形式多以局灶状为主，多见于肥厚心肌内。

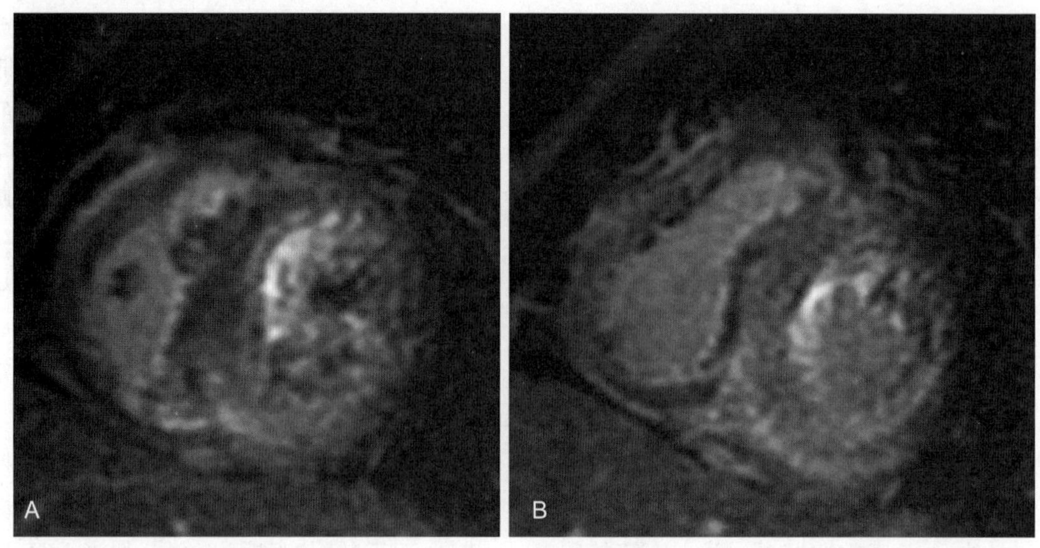

图 12-2-4 心肌淀粉样变性

三、冠状动脉粥样硬化性心脏病

冠状动脉粥样硬化性心脏病（coronary artery disease，CAD）已逐渐成为中国发病率及致死率最高的疾病之一，无创性诊断和评估对患者预后至关重要，之前核素心肌灌注扫描是代表性无创性检查方法，但其不仅有辐射而且价格昂贵。现在随着 CMR 技术的不断进步，CMR 对冠心病的检查或诊断优势也越明显了。

CMR“黑血”“白血”技术可以很好地评价心腔大小、心室壁厚度、心肌信号、心脏局部和整体功能、心包等有无异常。急性心肌梗死早期发现因缺血造成的心肌水肿，CMR 平扫 T_2 黑血压脂序列相可以表现为高信号，鉴别急性及陈旧性心肌梗死，在心肌发生不可逆损伤之前，联合延迟显像可鉴别可逆与不可逆损伤心肌，定量评估再血管化后残存心肌，指导后期治疗策略选择。心肌首过灌注检查包括负荷试验、造影剂延迟增强技术等。联合应用上述检查可以准确评估心肌有无缺血、梗死，以及缺血或梗死部位、范围，综合 CMR 检查可以定量地评价心肌梗死时心肌水肿、出血及纤维化的程度和范围，在评估心肌损伤危险区域和心肌活性等方面呈现出较大的优势，提高了心肌损伤评估的准确性和安全性，为临床诊疗和预后提供了诸多有价值的信息。当冠脉有狭窄而无明显临床症状时，为提高诊断的敏感度和准确率可进行 CMR 药物负荷试验，运用药物造成心肌氧耗增加或心肌盗血，潜在缺血心肌就会表现出缺血征象（如室壁运动异常、心肌灌注不均等），常用药物有多巴酚丁胺、腺苷及双嘧达莫。同时，结合 LGE，正常存活心肌或可逆性损伤的心肌没有 LGE，不可逆梗死区域因造影剂潴留表现为信号增强（图 12-2-5）。LGE 可确定急、慢性心肌梗死的范围和程度，实现梗死及瘢痕组织的定性及定量分析，合理筛选接受再血管化治疗的患者，并有效预估在血管化治疗后心功能整体及局部的改善。CMR 具有较高的空间分辨力，与 SPECT 相比，LGE 检测心内膜下的心肌梗死更可靠，也可用于诊断常规检查难以发现的右心室心肌梗死、乳头肌梗死、左心室血栓。在对各种原因导致的缺血性心脏病患者的研究中证实，LGE 的存在是不良心脏事件最主要的预测因子，且独立于左心室射血分数和其他常规的临床标志。因此，LGE 有助于对缺血性心脏病患者进行危险分层和选择合适治疗方案，是目前判断心肌梗死患者预后的最有价值的无创性检查方法。

四、先天性心脏病

MRI 并非先天性心脏病（congenital heart disease，CHD）的首选检查，但其作为心脏结构和功能无创性检查的“金标准”，有助于提高先天性心脏病诊断的准确性。“黑血”序列能很好地显示室间隔、乳头肌等心内结构的形态，是显示心脏解剖结构的最佳序列；“白血”序列显示心脏功能情况，并可显示分流、反流等异常血流，有利于对复杂先天性心脏病进行血流动力学方面的研究；对比增强MR血管成像（CE-MRA）序列重建后与心血管造影图像很相似，是显示心外大血管解剖结构的最佳序列，若将以心外大血管异常为主的先天性心脏病作为MRI检查的主要指征，则CE-MRA应当是先天性心脏病MRI扫描的首选序列。MRI对先天性心脏病，特别是伴有心外大血管异常的先天性心脏病、复杂先天性心脏病及手术后先天性心脏病的诊断有很高的实用价值。

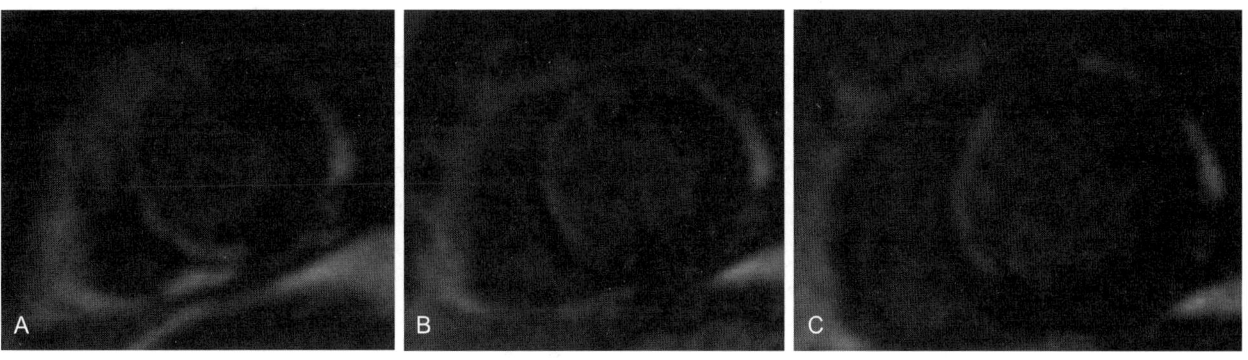

图 12-2-5　LGE 可见室间隔心内膜下明显条状强化征象

五、心脏瓣膜病变

目前心脏瓣膜疾病首选检查仍是B超，CMR对瓣膜病变的诊断不如B超，CMR电影序列可观察到瓣膜反流导致的信号缺失、瓣膜形状、大小、厚度及活动度，是否有瓣膜赘生物、瓣膜脱垂、主动脉根部病变等，还可测量收缩期与舒张期瓣环直径、心室大小及心肌质量。相位对比技术可定量评价瓣膜反流及狭窄的程度。CMR在心脏瓣膜疾病的诊断和定量评价及心脏瓣膜手术后的随访中发挥了越来越重要的作用。

六、心包病变

心包疾病包括心包囊肿、心包肿瘤、心包缺如、心包炎和心包积液等。CMR对心包积液非常敏感，可以发现少量心包积液，由于MRI固有的特性对心包积液的性质有较好的判断，如漏出液与渗出液、血性液体或乳糜液体、脓性液体等，但对于缩窄性心包炎特别是心包钙化不如CT敏感，缩窄性心包炎MR直接征象心包增厚≥4mm，间接征象心室受压变形，严重者室间隔呈“S”状弯曲，电影序列可表现为室间隔的“跳动”。

（凌小莉　丁建平）

参考文献

Aldweib N, Farah V, Biederman RWW, 2018. Clinical utility of cardiac magnetic resonance imaging in pericardial diseases. Curr Cardiol Rev, 14(3): 200-212.

Amano Y, Yanagisawa F, Tachi M, et al, 2017. Three-dimensional Cardiac MR imaging: related techniques and clinical applications. Magn Reson Med Sci, 16(3): 183-189.

Blanken CPS, Farag ES, Boekholdt SM, et al, 2018. Advanced cardiac MRI techniques for evaluation of left-sided valvular heart disease. J Magn Reson Imaging, 48(2): 318-329.

Blissett S, Chocron Y, Kovacina B, et al, 2019. Diagnostic and prognostic value of cardiac magnetic resonance in acute myocarditis: a systematic review and meta-analysis. Int J Cardiovasc Imaging, 35(12):2221-2229.

Carvalho FP, Erthal F, Azevedo CF, 2019. The role of cardiac MR imaging in the assessment of patients with cardiac amyloidosis. Magn Reson Imaging Clin N Am, 27(3): 453-463.

Cavalcante JL, Rijal S, Abdelkarim I, et al, 2017. Cardiac amyloidosis is prevalent in older patients with aortic stenosis and carries worse prognosis. J Cardiovasc Magn Reson, 19(1): 98.

Fukui M, Bing R, Dweck M, et al, 2019. Assessment of aortic stenosis by cardiac magnetic resonance imaging: quantification of flow, characterization of myocardial Injury, transcatheter aortic valve replacement planning, and more. Magn Reson Imaging Clin N Am, 27(3): 427-437.

Haaf P, Garg P, Messroghli DR, et al, 2016. Cardiac T_1

mapping and extracellular volume (ECV)in clinical practice: a comprehensive review. J Cardiovasc Magn Reson, 18(1): 89.

Heermann P, Fritsch H, Koopmann M, et al, 2019. Biventricular myocardial strain analysis using cardiac magnetic resonance feature tracking (CMR-FT)in patients with distinct types of right ventricular diseases comparing arrhythmogenic right ventricular cardiomyopathy (ARVC), right ventricular outflow-tract tachycardia (RVOT-VT), and Brugada syndrome (BrS). Clin Res Cardiol, 108(10): 1147-1162.

Huber AT, Bravetti M, Lamy J, et al, 2018. Non-invasive differentiation of idiopathic inflammatory myopathy with cardiac involvement from acute viral myocarditis using cardiovascular magnetic resonance imaging T_1 and T_2 mapping. J Cardiovasc Magn Reson, 20(1): 11.

Kotecha T, Martinez-Naharro A, Boldrini M, et al, 2019. Automated pixel-wise quantitative myocardial perfusion mapping byCMR to detect obstructive coronary artery disease and coronary microvascular dysfunction: validation against invasive coronary physiology. JACC Cardiovasc Imaging, 12(10): 1958-1969.

Lee DC, Markl M, Dall'Armellina E, et al, 2018. The growth and evolution of cardiovascular magnetic resonance: a 20-year history of the society for cardiovascular magnetic resonance (SCMR)annual scientific sessions. J Cardiovasc Magn Reso, 20(1): 8.

Mathew RC, Löffler AI, Salerno M, 2018. Role of cardiac magnetic resonance imaging in valvular heart disease: diagnosis, assessment, and management. Curr Cardiol Rep, 20(11):119.

Messroghli DR, Moon JC, Ferreira VM, et al, 2017. Clinical recommendations for cardiovascular magnetic resonance mapping of T_1, T_2, T_2* and extracellular volume: a consensus statement by the Society for Cardiovascular Magnetic Resonance (SCMR)endorsed by the European Association for Cardiovascular Imaging (EACVI). J Cardiovasc Magn Reson.20(1): 9. J Cardiovasc Magn Reson, 19(1): 75.

Paiman EHM, Lamb HJ, 2017. When should we use contrast material in cardiac MRI? J Magn Reson Imaging, 46(6): 1551-1572.

Pellikka PA, She L, Holly TA, et al, 2018. Variability in ejection fraction measured by echocardiography, gated single-photon emission computed tomography, and cardiac magnetic resonance in patients with coronary artery disease and left ventricular dysfunction. JAMA Netw Open, 1(4): e181456.

Podlesnikar T, Delgado V, Bax JJ, 2018. Cardiovascular magnetic resonance imaging to assess myocardial fibrosis in valvular heart disease. Int J Cardiovasc Imaging, 34(1): 97-112.

Rodríguez-Palomares JF, Dux-Santoy L, Guala A, et al, 2018. Aortic flow patterns and wall shear stress maps by 4D-flow cardiovascular magnetic resonance in the assessment of aortic dilatation in bicuspid aortic valve disease. J Cardiovasc Magn Reson, 20(1):28.

Santini F, Kawel-Boehm N, Greiser A, et al, 2015. Simultaneous T_1 and T_2 quantification of the myocardium using cardiac balanced-SSFP inversion recovery with interleaved sampling acquisition (CABIRIA). Magn Reson Med, 74(2): 365-371.

Scott AD, Nielles-Vallespin S, Ferreira PF, et al, 2018. An *invivo* comparison of stimulated-echo and motion compensated spin-echo sequences for 3 T diffusion tensor cardiovascular magnetic resonance at multiple cardiac phases. J Cardiovasc Magn Reson, 20(1): 1.

Truong VT, Safdar KS, Kalra DK, et al, 2017. Cardiac magnetic resonance tissue tracking in right ventricle: Feasibility and normal values. Magn Reson Imaging, 38: 189-195.

van den Boomen M, Slart RHJA, Hulleman EV, et al, 2018. Native T_1 reference values for nonischemic cardiomyopathies and populations with increased cardiovascular risk: A systematic review and meta-analysis. J Magn Reson Imaging, 47(4): 891-912.

Zorach B, Shaw PW, Bourque J, et al, 2018. Quantitative cardiovascular magnetic resonance perfusion imaging identifies reduced flow reserve in microvascular coronary artery disease. J Cardiovasc Magn Reson, 20(1): 14.

第 13 章
血管内超声

冠脉造影被视为评估冠脉形态及诊断粥样硬化病变的“金标准”，主要通过显示造影剂填充下的血管腔二维轮廓来间接反映血管壁情况。但是冠脉造影在提供冠状动脉壁内结构、斑块形态和组成等信息方面作用有限，同时，当粥样硬化发生后，冠状动脉可能发生正性或负性重构，在一定程度上影响了冠脉造影对于冠状动脉病变及血管狭窄程度的判断，因此在冠脉病变临床处理策略的选择及其发病机制的深入研究具有一定的局限性。

与传统的冠脉造影相比，血管内超声（intravascular ultrasound，IVUS）将微型化超声探头置入冠状动脉血管腔内进行影像学信息采集，通过血管横截面图像的显示，不仅可以观察管腔的形态，还可以观察血管壁内的结构，具有直观、准确等优点，被认为是诊断冠心病新的“金标准”。IVUS 现已被用于冠脉检查中发现早期冠脉粥样硬化斑块，了解斑块性质，准确评价管腔狭窄程度和斑块负荷，同时对于分叉病变、慢性完全闭塞性病变、左主干病变等复杂病变的介入治疗具有非常明确的指导作用，也常用于了解支架术后失败的原因。IVUS 可以弥补冠脉造影在定量和定性判断冠脉病变方面的不足，随着冠脉介入性诊疗技术的蓬勃开展，冠脉内超声显像技术也得到了迅速发展。

第一节　血管内超声基础

一、IVUS 的原理

血管内超声系统的基本工作原理，是通过导管头端发射的超声脉冲在遇到不同密度的界面后产生的回声信号，这些回声信号再通过换能器转换成电脉冲信号并经过一系列处理后显示在终端显示器上。当超声系统开始工作时，短脉冲信号由超声发生器产生，该电信号作用于导管头端超声探头上的压电晶体从而产生超声脉冲。正常震荡电压脉冲的振幅和间期是可以调节的，振幅一般在 50 ～ 100V，间期一般在 100 ～ 300 毫秒，频率为 10 ～ 30MHz。超声接受器再将超声探头所接受到返回的微弱电压信号放大。在扫描血管横断面时，将产生一系列增强扫描线，把数字信号转变成几何形式进行显示，显示过程中可将几个连续的图像平滑处理以降低图像的噪声，从而增强图像质量，最后，将处理完善的血管横截面图像显示在终端屏幕上，每一帧图像最终形成整个连续的具有血管结构信息的动态视频，既可以动态分析血管结构，也可以静态下获取距离和面积等结构信息。

二、IVUS 的适应证

IVUS 检查理论上可适用于所有可以进行冠脉检查的患者，但在临床实际应用中，我们通常是在冠脉造影对于患者诊断和治疗上提供的信息不够充分时，考虑进行 IVUS 检查，以获得除冠脉造影的二维图像外更多血管信息，尤其是关于血管壁结构的更多信息 。

（一）用于特殊病变的诊断

在一些特殊病例中，冠脉造影所能提供的信息是有些局限的，如一些血管开口病变，有时造影时会发现有些血管开口有狭窄，但是行血管内超声检查发现很多这种狭窄并非真正的病变，而是一种冠脉造影的二维图像造成的视觉假象，其病变原因可能是血管开口负性重构或投照角度等原因；对于冠脉壁内血肿的患者，由于血管内膜无破口存在，造影剂不能进入夹层内显影，造影所能获取的信息只有鼠尾样细小且通畅的血管，单凭造影无法确认血管壁内血肿的存在；移植心脏的血管病变，造影也不能提供充分的血管病变的细节信息，需要IVUS进一步检查。总而言之，在冠脉造影不能提供充分诊断信息的情况下，我们需要考虑行IVUS检查以进一步诊断。

（二）用于指导介入治疗

冠脉造影提示临界病变，是选择强化药物治疗还是介入治疗，IVUS检查可以提供更多的信息有助于进一步指导治疗方案，尤其是通过IVUS发现斑块不稳定（如斑块破裂或合并回声衰减斑块）存在时，需行介入治疗。在植入支架时，通过IVUS检查可以选择更为合适的血管正常节段作为支架落脚点，指导选择合适的支架大小和长度。此外，对于前降支齐头闭塞的慢性完全闭塞性病变（chronic total occlusion，CTO），冠脉造影只能见到左主干及回旋支，前降支从左主干到回旋支之间具体哪个位置发出可能无法通过造影显示，此时可选择从回旋支或中间支回撤IVUS导管至左主干内，便于明确前降支开口位置，并进一步指导导丝穿刺入血管闭塞段。对于钙化病变，单从冠状动脉造影不能判断钙化的具体特征，如是内膜钙化还是外膜钙化，表浅钙化还是深层钙化，钙化范围是否大于270°，是否需要启动旋磨等，IVUS检查则可以更为直观地提供这些血管结构信息。

（三）用于评价介入治疗效果

IVUS应用的一个重要价值就是评估介入治疗效果，可用于PCI术后评估支架是否膨胀完全，支架边缘有无血管夹层、血肿，支架贴壁是否良好等；在左主干介入治疗中，IVUS检查对介入治疗的策略选择有很好的指导作用，也可用于支架术后效果的评估。值得注意的是，有些支架植入术后会发生造影显示不清的情况，为了明确其发生的机制，血管内超声检查可以快速提供更多的有效信息。

（四）用于介入治疗失败原因探讨

冠脉介入治疗发展至今，即使新型支架的不断研发及支架植入策略的不断优化，支架内血栓和支架内再狭窄的发生仍然不能避免，而通常单独的冠状动脉造影无法提供足够的信息，IVUS能够协助判断介入治疗发生的机制，如支架植入后是否存在贴壁不良或膨胀不良、支架边缘是否有夹层或血肿等，对进一步的处理策略提供更充足的参照依据。

（五）用于介入治疗后的随访

无论是接受单纯药物强化治疗还是接受介入治疗的患者，在定期随访时，IVUS可以提供更加准确的病变信息。通过IVUS检查，可以对斑块的体积和斑块成分进行随访评价，也可以随访评估植入支架的结构等，IVUS的随访结果可以对患者下一步的治疗策略提供信息。

三、IVUS的禁忌证

理论上IVUS检查没有什么绝对禁忌证，只要可以行冠脉造影的患者都有条件接受IVUS检查。除非血管钙化严重、扭曲，超声导管难以通过等情况，可以认为是IVUS检查的相对禁忌证。

在不同的病例中，可能有各种各样的原因让我们对患者进一步地行IVUS检查，建议在每次做IVUS检查时都需要记录本次检查的目的，这对我们未来回顾病例有很大的帮助。

四、IVUS操作流程

（一）术前准备

（1）基本准备：指引导管需6F及以上，在置入常规0.014in（1in=2.54cm）指引钢丝前，患者需要肝素化（与介入治疗的剂量一致）。

（2）冠状动脉内注射硝酸甘油：进行IVUS检查前，冠状动脉内给予硝酸甘油是关键步骤，一般建议予以100～200μg，同时也要关注患者血压是否能耐受，这一关键步骤的目的是预防冠状动脉因送入超声探头而导致痉挛，并使术者更准确地评估血管直径。

（3）超声导管排气：术者进行超声导管内排气后需在体外测试超声影像，如果仍然模糊则继续冲水排气。如果在体内发现超声影像显示不清，切勿在动脉系统内进行导管排气，谨防严重的气栓并发症。

（4）体外测试超声影像：当系统连接完毕，超声导管冲水排气后，术者需要在体外测试终端屏幕上查看是否有清晰的超声影像。若终端显示器上无图像出现，则须检查连接口是否连接准确；若显影不清，则须再次盐水冲洗超声导管，直至图像清晰，然后再送入动脉系统内。

（5）图像调整：根据术前造影结果显示的血管直径对图像的景深和增益进行一个微调，如对于粗大的血管，可以适当增加景深。增益的大小目前主要依靠系统自动调节，只有特殊情况才会需要技术人员通过手动微调，过多的增益会减少图像清晰度。

（二）术中操作

（1）自动与手动回撤：在常规检查中，一般推荐自动回撤，速度设定为 0.5mm/s，与手动回撤相比，自动回撤优势在于匀速且较慢回撤不会遗漏一些重要的血管信息，手动很难达到这一要求，并且无法指导介入治疗时植入支架的长度。手动回撤在临床上有如下应用情境，第一是严重狭窄的病变，自动回撤相比手动回撤通过严重病变时可能需要更长的时间，造成血流动力学不稳定的风险相对更高，此时使用手动回撤会更合适；第二是在齐头闭塞 CTO 病例中准备正向介入治疗时，通常采用手动回撤这一方式；第三是在分叉病变介入治疗中，也可以采用手动回撤反复观察病变处血管结构。

（2）曝光和 bookmarks：在 IVUS 检查起始、病变段起点、最严重狭窄处、病变段终点、检查结束这 5 个点位，可以进行曝光探头位置，同时让技术员按下 bookmarks 键，这样可以把造影结果和 IVUS 检查结果对应起来。分析时，由于 bookmarks 和曝光点位相对应，我们可以更加准确地知道支架的植入区域及所需支架的长度和大小。

（3）超声导管的推送：IVUS 检查时一般使用较软的工作导丝，透视下将超声探头送至需要检查的血管节段，注意须将导丝尽量送至血管远端，防止超声探头到达导丝远端软垂段。推送过程中要小心阻力过大，如有阻力须仔细查找其来源。如果血管十分扭曲或者钙化严重，无法顺利通过时，为了避免超声探头受到损坏，可以先把探头撤回导管内，单独送导管头端保护鞘通过钙化严重区域，然后再推送超声探头，进入远端保护鞘，通过这种方式可以降低超声探头损毁的可能性。

（4）支架术后超声导管的推送：如果支架植入术后即刻行 IVUS 检查时，推送超声导管阻力很大，通常会有两种原因，一种是支架段血管十分扭曲，超声探头如果接触到支架钢梁时阻力会更大；另一种情况是支架膨胀不全，贴壁不佳。无论哪种情况，都可以先用球囊后扩使支架贴壁良好，然后继续推送超声探头。但是要注意不能过于强力推送超声导管到达支架远端，否则可能被卡住不能回拉而被迫外科手术。如果是既往支架植入术后，或者本次支架植入后导丝不慎拉出后再次进入支架血管后，超声导管有阻力的，首先应该考虑导丝是否穿过了支架网眼，这时可以再进一根导丝，使用大的 loop 形态通过整个支架段，然后再送入超声探头，如果仍然有很大的阻力，一定要多角度造影，确认整个支架及超声导管位置，以免支架毁形导致并发症。

（5）术中可能的并发症：最常见的就是冠脉血管痉挛，这也是为什么要在检查前冠脉内注射硝酸甘油。在检查过程中，如果明确因超声探头导致血管痉挛，应立即暂停 IVUS 检查，超声导管全部撤出冠脉，并再次给予硝酸甘油，根据血压调整硝酸甘油剂量。如果发生夹层或者严重血肿，IVUS 检查即可发现，这时介入处理应立即于夹层或血肿最远端行支架植入以封闭，防止夹层或血肿范围进一步扩大，远端植入支架时放置在距离血肿远一点的位置，目的是避免将血肿推向更远端。行 IVUS 检查时最严重的并发症是冠脉无复流，一般有两个原因，一是探头没有充分排气，而导致冠脉远端气体栓塞，处理方法为撤回超声导管，冠脉内充分回抽血液，确认无气体后进行反复冠脉内推注，如果伴有严重血流动力学不稳定，需给予 IABP 等支持治疗；另一种情况就是上述的夹层或者血肿过大而阻断血流，处理方法如上所述即刻由远及近植入支架。

（三）术后操作

检查完成后，尤其是未行支架植入的患者，需要再次冠脉内注射硝酸甘油，在两个不同的体位进行造影，确认此次 IVUS 检查未对冠脉造成损伤。

五、基本读图

（一）正常冠状动脉及毗邻结构

（1）冠状动脉血管壁在超声下可分为3层不同回声特性的层状组织构成：最外层是“洋葱皮”样的外膜层和周围组织，中层为黑色或暗灰色无回声的中膜层，最内层为纤薄白色回声的内膜及弹力膜层。外膜和周围组织无明显的回声差异，所以血管外膜与周围组织一般无法分辨，管腔内可见闪烁的黑色或黑白相间的血流信号，一般可与内膜相鉴别（图13-1-1）。

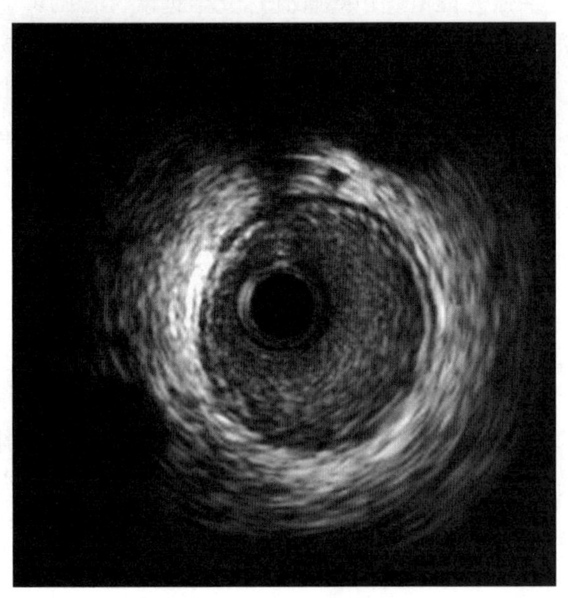

图13-1-1　正常冠状动脉

（2）毗邻结构主要包括分支动脉及冠脉以外的结构，如伴行静脉和心包等。分支在IVUS的特征是随着导管的回撤，分支回声逐渐从外围汇入主支血管，在管腔交界处可见“8”字样或称“葫芦”样回声影（图13-1-2）。冠状静脉也称伴行静脉，走行与冠状动脉平行或者交叉但不汇入，超声上特性为不与主支交汇且冠脉外移行的血管。心包是心脏外包绕的一层薄膜，分为脏层和壁层，两者之间存在少量浆液。超声表现为冠脉外膜结构之外的高回声反射面和后方低回声带状区域。

（二）心肌桥

心肌桥又称壁冠状动脉，正常冠状动脉解剖结构是走行于心脏表面，而心肌桥是指有一段冠状动脉并没有像正常解剖结构一样走行于心脏表面，而是埋于心肌内，随着心脏的收缩和舒张活动，冠状动脉被动性地出现收缩期管腔缩小，舒张期管腔增加，IVUS特征为围绕在冠状动脉一侧的半月形低回声或无声区，形象地称为“半月现象”（图13-1-3）。

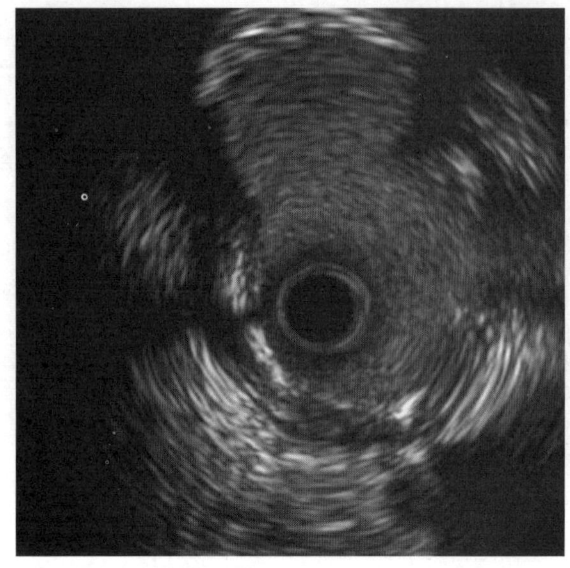

图13-1-2　分支血管汇入，成“8”字样或“葫芦”样

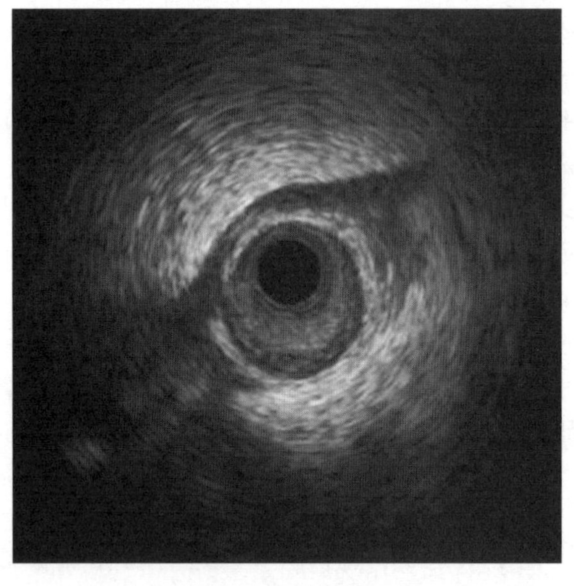

图13-1-3　心肌桥

（三）冠状动脉粥样硬化斑块

（1）斑块性质：传统对灰阶IVUS斑块性质的定性方法大致分为低回声斑块（软斑块）、致密或等回声斑块（纤维斑块）、钙化斑块及混合斑块。但随后研究发现，灰阶IVUS除了对钙化斑块有较强的识别能力之外，所谓“低回声斑块”或“致密回声斑块”对斑块病理实际特征的提示均缺乏特异性，所以传统对IVUS斑块性质的判定对临床指导意义较差。目前我们推荐一种

新的灰阶 IVUS 对斑块性质进行分类的方法：这种定性方法是依据能够提示斑块病理特征的 3 个灰阶回声特征：回声衰减（echo-attenuation）、斑块内回声透亮区（echo-lucent zone）和钙化（calcification）等来划分。回声透亮斑块（echo-lucent plaque）：斑块中存在回声透亮区域，该区域回声低于外膜回声，外周被回声包绕。一般来说回声透亮区域角度≥ 30°，厚度＞ 0.3mm（图 13-1-4A）。回声衰减斑块（attenuated plaque）：回声衰减现象是指在低回声斑块或等回声斑块伴有超声衰减的现象，即非钙化斑块在斑块后部出现回声衰减，使斑块后组织不能显示。一般来说回声衰减的角度要求≥ 30°（图 13-1-4B）。钙化斑块（calcified plaque）：表现为伴回声阴影的高回声斑块。因钙质密度高，超声到达钙化表面时，可完全或大部分被反射（图 13-1-4C）。当在 IVUS 见到浅表钙化时，我们并不知道钙化后是什么。实际上当浅表钙化角度较大时，其后通常掩藏着成熟的脂质核或坏死组织，这也是当 IVUS 浅表钙化比较严重，旋磨之后发生无复流的原因之一。

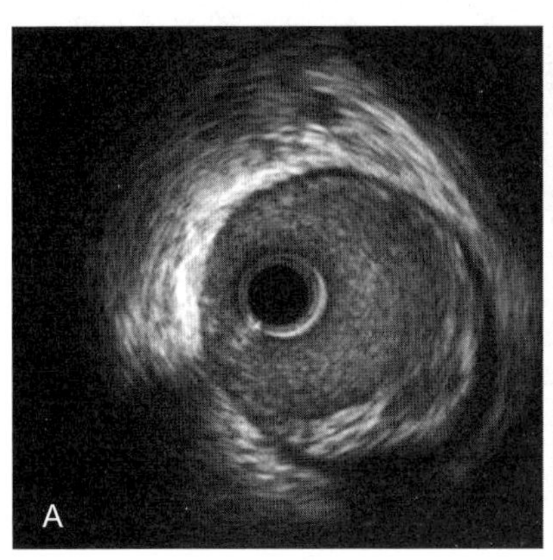

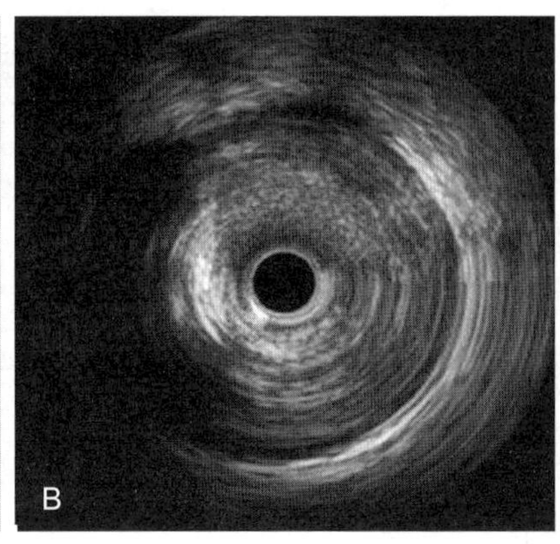

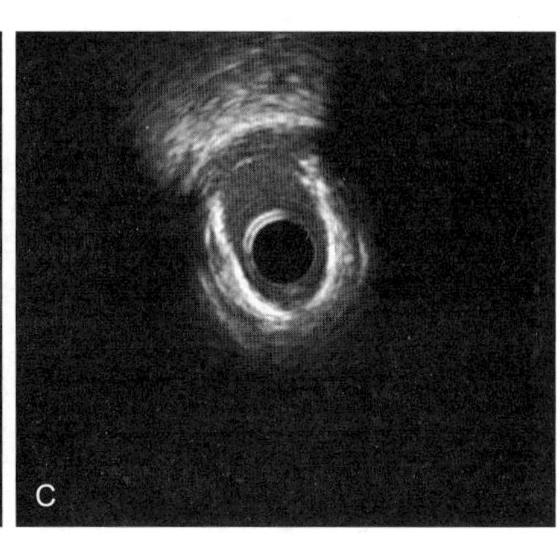

图 13-1-4　回声透亮斑块（A）；回声衰减斑块（B）；钙化斑块（C）

（2）偏心斑块和向心斑块：由于受到冠脉内血流动力学的影响，冠状动脉斑块的几何特性也有所不同，主要分为偏心斑块和向心斑块。大部分的冠状动脉斑块都是偏心斑块。向心性斑块在超声上表现为斑块均匀分布在血管壁，而偏心性斑块表现为不均匀分布在血管壁。偏心斑块为斑块最厚处与最薄处的比值超过 2 ∶ 1。冠状动脉造影常会低估偏心斑块的狭窄程度。

（3）斑块破裂：超声特征性表现为斑块内膜不完整，斑块内出现空腔并与血管相通，部分可见残余纤维帽、内膜片及血栓（图 13-1-5）。

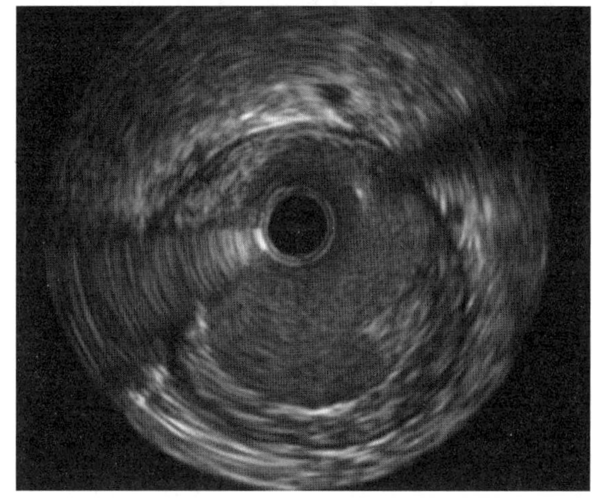

图 13-1-5　斑块破裂

（四）冠状动脉夹层及壁内血肿

冠状动脉夹层的超声特性表现为管腔内可见随心动周期飘动的新月形组织斑片，斑片后方可能存在因血管壁环形撕裂而呈现的血肿区域（无回声或低回声），有时可达内膜下、中膜甚至外膜层。血液或者造影剂积聚在血肿腔内时，可表现为壁内血肿，可纵向前后扩大，但通常中止于分支血管或严重狭窄处（图 13-1-6）。冠状动脉自发性夹层发生率低，80% 为女性；大多数夹层发生于冠状动脉造影及介入治疗时，发生的原因通常是造影导管和指引导管操作不当、球囊和支架扩张后。

（五）冠状动脉瘤样扩张

冠状动脉瘤样扩张是指血管壁内弹性纤维层遭到破坏后导致管壁向外膨出扩张，与正常段相比，管腔面积及外层弹力膜面积增加大于 50%，膨出的瘤体内血流为湍流，易发生血栓（图 13-1-7）。冠状动脉瘤分为真性和假性动脉瘤，二者的鉴别标准为血管外层弹力膜是否完整。

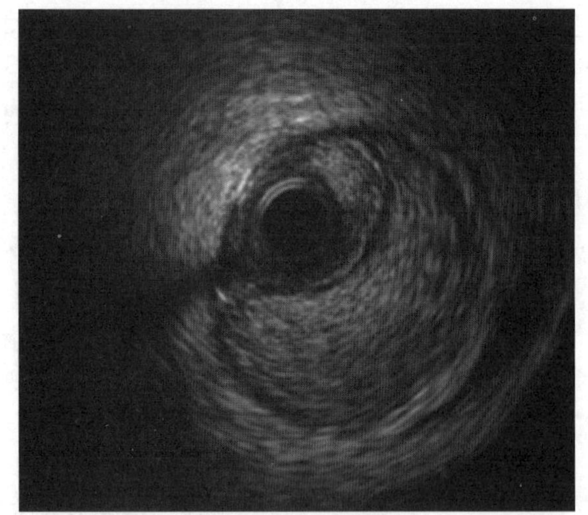

图 13-1-6 壁内血肿

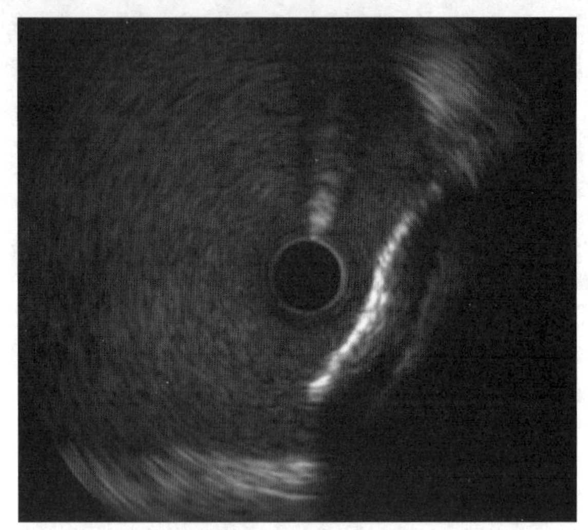

图 13-1-7 冠状动脉瘤

（六）冠状动脉内血栓

IVUS 判断血栓具有一定局限性。血栓在 IVUS 上的声学表现为凸入管腔的不规则团块，可表现为分层、分叶，回声相对较低且不均匀，斑点状或闪烁影像（图 13-1-8）。血栓和原斑块组织可呈分层现象，但是不同时长的血栓声学表现是不一样的，新鲜血栓低信号为主，呈层片状及棉絮状，可伴闪烁样回声，甚至可随血液流动；陈旧性血栓无闪烁样回声，较难与纤维斑块区别。部分血栓中可出现微通道，可有血液通过，这时需要与淤滞的血液相鉴别，通过注射生理盐水及对比剂后观察回声性质是否变化，如有变化即可确认为淤滞的血液。

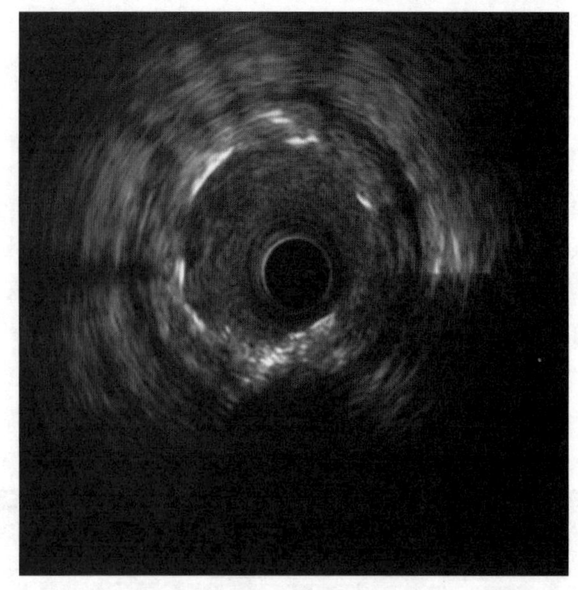

图 13-1-8 支架内血栓

（七）冠状动脉内支架

金属支架在 IVUS 上的声学特性表现为血管内沿管腔走行且规律分布的强回声或回声弧，其后可见黑色声影或多重反射（图 13-1-9）。可降解支架的主体为可吸收多聚乳酸，在 IVUS 上的声学特性为双层小梁结构，植入后立即呈现为规则方形结构，回声与钙化组织相似，但小梁后方无黑色声影。

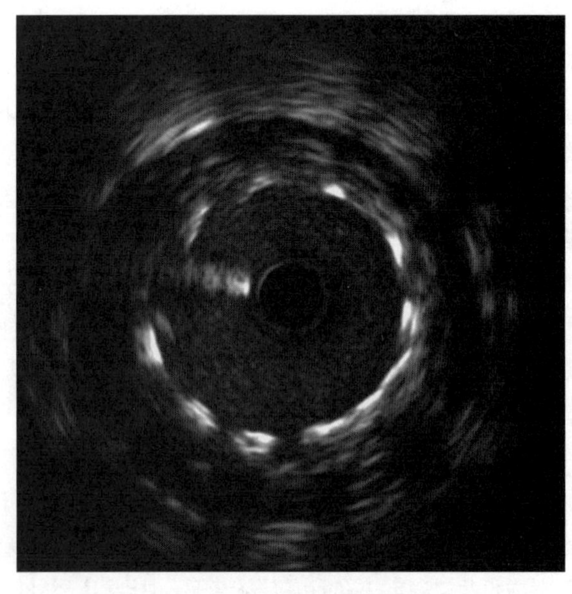

图 13-1-9 冠状动脉内支架

第二节　IVUS 指导介入治疗

一、评估病变狭窄程度及性质

IVUS 对冠脉病变进行客观定性的评估、精确定量的测量，尤其对冠脉造影提示为临界病变或暴露、显影不清的情况下。IVUS 评估病变时，通常以最小管腔面积（minimum lumen area，MLA）作为评价指标。早期研究表明，对于非左主干病变，需行介入治疗的 IVUS 界限为面积狭窄大于 70%，最小管腔直径（minimum lumen diameter，MLD）≤ 1.8mm，MLA ≤ 4.0mm^2。但近年来荟萃分析结果显示，对于非左主干，参考血管直径＞ 3mm 的病变，需行介入治疗的 IVUS 界限值为 MLA ＜ 2.8mm^2；参考血管直径＜ 3mm 的病变，需行介入治疗的 IVUS 界限值为 MLA ＜ 2.4mm^2。对于左主干病变，须行介入治疗的 IVUS 界限值为 MLA ＜ 6mm^2。但是每个人的参考血管大小均有所不同，所以 IVUS 在作为是否须行介入治疗的界限值还是有一定的局限性，血流储备分数（FFR）可作为判断心肌缺血程度的金标准。

此外，IVUS 可以对回声透亮斑块、回声衰减斑块及钙化斑块的斑块性质进行判定。浅表性回声透亮区，即回声透亮区靠近管腔者，在临床长期随访时更容易发生斑块破裂和急性心血管事件。相似地，回声衰减越靠近管腔，提示斑块越不稳定，容易发生斑块破裂。此外，回声衰减斑块与介入后无复流的发生有明确的关系。但是，并非所有回声衰减斑块都会发生无复流。回声衰减角度越大、距离管腔越近、占据血管节段越长，提示坏死核心范围越大或距管腔越近，发生无复流的概率越大。没有回声衰减的斑块，发生无复流的概率小。根据浅层钙化还是深层钙化及浅层钙化角度的大小，可判断钙化病变是否需要旋磨。

二、支架尺寸与长度的选择

进行介入治疗时，植入合适尺寸和长度的支架是十分重要的，当尺寸和长度出现选择偏差时，可能会出现各种各样的并发症，最严重的情况是冠脉破裂。冠脉造影指导支架植入时，通常选择病变近端 10mm 及病变远端 10mm 的部位作为正常参考节段。但是冠脉造影提供的血管结构信息相对于 IVUS 是有限的，尤其是对于弥漫性长病变，参考节段本身也存在病变，仅凭造影结果会低估血管的狭窄程度，选择的支架常较小，较短。这种情况下可以通过 IVUS 精确地测量靶血管参考节段的大小，有助于术者选择合适尺寸的支架。但是根据 IVUS 测量结果选择支架尺寸时，有术者会将血管直径测量值减去 0.25 ～ 0.50mm，因为我们所见的截面不一定就是血管的横截面，在超声切面有所倾斜时，我们所测量的管腔直径会比实际上的管腔直径要大。IVUS 确定支架长度时不受血管迂曲和视觉上缩短的影响，可以帮助术者选择最适合该病变长度的支架。

三、优化支架植入后的效果

有时支架植入后的造影结果很完美，但是 IVUS 检查仍然可以发现支架膨胀不全或者支架贴壁不良的情况。支架植入术后的 IVUS 检查可以及时识别植入后的并发症。

（一）支架膨胀不全

支架膨胀不全是支架失败的主要预测因素。支架膨胀通常是指最小支架横截面积的绝对数值（绝对膨胀），或是与参考面积的比值（相对比值），参考面积可以是近端、远端、最大或者平均参考面积。理论上更大的绝对膨胀与更好的支架长期通畅性、更好的临床结局及更低的支架置入失败风险相关。与相对膨胀相比，绝对膨胀似乎有着更好的支架长期通畅性。IVUS 相关研究结果认为，在非左主干病变中，支架横截面积为 5.5mm^2 及以上能有更好的临床结果，更少的心血管事件的发生。在左主干病变中，临界值会更高一些，一般认为左主干远端支架横截面积大于 7mm^2，近端支架横截面积大于 8mm^2。当然，这一参考数值也不是绝对的，需要考虑血管直径等因素。

（二）支架贴壁不良

与支架膨胀不全不同，支架贴壁不良指支架梁与血管壁没有接触。两者可同时存在，也可各自独立发生。支架贴壁不良包括急性支架贴壁不良和晚期支架贴壁不良。在 IVUS 有关支架贴壁不良的研究中，发现急性支架贴壁不良在稳定型心绞痛患者中占 11.5% ～ 15%，在 STEMI 患者中占 34% ～ 40%。大部分研究并未发现急性贴壁不良与远期心血管不良事件有明显相关性，可能是因为这些急性支架贴壁不良通常在早期发现后就被及时处理。晚期贴壁不良是支架内血栓发生的独立预测因子。晚期支架贴壁不良主要与下列 4 个因素有关：①急性贴壁不良的持续存在；②支架的慢性回缩；③血管的正性重塑；④原支架植入处血栓的溶解。IVUS 检查可以及时发现早期和晚期支架贴壁不良，帮助我们减少支架内血栓的发生概率。

（三）支架边缘夹层与壁内血肿

在 IVUS 图像上夹层深度累及中膜，角度＞ 60° 且长度＞ 2mm 的夹层，通常被认为是显著的支架边缘夹层。冠脉造影通常只能发现相对比较严重的支架边缘夹层，而 IVUS 对支架边缘夹层的识别更加敏锐。有研究提示，支架边缘斑块负荷越重，钙化斑块、易损斑块及支架扩张压力越大，越容易出现支架边缘夹层。如果支架边缘夹层和壁内血肿得不到及时解决，将会明显增加心血管不良事件发生的可能性。

（四）组织脱垂

支架植入术后脱垂的组织也有可能是斑块及血栓。有研究表明，稳定型心绞痛患者支架植入术后组织脱垂的发生率为 17% ～ 31%，而在急性冠脉综合征患者中为 46% ～ 69%。组织脱垂与早期支架内血栓相关，但与晚期心血管事件的发生无明显相关性。

四、IVUS 指导长期预后

在当前药物支架时代，支架扩张无疑是影响预后的最主要因素，使用 IVUS 指导支架植入的位置，评估支架扩张是否充分，能够最大限度地减少血管的物理丢失，并及时发现支架植入的相关并发症。目前已有多个研究分析比较了血管内超声及传统冠脉造影指导的支架植入术后的远期预后结果。研究结果证实，IVUS 指导的支架植入与仅使用冠脉造影指导的支架植入相比，可以显著降低主要心血管不良事件的发生率，尤其是在心源性死亡、心肌梗死及支架内血栓等终点事件上。这种优势在 IVUS 指导左主干病变、分叉病变及慢性闭塞病变等复杂病变时更加明显。

五、IVUS 在左主干病变中的应用

大部分心肌的供血依赖于左主干，所以左主干病变的血运重建失败可能会直接导致整个血流动力学的崩溃，尤其是无桥血管或侧支循环的无保护左主干病变（unprotect left main coronary artery，ULMCA）。冠脉造影提供的是二维影像，而左主干的解剖特性为走行角度多变，直径变异大等，针对左主干的这些解剖结构特点，冠脉造影所能提供的信息是完全不足的，所以对于左主干病变，IVUS 检查可以评估左主干病变的严重程度，并指导支架植入的介入治疗过程。目前普遍认为左主干病变中，最小管腔面积＞ 6.0 mm^2，可以作为延迟进行介入治疗的界限值，但亚洲的临床研究提示，最小管腔面积 4.5mm^2 可作为判断是否存在缺血的界限值，但还需要更多的数据来支持。所以对于左主干最小管腔面积在 4.5 ～ 6.0 mm^2 的患者，一般推荐行血流储备分数（fractional flow reserve，FFR）评估是否缺血。

相比开口及体部，左主干远段病变更为常见，且病变通常累及左前降支及左回旋支开口，使得介入治疗策略和技术应用更为复杂，所以分别从左前降支及左回旋支进行 IVUS 检查，对于精确判断开口部位的病变程度及分布情况尤为重要。在左回旋支病变距开口＞ 5mm，MLA ＞ 4.0mm^2，斑块负荷＜ 50% 或左回旋支发育细小的情况下，宜选用单支架植入，反之则需要考虑双支架植入。左主干支架植入后，再次行 IVUS 检查可以帮助判断支架是否完全膨胀，有研究认为左主干内 MLA ＜ 8 mm^2，分叉部 MLA ＜ 7 mm^2，左前降支开口 MLA ＜ 6 mm^2、左回旋支开口 MLA ＜ 5 mm^2 定义为主干内支架膨胀不全。由于左主干病变个体差异很大，实际操作中需注意个体优化治疗。

六、IVUS 在分叉病变中的应用

在分叉病变中，无论是使用单支架术还是双支架术，确保支架尺寸合适、完全膨胀、分支开阔支架完全覆盖和支架贴壁等，可以显著降低心血管事件的发生率。在一项 IVUS 研究中，评估

了1668例接受介入治疗的非左主干分叉病变患者，结果表明，IVUS指导组的死亡或心肌梗死发生率明显低于单CAG指导组，其中IVUS指导组的患者更多地使用双支架术和球囊对吻技术，且无论是主支还是分支，支架直径均大于CAG指导组。应用IVUS可以获得更多的血管结构、斑块分型及术后支架是否完全扩张等信息，即刻获取这些信息可以帮助术者及时处理并优化PCI，从而减少心血管不良事件的发生。一般来说，分叉病变中影响血流动力学的重要因素为分叉处嵴的位移，分叉处斑块负荷越重，嵴移位的可能性越大，主干支架后边支闭塞的风险也越高，在这种情况下，双支架术更适合；另外，分支血管开口如果为负性重构或少量斑块，则不考虑双支架术式。在分叉病变支架植入后，IVUS还有助于观察导丝走行，观察导丝是否位于血管壁与支架梁之间，并可指导支架近段优化扩张（POT）技术时球囊直径的选择。

七、IVUS在钙化病变中的应用

IVUS是检测钙化病变的金标准，敏感度为90%，特异度为100%。但是超声脉冲无法穿过钙化病变，因此无法评估钙化病变厚度及钙化后的成分，还有一些钙化严重的病变，很可能超声导管也无法通过该病变做出评估。IVUS可对钙化进行分类：①内膜钙化（浅层钙化），钙化累及内膜，与血管腔相接。②基底膜钙化（深层钙化），钙化分布在斑块深层，靠近中层与外膜交界处。③混合钙化，同时具有不同深度的钙化。IVUS也可对钙化进行分级：Ⅰ级钙化，小于90°；Ⅱ级钙化，91°～180°；Ⅲ级钙化，181°～270°；Ⅳ级钙化，大于271°。还有一种特殊钙化——钙化小结，通常成簇存在，凸出于管腔，易导致血栓形成。

IVUS也可以指导是否须行旋磨术，提示大于270°的内膜钙化，须行旋磨，对于小于270°或者非内膜钙化可先尝试球囊扩张或切割。如果因为钙化小结而使器械无法通过，也可以进行旋磨（图13-2-1）。

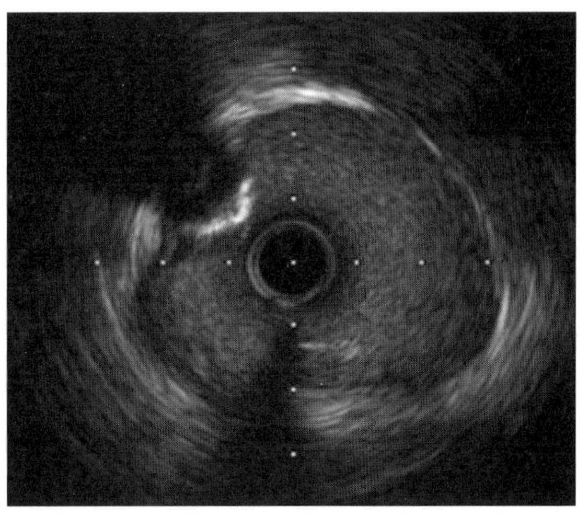

图13-2-1　钙化小结

八、IVUS在自发性冠脉夹层中的应用

自发性冠脉夹层（spontaneous coronary artery dissection，SCAD）定义为非动脉粥样硬化、创伤及医源性因素引起的冠状动脉夹层（图13-2-2）。其主要机制为：壁内血肿（intramural hematoma，IMH）或内膜断裂导致冠脉闭塞，而非斑块破裂或血栓导致，可表现为急性冠脉综合征和心源性猝死。SCAD的声学特点表现：无明显动脉粥样硬化的壁内血肿，部分病变可见内膜片，血肿内为等强度信号，也可观察到造影剂或生理盐水填充后出现的分层现象。由于IVUS不用强力推注造影剂，因此作为自发性夹层的诊断工具安全性优于光学相干断层显像。

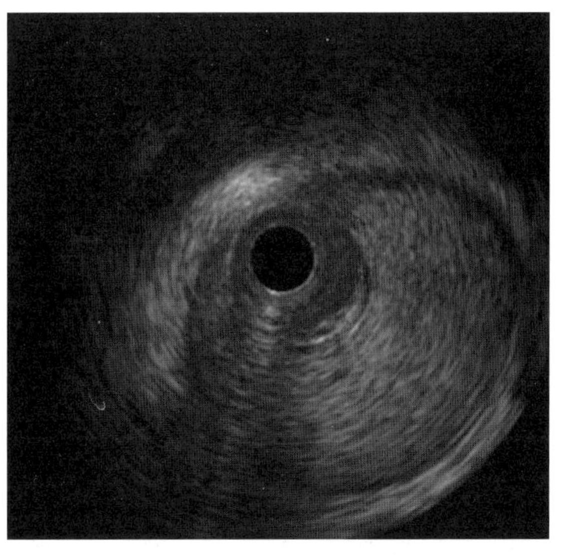

图13-2-2　自发性夹层

第三节 展 望

随着IVUS三维重建、虚拟组织学VH-IVUS及超声弹性成像等技术的发展，IVUS对于斑块性质和组成成分的分析，特别是对不稳定斑块特征的识别得以改善；同时随着材料学与制作工艺的进步，新型IVUS导管在更小直径的基础上，分辨率也有一定程度的提高；可与其他影像学及功能学检查手段相结合，如近红外光谱、OCT及FFR测定等，以提供更完整的腔内影像及功能学信息。多模态影像学技术与功能学检测手段的有机结合将为深入研究和防治冠状动脉粥样硬化性心脏病带来更加美好的前景。

（卜 军）

参考文献

Attizzani GF, Capodanno D, Ohno Y, et al, 2014. Mechanisms, pathophysiology, and clinical aspects of incomplete stent apposition. J Am Coll Cardiol, 63:1355-1367.

Chen SL, Ye F, Zhang JJ, et al, 2013. Intravascular ultrasound-guided systematic two-stent techniques for coronary bifurcation lesions and reduced late stent thrombosis. Catheter Cardiovasc Interv, 81:456-463.

Choi SY, Maehara A, Cristea E, et al, 2012. Usefulness ofminimum stent cross sectional area as a predictor of angiographic restenosis after primary percutaneous coronary intervention in acute myocardial infarction (from the HORIZONS-AMI Trial IVUS substudy). Am J Cardiol, 109:455-460.

Choi SY, Witzenbichler B, Maehara A, et al, 2011 Intravascular ultrasound findings of early stent thrombosis after primary percutaneous intervention in acute myocardial infarction:a Harmonizing Outcomes with Revascularization and Stents in Acute Myocardial Infarction (HORIZONS-AMI)substudy. Circ Cardiovasc Interv, 4:239-247.

Di Mario C, Gorge G, Peters R, et al, 1998. Clinical application and image interpretation in intracoronary ultrasound. Study group on intracoronary imaging of the working group of coronary circulation and of the subgroup on intravascular ultrasound of the working group of echocardiography of the European Society of Cardiology. Eur Heart J, 19:207-229.

Guo N, Maehara A, mintz GS, et al, 2010. Incidence, mechanisms, predictors, and clinical impact of acute and late stent malapposition after primary intervention in patients with acute myocardial infarction:an intravascular ultrasound substudy of the Harmonizing Outcomes with Revascularization and Stents in Acute Myocardial Infarction (HORIZONS-AMI)trial. Circulation, 122:1077-1084.

Hassan AK, Bergheanu SC, Stijnen T, et al, 2010. Late stent malapposition risk is higher after drug-eluting stent compared with bare-metal stent implantation and associates with late stent thrombosis. Eur Heart J, 31:1172-1180.

Hong YJ, Jeong MH, Choi YH, et al, 2013. Impact of tissue prolapse after stent implantation on short- and long-term clinical outcomes in patients with acute myocardial infarction:an intravascular ultrasound analysis. Int J Cardiol, 166:646-651.

Kadohira T, Kobayashi Y, 2017. Intravascular ultrasound-guided drug-eluting stent implantation. Cardiovasc Interv Ther, 32:1-11.

Kim JS, Hong MK, Ko YG, et al, 2011.Impact of intravascular ultrasound guidance on long-term clinical outcomes in patients treated with drug-eluting stent for bifurcation lesions:data from a Korean multicenter bifurcation registry. Am Heart J, 161:180-187.

Kim SH, Kim YH, Kang SJ, et al, 2010. Long-term out-comes of intravascular ultrasound-guided stenting in coronary bifurcation lesions. Am J Cardiol, 106:612-618.

Leesar MA, HakeemA, AzarnoushK, et al, 2015. Coronary bifurcation lesions:present status and future perspectives. Int J Cardiol, 187:48-57.

Mintz GS, 2017. Intravascular ultrasound and outcomes after drug-eluting stent implantation. Coron Artery Dis, 28:346-352.

Mintz GS, Nissen SE, Anderson WD, et al, 2001. American college of cardiology clinical expert consensus document on standards for acquisition, measurement and reporting of Intravascular Ultrasound Studies (IVUS). A report of the American College of Cardiology Task Force on Clinical Expert Consensus Documents. J Am Coll Cardiol, 1478-1492.

Naghavi M, Libby P, Willerson JT, et al, 2003. From vulnerable plaque to vulnerable patient:A call for new definitions and risk assessment strategies:part ii. Circulation, 108:1772-1778.

Qiu F, Mintz GS, Witzenbichler B, et al, 2016. Prevalence and clinical impact of tissue protrusion after stent implantation:an ADAPT-DES Intravascular Ultrasound Substudy. J Am Coll Cardiol Intv, 9:1499-1507.

Stone GW, Maehara A, Serruys PW, et al, 2011. Investigators P. A prospective natural-history study of coronary atherosclerosis. N Engl J Med, 364:226-235.

van der Hoeven BL, Liem SS, Dijkstra J, et al, 2008. Stent malapposition after sirolimus-eluting and bare-metal stent implantation in patients with ST-segment elevation myocardial infarction:acute and 9-month intravascular ultrasound results of the MISSION! intervention study. JACC Cardiovasc Interv, 1:192-201.

Virmani R, Guagliumi G, Farb A, et al, 2004. Localized hypersensitivity and late coronary thrombosis secondary to a sirolimus-eluting stent:should we be cautious? Circulation, 109:701-705.

Waksman R, Legutko J, Singh J, et al, 2013. FIRST:fractional flow reserve and intravascular ultrasound relationship study. J Am Coll Cardiol, 61:917-923.

Wang B, mintz GS, Witzenbichler B, et al, 2016.Predictors and longterm clinical impact of acute stent malapposition:an assessment of dual antiplatelet therapy with drug-eluting stents (ADAPT-DES)intravascular ultrasound substudy. J Am Heart Assoc, 5:e004438.

Wu XF, Mintz GS, Xu K, et al, 2011. The relationship between attenuated plaque identified by intravascular ultrasound and no-reflow after stenting in acute myocardial infarction:the HORIZONS AMI (Harmonizing Outcomes with Revascularization and Stents in Acute Myocardial Infarction)trial. JACC Cardiovasc Interv, 4:495-502.

第 14 章 光学相干断层成像

第一节　概述及发展历史

光学相干断层成像（optical coherence tomography，OCT）是近年来发展起来的一种应用近红外线对血管进行横断成像的血管内成像技术。OCT 最重要的特点是高分辨率，其分辨率是血管内超声成像技术（IVUS）的 10 倍左右，10 ～ 15μm。OCT 可分辨生物组织微米级结构，且其观察结果与组织病理学高度匹配，俗称活体显微镜，是诊断冠心病新的“金标准”。

OCT 技术最早于 20 世纪 90 年代由 Fujimoto 和 Tanno 教授提出，2001 年哈佛大学的 IK Jang 教授首次将 OCT 应用于人冠状动脉内的检查。OCT 作为一种新兴的高分辨率成像技术，具有非接触、非侵入、成像速度快（实时动态成像）、探测敏感度高等优点。在经历了近 30 年的发展和完善之后，OCT 在评价易损斑块形态、指导冠状动脉支架植入等相关临床诊疗中发挥着日益重要的作用。

第二节　OCT 的基本原理及构成

OCT 系统主要由光源、反光镜和超灵敏光探测器三部分组成。第一代的时域光学相干层析成像（time domain optical coherence tomography，TD-OCT）的工作原理是把同一时间从组织中反射回来的光信号与参照反光镜反射回来的光信号叠加、干涉，进而成像。TD-OCT 系统需要轴向的机械扫描装置，通过移动反射镜或样品来改变参考臂和样品臂之间的光程差，以获得样品的深度信息，因而限制了系统的成像速度（1 ～ 2mm/s），并且分辨率和信噪比较低。由于血液是一种非透明的液体，直接使用近红外光线会造成大量光的散射，进而显著减弱信号的传递，对于病变部位的成像十分不理想。因此，在进行 TD-OCT 成像时，需要对管腔内的血液进行必要的处置。临床上应用的方法包括不阻断血流的间断或连续冲洗下的 OCT 成像及应用球囊导管阻断血流的 OCT 成像，但都存在明显的不足。不阻断血流方法，成像时间短，易造成伪影；阻断血流方法可能进一步恶化本来由于粥样硬化等各种原因导致的心肌缺血，患者存在一定心绞痛或心律失常的风险，使临床应用受限。

随着技术发展，近年来兴起的第二代的频域光学相干层析成像（frequency domain optical coherence tomography，FD-OCT）逐渐取代了 TD-OCT。FD-OCT 的特点是参考臂的参照反光镜固定，通过改变光源的频率来实现信号的干涉。FD-OCT 简化轴向扫描过程，可直接测量干涉信号的光谱，对所测的光谱进行快速傅里叶逆变换得到样品不同纵向深度的信息，实现了深度方向信息的并行采集，显著提高成像速度（20 mm/s），且具有更高的分辨率和信噪比。FD-OCT 分为两种：①激光扫描 OCT（SS-OCT），这种 OCT 利用波长可变的激光光源发射不同波长的光波；②光谱 OCT（SD-OCT），利用高解像度的分光光度仪来分离不同波长的光波。FD-OCT 成像不需要血流阻断，成像时只需要一次快速注射对比剂（＜ 15ml，3 ～ 4ml/s）或少量的生理盐水即可排除血液干扰，减少了因球囊扩张和阻断血流引起的血管壁损伤和一过性胸痛、心动过速或心动过缓等副作用。因此，FD-OCT 成像更简单、快速而安全，使得 OCT 在临床应用迅速普及。

第三节 OCT 与血管内超声影像学的比较

广义来说，OCT 和 IVUS 都是利用震荡波穿越不同性质的组织介质会发生不同的相互作用来进行成像的。IVUS 利用超声波，特点为波长较长而频率较低；OCT 利用近红外线，特点为波长短而频率高。根据物理学规律，频率较高的震荡波其能量较高，可以传递更多的信息且不易受到外界干扰。IVUS 可将返回的超声波转化为电信号，根据回声的强弱和迟滞时间的差异得到位置的图像，人体的不同组织对声波的反应不同，根据 IVUS 的这种特性可以确定探测区域的组织特点，其最大分辨率为 100μm，而 OCT 的成像通过光的干涉现象实现，分辨率能达到 10μm 级别，可以在细胞水平观察血管壁的细微结构。表 14-3-1 显示了冠状动脉造影（CAG）、OCT 和 IVUS 成像特征的比较。

表 14-3-1 CAG、OCT 和 IVUS 技术成像特征的比较

项目	CAG	TD-OCT	FD-OCT（C7-XR）	IVUS
成像原理	X 线	近红外光	近红外光	超声
波长（μm）	10^{-5} ～ 10^{-2}	1.3	1.3	35 ～ 80
分辨率				
轴向（μm）	59 ～ 137	10 ～ 20	10 ～ 20	100 ～ 200
横向（μm）		40		200 ～ 300
成像速度（帧 / 秒）		15 ～ 20	180	30
回撤速度（mm/s）		1 ～ 3	36 ～ 40	0.5 ～ 2
最大扫描直径（mm）		7	10	15
组织穿透深度（mm）	200 ～ 450	1 ～ 2	1 ～ 2	5 ～ 10

IVUS 可在超声导管自动回撤过程中直接连续观察血管壁的情况，而 OCT 需要排除血液对成像的影响，相对于超声波，OCT 利用红外线，波长更短，其穿透组织壁的能力及视野半径更小。OCT 的穿透深度为 1 ～ 2mm；而 IVUS 的穿透深度可达 5 ～ 10mm。但值得注意的是，冠状动脉易损斑块的重要成分，如纤维帽形态及厚度、脂质核心和巨噬细胞浸润程度都位于表浅部位，OCT 的成像范围足够覆盖这些病变，且能获得分辨率更高的图像。相较于 IVUS，OCT 可以更加清晰地显示管腔的结构和斑块的主要成分；而相应的区域在 IVUS 中表现为弱回声区，与内膜增生相似，鉴别难度大。研究显示，相对于 IVUS，OCT 对斑块破裂具有更高的检出率。此外，OCT 可对巨噬细胞进行定量分析，进一步明确斑块的性质。

第四节 OCT检查的操作技巧及应用

一、OCT检查前的准备工作

所有接受OCT检查患者术前都应当接受三大常规、肝肾功能及出凝血时间的检查，与IVUS类似，在进行OCT成像前，需要对患者进行充分的抗血小板或抗凝处理，通常在导管进入可疑病变的冠状动脉之前使用肝素，并在靶血管内给予硝酸甘油100～200μg，以防止可能存在的冠状动脉痉挛。对严重左心功能不全或血流动力学不稳定、多支病变或仅剩1支有功能的冠状动脉、造影剂过敏及严重肾功能不全的患者，行OCT检查时需谨慎。对次全闭塞或完全闭塞冠状动脉，或血流TIMI分级在2级及以下者，建议恢复前向血流至TIMI 3级，再行OCT检查。

二、OCT采集图像的过程

目前C7-XR OCT广泛应用于临床，本文主要介绍C7-XR OCT成像系统的构成及图像采集过程。C7-XR OCT系统由C7-XR Dragonfly成像导管、导管回撤系统和OCT主机3部分组成。其成像导管工作长度为135cm，外径2.7 F，采用亲水涂层设计，操控性能好。在成像导管头端及距离头端20mm处各有1个不透X线的专用标记物，用于定位和评估长度。光学透镜距离近端标志5mm。

首先，对C7-XR OCT成像系统进行初始设置及创建新病例。准备C7 Dragonfly成像导管，并将成像导管连接至光学控制器（DOC），获取测试图像及验证校准后即可开始图像采集。成像时将OCT导管通过指引导丝送至靶病变或支架远端，进入导丝时弯曲30°，避免损伤光学透镜。在OCT导管前端距离扫描光源10mm的位置有1个X线下可视的专用标记物，操作者可通过成像导管中的不透光光纤的位置定位扫描起始点。

由于近红外光无法穿透血液，因此在采集图像过程中需要冲洗管腔中的血流，清除管腔中的红细胞。通过指引导管快速注射造影剂或晶体溶液，以达到清除血液的目的。一般来说，左冠状动脉成像通常需推注6～8ml造影剂，右冠状动脉成像通常需推注4～5ml造影剂。术者和OCT操作者应做好密切配合，在快速推注造影剂之前，应推注少量造影剂以再次确认导管的同轴性，尽量保证单次冲刷完成成像，减少造影剂用量。如果观察到患者不耐受或出现任何不适，包括心律失常或血流动力学不稳定的迹象，则应尽早终止成像。成像导管回撤注意指引导管同轴；回撤完成后，应立即停止冲洗以限制注入的冲洗量。

三、OCT操作的技巧及注意事项

常见影响OCT成像质量的因素：①指引导管未与冠状动脉口同轴；②造影剂被稀释；③推注的造影剂中掺有血液；④造影剂推注力度不足；⑤推注造影剂与图像采集不同步；⑥成像导管弯曲和折断；C7 Dragonfly成像导管内有血液或气泡；⑦左主干开口或者直径＞5.0mm；⑧严重狭窄病变影响靶血管血液清除。

手术过程中应注意充分抗凝，避免检查过程中出现凝血等不良事件。进行OCT成像前，须给予血管扩张剂防止血管痉挛。OCT成像导管属于精密光学仪器，对于严重狭窄、走行迂曲的血管，在递送OCT导丝进入血管时或回撤导管成像时避免使用蛮力，动作轻柔，遇到阻力应立即停止操作。过快的操作可能导致导管弯折，改变光学路径从而影响成像结果，严重时还可能损伤血管壁，造成动脉夹层，甚至穿孔。注意成像时冠状动脉的血流，如血流较差（TIMI分级小于2级），可使用小球囊低压扩张病变段，保证血流正常后进行成像。最后，在推送和回收成像导管时要确保Dragonfly导管处于不旋转状态，即OCT系统处于停止扫描状态。

四、OCT检查的适应证和安全性

（一）OCT检查的适应证

2018年4月欧洲心血管介入协会（EAPCI）发表《冠状动脉内影像学临床应用专家共识》，对包括OCT在内的各种冠状动脉内影像技术做了全面的介绍，OCT检查的主要临床目的是手术策略的指导和支架植入结果的优化。具体OCT的适应证：①指导（percutaneous coronary intervention，PCI）治疗，尤其是针对长病变或慢性阻塞性病变的患者。②对于左主干病变的患者，血管造影评估病情具有一定难度，临床效果欠佳，因此左主干病变的介入治疗推荐使用IVUS或OCT（非左主干开口病变）进行指导。③在复杂病变形态和急性冠脉综合征（acute coronary syndrome，ACS）患者中，OCT指导支架植入能使患者受益明显；而对于较简单的病变或临床表现较为稳定的患者，则获益较少。④其他适应证包括对无法确诊的病变、分叉处复杂病变的评估、冠状动脉支架内再狭窄或支架内血栓的评估，均推荐进行OCT检查。

（二）OCT检查安全性

OCT在血管内扫描应用的能量相对较低，输出功率为5.0～8.0mW，如此低的能量不会对组织造成功能或结构损伤。因此，对于OCT安全性的考量主要是导管的性状设计对血管壁的机械破坏、成像过程中冲洗血管造成心肌缺血等方面的因素。OCT已被广泛应用于冠状动脉检查，在安全性方面得到了验证。在一项包含240例非ST段抬高型ACS患者的多中心、随机对照研究（DOCTORS研究）中，研究者比较了OCT和血管造影指导对支架术后即刻血流储备分数（fractional flow reserve，FFR）的改善情况及安全性指标（手术并发症和围术期心肌梗死）。OCT组患者分别在PCI术前和术后进行了OCT检查，成功率为100%。研究结果显示，术后OCT组患者的FFR显著优于血管造影组。尽管OCT组手术时间较长，造影剂使用较多，但两组手术并发症发生率（5.8%）和急性肾损伤发生率（1.6%）相同；围术期心肌梗死的发生率无显著性差异（OCT组为33%，血管造影组为40%，P=0.28）。因此，OCT在改善术后FFR的同时没有增加围术期并发症、心肌梗死或急性肾损伤。目前，OCT成像时可使用更加柔软的导丝、副作用更小的等渗造影剂、高频扫描等手段减少对血管壁的直接刺激和心肌缺血时间，进一步减少并发症的发生。

第五节　OCT在冠状动脉疾病介入诊疗中的应用

OCT可以精确提供病变的形态学特征，识别易损斑块，优化支架植入并指导血运重建策略。此外，OCT可用于支架植入术后的即刻效果评价及远期随访评估。因此，OCT在冠状动脉病变的诊断、介入治疗策略的指导和介入疗效的评估等方面具有越来越重要的临床应用价值（图14-5-1）。

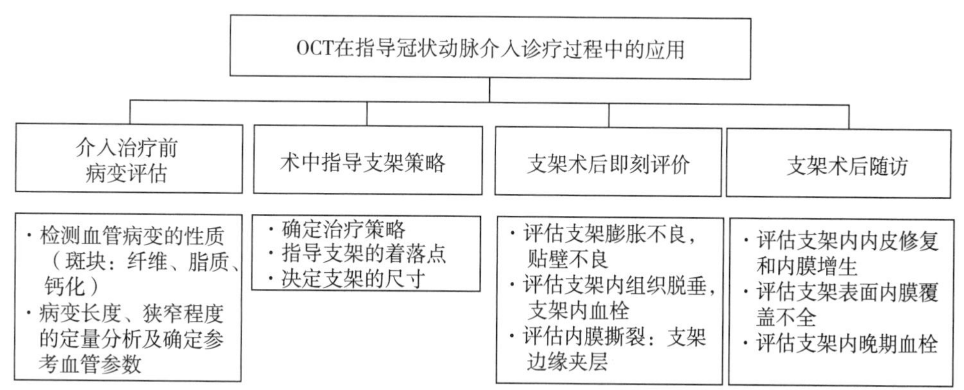

图14-5-1　OCT精准指导PCI治疗及评估流程

一、OCT对冠状动脉病变的评估

（一）OCT对冠状动脉病变的定量分析

在OCT图像上，正常冠状动脉血管壁的特征是典型的3层结构，由内膜、中膜和外膜组成。内膜主要为弹性纤维层，反射信号高，表现为高信号亮带状；中膜为平滑肌层，反射信号通常较低，表现为信号较低暗带；外膜主要为细胞外基质和外弹力膜，表现为信号较强但不均一亮带。利用OCT成像的高分辨率，可定量测量病变及参考血管的长度及面积，长度测量值可以在使用自动回撤获取的OCT数据集中获得，以毫米为单位的切片厚度（图像间距）等于回撤速率（mm/s）乘以帧速率（s）。

OCT具有超高的分辨率，操作者可清楚、直观地观察到病变部位、性质和程度，在回撤导管的过程中还可以判断斑块及破裂部位在血管内的空间位置、角度和范围，以及血管内血栓的长度、角度及空间位置分布等定量信息。目前有研究将OCT成像与CT等影像技术结合，从血管内和血管周围组织等多个方面进行综合评价。在一项研究中，IVUS和OCT测量的管腔尺寸之间存在很强的相关性。然而，IVUS显示更高的均方根偏差，而OCT测量具有更好的一致性和重复性。值得注意的是，使用IVUS测量管腔面积比与OCT测量值大5%～10%。因此，文献报道使用两者评估病变参数和支架尺寸选择时必须谨慎。

（二）OCT对病变的定性分析

不同的组织或病变中的光学性质不同，经过OCT成像后，可以清晰地识别病变部位斑块的性质，包括辨别钙化、纤维化及脂质斑块，区分斑块的脂质核和内膜，进而能对纤维帽的厚度进行测量，并且能够观察脂质核心的大小、巨噬细胞聚集或纤维蛋白沉积、斑块帽裂隙等，还可通过组织不同的光学特性检测纤维帽的细胞成分，并判断炎性细胞在斑块内的分布情况，以评估疾病的严重程度及预测斑块破裂造成ACS的风险。图14-5-2展示了血管壁常见的病理形态的算法。

1. *动脉粥样硬化斑块* 在OCT图像上，冠状动脉粥样硬化斑块的表现为血管壁出现占位性病变（增厚）或伴血管壁3层结构缺失。常见分为3类：即纤维斑块、脂质斑块和钙化斑块。①纤维斑块：表现为质地均一、高反射和低衰减区域，有时可在纤维斑块中发现内弹力膜或外弹力膜。②脂质斑块：表现为边缘模糊、低反射和高衰减区域，在低信号区域的表面有高信号带的纤维帽。③钙化斑块：表现为质地不均匀、边缘锐利、低反射、低衰减区域。OCT可区分浅层和深层钙化，如识别位于内腔界面或中外膜边界的钙化病变。OCT还能够显示药物治疗（如他汀类药物）引起的斑块形态和血管反应的变化。

2. *不稳定斑块（易损斑块）* Virmani等指出不稳定的易损斑块的组织学特点：薄纤维帽（厚度＜65μm）；有脂质核心或伴斑块出血；斑块直径2～3mm。尸检发现，在发生破裂的斑块中，有95%的斑块纤维帽厚度＜65μm，并伴有巨噬细胞浸润，继而转变为薄帽纤维脂质斑块（thin-capped fibroatheroma，TCFA）。在OCT图像上，纤维帽是指覆盖在低信号区域（脂质或钙化）上的组织层，它的反射信号通常较高。此外，胆固醇结晶和高密度巨噬细胞与斑块的不稳定性及破裂密切相关。在OCT检查中，巨噬细胞在OCT图像上的特征为高反射、强衰减的点状或条带状结构，且常在高信号的点状区域后形成单独的或者成片的放射状光影。胆固醇结晶常位于纤维帽和脂质斑块坏死核心附近，表现为信号强度高、衰减较低的薄线性结构。通过OCT判断斑块易损性的主要标准：①纤维帽周围有活动性炎症（单核细胞、巨噬细胞或T细胞浸润）；②薄壁纤维帽（厚度＜65μm）；③较大的脂质核心（大于两个象限）。次要标准：①内膜侵蚀伴表面血小板聚集；②浅表钙化结节；③新生血管/滋养血管（微通道）。

3. *血栓* 在OCT图像上，血栓表现为附着在管腔表面或在管腔内漂浮的不规则团块。根据血栓组分的不同，分为红色血栓、白色血栓和混合血栓。红色血栓的主要成分是纤维蛋白原和红细胞，多形成于血流缓慢处，形成过程与血管外凝血相似。白色血栓又称血小板血栓，主要成分是血小板及少量的纤维蛋白，多形成于血流较快的部位。在OCT图像上，红色血栓表现为强反射和强衰减性；白色血栓表现为低背反射，信号均匀，弱衰减性；混合血栓介于红色血栓与白色血栓之间。与白色血栓相比，红色血栓OCT信号强度减半的距离更短，当信号强度减半的cut off值定位250μm时，OCT的敏感度可以达到90%，特异度为88%，说明其在鉴别红色血栓和白色血栓方面有较大优势。

（三）对ACS“罪犯病变：的判定

OCT以其特有的超高分辨率优势，可清晰识别在体ACS“罪犯病变”。研究表明，ACS最常见的三大发病机制是斑块破裂（plaque rupture）、斑块侵蚀（plaque erosion）和钙化结节（calcified nodule）。一项OCT研究显示，ACS的“罪犯病变”在OCT定义下的斑块破裂、斑块侵蚀及钙化结节分别占43.7%、31.0%、7.9%。

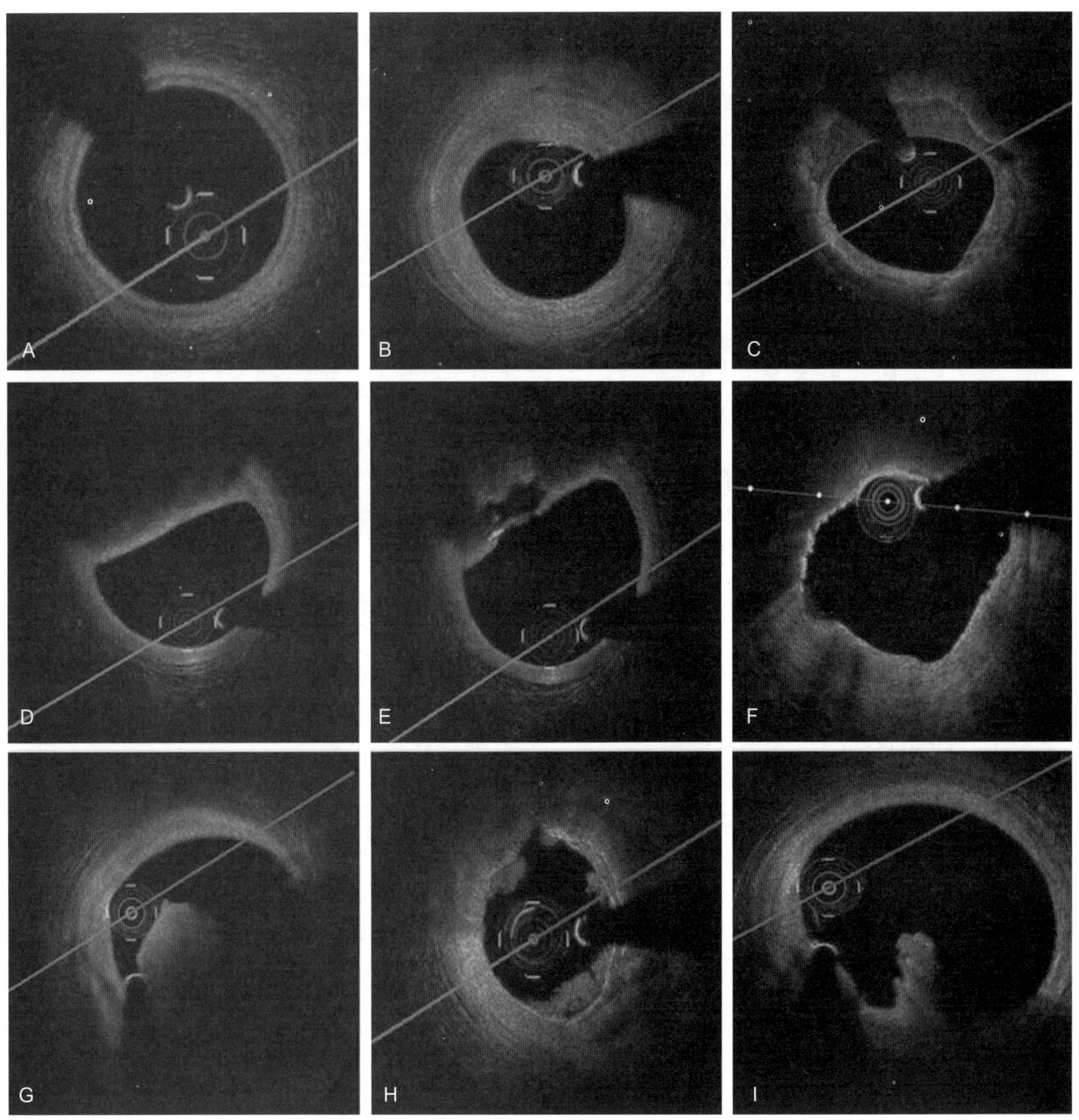

图 14-5-2　动脉粥样硬化斑块的 OCT 图像

A. 正常动脉：内膜、中膜和外膜；B. 纤维斑块；C. 钙化斑块；D. 脂质斑块；E. 破裂斑块；F. 侵蚀；G. 红色血栓；H. 白色血栓；I. 混合血栓

1. 斑块侵蚀　研究表明，斑块侵蚀是造成 ACS 发生的主要机制之一。有研究报道，高达 25% ～ 40% 的 ACS 患者的发病归咎于斑块侵蚀。2013 年 Jia 等首次利用 OCT 在体内观察 ACS 患者“罪犯病变”的特点，并确定 OCT- 斑块侵蚀的定义和分类主要依据纤维是否完整及是否存在血栓。明确斑块侵蚀的定义：纤维帽完整未见斑块破裂，伴血栓形成，血栓下斑块可识别。可能斑块侵蚀的定义：①纤维帽完整，“罪犯病变”无血栓形成，管腔表面不规则；②病变处伴血栓形成，血栓处斑块结构不可识别，血栓近端或远端无浅表脂质、钙化。

2. 斑块破裂　定义为脂质斑块的纤维帽连续性中断，继而使斑块内易引起血栓的脂质核暴露至血流中。在 OCT 图像上，破裂斑块表现为纤维帽不连续、内膜撕裂或夹层、斑块内空洞形成等。Tian 等在 *JACC* 发表的一项联合 OCT 和 IVUS 的影像学研究表明，高危斑块破裂的关键影像学特征为纤维帽厚度＜52μm，引起ACS的必要条件为斑块负荷＞76%及最小管腔面积＜2.6mm^2，揭示了斑块破裂引起ACS的3个关键指标（纤维帽厚度、斑块负荷和狭窄程度）的界值，使在体腔内影像学预警高危斑块破裂风险成为可能。

3. 钙化结节　病理表现为结节样钙化凸出到管腔内，常伴纤维帽破裂，可伴血栓形成。在OCT图像上，钙化结节表现为单个或多个凸向管腔的钙化区域，纤维帽不连续，血栓覆盖。冠状动脉钙化病变一直以来是PCI诊治中的难点问题。冠状动脉钙化病变部位常出现迂曲和成角，导致PCI术中球囊扩张不足、导管移位、支架通过困难、冠状动脉穿孔及支架内血栓形成等问题。OCT具有极高的分辨率，可清晰显示钙化病变的边界，并能穿透钙化层对钙化后的组织清晰显像，其诊断钙化病变的敏感度为96%，特异度为97%，是目前临床上检测钙化病变厚薄、体积最有效的方法。

4. 其他

（1）冠状动脉痉挛：严重的冠状动脉痉挛也可导致反复发作ACS，而CAG却难以识别罪犯病变。OCT影像表现为冠状动脉痉挛处血管内膜中膜增厚，内膜凸起。Park等对39例冠状动脉痉挛引起的ACS患者进行OCT研究，结果发现，发生痉挛的血管节段内膜显著增厚，内膜撕裂、糜烂、微血栓是冠状动脉痉挛处的主要形态特征。

（2）自发性冠状动脉夹层：是引起ACS的一种少见原因，极易被CAG漏诊。OCT可以清晰显示内膜破口和夹层的真假腔，是目前诊断自发性冠状动脉夹层最有价值的影像学手段。

二、指导PCI及影响治疗策略的转变

（一）指导PCI

1. 选择正常参考血管　得益于OCT每秒20～36帧的高速扫描，仅需要2～3秒即可得到被测血管的完整数据。在病变部位微调远端和近端参考血管位置，选择可以支架落脚的正常血管段，注意要避免将支架落脚点选择在易损斑块的位置。

2. 决定支架尺寸　在大多数情况下，OCT上可清晰显示血管外弹力膜，通过测量外弹力膜到对侧外弹力膜的距离得到参考血管直径，建议支架直径等于参考血管直径减去0.25mm。当观察不到外弹力膜时，通过测量管腔到管腔的距离来确定参考血管直径，支架直径=参考血管直径（远端参考血管直径+近端参考血管直径）/2+0.25mm。当选定病变的两端的支架落脚点后，OCT可自动计算支架的长度。

3. OCT造影融合指导支架精准置入　通过OCT造影融合技术实现OCT与数字减影血管造影（digital subtraction angiography，DSA）画面的同步，降低了术者的支架选择时间，并显著保障了支架的精准置入。

（二）OCT影响治疗策略的转变

相对于单纯的CAG，OCT检查可得到额外的冠状动脉内影像学信息，从而改变介入医生的治疗策略。OCT精准判断病变的特点如钙化程度，从而决定病变是否需要进行预处理、如何选择支架的类型、大小、长度及放置位置等。在纳入418例患者的ILUMIEN I研究中，PCI前OCT图像改变了55%病变的手术策略，主要表现在增加或缩短了支架的长度。另一项纳入240例患者的多中心、随机化的DOCTORS研究中，OCT指导改变了50%的手术治疗决策。并且，优化支架置入策略后再次进行OCT检查，其定量数据有显著的改善。欧洲心血管介入会议（EuroPCR 2020）上，LightLab多中心研究结果显示，全程应用OCT改变了88%的基于造影的手术决策，包括预处理钙化病变和纤维斑块病变、修改支架尺寸、术后再次扩张支架等。这些提示OCT可以优化PCI的治疗策略，指导精准PCI治疗。

三、评估支架置入术后的即刻效果

支架置入术后行OCT检查可评估即刻效果，准确、及时地判断是否存在支架膨胀不良、贴壁不良、支架内脱垂、支架边缘夹层及支架内血栓等，更好地优化PCI手术（图14-5-3）。

1. 支架膨胀不良　在OCT图像中，支架膨胀情况常采用膨胀率来评价，其公式：支架膨胀率（%）＝最小支架面积/平均参考管腔面积×100%。通常将80%作为评估支架膨胀不良的界值（图14-5-4）。PCI过程中释放支架时压力不够，或钙化病变和斑块负荷较重的偏心性纤维病变易出现支架膨胀不全和不对称膨胀。因此，对于这

些病变应进行充分的预处理。PCI 术后，OCT 发现支架膨胀不良应积极处理。目前推荐采用非顺应性球囊进行高压后扩张支架，扩张后应再次行 OCT 检查，以确定扩张效果。

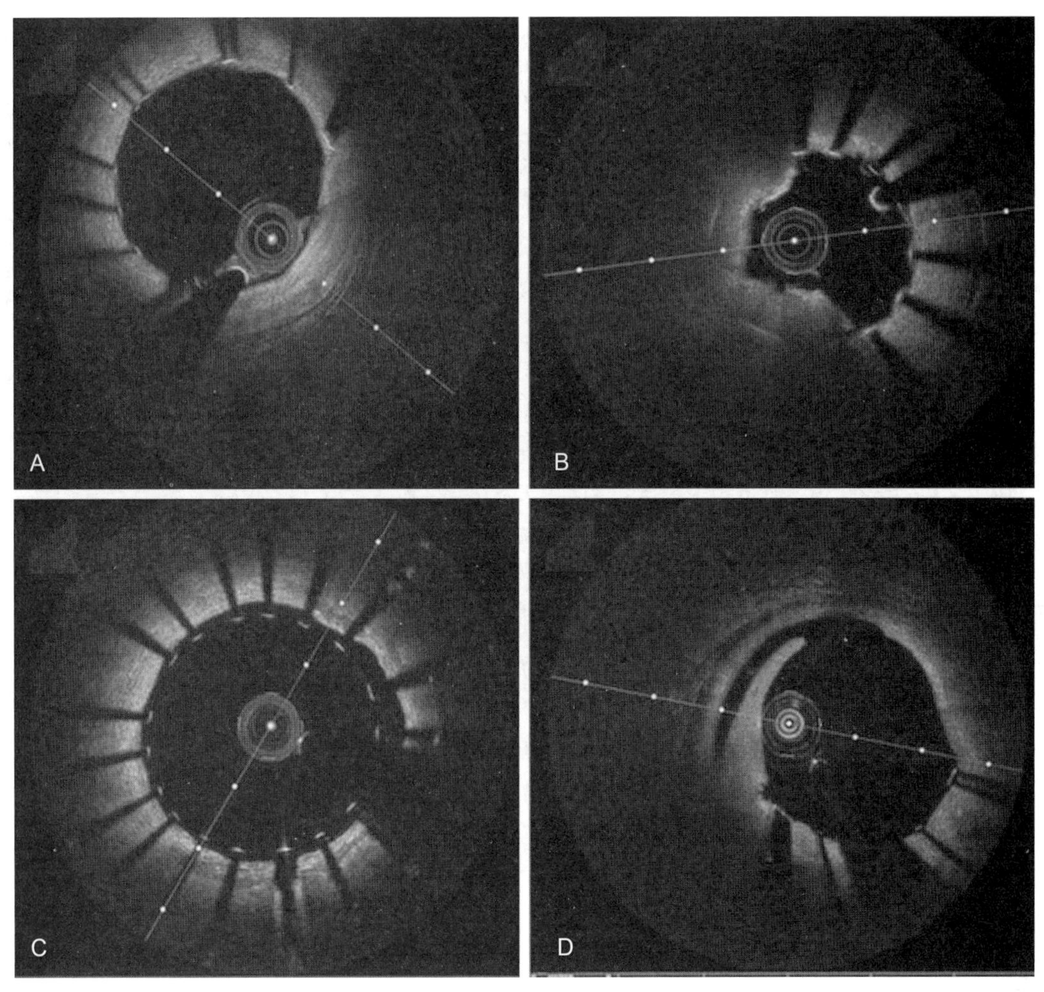

图 14-5-3　OCT 评估支架置入术后的效果

A. 支架释放正常；B. 组织脱垂（血栓）；C. 支架贴壁不良；D. 支架边缘夹层

2. 贴壁不良　指不涉及边支的≥ 1 个支架小梁与冠状动脉管壁内膜表面的分离。Tearney 定义了 OCT 下支架贴壁不良的标准：支架小梁表面到管壁内膜的径向距离大于支架小梁的厚度。导致术后即刻支架贴壁不良有两种可能性：①支架尺寸与腔内尺寸明显不匹配（即支架直径小于参考管腔直径），在这种情况下，无论支架扩张是否最佳，都会发生贴壁不良；②支架未充分扩张，尤其是在病变血管形态不规则，如钙化结节，容易发生贴壁不良。OCT 可以清晰地显示支架横截面，清晰地显示支架丝与内膜的贴壁情况。与既往评价支架置入情况的手段 IVUS 相比，OCT 的高分辨率能更加清晰地显示支架与血管壁的位置关系，容易发现较微小的贴壁不良位点。在多中心、随机化、对照地 ILUMIEN Ⅲ研究中共纳入 450 例患者，OCT 能提高支架贴壁不良检出率。PCI 术后，OCT 组未处理的支架贴壁不良发生率（10.7%）明显低于 IVUS 组（20.7%，P=0.022 1）和血管造影组（31.4%，P < 0.000 1）。

3. 组织脱垂　在 OCT 图像上，组织脱垂的定义是支架置入后，相邻支架支柱之间的组织凸向管腔，而不破坏管腔血管表面的连续性。按脱垂组织成分不同，可分为斑块脱垂和血栓脱垂。斑块脱垂通常表面光滑且无明显的信号衰减；而血栓脱垂通常表面不规则并信号衰减明显。目前的研究表明，表面不规则的组织脱垂是导致晚期支架失败的原因，联合使用 OCT 和血管镜可以明确支架内脱垂组织的类型。

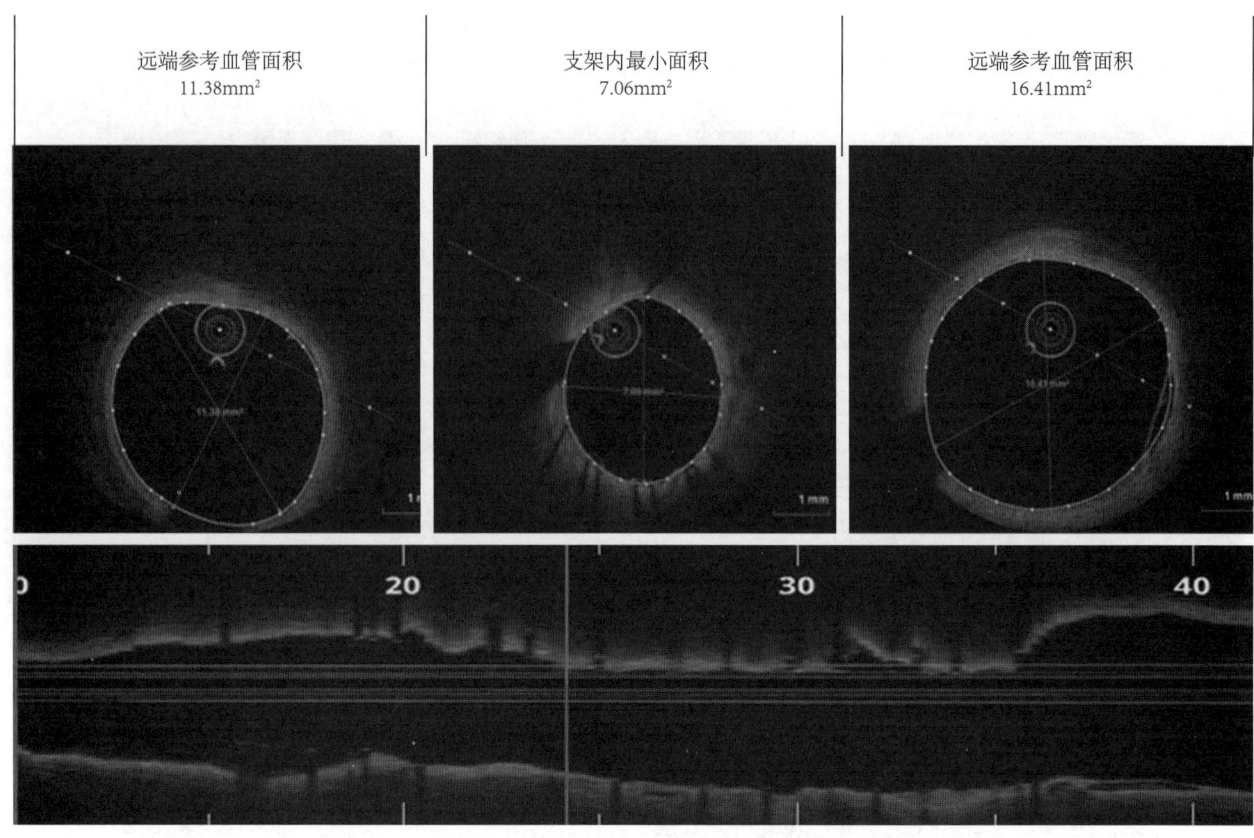

图 14-5-4　OCT 评估介入术后即刻效果显示支架膨胀不全

4. *支架边缘夹层*　支架植入术后易导致血管壁的损伤，以夹层最为常见，OCT 边缘夹层的定义是指支架边缘（近端和远端 5 mm）血管管腔表面有可见的内膜撕裂片。支架边缘夹层分为：①内膜型，扯破局限在斑块 / 内膜层；②中膜型，扯破延伸至中膜层；③外膜型，扯破延伸达外弹力膜层。支架植入后有 40% 的病变可在 OCT 下检测到支架边缘夹层，这 3 种类型的比例分别为 47.2%、48.1% 和 4.7%。支架边缘夹层可能增加靶血管闭塞和血运重建风险，与Ⅳ a 型心肌梗死及支架内短期和中期血栓形成相关。但是，早期一些基于血管造影和 IVUS 研究证明，支架边缘夹层与心血管不良事件发生率无相关性。另一个研究显示，OCT 影像显示的微小夹层，大多数是浅表的、小的、无血流限制的。如果边缘夹层的纵向长度≤ 1.75mm，皮瓣深度≤ 0.52mm，瓣口≤ 0.33mm，仅局限于内膜，即使未经治疗，12 个月的随访发现该夹层对主要心脏不良事件的影响很小，并且仅 OCT 检测到的支架边缘微夹层在随访过程中通常会慢慢变小，并且大多数会完全消失。因此，对于无血流限制、小而浅的、仅 OCT 发现的支架边缘微夹层无须积极处理，预后通常也是良好的。目前还缺乏 OCT 的具体标准来优化介入治疗决策过程和支架的部署。

5. *即刻支架内血栓*　在 OCT 图像上，支架内血栓的定义是支架植入术后即刻出现的凸入管腔内的不规则团块。前文中有关红色和白色血栓的 OCT 图像特点仍适用于支架内血栓。

四、应用 OCT 对冠状动脉支架植入术后患者进行随访

不论是早期的金属裸支架（bare metal stent，BMS），还是近年来药物洗脱支架（drug-eluting stent，DES）的广泛应用，支架内再狭窄和支架表面内膜覆盖不全导致的致命性晚期血栓事件，严重威胁患者的生命。OCT 可以清晰显示冠状动脉内不同支架植入后组织的愈合过程，并判断支架与血管壁贴合情况和表面内皮化程度，过度增生的内膜组织在 OCT 图像中常表现为均匀光亮、偏心不对称的增生性变化，严重时可引起支架内再狭窄。在 OCT 图像上，支架内再狭窄是指支架新生内膜面积超过支架面积的 50%。对于厚度＞100μm 的支架内新生膜，按 OCT 图像特征可分为

以下 3 类：①均质性，高反射且信号相对均匀，无局部信号衰减；②异质性，低反射且信号不均匀，有局部信号的强衰减；③分层，向心性、双层或多层的光学信号，近腔侧通常为高反射信号，远腔侧通常为低反射信号。另外，OCT 能够清晰显示可降解支架外形和植入后支架杆最终降解影像。基于 OCT 在新型可吸收支架领域的巨大优势，目前推荐生物可吸收支架植入及术后随访过程中应用 OCT。

OCT 分辨率高，可对支架植入后内膜增殖、覆盖情况进行详细的观察分析，对 PCI 患者远期的随访具有一定价值。相比于 IVUS，OCT 可以提供更多关于血管壁形态、支架贴壁情况、内皮化程度和血栓形成等方面的信息，但目前的研究所纳入的样本量较少，OCT 提供的大量血管相关的信息与临床症状或结局之间的联系仍有待进一步研究。

第六节　OCT 的局限性及前景展望

一、OCT 的局限性

OCT 成像虽然具有分辨率高、组织识别能力强的优点，但也有其固有的局限性，最大的局限性在于其通过近红外光线进行成像，组织穿透深度仅 1 ～ 2mm，仅限于观察浅层组织；另外，成像中为避免血液的干扰，通常需要使用造影剂或清洗液冲洗血管去除血液，这可能增加造影剂的剂量和心脏的负荷，有出现急性肾损伤和充血性心力衰竭的风险。OCT 检查的成本较高，国内医保未覆盖 OCT 检查，限制其广泛应用于指导冠状动脉介入治疗和术后随访。

此外，光学成像技术精度高，易受到各种外界环境的影响，影响冠状动脉 OCT 成像的主要因素包括血管扭曲程度、冠状动脉管腔直径大小、斑块几何形态等多种因素，某些冠状动脉由于严重扭曲或狭窄，可能导致 OCT 检查失败，且 OCT 当光纤导丝在扭曲的血管中走行时，无法保证导丝位于目标血管同轴的中心位置，进一步影响 OCT 了穿透的深度和分辨率。斑块具有形态多样性，当有偏心脂质斑块或泡沫细胞存在时，OCT 可能无法透过严重增厚的血管壁而检测血管外层的情况。

二、 OCT 技术的前景展望

未来的临床实践中，由于 OCT 成像原理的限制，其穿透效果受到限制。OCT 应与多种检查手段相结合，将会发挥各自的优势而弥补单一检查的缺陷，并向高分辨率和渗透能力等方向发展。OCT 与冠状动脉造影实时同步显像，确定支架边缘着陆点并确定最佳支架长度，有助于更加精准地支架部署；OCT 结合 IVUS 成像可以扬长避短，充分利用 OCT 图像的高分辨力和 IVUS 的强穿透力，有利于进一步明确病变的性质；OCT 利用其三维成像技术，使操作者从三维结构上更加形象地对冠状动脉病变产生直观的认识和理解，保证采集数据的精准性； OCT 结合 FFR 评估冠状动脉狭窄病变，可以从生理功能学方面优化冠状动脉复杂病变的 PCI。因此，OCT 可能成为 PCI 的常规检查，指导冠状动脉介入医生的治疗策略，有效降低 PCI 的并发症及心血管事件发生率，为患者的生命安全提供保障。

（卜　军）

参考文献

中华医学会心血管病学分会介入心脏病学组，心血管病影像学组 , 2017. 光学相干断层成像技术在冠心病介入诊疗领域的应用中国专家建议 . 中华心血管病杂志 , 45(1):5-12.

Ali ZA, Karimi Galougahi K, Maehara A, et al, 2017. Intracoronary optical coherence tomography 2018:current status and future directions. JACC Cardiovasc Interv, 10(24):2473-2487.

Ali ZA, Maehara A, Généreux P, et al, 2016. Optical coherence tomography compared with intravascular ultrasound and with angiography to guide coronary stent implantation (ilumien Ⅲ : optimize pci):a randomised controlled trial. Lancet, 388(10060):2618-2628.

Boi A, Jamthikar AD, Saba L, et al, 2018. A survey on

coronary atherosclerotic plaque tissue characterization in intravascular optical coherence tomography. Curr Atheroscler Rep, 20(7):33.

Chamié D, Wang Z, Bezerra H, et al, 2011. Optical coherence tomography and fibrous cap characterization. Curr Cardiovasc Imaging Rep, 4(4):276-283.

Fujii K, Kubo T, Otake H, et al, 2020. Expert consensus statement for quantitative measurement and morphological assessment of optical coherence tomography. Cardiovasc Interv Ther, 35(1):13-18.

Ha FJ, Giblett JP, Nerlekar N, et al, 2017. Optical coherence tomography guided percutaneous coronary intervention. Heart Lung Circ, 26(12):1267-1276.

Jia H, Abtahian F, Aguirre AD, et al, 2013. In vivo diagnosis of plaque erosion and calcified nodule in patients with acute coronary syndrome by intravascular optical coherence tomography. J Am Coll Cardiol, 62(19):1748-1158.

Jia H, Kubo T, Akasaka T, et al, 2018. Optical coherence tomography guidance in management of acute coronary syndrome caused by plaque erosion. Circ J, 82(2):302-308.

Kim Y, Johnson TW, Akasaka T, et al, 2018. Jeong MH. The role of optical coherence tomography in the setting of acute myocardial infarction. J Cardiol, 72(3):186-192.

Kume T, Uemura S, 2018. Current clinical applications of coronary optical coherence tomography. Cardiovasc Interv Ther, 33(1):1-10.

Matthews SD, Frishman WH, 2017. A review of the clinical utility of intravascular ultrasound and optical coherence tomography in the assessment and treatment of coronary artery disease. Cardiol Rev, 25(2):68-76.

Neumann FJ, Sousa-Uva M, Ahlsson A, et al, 2019. 2018 ESC/EACTS Guidelines on myocardial revascularization. Eur Heart J, 40(2):87-165.

Oosterveer TTM, van der Meer SM, Scherptong RWC, et al, 2020. Optical coherence tomography:current applications for the assessment of coronary artery disease and guidance of percutaneous coronary interventions. Cardiol Ther, 9(2): 307-321.

Secco GG, Verdoia M, Pistis G, et al, 2017. Optical coherence tomography guidance during bioresorbable vascular scaffold implantation. J Thorac Dis, 9(Suppl 9):S986-S993.

Shimamura K, Guagliumi G, 2016. Optical coherence tomography for online guidance of complex coronary interventions. Circ J, 80(10):2063-2072.

Shlofmitz E, Shlofmitz RA, Galougahi KK, et al, 2018. Algorithmic approach for optical coherence tomography-guided stent implantation during percutaneous coronary intervention. Interv Cardiol Clin, 7(3):329-344.

Stefano GT, Bezerra HG, Mehanna E, et al, 2013. Unrestricted utilization of frequency domain optical coherence tomography in coronary interventions. Int J Cardiovasc Imaging, 29(4):741-752.

Tian J, Ren X, Vergallo R, et al, 2014. Distinct morphological features of ruptured culprit plaque for acute coronary events compared to those with silent rupture and thin-cap fibroatheroma:a combined optical coherence tomography and intravascular ultrasound study. J Am Coll Cardiol, 63(21):2209-2216.

Toutouzas K, Karanasos A, Tousoulis D, 2016. Optical coherence tomography for the detection of the vulnerable plaque. Eur Cardiol, 11(2):90-95.

Virmani R, Kolodgie FD, Burke AP, et al, 2000. Lessons from sudden coronary death:a comprehensive morphological classification scheme for atherosclerotic lesions. Arterioscler Thromb Vasc Biol, 20(5):1262–1275.

Wijns W, Shite J, Jones MR, et al, 2015. Optical coherence tomography imaging during percutaneous coronary intervention impacts physician decision-making:ILUMIEN I study. Eur Heart J, 36(47):3346-3355.

第 15 章
近红外光谱成像

适宜的冠状动脉血管成像工具应能提供冠状动脉系统中动脉粥样硬化斑块负荷的完整分布，对每个斑块的结构和组成性质进行描述并确定病变的严重程度。虽然常规的冠状动脉造影（CAG）可以对血管病变进行整体描述，寻找导致临床表现的可能“犯罪病变”并量化其狭窄百分比，但单一的 CAG 提供的信息通常不足以指导优化的介入治疗策略。尤其在疾病早期，CAG 会低估动脉粥样硬化斑块负荷，有时虽然已存在较重的管壁斑块负荷，但血管的正性重构作用使管腔直径维持正常。此外，CAG 也无法提供斑块组成和生物活性的相关信息。CAG 的局限性也推动了其他冠状动脉腔内影像技术的发展。

近年来，生物信号、图像识别和处理技术的进步使得开发新的血管腔内成像技术成为可能，如血管内超声（IVUS）和光学相干断层扫描（OCT）现已广泛应用于临床冠状动脉病变的评估和指导介入治疗。此外，时间分辨荧光光谱成像（time resolved fluorescence spectroscopy，TRFS）、血管内光声成像（intravascular photoacoustic，IVPA）和近红外光谱成像（near-infrared spectroscopy，NIRS）等，这些新的血管腔内成像技术或许可以解决 IVUS 或者 OCT 的部分不足之处，并且提供了更多血管腔内结构和斑块形态详细的可视化图像及可靠的斑块负荷和组分信息，进一步拓展了我们对于冠状动脉粥样硬化的认识。在这些新型血管腔内成像技术中，NIRS 成像技术是目前已应用于临床的血管腔内成像技术，尤其是 NIRS 与 IVUS 结合的 NIRS-IVUS 成像技术，可以有针对性地对动脉粥样硬化斑块脂质成分进行定性和定量分析，同时结合对血管腔结构、斑块负荷和其他组分等特征的评估，更好地指导临床治疗决策。

第一节　近红外光谱成像技术原理

NIRS 是近年开发的一种光谱成像技术，被广泛应用于未知物质的组成鉴定。该技术利用近红外光照射待测样品，检测样品与光之间的分子相互作用。红外光是波长长于红色可见光的电磁波，光谱在红色光外侧；近红外光是指波长介于可见光与中红外光之间的电磁波，波长长于可见光（780 ～ 2500nm），而能量低于可见光。血红蛋白是可见光范围内的主要发色团，而水是中长红外波长的主要吸收体，在近红外光的波长下，血红蛋白的吸光度很低。近红外光发射后，探测器测量反射光中漫反射光的比例作为波长函数。两个过程决定了返回探测器的光量：散射和吸收。大于波长的细胞和细胞外结构可以改变光的路径，使光发生“散射”；而当光能被材料分子的化学键吸收时，就会发生“吸收”。吸收光主要以化学键内振荡原子的形式转化为分子振动能。近红外光主要由 C-H、N-H 和 O-H 等含氢化学键负责吸收。每个复杂大分子的官能团都有特定的吸收模式，类似于每个人都有独特的指纹，因而这种吸收模式被称为光谱指纹。通过评估物质的吸收模式和光谱指纹，可以对样本进行稳定地识别和组织分类。

由于胆固醇在近红外光谱区域具有突出的特征，近红外光谱能将富脂质斑块坏死核心与其他组织成分进行区分。此外，NIRS 的部分特性使其特别适合用于人体冠状动脉富脂质核心斑块（lipid core plaques，LCP）的分析：① NIRS 可以穿透血液和一定深度的组织；② NIRS 可以用超快速激光扫描完成，减少了心脏搏动对成像的影响；③ NIRS 能够获得大量的空间测量数据用于构建动脉图像，并将冠状动脉壁组分以图谱形式呈现，显示出冠状动脉中的 LCP 的定位及定性分析；④ NIRS 提供了特异性化学组分检测，NIRS 可以将含胆固醇组分与胶原等其他组分区分开来。

第二节　近红外光谱 - 血管内超声联合技术（NIRS–IVUS 导管）

最早使用 NIRS 对动脉粥样硬化斑块进行分类是在 1993 年，NIRS 被证明能够准确地描述高胆固醇血症家兔主动脉中低密度脂蛋白胆固醇的累积状况。之后，一些研究使用实验模型验证 NIRS 检测 LCP 的实用性和安全性，并进一步应用于临床。

为了验证 NIRS 导管检测人类 LCP 的准确性，研究人员开展了两项关键研究。通过对 84 例尸检心脏冠状动脉标本的测量，NIRS 系统得到了发展和验证。为了形成量化指标，LCP 被定义为脂质核圆周范围＞60°、厚度＜200μm，纤维帽厚度＜450μm 的脂质成分粥样硬化组织。对尸检冠状动脉标本的病理对照研究发现，运用 NIRS 评估尸检标本中的冠脉斑块，识别的脂质斑块与病理组织学结果一致性良好，对冠状动脉中 LCP 的识别具有高敏感度和高特异度的优势。SPECTACL（SPECTroscopic assessment of coronary lipid）研究进一步证实，NIRS 在活体冠脉中可获得与尸检病理标本相一致的光谱数据，为该技术的临床应用奠定了基础，后续的独立研究也证实了这一结论。

然而单独运用 NIRS 的主要缺陷在于其仅能提供斑块化学组成成分的相关信息，但不能提供血管结构性的空间信息，而将 NIRS 与 IVUS 相结合则有效地解决了这一问题。

IVUS 是目前广泛应用于临床的血管腔内影像学评估技术，可用于评价冠状动脉斑块的分布情况及严重程度，并指导冠状动脉介入的治疗。IVUS 主要通过信号的衰减及血管横截面图像的纹理特征对动脉粥样硬化斑块特征进行评价。除钙化以外，传统灰阶 IVUS 的斑块性质分类方法有较大局限性。结合 IVUS 的斑块性质图像特征的 NIRS-IVUS 技术，可以更加明确冠状动脉斑块的性质和识别易损斑块。

NIRS-IVUS 超声导管可以在提供血管和斑块结构信息的同时，提供斑块的化学组分信息，从而识别富含脂质的易损斑块并定位其空间位置。研究发现，与单独使用 IVUS 或者 NIRS 相比，联合这两种技术，显著提升了检测脂质坏死核心斑块的准确性。因此，对于检测斑块成分特征，声（IVUS）与光（NIRS）的联合应用具有互补优势。新型 NIRS-IVUS 超声导管 TVC 成像系统（InfraReDx）的设备尖端同时具有 NIRS 光源和 IVUS 探头，在 IVUS 的功能基础上 NIRS 提供了斑块成分构成信息，与 IVUS 提供的结构信息之间互相补充，使得对冠状动脉斑块特征的描述比从前更加完善。

NIRS-IVUS 系统包括扫描 NIR 激光器、回拉和旋转单元及与传统 IVUS 类似的导管。3.2F 的快速交换导管入口轮廓为 2.4F，轴廓为 3.6F，且与 6F 指引导管兼容。管腔可以容纳 0.014in 的导丝，末端质地柔韧且覆盖亲水涂层，便于通过病变部位。导管成像核心以 960 转 / 分的速度旋转，最大成像长度为 12cm，以 0.5 mm/s 的速度自动旋转回撤导管的同时可以获得 IVUS 图像并同时进行联合 NIRS 测量。NIRS 获得的信息大部分来自管腔表面深度为 1 mm 以内的组织。最新版本的 NIRS-IVUS 采用新的方法，通过使用更高带宽的换能器激发频率、特异性地发送 / 接收电子获得高分辨率、高对比度的图像。

NIRS-IVUS 系统中，NIRS 将在冠状动脉内获得的扫描数据以化学图谱的形式呈现，并显示存在 LCP 的概率，图谱可看作是冠状动脉沿其长轴纵向裁剪并平铺开，其横坐标刻度为毫米（mm），纵坐标刻度为角度（°）。以采集到的光谱数据从 0（红色）到 1（黄色）定量编码脂质核心的概率，并可进一步定量计算脂质核心负荷指数（lipid core burden index，LCBI）。任一冠状动脉节段的 LCBI 值等于黄色像素点占所有像素点的比例乘以 1000，因而 LCBI 的数值为 0 ～ 1000。在信号不良区域，图谱上则呈现出黑色。

NIRS 还可生成区域化学图谱，即对每 2 mm

动脉节段光谱信息的半定量总结，可直观地反映某一区域中是否存在 LCP。区域化学图谱中每一区域的数值对应相应 2 mm 宽度普通化学图谱中所有像素值的第 90 百分位数，并转化为 4 种颜色来反映该 2 mm 区域中存在富含脂质的斑块的概率（红色表示概率＜ 0.57，橙色表示概率≥ 0.57 但＜ 0.84，茶色表示概率≥ 0.84 但＜ 0.98，黄色表示概率≥ 0.98）。此外，NIRS 光谱数据被映射并与相应的 IVUS 图像配对，最终展现为 IVUS 图像周围的环。

化学图谱有助于视觉诠释，而 LCBI 对整个扫描区域的 LCP 存在进行了半定量汇总度量。由于在 LCP 算法概率为 0.6 的情况下，化学图谱的颜色从红色过渡到黄色，因此 LCBI 可以看作是化学图谱上黄色数量的定量度量。另外，在化学图谱上可测量并计算其他数据，如可对某一感兴趣区间（ROI）进行 LCBI 值的计算。其中对识别冠状动脉内脂质斑块最有价值的数据是 maxLCBI4mm 值，其定义为每 4 mm 节段中 LCBI 的最大值。

第三节　与其他血管腔内影像学技术的比较

一、虚拟组织学成像血管内超声

虚拟组织学成像血管内超声（virtual-histology IVUS，VH-IVUS）是利用反向散射的超声射频信号，通过功率频谱的处理进行分析比较，重建实时斑块分类的组织图像，对斑块性质如纤维性斑块、钙化斑块等可以进行更加准确的分辨，相较于传统的灰阶 IVUS，VH-IVUS 可以更加准确定性和定量分析不稳定斑块的脂质核心，对于识别不稳定斑块具有重要的临床意义。目前 VH-IVUS 定义了 4 种主要的冠脉粥样硬化斑块组织成分，分别是纤维斑块、纤维脂肪斑块、脂质坏死核心和钙化斑块。纤维斑块定义为深绿色区域，主要由胶原纤维构成；纤维脂肪斑块定义为浅绿色区域，主要由包含脂质的松散胶原纤维构成，其中没有坏死组织的成分；脂质坏死核心定义为红色区域，主要是由大量的死亡细胞和脂质所构成；钙化斑块定义为白色区域，这种组织是由大量钙盐晶体沉积而成。早期的研究报道，VH-IVUS 预测上述类型斑块组织的准确度分别为纤维斑块 93.4%、纤维脂肪斑块 94.6%、脂质坏死核心 95.1%、钙化斑块 96.8%。近年来，利用 VH-IVUS 和 NIRS 的影像学研究发现，对于含有钙化的斑块，NIRS 评估的脂质坏死核心更准确。严重钙化对于 IVUS 的频谱数据分析来说具有解剖学上的局限性。VH-IVUS 在评估钙化背后的斑块成分（特别是脂质坏死核心）的精确性一直存在争议：VH-IVUS 定义的钙化区域通常可以见到被红色坏死区域所包裹，这部分红色区域被 VH-IVUS 定义成脂质坏死核灶的一部分，研究表明这种钙化周围的红色坏死区域很可能是伪影。此外，一部分严重钙化斑块会被 VH-IVUS 划分为含有脂质坏死核心的纤维斑块，这显然与病理不符：病理学研究显示，并非所有的钙化斑块都含有脂质坏死核心，钙化可以沉积在坏死区域内或其周围，形成含坏死核心的钙化纤维斑块；钙化也可以沉积在纤维胶原组织上，形成不含坏死核心的钙化纤维斑块。由于 VH-IVUS 在评估伴有严重钙化的斑块时可能高估脂质坏死核心的面积，在伴有严重钙化的血管中评估脂质坏死核心时，须谨慎评估 VH-IVUS 结果。NIRS 不同于超声，其原理是基于近红外光的吸收和播散特性评估斑块的组成成分。尸检研究提示，NIRS 可以区分含脂质核心的钙化粥样斑块及不含脂质核心的钙化纤维斑块。因此，对于富钙化的脂质坏死核心斑块，NIRS-IVUS 对脂质核心的评估更准确。

二、光学相干断层成像

OCT 是继 IVUS 后出现的一种新的冠状动脉内成像技术，通过使用干涉仪记录不同深度生物组织的反射光，计算机构建能够让人简单识别的图像。由于 OCT 的空间分辨率达到 10μm 级别，因此其提供的图像分辨率可接近组织学分辨率，又被称为“光学活检”。有研究比较了 NIRS-IVUS 成像与 OCT 检测脂质斑块的能力，结果显示 NIRS-IVUS 检测脂质斑块的能力明显优于单独运用 OCT，这可能是由于斑块内巨噬细胞和表面钙化的存在影响了OCT对脂质斑块的检测能力。此外，OCT成像受深度限制，对富含脂质的斑块成分的分析有一定的局限性。因此，如能结合一种检测深度良好并能提供斑块化学组分信息的成像技术，将显著提高OCT的检测能力。已有研究提示，联合应用OCT和NIRS-IVUS可对斑块性质的判断提供更准确的信息。OCT检测出的薄纤维帽斑块（TCFA）在IVUS成像中的特点为具有较大斑块负荷、较小管腔面积、较长斑块长度的正性重构斑块；运用NIRS成像技术发现OCT检出的TCFA其$LCBI_{2mm}$值较大，提示OCT检测的TCFA在NIRS-IVUS上表现为血管正性重构、高斑块负荷及大脂质核心。以OCT为金标准，采用NIRS图谱上$LCBI_{2mm}$值＞315且重构指数＞1.046这一标准识别TCFA的准确性极高。目前已有研究者构建了双模态OCT-NIRS混合成像系统及双探头OCT-NIRS导管，并进行了验证，但尚未应用于临床。

第四节　近红外光谱法的临床应用

一、确定病变区域，指导支架覆盖范围

适宜的支架植入应从“正常”到“正常”，即支架近段及远端应落脚在血管相对/绝对正常段。冠脉造影时，由于投影缩短效应及正性重构时对斑块负荷的低估，对病变段血管的评估通常不够精确。IVUS可以固定速度回撤，并覆盖整个病变节段，提供整体血管管腔结构和管壁内斑块成分测量信息。在IVUS的基础上联合NIRS可以识别出整个血管病变中脂质含量较高的区域。有研究指出，约16%的LCP其范围超出最初在冠脉造影时肉眼所判断的靶病变范围。应用NIRS-IVUS技术指导介入治疗时可采用从“红色”到“红色”的策略，即选用较长的支架覆盖至没有LCP的区域，或是在靶病变区域缺乏LCP时选用较短的支架。尽管理论上这种运用NIRS-IVUS指导支架长度选择的介入治疗策略是可行的，但仍需长期的随访研究验证其对远期预后的影响。

二、预测PCI术后远端栓塞和围术期心肌梗死的发生

冠状动脉斑块内坏死核心的组成主要包括泡沫细胞、胆固醇结晶和脂质沉积形成的“易损”组织，这种易损斑块极易发生斑块内出血、斑块破裂并形成血栓。在PCI的过程中，这些成分容易因挤压释放入血，造成冠状动脉远端微循环的栓塞。多项研究表明，NIRS脂质斑块与冠脉PCI术后远端栓塞存在相关性。

COLOR注册研究的亚组分析发现，62例因稳定型冠心病行PCI治疗的患者应用NIRS-IVUS技术评估，有14例患者的$maxLCBI_{4mm} \geq 500$，这些患者中有7例（50%）发生围术期心肌梗死，而其余$maxLCBI_{4mm} < 500$的48例患者中仅2例（4.8%）发生围术期心肌梗死。另一项研究也发现，病变段在NIRS图谱上有≥1个黄色区域的患者中，27%的患者PCI术后有肌酸激酶同工酶升高至3倍以上，而没有黄色区域的患者术后肌酸激酶同工酶始终正常。PCI治疗前$maxLCBI_{4mm}$值越高，其发生围术期心肌梗死的可能性也越大。因此，有研究尝试评估在NIRS提示具有较大LCP的患者中应用远端血栓保护装置的有效性，但同时也有研究指出对于$maxLCBI_{4mm} \geq 600$的患者在介入治疗过程中即使应用远端血栓保护装置也不能有效减少围术期心肌梗死的发生。然而这一阴性结果尚不能否定NIRS在预测PCI术后远端栓塞和围术期心肌梗死发生的价值，更多的原因可能归因于$maxLCBI_{4mm}$的截断值选定是否恰当及远端血栓保护装置本身所存在的缺陷。如果将来能研发出更为适合冠状动脉内使用的远端血栓保护装置，同时结合NIRS-IVUS技术的操作前评估，相信可以进一步降低围术期心肌梗死的发生率。

三、易损斑块的评估

尽管缺乏前瞻性的自然病程证据，但回顾性尸检研究揭示了斑块的某些组织形态学特征是导致心肌梗死和猝死的元凶，这种易于形成血栓或

有迅速进展成为“罪犯斑块”风险的斑块被定义为易损斑块。何谓“易损斑块”或者“不稳定斑块”？目前的共识认为，斑块具有一个大的脂核、有一层厚度 ＜ 65μm 的薄纤维帽，坏死核心超过斑块面积的 10% 以上，有较多的巨噬细胞浸润和严重的内皮功能不全等特征，结合病理组织学研究的结果，此类斑块也被称为薄纤维帽粥样硬化斑块（thin-cap fibroatheromas，TCFA）。

动物研究发现，NIRS-IVUS 成像可以识别易损斑块并预测其未来进展。临床研究发现，在 ST 段抬高心肌梗死（ST-segment elevation myocardial infarction，STEMI）中 NIRS 测量所得 $maxLCBI_{4mm}$ 值＞ 400 可以精确地区分“罪犯病变”和“非罪犯病变”。在非 ST 段抬高心肌梗死（non ST-segment elevation myocardial infarction，NSTEMI）中“罪犯病变”的 $maxLCBI_{4mm}$ 值是“非罪犯病变”的 3.4 倍，而在不稳定型心绞痛（unstable angina，UA）中“罪犯病变”的 $maxLCBI_{4mm}$ 值是“非罪犯病变”的 2.6 倍。NSTEMI“罪犯病变”$maxLCBI_{4mm}$ 值 ≥ 400 的概率明显高于 UA 的“罪犯病变”（64% vs. 38%）。NIRS 还在一小部分心源性猝死幸存者体内病灶中检测到大的脂核存在，基于这些临床数据，有研究者提出 STEMI 和 NSTEMI 的“罪犯病变”处斑块多为富含脂质的易损斑块，考虑可以尝试采用 $maxLCBI_{4mm}$ 的不同阈值来区分 ACS 的各种不同类型（非“罪犯病变”0 ～ 130；UA 约 380；NSTEMI 约 450；STEMI 约 550）。现有的数据提示，约 50% 的稳定型冠心病患者的靶病变为富含脂质核心斑块，这也提示一些临床上看似“稳定”的患者，可能发展为 ACS 的富含脂质的易损斑块，而 NIRS-IVUS 可能用于识别此类易损斑块，并指导临床干预。

四、风险分层

NIRS-IVUS 评估的 LCBI 对临床预后的预测价值仍存在争议。一项前瞻性研究通过 NIRS-IVUS 评估并观察了稳定型冠心病和 ACS 患者的非“罪犯血管”，研究发现，LCBI ≥ 430 的患者其 1 年的累积主要终点事件（全因死亡、非致死性 ACS、卒中、非计划冠状动脉血运重建）发生率显著升高，LCBI 与主要终点事件的发生相关。

De Boer 等研究了非“罪犯血管”节段的 LCBI 与患者临床表现、血脂和超敏 C 反应蛋白（hypersensitive-CRP，hs-CRP）之间的关系发现，只有 23.2% 的 LCBI 改变与心血管风险相关的临床特征有关，与血液标志物的相关性小。本队列中 ACS 和稳定型心绞痛的患者的 LCBI 也是相似的。且 LCBI 与 Framingham 风险评分无关。

在 TCT2018 会议上公布的 LRP 研究 2 年的随访结果中，发现脂质负荷增加患者的非“罪犯”MACE 发生率高于无脂质斑块患者，$maxLCBI_{4mm}$ 值 ＞ 400 是 MACE 的独立预测因子。该研究为斑块成分的预后影响提供了证据，但由于 IVUS 分析不完整，仅限于 4 mm 段的 maxLCBI，且未能研究 NIRS 和 IVUS 在预测事件中的协同价值。ORACLE-NIRS 研究结果提示，对于 ACS 患者，非靶血管 LCBI ≥ 77 是预测长期随访 MACE 事件的独立预测因素。

五、评价降脂治疗效果

既往研究提示，胆固醇的水平变化影响着斑块的进展和稳定性。使用 NIRS 技术测量斑块内的胆固醇含量可以评估降脂药物治疗的效果。YELLOW 研究以接受 PCI 治疗的多支血管病变患者为研究对象，运用 NIRS-IVUS 进行基线评估，然后随机分为强化他汀治疗（瑞舒伐他汀 40mg/d）组和标准剂量降脂治疗组。研究发现，短期强化他汀治疗组在 6 ～ 8 周后，斑块的脂质含量（$maxLCBI_{4mm}$ 值）显著降低。然而 YELLOW 研究中随机分配到强化他汀治疗组患者的基线 LCBI 值明显高于标准剂量治疗组，这可能在一定程度上影响了研究结果的解读。IBIS-3 研究利用新型 NIRS-IVUS 血管内成像导管 TVC 成像系统观察使用瑞舒伐他汀对富含脂质斑块的疗效，但结果却显示高强度瑞舒伐他汀治疗在 1 年随访期间内并不能减小坏死核心的体积及降低 LCBI 值。此外，YELLOW- Ⅱ 研究也采用了 NIRS-IVUS 和 OCT 技术来进一步评估高剂量他汀的治疗效果，其结果显示大剂量瑞舒伐他汀短期治疗即可显著提高人体细胞胆固醇溢出能力，改善冠状动脉粥样硬化斑块的稳定性。目前，正有越来越多的研究着手采用 NIRS-IVUS 技术来评价降脂药物的临床效果。

六、其他

临床有一些典型的胸痛患者，具有冠心病危险因素及心肌酶学变化，但冠脉造影却未发现与临床表现相符的病变。在这种情况下，NIRS-IVUS 能够很好地帮助排除或确定“罪犯斑块”。富含脂质的斑块伴溃疡形成的病变提示可能为“罪犯病变”。基于 NIRS-IVUS 所提供的斑块组成成分特征，可以指导术者明确诊断并植入支架，更重要的是可以进一步让患者接受二级预防改善预后。若 NIRS-IVUS 检查结果亦是阴性，则 ACS 的可能性将显著降低，此时就需要积极鉴别其他导致心肌酶升高的原因。

NIRS 还可以用于区分支架内纤维性内膜增生和新生动脉粥样硬化。同时使用 OCT 和 NIRS-IVUS 评估新生动脉粥样硬化组织，在脂质沉积较少、没有明显的脂核或动脉粥样硬化的血管中，OCT 没有检测到 NIRS 检测出的脂质，这种情况占总狭窄血管的 28%。因此，有必要对 NIRS 在这种情况下的临床应用进行进一步探究。

NIRS 也可应用于心脏移植患者的血管评估。心脏移植患者的一个关键困难是对移植物排斥反应的预防和监测。目前最常见的临床筛查方法仍然是冠脉造影，然而，与 IVUS 相比，血管造影的敏感度低至 30%。一项关于心脏移植患者的研究表明，与动脉粥样硬化患者相比，心脏同种异体移植血管病变组在斑块负荷小于 40% 的病变中有着明显更高的 $maxLCBI_{4mm}$ 值，提示早期脂质沉积可能参与心脏移植患者的移植血管病。

七、NIRS 应用的局限性

传统的 IVUS 在介入心脏病学已经应用了 25 年，为介入手术提供了丰富的指导信息。越来越多的证据表明，应用 IVUS 指导 PCI 比单独使用血管造影效果更好，NIRS-IVUS 与 IVUS 具有相同的优势，然而，NIRS 在检测有造成远端栓塞风险的斑块和 LRP 方面的潜在价值仍有待推敲。

与其他血管腔内成像方法相比，NIRS 提供了可靠和定量的 LCP 检测。然而，在与其他 IVUS 阴性预后指标（斑块负荷、血管重构等）相联系时，其作为独立预测因子的价值仍有待研究。如纤维帽厚度和斑块内炎症等易损斑块关键特征仍需要用高分辨率血管内成像技术如 OCT 来进行评估，单独使用 NIRS 不能检测，目前为止还没有开发出结合这两种技术的系统。

此外，NIRS-IVUS 属于侵入性操作，限制了其在无症状、亚临床患者初级预防中的应用。在疾病的二级预防中，IVUS 可用于指导支架植入术，合并使用 NIRS 可为治疗罪犯病变和识别不同节段的危险斑块提供信息。

第五节　近红外光谱法应用的展望

近十几年来，血管腔内成像技术蓬勃发展，多模态成像模式的出现弥补了现有成像技术的缺点，不同技术间取长补短。NIRS-IVUS 技术也还在不断完善，一些临床研究也相继采用 NIRS-IVUS 技术对斑块特征进行评估，并应用于临床和相关研究。NIRS-IVUS 检测出的非“罪犯血管”的富含脂质斑块是否需要进行处理或是采用不同的抗血小板和降脂治疗方案，其与未来的冠脉事件和主要心血管不良事件是否相关尚待进一步的临床试验来验证。此外，应用相同的光谱原理，非脂质的斑块成分也可以用 NIRS 进行鉴定。初步研究表明，NIRS 可以区分不同的 LCP 帽厚度。与传统的测量方式不同，NIRS 能够敏感地检测到整体信号中胆固醇和胶原的相对信号。一项试点研究将 NIRS 结果与组织学进行比较，发现 NIRS 可以通过冠脉尸检标本中的血液准确评估覆盖于 LCP 上的纤维帽厚度。NIRS 对血栓的检测作用也在研究之中。

除了 NIRS 与 IVUS 融合外，OCT-NIRS 联合导管的概念模型也已经得到了验证，而 OCT、IVUS 和 INRS 三者组合的成像导管也正在研发中（图 15-5-1 ～图 15-5-3）。此外，有学者尝试将 NIRS-IVUS 的数据与冠状动脉 CTA 影像数据融合，提供了可以识别富含脂质斑块的血管三维模型，有助于研究血管剪切应力和斑块组分等的关系。在不久后将有更多新的成像技术、新型导管设计和创新融合方法的开发建立，IVUS 衍生或者混合血管内成像将有一个繁荣的未来。

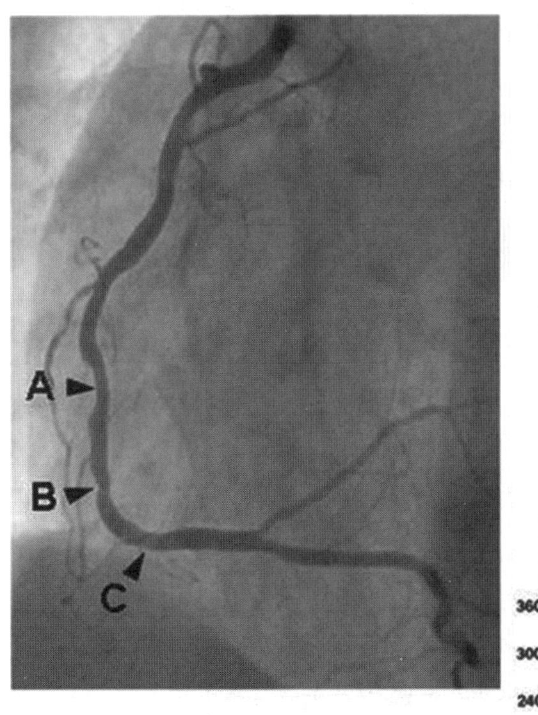

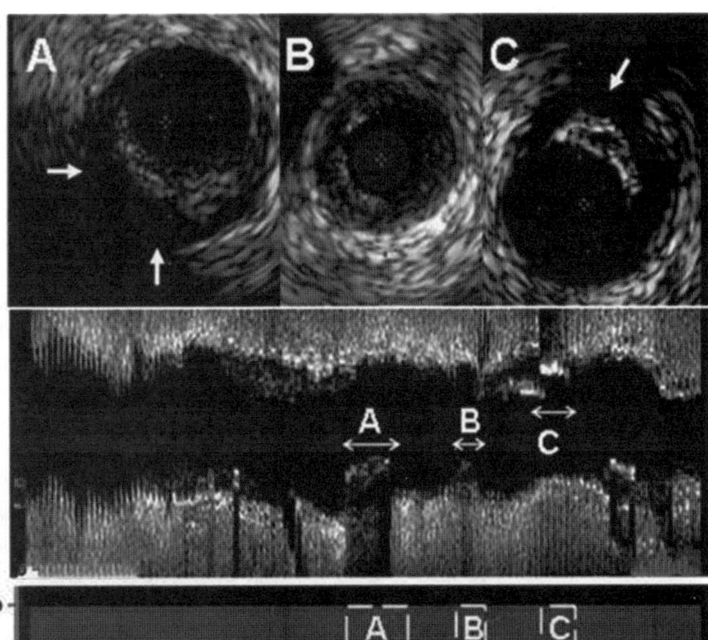

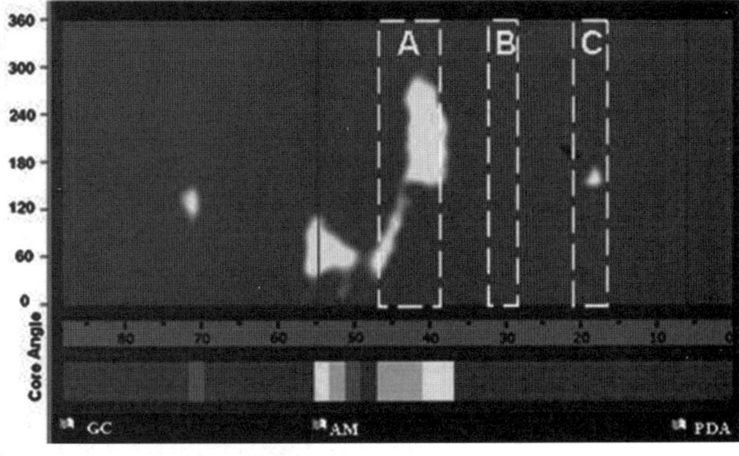

图 15-5-1　近红外光谱图像及对应血管造影、血管内超声图像

对 A、B 和 C 3 个解剖部位使用不同的技术进行检测显影［右冠脉造影（左图），灰阶 IVUS（右上图，横断面；右中图，纵切面）及近红外光谱（右下图）］。冠脉造影结果显示，A 处有轻微病变，B 处明显狭窄，C 处管腔稍不规则。灰阶 IVUS 可见 A 处典型回声衰减斑块（白色箭头），而对应的近红外光谱兴趣区在化学谱上可见黄色脂质核斑块。

（引自 Eur Heart J，2012，33：372-383.）

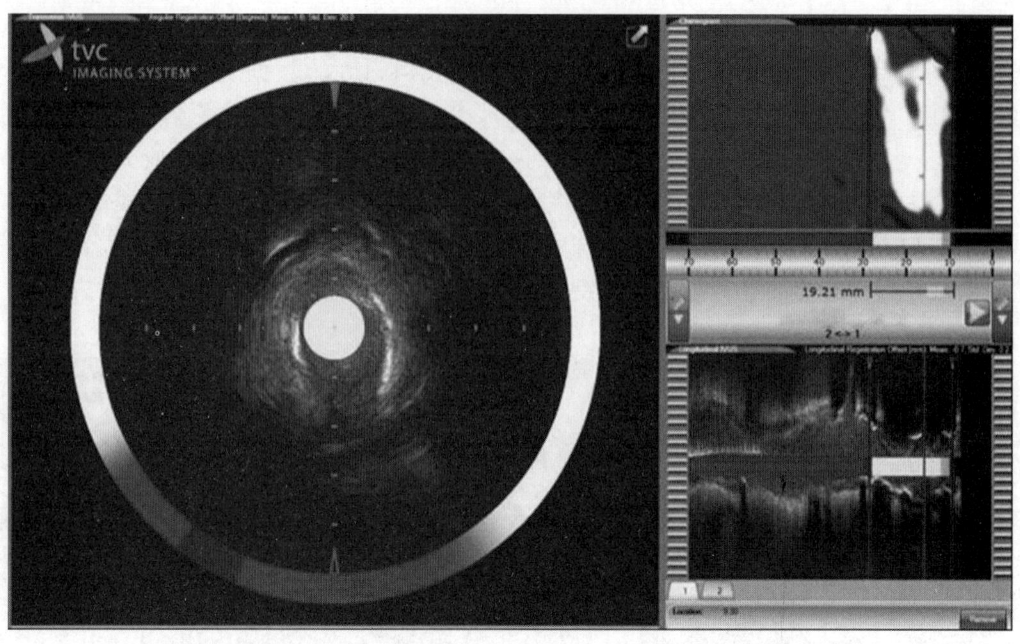

图 15-5-2　近红外光谱 / 血管内超声（NIRS/IVUS）成像系统

NIRS-IVUS 结合成像系统能够很好地对血管形态进行评估、描述斑块分布及对富脂斑块进行定位。 NIRS 在黄 - 红彩色化学图谱上标识富脂脂质核心斑块存在的概率（黄色表示高概率；红色表示低概率）

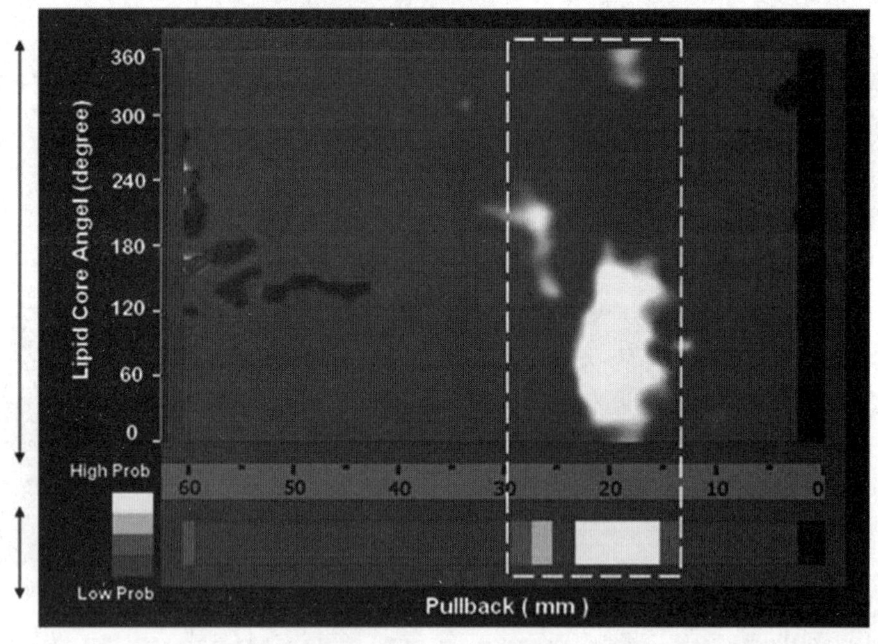

图 15-5-3　近红外光谱图像

上方是近红外光谱（NIRS）展现的冠状动脉“化学图谱”：可将其视为沿长轴纵行剪开冠状动脉并平铺。纵坐标刻度为角度（°），表示测量点在冠脉横截面圆周上的位置；横坐标刻度为毫米（mm），表示导管回撤的位置。下方的“区域化学图谱”用不同颜色反映该区域中存在富含脂质的斑块的概率（黄色>茶色>橙色>红色）。

图像说明：NIRS 在冠状动脉中检测到明显脂质核心信号（范围 14 ～ 30mm，距离 16mm），白色虚线圈出了兴趣区，该区域 LCBI 值为 311、平均脂质核心角度为 112°、最大 $LCBI_{2mm}$ 值为 580、最大脂质核心角度为 216°。该区的区域化学图谱包括黄色区域（50%）4 块，茶色区域（12.5%）1 块，橙色区域（25%）2 块，红色区域（12.5%）1 块，这幅图像提示冠状动脉中存在富脂质核心的概率高。

（引自 Eur Heart J，2012，33：372-383.）

（卜　军）

参考文献

Abdel-Karim AR, Rangan BV, Banerjee S, et al, 2011. Intercatheter reproducibility of near-infrared spectroscopy for the in vivo detection of coronary lipid core plaques. J Am Coll Cardiol, 77(5):657-661.

Ahn JM, Kang SJ, Yoon SH, et al, 2014. Meta-analysis of outcomes after intravascular ultrasound-guided versus angiography-guided drug-eluting stent implantation in 26, 503 patients enrolled in three randomized trials and 14 observational studies. Am J Cardiol, 113(8):1338-1347.

Ali ZA, Roleder T, Narula J, et al, 2013. Increased thin-cap neoatheroma and periprocedural myocardial infarction in drug-eluting stent restenosis:multimodality intravascular imaging of drug-eluting and bare-metal stents. Cir Cardiovasc Interv, 6(5):507-517.

Bo Z, Akiko M, Gary M, et al, 2014. The comparison between cardiac allograft vasculopathy and atherosclerosis detected by near-infrared spectroscopy. J Am Coll Cardiol, 63(12 Supplement):A1801.

Brilakis ES, Abdel-Karim AR, Papayannis AC, et al, 2012. Embolic protection device utilization during stenting of native coronary artery lesions with large lipid core plaques as detected by near-infrared spectroscopy. Catheter Cardiovasc Interv, 80(7):1157-1162.

Burke AP, Farb A, Malcom GT, et al, 1997. Coronary risk factors and plaque morphology in men with coronary disease who died suddenly. Engl J Med, 336(18):1276-1282.

Cassis LA, Lodder RA, 1993. Near-IR imaging of atheromas in living arterial tissue. Anal Chemi, 65(9):1247-1256.

Chen Z, Ichetovkin M, Kurtz M, et al, 2010 Cholesterol in human atherosclerotic plaque is a marker for underlying disease state and plaque vulnerability. Lipids, Health Dis, 9:61.

Danek BA, Karatasakis A, Karacsonyi J, et al, 2017. Long-term follow-up after near-infrared spectroscopy coronary imaging:insights from the lipid cORe plaque association with CLinical events (ORACLE-NIRS)registry. Cardiovas Revascu Med, 18(3):177-181.

De Boer SP, Brugaletta S, Garcia HM, et al, 2014. Determinants of high cardiovascular risk in relation to plaque-composition of a non-culprit coronary segment visualized by near-infrared spectroscopy in patients undergoing percutaneous coronary intervention. Eur Heart J, 35(5):282-289.

Erlinge D, 2015. Near-infrared spectroscopy for intracoronary detection of lipid-rich plaques to understand atherosclerotic plaque biology in man and guide clinical therapy. J Inte Med, 278(2):110-125.

Fard AM, Vacas-Jacques P, Hamidi E, et al, 2013, Optical coherence tomography--near infrared spectroscopy system and catheter for intravascular imaging. Optics Express, 21(25):30849-30858.

Garcia BA, Wood F, Cipher D, et al, 2010. Reproducibility of near-infrared spectroscopy for the detection of lipid core coronary plaques and observed changes after coronary stent implantation. Cathe Cardiovas Interv, 76(3):359-365.

Gardner Cm, Tan H, Hull EL, et al, 2008. Detection of lipid core coronary plaques in autopsy specimens with a novel catheter-based near-infrared spectroscopy system. JACC Cardiovasc Imaging, 1(5):638-648.

Goldstein JA, 2002. Angiographic plaque complexity:the tip of the unstable plaque iceberg. Am Coll Cardiol, 39(9):1464-1467.

Goldstein JA, Grines C, Fischell T, et al, 2009. Coronary embolization following balloon dilation of lipid-core plaques. JACC Cardiovasc Imaging, 2(12):1420-1424.

Goldstein JA, Maini B, Dixon SR, et al, 2011. Detection of lipid-core plaques by intracoronary near-infrared spectroscopy identifies high risk of periprocedural myocardial infarction. Cir Cardiovasc Int, 4(5):429-437.

Gributs CE, Burns DH, 2001. In Vivo Near-Infrared Spectrometry. Handb Vib Spectrosc. Chichester, UK:John Wiley & Sons, Ltd.

Heo JH, Garcia HM, Brugaletta S, et al, 2012. Lipid core burden index and Framingham score:can a Systemic Risk Score predict lipid core burden in non-culprit coronary artery? Int J Cardiol, 156(2):211-213.

Hur SH, Kang SJ, Kim YH, et al, 2013. Impact of intravascular ultrasound-guided percutaneous coronary intervention on long-term clinical outcomes in a real world population. Catheter Cardiovasc Interv, 1(3):407-416.

Jang JS, Song YJ, Kang W, et al, 2014. Intravascular ultrasound-guided implantation of drug-eluting stents to improve outcome:a meta-analysis. JACC Cardiovasc Interv, 7(3):233-243.

Jaross W, Neumeister V, Lattke P, et al, 1999. Determination of cholesterol in atherosclerotic plaques using near infrared diffuse reflection spectroscopy. Atherosclerosis, 147(2):327-337.

Kang SJ, mintz GS, Pu J, et al, 2015. Combined IVUS and NIRS detection of fibroatheromas:histopathological validation in human coronary arteries. JACC Cardiovasc Imaging, 8(2):184-194.

Kaul S, Narula J, 2014. In search of the vulnerable plaque:is there any light at the end of the catheter? J Am Coll Cardiol, 64(23):2519-2524.

Kawamoto T, Okura H, Koyama Y, et al, 2007. The

relationship between coronary plaque characteristics and small embolic particles during coronary stent implantation. J Am Coll Cardiol, 50(17):1635-1640.

Kikic ID, Caiazzo G, Fabris E, et al, 2015. Near-infrared spectroscopy-intravascular ultrasound:scientific basis and clinical applications. Eur Heart J cardiovasc Imaging, 16(12):1299-1306.

Kini AS, Baber U, Kovacic JC, et al, 2013. Changes in plaque lipid content after short-term intensive versus standard statin therapy:the YELLOW trial (reduction in yellow plaque by aggressive lipid-lowering therapy). J Am Coll Cardiol, 62(1):21-29.

Kini AS, Vengrenyuk Y, Shameer K, et al, 2017. Intracoronary imaging, cholesterol efflux, and transcriptomes after intensive statin treatment:the YELLOW II study. J Am Coll Cardiol, 69(6):628-640.

Kolodgie FD, Burke AP, Farb A, et al, 2001. The thin-cap fibroatheroma:a type of vulnerable plaque:the major precursor lesion to acute coronary syndromes. Curr Opin Cardiol, 16(5):285-292.

Lee JB, Mintz GS, Lisauskas JB, et al, 2011. Histopathologic validation of the intravascular ultrasound diagnosis of calcified coronary artery nodules. Am J Cardiol, 108(11):1547-1551.

Madder RD, Goldstein JA, Madden SP, et al, 2013. Detection by near-infrared spectroscopy of large lipid core plaques at culprit sites in patients with acute ST-segment elevation myocardial infarction. JACC Cardiovasc Inte, 6(8):838-846.

Madder RD, Husaini M, Davis AT, et al, 2015. Detection by near-infrared spectroscopy of large lipid cores at culprit sites in patients with non-ST-segment elevation myocardial infarction and unstable angina. Catheter Cardiovasc Interv, 86(6):1014-1021.

Madder RD, Smith JL, Dixon SR, et al, 2012. Composition of target lesions by near-infrared spectroscopy in patients with acute coronary syndrome versus stable angina. Cir Cardiovasc Int, 5(1):55-61.

Madder RD, Wohns DH, Muller JE, 2014. Detection by intracoronary near-infrared spectroscopy of lipid core plaque at culprit sites in survivors of cardiac arrest. J Inva Cardiol, 26(2):78-79.

Miller CA, Chowdhary S, Ray SG, et al, 2011. Role of noninvasive imaging in the diagnosis of cardiac allograft vasculopathy. Cir Cardiovascu Imaging, 4(5):583-593.

Moreno PR, Lodder RA, Purushothaman KR, et al, 2002. Detection of lipid pool, thin fibrous cap, and inflammatory cells in human aortic atherosclerotic plaques by near-infrared spectroscopy. Circulation, 105(8):923-927.

Moreno PR, Muller JE, 2002. Identification of high-risk atherosclerotic plaques:a survey of spectroscopic methods. Curr Opin Cardiol, 17(6):638-647.

Nair A, Margolis MP, Kuban BD, et al, 2007. Automated coronary plaque characterisation with intravascular ultrasound backscatter:ex vivo validation. EuroIntervention, 3(1):113-120.

Narula J, Nakano M, Virmani R, et al, 2013. Histopathologic characteristics of atherosclerotic coronary disease and implications of the findings for the invasive and noninvasive detection of vulnerable plaques. J Am Coll Cardiol, 61(10):1041-1051.

Neumeister V, Scheibe M, Lattke P, et al, 2002. Determination of the cholesterol-collagen ratio of arterial atherosclerotic plaques using near infrared spectroscopy as a possible measure of plaque stability. Atherosclerosis, 165(2):251-257.

Oemrawsingh RM, Cheng JM, Garcia HM, et al, 2014. Near-infrared spectroscopy predicts cardiovascular outcome in patients with coronary artery disease. J Am Coll Cardiol, 64(23):2510-2518.

Oemrawsingh RM, Garcia HM, Van Geuns RJ, et al, 2016. Integrated Biomarker and Imaging Study 3 (IBIS-3)to assess the ability of rosuvastatin to decrease necrotic core in coronary arteries. EuroIntervention, 12(6):734-739.

Papayannis AC, Abedel-Karim AR, Mahwood A, et al, 2013. Association of coronary lipid core plaque with intrastent thrombus formation:a near-infrared spectroscopy and optical coherence tomography study. Catheter Cardiovasc Interv, 81(3):488-493.

Park SJ, Kang SJ, Virmani R, et al, 2012. In-stent neoatherosclerosis:a final common pathway of late stent failure. J Am Coll Cardiol, 59(23):2051-2057.

Pu J, Mintz GS, Biro S, et al, 2014. Insights into echo-attenuated plaques, echolucent plaques, and plaques with spotty calcification:novel findings from comparisons among intravascular ultrasound, near-infrared spectroscopy, and pathological histology in 2294 human coronary artery segments . J Am Coll Cardiol, 63(21):2220-2233.

Pu J, Mintz GS, Brilakis ES, et al, 2012. In vivo characterization of coronary plaques:novel findings from comparing greyscale and virtual histology intravascular ultrasound and near-infrared spectroscopy. Eur Heart J, 33(3):372-383.

Raghunathan D, Abdel-Karim AR, Papayannis AC, et al, 2011. Relation between the presence and extent of coronary lipid core plaques detected by near-infrared spectroscopy with postpercutaneous coronary intervention myocardial infarction. Am J Cardiol, 107(11):1613-1618.

Robert JD, Daron G, Robert GB, et al, 1996. Biological and medical applications of near-infrared spectrometry. Appl Spectrosc, 50(2):18A-34A.

Saeed B, Banerjee S, Brilakis ES, 2010. Slow flow after stenting of a coronary lesion with a large lipid core plaque detected by near-infrared spectroscopy. EuroIntervention, 6(4):545.

Schultz CJ, Serruys PW, van der Ent M, et al, 2010. First-in-man clinical use of combined near-infrared spectroscopy and intravascular ultrasound:a potential key to predict distal embolization and no-reflow? J Am Coll Cardiol, 56(4):314.

Sean M, Joel R, James M, 2012. Spectroscopic detection of fibrous cap thickness overlaying lipid core coronary plaques with a catheter-based near-infrared spectroscopy system. J Am Coll Cardiol, 59(13 Supplement):E308.

Sean M, Joel R, James M, 2012. TCT-291 detection of thin and thick fibrous caps overlying lipid core coronarypPlaques with a catheter-based near-infrared spectroscopy system.J Am Coll Cardiol, 60(17 Supplement):B82.

Stephen TS, Sean PM, Michel JH, et al, 2009. Near-infrared spectroscopy for the detection of lipid core coronary plaques. Curr Cardiovasc Imaging Rep, 2(4):307-315.

Stone GW, Maehara A, Muller JE, et al, 2015. Plaque Characterization to inform the prediction and prevention of periprocedural myocardial infarction during percutaneous coronary intervention:the CANARY trial (Coronary Assessment by Near-infrared of Atherosclerotic Rupture-prone Yellow). JACC Cardiovasc Interve, 8(7):927-936.

Virmanu R, Burke AP, Kolodgie FD, et al, 2003. Pathology of the thin-cap fibroatheroma:a type of vulnerable plaque. J Int Cardiol, 16(3):267-272.

Waksman R, Torguson R, Spad MA, et al, 2017. The Lipid-Rich Plaque Study of vulnerable plaques and vulnerable patients:study design and rationale. Am Heart J, 192:98-104.

Wang J, Geng YJ, Guo B, et al, 2002. Near-infrared spectroscopic characterization of human advanced atherosclerotic plaques. J Am Coll Cardio, 39(8):1305-1313.

Waxman S, Dixon SR, L'allier P, et al, 2009. In vivo validation of a catheter-based near-infrared spectroscopy system for detection of lipid core coronary plaques:initial results of the SPECTACL study . JACC Cardiovasc Imaging, 2(7):858-868.

Yonetsu T, Suh W, Abtahian F, et al, 2014. Comparison of near-infrared spectroscopy and optical coherence tomography for detection of lipid. Catheterization and Cardiovascular Interventions, 84(5):710-717.

第四篇　心血管疾病实验室检查

近三十年来，心血管疾病（cardiovascular disease，CVD）一直是发达国家人群的主要死亡原因，严重影响着人类健康，其患病率及病死率居高不下。根据《中国心血管病报告 2018》我国心血管疾病人群病死率位居首位，高于肿瘤及其他疾病。心血管疾病诊断有多种手段：超声从解剖结构角度发现异常；心电图从电生理角度发现心脏变化。检验医学则主要研究心血管疾病发生的生化机制，在心血管疾病的预防、诊断、监测、预后等方面，为临床提供重要的信息。越来越多的国内外学者聚焦于敏感而又特异的心脏标志物，以期找到快速而且可靠的方法做出诊断并进行针对性的治疗。近年来，心血管疾病检验已经成为心血管疾病领域中重要的分支学科，其创新与发展有望成为心血管内科学科未来发展中的亮点之一，将为心血管疾病的诊疗进程带来重要的影响。由于心血管疾病范围较广泛，本篇主要介绍与检验密切相关的心血管疾病（如冠心病、心力衰竭、高血压等）的实验室检测指标及临床应用。

第 16 章 动脉粥样硬化性心脏病实验室检查

动脉粥样硬化（atherosclerosis，AS）发生过程涉及动脉壁细胞、细胞外基质、血液成分、局部血流动力学、环境及遗传等诸多因素相互作用，主要损伤动脉内膜，严重时累及中层，致使动脉管壁内膜下胆固醇酯大量堆积成粥样硬化斑块，使血管壁纤维化增厚和血管腔狭窄的一种病理学改变。此外，炎症参与动脉粥样硬化发生及进展全过程。其特点是受累动脉的内膜下有类脂质的沉着，复合糖类的积聚，继而纤维组织增生和钙沉着，并有动脉中层的病变。AS 主要侵犯大动脉和中等动脉，如主动脉、冠状动脉和颅脑动脉，导致某些器官的局部组织供血不足，可造成心肌缺血、心肌梗死、脑卒中及外周血管疾病等心脑血管疾病，甚至致命。

第一节　动脉粥样硬化性心脏病风险评估标志物检验

血脂测定是临床生化检测的常规检测项目，血脂检测在协助诊断 AS，评估冠状动脉粥样硬化性心脏病危险度方面有重要应用价值。目前临床常用检测项目有总胆固醇（TC）、三酰甘油（TG）、高密度脂蛋白胆固醇（HDL-C）、低密度脂蛋白胆固醇（LDL-C）、LP（a）、ApoA-1、ApoB 等。凡能增加动脉壁内 TC 内流和沉积的脂蛋白如 LDL、β-VLDL、OX–LDL 等，为致动脉粥样硬化性因素；凡能促进胆固醇从血管壁外运的脂蛋白如 HDL，则具有抗动脉粥样硬化性作用，称为抗动脉粥样硬化性因素。

动脉粥样硬化不仅仅涉及脂质沉积过程，慢性炎症在动脉粥样硬化的发生和发展中也起着至关重要的作用。炎症级联反应中涉及的许多生物标志物已被证明与心血管不良结局相关。

一、血清脂质组合

（一）总胆固醇

血清 TC 是指血液中所有脂蛋白所含胆固醇

的总和。TC 包括游离胆固醇和胆固醇酯，肝是合成和储存的主要器官。其血清胆固醇在 LDL 中含量最多，其次是高密度脂蛋白（HDL）和极低密度脂蛋白（VLDL），乳糜微粒（CM）最低。TC 的血清浓度可作为脂代谢的指标。临床上将血 TC 浓度增高称为高胆固醇血症。

1. *检测方法*　血清 TC 测定方法包括化学法、色谱法和胆固醇氧化酶法等，其中胆固醇氧化酶法最为简便、易自动化、分析性能良好，是目前 TC 常规测定普遍使用的方法。胆固醇氧化酶法原理：血清中胆固醇酯可在胆固醇酯酶作用下分解为游离胆固醇和游离脂肪酸，胆固醇在胆固醇氧化酶的氧化作用下生成 4- 胆甾烯酮和过氧化氢（H_2O_2）。H_2O_2 在 4- 氨基安替比林和酚存在时，经过氧化物酶催化反应生成苯醌亚胺非那腙的红色醌类化合物，其颜色深浅与标本中 TC 含量成正比。该方法的敏感度和特异度较高，易于自动化，是临床上广泛使用且非常成熟的方法。

2. *临床意义*　TC 浓度升高，冠心病等心血管疾病发生的危险性增加。但 TC 对动脉粥样硬化性疾病的危险评估和预测价值不及 LDL-C 精准。2016 年《中国成人血脂异常防治指南》确定我国人群 TC 通常以 5.2mmol/L（200mg/dl）为切点，高于此水平者患冠心病的危险性明显增高。临界值：5.2 ～ 6.2mmol/L（200 ～ 240mg/dl）；高胆固醇血症：TC ＞ 6.2mmol/L（＞ 240mg/dl）。

影响 TC 水平的主要因素：①年龄与性别，TC 水平常随年龄而上升，但 70 岁后不再上升，甚至有所下降，中青年女性低于男性，女性绝经后 TC 水平较同年龄男性高。②饮食习惯，长期高胆固醇、高饱和脂肪酸摄入可使 TC 水平升高。③遗传因素，脂蛋白代谢相关酶或受体基因发生突变，是引起 TC 水平显著升高的主要原因。

（二）三酰甘油

TG 是三分子长链脂肪酸和甘油形成的脂肪分子，TG 处于脂蛋白的核心，在血中以脂蛋白形式运输。血清中 TG 在乳糜微粒、极低密度脂蛋白中含量最高。小肠细胞吸收脂肪后，整合到初生的乳糜微粒中，这些乳糜微粒通过淋巴系统进入循环。然后与载脂蛋白 Apo C- Ⅱ、Apo C- Ⅲ和 ApoE 结合，产生富含三酰甘油的脂蛋白，在肌肉或脂肪组织中，脂蛋白脂肪酶（LPL）水解 TG，释放出游离脂肪酸，可在肌肉中被利用，或储存在脂肪组织中，或重新参与合成三酰甘油。血液中除了 TG 外，还存在二酰甘油、单酰甘油。

1. *检测方法*　血清 TG 测定方法包括化学法、色谱法和酶法等，酶法同样是目前普遍采用的 TG 常规测定方法。早期测定方法是以总脂质与胆固醇和磷脂之差估算。化学法中比较准确的是二氯甲烷抽提 - 硅酸变色酸显色法，是美国疾病控制与预防中心的内部参考方法。此法抽提完全、能去除磷脂及甘油干扰、变色酸显色敏感度高、显色稳定，但因操作步骤繁多、技术要求高而不适于临床常规应用。目前几乎所有的临床实验室都用酶法检测血清 TG 水平，如脂蛋白脂肪酶 - 甘油磷酸氧化酶 - 过氧化物酶 -4- 氨基安替比林和酚法（GPO-PAP 法），具体原理：用脂蛋白脂肪酶水解 TG 生成甘油和游离脂肪酸；甘油磷酸氧化酶氧化磷酸甘油产生过氧化氢，过氧化氢在过氧化物酶的作用下使 4- 氨基安替比林和苯酚类化合物发生氧化缩合反应，生成有色的醌亚胺类化合物，再用比色法测定 TG 浓度。此法具有简便快速、微量、精密度高的优点，且特异性强，易于达到终点，线性范围宽，并能在自动化生化分析仪上进行批量测定。目前多数 TG 酶法测定的是总甘油，部分酶法扣除游离甘油。建议采用酶法进行血清 TG 水平测定，一般可使用总甘油测定方法，必要时应考虑使用可消除游离甘油影响的测定方法。

2. *临床意义*　TG 水平受遗传和环境因素的双重影响，与种族、年龄、性别及生活习惯（如饮食、运动等）有关。TG 水平个体内及个体间变异大，同一个体 TG 水平受饮食和不同时间等因素的影响，所以同一个体在多次测定时，TG 值可能有较大差异。人群中血清 TG 水平呈明显正态分布。

血清 TG 是一项重要的临床血脂常规测定指标，特别是随着对其致 AS 作用研究的深入，TG 已成为冠心病的一项独立危险因素。2016 年《中国成人血脂异常防治指南》确定我国人群 TG 通常以 1.7mmol/L（150mg/dl）为切点，高于此水平者患冠心病的危险性明显增高。边缘升高：1.7 ～ 2.3mmol/L（150 ～ 200mg/dl），升高：TG ＞ 2.3mmol/L（200mg/dl）。

TG 轻、中度升高者，即 2.3 ～ 5.6mmol/L（200 ～ 500mg/dl），常反映 VLDL 及其残粒（颗粒更小的 VLDL）增多，这些残粒脂蛋白由于颗粒变小，可能具有直接致动脉粥样硬化作用。但多数研究提示，TG 升高很可能是通过影响 LDL 或 HDL 的结构而具有致动脉粥样硬化作用。

严重高 TG 血症，即空腹 TG ≥ 5.7mmol/L（500mg/dl），常伴发急性胰腺炎。低 TG 血症是指 TG ＜ 0.56mmol/L，可见于遗传性疾病，如无 β 脂蛋白血症，或继发于严重肝脏疾病、癌症晚期、恶病质等。

（三）低密度脂蛋白胆固醇测定

低密度脂蛋白（LDL）由 VLDL 和 IDL 转化而来。LDL 颗粒中含胆固醇约 50%，是血液中胆固醇含量最多的脂蛋白，故称为富含胆固醇的脂蛋白。单纯性高胆固醇血症时，胆固醇浓度的升高与血清 LDL-C 水平呈平行关系。故 LDL-C 浓度基本能反映血液 LDL 总量。

1. *检测方法* 血清 LDL-C 测定方法包括超速离心法、电泳法、色谱法、公式计算法、沉淀法、匀相法等，常规采用的主要方法为公式计算法、沉淀法和匀相法。公式计算法曾是国际上使用最普遍的 LDL-C 测定方法，目前在部分国家仍被广泛使用。此法常用公式是 Friedewald 公式：LDL-C= TC-HDL-C- TG/5（mg/dl）或 LDL-C=TC-HDL-C-TG/2.2（mmol/L）。有些国家曾用沉淀法测定 LDL-C，但因其特异性有限且操作烦琐，应用不甚广泛。匀相法是我国目前测定 LDL-C 的主要方法，包括清除法、杯芳烃法、可溶性反应法和保护性试剂法等，这类方法使用方便，可分析高 TG 样品，但部分方法可能存在特异性问题。临床常规采用匀相法测定 LDL-C。

2. *临床意义* 血清 LDL-C 的理想水平：LDL-C ＜ 2.6mmol/L；适宜水平：LDL-C ＜ 3.4mmol/L；边缘升高：LDL-C 3.4 ～ 4.1mmol/L；升高：LDL-C ＞ 4.1mmol/L。

LDL-C 对个体或群体动脉粥样硬化性心血管疾病发病危险具有独立的预测作用。LDL-C 是动脉粥样硬化性心脏病进行危险评估时重要标志物，可以对高危人群进行更精确的风险分层和预测。降低 LDL-C 水平，可显著减少动脉粥样硬化性心血管疾病的发病及死亡危险。

LDL-C 是调脂治疗的首要干预靶点。血脂异常尤其是 LDL-C 升高是导致动脉粥样硬化性心血管疾病发生、发展的关键因素。国内外血脂异常防治指南均强调，LDL-C 在 ASCVD 发病中起着核心作用，提倡以降低血清 LDL-C 水平来防控动脉粥样硬化性心脏病的危险。动脉粥样硬化性心脏病低、中危人群 LDL-C 目标值＜ 3.4mmol/L（130mg/dl）；高危人群 LDL-C 目标值＜ 2.6mmol/L（100mg/dl）；极高危人群 LDL-C 目标值＜ 1.8mmol/L（70mg/dl）或较基线水平降低幅度＞ 50%；超高危人群要求 LDL-C ＜ 1.4mmol/L（55mg/dl）或较基线水平降低幅度＞ 50%。

（四）高密度脂蛋白胆固醇测定

高密度脂蛋白是血清中颗粒最小，密度最大的一组脂蛋白，按照密度大小分为 HDL_1、HDL_2、HDL_3。HDL 是一个具有多种功能的蛋白，可以从血管壁逆转运胆固醇至肝细胞进行分解代谢，可减少胆固醇在血管壁的沉积，起到抗动脉粥样硬化作用。因为 HDL 中胆固醇含量比较稳定，故目前多通过检测其所含胆固醇的量，间接了解血中 HDL 水平。非 -HDL-C 是指除 HDL 以外其他脂蛋白中含有的胆固醇总和，包括 LDL-C 与 VLDL-C，计算公式：非 HDL-C=TC － HDL-C。

1. *检测方法* 血清 HDL-C 测定曾出现过许多方法，大致可分为超速离心法、电泳法、色谱法，沉淀法、匀相法等。早期 HDL-C 常规测定主要采用的是沉淀法，经严格论证的沉淀法可实现较高的分析特异性，但其主要缺点是须预先对标本进行沉淀、离心等处理，结果易受高 TG 的影响。目前 HDL-C 常规测定的主要方法为匀相法，包括清除法、PEG 修饰酶法、选择性抑制法、免疫分离法等，匀相法的最大优点是使用方便，不需要样品处理，分析性能良好，但部分方法可能存在特异性问题。临床普遍采用匀相法进行血清 HDL-C 常规测定。

2. *临床意义* 血清 HDL-C 的合适水平：1.04 ～ 1.55mmol/L，HDL-C 高低也明显受遗传因素影响。严重营养不良者，伴随血清 TC 明显降低，HDL-C 也低下。肥胖者 HDL-C 也多偏低。吸烟可使 HDL-C 下降。糖尿病、肝炎和肝硬化等疾病状态可伴有低 HDL-C。高 TG 血症患者通常伴有低 HDL-C。而运动和少量饮酒会升高 HDL-C。

大量的流行病学资料表明，HDL-C 是冠状动脉粥样硬化疾病的保护性标志物，HDL-C 水平与动脉粥样硬化性心脏病发病危险呈负相关。随着 HDL-C 水平降低，心血管疾病发病危险性增加。

非 -HDL-C 作为动脉粥样硬化性心脏病及其

高危人群防治时调脂治疗的次要目标，适用于TG水平在2.3～5.6mmol/L（200～500mg/dl）时，LDL-C不高或已达治疗目标的个体。在保证LDL-C达标的前提下，力争将非-HDL-C控制于目标值范围。动脉粥样硬化性心脏病低、中危人群非-HDL-C目标值＜3.4mmol/L（130mg/dl）；高危人群非-HDL-C目标值＜2.6mmol/L（100mg/dl）；极高危人群非HDL-C目标值＜1.8mmol/L（70mg/dl）；超高危人群要求非-HDL-C＜1.4mmol/L（55mg/dl）。

（五）脂蛋白（a）

脂蛋白（a）［lipoprotein（a），LP（a）］是利用免疫方法发现的一类特殊脂蛋白。它密度介于HDL与LDL之间的，并与两者重叠的一种特别脂蛋白。Lp（a）脂质成分类似于LDL，但其载脂蛋白部分除含有一分子Apo B100外，还含有一分子Apo（a）。有关Lp（a）合成和分解代谢的确切机制了解尚少。

1. *检测方法*　血清Lp（a）测定基本上基于免疫化学原理。早期测定多采用免疫电泳法、免疫扩散法、放射免疫法和酶联免疫吸附法等，这些方法操作复杂，分析性能有限，现已很少使用。目前主要采用免疫比浊法，包括透射比浊法和散射比浊法，这些方法使用方便，分析性能良好，部分Lp（a）测定方法可能存在较明显的特异性问题。

2. *临床意义*　血清Lp（a）浓度主要与遗传有关，基本不受性别、年龄、体重和大多数降胆固醇药物的影响。正常人群中Lp（a）水平呈明显偏态分布，虽然个别人可高达1000mg/L以上，但80%的正常人在200mg/L以下。通常以300mg/L为切点，高于此水平者患冠心病的危险性明显增高，提示Lp（a）可能具有致动脉粥样硬化作用，但尚缺乏临床研究证据。此外，Lp（a）增高还可见于各种急性时相反应、肾病综合征、糖尿病、肾病、妊娠和服用生长激素等。在排除各种应激性升高的情况下，Lp（a）被认为是动脉粥样硬化性心血管疾病的独立危险因素。

（六）载脂蛋白

血清载脂蛋白（apoliporprotein，Apo）是脂蛋白的蛋白部分，包括Apo A_{I}、Apo A_{II}、Apo C_{II}、Apo CⅢ、Apo B，其中Apo A_{I}、Apo B是常用的常规检测项目。Apo AI是Apo A含量最多的组分，由肝脏、小肠合成，它占HDL总蛋白的65%～75%，也少量存在于乳糜微粒（CM）、VLDL和LDL中。Apo B主要分为Apo B_{48}和Apo B_{100}两个亚类。其中含量最多的是Apo B_{100}，占95%，它是由肝细胞合成的，少数可在小肠合成。Apo B_{100}是LDL的主要蛋白。

1. *检测方法*　血清载脂蛋白的检测基本上是基于免疫化学原理，如单项免疫扩散法、电免疫分析、放射免疫分析、透射比浊法。其中，比浊法自动化程度高，适合临床的大批量检测，是目前最常用的方法。

2. *临床意义*　正常人群血清Apo A_{I}水平多在1.2～1.6g/L，女性略高于男性。血清Apo AI可以反映HDL水平，与HDL-C水平呈明显正相关，其临床意义也大体相似。

正常人群中血清Apo B多在0.8～1.1g/L范围内。90%的Apo B分布在LDL中。除特殊说明外，临床常规测定的Apo B通常指的是Apo B100。血清Apo B主要反映LDL水平，与血清LDL-C水平呈明显正相关，两者的临床意义相似。在少数情况下，可出现高Apo B血症而LDL-C浓度正常的情况，提示血液中存在较多小而密的LDL（small dense low-density lipoprotein，sLDL），故Apo B与LDL-C同时测定有利于临床判断。

二、超敏C反应蛋白

C反应蛋白（C reactive protein，CRP）是一种急性时相反应蛋白，因可以与肺炎球菌荚膜多糖物质反应而命名。CRP主要由肝脏细胞合成，血浆中主要形式是115KD的五聚体。在感染应答中，CRP的水平会随着炎症反应而升高，它是一种非特异急性时相反应蛋白，即是一种急性期反应蛋白，炎症/感染过程中由炎症因子IL-6等诱导肝脏合成增加。CRP具有促炎和抗炎特性。它通过与磷酸胆碱、磷脂、组蛋白、染色质和纤维连接蛋白结合，在识别和清除外来病原体和受损细胞方面发挥作用。它可以激活经典补体途径，也可以通过Fc受体激活吞噬细胞，加速清除细胞碎片、受损或凋亡细胞和外来病原体。CRP是鉴别细菌和病毒感染的重要标志物。

随着检验技术的发展，能够用极其灵敏的方法检测出极低浓度的CRP（0.1～10mg/L），称为超敏或高敏C反应蛋白（hs-CRP）。国内外研究表明，hs-CRP的微小变化与心血管疾病密切相关。

1. 检测方法　检测方法主要包括酶联免疫法、颗粒增强免疫比浊法等。目前临床广泛使用的是乳胶颗粒免疫比浊法。其原理是利用吸附在乳胶颗粒上的CRP的抗体与CRP抗原发生凝集反应形成不同大小的乳胶颗粒，这些颗粒可以阻断光线透射，因此可以根据光线减弱的程度来计算出对应CRP的浓度。

2. 临床意义　hs-CRP是心脑血管疾病的重要独立危险因素之一，主要用于心血管疾病以及预防中冠心病发生危险性的评估。hs-CRP < 1mg/L为低危，1 ～ 3mg/L为中危，hs-CRP > 3mg/L为高危。美国心脏协会（AHA）建议对无症状低风险、中度或异常冠心病风险的患者、无症状高危患者和按Framingham标准归类为中度风险的高血压患者进行hsCRP测量，以评估10年冠心病风险。联合检测hs-CRP和血脂检查（TC/HDL-C），相比单独进行其中一项检查具有更好的预测价值。

三、纤维蛋白原

纤维蛋白原（fibrinogen，Fg）是由肝脏合成的一种可溶性糖蛋白，由3条多肽链组成，分别为α，β，γ，多肽链间则通过二硫键彼此相连。Fg一方面可在凝血酶和凝血因子的作用下形成纤维蛋白凝块，纤维蛋白凝块可在纤溶酶作用下分解；另一方面直接在纤溶酶的作用下，降解成X、Y、E、D等片段，早期的降解片段X、Y有抗凝血酶的作用。此外，在正常的动脉内膜上几乎是检测不到纤维蛋白（fibrin，Fn），纤维蛋白原和纤维蛋白及其降解产物在动脉粥样硬化斑块中积累，这种积累与血浆纤维蛋白原水平成正比。纤维蛋白一旦进入动脉内膜，即可刺激平滑肌细胞增殖及移动。

1. 检测方法　检测方法有PT演算法、Clauss法、免疫比浊法等。凝血仪多采用Clauss方法及磁珠法。Clauss方法是向待检血浆中加入凝血酶，检测血浆凝固时间，根据凝固时间同血浆纤维蛋白原含量呈正相关的原理，计算出血浆纤维蛋白原的含量。磁珠法是以电磁感应为原理，通过检测血浆凝固过程黏度变化导致钢珠振幅的变化来确定凝固终点，避免了血浆和试剂等因素的干扰。

2. 临床意义　纤维蛋白原除了作为炎症生物标志物外，还是血浆中主要的凝血因子，在血小板聚集、纤维蛋白形成和血浆黏度等方面发挥重要作用。多数研究发现Fg在冠心病发生、发展的各阶段均发挥着重要作用。纤维蛋白原增加了预测冠心病患者死亡及再发心肌梗死的风险，同时还可预测冠状动脉粥样硬化进展的价值。纤维蛋白原已被确定为心血管疾病的主要独立危险因素，当Fg每升高1g/L，冠心病发病风险升高80%。

第二节　心肌损伤标志物与检验

心肌损伤标志物是指心肌损伤时释放到外周血中并被检测到的蛋白质类和（或）酶类物质。通过对该类物质的检测可为急性心肌梗死及其他伴有心肌损伤的疾病的临床诊断、病情监测及危险分层等有提示作用。理想的心肌损伤标志物除具有高敏感度和高特异度外，还应具有以下特性：①主要或仅存在于心肌组织，在心肌中有较高的含量，可反映小范围的损伤；②能检测早期心肌损伤，且窗口期长；③能估计梗死范围大小，判断预后；④能评估溶栓效果。酶类心脏标志物主要有血清天冬氨酸转氨酶、血清乳酸脱氢酶及其同工酶、血清肌酸激酶及其同工酶；蛋白质类心脏标志物包括肌钙蛋白、肌红蛋白等。

一、心肌酶谱

（一）血清天冬氨酸转氨酶

血清天冬氨酸转氨酶（AST）广泛分布于人体各组织，其在肝脏、骨骼肌、肾脏、心肌含量丰富，其有两种同工酶：ASTs和ASTm，分别存在于可溶性细胞质和线粒体。红细胞内AST约为血清的10倍，轻微溶血会使检测结果升高。

1. 检测方法　通常采用酶偶联速率法检测酶活性浓度，利用酶催化底物发生一系列生物化学反应，最终可用检测技术进行测定。利用 AST 催化丙氨酸和 α- 酮戊二酸之间的氨基转移反应，检测 340nm 处吸光度变化，与 AST 酶活性成正比。

2. 临床意义及评价　血清 AST 活性升高，多来自于心肌及肝脏损伤。AST 在 AMI 梗死后 6 ～ 12 小时开始升高，24 ～ 48 小时达到高峰，持续 5 天或者 1 周开始下降。AST 与丙氨酸转氨移酶（ALT）联合用于评价肝脏损伤。由于 AST 升高并不能准确反映是否是心肌损伤，其特异性、灵敏度均较差，因此不主张将 AST 单项用于心肌梗死的诊断。临床检测 AST 联合其他指标可用于辅助评估心肌损伤程度。

（二）血清乳酸脱氢酶

乳酸脱氢酶（LD）是葡萄糖无氧酵解中调节丙酮酸转化为乳酸的关键酶，广泛存在于肝、心脏、骨骼肌、肺、脾脏、脑、红细胞、血小板等组织细胞的胞质和线粒体中。LD 是分子量 135KD 的四聚体，由 M 型和 H 型亚单位构成 5 种同工酶：H4（LD1）、MH3（LD2）、M2 H2（LD3）、M3 H（LD4）、M4（LD5）。心脏以 LD1 和 LD2 为主。

1. 检测方法　LD 通常采用速率法检测总活性。检测原理与 AST 相似，测定 L- 乳酸盐生成丙酮酸盐的氧化反应，同时伴有烟酰胺腺嘌呤二核苷酸（NAD）的还原，生成还原的 NADH 导致 340nm 处波长的吸光度发生变化，这种变化与乳酸脱氢酶的活性成正比。该方法简便、灵敏，不需要特别设备，适用于临床高通量检测。

2. 临床意义及评价　LD 和 LD1 在急性心肌梗死后发作后 8 ～ 12 小时出现在血中，48 ～ 72 小时达峰值，7 ～ 12 天恢复正常。LD 不具有组织特异性，故其特异性也较差，现在多不采用 LD 用于 AMI 的诊断。红细胞内还有丰富的 LD，标本溶血将导致结果偏高。在 AMI 诊断明确时，无须检测 LD 及其同工酶。

（三）血清肌酸激酶及其同工酶

血清肌酸激酶（CK）是心肌中重要的能量调节酶，在 ATP 提供的能量下，催化肌酸生成磷酸肌酸及 ATP。CK 存在于需要大量能量供应的组织，除肌肉外，还常见于肾脏远曲小管、脑组织。CK 是由 M 和 B 组成的二聚体，其亚型分为 CK-MM、CK-MB、CK-BB。CK-BB 存在于脑组织中，CK-MM 和 CK-MB 主要存在各肌肉组织中，其中 CK-MB 主要存在心肌中。

1. 检测方法　CK 通常采用速率法检测总活性。全自动生化分析仪上检测 340nm 波长处吸光度的变化，即可推算出所测标本中总 CK 的浓度。CK-MB 的检测是用免疫抑制酶法，利用抗 CK-MM 抗体抑制 M 亚单位活性，通过检测 B 亚基活性乘以二所得即 CK-MB 活性。所以由于方法学的限制，会出现 CK-MB 活性假性增高甚至高于 CK 总活性的现象。

2. 临床意义及评价　在心肌酶谱中，CK 及 CK-MB 是最重要的酶标志物。既可以较早诊断 AMI，也可以用于估计梗死范围大小及再梗死。CK 和 CK-MB 在 AMI 发生后 4 ～ 6 小时开始升高，24 小时达峰值，48 ～ 72 小时恢复正常。CK-MB 可以用于评估再灌注的效果，溶栓后几小时内，CK-MB 还会继续升高，出现“冲洗现象”。CK-MB 评估再灌注疗效优于肌钙蛋白 T（Troponin T，cTnT）。CK-MB 升高也可见于骨骼肌疾病，特异性较肌钙蛋白（cTn）差。

二、蛋白类心脏损伤标志物

（一）心肌肌钙蛋白（cTn）

肌钙蛋白是一种位于骨骼肌和心肌纤维中的蛋白家族。肌钙蛋白有三种不同类型：肌钙蛋白 C（TnC）、肌钙蛋白 T（TnT）和肌钙蛋白 I（TnI）。TnI 只存在于心肌内，TnT 几乎全存在于心肌内，少数存在于骨骼肌中。当心肌细胞损伤时，心肌肌钙蛋白 I 和 T 被释放到血循环中。心肌细胞受损后，这些蛋白质的全身性血液浓度升高。

1. 检测方法　心肌肌钙蛋白 T（cTnT）可采用电化学发光检测方法。cTnT 检测试剂盒由罗氏制造商生产，最低检测限为 0.003μg/L。心肌肌钙蛋白 I（cTnI）使用化学发光检测方法检测，多家制造商都建立了心肌肌钙蛋白 I（cTnI）检测方法，每个制造商使用不同的抗体对，国际临床化学联合会（International Federation of Clinical Chemistry）列出了多达 25 种商业化的 cTnI 检测方法，由于 TnI 分析的异质性，患者使用不同分析方法可得到不同检测结果，跨平台 cTnI 检测的标准化仍然是一项具有挑战性的任务。

2. 临床意义及评价　cTnT 非心脏病患者＜0.1μg/L，危急值≥ 1μg/L；cTnI 非心脏病患者＜

0.03μg/L，AMI 的界值（cut-off）为 0.5μg/L。对于想尽快排除 AMI 的患者，在缺少决定性心电图依据的情况下推荐连续抽血监测生化标志物可及时诊断。

心肌肌钙蛋白是目前诊断心肌损伤、坏死时特异度和敏感度最高的生物标志物，在急性冠脉综合征的危险分层中也有重要的临床应用价值，取代 CK-MB 成为“金标准”。cTn 特别有利于诊断没有及时到医院的心肌梗死、不稳定型心绞痛或心肌炎导致一过性损伤的患者。

cTnT 在 AMI 发生的 3 ～ 6 小时开始升高，10 ～ 24 小时达高峰，10 ～ 15 天恢复正常。cTnI 在 AMI 发生的 4 ～ 6 小时开始升高，14 ～ 36 小时达高峰，5 ～ 10 天恢复正常。其在 AMI 后发生的 3 ～ 12 小时开始升高，并在发作数天后仍异常，故肌钙蛋白用于诊断 AMI 价值远远优于 CK-MB，但是其窗口期时间较长，即在血液循环中存留过长时间，不能用于诊断近期再梗死，对评估再灌注疗效的价值也有限。

cTnT 和 cTnI 检测作为心肌损伤的重要生物学检验指标，随着检测方法的改进，其检测阈值不断降低，敏感度也得到了保障，目前已经有高敏心肌肌钙蛋白 T（high sensitivity troponin，hs-cTnT）检测，可以检出非常微小的心肌损伤，可以在急性心肌梗死后 1 小时内检测到，具有高敏感度和高特异度，为众多指南所推荐。2018 年欧洲心血管协会发布的第四版心肌梗死定义中将 hs-cTnT 超过健康参考人群上限的第 99 百分位应该被用作诊断标准之一。

近年来研究表明，hs-cTnT 升高除心肌坏死外，还可见于肺栓塞、心包炎、心力衰竭等疾病。由于 hs-cTnT 的升高与缺血性病因甚至心脏病因不一定相关，所以在 AMI 的诊断中可能存在较大的假阳性结果。因此，使用 hs-cTnT 准确诊断急性心肌梗死还需要综合考虑患者的体征、症状、心电图和其他实验室检测结果。

（二）肌红蛋白

肌红蛋白（myoglobin，Mb）是一种氧结合蛋白，广泛存在于骨骼肌、心肌平滑肌胞质中，分子量较小，约 17.8KD，故心肌损伤的早期即出现异常。是目前公认的 AMI 早期诊断标志物之一。

1. *检测方法* Mb 多采用化学发光及电化学发光检测方法。

2. *临床意义及评价* Mb 在 AMI 发生后的 2 小时即升高，6 ～ 9 小时达高峰，24 ～ 36 小时恢复至正常。Mb 是至今出现最早的急性心肌梗死的标志物之一，在血液循环中消除很快，因而也是判断在梗死的良好指标。因为 Mb 存在于所有的横纹肌中，很难确定 Mb 血浆浓度升高是心肌损伤还是骨骼肌损伤的结果。当肾脏不能有效过滤 Mb 时，Mb 水平也会在肾功能受损的患者中升高。因此，Mb 本身只能作为排除 AMI 的筛选方法。建议 Mb 应该与其他标志物联合诊断 AMI。

（三）心脏型脂肪酸结合蛋白

脂肪酸结合蛋白（fatty acid-binding protein，FABP）是一组负责脂肪酸和亲脂物质进出细胞的蛋白。组织特异性 FABPs 有几种类型，包括肝脏型、肠型、心脏型、脂肪细胞型、表皮型、回肠型、脑型、髓蛋白型和睾丸型。其中心脏型脂肪酸结合蛋白（H-FABP）是一种低分子质量的可溶性蛋白质，广泛存在于心脏细胞胞质内，参与细胞内脂肪酸转运及代谢调节。在 AMI 早期，由于心肌细胞对缺血、缺氧高度敏感，动员脂肪酸提供能量，导致心肌细胞内 H-FABP 迅速升高，又由于 H-FABP 相对分子量小，可快速释放入血，经肾脏排泄。

1. *检测方法* H-FABP 多采用酶联免疫法，乳胶颗粒增强免疫法等。

2. *临床意义及评价* 在心肌损伤 20 分钟，血中 H-FABP 开始升高，且升高程度与梗死面积密切相关，4 ～ 6 小时达高峰后随尿排出，24 ～ 30 小时可恢复到正常水平。H-FABP 也可以作为 AMI 损伤的早期诊断。研究表明，H-FABP 浓度对发病 3 小时内 AMI 的检测敏感度高于肌红蛋白，但与发病 3 ～ 6 小时的肌红蛋白浓度相近。在不稳定型心绞痛患者中，H-FABP 浓度与肌红蛋白浓度一样升高。然而，在没有不稳定心绞痛的非梗死患者中，H-FABPc 浓度的增加频率低于肌红蛋白浓度。这些结果表明，在急性心肌梗死 6小时内，H-FABP 是一种比肌红蛋白更敏感、更特异的标志物，尤其是胸痛发作后 3 小时内，血清 H-FABP 浓度的测定可为急性心肌梗死的早期诊断提供有价值的信息。

各心脏标志物本身有不同的灵敏度和特异度，如 Mb 灵敏度很高但特异度较差，CK-MB 的峰值高但特异度不如 cTn，cTn 的特异度最高，灵敏度但又比 Mb 差一点，因此三者结合后在综合同步分析阳性和阴性结果的基础上，可以得到最高的正确性，可以为心肌损伤患者提供准确可靠的诊断、危险分层和预后的依据，尤其是多项同步检测具有更好的诊断结果，敏感度更高，对避免误诊及漏诊，具有更快速、更有效、更准确等优点。对风险评估的多种标志物，如果按照反映不同病理机制的生物标志物结合在一起测试的原则，风险评估的效果将会得到提高，也可以鉴别诊断临床症状相同的不同心血管疾病。

（陶志华）

第 17 章
心力衰竭实验室检查

心力衰竭（以下简称“心衰”）是所有心血管疾病的必然终点。心衰涉及神经内分泌激素激活、心肌牵拉、心肌损伤、心脏基质重构、炎症、氧化应激及肾功能不全等病理生理学过程，其中每个方面均涉及相关生物标志物。

第一节　心力衰竭标志物

一、心肌负荷标志物及心肌损伤标志物

（一）B 型脑钠肽及 B 型利钠肽原 N 端肽

心室肌细胞在心室容积增加和左心室压力超负荷的刺激下，首先合成一个 134 氨基酸的 B 型利钠肽原前体（pre-proBNP），细胞内水解脱去一个 26 氨基酸的信号肽，生成一个 108 个氨基酸的 B 型利钠肽原（pro-BNP），释放入血后继续在水解酶的作用下，进一步分解成 76 个氨基酸组成的 B 型利钠肽原 N 端肽（NT-proBNP）和 32 个氨基酸的 BNP，两者等摩尔释放入血。其中 BNP 具有调节体液及体内钠平衡及血压的生物学活性，主要通过结合利钠肽清除受体，继而被降解，BNP 的半衰期为 22分钟。NT-proBNP 不具有生物学活性，主要通过肾脏排泄清除，NT-proBNP 的半衰期是 120分钟。

1. 检测方法　多采用酶联免疫法，化学发光和电化学发光检测方法等。

2. 临床意义及评价　血清 / 浆 BNP 及 NT-proBNP 浓度是迄今为止应用最广泛的评价心脏功能及诊断心力衰竭较敏感的心脏标志物。BNP 及 NT-proBNP 升高的程度与心力衰竭严重程度成正比，当患者出现心力衰竭的时候，血中 BNP 及 NT-proBNP 水平增加，当心力衰竭得到控制时，BNP 及 NT-proBNP 水平下降，但仍高于正常水平。BNP 及 NT-proBNP 水平正常，可排除心力衰竭的存在，具有很高的阴性预测值。BNP ＜ 100pg/ml 可用于排除急性失代偿性心力衰竭的诊断。NT - proBNP 临界值为 450pg/ml（年龄＜ 50 岁），900pg/ml（50 ～ 75 岁），1800pg/ml（年龄＞ 75 岁）。当 BNP ＞ 400pg/ml 或 NT-proBNP ＞ 450pg/ml（年龄＜ 50 岁），900pg/ml（50 ～ 75 岁），1800pg/ml（年龄＞ 75 岁）应考虑心力衰竭的诊断。

BNP/NT-proBNP 可作为评估急慢性心衰患者预后的标志物。研究显示，BNP 水平每升高 100pg/ml，慢性心衰患者死亡风险将升高 35%。若伴随心功能分级、血流动力学数据的恶化，指导意义更大。BNP ＞ 480 ～ 840ng/ml 或 NT-proBNP ＞ 1000pg/ml 的急性心力衰竭患者事件率显著升高，出院前 BNP/NT-proBNP 水平及住院期间变化率对于急性心力衰竭预后评估更有意义。

BNP 和 NT-proBNP 在临床应用上有诸多类似之处让许多临床医生易把二者混淆在一起，但实际上由于二者在生物学方面的差异也造成了它们在临床上有许多不同之处，需要在临床研究和实际应用中区别对待。例如，在临床应用方面，BNP 跟 NT-proBNP 相比，受肾功能的影响更小一些；另外，由于半衰期原因，BNP 在监控心衰患者药物治疗方面能更灵敏地反映患者治疗当下的状态。

（二）心肌肌钙蛋白（cTn）

由于心排血量下降，心力衰竭患者可能出现氧供失衡，心脏前负荷的逐步增加会使氧供失衡进一步恶化，进而发生心肌缺血及心肌损伤。因此，心肌损伤标志物 cTnT 和 cTnI 与心力衰竭的病程进展有很大相关性，伴有基础危险因素的患者可出现 TnT/TnI 表达量升高，应用高敏 TnT/TnI 方法进行检测时，心肌损伤标志物升高的患者比例出现进一步上升，心肌损伤标志物的动态升高与心力衰竭的发生率显著相关性。

二、炎症因子及心肌纤维化标志物

组织损伤通常可以引发自身炎症反应，炎症反应的组分（包括促炎因子、细胞黏附因子、趋化因子）能够参与应激反应和组织修复过程，但长期的慢性炎症反应同样导致心肌纤维化和心力衰竭的进展。细胞表面受体可以被蛋白酶降解并分泌入血，与其他入血的炎症因子一起可以作为心力衰竭的潜在生物标志物。已被证明与心衰病程显著相关的标志物包括：C 反应蛋白（C reactive protein，CRP）、肿瘤坏死因子 α（Tumor necrosis factor - α，TNF - α）、白介素 1（Interleukin -1，IL - 1）、白介素 6（Interleukin - 6，IL - 6）等经典炎症因子，一些新型的炎症标志物同时能够直接参与心肌纤维化和心肌重构的病理生理过程，也被证实能够作为心力衰竭生物标志物。其中包括可溶性肿瘤抑制因子 -2 （sST2）、半乳糖凝集素 3（Glactin - 3，Gal - 3）、生长分化因子 15（Growth differentiation factor 15，GDF - 15）。

可溶性肿瘤抑制因子 -2 （sST2）是白细胞介素（IL）-33 受体的循环形式。IL-33 与其受体（ST2 配体）相互作用对受损心脏具有抗炎、抗纤维化作用，而这些作用可被 sST2 减弱。sST2 是一种“诱骗”受体，与 IL-33 结合从而减少 IL-33 与 ST2 的结合，抑制了 IL-33/ST2 信号通路，阻断了该通路的心脏保护作用，引起心室功能障碍与重构。

半乳糖凝集素 3（Gal-3）是一种 29-35KD 的糖结合蛋白，在细胞质和细胞核之间穿梭，可以分泌至血液循环中，由于其在炎症细胞中的表达和直接的促纤维化作用，Gal-3 被认为是炎症和纤维化之间的“联系”。研究表明，Gal-3 通过促进心肌纤维化和炎症反应参与心肌重塑相关的过程，在心衰的病理生理过程中发挥作用。

临床意义及评价: 传统的炎症标志物 TNF-α、IL-6 和 CRP 能够在一定程度上预测新发心力衰竭事件，其中 IL-6 的预测作用最强。在各种新兴生物标志物中，sST2 反映心肌细胞受到生物机械刺激后的应变，是心肌细胞肥厚和纤维化的标志，且不受年龄、肾功能损害和体重指数的影响，故特异度较高。sST2、 GDF - 15 联合 BNP/NT - proBNP，cTnT/cTnI 对新发心衰有一定的预测作用。sST2 对急性失代偿性心衰的诊断有重要的辅助作用，具有较高的阴性预测值。sST2 的水平与慢性心力衰竭患者的预后呈负相关，sST2 界值定为 35pg/ml 时，可以较好地区分高危和低危患者。重复测量 sST2 能够获得更高的预测效能，若心力衰竭患者的 sST2 水平呈动态上升，则提示预后不良。

在心力衰竭患者中，Gal-3 的循环浓度升高，并与疾病的严重程度和预后相关。Gal-3 能在一定程度上反映急性心力衰竭患者的短期预后和长期预后，Gal-3 的水平较为稳定，受治疗的影响不大，作为生物标志物很有前景，但其具体界值还需要进一步研究。

第二节　心力衰竭药物治疗浓度监测与检验

洋地黄类药物通过抑制衰竭心肌细胞膜 Na^+/K^+-ATP 酶，使细胞内 Na^+ 离子浓度升高，促进 Na^+-Ca^{2+} 交换，提高细胞内 Ca^{2+} 离子浓度，发挥正性肌力作用，主要用于治疗各种伴有心力衰竭的心脏病。地高辛治疗窗窄，个体差异大，即使常规剂量也可能引起呕吐、恶心、心悸、胸闷等中毒现象。地高辛 80% 经肾小球滤过和经肾小管分泌排泄，肾脏清除率降低，消除地高辛半衰期延长而使地高辛血药浓度增加。甲亢患者地高辛吸收减少，血药浓度降低。相反甲减患者极易中毒。药物相互作用也会影响地高辛血药浓度。地高辛是国内公认的常规监测药物。因此对地高辛血药浓度的检测，确保临床用药安全具有重大意义。

检测方法：地高辛药物浓度监测一般均用血

清，其消除半衰期约 36 小时，只有在消除相，心肌与血药浓度比值才恒定。过早或过迟采样都有可能因过低的地高辛血药浓度值而误导医生增加剂量容易造成地高辛蓄积中毒。正确的采样时间是多在连续用药 10 天以上药物达稳态后于末次服药至少 8 小时后进行。但如果患者达稳态前即出现中毒表现，则应立即采血。

地高辛的血药浓度常用免疫法测定，如放射免疫法、荧光偏振免疫法等均有试剂盒供应。免疫法测定地高辛血药浓度，特异性易受干扰。液相色谱串联质谱分析（LC-MS/MS）法利用液相色谱分离，质谱检测。具有快速、准确、抽血量小、可批量检测、样品清理简单，灵敏度高，专属性强，不易产生交叉反应，但是该类仪器价格昂贵，且维护费用极高，因此其临床应用受限。

（陶志华）

第 18 章
高血压实验室检查

高血压是以体循环动脉压升高为主要表现的心血管综合征，可分为原发性高血压和继发性高血压。原发性高血压是心脑血管最重要的危险因素，常与其他心血管危险因素共存，可损害重要的脏器，如心、脑、肾脏的结构和功能，最终导致上述器官的功能衰竭。

高血压的实验室检查主要用于鉴别血压的发生机制，以鉴别原发性和继发性高血压，继发性高血压主要通过实验室检查寻找原发病病因。可通过检测 24 小时尿儿茶酚胺、肾素、血管紧张素、醛固酮、电解质等辅助诊断、了解病情、治疗监测和药物的选择等。

第一节　高血压标志物与检验

一、血浆及尿中儿茶酚胺及其代谢产物测定

肾上腺髓质分泌的激素包括肾上腺素（Epinephrine，E），去甲肾上腺素（Norepinephrine，NE）及多巴胺（Dopamine，DA），统称为儿茶酚胺类激素，E 和 NE 的中间代谢产物甲氧基肾上腺素（Metanephrine，MN）、甲氧基去甲肾上腺素（Normetadrenaline，NMN），两种合称 NMs；终末代谢产物为 3- 甲氧基 -4- 羟甲基苦杏仁酸（3-methoxy-4-hydroxy mandelic acid vanillylman-delic acid，VMA）。多巴胺的主要代谢产物为 3，4 - 二羟苯乙酸和高香草酸(3,4-dihydroxyphenylacetic acid and homovanillic acid，HVA）。

（一）检测方法

儿茶酚胺类常用的检测方法有高效液相色谱、毛细血管电泳，尿儿茶酚胺及其代谢产物 VMA 及 HVA，多采用分光光度法或荧光光度法。液相色谱串联质谱分析（LC-MS/MS）或液相色谱电化学检测方法（LC-ECD）可同时测定 NMs、VMA 等。LC-MS/MS 法灵敏度高、特异度强和干扰相对较低，是准确检测血或尿中儿茶酚胺和甲氧基肾上腺素的首选方法。

（二）临床意义及评价

嗜铬细胞瘤的主要临床表现，高儿茶酚胺类激素分泌所致高血压及其并发症，血、尿儿茶酚胺及其代谢产物检测是临床诊断嗜铬细胞瘤的重要诊断依据，另外也可见于肾上腺髓质增生的患者。嗜铬细胞瘤患者尿儿茶酚胺、尿 NMs、尿 VMA 或 HVA 超过正常的 2 ～ 3倍。

二、血浆醛固酮 / 肾素活性比值（ARR）

醛固酮是一种相对分子量为 360KD 的类固醇激素，在肾上腺皮质内以胆固醇为原料经各级催化酶降解反应生成，作用于肾脏来维持机体的水钠平衡。肾素也被称为血管紧张素原酶，是肾小球旁器的球旁颗粒细胞释放的一种蛋白水解酶，参与肾素 - 血管紧张素 - 醛固酮系统的体液调节。

（一）检测方法

目前常用免疫测定技术检测血浆肾素活性（PRA）和直接肾素浓度（DRC），前者是通过测定血管紧张素 I 产生的速率来反映 PRA，而后者则通过放射免疫法直接测定血浆肾素浓度。目前 DRC 检测方法正在不断改进中，不同方法或试

剂所得的测定结果相差甚远，究竟 DRC 能否取代 PRA 作为一线的检测方法，还需进行大规模的临床试验或人群研究。醛固酮是影响 ARR 测定的另一重要因素，大多数中心采用放射免疫法测定血醛固酮及尿醛固酮。

（二）临床意义及评价

原醛症最典型的临床表现为高血压伴低血钾。ARR 作为原醛症最常用的筛查指标，已被广泛应用于临床，特别门诊开展随机 ARR 测定，可以很大程度上提高该病检出率，使部分患者得到早期诊断和治疗。由于 ARR 受年龄、体位、药物等诸多因素影响，国内外各中心对 ARR 切点报道不一。我国《原发性醛固酮增多症的临床诊疗指南》中指出血浆醛固酮（ng/dl）/ 肾素活性［pg/（ml·h）］比值大于 30 时，高度提示原发性醛固酮增多症。为了提高筛查试验的敏感度和特异度，有部分中心提出 ARR 阳性同时满足血醛固酮水平升高（醛固酮＞ 15ng/ dl）。确诊原醛症的方法是观察血 / 尿醛固酮浓度的变化。醛固酮检测方法多种多样，为临床诊断提供了不同选择，同时也带来了诊断切点的不一致性。

三、肾上腺皮质激素及相关检测标志物

肾上腺皮质激素是由肾上腺皮质分泌的一组类固醇激素，主要包括糖皮质激素及少量性激素。常见检测项目有 24 小时尿游离皮质醇，尿 17- 羟皮质类固醇（17-OHCS）、17- 铜皮质类固醇（17-KS）、血浆 ACTH 等。

（一）检测方法

尿游离皮质醇，尿 17- 羟皮质类固醇（17-OHCS）、17- 铜皮质类固醇测定目前多采用放射免疫分析和化学发光免疫方法。液相色谱串联质谱分析（LC-MS/MS）会受某些药物（如卡马西平）干扰，使结果假阳性升高。化学发光免疫方法快速简便、灵敏，为目前临床实验室最常见的方法。血浆 ACTH 多采用双抗体夹心免疫分析方法测定，血 ACTH 半衰期较短，取血后须将血标本冰浴，并尽快低速离心测定。

（二）临床意义及评价

库欣综合征是由于促肾上腺皮质激素（ACTH）分泌过多导致肾上腺皮质增生或肾上腺皮质腺瘤，引起糖皮质激素过多所致，引起向心性肥胖、高血压、糖代谢异常、低钾血症和骨质疏松为典型表现的综合征。24 小时尿中 17- 羟和 17- 酮类固醇增多、地塞米松抑制试验和肾上腺皮质激素兴奋试验有助于诊断库欣综合征。库欣综合征的诊断包括血 ACTH 检测及大剂量地塞米松实验，需要积极与高血压专科或内分泌科的医生沟通和协作确定具体实验方法的选择。

第二节　高血压药物基因组学与检验

高血压药物基因组学已成为指导临床个体化用药、评估严重药物不良反应的重要工具。通过检测药物代谢酶和药物靶点基因，可指导临床医生针对特定患者选择合适的降压药物和给药剂量，提高降压药物治疗的有效性和安全性。目前，降压药物种类多样，大部分临床医生制订治疗方案主要根据患者的年龄、体重、高血压程度、有无并发症等，凭经验试验性地选择药物种类和剂量。药物基因组学的应用将从分子水平和微观层面为用药提供有效的参考。

1. CYP2C9　氯沙坦属于 ARB，是一种常用的抗高血压药。CYP2C9 编码的蛋白属于药物代谢酶——CYP450 家族成员，负责将氯沙坦催化为活性产物 5- 羧酸氯沙坦（EXP-3174），从而进一步发挥降压作用。CYP2C9 基因的某些位点多态性会影响氯沙坦活性产物 EXP-3174 的生成，进而影响降压效果。携带 CYP2C9*3 等位基因的个体服用氯沙坦后，EXP-3174 的生成减少，氯沙坦的代谢率降低，须适当增加用药剂量以提高降压疗效。

2. CYP2D6　CYP2D6 和 CYP2C9 一样编码的蛋白同属于药物代谢酶——CYP450 家族成员，部分 β 受体阻滞剂被 CYP2D6 代谢。CYP2D6 的代谢表型可分为超快代谢型（UMs）、快代谢型（EMs）、中等代谢型（IMs）、慢代谢型（PMs）。多态性会影响血药浓度，携带有 CYP2D6 代谢增强等位基因的患者，会更快速地代谢药物，使血药浓度下降过快，达不到治疗效果。相反，携带有 CYP2D6 代谢能力减慢基因的患者，药物在体内的代谢速度减慢，使药物发生蓄积。

故检测患者基因型的多态性，针对不同个体制订出最优综合治疗方案，可以提高药物治疗效果、减少不良反应的发生，具有重大的临床意义。

3. ADRB1 β受体阻滞剂是常用的降压药物，β肾上腺素受体是该类药物的作用靶点。该受体属于G蛋白偶联受体超家族，通过与Gs蛋白偶联调节细胞内cAMP和L型钙通道的开放频率。β1受体编码基因ADRB1多态性可影响β受体阻滞剂（如美托洛尔）的疗效。如ADRB1的rs1801253多态性导致位点两种类型的受体（Arg389和Gly389），其中Arg389型受体与G蛋白偶联效率高于Gly389型受体。Arg389纯合子高血压患者应用美托洛尔后，血压下降程度是Gly389Arg杂合子基因型个体的3倍；Arg389纯合子基因型心力衰竭患者应用卡维地洛和美托洛尔治疗后左室射血分数（left ventricular ejection fraction，LVEF）改善情况更佳。建议临床医师在应用β受体阻滞剂前先检测ADRB1基因多态性，再根据基因型调整用药剂量，以提高疗效。

4. CACNA1C CACNA1C基因编码L型钙通道的其中一个亚基，是CCB的作用靶点。研究表明，CACNA1C基因的某些位点多态性（如rs2239050）与氨氯地平的降压效果有关，不同的基因型个体服用氨氯地平后的血压下降幅度不同。

5. ACE基因 ACEI是一类常用的降压药物，血管紧张素转化酶（angiotensin converting enzyme，ACE）是ACEI的作用靶点。ACE基因的内含子16存在288 bp的Alu插入（insertion）/缺失（deletion）多态性，会导致3种基因型：II（插入纯合子）、ID（插入缺失杂合子）及DD（缺失纯合子）。ACEI/D多态性可影响血浆ACE的水平，DD基因型个体血浆ACE的活性升高，依那普利治疗后ACE活性下降更明显；初治的高血压患者中，DD型患者福辛普利的降压疗效增强；在高血压合并左心室肥大和舒张期充盈障碍的患者中，DD基因型患者服用依那普利和赖诺普利后心功能改善程度优于ID和II基因型患者；II基因型患者应用赖诺普利或卡托普利时肾功能下降更明显。

检测方法：高血压用药基因检测方法主要有基于荧光的聚合酶链式反应（Quantitative Real-time PCR）、基因芯片及高通量测序等技术。目前临床使用较多的方法是荧光PCR。国内已经有很多厂家生产相关试剂盒，操作简便，灵敏度较高。

（陶志华）

第 19 章
心血管疾病相关凝血与抗凝系统实验室检查

人体内凝血系统功能与抗凝血系统相拮抗，在正常情况下，两者保持动态平衡。一旦平衡打破，机体会发生出血或形成血栓等病理状态。两大系统较为复杂，本章将主要介绍与心血管疾病相关的关键指标。

第一节　凝血功能监测指标与检验

一、活化部分凝血活酶时间

活化部分凝血活酶时间（activated partial thromboplastin time，APTT）是在体外模拟体内内源性凝血的全部途径，测定血浆凝固所需的时间，反映内源性凝血途径及共同凝血途径中凝血因子是否异常和血液中是否存在抗凝物质，是常用且较灵敏的内源性凝血系统的筛查指标。

（一）检测方法

血凝仪自动化检测，基本原理如下：37 ℃条件下，在待检血浆中加入足够量的活化接触因子（如白陶土等）和部分凝血活酶（代替血小板的磷脂），再加入适量的钙离子，即可激活 FX Ⅱ而启动内源性凝血途径，使乏血小板血浆凝固。从加入钙离子到血浆凝固所需的时间即 APTT。

（二）临床意义及评价

使用试剂不同，会造成检测结果差异，故每个实验室建立自己的参考区间。超过正常值对照组 10 秒为异常。APTT 可作为肝素治疗的监测指标。APTT 达到正常对照的 1.5 ～ 2.5 倍，肝素治疗最佳。

二、凝血酶原时间

凝血酶原时间（PT）是在体外模拟体内外源性凝血的全部条件，测定血浆凝固所需时间，是外源性凝血系统常用的筛检试验。

（一）检测方法

常用血液凝固仪自动化检测，基本原理如下：37 ℃条件下，在待检血浆中加入足够量的组织凝血活酶和适量的钙离子，即可激活 FV Ⅱ而启动外源性凝血途径，使乏血小板血浆凝固。从加入钙离子到血浆凝固所需的时间即 PT。

（二）临床意义及评价

每个实验室建立自己的参考区间，超过正常值 3 秒为异常。患者凝血酶原时间与正常对照凝血酶原时间之比的 ISI 次方（ISI：国际敏感度指数，试剂出厂时由厂家标定），定义为国际化标准比值（international normalized ratio，INR）是可以校正凝血活酶试剂差异对凝血酶原时间测值进行标准化报告的方法。

PT 是常用的外源性凝血途径的筛检指标之一，也是口服抗凝药常用的检验指标，如华法林，使 PT 维持在正常对照的 1.5 ～ 2 倍，INR 1.5 ～ 2.5 最佳。

三、凝血酶时间

凝血酶时间（thrombin time，TT）是反映血浆中纤维蛋白原转变为纤维蛋白过程中有无异常的筛检指标之一，TT 延长主要反映纤维蛋白原浓度减少或功能异常及血液中存在相关的抗凝物质（肝素、类肝素等）。

（一）检测方法

常用凝固法，实验原理是 37 ℃条件下，向待检测血小板血浆中，加入一定量的“标准化”凝血酶后，纤维蛋白原转变为纤维蛋白，血浆发生凝固的时间即为 TT。

（二）临床意义及评价

凝血酶时间凝固法：16 ～ 18 秒，延长 3 秒为异常。各个实验室根据试剂盒建立相应的参考区间。

TT 延长见于肝素类物质增多或类肝素抗凝物质存在，如系统性红斑狼疮、肿瘤等。原发性或继发性纤溶亢进，由于 FDP 增多对凝血酶有抑制作用，可导致 TT 延长。另一方面，可作为溶栓治疗的监测指标，一般应控制在正常参考区间的 1.5 ～ 2.5 倍。

四、D- 二聚体

D- 二聚体是纤维蛋白（原）的降解产物，主要反映体内纤溶活性水平。

（一）检测方法

主要采用免疫法进行测定，包括胶乳凝集法、酶联免疫吸附实验、免疫比浊法。

（二）临床意义及评价

D- 二聚体是 DIC 早期诊断的重要依据，DIC 时，D- 二聚体显著升高，是继发性纤溶的特异性指标。深静脉血栓的溶栓治疗有效后，血浆 D- 二聚体在溶栓的 2 天内增高，其升高的幅度可达溶栓前的 2 ～ 3 倍。另一方面可以用于深静脉血栓的筛查，其敏感度较高、特异度差，其阴性排除价值远大于阳性诊断价值。

五、纤维蛋白原

详见第 16 章第一节。

第二节　抗凝系统指标及检验

一、蛋白 C

蛋白 C 抗凝系统是人体内抗凝系统的重要组成部分，以无活性的酶原形式循环于血液中。蛋白 C 系统由多种蛋白质组成，参与蛋白 C 抗凝途径的不同阶段。蛋白 C 主要由肝脏合成，是一种维生素 K 依赖的糖蛋白。

（一）检测方法

蛋白 C 活性检测常用血浆凝固法及发色底物法，前者原理：是在待测血浆中加入蛋白 C 激活剂（一种蛇毒制品）、凝血 X Ⅱ因子活化剂、磷脂和钙离子，在活化内源性凝血途径的同时也激活蛋白 C 系统，测定血浆 APTT 时间。由于蛋白 C 活性具有灭火活化凝血因子 V、V Ⅲ的作用，从而延长 APTT，延长的程度与血浆蛋白 C 活性呈正相关，由此可计算出单边 C 的活性。发色底物法原理：在待测血浆中加入蛋白 C 特异激活剂后，蛋白 C 被转化为活化蛋白 C，水解发色底物并释放出对硝基苯胺，在 405nm 波长处，其显色的深浅与蛋白 C 活性成正比。蛋白 C 定量检测采用免疫活检法。

（二）临床意义及评价

蛋白 C 活性在冠心病、糖尿病等疾病可出现代偿性增加。口服抗凝药物也会对蛋白 C 系统产生影响，如香豆素类药物可以引起维生素 K 依赖因子及蛋白 C 的减少，蛋白 C 的半衰期较短，故服用早期会导致蛋白 C 迅速下降，可达 40% ～ 50%，导致短暂的血液高凝状态。

二、蛋白 S

蛋白 S 主要由肝脏合成，也是一种维生素 K 依赖的糖蛋白，是活化蛋白 C 的重要辅因子。游离蛋白 S 与补体 C4b 结合蛋白结合，游离蛋白 S 才具有活性。

（一）检测方法

游离蛋白 S 活性检测常用血浆凝固法，原理是在待测血浆中加入组织因子、钙离子、磷脂和活化蛋白 C，测定其血浆凝固时间（PT），该 PT 值会比不加活化蛋白 C 时的 PT 值延长，且延长的程度与血浆蛋白 S 的活性成正比，通过校准曲线可计算出相当于正常血浆的蛋白 S 的百分率。游离蛋白 S 抗原的检测常用胶乳比浊法及免疫活检电泳法。

（二）临床意义及评价

血浆蛋白 S 低患者易出现高凝状态，发生血栓栓塞的风险增加，尤其青少年。血浆蛋白 C 降低常见于肝脏疾病、维生素 K 缺乏症患者、口服抗凝药及口服避孕药等。

三、抗凝血酶Ⅲ

AT- Ⅲ是主要由肝脏产生的多功能丝氨酸蛋白酶抑制蛋白，也是人体的抗凝血系统的主要组成部分。AT- Ⅲ具有肝素依赖性，AT- Ⅲ与肝素结合后其抗凝作用将显著增强。

（一）检测方法

实验室检测 AT- Ⅲ活性常用发色底物方法，该方法具有操作简便，易于在临床推广。对 AT- Ⅲ定量检测常用免疫活检电泳及免疫比浊法。

（二）临床意义及评价

AT- Ⅲ活性改变可以反映体内凝血系统的状态，其生成减少或消耗增多均可促进血栓形成。AT- Ⅲ缺乏的患者具有明显的血栓发生倾向。

AT- Ⅲ减低见于肝脏疾病、DIC、外科手术后、血栓前期、血栓性疾病、心肌梗死等。AT- Ⅲ增高见于血友病、口服抗凝剂、应用黄体酮等。

（陶志华）

参考文献

中国垂体腺瘤协作组 , 2016. 中国库欣病诊治专家共识 (2015). 中华医学杂志 , 96(11): 835-840.

国家卫生计生委合理用药专家委员会 , 中国医师协会高血压专业委员会 , 2017. 高血压合理用药指南 (第 2 版). 中国医学前沿杂志 , 9(7): 28-126.

李金明 , 刘辉 , 2015. 临床免疫学检验技术 . 北京 : 人民卫生出版社 .

钱婧雨 , 刘向祎 , 2019. 醛固酮检测方法及临床应用进展 . 中华检验医学杂志 , 42(12): 1072-1077.

夏薇 , 陈婷梅 , 2015. 临床血液学检验技术 . 北京 : 人民卫生出版社 .

尹一兵 , 倪培华 , 2015. 临床生物化学检验技术 . 北京 : 人民卫生出版社 .

中国胆固醇教育计划 (CCEP) 工作委员会 , 中国医疗保健国际交流促进会动脉粥样硬化血栓疾病防治分会，等 , 2020. 中国胆固醇教育计划调脂治疗降低心血管事件专家建议 (2019). 中华内科杂志 , 59(1): 18-22.

中国医疗保健国际交流促进会循证医学分会 , 海峡两岸医药卫生交流协会老年医学专业委员会，2020. 心力衰竭生物标志物中国专家共识 . 中华检验医学杂志，43(2): 130-141.

中华医学会内分泌学分会肾上腺学组，2016. 嗜铬细胞瘤和副神经节瘤诊断治疗的专家共识 . 中华内分泌代谢杂志 , 32(3): 181-187.

中华医学会外科学分会血管外科学组，2017. 深静脉血栓形成的诊断和治疗指南 (第三版). 中华普通外科杂志，32(9): 807-812.

中华医学会心血管病学分会，中华医学会检验医学分会 , 2015. 高敏感方法检测心肌肌钙蛋白临床应用中国专家共识 (2014). 中华内科杂志 , 54(10): 899-904.

诸骏仁 , 高润霖 , 赵水平 , 等 , 2016. 中国成人血脂异常防治指南 (2016 年修订版). 中国循环杂志 , 16(10): 15-35.

Chapman AR, Adamson PD, Shah ASV, et al, 2020. High-sensitivity cardiac troponin and the universal definition of myocardial infarction. Circulation, 141(3): 161-171.

Curry SJ, Krist AH, Owens DK, et al. 2018. Risk assessment for cardiovascular disease with nontraditional risk factors: US preventive services task force recommendation statement. JAMA, 320(3): 272-280.

Danesh J, Lewington S, Thompson SG, et al, 2005.Plasma fibrinogen level and the risk of major cardiovascular diseases and nonvascular mortality: an individual participant meta-analysis. JAMA, 294(14): 1799-1809.

Emdin M, Aimo A, Vergaro G, et al, 2018, sST2 predicts outcome in chronic heart failure beyond NT-proBNP and high-sensitivity troponin T. J Am Coll Cardiol, 72(19): 2309-2320.

Grundy SM, Stone NJ, Bailey AL, et al, 2019. AHA/ACC/AACVPR/AAPA/ABC/ACPM/ADA/AGS/APhA/ASPC/NLA/PCNA guideline on the Management of Blood Cholesterol: A Report of the American College of Cardiology/American Heart Association Task Force on Clinical Practice Guidelines. Circulation, 139(25): e1082-e1143.

Gullestad L, Ueland T, Kjekshus J, et al, 2012. Galectin-3 predicts response to statin therapy in the Controlled Rosuvastatin Multinational Trial in Heart Failure (CORONA). Eur Heart J, 33(18): 2290-2296.

Hartikainen TS, Sörensen NA, Haller PM, et al, 2020. Clinical application of the 4th universal definition of myocardial infarction. Eur Heart J.

Kaptoge S, Seshasai SRK, Gao P, et al, 2014.Inflammatory cytokines and risk of coronary heart disease: new prospective study and updated meta-analysis. Eur Heart J, 35(9): 578-589.

Virani SS, Alonso A, Benjamin EJ, et al, 2020. Heart disease and stroke statistics-2020 update: a report from the American Heart Association. Circulation, 141(9): e139-e596.

第 20 章 临床电生理检查

心电生理检查（electorphysiologic study，EPS）是指经外周动、静脉穿刺技术将心脏电生理导管放置在心腔内，记录心脏不同部位的电活动，或经电生理导管电刺激心脏的不同部位，对心脏各部位电活动的产生和传导功能进行评估的一种有创性检查方法（图 20-0-1）。EPS 的基本内容是在自身心律或起搏心律时记录心内电活动，分析其表现和特征，加以推理，对心律失常的诊断、发生机制做出正确的判断，为治疗方法的选择、评价和预后判断等提供重要的或决定性的依据。

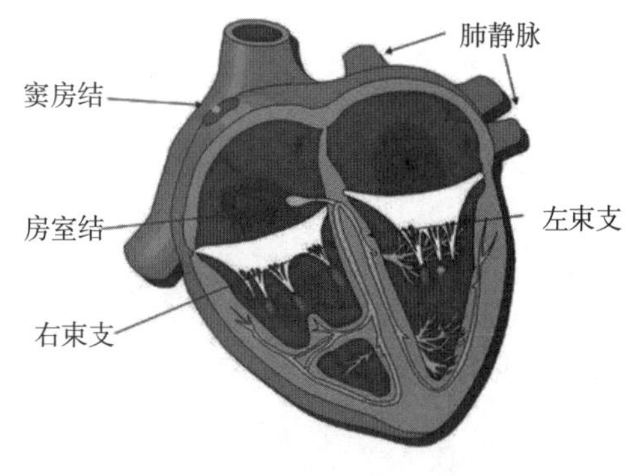

图 20-0-1 心脏电生理解剖

一、心电生理检查的常见用途

（1）确定心动过速的起源及其发生机制：对于反复发生的心动过速，仅凭体表心电图不能精确定位心动过速的起源点和发生机制，需要行心电生理检查进行细致的标测才能定性和定位。

（2）判定心动过缓的部位和机制：通过心电生理检查可以明确窦房结的功能，明确房室结构传导功能，并能确定房室传导阻滞的层面。

（3）明确抗心律失常药物的作用机制选择及其功效的评定：心电生理检查能够评价抗快速心律失常药物作用的靶向部位（如延长心房、房室结或心室不应期，延长房室结传导等），并可通过剂量筛选确定其疗效和最佳剂量。

（4）评定其他干预措施：诸如外科手术效果或植入型器械如抗心动过速起搏器、植入型心律转复除颤器（ICD）对快速心律失常的自动识别和终止功能。

（5）心电生理检查实际上不仅是一种诊断方法和研究工具，也可作为一种直接的治疗手段。例如：①用起搏的方式来终止持续的室上性心动过速和心房扑动；②用导管技术来根治快速心律失常，这一技术已被广泛开展和应用，并且适应证不断在扩展，如心房颤动、室性心动过速（室速）等。

（6）评估患者将来发生心律失常事件的可能性，如心肌梗死患者或无症状的心室预激综合征患者。

（7）对遗传性心律失常进行危险性分层，如 Brugada 综合征患者如果心电生理检查时诱发了多形室速或室颤，其危险性将明显增高。

二、心电生理检查的适应证与禁忌证

心电生理检查的具体临床适应证和禁忌证如表 20-0-1、表 20-0-2 所示。

表 20-0-1 心电生理检查的适应证

肯定的适应证
1. 频发的有症状的室上性心动过速，尤其药物治疗无效而拟进行导管消融术
2. 有症状的预激综合征，拟行导管消融术
3. 持续性特发性室性心动过速，拟行导管消融术
4. 阵发性或持续性心房颤动，拟行导管消融术
5. 持续性室速或心搏骤停，发生于无急性心肌梗死、抗心律失常药物中毒或电解质紊乱者，尤其基础室性异位搏动的数目太少不足以用心电图监测来评估心律失常药物疗效
6. 原因不明的晕厥、不能除外心源性原因
7. 原因不明的宽 QRS 心动过速
8. 评定抗心律失常器械对心动过速识别和终止的功能
9. 二度房室传导阻滞但阻滞的部位不肯定
有争议的适应证
1. 无症状的预激综合征
2. 心肌梗死后
3. 非持续性室性心动过速
4. 心肌病
5. 频发室性异位搏动
6. 无症状的双束支或三分支阻滞
非适应证
1. 无症状的窦性心动过缓
2. 无症状的单侧束支传导阻滞
3. 心悸
4. 三度房室传导阻滞或二度Ⅱ型房室传导阻滞

表 20-0-2 心电生理检查的禁忌证

1. 未控制的感染心内膜炎与败血症、周身感染性疾病及局部脓肿者
2. 有出血倾向或出血性疾病
3. 严重电解质紊乱及酸碱失衡
4. 急性心肌梗死、心肌炎
5. 严重肝肾功能不全
6. 血管（四肢静脉、腔静脉）有静脉血栓栓塞症；超声心动图确诊心脏内有血栓
7. 恶病质及疾病终末期
8. 患者或家属拒绝心脏电生理检查
9. 不具备进行心脏电生理检查条件的医疗机构

三、心电生理检查的并发症

当仅进行右心导管操作时，电生理检查的并发症发生率较低，死亡率几乎可以被忽略。但对于严重或者失代偿性心脏病患者，并发症的风险显著增加。电生理检查的并发症包括血管损伤（血肿、假性动脉瘤和动静脉瘘）、需要输血的大出血、肾静脉血栓和肺栓塞、系统性血栓栓塞、导管部位感染、全身性感染、气胸、心脏穿孔和心脏压塞、心肌梗死、卒中、完全性房室传导阻滞和束支传导阻滞。尽管在导管检查中可能发生致死性心律失常如快速性室性心动过速（VT）或心室颤动（VF），但其通常不被认为是并发症，通常是可以被预测到的。

四、心电生理导管室的设置

临床心电生理检查属有创性检查方法，自经皮肤静脉和动脉穿刺技术广泛应用以来，患者一般无太多痛苦，容易接受。只要操作熟练，认真细致，随时注意患者情况并严密监视心律改变，临床心电生理检查是一项安全的方法。但是，心电生理检查毕竟是一项复杂的有创性技术，操作时间可能较长，在检查过程中可能诱发致命性心律失常和（或）其他严重并发症，因此需要具备一定的人员素质和仪器设备条件（表 20-0-3）。

表 20-0-3 心电生理导管室设置的基本要求

1. 设备	
房间	（1）为了有创性心电生理检查的目的 （2）有处理急性并发症（血栓、冠状动脉痉挛、心脏压塞等）的仪器和设备
支援	（1）随时可支援的心外科团队 （2）进行精辟冠状动脉腔内血管成型术必需的设备和器材 （3）临时性或永久性心脏起搏器植入的必备条件
2. 人员	
医生	（1）经过心电生理检查术训练合格的医生 1 名 （2）经过心电生理检查术训练的操纵导管的医生或专科进修医生 1 名
其他人员	（1）护士或助理医师，负责监护患者，给予镇静药物 （2）护士或技术员，进行与消融术有关的标测操作
3. 仪器设备	
X 线机	（1）配有影像增强仪的多向可转动的 X 线造影机，可从不同的角度进行透视和摄片 （2）体表心电图（生理记录仪） （3）动脉内压力（生理记录仪）
生命体征监测	（1）自动监测血压（无创性） （2）脉搏血氧计 （3）凝血时间监测器
资料记录	（1）多根电极导管 （2）多通道生理记录仪系统 （3）程序刺激仪 （4）12 导联心电图机
紧急抢救	（1）带有监视屏的除颤仪或自动除颤仪 （2）临时起搏器

五、心电生理检查电极导管的放置

心电生理检查放置的电极导管均经动静脉血管途径，在绝大多数患者中采用的是经皮穿刺方法（改进的 Seldinger 技术）。经皮穿刺方法是一种快速、相对无痛、可以迅速换置导管的方法。而且最重要的是，短时间伤口就可以痊愈。痊愈之后，静脉还可以再次进行进一步的检查。在上肢偶尔需要通过直接切开暴露血管，在下肢则不需要。一般不需要特殊的术前给药，如果患者极度紧张，可以给予地西泮等镇静类药物。心电生理检查一般在患者清醒的状态下进行，穿刺部位用1%普鲁卡因或1%～2%利多卡因局部浸润麻醉，局部麻醉应充分，以免患者不安，不需要特殊的全身麻醉药物。电极导管可经由股静脉、上肢的正中静脉、锁骨下静脉及颈内静脉进入右心腔，其中以股静脉最常用。为进入左心室，须穿刺股动脉或房间隔插入电极导管（表20-0-4）。

表 20-0-4　电极导管放置部位和进入途径

心腔	导管插入处
右心房（RA）	任何静脉
右心室（RV）	任何静脉 股静脉（右>左） 锁骨下静脉（右>左）
房室束（希氏束，HBE）	贵要静脉（右>左） 颈内静脉 主动脉无冠状动脉窦
冠状静脉窦（CS）	贵要静脉（左>右） 颈内静脉
左心房（LA）	冠状静脉窦 左心室逆行 未闭卵圆孔 房间隔缺损 主肺动脉（前外） 食管（后）
左心室（LV）	股动脉逆行 肱动脉逆行 房间隔穿刺

注：右>左表示自右侧插管比左侧易成功。

六、心腔内电图

体表心电图记录了整个心脏电活动的总和，而通过电极导管记录的心腔内电图仅代表邻近导管电极区域局部心脏组织的电活动（动作电位0相）。记录的心电图可以提供三方面的重要信息：①局部激动时间，即对于参考记录电极来说，邻近心肌的激动时间；②记录电极区域内电极的传播方向；③记录电极区域内心肌激动的复合形态。

心腔内导联可以放置在心腔内不同的部位以记录导联区局部事件。常规的屏幕展示导联包括3～5个体表心电图导联、高位右房记录、希氏束记录、CS记录、右室心尖记录。

心腔内电图通常按照正常心脏激活的顺序显示。首个心腔内电图是来自靠近窦房结的高位右房电位，接下来是来自定位于希氏束的导管的希氏束电图，显示了右房低位间隔部位、希氏束和高位间隔右室去极化。

1. *高位右房电图*　这取决于右房导管放置的确切部位。典型的高位右房电图表现为局部尖锐、较大的心房电图和小的远场的心室电图。由于稳定性和可重复性原因，导管常位于右房心耳部。导管位置越接近窦房结，心电图记录的P波越早，并有助于明确心房激动的传导方向（如高-低右房传导和低-高右房传导，左房-右房传导和右房-左房传导）。此部位的起搏及诱发的房性心律失常，可以评价窦房结功能和AV传导功能。

2. *冠状静脉窦电图*　由于CS位于AV间沟，与左房和左心室相邻，因此CS导管可同时记录心房和心室电图。通常CS近端电极（位于CS口）更接近于心房，常表现为局部尖锐、较大的心房电图和较小的远场心室电图。CS远端电极接近左室，其记录的远场心房电图小而低平，而近场心室电图却大而尖锐。

3. *希氏束电图*　希氏束导管放置于右房和右室的交界处。因此，它能记录邻近的心房、希氏束和心室组织的局部激动电图。使用5～10mm极间距的双极电极记录时，希氏束电位表现为快速转折的双相波，时限15～25毫秒，位于心房和心室电图之间。使用四极导管则可同时记录三组双极对记录的希氏束电图（图20-0-2）。

在希氏束电图的传导间期测量前，必须证实希氏束导管在心房和心室电图之间，而不是希氏束远端或右束支电位。通常选择最近端电极反映希氏束电位，并伴随有较大的心房电位。解剖学的希氏束近端源于三尖瓣心房侧。因此，希氏束最近端的电位与最大的心房电位连在一起。与一个小的心房电位相连的希氏束电位提示可能是希氏束远端电位或者右束支电位，因此可错误地缩短HV间期的测量和丢失重要的希氏束内病变的信息。因此，即使记录到一个高大的H波但与之相连的是一个小的心房波时，导管必须回撤以获得H波与大的心房波。使用多极导管（≥3极）同时记录近端和远端希氏束电位（如四极电极导管在

1.5cm 距离内可记录到 3 个双极电图）有助于评价希氏束内传导功能（图 20-0-3 ～图 20-0-5）。

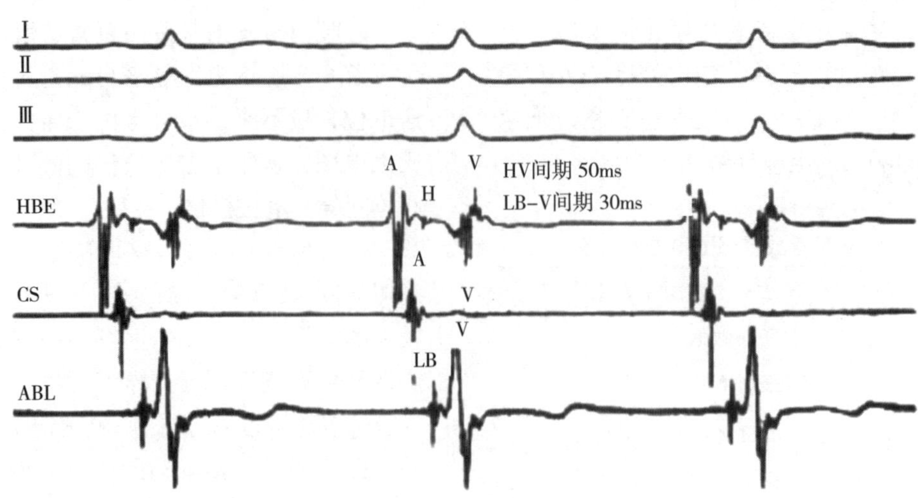

图 20-0-2　心腔记录的希氏束电位和左束支电位

自右侧股静脉插入的希氏束电极（HBE）和由左侧股动脉插入的大头电极（ABL）分别记录了希氏束电图和左束支电图。CS. 冠状静脉窦；HBE. 希氏束电图；ABL. 消融电极

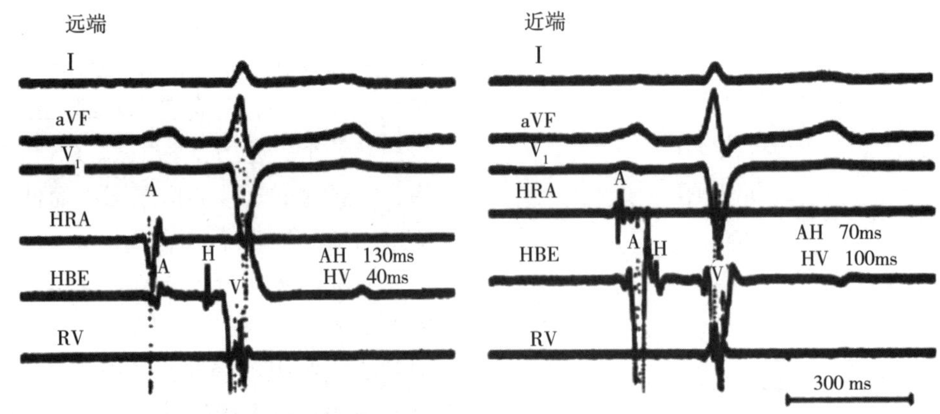

图 20-0-3　通过回撤希氏束导管证实希氏束内阻滞

左图希氏束电图记录到清晰的 H 波，HV=40 毫秒，伴有一个小心房波，说明导管位于希氏束远端。右图为导管继续后撤记录到较大的心房波时，HV=100 毫秒，该病例发生了一度希氏束阻滞。HRA. 高位右房；HBE. 希氏束电图

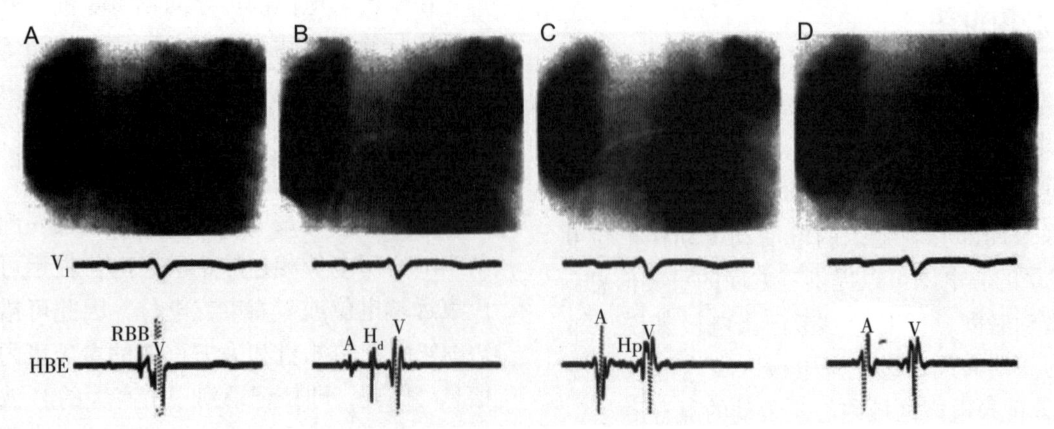

图 20-0-4　希氏束电图的记录方法

从 A 至 D 图，电极导管从右心室逐渐后撤至希氏束。HBE= 希氏束电图；RBB= 右束支电图；H_d= 希氏束远端电图；Hp= 希氏束近端电图；A= 心房电图；V= 心室电图

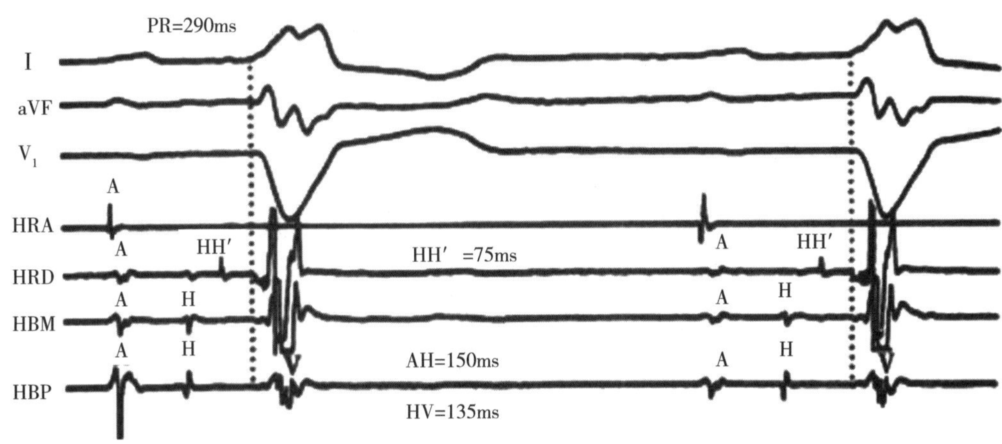

图 20-0-5 用四极电极导管记录近端、中端、远端希氏束电图

3 个通道均记录到 H 波，但在远段通道记录了分裂的希氏束 H 波和 H′ 波，HH′ 间期为 75 毫秒，提示希氏束内存在显著的传导延迟（希氏束内一度阻滞），如果仅用一根双极电极可能会漏诊

通过评价 HV 间期以及明确希氏束电位和其他电图的关系，可以证实记录到希氏束波。HV 间期不短于 35 毫秒（没有预激的情况下）。而右束支电位则总是在心室激动前 30 毫秒以内发生。为了从多相心房波中识别真实的 H 波，需要心房起搏。真正的 H 波应该随心房起搏频率的增加，AH 间期延长。希氏束起搏是证实希氏束电位的一个有效方法。通过记录电极起搏希氏束，并使希氏束夺获（QRS 时限等于正常窦性心律时的 QRS 时限，S-QRS 间期等于正常窦性心律时测量的 HV 间期），可以为证实希氏束电位提供确切证据，然而这项技术的问题是不易持续选择性夺获希氏束，尤其是在低电流输出时。而较高电流可能导致非选择性希氏束夺获。使用更近极间距电极可能易于希氏束夺获。

偶尔也可以使用其他方法来证实希氏束电位。如果记录到 H 波的同时检测到心房波，则为希氏束近端电位。也可以在主动脉无冠窦（主动脉瓣上方）或者沿中室间隔的 LVOT（主动脉瓣下方）部位记录希氏束电图。因为这些部位在中间纤维体水平，可记录到希氏束近端部位的电位，并可用于校正经标准的静脉途径记录的希氏束电图的时间。

4. *右室电图* 典型的显示为一个局部的尖锐、较大的心室电位，通常没有心房电位。右室导管顶端位置离心尖距离越近，离右束支心肌插入部位越接近，心室电图相对 QRS 开始的时间则越早。由于稳定性和可重复性的原因，导管通常定位于右室心尖部位。

5. *基础间期*

（1）P-A 间期：P-A 间期测量是通过腔内电图或者体表心电图显示窦房结首次去极化到希氏束电图上心房激动的起始。它反映右房到达房间隔后下部的传导时间。

（2）A-H 间期：A-H 间期测量应从希氏束电位最早的心房波开始至 H 波的起点。A-H 间期代表右侧房间隔下部通过房室结到达希氏束的传导时间，故 A-H 间期近似于房室结的传导时间。

A-H 间期随着心房起搏部位的不同而发生变化。在进行左房或者冠状窦口起搏时，激动绕过房室结而从不同的部位进入房室结，或者从希氏束电图上心房波来说激动较早地进入房室结。两种机制均导致 A-H 间期缩短。

在正常人群中，A-H 间期变化较大（50 ～ 120 毫秒），受到自主神经状态的显著影响。当交感神经张力增高、迷走神经张力降低时，房室结传导加快、左房优势激动进入房室结及存在少见的预激旁道（心房 - 希氏束旁道）时，可见 A-H 间期缩短（图 20-0-6）。

负性传导药物如地高辛、β 受体阻滞剂、钙通道阻滞剂和抗心律失常药物，迷走神经张力增高及房室结病变均可使 A-H 间期延长。导管位置放置不正确、将右束支电位误认为希氏束电位等均可造成假性 A-H 间期延长。这需要与真正 A-H 间期延长相区别。

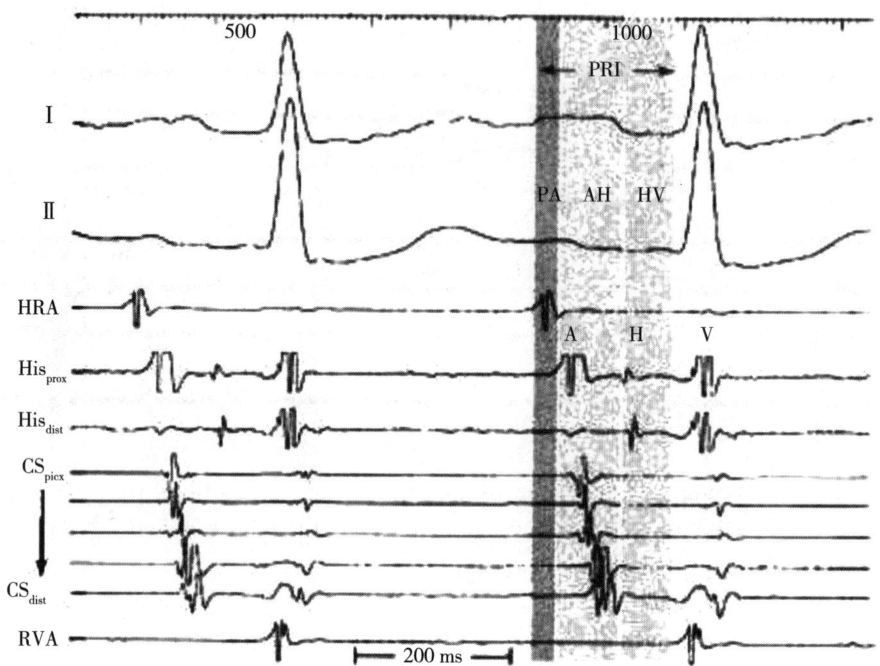

图 20-0-6 心腔内间期。阴影区域分别代表肺动脉（PA）、心房 - 希氏束（A-H）和希氏束 - 心室（H-V）间期。H-V 间期测量是从记录中最早（而不一定是最明显的）希氏束电位（His_{prox}）开始的地方测量至体表心电图显示 QRS 波最早开始部位

（3）希氏束电位：希氏束电位时限反映了激动在希氏束内的传导时间。希氏束内传导异常可表现为希氏束电位碎裂、延长（大于 30 毫秒）或者分离。

（4）H-V 间期：H-V 间期测量是从 H 波起点至体表心电图或者心腔内电图记录的心室最早激动点。H-V 间期代表从希氏束近端经希浦系统（HPS）远端到心室肌的传导时间。

H-V 间期不受自主神经张力变化的显著影响，通常较稳定。成人 H-V 间期正常值范围较窄，为 35 ～ 55 毫秒。束支或希氏束远端传导异常均可使 H-V 间期延长。H-V 间期缩短表明存在心室预激。窦律伴 PVC，或者出现与窦律等律性的加速室性自主心律，或者误将右束支电位认为希氏束电位时，会产生假性 H-V 间期缩短（图 20-0-7）。

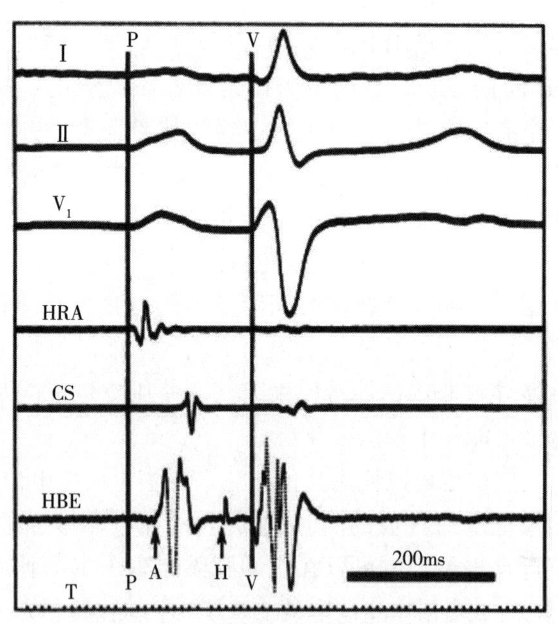

图 20-0-7 希氏束电图的测量方法

HRA. 高位左心房；HBE. 希氏束；CS. 冠状静脉窦

七、程序刺激

心脏刺激指电极导管通过一外部起搏器（刺激仪）输送电流脉冲到心脏表面。这种电流脉冲使起搏电极附近心肌组织去极化，然后沿心脏传播。使用程序刺激仪以预先设定的模式和精确的适时间期引入起搏脉冲（刺激）。

1. *周期长度* 在电生理检查中，周长常随心搏而变化，因此测量这些数值要比总体以每分钟多少次心搏（次 / 分）更适合。但每分钟多少次心搏的计算方法仍然被保留，以便更多地为熟悉此术语的医师进行交流。起搏频率等于 60 000 毫秒除以周长（ms）。

2. *递增与递减* 二者有相反的含义，取决于

是以次 / 分表示的起搏频率，还是以毫秒表示的起搏周长来进行刺激。信号模拟刺激仪采用分级递增性起搏的方法，而数字刺激仪则通常选择周长分级递减的方法来增加频率。但分级递增性起搏的概念仍在沿用。

3. 超速起搏（直接起搏）　在整个刺激过程中，以恒定的起搏频率（或起搏周长）发放起搏刺激。起搏频率要比基础频率快，以充分夺获自主节律。

4. 短阵快速起搏　在刺激过程中，以恒定的起搏频率（或起搏周长）发放起搏脉冲，每一阵刺激频率不断增加，直至预先设定的最大频率（或最小周长）。此技术常用于心律失常的诱发或终止。

5. 分级递增起搏　先由预先设定的刺激数目或时间开始起搏，然后每级递增起搏频率（伴有短暂间隔），直至预设终点。确保每级刺激持续时间至少 15 秒（适应期）是非常重要的。否则，在每级持续时间内，最初刺激产生的效应与随后刺激产生的效应不同，这是由于组织的传导能力受基础频率或者前面心搏周长的影响。这种技术的缺陷是每级刺激要相应延长起搏频率，比较费时（图 20-0-8）。

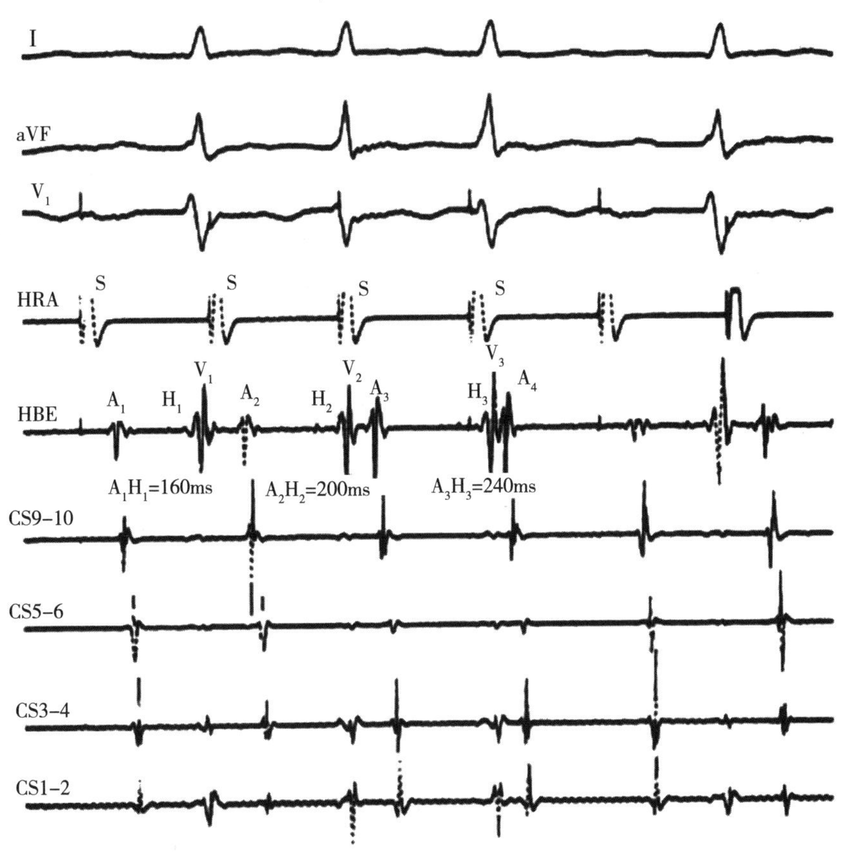

图 20-0-8　心房分级递增性起搏产生房室结文氏型阻滞

心房分级递增刺激频率增至 210 次 / 分时，可见每 4 个 A 波中有 3 个可以下传产生 V 波，另一个被阻滞不能下传，受阻滞的 A 波后没有希氏束电位（H 波），说明阻滞部位在房室结阻滞前 A_1H_1 间期为 160 毫秒，A_2H_2 延长至 200 毫秒，A_3H_3 为 240 毫秒，A_4 后阻断，呈典型的房室结 4 ∶ 3 的文氏型阻滞。下传的 H-V 间期始终不变。HRA. 高位右房；CS. 冠状静脉窦

6. 连续递增性起搏　指在每一周长起搏几次后逐步缩短周长，反映了在每阵刺激过程中，递增起搏变化平滑（没有间隔）。连续递增性起搏技术常作为分级递增起搏评价传导功能的一种替代方法。以 2 ～ 4 次 / 分的速率缓慢地逐渐增加起搏频率，直至发生传导阻滞。这种方法避免了在每个起搏周长时快速起搏过长，尤其适用于对传导功能的多重评价（如治疗干预后）和对逆行传导的评估。由于每一递增起搏间期之间相差仅几秒，应用连续递增性起搏判断阻滞间期更为准确。然而，长时间持续性高频率起搏可引起显著性低血压，故密切监测血压非常重要。

7. 程序期前刺激技术　程序期前刺激是在自身心律或基础起搏心律中引入单个或多个期前刺

激。有几种方式：① S1S1 刺激，即在一特定起搏频率或者时间（通常为 8 个心搏）基础上，输入一个期前收缩脉冲。② S2 刺激，即与自身搏动配对的单个期前程序刺激。③ S1S2S3 刺激，先由 S1S2 刺激起搏 8 ～ 10 次，在后一个 S1 之后发放 S2 和 S3 各一次，其配对间期分别由 S1S2 和 S2S3 的数值规定，使心脏在规则的起搏基础上连续发生两个期前搏动。④ S2S3 刺激，不发放 S1 刺激脉冲，使刺激器感知自身搏动的 P 波或 QRS 波，每感知 8 ～ 10 个自身心搏，依次释出 S2 和 S3 刺激各一次，各自的配对间期可以逐步改变，使心脏在自身心搏的基础上连续发生两个期前搏动，也可达到扫描的目的。

8. *心房期前刺激*　测定不应期，心脏组织的不应性可用该组织对期前刺激的反应来定义。在临床心电生理学中，通常以 3 个指标来表示不应性：相对不应期、有效不应期和功能不应期。

测定不应期的具体方法是期前刺激技术，引进一个心房或心室刺激，从舒张晚期开始，逐步缩短其配对间期，观察其下传或逆传的反应，直到不再发生反应。引进期前心房刺激是为了房室传导系统各部分前向不应期的测定（图 20-0-9）。

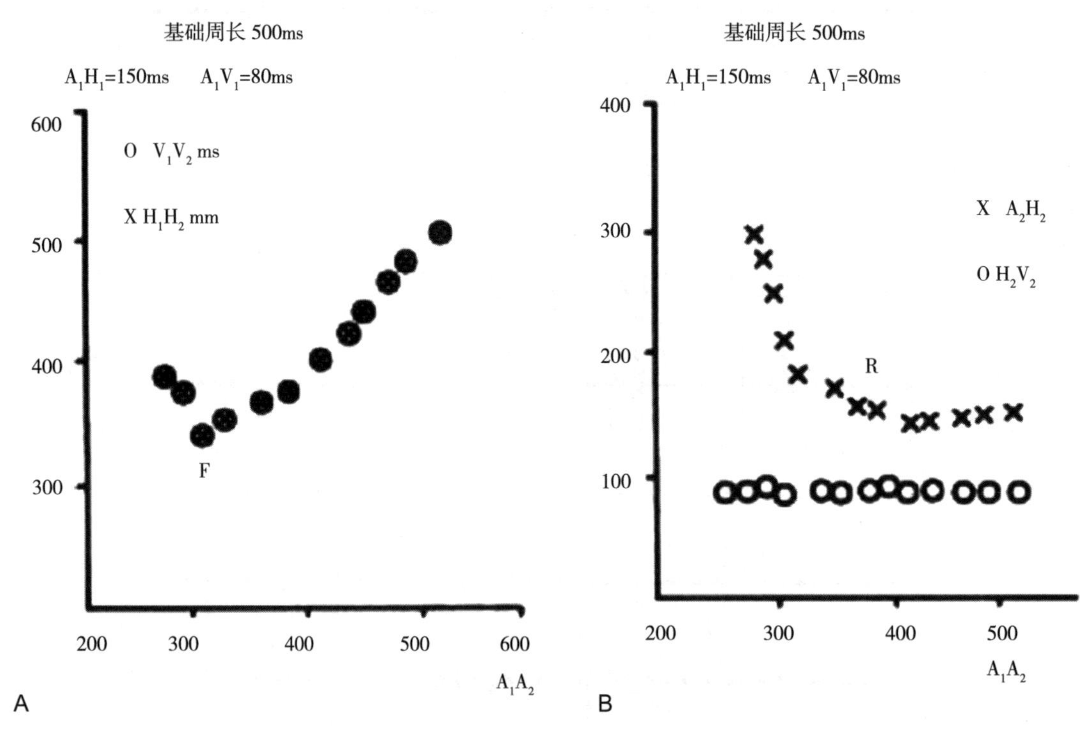

图 20-0-9　测定前向不应期的方法

心房期前刺激冲动在房室结内产生进行性传导延迟，而希 - 浦系统内没有任何改变。F. 功能不应期；R. 相对不应期

（1）相对不应期（RRP）：以较长配对间期的期前刺激进行刺激时，期前刺激和基本刺激引起的搏动（期前收缩和基本搏动），两者的传导时间是相等的。当配对间期逐渐缩短时，期前收缩的传导时间延长。当配对间期进行性缩短时，期前收缩的传导时间进一步延长。开始比基本搏动的传导时间延长的最长配对间期为相对不应期。因此，相对不应期标志着心脏组织的应激性（兴奋性）未完全恢复。

（2）有效不应期（ERP）：期前刺激与基本刺激间的配对间期继续缩短，以至期前刺激不能下传。心脏组织的有效不应期是期前刺激不能传播通过时的最长间期。因此，有效不应期应当在该组织的近端（冲动传入端）进行测定。

（3）功能不应期（FRP）：心脏组织的功能不应期是经由它传导的连续两个冲动间的最短配对间期。FRP 是自该组织传出的一个指标，所以应当在该组织的远端来测定。一个组织的有效不应期的评定必须具备一个条件：较近端组织的功能不应期短于远端组织的有效不应期。

有两个重要的因素影响心脏组织不应期的测定：①刺激电流的强度：在心房和（或）心室刺激部位所测定的不应期与所用的电流成反比。②基本起搏的周长：正常情况下，心房、希-浦系统和心室的不应期与基本驱动（起搏）的周长直接相关，也就是说基本驱动周长减短，有效不应期缩短。

心电生理检查技术日益完善，已成为研究心律失常发病机制及对心律失常进行治疗的重要手段。详尽的电生理检查有助于医生准确判断快速或缓慢心律失常的发病机制、客观评价患者的预后及选择针对性的治疗手段，如射频消融治疗快速心律失常、永久性心脏起搏植入治疗缓慢心律失常等。

（李海鹰）

参考文献

陈新, 2009. 临床心律失常学. 2版. 北京：人民卫生出版社.

中华医学会, 2009. 临床技术操作规范：心电生理和起搏分册. 北京：人民军医出版社.

Brugads P, Geelen P, Brugada R, et al, 2001. Prognostic value of electrophysiologic investgations in Brugada syndrome. J Cardiovac Electrophysio, 12: 1004-1007.

Huikuri HV, Tapanainen JM, Lindgren K, et al, 2003. Prediction of sudden cardiac death after myocardial infarction in the beta-blocking era. J Am Coll Cardiol, 42: 652-658.

Issa ZF, Miller JM, Zipes DR. 临床心律失常与电生理学：《Braunwald心脏病学》姊妹卷. 吴永全，杨新春，译. 北京：北京大学医学出版社.

Josephson ME, 2002. Electrophysiologic investigation: General aspects//Josephson ME, Clinical Cardiac Electrophysiology, 3rd ed. Lippincott: Williams & Wilkins: 19-67.

Josephson ME, 2002. Electrophysiologic investigation: Technical aspects//Josephson ME. Clinical Cardiac Electrophysiology. 3rd ed. Philedelphia: Lippincott: Williams & Wilkins: 1-18.

Scheinman MM, Huang S, 2000. The 1998 NASPE prospective catheter ablation registry. Pacing Clin Electrophysiol, 23: 1020.

Wellens HJ, 1999. Catheter ablation of cardiac arrhythmias: Usually cure, but complications may occur. Circulation, 99:195.

第 21 章
冠状动脉造影

第一节　冠状动脉造影适应证和禁忌证

一、冠状动脉造影适应证

冠状动脉造影（coronary arteriography，CAG）是诊断冠状动脉粥样硬化性心脏病的一种常用且有效的方法，其主要目的是明确有无冠状动脉疾病、选择治疗方案和判断预后，是一种较为安全可靠的有创诊断技术，现已广泛应用于临床，被认为是诊断冠心病的“金标准”。目前临床上 CAG 主要用于以下 3 种情况：①诊断冠状动脉疾病；②选择治疗方案（介入、手术或内科治疗）；③评价患者预后，尤其是冠状动脉搭桥术和介入治疗后的效果与冠状动脉粥样硬化的进展和转归。CAG 不仅能准确地判断冠状动脉内病变程度和范围，还可以通过指出受损害血管数量及受损心肌的范围，准确地判断预后。1999 年美国心脏病学会和美国心脏协会（ACC/AHA）推荐的 CAG 适应证见表 21-1-1。

表 21-1-1　美国心脏病学会和美国心脏协会（ACC/AHA）推荐的冠状动脉造影适应证

冠脉造影适应证	证据水平
稳定型心绞痛或无症状心肌缺血患者	
予以药物治疗的 CCS Ⅲ级和Ⅳ级心绞痛患者	B
不管心绞痛的严重程度，通过非侵入性检查发现高危因素的患者（表 21-1-2）	A
成功救治的心源性死亡患者、持续性（＞ 30 秒）单形性室速或者非持续性（＜ 30 秒）多形性室速患者	B
不稳定型心绞痛患者	
对药物治疗无效的高危或中危不稳定型心绞痛患者（表 21-1-3）；药物治疗稳定后症状复发的患者。对这类患者推荐行急诊冠状动脉造影术	B
高危不稳定型心绞痛患者，对这类患者推荐立即行冠状动脉造影检查	B
药物治疗稳定的高危或中危不稳定型心绞痛患者	A
低危不稳定型心绞痛患者，通过非侵入性检查发现有高危因素的患者	B
疑诊 Prinzmetal 变异型心绞痛患者	C
急诊心肌梗死患者（或疑诊心肌梗死、ST 段抬高或新出现束支传导阻滞的患者）	
症状出现后 12 小时之内或已超过 12 小时但仍有心肌缺血症状的患者，在有经验的术者和设备齐全的导管室中进行急诊冠状动脉造影和对梗死相关血管进行介入治疗	A
36 小时之内并发心源性休克的急性 ST 段抬高心肌梗死 /Q 波心肌梗死或新出现左束支传导阻滞的患者，年龄＜ 75 岁的患者，以及可以在休克后 18 小时进行血运重建的患者	A
心肌梗死（所有类型）演变期患者危险分层	
低水平级别的运动试验发现心电图改变（ST 段压低 1mm 或出现其他预测不良后果的表现）和（或）异常影像学改变	B

续表

冠脉造影适应证	证据水平
非心脏手术患者术前评估（疑诊冠心病或已知罹患冠心病）	
非侵入性检查发现有高危因素的患者	C
药物治疗无效的心绞痛患者	C
不稳定型心绞痛患者，尤其是拟行中危或高危非心脏手术时	C
具有高危临床因素的患者拟行高风险手术，其非侵入性检查结果可疑时	C
瓣膜疾病患者	
胸部不适的成年患者在行换瓣术或球囊成形术之前，非侵入性影像学提示心肌缺血或者同时出现	B
无胸痛症状的中老年患者和（或）有多个冠心病易患因素的患者拟行换瓣术	C
有冠状动脉栓塞证据的感染性心内膜炎患者	C
心力衰竭患者	
收缩功能不全导致的充血性心力衰竭患者，伴有心绞痛或局部室壁活动异常和（或）心肌扫描成像发现可逆性心肌缺血	B
心脏移植术前	C
继发梗死后室壁瘤或其他心肌梗死后机械并发症的充血性心力衰竭患者	C

表 21-1-2　高危冠心病患者（年死亡率＞ 3%）非侵入性检查预测因素

严重静息状态下左心室功能不全 (LVEF ＜ 35%)

高危运动平板指数 (≤ –11)

严重运动状态下左心室功能不全 (LVEF ＜ 35%)

负荷试验诱导出大面积灌注缺损 (尤其是前壁)

负荷试验诱导出多壁段灌注缺损

伴有左心室扩张的固定缺损或肺摄取量增加 (铊 -201)

伴有左心室扩张、同时中等负荷诱导出心肌灌注缺损的患者或肺摄取量增加（铊 -201)

小剂量 [≤ 10mg/（kg · min）] 多巴酚丁胺负荷试验或心室率较低时（＜ 120 次 / 分）诱导出室壁活动异常（累及 2 个以上节段）

负荷超声心动图提示广泛心肌缺血

表 21-1-3　不稳定型心绞痛危险分层

高危	中危	低危
至少符合下列一项：	无高危因素，但符合下列条件：	无高危和中危因素，但符合下列条件：
持续进行性胸痛(＞20分钟)	已缓解的持续(＞ 20 分钟)静息心绞痛	心绞痛的发作频率、严重程度或持续时间增加
肺水肿	静息心绞痛(＞ 20 分钟，休息或舌下含服硝酸甘油可以缓解)	低运动负荷即诱发的心绞痛
静息心绞痛伴有 ST 段动态改变≥ 1mm	卧位心绞痛	住院前 2 周至 2 个月新出现的心绞痛
伴有新出现的或者原有二尖瓣反流杂音增强的心绞痛	伴有 T 波改变的心绞痛	心电图正常或无变化
伴有 S3 或者新出现的啰音或原有啰音增强的心绞痛	2 周内新出现的 CCS Ⅲ或Ⅳ级心绞痛	
伴有低血压的心绞痛	病理性 Q 波或者在多个导联出现 ST 段压低≤ 1mm 年龄＞ 65 岁	

二、冠状动脉造影禁忌证

CAG 的禁忌证包括不能解释的发热、未治疗的感染、严重的肝肾功能障碍、凝血功能障碍、血红蛋白＜80g/L 的严重贫血、严重电解质紊乱、严重活动性出血、尚未控制的严重高血压、洋地黄中毒、既往有过造影剂过敏但事先未用糖皮质激素治疗及活动性脑卒中患者。1999 年美国心脏病学会和美国心脏协会（ACC/AHA）制定的 CAG 禁忌证见表 21-1-4。

表 21-1-4 冠状动脉造影相对禁忌证

急性肾衰竭
继发于糖尿病的慢性肾衰竭
活动性胃肠道出血
有可能和感染相关的不明原因发热
尚未治愈的感染
活动期脑卒中
严重贫血
严重尚未控制的高血压
伴随有相关临床症状的严重电解质紊乱
由于心理或者全身疾病无法配合冠状动脉造影者
伴随有显著缩短患者生命或者增加介入治疗风险的严重疾病
拒绝进行经皮冠状动脉成形术（PTCA）、冠状动脉旁路移植术（CABG）等治疗的患者
洋地黄中毒患者
失代偿充血性心力衰竭或急性肺水肿
严重凝血功能障碍
主动脉瓣感染性心内膜炎
某些疾病（如晚期癌症等）行血管成形术或外科血管重建术对延长生命没有作用，而且无端增加操作风险

第二节 冠状动脉造影导管径路

一、股动脉途径

冠状动脉造影的过程包括了选择动脉入路和完成血管显影的全过程。选择动脉入路是冠状动脉造影和冠状动脉介入治疗能否顺利完成的基本步骤之一。由于经桡动脉介入诊疗途径的广泛开展，股动脉介入途径已逐渐被桡动脉途径所取代，但是对于部分高危患者，如左主干末端、分叉病变，严重钙化扭曲病变，高龄，心功能不全等，股动脉不失为一条有效、便捷的途径，它能最大限度地保障患者及手术安全。所以，穿刺桡、股动脉是一名心血管介入治疗医师必须熟练掌握的基本功。

股动脉内径大，血液循环不容易受损，是冠状动脉造影和冠状动脉介入治疗的主要途径之一。如果股动脉在 1 周之内曾被穿刺过，可选用对侧股动脉。

股动脉解剖：股三角由腹股沟韧带、外侧的缝匠肌和内侧的股长肌组成。股动脉在腹股沟韧带中点稍内侧经血管腔隙进入腹部，在股三角处位置最浅。它的内侧是股静脉，外侧是股神经（图 21-2-1）。腹股沟韧带下方 2cm 左右为股横纹（图 21-2-2）。在股横纹中点偏内侧可触及股动脉搏动。

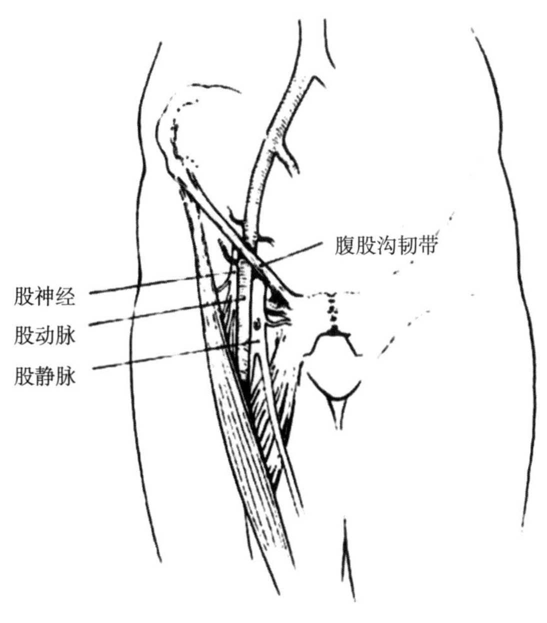

图 21-2-1　股动脉解剖

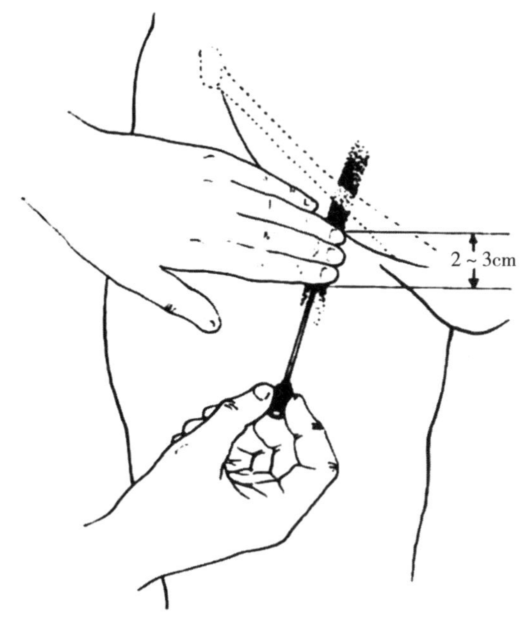

图 21-2-2　股动脉体表定位

1. 股动脉穿刺步骤和方法

（1）穿刺点的选择：穿刺部位位于股总动脉非常重要，鞘管置入股浅动脉或股深动脉会增加血管并发症发生的风险。解剖和放射标志有助于确定动脉入路位置，尤其是肥胖患者。穿刺点多选在股横纹下方约 2cm，股动脉搏动正下方（图 21-2-2）。最可靠的穿刺位置处于腹股沟韧带（髂前上棘与耻骨联合上缘的连线）下 1～2cm 处，这可使穿刺针较稳妥地进入股总动脉。穿刺点过于靠近股横纹，可能使穿刺针越过腹股沟韧带，术后无法止血；穿刺点过低，因股动脉进入收肌管位置较深，不易成功，且有动脉分支，另有股静脉走行于股动脉下方，易造成动静脉瘘。

（2）穿刺部位局部麻醉：常用 1% 利多卡因进行局部麻醉。先在皮下注射形成皮丘，然后沿穿刺针要经过的路径方向注入少量麻醉剂，至针头完全进入皮下或估计到达股动脉深度后在其周围进行浸润麻醉。一般注射 5～8ml 即可。初学者可边抽回血边注药，试探一下股动脉的位置和深度。但对于急性心肌梗死溶栓者或拟行 PTCA 者，麻醉针头尽量避免刺入股动脉，以减少动脉损伤，减少出血与血肿的并发症。注意麻醉剂不要注入过多，以免术后穿刺部位形成硬结。

（3）股动脉穿刺置入动脉鞘：局部麻醉后，以左手示指、中指及环指 3 个手指指尖（注意：3 个手指应在一条直线上）在穿刺点上方寻找股动脉搏动最明显处，然后用手术刀尖端在股横纹下 2～3cm 处（股动脉搏动最强点下方），做一与股横纹平行的、约 3mm 的切口。不必用止血钳分离皮下组织，以减少组织损伤，减少术后瘢痕硬结的形成。穿刺针与皮肤成 30°～45° 角（角度大于 45°，送入动脉鞘管时易打折，造成血管损伤和血肿），穿刺针斜面向上进针，当针尖有明显搏动感时即可刺破血管，见线状鲜红血流喷出，缓慢送入导引钢丝，若遇阻力，切忌粗暴、盲目送入钢丝，适当调整穿刺针多可成功。引导钢丝到位后，退出穿刺针，沿导引钢丝送入动脉鞘管（图 21-2-3）。注意：①股动脉穿刺切忌刺穿动脉后壁，否则易造成局部出血血肿。②如果穿刺针已进入很深未刺入动脉，不要只把针退回一半就向另一方向刺入，一定要把针全部退出到皮肤，重新调整方向直行刺入，呈扇面状逐步向内（或外）分次试探，不可在进针时左右牵拉皮肤及皮下组织，使进针方向改变，从而造成不必要的损伤。③输送动脉鞘管时应缓慢、轻柔，如遇阻力可适当旋转输送以减轻皮下组织的阻力，特别是对已经进行过冠状动脉介入检查或治疗的患者，穿刺部位形成的硬结往往增加送入动脉鞘管的阻力，此时切忌粗暴操作，避免动脉鞘管打折断裂。

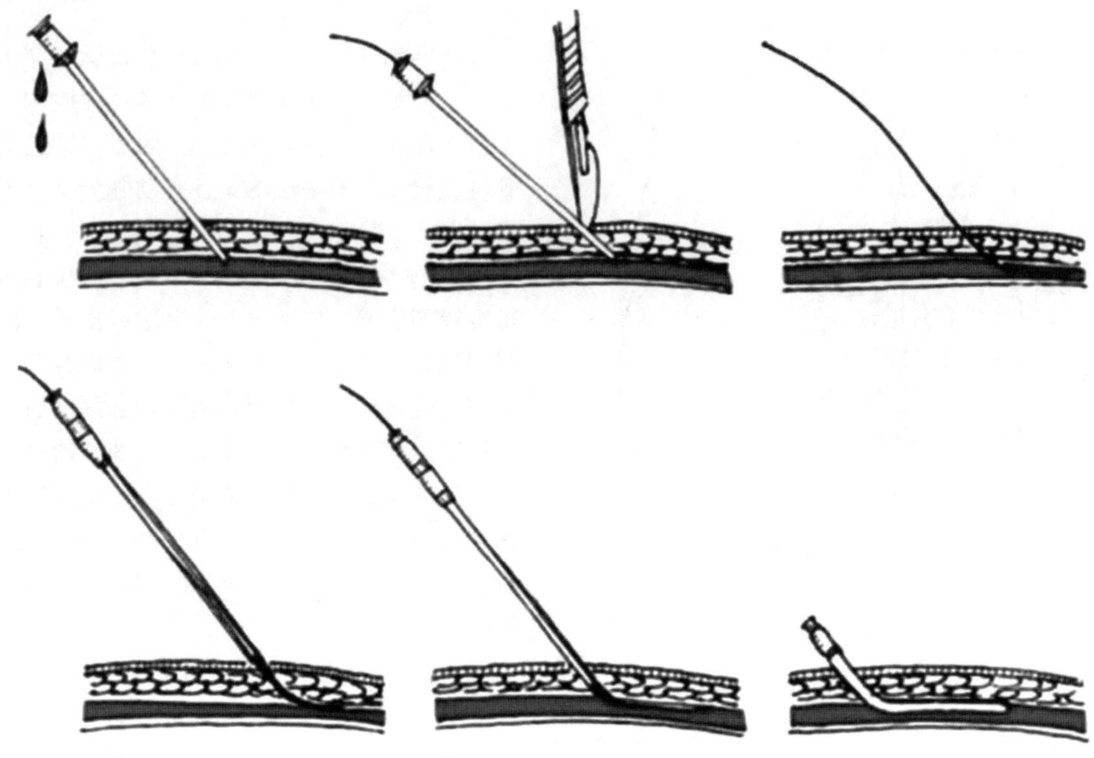

图 21-2-3　股动脉穿刺示意图

（4）导引钢丝通过不畅的原因：①刺入股动脉分支小血管或毛细血管丛内；②穿刺针尖斜面向下，导丝常不易通过，此时旋转穿刺针将斜面向上或指向侧壁，可顺利通过；③穿刺针尖顶至动脉后壁，此时稍回撤穿刺针，即可使钢丝顺畅通过；④穿刺针未完全刺入血管腔或部分刺入动脉后壁；⑤钢丝顶在扭曲的血管拐弯处不易通过；⑥穿刺角度过大；⑦穿刺部位近心端血管严重狭窄或闭塞；⑧导引钢丝进入斑块组织内或进入血管内膜下造成夹层。

2. *股动脉穿刺的要点*　①穿刺点不可太高（股横纹下 2cm），防止越过腹股沟韧带；②左手探查股动脉走行及固定股动脉只许垂直压向皮肤，不可左右推动皮肤；③入针感到动脉搏动后再刺入动脉，不可刺穿动脉后侧壁；④一次未成功，只许完全退出穿刺针后呈扇形再刺入，不可在皮下组织内改变进针方向再刺入；⑤最好使用新穿刺针；⑥穿刺针与皮肤成 30°～45° 角，针尖斜面向上；⑦如果股动脉、髂动脉扭曲严重，应使用 145cm 超滑导丝逐渐抵达腹主动脉或在一长动脉鞘和较细扩张管支持下使导丝逐渐抵达降主动脉，再插入 30cm 的长动脉鞘，越过并矫正扭曲的股髂动脉，以利于送入导管（图 21-2-4）。

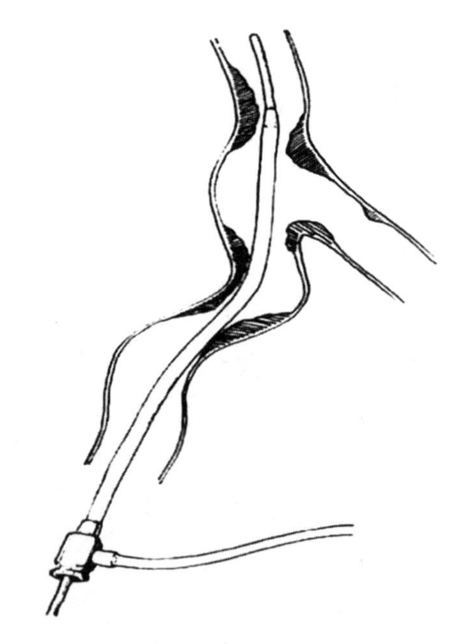

图 21-2-4　长动脉鞘越过并矫正扭曲的股动脉

二、桡动脉途径

过去的十多年中，随着更加易于操作的器械和对高危患者进行的更复杂的介入手术的出现，现代介入心脏病学获得了突飞猛进的发展。由于桡动脉的解剖特点，经桡动脉介入治疗较经股动脉介入治疗有穿刺血管并发症发生率低、可早期活动及出血事件发生率低等优点，更易为患者所接受而得以广泛普及。因此，在经桡动脉造影或介入术中桡动脉穿刺及动脉鞘置入是所有术者都需掌握的技术，也是后续操作的基础。

1. Allen 试验　1929 年 Edgar V. Allen 在血栓闭塞性脉管炎患者中应用了一种无创评价腕部远端慢性闭塞动脉病变的方法，称为 Allen 试验。Allen 试验用于在桡动脉穿刺前评价手掌是否存在双重血供及其程度。同时压迫一只手的桡动脉和尺动脉 30 ～ 60 秒，随后释放对尺动脉的压迫（图 21-2-5）。释放后 10 秒内手掌颜色恢复正常则该试验为正常，表明有良好的双重血供。目前更客观的改良 Allen 试验是采用示指或拇指进行血氧饱和度检测来代替手颜色的恢复，可以持续评价桡尺动脉的完整性。尺动脉压力释放后如果血氧饱和度持续下降，则表明反应异常，不宜采用桡动脉途径。如果患者需要再次行同一部位的经桡动脉途径介入，行反式 Allen 试验可能有帮助：同时压迫桡动脉和尺动脉后释放桡动脉以检测无症状近端桡动脉梗阻，如果异常则不宜反复行桡动脉介入。但 Allen 试验存在假阳性和假阴性的结果，其在经桡动脉介入治疗中的价值和地位越来越受到挑战。目前，一些介入中心认为 Allen 试验有其局限性，不常规使用 Allen 试验。更有一些激进的介入中心术前不常规检查手掌的双重血供，认为只要能触摸到桡动脉搏动就可以成功进行介入治疗。经桡动脉途径禁忌证见表 21-2-1。

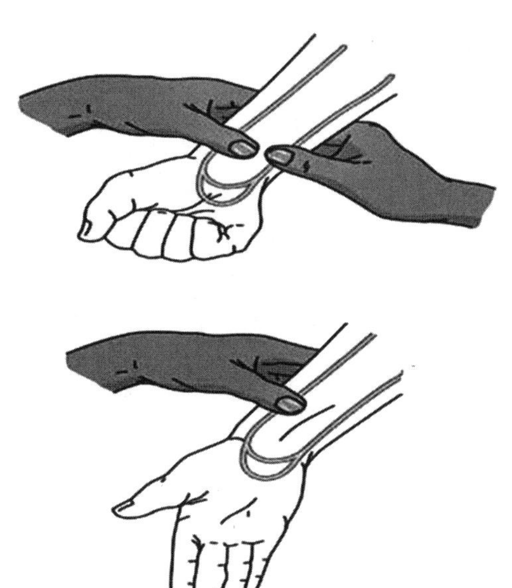

图 21-2-5　Allen 试验

表 21-2-1　经桡动脉途径禁忌证

绝对禁忌证
无桡动脉搏动或 Allen 试验明显异常
已知末梢动脉近段存在阻塞性病变
雷诺现象
需要大鞘管（≥ 8F）
血栓闭塞性脉管炎
桡动脉作为搭桥血管或透析用血管
相对禁忌证
对侧胸廓内动脉移植患者

2. 桡动脉穿刺技术　手术设备及患者准备较为简单，与股动脉穿刺部分类似。桡动脉穿刺法主要有两种：①桡动脉透壁穿刺法：将手放置于身体侧面，掌面朝上，倾斜放置。对局部皮肤以 1% 利多卡因 0.5ml 麻醉后，采用 21 ～ 19G 套管针进行穿刺。穿刺针与皮肤成 30° ～ 45° 角。静脉内套管针的穿刺技术：在中心处见到血液后，将套管前送数毫米以锚定住动脉，随后撤出穿刺针。然后将套管缓慢回撤，直至再次出现回流血液，随后送入 0.021 ～ 0.032in 导丝（图 21-2-6）。②桡动脉单壁穿刺法：固定皮肤后穿刺针（空心钢针）进行穿刺，以 30° ～ 45° 角进针至见回血即停止进针，送入导丝，撤出穿刺针，完成穿刺过程（图 21-2-7）。

3. 桡动脉鞘管置入技术　最常用的鞘管是 5F 诊断造影鞘管和 6F 介入鞘管，但有时通过细小桡动脉造影也需要 4F 鞘管或复杂介入治疗时需要 7F 鞘管。短鞘管可能更好，亲水涂层可减少插入和撤出的摩擦力达 70%。锥形鞘管并不需要皮肤切口。插入后从手臂注射 3mg 维拉帕米和 3000 ～ 5000U 肝素的“鸡尾酒”。术者可以使用单药准备或使用解痉鸡尾酒。现已证明，维拉帕米 3mg 非常安全和有效。

4. 桡动脉鞘管拔管和止血　大多数患者术后可以立即拔出动脉鞘管，使用特殊的压迫止血器（图 21-2-8）压迫桡动脉穿刺部位 30 分钟，然后逐步减轻压力直至完全止血。如果无特殊压迫器，可采用人工压迫。止血后给予弹力绷带继续进行压迫，指导患者限制手腕活动 6 小时，待麻醉作用消除后即可活动。

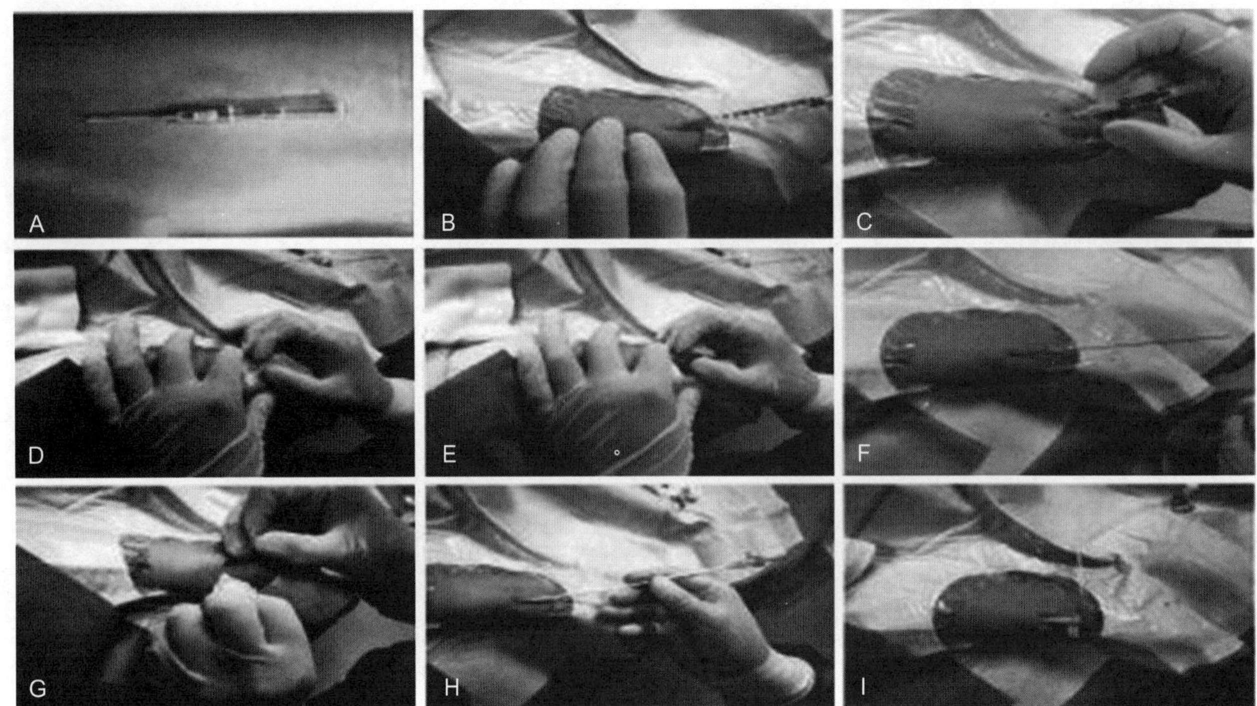

图 21-2-6　桡动脉透壁穿刺法

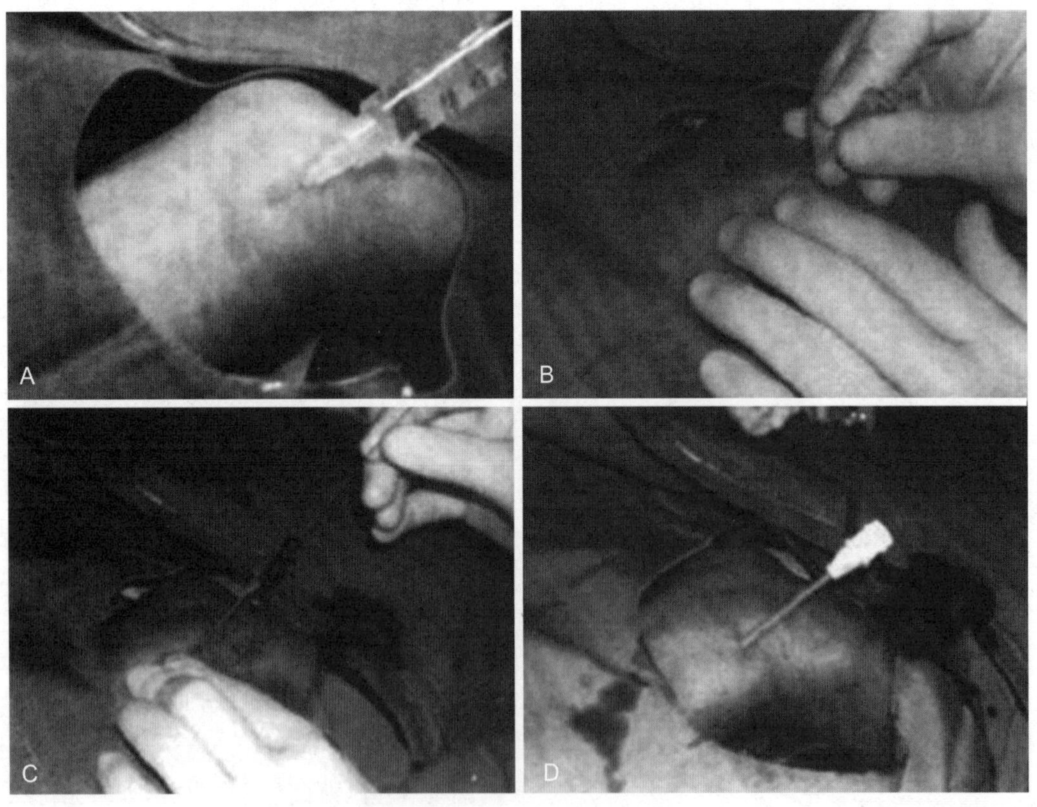

图 21-2-7　桡动脉单壁穿刺法

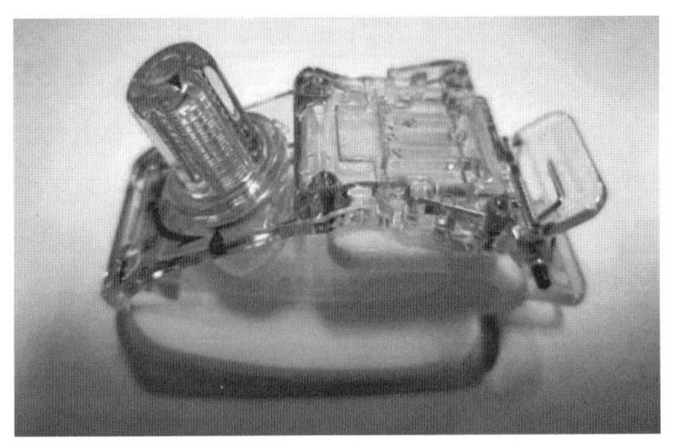

图 21-2-8　桡动脉压迫止血器

第三节　其他冠状动脉造影途径

由于经皮动脉穿刺技术（Seldinger 方法）的应用，通常情况下冠状动脉造影最常用的径路为桡、股动脉途径。但有时也可采用尺动脉、肱动脉及远端桡动脉等径路，但一般不作为首选（图 21-3-1 和图 21-3-2）。

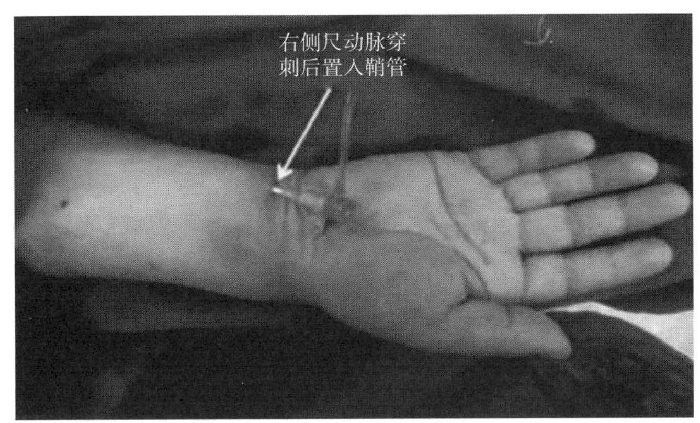

图 21-3-1　尺动脉穿刺径路

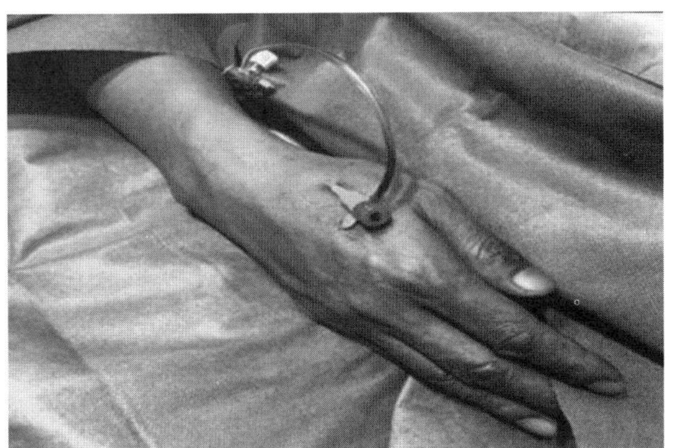

图 21-3-2　远端桡动脉穿刺径路

第四节　冠状动脉解剖及冠状动脉造影投照体位

冠状动脉是指分布在心外膜下和心肌壁内外并将血液转运到毛细血管床部分的血管。可将其分为两组：其一为分布在心外膜下和心肌壁外的部分；其二为分布在心肌壁内的部分。前者血管较粗大，冠状动脉造影可充分显现，而后者血管细小，分布密集，冠状动脉造影只能显现直径>0.5mm 以上的血管。人类正常冠状动脉主要有两大支，即左冠状动脉和右冠状动脉，其余血管均由这两支血管发出并分布于心脏表面及心肌中（图 21-4-1）。

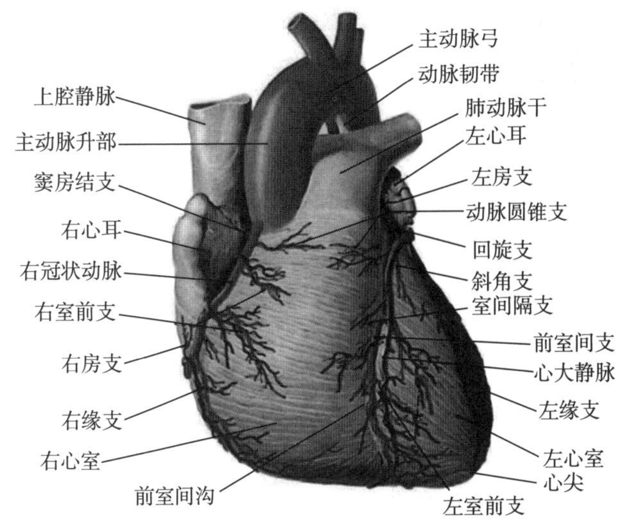

图 21-4-1　心脏前面观

一、左冠状动脉解剖

左冠状动脉开口于升主动脉左后方的左冠窦内者占92%，另有8%开口于窦外。左冠状动脉发出后至分支前称为左主干，左主干直径为3～6mm，走行于左心耳与肺动脉主干起始部之间，初始向左，在分支前转向心室方向走行。左主干前方是肺动脉主干，后方是左心房前壁，左上方是左心耳，下方是左纤维三角及二尖瓣环前内侧部分。通常情况下，左主干行至前室间沟时分为左前降支和左回旋支，也可能在两者之间发出中间支。有些患者左主干较短或者无左主干，这些患者存在单独的前降支和回旋支开口。这时可以分别进入不同血管开口部分进行选择性冠状动脉造影。

左前降支通常是左主干的延续，从左主干发出后弯向肺动脉圆锥的左缘，随即进入前室间沟，沿前室间沟走行，绕过心尖，终止于心脏的膈面。其中，大部分终止于后室间沟的下1/3（占60%），一部分终止于心尖部或之前（占30%），少部分终止于后室间沟中1/3（占10%），亦有部分与右冠状动脉的后降支吻合。前降支的起始部通常被左心耳所覆盖，随即走行于心脏表面心外膜下，偶有走行于心肌下的部分（心肌桥压迫的壁冠状动脉），但在心尖部，无一例外均走行于心脏表面。左前降支的主要分支为对角支和间隔支。对角支是左前降支以锐角形式向左侧发出的较大动脉分支，分布于左心室游离壁的前外侧，对角支的数量和直径在不同的患者之间也有很大的差异，90%以上的患者有1～3根对角支，仅有1%的患者无对角支。如果在冠状动脉造影中没有发现对角支，应高度怀疑对角支闭塞。前间隔支约90%从左前降支发出，偶起源于左主干，呈直角方向进入室间隔的肌性部分，走行自前向后，多分布于室间隔的前2/3部分。在不同患者中，前间隔支的直径、数量和分布有很大差异。其中第一、第二间隔支较粗大，尤其是在原发性梗阻性肥厚型心肌病的病例中更为明显。第一间隔支最为重要，梗阻性肥厚型心肌病行化学消融间隔心肌治疗时，多将无水乙醇注入此支。

有近37%的患者，左主干发出左前降支、回旋支和中间支。在这些患者中，中间支行走在左前降支和回旋支之间，中间支与对角支的血管范围相似，通常供应左心室的游离壁。

左回旋支起自左主干分叉部，沿左房室沟走行，先向左，然后从前绕向后，终止于心脏的膈面。左回旋支主要供应左心房壁、左心室外侧壁、左心室前后壁的一部分。左回旋支在房室沟内的长度，分布到左室后壁、侧壁的血管直径与数目均有较大变异。其主要分支有钝缘支、左室前支、左室后支、左房支或窦房结支。除钝缘支外，其余均可有可无。钝缘支由左回旋支的近端发出，沿着心脏钝缘向下行至心尖，分布于钝缘及相邻的左心室壁（左室后壁）。该支比较恒定，且较发达，可有1～3支，是冠状动脉造影辨认分支的标志之一。左室前支由左回旋支的起始段发出，分布于左室前壁的上部，多为1～3支，一般较细小而起始于左回旋支近端，行向左下方并达到钝缘的分支较粗大。左室后支为左回旋支在隔面的终末部分之一，可多达6支，亦可缺如，主要取决于冠状动脉的优势情况。房室结动脉起于此支。左房支通常包括左房前支、左房中间支、左房后支。左房前支开口于左回旋支的起始段向后发出，供应左房，分布于左房前壁和心耳部。约有40%的左房前支供应窦房结，此时特称窦房结支。左房中间支在钝缘支开口附近发出者较为常见。左房后支（左房旋支）平行于旋支绕行左房侧壁。这些心房动脉都可以经前或经后跨过心脏中线，到达上腔静脉与右房的结合部，其中若有一支供应窦房结，则称窦房结动脉，且该支为最大的心房支。Kugel动脉亦称房间隔前支或心耳大吻合动脉，此动脉出现率较高，约占93.03%，其中63.64%起自右冠状动脉，24.45%起自左回旋支，同时发生者占3.94%。其平均外径为1.2mm，可为左房前支，亦可为窦房结动脉的分支。Kugel动脉在左回旋支近端1～2mm处发出，在主动脉根部后方走行，沿心房前壁达到房间沟下部，穿入房间隔内。此后约有66%的Kugel动脉穿过房间隔到达后十字交叉附近，24%的Kugel动脉穿过房间隔与右窦房结动脉吻合，8%在左房壁分支呈扇形分布。Kugel动脉为重要的侧支循环途径（图21-4-2和图21-4-3）。

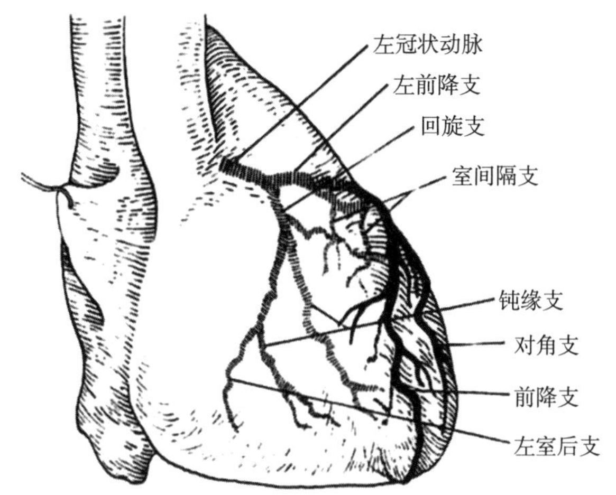

图 21-4-2 左冠状动脉示意图（右前斜位）

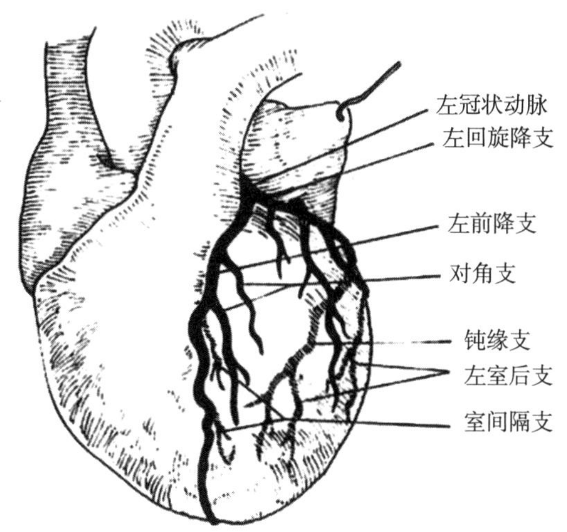

图 21-4-3 左冠状动脉示意图（左前斜位）

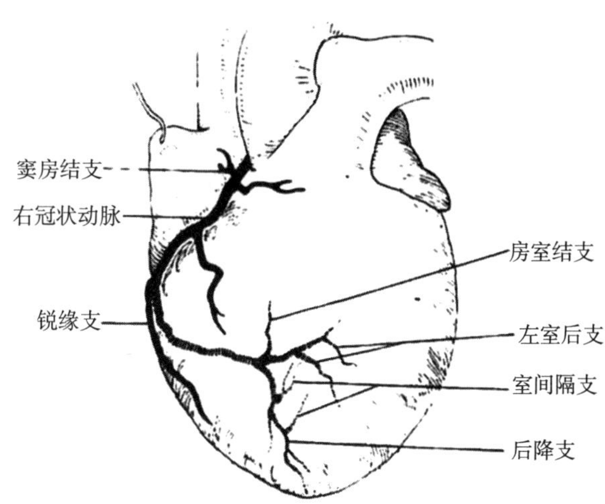

图 21-4-4 右冠状动脉示意图（左前斜位）

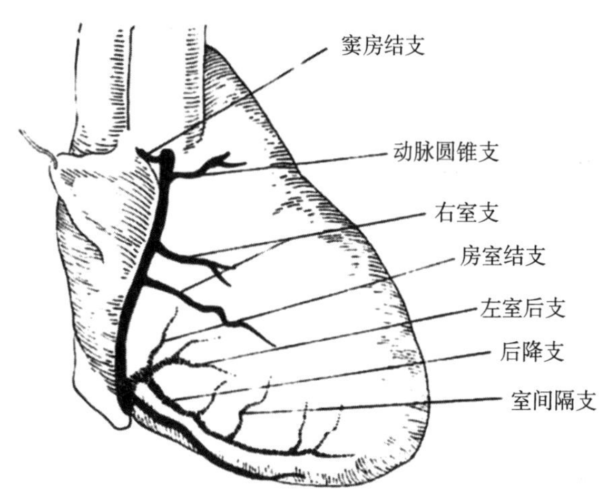

图 21-4-5 右冠状动脉示意图（右前斜位）

二、右冠状动脉解剖

右冠状动脉开口于升主动脉右前方的右冠窦内（约占 94%），约有 6% 开口于窦外，其位置稍低于左冠窦，右冠状动脉向下经过右房室沟走向房室交叉部。右冠状动脉的第一分支为圆锥支。约 50% 的冠脉血管中，圆锥支起自右冠状动脉口或开口处 2～3cm 处，并向前向上经过右心室流出道朝向左前降支。右冠状动脉的第二分支为窦房结动脉，支配右心房或者左右心房。右冠状动脉的中部通常发出 1 支或 1 支以上中等大小的锐缘支。这些分支血管支配右心室前壁。右冠状动脉远端分支血管为后降支，后降支血管起自房室交叉部附近，向前在后室间沟中经过，并发出若干细小的下间隔支。在房室交叉部附近，右冠状动脉远端通常发出细小的房室结动脉，并向上供应房室结（图 21-4-4 和图 21-4-5）。

三、冠状动脉旁路血管解剖

相对于自体冠状动脉造影，冠状动脉旁路血管造影较困难。因为旁路血管开口位置在不同患者中有较大变化。即使在外科夹或开口标记物的指引下，有时寻找旁路血管的开口部位也比较困难。因此在旁路血管造影时，术者必须熟悉旁路血管的数量、行程和旁路移植术的手术类型。从主动脉到右冠状动脉远端或者后降支的大隐静脉桥血管（起自主动脉的右前侧壁，距右冠窦上方约 2cm 处），到左前降支的大隐静脉桥血管（起自主动脉前壁，距左冠窦上方约 4cm 处），到钝缘支的大隐静脉桥血管（起自主动脉左前侧壁，距左冠窦上方 5～6cm 处）。左内乳动脉起源于左锁骨下动脉，距左锁骨下动脉约 10cm 处向下发出（图 21-4-6）。

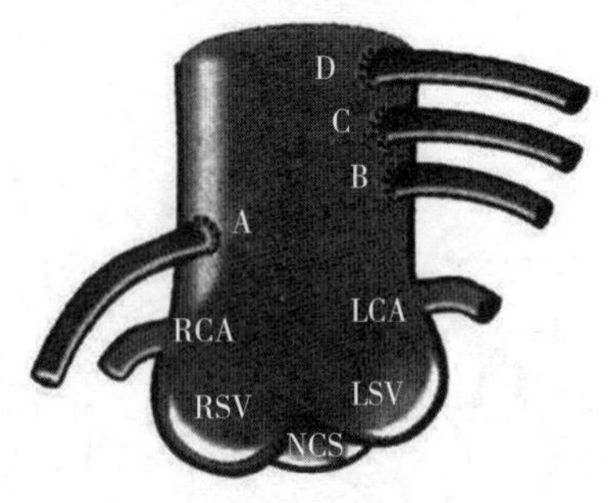

图 21-4-6　LAD 40°（大隐静脉桥常见开口位置）

A. 至右冠状动脉远端或回旋支的桥血管；B. 至左前降支的桥血管；C. 至对角支的桥血管；D. 至钝缘支或中间支的桥血管。RCA. 右冠状动脉；LCA. 左冠状动脉；RSV. 右冠状动脉窦；LSV. 左冠状动脉窦；NCS. 无冠窦

四、冠状动脉造影投照体位

冠状动脉造影是冠状动脉的二维图像投影，与三维的血管解剖形态相距甚远。因此，为了充分暴露病变，即便是冠状动脉造影正常的患者也应多角度投射，同一病变需要通过不同投照角度尤其是相互垂直投照体位才能充分显示清楚。常用冠状动脉投照角度见表 21-4-1 和图 21-4-7～图 21-4-9。

表 21-4-1　冠状动脉造影投照体位

部位	投照体位
LM	
开口	RAO 15°～30°、LAO 30°～CRA 30°、LAO 45°～CAU 30°、AP+CAU 30°
体部	RAO 15°～30° +CAU 30° /CRA 30°、AP
远端	LAO 30°～CRA 30°、LAO 45°～CRU 30°、RAO 30°～CAU 30°
LAD	
近段	LAO 30°～CRA 30°、RAO 30°～CAU 30°、LAO 60°～CAU 30°
中段	LAO 60°～CRA 30°、RAO 30°～CRA 30°、LAO 60°～CAU 30°、LAO 90°
远段	RAO 30°～CAU 30°、LAO 60°～CRA 30°、LAO 45°
LCX	
近段	RAO 30°～CAU 30°、LAO 60°～CAU 30°
中段	RAO 30°～CAU 30°、LAO 60°～CAU 30°
远段	RAO 30°～CAU 30°、LAO 60°～CRA 30°
RCA	
近段	LAO 30°～CAU 30°、RAO 30°～CAU 30°、LAO 90°～CAU 30°、LAO 45°
中段	LAO 45°、RAO 30°、LAO 90°
远段	LAO 30°～CRA 30°、LAO 90°

注：LM. 左主干；LAD. 左前降支；LCX. 左回旋支；RCA. 右冠状动脉；AP. 后前位；LAO. 左前斜位；RAO. 右前斜位；CAU. 足位；CRA. 头位。

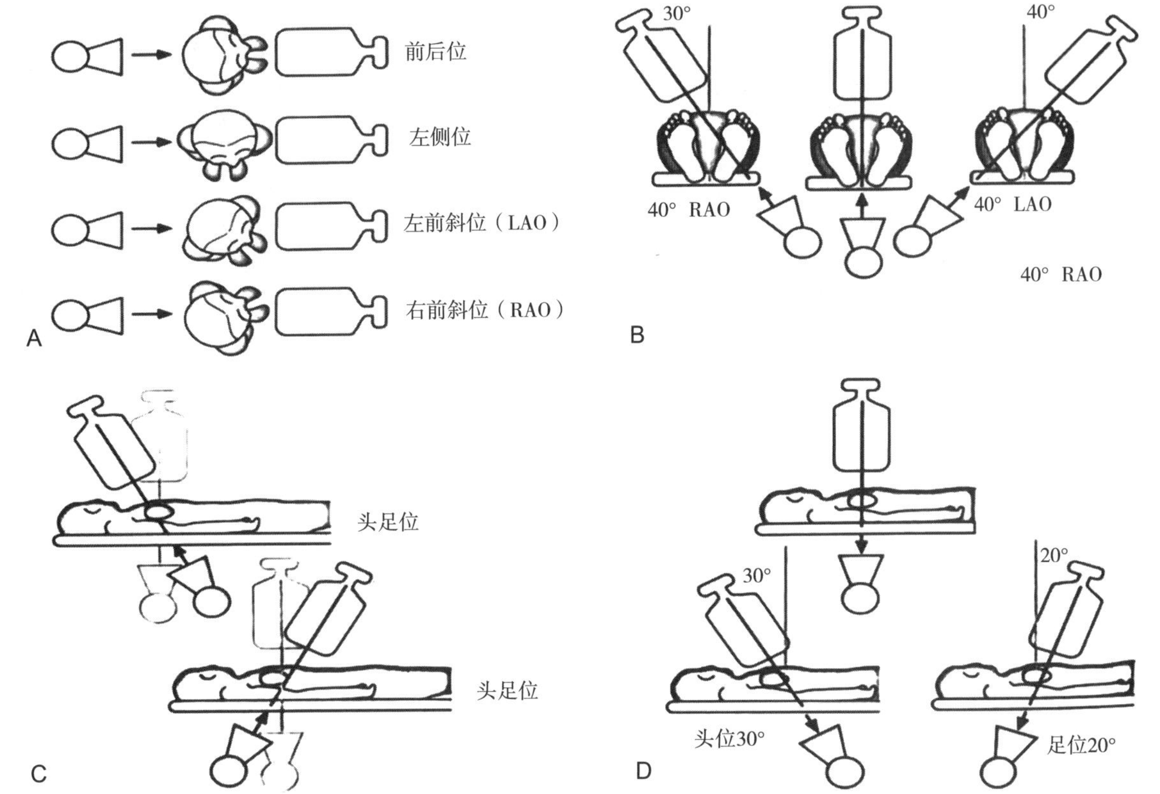

图 21-4-7　冠状动脉造影投照角度示意图（投照体位以图像增强器的位置而定，即从增强器位置观察心脏，而不是根据球管位置）

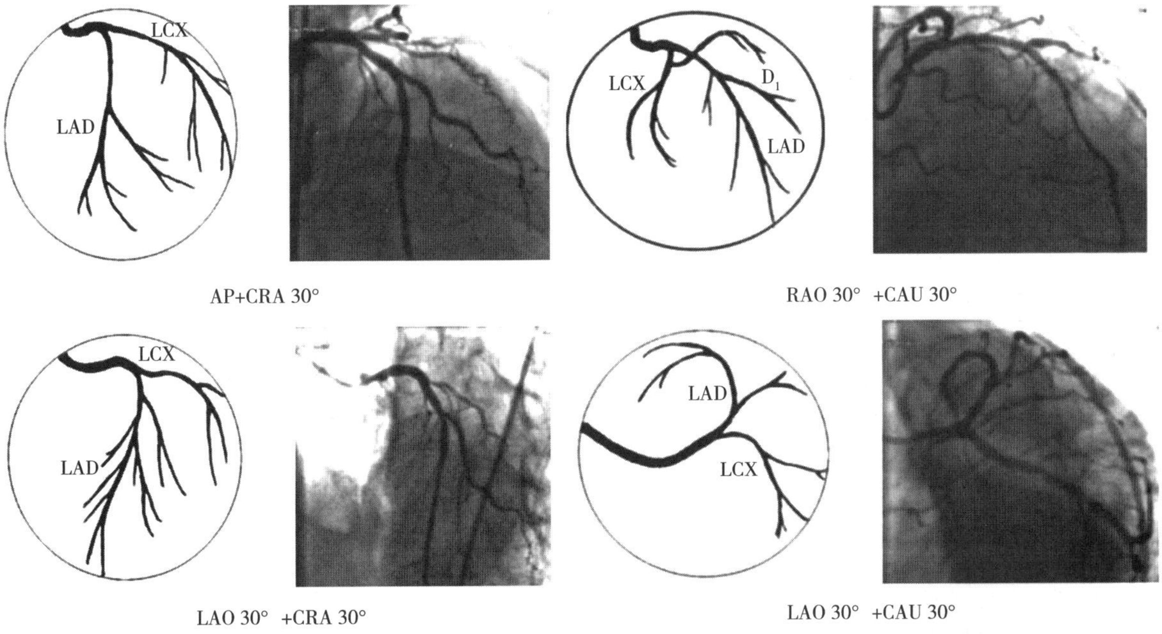

LCX
LAD

AP+CRA 30°

LCX
D_1
LAD

RAO 30°　+CAU 30°

LCX
LAD

LAO 30°　+CRA 30°

LAD
LCX

LAO 30°　+CAU 30°

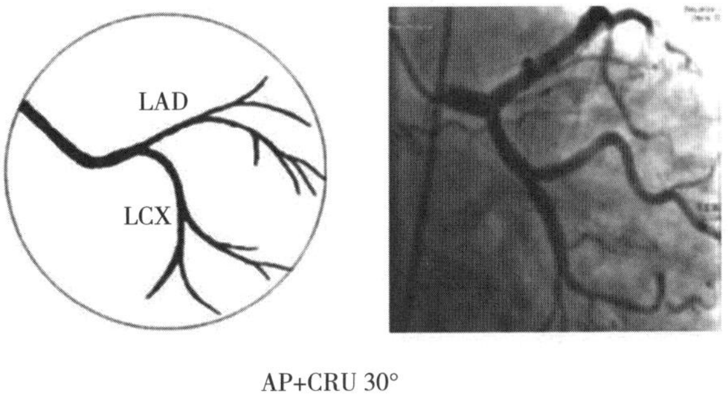

LAD
LCX

AP+CRU 30°

图 21-4-8　左冠状动脉造影体位示意图

LCX. 左回旋支；LAD. 左前降支

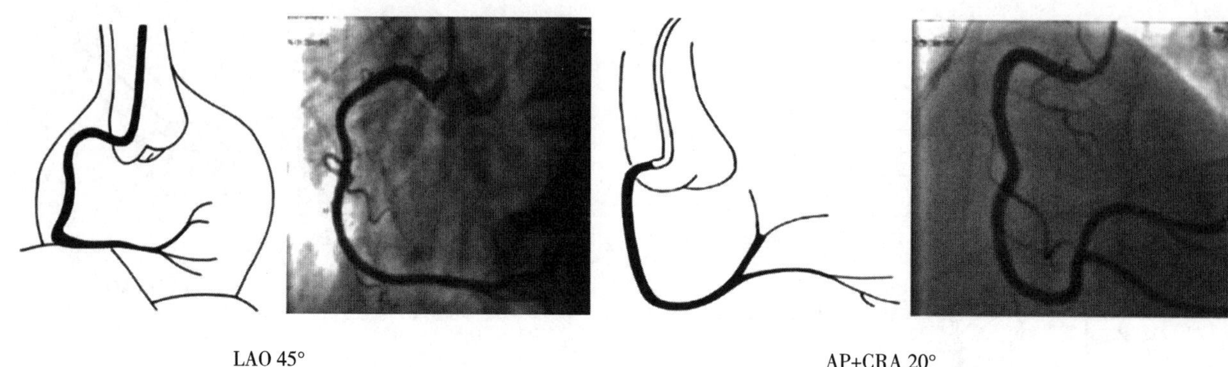

图 21-4-9　右冠状动脉造影体位示意图

第五节　冠状动脉造影及左心室造影操作技术

常用的冠状动脉造影导管包括 Judkins 导管（JL 导管和 JR 导管），左右共用设计的如 TIG 导管、Amplatz 导管，有些病变可能需要使用多功能导管（MP 管）、旁路移植血管导管、内乳动脉导管等。其中，Judkins 导管是最常用、最容易掌握的经股（桡）途径造影导管；TIG 导管在国内目前应用最为广泛。经桡动脉途径操作左右分别设计的导管选择左右冠状动脉开口时的操作要点与经股动脉途径操作基本相同，两者的差异在于建议经右桡动脉途径时需选择相对股动脉途径小半号的导管，而经左桡动脉时选择导管与经股动脉途径原则相同。常用的诊断性造影多为 5F 和 6F 外径的导管。在进行冠状动脉造影时，必须确保造影导管内没有任何气体，以防发生空气栓塞，同时需要严密观察冠脉内压力。

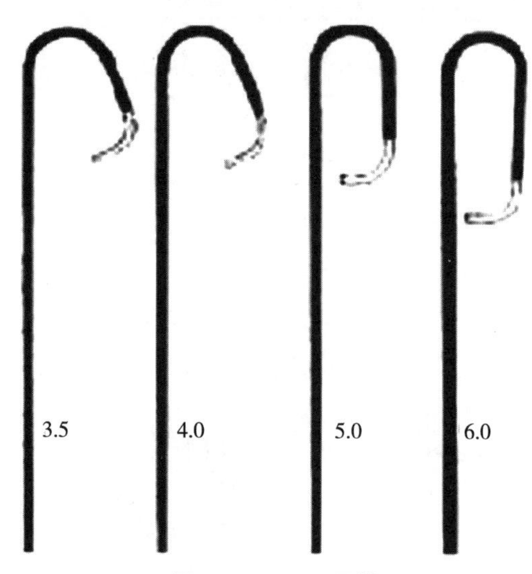

图 21-5-1　JL 导管

（一）Judkins 导管

根据 Judkins 导管第一弯曲至第二弯曲的长度，可分为 3.5、4.0、5.0、6.0 等不同类型（图 21-5-1 和图 21-5-2），其中最常用的 Judkins 导管为 4.0 型。在进行左冠状动脉造影时，不同的术者选择不同的投照角度进入左冠口，其中最常用的投照角度为后前位（AP）或右前斜位（RAO）30°。如果 JL 导管进入升主动脉后，导管顶端落入冠状窦，一般说明导管太大，应选小一号导管；如果导管顶端向上并有折回倾向，则说明导管太小，应选择大一号导管。左冠状动脉插管相对容易，只要导管弧度适合升主动脉的宽度和长度，一般均自然到位，不需要旋转导管。需注意的是，JL 导管开始反折的时机和位置是左冠状动脉造影插管到位的关键。进行右冠状动脉造影时，通常

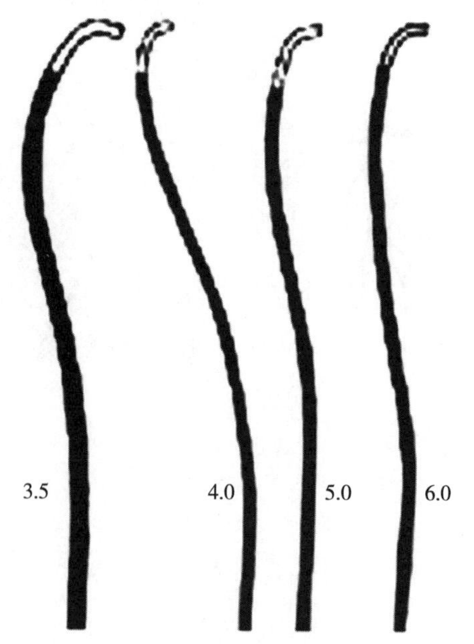

图 21-5-2　JR 导管

采用左前斜位 45° 。将导管开口朝向非右冠开口方向（若直接朝向右冠状动脉开口送入导管，通常导管进入右冠过深，张力较大，易致右冠血管痉挛，甚至右冠夹层）；将导管送至主动脉根部，然后缓慢顺时针方向旋转导管至右冠开口大致方向，非熟练者可再选择此时“冒烟”（注入少量造影剂）一次，看清楚右冠开口位置，旋转过程中一般多需同时上提导管，即可到达右冠开口；若未至右冠开口，则需“冒烟”找清楚右冠状动脉开口位置，再进行相应调整即可。导管到位后会随心动周期呈“点头征”。参见左右冠状动脉造影操作示意图（图 21-5-3 和图 21-5-4）。

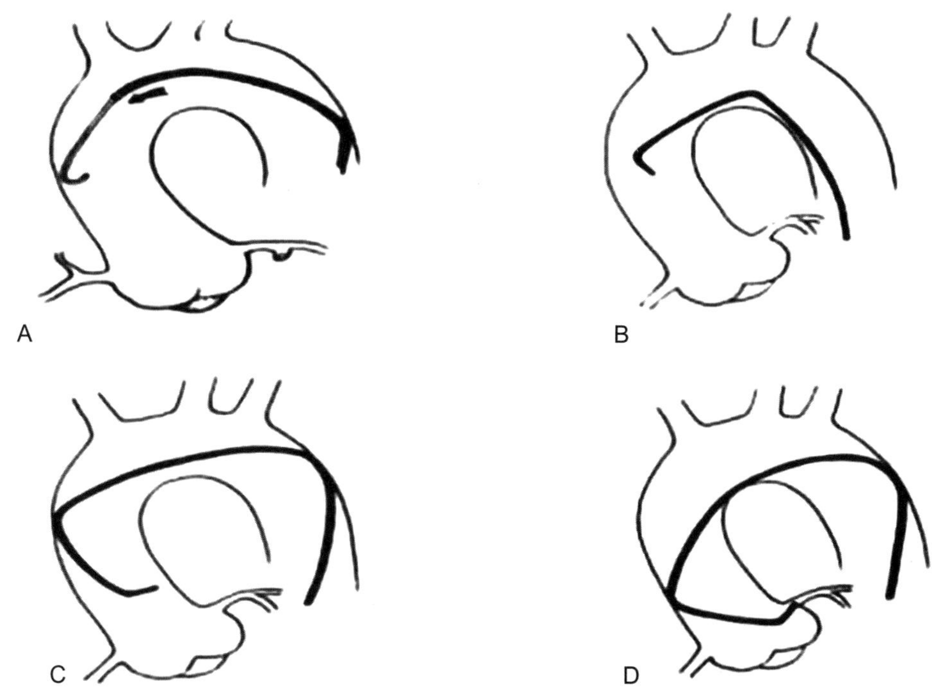

图 21-5-3　左冠状动脉造影操作示意图

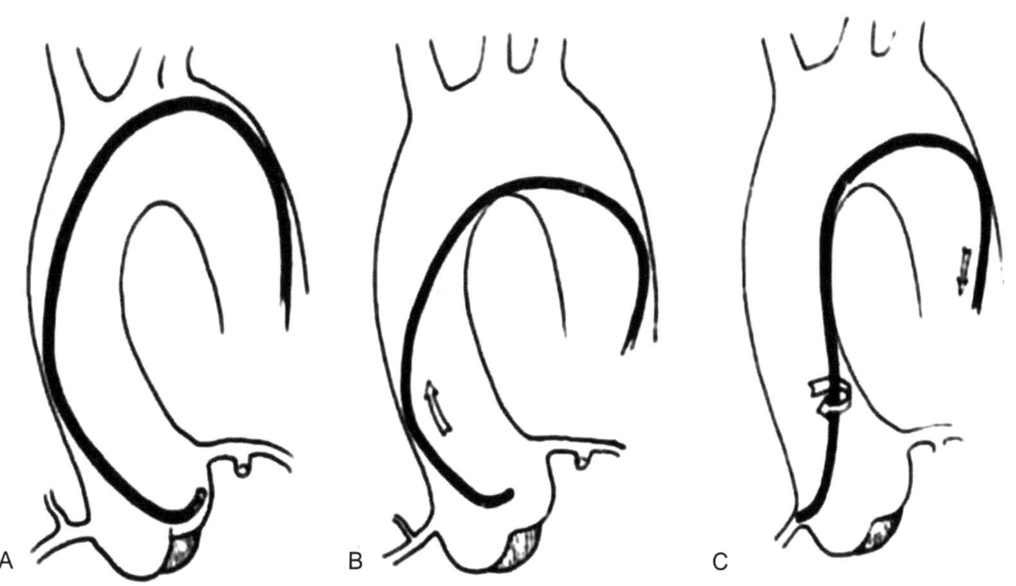

图 21-5-4　右冠状动脉造影操作示意图

在进行冠状动脉造影时，必须严密观察冠脉内压力，当发现压力下降时，必须迅速将造影导管撤离冠脉口。当造影导管进入冠脉口时，应观察造影管的顶端是否和冠脉口同轴。造影导管和冠脉开口严重不同轴时，应做适当调整。此时切忌快速注入造影剂，以防发生冠脉开口夹层。在注射造影剂时，应匀速中速注射。行左冠状动脉造影时，每次需要造影剂 4 ～ 6ml，行右冠状动脉造影每次需要造影剂 3 ～ 5ml，如果右冠较小，不宜快速注射过多造影剂，以免发生室颤

（二）TIG 导管

TIG 共用型造影导管尖端至第一弯曲距离较其他类型共用型导管稍长，且在操作中的扭控性好，其前端形状有很好的可塑性，故适应性好，对升主动脉根部增宽、冠状动脉开口异常（如偏高或偏后）的病例尤为适用（图 21-5-5）。但行右冠状动脉造影时，由于其尖端容易指向右上方且位置偏高，容易超选择进入右冠状动脉开口近端的圆锥支或单独开口于右冠状动脉开口上方附近的圆锥支等分支，此为其缺点。应用 TIG 导管进行造影时，先进行左冠状动脉选择造影，然后再进行右冠状动脉选择造影。原因在于：首先，通常导管送入升主动脉时导管头指向偏左；其次，完成左冠状动脉造影后 TIG 导管第二弯处角度可能减小，有利于进行右冠状动脉开口选择。当然也有送入导管后导管自动进入右冠状动脉的可能，所以术者操作不可拘泥，应该因势利导。

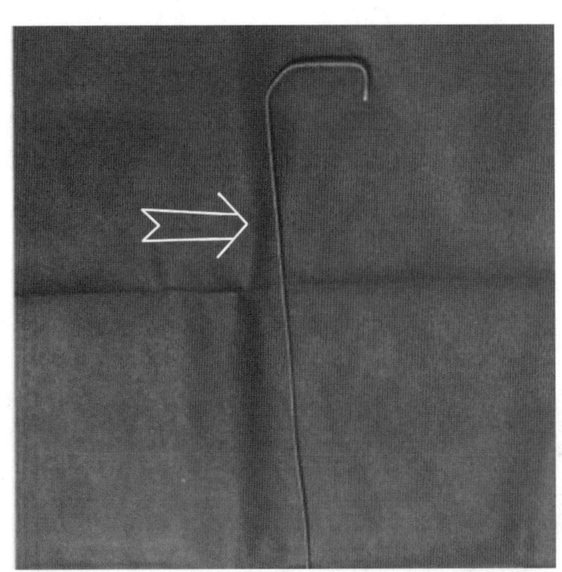

图 21-5-5　TIG 导管

操作方法：①进入左冠状动脉：调整投照体位至选择左冠开口投照体位，将造影导管沿导引导丝送至窦底处，透视下回撤导丝，连接造影导管和造影剂注射装置，排气后顺时针旋转，同时回拉造影导管，可见造影导管“跳跃”进入左冠窦，然后结合旋转与回拉前送动作逐步调整导管，一般可见再次“跳跃”进入左冠口，完成左冠各个投照体位下的造影。②进入右冠状动脉：调整投照体位至选择右冠开口投照体位，将导管脱离左冠开口位置，一般建议采用回拉的方法，顺时针旋转，同时回拉至跨越主动脉瓣，然后改为顺时针旋转加前送导管至右冠窦内，调整导管进入右冠开口，也有一部分在跨越主动脉瓣时导管直接跳入右冠状动脉，完成右冠各个投照体位下的造影。以上操作过程中必要时可推注造影剂确定冠状动脉开口位置。操作过程中需要耐心认真，轻柔操作，切忌暴力，不可速度过快及过度扭转，建议持续观察压力变化，预防导管打折。完成操作后缓慢回撤导管，必要时可送入导丝后一并回撤。

（三）Amplatz 导管

当主动脉高度扩张或冠脉开口异常时，Judkins 导管和 TIG 导管通常不能进入冠脉口，这时可选用 Amplatz 导管。Amplatz 导管方向操控性较好，其第二弯曲可“坐”在主动脉根部，因此 Amplatz 导管可旋转至 360° 的任何一点。根据第一弯曲至第二弯曲的长度，Amplatz 导管可分为 Amplatz Ⅰ、Amplatz Ⅱ、Amplatz Ⅲ类。一般多采用 Amplatz Ⅰ导管进行冠状动脉造影（图 21-5-6）AL 导管。

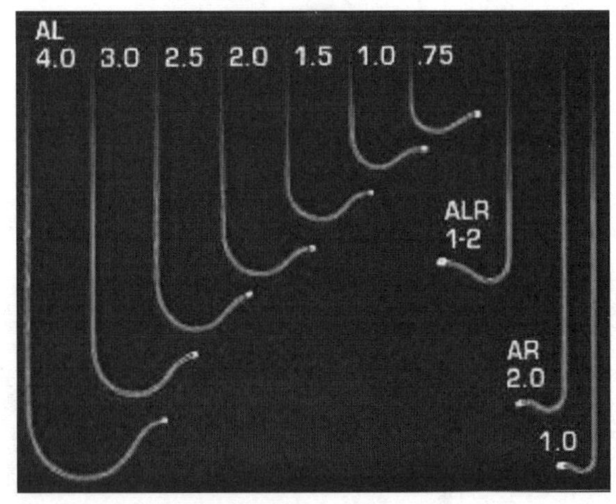

图 21-5-6　AL 导管

操作方法：沿导引钢丝送入 Amplatz 造影导管至升主动脉，推送导管使之“坐”在主动脉窦内，然后适度缓慢旋转即可进入左冠口或右冠口。AL 导管在撤离冠状动脉开口时要注意操作导管的手法和方向。AL 导管底弯部低于冠状动脉开口，应向里推送导管，用底部做支撑点，使导管尖后退，离开冠状动脉开口，再旋转导管尖，使之完全偏离冠状动脉开口，最后拔出导管。如果 AL 导管底部高于冠状动脉开口，则可直接后撤导管离开冠状动脉开口。撤 AL 导管时，要仔细观察导管尖端是向冠状动脉内插入还是向外退出。如果回撤导管时，导管反面向冠状动脉内插入，则应向内推送导管，使导管尖端离开冠状动脉开口。稍有不慎，会造成冠状动脉损伤。切不可不看透视影像而直接拔出导管（图 21-5-7）。

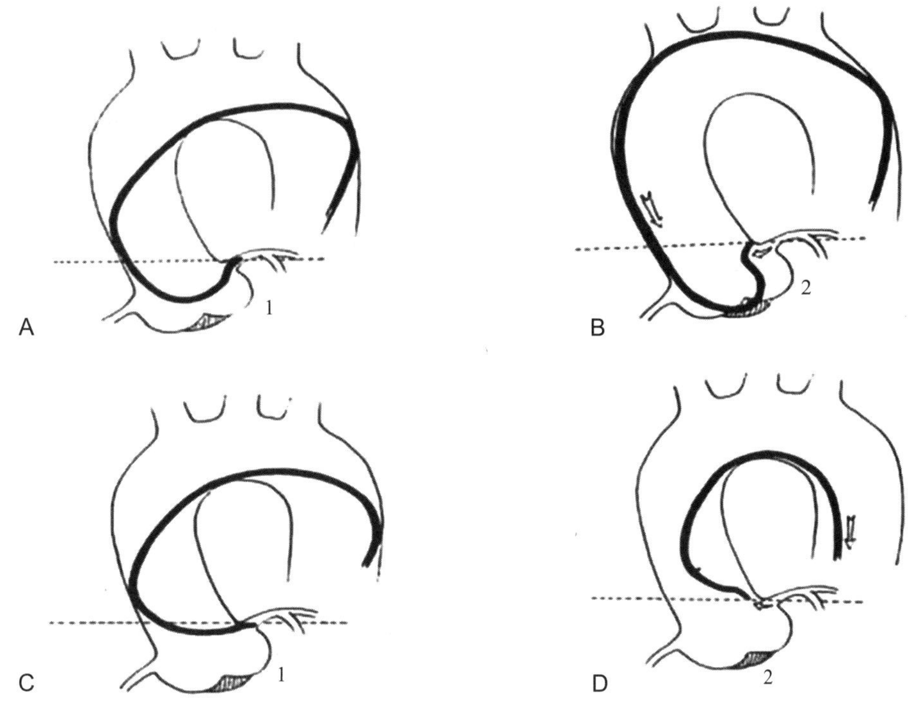

图 21-5-7　AL 导管撤离冠脉开口示意图

（四）桥血管冠状动脉造影

1. 大隐静脉造影　术前详细了解原冠脉搭桥手术记录至关重要；避免动作粗暴，以免损伤桥血管的开口；右冠静脉旁路开口在前，位置最低。左前降支和回旋支静脉旁路开口于升主动脉的侧壁，左前降支静脉旁路的开口位置最低，回旋支静脉旁路最高（图 21-4-6）。大隐静脉桥血管造影最常用的导管是右 Judkins 导管。对右冠大隐静脉桥血管造影时通常采用左前斜 40° ～ 50° ，此时吻合口大致位于升主动脉右侧的切线位。完成右冠状动脉造影后，轻提右冠状动脉造影导管，一般会弹入右冠状动脉桥；若不成功，可在较高的位置顺时针旋转右冠状动脉造影导管。导管进入吻合口时常具有轻微嵌顿感。有时可一边旋转，一边少量注射造影剂。

对左冠大隐静脉桥血管造影时通常采用右前斜 30° ，此时吻合口大致位于升主动脉左侧的切线位。将右 Judkins 导管尖端顺时针方向转向升主动脉前侧方，导管尖端指向图像右侧，上下移动导管，便可进入大隐静脉桥血管 - 左前降支或者大隐静脉桥血管 - 回旋支。桥血管造影时不仅要观察近端吻合口和体部，还要仔细观察远端吻合口，以及吻合口以远的自身血管。同时也要变换多个角度观察，以免漏掉吻合口部的偏心病变。

2. 内乳动脉造影　对于前降支桥血管为内乳动脉的患者，完成动脉桥造影后，回提右 Judkins 造影导管至主动脉弓的最高点，然后轻微逆时针旋转，使其弹入左锁骨下动脉，轻送导管或导入 0.035in（直径）的长钢丝，推送右 Judkins 造影导管至内乳动脉远端，回撤 JR4 在接近左锁骨下动脉转折处逆时针或顺时针旋转，少量注射造影剂，寻找内乳动脉开口造影，切忌强拉硬推导管，避免内乳动脉口部损伤。若右 Judkins 造影导管不能良好对位内乳动脉开口，可在内乳动脉近端进行非选择性造影。若仍显影不清，可换用专用的内乳动脉桥血管造影导管。在内乳动脉造影时，部分患者可有胸痛，造影后很快消失（图 21-5-8）。

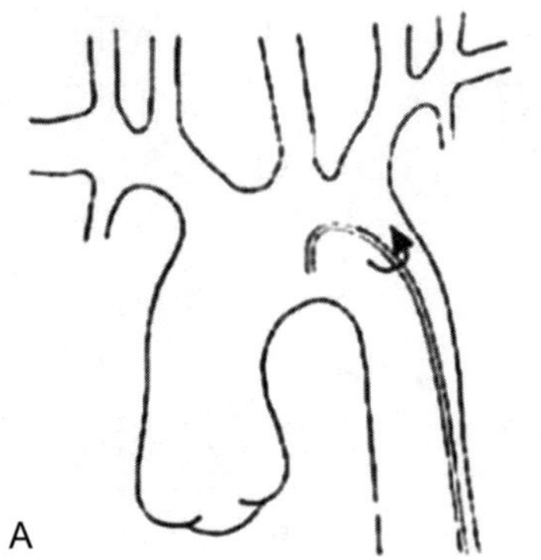

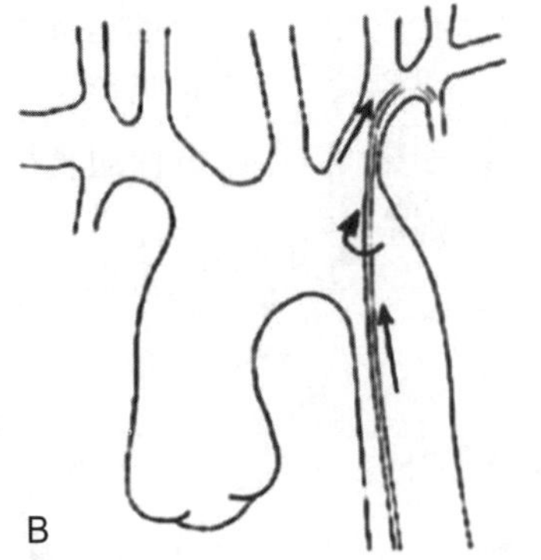

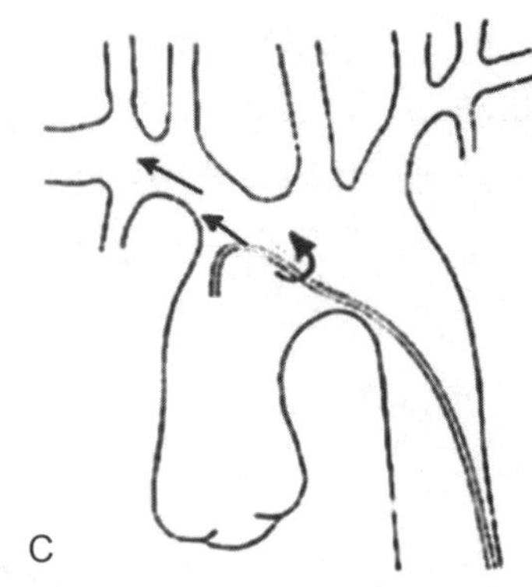

图 21-5-8 内乳动脉造影示意图

A. 逆时针旋转造影导管，使其头端指向左锁骨下动脉；B. 推送造影导管超过左内乳动脉开口，顺时针旋转使其头端向下；C. 右内乳动脉造影

（五）左心室造影

左心室造影被广泛应用于先天性心脏病（先心病）、瓣膜性心脏病、冠心病和心肌病。它可以明确心室及其有关结构的解剖状况，特别是对于下列情况可以提供具有相当价值的信息：节段性和整体左心室功能、二尖瓣关闭不全和许多其他异常（包括室间隔缺损和肥厚型心肌病）的严重程度及部位。在冠心病及主动脉瓣或二尖瓣疾病、不明原因的左心室衰竭或先心病患者中左心室造影应是导管检查的一个常规组成部分。

用于左心室造影的导管为猪尾造影导管（图21-5-9）和多功能造影导管（图 21-5-10），其中猪尾造影导管较常用。操作猪尾导管进左心室的方法大致有如下几种：①通常在右前斜位 30° 将猪尾导管推送至主动脉根部，然后缓慢适度旋转造影导管，使导管圈弯向上，然后再轻轻送入导管即可进入左心室；②造影导管无法进入左心室时，可沿导引钢丝送入造影导管至主动脉根部，并使圈弯向上，后撤导引钢丝，造影导管也可跳入左心室；③也可先将导引钢丝送入左心室，然后沿导引钢丝送入造影导管至左心室（图 21-5-11）；④主动脉瓣严重狭窄时，上述方法均不可能将猪尾导管置入左心室。此时，可根据升主动脉扩张程度，选用 JR、AR 或 AL 导管作为导引，配合直径 0.035in 长 260cm 的亲水涂层直头导丝，上下调整导管的位置及左右旋转导管使之尽可能指向主动脉瓣口，反复推送导丝进左心室后，再交换猪尾导管进左心室（图 21-5-12）。可根据瓣膜钙化的位置或升主动脉造影的瓣上充盈缺损位置来确定严重狭窄的主动脉瓣口的具体位置。导管进入左心室后撤出导丝，调整导管头端于左心室的中部，使之不与室壁紧密接触不致引起室性心律失常。然后调节操作，使左心室中心部置于影像中央，并将高压注射器与导管相连接。导管与高压注射器相连可直接或串联延长导管，切记排空导管和注射器内的空气。与高压注射器相连后，再次确认导管头端的位置和早搏的有无。

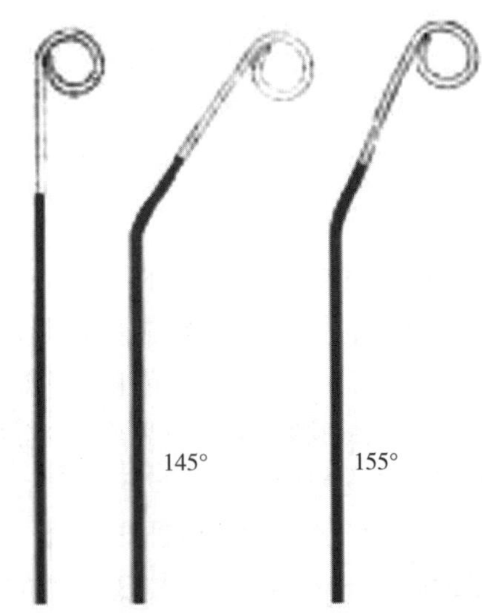

图 21-5-9 猪尾造影导管示意图

左心室造影投照体位：大多数左心室造影都采用右前斜位 30° 和左前斜位 45° ～ 60° 。右前斜位 30° 投照体位主要观察高侧壁、前壁、心尖部和下壁节段的室壁运动，并可显示二尖瓣的轮廓，可观察二尖瓣反流是否存在及反流的程度。左前斜位 45° ～ 60° 投照体位主要观察室间隔的完整性及其运动状况、后壁的节段运动和主动脉瓣的解剖结构。左前斜位 45° 加头位 30° 主要观察室间隔后 1/3 处室壁运动。左前斜位 60° 加头

位 30° 主要观察室间隔前 2/3 室壁运动、膜部室间隔和左心室流出道（图 21-5-13）。

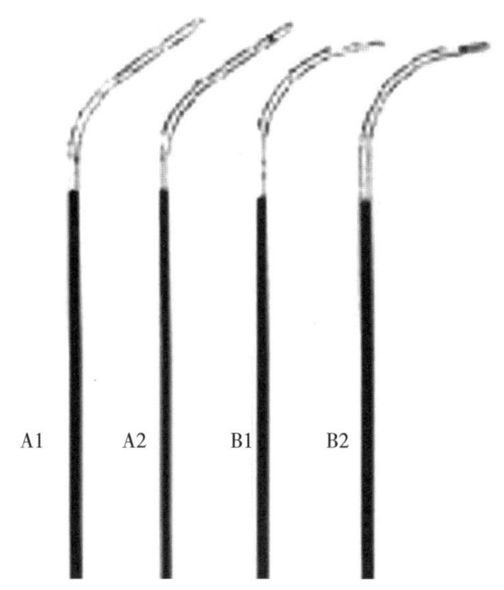

图 21-5-10　多功能造影导管示意图

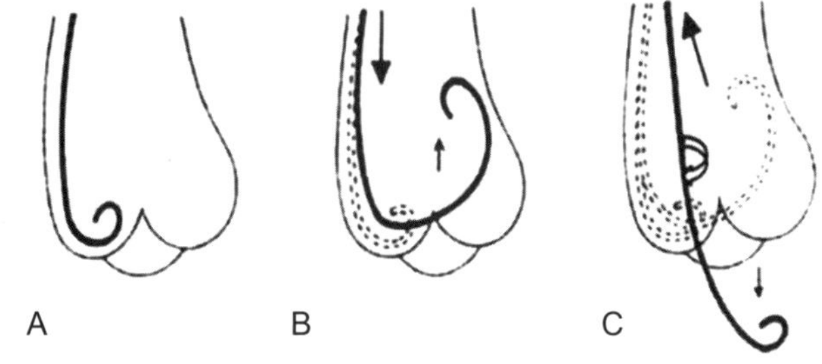

图 21-5-11　左心室造影猪尾导管操作示意图

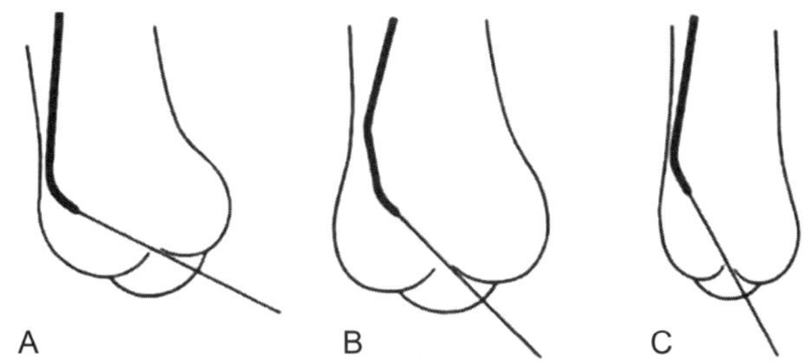

图 21-5-12　主动脉瓣重度狭窄时，导丝配合导管操作示意图

对左心室造影图像的分析主要包括左心室节段性和整体收缩功能、有无室壁肥厚、有无二尖瓣关闭不全及其程度、有无左心室血栓、有无室间隔缺损及缺损部位等。左心室室壁运动异常可分为运动减弱、运动消失、矛盾运动、室壁瘤和运动不同步。室壁瘤是严重的矛盾运动。①运动减弱：包括节段性室壁运动减弱和弥漫性室壁运动减弱，前者多见于冠心病，后者多见于扩张型心肌病。②运动消失：指左心室壁的某一部分完全不收缩。③矛盾运动：指左心室壁的一部分在收缩期向外膨出的运动状态。④室壁瘤：左心室造影表现为矛盾运动。左心室收缩期应射出的血液部分滞留在室壁瘤内，加之室壁瘤部位收缩功能丧失，致使心脏的泵功能受损，室壁瘤患者常有心功能降低。室壁瘤容易发生心功能严重低下、难治性心律失常甚至心腔破裂，一旦发现，应积极考虑行外科手术切除。⑤运动不同步：束支阻滞（尤其是完全性右束支阻滞）或右心室起搏的病例，常可见到左心室壁内向运动的开始时间在不同部位不一致。有很多方法评价左心室室壁运动，其中 CASS（Coronary Artery Surgery Study）推荐的室壁运动积分应用最广，在右前斜位和左前斜位将左心室划分为五个阶段，分别对每个阶段进行了评分（表 21-5-1）。

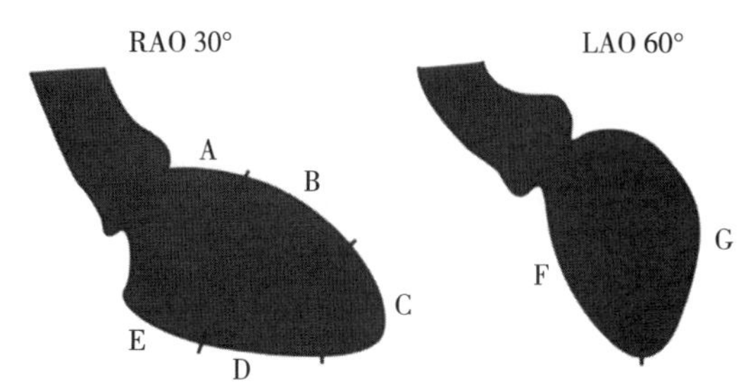

图 21-5-13　左心室室壁节段划分

A. 前基底部；B. 前侧壁；C. 心尖部；D. 膈面；E. 后基底部；F. 膈面；G. 后侧壁

表 21-5-1　室壁运动积分表（CASS）

室壁运动状况	分数
正常室壁运动	1 分
中等度室壁运动低下	2 分
严重室壁运动低下	3 分
室壁运动消失	4 分
反常室壁运动 - 室壁瘤	5 分

注：正常左心室室壁运动积分为 5 分，积分越高表明左心室室壁运动异常越严重。

左心室造影并发症包括：①心律失常，包括室速和室颤；②心肌染色，多为一过性，一般不会产生临床不良后果；③极个别情况可能会出现穿孔而导致急性心脏压塞；④空气栓塞。

第六节　冠状动脉造影结果分析

冠状动脉造影结果分析是行冠状动脉造影的目的，直接影响其治疗策略的选择，是行冠状动脉介入治疗的前提条件。准确判断冠状动脉造影结果需要熟练掌握冠状动脉解剖，详细了解动脉粥样硬化的病理生理过程和不断地操作学习。异常的冠状动脉造影结果包括冠状动脉狭窄、冠状动脉闭塞、冠状动脉钙化、冠状动脉夹层、冠状动脉血栓、冠状动脉溃疡、冠状动脉瘤样扩张、冠状动脉痉挛、冠状动脉气体栓塞及冠状动脉瘘等，它们在X线下分别有不同的影像学表现，既可以单独存在，也可以同时出现。

一、冠状动脉狭窄

1. *冠状动脉狭窄程度的判断方法*　主要包括目测直径法、定量冠状动脉测量法和冠状动脉内超声面积测定法等。

（1）目测直径法：术者通过对冠状动脉造影结果的观察主观判断冠状动脉狭窄的程度。此方法简单易学，应用方便，但缺少客观评价指标，不同观察者或同一观察者在不同时间的判断结果可能有差异，特别是在偏心性狭窄的判断上更易出现偏差。但随着术者经验的不断积累和提高，偏差将不断减小（图21-6-1和图21-6-2）。

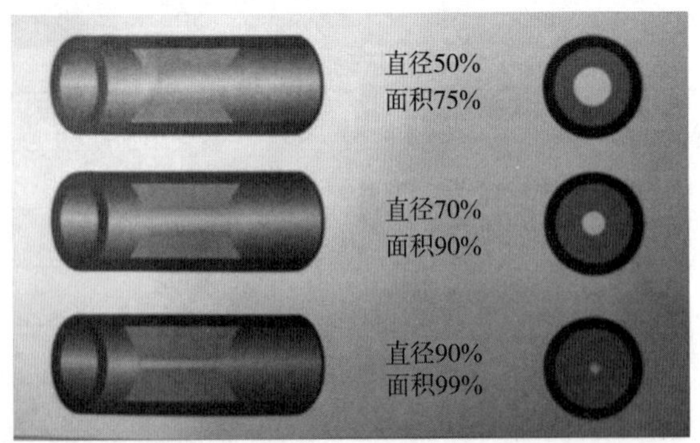

图21-6-1　目测法狭窄程度与管腔横截面积对比

（2）定量冠状动脉测量（QCA）法：通过计算机对冠状动脉造影结果进行分析，评价冠状动脉病变狭窄程度的方法。该方法可以准确测定正常血管的直径、血管的狭窄程度和狭窄长度等，应用相对方便。该方法对于短直病变有较好的评估能力，但对于弥漫、扭曲病变评估能力较差，并且对严重狭窄的测定可能低估。QCA法的准确程度取决于QCA软件的分析能力，所以通常只在PCI治疗时需准确植入支架才使用。

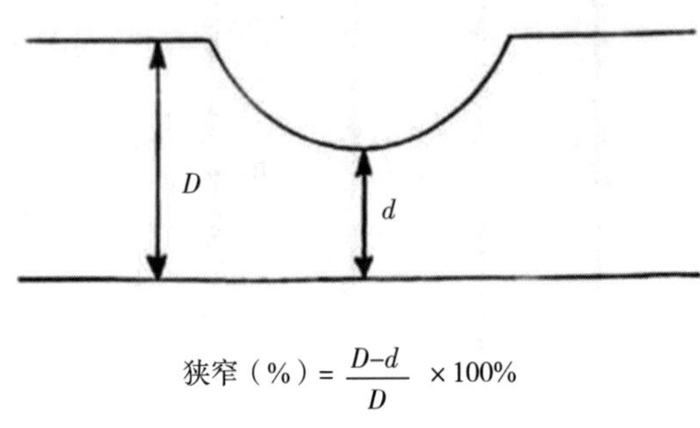

图21-6-2　目测法狭窄率示意图

（3）冠状动脉内超声面积测定法：利用送入冠状动脉内的超声导管发出的可以清晰分辨血管内膜、中层和外膜的超声波，通过圈边法测定超声导管所在部位的冠状动脉管腔横断面积，它是判断冠状动脉狭窄程度的准确方法。

2. *冠状动脉狭窄程度的表示*　冠状动脉狭窄程度可用狭窄直径减少的百分数或狭窄面积减少的百分数来表示。目测直径法狭窄直径减少百分比，即以相邻狭窄段近端或远端“正常”血管直径作为100%，直径减少1/2称为50%狭窄，减少9/10称为90%狭窄，完全闭塞为100%狭窄。狭窄直径减少50%，相当于横截面积减少75%。冠状动脉面积狭窄程度与直径狭窄程度的关系可以利用圆面积计算公式粗略推算：冠状动脉面积狭窄75%、90%和99%分别对应直径狭窄50%、70%和90%。冠状动脉内超声检查发现冠状动脉狭窄几乎都存在不同程度偏心的情况，多数狭窄的管腔呈“类圆”形，少部分呈不规则形。冠状动脉内超声面积测定法判断冠状动脉狭窄程度，与目测直径法和计算机密度测定法相比有时差别很大（图21-6-2）。

小于50%的直径狭窄，因小冠状动脉阻力降低的代偿作用，即使运动一般也不会产生缺血，但可能会慢性进展或斑块破裂导致急性冠状动脉事件；大于 50% 的直径狭窄，运动可诱发心肌缺血；大于 75% 的直径狭窄可引起静息时心肌缺血。如果一根血管有多个程度相同的狭窄，则对血流的影响呈叠加效应。即有 2 个以上 50% 的直径狭窄，其临床意义与 90% 的狭窄程度相同。长病变对血流的影响大于局限性病变。

3. 冠状动脉病变分型　根据 ACC/AHA 建议，冠脉病变可分为 A、B、C 三型，其中 B 型又可分为 B1 和 B2 型（仅符合一项 B 型病变特征的为 B1 型，符合 2 项或 2 项以上 B 型病变特征的为 B2 型）（表 21-6-1）。

表 21-6-1　ACC/AHA 推荐的冠状动脉病变分型

A 型	B 型	C 型
局限性病变（< 10mm）	长管状病变（10 ～ 20mm）	弥漫性病变（> 20mm）
向心型病变	离心型病变	近段血管过度扭曲病变
非成角病变（< 45°）	近段血管中度扭曲病变	严重成角病变（> 90°）
较少或无钙化病变	中度成角病变（> 45°，< 90°）	大于 3 个月的闭塞病变和（或）出现桥侧支血管
非完全闭塞病变	中度至重度钙化病变	无法对主要分支血管进行保护的病变
非开口病变	小于 3 个月的闭塞病变	退行性静脉桥血管病变
主要分支血管未受累病变	开口病变	
非血栓病变	需要两根导引钢丝的分叉病变	
	血栓性病变	

二、冠状动脉钙化

X 线下沿冠状动脉走行分布的密度不均的条状高密度影像，其亮度和大小可反映钙化的严重程度。X 线透视是目前确定有无冠状动脉钙化的标准方法，但不能确定钙化量。冠状动脉内超声检查可以准确地确定钙化位置，可为选定不同的介入性治疗方法提供重要参考。冠状动脉造影对钙化的识别低于血管内超声（IVUS）。

三、冠状动脉夹层

冠状动脉夹层指冠状动脉内膜或其斑块自发性或在外力作用下发生破裂，冠状动脉造影显示冠状动脉管腔内有被线状造影剂隔离的充盈缺损现象（图 21-6-3）。自发性夹层较为少见。导管等器械损伤或介入过程中球囊扩张病变时，常出现冠状动脉夹层。根据冠状动脉夹层形态可分为 A、B、C、D 四型。① A 型：注射少量造影剂或造影剂清除后造影剂无滞留，冠脉腔内出现局限性线形透光区。② B 型：冠脉腔内出现与血管平行的条状显影。③ C 型：血管壁外造影剂滞留。④ D 型：螺旋夹层。其中，A 型和 B 型夹层预后较好，很少发生血管急性闭塞；C 型和 D 型夹层预后较差，尤其是 D 型，易出现血管急性闭塞。

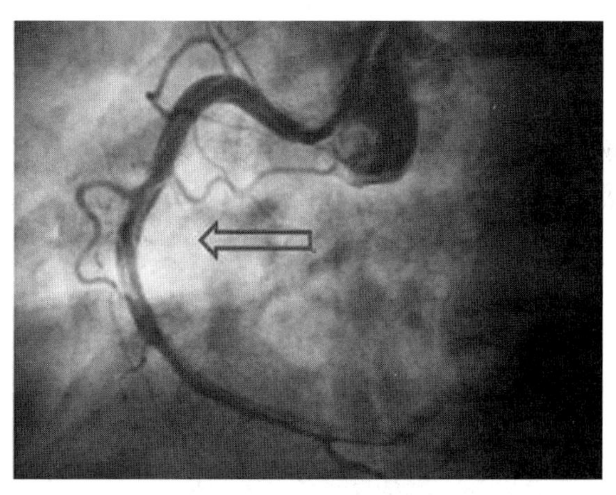

图 21-6-3　右冠夹层

四、冠状动脉血栓

血栓性病变最常见于急性冠脉综合征患者。冠状动脉造影表现为冠状动脉内椭圆形、长条形或不规则形充盈缺损，可伴有造影剂滞留和染色（图 21-6-4 和图 21-6-5）。冠状动脉内血栓与冠状动脉夹层的区别在于：前者多为团块状，在各个体位下变化不大；后者则为片状，有真假腔，不同体位下形态差异较大。

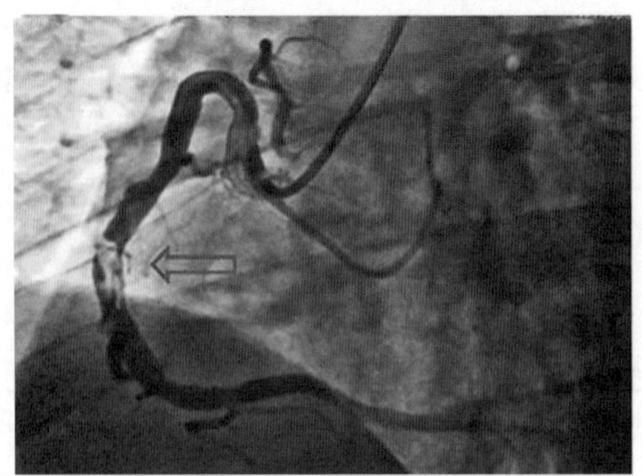

图 21-6-4 右冠血栓

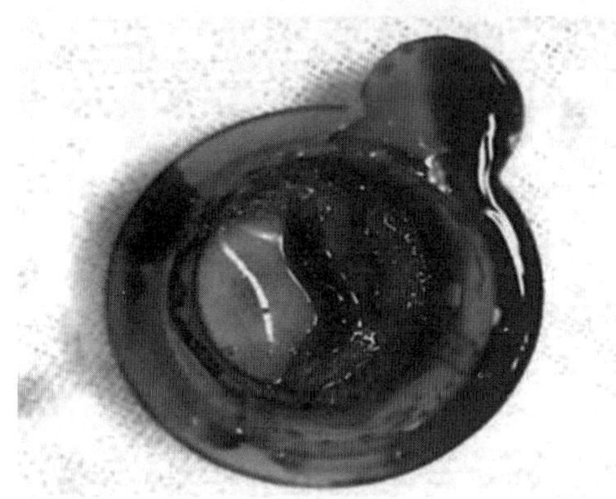

图 21-6-5 冠脉内抽吸血栓

五、冠状动脉溃疡

冠状动脉溃疡指冠状动脉粥样硬化斑块逐渐破坏，在斑块内形成缺损，冠状动脉造影显示血管壁内出现“龛影”。冠状动脉溃疡具有重要的临床意义，它是动脉粥样硬化斑块不稳定状态，极易诱发局部血栓形成而导致管腔闭塞。有研究显示，斑块溃疡与心肌梗死密切相关（图 21-6-6）。

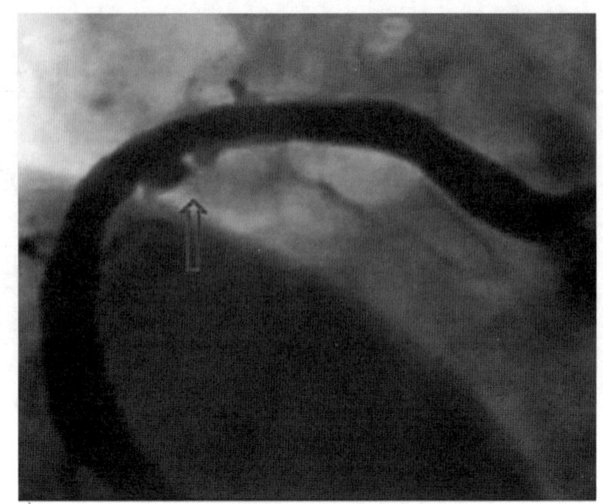

图 21-6-6 右冠溃疡性斑块

六、冠状动脉瘤样扩张

冠状动脉粥样硬化或冠状动脉炎症等其他因素破坏了血管壁内弹性纤维层，导致冠状动脉管壁不同程度地向外扩张。扩张的纵向长度＞ 7mm 称冠状动脉扩张。扩张的纵向长度＜ 7mm 称冠状动脉瘤（图 21-6-7）。

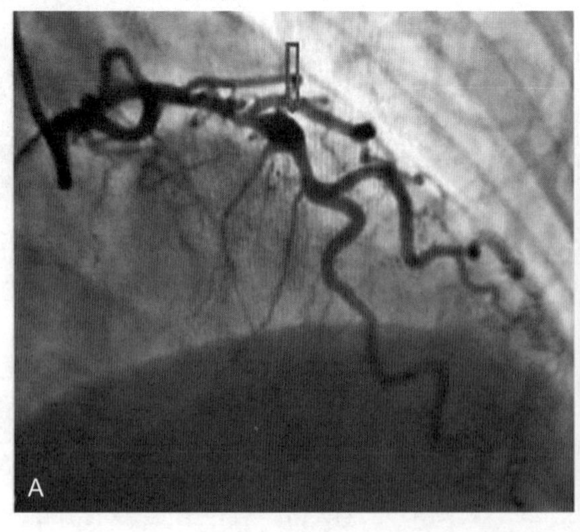

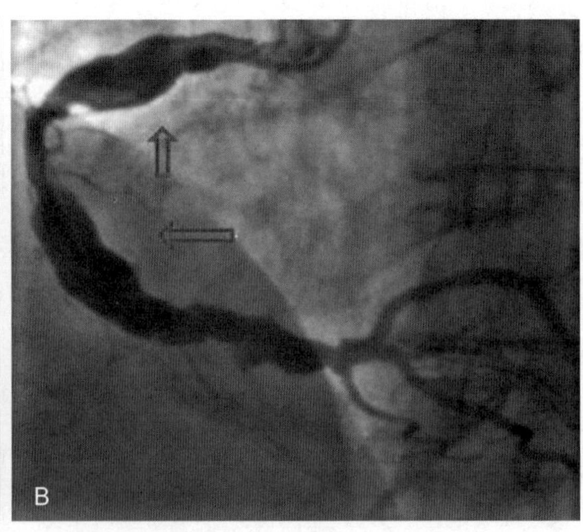

图 21-6-7 左前降支局部瘤样扩张（A）及右冠全程瘤样扩张（B）

冠状动脉瘤与冠状动脉溃疡的区别在于：发生机制上，前者为血管壁本身的局限性向外扩张，后者为粥样硬化斑块内的破坏缺损；影像上，前者位于正常血管壁外，后者位于正常血管壁内。

七、冠状动脉痉挛

冠状动脉痉挛指自发或造影时导管等刺激导致冠状动脉局限性或弥漫性收缩，使冠状动脉管腔突发加重或部分堵塞、完全梗阻，常伴有心绞痛症状。移走导管或冠状动脉内注入扩血管药后（如硝酸甘油）可使痉挛解除。冠状动脉弥漫性痉挛的冠状动脉造影影像与冠状动脉弥漫性狭窄非常相似（图21-6-8）。

八、心肌桥

心肌桥指冠状动脉某一节段在心脏收缩期管腔受压明显，在舒张期恢复正常或受压程度减轻的现象（图21-6-9）。原因在于正常应该走行于心脏表面的冠状动脉某一节段先天地被心肌所覆盖，当心肌有节律地收缩舒张时，该节段冠状动脉也同时出现有节律地被压迫与解压迫。覆盖在冠状动脉上的心肌称肌桥，被心肌覆盖的冠状动脉节段称壁冠状动脉。心肌桥多见于前降支中段。

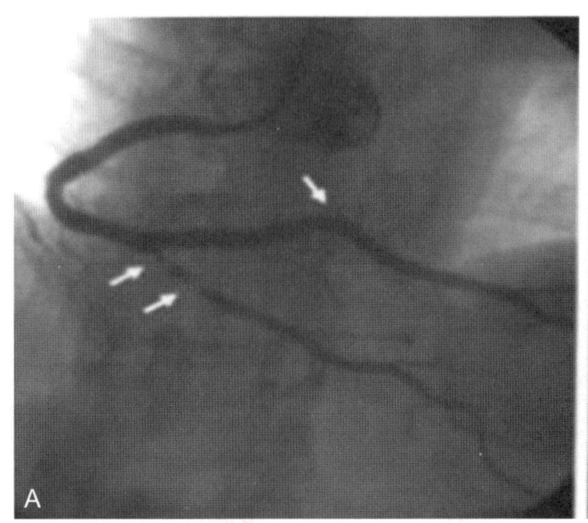

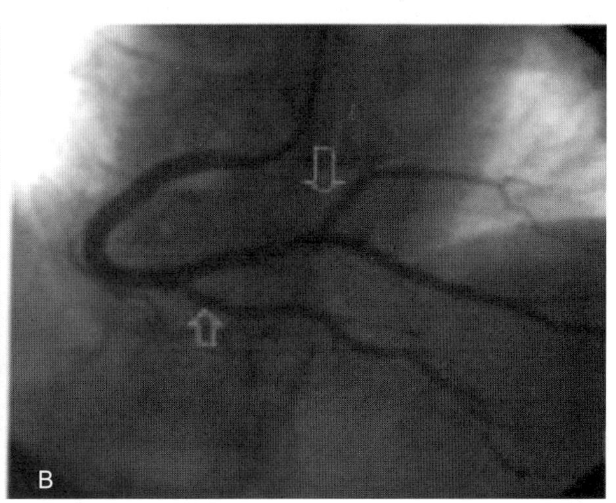

图21-6-8　右冠状动脉痉挛（A），注射硝酸甘油（200μg）后痉挛缓解（B）

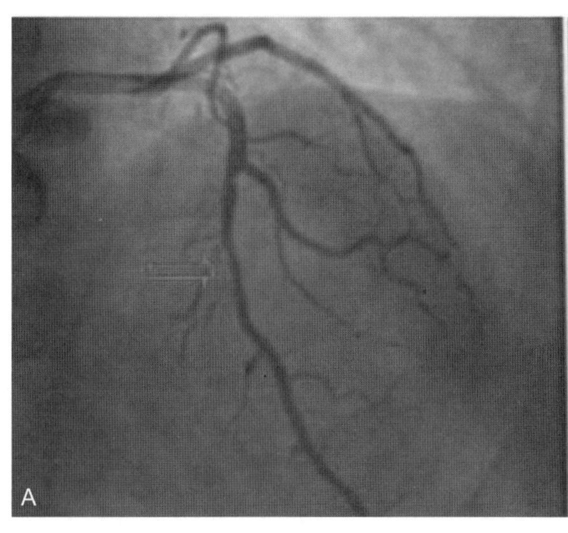

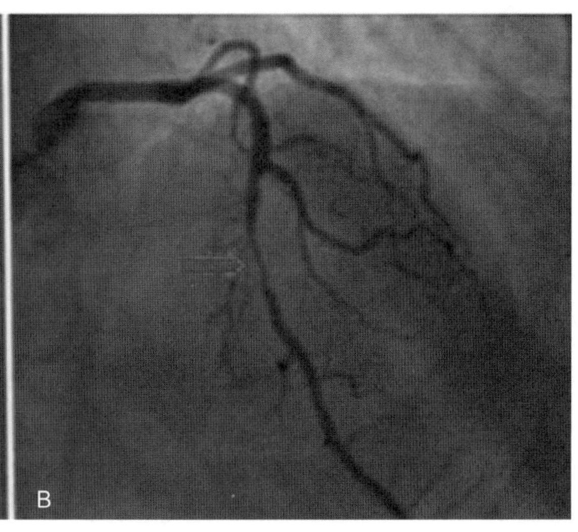

图21-6-9　前降支中段肌桥

A. 舒张期图像；B. 收缩期图像

九、冠状动脉气体栓塞

冠状动脉气体栓塞（气栓）指由于某种原因气体进入冠状动脉内并滞留形成栓子，冠状动脉造影显示冠状动脉内有被造影剂包绕的边缘清晰的圆形透亮区（图21-6-10）。少量气体进入冠状动脉内不会形成气栓，而是随前向血流或造影剂前行并消失，大量气体进入冠状动脉容易形成气栓阻滞前向血流，导致室颤，造成患者死亡。引起大量气体进入冠状动脉的主要原因是注射器或导管系统中含有大量气体或排气不完全。

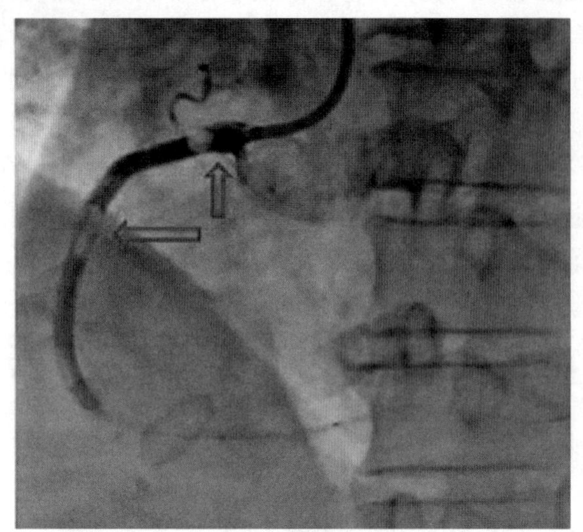

图 21-6-10　右冠状动脉气栓

十、冠状动脉瘘

冠状动脉瘘指左右冠状动脉主干或其分支与任何一心腔或冠状静脉及其分支，或与近心大血管（如肺动脉、肺静脉及上腔静脉）之间存在异常通道，多瘘入右心系统，以单瘘口最常见。大部分冠状动脉瘘患者无任何症状。有些患者可能出现心前区不适、疼痛、感染性心内膜炎、充血性心力衰竭或动静脉瘘破裂。冠状动脉造影是证实冠状动脉瘘的唯一方法（图 21-6-11）。

十一、冠状动脉起源异常

冠状动脉起源异常是常见的先天性疾病之一，在胚胎期出现冠状动脉发育异常或发育不完全是引起冠状动脉先天变异常见的原因。多数患者无明显临床症状，发生率为 0.6% ～ 1.3%。迄今为止进行的最大规模的流行病学研究是 1960 ～ 1988 年由 Yanamaka 教授进行的调查。对共计 126 595 例患者的研究发现，数字减影血管造影（DSA）诊断冠状动脉变异 / 畸形 1686 例，占 1.3%，冠状动脉起源或分布异常者占 87%，终止异常者（冠状动脉瘘）占 13%。我国进行的最大规模的流行病学调查是 1988 ～ 2003 年由阜外医院进行的调查，在共计 22 636 例患者中，共诊断出冠状动脉变异 / 畸形 234 例，占 1.03%，其中右冠状动脉起源异常最多见，占 58.97%。近几年的研究表明，其中一些类型冠状动脉先天变异可导致其他心脏疾患，如心绞痛、急性心肌梗死，严重者可引起猝死，故早期发现甚为重要。

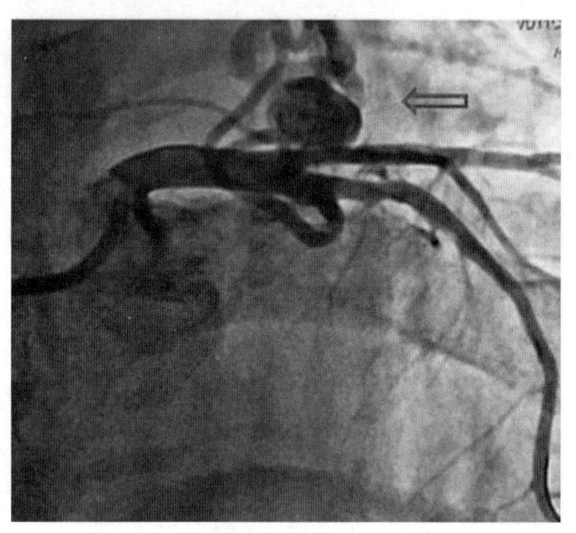

图 21-6-11　冠状动脉瘘

冠状动脉起源异常包括左或右冠状动脉或两者共同起源于无冠窦、左冠状动脉开口于右冠窦、左回旋支单独起源于右冠窦或右冠状动脉、左冠状动脉起源于肺动脉、右冠状动脉起源于左冠窦、回旋支起源于右冠窦等（图 21-6-12 ～图 21-6-14）。单独冠状动脉和发育不良冠状动脉，一些走行于主动脉和肺动脉之间的左向右或右向左的冠状动脉，如左冠起源于肺动脉患者大多数早期即出现心肌缺血症状，仅有约 25% 的患者可以存活到青少年或者成年，常伴有二尖瓣反流、心绞痛或者充血性心力衰竭。主动脉造影常可发现粗大的右冠状动脉，同时发出侧支血管供应左冠状动脉（图 21-6-15）。

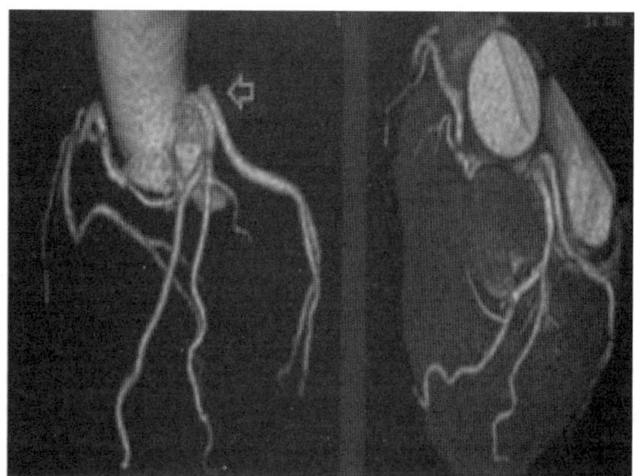

图 21-6-12　左前降支和左回旋支分别起源于左冠窦

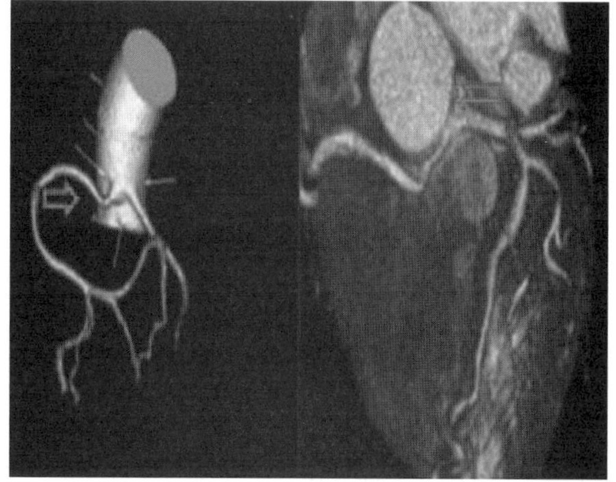

图 21-6-13（1）　右冠状动脉起源于左冠窦

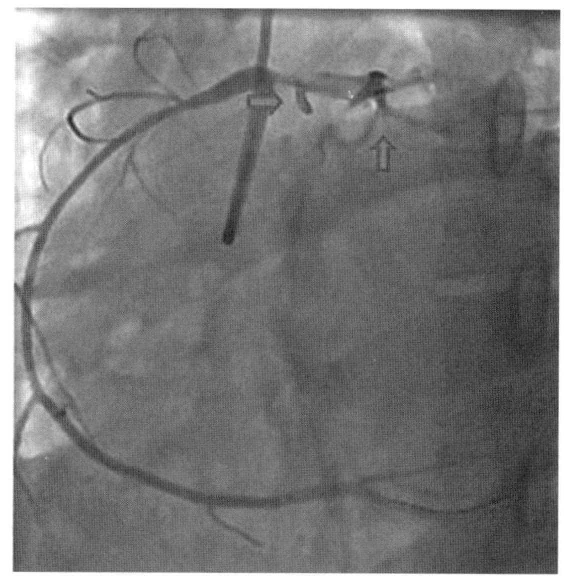

图 21-6-13（2）　右冠状动脉起源于左冠窦

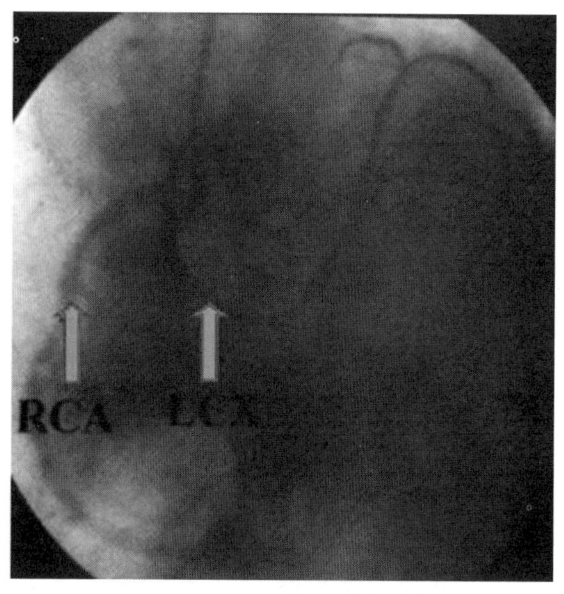

图 21-6-14　左回旋支起源于右冠窦

LCX. 左回旋支；RCA. 右冠状动脉

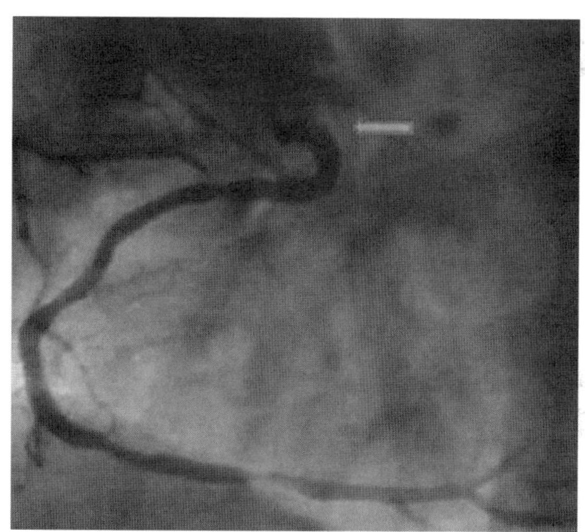

图 21-6-15（1）　右冠状动脉高位开口，并向下走行

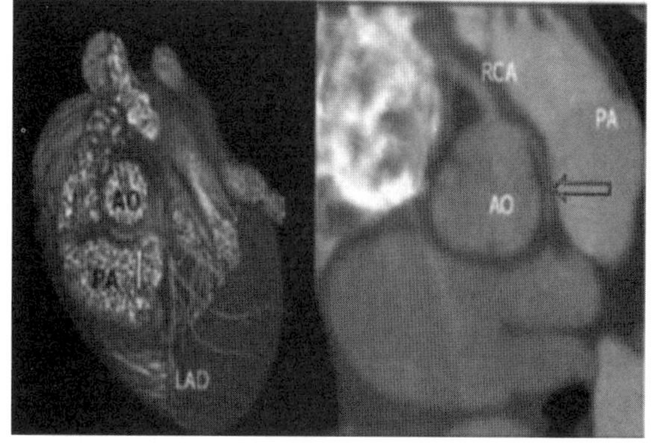

图 21-6-15（2）　左冠状动脉起源于肺动脉

AO. 主动脉；PA. 肺动脉；LAD. 左前降支；RCA. 右冠状动脉

第七节　冠状动脉造影并发症及其防治

一、穿刺并发症

冠状动脉造影穿刺并发症常表现为穿刺部位出血、血肿、腹膜后出血、假性动脉瘤和动静脉瘘等。其中，出血和血肿是最常见的穿刺并发症。原因包括：①穿刺不当，局部反复多次穿刺或刺入周围小动脉分支，引起局部渗血；②穿刺部位过高，尤其是股动脉穿刺，穿刺点在腹股沟韧带以上引起术后压迫止血困难，严重者可引起腹膜后血肿，不及时处理，可导致患者死亡；③透壁穿刺，尤其是股动脉透壁穿刺后血液沿后壁渗出，易形成血肿；④拔出鞘管后，压迫止血不当或压迫时间过短；⑤术中肝素用量过大，或术后肝素未完全代谢，过早拔管，也宜形成出血或血肿；⑥术后过早下床活动。

血肿在动脉穿刺处与动脉相通，则形成假性动脉瘤。常于冠状动脉造影后1天至数天内形成。体检在穿刺部位有搏动性肿块，听诊可闻及血管杂音，血管超声多普勒可以确诊。假性动脉瘤一旦确诊应积极治疗。可在血管多普勒超声指引下，压迫假性动脉瘤颈部，同时行超声检查，若穿刺点无血液流动信号，应加压包扎24～48小时。如果压迫无效，应及时行假性动脉瘤切除和动脉修补术，也可尝试经超声引导下穿刺瘤腔注射凝血酶封闭瘤体。

动静脉瘘是指出现在动脉和静脉之间的瘘管。大多数动静脉瘘在穿刺部位可以闻及血管杂音，血管多普勒超声显示动静脉之间有相交通的通道。损伤较小的动静脉瘘可在超声指引下压迫；损伤较大的动静脉瘘，若压迫不成功，可行外科手术治疗。

血管迷走反射多发生于术前股动脉穿刺及术后拔出动脉鞘管时（3%～5%）。①血管迷走反射表现：面色苍白，大汗淋漓，头晕或神志改变，严重者可出现意识丧失。其中，最重要的表现为心率缓慢（早期体征：打哈欠）和低血压（≤90mmHg）状态。穿刺血管时迷走反射多与紧张有关；术后拔管时，迷走反射则与疼痛和血容量偏低有关。血管迷走反射一般是良性过程，积极处理，多可迅速恢复。若不积极处理，对于严重瓣膜病、冠心病等患者，血压、心率过低可能出现不可逆转的严重后果，甚至死亡。②预防措施：术中常规准备阿托品注射液；充分消除患者紧张、焦虑情绪，必要时可给予地西泮5mg口服或10mg肌内注射；穿刺血管或拔出鞘管前应充分麻醉，消除疼痛刺激；建立静脉输液通道，充分扩容以补充血容量；拔出鞘管时床旁应准备阿托品、多巴胺等药物以便及时应用；严密监测血压及心电。③处理措施：对心率缓慢者，可静脉推注阿托品0.5～1mg提高心率；对血压低者，可先给予多巴胺5～10μg/kg体重静脉滴注，以维持血压＞90/60mmHg或恢复至术前血压状态为宜，同时积极快速补充血容量，可给予5%糖盐水快速静脉滴注。

二、栓塞性并发症

栓塞性并发症包括外周动脉栓塞、冠状动脉血栓栓塞和冠状动脉气体栓塞。外周动脉栓塞以脑栓塞最为常见。栓子来源于造影导管和导引钢丝表面形成的血栓、大动脉内或心腔内甚至心脏瓣膜表面的粥样斑块、赘生物等。冠状动脉血栓栓塞多是由于造影前未进行肝素化或造影导管未用肝素盐水冲洗。冠状动脉气体栓塞多是冠状动脉造影系统内未充分排气所致。少量气体栓塞可能不会出现临床症状，部分患者可能出现一过性胸闷，但当气体量超过1ml时，气栓可能阻断血流，严重者可引起恶性心律失常，甚至死亡。

为了预防栓塞性并发症的发生，造影前应充分肝素化（常规股动脉给予2000～3000U），如果造影时间超过1小时，应追加肝素2000U。在造影前凡是进入体内的器械（包括导管、导丝及鞘管等）务必要用肝素盐水反复冲洗。每次送入导引钢丝前，必须认真擦洗，使用后将其浸泡在肝素盐水中。在注射造影剂前，必须保证整个造影系统充分排气。

三、冠状动脉开口夹层

冠状动脉开口夹层多是由于操作不当，导管

直接损伤冠状动脉内膜，甚至造成急性冠状动脉闭塞。在进行冠状动脉造影过程中，应轻柔操作，避免粗暴。冠状动脉开口夹层非常危险，应引起高度重视，尤其是左主干夹层，一旦血栓形成或夹层扩大，血管急性闭塞，患者往往迅速死亡。造影时如果发现冠状动脉开口夹层，应根据情况及时使用支架将撕裂的内膜片贴壁，防止夹层进一步扩大。

在冠状动脉造影时，应密切监测冠脉压力变化，若出现“左室化”压力波形（图 21-7-1），说明导管嵌顿于左主干；若压力明显下降，说明导管尖端同轴性不好，顶住了冠状动脉壁，而对于右冠状动脉造影，则提示导管嵌顿于右冠开口或近端，此时如果用力注射造影剂就可能发生夹层。此时应撤出造影导管，重新调整造影导管尖端位置，使其与冠状动脉同轴。此外，注射造影剂也有技巧，应先慢后快，先慢是少量造影剂时导管尖端脱离左主干壁，然后快速注射，使冠状动脉显影。

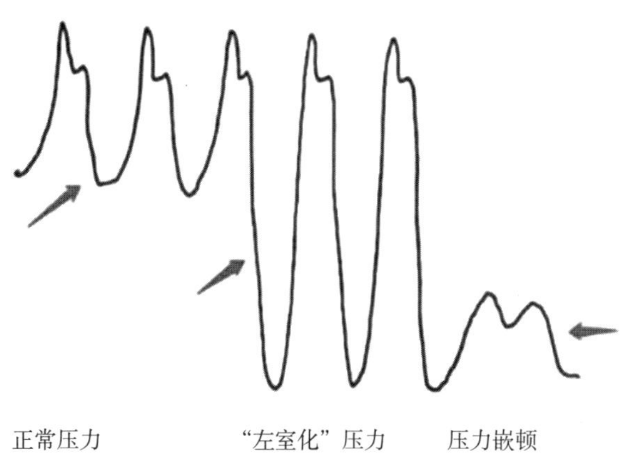

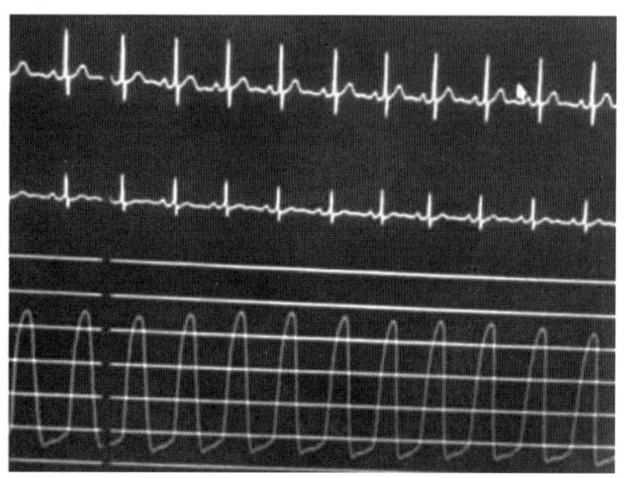

图 21-7-1 冠脉压力示意图

冠状动脉造影导管嵌顿原因包括冠状动脉起始部位痉挛、导管插入过深、冠状动脉开口病变。造影导管嵌顿严重者可能造成室颤。若冠状动脉开口痉挛或嵌顿，应立即撤出导管并注入硝酸甘油 100 ～ 200μg，多可缓解。造影时应注意冠状动脉开口造影剂反流情况，若出现开口无造影剂反流或冠脉内造影剂排空缓慢，应立即撤出导管，并嘱咐患者用力咳嗽，提升胸腔负压，加快造影剂排空，同时严密监测心电图变化，一旦室颤，立即给予电除颤。

四、造影剂相关并发症

1.过敏反应　临床表现常有轻度的感觉异常、皮疹、红斑、荨麻疹、瘙痒等。严重者可出现气管痉挛、全身血管扩张而出现过敏性休克。为防止过敏反应的出现，术前应严格碘过敏试验，对皮试阳性或有临床症状者，可应用激素（如地塞米松 5 ～ 10mg 或氢化可的松 50 ～ 100mg 静脉注射）、抗组胺制剂（异丙嗪 25mg 肌内注射），能使再过敏反应的发生率降低 5% ～ 10%，严重过敏反应发生率降至 1% 以下。对于哮喘或喉头水肿患者，皮下注射肾上腺素、静脉给予氨茶碱。严重喉头痉挛、水肿者，应紧急气管切开。目前，由于非离子造影剂的广泛应用，过敏反应的发生率已少见。

2.急性肾损伤（AKI）　AKI 是排除了其他疾病，在使用造影剂后 48 ～ 72 小时，血清肌酐浓度上升大于 0.5mg/dl（44.2μmol/L）或相对升高 25%，方可诊断。通常来说，暴露造影剂后 3 ～ 5 天是血清肌酐水平的高峰，一般 7 ～ 10 天后可恢复到正常水平。造影剂肾病发病机制复杂，目前尚未完全阐明，有研究表明肾脏血流动力学改变、对肾小管上皮细胞毒性作用、氧化应激等参与了发病过程。临床上 AKI 尚无特效治疗方法，最有效的策略是预防，特别是高危人群。目前 AKI 预防手段有限，一般推荐静脉滴注生理盐水进行水化，减少造影剂使用量，降低给药速度及选择低渗或等渗造影剂等。因此，在使用造影剂前，应充分评估患者基本病情和肾功能，并对高危人群采取有效预防措施，是降低 PCI 术后 AKI 的关键。目前对于造影剂肾病多采用 Mehran 评分系统（表 21-7-1）。

表 21-7-1 造影剂肾病 Mehan 评分系统

危险因素	分数
低血压	5 分
主动脉内球囊反搏（IABP）	5 分
充血性心力衰竭	5 分
年龄＞ 75 岁	4 分
贫血	3 分
糖尿病	3 分
造影剂用量	每 100ml 计 1 分
血清肌酐＞ 1.5mg/dl	4 分
eGFR ＜ 60ml/（min·173m²）	2 分：40 ～ 60 4 分：20 ～ 40 6 分：＜ 20

危险评分	CIN 风险	透析危险
≤ 5 分	7.5%	0.04%
6 ～ 10 分	14%	0.12%
11 ～ 16 分	26.1%	1.09%
≥ 20 分	57.3%	12.6%

3. 造影剂对心脏影响 发生率相对较低，其机制可能为：①短时间血管内注入大量造影剂使血容量增加，加重心脏负荷，尤其是心功能不全患者；②冠状动脉造影或左室造影可影响心排血功能及心脏电生理，部分患者可能诱发室颤；③非离子造影剂在体内有促凝作用，可能引起冠脉内血栓；④ AKI 进一步引起急性肾衰竭加重心脏负荷。

（刘书宇 宫剑滨）

参考文献

吕树铮，陈韵岱，2006. 冠脉介入诊治技巧及器械选择 . 北京：人民卫生出版社 .

Ali A，Bhan C，Malik MB，et al，2018. The prevention and management of contrast-induced acute kidney injury: amini-review of the literature.cureus, 10(9): e3284.

Alibegovic J，Hendiri T，2006. Single coronary artery originating from the right sinus valsalva. Kardiovaskulare Medizin, 9: 198-200.

Braunwald E，1999. 心脏病学 . Heart disease: a textbook of cardiovascular medicine. 5st ed. 北京：科学出版社 .

Dennis JM, Witting PK，2017.Protective role for antioxidants in acute kidney disease.Nutrients, 9(7) : 718.

Ellis J，Cohan RH，2009. Reducing the risk of contrast-induced nephropathy：a perspective on the controversies. Am J Roentgenol, 192(6): 1544.

Freed M, Grines C, Safian RD, et al，1996. The new manual of interventional cardiology. Michigan: Physicians' Press.

Fuster V，Alexander RW，O' Rourke RA，et al，2004. Hurst' s the heart. New York: The McGraw-Hill Companies, Inc.

Hossain MA, Costanzo E, Cosentino J，et al，2018. Contrast-induced nephropathy: pathophysiology，risk factors, and prevention. Saudi J Kidney D is Transpl, 29 (1)：1-9.

Jorgenson AL，2013.Contrast-induced nephropathy: pathophysiology and preventive strategies. Critical Care Nurse，33 (1) : 37-46.

Krakau I, Lapp H，2005. Das Herzkatheterbuch：diagnostische und interventionelle Kathtetertec. New York：Georg Thieme Verlag, Stuttgart.

Lee AC，Foster E，Yeghiazarians Y，2006. Anomalous origin of the left coronary artery from the pulmonary artery: a case series and brief review. Congenit Heart Dis, 1: 111-115.

Loh S，Bagheri Katzbei S, Katzberg RW，et al，2010.Delayed adverse reaction to contrast-enhanced CT: a prospective single-center study comparison to control group without enhancement. Radiology, 255(3): 764-771.

Maioli M，Anna T，Mario L，et al，2012.Persistent renal damage after contrast-induced acute kidney injury. CircuLation, 125 (25) : 3099-3107.

Mehran R, Aymong ED, Nikolsky E, et al, 2004. A simple risk score for prediction of contrast-induced nephropathy after percutaneous coronary intervention. Development and Initial Validation. JACC, 44(7): 1393-1399.

Nijssen EC, Rennenberg RJ, Nelemans PJ, et al, 2017. Prophylactic hydration to protect renal function from intravascular iodinated contrast material in patients at high risk of contrast-induced nephropathy (AMACING) : a proepective, randomised, phase 3, controlled, openlabel, non-inferiority trial.Lancet, 389 (10076) : 1312-1322.

Rey JR, Iglesias D, Lopez De Sa E, et al, 2011. Prevention of contrast-induced nephropathy with haemofiltration in high-risk patients after percutaneous coronary intervention. Acute Card Care, 13 (3) : 164-169.

Scanlon PJ, Faxon DP, Audet AM, et al, 1999. ACC/AHA guidelines for coronary angiography: a report of the American College of Cardiology/American Heart Association Task Force on Practice Guidelines (Committee on Coronary Angiography). J Am Coll Cardiol, 33(6): 1756-1824.

Stacul F, van der Molen AJ, Reimer P, et al, 2011. Contrast Media Safety Committee of European Society of Urogenital Radiology (ESUR).Contrast induced nephropathy: updated ESUR Contrast Media Safety Committee guidelines.Eur Radiol, 21 (12) : 2527-2541.

Weisbord SD, Gallagher M, Kaufman J, et al, 2013. Prevention of contrast-induced AK1: a review of published trials and the design of the prevention of serious adverse events following angiography (PRESERVE) trial. Clin J Am Soc Nephrol, 8 (9) : 1618-1631.

第 22 章
冠状动脉内血流储备分数

一、冠状动脉内血流储备分数发展概述

冠状动脉造影（coronary arteriography，CAG）是目前临床评估冠脉解剖学狭窄程度最常用的方法，也是指导经皮冠脉介入治疗（percutaneous coronary intervention，PCI）的主要手段，但该法有其固有的不足。血管内超声、OCT 等腔内影像学的应用弥补了 CAG 的不足，能更精准地评估病变解剖学特征，但依然无法准确评估病变对血流动力学影响的程度，而 PCI 的主要目的之一就是改善心肌缺血。冠状动脉血流储备分数（fractional flow reserve，FFR）检测作为一种可靠的评估心肌缺血的功能学手段，弥补了冠脉影像评估的不足，能够使冠心病患者得到更精准的血运重建治疗，改善预后，节约医疗资源，目前已成为公认的评估冠脉病变功能学指标的手段，国内外指南均推荐可将其作为指导冠心病血运重建的手段。

1993 年，Pijls 等提出血流储备分数的概念，被认为是评估冠状动脉血流的功能学和生理学指标。FFR 定义为存在狭窄病变情况下该冠状动脉提供给心肌的最大血流量与理论上无狭窄情况下心肌所能获得最大血流量的比值。在冠状动脉供血区域小血管最大化扩张、中心静脉压无明显升高的情况下，FFR 近似等于冠状动脉狭窄远端动脉压（Pd）除以主动脉压（Pa），意在评估不同状态下的冠脉血流以及功能性狭窄的严重性。FFR 具有以下优势：① FFR 理论正常值为“1”；② FFR 是心外膜冠状动脉狭窄的特异性指标，其数值降低的程度反映病变本身对心肌血供的影响程度，或病变解除后心肌缺血的改善程度；③ FFR 基本不受心率、血压和心肌收缩力等血流动力学参数变化的影响，测量重复性好；④ FFR 可应用于冠状动脉三支病变患者；⑤ FFR 具有很好的空间分辨率，可感受微小的压力变化；⑥ FFR 包括了侧支循环血流量；⑦ FFR 所用压力导丝类似于标准 PCI 导丝，可进行 PCI 器械操作。

1994 ～ 1996 年，研究证实在人体中进行 FFR 测量是安全可行的，且 FFR 值与冠脉血流有良好的相关性，可用于冠脉血流的评估，并提出当 FFR ≤ 0.75 时，狭窄病变可诱发心肌缺血。1998 年首次报道了对于临界病变患者，当 FFR ≥ 0.75 时，推迟行经皮球囊扩张（PTCA）术可降低临床事件率。2001 年，首个前瞻性随机对照研究表明，在 FFR ＞ 0.75 的单支血管病变人群，PTCA 术并不改善患者术后 12 个月及 24 个月时的临床预后。随后几年里，多项研究显示，对于单支或者多支血管病变患者，推迟对 FFR ≥ 0.75 或 0.80 的血管进行处理是安全的，常规应用 FFR 指导冠脉血运重建是安全、可行、有效的。2009 年，第一个比较 CAG 与 FFR 指导冠脉多支病变药物洗脱支架（DES）植入的多中心随机对照研究（FAME 研究）发布，研究显示 FFR 指导可降低术后 1 年的主要不良心血管事件（MACE）。2012 年发布的 FAME 2 研究显示，无论是单支、双支或三支病变的稳定型冠心病患者，以死亡、心肌梗死和需紧急血运重建作为联合终点，FFR ≤ 0.80 作为行 PCI 干预的界值，干预组的联合终点事件率明显少于药物治疗组。2011 年，《美国心脏病学会基金会 / 美国心脏协会 / 美国心血管造影和介入联合会经皮冠

状动脉介入治疗指南》推荐运用 FFR 指导临界病变或稳定型心绞痛的治疗，推荐等级为（Ⅱa，A）。2014 年，《欧洲心脏学会心肌血运重建指南》，推荐运用 FFR 指导多支血管病变（Ⅱa，B）与稳定型心绞痛（Ⅰ，A）的治疗。2016 年，《中国经皮冠状动脉介入治疗指南》推荐 FFR 可在稳定型冠心病中应用（Ⅰ，A），同年，首个 FFR 临床应用专家共识《冠状动脉血流储备分数临床应用专家共识》发布。2018 年更新的《欧洲心脏学会心肌血运重建指南》中，FFR 指导多支血管病变的推荐级别仍然为（Ⅱa，B），在指导临界病变中的推荐级别为（Ⅰ，A）。

二、冠脉功能学与 FFR 原理

冠状动脉通过改变固有的心肌张力、内皮细胞信号转导、代谢效应因子和神经体液控制来调节血管张力，进而调控冠脉血流。这些调节过程统称为冠状动脉自我调节。在心肌血供需求水平不变的情况下，冠状动脉通过自我调节功能引起冠状动脉的收缩和舒张，确保在冠状动脉灌注压力生理范围内保持冠状动脉血流的稳定。相应的，在恒定的冠状动脉灌注压力下，冠状动脉血流可随心肌需求的增加而增加，这种现象被称为代谢适应。自我调节和代谢适应相结合，共同维持与心肌需求相适应的冠脉血流。当冠脉血管处于最大舒张状态时，即冠脉最大充血、小动脉对冠状动脉血液流动的控制消失，冠状动脉的血流量取决于灌注压力，在生理灌注压下，冠脉血流与灌注压力的关系是线性的。

当心外膜血管存在狭窄时，血流经过病变入口处及病变颈部产生摩擦、血流加速、层流、湍流等，导致血管狭窄处压力下降，进而限制了远端心肌的血流供应。由于人体具有冠脉血流储备，在静息状态下，随着冠脉狭窄程度的增加，冠脉通过自我调节代偿性舒张远端的阻力血管来维持冠脉血流。当狭窄达到一定程度（研究显示为管腔直径的 50%）时，狭窄对血流的影响超过冠脉本身的储备能力，才会影响冠脉远端充血血流量。

理论上，当冠脉远端阻力血管处于最大扩张状态时，可运用冠脉内压力来评估狭窄冠脉远端的血流或功能学意义。

三、FFR 评估心肌缺血的界值

（一）FFR 与无创检查评估心肌缺血

FFR 概念提出之前，临床常用运动心电图、负荷心脏超声、负荷心肌核素显像等方法作为评判心肌缺血的手段，此类方法起初也被用作 FFR 预测心肌缺血的参照标准。因这 3 种方法均非评判缺血的金标准，且这 3 种方法本身显示的心肌缺血受心外膜血管狭窄、冠脉微循环障碍、心肌肥厚等多种因素的影响，评价结果的准确性受限。因此，以传统的评判心肌缺血的方法作为参照确定具有最佳预测心肌缺血 FFR 界值的文献报道并不一致。

1995 年，Bruyne 等首次报道了运用负荷 ECG 作为参考标准来评价 FFR 的临床研究。该研究发现 ECG 阳性组（37 名）与 ECG 正常组（23 名）间的 FFR 存在显著差异（50% ± 12% vs. 77% ± 13%，$P < 0.01$），FFR 与心肌缺血具有良好的相关性。

而 Pijils 等以 FFR ≤ 0.75 作为评价心肌缺血的界值，发现其敏感度为 88%，特异度为 100%、准确性为 93%，明显优于运动 ECG、运动核素铊心肌显像及负荷超声心动图。

（二）FFR 界值在临床治疗中的指导意义

FFR 的理论正常值为“1”。所有 FFR ＜ 0.75 的病变均可诱发心肌缺血，即当狭窄病变使支配心肌最大血流量减少至正常值的 75% 以下时，则可产生严重的心肌缺血，提示狭窄有显著的血流动力学意义。而 90% 以上的 FFR ＞ 0.80 病变不会诱发心肌缺血。在一项包括了 325 例单支冠状动脉病变，计划接受 PCI 而没有心肌缺血证据的患者中进行的 DEFER 研究显示，对 FFR ＜ 0.75 的病变进行基于金属裸支架的 PCI，可明显改善患者的长期预后；而 FFR ≥ 0.75 的病变不能从 PCI 中获益，由这些病变导致的心源性死亡或心肌梗死年发生率＜ 1%，且并不因行 PCI 而减少。FAME 和 FAME Ⅱ研究均使用 0.80 作为判定心肌缺血的界值。在 1005 例多支冠状动脉病变患者中进行的 FAME 研究证实，只对 FFR ＜ 0.80 的病变进行 PCI 可明显降低 2 年的主要心脏不良事件，包括心源性死亡和心肌梗死的发生率。在 888 例存在单支、双支或三支冠状动脉病变的稳定型冠心病患者中进行的 FAME Ⅱ研究发现，对 FFR ＜

0.80 的病变行 PCI 治疗可显著降低以需急诊血运重建、死亡和心肌梗死为复合终点的事件率；2 年的随访结果显示 FFR 指导的 PCI 结果优于药物治疗组；而对 332 例因 FFR ≥ 0.80 而未接受 PCI 治疗患者的随访显示，理想药物治疗 2 年的联合终点事件（全因死亡、非致命性心肌梗死或急诊血运重建）发生率为 9%。基于上述研究，目前“0.80”是建议的 FFR 评估心肌缺血的参考标准，FFR ＜ 0.75 的病变宜行血运重建，FFR ＞ 0.80 的病变为药物治疗的指征。FFR 0.75 ～ 0.80 为“灰区”。Adjedj 等回顾性分析了 1459 例 FFR 介于 0.70 ～ 0.85 的单支血管病变患者，其中 449 例接受了血运重建治疗，1010 例接受了药物治疗。术后 25 个月的随访时，在 FFR 介于 0.76 ～ 0.80 的人群中，血运重建组与药物治疗组的主要不良心血管事件率（11.2% vs. 13.9%，P=0.3）、心肌梗死率（1.6% vs. 2.3%，P=0.6）、靶血管血运重建率（7.5% vs. 8.6%）相似，但药物治疗组有更高的心源性死亡倾向（2.3% vs. 0.5%，P=0.18）。对药物治疗组人群进行分析，与 FFR 为 0.81 ～ 0.85 的人群相比，FFR 为 0.76 ～ 0.80 的患者有更高的主要不良心血管事件趋势（13.9% vs. 8.5%，P=0.06），FFR 为 0.70 ～ 0.75 组有更高的主要不良心血管事件（22.6% vs. 8.5%，P=0.001）。对药物治疗组进行亚组分析发现，当病变位于血管远端时，FFR 值并不影响预后；而当病变位于近端时，FFR 为 0.81 ～ 0.85、0.76 ～ 0.80、0.70 ～ 0.75 三组人群的主要不良心血管事件率有显著差异。研究显示，当 FFR 介于 0.76 ～ 0.80 时，药物治疗有增加心源性死亡的风险，特别是当病变位于血管近端时，药物治疗存在增加不良心血管事件的风险。基于此，目前的共识推荐术者可综合患者的临床情况及血管供血的重要性，决定是否进行血运重建。例如，对临床存在典型心绞痛，病变血管供血范围大（如左主干、左前降支近段、超优势右冠状动脉或左回旋支近端）的冠状动脉，建议将 0.80 作为 FFR 界值；而对心绞痛症状不典型，病变血管供血范围小（如非优势的细小右冠、直径＜ 2.5mm 的分支或末端血管）、影像学提示病变稳定但 PCI 风险高的病变及梗死相关冠状动脉，则建议以 0.75 作为 FFR 界值。

四、FFR 在临床中的应用

FFR 主要应用于造影目测 30% ～ 90% 狭窄、无心肌缺血证据的稳定型冠心病患者病变的功能学评价，亦可应用于急性冠脉综合征非罪犯血管病变、急性 ST 段抬高心肌梗死发病 6 天后的罪犯血管、非 ST 段抬高急性冠脉综合征罪犯血管不明确患者的病变功能学评价，指导制订治疗决策。有明确心肌缺血客观证据的病变或治疗策略不依照 FFR 结果而改变时，不建议常规进行 FFR 测量。

（一）稳定型缺血性心脏病

1. *FFR 在临界病变、冠脉单支孤立性病变中的应用*　对于单支冠状动脉临界病变或直径狭窄在 90% 以下的病变，若无心肌缺血的无创性检查客观证据，或无创性检查结果与病变血管支配区域不一致时，推荐行 FFR 评估决定病变的治疗策略。对 FFR 检查不存在缺血的患者，建议采用最佳药物治疗，因其行 PCI 不但不能获益，还有增加心肌梗死的风险。

2. *单支串联病变*　FFR ≥ 0.80 时，采用最佳药物治疗。FFR ＜ 0.80 时，通过回撤压力导丝找到罪犯病变行 PCI，连续压力曲线上某个跨病变的压力（Pd）陡峭回升超过 10 ～ 15mmHg，说明该病变严重限制血流，需接受 PCI。压力回升越大的病变，对血流影响越严重，建议优先处理。如病变的严重程度类似，则先干预远端病变，之后再重复上述过程，直到血管最终的 FFR ＞ 0.80。值得注意的是，最严重的病变会掩盖其他病变的压力变化，在最严重病变得到处理后，其他病变的压力阶差可能会增加。例如，在解除远端病变前，近端病变的 FFR 值往往假性增高，因此，不能通过某一节段的 FFR 绝对数值来判断该病变是否诱发缺血。

3. *弥漫性病变*　FFR ≥ 0.80 时，采用最佳药物治疗。FFR ＜ 0.80 时，如果压力导丝回撤发现没有明显压力阶差，建议选择冠状动脉旁路移植术（coronary artery bypass graft，CABG），该类病变行 PCI 效果欠佳。

4. *多支血管病变*　当多支冠脉病变与患者心肌缺血的关系难以为无创性检查明确时，FFR 可帮助判断哪支冠状动脉是诱发心肌缺血的罪犯血管，并可重新定义需要干预的有功能意义的病变血管数目，为血运重建提供决策依据。因此，对于多支冠状动脉病变，应采用 FFR 评估进行完全功能性血运重建，即对 FFR ≤ 0.80 的病变行血运重建，而对 FFR ＞ 0.80 的病变采用药物治疗。对于复杂多支冠状动脉病变，推荐测量全部冠状动脉病变的 FFR，以计算功能学 SYNTAX 计分，即 FFR ≥ 0.80 的病变不计算分数，与解剖学 SYNTAX 评分相比，FFR 功能性 SYNTAX 评分能更加准确地预测患者治疗相关的预后。Nam 等的研究表明，FFR 功能性 SYNTAX 计分可使约 30% 地通过解剖 SYNTAX 评分认为不适合 PCI 的患者有接受 PCI 的机会，依功能性 SYNTAX 评分对选择 PCI 或 CABG 作为血运重建策略更有指导性，可以改善患者预后，降低费用。

5. *分叉病变* 分叉病变干预策略很大程度上基于准确甄别是否为“真性分叉”病变，FFR 可准确判断分支开口解剖学异常与缺血的关系，对“真性分叉”病变治疗策略制定和术中策略更改具有指导作用。对于非左主干分叉病变，主支病变介入治疗后如果直径≥ 2mm 的分支血管开口直径狭窄≥ 75%，推荐进行 FFR 检查；若分支 FFR ≥ 0.75，且影像学无明显夹层和血流 TIMI 3 级，则分支不需要进一步处理。

6. *左主干病变* 左主干大部分因血管长度短，直径差异大，存在病变时常缺乏参照血管，造影下常存在分支血管重叠遮挡等原因，造影对左主干病变评估的准确性有限。而 FFR 可以更好地对左主干病变严重程度进行评估，并指导左主干治疗策略的选择。左主干开口病变，进行 EQ 和测量时指引导管要离开冠状动脉开口。将 FFR 导丝送入前降支或回旋支远端均可测量单纯左主干病变，反映左主干病变狭窄严重程度。但临床上左主干病变往往合并有前降支或回旋支病变。左主干病变仅合并前降支病变尤其是合并前降支近端严重狭窄者，在无病变的回旋支测量 FFR 数值会偏高，称为压力恢复现象。如果左主干病变和前降支病变距离很近，一个支架能覆盖，可把这两个病变当成一个病变，将压力导丝送入前降支病变远端测量 FFR 值，如 FFR ＞ 0.80 则给予药物治疗，FFR ≤ 0.80 则进行血运重建。如果左主干病变和前降支病变距离较远，在前降支远端测量的 FFR 结果反映的是两个病变叠加一起对血流的影响，会高估左主干病变；若在前降支测量 FFR ≥ 0.65，在回旋支测量的 FFR 数值虽然会被高估，病变被低估，但影响较小，可以用回旋支 FFR 值反映左主干病变严重程度，以 0.80 作为是否干预的界值；若在前降支测量 FFR ＜ 0.65，宜先处理严重的前降支血管病变后，再重新评估左主干病变。如果左主干病变同时合并前降支和回旋支病变，目前无法用 FFR 来单独评价左主干病变严重程度，此时记录到的 FFR 值可能是假阴性，介于 0.81 ～ 0.85 的 FFR 值可能相当于真实的 FFR 值小于 0.80；临床上分别在前降支和回旋支远端测量 FFR。若两者 FFR ＞ 0.80，采用药物保守治疗；若任何一支或两者 FFR ≤ 0.80，则根据回撤导丝压力，先处理压差最明显的病变后再重新评估，若回撤压差相同，需要与腔内影像（如血管内超声、OCT 等）结合评估。

7. CABG 建议 CABG 前造影时测量 FFR，仅对 FFR ≤ 0.80 的冠状动脉行 CABG。CABG 前测量 FFR 确定缺血血管，对桥血管通畅率有预测价值，特别是动脉桥，冠状动脉 FFR 数值越低，CABG 后桥血管 1 年通畅率越高。桥血管存在狭窄，压力导丝传感器通过桥血管放置在吻合口远端，若 FFR ＞ 0.80，说明桥血管和冠状动脉都不缺血，若 FFR ≤ 0.80，说明桥血管和冠状动脉都缺血，应处理容易干预的血管。如果桥血管有多处狭窄病变，需要回撤压力导丝，先处理压力下降最明显的病变后再重新评估。

8. *慢性完全闭塞*（chronic total occlusion，CTO）*病变* FFR 和侧支循环压力指数（collateral pressure index，CPI）对开通 CTO 病变预后有预测价值。CTO 病变开通后，FFR ≥ 0.90，无论 CPI 数值高低，患者预后良好；FFR ＜ 0.90，则 CPI ≥ 0.25 的患者预后优于 CPI ＜ 0.25 的患者。CTO 血管开通后，侧支循环不会立刻关闭，最少持续 24 小时。有些动物实验显示侧支循环会持续数周至 1 个月。因此，CTO 病变开通后即刻测量供血的冠状动脉 FFR 数值偏低，建议 1 个月后测量 FFR 进行评估。

9. *肌桥* FFR 数值是 3 次心动周期 Pd 和 Pa 平均压的比值，有肌桥存在的情况下，收缩期 Pd 升高，造成 Pd 平均压升高，FFR 数值偏高。而冠状动脉在舒张期给心肌供血，因此对于肌桥的评估需要根据舒张期 Pd 和 Pa 的比值。

（二）急性冠状动脉综合征

1. 不稳定型心绞痛　以不稳定型心绞痛接受造影的患者，大部分缺乏心肌缺血的无创检查证据，仅根据病史、心电图和心肌标志物进行诊断。对于不稳定型心绞痛患者，FFR 测量等同于稳定型冠心病患者，FFR 可以帮助制订治疗方案。

2. 非 ST 段抬高心肌梗死（NSTEMI）　经常伴有多支血管病变，FFR 指导可以改善患者预后，且与稳定型冠心病患者获益类似。对于 NSTEMI 患者，明确的罪犯血管可以行直接 PCI，非罪犯血管和无法确定的罪犯血管使用 FFR 等同于稳定型冠心病患者。

3. ST 段抬高心肌梗死（STEMI）　罪犯血管微循环损伤恢复时间不定，取决于罪犯血管以及心肌受损面积大小，一般为 1 周，短则 3 天，长则更久。因此，STEMI 罪犯血管在发病 6 天内不建议进行 FFR 检测，此时测量 FFR 数值偏高，低估病变。FFR 可以评估怀疑缺血的非罪犯血管临界病变。有研究显示非罪犯血管病变需要行择期手术，但也有研究显示 FFR 指导 STEMI 非罪犯血管在住院期间行完全血运重建，可以降低患者 MACE 发生率。有研究显示 STEMI 合并多支血管病变的患者，FFR 指导下的完全血运重建 3 年的 MACE 事件率及医疗花费明显优于仅处理罪犯病变。

（三）PCI 术后评估

PCI 术后 FFR 数值越高，再次血运重建率越低。理想数值是金属裸支架术后 FFR 在 0.94 以上，药物洗脱支架术后 FFR 在 0.90 以上，跨支架的压力阶差可以反映支架放置效果。

需要指出的是，FFR 应用于指导 ACS、小血管病变、CTO 病变、CABG 及评估 PCI 术后等方面，目前尚处于临床探索阶段。目前指南中对于 FFR 的推荐仍然集中于多支血管病变、临界病变或稳定型心绞痛患者，因此在临床应用中术者仍需结合患者的基本情况、病变状况等多因素进行评估来应用 FFR 指导治疗。未来仍需更多临床研究来证实 FFR 在更多病变中的应用价值。

五、FFR 操作流程及标准

FFR 准确的测量结果是指导精准血运重建、影响患者预后的前提。规范化、标准化的操作至关重要。

（一）诱发微循环最大充血

FFR 是基于微循环血管最大充血状态下的数值。临床上主要通过静脉泵入或冠状动脉弹丸式注射腺苷或三磷酸腺苷（ATP）来扩张微循环血管以达到最大充血状态。在应用时需注意药物的禁忌证，包括二、三度房室传导阻滞未安装起搏器、哮喘、基础血压低于 90/60mmHg。静脉给药方式可通过肘正中静脉或股静脉将配制为 1mg/ml 的 ATP 以 140 ～ 180μg/（kg · min）的速度泵入。其优势在于可以定量定速泵入药物，不良反应小，同时能够在维持最大充血状态下进行导丝回撤。在应用过程中需要观察患者心电图 P-R 间期是否逐渐延长或者 QRS 波丢失，出现该情况应立刻停药。进行冠状动脉弹丸式注射给药时，右冠状动脉 40μg/ 次（最大 120μg/ 次），左冠状动脉 60μg/ 次（最大 600μg/ 次）。冠状动脉给药的优势是操作简单，用药剂量少，缺点是最大充血状态无法维持，不能进行回撤，不良反应大于静脉给药，特别是低体重、右冠状动脉及女性容易出现房室传导阻滞。

（二）Pd 与 Pa 测量器械选择

Pa 通过导管的液体压力感受器测量主动脉或者冠脉开口处的压力。主要应用不带侧孔的指引导管进行测量，同时应避免导管嵌顿对 Pa 的影响。当导管尺寸偏大或冠脉开口有病变而指引导管不同轴时会出现压力嵌顿现象，波形呈心室化波形，导致 Pa 偏低，进而会高估 FFR 数值，此时应将指引导管脱离冠脉口，测量主动脉内压力。尽量不使用造影导管进行 FFR 测量，相比于指引导管，造影导管支撑力差、管壁粗糙，操纵压力导丝时容易使造影导管移位，导致 Pa 数值不稳定，影响测量的准确性。更重要的是，当操作过程出现冠脉相关的并发症时，造影导管不能提供迅速有效的处理。

Pd 测量时导丝压力感受器须跨过病变远端至少 3 ～ 5cm。压力导丝可以作为工作导丝输送支架和球囊，也可以用来保护近端分支。需要注意的是，当需要再次应用压力导丝进行测量时，建议更换工作导丝，避免压力感受器损伤。

（三）校零和均衡

Pa 校零：关键是传感器要位于患者腋中线水平。传感器通大气后，可以先校零，然后将连接

FFR 设备的多导仪，然后 FFR 设备校零。Pa 传感器要和导管床固定在一起，避免校零后调整床的高度影响 Pa 数值。

Pd 校零：将压力导丝套管水平放置，高度与患者腋中线齐平，用50ml注射器冲洗导丝套管（导丝套管容量 25ml），一次排空气体，连接 FFR 设备后 Pd 校零。若压力导丝在校零前被误从套管中取出，或者术中需要重新校零，可以把压力导丝传感器放入充满生理盐水的注射器中，水平放置注射器，位于腋中线高度进行校零。

压力导丝的均衡（equalize，EQ）：压力导丝传感器位于导丝头端显影区近侧，长度为 2mm。当压力导丝传感器刚出指引导管后，撤出导引针，关紧 Y 阀，用生理盐水冲洗指引导管，排出残留造影剂，再次透视确认压力导丝传感器位置。如果 Pa 和 Pd 平均压差值在 ±5mmHg 内，可以进行 EQ，消除 Pa 和 Pd 差值，使 Pd/Pa 等于 1。若平均压差值超过 ±5mmHg，调整 Pa 传感器位置，Pa ＞ Pd，则 Pa 传感器往高移动；Pa ＜ Pd，则 Pa 传感器往低移动，直到 Pa 和 Pd 平均压差值在 ±5mmHg 内，Pa 重新校零后，进行 EQ。

（四）测量及记录

EQ 后，将压力导丝传感器至少跨过病变远端 2 ～ 3cm，且尽可能位于血管远端，避免放置于动脉瘤内。当导丝到位后，冠脉内注射 200μg 硝酸甘油，等血压恢复后，静脉泵入 ATP/ 腺苷，开始记录。ATP/ 腺苷给药过程或诱发心肌缺血，提醒患者配合。药物起效标志是血压会下降 10% ～ 15%，达到最大充血状态的标志是 Pa 平均压、Pd 平均压和 Pd/Pa 三条线平行，不再下降，维持至少 20 秒，此时的 Pd/Pa 为 FFR。如 FFR ≥ 0.80，则停止给药，回撤压力导丝传感器到指引导管口进行校验。若 Pa 和 Pd 的平均压差不超过 ±3mmHg，说明测量结果可信；若平均压差超过 ±3mmHg，需要重新 EQ 再次测量。FFR ＜ 0.80 时，说明有缺血，如果此时同一血管存在多处病变或弥漫病变，建议继续静脉泵入 ATP/ 腺苷，进行压力导丝回撤以判断真正影响血流的部位。冠状动脉给药测量前要先注射硝酸甘油 200μg，等硝酸甘油起效后，冠状动脉推注 ATP/ 腺苷，快打快冲，在 10 秒内完成。恢复 Pa 通道后开始记录，血压恢复到静息水平后停止记录。应记录到血压和 Pd/Pa 数值下降到逐渐回升的过程，其中最低点为 FFR。如果为单一上升曲线，说明操作时间长，没有捕捉到 FFR 数值，需要重新给药测量。

压力导丝回撤：缓慢回撤压力导丝，全程 15 ～ 20 秒；无病变部位可以稍快回撤，有病变部位慢速回撤；同时观察透视屏幕和 Pd 平均压力曲线变化，注意压力开始突然上升和消失时对应血管的部位；若需要反复确认，可以前送压力导丝，让压力导丝传感器再次通过病变部位；最后回撤压力导丝传感器到指引导管口校验。

校验：FFR 数值测量完成后，把压力导丝传感器回撤到指引导管口最初进行 EQ 的位置，撤出导引针，拧紧“Y”阀，若 Pa 和 Pd 平均压差值在 ±3mmHg 内说明测量准确。如果超过上述范围，应重新 EQ，再次测量。

六、FFR 的局限性及未来展望

FFR 能够较好地评估冠脉狭窄的功能性影响，降低稳定型心绞痛、临界病变及多支病变患者的支架植入数量，减少费用支出，并可改善患者临床预后。然而，由于 FFR 测量需要应用药物达到最大充血状态，送入特殊的压力导丝来测量，其本身存在诸多不足，包括① FFR 操作过程需要使用扩血管药物，患者存在呼吸困难、心跳慢、血压低等不适情况，对腺苷 /ATP 存在禁忌证的患者不能接受该项检查；②进行 Pd 测定时需要使用压力导丝，压力导丝费用高；③压力导丝与常规工作导丝相比，操控性差，对于扭曲病变、严重钙化成角等情况，压力导丝通过困难，存在导丝通过失败、血管损伤，甚至夹层、穿孔等风险；④冠心病患者数量庞大，进行 FFR 测定需要增加手术的操作时间及射线量；⑤当存在微循环障碍、左心室心肌肥厚、严重主动脉狭窄、右心房压力升高等情况时可导致 FFR 值升高，进而低估病变的严重程度，其测量准确性受到影响，指导意义有限；⑥冠状动脉粥样硬化斑块的稳定性是患者预后的主要影响因素之一，FFR 为功能性评价指标，无法对病变血管的斑块进行形态学评价。

基于 FFR 需要应用扩张血管药物的不足，瞬时无波形比值（iFR）避免了腺苷的应用。iFR SWEDEHEART 研究及 DEFINE-ELAIR 研究均为比较 iFR 及 FFR 指导冠脉介入治疗的大型随机对照研究，结果显示 iFR 在指导冠脉介入治疗病变方面不劣于 FFR。2018 年更新的欧洲心脏学会心肌血运重建指南里，在评估临界病变的血流动力学时，iFR 被列为与 FFR 相同的推荐级别（Ⅰ，A）。目前关于 iFR 与 CAG 指导治疗的大型随机对照研究，以及 iFR 在更多的冠脉人群中应用的探索仍较少，其临床意义及价值仍有待进一步研究。

定量血流分数（quantitative flow ratio，QFR）：通过采集两个角度相差＞ 25° 的造影影像进行冠脉三维重建，并利用计帧法测血流速度，最终计算出 QFR 数值，整个过程中，不需要药物诱发最大充血，也不需要利用压力导丝，计算快速简便。FAVOR Pilot 研究显示 QFR 的准确度为 86%。针对中度狭窄病变的研究显示，QFR 的准确度为 88.7%。FAVOR Ⅱ研究 QFR 在对心肌缺血的诊断上与 FFR 具有高度一致性，QFR 的诊断精度显著高于定量冠脉造影。FAVOR Ⅱ China 结果显示，QFR 在血管水平在线分析的准确度高达 92.7%，QFR 在患者水平在线分析的准确度高达 92.4%，QFR 与 FFR 结果具有很高的相关性。

FFR-CT：FFR-CT 是一项新型无创性评估冠脉功能性狭窄的技术。它基于冠状动脉计算机断层扫描血管成像（coronary computed tomography angiography，CCTA）图像建模和利用计算流体力学的原理模拟计算，不需要额外的扫描和负荷药物就可以模拟计算整个冠脉树的任意一点值，而且结合了解剖和功能学检查。以 FFR 为参考标准的情况下，有研究显示 FFR-CT 的诊断准确度、敏感度、特异度、阳性预测值和阴性预测值分别为 84.3%、87.9%、82.2%、73.9%、92.2%，可以看出 FFR-CT 在评估狭窄冠脉是否引起相应心肌缺血方面具有较高的诊断效能。对 FFR-CT 的临床研究仅局限于稳定型心绞痛患者，未涉及心肌梗死及血运重建后的患者。此外，FFR-CT 的计算时间较长，CCTA 的图像质量对 FFR-CT 的模拟计算影响较大，最常见的影响图像质量的因素有因心率影响造成的运动伪影、硬束化伪影、钙化伪影和图像噪声增加等，有其局限性。虽然有研究显示 CT-FFR 与压力导丝获得地 FFR 具有良好的相关性，然而其指导临床治疗的证据仍较少。

（叶　涛　蔡金赞）

参考文献

冠状动脉血流储备分数临床应用专家共识专家组，2016. 冠状动脉血流储备分数临床应用专家共识. 中华心血管病杂志，44(4): 292-297.

韩雅玲，2016.《中国经皮冠状动脉介入治疗指南 (2016)》正式发布. 中国介入心脏病学杂志，24(6): 315.

Adjedj J, De Bruyne B, Floré V, et al, 2016. Significance of intermediate values of fractional flow reserve in patients with coronary artery disease. Circulation, 133(5): 502-508.

Bech GJ, De Bruyne B, Bonnier HJ, et al. Long-term follow-up after deferral of percutaneous transluminal coronary angioplasty of intermediate stenosis on the basis of coronary pressure measurement. J Am Coll Cardiol, 31(4): 841-847.

Bech GJ, De Bruyne B, Pijls NH, et al, 2001. Fractional flow reserve to determine the appropriateness of angioplasty in moderate coronary stenosis: a randomized trial. Circulation, 103(24): 2928-2934.

Berger A, Botman KJ, MacCarthy PA, et al, 2005. Long-term clinical outcome after fractional flow reserve-guided percutaneous coronary intervention in patients with multivessel disease. J Am Coll Cardiol, 46(3): 438-442.

Chen SL, Ye F, Zhang JJ, et al, 2015. Randomized comparison of FFR-guided and optimizing outcomes during left main percutaneous coronary intervention with intravascular ultrasound and fractional flow reserve: the current state of evidence. JACC Cardiovasc Interv, 5(7): 697-707.

Christou MA, Siontis GC, Katritsis DG, et al, 2007. Meta-analysis of fractional flow reserve versus quantitative coronary angiography and noninvasive imaging for evaluation of myocardial ischemia. Am J Cardiol, 99(4): 450-456.

Cookcm, Petraco R, Shun-Shin MJ, et al, 2017. Diagnostic accuracy of computed tomography-derived fractional flow reserve: a systematic review. JAMA Cardiol, 2(7): 803-810.

Daniels DV, van' t Veer M, Pijls NH, et al, 2012. The impact of downstream coronary stenoses on fractional flow reserve assessment of intermediate left main disease. JACC Cardiovasc Interv, 5(10): 1021-1025.

Davies JE, Sen S, Dehbi HM, et al, 2017. Use of the instantaneous wave-free ratio or fractional flow reserve in PCI. N Engl J Med, 376(19): 1824-1834.

de Bruyne B, Adjedj J, 2015. Fractional flow reserve in acute coronary syndromes. Eur Heart J, 36(2): 75-76.

de Bruyne B, Bartunek J, Sys SU, et al, 1995. Relation between myocardial fractional flow reserve calculated from coronary pressure measurements and exercise-induced myocardial ischemia. Circulation, 92(1): 39-46.

de Bruyne B, Baudhuin T, Melin JA, et al, 1994. Coronary

flow reserve calculated from pressure measurements in humans. Validation with positron emission tomography. Circulation, 89(3): 1013-1022.

de Bruyne B, Fearon WF, Pijls NH, et al, 2014. Fractional flow reserve-guided PCI for stable coronary artery disease. N Engl J Med, 371(13): 1208-1217.

de Bruyne B, Pijls NH, Heyndrickx GR,et al, 2000. Pressure-derived fractional flow reserve to assess serial epicardial stenoses: theoretical basis and animal validation. Circulation, 101(15): 1840-1847.

de Bruyne B, Pijls NH, Kalesan B, et al, 2012. Fractional flow reserve-guided PCI versus medical therapy in stable coronary disease. N Engl J Med, 367(11): 991-1001.

Fairbairn TA, Nieman K, Akasaka T, et al, 2018. Real-world clinical utility and impact on clinical decision-making of coronary computed tomography angiography-derived fractional flow reserve: lessons from the ADVANCE Registry. Eur Heart J, 39(41): 3701-3711.

Fearon WF, Nishi T, De Bruyne B, et al, 2018. Clinical outcomes and cost-effectiveness of fractional flow reserve-guided percutaneous coronary intervention in patients with stable coronary artery disease: three-year follow-up of the FAME 2 trial (fractional flow reserve versus angiography for multivessel evaluation). Circulation, 137(5): 480-487.

Fearon WF, Tonino PA, De Bruyne B, et al, 2007. Rationale and design of the Fractional Flow Reserve versus Angiography for Multivessel Evaluation (FAME) study. Am Heart J, 154(4): 632-636.

Hennigan B, Berry C, Collison D, et al, 2020. Percutaneous coronary intervention versus medical therapy in patients with angina and grey-zone fractional flow reserve values: a randomised clinical trial. Heart, 106(10): 758-764.

Johnson NP, Zimmermann FM, 2018. Yellow traffic lights and grey zone fractional flow reserve values: stop or go. Eur Heart J, 39(18): 1620-1622.

Kang DY, Ahn JM, Lee CH, et al, 2018. Deferred vs. performed revascularization for coronary stenosis with grey-zone fractional flow reserve values: data from the IRIS-FFR registry. Eur Heart J, 39(18): 1610-1619.

Kim HL, Koo BK, Nam CW, et al, 2012. Clinical and physiological outcomes of fractional flow reserve-guided percutaneous coronary intervention in patients with serial stenoses within one coronary artery. JACC Cardiovasc Interv, 5(10): 1013-1018.

Kolh P, Windecker S, Alfonso F, et al, 2014. 2014 ESC/EACTS Guidelines on myocardial revascularization: the Task Force on Myocardial Revascularization of the European Society of Cardiology (ESC) and the European Association for Cardio-Thoracic Surgery (EACTS). Developed with the special contribution of the European Association of Percutaneous Cardiovascular Interventions (EAPCI). Eur J Cardiothorac Surg, 46(4): 517-592.

Koo BK, Park KW, Kang HJ, et al, 2000. Physiological evaluation of the provisional side-branch intervention strategy for bifurcation lesions using fractional flow reserve. Eur Heart J, 29(6): 726-732.

Lassen JF, Burzotta F, Banning AP, et al, 2018. Percutaneous coronary intervention for the left main stem and other bifurcation lesions: 12th consensus document from the European Bifurcation Club. EuroIntervention, 13(13): 1540-1553.

Layland J, Oldroydkg, Curzen N, et al, 2015. Fractional flow reserve vs. angiography in guiding management to optimize outcomes in non-ST-segment elevation myocardial infarction: the British Heart Foundation FAMOUS-NSTEMI randomized trial. Eur Heart J, 36(2): 100-111.

Legalery P, Schiele F, Seronde MF, et al, 2005. One-year outcome of patients submitted to routine fractional flow reserve assessment to determine the need for angioplasty. Eur Heart J, 26(24): 2623-2629.

Levine GN, Bates ER, Blankenship JC, et al, 2011. 2011 ACCF/AHA/SCAI Guideline for Percutaneous Coronary Intervention. A report of the American College of Cardiology Foundation/American Heart Association Task Force on Practice Guidelines and the Society for Cardiovascular Angiography and Interventions. J Am Coll Cardiol, 58(24): e44-122.

Lindstaedt M, Fritz MK, Yazar A, et al, 2005. Optimizing revascularization strategies in patients with multivessel coronary disease: impact of intracoronary pressure measurements. J Thorac Cardiovasc Surg, 129(4): 897-903.

Mintz GS, Popma JJ, Pichard AD, et al, 1996. Limitations of angiography in the assessment of plaque distribution in coronary artery disease: a systematic study of target lesion eccentricity in 1446 lesions. Circulation, 93(5): 924-931.

Modi BN, De Silva K, Rajani R,et al, 2018. Physiology-guided management of serial coronary artery disease: a review. JAMA Cardiol, 3(5): 432-438.

Neumann FJ, Sousa-Uva M, Ahlsson A, et al, 2019. 2018 ESC/EACTS Guidelines on myocardial revascularization. Eur Heart J, 40(2): 87-165.

Park SH, Jeon KH, Lee JM, et al, 2015. Long-term clinical outcomes of fractional flow reserve-guided versus routine drug-eluting stent implantation in patients with intermediate coronary stenosis: five-year clinical outcomes of DEFER-DES trial. Circ Cardiovasc Interv, 8(12): e002442.

Pijls NH, De Bruyne B, Bech GJ, et al, 2000. Coronary pressure measurement to assess the hemodynamic significance of serial stenoses within one coronary artery: validation in humans. Circulation, 102(19): 2371-2377.

Pijls NH, De Bruyne B, Peels K, et al, 1998. Measurement of fractional flow reserve to assess the functional severity of coronary-artery stenoses. N Engl J Med, 334(26): 1703-1708.

Pijls NH, Fearon WF, Tonino PA, et al, 2010. Fractional flow reserve versus angiography for guiding percutaneous coronary intervention in patients with multivessel coronary artery disease: 2-year follow-up of the FAME (Fractional Flow Reserve Versus Angiography for Multivessel Evaluation) study. J Am Coll Cardiol, 56(3): 177-184.

Pijls NH, van Gelder B, Van der Voort P, et al, 1995. Fractional flow reserve. A useful index to evaluate the influence of an epicardial coronary stenosis on myocardial blood flow. Circulation, 92(11): 3183-3193.

Pijls NH, van Schaardenburgh P, Manoharan G, et al, 2007. Percutaneous coronary intervention of functionally nonsignificant stenosis: 5-year follow-up of the DEFER study. J Am Coll Cardiol, 49(21): 2105-2111.

Pijls NH, van Son JA, Kirkeeide RL,et al, 1993. Experimental basis of determining maximum coronary, myocardial, and collateral blood flow by pressure measurements for assessing functional stenosis severity before and after percutaneous transluminal coronary angioplasty. Circulation, 87(4): 1354-1367.

Puymirat E, Peace A, Mangiacapra F, et al, 2012. Long-term clinical outcome after fractional flow reserve-guided percutaneous coronary revascularization in patients with small-vessel disease. Circ Cardiovasc Interv, 5(1): 62-68.

Silber S, Albertsson P, Avilés FF, et al, 2005. Guidelines for percutaneous coronary interventions. The Task Force for Percutaneous Coronary Interventions of the European Society of Cardiology. Eur Heart J, 26(8): 804-847.

Smits PC, Abdel-Wahab M, Neumann FJ, et al, 2017. Fractional flow reserve-guided multivessel angioplasty in myocardial infarction. N Engl J Med, 376(13): 1234-1244.

Spadaccio C, Glineur D, Barbato E, et al, 2020. Fractional flow reserve-based coronary artery bypass surgery: current evidence and future directions. JACC Cardiovasc Interv. 13(9): 1086-1096.

Tonino PA, De Bruyne B, Pijls NH, et al, 2009. Fractional flow reserve versus angiography for guiding percutaneous coronary intervention. N Engl J Med, 360(3): 213-224.

Topol EJ, Nissen SE, 1995. Our preoccupation with coronary luminology. The dissociation between clinical and angiographic findings in ischemic heart disease. Circulation, 92(8): 2333-2342.

Tron C, Donohue TJ, Bach RG, et al, 1995. Comparison of pressure-derived fractional flow reserve with poststenotic coronary flow velocity reserve for prediction of stress myocardial perfusion imaging results. Am Heart J, 130(4): 723-733.

van Belle E, Baptista SB, Raposo L, et al, 2017. Impact of routine fractional flow reserve on management decision and 1-year clinical outcome of patients with acute coronary syndromes: PRIME-FFR (insights from the POST-IT [portuguese study on the evaluation of FFR-guided treatment of coronary disease] and R3F [French FFR Registry] integrated multicenter registries-implementation of FFR [Fractional Flow Reserve] in routine practice). Circ Cardiovasc Interv, 10(6):e004296.

van de Hoef TP, Meuwissen M, Escaned J, et al, 2013. Fractional flow reserve as a surrogate for inducible myocardial ischaemia. Nat Rev Cardiol, 10(8): 439-452.

van Nunen LX, Zimmermann FM, Tonino PA, et al, 2015. Fractional flow reserve versus angiography for guidance of PCI in patients with multivessel coronary artery disease (FAME): 5-year follow-up of a randomised controlled trial. Lancet, 386(10006): 1853-1860.

Yong AS, Daniels D, De Bruyne B, et al, 2013. Fractional flow reserve assessment of left main stenosis in the presence of downstream coronary stenoses. Circ Cardiovasc Interv, 6(2): 161-165.

Zimmermann FM, Ferrara A, Johnson NP, et al, 2015. Deferral vs. performance of percutaneous coronary intervention of functionally non-significant coronary stenosis: 15-year follow-up of the DEFER trial. Eur Heart J, 36(45): 3182-3188.

第 23 章 动脉粥样硬化

一、概述

动脉粥样硬化（atherosclerosis，AS）是一类称为动脉硬化的血管病中最常见、最重要的一种。各种动脉硬化的共同特点是动脉管壁增厚变硬、失去弹性和管腔缩小。动脉粥样硬化的特点是受累动脉的病变从内膜开始，先后有多种病变合并存在，包括局部有脂质和复合糖类积聚、纤维组织增生和钙质沉着形成斑块，并有动脉中层的逐渐退变，继发性病变尚有斑块内出血、斑块破裂及局部血栓形成（称为粥样硬化 - 血栓形成，atherosclerosis-thrombosis），可导致急性缺血事件的发生。现代细胞和分子生物学技术表明动脉粥样硬化病变具有巨噬细胞游移、平滑肌细胞增生，大量胶原纤维、弹性纤维和蛋白多糖等结缔组织基质形成，以及细胞内、外脂质积聚的特点。由于在动脉内膜积聚的脂质外观呈黄色粥样，称为动脉粥样硬化。

动脉粥样硬化是发达国家死亡和致残的主要原因，近年来由于医疗卫生事业的发展，许多传染病得到控制，民众平均期望寿命延长，生活水平提高，加之生活节奏的加快和不健康的生活方式，使本病相对和绝对发生率增高，现已跃居导致人口死亡的主要原因之列。

二、病因

本病病因尚未完全明确，对常见的冠状动脉粥样硬化所进行的广泛而深入的研究表明，本病是多病因的疾病，即多种因素作用于不同环节所致，这些因素被称为危险因素（risk factor），目前已知有以下的主要危险因素。

（一）年龄、性别

本病临床上多见于 40 岁以上的中、老年人，49 岁以后进展较快，但在一些青壮年甚至儿童的尸检中，也发现有早期的粥样硬化病变，提示这时病变已开始。动脉粥样硬化多在中老年才出现临床表现，随着年龄增长发病率逐渐增高，近年来，临床发病年龄有年轻化趋势。男性与女性相比，女性发病率较低，男女比例约为 2 ∶ 1，男性较女性发病年龄平均早 10 岁，但在更年期后女性发病率增加。年龄和性别属于不可改变的危险因素。

（二）血脂异常

脂质代谢异常是动脉粥样硬化最重要的危险因素。总胆固醇（TC）、三酰甘油（TG）、低密度脂蛋白（low density lipoprotein，LDL，特别是氧化的低密度脂蛋白）、极低密度脂蛋白（very low density lipoprotein，VLDL）增高，相应的载脂蛋白 B（ApoB）增高，高密度脂蛋白（high density lipoprotein，HDL）减低，载脂蛋白 A（apoprotein A，ApoA）降低都被认为是危险因素。此外，脂蛋白（a）［Lp（a）］增高也可能是独立的危险因素。在临床实践中，以 TC 及 LDL 增高最受关注。

（三）高血压

血压增高与本病关系密切。60% ～ 70% 的冠状动脉粥样硬化患者有高血压，高血压患者患本病较血压正常者高 3 ～ 4 倍。收缩压和舒张压增高都与本病密切相关，临床研究表明，年龄在 40 ～ 70 岁，血压在 115/75 ～ 185/115mmHg 的个体，收缩压每增加 20mmHg，舒张压每增加 10mmHg，其心血管事件的危险性增加 1

倍，降压治疗能减少35%～45%的脑卒中、20%～25%的心肌梗死。

（四）吸烟

吸烟者与不吸烟者相比，本病的发病率和病死率增高2～6倍，且与每日吸烟的数量成正比。被动吸烟也是危险因素。同时，对于合并其他危险因素的个体来说，吸烟对于冠状动脉粥样硬化性心脏病的死亡率和致残率有协同作用。

（五）糖尿病和代谢综合征

糖尿病患者中本病的发病率较非糖尿病者高出数倍，同时本病患者中糖耐量减低者也十分常见。2型糖尿病患者的LDL颗粒常较小而致密，多伴有HDL降低和TG升高，这部分解释了糖尿病更易导致动脉粥样硬化，同时血管并发症也是糖尿病患者的主要死因，其中动脉粥样硬化导致的冠心病、脑血管疾病和周围血管疾病占成年糖尿病患者死亡的75%～80%。胰岛素抵抗、高血压、血脂异常和肥胖常倾向于聚居出现，形成代谢综合征，共同增加动脉粥样硬化的发生风险。

（六）肥胖和超重

肥胖和超重个体，体内脂肪过度积聚可导致胰岛素抵抗、高胰岛素血症、高血压和血脂异常，内脏脂肪组织还能释放促炎细胞因子，尤其是腹型肥胖个体，动脉粥样硬化风险明显增高。

（七）遗传因素

双亲中有早发心血管疾病史（一级男性亲属发病年龄＜55岁，一级女性亲属发病年龄＜65岁）的个体与双亲中无心血管疾病史的个体相比，未来发生心血管事件的比值比在男性中是2.6，女性是2.3。有家族史伴随的危险性增加，可能是基因对其他危险因素介导而起的作用，如高血压、糖尿病、血脂异常，其中常染色体显性遗传所致家族性高脂血症是这些家族成员易患本病的主要因素。此外，近年已克隆出与人类动脉粥样硬化危险因素相关的易感或突变基因200种以上，通过基因检测和临床危险因素结合，对个体罹患动脉粥样硬化疾病能做出更好的风险预测。

（八）体力活动减少

久坐的职业人员较积极活动的职业人员相比，冠心病相对风险增加1.9倍。适当的体育活动不仅有维护血管内皮功能和抗氧化作用，还能改善高血压患者的血压控制，减轻胰岛素抵抗，改善血脂代谢和减轻体重，能有效减少动脉粥样硬化相关冠脉事件的发生和降低危险性。

（九）不平衡膳食

总能量和钠盐摄入过多，常进食动物性脂肪、胆固醇和反式脂肪酸，以及蔬菜水果摄入过少者易患本病。

（十）社会心理因素

心理应激，如抑郁、焦虑、A型性格（性情急躁、进取心和竞争性强、强迫自己为成就而奋斗）可引起神经内分泌功能失调、血压升高和血小板反应性增加，促进动脉粥样硬化形成。

其他的危险因素：①高同型半胱氨酸血症：有研究表明高同型半胱氨酸血症与心血管事件相关，但部分研究未能得出相同结论，仍需进一步研究高同型半胱氨酸血症与心血管事件风险的相关性。②炎症：血纤维蛋白原、高敏C反应蛋白（hs-CRP）增高反应持续存在的炎症，可增加心血管事件风险，也与急性冠脉综合征（ACS）的预后相关。③酒精：大量饮酒会引起血压升高、出血性脑卒中事件，适度饮酒是否可以降低冠心病的死亡率尚存争议。

三、发病机制

本病发病机制复杂，曾有多种学说从不同角度来阐述。最早提出的脂肪浸润学说，该学说认为血中增高的脂质（包括LDL、VLDL或其残粒）侵入动脉壁，堆积在平滑肌细胞、胶原纤维和弹性纤维之间，引起平滑肌细胞增生，来自血液的单核细胞可吞噬大量脂质成为泡沫细胞并释放出胆固醇和胆固醇酯，LDL-C还和动脉壁的蛋白多糖结合产生不溶性沉淀，均可刺激纤维组织增生，所有这些成分共同组成粥样斑块。其后又提出血小板聚集和血栓形成学说以及平滑肌细胞克隆学说，前者强调血小板活化因子（PAF）增多，使血小板黏附和聚集在内膜上，释放出血栓素A2（thromboxane A2，TXA2）、血小板源性生长因子（platelet derived growth factor，PDGF）、成纤维细胞生长因子（fibroblast growth factor，FGF）、第Ⅷ因子、血小板第4因子（platelet factor，PF4）、纤溶酶原激活物抑制物1（plasminogen activator inhibitor-1，PAI-1）等，促使内皮细胞损伤、LDL侵入、单核细胞聚集、平滑肌细胞增生迁移、成纤维细胞增生、血管收缩和纤溶受抑制等，均有利于动脉粥样硬化形成。后者强调平滑肌细胞的增殖，使之不断增生并吞噬脂质，形成动脉粥样硬化。之后提出的内皮损伤学说，涵盖了上述3种学说的一些论点，随着新的研究和资料的不断出现，内皮损伤学说也得到了不断地更新和修改，近年多数学者支持内皮损伤反应学说，该学说认为各种主要危险因素最终都损伤动脉内膜，进而脂质在动脉内膜层聚集，导致动脉壁慢性炎症反应，而粥样硬化病变的形成是动脉对内膜损伤做出的炎症-纤维增生性反应的结果。动脉粥样硬化性疾病目前被认为是一种炎症性疾病。

（一）内皮损伤

内皮细胞不仅是血液与血管壁之间的一层半透性屏障，还通过分泌扩血管物质（如一氧化氮、前列环素、内皮衍生的超极化因子）及缩血管物质（如内皮素）对血管进行局部调节。动脉内皮受损包括功能紊乱或解剖损伤。在动脉的分支、分叉或弯曲处，由于血流湍流增加和切应力降低，内皮常有生理性的慢性轻微损伤，成为易于形成动脉粥样硬化的部位。而高血压时局部增加的牵张应力、高胆固醇血症、富含TG的脂蛋白残余颗粒、糖尿病患者血液中高度糖化的终末产物、吸烟者血内升高的一氧化碳、循环中血管活性胺类、免疫复合物和感染等均可引起血管内皮慢性损伤。血管内皮损伤后能引起多种形式的内皮功能紊乱，包括：①内皮的渗透性屏障作用发生改变，对脂蛋白和其他血浆成分的通透性增加；②内皮对血管舒缩的调节作用改变，分泌扩血管物质减少，而缩血管物质增加，血管易发生痉挛；③内皮的抗血栓、促纤溶功能及抗炎、抗增殖、抗氧化功能紊乱，促凝性增加；④内皮黏附因子表达增加。

（二）脂质聚集

动脉粥样硬化中沉积的脂类，大多来自血浆中的LDL-C，小而致密的LDL-C更容易进入内膜。进入内膜的脂蛋白在脂蛋白脂酶等的作用下与细胞外基质中的蛋白多糖结合而滞留在动脉壁内，进而被氧化修饰。LDL-C氧化修饰过程中的产物和局部低切应力的湍流，通过诱导内皮细胞表达黏附分子（如细胞间黏附因子-1和P选择素）而在单核细胞和T细胞的黏附募集中最先发挥作用。单核细胞黏附到内膜后，在单核细胞趋化蛋白-1和白细胞介素（IL）-8等趋化因子的作用下穿过内皮进入动脉壁，然后在局部生长因子的作用下分化为巨噬细胞，并使轻度氧化的LDL-C变为高度氧化的LDL-C，后者与巨噬细胞的清道夫受体结合，被吞噬入细胞内。巨噬细胞大量吞噬脂质后最终变为巨噬泡沫细胞。

内膜中原有的以及由中膜迁入的平滑肌细胞亦吞噬脂质，巨噬泡沫细胞与这些平滑肌细胞（SMC）构成脂纹，脂纹中尚有少量T淋巴细胞。脂纹中的巨噬泡沫细胞离开动脉壁时，可以将脂质运出粥样硬化病变，所以当动脉粥样硬化的危险因素得到控制时，若脂蛋白进入内膜少于巨噬细胞或其他途径运出的脂质，脂纹可消退；反之，未严格控制动脉粥样硬化的危险因素时，进入动脉壁的脂质超过由巨噬细胞或其他途径运出的脂质，脂质便不断堆积而使脂纹发展成粥样斑块。

与LDL-C相反，HDL-C具有抗动脉粥样硬化的作用，是由于HDL-C可以接受巨噬细胞表面的特异性运输蛋白运送来的胆固醇，然后转运至肝脏，胆固醇在肝细胞内代谢为胆酸而分泌出去。同时，HDL-C还有抗炎和抗氧化作用。

（三）纤维粥样斑块形成

充满氧化修饰脂蛋白的巨噬细胞合成分泌很多生长因子和促炎介质［包括血小板源性生长因子、成纤维细胞生长因子、肿瘤坏死因子（TNF）-α、白细胞介素（IL）-1］，来促进斑块的生长和炎症反应。进入内膜的T细胞识别由巨噬细胞和树突状细胞呈递的抗原（如修饰的脂蛋白）而被激活，产生具有强烈致动脉粥样硬化作用的细胞因子，如γ干扰素、肿瘤坏死因子-α和淋巴毒素等。而LDL抗体与调节性T细胞分泌的IL-1和转化生长因子（TGF）-β起着抗动脉粥样硬化免疫反应的作用。

在血小板源性生长因子和成纤维细胞生长因子的作用下，平滑肌细胞从中膜迁移到内膜，并与内膜中原有的平滑肌细胞一起增殖。通常这种增殖是缓慢的，但在某些情况下，如斑块破裂合并血栓形成时，平滑肌细胞在凝血酶等强力的促丝裂原的作用下，则会发生爆发性增殖。平滑肌细胞合成和分泌胶原、蛋白多糖和弹性蛋白，构成斑块的基质，使其结构加固，这些细胞外基质在基质金属蛋白酶等分解酶的催化下降解，从而维持平衡，且有助于平滑肌细胞从中膜向内膜迁移。细胞外的胆固醇晶体（来自血管内膜中与蛋白多糖结合的 LDL 或由坏死的巨噬细胞释放出）积聚于基质间隙，构成斑块的脂质核心。平滑肌细胞、胶原和单层内皮细胞构成斑块的纤维帽。在斑块内过度表达的血管生长因子的刺激下，斑块内形成丰富的新生血管，易造成斑块内出血，并且这些新生血管为白细胞在斑块内的聚集提供了新的入口。当血管壁增厚时血管代偿性扩张，以保持动脉血管内径，斑块便突入管腔形成成熟的斑块。典型病变包括偏心性增厚的内膜及其中间富含脂质的核。

同时，内皮损伤反应学说还解释了血小板的作用机制。内皮损伤后，内皮细胞与细胞间的连接受到影响，引起细胞间的分离和内皮下泡沫细胞或结缔组织的暴露，血小板发生黏附、聚集并形成附壁血栓。此时，血小板可分泌巨噬细胞分泌的生长因子，包括血小板源性生长因子、成纤维细胞生长因子、肿瘤坏死因子 -α，在平滑肌细胞的迁移和增生和纤维组织形成中起非常重要的作用。

四、病理解剖和病理生理

动脉粥样硬化的病理变化主要累及体循环系统的大型肌弹力型动脉（如主动脉）和中型肌弹力型动脉（以冠状动脉和脑动脉罹患最多，肢体各动脉尤其是下肢动脉、肾动脉和肠系膜动脉次之），而内乳动脉和桡动脉因分支少极少受累，肺循环动脉也极少受累。病变分布多为数个组织器官的动脉同时受累，有时可集中于某一器官的动脉。最早出现病变的部位多在主动脉后壁及肋间动脉开口等血管分支处，这些部位血压高，管壁承受的血流冲击力大，因而病变也较明显。

正常动脉壁由内膜、中膜和外膜 3 层构成。内膜由单层内皮细胞和内皮下层构成，正常动脉内皮细胞对维持血管稳态至关重要。内皮下层为薄层疏松结缔组织，除含有胶原纤维和基质外，还有少量平滑肌细胞。在肌性动脉的内皮下层和中膜之间有一层内弹力板。中膜位于内膜和外膜之间，在肌性动脉，中膜由 10 ～ 40 层斜行的平滑肌细胞构成，并有数量不等的胶原纤维、弹性纤维和糖蛋白等环绕平滑肌细胞，在弹性动脉，中膜有 40 ～ 70 层弹性膜，弹性膜之间为成层的环形平滑肌细胞。外膜主要成分为胶原和糖蛋白，细胞成分很少，为成纤维细胞和柱细胞。肌性动脉的外膜和中膜间还分隔着一层不连续的外弹力板。发生动脉粥样硬化时相继出现脂质点和条纹、粥样和纤维粥样斑块、复合病变（在纤维粥样斑块的基础上伴发溃疡、出血、坏死和血栓形成等情况）三类变化。美国心脏病学会根据其病变发展过程将其细分为六型：

1. Ⅰ型（脂质点） 常见于婴儿和儿童，动脉内膜出现小黄点，为小范围的巨噬细胞含脂滴形成泡沫细胞积聚。

2. Ⅱ型（脂质条纹） 动脉内膜见黄色条纹，为巨噬细胞成层并含脂滴，内膜有平滑肌细胞也含脂滴，有 T 淋巴细胞浸润，细胞外有少量脂质沉积。

3. Ⅲ型（粥样斑块前期） 细胞外出现较多脂滴，可见到平滑肌细胞被大量的细胞外脂质形成的脂小池包围，但尚未形成脂质核心。

4. Ⅳ型（粥样斑块） 特点是细胞外脂质融合，形成脂质核心，内膜深部的平滑肌细胞和细胞间基质逐渐为脂质所取代，在脂质核心外周有巨噬细胞、淋巴细胞和柱细胞，在内皮层下方有少量平滑肌细胞，脂质核心的纤维帽尚未形成，此病变易发生斑块破裂。

5. Ⅴ型（纤维粥样斑块） 为动脉粥样硬化最具特征性的病变，在Ⅳ型基础上出现较明显的纤维增生，在脂质核心和内皮层之间形成纤维帽，分为 3 个亚型：①Ⅴ a 型：纤维粥样斑块，其脂质核心大小和纤维帽厚薄变化大。不稳定的斑块通常是较薄的非细胞性纤维帽和相对较大的脂质核心，其内充满巨噬细胞，因斑块内脂质含量高而易破裂。而稳定的斑块纤维帽多较厚且含有较多的平滑肌细胞，脂质核心则相对较小。②Ⅴ b 型：钙化斑块，斑块内有明显的钙化沉着。③Ⅴ c 型：纤维斑块，斑块已纤维化，无脂核并含有极少量巨噬细胞。

6. Ⅵ型（复合病变） 由纤维斑块发生出血、坏死、溃疡和附壁血栓所形成，分为 3 个亚型：①Ⅵ a 型：脂质斑块破裂或溃疡，主要由Ⅳ型和Ⅴa 型病变破溃而形成。②Ⅵ b 型：指壁内血肿，是由动脉粥样硬化斑块中出血所致。③Ⅵ c 型：指血栓形成，加重管腔的狭窄甚至使之闭塞，血栓机化后可以再通。

近年来，由于冠脉造影的普及和冠脉内超声成像技术的进展，人们对不同的冠心病患者的斑块性状有了更直接和更清晰的认识。从临床的角度来看，动脉粥样硬化的斑块基本上可分为两类：一类是稳定型斑块，即纤维帽较厚而脂质池较小的斑块；另一类是不稳定型（又称为易损型）斑块，其纤维帽较薄，脂质池较大易于破裂。而就是这种不稳定型斑块的破裂导致了心血管急性事件的发生。导致动脉粥样硬化斑块不稳定的因素包括血流动力学变化、应激、炎症反应等；其中，炎症反应在动脉粥样硬化斑块不稳定和斑块破裂中起着重要作用。动脉粥样硬化斑块不稳定反映其纤维帽的机械强度和损伤强度的失平衡。斑块破裂释放组织因子和血小板活化因子，使血小板迅速黏附聚集形成血栓，血栓形成使血管急性闭塞而导致严重的持续的心肌缺血。同时，斑块破裂导致大量的炎症因子的释放，可以上调促凝物质的表达，并能促进纤溶酶原激活剂抑制物-1（PAI-1）的合成，从而加重血栓形成，并演变为红色血栓。

从动脉粥样硬化的慢性经过来看，受累动脉弹性减弱，脆性增加，其管腔逐渐变窄甚至完全闭塞，也可扩张而形成动脉瘤。视受累的动脉和侧支循环建立情况的不同，可引起整个循环系统或个别器官的功能紊乱：①主动脉因粥样硬化而致管壁弹性降低：当心脏收缩时，它暂时膨胀而保留部分心脏排出血液的作用即减弱，使收缩压升高而舒张压降低，脉压增宽。主动脉形成动脉瘤时，管壁为纤维组织所取代，不但失去紧张性而且向外膨隆。这些都足以影响全身血流的调节，加重心脏的负担。也可形成动脉夹层，如破裂可致死。②内脏或四肢动脉管腔狭窄或闭塞：在侧支循环不能代偿的情况下使器官和组织的血液供应发生障碍，产生缺血、纤维化或坏死。如冠状动脉粥样硬化，可引起心绞痛、心肌梗死或心肌纤维化；脑动脉粥样硬化可引起脑梗死或脑萎缩；肾动脉粥样硬化可引起高血压或肾脏萎缩；下肢动脉粥样硬化可引起间歇性跛行或下肢坏疽等。本病病理变化进展缓慢，除非有不稳定斑块破裂造成意外，明显的病变多见于壮年以后。

现已有不少资料证明，实验动物的动脉粥样硬化病变，在用药物治疗和停止致动脉粥样硬化饲料一段时间后，病变甚至可完全消退。在人体经血管造影或腔内超声检查证实，控制和治疗各危险因素一段时间后，较早期的动脉粥样硬化病变可部分消退。

五、分期

本病发展过程可分为4期，但临床上各期并非严格按序出现，还可交替或同时出现。

1. *无症状期或称亚临床期*　其过程长短不一，包括从较早的病理变化开始，直到动脉粥样硬化已经形成，对应于Ⅰ～Ⅳ型病变及大部分Ⅴa型病变，但尚无器官或组织受累的临床表现。

2. *缺血期*　由于血管狭窄而产生器官缺血的症状，对应于Ⅴb、Ⅴc和Ⅵb型病变及部分Ⅴa和Ⅵc型病变。

3. *坏死期*　由于血管内急性血栓形成管腔闭塞而产生器官组织坏死的表现，对应于Ⅵc型病变。

4. *纤维化期*　长期缺血，器官组织纤维化萎缩而引起症状。心脏长期缺血纤维化，可导致心脏扩大、心功能不全和心律失常。长期肾脏缺血纤维化，可导致肾萎缩并出现肾衰竭。

按受累动脉部位的不同，本病有主动脉及其主要分支粥样硬化、冠状动脉粥样硬化、颈动脉粥样硬化、脑动脉粥样硬化、肾动脉粥样硬化、肠系膜动脉粥样硬化和四肢动脉粥样硬化等类别。

六、临床表现

主要是有关器官受累后出现的表现。

1. *一般表现*　可能出现脑力与体力衰退。

2. *主动脉粥样硬化*　大多数无特异性症状。主动脉广泛粥样硬化病变，可出现主动脉弹性降低的相关表现，如收缩期血压升高、脉压增宽、桡动脉触诊可类似促脉等。X线检查可见主动脉结向左上方凸出，有时可见片状或弧状钙质沉着阴影。

主动脉粥样硬化主要的后果之一是形成主动脉瘤，以发生在肾动脉开口以下的腹主动脉处为最多见，其次是在主动脉弓和降主动脉。腹主动脉瘤多在体检时查见腹部有搏动性肿块而发现，腹壁上相应部位可听到杂音，股动脉搏动可减弱。胸主动脉瘤可引起胸痛、气急、吞咽困难、咯血、声带因喉返神经受压而麻痹引起声音嘶哑、气管移位或阻塞、上腔静脉或肺动脉受压等表现。X线检查可见主动脉的相应部位增大；主动脉造影可显示梭形或囊样的动脉瘤。二维超声、X线或磁共振显像可显示瘤样主动脉扩张。主动脉瘤一旦破裂，可迅速致命。在动脉粥样硬化的基础上也可发生动脉夹层等严重的临床事件。

3. *冠状动脉粥样硬化* 可引起心绞痛、心肌梗死、心肌纤维化和心功能不全等，将在冠状动脉粥样硬化性心脏病部分详述。

4. *颅脑动脉粥样硬化* 最常侵犯颈内动脉、基底动脉和脊动脉，尤其是颈内动脉入脑处为特别好发区，病变多集中在血管分叉处。粥样斑块造成血管狭窄、脑供血不足或局部血栓形成或斑块破裂，碎片脱落造成脑栓塞等脑血管意外，可表现为头痛、眩晕、呕吐、意识丧失、肢体偏瘫、偏盲、失语等。长期慢性脑缺血造成脑萎缩时，可出现行为失常，智力和记忆力减退及性格改变等，可发展为血管性痴呆。

5. *肾动脉粥样硬化* 可引起肾萎缩和顽固性高血压，年龄在55岁以上而突然发生高血压者，应考虑本病的可能。如发生肾动脉血栓形成，可引起肾区疼痛、无尿和发热等。长期肾脏缺血可致肾萎缩并发展为肾衰竭。

6. *肠系膜动脉粥样硬化* 可能引起消化不良、肠道张力减低、便秘和腹痛等症状。血栓形成时，有剧烈腹痛、腹胀和发热。肠壁坏死时，可引起便血、麻痹性肠梗阻和休克等症状。

7. *四肢动脉粥样硬化* 以下肢动脉较多见，由血供障碍而引起下肢发凉、麻木和典型的间歇性跛行，即行走时发生腓肠肌麻木、疼痛以至痉挛，休息后消失，再走时又出现；严重者可持续性疼痛，下肢动脉尤其是足背动脉搏动减弱或消失。动脉管腔完全闭塞时可产生坏疽。

七、辅助检查

实验室检查：本病尚缺乏敏感而又特异的早期实验室诊断方法。部分患者有脂质代谢异常，主要表现为血总胆固醇增高，LDL-C、HDL-C降低，三酰甘油增高，ApoA降低，ApoB和Lp（a）增高。部分患者可出现糖代谢异常。

超声检查：多普勒超声检查有助于判断颈动脉、四肢动脉和肾动脉的血流情况与血管病变。

X线检查：平扫CT可发现部分血管钙化，CT血管造影可无创评价动脉狭窄情况。选择性或数字减影法动脉造影可显示冠状动脉、脑动脉、肾动脉、肠系膜动脉和四肢动脉粥样硬化所造成的管腔狭窄或动脉瘤病变，以及病变的所在部位、范围和程度，有助于确定介入或外科治疗的适应证和选择施行手术的方式。

其他检查：脑电阻抗图、脑电图、磁共振显像有助于判断脑动脉的功能情况及脑组织的病变情况。放射性核素心脏检查、超声心动图检查、心电图检查和负荷试验所示的特征性变化有助于诊断冠状动脉粥样硬化性心脏病。血管内超声显像（IVUS）和光学相干断层成像（OCT）检查是辅助血管内介入治疗的新的检查方法。

八、诊断和鉴别诊断

本病发展到相当程度，尤其是有器官明显病变时，诊断并不困难，但早期诊断并不容易。年长患者如检查发现血脂异常、血糖异常、血压异常等，X线、超声及动脉造影发现血管狭窄性或扩张性病变，应首先考虑诊断本病。

主动脉粥样硬化引起的主动脉变化和主动脉瘤，需与梅毒性主动脉炎和主动脉瘤以及纵隔肿瘤相鉴别；冠状动脉粥样硬化引起的心绞痛和心肌梗死，需与冠状动脉其他病变所引起者相鉴别，如冠状动脉炎、冠状动脉畸形、冠状动脉栓塞等；心肌纤维化需与其他心脏病特别是原发性扩张型心肌病相鉴别；脑动脉粥样硬化所引起的脑血管意外，需与其他原因引起的脑血管意外相鉴别；肾动脉粥样硬化所引起的高血压，需与其他原因的高血压相鉴别；肾动脉血栓形成需与肾结石相鉴别；四肢动脉粥样硬化所产生的症状需与其他病因的动脉病变所引起者相鉴别。

九、预后

本病预后随病变部位、程度、血管狭窄发展速度、受累器官受损情况和有无并发症而不同。病变涉及心、脑、肾等重要脏器动脉预后不良。

十、防治

首先应积极预防动脉粥样硬化的发生，积极干预危险因素。改变生活方式是防治的基础，包括饮食调整、戒烟限酒和有规律的体育锻炼，对于血脂异常、高血压、糖尿病，常需要在生活干预的基础上给予药物控制，以改善内皮功能，减慢病变进展。如已发生动脉粥样硬化相关血管事件，应积极和及时治疗，防止其恶化，延长患者寿命。

（一）一般防治措施

1. 患者教育　发挥患者的主观能动性配合治疗。已有客观根据证明：经过合理防治可以延缓和阻止病变进展，甚至可使之逆转消退，患者可维持一定的生活和工作能力。此外，缓慢进展的病变本身又可以促使动脉侧支循环的形成，使病情得到改善。因此，说服患者耐心接受长期的防治措施至关重要。

2. 合理的膳食

（1）总能量：控制膳食总能量以维持正常体重为度，40 岁以上者尤应预防发胖。正常体重的简单计算方法为：体重指数（BMI）= 体重（kg）/ 身高^2（m^2）。一般以 18.5 ～ 24 为正常，BMI ≥ 24 为超重，BMI ≥ 28 为肥胖，或以腰围为标准，一般以女性≥ 80cm，男性≥ 85cm 为超标。超过正常标准体重者，应减少每日进食的总能量。碳水化合物的摄入量应占总能量摄入的 45% ～ 55%，饱和脂肪酸的摄入量应当通过用多不饱和脂肪酸取代减少到总能量摄入的 10% 以下，糖的摄入量不应超过总能量的 10%（存在于天然食物如水果和乳制品中的除外），对于需要减肥或血浆 TG 水平高、代谢综合征或糖尿病（DM）患者，应给予更严格的限糖建议。已确诊有冠状动脉粥样硬化者，严禁暴饮暴食，以免诱发心绞痛或心肌梗死。

（2）低脂饮食：年过 40 岁者即使血脂无异常，也应避免经常食用过多的动物性脂肪和含胆固醇较高的食物，如肥肉，肝、脑、肾、肺等内脏，猪油、蛋黄、蟹黄、鱼子、奶油及其制品、椰子油、可可油等。以食用低胆固醇、低动物性脂肪食物，如鱼、禽肉、各种瘦肉、蛋白、豆制品等为宜。尽量以花生油、豆油、菜籽油等植物油为食用油。通过多不饱和脂肪酸取代饱和脂肪酸作为能量摄入，降低饱和脂肪酸所占总能量比。不少学者认为，本病的预防措施应从儿童期开始，即儿童也不宜进食高胆固醇、高动物性脂肪的饮食，亦宜避免摄食过量，防止发胖。

（3）矿物质：一篇汇总分析估计即使适度减少钠摄入 1g/d，对高血压患者收缩压（SBP）可降低 3.1mmHg，对血压正常的患者，可降低 1.6mmHg。预防高血压的饮食方法（dietary approaches to stop hypertension，DASH）试验显示在减少钠和降低血压之间存在剂量 - 反应关系。推荐盐摄入量应限于＜ 5g/d，而平均有 80% 的盐摄入量来自加工食品，而只有 20% 为添加盐，不仅要减少食物调味所用的盐量，尤其要减少含盐加工食品的摄入。推荐对于高血压、代谢综合征、心力衰竭的患者应当更严格限制其摄盐量。而钾对血压具有有利的影响。钾的主要来源是水果和蔬菜。在钾摄入和卒中事件之间存在显著的反相关，所以除了减少钠摄入外，增加钾摄入也可使血压降低。

（4）纤维素：最近对前瞻性队列研究的汇总分析表明，总纤维素高摄入 7g/d 与冠心病（CAD）风险降低 9% 相关，纤维素高摄入 10g/d 与卒中风险降低 16% 和 2 型糖尿病风险降低 6% 相关。现有证据一致表明，燕麦和大麦 β- 葡聚糖的水溶性纤维素可产生降低 TC 和 LDL-C 的效果。应特别鼓励摄入蔬菜、豆类、水果、坚果和全麦谷物，以及其他富含膳食纤维素和（或）低糖指数的食物。推荐每天最好从全谷物产品中摄入纤维 30 ～ 45g。

（5）维生素：很多病例 - 对照研究和前瞻性观察性研究已经观察到维生素 A 和维生素 E 水平与心血管疾病（CVD）风险呈反相关。然而，干预试验未能证实这些观察性研究。此外，B 族维生素（B_6、叶酸和 B_{12}）和维生素 C，试验表明没有任何有益的效果。同时，多项研究还不能得出补充维生素 D（D_2 或 D_3）可预防心血管病的结论。因此，目前维生素对于动脉粥样硬化心血管疾病的预防作用尚待讨论。

（6）鱼类和鱼油：观察性证据支持推荐摄入鱼类（一周至少 2 次）和小剂量长链 ω-3 脂肪酸补充剂作为一级预防降低心血管死亡和卒中风险，但对血浆脂蛋白代谢没有显著影响。ω-3 脂肪酸的药理剂量（2 ～ 3g/d）可使 TG 水平降低 30%，但大剂量可升高 LDL-C。α- 亚麻酸（一种存在于栗子、某些蔬菜和某些种子油中的中链 ω-3 脂肪酸）对 TG 水平是不太有效的。长链 ω-3 多不饱和脂肪酸还降低餐后的脂质反应。推荐每周吃鱼 1 ～ 2 次，其中一次为多油的鱼。

（7）蔬菜和水果：前瞻性的队列研究显示食用水果和蔬菜对心血管疾病有保护作用，但缺乏随机对照试验（RCT）。一篇汇总分析报道，每天每增加一份水果（相当于 77g）和一份蔬菜（相当于 80g），心血管死亡率降低 4%，而多于 5 份摄入全因死亡率没有进一步降低。推荐每天吃水果≥ 200g（2 ～ 3 份）和蔬菜≥ 200g（2 ～ 3 份）。

（8）坚果：一篇对前瞻性队列研究的汇总分析表明，每天食用 30g 坚果可降低心血管疾病风险达 30%，同时需警惕坚果的高能量密度。

（9）酒精和饮料：对于喝酒精饮料的个体，在保证其 TG 水平不升高的前提下，可适度饮酒（男性 20g/d、女性 10g/d）。普通人群应适度饮用软饮料，而血浆 TG 值升高的人群应严格限制软饮料饮用。

3. *适当的体力劳动和体育活动* 规律的体力活动对各种年龄的人都能降低很多不良健康结局的风险，在健康人、有冠脉风险因素的人和在心脏病患者，均可降低全因和心血管死亡率达 20% ～ 30%。体力活动对很多风险因素包括高血压、LDL-C、非 HDL-C、体重和 2 型糖尿病都有正面影响。这适用于男性和女性，跨越从儿童到老年的宽广年龄范围。久坐不动的生活方式是心血管疾病主要的风险因素之一，独立于体力活动的参与。

应建议人们进行适当类型的活动、循序渐进的方式并帮助其设定个人目标以达到和保持获益。为此，应鼓励个人找到其乐于进行的一些活动和（或）能将其纳入日常生活的活动，因为这样的活动更有可能持续。

有氧体力活动是研究最多和推荐的方式，对预后具有有益的剂量 - 反应影响。有氧运动包括日常运动如活动旅行（骑自行车或步行）、繁重的家务劳动、园艺、职业活动和闲暇时间的活动或运动（如快步走、越野行走、徒步旅行、慢跑或跑步、越野滑雪、有氧舞蹈、滑冰、划船或游泳）。应当鼓励中度或剧烈的有氧运动，可通过绝对或相对强度的概念来区分。绝对强度是每活动一分钟所消耗的能量，通过每一时间单位氧摄取（ml/min 或 L/min）或通过代谢当量（MET）来评估，绝对强度不考虑个体因素如体重、性别和健康水平，所以应注意对于老年人或年轻人同等代谢当量的体育运动其强度不同。而相对强度是进行一种活动所需要的努力水平。它决定于个体心肺适应水平或估计的最大心率百分比（HR_{max} =220– 年龄），特别是对老年人和健康状况差的人，相对运动强度的方法更合适。推荐（357 法）体力活动为每周至少应进行 3 ～ 5 次，但最好每天进行。推荐个人每天进行至少 30 分钟中等强度的体力活动，每周进行 5 天（即 150 分钟 / 周），或每天进行 15 分钟，每周 5 天剧烈强度的体力活动（75 分钟 / 周），或两者的组合。

4. *合理安排工作和生活* 生活要有规律，保持乐观、愉快的情绪，避免过度劳累和情绪激动，注意劳逸结合，保证充分睡眠。

5. *提倡不吸烟* 吸烟是一种致命的成瘾性疾病。终生吸烟者有 50% 的概率死于吸烟，平均将减少 10 年寿命，相比之下，严重高血压可减少寿命＜ 3 年、轻度高血压可减少寿命＜ 1 年。在吸烟者中 10 年致命性心血管疾病发病风险大约翻了一番。在 50 岁的吸烟者中的相对风险比非吸烟者高出 5 倍。与吸烟相关的风险显示出一种剂量 - 反应关系，有害作用没有低限，同时持续时间也起作用。被动吸烟也会增高心血管疾病的风险，暴露于一个吸烟的配偶或工作场所可增高心血管疾病风险约 30%。所以在公共场所禁烟可显著降低心肌梗死的风险。

戒烟的获益具有大量的证据基础，甚至部分戒烟的优点几乎是立即显现的。心肌梗死后戒烟可能是所有预防措施中最有效的，有系统评价和汇总分析显示，与继续吸烟相比，心肌梗死和死亡 / 心肌梗死复合终点降低 43% 和 26%。同时，戒烟获益对不同性别、不同年龄是一致的。对于戒烟 10 ～ 15 年的个体，心血管疾病的风险可降低至接近不吸烟者的风险水平。

（二）药物治疗

1. *调整血脂药物* 血脂异常，尤其是 LDL-C 升高对于动脉粥样硬化的形成有重要作用，降低 LDL-C 可降低心血管事件，对于动脉粥样硬化患者，经上述饮食调节和注意进行体力活动血脂仍未达到目标水平者，应选用调脂药物。临床上可供选用的调脂药物有许多种类，大体上可分为两大类：主要降低胆固醇的药物和主要降低 TG 的药物。其中，部分调脂药物既能降低胆固醇，又能降低 TG。对于严重的高脂血症，常需多种调脂药联合应用，才能获得良好疗效。

（1）主要降低胆固醇的药物

1）他汀类药物：可竞争性抑制羟甲戊二酰辅酶 A 还原酶活性，减少肝内胆固醇的合成。细胞内胆固醇浓度的降低，可诱导肝细胞表面的低密度脂蛋白受体（LDLR）表达增多，从而从血液中摄取 LDL-C 增加，使 LDL-C 和其他含载脂蛋白 B 的脂蛋白，包括富含 TG 的颗粒血浆浓度降低。他汀类可使 TG 水平降低 7% ～ 30%，HDL-C 水平升高 5% ～ 15%。

他汀类药物问世在人类动脉粥样硬化性心血管疾病（ASCVD）防治史上具有里程碑式的意义。4S 临床试验首次证实他汀类可降低冠心病死亡率和患者的总死亡率，此后的 CARE、LIPID、LIPS 等研究也证实了这类药物在冠心病二级预防中的重要作用。HPS 研究表明，在基线胆固醇不高的高危人群中，他汀类治疗也能获益。LDL-C 降低程度呈剂量依赖性，强化他汀治疗的临床试验主要有 PROVE-IT、A to Z、TNT、MIRACL、IDEAL 等，与常规剂量他汀类相比，冠心病患者强化他汀治疗可进一步降低心血管事件，但降低幅度不大，且不降低总死亡率。ASTEROID 研究证实他汀类药物治疗可逆转冠状动脉粥样硬化斑块。OSCOPS、AFCAPS/TexCAPS、CARDS、JUPITER、HPS 等研究将他汀类应用从 ASCVD 患者扩展到一级预防和更广泛的人群。LDL-C 降低程度呈剂量依赖性，但任何一种他汀剂量倍增时，LDL-C 进一步降低幅度仅约 6%，即所谓“他汀疗效 6% 效应”。现有研究反复证明，他汀降低 ASCVD 事件的临床获益来自 LDL-C 降低效应，临床获益大小与其降低 LDL-C 幅度呈线性正相关，LDL-C 每降低 1mmol/L，主要心血管事件相对危险减少 20%，全因死亡率降低 10%，而非心血管原因引起的死亡未见增加。

绝大多数人对他汀类药物的耐受性良好，其不良反应多见于接受大剂量的他汀治疗者，肌肉症状是应用他汀类药物最常见的不良反应。横纹肌溶解症是他汀类药物引起的最严重的肌病类型，其特征是严重的肌肉疼痛、肌肉坏死和肌红蛋白尿，可导致肾衰竭和死亡。在横纹肌溶解时，肌酸激酶（CK）水平升高至少可达到正常值上限的 10 倍，通常可达到 40 倍。横纹肌溶解的发生率估计为 1 ～ 3 例 /（10 万患者・年）。更常见的他汀类药物不良反应类型是肌肉疼痛和压痛（肌痛），不伴有 CK 升高和主要的功能丧失。然而这种不良反应的实际发生率尚不清楚，不同的报道间差别较大。在随机临床试验的荟萃分析中，未显示他汀类治疗组该不良反应发生率增高。有观察性研究表明，其发生率为 10% ～ 15%。一项针对他汀类药物对肌肉症状影响的研究表明，肌肉相关主诉的发生率为 5%。肌痛的诊断是根据临床观察和停用他汀后症状是否消失及再用他汀症状是否复发。症状通常较为模糊，很难确定其与他汀类药物治疗的关联。心血管疾病高风险的患者出现肌痛时，必须明确诊断后才可停用他汀，以免患者失去他汀类治疗的获益。肝功能异常：主要表现为转氨酶升高，发生率为 0.5% ～ 3.0%，呈剂量依赖性，血清丙氨酸氨基转氨酶（alanine aminotransferase，ALT）和（或）天冬氨酸氨基转氨酶（aspartate aminotransferase，AST）升高达正常值上限 3 倍以上及合并总胆红素升高患者，应减量或停药。对于转氨酶升高在正常值上限 3 倍以内者，可在原剂量或减量的基础上进行观察，部分患者经此处理后转氨酶可恢复正常。失代偿性肝硬化及急性肝衰竭是他汀类药物应用禁忌证。新发糖尿病：长期服用他汀有增加新发糖尿病的危险。在一篇纳入了 91 140 例患者的荟萃分析中，与安慰剂组相比，相对风险增高了 9%，绝对风险只增高了 0.2%。他汀类对心血管疾病的总体益处远大于新增糖尿病危险，无论是糖尿病高危人群还是糖尿病患者，有他汀类治疗适应证者都应坚持服用此类药物。其他：他汀类药物治疗对肾功能的影响仍有争议。最近研究分析，根据有肌酐清除率数据可用的研究，没有发现对肾功能有益的影响，也没有观察到有害影响。部分报道他汀类药物治疗可引起认知功能异常，但发生概率不高。

2）胆固醇吸收抑制剂——依折麦布：依折麦布是第一个抑制肠道摄取饮食和胆汁中胆固醇，而不影响脂溶性营养素吸收的降脂药，能有效抑制肠道内胆固醇的吸收，减少胆固醇来源。在临床研究中，依折麦布单药治疗可使高胆固醇血症患者的 LDL-C 水平降低 15% ～ 22%。依折麦布与他汀类联合治疗可使LDL-C水平降幅增高15%～20%。IMPROVEIT研究表明ACS患者在辛伐他汀基础上加用依折麦布能够进一步降低心血管事件。依折麦布推荐剂量为10mg/d。依折麦布的安全性和耐受性良好，其不良反应轻微且多为一过性，主要表现为头痛和消化道症状，没有报道重大的不良反应，与他汀类联用也可发生转氨酶增高和肌痛等副作用，禁用于妊娠期和哺乳期。

3）前蛋白转化酶枯草溶菌素9/kexin9型（PCSK9）抑制剂：PCSK9是肝脏合成的分泌型丝氨酸蛋白酶，可与LDL受体结合并使其降解，从而减少LDL受体对血清LDL-C的清除。通过抑制PCSK9，可以阻止LDL受体降解，促进LDL-C的清除。临床研究中，无论是否联合他汀类或者依折麦布等降脂药物治疗，PCSK9抑制剂均能降低LDL-C的疗效50%～70%，同时可以降低脂蛋白α-Lp（a）疗效的30%～40%，降低TG疗效的26%，升高HDL-C疗效的4%～9%。随着其主要临床研究FOURIER、ODYSSEY结果的公布，对于ASCVD患者，在他汀类治疗基础上，联合应用PCSK9抑制剂能进一步减少心血管事件。最常报道的副作用是注射部位的瘙痒和流感样症状。

4）其他：胆酸螯合剂、烟酸、普罗布考等均可降低胆固醇，但因其疗效偏弱及副作用临床应用少。

（2）主要降低三酰甘油的药物 。虽然TG作为动脉粥样硬化和心血管疾病危险因素的作用一直存在激烈争议，但最近的数据认为富含TG的脂蛋白是心血管疾病危险因素的作用。大型前瞻性研究已经表明，非空腹TG预测冠心病的风险比空腹TG更强。近期使用孟德尔随机设计的遗传研究数据表明，非空腹TG水平和残余胆固醇与心血管疾病事件和全因死亡率风险增高相关。

1）贝特类：通过激活过氧化物酶体增殖物激活受体α（PPARα）和激活脂蛋白脂酶（LPL）而降低血清TG水平和升高HDL-C水平。临床试验结果荟萃分析提示贝特类药物能使高TG伴低HDL-C人群心血管事件危险降低10%左右，以降低非致死性心肌梗死和冠状动脉血运重建术为主，对心血管死亡、致死性心肌梗死或卒中无明显影响。通常贝特类耐受性良好，不良反应轻，据报道，＜5%的患者出现胃肠道不适，2%的患者出现皮疹。与他汀类联合应用时，应注意会增加肌病、肝酶增高等不良反应。

2）烟酸：也称作维生素B_3，属人体必需维生素。大剂量时具有降低TC、LDL-C和TG以及升高HDL-C的作用。由于在他汀基础上联合烟酸的临床研究提示与单用他汀相比无心血管保护作用，欧美多国已将烟酸类药物淡出调脂药物市场。

3）高纯度鱼油制剂：鱼油的主要成分为ω-3脂肪酸。主要用于治疗高TG血症，对其他脂蛋白的影响较小，常用剂量为每次0.5～1.0g，3次/天。鱼油制剂安全性良好，临床上没有明显的药物相互作用。然而，其抗血栓作用可能增高出血倾向，特别是与阿司匹林/氯吡格雷合用时应注意。

（3）联合用药：虽然很多患者用单药治疗可达到LDL-C目标值，但很大一部分高危患者或LDL-C水平极高的患者需要额外的治疗。一些患者不耐受他汀或不能耐受较大剂量他汀，还有部分患者混合型胆固醇和三酰甘油同时明显升高的患者。在这些情况下，应当考虑联合治疗，能提高血脂控制达标率，同时降低不良反应发生率。

1）他汀与贝特类联合应用：两者联用能更有效地降低LDL-C、TG水平及升高HDL-C水平。贝特类药物包括非诺贝特、吉非贝齐、苯扎贝特等，其中以非诺贝特研究最多，证据最充分。既往研究提示，他汀与非诺贝特联用可使高TG伴低HDL-C水平患者心血管获益。非诺贝特适用于严重高TG血症伴或不伴低HDL-C水平的混合型高脂血症患者，尤其是糖尿病和代谢综合征时伴有的血脂异常，高危心血管疾病患者他汀类治疗后仍存在TG或HDL-C水平控制不佳者。由于他汀类和贝特类药物代谢途径相似，均有损伤肝功能的可能，并有发生肌炎和肌病的危险，合用时发生不良反应的机会增多，因此他汀类和贝特类药物联合用药的安全性应予以高度重视。

2）他汀类药物与胆固醇吸收抑制剂：两种药物分别影响胆固醇的合成和吸收，可产生良好的协同作用。高强度他汀联合依折麦布治疗可使患者LDL-C降低65%左右，且不增加他汀类的不良反应。IMPROVE-IT和SHARP研究分别显示ASCVD极高危患者及慢性肾脏病（CKD）患者采用他汀与依折麦布联用可降低心血管事件。对于中高等强度他汀治疗胆固醇水平不达标或不耐受者，可考虑联合依折麦布联合治疗。

3）他汀与 PCSK9 抑制剂或他汀、依折麦布与 PCSK9 抑制剂联合应用：高强度他汀联合 PCSK9 抑制剂治疗可使患者 LDL-C 降低 75% 左右，高强度他汀联合依折麦布和 PCSK9 抑制剂治疗可使患者 LDL-C 降低 85% 左右。对于极高危的一级预防或二级预防的患者，最大耐受剂量的他汀联合依折麦布治疗的患者中 LDL-C 仍不达标者联合应用 PCSK9 抑制剂是合理的。对于家族性胆固醇血症的患者，他汀联合 PCSK9 抑制剂或三者联合应用是合理的。

2. *抗血小板药物*　抗血小板黏附和聚集的药物，可防止血栓形成。临床常用药物包括：①阿司匹林：通过抑制血小板环氧化酶和血栓素 A_2，抑制血小板在动脉粥样硬化斑块上的聚集，防止血栓形成。常用剂量为每天 75 ～ 100mg，推荐用于 ASCVD 患者的二级预防及高危 ASCVD 风险人群的一级预防，不良反应有胃部不适、恶心、呕吐、消化不良等，可引起消化道出血。②血小板二磷酸腺苷（ADP）受体拮抗药：通过 ADP 受体抑制血小板内 Ca^{2+} 活性，并抑制血小板之间纤维蛋白原桥的形成，发挥抗血小板聚集作用。常用有氯吡格雷，为前体药物，常用负荷剂量为 300mg 或 600mg，维持剂量为每天 75mg，可与阿司匹林联合应用于 ACS 或支架植入后的患者，也可单独应用于不耐受阿司匹林的 ASCVD 患者。普拉格雷起效比氯吡格雷快，常用负荷剂量为 60mg，维持剂量为每天 10mg，对于缺血性卒中、TIA 或年龄＞ 75 岁的患者，因出血风险高，不推荐使用。替格瑞洛是第一个可逆性 ADP 受体拮抗药，常用负荷剂量为 180mg，维持剂量为每次 90mg，每天 2 次，替格瑞洛起效较氯吡格雷快，个体对药物反应的差异小，对于 ACS 患者，优于氯吡格雷的推荐。③血小板糖蛋白Ⅱ b/ Ⅲ a（GP Ⅱ b/ Ⅲ a）受体阻断药：阻断纤维蛋白原与 GP Ⅱ b/ Ⅲ a 受体的结合，阻断血小板聚集的最终环节，为常用静脉制剂，主要用于冠心病介入治疗中或治疗后，不良反应主要为出血。

3. *溶血栓和抗凝药物*　对动脉内形成血栓导致管腔狭窄或阻塞者，可用溶栓药，继而用抗凝药（参见“急性 ST 段抬高心肌梗死”章节）。

（三）介入和外科手术治疗

其中包括对狭窄或闭塞的血管，特别是冠状动脉、颈动脉、肾动脉和四肢动脉施行再通或重建或旁路移植等外科手术，以恢复动脉的供血。用带球囊的导管进行经皮腔内血管成形术，将突入动脉管腔的粥样物质压向动脉壁而使血管畅通；在此基础上还发展了经皮腔内血管旋磨术、激光成形术等多种介入治疗，将粥样物质切下、磨碎、气化吸出而使血管再通。目前应用最多的还是经皮腔内血管成形术和支架（stent），包括药物洗脱支架植入术。

（叶　涛　柏中胜）

参考文献

复旦大学上海医学院，2017. 实用内科学 . 15 版 . 北京：人民卫生出版社 .

王辰，王建安，2015. 内科学 . 3 版 . 北京：人民卫生出版社 .

诸骏仁，高润霖，赵水平，等，2016. 中国成人血脂异常防治指南 (2016 年修订版). 中国循环杂志，16(10):15-35.

Arnett DK, Blumenthal RS, Albert A, et al, 2019. 2019 ACC/AHA guideline on the primary prevention of cardiovascular disease: a report of the American college of cardiology/American Heart Association Task Force on clinical practice guidelines. J Am Coll Cardiol, 74(10): e177-e22.

Mach François, Colin B , Catapano A L , et al, 2019. 2019 ESC/EAS Guidelines for the management of dyslipidaemias: lipid modification to reduce cardiovascular risk. Eur Heart J, 41 (1):111-118.

Piepoli MF, Hoes AW, Agewall S, et al, 2016. 2016 European Guidelines on cardiovascular disease prevention in clinical practice: the Sixth Joint Task Force of the European Society of Cardiology and Other Societies on Cardiovascular Disease Prevention in Clinical Practice (constituted by representatives of 10 societies and by invited experts) Developed with the special contribution of the European Association for Cardiovascular Prevention & Rehabilitation (EACPR). Eur Heart J, 37: 2315-2381.

第 24 章
冠状动脉粥样硬化性心脏病

第一节　冠状动脉粥样硬化性心脏病概述

冠状动脉粥样硬化性心脏病（coronary atherosclerotic heart disease，CHD）指冠状动脉发生粥样硬化引起管腔狭窄或闭塞，导致心肌缺血、缺氧、坏死而引起的心脏病，简称冠心病，也称缺血性心脏病（ischemic heart disease，IHD）。

一、流行病学

冠心病多发生于 30 岁以上男性，40 岁以上女性，女性在绝经之后发病率增加。近年来冠心病有年轻化趋势，对于年轻患者，吸烟是主要危险因素。在全球范围内，2015 年全球因缺血性心脏病死亡人数为 1500 万。近 10 余年，随着心血管病治疗技术的进步和对危险因素的预防控制，欧美发达国家的冠心病发病率呈下降趋势，但我国心血管病发病率和死亡率仍呈上升趋势，心血管病已成为我国居民首要的死亡原因，而且农村高于城市。我国农村居民的死亡原因 45.91% 为心血管病，城市居民的死亡原因 43.56% 为心血管病。据近年统计，我国约有 1100 万冠心病患者。

二、冠状动脉解剖

冠状动脉由左冠状动脉和右冠状动脉组成，64% ～ 85% 的人以右冠状动脉优势分布，其次是左右冠状动脉均衡分布型，左冠状动脉分布优势型最少。左冠状动脉开口于左冠状窦，起始段为左冠状动脉主干［长度为（10.5 ± 5.3）mm］，再分出前降支和回旋支；前降支走行于前室间沟，分出对角支和间隔支，分布于左心室、心尖部、心脏膈面，止于后纵沟下 1/3 及室间隔的前 2/3 区域；回旋支走行于左冠状沟，分布于左心房、左心室小部分前壁、左心室侧壁和下壁。右冠状动脉开口于右冠状窦，走行于右冠状动脉沟，分布于右心房、右心室、部分左心室下壁和室间隔后 1/3 区域。窦房结血供 40% 来自回旋支，60% 来自右冠状动脉；房室结血供 90% 来自右冠状动脉。小于 1% 的人存在冠状动脉开口变异。

三、病理生理

本病以冠状动脉前降支多发，发病机制为冠状动脉内皮损伤、脂质沉积及炎症反应等致冠状动脉粥样硬化。纤维斑块性病变多发于血管的心壁侧，在横切面上，斑块多呈新月形，偏心位，使管腔呈不同程度狭窄，可继发出现纤维斑块内出血、斑块破裂、管腔血栓形成、斑块钙化、冠状动脉瘤形成。

心脏收缩活动需要冠状动脉供血及供养来维持。心肌耗氧量主要取决于心率、收缩压和心室收缩力等因素。临床上用“心率 × 收缩压”来计算心肌耗氧量。因此，心率增快、收缩压升高、心室收缩力增加等原因都会增加心肌耗氧量。在冠状动脉狭窄或者合并冠状动脉痉挛、冠状动脉急慢性闭塞等情况下，冠状动脉血流将不能满足心肌氧耗量。短暂的缺氧就会导致心绞痛等症状，而持续的心肌缺氧缺血则会引起心肌坏死。

正常情况下，冠状动脉存在自我调节，有较

大的冠脉储备。心肌耗氧量增加时，冠状动脉可以扩张。冠状动脉扩张时血流比静息状态血流可增加4～5倍，也称冠状动脉储备。冠状动脉在一定范围内可以通过一氧化氮（NO）、内皮依赖的超极化因子（EDHF）、交感和副交感神经等神经体液因素调节冠状脉动脉血流，维持冠状动脉血流与心肌氧耗的动态平衡。因此，当冠状动脉狭窄＜50%时，冠状动脉供血还可以满足心肌耗氧而不会产生症状。当冠状动脉狭窄＞70%时，在运动、体力劳动、情绪激动等情况下，会出现冠状动脉血流不能满足心肌耗氧，继而出现心绞痛症状。当冠状动脉粥样斑块破裂导致血栓形成，或者冠状动脉痉挛，完全或不完全阻塞冠状动脉导致冠状动脉血供不足，产生胸痛症状，为急性冠脉综合征。

第二节　心绞痛

一、稳定型心绞痛

稳定型心绞痛（stable angina pectoris）也称慢性劳力性心绞痛，冠状动脉存在严重管腔狭窄或发生痉挛时，冠状动脉供血、供氧不能满足心肌需要，导致急剧的、暂时的心肌缺血缺氧而产生的一组临床综合征，表现为短暂的胸骨体中、上段之后或心前区压榨性疼痛或憋闷感，可由运动、情绪波动或其他应激诱发，向左肩、左肩胛骨间、左臂内侧到环指和小指，或至颈部、咽部或者下颌部放射。在数周至数月内表现为引起症状的运动量或者情绪刺激程度、发作频率、胸痛程度、持续时间、缓解方式等没有明显改变。

（一）病因和发病机制

稳定型心绞痛的病因包括：①冠状动脉粥样硬化斑块引起的心外膜冠状动脉阻塞；②正常的或有粥样硬化斑块性的冠状动脉发生局灶性或弥漫性痉挛；③冠状动脉微血管功能障碍；④急性心肌梗死或缺血性心肌病心肌冬眠引起左心室功能障碍；⑤心肌桥。冠状动脉粥样硬化引起的冠状动脉严重狭窄是稳定型心绞痛的主要病因，占80%～90%。发生冠状动脉动脉粥样硬化可以存在单一或多个动脉粥样硬化危险因素，如血脂异常、高血压、吸烟、糖尿病、肥胖、缺乏运动及遗传等。在冠状动脉存在严重狭窄，冠状动脉阻力增加，血流减少，增加心肌耗氧量的情况下，如体力运动、劳累、情绪激动等情况出现时，心肌需血、需氧增加，而冠状动脉供血不能满足心肌的供血、供氧，就会出现胸部不适症状。正常情况下，冠状动脉有较大的自身调节能力。冠状动脉扩张时血流比静息状态血流增加4～5倍，因此冠状动脉可以在一定范围内满足不同状态的心肌需求，维持心肌的供需平衡，满足心肌的耗氧量。 通过这种调节，冠状动脉直径狭窄＜50%时，冠状动脉仍可满足心肌供血供氧而不会出现心绞痛症状。但左冠状动脉主干直径狭窄≥50%，一支或多支主要冠状动脉血管直径狭窄≥70%，在运动、情绪激动等增加心肌耗氧的情况下，冠状动脉血供不能满足心肌耗氧，会出现胸部不适症状。冠状动脉痉挛可以导致冠状动脉暂时性的功能性阻塞，呈自发性或由吸烟诱发，也可以在冠状动脉狭窄的基础上发作，导致冠状动脉供血不足，产生心绞痛症状。冠状动脉微循环主要由前小动脉（直径＜500μm）、小动脉（＜200μm）、毛细血管和微静脉构成，冠状动脉造影不显影。冠状动脉微循环血管阻力是冠状动脉血管阻力的决定因素之一，微循环障碍可以增加冠脉阻力，减少冠状动脉储备。心肌耗氧量增加时，微循环障碍减少冠状动脉血供，心肌缺血缺氧，产生心绞痛症状。冠状动脉心肌桥在收缩期管腔显著受压，减少冠状动脉供血，引起心肌供血不足，产生心绞痛症状。稳定型心绞痛可以由单一发病机制引起，也可能是多个机制相互作用，常见的是在冠状动脉狭窄的基础上合并发生冠状动脉痉挛、微循环障碍或心肌桥。

（二）病理生理

心肌基础状态下有较高的氧摄取，心肌氧需求与冠状动脉血流量呈线性关系，冠状动脉血流阻力与血管半径成反比关系。冠状动脉管腔狭窄，导致心肌缺血缺氧而产生的酸性产物和多肽类物质堆积，这些产物可刺激心脏传入神经末梢，引起反射性的胸痛症状。

正常情况下心外膜冠状动脉（直径＞500μm）对血流阻力小，但冠状动脉微循环是对心肌灌注的阻力来源，对心肌血流调节至关重要。心肌缺血可能是由心外膜动脉、微血管或两者的病理生理过程改变引起。在冠状动脉狭窄的基础上，心肌氧摄取可能在静息时几乎达到最大值，继续增加心肌耗氧量会引起小动脉直径的迅速变化，使冠状动脉循环血流量增加。冠状动脉的调节受到血管剪应力和内皮功能、血管扩张物质、神经系统调节。较大直径冠状动脉（＞200μm）对血管壁剪应力可做出反应，维持腔内压力，保持小动脉的足够灌注压力。血流流速的增加会导致血管扩张，而流速减少则会导致血管收缩。中等大小的动脉（40～100μm）平滑肌细胞张力受体（肌源性控制）检测到的腔内压力变大时动脉收缩，压力变小时动脉扩张。较小的小动脉（＜40μm）是由心肌代谢活动产生的物质调节。心肌代谢活性的增加促进了较小的小动脉的血管扩张，导致因肌源性扩张而造成的中小动脉腔内压力降低，反过来又通过内皮依赖性血管扩张增加了较大动脉上游的流量。内皮依赖性血管扩张由内皮源性舒张因子介导，如NO、前列环素等。NO还通过抑制血小板聚集和细胞凋亡以及促进血管生成来保护内皮细胞的完整性。血管扩张物质如腺苷及缺氧、酸中毒可以诱导血管扩张。交感神经通过释放去甲肾上腺素和肾上腺素来调节冠脉张力。正常情况下，β_2肾上腺素受体激活，有助于冠状动脉血管扩张，满足心肌耗氧量的增加。但冠状动脉因粥样硬化导致内皮功能障碍而受损时，α_1肾上腺素能介导的血管收缩变得更强烈，血流减少，可导致心肌缺血。心肌缺血状态下，心外膜冠状动脉之间可以形成侧支，为闭塞远端心肌供血，可以减少心肌缺血。

（三）临床表现

1. 症状

（1）发病诱因：在体力活动时或者情绪紧张情况下发作。可以由较重的体力劳动、体育运动诱发，也可能在上楼、快速走、提重物、上坡等情况下出现。情绪紧张可以为愤怒、过度兴奋、恐惧等情况。在天气寒冷、晨起饱餐后更容易发作。

（2）胸痛性质：胸部的不适感呈发闷、紧缩感、压迫感、阻塞感。症状轻者仅表现为胸部不舒服、不安感、烧灼感，严重可有窒息感。但不是针刺样、刀割样尖锐疼痛。有时伴有呼吸困难、出汗、心悸、乏力等。症状和呼吸、体位无关。

（3）胸痛部位：胸痛位于上腹部及下颌之间，通常位于胸骨后。可伴随放射痛，常见向左肩及上臂尺侧面、肩胛部、颈部、咽部、下颌部放射。也可表现为单独的中上腹不适、咽部、下颌部不适。

（4）胸痛持续时间：在停止诱发因素、休息或者含服硝酸甘油片的情况下，几分钟后症状可缓解。胸痛持续时间通常超过30秒，大部分可持续数分钟到15分钟，很少超过30分钟。

2. 体征　没有特异性的体征，可以表现为焦虑、面色苍白、血压升高、心率增快，少部分可闻及第三心音或第四心音、心尖区收缩期杂音等。

（四）实验室和其他检查

1. 实验室检查　心肌坏死标志物检查，包括肌钙蛋白I或T、肌酸激酶同工酶、肌酸激酶检查。B型钠尿肽（BNP）或者pro-BNP评价心功能。空腹血脂检查、肝功能、肾功能检查。空腹血糖、糖化血红蛋白检查，葡萄糖耐量筛查糖尿病。血常规检查了解血小板和血红蛋白水平。疑似伴甲状腺疾病时需检查甲状腺功能。

2. 心电图

（1）心电图检查：是心肌缺血最常用的无创检查，心电图在心绞痛发作前、发作时和发作后的动态变化，对疾病确诊有重要意义。在静息状态下心电图可能正常表现，也可能表现既往心肌梗死、早期复极改变，或有传导阻滞、期前收缩等心律失常表现；心绞痛发作时，出现缺血部位相对应的ST段下移（≥0.1mV），可伴有T波倒置，或者既往倒置T波变直立（图24-2-1）；心电图ST段和T波变化在心绞痛缓解后恢复。

（2）动态心电图：可以连续监测24小时至7天，长程监测患者胸痛时心电图ST段及T波变化。诊断心肌缺血标准：R波为主的导联呈水平型或下斜型ST段压低≥1.0mm；上述表现持续＞1分钟；两次ST段压低相隔时间至少1分钟。

（3）负荷心电图：平板运动试验最常用，不能做平板运动试验者可行多巴酚丁胺负荷试验。诊断冠状动脉痉挛可做麦角新碱激发试验。平板运动试验诊断标准：运动过程中出现心绞痛，运动中或运动后心电图2个以上导联J点后0.08秒的ST段出现水平或下斜性下移≥0.1mV，持续2

分钟（图 24-2-2）。平板运动试验诊断冠心病敏感性高，特异性较低。运动平板禁忌证为心肌梗死急性期、不稳定型心绞痛、恶性心律失常、严重主动脉瓣狭窄、有症状心力衰竭、急性肺栓塞（图 24-2-2）。

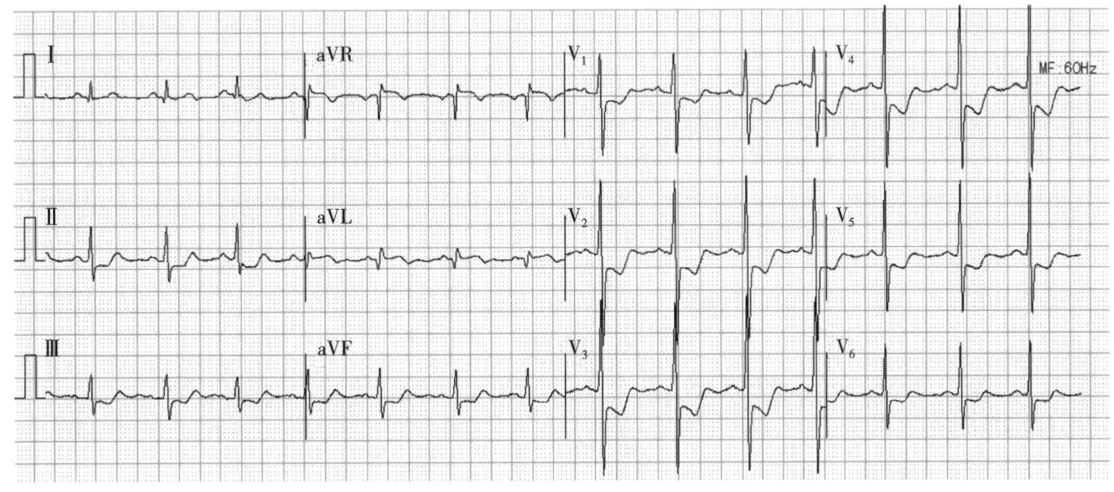

图 24-2-1 心绞痛发作时心电图

3. *超声* 超声心动图和组织多普勒成像主要用来评价室壁运动、心脏结构和功能。室壁运动减弱或心功能减退提示可能患冠心病，心肌缺血的早期可能仅出现左心室舒张功能障碍，但部分患者常规经胸超声心动图可无异常。陈旧性心肌梗死有心室壁活动降低、逆向运动或室壁瘤形成。对比静息状态和负荷状态下的室壁运动、室壁增厚异常有助于评价心肌缺血。常用的有运动负荷试验、腺苷负荷试验、多巴酚丁胺负荷试验。心肌声学造影超声心动图可以评估心肌灌注水平。超声检查颈动脉内膜增厚和（或）斑块形成可提示动脉粥样硬化性疾病。

4. *胸部 X 线* 对稳定型心绞痛患者无特异性表现。可评价心力衰竭，鉴别肺部疾病。纵隔增宽需注意主动脉夹层或动脉瘤。

5. *心脏磁共振（CMR）* 心脏磁共振成像可以评估心肌解剖及心脏功能。近年来，通过静息状 CMR 和腺苷负荷 CMR 检测左心室功能、心肌灌注储备指数（MPRI）、心肌血流量（MBF）和心肌梗死（晚期钆增强）。

6. *冠状动脉 CT 成像* 其准确率超过 90%，阴性的预测价值达 95% ～ 99%。CT 成像对冠脉钙化较敏感，测算钙化积分可以评估冠状动脉粥样硬化风险。

7. *核素心肌负荷显像（SPECT/PET）* ^{99m}Tc 标记的放射性核素是最常用的示踪剂，配合单光子发射计算机体层摄影（singlephoton emission computed tomography，SPECT）行运动试验和心腔造影，可以了解心肌灌注、左心室射血分数及室壁运动情况。心肌灌注不足时心肌灌注闪烁扫描显示负荷时示踪剂摄取比静息时减少。不能做运动负荷的患者，可做药物负荷，最常用药物为腺苷，也可以使用多巴酚丁胺。使用正电子发射断层显像（positron emission tomography，PET）可以进行心肌灌注显像，同时进行心肌代谢检查，准确评估心肌的活力。

8. *有创介入检查* 冠状动脉造影（coronary arteriography，CAG）是诊断冠状动脉狭窄最有价值的方法。CAG 检查发现心外膜下冠状动脉直径狭窄超过 50%，有典型心绞痛症状或有心肌缺血证据，可诊断为冠心病。在 CAG 基础上行血管内超声（intravascular ultrasound，IVS）、光学相干断层成像（optical coherence tomography，OCT）、血流储备分数（ fraction flow reserve，FFR）可以更准确地评价冠状动脉阻塞程度，指导后续治疗。

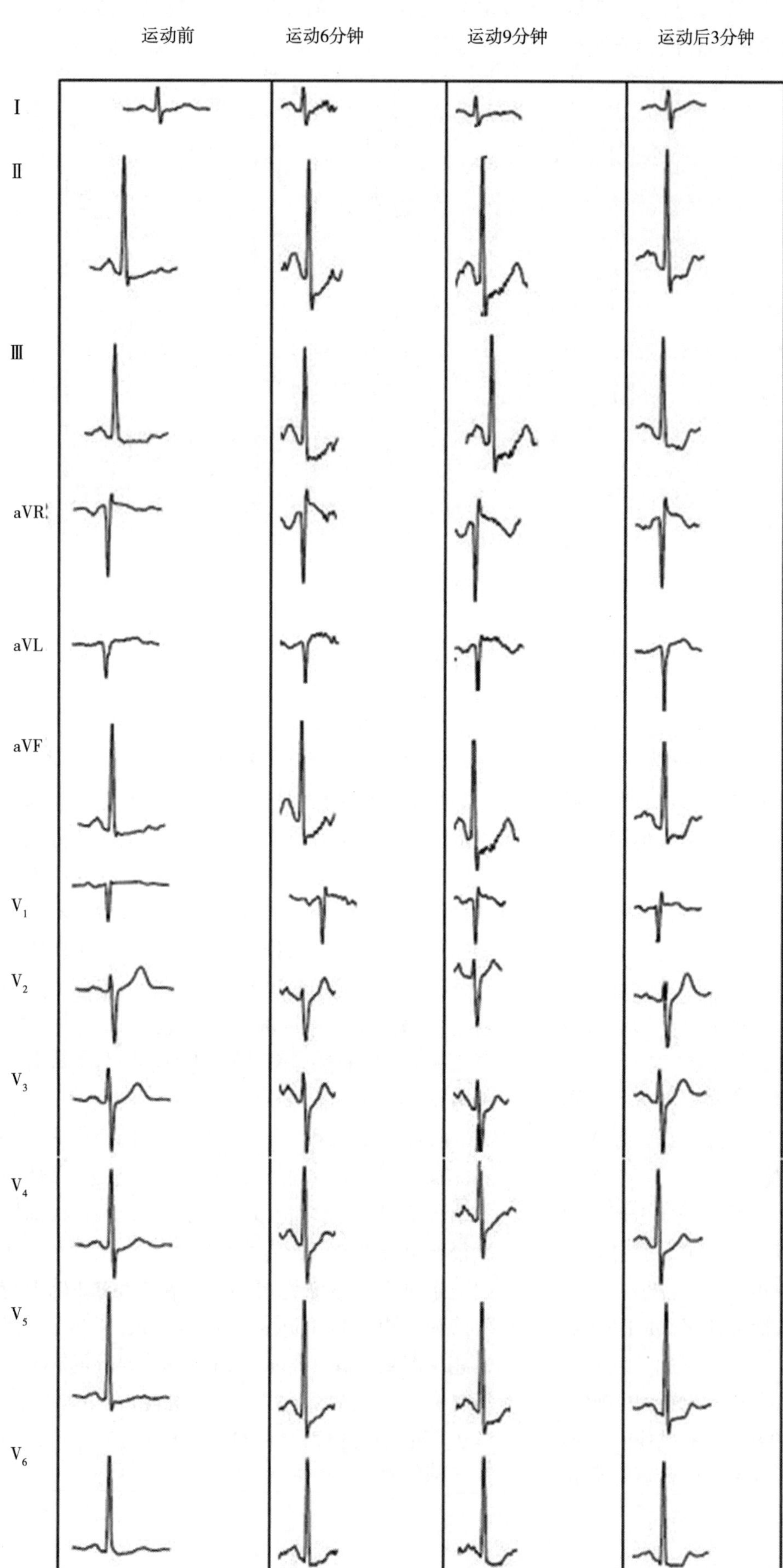

图 24-2-2　平板运动试验阳性（25mm/s，10mm/mV）

运动 5 分钟，Ⅱ、Ⅲ、aVF、V_4、V_5、V_6 导联水平性压低，aVR 导联 ST 段抬高，持续 3 分钟，直到运动后 3 分钟仍未恢复

（五）诊断和鉴别诊断

1. 诊断　详细询问病史，是否有心血管病病史，是否有冠心病的危险因素，询问症状发作的临床表现、患者的生活方式等。病史结合胸痛的典型发作特点及辅助检查如心电图、冠状动脉CT或冠状动脉造影等，除外其他疾病，可以确定诊断。最新我国和欧洲临床指南推荐根据验前概率（pre-test probabilities，PTP）评估CAD风险。①PTP≤15%（低概率）：基本可除外心绞痛；②15%＜PTP≤65%（中低概率）：建议行运动负荷心电图作为初步检查，若诊疗条件允许进行无创性影像学检查，则优先选择后者；③65%＜PTP≤85%（中高概率）：建议行无创性影像学检查以确诊稳定型心脏病（stable coronary heart disease，SCAD）；④PTP＞85%（高概率）：可确诊SCAD，对症状明显者或冠状动脉病变呈高风险者应启动药物治疗或有创性检查和治疗（表24-2-1）。

表24-2-1　有稳定性胸痛症状患者的临床验前概率（PTP，%）

年龄（岁）	典型心绞痛		非典型心绞痛		非心绞痛性质的胸痛	
	男性（%）	女性（%）	男性（%）	女性（%）	男性（%）	女性（%）
30～39	59	28	29	10	18	5
40～49	69	37	38	14	25	8
50～59	77	47	49	20	34	12
60～69	84	58	59	28	44	17
70～79	89	68	69	37	54	24
≥80	93	76	78	47	65	32

注：[浅灰色]区域为PTP≤15%（低概率），[灰色]区域为15%＜PTP≤65%（中低概率），[深灰色]区域为65%＜PTP≤85%（中高概率），[黑色]区域为PTP＞85%（高概率）。

加拿大心血管病学会（CCS）将稳定型心绞痛分为4级。Ⅰ级：强运动诱发心绞痛，在剧烈、快速或长时间的日常活动状态下出现心绞痛活动（步行或爬楼梯）。Ⅱ级：中等体力活动诱发心绞痛。快步、饭后、寒冷或刮风中、精神应激或醒后数小时内出现心绞痛。日常活动下平地步行200米以上或登楼二层以上受限。Ⅲ级：轻体力活动诱发心绞痛，日常活动下平地步行小于200米，或上一层楼引起心绞痛。Ⅳ级：静息心绞痛。

根据年死亡率进行稳定型冠心病的危险分层：高风险，年死亡率＞3%；中等风险，1%≤年死亡率≤3%；低风险，年死亡率＜1%。负荷心电图判断预后风险参照Duke运动平板评分：Duke活动平板评分＝运动时间（分钟）−5×ST段下降（mm）−（4×心绞痛指数）。心绞痛指数定义：0分＝运动中未出现心绞痛，1分＝运动中出现心绞痛，2分＝因心绞痛终止运动试验（表24-2-2）。

表24-2-2　SCAD危险分层

检查方法	预后风险定义
负荷心电图	低风险：Duke评分≥5分 中风险：Duke评分为−10分～4分 高风险：Duke评分≤−11分
无创影像检查	高风险：缺血面积＞10%（SPECT检查＞10%；CMR新发充盈缺损≥2/16或多巴酚丁胺诱发的功能障碍节段≥3；负荷超声心动图异常≥3个左心室节段） 中风险：1%≤缺血面积≤10% 低风险：无心肌缺血
CTA	高风险：冠脉三支血管近段病变、左主干或前降支近段病变 中风险：冠状动脉中段高度狭窄，非高风险类型 低风险：冠状动脉正常或仅见少许斑块

2. 鉴别诊断

（1）急性心肌梗死：胸痛持续时间超过30分钟，甚至几小时，多伴出汗、心律失常、休克、心力衰竭等。应用硝酸酯类药物胸痛不能缓解。心电图有典型的动态变化过程。血心肌损伤标志物如肌钙蛋白、肌酸激酶同工酶等升高。

（2）主动脉夹层：常有高血压病史。突然发作剧烈胸痛，呈撕裂样、刀割样，难以忍受；多伴有背部疼痛，疼痛范围进行性扩大；双侧上肢血压不一致，血压升高；可伴有晕厥；可有新出现的心脏杂音；心电图多无心肌缺血的表现。大血管超声、CT血管成像可明确诊断。

（3）肺动脉栓塞：患者近期长期卧床、手术病史或下肢不对称水肿等病史。可表现为类似心绞痛样胸痛，突然发生或进行性加重的气促；伴有晕厥和（或）低血压；伴有咯血。CT肺动脉成像可以鉴别。

（4）张力性气胸：突发胸部针刺样或刀割样疼痛、呼吸困难及刺激性咳嗽多见，可伴有烦躁不安、发绀、出汗、心动过速，甚至呼吸衰竭、意识丧失等。查体患侧胸廓隆起、语颤减弱、叩诊鼓音、呼吸音消失及气管向健侧移位等。胸部X线及胸部CT可鉴别诊断。

（5）消化系统疾病：常见食管疾病如反流性食管炎、消化性溃疡。反流性食管炎呈胸骨后灼烧感，伴反酸，饱食或餐后卧位加重，抑酸治疗有效，胃镜及食管pH检测可鉴别。消化性溃疡，表现为胃部及胸骨后的烧灼感、胀痛等，以及与进食相关的节律性疼痛，抑酸治疗有效，胃镜等可鉴别。胆囊疾病、胰腺炎也可表现为胸痛，或以腹痛为主要症状的胸痛，需要鉴别。

（6）皮肤肋骨疾病：带状疱疹可以表现为持续性胸痛，沿受累神经支配区域放射的单侧疼痛，在皮肤疱疹出现之前有时难以诊断。肋骨骨折可以表现为胸痛，疼痛程度与呼吸运动有关，查体触及固定位置压痛点，放射学检查可发现骨折。非特异性肋软骨炎位于肋软骨与胸骨交界处局限性疼痛伴肿胀，具有自限性，查体可能触及压痛点。

还需要鉴别其他心脏病，如肥厚型心肌病、心肌心包炎、主动脉瓣狭窄或关闭不全、风湿性冠状动脉炎、心肌桥等。肺炎、胸膜炎、颈椎病和心理因素有关的胸痛等也需要鉴别。

（六）治疗

本病治疗包括药物治疗和非药物治疗，以药物治疗为主。建立正确的生活方式，改善心理健康，治疗目的是缓解症状，提高生活质量，预防心血管事件，改善预后。

1. *生活方式管理* 需要提高认知，制订合理的计划。

（1）饮食：合理搭配每日能量摄入、饱和脂肪、盐及其他营养成分的比例。多吃蔬菜和水果（＞200g/d）、全谷类（350～400g/d）、坚果、鱼（每周1～2次）。限制糖类、红肉、非低脂奶。应用不饱和脂肪代替饱和脂肪，食用油＜25 g/d。每日饮水量至少1200ml，减少摄入钠盐（≤5g/d）；摄入钾盐＞4.7g/d，避免高能量糖类饮料。

（2）肥胖：评估体重指数［BMI=体重（kg）/身高（m^2）］，目标为18＜BMI＜25，超重和肥胖者在6～12个月减轻体重5%～10%，控制腰围男性≤90cm、女性≤85cm。

（3）吸烟：必须戒烟，包括电子烟；离开吸烟环境，避免二手烟的危害；避免复吸。评估戒烟意愿的程度，对吸烟者进行戒烟教育和行为指导、心理支持和（或）戒烟药物治疗，持续跟踪随访。辅助戒烟可口服酒石酸伐尼克兰（varenicline tartrate）：第1～3日，每日1次，每次0.5mg，晨服；第4～7日，每日2次，每次0.5mg；第8日开始，每日2次，每次1mg，服用治疗12周。

（4）酒精：不推荐饮酒，建议戒酒或严格控制饮酒量。每周饮酒＜100 g，或成年男性饮用酒精量≤25g/d（约为啤酒750ml、葡萄酒250ml、50度白酒50ml），成年女性饮用酒精量≤15g/d（约为啤酒450ml、葡萄酒150ml、50度白酒30ml）。

（5）运动：胸痛发作期，应立即停止活动；缓解期避免诱发胸痛的运动量，可做运动试验指导运动，逐渐增加运动量。缓解期可以进行中等量的有氧运动（走路、低速骑车、跳舞、园艺、游泳等），每天30～60分钟，每周≥5天。运动时可监测心率，达到最大心率（220–年龄）的50%～70%。

2. *药物治疗* 主要包括缓解心绞痛症状、改善心肌缺血的药物；预防心肌梗死，改善预后的药物。通常需要两类药物联合应用，根据药物治疗反应，必要时需要及时调整药物。

（1）缓解心绞痛症状、改善心肌缺血的药物

1）β受体阻滞剂：同时具有改善心肌缺血、缓解症状和改善预后的作用，只要无禁忌证，首选β受体阻滞剂作为SCAD患者的初始治疗药物。β受体阻滞剂通过抑制心脏β肾上腺素能受体，减慢心率、减弱心肌收缩力、降低血压以减少心肌耗氧量，延长心脏舒张期，增加正常心肌的张力而增加心肌灌注，可以减少心绞痛发作和提高运动耐量。临床应用选择性β_1受体阻滞剂，如琥珀酸美托洛尔、比索洛尔，可从小剂量开始应用，滴定到靶剂量或最大耐受剂量，静息心率控制在55～60次/分。药物靶剂量：酒石酸美托洛尔200mg/d，琥珀酸美托洛尔190mg/d，卡维地洛50mg/d，比索洛尔10mg/d，阿替洛尔100mg/d。β受体阻滞剂主要副作用是疲劳、抑郁、心动过缓、心脏传导阻滞、支气管痉挛、直立性低血压、外周血管收缩、阳痿和掩盖低血糖症状。因此，低血压、严重支气管痉挛、支气管哮喘，以及严重心动过缓、二度或以上房室传导阻滞者不宜应用。慢性阻塞性肺病可选用高选择性β_1受体阻滞剂，密切观察气道反应。当需要停用β受体阻滞剂时，应逐步减量。

2）硝酸酯类药物：为内皮依赖性血管扩张剂，能减少心肌耗氧量和改善心肌灌注，从而改善心绞痛症状。舌下含服硝酸甘油0.25～0.5mg作为心绞痛急性发作时缓解症状用药，每5分钟含服1次，直至症状缓解，如果15分钟内总量达3片后疼痛持续存在，应立即就医。也可在运动前数分钟含服硝酸甘油用于预防运动中心绞痛发作。长效硝酸酯类适用于慢性长期治疗，可降低心绞痛发作的频率和程度，并可增加运动耐量，在β受体阻滞剂或非二氢吡啶类钙拮抗剂不能耐受或症状控制不佳的患者中联合应用。常用药物有硝酸甘油、硝酸异山梨酯和单硝酸异山梨酯，每天用药时应注意给予足够的无药间期（10～14小时），以减少耐药性的发生。硝酸酯类药物最常见的副作用是低血压、头痛和面部潮红。禁忌证有梗阻性肥厚型心肌病、严重主动脉瓣狭窄。硝酸酯类药物与β受体阻滞剂联合应用，可以增强抗心肌缺血作用，抵消心率增快的不良反应。

3）钙通道阻滞剂（CCB）：可以改善症状和心肌缺血，不能降低主要发病终点或死亡率。CCB非竞争性阻断心肌及血管平滑肌的电压敏感性L型钙通道，抑制钙离子进入细胞内，也抑制心肌细胞兴奋-收缩偶联中钙离子的利用。因而，CCB可抑制心肌收缩，减少心肌耗氧量；扩张冠状动脉，解除冠状动脉痉挛，改善心肌供血；扩张周围血管，降低动脉压，减轻心脏负荷。CCB分为二氢吡啶类（包括氨氯地平、硝苯地平、非洛地平）和非二氢吡啶类（包括维拉帕米、地尔硫䓬）。首选二氢吡啶类药物，常用硝苯地平控释片30mg，1次/日；氨氯地平（amlodipine）5～10mg，1次/日；非洛地平片2.5～10mg，1次/日；尼索地平（nisoldipine）10～40mg，1次/日。副作用包括头痛、脚踝水肿、乏力、血压下降、心率增快、面部潮红、牙龈增生。相对禁忌证为严重的主动脉瓣狭窄，梗阻性肥厚型心肌病。非二氢吡啶类：常用维拉帕米（verapamil）40～80mg，3次/日或缓释剂240mg/d。副作用为低血压、面红、便秘、恶心、头晕、心率减慢等。地尔硫䓬（diltiazem，硫氮䓬酮）30～60mg，3次/日，或缓释制剂90mg，1次/日。副作用有减慢心率、头痛、头晕等，减慢心率作用较维拉帕米小。心力衰竭患者应避免短效的二氢吡啶类以及具有负性肌力作用的非二氢吡啶类，可选择氨氯地平或非洛地平。β受体阻滞剂和维拉帕米联合应用会增加传导阻滞风险，可选用氨氯地平联合应用。

4）其他药物

A. 曲美他嗪（TMZ）：能选择性地抑制线粒体长链3-酮脂酰辅酶A硫解酶，抑制游离脂肪酶代谢，从而促进葡萄糖代谢，提高氧的利用度，能改善心肌对缺血的耐受性及左心功能，缓解心绞痛，减少心绞痛的发作次数。对于SCAD患者，曲美他嗪可作为二线用药，可与β受体阻滞剂等抗心肌缺血药物联用，禁用于帕金森病、运动失调（震颤、不安腿）、严重肾功能损害患者。曲美他嗪平片20mg口服，3次/日；缓释片30mg口服2次/日。

B. 尼可地尔：为烟酰胺的硝酸盐衍生物。尼可地尔可同时扩张心外膜下冠状动脉及其微血管，通过激活血管平滑肌上ATP敏感性钾离子通道并减少钙离子内流，松弛血管平滑肌，减少冠状动脉阻力，从而增加冠状动脉血流量。长期使用尼可地尔还可稳定冠状动脉斑块，标准治疗基础上

加用尼可地尔可显著降低冠心病患者心血管事件的发生风险。尼可地尔可用于治疗微血管性心绞痛，副作用包括恶心、呕吐，口腔、肠道和黏膜溃疡。尼可地尔片 5mg 口服，3 次 / 日。尼可地尔注射液，静脉滴注，以 2mg/h 为起始剂量，最大剂量不超过 6mg/h。

C. 伊伐布雷定：为特异性和选择性的 If 通道抑制剂，通过抑制窦房结起搏电流来减慢心率，从而延长心脏舒张期，改善冠状动脉灌注、降低心肌氧耗，对心肌收缩力和血压无影响；还可以降低运动时最大心率，延长运动时间。对于 β 受体阻滞剂或 CCB 不能耐受或疗效不佳，且窦性心律心率＞ 60 次 / 分时，可应用伊伐布雷定片 2.5 ～ 7.5mg 口服，2 次 / 日。

D. 雷诺嗪（ranolazine）：作为一种哌嗪类药物的衍生物，主要通过抑制心脏复极的晚期内向钠电流（INa）、抑制钙超载；通过部分抑制脂肪酸代谢，增加葡萄糖氧化代谢，减少心肌氧耗量，缓解心绞痛，且不影响心率及血压。雷诺嗪也可以保护组织 ATP 水平，提高心肌收缩力，减少不可逆损伤。副作用包括头晕、恶心和便秘，延长 QTc。对于 β 受体阻滞剂、CCB、长效硝酸酯不能耐受或疗效不佳者，可联合应用。

5）中医药：心绞痛在中医学为“胸痹心痛”。辨证主要包括气虚血瘀、气滞血瘀、气阴两虚、痰瘀互结等。常用药物：①速效救心丸：舌下含服，每次 4 ～ 6 丸。②复方丹参滴丸：口服或舌下含服，每次 10 丸，每日 3 次。③麝香保心丸：口服，每次 1 ～ 2 丸，每日 3 次。④宽胸气雾剂：将瓶倒置，喷口对准口腔，喷 2 或 3 次。

（2）改善预后的药物

1） 抗血小板及抗凝治疗：抗血小板治疗可以预防血栓形成，显著减少心血管不良事件，需要长期使用。主要药物包括阿司匹林和 P2Y12 抑制剂。①阿司匹林：通过不可逆地抑制环氧化酶 -1（cyclooxygenase-1，COX-1），阻断前列环素和血栓素 A2 的合成，抑制血小板聚集。阿司匹林长期口服 75 ～ 100mg，1 次 / 日。主要不良反应为胃肠道出血或对阿司匹林过敏。吲哚布芬能可逆性抑制 COX-1 ，减少血小板的聚集，对前列环素抑制率低，胃肠反应小，出血风险小，可考虑用于有胃肠道病史等阿司匹林不耐受患者的替代治疗。吲哚布芬口服 100mg，2 次 / 日。② P2Y12 受体拮抗剂：通过阻断血小板的 P2Y12 受体抑制二磷酸腺苷（ADP）诱导的血小板活化。P2Y12 受体拮抗剂有氯吡格雷、替格瑞洛和普拉格雷。氯吡格雷为前体药物，在肝脏中通过细胞色素 P450（CYP 450 ）酶代谢成为活性代谢物后，不可逆地抑制 P2Y12 受体，抑制血小板的聚集反应，疗效也和 CYP2C19 基因相关。氯吡格雷维持剂量为每日 75mg 1 次 / 日，避免合用抑制 CYP2C19 基因的药物如奥美拉唑等。替格瑞洛可逆地抑制 P2Y12 受体，抑制血小板的聚集反应，用于经皮冠状动脉介入（percutaneous coronary intervention，PCI）血栓风险高的患者，常用剂量口服 90mg，2 次 / 日。SCAD 患者接受 PCI 治疗后，建议给予双联抗血小板药物治疗（DAPT，阿司匹林基础上合用 P2Y12 受体拮抗剂）。常规采用阿司匹林联合氯吡格雷。1 ～ 3 年有心肌梗死且缺血风险高者可以选用阿司匹林联合替格瑞洛（90mg，2 次 / 日）双联抗血小板治疗。

对于合并非瓣膜性房颤的 SCAD 患者，推荐根据 CHA2DS2-VASc 评分指导治疗，CHA2DS2-VASc 评分男性≤ 1 分、女性≤ 2 分，选择阿司匹林或氯吡格雷抗血小板治疗即可。CHA2DS2-VASc 评分男性≥ 2 分、女性≥ 3 分，推荐口服新型抗凝药（NOAC）治疗，阿哌沙班 5mg，2 次 / 日；达比加群 110 ～ 150mg，2 次 / 日；利伐沙班，15 ～ 20mg，1 次 / 日。PCI 术后三联治疗（阿司匹林 + 氯吡格雷 +NOAC），1 周至 1 个月，改用双联治疗（氯吡格雷 +NOAC），至 6 个月后单用 NOAC。对于瓣膜性房颤患者改用华法林替代 NOAC 治疗。

2）调脂治疗：低密度脂蛋白胆固醇（LDL-C）和冠脉粥样硬化病理生理密切相关，调脂治疗以降低 LDL-C 为目标，目标值 LDL-C ＜ 1.4mmol/L，不能达目标值至少 3 个月内降低 50%。若起始治疗时 LDL-C ＜ 1.8mmol/L ，应至少将再降低基线水平的 30% 作为目标。他汀是药物治疗的基石，推荐起始为中等强度（每日剂量可降低 LDL-C 25% ～ 50%）的他汀治疗，每日剂量：阿托伐他汀 10 ～ 20mg；瑞舒伐他汀 5 ～ 10mg；氟伐他汀 80mg；洛伐他汀 40mg；匹伐他汀 2 ～ 4mg；普伐他汀 40mg；辛伐他汀 20 ～ 40mg。高等强度（每日剂量可降低 LDL-C ≥ 50%）他汀治疗，每日剂量：阿托伐他汀 40 ～ 80mg；瑞舒伐他汀 20mg。

他汀不耐受或LDL-C水平不达标者应考虑联用其他降脂药物，如胆固醇吸收抑制剂和枯草溶菌素转化酶9（proprotein convrtase subtilisin-kexin type 9，PCSK9）抑制剂。胆固醇吸收抑制剂：依折麦布10mg，1次/日。PCSK9抑制剂，依洛尤单克隆抗体用于纯合子型（HoFH）家族性高胆固醇血症，皮下给药，剂量为420mg，每月1次，或者140mg，每2周1次。

他汀治疗的主要不良反应包括肝功能异常、横纹肌溶解、肌痛、肌炎、新发糖尿病、认知功能障碍及胃肠道反应。可以定期检查肝功能及肌酸激酶。

3）血管紧张素转化酶抑制剂（ACEI）和血管紧张素Ⅱ受体拮抗剂（ARB）：ACEI可减轻左心室肥大和血管壁增厚，延缓动脉粥样硬化的进展，减少冠脉血栓事件，改善心肌需氧和供氧平衡。ACEI可明显降低CAD患者的心血管死亡、心肌梗死和卒中事件。ACEI用于合并左心室功能不全、高血压、糖尿病、慢性肾病的CAD患者。常用ACEI药物：依那普利5～10mg，2次/日；培哚普利4～8mg，1次/日；雷米普利5～10mg，1次/日；贝那普利10～20mg，1次/日。ARB用于ACEI禁忌证或作为不能耐受患者的替代治疗。常用ARB药物：厄贝沙坦150～300mg，1次/日；氯沙坦50～100mg，1次/日；缬沙坦80mg，1次/日；阿利沙坦酯240mg，1次/日。

（3）危险因素管理

1）高血压：SCAD患者如果诊室血压≥140/90mmHg或家庭血压≥135/85mmHg，需改变生活方式加上使用降压药物控制血压，目标为诊室血压＜140/90mmHg。合并糖尿病患者血压控制目标为诊室血压低于130/80mmHg，不低于120/70mmHg。

2）糖尿病：糖尿病患者控制HbA1c目标值≤7%，对年龄较大、糖尿病病程较长、存在低血糖危险的患者，HbA1c目标应控制在＜7.5%或＜8.0%，对慢性疾病终末期患者，如纽约心脏协会（NYHA）心功能Ⅲ～Ⅳ级、终末期肾脏病、恶性肿瘤伴有转移、中重度认知功能障碍等，HbA1c控制目标可放宽至＜8.5%。药物治疗建议选用二甲双胍、钠-葡萄糖共转运体-2（如达格列净）和胰高血糖素样肽-1受体激动剂（如艾塞那肽、利拉鲁肽），不选用罗格列酮治疗。

3）高尿酸血症：尿酸升高可以增加SCAD患者心绞痛的次数。长期应用别嘌醇治疗，可以降低心肌梗死的风险。

（4）再血管化治疗：包括经皮冠状动脉介入治疗（percutaneous coronary intervention，PCI）和冠状动脉旁路移植术（coronary artery bypass grafting，CABG）。血运重建可以缓解心绞痛，减少药物使用，提高运动耐力，还可以降低主要急性心血管事件的风险，包括心肌梗死和心血管死亡风险，减少住院率，提高生活质量。应根据患者的症状和严重程度、冠脉病变的解剖情况、心肌缺血的范围和左心室功能，综合判断行再血管化治疗。经过强化药物治疗仍有心绞痛症状或无创性检查有心肌缺血证据，存在较大范围心肌缺血，预判再血管化治疗的获益大于风险，可行再血管化治疗。进行CAG评估病变狭窄程度和（或）FFR评估病变的缺血程度，根据SYNTAX评分和SYNTAX Ⅱ评分评估其长期风险，选择CABG或PCI治疗。

二、不稳定型心绞痛

不稳定型心绞痛（unstable angina pectoris，UAP）是冠状动脉粥样斑块破裂或糜烂，伴有不同程度的表面血栓形成、血管痉挛及远端血管栓塞所导致的一组临床症状，与非ST段抬高急性心肌梗死（non-ST-segment elevation acute myocardial infraction，NSTEMI）合称为非ST段抬高急性冠脉综合征（non-ST-segment elevation acute coronary syndrome，NSTEACS）。UA和NSTEMI的病因及临床表现相似但程度不同，主要表现在缺血严重程度，以及是否导致心肌损害从而使得心肌损伤标志物足以被临床检验手段监测到。UA没有ST段抬高心肌梗死（STEMI）的特征性心电图动态演变的临床特点，根据临床表现可以分为以下三种类型（表24-2-3）。

表 24-2-3 三种临床表现的不稳定型心绞痛

分类	临床表现
静息心绞痛（rest angina pectoris）	多发作于休息时，通常持续时间＞20 分钟
初发型心绞痛（new-onset angina pectoris）	通常在首发症状 1～2 个月内，很轻的体力活动可诱发（程度至少达 CCS Ⅱ级）
恶化型心绞痛（accelerated angina pectoris）	在相对稳定的劳力性心绞痛基础上心绞痛逐渐增强（疼痛更剧烈、时间更长或更频繁，按 CCS 分级至少增加Ⅰ级水平，程度至少达到 CCS Ⅲ级）

在 UA 中还存在着一种特殊类型，称为变异型心绞痛（variant angina pectoris，VAP），其临床表现与静息心绞痛相似，多于休息时发作，可伴有胸痛、心肌缺血等症状，不伴有肌钙蛋白等心肌损伤标志物升高，但心电图可表现为一过性 ST 段抬高，其发病机制与冠状动脉固定性狭窄或不稳定斑块无关，主要是由冠状动脉痉挛所致。

（一）病因和发病机制

不稳定型心绞痛是心血管内科常见病和多发病，介于急性心肌梗死和稳定型心绞痛之间的一组心肌缺血症候群。UA 的病因主要是冠状动脉粥样硬化，其病理基础是在原有病变基础上发生冠状动脉内膜下出血、粥样硬化斑块破裂、血小板或纤维蛋白凝集、形成血栓、冠状动脉痉挛等。“不稳定斑块”易破裂，这也是决定其不稳定性的重要因素。所以，不稳定斑块的特性、内皮损伤、斑块破裂及随后的血小板聚集、凝血功能增强、抗纤溶功能减弱、缩血管作用增强或冠状动脉痉挛、血栓形成等都是不稳定型心绞痛的主要病理生理基础。虽然也可因劳力负荷诱发，但劳力负荷终止后胸痛并不能有效缓解。另外，炎症也是不稳定型心绞痛的重要环节。不稳定型心绞痛时急性炎症标志物如 C 反应蛋白浓度增加较慢性稳定型心绞痛时更为常见。

此外，少部分 UA 患者心绞痛发作有较明显的诱发因素：①心肌氧耗增加：感染、甲状腺功能亢进或心律失常。②冠状动脉血流减少：低血压。③血液携氧能力下降：贫血和低氧血症。以上情况称为继发性 UA（secondary UA）。

（二）病理生理

心肌细胞在基础状态下即有较高的氧摄取。心肌细胞由冠状动脉直接供氧，心肌氧需求与冠状动脉血流量呈线性关系。当冠状动脉斑块形成、血栓脱落、冠脉痉挛等各种原因导致管腔狭窄，使得心肌因缺血缺氧而不完全代谢，进而产生大量的酸性产物及多肽类物质并逐渐堆积时，这些代谢产物可刺激心脏局部神经末梢，从而反射性引起胸痛症状。

其病理生理机制常见于冠脉内粥样斑块破裂—血栓形成（图 24-2-3）。其病理生理基础是动脉粥样斑块的形成，从斑块的发展进程来看可大致分为：①内膜水肿，为胶冻样扁平隆起的脂质沉着。②脂纹，单核/巨噬细胞黏附于内皮细胞，巨噬细胞吞噬氧化的低密度脂蛋白（LDL）及胆固醇形成泡沫细胞，泡沫细胞与大量基质（蛋白聚糖）、少量 T 淋巴细胞，嗜中性、嗜碱性及嗜酸性粒细胞共同形成脂纹。③纤维斑块，由脂纹发展而来，为隆起的黄色斑块，随表层胶原纤维增加和玻璃样变，脂质埋入深层，斑块呈瓷白色。镜下表层有纤维帽，含增生的中膜平滑肌细胞和巨噬细胞，以及二者形成的泡沫细胞、细胞外脂质和基质。④粥样斑块，是纤维斑块深层组织因营养不良而发生坏死、崩解，这些崩解物质与脂质混合形成粥样物质，其镜下可见胆固醇结晶、少量纤维素及钙化。⑤继发溃疡出血，血栓机化后纤维斑块增大，纤维斑块因物理或精神因素出现裂缝或破裂而形成不稳定斑块，血液进入含类脂质的纤维斑块中形成富有血小板的血栓使斑块增大，可部分阻塞血管，进而引起心肌缺血缺氧，出现心绞痛等心肌缺血表现。

（三）临床表现

1. 症状　UA 患者胸部不适的性质与典型的稳定型心绞痛相似，通常程度更重，持续时间更长，可达数十分钟，胸痛在休息时也可发生。

（1）发病诱因：多数 UA 患者于静息时起病，无明显诱因，虽然在体力活动时或者情绪紧张情况下也可诱发，但去除劳力及紧张因素后症状缓解往往不明显。

（2）胸痛性质：UA 患者胸部不适感较典型稳定型心绞痛相仿，多表现为胸部发闷、紧缩感、压迫感、阻塞感。症状轻者仅表现胸部不舒服、不安感，严重者可有窒息感。症状和呼吸体位无关。

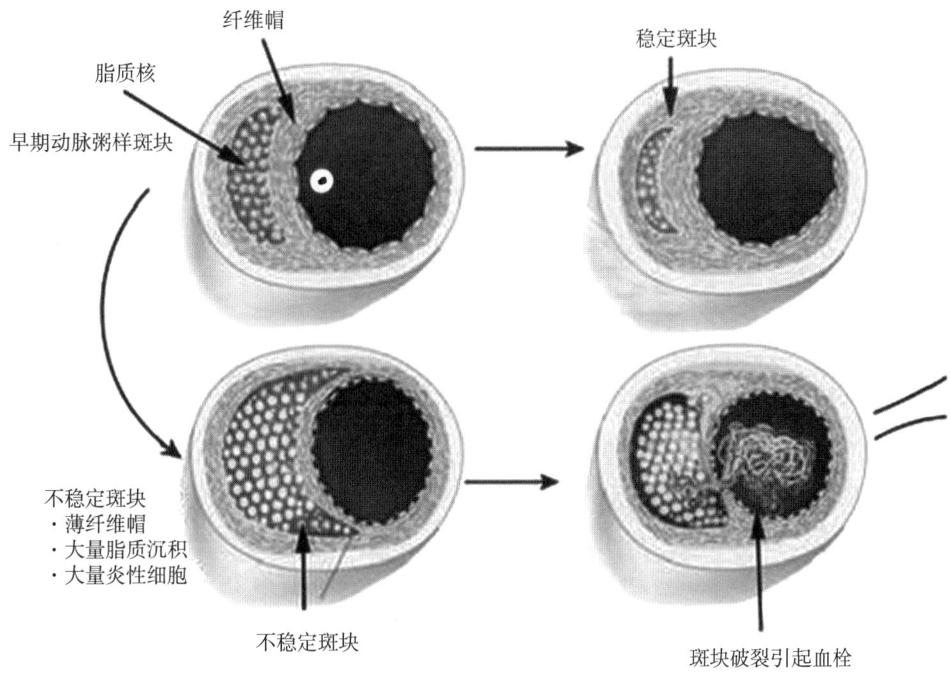

图 24-2-3　冠状动脉内粥样斑块破裂—血栓形成

（3）胸痛部位：胸痛位于上腹部及下颌之间，通常位于胸骨后。

（4）胸痛持续时间：UA 患者胸部不适或胸痛较稳定型心绞痛通常程度更重，持续时间更长，可达数十分钟，胸痛在休息时也可发生，常规休息或舌下含服硝酸甘油只能暂时甚至不能完全缓解症状。

总而言之，出现如下临床表现有助于诊断 UA：诱发胸痛或胸部不适的劳力阈值进行性降低；胸痛发生无明显规律及周期，且发作的频率、疼痛程度和持续时间较前有较明显增加，常规休息或舌下含服硝酸甘油只能暂时甚至不能完全缓解症状。

2. 体征　不稳定型心绞痛在体征上并无特定体征，部分患者可有一过性第三心音或第四心音，以及二尖瓣反流引起的一过性收缩期杂音。

（四）实验室和辅助检查

1. 心电图　对于有心前区、胸骨后不适感的患者，应常规予以完善心电图检查。常规心电图不仅可帮助诊断，而且根据波形的特征及动态变化可对病情的严重程度进行快速评估，并在一定程度上提示预后。症状发作时的心电图尤其有意义，与之前心电图对比，可提高诊断价值。大多数患者胸痛发作时有一过性 ST 段压低或抬高伴或不伴有 T 波低平或倒置，其中 ST 段≥ 0.1mV 的压低或抬高是严重冠状动脉疾病的表现，可能会发生急性心肌梗死或猝死。通常上述心电图动态改变可随着心绞痛的缓解而完全或部分消失。如心电图持续改变在 12 小时以上，则提示 NSTEMI 的可能。

2. 连续心电监护　多数心肌缺血患者会出现一定程度的胸痛，但也存在部分患者虽有心肌缺血，但却不一定出现心绞痛，即这些患者在出现胸痛症状以前就可存在不同程度的心肌缺血。对于这些患者，单一的、静态的、临时的常规心电图并不一定能捕捉到可疑波形。但是连续的心电监测可发现无症状或心绞痛发作时的 ST 段改变。连续 24 小时心电监测可发现 85% ～ 90% 的不伴心绞痛症状的心肌缺血患者。

3. 冠状动脉造影　是在造影导管的引导下，将造影剂直接注射入冠状动脉内，在 X 线显像下能够较为清晰地展示不同角度下冠状动脉的相关信息，可明确诊断、指导治疗并评价预后。在长期稳定型心绞痛基础上出现的 UA 患者常有多支冠状动脉病变，而新发作的静息心绞痛患者可能只有单支冠状动脉病变。在冠状动脉造影正常或无阻塞性病变的 UA 患者中，胸痛可能为冠脉痉挛、冠脉内血栓自发性溶解或微循环灌注障碍所致。

4. 心脏标志物检查　心脏肌钙蛋白（cTn）T 及 I 较传统的 CK 和 CK-MB 更为敏感、更可靠，对所有疑诊为 UA 的患者在入院和症状发生后 1 ～ 6 小时均应检测高敏 cTn 水平，对心电图有动态变化和（或）合并中高危临床特征的患者，如果初始高敏 cTn 动态监测正常，应于 3 小时后再次检测。考虑到 UA 患者胸痛症状不如心肌梗死来得明显，部分患者症状发作时间不确定，对于该部分患者，入院时间可作为症状发作时间用于评估 cTn 水平。尽管如此，由于 UA 患者很少引起心肌损伤或坏死，故 cTn 多为阴性，临床上主要依靠临床表现以及发作时心电 ST-T 的动态变化辅助诊断，如 cTn 阳性意味着该患者已发生少量心肌损伤，相比 cTn 阴性的患者其预后较差。

5. 其他检查　对于低危患者，在早期药物治疗控制症状后，也要根据无创性负荷试验（ECG、超声心动图和放射性核素等）的检查结果评价预后并指导下一步治疗；有大面积心肌缺血者应建议进一步行冠状动脉造影。此外，多排螺旋 CT 造影技术也被越来越多地用于无创诊断冠状动脉病变。

（五）诊断

根据典型的心绞痛症状、典型的缺血性心电图改变（新发或一过性 ST 段压低或抬高 ≥ 0.1mV，或 T 波倒置 ≥ 0.2mV）及心肌损伤标志物（cTnT、cTnI 或 CK-MB）测定，可以做出 UA 诊断。诊断未明确的不典型而病情稳定者，可以在出院前做负荷心电图或负荷超声心动图、核素心肌灌注显像、冠状动脉造影等检查。冠状动脉造影仍是诊断冠心病最重要的手段，可以直接显示冠状动脉狭窄程度，对决定治疗策略有重要意义。

（六）鉴别诊断

1. 急性 ST 段抬高心肌梗死　患者症状发作时多无明显诱因，对于原有心绞痛的患者，疼痛发生的部位和性质常类似于心绞痛，但程度更重，持续时间更长，大多超过 30 分钟，甚至可达几小时或数天，休息和含服硝酸甘油片大部分患者不能缓解。患者常烦躁不安、出汗、恐惧或有濒死感。部分患者疼痛位于上腹部，可被误认为胃穿孔或急性胰腺炎等急腹症，部分患者疼痛可放射至下颌、背部、左前臂，可被误认为骨关节痛。少数患者无明显疼痛，一开始即表现为休克或心力衰竭。心电图有典型的动态变化过程（包括 ST 段抬高、T 波压低及倒置、出现病理性 Q 波等），血清心肌损伤标志物如肌钙蛋白、肌酸激酶同工酶等升高。

2. 急性肺栓塞　可出现胸痛、咯血、呼吸困难、低氧血症和休克等症状。ECG 示Ⅰ导联 S 波加深，Ⅲ导联 Q 波显著、T 波倒置，右胸导联 T 波倒置等改变。超声心动图检查可发现肺动脉高压、右心扩大和右心负荷增加的表现。肺动脉 CTA 检查对较大分支肺动脉栓塞的诊断价值较大。D- 二聚体正常可基本排除诊断。

3. 主动脉夹层　胸痛一开始即可达高峰，常放射到背、肋、腹、腰和下肢，两上肢的血压和脉搏可有明显差别，可有下肢短暂性瘫痪、偏瘫和主动脉瓣关闭不全的表现。经食管超声心动图检查、X 线、主动脉 CTA 或磁共振成像有助于诊断。

4. 急性心包炎　心包炎的疼痛多与发热同时出现，深呼吸和咳嗽时加重，早期即有心包摩擦音，疼痛在心包腔出现渗液时消失，ECG 除 aVR 导联外，其余导联均有 ST 段弓背向下抬高，T 波倒置，无异常 Q 波。

5. 急腹症　急性胰腺炎、消化性溃疡穿孔、急性胆囊炎、胆石症等，均可出现上腹部疼痛；详细询问病史、体格检查、ECG 检查和血清心肌标志物等检查可协助鉴别。

（七）风险评估及危险分层

UA 与 NSTEMI 在病理生理上是连续的过程，合称为非 ST 段抬高急性冠脉综合征（NSTE-ACS），但二者临床表现严重程度不一，主要是由于基础的冠状动脉粥样病变的严重程度和病变累及范围不同，同时形成急性血栓及进展至 STEMI 的危险性也不同。所以，对拟诊 ACS 者（包括 ST 段抬高 ACS 与非 ST 段抬高 ACS）要进行风险评估，从而选择治疗场所（冠心病监测病房、有监测能力的过渡病房或门诊）及合理制订治疗策略（包括早期介入治疗和强化药物治疗），为预后评价提供依据（表 24-2-4）。

为便于了解某一诊断性操作或治疗的价值或意义，本章节中对适应证的建议以国际通用的方式表达如下。Ⅰ类：已经证实和（或）一致认为有益、有用和有效的操作或治疗。Ⅱ类：某诊疗措施有用性和有效性的证据尚有矛盾或存在不同的观点。Ⅱ a 类：有关证据和（或）观点倾向于有用和（或）有效。Ⅱ b 类：有关证据和（或）观点尚不能充分说明有用和（或）有效。Ⅲ类：已经证实和（或）一致认为某诊疗措施无用和无效，并在有些病例可能有害，不推荐应用。

对证据来源的水平表达如下。证据水平 A：资料来源于多项随机临床试验或汇总分析。证据水平B：资料来源于单项随机试验或多项非随机试验。证据水平C：专家共识和（或）小型试验结果。

表 24-2-4　AHA/ACC NSTE-ACS 管理指南对早期风险评估的推荐意见

推荐内容	推荐级别	证据等级
对症状提示 ACS 的患者，应迅速评估 ACS 可能性，包括在到达急救设施 10 分钟内完成心电图检查	Ⅰ	C
如果初次心电图无诊断意义，但患者仍有症状，需连续监测心电图（第 1 小时内每间隔 15 ～ 30 分钟评估 1 次）	Ⅰ	C
在所有症状提示 ACS 的患者中检测肌钙蛋白水平（TnI 或 TnT）	Ⅰ	A
对于所有症状提示 ACS 的患者，在入院和症状发生后 3 ～ 6 小时内连续检测肌钙蛋白水平（TnI 或 TnT）	Ⅰ	A
采用风险评分模型评估 NSTEACS 患者预后	Ⅰ	A
风险预测模型对患者管理有益	Ⅱa	B
对初次心电图无诊断意义的 ACS 中、高危患者，可完善 V_7 ～ V_9 导联心电图	Ⅱa	B
对初次心电图无诊断意义的 ACS 中、高危患者，12 导联心电图连续监测可作为一种选择	Ⅱb	B
可考虑应用 BNP 或 N 端 BNP 前体 (NT-proBNP) 评估疑诊 ACS 患者的风险	Ⅱb	B

此外，我们还可以根据病史、疼痛特点、体格检查、心电图及心脏标志物等对 NSTEACS 患者进行危险分层，由于个体风险与预后密切相关，因而危险分层有利于制订针对性方案，改善患者预后。目前常用的危险分层模型有 GRACE 及 Braunwald，详细介绍如下。

（1）GRACE 风险模型：纳入了年龄、充血性心力衰竭史、心肌梗死史、静息时心率、收缩压、血清肌酐、心电图 ST 段偏离、心肌损伤标志物升高以及是否行血运重建等参数，可用于 UA/NSTEMI 的风险评估（表 24-2-5），并采取相应处理尽可能改善患者预后（图 24-2-4）。

表 24-2-5　NSTEACS 患者 GRACE 危险分层评分表

年龄（岁）	得分	心率（次/分）	得分	收缩压 (mmHg)	得分	肌酐 (mg/dl)	得分	危险因素	得分
＜ 30	0	＜ 50	0	＜ 80	24	0 ～ 0.39	1	充血性心力衰竭病史	24
30 ～ 39	0	50 ～ 69	3	80 ～ 99	22	0.4 ～ 0.79	3	住院期间未行 PCI	14
40 ～ 49	18	70 ～ 89	9	100 ～ 119	18	0.8 ～ 1.19	5	心肌梗死既往史	12
50 ～ 59	36	90 ～ 109	14	120 ～ 139	14	1.2 ～ 1.59	7	ST 段压低	11
60 ～ 69	55	110 ～ 149	23	140 ～ 159	10	1.6 ～ 1.99	9	心肌损伤标志物升高	15
70 ～ 79	73	150 ～ 199	35	160 ～ 199	4	2.0 ～ 3.99	15		
80 ～ 89	91	≥ 200	43	≥ 200	0	≥ 4	20		
≥ 90	100								
患者得分		患者得分		患者得分		患者得分		患者得分	
患者合计得分：									

危险级别	GRACE 评分	出院后 6 个月死亡率险 (%)	患者分级（√）
低危	≤ 88	＜ 3	
中危	89 ～ 118	3 ～ 8	
高危	＞ 118	＞ 8	

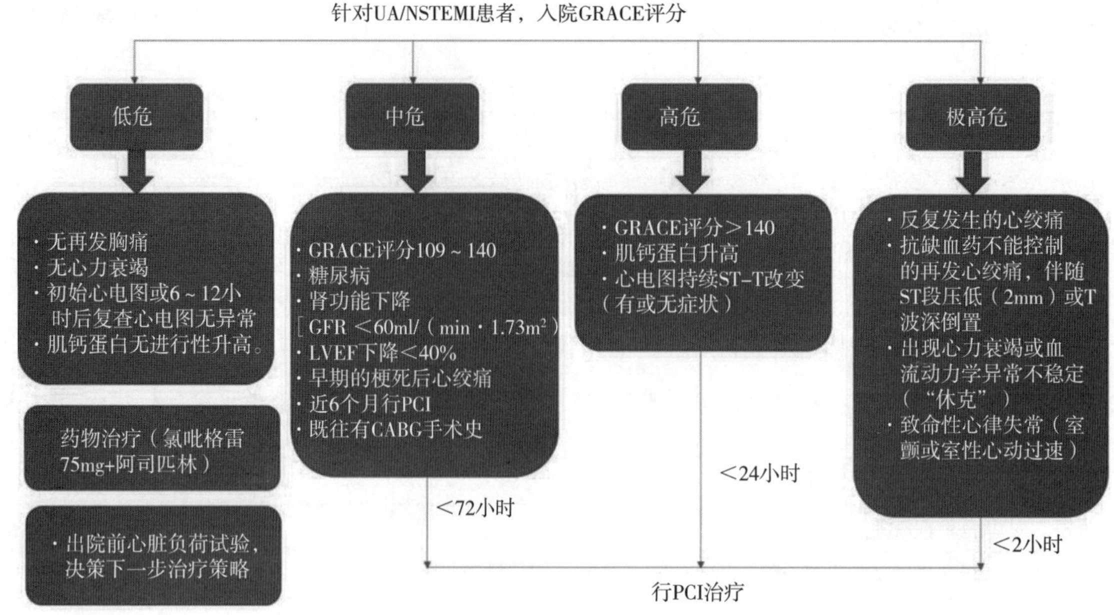

图 24-2-4 NSTEACS 患者入院 GRACE 危险分层后处理示意图

（2）Braunwald 风险模型：根据心绞痛的特点和基础病因，对 UA 患者提出了 Braunwald 分级（表 24-2-6）。详细的危险分层根据患者的年龄、心血管危险因素、心绞痛严重程度和发作时间、心电图、心脏损伤标志物和有无心功能改变等因素做出评估（表 24-2-7）。

表 24-2-6 UA 患者严重程度分级（Braunwald 分级）

定义		1 年内死亡或心肌梗死发生率（%）
严重程度		
Ⅰ级	严重的初发型心绞痛或恶化型心绞痛，无静息疼痛	7.3
Ⅱ级	亚急性静息心绞痛（1 个月内发生过，但 48 小时内无发作）	10.3
Ⅲ级	急性静息心绞痛（在 48 小时内有发作）	10.8
临床环境		
A	继发性心绞痛，在冠状动脉狭窄基础上存在加剧心肌缺血的冠状动脉以外的疾病	14.1
B	原发性心绞痛，无加剧心肌缺血的冠状动脉以外的疾病	8.5
C	心肌梗死后心绞痛，心肌梗死后 2 周内发生的不稳定型心绞痛	18.5

表 24-2-7 UA 患者死亡或非致死性心肌梗死的短期危险分层

项目	高度危险性（至少具备下列 1 条）	中度危险性（无高度危险特征但具备下列任何 1 条）	低度危险性（无高度、中度危险特征但具备下列任何 1 条）
病史	缺血性症状在 48 小时内恶化	既往心肌梗死，或脑血管疾病，或冠状动脉旁路移植术，或使用阿司匹林	
疼痛特点	长时间（＞20 分钟）静息性胸痛	长时间（＞20 分钟）静息性胸痛，并有高度或中度冠心病可能。静息性胸痛（＜20 分钟）或因休息或舌下含服硝酸甘油缓解	过去 2 周内新发 CCS 分级Ⅲ级或Ⅳ级心绞痛，但无长时间（＞20 分钟）静息性胸痛，有中度或高度冠心病可能

续表

项目	高度危险性（至少具备下列 1 条）	中度危险性（无高度危险特征但具备下列任何 1 条）	低度危险性（无高度、中度危险特征但具备下列任何 1 条）
临床表现	缺血引起的肺水肿，新出现二尖瓣关闭不全杂音或原杂音加重，S3 或新出现啰音或原啰音加重，低血压、心动过缓、心动过速，年龄＞ 75 岁	年龄＞ 70 岁	
心电图	静息心绞痛伴一过性 ST 段改变（＞ 0.05mV），新出现束支传导阻滞或新出现的持续性心动过速	T 波倒置＞ 0.2mV，病理性 Q 波	胸痛时心电图正常或无变化
心肌损伤标志物	明显增高（即 cTnT ＞ 0.1μg/L）	轻度增高（即 cTnT ＞ 0. 01μg/L，但＜ 0. 1μg/L）	正常

（八）治疗

1. *治疗原则* UA 是心血管内科急症之一，治疗结局主要取决于是否迅速诊断和治疗。因此，应及早发现、及早住院，并加强住院前的就地处理，应连续监测 ECG 以发现缺血和心律失常，多次测定血清心肌标志物等。其治疗目标是稳定斑块、改善心肌缺血、进行长期的二级预防。

UA 是具有潜在危险的严重疾病，其治疗主要有两个目的：即刻缓解缺血和预防严重不良后果（即死亡、心肌梗死或再梗死）。其治疗包括抗缺血治疗、抗血栓治疗和根据危险度分层进行有创治疗。对可疑 UA 者的第一步关键性治疗就是在急诊室做出恰当的检查评估，按轻重缓急送至适当的部门治疗，并立即开始抗血小板和抗心肌缺血治疗；心电图和心肌损伤标志物正常的低危患者在急诊经过一段时间治疗观察后可进行运动试验，若运动试验结果阴性，可以考虑出院继续药物治疗，而大部分 UA 患者应入院治疗。对于进行性缺血且对初始药物治疗反应差的患者，以及血流动力学不稳定的患者，均应入住冠心病监护病房（CCU）加强监测和治疗。

2. *一般治疗* 患者应立即休息，消除紧张情绪和顾虑，保持环境安静，可以应用小剂量的镇静剂和抗焦虑药物，约 50% 的患者通过上述处理可减轻或缓解心绞痛。对于有发绀、呼吸困难或其他高危表现者，给予吸氧，监测血氧饱和度（SaO_2），维持 SaO_2 ＞ 90%。同时积极处理可能引起心肌耗氧量增加的疾病，如感染、发热、甲状腺功能亢进、贫血、低血压、心力衰竭、低氧血症、肺部感染和快速型心律失常（增加心肌耗氧量）和严重的缓慢型心律失常（减少心肌灌注）。

3. *早期侵入治疗策略及时机* 目前已有多项研究证实，在 UA 患者中，常规早期侵入性治疗效果优于保守治疗。对难治性心绞痛、血流动力学或心电不稳定的 UA 患者，无严重合并症或介入禁忌证者，应施行紧急（2 小时内）侵入性诊治（诊断性血管造影，若冠脉解剖允许，可行血运重建）。对于初始状况稳定但临床事件发生风险增加的 UA 患者，应施行早期（24 小时内）侵入性诊治。

早期介入策略不推荐用于：①有广泛合并症（如肝、肾、肺功能衰竭和癌症患者），血运重建及合并症风险可能超过获益的患者；②肌钙蛋白阴性、冠心病可能性较小的急性胸痛患者，特别是女性。

4. *药物治疗*

（1）抗心肌缺血药物：主要目的是减少心肌耗氧量（减慢心率或减弱左心室收缩力）或扩张冠状动脉，缓解心绞痛发作。

1）硝酸酯类药物：可扩张体循环静脉，降低心脏前负荷，并降低左心室舒张末压、降低心肌耗氧量，改善左心室局部和整体功能。此外，硝酸酯类药物可扩张冠状动脉，缓解心肌缺血。心绞痛发作时，舌下含服硝酸甘油，每次 0.5mg，必要时每间隔 3 ～ 5 分钟连用 3 次，若仍无效，可静脉应用硝酸甘油或硝酸异山梨酯。静脉应用硝酸甘油以 5 ～ 10μg/min 开始，持续滴注，每 5 ～ 10 分钟增加 10μg/min，直至症状缓解或出现明显副作用（头痛或低血压，收缩压低于 90mmHg 或相比用药前平均动脉压下降 30mmHg），200μg/min 为最大推荐剂量。目前建议静脉应用硝酸甘油，在症状消失 12 ～ 24 小时后改用口服制剂。在持续静脉应用硝酸甘油后 24 ～ 48 小时可出现药物耐受。常用的口服硝酸酯类药物包括硝酸异山梨酯和 5- 单硝酸异山梨酯。

2）β 受体拮抗剂：主要作用于心肌的 $β_1$ 受体而降低心肌耗氧量，减少心肌缺血反复发作，减少心肌梗死的发生，对改善近、远期预后均有重要作用。应尽早用于所有无禁忌证的 UA 患者。少数高危患者，可先静脉使用，后改口服；中度或低度危险患者主张直接口服。建议选择具有心脏 $β_1$ 受体选择性的药物如美托洛尔和比索洛尔。艾司洛尔是一种快速作用的 β 受体拮抗剂，可以静脉使用，安全有效，药物作用在停药后 20 分钟内消失。口服 β 受体拮抗剂的剂量应个体化，可调整至患者安静时心率 50 ～ 60 次 / 分。

3）钙通道阻滞剂：能有效减轻心绞痛症状，可作为治疗持续性心肌缺血的次选药物。足量 β 受体拮抗剂与硝酸酯类药物治疗后仍不能控制缺血症状的患者可口服长效钙通道阻滞剂（首先考虑使用非二氢吡啶类钙通道阻滞剂，如地尔硫䓬、维拉帕米）。对于血管痉挛性心绞痛（变异型心绞痛）患者，可作为首选药物。

（2）抗血小板治疗

1）COX 抑制剂：其代表药物为阿司匹林。阿司匹林是抗血小板治疗的基石，如无禁忌证，无论采用何种治疗策略，所有患者均应口服阿司匹林，负荷量 150 ～ 300mg（未服用过阿司匹林的患者），维持剂量为每日 75 ～ 100mg。对于阿司匹林不耐受的患者，可考虑使用吲哚布芬替代。

2）P2Y12 受体拮抗剂：代表药物为氯吡格雷、替格瑞洛。除非有极高出血风险等禁忌证，UA 患者均建议在阿司匹林基础上，联合应用一种 P2Y12 受体抑制剂。氯吡格雷负荷量为 300 ～ 600mg，维持剂量为每日 75mg。其副作用小，作用快。替格瑞洛可逆性抑制 P2Y12 受体，起效更快，作用更强，可用于所有 UA 的治疗，首次 180mg 负荷量，维持剂量 90mg，2 次 / 日。

3）血小板糖蛋白Ⅱ b/ Ⅲ a（GP Ⅱ b/ Ⅲ a）受体拮抗剂（GPI）：激活的血小板通过 GP Ⅱ b/ Ⅲ a 受体与纤维蛋白原结合，导致血小板血栓的形成，这是血小板聚集的重要途径。阿昔单抗为直接抑制 GP Ⅱ b/ Ⅲ a 受体的单克隆抗体，能有效地与血小板表面的 GP Ⅱ b/ Ⅲ a 受体结合，从而抑制血小板的聚集。合成的该类药物还包括替罗非班和依替非巴肽，而替罗非班为目前国内较好的 GP Ⅱ b/ Ⅲ a 受体拮抗剂，和阿昔单抗相比，小分子的替罗非班具有更好的安全性。目前各指南均推荐 GPI 可应用于接受 PCI 的 UA 患者和选用保守治疗策略的中高危 UA 患者，不建议常规术前使用 GPI。

4）环核苷酸磷酸二酯酶抑制剂：主要包括西洛他唑和双嘧达莫。西洛他唑除有抗血小板聚集和舒张外周血管作用外，还具有抗平滑肌细胞增生、改善内皮细胞功能等作用，但在预防 PCI 术后急性并发症的研究证据均不充分，所以仅作为阿司匹林不耐受患者的替代药物。双嘧达莫可引起“冠状动脉盗血”，加重心肌缺血，目前不推荐使用。

（3）抗凝治疗：除非有禁忌，所有患者均应在抗血小板治疗基础上常规接受抗凝治疗，根据治疗策略以及缺血、出血事件风险选择不同药物。常用的抗凝药包括普通肝素、低分子量肝素、磺达肝癸钠和比伐卢定。

1）普通肝素：肝素的推荐用量是静脉注射 80 ～ 85IU/kg 后，以 15 ～ 18IU/（kg · h）的速度静脉滴注维持，治疗过程中在开始用药或调整剂量后 6 小时需监测部分活化凝血酶时间（APTT），调整肝素用量，一般使 APTT 控制在 50 ～ 70 秒。静脉应用肝素 2 ～ 5 天为宜，后可改为皮下注射肝素 5000 ～ 7500IU，每日 2 次，再治疗 1 ～ 2 天。肝素对富含血小板的白色血栓作用较小。未口服阿司匹林的患者停用肝素后可能发生缺血症状的反跳，这是因为停用肝素后引发继发性凝血酶活性的增高，逐渐停用肝素可能会减少上述现象。由于存在发生肝素诱导的血小板减少症的可能，在肝素使用过程中需监测血小板数量。

2）低分子量肝素：与普通肝素相比，低分子量肝素在降低心脏事件发生率方面有更优或相等的疗效。低分子量肝素具有强烈的抗Ⅹ a 因子及Ⅰa 因子活性的作用，并且可以根据体重和肾功能调节剂量，皮下应用不需要实验室监测，故具有疗效更肯定、使用更方便的优点，并且肝素诱导血小板减少症的发生率更低。常用药物包括依诺肝素钠、达肝素钠和那曲肝素钙等。

3）磺达肝癸钠：是选择性Ⅹa因子间接抑制剂。其用于UA的抗凝治疗不仅能有效减少心血管事件，而且能极大降低出血风险。推荐剂量皮下注射2.5mg，每日1次，采用保守策略的患者尤其在出血风险增加时可作为抗凝药物的首选。行PCI的患者，术中需要追加普通肝素抗凝。

4）比伐卢定：是直接抗凝血酶制剂，其有效成分为水蛭素衍生物片段，通过直接并特异性抑制Ⅱa因子活性，能使活化凝血时间明显延长而发挥抗凝作用，可预防接触性血栓形成，作用可逆而短暂，使出血事件的发生率降低。主要用于UA患者PCI术中的抗凝，与普通肝素加血小板GPⅡb/Ⅲa受体拮抗剂相比，出血发生率明显降低。先静脉推注0.75mg/kg，再静脉滴注1.75mg/（kg・h），维持至术后3～4小时。

（4）调脂治疗：他汀类药物在急性期应用可促使内皮细胞释放一氧化氮，有类硝酸酯的作用，远期有抗炎症和稳定斑块的作用，能降低冠状动脉疾病的死亡率和心肌梗死发生率。无论基线血脂水平如何，UA患者均应尽早（24小时内）开始使用他汀类药物。LDL-C的目标值为＜1.4mmol/L。少部分患者会出现肝酶和磷酸肌酸激酶（CK、CK-MM）升高等副作用。

（5）ACEI或ARB：对UA患者，长期应用ACEI能降低心血管事件发生率，如果不存在低血压（收缩压＜100mmHg或较基线下降30mmHg以上）或其他已知的禁忌证（如肾衰竭、双侧肾动脉狭窄和已知的过敏），应在24小时内口服ACEI，不能耐受ACEI者可用ARB替代。

5. 冠状动脉血运重建术　包括经皮冠状动脉介入治疗和冠状动脉旁路移植术。

（1）经皮冠状动脉介入治疗（PCI）：随着PCI技术的迅速发展，PCI成为UA患者血运重建的主要方式，特别是药物洗脱支架（drug eluting stent, DES）的应用进一步改善了PCI的远期疗效，拓宽了PCI的应用范围。根据心血管事件危险的紧迫程度及相关并发症的严重程度，选择不同的侵入治疗策略。对于出现以下任意一条极高危标准的患者，推荐紧急侵入治疗策略（＜2小时），包括血流动力学不稳定或心源性休克、药物治疗无效的反复发作或持续性胸痛、致命性心律失常或心搏骤停、心肌梗死合并机械并发症、急性心力衰竭，以及反复的ST-T波动态改变尤其是伴随间歇性ST段抬高等；对于出现以下任意一条高危标准的患者，推荐早期侵入治疗策略（＜24小时），包括ST段或T波的动态改变（有或无症状）及GRACE评分＞140分；对于出现以下任意一条中危标准的患者，推荐侵入治疗策略（＜72小时），包括：糖尿病、肾功能不全［eGFR＜60ml/（min・1.73m^2）］、LVEF＜40%或充血性心力衰竭、早期心肌梗死后心绞痛、PCI史、CABG史、GRACE评分＞109，但＜140等；对于无上述危险标准和症状无反复发作的患者，建议在决定有创评估之前先行无创检查（首选影像学检查），寻找缺血证据。

（2）冠状动脉旁路移植术（CABG）：选择何种血运重建策略主要根据临床因素、术者经验和基础冠心病的严重程度。冠状动脉旁路移植术最大的受益者是有多支血管病变的症状严重和左心室功能不全的患者。

6. 预后和二级预防　UA的急性期一般在2个月左右，在此期间发生心肌梗死或死亡的风险最高。尽管住院期间的死亡率低于STEMI，但其长期的心血管事件发生率与STEMI接近，因此出院后要坚持长期药物治疗，控制缺血症状、减少心肌梗死和死亡的发生，包括服用双联抗血小板药物，其他药物包括他汀类药物、β受体拮抗剂和ACEI/ARB，严格控制危险因素；同时进行有计划及适当的运动锻炼。根据住院期间的各种事件、治疗效果和耐受性，予以个体化治疗。

三、典型病例分析

患者，男性，62岁，因“反复活动后胸痛1年”入院。现病史：患者于1年前开始出现活动后胸痛，位于胸骨后，呈压榨样疼痛，持续3～5分钟，休息后可自行缓解，自行含服速效救心丸可快速缓解，未予以重视。1个月前患者胸痛发作频率较前增多，就诊于门诊，查生化提示：总胆固醇6.8mmol/L，低密度脂蛋白胆固醇4.2mmol/L。运动平板试验阳性。拟“冠状动脉粥样硬化性心脏病”收住院。

既往史：有高血压病史10年余，最高血压160/100mmHg，服用氨氯地平片5mg，每天1次，血压控制在130/80mmHg左右。有糖尿病病史2

年余，服用二甲双胍缓释片500mg，每日3次，未经常监测血糖。否认其他慢性疾病病史。

个人史：否认吸烟史，否认饮酒史。

家族史：否认遗传性疾病病史。

查体：T 36.5℃，P 74次/分，R 20次/分，BP 135/82mmHg，神志清，精神可，双肺呼吸音清，未闻及干、湿啰音，心尖搏动位于左锁骨中线内0.5cm，强度适中，未扪及震颤及心包摩擦感，心界不大，HR 74次/分，律齐，心脏各瓣膜听诊区未闻及杂音及心包摩擦音，腹软，无压痛反跳痛，肝脾肋下未触及，双下肢无水肿。

辅助检查：

血脂检查：总胆固醇6.8mmol/L，三酰甘油1.2mmol/L，高密度脂蛋白胆固醇0.9mmol/L，低密度脂蛋白胆固醇4.2mmol/L。糖化血红蛋白：HbA1c 8.4%。运动前心电图见图24-2-5。

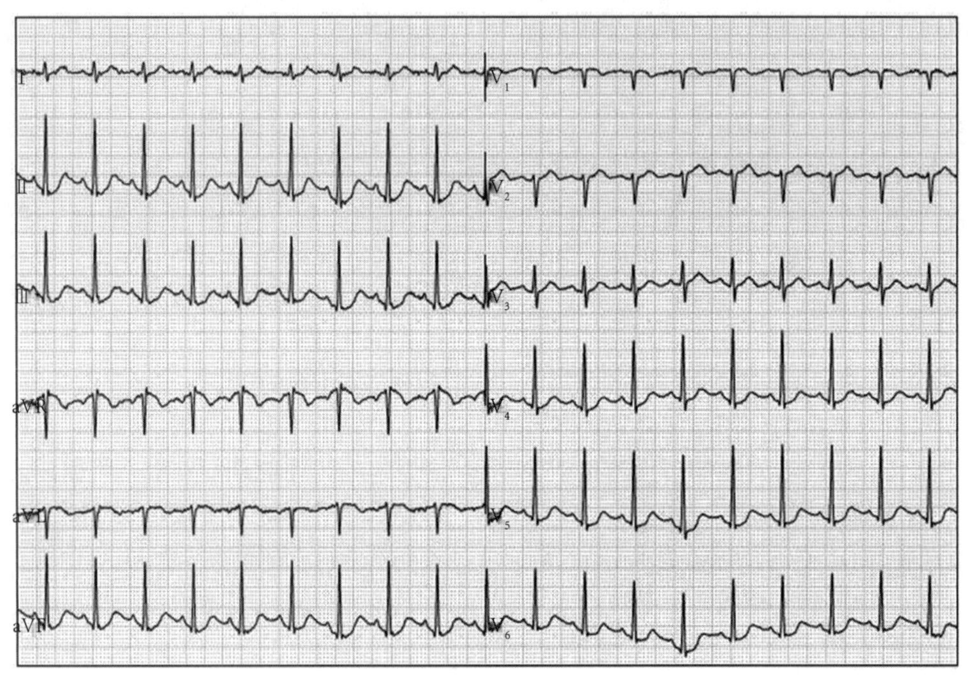

图 24-2-5 静息状态时心电图

运动平板试验：运动终止后3分钟心电图提示窦性心动过速，Ⅱ、Ⅲ、aVF，V_4～V_6导联ST段压低0.1～0.2mV，见图24-2-6。

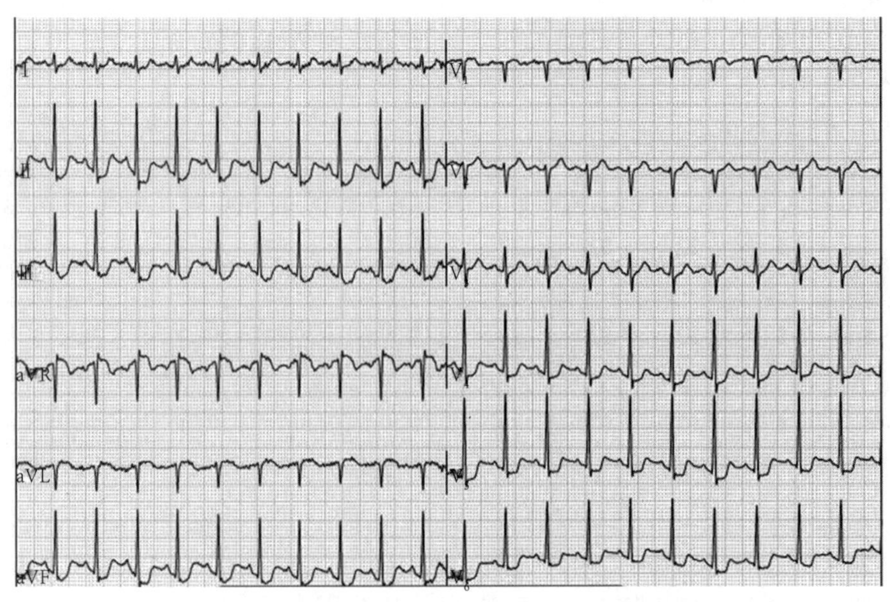

图 24-2-6 运动平板试验：运动终止后3分钟心电图

诊断：

（1）冠状动脉粥样硬化性心脏病；稳定型心绞痛；心功能Ⅰ级。

（2）高血压2级（很高危）。

（3）2型糖尿病。

治疗方案

（1）药物治疗方案

拜阿司匹林：0.1g 口服，1次/日。

氯吡格雷：75mg 口服，2次/日。

美托洛尔缓释片：47.5mg 口服，1次/日。

氨氯地平：5mg 口服，1次/日。

单硝酸异山梨醇酯：20mg 口服，2次/日。

（2）择期行冠状动脉造影及再血管化治疗

造影结果：左主干末端斑块，前降支近中段95%狭窄，对角支无明显狭窄，TIMI血流2级；回旋支动脉粥样斑块，无明显狭窄，TIMI血流3级；右冠无明显狭窄，后降支无明显狭窄，左心室后支无明显狭窄，TIMI血流3级。LAD植入3.0mm × 24mm EXCEL支架一枚，TIMI血流3级。结果见图24-2-7。

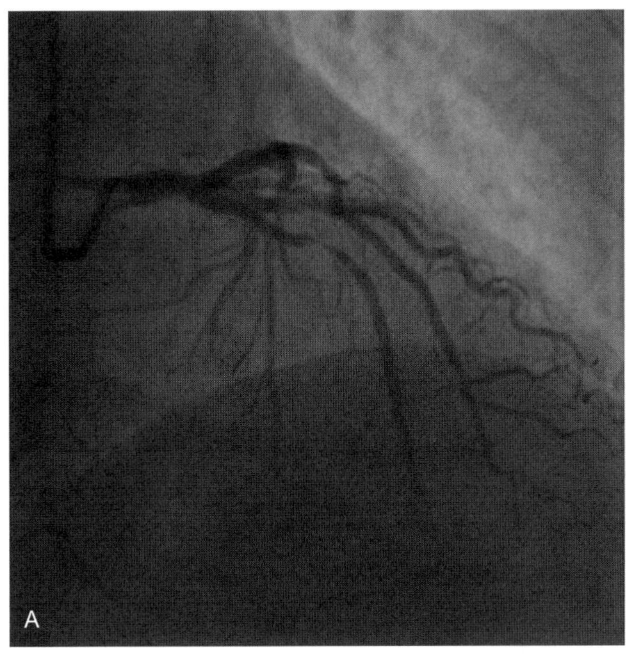

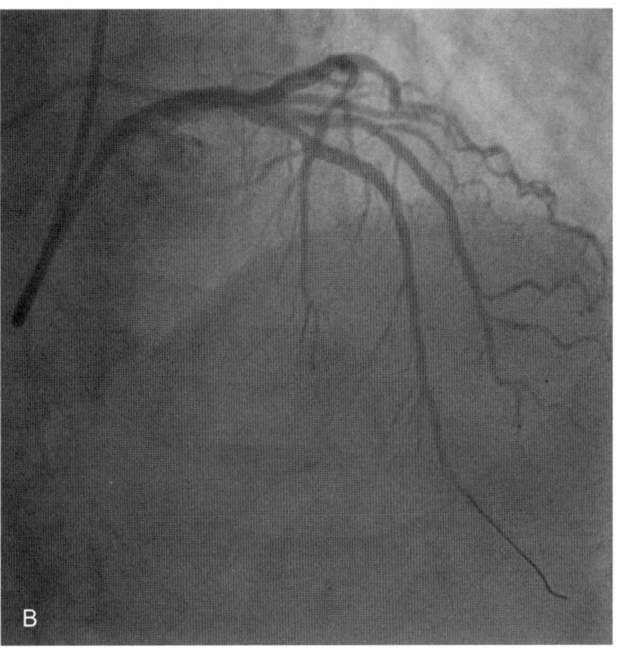

图 24-2-7 冠状动脉造影术前（A）和术后（B）图像

（杨德业 章晓富）

第三节 急性冠脉综合征

急性冠脉综合征（acute coronary syndrome，ACS）指冠心病中急性发病的临床类型，主要涵盖了以往分类中的Q波性急性心肌梗死（acute myocardial infarction，AMI）、非Q波性AMI和不稳定型心绞痛（unstable angina，UA）。由于Q波的形成发生于心肌缺血发生后数小时，无助于早期诊断和治疗方案的选择；且近些年来，越来越多的循证医学研究显示溶栓治疗对ST段抬高心肌梗死（ST-segment elevation myocardial infarction，STEMI）有效，而对非ST段抬高心肌梗死（non-ST-segment elevation myocardial infarction，NSTEMI）无效。因此，鉴于早期诊断及治疗方案的制订，目前临床上将ACS划分为ST段抬高型ACS和非ST段抬高型ACS，前者主要指STEMI，后者则包括NSTEMI和UA。视心肌缺血程度、范围和侧支循环形成速度的不同，临床表现不同。

一、非ST段抬高型急性冠脉综合征

UA/NSTEMI是动脉粥样硬化斑块破裂或糜烂，伴有不同程度的表面血栓形成、血管痉挛及远端血管栓塞所导致的一组临床综合征，合称为非 ST 段抬高急性冠脉综合征（non-ST-segment elevation acute coronary syndrome，NSTEACS）。NSTEACS 的病因和临床表现相似但程度不同，主要表现在缺血严重程度及是否导致心肌损害方面。

【发病机制】

ACS 有着共同的病理生理学基础，即在冠状动脉粥样硬化的基础上，发生斑块破裂或糜烂、溃疡，并发血栓形成、血管收缩、微血管栓塞等导致急性或亚急性的心肌供氧减少。

（一）易损斑块破裂

易损斑块的概念和病理特征：近 20 年研究发现，急性心脏事件 70% 的死因是斑块破裂及相继发生的血栓形成与心肌坏死，其中只有 20% 是狭窄性斑块，50% 是非狭窄性斑块，其余 30% 是无斑块破裂。因此，是否发生 ACS 主要取决于斑块的组成成分而不取决于管腔狭窄程度。2003 年，Naghavi 等多位专家建议，将导致急性心血管事件的斑块统一命名为易损斑块，定义为所有具有血栓倾向以及发展迅速可能成为“罪犯斑块”的动脉粥样硬化斑块。

易损性斑块的形态学特征包括：①斑块中炎症细胞浸润：主要为单核 - 巨噬细胞 /T 细胞和肥大细胞等，其中在斑块的肩周区及表面浸润损伤最大。②大脂核：脂核占斑块容量的 30% 或以上时，斑块纤维帽的肩背部易于破裂。脂核暴露后，可释放高水平的组织因子，并可刺激血小板聚集，因此具有高度致栓性。③薄纤维帽：95% 的破裂斑块纤维帽厚度≤ 64μm，因此纤维帽厚度＜ 65μm 被认为是易损斑块的主要特征之一。④内皮脱落伴表层血小板聚集：约 30% 的血栓形成处没有斑块破裂，但可见到内皮被侵蚀，血栓形成处的内膜含有大量的平滑肌细胞与糖蛋白基质，但炎症反应较轻，其内膜深处有细胞外脂质池。侵蚀斑块可能是冠状动脉局部反复痉挛的结果，常见于女性人群和吸烟者。⑤斑块裂隙：指延伸到脂质核心的裂隙，常伴有纤维帽的缺损而不仅是内皮的丧失，常有血小板及纤维蛋白构成的血栓。⑥严重狭窄：管腔狭窄＞ 90%，严重狭窄斑块的表面剪切力明显增加，易造成内皮损伤及血栓形成。

易损斑块破裂及其促发因素：①炎症及免疫反应：炎症及免疫反应不仅参与了粥样硬化的形成，而且在易损斑块的发生、发展直至最后破裂中起重要作用。高血糖、高血脂、氧化低密度脂蛋白、血流剪切力及感染等因素均可造成斑块局部炎症。研究发现，易损性斑块内炎性细胞如巨噬细胞 / 肥大细胞和激活的淋巴细胞，炎性细胞因子如白细胞介素（IL）-1、IL-6、IL-8、肿瘤坏死因子、干扰素等的分泌均明显升高。细胞介导的免疫反应亦参与了易损斑块的发生发展过程。②基质金属蛋白酶（matrix metalloproteinase，MMP）和纤维帽破裂：斑块表面纤维帽将斑块内高度致栓物质与血液成分分隔，一旦纤维帽受损，即可触发血栓形成和 ACS 发生。纤维帽的主要成分是细胞外基质，包括胶原纤维和弹性蛋白。血管平滑肌细胞合成细胞外基质减少和（或）蛋白水解酶降解细胞外基质增加，是斑块破裂的主要内在原因。③内皮功能障碍：内皮损伤后，其形态和结构没有明显的改变，但其扩血管、抗凝血、抗白细胞与血小板黏附、抗炎症及抗平滑肌细胞增殖等转变为相反表型，使冠状动脉对多种物质产生收缩反应，从而诱发斑块破裂。另外，内皮受损后其凋亡增加，修复困难，内皮下组织更易暴露，更容易形成血栓。④斑块内新生血管破裂。⑤外力作用和被动破裂：被动破裂常与外力作用于纤维帽上最薄弱的部位（通常为纤维帽最薄处或斑块与“正常”血管壁交界处）有关，冠状动脉管腔内压力升高、冠状动脉血管痉挛、心动过速时、心室过度收缩和扩张所产生的剪切力，以及斑块滋养血管破裂均可诱发与正常管壁交界处的斑块破裂。由于收缩压、心率、血液黏滞度、内源性组织纤溶酶原激活剂活性、血浆肾上腺素和皮质激素水平的昼夜节律性变化，每天晨起后上午 6 ～ 11 时最易诱发冠状动脉斑块破裂和血栓形成。

（二）血小板聚集和血栓形成

NSTEACS 的血栓富含血小板，血小板聚集既可能是原发现象，也可能是血管内斑块破裂或裂缝的继发表现。斑块破裂后脂核暴露于管腔，而脂核是高度致血栓形成物质，并且富含组织因子。血栓形成通常发生在斑块破裂或糜烂处，从而导致管腔狭窄程度的急剧变化。血小板产生的血栓素 A2（TXA2）是一种促血小板聚集和血管收缩的物质，进一步导致管腔的不完全性或完全性闭塞。另外，高脂血症、纤维蛋白原、纤溶机制的损害和感染可参与血栓的形成。脱落的血栓碎片或斑块成分可沿血流到远端引起微血管栓塞，导致微小心肌坏死。

（三）血管痉挛

富含血小板的血栓可释放血清素、TXA2等收缩血管物质，引起局部及远端血管、微血管的收缩。内皮功能障碍促进血管释放收缩介质内皮素-1（endothelin-1，ET-1）或抑制血管释放舒张因子（如前列环素等），导致血管收缩。由这些因素引起的血管收缩作用在变异型心绞痛发病中占主导地位。

【病理解剖】

冠状动脉病理检查可发现前述的斑块破裂、糜烂、溃疡和继发血栓等表现，NSTEACS患者的冠状动脉管腔往往并未完全闭塞，冠状动脉内附壁血栓多为血小板为主的白色血栓。与此相反，STEMI患者冠状动脉血管腔常完全闭塞，血栓多以红细胞组成的红色血栓为主。病变血管供应的心肌是否有坏死，取决于冠状动脉阻塞程度和持续时间以及侧支循环的开放程度。如果冠状动脉阻塞时间短，累计心肌缺血时间＜20分钟，组织学上无心肌坏死，也无心肌酶或其他标志物的释放，心电图呈一过性心肌缺血性改变，临床上就表现为UA。如果冠状动脉严重阻塞时间较长，累计心肌缺血时间＞20分钟，组织学上有心肌坏死，血清心肌坏死标志物也会异常升高，心电图上呈现持续性心肌缺血改变而无ST段抬高和病理性Q波出现，临床上即可诊断为NSTEMI。NSTEMI虽然心肌坏死面积不大，临床上依然很高危。这可以是冠状动脉血栓性闭塞已有早期再通，或痉挛性闭塞反复发作，或在严重狭窄的基础上急性闭塞后已有充分的侧支循环建立的结果，或不典型部位梗死或远端小血管闭塞，也有可能是斑块成分或血小板血栓向远端栓塞所致。

【临床表现和辅助检查】

（一）临床表现

1. *症状* 胸部不适的部位及性质与典型的稳定型心绞痛相似，但通常程度更重，持续时间更长，可达30分钟以上，胸痛可在休息时发生。NSTEACS的临床表现一般具有以下3个特征之一：①静息时或夜间发生心绞痛，常持续20分钟以上；②新近发生的心绞痛（病程在1～2个月）且程度严重（至少达到CCS Ⅲ级）；③近期心绞痛逐渐加重（包括诱发心绞痛的体力活动阈值、发作的频度、持续时间、严重程度和疼痛放射到新的部位）。发作时可有出汗、恶心、呕吐、心悸或呼吸困难等表现，而原来可以缓解心绞痛的措施此时变得无效或不完全有效。老年、女性、糖尿病患者症状可不典型。

2. *体征* 无特异性，胸痛发作时患者可出现脸色苍白、皮肤湿冷；体检可发现一过性的第三心音或第四心音，以及由二尖瓣反流引起的一过性收缩期杂音，为乳头肌功能不全所致；少见低血压等表现。详细的体格检查可以发现潜在的加重心肌缺血的因素，并能为判断预后提供非常重要的线索。

（二）辅助检查

1. *心电图* 心电图检查不仅可帮助诊断，而且根据其异常的范围和严重程度可提示预后。症状发作时的ECG有重要诊断意义，如有以往ECG作比较，可提高诊断准确率。大多患者胸痛发作时心电图有一过性ST段和（或）T波改变，个别表现为U波倒置；除变异型心绞痛患者症状发作时ECG表现为一过性ST段抬高外，UA患者症状发作时主要表现为ST段压低，其心电图变化随症状缓解而完全或部分消失，如ECG变化持续12小时以上，则提示NSTEMI的可能。

若患者具有稳定型心绞痛的典型病史或冠心病诊断明确（既往有心肌梗死，冠状动脉造影提示狭窄或非侵入性试验阳性），即使没有心电图改变，也可以根据临床表现做出UA的诊断。

2. *心肌标志物检查* 心肌血清标志物是鉴别UA和NSTEMI的主要标准。肌钙蛋白（cTn）T及I较传统的CK和CK-MB更敏感、更可靠。UA时，心肌标志物一般无异常增高，cTnT及cTnI升高表明心肌损伤，根据最新的欧洲和美国心肌梗死新定义，在症状发生后24小时内，cTnT及cTnI峰值超过正常对照值的99百分位，需考虑NSTEMI的诊断。cTnT或cTnI升高提示预后较差。

3. *冠状动脉造影和其他侵入性检查* 考虑行血运重建术的患者，尤其是经积极药物治疗症状控制不佳或高危患者，应尽早行冠状动脉造影明确病变情况以帮助评价预后和指导治疗。冠状动脉造影正常或无阻塞性病变者，可能UA的诊断有误，但也可能是冠状动脉内血栓自发性溶解、微循环灌注障碍、病变遗漏或冠状动脉痉挛等，冠脉内超声显像、血管镜或光学相干断层显像可准确提供斑块分布、性质、大小和有否斑块破溃及血栓形成等更准确的腔内影像信息，提高病变诊断准确率。

4. *连续心电监护* 一过性急性心肌缺血并不一定表现为胸痛，出现胸痛症状前就可发生心肌缺血。连续心电监测可发现无症状或心绞痛发作时的 ST 段改变。

5. *其他* 低危患者在早期药物治疗控制症状后，也要根据无创性负荷试验（心电图、超声心动图和放射性核素等）的检查结果评价预后并指导下一步治疗；若有大面积心肌缺血者，应建议进一步行冠状动脉造影。多排螺旋 CT 造影技术被越来越多地用于无创诊断冠状动脉病变。

【诊断和鉴别诊断】

根据上述典型的胸痛症状、典型的缺血性心电图改变及心肌损伤标志物测定，结合冠心病危险因素，NST-ACS 的诊断不难建立。UA 与 NSTEMI 的鉴别主要参考心电图上 ST-T 改变的持续时间和血清心肌标志物的检测结果。诊断未明确而病情稳定者，可以在出院前做负荷心电图或负荷超声心动图、核素心肌灌注显像、冠状动脉造影检查。冠状动脉造影仍是诊断冠心病的重要手段，可以直接显示冠状动脉狭窄程度，对制定治疗决策有重要意义。尽管 ACS 的发病机制相似，但 NST-ACS 和 STEMI 两者的治疗原则有所不同，因此需进行鉴别诊断，见本节“STEMI”部分。与其他疾病的鉴别诊断参见“稳定型心绞痛”部分。

（一）UA 或 NSTEMI 的分级诊断（参见稳定型心绞痛和 STEMI 部分）

Braunwald 分级根据 UA 的特点和基础病因，将其分为Ⅰ、Ⅱ、Ⅲ级，而根据其发生的临床环境将其分为 A、B、C 级（参见表 24-2-6）。

（二）危险分层

由于不同类型 NST-ACS 的近、远期预后有较大差别，因此进行及时合理的风险评估有助于选择治疗场所（冠状动脉重症监护室、病房或门诊）和治疗策略（是否应用糖蛋白Ⅱ b/ Ⅲ a 受体拮抗剂和早期介入策略）。对于 NST-ACS 的危险性评估应遵循以下原则：首先是明确诊断，然后进行临床分类和危险分层，最终确定治疗方案。危险性分层的主要参考指标是症状、血流动力学状况、心电图表现和血清心肌损伤标志物。C 反应蛋白、高敏 C 反应蛋白、脑钠肽和纤维蛋白原水平，对预后也有重要参考价值。危险评分的方法有很多种，指南推荐使用 TIMI、GRACE 评分及美国心脏病学会 / 美国心脏协会（ACC/AHA）危险分层（表 24-3-1）。

表 24-3-1 ACC/AHA 关于 NST-ACS 危险性分层评判标准

危险度	临床和 ECG 表现
高危	具有以下任何一条： （1）缺血症状在 48 小时内恶化 （2）长时间进行性静息性胸痛（＞ 20 分钟） （3）低血压，新出现杂音或杂音突然变化，心力衰竭，心动过缓或心动过速，年龄＞ 75 岁 （4）心电图改变：静息心绞痛伴一过性 ST 段改变（＞ 0.05mV），新出现的束支传导阻滞，持续性心动过速 （5）心肌标志物（cTnI、cTnT）明显增高（＞ 0.1ng/ml）
中危	无高度危险特征但具备下列中的一条： （1）既往 MI、周围或脑血管疾病或冠状动脉旁路移植术，或使用阿司匹林 （2）长时间静息痛已缓解，或过去 2 周内新发 CCS 分级Ⅲ级或Ⅳ级心绞痛，但无长时间（＞ 20 分钟）静息性胸痛，并有高度或中度冠状动脉疾病可能；夜间心绞痛 （3）年龄＞ 70 岁 （4）心电图改变：T 波倒置＞ 0.2mV，病理性 Q 波 （5）cTnI 或 cTnT 轻度升高（即＜ 0.1ng/ml，但＞ 0.01ng/ml）
低危	无上述高、中危特征，但有下列特征： （1）心绞痛的频率、程度和持续时间延长，诱发胸痛阈值降低，2 周至 2 个月内新发心绞痛 （2）胸痛期间心电图正常或无变化 （3）心肌损伤标志物正常

注：MI. 心肌梗死。

【治疗】

NST-ACS 是内科急症，治疗结局主要取决于是否迅速诊断和治疗。因此，应及早发现、及早住院，并加强住院前的就地处理；应连续监测心电图，以发现缺血和心律失常；多次测定血清心肌损伤标志物。具体方案见以下流程图（图 24-3-1）。NST-ACS 的治疗目标是稳定斑块，治疗心肌缺血，进行长期的二级预防。

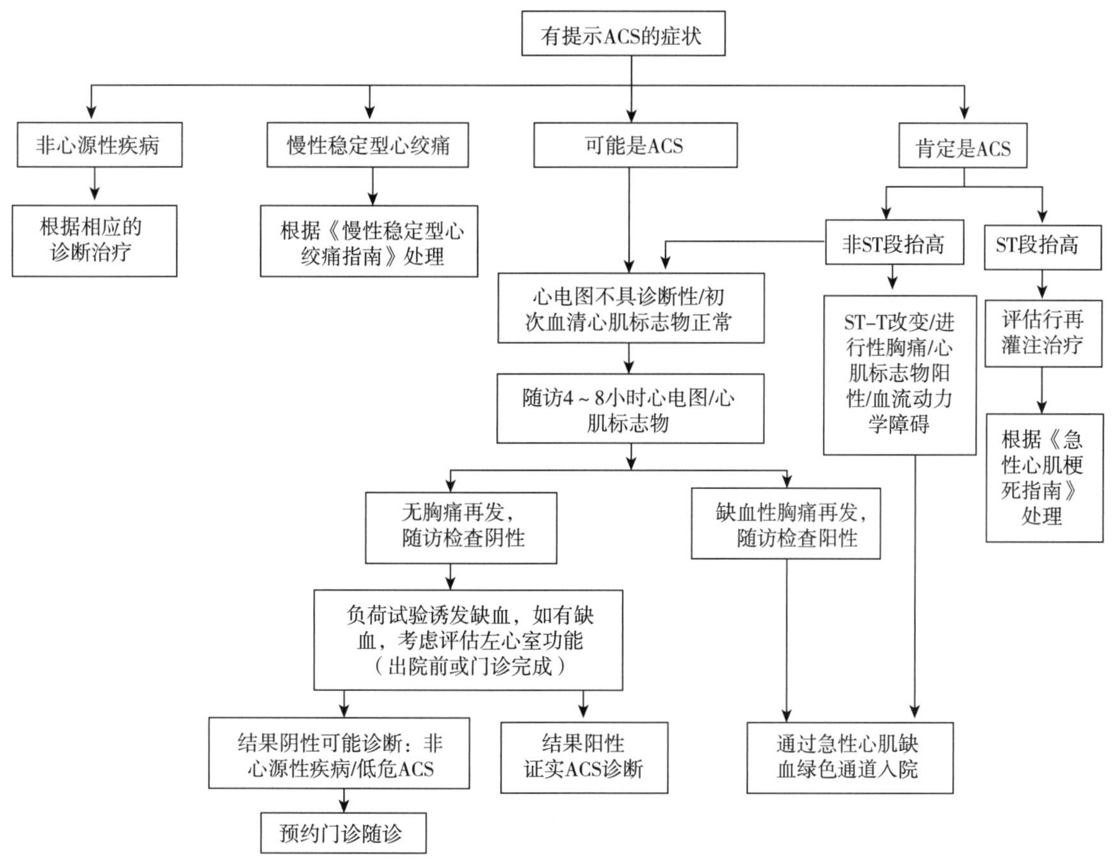

图 24-3-1 急性胸痛疑诊急性冠状动脉综合征患者的诊治流程

（一）监护和一般治疗

NST-ACS 患者应住院治疗，中高危患者最好入住冠心病监护室，患者应立即卧床休息至少 12～24 小时，给予持续心电监护。保持环境安静，应尽量对患者进行必要的解释，使其能积极配合治疗而又解除焦虑和紧张，可以应用小剂量的镇静药和抗焦虑药物，使患者得到充分休息和减轻心脏负担。有明确低氧血症（动脉血氧饱和度低于 92%）或存在左心室功能衰竭时才需吸氧。同时积极处理可能引起心肌耗氧量增加的疾病，如感染、发热、甲状腺功能亢进、贫血、低血压、心力衰竭、低氧血症、肺部感染、快速性心律失常和严重的缓慢性心律失常等。病情稳定或血运重建后症状控制，应鼓励早期活动，活动量的增加应循序渐进。下肢做被动运动可防止静脉血栓形成。在最初 2～3 天饮食应以流质为主，以后随着症状减轻而逐渐增加易消化的半流质，宜少量多餐，钠盐和液体的摄入量应根据汗量、尿量、呕吐量及有无心衰而做适当调节。保持大便通畅，便时避免用力，如便秘可给予缓泻剂。

（二）抗栓治疗

NST-ACS 患者应给予积极的抗栓治疗而非溶栓治疗。抗栓治疗可预防冠状动脉内进一步血栓形成，促进内源性纤溶活性溶解血栓和减少冠状动脉狭窄程度，从而可减少事件进展的风险和预防冠状动脉完全阻塞的进程。抗栓治疗包括抗血小板治疗和抗凝治疗两部分。

1. 抗血小板治疗

（1）环氧化酶抑制剂：阿司匹林可降低 NST-ACS 患者的短期和长期死亡率。若无禁忌证，所有 NST-ACS 患者应尽早接受阿司匹林治疗，首次负荷剂量为 150～300mg，可迅速抑制血小板激活状态，以后改用长期服用小剂量 75～100mg/d 维持。主要不良反应是胃肠道反应和上消化道出血。对于阿司匹林不耐受患者，可考虑使用吲哚布芬代替。

（2）二磷酸腺苷（ADP）受体拮抗剂：氯吡格雷、普拉格雷、替格瑞洛、坎格雷洛和噻氯匹定能拮抗血小板ADP受体，从而抑制血小板聚集。除非有极高出血风险等禁忌证，NST-ACS均建议在阿司匹林的基础上，联合应用一种P2Y12受体抑制剂。噻氯匹定起效较慢，副作用较多，已少用。氯吡格雷负荷剂量300～600mg，以后75mg/d维持，副作用少，起效快，已代替噻氯匹定或用于阿司匹林不耐受患者的长期使用；替格瑞洛，能够可逆性抑制P2Y12受体，比氯吡格雷起效更快，作用更强，最新指南推荐应用于所有NST-ACS患者的治疗，首次180mg负荷剂量，维持剂量90mg/次，2次/日。

（3）血小板膜糖蛋白Ⅱb/Ⅲa（GPⅡb/Ⅲa）受体拮抗剂：激活的GPⅡb/Ⅲa受体与纤维蛋白原结合，形成激活血小板之间的桥梁，导致血小板血栓形成。阿昔单抗为单克隆抗体，能有效地与血小板表面的GPⅡb/Ⅲa受体结合，迅速抑制血小板的聚集。合成的该类药物还包括替罗非班（tirofiban）和依替巴肽（eptifibatide）。替罗非班是目前国内常用的GPⅡb/Ⅲa受体拮抗剂。目前各指南均推荐GPⅡb/Ⅲa受体拮抗剂可应用于接受PCI的NST-ACS患者和选择保守治疗策略的中高危NST-ACS患者，不推荐常规应用GPⅡb/Ⅲa受体拮抗剂。口服制剂的剂量、生物利用度和安全性方面，尚需进一步研究。

（4）环核苷酸磷酸二酯酶抑制剂：参见“不稳定型心绞痛”章节。

2. *抗凝治疗* 除非有禁忌证（如活动性出血或已应用链激酶或复合纤溶酶链激酶），所有患者应在抗血小板治疗的基础上常规接受抗凝治疗，抗凝治疗药物的选择应根据治疗策略以及缺血和出血事件的风险。常用的抗凝药物包括普通肝素（UFH）、低分子量肝素（LMWH）、磺达肝癸钠（fondaparinux sodium）和比伐卢定（bivalirudin）。需紧急介入治疗者，应立即开始使用UFH、LWMH或比伐卢定。对选择保守治疗且出血风险高的患者，应优先选择磺达肝癸钠。具体参见“不稳定型心绞痛”章节。

（三）抗心肌缺血治疗

1. *硝酸酯类药物* 此类药物可扩张静脉，降低心脏前负荷，降低左心室舒张末压及心肌耗氧量，改善左心室局部和整体功能。此外，硝酸酯类药物还可扩张冠状动脉，缓解心肌缺血。硝酸甘油为短效硝酸酯类，心绞痛发作时，可舌下含服硝酸甘油，每次0.5mg，必要时每隔3～5分钟可以连用3次。若仍无效，可静脉内应用硝酸甘油或硝酸异山梨酯，静脉应用硝酸甘油开始5～10μg/min持续滴注，每5～10分钟增加10μg/min，直至症状缓解或出现明显副作用（头痛或低血压，收缩压低于90mmHg或相比用药前平均动脉压下降30mmHg），200μg/min为一般最大推荐剂量。目前推荐，静脉应用硝酸甘油的患者在症状消失12～24小时后，改用口服制剂或应用皮肤贴剂。药物耐受现象可能在持续静脉应用硝酸甘油后24～48小时内出现。

2. *镇痛药* 如硝酸酯类药物不能使疼痛迅速缓解，应立即给予吗啡，10mg稀释成10ml，每次2～3ml静脉注射。哌替啶（度冷丁）50～100mg肌内注射，必要时1～2小时后再注射1次，以后每4～6小时可重复应用，注意呼吸抑制。给予吗啡后如出现低血压，可仰卧或静脉滴注生理盐水来维持血压，很少需要用升压药。如出现呼吸抑制，应给予纳洛酮0.4～0.8mg。有使用吗啡禁忌证（低血压和既往过敏史）者，可选用哌替啶替代。疼痛较轻者可用罂粟碱，30～60mg肌内注射或口服。

3. *β受体阻滞剂* 主要作用于心脏的β_1受体而降低心肌耗氧量，减少心肌缺血的反复发作，减少心肌梗死的发生，对改善近、远期预后均有重要作用。所以目前指南认为，β受体阻滞剂应尽早应用于所有无禁忌证的NST-ACS患者（Ⅰ/B）。禁忌证包括：①有心力衰竭临床表现（如Killip分级≥Ⅱ级）；②低心排血量状态如收缩压低于90mmHg或末梢循环灌注不良、心源性休克；③严重心动过缓（心率低于50次/分）或有Ⅱ度以上房室传导阻滞（包括P-R间期＞0.24秒）而无起搏器保护的患者。一般首选具有心脏选择性的药物如阿替洛尔、美托洛尔和比索洛尔。主要采用口服给药的方法，从小剂量开始逐渐增加剂量，β受体阻滞剂的剂量应个体化，可调整到患者安静时心率55～60次/分。对需要尽早控制心室率者，也可静脉推注美托洛尔，首剂2.5～5mg缓慢静注（5～10分钟），必要时30分钟后可重复一次。每次推注后观察 2 ～ 5 分钟，如果心率低于 60 次 / 分或收缩压低于 100mmHg，则停止给药，总量不超过 15mg。艾司洛尔是一种快速作用的 β 受体阻滞剂，可以静脉应用，药物作用在停药后 20 分钟内消失。

4. *钙拮抗剂* 与 β 受体阻滞剂一样能有效地减轻症状。但所有的大规模临床试验表明，钙拮抗剂应用于 UA，不能预防 AMI 的发生或降低病死率，目前仅推荐用于全量硝酸酯和 β 受体阻滞剂之后仍不能控制缺血症状的患者或对 β 受体阻滞剂有禁忌的患者。若确定为冠状动脉痉挛所致变异型心绞痛，首选非二氢吡啶类钙拮抗剂；对心功能不全的患者，应用 β 受体阻滞剂后再加用 CCB 应特别谨慎。

（四）其他药物治疗

下列药物能保护心脏功能并预防缺血性心脏事件的再次发生，对改善患者的预后有益。

1. *血管紧张素转化酶抑制剂（ACEI）或血管紧张素Ⅱ受体拮抗剂（ARB）* 近年来一些临床研究显示，对 NST-ACS 患者，短期应用 ACEI 并不能获得更多的临床益处，但长期应用对预防再发缺血事件和死亡有益。因此，除非有禁忌证（如低血压、肾衰竭、双侧肾动脉狭窄和已知的过敏反应），所有 NST-ACS 患者都应尽早（24 小时内）开始给予 ACEI，不能耐受者可用 ARB 代替。

2. *调脂药物* 所有 NST-ACS 患者应在入院 24 小时之内评估空腹血脂谱。他汀类药物除了对血脂的调节作用外，还可以稳定斑块、改善内皮细胞功能，因此如无禁忌证，无论血基线低密度脂蛋白胆固醇（LDL-C）水平和饮食控制情况如何，均建议早期应用他汀类药物，使 LDL-C 水平降至＜ 1.4mmol/L，常用的他汀类药物有辛伐他汀（20 ～ 40mg/d）、普伐他汀（10 ～ 40mg/d）、氟伐他汀（40 ～ 80mg/d）、阿托伐他汀（10 ～ 80mg/d）或瑞舒伐他汀（10 ～ 20mg/d）。少数患者会出现肝酶和肌酶升高等副作用。

前蛋白转化酶枯草溶菌素 9（PCSK9）抑制剂是近期发现的新型非他汀类降脂药物，是一种全人源 IgG1 型单克隆抗体，能结合 PCSK9 并抑制循环型 PCSK9 与低密度脂蛋白受体结合，从而阻止 PCSK9 介导的低密度脂蛋白受体降解，对防治心血管疾病具有重大意义。最新指南推荐极高危患者在优化他汀治疗的治疗基础上，若 LDL-C 仍不能达标，应尽早联合使用依洛尤单抗等 PCSK9 抑制剂，有助于患者控制 LDL-C 至合适的水平。依洛尤单抗是目前唯一在中国上市的 PCSK9 抑制剂。

（五）血运重建治疗

针对 NST-ACS 患者有“早期保守治疗”（early conservative strategy）和“早期侵入性治疗”（early invasive strategy）两种治疗策略。前者指早期采用强化药物治疗，对强化药物治疗后仍然有心绞痛复发或负荷试验强阳性的患者进行冠状动脉造影，而后者指临床上只要没有血运重建的禁忌证，在强化药物治疗的同时，早期常规做冠状动脉造影，根据造影结果，选用 PCI 或 CABG 的血运重建策略。研究显示，中、高危的 NST-ACS 患者能从早期侵入性策略即 PCI 或 CABG 治疗中获益。

1. *经皮冠状动脉介入治疗* 根据 NSTE-ACS 心血管事件危险的紧迫程度及相关并发症的严重程度，选择不同的侵入性治疗策略。对于出现以下任意一条极高危标准的患者，推荐紧急侵入治疗策略（＜ 2 小时），包括血流动力学不稳定或心源性休克、药物治疗无效的反复发作或持续胸痛、致命性心律失常或心搏骤停、心肌梗死合并机械并发症、急性心力衰竭，以及反复的 ST-T 动态改变，尤其是伴随间歇性 ST 段抬高等；对于出现以下任意一条高危标准的患者推荐早期侵入治疗策略（＜ 24 小时），包括心肌梗死相关的肌钙蛋白上升、ST 段或 T 波的动态改变（有或无症状）及 GRACE 评分＞ 140 分；对于出现以下任意一条中危标准的患者推荐侵入治疗策略（＜ 72 小时），包括糖尿病、肾功能不全［eGFR ＜ 60ml/（min・1.73m^2）］、LVEF ＜ 40% 或充血性心力衰竭、早期心梗后心绞痛、PCI 史、CABG 史、GRACE 评分在 110 ～ 139 分；对于无上述危险标准和症状无反复发作的患者，建议在决定有创评估之前先行无创检查（首选影像学检查）寻找缺血证据。

2. CABG 对有多支血管病变，且有左心室功能不全（LVEF ＜ 50%）或伴有糖尿病者，建议行 CABG 术，对合并严重左主干病变者，CABG 术也是首选。不过，与稳定型心绞痛相比，NSTE-ACS 患者行 CABG 术的围术期死亡率和心肌梗死发生率增加 2 倍以上，最大的获益者为有多支血管病变的症状严重和左心室功能不全的患者。

【预后】

NSTE-ACS 的急性期一般在 2 个月左右，在此期间发生心肌梗死或死亡的风险最高。尽管住院期间的死亡率低于 STEMI，但其长期的心血管事件发生率与 STEMI 接近，因此出院后要坚持长期药物治疗，控制缺血症状，减少心肌梗死和死亡的发生。包括服用双联抗血小板药物至少 12 个月，其他药物包括他汀类、β 受体阻滞剂和 ACEI/ARB，严格控制危险因素，进行有计划及适当的运动锻炼。根据住院期间的各种事件、治疗效果和耐受性，予以个体化治疗。所谓 ABCDE 方案对于指导二级预防具有一定的帮助：a. 抗血小板、抗心绞痛治疗和 ACEI；b. β 受体阻滞剂预防心律失常、减轻心脏负荷等，控制血压；c. 控制血脂和戒烟；d. 控制饮食和糖尿病治疗；e. 健康教育和运动。

二、急性 ST 段抬高心肌梗死

急性心肌梗死（acute myocardial infarction，AMI）是在冠状动脉病变的基础上，发生冠状动脉血供急剧减少或中断，使相应的心肌严重而持久地缺血所致的部分心肌急性坏死。临床表现为胸痛、急性心脏功能障碍，反映心肌急性缺血、损伤和坏死的一系列特征性 ECG 演变及血清心肌损伤标志物的升高。其中，NSTEMI 前已述及，本部分将阐述急性 ST 段抬高心肌梗死（STEMI）。其他非动脉粥样硬化的原因如冠状动脉栓塞、主动脉夹层累及冠状动脉开口、冠状动脉炎、冠状动脉先天性畸形等所导致的 AMI 在此不作介绍。

本病在我国属常见病，在欧美更常见，美国 35 ～ 84 岁人群中年发病率男性为 71‰，女性为 22‰；每年约有 150 万人发病（约每 20 秒发生 1 例），45 万人发生再次 AMI。虽然最近 10 年 AMI 的死亡率下降近 30%，但是此病对于 1/3 左右的患者仍然是致命的。50% 的死亡发生在发病后的 1 小时内，其原因为心律失常，最多见为室颤。AMI 急性期死亡率下降得益于冠心病监护病房的设立、再灌注治疗及药物治疗的进展。2017 年我国居民 AMI 年死亡率为（58 ～ 76）/10 万。

【病因及发病机制】

STEMI 的基本病因是冠状动脉粥样硬化基础上一支或多支血管管腔急性闭塞，若持续时间达到 20 ～ 30 分钟或以上，即可发生 AMI。大量的研究已证明，绝大多数 STEMI 是由于不稳定的粥样斑块溃破，继而出血和管腔内形成血栓，从而使管腔闭塞。

促使斑块破裂出血及血栓形成的诱因：

（1）晨起 6 时至 12 时交感神经活动增强，机体应激反应性增强，心肌收缩力、心率、血压增高，冠状动脉张力增高。

（2）在饱餐特别是进食多量脂肪后，血脂增高，血黏稠度增高。

（3）重体力活动、情绪过分激动、血压剧升，或用力排便时，致左心室负荷明显加重。

（4）休克、脱水、出血、外科手术或严重心律失常，致心排血量骤降，冠状动脉灌注量锐减。

STEMI 可发生在频发心绞痛的患者，也可发生在原本无症状者中。STEMI 后发生严重的心律失常、休克、心力衰竭，均可使冠状动脉灌注量进一步降低，心肌坏死范围扩大。近来研究显示，14% 的 STEMI 患者行冠状动脉造影未见明显阻塞，被称为冠状动脉非阻塞性心肌梗死（myocardial infarction with non-obstructive coronary arteries，MINOCA），在最新指南中越来越受到重视，其病因包括斑块破裂或斑块侵蚀、冠脉痉挛、冠脉血栓栓塞、自发性冠脉夹层、Takotsubo 心肌病（应激性心肌病），以及其他类型的 2 型心肌梗死（包括贫血、心动过速、呼吸衰竭、低血压、休克，伴或不伴左心室肥厚的重度高血压、严重主动脉瓣疾病、心力衰竭、心肌病及药物毒素损伤等），这部分疾病治疗策略与阻塞性冠脉疾病不同，应早期发现并根据病因给予个体化治疗。

【病理解剖】

（一）冠状动脉病变

绝大多数 STEMI 患者冠脉内可见在粥样斑块的基础上有血栓形成，使管腔闭塞，但是由冠脉痉挛引起的管腔闭塞中，个别可无严重粥样硬化病变。此外，梗死的发生与原来冠脉受粥样硬化病变累及的血管数及所造成管腔狭窄程度之间未必呈平行关系。

（1）左前降支闭塞，引起左心室前壁、心尖部、下侧壁、前间隔和二尖瓣前乳头肌坏死。

（2）右冠状动脉闭塞，引起左心室膈面（右冠状动脉占优势时）、后间隔和右心室梗死，并可累及窦房结和房室结。

（3）左回旋支闭塞，引起左心室高侧壁、膈面（左冠状动脉占优势时）和左心房梗死，可能累及房室结。

（4）左主干闭塞，引起左心室广泛梗死。右心室和左、右心房梗死较少见。

（二）心肌病变

冠脉闭塞后20～30分钟，受其供血的心肌即有少数坏死，开始了AMI的病理过程。1～2小时绝大部分心肌呈凝固性坏死，心肌间质充血、水肿，伴有多量炎症细胞浸润。此后，坏死的心肌纤维逐渐被溶解，形成肌溶灶，随后渐有肉芽组织形成。

继发性病理变化有在心腔内压力的作用下，坏死心壁向外膨出，可产生心脏破裂（心室游离壁破裂、室间隔穿孔或乳头肌断裂）后逐渐形成室壁瘤。坏死组织1～2周后开始吸收并逐渐纤维化，在第6～8周形成瘢痕愈合，称为陈旧性心肌梗死。

【病理生理】

ACS具有共同的病理生理基础（详见“不稳定型心绞痛和非ST段抬高心肌梗死”部分）。STEMI的病理生理特征是心肌收缩功能丧失所产生的心室收缩功能降低、血流动力学异常和心室重构。

（一）心室功能

冠状动脉急性闭塞时，相关心肌组织依次发生4种异常收缩形式：①运动同步失调，即相邻心肌节段收缩时相不一致；②收缩减弱，即心肌缩短幅度减小；③无收缩；④反常收缩，即矛盾运动，收缩期膨出。于梗死部位发生功能异常的同时，受交感神经系统活力增加和Frank-Starling机制的影响，非梗死节段正常心肌在早期出现代偿性收缩运动增强，对维持心室整体收缩功能的稳定有重要意义。梗死面积大者，心室泵功能受到损害，心排血量、每搏输出量、血压和心室内压最大上升速率（d_p/d_{tmax}）峰值降低，收缩末期容积增加。收缩末期容积增加的程度是AMI后死亡率的重要预测指标。

（二）心室重构

AMI发生后，心室腔大小、形态和厚度发生变化，总称为心室重构，从而影响患者的心室功能和预后。重构是心室扩张和非梗死心肌肥厚等因素的综合结果，可使心室变形（球形变）。除梗死范围外，另两个影响心室扩张的重要因素是心室负荷状态和梗死相关动脉的通畅程度。心室压力升高有导致室壁张力增加和梗死扩展的危险，而通畅的梗死区相关动脉可加快瘢痕形成，加速梗死区组织的修复，减少梗死的扩展和心室扩张的危险。

1. *梗死扩展*　是指梗死心肌节段随后发生的面积扩大。导致梗死扩展的原因有：①肌束之间的滑动，致使单位容积内心肌细胞减少；②正常心肌细胞碎裂；③坏死区内组织丧失。梗死扩展的特征为梗死区不成比例地变薄和扩张。心尖部是心室最薄的部位，也是最容易受到梗死扩展损伤的区域。梗死扩展后，心力衰竭和室壁瘤等致命性并发症发生率增高，严重者可发生心室破裂。

2. *心室扩大*　心肌存活部分的心室扩大也与心室重构有重要关联。心室重构在梗死发生后立即开始，并持续数月甚至数年。在大面积梗死的情况下，为维持心搏量，有功能的心肌增加了额外负荷，可能会发生代偿性肥厚，这种适应性肥厚虽能代偿梗死所致心功能障碍，但存活的心肌最终也会受损，导致心室的进一步扩张、心脏整体功能障碍，最后发生心力衰竭。心室的扩张程度与梗死范围、梗死相关动脉的开放迟早和心室非梗死区的局部肾素-血管紧张素-醛固酮系统（RAAS）的激活程度有关。心室扩大及不同部位的心肌电生理特性的不一致，使患者有发生致命性心律失常的危险。

【临床表现】

与梗死的面积大小、部位、冠状动脉侧支血管情况密切有关。

（一）诱因

约有1/2的STEMI患者有诱因和前驱症状，如剧烈运动、创伤、情绪波动、急性失血、出血性或感染性休克、主动脉瓣狭窄、发热、心动过速等引起心肌耗氧增加的因素，都可能是心肌梗死的诱因。其他诱因还有呼吸道感染、各种原因引起的低氧血症、肺栓塞、低血糖、服用麦角制剂、应用可卡因和拟交感药、血清病、过敏极少见的黄蜂叮咬等。在变异型心绞痛患者中，反复发作的冠状动脉痉挛也可进展为STEMI。

（二）先兆

50%～81.2%的患者在发病前数日有乏力、胸部不适、活动时心悸、气急、烦躁、心绞痛等前驱症状，其中初发型心绞痛和恶化型心绞痛最为突出。心绞痛发作较以往频繁、性质较剧烈、持续较久、硝酸甘油疗效差、诱发因素不明显。疼痛时伴有恶心、呕吐、大汗和心动过速，或伴有心功能不全、严重心律失常、血压大幅度波动等，同时 ECG 示 ST 段一过性明显抬高或压低，T 波倒置或增高（“假性正常化”），应警惕近期内发生 AMI 的可能。发现先兆及时住院处理，可使部分患者避免发生 AMI。

（三）症状

1. *疼痛* 为最先出现的症状，疼痛强度轻重不一。对于原有心绞痛的患者，疼痛发生的部位和性质常类似于心绞痛，但多无明显诱因，且程度较重、持续时间较长，可达数小时或数天，休息和含服硝酸甘油片大部分患者不能缓解。患者常烦躁不安、出汗、恐惧或有濒死感。少数患者无明显疼痛，一开始即表现为休克或急性心力衰竭，在老年人和糖尿病患者中多见。部分患者疼痛位于上腹部，被误认为胃穿孔或急性胰腺炎等急腹症，部分患者疼痛放射至下颌、背部等。

2. *全身症状* 有发热、心慌等，由坏死物质吸收所引起，一般在疼痛发生 24 ～ 48 小时出现，程度与梗死范围常呈正相关，体温一般在 38℃左右，很少超过 39℃，持续约 1 周。

3. *胃肠道症状* 可伴有频繁的恶心、呕吐和上腹胀痛，与迷走神经受坏死心肌刺激和心排血量降低、组织灌注不足等有关。多见于下壁心肌梗死。

4. *心律失常* 见于 75% ～ 95% 的患者，多发生在起病后 1 ～ 2 周内，而以 24 小时内最多见，可伴乏力、头晕、晕厥等症状。各种心律失常中以室性心律失常最多，尤其是频发室早（每分钟 5 次以上）、成对出现或短阵室速，多源性或落在前一心搏的易损期（R on T 现象）需积极处理。房室传导阻滞和束支传导阻滞也较多见。完全性房室传导阻滞多见于下壁心肌梗死。前壁心肌梗死如发生房室或（和）室内传导阻滞表明梗死范围广泛。室上性心律失常则较少，多发生在心衰患者中。

5. *心力衰竭（心衰）* 可在起病最初几天内发生，或在疼痛、休克好转阶段出现，为梗死后心脏收缩力显著减弱或不协调所致。发生率为 32% ～ 48%。出现呼吸困难、咳嗽、发绀、烦躁等症状，严重者可发生肺水肿，随后可发生颈静脉怒张、肝大、水肿等右心衰竭表现。右心室梗死者一开始即可出现右心衰竭表现，伴血压下降。

6. *低血压和休克* 疼痛期间血压下降常见，未必是休克。如疼痛缓解而收缩压仍低于 80mmHg，有烦躁不安、面色苍白、皮肤湿冷、脉细而快、大汗淋漓、尿量减少（＜ 20ml/h）、神志淡漠等则为休克表现。休克多在起病后数小时至 1 周内发生，见于约 20% 的患者，主要是心源性，为心肌广泛（40% 以上）坏死、心排血量急剧下降所致。

根据有无心衰表现及其相应的血流动力学改变的严重程度，按 Killip 分级法（表 24-3-2）将 AMI 的心功能分为 4 级。

表 24-3-2 急性心肌梗死后心衰的 Killip 分级

Ⅰ级	无明显心功能损害证据
Ⅱ级	轻、中度心衰主要表现为肺底啰音（＜ 50% 的肺野）、第三心音及 X 线胸片上肺淤血的表现
Ⅲ级	重度心衰（肺水肿），啰音＞ 50% 的肺野
Ⅳ级	心源性休克

AMI 时，重度左心衰竭或肺水肿与心源性休克同样由左心室排血功能障碍所引起，两者可以不同程度合并存在，常统称为心脏泵衰竭。

Forrester 等对 AMI 患者血流动力学分级做了调整，并与临床进行对照，分为四级（表 24-3-3），Ⅰ～Ⅳ级的死亡率依次为 3%、9%、23%、51%。

表 24-3-3 Forrester 等对 AMI 患者血流动力学分级

Ⅰ级	无肺淤血和周围灌注不足；肺毛细血管压力（PCWP）和心排血指数（CI）正常
Ⅱ级	单有肺淤血；PCWP 增高（＞ 18mmHg），CI 正常 [＞ 2.2L/（min · m^2）]
Ⅲ级	单有周围灌注不足；PCWP 正常（＜ 18mmHg），CI 降低 [＜ 2.2L/（min · m^2）]，主要与血容量不足或心动过缓有关
Ⅳ级	合并有肺淤血和周围灌注不足；PCWP ＞ 18mmHg，CI ＜ 2.2L/（min · m^2）

（四）体征

STEMI 时心脏体征可在正常范围内，大多数无特异性：心脏可有轻度至中度增大；心率增快或减慢；心尖区第一心音减弱，可出现第四心音（心房性）奔马律，少数有第三心音（心室性）奔马律，反映左室舒张压和舒张期容积增高，常表示有左心室衰竭。10% ～ 20% 的患者在发病后 2 ～ 3 天出现心包摩擦音，多在 1 ～ 2 天消失，少数持续 1 周以上。发生二尖瓣乳头肌功能失调者或断裂者，心尖区可出现粗糙的收缩期杂音；发生室间隔穿孔者，胸骨左缘第 3、4 肋间新出现响亮的收缩期杂音伴有震颤。右室梗死较重者可出现颈静脉怒张，深吸气时更为明显。除发病极早期可出现一过性血压增高外，几乎所有患者在病程中都会有血压降低，起病前有高血压者，血压可降至正常；起病前无高血压者，血压可降至正常以下，且可能不再恢复到起病之前的水平。可有心律失常、休克或心力衰竭相关的其他体征。

【并发症】

STEMI 患者的并发症可分为机械性、缺血性、栓塞性和炎症性。主要的并发症包括：

1. 乳头肌功能失调或断裂（dysfunction or rupture of papillary muscle）　总发生率可高达 50%，二尖瓣乳头肌因缺血、坏死等使收缩功能发生障碍，造成不同程度的二尖瓣脱垂或关闭不全，心尖区出现收缩中晚期喀喇音和吹风样收缩期杂音，第一心音可不减弱，可引起心力衰竭。轻症者可恢复，其杂音可以消失。乳头肌整体断裂极少见，多发生在二尖瓣后乳头肌，多见于下壁心力衰竭梗死，心衰明显，可迅速发生肺水肿，约 1/3 的患者迅速死亡。

2. 心室游离壁破裂　3% 的 STEMI 患者可发生心室游离壁破裂，是心脏破裂最常见的一种，占 AMI 患者死亡的 10%。心室游离壁破裂常在发病 1 周内出现，早高峰在 AMI 后 24 小时内，晚高峰在 AMI 后 3 ～ 5 天。心室游离壁破裂的典型表现包括持续性心前区疼痛，可迅速发生循环衰竭、急性心脏压塞而猝死，ECG 呈电机械分离。心室游离壁破裂可为亚急性，形成包裹性心包积液或假性室壁瘤，患者能存活数月。

3. 室间隔穿孔　比心室游离壁破裂少见，0.5% ～ 2% 的 STEMI 患者会发生室间隔穿孔，常发生于 AMI 后 3 ～ 7 天。胸骨左缘突然出现粗糙的全收缩期杂音或可触及收缩期震颤，或伴有心源性休克和心衰者应高度怀疑室间隔穿孔，超声心动图检查可确诊。

4. 心室壁瘤（cardiac aneurysm）　主要见于左心室，发生率为 5% ～ 20%，体格检查可见左侧心界扩大、心脏搏动较广泛，可有收缩期杂音。瘤内发生附壁血栓时心音减弱。ECG 呈 ST 段持续抬高，X 线透视、超声心动图、放射性核素心脏血池显像及左心室造影可见局部心缘突出、搏动减弱或有反常搏动。很少发生破裂，但易出现快速室性心律失常、心衰和栓塞。

5. 栓塞（embolism）　发生率为 1% ～ 6%，见于起病后 1 ～ 2 周，如为左心室附壁血栓脱落所致，可引起脑、肾、脾或四肢等动脉栓塞，也可因下肢静脉血栓形成部分脱落所致，产生肺动脉栓塞。

6. 心肌梗死后综合征（post-infarction syndrome，Dressler 综合征）　为炎症性并发症，发生率为 1% ～ 5%，于心肌梗死后数周至数月内出现，可反复发生，表现为心包炎、胸膜炎或肺炎，有发热、胸痛、白细胞增多和血沉增快等症状，可能为机体对坏死物质的过敏反应。

【辅助检查】

（一）心电图

大部分 STEMI 患者做系列 ECG 检查时，都能记录到典型的 ECG 动态变化，但是许多因素限制了 ECG 对心肌梗死的诊断和定位的能力。这些因素有心肌损伤的范围、梗死的时间及其位置、束支传导阻滞、陈旧性心肌梗死（MI）、急性心包炎、电解质浓度异常及一些药物等。不过，标准 12 导联 ECG 的系列观察，仍然是临床上进行 MI 检出和定位的有效方法。

1. 特征性改变　有 Q 波 MI 者，在面向透壁心肌坏死区的导联上出现以下特征性改变：①宽而深的 Q 波（病理性 Q 波）；② ST 段抬高呈弓背向上型；③ T 波倒置，往往宽而深，两肢对称。在背向心肌梗死区的导联上则出现相反的改变，即 R 波增高、ST 段压低、T 波直立并增高。

2. 动态性改变　STEMI 患者的 ECG 动态改变包括：①起病数小时内可无异常，或出现异常高大、两肢不对称的 T 波，为超急性期改变。②数小时后，ST 段明显抬高、弓背向上，与直立的 T 波连接，形成单相曲线；数小时到 2 天内出现病理性Q波，同时R波减低，为急性期改变。③Q波在3～4天内稳定不变，以后70%～80%可永久存在，如不进行治疗干预，ST段抬高持续数日至2周左右，逐渐回到基线水平，T波则变为平坦或倒置，为亚急性期改变。④数周至数月以后，T波呈V形倒置、两肢对称、波谷尖锐，为慢性期改变，T波倒置可永久存在，也可在数月到数年内逐渐恢复。

3. 定位和范围　有Q波MI者，可根据出现特征性和动态性改变的导联数来判断心肌梗死的部位和范围（表24-3-4）。

表24-3-4　心肌梗死的心电图定位诊断

导联	前间隔	局限前壁	前侧壁	广泛前壁	下壁	下间壁	下侧壁	高侧壁	正后壁
V_1	+			+		+			
V_2	+			+		+			
V_3	+	+		+		+			
V_4		+		+					
V_5		+	+	+			+		
V_6			+				+		
V_7			+				+		+
V_8									+
aVR									
aVL		±	+	±	–	–	–	+	
aVF					+	+	+	–	
Ⅰ		±	+	±	–	–	–	+	
Ⅱ					+	+	+	–	
Ⅲ					+	+	+	–	

注：右心室心肌梗死不易通过心电图得到诊断，但V_{4R}导联的ST段抬高，可作为下壁合并右心室心肌梗死的参考指标。
“+”为正面改变，表示典型Q波、ST段上抬和T波变化。
“–”为反面改变，表示QRS主波向上、ST段下降及与“+”部位T波方向相反的T波。
“±”为可能有正面改变。

（二）血清心肌损伤标志物检查

1. 肌钙蛋白（cTn）　cTnT或cTnI的出现和增高是反映急性坏死的指标。高敏肌钙蛋白在AMI后1～2小时开始升高，cTnT在AMI后3～4小时开始升高，24～48天达到峰值，持续10～14天；cTnI在AMI后4～6小时或更早即可升高，11～24小时后达到峰值，7～10天降至正常。血清cTnT或cTnI均有高度敏感性和良好重复性；其动态变化过程与AMI时间、梗死范围大小、溶栓治疗及再灌注情况有密切关系。

2. 其他血清心肌损伤标志物　以往用于临床诊断AMI的血清酶学指标包括肌酸磷酸激酶（CK或CPK）及其同工酶CK-MB、门冬氨酸氨基转氨酶（AST，曾称GOT）、乳酸脱氢酶（LDH）及其同工酶。但因AST和LDH分布于全身许多器官，对AMI的诊断特异度较差，目前临床已不推荐应用。CK-MB诊断AMI的敏感度和特异度均较高，分别可达到92.3%和92.9%，CK/CK-MB在AMI起病后4小时内增高，16～24小时达高峰，3～4天恢复正常，其增高的程度能较准确地反映心肌梗死的范围。STEMI静脉内溶栓治疗时若冠状动脉再通，则CK/CK-MB的高峰距STEMI发病时间提早出现。肌红蛋白起病后2小时内升高，12小时内达高峰，24～48小时恢复正常，诊断特异度不高。

在以上所有指标中，cTnT或cTnI是最特异和敏感的心肌坏死指标。

（三）放射性核素检查

利用坏死心肌细胞中的钙离子能结合放射性锝-焦磷酸盐或坏死心肌细胞的肌凝蛋白可与其

特异性抗体结合的特点，静脉注射 ^{99m}Tc- 焦磷酸盐或 ^{111}In- 抗肌凝蛋白单克隆抗体进行“热点”扫描或照相，或者利用坏死心肌血供断绝和瘢痕组织中无血管，以致 ^{201}T1 或 ^{99m}Tc-MIBI 不能进入细胞的特点，静脉注射这些放射性核素进行“冷点”扫描或照相，两者均可显示心肌梗死的部位和范围。前者主要用于急性期，后者用于慢性期。用门电路闪烁照相法进行放射性核素心腔造影（常用 ^{99m}Tc 标记的红细胞或白蛋白），可观察心室壁的运动和左心室的射血分数，有助于判断心室功能，判断梗死后造成的室壁运动失调和室壁瘤。目前多用 SPECT 来检查。另有一种新的方法——正电子发射计算机断层显像（PET）可观察心肌的代谢变化，判断是否有存活心肌。

（四）超声心动图

根据超声心动图上所见的室壁运动异常可对心肌缺血区域做出判断，在评价有胸痛而无特征性 ECG 变化时，超声心动图可以帮助鉴别诊断。此外，该技术的早期使用可以评估心脏整体和局部功能、乳头肌功能不全和室间隔穿孔的发生。

（五）磁共振成像

磁共振成像对心肌显像具有时间与空间分辨率方面的优势，可评价室壁厚度、左室整体和节段性室壁运动。梗死区域心肌表现为厚度变薄，收缩活动减弱至消失或出现矛盾运动。结合药物（多巴酚丁胺）负荷则可精确评估心肌收缩储备能力，利用顺磁特性对比剂钆螯合剂（Gd-DTPA）的延迟增强显像，还可评价心肌灌注缺损、微血管床堵塞及心肌瘢痕或纤维化。磁共振成像可取代 PET，有可能成为评估心肌活力的标准方法。

（六）其他实验室检查

在起病 24 ～ 48 小时后，白细胞可增至（10 ～ 20）$\times 10^9$/L，中性粒细胞增多，嗜酸性粒细胞减少或消失，血沉加快，均可持续 1 ～ 3 周。起病数小时至 2 日血液中游离脂肪酸增高。CRP 的增高与预后不良有关，BNP 或 NT-proBNP 的升高提示心室壁张力的升高，反映心功能不全。

（七）选择性冠状动脉造影

冠状动脉造影可明确冠状动脉闭塞的部位，用于考虑行介入治疗者。

【诊断和鉴别诊断】

依据典型的临床表现、特征性的心电图改变及血清心肌损伤标志物水平动态改变，诊断本病并不困难。对于无症状的患者，诊断较困难。凡老年患者突然发生休克、严重心律失常、心力衰竭、上腹胀痛或呕吐等表现而原因未明者，或原有高血压而血压突然降低且无原因可循者，均应想到 AMI 的可能。此外，有较重而持续较久的胸闷或胸痛者，即使心电图无特征性改变，也应考虑本病的可能，都宜先按 AMI 处理，并在短期内反复进行心电图观察和血清心肌损伤标志物等测定，以确定诊断。当存在左束支传导阻滞图形时，AMI 的 ECG 诊断较困难，因它与 STEMI 的 ECG 变化相类似。此时，两个相关导联的 ST 段抬高或至少 2 个胸导联 ST 段抬高＞ 5mm，强烈提示 AMI。一般来说，有疑似症状并新出现左束支传导阻滞时，应按 STEMI 来治疗。对无病理性 Q 波的 AMI 和小的透壁性或非透壁性或微型 AMI，血清肌钙蛋白和 CK-MB 测定的诊断价值更大，参见“不稳定型心绞痛和非 ST 段抬高心肌梗死”部分。

2018 年 ESC 第四版心肌梗死指南将心肌梗死与心肌损伤区别开来。

1. 心肌损伤的标准　当有证据表明心肌肌钙蛋白（cTn）值升高，且大于 99% 参考值上限（URL）时，应使用心肌损伤一词。如果 cTn 值升高，则认为心肌损伤是急性的。

2. 心肌梗死的标准　有急性心肌缺血证据的情况下，存在由心脏生物标志物异常检出的急性心肌损伤。将 AMI 分为 5 种临床类型：

（1）1 型：与原发的冠状动脉事件如斑块糜烂、破裂、夹层形成等而引起的心肌缺血相关。诊断标准：检出 cTn 值升高至少有一次数值高于 99%URL，并至少伴有下述一项：①急性心肌缺血的症状；②新发缺血性 ECG 改变；③病理性 Q 波形成；④影像学示存活的心肌丢失或局部室壁运动异常，并与缺血病因一致；⑤通过冠状动脉造影或尸检确定冠状动脉血栓。

（2）2 型：AMI 继发于心肌的供氧和耗氧不平衡所导致的心肌缺血，如冠状动脉痉挛，微血管功能紊乱、冠状动脉栓塞、贫血、心律失常、高血压或低血压、非粥样硬化性冠状动脉夹层。诊断标准：检出 cTn 值升高，至少有一次数值高于 99% URL，并且有与冠状动脉血栓形成不相关的心肌氧供 / 需之间失衡的证据，并至少伴有下述一项：①急性心肌缺血的症状；②新发缺血性

ECG 改变；③病理性 Q 波形成；④影像学示存活心肌丢失或局部室壁运动异常。

（3）3 型：存在缺血性胸痛症状伴有新发缺血性心电图改变或室颤的心脏性猝死患者，死前未采集心肌标志物或心肌标志物未达到升高的时间窗，或尸检证实心肌梗死。

（4）4 型：① 4a 型，PCI 相关心肌梗死；② 4b 型，MI 与支架内血栓有关，经造影或尸检证实；③ 4c 型；MI 与支架内再狭窄或球囊扩张后再狭窄有关。

（5）5 型：与冠状动脉旁路移植术相关。

STEMI 需要与下列疾病相鉴别。

（一）心绞痛

尤其是不稳定型心绞痛。鉴别诊断要点见表 24-3-5。此外，还需与变异型心绞痛相鉴别。变异型心绞痛由 Prinzmetal 于 1959 年首先描述，心绞痛几乎都在静息时发生，常呈周期性，多发生在午夜至上午 8 时之间，常无明显诱因，历时 30 秒至 30 分钟。发作时 ECG 显示：相关导联的 ST 段短时间抬高、R 波增高，相对应导联的 ST 段压低；T 波可有高尖表现；常并发各种心律失常，由冠状动脉痉挛所致，多发生在已有冠状动脉狭窄的基础上，但其临床表现与冠状动脉狭窄程度不成正比，少数患者冠状动脉造影可正常。吸烟是本病的重要危险因素，麦角新碱或过度换气试验可诱发冠状动脉痉挛。药物治疗以非二氢吡啶类 CCB 和硝酸酯类最有效。病情稳定后根据冠状动脉造影结果再确定是否需要血运重建治疗。

表 24-3-5　心绞痛和心肌梗死的鉴别诊断要点

鉴别诊断项目	心绞痛	急性心肌梗死
疼痛		
部位	胸骨上、中段之后	相同，但可在较低位置或上腹部
性质	压榨性或窒息性	相似，但更剧烈
诱因	劳力、情绪激动、受寒、饱食	不如前者常有
时限	短，0.5 ～ 5 分钟或 15 分钟内	长，数小时或 1 ～ 2 天
频率	频繁发作	不频繁
硝酸甘油疗效	显著缓解	效果较差
气喘或肺水肿	极少	常有
血压	升高或无显著改变	降低，甚至发生休克
心包摩擦声	无	可有
坏死物质吸收的表现		
发热	无	常有
血白细胞增加（嗜酸性粒细胞减少）	无	常有
血沉增快	无	常有
血清心肌标志物增高	无	有
心电图变化	无变化或暂时性 ST 段和 T 波变化	有特征性和动态性变化

（二）急性肺动脉栓塞

可发生胸痛、咯血、呼吸困难、低氧血症和休克。但有右心负荷急剧增加的表现如发绀、肺动脉瓣区第二心音亢进、颈静脉充盈、肝大、下肢水肿等。ECG 示Ⅰ导联 S 波加深，Ⅲ导联 Q 波显著、T 波倒置，右胸导联 T 波倒置等改变。超声心动图检查可发现肺动脉高压、右心扩大和右心负荷增加的表现。肺动脉 CTA 检查对较大分支肺动脉栓塞的诊断价值较大。D- 二聚体正常基本可除外诊断。

（三）主动脉夹层

撕裂样疼痛，一开始即达高峰，常放射到胸、背、肋、腹、腰和下肢，两上肢的血压和脉搏可有明显差别，可有下肢暂时性瘫痪、偏瘫和主动脉瓣关闭不全的表现等有助鉴别。经食管超声心动图、胸部 X 线或磁共振成像有助于诊断，主动脉 CTA 可确诊。

（四）急性心包炎

尤其是急性非特异性心包炎可有较剧烈而持久的心前区疼痛。但心包炎的疼痛与发热同时出现，呼吸和咳嗽时加重，早期即有心包摩擦音；全身症状一般不如 AMI 严重；ECG 除 aVR 外，其余导联均有 ST 段弓背向下的抬高，T 波倒置，通常无异常 Q 波出现。

（五）急腹症

急性胰腺炎、消化性溃疡穿孔、急性胆囊炎、胆石症等，均有上腹部疼痛，可伴休克。仔细询问病史、体格检查、ECG 检查和血清心肌损伤标志物测定可协助鉴别诊断。

【治疗】

STEMI 是冠心病最危重的临床类型，宜及早发现、及早住院，并加强住院前的就地处理。治疗原则：尽快恢复心肌的血液灌注（到达医院 30 分钟内开始溶栓或 90 分钟内完成球囊扩张）以挽救濒死的心肌、防止梗死扩大或缩小心肌缺血范围，保护和维持心脏功能，及时处理严重心律失常、泵衰竭和各种并发症，防止猝死，使患者不但能度过急性期，且康复后还能保持尽可能多的有功能的心肌组织。

（一）院前急救

院前急救的基本任务是帮助 STEMI 患者安全、迅速地转运到医院，以便尽早开始再灌注治疗；重点是缩短患者就诊时间和院前检查、处理、转运所需的时间。尽早识别 AMI 的高危患者，直接送至有条件进行冠状动脉血管重建术的医院。送达医院急诊室后，力争在 10 ～ 20 分钟内完成病史采集、体检、ECG 检查和血样采集。对明确的 STEMI，应尽早开始再灌注治疗，在典型临床表现和 ECG ST 段抬高已能确诊为 AMI 时，绝不能因等待血清心肌坏死标志物结果而延误再灌注治疗。

（二）住院治疗

1. *监护和一般治疗*　参见“不稳定型心绞痛和非 ST 段抬高心肌梗死”部分。

2. *解除疼痛*　心肌再灌注治疗开通梗死相关血管、恢复缺血心肌的供血是解除疼痛最有效的方法。但再灌注治疗前可选用下列药物尽快解除疼痛。

（1）吗啡或哌替啶（度冷丁）：吗啡 2 ～ 4mg 静脉注射，必要时 5 ～ 10 分钟后重复，可减轻患者交感神经过度兴奋和濒死感。注意低血压和呼吸功能抑制的不良反应（但很少发生），或使用哌替啶 50 ～ 100mg 肌内注射。

（2）硝酸酯类：通过扩张冠状动脉、增加冠状动脉血流量及增加静脉容量而降低心室前负荷。大多数 AMI 患者有应用硝酸酯类药物指征，但在下壁心肌梗死、可疑右室梗死或明显低血压的患者（收缩压低于 90mmHg），尤其合并心动过缓时，不应使用硝酸酯类。

（3）β 受体阻滞剂：能减少心肌氧耗量和改善缺血区的氧供需平衡，缩小心肌梗死面积，减少复发性心肌缺血、再梗死、室颤及其他恶性心律失常，对降低急性期病死率有确定的疗效。排除下列情况者，应在发病 24 小时内尽早常规应用：①心力衰竭；②低心排血量状态；③心源性休克；④其他使用 β 受体阻滞剂的禁忌证（P-R 间期＞ 0.24 秒、二度或三度房室传导阻滞、哮喘发作期或反应性气道疾病）。一般首选心脏选择性的药物，如阿替洛尔、美托洛尔和比索洛尔。口服从小剂量开始（相当于目标剂量的 1/4），逐渐递增，使静息心率降至 55 ～ 60 次 / 分。β 受体阻滞剂可用于 STEMI 后的二级预防，能降低发病率和死亡率。患者有剧烈的缺血性胸痛或伴有血压显著升高且其他处理未能缓解时，也可静脉应用。

3. *抗血小板治疗*　所有 STEMI 患者均应使用抗血小板治疗，药物种类和用法参见“不稳定型心绞痛和非 ST 段抬高心肌梗死”部分。负荷量后给予维持剂量。GP Ⅱ b/ Ⅲ a 受体拮抗剂主要辅助介入治疗，尤其是对血栓负荷重者，可改善患者的预后。

4. *抗凝治疗*（anticoagulation therapy）　凝血酶把纤维蛋白原转变为纤维蛋白是形成血栓的重要环节，因此抑制凝血酶的活性至关重要。抗凝治疗可建立和维持梗死相关血管的通畅，并可预防深静脉血栓形成、肺动脉栓塞和心室内血栓形成。无论患者是否使用再灌注治疗，均应给予抗凝治疗。常用的抗凝药包括普通肝素（UFH）、低分子量肝素（LMWH）、磺达肝癸钠和比伐卢定。对于接受溶栓或无计划再灌注治疗的患者，磺达肝癸钠有利于降低病死率和再梗死率，而不增加出血并发症。无严重肾功能不全的患者［血清肌酐＜ 265μmol/L（3mg/dl）］，初始静脉注射

2.5mg，随后每天皮下注射 1 次（2.5mg），最长 8 天。STEMI 患者直接 PCI 时，需联合普通肝素治疗，以减少导管内血栓形成。直接 PCI，尤其出血风险高的患者推荐应用比伐卢定，先静脉推注 0.75mg/kg，再静脉滴注 1.75mg/（kg·h）直至操作结束 3 ～ 4 小时。

5. 再灌注治疗　及早再通闭塞的冠状动脉，使心肌得到再灌注，是 STEMI 治疗最为关键的措施，可挽救濒死心肌、缩小心肌梗死的范围，从而显著改善患者预后。影响再灌注治疗效果的主要因素是发病至治疗开始的时间。对于 STEMI 患者来说，时间就是心肌，时间就是生命，因此医疗机构应优化流程、分秒必争，尽量缩短患者入院至再灌注治疗开始的时间，对溶栓治疗，要求入院到开始溶栓治疗（door to needle）的时间小于 30 分钟，而对直接 PCI 术患者，要求入院至球囊扩张时间应小于 90 分钟。

（1）溶栓治疗：纤维蛋白溶解药物被证明能减少冠状动脉内血栓，早期静脉应用溶栓药物能提高 STEMI 患者的生存率。而对于非 ST 段抬高型 ACS，溶栓治疗无益，因此标准溶栓治疗目前仅用于急性 STEMI 患者。对于患者预计做直接 PCI 时间须大于 120 分钟时，可首选溶栓策略，力争在 10 分钟内给予患者溶栓药物。

1）溶栓治疗的适应证和禁忌证：见表 24-3-6，严重出血（尤其是致命性颅内出血）是限制溶栓使用的主要因素。应衡量患者溶栓治疗的益处和出现出血等并发症的风险来决定是否采用溶栓治疗。如对于年龄＞ 75 岁的 STEMI 患者，溶栓治疗会增加脑出血的并发症，是否溶栓治疗需权衡利弊。如患者为广泛前壁 STEMI，具有很高的心源性休克和死亡发生率，在无条件行急诊介入治疗的情况下仍应进行溶栓治疗。

2）溶栓前准备：①检查血常规、血小板计数、出凝血时间、APTT 及血型，配血备用；②即刻嚼服阿司匹林 300mg。

表 24-3-6　溶栓治疗的适应证和禁忌证

适应证	禁忌证	
	绝对禁忌证	相对禁忌证
（1）胸痛符合 STEMI （2）相邻两个或更多导联 ST 段抬高（胸导联 ≥ 0.2mV，肢导联 ≥ 0.1mV）或新出现的左束支传导阻滞 （3）发病 12 小时以内，最佳的时间是 3 小时内。若 12 ～ 24 小时，患者仍有严重胸痛，并且 ST 段抬高导联有 R 波者，可以考虑溶栓治疗 （4）年龄＜ 75 岁	（1）有出血性脑血管意外史，或半年内有缺血性脑血管意外（包括 TIA）史者 （2）已知的颅内肿瘤或畸形、中枢神经系统受损 （3）活动性内脏出血（月经除外） （4）可疑主动脉夹层	（1）近期（2 ～ 4 周）做过外科手术或活体组织检查，心肺复苏术后（体外心脏按压、心内注射、气管插管），或有外伤史者 （2）近期（＜ 2 周）曾有不能实施压迫的血管穿刺 （3）未控制的严重高血压（＞ 180/110mmHg）或慢性严重高血压病史 （4）对扩容和升压药无反应的休克 （5）妊娠 （6）感染性心内膜炎 （7）心脏瓣膜病变合并房颤且高度怀疑左心房内有血栓者 （8）糖尿病合并视网膜病变者 （9）出血性疾病或有出血倾向者，已在抗凝治疗中 （10）近期（2 ～ 4 周）有内脏出血，或活动性消化性溃疡

3）溶栓药物：①非特异性溶栓剂，对血栓部位或体循环中纤溶系统均有作用的尿激酶（UK 或 rUK）和链激酶（SK 或 rSK）；②选择性作用于血栓部位纤维蛋白的药物，有组织型纤溶酶原激活剂（tPA），重组组织型纤溶酶原激活剂（r-tPA）；③单链尿激酶型纤溶酶原激活剂（SCUPA）、甲氧苯基化纤溶酶原链激酶激活剂复合物（APSAC）；④新的溶栓剂，有 TNK-组织型纤溶酶原激活剂（TNK-tPA）、瑞替普酶（reteplase，rPA）、拉诺普酶（lanoteplase，nPA）、葡激酶（staphylokinase，SAK）等。

4）给药方案：多选静脉注射给药，冠状动脉内给药只用于介入性诊治过程中并发的冠状动脉内血栓，剂量常用全身静脉给药量的 50%。① UK：30 分钟内静脉滴注（150 ～ 200）万 IU；冠状动脉内用药剂量减半。② SK：150 万 IU 静脉滴注，60 分钟内滴完；对链激酶过敏者禁用。③ r-tPA：100mg 在 90 分钟内静脉给予，先静脉注射 15mg，继而 30 分钟内静脉滴注 50mg，其后 60 分钟内再给予 35mg；用 r-tPA 前先用肝素 5000IU 静脉注射，用药后继续以肝素 700 ～ 1000IU/h 持续静脉滴注共 48 小时，以后改为皮下注射 7500IU 每 12 小时一次，连用 3 ～ 5 天（也可用低分子量肝素代替）。

5）溶栓再通的判断指标

直接指征：冠状动脉造影观察血管再通情况。通常采用 TIMI（thrombolysis in myocardial infarction）分级：① TIMI 0 级，梗死相关冠状动脉完全闭塞，远端无造影剂通过；② TIMI 1 级，少量造影剂通过血管阻塞处，但远端冠状动脉不显影；③ TIMI 2 级，梗死相关冠状动脉完全显影，但与正常血管相比血流较缓慢；④ TIMI 3 级，梗死相关冠状动脉完全显影且血流正常。根据 TIMI 分级达到 2 级和 3 级者，表明血管再通。

间接指征：① ECG 抬高的 ST 段于 2 小时内回降＞ 50%；②胸痛于 2 小时内基本消失；③ 2 小时内出现再灌注性心律失常（短暂的加速性室性自主节律，房室或束支传导阻滞突然消失，或下后壁心肌梗死的患者出现一过性窦性心动过缓、窦房传导阻滞）或低血压状态；④血清 CK-MB 峰值提前出现在发病 14 小时内。具备上述 4 项中 2 项或 2 项以上者，考虑再通；但第②和③两项组合不能被判定为再通。

（2）经皮冠状动脉介入治疗：若患者在救护车或无 PCI 能力的医院，预计在 120 分钟内可转运至有 PCI 条件的医院并完成 PCI，则首选直接 PCI 策略，力争在 90 分钟内完成再灌注；或患者在可行 PCI 的医院，则应力争在 60 分钟内完成再灌注。这些医院的基本条件包括：①能在患者入院 60 分钟内施行 PCI；②心导管室每年 PCI 术＞ 100 例，并有心外科支持的条件；③施术者每年独立施行 PCI ＞ 50 例；④ AMI 直接 PCI 成功率在 90% 以上；⑤在所有送心导管室的 AMI 患者中，能实际完成 PCI 者达 85% 以上。

1）直接 PCI 术（未经溶栓治疗直接进行 PCI 术）已被公认为首选的最安全有效的恢复心肌再灌注的治疗手段，梗死相关血管的通畅率高于药物溶栓治疗。尽早应用可恢复心肌再灌注，降低近期病死率，预防远期的心力衰竭发生，尤其对来院时发病时间已超过 3 小时或对溶栓治疗有禁忌的患者。施行 PCI 的适应证：①症状发作 12 小时以内并且有持续新发的 ST 段抬高或新发左束支传导阻滞的患者；② 12 ～ 48 小时若患者仍有心肌缺血证据（仍然有胸痛和 ECG 变化），亦可尽早接受介入治疗。

2）补救性 PCI：溶栓治疗后仍有明显胸痛，抬高的 ST 段无明显降低者，应尽快行冠状动脉造影，如显示 TIMI 0 ～ 2 级血流，宜立即施行补救性 PCI。

3）溶栓治疗再通者的 PCI：溶栓成功后可实施急诊冠脉造影，必要时进行梗死相关动脉血运重建治疗，可缓解重度残余狭窄导致的心肌缺血，降低再梗死的发生；溶栓成功后稳定的患者，冠状动脉造影的最佳时间是溶栓成功后 2 ～ 24 小时。

（3）CABG：下列患者可考虑进行急诊 CABG。①施行溶栓治疗或 PCI 后仍有持续的或反复的胸痛，应争取在 6 ～ 8 小时施行紧急 CABG 术，但死亡率明显高于择期 CABG；②冠状动脉造影显示高危冠状动脉病变（左冠状动脉主干病变）；③有 MI 并发症如室间隔穿孔或乳头肌功能不全所引起的严重二尖瓣反流。

6. 其他药物治疗

（1）ACEI/ARB：ACEI 如卡托普利、雷米普利、培垛普利等有助于改善恢复期心肌的重构、降低 AMI 的病死率、减少充血性心力衰竭的发生，特别是对前壁 MI、心力衰竭或心动过速的患者。因此，除非有禁忌证，所有 STEMI 患者应全部选用 ACEI。给药时应从小剂量开始，逐渐增加至目标剂量。对于不能耐受 ACEI 的患者（如严重咳嗽反应），血管紧张素Ⅱ受体拮抗剂也是一种有效的选择，但目前不是改善 AMI 预后的一线治疗。

（2）调脂药物：所有 ACS 患者均能从他汀类药物调脂治疗中获益，且宜尽早应用，除了对 LDL-C 降低带来的益处外，他汀类药物还通过抗炎、改善内皮功能和稳定斑块等作用而达到二级预防作用，常用药物及用法参见“不稳定型心绞痛和非 ST 段抬高心肌梗死”部分。

（3）β 受体阻滞剂和钙通道阻滞剂：在起病的早期，如无禁忌证可尽早使用美托洛尔、阿替洛尔和卡维地洛等 β 受体阻滞剂，尤其前壁 AMI 伴有交感神经功能亢进者，可以防止梗死范围的扩大，改善急慢性期的预后，但应注意其对心脏收缩功能的抑制。钙通道阻滞剂中的地尔硫䓬可有类似效果，如有 β 受体拮抗剂禁忌者可考虑使用。不推荐 AMI 患者常规使用钙通道阻滞剂。

7. 抗心律失常治疗　心律失常必须及时消除，以免演变为严重心律失常甚至猝死。

（1）室性心律失常：发生室颤时，尽快采用非同步直流电除颤，发生持续性多形性室速采用同步直流电复律。单形性室速药物疗效不满意时也应尽早用同步直流电复律。

（2）一旦发现室性期前收缩或室速，立即用利多卡因 50 ～ 100mg 静脉注射，每 5 ～ 10 分钟重复 1 次，至期前收缩消失或总量已达 300mg，继以 1 ～ 3mg/min 的速度滴注维持（100mg 加入 5% 葡萄糖液 100ml，滴注 1 ～ 3ml/min）。如室性心律失常反复可用胺碘酮治疗。

（3）对缓慢性心律失常，可用阿托品 0.5 ～ 1mg 肌内或静脉注射。

（4）房室传导阻滞发展为二度或三度，伴有血流动力学障碍者，宜用临时人工心脏起搏器治疗，待传导阻滞消失后撤除。

（5）室上性快速心律失常可选用维拉帕米、地尔硫䓬、美托洛尔或胺碘酮等药物治疗；不能控制时，可考虑用同步直流电复律治疗。

8. 抗低血压和心源性休克治疗　根据休克的不同原因分别处理。

（1）补充血容量：约 20% 的患者由于呕吐、出汗、发热、使用利尿剂和不进饮食等原因而有血容量不足，但又要防止补充过多而引起心衰。可根据血流动力学监测结果来决定输液量。如中心静脉压低，在 5 ～ 10cmH_2O，肺毛细血管楔压在 6 ～ 12mmHg 以下，提示心排血量低、血容量不足，可静脉滴注低分子右旋糖酐或 5% ～ 10% 葡萄糖液，输液后如中心静脉压上升＞ 18cmH_2O，肺毛细血管楔压＞（15 ～ 18）mmHg，则应停止。右心室梗死时，中心静脉压的升高则不是补充血容量的禁忌。

（2）应用升压药：补充血容量，血压仍不升，而肺毛细血管楔压和心排血量正常时，提示周围血管张力不足，可选用血管收缩药。①多巴胺：10 ～ 30mg 加入 5% 葡萄糖液 100ml 中静脉滴注，也可和间羟胺同时滴注。②多巴酚丁胺：20 ～ 25mg 溶于 5% 葡萄糖液 100ml 中，以 3 ～ 10μg/（kg · min）的剂量静脉滴注，其作用与多巴胺相类似，但增加心排血量的作用较强，增快心率的作用较轻，无明显扩张肾血管的作用。③间羟胺（间羟胺）：10 ～ 30mg 加入 5% 葡萄糖液 100ml 中静脉滴注，或 5 ～ 10mg 肌内注射。④去甲肾上腺素：作用与间羟胺相同，但较快、较强而较短，0.5 ～ 1mg（1 ～ 2mg 重酒石酸盐）加入 5% 葡萄糖液 100ml 中静脉滴注。渗出血管外易引起局部组织损伤及坏死，如同时加入 2.5 ～ 5mg 酚妥拉明可减轻局部血管收缩的作用。

（3）应用血管扩张剂：经上述处理，血压仍不升，而肺毛细血管楔压增高，心排血量低，或周围血管显著收缩，以至四肢厥冷并有发绀时，可用血管扩张剂以减低周围循环阻力和心脏的后负荷、降低左心室射血阻力、增强收缩功能，从而增加心排血量、改善休克状态。血管扩张剂要在血流动力学严密监测下谨慎应用，硝酸酯类、硝普钠、酚妥拉明均可使用。

（4）治疗休克的其他措施：包括纠正酸中毒及电解质紊乱、避免脑缺血、保护肾功能，必要时应用糖皮质激素。

上述治疗无效时可用 IABP 以增高舒张期动脉压而不增加左心室收缩期负荷，并有助于增加冠状动脉灌流，使患者获得短期的循环支持。对持续性心肌缺血、顽固性室性心律失常、血流动力学不稳定或休克的患者，如存在严重的冠状动脉狭窄病变，应尽早做冠状动脉造影，随即施行 PCI 或 CABG，可挽救部分患者的生命。

（5）中医中药治疗：祖国医学用于“回阳救逆”的四逆汤（熟附子、干姜、炙甘草）、独参汤或参附汤，对治疗本病伴血压降低或休克者有一定疗效。患者如兼有阴虚表现时可用生脉散（人参、五味子、麦冬）。

9. 心力衰竭治疗　主要是治疗左心室衰竭，病情较轻者，给予袢利尿剂（如静脉注射呋塞米 20 ～ 40mg，每日 1 次或 2 次），可降低左心室充盈压。病情严重者，可应用血管扩张剂（如静脉注射硝酸甘油）以降低心脏前后负荷。血流动力学监测对危重患者的治疗有指导作用。只要外周动脉收缩压持续＞ 100mmHg，即可用 ACEI。开始治疗最好给予小剂量的短效 ACEI（如口服卡托普利 3.125 ～ 6.25mg，每 4 ～ 6 小时 1 次；如能耐受，则逐渐增加剂量），一旦达到最大剂量（卡托普利的最大剂量为 50mg，每日 3 次），即用长效 ACEI（如福辛普利、赖诺普利、雷米普利）取代作为长期应用。如心力衰竭持续在NYHA心功能分级Ⅱ级或Ⅱ级以上，应加用醛固酮拮抗剂（如依普利酮、螺内酯）。严重心力衰竭者给予主动脉内球囊反搏可提供短期的血流动力学支持。若血管重建或外科手术修复不可行，应考虑心脏移植。永久性左心室或双心室植入式辅助装置可用作心脏移植前的过渡，如不可能做心脏移植，左心室辅助装置有时可作为一种永久性治疗。这种装置偶可使患者康复并可在3～6个月去除。

10. *并发症治疗*　有附壁血栓形成者，抗凝治疗可减少栓塞的危险，如无禁忌证，治疗开始即静脉应用足量肝素，随后给予华法林3～6个月，使INR维持在2～3。当左心室扩张伴弥漫性收缩活动减弱、存在室壁膨胀瘤或慢性房颤时，应长期应用抗凝药和阿司匹林。室壁膨胀瘤形成伴左心室衰竭或心律失常时可行外科切除术。AMI时ACEI的应用可减轻左心室重构和降低室壁膨胀瘤的发生率。并发室间隔穿孔、急性二尖瓣关闭不全都可导致严重的血流动力学改变或心律失常，宜积极采用手术治疗，但手术时机最好应延迟至AMI后4～6周。如血流动力学不稳定持续存在，尽管手术死亡危险很高，也宜早期进行。假性室壁瘤是左心室游离壁的不完全破裂，可通过外科手术修补。心肌梗死后综合征严重病例必须用其他非甾体抗炎药（NSAID）或皮质类固醇短程冲击治疗，但大剂量NSAID或皮质类固醇的应用不宜超过数天，因它们可能干扰AMI后心室肌的早期愈合。肩手综合征可用理疗或体疗。

11. *右室心肌梗死的处理*　治疗措施与左心室MI略有不同，右室MI时常引起右心衰竭伴低血压而无左心衰的表现，其血流动力学检查常显示中心静脉压、右心房和右心室充盈压增高，而肺毛细血管楔压、左心室充盈压正常甚至下降。治疗宜补充血容量，从而增高心排血量和动脉压。在血流动力学监测下、静脉滴注输液，24小时内可给予3～6L液体，直到低血压得到纠正。如肺毛细血管楔压达15mmHg，即应停止。如此时低血压未能纠正，可用正性肌力药物，以多巴酚丁胺为优。不能用硝酸酯类药和利尿剂，它们可降低前负荷（从而减少心排血量），引起严重的低血压，伴有房室传导阻滞时，可予以临时心脏起搏。

12. *康复和出院后治疗*　出院后最初3～6周体力活动应逐渐增加。鼓励患者恢复中等量的体力活动（步行、体操、太极拳等）。如AMI后6周仍能保持较好的心功能，则绝大多数患者都能恢复其所有的正常活动。与生活方式、年龄和心脏状况相适应的有规律的运动计划，可降低缺血事件发生的风险，增强总体健康状况。对患者的生活方式提出建议，进一步控制危险因素，可改善患者的预后ABCDE方案，对于指导治疗及二级预防有帮助。

【预后及二级预防】

预后与梗死范围的大小、侧支循环产生的情况及治疗是否及时有关。急性期住院死亡率过去一般为30%左右；采用监护治疗后，死亡率降至15%左右；再灌注时代阿司匹林、药物溶栓治疗及介入治疗后进一步降至6.5%左右。死亡多在第一周内，尤其是在数小时内，发生严重心律失常、休克或心力衰竭者，病死率尤高。影响MI患者远期预后的主要是心功能不全和心律失常。心肌梗死后有效的二级预防治疗，可以减少再次缺血事件的发生，降低近、远期并发症。积极的二级预防包括以下几个方面：①生活方式的改变：戒烟、控制体重、适当锻炼、心脏康复。②阿司匹林：终身服药。③氯吡格雷。④血管紧张素转化酶抑制剂：心力衰竭、前壁心肌梗死、既往有心肌梗死病史患者建议使用，其目的在于减少心室重构；如果患者不能耐受，可用血管紧张素受体阻滞剂替代。⑤醛固酮受体拮抗剂：没有严重肾功能障碍或高钾血症的患者，如果LVEF＜40%或者伴有心力衰竭或糖尿病，可选用。⑥他汀类药物：需长期使用。⑦β受体阻滞剂。

三、冠状动脉疾病的其他表现形式

（一）冠状动脉痉挛

冠状动脉痉挛是一种特殊类型的冠状动脉疾病。正常血管或粥样硬化病变部位均可发生痉挛。其临床表现和治疗方案与冠状动脉粥样硬化性心脏病有明显的差别。患者常较年轻，除吸烟外，大多数患者缺乏动脉粥样硬化的经典危险因素。吸烟、酒精和毒品是冠状动脉痉挛的重要诱发因素。

临床表现为静息心绞痛，无体力劳动或情绪

激动等诱因。发病时间大部分在午夜至上午 8 时之间。患者常因恶性心律失常伴发晕厥。少数患者冠状动脉持续严重痉挛，可导致急性心肌梗死甚至猝死。

冠状动脉痉挛一般具有自行缓解的特性，心电图和常规冠状动脉造影难以捕捉，因此确诊常需要做乙酰胆碱或麦角新碱激发试验。

在戒烟戒酒基础上，钙通道阻滞剂和硝酸酯类药物是治疗冠状动脉痉挛的主要手段。β 受体拮抗剂可以加重或诱发痉挛，但伴有固定狭窄的患者并非禁忌。冠状动脉痉挛一般预后良好，5 年生存率可高达 89% ～ 97%。多支血管或左主干痉挛患者预后不良。

（二）冠脉心肌桥

冠状动脉走行于心外膜下的结缔组织中，如果一段冠状动脉走行于心肌内，这束心肌纤维即被称为心肌桥，走行于心肌桥下的冠状动脉被称为壁冠状动脉。冠状动脉造影显示该节段血管管腔收缩期受挤压，舒张期恢复正常，被称为“挤奶现象”。冠状动脉造影时心肌桥检出率为 0.15% ～ 16%，尸体解剖时检出率高达 15% ～ 85%，说明大部分心肌桥并没有临床意义。由于壁冠状动脉在每一个心动周期的收缩期被挤压，如挤压严重可产生远端心肌缺血，临床上可表现为类似心绞痛的症状、心律失常甚至 LAMI 或猝死。另外，心肌桥的存在，还可导致其近端的收缩期前向血流逆转而损伤该处的内膜血管，所以该处容易形成动脉粥样硬化斑块。

β 受体阻滞剂及钙通道拮抗剂等减弱心肌收缩力的药物可有效缓解症状。曾有人尝试植入支架治疗壁冠状动脉受压，但大多数支架发生内膜增生和再狭窄，因此不提倡。手术分离壁冠状动脉曾被认为是根治本病的方法，但也有再复发的病例。一旦确诊，除非绝对需要，应避免使用硝酸酯类药物及多巴胺等正性肌力药物。

（三）微血管性心绞痛（X 综合征）

微血管性心绞痛通常指患者具有心绞痛或类似心绞痛的症状，运动平板试验出现 ST 段下移而冠状动脉造影无异常发现。此类患者占因胸痛而行冠状动脉造影检查患者总数的 10% 左右。本病可能与血管内皮功能异常和微血管功能障碍有关。

本病以女性多见（大多在绝经前）。平时心电图可正常，也可有非特异性 ST-T 改变。运动负荷试验或心房调搏术可监测到冠状静脉窦乳酸含量增加。血管内超声及多普勒血流测定显示可有冠状动脉内膜增厚、早期动脉粥样硬化斑块形成及冠状动脉血流储备降低。

本病的预后通常良好，但由于临床症状的存在，常使患者反复就医，导致各种检查措施的过度应用、药品的消耗以及生活质量的下降，日常工作受影响。

治疗药物有抗心肌缺血药物（β 受体阻滞剂、硝酸酯类、尼可地尔及钙通道阻滞剂）、曲美他嗪和麝香保心丸等，可以改善部分患者症状。ACEI 和他汀类具有改善内皮功能的作用，疗效尚不肯定。

四、典型病例分析

患者，男性，45 岁，因“胸痛伴大汗 6 小时”入院。现病史：患者入院 6 小时前搬运重物时突发胸痛，左胸部压榨样疼痛，程度剧烈，不能忍受，伴左上肢及背部放射痛及全身大汗，无头晕头痛，无黑矇、晕厥，无呼吸困难，无咳嗽咳痰，无反酸嗳气，无恶心呕吐。14：58 至医院急诊就诊，14：59 查心电图提示 V_1 ～ V_4 导联病理性 Q 波形成，ST 段抬高 0.1 ～ 0.4mV，诊断为急性前壁 ST 段抬高心肌梗死，15：04 予以阿司匹林 300mg、替格瑞洛 180mg 嚼服，15：20 结束谈话取得知情同意，15：34 送到导管室，15：50 开始造影，造影结果显示前降支近段闭塞，16：02 导丝通过前降支闭塞病变处，送入 3.5mm × 28mm EXCEL 支架一枚，手术顺利，术后拟“急性前壁 ST 段抬高心肌梗死”收住入院。

既往史：有高血压病史 5 年余，最高血压 155/100mmHg，未服用降压药物。否认糖尿病病史，否认其他慢性疾病病史。

个人史：吸烟 20 余年，约 40 支 / 天，未戒烟；否认饮酒史。

家族史：否认遗传性疾病病史。

查体：T 36.8℃，P 95 次 / 分，R 18 次 / 分，BP 115/74mmHg，神志清，精神差，急性病容，双肺呼吸音清，未闻及干、湿啰音，心尖搏动位于左锁骨中线内 0.5cm，强度适中，未扪及震颤及心包摩擦感，心界不大，HR 95 次 / 分，律齐，心脏各瓣膜听诊区未闻及杂音及心包摩擦音，腹软无压痛反跳痛，肝脾肋下未触及，双下肢无水肿。

辅助检查：肌钙蛋白 I 27.23ng/ml，BNP 141.93pg/ml。查心肌酶谱：天冬氨酸氨基转移酶 247U/L，乳酸脱氢酶 710U/L，肌酸激酶 4092U/L，肌酸激酶同工酶 254.21ng/ml，肌红蛋白 960.9μg/L。血常规 +SCRP：白细胞 13.15 × 10^9/L，中性粒细胞 84.1%，高敏 C 反应蛋白 12.59mg/L。心电图：窦性心律，V_1 ～ V_4 导联病理性 Q 波形成，ST 段抬高 0.1 ～ 0.4mV，T 波倒置（图 24-3-2）。

冠状动脉造影结果：左主干无明显狭窄，前降支近端闭塞，回旋支无明显狭窄，钝缘支无明显狭窄，TIMI 血流 3 级，右冠优势型，无明显狭窄，后降支无明显狭窄，左室后支无明显狭窄，TIMI 血流 3 级。LAD 植入 3.5mm × 28mm EXCEL 支架一枚，TIMI 血流 3 级（图 24-3-3）。

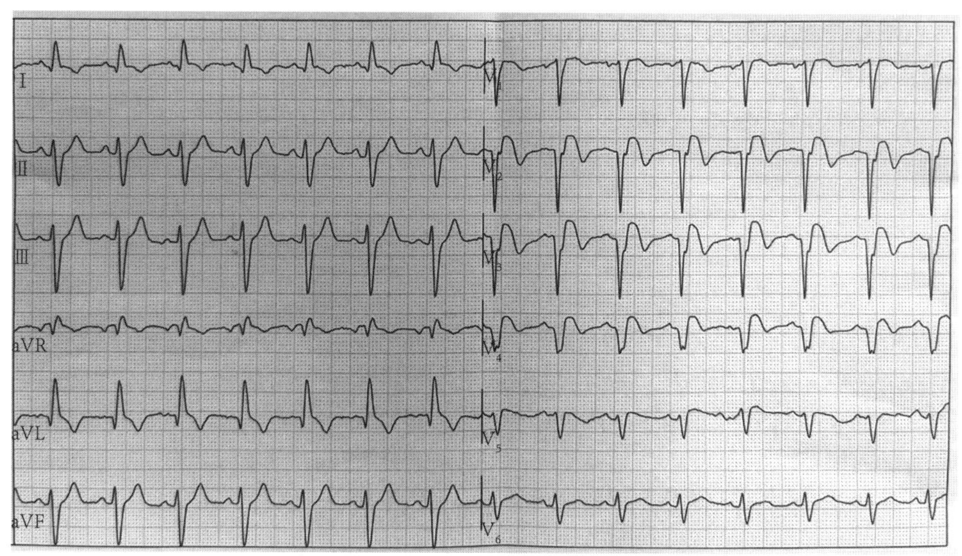

图 24-3-2　入院时标准 12 导联心电图

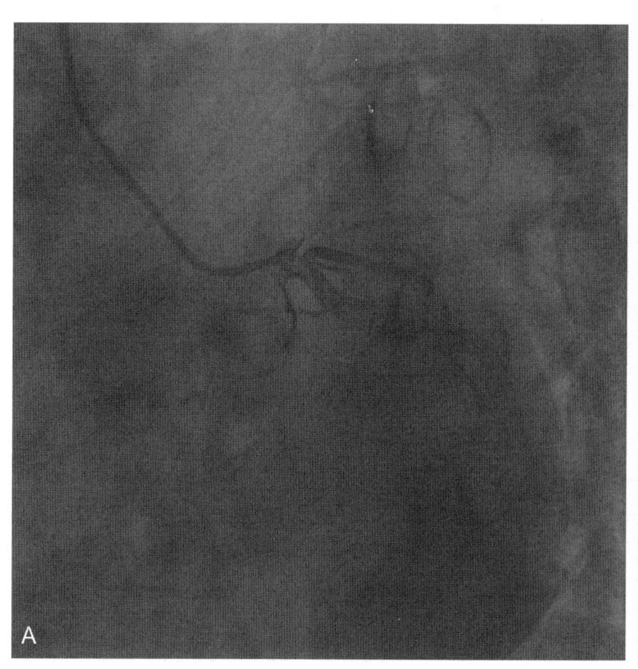

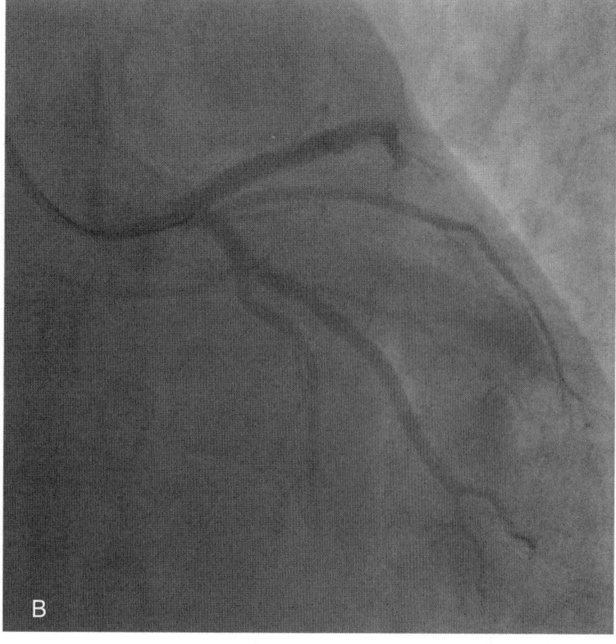

图 24-3-3　PCI 术前（A）和术后（B）冠状动脉造影图

诊断：

（1）冠状动脉粥样硬化性心脏病；急性前壁ST段抬高心肌梗死；Killip Ⅰ级。

（2）高血压2级（很高危）。药物治疗方案：拜阿司匹林：0.1g，口服，1次/日。替格瑞洛：90mg，口服，2次/日，美托洛尔缓释片：47.5mg，口服，1次/日。培哚普利片：4mg口服，1次/日。麝香保心丸：2颗口服，3次/日。

（杨德业　陈国藩　边丽雅）

第四节　慢性冠状动脉综合征

2019年欧洲心脏病学会慢性冠状动脉综合征诊断和管理指南将冠心病（coronary artery disease，CAD）重新分类为急性冠脉综合征（acute coronary syndrome，ACS）和慢性冠脉综合征（chronic coronary syndrome，CCS），CCS涵盖除了急性冠脉血栓形成主导的临床表现以外，无症状心肌缺血、血管痉挛与微循环病变的冠心病的不同发展阶段。此次修订依据于冠心病是一个动脉粥样硬化斑块积累和冠脉循环功能改变的动态过程，其有相对稳定期，也可由于斑块破裂、斑块侵蚀及钙化结节等因素而不稳定，强调了冠心病的动态性。最常见的6种CCS临床情况包括：①疑似CAD和有“稳定”心绞痛症状，无论有无呼吸困难的患者；②新出现的心力衰竭或左心室功能障碍，怀疑CAD的患者；③在ACS后1年内无症状或症状稳定的患者，或近期行血运重建的患者；④无论有无症状，在最初诊断或血运重建后1年以上的患者；⑤心绞痛、疑似血管痉挛或微循环疾病的患者；⑥筛查时发现冠心病的无症状患者。

一、疑似心绞痛患者的诊治和管理

（一）基本评估、诊断和风险评估

CCS指南推荐采用六步法方案对患者进行初步评估。第一步，评估临床症状，进行相应的检查，如发现不稳定型心肌缺血患者，应按照ACS治疗流程指南处理。第二步，考虑患者的生活质量和合并症来决定下一步的检查。第三步，进行基础检查，包括心电图、血生化和放射、影像学检查及超声心动图。第四步，再次强调了验前概率的重要性，在年龄、性别、胸痛性质的基础上，同时将呼吸困难作为主要指标症状。其目的是避免临床上对疑似冠心病患者进行过度检查。第五步，根据临床条件（冠心病临床可能性的高低）和医疗环境决定检查的内容，诊断可以从无创检查、冠状动脉CT血管造影或有创冠状动脉造影开始。根据功能学和形态学信息，做出正确的诊断，提出合理的治疗策略。第六步，对事件风险进行评估，确定心血管事件高风险的患者，制定合适的治疗方案，包括血运重建和积极的药物治疗。

1. 评估症状和体征　仔细询问病史是诊断心绞痛的基石。许多疾病经过详细的病史采集可形成初步诊断，通过体格检查和辅助检查来确认诊断，排除其他诊断，以及评估潜在疾病的严重性。病史应包括冠心病的临床症状和危险因素（即冠心病家族史、血脂异常、糖尿病、高血压、吸烟和其他生活方式因素等）。心绞痛通常无特异性体征，胸痛发作时常见心率增快、血压升高、表情焦虑、皮肤冷或出汗，有可能出现第三、第四心音和轻度的二尖瓣关闭不全，但均无特异性。对疑似心绞痛患者的体格检查主要包括对贫血、高血压、瓣膜性心脏病、梗阻性肥厚型心肌病引起的胸痛的鉴别，以及其他合并症的体征，如甲状腺疾病、肾脏疾病或糖尿病等。

与心绞痛有关的不适症状可分为四类：部位、性质、持续时间、与运动的关系，以及加重或缓解因素。心肌缺血引起的不适通常位于胸骨后方和心前区或剑突下，向左上臂、左侧肩背部及上腹部放射，可达手腕和手指，也可放射至面颊部，表现为牙痛。这种不适通常呈压迫、紧绷或沉重感，有时为勒死、紧缩或烧灼感。不适的持续时间是短暂的，大多数情况下在半分钟到30分钟，胸痛持续数秒或持续整天者均不似CAD。典型的发作特点是与劳力运动有关系。通常随着运动量的增加，症状会出现或变得更加严重（如爬坡、逆风而行），并且在诱因解除后的几分钟内迅速消失。饱餐后或早晨醒来后症状加重是心绞痛的特征表现。舌下含用硝酸酯类药物可迅速缓解心绞痛。

2. 合并症和其他症状的原因　在考虑进行任何检查之前，必须先评估患者的总体健康状况、合并症和生活质量。对于疑似心绞痛但患者尚不能耐受血运重建者，可以将检查范围限定于冠心病的一般检查，并应采取适当的药物治疗，必要时进行非侵入性功能性影像学检查评估心肌缺血情况。如果胸痛明显不像心绞痛，可能需要进行其他诊断检查，以进一步确认胸痛的部位及原因。对于所有疑似心绞痛的患者，均推荐采用系统性心血管风险评估（systematic coronary risk evaluation，SCORE）来评估其心血管风险。

3. 基本检查　所有可疑稳定型冠心病患者的一线选择，主要包括静息心电图、静息超声心动图及胸部X线检查。静息心电图可提供基线状态，与症状相关的心电图动态改变有助于诊断。24小时动态心电图有助于提高心肌缺血的检出率，在某些心绞痛发作与运动无明显相关的患者中可选择12导联动态心电图诊断，但是长时程的动态心电图监测和记录并不能用来替代负荷心电图。超声心动图可提供心脏结构及功能信息，节段性室壁运动障碍可提高诊断冠心病的敏感度，左心室整体收缩功能的判断对冠心病患者预后风险评估有意义。当超声心动图尚无定论时，对疑似CAD患者可考虑进行心脏磁共振检查。检出结构异常（如重度主动脉瓣狭窄）或心肌病（如梗阻性肥厚型心肌病）的患者则不适合接受进一步的负荷试验。胸部X线检查对合并心力衰竭、室壁瘤或肺部疾病的患者可提供有价值的诊断信息。

实验室检查用于确定可能的缺血原因，确立心血管危险因素和相关状况，并确定预后情况。所有患者均建议行全血细胞计数，包括血红蛋白水平和白细胞计数。对疑似或确诊为CCS的患者，建议筛查2型糖尿病，先检查HbA1c和空腹血糖，若以上检查不足以确诊，再行口服葡萄糖耐量试验（OGTT）。所有患者均建议行血清肌酐测定并评测肾功能（肌酐清除率）。所有患者均建议测定空腹血脂水平（包括LDL-C）。若提示存在临床疑似甲状腺疾病，则建议行甲状腺功能检查。

当CCS患者出现心绞痛恶化时，则应测定心肌损伤的生化标志物（如肌钙蛋白T或肌钙蛋白I），最好能测定高敏肌钙蛋白，并且遵循非ST段抬高的ACS指南管理。在《2020 ESC NSTE-ACS指南》中，hs-cTn的地位更加突出，并且不推荐在常规hs-cTn基础上进行额外标志物的检测。这些额外标志物包括肌酸激酶、肌酸激酶同工酶（creatine kinase isoenzyme，CK-MB）、心型脂肪酸结合蛋白（heart-type fatty acid-binding protein，H-FABP）等。但是，目前还是不可以忽略CK-MB在心肌梗死中的应用价值，除作为急性ST段抬高心肌梗死（ST-segment elevation myocardial infarction，STEMI）中溶栓再通间接判断指标外，按照美国心血管造影和介入学会的相关要求诊断“血运重建后有临床意义的心肌梗死”时，也应以冠状动脉血运重建术后48小时内CK-MB水平升高正常值上限的10倍或若无法获得基线CK-MB数值，则采用肌钙蛋白I或肌钙蛋白T水平升高≥正常值上限的70倍作为诊断标准。

4. 评估CAD的验前概率和临床可能性　指南中采用基于年龄、性别和症状特征的简单预测模型来进行验前概率（pre-test probability，PTP）的评估（表24-2-1）。根据新指南推荐的模型进行评估，可降低PTP数值，从而减少疑诊CAD患者非必要的无创和有创检查，当然根据国家和地区不同，对于PTP的评估可能需要适当修正。对于PTP＜15%的患者而言，其临床预后大多较好（年心血管死亡率或心肌梗死发生率＜1%），对于此类患者延迟常规冠状动脉检查也是相对安全的。PTP＜5%的患者存在CAD的可能性较小，如存在明确依据，可予以相关诊断检测。同时，新PTP的实施也表明除非临床或其他数据显示阻塞性冠心病的可能性很高，否则患者不应常规地直接接受侵入性评估。

指南中同时指出，在上述年龄、性别和症状评估基础上，如果存在CVD的其他危险因素，如家族史、高脂血症、糖尿病、高血压、吸烟及其他不良生活方式等可能会增加PTP数值，如存在心电图中异常Q波、ST段或T波改变、左室功能不全、冠状动脉钙化等也会提升PTP。但如何将上述更多参数整合至PTP预测模型目前尚不明确，指南中推荐参照（图24-4-1）进行CAD可能性的评估，尤其对于PTP 5%～15%的患者而言，在PTP基础上联合上述参数进一步评估尤为重要。

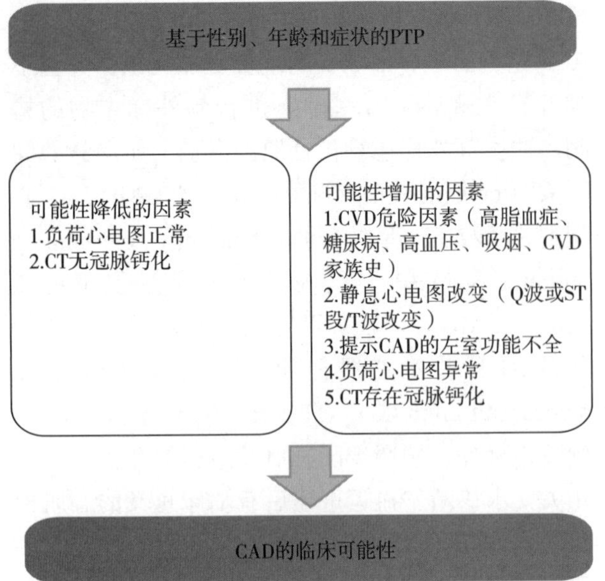

图 24-4-1　CAD 临床可能性的评估

5. 选择适当的检查　对于 CAD 高度可能、药物治疗症状无法改善或低运动量发作典型心绞痛的患者，应直接接受有创冠状动脉造影检查。对于不能通过临床评估排除阻塞性冠心病诊断的患者，使用无创功能性影像学检查或冠脉 CT 血管造影（CTA）作为诊断冠心病的初步检查，并建议进行无创或有创功能学检测（有创血管造影检测＞90% 直径狭窄除外），以明确血管的功能学意义。与我国指南推荐的不同，由于心电图运动试验与影像学检查相比诊断性能较差，CCS 指南降低了心电图运动试验对冠心病的诊断及治疗效果评估的推荐，只有在不能进行影像学检查时可作为诊断冠心病的替代选择，同时要考虑检查结果存在假阴性和假阳性的可能。心电图运动试验可用于评估患者运动耐量、症状、心律失常等临床信息。

（1）非侵入性心功能检查（无创功能影像学检查）：非侵入性心功能检查通过运动负荷或负荷药物增加心肌做功，从而增加心肌耗氧量，达到诱发心肌缺血的目的，或者通过扩张冠状动脉从而诱发冠状动脉血流重新分布，是诊断心肌缺血的“金标准”，也是 PTP 分层为 15% ～ 85% 患者明确稳定型冠心病诊断的主要检查方法，主要包括负荷心电图、负荷超声心动图、负荷核素心肌灌注显像（SPECT 或 PET）、负荷心脏磁共振。运动负荷试验包括运动平板试验、卧位或立位踏车试验等（采用 Bruce 方案的踏车试验），负荷药物包括正性肌力药物（多巴酚丁胺）和血管扩张剂（双嘧达莫、腺苷和瑞加德松等），在我国目前应用的负荷药物中，三磷酸腺苷作为腺苷的替代用药在临床应用更普遍。

（2）非侵入性解剖学评估：冠状动脉 CTA 是非侵入性冠状动脉狭窄可视化的首选成像模式，不仅能提供解剖评估，还能提供功能评估，以及心肌灌注评估，在冠脉狭窄诊断中具有较高的敏感度和特异度。若冠状动脉 CTA 未见狭窄病变，一般可不进行有创性检查。对于 PTP 为中低度（15% ～ 65%）的 CCS 者，冠状动脉 CTA 的诊断价值较大。随着 PTP 的增加（尤其是年龄的增长），钙化越来越常见，而钙化会显著影响 CTA 对狭窄程度的判断，可能高估狭窄程度，因此，CTA 对此类患者仅能作为参考。SCOT-HEART 研究结果显示，疑诊心绞痛的患者使用冠脉 CTA 检查辅助医生明确诊断、进而启动目标导向的干预措施，与标准治疗相比有助于降低患者未来心肌梗死发病风险。在有多支冠脉病变的患者中，基于冠脉 CTA 的血流储备分数（fractional flow reserve，FFR）计算技术在确定血运重建的靶血管方面，并不劣于侵入性冠状动脉造影（invasive coronary angiography，ICA）和冠脉内 FFR 评估。

（3）运动心电图负荷试验：该试验是诊断稳定型冠心病的基础检查，是 PTP 分层为 15% ～ 65%，且具备运动能力的可疑稳定型冠心病患者无创检查选择的第一步。注意事项：①患者可进行体力运动且至少可达到中等强度要求；②存在完全性左束支传导阻滞、起搏心律、室性心律和沃 - 帕 - 怀综合征（Wolff-Parkinson-White Syndrome）的情况下，运动心电图负荷试验没有诊断价值；③左心室肥厚、室内传导阻滞、心房颤动及应用地高辛药物治疗时易出现假阳性结果；④改善心肌缺血及减慢心率的药物可导致运动负荷和心脏做功无法达到预期标准，造成假阴性结果，但可评价疗效。

（4）侵入性检查：对无法进行负荷影像学检查、LVEF ＜ 50% 且有典型心绞痛症状的患者，或从事特殊行业（如飞行员）的患者，CAG 在 CCS 的确诊或排除中有较高价值。经无创性检查危险分层后若需确定是否需行血运重建治疗，则应行 CAG 检查。对高 PTP 伴有典型性胸痛，或临床证据提示不良事件风险高的患者，可不进行无创性检查，直接行早期 CAG 以确立血运重建策略。CAG检查发现心外膜下冠状动脉直径狭窄超过50%，且患者有典型心绞痛症状或无创性检查显示患者有心肌缺血证据，可诊断为冠心病。鉴于冠脉狭窄的血管造影和血流动力学严重程度之间经常不匹配，因此，ICA应辅以侵入性功能评估（如FFR），尤其是对于冠脉狭窄为50%～90%或多支血管病变的患者。FFR-R3F、RIPCORD研究均显示，基于FFR结果的介入策略选择，不仅能够改善患者的预后，还能降低整体医疗成本，使得患者获益。

6. 事件风险评估　对诊断为CCS的患者，应进行危险分层以指导治疗决策。各种危险分层方法的适用人群不同，主要方法如下：①推荐所有患者根据临床评估和基本检查进行风险分层；②推荐采用负荷成像、冠状动脉CTA或运动负荷ECG对疑似或新诊断的冠心病患者进行风险分层；③对于有症状和高风险临床特征的患者，推荐采用ICA辅以侵入性评估（FFR）进行心血管风险分层，尤其是当症状对药物治疗反应不充分时，并考虑血运重建，以改善其预后；④推荐对于轻症或无症状的患者，进行非侵入性风险评估显示事件风险高时，采用ICA辅以侵入性生理指导（FFR/iwFR）并考虑血运重建，以改善其预后。指南为危险分层提供了统一的标准：年死亡率＜1%为低风险，年死亡率1%～3%为中等风险，年死亡率＞3%为高风险（表24-4-1）。

表24-4-1　不同检查手段对于高危CCS患者的定义

检查手段	高危定义
运动心电图	杜克跑步机评分提示年心血管死亡率＞3%
SPECT或PET灌注显像	左心室心肌缺血＞10%
负荷超声心动图	16个节段中＞3个节段出现应激性运动减退或无运动
CMR	16个节段中＞2个节段存在应力灌注缺损或3个以上节段出现多巴酚丁胺引起的功能障碍
冠状动脉CTA或冠状动脉造影	三支病变伴近端狭窄、左主干病变或前降支病变
侵入性功能检测	FFR ≤ 0.8, iwFR ≤ 0.89

注：CCS. 慢性冠状动脉综合征；SPECT. 单光子发射计算机体层摄影；PET. 正电子发射断层显像；CMR. 心脏磁共振成像；CTA. CT血管造影；FFR. 血流储备分数；iwFR. 瞬时无波形比值。

（二）生活方式管理

1.CCS患者的一般管理　CCS患者的总体管理旨在通过适当的药物治疗和干预措施来减轻症状、改善预后。2019年ESC慢性冠脉综合征指南对CCS患者的建议不仅在于对心血管疾病传统危险因素（如血压、血脂和血糖等）的药物控制、体重控制、饮食和戒烟管理，更在行为干预、社会心理因素的管理和促进运动等方面做出了同等重要的推荐。并建议基层医疗的全科医师、护士及其他医疗保健人员共同参与心血管疾病高危患者的管理工作，包括对患者的教育、心脏康复计划的制订以及随访的维持等，以降低死亡率和并发症的风险。

2. 生活方式的改变和危险因素的控制　实施健康的生活方式可降低随后发生心血管事件和死亡的风险，是对二级预防治疗的补充。医师应在每一次临床治疗中建议并鼓励患者改变生活方式。认知行为干预是改变行为的有效干预措施。多学科团队可以为患者提供支持，帮助患者改变生活方式，应对行为和风险方面的挑战。

（1）吸烟：戒烟干预在心血管疾病预后中具有很高的成本获益，最有效的方法是综合干预、辅助药物治疗及随访支持。辅助药物治疗主要包括烟碱替代疗法（nicotine replacement therapy，NRT）类产品，如安非他酮和伐尼克兰。电子烟戒烟效果是烟碱替代疗法（如尼古丁贴片、口香糖和鼻腔喷雾剂）的2倍。对于吸烟的CCS患者，临床医师应遵循“5A”原则：询问是否吸烟（ask）；建议戒烟（advise）；评估戒烟准备情况（assess）；协助戒烟（药物支持和提供行为咨询）（assist）；安排随访（arrange）。

（2）饮食和酒精摄入：提倡一种地中海饮食模式，富含水果、蔬菜、豆类、纤维素、多不饱和脂肪酸、坚果和鱼类，避免或限制精制碳水化合物、红肉、乳制品和饱和脂肪酸。少量酒精摄入（每周 1 ～ 2 次）不会增加心肌梗死的风险。

（3）体重和运动管理：超重或肥胖者发生心血管不良事件的风险及死亡率显著高于 BMI 正常者（20 ～ 25kg/m^2）。推荐通过健康饮食、能量摄入限制和增加体力活动维持健康体重（BMI＜25kg/m^2）。CCS 患者的体力活动推荐是每天进行 30 ～ 60 分钟的中等强度有氧运动，每周运动至少 5 天。运动方案应根据患者的症状，运动时的客观表现，如最大运动能力、心率反应、心律失常等情况，进行个体化定制。理想的运动方案应通过以运动为基础的心脏康复方案进行监测，并且逐步配合以家庭为基础的未进行监测的运动。并应每 3 ～ 6 个月对运动推荐方案进行审定。

（4）社会心理危险因素：积极对社会心理因素进行干预能帮助消除社会心理应激、抑郁和焦虑，从而帮助改变行为习惯、提高生活质量、改善疾病预后。已确诊心血管疾病和已有社会心理症状的患者，推荐综合健康教育、运动和心理治疗等方式进行多模式干预，以改善社会心理健康；对有典型的抑郁、焦虑或敌意情绪症状的个体，应考虑进行药物治疗。心血管疾病危险因素与精神障碍（如抑郁）或社会心理因素相关时，应对社会心理危险因素进行干预以达到预防心血管疾病的目的。

（5）依从性与可持续性：在药物干预过程中，复杂的用药方式可能减低个体依从性，指南推荐尽量简化用药方案；在药物干预过程中应进行重复监测和评估用药依从性，医生需辨别不依从用药的原因，以便将来选择更合适的干预措施。此外，推荐使用复方制剂增加用药依从性。

（6）流感疫苗接种：流感流行和心血管事件的发生率存在关联。对于≥ 65 岁的成人，每年接种流感疫苗可以改善 CCS 患者心肌梗死和心力衰竭预后及减少心血管事件。因此，推荐 CCS 患者（尤其是老年人）每年进行流感疫苗接种。

（三）药物管理

CCS 患者采用抗心肌缺血药物治疗的目的是改善心肌缺血及预防心血管事件。患者症状控制满意且依从性最大、不良心血管事件发生率最低可定义为最佳治疗。

1. *抗心肌缺血药物*　临床可根据 CCS 患者情况选择合适的抗心肌缺血药物并根据患者症状控制情况决定是否加用其他药物。初始药物治疗通常包括一种或两种抗心绞痛药物，以及用于 CVD 的二级预防药物。抗心绞痛药物的初始选择取决于个体患者的病情和耐受性、共同给药时药物之间的潜在药物相互作用和患者用药的个人喜好。基于相关证据，β 受体阻滞剂和（或）钙通道阻滞剂（calcium channel blocker，CCB）可作为一线抗心肌缺血药物以控制 CCS 患者心率和症状（Ⅰ，A）。而长效硝酸酯类药物及尼可地尔、雷诺嗪、伊伐布雷定或曲美他嗪应作为二线抗心肌缺血药物（Ⅱ a，B）。

（1）硝酸酯类药物：硝酸酯类药物为内皮依赖性血管扩张剂，能减少心肌耗氧和改善心肌灌注，从而改善心绞痛症状。舌下含服或喷雾用硝酸甘油仅作为心绞痛急性发作时缓解症状用药，也可在运动前数分钟预防使用。心绞痛发作时，可舌下含服硝酸甘油 0.25 ～ 0.5mg，每 5 分钟含服 1 次直至症状缓解，15 分钟内含服最大剂量不超过 1.5mg。长效硝酸酯类可用于降低心绞痛发作的频率和程度，并可能增加运动耐量。长效硝酸酯类不适用于心绞痛急性发作，而适用于慢性长期治疗。每天用药时应注意给予足够的无药间期（10 ～ 14 小时），以减少耐药性的发生。最常见的副作用是低血压、头痛和潮红。禁忌证：梗阻性肥厚型心肌病、重度主动脉瓣狭窄，以及与磷酸二酯酶抑制剂或利奥西呱共同给药。

（2）β 受体阻滞剂：所有 CCS 患者应当调整 β 受体阻滞剂的剂量，达到静息心率为 55 ～ 60 次 / 分。停药应当逐渐减量，不宜骤停。β 受体阻滞剂可与二氢吡啶类 CCB 联合使用，以减少后者诱发的心动过速。当 β 受体阻滞剂与维拉帕米或地尔硫䓬合用时，由于可能导致心功能恶化、严重心动过缓和房室传导阻滞，应谨慎使用。β 受体阻滞剂与硝酸酯类药物合用则会减轻后者的反射性心动过速。接受 β 受体阻滞剂后，既往心梗和慢性 HFrEF 患者的死亡率和心血管事件可显著改善。

（3）钙通道阻滞剂（CCB）：CCB 通过改善冠状动脉血流和减少心肌耗氧发挥缓解心绞痛的作用。CCB 分为二氢吡啶类和非二氢吡啶类。不同点在于与钙通道孔隙结合位点不同，二氢吡啶类药物对血管的选择性更佳（包括氨氯地平、硝苯地平、非洛地平）。长效硝苯地平具有很强的动脉舒张作用，不良反应小，适合联合 β 受体阻滞剂用于伴有高血压的心绞痛患者。氨氯地平具有半衰期长的优势，可作为每日 1 次使用的抗心绞痛和降压药物。非二氢吡啶类药物可降低心率（包括维拉帕米、地尔硫䓬）。地尔硫䓬治疗劳力性心绞痛较维拉帕米不良反应小。心力衰竭患者应避免使用 CCB，因其可使心功能恶化，增加死亡风险，尤其是短效的二氢吡啶类以及具有负性肌力作用的非二氢吡啶类。当心力衰竭患者伴有严重的心绞痛，其他药物不能控制而需应用 CCB时,可选择安全性较好的氨氯地平或非洛地平。

（4）伊伐布雷定：单药使用时，伊伐布雷定并不逊于阿替洛尔或氨氯地平。联合用药时，ASSOCIATE 研究肯定了慢性稳定型心绞痛患者在 β 受体阻滞剂治疗基础上联合伊伐布雷定的治疗效益,可进一步改善运动耐量,控制心绞痛症状。根据 2014 年欧洲药品管理局（European Medicine Agency，EMA）批准的适应证，伊伐布雷定适用于窦性心律且心率≥ 70 次 / 分的慢性稳定型心绞痛患者的对症治疗，包括 β 受体阻滞剂禁忌 / 不耐受患者的替代用药，或是 β 受体阻滞剂已达最佳剂量但症状仍无法控制患者的联合用药。

（5）尼可地尔：是硝酸盐的烟酰胺衍生物，其药理作用类似于硝酸盐或 β 受体阻滞剂，可用于心绞痛的预防和长期治疗。尼可地尔可扩张冠状动脉血管，刺激血管平滑肌上 ATP 敏感性钾通道。长期使用尼可地尔还可稳定冠状动脉斑块。尼可地尔可用于治疗微血管性心绞痛。当使用 β 受体阻滞剂禁忌、效果不佳或出现不良反应时，可使用尼可地尔缓解症状（Ⅱ a，B）。

（6）雷诺嗪：是晚期内向钠电流的选择性抑制剂。TERISA 研究评估了雷诺嗪对糖尿病患者心绞痛的治疗效果，结果发现糖尿病患者应用雷诺嗪后的含服硝酸甘油用量及心绞痛发作均减少，且耐受性良好。

（7）曲美他嗪：通过调节心肌能源底物，抑制脂肪酸氧化，优化心肌能量代谢，能改善心肌缺血及左心功能，缓解心绞痛。对 13 项（主要来自中国）研究的荟萃分析显示，曲美他嗪与其他抗心绞痛药物联合治疗，与每周平均心绞痛发作次数减少、每周使用硝酸甘油量减少，以及 ST 段压低达到 1mm 的时间更长相关，与其他治疗稳定型心绞痛的药物相比，总运动量更大，峰值运动时的运动时间更长。对于不耐受或其他抗心绞痛药物未能控制症状的 CCS 患者，曲美他嗪可作为二线药物使用。

2. 事件预防

（1）抗血小板药：目前，临床中用于冠心病抗血小板治疗的药物主要包括阿司匹林、P2Y12 受体拮抗剂及糖蛋白（glycoprotein，GP）Ⅱ b/ Ⅲ a 受体抑制剂。P2Y12 受体拮抗剂主要包括噻吩吡啶（氯吡格雷、普拉格雷）和非噻吩吡啶类（替格瑞洛），普拉格雷尚未在中国上市。GP Ⅱ b/ Ⅲ a 受体抑制剂主要短期用于接受经皮冠状动脉介入治疗（PCI）的患者。此外，还有一些抗血小板药物正在研发中，如硫酸沃拉帕沙（vorapaxar sulfate）。它是蛋白酶激活受体 1（PAR-1）拮抗药，口服有效，具有高度选择性，可抑制由凝血酶诱导的血小板聚集。

1）阿司匹林。阿司匹林通过不可逆地抑制血小板环氧化酶 -1，阻止血栓素 A_2 的合成而发挥作用。目前的证据支持每天 75 ～ 100mg 的剂量，可有效减少 CCS 患者发生心肌梗死、脑卒中或心源性死亡的风险。

2）口服 P2Y12 抑制剂

氯吡格雷：是第二代噻吩吡啶类药物。CAPRIE 研究显示，在预防既往有心肌梗死、卒中或外周血管疾病史患者的心血管事件方面，氯吡格雷总体上优于阿司匹林，在安全性方面两者相似。抑制 CYP2C19 的药物（如奥美拉唑）可能会降低患者对氯吡格雷的反应性。

普拉格雷：同氯吡格雷一样，普拉格雷也是无活性的前体药物，需经细胞色素 P450 酶系代谢转化为活性代谢物后才能发挥抗血小板作用。但与氯吡格雷相比，普拉格雷起效快，血小板抑制作用强，并且不易受到药物相互作用或 CYP2C19 功能缺失突变的影响。TRITON-TIMI 研究比较普拉格雷和氯吡格雷在 PCI 术后 ACS 患者的安全性和有效性，结果显示，普拉格雷组的主要终点事件（心血管性死亡、心肌梗死或卒中）显著低于氯吡格雷组。该项研究证实了普拉格雷具有更强的抗血小板聚集作用，但同时带来的出血风险有所增加。

替格瑞洛：是第一个口服可逆性 P2Y12 拮抗剂，撤药后药效消失较快，有益于降低出血的可能性。替格瑞洛可能引起呼吸困难，但这种呼吸困难通常是短暂、轻度而可耐受的，但偶尔需要改用噻吩吡啶类。替格瑞洛通过 CYP3A 代谢，故不应与强 CYP3A 抑制剂或诱导剂一起使用。

3）双联抗血小板治疗的持续时间。2018 年欧洲心肌血运重建指南中对于 CCS 患者推荐阿司匹林联合氯吡格雷治疗 6 个月，6 个月后需终身服用阿司匹林单抗治疗。对于高缺血风险（如既往支架内血栓或左主干病变等）的 CCS 患者考虑应用替格瑞洛或普拉格雷。对于高出血风险的 CCS 患者可给予 3 个月双联抗血小板治疗（duel antiplatelet therapy，DAPT），若无法耐受 3 个月的 DAPT，可考虑改为 1 个月。对于 NSTE-ACS 和 STEMI 行 PCI 的患者，若患者无高出血风险（如 PRECISE-DAPT 评分＜ 25 分），建议阿司匹林联合一种 P2Y12 受体抑制剂应用 12 个月；对出血风险高（如 PRECISE-DAPT 评分≥ 25 分）的患者，6 个月后可停用 P2Y12 受体抑制剂治疗。如患者能耐受 DAPT 且无出血并发症，DAPT 可延长 12 个月以上。对合并高缺血风险因素（如合并糖尿病、慢性终末期肾功能不全、多支病变等）能耐受 DAPT 且无出血并发症的心肌梗死患者，替格瑞洛（90mg，每日 2 次）联合阿司匹林治疗 12 个月以上可能优于氯吡格雷或普拉格雷。

（2）窦性心律患者的抗凝治疗：利伐沙班是一种口服的特异性的Ⅹa 因子抑制剂，能高度选择性和竞争性地与Ⅹa 因子的活性位点可逆结合来竞争性抑制游离和结合的Ⅹa 因子及凝血酶原活性。2.5mg，每日 2 次小剂量利伐沙班在窦性心律患者中的安全性已进行了充分的验证，该剂量是房颤患者抗凝治疗标准剂量的 1/4。ATLAS ACS-TIMI 46 研究结果显示低剂量的利伐沙班明显降低 ACS 患者发生心血管死亡、心肌梗死或卒中的危险，但利伐沙班组的 TIMI 大出血和颅内出血发生率均增高。随后，COMPASS 研究探究了两种可提高阿司匹林治疗效果的方法，包括联合使用利伐沙班和阿司匹林，以及单独使用利伐沙班，在预防稳定性冠状动脉或外周动脉疾病患者心脏病发作及卒中方面的效果。结果表明，与阿司匹林单药治疗相比，利伐沙班联合阿司匹林可降低 24% 的心血管死亡、卒中或心脏病发作的风险，在有较高风险的糖尿病、外周动脉疾病或中度慢性肾功能不全患者及吸烟患者中，绝对风险的降低更大。因此，利伐沙班在 CCS 指南中的长期二级预防治疗中获得推荐。GEMINI-ACS-1 这项Ⅱ期临床研究显示低剂量利伐沙班联合 P2Y12 受体抑制剂的双通路抗凝治疗方法治疗 ACS 患者与 DAPT（阿司匹林联合 P2Y12 受体抑制剂）的出血风险类似，这两种方法都是安全的。但是该研究并未证明这种疗法能否有效预防心绞痛复发，需要后续证据力度更充分的Ⅲ期大型临床试验来进一步评估这种方法的有效性和安全性。

（3）房颤患者的抗凝治疗：对于围术期管理，应用维生素 K 拮抗剂（VKA）治疗的患者应尽量避免 VKA 中断；而采用新型口服抗凝药（novel oral anticoagulants，NOAC）方案的患者，推荐在择期 PCI 前，停止 NOAC 治疗 12 ～ 48 小时。桡动脉入路及术中用普通肝素是首选，标准剂量为 70 ～ 100IU/kg；而在应用 VKA 治疗的患者，推荐以 30 ～ 50IU/kg 的剂量使用。推荐每天使用 75 ～ 100mg 阿司匹林进行预处理，并推荐使用氯吡格雷（如果不进行长期维持治疗，则为 300 ～ 600mg 负荷剂量）优先于普拉格雷或替格瑞洛。VKA 治疗的患者，PCI 后接受阿司匹林和氯吡格雷治疗，应将国际标准化比值（INR）设定在 2.0 ～ 2.5，以期达到较高的治疗范围内时间百分比（TTR ＞ 70%）。对于接受 PCI 的房颤患者，从安全角度出发优先选择 NOAC，而非 VKA。在短期（1 周）三联抗血栓治疗后，推荐使用一种预防卒中推荐剂量的 NOAC 联合单药抗血小板治疗（优先选择氯吡格雷，目前的试验数据超过 90% 的患者使用氯吡格雷）的双联抗血栓治疗（12 个月）为默认治疗策略。当患者缺血风险超过出血风险时，三联抗血栓疗程可延长至 1 个月。

（4）质子泵抑制剂：有消化道出血史、胃十二指肠溃疡史、同时服用激素或非甾体抗炎药者、同时服用其他抗血小板或抗凝药物者、老年人等，都是出血高风险人群，如必须服用阿司匹林，建议与护胃药物质子泵抑制剂（如泮托拉唑）联合用药。对于阿司匹林不耐受者可以选择氯吡格雷 / 替格瑞洛代替。抑制 CYP2C19 的质子泵抑制剂，特别是奥美拉唑和埃索美拉唑，可能会降低对氯吡格雷的药效反应。通常不推荐将奥美拉唑或埃索美拉唑与氯吡格雷联用。

（5）心脏手术和抗栓治疗：接受择期心脏手术的 CCS 患者，通常应继续服用阿司匹林，并且其他抗血栓药物应根据其作用持续时间和适应证间隔停药（术前普拉格雷停药≥ 7 天，氯吡格雷停药≥5天，替格瑞洛停药≥3天；以及利伐沙班、阿哌沙班、依度沙班和达比加群停药1～2天，具体取决于剂量和肾功能）。冠状动脉旁路移植术（coronary artery bypass grafting，CABG）术后应用阿司匹林可提高移植物通畅性和患者生存率。

（6）非心脏手术和抗栓治疗：为减少外科手术围术期心脏并发症风险，在术前应首先评估手术紧迫性、出血风险和心血管事件的风险。推荐在PCI后尽可能推迟择期手术，直到完成DAPT的推荐疗程为止。在充分权衡出血和血栓风险的基础上，可以考虑在术后3～6个月进行手术，围术期抗血小板治疗应由外科医师、麻醉师、心内科医生和患者共同决定。出血危险较低的患者，可继续服用阿司匹林。如患者进行小型牙科手术、皮肤科操作、白内障手术等出血风险低的手术，综合评估后可继续服用。手术相关出血风险高，如颅内手术、经尿道前列腺切除术、眼内手术等，应术前停用抗血小板药物。通常术前停用P2Y12受体拮抗剂（如氯吡格雷和替格瑞洛）至少5天。术前需停用所有抗血小板治疗的患者，如血栓风险高，可给予静脉抗血小板药物GP Ⅱb/Ⅲa受体拮抗剂“桥接”。术后尽快恢复口服抗血小板治疗。

3.他汀类药物和其他降脂药　血脂异常的管理，应根据血脂指南进行药理和生活方式干预。已诊断冠心病的患者可直接列为心血管事件的极高危人群，无论LDL-C水平如何，都必须考虑他汀类药物治疗。治疗的目标是将LDL-C降低至＜1.4mmol/L（＜55mg/dl），或者如果LDL-C基线水平为1.8～3.5mmol/L（70～135mg/dl），则至少降低50%。如果使用高强度他汀类药物治疗仍不能达到最低的血脂控制目标时，IMPROVE-IT试验研究结果支持使用依折麦布联合中等强化他汀类药物对患者进行降血脂治疗，并能进一步降低心血管事件风险。他汀不耐受患者同样是心血管事件高风险的人群。除了指南所推荐的运动、饮食和体重控制外，包括植物甾醇在内的膳食补充剂，也有利于控制LDL-C水平，但尚未显示出改善临床结局的作用。

FOURIER、ODYSSEY研究结果显示前蛋白转化酶枯草溶菌素9型（PCSK9）抑制剂（依洛尤和阿利库单抗）在降低胆固醇方面非常有效，并以稳定的方式将LDL-C降至＜1.3mmol/L（50mg/dl）。PCSK9抑制剂已被证实可减少心血管事件发生，同时对死亡率几乎没有影响。对于应用他汀类和依折麦布的最大耐受剂量后仍未达到目标的极高危冠心病患者，建议与PCSK9抑制剂联用。但是PCSK9抑制剂对于严重肝肾功能不全、妊娠和哺乳期患者的安全性尚未明确。

4.肾素-血管紧张素-醛固酮系统阻滞剂　ACEI类药物能使无心力衰竭的稳定型心绞痛患者或高危冠心病患者的主要终点事件风险降低。对于CCS患者，尤其是合并高血压、LVEF≤40%、糖尿病或慢性肾病的高危患者，只要无禁忌证（如严重的肾功能不全、高钾血症等），均可考虑使用ACEI或ARB。对于已接受治疗剂量的ACEI和β受体阻滞剂，LVEF≤35%且有糖尿病或心衰病史的既往心肌梗死患者，推荐使用醛固酮受体阻滞剂（mineralocorticoid receptor antagonist，MRA）螺内酯或依普利酮。对于肾功能受损［eGFR＜45ml/（min·1.73m^2）］的患者和血清钾水平＞5.0mmol/L的患者，MRA应当慎用。

5.雌激素替代疗法　大型随机试验的结果表明，雌激素替代疗法没有预后获益，反而增加了60岁以上女性发生心血管事件的风险。

（四）血运重建策略

接受最佳药物治疗后仍有持续症状的CCS患者需进行血运重建以缓解症状并改善预后，因此，血运重建常作为药物疗效不佳时的二线治疗方案。以往研究发现，心肌缺血程度与心血管事件存在明显的相关性。冠状动脉粥样硬化所致管腔严重狭窄是引起心肌供氧（血）与需氧之间失平衡的主要原因，因此，对于中重度心肌缺血患者（即使无心绞痛）应考虑冠状动脉血运重建。当左主干狭窄＞50%、左前降支近段狭窄＞70%、两支或三支冠状动脉病变，且左心室功能受损（射血分数＜40%）时，血运重建能显著改善患者的临床预后。FAME 2试验通过5年随访结果证实，接受PCI的CCS患者尤其是伴有冠状动脉狭窄所致心肌缺血（FFR＜0.80）的CCS患者临床获益明显且持续，且与单纯药物治疗相比，采用PCI联合最佳药物治疗者紧急血运重建比例及自发性心肌梗死发生率明显降低。因此，血运重建会对CCS患者预后产生良好疗效，而这些新的证据也减少了CCS患者血运重建的限制指征。

SYNTAX评分是从冠脉解剖学角度评价冠状

动脉粥样硬化复杂性和 PCI 后远期心脑血管病事件和死亡的风险，指南强调左主干或多支血管病变血运重建前应计算 SYNTAX 评分（Ⅰ，B）。三支血管病变（伴或不伴左前降支近端病变）或左前降支伴其他血管病变时，CABG 对改善生存率有益。对可能心源性猝死伴怀疑心肌缺血诱发室性心律失常的患者，CABG 或 PCI 均能改善生存率，CABG 对改善两支血管病变伴严重和广泛心肌缺血患者的生存率有益，也能提高轻中度左心功能不全（射血分数 35% ～ 50%）的多支血管病变患者或左前降支近端狭窄但心肌存活患者的生存率。总体而言，SYNTAX 评分＜ 22 分的患者采用 PCI 与 CABG 后的心脑血管不良事件发生率相似，随着冠状动脉病变程度增加（SYNTAX 评分增加），CABG 的优越性明显提高。对三支血管病变且 SYNTAX 评分＞ 22 分或累及左前降支的患者，更优先考虑 CABG。新指南建议，以冠状动脉病变直径狭窄程度作为是否干预的决策依据，冠状动脉血管直径狭窄＞ 90% 时，可直接干预；当病变直径狭窄＜ 90% 时，建议仅对有缺血证据或 FFR ＜ 0.8 的病变进行干预。FAME 系列研究证明，与单纯根据冠状动脉造影相比，FFR 指导冠状动脉多支病变血运重建策略，其远期复合终点(包括死亡、心肌梗死或再次血运重建)显著降低。因此，FFR 已成为多支血管病变患者治疗决策的参与指标。

对冠心病合并心力衰竭、左心室射血分数（LVEF）＜ 35% 的患者行心肌血运重建，优先考虑CABG(Ⅰ,B),PCI可为替代选择(Ⅰa,C),在 CABG 和 PCI 之间抉择时应将完全血运重建做优先考量（Ⅱa，B），合并糖尿病是决定血运重建方式的主要因素，即使 SYNTAX 评分＜ 22 分的糖尿病患者，PCI 也应降级为二类推荐（Ⅱb，A）。

二、新发心力衰竭或左室功能不全的患者

新发心力衰竭（心衰）的诊断和评估依赖于病史、体格检查、实验室检查、心脏影像学检查和功能检查。首先，根据病史、体格检查、心电图、胸片判断有无心衰的可能性；然后，通过利钠肽检测和超声心动图确认是否存在心衰，再进一步确定心衰的病因和诱因；最后，还需评估病情的严重程度及预后，以及是否存在并发症及合并症。全面准确的诊断是心衰患者有效治疗的前提和基础。

（一）心衰的症状和体征

详细的病史采集和体格检查可提供心衰的病因和诱因线索，明确患者存在的心血管疾病及非心血管疾病。由于心衰的代偿程度和受累心室不同，心衰患者的症状和体征有较大的个体差异，代偿良好的心衰患者可以无症状和体征。对特发性心肌病患者，应询问患者 3 代家族史以帮助确定家族性心肌病的诊断。体格检查应评估患者的生命体征和判断液体潴留的严重程度，注意有无近期体重增加、颈静脉充盈、外周水肿、端坐呼吸等。颈静脉压升高和心尖搏动位置改变对诊断心衰更有帮助。

（二）常规检查

1. *心电图*　所有心衰及疑为心衰患者均应行心电图检查，明确心律、心率、QRS 形态、QRS 宽度等。心衰患者一般有心电图异常，心电图完全正常的可能性极低。怀疑存在心律失常或无症状性心肌缺血时应行 24 小时动态心电图。

2. *X 线胸片*　对疑似、急性、新发的心衰患者应行胸片检查，以识别 / 排除肺部疾病或其他引起呼吸困难的疾病，提供肺淤血 / 水肿和心脏增大的信息，但 X 线胸片正常并不能除外心衰。

3. *生物标志物*　B 型利钠肽（B-type natriuretic peptide，BNP）或 N 末端 B 型利钠肽原（N-terminal pro-BNP，NT-proBNP）测定：利钠肽检测推荐用于心衰筛查、诊断和鉴别诊断、病情严重程度及预后评估。出院前的利钠肽检测有助于评估心衰患者出院后的心血管事件风险，BNP ＜ 100ng/L、NT-proBNP ＜ 300ng/L 时通常可排除急性心衰。BNP ＜ 35ng/L、NT-proBNP ＜ 125ng/L 时通常可排除慢性心衰，但其敏感度和特异度较急性心衰低。

4. *经胸超声心动图*　是评估心脏结构和功能的首选方法，可提供房室容量、左右心室收缩和舒张功能、室壁厚度、瓣膜功能和肺动脉高压的信息。

（三）特殊检查

心脏磁共振（cardiac magnetic resonance，CMR）是测量左右心室容量、质量和射血分数的“金标准”，当超声心动图不能明确诊断时，CMR 是最好的替代影像检查。对存在劳力性呼吸困难，LVEF 正常但静息舒张功能参数未能做出诊断的患者，负荷超声心动图有一定辅助作用。

也可使用核素心室造影及核素心肌灌注评估左心室容量和LVEF，同时可诊断心肌缺血，判断心肌存活情况。对冠心病合并心衰的患者，在决定行血运重建前，可考虑用心脏影像学检查（CMR、负荷超声心动图、SPECT、PET）评估心肌缺血和心肌存活情况。

（四）治疗

管理有症状心衰需要充分的利尿治疗，首选袢利尿剂，以缓解肺部与全身的症状和体征。对于无血流动力学不稳定或禁忌证的心衰患者，RAAS抑制剂（ACEI、ARB、血管紧张素受体脑啡肽酶抑制剂）和肾上腺素能神经系统抑制剂（β受体阻滞剂）都有应用指征。应逐步上调这些药物的剂量。应注意避免症状性收缩期低血压、肾功能不全及高钾血症。

三、长期诊断为CCS患者的管理

（一）ACS后症状稳定＜1年的患者或最近血管重建的患者

对于近期进行血运重建或症状稳定的ACS发病时间＜1年的患者，由于患者发生并发症的风险更高，并且在此期间需要调整药物治疗，因此第1年应进行至少两次随访，而对于血运重建前或ACS后出现左心室收缩功能障碍者需在干预后8～12周对左心室功能进行重新评估；由于通过血运重建逆转的心肌从顿抑或冬眠中恢复，心脏功能在一定程度上已经改善。相反，心功能可能因伴发的其他心血管疾病(如瓣膜病、感染或炎症、心律失常等）而恶化。在这种情况下，需要积极识别和处理其他合并症。同样，在血运重建后可考虑心肌缺血的非侵入性评估，以确定残余心肌缺血情况，作为后续随访评估的参考。

（二）初诊或血运重建后＞1年的患者

对于初诊或血运重建后＞1年的CCS患者，无论有无症状，这些患者应每年至少随访1次，包括评估症状和临床心功能状态，心电图检查，检测某些并发症（如心力衰竭、心律失常）、危险因素的控制情况，以及改变生活方式和药物治疗的依从性。对新发及恶化的心力衰竭或心肌梗死患者，可应用超声心动图或核素显像测定LVEF和节段性室壁运动。注意检测冠心病患者常见的重要合并症（包括糖尿病、抑郁、慢性肾病）。新近发生或症状加重但又不支持不稳定型心绞痛诊断的稳定型冠心病患者，推荐心电图运动试验。如不能运动或心电图不能分析（如完全性左束支阻滞），则推荐药物负荷核素心肌显像、超声心动图和心脏磁共振显像。不管这些患者的运动能力如何，冠脉CTA对评估旁路移植血管或直径＞3 mm冠脉是合理的。如无中度钙化，冠脉CTA对评估＜3mm支架也可能有用。但冠脉CTA不主张用于直径＜3 mm的自身冠脉、中重度钙化的患者。

对以往存在无症状性心肌缺血、反复发生心脏事件危险性高、不能适当运动、心电图不能分析的心肌缺血、以往不完全血运重建的稳定型冠心病患者，每2年行核素心肌显像、超声心动图或心脏磁共振显像随访。如能适当运动且心电图可以分析心肌缺血时，则可考虑每年1次心电图运动试验。但对无新近发生症状或症状加重、以往没有无症状性心肌缺血证据、不存在复发心脏事件高风险的稳定型心肌缺血患者，每年心电图运动试验的有用性还未明确。对无症状性心肌缺血患者不推荐CABG后每5年或PCI后每2年行心电图运动试验或药物负荷核素心肌显像、超声心动图或磁共振显像或冠脉CTA的随访。

四、心外膜冠脉非阻塞性病变的心绞痛

非阻塞性冠状动脉疾病是一种由各种病因引起的综合征，临床资料支持心肌缺血，但冠脉造影显示管腔狭窄＜50%。它属于动脉粥样硬化导致的冠脉病变的常见类型，日益成为危害人类健康的常见病。发病原因可分为两大类：一类是心外膜源性，冠状动脉痉挛、偏心性斑块；另一类是管源性，冠状动脉微血管栓塞、冠状动脉微血管痉挛等。冠状动脉痉挛、冠状动脉粥样硬化和冠状动脉内血栓是最常见的引起心肌缺血的原因。此外，冠状动脉平滑肌功能失调、内皮功能紊乱或微血管病变等也可导致心肌缺血。但是冠脉血管内壁的粥样硬化亦可导致心肌缺血，只是管腔仅为不规则，冠脉造影肉眼判断管腔狭窄＜50%（即非阻塞性冠状动脉疾病），对冠脉造影来说难以识别，故而临床医师容易漏诊。

（一）微血管性心绞痛

微血管性心绞痛（coronary microvascular

dysfunction，CMD）主要是各种原因引起冠状动脉微血管结构和功能障碍，导致心肌血供和氧耗不平衡从而引起心肌缺血的症状。文献资料显示，CMD不仅发病率高，不良心血管病事件（包括心力衰竭、心源性猝死、急性心肌梗死等）发生率也很高。CMD和冠心病的临床表现很难区分。目前CMD的临床表现主要有：①有典型胸痛发作、负荷试验提示心肌缺血、舌下含服硝酸甘油或者终止运动应激时心绞痛症状仍旧存在，然而冠状动脉造影显示正常的慢性稳定型心绞痛。②急性冠脉综合征的表现，有研究发现CMD可以引起急性冠脉综合征，主要表现为冠状动脉造影时冠状动脉血管正常，心电图显示非ST段抬高心肌梗死。③应激性心肌病的发生，此类疾病表现为患者冠状动脉造影时冠状动脉血管正常，而左心室造影提示左心室功能降低，有研究认为主要是因为应激引起儿茶酚胺分泌增加，持续而强烈的冠状动脉微血管痉挛最终导致心肌缺血和心肌顿抑。

1. 诊断　微循环功能障碍主要通过测量微循环阻力指数（index of microcirculatory resistance，IMR）和冠脉血流储备（coronary flow reserve，CFR）来评估。IMR是近年提出的评价冠状动脉狭窄病变远端微血管功能的指标，该方法可特异地评价狭窄病变远端微血管功能，可以准确预测急性心肌梗死患者再灌注治疗后心肌组织灌注情况、心室重构与心功能的恢复情况。研究发现IMR具有较好的可重复性，而且不受患者血压、心率等影响，IMR ≥ 25即可认为存在CMD，而且可以客观评价疾病状态下微循环受损程度，是CMD的独立预测因素。CFR是在扩血管物质的作用下最大的充血状态冠状动脉血流量与在基础状态下冠状动脉血流量的比值，冠状动脉血流储备降低能够间接体现冠状动脉微血管的功能损害。CFR > 2.0视为正常，CFR ≤ 2.0提示心肌缺血。CFR的量化方法有多种，其中无创的方法有经食管及经胸超声多普勒技术；有创的方法包括冠状动脉内多普勒技术（intracoronary Dopper，ICD）和热稀释法（thermodilution method）。

2. 治疗　β受体阻滞剂是微血管性心绞痛的一线治疗药物，CMD的治疗目标是改善冠状动脉血流量和（或）减少心肌氧耗，包括纠正心血管危险因素，以及炎症状态、雌激素缺乏、高肾上腺素能活性等情况。目前尚缺乏大规模随机临床研究证据，因此建议从经典的抗缺血药物开始，包括β受体阻滞剂、CCB和短效硝酸酯类药物。若症状持续，可联合二线药物，如雷诺嗪、尼可地尔、伊伐布雷定、长效硝酸酯类药物和血管紧张素转化酶抑制剂。

（二）血管痉挛性心绞痛

血管痉挛性心绞痛（vasospastic angina，coronary spastic angina，CSA）是冠状动脉痉挛引起不同程度和范围的心肌缺血而导致的心绞痛，它与心肌耗氧量增加无关。1959年，Prinzmental等将冠脉痉挛引起的缺血性心绞痛命名为“变异型心绞痛”，它有别于劳力性心绞痛，多在静息时发作（多在半夜、凌晨）并监测到一过性心电图ST段抬高的现象（该现象符合一支大冠脉缺血的分布范围）。这种具有与劳力性心绞痛不同的“变异”特点的心绞痛，即所谓的变异型心绞痛。

1. 诊断　除了极少数患者能捕捉到发作时心电图外，创伤性药物激发试验仍是目前诊断CSA的金标准，但国内目前缺乏相应药物，临床难以开展；应积极开展非创伤性激发试验和联合负荷试验的诊断方法，逐步积累我国的经验；有条件者可积极开展创伤性诊断方法。

（1）非激发试验方法：①发作时心电图：典型CSA表现为ST段抬高0.1 mV和（或）T波高耸（包括T波假性正常化），伴对应导联ST段压低，但临床难以捕捉；非典型CSA表现为ST段压低或仅T波倒置；无症状性心肌缺血患者仅有上述ST-T改变而无胸痛症状。②动态心电图：可提高捕捉到发作时心电图的概率，但检出率仅为20% ～ 30%。

（2）联合负荷试验诊断方案：同时具备下面3个特征即可考虑诊断为CSA。①静息状态下发作胸闷或胸痛。②心电图运动试验阴性或运动终止后恢复期出现缺血性ST段改变，包括ST段抬高或压低> 0.1mV；清晨易诱发，午后不易诱发，结合临床综合判断。③核素灌注心肌显像负荷试验呈现反向再分布。

（3）非创伤性激发试验：包括冷加压试验、过度换气试验、清晨运动试验等，尽管安全、特异度较高，但因敏感度较低，联合应用可能提高其诊断价值，清晨进行能提高检测阳性率。例如，过度换气+冷加压试验联合，过度换气与运动试验联合。

（4）创伤性药物激发试验：乙酰胆碱/麦角

新碱激发试验应严格掌握适应证，规范操作风险并不高，但应由熟练的医师进行，仍是目前公认的金标准。

2. *治疗*　变异型心绞痛的治疗包括发作时治疗和预防发作两个方面。

发作时治疗：发作时可给予硝酸甘油 0.25 ～ 0.5mg 舌下含化，或硝酸异山梨酯（消心痛）5 ～ 10mg 嚼碎后舌下含化，无效时还可给予 5 ～ 100μg/min 静脉滴注，但静脉滴注时要密切观察血压和心率的变化。如效果不佳，可在此基础上加用地尔硫䓬（硫氮䓬酮）等钙通道阻滞剂，更好地解除冠状动脉痉挛。对症状顽固或合并严重心律失常，经一般处理效果不佳者，还可试用维拉帕米（异搏定）5mg 稀释后缓慢静脉注射 1 ～ 2 次。

预防发作：①尽可能消除引起冠状动脉痉挛的各种诱发因素，如大量吸烟、饮酒、劳累、寒冷刺激、情绪激动及高血压等。②需要长期服用地尔硫䓬等钙通道阻滞剂，以减轻冠状动脉痉挛。钙通道阻滞剂与硝酸异山梨酯（消心痛）合用有一定协同作用，可以加强疗效。③服用抗血小板聚集药物，因为冠状动脉痉挛时，内膜可以发生损伤，有利于血栓形成，故应使用阿司匹林（75 ～ 100mg/d）和双嘧达莫，两药合用不仅有协同作用，且对前列环素的活性有所增强。

五、无症状个体的冠心病筛查

疾病筛查可以识别无症状人群的 CVD 未知风险。多数指南不推荐在低心血管风险人群中筛查，因为在减少心血管事件上并不是特别有效。需要关注筛检的有害性。假阳性结果可造成不必要的关注和药物治疗，假阴性结果可造成不恰当的安慰及缺乏生活方式干预。如何更准确地针对特定的亚组人群进行筛检，有待于更多研究。

指南建议使用 SCORE 评分系统评估个体心血管疾病风险增加的因素，包括伴有早发心血管疾病家族史、家族性高胆固醇血症、主要心血管疾病危险因素（如吸烟、高血压、糖尿病或血脂水平增高），以及增加心血管疾病风险的合并症；建议每 5 年重复评估一次，接近治疗阈值的个体可增加评估次数；建议男性＞ 40 岁、女性＞ 50 岁或绝经后（如无已知心血管疾病危险因素）系统评估心血管疾病风险。确定的高危或极高危个体不需要进行风险评分，应该立即干预危险因素。对于无已知心血管疾病风险的小于 40 岁的男性个体和小于 50 岁的女性个体并不建议系统评估。

除传统心血管高危因素及 SCORE 评分量表外，评估心血管疾病风险时还需综合早发心血管病家族史、社会心理因素、体重指数、CT 冠状动脉钙化评分、颈动脉影像学确诊的颈动脉斑块、踝肱指数（ABI）等多项指标。另外，临床多种疾病可增加心血管疾病风险，如慢性肾脏病、流感、牙周炎、肿瘤治疗患者、自身免疫性疾病、阻塞性睡眠呼吸暂停低通气综合征、勃起功能障碍等。指南推荐评估该类个体心血管疾病风险时，应更仔细地进行风险筛查、干预和管理。

六、伴有 CCS 合并症的管理

（一）高血压

流行病学研究已经确认高血压和冠心病之间有很强的关联，高血压是冠心病、卒中和肾功能衰竭的独立危险因素。从病理生理学角度来讲，积极降低收缩压有利于降低心肌负荷，但同时担忧舒张压过低可能影响冠状动脉的灌注。现有高质量、随机、临床试验证据并不支持高危患者保持较低的血压目标值，而综合各种研究得出的结论也显示，较低的收缩压可能导致更好的卒中预后，但对冠心病预后的证据模棱两可。舒张压过度降低对心脏预后不良（J 形曲线）的证据并不一致，关于最低安全舒张压水平无共识，目前认为舒张压维持在 70 ～ 79mmHg 是安全的。冠心病患者降压时需控制合理的降压速度，舒张压＜ 60mmHg 时应高度警惕，尤其是 60 岁以上患者，因为这类人群的冠心病风险明显增加。老年高血压患者脉压大，降低收缩压可能导致极低的舒张压（＜ 60mmHg）。警示医师仔细评价任何不良的体征和症状，尤其是心肌缺血导致不良表现的患者。对于＞ 80 岁的患者，合理的血压目标值为＜ 150/80mmHg；对冠心病合并高血压患者降压目标值而言，＜ 140/90mmHg 为一类推荐（Ⅰ/A），＜ 130/80mmHg 为二类推荐（Ⅱb，C）。在合并高血压的 CCS 患者中，β 受体阻滞剂和 RAAS 阻滞剂可能会改善心梗的预后。对于症状性心绞痛患者，β 受体阻滞剂和钙拮抗剂是药物治疗策略的首选成分。不推荐 ACEI 与 ARB 联合治疗高血压，因为这会增加肾脏不良事件，而无益于预后。

（二）糖尿病

糖尿病在世界范围内的患病率持续上升，而心血管病是糖尿病患者致死和致残的主要原因，糖尿病又加速了动脉粥样硬化的发生、发展过程。2 型糖尿病血压目标值通常推荐为血压＜140/85mmHg，对出现特殊并发症风险的年轻个体，收缩压可降至 130mmHg，以进一步降低卒中、视网膜病和蛋白尿的风险。合并有糖尿病的 CCS 患者属于心血管病极高危人群，推荐将 LDL-C 降至 1.4mmol/L，但冠心病病情仍不稳定者以及确诊冠心病伴有糖尿病或 3 ～ 4 期慢性肾脏病或家族性高胆固醇血症者，应将 LDL-C 控制在 1.4mmol/L 以下。对于糖尿病病程较短、预期寿命较长的 CCS 患者，HbA1c 目标值＜ 7% 是合理的；对于年龄较大、糖尿病病程较长、存在低血糖高危因素的患者，HbA1c 目标应控制在＜ 7.5% 或＜ 8.0%。二甲双胍在新指南中仅推荐用于无心血管病或心血管事件中等风险的超重 / 肥胖患者的首选降糖药。钠 - 葡萄糖协同转运蛋白 -2 抑制剂（SGLT2）和胰高血糖素样肽 -1 受体激动剂（GLP-1RA）在新指南中得到强力推荐，可减少糖尿病和心血管病患者的心血管事件，并减少心血管危险分层高危或极高危患者心血管事件的发生。

（三）慢性肾病

住院的冠心病患者中 CKD 的患病率高达 24.8%，随着肾小球滤过率的降低，心血管事件风险呈线性增高。对于合并中度或重度的复杂冠状动脉病变的 CKD 患者，尤其合并多支血管病变、进行血运重建患者的生存率高于药物治疗。但是，冠心病合并 CKD 患者行血运重建后，造影剂相关性肾病发生率高，可导致住院日延长、医疗费用增加、致死致残率增高等危害。因此，合并 CKD 的 CCS 患者：①多支血管病变以及有症状和（或）缺血，外科手术风险可接受且预期寿命＞ 1 年者，推荐 CABG 优于 PCI 治疗；②多支血管病变以及有症状和（或）缺血，外科手术风险可接受且预期寿命不足 1 年者，推荐 PCI 优于 CABG 治疗；③冠状动脉造影后 CABG 时间的选择，应延迟至造影剂对肾功能影响消失后进行；④推荐做心脏不停跳 CABG，而非经典的 CABG；⑤推荐新一代药物涂层支架优于裸金属支架。

（四）高龄患者

高龄老年人多病共患、多重用药现象普遍存在。同时存在与年龄相关的药代动力学、药效学改变，各器官、系统功能下降和心理问题，用药的不安全因素较多，更易引发药物不良反应和药源性疾病。基于高龄人群特点，其用药应遵循个体化、用药简单、适当减量和合理联合等原则，二级预防需在临床实践指南指导基础上，结合老年综合评估的结果，评估获益 / 风险，制订高度个体化合理用药方案。

抗血小板药物为 CCS 患者二级预防的基本治疗，包括阿司匹林、P2Y12 受体抑制剂及 GP Ⅱ b/Ⅲ a 受体拮抗剂。根据患者临床情况单独或阶段性（ACS、药物洗支架置入术后 1 年内）联合应用于冠心病患者。高龄患者服用阿司匹林出血风险增加，可适当减量（如 75mg，每日 1 次）。不能耐受阿司匹林者可以氯吡格雷（75mg，每日 1 次）替代。不建议替格瑞洛用于高龄老年冠心病患者的二级预防；二级预防可长期应用小剂量阿司匹林，阿司匹林不耐受者选用氯吡格雷；PCI 术后患者推荐对阿司匹林基础上加用氯吡格雷。已接受他汀治疗的高龄冠心病患者，不必因为年龄增长而停用；除非合并影响其预期寿命的其他疾病，应使用中等强度他汀；高龄冠心病患者若无禁忌证，应长期使用 β 受体阻滞剂，但须谨慎评估，自小剂量开始。推荐对无禁忌证的既往心肌梗死（尤其是前壁心肌梗死）的高龄 CCS 患者使用 ACEI，早期用药，从小剂量开始，递增到目标剂量，强调长期应用；不能耐受者换用 ARB。

钙拮抗剂主要用于常规冠心病二级预防药物不能使血压达标的高龄冠心病合并高血压患者。个别高龄患者对硝酸酯类药物高度敏感，小剂量可引起直立性低血压、晕厥和心动过速，应予以重视。曲美他嗪可用于高龄稳定型冠心病患者。中成药物通心络、麝香保心丸、复方丹参滴丸等在稳定型冠心病患者中有较好的疗效，但其对高龄患者长期预后的疗效仍有待更广泛的证据。

（五）瓣膜性心脏病

在瓣膜手术之前或计划行经皮瓣膜介入治疗时，进行冠脉造影以评估冠脉病变情况，以确定是否需要血运重建。对于冠心病合并主动脉瓣狭窄患者，CABG 和瓣膜置换联合手术的围术期风险较单纯瓣膜手术明显增大，但远期生存率较高。

不能耐受外科手术或手术风险极高的主动脉瓣狭窄患者，可考虑经皮主动脉瓣植入术（transcatheter aortic valve implantation，TAVI）。且有观察性研究表明，TAVI术前或术中行PCI是安全、可行的。不推荐常规使用负荷试验来检测有严重症状性瓣膜病相关的冠心病，因为其诊断价值低且潜在风险高。

（六）癌症

许多癌症疗法可以诱发或加重冠状动脉的急性和慢性损伤。癌症本身、癌症治疗和常见的心血管危险因素协同作用可以导致ACS或者加速CCS的发展。恶性肿瘤诱发慢性炎症状态，癌细胞分泌炎性细胞因子，促进内皮损伤并加速动脉粥样硬化。此外，恶性肿瘤通常会促进脉管系统的血栓形成。对于癌症合并CCS患者，危险因素控制和药物治疗为首选。大多数患者可通过戒烟并使用阿司匹林等抗血小板药物，减少血栓形成；β受体阻滞药可降低机体需求；控制血糖、血压及使用他汀类药物可延缓动脉粥样硬化进展；使用硝酸酯类和钙离子通道阻滞药可促进冠状动脉血管扩张。以上药物联合使用可预防不良事件的发生。另外，通过减少化学治疗剂量和放射治疗剂量也可以降低不良事件发生的概率。而对于不稳定型心绞痛患者，是否进行血运重建取决于癌症的严重程度，预后良好的癌症患者可以考虑CABG，侵袭性患者首选经皮腔内冠状动脉成形术。

（杨德业　傅　晨）

参考文献

葛均波，曹克将，吴宗贵，等，2011. 现代心脏病学. 上海：复旦大学出版社.

葛均波，徐永健，王辰，等，1993. 内科学. 9版. 北京：人民卫生出版社.

国家卫生计生委合理用药专家委员会，中国药师协会，2018. 冠心病合理用药指南(第2版). 中国医学前沿杂志(电子版)，10(6):1-127.

林曙光，2019. 心脏病学进展2019. 北京：科学出版社.

刘玉林，步宏，李一雷，等，2020. 病理学. 北京：人民卫生出版社，153-160.

应用β肾上腺素能受体阻滞剂规范治疗冠心病中国专家共识组，2020. 应用β肾上腺素能受体阻滞剂规范治疗冠心病的中国专家共识. 中国循环杂志，35(2): 108-123.

中国成人血脂异常防治指南修订联合委员会，2016. 中国成人血脂异常防治指南(2016年修订版). 中华心血管病杂志，44(10): 833-853.

中国心血管健康与疾病报告编写组，2020. 中国心血管健康与疾病报告2019概要. 中国循环杂志，35(9): 833-854.

中华人民共和国国家卫生和计划生育委员会，2016. 中国临床戒烟指南(2015年版). 中华健康管理学杂志，10(2): 88-95.

中华医学会心血管病学分会，2013. 冠心病康复与二级预防中国专家共识. 中华心血管病杂志，41(4): 267-275.

中华医学会心血管病学分会，2019. 急性ST段抬高型心肌梗死诊断和治疗指南(2019). 中华心血管病杂志，47(10): 766-783.

中华医学会心血管病学分会，2020. 冠心病合并心房颤动患者抗栓管理中国专家共识. 中华心血管病杂志，48(7): 552-564.

中华医学会心血管病学分会，中华心血管病杂志编辑委员会，2019. 急性ST段抬高型心肌梗死诊断和治疗指南(2019). 中华心血管病杂志，47(10):766-783.

中华医学会心血管病学分会介入心脏病学组，2018. 稳定型心绞痛诊断与治疗指南. 中华心血管病杂志，40(9):680-694.

中华医学会心血管病学分会心血管病影像学组，2017. 稳定性冠心病无创影像检查路径的专家共识. 中国介入心脏病学杂志，25(10): 541-549.

中华中医药学会心血管病分会，2019. 冠心病稳定型心绞痛中医诊疗指南，60(21):1880-1890.

Acharjee S, Teo KK, Jacobs AK, et al, 2016. Optimal medical therapy with or without percutaneous coronary intervention in women with stable coronary disease: a pre-specified subset analysis of the Clinical Outcomes Utilizing Revascularization and Aggressive druG Evaluation (COURAGE) trial. Am Heart J, 173: 108-117.

Aengevaeren VL, Mosterd A, Sharma S, et al, 2020. Exercise and coronary atherosclerosis: observations, explanations, relevance, and clinical management. Circulation, 141(16): 1338-1350.

Cheng VY, Berman DS, Rozanski A, et al, 2011. Performance of the traditional age, sex, and angina typicality-based approach for estimating pretest probability of angiographically significant coronary artery disease in patients undergoing coronary computed tomographic angiography: results from the multinational coronary CT angiography evaluation for clinical outcomes: an international multicenter registry (CONFIRM). Circulation, 124: 2423-2432, 2421-2428.

Collet JP, Thiele H, Barbato E, et al, 2021. 2020 ESC Guidelines for the management of acute coronary syndromes in patients presenting without persistent ST-segment elevation: The Task Force for the management of acute coronary syndromes in patients presenting without persistent ST-segment elevation of the European Society of

Cardiology (ESC). Eur Heart J, 42(14): 1289-1367.

Ettehad D, Emdin CA, KiranA, et al, 2016. Blood pressure lowering for prevention of cardiovascular disease and death: asystematic reviewand meta-analysis. Lancet, 387 (10022) : 957-967.

Ford TJ, Corcoran D, Berry C, 2018. Stable coronary syndromes: pathophysiology, diagnostic advances and therapeutic need. Heart, 104(4):284-292.

Grundy SM, Stone NJ, Bailey AL, et al, 2019. AHA/ACC/AACVPR/AAPA/ABC/ACPM/ADA/AGS/APhA/ASPC/NLA/PCNA guideline on the management of blood cholesterol: a report of the american college of cardiology/american heart association task force on clinical practice guidelines. Circulation, 139(25):e1082-e1143.

Hwang D, Lee JM, Kim HK, et al, 2019. KAMIR Investigators. Prognostic impact of beta-blocker dose after acute myocardial infarction. Circ J, 83: 410-417.

Jacqueline E, Hani Jneid MD, Harmony R, et al, 2019. Contemporary diagnosis and management of patients with myocardial infarction in the absence of obstructive coronary artery disease a scientific statement from the american heart association. Circulation, 139:e891-908.

Knuuti J, Wijns W, Saraste A, et al, 2020. 2019 ESC guidelines for the diagnosis and management of chronic coronary syndromes. Eur Heart J, 41: 407-477.

Levine GN, Bates ER, Bittl JA, et al, 2016. 2016 ACC/AHA guideline focused update on duration of dual antiplatelet therapy in patients with coronary artery disease. Circulation, 134(10):e123-155.

Mach F, Baigent C, Catapano AL, et al, 2020. 2019 ESC/EAS guidelines for the management of dyslipidaemias: lipid modification to reduce cardiovascular risk: The Task Force for the management of dyslipidaemias of the European Society of Cardiology (ESC) and European Atherosclerosis Society (EAS). Eur Heart J, 41(1): 111-188.

Medrano-Gracia P, Ormiston J, Webster M, et al, 2016. A computational atlas of normal coronary artery anatomy. Euro Intervention, 12: 845-854.

Montalescot G, Sechtem U, Achenbach S, et al, 2013. 2013 ESC guidelines on the management of stable coronary artery disease: the Task Force on the management of stable coronary artery disease of the European Society of Cardiology. Eur Heart J, 34(38): 2949-3003.

Neumann F J, Sousa-Uva M, Ahlsson A, et al, 2019. 2018 ESC/EAXTS guidelines on myocardial revascularization. Eur Heart J, 40 (2): 87-165.

Omland T, Pfeffer MA, Solomon SD, et al, 2013. PEACE Investigators. Prognostic value of cardiac troponin I measured with a highly sensitive assay in patients with stable coronary artery disease. J Am Coll Cardiol, 61: 1240-1249.

Piepoli MF, Hoes AW, Agewall S, et al, 2016. 2016 European guidelines on cardiovascular disease prevention in clinical practice. Eur Heart J, 37(29):2315-2381.

Robinson JG, Huijgen R, Ray K, et al, 2016. Determining when to add nonstatin therapy: a quantitative approach. J Am Coll Cardiol, 68(22): 2412-2421.

SCOT-HEART Investigators, 2015. CT coronary angiography in patients with suspected angina due to coronary heart disease (SCOT-HEART): an open-label, parallel-group, multicentre trial. Lancet, 385: 2383-2391.

Seferovic PM, Ponikowski P, Anker SD, et al, 2019. Clinical practice update on heart failure 2019: pharmacotherapy, procedures, devices and patient management: an expert consensus meeting report of the Heart Failure Association of the European Society of Cardiology. Eur J Heart Fail, 21(10): 1169-1186.

Taqueti VR, Di Carli MF, 2018. Coronary microvascular disease pathogenic mechanisms and therapeutic options: JACC state-of-the-art review. J Am Coll Cardiol, 72(21): 2625-2641.

Thygesen K, Alpert JS, Jaffe AS, et al, 2019. Fourth universal definition of myocardial infarction (2018). Eu Heart J, 40(3): 237-269.

Tonino PA, Fearon WF, De Bruyne B, et al, 2010. Angiographic versus functional severity of coronary artery stenoses in the FAME study fractional flow reserve versus angiography in multivessel evaluation. J Am Coll Cardiol, 55: 2816-2821.

Velagaleti RS, Pencina MJ, Murabito JM, et al, 2008. Long-term trends in the incidence of heart failure after myocardial infarction. Circulation, 118(20): 2057-2062.

Villano A, Di Franco A, Nerla R, et al, 2013. Effects of ivabradine and ranolazine in patients with microvascular angina pectoris. AmJ Cardiol, 112(1): 8-13.

Wang H, Naghavi M, Allen C, et al, 2016. Global, regional, and national life expectancy, all-cause mortality, and cause-specific mortality for 249 causes of death, 1980-2015: a systematic analysis for the global burden of disease study 2015. Lancet, 388:1459-1544.

Williams B, Mancia G, Spiering W, et al, 2018. 2018 ESC/ESH guidelines for the management of arterial hypertension. Eur Heart J, 39 (33): 3021-3104.

Wood DA, Kotseva K, Connolly S, et al, 2008. EUROACTION Study Group. Nurse-coordinated multidisciplinary, family-based cardiovascular disease prevention programme (EUROACTION) for patients with coronary heart disease and asymptomatic individuals at high risk of cardiovascular disease: a paired, cluster-randomised controlled trial. Lancet, 371: 1999-2012.

第 25 章 心脏瓣膜病

心脏瓣膜病（valvular heart disease，VHD）是指心脏瓣膜及其附属结构（包括瓣环、瓣叶、腱索、乳头肌等）因各种原因（炎症、缺血性坏死、退行性改变、先天性发育异常、黏液瘤样变性、结缔组织病、创伤等）导致的以瓣膜增厚、粘连、纤维化、缩短为主要病理改变，出现单个或多个瓣膜狭窄和（或）关闭不全等结构、功能异常的一类心脏疾病。

在 20 世纪中叶，风湿热是当时大多数国家瓣膜性心脏病的主要原因。现阶段在大多数发展中国家，风湿热仍然是儿童和青年人心脏疾病的主要病因。Carapetis 等关于 A 族链球菌所致疾病的全球负担分析显示，全球的风湿性心脏病患者数约为 1560 万，每年约有 47 万例新发风湿热，23.3 万例因风湿热或风湿性心脏病死亡。几乎所有的病例和死亡均发生在发展中国家。与发展中国家形成鲜明对比的是，目前大多数发达国家的风湿热的发病率明显下降，低于 1/10 000。虽然风湿性心脏病发生率显著降低，但是年龄相关性退化性瓣膜疾病的增加，使得瓣膜性心脏病的总体负担并没有减少。由于预期寿命的延长和风湿热发病率的减少，非风湿性和年龄相关的退化性瓣膜性心脏病在发达国家中占主导地位。

在我国，对于瓣膜病病因学变迁的研究资料较少。国内曾有学者进行单中心的调查，通过心电图及超声心动图等检查发现，心脏瓣膜病发病率为 5.3%，其中老年退行性瓣膜病占 31.5%，而风湿性瓣膜病仅占 13.0%，提示在瓣膜病的病因方面，我国可能与发达国家有相似的趋势，即已演变为以退行性因素为主。但是，在瓣膜病的病因学研究方面，需要进一步进行大规模、多中心的协作研究。

第一节　二尖瓣狭窄

一、病因

二尖瓣狭窄的主要病因是风湿热，在二尖瓣置换时发现 99% 切除的狭窄二尖瓣有风湿因素参与。风湿热导致二尖瓣结构融合引起的狭窄有四种形式：①瓣膜交界处；②瓣尖；③腱索；④混合型。30% 的患者发生单纯交界处增厚，15% 的患者发生单纯瓣尖增厚，10% 的患者发生单纯腱索增厚，其余患者有二处以上的上述结构增厚。二尖瓣瓣尖边缘融合和腱索的融合导致这些结构增厚、缩短。瓣叶显示纤维性闭塞和血管再通狭窄的二尖瓣呈典型的漏斗形，瓣口多以“鱼口”状或“钮孔”状，伴有瓣叶钙化沉积者，可延伸到瓣环，以致变得更厚。增厚的瓣叶可以粘连变硬而难以开合，因而使第一心音（S1）减弱或在极少情况下消失，并引起二尖瓣狭窄合并关闭不全。

二、病理生理

正常成人的二尖瓣口横截面积为 4 ～ 6cm^2，当瓣口面积缩小至约 2cm^2 时，为轻度二尖瓣狭窄，此时跨瓣压力阶差虽小而异常，但能推动血液从左心房流向左心室。当二尖瓣开放面积减至 1cm^2

时，则为严重的二尖瓣狭窄。左心房室跨瓣压力阶差约为 20mmHg（此时左心室舒张压正常，而平均左心房压约为 25mmHg），才足以维持静息时正常心输出量，增高的左心房压引起肺静脉和毛细血管压升高，导致劳力性呼吸困难。

评价二尖瓣狭窄的严重程度，还必须同时考虑跨瓣压力阶差和跨瓣血流速度。后者不仅受心输出量的影响，同时也受心率的影响。心率加快时舒张期较收缩期更成比例地缩短，从而减少血液流经瓣膜的时间。对于任何心输出量水平，心动过速加大跨二尖瓣压力阶差，进一步增加左心房压力。所以既往无症状的二尖瓣狭窄患者伴有快速心室率的心房颤动时，会突然出现呼吸困难和肺水肿。从流体力学角度看，任何大小的瓣口，跨瓣压力阶差与跨瓣血流速度的平方成正比，即流速加倍可使跨瓣压力阶差增大为 4 倍，所以如运动等应激可引起中度或重度二尖瓣狭窄患者的左心房压显著升高。另外，血容量和甲状腺功能亢进也会增加二尖瓣血流和跨瓣压力阶差。

二尖瓣狭窄患者的心房收缩可增加约 30% 的收缩期前跨二尖瓣压力阶差。心房颤动时心房的收缩功能丧失导致心输出量减少约 20%。虽然从 1951 年开始 Gorlin 公式成为评价狭窄瓣膜口的基准，事实上，当瓣膜血流增加时，瓣口相应扩张。因此，可以建议以瓣膜阻力、平均跨瓣差和平均跨瓣血流之比来表示狭窄程度。

三、自然史

发达国家的资料显示，从风湿热的发生到开始出现症状之间的跨度可长达 20 ～ 40 年。症状出现后，到引起病残往往又要经过十几年的时间。故二尖瓣狭窄的进展通常很缓慢，序列的血流动力学和多普勒超声研究显示，二尖瓣口面积平均每年缩小 0.01cm^2。然而，二尖瓣狭窄进展的快慢又因人而异，存在个体差异，1/3 ～ 2/3 的患者瓣口面积稳定，而进展期患者瓣口面积下降范围是 0.1 ～ 0.3cm^2。二尖瓣狭窄快速进展的预测因子包括瓣解剖学损伤（Wilkins 评分＞ 8 分），二尖瓣峰值压差≥ 10mmHg。在生存方面，未经治疗的二尖瓣狭窄患者 10 年存活率为 50% ～ 60%。这主要取决于症状的严重程度，症状轻微或无症状的患者，10 年存活率可达 80%。然而，一旦出现体力活动明显受限，10 年存活率则很低，仅＜ 15%。出现严重的肺动脉高压后，平均生存时间＜ 3 年。

四、临床表现

（一）症状

二尖瓣狭窄是一种慢性进展性疾病，一般二尖瓣中度狭窄（瓣口面积＜ 1.5cm^2）始有临床症状。许多患者通过调整生活方式为更静息的水平，可无明显临床症状。其常见症状如下：

1. 呼吸困难　为最常见也是最早期的症状，主要由肺顺应性降低引起，肺活量下降是由于充盈的肺血管和间质性肺水肿。呼吸困难在运动、情绪激动、妊娠、感染或快速性房颤时最易被诱发。随病程进展，可出现静息时呼吸困难、夜间阵发性呼吸困难甚至端坐呼吸。

2. 咳嗽　常见，多在夜间睡眠或劳动后出现，为干咳无痰或泡沫痰，并发感染时咳黏液样或脓痰。咳嗽可能与患者支气管黏膜淤血水肿易患支气管炎或扩大的左心房压迫左主支气管有关。

3. 咯血　咯血多有以下几种情况。

（1）大咯血：是严重二尖瓣狭窄，左心房压力突然增高，肺静脉压增高，支气管静脉破裂出血所致，可为二尖瓣狭窄首发症状，多见于二尖瓣狭窄早期。后期因静脉壁增厚，以及随着病情进展致肺血管阻力增加及右心功能不全，大咯血发生率降低。

（2）痰中带血或血痰：常伴夜间阵发性呼吸困难，与支气管炎、肺部感染、肺充血或肺毛细血管破裂有关，常伴夜间阵发性呼吸困难。

（3）肺梗死时咳胶冻状暗红色痰：为二尖瓣狭窄合并心力衰竭的晚期并发症。

（4）粉红色泡沫痰：为急性肺水肿的特征，由毛细血管破裂所致。

4. 血栓栓塞　为二尖瓣狭窄的严重并发症，约 20% 的患者在病程中发生血栓栓塞，其中 15% ～ 20% 由此导致死亡。发生栓塞者约 80% 有心房颤动，故合并房颤的患者需予以预防性抗凝治疗。

5. 其他症状　左心房显著扩大、左肺动脉扩张压迫左喉返神经引起声音嘶哑；压迫食管可引起吞咽困难；右心室衰竭时可出现食欲减退、腹胀、恶心等消化道淤血症状；部分患者有胸痛表现。

(二)体征

1. 面容 严重二尖瓣狭窄可呈“二尖瓣面容”，双颧绀红。右心室扩大时剑突下可触及收缩期抬举样搏动。右心衰竭时可出现颈静脉怒张、肝颈回流征阳性、肝大、双下肢水肿等。

2. 心音 ①二尖瓣狭窄时，如瓣叶柔顺有弹性，在心尖区多可闻及亢进的第一心音，呈拍击样，并可闻及开瓣音；如瓣叶钙化僵硬，则该体征消失。②当出现肺动脉高压时，P2 亢进和分裂。

3. 心脏杂音 ①二尖瓣狭窄特征性的杂音为心尖区舒张中晚期低调的隆隆样杂音，呈递增型，局限，音调较低，此杂音常难以识别。因此，需要患者取左侧卧位，使用钟形听诊器在心尖搏动周围不同部位仔细听诊。运动或用力呼气可使其增强，常伴舒张期震颤，房颤时杂音可不典型。由于杂音局限和杂音的响度依赖于跨二尖瓣压力阶差的强度，响亮的杂音伴震颤提示严重狭窄。相反，在低心输出量的患者中低强度的杂音并不能排除严重狭窄。当胸壁增厚、肺气肿、低心输出量状态、右室明显扩大、二尖瓣重度狭窄时此杂音可被掩盖，称为“安静型二尖瓣狭窄”。②严重肺动脉高压时，肺动脉及其瓣环扩张，导致相对性肺动脉瓣关闭不全，因而在胸骨左缘第2肋间可闻及递减型高调叹气样舒张早期杂音（即Graham-Steel 杂音）。③右心室扩大时，因相对性三尖瓣关闭不全，可于胸骨左缘第 4、5 肋间闻及全收缩期吹风样杂音。

五、辅助检查

1. 胸部 X 线 ① X 线胸片上心脏外形首先出现的异常是心房扩大，特征是左侧双房影和左心耳突出，后前位胸片上右心房边缘的后方有一密度增高影（双心房影），左心缘变直。心左前斜位可见左心房使左主支气管上抬，右前斜位吞钡可见增大的左心房压迫食管下段。肺动脉高压导致肺动脉干和分支扩张。心脏大小在这个阶段是正常的。随着疾病的进展出现严重和（或）长期的肺动脉高压，则可观察到右房、右室扩张和心脏增大，侧位像有利于诊断右心室扩大。②慢性二尖瓣狭窄可引起肺血管重新分布，间质水肿是左房压升高早期的影像征象，它常可见于中等程度症状或没有临床体征的患者中。X 线检查后前位及侧位的胸片显示肺静脉压增高导致肺淤血的迹象，肺门增大，边缘模糊，血流均匀地分布在上叶，表现为上肺纹理增多，肺静脉压的增高（＞10mmHg），导致间质组织的液体渗漏，小叶间的液体聚集在基部产生线性条纹，位于双侧肋膈角区，延伸至胸膜，即小叶间隔线，称为 Kerley B 线。③肺静脉压进一步增高（＞30mmHg），间质液进入肺泡腔，可出现肺泡水肿，中下肺野内中带有片状模糊影，典型表现为蝶翼状，是急性血流动力学失代偿征象。

2. 心电图 心电图检测轻度二尖瓣狭窄相对不敏感，但在中、重度梗阻患者显示特征性改变。左心房扩大［Ⅱ导联 P 波时限≥ 0.12 秒和（或）P 波电轴在 –30° ～ +45° ］是二尖瓣狭窄的一个主要心电图特征，见于 90% 的明显二尖瓣狭窄伴窦性心律患者。左心房扩大的心电图征象与左心房容积的关系比左心房压力更密切，瓣膜成功切开术后常恢复。心房颤动常发生在心电图已存左心房扩大特征的患者，并与心室腔大小、左心房心肌纤维化程度、心房扩大持续时间及患者年龄有关。是否有右心室肥厚的心电图证据主要依赖于右心室收缩压的高度。约 50% 右心室收缩压在 70 ～ 100mmHg 的患者表现为右心室肥厚的心电图，包括额面平均 QRS 电轴＞ 80° 、V_1 导联 R/S 值＞ 1。其他有上述程度的肺动脉高压患者则无明显的右心室肥厚证据，但右至中部胸导联的 R/S 值未见增大。单纯二尖瓣狭窄或以二尖瓣狭窄为主的患者中，当右心室收缩压高于 100mmHg 时，与右心室肥厚的心电表现相一致。单纯二尖瓣狭窄患者的额面 QRS 电轴与瓣膜梗阻的严重程度及肺血管阻力水平大体上相关。因而，平均额面电轴在 0° ～ 60° 提示二尖瓣口面积＞ 1.3cm^2；而电轴＞ 60° ，提示瓣口面积＜ 1.3cm^2。肺血管阻力＞ 650dyne/（s · cm^5）的患者，平均额面电轴＞ +110° 。肺动脉收缩压达到体循环血压水平的患者，平均电轴为 +150° 。病程晚期常合并房性心律失常，如频繁的房性期前收缩，短暂或持续的心房颤动，或少见的心房扑动和房性心动过速。

3. 超声心动图 超声心动图是评估可疑或已知二尖瓣狭窄的基石，用于明确诊断、评估瓣膜损害的严重程度及评价瓣膜解剖和相关疾病。

（1）严重性评估：胸骨旁短轴切面可进行面积测量，是二尖瓣口面积的参考标准。这是瓣口面积唯一的直接测量，因此不依赖于负荷情况和相关疾病，但需要专业技术技能扫描二尖瓣附属结构，将测量平面定位于瓣叶的顶端。使用三维超声心动图便于定位测量平面，可提高测量的重复性，特别是对于经验较少的操作者。面积测量在二尖瓣球囊分离术过程中监测操作也十分有效，术后即刻评估也是最可信赖的技术。然而在瓣口不规则和重度钙化或超声图像差的患者中，面积测量法可能比较困难，甚至不能完成。

除了进行面积测量，经胸短轴切面还可评估交界处融合。这对于鉴别风湿性二尖瓣狭窄与其他原因二尖瓣狭窄非常重要，特别是退化性二尖瓣狭窄，其交界处不发生融合，可确定球囊或外科分离术的可能性。二尖瓣球囊分离术操作中、之后及以后随访期间，评估交界处开放程度是二尖瓣球囊分离术有效的额外指征。使用三维超声心动图能够比二维更加准确地评估交界处开放程度。压力半降时间（PHT）的方法通常容易操作，因此得到了广泛应用。然而，对主动脉瓣反流或心室顺应性异常，以及二尖瓣球囊分离术后即刻的患者，这种测量方法可能有偏差。与面积测量法比较最明显的偏差可见于 60 岁以上的老年患者和心房颤动患者。在显著二尖瓣和主动脉反流的患者中，计算的连续等式无效。涉及测定数据的准确度和重复性有限。使用近端等速表面积是技术上必需的，并且需要多次测量，使用 M 型超声心动图能够提高准确性。由脉冲或连续波多普勒测定平均二尖瓣压力阶差，对于评价二尖瓣狭窄的严重性不是可靠的方法，因为这种方法非常依赖于血流条件。然而，它的价值与瓣膜面积一致，对二尖瓣球囊分离术后有预后价值。

面积测量、PHT 和压力阶差测定方法的结果一致性需经常检测，应注意不同方法的局限性。连续等式和近端等速表面积的方法不常规应用，但是当其他方法不能确定或结果不一致时则非常有效。当瓣口面积＜ 1.5cm^2 时，考虑二尖瓣存在明显狭窄。与上述值相对应的是静息状态下血流动力学不受影响。即使指南中没有建议明确的瓣膜与体表面积对应指数，瓣口面积的评估也应当考虑到体型的影响。

目前，根据瓣口面积、平均压力阶差、肺动脉收缩压等指标来衡量二尖瓣狭窄的严重程度，具体如下（表 25-1-1）。

表 25-1-1　二尖瓣狭窄严重程度分级

	轻度	中度	重度
瓣口面积（cm^2）	＞ 1.5	1.0 ～ 1.5	＜ 1.0
平均压差（mmHg）	＜ 5.0	5.0 ～ 10	＞ 10
肺动脉压（mmHg）	＜ 30	30 ～ 50	＞ 50

（2）瓣膜形态学评估：利用二维超声心动图分析瓣叶形态和瓣下结构是诊断二尖瓣狭窄的重要方法，也与可能的疾病进展有着重要联系，特别是需要选择最适宜的介入方法时。

超声心动图可在胸骨旁长轴切面评估瓣叶厚度（＞ 5mm 为显著增厚）、瓣叶活动度及钙化，但钙化通过透视检查效果最好，不管对于面积测量还是评估。瓣口损伤均匀程度上，特别是交界区，胸骨旁短轴切面都是首要的。胸骨旁长轴和心尖切面能够评价瓣下附属结构［腱索增厚和（或）缩短］的损伤，尽管与解剖结果对比有低估的倾向。瓣膜和瓣下损伤经常被结合起来评分。常用的评分系统包括 Wilkins 评分（表 25-1-2）及 Cormier 评分 3 组分类法（表 25-1-3）。

表 25-1-2　Wilkins 评分系统

分级	活动度	厚度	钙化	瓣下结构增厚
1	瓣叶灵活，仅瓣尖受限	瓣叶厚度接近于正常（4 ～ 5cm）	单一区域瓣膜回声增强	二尖瓣下轻度增厚
2	瓣体中部和基底部活动正常	瓣叶中部正常，边缘明显增厚（5 ～ 8cm）	分散区域明亮回声，局限于瓣叶边缘	腱索结构增厚，扩展至其中一条腱索长度
3	瓣膜舒张期连续向前移动，主要从基底部	整个瓣叶增厚（5 ～ 8cm）	明亮回声扩展至瓣叶中部位置	增厚扩展至三条腱索远端
4	舒张期无或仅有微小的前向移动	所有瓣叶组织明显增厚（＞ 8cm）	遍及瓣叶组织大部的广泛明亮回声	所有腱索结构广泛增厚和缩短，向下扩展至乳头肌

注：总分为四项总和，范围为 4 ～ 16 分。

表 25-1-3　Cormier 评分系统

组别	二尖瓣解剖表现
1	二尖瓣前叶柔软无钙化，轻度瓣下病变（如纤细腱索长度≥ 10mm）
2	二尖瓣前叶柔软无钙化，严重瓣下病变（如增厚的腱索长度＜ 10mm）
3	不同程度的二尖瓣钙化，经透视可评估，不论其瓣下结构是何种状态

这两种评分方法共有的局限性是缺乏瓣叶钙化和增厚的具体位置描述，特别是交界部面积相关的，这可能影响到二尖瓣球囊分离术的结果。此外，瓣下附属结构的损伤有被低估的趋势。目前没有不同评分系统的比较性评估使得某一种方法得到推荐。此外，单一的评分系统不可能做到对二尖瓣分离术结果的预测既有重复性又有准确性。在其他临床和超声心动图检测中，建议超声心动图操作者使用其熟悉的方法评估二尖瓣形态学。

4. *导管检查*　目前很少有人使用右心或左心导管、用 Gorlin 公式计算二尖瓣口面积。心输出量下降和二尖瓣球囊分离术术后即刻 Gorlin 公式的有效性受到质疑。因此，只有在超声心动图结果不能下结论时，才使用介入方法评估二尖瓣狭窄严重程度。然而，心导管仍然是测定肺血管阻力唯一的技术，它可评估严重肺动脉高压患者的手术风险。目前临床实践中，介入检查主要适应证是伴有冠脉疾病时使用冠状动脉造影。目前二尖瓣球囊分离术效果的监控主要通过术中超声心动图检测，特别是使用 Inoue 技术时。

六、诊断及鉴别诊断

（一）诊断

心尖区隆隆样舒张期杂音伴 X 线或心电图示左心房增大，提示二尖瓣狭窄，超声心动图检查可明确诊断。

（二）鉴别诊断

心尖部舒张期隆隆样杂音尚见于如下情况，应注意鉴别：

1. *主动脉瓣关闭不全*　严重的主动脉瓣关闭不全常于心尖部闻及舒张中晚期柔和、低调隆隆样杂音（Austin-Flint 杂音），系相对性二尖瓣狭窄所致。

2. *左心房黏液瘤*　瘤体阻塞二尖瓣口，产生随体位改变的舒张期杂音，其前可闻及肿瘤扑落音，超声心动图下可见左心房团块状回声反射。

3. *经二尖瓣口血流增加*　严重二尖瓣反流、大量左向右分流的先天性心脏病（如室间隔缺损、动脉导管未闭）和高动力循环（如甲状腺功能亢进症、贫血）时，心尖区可有舒张中期短促的隆隆样杂音。

七、并发症

1. *心房颤动（房颤）*　房颤为二尖瓣狭窄最常见的心律失常，也是相对早期的常见并发症，可能为患者就诊的首发症状。左心房压力增高致左心房扩大及房壁纤维化是房颤持续存在的病理基础。房颤时因舒张期变短、心房收缩功能丧失、左心室充盈减少，心排血量减少 20% ～ 25%，常致心力衰竭加重，突然出现严重的呼吸困难，甚至急性肺水肿。房颤发生率随左心房增大和年龄增长而增加。

2. *急性肺水肿*　为重度二尖瓣狭窄的严重并发症。表现为突然出现的重度呼吸困难和发绀，不能平卧，咳粉红色泡沫痰，双肺布满干、湿啰音，常因剧烈体力活动或情绪激动、感染、心律失常等诱发，如不及时救治，可能致死。

3. *血栓栓塞*　20%的患者可发生体循环栓塞，其中 80% 伴房颤。血栓栓塞以脑栓塞最常见，约占 2/3，亦可发生四肢、脾、肾和肠系膜等动脉栓塞，栓子多来自扩大的左心房伴房颤者。来源于右心房的栓子可造成肺栓塞。

4. *右心衰竭*　为二尖瓣狭窄三期常见并发症。右心衰竭时，右心排血量减少致肺循环血量减少，肺淤血减轻，呼吸困难可有所减轻，发生急性肺水肿和大咯血的危险减少，但心排血量减少。临床表现为右心衰竭的症状和体征。

5. *感染性心内膜炎*　较少见，在瓣叶明显钙化或合并房颤时更少发生。

6. 肺部感染　本病常有肺静脉压力增高及肺淤血，易合并肺部感染，感染后常诱发或加重心力衰竭。

八、治疗

（一）药物治疗

1. 一般处理　二尖瓣狭窄的药物治疗，主要是预防和处理与该病有关的并发症。对于轻度二尖瓣狭窄的患者，如果仍维持着窦性心律且无症状，目前没有特殊的药物治疗。由于风湿热是导致二尖瓣狭窄的最常见原因，故建议预防风湿热。牙科手术或其他侵入性操作时预防性应用抗生素，以减少发生感染性心内膜炎的可能。轻微的呼吸困难症状可应用利尿剂、短效或长期硝酸酯类药物来缓解，但此类药物效果短暂。洋地黄类药物对于仍为窦性节律的二尖瓣狭窄患者无明显益处，除非存在左心或右心功能不全。对窦性心律患者，可以经验性应用β受体阻滞剂以延长舒张充盈期时间，其作用可能比具有心率减慢作用的钙拮抗剂要大。但是，对β受体阻滞剂的具体效果也有争议。有研究显示，美托洛尔可改善某些患者的症状和运动时间，但在其他研究中并未能证实。由于样本量都比较小，故难以做出较肯定的结论。推测静息心率和运动后心率明显加快的患者，可能从β受体阻滞剂的治疗中获益更多。

2. 心房颤动的处理　房颤是二尖瓣狭窄患者常见的并发症，甚至成功进行二尖瓣球囊成形术也不能阻止房颤的发生。有症状的二尖瓣狭窄患者30%～40%伴有房颤，老年患者中房颤更为常见。急性发作的房颤可引起血流动力学的明显加重，主要与心室率过快造成舒张充盈期缩短，使左心房压升高有关。伴有房颤的患者，有时会出现心房血栓，使脑卒中的风险明显增加，与窦性心律的患者相比，预后也较差，10年存活率分别为25%和46%。急性发作的快速心房颤动的处理，主要包括抗凝治疗和控制心室率。如果存在血流动力学不稳定的情况，应进行紧急电复律，并在电复律之前、之中和之后须静脉应用肝素；部分患者可试用药物复律。如果房颤超过24～48小时且未进行抗凝治疗，心脏复律后的栓塞事件增加。是否能进行复律取决于多种因素，包括房颤持续时间、房颤发作后的血流动力学状态、以往房颤发作的情况及血栓栓塞史。如果决定对患者进行复律，而其房颤已超过24～48小时且未进行过长期抗凝治疗，推荐参照非风湿性瓣膜病性房颤的处理方法。另外，房颤复律之后的长期持续抗凝也十分重要。如果房颤难以预防或复律困难，那么控制心室率是主要治疗策略，可选用地高辛、非二氢吡啶类钙离子拮抗剂或β受体阻滞剂等。

3. 体循环血栓栓塞的预防　二尖瓣狭窄患者中有10%～20%可能会发生体循环栓塞。体循环栓塞可见于严重、中度甚至只是轻微二尖瓣狭窄的患者，在出现房颤以后栓塞风险明显增加。1/3的栓塞事件出现在房颤发生后的1个月内；2/3发生在房颤发生的1年之内。脑栓塞是二尖瓣狭窄患者的严重并发症，占体循环栓塞的60%～70%。有学者随访了一组二尖瓣狭窄患者，动脉栓塞引起的死亡占总死亡的19%。年龄增长和左心房扩大使得体循环栓塞的风险增加。因此，如何防止发生血栓栓塞事件，是治疗时常面临的一个重要问题。目前建议若无禁忌，无论是阵发性还是持续性房颤，均应长期口服华法林抗凝，达到2.5～3.0的国际标准化比值（INR），以预防血栓形成及栓塞事件发生，尤其是脑卒中的发生。窦性心律如有血栓病史、发现左心房血栓、左心房明显扩大（＞50mm）或经食管超声心动图显示左心房自发显影时也建议抗凝治疗。

（二）手术治疗

1. 介入和手术治疗指征　二尖瓣口面积（MVA）＞1.5cm^{2}时通常不考虑干预。MVA＜1.5cm^{2}时，是否干预及干预方式的选择取决于患者症状、临床和瓣膜解剖条件、其他瓣膜病变、外科手术或介入手术的条件和经验。症状可疑时运动负荷试验有助于临床决策。

2. 常用的介入及手术方法

（1）经皮球囊二尖瓣成形术（percutaneous balloon mitral valvuloplasty，PBMV）：PBMV已有近30年的临床应用经验，是比较成熟的一种介入操作，能有效地改善临床症状，具有安全、有效、创伤小、康复快等优点，已取代了外科交界分离手术。PBMV仅适于单纯的二尖瓣狭窄患者。有症状或有肺动脉高压（静息时＞50mmHg，运动时＞60mmHg）的中重度二尖瓣狭窄患者，如其二尖瓣无钙化且活动度较好，且无左心房内血栓形成，则可用该法进行干预。PBMV 后再狭窄，如仍以交界粘连为主，临床情况良好，无禁忌证时也可尝试再次介入。不利于 PBMV 的情况包括老年、交界分离手术史 NYHA Ⅳ级、房颤、严重的肺高压、Wilkins 评分＞ 8 分、Cormier 评分 3 分、瓣口面积极小、严重的三尖瓣反流。PBMV 的禁忌证包括 MVA ＞ 1.5cm²、左心房血栓、近期（3 个月内）有血栓栓塞史、伴中重度二尖瓣关闭不全、严重或双侧交界钙化、交界无粘连、合并严重的主动脉瓣或三尖瓣病变、合并冠心病需要旁路移植术、右心房明显扩大及脊柱畸形等。对于左心房血栓，如非紧急手术，可给予抗凝治疗 2 ～ 6 个月后复查经食管心脏超声，如血栓消失仍可行 PBMV；如血栓仍存在则考虑外科手术。

PBMV 将球囊导管从股静脉经房间隔穿刺跨越二尖瓣，用生理盐水和造影剂各半的混合液体充盈球囊，分离瓣膜交界处的粘连融合而扩大瓣口。其即刻效果与外科二尖瓣瓣膜分离术相似，瓣膜面积平均可增加 2 倍，跨瓣压力阶差下降 50% ～ 60%。总体上，操作成功率为 80% ～ 95%（操作成功的标准是没有并发症、瓣膜面积＞ 1.5cm²，且左心房压下降到＜ 18mmHg）。术后症状和血流动力学立即改善，严重并发症少见。主要并发症包括严重二尖瓣反流（发生率为 2% ～ 10%），以及残留的房间隔缺损。球囊瓣膜成形术的长期效果是较为满意的，随访 3 ～ 7 年，完全无事件存活率为 50% ～ 60%。更长期的随访结果显示，二尖瓣球囊成形术在血流动力学和症状的改善方面，较外科闭式分离术更佳。

（2）二尖瓣分离术：有闭式和直视式两种。闭式的适应证同经皮球囊二尖瓣分离术，开胸后将扩张器由左心室心尖部插入二尖瓣口分离瓣膜交界处的粘连融合，适应证和效果与经皮球囊二尖瓣成形术相似，目前临床已很少使用。直视式适于瓣叶严重钙化、病变累及腱索和乳头肌、左心房内有血栓者。直视式分离术较闭式分离术解除瓣口狭窄的程度大，因而血流动力学改善更好，手术死亡率＜ 2%。

（3）人工瓣膜置换术：适应证为①严重瓣叶和瓣下结构钙化、畸形，不宜做经皮球囊二尖瓣成形术或分离术者；②二尖瓣狭窄合并明显二尖瓣关闭不全者。手术应在有症状而无严重肺动脉高压时考虑。严重肺动脉高压可增加手术风险，但非手术禁忌，术后多有肺动脉高压减轻。人工瓣膜置换术手术死亡率（3% ～ 8%）和术后并发症均高于分离术。术后存活者，心功能恢复较好。另外，PBMV 出现严重二尖瓣反流时也需手术处理。合并房颤时可在手术同时进行迷路或消融手术。

第二节　二尖瓣关闭不全

一、病因

二尖瓣结构包括瓣叶、瓣环、腱索、乳头肌四部分，正常的二尖瓣功能有赖于此四部分及左心室的结构和功能完整性，其中任何一个或多个部分发生结构异常或功能失调均可导致二尖瓣关闭不全，当左心室收缩时，血液反向流入左心房。二尖瓣反流的常见病因有二尖瓣脱垂综合征、风湿性心脏瓣膜病、冠心病、感染性心内膜炎、某些药物（如抑制食欲的药物）及某些胶原血管病等。在发达国家常以二尖瓣脱垂引起的反流多见，但在全世界范围内特别是发展中国家，风湿性原因所致二尖瓣反流仍很常见。

二尖瓣关闭不全的原因有如下几种类型。

（一）瓣叶

（1）风湿性损害最为常见，占二尖瓣关闭不全的 1/3，女性为多。慢性炎症及纤维化使瓣膜僵硬、缩短、变形，以及腱索粘连、融合缩短。风湿性二尖瓣关闭不全的患者约 50% 合并二尖瓣狭窄。

（2）二尖瓣脱垂，多为二尖瓣原发性黏液性变，使瓣叶宽松膨大或伴腱索过长，心脏收缩时瓣叶突入左心房而影响二尖瓣关闭。部分二尖瓣脱垂为其他遗传性结缔组织病（如 Marfan 综合征）的临床表现之一。

（3）感染性心内膜炎、穿通性或非穿通性创伤均可损毁二尖瓣叶。

（4）肥厚型心肌病收缩期二尖瓣前叶向前运

动导致二尖瓣关闭不全。

（5）先天性心脏病如心内膜垫缺损常合并二尖瓣前叶裂，导致关闭不全。

（二）瓣环扩大

（1）任何引起左心室增大的病因均可造成二尖瓣环扩大而导致二尖瓣关闭不全。

（2）二尖瓣环退行性变和瓣环钙化，多见于老年女性。尸检发现 70 岁以上女性二尖瓣环钙化的发生率为 12%。严重二尖瓣环钙化者，50% 合并主动脉瓣环钙化，约 50% 的二尖瓣环钙化累及传导系统，引起不同程度的房室或室内传导阻滞。

（三）腱索

先天性异常、自发性断裂或继发于感染性心内膜炎、风湿热的腱索断裂均可导致二尖瓣关闭不全。

（四）乳头肌

乳头肌的血供来自冠状动脉终末分支，对缺血很敏感，冠状动脉灌注不足可引起乳头肌缺血、损伤、坏死和纤维化伴功能障碍。如乳头肌缺血短暂，可出现短暂的二尖瓣关闭不全；如急性心肌梗死发生乳头肌坏死，则产生永久性二尖瓣关闭不全。乳头肌坏死是心肌梗死中的常见并发症，而乳头肌断裂在心肌梗死中的发生率低于 1%，乳头肌完全断裂可发生严重致命的急性二尖瓣关闭不全。其他少见的疾病包括先天性乳头肌畸形，如一侧乳头肌缺如，称降落伞二尖瓣综合征；罕见的乳头肌脓肿、肉芽肿、淀粉样变和结节病等。

瓣叶穿孔（如发生在感染性心内膜炎时）、乳头肌断裂（如发生在急性心肌梗死时）、创伤损伤二尖瓣结构或人工瓣损坏等可发生急性二尖瓣关闭不全。

二、病理生理

二尖瓣脱垂、风湿性心脏病，以及继发于左心室扩大引起的瓣环扩张所致的二尖瓣反流，进展常比较缓慢。而有些情况下，如腱索断裂、乳头肌断裂或感染性心内膜炎时，二尖瓣反流可以急性发生并引起严重症状。这两种情况下所呈现的临床结果常有明显不同。

（一）慢性二尖瓣反流

左心室搏出的血流同时流入主动脉和反流到左心房（逆向）；舒张期反流的血液再经二尖瓣充盈左心室，导致左心室舒张期容量过负荷。慢性二尖瓣反流早期通过左心室扩大及离心性肥厚来代偿。根据 Starling 效应，前负荷增加及左心室舒张末期容积扩大导致心肌收缩增强，左心室射血分数（LVEF）升高（＞ 65%），总每搏输出量（stroke volume，SV）增加以维持前向的 SV；左心房和左心室扩张还使得左房压和左心室充盈压维持正常范围，避免肺淤血，临床可无症状，代偿阶段可持续多年。但长期的容量负荷过重最终导致心肌收缩受损，前向 SV 降低，左心室收缩末期容积扩大，左心室充盈压和左房压升高，肺静脉和肺毛细血管压力升高，继而出现肺淤血。失代偿早期左心室射血分数虽有所降低但仍维持在 50% ～ 60%，此时纠正二尖瓣反流，心肌功能尚可恢复；否则心功能损害将不可逆，左心室显著扩张，射血分数明显降低，临床上出现肺淤血和体循环灌注低下等左心衰竭症状，晚期可出现肺高压和全心衰竭。

（二）急性二尖瓣反流

严重的急性二尖瓣反流造成左心房和左心室的容量负荷突然增加，由于缺乏代偿性向心性肥厚，左心室来不及代偿，导致前向 SV 和心排血量明显降低，引起低血压甚至休克；同时，左心室舒张末期压、左房压和肺静脉压力急剧上升，引起严重的肺淤血，甚至急性肺水肿。

三、自然史

本病病程各不相同，依赖于关闭不全容量、心肌状态、原有疾病的病因等综合因素。轻度二尖瓣关闭不全患者通常可多年无症状。其中仅有很少一部分患者发展为严重关闭不全，多数患者因感染性心内膜炎或腱索断裂等原因。二尖瓣脱垂有关的轻度二尖瓣关闭不全患者，进展为严重二尖瓣关闭不全的概率变化很大；除非腱索断裂或并发连枷样瓣叶，大多数患者的进展是渐进性的。结缔组织疾病患者，如 Marfan 综合征，比风湿源性的慢性二尖瓣关闭不全进展更快。急性风湿热是发展中国家青少年单纯性严重二尖瓣关闭不全的常见原因，这些患者的病程进展很快。因为外科手术的干预明显改变了严重二尖瓣关闭不全患者的自然病程，现在很难预测单独药物治疗患者的自然病程。然而，Horskotte 及其同事报道症状适合手术治疗但被拒绝的患者，其5年生存率仅为30%，Ling和Enriquez Saran报道连枷样瓣叶引起的严重二尖瓣关闭不全患者，其1年死亡率为6.3%；在10年时90%的患者死亡或采取手术纠正。然而即使在起始无症状，伴有左室或右室射血分数正常的患者中，严重二尖瓣关闭不全伴有高的症状发生率或左心室功能不全而需要手术，而且病程10年以上者几乎不可避免地需要行外科手术。

四、临床表现

（一）症状

（1）急性轻者可仅有轻微劳力性呼吸困难，重者可很快发生急性左心衰竭，甚至急性肺水肿、心源性休克。

（2）慢性二尖瓣关闭不全患者的临床症状轻重取决于二尖瓣反流的严重程度及关闭不全的进展速度、左心房和肺静脉压的高低、肺动脉压力水平及是否合并有其他瓣膜损害和冠状动脉疾病。轻度二尖瓣关闭不全者可以持续终身没有症状；对于较重的二尖瓣关闭不全，通常情况下，从罹患风湿热至出现二尖瓣关闭不全的症状一般超过20年，但一旦发生心力衰竭，则进展常较迅速。程度较重的二尖瓣关闭不全患者，由于心排血量减少，可表现为疲乏无力，活动耐力下降；同时，肺静脉淤血导致程度不等的呼吸困难，包括劳力性呼吸困难、静息性呼吸困难、夜间阵发性呼吸困难及端坐呼吸等。发展至晚期则出现右心衰竭的表现，包括腹胀、食欲缺乏、肝脏淤血肿大、水肿及胸腔积液、腹水等。在右心衰竭出现后，左心衰竭的症状反而有所减轻。另外，合并冠状动脉疾病的患者因心排血量减少，可出现心绞痛的临床症状。

（二）体征

1. 急性二尖瓣关闭不全　心尖搏动呈高动力型，为抬举样搏动。肺动脉瓣区第二心音分裂，左心房强有力收缩可致心尖区第四心音出现。心尖区收缩期杂音是二尖瓣关闭不全的主要体征，可在心尖区闻及> 3/6级的收缩期粗糙的吹风样杂音，累及腱索、乳头肌时可出现乐音性杂音。由于左心房与左心室之间压力差减小，心尖区反流性杂音持续时间变短，于第二心音前终止。出现急性肺水肿时双肺可闻及干、湿啰音。

2. 慢性二尖瓣关闭不全

（1）心界：向左下扩大，心尖搏动向下向左移位，收缩期可触及高动力性心尖搏动；右心衰竭时可见颈静脉怒张、肝颈回流征阳性、肝大及双下肢水肿等。

（2）心音：二尖瓣关闭不全时，心室舒张期过度充盈，使二尖瓣漂浮，第一心音减弱；左心室射血期缩短，主动脉瓣关闭提前，导致第二心音分裂；严重反流时可出现低调第三心音，但未必提示心力衰竭，而可能是收缩期左心房存留的大量血液迅速充盈左心室所致。

（3）心脏杂音：二尖瓣关闭不全的典型杂音为心尖区全收缩期吹风样杂音，杂音强度＞3/6级，可伴有收缩期震颤。前叶损害为主者杂音向左腋下或左肩胛下传导，后叶损害为主者杂音向心底部传导。二尖瓣脱垂时收缩期杂音出现在喀喇音之后，腱索断裂时杂音可似海鸥鸣或乐音性。严重反流时，舒张期大量血液通过二尖瓣口，导致相对性二尖瓣狭窄，故心尖区可闻及短促的舒张中期隆隆样杂音。相对性二尖瓣关闭不全杂音与心功能状况呈正相关，心功能改善和左心室缩小时杂音减轻，而器质性二尖瓣关闭不全产生的收缩期杂音，心功能不全时杂音减轻，心功能改善时杂音增强，可伴二尖瓣狭窄产生的舒张期隆隆样杂音。

五、辅助检查

1. 胸部X线　轻度二尖瓣关闭不全者，可无明显异常发现。严重者左心房、左心室明显增大，二尖瓣狭窄并关闭不全时全心扩大，特别是左心房扩大是其突出的表现。明显增大的左心房可推移和压迫食管，左心衰竭者可见肺淤血及肺间质水肿。晚期可见右心室增大，二尖瓣环钙化者可见钙化阴影。急性者心影正常或左心房轻度增大，伴肺淤血甚至肺水肿征象。

2. 心电图　轻度二尖瓣关闭不全者心电图可正常。严重者可有左心室肥厚和劳损。慢性二尖瓣关闭不全伴左心房增大者多伴房颤，如为窦性心律则可见P波增宽且呈双峰状（二尖瓣P波），提示左心房增大。急性者心电图常可正常，有时可见窦性心动过速。

3. 超声心动图　M 型超声心动图及二维超声心动图不能确定二尖瓣关闭不全。M 型超声心动图主要用于测量左心室超容量负荷改变，如左心房、左心室增大。二维超声心动图可显示二尖瓣装置的形态特征，可为病因诊断提供线索，对病变进行定位和分区。风心病二尖瓣反流可见瓣膜增厚、挛缩变形、纤维化钙化、交界粘连，以瓣缘为甚。瓣膜变性可见瓣膜增厚，冗长累赘，可同时伴腱索冗长纤细；当收缩期瓣体部凸向左心房内，而闭合缘仍未超过瓣环水平时，二尖瓣反流通常较轻；若闭合缘低于瓣环则提示二尖瓣脱垂，最常见于黏液样变性（Barlow 病）；瓣叶连枷指病变瓣膜活动异常，游离缘完全翻转到左心房内（瓣尖指向左心房），多伴腱索断裂及重度二尖瓣反流。老年性病变可见瓣环纤维化或钙化，后瓣环多见；严重时可累及瓣膜，导致瓣叶增厚，活动受限，以根部受累较早且较显著。先天性二尖瓣反流可见瓣膜及瓣下结构的发育异常（如瓣膜短小、裂缺、腱索缺失、单组乳头肌、双孔二尖瓣等）。感染性心内膜炎可见赘生物、瓣膜穿孔、瓣膜瘤或脓肿。功能性二尖瓣反流瓣叶无器质性病变，但左心室和瓣环明显扩张，左心室近于球形，收缩减弱，瓣膜闭合呈穹窿状，前叶受次级腱索牵拉时出现“海鸥征”。

多普勒超声可于收缩期在左心房内探及高速射流，从而确诊二尖瓣反流。彩色多普勒血流显像诊断二尖瓣关闭不全的敏感性可达 100%，并可对二尖瓣反流进行半定量及定量诊断。半定量诊断标准为：若反流局限于二尖瓣环附近为轻度，达到左心房中部为中度，直达心房顶部为重度。定量标准为：轻度反流，每搏反流量＜30ml，反流分数＜30%，射流面积＜4cm²；中度反流，每搏反流量 30～59ml，反流分数 30%～49%，射流面积 4～8cm²；重度反流，每搏反流量＞60ml，反流分数＞50%，射流面积＞8cm²（表 25-2-1）。

表 25-2-1　二尖瓣关闭不全的定量诊断标准

关闭不全程度	轻度	中度	重度
射流面积（cm²）	＜4	4～8	＞8
每搏反流量（ml）	＜30	30～59	＞60
反流分数（%）	＜30	30～49	＞50

二尖瓣反流的机制和可修复性评估反流分型参照 Carpentier 标准，分为：Ⅰ型，瓣叶活动正常，反流由单纯瓣环扩大或瓣叶穿孔或裂缺所致；Ⅱ型，瓣叶活动度过大，瓣叶脱垂；Ⅲ型，瓣叶活动受限。其中，Ⅲ型又进一步分为：Ⅲ a 型，腱索的缩短和（或）瓣叶增厚导致开放受限，如风湿性病变；Ⅲ b 型，收缩期的瓣叶关闭受限，如缺血性二尖瓣反流。器质性二尖瓣反流修复失败相关的指标有存在粗大的中心性反流束、瓣环显著扩大（＞50mm）、病变累及超过三个区（特别是前叶受累）、广泛钙化、残存的正常瓣叶组织较少（风湿性或感染性心内膜炎）等。与功能性二尖瓣反流修复失败相关的指标有重度的中心性反流、瓣环直径＞37mm、闭合有明显缝隙、穹隆面积＞2.5cm²、左心室严重扩张、收缩期球形指数＞0.7 等。

六、诊断与鉴别诊断

（一）诊断

如出现以下情况，要考虑急性二尖瓣关闭不全：患者突然发生呼吸困难，心尖区出现典型收缩期杂音，X 线提示心影不大而肺淤血明显，同时具有明确病因（如二尖瓣脱垂、感染性心内膜炎、急性心肌梗死、创伤和人工瓣膜置换术后）。慢性者，主要诊断线索为心尖区典型的收缩期吹风样杂音伴左心房和左心室扩大。超声心动图可明确诊断急性及慢性二尖瓣关闭不全。

（二）鉴别诊断

二尖瓣关闭不全心尖区收缩期杂音应与下列情况的收缩期杂音相鉴别，以下情况均有赖于超声心动图进行确诊及鉴别。

1. 三尖瓣关闭不全　胸骨左缘第 4、5 肋间全收缩期杂音，几乎不传导，少有震颤，杂音在吸气时增强，伴颈静脉收缩期搏动和肝脏收缩期搏动。

2. 室间隔缺损　为胸骨左缘第 3、4 肋间全收缩期杂音，粗糙而响亮，不向腋下传导，可伴胸骨旁收缩期震颤。

3. 主动脉瓣狭窄　心底部射流性收缩期杂音，偶伴收缩期震颤，呈递增递减型，杂音向颈部传导。

4. 其他梗阻性肥厚型心肌病　杂音位于胸骨左缘第 3、4 肋间。

5. 肺动脉瓣狭窄　杂音位于胸骨左缘第2肋间。

七、并发症

1. 心力衰竭　急性者早期出现，慢性者出现较晚。

2. 心房颤动　见于3/4的慢性重度二尖瓣关闭不全患者。

3. 感染性心内膜炎　较二尖瓣狭窄患者多见。

4. 栓塞　较二尖瓣狭窄少见。

八、治疗

（一）药物治疗

对于严重的急性二尖瓣反流患者，药物治疗能减少瓣膜反流量，增加前向心排血量、减轻肺淤血。但是，药物的作用毕竟有限，其主要目的还是稳定血流动力学，为外科手术做准备。对于血压正常的患者，可以静脉给予硝普钠。对于低血压的患者，同时应用硝普钠和正性肌力药物（如多巴酚丁胺）可能有益。此外，应用主动脉球囊反搏术有助于患者术前稳定病情。

对于慢性二尖瓣反流患者，应注意定期随访。随访的频度，根据瓣膜反流的情况及有无症状等而各异。一般来说，轻度二尖瓣反流、左心室不增大、无左心室功能不全或肺动脉高压的患者，可每年随访。如果没有反流加重的临床证据，无须每年复查超声心动图。中度二尖瓣反流的患者，每年或出现症状即应进行临床评估，包括超声心动图检查。对无症状的严重二尖瓣反流，每6～12个月随访1次，包括病史、体检、超声心动图检查等。

无症状的慢性二尖瓣反流患者，一般不需治疗。对于无高血压病、左心室功能尚可的无症状二尖瓣反流患者，尚无指征应用血管扩张药物或血管紧张素转化酶抑制剂。但如果存在左心室功能不全，应采用血管紧张素转化酶抑制剂或β受体阻滞剂等治疗。在容量超负荷时可能需要应用利尿剂。二尖瓣反流患者有症状且左心室功能尚可时，外科手术是恰当的治疗措施。合并房颤、严重心力衰竭、栓塞病史、左心房血栓及二尖瓣修复术后3个月内需抗凝治疗。

（二）手术治疗

手术是治疗二尖瓣关闭不全的根本性措施，应在左心室功能发生不可逆损害前进行。

1. 急性　急性二尖瓣关闭不全应在药物控制症状的基础上，采取紧急或择期手术治疗。

2. 慢性　慢性二尖瓣关闭不全的手术适应证包括：①出现症状。②无症状的重度二尖瓣反流合并左心室功能不全的证据：LVEF为30%～60%，左心室收缩末期内径（left ventricular end-systolic diameter，LVEs）为45～55mm，左心室收缩末期内径指数（left ventricular end-systolic diameter index，LVEsI）＞26mm/m^2。③无症状且无左心室功能不全证据的重度二尖瓣关闭不全，如伴房颤或肺高压（静息＞50mmHg，运动＞60mmHg）倾向于手术。如修复可能性大，手术指征可适当放宽，无症状患者心功能指标接近临界值时即可早期手术，以避免出现严重的心功能损害。存在严重的左心室收缩功能障碍的患者［LVEF＜30%和（或）LVESD＞55mm］如有修复或保留腱索的可能，可尝试手术；反之，则手术风险极高，建议保守治疗。

二尖瓣反流大体上可分为退化性或功能性两种类型。对瓣膜退化导致的反流行外科手术成功率高，而功能性二尖瓣反流不管何种病因很少适合外科手术。常用的手术方法有二尖瓣修补术和二尖瓣置换术。前者适用于瓣膜损坏较轻，瓣叶无钙化，瓣环有扩大，但瓣下腱索无严重增厚者，手术死亡率低，术后射血分数改善较好，不需终身抗凝治疗，占所有适合手术患者的70%。后者适用于瓣膜损坏严重者，其手术死亡率约为5%。

二尖瓣反流的介入治疗主要为经皮二尖瓣修复术和经皮穿刺二尖瓣置换术。

1. 经皮二尖瓣修复术

（1）二尖瓣夹（MitralClip）系统：是目前相对成熟的一种方案，方法是将脱垂处的二尖瓣叶与另一瓣叶缝合在一起，这样就使原来的二尖瓣变为双孔，可以有效地减少二尖瓣反流，但不会导致二尖瓣狭窄。MitralClip系统被批准用于高危或不能手术的重度二尖瓣关闭不全且符合解剖标准的患者。该手术关键解剖标准包括中-重度二尖瓣关闭不全（3/4级或更高），A2-P2区病变，对合长度≥2mm，对合高度≤11 mm，连枷间隙＜10mm，连枷宽度＜15mm，二尖瓣瓣口面积＞4cm²，可活动瓣叶长度＞1cm。不利解剖因素包括交界病变，后叶短小，严重的不对称牵拉，对合区钙化，严重的瓣环钙化，裂隙，严重的瓣环扩张，严重的左心室重构，大的（＞50%）向交界间延伸的反流束，严重的黏液性变加多扇叶脱垂。

Mitral Clip 系统通过穿房间隔的指引导管运送，并由输送导管送达目标位置。二尖瓣夹附着在输送导管顶部。经食管超声确定两个导管顶部的转向和定位，二尖瓣夹定位于反流束起始部的二尖瓣水平面，然后将二尖瓣夹张开向前经二尖瓣口送入左心室。在收缩期瓣膜关闭时，迅速对着二尖瓣的心室面回撤，夹子向下降到心房面，从而抓取二尖瓣的前后叶。之后可部分闭合二尖瓣环夹，采用经食管超声和彩色多普勒技术仔细观察二尖瓣反流减少情况。一旦二尖瓣反流明显减少，可将夹系统完全闭合，通常随着完全闭合，二尖瓣反流会进一步减少。但如果反流有所减少或有必要，可紧靠第一个夹置入另一个夹抓取瓣叶，这样有望满意地控制二尖瓣反流。之后，将二尖瓣夹释放，撤回导管。

在退行性二尖瓣关闭不全患者中使用 MitralClip 系统进行经皮缘对缘修复是安全的，操作死亡率、30 天死亡率及并发症发生率（脑卒中、出血、心脏压塞或心脏复苏）均较低，且平均住院时间短。1 年存活率 80% 也与匹配的普通人群相近。术后二尖瓣狭窄极为罕见，二尖瓣夹脱落的风险低于 2%。手术即刻成功率（最终二尖瓣关闭不全≤2 级）达 80%～85% 且可以保持到术后 1 年及 4 年随访。

（2）冠状窦装置：冠状窦（coronary sinus，CS）起自左心室侧壁，中间流入右心房。其走行与二尖瓣环后部基本平行，在许多患者，它走行的大部分位于二尖瓣环的面。在 CS 内置入某一装置可或牵拉或挤压或直接使 CS 向前移动，也可使二尖瓣后叶向前叶移动。这样也许可以减少前后对合线不在一起那部分患者的二尖瓣反流。已设计了一些冠状窦装置并成功用于动物模型，也有一些开始用于早期的临床试验。冠状窦装置采用经皮穿刺的方法比较容易置入。理论上任何一种装置如果能收缩或限制冠状窦，都能改变二尖瓣的对合线，减少二尖瓣反流。然而，早期的研究证实，冠状窦装置仅可以轻度或中度减少二尖瓣反流。

（3）其他经皮二尖瓣修复术：包括逆行经左室二尖瓣环成形术、经皮左心房装置植入、心肌/瓣环支持装置植入等尚在早期临床试验中。

2. *经皮穿刺二尖瓣置换术* 一些患者的二尖瓣瓣膜的病理条件决定了仅仅修复瓣膜是不够的，如严重的风湿性二尖瓣纤维化与钙化和心内膜炎的瓣膜损害。因此，二尖瓣置换仍然是常用的外科治疗方法，而经皮二尖瓣置换已逐渐变成现实，其可通过经房间隔或经过心尖途径进行。相比主动脉瓣置换术，二尖瓣置换需要更精确、更严格，因其可能导致流出道阻塞，阻塞原因包括人工瓣膜支持装置本身、植入后隔瓣前移、二尖瓣前叶收缩期前移等。另外，二尖瓣环的结构轮廓与主动脉瓣环的不同，而且准确置入在二尖瓣环内及将通过经皮穿刺置入的瓣膜锚定都十分困难。最后，不管是穿刺房间隔还是逆行方法经导管置入瓣膜，都要与原瓣膜在同一平面，以便原来的瓣膜不会对置入瓣膜的功能产生影响。尽管仍有许多难点，用于经皮二尖瓣置换的特殊技术器械已在研制，并已开始进行动物实验。

第三节 主动脉瓣狭窄

一、病因

主动脉瓣狭窄的病因有三种，即先天性病变、退行性变和炎症性病变。单纯性主动脉瓣狭窄多为先天性或退行性变，极少数为炎症性，且男性多见。

（一）先天性畸形

1. *单叶瓣畸形* 可引起严重的先天性主动脉瓣狭窄，是导致婴儿死亡的重要原因之一，多数在儿童时期出现症状，青春期前即需矫治。

2. *二叶瓣畸形* 群体中约 1% 的个体出生时呈二叶瓣畸形，男性多见。其本身并不引起狭窄，但随着年龄的增长，结构异常的瓣膜导致紊流的发生，损伤瓣叶，进而纤维化及钙化，瓣膜活动度逐渐减低，最后造成瓣口狭窄。约 1/3 的瓣膜发生狭窄，另1/3发生关闭不全，其余可能只会造成轻微的血流动力学异常。这一过程需数十年，故通常在40岁后发病。先天性二叶瓣畸形为成人孤立性主动脉瓣狭窄的常见原因，易并发感染性心内膜炎。

3.三叶瓣畸形　表现为三个半月瓣大小不等，部分瓣叶交界融合。多数人主动脉瓣功能可能终生保持正常，少数人可出现主动脉瓣狭窄。

（二）退行性变

目前，与年龄相关的退行性主动脉瓣狭窄已成为成人最常见的主动脉瓣狭窄的原因。据估计，约有2%的65岁以上老年人患有此病，超过85岁者则达4%。退行性病变过程包括增生性炎症、脂类聚集、血管紧张素转化酶激活、巨噬细胞和T淋巴细胞浸润，最后钙化。由于钙质沉积于瓣膜基底而使瓣尖活动受限，瓣叶活动受限，引起主动脉瓣口狭窄。主动脉瓣钙化与冠心病相似，并与冠状动脉钙化相关性极高，高血压、血脂异常、糖尿病及吸烟是其发生的危险因素，他汀类药物可延缓退行性钙化主动脉瓣狭窄的进展。

（三）风湿性心脏病

炎症性病变导致主动脉瓣狭窄的病因主要为风湿热（其他少见病因为结缔组织疾病）。风湿性炎症导致瓣叶交界处融合，瓣叶纤维化、钙化、僵硬和挛缩畸形，引起主动脉瓣狭窄。风湿性主动脉瓣狭窄常伴关闭不全和二尖瓣病变。

二、病理生理

正常成人主动脉瓣口面积为3～4cm^2。主动脉瓣口面积减少至正常1/3前，血流动力学改变不明显。当主动脉瓣口面积＜1.0cm^{2}时，左心室和主动脉之间收缩期的压力阶差明显，随着狭窄程度的恶化和差力阶差的增加，左心室收缩期压力负荷增大，可导致左心室向心性肥厚，左心室游离壁和室间隔厚度增加，其顺应性下降，左心室壁松弛速度减慢，使左心室舒张末压进行性升高；该压力通过二尖瓣传导至左心房，使左心房后负荷增加；长期左心房负荷增加，将导致肺静脉压、肺毛细血管楔压和肺动脉压等相继增加，临床上出现左心衰竭的症状。另外，主动脉瓣口狭窄导致的左心室收缩压增高，可引起左心室肥厚、左心室射血时间延长，使心肌耗氧量增加；主动脉瓣狭窄时常因主动脉根部舒张压降低、左心室舒张末压增高压迫心内膜下血管，使冠状动脉灌注减少及脑供血不足，并可导致头晕、黑朦及晕厥等脑缺血症状，上述机制导致心肌缺血缺氧和心绞痛发作，进一步损害左心功能。

三、自然史

成人主动脉瓣狭窄的代偿期较长，在此期间许多患者可以没有症状，死亡率也很低。出现中度狭窄以后，瓣膜面积的减少大约为每年0.1cm^2，主动脉瓣口射血峰速每年增加0.3m/s，压力阶差的增加每年为7～8mmHg，不过个体间的差异很大，个别患者甚至可以达到每年25mmHg。实际上主动脉瓣狭窄的进展速度常难以预测，故需密切随访。需要告知患者该病的相关症状，一旦症状发生，应尽快到医院就诊。大部分严重主动脉瓣狭窄并出现症状的患者，通常其瓣口面积＜0.7cm^2，平均收缩期压力阶差＞50mmHg。但是，有些患者在达到该阈值之前或之后才出现症状并需手术治疗。当患者出现心绞痛、晕厥或心力衰竭等症状时，猝死的风险大大增加。因此，症状的出现往往是主动脉瓣狭窄自然病史的一个转折点，此时意味着患者需要接受手术治疗。

四、临床表现

（一）症状

主动脉瓣狭窄患者，无症状期长，直至瓣口面积＜1.0cm^{2}时才出现临床症状，呼吸困难、心绞痛和晕厥是典型主动脉瓣狭窄的常见三联征。

1.呼吸困难　劳力性呼吸困难为晚期患者常见的首发症状，见于95%有症状的患者。随病情发展，可出现阵发性夜间呼吸困难、端坐呼吸乃至急性肺水肿。

2.心绞痛　对于重度主动脉瓣狭窄患者来说，心绞痛是最早出现也是最常见的症状。常由运动诱发，休息及含服硝酸甘油可缓解，反映了心肌需氧和供氧之间的不平衡。产生心绞痛的原因有四点：①左心室壁增厚、心室收缩压升高和射血时间延长，增加心肌耗氧量；②左心室肥厚，导致心肌毛细血管密度相对减少；③舒张期心腔内压力增高，压迫心内膜下冠状动脉，导致心肌灌注不足；④左心室舒张末压升高致舒张期主动脉-左心室压差降低，减少冠状动脉灌注压。

3. *晕厥* 见于15%～30%有症状的患者，部分仅表现为黑矇，可为首发症状。晕厥多与劳累有关，发生于劳力当时，少数在休息时发生。发病机制可能为：①劳力时，外周血管扩张而心排血量不能相应增加，同时心肌缺血加重，心肌收缩力减弱引起心排血量的进一步减少；②劳力停止后回心血量减少，左心室充盈量及心排血量下降；③休息时晕厥多由心律失常（如房颤、房室传导阻滞或室颤等）导致心排血量骤减所致。

另外，主动脉瓣狭窄患者胃肠道出血的风险增加，称为Heyde综合征。

（二）体征

1. *心界* 正常或轻度向左扩大。心尖区可触及收缩期抬举样搏动。收缩压降低、脉压减小、脉搏细弱。对于严重的主动脉瓣狭窄患者，同时触诊心尖部和颈动脉可发现颈动脉搏动明显延迟。

2. *心音* 第一心音正常。若主动脉瓣严重狭窄或钙化，左心室射血时间明显延长，则主动脉瓣第二心音成分减弱或消失。由于左心室射血时间延长，第二心音中主动脉瓣成分延迟，严重狭窄者可呈逆分裂。肥厚的左心房强有力收缩产生明显的第四心音。若瓣叶活动度正常，可在胸骨右、左缘和心尖区听到主动脉瓣射流音，若瓣叶钙化僵硬则射流音消失。

3. *心脏杂音* 典型杂音为粗糙而响亮的射流性杂音，3/6级以上，呈递增-递减型，向颈部传导，在胸骨右缘第1～2肋间听诊最清楚。通常杂音愈响，持续时间愈长，高峰出现愈晚，提示狭窄程度愈重。左心室衰竭或心排血量减少时，杂音消失或减弱。长舒张期之后，如期前收缩后的长代偿间期之后或房颤的长心动周期时，心搏量增加，杂音增强。

五、辅助检查

1. *胸部X线* 心影一般不大，形状可略有变化，即左心缘下1/3处稍向外膨出；左心房可轻度增大，75%～85%的患者可呈现升主动脉扩张。继发心力衰竭时左心房及左心室扩大。在侧位透视下有时可见主动脉瓣膜钙化。晚期可见肺动脉主干突出、肺静脉增宽和肺淤血等征象。

2. *心电图* 轻者心电图正常，中度狭窄者可出现QRS波群电压增高伴轻度ST-T改变，严重者可出现左心室肥厚伴劳损和左心房增大的表现。左心室高电压见于约85%的严重主动脉瓣狭窄的患者。但无左心室肥大并不能排除严重的主动脉瓣膜狭窄，成人心电图胸前导联电压的绝对值与阻塞严重程度的相关性较差，但先天性动脉瓣狭窄的儿童则有非常好的相关性。在Q波主波向上的导联中，R波倒置和ST段压低较为常见。主动脉瓣狭窄患者ST段压低超过0.2mV提示严重左心室肥大。偶尔可见“假性梗死”类型，其特征为右胸导联R波消失，严重单纯主动脉瓣狭窄患者中超过80%有左心房扩大。其主要表现为V_1导联高尖而延迟的倒置P波。心房颤动很少见于单纯主动脉瓣狭窄，一旦出现，则为晚期表现。如果出现在非晚期主动脉瓣狭窄的患者中，提示合并有二尖瓣病变。5%的钙化性主动脉瓣狭窄患者中，主动脉瓣钙化浸润至传导系统而引起不同程度的房室或室内传导阻滞，伴有二尖瓣钙化的患者传导障碍较为多见。

3. *超声心动图* 是主动脉瓣狭窄首选的评价手段。主动脉瓣硬化为钙化性主动脉瓣狭窄的早期表现，主动脉瓣增厚，回声增强，可伴有局部钙化，多始于瓣叶根部，逐渐向瓣尖扩展；瓣膜活动略显僵硬，跨瓣V_{max}为1.5～2.5m/s。随着病程进展，瓣膜钙化加重（但极少累及交界），活动受限，瓣口变形狭小，开放呈星形，跨瓣血流速度升高。钙化程度评分：1级，无钙化；2级，孤立的小钙化点；3级，较大的钙化点，影响瓣叶的活动；4级，所有瓣膜广泛钙化，瓣叶活动受限。

风湿性主动脉瓣狭窄表现为交界粘连，瓣叶增厚钙化，游离缘尤为突出，瓣口开放呈三角形。几乎都伴二尖瓣风湿性病变。

80%的二叶式主动脉瓣为右冠瓣和左冠瓣融合而形成大的前瓣（发出两支冠状动脉）和小的后瓣，约20%为右冠瓣和无冠瓣融合而形成大的右瓣和小的左瓣（各发出一支冠状动脉），左冠瓣与无冠瓣融合非常罕见。收缩期短轴图像见2个瓣膜及2个交界，瓣口开放呈“橄榄状”即可明确诊断。

无论何种病因，晚期严重狭窄的瓣膜明显钙化，融合成团，无法清楚区分瓣叶和交界；瓣叶活动明显受限，瓣口变形固定呈小孔状；彩色多普勒超声显示跨瓣膜的收缩期高速血流信号。连续多普勒可定量狭窄程度；连续多普勒速度曲线轮廓圆钝间接提示严重狭窄，而轻度狭窄峰值前移，速度曲线呈三角形；连续多普勒还有助于和左心室流出道（left ventricular outflow tract，LVOT）动力性梗阻进行鉴别。

4. 定量主动脉瓣狭窄程度（表25-3-1）　常用指标有 V_{max}、PPG、MPG、AVA（连续方程式法），其中AVA较少受血流动力学影响。以上指标均有一定局限性，应结合瓣膜钙化程度及活动度等间接征象进行综合判断，并考虑心脏功能、高动力状态、小心腔和过度肥厚、高血压（动脉阻抗）、主动脉瓣反流、二尖瓣病变、升主动脉内径（压力恢复现象，pressure recovery）、体型等对测量结果的干扰。

表25-3-1　主动脉瓣狭窄严重程度分级

	轻度	中度	重度
V_{max}（m/s）	＜3.0	3.0～4.0	＞4.0
MPG*（mmHg）	＜30	30～50	＞50
AVA（cm^2）	＞1.5	1.0～1.5	＜1.0
AVA指数（cm^2/m^2）	＞0.85	0.60～0.85	＜0.60
V_{LVOT}/V_{AV}	＞0.50	0.25～0.50	＜0.25

*ESC标准。

六、诊断与鉴别诊断

（一）诊断

典型主动脉瓣区射流样收缩期杂音，较易诊断主动脉瓣狭窄，确诊有赖于超声心动图。合并关闭不全和二尖瓣病变者多为风湿性心脏瓣膜病；65岁以下、单纯主动脉瓣病变者多为先天畸形；超过65岁者以退行性老年钙化性病变多见。

（二）鉴别诊断

临床上主动脉瓣狭窄应与下列情况的主动脉瓣区收缩期杂音相鉴别，上述情况超声心动图可予以鉴别。

1. 梗阻性肥厚型心肌病　收缩期二尖瓣前叶前移，致左心室流出道梗阻，可在胸骨左缘第4肋间闻及中或晚期射流性收缩期杂音，不向颈部和锁骨下区传，有快速上升的重搏脉。超声心动图显示左心室壁不对称肥厚，室间隔明显增厚，与左室后壁之比＞1.3。

2. 其他先天性主动脉瓣上狭窄、先天性主动脉瓣下狭窄等　均可闻及收缩期杂音，杂音传导至胸骨左下缘或心尖区时，应与二尖瓣关闭不全、三尖瓣关闭不全或室间隔缺损的全收缩期杂音区别。

七、并发症

1. 心律失常　10%的患者可发生房颤，可导致左心房压升高和心排血量明显减少，临床症状迅速恶化，可致严重低血压、晕厥或肺水肿。主动脉瓣钙化累及传导系统可致房室传导阻滞，左心室肥厚、心内膜下心肌缺血或冠状动脉栓塞可致室性心律失常。

2. 心源性猝死　无症状者发生猝死少见，多发生于先前有症状者。

3. 充血性心力衰竭　发生左心衰竭后自然病程缩短，若不行手术治疗，50%的患者于2年内死亡。

4. 感染性心内膜炎　不常见。

5. 体循环栓塞　少见，多见于钙化性主动脉瓣狭窄者。

6. 胃肠道出血　部分患者有胃肠道血管发育不良，可合并胃肠道出血。多见于老年的瓣膜钙化患者，出血多为隐匿和慢性。人工瓣膜置换术后出血可停止。

八、治疗

（一）药物治疗

对于风湿性的主动脉瓣狭窄，需要应用抗生素来预防风湿热复发。大多数无症状的患者往往不需要药物治疗来改善血流动力学，而对于症状性主动脉瓣狭窄，实际上是缺乏有效的药物治疗。不过由于主动脉瓣狭窄的常见原因为钙化，因此瓣膜出现狭窄甚至只是硬化，均提示可能合并一些危险因素需要处理，如戒烟及控制胆固醇水平、糖尿病患者的血糖和高血压患者的血压等。虽然还没有足够证据显示任何药物能够阻止或延缓主动脉瓣膜的病变进程，不过由于主动脉瓣狭窄的病变过程具有类似炎症反应的特点，故对于伴有冠心病的主动脉瓣狭窄患者宜进行降脂达标的治疗。有些小规模的回顾性研究显示，应用他汀类药物对于延缓主动脉狭窄的进程可能有益。但他汀类药物究竟能否使主动脉瓣狭窄患者获益，仍需要更多的相关临床试验进一步明确。

心力衰竭患者等待手术过程中，可慎用利尿剂以缓解肺充血。出现房颤，应尽早电转复，否则可能导致急性左心衰竭。ACEI 及 β 受体拮抗剂不适用于主动脉瓣狭窄患者。高血压患者应用降压药物时应谨慎。

（二）手术治疗

凡出现临床症状者，均应考虑手术治疗。若不做主动脉瓣置换，3 年死亡率可达 75%。主动脉瓣置换后，存活率可接近正常。

1. *人工瓣膜置换术* 为治疗成人主动脉瓣狭窄的主要方法，手术主要指征为重度狭窄伴心绞痛、晕厥或心力衰竭症状的患者。无症状患者，若伴有进行性心脏增大和（或）左心室功能进行性减退，活动时血压下降，也应考虑手术。手术死亡率＜ 5%，远期预后优于二尖瓣疾病和主动脉瓣关闭不全的换瓣患者。

2. *直视下主动脉瓣分离术* 适用于儿童和青少年的非钙化性先天性主动脉瓣严重狭窄者，甚至包括无症状者。

3. *经皮球囊主动脉瓣成形术* 经股动脉逆行将球囊导管推送至主动脉瓣，用生理盐水与造影剂各半的混合液体充盈球囊，裂解钙化结节，伸展主动脉瓣环和瓣叶，解除瓣叶和分离融合交界处，减轻狭窄和症状。其优点是无须开胸，创伤小、耗资低，近期疗效与直视下主动脉瓣分离术相仿，但不能降低远期死亡率，且操作死亡率 3%，1 年死亡率 45%。与经皮球囊二尖瓣成形术不同，经皮球囊主动脉瓣成形术的临床应用范围局限，它主要的治疗对象为高龄、有心力衰竭等手术高危患者，用于改善左心室功能和症状。其适应证包括：①严重主动脉瓣狭窄的心源性休克者；②严重主动脉瓣狭窄需急诊非心脏手术治疗，因有心力衰竭而具极高手术危险者，作为以后人工瓣膜置换的过渡；③严重主动脉瓣狭窄的妊娠妇女；④严重主动脉瓣狭窄，拒绝手术治疗的患者。

4. *经皮主动脉瓣置换术*（transcatheter aortic valve implantation，TAVI） 是指在非直视条件下，以 X 线和超声等影像技术为引导，通过不同途径，利用介入技术和工具将经导管心脏瓣膜释放并锚定在自体或人工主动脉瓣上的手术技术。TAVI 具有无须胸骨切开、无须体外循环、无须心脏停搏的特点，较传统外科主动脉瓣置换术创伤明显减小。全球首例 TAVI 开展于 2002 年，目前全球范围内已有超过 1 万家中心完成逾 40 万例 TAVI 手术。我国首例 TAVI 开展于 2010 年，现临床病例和开展单位迅猛增长、器械研发如火如荼。

（1）手术适应证

1）主动脉瓣狭窄。2017 年美国 AHA/ACC 瓣膜性心脏病管理指南更新了 TAVI 手术推荐级别。Ⅰ类推荐：传统外科手术禁忌或高危、预期寿命大于 1 年、症状性钙化性重度主动脉瓣狭窄。Ⅱ a 类推荐：传统外科手术中危、预期寿命大于 1 年、症状性钙化性重度主动脉瓣狭窄。传统外科手术禁忌是指预期术后 30 天内死亡或发生不可逆合并症风险大于 50%。传统外科手术高危定义为 STS 评分≥ 8 分、中危为 STS 评分≥ 4 分。建议同时满足以下条件为主动脉瓣狭窄患者 TAVI 的强适应证：①老年性退行性主动脉瓣钙化狭窄：超声心动图显示主动脉瓣流速≥ 4m/s，或主动脉瓣平均压差≥ 40mmHg，或主动脉瓣瓣口面积＜ 0.8cm^2。②患者有明显症状，如胸痛、呼吸困难或晕厥史等；由主动脉瓣狭窄导致患者 NYHA 心功能分级Ⅱ～Ⅳ级。③患者传统外科手术风险为禁忌、高危或中危。④主动脉瓣狭窄解除后预期寿命＞ 1 年。⑤解剖上适合 TAVI。

2）主动脉瓣反流。目前，国外指南尚未把单纯无钙化性主动脉瓣反流作为 TAVI 的适应证，但国产新型经导管心脏瓣膜 J Valve 在治疗单纯无钙化性主动脉瓣反流上展现出独特的优势，取得了优异的临床结果，也是目前唯一获批具有治疗单纯主动脉瓣反流适应证的经导管心脏瓣膜。我们建议单纯主动脉瓣反流的 TAVI 适应证为：①需要行手术治疗的症状性重度主动脉瓣反流；②患者传统外科手术风险为禁忌、高危或中危；③主动脉瓣反流解除后预期寿命＞ 1 年。

3）二叶式主动脉瓣畸形。国外多个临床研究表明二叶式主动脉瓣畸形适合 TAVI。根据现有 TAVI 手术经验，中国 TAVI 患者中二叶式主动脉瓣畸形比例明显高于西方国家，可将其纳入 TAVI 适应证，但建议根据术前影像学资料，由多学科心脏团队详细评估其解剖分型、钙化情况、冠状动脉开口高度、升主动脉扩张情况等，以个体化判断是否适合 TAVI。

4）主动脉瓣位人工生物瓣结构衰败。主动脉瓣位生物瓣置换术后人工瓣结构衰败也为 TAVI 手术的适应证，但冠状动脉开口堵塞、瓣膜移位、跨瓣压差增高等风险相对较大，需个体化评估。

（2）手术禁忌证：由于经导管心脏瓣膜的耐久性尚不明确，因此目前建议对于年龄＜ 70 岁且不具有明显外科手术高危因素的患者选择传统外科手术治疗。以下情况也建议纳入 TAVI 手术相对禁忌证：30 天内急性心肌梗死病史、左心室附壁血栓、合并严重左心室流出道梗阻、有破裂风险的升主动脉瘤、其他解剖形态不适合 TAVI 手术者、预期寿命＜ 1 年者。

（3）手术步骤：常用的 TAVI 入路包括经股动脉、经心尖、经颈动脉和经升主动脉途径等，具体手术步骤如下。

1）经股动脉途径。为最常用的外周动脉入路，具有创伤小、患者更易接受等优点，但术前需仔细评估血管条件。①主动脉根部造影：经主入路对侧股动脉穿刺置入鞘管，导入猪尾导管至主动脉根部。根据术前 CT 结果设定理想的球管投照角度，使投照方向指向瓣窦最低点的切线位，对主动脉根部进行造影。②入路的建立：主入路侧股动脉经皮穿刺，置入动脉鞘管（可预先放入动脉缝合装置），亦可切开皮肤和皮下组织，直视下股动脉 5-0 聚丙烯缝线缝荷包并穿刺。经鞘管置入指引导管（通常可选用 Amplatz L 左冠状动脉导管），配合直头超滑导丝将指引导管导入左心室，进入左心室后交换为猪尾导管。再经猪尾导管将头端预塑形为猪尾形的超硬导丝导入左心室，退出猪尾导管。③球囊扩张：沿超硬导丝置入合适大小的扩张球囊。球囊扩张应在心室快速起搏下进行，起搏频率一般为 180 次 / 分，球囊的充盈和抽吸过程均应迅速。④瓣膜释放：自膨式瓣膜释放前最佳置入深度为虚拟瓣环平面以下 4 ～ 6mm。将瓣膜输送系统送至主动脉瓣环区域后，行主动脉根部造影，确认瓣膜位置准确后缓慢释放瓣膜。当瓣膜打开至一半时，复行主动脉根部造影，最后确认瓣膜定位准确后快速释放。释放过程中可以 140 次 / 分快速起搏。瓣膜释放完成后复查主动脉根部造影。

球扩式瓣膜除释放过程中需依赖球囊扩张外，其余步骤与自膨式瓣膜基本类似。

2）经心尖途径。该途径具有不受血管入路条件限制、可控性及同轴性好、造影剂用量少等优点。①主动脉根部造影：同经股动脉途径。②入路的建立：在心尖对应位置行左胸前外侧微小切口（通常于第 5 或第 6 肋间），切开心包并悬吊。心尖无脂肪区做双层荷包缝合，经心尖置入 J 头标准导丝穿过主动脉瓣口，并利用指引导管将导丝引导至降主动脉。如治疗主动脉瓣狭窄，建议将标准导丝交换为超硬导丝。③瓣膜释放：扩张器扩张心尖，将植入器沿导丝置入主动脉瓣区域，于升主动脉内打开定位键，后拉定位于主动脉窦内。在瓣膜完全打开之前再次主动脉根部造影以确认人工瓣膜形态及位置均满意，后撤猪尾导管并释放瓣膜。瓣膜完全释放后复查主动脉根部造影。④如治疗主动脉瓣狭窄，须首先进行球囊扩张，球囊扩张形态满意后再置入瓣膜。

3）经颈动脉途径。如经股动脉或经心尖入路存在困难或风险，可考虑经颈动脉入路，但可能增加神经系统并发症。基本步骤同经股动脉途径，下文简述两者不同之处。在锁骨上方触及颈动脉搏动明显处纵行切开皮肤 2 ～ 3cm，显露并游离颈总动脉，注意避免损伤伴行的迷走神经。在穿刺点近远端套带以便在必要时控制出血、从容修补血管壁。引导鞘管可在切口头侧另行经皮穿刺引入，从而减小鞘管和颈动脉之间的夹角。建议术中持续监测经皮脑氧饱和度。手术完成后，应行颈动脉造影以除外颈动脉狭窄。

4）经升主动脉途径。相对少用，主要适用于其他入路条件不佳的患者。基本步骤同经股动脉途径。多行胸骨上段 J 形切口，切开至第 3 或第 4 肋间。部分主动脉偏右患者，可行右侧胸骨旁切口，根据个体解剖情况，决定是否切断第 3 肋软骨及右侧乳内动静脉。切开心包并悬吊暴露升主动脉。在升主动脉远端行双层荷包缝合，中心穿刺并完成后续步骤。注意置入过程中输送鞘始终保持在升主动脉内约 2cm，牢靠固定，防止脱出。

5）其他途径。包括经锁骨下动脉途径、经股静脉途径等，国内很少使用。

（4）并发症：术中与术后早期并发症包括人工瓣膜位置不当、人工瓣膜中心性反流、瓣周漏、休克或血流动力学不稳定、冠状动脉开口堵塞、瓣环破裂或主动脉夹层、心律失常、卒中、出血或血肿、血管并发症、急性肾功能损害等。

第四节 主动脉瓣关闭不全

一、病因

（一）急性主动脉瓣关闭不全

病因主要包括：①感染性心内膜炎；②胸部创伤致升主动脉根部、瓣叶支持结构和瓣叶破损或瓣叶脱垂；③主动脉夹层血肿使主动脉瓣环扩大，瓣叶或瓣环被夹层血肿撕裂；④人工瓣膜撕裂等。

其中，急性感染性心内膜炎是急性主动脉瓣反流的最常见原因，常发生于二叶式主动脉瓣或正常主动脉瓣，特别是病原体为具有较强侵袭性的金黄色葡萄球菌或肠球菌时。急性感染性心内膜炎容易被误诊、漏诊，应尽早重视早期出现的充血性心力衰竭症状。主动脉夹层也是造成急性主动脉瓣反流的重要病因，可引起低动力循环状态、血性心包积液伴压塞表现等，可并发冠状动脉夹层引起急性心肌梗死，亦可出现主动脉破裂。这些并发症常比主动脉瓣反流本身更难处理。

（二）慢性主动脉瓣关闭不全

1. 慢性主动脉瓣反流　主动脉瓣反流是由瓣叶对合不良而引起，既可能是瓣膜的瓣尖病变，也可以由主动脉根部病变引起。

2. 主动脉瓣本身病变　包括：①风湿性心脏病：约2/3的主动脉瓣关闭不全由风湿性心脏病所致，多合并主动脉瓣狭窄和二尖瓣病变。②先天性畸形：二叶式主动脉瓣、主动脉瓣穿孔、室间隔缺损伴主动脉瓣脱垂等。③感染性心内膜炎：为单纯主动脉瓣关闭不全的常见病因，是瓣膜赘生物致瓣叶破损或穿孔，瓣叶因支持结构受损而脱垂或赘生物介于瓣叶间妨碍其闭合而引起关闭不全，即使感染已控制，瓣叶纤维化和挛缩可继续。④退行性主动脉瓣病变：老年退行性钙化性主动脉瓣狭窄中75%合并关闭不全。⑤主动脉瓣黏液样变性：可致瓣叶舒张期脱垂入左心室。

主动脉根部扩张引起瓣环扩大，瓣叶舒张期不能对合，为相对关闭不全，包括：① Marfan综合征：遗传性结缔组织病，通常累及骨、关节、眼、心脏和血管，典型者四肢细长，韧带和关节过伸，晶状体脱位和升主动脉呈梭形瘤样扩张。②梅毒性主动脉炎：炎症破坏主动脉中层，致主动脉根部扩张，30%发生主动脉瓣关闭不全。③其他病因：高血压性主动脉环扩张、特发性升主动脉扩张、主动脉夹层形成、强直性脊柱炎、银屑病性关节炎等。

二、病理生理

1. 急性　舒张期主动脉血流反流入左心室，使左心室舒张末压迅速升高，心肌耗氧量随室壁张力增高而大量增加。收缩期，左心室难以将左心房回血及主动脉反流血充分排空，前向搏出量下降；舒张期，因舒张压迅速上升，致使二尖瓣提前关闭，有助于防止左心室压过度升高，但左心房排空受限，左心房压力增高，引起肺淤血、肺水肿。心率加快虽可代偿左心室前向排出量减少，使左心室收缩压及主动脉收缩压不致发生明显变化，但在急性主动脉瓣关闭不全的患者，血压常明显下降，甚至发生心源性休克。

2. 慢性　舒张期主动脉内血流大量反流入左心室，使左心室舒张末容量增加。左心室对慢性容量负荷增加，代偿反应为左心室扩张，舒张末压可维持正常。左心室扩张在Frank- Starling曲线上升段，可以增强心肌收缩力。另外，由于血液反流，主动脉内压力下降，有利于维持左心室泵血功能。慢性主动脉瓣关闭不全使心室成为有效的高顺应性的血泵，每搏输出量增大，而充盈压却很少增高。运动时随着外周血管阻力下降和心率的增加，舒张期缩短，这样有利于前向的有效排出量增加，而不会出现舒张末期容量及压力的大量增加。由于左心室舒张末压不增加，左心房和肺静脉压也保持正常，故可多年不发生肺循环障碍。

随病情进展，反流量增多，左心室进一步扩张，左心室舒张末容积和压力显著增加，最终导致心肌收缩力减弱，心搏出量减少，左心室功能降低，最后可发展至左心功能不全。左心室功能失代偿时，间质纤维增加，顺应性下降，左心室舒张末期压力及容量增加。在失代偿期的进展阶段，左心房、肺毛细血管楔压、肺动脉、右心室及右心房压力增高，有效心输出量下降，可产生心力衰竭的症状，尤其是继发性肺淤血。

根据 Laplace 定律（室壁张力 = 心室内压力 × 半径 ÷ 室壁厚度），左心室扩张使左心室的收缩张力增加，左心室张力及心室心肌质量的增加导致心肌总氧需量升高。因大部分的冠状动脉血流在舒张期，而主动脉瓣关闭不全时动脉压力较正常为低，故冠状动脉灌注压下降。需氧增加和供氧减少这一结果导致心肌缺血，特别是在运动时。因此，严重主动脉瓣关闭不全患者冠状动脉血流储备减少，这是引起心肌缺血和左心室功能受损的重要因素。

三、自然史

对左心室功能正常的无症状患者，尚缺乏真正的评估其自然史的大型研究。汇总几项研究的观察结果，平均随访 6.6 年，出现症状和（或）左心室收缩功能不全的每年约 4.3%，7 例发生猝死，每年死亡率平均＜ 0.2%。另有研究结果提示，某些临床指标有助于区别将来可能出现症状、死亡或左心室功能不全的患者，包括年龄、左心室收缩末期内径、左心室舒张末期内径及运动时的左心室射血分数。但这些研究也存在不足，如入选标准和观察终点等都不同。对于左心室收缩功能下降的无症状患者，有限的研究资料显示，这一类患者大多数会在 2 ～ 3 年出现症状，并需要进行主动脉瓣植入术，每年出现症状的比例在 25% 以上。

有症状的主动脉瓣反流的患者，出现心绞痛或严重呼吸困难后通常需要进行瓣膜植入术，对于有症状的慢性主动脉瓣反流患者的自然史，尚缺乏大规模的研究。在外科手术开展之前的一些研究资料显示，药物对于出现呼吸困难、心绞痛或严重心力衰竭的主动脉瓣反流患者的疗效很差。文献报道显示，有心绞痛的主动脉瓣反流患者年死亡率＞ 10%，有心力衰竭的主动脉瓣反流患者年死亡率＞ 20%。

四、临床表现

（一）症状

慢性主动脉瓣关闭不全可在较长时间内无症状，轻症者一般可维持 20 年以上。随反流量增大，可出现与心搏量增大有关的症状，如心悸、心前区不适、头颈部强烈动脉搏动感等。心力衰竭的症状早期为劳力性呼吸困难，随着病情进展，可出现夜间阵发性呼吸困难和端坐呼吸，可出现胸痛，可能是左心室射血时引起升主动脉过分牵张或心脏明显增大所致。心绞痛发作较主动脉瓣狭窄时少见，晕厥罕见，改变体位时可出现头晕或眩晕。

急性主动脉瓣关闭不全轻者可无任何症状，重者可出现突发呼吸困难，不能平卧，全身大汗，频繁咳嗽，咳白色或粉红色泡沫痰，更重者可出现烦躁不安、神志模糊，甚至昏迷。

（二）体征

1. 慢性

（1）体征：面色苍白，头随心搏摆动。心尖搏动向左下移位，范围较广，心界向左下扩大。心底部、胸骨柄切迹、颈动脉可触及收缩期震颤。颈动脉搏动明显增强。

（2）心音：第一心音减弱，为舒张期左心室充盈过度、二尖瓣位置高所致；主动脉瓣区第二心音减弱或消失；心尖区常可闻及第三心音，与舒张早期左心室快速充盈增加有关。

（3）心脏杂音：主动脉瓣区舒张期杂音，为一高调递减型叹气样杂音，舒张早期出现，坐位前倾位呼气末明显，向心尖区传导。风湿性者在胸骨左缘第 3 肋间最响，可沿胸骨缘下传至心尖区；升主动脉显著扩张者（Marfan 综合征或梅毒性动脉炎），杂音在胸骨右缘第 2 肋间最响。杂音持续时间越长，越响，则主动脉瓣反流越严重。轻度反流者，杂音柔和、高调，仅出现于舒张早期，只有患者取坐位前倾、呼气末才能听到；中重度反流者，杂音为全舒张期，性质较粗糙。当出现乐音性杂音时，常提示瓣叶脱垂、撕裂或穿孔。严重主动脉瓣关闭不全，在主动脉瓣区常有收缩中期杂音，向颈部及胸骨上窝传导，为极大量心搏量通过畸形的主动脉瓣膜所致，并非由器质性主动脉瓣狭窄所致。反流明显者，常在心尖区闻及柔和低调的隆隆样舒张期杂音（Austin-Flint 杂音），其产生机制：①由于主动脉瓣反流、左心室血容量增多及舒张期压力增高，二尖瓣前侧叶被推起处于较高位置，引起相对二尖瓣狭窄；②主动脉瓣反流血液与由左心房流入的血液发生冲击、混合，产生涡流，引起杂音。

（4）周围血管征：动脉收缩压增高，舒张压降低，脉压增宽，可出现周围血管征。①水冲脉（water-hammer）：触诊周围动脉可以感觉到脉搏快速上升与陷落。这是由于左室舒张末期容量增加，收缩早期左心室迅速射血，动脉壁受到快速冲击。在收缩期及舒张早期，主动脉血液快速进入扩张的周围动脉和反流至左心室，故在冲击波之后动脉塌陷。②股动脉枪击音（Traube 征）：重度主动脉瓣关闭不全时，因心输出量增加和主动脉舒张压下降，脉压可增大至 80mmHg，一般为 100mmHg 或 100mmHg 以上，用袖带式血压计间接测定重度关闭不全患者的舒张压甚为困难，有时袖带尚未加压，在动脉上就可以听到枪击音，可误认为舒张压等于 0。③毛细血管搏动征（Quincke 征）：轻轻压迫指甲及口唇，表面出现与心搏一致的红白交替。④杜氏二重音（Duroziez 征）：将听诊器胸件放在股动脉近端略加压力，即可闻及收缩期与舒张期双期杂音。这是因为正常人可听到收缩期杂音，而在舒张期时动脉内血液太少，故无舒张期杂音。但对于严重主动脉瓣关闭不全的患者，因动脉内血液呈现明显的舒张期逆流，故可以引起舒张期杂音。⑤点头征（DeMusset 征）：随着脉搏跳动，头前后摇动。⑥ Muller 征：腭垂搏动与心搏同步。⑦ Hill 征：正常人股动脉收缩压较肱动脉收缩压高出 10 ～ 20mmHg，而在主动脉瓣关闭不全的患者，这两种动脉收缩压差可达 60 ～ 100mmHg。其原因是此类患者的血流速度快，加上主动脉血液直接注入股动脉，故而收缩压明显增高；肱动脉因成角度地接纳主动脉血液，故血流速度慢，收缩压较低，由此造成两者压差增大。

2. 急性　急性重者可出现面色灰暗、唇甲发绀、脉搏细数、血压下降等休克表现。二尖瓣提前关闭致使第一心音减弱或消失；肺动脉高压时可闻及肺动脉瓣区第二心音亢进，常可闻及病理性第三心音和第四心音。由于左心室舒张压急剧增高，主动脉和左心室压力阶差急剧下降，因而舒张期杂音柔和、短促、低音调。周围血管征不明显，心尖搏动多正常。听诊肺部可闻及哮鸣音，或在肺底闻及细小水泡音，严重者满肺均有水泡音。

五、辅助检查

1. 胸部 X 线　血液逆流使左心室舒张期容量增加，左心室扩大。中度以上慢性关闭不全时，引起明显的心脏及左心室增大，心影往往呈典型的“主动脉”型，即靴形心，心影左第 4 弓膨隆；心功能代偿阶段左心室排血量增加，心脏和主动脉瓣搏动增强，特别是在收缩期，主动脉因血流量多而普遍扩张。主动脉升部增宽并伸展、迂曲，心影右第 1 弓膨隆。升主动脉的扩张对于病因的诊断很重要；左心室心脏大小多正常或左心房稍增大，常有肺淤血和肺水肿表现。

2. 心电图　慢性主动脉瓣关闭不全，轻者多数无心电图改变，中度以上者常表现为左心室肥厚（RtSn：男性＞ 4.0mV；女性＞ 3.5mV）或左心室肥厚劳损，如有心肌损害，也可有房性室性心律失常，心室内传导阻滞。但心电图不能正确地预测主动脉瓣关闭不全的严重程度及心脏重量。若主动脉关闭不全由炎症引起，则可见 P-R 间期延长。急性者常见窦性心动过速和非特异性 ST-T 改变。

3. 超声心动图　有助于鉴别主动脉瓣关闭不全的原因，可显示瓣尖的增厚、先天性异常、瓣膜脱垂、瓣叶连枷、赘生物或主动脉根部的扩张。经食管超声心动图可提供更详细的资料。

（1）M 型超声：急性主动脉瓣关闭不全，早期可有左心室壁运动增强，二尖瓣可提前关闭，主动脉瓣可提前开放。慢性主动脉瓣关闭不全时，左心室容量负荷加重，主动脉瓣舒张期闭合不良，二尖瓣舒张期开放幅度减低。主动脉瓣反流冲击二尖瓣前叶可产生舒张期高频扑动，对于主动脉瓣反流有重要的辅助诊断意义，但在风湿性病变二尖瓣僵硬时可不出现。二维超声心动图可见舒张期主动脉瓣关闭有裂隙，左心室扩大，主动脉瓣环轻度扩大。

（2）多普勒超声心动图：舒张期显示自主动脉瓣口流向左心室流出道的反流血流。在心尖五腔切面和左心室长轴切面，血流朝向探头，以红色为主。如出现偏心彩色血流，提示主动脉瓣脱垂的可能。

（3）频谱多普勒：心尖五腔切面取样容积置于主动脉瓣下左心室流出道内，可检测到舒张期正向的湍流频谱。频谱幅度高，上升支陡直，下降支斜率大，因此略呈梯形，频谱增宽，内部充填。通常有意义的主动脉瓣反流峰值＞ 3.5m/s，反流频谱陡直说明反流严重。

（4）主动脉瓣关闭不全的超声定量诊断：有许多超声心动图方法可以定量或半定量评价主动脉瓣关闭不全。如可采用彩色多普勒血流显像方法分别测定彩色血流反流区域、彩色反流束长度和面积、主动脉瓣口反流束宽度与左心室流出道宽度比值或反流束面积与左心室流出道截面积比值等。也可采用连续多普勒技术测量主动脉瓣反流频谱下降斜率或通过二维超声心动图计算反流分数。上述不同超声检测参数与主动脉瓣反流程度的关系如下（表 25-4-1）。

表 25-4-1　主动脉瓣反流程度

	轻度	中度	中重度	重度
每搏反流量（ml）	＜30	30～59		＞60
反流分数（%）	＜30	30～49		＞50
反流区域	主动脉瓣口以下	二尖瓣尖部	乳头肌水平	乳头肌水平以下
$Width_{AR}$/ $Width_{LVOT}$（%）	＜25	25～46	47～64	≥65
$Area_{AR}$/ $Area_{LVOT}$（%）	＜4	4～24	25～59	≥60

注：$Width_{AR}$ 主动脉瓣口反流束宽度；$Width_{LVOT}$ 左心室流出道宽度；$Area_{AR}$ 主动脉反流束面积；$Area_{LOVT}$ 左心室流出道截面积。

4. *放射性核素显像*　当超声成像不满意或超声检测与临床资料不一致时，或要精确测量左心室射血分数时，则放射性核素血管造影非常有效。放射性核素显像测定反流分数和左心室 / 右心室每搏输出量比值，是测定主动脉瓣关闭不全严重程度的一种正确的非侵入性方法。这一技术虽非特异性，但伴二尖瓣关闭不全时比值增加，而三尖瓣或肺动脉瓣关闭不全时则下降。然而在没有这些合并症时，左心室 / 右心室每搏输出量比值超过 2.0，则提示严重主动脉瓣关闭不全。放射性核素血管造影对于评估主动脉瓣关闭不全患者运动时的左心室功能有一定价值，系列测定有助于早期诊断左心室功能受损。

5. *磁共振成像*　心脏磁共振成像可准确测定主动脉瓣关闭不全患者的反流容量及关闭不全口的大小，也是评估左心室收缩末期容量、舒张期容量及心室质量最为准确的非侵入性技术。

6. *左心导管检查*　根据压力和压力曲线的变化，左心导管检查可以对主动脉瓣关闭不全做出诊断，主要表现为：①左心室及主动脉收缩压有不同程度的升高，主动脉舒张压降低，甚至为 0，呈现出脉压增大的曲线变化，压力曲线显示波幅增大；②正常左心室舒张末期压力不超过10mmHg，主动脉瓣关闭不全时左心室舒张末期压力增高，增高的程度与反流程度及左心室功能密切相关。但仅凭主动脉压力曲线的变化进行判断也有一定的局限性，如轻度主动脉瓣关闭不全时压力曲线并不典型，舒张压也不降低。相比之下，主动脉根部造影对主动脉瓣关闭不全的诊断意义更大。

六、诊断与鉴别诊断

（一）诊断

有典型主动脉瓣关闭不全的舒张期杂音伴周围血管征，可诊断为主动脉瓣关闭不全，超声心动图可明确诊断。慢性者合并主动脉瓣狭窄或二尖瓣病变，支持风湿性心脏病诊断。

（二）鉴别诊断

主动脉瓣关闭不全杂音于胸骨左缘明显时，应与 Graham-Steel 杂音鉴别。Austin-Flint 杂音应与二尖瓣狭窄的心尖区舒张中晚期杂音鉴别。前者常紧随第三心音后，第一心音减弱；后者紧随开瓣音后，第一心音常亢进。

七、并发症

感染性心内膜炎较常见，常加速心力衰竭发生；充血性心力衰竭，慢性者常于晚期出现，为本病的主要死亡原因，急性者出现较早；室性心律失常常见，猝死见于有症状的主动脉瓣反流，但较少见；急性主动脉综合征多见于 Marfan 综合征，栓塞少见，心源性猝死少见。

八、治疗

（一）内科治疗

对慢性主动脉瓣反流，无症状且左心室功能正常者不需要内科治疗，但需随访；轻中度主动脉瓣关闭不全，每1～2年随访一次；重度者，每半年随访一次。随访内容包括临床症状，超声检查左心室大小和左心室射血分数。预防感染性心内膜炎，预防风湿活动，左心室功能有减低的患者应限制重体力活动，左心室扩大但收缩功能正常者，可应用血管扩张剂（如肼屈嗪、尼群地平、ACEI等），可延迟或减少主动脉瓣手术的需要。但最近也有研究显示，血管扩张剂对于慢性主动脉瓣反流并无益处。慢性主动脉瓣反流患者应用血管扩张剂通常有三种情况。需要强调的是，这些患者往往都是严重的主动脉瓣反流。一是严重主动脉瓣反流且伴有症状和（或）左心室功能不全的患者，如果因为其他心脏或非心脏原因而无法进行外科手术，则应用血管扩张剂长期治疗。二是伴有严重心力衰竭症状和严重左心室功能不全的患者，在进行瓣膜植入术前短期应用血管扩张剂来改善血流动力学状况。不过，在这种情况下要避免使用有负性肌力作用的血管扩张剂。三是对左心室容量负荷增加但收缩功能正常的无症状患者，使用血管扩张剂以尽可能延缓代偿期。

急性主动脉瓣关闭不全的危险性比慢性主动脉瓣关闭不全高得多，即便进行了强化药物治疗，仍可能出现肺水肿、室性心律失常、电机械分离或循环衰竭而导致死亡，因此应及早考虑外科治疗。内科治疗一般为术前准备过渡措施，包括吸氧、镇静、静脉应用多巴胺或多巴酚丁胺，或硝普钠、呋塞米等。硝酸酯类，以及正性肌力药物可能增加前向血流并降低左心室舒张末压，对于外科手术前的短暂过渡可能有所帮助。β受体阻滞剂和主动脉内球囊反搏禁忌，因为减慢心率或在舒张期加重外周阻力，可导致迅速的血流动力学失代偿。对于继发于感染性心内膜炎引起急性主动脉瓣关闭不全患者，若血流动力学尚稳定，可先加强抗生素治疗5天后，再进行手术治疗。感染性心内膜炎导致的急性严重主动脉瓣反流患者，特别是伴有低血压、肺水肿或低心排血量表现时，不应当延缓外科手术。治疗应尽量在Swan-Ganz导管床旁血流动力学监测下进行，主要目的是降低肺静脉压、增加心排血量、稳定血流动力学。人工瓣膜置换术或主动脉瓣修复术为治疗急性主动脉瓣关闭不全的根本措施。

（二）手术治疗

中度以上的主动脉瓣反流，易导致左心室扩大，心律失常，即使心功能正常，也应该尽早手术。手术应在不可逆的左心室功能不全发生之前进行。慢性主动脉瓣反流的手术指征包括：出现症状；无症状的重度主动脉瓣反流如伴LVEF ＜ 50%，或左心室明显扩大（ESC：LVEDD ＞ 70mm，LVESD ＞ 50mm/m^2 或 25mm/m^2；AHA：LVEDD ＞ 75mm，LVESD ＞ 55mm）者。手术的禁忌证为LVEF 15% ～ 20%，LVEDD ＞ 80mm或LVEDVI ＞ 300ml/m^2。术后存活者大部分有明显临床改善，心脏大小和左心室重量减少，左心室功能有所恢复，但恢复程度和术后远期存活率低于主动脉瓣狭窄者。

标准手术方式为人工主动脉瓣置换术；如瓣环发育较小，需同时行主动脉根部扩张术。合并升主动脉病变则应根据主动脉瓣病变的情况决定是否保留主动脉瓣：不保留主动脉瓣时可以行人工带瓣管道置换术（Bentall手术）或改良Bentall手术；功能性主动脉瓣反流可选择保留主动脉瓣的Yacoub术或David术，或Yacoub术联合主动脉瓣修复。除功能性主动脉瓣反流外，主动脉瓣修复被越来越多地用于器质性主动脉瓣反流，包括瓣叶悬吊、瓣环成形等，主要适用于瓣膜质地较好，无显著钙化变形，病变局限或单纯瓣环扩张的主动脉瓣反流。Ross手术（自体肺动脉瓣和肺动脉移植）主要用于严重的感染性心内膜炎（瓣环及主动脉根部严重破坏）、小儿的先天性主动脉瓣和主动脉根部病变。

（三）介入手术

TAVI见25章第三节。

第五节 三尖瓣病变

一、病因

功能性三尖瓣反流一般不涉及原发性三尖瓣叶的病理性损伤，而是由其他疾病过程导致的右心室扩张、瓣下附属结构扭曲、三尖瓣环扩张或上述情况的联合，常见于慢性肺源性心脏病、先天性心脏病、右心室心肌梗死及各种左心病变（如冠心病、心肌病、瓣膜病等）的晚期。器质性三尖瓣反流的常见病因有风湿性心脏瓣膜病、感染性心内膜炎、类癌、类风湿关节炎、放疗、外伤、三尖瓣脱垂，以及先天性疾病［如埃布斯坦畸形（Ebstein 畸形）］等，其他引起三尖瓣反流的病因还包括心内膜心肌纤维化、医源性损伤（如活检术、安装起搏器、右心导管术）。

三尖瓣狭窄比较少见，病因有风湿性病变、类癌、先天性异常、Fabry 病、感染性心内膜炎及 Whipple 病等，其中风湿性心脏病为主要原因。单纯的风湿性三尖瓣狭窄并不常见，一般合并有二尖瓣病变，且很多三尖瓣狭窄患者主动脉瓣也常受累（即表现为三个瓣膜狭窄）。

二、病理生理

三尖瓣狭窄的血流动力学特点为右心房和右心室间的舒张压力阶差在吸气或运动时因流经瓣膜的血流量增多而增大；呼气时因血流量减少而降低。相对中度舒张压力阶差（即平均阶差仅为 5mmHg）便可提高右心房平均压力水平，引起体循环静脉淤血。如不限制钠盐摄入或使用利尿剂，可产生颈静脉怒张、下腔静脉扩张、肝大、腹水和水肿等。运动、深吸气和快速补液时或使用阿托品均可明显增加三尖瓣狭窄患者的临界压力阶差。窦性心律患者右心房 a 波非常高，甚至接近于右心室收缩压水平。静息心排血量往往明显减少，而且运动时也难以升高。

三尖瓣反流可导致右心房及右心室肥大，晚期导致右心室衰竭，出现体循环淤血表现；但其代偿期较二尖瓣反流长。继发于严重肺高压的三尖瓣反流发展较快。

三、临床表现

三尖瓣狭窄早期即可出现体静脉淤血表现，如颈静脉充盈和搏动、顽固性水肿和腹水、肝脾肿大、黄疸、消化道症状、严重营养不良。三尖瓣狭窄导致心排血量降低可引起疲乏。心脏听诊胸骨左下缘有低调隆隆样舒张中晚期杂音，收缩期前增强。直立位吸气时杂音增强，呼气或吸气后屏气（Valsalva 动作）时杂音减弱。可伴舒张期震颤，可有开放拍击音。肺动脉瓣区第二心音正常或减弱。临床中三尖瓣狭窄患者合并二尖瓣狭窄的概率高，且两种瓣膜病变的体征相似，二尖瓣狭窄可掩盖三尖瓣狭窄的杂音。另外，三尖瓣狭窄会减轻合并的二尖瓣狭窄的临床症状。因为三尖瓣狭窄可阻止血流进入狭窄的二尖瓣后的肺循环，实际上明显二尖瓣狭窄的患者若无肺淤血症状，常提示伴三尖瓣狭窄的可能。二尖瓣狭窄患者若无肺动脉高压临床表现，而有颈静脉搏动时应疑及三尖瓣狭窄。

三尖瓣反流存在较长的无症状期；合并二尖瓣病变者，肺淤血症状可因三尖瓣反流的发展而减轻，但乏力和其他低排血量症状可更重。听诊可闻及胸骨左下缘全收缩期杂音，吸气及压迫肝脏后杂音可增强；三尖瓣脱垂可在三尖瓣区闻及非喷射性喀喇音。严重的三尖瓣反流可有第三心音及三尖瓣区低调舒张中期杂音（相对性狭窄）。可见颈静脉搏动，可扪及肝脏搏动。三尖瓣反流晚期右心衰竭后可出现体静脉淤血表现。

四、辅助检查

1. 胸部 X 线　三尖瓣狭窄患者右心房明显扩大（即右心缘突出），下腔静脉和奇静脉扩张，但无肺动脉扩张；由于大多数三尖瓣狭窄患者同时合并二尖瓣病变，二尖瓣病变的特征性肺血管改变则被掩盖，轻度或无间质性水肿和血管再分布，但有左心房增大。三尖瓣反流患者可见右房室增大，透视下右心房收缩期搏动。三尖瓣反流晚期可见奇静脉扩张和胸腔积液；有腹水者，横膈上抬。

2. 心电图　三尖瓣狭窄可见右心房肥大，Ⅱ导联及 V_1 导联 P 波高尖，无右心室肥大的表现。三尖瓣反流可见右心室肥厚劳损，右心房肥大，并常有右束支传导阻滞。

3. 超声心动图　二维超声可以进一步评价病因和机制。风湿性病变可见三尖瓣增厚和（或）钙化，交界粘连；反流为主者可见瓣膜挛缩变形及腱索缩短融合；狭窄为主者瓣叶活动受限，舒张期瓣尖开放呈穹窿样；常合并二尖瓣病变。类癌综合征三尖瓣增厚，纤维化，整个心动周期活动受限，瓣膜无法对合，存在明显缝隙；常合并肺动脉瓣异常。三尖瓣脱垂常伴发二尖瓣脱垂，收缩中期关闭线位于瓣环以上，常累及隔瓣与前瓣。三尖瓣连枷时瓣叶游离缘完全反转入右心房，通常伴有腱索断裂，见于外伤及感染后。感染性心内膜炎可检测到赘生物。三尖瓣下移畸形可见隔瓣和后瓣附着点下移，远离瓣环，将右心室分为功能右心室和扩大的房化右心室。功能性三尖瓣反流瓣叶无明显异常，但右心室明显扩大，功能减退，三尖瓣环扩大，收缩期三尖瓣穹窿面积（$>1cm^2$ 提示重度三尖瓣反流）与闭合高度增加，可见类似于房间隔缺损的室间隔逆向运动，为右心室舒张负荷过重的征象。Ebstein 畸形患者见有明显的三尖瓣活动过度及关闭延迟。测量下腔静脉内径及其随呼吸的变化可用于评估右心房压力。经食管超声心动图中瓣膜结构的细节显示更为清晰。

三尖瓣狭窄的二维超声心动图特征性地显示为瓣叶舒张期的圆顶样变（尤其三尖瓣前叶）、其余瓣叶增厚和运动受限、瓣叶尖的分离减少和三尖瓣的瓣口直径减少。但定量诊断缺乏有效的技术和指标。三尖瓣狭窄患者二维描记瓣口面积存在难度，下列指标提示重度三尖瓣狭窄：MPG $\geq$ 5mmHg；流入道速度 - 时间积分 $>$ 60cm；PHT $\geq$ 190 毫秒；连续方程法估测瓣口面积 $<1cm^2$；间接征象包括右心房显著增大及下腔静脉增宽。

多普勒超声心动图显示前向血流的斜率延长，在量化三尖瓣狭窄的程度和评估合并三尖瓣关闭不全方面，与心导管检查相关性良好，故在很大程度上，多普勒已经取代心导管检查。多普勒超声能定量分析三尖瓣关闭不全，三尖瓣反流束的速度并不代表三尖瓣反流的严重程度。射流紧缩口宽度（VC）$\geq$ 7mm，有效反流口面积（EROA）$\geq$ $40mm^2$ 或反流容积（RVol）$\geq$ 45ml，三尖瓣 E 峰 $\geq$ 1m/s（不合并三尖瓣狭窄时）均为重度三尖瓣反流。超声心动造影也能提高三尖瓣关闭不全的诊断，还能描记上腔静脉和肝静脉的逆向微泡。

五、治疗

1. 三尖瓣狭窄　严重三尖瓣狭窄的根本治疗措施为外科治疗。限制钠盐摄入及应用利尿剂可缓解因水钠潴留引发的症状，长时期使用利尿剂可减轻肝淤血，改善肝功能，降低手术风险。三尖瓣狭窄多合并左侧瓣膜病变，通常选择左侧瓣膜手术的同时对三尖瓣进行处理。在进行二尖瓣修复术或置换术时，三尖瓣狭窄患者的平均舒张压力阶差超过 5mmHg 和三尖瓣口小于 2.0cm，应同时进行三尖瓣狭窄手术，包括经皮球囊扩张瓣膜成形术、三尖瓣分离术及人工瓣膜置换术。由于右心人工瓣膜存在更高的血栓栓塞风险，瓣膜置换时优选人工生物瓣。

2. 三尖瓣反流　无症状的轻度三尖瓣反流，无肺高压、右心无明显扩大或功能异常无须手术。轻中度的功能性三尖瓣反流可在原发疾病得到控制（有效的抗心衰治疗、左心瓣膜手术）后改善，无须特别处理。右心的感染性心内膜炎抗菌治疗效果好，通常无须手术。可手术纠治的重度器质性三尖瓣反流，合并症状或右心功能减退的客观证据时需手术治疗。轻、中度三尖瓣反流患者，若伴肺动脉高压或三尖瓣瓣环扩张，在进行二尖瓣外科手术时，可考虑同时进行三尖瓣瓣环成形术；对于重度三尖瓣反流、瓣环明显扩张或合并严重肺高压的中度三尖瓣反流，应在左心瓣膜手术的同时积极处理，以免产生不可逆的右心室功能损害。最常用的术式为三尖瓣成形术，提倡以人工瓣环植入取代 DeVega 成形，以降低远期复发率。

第六节　肺动脉瓣疾病

一、病因

肺动脉瓣狭窄几乎均为先天性，可为三叶、二叶、单叶或四叶式。可合并右心室流出道（right ventricular outflow tract，RVOT）多水平的狭窄或发育不良（漏斗部、瓣下、肺动脉瓣环上、肺动脉主干及分支）；或作为复杂先心病的一部分（如法洛四联症、右心室双出口、单心室）；威廉斯（Williams）综合征或努南（Noonan）综合征时，常同时合并外周肺动脉狭窄。常合并房间隔缺损、室间隔缺损、主动脉骑跨和动脉导管未闭。获得性肺动脉瓣狭窄罕见，如风湿性、类癌综合征（多以反流为主）等，通常不会严重到需换瓣。其他病因如累及右心室的肥厚型梗阻性心肌病和糖原累积异常等，前纵隔肿瘤如压迫 RVOT，可导致相对性肺动脉瓣狭窄。

肺动脉瓣关闭不全为器质性与相对性，最常见的是相对性肺动脉瓣关闭不全，源于某种心血管病变合并肺动脉高压引起的瓣环扩大或特发性肺动脉扩张。器质性肺动脉瓣关闭不全最常见原因为感染性心内膜炎。较少见的是医源性，如肺动脉漂浮导管引起的损伤、先天性肺动脉瓣狭窄和法洛四联症手术治疗时诱发的肺动脉瓣关闭不全。肺动脉瓣关闭不全也可由各种直接影响肺动脉瓣的病变所致，包括先天性畸形，如瓣膜缺如、畸形、穿孔、瓣叶过多；这些畸形可作为单独病变，也通常合并其他先天性畸形，特别是法洛四联症、室间隔缺损、肺动脉狭窄。少见原因包括外伤、类癌综合征、风湿性单纯肺动脉瓣炎、梅毒和胸部外伤。

二、病理生理

肺动脉瓣狭窄使右心室排血受阻，引起右心室压力负荷过重，跨瓣压差升高，长时间的负荷过重会使右心室心肌肥厚，甚至继发流出道梗阻，最终导致右心衰竭。同时，右心房后负荷增加，右心房压力增高，严重时体循环回流受阻，导致体循环淤血，如合并房间隔缺损，则可出现右至左分流。肺动脉瓣狭窄使心排血量减少，活动时更明显，甚至会引起脑供血不足的临床症状。严重肺动脉瓣狭窄导致肺灌注减少，氧合不足可导致发绀，合并动脉导管未闭可一定程度改善肺灌注和血氧。

肺动脉瓣反流导致右心容量过负荷，由于右心为低压低阻力腔室，因此血流动力学后果通常不严重，患者发生右心室容量超负荷一般可多年无症状，代偿期较长；晚期右心室扩大、肥厚，最终导致右心衰竭。如继发于严重肺高压、急性反流或严重反流，病情发展较快。

三、临床表现

轻度的肺动脉瓣狭窄一般无任何临床症状，大部分是在体检时发现心脏杂音及心电图异常而被诊断出。中度以上的狭窄随着年龄的增长，可出现活动后心悸、胸闷气短、易疲劳。重度患者运动耐量差，会出现呼吸困难、晕厥甚至猝死。当合并房间隔缺损时，活动后会出现发绀。查体可发现肺动脉区第二音（P2）减弱伴分裂，吸气后更明显。肺动脉瓣狭窄越严重，第二音减弱越明显。血流由右心室经狭窄的肺动脉瓣口进入扩张的主肺动脉引起突然的震动，故在胸骨左缘第 2 ～ 3 肋间可触及收缩期震颤，并可闻及音调高、粗糙的 3 级收缩期喷射性杂音，中重度杂音可达 4 级，常伴有收缩期喀喇音（吸气时明显），杂音向左颈部及向下传导。先天性重度狭窄者，早年即有右心室肥厚，可致心前区隆起伴胸骨旁抬举性搏动。持久发绀者，可伴发杵状指（趾）。

与三尖瓣关闭不全相似，单纯的肺动脉瓣关闭不全引起右心室容量超负荷，一般可多年无症状，除非有并发症或合并肺动脉高压。此时，肺动脉瓣关闭不全可伴有或加重右心室衰竭。出现右心衰竭时，可有疲劳、呼吸困难、水肿、腹水、因胃肠道淤血所致厌食、饱胀感等症状。感染性心内膜炎所致肺动脉关闭不全患者可发展为脓性肺栓塞和肺动脉高压，常导致严重的右心室衰竭。大部分患者的原发基础疾病临床症状严重，常掩盖肺动脉瓣关闭不全症状，仅在听诊时偶然发现。查体可与胸骨左缘呈抬举样搏动，提示右心室扩大，当收缩功能减低到一定程度时会出现胸骨旁持续性搏动。当肺动脉扩张时胸骨左缘第 2 肋间可触及搏动。当伴有肺动脉高压时会听到肺动脉瓣第二心音亢进。当三尖瓣反流使得右心室射血时间延长，或因有心系统负荷过重而出现右束支传导阻滞时，听诊会发现肺动脉瓣第二音分裂。未发生肺动脉高压时，常听不到杂音。肺动脉瓣关闭不全的杂音听诊位置在胸骨左缘第 3 肋间，为递减型、吹风样、柔和的舒张期杂音。吸气时因回心血量增多，反流量增多，杂音增强，称为 Grahams-Steell 音。随着肺动脉压力的增高，杂音的音调增高，类似主动脉瓣关闭不全的杂音，但肺动脉瓣关闭不全的杂音局限，不像主动脉瓣关闭不全的杂音可以传导到心尖部。

四、辅助检查

1. 胸部 X 线　肺动脉瓣狭窄心脏大小多正常或轻度增大，严重病例心脏呈高度增大，主要为右心室增大，有时合并右心房增大；心脏呈二尖瓣型，肺动脉段膨隆时，心外形为葫芦形，系由扩张的主肺动脉，肥厚的右心室及上方正常的主动脉阴影构成。主肺动脉狭窄后扩张可见肺动脉段凸出；肺血管影正常或肺血减少，肺血管纹理纤细、稀疏，与明显的肺动脉段膨隆形成鲜明对比，为肺动脉瓣狭窄的常见征象。漏斗部狭窄尤其是肌性狭窄时，多无肺动脉狭窄后扩张，50% 肺动脉段平直或凹陷，另约 50% 病例肺动脉段轻凸。

肺动脉瓣反流由于肺动脉扩张，胸片表现为肺动脉段凸出。右心室增大，并常伴有右心房增大。

2. 心电图　肺动脉瓣轻度狭窄的心电图 30% ～ 40% 可以正常，中度狭窄可有 10% 正常，中度以上狭窄可电轴右偏、右心房大，甚至右心室肥厚，V_1 导联呈 rsR’或 Rs’型，不完全右束支传导阻滞图形。肺动脉瓣反流心电图表现为右心房容量负荷或压力负荷重，右侧胸前导联 QRS 波为 rSr’或 rsR’型，也可有右心室肥厚的表现。

3. 超声心动图

（1）肺动脉瓣狭窄：二维超声心动图显示肺动脉瓣增厚，回声增强，收缩期肺动脉瓣叶开放与肺动脉两侧壁不平行，呈圆隆状突向肺动脉干内，称圆顶征。先天性肺动脉瓣发育不全患者，肺动脉瓣较小或变形，收缩期瓣叶开放幅度受限或停止。肺动脉瓣 M 型超声心动图曲线显示 a 波加深，瓣叶开放时间提前并延长。彩色多普勒超声心动图于肺动脉瓣口见收缩期五彩镶嵌的射流束。狭窄程度越重，通过肺动脉瓣的射流束越细，在肺动脉瓣上的射流面积越大，甚至可直达左右肺动脉分支前并形成朝向肺动脉瓣口的红色涡流。频谱多普勒于右心室流出道内取样显示收缩期峰值后移的低速频谱，上升支缓慢，下降支较快。肺动脉瓣口取样，显示收缩期峰值后移的高速射流频谱，射血时间延长，占满全收缩期。肺动脉瓣上取样，显示收缩期涡流频谱。二维超声心动图不能显示肺动脉瓣口的横断面，因此无法直接勾画和计算肺动脉瓣口面积，彩色多普勒可直接测量肺动脉瓣口狭窄处射流束直径，进而计算肺动脉口面积。频谱多普勒对狭窄处压力阶差、最大瞬时压差，特别是平均压差的测量，是判定肺动脉瓣口面积的定量方法。

（2）肺动脉瓣反流：二维超声心动图显示肺动脉瓣舒张期瓣叶对合时有裂隙，正常的 Y 型关闭线消失。M 型超声心动图可见肺动脉瓣后叶舒张期扑动，可以作为肺动脉瓣关闭不全的辅助诊断，三尖瓣舒张期震颤，为前叶受到肺动脉瓣口反流的血液冲击所致。多普勒超声心动图于肺动脉瓣下右心室流出道内见舒张期以红色为主的明亮反流束，且以舒张早期最为明显。频谱多普勒于舒张期肺动脉瓣口右心室流出道侧可探及向上的湍流信号，多数患者湍流可持续整个舒张期。在伴有明显肺动脉高压的肺动脉瓣反流者，收缩期肺动脉血流频谱较低并峰值前移，加速支有顿挫，加速时间短于减速时间。在不伴有明显肺动脉高压的患者，反流频谱峰值一般不超过 2m/s。多数反流频谱始于肺动脉瓣关闭，终止于肺动脉瓣开放。此外，也可利用肺动脉瓣反流频谱计算肺动脉收缩压和舒张压。

五、治疗

新生儿严重的肺动脉瓣狭窄常需维持动脉导管开放才能保证存活；肺动脉瓣狭窄的青少年和年轻成人患者，如果多普勒超声显示峰值射血流速＞ 3m/s（估测峰值压差＞ 36mmHg），初次评估时建议心导管检查。治疗解除狭窄是唯一的治疗方式，轻度狭窄不需要处理，中度狭窄或有症状者应考虑介入性治疗或手术。成人的单纯先天性肺动脉瓣狭窄的治疗主要是导管球囊扩张和直视下瓣膜切开术，极少需行瓣膜置换术；合并漏斗部狭窄者可行跨瓣 RVOT 补片；合并肺动脉瓣环及肺动脉主干发育不良者需行同种异体肺动脉移植。

先天性肺动脉瓣反流非常罕见，继发于肺高压的肺动脉瓣反流应针对引起肺动脉高压的原因进行治疗；有右心扩大、心力衰竭者可使用利尿剂和强心药物。减轻后负荷的扩血管药物治疗虽然有利于降低肺动脉压，但会使全身血管阻力减低较肺血管阻力减低更为明显而引发心源性休克；如果是感染性心内膜炎，应积极抗感染、必要时外科治疗；对严重肺动脉瓣关闭不全的外科治疗，一般是在矫正心脏畸形或解决基础心脏病的同时处理肺动脉瓣关闭不全，而经皮人工肺动脉瓣植入也已获得成功。

第七节 多瓣膜病

多瓣膜病又称联合瓣膜病，是指两个或两个以上瓣膜病变同时存在。

一、病因

引起多瓣膜病的病因，多数为单一病因，少数为多种病因引起。常见原因包括以下类型。

1. 一种疾病同时损害几个瓣膜　最常见为风湿性心脏病，近 50% 患者有多瓣膜损害。其次为老年退行性改变、黏液样变性，可同时累及二尖瓣和三尖瓣，两者可同时发生脱垂。感染性心内膜炎也可累及多瓣膜。

2. 一个瓣膜病变致血流动力学异常引起邻近瓣膜相对性狭窄或关闭不全　如主动脉瓣膜关闭不全使左心室容量负荷过度而扩大，产生相对性二尖瓣关闭不全。

3. 不同疾病分别导致不同瓣膜损害　如先天性肺动脉瓣狭窄伴风湿性二尖瓣病变。

二、病理生理

联合/复合瓣膜病变导致复杂的血流动力学改变，取决于受损瓣膜的组合形式和各瓣膜受损的相对严重程度。虽然某一瓣膜的损害可能减轻或抵消另一瓣膜病变的血流动力学变化，从而减轻临床症状，但总体而言，多瓣膜病变在病理生理上往往可使病情加重，对心功能造成综合性不良影响，并改变瓣膜病变的典型杂音；干扰多普勒指标对瓣膜病变程度的估测，从而给诊断带来困难。

通常上游瓣膜严重病变导致前向心排血量降低，会掩盖下游瓣膜病变的严重程度，如严重的右心瓣膜病变会导致低估左心瓣膜病变程度，严重的二尖瓣病变会导致低估主动脉瓣病变程度。而下游瓣膜狭窄（如严重的主动脉瓣狭窄）会导致心腔压力增高，加重上游瓣膜的反流（二尖瓣反流），或是低估上游瓣膜的狭窄程度（二尖瓣狭窄）。同一个瓣膜如存在严重的反流，经过瓣口的血流量增加，可导致瓣口相对狭窄，或高估瓣膜狭窄程度。由于多普勒血流速度、压差、PHT 等指标较易受到血流动力学的影响，因此对于联合/复合瓣膜病变，定量瓣膜的病变程度应更多地参考瓣膜的解剖异常和活动情况，尽可能选择较少受血流动力学影响的定量指标，如连续方程式估测瓣口面积，还要综合患者的临床情况进行分析。联合/复合瓣膜病变的病情比单一瓣膜病变更重，预后更差；其病理生理改变取决于狭窄和反流哪一个为主。

常见的联合/复合瓣膜病变具体改变如下：

（1）主动脉瓣狭窄 + 二尖瓣狭窄。若主动脉瓣狭窄重二尖瓣狭窄轻，左心室舒张末压增高，舒张期二尖瓣跨瓣压差缩小，可能低估二尖瓣狭窄程度。若主动脉瓣狭窄轻二尖瓣狭窄重，左心室充盈压下降，左心室心搏量明显降低，并可导致低流量低压差主动脉瓣狭窄而低估主动脉瓣狭窄程度。

（2）主动脉瓣反流 + 二尖瓣狭窄。不宜用 PHT 评价二尖瓣狭窄程度；严重二尖瓣狭窄会降低前向血流，导致低估主动脉瓣反流程度。

（3）主动脉瓣狭窄 + 二尖瓣反流。主动脉瓣狭窄可引起或加重二尖瓣反流。轻度的二尖瓣反流并不影响主动脉瓣狭窄程度的评估，但重度二尖瓣反流可导致低流量低压差型主动脉瓣狭窄。主动脉瓣狭窄合并二尖瓣反流可使左心室前向的每搏输出量减少更明显，发生房颤则进一步降低，乏力及运动耐量的降低更明显；二尖瓣反流导致左心室容量过负荷会掩盖主动脉瓣狭窄引起的早期左心室功能异常。

（4）主动脉瓣反流 + 二尖瓣反流。左心室舒张期容量负荷大大加重，左心室扩张更加明显，发生衰竭，收缩期反流入左心房的血流量加大，易致左心房失代偿。

（5）主动脉瓣狭窄 + 主动脉瓣反流。轻或中度的主动脉瓣反流不影响主动脉瓣狭窄评价，但严重主动脉瓣反流会因跨瓣流速和压差升高而高估主动脉瓣狭窄程度，连续方程式测量 AVA 更加可靠。中度主动脉瓣狭窄合并中度主动脉瓣反流等同于重度联合瓣膜病。

（6）二尖瓣狭窄 + 二尖瓣反流。二尖瓣反流并不影响定量二尖瓣狭窄，但不能用连续方程式法估测 MVA；合并轻度以上二尖瓣反流是 PBMV 的禁忌证之一。

三、临床表现

1. 二尖瓣狭窄伴主动脉瓣关闭不全　常见于风湿性心脏病，二尖瓣狭窄可使左心室扩张延缓，周围血管征不明显，听诊二尖瓣舒张期杂音可减弱，甚至消失。

2. 二尖瓣狭窄伴主动脉瓣狭窄　若二尖瓣狭窄重于主动脉瓣狭窄，后者的一些表现常被掩盖，左心室充盈受限和左心室收缩压降低，延缓左心室肥厚和减少心肌耗氧，故心绞痛不明显；由于心排血量明显减少，跨主动脉瓣压差降低，可能导致低估主动脉瓣狭窄的严重程度。

3. 主动脉瓣狭窄伴二尖瓣关闭不全　为危险的多瓣膜病，相对较少见。前者可加重二尖瓣反流，后者减少了主动脉瓣狭窄维持左心室每搏容量必需的前负荷，致使肺淤血早期发生，短期内产生左心衰竭。

4. 二尖瓣关闭不全伴主动脉瓣关闭不全　左心室承受双重容量过度负荷，使左心室舒张期压力明显上升，可进一步加重二尖瓣反流，较早发生左心室衰竭。

四、治疗

手术的决策主要取决于症状（尤其合并明显主动脉瓣狭窄时）、血流动力学后果（左心房及左心室大小、LVEF、PASP）及介入治疗或瓣膜修复（反流性病变）的可能性。仅纠正某一瓣膜的病变，可能会明显加重另一瓣膜的血流动力学异常。

当两个瓣膜病变均需外科手术纠治时，宜同时进行双（多）瓣膜置换和（或）修复；多瓣膜人工瓣膜置换术死亡危险性高，预后不良。双瓣膜置换手术风险较单瓣膜置换术风险高 70% 左右，应仔细分析各瓣膜病治疗的利弊，并行超声心动图检查以确定诊断及治疗方法。若通过上述方法检查仍有疑问，则应注意术中仔细探查，如进行二尖瓣手术者，应检查有无主动脉瓣狭窄，若漏治后者，则将大大增加围术期死亡率；同理，在二尖瓣手术同时，也应同时探查三尖瓣。当一个瓣膜病变可介入治疗（如二尖瓣狭窄），而另一个瓣膜需置换时（主动脉瓣狭窄或主动脉瓣反流），可先行介入，然后再重新评估症状及另一瓣膜病变的严重程度，决定是立即还是延迟置换。

第八节　心脏瓣膜病典型个案分析

王 ××，女，70 岁

主诉：活动后胸闷、胸痛 5 年，加重伴呼吸困难 2 个月。

现病史：5 年前活动后出现胸闷、胸痛伴心悸，休息数分钟可好转。2 年前行冠脉 CTA：右冠状动脉多发钙化，近段局部管腔钙化遮蔽；左前降支近段局部管腔钙化遮蔽；对角支（D1）近段斑块，局部管腔钙化遮蔽，远段心肌桥。心脏彩超：主动脉瓣钙化并（中 - 重度）狭窄，左心室收缩功能良好。当时患者拒绝进一步诊疗，院外自服比索洛尔 10mg/d。2 个月前活动耐力进行性下降，稍事体力活动即出现胸闷、胸痛、气短，休息数分钟可好转，无头晕、头痛，无黑矇及晕厥，无夜间阵发性呼吸困难，为求进一步诊治入院。

既往史：阵发性房颤病史2年，平素服用比索洛尔维持窦律，未服用抗栓药物；2型糖尿病史7年，平素口服格列喹酮、二甲双胍降糖，血糖控制情况不详。

家族史：父亲冠心病，母亲肺癌去世。

个人史、月经史、婚育史：无特殊。

体格检查 T 36℃，P 62次/分，R 14次/分，BP 85/62mmHg，身高165cm，体重71kg。心脏查体：心尖搏动位于左锁骨中线第5肋间上，心率62次/分，律齐，心音低钝，胸骨左缘第3肋间收缩期可闻及鸥鸣样高调吹风样杂音，向颈部传导。腹部、四肢及神经系统未见明显异常。

实验室检查

心肌标志物测定：CK-MB 1.80μg/L、cTnI 0.048μg/L；BNP 1591.30 g/ml。空腹血糖（GLU）6.93mmol/L，HbA1c 7.20%。血脂：TC 9.34mmol/L、LDL-C 6.64mmol/L。肝生化：ALT 137.27U/L、AST 68.30U/L、γ-GT 74.00U/L。余血常规、电解质、肾功能、血凝常规、甲状腺功能等未见明显异常。

心电图：窦性心律，65次/分，V_1～V_3导联R波递增不良，左心室高电压，V_4～V_6、Ⅰ、aVL、Ⅱ、aVF导联ST段下斜型伴T波倒置（图25-8-1）。

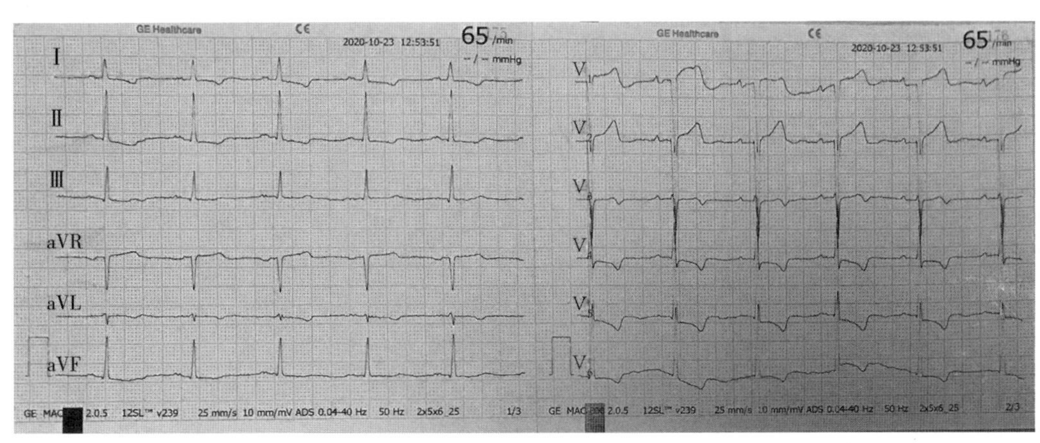

图25-8-1 入院心电图

超声心动图：主要测量值（mm）如下。主动脉瓣环径：20.0；窦部内径：29.2；窦管交界：22.7；主动脉内径：32.9；室间隔厚度：12.1；左室后壁厚度11.0；左室舒张末期内径：54.3；右冠口距瓣环12.5。EF：36%；主动脉瓣血流速度：399cm/s；PPG：64mmHg；MPG：34mmHg；AVA：0.45cm^2。

超声诊断：主动脉瓣钙化并狭窄（重度，低流量低压差型）；左室肥厚；左心增大；肺动脉高压（中度）；E/e' 比值增高；左室收缩功能减低，左室舒张功能减低。

冠脉造影：LM末段偏心性50%～60%狭窄；LAD近中段弥漫性钙化伴狭窄，最重处90%左右狭窄，D1开口90%狭窄，D2近段80%狭窄，血流TIMI3级；13段初80%狭窄，LCX 15段初70%狭窄，血流TIMI3级；RCA全程弥漫性钙化，1段至3段弥漫性狭窄，最窄处90%狭窄，血流TIMI3级（图25-8-2）。

主动脉全程CTA（重建）：主动脉及主要分支动脉粥样硬化，双侧颈内动脉起始部中度-重度狭窄，左侧锁骨下动脉局部重度狭窄，双侧髂内动脉局部重度狭窄，胸主动脉下段及腹主动脉管壁多发溃疡灶，腹主动脉局部较大溃疡灶（图25-8-3）。

诊断：

（1）心脏瓣膜病：主动脉瓣重度狭窄（重度，低流量低压差型）。

（2）冠心病：不稳定型心绞痛。

（3）心律失常：阵发性房颤。

（4）左心功能不全NYHA Ⅲ级。

（5）2型糖尿病。

（6）混合型高脂血症。

（7）颈动脉粥样硬化：双侧颈内动脉起始部中度-重度狭窄，左侧锁骨下动脉重度狭窄，双侧髂内动脉重度狭窄。

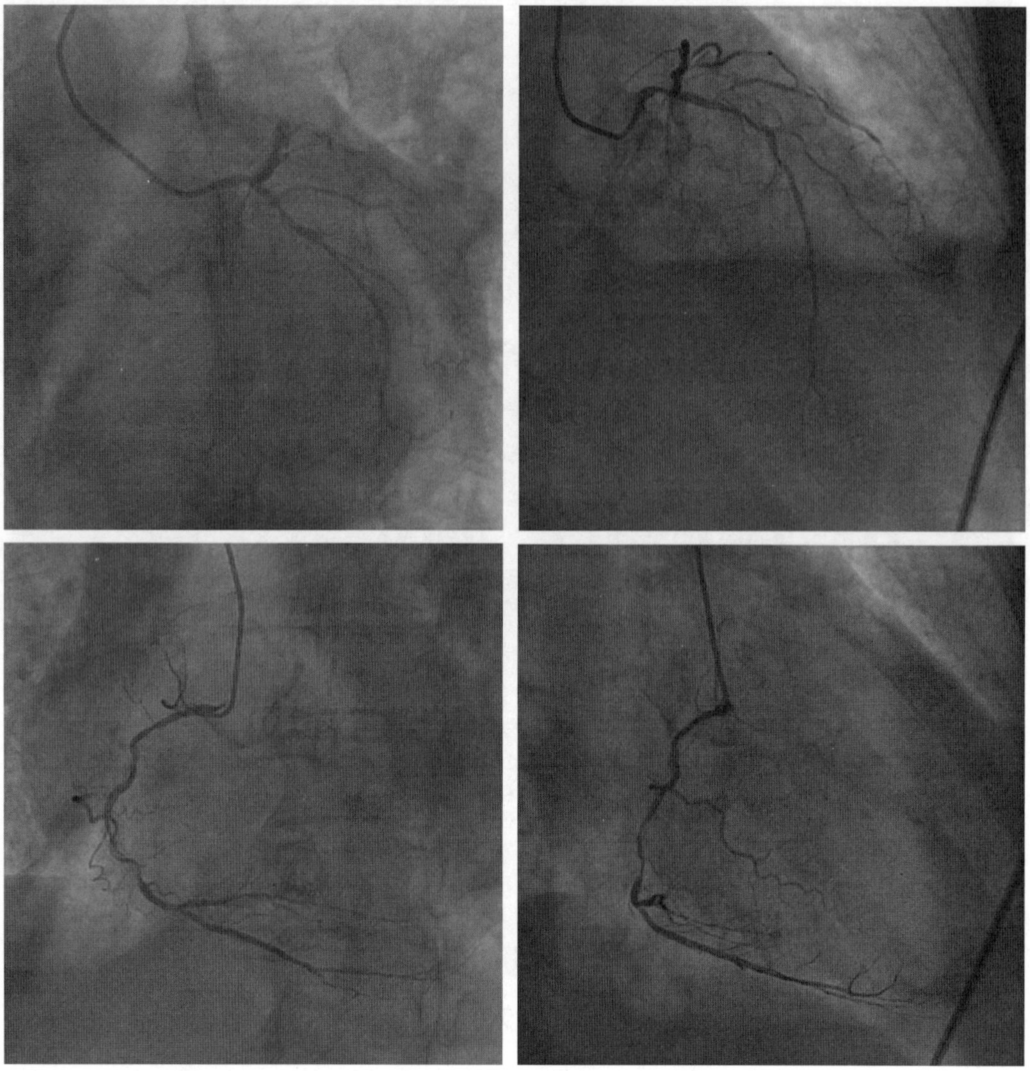

图 25-8-2　冠脉造影

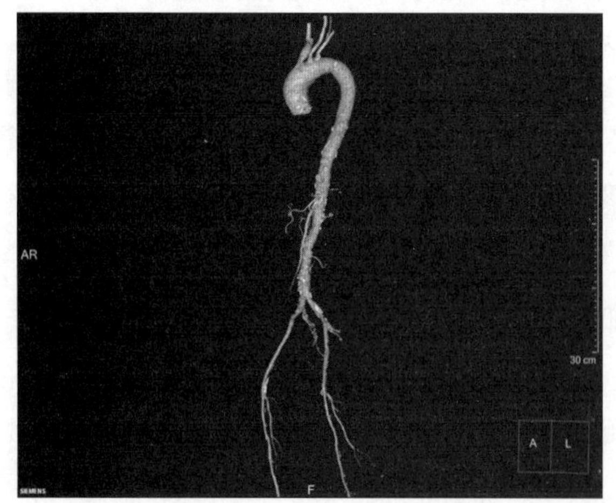

图 25-8-3　主动脉全程 CTA 重建

初始药物治疗：

阿司匹林：100mg qd po。

氯吡格雷：75mg qd po。

阿托伐他汀：20mg qn po。

多烯磷脂酰胆碱 L228mg tid po。

比索洛尔：10mg qd po。

胺碘酮：0.2g qd po。

呋塞米片：20mg qd po。

依诺肝素：6000IU q12 ih。

二甲双胍缓释片：0.5g qn po。

格列喹酮片：30mg tid po。

手术：杂交手术室内，全身麻醉下，经左锁骨下静脉置临时起搏器，左侧股动脉、股静脉切开，植入 ECMO 动静脉导管；右侧股动脉为主入路，切开股动脉，置 6F AL2 导引导管于升主动脉根部，2.6m 直头加硬导丝经主动脉瓣口进入左室内，沿导丝将 AL2 送入左室内，撤出 AL2，送 5F 猪尾导管至左室内。

1. *经右桡动脉行 PCI 术*　6FAL0.75Guiding 至右冠，Sionblue 导丝至 RCA 远端，经 Finecross 交

换旋磨导丝，用1.5mm旋磨头旋磨RCA 1.6×10^5r/min×2次，旋磨后血压下降至60/40mmHg，ECMO转机后血压渐稳定。用Hiryu 2.5mm×15mm球囊由远及近扩张右冠14～16 atm，支架植入困难，经4FKIWI子母导管由3段-近段串联植入Promus PREMIER 2.75mm×32mm及3.0mm×38mm支架，分别以14～16 atm释放，造影支架开放良好，无残余狭窄，TIMI 3级；6FAL 0.75 Guiding至左冠口，Sionblue导丝至LAD远端，球囊通过病变困难，经Finecross交换旋磨导丝，用1.5mm旋磨头旋磨LAD 1.6×10^5r/min×2次，Hiryu 2.5mm×15mm球囊扩张中段狭窄处14～16 atm，造影LAD中段夹层影，于LAD中段植入Firehawk 2.5mm×23mm支架，14 atm释放；另送Sionblue导丝至D1远端，D1内1.5mm×15mm球囊，LAD近段植入Firehawk 2.75mm×18mm支架（与前一支架串联），以14～16 atm释放，造影两支架开放良好，TIMI 3级（图25-8-4）。

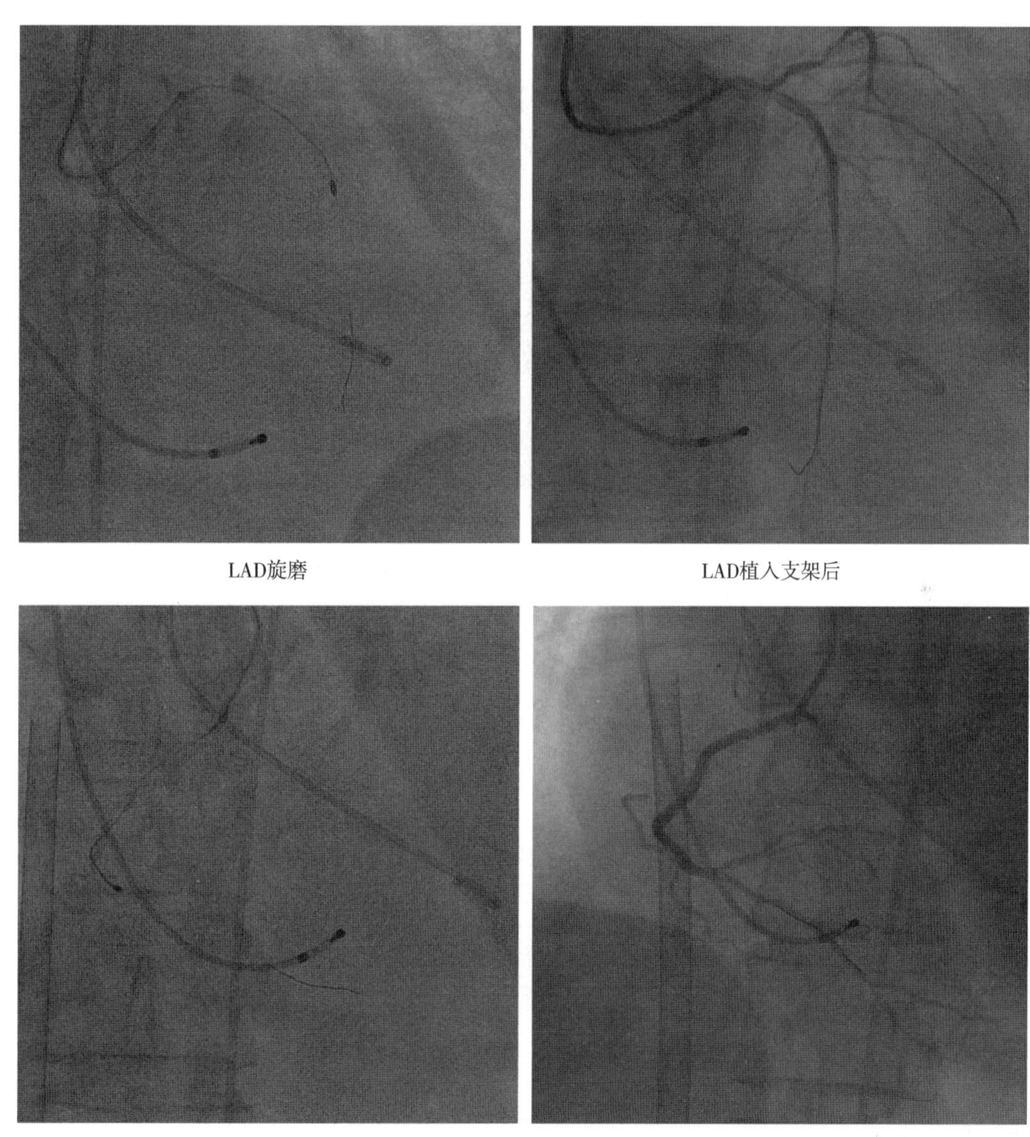

图25-8-4 PCI及术后造影结果

2.TAVI 经右桡动脉将猪尾导管置于无冠窦底；将手动塑形好的LANDQUIST超硬导丝送入左室，将导丝调整位置送至左室心尖部，撤出猪尾导线；沿导丝置入22mm扩张球囊跨过主动脉瓣，临时起搏180次/分后充分扩张球囊，同时经猪尾导管行升主动脉造影，显示球囊扩张充分，左右冠脉无受累，扩张时无明显主动脉瓣反流；根据既往 CTA、超声及球囊扩张结果，选择 VENUS-A 26mm 人工生物瓣膜；由技术人员开启人工瓣膜，充分无菌冰盐水清洗后装置于瓣膜输送系统球囊上，沿导丝将人工瓣膜推送跨过主动脉瓣口，经透视下确认位置合适后临时起搏 120 次 / 分，释放人工瓣膜。瓣膜充分自膨胀后，经升主动脉造影提示主动脉瓣大量反流。行瓣中瓣，将另一 VENUS-A 26mm 人工生物瓣膜沿导丝推送跨过主动脉瓣口，经透视下确认位置合适后临时起搏 120 次 / 分，释放人工瓣膜；瓣膜充分自膨胀后，跨瓣压差消失，经升主动脉造影及经胸超声确认，残余有少量瓣周漏，冠脉无累及；考虑效果满意。撤出输送导丝及 20F 大鞘，ECMO 逐渐减流量后，血流动力学稳定，撤出 ECMO 导管，左侧股动、静脉及右侧股动脉缝合，分别用腹带加压包扎，局部无渗血、血肿，左、右足背动脉搏动良好；留置左侧锁骨下静脉临时起搏电极，设定起搏频率 50 次 / 分；此时测 BP140/70mmHg 左右，心电监护示自主心律，听诊双肺无啰音，术毕，见图 25-8-5。

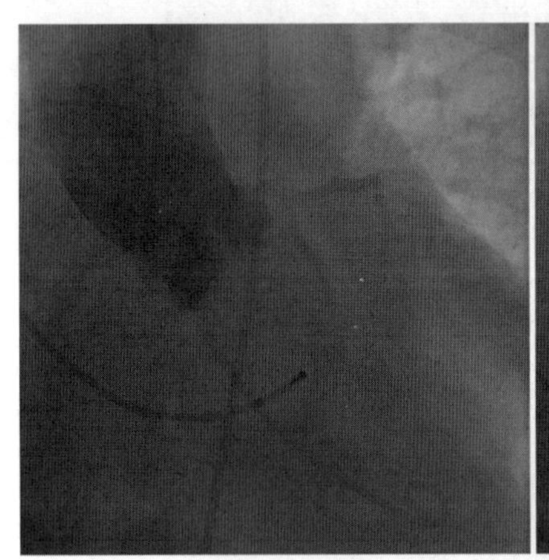
术前主动脉根部造影

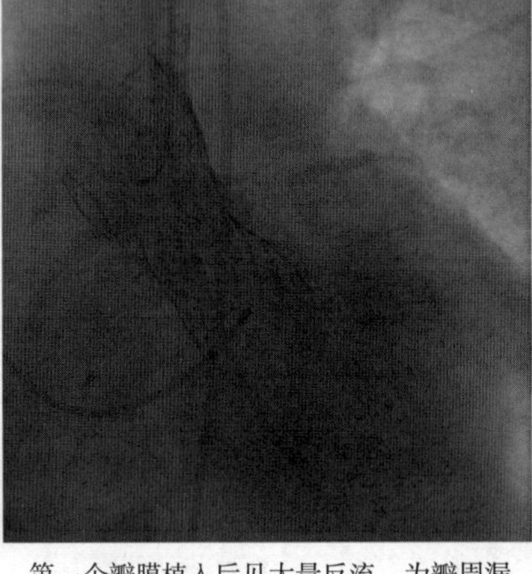
第一个瓣膜植入后见大量反流，为瓣周漏

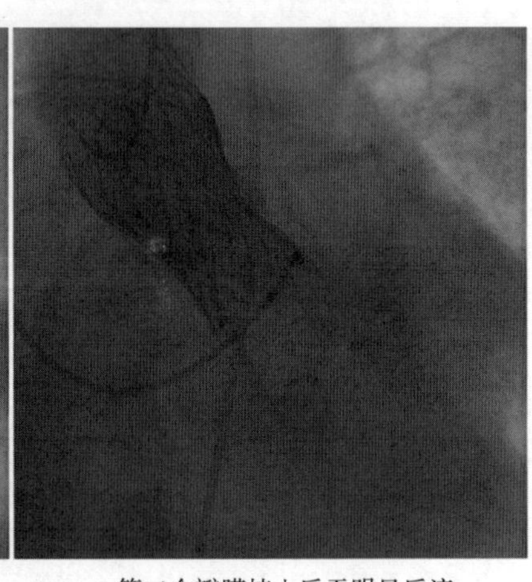
第二个瓣膜植入后无明显反流

图 25-8-5　TAVR 术前、第一瓣膜植入后及第二瓣膜植入后主动脉根部造影

术后心电图：窦性心律，69 次 / 分，完全性左束支传导阻滞（图 25-8-6）。

术后超声心动图：EF 52%；短轴切面支架塑形良好，瓣叶活动良好，未见瓣周漏；CDFI 人工主动脉瓣血流速度 150cm/s；PPG 9mmHg。

术后用药

氯吡格雷：75mg qd po。

利伐沙班：15mg qd po。

阿托伐他汀：20mg qn po。

多烯磷脂酰胆碱：228mg tid po。

比索洛尔：10mg qd po。

胺碘酮：0.2g qd po。

呋塞米片：20mg qd po。

二甲双胍缓释片：0.5g qn po。

格列喹酮片：30mg tid po。

讨论

（1）患者为症状性主动脉瓣严重狭窄（低流量低压差型：V_{max} 399cm/s；MPG 34mmHg；AVA 0.45cm^2），AVR 指征明确。同时，病因为老年性退行性主动脉瓣钙化狭窄；解剖上适合 TAVI；STS 评分＞ 8 分，属外科高危人群。综合患者及家属意愿，选择 TAVI 方式。

（2）患者同时合并严重冠脉病变及严重主动脉瓣狭窄，必须同期解决冠脉及主动脉瓣问题，即一站式 PCI+TAVI。

（3）患者术中极易出现循环崩溃，故采用如下方案：①预先安置 ECMO，保障术中血流动力学稳定；② PCI 前将猪尾导管留置左心室，确保 PCI 后能以最快速度进行主动脉瓣球囊扩张。

（4）瓣周漏为 TAVI 手术的常见并发症之一，发生原因主要包括：①瓣膜释放位置过高、过低或同轴性不好；②瓣叶、瓣环、左心室流出道严重钙化或二叶式主动脉瓣导致人工瓣膜无法紧密贴合；③术前低估了瓣环尺寸，选择了过小的人工瓣膜。轻度或轻度以下瓣周漏对患者长期生存无显著影响，中度以上的瓣周漏应根据具体原因进一步干预，包括球囊后扩张、植入第2个瓣膜、瓣周漏封堵或转开胸手术。本病例考虑瓣膜钙化过重导致明显瓣周漏，采用瓣中瓣方案植入第2个瓣膜后瓣周漏消失。

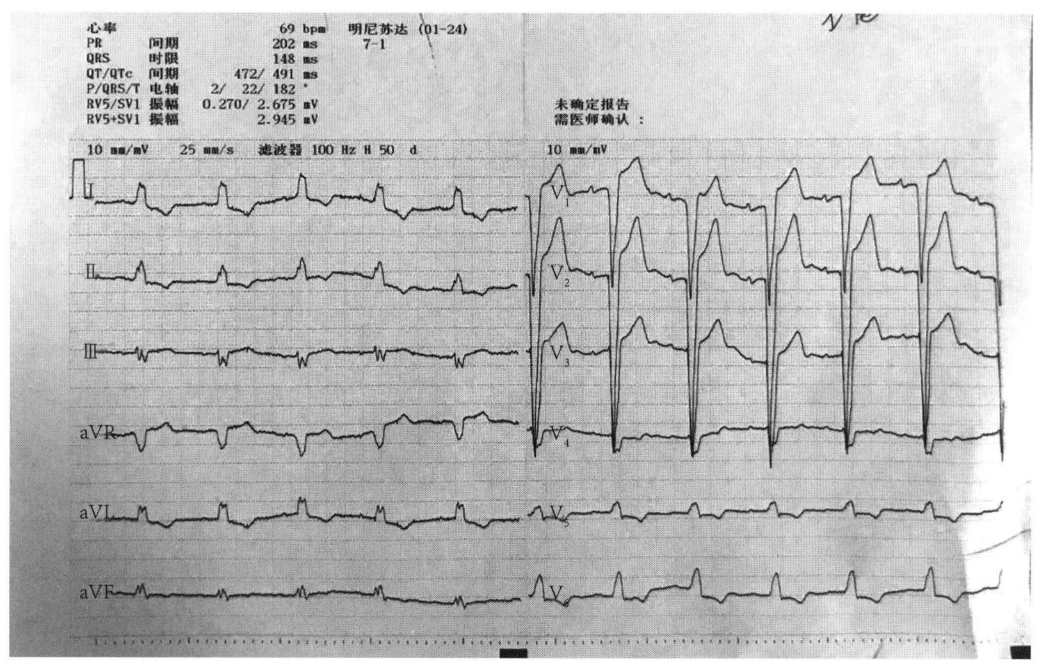

图 25-8-6 术后心电图

（5）心律失常同为TAVI手术的常见并发症之一，主要包括新发的早搏、心房纤颤、心房扑动、新发或加重的传导阻滞等。本例术后出现完全性左束支传导阻滞，但无三度房室传导阻滞发生，暂随诊观察。

（6）TAVI术后抗栓方案目前尚未达成统一共识，无高出血风险患者应用华法林或双联抗血小板药物治疗均可，如合并房颤，建议终身服用华法林。但本例患者为栓塞高危（PCI植入支架4枚+TAVI术后）、出血高危（HAS-BLED评分3分）人群，考虑个性化抗栓，参照房颤患者PCI术后抗凝方案，调整为利伐沙班15mg+氯吡格雷75mg qd。

（曲 鹏）

参考文献

国家心血管病专家委员会微创心血管外科专业委员会，2018. 中国经导管主动脉瓣置入术(TAVI)多学科专家共识. 中华胸心血管外科杂志, 34(12): 705-712.

Ailawadi G, Lim DS, Mack MJ, et al, 2019. One-year outcomes after MitraClip for functional mitral regurgitation. Circulation, 139:37-47.

Arnett DK, Blumenthal RS, Albert MA, et al, 2019. 2019 ACC/AHA guideline on the primary prevention of cardiovascular disease: a report of the American College of Cardiology/American Heart Association Task Force on Clinical Practice Guidelines. Circulation, 140:e596-646.

Bertrand PB, Mihos CG, Yucel E, 2019. Mitral annular calcification and calcific mitral stenosis: therapeutic challenges and considerations. Curr Treat Options Cardiovasc Med, 21:19.

Chhatriwalla AK, Vemulapalli S, Holmes DR Jr, et al, 2019. Institutional experience with transcatheter mitral valve repair and clinical outcomes: insights from the TVT registry. JACC Cardiovasc Interv, 12:1342-1352.

Falk V, Baumgartner H, Bax JJ, et al, 2017. 2017 ESC/EACTS Guidelines for the management of valvular heart disease. Eur J Cardiothorac Surg, 52 (4): 616-664.

Gajjala OR, Durgaprasad R, Velam V, et al, 2017. New integrated approach to percutaneous mitral valvuloplasty combining Wilkins score with commissural calcium score and commissural area ratio. Echocardiography, 34:1284-1291.

Lee JKT, Franzone A, Lanz J, et al, 2018. Early detection of subclinical myocardial damage in chronic aortic regurgitation and strategies for timely treatment of asymptomatic patients. Circulation, 137:184-196.

Malaisrie SC, Iddriss A, Flaherty JD, et al, 2016. Transcatheter aorticvalve implantation. Curr Atheroscler Rep, 18 (5): 27.

Mann DL, Zipes DP, Libby P, et al, 2014. Braunwald' s heart disease: A textbook of cardiovascular medicine. 10th ed. Philadelphia: Elsevier Inc W.B. Saunders.

Meneguz-Moreno RA, Costa JR Jr, Gomes NL, et al, 2018. Very long term followup after percutaneous balloon mitral valvuloplasty. JACC Cardiovasc Interv, 11:1945-1952.

Obadia JF, Messika-Zeitoun D, Leurent G, et al, 2018. Percutaneous repairor medical treatment for secondary mitral regurgitation. N Engl J Med, 379:2297-2306.

Otto CM, Kumbhani DJ, Alexander KP, et al, 2017. 2017 ACC expert consensus decision pathway for transcatheter aortic valve replacement in the management of adults with aortic stenosis: a report of the American College of Cardiology Task Force on Clinical Expert Consensus Documents . J Am Coll Cardiol, 69(10): 1313-1346.

Stone GW, Lindenfeld J, Abraham WT, et al, 2018. Transcatheter mitral-valve repair in patients with heart failure. N Engl J Med, 379:2307-2318.

Watanabe N, 2019. Acute mitral regurgitation. Heart, 105:671-677.

Yancy CW, Jessup M, Bozkurt B, et al, 2017. 2017 ACC/AHA/HFSA focused update of the 2013 ACCF/AHA guideline for the management of heart failure: a report of the American College of Cardiology/ American Heart Association Task Force on Clinical Practice Guidelines and the Heart Failure Society of America. Circulation, 136:e137-161.

Yang LT, Michelena HI, Scott CG, et al, 2019 Outcomes in chronic hemodynamically significant aortic regurgitation and limitations of current guidelines. J Am Coll Cardiol, 73:1741-1752.

第 26 章 心肌疾病

心肌疾病是指由各种病因所致的一组异质性心脏肌肉疾病，表现为心肌结构异常和功能障碍，包括心脏肥厚或扩大、心力衰竭、心律失常、心源性猝死及血栓栓塞等。长期以来，心肌疾病一般根据病因分为两大类：原因不明的原发性或特发性心肌病、病因明确或与全身其他器官系统疾病有关的特异性或继发性心肌疾病（如炎性或非炎性心肌病）。心肌炎是以心肌炎症为主的心肌疾病，与心肌病关系密切。

第一节 定义与分类

心肌病的定义和分类目前尚不完全统一。早在 1980 年，世界卫生组织（WHO）首次将心肌病定义为“不明原因的心肌疾病”，主要分为三大类型：扩张型心肌病（dilated cardiomyopathy，DCM）、肥厚型心肌病（hypertrophic cardiomyopathy，HCM）和限制型心肌病（restrictive cardiomyopathy，RCM），同时将已知原因或明确由其他系统疾病导致的心肌病变归为特异性心肌疾病。1995 年，WHO 和国际心脏病学会（ISFC）将心肌病定义为“伴有心肌功能障碍的心肌疾病”，基于病因及病理生理学分为两类（原发性和继发性）五型：DCM、HCM、RCM、致心律失常型右心室心肌病（ARVC）/ 发育不良及未定型（unclassified）心肌病（心肌有病变但无法准确归类）。这一新的定义和分类方法注重心功能不全的存在，至今仍被临床和病理医师所广泛接受和应用。

2006 年，美国心脏协会（AHA）将心肌病定义为“一种异质性心肌疾病，伴有心肌机械和（或）心电活动功能障碍，通常表现为不适当的心肌肥厚或扩张”。基于疾病受累器官的不同将其分为原发性心肌病和继发性心肌病两大类，前者指心脏是唯一或主要受累器官，后者则指继发于全身疾病的心肌功能障碍，也即特异性心肌病。根据发病机制，原发性心肌病又分为三型：遗传性（HCM、ARVC、左室致密化不全、糖原贮积症、传导系统缺陷、线粒体疾病及离子通道病）、混合性（DCM、RCM）及获得性心肌病（如炎症性心肌病或心肌炎、应激性心肌病、围生期心肌病、心动过速性心肌病及酒精性心肌病等）。该分类方法强调了心肌病的遗传学机制。

2008 年，欧洲心脏病学会（ESC）则将心肌病定义为“非冠状动脉疾病、高血压、心脏瓣膜病和先天性心脏病等所导致的心肌结构及功能异常的心肌疾病”，并将其分为五型：DCM、HCM、ARVC、RCM 及未定型心肌病（包括心肌致密化不全和心尖球形综合征）。同时进行各类亚组分型，即家族性 / 遗传性（已知遗传缺陷和未知遗传缺陷）、非家族性 / 非遗传性（特发性和已知疾病）。这是基于解剖形态与功能改变的分类方法，突出了遗传学机制的重要性。

Braunwald 基于表型组学及基因组学将心肌病分类为 DCM、HCM、RCM、ARVC、左室致密化不全，以及浸润性、炎症性、缺血性及感染性心肌病。

我国分别在 1987、1995 及 1999 年举行的全国心肌炎心肌病研讨会上对心肌病的定义、分类和诊断标准进行了讨论和较大修订，并最终采纳

1995 年 WHO/ISFC 工作组报告，但未纳入高血压性心肌病、炎症性心肌病及心动过速性心肌病的命名与分类。2007 年，中国心肌炎心肌病诊断和治疗建议工作组从临床实用出发，充分研究考虑国外有关心肌病的分类动向和致病基因研究现状，将原发性心肌病分类和命名更新为 DCM、HCM、ARVC、RCM 及未定型心肌病五类，离子通道病暂不列入心肌病分类。我国地方性克山病是一个特殊类型的心肌病，具有独特的流行病学。目前，该定义和分类仍然被我国广大临床和病理医生普遍采用。

随着对心肌病的病因和发病机制研究的不断深入，上述各心肌病的定义和分类也在不断演变和完善，以便更好地适用于临床实践。篇幅所限，本章着重介绍原发性DCM、HCM、RCM及心肌炎。

第二节 扩张型心肌病

扩张型心肌病（DCM）是一种原因未明的原发性心肌疾病，以左心室或双心室扩大伴收缩功能障碍为特征，临床表现可为无症状左室收缩功能障碍、进行性心力衰竭、心律失常、心源性猝死或系统性血栓栓塞等，除外心肌炎、冠心病、高血压性心脏病、瓣膜病及先天性心脏病等原发性和继发性心脏病因，也称为特发性 DCM。2018 年中国 DCM 诊断和治疗指南将 DCM 分为原发性和继发性两大类。原发性 DCM 包括家族性、获得性 DCM 及特发性 DCM。获得性者是指遗传易感与环境因素共同作用引起的 DCM，以抗心肌抗体为免疫标志物者则为免疫性 DCM；继发性 DCM 是指全身性系统性疾病累及心肌，心肌病变仅为系统性疾病的一部分。首发表现可为心律失常甚或心源性猝死，长期预后不良（5 年生存率约为 50%），是导致心力衰竭的主要原因之一，也是心脏移植最常见的适应证。近年来，采用 β 受体阻滞剂、ACEI/ARB 类、醛固酮类拮抗剂及心脏再同步起搏等治疗使许多患者的预后得到明显改善。

一、流行病学

DCM 是国人最常见的原发性心肌病，发病率为（13 ～ 84）/10 万，患病率约为 19/10 万，5 年死亡率为 40% ～ 50%。在欧美国家，其患病率为 36.5/10 万，5 年死亡率为 15% ～ 50%，给社会和家庭带来了沉重的负担。近年来，DCM 的发病率有所上升，但死亡率呈降低趋势。

二、病因和发病机制

DCM 的病因和发病机制至今尚未十分清楚，多数患者原因不明，少部分病例为家族遗传性。可能的病因包括感染、沉积性 / 浸润性疾病、中毒（酒精或药物）、营养缺乏、炎症或自身免疫、遗传和（或）神经肌肉疾病、内分泌和代谢紊乱、精神应激及其他因素等，可能的发病机制主要为病毒感染、免疫反应和遗传基因三大机制。

（一）病毒感染

病毒或细菌等病原微生物对心肌细胞的直接侵袭及其诱发的炎症反应和（或）免疫损伤是导致心肌损害的重要机制。病毒感染尤其是肠道病毒（嗜心性柯萨奇 B 组病毒）感染导致的慢性或持续性心肌炎症或免疫损伤是导致 DCM 发病的最常见病因和机制。其他较为少见的致病病毒有脑心肌炎病毒、细小病毒 B19、埃可病毒、脊髓灰质炎病毒、疱疹病毒、流感病毒、巨细胞病毒、腺病毒、EB 病毒及 HIV 等。

另外，部分细菌、真菌、立克次体和寄生虫（如锥虫感染）等也可引起心肌炎症并发展为 DCM。

（二）免疫反应

病毒性免疫反应和自身免疫在 DCM 中可能既是病因也是发病机制。病毒感染时，早期免疫应答可限制病毒血症的严重程度，从而预防心肌炎。但若初始免疫应答不足以清除病毒，病毒除了通过受体介导进入心肌细胞，产生直接细胞毒性外，病毒基因组片段也可持续存在，引发不良自身免疫反应而导致心肌细胞损伤。

临床发现，30% ～ 40% 的特发性 DCM 患者存在心脏自身抗体（也即抗心肌抗体），有自身抗体的家族成员（20% ～ 30% 的一代和二代成员）发生心肌病的风险更大。这些抗体靶向多种心脏蛋白抗原，包括 β_1 受体、α-/β- 肌球蛋白重链、肌球蛋白轻链及肌钙蛋白等。有些 DCM 患者还可检出抗线粒体腺苷（ADP/ATP）载体、抗 M7 抗原、抗心肌胆碱能受体（M2R 抗体）及抗 L 型钙通道等的抗体。抗心肌抗体阳性反应患者体内存在自身免疫损伤，常见于病毒性心肌炎及其演变为 DCM 的患者。患者的外周血可检出杀伤性 T 细胞（$CD8^+$）、辅助性 T 细胞（$CD4^+$）或自然杀伤细胞及人类白细胞因子异常，提示可能有细胞介导的免疫反应引致心肌损伤与发病。

（三）遗传基因

临床筛查发现 20% ～ 35% 的 DCM 患者有基因突变或家族遗传背景也即家族性 DCM（familial DCM，FDCM）。目前认为 FDCM 存在多样性遗传学基础：①遗传异质性：不同基因、多种突变；②遗传基因外显不全：从无症状基因携带到典型 DCM；③遗传方式多样：以单基因常染色体显性遗传最常见，常染色体隐性遗传、X 连锁遗传及线粒体母系遗传较少见；④临床表型多样：单纯 DCM、合并房室传导阻滞或伴发于神经肌肉疾病（如 Duchenne 型或 Becker 型肌营养不良）。最新 FDCM 家族研究提示，30% ～ 40% 的病例被确认为遗传原因，尤以支架蛋白（scaffolding protein）——肌联蛋白（TTN）的截短变异（Truncating Variants）最为常见（占 15% ～ 20%）。FDCM 致病基因绝大多数涉及编码肌小节、Z 盘或细胞骨架蛋白，少数基因编码其他蛋白并导致 DCM 不同表现型。迄今已发现 30 多个基因与家族性或遗传性 DCM 有关（称为基因座异质性），2/3 的致病基因为编码心肌细胞的肌小节、闰盘和细胞骨架、核膜、激动 - 收缩偶联、心肌纤维膜、桥粒及线粒体等蛋白合成，其中突变基因最常见于核纤层蛋白 A/C 、心脏肌节蛋白及 TTN。DCM 关联的致病基因位点可与 HCM 及 ARVC 相关的编码肌小节或桥粒蛋白的基因变异相区别。除了基因座异质性以外，等位基因异质性也是 DCM 的分子遗传学特征，即突变常可发生于某一基因的多个位点，这些突变位点对心肌病（DCM 和 HCM）是特异的，特别是肌小节基因突变，其导致的 DCM、HCM 和 RCM 三种表现型甚至可见于同一大家系或在同一大家系中有相同的基因突变，即所谓重叠表现型。

（四）其他

化学或药物毒性如酒精中毒（嗜酒）、化疗药物（蒽环类）和某些心肌毒性药物（如锂制剂、依米丁）、维生素（B_1）缺乏或微量元素（硒）缺乏（克山病）、内分泌和代谢异常（嗜铬细胞瘤、甲状腺疾病）、风湿免疫疾病（多发性肌炎和皮肌炎、系统性红斑狼疮等）及精神应急性冠脉微血管痉挛等均可能是致病因素，导致心肌细胞损伤、坏死，引起获得性 DCM。

三、病理

病理解剖以心腔扩大为主要表现，双侧心室明显扩大，尤以左心室扩大为甚；室壁厚度变薄或近乎正常，心内膜斑状纤维性增厚，近 50% 病例有附壁血栓形成；心脏瓣膜多无器质性改变，但因左右心室扩张，可致房室瓣口相对性关闭不全；冠状动脉正常或有与危险因素相应的粥样硬化性病变。光镜下可见非特异性心肌细胞肥大、排列紊乱、变性或消失，胞核增大，胞质内空泡形成，50% 的病例有灶性纤维化，偶见散在炎症细胞浸润；电镜下可见心肌细胞核肥大，线粒体异常（数目增多，核糖蛋白、糖原颗粒和肌原纤维增多），提示心肌细胞合成代谢旺盛。

四、病理生理

病变心肌收缩力减弱，心脏泵血功能障碍。左心室射血分数下降，搏出量减少，心腔内残余血量增多，心室舒张末期压力增高，肺血回流受阻，则致肺淤血。由此触发神经 - 体液调节机制，激活肾素 - 血管紧张素 - 醛固酮系统（RAAS），代偿性产生水钠潴留、心率加快、血管收缩以维持有效循环。RAAS 的激活反而加重心肌损害和心室重构（心室扩大），心功能加速进入失代偿阶段，最终出现进行性心力衰竭。上述心肌纤维化、心室重构及神经 - 体液的激活等因素可累及心脏起搏及传导系统，也可影响心肌细胞上 K^+、Na^+、Ca^{2+} 等离子通道，易引致各种心律失常。心腔扩大及收缩力明显降低易致附壁血栓形成，并发脑卒中或动脉栓塞事件。

五、临床表现

DCM 的临床表现可分为两个阶段：无症状期和有症状期（图 26-2-1）。无症状期包括两个时段：

①隐含一种或多种 DCM 致病基因变异，随时间推移有发生 DCM 的风险；②存在 DCM（如左心室扩大），但间或多年无临床症状。有症状期即疾病中晚期，开始出现心力衰竭、心律失常或栓塞等临床症状，病情常呈进行性加重。死亡可发生于疾病的任何阶段，但多见于有症状期。心脏扩大、伴或不伴充血性心力衰竭、心律失常、栓塞和猝死是DCM的主要临床特征，但有个体差异。不同病因所致的 DCM 各有病史特点，如家族史、饮酒史、药物或化疗史等对临床诊断具有重要价值。

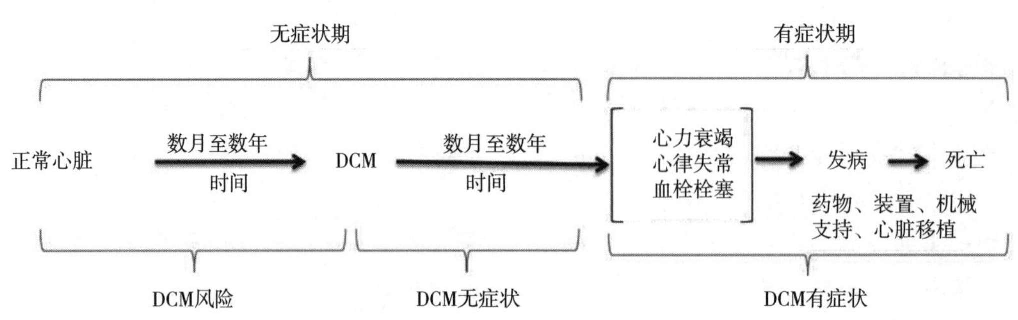

图 26-2-1　扩张型心肌病的临床表现分期

（一）起病

各年龄段均可发病，最常见于 30 ～ 50 岁的青壮年，男性多于女性（约 3 ∶ 1）。起病隐匿，早期可无症状或仅有心室扩大，或表现为各种类型的心律失常，逐渐发展并出现心力衰竭，确诊时多已至中晚期。

（二）症状

以充血性心力衰竭为主，早期可表现为乏力、劳力性气促和运动耐量下降，随病情加重逐渐出现劳力性或夜间阵发性呼吸困难、不能平卧、端坐呼吸等左心衰竭的症状；然后出现食欲缺乏、腹胀（肝大）、尿少及水肿等右心衰竭的症状；亦可起病就诊时即表现为全心衰竭。心律失常可以是患者唯一表现，尤以室性或房性心律失常多见，也可有各种心脏传导阻滞，可有心悸、胸闷、头晕、黑矇、晕厥等症状，甚至发生猝死。发生动脉栓塞时可出现相应脏器（心、脑、肺、肾、四肢）受累的症状。

（三）体征

体检可见心率加快，心尖搏动向左下移位，心浊音界向左扩大；第一心音减弱，常可闻及第三心音或第四心音，心率快时呈奔马律；由于心腔扩大，心尖部或心前区常可有相对性二尖瓣或三尖瓣关闭不全所致的收缩期吹风样杂音，该杂音在心功能改善后减轻。晚期患者血压降低、脉压小，脉搏常较弱，心力衰竭时舒张压可轻度升高；交替脉的出现提示左心衰竭。

心力衰竭时双肺可有湿啰音，轻者局限于肺底，重者或急性左心衰竭时可布满全肺或伴哮鸣音。颈静脉充盈或怒张，右心衰竭时可有肝淤血性肿大或肝硬化，上行性水肿，晚期可有胸腔积液 / 腹水等。

六、辅助检查

（一）胸部 X 线检查

心影增大为突出表现（心胸比＞ 50%），以左房室扩大为主，也可伴以右房室扩大；心影增大可随心力衰竭的减轻或加重而减小或增大，呈“手风琴效应”。心脏搏动幅度普遍减弱，早期可有节段性运动异常。病程中可见肺淤血、肺水肿及肺动脉高压的 X 线征象，全心衰竭或合并肺部感染时常可见少至中量胸腔积液，尤以右胸腔积液多见。

（二）心电图

常见心脏肥大、心肌损害及各种心律失常。胸导联可见左房室扩大，R 波递增不良或出现病理性 Q 波，酷似心肌梗死（提示左心室心肌纤维化）；常伴非特异性 ST-T 改变，晚期病例可见肢体导联低电压。心律失常以异位心律及传导阻滞为主，常见室性早搏、非持续性室速、房颤及房室传导阻滞、室内或束支传导阻滞等，甚至多种心律失常并存。

（三）超声心动图

具有形态学诊断和血流动力学评判意义，是诊断及评估DCM的最常用、最有价值的检查手段，不难排除心包疾病、心脏瓣膜病、先天性心脏病和肺心病等。疾病早期即可见左心室轻度扩大，后期各心腔均扩大，右心室及双心房均可扩大，以左心室扩大为著。左室壁厚度一般正常，但左心室重量几乎均有增加。左心室弥漫性收缩活动下降（hypokinesis）最为常见，但也可见局部室壁运动异常，尤其是左束支阻滞时室间隔运动障碍（dyskinesis）。左心室射血分数（LVEF）显著降低（常小于50%），心肌缩短率减小。二尖瓣及三尖瓣的瓣膜通常正常，但心腔扩大使二尖瓣、三尖瓣在收缩期不能退至瓣环水平，常见二尖瓣及三尖瓣关闭不全伴轻中度反流甚至重度反流。DCM的舒张功能居于正常至限制性之间。限制性类型最常见于“失代偿”心力衰竭时容量负荷超重的患者，常经启用利尿剂或血管扩张剂治疗改善。

（四）心脏磁共振成像

现今，心脏磁共振成像（cardiac magnetic resonance，CMR）作为心肌病的基本检查与评估手段，可提供心脏形态、功能、心肌灌注、心肌组织学特征等信息，如心室质量、LVEF、心肌舒缩运动、乳头肌运动等，有助于鉴别浸润性心肌病、ARVC、LVNC、心肌炎及结节病等，对诊断与鉴别诊断、预后评估有重要临床意义。CMR主要表现为左心室容积增大，LVEF及短轴缩短率降低。左心室非冠状动脉血供分布区非透壁对比剂钆延迟强化（late gadolinium enhancement，LGE）提示心肌纤维化、瘢痕形成为非缺血原因，可以此评估心肌纤维化程度，并作为心内膜心肌活检的补充。LGE也与DCM全因死亡、心力衰竭住院及心源性猝死密切相关。

（五）心肌核素显像

^{99m}Tc核素心血池显像可见心腔扩大与室壁运动减弱，左心室收缩及舒张末期容积增大、射血分数降低。^{201}Tl或^{99m}Tc单光子发射断层扫描（SPECT）心肌灌注显像可见左心室室壁弥漫性放射稀疏或灌注缺失，也可呈多节段性花斑状改变或节段性减低，或可^{11}C-棕榈酸分布不均及^{123}I-BMIPP灌注缺损等。运动或药物负荷核素心肌显像既可用于诊断，也可用于同缺血性心肌病的鉴别。

（六）心内膜心肌活检

心内膜心肌活检（endomyocardial biopsy，EMB）的心肌组织病理学缺乏特异性，EMB对诊断DCM的敏感性较高但特异性低。然而，EMB仍具有组织形态学诊断价值，有助于同特异性（继发性）心肌病和急、慢性心肌炎的鉴别诊断，也有利于心肌标本的分子生物学或遗传学检测。当新发严重心力衰竭患者怀疑为暴发性心肌炎时，EMB有助于尽早明确诊断、启动免疫抑制治疗和血流动力学机械支持治疗。

（七）冠状动脉造影

经导管冠状动脉造影和无创性冠状动脉CT血管造影（CTA）常用于有冠心病危险因素或疑有冠心病的诊断，有助于除外缺血性心肌病，并不作为诊断DCM的常规检查手段。当冠状动脉造影发现任何有功能意义的阻塞性冠脉病变时应谨慎评估，这有可能只是与DCM巧合。

（八）实验室检查

1. *心脏标志物* DCM可出现脑钠肽（BNP）或N末端脑钠肽（NT-proBNP）升高，此有助于鉴别呼吸困难的原因。少数患者可见肌钙蛋白（cTnT/I）轻微升高，但无诊断特异性。

2. *免疫标志物（抗心肌抗体）* 血清中可检出抗心肌肽类抗体，如抗β_1受体、抗（α-/β-）肌球蛋白、抗线粒体ADP/ATP载体、抗M7抗原、抗心肌M2受体等的抗体阳性，也有助于作为DCM的辅助诊断方法，并与心力衰竭的严重程度有一定相关性。2016年ESC指南将抗心肌抗体列为DCM早期筛查标志物，推荐对于心脏扩大伴非缺血性心力衰竭患者常规检测抗心肌抗体，可提供DCM免疫诊断及针对性治疗。

3. *其他化验检查* 血常规、水电解质酸碱平衡、肝肾功能等常规检查虽无诊断价值，但有助于患者的总体病情评估和预后判断。根据患者合并症，也可选择性进行一些相关检查如内分泌功能、炎症、免疫指标及病原学、遗传基因检测等。

七、诊断与鉴别诊断

DCM的诊断是一个排除性诊断，即排除其他特异性原因造成的心脏扩大或心功能不全等，可通过病史、临床表现及上述辅助检查做出诊断或进行鉴别。采集完整、详细的病史资料如冠心病危险因素，症状持续时间，有否心绞痛、饮酒史及家族史等至关重要。对于临床上有慢性心力衰竭表现、超声心动图显示心室扩大和收缩功能减低的患者，即应考虑 DCM 的诊断。对 FDCM 的诊断首先应除外各种继发性及获得性心肌病，既要有提示心力衰竭的症状，也要有心源性猝死家族史。2018 年中国 DCM 诊断和治疗指南提出了 DCM 的临床诊断和病因诊断标准。

（一）临床诊断

具有心室扩大和心肌收缩功能降低的客观证据：①左心室舒张末内径（LVEDd）＞ 55mm（男）和 LVEDd ＞ 50mm（女）；②左心室射血分数（LVEF）＜ 45%（Simpsons 法），左心室短轴缩短率（LVFS）＜ 25%；③发病时除外高血压、心脏瓣膜病及先天性心脏病或缺血性心脏病。

（二）病因诊断

1. FDCM　符合 DCM 临床诊断标准，具备下列家族史之一者即可诊断：①一个家系中（含先证者）≥ 2 例 DCM 患者；②一级亲属中有尸检证实为 DCM 或 50 岁以下不明原因猝死者。详细的家族史及家族成员基因筛查有助于确诊。

对于 FDCM 家系人群和曾有病毒性心肌炎病史者，推荐进行 DCM 早期筛查：①出现不明原因的心脏结构和（或）功能异常，伴下列情形之一：左心室扩大但 LVEF 正常、EF=45% ～ 50%、心电传导异常。②检测出与心肌病变有关的基因变异。③血清抗心肌抗体阳性。④ CMR 检查显示心肌纤维化。

2. 获得性 DCM　符合 DCM 临床诊断标准，我国常见类型有以下几种。

（1）免疫性 DCM：血清免疫标志物（抗心肌抗体）阳性或具有下列情形之一者：①经 EMB 证实心肌有炎症浸润的病史；②存在心肌炎自然演变为心肌病的病史；③肠病毒 RNA 的持续表达。

（2）酒精性心肌病：长期大量饮酒（WHO 标准：酒量为男性＞ 80g/d，女性＞ 40g/d，酒龄＞ 5 年），既往无其他心脏病病史，早期发现并戒酒 6 个月后 DCM 的临床症状得到缓解。饮酒是导致心功能损害的独立因素，建议戒酒 6 个月后再做临床评价。

（3）围生期心肌病：多发生于妊娠期的最后 1 个月或产后 5 个月内。

（4）心动过速性心肌病：具有每日发作时间≥ 3 小时的持续性心动过速（各种室上性心动过速和持续性室速），大多心室率＞ 160 次 / 分，少数因个体差异可为 110 ～ 120 次 / 分。

（5）特发性 DCM：病因不明。

3. 继发性 DCM　符合 DCM 临床诊断标准，我国常见类型为以下几种。

（1）自身免疫性心肌病：具有系统性红斑狼疮、胶原血管病或白塞病等证据。

（2）代谢内分泌性和营养性疾病继发的心肌病：具有嗜铬细胞瘤、甲状腺疾病、肉毒碱代谢紊乱或微量元素如硒缺乏导致心肌病等证据。

（3）其他器官疾病并发心肌病：如尿毒症性、贫血性或淋巴瘤浸润性心肌病等。

（三）鉴别诊断

应主要除外引起心脏扩大、收缩功能减低的其他继发原因，包括心脏瓣膜病、高血压性心脏病、冠心病、先天性心脏病及克山病等。可通过病史、流行病学、症状与体征、超声心动图、心肌核素显像、CMR、CTA 及冠脉造影等检查进行鉴别，必要时行 EMB 检查。

八、治疗

DCM 的治疗目前尚缺乏特异性方法，治疗目标主要在于改善症状、阻止或延缓病情发展、预防并发症及提高生存率。旨在阻止基础病因导致的心肌损害，阻断造成心力衰竭加重的神经体液机制，祛除心力衰竭加重的诱因，控制心律失常和预防猝死，预防血栓栓塞，改善心功能，提高生活质量和延长生存期。在最优药物治疗的基础上，部分选择性患者还需考虑心脏再同步化治疗或心室辅助装置支持，甚至心脏移植治疗。

（一）病因及诱因治疗

本病至今病因未明，预防困难。应积极寻找和纠正可能加重病情的诱因如感染、过劳、饮酒、心脏毒性药物，以及高血压、水电解质酸碱平衡与内分泌代谢紊乱等。呼吸道感染（病毒、细菌）常是诱发或加重 DCM 心力衰竭的最常见的原因，应积极预防和治疗。围生期心肌病者应避孕或绝育，以免复发；DCM 见于克山病流行区域者可给予硒盐治疗。

（二）心力衰竭的治疗

早在30年前，人们就认识到心脏重构（心室重构）是心力衰竭发生发展的基础，并贯穿于心力衰竭始终，也是决定心功能及其预后的主要因素之一。因此，预防心室重构和治疗心力衰竭也贯穿于整个DCM治疗过程始终，原则上应与射血分数降低的心力衰竭的治疗一致（参见“心力衰竭”一章）。

1. *药物治疗* 为DCM心力衰竭治疗的基石。无论从疾病早期尚无心力衰竭症状的心脏扩大、收缩功能损害，还是进展至心力衰竭的中晚期，均应积极地进行药物干预治疗，如早期应用血管紧张素转化酶抑制剂（ACEI）或血管紧张素Ⅱ受体拮抗剂（ARB）、β受体阻滞剂、醛固酮受体拮抗剂（MRA：螺内酯、依普利酮），以期减缓心肌纤维化和进一步损伤，抑制心室重构，延缓病变发展及心力衰竭进程，对改善预后有明确疗效。值得注意的是，临床上一般不宜将ACEI、ARB、MRA三者合用。

对急性或中晚期心力衰竭患者，可应用正性肌力药物（洋地黄类、肾上腺素能受体激动剂及磷酸二酯酶抑制剂、钙增敏剂等）、利尿剂（噻嗪类、袢利尿剂及螺内酯等）、扩血管药物（肼屈嗪、硝酸酯类等）及新型基因重组人B型利钠肽（如奈西立肽）等。近来已证实血管紧张素受体脑啡肽酶抑制剂（ARNI，沙库巴曲缬沙坦钠）有逆转心室重构的作用，对射血分数降低的慢性心力衰竭（NYHA Ⅱ～Ⅳ级）患者能有效降低心血管死亡和心力衰竭住院的风险，显著改善症状和生活质量，效果甚至优于经典的ACEI或ARB，并可与其他抗心力衰竭药物合用，已成为心力衰竭治疗的新靶点。

2. *非药物治疗*

（1）心脏再同步化治疗（cardiac resynchronization therapy，CRT）：在药物治疗的基础上，CRT是对有束支传导阻滞的DCM心力衰竭患者通过植入带有左心室电极的起搏器，同步起搏左、右心室，使心室收缩同步化，从而提高左室射血分数，改善心功能。

CRT对部分患者有显著疗效，主要适用于药物治疗困难、QRS波呈完全性左束支传导阻滞或室内传导阻滞、QRS时限＞120毫秒、LVEF≤35%的心力衰竭患者；对伴有顽固性、持续性室速的患者可考虑植入式心脏复律除颤器（ICD）或植入CRT-D（defibrillator）起搏治疗（参见“心力衰竭”一章）。

（2）外科治疗：外科治疗措施包括心脏移植、左心室减容成形术（Batista术）、二尖瓣成形术及左心室辅助装置（LVAD）植入术等，适用于经最优内科治疗无效的晚期或难治性心力衰竭患者。Batista术即通过切除部分扩大的左心室，同时置换二尖瓣，以减轻反流、改善心功能，但疗效尚不确定。在等待移植期间，条件允许时可先行心脏机械循环支持治疗（LVAD），作为心脏移植的一种过渡性治疗方法。心脏移植是晚期DCM患者终极有效的治疗方法，其他外科方法多适用于不能进行心脏移植者或仅作为移植前过渡阶段的姑息疗法。

（三）心律失常治疗

心律失常是DCM的常见合并症，尤以快速室性或房性心律失常多见，缓慢心律失常（传导阻滞）也不少见。严重室性心律失常与DCM预后密切相关，对伴发室性早搏者可选用β受体阻滞剂，对室性心动过速者宜选用Ⅲ类抗心律失常药物（如胺碘酮、索他洛尔等）或与β受体阻滞剂合用，甚至采用射频消融术和ICD治疗，后者可预防发生心源性猝死。DCM心力衰竭患者植入ICD的适应证为：①持续性室速史；②室速、室颤所致心搏骤停史；③LVEF≤35%，NYHA Ⅱ～Ⅳ级，预期生存时间＞1年。对DCM各种心律失常的治疗可参考“心律失常”一章。

（四）抗凝治疗

扩张型心肌病合并快速房性心律失常如房扑/房颤或伴心腔显著扩大等情况时，易于形成心腔内附壁血栓如左心房或左心室附壁血栓，高危且常见血栓栓塞并发症。因此，对DCM心力衰竭伴有房扑/房颤及既有附壁血栓形成或血栓栓塞史的患者，在无禁忌时应给予长期抗凝治疗，如应用华法林或新型口服抗凝药（达比加群、利伐沙班等）。

（五）其他辅助治疗

1. *改善心肌代谢* 应用促进心肌代谢的药物，如曲美他嗪、辅酶Q10、辅酶A、三磷酸腺苷或补充维生素C等均可作为DCM有益的辅助药物治疗。

2. *中西医结合治疗* 国内采用中西医结合的

方法在调节免疫、抗病毒、改善心肌代谢的基础上治疗DCM取得了有益的效果，如干扰素、黄芪、牛磺酸、生脉饮等制剂具有抗病毒、调节免疫的功效，有助于心功能的改善。

九、预后

DCM的预后较差，病死率较高。其自然病程长短不一，发展较快者1～2年死亡、较慢者可存活10～20年，这主要取决于DCM的病因、心脏扩大的程度、是否伴有严重心律失常和难治性心力衰竭等。DCM患者大多数死于顽固性心力衰竭，少数发生猝死，个别死于肺栓塞或其他原因。心力衰竭死亡者多为全心衰竭，左心衰竭次之，右心衰竭较少；猝死大都与恶性室性心律失常发作有关。

既往DCM一旦发生心力衰竭，预后不良，5年死亡率为35%，10年死亡率为70%。近年来，随着DCM的早期诊断和ACEI/ARB类、ARNI类、β受体阻滞剂、醛固酮拮抗剂等药物的早期干预治疗，加之CRT或CRT-D植入、心脏移植治疗等措施，其预后有明显改善的趋势。

第三节 肥厚型心肌病

肥厚型心肌病（hypertrophic cardiomyopathy，HCM）是一种以左心室心肌肥厚为特征、主要由心脏肌节蛋白基因突变引起的遗传性心肌疾病，临床表现呈高度异质性，是青少年和运动员发生心源性猝死的首要原因。近年来，我国在HCM的诊断、治疗和研究方面不断取得进展，2017年首次发布了有关HCM的诊断与治疗指南。

一、流行病学

HCM在国际上不同族群成人的患病率约为0.2%（1/500），在中国患病率约为80/10万，粗略估算中国成人HCM患者超过100万。随着新型诊断技术（基因检测和心脏磁共振成像）的应用，HCM检出率有了提高，估计HCM患病率可能已接近0.5%（1/200）甚或更高。

二、病因与发病机制

绝大多数HCM呈常染色体显性遗传，约60%的成年患者可检测到明确的致病基因突变，其中40%～60%为编码肌小节结构蛋白的基因突变；已发现27个致病基因与HCM相关，这些基因编码粗肌丝、细肌丝、Z盘结构蛋白或钙调控相关蛋白。临床诊断的HCM中，5%～10%是由其他临床罕见或少见的遗传性或非遗传性疾病引起的，包括先天性代谢性疾病（如糖原贮积病、肉碱代谢疾病、溶酶体贮积病）、神经肌肉疾病（如Friedreich共济失调）、线粒体疾病、畸形综合征及系统性淀粉样变等。另外还有25%～30%为不明原因的心肌肥厚。近年来研究发现，约7%的HCM患者存在多基因或复合突变，发病可能较单基因突变者更早、临床表现更重、预后更差。

基因突变引起HCM的发病机制目前仍不明确，据推测基因突变可能导致肌纤维收缩功能受损，从而代偿性出现心肌肥厚和舒张功能障碍；或者导致钙循环或钙敏感性受扰，能量代谢受到影响，从而出现心肌肥厚、纤维化、肌纤维排列紊乱及舒张功能改变。

三、病理学

HCM患者的心脏质量增加，可达正常心脏的2倍以上，其病理学特征：①大体病理：可见心脏肥大、心室壁不规则增厚、心室腔狭小可呈S形裂隙状。心肌肥厚以左室壁肥厚为主，尤以室间隔和乳头肌为著，可形成左心室流出道梗阻；90%为非对称性肥厚，也可为左心室向心性肥厚、后壁肥厚、心尖部肥厚等。②组织病理：心肌纤维排列紊乱及形态异常，也称为心肌细胞紊乱或无序排列，肌细胞结构紊乱（心肌细胞肥大、排列紊乱、细胞核畸形），不同程度的间质纤维化，壁内冠状动脉结构异常（管壁增厚、管腔减小及血管扩张能力下降），致使应激时心肌血流减少（即“小血管性缺血”），如此长期缺血发作导致心肌细胞死亡，最终以纤维化替代修复。③心肌亚微结构改变：包括肌小节结构异常、肌原纤维排列紊乱和多种细胞器数量增多等。

四、病理生理学

HCM患者心肌肥厚可产生一系列病理生理学异常，如心室壁肥厚、左心室流出道（left ventricular outflow tract，LVOT）梗阻（压力阶差≥30mmHg）、心室舒张和（或）收缩功能障碍、微血管功能障碍所致“小血管性心肌缺血”、二尖瓣关闭不全及缓慢或快速心律失常等。这些异常改变可能导致疲劳、心力衰竭、胸痛、心悸、晕厥前兆或晕厥等一系列心脏病症，并随时间和疾病进展而有所变化。

1. 心力衰竭　由心力衰竭所致劳力性呼吸困难是HCM最常见的临床表现，见于90%以上有症状的患者，但夜间阵发性呼吸困难和端坐呼吸并不常见。呼吸困难有多种发生机制，如心肌肥厚导致舒张功能障碍、LVOT梗阻引起左心室排空障碍及左心室舒张末压升高、二尖瓣反流、心肌广泛受累导致收缩功能障碍等。

2. 胸痛　典型的劳力性胸痛（心绞痛）见于25%～30%的患者，也可有不典型胸痛发作且持续时间较长，一般由饱餐诱发或加重。胸痛多为微血管性心绞痛，可由心肌氧需增加（如心肌肥厚、LVOT梗阻及室壁应力增加）或心肌血流及氧供减少诱发，但冠状动脉造影一般正常。引起心肌血流减少的因素有血管扩张储备受损、心肌桥收缩期及舒张早期受压、小血管病和微血管功能障碍、心肌纤维化和毛细血管密度不足及间隙增加等。

3. 晕厥　15%～25%的患者有晕厥或晕厥前兆发作史。多种机制可导致心排血量不足和外周血管异常反射，包括房颤、室性心动过速、传导阻滞、LVOT梗阻、心室压力反射激活伴不适当血管扩张及劳力性心肌缺血等，从而诱发晕厥或晕厥前兆。不明原因的晕厥标志着与猝死风险增加有关，尤其应该注意新近发生和年轻患者发生的晕厥。

4. 收缩期杂音　HCM患者常见与LVOT梗阻和二尖瓣反流有关的收缩期杂音。①显著LVOT梗阻：常由于左室上间隔肥厚合并二尖瓣收缩期前移，产生粗糙的递增-递减性收缩期杂音，心尖部及胸骨左缘下部为最佳听诊区，可向腋下和心底部传导。杂音反映了主动脉流出梗阻和二尖瓣反流的压差较大。②二尖瓣SAM征：或为与乳头肌、腱索异常相关的二尖瓣解剖异常，通常伴有向后的反向射流，产生心尖部中晚期收缩期杂音。

5. 心律失常　可发生室上性（常为房颤）及室性心律失常，引起患者的心悸、呼吸困难加重、晕厥或晕厥先兆等症状，偶可因持续性室性心律失常发生心源性猝死。

五、临床表现

HCM的临床表现多样，主要症状为心力衰竭、胸痛、心律失常或晕厥。其中，快速室性（如室速）和室上性心律失常（如房颤）、不明原因的晕厥意味着发生心源性猝死和脑卒中的风险增加。

1. 症状　临床症状变异性大，很多患者可长期无症状或症状轻微，常在家族筛查、常规体检发现杂音或心电图异常时得以确诊；而有些患者的首发症状即猝死。儿童或青年时期确诊者症状更多、预后更差。其症状与左心室流出道梗阻、心功能受损、快速或缓慢型心律失常等有关。在就诊患者中，常见下列一种或多种症状：呼吸困难（如劳力性、端坐呼吸、夜间阵发性等）、胸痛、心悸、乏力、头晕、晕厥先兆或晕厥及水肿等。其中，劳力性呼吸困难、乏力、典型（心绞痛）或不典型胸痛和晕厥或晕厥先兆等症状以及LVOT压差为最常见的临床表现。心悸与心功能减退或心律失常有关。临床症状常随年龄增大缓慢进展，并伴有左心室功能轻度减退或进行性心力衰竭症状，而且女性患者进展为NYHA心功能Ⅲ～Ⅳ级和死于心力衰竭或脑卒中的概率显著高于男性。

2. 体征　典型体征通常与LVOT梗阻有关，以心前区收缩期杂音尤其突出。患者若无LVOT梗阻，可无心脏体征或有非特异性异常如收缩期杂音和（或）左心室抬举样搏动、额外心音（S4）；LVOT梗阻者可在心尖部和胸骨左缘下部闻及粗糙、响亮的递增-递减样收缩期杂音，可向腋下和心底部传导，杂音强度可随体位变化，反映LVOT梗阻和二尖瓣关闭不全。该收缩期杂音通常与主动脉瓣狭窄和主动脉瓣下狭窄的杂音相似，常规听诊难以鉴别，常需嘱患者改变体位或做一系列动作从而影响LVOT梗阻程度和杂音强度变化方可有助于诊断。例如：梗阻性HCM时，蹲位、坐位或仰卧位换为直立位、Valsalva 动作或含服硝酸甘油，可使 LVOT 梗阻增加，杂音增强；立位换为坐位或蹲位、握拳及下肢抬高，可使 LVOT 梗阻减轻，杂音变弱。主动脉瓣狭窄时，Valsalva 动作对杂音无影响或轻微降低，且杂音通常放射到颈部；而主动脉瓣下狭窄时，Valsalva 动作可使杂音减弱。

3. *急性血流动力学崩溃* 偶有 LVOT 梗阻性患者发生急性心力衰竭和严重低血压，出现胸痛、心悸、晕厥甚或心源性休克等急性血流动力学崩溃的表现。常见诱因包括脱水、利尿剂或血管扩张剂、快速心律失常及急性二尖瓣关闭不全等。硝酸酯类、利尿剂和血管扩张剂等抗心力衰竭治疗可能加重 LVOT 梗阻并导致血流动力学进一步恶化。

4.*HCM 终末期扩张相* 大多数患者出现 HCM 的典型临床表现，包括不对称性左心室肥厚、左心室收缩功能正常、LVOT 梗阻以及相关的症状和体征。但有少数患者（约 5%）发生左心室不良重构，导致心室壁变薄和心腔扩大，常伴有收缩功能障碍（LVEF < 50%）和心力衰竭，类似扩张型心肌病的临床表现，此即所谓 HCM 终末期扩张相或终末期阶段。

六、辅助检查

如患者有 HCM 家族史、心电图异常（如左心室肥厚）以及呼吸困难、心悸、乏力及晕厥、收缩期杂音等临床症状和体征，应进行疑似 HCM 的全面评估：如详细询问病史、体格检查、心电图及超声心动图与 CMR 影像学检查，对有 HCM 证据者应行动态心电图监测和运动负荷试验，旨在进行风险分层和预后判断。

1. *心电图* 为 HCM 最敏感的常规诊断检查，可先于临床症状出现异常，但缺乏特异性。绝大多数（> 90%）患者有心电图异常（图 26-3-1）：①局限或广泛复极异常，高电压伴复极改变是 HCM 伴贮积性疾病（如 Danon 病）的典型改变，孤立性高电压则罕见；②异常（病理性）Q 波，尤其在下壁（Ⅱ、Ⅲ、aVF）和侧壁（Ⅰ、aVL、V_4 ～ V_6）导联，反映了肥厚的室间隔除极；③ P 波异常，提示左心房或双房扩大；④电轴左偏；⑤ T 波深倒置（巨大负性 T 波），心尖肥厚者常见于心前中部导联（V_2 ～ V_4 导联）。

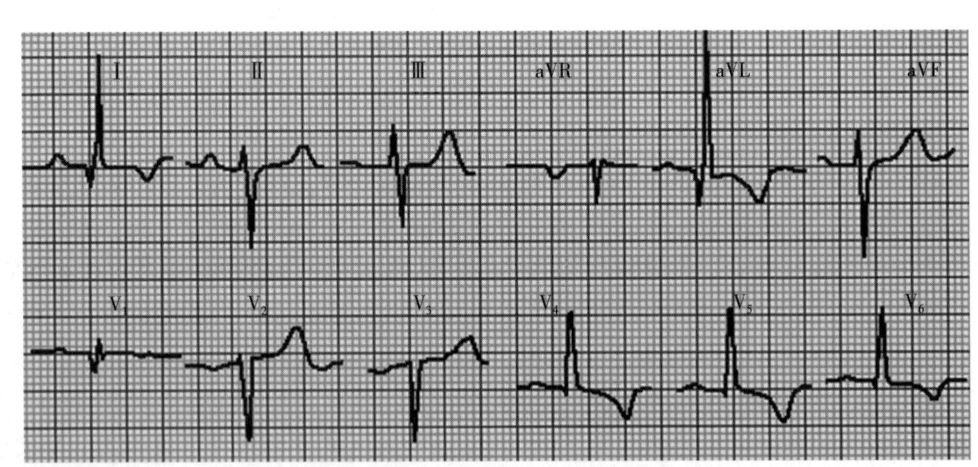

图 26-3-1 左室肥厚伴劳损（继发性 ST-T 异常改变：ST 段水平型或下斜型压低和 T 波倒置），最常见于前侧壁导联（Ⅰ、aVL、V_4 ～ V_6）

2. *超声心动图* 经胸超声心动图检查可以显示心脏形态、收缩和舒张功能、有无 LVOT 压差及其严重程度以及二尖瓣反流程度。二维超声心动图可多角度（主要经胸骨旁左室短轴切面）评估左室肥厚分布，经胸骨旁长轴、心尖二腔 / 四腔心切面也可用来完善短轴显像信息。成人 HCM 超声心动图诊断标准：左心室心肌任何节段或多个节段室壁厚度≥ 15mm，并排除引起心脏负荷增加的其他疾病如高血压、瓣膜病等。

（1）左室肥厚：左室壁肥厚程度、部位和分布呈异质性，通常累及左室壁大部，少数患者室壁增厚仅限于 1 ～ 2 个左室节段；最常见于室间隔基底前部，其次为前部游离壁及后间隔（左室中段）。左室肥厚一般呈典型的不对称分布，可见任何类型的左室壁增厚，包括心尖性和向心性肥厚。

（2）二尖瓣收缩期前向运动（systolic anterior motion，SAM）：梗阻性 HCM 患者通常有二尖瓣 SAM，即收缩期二尖瓣进入 LVOT，此时二尖瓣与室间隔接触可导致 LVOT 梗阻，而且接触时间越长 LVOT 梗阻越重。

（3）LVOT 梗阻：超声心动图利用连续波多普勒技术，可准确评估 LVOT 有否梗阻及其程度。LVOT 压差呈动态变化并受心肌收缩力和负荷情况等因素的影响，多数患者在 LVOT 与主动脉之间存有静息或激发压差。对静息时无梗阻者，负荷超声心动图激发压差对治疗决策至关重要。负荷超声心动图首选标准的症状限制性 Bruce 方案，也可选用药物（如亚硝酸异戊酯、多巴酚丁胺或异丙肾上腺素）和 Valsalva 动作等来激发压差，但前者更接近日常活动情况。

（4）左心房：有左心房增大者伴发疾病相关性不良事件如房颤的风险也随之增加，根据左心房增大的程度（横向内径＞48mm 或腔容积≥118ml）可识别房颤高危患者。

（5）收缩功能：绝大多数患者的左室收缩功能正常且常为高动力型。新型超声心动图技术如左室整体纵向应变（global longitudinal strain，GLS）测定可以评估心肌本身的局部与整体力学和功能。非梗阻性 HCM 患者中，尽管射血分数正常，但 GLS 值异常仍提示心肌收缩功能受损，GLS 值越高则新发或进展性心力衰竭的可能性越大。

（6）超声心动图分型：HCM 在超声心动图上存在形态学，左室壁肥厚程度、部位和分布呈异质性表型。根据多普勒超声测定的 LVOT（与主动脉峰值）压力阶差（left ventricular outflow tract gradient，LVOTG）。可将 HCM 分为梗阻性、非梗阻性及隐匿梗阻性三型：①静息下 LVOTG ≥ 30mmHg 为梗阻性；②静息下 LVOTG 正常，负荷运动时 LVOTG ≥ 30mmHg 为隐匿梗阻性；③静息 / 负荷时 LVOTG ＜ 30mmHg 为非梗阻性。这是目前临床最常用的分型方法，三种分型各占约 1/3。另约 3% 的患者仅表现为左心室中部梗阻而无 LVOT 梗阻及二尖瓣 SAM 征象。此外，根据肥厚部位也可分为心尖肥厚、右心室肥厚和孤立性乳头肌肥厚。有些终末期 HCM 患者可出现左室显著扩大、心室壁相对变薄及左室收缩功能障碍（通常 LVEF ＜ 50%），称为 HCM 扩张相。

3. 动态心电图监测　所有患者均应做 24 ～ 48 小时动态心电图（Holter）检查，以评估室性心律失常和心源性猝死风险，也有助于判断心悸或晕厥原因。此外，不明原因心悸或怀疑有房颤 / 房扑者也应考虑该检查。作为风险分层的手段，Holter、延长（14 天）动态心电图或连续循环记录器有助于检出非持续性房性或（和）室性心律失常，并明确是否为心悸或意识障碍原因。

4. 运动负荷试验　对已知或疑似 HCM 患者推荐做运动平板试验，以进行风险分层和评估 LVOT 压差。试验方法包括限制 Bruce 方案、药物激发（亚硝酸异戊酯、多巴酚丁胺及异丙肾上腺素）试验和 Valsalva 试验等。运动平板为首选负荷试验方法，可客观评估心脏功能、血管反应完整性以及运动相关的缺血、心律失常和梗阻风险。如为了评估 LVOT 压差，可联合超声心动图检查。

5. 心肺运动试验（cardiopulmonary exercise testing，CPET）　绝大多数症状性 HCM 患者有 CPET 峰值氧耗 V_{O_2} 下降，且与 NYHA 心功能分级相关性良好，峰值 V_{O_2} 下降伴发心力衰竭进展和死亡的风险较高，但 CPET 预测发生心力衰竭风险的准确度尚不确定。非梗阻性 HCM 伴晚期心力衰竭并考虑心脏移植的患者应评估 CPET，峰值 V_{O_2} ≤ 14ml/（kg · min）可能增加候选移植的权重。

6. 心脏磁共振成像（CMR）　CMR 在评估心脏结构上优于超声心动图，其空间分辨力和断层显像能力特别适合显示 HCM 不同表型。既可评估左室形态、最大室壁厚度及心肌纤维化，又能显示节段性室壁肥厚（前外侧壁或心尖部）、二尖瓣和乳头肌结构异常，测值最大左室壁厚度与超声心动图相近。这有助于确定梗阻性患者的有创性室间隔缩减治疗（酒精室间隔消融术或外科心肌切除术）策略。近 2/3 的患者可见心肌钆延迟强化（LGE），多表现为肥厚心肌内局灶性或斑片状强化，最常累及左室壁肥厚节段，并以室间隔与右心室游离壁交界处局灶状强化最为典型（图 26-3-2）。此外，CMR 还可识别和定量右室肥厚、微血管功能障碍，以及评估舒张功能、局部心肌功能及心肌细微结构异常（如心肌隐窝）等。

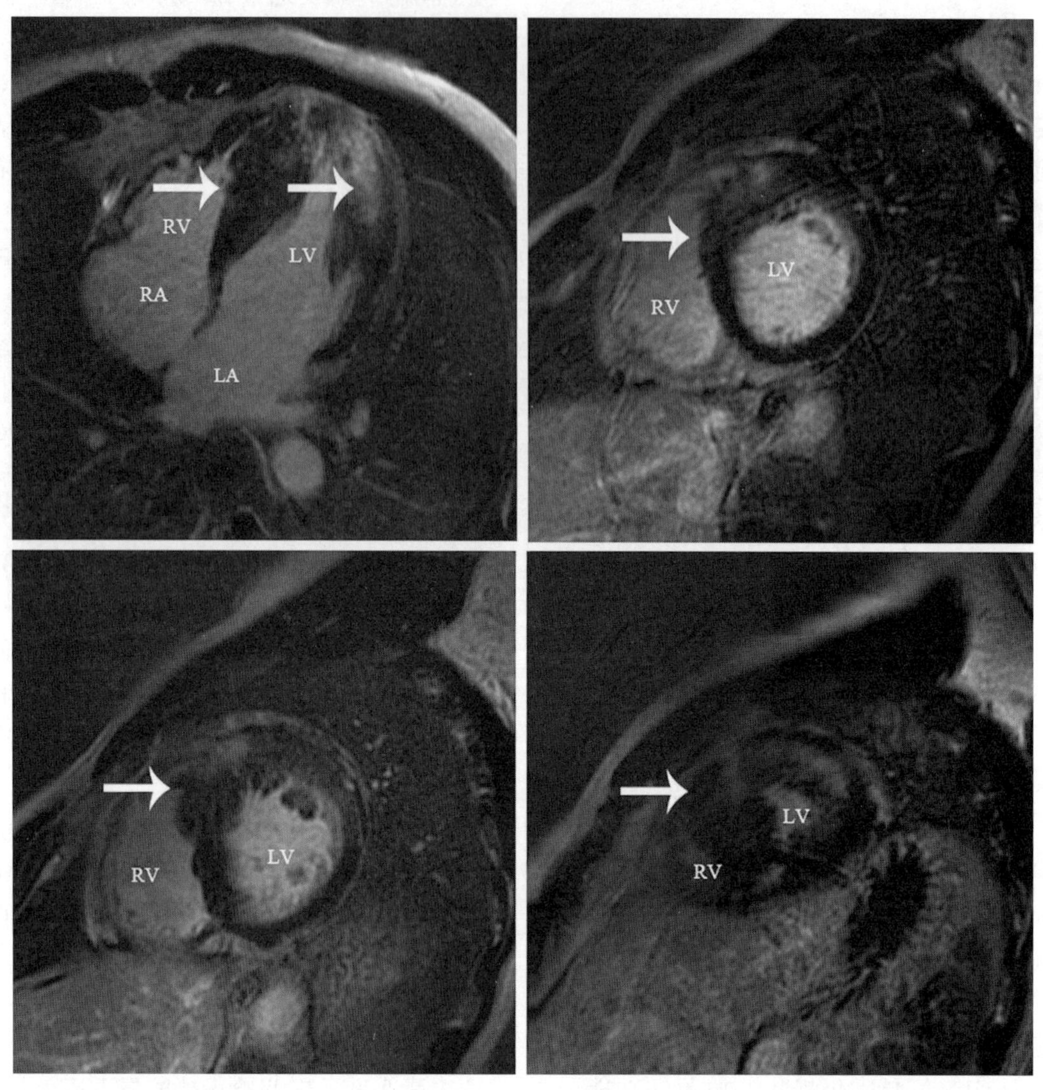

图 26-3-2 心尖肥厚型心肌病的 CMR（箭头示左室前壁、室间隔及心尖部各节段肥厚伴云絮状延迟强化）

7.HCM 基因检测 迄今已发现 HCM 编码肌节粗肌丝或细肌丝蛋白的 11 个致病基因逾 1500 种突变。由于显著的遗传异质性，仅有不到半数的患者可检出致病肌节蛋白基因突变；而且特定临床表型关联突变也不相同，提示基于特定基因突变难以预测临床表型和识别发生疾病相关不良事件（如猝死）的风险，因而对治疗决策（如 ICD 植入、症状性 LVOT 梗阻的药物或室间隔缩减治疗等）不能仅基于基因检测结果而定。

目前，利用基因检测可以发现携带致病肌节基因突变而无左室肥厚的 HCM 家族成员，即基因型阳性而表型阴性的患者。其中，约 50% 的个体有心电图异常而无室壁增厚，但心肌结构可能已不正常。例如，心肌纤维化、胶原蛋白生物标志物、二尖瓣叶冗长、舒张功能障碍及心肌隐窝异常等均可见于基因携带者。这类家族成员发展为临床 HCM 的可能性介于每年 1% ～ 5%，长期随访发现其预后良好，不会或很少发生 HCM 相关并发症。

8. 心导管检查 对绝大多数患者而言，超声心动图足以提供 HCM 的诊断、室壁厚度、LVOT 压差和功能评估等信息，一般不需要心导管检查。但在下列情况下，可进行有创心导管检查：①需要与限制型心肌病或缩窄性心包炎鉴别；②冠状动脉造影，评估冠状动脉解剖及可能的治疗决策；③疑有 LVOT 梗阻，但与临床表现和影像学检查结果不符；④心内膜心肌活检（EMB），排除非肌节性心肌病（如 Fabry 病、淀粉样变或 Danon 病）；

⑤电生理检查，明确快速心律失常性质，并针对性射频消融治疗；⑥心脏移植术前评估。

七、诊断

诸多因素可引起心室壁肥厚，故HCM的诊断与鉴别诊断涉及多种检查手段，但仍有部分患者难以确定病因。关于HCM的诊断，近年来欧美HCM诊断和治疗指南略有不同，中国肥厚型心肌病管理指南主要采纳ACC/AHA发布的HCM诊断标准，强调HCM的诊断需排除其他可引起心室壁增厚的生理因素、心血管疾病或全身性疾病。

1. 诊断性评估　对疑似HCM的患者应进行全面的病史采集、体检、心电图及超声心动图和（或）CMR等心脏影像学检查，并做诊断性评估：①确诊HCM；②确定LVOT梗阻或其严重程度；③确认二尖瓣反流或其严重程度；④评估心律失常的风险（室性和室上性）；⑤评估左心室收缩及舒张功能。

2. 临床诊断　应基于HCM家族史、症状（如呼吸困难、胸痛、乏力或心悸、晕厥或晕厥前兆）、收缩期喷射性杂音及12导联心电图异常等因素，在上述诊断性评估的基础上通过超声心动图和（或）CMR检查加以确诊。一般认为，左室壁任何部位厚度≥15mm并排除其他原因引起的左室壁增厚即可诊断HCM；左室壁厚≥13mm且有HCM家族史者也可考虑诊断；其他常见发现如SAM征或左室高动力并非诊断所必需。

3. 基因诊断　基因突变是绝大多数HCM患者的最根本原因，致病基因的外显率为40%～100%。虽然检出肌节蛋白基因突变可能有助于确定家族成员发生HCM的风险，但基因检测不应常规用于诊断目的。在某些特殊情况下，靶基因检测可能有助于诊断：①临床怀疑其他已知可导致左室肥厚的遗传疾病（如Fabry病、溶酶体贮积病等）；②HCM先证者的第一代家族成员和确切致病基因突变。

八、鉴别诊断

心室壁增厚是HCM的典型特征，但有多种生理性和病理性因素可导致心室壁增厚。在诊断HCM时需与其他获得性心肌肥厚病因相鉴别，如较常见的高血压、主动脉瓣狭窄和运动员心脏，较少见的贮积性疾病（如Fabry病、Danon病）、心脏淀粉样变、Friedreich共济失调、线粒体疾病、畸形综合征（如Noonan、LEOPARD、Costello和心面皮肤综合征），以及内分泌疾病（如肢端肥大症、嗜铬细胞瘤）和药物（类固醇、他克莫司和羟氯喹）等。

1. 高血压　长期（未控制的）高血压是左室肥厚最常见的原因，但其室壁厚度很少>15mm。高血压病史较长（≥10年）尤其伴有靶器官损害证据（如视网膜病变和肾病）的患者，通常怀疑为高血压性左室肥厚。

2. 主动脉瓣狭窄　先天性二叶式主动脉瓣畸形狭窄更常见于较年轻（<50岁）的患者，而年长者则常见粥样硬化性瓣膜狭窄，两者均可导致向心性左室肥厚，有别于HCM的偏心性肥厚，主动脉瓣狭窄也可产生左室与主动脉之间的压差，超声心动图或有创心导管检查有助于鉴别。

3. 运动员心脏　高强度训练的运动员也可发生心肌肥厚，室壁厚度可与HCM时重叠（13～15mm），称为“运动员心脏”。耐力和力量训练均可引起左室质量增加，力量训练一般可导致心肌更加肥厚。伴有心肌病的运动员在强体力活动时有心律失常风险。对于可能诊断为运动员心脏抑或HCM的个体，家族史、上述无创检查均有助于两者的鉴别。

4.Fabry病　是一种罕见的X连锁遗传的溶酶体贮积病，其发病与α-半乳糖苷酶A基因突变有关，致使糖脂在机体组织器官大量贮积，最终引起一系列脏器病变。累及心脏时多为疾病晚期表现，常见向心性左室肥厚、心律失常、心脏瓣膜病变甚至心力衰竭等。因其治疗策略与HCM不同，故应对拟诊为肌节性HCM的成人患者进行Fabry病筛查。

九、治疗

目前对HCM仍无根治方法，但绝大多数患者预后良好，预期寿命和生活质量接近正常人。治疗目的在于缓解临床症状、改善心脏功能、延缓疾病进展、防止并发症，故应对所有患者进行心源性猝死风险评估及危险分层，并进行相应的预防和治疗。

（一）药物治疗

目前尚无关于 HCM 药物治疗的大规模随机临床试验，治疗策略一般是基于观察研究和临床经验的结果。对无症状患者，一般不常规预防性药物治疗，因其并不能改变自然病程。对有症状患者或伴有 LVOT 梗阻者，主要应用负性肌力药物（如 β 受体阻滞剂），通过减轻 LVOT 梗阻、延长舒张期并增加心室充盈、降低心肌氧耗及改善微血管功能以及其他对症治疗（如抗心律失常、抗心力衰竭及抗凝药物治疗等）以期达到减轻临床症状、改善病情和预后的目的。在药物治疗上，负性肌力药物 β 受体阻滞剂、非二氢吡啶类钙通道阻滞剂（NCCB）和丙吡胺是应用最为广泛的初始治疗药物。

β 受体阻滞剂：为最早用于治疗有症状 HCM 的药物之一。对于有心力衰竭和 LVOT 梗阻的症状显著的患者，可首选 β 受体阻滞剂作为初始治疗药物，具有降低诱发状态（运动）下压力阶差的效应。一般先从小剂量开始，并在血压和心率能够耐受的范围内逐渐调高剂量，直至临床症状改善或者出现副作用；若不能改善症状，可尝试与 NCCB（如维拉帕米）合用。对梗阻性 HCM 患者，更倾向于选择 β 受体阻滞剂而非维拉帕米，前者无血管扩张的潜在风险。

非二氢吡啶类钙通道阻滞剂：对 β 受体阻滞剂治疗后仍有心力衰竭和 LVOT 梗阻的显著症状的患者，可停用 β 受体阻滞剂并尝试换用 NCCB（通常为维拉帕米）单药治疗。缓释维拉帕米的初始剂量可为 120mg/d 或 180mg/d，并加量至总量 480mg/d。也可在 β 受体阻滞剂的基础上加用 NCCB，但这样常因出现症状性心动过缓而受到限制。大多数患者对维拉帕米耐受良好，但其扩血管作用更明显，可使 LVOT 梗阻患者发生低血压。因此，维拉帕米不宜用于存在重度呼吸困难、容量超负荷或静息下低血压的 LVOT 梗阻性 HCM 患者。

使用其他钙通道阻滞剂治疗梗阻性 HCM 的经验有限。地尔硫䓬可以改善左心室舒张功能，但疗效可能不如维拉帕米。不应将硝苯地平和其他二氢吡啶类钙通道阻滞剂用于静息性或可诱发性 LVOT 梗阻的 HCM 患者，因为这些药物具有强效扩张外周血管的作用。

丙吡胺：是具有负性肌力作用的抗心律失常药物，它是唯一显示能降低静息 LVOT 压差的药物。对于 β 受体阻滞剂或 NCCB 单药治疗后仍持续存在心力衰竭和 LVOT 梗阻症状的患者，可在此基础上加用丙吡胺。尽管丙吡胺的负性肌力作用强于 β 受体阻滞剂和钙通道阻滞剂，但其仅限于对存在静息性或可诱发性 LVOT 梗阻的患者有益，其潜在致心律失常副作用也限制了它的使用，故一般作为二线用药。

1. 有症状 LVOT 梗阻性 HCM　①对有显著心力衰竭和 LVOT 梗阻症状的患者，推荐初始单一负性肌力药物治疗，建议首选 β 受体阻滞剂；若对其有禁忌或不能耐受，可改用 NCCB，但不能用于有严重呼吸困难、容量负荷过载或静息时低血压者。②对上述单药治疗后仍有显著症状的患者，建议联合药物治疗：β 受体阻滞剂 + 丙吡胺（首选）、NCCB+ 丙吡胺及 β 受体阻滞剂 +NCCB，但 β 受体阻滞剂 +NCCB 疗法常因症状性心动过缓受限。③对联合用药达至最大耐受剂量而仍有持续症状者，一般不建议同时联用三种负性肌力药物（β 受体阻滞剂、NCCB 及丙吡胺）治疗，推荐进行有创室间隔减薄疗法（septal reduction therapy）评估，考虑非药物治疗（包括外科室间隔心肌部分切除术和酒精室间隔消融术）。另外，所有患者均可加用雷诺嗪或曲美他嗪，通过保护心肌细胞在缺氧或缺血情况下的能量代谢而改善症状，可能是一个治疗选择。

对严重 LVOT 梗阻的患者，应避免或慎用以下药物：①扩血管药物（二氢吡啶类钙通道阻滞剂、硝酸酯类、ACEI/ARB 类等）可降低外周血管阻力，使 LVOT 梗阻程度增加并升高充盈压，从而导致低血压和（或）加重心力衰竭症状；②利尿剂：可通过降低前负荷导致左心室充盈减少、左心室腔减小，从而使流出道梗阻加重；但对非梗阻性 HCM 存在难治性心力衰竭症状和容量超负荷的患者，可谨慎地小剂量使用利尿剂。

左室中部梗阻（midventricular obstruction）是 HCM 的一种特殊形态学变异，主要由室间隔和侧壁在狭小、高动力性心腔的情况下发生同位相对运动所致。这类患者的腔内“压力差”一般不会造成显著的临床症状，初始治疗可首选 β 受体阻滞剂和 NCCB。对症状严重且药物治疗无效者，应评估有创性室间隔减薄治疗，尤其考虑行外科部分心肌切除术而不是酒精室间隔消融术。

2. 有症状无 LVOT 梗阻性 HCM　有心力衰竭症状的非 LVOT 梗阻性患者，药物治疗方法因 LVEF 而异。对 LVEF ≥ 50% 的患者，治疗手段有限，通常应用 β 受体阻滞剂或 NCCB 单药治疗，或可加用利尿剂；经优化药物治疗仍持续存在严重限制性症状者，应重新评估有否 LVOT 梗阻证据，特别评估并考虑顽固性心力衰竭的治疗措施（如心脏移植）。

3. 无症状 HCM　在这类人群中，预防性治疗似乎并未改变其自然病程。对无症状患者，一般不建议常规药物干预治疗，而是密切临床观察、随访。但也有一些临床或形态学特征（如严重静息性 LVOT 梗阻、压差 ≥ 75mmHg）可能会增加心力衰竭的风险，故有学者建议使用小剂量 β 受体阻滞剂，理论上可以缓解日常活动时的压力阶差升高。目前尚无证据表明 β 受体阻滞剂对致命性心律失常的发生有任何预防益处。因此，对基于常规危险因素认为是心源性猝死高危的患者，应考虑埋藏式心律转复除颤器作为一级预防治疗。

4. 终末期 HCM　多达 5% 的 HCM 患者会进展为终末期阶段，特征性表现为左室扩大和室壁变薄，收缩功能障碍（LVEF ＜ 50%）。终末期 HCM 有其明显的病理生理学特点，治疗策略相较于典型的高动力收缩功能表型的 HCM 也显著不同。对这类患者，优化治疗方法的相关证据有限，一般同其他收缩性心力衰竭（LVEF 降低）的标准治疗方法相似，包括 β 受体阻滞剂、ACEI/ARB 类、醛固酮拮抗剂、利尿剂（容量负荷过重）以及潜在的心脏再同步治疗甚至心脏移植等。

5. 其他治疗　①心率和节律控制：HCM 患者的多种症状都与室上性和室性心律失常有关，包括心悸、头晕、晕厥以及心力衰竭或胸痛加重。有症状患者可能无法耐受快速性心律失常，快速心率和心房收缩功能丧失都会损害左心室充盈，这对舒张功能障碍的临床影响更大，因而积极控制心率并在必要时控制节律非常重要。②血栓栓塞防治：HCM 并发房颤时，发生血栓事件的风险增加，对这类患者预防血栓栓塞的治疗可参见心律失常章节。HCM 伴有左室心尖部室壁瘤时，建议长期口服抗凝药物以降低血栓栓塞的风险，而不是使用阿司匹林或不用抗凝药物。新型口服抗凝药物（NOAC）如达比加群、利伐沙班等目前尚无这方面的临床研究证据。③心内膜炎预防：伴有静息性或可诱发性 LVOT 压力阶差的患者发生心内膜炎的风险可能有所增加，但新近心内膜炎预防指南并不建议常规预防性治疗。对 LVOT 梗阻患者，大多建议在牙科操作术后使用抗生素预防细菌性心内膜炎。④ HCM 与妊娠和分娩：HCM 女性对妊娠一般耐受良好，包括在妊娠前无症状或只有轻微症状的 LVOT 梗阻性 HCM 患者。β 受体阻滞剂和维拉帕米可根据需要用于减轻症状，但应该尽量用低剂量以避免胎儿心动过缓、低血糖和生长发育迟滞。β 受体阻滞剂为优先选择用药，因其在这类患者的使用经验更多，在妊娠末期适当使用利尿剂可能有助于控制液体潴留。正常阴道分娩是优选分娩方式，除非有产科并发症妨碍该分娩方式。硬膜外麻醉有引起外周静脉淤积、滞产和低血容量的风险，应尽可能避免。

（二）非药物治疗

本病大多数患者存在静息或运动诱发的 LVOT 压差。静息时显著 LVOT 梗阻见于 20% ～ 30% 的 HCM 患者，是预后不良的独立预测因素。对优化药物治疗后仍存在严重 LVOT 梗阻和持续胸痛的患者，可以考虑包括外科室间隔心肌切除术、室间隔酒精消融术及双腔起搏等非药物治疗。这些方法只适用于既有症状又有严重静息或激发 LVOT 梗阻的患者。对药物治疗无效的进展性左心室收缩或舒张功能不全、致命性心律失常的患者，应考虑行心脏移植。

1. 外科室间隔心肌切除术（surgical septal myectomy，SSM）　包括经典 Morrow 手术和目前临床应用较多的改良扩大 Morrow 手术，通过直接切除室间隔心肌缓解 LVOT 梗阻，以增加左心室流出道面积，还可同时解决二尖瓣和乳头肌异常。SSM 术后远期生存率接近于正常人群。SSM 适应证为：① LVOT 峰值压差 ≥ 50mmHg 伴中重度症状（NYHA 心功能Ⅲ～Ⅳ级）且药物治疗难以控制；② LVOT 梗阻（峰值压差 ≥ 50mmHg）致患者反复活动后晕厥且药物治疗难以控制。SSM 可使几乎所有患者的 LVOT 压差消失、心力衰竭症状改善，可减少 ICD 放电，改善左房容积和肺高压，长期生存率极佳。同时，在 SSM 时可针对原发二尖瓣疾病（瓣叶细长或二尖瓣关闭不全）行二尖瓣修补 / 置换术，但目前较少将二尖瓣置换术作为缓解梗阻的主要方法。

2. *经皮室间隔心肌消融术*（alcohol septal ablation，ASA） 经皮ASA是经冠状动脉第一或第二穿隔支血管注射医用无水乙醇，在室间隔基底段引起可控的局部心肌梗死和化学性坏死，使室间隔基底部变薄，逐渐导致此处的心肌重构以缓解LVOT压差和梗阻的方法。ASA适应证：①LVOT峰值压差≥50mmHg伴中重度症状（NYHA心功能Ⅲ～Ⅳ级）且药物治疗难以控制；②LVOT梗阻（峰值压差≥50mmHg）致患者反复活动后晕厥且药物治疗难以控制。对年龄＜40岁者或室间隔厚度≥30mm者，通常不考虑该治疗。ASA可减轻LVOT梗阻、改善症状及NYHA心功能分级、提高运动耐力，还可能改善长期生存率，但与SSM治疗相比，其不能解决并存的二尖瓣及乳头肌异常。

3. *起搏治疗* 在20世纪90年代初期，双腔（右心房和右心室）起搏被用作SSM的替代疗法。通过程控右心室起搏，室间隔在收缩期移向右心室，导致LVOT增宽，可减少二尖瓣与室间隔的接触，从而降低LVOT压差，并带来症状性和功能性获益。现今临床上并不推荐将起搏作为HCM的初始治疗，但对部分症状性HCM患者，若静息或激发时LVOT梗阻（压差≥50mmHg）、窦性心律且药物治疗无效，且不适合进行有创性室间隔厚度减薄术或术后发生心脏传导阻滞风险较高，可考虑永久性起搏。对存在房性心律失常药物控制心室率不满意者，可考虑行房室结消融加永久起搏器植入治疗。

对有心源性猝死高危因素的HCM患者，目前认为药物预防效果不明确，安装ICD是唯一有效的预防治疗方法。具有下述高危因素之一者，建议植入ICD：①持续性室速、室颤或心搏骤停发作史；②早发心源性猝死（SCD）家族史（包括ICD治疗史）；③不明原因晕厥；④动态心电图证实的非持续性室性心动过速；⑤左心室壁重度肥厚（最大厚度≥30mm）。

十、预后

本病心肌肥厚进展极为缓慢或确诊后不再进展，绝大多数预后良好，有正常寿命，年死亡率为2%～4%。心源性猝死（SCD）是其最常见的死因之一，常见于10～35岁的年轻患者；心力衰竭死亡多发生于中年患者；HCM相关性房颤伴发血栓栓塞性脑卒中风险增加，多见于老年患者。

尽管该病发展缓慢，但一些日常活动有可能诱发严重心律失常甚至心源性猝死。因此，对患者进行合理的生活指导十分重要。例如，应注意避免过劳（熬夜）、剧烈运动或竞技性体育活动，防止过度精神紧张，禁止烟酒或药物滥用，注意入浴时间不宜过长，避免使用正性肌力药及扩张血管药物等。这些措施可能有助于预防SCD，改善预后。

第四节 限制型心肌病

限制型心肌病（restrictive cardiomyopathy，RCM）是一组由原发性心内膜和（或）心内膜下心肌纤维化及心肌浸润性或非浸润性病变导致的以心肌僵硬度增加、单侧或双侧心室舒张充盈受限和舒张容量下降、左心室不大且射血分数保留为特征的心肌疾病。本病常隐袭起病，临床上主要表现为缓慢进展的右心衰竭及体循环淤血，确诊时多已处于疾病晚期阶段，预后不良。

一、流行病学

本病多发生于热带和温带地区，在临床上远较扩张型及肥厚型心肌病少见，占同期原发性心肌病的2%～3%。在北非和南美洲，心内膜心肌纤维化是RCM常见原因之一，约50%的受累者伴有嗜酸性粒细胞增多，且可能与嗜酸性粒细胞性心内膜炎同时发生，也被称为嗜酸性粒细胞增多性心肌病（Eosinophilic cardiomyopathy）或Davies病。两者心肌病理改变基本一致，早期临床表现有所不同，但后期均表现为全身性阻塞性充血，这可能是同一疾病在不同阶段的表现。我国也有散发病例，但多见于南方地区，近年来多有病例报道。

二、病因与分类

本病病因至今未明，可能与遗传、感染、过敏、自身免疫反应、药物中毒（如蒽环类药物、5-羟色胺、麦角胺、白消安等）及营养代谢不良等有关。RCM 依据病因可分为原发性和继发性两类，依据心肌病理又可分为浸润性与非浸润性等类别。

（1）原发性 RCM：属于混合型，为非浸润性。大多数为遗传基因突变所致，少数为家族遗传性，也可为特发性，但很罕见。主要特征为内膜心肌纤维化，双室大小正常或容积缩小，双房扩大，左心室壁和房室瓣正常，心室充盈受限，顺应性降低，收缩功能正常或接近正常。家族性患者大多为常染色体显性遗传，少数为常染色体隐性遗传或 X 连锁遗传，可伴有骨骼肌疾病和房室传导阻滞。二代测序技术可以确定 RCM 的基因谱系，显示为多种致病基因突变，尤以肌节蛋白基因（如 *MYBPC3* 基因）和细胞骨架蛋白基因的联合突变最常见，提示家族性 RCM 可能属于家族性 HCM 谱系，属同一遗传疾病的不同临床表型。

（2）继发性 RCM：绝大多数继发于全身性疾病。①浸润性：心肌细胞内或细胞间有异常物质或代谢产物堆积（如淀粉样蛋白、甲状腺素转运蛋白、Apo 脂蛋白等），常见有淀粉样变性、结节病、硬皮病、Hurler 综合征（黏多糖增多症）、Gaucher 病、血色病、糖原贮积症、Fabry 病及嗜酸粒细胞增多性心内膜心肌病等疾病。其中，心肌淀粉样变性最为常见，正常心肌组织被淀粉样物质浸润（以细胞外不可溶性纤维蛋白异常沉积为特征），导致组织结构紊乱、细胞水肿及代谢异常，心肌僵硬程度增加、顺应性下降、心功能受损，呈现 RCM 的表现。②非浸润性：病理改变以心肌纤维化为特征，有少数患者可能属于和其他类型心肌病重叠的情况，如糖尿病性心肌病、轻型 DCM、HCM/ 假性 HCM 等；家族性非浸润性疾病，包括家族性心肌病、肌节蛋白突变、结蛋白病和弹力纤维性假黄瘤等。③心内膜病变性：病变累及心内膜为主，如病理改变与纤维化有关的心内膜弹力纤维增生症、高嗜酸性粒细胞综合征、辐射（放疗）、化疗（蒽环类药物）以及类癌样心脏病和转移性癌等。放疗和（或）药物（如蒽环类）毒性可引起 DCM 或 RCM，部分病例还可查出心内膜心肌纤维化。近来发现，柯萨奇病毒 B4 可以引起新生儿限制型心肌病。

三、发病机制

本病发病机制至今仍不清楚，可能与多种因素有关，如病毒或寄生虫感染、营养不良、自身免疫反应等。研究发现，嗜酸性粒细胞与本病关系密切，在心脏病变出现前常有嗜酸性粒细胞增多，这可能是部分心内膜心肌纤维化的原因。这种嗜酸性粒细胞具有空泡和脱颗粒的形态学异常，嗜酸性粒细胞颗粒溶解并释放出细胞毒性物质（主要是阳离子蛋白），由此嗜酸性粒细胞向心肌内浸润并损伤心内膜心肌细胞。引起嗜酸性粒细胞浸润及脱颗粒的原因尚不清楚。这种阳离子蛋白还可影响凝血系统，易形成附壁血栓。此外，嗜酸性粒细胞浸润心肌引起心内膜下局限于内层的心肌炎症、坏死和血栓形成，最终进入愈合和纤维化期，导致心内膜心肌增厚或纤维化，引起限制型心肌病。

四、病理与病理生理

1. *病理* 多表现为心房明显扩张，早期左心室不大、室壁正常或轻度增厚，晚期心室腔扩张。组织学表现为心肌间质纤维化、炎性细胞浸润、心内膜面瘢痕形成，主要病变为心内膜及心内膜下心肌增厚并有纤维增生，纤维化病变常累及心室流入道而发生房室瓣关闭不全。在疾病早期，EMB 可见心内膜增厚、内膜下心肌细胞排列紊乱、间质纤维化；随病变进展心内膜明显增厚，外观呈珍珠白色，质地较硬，致使心室壁轻度增厚，乳头肌亦可萎缩、缩短，心室腔缩小，心房扩大。病变常先累及心尖部并向心室流出道蔓延，可伴有心室内附壁血栓形成。在病变后期，心内膜增厚和间质纤维化显著，组织学变化为非特异性。

2. *病理生理* 上述病理改变使心室壁僵硬度增加、心室舒张期松弛障碍和充盈受限，心室舒张功能明显减低，心房后负荷增加使心房逐渐增大，肺静脉及外周静脉回流受阻，静脉压升高，最终导致肺循环及体循环淤血，发生心力衰竭、心律失常、动脉栓塞和心包积液等并发症。增厚和纤维化的心内膜及心内膜下心肌顺应性降低，舒张和收缩功能均发生障碍。心室舒张受限致使心房贮血增多、心房扩大，出现类似缩窄性心包炎的血流动力学改变。

（1）心力衰竭（心衰）：心内膜及心内膜下心肌广泛纤维化，导致心肌顺应性降低，心室舒张充盈受阻，舒张功能严重受损而收缩功能正常或仅轻度受损，发生肺循环和（或）体循环淤血以及组织血液灌注不足。

（2）心律失常：与心内膜下心肌纤维化和钙化有关。较常见有窦性心动过速、心房扑动或颤动、期前收缩、右束支阻滞及窦房结或房室传导阻滞等。

（3）动脉栓塞：发生肺循环和（或）体循环淤血后，易引起心腔内附壁血栓和周围静脉血栓形成，一旦脱落可造成血栓栓塞事件。

（4）心包积液：与心室舒张功能障碍及随之造成的肺循环和体循环淤血及静脉压力升高有关，久病患者长期营养不良与低蛋白血症可加重病情。

五、临床表现

1. 一般表现　各年龄组均可发病，男：女≈3：1。患者在早期可无症状，也可以发热、全身倦怠、乏力为初始症状，可有白细胞增多（如嗜酸性粒细胞增多）。随着病情进展，可出现心悸、劳力性呼吸困难和运动不耐受等症状，这主要是由于患者心室充盈压升高，心率加快时心排血量增加不足。患者在后期则兼有肺循环与体循环淤血的症状和体征。

2. 心功能不全症状　本病属于射血分数保留型心衰，可分为左心室型、右心室型及混合型。①左心室型：最常见，早期可出现左心功能不全或衰竭的表现，如乏力、运动耐量下降、咳嗽、劳力性呼吸困难等，重者可有心绞痛。②右心室型及混合型：以右心功能不全或衰竭为主，右心衰竭较重为本病临床特点。临床上酷似缩窄性心包炎，随病程进展逐渐出现中心静脉压显著升高，导致肝脾肿大、腹水和全身性水肿；累及双心室时可有左心室型的临床表现。另外，由房颤或室性心律失常引起的心悸也很常见，也可有由窦房或房室传导阻滞引起的晕厥和眩晕，甚至发生猝死。

3. 体征　本病心血管检查结果常不易与缩窄性心包炎区分。常见颈静脉怒张或肝颈静脉反流征阳性、Kussmaul 征或奇脉。心界正常或轻度扩大，心脏听诊常可闻及第一心音低钝、第三心音（S3）奔马律、P2 正常或亢进，二尖瓣或三尖瓣受累时可有心前区收缩期杂音。血压常偏低，脉压小，常预示预后不良。偶可闻及肺部湿啰音或查体有少至中量胸腔积液。常见肝大、腹水征阳性、下肢或全身凹陷性水肿。

六、辅助检查

1. 实验室检查　继发性患者可能伴随相应原发病的实验室异常，如血常规可有嗜酸细胞增多，淀粉样变性患者可能有血清 M 蛋白、尿本周蛋白（轻链 κ/λ）增高，BNP/NT-proBNP 在 RCM 患者明显增高而在缩窄性心包炎时可正常或轻度升高；血色病时可有血清转铁蛋白饱和度升高（饱和度＞60%）或血清铁常高达 200μg/dl 以上。

2. 心电图　多为非特异性异常。常见 P 波高尖、肢导联 QRS 低电压、胸前导联 R 波递增不良、ST-T 改变或有病理性 Q 波。广泛导联 QRS 低电压强烈提示心脏淀粉样变，特别是当合并有左室壁增厚时。约 50% 患者有房颤，也可见房性和室性早搏、房室传导阻滞和室内传导延迟等心律失常。

3. 超声心动图　是评估左心室功能障碍及确诊本病的重要手段，典型表现为双心房增大、心室腔不大或狭小、左心室射血分数及室壁厚度正常，伴有严重左心室限制性舒张功能障碍（多普勒组织成像显示特征性早期二尖瓣环运动速度减低和左心房容积指数增加）。某些浸润性病变（如淀粉样变性）或贮积性疾病（如 Fabry 病）可见左心室壁增厚，双侧室壁增厚、心肌呈磨玻璃样改变、伴有少量心包积液和瓣膜增厚常为心肌淀粉样变的特点。心内膜回声增强，常伴有房室瓣关闭不全，有时可见附壁血栓。心包增厚和室间隔抖动征见于缩窄性心包炎，心肌应变成像也有助于与缩窄性心包炎的鉴别。

4. 胸部 X 线　可能正常或显示轻度心脏增大，合并右心房扩大者心影可呈球形。左心室受累时可伴有肺静脉淤血和胸腔积液，偶可见心内膜钙化及心包钙化影。出现心包钙化时应考虑缩窄性心包炎，但没有心包钙化也不能排除这种可能。

5. 心脏磁共振成像（CMR）　为超声心动图的重要补充，是鉴别本病与缩窄性心包炎最准确的无创伤性检查手段。CMR 可以明确显示心包结构、有无增厚钙化及炎症。钆剂延迟增强（LGE）能够检出心肌纤维化、瘢痕、坏死或浸润，对某些心肌病诊断、鉴别和危险评估有重要价值。例如，淀粉样变性可见弥漫性左心室心内膜下或透壁性 LGE，还可蔓延到右心室和心房壁，心肌内呈颗粒样 LGE 是其典型特征；结节病多为斑片状增强，多见于室间隔底部和下侧壁底部而不对应任何冠状动脉分布区域。RCM 者心包不增厚，心包厚度≤ 4mm 时可排除缩窄性心包炎，心包增厚则支持缩窄性心包炎，但后者约 1/5 可有心包厚度正常。

6. 心导管检查　显示右心室和左心室充盈压均升高，可通过同步检测右心室及左心室收缩压对呼吸的反应来鉴别 RCM 与缩窄性心包炎（图 26-4-1）。缩窄性心包炎在吸气时右心室收缩压升高及协同性左心室收缩压降低（心室相互依赖），而在 RCM 中不存在。50% 患者心室压力曲线可出现与缩窄性心包炎相似的典型“平方根”形改变和右心房压升高。RCM 心导管检查的特点：①肺动脉收缩压明显增高（常＞ 50mmHg）；②左、右心室舒张末压差值常＞ 5mmHg；③右心室舒张末压 / 收缩压之比相对较低（＜ 1/3）而在缩窄性心包炎时＞ 1/3，右心室收缩压常＞ 50mmHg；④左心室造影可见心室腔缩小，心尖部钝角化，并有附壁血栓及二尖瓣关闭不全；⑤左心室外形光滑但僵硬，心室收缩功能基本正常。

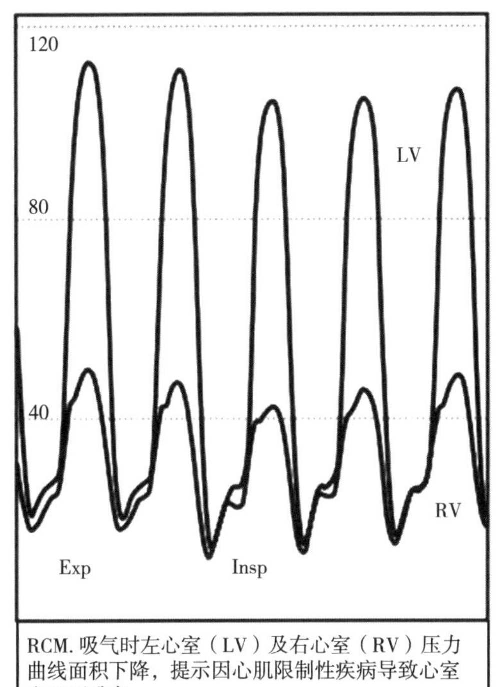

RCM. 吸气时左心室（LV）及右心室（RV）压力曲线面积下降，提示因心肌限制性疾病导致心室充盈压升高

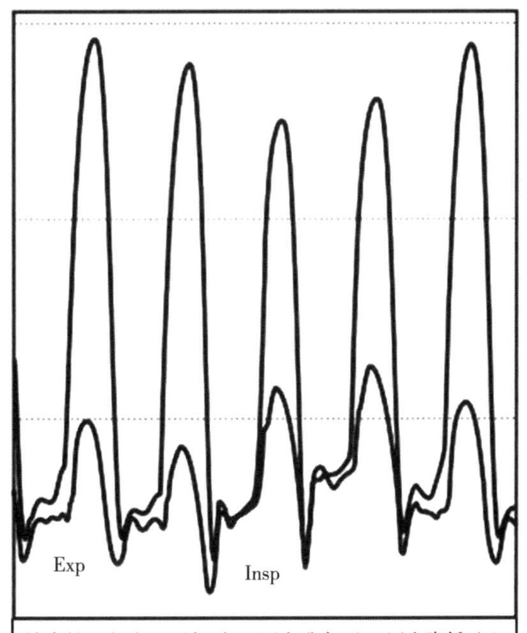

缩窄性心包炎：吸气时RV压力升高而LV压力降低（心室活动失调），这是由心室间相互作用加强及胸腔内压与心脏内压分离所致

图 26-4-1　RCM 及缩窄性心包炎的血流动力学（心室压力曲线）

Exp. 吸气；Insp. 吸气

7. 心内膜心肌活检（EMB）　对确诊本病及鉴别诊断浸润性与贮积性疾病（如淀粉样变性、结节病、血色病或 Fabry 病）以及心内膜病变具有较高的特异性和准确性，尤其对心肌淀粉样变和高嗜酸细胞综合征具有确诊价值。特发性 RCM 患者常见非特异性病理改变，可有心肌细胞肥大、斑片状心内膜及间质纤维化而无任何肌纤维坏死或排列杂乱。EMB 结合血流动力学，左心室舒张末期容积＜ 100ml/m^2 及压力＞ 18mmHg 是原发性 RCM 的突出特点。继发性心内膜心肌病变依据不同时段可有坏死、血栓形成、纤维化等病理改变，心内膜可呈炎症、坏死、肉芽肿、纤维化或可附有血栓，心肌细胞可发生变性坏死或间质纤维化。

七、诊断与鉴别诊断

1. 诊断　可根据病史、临床表现和辅助检查如血液检查、心电图、胸片、超声心动图、CMR及EMB等综合评估结果做出诊断。若患者有运动耐力下降、水肿病史以及右心衰竭的临床表现和检查结果，心电图、超声心动图及CMR符合相应异常改变，即应考虑本病，EMB有助于确诊。诊断要点：①典型右心衰竭或体循环淤血的临床表现；②超声心动图显示心室舒张功能障碍，心室腔小和收缩功能正常或接近正常；③心导管检查显示心室压力曲线呈舒张早期快速下陷，而中晚期升高呈平台状；④特征性病理改变，如心内膜心肌纤维化、嗜酸性粒细胞增多性心内膜炎、心脏淀粉样变和硬皮病等。

2. 鉴别诊断 本病与缩窄性心包炎在临床表现及血流动力学改变上非常相似，均以心室舒张受限为基本特征，需要根据病史、临床表现及有关辅助检查结果加以鉴别（表26-4-1）。RCM常有双心房明显增大、室壁可增厚，CMR可见部分室壁延迟强化，心导管检查及EMB有助于确诊和明确病因（如淀粉样变性）并与缩窄性心包炎相鉴别。

表26-4-1 限制型心肌病与缩窄性心包炎的鉴别

鉴别要点	限制型心肌病	缩窄性心包炎
病史	有可能累及心肌的浸润性疾病史（如淀粉样变性、结节病）	有心包炎、累及心包的全身性疾病（结核、结缔组织病、恶性肿瘤）、创伤或心脏手术史
心血管检查	S3奔马律，二尖瓣和三尖瓣关闭不全杂音	心包叩击音或奇脉
血浆BNP/NT-proBNP	BNP过度升高（≥400pg/ml）	BNP轻度升高（＜400pg/ml）
胸部X线	心内膜钙化（少见）	心包钙化，肺纹理减少
心电图（房室传导阻滞）	可有	无
超声心动图	心内膜增厚，左室腔狭小，双房扩大，房室瓣反流，偶有室壁和瓣膜增厚（淀粉样变性）； 二尖瓣环组织速度Em＜8cm/s	心包增厚、钙化，室间隔运动异常（舒张期抖动征），左心室缩小，心房通常不大； 二尖瓣环组织速度Em＞8cm/s
CT/MRI	心内膜增厚和（或）钙化、室壁延迟强化（LGE）	心包增厚和（或）钙化
心导管检查		
（右室）收缩压	＞50mmHg	＜50mmHg
（右室）舒张压/收缩压	＜1/3	＞1/3
（左室－右室）舒张末压差	＞5mmHg	＜5mmHg
（右室）压力曲线	平方根样“√”	平方根样“√”
心内膜心肌活检	心内膜增厚，间质纤维化；淀粉样变或其他心肌浸润病变	正常或非特异性心肌肥大及纤维化

此外，本病在临床上还应与肥厚型心肌病、缺血性心肌病和高血压性心肌肥厚等疾病相鉴别，后者均有心室顺应性降低、舒张末压升高及心排血量减少等与RCM相似的表现。肥厚型心肌病时超声心动图示病变主要累及室间隔，无RCM特有的舒张早期快速充盈和舒张中、晚期缓慢充盈的特点。缺血性心肌病有明确的冠状动脉病变证据，冠脉造影可确诊；高血压性心肌肥厚多有长期血压升高及左心功能不全病史；两者在临床上均以左心受累和左心功能不全为特征，RCM则常以慢性右心衰竭表现更为突出。

八、治疗

原发性RCM无特异性治疗手段，主要为针对心衰的治疗及避免劳累、防止（呼吸道）感染等诱发或加重疾病的因素。对于继发性 RCM，则针对继发基础疾病（如淀粉样变性、结节病、血色病）的病因治疗。

本病对心衰常规治疗反应不佳，多为经验性治疗，最终成为难治性心衰。治疗目的在于减轻肺循环和体循环淤血，有效策略包括降低静脉压、控制心率、延长充盈时间、维持心房收缩、纠正房室传导障碍，以及避免贫血、营养缺乏、钙超载和电解质紊乱等。适当应用利尿剂（袢利尿剂）和血管扩张药，可减轻体循环和肺静脉淤血症状，但应注意避免心室充盈压下降过多而影响心排血量。β受体阻滞剂也可能通过控制心率（延长充盈时间）改善心室舒张，抑制交感神经激活所致远期不良后果。钙通道阻滞剂（如维拉帕米）通过控制心率来延长心室充盈时间，对改善顺应性和舒张功能可能有效。ACEI/ARB 类可以对抗心衰引起的代偿性神经激素变化，并可减轻心肌僵硬，从而改善舒张期充盈，但对舒张性心衰的意义尚不确定。心肌淀粉样变性尤其伴发低血压者，常因自主神经功能障碍和低心排量而对 ACEI/ARB 类不耐受，甚至低剂量即可促使加重低血压；钙通道阻滞剂也常因使心衰恶化而属禁忌。正性肌力药物的意义不清，但应谨慎使用洋地黄制剂，有可能加重舒张性心衰，且易发生洋地黄中毒。在发生快速房颤时，可应用洋地黄制剂以控制心室率，改善心室充盈。房颤患者应接受抗凝治疗以降低血栓栓塞风险，通常还需应用控制心率的药物。有附壁血栓和（或）已发生栓塞者应加用抗凝及抗血小板制剂。出现高度房室传导阻滞需起搏治疗时，应安置永久双腔起搏器。

外科手术治疗也是一种效果较好的治疗选择。手术切除附壁血栓和纤维化增厚的心内膜，房室瓣（二尖瓣、三尖瓣）受损者可同时进行人工瓣膜置换术。虽然手术死亡率较高（约为 20%），但多数（＞ 70%）存活 5 年的患者有心功能改善。对于难治性心衰患者，应考虑心脏移植治疗，而且原发性 RCM 的心脏移植效果与非限制型心肌病者相似。

九、预后

本病病程长短不一，总体预后不良。轻者可长期存活，重者可于数月内死于心衰、猝死或栓塞等心血管并发症。观察性研究显示，原发性 RCM 的 5 年生存率为 64%，10 年生存率为 37%。预后不良的危险因素包括男性、年龄＞ 70 岁、NYHA 心功能Ⅲ～Ⅳ级、QRS 低电压、左心房内径＞ 60mm、严重二尖瓣与三尖瓣关闭不全及栓塞。另外，心肌淀粉样变发生心衰者预后极差，50% 以上死于 1 年内；Löffler 心内膜炎者可因心衰进行性加重并在数月内死亡，少数可转化为慢性；原发性 RCM 或心内膜纤维化的预后主要取决于心肌损害及心内膜纤维化的程度，约 2/3 的患者死亡原因为心衰、猝死、心律失常或脑血管意外。

第五节　左室致密化不全

心肌致密化不全是一种以心室内异常粗大的肌小梁和交错的深隐窝为特征的与基因相关的特殊心肌病类型，曾被称为海绵状心肌、心肌窦状隙持续状态、胚胎样心肌或过度小梁化综合征等。因该病主要累及左心室，现统称为左心室心肌致密化不全（left ventricular noncompaction，LVNC），少数亦可累及右心室。根据病变发生部位，可将其分为左心室型、右心室型及双心室型，临床以 LVNC 最为多见。心肌先天发育不全所致心室肌结构异常，本病可单独存在（称孤立性心室肌致密化不全）或合并结构性心脏病如先心病。

一、流行病学

早在 1990 年 Chin 等首次报道以来，LVNC 的流行病学至今缺乏确切数据，其发病率多被低估。人群中发病年龄可自胎儿至老年，但以少年儿童多见，成人发病率比预期的要高，男女均等，白人罕见。成人 LVNC 的患病率目前并不清楚，发病率为每年 0.01% ～ 0.25%。儿童原发性心肌病中，LVNC 约占近 10%。成人异于儿童患者，多为偶发，很少为家族性。儿童 LVNC 患者多合并有解剖学异常，但两者的关系和具体疾病特征并不清楚。近年来，随着对该病认识的提高和影像诊断技术的改进，LVNC 诊断检出率也相应升高，这可以合理解释目前 LVNC 的高发病率。

二、病因

目前，心肌致密化不全的具体病因与发病机制尚不十分清楚，一般认为是由胚胎期心肌致密化过程停止所致，这可能与基因变异有关，同遗传基因异常 Bath 综合征（X 连锁异常伴有 DCM、骨骼肌异常、中性粒细胞减少及线粒体异常）相似。胚胎期任何致畸因素除了可导致心脏结构异常外，也可导致心肌发育停滞，心内膜下心肌缺血或压力负荷过度可能也是原因之一。另外，心肌致密化不全与神经肌肉疾病密切相关，有报道约 80% 的患者合并神经肌肉疾病，提示两者可能有共同的发病基础。

三、发病机制

心室肌致密化不全是胚胎初期心脏发育过程中心内膜心肌的形态学发生受到影响，使发展中的肌小梁不能致密化导致的心室肌发育不全。正常人的胚胎发育第 5 ～ 8 周，经典发育是海绵状心肌突出为肌小梁形成血窦，进而转变为毛细血管的心室肌致密化过程。心室肌逐渐从心外膜到心内膜、从心脏基底部至心尖部开始致密化，肌小梁隐窝被毛细血管取代，冠状动脉微循环逐渐形成，血窦消失，海绵状心肌通常转化为致密心肌组织。由于未知原因，胚胎发育早期正常的心肌致密化过程在子宫内停滞，形成了肌小梁突出的非致密化心内膜层和致密化心外膜层，致使肌小梁突出、延续至心室腔而不与心外膜循环相接。这种心肌改变与胚胎期心肌形态相似，推测上述正常的心肌致密化过程停止可能导致了心肌致密化不全，但至今尚无直接证据。

LVNC 可能是散发性或家族遗传性疾病。有相当比例（约 50%）LVNC 患者有明确遗传原因，且大多数是儿童。LVNC 可见于所有心肌病表现型如 DCM、HCM 和 ARVC，已知约有十数种导致 FDCM 或 HCM 的基因突变也见于家族性 LVNC 病例。相关基因突变可为常染色体显性遗传基因，包括编码肌小节基因（约 1/3）、细胞骨架蛋白基因、钠离子通道基因 *SCN5A*、桥粒蛋白及线粒体的基因突变。其中，最常见肌小节 β- 肌球蛋白重链 *MYH7* 和 *MYBPC3* 基因突变，其他编码 Z 线蛋白、核纤层蛋白 A/C 及合并先心病的基因突变等均与 LVNC 有关，提示 LVNC 具有遗传异质性特点。2006 年 AHA 将 LVNC 归类为原发性遗传性心肌病，遗传方式以常染色体显性遗传（成人）更为常见，X 连锁、常染色体隐性及线粒体母系遗传（儿童）亦有报道。

四、病理

病理解剖可见多种心肌非致密化改变，特征为心室肌小梁异常增多及深陷的小梁隐窝，包括广泛交织的网状宽小梁、类似多个乳头肌的粗大小梁以及海绵样交织的较小肌束，但缺少形成良好的乳头肌(可能是超声心动图诊断的最佳线索）。病变多累及左室心尖部和左室侧壁，亦可累及右心室或双心室。组织学表现无特异性，可发现心肌间质纤维化与正常心肌细胞毗邻，可有心内膜纤维弹性组织增生。

五、临床表现

本病临床表现差异较大，症状早晚不一，轻重不同，可从无症状到重度心力衰竭，甚至需进行心脏移植，也可为心律失常、血栓栓塞事件或发生心源性猝死等类似 DCM 的临床特征。出现症状的时间和严重程度可能与致密化不全程度及病变范围有关，主要临床表现如下：

1. 心力衰竭　充血性心力衰竭是本病最常见的临床症状，主要为左心衰竭，亦可合并右心衰竭，表现为劳力性呼吸困难、端坐呼吸和下肢水肿，症状呈进行性加重。心力衰竭往往兼有收缩和舒张功能不全，舒张功能不全可能是由于多数突出的肌小梁引起心室肌异常松弛和心室内充盈受限，产生类似 RCM 的表现，而收缩功能不全可能起因于心内膜下心肌缺血、纤维化和微循环障碍，出现类似 DCM 的表现；另外，非致密化和致密化心肌间的机械失同步可能导致整体左室功能障碍。

2. 心律失常　常可伴发多种心律失常，且在不同年龄组有较大差异。儿童患者多见预激综合征（WPW）和室性心动过速，成人患者则以快速型室性心律失常多见如室性心动过速甚或尖端扭转性室速（约占 1/2），房性心律失常如房颤也较常见（约占 1/4）。少数患者可出现房室传导阻滞、束支传导阻滞、双室扩大、T 波倒置等。患者可表现反复心悸，甚至晕厥、猝死。

3. *血栓栓塞* 致密化不全的心室小梁隐窝易于形成心内膜附壁血栓，血栓脱落可以引起最多见的体循环动脉栓塞，肺栓塞和单发右室血栓较为少见。血栓风险增加是由多种因素所致，主要与房颤或病变心腔内血栓形成有关，包括左室功能低下、房颤和异常肌小梁。

4. *猝死* 心源性猝死也是本病发生的恶性心脏不良事件，约占 LVNC 死亡的 40%。

六、诊断与鉴别诊断

目前，成人 LVNC 的诊断很大程度上依靠先进的心脏影像学诊断技术，以超声心动图最为常用，其他还有 CMR、CT 扫描、心导管检查等。LVNC 的典型影像学特征包括左室收缩功能不全（LVEF ＜ 40%），非致密化心肌的室壁运动异常如收缩和（或）舒张功能障碍、室壁运动减退、乳头肌结构异常及左室血栓等。

1. *超声心动图* 可特异性显示心肌致密化不全的心肌结构特点，为诊断 LVNC 提供初步线索，是首选的影像学检查，必要时可行经食管超声或造影超声检查。典型特征是心肌呈两层结构：较薄的致密化心外膜层、较厚的非致密化心内膜层（肌小梁突出、增多）和深陷的小梁隐窝。多普勒超声显示血流通过这些深陷的隐窝并与左心室腔连续相通。病变最常累及的左室心肌节段包括心尖、侧壁和下壁（91%～100%）以及中腔（78%），很少累及基底段（21%）。小梁隐窝以左室心尖和侧壁明显。超声心动图诊断标准：①从室间隔中部到心尖部心室腔内过多（＞ 3 个）突起、增大的心肌小梁错综排列；②胸骨旁短轴切面上心室收缩末期内层（肌小梁层）非致密化心肌（NC）和外层致密化心肌厚度（C）之比（NC/C）＞ 2（成人）或 NC/C ＞ 1.4（儿童）；③彩色多普勒超声可见无数深陷的小梁隐窝内有血流与心室腔交通；④受累心腔多增大，运动明显减弱；⑤排除其他心脏病变。

LVNC 常需与其他严重左室肥大 / 肥厚（HCM 或 DCM）相鉴别。上述诊断标准几乎仅见于 LVNC 患者，但在其他原因的肌小梁突起中，其与正常心肌厚度之比不够＞ 2 的标准。此外，LVNC 相关的异常肌小梁常呈节段性分布，而与左室肥厚的弥漫性分布不同。实时三维超声心动图有助于提高非致密心肌 / 小梁心肌的识别，超声斑点追踪技术可用于识别心肌组织特征运动模式，LVNC 时为心尖和心底节段心肌对称性运动模式。

2. *心脏磁共振成像（CMR）* CMR 多层面成像可显示心尖部及左室前侧壁有过多粗大的肌小梁突入心室腔，其间为深陷的小梁间隙，内层心肌组织疏松，呈“网格状”改变。经左室非致密化心肌层成像对某些心肌节段的两层结构识别率更高，能清楚地显示超声心动图盲区（如心尖和侧壁节段）。

CMR 诊断标准：①舒张末期心肌 NC/C ＞ 2.3，敏感性为 86%、特异性为 99%；②非致密化心肌/左室心肌总质量之比＞ 20%，敏感性（93.7%）及特异性（93.7%）均较高；③黑血序列成像检出肌小梁内血流滞缓表现（信号强度增加）即支持诊断。此外，CMR 可与超声心动图联合用于定位和量化心肌非致密化程度，也可检查心内膜下灌注缺损。孤立性 LVNC 患者心肌 LGE（心肌纤维化）与左室收缩功能障碍及其严重程度密切相关。

3. *CT 扫描* 增强 CT 能够显示非致密化左室壁的异常结构，将病变心肌区别显示为密度不同的两层，即外层变薄的致密心肌及内层增厚的非致密化心肌。超高速 CT 造影可显示非致密化心肌局部 CT 值改变，左室心尖部、前侧壁明显增厚，心室壁外层密度均匀性增高，而内层密度较低，增强造影可见小梁隐窝间有造影剂充盈。

目前，尚无普遍采纳的 CT 诊断标准。多排 CT 对左室累及＞ 1 个节段者，舒张末期非致密层 / 致密层之比界限值（2.2），可准确诊断 LVNC 和鉴别病理性非致密化不全，其敏感性为 100%、特异性为 95%；对累及≥ 2 个节段者，可鉴别所有 LVNC 患者与其他类型的心肌病和健康个体。另外，CT 在评价冠状动脉血管方面比超声心动图和 CMRI 更有优势，可排除冠状动脉异常或疾病。

4. *其他影像学检查*

（1）正电子发射断层显像（PET）与铊或锝心肌显像（SPECT）：可显示心肌致密化不全相

关区域有限制性心肌灌注或低灌注。

（2）心导管检查：包括左室造影及冠脉造影，通常用以排除其他合并心脏疾患如非阻塞性冠状动脉疾病、左室功能减退及LVEF减低等，而并非用以诊断LVNC。左室造影可发现LVNC的典型征象：病变区心内膜边界呈羽毛状，收缩期可见隐窝内残余造影剂显影，但其并不常规用于诊断，通常适用于疑似成人LVNC伴有左室功能减低的患者。绝大多数LVNC患者的冠状动脉造影正常。

5. 鉴别诊断　目前，由于LVNC缺乏特异性临床表现，上述影像技术有助于显示其异常心肌结构特征（形态学标准）及其他心脏畸形，主要依据心肌致密化不全或过度小梁形成的形态学标准进行鉴别。LVNC的鉴别诊断包括正常成人左室肌小梁、高血压性心脏病、心尖HCM、DCM、Fabry病、心内膜弹力纤维增生症、腱索异常、左心室血栓、ARVC/D，以及非致密化心肌伴随其他心脏畸形、神经肌肉疾病和（或）其他系统疾病等。鉴别要点在于严格遵循上述形态学诊断标准。遗传学研究提示LVNC与其他类型心肌病互有重叠，可兼具两者的临床特征，则两种诊断均应考虑。

七、治疗

现今对LVNC无特异性治疗方法，主要根据患者的临床评估，采取针对性内科治疗措施。

1. 心力衰竭　出现LVEF下降或心力衰竭者应针对无症状性收缩功能障碍或收缩性心力衰竭的标准指南进行内科治疗。通常应用β受体阻滞剂、ACEI/ARB类、利尿剂和醛固酮拮抗剂甚至洋地黄联合治疗；有些患者需要CRT治疗，较DCM者具有更大的左室重构逆转作用。对终末期心力衰竭经优化标准治疗无效者（约10%），可以考虑心脏移植。

2. 心律失常　为发生心脏猝死的重要原因，常需抗心律失常药物治疗。依据相关国际指南，对有持续性室速或心搏骤停病史和LVEF＜35%者，应考虑应用ICD作为心搏骤停的二级预防。对WPW综合征或其他室上性心动过速者应射频消融治疗。另外，建议每年对患者例行Holter检查，以监测是否存在无症状性心律失常，尤其是室性心律失常。

3. 血栓栓塞　一般可参照DCM的防栓策略预防血栓栓塞事件：①对合并房颤者，应对照标准指南进行抗凝治疗；②对明确有附壁血栓者，须给予长期抗凝治疗；③对既往发生过心源性栓塞事件（一过性缺血事件、可逆性神经功能缺损或无明原因卒中）及尚不符合CHA2DS2-VASc标准者，也可考虑给予抗凝治疗；④对左室收缩功能障碍者，不建议常规抗血栓治疗，除非有明确抗凝指征。

八、预后

预后差异较大，一般认为儿童差于成人，有症状者较无症状者预后差。以心律失常所致心源性猝死、心力衰竭恶化和血栓相关并发症为主要死因。5年生存率约为60%，1/3～1/2的患者于确诊后3～6年随访时间内死亡。

第六节　围生期心肌病

围生期心肌病（peripartum cardiomyopathy，PPCM），亦称妊娠相关性心肌病，是一种发生于孕产期妇女短暂相关的DCM，也是妊娠晚期或产褥期早期导致孕产妇发生心力衰竭的罕见病因。该病早在1849年即有报道，但直到20世纪30年代才认识到其具有特殊的临床病症，既往曾称为中毒性产后心衰、Meadows综合征、Zaria综合征和产后心肌炎等。

一、定义

围生期心肌病（PPCM）是一种发生于妊娠晚期或产后数月的特发性心肌疾病，其心脏变化和临床表现类似于DCM，须排除其他任何可以引起心脏变化的因素。早在20世纪90年代，人们将PPCM定义为妊娠最后1个月或产后5个月内发生的心力衰竭，并伴有左心室收缩功能障碍

LVEF ＜ 45% 或缩短分数＜ 30%，或两者兼有。2010 年 ESC 将其定义为一种特发性心肌病：①心力衰竭发生于妊娠即将结束时或者分娩后 5 个月内；②无其他明确心力衰竭病因；③左心室收缩功能障碍（LVEF ＜ 45%）伴或不伴左心室扩张。2018 年 ESC 又对其重新定义，即在妊娠末期或分娩后的数月内发生的心力衰竭，需排除其他原因所致。

二、流行病学

PPCM的发病率和临床特征因地区差异很大，发病率为 1‰ ～ 1%，最高为尼日利亚的 1/100，南非为 1/1000，美国为 1/3200 ～ 1/1150，而日本为 1/2 万，似乎发达国家的发病率普遍较低。由于发病率数据信息不完整，轻症病例可能被遗漏，故实际发病率可能更高。

三、病因

病因未明。可能有多种病因或风险因素，包括高龄或经产妇、非洲裔血统、先兆子痫或子痫和产后高血压、药物滥用（可卡因、长期口服宫缩抑制剂等）、贫血、哮喘、自身免疫性疾病，还有一些重要的易感因素如吸烟、糖尿病、营养不良及青少年妊娠等。

四、发病机制

发病机制目前尚不十分清楚，可能与病毒感染、炎症、自身免疫、血管内皮功能损伤与生成失衡、氧化应激及基因变异等有关。实验研究显示，氧化应激、催乳激素裂解、血管内皮生长因子信号受损可能是其最终共同致病通路。目前倾向于认为妊娠晚期和产后早期的抗血管或激素作用导致的血管损伤可诱发潜在易感性的女性心肌病。首先，催乳素处理过程中在组织蛋白酶 D 作用下裂解为 16kDa N 端片段，具有抗血管生成和促凋亡作用，产生显著的内皮损伤、血管生成失衡和心肌细胞功能障碍；全长催乳素还可促发炎症反应。其次，炎症细胞因子（如 TNF-α 和 IL-6）、心肌炎症浸润、自身异常免疫应答、遗传易感性及血流动力学负荷增加等因素均可能参与了 PPCM 发病和病程进展。不少患者同 FDCM 相似，也发现有 DCM 相关性基因突变，支持其有遗传学基础。

五、临床表现

PPCM 患者常于妊娠末期和分娩后数月内出现心力衰竭的症状和体征，临床表现与任何因左室收缩功能障碍导致的心力衰竭相似。部分患者还可出现心源性休克、血栓栓塞及心律失常。

1. 发病时间　常于产后 1 个月内发病，1/3 的患者在产前发病，很少见于妊娠 36 周以内。多数患者在分娩后 3 ～ 5 个月得以确诊，产前确诊者长于妊娠最后一个月。妊娠后期发病的特点有助于医生尽早识别本病，减少延误诊治的时机。

2. 症状和体征　主要是收缩性心力衰竭的症状和体征。最常见症状为呼吸困难，其他常见症状有咳嗽、端坐呼吸、夜间阵发性呼吸困难、水肿和咯血等。可能有颈静脉怒张、心尖搏动移位、心界向左下扩大、第三心音或奔马律及二尖瓣关闭不全杂音等左心衰竭的体征，重者可发生心源性肺水肿或全心衰竭的症状和体征。少数患者可能出现体循环或肺动脉血栓栓塞的症状和体征，尤以 LVEF ＜ 35% 者发生左室血栓的风险升高。

六、诊断与鉴别诊断

1. 诊断　依据典型症状、体征、实验室检查，并排除其他心脏疾病即可做出诊断。临床诊断标准为：①符合 DCM 的临床诊断标准；②心力衰竭发生于妊娠末月（最后 1 个月）或产后数月（5 个月）内；③左心室收缩功能障碍（通常 LVEF ＜ 45%，或 LVEF=45% ～ 50%），无其他明确病因。由于正常妊娠也可能发生类似于心力衰竭的症状，可能会有一部分病例延误诊断或轻症患者漏诊。

2. 鉴别诊断　PPCM 是一种排除性诊断。由于妊娠相关血流动力学改变，一些妊娠前即已存在的心脏病变可能在妊娠期显现出来。2010 年 ESC 提出 PPCM 鉴别诊断时应考虑的情况：①孕前即有心肌病（特发性 DCM、家族性 DCM 及 HIV/AIDS 心肌病）；②由妊娠暴露出既有心脏瓣膜病；③未检出的先心病；④高血压性心脏病引起的舒张性心力衰竭；⑤妊娠期心肌梗死；

⑥肺栓塞；⑦晚期妊娠并发症（如子痫前期或羊水栓塞）。这些临床情况往往与收缩性心力衰竭（呼吸困难、乏力及水肿）症状类似，须经临床表现、心电图、心脏生物标志物、超声心动图、肺灌注通气扫描或肺血管 CT 造影及冠状动脉造影来帮助诊断与鉴别。

七、治疗

PPCM 的治疗与其他收缩型心力衰竭大致相似，还包括抗心律失常、抗血栓、机械辅助支持治疗及溴隐亭治疗等。但要特别注意患者妊娠期及产后的特殊风险，包括孕产妇、胎儿或哺乳期儿童的安全风险，通常需要对标准治疗做适当调整。尤其需要避免使用孕期禁用药物，包括 ACEI/ARB 类、ARNI 类以及醛固酮拮抗剂；对产后不哺乳的患者，急、慢性心力衰竭原则上遵循标准治疗。

1. 抗心力衰竭　尽早开始当前心力衰竭（HF）标准化治疗可使 50% 以上患者的心脏在 6 个月内恢复正常，左室收缩功能好转或完全恢复率可达 60% ～ 70%。2018 年 ESC 指南提出急性 PPCM 患者治疗的“BOARD”方案：溴隐亭（bromocriptine）、口服心力衰竭药物（oral heart failure therapies）、抗凝血剂（anticoagulants）、血管舒张剂（vaso-Relaxing agents）和利尿剂（Diuretics），建议在标准 HF 治疗中加用溴隐亭以改善患者的左室恢复和临床结果，推荐左西孟旦作为首选强心剂。目前对溴隐亭的治疗作用尚有争议，其安全性和有效性尚需进一步评估。对快速进展为急性心力衰竭及心源性休克的患者，ESC 及 CCS 指南均推荐应根据急性心力衰竭指南进行评估和处理，心源性休克者应尽早给予机械循环支持，剖宫产手术时也可考虑机械循环支持。当患者的心脏结构和功能恢复后，一般应至少稳定 1 年再考虑逐渐停药。少数（约 5%）重症患者需行心脏移植治疗，移植后果同其他移植指征者相似。

2. 抗心律失常　妊娠期女性不论是否存在器质性心脏病，心律失常都是其最常见的心脏并发症。心律失常约见于 1/5 的患者，以室速、房颤及心搏骤停较为多见。一般而言，妊娠期心律失常的治疗和普通患者类似。但因抗心律失常药物对胎儿及哺乳期儿童的安全风险，目前治疗选择主要是基于有限的动物实验、病例报告、观察性研究和临床经验，仅当有严重症状或血流动力学受损时应用。考虑到本病的自然病程，心室功能可能完全恢复，故 ICD 和 CRT 治疗的应用指征尚不明确，一般应在最佳药物治疗 3 ～ 6 个月后再根据临床评估而定。

3. 抗血栓　孕产妇在围生期体内高凝状态易引发血栓和血栓栓塞，因此建议患者适当肢体活动，并进行抗凝治疗。抗血栓治疗策略与其他左室收缩功能障碍（或心力衰竭）患者相同；对有急性心腔内血栓或有血栓栓塞者，建议抗凝治疗；对无心腔内血栓和其他抗血栓治疗指征者，不推荐抗血小板或抗凝治疗；对合并房颤者，抗凝治疗应遵循房颤抗栓治疗指南。鉴于抗凝治疗在妊娠不同阶段存在特定风险，各种抗凝药还会影响临产和分娩的管理，所以应审慎选择妊娠期抗凝治疗的决策和具体方案。

4. 孕产期用药禁忌　患者在孕期及哺乳期应避免使用有胎儿或婴幼儿毒性风险的抗心力衰竭药物、抗心律失常药物及抗凝制剂。例如，ACEI/ARB 类、ARNI 类、醛固酮拮抗剂和伊伐布雷定均为禁忌，应在受孕前停止使用。β 受体阻滞剂可能延缓胎儿发育及增加低血糖发生率，而选择性 $β_1$ 受体阻滞剂则影响较轻，可谨慎选用如美托洛尔或比索洛尔而不是卡维地洛。利尿剂应当慎用，应避免用依普利酮，但螺内酯在妊娠后期可以谨慎使用。孕产期应避免使用的抗剂有：①华法林和其他维生素 K 拮抗剂：可以通过胎盘屏障导致胎儿畸形或出血，但可以低分子量肝素代替。②直接口服抗凝剂：直接口服凝血酶抑制剂（如达比加群）及Ⅹa 因子抑制剂（如利伐沙班、阿哌沙班和依杜沙班），不宜用于妊娠期及哺乳期患者。

5. 停药方案　虽然部分患者的左室功能可完全恢复（LVEF ＞ 50%），但之后仍有复发的风险。对这类患者停药与临床后果的关系目前尚不清楚，停药方案仅基于专家意见和临床经验：①若左室结构与功能恢复（LVEF ＞ 50%）且维持正常达 6 个月，可逐步（2 ～ 4 周）停止抗心力衰竭药物治疗，并给予密切临床（如 1 次 /3 个月）和超声心动图（如 1 次 /6 个月）随访，以确保患者在停药后至少 1 ～ 2 年保持左室功能稳定；②若左室收缩功能障碍或持续下降，或在减停药物期间复发，则需要接受长期的标准抗心力衰竭治疗。

八、预后

PPCM 患者的临床转归和预后大多良好，左心室功能大多数能于确诊后 6 个月内部分或完全恢复，少数患者因进行性泵衰竭、猝死、血栓栓塞事件或严重心外并发症如脑血管意外而导致死亡。PPCM 死亡率差异很大，如文献报道 3 年死亡率约为 10%、5 年死亡率为 6%，而年心脏移植率<（1% ～ 2%）。NYHA 心功能分级差（Ⅲ / Ⅳ级）和 LVEF ＜ 40%、黑种人、贫困、经产妇、年龄>（30 ～ 35）岁等均为预后不良的因素。LVEF 恢复正常者再次妊娠发生左室功能恶化的风险为 20%，LVEF ＜ 50% 者再次妊娠发生急性心力衰竭及心肌病恶化的风险为 50%。因此，有关指南建议 LVEF 未恢复正常者禁止再次妊娠，LVEF 已恢复正常者再次妊娠时左心功能不全有复发可能。

第七节　应激性心肌病

应激性心肌病（stress -induced cardiomyopathy）又称为心尖球形综合征（apical ballooning syndrome）、章鱼壶心肌病、心碎综合征等，是一种以左心室短暂性局部收缩功能障碍为特征的酷似急性心肌梗死的综合征，表现为左心室造影或超声心动图时左心室心尖部室壁运动障碍及收缩末期呈球囊样改变，但没有阻塞性冠状动脉疾病或急性斑块破裂的血管造影证据。早在 1990 年，日本学者 Sato 等首次报道该病，因其典型的左心室收缩期心尖球形外观类似于章鱼壶（Takotsubo）形状而得名章鱼壶心肌病（Takotsubo cardiomyopathy）。

一、流行病学

本病的发病率尚不清楚。文献报道，其在疑似急性冠状动脉综合征或 ST 段抬高型心肌梗死患者中占 1% ～ 2%，几乎均见于女性，尤以年龄较大者（60 ～ 75 岁）易发。

二、病因和发病机制

病因和发病机制目前尚不清楚，可能与遗传易感、情绪应激和精神因素等有关，急性或慢性精神障碍（如情感性精神障碍或焦虑障碍）和（或）神经系统障碍（如癫痫或头痛症）者可能易于发病。推测的发病机制包括儿茶酚胺过量释放、微血管功能障碍及冠状动脉痉挛等。由儿茶酚胺诱导的广泛微血管痉挛或功能障碍，或者儿茶酚胺的直接心肌毒性均可造成心肌顿抑而导致发病。一些患者还存在左心室腔中部或流出道动力性梗阻，也可能参与导致心尖功能障碍。

三、病理学

有限的 EMB 资料显示，心肌病理符合儿茶酚胺毒性的组织学征象。组织病理结果可从无心肌炎证据，到间质纤维化伴或不伴少量细胞浸润，甚至单核细胞浸润伴收缩带坏死。急性期活检显示有细胞内糖原聚集、空泡变性、细胞骨架与收缩结构及收缩带紊乱，以及细胞内基质蛋白增多。这些病理变化在左心室功能恢复后几乎完全消退。

四、临床表现

应激性心肌病的临床表现类似于急性冠脉综合征（acute coronary syndrome，ACS）（ST 段抬高型心肌梗死、非 ST 段抬高型心肌梗死或不稳定型心绞痛）。

1. 症状　患者发病前通常有剧烈的情绪或躯体应激病史，如家庭意外变故、争吵、巨大经济损失、自然灾害或急性躯体疾病等。最常见症状为急性胸骨后胸痛（76%）、呼吸困难（47%）和晕厥（8%）。有些患者出现心力衰竭、快速心律失常（室速 / 室颤）、缓慢心律失常、心搏骤停，少数或可并发心源性休克表现。

2. 体征　由左心室基底部过度收缩导致的左心室流出道梗阻可产生收缩晚期杂音，类似于肥厚型心肌病，并可促使发生休克及严重二尖瓣反流。部分患者可能出现短暂性脑缺血发作或脑卒中的症状和体征，其原因可能由心尖部血栓栓塞所致。

五、实验室检查

1. 超声心动图或左心室造影　显示左心室壁特征性节段运动异常和功能障碍（运动减弱、运动消失或运动障碍），呈现两大形态类型：典型的心尖部型和非典型类型(心室中部型、基底部型、局部型及整体型）。大多数患者左心室总体收缩功能降低（平均 LVEF=41%），约 1/3 的患者左、右心室均会受累。

（1）心尖部型：见于大多数病例（约 80%），典型表现为收缩期左心室心尖部呈球形，反映了左心室中部和心尖部的收缩功能减弱，而基底部心肌过度收缩。

（2）非典型类型：较少见（约 20%），分为四个亚型。①心室中部型（14.6%）：心室运动功能减退局限于心室中部而心尖部相对正常；②基底部型（2.2%）：基底部运动功能减退而心室中部和心尖部功能正常(呈反向或倒置的章鱼壶状）；③局部型（1.5%）：左心室局部（以前外侧部常见）功能障碍；④整体型：罕见，患者存在整体运动功能减退。

2. 心电图　典型表现以胸前导联 ST 段抬高最为常见（近约 50%），酷似急性 ST 段抬高型心肌梗死；ST 段压低较少见，也可有 QT 间期延长、T 波倒置、异常 Q 波等异常改变。

3. 心肌生物标志物　大多数患者的血清心脏肌钙蛋白（cTnT/cTnI）、利钠肽（BNP 或 NT-proBNP）水平升高，而肌酸激酶水平通常正常或轻度升高。

4. 放射性核素心肌灌注显像　本病通常无须放射性核素心肌灌注显像，因为几乎所有患者都具有 ACS 的高风险特征如胸痛、心电图异常及心脏肌钙蛋白水平升高等，故入院时均应行冠状动脉造影。对低中度风险特征的疑似非 ST 段抬高型 ACS 患者，可行放射性核素心肌灌注显像，本病可显示左心室心尖部暂时性灌注异常。

5. 心血管磁共振成像（CMR）　有助于本病的诊断和病变评估，其主要特征为：①与心肌梗死时所见高度心内膜下或透壁性钆剂延迟增强（LGE）及心肌炎时斑片状 LGE 特征相反，本病一般无此 LGE，可供鉴别诊断；②本病常见局灶性心肌水肿，并与室壁运动异常的区域相对应，但心肌水肿也可见于急性心肌梗死和心肌炎；③可识别出超声心动图未能检出的心室附壁血栓。

6. 正电子发射计算机断层显像（PET）　可能有助于确诊本病。心肌 PET 显示，心肌功能障碍区域存在血流灌注正常与葡萄糖利用减少不相符的现象，称为反式血流代谢不匹配（inverse flow metabolism mismatch）。

六、诊断与鉴别诊断

1. 诊断　对临床表现疑似 ACS 的患者，特别是绝经后女性、有躯体或情绪触发因素，当临床表现和心电图异常与心脏生物标志物升高的程度不相称时，即应考虑本病。因此，一般需要心电图、心脏肌钙蛋白水平、冠状动脉造影及左心室收缩功能系列评估（初始评估一般经由左室造影或超声心动图，随后评估通常经超声心动图、心电图或 CMR）来做出诊断。

关于本病的诊断，可参考下列美国梅奥诊所的标准：①暂时性左心室收缩功能障碍（运动减退、运动消失或运动障碍），室壁运动呈典型的节段性异常且超出单支冠状动脉供血区；②冠脉造影无阻塞性冠状动脉疾病或急性斑块破裂的证据；③新的 ECG 异常［ST 段抬高和 /（或）T 波倒置］或心脏肌钙蛋白轻度升高；④无嗜铬细胞瘤或心肌炎。

2. 鉴别诊断　如上所述，应激性心肌病的临床表现与 ACS 相似，其鉴别诊断主要包括 ACS、可卡因滥用所致 ACS、心肌炎、嗜铬细胞瘤及急性脑外伤等。这些疾病也可有 ST 段改变、肌钙蛋白升高及出现可逆性整体或局部心肌功能障碍，可通过各自的临床特点、冠状动脉造影、CMR，甚至毒理学测试来加以鉴别。

七、治疗

应激性心肌病为一过性可逆性的急性心肌病，通常采取支持治疗策略。保守治疗和减轻身体或情感应激常可快速缓解症状，但部分患者会出现急性并发症，如急性心力衰竭和心源性休克，需要积极支持治疗。休克的正确处理取决于患者有无显著左心室流出道（LVOT）梗阻。心力衰竭急性期和稳定期的治疗原则应遵循标准指南，但要特别注意避免对LVOT梗阻患者减少容量或扩张血管的治疗。合并心室内血栓或重度左心室收缩功能障碍（LVEF ＜ 30%）者推荐抗凝治疗，直至室壁运动恢复正常、反常运动消失或抗凝满3个月为止，具体疗程可根据心功能恢复和血栓吸收情况调整。

八、预后

本病患者大多数可以康复，通常在急性发作后1～4周恢复左心室收缩功能，其院内发生严重并发症的风险与ACS患者相似。研究显示，患者住院发生心源性休克、使用儿茶酚胺、接受有创或无创性通气、心肺复苏和死亡的复合终点事件的风险（19%）与ACS患者相同，院内死亡率约为4%。发病存活者复发的风险约为2%，尤其是老年患者，出院后仍有发生不良事件的风险，药物治疗降低复发风险的效果不明。发病30日内主要心脑血管不良事件（包括死亡、脑卒中或短暂性脑缺血发作）的复合发生率约为7%；长期随访显示，全因死亡率约为6%/患者年，主要心脑血管不良事件的发生率约为10%/患者年。

第八节　心肌炎

心肌炎（myocarditis）是一种心肌炎症性疾病，可由多种感染性和非感染性原因引起的心肌局灶性或弥漫性炎症病变，临床表现呈急性、亚急性或慢性起病，轻者可无症状或仅有心悸、胸闷或乏力等症状，重者可致心力衰竭（心衰）、致命性心律失常甚至猝死，诊断及时并经适当治疗者可完全治愈，迁延不愈者可形成慢性心肌炎或发展为心肌病。在WHO/ISFC相关定义中，心肌炎根据已有心肌组织学、免疫学和免疫组化标准来诊断，但许多有心肌炎临床表现的患者因未行心内膜心肌活检（endomyocardial biopsy，EMB）而未能明确诊断。

一、流行病学

心肌炎的发病率为22/10万，据统计2013年全球新发心肌炎约150万例。特发性或“病毒性”心肌炎的真实发病率尚不清楚，缺乏基于人群的流行病学研究。柯萨奇病毒感染暴发期间，3.5%～5%的患者疑似心脏受累。心肌炎的患病率随研究群体的不同而异，在尸检及新近病因不明的扩张型心肌病（DCM）或心衰患者中心肌炎的检出率为5%～12%，某些群体如新生儿和免疫缺陷的儿童发生暴发性病毒性心肌炎的风险似乎增加，病情也更趋严重。

二、病因

心肌炎可由感染性和非感染性疾病引起。感染性病因有病毒（如柯萨奇病毒、埃可病毒、肝炎病毒、流行性出血热病毒、流感病毒、腺病毒、HIV及新型冠状病毒等）、细菌（如白喉杆菌、溶血性链球菌、肺炎双球菌、伤寒杆菌等）、真菌、螺旋体、立克次体、原虫和蠕虫等，其中病毒是最常见的病原体，尤以肠道病毒最为常见；非感染病因包括心脏毒性（药物不良反应，如可卡因滥用、新型化疗药物）、超敏反应、系统性疾病（自身免疫性疾病，如系统性红斑狼疮、Wegener肉芽肿、巨细胞动脉炎及多发性大动脉炎）及放射损伤等。

早在20世纪80～90年代病例系列研究显示，病毒感染常与心肌炎相关，也是淋巴细胞性心肌炎最常见的病因，故亦称病毒性或“特发性”心肌炎。迄今已发现约20种病毒与人类心肌炎有关，最常涉及的病毒为肠道病毒（尤为柯萨奇B组病毒）、腺病毒、丙型肝炎病毒（HCV）、巨细胞病毒、埃可病毒、流感病毒、EB病毒及儿童出疹性疾病病毒（如细小病毒B19）。肠道病毒、人类疱疹病毒6型和细小病毒B19是疑似心肌炎患者中最常检出的病毒基因组，而甲型H1N1流感病毒感染可导致暴发性心肌炎。此外，通过分子生物学技术如PCR和原位杂交，可直接在急性心肌炎和DCM患者的心肌中检出病毒基因组。

三、病理

心肌炎症轻重不一，可为局灶性或弥漫性、可累及任一或所有心腔。轻者在肉眼及光镜下病变不明显，可自愈而不留瘢痕。重者心肌苍白、扩张、缺少弹性，心肌细胞水肿、溶解、坏死，心肌间质及血管周围有单核细胞浸润等炎症反应；病变可局限于心肌，亦可侵及心包膜而呈炎症渗出及粘连，或波及心内膜而呈全心炎；侵及窦房结、房室结等传导系统可致各种心律失常，也可波及冠状动脉而致心肌缺血性损害。严重的弥漫性心肌炎可导致急性DCM；慢性心肌炎时，心肌间质炎症及心肌纤维化，心脏扩大，可发展为慢性DCM。

心肌炎组织学检查通常显示有程度不一的组织细胞和单个核细胞浸润，常伴心肌细胞坏死和细胞骨架解体，也可有特殊的组织学形态如嗜酸性、肉芽肿性和巨细胞性心肌炎。亚急性和慢性心肌炎时，间质纤维化可能替代心肌细胞，也可见心肌纤维肥大。慢性心肌炎时组织学表现通常较轻，包括HLA和黏附分子表达的改变及仅在细胞特异性免疫染色时才可明显观察到的炎症细胞（T淋巴细胞、巨噬细胞）浸润。

四、发病机制

通常以病毒性心肌炎为例。病毒感染时，通过血液循环穿过毛细血管及血管周围间质而进入心肌纤维，在心肌细胞内繁殖复制，病毒直接损伤引起心肌细胞水肿、坏死、溶解及单核细胞浸润等炎症反应。病程后期，病毒持续感染或心肌抗原可能诱发体液或细胞免疫应答，引致急性或慢性DCM。病毒性心肌炎发展为DCM的机制可能有多种，包括病毒直接损伤或为病毒持续感染引发体液或细胞免疫应答所致。

1. 病毒直接损伤　病毒性心肌炎的发病机制几乎全部基于急性柯萨奇B病毒（Coxsackie B virus，CBV）感染的实验模型。最早心肌细胞损伤改变可能由病毒直接毒性、穿孔素介导的细胞溶解和细胞因子表达所介导。病毒通过细胞表面受体特别是柯萨奇-腺病毒受体进入细胞内，其病毒基因组被转录成结构衣壳蛋白和一些病毒蛋白酶如蛋白酶2A，后者可以分解某些宿主蛋白，加之病毒蛋白与细胞骨架直接相互作用，从而导致心肌细胞持续损伤。蛋白酶2A在体内能分解肌营养不良蛋白（dystrophin），导致正常心功能必需的肌营养不良蛋白-糖蛋白复合体破裂。这也见于与肌营养不良蛋白基因突变相关的遗传性心肌病如迪谢内肌营养不良（Duchenne muscular dystrophy）。在实验性肌营养不良蛋白缺陷小鼠模型中，CBV病毒复制量更大，释放更高效，心肌病变更加严重；转基因小鼠模型也显示，仅限于心脏表达的蛋白酶2A足以诱发DCM。

2. 持续病毒感染　如上所述，初次免疫应答对CBV心肌炎的发生起到预防作用。持续病毒复制在小鼠CBV心肌炎中显示有重要致病作用，持续病毒感染可导致心肌功能障碍、心肌细胞兴奋-收缩偶联功能缺陷和缩短降低，引起类似人类DCM的典型形态学特征。肠道病毒RNA见于急性心肌炎中，并可持续存在于心肌病的慢性期。

人类血清学测试、PCR及探针杂交等检测技术强化了心肌持续病毒感染与发生DCM间相关联的认识。20世纪90年代，腺病毒及肠道病毒是最常被检测到的病毒，后来细小病毒B19和人类疱疹病毒6型则更常被检出；很多其他病毒如HIV、HCV、CMV和水痘病毒的持续感染也可能参与了心肌炎与DCM的发病。

3. 自身免疫机制　无论有无病毒诱发，自身免疫反应参与了心肌炎的发病机制。自身免疫性心肌炎可单独发病，也可在心外自身免疫性疾病（如SLE）的情况下发生。在感染病毒早期，初始免疫应答可以限制病毒血症的程度，从而保护心肌免受损害。倘若初始应答不足，病毒或可不能被清除，除了上述病毒直接损伤外，病毒基因组片段持续存在可能会促发不良自身免疫反应（图26-8-1），继而发生进一步心肌细胞损伤。但在有遗传易感实验模型和患者中，可发生自身免疫性炎症性心脏病而无既往明确的病毒性心肌炎病史。自身免疫性原因在特发性DCM患者中占30%～40%。

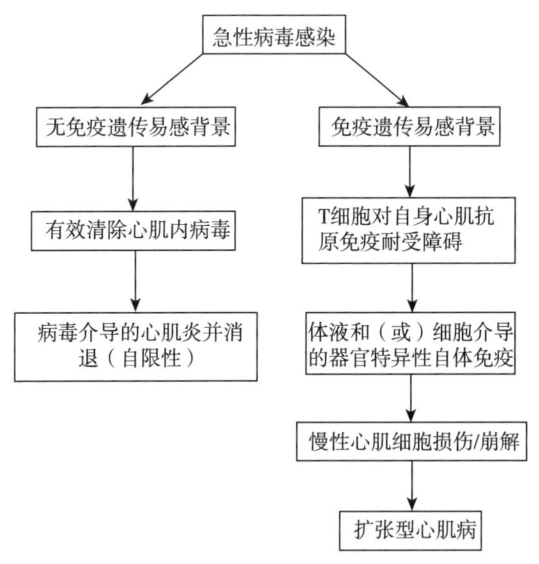

图 26-8-1　DCM 的病毒 - 免疫机制

急性病毒感染后，无自身免疫遗传倾向者发展为自限性心肌炎并痊愈；而有自身免疫遗传倾向者则可启动慢性自身免疫性心肌炎，导致 DCM

有不少心肌炎合并 DCM 患者可见潜在致病的各种自身抗体如抗 α 肌球蛋白抗体、抗 β_1 肾上腺素能受体抗体。自身抗原包括 α-/β- 心肌肌球蛋白重链、β_1 肾上腺素能受体、腺嘌呤核苷酸转运体、支链酮酸脱氢酶、多种胞质膜及肌膜蛋白、结缔组织，以及细胞外基质蛋白（层粘连蛋白）。在病毒感染后，除病毒诱发的直接心肌细胞损伤外，可伴有细胞内蛋白成分的释放，其与肠道病毒蛋白的分子拟态可能被免疫系统识别为异物（细胞内抗原）从而产生抗心脏抗体。细胞免疫如活化的辅助性 T 细胞（T helper cell，Th）和细胞毒性 T 细胞的过度表达也与存在 CBV 相关，这可能触发超抗原介导的免疫应答，$CD4^+$ T 细胞经由刺激 B 细胞、细胞毒性细胞因子和细胞毒性 $CD8^+$ T 细胞产生心肌细胞损伤。

4. 细胞因子作用　在病毒感染之后，细胞因子可以正负双向调节淋巴细胞的功能，并对参与组织修复和恢复稳态的很多其他细胞类型的活性有明显影响。在动物模型中，心肌炎进展到 DCM 是以细胞因子表达改变为特征。Th1 细胞因子（包括 IL-2、IFN-γ 和 IL-1β）在疾病早期表达，Th1 细胞因子降低和 Th2 细胞因子 IL-10 升高预示着从心肌炎到纤维化和 DCM 的转变。TNF-α 也参与了心肌炎和 DCM 的发病，可引起严重的心脏病变如透壁性心肌炎，并最终发生双室纤维化、心腔扩大及左室功能障碍。

五、临床表现

心肌炎的临床表现可因心肌病变累及范围及病变程度的不同而异。有严重症状者常以心衰为表现，但也可能出现类似于急性心肌梗死或快速性心律失常、猝死或心脏传导阻滞的综合征表现。如果心外膜受累，则心包炎可能会引发胸痛和心包积液。孤立的心内膜心肌炎症和纤维化见于 Löffler 心肌病、热带心内膜心肌炎、高嗜酸性粒细胞综合征和一些药物不良反应。一般认为，心衰症状出现 3 个月以内为急性心肌炎，3 个月以上为慢性心肌炎。若心肌炎出现新发严重心衰，需静脉应用正性肌力药物或机械循环支持则为重症或暴发性心肌炎。炎症性心肌病是指伴心功能不全的心肌炎，可引起 DCM 或其他心肌病。

1. 症状　心肌炎的发病年龄不一，成人常见于 20 ～ 50 岁。临床表现取决于病因、病变组织学严重程度及就诊时疾病阶段，可从亚临床无症状到出现乏力、胸痛、心律失常甚至心力衰竭、心源性休克及心源性猝死。早期临床症状常为非特异性，基础感染或疾病的全身表现如肌痛和近期上呼吸道感染症状可能会掩盖轻微的心脏症状和体征。多数患者发病前 1 ～ 4 周有病毒性感染或其他病原（细菌、立克次体、真菌或寄生虫）感染的证据或全身前驱中毒症状，如发热、咽痛、咳嗽、肌肉酸痛或压痛、全身乏力或食欲缺乏、恶心、呕吐、腹泻等消化道症状。随后可有心悸、胸闷或胸痛，甚至出现呼吸困难、晕厥及猝死等心脏重症表现。

临床常见的病毒性心肌炎绝大多数为急性起病，以心悸、胸闷或心律失常为主诉或首发症状（急性心肌炎）；少数起病急骤并迅速恶化，表现为进行性心衰、心源性休克、致命性心律失常甚至猝死（急性暴发性心肌炎）；极少数起病不明确，病程超过 3 个月（亚急性或慢性心肌炎），呈现反复或持续性心悸、胸闷、心律失常或其他心脏症状，个别患者逐渐进展为 DCM。

2. 体征　心肌炎无特异性体征。心悸者常由心律失常引起，查体可发现心律失常（早搏或传导阻滞）、心动过速或过缓。心衰者可闻及额外心音（第三 / 四心音或奔马律），功能性二尖瓣和（或）三尖瓣关闭不全的杂音；右心衰竭时可见颈静脉怒张、肝大和外周性水肿；左心衰竭为主时可有肺淤血或急性肺水肿征，如端坐呼吸、双肺湿啰音等；重症者可有低血压、四肢湿冷等心源性休克的征象。部分伴有心包炎者（心肌心包炎）可有心包摩擦音和（或）少量心包积液。

六、辅助检查

1. *初始检查* 一般包括血常规、急性期反应物、心脏生化标志物、病毒血清学、心电图及胸片等。

（1）血液生化指标：血常规可为非特异性异常，若为嗜酸细胞性心肌炎者（如特发性、嗜酸性肉芽肿性多血管炎、高嗜酸性粒细胞综合征等），大多有外周血嗜酸性粒细胞增多；常有心脏生化标志物如血清心肌肌钙蛋白（cTnT/cTnI）、肌酸激酶（CK-MB）及非特异性急性炎症反应物［红细胞沉降率和（或）C 反应蛋白］水平升高，特别是重症或暴发性心肌炎时，心肌酶持续升高提示持续性心肌损伤、坏死，并常伴有 D- 二聚体升高。血清脑钠肽（BNP）或 N 末端脑钠肽前体（NT-proBNP）水平可有轻微升高，发生心衰时则显著升高。

（2）病毒血清学：包括病毒、病毒抗原、病毒基因片段或病毒蛋白等检测，仅用于明确可能的病因诊断，而不能作为心肌炎诊断依据。心肌炎和 DCM 患者的血清中可检出多种针对心脏和心肌特异性自身抗原的自身抗体，但特异、可靠的心脏自身抗体检测尚未广泛用于临床。

（3）心电图：正常或为非特异性改变。急性心肌炎时可见 ST-T 非特异性改变（ST 段轻度移位和 T 波倒置），急性心肌心包炎时可有除 aVR 以外导联 ST 段广泛抬高，少数急性暴发性心肌炎可酷似急性 ST 段抬高型心肌梗死，或部分导联出现 ST 段抬高和病理性 Q 波。常见多种心律失常，以窦性心动过速最为多见，常有房性或室性心律失常，尤以室早更多见且可为心肌炎的唯一表现，亦可见室上性或室性心动过速、房颤等；缓慢心律失常可有窦房结、房室结及室内传导阻滞；高度房室传导阻滞常见于感染性（莱姆病）和免疫介导的心肌炎（结节病、巨细胞性心肌炎），但较少见于淋巴细胞性心肌炎。

诊断心肌炎并不需要心电图，一般将其用于排除其他原因（如心肌缺血）、评估心律失常及识别可能提示心肌炎的某些特定病因。

（4）胸片：由于心肌炎病变范围及病变严重程度不同，胸片可显示心影正常或增大。心肌病变较轻者，心影可正常或轻中度扩大；重症者可有明显心脏扩大，如伴有心包积液，心影呈球形或烧瓶状，心脏搏动减弱，或可伴有肺淤血、肺水肿和胸腔积液。部分患者如右室衰竭 / 中度或重度三尖瓣关闭不全，可有双心室扩大而无肺淤血。胸片对识别心脏扩大和诊断心衰的敏感性有限，但有助于动态监测肺淤血变化及肺部感染情况。

2. *超声心动图* 是检测疑似或亚临床心肌炎患者心室功能受损的重要方法。绝大多数患者超声心动图正常，少数重症或暴发性心肌炎患者可见左室扩大、左室结构改变（趋向球形）、室壁或可增厚及运动异常（减低）、左室和（或）右室扩大伴功能障碍，左室舒张功能障碍在疾病早期尤其显著；收缩功能障碍一般为全心肌性，但也可为区域性或节段性；偶见心包受累（心包积液）、心腔内附壁血栓和功能性二尖瓣或三尖瓣反流。

暴发性心肌炎时，左室舒张内径通常正常或接近正常，室间隔厚度轻度增加，急性期存活者左室收缩功能常于数月内显著改善并恢复正常。一般急性心肌炎时，左室舒张内径正常或增大，室间隔厚度正常或轻度增厚，增大的左室常于数月内重构为较正常的椭圆形。

3. *心血管磁共振成像（CMR）* 可见心肌炎的多种典型表现，如心肌炎症水肿区 T_1 及 T_2 信号强化，钆剂早期增强提示心肌充血，延迟增强（LGE）显示心外膜下或心肌中层片状强化，提示心肌细胞坏死、损伤和瘢痕形成（图 26-8-2）。另可见心室大小和结构变化、节段性和全室壁运动异常以及心包积液。CMR 对心肌炎诊断有重要价值，但其敏感性不一致，所见异常为非特异性且呈时间依赖性。有专家共识建议，对临床疑似患者至少满足以下 2 项 Lake Louise 标准即认为符合心肌炎的诊断：①心肌水肿的证据，T_2 加权像显示节段性或全心性心肌信号增强；②早期钆增强（提示充血和毛细血管渗漏），钆增强 T_1 加权像心肌与骨骼肌信号强度比增大；③ LGE，钆增强 T_1 加权像至少一个局灶性病变呈非缺血性分布（通常累及心外膜下或心肌中层，较少累及心内膜下，常为多灶性）。若不符合上述标准但临床高度怀疑心肌炎，则应在 1 ～ 2 周后复查 CMR。

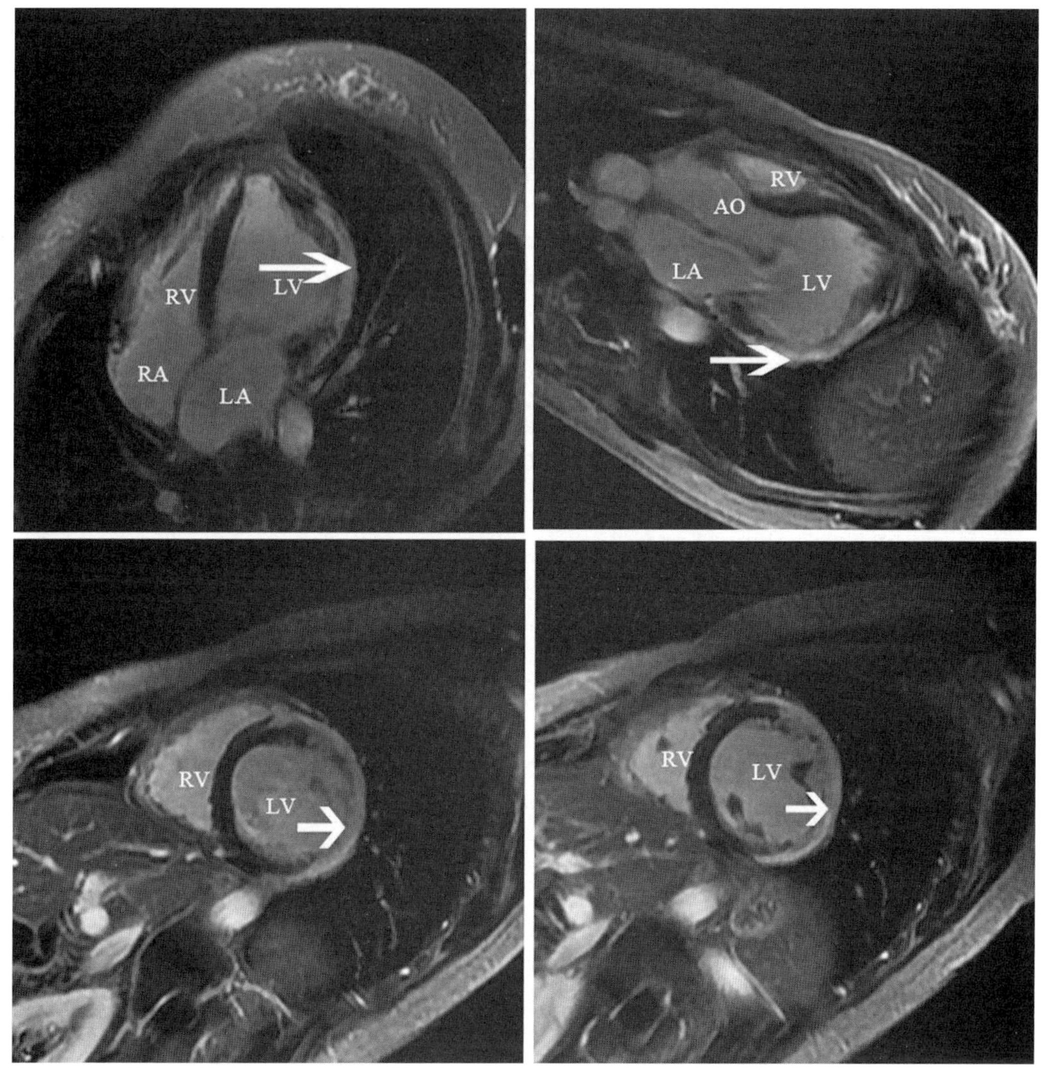

图 26-8-2　心肌炎的 CMR（箭头：延迟强化示左室前壁、侧壁及部分下壁膨出、水肿及纤维化）

LA. 左心房；LV. 左心室；RA. 右心房；RV. 右心室

4. 心导管检查　一般不需要冠状动脉造影，但在临床表现疑似急性冠脉综合征、冠心病经内科治疗仍生活受限或无创检查显示有缺血性心脏病高危特征时应进行造影检查。对某些心肌炎患者，虽经遵循指南的内科治疗仍出现恶化的血流动力学障碍征象，心导管检查可能有助于评估和处理血流动力学状态。

5. 心内膜心肌活检（EMB）　作为有创性检查，是诊断心肌炎的“金标准”，主要用于病情急重、治疗反应差、病因不明及疑有亚急性 / 慢性心肌炎的患者，一般不常规用于轻症患者。EMB 应基于患者的临床病程、严重程度和特征以及能否改变治疗策略而定。以下情况推荐行 EMB 检查：①2 周内新发不明原因心衰伴血流动力学障碍；②新发不明原因心衰持续 2 周至 3 个月，伴左室扩大和新发室性心律失常、莫氏Ⅱ型二度以上房室传导阻滞，或常规治疗 1 ～ 2 周无效；③心肌炎的病因识别、严重性或鉴别诊断需要。

通过 EMB 可行病原学及免疫组化检查。PCR 可检测病毒基因组，用以识别特定的病毒性病原体，特别在心肌组织学改变不够心肌炎标准时常可检出。心肌炎的“免疫组化标准”包括异常炎症浸润（白细胞≥ 14 个 /mm^2，其中单核细胞可多达 4 个 /mm^2）并伴有 $CD3^+$ T 淋巴细胞≥ 7 个 /mm^2。

6. 放射性核素心室造影　超声心动图和 CMR 通常是评估左室功能、容积和 LVEF 的临床金标准，心肌炎患者一般不需要行心脏核素检查。若超声心动图成像不佳及无法行经食管超声心动图或CMR检查时，核素心室造影测得的LVEF值较超声心动图更为准确。部分患者镓-67扫描可显示重度心肌炎症浸润的证据，有一定诊断价值，现已由CMR代替。

7. 病毒学检查　包括从血液、咽拭子、粪便或心肌组织中分离出病毒，血清中检出特异性病毒抗体，从EMB标本中找到特异性抗原或在电镜下发现病毒颗粒，或从上述标本中经PCR检测到病毒RNA等。

七、诊断与鉴别诊断

1. 诊断　EMB是诊断心肌炎的“金标准”，包括组织学（Dallas标准）、免疫组织化学及分子学（PCR）标准。Dallas标准：①活动性心肌炎：“心肌炎症性浸润伴邻近心肌细胞坏死和（或）变性，伴冠状动脉疾病时无典型缺血性损害”；浸润细胞常为单核细胞，但也可为中性粒细胞，偶尔为嗜酸性粒细胞。②临界性心肌炎：“炎症浸润很少或未见心肌细胞损伤”。临床上EMB并不常用，又缺少无创性诊断的“金标准”，真正确诊心肌炎有很大难度。采用经典Dallas标准时，由于读片差异性和采样误差，EMB的敏感性（60%）和特异性（80%）不高，若联合免疫组化和病毒PCR方法可提高敏感性和特异性。

许多疑似心肌炎患者不适合或未行EMB检查，或EMB无诊断性发现。对这些患者则主要依据典型的前驱感染史、新发心脏症状与体征、心肌损伤生化标志物、心电图或超声心动图异常及CMR心肌炎症损伤的证据，可考虑心肌炎的临床诊断。对于暴发性心肌炎，主要根据临床表现和综合评估来诊断，如起病急、进展快、病情重，可迅速出现严重血流动力学障碍（心衰、低血压或心源性休克）及各种（致命性）心律失常，并可伴有呼吸衰竭、肝肾功能衰竭及弥散性血管内凝血（DIC）等多脏器衰竭，通常需要使用血管活性药物、正性肌力药物来维持基本循环，或者需要机械循环支持和呼吸辅助治疗等。对于急性病毒性心肌炎的诊断，可以参考“1999年全国心肌炎心肌病专题研讨会”提出的诊断标准。

2. 鉴别诊断　患者的病史、体检和临床检查（心脏影像和EMB）等临床评估信息有助于心肌炎的病因识别。鉴别诊断包括类似心肌炎临床表现的疾病，例如，缺血性心脏病、应激性心肌病（Takotsubo syndrome）和其他心肌疾病，如致心律失常性右室心肌病、心脏淀粉样变、血色病及瓣膜性心脏病、先天性心脏病等。超声心动图、CMR及冠状动脉造影等影像学检查，以及EMB、血清蛋白电泳、铁蛋白水平、脂肪活检等特殊检查有助于对此鉴别。另外，应注意排除影响心功能的其他疾病如甲状腺疾病、结缔组织病、血管炎、药物（新型肿瘤化疗药物）及毒物等引起的心肌炎症、免疫损伤情况。

八、治疗

心肌炎的治疗包括采用一般性支持治疗，基于当前有关“指南”的抗心力衰竭、抗心律失常或必要时的抗凝治疗，以及针对特定疾病的治疗如抗病毒、免疫抑制治疗等（图26-8-3）。

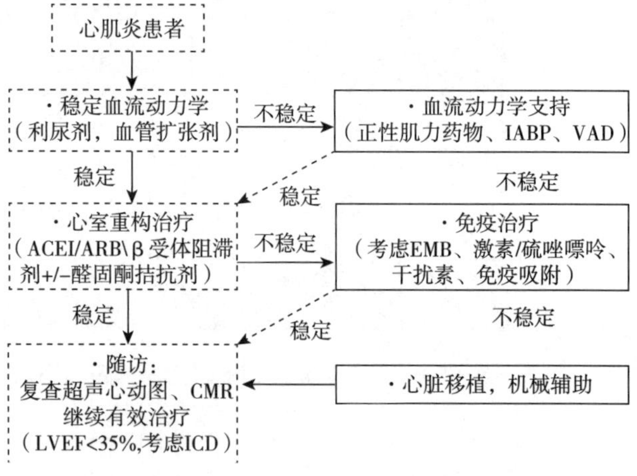

图26-8-3　心肌炎患者的治疗流程

1. 一般支持治疗　对不同类型心肌炎患者均适用，如急性期应卧床休息，合理营养，充足睡眠等，可给予牛磺酸、FDP、辅酶A或三磷酸腺苷及环磷酸腺苷、极化液、辅酶Q10及维生素C等改善心肌营养和代谢的药物，但临床疗效尚待明确。危重症患者应严密监护生命体征、血氧、水电解质酸碱平衡、心电和血流动力学变化，以及随访超声心动图等。在心肌炎急性期，还应避免应用非甾体抗炎药、饮酒和运动，以免加重病程、增加死亡风险。

2. 心力衰竭的治疗　心肌炎伴心衰的患者应

接受基于当前“指南”的急性和慢性心衰治疗，具体取决于临床表现，依照个体化的原则。

（1）药物治疗：对于血流动力学稳定的收缩性心衰（LVEF 降低），可按需给予利尿剂、血管扩张剂并及早开始使用 ACEI 类或 ARB，根据循证医学合理使用β受体阻滞剂（卡维地洛、美托洛尔或比索洛尔）。ACEI 类和β受体阻滞剂可总体上减少收缩性心衰患者的发病率和死亡率，对中重度急性心衰患者，应减量或停用β受体阻滞剂治疗。对于症状性心衰且 LVEF ≤ 35% 的患者，可加用醛固酮受体拮抗剂如螺内酯。虽然正性肌力药物如洋地黄类（地高辛）、心血管激动剂（如多巴胺、多巴酚丁胺、去甲肾上腺素）及钙增敏剂（左西孟旦）或磷酸二酯酶抑制剂（如米力农）通常有益于改善患者的症状，但它们用于急性临床心肌炎的效果尚不确定，应视患者的血流动力学状况及具体病情而定。

（2）机械循环支持和心脏移植：对已经最佳内科治疗的顽固性心衰患者，可能的治疗选择包括机械循环支持和心脏移植。血流动力学不稳定的心衰患者可能需要机械循环支持如主动脉内球囊反搏（IABP）、心室辅助装置（VAD）或体外膜肺氧合（ECMO）。顽固性心衰或心源性休克若内科治疗无效，应考虑使用 VAD 循环支持。一些暴发性心肌炎患者可以成功过渡到自行康复，发生心源性休克时植入 VAD 越早，康复的可能性就越大。对慢性心肌炎表现为顽固性难治心衰的患者，应考虑候选心脏移植治疗。

3. 心律失常的治疗　心肌炎患者可发生快速或缓慢心律失常，心电监测有助于早期发现无症状但可能危及生命的心律失常和（或）传导障碍。抗心律失常治疗原则与当前主要的学会指南一致。在抗心律失常药物上，可选用胺碘酮、多非利特，其他Ⅰ类和Ⅲ类抗心律失常药物一般避免用于急性心肌炎患者；合并心衰者应慎用β受体阻滞剂或钙通道阻滞剂；因急性心肌炎的心律失常可能痊愈，故急性期一般暂缓植入 ICD 或永久起搏治疗。

4. 抗凝治疗　心肌炎患者的抗凝指征包括标准的一般抗凝指征，如体循环栓塞证据或有急性左心室血栓。房颤患者适用常规抗凝标准，大多数伴有房颤和心衰的患者因栓塞风险显著增加而符合长期抗凝标准；若房颤和心衰消退，则应重新评估抗凝指征。

5. 抗病毒及免疫抑制治疗

（1）抗病毒治疗：针对心肌炎病因的特异性治疗的证据不多。虽然病毒感染是淋巴细胞性心肌炎最常见的病因，但抗病毒治疗（利巴韦林或α干扰素、β干扰素）对心肌炎的效果尚不明确，不建议常规使用抗病毒治疗，除非有明确的病毒原因如 A 型或 B 型流感病毒可用奥司他韦、EB 病毒或巨细胞病毒可用阿昔洛韦或更昔洛韦、H1N1 流感病毒可用神经氨酸酶抑制剂等。

（2）免疫抑制治疗：包括应用免疫抑制剂（如糖皮质激素、硫唑嘌呤、环孢素、霉酚酸酯及莫罗单抗 -CD3 等）及静脉用免疫球蛋白治疗。①对于自身反应性急性或慢性心肌炎，尤其是明确的自身反应性疾病如巨细胞性心肌炎、结节病、非感染性嗜酸粒细胞性心肌炎，以及心外免疫性疾病伴发的心肌炎（如狼疮性心肌炎）等，无论有否抗心脏自身抗体，免疫抑制治疗均有益处。②对于淋巴细胞性心肌炎，抗病毒治疗、免疫抑制治疗和静脉用免疫球蛋白治疗的效果尚不明确；对有些慢性心肌炎，特别是 EMB 病毒阴性且经标准心衰治疗无效的患者，免疫抑制治疗可能有益，但对病因不明的急性淋巴细胞性心肌炎无益。临床随机对照研究显示，糖皮质激素治疗对病毒性心肌炎尽管可以提高 LVEF，但并未降低死亡率或改善功能状态。相反，糖皮质激素及环孢素则会加重实验性小鼠急性心肌炎。③对于嗜酸粒细胞性心肌炎，治疗方案包括应用大剂量糖皮质激素、去除致病（致敏）药物及治疗基础疾病（如肿瘤、寄生虫感染、心内膜心肌纤维化或特发性高嗜酸性粒细胞综合征）等。

（3）糖皮质激素：除了上述自身反应性心肌炎外，临床常见的心肌炎尤其是病毒性心肌炎并不常规使用糖皮质激素治疗，但在急性重症或暴发性心肌炎时，如伴有致命性心律失常、进行性心衰或心源性休克、心肌损伤标志物（肌钙蛋白）持续升高甚至出现多脏器功能障碍，均可应用激素治疗。糖皮质激素具有抑制免疫反应、抗炎、抗休克及抗多器官损伤的作用，有利于减轻毒素和炎症因子对心肌的损伤。目前虽缺乏大量循证医学证据，但现有临床实践及研究结果均充分显示其有显著疗效，可以快速抑制病情进展，逆转心脏重症表现，并有良好的安全性。使用方法：

以早期、足量为原则，多选用甲泼尼龙静脉滴注或早晚分次静注［剂量一般为 80 ～ 200mg/d，至少 2mg/（kg · d），极危重者可至 500mg/d］，连续 3 ～ 5 天后视病情好转减量；也可应用氢化可的松或地塞米松静脉给药。病情稳定后，常口服泼尼松 20 ～ 40mg/d，维持 2 ～ 4 周并逐渐减量至停用。

（4）静脉用免疫球蛋白（IVIG）：具有抗病毒、抗炎和免疫调节作用，有助于治疗病毒性心肌炎。通过提供被动免疫帮助机体清除病毒，通过抑制细胞免疫过度活化来降低细胞毒性 T 细胞对心肌细胞的攻击，并减少细胞因子产生，从而减轻心肌细胞损伤，改善心功能，减少恶性心律失常的发生。IVIG 同糖皮质激素一样，主要用于重症或暴发性心肌炎患者，一般不作为常规治疗。使用方法：宜尽早、足量使用，可与糖皮质激素联用，常规剂量 10 ～ 20g/d，大剂量可至 40g/d，连续应用 5 ～ 7 日。

6. 中医药治疗　中医药对病毒性心肌炎有一定益处。例如，清热解毒类中药（如大青叶、板蓝根、虎杖、草河车、连翘等）具有抗病毒作用；中药黄芪有抗病毒（CBV）及正性肌力作用，可调节免疫功能；活血化瘀类中药可改善心肌缺血，减少心律失常，改善心肌代谢和心功能。

九、自然病程及预后

1. 自然病程　心肌炎的自然病程及预后随病因、临床表现严重程度及治疗措施的不同而异。大多数无症状的病毒性（如 CBV 感染）心肌炎病例为亚临床型，病程多为自限性；少数最初无症状者可进展为心衰、严重心律失常或传导障碍，但罕见因心肌衰竭或猝死而致命。相对而言，多数有症状的病毒性或淋巴细胞性心肌炎患者表现为心衰和 DCM，经 EMB 证实的心肌炎患者的预后更差。极少数急性心肌炎患者的心室功能受损、心律失常和（或）传导障碍可能会持续数月至数年。

2. 预后因素

（1）临床预测指标：表现为复杂的急性心肌炎或重症心肌炎（约占 1/4，指发病初始 LVEF ＜ 50%、持续性室性心律失常或低心排血量综合征需要正性肌力药物或机械循环支持），其心脏不良事件（心源性死亡、机械循环支持、心脏移植和持续性室速需要电击或消融治疗）的发生风险增加。

（2）心脏特异性自身抗体：可见于部分急性或慢性心肌炎患者，似乎与慢性者预后较差、急性者预后较好相关，而且其与慢性心肌炎进展为 DCM 的风险增加相关。

（3）病因与临床病理类型：①淋巴细胞性心肌炎：病程多样，可为亚临床病变或缓慢进展为 DCM，也可呈暴发性病程且可致命，或可经血流动力学支持后完全恢复，5 年生存率约为 50%。晕厥、左室或双室功能障碍（LVEF ＜ 40%）、束支阻滞、继发性肺高压是预后不良（死亡或心脏移植）的主要预测因素。②暴发性心肌炎：与一般心肌炎相比，虽然住院期间 LVEF 改善更明显，但死亡风险较高，住院及长期无心脏移植存活率更低（65% ～ 75%）。③巨细胞性心肌炎：一种罕见且常为致死性的心肌炎，临床上常以左室收缩功能急性或暴发性恶化（75%）、频发室性心律失常和心脏传导阻滞为特征，预后较差；少数患者初始症状类似于急性心肌梗死，死亡或心脏移植率高（90%），显然较淋巴细胞性或推断为病毒性心肌炎的预后更差。④嗜酸粒细胞性心肌炎：主要以嗜酸性粒细胞浸润为特征，常伴发于恶性肿瘤、寄生虫感染、过敏性心肌炎、心内膜心肌纤维化和特发性高嗜酸性粒细胞综合征。其中，过敏性心肌炎可表现为猝死或快速进展性心衰；坏死性嗜酸性粒细胞性心肌炎的预后极差，多数病例在尸检时确诊；而伴发于高嗜酸性粒细胞综合征者，病情演进一般呈数周至数月，通常表现为双心室心衰，但心律失常可导致猝死。⑤其他：非病毒性感染性心肌炎（肺炎支原体、莱姆病）、心脏结节病及乳糜泻伴自身免疫性心肌炎等的临床表现和预后各有其疾病和预后特点。

（4）心肌内病毒基因组：心肌内持续存在病毒（如肠道病毒）组基因与左心室功能障碍进展及心衰恶化相关，可能预示患者左心室功能（LVEF）逐渐恶化、对免疫抑制治疗无效。

（5）血清学标志物：可溶性肿瘤坏死因子（Fas 与 FasL）血清浓度在急性心肌炎（淋巴细胞性心肌炎为主）及新发 DCM（≤ 6 个月）住院患者中均显著升高，且在住院死亡或低 LVEF 的患者中更高。一些新发特发性 DCM 患者存在心肌炎，但预后可能很好。暴发性（主要为淋巴细胞性）心肌炎患者入院时血清 IL-10 浓度较高可能预示心源性休克和死亡风险，外周血 Th17 细胞活性较高和 T 调节细胞较低也与随后的心衰有关。这些都可能有助于预测急性与重症心肌炎的预后。

（王齐兵）

参考文献

陈灏珠 , 2016. 实用心脏病学 . 5 版 , 上海 : 上海科学技术出版社 .

林果为 , 王吉耀 , 葛均波 , 2017. 实用内科学 . 15 版 . 北京 : 人民卫生出版社 .

杨英珍 , 王齐兵 , 2003 扩张型心肌病的诊断和治疗研究进展 . 中华心血管病杂志 , 31(9):645-649.

中华医学会心血管病学分会 , 中国心肌炎心肌病协作组 , 2018. 中国扩张型心肌病诊断和治疗指南 . 临床心血管病杂志 , 34(5):421-434.

中华医学会心血管病学分会 , 中华心血管病杂志编辑委员会 , 中国心肌病诊断与治疗建议工作组 , 2007 心肌病诊断与治疗建议 . 中华心血管病杂志 , 35(1):5-16.

中华医学会心血管学分会 , 中国成人肥厚型心肌病诊断与治疗指南编写组 , 中华心血管病杂志编辑委员会 , 2017. 中国成人肥厚型心肌病诊断与治疗指南 . 中华心血管病杂志 , 45(12): 1015-1032.

Ammirati E, Cipriani M, Moro C, et al, 2018. Clinical presentation and outcome in a contemporary cohort of patients with acute myocarditis: multicenter lombardy registry. Circulation, 138:1088.

Caforio AL, Pankuweit S, Arbustini E, et al, 2013. Current state of knowledge on aetiology, diagnosis, management, and therapy of myocarditis: a position statement of the European Society of Cardiology Working Group on Myocardial and Pericardial Diseases. Eur Heart J, 34:2636.

Cooper LT Jr, Knowlton KU, 2019. Myocarditis//Zipes DP, Libby P, Bonow RO. Braunwald' s heart disease: A textbook of cardiovascular medicine. 11th ed. New York: Elsevier Inc.

Esfandiarei M, McManus BM, 2008. Molecular biology and pathogenesis of viral myocarditis. Annu Rev Pathol, 3:127.

Falk RH, Hershberger RE, 2019. The dilated, restrictive, and infiltrative cardiomyopathies. Zipes DP, Libby P, Bonow RO. Braunwald' s heart disease: A textbook of cardiovascular medicine. 11th ed. New York: Elsevier Inc.

Maron BJ, 2018. Clinical course and management of hypertrophic cardiomyopathy. N Engl J Med, 379:655.

Maron BJ, Maron MS, 2016. The remarkable 50 years of imaging in HCM and how it has changed diagnosis and management: from M-mode echocardiography tocmR. JACC Cardiovasc Imaging, 9:858.

Maron BJ, Maron MS, Semsarian C, 2012. Genetics of hypertrophic cardiomyopathy after 20 years: clinical perspectives. J Am Coll Cardiol, 60:705.

Mason JW, O' Connell JB, Herskowitz A, et al, 1995. A clinical trial of immunosuppressive therapy for myocarditis. The Myocarditis Treatment Trial Investigators. N Engl J Med, 333:269.

McCarthy RE, Boehmer JP, Hruban RH, et al, 2000. Long-term outcome of fulminant myocarditis as compared with acute (nonfulminant) myocarditis. N Engl J Med, 342:690.

Sato H, Taiteishi H, Uchida T, et al, 1990. Takotsubo-type cardiomyopathy due to multivessel spasm//Kodama K, Haze K, Hon M. Clinical aspect of myocardial injury: from ischemia to heart failure. Tokyo: Kagakuhyouronsha:56.

Veselka J, Anavekar NS, Charron P, 2017. Hypertrophic obstructive cardiomyopathy. Lancet, 389:1253.

Vriesendorp PA, Liebregts M, Steggerda RC, et al, 2014. Long-term outcomes after medical and invasive treatment in patients with hypertrophic cardiomyopathy. JACC Heart Fail, 2:630.

第 27 章 先天性心血管病

先天性心血管病（congenital cardiovascular disease，CHD）是指在胚胎发育时期心脏和大血管在发育过程中发生缺陷、部分停顿或应退化而部分未退化，导致心脏或胸腔内大血管实体性结构或者功能意义上的异常，在胎儿期和出生后即有的心血管疾病，简称先心病，是先天性畸形中最常见的一种情形。

先心病是我国大陆主要的先天性畸形，发生率已上升至出生缺陷第一位，是儿科的常见病。部分患儿又可自然或经治疗存活到成年，因此在成人心血管疾病中也占有一定比例。由于先心病临床表现可以很轻，临床极易漏诊，也可能很重，出生即死亡；而且调查人群局限性太大，如仅限于学龄儿童，或仅限于住院患者，或者不同海拔地区，加之目前胎儿产前诊断的技术提高和普及引起的终止妊娠的干扰，所以先心病患病率存在较大差异。

我国大陆调查先心病发病率多在 0.5% ～ 1.4%，死产或自然流产胎儿中的发病率达 3%。若取先心病患病率为 0.9% 来估算，中国大陆每年将有 16 万左右的先心病患儿出生。由于我国人口众多，医疗资源分配不均衡，大量的分布于医疗卫生条件较差地区的儿童期先心病患者未能得到及早的矫正而进入成年，因此成人先心病占有较高的比例，有资料统计为 0.24% ～ 0.28%。而随着医疗技术的发展，先心病的检出率逐步提高，这一比例还会增加。在美国 2 亿多人口中成人心脏病约有 90 万，以此推算，我国成人心脏病可能有 400 万左右。

需要注意的是根据国家出生缺陷数据库纵向资料比较，我国围生儿先心病生率逐年增加，2011 年围生儿先心病的发生率为 1996 年的 6.7 倍：一方面，说明我国围生期保健意识逐渐增强，先心病发生率增加与检测医疗水平提高有关；另一方面，是否与我国快速增长的经济发展带来的环境污染有关（导致发生率增加），值得深入研究。此外，调查数据还表明：孕 28 周前已经有 21.6% 的先心病因产前确诊被终止妊娠出现监测遗漏。因此，将孕 28 周前的先心病纳入流行病学统计才能更真实地反映先心病的发生情况，为进一步干预提供科学依据。

在先心病构成谱上，各地调查均显示室间隔缺损、房间隔缺损和动脉导管未闭三种畸形可占到先心病总量的 75% ～ 80%；三种畸形在各地的先后排序也有所差别，其次为单纯肺动脉瓣狭窄、法洛四联症、主动脉瓣狭窄、二叶主动脉瓣畸形等。

第一节　先天性心血管病的危险因素

心脏发育异常是一个涉及多因素条件共同作用的复杂过程，至今仍未能完全阐明，因此引起先心病的原因可能是多方面的。目前的研究结果认为先心病是由遗传因素、环境因素单独作用或两者共同作用所致，环境因素主要包括电磁辐射、大气污染、农药暴露等，以及生物因素、妊娠期疾病、妊娠期用药和孕期不良生活习惯等，其中由遗传及环境因素共同作用所致先心病占总数的 75% ～ 90%。

一、遗传因素

遗传学分析显示父亲或母亲患有先心病，子女的先心病发生概率分别为1.5%～3%、2.5%～18%，先心病患者同胞发生率达4.4%，远高于普通人群的发生率。这表明先心病受遗传因素的影响。先心病相关遗传因素发病机制主要是单基因突变、染色体畸变。现已知引起心脏发育异常的单基因突变有50种以上，单一基因突变通常影响各系统发育而不只局限于心血管系统，临床通常以一类综合征的形式存在。Holt-Oram综合征属常染色体显性遗传病，T-box转录因子家族中的*TBX5*基因的突变为其病因，临床多表现为心脏畸形合并上肢异常，常见的心脏畸形为房室间隔缺损，有时还合并有各种心律失常的发生。Alagille综合征临床特点表现为多系统发育异常，如慢性胆汁淤积、眼部异常、特殊面容等，90%以上患者合并心血管畸形，如肺动脉狭窄、瓣膜缺损、室间隔缺损、冠状动脉异常等，*JAG1*基因突变或缺失为其致病原因。非综合征性先天性心脏病单基因突变导致的先心病多呈偶发性，如*NKX2.5*基因突变临床有房间隔缺损、室间隔缺损、法洛四联症、肺动脉狭窄、肺动脉闭锁等不同表型，*CRELD1*突变导致房室间隔缺损。

染色体畸变包括染色体数目异常和结构异常，目前发现人类染色体病中约有50种伴有心血管异常。常见的主要有21-三体综合征（唐氏综合征），40%～50%的患者出现心血管畸形，而18-三体综合征（Eward综合征）心血管受累的概率接近100%，13-三体综合征（Patau综合征）心血管受累的概率约为80%，心血管畸形多表现为室间隔缺损、房间隔缺损、动脉导管未闭、肺动脉瓣狭窄、主动脉缩窄等，亦可表型为严重畸形如大动脉转位、法洛四联症、心内膜垫缺损等。

二、环境因素

与先心病发病相关的环境因素大致可以分为母体因素和外界环境因素。母体因素包括母体宫内感染、妊娠期疾病及用药、母体行为习惯等，外界环境因素包括空气及水污染、化学污染、物理辐射、心理问题等。妊娠早期尤其2～8周的风疹病毒、巨细胞病毒感染常引起动脉导管未闭及肺动脉口狭窄。母体合并糖尿病多导致房室间隔缺损、二尖瓣脱垂、肺动脉狭窄、法洛四联症等先心病的发生。妊娠期吸烟、饮酒、铅暴露、甲醛、放射线等外界刺激以及高龄（35岁以上）也能导致先心病的发病风险增加。此外，高原地区的动脉导管未闭、房间隔缺损显著高于低海拔地区，说明出生地海拔高度与先心病的发生有关。

第二节 先天性心血管病的病理生理学

先心病由于畸形的位置、大小和复杂程度不同，对血流动力学的影响不同，相应表现为不同的病理生理学改变。但是根据解剖学可分为梗阻、交通、错位三种类型，不同类型的先心病可单独或同时存在两种或三种结构异常。

一、梗阻

梗阻是指跨瓣膜或大动脉血流梗阻，如果完全性梗阻则称为“闭锁”。临床常见的有肺动脉瓣狭窄、右心室流出道狭窄、主动脉瓣狭窄、主动脉缩窄等。梗阻在梗阻两侧会产生一个压力梯度，梗阻侧的压力高于正常其上游发生肥厚，而梗阻下游表现为大动脉迂曲或狭窄后扩张，如左心室流出道梗阻导致上游心室扩大和肥厚，肺动脉瓣狭窄导致右心室肥厚和肺动脉干瘤样扩张。

二、交通

交通是指心腔间或大血管间相通。临床常见的有动脉导管未闭、室间隔缺损、房间隔缺损、主肺动脉缺损、先天性二尖瓣脱垂等。交通（缺损）两侧存在压力梯度，会导致压力低的一侧血流量增加，表现为相应心腔前负荷增加、心腔的扩大，而压力高的一侧可出现“盗血”现象。如房间隔缺损，左心房血液流入右心房，右心系统前负荷增加出现右心增大。冠状动脉肺动脉瘘可出现冠状动脉远端供血不足、心绞痛症状。此外，右心系统或静脉系统的栓子可通过异常交通如卵圆孔未闭、右向左分流的动脉导管未闭进入体循环系统，引起反常栓塞。交通引起的病理生理改变与交通的大小或分流量相关。

三、错位

错位主要指大动脉和（或）大静脉错位，也包括体循环静脉与左心的反常连接或肺静脉与右心的反常连接。错位多数情况下与交通或梗阻同时发生。大动脉错位，主动脉发自右心室而肺动脉发自左心室，除非合并异常交通或心室颠倒，否则患者难以存活。同样，完全性肺静脉异位引流时全部肺静脉直接进入右心房或体循环的静脉系统，通常需要与房间隔缺损并存，回流入右心房的混合动静脉血经房间隔缺损流入左心房，再由左心室排送入体循环。肺循环血流量大、压力高，很快出现肺动脉高压、右心衰竭。部分性肺静脉异位引流的右心衰竭进展速度则与引流量大小相关。

临床中患者可以同时有两种或两种以上心血管畸形并存，其病理生理变化与解剖类型有关。例如，室间隔缺损与房间隔缺损合并存在时心房及心室水平均出现左向右分流，分流血量及肺循环血流量均较二者单独存在时明显增加，肺动脉高压、右心增大相对出现较早。室间隔完整的肺动脉瓣闭锁患者血液通过卵圆孔进入左心房及体循环，左心前负荷增加表现为左心肥厚、扩大，持续的动脉导管开放则维持了体循环血液的氧供，对患儿的存活起了关键作用。

第三节　先天性心血管病的临床分类

先心病的分类方法有多种，临床常用的是根据血流动力学和病理生理变化进行分类。

一、根据血流动力学结合病理生理变化的分类

1. *无分流型（无紫绀型）*　心血管畸形未构成左右两侧循环之间的异常交通，所以左右心系统或动静脉之间不产生动静脉血液混合，不产生紫绀。包括主动脉缩窄、肺动脉瓣狭窄、主动脉瓣狭窄及单纯性肺动脉扩张、原发性肺动脉高压等。

2. *左向右分流型（潜在紫绀型）*　心血管畸形形成了体肺循环之间的异常交通。通常情况下左心系统压力高于右心系统，动脉血通过异常交通混入静脉血，临床不出现紫绀。当出现啼哭、屏气或其他病理情况，致使肺动脉或右心室压力增高并超过体循环或左心系统压力时，静脉血混入动脉系统而出现暂时性青紫。随着病情进展，如进展到艾森门格综合征，肺动脉压力持续性升高，右心系统压力超过左心系统，临床就表现为持续性紫绀，如房间隔缺损、室间隔缺损、动脉导管未闭、主肺动脉隔缺损，以及主动脉窦动脉瘤破入右心或肺动脉等。

3. *右向左分流型（紫绀型）*　该组所包括的畸形构成了左右两侧心血管腔内的异常交通。右心系统的静脉血，通过异常交通（错位）分流入体循环系统，可出现持续性紫绀，如法洛四联症、右心室双出口和完全型大动脉转位、永存动脉干、肺动 - 静脉瘘、腔静脉异位引流等。

二、Silber 分类

以病理变化为基础，结合临床表现和心电图表现对先心病进行分类。

（1）单纯心血管间交通，包括心房水平分流（如房间隔缺损、Lutembacher 综合征、肺静脉异位引流、单心房及三心房）、室间隔缺损、动脉导管未闭及主肺动脉隔缺损。

（2）心脏瓣膜畸形，包括主动脉瓣狭窄、主动脉瓣二叶畸形、肺动脉瓣狭窄、肺动脉瓣关闭不全、三尖瓣下移畸形（Ebstein 畸形）等。

（3）血管畸形，包括主动脉缩窄、假性主动脉缩窄、主动脉弓畸形、永存动脉干、主动脉窦瘤、冠状动 - 静脉瘘、肺动脉畸形（起源于主动脉）、原发性肺动脉扩张、肺动 - 静脉瘘、肺动脉狭窄及永存左上腔静脉。

（4）复合畸形，包括法洛四联症、完全性心内膜垫缺损、大血管转位、单心室、三尖瓣闭锁及肺动脉瓣闭锁合并完整室间隔。

（5）立体构相异常，包括右位心合并内脏转位、单纯右位心、中位心及左位心。

（6）心律失常，包括先天性房室传导阻滞、先天性束支传导阻滞、致命性家族性心律失常及预激综合征。

（7）心内膜弹力纤维增生症。

（8）家族性心肌病。

（9）心包缺失。

（10）心脏异位和左心室憩室。

第四节　先天性心血管病的临床表现和诊断

先心病的临床表现与引起的病理解剖和病理生理变化密切相关。有些先天性畸形如永存左上腔，其引起的病理解剖和病理生理变化并不重要，患者可以既无症状也无有关的体征。单纯的镜面右位心患者无特殊临床症状，但临床体检可发现特殊的体征。多数先心病具有特殊的体征，尤其是典型的杂音。无分流类和左至右分流类的患者，病理解剖及血流动力学改变较轻的患者临床症状轻微且进展缓慢、出现较晚，病变比较严重及右至左分流的患者症状严重且出现较早。

（一）临床症状

本病临床症状与先心病畸形的类别、严重程度密切相关。

（1）首先是对生长发育的影响。轻症患者对生长发育影响不大；病情重者，会引起生长发育障碍，尤其是紫绀型患者，其身长和体重明显低于同龄儿。此外，先心病患者更容易反复并发肺部感染及心衰引起的消化道症状，进一步影响生长发育。

（2）紫绀是先心病的常见表现。左向右分流患者在啼哭、屏气或其他增加右心压力的情况时，静脉血经交通进入体循环引起动脉血氧降低，临床出现一过性紫绀。随着病程进展，肺动脉压力持续性升高为阻力型肺动脉高压，左向右分流转变成双向分流或右向左分流，紫绀就持续出现并且伴有杵状指（趾）。持续性低氧血症引起代偿性红细胞增多，进而增加血栓形成、矛盾性栓塞、凝血功能障碍等风险。

（3）心力衰竭也是先心病的常见表现。左向右分流的患者由于心脏前负荷增加和继发的肺动脉高压而出现心功能不全，无分流的梗阻性先心病患者由于后负荷增加、心肌肥厚更多表现为舒张性心功能不全，右向左分流的患者则通过异常分流、缺氧等出现心功能不全。心力衰竭症状出现的早晚与畸形的具体情况有关。室间隔完整的肺动脉瓣闭锁一旦动脉导管闭合则迅速出现症状，严重的瓣膜关闭不全可在出生后 12 ～ 18 小时出现，而小型房间隔缺损可能终生不出现心衰表现。

（4）合并综合征的先心病患者通常有特征性的，如智力低下、身材矮小、骨骼发育异常、特殊面容、语言发育落后等。此外，常发生感染性心内膜炎并引起相应症状，包括严重心律失常、血栓栓塞表现和猝死。引起肺部血供减少的先心病患者，更易于感染肺结核。

（二）体征

多数先心病有特征性的心脏或血管杂音，由于病变性质杂音多数伴有震颤，其性质、主要听诊部位和分布范围随病变的不同而各异。其他常见的体征还有发育不良、紫绀、杵状指（趾）、胸廓畸形、心前区隆起、心尖搏动异常、血压和脉搏变化等。其中，紫绀、杵状指（趾）见于有右至左分流及艾森门格综合征患者；右心室增大是引起心前区隆起的原因；血压可增高（如主动脉缩窄时上肢血压增高）、降低（如严重主动脉口狭窄）或脉压增宽（如动脉导管未闭等），引起相应的脉搏触诊改变和周围血管征。

（三）诊断

患者以前述先心病表现或其他原因如上呼吸道感染、肺炎、腹泻、儿保等就诊，如果具有以下两项或多项异常，常提示先天性心血管疾病。

（1）心前区杂音（连续性杂音，先天性心血管病诊断把握性大）。

（2）心腔肥厚或扩大。

（3）胸片可见肺血管影。

（4）胸片可见异常心脏阴影。

（5）紫绀伴或不伴杵状指（趾）或红细胞增多症。

（6）心电图异常。

根据患者的临床表现及线索，结合超声心动图、经食管超声心动图、心脏及大血管 CTA 等辅助检查一般可以明确诊断，右心导管和选择性心血管造影检查通过测定各心腔的压力和血氧含量，计算出心排血量、心排血指数和阻力等指标，可进一步明确分流水平、定量分析分流量及心功能状态，并可进行急性肺血管扩张试验判断肺动脉高压的状态，为进一步的手术治疗提供依据。

第五节 先天性心血管病的治疗

一、手术治疗

目前手术治疗仍是先心病的主要治疗手段。先心病的手术治疗包括传统外科修补及经皮心导管介入治疗。手术的目的是纠正畸形，恢复正常解剖结构；对于无法手术或已丧失手术矫治时机的先心病采用改善症状的姑息手术；心脏移植或心肺联合移植主要用于终末期心脏病及无法用目前的手术方法治疗的复杂先心病。近年来随着人工智能、虚拟现实和三维打印技术应用，采用胸腔镜、小切口及机器人辅助技术的微创手术，不但提高了外科手术有效性及安全性，还具有减少创伤、美容等优点。此外，胎儿心肺转流下的复杂心脏畸形矫治手术研究也处于探索中。

先心病的介入治疗是经皮穿刺外周血管，在X线透视引导和超声心动图的辅助下，将导管推送至病变的相应部位进行治疗的方法。近年来随着影像学、导管技术和器械的不断改进和发展，介入治疗在一定范围已经取代外科手术治疗。主要有两类：一类是采用球囊扩张和（或）支架植入法解除血管及瓣膜的狭窄；另一类是特制封堵装置堵闭缺损或异常通道。尤其对于一些暂时无法外科手术、手术矫治不彻底或术后残余漏等情况，介入治疗更有优势。

二、药物治疗

先心病药物治疗主要是针对晚期并发症，如心力衰竭、心律失常、肺动脉高压、血栓栓塞事件等，但与其他心脏病不同，所选择的药物更多来源于临床经验，因为到目前仍缺乏相应的大样本的随机对照研究。

三、镶嵌治疗

随着介入技术的发展，越来越多的先心病从以往的单纯外科开胸手术治疗，逐渐转变为手术和介入共同治疗，也就是镶嵌治疗（hybrid procedure）。镶嵌治疗将内科介入技术的微创优势与外科手术的适应证优势相互结合，减少了手术的创伤、扩大了手术适应证范围，改善了手术效果，同时降低了手术和介入治疗各自的风险，也减轻了患者的痛苦。目前开展的镶嵌治疗有外科术前的球囊房间隔造口术、体肺动脉侧支血管栓塞术等；术中的经皮胸前穿刺治疗婴幼儿先天性瓣膜狭窄、经胸肺动脉闭锁球囊扩张术，以及内外科联合间隔缺损封堵术等。

第六节 先天性心血管病的预后

多数先心病患者如及时手术治疗，可以和正常人一样恢复正常，生长发育不受影响。个别先心病如婴幼儿小型房间隔缺损、室间隔缺损有可能自然闭合。某些患者通过自行建立的侧支循环使症状缓解，也有些患者解剖病变复杂目前尚不能施行手术，这类患者应根据病情做好心肺功能评估。

既然先心病是由遗传因素、环境因素共同作用所致，那么预防宫内感染、避免药物影响、地理环境等措施，尤其是在胚胎发育的第2～8周，也就是心脏发育的关键时段，都可能减少先心病的发病。近年来，对于有先心病家族史的孕妇，在妊娠中期行胎儿超声心动图进行检查，有可能发现心脏畸形，若有复杂畸形则可考虑终止妊娠。

从遗传观点来看，单纯先天性心脏病先证者，并不禁止结婚，但男女双方均患有先心病则不宜婚配。近年来已经可以在妊娠早期抽取绒毛或者妊娠中期抽吸羊水进行染色体分析，一旦发现有染色体畸变，可立即终止妊娠，以免异常胎儿的娩出。

第七节 常见左向右分流的先天性心血管病

一、房间隔缺损

房间隔缺损（atrial septal defect，ASD）是指在胚胎发育过程中原始心房间隔在发生、吸收和融合过程中出现异常，出生后左、右心房之间仍有血液分流的一种先天性心脏发育畸形。ASD 占所有先天性心脏病的 10% ～ 20%，占成人先天性心脏病的 20% ～ 30%，女性多见，男女发病率之比为 1 ：（2 ～ 3），而且有明显的家族遗传倾向。

（一）病理解剖

ASD 的位置和大小可有较大差异，缺损孔径大小悬殊，从一个小孔到整个间隔缺如，后者一般称为单心房。最常见者直径多为 20 ～ 30mm。房间隔缺损亦可呈双孔、多孔，甚至筛孔样多个缺损存在。

根据 ASD 胚胎学发生机制和解剖学特点可将 ASD 分为继发孔型和原发孔型，前者常见，占 ASD 的 60% ～ 70%，占 40 岁以上成人先天性心血管病患者的 30% ～ 40%。缺损位于房间隔中央卵圆窝部位，因胚胎期继发隔发育不良或原发隔吸收过多，两层膜不能覆盖所致。后者占 ASD 的 15% ～ 20%，缺损位于房间隔的下部，由原发房间隔发育不良或者心内膜垫发育异常导致，其上缘为原发房间隔形成的弧形边缘，下缘为二尖瓣、三尖瓣的共同瓣环，需外科手术矫治。卵圆孔未闭一般不列入 ASD 畸形之中，其发生率在成人中占 20% ～ 30%。平时可无血液分流，右心导管检查时导管可通过其进入左心房。本章所讲述的房间隔缺损指的是继发孔型房间隔缺损。

继发孔型房间隔缺损，根据其缺损所在房间隔的部位，通常分为以下 4 种类型。

1. 中央型　又称卵圆孔型，位于房间隔中部，相当于卵圆窝的部位，多数有完整的缺损边缘，可占继发孔型房间隔缺损的 75% 左右。呈椭圆形，距离传导系统较远，多为单发，个别为双孔或筛孔样。

2. 下腔型　约占 10%，缺损位于房间隔的后下部，缺损下方没有完整的房间隔边缘，而是和下腔静脉入口相延续，左心房后壁构成了缺损的后下缘。

3. 上腔型　又称静脉窦型，位于房间隔的后上方，缺损与上腔静脉入口之间往往没有明确的界限，卵圆窝仍在正常位置。此型常合并右上肺静脉异位连接，发生率可达 90%。

4. 混合型　即同时有上述两种以上类型的巨大房间隔缺损。

继发孔型房间隔缺损可单独存在，15% ～ 20% 的房间隔缺损病亦可并发其他畸形，常见如室间隔缺损、动脉导管未闭、肺动脉瓣狭窄、肺静脉异位引流等。

（二）病理生理

ASD 的血流动力学改变是在心房水平存在左向右的分流。正常左心房压力为 4 ～ 8mmHg，右心房压力为 0 ～ 5mmHg，ASD 时血液由压力较高的左心房流向压力较低的右心房。缺损越大，分流量越大。此外，右心室较左心室壁薄，顺应性更好，在心室舒张时右心房血液全部流入了顺应性更好的右心室。出生后随着年龄增长，肺血管阻力下降，右心室变薄，顺应性改善，通过 ASD 的分流量增大。右心室前负荷显著增加，肺血增多，肺小动脉出现内膜增厚、中层肥厚及管腔狭窄，肺血管阻力和肺动脉压增高伴右心增大，肺动脉逐渐出现不可逆病理改变，当右心压力超过左心时，临床出现发绀、右心衰竭等症状，亦即艾森门格综合征。部分成年 ASD 患者合并高血压、冠心病等因素，造成左心室顺应性降低，左至右分流进一步增加，加速右心衰竭的进程。

（三）临床表现

1. 症状　多数患者可长期无明显症状。少数分流量大的患儿因反复上呼吸道感染和肺炎影响生长发育，活动耐量降低。年龄大于 40 岁的逐渐出现轻重不等的劳力性呼吸困难、运动耐量降低，部分出现房性心律失常如阵发性房性心动过速、心房颤动、心房扑动而表现为反复心悸。

2. 体征　绝大多数患者生长发育正常。缺损较大者可见心前区隆起，心前区呈抬举性搏动。约 10% 的患者在胸骨左缘第 2、3 肋间可触及收缩期细震颤。听诊可发现，第一心音增强，第二心音固定分裂明显，在胸骨左缘第 2、3 肋间可闻及喷射型收缩期杂音，其响度常不超过 3/6 级，但向两肺传导，可在腋部闻及，系肺动脉血流量增加所致。剑突下或其左缘可能有舒张中期隆隆样杂音，系三尖瓣的血流量明显增加致三尖瓣相对性狭窄，吸气时杂音加强。

（四）辅助检查

1. 心电图　可见电轴右偏，而不完全性或完全性右束支传导阻滞、右室肥大是 ASD 的心电图特征表现。40 岁以上患者常有多种房性心律失常，如频发房性早搏、阵发性房性心动过速、心房扑动及心房颤动。

2. X 线检查　心脏扩大和肺血增多的程度与分流量大小相一致。典型胸部 X 线表现为右房、右室扩大，肺动脉段突出，主动脉结缩小，肺纹理增多（肺充血），透视时可见肺门舞蹈征。

3. 超声心动图　二维超声心动图可以清楚显示右心房、右心室内径增大，肺动脉内径增宽，房间隔部分回声失落，并准确测量缺损直径大小。彩色多普勒可进一步观察和测量血液分流方向、分流速度和分流量。经食管超声心动图可精确评估房间隔缺损的边缘长度、边缘的厚度等。此外，超声心动图还可测算出肺动脉压增高程度。

4. 心导管检查　导管可经房间隔缺损从右心房进入左心房，右心房水平血氧含量超过上、下腔静脉平均血氧含量 1.9% 容积即有诊断意义。对合并肺动脉高压的患者，右心导管检查可直接测量肺动脉压力，计算肺血管阻力，并可行急性肺血管扩张试验，对于确定有无手术适应证、估计手术预后具有指导意义。

（五）诊断和治疗

典型病例通过询问病史、体格检查，结合心电图、胸片，特别是超声心动图检查，可以明确诊断。对于合并明确肺动脉高压者可行右心导管检查，以明确手术指征和判断预后。

手术治疗仍是房间隔缺损的主要治疗手段，手术方式包括外科修补和介入封堵术。药物治疗主要针对其合并症，如心力衰竭、心律失常等。

一般认为只要超声检查有右室容量负荷增加的证据，均因尽早关闭缺损。对于缺损直径小于 10mm 的小型 ASD，虽然无明显心脏扩大、心力衰竭的症状，但是考虑矛盾栓塞和脑脓肿的可能，目前也建议成人小型 ASD 行介入治疗。手术治疗的禁忌证主要是艾森门格综合征。手术时机一般建议在学龄前。未经治疗的中大型 ASD 在 20 ～ 30 岁将发生充血性心力衰竭和肺动脉高压，特别是 35 岁后病情发展迅速。此外，部分患者可因矛盾性血栓而引起脑血管栓塞。

二、室间隔缺损

室间隔缺损（ventricular septal defect，VSD）是指胚胎发育过程中左、右心室间隔完整性受到破坏、出现异常的沟通，并造成血流动力学的紊乱，多单独存在，亦可与其他畸形合并发生。室间隔缺损为最常见的先天性心脏畸形，发生率约占成活新生儿的 0.3%，占先心病的 25% ～ 30%。由于 VSD 有比较高的自然闭合率，约占成人先天性心血管疾病的 10%，女性略多于男性。

（一）病理解剖

胚胎发育过程中，室间隔各部分在交界处发育不完善或融合不好，即形成某一部分间隔发育缺如，如膜部间隔、肌部缺损或多个缺损，窦部及膜部均缺损形成巨大混合型缺损。室间隔缺损的部位、大小和数目变异大，与邻近重要组织结构的关系如传导束、三尖瓣和主动脉瓣等各有不同，变异大而复杂。缺损形态可呈圆形、椭圆形、不规则。临床常根据胚胎发育、缺损的部位、形态学特征将 VSD 分为漏斗部缺损、膜部缺损和肌部缺损三大类型。

1. 漏斗部缺损　位于圆锥间隔与肌部间隔连接线以上、肺动脉瓣以下，约占 20%。又可分为肺动脉瓣下型室间隔缺损（干下型缺损）和嵴内型缺损。

2. 膜部缺损　室间隔膜部虽然面积小但发育局部薄弱，此型最为多见。膜部缺损常呈圆形，缺损直径与膜部间隔的大小相似，其边缘常有三尖瓣到达右心室窦部或圆锥部的腱索附着。圆锥间隔发育完整，将主动脉根部与右心室侧壁隔开。膜部缺损容易自然闭合，占室缺总数的 65% ～ 80%。此类型可分为 3 个亚型。

（1）单纯膜部缺损：局限于膜部间隔的小缺损，大多周边均有白色纤维组织组成，可与三尖瓣隔瓣腱索粘连，易形成假性膜部瘤，有的纤维组织或腱索横跨于缺损中间而将缺损分为两个或多个孔隙。容易自然闭合。

（2）嵴下型膜部缺损：室上嵴下方的膜部缺损，常较大，后下缘常有一部分残留的膜部间隔存在，其后上缘常与主动脉瓣右叶紧邻。

（3）隔瓣下型膜部缺损：缺损大部分位于三尖瓣隔瓣下方，前上缘常有部分残留膜样间隔组织，后下缘常有一部分残留的膜部间隔存在，距主动脉瓣稍远而距房室结及希氏束很近，常产生类似心内膜势缺损的心电图变化而易混淆。

3. 肌部缺损 缺损位置均较低，四周均为肌性组织，好发部位为心尖处。可单发或多发，形态大小不一。肌部室间隔缺损常位于小梁间，手术修补有一定难度。此型缺损白种人较东方人多见，中国人临床较少见。

此外，临床上偶尔可见到巨大的室间隔缺损，受累的室间隔不限于一个部分，而可能是多个部分或几种类型的室间隔缺损融合在一起，形成混合型室间隔缺损。

（二）病理生理

VSD 的病理生理改变主要来源于心室水平分流引起的血流动力学改变。正常情况下左心室压力高于右心室，血液由左到右分流，造成肺循环血流量增加，肺动脉压力升高。VSD 对胎心并不增加负担。新生儿期肺动脉的肌层比较厚，肺血管阻力高，分流量往往较小。随着生长，肺小动脉向成人型演化时肺小动脉扩张，管腔扩大，肌层变薄，肺血管阻力下降。如果缺损较大，此时可产生大量左到右的分流。因此，1 岁以内婴儿（尤在 3 ～ 6 个月时）易发生心力衰竭。

当肺小动脉逐渐演化至正常后，肺血流量的增多及肺动脉压力的升高，又可引起肺小动脉壁的变化，肺血管收缩，管壁增厚，使肺血管阻力再度增高。此时左向右的分流量可以相对减少，症状又可减轻。但随着年龄的增长，最终出现不可逆的肺小动脉末梢闭塞、阻力性肺动脉高压。最终分流方向转变成为右到左或双向分流，发展成为艾森门格综合征。

VSD 的血流动力学改变与缺损的大小有关。小型缺损的分流量很小，可无功能上的血流动力学紊乱。中等大小的缺损有明显的左向右的分流，肺动脉压正常或轻度升高，发展成为艾森门格综合征者较少。大型的室间隔缺损左向右的分流量大，肺循环血流量为体循环血流量的 1 ～ 5 倍，肺血管阻力往往显著增加，相对较短时间即可发展成为持续性肺动脉高压。

Fyler 等根据血流动力学的改变将 VSD 分为 4 型：

（1）Ⅰ型：小型缺损，又称 Roger 病，无心功能紊乱，肺动脉压正常。

（2）Ⅱ型：大型 VSD，左向右分流量大，肺动脉压力升高。

（3）Ⅲ型：室间隔缺损伴肺血管梗阻性病变（肺动脉阻力 / 体动脉阻力＞ 70%），临床出现肺动脉高压征象，分流量小或为双向分流，甚至发生右向左分流。

（4）Ⅳ型：室间隔缺损伴右心室流出道梗阻，右心室和肺动脉间的压力差＞ 25mmHg。

（三）临床表现

1. 症状 小型 VSD，患者多长期无症状，生长发育正常，多在体格检查时发现。中型 VSD 常在婴儿期即出现症状，吮奶时气急，体重低于同龄正常小儿，反复肺部感染且不易控制。随着生长发育，缺损可能相对变小，左到右分流量减少，呼吸困难症状减轻。大型 VSD，出生后 2 ～ 3 周即可发生症状，平均 6 周出现心衰。呼吸困难呈进行性加重，反复肺部感染，甚至于休息时亦可有显著呼吸急促。可有轻度紫绀，因此患者的生长发育会受到影响。但很多婴儿于 6 个月以后情况可渐渐改善，系缺损变小或左到右分流量减少所致。随着肺血流持续增多，中大型缺损患者肺动脉压逐渐升高，由动力性演变成阻力性肺动脉高压，患者出现紫绀、充血性心力衰竭等表现。

2. 体征 小型 VSD，特征性表现是胸骨左缘第 3 ～ 4 肋间可闻及收缩期杂音伴有收缩期震颤，响度 3/6 ～ 4/6 级，杂音出现于收缩早、中期，性质较柔和。缺损很小时可无震颤。若为肌部缺损则杂音最响部位可在心尖部。中大型 VSD 患者可见心前区隆起，心尖搏动向左下移位，胸骨左缘第 3 ～ 4 肋间可触及收缩期震颤，听诊胸骨左缘第 3 ～ 4 肋间收缩期反流性杂音并向心前区广泛传导，心尖部可闻及舒张期流量性杂音，系大分流量引起二尖瓣相对性狭窄所致。肺动脉压升高者肺动脉区第二心音亢进伴分裂。患者出现右向左分流时除口唇紫绀外，上述心杂音和震颤可减轻甚至消失，但肺动脉瓣区第二音更亢进，甚至出现舒张期肺动脉瓣反流性杂音。晚期可见杵状指（趾）。

（四）辅助检查

1. 心电图检查 小型 VSD 心电图大多正常，

中大型 VSD 心电图可表现为左心室肥大、正常心电图、双室肥大、右室肥大。

2. *X 线检查* 小型 VSD，心脏和大血管影形态均属正常。中型 VSD 可见左心室扩大，肺动脉突出、肺纹理增多。大型 VSD 肺野充血，肺动脉扩张，肺动脉段隆突，透视可见肺门舞蹈征，肺野外带血管纹理变细、扭曲。心影可表现为左房、左室扩大，或左房、左室、右室扩大，或左、右室扩大等不同类型。主动脉结正常或偏小。

3. *超声心动图* 二维超声心动图不仅可以显示 VSD 的部位，还可判断有无其他合并畸形；脉冲多普勒有助于小的多发性缺损检出；此外，还可通过右心室腔的大小、右心室壁的厚度、收缩期间延长，以及肺动脉瓣的活动情况来判断肺血管阻力。

4. *心导管检查和左室造影检查* 小型 VSD，右室压力和肺动脉压力正常。中大型 VSD 右心室水平血氧含量升高，超过右心房平均血氧含量 0.9% 以上支持诊断。导管检查可以计算肺血管阻力，有助于决定手术指征。左心室选择性造影可以粗略地判断分流量及缺损的解剖类型。

（五）诊断和治疗

典型的胸骨左缘第 3 ～ 4 肋间听到粗糙的全收缩期杂音伴有震颤体征，结合心电图、胸部 X 线及超声心动图一般可明确诊断，心导管检查有助于手术指征评估。临床注意与主动脉瓣狭窄、肺动脉瓣狭窄、房间隔缺损、动脉导管未闭、右心室流出道狭窄、法洛四联症鉴别。

手术治疗是 VSD 的主要治疗手段，可以达到根治目的。手术方式包括外科修补和介入封堵术，其中膜周部缺损、肌部缺损是介入治疗的适应证。鉴于室间隔缺损有较高的自然闭合的可能，所以对于确诊为患儿是否需要手术治疗，应根据症状、体征、心电图及血流动力学改变等具体情况区别对待。分流量小的室间隔缺损，无明显临床症状，肺循环血流量与体循环血流量之比＜ 2、肺动脉压力及肺血管阻力正常者，可严密观察，期待自然闭合。2 岁以上即使无明显症状但肺动脉压升高的患儿，应尽早治疗，以免进展为阻力性肺动脉高压。对于合并有主动脉瓣关闭不全的患者应尽早手术治疗，以免关闭不全加重。但如果在婴幼儿期即已出现显著症状者，应争取早期手术。手术时机一般建议在学龄前期，96% 的自然闭合发生在 5 岁以前，6 岁以后自然闭合的可能性明显减小。患者一旦出现紫绀或胸片提示肺动脉段明显突出但肺血少或右心室肥厚的依据，就提示可能存在手术禁忌证。

药物治疗主要针对其合并症，如心力衰竭、肺动脉高压等。室间隔缺损易并发感染性心内膜炎，应根据药敏使用有效足量抗生素，疗程 4 ～ 6 周，并及时清除感染灶。手术治疗原则上需在感染控制 3 个月之后。

患者预后与缺损大小及出生后的肺血管阻力变化有关。小型 VSD 比较容易自然闭合。未治疗的大型 VSD 婴儿多于 1 岁因急性左心衰竭、反复肺部感染死亡，部分合并有持续性肺动脉高压患者预后较差，2 岁内死亡者可高达 25%。中大型室间隔缺损随着年龄增长，肺血管病变逐渐加重，青春期逐渐出现右向左分流、严重紫绀，临床表现为艾森门格综合征，多于 40 岁以前死亡。死亡原因主要有大咯血、红细胞增多症、脑脓肿、脑梗死或心力衰竭。手术如获成功预后通常良好，症状明显改善或消失，心脏杂音减轻或消失。

三、动脉导管未闭

动脉导管未闭（patent ductus arteriosus，PDA）是一种常见的先天性心血管病，占心血管畸形的 15% ～ 21%，居第 2 位。本病多见于女性，男女之比为 1 ：（2 ～ 3）。

动脉导管是由内胚胎左侧第 6 主动脉弓形成，连接于主动脉峡部和肺动脉分叉处的血管管道。胎儿期其主要功能是将含有氧气和养料的右心室血转运至主动脉，以满足胎儿代谢的需要。通常在出生后 2 ～ 3 周永久性闭合，出生后 8 周左右 80% 的动脉导管完成解剖闭合，如导管依然开放，即为动脉导管未闭。

（一）病理解剖

通常动脉导管的肺动脉口正好位于肺动脉干分叉处左侧，紧靠左肺动脉起始部；主动脉端开口在主动脉前侧壁，左锁骨下动脉开口的远侧部。未闭动脉导管长度多为 5 ～ 10mm，直径差异很大，为 1 ～ 20mm，多数情况导管主动脉侧扩张呈壶腹，口径大于肺动脉侧。根据未闭动脉导管的解剖形态，可将其分成管形、漏斗形、窗形和动脉瘤形 4 种。漏斗形是最为常见，而管形多为中、小导管；

窗形多为巨大导管，较少见，较早出现肺动脉高压；动脉瘤形为导管中部呈瘤样膨大，不常见。

PDA 多数以单纯型形式出现。5% ～ 10% 的患者可合并其他心血管畸形，包括室间隔缺损、房间隔缺损、主动脉缩窄、肺动脉瓣狭窄、主动脉瓣狭窄及二尖瓣关闭不全等。

（二）病理生理

出生后动脉导管未闭持续存在，由于主动脉压力不论在收缩期还是舒张期都高于肺动脉，所以引起连续的主肺动脉间的左至右分流。PDA 所引起的血流动力学变化，主要决定于导管的粗细以及肺动脉压和主动脉压间的差距。如果导管细小、肺动脉压正常，则分流量不大，血流动力学改变也不十分显著。中等粗细的 PDA，左至右分流相对增多，左心房和左心室的前负荷增加，进而出现左心系统扩大及左心室肥厚，甚至左心衰竭。肺血流增多，早期肺血管扩张，伴有反应性肺小动脉痉挛并逐渐出现管壁增厚、动力性肺动脉高压。分流持续存在，肺小动脉出现内膜增生，管腔狭窄，血栓形成，最终出现不可逆的肺小动脉末梢闭塞、阻力性肺动脉高压。一旦肺血管阻力高于体血管阻力，左至右分流就变为右至左分流，临床上出现紫绀及右心衰竭的症状，亦即艾森门格综合征。如果导管粗大，主动脉压可直接传递给主肺动脉，导致肺动脉压升高，患者较早即可出现紫绀、右心衰竭的症状。

需要注意的是，通常 PDA 主动脉侧开口位于左锁骨下开口以远，所以临床上出现的为差异性紫绀，即下肢紫绀较上肢重，左上肢紫绀较右上肢重。

（三）临床表现

1. *症状*　PDA 患者的症状取决于导管的大小、肺血管阻力、年龄及有无合并畸形。PDA 细小，分流量小，可无症状。PDA 粗大者易反复患上呼吸道感染和肺炎，可于婴儿期即发生左心衰竭，生长发育亦受影响。很多患者在就诊时因心脏杂音而被诊断。青少年时期，发生感染性心内膜炎的危险性较大；随病程进展多数将出现肺动脉高压和右心衰竭。最常见的症状为逐渐加重的劳力性呼吸困难、运动耐量下降。当病程进展到右向左的严重肺动脉高压时，患者可出现特征性的差异性紫绀。

2. *体征*　导管细小者除可能闻及胸骨左缘第2肋间连续性机器样杂音外无特殊发现，甚至表现为“哑型”（无明显杂音）。多数患者可见心尖搏动向左下移位，在胸骨左缘第1、2肋间可扪及连续性震颤，以收缩期更为明显。听诊可发现胸骨左缘第2、3肋间典型的收缩期增强的连续性机器样杂音，可向左锁骨下传导，响度可有较大差别。肺动脉压升高接近主动脉压水平时，开始时连续性杂音的舒张期部分减轻以至消失，只剩下收缩期杂音，最后收缩期成分也可完全消失。

动脉导管未闭伴有大量左向右分流时，收缩压正常或略高，舒张压下降，脉压增大。体动脉收缩压增高，舒张压降低，脉压变大，临床可有水冲脉、毛细血管搏动征、股动脉枪击音。晚期患者可出现差异性紫绀，杵状趾较杵状指常见。

（四）辅助检查

1. *心电图*　PDA 患者约有近1/3心电图正常，其余则为不同程度的左心室、双心室或右心室肥大。心电图若出现双心室肥厚，伴有电轴右偏及右心室肥厚劳损者，则提示为严重肺动脉高压。

2. *X 线检查*　胸部 X 线表现取决于分流的大小及其持续时间，还取决于肺动脉压高低及心力衰竭有无。内径 5mm 以下的动脉导管，胸部 X 线检查通常可正常或轻度改变，左心室轻度扩大，主动脉结正常或稍增宽，肺动脉段平直或轻度隆凸，肺血稍增多，肺纹理清晰。典型 X 线表现为心影明显增大，尤其是左心室更为明显，主动脉结增宽，肺动脉段隆突，肺纹理明显增多，透视下见肺门舞蹈征。若肺血不多，但肺动脉干及其主要分支扩大，而主动脉结不大，右心室肥厚、扩大，常提示严重肺动脉高压及右向左分流。年长的患者有时可见导管钙化影。计算机断层血管成像可充分显示未闭动脉导管的形态、走行及内径。

3. *超声心动图*　可直接显示于主肺动脉分叉处与降主动脉之间有一管形通道，可测得导管内径和长度。彩色多普勒还可以观察肺动脉内异常血流方向及计算经动脉导管分流量，评估肺动脉压力情况，同时还可显示合并畸形情况，是动脉导管未闭无创检查的可靠手段。

4. *心导管检查及选择性心血管造影*　右心导管可由肺动脉经未闭动脉导管到达降主动脉，肺动脉血氧含量明显高于右心室，是诊断本病的证据，一般认为其差别在 0.5% 容积以上就有诊断意义。目前右心导管检查主要用于合并严重肺动脉高压的患者评估手术指征。升主动脉造影可明确地显示导管而有助于确诊。

（五）诊断和治疗

大多数PDA患者，因有典型的连续性杂音，结合超声心动图，必要时经计算机断层血管成像、右心导管检查和升主动脉造影而确诊。临床需注意与先天性乏氏窦动脉瘤破裂、主肺动脉隔缺损、先天性冠状动-静脉瘘等鉴别。

手术治疗仍是PDA的主要治疗手段，手术方式包括外科导管结扎和介入封堵术。由于近年医疗器械、材料的发展，绝大多数的PDA均可行介入封堵治疗。药物治疗主要针对其合并症，如心力衰竭、肺动脉高压等。早产儿出现的动脉导管未闭，抗前列腺素药物治疗有助于动脉导管于24～30小时关闭。具体用法：吲哚美辛0.2mg/kg，每6小时1次，共4次。

一般认为只要PDA诊断成立，应尽早手术治疗。若肺血管阻力高于体循环阻力，出现右向左的分流，临床表现为艾森门格综合征即为手术禁忌证。

PDA直径5mm以下患儿可无明显症状，生长发育亦无大的影响。内径粗大的PDA患者常因心力衰竭、肺部或感染性心内膜炎并发症而早期死亡。未经治疗的PDA患者除细小导管外多将发展为心力衰竭、肺动脉高压乃至艾森门格综合征。

四、心内膜垫缺损

心内膜垫缺损（endocardial cushion defect，ECD）是胚胎期心内膜垫发育不良所引起的一组畸形，其特征为房室瓣平面的上方和下方间隔组织缺少或缺如，同时伴有不同程度的房室瓣畸形，又称房室隔缺损。心内膜垫在发育过程中，参与形成二尖瓣前瓣、三尖瓣隔瓣、房间隔下部和室间隔膜部，还间接地影响房室传导系统的分布。心内膜垫发育障碍，可能涉及上述各种结构中的某一种、某几种成分，甚至涉及所有结构。该畸形是一种相对常见的先心病，占先心病的4%～5%，在胎儿超声心动图中比例更高。此外，先天愚型在心内膜垫缺损中也占有较大比例。

（一）病理解剖

临床上根据畸形累及的结构范围将ECD分为部分性缺损和完全性缺损两大类，但两类都具有相同的解剖异常，包括原发孔缺损、房室瓣畸形、主动脉瓣未嵌入房室瓣环中，以及房室结和心脏传导束向下移位等。

在部分性ECD中常伴有二尖瓣前叶瓣裂，少数可有三尖瓣隔瓣裂，而室间隔多完整。二尖瓣前叶常有附加腱索，附加腱索两端分别与二尖瓣前叶裂口边缘、室间隔相连，附加腱索往往相互融合、缩短，导致心室收缩时二尖瓣前叶靠近室间隔，从而引起左心室流出道梗阻。完全性ECD通常出现膜部室间限缺损及左右房室瓣融合的共同房室瓣。共同房室瓣有四个瓣叶，分为一个前瓣、一个后瓣和两个侧瓣。前瓣较大，而后瓣较小。前瓣若分叶且通过腱索附着在室间隔上往往形成流出道梗阻，若不分叶则一般不附着于室间隔而可以自由浮动。此外，ECD还可合并有其他畸形，包括继发孔房间隔缺损、永存左上腔静脉、肺动脉瓣狭窄、主动脉缩窄、动脉导管未闭、肺静脉畸形连接等。

（二）病理生理

ECD的病理生理改变取决于房间交通、室间交通和房室瓣关闭不全程度，以及合并畸形等因素。原发孔缺损病理生理变化主要取决于二尖瓣功能异常的程度及房间隔缺损的大小。二尖瓣前叶虽有裂口，但只要它的腱索结构能使两分叶和后瓣闭合良好，二尖瓣功能可基本正常，否则就可能引起严重的二尖瓣反流。而房间隔缺损大，二尖瓣反流血流主要进入右心房导致右心负荷增加。反之，如果房间隔缺损小，二尖瓣反流的结果主要是增加左心负荷。若同时合并三尖瓣瓣裂，那么右心房将接纳来自左心房、左心室及右心室的血液，表现为左右心系统负荷均增加。

部分性ECD患者，若仅表现为单纯房间隔缺损、室间隔缺损、二尖瓣瓣裂或三尖瓣瓣裂，其血流动力学改变分别类似于继发孔型房间隔缺损、单纯室间隔缺损、二尖瓣关闭不全和三尖瓣关闭不全。

完全性ECD患者，四个心腔互相连通，心房水平及心室水平均存在左至右分流，还存在二尖瓣反流和三尖瓣反流。右心房接受左心室和右心室来的血液，右心系统容量负荷显著增加，右房、右室和肺动脉干明显扩张，肺血增多。室间隔缺损的大小是肺动脉压水平的主要决定因素，室间隔缺损越大，肺动脉高压发生越早、越严重。肺动脉高压形成后右心系统后负荷增加，随着肺循环阻力升高，左至右分流减少。在肺循环阻力等于和大于体循环阻力时，就会出现右至左分流，临床上出现紫绀。完全性心内膜垫缺损患者往往较早出现左心室扩大、充血性心力衰竭和肺动脉高压。

（三）临床表现

1. *症状* 部分性ECD患者症状通常开始于儿童期。病变越复杂，心力衰竭症状越早出现。单纯轻度二尖瓣关闭不全患者可至青春期开始出现症状。合并中重度二尖瓣关闭不全者较早出现劳力性心悸、呼吸困难及充血性心力衰竭等症状。若合并室间隔缺损，或者房室瓣关闭不全，或者有严重二尖瓣关闭不全合并心房水平大量左至有分流时，病情进展更快更重。无症状期患者多因心脏杂音就医而得以确诊。

完全性ECD患者生后不久即有症状，表现为发育迟缓、喂养困难、呼吸急促，短时间出现充血性心力衰竭，且药物治疗难以控制。少数病例在生后心力衰竭并不明显，但在数年后因肺动脉高压出现静息时紫绀，即艾森门格综合征。

2. *体征* ECD在先天愚型中有很高的发生率，完全性ECD患者先天性愚型发生率可高达70%～80%，部分性ECD患者发生率为20%～30%。临床常可见到先天愚型特殊面容，患者通常生长发育差，可能有轻度紫绀。

多数患者心脏视诊可见心前区隆起，心尖搏动弥散；在心尖部或胸骨左缘可触及收缩期震颤。部分性ECD患者在胸骨左缘可闻及收缩期杂音，伴有二尖瓣关闭不全者在心尖部可闻及全收缩期反流性杂音。完全性ECD患者心脏听诊心尖部第一心音减低，呈单一音，肺动脉瓣第二心音亢进并呈固定性分裂；伴有二尖瓣关闭不全者在心尖部可闻及全收缩期反流性杂音，向胸骨传导，很少向左腋下和背部传导；伴有室间隔缺损者在胸骨左缘可闻及收缩期反流性杂音；伴有三尖瓣关闭不全者在胸骨左下缘及剑突下可闻及收缩期杂音，该杂音于吸气时不增强，且常被室间隔缺损的杂音所掩盖。随着肺动脉压增高，室间隔缺损杂音减弱，三尖瓣反流的杂音增强，二尖瓣反流杂音无改变。晚期可见到紫绀及充血性心力衰竭的相应体征。

（四）辅助检查

1. *心电图检查* 心电图呈现QRS电轴左偏，一般为−60°～−120°，甚至−180°，Ⅰ、aVL导联出现高大R波，而Ⅱ、Ⅲ、aVF导联出现深陷的S波的特征性改变。电轴左偏程度与畸形的复杂严重程度有关。此外，还出现P-R间期延长（一度房室传导阻滞）、右室激动时间延迟等改变。晚期可见右房大、左房大、右室肥厚和左室肥厚以及房性快速性心律失常。

2. *X线检查* 部分性ECD患者可见右房、右室、左房扩大，肺动脉段较突出，肺血增多，主动脉结小；如果房间隔缺损小，那么左房、左室扩大明显。部分性ECD合并单纯的房间隔缺损、室间隔缺损，二尖瓣瓣叶裂、三尖瓣瓣叶裂的X线表现分别类似于继发孔型缺损、室间隔缺损、二尖瓣关闭不全及三尖瓣关闭不全。完全性ECD患者心影显著扩大，肺血明显增多，肺动脉段凸出更加明显。

3. *超声心动图检查* 超声心动图检查是很有价值的诊断手段。原发孔缺损患者可见房间隔下部和十字交叉处连续中断，右心扩大。完全性ECD患者可见十字交叉点消失，室间隔上部和房间隔下部连续中断，二者不能连接。房室瓣畸形且不能正常启闭，代之以宽大的横跨房室间隔缺损的共同房室瓣。

4. *心导管检查和选择性心血管造影检查* 心导管可由房间隔下部进入左心房或由此直接进入左心室。心房水平或心室水平，或两个水平均有左至右分流。右心室和肺动脉压力升高。动脉血氧饱和度可能有不同程度的减低。心导管术可通过测定肺动脉压力计算肺血管阻力，明确血流动力学变化。

选择性左心室造影可见造影剂从左心室进入右心室、右心房及左心房，同时还可显示房室瓣的缺损及左心室流出道狭窄。

（五）诊断和治疗

多数患者因体检或上呼吸道感染、肺炎、呼吸困难等原因就诊发现心脏杂音，结合心电图、超声心动图一般均可明确诊断。

部分性ECD患者无论年龄大小，只要出现相应临床症状就应尽早手术治疗；无症状患者一般在4岁前进行手术治疗，以免病情进展成肺动脉高压。完全性 ECD 患者病情进展快，多在婴儿期出现肺动脉高压和充血性心力衰竭，所以除合并手术禁忌外，应在出生后 2 ～ 4 月龄进行手术。少数患者术后仍残留严重二尖瓣反流，可行二次手术进行二尖瓣置换。未经手术者预后差，往往于儿童期或者青春期前死于心力衰竭、肺部感染。

五、先天性主动脉窦瘤破裂

先天性主动脉窦瘤（congenital aneurysms of the sinuses of Valsalva，ASA）是一种较少见的先天性心血管畸形，通常是由于在胚胎时期主动脉窦部组织发育不全，窦壁缺乏正常的弹性纤维和中层，只有血管内膜和与之邻近心腔之间的疏松结缔组织，在主动脉内压力作用下呈瘤样突出，称为主动脉窦瘤。窦瘤在主动脉压力持续作用下瘤壁日益变薄，形成风向袋状的囊袋并突入其下方的心腔。当某种因素引起主动脉内压力骤然升高时，如剧烈活动、外伤等，瘤体破裂至心腔的某部，可产生大量分流，称为主动脉窦瘤破裂，又称乏氏窦动脉瘤破裂。本病约占先天性心脏病的 2%。多发生于男性，男女之比为 4 ∶ 1。

（一）病理解剖

先天性 ASA 常为单个发生。在其发展过程中瘤体逐渐增大并常突入心脏内，压迫邻近组织，可造成右心室流出道狭窄、主动脉瓣关闭不全、三尖瓣关闭不全、冠状动脉狭窄等。极少数起源于左冠窦的窦瘤可形成心外主动脉窦瘤。主动脉窦瘤可破裂，也可不发生破裂。窦瘤破裂在主动脉内的开口内径一般为 6 ～ 12mm，瘤囊长径为 4 ～ 40mm，内膜光滑，多为一个破口，少数可有几个破口。有的可缺乏风向袋状瘤体，表现为主动脉窦与邻近心腔直接相交通，多见于无冠窦窦瘤破入右房者。极少数窦瘤开口较大，甚至累及整个主动脉窦。右冠状窦瘤一般破入右心室，少数破入右心房，而无冠状窦瘤几乎全部破入右心房。少数情况下，窦瘤破口可为肺动脉、左心室、左心房及心包腔内。值得注意的是，虽然三个窦均可受累，但约 95% 为右冠状窦和无冠状窦，其中以右冠状窦更常见。

此外，约 25% 的先天性窦瘤可合并心室间隔缺损，少见的还有主动脉瓣二叶畸形、房间隔缺损及主动脉缩窄等。

（二）病理生理

先天性 ASA 在破裂之前很少引起血流动力学障碍。少数患者因瘤体压迫邻近组织表现为右心室流出道狭窄、主动脉瓣关闭不全、冠状动脉狭窄等，进而出现相应病理生理改变。

ASA 破裂引起的病理生理改变取决于破口的位置、大小、有无合并主动脉瓣关闭不全、有无引起右心室流出道梗阻等因素。窦瘤破入右心室或肺动脉时，由于主动脉内压力始终高于破口处压力，可出现全心动周期由主动脉向右心室或肺动脉内持续分流，肺血流量增多，左心系统前负荷增多，导致左心房、左心室不同程度扩大。窦瘤破入右心房时，同样主动脉内血流持续分流入右心房，引起右心系统、肺内和左心系统血流量均明显增多，导致全心扩大。窦瘤破入左心室时，舒张期主动脉内压力高于左心室，导致舒张期主动脉向左心室分流，左心室舒张期负荷增加引起左心室扩大，继而左心房也扩大。窦瘤破入左心房时，可出现全持续性主动脉向左心房的分流，左心房、左心室内血流量增多，从而导致左心房、左心室的扩大。窦瘤破裂时若导致主动脉瓣失去支撑出现主动脉瓣关闭不全，可进一步加重心衰的进展。最终结果均是导致心腔扩大、充血性心力衰竭、肺动脉高压。如果动脉瘤破入心包腔，患者可因急性心脏压塞而死亡。

（三）临床表现

1. 症状　ASA 在未破裂时大多数病例无临床症状，少数患者因瘤体压迫邻近组织引起右心室流出道狭窄、主动脉瓣关闭不全、冠状动脉狭窄等而可有乏力、气促、胸闷等症状。

ASA 破裂临床上表现为急性发作的胸骨后或上腹部疼痛，疼痛类似于心绞痛但常无放射痛，常伴有呼吸困难、气促，疼痛通常有明确的诱因，如剧烈活动、严重交通事故或创伤、心导管检查等。多数患者甚至不经治疗而仅休息即可得到缓解，进入所谓“潜伏期”，可持续数周、数月或数年，随后出现渐进性加重的呼吸困难及心衰症状。破裂时累及主动脉瓣出现关闭不全者则症状相对严重，病程进展更快。少数患者可在数天之内死于急性右心衰竭。如果破口很小，症状可能较轻，患者可能长期没有临床症状。

2. 体征　ASA 未破裂可无阳性体征，少数患者因血流在收缩期进入瘤体，舒张期又回到主动脉，在胸骨左缘第3肋间可有轻微收缩期杂音或连续性杂音。偶可因压迫邻近组织引起右心室流出道狭窄、主动脉瓣关闭不全、三尖瓣关闭不全而出现相应杂音。

ASA破裂常有特征性心脏杂音，为粗糙、吹风样，一般为连续性伴收缩期或舒张期增强，常伴有细震颤，但也可为双期杂音。最响的位置与破口位置有关：破口在右心房，杂音以剑突及上腹部最响；破口在右心室体部，杂音以胸骨中、下段左缘最响；破口在右心室流出道，杂音以胸骨左上缘最响；若破口位于右心室近三尖瓣口处，杂音最响部位在胸骨右缘。此外，杂音的特点还受合并主动脉瓣关闭不全的程度、窦瘤破口大小的影响，极少数由于窦瘤破口小而只有收缩期杂音。当窦瘤破入左心室时则只有舒张期杂音。其他体征包括心脏浊音界扩大，心尖搏动向左下移位，肺动脉瓣第二心音增强以及明显的周围血管征。晚期可出现右心衰体循环淤血的表现。

（四）辅助检查

1. *心电图* 表现为左室肥厚或伴劳损或双室肥厚，左房肥大及右房肥大；若瘤体压迫传导系统可表现房室传导障碍，如右束支阻滞、完全性房室传导阻滞；若压迫冠状动脉可表现为缺血性ST-T改变，甚至心肌梗死。

2. *X线检查* 未破裂时通常无异常发现。如果窦瘤破口较小，X线片上可能无明显变化。多数窦瘤破裂者X线片上可见心影逐渐增大，肺充血和肺淤血、肺动脉段突出，主动脉结稍大或不大。

3. *超声心动图* 超声心动图检查可以明确诊断ASA破裂，二维超声心动图可以对窦瘤和破口发生的位置、大小、数目进行准确分析，多普勒成像可以观测血流的方向、时相及分流量的大小，M型超声心动图检查可以观测主动脉前壁连续中断、继发引起的心腔大小变化和室壁运动情况，若窦瘤破入右心室，则在主动脉前壁之前右心室流出道的液性暗区内可见一光带随心脏舒缩而摆动。

4. *计算机断层血管成像* 心脏CT轴位和多平面重建图像可显示窦瘤形态、大小及部位。窦瘤未破裂之前可见主动脉窦向外呈瘤样膨出，窦壁完整，未与其他心血管腔异常沟通。窦瘤破裂后可见窦瘤壁中断，与破入的心血管结构直接沟通，并可显示异常沟通的走行方向、形态、大小等。

5. *心导管和心血管造影检查* ASA未破裂时右心导管检查多无异常发现，偶可发现由于右心室流出道阻塞引起的右心室与肺动脉间的压力阶差。当瘤体破裂入右侧心腔后，导管检查可发现右心房、右心室或肺动脉内血氧含量明显升高。选择性升主动脉造影可见造影剂从升主动脉进入右心房、右心室、肺动脉或左心室等破口位置。

（五）诊断和治疗

未破裂的ASA通常是在诊断其他合并心脏畸形时，偶尔通过计算机断层血管成像、超声心动图或冠状动脉造影检查时发现。典型的情况是突然出现的胸痛，伴有特征性的心脏，结合心电图、超声心动图及放射影像学检查均可明确诊断。临床需注意与急性主动脉夹层、动脉导管未闭、主动脉肺动脉间隔缺损、冠状动脉瘘等鉴别。

一般认为ASA一旦破裂，不论其有无症状，均应行手术治疗。对于没有合并中重度主动脉瓣关闭不全、右心室流出道梗阻或其他需要外科手术治疗畸形的窦瘤破裂病例，可尝试介入封堵治疗。否则行直视下手术切除窦瘤并修补加固，同时纠治其他合并畸形。

先天性ASA患者，窦瘤破裂发生年龄多在于20～40岁，未经治疗者60%在40岁以内死亡。死亡原因为充血性心力衰竭、感染性心内膜炎和传导系统障碍。

六、肺静脉畸形引流

肺静脉畸形引流（anomalous plumonary venous drainage，APVD）是指肺静脉回血通过各种异常径路由体循环静脉系统回流至右心房或直接异位连接于右心房的先天畸形，又称肺静脉异位连接。根据畸形引流肺静脉的数量分为部分型APVD和完全型APVD。如果4支肺静脉均与右心房相连，或与体静脉相连即为完全型APVD；否则就称为部分型APVD。完全型APVD患者需合并房间交通才能存活，卵圆孔未闭或房间隔缺损的比例分别为75%、25%。完全型约占先天性心血管病的5.8%，而部分型约是完全型的2倍。男性发病率略高于女性。

（一）病理解剖

1. *部分型APVD* 部分型APVD最常累及

的静脉为上叶肺静脉和右侧肺静脉。其他肺静脉受累者较少。常见的肺静脉畸形连接类型有以下4种：

（1）右上和右下肺静脉与上腔静脉相连，多伴有静脉窦型房间隔缺损。

（2）全部右肺静脉均与右心房相连，往往伴有Ⅱ孔型房间隔缺损。

（3）全部右肺静脉与下腔静脉相连，连接点正好在膈肌附近，房间隔往往完整。

（4）左肺静脉通过畸形的椎静脉引流入左无名静脉，多数伴有房间隔缺损。

2. 完全型 APVD　根据部位分为如下四型。

Ⅰ型（心上型）：肺静脉汇合于肺静脉干（或水平静脉），经左垂直静脉进入左无名静脉或奇静脉，或直接引流入右上腔静脉。

Ⅱ型（心型）：肺静脉直接开口于右心房或异位连接于冠状静脉窦。

Ⅲ型（心下型）：左、右肺静脉汇合成“降静脉”、经食管裂孔进入腹腔，而后与下腔静脉、门静脉、静脉导管或肝静脉相连。

Ⅳ型（混合型）：上述两种或两种以上类型同时存在。

畸形连接的肺静脉，往往伴有狭窄性病变。心下型者，几乎均有肺静脉狭窄，狭窄多发生于降静脉与腹腔内静脉的连接处。心上型，50% 患者可有肺静脉狭窄，狭窄或者发生于垂直静脉与奇静脉、无名静脉连接处，或者发生于垂直静脉穿行于肺动脉干与左支气管之间处。

（二）病理生理

1. 部分型 APVD　部分型 APVD 所引起的病理生理变化与房间隔缺损者相似，即右心系统容量负荷增加，肺血增多。血流动力学变化取决于畸形连接的肺静脉数量、畸形连接的部位、是否存在房间隔缺损及缺损大小和部位等因素。而房间隔缺损存在与否及缺损大小是最重要的影响因素。

部分型 APVD 的患者，若伴有房间隔缺损，左至右分流量显著增加，容易进展为肺动脉高压。一般认为单支肺静脉的血流量约占肺静脉回心血总量的 20%，如果仅有 1 支肺静脉畸形连接且不伴有房间隔缺损及其他畸形，那么血流动力学变化很小，一般不会发生肺动脉高压。

2. 完全型 APVD　完全型 APVD 所引起的血流动力学改变主要取决于肺静脉狭窄的有无、房间交通口径的大小和肺血管阻力的高低。

肺静脉狭窄患者均会早期发生肺水肿、肺动脉高压及严重的低氧血症。若房间交通口径太小，经三尖瓣、右心室进入肺循环血量增加，则肺动脉压力升高较早。如果房间交通口径较大，左、右心房间的压力近乎相等，进入体循环和肺循环的血量的相对比例则取决于左、右心室的顺应性和肺血管阻力。右心室顺应性好、肺血管阻力低便有较多的混合血进入肺循环。反之，肺血管阻力高，右心室顺应性差，更多地混合静脉血量进入体循环。随着病情进展，肺动脉高压逐渐由动力性肺动脉高压发展为阻力性肺动脉高压，进而出现右心室衰竭。

（三）临床表现

1. 症状　部分型 APVD 患者，其症状类似于继发孔房间隔缺损，单纯的单支肺静脉畸形连接，可无明显症状。随着病情进展，部分患者逐渐出现轻重不等的劳力性呼吸困难、运动耐量降低及心律失常等。

完全型 APVD 患者的临床表现差异甚大。主要表现为呼吸困难、紫绀及充血性右心衰竭。一般而言，房间交通小者可早期发生肺动脉高压，症状进展快而明显，肺静脉有狭窄者症状出现早而严重，肺静脉无狭窄者，症状出现迟而轻。多数患儿生后早期即出现呼吸急促、喂养困难、生长发育缓慢。晚期出现紫绀、肺水肿及右心衰竭。

2. 体征　部分型 APVD 患者体征与继发孔房间隔缺损患者相似。听诊可发现第一心音增强，胸骨左缘第 2、3 肋间可闻及喷射型收缩期杂音，但在房间隔完整的患者没有第二心音固定性分裂。

完全型 APVD 患者体征与合并肺静脉狭窄与否及肺动脉压力水平有关。伴有肺静脉梗阻者可见发育迟缓，周围动脉发育差且搏动弱，心脏大小正常或稍扩大，肺动脉瓣区第二心音亢进，收缩期杂音明显。不伴有肺动脉高压可见心脏扩大，肺动脉瓣区第二心音亢进不明显，收缩期杂音也较轻。出现肺动脉高压者，可见肝大、颈静脉怒张和下肢水肿等右心衰竭体征；心脏明显扩大，以右心系统扩大为主；伴肺动脉瓣区第二音亢进、分裂，收缩期杂音明显。三尖瓣区可听到狭窄的舒张期杂音和关闭不全的收缩期杂音。

（四）辅助检查

1. 心电图检查　可见高尖P波，P-R间期延长，电轴右偏，右心室肥大及各种房性异位心律。

2. X线检查　部分型APVD患者无明显表现或类似继发孔型房间隔缺损。无肺静脉狭窄和房间交通分流大的患者X线表现为肺野充血，肺动脉干扩大，主动脉结缩小，右房、右室扩大，但左心不大。严重肺静脉狭窄患者，心影大小变化不明显，但肺野呈磨玻璃样或网状表现，并可见Kerley B线。“8”字征、“弯刀综合征”有一定的提示价值。

3. 超声心动图　部分型APVD以右上、下肺静脉异位连接入右心房较多见，表现为心尖四腔切面在右心房后上部可见一异常管道与右心房相通。心尖四腔切面右心房后上部的异常管道可显示红色的血流自管道进入右心房。少部分患者二维超声虽未能显示异位管道，但彩色多普勒示右心血流量增多，并可在右心房内探及异常血流。合并房间隔缺损彩色多普勒显示过隔分流。

完全型APVD时，左心房内不见有肺静脉与之相通，无肺静脉血流信号。心房水平显示过隔分流的血流信号，心上型异位连接者在心尖四腔切面和剑下四腔切面的左心房后方可见异常管腔（共同肺静脉），并回流入左上腔静脉、无名静脉及右上腔静脉到右心房。心内型者于左心室长轴切面的左心房后壁下方的房室沟处可见扩张的冠状静脉窦，或于心尖四腔切面显示肺静脉分别回流入右心房。心下型者因共同肺静脉穿过膈肌与下腔静脉或门静脉相连，表现为下腔静脉或门静脉内径扩大。晚期右心增大，合并肺动脉高压时，可显示和记录到三尖瓣和肺动脉瓣反流的信号。

需要注意的是肺静脉超声显示困难，尤其是成人右下肺静脉，且常被合并的房间隔缺损等畸形所掩盖，经食管超声心动图可提高诊断率。

4. 心脏CT　CTA横断面结合多种三维重建可直观显示肺静脉的形态、走向、引流途径及部位。间接征象包括心脏增大、右心室壁及室间隔增厚、肺动脉干及分支增粗，以及异位连接体静脉增宽等。

5. 心导管检查和心血管造影　房间交通存在时心导管可由右心房进入左心房，有时导管可经过右上腔静脉沿着无名静脉到垂直静脉。肺动脉压可有不同程度的升高。完全型APVD患者可见肺动脉血和体动脉血血氧含量相等或近乎相等。血氧含量分析有助于畸形连接部位的判断：心上型上腔静脉血氧含量明显高于下腔静脉，心下型下腔静脉血氧含量明显高于上腔静脉，而心型右心房水平血氧含量明显高于上、下腔静脉平均血氧含量。选择性肺动脉造影对诊断完全型APVD提供直接根据。如果导管进入了畸形连接的肺静脉干则可显示畸形连接的肺静脉的全貌，以及肺静脉狭窄的具体部位。

（五）诊断和治疗

部分型APVD患者常合并房间隔缺损，因没有特异性的症状和体征，易被漏诊。若超声心动图发现右房室扩大与所见畸形不太符合，存在难以解释的肺动脉高压、右心负荷过重时，应考虑本病的可能。完全型APVD患者多数症状较重，超声心动图既不见左心房有肺静脉相通，也无肺静脉血流信号，容易确诊。联合超声心动图、计算机断层血管成像可提高确诊率。

部分型APVD患者若分流量小，又无临床症状及右心负荷增多表现，一般无须治疗。若有肺血增多、肺动脉高压或者心力衰竭等依据，则需要行外科手术治疗。手术宜在学龄前进行。完全型APVD病情严重且进展快，一经诊断应尽早施行手术治疗，手术方式是将异位连接的肺静脉重新连接至左心房。

第八节　常见无分流的先天性心血管病

一、肺动脉狭窄

肺动脉狭窄（pulmonary stenosis，PS）是指肺动脉瓣或漏斗部狭窄而室间隔完整的先天性畸形。PS是右心室流出道梗阻的主要病变，狭窄可在肺动脉瓣下、瓣膜、肺动脉总干及分支不同部位，其中单纯肺动脉瓣狭窄最常见。发病率为先天性心脏病的8%～10%，且有逐年上升的趋势。

（一）病理解剖

根据狭窄部位的不同可分为瓣膜型狭窄、瓣

下型狭窄及瓣上型狭窄，以上三种类型亦可联合出现。

（1）瓣膜型狭窄：最多见。肺动脉瓣三个瓣叶交界融合成圆顶状增厚的隔膜，瓣孔呈鱼嘴状，可位于中心或偏向一侧，瓣孔径多在 5 ～ 12mm，严重者仅为 2 ～ 3mm，多数病例三个瓣叶互相融合，少数为双瓣叶融合，瓣缘常增厚，有疣状小结节，偶可形成钙化斑。肺动脉瓣环一般均有不同程度的狭窄，右心室因血流梗阻而肥大，可产生继发性右心室流出道肥厚性狭窄和右心室扩大而引致三尖瓣关闭不全。肺动脉干可呈现狭窄后扩张，常可延伸至左肺动脉，肺动脉干内径明显大于主动脉。

（2）瓣下型狭窄：又称漏斗部狭窄，包括隔膜型狭窄或管道型狭窄。隔膜型狭窄是指右心室流出道内的一个纤维肌肉性隔膜造成第三心室，中心留有一直径 3 ～ 15mm 的狭窄孔道，常与瓣膜狭窄共存，称为混合型狭窄。管道型狭窄是指右心室整个漏斗部肌肉增厚，形成长而狭的通道，常伴有肺动脉瓣环和肺动脉总干发育不良，所以无肺动脉狭窄后扩大。

（3）瓣上型狭窄：少见。狭窄可发生于肺动脉主干、左右肺动以及周围肺动脉。狭窄可为单侧，也可为双侧；可呈单发，也可为多发；狭窄的形式可为局限性狭窄、节段性狭窄及弥漫性狭窄。血管的狭窄段内膜增厚，并有不同程度的中膜增厚。狭窄血管的远侧段血管扩大，管壁变薄。常有狭窄段前后扩张。

（二）病理生理

狭窄近端压力升高，远端压力正常或降低，两端收缩压阶差＞ 10mmHg。肺动脉狭窄使右室射血受阻、后负荷增加，引起右室肥厚，继之发生右心衰竭。如果狭窄严重，右室压显著升高，右房压力也相应升高，若同时有未闭卵圆孔或心房间隔缺损，则引起心房水平右至左分流，构成法洛三联症。

（三）临床表现

1. *症状*　单纯 PS 患者症状主要与病变的严重程度有关。轻度狭窄，常无症状；中重度狭窄则多数患者迟早会出现症状。常见的症状为容易疲乏、劳力性心悸及呼吸困难等。

2. *体征*　多数患者生长发育正常，重症患者由于心搏出量降低，可有周围性紫绀。

重度瓣膜型及瓣下型狭窄患者可见心前区隆起。心前区常触及震颤。通常可闻及典型的收缩期杂音。瓣膜型狭窄胸骨左缘第 2 肋间闻及响亮、粗糙的收缩期杂音，向左颈部或左锁骨下区传导，肺动脉瓣区第二心音常减弱、分裂。瓣下型狭窄的患者杂音部位一般在左第 3 或第 4 肋间处，强度较轻，肺动脉瓣区第二心音可能不减轻，有时甚至呈现分裂。瓣上型狭窄多在胸骨左缘第 2 肋间闻及收缩期杂音，偶可呈连续性杂音，但以收缩期为主。合并右心衰竭时由于三尖瓣关闭不全，在胸骨左下缘可闻及收缩期反流性杂音，吸气时增强，呼气时减弱。

（四）辅助检查

1. *心电图检查*　心电图表现与狭窄程度有关。轻度狭窄患者心电图在正常范围，中度狭窄常表现为电轴右偏、右心室肥大、劳损和 T 波倒置等改变，重度狭窄患者可出现电轴明显右偏、肺性 P 波，V_1 导联至 R 型或 qR 型等。

2. *X 线检查*　轻度瓣膜型、瓣下型肺血正常或普遍减少，中、重度狭窄病例则显示心影轻度或中度扩大，以右室和右房肥大为主。瓣膜型狭窄患者由于狭窄后扩张肺动脉段突出明显，瓣下型及瓣上型狭窄肺动脉段正常或稍扩大。

3. *超声心动图*　超声心动图检查可定量测定肺动脉瓣瓣口面积；瓣下型狭窄可清楚判定可显示病变范围，应用多普勒技术可计算出跨瓣或狭窄两端压力阶差。

4. *心导管检查和心血管造影*　右心导管通过连续记录压力曲线可较准确地判断狭窄的具体部位，并根据压力阶差评估狭窄程度。选择性右心室造影可明确显示狭窄的部位、瓣膜的活动度、有无第三心室、狭窄后肺动脉干和左肺动脉扩张，以及右心室扩大等。

（五）诊断和治疗

患者因运动耐量下降就诊或其他原因发现典型的心脏杂音，结合心电图、超声心动图、胸部 X 线检查一般可以确诊，心导管检查和右心室造影可进一步明确狭窄的部位、程度，注意与房间隔缺损、室间隔缺损、先天性原发性肺动脉扩张及法洛四联症等鉴别诊断。

轻度狭窄患者临床上无症状，可不需手术治疗。中重度狭窄患者随着右心室后负荷持续增加或早或晚出现右心衰竭症状，手术是主要治疗手段。手术时机多建议在青少年期进行，但若症状明显，应尽早手术。手术方式包括外科重建、介入球囊成形及支架植入术。单纯瓣膜型狭窄患者首选经皮肺动脉瓣狭窄球囊成形术，瓣下型狭窄行漏斗部肥厚肌束切除术，未累及肺叶以下周围动脉的瓣上型狭窄可行外科切开补片矫正术，但是近年来随着支架技术的改进及内外科镶嵌治疗的开展，支架治疗在肺动脉主干狭窄、分支肺动脉狭窄、肺动脉分叉狭窄、右心室流出道狭窄中显示了良好的疗效和应用前景。

肺动脉狭窄的预后一般较好，多数可活至成年。主要并发症有充血性心力衰竭、感染性心内膜炎和低氧血症。引起死亡的主要原因为充血性心力衰竭。

二、主动脉缩窄

先天性主动脉缩窄（coarctation of aorta，CoA）是指降主动脉发育异常形成局部管腔狭窄，狭窄两端出现压力阶差的形态畸形。缩窄可发生在从主动脉弓中部到腹主动脉分支处之间的任何一处，但以降主动脉邻近动脉导管处最常见。其发病率可占先心病的6%～8%，男性略多于女性。主动脉缩窄也是引起继发性高血压的最常见的原因。

（一）病理解剖

CoA由于主动脉中层血管内膜局限性肥厚形成膜状皱襞突出于管腔，主动脉管腔呈不对称缩小。部分病变呈弥漫性管形狭窄，此种病变多位于主动脉峡部，亦称主动脉弓缩窄。主动脉缩窄的程度不一，严重者呈针孔样狭窄。缩窄近心端主动脉及其分支可见不同程度的扩大、增粗、迂曲，并易出现粥样硬化、中层囊性坏死等继发性改变。临床根据缩窄段与动脉导管的位置关系分为导管前型和导管后型。导管前型常合并动脉导管未闭、室间隔缺损、主动脉瓣二叶化畸形等，而导管后型较常见，多数动脉导管已闭合，狭窄段较局限或呈隔膜状。

（二）病理生理

CoA的病理生理变化主要是来源于缩窄段引起的压力阶差，近心端血压升高而远心端压力下降。一般当缩窄段主动脉腔横截面缩小大于70%时，才出现明显的血流动力学变化。狭窄越重，缩窄段越长，压力阶差越明显。近心端持续血压升高，使左心后负荷增加，从而引起左心室肥厚劳损。此外，常可见缩窄段两侧动脉间侧支循环形成，参与侧支循环的主要是锁骨下动脉、内乳动脉、肩胛动脉及肋间动脉的分支。

（三）临床表现

1. *症状*　CoA患者的临床表现因年龄、缩窄程度而有所差别。首次症状多见于出生后数月内或20～30岁。主要表现为缩窄近心端的高血压症状，包括头痛、头晕、耳鸣、失眠和鼻出血等；远心端缺血症状，包括下肢无力、酸麻、胀痛及间歇性跛行等；此外，还包括左心衰竭、感染性心内膜炎、主动脉夹层等并发症相应症状。

2. *体征*　首先是血压改变：上肢收缩压高于下肢收缩压，压差大于20mmHg，一半以上的患者出现高血压。其次是杂音，主动脉缩窄患者常可于胸背部闻及收缩期喷射型杂音，向腋部和前胸壁放射；侧支循环所致杂音听诊部位与参与侧支循环的动脉有关。

（四）辅助检查

1. *心电图*　可正常或有左心室肥厚劳损表现。

2. *X线检查*　胸部X线特异性表现是有由缩窄段和缩窄段前后扩大的升主动脉及降主动脉影所组成的“3”字征及反“3”字征，以及增粗扩大的肋间动脉压迫肋骨后段引起的“虫蚀”现象。

3. *超声心动图检查*　超声心动图可以确定缩窄部位及近似地估测跨缩窄段两侧压差，并有助于诊断并存畸形（如二叶主动脉瓣等）和左心室肥厚。超声心动图常作为CoA筛查的首选手段。

4. *计算机断层血管成像及磁共振成像*　二者均可多角度、多方位显示主动脉的全貌及其与周围血管的关系，明确缩窄的部位、长度等。后处理重建心脏3D模型可以立体显示CoA缩窄位置及血管空间结构关系，可有效应用于术前方案的制定以实现精准化治疗。

5. *心导管检查和心血管造影*　选择性主动脉造影直接显示主动脉缩窄段及侧支循环的情况，了解主动脉的发育情况及其是否有伴有动脉瘤等，但逐渐被超声心动图、MRI等其方法代替。

（五）诊断和治疗

根据患者临床表现尤其是儿童和青少期血压升高、异常杂音，结合心脏超声、计算机断层血管成像及磁共振成像，一般可以明确诊断，临床应注意与梗阻性肥厚型心肌病、高血压、主动脉瓣狭窄、多发性大动脉炎等鉴别。未经治疗的CoA患者自然预后差，平均寿命32～40岁。死亡原因主要为充血性心力衰竭、主动脉破裂、感染性心内膜炎和脑出血等致命性并发症。

手术是治疗CoA最有效的方法。CoA的治疗目的是解除狭窄，重建主动脉正常血流通道，使血压和循环功能恢复正常。缩窄段压差＞20mmHg，但存在上肢血压高、左心功能不全、进行性左室肥厚是CoA患者行手术治疗的指征。CoA治疗方式的选择取决于患者年龄、缩窄类型、缩窄范围、合并畸形的情况。治疗方法包括外科治疗、介入治疗及镶嵌治疗。外科手术包括缩窄段切除端端吻合术、左锁骨下动脉垂片成形术及人工血管转流术；介入手术包括球囊扩张血管成形术、血管内支架置入术。镶嵌治疗主要用于严重CoA或合并广泛严重的主动脉弓发育不良而不能耐受体外循环的患者。

第九节 常见右向左分流的先天性心血管病

一、法洛四联症

法洛四联症（tetralogy of Fallot，ToF）是一种最常见的紫绀型先天性心脏病，包括室间隔缺损、肺动脉狭窄、主动脉骑跨和继发性右心室肥厚4种畸形，常合并其他畸形同时出现，包括继发孔型房间隔缺损、心内膜垫缺损（多见于唐氏综合征）、右位主动脉弓等。此外，ToF尚可合并永存左上腔静脉、肺动脉瓣缺如，主动脉瓣关闭不全及冠状动脉畸形等。其发病率约占先天性心脏病的10%。

（一）病理解剖

ToF室间隔缺损可大可小，通常缺损较大，约等于主动脉开口，直径15～30mm，绝大多数为嵴下型室间隔缺损（90%～95%），少数为肺动脉干下型缺损（5%～10%）。肺动脉狭窄是另一主要病变，其中20%～25%为单纯性漏斗部狭窄，75%～80%为漏斗部狭窄合并肺动脉瓣狭窄。漏斗部狭窄的特点为肥厚的右心室前壁、隔束和室上嵴环抱而成的狭窄。在漏斗部局限性狭窄与肺动脉之间形成第三心室。肺动脉瓣狭窄多呈二叶型畸形，且常合并肺动脉瓣环狭窄、肺动脉主干及分支狭窄。主动脉根部扩大和顺时针转位导致主动脉起源于左右心室并骑跨于室间隔上。右心室肥厚为肺动脉狭窄的继发表现，其增厚的程度可轻可重，严重者其室壁厚度可超过左心室。

（二）病理生理

ToF的病理生理变化取决于肺动脉狭窄和较大室间隔缺损相互影响和作用，主要病理生理变化有以下三方面。

1. *肺部血流减少* 主要取决于肺动脉狭窄的严重程度。肺动脉狭窄越重，肺循环血流量越少，右向左的分流量越多，组织器官缺氧越严重，酸中毒、红细胞增多及杆状指（趾）等症状越明显，到肺动脉的侧支循环血管越多，但临床大咯血的危险性显著增加。

2. *心内的分流* 心室分流方向取决于肺动脉狭窄程度和体循环阻力。多数患者狭窄严重，所以多为右向左分流。但若肺动脉狭窄程度轻，右心室射血阻力就小，心室水平可能仅有左向右分流。在心室射血时，右心室主动脉的分流方向和流量取决于体肺循环阻力。所以，多数患者自右心室到主动脉产生大量右向左分流。增加体循环阻力可减少右向左分流或甚至产生左向右分流，缺氧症状可得以减轻好转。

3. *右心室负荷过重* 室间隔缺损巨大和右心室流出道狭窄导致左右心室高峰收缩压相等，右心室一般不超过体循环压力。虽然右心室后负荷显著增加，出现右心室肥厚，但却少发生心力衰竭。

如果肺动脉口狭窄相当严重，室间隔缺损较小，右心室压力甚至可超过左心室，右心室压力超负荷，易于产生右心衰竭和三尖瓣关闭不全。

（三）临床表现

1. *症状* 多数患者儿童期症状渐趋明显，严重者生后即有症状；部分患者随着年龄增长，侧支循环逐渐丰富，症状可以减轻。

紫绀、呼吸困难是法洛四联症的常见症状，多数在生后3～6个月出现，紫绀在哭闹和活动时加重。运动耐量及体力较同龄人差，劳累后常采取蹲踞位休息。缺氧发作的表现为呼吸困难和次数加快，紫绀、晕厥甚至抽搐，如不及时抢救患者可以死亡，多于出生后头6个月内发作频度最高。典型法洛四联症很少出现右心衰竭，如果肺动脉狭窄轻，而室间隔缺损致左向右大量分流，右室前容量增加，继而右室扩大、右心衰竭。此外，体循环高血压、体一肺侧支循环过于丰富、左至右分流太大，也可导致心力衰竭。

2. 体征　多数生长和发育正常。严重肺动脉狭窄患者生长和发育迟缓，紫绀和杵状指（趾）较常见。紫绀为本病的突出体征，程度轻重不等，重者出生后即出现，一般多在出生后3～6个月出现。哭闹或体力活动时加重。杵状指（趾）亦是常见的体征。

心脏查体可见心前区膨隆，心前区可扪及轻度收缩期震颤，若伴左向右分流，胸骨左缘第3、4肋间可闻及粗糙的收缩期杂音。若伴右向左的分流，则在胸骨左缘第2、3肋间可闻及收缩期喷射性杂音。肺动脉瓣区第二音呈单一音，其中约1/3的病例肺动脉瓣区第二音减弱或消失，1/3的病例正常，1/3的病例亢进。

（四）辅助检查

1. 心电图检查　多数可见电轴右偏和右心室肥厚、右心房肥大。不完全右束支传导阻滞者约占20%。

2. X线检查　显示“靴状心”和肺部血管纹理细小、心腰凹陷。

3. 超声心动图　可见主动脉增宽，主动脉前壁与室间隔连续中断；室间隔残端在主动脉前后壁中间；右心室扩大，室壁增厚。还可测定肺动脉干及分支动脉内径、心脏各腔室的大小和心功能等。

4. 心导管检查和选择性心血管造影　心导管可进入左心室、肺动脉，测定左右心室收缩压相等。肺动脉与右心室的压力曲线可以确定有心室流出道梗阻的部位和有无肺动脉瓣狭窄。选择性右心室造影可显示心室流出道的解剖、主动脉骑跨的程度、室间隔缺损的位置及大小。

5. 磁共振及多排CT　可显示主动脉骑跨室间隔缺损的位置和肺动脉及右心室流出道狭窄的情况，对主肺动脉发育不良和左右肺动脉分支狭窄优于超声心动图，对诊断和手术治疗有一定价值。

6. 其他　实验室检查可见红细胞增多，一般在（5～10）$\times 10^{12}$/L，高血红蛋白血症，一般在150～200g/L，二氧化碳结合力降低，动脉血氧饱和度降低，一般在40%～50%。

（五）诊断和治疗

ToF作为最常见的紫绀型先天性心脏病，患者紫绀、呼吸困难等临床表现结合胸部X线、超声心动图一般可明确诊断，结合心导管检查和心血管造影进行血流动力学评估，并注意与其他紫绀型先心病鉴别诊断，如大动脉转位合并室间隔缺损和肺动脉口狭窄、单心室合并肺动脉口狭窄、三尖瓣闭锁合并室间隔缺损、法洛三联症等。法洛四联症预后不良，一般均需考虑手术治疗。对于症状较轻、病变较简单的患者，如无明显紫绀可于1岁后行根治手术，切除肥厚的隔束和壁束疏通右心室流出道，修补室间隔缺损并将主动脉隔至左心室。对于右心室流出道严重狭窄且伴有明显缺氧症状以及肺血管发育很差、左心室发育小的患者可先行姑息性手术，包括锁骨下动脉或主动脉-肺动脉吻合术等，以后再行二期纠治手术。

ToF预后主要取决于肺动脉狭窄的程度及其进展速度。狭窄越重，紫绀出现越早、越明显，狭窄进展越快，侧支循环形成越差，病情越重。未手术治疗者常见多种并发症，如脑静脉血栓形成、脑栓塞、脑脓肿、感染性心内膜炎及侧支循环动脉破裂出血等。死因多为缺氧性发作或颅内并发症。

二、完全型大动脉转位

完全型大动脉转位（complete transposition of great arteries，TGA）是一种心房与心室连接一致和心室与大动脉连接不一致的先天性心血管畸形。主动脉完全或大部分起源于右心室，肺动脉则完全或大部分起源于左心室。其发病率约为先心病的5%～8%，居紫绀型先心病第二位。多见于婴幼儿期，成年期较少见，男性与女性之比为（2～4）：1。

（一）病理解剖

TGA主动脉瓣下圆锥发达未被吸收，主动脉位于右前上方；肺动脉瓣下圆锥萎缩，肺动脉位于左后下方，导致肺动脉向后连接左心室，主动脉连接右心室。主动脉瓣下与三尖瓣间呈肌性连接，肺动脉瓣与二尖瓣呈纤维连接。这样就形成了两个并行的循环，所以同时存在心内交通（卵圆孔未闭、房间隔缺损、室间隔缺损）或心外交通（动脉导管未闭、侧支血管）进行血流混合。此外，完全型大动脉转位常合并以下畸形：房间隔缺损、室间隔缺损、动脉导管未闭、完全性心内膜垫缺损，二尖瓣闭锁或三尖瓣闭锁等。

（二）病理生理学

根据室间隔完整性与否 TGA 又可分为单纯性和复杂性两类，单纯性大动脉转位是指室间隔完整的大动脉转位，约占 50%，复杂性大动脉转位是指合并室间隔缺损和（或）左心室流出道梗阻的大动脉转位。

TGA 的主要病理生理变化为左、右心室的工作超负荷和组织缺氧。体、肺循环呈并联状态，非氧合血通过右心室排出至主动脉，经上下腔静脉回流至右心室；同样，肺静脉氧合血仍回流至左心室。左右心室处于超负荷但低效的状态。单纯性大动脉转位患者肺静脉氧合血通过心房水平的交通，进入右房混合，维持低程度的组织供氧。复杂性大动脉转位患者，由于室间隔缺损存在，肺血流量以及在心房和心室的血液混合明显增多，因而组织供氧明显改善，但同时容易出现充血性心力衰竭。复杂完全型大动脉转位若合并严重左心室流出道梗阻，更易出现低氧血症、酸中毒。

（三）临床表现

1. 症状　常见症状为紫绀、低氧血症和心力衰竭。临床表现取决于体循环、肺循环间分流产生混合血量的多少。单纯性大动脉转位患儿突出表现为出生后早期紫绀，氧疗不能改善。若动脉导管闭合病情迅速恶化，可出现酸中毒直至死亡。复杂性大动脉转位患儿通常出生后 24 小时内无明显症状，出生后 2 ～ 6 周逐渐出现呼吸困难、呼吸急促、心动过速等心衰症状。复杂性大动脉转位伴左心室流出道梗阻患儿表现为出生后轻度紫绀，然后逐渐加重。若动脉导管闭合，则症状迅速加重。

2. 体征　紫绀是最常见的体征。患者常早期出现杵状指（趾）。生后心脏可无明显杂音，但可闻及单一响亮的第二心音。若伴有大的室间隔缺损或动脉导管或肺动脉狭窄等，则可听到相应的杂音，杂音较响时可伴有震颤。

（四）辅助检查

1. 心电图　可见电轴右偏，右心室肥大，有时尚有右心房肥大。肺血流量明显增加时则可出现电轴正常或左偏，左右心室肥大等。合并房室通道型室间隔缺损时电轴左偏，双室肥大。

2. 胸部 X 线检查　胸部 X 线可见左右室增大；后前位见大动脉阴影狭小、肺动脉略凹陷、上纵隔影变窄，心蒂小而心影似斜置“蛋形”；前后位观、侧位观，上纵隔影增宽；肺血正常或增多，合并肺动脉狭窄者肺纹理减少。

3. 超声心动图　超声心动图是诊断完全型大动脉转位的常用方法。若二维超声显示房室连接正常，心室大动脉连接不一致，则可建立诊断。主动脉常位于右前，发自右心室，肺动脉位于左后，发自左心室。彩色及多普勒超声检查有助于心内分流方向、大小的判定及合并畸形的检出。

4. 心导管检查和选择性心血管造影　心导管可从右心室直接插入主动脉，右心室压力与主动脉相等。也有可能通过卵圆孔或房间隔缺损到左心腔再入肺动脉，肺动脉血氧饱和度高于主动脉。选择性右心室造影时可见主动脉发自右心室，左心室造影可见肺动脉发自左心室，选择性升主动脉造影可显示大动脉的位置关系，判断是否合并冠状动脉畸形。

5. 计算机断层血管成像　CT 能够准确分析心房心室形态、心内异常与心外血管走行及连接、肺动脉发育及畸形，尤其能够清楚显示冠状动脉起源及走行。

（五）诊断和治疗

患者紫绀、呼吸困难等临床表现结合胸部 X 线、超声心动图及心脏 CTA 一般可明确诊断，应结合心导管检查和心血管造影进行血流动力学评估，并注意与其他紫绀型先心病鉴别。TGA 预后差，手术仍是主要治疗手段，药物治疗主要在于处理如心力衰竭、低氧血症、代谢性酸中毒、感染性心内膜炎等各种并发症。新生儿期可采用前列腺素 E1 治疗，目的是维持动脉导管的开放、降低肺动脉压。手术分为介入治疗和外科修补治疗。介入治疗主要是房间隔造口术，可暂时缓解低氧血症，为以后进行根治性手术赢得时间。外科修补治疗目的在于彻底矫正相关畸形，纠正血流动力学紊乱，包括心房内改道术、Bestelli 手术和大动脉复位术。对于病情重又并不能耐受手术者可行外科心房间隔造口术、主动脉 - 肺动脉吻合术、上腔静脉 - 肺静脉吻合术等姑息性手术，目的在于增加体循环血氧含量，减轻患者症状，为根治手术争取时间。对于重症而又无法进行根治手术的患者可行心脏移植术治疗。

三、埃布斯坦畸形

埃布斯坦畸形（Ebstein's anomaly），又称三尖瓣下移畸形，是指三尖瓣及其瓣下结构形态异常，隔瓣和后瓣的起源处均有不同程度下移至右心室，同时存在右心室发育畸形。Ebstein 畸形是一种少见的复杂先天性心血管病，发病率为先天性心血管病的 0.5% ～ 1%。

（一）病理解剖

Ebstein 畸形的主要病理解剖为三尖瓣下移和发育不全，右心室房化和功能性右心室腔缩小。多数情况下增大的前瓣呈帆状附着于纤维环上，而隔侧瓣和后侧周的附着点呈螺旋状下移至位于右心室壁心内膜上，三尖瓣开口则多位于右心室流入部与小梁部的连接处，后瓣往往发育不全甚至缺如。这样一方面右心室部分心房化，右心房腔扩大而功能性右心室腔缩小，另一方面部分病例的三尖瓣及其瓣下结构基本正常，仅有隔瓣和后瓣轻度下移。少数患者三尖瓣在心室腔内融合成一片隔膜，仅在中间或侧缘留有一孔隙形成三尖瓣狭窄。

此外，约 80% 的 Ebstein 畸形患者合并房间隔缺损或卵圆孔未闭，其次为肺动脉闭锁或狭窄，少数合并部分肺静脉异位引流、室间隔缺损、法洛四联症、完全型大动脉转位、动脉导管未闭和左心室发育不全等。

（二）病理生理

Ebstein 畸形病理生理改变主要取决于三尖瓣关闭不全的严重程度和右心室发育情况以及可能存在的异常房室传导束。患者功能性右室缩小明显，排血缓慢；而房化右室不能参与右心室排空，在心室收缩时呈矛盾性地扩张，进一步干扰了右心室射血；隔瓣和后瓣下移与瓣膜畸形，引起瓣膜不能对拢和闭合，产生三尖瓣关闭不全，进一步加重原有右心室结构和功能异常。轻者变化不明显，严重者较早出现右心衰竭。此外，Ebstein 畸形的病例中有 10% ～ 15% 合并预激综合征，反复发作阵发性室上性心动过速、心房颤动或扑动，更加重了右心室功能障碍和心力衰竭。

Ebstein 畸形常合并房间隔缺损或卵圆孔未闭，患者右心衰竭、右心房压力升高，出现心房水平的右向左分流，临床表现为紫绀。

（三）临床表现

Ebstein 畸形患者的临床症状与三尖瓣下移的严重程度、有无心房水平分流及右心室功能障碍密切相关。最突出的症状是紫绀和充血性心力衰竭。约 1/3 的患者三尖瓣下移程度轻，临床至成年亦可无明显症状。严重患者新生儿期即可有明显紫绀和充血性心力衰竭。患儿一旦度过此危险期，随着胚胎肺小动脉退化和肺血管阻力下降，心力衰竭症状可明显好转、紫绀消失。成人患者中 50% 以上出现紫绀，其中 1/3 为严重紫绀。此外，心悸也是常见的症状，其原因为预激综合征并发的折返性心动过速和各种心脏结构功能改变后的继发性心律失常。

绝大多数 Ebstein 畸形患者身体发育正常，少数严重患者发育差、身材矮小。长期紫绀的患者可有杵状指（趾）。胸廓发育正常，但少数右心脏重度增大而产生左侧胸廓隆起或因巨大右心房而右侧胸廓隆起。肋骨左下缘可扪及细震颤。听诊第一心音强度正常或减弱，第一心音和第二心音明显分裂，可有增强的第三心音，还可出现第四心音，呈四音奔马律。大多数病例有三尖瓣关闭不全的收缩期杂音。三尖瓣反流性杂音的强度与瓣膜关闭不全的轻重有关，在胸骨下缘左侧最响，吸气相增强。如闻及舒张中期隆隆样杂音，提示有功能性或解剖性三尖瓣狭窄。右心衰竭者颈静脉怒张，检查有肝大和腹水相应体征。

（四）辅助检查

1. 心电图　多可见右心房肥大的典型高尖 P 波，若 P 波变宽并有切迹，提示有双心房肥大。P 波正常者常无临床症状，研究显示 P 波的振幅增加和时间延长往往使得病情加重。几乎所有患者均有完全性或不完性右束支传导阻滞，肢体导联及右胸导联常有低电压。偶可见右心室肥厚心电图改变，但不会出现左心室肥厚图形。

5% ～ 25% 的 Ebstein 畸形合并 B 型预缴综合征，电生理检查显示旁道多位于右心室游离壁和（或）后间隔。心电图可见各种心律失常，其中以阵发性室上性心动过速常见，其次为房性早搏，心房扑动或心房颤动等。

2. 胸部 X 线　双肺纹理正常或减少，严重患者心影呈“烧瓶”样，其右缘为扩大的右心房，左缘为扩大的右心室流出道并向左侧移位，主动脉结正常或缩小。

3. *超声心动图* 是最可靠的 Ebstein 畸形诊断方法。特征性表现是三尖瓣前瓣瓣叶活动振幅增加，同时又有关闭延迟，并可见巨大右心房（房化的右心室）。彩色多普勒血流显像可定量分析三尖瓣关闭不全的程度，此外还可显示房间隔缺损、肺动脉狭窄或闭锁以及动脉导管未闭等合并畸形。前瓣瓣叶动度情况、功能右室与整个右心室容量的比值及左心室大小和功能等指标，对于确定手术适应证、术式和手术预后具有重要的指导价值。

4. *心导管检查及心血管造影* 右心导管检查时，导管不易进入右心室，可通过房间交通进入左心房。右心房内压力升高而肺动脉、右心室压力通常正常。选择性右心室造影可以确定三尖瓣下移的部位、房化心室和功能心室的大小以及肺动脉瓣和肺动脉的解剖。造影剂可长时间滞留在右心房和右心室内，射血排出减慢。

（五）诊断和治疗

Ebstein 畸形是一种预后严重的先天性心血管病，目前以手术治疗为主。药物治疗是针对出现的心力衰竭、心律失常等并发症。

一般认为除合并不能耐受手术的全身性疾病，即使无明显临床，均应考虑手术治疗。患者如果度过出生后危险期，建议 15 岁后尽可能早期手术。手术方式倾向于房化心室折叠术+三尖瓣修复术，对于合并功能性肺动脉闭锁的患者可予以右心旁路术。

一般来说 Ebstein 畸形患者紫绀和充血性心力衰竭出现越早，预后越差；心脏在短期内呈进行性增大者、三尖瓣畸形越严重者及有严重并发症者预后差。

本病的主要死因为充血性心力衰竭，少数患者可因心律失常而猝死。此外，还可因栓塞、感染等并发症死亡。

四、艾森门格综合征

艾森门格综合征（Eisenmenger syndrome，ES）严格意义上来说不能称为先天性心血管病，而是指各种左向右分流性先天性心脏病的肺血管阻力升高，使肺动脉压达到或超过体循环压力，导致血液通过心内或心外异常通路产生右向左分流或双向分流及临床出现紫绀的一种病理生理综合征，亦称肺动脉高压性右向左的分流综合征。其中常见先心病包括为室间隔缺损、房间隔缺损、动脉导管未闭；少见的有心内膜垫缺损、主动脉-肺动脉隔缺损、大动脉转位等。

ES 约占先天性心脏病的 20%。近年来随着先心病手术的普及，其患病率已逐渐下降。

（一）病理解剖

ES 除外原发基础先心病如室间隔缺损、房间隔缺损、动脉导管未闭等，主要表现为肺小动脉内膜增生、肥厚，内腔狭小甚至闭塞，肺动脉干和主要分支扩张，右心房、右心室肥厚增大。

（二）病理生理

由于大量左向右分流，肺循环血流量增加，导致肺动脉压升高。肺血管床受到机械剪切力的损伤，肺小动脉代偿性管壁肌层增厚，形成充血性可逆性的动力性肺动脉高压，随着肺动脉高压持续，肺小动脉内膜增厚，管腔缩小，肺小动脉内膜发生纤维样变，甚至管腔阻塞，形成阻力性肺动脉高压。体内循血管物质产生增多，引起肺血管内皮受损，进一步加重肺血管收缩。肺动脉高压存在血栓前状态，肺小动脉血栓形成，使部分肺血管进一步狭窄或闭塞，反过来又加重肺动脉高压。一旦肺动脉压力达到体循环压力，则可出现双向分流或右向左的分流，也即艾森门格综合征。而右向左分流的出现，可在某种程度上减缓肺动脉压进一步升高。

（三）临床表现

1. *症状* 除了左向右分流量较大的患者，在婴幼儿期多数生长发育良好，除了反复患上呼吸道感染、肺炎外无明显症状。青少年期症状逐渐出现，主要为劳力性气促、呼吸困难等运动耐量下降的表现，随着肺动脉压升高出现右向左分流，临床逐渐表现为紫绀、咯血及心力衰竭症状等，部分患者可发生继发性红细胞增多症、视物模糊、脑脓肿或卒中等并发症。

2. *体征* 中央性紫绀是最突出的体征，多数从少年期或青年期开始。紫绀在运动或劳累后更为明显。此外，动脉导管未闭的紫绀呈下半身重于上半身，左上肢重于右上肢，即所谓的差异性紫绀。

ES患者的原有心脏杂音减轻甚至消失，并可能出现新的杂音，肺动脉瓣区第二心音亢进伴分裂。动脉导管未闭患者，典型体征为胸骨左缘第2肋间偏外侧，可闻及机器样连续性杂音。随着肺动脉压升高，左向右分流减少，杂音的舒张期成分消失，甚至收缩期和舒张期均无杂音，或者代之以胸骨左缘第2、3肋间的来回性杂音，或单纯的舒张期递减型杂音。肺动脉瓣区第二心音亢进伴分裂，并有收缩早期喷射音。

此外，合并充血性心力衰竭时可出现周围性水肿、腹水及肝大等体征。

（四）辅助检查

1. *心电图*　典型的心电图表现为电轴右偏和右室肥厚，部分患者可出现ST-T改变。

2. *X线检查*　X线表现：右心室显著扩大，右心房扩大。肺动脉段突出，近侧肺动脉扩张，远侧端肺动脉变细，双肺充血较肺动脉高压形成前明显减轻，肺门舞蹈征消失。

3. *超声心动图检查*　可见右心腔扩张，三尖瓣反流，肺动脉瓣关闭不全，室间隔变平或向后弯曲，右室肥厚，右室功能减弱，缺损部位可发现双向或反向分流等征象。此外，还可以估测肺动脉压，超声心动图检查对本综合征具有重要的诊断价值。

4. *右心导管检查和急性肺血管扩张试验*　当先心病患者出现ES临床上紫绀症状时，一般来说已经失去手术机会，以往一般不行心导管检查。但部分患者还存在左向右分流为主的双向分流或者动力性肺动脉高压时，右心导管检查和急性肺血管扩张试验可用来评价患者是否具有手术治疗的可能及药物治疗方案。

（五）诊断和治疗

根据病史尤其是晚期发紫症状，结合胸部X线、超声心动图诊断不难，临床注意与紫绀型先天性心脏病尤其是法洛四联症鉴别诊断。ES的治疗措施包括传统治疗、靶向药物治疗、介入治疗、外科手术治疗等，如吸氧、洋地黄、利尿剂、血管扩张剂、抗凝治疗、肺移植+先天性缺损修补术或心肺联合移植等。

1. *传统治疗*　包括氧疗、地高辛、利尿剂和抗凝剂。氧疗可缓解患者的低氧血症症状；强心利尿可以改善患者心脏功能，降低心脏负荷作用；抗凝治疗目的是防止肺小血管栓塞。对于急性肺血管扩张试验阳性的患者可予以钙离子拮抗剂治疗。上述治疗措施虽然可以减轻临床症状，但无法从根本上逆转疾病的进程。

2. *靶向药物治疗*　随着对肺动脉高压形成和进展的血管活性介质及其作用途径的认识不断深入，以逆转肺动脉血管壁成分增殖为主的靶向药物治疗取得了更好的疗效。目前临床常用药物包括内皮素受体拮抗剂（如波生坦）、磷酸二酯酶抑制剂（如西地那非）和前列环素类药物（如伊洛前列素）等。Rho激酶抑制剂（法舒地尔）、可溶性鸟苷酸环化酶的激动剂（如利奥西呱）及L-精氨酸还有待更多的临床试验确定。

3. *介入治疗*　近年来随着靶向药物治疗的普及，肺动脉压力和肺血管阻力有可能明显下降，加之介入试封堵试验的开展，部分患者获得介入手术的机会。此外，对于房间隔缺损伴左心室腔小的患者可尝试用带孔封堵器治疗；对药物治疗无效的肺动脉高压患者可考虑行经球囊房间隔造口术，减缓患者的缺氧症状。

4. *外科手术治疗*　外科手术包括单向活瓣补片、心肺联合移植或肺移植联合先心病修补术。单向活瓣补片适用于双向分流的患者，通过阻隔左向右的分流达到降低肺动脉收缩压、改善缺氧以及提高运动耐量的目的。但对于艾森门格综合征患者来说，心肺联合移植或者肺移植联合先心病修补术是唯一的希望。

（石伟彬　曾春雨）

参考文献

陈玉成，曾智，2010. 肺动脉支架应用现状和进展. 心血管病学进展，31(5):645-649.

国家卫生和计划生育委员会疾病预防控制局，2015. 2015中国居民营养与慢性病状况报告. 北京：人民卫生出版社，33-50.

国家心血管病中心，2018. 中国心血管病报告2018, 北京：中国大百科全书出版社.

李冬蓓，田家玮，黄云洲，2019. 先天性心脏病心内膜垫缺损的超声心动图分型诊断. 医学综述，15(4):597-600.

李红红，沈捷，2015. 艾森曼格综合征治疗进展. 临床儿科杂志，33(1):87-91.

李烁琳，顾若漪，黄国英，2017. 儿童先天性心脏病流行病学特征. 中国实用儿科杂志，32(11):871-876.

卢春颖，2013. 肺静脉异位引流的超声诊断. 世界最新医学

信息文摘，31(13):157
马晓静，胡喜红，黄国英，2019. 先天性心脏病影像学诊断进展．中华实用儿科临床杂志，34:976-979.
彭雅枫，钟玉敏，2018.CMR 在法洛四联症术后评估中的应用．国际医学放射学杂志，41:529-532.
司永仁，贾连群，韩白乙拉，2013. 临床心脏听诊．沈阳：辽宁科学技术出版社，99.
谭林，严中亚，2010. Ebstein 畸形的外科治疗进展．中国胸心血管外科临床杂志，17(4):326-330.
汪曾炜，刘维永，张宝仁，2001. 心脏外科学．北京：人民卫生出版社：896-899.
王苗，张蕾，2017. 主动脉缩窄的治疗研究进展．国际儿科学杂志，4:245-248.
王卫平，2013. 儿科学．8 版．北京：人民卫生出版社，292.
王智琪，莫绪明，孙剑，等，2014. 小婴儿室间隔完整性膜性肺动脉闭锁外科镶嵌治疗．中国循环杂志，29(1):55-58.
吴婷婷，谢翔，2017. 成人先天性心脏病相关并发症的预防及诊疗．中国循环杂志，32(7):721-723.
吴怡，程蔚蔚，2016. 先天性心脏病的遗传及环境因素研究进展．中华围产医学杂志，19(6) : 472-475.
谢玮慧，钟玉敏，2020. CT 在儿童先天性心脏病心功能评估中的应用与展望．国际医学放射学杂志，43(2):197-200.
余章斌，韩树萍，陈小慧，等，2014. 系统评价国内外围产儿先天性心脏病的发生率 .Chin J Evid Based Pediatr, 9(4):252-259.
张端珍，朱鲜阳，2009. 主动脉缩窄介入治疗的现状和进展．血管病学进展，30(5):780-783.
张刚成，2019. 新时代背景下先天性心脏病的镶嵌治疗．中国实用内科杂志，39(7) :583-586.
赵铁夫，周其文，2010. 艾森门格综合征的研究进展．中国胸心血管外科临床杂志，17(5):404-409.
中华人民共和国卫生部，2012. 中国出生缺陷防治报告．北京：中国标准出版社．
周爱卿，2009. 先天性心脏病心导管术．上海：上海科学技术出版社．
周诚，董念国，杜心灵，等，2012. 姑息性手术在复杂先天性心脏病患者中的应用．中国胸心血管外科临床杂志，19(5):494-497.
Adel KY, Vadiyala MR, Frank LH, et al, 2002.Intermediate term follow-up of the end-to-side aortic anastomosis for coarctation of the aorta. Ann Thorae Surg, 74:1631-1634.
Akagi T, 2015. Current concept of transcatheter closure of atrial septal defect in adults. J Cardiol, 65(1):17-25.
Apitz C, Webb GD, Redington AN, 2009.Tetralogy of fallot. Lancet, 374(9699):1462-1471.
Bearl DW, Fleming GA, 2017. Utilizing hybrid techniques to maximize clinical outcomes in congenital heart disease. Curr Cardiol Rep, 19(8):72.
Broberg CS, Aboulhosn J, Mongeon FP, et al, 2011. Prevalence of left ventricular systolic dysfunction in adults with repaired tetralogy of fallot. Am J Cardiol, 107(8):1215-1220.
Budts W, 2005. Eisenmenger syndrome: medical prevention and management strategies. Expert Opin Pharmacother, 6(12):2047-2060.
Capozzi G, Santoro G, 2011. Patent ductus arteriosus: pathophysiology, hemodynamic effects and clinical complications. J Matern Fetal Neonatal Med, 24(Suppl 1):15-16.
Chiu SN, Wang JK, Lin MT, et al, 2012. Long-term outcomes of patients with tetralogy of fallot repaired in young infants and toddlers. Acta Cardiologica Sinica, 28(2):137-144.
Danielson GK, Driscoll DJ, Mair DD, et al, 1992.Operative treatment of Ebsteins anomaly. J Thorac Cardiovase Surg, 104(5):1195 -1202.
Dijkema EJ, Leiner T, Grotenhuis HB, 2017. Diagnosis, imaging and clinical management of aortic coarctation. Heart, 103(15):1148-1155.
Doshi AR, Chikkabyrappa S, 2018. Coarctation of aorta in children. Cureus, 10(12):e3690.
Feldman DN, Roman MJ, 2006.Aneurysms of the sinuses of Valsalva. Cardiology, 106(2):73-81.
Ganigara M, Doshi A, Naimi I, et al, 2019.Preoperative physiology, imaging, and management of coarctation of aorta in children. Semin Cardiothorac Vasc Anesth, 23(4):379-386.
Goldberg JF, 2015. Long-term follow-up of "Simple" lesions-atrial septal defect, ventricular septal defect, and coarctation of the aorta. Congenit Heart Dis, 10(5):466-474.
Goo HW, Seo DM, Yun TJ, et al, 2009.Coronary artery anomalies and clinically important anatomy in patients with congenital heart disease:multislice CT findings. Pediatr Radiol, 39(3):265-273.
Holst KA, Connolly HM, Dearani JA, 2019. Ebstein's anomaly. Methodist Debakey Cardiovasc J, 15(2):138-144.
Joel WH, James T N, FernandoRoth R, et al, 2000. 心脏病学．4 版．李振友，李玉明，译．天津：天津科技翻译出版公司．
Khatib I, Lebret E, Lambert V, et al, 2017. Tetralogy of Fallot associated with multiple anomalies. Eur Heart J, 38(4):246.
Kutty S, Danford DA, Diller GP, et al, 2018. Contemporary management and outcomes in congenitally corrected transposition of the great arteries.Heart, 104(14):1148-1155.
Manuel DA, Ghosh GC, Alex AG, 2017. Atrial septal defect with right-to-left shunt in the absence of pulmonary hypertension. Cardiol Young, 27(3):575-576.
Mitchell SC, Korones SB, Berendes HW, 1971. Congenital heart disease in 56109 births. Incidence and natural history. Circulation, 43(3): 323-332.
Moons P, Canobbio MM, Budts W, 2009. Eisenmenger

syndrome: a clinical review.Eur J Cardiovasc Nurs, 8(4):237-245.

Mortensen KH, Tann O, 2018. Computed tomography in paediatric heart disease. BJR, 91: 1092.

Paranon S, Acar P, 2008. Ebsteins anomaly of the tricuspid valve:from fetus to adult:congenital heart disease. Heart, 94:237-243.

Rao PS, 1992.Transcatheter treatment of pulmonary outflow tract obstruction:a review.Prog Cardiovasc Dis, 35(2):119-158.

Said S, Porres-Aguilar M, Porres-Munoz M, et al, 2013. Eisenmenger syndrome: recent advances in pharmacotherapy. Cardiovasc Hematol Agents Med Chem, 11(4):289-296.

Shankar B, Bhutia E, Kumar D, et al, 2017. Holt-oram syndrome: a rare variant. Iran J Med Sci, 42(4):416-419.

Sun J, Sun K, 2008. Mechanism and clinical research of spontaneous closure of ventricular septal defect. Zhonghua Er Ke Za Zhi, 46(12):955-957.

Torok RD, Campbell MJ, Fleming GA, et al, 2015. Coarctation of the aorta: management from infancy to adulthood. World J Cardiol, 7(11):765-775.

van Noord PT, Scohy TV, McGhie J, et al, 2010. Three dimensional transesophageal echocardiography in Ebsteins anomaly. Interact Cardiovase Thorae Surg, 10:836, 837.

van Puyvelde J, Meyns B, Rega F, 2016. Pulmonary atresia and a ventricular septal defect: about size and strategy. Eur J Cardiothorac Surg, 49(5):1419-1420.

Vander LD, Konings EE, Slager MA, et al, 2011. Birth prevalence of congenital heart disease worldwide: a systematic review and meta-analysis. Am Coll Cardio, 58(21):2241- 2247.

Vettukattil JJ, 2016. Pathophysiology of patent ductus arteriosus in the preterm infant. Curr Pediatr Rev, 12(2):120-122.

Wetzl J, Forman C, Wintersperger BJ, et al, 2017. High-resolution dynamic CE-MRA of the thorax enabled by iterative TWIST reconstruction.Magn Reson Med, 77(2):833-840.

Yuan SM, 2017. Ebstein's anomaly: genetics, clinical manifestations, and management. Pediatr Neonatol, 58(3):211-215.

Yuan SM, Jing H, 2009. Palliative procedures for congenital heart defects. Arch Cardiovasc Dis, 102 (6/7):549-557.

第 28 章
高血压

一、定义

高血压是以体循环动脉压升高为主要表现的心血管综合征，可分为原发性高血压（essential hypertension）和继发性高血压（secondary hypertension）。原发性高血压是心脑血管疾病最重要的危险因素，常与其他心脑血管疾病危险因素共存，可损害重要的器官如心、脑、肾的结构和功能，最终导致上述器官功能衰竭。

二、流行病学

20 世纪初，临床医师试图对高血压下定义，但是最后却放弃了对高血压的界定。1920 年，Loais Gallavadin 建议以 120/75mmHg 为界，高于此值的血压再分为轻度、中度、重度和极重度高血压。

1959 年世界卫生组织（WHO）建议，<140/90mmHg 为正常血压，≥ 160/95 为高血压。20 世纪 90 年代，人们认识到血压水平是呈连续正态分布的，正常血压和血压升高的划分并无明确界限，因为血压从 110/70mmHg 到 160/100mmHg 以上，随着血压升高，心血管疾病危险性增加，因此 1999 年，WHO 不仅确定高血压标准为≥ 140/90mmHg，而且同时又提出了正常血压和理想血压的概念，并被世界各国专家认同。

高血压患病率和发病率在不同国家、地区或种族之间有差别，工业化国家较发展中国家高，美国黑种人约为白种人的 2 倍。高血压患病率、发病率及血压水平随年龄增长而升高。中国高血压患病率：1958 ～ 1959 年、1979 ～ 1980 年、1991 年和 2000 年进行过 4 次全国范围内高血压抽样调查，结果显示，≥ 15 岁居民高血压患病率呈现上升趋势。2012 ～ 2015 年，中国高血压调查采用分层、多阶段、随机抽样的方法抽取 451 755 名≥ 18 岁居民进行调查，结果显示，2012 ～ 2015 年我国 18 岁及以上居民高血压患病粗率为 27.9%（标化率 23.2%），并且高血压的知晓率、治疗率和控制率分别为 51.6%、45.8% 和 16.8%，较 1991 年和 2002 年明显增高（图 28-0-1）。

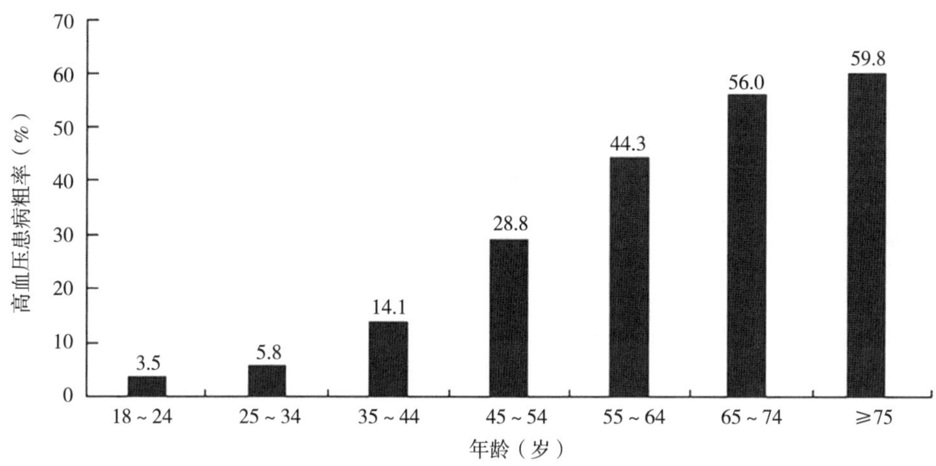

图 28-0-1　2012～2015 年中国高血压调查研究不同年龄段居民高血压患病粗率

第一节　高血压相关危险因素

原发性高血压的危险因素包括遗传、年龄、肥胖、高钠饮食、精神紧张和环境等。遗传因素：高血压具有明显的家族聚集性。年龄因素：高血压发病率随着年龄增长而增加。超重和肥胖：体重增加是高血压患病的重要危险因素，超重和肥胖显著增加全球人群全因死亡的风险。高钠饮食：调查发现，中国人群普遍对钠敏感，盐摄入量水平高。精神因素：城市脑力劳动者高血压患病率高于体力劳动者，精神紧张可激活交感神经从而使血压升高。过量饮酒：饮酒量与血压水平呈线性关系。

第二节　高血压机制

一、神经机制

各种原因导致大脑皮质神经中枢功能发生变化，各种神经递质活性和浓度异常，包括肾上腺素、去甲肾上腺素、多巴胺、神经肽 Y、5- 羟色胺、血管升压素（又称抗利尿激素）、脑啡肽、脑钠肽等，最终交感神经系统活性亢进，血浆中儿茶酚胺浓度升高，阻力小动脉收缩增强导致血压升高。

二、肾脏机制

各种原因导致肾性水钠潴留，增加心排血量，通过全身血流自身调节使得外周阻力和血压升高，启动压力 - 利尿钠（pressure-natriuresis）机制再将潴留的水、钠排泄出去，也可能通过排钠激素分泌释放增加，如内源性类洋地黄物质，在排泄水、钠同时可使外周血管阻力增高。

三、激素机制

经典的肾素 - 血管紧张素 - 醛固酮系统（renin-angiotensin-aldosterone system，RAAS）激活包括：肾脏入球小动脉的球旁细胞分泌肾素，激活从肝脏产生的血管紧张素原（AGT），生成血管紧张素Ⅰ（AT Ⅰ），然后经血管紧张素转化酶（ACE）作用，生成血管紧张素Ⅱ（AT Ⅱ），AT Ⅱ是 RAAS 的主要效应物质，作用于 AT Ⅱ受体 1（AT1），使小动脉平滑肌收缩，刺激肾上腺皮质球状带分泌醛固酮，通过交感神经末梢突触前膜的正反馈使去甲肾上腺素分泌增加，这些作用均可使血压升高（图 28-2-1）。

四、胰岛素抵抗

胰岛素抵抗（insulin resistance，IR）指必须高于正常的血胰岛素释放水平来维持正常的糖耐量，表示机体组织胰岛素处理葡萄糖的能力减退。约 50% 的原发性高血压患者存在不同程度的 IR，其在肥胖、高血脂、高血压与糖耐量减退同时并存的四联征患者中最为明显。

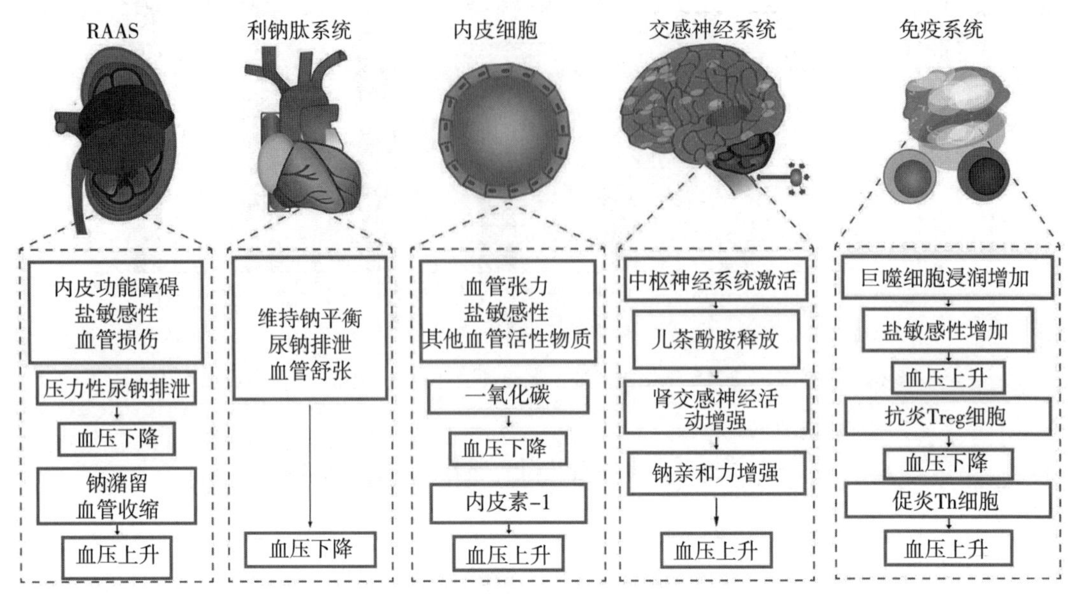

图 28-2-1　参与血压调节的主要神经内分泌系统

BP. 血压；RAAS. 肾素 - 血管紧张素 - 醛固酮系统；Treg 细胞 . 调节性 T 细胞

第三节　病理生理

血压由心血管系统的几个参数决定，包括血容量和心排血量（每分钟由一侧心室输出的血量）及受血容量和神经体液系统影响的动脉张力。维持生理血压水平涉及完整的神经体液系统的各种因素的复杂相互作用，包括肾素 - 血管紧张素 - 醛固酮系统（RAAS）、利钠肽系统、内皮细胞功能、交感神经系统（SNS）和免疫系统。这些组织系统中任何血压控制相关因素故障或破坏都可能直接或间接地导致平均血压升高或血压变异性增高，或两者兼而有之，随着时间的推移而出现目标器官损伤（如左心室肥厚和慢性肾脏病）和脑血管疾病。

高血压的病理生理机制是复杂的，与遗传因素和环境因素有关。原发性高血压涉及多种基因，如一些等位基因，基因变异与患原发性高血压的风险增加有关。这种遗传易感性，连同其他因素，如高钠盐摄入、睡眠质量差或睡眠呼吸暂停、过量饮酒和高精神压力等，都可导致高血压发展。最后，随着年龄的增长，发生高血压的可能性增加，这是血管系统渐进性退化引起的，原因之一是血管胶原蛋白缓慢变化和动脉粥样硬化增加。免疫因素也可以发挥重要作用，特别是在感染性疾病或类风湿疾病的背景下，如类风湿关节炎。

第四节　我国高血压人群特点

高钠低钾膳食是我国大多数高血压患者发病的主要危险因素。盐与血压的国际协作（INTERMAP）研究显示，我国人群 24 小时尿钠 / 钾比值在 6 以上，西方人群仅为 2 ～ 3。

血压水平和心脑血管疾病发病和死亡风险之间存在密切的因果关系。近 30 年来，我国心血管疾病患病率处于持续上升阶段。2020 年中国心血管健康与疾病报告推算，我国心血管疾病现患人数 3.3 亿，其中脑卒中 1300 万，冠心病 1139 万，肺源性心脏病 500 万，心力衰竭 890 万，风湿性心脏病 250 万，先天性心脏病 200 万，高血压 2.45 亿。

血压升高与脑卒中、冠心病事件的关系亚洲人群比澳大利亚和新西兰人群更明显。心房颤动、心力衰竭、终末期肾病的发生率随着血压水平升高而递增。

第五节　高血压的诊断和临床表现

一、高血压诊断

高血压诊断主要依据诊室测量的血压值，应用经核准的水银血压计或电子血压计，测量安静坐位时上臂肱动脉血压。

高血压诊断常用标准有血压水平分级（表28-5-1）及心血管风险水平分层（表28-5-2）。2018年欧洲高血压学会（ESH）年会上，发布了欧洲新版高血压指南，将高血压定义为诊室血压收缩压（SBP）≥140mmHg和（或）舒张压（DBP）≥90mmHg，并推荐广泛使用诊室外血压测量值。诊室外对高血压的定义：24小时动态血压平均值≥130/80mmHg，或家庭自测血压平均值≥135/85mmHg。此指南强调：应用SCORE评分系统评估患者心血管风险；他汀类药物和阿司匹林在心血管疾病预防方面的应用；高血压介导的器官损害在心血管风险评估方面的重要性；新增四项危险因素（高尿酸血症、早发绝经、心理社会经济因素、心率增快）。目前我国采用正常血压（SBP＜120mmHg和DBP＜80mmHg）、正常高值［SBP 120～139mmHg和（或）DBP 80～89mmHg］和高血压［SBP≥140mmHg和（或）DBP≥90mmHg］进行血压水平分级，以上分级适用于18岁以上任何年龄的成年人。

二、高血压临床表现

（一）症状

大多数患者起病缓慢，无明显的临床表现，从而导致诊断延迟，通常是在测血压时或者发生心、脑、肾等器官并发症时才被发现。常见的症状有头晕、头痛、颈项板紧、心悸和疲劳等。需要全面详细了解高血压患者如下病史：①家族史，询问患者有无高血压、脑卒中、糖尿病、血脂异常、冠心病或肾脏病的家族史；②病程，初次发现或诊断高血压的时间、场合及血压最高水平；③症状及既往史，询问目前及既往有无脑卒中或一过性脑缺血、冠心病、心力衰竭、心房颤动、周围血管病、糖尿病、痛风、血脂异常、性功能异常和肾脏疾病等症状及治疗情况；④继发性高血压的线索，如肾炎史或贫血病史，肌无力、发作性软瘫等，阵发性头痛、心悸、多汗，打鼾伴有呼吸暂停，是否长期应用升高血压的药物；⑤生活方式，盐、酒及脂肪的摄入量，吸烟状况、体力活动量、体重变化、睡眠习惯等情况；⑥心理社会因素，包括家庭情况、工作环境、文化程度及有无精神创伤史。

表28-5-1　血压水平分级

级别	SBP（mmHg）	DBP（mmHg）
正常血压	＜120和	＜80
正常高值	120～139和（或）	80～89
高血压	≥140和（或）	≥90
1级高血压（轻度）	140～159和（或）	90～99
2级高血压（中度）	160～179和（或）	100～109
3级高血压（重度）	≥180和（或）	≥110
单纯收缩性高血压	≥140和	＜90

表28-5-2　血压升高患者心血管风险水平分层

其他心血管危险因素和疾病史	血压（mmHg）			
	SBP 130～139 和（或）DBP 85～89	SBP 140～159 和（或）DBP 90～99	SBP 160～179 和（或）DBP 100～109	SBP≥180 和（或）DBP≥110
无		低危	中危	高危
1～2个其他危险因素	低危	中危	中/高危	很高危
≥3个其他危险因素，靶器官损害，或慢性肾脏病3期，无并发症的糖尿病	中/高危	高危	高危	很高危
临床并发症，或慢性肾脏病≥4期，有并发症的糖尿病	高/很高危	很高危	很高危	很高危

（二）体格检查

高血压体征一般较少，周围血管搏动、血管杂音、心脏杂音等是重点检查的项目。仔细进行体格检查有助于发现继发性高血压线索和靶器官损害情况。

体格检查内容：测量血压、脉率、体重指数（BMI）、腰围及臀围；观察有无库欣综合征面容、甲状腺功能亢进性突眼征或下肢水肿；听诊判断颈动脉、胸主动脉、腹部动脉和股动脉有无杂音；触诊判断甲状腺有无异常；进行全面的心肺检查；检查有无肾脏增大（多囊肾）或腹部肿块；检查四肢动脉搏动和神经系统体征。

（三）实验室检查

基本项目：血常规、电解质、空腹血糖、总胆固醇、三酰甘油、低密度脂蛋白胆固醇、高密度脂蛋白胆固醇、尿酸和肌酐、尿液分析（蛋白、糖和尿沉渣镜检）、心电图。

推荐项目：24 小时动态血压监测、超声心动图、颈动脉超声、血同型半胱氨酸、尿蛋白定量、眼底检查、胸部 X 线检查、脉搏波传导速度（PWV）及踝肱指数（ABI）等。

选择项目：对于怀疑继发性高血压的患者，根据需要可以选择以下检查项目，血浆肾素活性或肾素浓度、血和尿醛固酮、血和尿皮质醇、血游离甲氧基肾上腺素及甲氧基去甲肾上腺素、血或尿儿茶酚胺、肾动脉超声和造影、肾和肾上腺超声、CT 或 MRI、肾上腺静脉采血及睡眠呼吸监测等；对于有合并症的高血压患者，进行相应的心功能、肾功能和认知功能等检查。

（四）遗传因素与高血压

高血压是遗传因素、环境因素、不良生活方式共同作用的结果。根据既往的研究资料，约 1% 的高血压是单基因遗传疾病，符合孟德尔遗传定律，通过基因突变筛查可做出准确的基因诊断，指导治疗。但目前临床基因诊断仅仅适用于单基因遗传性高血压如 Liddle 综合征、糖皮质激素可治性醛固酮增多症。

2018 年欧洲心脏病学会（ESC）指南推荐患者多次、重复测量诊室血压（重度高血压患者，如 3 级高血压或高血压危象患者除外），或根据动态血压和（或）家庭自测血压等诊室外血压诊断高血压，特别推荐使用后两种测压方法鉴别白大衣高血压和隐匿性高血压。

三、治疗

原发性高血压目前尚无根治方法，但成功地预防和治疗高血压是减少疾病负担和促进世界人口长寿的关键。在治疗高血压时，重要的是考虑预测动脉粥样硬化性心血管疾病（arteriosclerotic cardiovascular disease，ASCVD）风险，而不仅仅是控制血压水平，因为 ASCVD 风险高的人从降压治疗中获益更大。高血压治疗的根本目标是降低高血压患者心、脑、肾与血管并发症发生和死亡的总风险。

（一）生活方式干预

生活方式干预适合于所以高血压患者。①减轻体重：将 BMI 尽可能控制在 $24kg/m^2$ 以下。②减少钠盐摄入：有针对性的饮食方法可以降低高血压患者的收缩压。例如，减少钠盐的摄入量（人群的理想摄入量为＜ 5.0g/d）可以降低收缩压 2 ～ 4mmHg。③补充钾盐：每天吃新鲜水果和蔬菜。④增加运动：有规律的体育活动可以降低高血压患者的血压。一项针对 27 例高血压患者随机临床试验的叙述性回顾显示，常规中强度到高强度有氧运动可使血压平均降低 11/5mmHg。⑤减少脂肪摄入。⑥戒烟限酒。⑦减轻精神压力，保持心态平衡。⑧必要时补充叶酸（表 28-5-3）。

表 28-5-3 生活方式调整

推荐	推荐级别	证据水平
每天钠盐摄入量＜ 5g	Ⅰ	A
推荐限制饮酒量：男性＜ 14U/ 周，女性＜ 8U/ 周（1U=125ml 葡萄酒或者 250ml 啤酒）	Ⅰ	A
避免酗酒	Ⅲ	C
控制体重以降低血压和心血管风险：BMI 20 ～ $25kg/m^2$；腰围，男性＜ 94cm，女性＜ 80cm	Ⅰ	A

续表

推荐	推荐级别	证据水平
鼓励增加蔬菜、新鲜水果、鱼、坚果、不饱和脂肪酸（如橄榄油）摄入，减少红肉摄入，推荐低脂乳制品	Ⅰ	A
规律有氧运动（如每周 5 ～ 7 天至少 30 分钟中度锻炼）	Ⅰ	A
戒烟	Ⅰ	B

（二）高血压药物治疗

根据初始诊室血压水平启动降压治疗（生活方式干预及药物治疗）（图 28-5-1），其中需要药物治疗的如下：高血压 2 级或以上患者；高血压合并糖尿病患者，或者已经有心、脑、肾靶器官损害或并发症的患者；血压持续升高经过生活方式改善后仍未有效控制者。高危、很高危患者必须启动强化药物治疗。

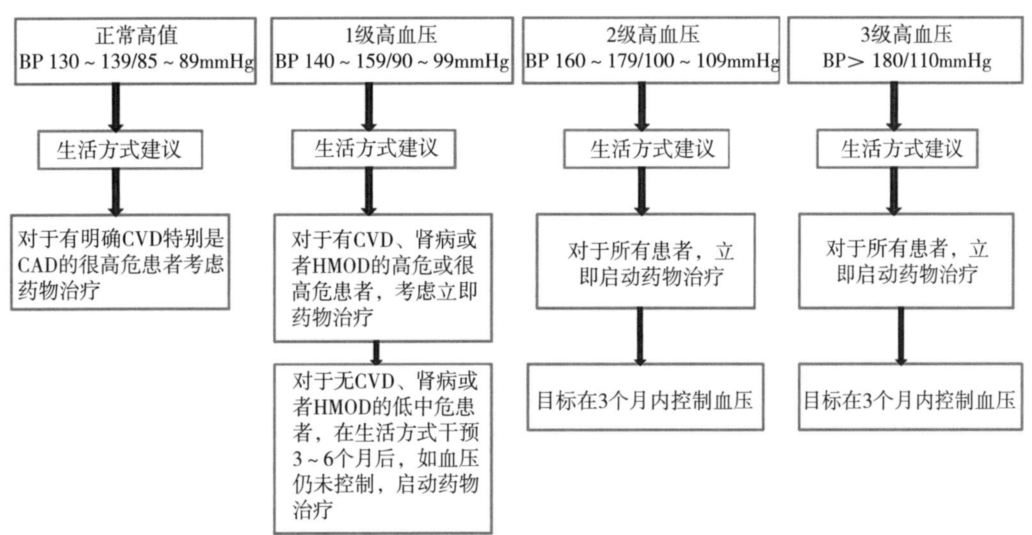

图 28-5-1　根据初始诊室血压水平启动降压治疗（生活方式干预及药物治疗）

CVD. 心血管疾病；CHD. 冠心病；HMOD. 高血压介导的器官损害

使用降压药物应遵循下面 4 项原则，即小剂量开始、优先选择长效制剂、联合用药和个体化治疗。高血压患者降压治疗的药物推荐见表 28-5-4。

（三）高血压患者降压治疗诊室血压的靶目标

截至 2015 年，大多数指南建议大多数患者血压低于 140/90mmHg，65 岁以上的老年患者血压低于 150/90mmHg。

《中国高血压防治指南》（2018 年修订版）指出：高血压治疗的根本目标是降低发生心、脑、肾及血管并发症和死亡的总风险。降压治疗的获益主要来自血压降低本身。在改善生活方式的基础上，应根据高血压患者的总体风险水平决定给予降压药物，同时干预可纠正的危险因素、靶器官损害和并存的临床疾病。在条件允许的情况下，应采取强化降压的治疗策略，以取得最大的心血管获益。降压目标：一般高血压患者应降至 140/90mmHg 以下；能耐受者和部分高危及以上的患者可进一步降至 130/80mmHg 以下（表 28-5-5）。

表 28-5-4　高血压患者降压治疗的药物推荐

推荐	推荐级别	证据水平
ACEI、ARB、β 受体阻滞剂、CCB 和利尿剂都可以有效降低血压和减少心血管事件，均可作为高血压治疗的基础用药	Ⅰ	A
大多数高血压患者推荐起始联合治疗，首选 RAS 抑制剂与 CCB 或利尿剂联合	Ⅰ	A

续表

推荐	推荐级别	证据水平
存在特殊临床适应证时β受体阻滞剂可以与其他药物联合治疗，如心绞痛、心肌梗死后、心力衰竭或控制心率	Ⅰ	A
推荐初始两药联合治疗，优选单片固定复方制剂，除了虚弱的老年人、低危的1级高血压患者（尤其SBP＜150mmHg者）	Ⅰ	B
两药联合治疗疗效不佳时可采用RAS抑制剂+CCB+利尿剂的三联治疗	Ⅰ	A
对于三联治疗血压仍未控制的患者，应加螺内酯，不能耐受者加其他利尿剂，如阿米洛利或较高剂量的其他利尿剂，也可选择α或β受体阻滞剂	Ⅰ	B
联合应用两种RAS抑制剂	Ⅲ	A

注：ACEI. 血管紧张素转化酶抑制剂；ARB. 血管紧张素Ⅱ受体阻滞剂；CCB. 钙通道阻滞剂；RAS. 肾素 - 血管紧张素系统。

（四）降压药物的种类（表28-5-6）

1. 利尿剂　有噻嗪类、袢利尿剂和保钾利尿剂3类。

2. β受体阻滞剂　有选择性β_1受体阻滞剂、非选择性（β_1、β_2）β受体阻滞剂和兼有α受体阻滞作用的β受体阻滞剂三类。肾上腺素受体阻滞剂降低血压、心排血量、心率及减少肾素释放和（肾上腺素能控制神经系统效果）。β受体阻滞剂能改善急性心肌梗死的预后，也能改善左心室射血分数下降的心力衰竭患者预后，但在没有这些并发症的情况下，β受体阻滞剂在降低CVD事件和死亡率方面不如其他一线降压药物。

3. 钙通道阻滞剂　分为二氢吡啶类和非二氢吡啶类两类。这类药物的实际优势是它可以与所有其他一线降压药物联合使用。

表28-5-5　高血压患者降压治疗诊室血压的靶目标

推荐	推荐级别	证据水平
一般人群降压治疗第一目标是＜140/90mmHg	Ⅰ	A
如果能耐受，大多数患者应将血压降至130/80mmHg或者更低	Ⅰ	A
所有患者舒张压的目标值应为＜80mmHg	Ⅱa	B
＜65岁推荐收缩压目标值为120～＜130mmHg	Ⅰ	A
≥65岁推荐收缩压目标值为130～＜140mmHg	Ⅰ	A
糖尿病患者推荐收缩压目标值为＜130mmHg或者更低	Ⅰ	A
冠心病患者推荐收缩压目标值为＜130mmHg或者更低	Ⅰ	A
慢性肾病患者推荐收缩压目标值为130～＜140mmHg	Ⅰ	A
卒中后或者短暂性脑缺血发作者可以考虑收缩压目标值为120～＜130mmHg	Ⅱa	B

表28-5-6　常用的各种降压药-1

口服降压药物	每天剂量（mg）（起始剂量～足量）	每天次数
二氢吡啶类CCB		
硝苯地平	10～30	2～3
硝苯地平缓释片	10～80	2
硝苯地平控释片	30～60	1
氨氯地平	2.5～10	1
左旋氨氯地平	2.5～5	1

续表

口服降压药物	每天剂量（mg）（起始剂量～足量）	每天次数
非洛地平	2.5～10	2
非洛地平缓释片	2.5～10	1
拉西地平	4～8	1
尼卡地平	40～80	2
尼群地平	20～60	2～3
贝尼地平	4～8	1

续表

口服降压药物	每天剂量（mg）（起始剂量～足量）	每天次数
乐卡地平	10～20	1
马尼地平	5～20	1
西尼地平	5～10	1
巴尼地平	10～15	1
非二氢吡啶类 CCB		
维拉帕米	80～480	2～3
维拉帕米缓释片	120～480	1～2
地尔硫䓬胶囊	90～360	1～2
噻嗪类利尿剂		
氢氯噻嗪	6.25～25	1
氯噻酮	12.5～25	1
吲达帕胺	0.625～2.5	1
吲达帕胺缓释片	1.5	1

表 28-5-6　常用的各种降压药 -2

口服降压药物	每天剂量（mg）（起始剂量～足量）	每天次数
袢利尿剂		
呋塞米	20～80	1～2
托拉塞米	5～10	1
保钾利尿剂		
阿米洛利	5～10	1～2
氨苯蝶啶	25～100	1～2
盐皮质激素受体拮抗剂		
螺内酯	20～60	1～3
依普利酮	50～100	1～2
β 受体阻滞剂		
比索洛尔	2.5～10	1
美托洛尔平片	50～100	2
美托洛尔缓释片	47.5～190	1
阿替洛尔	12.5～50	1～2
普萘洛尔	20～90	2～3
倍他洛尔	5～20	1
α、β 受体阻滞剂		
拉贝洛尔	200～600	2
卡维地洛	12.5～50	2

续表

口服降压药物	每天剂量（mg）（起始剂量～足量）	每天次数
阿罗洛尔	10～20	1～2
ACEI		
卡托普利	25～300	2～3
依那普利	2.5～40	2
贝那普利	5～40	1～2
赖诺普利	2.5～40	1

表 28-5-6　常用的各种降压药 -3

口服降压药物	每天剂量（mg）（起始剂量～足量）	每天次数
ACEI		
雷米普利	1.25～20	1
福辛普利	10～40	1
西拉普利	1.25～5	1
培哚普利	4～8	1
咪达普利	2.5～10	1
ARB		
氯沙坦	25～100	1
缬沙坦	80～160	1
厄贝沙坦	150～300	1
替米沙坦	20～80	1
坎地沙坦	4～32	1
奥美沙坦	20～40	1
阿利沙坦酯	240	1
α 受体阻滞剂		
多沙唑嗪	1～16	1
哌唑嗪	1～10	2～3
特拉唑嗪	1～20	1～2
中枢作用药		
利血平	0.05～0.25	1
可乐定	0.1～0.8	2～3
甲基多巴	250～1000	2～3
直接扩血管药物		
肼屈嗪	25～100	2
肾素抑制剂		
阿利吉仑	150～300	1

4. 血管紧张素转化酶抑制剂（ACEI）和血管紧张素Ⅱ受体阻滞剂（ARB） 降压作用主要通过抑制循环和组织血管紧张素转化酶（ACE），使血管紧张素（AT Ⅱ）生成减少，同时抑制缓激肽酶使缓激肽降解减少。ACEI 和 ARB 已在大规模高血压试验中得到广泛测试。

（杨德业　王明伟）

第六节　难治性高血压

难治性高血压指使用 3 种或 3 种以上适当剂量的降压药物包括利尿剂治疗后血压仍未达到目标水平的高血压。治疗依从性差是难治性高血压的常见原因。难治性高血压的真实患病率尚不清楚。添加第 4 种或第 5 种药物可以在这些患者中实现令人满意的血压控制。PATHWAY 试验以随机方式应用不同的药物或安慰剂治疗难治性高血压，所有患者均接受标准化降压治疗方案，包括三种药物，这其中包括利尿剂。与 α 受体阻滞剂或 β 受体阻滞剂相比，盐皮质激素受体拮抗剂（螺内酯）是最有效的第 4 种降压药物。在另一项研究中，尽管接受了 3 种药物，其血压仍未被控制，顺序加入盐皮质激素受体拮抗剂，然后加入袢利尿剂，比添加 ACEI 更有效。总体而言，盐皮质激素受体拮抗剂是难治性性高血压患者的合理选择，鉴于诱发高钾血症的风险，应用时应监测血清钾浓度。

第七节　继发性高血压

继发性高血压也称症状性高血压，是由某些确定的疾病或病因引起的高血压，约占所有高血压的 5%，原发病治愈后血压也会随之下降或恢复正常。继发性高血压除了高血压本身造成的危害以外，与之伴随的电解质紊乱、内分泌失衡、低氧血症等还可导致独立于血压之外的心血管损害，其危害较原发性高血压大，因此，及早明确诊断能明显提高治愈率及阻止病情进展。新诊断高血压患者应该进行常见的继发性高血压筛查。难治性高血压应该考虑继发性高血压的可能。必要时建议到高血压专科或相应的内分泌、肾病等专科就诊。继发性高血压的主要病因见表 28-7-1。

表 28-7-1　继发性高血压的主要病因

1. 肾脏疾病	3. 心血管病变
肾小球肾炎	主动脉瓣关闭不全
慢性肾盂肾炎	主动脉缩窄
先天性肾脏病变（多囊肾）	多发性大动脉炎
继发性肾脏病变（结缔组织病、糖尿病肾病、肾淀粉样变）	4. 颅脑病变
肾动脉狭窄	脑肿瘤
肾肿瘤	脑外伤
2. 内分泌疾病	脑干感染
库欣综合征（皮质醇增多症）	5. 阻塞性睡眠呼吸暂停综合征
嗜铬细胞瘤	6. 其他
原发性醛固酮增多症	妊娠高血压综合征
肾上腺皮质增生	红细胞增多症
甲状腺功能亢进症	药物（糖皮质激素、拟交感神经药、甘草）
脑垂体功能亢进	肥胖
更年期综合征	自主神经功能失调

一、肾实质性高血压

常见导致肾实质性高血压的疾病包括各种原发性肾小球肾炎（IgA 肾病、局灶节段性肾小球硬化、膜增生性肾小球肾炎等）；多囊肾；肾小管-间质病变（慢性肾盂肾炎、梗阻性肾病、反流性肾病等）；代谢性疾病肾损害（糖尿病肾病等）；结缔组织疾病肾损害（狼疮性肾炎、硬皮病肾损害等）；单克隆免疫球蛋白相关肾脏疾病（轻链沉积病）；遗传性肾脏疾病（Liddle 综合征等）。

临床上有时难以将肾实质性高血压和原发性高血压伴肾损害完全区别开，一般而言，肾实质性高血压的诊断依赖于肾脏病史、蛋白尿、血尿、肾功能异常、估算肾小球滤过率（eGFR）降低、肾脏大小及形态异常，必要时行肾脏病理活检。同时其需与高血压引起的肾损害相鉴别，前者肾脏病变的发生常先于高血压或与其同时出现，血压较高且难以控制，蛋白尿/血尿发生早、病情程度严重、肾功能受损明显。

肾实质性高血压必须严格限制钠盐摄入，应给予低盐饮食（NaCl < 6.0g/d，Na < 2.3g/d）。肾功能不全者，宜选择优质蛋白［0.3～0.6g/（kg·d）］，保证足够能量摄入，配合 α-酮酸治疗，将血压控制在 130/80mmHg 以下，有蛋白尿的患者首选 ACEI 或 ARB 作为降压药物，有利于减少尿蛋白，延缓肾功能恶化，长效 CCB、利尿剂、β 受体阻滞剂、α 受体阻滞剂均可作为联合治疗的药物。

二、肾血管性高血压及其他血管病引起的高血压

1. *肾动脉狭窄*　是指单侧或者双侧肾动脉主干或分支狭窄是引起高血压和（或）肾功能不全的重要原因之一，肾动脉狭窄性高血压患病率占高血压的 1%～3%。凡进展迅速或突发加重的高血压，均应怀疑肾动脉狭窄。肾动脉狭窄诊断包括：①明确病因；②明确病变部位及程度；③血流动力学意义；④血管重建是否能获益。肾动脉血管造影目前仍是诊断肾动脉狭窄的金标准。可依据病情和条件选择介入治疗、外科手术治疗或者药物治疗。

2. *主动脉缩窄*　多为先天性的，少数为多发性大动脉炎所致，临床表现为上臂血压增高，而下肢血压不高或降低。狭窄血管周围可闻及明显血管杂音。根据具体病情选择腔内治疗或开放手术。活动期大动脉炎需给予糖皮质激素及免疫抑制剂治疗。主动脉造影可确定诊断，治疗主要采用支架植入术或外科手术。

三、原发性醛固酮增多症及其他内分泌性高血压

1. *原发性醛固酮增多症*　由于肾上腺皮质增生或肿瘤，醛固酮分泌过多，导致高血压伴低钾血症、肾素活性受抑制为主要表现的临床综合征，一部分患者血钾正常，因此对本症的进一步检查容易被忽视。临床诊断流程包括筛查、确诊、分型 3 个步骤。筛查主要采用血浆醛固酮/肾素浓度比值（ARR）。筛查对象：难治性高血压、高血压合并自发性或利尿剂诱发低钾血症患者，或肾上腺意外瘤患者，或一级亲属患原发性醛固酮增多症、睡眠呼吸暂停综合征者，或有早发高血压或心血管事件家族史（< 40 岁）者。确诊试验主要有高钠饮食负荷试验、静脉生理盐水滴注试验、氟氢可的松抑制试验及卡托普利试验。分型诊断方法包括肾上腺影像学检查和分侧肾上腺静脉取血（AVS）。

如果本症是肾上腺皮质腺瘤或恶性肿瘤所致，则手术切除是最好的治疗方法。无手术适应证、无手术意愿或不能耐受手术治疗者，采取药物治疗。一线用药为盐皮质激素受体拮抗剂，推荐首选螺内酯。

2. *嗜铬细胞瘤/副神经节瘤*　起源于肾上腺髓质、交感神经节和体内其他部位嗜铬组织，瘤体可分泌过多儿茶酚胺（CA），引起持续性或阵发性高血压和多器官功能及代谢紊乱，是临床可治愈的一种继发性高血压。在发作期间可测定血或尿儿茶酚胺，或代谢产物香草扁桃酸（VMA），如有显著增高，提示嗜铬细胞瘤。增强 CT 作为胸腔、腹腔、盆腔病灶，磁共振成像（MRI）作为颅底和颈部病灶首选定位方法。大多数为良性，约 10% 的嗜铬细胞瘤为恶性，手术切除效果好。

3. *库欣综合征（Cushing syndrome，CS）*　是促肾上腺皮质激素（ACTH）分泌过多导致肾上腺皮质增生或肾上腺皮质腺瘤引起糖皮质激素过多所致，临床表现为向心性肥胖、高血压、糖代

谢异常、低钾血症和骨质疏松。24 小时尿中 17-羟和 17-酮类固醇增多、地塞米松抑制试验和促肾上腺皮质激素兴奋试验阳性有助于诊断。CS 的定性、定位诊断及治疗比较复杂，建议积极与高血压科或内分泌科的医师沟通和协作。

四、阻塞性睡眠呼吸暂停综合征

阻塞性睡眠呼吸暂停综合征（OSAS）包括睡眠期间反复发作的上呼吸道塌陷，呼吸暂停或口鼻气流量大幅降低，导致间歇性低氧、睡眠片段化、交感神经过度兴奋、神经体液调节障碍等。该类患者中高血压的发病率为 35% ～ 80%。多导睡眠图（PSG）是诊断 OSAS 的"金标准"。呼吸暂停低通气指数（AHI）是指每小时睡眠时间内呼吸暂停加低通气的次数，依据 AHI 本综合征可分为轻、中、重三度。轻度：AHI 5 ～ 15 次 / 小时；中度：AHI ＞ 15 次 / 小时且＜ 30 次 / 小时；重度：AHI ≥ 30 次 / 小时。生活方式改善是治疗的基础，包括减重、适当运动、戒烟限酒、侧卧睡眠等；对于轻度 OSAS 的患者，建议行口腔矫治器治疗；对于轻度 OSAS 但症状明显（如白天嗜睡、认知障碍、抑郁等），或并发心脑血管疾病和糖尿病等的患者，以及中重度 OSAS 患者（AHI ＞ 15 次 / 小时），建议给予无创持续气道正压通气（nCPAP）治疗。

五、药物性高血压

药物性高血压是指常规剂量的药物本身或该药物与其他药物之间发生相互作用引起血压升高，血压＞ 140/90mmHg 时即考虑药物性高血压，可能引起血压升高的药物主要包括如糖皮质激素、拟交感神经药、甘草等。

六、单基因遗传性高血压

单基因遗传性高血压突变机制与肾小管离子转运蛋白或肾素 - 血管紧张素系统（RAS）组分发生基因突变导致功能异常相关。

七、其他少见的继发性高血压

根据已有的流行病学数据资料，临床上尚可见到一些少见病因导致的血压升高，它们在高血压病因构成中所占比例均小于 1%，主要包括肥胖、甲状腺功能异常、肾素瘤及自主神经功能失调等。

（王明伟　杨德业）

第八节　高血压特殊治疗手段

高血压是主要的心血管危险因素。尽管降压药物不断进步，但由于高血压人群服药依从性差，血压达标率低仍是最大的挑战。如果采用 2017 年美国心脏协会（AHA）/ 美国心脏病学会（ACC）高血压指南，其已把降压达标从 140/90mmHg 下调到 130/80mmHg 以下，难治性高血压人群比例随之会明显增加。寻找有效、便捷、一次治疗长期降压的非药物降压治疗方法是众望所归。近十余年来，各种基于器械的降压疗法陆续出现，包括去肾交感神经术、压力感受器刺激疗法、颈动脉体消融术、髂动静脉吻合术等。本部分就这些疗法的现状和发展前景进行介绍。

一、去肾交感神经术

去肾交感神经术（renal denervation，RDN）的原理是破坏肾交感传入和传出神经，以期达到减弱肾脏和全身交感神经活性，从而降低血压的目的。目前可以采用射频消融、超声消融、球囊冷冻或肾动脉外膜注射杀伤神经药物进行去肾交感神经治疗，这些方法均已开展了人体研究，其中前两种方法研究较多，且有假手术对照。这方面的主要研究结果如下。

（一）基于射频能量的去肾交感神经导管系统

第一代代表产品是 Symplicity Flex^{TM}，是单电极线型射频导管。在概念验证试验 Symplicity HTN-1 及药物对照试验 Symplicity HTN-2 中发现该系统对难治性高血压具有较好的降压效果及良好的安全性。随后的前瞻性、多中心、随机、单盲、假手术对照的 Symplicity HTN-3 试验再次验证了其安全性，但两组间降压疗效未达到显著性差异，引发了人们对该疗法有效性的极大争议。

随后发表的一些研究也表明，采用这类设备的临床试验结果有较大的不确定性，提示有两方面问题需要解决。①需要选择合适 RDN 的患者；②单电极线型射频导管可能阻断肾交感神经的效能不够。这促使 2015 年后新开展的 RDN 研究更新患者选择标准和应用二代多电极三维消融导管系统。SPYRAL HTN 临床试验项目使用 Symplicity Spyral™ 系统，该系统为四电极螺旋型射频导管，可以同时进行四象限消融，消融范围从肾动脉主干扩大到主干加一级大分支近端，消融点数从原来每侧平均 5 个增加到 20 个。该项目包含两个前瞻性、随机、单盲、假手术对照试验，第一个是轻中度高血压患者不服用降压药的 SPYRAL HTN OFF-MED 研究，第二个是高血压患者锁定降压药的 SPYRAL HTN ON-MED 研究。这两个试验改进了患者入选标准，年龄上限从原来 80 岁降至 65 岁，并且诊室舒张压≥90mmHg，入选的人群有更高的交感活性。均采用了通过测量动态血压时取尿液分析降压药物，以调查患者的依从性。这两项研究的中期分析表明，RDN 降压有效，从而重新燃起 RDN 治疗高血压的希望。正在进行的 SPYRAL HNT off-Med PIVOTAL 研究是 SPYRAL HTNOFF-MED 研究样本量的 3 倍，3 个月随访表明结果一致，进一步夯实了 RDN 能降低血压的基石。

经导管射频 RDN 的远期疗效和安全性资料主要来自全球 SYMPLICITY 注册研究，共 2237 例高血压患者采用 Symplicity Flex™ 系统进行了 RDN，其中 1742 例完成了 3 年随访，观察到总体收缩压持久下降且无明显操作相关并发症，表明这种方法安全性高，但是否优于药物降压治疗尚不清楚。日本、韩国和中国研究者在分析了亚洲患者资料后，发现 RDN 的降压效果优于欧美患者，建议扩大 RDN 的使用人群至有交感兴奋性激活的血压不易控制的有意愿接受这一手术的患者，但尚未见有说服力的临床试验结果支持。

（二）基于腔内超声能量的去肾交感神经导管系统

去肾交感神经导管系统应用腔内超声能量是基于其穿透距离（4 ～ 8mm）较射频（＜ 4mm）远的物理学特性，且环形发射，理论上能四象限损伤离肾动脉内膜更远、更多的肾交感神经。使用该器械的多中心、随机、双盲、假手术对照研究（RADIANCE-HTN）包括两个研究：不用降压药的 SOLO 研究和用锁定降压药的 TRIO 研究。RADIANCE SOLO 研究共入组 146 例轻中度高血压患者（RDN 组 74 例，对照组 72 例），2 个月时 RDN 组日间平均收缩压改变为 −8.5mmHg，假手术组为 −2.2mmHg，基线调整后差异为 −6.3mmHg（95% CI −9.4 ～ −3.1，P=0.000 1）。2 个月后，两组均根据血压滴定降压药用量。6 个月时两组基线、药物调整后差异为 −4.3mmHg（95%CI −7.9 ～ −0.6，P=0.002 4）。该研究提示 RDN 近期安全有效，中远期疗效还在继续随访中。随后即启动了 RADIANCE Ⅱ Pivotal 研究，研究对象扩大为中重度高血压患者，锁定 0 ～ 2 种降压药，目前正在招募患者。RADIANCE-HTN TRIO 研究旨在评估 Paradise 系统对难治性高血压患者的安全性和有效性，目前也正在招募患者。RADIOSOUND-HTN 研究比较了腔内超声和射频 RDN 降压效果，120 例难治性高血压患者 1 ∶ 1 ∶ 1 随机分为腔内超声肾动脉主干、腔内射频肾动脉主干和腔内射频肾动脉主干＋分支 / 副肾动脉三组 RDN，3 个月随访发现，总体白天动态收缩压下降 9.5mmHg ± 12.3mmHg，其中第 1 组和第 3 组均显著优于第 2 组，但第 1 组与第 3 组无显著差异。3 组的安全性无显著差异。

（三）体外聚焦超声去肾交感神经系统

开发体外聚焦超声消融肾交感神经系统是为了避免以上两类腔内 RDN 有创的不足。其代表产品是 Surround Sound 系统，由 Kona Medical 公司研制。Wave 系列临床试验用于验证该器械的有效性和安全性，在 Wave Ⅰ和 Wave Ⅱ试验中，实施消融时采用了靶向导管以确保超声聚焦于肾动脉，而 Wave Ⅲ的 27 例受试者中，前 5 例患者使用靶向导管，后 22 例受试者均只使用体表多普勒超声跟踪肾动脉来定位超声聚焦。Wave Ⅰ、Wave Ⅱ、Wave Ⅲ系前瞻性单臂队列临床试验，中期结果均显示用该器械 RDN 治疗难治性高血压安全有效。随后开展了 Wave Ⅳ二期临床试验，采用随机、双盲、假手术对照的方法，难治性高血压患者 1 ∶ 1 入组。因前 81 例在 3 个月和 6 个月随访时未发现两组间血压存在显著统计学差异，该试验不得不提前终止。

（四）其他类型的去肾交感神经器械

腔内肾动脉冷冻球囊、腔内肾动脉周围注射

神经毒性药物及经腹腔镜射频消融、注射神经毒性药物等 RDN 方法已有人体研究报道，但目前尚无随机、假手术对照的人体研究报道。

（五）小结

根据 RDN 治疗高血压的假设，选择肾交感神经兴奋性过高的患者行 RDN 才可能出现明显的降压效果。但高血压的病理生理机制复杂，不同的高血压个体是否均存在肾交感神经兴奋性过高呢？比例是多少？这些情况至今并未清楚。因此，RDN 可能并不适合所有高血压患者。鉴于目前尚缺乏适当的测量肾交感神经活性方法，选择临床上交感神经整体较为兴奋的患者可能较为明智，可以采用抗交感神经药物试验、静息心率和 24 小时平均心率等方法评估。除了选择适合的患者，尚无公认的科学手段，临床上也缺乏可靠的方法即刻确定肾交感神经是否被充分破坏，缺乏术后血压应答的预测因子，这些都给 RDN 的临床应用带来了巨大挑战。目前的消融器械只能做到消融神经，而不能判断肾交感神经兴奋的情况，未来应该在术前及术后客观地评价肾交感神经与血压的关系，在术前兴奋交感神经监测血压是否能够上升，术后再次刺激肾交感神经监测血压是否不再上升，如果能做到这一点，RDN 治疗高血压就会显得更加科学合理，设置假手术组也就没有必要了。随着研究的深入，解决 RDN 问题的方法也在不断进步，RDN 应该在降压治疗上有一席之地。

二、压力感受器刺激疗法

动脉压力感受器位于颈动脉窦和主动脉弓，对拉伸敏感，当血压升高或受到外力拉伸时，压力感受器被激活，信号经传入纤维传至血压调整中枢，反馈抑制外周交感神经活动，增强迷走神经活动，导致血压下降。压力感受器刺激疗法：①压力感受器反射激活疗法（baroreflex activation therapy，BAT），即通过血管外植入式脉冲发生器刺激颈动脉窦压力感受器神经，从而达到降压效应。②血管内压力感受器反射放大疗法（endovascular baroreflex amplification，EBA），即血管内植入自膨胀支架样装置，用于持久增加颈动脉球部或主动脉弓张力，刺激压力感受器，从而达到降压效应。

第一代 BAT 装置（Rheos 系统）起搏器置于胸前皮下，刺激双侧颈动脉窦神经，已完成 3 项临床试验，即非随机的 Rheos Feasibility 试验和 DEBuT-HT 试验及随机、双盲的 RheosPivotal 试验。3 项试验显示该系统有一定的降压效果，但 RheosPivotal 试验显示系统在 6 个月随访时有效性和安全性均未达到设计要求。第二代 BAT 装置为 Barostimneo 系统，与第一代相比，起搏器体积更小，只植入单侧刺激电极，电池时间和安全性更高。目前评估该系统的随机、双盲试验 Nordic BAT 还在进行中。

植入式脉冲发生器电池寿命有限，并且手术并发症多，这就推动了 EBAT 研究。CALM-FIM_EUR 试验是第一个人体研究，在 30 例难治性高血压患者一侧颈动脉窦内植入支架样装置（MobiusHD，一种镍钛自膨胀支架，用于拉伸颈动脉窦壁，提高搏动性张力，刺激压力感受器）。该试验显示在 6 个月时血压显著下降及可接受的安全性，但需要进一步的大样本随机对照研究验证有效性和安全性。

总之，目前压力感受器刺激疗法仍在临床试验阶段，BAT 或 EBA 哪种方法有应用前景仍不明了，其安全性、降压有效性和中远期对心血管事件的影响尚需更多有说服力的随机对照研究验证，国际上正在积极开展这方面的临床试验。

三、颈动脉体消融术

颈动脉体是外周化学感受器，由迷走神经和颈动脉窦神经支配。其作用是调节每分通气量及对缺氧、高碳酸血症等的交感张力。刺激颈动脉体驱动交感神经兴奋，导致血压和每分通气量增加。一系列动物和人体研究表明，病理状态下的颈动脉体发出的传入信号驱动了交感神经介导的血压升高，而解除这个因素后全身交感张力会下降，血压也会下降。有一项小样本研究对 15 例难治性高血压患者进行单侧颈动脉体切除术，表明该手术安全可行。但与基线水平相比，随访 1 ～ 12 个月时，总体上均未发现有统计学意义的血压改变。Cibiem 公司研制了基于导管的超声器械，可以在 X 线透视或超声的引导下，经股静脉将导管头端推送到靠近颈动脉体的颈静脉，释放射频能量进行颈动脉体消融。目前有一项前瞻性单臂队列研究，评估该系统对难治性高血压患者的安全性和有效性。先入选的 27 例患者 6 个月的随访结果显示24小时动态血压较基线下降（9.1±13.5）/（6.7±8.7）mmHg。这种方法目前证据不足，需要开展进一步研究予以验证。

四、髂动静脉吻合术

髂动静脉吻合术（central iliac arteriovenous anastomosis），又称动静脉造瘘（arteriovenous fistula），原理为使髂动脉与低阻力、高顺应性的静脉连接，产生动静脉固定分流。降压效应与总的外周血管阻力降低、有效动脉血容量减少相关。ROX动静脉耦合器用血管内介入方法在髂外动脉和静脉之间建立固定口径（4mm）通道，导致动脉血（0.8～1L/min）即刻分流到静脉，血压随之下降。动静脉吻合术的降压作用最先在慢性阻塞性肺疾病（COPD）患者的研究中观察到。ROX CONTROL HTN是第一项随机对照研究。该研究共收入83例难治性高血压患者，患者被随机分到药物治疗组或应用ROX动静脉耦合器加药物治疗组，6个月随访发现，与基线血压相比，手术组诊室收缩压/舒张压下降26.9/20.1mmHg，24小时动态收缩压/舒张压下降13.5/13.5mmHg（$P<0.0001$），而对照组血压没有显著改变。随访12个月时，手术组诊室收缩压/舒张压相对基线下降25.1/20.8mmHg，24小时动态收缩压/舒张压下降12.6/15.3mmHg（$P<0.0001$）。手术组共14例（33%）发生了手术侧的髂静脉狭窄，均经静脉成形术和（或）支架植入术处理缓解。没有发现右心衰竭或高输出量性心力衰竭。这是1项小样本的研究，手术并发症高，长期随访结果未知，显然还需要进一步研究验证。

五、总结

高血压患者心血管并发症风险高，但服药依从性差，血压达标率低相当普遍，尤其是难治性高血压，血压达标是巨大挑战。研发一次治疗长期降压的微创或无创器械，减少降压药依赖，十分迫切必要。目前，基于器械的高血压治疗正在快速演变，各种器械的研发方兴未艾，但仍无公认有效的器械疗法出现。2018 ESC/ESH和中国高血压指南的建议是：高血压的器械治疗目前仍在临床试验阶段，不推荐作为高血压的常规治疗。我国正在整合临床和器械研发力量，积极投身到研究前沿，就高血压器械治疗的热点、难点开展研究，为高血压治疗做出贡献。

（蒋雄京）

第九节　高血压典型个案分析

患者，男性，45岁，公务员，因“发现血压升高5年，头晕伴视物模糊1周”入院。

现病史：患者5年前体检时发现血压升高，为160/105mmHg，无头晕、头痛，无视物模糊，无心悸、气促，无恶心、呕吐，无夜尿增多，无下肢及眼睑水肿。5年来患者每年体检测量血压均为150～165/100～110mmHg，未予以重视及诊治。近1周患者劳累熬夜后出现头晕，伴有视物模糊，无头痛、黑矇，无耳鸣及听力下降，无肢体活动及感觉障碍。今晨自测血压180/135mmHg，为求进一步诊治，拟“高血压3级 很高危”收住院。

既往史：否认糖尿病、慢性肾脏病、心脏病病史。

个人史：否认烟酒嗜好。

家族史：独子，父母均有高血压病史。

体格检查：体温（T）36.8℃，呼吸（R）18次/分，脉搏（P）90次/分，血压（BP）185/135mmHg（左上肢），180/135mmHg（右上肢），190/138mmHg（左下肢），188/136mmHg（右下肢）。神志清楚，呼吸平稳，自动体位，体型正常，口唇无发绀，气管居中，甲状腺不大，胸廓对称，双侧呼吸运动对称，双肺叩诊清音，听诊呼吸音清，心界不大，心音可，律齐，各瓣膜听诊区未闻及明显杂音。腹部、四肢及神经系统未见明显异常。

辅助检查：

（1）血常规、肝肾功能、血糖及血脂未见明显异常。

（2）血浆肾素-血管紧张素-醛固酮系统（RAAS）检查正常、血清皮质醇节律正常。

（3）血浆儿茶酚胺偏高：儿茶酚胺（CA）5.2nmol/L，肾上腺素（E）2.01nmol/L，去甲肾上腺素（NE）3.2 nmol/L。

（4）尿常规：尿蛋白 +。

（5）24 小时尿微量白蛋白（MA）：280mg。

（6）双肾、肾上腺及肾动脉 B 超：未见明显异常。

（7）心电图：窦性心律，左心室高电压。

（8）心脏彩超：左心房直径（LA）39mm，舒张期室间隔厚度（IVSd）13mm，舒张期左心室后壁（LVPWd）13mm，舒张期左心室内径（LVIDd）49 mm，左心室射血分数（LVEF）62%。结论：室间隔增厚，左心舒张功能降低。

（9）肾上腺薄层 CT+ 增强：肾上腺未见明显异常。

（10）肾动脉计算机体层血管成像（CTA）：未见明显狭窄。

诊断：高血压 3 级，很高危。

鉴别诊断：

（1）肾实质性高血压：患者既往常有急慢性肾小球肾炎、糖尿病肾病、慢性肾盂肾炎、多囊肾和肾移植后等多种肾脏病变，尿常规可见大量蛋白尿及血尿，肾脏 B 超可见相应肾实质改变。本例患者虽然尿蛋白及尿微量白蛋白轻度升高，但既往无肾脏病史，双肾 B 超未见形态学改变，可以排除。

（2）肾血管性高血压：是肾动脉狭窄≥ 70% 引起的高血压，狭窄原因最常见为动脉粥样硬化，其次为大动脉炎和纤维肌性结构不良。本例患者无高胆固醇血症、肾动脉 CTA 未见明显狭窄，可以排除。

（3）嗜铬细胞瘤：主要表现为阵发性高血压和持续性高血压阵发性升高，发作时通常伴有头痛、心悸、多汗等表现，90% 的嗜铬细胞瘤位于肾上腺，行肾上腺 B 超或者薄层 CT 可见肾上腺占位，儿茶酚胺及其代谢产物测定为诊断嗜铬细胞瘤的特异性方法。本例患者肾上腺形态学未见明显异常，血浆儿茶酚胺轻度升高，未达到 5 倍，考虑交感神经兴奋引起，可以排除。

【治疗方案】（联合降压治疗方案）

（1）缬沙坦氢氯噻嗪片 1 片（80mg/12.5mg），口服，1 次 / 天（患者微量蛋白尿，说明肾脏已经受损，应用 ARB 降低尿蛋白保护肾功能，利尿剂对盐敏感性高血压效果良好，ARB+ 利尿剂复方制剂提高患者依从性）。

（2）苯磺酸氨氯地平片 5mg，口服，1 次 / 天（钙通道阻滞剂起效迅速，降压效果平稳肯定，半衰期长，副作用小）。

（3）琥珀酸美托洛尔缓释片 47.5mg，口服，2 次 / 天（患者血压高，心率偏快，血儿茶酚胺浓度偏高，考虑交感神经张力较高，故应用 β 受体阻滞剂抑制交感神经活性）。

【讨论】

（1）关于原发性高血压和继发性高血压的鉴别诊断：虽然不到 10% 的高血压患者为继发性高血压，但是临床上遇到年轻的初发高血压患者，常常需要积极地寻找继发性高血压线索，同时应该注意年龄较大的原发性高血压患者也有合并继发性高血压的可能。需要熟悉各种继发性高血压的临床特点，才能有的放矢，在问诊、体检和检查时有所侧重。

（2）评估靶器官损害和危险分层：高血压常见损害靶器官包括心脏、肾脏、大血管、眼底、脑，需要行心电图、心脏超声、尿微量白蛋白、eGFR、血管 B 超、头颅 MRI 或 CTA 等检查对相应靶器官进行评估。根据心血管危险因素、血压水平、靶器官损害程度、伴发临床疾病进行危险分层。

（3）高血压的个体化治疗：根据患者的高血压病因、年龄、靶器官损害和合并症情况，针对性选择降压药物，采用不同的联合用药方案，以达到降压和保护靶器官的目的。

（杨德业　王明伟）

参考文献

《中国高血压防治指南》修订委员会，2019. 中国高血压防治指南 2018 年修订版 . 心脑血管病防治，19 (1)：1-44.

国家卫生和计划生育委员会疾病预防控制局，2015. 中国居民营养与慢性病状况报告 (2015). 北京：人民卫生出版社：33- 50.

蒋雄京，高润霖，2014.SIMPLICITY HTN 3 研究后时代：去肾神经术治疗难治性高血压的现状与挑战 . 中华医学杂志，99(23)：1761-1763.

Aburto NJ, Ziolkovska A, Hooper L, et al, 2013. Effect of lower sodium intake on health: systematic review and meta-analyses. BMJ, 346: f1326 .

Börjesson M, Onerup A, Lundqvist S, et al, 2016. Physical activity and exercise lower blood pressure in individuals with hypertension: narrative review of 27 RCTs. Br J Sports Med , 50:356-361.

Blood Pressure Lowering Treatment Trialists'Collaboration, 2014. Blood pressure-lowering treatment based on cardiovascular risk: a meta-analysis of individual patient data. Lancet, 384: 591-598 .

Bobrie G , Frank M, Azizi M, et al, 2012.Sequential nephron blockade versus sequential renin-angiotensin system blockade in resistant hypertension. J Hypertens, 30: 1656-1664.

Calhoun DA, Jones D, Textor S, et al, 2008. Resistant hypertension: diagnosis, evaluation, and treatment: a scientific statement from the american heart association professional education committee of the council for high blood pressure research. Hypertension, 51: 1403-1419.

Conen D, Tedrow UB, Koplan BA, et al, 2009. Influence of systolic and diastolic blood pressure on the risk of incident atrial fibrillation in women. Circulation, 119(16) : 2146-2152.

Ettehad D, Emdin CA, Kiran A, et al, 2016. Blood pressure lowering for prevention of cardiovascular disease and death: a systematic review and meta-analysis. Lancet, 387:957-967.

Gangwisch JE, 2014.A review of evidence for the link between sleep duration and hypertension. Am J Hypertens, 27: 1235-1242.

Global BMI Mortality Collaboration, Angelantonio ED, Bhupathiraju S, et al, 2016.Body-mass index and all-cause mortality: individual-participant-data meta-analysis of 239 prospective studies in four continents. Lancet, 388(10046):776-786.

Hall ME , Hall JE, 2018. Pathogenesis of Hypertension. Hypertension: A Companion to Braunwald's Heart Disease: 33-51.

He FJ, Li J , Macgregor GA, 2013. Effect of longer term modest salt reduction on blood pressure: cochrane systematic review and meta-analysis of randomised trials. BMJ, 346: f1325.

James PA , Oparil S, Carter BL, et al, 2014. 2014 Evidence-based guideline for the management of high blood pressure in adults. JAMA, 311: 507 .

Juurlink DN, 2004.Rates of hyperkalemia after publication of the randomized aldactone evaluation study. N Engl J Med, 351:543-551.

Kandzari DE, Bohm M, Mahfoud F, et al, 2018. Effect of renal denervation on blood pressure in the presence of antihypertensive drugs: 6-month efficacy and safety results from the SPYRAL HTN-ON MED proof-of-concept randomised trial. Lancet, 391: 1358 -1362.

Klag MJ, Whelton PK, Randall BL, et al, 1996. Blood pressure and end-stage renal disease in men. N Eng J Med, 334(1) : 13-18.

Li N, Cheng WP, Yan Z, et al, 2011.Prevalence of target organ damage in patients with obstructive sleep apnea-related hypertension. Am J Hypertens, 24(12) : 1345.

Mikael LR, Paiva AMG, Gomes MM, et al, 2017.Vascular aging and arterial stiffness. Arq Bras Cardiol, 109: 253-258.

Palagini L, Bruno RM, Gemignani A, et al, Sleep loss and hypertension: a systematic review. Curr Pharm Des, 2013, 19: 2409-2419.

Pan Y, Cai W, Cheng Q, et al, 2015. Association between anxiety and hypertension: a systematic review and meta analysis of epidemiological studies. Neuropsychiatr Dis Treat, 11: 1121-1130.

Sindler AL, Fleenor BS, Calvert JW, et al, 2011. Nitrite supplementation reverses vascular endothelial dysfunction and large elastic artery stiffness with aging. Aging Cell, 10: 429-437.

Steppan J, Barodka V, Berkowitz DE, et al, 2011.Vascular stiffness and increased pulse pressure in the aging cardiovascular system. Cardiol Res Pract, 263585:8.

Townsend RR, Mahfoud F, Kandzari DE , et al, 2017.Catheter-based renal denervation in patients with uncontrolled hypertension in the absence of antihypertensive medications(SPYRAL HTN-OFF MED) : a randomised, sham-controlled, proof-of-concept trial. Lancet, 390(10108) : 2160-2170.

Wang Z, Chen Z, Zhang L, et al, 2018. Status of hypertension in China: results from the China hypertension survey, 2012-2015.Circulation, 137(22) : 2344-2356.

Whelton PK , FAHA , Carey R M, et al, 2017.2017ACC/AHA/AAPA/ABC/ACPM/AGS/APhA/ASH/ASPC/NMA/PCNA Guideline for the prevention, detection, evaluation, and management of high blood pressure in adults: executive summary. Hypertension HYP, 12(8): 579.e1-579.

White WB, Galis ZS, Henegar J, et al, 2015.Renal denervation therapy for hypertension: pathways for moving development forward. JASH, 9 (5):341-350.

Williams B, Mancia G, Spiering W, et al, 2018. 2018 ESC/ESH Guidelines for the management of arterial hypertension. Eur Heart J, 39(33):3021-3104.

Williams B, Macdonald TM, Morant S, et al, 2015. Spironolactone versus placebo, bisoprolol, and doxazosin to determine the optimal treatment for drug-resistant hypertension (PATHWAY-2): a randomised, double-blind, crossover trial. Lancet (London, England), 386: 2059-2068.

Williams B, Mancia G, Spiering W, et al, 2018. 2018 ESC/ESH guidelines for the management of arterial hypertension. Eur Heart J, 39(33): 3021-3104.

Zhou L, Stamler J, Chan Q, et al, 2019. INTERMAP Research Group. Salt intake and prevalence of overweight/obesity in Japan, China, the United Kingdom, and the United States: the INTERMAP Study. Am J Clin Nutr, (1): 1.

第 29 章
感染性心内膜炎

一、定义

感染性心内膜炎（infective endocarditis，IE）是指心内膜（包括心瓣膜或心室壁）表面神经原微生物（细菌、真菌，或其他病原微生物如病毒、立克次体、衣原体、支原体、螺旋体等）直接感染而导致的炎症性疾病，其特征性损害为赘生物形成。赘生物为大小不等、形状不一的血小板和纤维素团块，内含大量的微生物和少量炎性细胞。大部分发生于原有心脏瓣膜病、先天性心血管畸形或进行心脏侵入性诊疗（如放置人工心脏起搏器或置换人工瓣膜）的患者。其有别于风湿热、类风湿、系统性红斑狼疮等所致的非感染性心内膜炎。

二、流行病学

由于诱发 IE 的原因如风湿性心瓣膜病、静脉注射用药的不同，IE 在不同时代、不同国家和地区的流行病学有所不同，对 IE 精确的发病率很难统计。而随着抗生素的广泛应用、病原微生物的变化及侵入性诊疗的广泛应用，本病的流行病学及微生物学发生了变化，且临床表现变得不典型。虽然抗生素广泛应用于临床，并作为预防 IE 的常用药，但其发病率未见减少。在发展中国家，风湿性心脏病仍然是 IE 的主要原因。在发达国家，随着风湿性心脏病的减少，人口老龄化进展，IE 患者的发病年龄有所增加，大于 40 岁的患者明显增多。且发病率随年龄增长而增加，70 ～ 80 岁时达最高，男性较女性为多（比例约为 2 ∶ 1），女性患者预后较差。诱发 IE 更多的为退行性瓣膜硬化或二尖瓣脱垂，并且超过 50% 的患者没有已知的瓣膜疾病。二尖瓣脱垂综合征在一般人中有较高的发生率，也是近年来报道的常见诱发 IE 的基础心脏病，发病率约为 100 例 /（10 万人・年）。> 45 岁伴有二尖瓣反流或瓣叶增厚男性的 IE 发病率较高。

与此同时，随着医学技术的发展，医源性心内膜炎（包括侵入性技术如使用人工瓣膜等心内装置及血管内操作引起的菌血症导致的 IE）越来越常见。在欧美发达国家，最近的调查显示自体瓣膜心内膜炎发病率为（1.7 ～ 6.2）例 /（10 万人・年），人工瓣膜心内膜炎发病率约为 0.9 例 /（10 万人・年）。人工瓣膜置换术后第 1 年有 1% ～ 4% 的患者并发人工瓣膜心内膜炎，以后每年以约 1% 的速度增加。吸毒者的 IE 发病率为（150 ～ 2000）例 /（10 万人・年），并趋向年轻者，如原有瓣膜病患者的发病率更高。艾滋病可成为 IE 的独立危险因素，这些患者常同时为静脉吸毒者或长时间静脉导管放置者。

第一节　感染性心内膜炎的发病机制

IE 的发病机制是一个复杂的过程，以下两个重要条件缺一不可。

一、心瓣膜或心内膜受损，易于黏附细菌

心脏内血流动力学因素、机械因素造成心内

膜原始损伤，继而产生的无菌性血栓性心内膜炎是IE发生的重要条件之一。在心瓣膜病损、先天性心血管畸形或后天性动静脉瘘的病变处，存在异常的血液压力阶差，从而引起湍流或喷流，血流的喷射冲击使低压腔室的局部心内膜内皮受损，暴露出内膜层下的胶原，激活血小板，促使血小板积聚和纤维蛋白沉积，形成无菌性血栓性心内膜炎。涡流可使血流中存在的细菌沉淀并黏附于低压腔室的近端、血液异常流出处受损的心内膜，逐渐形成赘生物。二尖瓣反流的赘生物位于左心房侧，主动脉反流的赘生物位于左心室面，室间隔缺损的赘生物位于缺损附近的右心室面。房间隔缺损及大的室间隔缺损由于双侧心腔压力阶差不大，不易损伤心内膜，很少发生IE。

二、具有一定数量、毒力、侵袭性和黏附性的细菌，并可在瓣膜上生长繁殖

细菌的黏附性与其产生的葡聚糖量成正比，IE的致病菌必须能合成葡聚糖，进而黏附于瓣膜上集落化生长，且能耐受血清抗体的杀菌力。产生葡聚糖量高的为金黄色葡萄球菌、肠球菌、表皮葡萄球菌、假单胞菌，低的为大肠埃希菌和肺炎克雷伯菌。

IE的致病菌多为体内某部位的常在菌，正常人血液中可有少数细菌自口腔、鼻咽部、牙龈、检查操作或手术等伤口侵入引起菌血症，大多为暂时的，很快被机体清除，临床意义不大。但反复暂时的菌血症能使机体产生循环抗体，尤其是凝集素，特异性凝集素达到足够的浓度，能使短暂侵入的少量的相应细菌凝集成团，其黏附性和入侵能力增强，而易黏附于血小板纤维素血栓上面引起IE。

除上述必须具有的重要条件外，IE发病机制中还存在免疫机制的作用，感染性赘生物内的细菌可刺激体内免疫系统产生非特异性抗体，引起单克隆IgA、IgG、IgM增加，血清补体C3、C4、C9、CH50均相应下降。部分可出现冷球蛋白或巨球蛋白血症，类风湿因子或梅毒血清反应可呈阳性。免疫球蛋白对肾小球基底膜、血管壁和心肌有特殊的亲和力，多固定于心肌的肌浆网、肌纤维、血管壁内膜和内膜下及肾小球基底膜。50%～60%的IE患者可查出循环免疫复合物，多出现在病程较长和低补体血症的患者中。高浓度的循环免疫复合物与心血管以外的临床表现有着密切的联系。这些患者常有关节炎、Osler结节、Janeway皮损、脾大和肾小球肾炎。循环免疫复合物在抗生素或手术治疗成功的6个月内消失，补体恢复正常。

第二节　感染性心内膜炎的病因

一、基础心脏病

1. *无心脏病史*　对于无基础心脏病的患者，IE的发生主要与侵入性操作相关。随着现代医学的发展，侵入性诊疗操作如血液透析、心导管术、血流动力学监测、起搏器植入、动静脉导管操作增多，从而IE发生率明显增加。据报道，国内此类IE发生率在1980年以前为2%～10%，1980年以后上升至15%～30%，1990年以后有报道可高达40%，与国外变化趋势一致。另外吸毒者长期静脉注射药物，感染概率大为增加。金黄色葡萄球菌为此类IE的常见致病菌。此外，Q热IE近年来引起人们的关注。Q热是由贝纳柯克斯体引起的感染性疾病，贝纳柯克斯体专门感染单核细胞或巨噬细胞，此类患者的单核细胞或巨噬细胞的杀菌能力降低，不能有效地清除病原体。慢性Q热患者常发展为IE。

2. *风湿性心瓣膜病*　是过去国内外IE的主要病因。由于抗生素的应用，急性风湿热的发病率及复发率明显减少，风湿性心瓣膜病的发病率也随着下降。我国在1980年前，风湿性心瓣膜病占IE的70%～90%，1980年以后已降至30%～40%，1990～2000年为15%～30%，国外有报道已降至10%以下。受累的瓣膜以联合主动脉瓣和二尖瓣为多，其次为单纯主动脉瓣和单纯二尖瓣，三尖瓣罕见，肺动脉瓣几乎没有。

3. *先天性心血管疾病*　近来国内报道其占IE病因的20%～35%，较以往的10%～15%明显增多，国外报道为10%～20%，最多的为主动脉瓣二叶畸形、室间隔缺损，其次为动脉导管未闭、

马方综合征，最少的为先天性主动脉瓣下狭窄和法洛四联症等。主动脉瓣二叶畸形并不少见，在人群中约占1%。先天性心血管疾病并发IE中主动脉瓣二叶畸形几乎占一半。

4. 二尖瓣脱垂综合征　二尖瓣原发性黏液性变使瓣叶宽松膨大或伴腱索过长，心脏收缩时，瓣叶突入左心房，可影响二尖瓣关闭。因诊断标准不统一，发病率差异较大，多数研究认为约为4%，是一种常见的瓣膜病。近年来报道二尖瓣脱垂综合征并发IE有所增加，国内报道其占IE的9%～12%，国外报道达22%～29%。45岁以上伴二尖瓣关闭不全或瓣叶增厚的男性较易发生。

5. 老年性瓣膜退行性病变　随着年龄的增长，尤其是50岁以上的人群，瓣膜退行性病变发生率也随着增多。主动脉瓣和二尖瓣更易受累，主要表现为瓣叶、二尖瓣环或乳头肌纤维化增厚、钙化，为衰老变性的过程，可导致心瓣膜功能改变，如狭窄和关闭不全。男性以主动脉瓣增厚和钙化为主，女性以二尖瓣环变性为主。有报道60岁以上的IE中，约50%发生于瓣膜退行性病变的基础上。有些病变较轻，不易检出，而被认为是正常心脏。所以，老年人IE发生于正常心脏基础上的比例较高。

6. 梗阻性肥厚型心肌病　IE发生于梗阻性肥厚型心肌病基础上的也有报道，常累及主动脉瓣，其次为二尖瓣或两者同时受累。因二尖瓣前叶不断碰击增厚的室间隔，细菌易侵袭二尖瓣前叶的心室面尖端，感染易扩展至腱索，并可致其断裂。但这种情况在IE中所占比例很少。

二、致病菌的种类

近年来，由于广谱抗生素的普遍应用和过度使用，致病菌种类也发生改变，过去罕见的耐药微生物感染病例增加。抗生素期前，80%～90%的IE是由非溶血性链球菌引起的，而以草绿色链球菌为主，其次为葡萄球菌、革兰氏阴性球菌及杆菌，几乎所有细菌均可引起本病。抗生素的应用，以及近年来心脏手术、瓣膜置换、心脏介入诊断和治疗等的开展和吸毒者的增加，导致致病菌的种类发生了改变。

尽管目前草绿色链球菌心内膜炎的比例有所下降，但链球菌包括各种不同类型的变异体及葡萄球菌仍是最常见、毒性最强的致病菌。葡萄球菌感染是医源性和静脉内药物滥用者IE最主要的原因。心血管植入电子装置性IE多为表皮葡萄球菌和金黄色葡萄球菌感染。近年来金黄色葡萄球菌国内报道和国外一样，明显增多，甚至有报道其超过草绿色链球菌。

肠球菌心内膜炎也在增加，老年人易患肠道肿瘤及生殖泌尿系统病变，近来报道老年人肠球菌心内膜炎发病率上升。但仅10%的医源性肠球菌菌血症并发肠球菌心内膜炎，其对内科治疗常耐药。另外，老年人住院的概率较高，院内金黄色葡萄球菌感染风险增高。

酵母菌和真菌引起的心内膜炎病例数在增加，尤多见于心脏手术如人工瓣膜置换和静脉注射麻醉药物成瘾者，长期应用抗生素或激素、免疫抑制剂及静脉导管输入高营养液等均可增加真菌感染的概率，其中以念珠菌属、曲霉菌属和组织胞浆菌属较多见，血培养常阴性。

不同类型IE患者的致病菌有所不同，自体瓣的感染以链球菌为主，而早期人工瓣和吸毒者的瓣膜感染则以葡萄球菌和革兰氏阴性杆菌为主，真菌及混合感染也不少见。晚期人工瓣心内膜炎虽感染途径和方式与自体瓣相似，但表皮葡萄球菌明显高于自体瓣心内膜炎。

混合感染在20世纪70年代以前少见，70年代以后明显增加，有报道发生率可高达10%，在静脉吸毒者中多见。总体说来，急性严重的IE常由金黄色葡萄球菌、肺炎球菌、淋病球菌等引起，表现为高热、多发脓肿、迅速的瓣膜破坏和心力衰竭，死亡率高。而亚急性和慢性IE则由草绿色链球菌、肠球菌或需要特殊营养的革兰氏阴性杆菌HACEK细胞群引起，病程长。

三、细菌的来源

局部感染灶的致病菌或体内某些部位的常在菌可通过各种途径侵入血流。常见的有以下途径。

1. 局部感染灶血液传播　局部感染灶的致病菌从病灶处直接侵入血流至心内膜，如呼吸道感染、泌尿生殖系统感染、肠道感染、胆囊炎、皮肤感染或深部脓肿等。

2. 心脏手术　是IE的高危因素，尤其是人工瓣膜置换术，人工瓣膜置换术患者的IE发生率为1.0%～5%，国内报道为1.4%～5. 5%，其他心脏手术中 IE 发生率＜ 1%。心脏手术的种类方式和方法决定了 IE 的发病率，有一组报道显示约 0.6% 的闭式心脏手术、0.9% 的开放手术和 3.3% 人工瓣膜置换术患者并发 IE。心脏手术缝线的感染为重要因素，体外循环减弱巨噬细胞从血液循环中清除细菌的能力，为瓣膜易感染的另一重要因素。心脏手术后发生的 IE 中，30% 发生于术后 2 周内，70% 发生于 2 个月内，说明心脏手术后心内膜炎潜伏期较短。心导管术用于诊断和治疗，可直接损伤心内膜，成为细菌侵入的病灶，致病菌以葡萄球菌多见。

3. 手术操作

（1）拔牙、扁桃体摘除、严重牙龈感染，甚至有时仅刷牙就会使草绿色链球菌进入血流。

（2）生殖泌尿系统的手术，如肾盂造瘘、输尿管结肠吻合、膀胱或前列腺切除、膀胱镜检查、保留导尿管、人工流产等也会引起菌血症。一些诊断检查如内镜检查、钡灌肠造影、肝穿刺等也可导致暂时性菌血症，致病菌常为肠球菌、大肠埃希菌和产碱杆菌等。

（3）血液透析的动静脉瘘可成为细菌侵入的途径，致病菌为金黄色葡萄球菌、草绿色链球菌、肠球菌。

据统计在三级医院中，7% ～ 29% 的 IE 的细菌来自医源性，其中血管内的操作约占 50%。其他则来自泌尿生殖系统或胃肠道的检查和外科创口的感染。

4. 吸毒者静脉注射麻醉药品　国外由静脉注射麻醉药品引起的 IE 的报道日见增多，其多见于青年男性。由于消毒不严，细菌直接被注入血流中，较少是由药品本身或溶剂带入。葡萄球菌是常见致病菌，由皮肤表面侵入，以金黄色葡萄球菌最多，革兰氏阴性杆菌、真菌和混合感染也不少见。

第三节　感染性心内膜炎的病理解剖

心瓣膜表面细菌黏附并集落化后，感染性赘生物开始形成，不同数量的血小板、纤维蛋白、红细胞、单核细胞、多核白细胞和迅速滋生繁殖的细菌一起黏附于瓣膜。赘生物可延伸至腱索、乳头肌和室壁内膜。赘生物下的心内膜有炎症反应和灶性坏死。细菌能刺激内皮细胞产生组织凝血因子，吞噬细菌的单核细胞能触发组织释放凝血活酶，金黄色葡萄球菌能直接激活凝血酶，开始形成小血栓。赘生物的内层由血小板、纤维蛋白和红细胞、白细胞组成，中层主要是细菌，外层有纤维蛋白和少量细菌。由于血栓和菌落的不断形成，赘生物不断增大。然后感染病原体被巨噬细胞吞噬，赘生物被纤维组织包绕，发生机化、玻璃样变或钙化，最后被内皮上皮化。但部分赘生物愈合程度不一，有些愈合后还可复发，重新形成病灶。细菌性赘生物是 IE 的特征性改变，新鲜的赘生物呈绿色、黄色、粉红色，愈合后逐渐变为灰色。细菌性赘生物在其附近可引起溃疡性病灶，破坏瓣膜及附近组织甚至引起瓣膜穿孔、主动脉窦瘤破裂、乳头肌和腱索断裂、室间隔穿孔等。IE 赘生物较风湿性心内膜炎产生的赘生物大而脆，容易碎落成感染栓子，随循环血流播散到身体各个部位而引起栓塞。左心病变引起的栓塞多发生于脑、脾、肾、冠状动脉和肢体动脉，导致相应器官梗死或脓肿。栓子阻碍血流，或破坏血管壁，引起囊性扩张，形成细菌性动脉瘤，常为致命的并发症，如脑部的动脉滋养血管栓塞而产生的动脉瘤往往可突然破裂而引起脑室内或蛛网膜下腔出血导致死亡。右心病变引起的栓塞多发生于肺部，导致肺梗死和肺脓肿，随碎片脱落的细菌可达远处产生细小脓肿或细菌性动脉瘤。IE 累及瓣膜的相对频率见表 29-3-1。

表 29-3-1　感染性心内膜炎累及相应部位的相对频率

相应部位	急性（%）	亚急性（%）	吸毒者（%）
左侧瓣膜	85	65	40
主动脉瓣	15 ～ 26	18 ～ 25	25 ～ 30
二尖瓣	38 ～ 45	30 ～ 35	15 ～ 20
主动脉瓣 + 二尖瓣	23 ～ 30	15 ～ 20	13 ～ 20
右侧瓣膜	5	20	50
三尖瓣	1.5	15	45 ～ 50
肺动脉瓣	1	少	2
三尖瓣 + 肺动脉瓣	少	少	3
左侧心脏 + 右侧心脏	少	5 ～ 10	5 ～ 10
其他	10	5	5

心肌病变的程度不一，心肌纤维可呈退行性变化，通常为不同愈合阶段的小瘢痕，偶尔出现心肌坏死或粟粒样大小的脓肿。栓塞累及较大的冠状动脉可引起心肌梗死。脾常增大，为一般感染的表现，也可有类似斧形或不规则形的梗死，脾周围炎常见。肝增大而充血，有脂肪变性及局灶性坏死。肾的病理变化如下：①局灶性栓塞性肾小球肾炎，由局部血管的小栓子引起；②急性或亚急性弥漫性肾小球肾炎，由免疫反应引起；③肾梗死，为一个或多个较大的栓子引起。中枢神经系统：可由小动脉和毛细血管的散在菌性栓塞引起弥漫性脑膜脑炎，颅底菌性动脉瘤破裂引起蛛网膜下腔出血。大脑动脉栓塞常见，脑脓肿偶见。

本病常有微栓或免疫机制引起的小血管炎，其中毛细血管和小动脉的动脉炎是常见的病理变化，细菌一般找不到，多见于各种皮肤的病灶，如Osler结节、Janeway皮损及某些肾脏病变，由于免疫复合物沉积于血管壁的内膜和内膜下，患者出现内膜增生、血管闭塞。

第四节 感染性心内膜炎的分类

我国根据IE的病程，将IE分为急性和亚急性两种，但两者之间无明显界限。

（1）急性IE：多由身体的其他部位或全身感染侵入心内膜引起，细菌毒性强，中毒症状明显。病情急，病程进展迅速，数天至数周可引起瓣膜破坏，并多见其他部位感染迁移。如不积极治疗，患者多于数周内死亡。其常由金黄色葡萄球菌、肺炎球菌、脑膜炎球菌、流感杆菌等化脓性细菌引起。

（2）亚急性IE：起病缓，病程长，但较急性IE常见，多由毒力较弱的细菌如草绿色链球菌、肠球菌、表皮葡萄球菌等引起。

2019年欧洲心脏病学会（ESC）公布了新版IE预防、诊断与治疗指南，摒弃了沿用多年的急性、亚急性和慢性IE的分类方法，提出IE新的分类方法。

一、根据感染的部位和是否存在心内异物分类

1. 左心自体瓣膜IE（native valve endocarditis，NVE）。

2. 左心人工瓣膜IE（prosthetic valve endocarditis，PVE）：早期人工瓣膜IE，瓣膜置换术后1年内发生；晚期人工瓣膜IE，瓣膜置换术后1年以上发生。

3. 右心IE。

4. 器械相关性IE：发生于起搏器或除颤器导线上的IE，伴或不伴有瓣膜受累。

二、根据感染来源分类

1. 医源性IE

（1）院内感染：患者在入院48小时以后出现IE相关的症状和体征。

（2）非院内感染：患者在入院48小时以内出现IE相关的症状和体征；IE发病前30天内接受家庭护理或静脉治疗，血液透析或静脉化疗；IE发病前90天内入住急诊监护室或护理院，或长期住监护室。

2. 社区获得性IE　患者入院48小时内出现IE相关症状和体征，但不符合医源性IE标准。

3. 经静脉吸毒者的IE　没有其他感染来源的静脉吸毒者。

有以下情况者可认为属于活动性IE。

（1）患者持续性发热且血培养多次阳性。

（2）手术时发现活动性炎症病变。

（3）患者仍在接受抗生素治疗。

（4）有活动性IE的组织病理学证据。

IE的再发有以下两种情况。

（1）复发：首次发病后＜6个月由同一微生物引起IE再次发作。

（2）再感染：不同微生物引起的感染或首次发病后＞6个月由同一微生物引起IE再次发作。

第五节　感染性心内膜炎的临床表现

IE 大多起病缓慢，起病症状多种多样，发展缓慢，甚至不能肯定确切的起病日期。大部分患者先出现乏力、疲倦、食欲缺乏、体重下降、低热、出汗。虽然本病大部分发生于原有心瓣膜病的基础上，但仍有部分患者不知道自己有心脏病。临床上可因不同部位的动脉栓塞而表现不同，基于以上各种原因，本病极易被误诊。现将临床表现归纳为以下几个方面，见表 29-5-1。

表 29-5-1　临床表现的发生频率

临床表现	发生频率（%）
发热	80 ～ 97
心脏杂音（新的变化）	90 ～ 95（4 ～ 50）
贫血（血红蛋白＜ 90g/L）	13 ～ 78
肝大	28 ～ 75
脾大	25 ～ 70
甲床下出血	2 ～ 3
瘀点	9 ～ 48
Osler 结节	7 ～ 20
杵状指	15 ～ 63
Janeway 皮损	1 ～ 3
动脉栓塞	22 ～ 45
心力衰竭	12 ～ 60
肾小球肾炎	30 ～ 50
肾衰竭	6

一、全身感染的表现

1. 发热　最常见，热型以不规则热为最多，可为间歇热或弛张热，伴畏寒和出汗。低毒力致病菌的感染性心内膜炎者很少有寒战，体温大多为 37.5 ～ 39℃，偶可高达 40℃以上，也可仅为低热。3% ～ 20% 的患者体温正常或低于正常，其多见于严重并发症者，如老年伴有栓塞或真菌性动脉瘤破裂引起脑出血和蛛网膜下腔出血、严重心力衰竭、尿毒症、休克和少数凝固酶阴性链球菌感染的自体瓣膜心内膜炎的患者。此外未确诊本病前已应用过抗生素、退热药、激素者也可暂不发热。

2. 进行性贫血　是本病常见的症状之一，随着病程的延长，贫血逐渐加重，有时可达严重程度。70% ～ 90% 的患者有进行性贫血，可成为突出的症状。其主要与感染抑制骨髓相关。

3. 杵状指　一般都出现在晚期，无发绀。在疾病过程中如观察到无发绀的杵状指，则对诊断有一定的参考意义。

4. 脾大　常见，质软，无脾栓塞的情况下脾大的程度多不显著。

二、心脏杂音的改变

多达 85% ～ 95% 的患者有心脏杂音，原有心脏病的杂音为常见，由于瓣叶或瓣膜支持结构损害，多出现瓣膜关闭不全的反流性杂音，如二尖瓣关闭不全的收缩期杂音和主动脉瓣关闭不全的舒张期杂音。在病程中杂音性质的改变通常是贫血、心动过速或其他血流动力学的改变所致，如瓣膜溃疡、瓣叶膨胀瘤、瓣膜穿孔、腱索断裂、室间隔破裂可使原有的杂音变得粗糙、响亮或呈音乐样，也可产生新的杂音，其往往是充血性心力衰竭的重要预兆。二尖瓣口的球形血栓或二尖瓣前叶膨胀瘤可引起功能性二尖瓣狭窄，这时则产生舒张期杂音。大多数原有瓣膜的体征，在疾病的后期变化不多。

约 15% 的患者开始时没有心脏杂音，而在治疗期间出现杂音，少数患者直至治疗后 2 ～ 3 个月才出现杂音，偶见治愈后多年一直无杂音出现者。2/3 的右侧心脏心内膜炎，特别是侵犯三尖瓣者，赘生物增生于心室壁的心内膜及赘生物增生于主动脉粥样硬化斑块上时，也可无杂音，但后者罕见。

三、栓塞及血管病损现象

栓塞现象广泛而常见，发生率为 15% ～ 35%，成为诊断和鉴别诊断要点之一。栓塞为单一部位或多个部位（表 29-5-2）。受损瓣膜上的赘生物被内皮细胞完全覆盖需 6 个月，故栓塞可在发热开始后数天至数月内发生。栓塞最常见部位是脑、肾、脾和冠状动脉。早期出现栓塞者大多起病急，病情凶险。

表 29-5-2 动脉栓塞部位的发生频率

栓塞部位	发生频率（%）
脑	20 ～ 45
四肢	15 ～ 45
肺	8 ～ 24
肾	8 ～ 14
肠系膜	5 ～ 15
冠状动脉	2 ～ 16
脾	5 ～ 12
肝	＜ 8
视网膜	＜ 4

1. 脑 脑部栓塞较多见。具体如下：①脑栓塞，发生率约为 30%，栓塞好发于大脑中动脉及其分支，常致偏瘫失语；②弥漫性栓塞性脑膜脑炎，可似化脓性脑膜炎、脑炎或结核性脑膜炎，应加以鉴别；③脑出血，脑部菌性动脉瘤破裂出血引起。蛛网膜下腔出血较弥漫，可出现颈项强直，血性脑脊液，预后较差。

2. 肺 肺栓塞多见于先天性心脏病如室间隔缺损、动脉导管未闭的心内膜炎和吸毒者的三尖瓣心内膜炎的病例。反复肺栓塞为其重要的临床表现。典型的肺栓塞症状为突发性胸痛、气急、发绀、咯血或虚脱等。多发性小栓子引起的肺栓塞可无典型症状，患者仅感呼吸困难。

3. 冠状动脉 冠状动脉栓塞可引起突然胸痛、休克、心力衰竭、严重心律失常甚至猝死等心肌梗死的表现。

4. 肾 肾栓塞可有腰痛、血尿，但小的栓塞不一定引起症状，易被忽略。弥漫性肾小球肾炎与肾栓塞发病机制不同，由致病菌引起的免疫反应所致，发生率达 30% ～ 50%。

5. 脾 脾栓塞时，患者可出现左上腹或左胁部突然的疼痛和脾大、压痛，并有发热和脾区摩擦音。大的脾栓塞可伴发脾破裂或脾动脉破裂引起腹腔内出血、休克，小的脾栓塞可无明显的症状。脾栓塞会进展为脾脓肿，致病菌常为草绿色链球菌或金黄色葡萄球菌，也可见肠球菌，革兰氏阴性需氧菌及真菌少见。偶可因脾破裂而引起腹腔内出血或腹膜炎和膈下脓肿。

6. 肢体动脉 股动脉、腘动脉、髂动脉、桡动脉的栓塞可引起肢体软弱和缺血性疼痛、苍白、皮温降低、发绀甚至坏死。腹主动脉分叉处发生栓塞，则有下腹部或下背部疼痛，一侧或双侧下肢软弱、发冷，动脉搏动减弱或消失。

7. 肠系膜 肠系膜栓塞较常见，表现为腹部剧烈疼痛、腹肌紧张，疑似急腹症。

8. 视网膜 视网膜中央动脉栓塞可引起突然失明。

四、皮肤、黏膜病损

1. 瘀点 皮肤及黏膜上的瘀点可由毛细血管栓塞或毒素作用使其脆性增加而破裂出血引起。发生率最高，但已由应用抗生素前的 85% 下降到 10% ～ 40%。瘀点常成群出现，也可个别出现，多见于眼睑结膜、口腔黏膜、胸前和手足背皮肤，持续数日，消失后再现，其中心可发白。全身性紫癜偶可发生。

2. Osler 结节 发生率已由过去的 50% 下降至 7% ～ 20%，其多呈紫红色，稍高于皮面，青豆大小多见（直径 5 ～ 15mm），小者直径为 1 ～ 2mm，多发生于手指或足趾末端的掌面，大小鱼际肌或足底，有明显压痛，常持续 4 ～ 5 天才消退。Osler 结节并非本病所特有，在系统性红斑狼疮、伤寒、淋巴瘤中也可出现。

3. Janeway 皮损 位于手掌或足底的小的直径 1 ～ 4mm 的无痛性的出血性或红斑性皮损，较少见，仅占 1% ～ 3%，为化脓性栓塞引起。

4. 甲床下条状出血 甲床下出血的特征为线状，远端不到达甲床前边缘，可有压痛，较少见，仅占 2% ～ 3%。

5. Roth 斑 少数患者可有视网膜病变，表现为眼底或眼结膜中心椭圆形黄斑出血伴中央发白，有时眼底仅见圆形白点。

五、并发症

1. 心脏并发症

（1）心力衰竭：是本病常见的并发症。早期不发生，随着感染的进展，瓣膜被破坏、穿孔，以及其支持结构如乳头肌、腱索等受损，发生瓣膜功能不全，或使原有的功能不全加重，产生心力衰竭。感染影响心肌，如心肌炎、局部脓肿、大量微栓子落入心肌血管，或较大的栓子进入冠状动脉引起心肌梗死等均可引起心力衰竭。其他少见的心力衰竭原因为大的左向右分流，如感染的主动脉窦瘤破裂或室间隔被脓肿穿破。心力衰竭是本病的首要致死原因。50% ～ 60% 的患者最后出现心力衰竭。主动脉瓣感染比二尖瓣感染更易发生心力衰竭。感染进展至瓣环以外，预示有较高的死亡率，常伴有严重心力衰竭，而需立即进行心脏外科手术。主动脉窦瘤破裂可引起心包炎、血性心包积液和心脏压塞，也可引起引流至左心室或右心室的瘘管。主动脉瓣环脓肿可引起脓性心包，但少见。

（2）心律失常：感染累及心肌、侵犯传导组织时，可致心律失常，多数为室性期前收缩，少数为心房颤动。对于主动脉瓣的心内膜炎或主动脉窦的细菌性动脉瘤，病灶可侵袭房室束或压迫心室间隔引起房室传导阻滞和束支传导阻滞。心脏传导阻滞以 P-R 间期延长最为多见。偶见心肌脓肿累及房室传导组织引起房室传导阻滞，心肌脓肿还可引起心搏骤停。

（3）心肌脓肿：常见于金黄色葡萄球菌和肠球菌感染，特别是凝固酶阳性的葡萄球菌感染。其可为多发性脓肿或单个大脓肿。心肌脓肿的直接播散或主动脉瓣环脓肿破入心包可引起化脓性心包炎、心肌瘘管或心脏穿孔。二尖瓣脓肿和继发于主动脉瓣感染的室间隔上部脓肿均可累及房室结和房室束，引起房室传导阻滞或束支传导阻滞，宜及时进行外科手术切除和修补。细菌毒素损害或免疫复合物的作用可致心肌炎。免疫反应、充血性心力衰竭可引起非化脓性心包炎。

2. 神经系统并发症　多由金黄色葡萄球菌引起。临床表现有头痛、精神错乱、恶心、失眠、眩晕等中毒症状；脑部血管感染性栓塞引起的一系列症状，以及由脑神经和脊髓或周围神经损害引起的偏瘫、截瘫、失语、定向障碍、共济失调等运动、感觉障碍及周围神经病变。神经系统事件对 IE 预后影响很大。IE 患者中，超过 65% 的栓塞事件发生于中枢神经系统，卒中患者有发热和瓣膜病就应考虑 IE 的可能。随着抗生素的应用，IE 栓塞事件的发生率已明显下降。菌性动脉瘤常由菌性赘生物栓塞于动脉壁的营养血管使感染扩散至血管壁引起，动脉分支处最易受累。颅内菌性动脉瘤的临床表现无常，一些颅内动脉瘤在破裂前可有缓慢的血液渗出，产生头痛，脑膜刺激，但有些无任何症状，而突然发生颅内出血。

3. 全身栓塞和脾脓肿　全身栓塞是 IE 的常见并发症，常累及脾、肾、肝、髂动脉和肠系膜动脉。脾脓肿可由菌血症的细菌接种于原有的梗死区或直接由感染的栓塞接种于脾。脾脓肿可引起长期发热，膈肌刺激产生胸膜或左肩痛，可无腹部疼痛和脾大。

4. 菌性动脉瘤　以真菌性动脉瘤最为常见，常发生于主动脉窦，其次为脑动脉、已结扎的动脉导管、腹部血管、肺动脉、冠状动脉等。不压迫邻近组织的动脉瘤本身几乎无症状，可在破裂后出现临床症状。不能缓解的局限性头痛提示脑部有动脉瘤，局部压痛或搏动性包块提示该处有动脉瘤存在。

5. 长期发热　IE 经合适的抗生素治疗后，如致病菌毒力不强，发热常于 2 ～ 3 天后开始下降，90% 的患者 2 周后进入无热期。超过 14 天持续发热的原因可以是感染扩散至瓣膜外引起心肌脓肿、感染局部转移、药物过敏（尤其发热已退，后又上升），或其他医源性感染和肺梗死。

第六节　特殊类型的感染性心内膜炎

一、人工瓣膜心内膜炎

人工瓣膜心内膜炎（prosthetic valve endocarditis，PVE）是发生于部分人工心脏瓣膜或再造成形的自体瓣膜上的一种心内微生物感染性疾病，发生率为每年 0.3% ～ 1.2%，机械瓣和生物瓣的 IE 发生率相似。PVE 为瓣膜置换术的严重并发症。随着人工瓣膜的设计和材料的不断改进及围术期抗生素的预防性应用，PVE 的发生率已明显下降。随着人工瓣膜置换的例数增加和患者寿命延长，PVE 已成为瓣膜置换术的重要问题。对于活动性 IE 的患者，瓣膜置换术的危险性较高，PVE 发生率可达 5%，尤其是致病菌不明或抗生素使用不足者。人工瓣膜感染可发生于换瓣的各个时期。多数主张将病例分为早期和晚期，早期指感染发生于手术后 2 个月内，细菌可来自切口感染或缝线感染、手术器械、人工瓣膜本身、术后肺部感染等。晚期指感染发生于术后 2 个月以后，细菌来源和自体瓣膜 IE 相似，可来自口腔、上呼吸道、胃肠道、泌尿道和皮肤等的操作。早期病例的致病菌多为葡萄球菌（尤其金黄色葡萄球菌）、革兰氏阴性杆菌、真菌，病死率高达 60% ～ 80%，晚期病例的致病菌则以链球菌、葡萄球菌和革兰氏阴性杆菌较多，其病死率为 35% ～ 50%。表皮葡萄球菌对植入的人工瓣和其他异物特别有亲和力，常为 PVE 的致病菌。并发症有瓣周脓肿、瓣环裂脱、瓣膜破裂、主动脉窦瘤破裂、心肌脓肿、心包纵隔瘘管、人工瓣口血栓形成等。晚期 PVE 机械瓣的发生率较生物瓣的发生率低。由于新型高效抗生素的出现，PVE 的治愈率有了提高。住院死亡率国外为 20% ～ 40%，我国为 13.5%。出现心力衰竭、卒中等并发症和葡萄球菌感染是预后不良的最强预测因素。外科治疗显著提高了治愈率。

二、心脏植入电子装置感染性心内膜炎

心脏植入电子装置 IE 主要是装置植入过程中致病菌直接污染引起，其次是致病菌沿电极导管逆行感染，也可能是其他感染病灶的血性传播累及心内膜和电极头端所致。致病微生物：金黄色葡萄球菌和凝固酶阴性葡萄球菌多见，但随着广谱抗生素的广泛应用，静脉药瘾、高龄及免疫力低下人群增加，革兰氏阴性菌、多重耐药菌、真菌感染也有报道。感染病灶可位于皮下、囊袋、血管内、右心房、右心室、三尖瓣、电极导管尖端或腔静脉系统。经胸超声心动图（TTE）尤其是经食管超声心动图（TEE）和血培养检查是明确诊断的基石，肺 CT 和肺核素扫描有助于发现脓毒性肺栓塞灶。

心脏植入电子装置系统的移除：①应尽可能移除整个心脏置入电子装置系统（脉冲发射器和电极导管）；②推荐采用经静脉拔除电极导管的方法，如难以完成、三尖瓣存在严重破坏或赘生物 > 25mm，可考虑外科手术。

囊袋局部处理：①尽可能彻底清除坏死组织及局部新生的肉芽组织，必要时可全身麻醉下进行；②彻底止血，最好使用电刀，对于局部渗血多者，可以在伤口内涂抹凝血酶；③囊袋冲洗，在彻底清创及止血后进行，顺序可为过氧化氢→甲硝唑液→庆大霉素→生理盐水，每一种液体至少冲洗 2 ～ 3 遍，如出血少或止血彻底，一般不需放置引流条。

三、老年人感染性心内膜炎

IE 流行病学上的重要改变为发病年龄的增加。在 20 世纪 40 年代，IE 发病年龄平均为 35 岁，而仅有 10% 年龄 > 60 岁。近年来国外报道平均年龄为 55 岁，而 50% > 60 岁。国内虽然发病年龄较国外报道的要低，但也在逐渐上升。老年人 IE 发病率增加的原因：①风湿性心瓣膜病发病率降低；②心外科领域的发展，风湿性心脏病和先天性心脏病经手术后患者寿命延长；③老年人心瓣膜的退行性变、钙化的发生率增加；④介入性诊断和治疗（尤其是静脉内导管、起搏器、血滤瘘管）在老年人中应用较广泛，增加了菌血症的危险；⑤瓣膜置换术在老年人中应用明显增多。老年人的正常主动脉瓣常发生退行性钙化，瓣叶活动受限引起了功能性狭窄，产生的湍流可诱发 IE。40 岁以上的先天性主动脉瓣二叶畸形患者，均有主动脉瓣自然的钙化过程。60 ～ 75 岁的患者中，先天性主动脉瓣二叶畸形是主动脉瓣狭窄最常见的原因，也是老年人 IE 的常见基础心脏病。在老年人中，IE 的发病率男性多于女性，年龄 > 60 岁者可达（2 ～ 8）：1。老年人 IE 的致病菌 80% 以上为链球菌和葡萄球菌，一些研究显示，肠球菌有较高的占比。牛链球菌常与结肠癌并存，也是老年人 IE 的不少见致病菌。血管内和泌尿道内留置导管是老年人菌血症和 IE 的细菌来源。

老年人 IE 的临床表现常为非特异性的，起病隐匿，仅表现为无精打采、乏力、体重下降、食欲缺乏等。有些表现为风湿病或周围神经病变的症状，如肌肉骨骼痛、关节痛、背痛，而这些症状可以归于衰老所致。发热不明显或感觉不出来，有些可表现心力衰竭或心力衰竭加重。脑栓塞是 IE 的常见并发症，而卒中又是老年人常见疾病。新出现的杂音对诊断有重要的意义，但约 1/3 的

三尖瓣病变或心肌病变在体征上不出现杂音，且一些杂音在老年人常被认为是功能性的，因此，诊断很容易延误。预后随年龄增长而恶化，死亡率高达 32%，有脑栓塞、急性心肌梗死和致病菌为金黄色葡萄球菌者，预后差。

四、吸毒者感染性心内膜炎

吸毒已成为全球的社会问题，吸毒者可并发IE。其确切的发病率不清楚。艾滋病是吸毒者 IE 的重要危险因素。吸毒者 IE 的致病菌和累及的心瓣膜均有别于非吸毒者。长期静脉注射药物可损伤心瓣膜，促进细菌黏附瓣膜，并发展为心内膜炎。机械和免疫的机制也在起作用，相关药物常含有微粒物质，它们可机械地损伤心瓣膜，不仅损伤右侧心瓣膜，也可因微粒穿过肺循环达到左侧心脏，而损伤主动脉瓣和二尖瓣。又因长期静脉注射可引起多次菌血症，而产生了凝集素，使细菌易集落于瓣膜上。因此，吸毒者 IE 多累及三尖瓣，也累及左侧心瓣膜。一组报道，累及三尖瓣的为 60% ～ 70%，累及二尖瓣和主动脉瓣的为 20% ～ 30%，累及肺动脉瓣的很少（＜ 1%），表现为急性过程，致病菌通常毒力较强，常无基础心瓣膜病。

致病菌谱的差别与地理位置、细菌来源、传播方式、药品种类、使用的针筒、溶剂有关。葡萄球菌常累及三尖瓣，链球菌常累及二尖瓣。金黄色葡萄球菌是最常见的致病菌，其次是链球菌、肠球菌、革兰氏阴性杆菌和念珠菌。多数的致病菌来自皮肤、鼻腔和咽部。混合感染占 5% ～ 10%。

人类免疫缺陷病毒（HIV）阳性吸毒者较 HIV 阴性吸毒者有较高的三尖瓣心内膜炎和金黄色葡萄球菌心内膜炎发生率。对于抗生素治疗的效果，HIV 阳性吸毒者和 HIV 阴性吸毒者相似。吸毒者甲氧西林敏感金黄色葡萄球菌（MSSA）三尖瓣心内膜炎无并发症者，应用短疗程的氯唑西林或萘夫西林静脉滴注 2 周，在前 3 ～ 7 天加用或不加用氨基糖苷类药物，常获得成功。一般预后良好。病死率＜ 5%，手术后＜ 2%，对于 HIV 阳性吸毒者，外科手术不会增加风险。相反，左侧瓣膜心内膜炎的预后较差，病死率为 20% ～ 30%，即使手术，其病死率仍为 15% ～ 25%，如致病菌为革兰氏阴性杆菌或真菌，则预后更差。HIV 阳性吸毒者免疫缺陷严重，$CD4^+$ 细胞计数＜ 200/μl 或有主动脉瓣关闭不全，其病死率很高。HIV 阳性非吸毒者，IE 的发病率很低，超过 50% 发生于艾滋病进展的患者。HIV 感染患者的总病死率并不高于非 HIV 感染者。

菌性肺栓塞是吸毒者 IE 的常见并发症，占 13% ～ 61%，三尖瓣心内膜炎更易发生，可高达 66%，且呈多发性。心力衰竭占 10% ～ 20%，是引起死亡的常见原因，也是外科手术的指征，早期手术可明显降低死亡率。抗生素治疗失败、并发多发全身栓塞应与并发心力衰竭的病例一样，需早期进行手术。

由静脉导管引起的 IE 虽不属此范围，但发病机制相似，常累及年龄大者。致病菌以耐甲氧西林金黄色葡萄球菌（MRSA）为主，常累及三尖瓣，病死率高达 60%。无细菌侵入途径可找到的三尖瓣心内膜炎，致病菌以链球菌为主，多伴有左侧瓣膜病变，病死率较低。

五、真菌性心内膜炎

真菌性心内膜炎大多数见于长期应用抗生素、激素或细胞毒性药物治疗的患者，常伴菌群失调、免疫功能低下，体质极度衰弱，也可继发于心脏手术以后，病死率高。症状通常在真菌血症后几天甚至数周或数月内出现。致病菌以念珠菌、曲霉菌和组织胞浆菌多见，其他如芽生菌、孢子菌、隐球菌、毛霉菌等偶见。其赘生物的特点是大而易碎，故大动脉尤其是下肢动脉内的栓塞常见。手术取下的栓子可找到真菌和菌丝。对于临床表现符合 IE，多次血培养阴性而长期使用抗生素或激素治疗的患者，或有全身真菌感染伴显著的心脏杂音及栓塞现象者，应考虑真菌性心内膜炎的可能，应及时进行真菌培养。眼底检查对真菌性心内膜炎的病例有很大帮助，眼葡萄膜炎或内眼炎是真菌感染的特点。

六、布鲁氏菌心内膜炎

布鲁氏菌心内膜炎是一种少见的革兰氏阴性杆菌心内膜炎，布鲁氏菌随血流侵入心内膜。布鲁氏菌病患者有病畜接触史或食用感染细菌的动物乳汁、乳制品及肉史，国内羊型、牛型分布于北方牧区，猪型和狗型流行于南方一些地区，国内曾有多次小暴发。布鲁氏菌心内膜炎是布鲁氏菌病少见的并发症，但为其主要的致死病症。布鲁氏菌心内膜炎可表现为急性或亚急性病程，病变可累及正常心瓣膜或病变的心瓣膜，也可累及人工瓣膜，主动脉瓣较二尖瓣常见。瓣膜的破坏通常伴随新杂音的出现或杂音的改变，或伴有瓣周脓肿，可迅速出现心力衰竭。如不及时处理，死亡率高。

布鲁氏菌在血培养基上生长缓慢，培养标本须观察 3 ～ 4 周以上，应避免过早丢弃培养标本。切除的瓣膜可培养和分离出布鲁氏菌。用酶联免疫吸附测定抗布鲁氏菌 IgM 和（或）IgG 抗体，可阳性，抗体滴度多在布鲁氏菌病后 1 ～ 2 周出现，滴度＞ 1 ： 160 提示曾感染布鲁氏菌或现在正在感染。随着有效抗生素的应用或切除感染灶，抗体滴度常在 6 个月内消失。对于布鲁氏菌心内膜炎，目前多主张积极的抗生素联合早期手术治疗，尤其有进行性心力衰竭伴主动脉瓣病变的患者，常须进行紧急瓣膜置换，可收到治愈的效果。如无心力衰竭，无明显瓣膜破坏，无脓肿形成，又不是人工瓣，并在病程早期即开始有效的抗生素治疗，有些报道认为外科手术是可以避免的。常用的联合抗生素有复方磺胺甲噁唑（TMP/SMZ）、利福平和庆大霉素等，疗程为 6 ～ 8 周。

第七节　感染性心内膜炎的实验室检查

一、血培养

阳性血培养是诊断本病的最直接的证据，具有决定性诊断价值，为选择抗生素提供了依据，还可以随访菌血症是否持续。75% ～ 85% 的患者血培养阳性，动脉血培养阳性率并不高于静脉血。患者入院后至少送 3 次血培养，并在不同部位取血。血培养阳性且急性患者宜在应用抗生素前 1 ～ 2 小时抽取 2 ～ 3 份血标本，亚急性者在应用抗生素前 24 小时采集 3 ～ 4 份血标本。先前应用过抗生素的患者，应至少每天抽血进行血培养，共 3 天，以期提高阳性率。取血时间以寒战或体温骤升时为佳，每次取血 10 ～ 15ml，并更换静脉穿刺部位，皮肤严格消毒。也有报道致病菌由瓣膜上的赘生物内经常地释放至血液，不需要等待高热、寒战时取血。不是所有的细菌均可引起心内膜炎，草绿色链球菌、金黄色葡萄球菌和肠球菌较革兰氏阴性杆菌（如大肠埃希菌、变形杆菌）更易引起。因此，在判断血培养阳性时，必须要考虑是否是 IE 常见的致病菌，并 2 ～ 3 次培养出同样的细菌。所有血培养需做需氧和厌氧培养，约 10% 的 IE 由微需氧的链球菌引起，少数由厌氧的消化链球菌、消化球菌、拟杆菌引起。因此，厌氧培养是必需的。对于细菌壁缺损的细菌，则需用等渗的稳定培养基。对于人工瓣膜置换，较长时间留置静脉导管、导尿管，有药物依赖者，血培养阴性患者，更应加强对真菌的培养。

如患者情况允许，等血培养结果或其他检查结果出来以后，才开始应用抗生素治疗。阳性者应进行各种抗生素单独或联合的药物敏感试验，以便指导治疗。

血培养阴性者，IE 的发生率为 2.5% ～ 31%，有较多因素可影响血培养结果，最常见原因是血培养前应用过抗生素，对原因不明的发热和感染使用抗生素治疗，没有明确的针对性，其剂量不足，疗程亦短，致使 IE 的表现不典型，致病菌耐药。在诊断建立前已用过一种以上的抗生素，即使使用抗生素 2 ～ 3 天，也可使细菌从血液中消失，很难确定需要多长时间细菌才能又在血液中出现。使用抗生素时间越长，血培养转为阳性所需的时间越长。对于亚急性 IE 患者，延误 1 周时间治疗可能影响不大，患者不发热，表示已部分治愈。死亡的病例通常不是死于感染本身，而是死于栓塞，这种栓塞的并发症用抗生素治疗无效。但对于急性者，病情急，延误抗生素治疗 24 ～ 48 小时可危及生命。因此，对于使用过抗生素而又怀疑 IE 的非危重病例，可停用抗生素，3 天内连续取血进行血培养，早晚各 1 次，用带有吸附抗生素的活性炭特殊瓶培养。如停抗生素后 24 ～ 48 小时血培养阴性，7 ～ 10 天后再重复进行血培养，如仍阴性，则需考虑导致血培养阴性的其他因素。罕见情况下，血培养阴性患者，骨髓培养可阳性。

血培养阴性另一常见原因是病原体为苛养微生物的非典型病原体，易见于人工瓣膜、留置静脉导管、植入起搏器、肾衰竭或免疫抑制状态的患者。凡未接受抗生素治疗而怀疑 IE 的病例，血培养 48 ～ 72 小时后阴性，应考虑由需特殊营养的细菌或不常见的致病菌引起，应与微生物实验室人员讨论有关特殊技术的应用，调整检测方法（表 29-7-1）。

表 29-7-1 血培养阴性感染性心内膜炎的少见病原体检测

病原体	诊断步骤
布鲁氏菌属	血培养；血清学监测；术中取出组织进行培养、免疫组织化学及聚合酶链反应（PCR）检测
贝纳柯克斯体（伯纳特立克次体）	血清学检测（逆相 IgG 抗体滴度＞ 1 ： 800）；术中取出组织进行培养、免疫组织化学及 PCR 检测
巴尔通体菌属	血培养；血清学监测；术中取出组织进行培养、免疫组织化学及 PCR 检测
惠普尔养障体	术中取出组织进行组织学和 PCR 检测
霉浆菌属	血清学检测；术中取出组织进行培养、免疫组织化学及 PCR 检测
军团菌属	血培养；血清学检测；术中取出组织进行培养、免疫组织化学及 PCR 检测

此外，肾功能不全的患者血培养常阴性，这些患者的心内膜炎已进入“无菌期”，血液中无细菌，但细菌仍存在于瓣膜的赘生物内。长期不治疗的心内膜炎患者体内产生了特异性抗体，进入血液中的致病菌被清除，也导致血培养结果为阴性。

有些患者血培养阴性是由于技术上的原因，如所取的血液量不足、培养方法不合适。理想的血液和培养液的比例为 1 ： 10，这样可稀释血液中的抗体和抗生素。培养期很重要，目前用自动监测仪观察，多数细菌在 2 ～ 3 天生长，但也有需要更长时间者。布鲁氏菌需 2 ～ 3 周才生长。无自动检测仪的实验室一般观察 2 周以上出报告。真菌生长很慢，置于室温下比在 37℃时生长快，曲霉菌需培养 20 天以上，但多数培养不出。需从大的周围栓子标本中找到致病菌。

建议对所有手术取出的瓣膜进行革兰氏染色，以便手术后决定继续应用抗生素治疗的时间，因为致病菌在赘生物内死亡需有几个月的时间，而血培养可以阴性。

二、常规临床检查

1. *血液相关检查* IE 患者红细胞计数和血红蛋白可降低。继发性贫血为本病的特点，病程长者较明显，血红蛋白大多为 60 ～ 100g/L，进行性贫血对诊断有一定参考价值。患者偶可有溶血现象。白细胞计数在无并发症的患者中可正常或轻度增高，有时可见核左移。在广泛栓塞或急性病例中，白细胞计数可显著升高，血小板计数通常正常，偶可有明显减少，伴有广泛的紫癜或出血倾向，可由弥散性血管内凝血或单独的血小板消耗增加所致。

2. *尿常规和肾功能* 50% 以上患者可出现蛋白尿和镜下血尿，为弥漫性肾小球肾炎所致。在并发急性肾小球肾炎、间质性肾炎或大的肾梗死时，可出现肉眼血尿、脓尿及血尿素氮和肌酐升高，晚期病例可出现肾功能不全。肠球菌性心内膜炎和金黄色葡萄球菌性心内膜炎常可出现菌尿症，因此进行尿培养也有助于诊断。

三、心电图检查

心电图检查一般无特异性，在并发栓塞性心肌梗死、心包炎时可显示特征性改变。在伴有室间隔脓肿或瓣环脓肿时患者可出现不全性或完全性房室传导阻滞、束支传导阻滞或室性期前收缩。如颅内菌性动脉瘤破裂，患者可出现“神经源性”的 T 波改变。

四、超声心动图检查

超声心动图能探测到赘生物所在部位、大小、数目和形态，对血培养阴性患者很有诊断价值，目前已成为诊断 IE 不可缺少的检查。超声心动图还有助于诊断原有的心脏和瓣膜病变，能探测瓣膜破坏的情况，了解人工瓣膜的状况、各种化脓性心内并发症及瓣膜反流的严重程度和左心室功能，可作为判断预后和确定是否需要手术的参考。超声心动图检查分为经胸超声心动图和经食管超声心动图检查。

（1）经胸超声心动图（transthoracic echocardiography，TTE）检查：是快速、简便、无创的诊断方法，对赘生物具有很高的特异度，可高达98%。其特征如下：①瓣膜上的赘生物呈光团出现，新鲜的反光较淡，陈旧的或已纤维化的反光强。其形状、大小和活动度均能在二维超声心动图上显示出来。赘生物直径在5mm以上者易被检出，而在3mm以下者常不能检出。因此真菌性心内膜炎易被发现，金黄色葡萄球菌性心内膜炎的赘生物只有部分可被发现，而草绿色链球菌和其他毒力较弱的致病菌产生的赘生物通常较小，不易被检出。另外，赘生物常受其周围结构回声的干扰，人工瓣钙化时回声增强，很难辨认出附加的赘生物。赘生物的检出率为70%～80%。②特征性的瓣膜破坏征象为连枷样改变，主动脉瓣连枷样改变由于瓣膜上赘生物或瓣膜断裂构成异常回声，在舒张期进入左心室流出道，收缩期进入主动脉内。二尖瓣连枷样改变常见于二尖瓣上的赘生物或腱索断裂，在收缩期有光团或二尖瓣叶进入左心房。其他还有瓣周脓肿、人工瓣环裂漏、细菌性主动脉窦瘤或破裂、室间隔穿孔等均可在TTE检查时显示出来。但是TTE仍有约20%的患者可呈阴性，肥胖、肺气肿、胸廓畸形及人工瓣膜患者常不能得到满意的图像。其敏感度为60%～70%。

（2）经食管超声心动图（trans-esophageal echocardiography，TEE）检查：利用置于左心房后方的食管内探头显示心脏结构，避免了经胸超声心动图受胸壁和肺的干扰，大大提高了对心内结构的分辨率，能检出直径在2mm以上的赘生物，检出率达90%，对IE的赘生物和瓣周脓肿的检出，敏感度达75%～95%，特异度达85%～98%，对人工瓣膜IE的阴性预测率为92%，显著优于TTE。因此，对高度怀疑IE的患者，TTE检查阴性，可考虑TEE检查。

检查适应证：①一旦怀疑患者患有IE，首选TTE，应尽早检查（Ⅰ类推荐，B级证据）；②高度怀疑IE而TTE正常时，推荐TEE（1类推荐，B级证据）；③TTE/TEE阴性，但临床仍高度怀疑IE者，应在7～10天后再行TTE/TEE检查（Ⅰ类推荐，B级证据）；④IE治疗中一旦怀疑出现新并发症（新杂音、栓塞、持续发热、心力衰竭、脓肿、房室传导阻滞），应立即重复进行TTE/TEE检查（Ⅰ类推荐，B级证据）；⑤抗生素治疗结束时，推荐进行TTE检查以评估心脏和瓣膜的形态学及功能（Ⅰ类推荐，C级证据）。诊断IE的超声心动图主要标准：赘生物、脓肿、人工瓣膜裂开（瓣周漏伴或不伴瓣膜的摇摆运动）。

可通过超声心动图观察心内赘生物的大小、漂流幅度评价IE患者的预后。赘生物随血流飘动的患者，92%伴有二尖瓣反流或主动脉瓣反流，认为赘生物是导致瓣膜关闭不全和心力衰竭的主要原因。具有多个赘生物的患者，其住院病死率高，与病变广泛有关。尤其是TEE可以预示栓塞事件的危险性，决定是否需要早期手术。

五、胸部X线和CT检查

X线检查仅对并发症如心力衰竭、肺梗死的诊断有帮助，发现人工瓣膜有异常摇动或移位时，提示可能合并感染性心内膜炎。对于主动脉IE，CT还可以用来确定主动脉瓣、主动脉根部和升主动脉的大小、解剖结构和钙化情况，为外科手术提供参考。在肺部/右侧心内膜炎中，CT可显示伴随的肺部疾病，包括脓肿和梗死。与CT相比，MRI对心内膜炎所致大脑疾病的检测灵敏度更高。然而，在危重患者中，CT是更可行和实用的，在无法进行MRI检查时，CT作为可接受的替代检查。

六、多层螺旋CT

多层螺旋CT（MSCT）可用于检测脓肿/假性动脉瘤，其诊断准确性与TEE相当，在评估肺栓塞及瓣膜周围扩张的程度和预后，包括假性动脉瘤、脓肿和瘘管的解剖方面，MSCT可能更有优势，可部分替代冠状动脉造影。在评估人工瓣膜功能障碍，包括人工瓣膜相关的赘生物、脓肿、假性动脉瘤/破裂方面，MSCT可能优于或不劣于超声心动图，但目前这两种技术之间缺乏大量的比较研究，所以应首先进行超声心动图检查。

与常规数字血管造影相比，高速螺旋CT血

管造影可视化颅内血管可以降低造影负担和永久性神经损伤的风险，敏感度为 90%，特异度为 86%。如果在 CT 上未发现蛛网膜下腔和（或）脑实质出血，则需要其他血管成像（即血管造影）来诊断或排除真菌性动脉瘤。

增强 MSCT 对脾脓肿和其他脓肿的诊断具有较高的敏感度和特异度，但对梗死的诊断欠佳。MSCT 血管造影可快速、全面检查系统动脉床，有助于识别 IE 的周围血管并发症及进行随访检查。

七、磁共振成像

由于磁共振成像（MRI）敏感度高于 CT，MRI 更有利于评估 IE 神经系统病变的预后。不同的研究均提示 60% ～ 80% 的患者发生颅内病变。无论有无神经症状，50% ～ 80% 的患者出现缺血性病变，小缺血灶比大的区域性梗死更常见。另外 10% 的患者出现实质或蛛网膜下腔出血、脓肿或真菌性动脉瘤等其他病变。

头颅 MRI 对 IE 的诊断有一定的影响，适用于有脑损伤但无神经症状的患者。在一项研究中，脑 MRI 提高了 25% 的最初表现不典型的 IE 患者的诊断，从而有利于早期诊断。

梯度回声 T_2* 序列能检测到 50% ～ 60% 的患者有大脑微出血。微出血即小面积的血黄素沉积，被认为是小血管疾病的一个指标。缺血性病变与微出血之间缺乏一致性，其预测因素也存在差异，提示微出血并非起源于栓塞。因此，虽然 IE 和微出血的存在是紧密联系的，但是微出血不应该被认为是 Duke 分类的次要标准。

在伴有神经症状的 IE 患者中，脑 MRI 检查结果多数为异常。与 CT 相比，MRI 对病变的诊断具有更高的敏感性，特别是在脑卒中、短暂性脑缺血发作和颅内病变方面。MRI 还可以发现与临床症状无关的其他大脑病变。脑 MRI 对有神经症状的 IE 患者的诊断没有影响，但 MRI 可能影响治疗策略，特别是手术时机。在没有神经系统症状的患者中，MRI 显示至少 50% 的患者存在脑损伤，最常见的是缺血性损伤。腹部 MRI 检测发现 1/3 的 IE 患者存在异常，最常影响脾。缺血性病变最常见，其次是脓肿和出血病变。考虑到脑 MRI 的发现，腹部 MRI 的结果对 IE 的诊断没有影响。

综上所述，脑 MRI 可更好地对 IE 患者的病变特征及神经症状进行描述，而对 IE 诊断的影响在未明确 IE 及无神经症状患者中较为明显。

八、核医学检查

随着两种传统核医学混合设备的采用［如单光子发射计算机断层成像（SPECT）/CT 和正电子发射计算机体层显像（PET/CT）］，核分子技术正作为一种重要的辅助方法，用于可疑的和诊断困难的 IE 患者。SPECT/CT 依赖于自体放射性标记的白细胞（^{111}In-oxine 或 ^{99m}Tc-hexamethylpropyleneamine oxime）时间依赖性聚集在后期图像。然而，PET/CT 通常在给予 ^{18}F- 氟代脱氧葡萄糖（^{18}F-FDG）后使用某个特定的时间点（通常为 1 小时）采集图像，^{18}F-FDG 在体内与活化的白细胞、单核巨噬细胞和 $CD4^+$ T 淋巴细胞聚集在感染部位。

SPECT/CT 和 PET/CT 的主要价值是降低了误诊 IE 的概率，通过检测周围栓塞和转移性感染事件并根据 Duke 标准将其归类为“可能的 IE”。在解释最近接受过心脏手术的患者的 ^{18}F-FDG PET/CT 结果时必须谨慎，因为术后炎症反应可能导致术后即刻出现非特异性 ^{18}F-FDG 摄取。此外，许多病理情况可以出现类似于 IE 患者 ^{18}F-FDG 局部摄取增强现象，如活动性血栓、软粥样硬化斑块、血管炎、原发性心脏肿瘤、非心脏肿瘤的心脏转移、手术后炎症和异物反应。与 ^{18}F-FDG PET/CT 相比，放射性标记白细胞 SPECT/CT 对 IE 和感染灶的检测更特异，在需要提高特异性的情况下可以首选。放射性标记白细胞成像的缺点是对放射性药物的血液处理比 PET/CT 耗时更长，与 PET/CT 相比，空间分辨率和光子检测效率稍低。

九、心导管检查和心血管造影

心导管检查和心血管造影对诊断原有的心脏病变、评估瓣膜的病变程度、了解有无冠心病有帮助。这两项操作可能使赘生物脱落引起栓塞，加重心力衰竭，须慎重考虑，严格掌握适应证。

十、血清免疫学检查

血清免疫学检查常显示免疫功能和炎症反应。

在疾病的活动期，红细胞沉降率大多增快。本病亚急性病例病程长达 6 周者，50% 类风湿因子呈阳性，经抗生素治疗后，其效价可迅速下降。有时可出现高球蛋白血症或低补体血症，常见于并发肾小球肾炎的患者，其下降水平常与肾功能下降保持一致。约有 90% 的患者循环免疫复合物（CIC）阳性，且常在 100μg/ml 以上，比无 IE 的败血症患者高，具有鉴别诊断的价值。其他检查尚有真菌感染时的沉淀抗体测定、凝集素反应和补体结合试验、金黄色葡萄球菌的胞壁酸抗体测定等。

第八节 感染性心内膜炎的诊断与鉴别诊断

一、诊断

IE 是一种严重的疾病，抗生素应用后治愈率有所提高，早期诊断、早期治疗殊属必要。近 10 年来 IE 的临床特点有了很大的变化，本病的“经典”临床表现已不常见，Osler 结节、Janeway 皮损、Roth 斑少见，甲床下出血或皮肤瘀点偶见。无杂音的 IE 病例报道得越来越多，无杂音常见于急性 IE 或三尖瓣心内膜炎。出现杂音或杂音性质改变是诊断上的一个特征，但在亚急性心内膜炎中并不常见。

对于患有瓣膜病、先天性心血管畸形及进行人工瓣膜置换、放置心脏起搏器的患者，如有不明原因发热达 1 周以上，应怀疑本病的可能，并立即做血培养，如兼有贫血、周围栓塞现象和杂音出现，应考虑本病的诊断。临床上反复短期使用抗生素，发热时常反复，尤其有瓣膜杂音的患者，应警惕本病的可能。对于存在不能解释的贫血、顽固性心力衰竭、卒中、瘫痪、周围动脉栓塞、人工瓣瓣口进行性阻塞和瓣膜的移位、撕脱等患者，均应注意有否本病存在。对于肺炎反复发作，继而肝大、轻度黄疸，最后出现进行性肾衰竭的患者，即使无心脏杂音，也应考虑右侧心脏 IE 的可能。

推荐使用改良的 Duke 诊断标准（表 29-8-1，表 29-8-2）。病理学诊断标准：①赘生物、栓子或心内脓肿标本的培养或组织学检查证实微生物存在；②病理学检查提示赘生物或心内脓肿标本组织学检查显示活动性心内膜炎。临床诊断需满足下列 3 条之一：①符合 2 条主要标准；②符合 1 条主要标准和 3 条次要标准；③符合 5 条次要标准。疑似诊断需有下列 2 条之一：①符合 1 条主要标准和 1 条次要标准；②符合 3 条次要标准。否定 IE：①有确切的其他可解释相关症状的诊断；②抗生素应用≤ 4 天，IE 相关症状解除；③抗生素应用≤ 4 天，手术或尸检中无 IE 相关病理依据，④不满足 IE 的疑似诊断。

表 29-8-1 根据改良的 Duke 诊断标准定义 IE

诊断 IE
病理学诊断标准：
（1）赘生物、栓子或心内脓肿标本的培养或组织学检查证实微生物存在
（2）病理学检查提示赘生物或心内脓肿标本组织学检查显示活动性心内膜炎
临床诊断标准：
（1）符合 2 条主要标准
（2）符合 1 条主要标准和 3 条次要标准
（3）符合 5 条次要标准
可疑 IE
（1）符合 1 条主要标准和 1 条次要标准
（2）符合 3 条次要标准
否定 IE
（1）有确切的其他可解释相关症状的诊断
（2）抗生素应用≤ 4 天，IE 相关症状解除
（3）抗生素应用≤ 4 天，手术或尸检中无 IE 相关病理依据
（4）不满足 IE 的疑似诊断

表 29-8-2　改良的 Duke 诊断标准

主要标准
1. 血培养阳性
（1）两次不同时间血培养标本出现同一典型的 IE 微生物
1）草绿色链球菌、牛链球菌、HACEK 属，或
2）社区获得性金黄色葡萄球菌或肠球菌而无原发感染灶，或
（2）与感染性心内膜炎相一致的微生物血培养持续阳性，包括
1）两次至少间隔＞ 12 小时的血培养阳性，或
2）所有 3 次，或＞ 4 次血培养中的大多数（首次和最后一次血培养时间间隔＞ 1 小时）
（3）单次血培养伯纳特立克次体阳性或抗 IgG 抗体滴度＞ 1 ： 800
2. 影像学阳性
（1）超声心动图阳性表现
1）赘生物
2）脓肿、假性动脉瘤、心脏内的瘘管
3）瓣膜穿孔或动脉瘤
4）新出现的人工瓣膜部分裂开
（2）^{18}F-FDG PET/CT 检测（人工瓣膜植入＞ 3 个月） 或放射性标记白细胞 SPECT/CT 检测人工瓣膜植入部位周围异常活动
（3）心脏 CT 发现瓣膜周围病变
次要标准
（1）IE 易患因素：既往有心脏病史和静脉药物成瘾者或静脉插管
（2）发热：体温≥ 38℃
（3）血管征象：主要有动脉栓塞、脓毒性肺梗死、感染性（真菌性）动脉瘤、颅内出血、结膜出血、Janeway 皮损等
（4）免疫系统表现：肾小球肾炎、Osler 结节、Roth 斑、类风湿因子等阳性
（5）微生物方面的证据：血培养阳性但不符合以上要求，或有 IE 致病菌的阳性血清反应

二、鉴别诊断

IE 常引起身体某处动脉栓塞，可波及内脏或肢体的任何部分，临床表现多样，易与多种疾病相混淆，尤其以栓塞起病并为突出表现者，易误诊为该器官的独立疾病。例如，起病突然，以中枢神经系统症状为突出表现，患者无自觉发热或入院之初不发热，常诊断为脑血管意外；伴有高热或脑脊液炎性变化，则可误诊为脑膜炎或脑炎；有显著血尿及肾区疼痛，可误诊为肾结石。

有时继发于 IE 的弥漫性肾小球肾炎因有全身水肿及氮质潴留，而误诊为原发性肾小球肾炎。以显著贫血、出血性体质及脾大为突出表现，可误诊为再生障碍性贫血、血小板减少性紫癜、脾性贫血等，特别是显著贫血时，心脏杂音被认为是贫血引起的，而忽略了器质性心脏病的诊断。

IE 与活动性风湿病的鉴别诊断很重要，有时也比较困难。风湿病时脉率较快，贫血不如 IE 显著，心电图 P-R 间期延长较为多见。水杨酸钠能减轻风湿病症状。IE 也可与风湿病同时存在，如病程中已用足量的合适抗生素而热不退，则需怀疑是否合并风湿活动，也可尝试抗风湿治疗。

以发热为主，心脏体征轻微者，应与伤寒、结核等传染病及感染、胶原组织疾病或某些恶性肿瘤鉴别。以心力衰竭为主要表现，偶有低热或无自觉发热者，注意避免遗漏 IE。如有发热、心脏杂音、栓塞表现，有时也需与心房黏液瘤相鉴别。

第九节　感染性心内膜炎的预防

IE 的发病率低，需要预防的病例数量多，而预防的效果又不很肯定；但 IE 的病死率和病残率相当高，从理论上讲，预防比治疗更重要，预防措施主要针对菌血症和基础心脏病两个环节。菌血症是 IE 发生的必要条件，器质性心脏病患者为 IE 高危易感人群（表 29-9-1）。

表 29-9-1 感染性心内膜炎的预防方案

牙科、口腔、上呼吸道操作的标准预防方案
（1）高危患者的标准方案：操作前 1 小时口服阿莫西林 2g
（2）对阿莫西林过敏的患者，操作前 1 小时口服林可霉素 600mg 或头孢氨苄 / 头孢羟氨苄 2g 或阿奇霉素 / 克拉霉素 500mg
牙科、口腔、上呼吸道操作的另一标准预防方案
（1）不能口服药物的高危患者：操作前 30 分钟，静脉滴注或肌内注射氨苄西林 2g，6 小时后再用 1g
（2）对阿莫西林、氨苄西林、青霉素过敏而又不能口服者：操作前 30 分钟静脉滴注林可霉素 600mg 或静脉滴注头孢唑林（cefazolin）1g

1. *预防和减少菌血症发生* 一般措施是强调口腔、牙齿和皮肤的卫生，防止皮肤黏膜损伤后继发感染。尽可能避免有创医疗检查和操作，如必须进行，要严格遵循无菌操作规范。

2. *预防性应用抗生素* 对高危人群，如各种心脏瓣膜病、先天性心脏病、梗阻性肥厚型心肌病和风湿免疫性疾病而长期服用糖皮质激素治疗者及注射毒品的吸毒者，在进行有创医疗检查和操作时，需预防性应用抗生素。

（1）适用人群和手术：①应用人工瓣膜或人工材料进行瓣膜修复的患者；②曾患过 IE 者；③发绀型先天性心脏病未经手术修补者或虽经手术修补但仍有残余缺损、分流或瘘管者，先天性心脏病经人工修补或人工材料修补 6 个月以内者，以及经外科手术和介入方法植入材料或器械后仍有残余缺损者。

（2）适用的检查和操作：口腔科操作菌血症的发生率为 10% ～ 100%，故操作前 30 分钟需预防性应用抗生素。其他操作时的抗生素应用参考国家卫生健康委员会相关规定。呼吸系统的气管镜、喉镜、经鼻内镜检查，消化系统的胃镜、经食管超声心动图、结肠镜检查，泌尿生殖系统的膀胱镜、阴道镜检查等，目前没有相关证据表明可引起 IE，不推荐预防性使用抗生素。

理想的 IE 预防方案应该具有下列特点：①对术后感染有广谱抗菌作用，尤其是对葡萄球菌；②使用简便，无毒性，价格低；③不产生耐药菌株，包括念珠菌的双重感染；④对所在医院内易引起感染的致病菌有作用。头孢菌素被认为是较为理想的抗生素。如葡萄球菌为医院内感染突出的致病菌，则可以万古霉素代替头孢菌素。如革兰氏阴性杆菌突出，则应用头孢菌素或万古霉素加庆大霉素。抗生素的预防剂量宜大，疗程宜短，以免体内产生耐药菌株或真菌的双重感染。一般主张手术开始前立即开始应用抗生素，术后持续不超过 24 小时，必要时可延长 2 ～ 3 天，所用剂量必须达到有效杀菌浓度。预防方案可适当修改，在选用抗生素及疗程方面均无统一规定，如菌血症的时间延长，则抗生素的应用时间也需适当延长。

第十节 感染性心内膜炎的治疗

及早治疗可以提高 IE 治愈率，但在应用抗生素治疗前应抽取足够的血进行血培养，根据病情的轻重推迟抗生素治疗几小时乃至 1 ～ 2 天，并不影响本病的治愈率和预后。而明确病原体，采用最有效的抗生素是治愈本病最根本的因素。

本病的治疗经历了 2 次大的进展。一是抗生素的应用，二是外科手术的治疗。

一、药物治疗

IE 治愈的关键在于清除赘生物中的病原微生物。抗感染治疗基本要求：①应用杀菌药物；②联合应用 2 种具有协同作用的抗菌药物；③大剂量用药，需高于一般常用量，使感染部位达到有效浓度；④静脉给药；⑤长疗程，一般为 4 ～ 6 周，人工瓣膜 IE 需 6 ～ 8 周或更长，以降低复发率。抗菌药物应根据药动学给药，大剂量应用青霉素等药物时，宜分次静脉滴注，避免大剂量给药后可能引起中枢神经系统毒性反应，如青霉素脑病等。部分患者需外科手术，移除已感染材料或进行脓肿引流，以清除感染灶。

1. 经验治疗方案 在血培养获得阳性结果之前采取经验性治疗，其适用于疑似IE、病情较严重且不稳定的患者。经验治疗方案应根据感染严重程度、受累心瓣膜的类型、有无少见或耐药菌感染等危险因素制订，IE分为自体瓣膜IE（NVE）及人工瓣膜IE（PVE），治疗应覆盖IE最常见的病原体。经验治疗推荐的治疗方案见表29-10-1。

表29-10-1 感染性心内膜炎的经验性治疗（等待血培养结果）

抗生素	剂量/给药途径	备注
NVE，严重脓毒症，无肠杆菌科细菌、铜绿假单胞菌属感染危险因素		
万古霉素[a]	15～20mg/kg体重，每8～12小时1次，静脉滴注	需覆盖葡萄球菌属（包括甲氧西林耐药菌株）。如万古霉素过敏，改用达托霉素6mg/kg体重，每12小时1次，静脉滴注
联合庆大霉素[a]	1mg/kg理想体重，每12小时1次，静脉滴注	如担心肾毒性或急性肾损伤，改为环丙沙星
NVE，严重脓毒症，并有多重耐药肠杆菌科细菌、铜绿假单胞菌感染危险因素		
万古霉素[a]	15～20mg/kg体重，每8～12小时1次，静脉滴注	需覆盖葡萄球菌属（包括甲氧西林耐药菌株）、链球菌属、肠球菌属、HACEK细菌群、肠杆菌科细菌和铜绿假单胞菌
联合美罗培南[a]	1g，每8小时1次，静脉滴注	
PVE，等待血培养结果或血培养阴性		
万古霉素[a]	1g，每12小时1次，静脉滴注	在严重肾损伤患者中使用小剂量利福平
联合庆大霉素[a]和利福平[a]	庆大霉素1mg/kg体重，每12小时1次，静脉滴注；利福平300～600mg，每12小时1次，口服或静脉滴注	

a 根据肾功能调整剂量。

2. 葡萄球菌心内膜炎 治疗方案根据病原菌是否属甲氧西林耐药株而定。由于青霉素耐药葡萄球菌已达90%以上，故在获知细菌药敏试验结果前经验治疗宜首选耐酶青霉素类，如苯唑西林、氯唑西林等联合氨基糖苷类（表29-10-2）。

表29-10-2 葡萄球菌心内膜炎的治疗

抗生素	剂量/给药途径	疗程(周)	备注
PVE，甲氧西林耐药、万古霉素敏感（MIC＜2mg/L）或青霉素过敏者			
万古霉素	1g，每12小时1次，静脉滴注	6	根据肾功能调整剂量，并且维持谷浓度15～20mg/L
联合利福平	300～600mg，每12小时1次，口服	6	如肌酐清除率＜30ml/min，采用小剂量利福平
联合庆大霉素	1mg/kg体重，每12小时1次，静脉滴注	≥2	如无毒性症状或体征，继续完整疗程
PVE，甲氧西林耐药、万古霉素耐药（MIC＞2mg/L）、达托霉素敏感（MIC＜1mg/L）葡萄球菌或不能耐受万古霉素者			
达托霉素	6mg/kg体重，每天1次，静脉滴注	6	如肌酐清除率＜30ml/min，延长达托霉素给药间隔至每48小时1次
联合利福平	300～600mg，每12小时1次，口服	6	如肌酐清除率＜30ml/min，采用小剂量利福平
联合庆大霉素	1mg/kg体重，每12小时1次，静脉滴注	≥2	如无毒性症状或体征，继续完整疗程

注：MIC. 最低抑菌浓度。

3. 链球菌心内膜炎　按照草绿色链球菌对青霉素的敏感程度，治疗方案略有差异（表 29-10-3）。青霉素对草绿色链球菌最低抑菌浓度（MIC）≤ 0.125mg/L 者为敏感株，MIC ＞ 0.125mg/L 而≤ 0.5mg/L 者系相对耐药株，MIC ＞ 0.5mg/L 为耐药株。耐药株所致 IE，无论 NVE 或 PVE，均按肠球菌心内膜炎治疗方案治疗，予以万古霉素或替考拉宁联合庆大霉素。

表 29-10-3　链球菌心内膜炎的治疗

抗生素	剂量 / 给药途径	疗程（周）	备注
相对敏感菌株			
青霉素[a]	2.4g，每 4 小时 1 次，静脉滴注	4 ～ 6	首选治疗方案，尤其是有艰难梭菌感染风险的患者
联合庆大霉素	1mg/kg 体重，每 12 小时 1 次，静脉滴注	2	
营养不足和苛养颗粒链球菌的治疗（营养变异链球菌）			
青霉素[a]	2.4g，每 4 小时 1 次，静脉滴注	4 ～ 6	首选治疗方案，尤其是有艰难梭菌感染风险的患者
联合庆大霉素	1mg/kg 体重，每 12 小时 1 次，静脉滴注	4 ～ 6	
耐药菌株，青霉素过敏者			
万古霉素	1g，每 12 小时 1 次，静脉滴注	4 ～ 6	根据当地建议给药
联合庆大霉素	1mg/kg 体重，每 12 小时 1 次，静脉滴注	≥ 2	
替考拉宁	10mg/kg 体重，每 12 小时 1 次 ×3 剂，继以 10mg/kg 体重，每天 1 次静脉滴注	4 ～ 6	肾毒性高危患者首选
联合庆大霉素	1mg/kg 体重，每 12 小时 1 次，静脉滴注	≥ 2	

注：所有药物剂量根据肾功能调整剂量；应监测庆大霉素、万古霉素和替考拉宁血药浓度。
a 阿莫西林 2g、每 4 ～ 6 小时 1 次给药可用于替代青霉素 1.2 ～ 2.4g，每 4 小时 1 次给药。

4. 肠球菌心内膜炎　肠球菌属对多种抗菌药物呈现固有耐药，一些有效药物单用仅具有抑菌作用，须联合用药达到杀菌作用并减少复发概率。粪肠球菌可对氨苄西林和青霉素呈现敏感，但其敏感性较草绿色链球菌差，尿肠球菌敏感性更低（表 29-10-4）。

表 29-10-4　肠球菌心内膜炎的治疗

方案	抗生素	剂量 / 给药途径	疗程（周）	备注
1	阿莫西林	2g，每 4 小时 1 次，静脉滴注	4 ～ 6	用于阿莫西林敏感（MIC ≤ 4mg/L）、青霉素 MIC ≤ 4mg/L 和庆大霉素敏感（MIC ≤ 128mg/ 1L）菌株
	或青霉素	2.4g，每 4 小时 1 次，静脉滴注	4 ～ 6	PVE 疗程 6 周
	联合庆大霉素	1mg/kg 体重，每 12 小时 1 次，静脉滴注	4 ～ 6	
2	万古霉素[a]	1g，每 12 小时 1 次，静脉滴注	4 ～ 6	用于青霉素过敏的患者，或阿莫西林或青霉素耐药菌株，保证万古霉素 MIC ≤ 4mg/L
	庆大霉素[a]	1mg/kg 理想体重，每 12 小时 1 次，静脉滴注	4 ～ 6	PVE 疗程 6 周
3	替考拉宁[a]	10mg/kg 体重，每天 1 次，静脉滴注	4 ～ 6	方案 2 的替换方案，见方案 2 的备注
	庆大霉素[a]	1mg/kg 体重，每 12 小时 1 次，静脉滴注	4 ～ 6	保证替考拉宁 MIC ≤ 2mg/L
4	阿莫西林[a、b]	2g，每 4 小时 1 次，静脉滴注	≥ 6	用于阿莫西林敏感（MIC ≤ 4mg/L）和高水平庆大霉素耐药（MIC ＞ 128mg/L）

a 根据肾功能调整剂量；b 如菌株敏感，可增加链霉素 7.5mg/kg 体重，每 12 小时 1 次，肌内注射。

5. 需氧革兰氏阴性杆菌心内膜炎　应选用具有抗假单胞菌活性的青霉素类或头孢菌素类药物联合抗假单胞菌氨基糖苷类药物，如哌拉西林联合庆大霉素或妥布霉素，或头孢他啶联合氨基糖苷类。革兰氏阴性杆菌对抗菌药的敏感性在菌株间差异甚大，宜根据细菌药敏试验结果选择用药。疗程至少 6 周，常需 6 ～ 8 周或更长时间。

心内膜炎也可由 HACEK 细菌群引起，早年此细菌群对氨苄西林敏感，近年来该细菌群中产 β 内酰胺酶菌株逐渐增多，宜选用头孢曲松或头孢噻肟等三代头孢菌素治疗。对非产酶株也可选用阿莫西林、氨苄西林联合氨基糖苷类抗生素，疗程应为 4 周；如为 PVE 者，疗程至少 6 周，治疗初始联合庆大霉素 2 周。环丙沙星可考虑作为替换药物。

6. 其他病原体所致 IE

（1）Q 热（Query fever）：是由贝纳柯克斯体感染所致的一种人兽共患的自然疫源性疾病，又称 Q 热柯克斯体，以急性发热、头痛、肌痛、间质性肺炎等为主要表现，少数呈慢性经过，IE 是慢性 Q 热最主要的临床表现形式。患者多存在细胞免疫缺陷或基础心瓣膜损害及人工瓣膜等。Q 热心内膜炎血培养常为阴性，可有瓣膜赘生物形成。对于治疗过程中 I 相抗体降低较缓慢的患者，建议增加药物剂量。

治疗建议：①抗生素应用，多西环素 100mg，每 12 小时 1 次，联合氯喹 200mg，每 8 小时 1 次，口服，至少 18 个月，能够有效杀菌并预防复发，有人推荐治疗≥ 3 年。或多西环素 100mg、每 12 小时 1 次和环丙沙星 200mg、每 12 小时 1 次口服至少 3 年。②贝纳柯克斯体抗体滴度监测，治疗期间应该每 6 个月 1 次，治疗停止后每 3 个月 1 次，至少 2 年。③治愈标准，贝纳柯克斯体的 I 相 IgG 抗体滴度＜ 1 ： 800 和 I 相 IgM 和 IgA 抗体滴度＜ 1 ： 50，提示治愈。

（2）巴尔通体心内膜炎：巴尔通体是一种兼性细胞内革兰氏阴性短小杆菌，是引起血培养阴性 IE 的另一种常见病原体。最常见的巴尔通体心内膜炎是由五日热巴尔通体引起的，其次是汉塞巴尔通体。前者可引起战壕热和IE，通过体虱传播。感染的高危因素包括缺乏家庭关怀、免疫力低下、吸毒、嗜酒等。后者较少引起 IE。IE 是慢性巴尔通体感染的一种常见表现。

治疗建议：联合庆大霉素和一种 β 内酰胺类抗生素或多西环素治疗至少 4 周，通常 6 周以上。庆大霉素 1mg/kg 体重、每 8 小时 1 次 ×4 周，联合阿莫西林 2g、每 4 小时 1 次或头孢曲松 2g、每天 1 次 ×6 周，均静脉滴注。若青霉素过敏，则可使用多西环素 100mg、每 12 小时 1 次，口服 6 周。注意监测庆大霉素浓度。

（3）真菌性心内膜炎：相对少见（1% ～ 6%），以念珠菌属、曲霉属多见，其他真菌包括组织胞浆菌、隐球菌、芽生菌等。真菌性心内膜炎的诊断相当困难，如临床怀疑 IE，但连续血培养阴性，应考虑真菌性心内膜炎可能。念珠菌心内膜炎患者血培养阳性率可高达 83% ～ 95%，其他如隐球菌、红酵母等酵母菌血培养阳性率也较高。真菌性心内膜炎相对疗程长，预后差，易复发。

1）念珠菌心内膜炎：初始治疗选用棘白菌素类药物，剂量适当增加可获得更好疗效，或选用两性霉素 B 脂质体，或两性霉素 B 去氧胆酸盐，还可联合氟胞嘧啶，每天 4 次，提高疗效。初始治疗疗程应 6 ～ 10 周，待病情稳定、血培养阴性后，敏感菌株给予氟康唑每天 400 ～ 800mg（6 ～ 12mg/kg 体重）降阶梯治疗，并建议尽早行瓣膜置换术，术后治疗至少 6 周，有瓣周脓肿或其他并发症者，疗程更长。

2）曲霉菌心内膜炎：初始治疗首选伏立康唑，疗程 4 周以上。治疗中需监测血药浓度，保证达到足够血药浓度；不能耐受或伏立康唑耐药者，可选用两性霉素 B 脂质体。病情稳定后应长期口服伏立康唑维持治疗，疗程至少 2 年。瓣膜置换术对于曲霉菌心内膜炎的成功治疗至关重要。

3）其他真菌性心内膜炎：其他真菌也可导致心内膜炎，药物选择可参照上述治疗方案及体外药敏试验。

二、感染性心内膜炎的外科手术

外科手术主要适用于左心瓣膜 IE。

1. 适应证与手术时机　左心瓣膜 IE 累及二尖瓣占 50% ～ 56%，累及主动脉瓣占 35% ～ 49%，同时累及以上 2 个瓣膜的约占 15%，约 50% 的 IE 患者由于存在严重并发症需手术治疗。活跃期（即患者仍在接受抗生素治疗期间）早期手术指征是心力衰竭、感染无法控制及预防栓塞事件（表 29-

10-5），活跃期接受手术治疗存在显著的风险。年龄本身不是禁忌证。

表 29-10-5 左心瓣膜心内膜炎的手术适应证与时机

外科推荐适应证	手术时机	推荐级别	证据水平
心力衰竭			
瓣膜急性反流或梗阻导致顽固性肺水肿或心源性休克	急诊	Ⅰ	B
瘘入心腔或心包导致顽固性肺水肿或休克	急诊	Ⅰ	B
瓣膜急性重度反流或梗阻，持续心力衰竭或心脏超声血流动力学恶化	急诊	Ⅰ	B
瓣膜重度反流，无心力衰竭	择期	Ⅱa	B
不易控制的感染			
局灶型不易控制的感染（脓肿、假性动脉瘤、瘘管、赘生物增大）	亚急诊	Ⅰ	B
持续发热或血培养阳性 7 ～ 10 天以上	亚急诊	Ⅰ	B
真菌或多重耐药菌感染	亚急诊 / 择期	Ⅰ	B
预防栓塞			
抗感染治疗后赘生物仍增大，1 次或以上栓塞事件	亚急诊	Ⅰ	B
赘生物＞ 10mm 伴其他高危因素	亚急诊	Ⅰ	C
孤立性赘生物＞ 15mm	亚急诊	Ⅲb	C

注：急诊手术，指 24 小时内的外科手术；亚急诊手术，指数天之内的外科手术；择期手术，指至少 1 ～ 2 周抗生素治疗后的外科手术。

（1）心力衰竭：是多数 IE 患者的手术适应证，并且是亚急诊手术的首要适应证。严重的主动脉瓣或二尖瓣关闭不全、心内瘘管或赘生物造成瓣膜梗阻、严重急性主动脉瓣或二尖瓣关闭不全虽无临床心力衰竭表现，但超声心动图提示左心室舒张末期压力升高、左心房压力升高或中到重度肺动脉高压，均为手术适应证。

（2）不易控制的感染：包括持续性感染（＞7 天）、耐药菌株所致感染及局部感染失控是第二类常见的手术原因。

（3）预防栓塞：大部分栓塞发生于入院前，很难避免。抗生素治疗的第 1 周是栓塞发生风险的最高时期，行外科手术治疗以预防栓塞的发生获益最大。虽然证据表明赘生物体积与栓塞的风险直接相关，但在决定是否尽早手术时需全面考虑如下因素：是否存在陈旧栓塞、IE 的其他并发症、赘生物大小及活动度、保守外科治疗的可能性、抗生素治疗的持续时间。应权衡外科手术治疗的获益与风险，并个体化评价患者的一般状况及并发症。

2. 手术病死率、致残率及术后并发症　IE 的手术病死率为 5% ～ 15%，国内报道为 4.1%，抗生素治疗 1 周以内采取手术治疗的患者，院内病死率为 15%，再发感染的发生率为 12%，术后瓣膜功能障碍发生率为 7%。病变仅局限于瓣膜结构，术中可完整清除感染组织的患者，手术病死率与常规瓣膜手术接近。二尖瓣成形术死亡率低至 2.3%，术后远期再感染率仅为 1.8%，明显优于二尖瓣置换。导致死亡的原因主要是多器官功能衰竭、心力衰竭、难治性败血症、凝血障碍、卒中。

术后常见的急性并发症：需应用补充凝血因子治疗的凝血障碍、出血或心脏压塞导致的二次开胸、需要血液透析的急性肾衰竭、卒中、低心排血量综合征、肺炎、切除主动脉根部脓肿导致房室传导阻滞（需行起搏器植入）。术前心电图显示左束支传导阻滞的，术后常需要植入埋藏式心脏起搏器。

第十一节　感染性心内膜炎的预后评估及转归随访

一、入院后的预后评估

IE院内死亡率为9.6%～26%，尽快确认高危患者有助于更加密切监测和更积极治疗。影响预后的主要因素：①患者的临床基础状态；②是否存在并发症；③感染的微生物种类。

1. 临床基础状态　既往存在心脏病、瓣膜置换术后、心腔存在植入性装置、胰岛素依赖型糖尿病、肾脏疾病和肺部疾病、老年、自身免疫性疾病（系统性红斑性狼疮等）、肿瘤（结肠癌等），常规抗生素治疗后仍持续发热及血培养阳性持续10天以上者预后差。自体瓣和人工瓣心内膜炎的总死亡率高达20%～25%，死亡原因多为中枢神经系统的栓塞事件和血流动力学的恶化。吸毒者累及右侧心脏的IE死亡率较低，约10%。

2. 并发症　IE伴心力衰竭、心脏局部结构毁损、肾衰竭、卒中、多器官栓塞、动脉瘤、菌血症性休克、局部无法控制的感染（心肌或瓣周脓肿、假性动脉瘤）及巨大的赘生物（＞10mm）等，预后不良。

3. 微生物类型　草绿色链球菌、牛链球菌IE死亡率为4%～16%，肠球菌为15%～25%，葡萄球菌为25%～47%，铜绿假单胞菌、肠杆菌或真菌＞50%。金黄色葡萄球菌、真菌、革兰氏阴性杆菌、血培养不易发现的某些少见微生物（尿气球菌）、人类免疫缺陷病毒（HIV）合并感染等通常病情严重，预后差。

如果在上述3个方面各有1个以上危险因子，死亡或致残的风险高达70%以上。例如，IE合并心力衰竭、瓣周脓肿，致病菌是金黄色葡萄球菌，死亡风险最高，即使在感染已控制的情况下，也需要手术挽救生命。

二、出院后的转归随访

患者出院后转归与是否出现晚期并发症有关，主要并发症包括感染再发、心力衰竭、需外科换瓣手术及死亡。

1. 感染再发　再发的概率为2.7%～22.5%，分为复发和再感染。

复发是指导致IE的病原体和上次IE相同。青霉素敏感的草绿色链球菌心内膜炎完成推荐治疗方案者，复发率一般＜2%，肠球菌自体瓣心内膜炎复发率为8%～20%，金黄色葡萄球菌、肠杆菌或真菌在抗生素治疗初期就失败。在置换瓣膜手术时，尤其是葡萄球菌心内膜炎，培养仍阳性是以后复发的危险因素。人工瓣心内膜炎的复发率为10%～15%，感染的复发是内外科联合治疗的指征。

再感染是指IE的病原体和上次感染的病原体不同。再发患者在检测到病原体和上次IE相同时，常难以确定是上次IE复发还是病原体再感染，菌株分型技术有助于区分。当两次感染病原体无法确定或分子技术不可行时，可以根据第2次发病时间进行区分，一般而言，复发间隔时间要短于再感染，初次感染后6个月内再发的多为复发，6个月后再发的多为再感染，建议IE菌株保存至少1年。

增加复发的相关因素：①抗感染治疗不恰当（类型、剂量、疗程）；②耐药病原体，如布鲁氏菌、军团菌、衣原体、支原体、结核分枝杆菌、巴尔通体、贝纳柯克斯体、真菌；③静脉吸毒者多重微生物感染；④培养阴性行经验性抗感染治疗；⑤感染沿瓣周进展；⑥PVE；⑦持续出现感染转移灶（脓肿）；⑧常规抗感染方案抵抗；⑨瓣膜培养阳性。

如复发是由疗程不足或抗生素选择不佳所致，应根据致病菌和药敏试验结果选择抗生素，并需额外延长抗感染时间4～6周。再感染多见于静脉吸毒者（尤在初次感染后1年内）、PVE、持续血液透析患者及有多个危险因素者。再感染患者死亡率较高，常需要瓣膜置换。

2. 心力衰竭及需要行心脏瓣膜手术　感染得到控制的患者，如果因心瓣膜破坏导致心力衰竭进行性加重，手术指征和传统瓣膜病相同。

3. 长期死亡率　出院后长期死亡率的主要决定因素包括年龄、并发症和心力衰竭，尤其未手术患者，以上因素对死亡率的影响甚于感染本身。晚期死亡患者中仅6.5%是由于感染再发。

4. 随访　应教育患者，了解IE的相关症状和体征。如出现发热、寒战及其他感染征象，要考虑 IE 复发的可能，需及时就诊。抗感染前行血培养。对高危患者，需采取预防措施。为了监测心力衰竭是否发生，需要在抗感染完成后进行临床心功能评估和经胸超声心动图检查，并定期随访，尤其在第 1 年随访期内。一般建议抗感染结束后第 1、3、6、12 个月进行临床评估、血液检查（白细胞计数、C 反应蛋白）及经胸超声心动图检查。

第十二节　感染性心内膜炎典型个案分析

患者，男性，40 岁，自由职业，因“先天性心脏病术后 2 年，发热伴乏力 1 周”入院。

现病史：患者 2 年前因活动后胸闷气促，伴呼吸困难就诊于笔者所在医院，查心脏超声提示“先天性心脏病，室间隔缺损，主动脉瓣二叶畸形”，行“室间隔修补术联合主动脉瓣置换术”，术后一般情况良好，定期门诊随诊。长期服用华法林抗凝治疗，定期检测国际标准化比值（INR），控制于 2 ～ 3。患者 1 周前无明显诱因出现高热，体温最高达 39.5℃，伴寒战、头痛、明显乏力、食欲缺乏，无咳嗽、咳痰，无头晕、头痛，无恶心、呕吐，无腹痛、腹泻等不适。就诊于当地医院，查血常规提示血红蛋白 90g/L、血小板计数 50×10^9/L，心脏超声提示“主动脉瓣机械瓣置换术后，主动脉瓣中至重度反流”，考虑“感染性心内膜炎”，住院给予“头孢（具体不详）”+ 左氧氟沙星联合抗感染治疗，抗感染 3 天后体温仍控制不佳，今为求进一步诊治，拟“感染性心内膜炎”收住院。

既往史：否认高血压、糖尿病、慢性肾脏病、肝炎、结核等病史。

个人史：否认烟酒嗜好。

家族史：独子，否认家族性疾病病史。

体格检查：体温 39.2℃，呼吸 22 次 / 分，脉搏 98 次 / 分，血压 124/40mmHg（左上肢）。神志清楚，呼吸平稳，被动体位，体型正常，口唇轻度发绀，气管居中，甲状腺不大。胸廓对称，双侧呼吸运动一致，双肺叩诊清音，听诊呼吸音清，未闻及明显干湿啰音。心界略向左下扩大，心音可，律齐，主动脉瓣听诊区可闻及舒张期 4/6 级杂音，向腋下传导。颈静脉无明显充盈，肝颈静脉回流征阴性，双下肢无明显水肿。腹部、四肢及神经系统未见明显异常。全身皮肤黏膜可见散在瘀点，可见指甲甲床出血、Osler 结节和 Janeway 皮损。

辅助检查：

血常规：白细胞计数 15.4×10^9/L，血红蛋白 82g/L，血小板计数 40×10^9/L。

红细胞沉降率：40mm/h。

凝血功能：多次复查 INR 波动于 2.2 ～ 2.6。

肝肾功能、血糖及血脂：未见明显异常。

心脏彩超：主动脉瓣人工瓣置换术后伴重度关闭不全。主动脉瓣多发赘生物形成，室间隔修补术后。

血培养：2 次均提示金黄色葡萄球菌感染。

诊断：①主动脉瓣置换术后，急性感染性心内膜炎；②先天性心脏病，室间隔修补术后。

治疗方案： 患者入院后给予万古霉素联合依替米星抗感染治疗，加强营养对症支持治疗。使用抗生素后，体温逐渐下降，但仍有反复。后请感染科会诊，建议改“利奈唑胺注射液”抗感染，体温逐渐下降。后家属要求上级医院外科手术治疗，转上级医院。

讨论：葡萄球菌心内膜炎起病多数急骤，病情凶险，多数为急性型，仅少数为亚急性型。对于 IE，临床病史的询问至关重要，如有无器质性心脏病病史、有无侵入性操作史、有无牙科操作史。人工瓣置换术后的急性 IE，病情较凶险，应尽早使用杀菌性强的抗生素。可经验性给予万古霉素或替考拉宁类联合氨基糖苷类抗生素，尽快控制感染，避免病情恶化。必要时，可请心外科采取手术干预治疗。

（陈晓敏　王双双）

参考文献

中华医学会心血管病学分会，中华心血管病杂志编辑委员会，2014. 成人感染性心内膜炎预防、诊断和治疗专家共识. 中华心血管病杂志，42(10): 806-816.

Akinosoglou K, Apostolakis E, Koutsogiannis N, et al, 2012. Right-sided infective endocarditis: surgical management. Eur J Cardiothorac Surg, 42:470-479.

Gould FK, Denning DW, Elliott TS, et al, 2012. Guidelines

for the diagnosis and antibiotic treatment of endocarditis in adults; a report of the Working Party of the British Society for Antimicrobial Chemotherapy. J Antimicrob Chemother, 67:269-289.

Habib G, Hoen B, Tornos P, et al, 2009. Guideline on the preventions, diagnosis, and treatment of infective endocarditis (new version 2009). Eur Heart J, 30:2369-2413.

Habib G, Lancellotti P, Antunes M J, et al, 2015.2015 ESC Guidelines for the management of infective endocarditis. Eur Heart J, 36(44):3036-3037.

Nishimura RA, Carabello BA, Faxon DP, et al, 2008.ACC/AHA 2008 guideline update on valvular heart disease: Foucsed update on infective endocarditis. A report of the American College of Cardiology/American Heart Association Task Force on practice guidelines. Circulation, 118:887-896.

第 30 章 心包疾病

第一节 心包的解剖和生理

心包分为浆膜心包和纤维心包，浆膜心包又可分为脏层和壁层。内层为脏层，即心外膜，是由间皮细胞、胶原和弹力纤维组成的单层膜；外层为壁层，其约 2mm 厚，是围绕着心脏大部的单层膜，内无细胞，由胶原和弹力纤维组成。脏层在大血管根部反折，与壁层相连，两层之间即心包腔，内容纳不足 50ml 的浆液（图 30-1-1）。

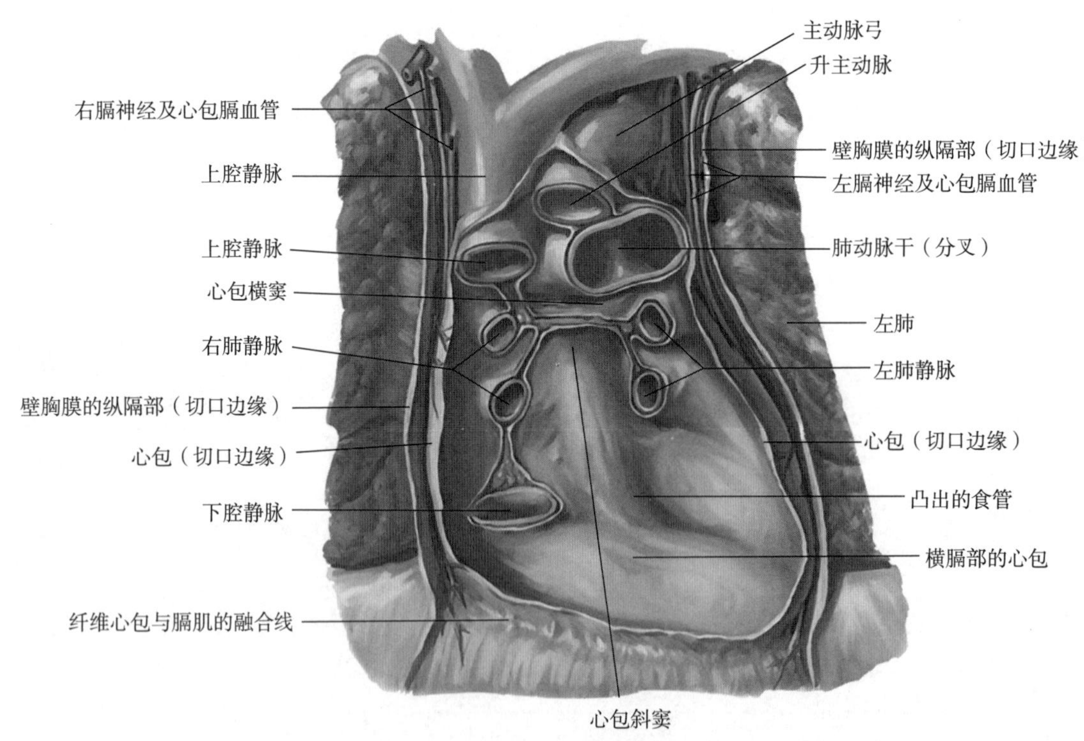

图 30-1-1 心包的解剖

虽然切除心包对人体并没有非常明显的影响，但心包实际上有独特的功能。心包可以维持心脏在胸腔中保持一个相对固定的位置，同时心包作为屏障保护心脏不被感染。心包受机械感受器、化学感受器、膈传入感受器的支配，同时心包可以分泌前列腺素及相关物质，调控神经通路和冠状动脉张力。

心包最具特征的机械功能为对心脏容量的限制作用，这种机械功能来自壁层心包组织。在张力较低时，心包组织具有很强的弹性；当张力增强时，心包组织变得坚硬，阻碍张力进一步增强。心包腔的压力 - 容积关系反映了心包组织的这种特性，因此心包腔的储存容积很小。当心包腔储存容积缩小（如积液）时，心包腔内作用于心脏表面的压力迅速增加，并传递到心腔，所以当心包腔内积液达到特定的量之后，哪怕仅仅再增加极少量的积液也可以导致心包腔内压大幅上升，很大程度影响心功能。相反，仅仅排出少量积液也可以得到极大的获益。

心包的另外一个重要功能为协调心室舒张相互作用，即将心腔内充盈压传递给相邻的心腔。举例而言，右心室舒张压的一部分通过室间隔传递到左心室，并成为左心室舒张压的一部分。心包的存在提升了右心室的腔内压，因此心包可以放大心室舒张相互作用。当心脏容量增大时，因为心包对心脏的接触压和放大了心室舒张相互作用，心腔内充盈压增加。当心腔迅速扩张时，心包对心脏的限制作用及心室舒张相互作用进一步加强，导致心脏压塞和缩窄性心包炎的血流动力学特征。然而，心脏的慢性扩张并无上述现象，因此心包可以适应和容纳心脏容积的缓慢增加，如缓慢聚积大量心包积液。

第二节 急性心包炎

急性心包炎是一种炎症性心包综合征，伴或不伴心包积液，通常继发于各种原因的内外科疾病。临床大多数呈隐匿性，主要临床表现形式有以下 3 种：急性纤维蛋白性心包炎、心包积液和心脏压塞。急性心包炎的典型临床表现为胸痛、心包摩擦音、心电图上广泛 ST 段抬高和 PR 段压低及心包积液。但多数患者临床表现不典型，可无任何症状，或表现为全身性疾病的一部分。

一、病因

急性心包炎的病因多种多样（表 30-2-1），其中病毒感染是最常见病因。特发性心包炎常呈季节性发病，临床上难以与病毒性心包炎区分。在结核病流行区，结核病是心包炎和心包积液最常见的病因。真菌性心包炎通常发生于免疫缺陷的患者。

表 30-2-1 心包炎的病因

分类		病因
特发性		不能确定
感染性	病毒	肠道病毒（柯萨奇病毒、埃可病毒）、流感病毒、乙型肝炎病毒、HIV、疱疹病毒等
	细菌	结核分枝杆菌、鸟 - 胞内分枝杆菌复合群、肺炎球菌、葡萄球菌、其他链球菌、流感嗜血杆菌等
	真菌	组织胞浆菌、曲霉菌、芽生菌、球孢子菌等
	寄生虫	棘球蚴、弓形虫等
非感染性	自身免疫因素	自身免疫性疾病（系统性红斑狼疮、类风湿关节炎、硬皮病、皮肌炎、干燥综合征、混合性结缔组织病）、炎性肠病、成人 Still 病、系统性血管炎（过敏性肉芽肿性血管炎、特发性主动脉炎）、结节病等
	肿瘤性	原发性肿瘤（较少见，如间皮瘤、纤维肉瘤、脂肪瘤等） 继发性肿瘤（乳腺癌、肺癌、淋巴瘤、卡波西肉瘤等）
	药物性	普鲁卡因胺、肼屈嗪、甲基多巴、异烟肼、苯妥英钠、抗肿瘤药物（多柔比星、柔红霉素、阿糖胞苷、氟尿嘧啶）、保泰松、噻嗪类、链霉素、链激酶、对氨基水杨酸、磺胺类、环孢素、溴隐亭、某些疫苗、粒细胞 - 巨噬细胞集落刺激因子等
	创伤性	早发型（穿透性胸部损伤、食管穿孔、射线损伤）、迟发型（心肌梗死后综合征）
	医源性	心包切开术后、经皮冠状动脉介入术后、射频消融术后、起搏电极植入术后、放射治疗后
	代谢性	尿毒症、黏液性水肿、神经性厌食等
	其他	主动脉夹层、肺动脉高压、慢性心力衰竭、先天性心包囊肿、先天性心包缺损等

二、临床表现

1. 症状　不同病因导致的心包炎还会有各自原发病的症状，通过病史询问可获得原发病的线索，如高热、白细胞增多、体重下降、前驱病毒感染等。急性心包炎最常见的症状为急性、剧烈胸痛，疼痛通常位于胸骨后或心前区，可放射至颈部、左肩、左臂、下颌。仰卧位和吸气常使疼痛加重，故患者常采取前倾坐位以使疼痛稍缓解。常伴随其他全身症状如低热、咳嗽、流涕、气短等。胸痛可持续数小时至数天，以非特异性心包炎及化脓性心包炎最明显。急性渗出增多时患者可出现邻近器官压迫症状：肺、气管、大血管受压引起气短、呼吸困难，喉返神经受压引起声音嘶哑，食管受压引起吞咽困难，膈神经受牵拉引起呃逆。若心包积液快速增加或存在大量心包积液患者可出现心脏压塞表现，如呼吸窘迫、面色苍白、出汗、烦躁不安、休克。

2. 体格检查　对考虑急性心包炎的患者而言，体格检查十分重要。患者可有低热（体温＜38℃）、心动过速的体征，少部分患者还可能出现心房颤动体征。急性心包炎最重要的体征为心包摩擦音，提示炎症状态下的心包壁层和脏层之间存在摩擦，为一种粗糙、短促的高音，患者取前倾坐位或左侧卧位，在呼气末时将膜型听诊器置于胸骨下部左缘最容易听到心包摩擦音。心包摩擦音的强度随时间改变可能发生变化，因此需要反复对患者进行听诊。

典型的心包摩擦音由 3 部分组成：①心房收缩期（患者需为窦性心律）；②心室收缩期；③心室舒张期中的快速充盈期。这种典型的心包摩擦音成为“三相摩擦音”，可见于约 50% 的心包摩擦音患者，约 30% 的患者为双相摩擦音，其余为单相摩擦音。体检时应鉴别心包摩擦音与胸膜摩擦音，胸膜摩擦音在屏气后消失，而心包摩擦音与呼吸无关，呼吸停止时仍可听到。

部分患者因继发心包积液甚至心脏压塞，可伴有低血压或休克、四肢湿冷、心动过速、颈静脉怒张和奇脉。

三、辅助检查

1. 心电图　急性心包炎的典型心电图改变为广泛的、弓背向下的 ST 段抬高，PR 段压低，伴 aVR 导联 ST 段压低（图 30-2-1）。心肌心包炎影响到了心肌，进而导致损伤电流产生，ST 段抬高。而尿毒症性心包炎并不影响心肌，因此无上述心电图改变。一些特殊的心电改变对于原发疾病或病情有提示作用，如伴有房室传导阻滞，提示莱姆病，病理性 Q 波提示既往存在无症状心肌梗死可能，低电压和电交替现象提示明显的心包积液等。

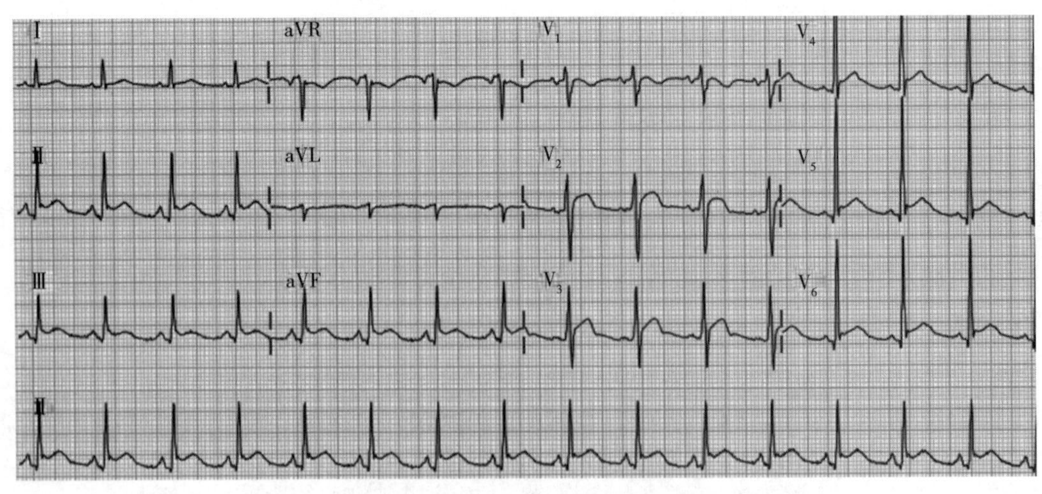

图 30-2-1　急性心包炎的心电图表现

心电图的 Spodick 征也提示急性心包炎，指急性心包炎患者的 TP 段压低，通常在Ⅱ导联和心前区侧壁导联中最明显（图 30-2-2）。约 80% 的急性心包炎患者的心电图存在这种改变，但在急性冠脉综合征患者中 Spodick 征不常见。Spodick 征可用于鉴别急性心包炎和急性冠脉综合征。

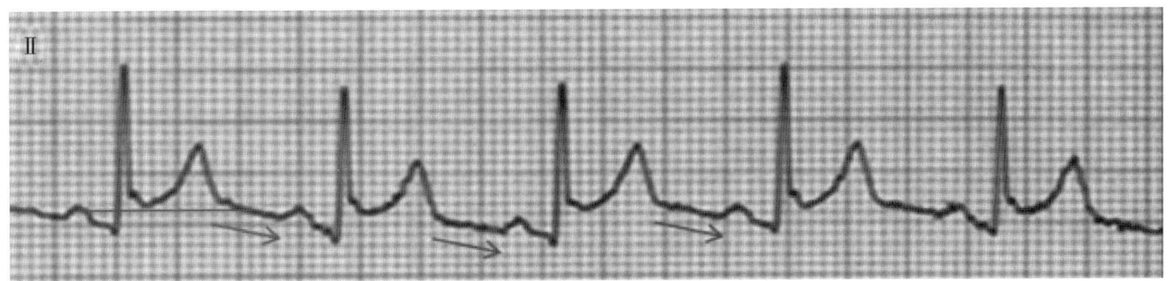

图 30-2-2　急性心包炎的 Spodick 征

急性心包炎的典型心电图演变包含 4 个阶段：①广泛的 ST 段抬高和 PR 段压低，通常持续数小时至数日；② ST 段和 PR 段正常化，通常于发病 1 周内演变；③ T 波倒置伴或不伴 ST 段压低；④心电图正常化。心电图的演变常不典型，即缺少上述某个阶段，如部分患者缺少心电图正常化的过程，可能存在永久的 T 波倒置。

2. 心脏超声检查　所有考虑急性心包炎的患者均需要进行心脏超声检查。心脏超声检查可以判断是否存在心包积液，并通过观测心室壁是否有活动障碍鉴别急性心肌梗死。然而约 40% 的急性心包炎患者的心脏超声检查可完全正常。心包积液的量通常为少量（＜ 10mm），中量和大量心包积液较少见，若出现大量心包积液，可排除特发性急性心包炎（图 30-2-3）。

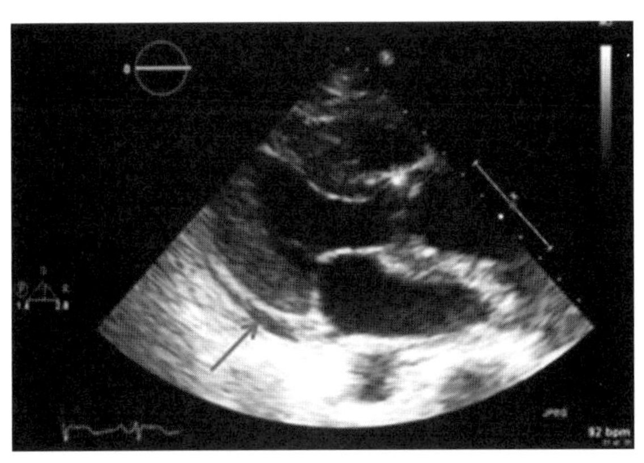

图 30-2-3　急性心包炎伴少量心包积液

3. 其他影像学检查　胸部 X 线片通常为正常表现，在大量心包积液时可出现心胸比增大。心脏 CT 或 MRI 可用于发现导致心包炎的原发病，如肿瘤、系统性炎症等。在心脏 CT 中，心包的厚度超过 2mm 提示急性心包炎。心脏增强 MR 中，T_2 加权像心包的晚期强化提示存在活动性炎症。

4. 实验室检查　大多数患者会出现白细胞计数升高、C 反应蛋白升高、红细胞沉降率增快，C 反应蛋白还可用于疾病活动度的监测。约 15% 的患者会伴发心肌炎，从而有心肌标志物水平升高。此外，虽然病毒感染和自身免疫性疾病是急性心包炎的常见原因，但是常见的病毒或抗体检测的意义不大，而自身抗体等检查仅当有其他临床表现提示免疫性疾病时才有必要进行。

四、诊断

1. 诊断标准　急性心包炎的诊断主要基于病史、体格检查及心电图、心脏超声等辅助检查，临床诊断急性心包炎需符合以下标准中至少 2 条。

（1）急性胸痛。

（2）体检发现心包摩擦音。

（3）心电图发现典型的 ST 段抬高和（或）PR 段压低。

（4）心包积液。

若考虑急性心包炎，但临床表现不典型，可完善炎症标志物（白细胞、C 反应蛋白、红细胞沉降率）和心脏影像学（CT、MRI）等检查，对急性心包炎的诊断也具有提示作用。特定病因导致的心包疾病的诊断原则见表 30-2-2。

2. 鉴别诊断

（1）急性心肌梗死：主要临床表现为急性胸痛，疼痛通常位于胸骨后或心前区，可放射至颈部、左肩、左臂，但不随体位改变，体检无心包摩擦音。心电图表现为对应导联 ST 段弓背向上抬高，伴病理性 Q 波出现，心肌标志物水平升高。通过心电图、心肌标志物可以鉴别，冠状动脉造影可以确诊。

（2）主动脉夹层：主要临床表现为突发的胸前或胸背部持续性、撕裂样剧痛，体检可发现血压升高，且双上肢或上下肢血压相差较大。心脏超声检查可能发现一部分主动脉夹层患者，通过主动脉计算机体层血管成像（CTA）或数字减影血管造影（DSA）可确诊。

表 30-2-2 特定病因导致的心包疾病的诊断原则

怀疑的临床疾病	实验室检查	影像学检查	心包液检查	其他
自身免疫性疾病	抗核抗体（ANA）、抗可溶性抗原抗体（ENA）、抗中性粒细胞胞质抗体（ANCA） 若考虑结节病，需行血管紧张素转化酶（ACE）、24 小时尿钙检查 若考虑成人 Still 病，则需检测铁蛋白	若考虑结节病、大动脉炎，需行 PET		应注意伴随症状：嗜酸性粒细胞增多（变应性肉芽肿性血管炎）、双上肢血压差大（大动脉炎）、干眼（干燥综合征）
结核	结核菌素检测、结核感染 T 细胞斑点试验	胸部 CT	抗酸染色、结核菌培养、PCR，腺苷脱氨酶＞40 U/L	可进行痰和其他体液培养、PCR，必要时可考虑心包活检
肿瘤	特殊的肿瘤标志物升高不具敏感性和特异性（如 CA125 在浆膜腔积液时可升高）	胸部、腹部 CT，必要时行 PET	脱落细胞学、肿瘤标志物（如 CEA ＞ 5ng/ml 或 CYFRA21-1 ＞ 100ng/ml）	必要时考虑心包活检
病毒感染	大部分病毒可通过血清学 PCR 手段检测（如 HCV、HIV）		对于特定病毒的基因组学行 PCR 检测	
细菌感染	应用抗生素前进行细菌培养，若考虑 Q 热，应检测贝纳柯克斯体，若考虑莱姆病，应检测包柔螺旋体	胸部 CT	需氧菌和厌氧菌培养，葡萄糖检测	必要时考虑心包活检
慢性心包积液	促甲状腺激素（TSH）和肾功能检查			进行相应检查以排除肿瘤和结核
缩窄性心包炎	脑钠肽（BNP）	心脏 MR、胸部 CT、心导管检查		进行相应检查以排除结核

（3）肺栓塞：主要表现为胸痛、咯血、呼吸困难三联征。体检可发现双肺湿啰音、哮鸣音，心脏肺动脉瓣第二音（P2）亢进，可有右心衰竭体征如颈静脉怒张等。心电图可发现 SⅠQⅢTⅢ的表现，血浆 D- 二聚体升高。通过肺动脉 CTA 可确诊。

五、治疗

1. 治疗原则　对于绝大多数患者而言，急性心包炎为自限性疾病。心包炎的治疗应根据临床表现、流行病学判断是否有原发病因，如细菌感染、自身免疫性疾病、肿瘤等。在排除以上病因后，无须对所有患者查明病因，尤其是结核病发病率低的地区，因为常见病因引起的心包炎病程较缓和，并且病因检查的诊断获益相对较低。出现任何提示有潜在病因或至少有一种提示不良预后表现的患者，应入院进行病因检查，没有上述特征的患者，门诊就诊即可，可根据经验应用抗感染药物，并短期随访，评估 1 周后的治疗效果（图 30-2-4）。一般治疗主要是限制体力活动，对于一般患者，应在症状好转且 C 反应蛋白正常后开展体育运动，而运动员需要在症状、C 反应蛋白、心电图和心脏超声全部正常后再从事竞技体育运动，且前 3 个月需要限制运动量。

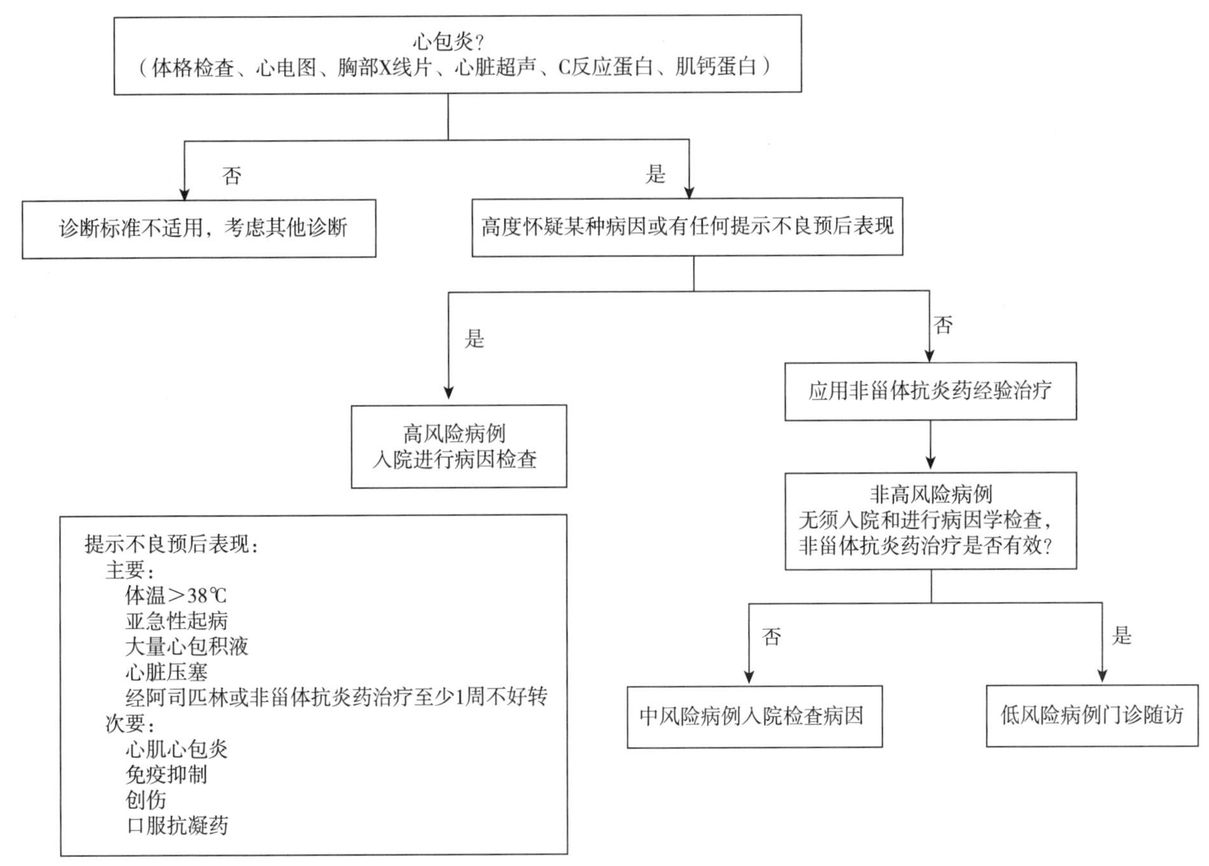

图 30-2-4　依据流行病学背景和不良预后的表现对急性心包炎进行分类流程

2. 非甾体抗炎药（NSAID）　急性心包炎的治疗目标为缓解症状、降低炎症反应、预防复发。其中，NSAID 是治疗的支柱，疗程根据症状和 C 反应蛋白的水平来判断，最常用的药物为阿司匹林和布洛芬（表 30-2-3）。对于特发性心包炎和病毒性心包炎，NSAID 的效果较好，若应用 NSAID 治疗后无效或恶化，应考虑其他病因。对于有心肌梗死病史的急性心包炎患者，或需要抗血小板治疗的其他疾病患者，阿司匹林为首选。对于有消化性溃疡病史或长期、大剂量应用 NSAID 的患者及联用糖皮质激素的患者，应同时给予质子泵抑制剂。

3. 秋水仙碱　具有改善症状、预防复发的效果（表 30-2-3）。预防复发时，秋水仙碱应和 NSAID 或糖皮质激素联用。秋水仙碱经肝脏 CYP3A4 代谢，如果与他汀类药物、大环内酯类抗生素、环孢素等药物联用，秋水仙碱的血药浓度和毒性会增加。

表 30-2-3　治疗急性心包炎的常规抗感染药物

药物	常用剂量[a]	治疗时间[b]	减量[a]
阿司匹林	750 ～ 1000mg/8h	1 ～ 2 周	每 1 ～ 2 周减量 250 ～ 500mg
布洛芬	600mg/8h	1 ～ 2 周	每 1 ～ 2 周减量 200 ～ 400mg
秋水仙碱	0.5mg 每日 1 次（＜ 70kg 或大剂量不耐受）或 0.5mg 每日 2 次（≥ 70kg）	3 个月	非强制性，可 0.5mg 隔天 1 次（＜ 70kg）或在最后几周 0.5mg 每日 1 次（≥ 70kg）

a. 应用阿司匹林和 NSAID 应考虑减量；b. 治疗时间由症状和 C 反应蛋白水平而定，但简单病例一般为 1 ～ 2 周，应给予胃黏膜保护药。秋水仙碱在阿司匹林和布洛芬的基础上应用。

4. 糖皮质激素　急性心包炎通常对糖皮质激素治疗的反应较好，但早期使用激素可能会导致心包炎复发，尤其泼尼松，其是心包炎复发的独立危险因素，可能是因为其会导致病毒感染恶化。过长的疗程或过于频繁使用激素会引起严重的并发症，因此激素仅作为对 NSAID 和秋水仙碱反应不佳患者的二线治疗用药，或应用于系统性炎症疾病患者、尿毒症患者及 NSAID 禁忌的患者，激素需和秋水仙碱联用。激素的剂量为 0.2 ～ 0.5mg/（kg · d），维持剂量至症状缓解，C 反应蛋白正常，随后可开始减量。

六、预后

大部分急性心包炎患者（特发性或病毒性心包炎）的预后较好，心脏压塞很少发生于这类患者，而其在某些病因导致的急性心包炎如肿瘤性、结核性、化脓性心包炎患者中常见。对于特发性心包炎患者，仅不到 1% 的患者会发展为缩窄性心包炎，其他病因的心包炎比例更高。根据发展为缩窄性心包炎的风险心包炎可分为低风险（＜ 1%）的特发性心包炎和病毒性心包炎，中风险（2% ～ 5%）的自身免疫性心包炎、肿瘤性心包炎，以及高风险（20% ～ 30%）的细菌性心包炎，尤其是结核性心包炎和化脓性心包炎。15% ～ 30% 的特发性心包炎患者如未接受秋水仙碱治疗，会发展为复发性心包炎，或病程持续不断，秋水仙碱可以降低复发率。

第三节　复发性心包炎、持续性心包炎和慢性心包炎

广义的复发性心包炎也包括持续性心包炎和慢性心包炎。狭义的复发性心包炎指首次急性心包炎发作后，经过 4 ～ 6 周以上的无症状期，随后复发的心包炎，其诊断标准和急性心包炎相同。对于不典型或疑似病例，C 反应蛋白水平、心脏 CT 和 MRI 表现可以提供诊断心包炎的依据，分别显示出心包的炎症、水肿及心包增强。未接受秋水仙碱治疗的患者总体发病率为 15% ～ 30%，应用糖皮质激素后发病率更高。持续性心包炎指心包炎的症状持续 4 ～ 6 周，但未超过 3 个月；慢性心包炎指经过治疗后，心包炎的症状持续超过 3 个月，通常表现为持续的心包积液。本节以下内容均围绕广义的复发性心包炎。

复发性心包炎是急性心包炎最常见的并发症，显著影响生活质量，并可能发展为缩窄性心包炎，在临床治疗上是一个挑战。

一、病因

对于大多数病例而言，复发性心包炎为自身免疫或免疫介导的过程，其主要原因是急性期抗感染治疗不充分。对使用激素的患者来说，复发性心包炎的发病率显著升高。

二、临床表现和诊断

与急性心包炎相似，复发性心包炎的临床表现主要为胸痛，体格检查可发现心包摩擦音。辅助检查可发现心电图改变和 C 反应蛋白水平升高、心包积液的依据等。临床诊断也与急性心包炎相同。

三、治疗

1. *一般治疗*　与急性心包炎相同，应限制体力活动，对于一般患者，应在症状好转且 C 反应蛋白水平正常后开展体育运动，而运动员需要在症状、C 反应蛋白水平、心电图和心脏超声全部正常以后再从事竞技体育运动，且前 3 个月需要限制运动量。

2. *药物治疗*　复发性心包炎的治疗目标为预防症状复发，发现潜在病因。NSAID 为主要的治疗用药，辅以秋水仙碱，秋水仙碱应根据体重调整剂量，至少维持使用 6 个月。对于应用了 NSAID 和秋水仙碱后症状仍不能完全缓解的患者，应联用小剂量至中等剂量的糖皮质激素（表 30-3-1）。

其他可选择的治疗药物如丙种球蛋白（免疫调节和抗病毒疗法）、硫唑嘌呤、肿瘤坏死因子类似物可考虑用于非感染性、激素依赖性、秋水仙碱无效性复发性心包炎，但尚没有充分的循证医学证据。

3. *外科治疗*　心包切除术是复发性心包炎患者在充分的药物治疗后仍无法缓解的最后措施，可以减轻复发性心包炎患者的症状（图 30-3-1）。但是采用心包切除术治疗不代表心包炎被根治。

四、预后

大多数复发性心包炎患者为病毒性心包炎和免疫性心包炎，心包炎的并发症与病因相关，与复发的次数无关。既往的临床研究提示，约3.5%的心包炎患者在疾病早期发展为心脏压塞，对于特发性心包炎，缩窄性心包炎和左心室功能障碍极为少见。

表 30-3-1　治疗复发性心包炎的常规药物

药物	常用剂量[a]	治疗时间[b]	减量[a]
阿司匹林	500～1000mg/6～8h	数周至数月	每1～2周减量250～500mg
布洛芬	600mg/8h	数周至数月	每1～2周减量200～400mg
吲哚美辛	25～50mg/8h	数周至数月	每1～2周减量25mg
秋水仙碱	0.5mg 每日1次（＜70kg或大剂量不耐受）或0.5mg每日2次（≥70kg）	至少6个月	非强制性，可0.5mg隔天1次（＜70kg）或在最后几周0.5mg每日1次（≥70kg）

a. 应用阿司匹林和NSAID应考虑减量；b. 对于难治性病例，减药时间可适当延长。

心包炎的总体预后良好，并发症较少，药物不良反应、激素依赖和心包炎复发可能会降低患者的生活质量。

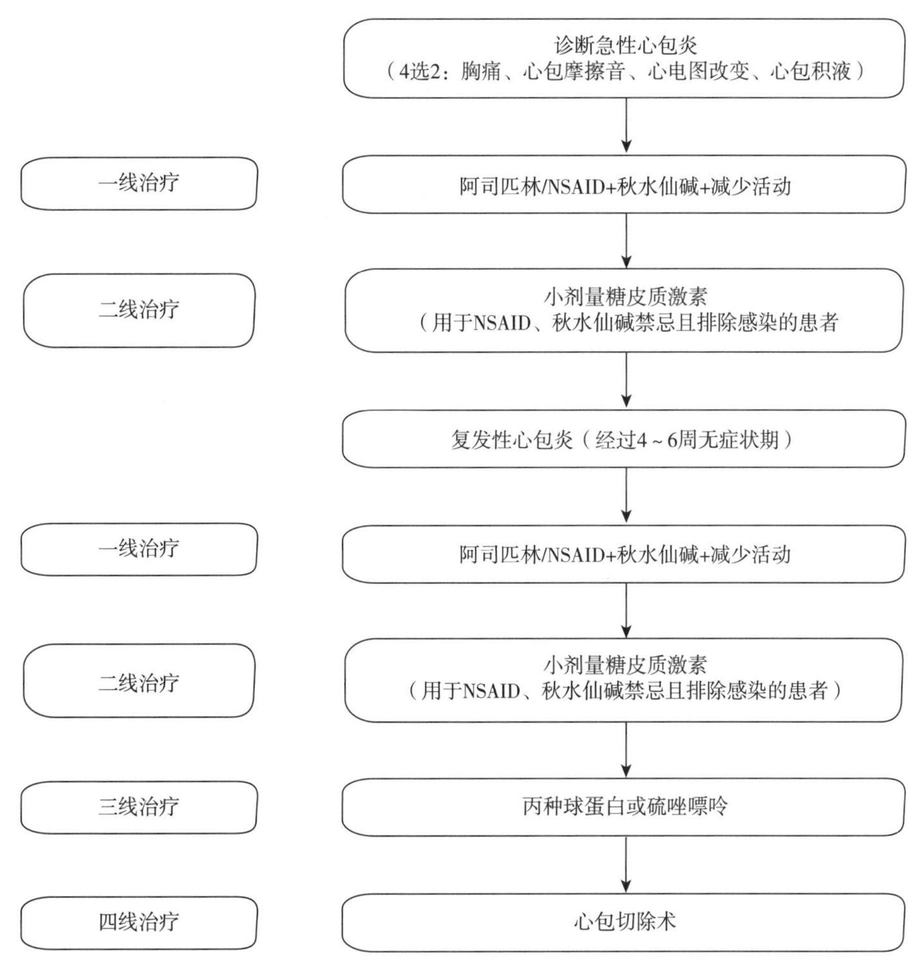

图 30-3-1　心包炎的诊疗流程

第四节　心肌心包炎

心包炎和心肌炎的病因相同，心包炎累及心肌称为心肌心包炎，即原发病为心肌炎，其具有胸痛、心包摩擦音、心电图改变、心包积液等表现，同时有心肌累及证据即心肌标志物升高，但影像学检查提示心脏活动正常。若心肌炎累及心包，则称为心包心肌炎，主要特征为心室壁活动异常、心功能降低。

一、病因和流行病学

本病病因与心包炎的病因相同，最常见的为特发性心肌心包炎，即无明确病因。急性心包炎导致了约 0.1% 的住院，心肌炎的患病率为（1 ～ 10）/100 000，但心肌心包炎的患病率尚不明确。

二、临床表现

心肌心包炎的症状取决于心包炎、心肌炎的炎症水平及患者对症状的敏感程度，轻症患者可表现为轻微的自限性病程，重症患者可发生心源性休克和死亡。

部分患者在发病前 1 ～ 2 周可能有病毒感染的前驱症状，如鼻塞、低热等。心肌心包炎的早期症状主要包括胸痛、乏力、呼吸困难、心悸、发热等。以心包炎为主的患者通常主诉心前区锐痛，咳嗽或吸气时加重，采取前倾坐位后稍缓解；如果心肌的炎症明显，则会表现为持续性胸痛，在心血管疾病高危的患者中难以与心肌缺血的疼痛鉴别，同时会有心力衰竭症状如呼吸困难、下肢水肿、乏力等。少数患者可出现心律失常、晕厥和心搏骤停的表现。

体格检查和急性心包炎相似，主要体征为发热、心包摩擦音，此外可能有心功能不全的体征如颈静脉怒张、下肢水肿等。其他体征与原发病相关。

三、评估和诊断

实验室检查除炎症指标水平上升外，还有心肌标志物水平升高。心电图表现与急性心包炎相似，为广泛的 ST 段弓背向下抬高、PR 段压低，但根据心肌累及程度的不同，T 波的改变也随之变化，同时可能会出现局限于局部导联的 ST 段改变。对于心肌心包炎患者，心脏超声是必不可少的检查，除评估心包情况外，还可分析心室功能和瓣膜功能。心脏 CT、MRI 也可以评估心包、心肌的炎症程度。

心肌心包炎的诊断应首先符合心包炎的诊断，即胸痛、心包摩擦音、心电图改变、心包积液中符合至少 2 条；此外需要有心肌累及的依据，即至少符合下述任何 1 条。

（1）心肌标志物水平升高。

（2）心脏超声或心磁共振成像（CMR）提示新发的左心室收缩功能障碍。

（3）CMR 提示心肌炎症。

四、治疗和预后

心肌心包炎的预后总体良好，大部分患者不留后遗症，但此类患者均应住院诊治，需要进行鉴别诊断，排除冠状动脉疾病。与急性心包炎相同，本病患者应限制体力活动，对于一般患者，应在症状好转且 C 反应蛋白水平正常后开展体育运动，而运动员需要在症状、C 反应蛋白水平、心电图和心脏超声全部正常以后再从事竞技体育运动，且前 3 个月需要限制运动量。若患者以心包炎症状为主，左心室功能无明显减退，应首选 NSAID 治疗。但对于心肌累及明显的患者，应慎用 NSAID，因为应用 NSAID 可能使心功能恶化，对于这类患者，应使用能缓解症状的最小剂量的 NSAID。如果患者出现明显的心包积液甚至心脏压塞，应采取皮下穿刺或外科引流，避免血流动力学紊乱。如果患者有明显的心力衰竭表现，应按照心功能不全进行标准治疗，即以 ACEI、β 受体阻滞剂、利尿剂为主的治疗。对于心包炎患者，秋水仙碱是常规用药，但在心肌心包炎的患者中，证据尚不充分。糖皮质激素仅用于少数情况，如巨细胞性心肌炎、复发性心包炎等，或 NSAID 治疗无效和禁忌的情况。

第五节　心包积液

正常心包腔内有 10 ～ 50ml 液体，超过 50ml 则为心包积液。炎症的发展、加重会导致心包液生成增加；充血性心力衰竭或肺动脉高压导致全身静脉压升高，从而心包液重吸收减少。心包积液可呈急性、亚急性或慢性（> 3 个月）病程，根据心包积液量（心脏超声测量液体厚度）其可分为轻度（< 10mm）、中度（10 ～ 20mm）、重度（> 20mm）。其临床表现与心包积液的增长速度和量有关，心包积液的治疗主要为针对原发疾病的病因治疗和解除心脏压塞症状。

一、病因

心包积液的病因众多，几乎所有导致心包炎的疾病都可以导致心包积液，炎症、外伤、淋巴回流障碍都可以引起积液。病毒感染和特发性心包炎是心包积液最常见的病因，此类患者通常不推荐病原学检测。但如果患者处于免疫抑制状态（如 HIV 感染），或者根据病史推测患者可能为细菌或真菌感染，则需要进行心包积液培养，从而指导用药，这种心包积液的性质为渗出性甚至为脓性，这些患者的病程也往往更凶险，可能表现为心脏压塞。

心脏手术或者移植后早期也常会有心包积液，但心脏压塞少见；循环淤血的情况下可出现轻至中度漏出液；肺动脉高压也是心包积液的常见原因之一。心包积血的原因多为外伤、心肌梗死后心脏破裂、肿瘤侵袭，以及其可为心脏手术并发症；主动脉夹层可导致逆行性心包积血，其常致患者死亡。

二、发病机制

心包积液是炎症、感染、肿瘤性疾病累及心包的一种反应，淋巴瘤引起的心包积液与淋巴回流受阻相关。当没有明显的炎症、出血性疾病时，心包积液形成的病理生理机制尚不明确。心包积液可以为局部性，导致局部心脏压塞，最常发生于心脏手术后，局部心脏压塞可导致不典型血流动力学障碍。

当心包积液产生并积聚时，心包腔内的压力升高，导致右心和腔静脉受压，进而引起右心排血量减少。积液量少时对循环的影响也小，积液量大时可引起心脏压塞，即完全循环衰竭。这个过程中最关键的时间点为积液减少心腔的舒张容量，进而降低心排血量时。心包腔的储备容积有限，若是快速形成的心包积液，只需少量（150 ～ 200ml）即可损害心功能；若是缓慢形成的心包积液，往往量较大时也可以耐受。心包积液出现时，血流动力学的代偿反应有交感活性升高、副交感活性抑制，从而引起心率增快，心脏收缩力增强，可在一定程度上维持心排血量和血压，然而进入失代偿期，心排血量和血压会下降。交感活性受到抑制的患者（如应用 β 受体阻滞剂者）会更早进入失代偿期，在严重心脏压塞时，可能发生降压反射和反常性心动过缓。

随着积液增加，双侧的心房和心室的舒张压升高，在心脏压塞时其压力和心包腔压力相近，为 20 ～ 25mmHg，吸气时更加明显，心脏的跨壁压接近零，心室的舒张末容积减小，导致心脏前负荷降低，每搏输出量减少。由于代偿作用，心脏的收缩力增加，收缩末容积减小，但不足以维持每搏输出量。

严重心包积液甚至心脏压塞时患者可出现奇脉，又称吸停脉，即吸气时动脉压显著降低（> 10mmHg）导致脉搏显著减弱或消失。奇脉还可以见于缩窄性心包炎、肺栓塞和其他能显著改变胸内压的肺部疾病。奇脉涉及多种机制，其中很重要的一点是呼吸改变了静脉的回流。心脏压塞时，吸气仍可增加静脉回流，体循环静脉压降低，右心充盈增加，但由于心脏的总容量受限，因此左心容量锐减，室间隔在吸气时向左偏移，每搏输出量减少、动脉压降低。虽然吸气可以增加右心前负荷从而增加右心排血量，但数个心动周期才能增加左心室充盈，弥补室间隔的偏移。在主动脉夹层导致的逆行性心包积血的患者中，心脏压塞可因主动脉瓣关闭不全而无奇脉体征。

三、临床表现

1. 症状　心包积液的症状取决于积液形成的速度，如果积液迅速形成，如外伤或医源性心脏穿孔后导致的心包积液，积液形成的速度很快，少量的血液即可导致心包腔内压力迅速升高，导致心脏压塞；另外，缓慢形成的心包积液的症状较轻，可在形成大量积液之后再表现出临床症状。

心包积液典型的临床表现有劳力性呼吸困难、端坐呼吸、胸痛、胸闷。受积液压力影响，患者可出现其他症状如恶心（膈肌受压）、吞咽困难（食管受压）、声音嘶哑（喉返神经受压）、呃逆（膈神经受压)。心包积液还可伴有其他非特异性症状，如咳嗽、乏力、食欲缺乏、心悸、血压降低和继发窦性心动过速。发热也是心包积液的非特异性症状之一，可能与感染或免疫性心包炎相关。

2. 体征　心包积液的体征视积液量而定，少量心包积液不超过 150ml 时可无任何体征；心包积液量在 200 ～ 300ml 以上或液体迅速集聚时可有以下体征：心尖搏动减弱、消失；心浊音界向两侧扩大，改变体位时浊音界随之改变，卧位时心底部浊音界增宽；心音低钝遥远，心率增快，可闻及心包摩擦音。心包积液量超过 500ml 时可出现以下体征：奇脉，吸气时颈动脉或桡动脉搏动减弱或消失；Kussmaul 征，吸气时颈静脉充盈更明显；Ewart 征，左肩胛骨下方出现叩诊浊音，语音震颤增强，可听到支气管呼吸音；肝大伴压痛、腹水。

四、辅助检查

1. 心脏超声检查　对于所有考虑心包积液的患者，都须进行心脏超声检查。心脏超声可显示心包积液的量、位置，提示其血流动力学影响。大部分心包积液体现为心外膜和心包之间的无回声区，但少数心包积液如心包积血、复杂性心包积液的回声性质可不同，此类积液有时难以与心外膜脂肪相区分。典型的心外膜脂肪的心脏超声表现为较高回声，在心动周期中随着心肌移动。在某些情况下，心包积液和胸腔积液也较容易混淆，此时胸骨旁长轴切面的降主动脉是重要的标志，心包积液在前方，在主动脉和心脏之间，而胸腔积液在主动脉后方（图 30-5-1）。

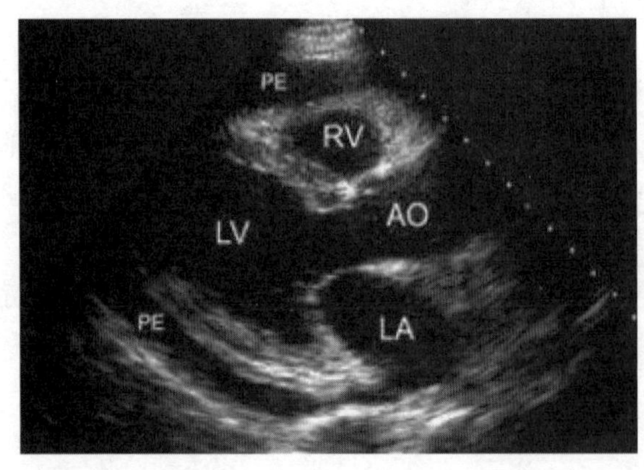

图 30-5-1　心脏超声下的心包积液

PE. 心包积液；RV. 右心室；LV. 左心室；LA. 左心房；AO. 主动脉

心脏超声上，仅能在收缩期显示的心包积液为生理性的。如果整个心动周期都可以观察到心包积液，在舒张末期可评估积液的量，通常按照无回声区的大小来区分：少量，＜ 10mm，中量，10 ～ 20mm，大量，＞ 20mm。同时还应描述积液的位置，以此更完全地评估积液的总量。

2. 其他影像学检查　对于单纯心包积液的患者，仅心脏超声检查足以完成诊断和随访，其他的影像学检查通常不需要。由于心包积液的患者常有呼吸困难、胸痛的临床表现，从而常会进行胸部 X 线片检查。心包积液患者的胸部 X 线片可完全正常，但大量心包积液的患者的心影呈烧瓶形。

患者常在其他原因进行 CT 检查时发现心包积液，但 CT 可能会高估积液的量，同时不能动态观察。CT 的优势为可根据 CT 值分析积液的性质，如 CT 值接近水（＜ 10HU）的积液通常为漏出液，而 CT 值较高（＞ 60HU）的积液多为血性，渗出液的 CT 值位于两者之间（10 ～ 60HU）。心脏 MRI 可以提供心包的解剖学和血流动力学分析及判断炎症水平。对于心脏超声检查不理想的患者，可考虑 MRI 检查。CT 和 MRI 可以提供更大的视野，发现局部性心包积液，检测心包厚度或肿瘤，发现其他胸腔疾病等。

3. 心电图　心电图的异常包含低电压和电交替现象。低电压是非特异性表现，可发生于多种情况如肺气肿、浸润性心肌病、气胸等。电交替现象为特异性表现，但相对不敏感，是心脏收缩过程中前后摆动导致的。若合并心包炎，心电图可有心包炎的表现。

4. 积液分析　正常的心包腔液体和血浆超滤液的性质相同，淋巴细胞是其中主要的细胞类型。虽然常规分析对病因判断的意义通常不大，但可为细菌感染和恶性肿瘤浸润的患者提供较大的获益。积液分析应包含白细胞计数和分类、血细胞比容、蛋白含量。血性积液不具特异性，并不提示有活动性出血。乳糜性积液可发生于创伤或手术导致胸导管损伤，或肿瘤阻塞胸导管时。心包积液应常规进行细菌检测和培养（包括结核分枝杆菌）、真菌培养、脱落细胞检测。

对于考虑结核性心包疾病的患者，应进行其他检测如腺苷脱氨酶（ADA）、溶菌酶水平检测，还可行 PCR 检测，因为结核杆菌培养时间长，难度高，仅靠培养可能延误诊断。

其他新的检查也可用于心包积液的分析，如部分细胞因子和相关的生物标志物对病因学有提示作用，肿瘤标志物可提示一部分肿瘤性疾病，对于病因不确定的心包积液，还可用基因组学PCR来识别某些病毒。

五、诊断与鉴别诊断

心包积液的诊断并不困难，但早期明确病因、减少并发症并非易事。心包积液致心脏扩大、腹水、下肢水肿应与扩张型心肌病、肝硬化腹水、缩窄性心包炎、限制型心肌病、急性心肌梗死和肺栓塞鉴别。

六、治疗

1. *治疗原则*　发现心包积液后，首先应评估积液的量、血流动力学影响及可能的原发病。如果有炎症依据，应先处理心包炎。没有炎症表现的心脏压塞，原发病为肿瘤的概率较大；而大量心包积液却无心脏压塞和炎症表现的通常为慢性特发性疾病。心包积液的治疗应针对病因进行，临床处理流程见图30-5-2。

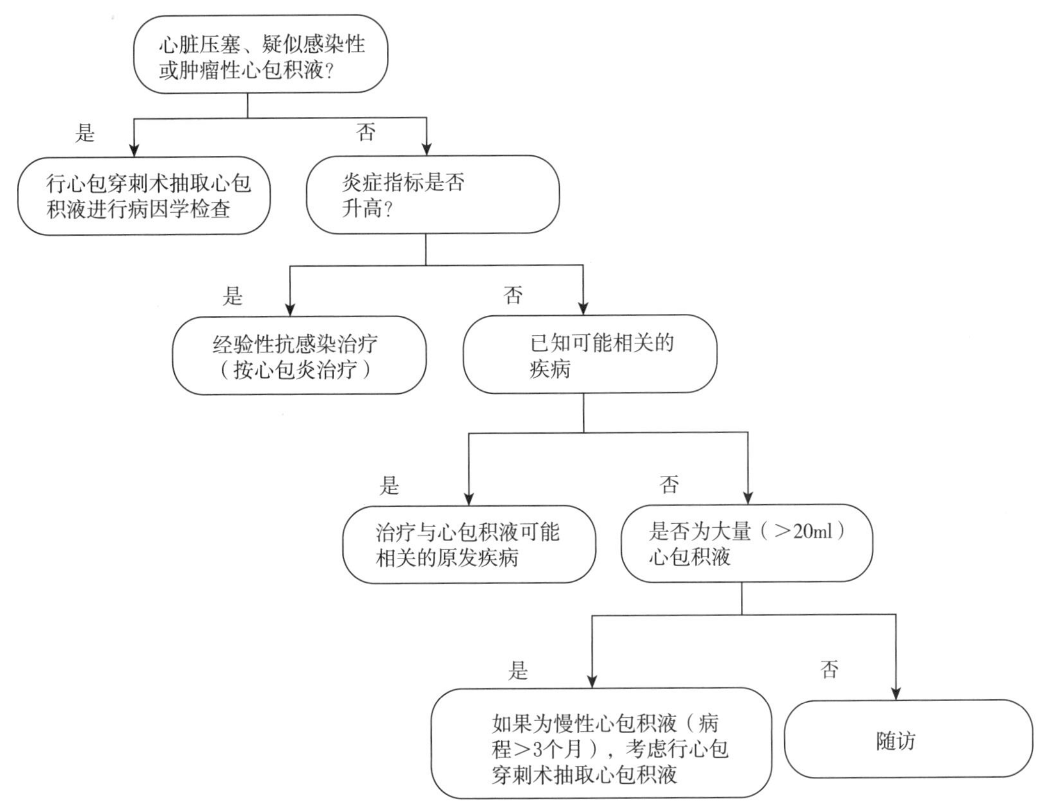

图30-5-2　心包积液的临床处理流程

目前尚无证据支持NSAID、秋水仙碱、糖皮质激素对病因不明的慢性心包积液有治疗作用，如果炎症指标水平升高，可试用秋水仙碱、NSAID或小剂量糖皮质激素治疗。

2. *药物治疗*　用于心包积液的药物主要是针对原发病的药物，如当原发病为心包炎时，即按照心包炎的诊疗流程进行，应用NSAID、秋水仙碱或糖皮质激素治疗。然而，针对积液本身尚无有效的药物疗法，对于没有炎症依据的心包积液，NSAID、秋水仙碱和糖皮质激素均无效。

3. *有创治疗*　有症状但无炎症依据的心包积液，或经验性抗感染治疗无效的情况下，应考虑心包穿刺引流积液。心包穿刺引流建议以30ml/24h的速度引流，可促进脏层心包和壁层心包贴合，有助于预防液体积聚。心包穿刺术是大量心包积液治疗的常用手段，但单纯进行心包穿刺，积液的复发也很常见。当心包积液复发、转化为局限性心包积液或需要进行心包活检时，可考虑心包切除术、心包膜开窗术等其他有创治疗手段。

七、预后

心包积液的预后主要取决于病因。心包积液的量也与预后相关，因为中量、大量的心包积液常有原发病如细菌感染、恶性肿瘤等，而特发性心包积液、心包炎引起的心包积液特别是积液量较少时总体预后良好，并发症少。

大量、慢性特发性心包积液（＞3个月）有30%～35%的风险进展为心脏压塞；同样，亚急性（4～6周）、大量心包积液且常规疗法无效的，心脏超声提示右心塌陷的，也容易进展为心脏压塞，应及时进行引流。心包积液的随访主要基于症状评估和心脏超声下积液的量，以及一些炎性指标等实验室结果（如C反应蛋白）。

少量心包积液（＜10ml）通常无症状，总体预后良好，无须特殊监护。中至大量心包积液（＞10ml）的预后较差，对于中量、特发性心包积液，每6个月应随访1次心脏超声；大量心包积液者应每3～6个月随访1次心脏超声。随访过程中，应根据积液量的变化和疾病进展调整随访计划。

第六节 心脏压塞

心脏压塞（又称心包填塞）是心包腔内液体、脓液、血液或气体积累（可能源于炎症、外伤、心脏破裂或主动脉夹层）引起心脏快速或缓慢受压所致的一种致命性疾病。对于生命体征不稳定的心脏压塞患者，应即刻行心包穿刺抽取心包积液，尤其推荐在心脏超声或X线透视引导下进行；外科手术适用于化脓性心包炎或心包积血需紧急处理时。

一、病因和发病机制

心脏压塞的常见病因包括心包炎、结核病、医源性心包积液、外伤和肿瘤，罕见病因包括胶原性疾病、放射病、心肌梗死后综合征、尿毒症和心包积气。

心包积液不断积聚，心包腔内压升高的速度足够快，超出心包的储备容积时，便发生心脏压塞。心包腔内的压力升高，压力传递到心腔，最先受影响的是右心房，因为右心房壁薄，内压最低，并且几乎完全被积液包裹，因此一方面右心房是最容易受压力影响的心腔，另一方面右心房压力升高，腔静脉-心房压差缩小，影响心脏的充盈和排血量。右心房压力升高后，系统静脉压也通过代偿性的静脉收缩、液体潴留随之上升，但难以达到维持右心房正常灌注的水平。

当心包腔内压升高较少时，右心房灌注所受影响也较小，但当心包腔内压不断升高时，心脏的充盈持续下降，心脏的总容量减少，即心脏变小，影像学上表现为心室假肥厚，伴收缩力增强、射血分数升高。当心脏灌注进一步下降，出现严重的心脏压塞时，所有的心腔均受压，舒张顺应性下降，心包腔内压和平均舒张期心脏内压相等，血液从心房流至心室的过程中不伴随心腔容量变化。心包腔内压继续升高，系统静脉-右心房之间的压差进一步减少，心排血量继续降低时，则无法继续维持冠状动脉和其他动脉灌注，心血管系统崩溃。

心腔的形状由心肌内外压差决定（即腔内压-胸腔内压梯度），表现为对壁层心包有一个向外的力。当心房心室收缩、舒张时，压力虽一直在改变，但心腔内压始终高于心包腔内压。心包积液时，心包腔内压升高，右心房因为壁最薄、压力最低，成为第一个低于心包腔内压的心腔，导致心腔内陷。第二个受影响内陷或塌陷的心腔为右心室，但与右心房不同，因为右心室舒张早期时压力最低，因此右心室塌陷仅发生于舒张期，以舒张早期为主，而右心房多发生于舒张晚期。在心脏压塞的早期，右心室游离壁和动脉圆锥仅在呼气时发生塌陷；当心包腔内压继续升高后，可在整个呼吸周期看到右心室塌陷，但吸气时因为充盈增加，塌陷时间较呼气时短。当心脏压塞进一步加重时，左心房对应的心包腔内部分挤压左心房使左心房塌陷，塌陷的时间和右心房相似。相对的，左心室的舒张期塌陷很罕见，因为左心室压力高，且室壁厚。

在迅速形成的心脏压塞，特别是有创操作导致的心脏穿孔引起的心包积血时，较少量的心包积液即可引起心源性休克，这是因为心包腔内压迅速升高，而因为出血，系统静脉压没有随之升高，称为低静脉压心脏压塞，这种低压填塞也可以发生于终末期肾病伴尿毒症性心包炎、慢性心包积液的患者透析后。在此类系统静脉压偏低或正常的患者中，补液或输血可以改善右心房灌注，提高心排血量，可暂时减轻压塞程度。然而对于系统静脉压升高的严重心脏压塞患者，额外的补液并不能改善血流动力学，而且禁忌迅速引流。

心脏压塞发生时，交感神经张力迅速增加以维持心脏灌注、心排血量、外周血压，这个过程主要由自主神经系统和肾上腺儿茶酚胺释放来介导。（对于心脏的效应包含心率增加、心室收缩增强、射血分数增加，同时外周动脉收缩以维持血压，外周静脉收缩以维持系统静脉压）。随后神经体液反应激活，引起水钠潴留，升高系统静脉压，维持正常的静脉 - 心房压差。

二、临床表现

心脏压塞的症状和血流动力学影响程度取决于液体积聚的速度和液体量，与心包积液相同。体格检查通常可发现心动过速、低血压、奇脉、颈静脉压升高、心音低钝，其中奇脉具有很强的诊断价值。

三、辅助检查

1. *心脏超声检查* 与心包积液原则相同，所有考虑心脏压塞的患者均需进行心脏超声检查，心脏超声可分析心包积液的量、位置及对血流动力学的影响程度，同时可以引导心包穿刺。心脏压塞在心脏超声上有一些征象，如心脏摆动、右心室舒张早期塌陷、右心房舒张晚期塌陷、室间隔异常活动等。

右心房塌陷的患者进行心脏超声检查时，所有可以观察到右心房游离壁的切面均能观察到右心房塌陷，如胸骨旁短轴切面、四腔心切面等，可观察到凸面指向右心房的中心（图 30-6-1）。

右心室塌陷可在胸骨旁长轴切面或短轴切面观察到，这两个切面可显示出右心室流出道和游离壁（图 30-6-2）。右心房和右心室的塌陷是否出现取决于右心内压，因此右心内压较高（如肺动脉高压、三尖瓣反流）时可出现假阴性。

左心的压力较右心高，因此左心塌陷较少见。左心房的塌陷在胸骨旁长轴切面较容易观察到，塌陷的时间和右心房相似（图 30-6-3）。左心室的塌陷更少见，仅见于心包腔内的局部压力升高，超过左心室内压，如心包腔内肿物、出血（图 30-6-4）。

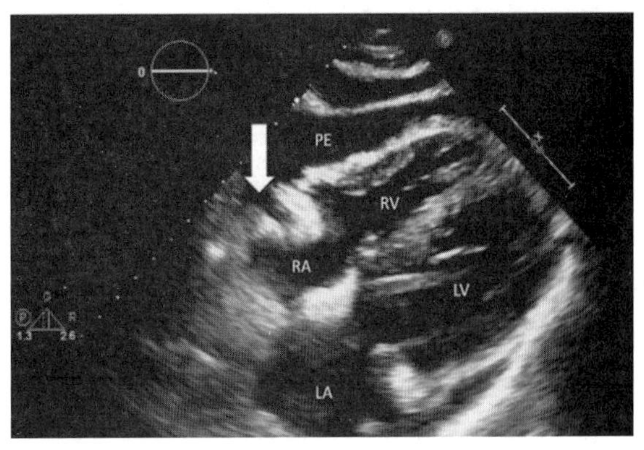

图 30-6-1 心脏超声见右心房塌陷
收缩早期，四腔心切面，箭头所指为塌陷部位。PE. 心包积液；RA. 右心房；RV. 右心室；LV. 左心室；LA. 左心房

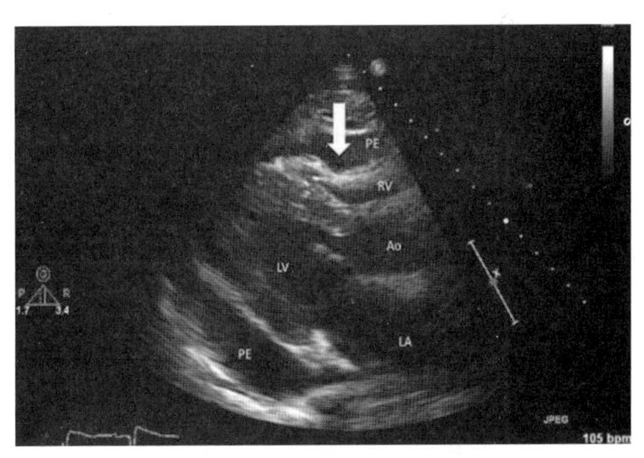

图 30-6-2 心脏超声见右心室塌陷
收缩早期，胸骨旁长轴切面，箭头所指为塌陷部位。PE. 心包积液；RV. 右心室；LV. 左心室；LA. 左心房；Ao. 主动脉

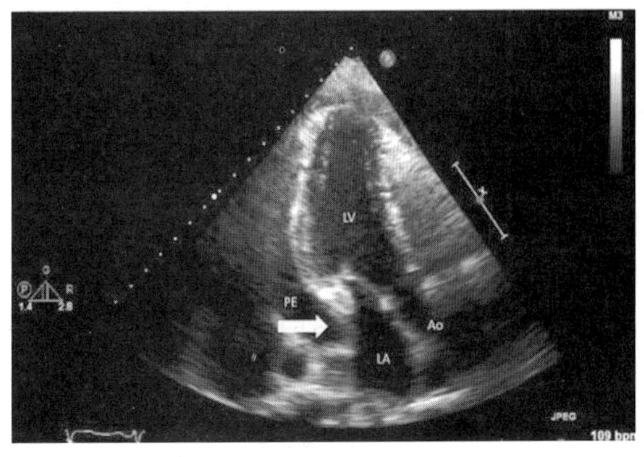

图 30-6-3 心脏超声见左心房塌陷
收缩早期，三腔心切面，箭头所指为塌陷部位。PE. 心包积液；LV. 左心室；LA. 左心房；Ao. 主动脉

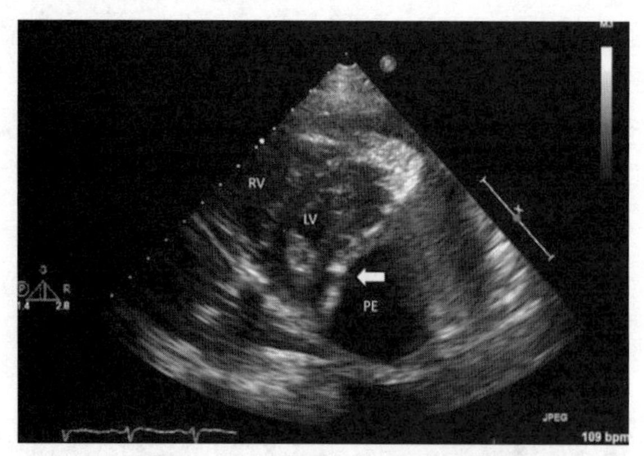

图 30-6-4 心脏超声见左心室塌陷

舒张早期，胸骨旁短轴切面，箭头所指为塌陷部位。PE. 心包积液；RV. 右心室；LV. 左心室

2. 其他辅助检查　心脏压塞时，心电图可表现为心包炎征象，主要表现为低电压和电交替现象。胸部 X 线片可见心影增大。CT 和 MRI 的应用价值较小，仅当心脏超声无法进行时作为替代检查。

四、诊断

临床症状和体征提示心脏压塞的患者，通过心脏超声检查不难确诊。

五、治疗

心脏压塞的治疗主要为心包积液引流，通常选择心脏超声引导下经皮心包腔穿刺。对于血流动力学不稳定的患者，应立即进行积液引流。此外，一些特殊情况的患者需外科手术引流，如化脓性心包炎的患者，或紧急情况下，如心脏穿孔导致心包积血时。

第七节　缩窄性心包炎

缩窄性心包炎是炎症累及心包的终末期疾病，指心包发生了纤维化、增厚、钙化、粘连，限制了心脏的舒张充盈，导致了一系列循环障碍的临床表现。

一、病因

可引起急性心包炎的多数疾病都可引起缩窄性心包炎。在发展中国家，缩窄性心包炎最常见的病因为结核，尤其是在 HIV 感染流行地区；而目前发达国家的结核病已较少，缩窄性心包炎最常见的病因为特发性、既往的心脏手术、放射治疗。其他较少见的病因包含风湿病、感染、肿瘤、创伤等。

二、发病机制

缩窄性心包炎最主要的病理学改变在壁层心包，但也会累及脏层心包。在慢性缩窄性心包炎中（病程数月至数年），心包发生了纤维化和钙化，心包常表现为增厚。在亚急性缩窄性心包炎中（病程数日至数周），炎症是主要机制，缩窄更多为一过性，可以治疗。

缩窄的心包失去了储存容积，开始限制心腔扩张，此时有两条重要的病理生理学原则：①胸腔内压和心腔内压的分离；②心室间相互作用增强。由于缩窄的心包对心腔产生了隔离作用，心腔内压不再随着呼吸周期胸腔内压的改变而变化。在吸气时，胸腔内压降低，但左心房压下降甚微，这导致肺静脉和左心房的压力梯度减少，降低了左心的充盈，此时室间隔移向左心室，有利于右心的充盈，也表明心室间相互作用增强。而呼气时相反，胸腔内压增加，肺静脉和左心房压力梯度恢复，左心充盈增加，室间隔偏向右，右心充盈减少（图 30-7-1）。

随着病情发展，缩窄性心包炎导致了心室充盈逐渐减少，虽然心房压升高增加了舒张早期的快速充盈，但心室的容积达到了缩窄的心包的极限时，舒张停止，心排血量受限，静脉压升高。

三、临床表现

1. 症状　缩窄性心包炎典型的临床表现为心功能不全的表现，如劳力性呼吸困难、外周水肿、乏力、腹胀等，但既往多无相关的心肌疾病。部分患者会主诉胸部不适、心悸（房性心律失常）或类似肝病症状。当缩窄性心包炎严重时，患者可有恶病质表现。

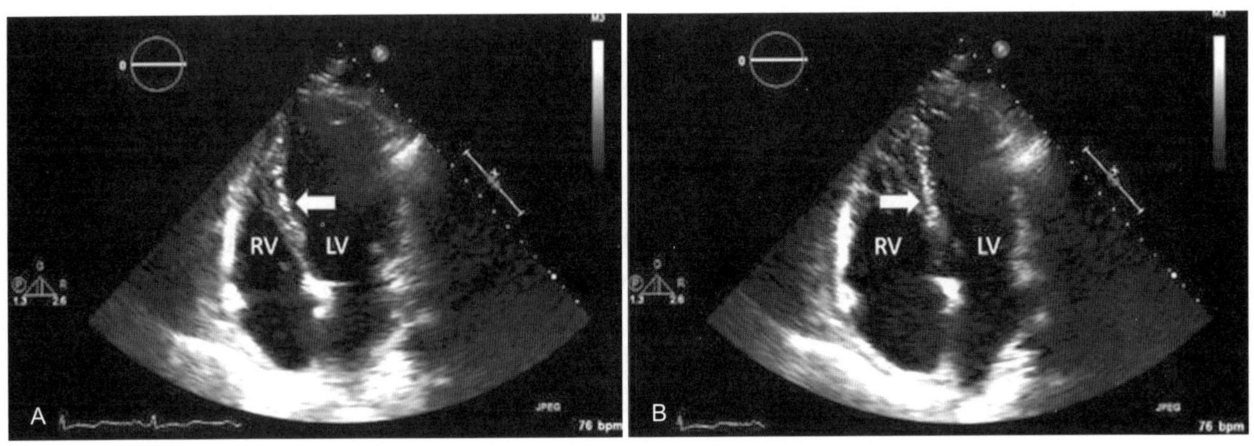

图 30-7-1　心脏超声下心室间相互作用

A. 呼气相，箭头指向室间隔偏向右心室；B. 吸气相，箭头指向室间隔偏向左心室。RV. 右心室；LV. 左心室

2. 体格检查　几乎所有缩窄性心包炎患者均有静脉压升高，因此评估颈静脉是体格检查的重点，吸气时颈静脉的压力可升高，称为 Kussmaul 征。心脏听诊时，可在舒张早期听到额外心音，称为心包叩击音，是舒张早期心室快速充盈时舒张过程因缩窄心包的限制被迫突然停止而引起的振动。部分患者也可有奇脉的体征。胸腔的体格检查多正常，部分患者可有胸腔积液的表现。腹部体格检查可有肝大、腹水的表现。

四、辅助检查、诊断和鉴别诊断

缩窄性心包炎的诊断基于右心衰竭的临床表现，以及影像学下心包的缩窄引起的舒张期充盈受损，如心脏超声、CT、MRI、心导管术。然而有时难以与其他引起右心衰竭的疾病相鉴别，最主要的鉴别诊断为限制型心肌病（表 30-7-1），其他疾病如严重的肺动脉高压、严重三尖瓣反流也可引起右心衰竭，但通过心脏超声检查易于鉴别。

表 30-7-1　缩窄性心包炎和限制型心肌病的鉴别诊断

评估工具	缩窄性心包炎	限制型心肌病
体格检查	Kussmaul 征，心包叩击音	反流性杂音，也可有 Kussmaul 征，第三心音亢进
BNP	不升高	常升高
心电图	低电压，非特异性 ST-T 改变，心房颤动	低电压，假性梗死改变，QRS 波群可能增宽，电轴左偏，心房颤动
胸部 X 线片	心包钙化（约 1/3 的患者）	无心包钙化
心脏超声	室间隔运动（橡皮筋样运动）；心包增厚和钙化；呼吸使二尖瓣 E 峰变异＞ 25% 及使肺静脉 D 峰变异＞ 20%；彩色 M 型血流传播速度（Vp）＞ 45cm/s；组织多普勒超声 e’ 峰＞ 8cm/s	左心房大，左心室小，心壁可能增厚；E/A ＞ 2，E 峰减速时间（DT）短；二尖瓣流入随呼吸改变不明显； 彩色 M 型血流传播速度（Vp）＜ 45cm/s；组织多普勒超声 e’ 峰＜ 8cm/s
心导管术	右心室压力曲线呈舒张早期下陷和舒张后期的高原波即开方根号曲线，右心室舒张压和左心室舒张压通常相等，心室间相互依赖	右心室收缩压明显升高（＞ 50mmHg），左心室舒张压超过右心室舒张压 5mmHg（LVEDP ＞ RVEDP），RVEDP ＜ 1/3 RVSP
CT/CMR	心包厚度＞ 3 ～ 4mm，CT 可发现心包钙化，CMR 可发现心室间相互依赖	心包厚度正常（＜ 3mm），CMR 发现心肌的形态学和功能学受累

注：BNP. 脑钠肽；CMR. 心磁共振成像；LVEDP. 左心室舒张末压力；RVEDP. 右心室舒张末压力；RVSP. 右心室收缩压。

五、临床分型和治疗

1. 一过性缩窄性心包炎　为心包的暂时性缩窄，通常伴发心包炎、轻度的心包积液，抗感染治疗数周后可以缓解。其主要为心包的急性炎症所致，炎症一旦缓解，疾病即好转。因此，若患者缺乏慢性证据（如恶病质、心房颤动、肝功能异常、心包钙化），对于新诊断的缩窄性心包炎且血流动力学稳定的患者，应在考虑心包切除前先进行 2 ～ 3 个月的保守治疗。炎症浸润的心包在 CT 和 MRI 上表现为增强，通过检查有助于发现心包的炎症。

2. 渗出－缩窄性心包炎　典型的缩窄性心包炎清除了心包腔的内容物，因此也失去了正常的心包腔液。然而，在部分病例中，仍旧存在着心包积液，此时瘢痕化的心包不仅限制了心脏容量，同时积液使心包腔内压进一步升高，导致了心脏压塞的表现，称为渗出 - 缩窄性心包炎。

此类患者临床表现常为心包积液的表现，或缩窄性心包炎的表现，又或两者兼具。渗出 - 缩窄性心包炎的诊断通常是起初考虑心脏压塞的患者在心包腔穿刺时诊断的，因此对于非紧急情况下的心包腔穿刺，建议监测心包腔内压、右心压力和系统动脉压，右心房压的持续升高可能是由于存在右心衰竭或三尖瓣反流。

无创的影像学检查对于渗出 - 缩窄性心包炎也具有诊断价值。渗出 - 缩窄性心包炎的脏层心包不具有典型的增厚表现，但精细的心脏超声检查仍可发现缩窄的特征，CMR 也可以有类似的提示作用，可评估心包厚度、心脏的形态与功能，同时评估胸膜腔内结构，与限制型心肌病相鉴别。因为限制心脏活动的为脏层心包而非壁层心包，所以应行脏层心包切除术，但是脏层心包切除术常较难进行，需要对很多细小的结构进行锐性分离，直到观察到心室活动改善。

3. 慢性缩窄性心包炎　对于患有慢性缩窄性心包炎且长期有症状，如 NYHA 分级Ⅲ～Ⅳ级的患者，心包切除术是标准的治疗方式，然而对于轻症或极重症（如放射性缩窄性心包炎、心肌功能不全、严重肾功能不全）的患者，应谨慎选择手术。心包切除术的死亡率较高，为 6% ～ 12%，因此需要有经验的医师进行。

对于“终末期”缩窄性心包炎患者，手术的获益极微，风险很高，不建议手术。终末期的表现包含恶病质、心房颤动、静息状态下心排血量低［心脏指数＜ 1.2L/（m^2・min）］、低白蛋白血症（蛋白丢失性肠病或淤血性肝纤维化导致的肝功能损害引起）。

电离辐射引起的缩窄性心包炎预后较差，因为其不仅会导致心包疾病，同时会引起心肌病。总体来讲，放射史、肾功能不全、肺动脉高压、左心室收缩功能不全、低钠血症、老龄是预后不良的因素。对于心包根治性切除术的患者，Child-Pugh 评分≥ 7 分、纵隔放射治疗、老龄、终末期肾病是术后死亡率增高的危险因素。因此对于拟接受心包切除术的患者，应使用 Child-Pugh 评分评估术后死亡风险。

4. 总体治疗原则　对于缩窄性心包炎尤其是慢性缩窄性心包炎，手术治疗是主要方式。针对不同类型缩窄性心包炎的治疗原则见表 30-7-2。总体治疗原则有 3 点。

表 30-7-2　不同类型的缩窄性心包炎的概念和治疗原则

分类	定义	治疗原则
一过性缩窄性心包炎	可逆的缩窄，可自愈或药物治愈	2 ～ 3 个月的经验性抗感染药物治疗
渗出 - 缩窄性心包炎	心包穿刺后右心房压力不能降低 50% 或至 10mmHg 以下，也可被影像学检查诊断	心包穿刺后药物治疗，对于持续病程的患者考虑手术
慢性缩窄性心包炎	3 ～ 6 个月病程后仍为持续性缩窄	心包切除术，对于手术高危患者、极重度患者或心肌受累患者，可采取药物治疗

（1）对于有特异性病因的患者（如结核性心包炎），对应的药物治疗对延缓心包炎的进展仍有益处。

（2）药物治疗（主要是抗感染药物治疗）对一过性缩窄性心包炎有效，当发现 C 反应蛋白升高或影像学检查发现心包炎症时，应首先考虑药物治疗，可使部分患者无须手术。

（3）对于手术禁忌或高风险的患者，药物治疗的目的为支持和缓解症状，如果有接受手术的条件，应尽早手术，如果延误手术，预后更差。

第八节　心包肿瘤

原发性心包肿瘤不管是良性的脂肪瘤和纤维瘤，或恶性的间皮瘤、血管肉瘤和纤维肉瘤，都是非常罕见的，间皮瘤为最常见的原发性恶性肿瘤，几乎不可治愈；最常见的心包肿瘤是继发于其他部位恶性肿瘤的心包肿瘤，特别是继发于肺癌、乳腺癌、淋巴瘤和白血病的心包肿瘤。在确诊的肿瘤患者中，应该进行系统性抗肿瘤治疗，对于心脏压塞的患者，推荐心包穿刺引流术，以减轻患者症状，并确定积液是否为恶性，对于恶性心包积液患者，建议使用抑制剂或硬化剂心包内滴注，以防止复发，推荐延长疑似或明确的肿瘤性心包积液患者的心包引流，以防止积液复发，并进行心包内治疗。

一、原发性心包肿瘤

原发性心包肿瘤按照性质可分为良性肿瘤和恶性肿瘤。良性肿瘤中，最常见的为心包囊肿和脂肪瘤；最常见的恶性肿瘤为心包间皮瘤，其他恶性肿瘤还有各种肉瘤、淋巴瘤、原始神经外胚叶肿瘤。

心包肿瘤的症状和体征通常不典型，患者可主诉呼吸困难、胸痛、心悸、发热或体重减轻。影像学检查通常从胸部X线片、经胸超声心动图开始进行，但以上两种检查价值有限。对于心包肿瘤，断面影像学检查是诊断和评估的关键，主要包含CT和MRI，可以评估肿瘤的具体位置、与毗邻结构的关系，对肿瘤的检测、性质判断、分期均有重要作用。良性肿瘤和恶性肿瘤均可以对纵隔的重要结构有挤压作用，恶性肿瘤还可以侵袭其他结构，如胸膜、大血管，导致转移性疾病。

良性心包肿瘤患者的预后较好，部分患者需要手术干预；而恶性肿瘤患者的预后较差，早期肿瘤患者可通过心包切除术治愈，晚期患者需要手术、放化疗等综合治疗。

二、心包转移瘤

肿瘤的心包转移较心包原发肿瘤更为常见，因此如果发现心包肿块，应首先仔细评估是否有潜在的恶性肿瘤原发灶，肿瘤的转移可累及心包的壁层和脏层。最常见的心包转移瘤继发于肺癌和乳腺癌，白血病、淋巴瘤心包累及也相对常见，其他恶性肿瘤如胃肠道肿瘤、泌尿生殖系统肿瘤、妇科肿瘤、心包外肉瘤也可转移至心包。

心包转移瘤的初步诊断主要通过影像学检查完成，影像学检查可发现心包积液、心包不规则或结节样增厚、清晰的心包肿块。在MRI中，除黑色素瘤外的大多数心包转移瘤表现为T_1低信号，增强显像可见在转移部位信号强化。心包转移瘤的确诊多通过细胞学检查来完成，而非组织学检查（活检），通过细胞学、免疫组化辅以临床表现和影像学检查的结果，最终完成原发肿瘤的诊断。

心包转移瘤的治疗方式主要包含针对原发肿瘤的放化疗、心包切除术、心包开窗术，还可选择心包硬化疗法，从而治疗心包转移和并发症。心包转移瘤的预后与原发肿瘤类型和疗效有关，总体预后较差，中位生存期为5～8个月。

（罗心平）

参考文献

Runge MS, Ohman EM, 2007. 胡大一，王吉云，译. 奈特心脏病学彩色图谱. 北京：人民卫生出版社.

Adler Y, Charron P, Imazio M, et al, 2015. 2015 ESC Guidelines for the diagnosis and management of pericardial diseases. Eur Heart J, 36 (42): 2921-2964.

Appleton C, Gillam L, Koulogiannis K, 2017.Cardiac tamponade. Cardiol Clin, 35(4): 525-537.

Burke A, Tavora F, 2016.The 2015 WHO classification of tumors of the heart and pericardium. J Thorac Oncol,

11(4):441-452.

Doctor NS, Shah AB, Coplan N, et al, 2017.Acute pericarditis. Prog Cardiovasc Dis, 59(4): 349-359.

Hoit BD, 2017.Pericardial effusion and cardiac tamponade in the new millennium. Curr Cardiol Rep, 19(7):57.

Honasoge AP, Dubbs SB, 2018.Rapid fire: pericardial effusion and tamponade.Emerg Med Clin North Am, 36(3):557-565.

Koo EH, Kim SM, Park SM, et al, 2012.Acute recurrent pericarditis accompanied by Graves' disease. Korean Circ J, 42(6):419-422.

Maleszewski JJ, Anavekar NS, 2017.Neoplastic pericardial disease.Cardiol Clin, 35(4):589-600.

Manda YR, Baradhi KM, 2020.Myopericarditis. Treasure Island (FL):StatPearls Publishing.

Restrepo CS, Vargas D, Ocazionez D, et al, 2013.Primary pericardial tumors. Radio Graphics, 33(6):1613-1630.

Vakamudi S, Ho N, Cremer PC, 2017.Pericardial effusions: causes, diagnosis, and management. Prog Cardiovasc Dis, 59(4): 380-388.

Welch TD, Oh JK, 2017.Constrictive pericarditis. Cardiol Clin, 35(4):539-549.

Zipes DP, Libby P, Bonow RO, et al, 2018. Braunwald's Heart Disease: A Textbook of Cardiovascular Medicine.New York:Elsevier.

第 31 章 心律失常

第一节 概 述

正常情况下，心脏按照一定的频率和顺序有规律地收缩和舒张，完成泵血功能。心脏的冲动起源于窦房结，随后扩布至右心房、左心房，再到达房室结，沿房室束及左右束支、浦肯野纤维网传导激动心室肌。心脏冲动起源和传导功能异常会导致心脏节律、频率或上述各部分激动顺序发生改变，表现为心动过速、心动过缓、心律不齐或心脏停搏，称为心律失常（cardiac arrhythmia）。

一、心脏传导系统解剖和心电生理学

（一）心脏传导系统解剖

心肌细胞按照组织结构和功能特点分为两类：一类是构成心房壁和心室壁的普通心肌细胞，主要执行心肌的机械收缩活动，也称工作细胞（working cell），占心肌组织的大部分，具有兴奋性、传导性和收缩性；另一类是特殊分化的心肌细胞，可以自动产生节律性兴奋，故又称自律细胞（autorhythmic cell），这类细胞组成了心脏的特殊传导系统，主要包括窦房结、心房传导束、房室交界区、房室束、左右束支及浦肯野纤维网。

1. *窦房结* 位于上腔静脉与右心房的交界处，界沟上端的心外膜面，呈长梭形，长轴与界沟平行，大小约 1.5cm × 0.5cm × 0.1cm，分为头部、中间部和尾部。窦房结是心脏正常活动的起搏点，由起搏细胞、移行细胞和少量浦肯野纤维构成，窦房结的中央区主要由起搏细胞构成，是起搏冲动形成的部位，外周区主要由移行细胞组成，起到连接起搏细胞与普通心肌细胞的作用。

2. *结间传导途径* 窦房结和房室结区之间存在优势传导途径，传导速度比心房肌的传导速度快，但并非传统意义上的“传导束”。心房内优势传导途径分为以下 3 条：①前结间传导途径，又称 Bachmann 束，从窦房结前缘向左发出至上腔静脉前侧，从卵圆窝前方下行至房室结上缘，中间分出房间束至左心房；②中结间传导途径，又称 Wenchebach 束，从窦房结后缘发出，经过房间隔中部下行至房室结上缘；③后结间传导途径，又称 Thorel 束，从窦房结后下方发出，沿界嵴下行，在冠状静脉窦口上方至房室结后下缘。

3. *房室结与房室交界区* 房室结位于 Koch 三角的心内膜深面，呈扁椭圆形，大小约为 0.7cm × 0.3cm × 0.1cm，分为浅部和深部，浅部位于房室结的右侧面，主要为移行细胞和浦肯野纤维，深部位于房室结左侧深面，含有少量起搏细胞，深部的特化心肌纤维向前延伸为房室束。Koch 三角由三尖瓣环隔瓣、Todaro 腱和冠状静脉窦口围绕的区域组成，在 Koch 三角深面，结间束末端、房室结及房室束起始端构成了房室交界区，其具有传导冲动、延迟冲动传导、减少异常传导冲动及作为心脏次级起搏点等功能。

4. *房室束及左右束支* 房室束又称希氏束（His 束），是房室结的延伸，长约 1cm，分为穿行部和分叉部，房室束穿经右纤维三角到达室间隔膜部后下缘，再前行至肌部上缘分出左束支、右束支。右束支穿室间隔右侧面心肌，沿右侧心内膜面下行，穿经隔缘肉柱至前乳头肌根部后进

一步分支，因右束支细长，容易受局部病灶累及而发生传导阻滞。左束支沿室间隔左侧心内膜深面下行，呈放射状分布，分为3组分支。①前组分支，分布于前乳头肌和附近室壁；②后组分支，分布于后乳头肌和附近室壁；③中隔分支，分布位于室间隔中、下部。

5. 浦肯野纤维网　是左束支、右束支及其分支进一步分叉交织形成，在心内膜面呈网状，浦肯野纤维较普通心肌细胞短粗，具有传导速度极快的特征，可迅速将冲动传播到左心室、右心室心内膜面，深入心肌后在心内膜下转变为移行细胞，再传导至心室肌细胞。

6. 心脏传导系统的血供及神经支配　窦房结主要由窦房结动脉供应血液，约55%的窦房结动脉起源于右冠状动脉，窦房结内有丰富的交感神经和副交感神经，神经张力的变化可以调节窦房结的起搏频率。房室交界区由房室结动脉、房间隔前动脉及左心房后动脉供血，因血供丰富，单动脉阻塞对房室结功能影响较小，房室束由房室结动脉和前降支的穿隔支供应血液，房室交界区也有丰富的交感神经纤维和副交感神经纤维，但较窦房结少，主要为胆碱能神经纤维。

（二）心肌细胞的电活动

心肌细胞的电生理基础为经心肌细胞膜的跨膜离子流。静息或者兴奋状态下，心肌细胞膜内外存在电位差，称为跨膜电位，心肌细胞兴奋时发生的除极和复极变化称为动作电位，根据其特征分为5个时相。

0相（快速除极期）：心肌细胞受到刺激致膜电位达到阈电位水平时，快钠通道开放，钠离子快速内流，发生除极，构成了动作电位的上升支，幅值为60～120mV，超过零电位的部分称为超射，可达+20～+30mV，持续1～2毫秒。

1相（早期快速复极）：在0相后细胞快速复极，由快钠通道失活，一过性钾离子外流引起，持续约10毫秒，膜电位回落接近0mV。

2相（复极平台期）：慢钙通道激活，钙离子缓慢内流，还有少量钾离子外流形成，膜电位稳定在0mV，持续约100毫秒以上，其是心肌动作电位持续时间长的主要原因。

3相（快速复极末期）：由钾离子的快速外流形成，膜内电位由0mV较快地下降至–90mV，完成复极，持续100～150毫秒。从0相除极开始到3相复极结束称为动作电位时程（action potential duration，APD）。

4相（静息期）：复极完成后膜电位恢复到基线，普通心肌细胞4相膜电位是稳定的，而具有自律性的细胞，如窦房结细胞，静息膜电位在4相不保持稳定，而是自动除极达阈电位，产生一个自发的新动作电位。

窦房结和房室结区的动作电位曲线与其他部位不同，具有0相除极缓慢、振幅低，1、2、3相无明显界限，4相自动除极斜率大等特点。

（三）心肌的电生理特性

心肌细胞的生理特性分别为兴奋性、自律性、传导性和收缩性，其中兴奋性、自律性和传导性是心肌细胞的电生理特性。

1. 兴奋性（excitability）　又称应激性，指心肌细胞对内在或者外来刺激产生反应，发生动作电位。能引起动作电位的最低强度的刺激称为阈刺激，其可用来衡量心肌兴奋性的高低，不能引起动作电位的刺激称为阈下刺激。心肌细胞的兴奋性受膜电位、膜反应性、静息电位与阈电位差值等因素影响。

2. 自律性（automaticity）　指心肌细胞舒张期具有自发性除极能力的特性，具有自律性的心肌细胞包括窦房结、房室结、房室束和浦肯野纤维网的细胞。最大舒张期膜电位水平、阈电位水平和4相自动除极斜率决定了自发除极频率，其中4相自动除极斜率影响最大，斜率越大，起搏频率越高。窦房结起搏频率最高，为60～100次/分，是控制正常心脏活动的最高起搏点。

3. 传导性（conductivity）　指心肌细胞可以将兴奋或动作电位沿细胞膜不断扩布的特性。心肌细胞之间的兴奋传导通过局部电流实现，决定传导性的因素包括动作电位0相除极的速度和振幅（速度越快或振幅越大，传导速度就越快）、膜电位水平及阈电位水平。

二、心律失常的发生机制

心律失常的发生机制包括冲动起源异常、冲动传导异常及两者合并存在。

（一）冲动起源异常

1. 自律性异常　包括正常节律点的自律性异常及异位节律点形成。正常情况下，具有自律性的心肌细胞能自动发放冲动，其存在于窦房结、心房、冠状静脉窦附近、房室交界区及浦肯野纤维网，自律性的高低主要取决于舒张期自动除极的速率，也就是动作电位曲线 4 相除极的斜率，其中窦房结的自律性最高，静息频率为 60 ～ 100 次 / 分，称为窦性心律，随运动及代谢变化，其他部位的自律细胞处于抑制状态，当窦房结的自律性增加或者降低时患者可出现窦性心动过速、窦性心动过缓或者窦性停搏。窦房结频率减慢或冲动受阻时，异位冲动可能夺获心脏，出现房性、房室交界性、室性逸搏心律，属于被动性异位搏动及心律。病理情况下（如缺血、炎症、心肌病等情况下）患者可能出现心肌细胞舒张期自动除极速率增大，使原有其他部位的自律细胞自律性增加，如非阵发性房室交界性心动过速、加速性室性自主心律等；或原来不具有自律性的细胞出现自律性，形成异位节律点，发生期前收缩或心动过速，属于主动性异位搏动及心律。

2. *触发活动*　区别于细胞膜的4相自动除极，而是在动作电位的复极过程中或复极刚结束后出现了膜电位的振荡，表现为膜电位负值降低，称为振荡性后电位（oscillatory after potential），也称后除极（after-depolarization）。后除极达到阈电位时可产生新的除极，形成触发活动。依据后除极在动作电位曲线中出现的不同时相分为早期后除极（early after-depolarization，EAD）和延迟后除极（delayed after-depolarization，DAD）。EAD 发生于动作电位曲线的 2 相或 3 相，动作电位时程及复极时间延长时容易发生，且具有长周期依赖性，如发生于心率减慢、期前收缩后代偿间歇等形成的较长心动周期之后，振荡幅度高，容易引起一连串触发活动。DAD 发生于动作电位曲线的 4 相，膜电位刚复极结束后发生电位振荡，目前认为与细胞内钙离子浓度增高的时相性波动相关。DAD 具有短周期依赖性，容易被快速刺激诱发，但不易被快速刺激终止。

（二）冲动传导异常

1. *传导障碍*　包括传导延迟或传导阻滞，常见于以下几种情况。①心肌处于不应期：激动抵达部位的心肌组织正处于绝对不应期，无法被兴奋，出现传导阻滞，若处于相对不应期，传导延迟。②递减性传导：激动传导时遇到心肌细胞舒张期膜电位尚未充分复极时，其 0 相除极速率和振幅都减小，引起的激动也会减弱，在后续传导中激动进一步减弱，传导性能递减。在冲动传导至膜电位正常的区域时，递减性传导现象可消失，恢复正常传导。③不均匀传导：由于心肌组织的解剖生理病理特征不同，各局部心肌的传导性能是不均匀的，存在不同步性，降低了冲动的传导效力，称为不均匀传导。④隐匿性传导：冲动传入某些组织不能走完全程而传出，影响其后的冲动传导和冲动形成。⑤单向传导或单向阻滞：心肌组织只能通过单一方向传播，仅顺向传播或逆向传播，称为单向传导（阻滞），其与心肌组织的病理状态或心肌几何结构特点不同有关。

2. *传导途径异常*　正常房室传导途径为房室结区—房室束—浦肯野纤维，各种类型的房室旁路是最常见的异常传导途径。房室旁路的参与可以改变组织的激动时间及激动顺序，如经典的房室旁路前传可形成心室预激。

3. *折返激动*　指冲动从一条路径传出，又从另一条路径返回，并再次激动原传出路径，形成折返，它是快速性心律失常的重要发生机制。构成折返环及维持心动过速需要满足 3 个条件。①折返环路：存在 2 条或以上的相互分离的传导路径连接成环路，传导路径可以是解剖结构上的，如房室结区，也可以是功能上的传导途径，如普通心肌细胞，或是解剖结构和功能性传导途径两者的结合，折返环是折返激动形成的必要条件。②单向阻滞：2 条路径传导能力相同时，冲动从共同入口下传，同时从两条路径通过，从共同出口传出或在路径中碰撞抵消，无法构成折返。当其中 1 条路径发生单向阻滞时，冲动进入折返环后只能从一个路径前传，前传的波峰除了可从共同出口传出，还可以从另一路径返回，发生单向阻滞的路径如能逆传激动，便完成了一次折返活动。解剖结构、不应期的差异和不应期恢复的不均一性都可以形成单向阻滞。③缓慢传导：折返环的前传路径具有传导速度较慢、不应期较短等特点，传导速度慢保证传导时间长，折返环能恢复其兴奋性和传导性，不应期短可以保证再次应激传导。

（三）冲动起源异常与冲动传导异常并存

窦房结主导节律与异位起搏点同时存在，异位起搏点周围存在传入阻滞，又有传出阻滞，窦房结的冲动不能传入异位起搏点，异位起搏点的冲动也不能都传出激动心脏，两者保持自身独立冲动，形成并行心律。

三、心律失常的分类

目前临床上心律失常的分类多样，按照心律失常发生时心率快慢可分为快速性心律失常和缓慢性心律失常，按照心律失常严重程度可分为良性心律失常和恶性心律失常，目前按发生机制及起源部位可将心律失常分为冲动起源异常和冲动传导异常及两者并存。

（一）冲动起源异常

1. 窦性心律失常

（1）窦性心动过速。

（2）窦性心动过缓。

（3）窦性心律不齐。

（4）窦性停搏。

2. 异位心律

（1）被动性异位心律：①房性逸搏及心房自搏心律；②房室交界性逸搏及房室交界性自搏心律；③室性逸搏及心室自搏心律。

（2）主动性异位心律：①期前收缩（房性、房室交界性、室性）；②阵发性心动过速（房性、房室交界性、房室折返性、室性）；③非阵发性心动过速（房性、房室交界性和室性）；④扑动（心房扑动和心室扑动）；⑤颤动（心房颤动和心室颤动）。

（二）冲动传导异常

1. 干扰及干扰性房室分离。

2. 心脏传导阻滞

（1）窦房传导阻滞。

（2）房内及房间传导阻滞。

（3）房室传导阻滞：①一度房室传导阻滞；②二度房室传导阻滞，分为二度Ⅰ型（文氏型）和二度Ⅱ型（莫氏型）；③三度房室传导阻滞。

（4）室内传导阻滞：①左束支传导阻滞（不完全性、完全性）；②右束支传导阻滞（不完全性、完全性）；③分支传导阻滞（左前分支阻滞、左后分支阻滞）。

3. 折返性心律

（1）阵发性心动过速。

（2）反复心律及反复性心动过速。

（三）冲动起源异常与冲动传导异常并存

（1）并行心律。

（2）异位节律伴外出阻滞。

四、心律失常的病因

心律失常的病因多种多样，分为生理性和病理性两类。

（一）生理性因素

情绪变化（如紧张、焦虑、发怒）、食物影响（饮用浓茶、咖啡、功能性饮料）、体位改变、吸烟、饮酒、冷热刺激等，多易诱发快速性心律失常，常为一过性，去除诱因可好转。窦性心动过缓可见于运动员或长期体力劳动者。夜间睡眠时迷走神经张力增高，患者可发生窦性心动过缓或轻度房室传导阻滞。

（二）病理性因素

1. 心脏疾病　器质性心脏病是心律失常发生常见的原因或病理基础，包括冠心病、心肌炎、心肌病、瓣膜病、心包疾病等。严重的心脏疾病如急性心肌梗死、急性心力衰竭、重症心肌炎、心源性休克等容易引起恶性室性心律失常或高度房室传导阻滞，导致心搏骤停或心源性猝死。基因突变导致的离子通道病是常见的遗传性心律失常综合征，如长Q-T间期综合征、短Q-T间期综合征、Brugada综合征、早期复极综合征等。

2. 心外疾病　主要指其他系统疾病，如慢性阻塞性肺疾病、甲状腺功能亢进症、嗜铬细胞瘤、严重贫血、急性脑卒中、脑出血、严重胆囊炎、胰腺炎及风湿免疫系统疾病等。

3. 电解质紊乱　常见血钾、血镁、血钙异常，酸碱平衡紊乱也可引起心律失常，严重患者可出现心脏停搏或心室颤动。

4. 理化因素及毒物影响　中暑、电击伤害、溺水、冷冻、化学毒物、农药、生物毒素都可诱发各种心律失常。

5. 医源性因素　包括使用药物及手术有创操作，抗心律失常药物、抗精神失常药物、化疗药物等有致心律失常作用，外科手术、麻醉及介入操作，特别是心脏手术可能引起心律失常。

五、心律失常的诊断

心律失常的病因和诱因多种多样，只有全面了解心律失常患者的病史特点，仔细进行体格检查，应用心电图明确心律失常的类型，必要时进一步完善心内电生理检查、运动试验、直立倾斜试验及基因检测等，才能准确地诊断，为患者提供最佳治疗方案。

（一）病史采集

患者常见的症状包括心悸、胸闷、乏力、头晕、黑矇、晕厥、气促等，也可无自觉症状。病史采集需要包括：①患者的年龄，不同年龄发生的心律失常类型有差异；②心律失常的发作特点，包括心律失常的发作方式、持续时间、频次、终止方式、对血流动力学有无影响等；③心脏病史，有无冠心病、瓣膜病、心功能不全等；④心律失常发作有无家族史，有无其他心脏病家族史；⑤有无与心律失常相关的其他系统疾病，如甲状腺功能亢进症；⑥有无服用可引起心律失常的药物或有无接触致心律失常的化学毒物；⑦有导致心律失常的手术史及起搏器植入病史。

（二）体格检查

系统的体格检查有助于发现致心律失常的其他系统疾病，心脏专科体格检查需特别注意心脏听诊的异常，心脏节律及频率的变化可对心律失常的类型起到重要参考，如期前收缩可听到提前的心脏搏动及代偿间歇，心房颤动时心搏绝对不规则，室上性心动过速可闻及快速规整的心搏。颈静脉搏动异常对心律失常的诊断也有帮助，如三度房室传导阻滞时可见颈静脉搏动，心脏听诊可闻及大炮音，心房颤动发作时颈静脉可见毫无规律的充盈波。

（三）12导联心电图

体表12导联心电图目前仍是诊断心律失常最基本的简便准确的方法，较长时间的Ⅱ导联和V_1导联的记录有助于复杂心律失常的诊断。心电图诊断的分析要点包括节律、频率的判断，是否存在心动过速、心动过缓或心律不齐，P-R间期是否固定，P波与QRS波群形态是否正常、是否有关系等。

（四）心内电生理检查

通过静脉将不同的标测电极置入心腔内，分别记录高位右心房、右心室、冠状静脉窦、房室束等电位，同时应用程序电刺激及心房、心室快速起搏，记录房室传导功能和心房、心室不应期，诱发及终止心动过速，确定心律失常的类型及定位诊断、指导导管消融及判断预后。

（五）其他检查方法

1. *长程心电监护* 动态心电图、遥测心电监护、心电远程监护、植入式心电记录等可用于常规12导联心电图难以捕捉的心律失常的监测，监测的时间越长，阳性发现率越高，如用于无症状心房颤动患者的监测及疑似心源性晕厥患者的诊断。

2. *运动试验* 是通过一定负荷量的生理运动增加心肌负荷及氧耗，根据心电图变化评估患者生理及病理状态的一种检查方法。运动试验引起心律失常中最常见的是室性心律失常，多为室性期前收缩，健康人和患者中运动引起的室性期前收缩发生率约为50%，研究显示运动试验诱发的特殊室性期前收缩（如分支性室性期前收缩、多形性/多源性室性期前收缩）如出现在心脏正常者中，则其发生恶性心律失常甚至猝死的风险将有所增加。

3. *食管心电图* 基于解剖学左心房后壁贴近食管，可通过插入食管电极导管置于心房水平从而记录清晰的心房电位，并能进行心房快速起搏或程序电刺激诱发或终止室上性心动过速。

4. *无创心电学检查* 可以量化心脏除极与复极异常，并对预测恶性心律失常有一定价值，常用指标包括Q-T间期变化、Q-T间期离散度、Q-T振荡、Tp-Te间期、心室晚电位、心率变异性、T波电交替及窦性心律振荡等。

六、心律失常的治疗

心律失常的治疗原则包括治疗诱因和病因、心律失常发作时的心率控制、恢复节律及预防复发。对于无器质性心脏病基础的心律失常，如特发性室性期前收缩等，去除诱因包括戒烟限酒、控制浓茶咖啡的摄入、保持情绪稳定，注意休息，避免劳累、熬夜，有助于避免或减少心律失常发生。对于合并器质性心脏病的患者，需积极治疗原发病。心律失常急性发作时，恢复正常的窦性心律可避免诱发或加重心功能不全，减少患者的不适症状，对于引起血流动力学障碍的心律失常如室性心动过速、心室颤动，可行紧急电复律治疗。慢性难以终止的心律失常，如持续性心房颤动可以通过控制心率缓解患者的症状。常用的治疗方法包括药物治疗及非药物治疗。

（一）药物治疗

抗心律失常药物治疗目前仍是心律失常治疗的基本手段，主要适用于快速性心律失常。传统的 Vaughan Williams 分类（表 31-1-1）将抗心律失常药物分为 4 类：Ⅰ类钠通道阻滞剂、Ⅱ类β肾上腺素受体阻滞剂、Ⅲ类钾通道阻滞剂、Ⅳ类钙通道阻滞剂，其中Ⅰ类又可分为Ⅰa类（明显延长动作电位时程和 Q-T 间期）、Ⅰb类（缩短动作电位时程，不延长 Q-T 间期）和Ⅰc类（延长动作电位时程，不明显延长 Q-T 间期），Ⅲ类明显延长动作电位时程和 Q-T 间期。除上述 4 类外，还有其他类型的抗心律失常药物，如腺苷快速静脉滴注可抑制房室结功能终止室上性心动过速，洋地黄类药物用于心房颤动伴快心室率合并心功能不全的患者，M 胆碱受体阻滞剂（阿托品）用于窦性心动过缓、窦性停搏的患者，β肾上腺素能受体兴奋剂用于缓慢性心律失常的治疗。另外还有一些心律失常的上游治疗药物，如肾素 - 血管紧张素系统（RAS）抑制剂、他汀类药物等，研究显示，对于冠心病、心力衰竭等有心律失常风险的患者，这些药物具有协同抗心律失常作用。

表 31-1-1　传统抗心律失常药物的分类（Vaughan Williams 分类）

类别	亚类	电生理效应			药物
		传导速度	不应期	动作电位时程	
Ⅰ类	Ⅰa	减慢	延长	大多延长	奎尼丁、普鲁卡因胺、丙吡胺
	Ⅰb	减慢或增快	缩短	缩短	美西律、利多卡因、苯妥英钠
	Ⅰc	减慢	延长	不变	氟卡尼、普罗帕酮
Ⅱ类		减慢	不变	延长	普萘洛尔、美托洛尔、比索洛尔、阿替洛尔、艾司洛尔
Ⅲ类		减慢	不变或延长	延长	胺碘酮、索他洛尔、决奈达隆、伊布利特、多非利特、溴苄胺
Ⅳ类		减慢	延长	不变	维拉帕米、地尔硫䓬

随着抗心律失常药物研究的不断深入，2018 年 Lei 等学者在 *Circulation* 杂志发表了新的抗心律失常药物分类，其共分为八大类 32 个亚类，丰富了传统抗心律失常药物分类的结构，纳入了治疗缓慢性心律失常药物，全面介绍了具有抗心律失常作用药物的作用机制，然而该分类方法的一些药物仍在临床试验阶段，未进入大规模的临床应用，该分类方法较繁杂，目前未广泛在临床推广和应用。

0 类：超极化激活的环核苷酸门控通道（HCN 通道）阻滞剂，代表药物伊伐布雷定，特异性作用于窦房结 f 通道，通过减慢窦房结细胞的舒张期自动化除极速率或斜率，延长窦房结细胞两次动作电位之间的间期，减慢窦房结细胞的自律性。

Ⅰ类：电压门控钠离子通道阻断剂。Ⅰa类，奎尼丁、丙吡胺、阿义马林；Ⅰb类，利多卡因、美西律；Ⅰc类，普鲁帕酮、氟卡尼；Ⅰd类，雷诺嗪。

Ⅱ类：自主神经抑制剂和激动剂。Ⅱa类，非选择性β受体阻滞剂，如卡维地洛、普萘洛尔等，选择性 β_1 受体阻滞剂，如比索洛尔、美托洛尔等；Ⅱb类，非选择性β肾上腺素能受体激动剂，如异丙肾上腺素；Ⅱc类，毒蕈碱型 M_2 受体抑制剂，如阿托品、山莨菪碱、东莨菪碱等；Ⅱd类，毒蕈碱型 M_2 受体激动剂，如氨甲酰胆碱、乙酰甲胆碱、地高辛等；Ⅱe类，腺苷 A_1 受体激动剂，如腺苷和三磷酸腺苷（ATP）。

Ⅲ类：钾离子通道阻断剂与开放剂。Ⅲa类，类电压门控钾离子通道阻断剂，非选择性钾离子通道阻断剂，如胺碘酮、决奈达隆等，HERG 通道介导的快速钾离子电流阻断剂，如多非利特、伊布利特、索他洛尔等，Kv7.1 通道介导的慢速钾离子电流阻断剂，Kv1.5 通道介导的超快速钾离子电流阻断剂，如维纳卡兰，Kv1.4 和 Kv4.2

通道介导的短暂钾离子外向电流阻断剂，如替地沙米；Ⅲ b类，代谢依赖的钾离子通道开放剂，如尼可地尔；Ⅲ c类，递质依赖的钾离子通道阻断剂，降低窦房结自律性。

Ⅳ类：钙离子触控调节剂。Ⅳ a类，膜表面钙离子阻滞剂，非选择性膜表面钙通道阻滞剂，如苄普地尔，L型钙通道阻滞剂，如维拉帕米、地尔硫䓬，T型钙通道阻滞剂；Ⅳ b类，细胞内钙通道阻滞剂，RyR2-钙通道阻滞剂，如氟卡尼、普鲁帕酮，IP3R-钙通道阻滞剂；Ⅳ c类，肌浆网钙离子-ATP酶激动剂；Ⅳ d类，膜表面离子交换抑制剂；IVe类，磷酸激酶和磷酸化酶抑制剂。

Ⅴ类：机械敏感性通道阻滞剂。

Ⅵ类：缝隙连接通道阻滞剂。

Ⅶ类：上游靶向治疗药物，如减少心律失常发生基质的ACEI和ARB类药物，减少心肌梗死后心律失常发生的药物ω-3脂肪酸和他汀类药物。

（二）非药物治疗

非药物治疗为心律失常的治疗提供了更多选择，可以有效控制甚至根治部分心律失常，主要的非药物治疗包括物理治疗、心脏电复律、经皮导管消融治疗、心脏起搏治疗及外科手术。

1. *物理治疗*　主要指反射性兴奋迷走神经的方法，用于终止阵发性室上性心动过速，如Valsalva动作及改良版Valsalva动作，而以往的压迫眼球、按摩颈动脉窦等方法不建议患者自行操作，存在一定治疗风险。

2. *心脏电复律*　指利用一定强度的电流终止快速性异位心律失常发作，电流通过心脏时可以使心肌细胞瞬时去极化，心脏被短暂抑制后窦房结等自律性高的心脏起搏点重新主导心脏节律。根据需不需要R波触发（放电和R波同步）将电复律分为同步电复律及非同步电复律，可以识别QRS波群的心动过速常规选择同步电复律，如阵发性室上性心动过速、心房扑动、心房颤动等，若放电未与R波同步而落入心室易损期，可能会诱发心室颤动带来危险；非同步电复律又称电除颤，主要用于心室扑动和心室颤动。根据电复律的位置将其分为经胸电复律、经心外膜电复律及经心内膜电复律（ICD）。电复律安全有效，其适应证主要为快速性异位心动过速，如心房扑动、心房颤动、阵发性室上性心动过速、室性心动过速、心室扑动、心室颤动等，患者因为快速性心律失常出现血流动力学紊乱导致重度低血压甚至出现意识障碍时建议紧急行电复律。出现心室扑动/心室颤动等需要紧急电复律无禁忌证，非抢救状态电复律的禁忌证包括已知窦房结功能障碍的室上性心动过速、心房颤动伴高度或完全性房室传导阻滞及洋地黄中毒、电解质紊乱等引起的快速性心律失常。

3. *经皮导管消融治疗*　主要指经导管射频消融术，射频消融通过单极方式发放射频，电流在导管电极远端、心肌组织和背部电极板之间构成环路，射频通过组织产生阻抗热和传导热，热损伤是射频消融组织损伤的机制。目前射频消融术已成为阵发性室上性心动过速、局灶性房性心动过速、心房扑动、心房颤动、特发性频发室性期前收缩、特发性室性心动过速等心律失常的主要治疗手段，结合最新的三维心脏电生理标测和导航系统，如Carto V6系统、Rhythmia高密度标测系统、磁导航系统等，射频消融术对复杂性心律失常治疗也有了更深入的应用。除了射频消融外，还有其他能源形式的消融（冷冻、激光、化学、微波和超声等）。例如，心房颤动的导管消融除了射频消融，还有冷冻球囊消融（cryoballoon ablation，CBA），其通过液态制冷剂（N_2O）吸热蒸发带走热量，使与球囊接触的区域温度下降达到心肌组织损伤，冷冻消融的永久性效应包括低温引起的直接和间接细胞损伤。2020年中华心律失常学杂志发布了《经冷冻球囊导管消融心房颤动中国专家共识》，共识指出CBA具有安全、有效、简便、可复制等特点，推荐CBA为导管消融治疗心房颤动的常规方法之一。

4. *心脏起搏治疗*　人工心脏起搏器是一类可以发放电脉冲刺激心脏搏动的电子设备，心脏起搏治疗是目前治疗缓慢性心律失常的主要手段。短期需求的患者可以植入临时起搏器，需要长期使用的患者可植入埋藏式起搏器。随着起搏器技术的不断发展，除了基本的起搏功能，还有具有心律转复除颤功能的植入型心律转复除颤器（ICD）、治疗心力衰竭的双心室同步起搏（CRT）、MRI兼容性起搏器、无导线起搏器等。

5. *外科手术*　外科手术治疗心律失常包括切断异常房室旁路（如心外膜旁道）治疗阵发性室上性心动过速，迷宫手术或微创腔镜治疗心房颤动，切除室壁瘤治疗心肌梗死相关的恶性心律失常等。目前外科手术多被经皮导管消融术替代，不作为主要的治疗手段。

七、心律失常的预后

心律失常的预后与心律失常的类型、本身心脏的结构及功能（有无合并器质性心脏病）及有无血流动力学障碍相关。不合并心脏基础疾病的心律失常，如阵发性室上性心动过速、特发性室性期前收缩、房性期前收缩等多预后良好；合并器质性心脏病的心律失常，如合并心肌梗死的心律失常，年死亡率可达 4%。恶性心律失常多为室性心律失常，如室性心动过速、心室颤动，或严重的缓慢性心律失常、心室停搏，短时间内可引起严重血流动力学障碍，导致患者心源性晕厥甚至猝死。预激综合征患者发生心房扑动或心房颤动时心室率过快，也可引起血流动力学障碍及心室颤动，急性发作时可给予电复律治疗。

第二节　窦性心律失常

正常情况下窦房结的自律性最高，窦房结发出冲动后沿传导系统激动整个心脏，称为窦性心律。窦性心律的心电图特点（图 31-2-1）包括：①窦性 P 波，Ⅱ、aVF、V_5、V_6 导联 P 波直立，aVR 导联 P 波倒置，V_1 导联 P 波可直立、双向或倒置；②心电图上 P 波规律出现，P-P 间距常略有不齐，但 P-P 间距差＜ 0.12 秒。在成年人中，静息状态下窦性心律的频率一般为 60 ～ 100 次 / 分，婴幼儿和儿童的频率比成年人快。各种生理或病理状态导致窦房结自律性异常或窦房传导障碍所致的心律失常称为窦性心律失常，常见的窦性心律失常包括窦性心动过速、窦性心律不齐、窦性心动过缓、窦房传导阻滞、窦性停搏及病态窦房结综合征。

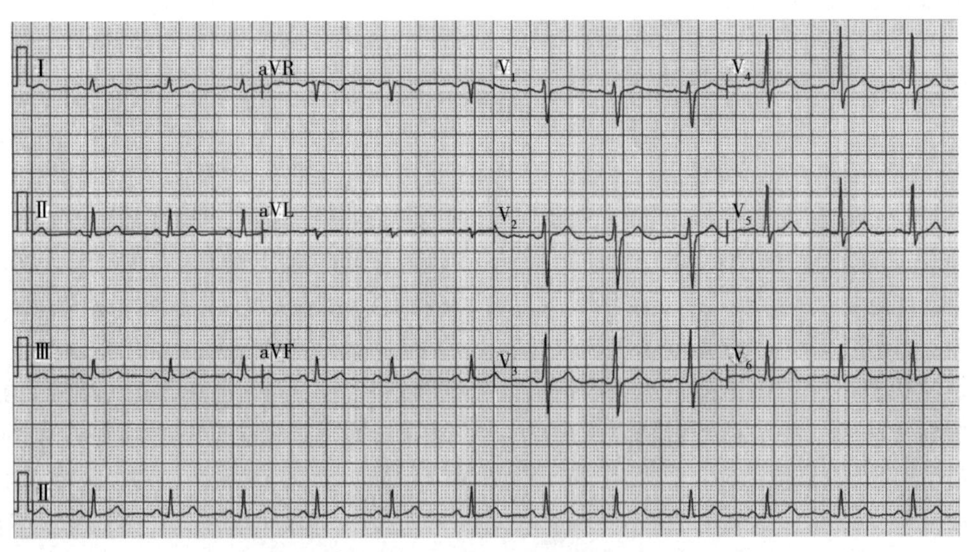

图 31-2-1　正常心电图（窦性心律）

Ⅱ、aVF、V_5、V_6 导联 P 波直立，aVR 导联 P 波倒置

一、窦性心动过速

窦性心动过速（sinus tachycardia）指窦性心律的频率在成年人中大于 100 次 / 分，常见分类包括生理性窦性心动过速、不适当的窦性心动过速、窦房结折返性心动过速及体位性心动过速综合征。

（一）生理性窦性心动过速

窦房结的激动除了受交感神经、迷走神经影响外，还受其他生理、病理因素影响，生理性窦性心动过速（normal sinus tachycardia，NST）即常见的窦性心动过速。

1. 原因　常见的生理原因包括情绪异常（激动、过度兴奋）、剧烈体育运动、性交、疼痛、妊娠状态等；病理原因包括发热、贫血、感染、恶性肿瘤、低血糖发作、甲状腺功能亢进、休克、心肌梗死、急性心力衰竭、瓣膜病、肺栓塞等；

生活原因包括吸烟、饮酒、饮浓茶咖啡和功能性饮料等；药物原因包括使用肾上腺素、异丙肾上腺素、阿托品、化疗药物（多柔比星、柔红霉素）、左甲状腺素片及β受体阻滞剂撤药反应等。

2. *临床特点*　窦性心动过速发作时多无特异性症状，心动过速加剧时可有心悸，其他表现与引起窦性心动过速的原因相关。生理性因素诱发的生理性窦性心动过速女性多于男性，病理性和药物诱发的生理性窦性心动过速无性别差异。

3. *诊断*　心电图提示正常窦性心律的典型P波形态，振幅可增大或高尖，发作时窦性心律逐渐增快，心率大于100次/分，发作终止时窦性心律逐渐减慢至正常水平，心动过速多为一过性，持续时间不长。

4. *治疗*　生理性窦性心动过速一般不需要特殊治疗，查明窦性心动过速的原因并消除，心动过速多可缓解。极端情况下，如甲状腺危象诱发的极速窦性心动过速，使用控制心率的药物需谨慎，治疗原发病仍是重点。

（二）不适当的窦性心动过速

不适当的窦性心动过速（inappropriate sinus tachycardia，IST）指静息状态或轻微活动即可诱发的窦性心动过速（＞100次/分），心动过速多呈持续性，与生理、病理负荷或与药物作用水平不相匹配。

1. *发生机制*　不适当的窦性心动过速的发生机制目前认为可能是多因素参与的，如与固有窦房结自律性增高、自主神经功能异常（交感神经兴奋性增加、迷走神经张力下降）、神经激素失调等相关。近来有报道家族性不适当的窦性心动过速，发现起搏细胞超极化激活的环核苷酸门控4（HCN4）通道的功能出现增益性突变。

2. *临床特点*　不适当的窦性心动过速多见于年轻人和女性，临床表现广泛，可无症状或有轻微心悸、胸闷，严重者可出现呼吸困难、头晕、晕厥前兆表现。

3. *诊断*　24小时动态心电图监测提示患者出现持续的窦性心动过速，平均心率大于90次/分，清醒时心率大于100次/分，P波形态和激动顺序同正常窦性心律，心动过速的发生与正常活动状态不一致，诊断还需排除继发性窦性心动过速及其他病理性窦性心动过速。常规诊断不需要行电生理检查。

4. *治疗*　目前认为不适当的窦性心动过速的预后通常是良性的，治疗的目的主要是减轻症状，一般治疗包括生活方式的干预，如减压、运动、避免使用心脏刺激药物。既往的治疗药物包括β受体阻滞剂和非二氢吡啶类钙通道阻滞剂，使用时需要注意药物的不良反应。临床研究显示使用窦房结f通道选择性阻断剂伊伐布雷定是安全有效的，通过减慢窦房结细胞的舒张期自动化除极速率降低窦房结的自律性，2019年ESC室上性心动过速患者管理指南提出对于有症状的患者，可考虑单独使用伊伐布雷定或与β受体阻滞剂联合使用（Ⅱa，B）。不适当的窦性心动过速一般不会诱发心动过速性心肌病，导管消融不作为常规治疗手段。

（三）窦房结折返性心动过速

窦房结折返性心动过速（sinoatrial reentry tachycardia，SNRT）指窦房结内或其邻近组织发生折返环路引起的心动过速，特点是阵发性心动过速，与不适当的窦性心动过速不同。

1. *发生机制*　折返是其发生机制，与房室结折返性心动过速一样，其对刺激迷走神经或使用腺苷敏感。

2. *临床特点*　窦房结折返性心动过速的发生无性别及年龄差异，占室上性心动过速的4%～16.9%，症状包括阵发性心悸、胸闷、头晕、黑矇等。发作特点为突然发作和突然终止。

3. *诊断*　临床表现为心动过速及症状呈阵发性发作，发作时心电图P波的形态、极性与窦性P波一致或相似，频率为80～200次/分，心动过速起始和终止时心律可不规则，心动过速可被心房期前收缩诱发或终止，可被迷走反射或腺苷终止，电生理检查可确诊。

4. *治疗*　无症状的患者可随访观察，有症状的患者可选用维拉帕米、胺碘酮等药物治疗，β受体阻滞剂效果不佳，病情严重的患者可考虑对P波最早的心房激动部位进行导管消融治疗，研究证明导管消融是安全有效的。

（四）体位性心动过速综合征

体位性心动过速综合征（postural orthostatic tachycardia syndrome，POTS）是一种与体位有明确关系的窦性心动过速，通常表现为站立30秒以上诱发，不伴直立性低血压（收缩压下降＞20mmHg），心率加快，≥30次/分。

1. 发生机制　体位性心动过速综合征的发生机制多样，原因包括低血容量、周围自主神经调节失衡、自主神经系统功能障碍、焦虑、过度警惕及糖尿病性神经病变等。

2. 临床特点　体位性心动过速综合征的患病率约为 0.2%，多数患病年龄为 15 ～ 25 岁，女性多见，改变体位可以触发窦性心动过速，除了心动过速外，体位性心动过速综合征的患者还有自主神经介导的症状，如便秘、震颤等，50% 左右的患者在发病 1 ～ 3 年可自我恢复（图 31-2-2）。

3. 诊断　体位性心动过速综合征通过 10 分钟内主动站立测试或抬头倾斜测试，监测心率、血压的变化而诊断。疑似患者需排除其他原因引起的窦性心动过速（图 31-2-3）。

4. 治疗　体位性心动过速综合征的治疗指一般治疗和药物治疗。一般治疗包括有计划地渐进性运动锻炼和停用可能会加重体位性心动过速综合征的药物，运动初级建议非直立运动（如坐位划船机），减少对心脏的立位负荷。对怀疑存在低血容量的患者，每日饮水量建议≥ 2 ～ 3L；心动过速可以通过服用小剂量非选择性 β 受体阻滞剂缓解，也可联合应用依法布雷定治疗。

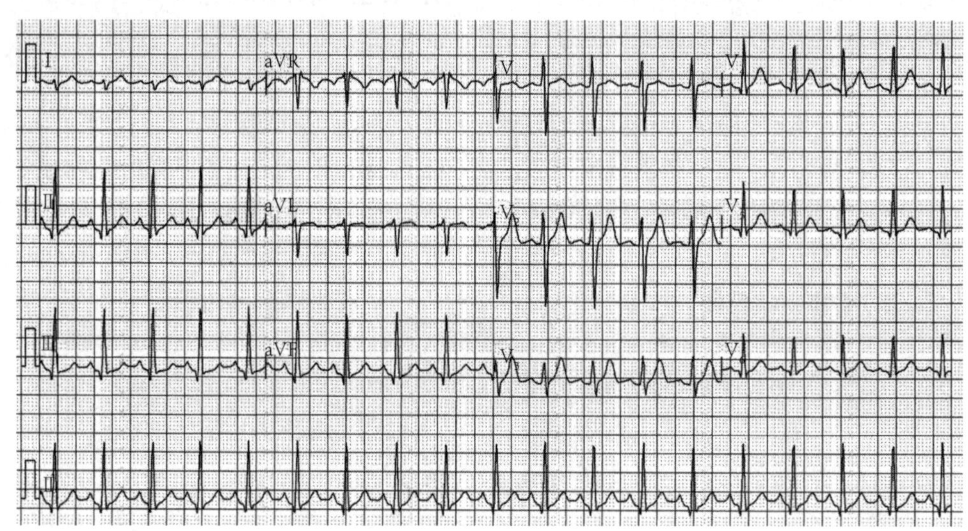

图 31-2-2　窦性心动过速（心率 110 次 / 分），QRS 电轴右偏

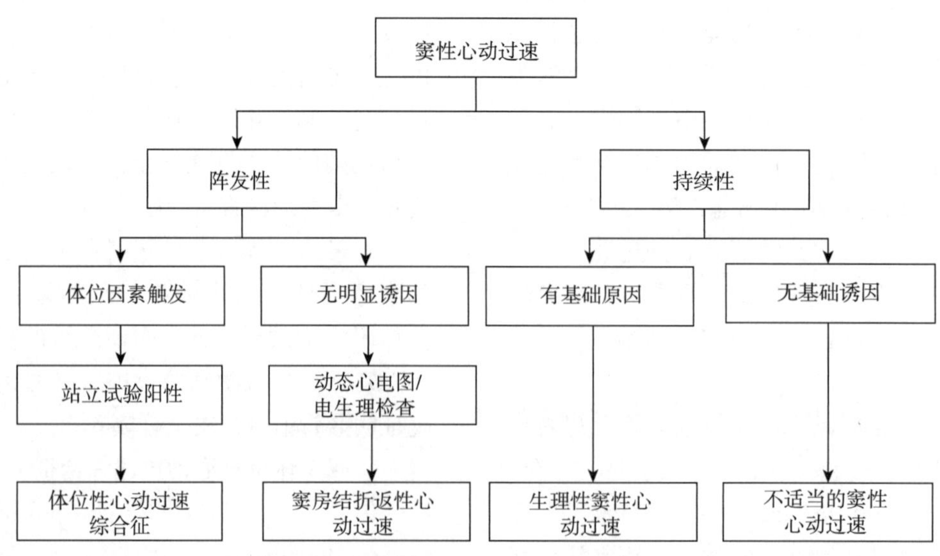

图 31-2-3　窦性心动过速的鉴别诊断流程图

二、窦性心律不齐

窦性心律不齐（sinus arrhythmia）指窦性心律显著快慢不等，同一导联上 P-P 间期相差大于 120 毫秒，是常见的窦性心律失常。

（一）分类

窦性心律不齐主要分为 3 种类型。

1. 呼吸性窦性心律不齐　是最常见的类型，儿童及年轻人多见，窦性心律变化与呼吸活动相关，表现为吸气时心率增快，而呼气时心率减慢，暂停呼吸时心律不齐消失，是一种生理现象，原因与吸气时交感神经兴奋、呼气时迷走神经兴奋相关，心电图检查时可嘱患者屏气消除窦性心律不齐。

2. 非呼吸性窦性心律不齐　心律不齐与呼吸周期无关，多见于心脏病患者、老年人及服用洋地黄药物的患者。

3. 心室时相性窦性心律不齐　高度或完全性房室传导阻滞时，QRS 波群的出现会改变窦性 P-P 间期的时距，夹有 QRS 波群的 P-P 间距均较无 QRS 波群的 P-P 间距为短。

（二）临床表现

患者可无症状或自觉心悸，多在自检脉搏或心电图检查时发现。

（三）诊断

窦性心律不齐的心电图诊断包括：①窦性心律，P 波Ⅱ、aVF、V_6 导联直立，aVR 导联倒置；②同一导联 P-P 间期不等，间距差＞ 120 毫秒。

（四）治疗

窦性心律不齐（图 31-2-4）一般为生理现象，不需特殊治疗。

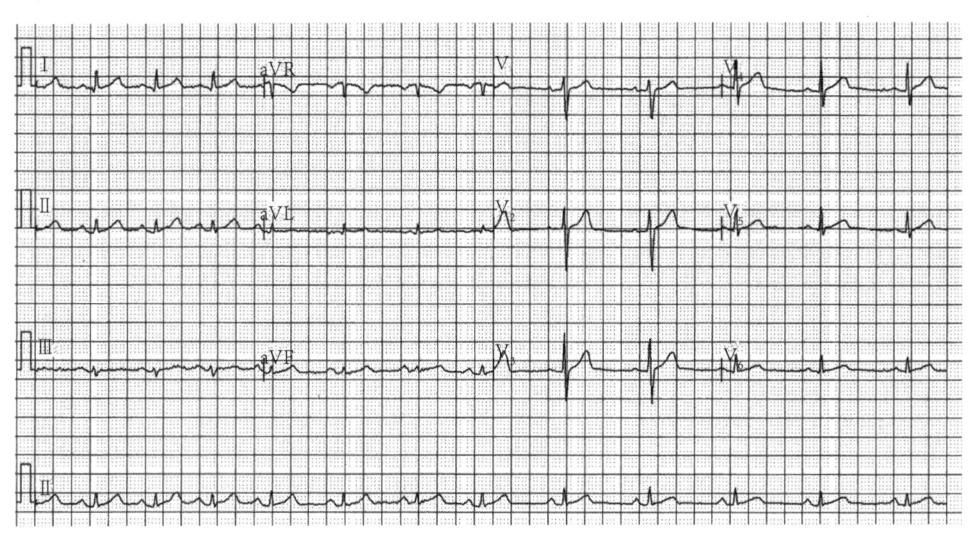

图 31-2-4　窦性心律不齐

三、窦性心动过缓

各种原因导致的窦房结起搏细胞的自律性降低，窦性心律的频率＜ 60 次 / 分，称为窦性心动过缓（sinus bradycardia）。

（一）病因

1. 迷走神经张力增高　生理性窦性心动过缓几乎均为迷走神经张力增高引起，常见于年轻人、运动员及睡眠状态。运动员的日常心率可在 50 次 / 分左右，睡眠状态下心率可低至 30 ～ 40 次 / 分；病理情况下也可出现窦性心动过缓，如颅内病变引起颅压增高，直接兴奋迷走神经中枢；特殊医疗操作如终止阵发性室上性心动过速使用屏气、Valsalva 动作等可反射性兴奋迷走神经导致心动过缓。

2. 窦房结功能障碍　常见于心脏疾病累及，如急性心肌梗死（多为下壁心肌梗死早期）导致窦房结动脉缺血引起窦性心动过缓，血供恢复后窦性心动过缓可好转。炎症反应、系统性疾病累及或老年退行性变也可引起窦性心动过缓。

3. 代谢紊乱及药物因素　甲状腺功能减退、低温状态、麻醉状态、高钾血症及高镁血症及服用抗心律失常药物、麻醉药物、洋地黄类药物均可引起窦性心动过缓。

（二）临床表现

临床表现与病因及窦性心动过缓的程度相关，

生理性窦性心动过缓多为轻度窦性心动过缓，偶见心率40～50次/分的患者，多数患者无血流动力学障碍，一般无明显症状。严重的窦性心动过缓（心率<50次/分）多伴有器质性心脏病，患者可出现心悸、胸闷、乏力、食欲缺乏、头晕、黑矇甚至晕厥症状，与心动过缓导致心排血量显著降低相关。

（三）诊断

窦性心动过缓心电图（图31-2-5）诊断标准：①窦性P波；②P-R间期0.12～0.25秒；③P波频率<60次/分，多为40～59次/分，小于50次/分为显著窦性心动过缓；④窦性心动过缓常合并窦性心律不齐。建议动态心电图检查综合评估窦性心动过缓程度，判断有无长间歇，必要时可进一步完善运动试验、电生理检查。

（四）治疗

治疗前需判断是生理性还是病理性窦性心动过缓，单纯生理性窦性心动过缓多无症状，可观察随访，出现症状时给予阿托品、沙丁胺醇、异丙肾上腺素等药物对症治疗。对于睡眠期间出现心动过缓或传导障碍的患者，推荐筛查是否存在睡眠呼吸暂停综合征。病理性窦性心动过缓首先需纠正原发病，如改善急性心肌梗死缺血状态、纠正电解质紊乱等，已明确病理性且药物治疗效果有限或无效者，建议应用人工心脏起搏器治疗，尽量选择生理性起搏器。

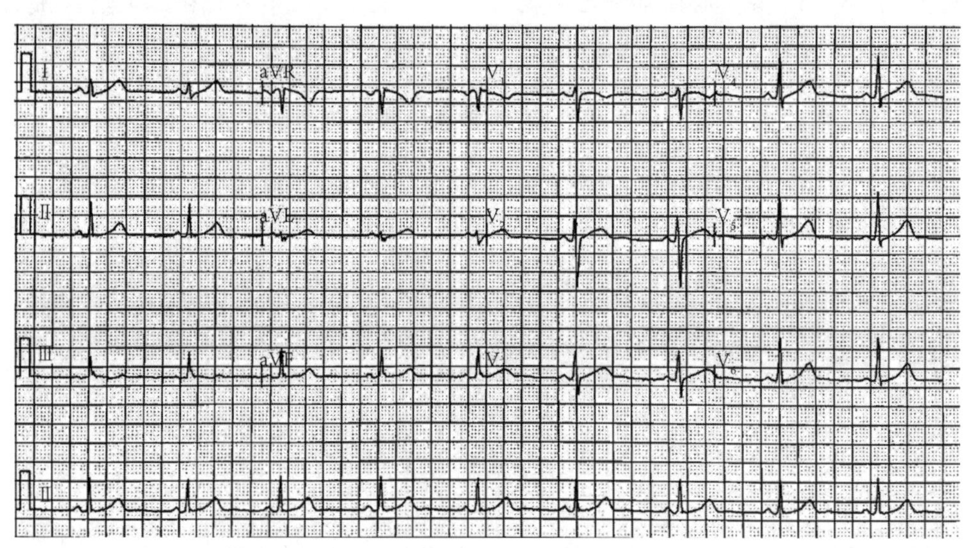

图31-2-5　窦性心动过缓（心率55次/分）

四、窦房传导阻滞

窦房传导阻滞（sinoatrial block）指窦房结产生的冲动不能到达心房（部分或全部），导致心房和心室1次或连续2次以上停搏。

（一）病因及发病机制

窦房传导阻滞的病因类似窦性心动过缓，迷走神经张力过度增高、急性心肌梗死、心肌炎、心肌病引起窦房结功能损害、电解质紊乱、洋地黄中毒、抗心律失常药物过量使用等均可引起窦房传导阻滞。

（二）临床表现

症状与窦房传导阻滞严重程度相关，轻度的窦房传导阻滞可无症状，严重的如三度窦房传导阻滞可出现头晕、黑矇、晕厥前兆等症状。

（三）诊断

窦房传导阻滞分为一度、二度和三度，一度窦房传导阻滞虽然出现窦房交界区的相对不应期延长，但每个窦性冲动都能传至心房，产生窦性P波，无节律脱落，窦房结本身电位微小，因此一度窦房传导阻滞通过体表心电图不能直接诊断。二度窦房传导阻滞指窦房结传导部分被阻滞，分为两型。二度Ⅰ型窦房传导阻滞，表现为窦房传导时间逐渐延长，直至一次窦性激动完全受阻于窦房交界区脱落一次P波。心电图特点：①P-P间期逐渐缩短，直至一次P波脱落；②脱落造成的长P-P间期小于两个短P-P间期之和；③脱落后的第1个P-P间期长于脱落前的P-P间期。二度Ⅱ型窦房传导阻滞，表现为部分窦性激动受阻滞于窦房交界区不能下传心房，心电图特征为长P-P间期是正常 P-P 间期的整倍数。三度窦房传导阻滞 P 波完全消失，与窦性静止难以鉴别，特别在同时合并窦性心律不齐时。

（四）治疗

对于无症状的患者不需要特殊治疗，有症状的患者经过病因治疗后无法纠正的，建议行人工起搏器植入治疗。

五、窦性静止或窦性停搏

窦性静止或窦性停搏（sinus arrest）指窦房结不能产生冲动，出现心房和心室暂时停止活动的窦性心律失常。

（一）病因

1. *窦房结功能受损*　包括急性心肌梗死、急性心肌炎、心包炎、心肌病、窦房结变性、老年退行性变等导致窦房结缺血缺氧或功能障碍。

2. *迷走神经张力过高*　包括生理性、病理性及反射性迷走神经亢进。

3. *全身疾病*　包括甲状腺功能减退、严重缺血缺氧、尿毒症、高钾血症等。

4. *药物影响*　如β受体阻滞剂、洋地黄、钙通道阻滞剂、胺碘酮、索他洛尔、镇静剂等药物过量使用。

5. *超速抑制*　心动过速发作后产生一过性窦性停搏，通常可自行恢复，若窦性停搏时间过长出现症状，称为慢快综合征。

6. *其他*　如导管消融手术并发症等。

（二）临床表现

短暂停搏（＜3 秒）一般无明显症状或偶尔自觉心搏停顿感，短暂停搏可见于正常人，如睡眠状态或运动员，窦性停搏时间＞3 秒多为病理状态，停搏时间过长而无保护性逸搏出现时患者可出现症状，如停搏时间＞4 秒，患者可出现黑曚，如停搏时间＞8 秒，患者可出现意识丧失、阿 - 斯综合征发作甚至猝死。

（三）诊断

心电图诊断要点（图 31-2-6）：①正常窦性节律下出现 P-P 间期显著延长，其间无 P 波；②长的 P-P 间期与正常窦性 P-P 间期无倍数关系，这是与窦房传导阻滞鉴别的重要特点；③长的 P-P 间期后可出现逸搏心律，如交界性逸搏或室性逸搏。心电图明确诊断后需进一步检查明确窦性停搏的病因，如心肌酶、电解质、甲状腺功能检查，动态心电图有助于进一步分析窦性停搏的严重程度，判断有无合并其他心律失常。

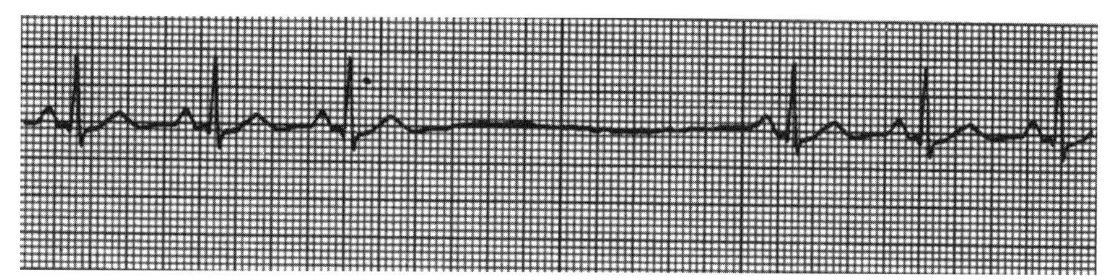

图 31-2-6　窦性停搏，长 P-P 间期与正常窦性 P-P 间期无倍数关系

（四）治疗

对于无症状仅心电图发现短暂停搏（＜3 秒）的患者，建议定期随访心电图；已出现黑曚、晕厥甚至阿 - 斯综合征发作的患者，需积极治疗，预防猝死发生。治疗方法：①积极去除可逆病因及诱因，如改善心肌缺血、纠正电解质紊乱、停用相关药物；②根据病情加用阿托品、异丙肾上腺素、沙丁胺醇等提高心率的药物；③症状明显的患者需植入临时起搏器过度治疗，若病因去除后仍不能恢复，则需安装永久起搏器。

六、病态窦房结综合征

病态窦房结综合征（简称病窦综合征），是指窦房结自身功能异常和（或）传导障碍，以缓慢性窦性心律失常为基础，引起头晕、黑曚、晕厥甚至阿 - 斯综合征发作、猝死的一组综合征。除了心动过缓，其还可合并多种快速性心律失常（如房性心动过速、心房扑动、心房颤动）。患者的发病年龄多为 60 岁以上。

（一）病因和发病机制

窦房结及其周围组织结构或功能障碍是发生

病窦综合征的基础，病理特征为窦房结发生退行性变或纤维化，窦房结组织被破坏，部分病例也可见合并房室结广泛病变。常见病因包括：①器质性心脏病及系统性疾病累及心脏，如冠心病、心肌炎、心肌病、淀粉样变、离子通道病、甲状腺功能减退、心脏手术损伤等；②功能性病变，常见迷走神经张力增高、抗心律失常药物过量等，因其多为短暂存在或可逆性病变，部分学者称为病窦综合征样表现。

（二）临床表现

病窦综合征是一组症候群，而非疾病实体，主要症状为头晕、黑矇及晕厥，由心排血量显著降低引起脑供血不足引起，部分患者可因心动过缓与快速性心律失常交替出现而产生心悸症状，临床又称慢快综合征，研究发现慢快综合征患者有发生脑卒中和脑栓塞的风险，需引起注意，积极预防。

（三）诊断

病窦综合征的病程通常较长，症状多样，从早期的无症状到晚期发生晕厥甚至猝死，心电图可表现为窦性停搏、窦房传导阻滞甚至慢性心房颤动，临床诊断需综合评估。

1. *心电图* 特点为缓慢性窦性心律失常，部分患者可合并快速性心律失常。

（1）窦性心动过缓：主要表现为持续而显著的窦性心动过缓，窦房结频率< 50 次 / 分，需与生理性窦性心动过缓相鉴别，如运动员、老年人等可出现无症状窦性心动过缓，并不是病窦综合征的范畴，病窦综合征变时性差，心率不能随运动负荷增加而相应变快（如运动后仍< 90 次 / 分），甚至可出现运动时心率下降，提示预后不佳。

（2）窦性停搏：心电图表现为窦性节律下出现 P-P 间期显著延长（> 3 秒），长的 P-P 间期与正常窦性 P-P 间期无倍数关系，可伴或不伴有交界性逸搏或室性逸搏。

（3）窦房传导阻滞：分为以下几种类型。

1）一度窦房传导阻滞：仅表现为窦性激动在窦房传导过程中传导时间延长，体表心电图不能直接诊断。

2）二度Ⅰ型窦房传导阻滞：指窦房传导时间逐渐延长直至完全被阻滞不能传入心房。心电图表现如下：① P-P 间期逐搏缩短，最终出现一个长 P-P 间歇；②长 P-P 间期短于两个最短 P-P 周期之和；③文氏周期的第 1 个 P-P 周期是所有短 P-P 周期中最长的，而最后一个 P-P 周期是所有短 P-P 周期中最短的。

3）二度Ⅱ型窦房传导阻滞：心电图表现如下。①规则的 P-P 间期中出现长 P-P 间歇，为短 P-P 间期的整数倍；②持续性 2 ：1 窦房传导阻滞时，酷似窦性心动过缓，P 波频率为 30 ～ 40 次 / 分，活动或使用阿托品类药物可使心率突然加倍。

4）三度窦房传导阻滞：指所有的窦性激动都不能传入心房，体表心电图表现为窦性 P 波消失，很难与窦性停搏相鉴别。

5）双结病变：指除窦房结病变外，尚可发生房室结病变，引起房室传导阻滞，多为预后不良的表现。

（4）慢快综合征：又称心动过缓 - 心动过速综合征，其中心房颤动为最常见的心动过速，部分患者可演变为持续性心房颤动，其他还有心房扑动、房性心律失常等。

2. *动态心电图* 可记录患者昼夜的最快心率、最慢心率、平均心率及心动过缓发作时间，有无长间歇发作，有无快速性心律失常发作等特点，对病窦综合征的诊断有较大意义。常规体表心电图诊断不明的患者，建议行动态心电图检查，心动过缓间歇发作的患者可重复进行动态心电图检查，提高诊断率。

3. *激发试验* 病窦综合征的患者心率不能随运动负荷增加而变快，运动试验提示运动后瞬时最大心率通常低于正常人水平，或出现窦房传导阻滞和（或）逸搏心律。阿托品试验为药物激发试验，静脉注射阿托品 1 ～ 2mg 后心率增快，< 90 次 / 分，提示窦房结功能减退。

4. *心脏电生理检查* 无创检查无法明确诊断的患者可行心脏电生理检查，进一步评价窦房结的起搏功能和传导功能。常用评价指标为窦房结恢复时间（SNRT）及窦房传导时间（SACT），SNRT ≥ 2000 毫秒视为异常，正常人 SNRT ≤ 1400 毫秒，另外将 SNRT 减去起搏前的最后一个窦性 P-P 间期的时间称为校正窦房结恢复时间（CSNRT），CSNRT > 550 毫秒同样视为异常情况。SACT 指窦房结开始发放激动至心房开始激动的时间，SACT ≥ 300 毫秒具有诊断意义，但其易受自主神经、传出阻滞等影响，重复性差，临床应用价值不高。

（四）治疗

主要治疗包括药物治疗和植入心脏起搏器治疗。

1. *药物治疗*　主要目的为提高心率促进传导，缓解急性期严重的窦性心动过缓症状，因窦房结及其周围组织本身的病理变化多不可逆或进行性加重，药物治疗效果有限，其常为起搏器植入前的过渡治疗。

（1）阿托品：是典型的M胆碱受体阻滞剂，可以增快心率，适用于迷走神经亢奋所致的窦房传导阻滞、房室传导阻滞等缓慢性心律失常，也用于继发于窦房结功能低下的室性异位心律。成人常用剂量为0.5～1mg静注，按需可1～2小时1次，最大剂量为2mg。常见不良反应包括口干、视物模糊、腹胀、排尿困难等，对于青光眼、前列腺肥大、高热患者，禁用。

（2）异丙肾上腺素：为β受体激动剂，主要作用于β_1受体，可使心肌收缩力增强、心率加快、传导加速，增加心排血量及心肌氧耗。其可用于严重的窦性心动过缓、房室传导阻滞、心搏骤停患者。对于心绞痛发作、心肌梗死、甲状腺功能亢进及嗜铬细胞瘤患者，不推荐使用，临床上可将异丙肾上腺素0.5～1mg加入250ml 5%葡萄糖注射液中静脉滴注，使心率维持在50～60次/分。

（3）氨茶碱：药理作用主要来自茶碱，其可改善病窦综合征患者的窦性停搏、窦性心动过缓及相关症状。常用剂量为0.25～0.5g，将其加入250ml 5%葡萄糖注射液中缓慢静脉滴注。禁用于活动性消化性溃疡和未经控制的惊厥性疾病患者。

（4）沙丁胺醇：为β_2受体激动剂，可提高心率，常用剂量为每次2.4mg，每日3次口服，较常见不良反应包括震颤、恶心、头晕、失眠等。因其可加重心肌缺血，故冠状动脉供血不足、心功能不全的患者慎用。

（5）伴发快速性心律失常的药物治疗：使用抗心律失常药物会加重心动过缓，特别是快速性心律失常终止后可能会出现更严重的窦性心动过缓、窦房传导阻滞甚至窦性停搏，因此当快速性心律失常发作需控制心室率时，用药需谨慎，从小剂量开始。慢快综合征患者伴发心房扑动、心房颤动时，需评估血栓栓塞风险及是否需要抗凝治疗。另外，在无安全措施（如植入临时起搏器）保护情况下慎用电复律。

2. *植入心脏起搏器治疗*　对于药物治疗不佳、持续血流动力学不稳定的患者，可考虑植入临时起搏器以提高心率改善症状，作为永久起搏器的过渡治疗或恢复心动过缓；对于无症状或症状轻微的患者，不推荐植入临时起搏器治疗。对于排除可逆因素的窦房结功能障碍并出现症状（如黑矇、晕厥、阿-斯综合征发作等）的患者，建议安装永久起搏器，《2018 ACC/AHA/HRS心动过缓和心脏传导延迟患者评估和管理指南》提出对于窦房结功能障碍的永久性起搏适应证，没有最小心率或暂停持续时间的规定，而确定症状与心动过缓之间明确的时间相关性更为重要。选择双腔起搏或单心房起搏治疗优于单心室起搏治疗。对于窦性停搏＞2秒的无症状患者，建议密切随访。

七、典型个案分析

患者，男性，68岁，退休，因“2周前晕厥1次”入院。

现病史：患者2周前登楼梯时出现一过性晕厥，无二便失禁、四肢抽搐，5～6分钟后转醒，自觉活动后气短、乏力。后至外院就诊，肌钙蛋白T（cTnT）、肌酸激酶同工酶（CK-MB）无异常，心电图示窦性心动过缓，心率51次/分；动态心电图：全程窦性心律，总心搏66 120次，频发房性期前收缩1110次伴短阵房性心动过速，偶发室性期前收缩，ST-T未见明显异常，停搏1次，3.2秒。今来笔者所在医院查心电图提示窦性心动极度过缓（38次/分），为进一步诊治收住院。发病来食欲欠佳，大小便正常，夜间睡眠可，无明显体重增减。

既往史：高血压病史5年，血压最高160/100mmHg，目前服用缬沙坦氨氯地平治疗，血压128/75mmHg；否认糖尿病、高脂血症等慢性病史。

个人史：否认吸烟、饮酒史，已婚已育，育有1子。

家族史：否认家族遗传病史。

体格检查：体温36.4℃，脉搏42次/分，呼吸17次/分，血压133/90mmHg，神志清楚，精神尚可，呼吸平稳，营养中等，表情自如，发育正常，自主体位，应答流畅，查体合作。颈软，气管居中，甲状腺未及肿大，胸廓无畸形，双肺叩诊清音，听诊呼吸音清。心前区无隆起，心界不大，心率42次/分，可及期前收缩。腹部平软，肝脾肋下未及，肝肾区无叩击痛，肠鸣音4次/分。四肢脊柱无畸形，活动自如，神经系统检查阴性。

辅助检查：

血常规、肝肾功能、cTnT、CK-MB、NT-proBNP、甲状腺功能、电解质：未见异常。

常规心电图（图31-2-7）：①窦性心动极度过缓；②频发房性期前收缩。

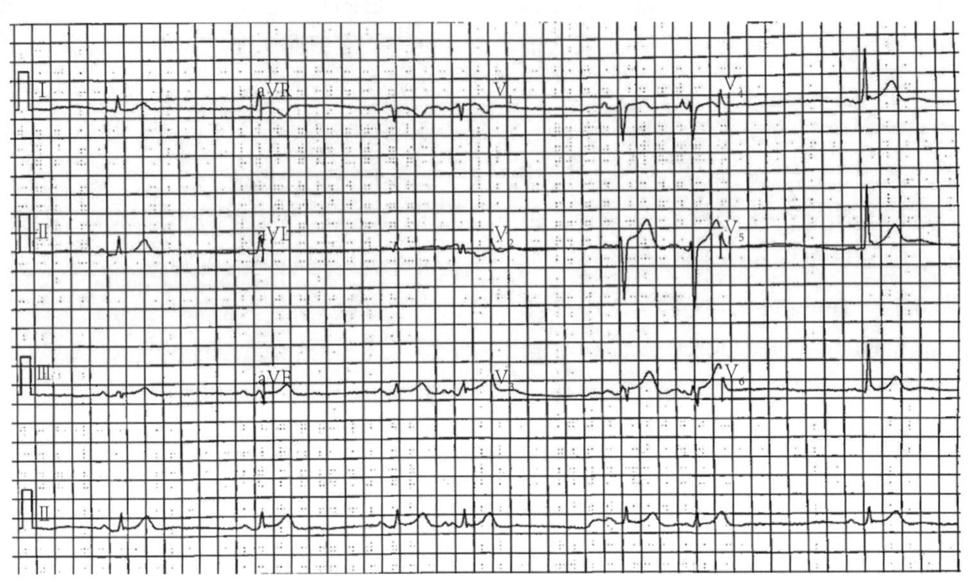

图31-2-7　窦性心动极度过缓（40次/分）；频发房性期前收缩

胸部X线片：双肺少许慢性炎症及陈旧灶。

超声心动图：主动脉窦部增宽（40mm），左心室射血分数（LVEF）63%。

诊断：①病态综合征；②高血压。

诊断依据：患者为老年男性，因晕厥就诊，多次心电图提示显著窦性心动过缓并出现心动过缓相关症状；动态心电图提示全程窦性心律，总心搏66 120次，频发房性期前收缩1110次伴短阵房性心动过速，偶发室性期前收缩，停搏1次，3.2秒，故诊断明确。

鉴别诊断（病窦综合征的病因鉴别）：

（1）传导系统退行性变：老年患者多见，因传导系统退行性变而出现传导异常，以房室组织或束支阻滞多见，可有黑矇、心悸、晕厥甚至猝死。本例患者考虑传导系统退行性变可能性大。

（2）急性心肌缺血：如急性心肌梗死累及右冠状动脉的窦房结支或房室结支而出现缓慢性心律失常或房室传导阻滞（三度房室传导阻滞多见），患者可能出现猝死。该患者心电图无缺血改变，心肌酶阴性，可排除。

（3）外科手术相关：多见于先天性心脏病修补术后，如房间隔修补术可损伤窦房结，术后纤维组织增生，瘢痕形成，是儿童病窦综合征常见原因，该患者无相关病史，可排除。

治疗方案：

（1）患者符合起搏器治疗指征，排除禁忌，建议行双腔永久起搏器植入术。

（2）手术简要经过：患者取平卧位，常规消毒胸前区皮肤，铺巾，局部麻醉下通过经皮选择性静脉造影后定位穿刺左锁骨下静脉，经可撕开鞘送入心室电极导线及心房电极导线至右心室间隔部和右心耳。记录心腔内心电图，程控测定各电极导线参数。参数满意后固定电极导线，于左胸筋膜下做一皮囊，将脉冲发生器与电极导线连接后置入囊袋内，充分止血，逐层缝合。

讨论：《2018 ACC/AHA/HRS心动过缓和心脏传导延迟患者评估和管理指南》提示病窦综合征植入永久起搏器指征包括：对于明确临床症状由窦房结功能障碍导致者，建议行永久起搏器植入术增加心率，改善症状（Ⅰ）。症状性窦房结功能障碍且房室传导功能正常的患者，推荐双腔或单腔起搏（Ⅰ）。对于有症状的窦房结功能障碍患者，心房起搏优于心室起搏（Ⅰ）。对于症状性变时功能不全的患者，植入频率适应性永久起搏器是合理的（ⅡA）。

第三节　期前收缩

期前收缩，又称过早搏动，简称早搏，是指心脏的异位起搏点发放激动导致心脏提前出现搏动，早搏可发生于正常的窦性心律或其他的异位心律基础上，根据早搏的起源位置可分为房性早搏、房室交界性早搏和室性早搏3种类型。

一、房性早搏及房室交界性早搏

（一）定义

房性早搏指起源于窦房结以外心房任何部位的早搏，房室交界性早搏指起源于房室交界区的早搏，两者称为室上性早搏。

（二）病因和发病机制

房性早搏和房室交界性早搏可见于器质性心脏病患者及健康人，老年人多发，房性早搏较房室交界性早搏多见，频发的房性早搏可能是快速性房性心律失常的先兆。房性早搏和房室交界性早搏的发病机制包括异常自律性增强、折返机制和触发活动，其中自律性增强最常见。

（三）临床表现

房性早搏及房室交界性早搏的患者可无临床症状，也可有心悸、心脏停搏感、胸闷、乏力等症状，部分发作频繁的患者可出现焦虑甚至失眠。

（四）诊断

房性早搏及房室交界性早搏通过12导联常规心电图（图31-3-1）及动态心电图可诊断，超声心动图（如是否有心房增大）检查可对患者的病情有进一步了解，此外还建议筛查贫血、甲状腺功能异常、电解质紊乱等其他病因引起的房性早搏及房室交界性早搏。

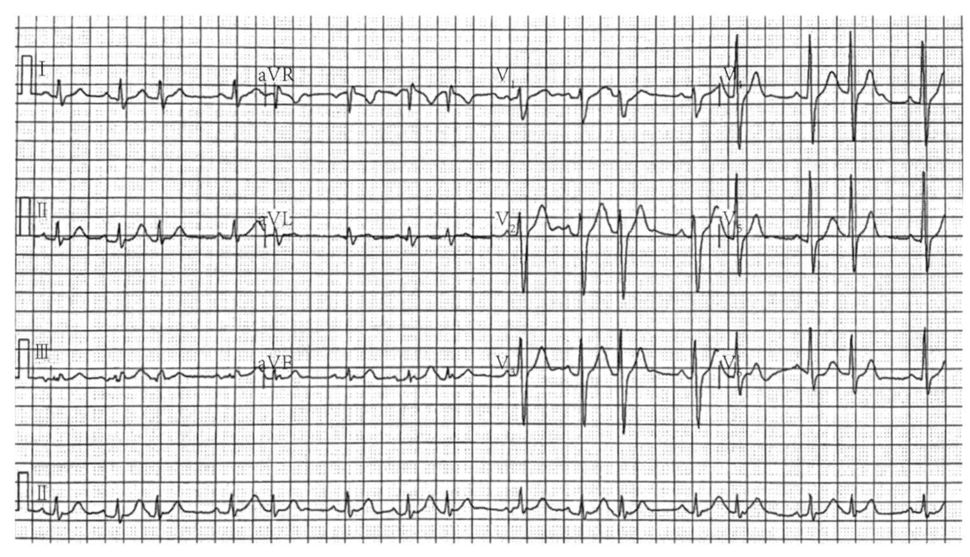

图31-3-1　窦性心律；频发房性早搏

1. 心电图诊断

（1）房性早搏

1）房性早搏的P’波与窦性P波不同，发生较早的P’波埋在T波内，不易辨认，需仔细观察T波变化。

2）单形性房性早搏的P’波联律间期固定（相差≤0.08秒），形态相同。

3）多源性房性早搏P’波联律间期不固定（相差＞0.08秒），形态各异。

4）房性早搏伴时相性房内差异传导时P’波振幅增高或时限延长。

5）P’-R间期一般为120～200毫秒，＞200毫秒见于交界区的相对干扰或一度房室传导阻滞，＜120毫秒则可能合并预激综合征。

6）房性QRS波群形态：①与窦性QRS波群相同；②伴时相性室内差异传导时P’波发生较早，心室正处于相对不应期，QRS波群宽大畸形，多呈右束支传导阻滞图形，偶呈左束支传导阻滞图形；③阻滞型房性早搏未下传的P'波发生更早，心室处于绝对不应期，激动受阻，P'波后无QRS波群。

7）代偿间歇：①多数为不完全代偿间歇，房性早搏逆行传至窦房结，引起窦性节律重整，为最常见的窦房结内干扰；②少数呈完全性代偿间歇，房性早搏未逆传至窦房结，在窦房交界区发生了绝对干扰，双方互不干扰对方的节律；③无代偿间歇见于插入性房性早搏。

（2）房室交界性早搏：早搏发生时可无P波，或QRS波群前后可见逆传P波，提早出现的P'在Ⅱ、Ⅲ、aVF导联倒置，提示房室交界性早搏，早搏冲动逆行传至窦房结发生不完全性代偿间歇，未逆传至窦房结不干扰窦房结自发除极则形成完全代偿间歇。

2. *动态心电图* 可以评估房性早搏及房室交界性早搏的数量、发作时间分布、与症状的相关性，多源性频发房性早搏可能会导致快速性房性心律失常。

3. *超声心动图* 用来评估心脏的结构和功能，如心房的大小、是否有左心室收缩功能异常、是否有二尖瓣等瓣膜病变，有助于房性早搏及房室交界性早搏的病因判断。

（五）治疗

大多无器质性心脏病的房性早搏及交界性早搏无须特殊治疗，避免情绪激动、紧张、过度疲劳、焦虑、吸烟、饮酒及饮用浓茶、咖啡等诱因可缓解早搏。对于症状明显的患者，可考虑应用抗心律失常药物，合并器质性心脏病的患者，需积极治疗原发病。

目前研究认为频发房性早搏可能是房性心动过速和心房颤动的独立危险因素，对于无症状的房性早搏，《2019 EHRA无症状性心律失常管理的专家共识》提出以下几点建议：①房性早搏数量＞500个/24小时的患者发生心房颤动的风险增加，应对患者进行一定程度的心律监测，做好心房颤动症状的宣教，并评估超声心动图等检查；②房性早搏负荷高的患者应进一步行心血管危险因素筛查和管理，控制高血压、减肥和筛查睡眠呼吸暂停综合征等；③发现短暂的心房颤动发作的患者，房性早搏负荷高可能会增加启动抗凝治疗的可能；④低至中度房性早搏负荷未记录到心房颤动的患者，无应用口服抗凝药物的指征。

二、室性早搏

（一）定义和流行病学

室性期前收缩（premature ventricular contraction，PVC）又称室性早搏，指起源于房室束及其分支以下部位的早搏，是临床上最常见的室性心律失常。室性早搏可见于心脏病患者及健康人，普通人群的发病率为1%～4%，动态心电图检出率高达40%～75%。室性早搏的发病率随年龄增长而增加，年龄＜11岁的儿童发病率＜1%，而＞75岁老年人中发病率达69%。根据发生部位其可分为单源性室性早搏和多源性室性早搏。

（二）病因和发病机制

引起心室肌提前除极的因素均可诱发室性早搏，室性早搏可见于各种器质性心脏病，如缺血性心脏病、扩张型心肌病、肥厚型心肌病、右心室发育不良、瓣膜性心脏病、严重的病毒性心肌炎、Brugada综合征、长/短Q-T间期综合征等。药物也可引起早搏，如洋地黄中毒、三环类抗抑郁药物的副作用、化疗药物的心肌毒性反应等，特别是肾功能不全或心功能不全的患者容易发生。低钾、低镁等电解质紊乱及贫血、甲状腺功能亢进、冠状动脉造影检查、右心导管检查等心内介入手术过程也会诱发室性早搏。精神紧张、焦虑、疲劳、吸烟、饮酒、饮浓茶或咖啡也可诱发早搏。室性早搏发生机制包括自律性异常、触发活动和折返机制。

（三）临床表现

室性早搏的临床表现多样，患者是否有症状及症状的轻重与室性早搏的负荷量并不平行，多数患者可无明显症状，仅在体检时发现，偶发室性早搏也可引起明显症状，常见症状包括心悸、胸闷、气短、心脏停搏感、乏力、头晕等。

（四）诊断

室性早搏的诊断需结合12导联常规心电图、动态心电图、超声心动图等基本检查，判断室性早搏的形态（单形、多形）、数量、起源部位、与运动关系（增多、减少）及是否有器质性心脏病，必要时完善运动试验、冠状动脉检查、CMR、电生理检查等特殊检查明确病因。

1. *常规及特殊检查*

（1）心电图诊断（图31-3-2）：①提前出现宽大畸形的QRS波群，时限通常≥0.12秒，其前无相关P波；②室性早搏的联律间期大多固定，同一导联的多个室性早搏联律间期差值≤ 80 毫秒（室性并行心律除外）；③室性早搏的 ST-T 呈继发性改变，即室性早搏的 ST 段和 T 波的方向与 QRS 波群主波方向相反；④窦性节律规律时，室性早搏后通常为完全性代偿间歇，即包含室性早搏在内前后两个下传的窦性搏动的间期等于两个窦性 R-R 间期之和；若室性早搏恰巧插入两个窦性搏动之间，不产生室性早搏后停顿，称为间位性室性早搏或插入性室性早搏，常在窦性心动过缓或室性早搏发生较早时出现。

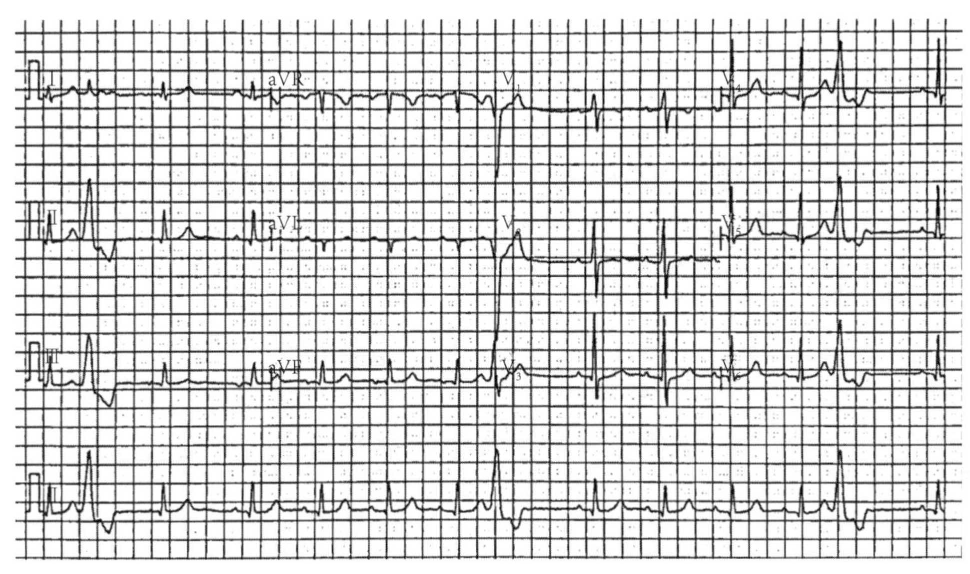

图 31-3-2　窦性心律；频发室性早搏

（2）动态心电图：可以评估室性早搏的负荷（数量）、室性早搏发作的时间分布、与症状的相关性、与自主神经变化的相关性、室性早搏是否起源于相同部位。

（3）超声心动图：评估心脏的结构和功能及瓣膜的情况，有助于室性早搏病因的判断。

（4）运动试验：可以判断室性早搏的症状是否与运动存在关联，早搏数量的多少是否与运动相关。对于儿茶酚胺敏感性多形性室性心动过速（CPVT）有诊断价值，CPVT 在运动负荷增加时可诱发室性早搏，并从单向性室性早搏转变为双向性室性早搏，最后演变为双向性室性心动过速。

（5）CMR 及冠状动脉检查：可对室性早搏的病因有进一步诊断价值，如是否存在冠心病、扩张型心肌病、肥厚型心肌病、心肌瘢痕组织等。

（6）心脏电生理检查：可用于诊断不明确及宽 QRS 群波心动过速的鉴别诊断。

2. 室性早搏的表现形式

（1）随意分配形式：室性早搏的出现无特殊规律，可表现为偶发或频发室性早搏。

（2）二联律形式：室性早搏的出现为基础心搏 - 早搏组合反复出现，在室性早搏中常见。

（3）三联律形式：室性早搏的出现为两个基础心搏 - 早搏组合依次反复出现。

（4）成对出现形式：两个室性早搏连续出现，形态可相同，也可不同。

（5）早搏性心动过速：指≥ 3 个室性早搏连续出现，构成短阵发作的室性心动过速。

3. 室性早搏诱导的心肌病　Duffee 等于 1998 年提出了室性早搏诱导心肌病的概念，指南定义为频发室性早搏合并心脏扩大、心功能下降，在有效根除室性早搏（如射频消融）后心脏扩大可恢复、心功能好转，并排除其他病因及其他类型的心肌病后，可诊断室性早搏诱发的心肌病，目前仍是回顾性诊断。其可能的机制包括：①室性早搏时心室激动及收缩顺序不协调、左右心室收缩不同步；②细胞内钙负荷增加；③肾素 - 血管紧张素 - 醛固酮系统（RAAS）及交感神经系统激活，引起心室重构；④早搏时心室舒张期缩短，心肌灌注不足导致心脏舒缩功能下降；⑤心肌细胞能量代谢受损。

目前研究显示室性早搏是否会发展为心肌病

的主要危险因素包括：①24小时的室性早搏负荷，负荷超过10%～20%的患者更容易诱发室性早搏介导的心肌病，已发生左心室功能异常的患者建议采取射频消融治疗；②室性早搏的QRS波群时限，时限越宽，左心室越不同步；③室性早搏的起源位置，右心室流出道起源的风险低些，乳头肌和心外膜起源的风险高；④室性早搏的联律间期。

4. 室性早搏预后不良的危险因素　①合并结构性心脏病或心脏离子通道病；②短联律间期室性早搏（R-on-T现象，即指早搏的R波落在前一个窦性激动的T波上，心室收缩中期末为心室易颤期，心室各部分心肌细胞处于不同复极化阶段，对应心电图表现为T波顶峰前后，此时出现异位搏动易诱发室性心动过速或心室颤动）；③非流出道起源室性早搏；④室性早搏QRS波群时限过宽；⑤室性早搏24小时＞2000次；⑥复杂室性早搏/非持续性室性心动过速；⑦插入性室性早搏；⑧室性早搏形态多源；⑨运动时室性早搏增多。

（五）治疗

1. 一般治疗　合并器质性心脏病、电解质紊乱、贫血、甲状腺功能亢进的室性早搏患者，需积极治疗原发基础疾病；无器质性心脏病的室性早搏患者，明确症状是否与室性早搏相关，做好心理疏导，改善生活习惯，避免诱发或加重室性早搏。对于无症状的室性早搏推荐治疗：①频发室性早搏患者（＞500个/24小时）应转诊心血管病专家进行进一步评估，以排除任何潜在的心脏病，治疗应侧重于潜在的心脏疾病以改善预后；②疑似室性早搏诱发的心肌病患者，应积极治疗室性早搏；③室性早搏负荷＞20%是全因死亡和心血管死亡的高危因素，需强化随访。

2. 药物治疗　对于生活习惯改善后症状仍不能有效控制的室性早搏患者，可考虑药物治疗，如使用β受体阻滞剂、非二氢吡啶类钙通道阻滞剂、Ⅰ类或Ⅲ类抗心律失常药物，但目前尚无药物治疗无结构性心脏病室性早搏确切有效的大样本随机对照研究，因此选用抗心律失常药物治疗时应充分评估患者病情，注意使用药物潜在风险及不良反应。

3. 导管消融治疗　推荐导管消融治疗用于室性早搏诱导的心肌病患者，对于症状明显的频发室性早搏患者或无症状但出于特殊要求（如妊娠、就业等）的患者，经过有效沟通后，可考虑导管消融治疗。导管消融的成功率与室性早搏的起源部位相关，右心室流出道起源的室性早搏最常见，消融成功率最高。

（六）《2020室性心律失常中国专家共识》中室性早搏诊治的专家建议和推荐

室性早搏患者应通过以下检查进行全面评估以明确室性早搏类型、负荷及是否合并结构性心脏病。

1. 所有室性早搏患者应在静息状态下行12导联心电图检查（Ⅰ，A）。

2. 应用动态心电图检查评估室性早搏类型与负荷，评估Q-T间期和ST段改变（Ⅰ，A）。

3. 应用超声心动图评估左心室功能及有无结构性心脏病（Ⅰ，B）。

4. 当超声心动图不能准确评估左心室、右心室功能和（或）心肌结构改变时，建议采用MRI或CT检查（Ⅱa，B）。

5. 对于无症状、心功能正常的频发室性早搏患者，推荐定期监测室性早搏负荷和左心功能（Ⅱa，B）。

6. 合并结构性心脏病的频发室性早搏患者，消融术中行心内电生理检查，有助于心源性猝死（SCD）的危险分层（Ⅱa，C）。

7. 未合并结构性心脏病或遗传性心律失常综合征，无或仅有轻微症状的室性早搏患者，仅需安慰，无须治疗（Ⅰ，C）。

8. 对于未合并或合并结构性心脏病的症状性室性早搏患者，可考虑应用参松养心胶囊治疗（Ⅱa，A）。

9. 对于症状明显或不明原因的左心室功能障碍的频发室性早搏（24小时＞10 000次）患者，导管消融治疗有助于改善症状和左心室功能；症状明显、药物疗效不佳的高负荷流出道室性早搏推荐导管消融治疗。①右心室流出道起源的室性早搏（Ⅰ，B）；②左心室流出道/主动脉窦起源的室性早搏（Ⅱa，B）；③对室性早搏触发的心室颤动反复发作导致植入式心脏复律除颤器（ICD）放电的患者，应由有经验的术者实施导管消融（Ⅰ，B）。

10. 症状明显、药物治疗效果不佳/拒绝药物治疗/不耐受药物治疗的频发非流出道室性早搏，可行导管消融治疗（Ⅱa，B）。

11. 心脏再同步治疗（CRT）无反应的频发室性早搏患者，如室性早搏影响 CRT 疗效且药物不能控制室性早搏，可行导管消融（Ⅱa，C）。

三、典型个案分析

患者，女性，52 岁，职员，因“反复心悸胸闷半年，加重半个月”入院。

现病史：患者半年前开始无明显诱因出现心悸不适，心脏停搏感，伴胸闷，当地医院就诊心电图示室性早搏，服用普罗帕酮（心律平）、稳心颗粒等药物治疗。近半月来患者步行有胸闷、气促，自觉活动量下降，否认胸痛、头晕、黑矇等，后至医院检查，24 小时动态心电图示基础心律为窦性，单个房性早搏 6 次，房性心动过速 1 次；单个室性早搏 9890 次，多呈插入型，室性早搏连发 2 次，未见缺血型 ST-T 改变。本次为行进一步诊治收治入院。自发病来，患者胃纳可，精神可，睡眠可，二便无特殊，体重无明显变化。

既往史：否认高血压、糖尿病、甲状腺功能亢进症等疾病史。

个人史：否认吸烟、饮酒史；已婚已育，育有 1 子。

家族史：否认家族遗传病史。

体格检查：体温 36.7 ℃，脉搏 59 次 / 分，呼吸 12 次 / 分，血压 128/80mmHg，神志清楚，精神尚可，呼吸平稳，营养中等，表情自如，发育正常，自主体位，应答流畅，查体合作。颈软，气管居中，甲状腺未及肿大，胸廓无畸形，双肺叩诊清音，听诊呼吸音清。心前区无隆起，心界不大，心率 59 次 / 分，可闻及早搏。腹部平软，肝脾肋下未扪及，肝肾区无叩击痛，肠鸣音 4 次 / 分。四肢脊柱无畸形，活动自如，神经系统检查未见异常。

辅助检查：

血常规、肝肾功能、cTnT、CK-MB、甲状腺功能、电解质：未见异常。

NT-pro BNP：117 pg/ml。

入院常规心电图（图 31-3-3）：窦性心动过缓，频发室性早搏。

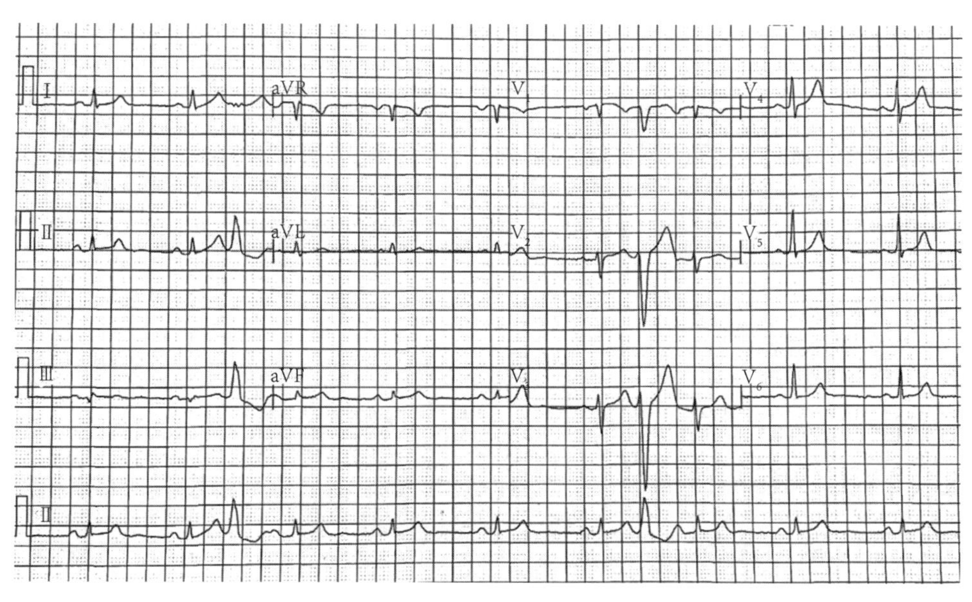

图 31-3-3 窦性心动过缓（心率 53 次 / 分），频发室性早搏

胸部 X 线片：双肺未见活动性病变 。

超声心动图：① 静息状态下超声心动图未见异常；② LVEF 60%。

诊断：频发室性早搏。

诊断依据：患者为中年女性，反复心悸胸闷，心电图证实频发室性早搏，诊断明确。

鉴别诊断：

（1）房性早搏：早搏为提前出现的 QRS 波群，若不伴有传导阻滞或差异性传导，其图形与窦性心搏一致，其后常有不完全代偿间期。若其前有 P 波，P-R 间期≥ 0.12 秒，形态与窦性 P 波不同，为房性早搏。该患者不符合上述心电图特点，可排除。

（2）房室交界性早搏：早搏发生时可无 P 波，

或 QRS 波群前后可见逆传 P 波，提早出现的 P' 在Ⅱ、Ⅲ、aVF 导联倒置，提示房室交界性早搏，早搏冲动逆行传至窦房结，发生不完全性代偿间歇，未逆传至窦房结不干扰窦房结自发除极，形成完全代偿间歇。该患者不符合上述心电图特点，可排除。

治疗方案：

（1）一般治疗，评估室性早搏的病因及评估心功能（该患者评估未见原发基础疾病，考虑特发性室性早搏）。

（2）导管消融治疗（该患者存在频发室性早搏相关的症状，药物治疗效果不佳，同时存在窦性心动过缓，经沟通后考虑手术治疗）。

（3）手术简要经过：常规消毒铺巾，1% 利多卡因局部麻醉，穿刺右股静脉，置长鞘管，送蓝把 Thermocool 标测消融导管至右心室流出道。在右心室流出道激动标测，在肺动脉瓣下前壁偏游离壁侧找到最早激动点，较体表心电图（ECG）的室性早搏 QRS 波群起点提前 20 毫秒，局部单极电图呈 rS 型。将导管送入肺动脉，头端反弯后在各肺动脉窦内及上方标测，结果在前窦中下部偏右处找到最早激动点，较体表心电图的室性早搏 QRS 波群起点提前 26 毫秒，局部单极电图呈 QS 型，起搏该部位十二导联 QRS 波群形态与室性早搏相似。在该处放电 3 秒后室性早搏消失，在该处及周边巩固放电 40 秒 ×5 次。消融后无室性早搏出现，放电结束后观察 30 分钟，其间静脉滴注异丙肾上腺素 2 次，心率上升 30% 后停用。心率上升及下降过程中均无室性早搏出现，手术成功。

讨论：

（1）室性早搏与室早性早搏性心肌病：近年来越来越多的研究表明，对于不伴有器质性心脏病的特发性室性早搏也可能致心功能恶化，射血分数降低，长期频发室性早搏可引起心肌病。发病机制可能与心室收缩的不同步性、室性早搏患者的联律间期缩短及室性早搏患者的期前收缩后增强相关。早搏负荷被认为是介导心肌病的独立危险因素。报道证实经过射频消融治疗后患者受损的心功能可逐渐恢复正常。无论“良性”或者“恶性”，对于负荷高的早搏都应定期随访。

（2）《2020 室性心律失常中国专家共识》室性早搏的诊治流程图：见图 31-3-4。

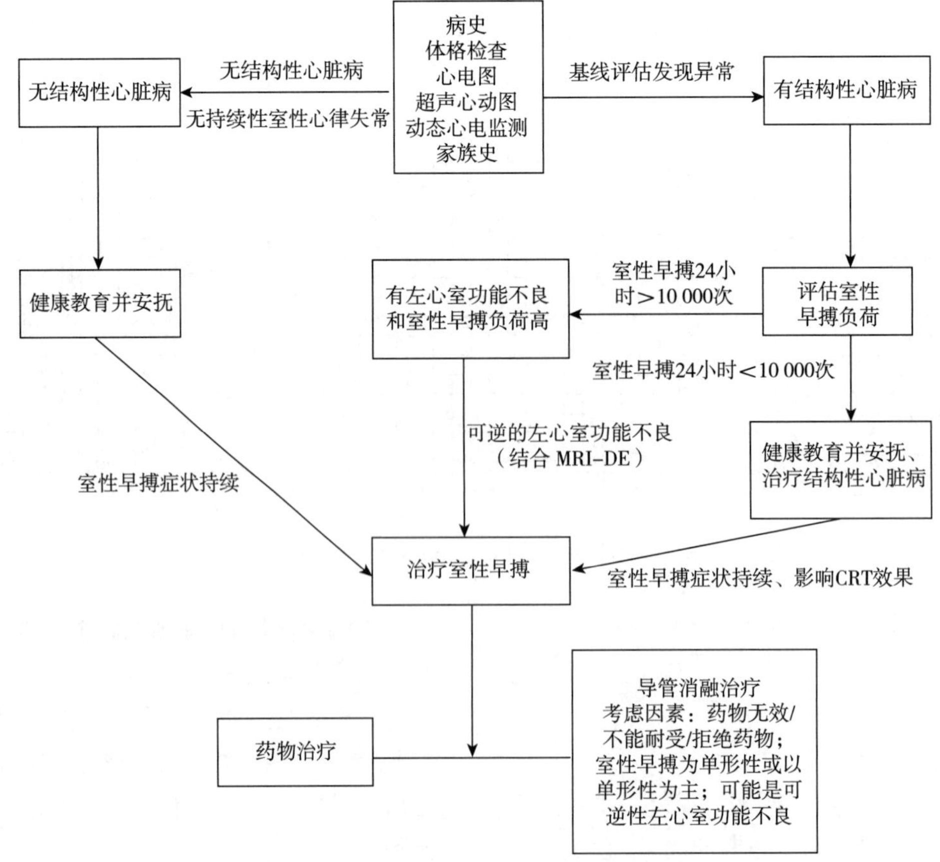

图 31-3-4　《2020 室性心律失常中国专家共识》室性早搏的诊治流程图

CRT. 心脏再同步治疗；MRI-DE. 延迟增强磁共振成像检查

第四节 室上性心动过速

室上性心动过速（supraventricular tachycardia，SVT）是临床常见的心律失常之一，传统定义指心动过速起源于房室束分支以上部位。随着心脏电生理研究进展，发现其折返途径不局限于房室交界区以上部位，还涉及心房、房室交界区、房室束、房室旁路、心室等部位。

目前广义的室上性心动过速定义为起源和传导途径不局限于心室内的心动过速，包括窦房结折返性心动过速、房性心动过速、房室结折返性心动过速、房室折返性心动过速、心房扑动、心房颤动及其他特殊旁道参与的折返性心动过速。狭义的阵发性室上性心动过速特指房室结折返性心动过速和房室折返性心动过速。本节主要讨论房性心动过速、非阵发性房室交界性心动过速、房室结折返性心动过速和房室折返性心动过速，余广义的室上性心动过速请参考其他相关章节（本章第二节窦性心律失常、第六节心房扑动、第七节心房颤动）。

一、房性心动过速

房性心动过速（atrial tachycardia）指心房参与的心动过速，根据发作时心电图特征及发生机制不同，分为自律性房性心动过速、折返性房性心动过速及多源性房性心动过速。

（一）自律性房性心动过速

1. *病因及发病机制* 自律性房性心动过速的发生机制与异位心房肌的自律性增强相关（自发性4相舒张期除极速率加快），可为单个病灶或多病灶起源，常见的病因及诱因包括心肌梗死、心肌病、慢性肺部疾病、急性感染、心功能不全、代谢紊乱、饮酒、药物（如洋地黄中毒）等。

2. *临床表现* 心动过速可短暂发作，也可持续发作或反复发作，症状可为心悸、胸闷、胸痛、气短，很少出现晕厥或先兆晕厥。长期持续发作可引起心动过速性心肌病。

3. *诊断*

（1）心电图特征：①心房频率一般为120～180次/分；②P′波出现在QRS波群之前，RP′/P′R＞1；③心动过速P′波形态与窦性P波不同；④心动过速起始的P′波与心动过速期间的P′波形态相同；⑤常伴有二度房室传导阻滞（Ⅰ型或Ⅱ型），但心动过速频率不变。

（2）电生理检查特点：①心房内激动顺序与窦性心律不同；②心房程序刺激不能诱发、拖带或终止心动过速，迷走神经刺激不能终止房性心动过速；③心房率变化较大，发作初始有频率逐渐加快的“温醒现象”，发作终止时心动过速的频率逐渐减慢；④电生理检查好发部位常见界嵴、三尖瓣环、二尖瓣环、肺静脉等。

4. *治疗* 包括病因治疗、药物治疗和导管射频消融治疗。

（1）病因治疗：积极寻找自律性房性心动过速发作病因，如洋地黄过量引起，需立即停用洋地黄，治疗心肌梗死，控制急性感染，改善心功能不全，戒酒，维持电解质平衡，预防高钾血症或低钾血症等。

（2）药物治疗：目前研究对药物治疗的肯定有效数据不多，常用的药物包括β受体阻滞剂和钙通道阻滞剂，可用于控制心室率及终止心动过速发作，若无法转复窦性心律，可考虑Ⅰa、Ⅰc及Ⅲ类抗心律失常药物，通过延长不应期或抑制自律性达到治疗目的。长期治疗的药物研究资料有限，可考虑β受体阻滞剂和钙通道阻滞剂，治疗无效时可考虑伊伐布雷定联用β受体阻滞剂，胺碘酮因其长期服用的不良反应而限制了其临床应用。电复律在血流动力学障碍时可有效终止心动过速，但自律性房性心动过速可反复启动发作，电复律不作为常规治疗手段。

（3）导管射频消融治疗：对于药物治疗不佳的患者，可考虑射频消融治疗，根据《2019年ESC/AEPC指南：室上性心动过速患者的管理》推荐，导管消融术用于反复发作的自律性房性心动过速，特别是无休止发作或引起了心动过速性肌病的患者。导管消融的成功率达75%～100%。

（二）折返性房性心动过速

1. *病因及发病机制* 折返性房性心动过速可发生于心房内任何位置，可见于外科手术瘢痕周围或心房切开术后，如先天性心脏病手术的心房缝线、补片及心房损伤，构成复杂基质，造成心房肌不应期和激动传导速度的变化。此外也可见于解剖结构缺陷及未进行外科干预治疗的患者，大部分由于心房肌纤维化而在右心房游离壁的"电沉默"区域附近维持。

2. 临床表现　心动过速可阵发性发作或持续发作，频率通常较快，多为 120 ～ 240 次 / 分，患者症状多与心动过速发作相关，可有心悸、胸闷、乏力症状。

3. 诊断　折返性房性心动过速多见于器质性心脏病或外科心脏术后患者，心电图表现为 P 波形态与窦性 P 波不同，P-R 间期随心动过速频率变化而变化，房室传导阻滞不影响心动过速。电生理检查可见心房激动顺序与窦性搏动顺序不同，心房程序刺激可诱发或终止心动过速，刺激迷走神经或静脉注射腺苷不能终止心动过速，但可产生传导阻滞。

4. 治疗　症状性反复发作心动过速的患者建议采取导管射频消融治疗，三维标测系统及高密度标测技术使折返性房性心动过速的手术成功率大大提高，可达 90% 以上。

（三）多源性房性心动过速

1. 病因及发病机制　多源性房性心动过速（multifocal atrial tachycardia）又称紊乱性房性心动过速，多见于伴有基础疾病的患者，如慢性阻塞性肺疾病、肺动脉高压、瓣膜性心脏病、冠心病患者，也可见于洋地黄中毒、低钾血症、低镁血症、使用茶碱治疗的患者。1 岁以下的健康婴儿也可发生，无潜在心脏病的多预后良好。发生机制主要为触发活动。

2. 临床表现　常见症状为心悸、胸闷、心脏停搏感、乏力等，缺乏特异性表现。

3. 诊断　心电图可见 3 种或 3 种以上的 P 波形态，心房率＞ 100 次 / 分，P 波之间存在明显的等电位线，P-R 间期多不规则，可伴房室传导阻滞，长期发作易诱发心房颤动（图 31-4-1）。

4. 治疗　治疗的根本是管理基础疾病，电复律或导管消融治疗效果不佳。根据《2019 年 ESC/AEPC 指南：室上性心动过速患者的管理》推荐，急诊治疗，首先针对基础疾病的病因治疗（Ⅰ,C），药物考虑静脉注射 β 受体阻滞剂或静脉注射非二氢吡啶类钙通道阻滞剂，如维拉帕米或地尔硫䓬（Ⅱa，B）；长期治疗，对于反复发作的症状性多源性房性心动过速患者，应考虑使用选择性 β 受体阻滞剂（Ⅱa，B），无射血分数降低的可考虑口服维拉帕米或地尔硫䓬（Ⅱa，B），对于药物治疗无效的反复发作的多源性房性心动过速伴左心室功能不全的患者，可考虑房室结消融联合起搏器治疗（首选双心室起搏或房室束起搏）（Ⅱa，C）。

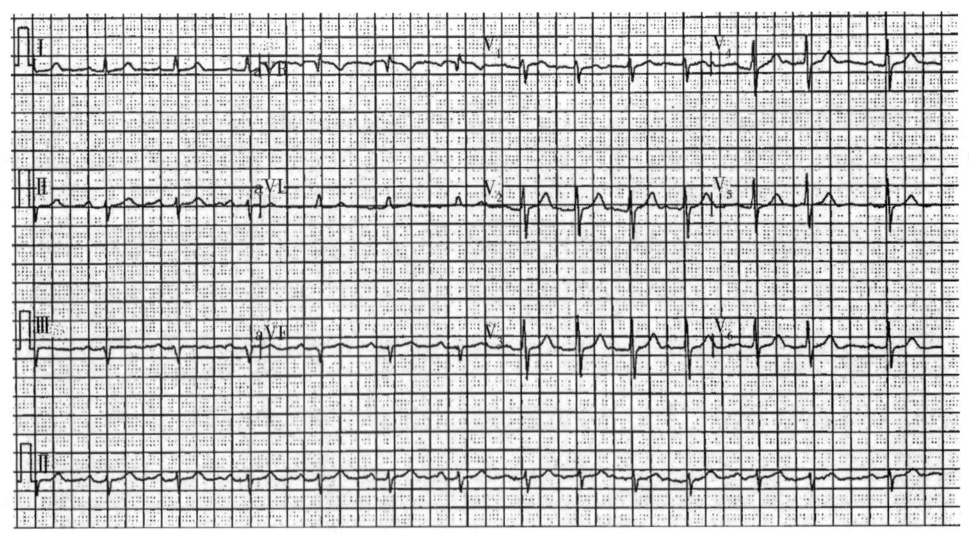

图 31-4-1　窦性心律；短阵房性心动过速；QRS 电轴左偏

二、非阵发性房室交界性心动过速

非阵发性房室交界性心动过速又称交界性异位性心动过速或局灶性交界性心动过速，是不常见的心律失常。

（一）病因及发病机制

常见的病因包括急性心肌梗死、洋地黄中毒、心肌炎、心脏外科手术后、慢性阻塞性肺疾病、低钾血症等，儿童和成人均可发病，其也可见于心脏结构无异常的患者。发生机制为房室交界区或房室束近端的自律性增高或触发活动。

（二）临床表现

患者的临床表现与基础疾病的轻重和心动过速的频率相关，可有心悸、胸闷、胸痛、乏力等症状，长期持续性发作可能会引起心动过速性心肌病。

（三）诊断

心电图表现（图 31-4-2）为窄 QRS 波群心动过速，形态与窦性心律相同，发作特点为逐渐加快和终止的交界性心律，频率为 70 ～ 130 次 / 分，R-P 间期非固定不变，迷走神经张力增高可减慢心率。

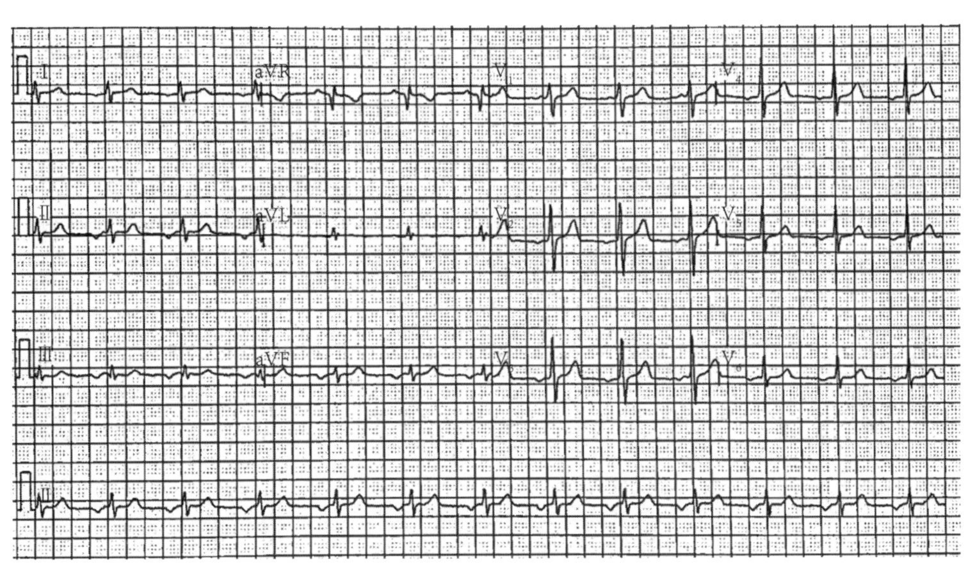

图 31-4-2 非阵发性房室交界性心动过速

（四）治疗

基础治疗包括病因治疗，如纠正洋地黄中毒、纠正低钾血症、改善心肌缺血等，急性发作期可选用普萘洛尔、普鲁卡因胺、维拉帕米或氟卡尼治疗，胺碘酮可用于心脏手术后诱发非阵发性房室交界性心动过速的治疗。慢性期药物治疗可选择普萘洛尔，在没有缺血性或结构性心脏疾病的情况下，可选用普罗帕酮治疗。导管射频消融靶点为逆行性心房激动的最早位点，手术成功率较房室结折返性心动过速低，房室传导阻滞风险较高（5% ～ 10%），不作为主要治疗手段。

三、房室结折返性心动过速

房室结折返性心动过速（atrioventricular nodal reentry tachycardia，AVNRT）是阵发性室上性心动过速最常见的类型，不同性别及年龄均可发生，其中女性多见。

（一）病因和发病机制

AVNRT 指发生于房室结区域的折返，患者通常无器质性心脏病，房室结位于 Koch 三角的前上角心内膜深面，1956 年 Moe 等证实了房室结可能存在功能性双径路，即一条传导速度较慢、不应期较短的慢径路和另一条传导速度较快、不应期较长的快径路，正常情况下，心房激动沿两条径路同时下传，因快径路传导速度快，沿快径路下传的激动会先抵达房室束，而沿慢径路下传的激动会进入房室束的不应期而传导受阻。当一个期前刺激落在快径路的不应期时，激动会从慢径路向前传导抵达房室束，并通过快径路的远端结合点逆向传回快径路（此时快径路从不应期恢复）并激动心房，构成折返而诱发心动过速。

随着解剖学和心脏电生理学的不断发展，目前认为房室结前上部有一组纤维与心房肌连接构成快径路，位于房室结后下部有一组纤维与冠状窦口相连构成慢径路，后下部延伸进一步分为右侧后延伸和左侧后延伸，右侧后延伸位于三尖瓣环和冠状窦口之间，左侧后延伸始于 Todaro 腱，沿房间隔下行到冠状静脉窦近段的上方二尖瓣环附近，以上构成了房室结双径路的解剖基础。右侧后延伸在解剖上较左侧后延伸更长，有更明显的递减传导特征和更长的传导时间，是大多数 AVNRT 功能和解剖上的主要发病基质，少部分患者也可有左侧后延伸的参与构成折返。典型的 AVNRT 发生机制为经典房室结慢径路（右侧后延伸）前传，房室结快径路逆传，称为慢快型 AVNRT，占 AVNRT 的 90%；非典型的 AVNRT 包括经房室结快径路前传，慢径路逆传的快慢型 AVNRT 及经右侧后延伸前传，非经典慢径路（左侧后延伸）逆传的慢慢型 AVNRT。

（二）临床表现

心动过速的发作呈突发和突止表现，心律一般规则，心动过速发作时频率多为 130 ～ 250 次 / 分，可短暂、间歇或持续发生。情绪激动或体位改变可诱发本病，也可在无明显诱因下发作（如休息时突然发作）。无器质性心脏病的患者发作时可仅有心悸症状，合并器质性心脏病的患者可出现胸闷、胸痛、乏力、头晕、气短等症状，发作频率快且时间较长者可诱发心力衰竭、严重心绞痛、晕厥甚至猝死。研究显示，AVNRT 的发作可在年轻时发病或在 40 ～ 50 岁较晚年龄起病（双峰现象），症状轻微、发作短暂和不常发作的患者约 50% 在未来 13 年内可能无症状，另外部分 AVNRT 会诱导心房颤动发作，导管射频消融治疗可消除心房颤动。

（三）诊断

1. 心电图特点（图 31-4-3）

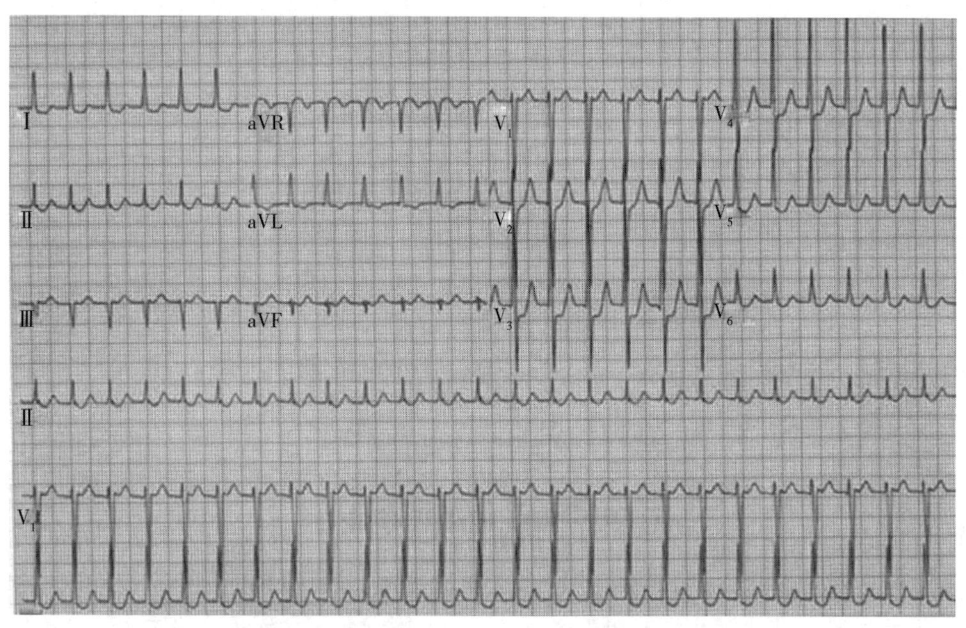

图 31-4-3　阵发性室上性心动过速

（1）慢 - 快型 AVNRT：①心动过速突发突止，心动过速的频率为 130 ～ 250 次 / 分，成人多为 180 ～ 200 次 / 分，少见频率低至 100 ～ 120 次 / 分。②心动过速常由房性或交界性早搏诱发，诱发的早搏 P-R 间期延长。③心动过速发作时，逆行 P’波可位于 QRS 波群起始部、中部或终末部，融合于 QRS 波群中时 P’波无法辨认，提示折返激动的前传和逆传速度相同，心房和心室几乎同时除极；P’波位于 QRS 波群之后提示心室除极先于心房，R-P’≤ 70 毫秒，R-P’＜ P’-R，与窦性心律相比，Ⅱ、Ⅲ、aVF 导联可出现假性 s 波，V_1 导联可出现 r’波。④ QRS 波群多数正常，伴有功能性束支传导阻滞时可出现宽 QRS 波群心动过速（右束支阻滞或左束支阻滞图形），但房室束和心室不参与折返环，故心动过速的频率不变；⑤刺激迷走神经或期前刺激可终止心动过速。

（2）快 - 慢型 AVNRT：①心动过速时逆行 P’波出现在 QRS 波群之后，可与 T 波融合或在 T 波之后，R-P’＞ P’-R；② P’波在Ⅱ、Ⅲ、aVF 导联倒置，在 V_1 导联直立；③心动过速常呈无休止发作，可被期前刺激或兴奋迷走神经终止，药物治疗效果不佳。

（3）慢 - 慢型 AVNRT：①心动过速时逆行 P’波出现在 QRS 波群之后，位于 ST 段内；

② R-P’ ≤ P’-R，但 R-P’ ＞ 70 毫秒；③心动过速通常频率较慢。

2. 电生理检查特点

（1）慢 - 快型 AVNRT：①心房或心室刺激可以诱发或终止心动过速，心房和（或）心室扫描可发现心房 - 房室束间期（A-H 或 H-A）时间出现跳跃式延长（＞ 50 毫秒），一般跳跃在 70 ～ 130 毫秒，少见跳跃达 200 毫秒以上；② A-H 或 H-A 跳跃延长后出现心动过速；③心动过速发作时房室束电图可见 V、A 波融合或叠加，V-A 间期＜ 70 毫秒，A-H 间期＞ 180 毫秒，A-H/H-A 比值＞ 1；④心动过速时发放 RS2 刺激，在房室束不应期内不能激动心房，在脱离房室束不应期后可逆向激动心房，激动顺序与 AVNRT 时相同；⑤少数情况下可出现房室关系呈 2 ∶ 1 传导、文氏传导和房室分离现象，多为一过性发生。

（2）快 - 慢型 AVNRT：①冠状窦口水平逆传房波最早，部分患者可出现室房传导的跳跃现象；②心动过速时 A-H 间期＜ 200 毫秒，且 A-H/H-A 比值＜ 1；③心动过速时发放 RS2 刺激，在房室束不应期内不能激动心房，在脱离房室束不应期后可逆向激动心房，激动顺序与 AVNRT 时相同。

（3）慢 - 慢型 AVNRT：①心房扫描 AH 可出现一次以上跳跃现象，提示有多条慢径路存在；②最早的逆行心房激动通常在冠状窦口；③心动过速发生时 A-H 间期＞ 200 毫秒，V-A 间期＞ 60 毫秒，且 A-H/H-A 比值＞ 1。

（四）治疗

1. 急性发作期的治疗（图 31-4-4）

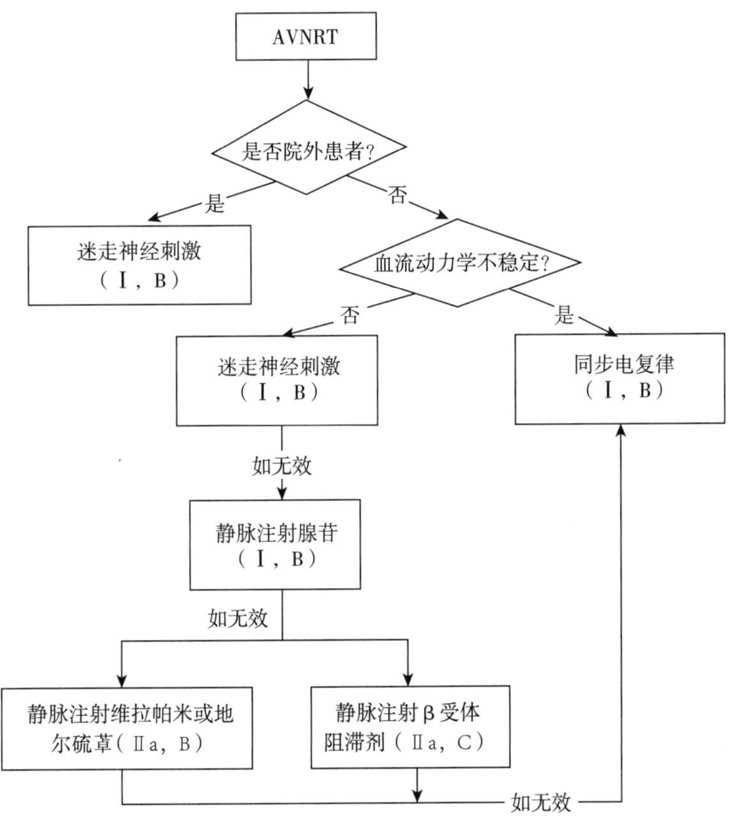

图 31-4-4 AVNRT 急性期治疗流程

（1）针对病因及诱因的治疗：对可发现的病因或诱因进行控制，如纠正充血性心力衰竭、心肌缺血、低氧状态、药物过量、电解质紊乱等情况；对于没有诱因的患者，可让患者安静、休息或给予吸氧，部分患者可自行恢复窦性心律。

（2）刺激迷走神经：患者血流动力学稳定的情况下，可采用物理方法刺激迷走神经，达到终止心动过速发作的目的，如用压舌板刺激咽喉引起呕吐反射、咳嗽、潜水反射、Valsalva 动作或改良 Valsalva 动作等。Valsalva 动作指让患者深吸气后屏气再用力呼气动作，而改良的 Valsalva 动作指让患者半卧位（45°）或坐直，吹气或使用

10ml 注射器吹气 15 秒，再立即平卧并抬高双腿（45°～90°）15 秒后回到半卧位或坐位姿势。研究显示，改良的 Valsalva 动作较传统方法可有效提高室上性心动过速的复律成功率（分别为 43% *vs* 17%）。另外在医务人员的帮助下还可以通过按摩颈动脉窦刺激迷走神经，注意单侧按摩，切忌两侧同时按摩。

（3）药物治疗：包括腺苷、钙通道阻滞剂、β受体阻滞剂及Ⅰa、Ⅰc、Ⅲ类抗心律失常药物等。

1）腺苷及三磷酸腺苷（ATP）：刺激迷走神经无效时推荐使用腺苷治疗，药物剂量为 6～18mg，快速静脉推注，国内多使用三磷酸腺苷，常用剂量为 5～10mg，迅速静脉推注，一次用量一般不超过 20mg。腺苷及三磷酸腺苷起效快、消除快，对窦房结及房室结内折返有很强的抑制作用，有效率达 90% 以上，使用时应注意心动过速终止后出现的一过性缓慢性心律失常，本身存在房室传导阻滞、病窦综合征及支气管哮喘的患者禁用。

2）钙通道阻滞剂：如刺激迷走神经和使用腺苷无效，可考虑静脉注射维拉帕米或地尔硫䓬，维拉帕米常用剂量为 5mg，稀释后缓慢静脉注射，无效时隔 10 分钟可再次给药，地尔硫䓬按 0.25～0.35mg/kg 体重静脉注射，存在低血压或射血分数降低的心力衰竭患者禁忌静脉注射维拉帕米和地尔硫䓬。

3）β受体阻滞剂：刺激迷走神经和使用腺苷无效时，也可考虑静脉注射β受体阻滞剂（艾司洛尔或美托洛尔）治疗，β受体阻滞剂禁用于失代偿心力衰竭、支气管哮喘的患者。

4）Ⅰa、Ⅰc、Ⅲ类抗心律失常药物：Ⅰc 类药物普罗帕酮对房室结和旁道均有抑制作用，患者耐受性好，国内目前作为阵发性室上性心动过速复律的一线药物，常用剂量为 35～70mg，稀释后缓慢静脉注射，心动过速终止后停药，如无效可间隔 10～20 分钟重复给药，使用时注意低血压及心动过缓，严重心功能不全、严重低血压、传导阻滞、哮喘、严重慢性阻塞性肺疾病患者禁用。其他药物如胺碘酮、索他洛尔、普鲁卡因胺等也可终止心动过速，在常规用药有禁忌时可考虑使用。

（4）电复律治疗：对于出现血流动力学不稳定的患者及严重心绞痛、心力衰竭加重等情况，建议同步直流电复律治疗，能量选择 10～50 J，若无法终止心动过速，则可选择更高能量。

（5）其他方法：不适用于药物治疗或电复律的患者，还可选择食管心房起搏或经静脉心房、心室起搏治疗，可有效终止心动过速。

2. *慢性期治疗*　患者是否需要长期治疗与阵发性室上性心动过速发作的频次及严重程度相关，对于有症状、反复发作的 AVNRT 患者，推荐行导管消融治疗；对于无射血分数降低的心力衰竭患者，如果无意愿或不能导管消融治疗，应考虑服用地尔硫䓬、维拉帕米或β受体阻滞剂治疗；对于症状轻微和短暂、偶尔发作心动过速的患者，可以定期随访，无须消融或长期药物治疗。

3. *经导管消融治疗*　经历了消融阻断房室结到房室结改良、从直流电变为射频消融、从快径路改良到慢径路消融的 3 次飞跃。目前采用解剖学和标测法相结合的方法，从右或左间隔侧消融位于 Koch 三角区的下半部分的慢径路。经导管消融具有成功率高（成功率 97% 以上）、安全性好（既往报道房室传导阻滞的风险＜1%，在有经验的中心通过向结下延伸和以冠状窦顶部为消融靶点，避开中间隔，几乎没有房室传导阻滞的风险）、复发率低（复发率为 1.3%～4%）等优点，对于典型的和非典型的 AVNRT 均有效，是目前有症状的患者的首选治疗手段，可以显著改善生活质量和降低成本。成人先天性心脏病患者的经导管消融治疗成功率较普通患者有所降低（82%），发生心脏阻滞的风险有所升高（14%）。

四、房室折返性心动过速

房室折返性心动过速（atrioventricular reentry tachycardia，AVRT）是指由房室旁道、心房、心室及正常房室传导系统一起参与折返的室上性心动过速。

（一）病因和发病机制

正常的房室传导途径为房室结，除此之外还有一些由普通工作心肌纤维组成的肌束，绕过生理传导系统，直接连接心房和心室心肌，构成房室旁道。房室旁道的形成与房室瓣环的胚胎发育不完全相关（心房和心室没有完全分离），房室旁道可见于房室纤维环周围的任何部位，最常见的是沿二尖瓣或三尖瓣环连接心房和心室的旁道，左侧游离壁旁道约占60%，沿二尖瓣或三尖瓣环间隔插入的旁道约占25%，右侧游离壁旁道约占15%。

旁道通常表现为快速的非递减性传导，小部分旁道（8%）表现为递减性传导，即随着起搏频率增快而传导时间进行性延长。旁道根据传导方向分为顺向传导和逆向传导，单纯存在顺向传导的旁道≤10%，顺向传导在窦性心律状态下表现为显性旁道，心室预激明显；单纯存在逆向传导的旁道≤50%，又称隐匿性旁道，多数旁道同时存在顺向传导及逆向传导。旁道与房室结-希浦系统构成解剖学上的折返环路，引起AVRT，根据心动过速发作沿房室结-希浦系统顺向或逆向传导分为顺向型和逆向型AVRT，顺向型AVRT占AVRT的90%以上，占所有持续性SVT的20%～30%，罕见情况下折返环路由两条旁道组成。

（二）临床表现

心动过速的发作呈突发、突止表现，患者自觉突发心悸、心搏增快，可伴有胸闷、头晕、出汗等症状，严重者可出现心绞痛甚至晕厥。心动过速频率过快、持续发作及合并器质性心脏病的患者可出现呼吸困难、下肢水肿等心功能不全表现。

（三）心电图诊断

1. 顺向型AVRT　①心动过速的频率通常大于150次/分，多不超过220次/分；②心动过速发作时QRS波群的形态和时限在正常范围，伴有功能性束支传导阻滞或窦性心律下存在束支传导阻滞时可呈宽QRS波群心动过速；③逆行P'波出现在QRS波群之后，R-P'间期＞70毫秒。

2. 逆向型AVRT　①心动过速的频率通常大于200次/分；②呈宽QRS波群形态，起始部可见δ波；③P波不易辨认，常出现继发性ST-T改变。

（四）治疗

1. 急性发作期的治疗（图31-4-5）　血流动力学稳定的患者可先刺激迷走神经，方法同房室结折返性心动过速，同时对诱因进行纠正，如心肌缺血、低氧状态、电解质紊乱等。如刺激迷走神经无效，则可考虑药物治疗，药物治疗主要针对阻断折返环路的一个组成部分，对于顺向型AVRT主要选择作用于房室结的药物，首先推荐使用腺苷治疗（6～18mg静脉注射），其次可考虑β受体阻滞剂（艾司洛尔或美托洛尔）、地尔硫䓬、维拉帕米或伊曲帕米治疗，对于逆向型AVRT主要选择作用于旁道的药物，单纯抑制房室结传导的药物对逆向型AVRT的治疗作用差甚至有害，因为多数抑制房室结的药物抑制其逆向传导的作用弱于抑制其前向传导，同时逆向型AVRT可为多旁道折返（房室结不参与心动过速），Ⅰa、Ⅰc、Ⅲ类抗心律失常药物可抑制房室旁道的传导，如选用伊布利特、普鲁卡因胺、普罗帕酮或氟卡尼治疗，在药物难治性逆向型AVRT中，也可考虑使用胺碘酮。

逆向型AVRT较顺向型AVRT更容易出现血流动力学不稳定的情况，当患者出现心动过速引起血压明显下降、严重心绞痛、心力衰竭加重等情况，或药物无法复律及控制心动过速时，建议同步直流电复律治疗。

2. 慢性期治疗　对于有症状反复发作的AVRT患者，推荐行导管消融治疗；对于窦性心律下无预激表现的患者，如果不愿意或不能行导管消融治疗，可考虑使用β受体阻滞剂或非二氢吡啶类钙通道阻滞剂治疗（无射血分数降低的心力衰竭患者可使用维拉帕米或地尔硫䓬）；对于无缺血性或结构性心脏病的AVRT患者，如不愿意或不能行消融，可以考虑应用普罗帕酮或氟卡尼治疗。

3. 经导管消融治疗　是有症状反复发作AVRT或预激伴心房颤动患者的首选治疗方法，对于无症状和偶尔发作心动过速的患者，治疗决策应权衡消融的侵入性与长期药物治疗的总体风险和获益。旁道消融的成功率约为95%，复发率约为5%，间隔旁道消融的主要并发症包括心脏压塞（0.13%～1.1%）和完全性房室传导阻滞（0.17%～2.7%）。

五、典型个案分析

患者，女性，28岁，公司职员，因“阵发性心悸10年，加重1个月”入院。

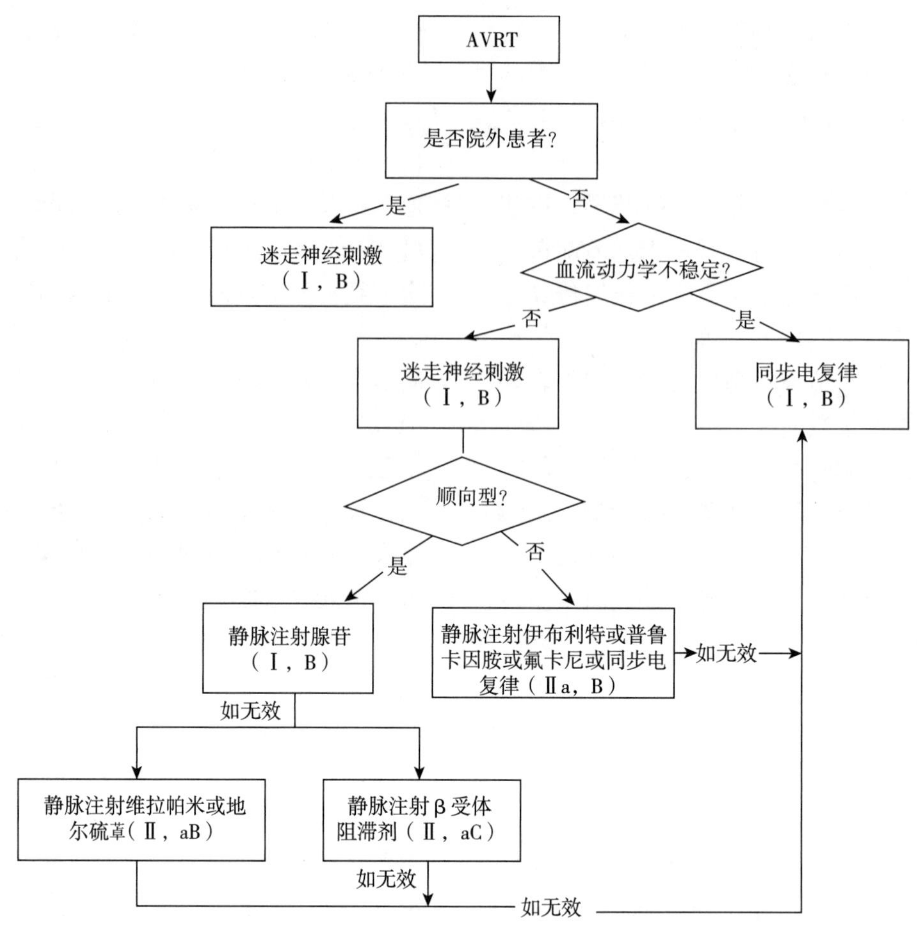

图 31-4-5 AVRT 急性期处理流程

现病史：患者10年前开始无明显诱因出现阵发性心悸，呈突发、突止表现，伴气促、四肢乏力，每次发作持续数秒自行缓解，发作频率为1～2次/年，否认头晕、头痛、黑矇、晕厥、胸闷、胸痛等症状，未予以重视及诊治。1个月前患者再次出现上述症状，持续1小时未缓解，遂至急诊科就诊，心电图示阵发性室上性心动过速（心率164次/分），给予普罗帕酮70mg静脉注射后转复窦性心律，复查心电图未见异常。现为行进一步诊治收住笔者所在科室。患病以来，精神、睡眠、胃纳可，二便如常，否认近期体重明显改变。

既往史：否认高血压、糖尿病等慢性病史。

个人史：否认吸烟、饮酒史，已婚，未生育子女。

家族史：否认家族遗传病史。

体格检查：体温37.1℃，脉搏86次/分，呼吸18次/分，血压104/66mmHg，神志清楚，精神尚可，呼吸平稳，营养中等，表情自如，发育正常，自主体位，应答流畅，查体合作。颈软，气管居中，甲状腺未触及肿大，胸廓无畸形，双肺叩诊清音，听诊呼吸音清。心前区无隆起，心界不大，心率86次/分，律齐，未闻及杂音。腹部平软，肝脾肋下未扪及，肝肾区无叩击痛，肠鸣音4次/分。四肢脊柱无畸形，活动自如，神经系统检查未见异常。

辅助检查：

血常规、肝肾功能、cTnT、CK-MB、NT-proBNP、甲状腺功能、电解质：未见异常。

常规心电图：正常心电图。

胸部X线片：双肺未见实质性病变。

超声心动图：未见异常。

诊断：阵发性室上性心动过速。

诊断依据：患者为年轻女性，临床表现为发作性心悸伴气促、四肢乏力，外院发作时心电图提示阵发性室上性心动过速，诊断明确。

鉴别诊断：

（1）室性心动过速：该病可发生于各种器质性心脏病患者；心电图可表现为连续的室性早搏出现，QRS波群形态宽大畸形，时限＞0.12秒，ST-T方向与主波方向相反，心室率通常为100～250次/分，心律规则，可有室性融合波和心室夺获。该患者心电图不符合上述特征，可排除。

（2）房性心动过速：该病患者常有器质性心脏病病史，发作时多无血流动力学改变，心电图显示非窦性P波（窦性P波Ⅰ、Ⅱ、$V_4 \sim V_6$导联直立，aVR导联倒置），且P波和QRS波群关系固定。该患者心电图不符合上述特征，可排除。

（3）窦性心动过速：该病多为生理性心动过速，有发热、运动等诱因，P波存在，P-R间期无异常。该患者心电图不符合上述特征，可排除。

治疗方案：

（1）该患者阵发性室上性心动过速（PSVT）发作时有症状，且反复发作，推荐行导管消融治疗。

（2）手术简要经过：患者取平卧位，常规消毒后铺巾，1%利多卡因局部麻醉后分别穿刺左锁骨下静脉及左股静脉、右股静脉，分别置入6F鞘后送10极导管于冠状静脉窦，一根4极导管于高位右心房和另一根4极导管于三尖瓣环记录房室束。心室刺激见V-A’无逆传（从房室束传导），心房刺激和扫描直接诱发心动过速，心房扫描见A-H跳跃180毫秒，诱发心动过速，发作时房室束在前，向心性传导，且V-A’最早为冠状静脉窦电极（CS09），证实为房室结折返性心动过速。撤出高位右心房导管，更换右股静脉为8F鞘，送大头消融导管于右心房，在C3-V6系统下重建三尖瓣环，记录房室束后，沿三尖瓣环窦口附近标测，采用下位法和后位法结合理想靶点放电，在理想靶点处放电，见交界性心律和窦性心律交替，最后稳定于窦性心律，巩固放电120秒后重复心房刺激和心房扫描，无A-H跳跃，无V-A’逆传、无室上性心动过速。反复心房刺激及扫描和心室刺激均不能诱发心动过速，无A-H跳跃，无室房逆传，无预激波。加用异丙肾上腺素静脉滴注后进行电生理检查，无心动过速，无A-H跳跃，无预激波，无室房逆传，观察20分钟后再次进行电生理检查，显示无A-H跳跃、无室上性心动过速，手术成功。电生理诊断：房室结双径路，房室结折返性心动过速。

讨论：窄QRS波群心动过速的鉴别诊断见图31-4-6。

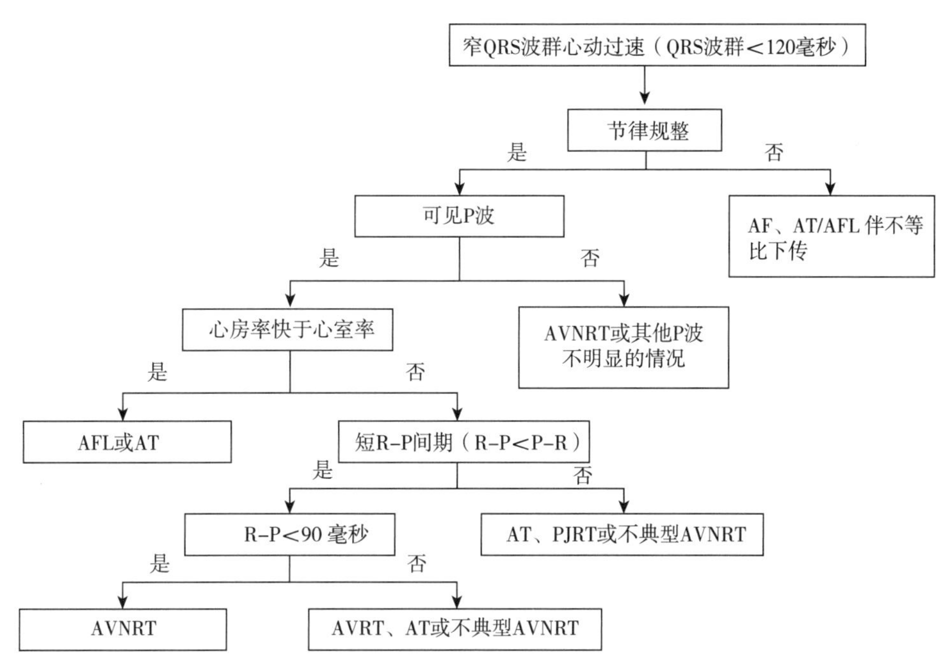

图31-4-6 窄QRS波群心动过速的鉴别诊断

AF. 心房颤动；AT. 房性心动过速；AFL. 心房扑动；AVNRT. 房室结折返性心动过速；PJRT. 持续性反复性交界区心动过速；AVRT. 房室折返性心动过速

第五节 预激综合征

预激综合征（preexcitation syndrome）是指当窦房结或心房激动向下传导时可通过旁道（除了正常房室传导系统之外，存在于心房和心室肌之间残存的附加肌束）使部分或全部心室肌提前发生激动，引起一系列异常心电表现和（或）伴发多种快速性心律失常为特征的综合征。根据旁路解剖位置的差异和电生理特征不同，预激综合征主要分为经典的预激综合征（WPW 综合征），短 P-R 间期综合征（LGL 综合征）及特殊类型的预激综合征。其中 WPW 综合征为临床最常见的预激综合征。

一、WPW 综合征

WPW 综合征（Wolf-Parkinson-White syndrome）最早由 Wolf、Parkinson 和 White 在 1930 年提出，他们将一类具有特殊心电图表现和临床上出现心动过速为特征相结合，作为一个完整的综合征报道，此后该类型的预激综合征又称 WPW 综合征。

（一）病因和发病机制

正常人心房与心室之间的传导系统由房室结 - 房室束 - 浦肯野纤维系统组成，而预激综合征的患者除了有（或无）上述系统外，在心房和心室间还存在附加的传导束（旁道），其为胚胎发育过程中房室环发育不全所致。WPW 综合征的旁道起源于近房室环的心房侧，以肌束形式穿过房室沟，末端连接心室的工作细胞。根据房室旁道的位置将其分为游离壁旁道和间隔旁道，游离壁旁道位于左右房室环的游离壁侧，间隔旁道位于间隔区，进一步分为前、中和后间隔旁道。前间隔旁道可位于房室束旁，消融靶点图可记录到房室束电位；中间隔旁道位于房室束以下和冠状静脉窦口以上，是真正意义上的间隔旁道；后间隔旁道指位于冠状静脉窦口附近及其后方的三角形区域，包括左右后间隔和冠状静脉窦口内、心中静脉和冠状静脉窦憩室内的旁道，通常不超过冠状静脉窦口的上缘。

预激综合征的患病率为 0.1% ～ 0.3%，男性多于女性，各年龄组均有发病，但发病率随年龄增长而降低。旁道大多见于无器质性心脏病的患者，也可见于器质性心脏病，其中先天性三尖瓣下移畸形（Ebstein 畸形）是最常见的病因，Ebstein 畸形患者中 WPW 综合征的发生率达 5% ～ 25%，均为右侧房室旁道（B 型预激综合征）。大动脉转位、二尖瓣脱垂等疾病发生预激综合征的风险也高于正常人。

（二）临床表现

阵发性心悸为预激综合征最常见的临床表现，特点为突然开始和突然终止的规律性心动过速，心率多为 150 ～ 250 次 / 分，主要由房室折返机制所致。心动过速持续时间可为数秒至数小时甚至数日。发作时患者可有心悸、胸闷、头晕、乏力、气短等症状。对于发作时间较长或合并器质性心脏病的患者，特别是老年患者，可因心动过速心排量下降出现心功能不全症状，表现为呼吸困难、血压下降或下肢水肿。部分患者长程频繁的发作可使心脏扩大，演变为心动过速性心肌病。预激综合征并发快速性心律失常（如合并心房颤动、心房扑动）可引起脑供血不足，患者可出现黑矇甚至晕厥，心动过速突然终止伴长间歇（> 3 秒）也可引起晕厥，若上述病情不能及时控制，患者可能会发生猝死。

（三）诊断

1. 窦性心律下的心电图特点　WPW 综合征的患者心房激动部分由旁道下传，心室中部分心肌出现提前激动，心电图上表现为短 P-R 间期、预激的 δ 波及宽大畸形的 QRS 波群。

典型心电图特征：① P-R 间期＜ 0.12 秒。② QRS 波群时限＞ 0.10 秒。③ QRS 波群起始部分粗钝（预激波），又称 δ 波。④ P-J 间期在正常范围，一般＞ 0.26 秒。⑤可出现继发性 ST-T 改变。⑥根据胸导联预激波及 QRS 波群主波方向不同，WPW 综合征可分为两型（A 型和 B 型），对旁道的定位有指导作用。A 型指预激波在胸前 V_1 ～ V_5 导联中都呈正向，QRS 波群以 R 波为主，提示旁道位于左房室间；B 型指预激波在 V_1 导联为负向，QRS 波群以 S 波为主，V_4 ～ V_6 导联的预激波正向及 QRS 波群以 R 波为主，提示旁道位于右房室间（图 31-5-1，图 31-5-2）。

其他心电图表现：①隐匿性预激综合征，指预激波较小或不存在，心电图特征不明显，由于旁道心房端距窦房结较远或旁道前向传导阻滞；②间歇性预激综合征，指预激波间歇出现，可能由于旁道不完全前向传导阻滞；③多旁道预激综合征，指具有 2 条或以上不同部位的旁道，心电图可记录到 2 种或以上不同的预激图形。

预激综合征有时易与束支传导阻滞混淆，需加以鉴别。预激综合征患者 P-R 间期多＜ 0.12 秒，预激波出现在 QRS 波群起始部，与传导阻滞时宽大畸形的 QRS 波群形态不同，预激综合征可有心动过速发作，而传导阻滞多无。

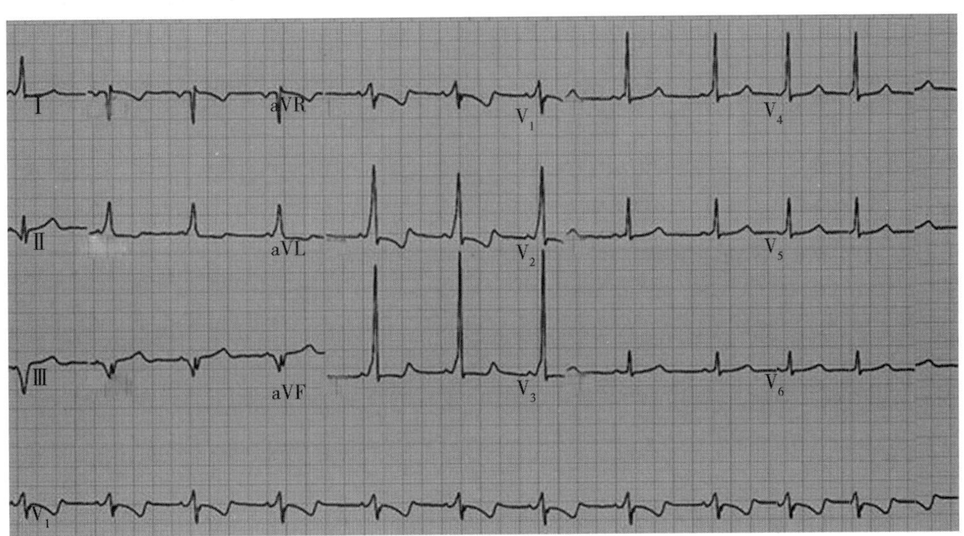

图 31-5-1 WPW 综合征（A 型）

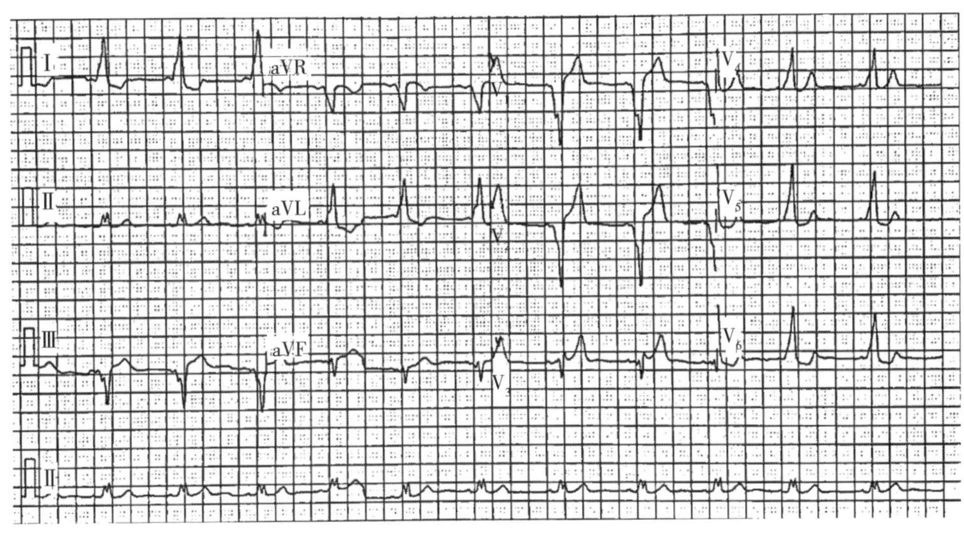

图 31-5-2 WPW 综合征（B 型）

2. WPW 综合征伴快速性心律失常 WPW 综合征可伴发多种快速性心律失常，旁道可作为折返环路的一部分参与心动过速，也可作为旁观者参与心动过速的房室传导，而不参与折返环路的构成。

（1）阵发性室上性心动过速：是预激综合征患者最常见的心律失常类型，发生机制主要为旁道与正常传导通路构成了房室折返性心动过速。根据折返途径的不同将其分为顺向型和逆向型两种类型。

1）顺向型 AVRT：机制为心房激动经房室结前传激动心室，后经旁道逆传返回心房，形成折返通路，引起心动过速。发作时心电图特点：①心动过速的频率通常大于 150 次 / 分；②心动过速发作时 QRS 波群的形态和时限在正常范围，伴有功能性束支传导阻滞或窦性心律下存在束支传导阻滞时可呈宽 QRS 波群心动过速；③逆行 P’波出现在 QRS 波群之后，R-P’间期＞ 70 毫秒。

2）逆向型 AVRT：机制为心房激动经旁道前传激动心室，后经房室结逆传返回心房，形成折返通路，引起心动过速，较顺向型 AVRT 少见。发作时心电图特点：①心动过速的频率通常大于 200 次 / 分；②呈宽 QRS 波群形态，起始部可见 δ 波；③P 波不易辨认，常出现继发性 ST-T 改变。

另外，在临床上还可见到某些患者存在 2 条及以上的旁道构成折返引起心动过速，此时心动过速的心电图表现类似逆向型 AVRT，电生理检查可明确诊断。

（2）心房颤动和心房扑动：预激综合征患者合并心房扑动者少见，合并心房颤动者多见，约30%的WPW综合征患者可出现阵发性心房颤动，常见于年轻的、无器质性心脏病的患者（图 31-5-3）。WPW 综合征易发生心房颤动的可能机制包括心动过速时心室激动从心室经旁路逆传回心房，恰逢心房肌的易损期引起心房颤动，以及经常发生房室折返性心动过速导致心房肌发生电重构，引起心房颤动。心房颤动时心房激动若从旁道下传会形成宽大畸形的QRS波群，即预激QRS波群，有蜕变成心室颤动的风险，需高度警惕，禁用洋地黄、维拉帕米等减慢房室结传导、缩短旁道不应期的药物，患者存在血流动力学障碍时应及时电复律治疗。

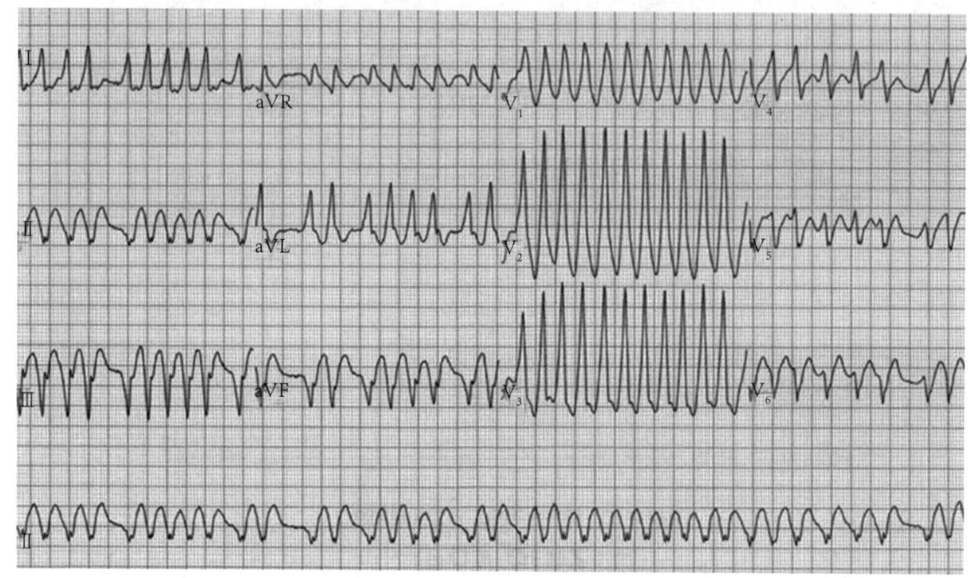

图 31-5-3 预激综合征伴心房颤动

（3）心室颤动和猝死：WPW 综合征发生心源性猝死的风险高于普通人，症状性预激综合征发生心源性猝死的风险为 3% ～ 4%，无症状的患者发生心源性猝死的风险为 0% ～ 0.6%。心源性猝死与WPW综合征伴发心房颤动快速心室率时，经房室旁道前传心室率过快（200 ～ 300 次 / 分），诱发心室颤动相关；部分 WPW 综合征患者既往无心房颤动发作史，以心室颤动为首发表现，发生机制尚不明确。WPW 综合征发生猝死的危险因素包括心房颤动时最短 R-R 间期≤ 250 毫秒、心动过速发作时存在明显症状、多旁道、Ebstein 畸形、家族性 WPW 综合征等。

（四）治疗

1. *急性期治疗*　急性期主要指预激综合征合并快速性心律失常发作，主要以控制心室率、终止心动过速发作为目标。血流动力学不稳定的患者，或心动过速引起严重心绞痛、心力衰竭加重等患者，建议立刻进行同步直流电复律治疗。对于血流动力学稳定的患者，可先采用物理方法刺激迷走神经，如物理方法无效，可考虑药物治疗，药物治疗主要目的为打断折返环路。对于顺向型 AVRT 可选用Ⅰ类抗心律失常药物、β受体阻滞剂、Ⅲ类抗心律失常药物和钙通道阻滞剂治疗；对于逆向型 AVRT，多数抑制房室结的药物在抑制旁道逆向传导作用上弱于抑制旁道前向传导，单纯抑制房室结传导的药物治疗作用差甚至有害，同时逆向型 AVRT 可为多旁道折返，药物选择上首先考虑抑制房室旁道传导的药物，如选用伊布利特、普鲁卡因胺、普罗帕酮或氟卡尼治疗，药物难治性逆向型 AVRT 患者也可考虑使用胺碘酮。在药物无法复律及控制心动过速时，可考虑同步直流电复律治疗。

对于预激综合征合并心房颤动的患者，血流动力学不稳定时推荐同步直流电复律治疗。血流动力学稳定的患者，药物治疗应选择伊布利特或普鲁卡因胺；其次考虑氟卡尼或普罗帕酮。药物治疗无效时，仍推荐同步直流电复律治疗。抑制房室结的药物（如腺苷、维拉帕米、地尔硫䓬、β

受体阻滞剂、地高辛）均应避免使用，因为使用这类药物可能引起极快的旁道传导，诱导心室颤动发生。另外，不推荐静脉使用胺碘酮治疗，急性期静脉使用胺碘酮不像以往认为的那么安全，多篇文献报道静脉使用胺碘酮加强了旁道前传，增快心率，诱发恶性室性心律失常的风险增加，原因可能与静脉使用胺碘酮使旁道前传，有效不应期缩短，使用胺碘酮致血压降低引起肾上腺素能反应增强相关。

2. *长期治疗*　对于有症状且反复发作的AVRT或发作时合并血流动力学障碍的患者，首选治疗方法为导管消融。旁道消融的急性成功率与旁道的位置有关，总体消融成功率高（＞95%），并发症少。对已有心动过速性心肌病的患者，成功消融可使大多数患者心脏缩小，心功能恢复。对于无缺血性或结构性心脏病的AVRT患者，如果不愿或不能行消融，可以考虑使用普罗帕酮或氟卡尼治疗。预激综合征（显性或隐匿性旁道）合并心房颤动或心房扑动的患者，心动过速发作时激动沿房室旁道前传，易发生严重血流动力学障碍，或演变为心室颤动，应尽早行导管消融治疗。

3. *无症状预激综合征的治疗*　目前症状性预激综合征是心脏电生理检查和导管射频消融的Ⅰ类适应证，而无症状预激综合征患者也可能出现恶性心律失常及心源性猝死，指南推荐进行危险分层指导进一步治疗。无症状预激综合征患者的初步评估包括运动负荷试验和（或）24小时动态心电监测，重点观察24小时内心率加快时房室旁路阻滞情况及是否存在间歇性房室旁路传导，高交感神经激活状态、运动或情绪应激可能加快经房室旁道传导。间歇性预激综合征患者发生恶性心律失常的可能性较小，提示为低危患者，可以定期随访，或根据患者的意愿考虑在经验丰富的中心进行导管消融治疗。

无症状预激综合征患者心源性猝死（SCD）风险增加的高危因素包括：①年轻患者；②电生理检查可诱发房室折返性心动过速（AVRT）；③房室旁道前传有效不应期（ERP）较短，＜240毫秒；④多条旁道。对具有高危特征的患者，建议行导管射频消融治疗，对从事高强度运动或专业运动员及具有特定职业风险的患者，应考虑行射频消融治疗。

二、短P-R间期综合征

短P-R间期综合征，又称LGL综合征，由Lown、Ganong和Levine于1952年首次报道，指心电图在正常窦性心律时P-R间期＜0.12秒，但QRS波群时限正常（伴束支传导阻滞或心室内传导阻滞者例外），无预激波，同时伴有阵发性室上性心动过速发作的综合征。

（一）发生机制

短P-R间期综合征中P-R间期的缩短早期认为是由于存在房室结内旁道，因旁道传导较房室结快，故P-R间期缩短，但确定房室结旁道存在的证据太少，目前认为短P-R间期综合征时房室传导加速，并且加速发生于房室结，故也称加速的房室结传导，其心房传导和希浦系统传导是正常的。

（二）临床表现

短P-R间期综合征可出现突发突止的阵发性室上性心动过速，患者可有突发的心悸症状，少数患者可发生心房扑动/心室颤动。

（三）诊断

心电图特点（图31-5-4）：①P-R间期＜0.12秒；②QRS波群时限在正常范围，本身存在传导阻滞时可增宽；③QRS波群起始无预激波。

电生理特点：①A-H间期＜60毫秒；②心房起搏频率＞200次/分时，仍能保持1：1房室传导；③心房起搏频率增快时（300毫秒），A-H可延长，但增加的幅度不大，一般不超过100毫秒；④电生理检查时可出现房室结双径路传导的特点，与P-R间期正常的AVNRT相同。

（四）治疗

短P-R间期综合征伴房室结折返性心动过速的患者，可选择Ⅰ类抗心律失常药物、β受体阻滞剂、钙通道阻滞剂等抗心律失常药物。对于反复发作心动过速的患者，建议采取导管射频消融治疗。

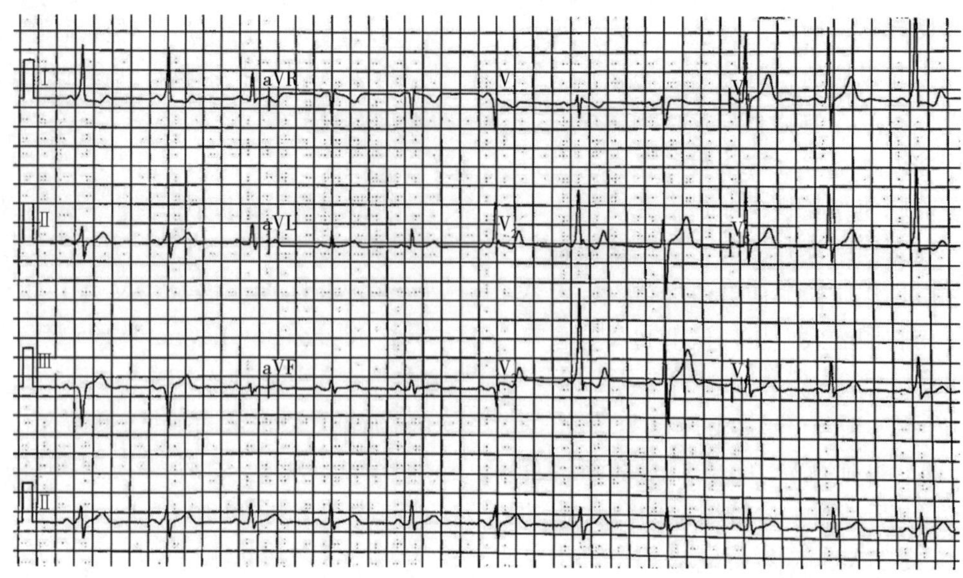

图 31-5-4 窦性心律不齐；短 P-R 间期（P-R 间期 104 毫秒），正常 QRS 波群

三、特殊类型的预激综合征

临床上存在特殊类型房室旁道（如 Mahaim 纤维旁道、慢旁道、心外膜旁道等）参与的预激综合征，发生率低，如对其缺乏认识，可出现漏诊或误诊。本部分主要介绍 Mahaim 纤维旁道参与的预激综合征。

（一）发生机制

既往认为 Mahaim 纤维包括 3 种特殊的房室旁道，为连接房室结和心室肌的结室纤维、连接房室结与束支的结束纤维及连接束支与心室肌的束室纤维。随着对解剖及电生理的深入了解，已明确绝大部分结室纤维和结束纤维实际上是位于三尖瓣环游离壁的一种特殊房室旁道，仅具有前传功能和递减性传导特征，其起点多位于近三尖瓣环游离壁的右心房，而终点可位于远离三尖瓣环的右束支远端（房束纤维）或位于邻近三尖瓣环的右心室基底部心肌（短房室纤维），目前 Mahaim 纤维分为房束纤维、短房室纤维、结束纤维、结室纤维和束室纤维。其中房束纤维所致的心动过速占 Mahaim 纤维的绝大多数。

（二）诊断

心电图特征：① P-R 间期正常，甚至可长于正常；② QRS 波群时限延长，可呈左束支阻滞图形；③ QRS 波群起始部可无预激波或仅有较小的预激波；④可出现继发性 ST-T 改变；⑤经旁道下传的心动过速呈左束支阻滞图形，且多数电轴左偏。

电生理特点：①右心房前侧壁下部起搏可形成心室预激，在给予心房程序期前刺激时，随刺激 S1-S2 间期的逐渐缩短，心室预激程度逐渐增加，直至心室完全预激；②心室刺激时，不能发现旁路具有逆向传导现象；③当快速心房起搏导致心室完全预激时，体表心电图 QRS 波群形态与心动过速的图形完全一样，提示心动过速的激动是经旁路前传至心室；④心动过速时，房室结不应期起搏心房游离壁可提前重建心动过速周期；⑤在心动过速或右心房起搏使心室呈预激图形时，于右心房前侧壁下部至右心室最早激动之处可记录到 Mahaim 纤维产生的旁道电位。

（三）治疗

导管射频消融治疗可根治 Mahaim 纤维参与的室上性心动过速，对于症状性反复发作的患者，其可作为首选治疗。对于不能耐受或不愿意导管消融的患者，可考虑Ⅰa、Ⅰc 类抗心律失常药物及 β 受体阻滞剂、钙通道阻滞剂药物治疗。

四、典型个案分析

患者，男性，43 岁，公司职员，因“反复心悸 1 年”入院。

现病史：患者 1 年前开始反复出现心悸，多于情绪激动时出现，持续数分钟，休息后自行好转，心悸共发作 10 余次，突发突止，最近 1 次发作为 1 个月前，于笔者所在医院就诊，发作时心电图显示阵发性室上性心动过速，后自行终止，复查心电图显示窦性心律及间歇性心室预激，病程中无胸闷、胸痛、气急，无头晕、黑矇、晕厥，无发热、咳嗽、咳痰。现患者为进一步治疗入院。患者发病以来，精神可，胃纳可，二便无特殊，夜间睡眠可，体重无明显改变。

既往史：否认高血压、糖尿病、高脂血症等慢性病史。

个人史：否认吸烟、饮酒史，已婚已育，育有2子。

家族史：否认家族遗传病史。

体格检查：体温36.4℃，脉搏71次/分，呼吸16次/分，血压124/73mmHg，神志清楚，精神尚可，呼吸平稳，营养中等，表情自如，发育正常，自主体位，应答流畅，查体合作。颈软，气管居中，甲状腺未触及肿大，胸廓无畸形，双肺叩诊清音，听诊呼吸音清。心前区无隆起，心界不大，心率71次/分，律齐，未闻及杂音。腹部平软，肝脾肋下未扪及，肝肾区无叩击痛，肠鸣音4次/分。四肢脊柱无畸形，活动自如，神经系统检查未见异常。

辅助检查：

血常规、肝肾功能、cTnT、CK-MB、NT-proBNP、甲状腺功能、电解质：未见异常。

常规心电图（图31-5-5）：窦性心律，间歇性心室预激。

胸部X线片：双肺未见实质性病变。

超声心动图：静息状态下超声心动图未见异常，LVEF 70%。

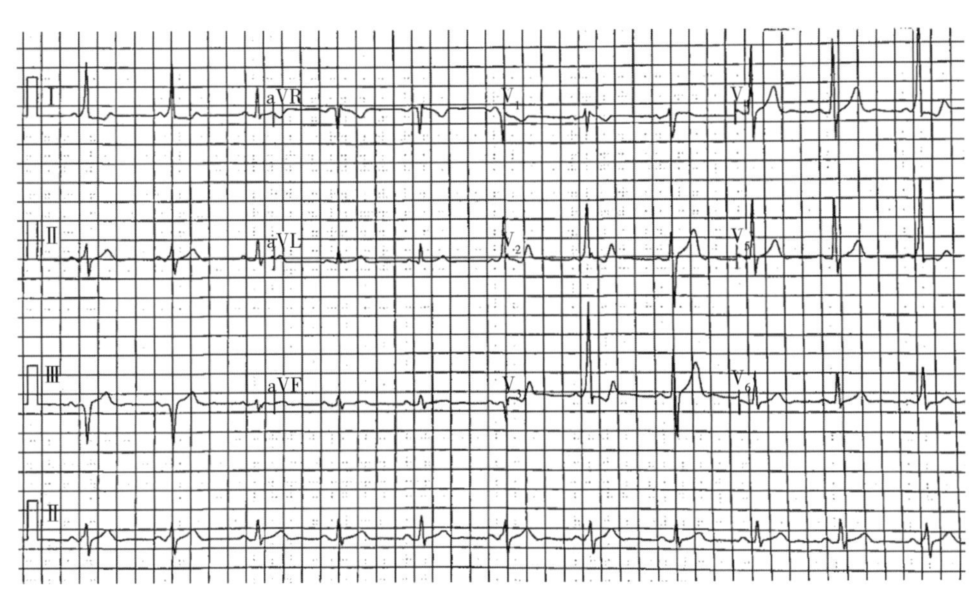

图31-5-5　窦性心律，间歇性心室预激

诊断：预激综合征。

诊断依据：患者为中年男性，临床表现为发作性心悸，突发、突止，常规心电图提示心室预激，诊断明确。

鉴别诊断：

（1）阵发性房性心动过速：该病患者常有器质性心脏病病史，发作时多无血流动力学改变，心电图显示非窦性P波（窦性P波Ⅰ、Ⅱ、V_4～V_6导联直立，aVR导联倒置），且P波和QRS波群关系固定。该患者心电图不符合上述特征，可排除。

（2）窦性心动过速：多为生理性心动过速，有发热、运动等诱因，频率不快，P波存在，P-R间期无异常。该患者心电图不符合上述特征，可排除。

（3）心房颤动：可表现为心悸、气急、活动后呼吸困难，严重者可出现心绞痛、晕厥、低血压、端坐呼吸等血流动力学障碍表现，查体可发现心律绝对不齐，第一心音强弱不等，心电图可见P波消失，代之一系列振幅、频率不等的f波，R-R间期绝对不齐。该患者发作时心电图不符合上述特征，可排除。

治疗方案：

（1）该患者心悸发作时有症状，且反复发作，心电图证实为心室预激，推荐行导管消融治疗。

（2）手术简要经过：患者取平卧位，常规消毒后铺巾。1% 利多卡因局部麻醉后分别穿刺左锁骨下静脉 + 左股静脉、右股静脉，分别置入 6F 鞘后送 10 极导管于冠状静脉窦，一根 10 极导管于三尖瓣环记录 R-V，一根 4 极导管在高位右心房。心室刺激后见室房逆传为 CS34-56 最早，心房心室刺激诱发心动过速，诊断为左后侧壁旁道，故穿刺右股动脉，置入 8F 长鞘后送大头导管于左心室，在三维系统下重建二尖瓣环，并沿二尖瓣环进行标测，在后侧壁标测理想靶点，放电 4 秒后见室性早搏逆传消失，10 秒心室起搏见室房分离，巩固放电 240 秒后仍无室房逆传，心房扫描无跳跃，无心动过速，房室刺激和扫描均不能诱发心动过速，加用异丙肾上腺素静脉注射后电生理检查无心动过速，无室房逆传，无预激波，观察 20 分钟后电生理检查显示仍心室起搏 V-A’无，心房刺激及扫描无 A-H 跳跃和心动过速及无预激波，手术成功。电生理诊断：左后侧壁间歇性预激，房室折返性心动过速。

讨论：预激综合征旁道的体表心电图定位法见图 31-5-6。

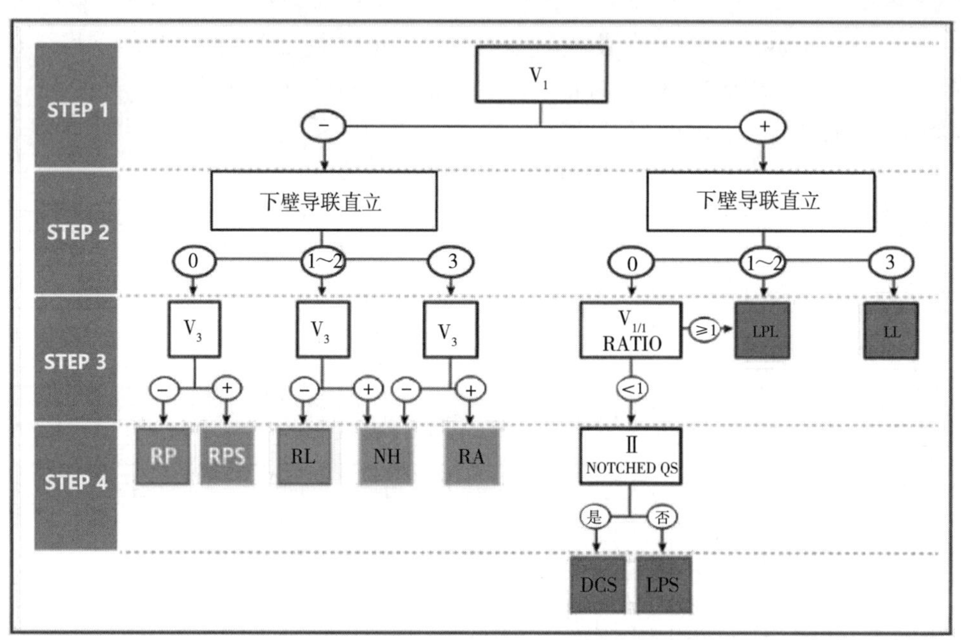

图 31-5-6 预激综合征旁道的体表心电图定位法

NH. 希化束旁；RA 右前；DCS. 冠状窦口；LL. 左侧；LPL. 左后外侧；LPS. 左后间隔；RL. 右侧；RP. 右后方；RPS. 右后间隔

第六节 心房扑动

心房扑动（atrial flutter，AFL）简称房扑，为心房快速、规律的电活动，属于大折返性房性心动过速，较心房颤动少见，发作时心房频率通常为 250 ～ 350 次 / 分，心电图表现为规律的扑动波，房扑根据发作时间分为阵发性和持续性两种类型。房扑多为阵发性房扑。心外疾病也可诱发房扑，如甲状腺功能亢进症、糖尿病性酮症酸中毒、低血钾、缺氧、全身感染、胆囊炎、脑出血、药物中毒等。另外，心胸外科手术、心导管检查、心房颤动消融术后也可以发生房扑。

一、病因

持续性房扑多见于器质性心脏病的患者，最常见于风湿性心脏病（二尖瓣狭窄多见），其次为冠心病、心肌病、心肌炎、高血压性心脏病、病态窦房结综合征、房间隔缺损、慢性肺源性心脏病、肺栓塞、心包炎等。无器质性心脏病者的

二、发病机制

房扑的发生机制为心房内环形折返形成，根据房扑大折返环路是否依赖三尖瓣环与下腔静脉交接的峡部（cavotricuspid isthmus，CTI），房扑分为峡部依赖性房扑和非峡部依赖性房扑。

峡部依赖性房扑是临床常见的房扑，为典型

房扑，又称Ⅰ型房扑，根据激动方向不同又可分为逆钟向房扑和顺钟向房扑，逆钟向房扑的激动从三尖瓣峡部的出口开始，沿三尖瓣环的间隔部自下而上到达右心房顶部及界嵴，再沿着右心房前侧壁向下传导，到达三尖瓣环游离侧壁并进入峡部入口，再通过峡部的缓慢传导到达峡部出口，进行下一次激动。激动方向与上述相反的为顺钟向房扑，顺钟向房扑约占典型房扑的10%。非峡部依赖性房扑少见，为非典型房扑，又称Ⅱ型房扑，多与心房瘢痕相关，如先天性心脏病术后、心房迷宫术后、心房颤动消融术后等可出现非典型房扑。

三、临床表现

房扑可突然发作、突然终止，发作可持续数小时、数日甚至数年。若持续时间超过2周，即为持续性发作，又称慢性房扑。持续发作的房扑可进展为心房颤动，心房颤动也可以触发房扑，房扑和心房颤动一样可形成心房血栓，血栓脱落导致脑卒中、系统性栓塞事件，但发生率较心房颤动低。使用Ⅰc类抗心律失常药物治疗的房扑患者心房率可降至200次/分以下，房室传导比例为1∶1，心室率显著增快。

临床上患者的症状和体征取决于患者的原有心脏疾病及房扑发作时心室率的快慢。房室传导比例为3∶1、4∶1时，房扑的心室率接近正常值，对血流动力学影响较小，患者可无症状或仅有轻微的心悸、胸闷不适；当房室传导比例为2∶1，甚至达到1∶1时，心室率显著增快，可超过150次/分，患者可出现明显的心悸、胸闷、头晕、呼吸困难等症状，严重者可出现血流动力学异常，诱发心绞痛、心力衰竭、晕厥甚至猝死。

体格检查：在房室传导比例规则时听诊心律整齐，在房室传导比例不规则时听诊心律不齐，第一心音强弱不等、间隔不一，其需与心房颤动鉴别。按压颈动脉窦可使心室率变慢，抑制房扑的房室传导比例，如使原来的2∶1变为3∶1或4∶1，因房室传导比例变化，听诊可出现心律不齐，停止按压颈动脉窦可恢复原来的心率。另外，运动可使房扑的房室传导比例加快，如使原来的4∶1、3∶1变为2∶1，心室率显著增快，运动停止后心室率又逐渐恢复原来的频率。

四、诊断

（一）典型房扑（峡部依赖性房扑）的心电图特点

（1）窦性P波消失，代之以连续规律的、无等电位线的锯齿状扑动波（F波）。

（2）F波在Ⅱ、Ⅲ、aVF、V_1导联最明显，频率通常为250～350次/分。

（3）QRS波群形态呈室上性（与窦性时相同），如伴束支传导阻滞、预激综合征或室内差异性传导，可呈宽大畸形。

（4）常见房室传导比例为2∶1，也可为3∶1、4∶1或3∶2、4∶3、5∶4，房室传导比例固定时心室率规则，房室传导比例不固定时心室率不规则（图31-6-1～图31-6-3）。

（5）典型房扑根据折返激动顺序不同，分为逆钟向房扑和顺钟向房扑。

1）逆钟向房扑的F波在Ⅱ、Ⅲ、aVF导联呈负向，V_1导联为正向，V_6导联为负向，为最常见的典型房扑类型。

2）顺钟向房扑的F波在Ⅱ、Ⅲ、aVF导联呈正向，V_1导联为负向，V_6导联为正向，为少见的典型房扑类型。

（二）非典型房扑（非峡部依赖性房扑）的心电图特点

（1）F波波形与典型房扑F波相似，但不完全相同。

（2）折返环位置不同，心电图表现不同，如右心房游离壁的房扑、高位折返环房扑、左心房房扑等，体表心电图有时难以鉴别，需电生理检查进一步明确。

五、治疗

（一）病因治疗

房扑的发作多与器质性心脏病及其他原发疾病相关，治疗原发病对房扑治疗非常重要，原发病不能有效控制时，房扑易反复发作。

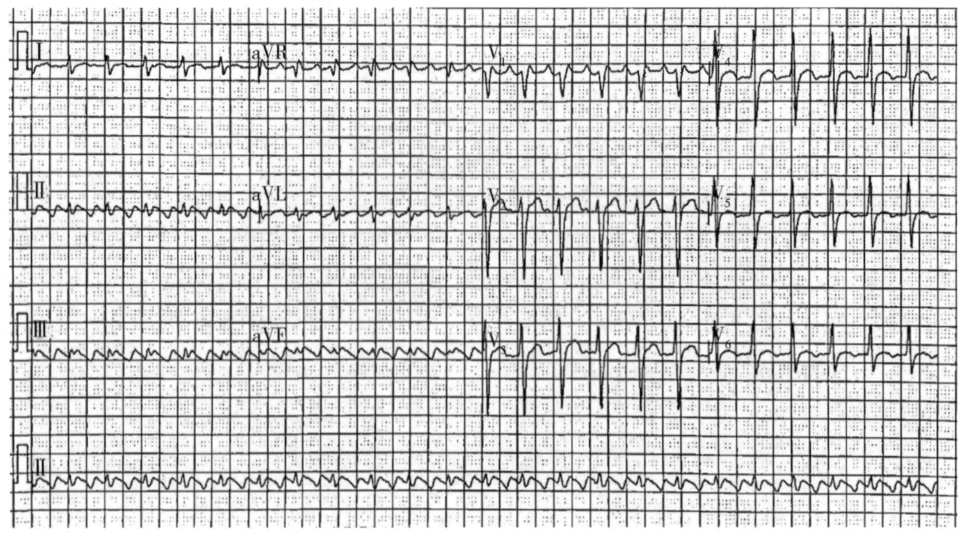

图 31-6-1　房扑呈 2 ∶ 1 房室传导

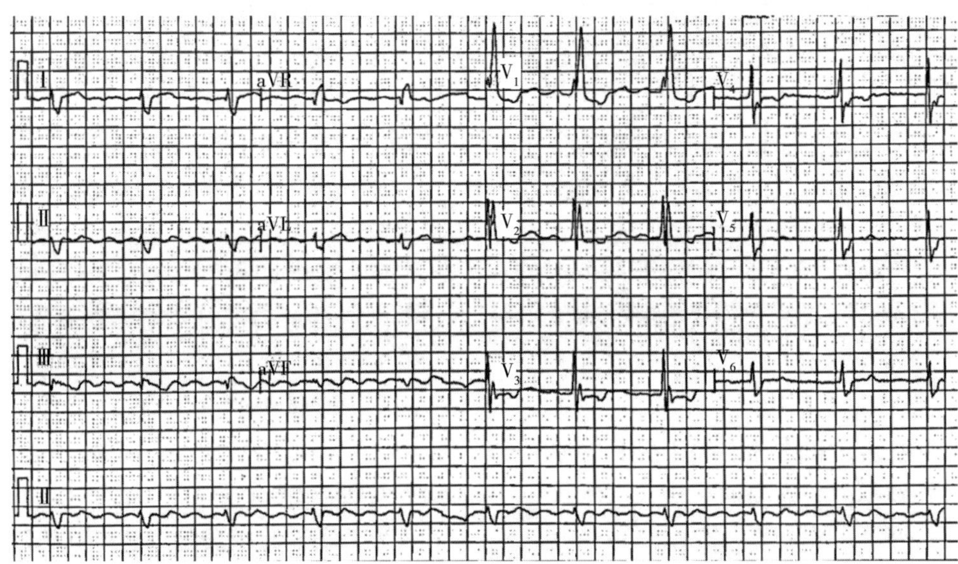

图 31-6-2　房扑呈 4 ∶ 1 房室传导；完全性右束支传导阻滞；QRS 电轴极度右偏；T 波改变

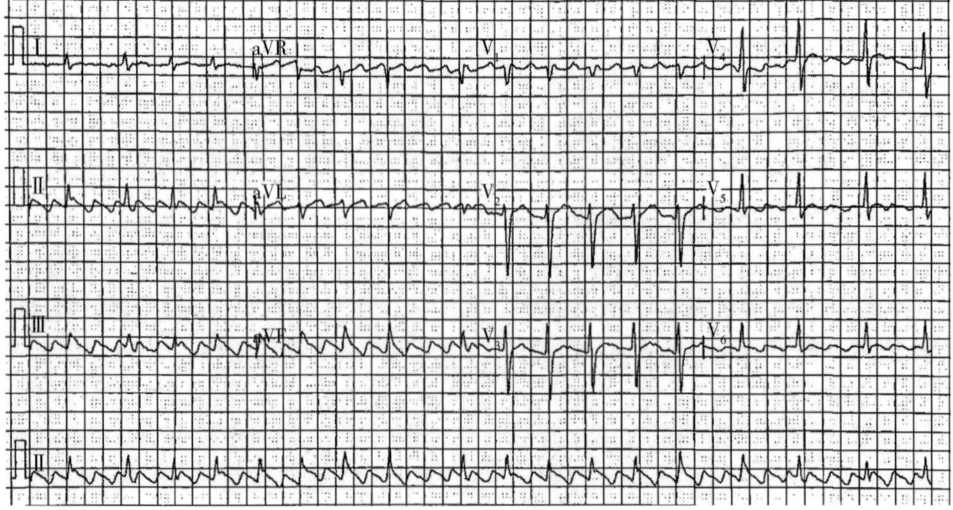

图 31-6-3　房扑伴不规则房室传导

（二）急性期治疗

房扑急性发作时心室率可明显增快，患者常出现心悸症状，急诊就诊时除了极短阵发性房扑且无器质性心脏病的患者可以观察外，其他患者均建议控制心室率及复律治疗。虽然房扑的血栓栓塞风险低于心房颤动，但复律前仍需要注意血栓栓塞风险，若患者房扑发作持续时间超过 48 小时，应正规抗凝治疗后（同心房颤动）再行复律。

对于血流动力学不稳定的患者或合并预激综合征和伴快心室率的患者，首选同步直流电复律治疗，通常 25 ～ 50J 可成功转复，电复律成功率高（95% ～ 100%），如电复律引起心房颤动，可用更高的能量再次行电复律，多可转复为窦性心律。电复律后房扑的复发率也高，特别对于持续性房扑，文献报道 3 个月后复发率约为 50%，建议复律后服用抗心律失常药物预防复发。

对于血流动力学稳定的患者，可考虑药物复律及控制心室率治疗。治疗上首先推荐静脉注射伊布利特或多非利特，通常可有效中断房扑。伊布利特的转复成功率约为 53%，体重≥ 60kg 的成人患者可用 1mg 直接静脉注射，或溶于 0.9% 的氯化钠注射液或 5% 葡萄糖注射液稀释至 50ml，于 10 分钟缓慢静脉注射，结束后 10 分钟若无复律，可再次重复注射 1 次，对于体重＜ 60kg 的患者，推荐剂量为 0.01mg/kg 体重，应用方法同上，如心律失常终止或出现非持续（持续）室性心动过速或明显 Q-T 间期延长均需立即停药，用药后至少留院观察 4 小时，静脉注射至少 4 小时以后才能使用Ⅰa 类及Ⅲ类抗心律失常药物。住院患者可选择口服多非利特复律治疗。

静脉滴注 β 受体阻滞剂或非二氢吡啶类钙通道阻滞剂（维拉帕米或地尔硫䓬）可控制快速心室率。超短效的 β 受体阻滞剂艾司洛尔选择 200μg/（kg · min）的剂量静脉滴注，维拉帕米起始剂量为 5 ～ 10mg，稀释后缓慢静脉注射，继以 5μg/（kg · min）的速度静脉滴注，或地尔硫䓬 0.25mg/kg 体重静脉滴注，可用来减慢房扑的心室率。上述方法不可行时，可尝试静脉注射胺碘酮治疗，虽然胺碘酮在急诊治疗时恢复窦性心律的疗效不佳，但可有助于心室率的控制，用法为胺碘酮 150mg 加入 5% 葡萄糖注射液 20ml 稀释，于 10 分钟内缓慢静脉滴注，如有效，可改用维持量 10 ～ 20mg/kg 体重，加入 250 ～ 500ml 5% 葡萄糖注射液中静脉滴注 24 小时，后口服维持。洋地黄类药物也可用于控制心室率，用药后房扑可转为心房颤动再恢复窦性心律，适合伴发心力衰竭的房扑，不足之处为起效慢，对体力活动等交感神经兴奋时的心室率控制不佳，用法为毛花苷 C 0.4mg 加入 5% 葡萄糖注射液 20ml 缓慢静脉推注至少 10 分钟，如无效，可以再追加 0.2 ～ 0.4mg，24 小时内剂量不应大于 1.2mg。

在没有有效减慢心室率的治疗下，急性期不推荐使用Ⅰa、Ⅰc 类抗心律失常药物（如普罗帕酮、氟卡尼）复律，因其有减慢心房率而加快房室传导的风险，可能导致 1 ∶ 1 房室传导，加重病情。

对于药物治疗失败或不耐受药物治疗的患者，仍可考虑同步直流电复律治疗，效果肯定，也可选择经食管（经皮）心房高频起搏治疗。对已植入起搏器或除颤器的患者，推荐心房高频起搏终止房扑。

（三）长期治疗

1. *经导管射频消融治疗*　对于峡部依赖性典型房扑（Ⅰ型房扑），经导管射频消融治疗效果肯定，房扑的根治成功率达 90% ～ 100%，复发率＜ 10%，消融靶点在下腔静脉开口和三尖瓣环之间的峡部，消融实现峡部双向性传导阻滞，为目前一线治疗方法。对于心房颤动抗心律失常药物治疗后出现典型房扑时，也建议导管消融治疗。非峡部依赖性房扑（Ⅱ型房扑）因发生机制多样，消融成功率较典型房扑低，需三维标测技术明确折返环的关键部位，在经验丰富的电生理中心消融治疗。

根据《2019 年 ESC/AEPC 指南：室上性心动过速患者的管理》推荐：对于有症状、反复发作的三尖瓣峡部依赖性房扑，推荐导管消融（Ⅰ，A）；对于有症状、反复发作的非三尖瓣峡部依赖性房扑，推荐在有经验的中心进行导管消融（Ⅰ，B）；对于持续性房扑或心动过速性肌病导致左心室收缩功能降低的患者，推荐导管消融（Ⅰ，B）。

2. *药物及其他治疗*　不愿或不能导管消融的患者，可考虑使用抗心律失常药物维持窦性心律，如多非利特、索他洛尔、胺碘酮等；不能转律的患者，建议使用 β 受体阻滞剂或非二氢吡啶类钙通道阻滞剂控制心室率，无心功能不全时，可选用维拉帕米或地尔硫䓬。

有明显症状的持续性房扑伴快速心室率的患者，如药物或射频消融均无效，可考虑行房室结消融和起搏器治疗（双心室起搏或房室束起搏）。

对房扑患者的血栓栓塞风险评估多是伴发心房颤动的情况下进行的，目前房扑推荐与心房颤动采用相同的抗凝策略（具体见本章第七节心房颤动），对于未伴发心房颤动的房扑患者，为预防缺血性卒中应用 CHA2DS2-VASc 评分启动抗凝的阈值仍需要更多前瞻性随机研究。

六、典型个案分析

患者，男性，69岁，农民，因“反复心悸2个月”入院。

现病史：患者2个月前无明显诱因出现心悸不适，自觉心搏紊乱，不伴胸闷、胸痛，发作与活动无关，持续无缓解，不伴出汗、恶心、呕吐，无头晕、头痛、黑矇、晕厥，无明显气促不适，无夜间阵发性呼吸困难，近期无发热、消瘦、手抖等症状，后至门诊就诊，心电图及动态心电图均提示房扑伴不规则传导，给予口服利伐沙班20mg每日1次治疗，现为行射频消融术收治入院。病程中精神、胃纳可，大小便正常，体重无明显改变。

既往史：否认高血压、糖尿病、甲状腺功能亢进症、脑卒中等疾病史。

个人史：否认吸烟、饮酒史；已婚已育，育有1子。

家族史：否认家族遗传病史。

体格检查：体温36.5℃，脉搏82次/分，呼吸18次/分，血压130/80mmHg，神志清楚，精神尚可，呼吸平稳，营养中等，表情自如，发育正常，自主体位，应答流畅，查体合作。颈软，气管居中，甲状腺未触及肿大，胸廓无畸形，双肺叩诊清音，听诊呼吸音清。心前区无隆起，心界不大，心率82次/分，律不齐，未闻及杂音。腹部平软，肝脾肋下未扪及，肝肾区无叩击痛，肠鸣音4次/分。四肢脊柱无畸形，活动自如，神经系统检查未见异常。

辅助检查：

血常规、肝肾功能、cTnT、CK-MB、甲状腺功能、电解质：未见异常。

NT-proBNP：305pg/ml。

入院常规心电图：房扑伴不规则房室传导（图31-6-4）。

胸部X线片：双肺未见活动性病变。

超声心动图：静息状态下超声心动图未见异常；LVEF 66%。

经食管超声心动图：未见左心房内附壁血栓形成。

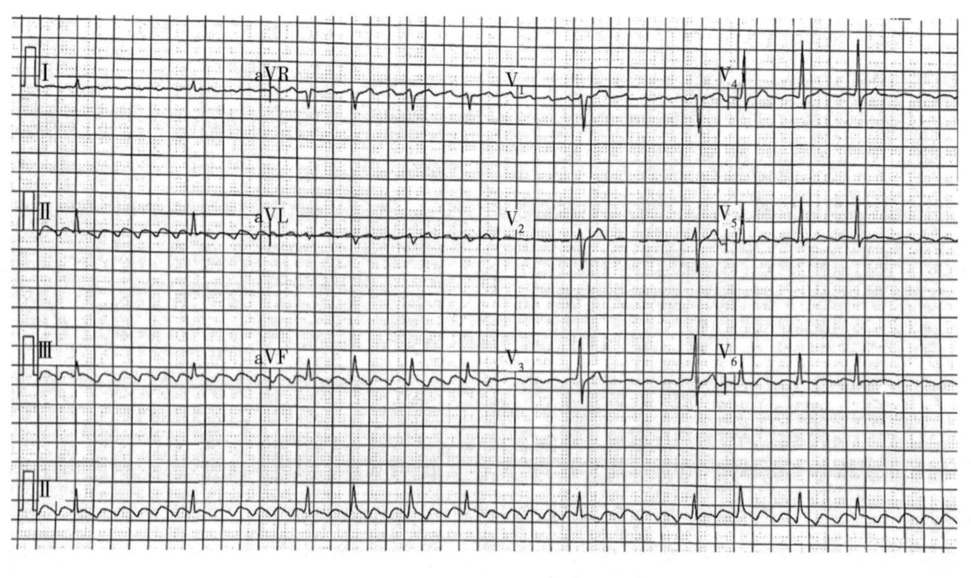

图 31-6-4 房扑伴不规则房室传导

诊断：房扑。

诊断依据：患者为中老年男性，反复心悸就诊，心电图证实房扑伴不规则房室传导，诊断明确。

鉴别诊断：

（1）阵发性房性心动过速：该病患者常有器质性心脏病病史，发作时多无血流动力学改变，心电图显示非窦性P波（窦性P波Ⅰ、Ⅱ、V_4～V_6导联直立，aVR倒置），且P波和QRS波群关系固定。该患者心电图不符合上述特征，可排除。

（2）阵发性交界性心动过速：①连续3次或3次以上房室交界区早搏频率每分钟160～250次，节律规则。②P′波和QRS波群形态具有房室交界性早搏的特征，P′波可在QRS波群前、中或后。该患者发作时心电图不符合上述特征，可排除。

（3）心房颤动：可表现为心悸、气急、活动后呼吸困难，严重者可出现心绞痛、晕厥、低血压、端坐呼吸等血流动力学障碍，查体可发现心律绝对不齐，第一心音强弱不等，心电图可见P波消失，代之以一系列振幅、频率不等的f波，R-R间期绝对不齐。该患者发作时心电图不符合上述特征，可排除。

治疗方案：

（1）患者心电图表现符合三尖瓣峡部依赖性房扑，伴有心悸症状，持续发作，心脏超声未见结构异常，推荐导管消融治疗。

（2）目前房扑的抗凝治疗同心房颤动，该患者呈持续发作，给予术前3周及术后4周抗凝治疗。

（3）导管消融手术简要经过：患者取平卧位，常规消毒后铺巾，1%利多卡因局部麻醉后穿刺左锁骨下静脉及左股静脉、右股静脉成功后置入鞘管，送10极导管于冠状静脉窦，一根10极导管于右心室记录房室束和右心室，一根4极导管于高位右心房记录心房电位，电生理检查后证实为三尖瓣峡部依赖性房扑。送大头导管于右心房，在C_3-V_6系统下重建右心房，激动标测为三尖瓣环峡部依赖性房扑，从三尖瓣环开始至下腔静脉口连续拉线消融，终止房扑，测量起搏右心房下至冠状静脉窦口传导时间为160毫秒，起搏冠状静脉窦口至右心房下传导时间为160毫秒。证实右心房峡部存在双向阻滞。起搏CS09进行激动标测为逆钟向传导，电生理检查无室房逆传，无A-H跳跃，无预激波，无心动过速，手术结束。电生理诊断：房扑（Ⅰ型）；右峡部双向传导阻滞。

讨论：心室率150次/分左右的房扑有时会误诊为室上性心动过速，另外与心房率为250次/分左右且伴2∶1房室传导阻滞的房性心动过速较难鉴别，需仔细鉴别，寻找心房活动的波形与QRS波群之间的关系，必要时可使用药物等方法减慢房室传导暴露房扑波来确诊。

第七节　心房颤动

心房颤动（atrial fibrillation，AF），简称房颤，是临床上最常见的心律失常之一。房颤发生时规律有序的心房电活动丧失，代之以心房电活动紊乱的无序颤动，心房失去了原本的收缩与舒张功能，常伴有快速或缓慢心室率。房颤可引起心房内血栓（血栓脱落可致卒中及体循环栓塞）、心功能不全等严重并发症，危害健康。

一、房颤的流行病学

房颤是成人最常见的持续性心律失常，截至2010年，全球房颤患者估测约3360万例，2010年全球有2100万例男性及1260万例女性房颤患者。房颤的患病率及发病率随年龄增长而增加，且各年龄段男性高于女性，白种人患病率较高，2020年ESC房颤诊断和管理指南提出目前成人的房颤患病率为2%～4%，预期未来房颤的患病率还会增高2.3倍，与人群预期寿命延长和检测手段提高及包括高血压、糖尿病、心力衰竭、冠状动脉疾病、慢性肾病、肥胖和阻塞性睡眠呼吸暂停等合并疾病增加相关。我国房颤患者年龄校正后患病率为0.74%，＜60岁的男性和女性患病率分别为0.43%和0.44%，≥60岁的男性和女性患病率分别为1.83%和1.92%。我国房颤的发病率、患病率及终生风险低于欧美国家，可能原因包括流行病学研究设计和研究方法的差异及筛查机制在国内尚待完善，也可能与人种不同相关。

房颤有很高的致残率和致死率，给患者、社会健康及社会经济带来巨大的损失。房颤导致女性全因死亡率增加2倍、男性增加1.5倍。2010年调查显示，年龄校正后的死亡率男性为1.6/10万、女性为1.7/10万；而年龄校正的劳动能力丧失率及修正寿命年评估致残率分别为64.5/10万和45.9/10万。房颤导致患者死亡的主要原因包括逐渐加重的心力衰竭、心搏骤停及脑卒中。

二、房颤的分类

根据房颤的表现、持续时间及终止方式，传统上将房颤分为5类。

（1）首次诊断的房颤（first diagnosed AF）：指首次检测到并确诊的房颤，不论房颤持续时间或是否存在房颤相关症状及其严重程度。

（2）阵发性房颤（paroxysmal AF）：房颤可自行终止，大多数在48小时内终止；或发作持续时间在7日内，通过干预治疗可恢复窦性心律的房颤。

（3）持续性房颤（persistent AF）：房颤的持续时间超过7日或更长，包括持续时间超过7日的药物或直流电复律终止的房颤。

（4）长程持续性房颤（long-standing persistent，AF）：当决定采用节律控制策略时，房颤持续≥1年的持续性房颤。

（5）永久性房颤（permanent AF）：患者和医师共同决定接受房颤，不再尝试恢复或维持窦性心律。永久性房颤代表的是患者和医师对于房颤的治疗态度，而不是房颤固有的病理生理特征，永久性房颤的概念不应用于抗心律失常药物治疗或房颤消融治疗等相关的节律控制策略。如重新考虑节律控制，永久性房颤可被重新归类为长程持续性房颤。

对于一些特殊类型的房颤，临床上曾有专门的概念定义，如无症状性房颤（asymptomatic AF），又称沉默性房颤（silent AF），指没有临床症状的房颤；瓣膜性/非瓣膜性房颤（valvular/non-valvular AF），指存在/不存在风湿性二尖瓣狭窄、机械/生物瓣膜置换、二尖瓣修复等情况的房颤；孤立性房颤（lone AF），指无器质性心脏病（高血压、糖尿病、心肌病等）的年轻患者发生的房颤；慢性房颤，多指持续时间超过3个月的房颤。其中瓣膜性/非瓣膜性房颤、孤立性房颤、慢性房颤概念因存在指代不清、定义过于宽泛、容易造成误解等问题，2020年ESC房颤诊断和管理指南已建议临床不再使用这些概念。

另外，依据房颤的病理生理机制，可将房颤分为器质性心脏病后房颤、局灶性房颤、多基因房颤、单基因房颤、外科术后房颤、瓣膜病房颤（指中重度二尖瓣狭窄和机械人工心脏瓣膜患者）、运动员房颤等类型，其对临床决策具有一定的指导意义。

三、房颤的主要原因及发生机制

（一）房颤发作的危险因素及合并疾病

房颤可发生于正常人，如情绪变化、外科术后短期激惹状态、运动、急性酒精中毒等，通常解除诱因后房颤可恢复。目前临床证实多种疾病及危险因素与房颤发作、相关并发症发生及导管消融术后复发风险增加相关。已明确与房颤相关的危险因素包括年龄、性别、家族史、基因、肥胖、吸烟、酗酒、运动；与房颤相关的疾病包括高血压、心力衰竭、心肌梗死、心脏瓣膜病、先天性心脏病、糖尿病、慢性阻塞性肺疾病、慢性肾病、甲状腺疾病及睡眠呼吸暂停。具体如下。

（1）高血压：在房颤患者中的比例达9.3%～22.6%，是目前房颤患者最重要的危险因素，即使血压在正常上限，发生房颤的风险也同样增加。血压控制不达标的患者发生房颤的风险会显著增加。发生机制可能与左心房压力增高、心房间质纤维化和炎性细胞浸润相关。

（2）冠心病：在房颤患者中的比例为0.6%～0.8%，急性心肌梗死患者房颤的发生率达10%～15%。

（3）心脏瓣膜病：风湿性心脏瓣膜病是我国过去发生房颤的常见原因，主要见于二尖瓣狭窄合并关闭不全的患者，其中41%的二尖瓣狭窄患者合并房颤，女性多见，主动脉瓣病变患者发生房颤的概率较小。

（4）先天性心脏病：包括房间隔缺损、室间隔缺损、动脉导管未闭等，儿童先天性心脏病患者合并房颤少见，随着年龄增长而增加，成人先天性心脏病合并房颤的发生率逐年增加，其中成人继发孔型房间隔缺损合并房颤最多见，文献报道在未治疗的成人房间隔缺损患者中合并房颤发生率为14%～22%，Ebstein畸形、艾森门格综合征、法洛四联症等也不同程度合并房颤。房颤在55岁以上法洛四联症合并房性心律失常的患者中较多见。

（5）肺源性心脏病：合并房颤的比例为4%～5%，与易发生肺部感染、长期缺氧、酸中毒及电解质紊乱有关。

（6）甲状腺功能亢进症：在心血管系统表现为高动力循环特征，容易发生房性早搏、心房颤动。甲状腺功能亢进症患者中房颤的发生率为15%～20%，老年甲状腺功能亢进症患者可能合并器质性心脏病，容易发生持续性房颤。房颤也可能成为部分患者的首发表现。

（7）糖尿病：常与房颤并存，是脑卒中的高危因素。糖尿病可以使心房间质纤维化、传导减慢及促使心房重构，不过目前研究未显示积极控制血糖可减少房颤的新发率。

（8）睡眠呼吸暂停：在人群中常见，据统计30～60岁人群中，约24%男性及9%女性存在睡眠呼吸暂停，房颤的发生发展与睡眠呼吸暂停的严重程度呈正相关，房颤合并睡眠呼吸暂停的比例高达39%。可能机制包括低氧血症、高碳酸血症及自主神经功能紊乱。

（9）预激综合征：除了诱发室上性心动过速外，还会引起心房颤动，12%～30%的预激综合征患者可出现阵发性房颤。WPW综合征并发房颤有时会变成心室颤动，特别在高龄患者，需引起警惕，患者存在血流动力学障碍时应及时电复律治疗。

（10）酗酒：酒精毒性可导致心肌纤维化，形成左心房瘢痕和肺静脉外触发灶，是房颤、血栓、导管消融术后复发的高危因素，危险程度与饮酒频率呈正相关。限制酒精摄入可减少房颤发生及提高导管消融治疗的成功率。

（11）肥胖：研究显示，体重指数（BMI）每增加1kg/m^2，房颤发生率增加3%～7%，肥胖导致心房重构，控制体重可降低房颤的负荷。

（12）运动：房颤的发作风险与运动相关。运动量过多或过少都会增加房颤的发生率，包括长时间的高强度耐力运动或静坐为主的生活方式，可能机制与炎症反应、纤维化等相关。目前房颤患者提倡适度的运动。

（二）房颤的病理生理机制

房颤的病程是一个逐渐加重的过程，患者若无有效控制，多从阵发性房颤演变为持续性房颤。心房重构是房颤发生的重要病理生理机制，早期表现为以电生理及离子通道特征发生变化的电重构，包括心房有效不应期和动作电位时限缩短、动作电位传导速度减慢、不应期离散度增加等改变；晚期表现为心房纤维化、心房增大、线粒体堆积、细胞凋亡等组织结构改变。除此之外，心房肌组织的炎性细胞浸润、氧化应激损伤改变及肾素-血管紧张素-醛固酮系统表达增高都会促进心房的电重构及结构重构，迷走神经和交感神经刺激也可引发房颤。

（三）房颤的电生理机制

1. *房颤的触发机制*　1953年Scherf等首先提出了异位局灶心肌自律性增强是房颤发生机制的假说。Haissaguerre等采用导管射频消融异位局灶和（或）其冲动引起的房性早搏治疗阵发性房颤取得了成功，并发现肺静脉的异位兴奋灶可通过触发和驱动机制发动和维持房颤，而绝大多数异位兴奋灶（90%以上）在肺静脉内，尤其左、右上肺静脉。肺静脉内心肌袖是产生异位兴奋灶的解剖学基础。组织学上可看到肺静脉入口处的平滑肌细胞中有横纹肌成分，即心肌细胞呈袖套样延伸至肺静脉内，而且上肺静脉比下肺静脉的袖套样结构更宽更完善，形成心肌袖。腔静脉和冠状静脉窦在胚胎发育过程中也可形成肌袖，并有可以诱发房颤的异位兴奋灶存在。异位兴奋灶也可以存在于心房的其他部位，包括界嵴（crista terminalis）、房室交界区、房间隔、Marshall韧带和心房游离壁等。肺静脉异常电活动触发房颤目前认为是房颤的重要发生机制，也是肺静脉前庭电隔离治疗房颤的理论基础。

2. *房颤的维持机制*　心房具有发生房颤的基质是房颤发作和维持的必要条件，以心房有效不应期缩短和心房扩大为特征的电重构和解剖重构是房颤持续的基质。目前房颤的维持机制尚不完全明确，有多种理论假说，包括多发子波折返学说、局灶激动学说、转子样激动学说等，房颤的维持发作可能是多种机制共同作用的结果。

四、房颤的临床表现及相关临床结局

（一）房颤的临床表现

房颤的临床表现多样，患者可完全无症状，仅在体格检查或心电图检查时被发现，或在偶然的机会或者出现房颤的严重并发症如脑卒中、栓塞或心力衰竭时才被诊断。房颤最常见的症状有心悸、胸闷、疲劳乏力、呼吸困难等，除此之外，房颤还可引起头晕、黑矇、多尿、睡眠障碍、心理抑郁等。房颤的症状与发作时的心室率、心功能、伴随的疾病、房颤持续时间及个体感觉等多种因素相关，其中心室率异常是产生症状的重要原因。对于已有心功能损害的患者，房颤发作可诱发或加重心功能不全，与房颤引起心房功能下降，心排血量下降（≥15%）有关。房颤伴血流动力学障碍的患者可出现症状性低血压、急性心力衰竭、急性肺水肿、晕厥、心绞痛、心源性休克等。晕厥并不常见，阵发性房颤由于反复发作和终止引起窦性静止所致晕厥，持续性房颤伴发心室停搏与房室传导阻滞相关，另外需要注意房颤转律过程中血栓形成后脱落所致晕厥。欧洲房颤管理指南建议使用欧洲心律协会（EHRA）症状评分评估房颤患者症状的严重性（表 31-7-1）。

房颤发作时体征包括听诊第一心音强弱不等、心律绝对不齐，触诊脉搏时可扪及脉搏短绌，与心室率增快、心室搏动过弱、主动脉瓣未及时打开或动脉血压波过小不能有效传导外周血管相关。患者在使用电子血压计测量血压时可能发生显示器的脉率数值低于实际心率，易误导患者以为自己发生了心动过缓，此时需要医师听诊及心电图确诊。房颤患者听诊时如心律变得规则，则需考虑房颤心律转为窦性心律，或演变为房性心动过速、房室传导比例固定的心房扑动、完全性房室传导阻滞、非阵发性房室交界性心动过速等心律失常，确诊依赖于心电图检查。

表 31-7-1　房颤的症状评分（EHRA 症状评分）

分级	临床症状	相关描述
1	无	无任何症状表现
2a	轻度	日常活动不受房颤相关症状的影响
2b	中度	日常活动不受房颤相关症状的影响，但患者受症状困扰
3	严重	日常活动受房颤相关症状的影响
4	致残	日常活动终止

（二）房颤的相关临床结局

房颤相关临床结局包括死亡风险增加、卒中风险增加、心力衰竭、认知功能下降/血管性痴呆、住院治疗、生活质量下降及心理抑郁。

1. *死亡*　房颤导致女性全因死亡率增加 2 倍、男性增加 1.5 倍。死亡率升高主要与心力衰竭、房颤相关合并症及卒中有关。

2. *卒中及血栓栓塞*　房颤发生时心房失去有效的收缩，血液在心房内淤滞，易形成血栓，血栓脱落后随血流移动导致全身不同部位的栓塞，最常见为脑卒中，其次为体循环栓塞，房颤增加缺血性脑卒中及体循环动脉栓塞的风险年发生率分别为 1.9% 和 0.24%。体循环栓塞常见部位依次为下肢、肠系膜及内脏、上肢。20%～30% 的缺血性脑卒中及 10% 的隐源性脑卒中由房颤引起，房颤患者的缺血性脑卒中风险是非房颤患者的 4～5 倍，其导致近 20% 的致死率及 60% 的致残率，给患者及社会经济带来巨大负担，随着年龄增长，老年房颤患者并发血栓栓塞的风险更高，年发病率达 5%，为非房颤患者的 6 倍。

3. *心力衰竭*　20%～30% 的房颤患者合并心力衰竭，房颤使心力衰竭的患病率增加 3 倍，两者常相互影响，不规则及过快的心室率会加重心力衰竭，使患者病情恶化。心力衰竭合并房颤是房颤引起心源性死亡及全因死亡的重要危险因素。

4. *认知下降/血管性痴呆*　房颤可引起认知功能下降，表现为记忆力、学习能力、注意力、执行力下降，同时房颤增加血管性痴呆、阿尔茨海默病的发生风险。房颤引起认知功能下降及血管性痴呆与脑白质损伤、脑血流低灌注及微栓塞相关。

5. *心理抑郁*　房颤常给患者带来心理困扰，据统计，16%～20% 的房颤患者存在心理抑郁（包括出现自杀的想法），临床医师需引起重视。抑郁主要与房颤症状严重、患者生活质量下降及药物不良反应相关。

6. *生活质量*　生活质量下降在房颤患者中普遍存在，约 60% 以上的房颤患者生活受到影响，影响因素包括房颤的负荷、房颤合并疾病、睡眠障碍、心理作用、药物影响及消极情感倾向的D型人格。

7. *住院治疗* 房颤患者的年平均住院率达10%～40%。住院的原因包括房颤的管理和房颤引起的心力衰竭、心肌梗死及其他相关症状，以及房颤合并症的治疗。

五、房颤的诊断

（一）体表心电图诊断定义及特点

体表心电图诊断定义：标准12导联心电图记录或≥30秒的单导联心电图描记，没有明显重复P波出现和不规则的R-R间期（不伴房室传导阻滞时）可诊断为房颤。

体表心电图（图31-7-1～图31-7-3）诊断特点：①窦性P波消失，代之以大小形态各不相同的f波；②f波频率通常为350～600次/分，f波之间无等电位线；③f波下传的R-R周期绝对不规则；④QRS波群形态可正常，也可宽大畸形，见于伴有束支传导阻滞、时相性心室内差异传导、蝉联现象及预激综合征等。

房颤波及心室率的特征如下。

1. *房颤波的特征* f波的大小与房颤类型、持续时间、病因及左心房大小有关，发作时间短（左心房无扩大）的阵发性房颤f波一般明显、粗大，而持续时间较长、左心房明显扩大的房颤f波可细小甚至不明显，有时需要通过加大增益才能显示，部分房颤可与房扑相互转换，称为不纯性房颤。

2. *心室率的特征* 房颤的心室率取决于房室结的电生理特性、迷走神经和交感神经的张力水平及药物的影响等。如果房室传导正常，房颤发作时可伴有不规则的快速心室反应；如果合并房室传导阻滞，可以出现长R-R间期，但需要除外房室传导组织生理不应期的干扰、连续的隐匿性传导、睡眠时迷走神经张力增高及影响心脏自主神经张力的因素造成室上性激动延迟或不能下传引起长R-R间期。房颤患者发生长R-R间期较为常见，体表心电图上出现长R-R间期时不能轻易诊断为房颤合并高度房室传导阻滞，患者在清醒状态下频发R-R间期＞3秒，同时伴有与长R-R间期相关的症状，作为房颤治疗时减药、停药或植入心脏起搏器的指征则更有价值，对于无症状的房颤患者，长R-R间期＜5秒不推荐起搏器植入治疗。房颤发生时，如果出现规则的R-R间期，常提示房室传导阻滞、室性或交界性心律。如出现R-R间期不规则的宽QRS波群，则需与房颤伴室内差异性传导、室性早搏、室性心动过速、预激综合征伴房颤（房室旁路前传）及束支传导阻滞相鉴别。

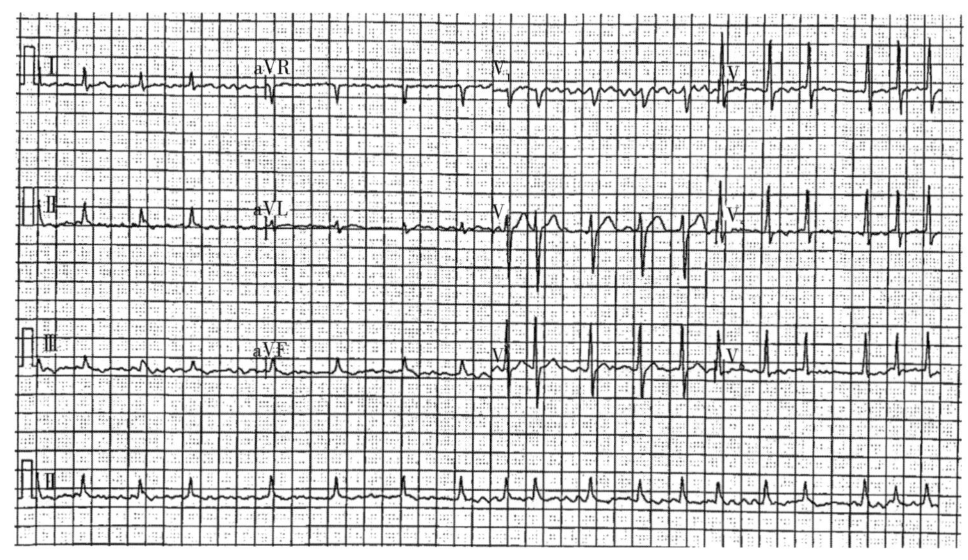

图31-7-1 房颤伴快速心室率

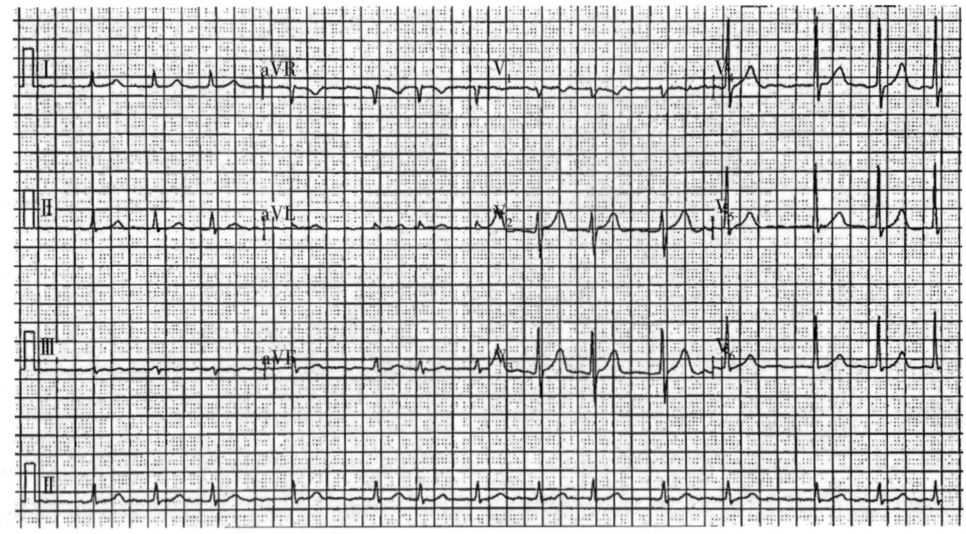

图 31-7-2　持续性房颤（f 波细小不明显）

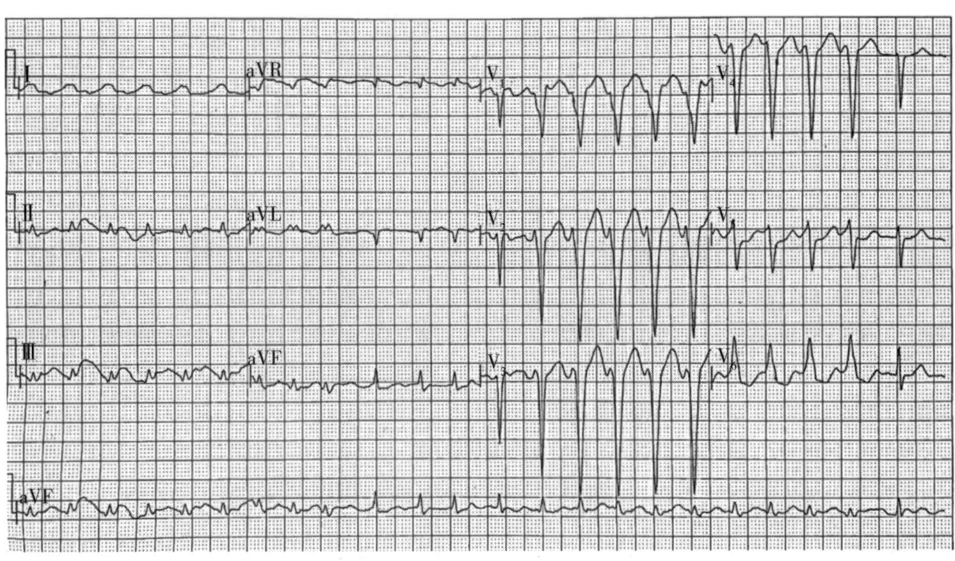

图 31-7-3　房颤伴快速心室率；间歇性心室预激；肢体导联低电压

（二）房颤的监测

1. 动态心电图　动态心电图监测可作为筛查手段发现短暂发作的房颤及无症状性房颤，对于短暂性脑缺血发作（TIA）或缺血性脑卒中的患者，建议进行 72 小时及以上连续的动态心电图监测。另外，动态心电图对于房颤患者的心室率控制情况的评估及存在房颤复发相关症状的患者也有指导意义。

2. 植入设备监测　包括植入式起搏器、埋藏式心律转复除颤器（ICD）及心电事件记录仪等，可有效监测心房高频事件（AHRE）、房颤负荷及无症状性房颤等。如隐源性卒中患者植入心电事件记录仪，房颤的检出率更高。

3. 心脏电生理检查　房颤合并宽 QRS 波群心动过速鉴别困难时，可通过心脏电生理检查明确，对于房颤合并预激综合征的患者，推荐电生理检查及导管消融治疗。

4. 无创监测方法　针对房颤监测的无创智能设备及移动健康技术正迅速发展，目前常用的包括智能手机、手环、手表及可穿戴体外循环记录仪等，其对房颤的筛查和确诊患者的治疗评估有一定应用价值，随着人工智能技术的升级，高效准确识别并记录房颤事件让智能设备的应用前景更加广泛。

（三）实验室检查

首次诊断房颤的患者需评估肝肾功能、电解质、甲状腺功能、血常规、凝血功能等，了解患者的基础情况，判断有无甲状腺功能异常引起的房颤，有无治疗禁忌。NT-proBNP 对房颤合并心力衰竭患者的评估及治疗具有一定指导意义。对于房颤合并其他疾病的患者，应进行鉴别相关的实验室检查。

（四）影像学检查

影像学检查用来评估与房颤相关的左心房重构，包括解剖（左心房扩大和几何形状改变）、结构（心房纤维化）、功能特点（电生理改变、左心房储备功能及泵血功能）及发现左心房/左心耳血栓。

1. *经胸超声心动图*（transthoracic echocardiography，TTE）　可以有效测量左心房的大小、评估左心房及左心室的功能、发现心房血栓及选择需要进一步完善经食管超声心动图检测的患者，TTE 是所有房颤患者都建议进行的检查，用来评价病情及指导治疗。

2. *经食管超声心动图*（trans-esophageal echocardiography，TEE）　检测左心房血栓的敏感度及特异度均较高，常用于指导房颤复律及导管消融前排除左心房血栓，另外，TEE 可发现血栓形成的高危因素，如左心房血流淤滞等，同样也可以用来评估左心房的大小和功能。

3. *胸部 X 线片*　可用来评估心影的大小、有无肺部疾病等，有助于房颤病因及合并疾病的诊断。

4. *计算机断层扫描*（CT）　可以有效评估左心房、食管、肺静脉等解剖毗邻关系，用于指导房颤的导管消融。

5. *头颅磁共振成像*（MRI）　房颤患者容易发生脑卒中，对于存在脑缺血或卒中征象的房颤患者，建议行头颅 CT 或 MRI 检查，用于确诊卒中，指导急性期和长期房颤抗凝治疗。

6. *心脏磁共振成像*（CMRI）　对左心房的解剖、结构、功能及是否存在心房血栓、导管消融损伤都有很好的评估。

7. *影像学检查新技术*　包括心腔内超声（ICE）技术，可实时显示心脏的结构，指导房颤的消融；多普勒心肌显像（TDI）及三维斑点追踪技术，精确分析心房、心室的结构及功能，目前仍在研究阶段。

六、房颤的筛查

鉴于房颤的高患病率、无症状房颤的发生及相关高风险并发症，及早及时发现房颤，并对高危人群房颤发生率进行评估，选择合适的筛查方法，通过早期干预降低房颤的发病率及死亡率，是临床工作的关注点。

（一）房颤的筛查建议

2020 年 ESC 房颤诊断和管理指南对房颤的筛查建议包括以下内容。

（1）年龄≥ 65 岁患者，建议通过脉搏或心电图节律检查对房颤进行机会性筛查（Ⅰ，B）。

（2）对于已植入起搏器的患者，建议定期检查起搏器和心脏复律除颤器（ICD）是否存在心房高频事件发生（Ⅰ，B）。

（3）房颤筛查时建议（Ⅰ，B）

1）接受筛查的患者需告知检测房颤的重要性和治疗意义。

2）房颤筛查为阳性的患者，组织结构化转诊，进一步由专科医师指导临床评估、确诊房颤，并为确诊的房颤患者提供最佳的管理。

3）房颤筛查为阳性的患者，确诊需要相关医师再次复核单导联心电图描记（≥ 30 秒）或标准 12 导联心电图记录。

（4） 年龄≥ 75 岁或卒中高危患者，建议对房颤进行系统性心电图筛查（Ⅱa，B）。

（二）房颤的筛查方法及工具

房颤的筛查方法及工具包括：脉搏触诊、自动血压监测仪、单导心电设备、智能手机、智能腕带、智能手表、可穿戴监测设备、长程动态心电图、植入式起搏器、埋藏式心律转复除颤器（ICD）及心电事件记录仪等（表 31-7-2）。

表 31-7-2　以 12 导联心电图为金标准的各种房颤筛查方法及工具的敏感度和特异度

房颤筛查工具	敏感度 (%)	特异度 (%)
脉搏触诊	87 ～ 97	70 ～ 81
自动血压监测仪	93 ～ 100	86 ～ 92
单导心电设备	94 ～ 98	76 ～ 95
智能手机	91.5 ～ 98.5	91.4 ～ 100
智能手表	97 ～ 99	83 ～ 94

七、房颤的评估

2020 年 ESC 房颤诊断和管理指南提出了房颤患者的系统性评估方法，即房颤的结构化特征评估法则（4S-AF），评估内容如下。

1. *卒中风险*（stroke risk） 患者是否为卒中低危人群，评估方法为CHA2DS2-VASc评分。

2. *症状严重程度*（symptom severity） 包括无症状、轻微症状、中度症状、严重症状/致残，评估方法为EHRA症状评分及生活质量（QoL）问卷调查。

3. *房颤负荷严重程度*（severity of AF burden） 包括房颤自行终止的时间、每单位时间房颤的持续时间和发作频率，评估方法有房颤的分类标准（阵发性房颤、持续性房颤、长程持续性房颤、永久性房颤）及房颤总的负荷（每段监测时间房颤发作的百分比、最长持续时间及发作次数）。

4. *房颤基质严重程度*（substrate severity） 指左心房扩大和纤维化、左心房电机械传导延迟和功能下降程度，评估方法包括临床风险评估、多种非介入性影像学检查（TTE、TEE、CT、CMRI）及生物标志物检查。

指南建议所有的房颤患者均应进行结构化特征评估，4S-AF评估法则有利于房颤患者治疗决策的确定及房颤患者的管理优化。

八、房颤的治疗

房颤的治疗原则包括预防血栓栓塞、控制心室率、控制节律（恢复或维持窦性心律）、防治危险因素及合并疾病的治疗。2020年ESC房颤诊断和管理指南提出了ABC综合管理路径，提高了房颤治疗的科学性，使房颤治疗更有效，ABC具体路径如下。

“A”，抗凝及卒中预防（anticoagulation/avoid stroke），确定卒中高风险患者及评估患者出血风险，并注意可控的出血因素，选择口服抗凝药物。

“B”，更好的症状管理（better symptom management），根据患者的症状、生活质量评分及患者偏好，选择更合适的措施控制心率和心律（包括电复律、药物治疗及导管消融）。

“C”，优化心血管合并症和危险因素的管理（cardiovascular and comorbidity optimization），优化心血管合并症、并发症的管理，加强对房颤相关危险因素及生活方式的管理，如戒烟、减肥、避免饮酒过量和适度运动等。

（一）房颤的抗凝/预防卒中治疗

房颤患者发生脑卒中的危险性约为正常人的5倍，20%的脑卒中由房颤引起，抗凝治疗能够预防大多数房颤患者的缺血性卒中，延长生命。在卒中风险水平不同的患者中，抗凝治疗均优于不治疗或阿司匹林治疗，因此防治房颤患者血栓栓塞并发症成为首要的治疗策略。

1. *血栓栓塞风险评估*（CHADS2评分和CHA2DS2-VASc评分）

（1）合并瓣膜病（指中重度二尖瓣狭窄或机械瓣置换术后）的房颤是栓塞的重要危险因素，均建议抗凝治疗，不需进行血栓栓塞风险评估。

（2）对于非中重度二尖瓣狭窄或机械瓣置换术后的房颤患者，血栓栓塞风险评估包括CHADS2评分和CHA2DS2-VASc评分。

1）CHADS2评分：既往使用简化的CHADS2评分评估血栓栓塞风险，评分内容包括充血性心力衰竭/左心功能障碍（1分）、高血压（1分）、年龄≥75岁（1分）、糖尿病（1分）、卒中/TIA/血栓栓塞史（2分）。然而研究发现，女性性别是年龄相关的房颤危险因素的“调节剂”，在存在>1个非性别卒中危险因素的情况下，女性房颤患者的卒中风险始终显著高于男性患者，而没有其他危险因素的女性患者卒中风险较低，不考虑性别因素将低估女性房颤患者的卒中风险。CHADS2评分相对简单，对卒中低危患者的评估不够精确。

2）CHA2DS2-VASc评分（表31-7-3）：是在CHADS2评分的基础上将年龄≥75岁由1分改为了2分，增加了血管疾病、年龄65～74岁、性别（女性）3个危险因素。CHA2DS2-VASc评分以临床危险因素为基础，总结了常见的卒中危险因素，与CHADS2评分相比，可以更准确地预测栓塞事件。

目前国内外指南均推荐使用CHA2DS2-VASc评分评估血栓栓塞风险，指导房颤抗凝。CHA2DS2-VASc评分积分≥2分的男性或≥3分的女性房颤患者建议抗凝治疗，其血栓事件的年发生率高，抗凝治疗带来的临床净获益明显；积分为1分的男性或2分的女性在详细评估出血风险后建议抗凝治疗；积分为0分的男性或1分的女性（无其他危险因素）为房颤卒中的低危人群，不需要抗凝治疗。房扑的抗凝原则与房颤相同。

需要指出的是，不同临床类型的房颤（首次发现、阵发性、持续性、长程持续性和永久性）具有同样的卒中风险，抗凝原则均参考危险分层。评分中的危险因素常是不断变化的（如年龄），血栓栓塞风险评估应该是动态的，而不是固定的低危、中危、高危分类，每次临床回顾都需重新进行危险分层，评估卒中风险。

表 31-7-3　CHA2DS2-VASc 评分

危险因素	积分（分）
充血性心力衰竭 / 左心功能障碍（C）	1
高血压（H）	1
年龄≥ 75 岁（A）	2
糖尿病（D）	1
脑卒中、TIA 或血栓栓塞史（S）	2
血管疾病（V）	1
年龄 65 ～ 74 岁（A）	1
性别（女性）（Sc）	1
总积分	9

注：TIA. 短暂性脑缺血发作。

2. *抗凝出血危险评估*　房颤患者开始抗凝治疗前需进行潜在出血风险评估，确定可控和不可控的出血危险因素。不可控的出血危险因素包括：年龄＞ 65 岁、既往大出血史、严重肾损伤（透析或肾移植）、严重肝功能不全（肝硬化）、恶性肿瘤、遗传因素（如 *CYP2C9* 基因多态性）、既往卒中及小血管疾病、糖尿病、认知障碍 / 痴呆；可控的出血危险因素包括：高血压 / 收缩压升高、合并使用抗血小板药物 /NSAID、酗酒、未按说明服用抗凝药、具有危险性的职业 / 爱好、肝素的桥接治疗、接受华法林治疗 INR 控制范围（2 ～ 3）超标、未选择合适的抗凝药物和正确的剂量。另外，还存在一些潜在可控的出血危险因素，如体质虚弱容易摔倒、贫血、血小板计数减少或功能减退、肾功能不全（肌酐清除率＜ 60ml/min）及缺乏抗凝治疗监管。可控和不可控的出血危险被用来制订各种出血危险评分，通常对出血事件具有适度的预测能力。

目前建议进行正式的基于结构化风险评分的出血风险评估，改善可控的出血危险因素，识别潜在的高出血风险患者，便于制订早期和更频繁的临床检查及随访。出血风险评估方法推荐使用 HAS-BLED 出血评分（表 31-7-4），内容包括未控制的高血压（1 分）、肝肾功能损害（各 1 分）、脑卒中（1 分）、出血史或出血倾向（1 分）、国际标准化比值（international normalized ratio，INR）易波动（1 分）、老年（如年龄＞ 65 岁）、药物（如联用抗血小板药物或 NSAID）或嗜酒（各 1 分）。评分≥ 3 分时提示出血风险增高，为出血高风险者，评分≤ 2 分为出血低风险者，HAS-BLED 出血评分能很好地预测房颤患者的出血风险，评分≥ 3 分的较 0 分的患者出血风险比值比为 8.56。

表 31-7-4　HAS-BLED 出血评分

危险因素	计分（分）
未控制的高血压（H）	1
肝、肾功能损害（各 1 分）（A）	1 或 2
脑卒中（S）	1
出血史或出血倾向（B）	1
INR 易波动（L）	1
老年（如年龄＞ 65 岁）（E）	1
药物或嗜酒（各 1 分）（D）	1 或 2
总分	9 分

注：高血压定义为收缩压＞ 160mmHg（1mmHg ＝ 0.133kPa）；肝功能异常定义为慢性肝病（如肝纤维化）或胆红素＞ 2 倍正常上限，谷丙转氨酶＞ 3 倍正常上限；肾功能异常定义为慢性透析或肾移植或血清肌酐≥ 200μmol/L；出血指既往出血史和（或）出血倾向；INR 易波动指 INR 不稳定，在治疗窗内的时间＜ 60%；药物指联用抗血小板药物或非甾体抗炎药。

出血风险评估与血栓栓塞风险评估同样是连续动态的评估，需定期重新评估，用来辅助临床决策（如卒中风险由低危变为高危的患者启动抗凝治疗）。出血评分的结果并非用来决定是否抗凝或拒绝抗凝，仅作为选择抗凝治疗策略的参考。

3. *抗凝药物的选择*　使用抗凝药物可以有效预防房颤患者的血栓栓塞事件，除了少数存在抗凝治疗禁忌的患者，符合抗凝标准的患者均建议抗凝治疗。抗凝药物包括口服及静脉用药制剂，经典的口服抗凝药物为维生素 K 拮抗剂华法林，在房颤患者卒中一级与二级预防中的作用肯定；新型口服抗凝药（NOAC）具有用药方法简单、无须监测 INR、大出血和致命性出血风险较华法林低等优点；静脉和皮下用药制剂包括普通肝素及低分子量肝素，通常用于华法林开始前或停用华法林期间的短期替代抗凝治疗，非长期抗凝治疗的药物选择。

（1）华法林：为维生素K拮抗剂（VKA），通过减少维生素K依赖的凝血因子Ⅱ、Ⅶ、Ⅸ、Ⅹ的合成环节发挥抗凝作用，是经典的用于房颤抗凝的治疗药物，目前仍在全球许多房颤患者中使用。与对照组或安慰剂相比，华法林可降低64%的中风风险和26%的死亡率。但华法林治疗窗口窄，在不同患者间的有效药物剂量差异大，受多种食物、药物影响，另外，需定期监测INR用以指导调整华法林的剂量，保证华法林抗凝治疗的有效和安全。

INR通常推荐控制在2～3，可有效预防卒中事件，不明显增加出血的风险，过低的INR（＜2）虽出血并发症减少，但预防卒中效果有限，过高的INR（＞4）显著增加出血风险。口服华法林初始剂量2～3mg/d，2～4日出现抗凝活性，5～7日可达治疗高峰，治疗初期需每周监测INR 1～2次，连续3次INR在治疗范围提示抗凝达标，监测INR的次数可减少至每月1～2次，华法林停药后还可持续2～5日药效。

华法林抗凝治疗的稳定性用INR在治疗目标范围内的时间百分比（time within therapeutic range，TTR）表示，建议TTR＞65%，影响TTR的临床因素包括性别（女性）、年龄＜60岁、合并疾病≥2种（如高血压、糖尿病、冠心病/心肌梗死、外周动脉疾病、心力衰竭、卒中、肺病、肝脏或肾脏疾病）、药物相互作用（如胺碘酮）、吸烟、种族（非白种人）等。努力达到满意的TTR，如加强宣教/咨询和频次更高的INR监测，有助于华法林有效抗凝治疗。

对于合并中度、重度二尖瓣狭窄（通常是风湿性的）或机械人工瓣膜的房颤患者，患者的抗凝治疗只能使用华法林。

（2）新型口服抗凝药（new oral anticoagulants，NOAC）：为非维生素K拮抗口服抗凝药，它们可特异性阻断凝血瀑布中某一关键环节，从而达到抗凝疗效。目前临床使用的NOAC有直接凝血酶抑制剂达比加群酯及直接Ⅹa因子抑制剂利伐沙班、阿哌沙班和艾多沙班（表31-7-5）。既往的随机对照试验中，NOAC与华法林相比，在预防卒中及系统性栓塞方面为非劣效性，NOAC减少了19%的严重卒中及系统性栓塞风险，减少了51%的出血性卒中，在缺血性卒中风险的降低方面与华法林相似。NOAC降低了10%的全因死亡率，减少了14%的主要出血风险及52%的脑出血风险，但相较华法林增加了25%的消化道出血风险。NOAC具有使用过程中无须常规监测凝血功能、稳定的剂量相关性抗凝作用、受食物药物影响小等优点，标准剂量的NOAC在亚洲人群的治疗比华法林更安全有效。

1）达比加群酯（dabigatran）：是直接凝血酶抑制剂（Ⅱa因子），RE-LY研究显示达比加群酯150mg、2次/日的抗凝作用优于华法林，大出血风险与华法林相似，达比加群酯110mg、2次/日的抗凝作用与华法林相似，出血风险低于华法林；达比加群酯150mg、2次/日的大出血风险大于110mg、2次/日（3.74% *vs.* 2.99%），但两种剂量均明显降低颅内出血发生率。患者根据具体情况选择药物剂量，如漏服达比加群酯，时间＜6小时，可补服漏服剂量，如漏服时间＞6小时，则跳过该次服药。

2）利伐沙班（rivaroxaban）：是直接Ⅹa因子抑制剂，特异性直接抑制游离和结合的Ⅹa因子，阻断凝血酶生成而抑制血栓形成，口服吸收迅速，2～4小时达血浆峰浓度，ROCKET-AF临床研究显示与华法林相比，利伐沙班（20mg，1次/日）在预防房颤患者血栓栓塞方面的疗效不劣于甚至优于华法林，有更好的安全性（颅内出血明显减少）。如漏服利伐沙班，时间＜12小时，可补服漏服的剂量，如漏服时间＞12小时，则跳过该次服药，在下次服药的时间服用下次的剂量。

3）阿哌沙班（apixaban）：是直接Ⅹa因子抑制剂，口服后吸收迅速，口服后3小时血浆浓度达峰值，半衰期为8～14小时，阿哌沙班部分经肝代谢，部分经肾或肠道排泄。AVERROES研究提示不适合华法林治疗的患者，阿哌沙班（5mg、2次/日）较阿司匹林可更有效地预防卒中及其他血栓事件发生，不增加严重出血风险，ARISTOTLE研究表明阿哌沙班较华法林能更有效降低卒中及其他血栓事件发生率与出血风险，并降低全因死亡率。

4）艾多沙班（edoxaban）：是直接Ⅹa因子抑制剂，服药1～2小时快速起效，24小时长效作用，ENGAGE AF-TIMI 48 研究提示，两种剂量的艾多沙班（60mg 或 30mg、1 次 / 日）预防房颤患者卒中和体循环栓塞的疗效不劣于华法林，但大出血和心血管死亡率均低于华法林，标准剂量的艾多沙班（60mg、1 次 / 日）获益风险比优于华法林，而低剂量艾多沙班（30mg、1 次 / 日）与华法林相近。食物对艾多沙班的利用度影响较小，药物约 50% 的清除代谢经肾途径，可安全用于轻中度肝肾不全患者，另外药物经 CYP 酶代谢＜ 4%，药效影响因素少，合用多种药物和老年人用药时安全有效。常用剂量为 60mg、1 次 / 日，若肌酐清除率为 30 ～ 50ml/min，或体重≤ 60kg，或同时使用强 P-gp 抑制剂（如维拉帕米、奎尼丁），建议减量至 30mg、1 次 / 日。

表 31-7-5　NOAC 的剂量选择标准

	达比加群酯	利伐沙班	阿哌沙班	艾多沙班
标准剂量	150mg bid	20mg qd	5mg bid	60mg qd
减低剂量	110mg bid	15mg qd	2.5mg bid	30mg qd
减量标准	年龄≥ 80 岁 合用维拉帕米 出血风险增减 CrCl：30 ～ 49ml/min	CrCl：30 ～ 49ml/min CrCl：15 ～ 29ml/min 慎用	至少符合 3 条标准中的 2 条： 年龄≥ 80 岁 体重≤ 60kg 血肌酐≥ 133μmol/L	体重≤ 60kg CrCl：30 ～ 49ml/min CrCl：15 ～ 29ml/min 慎用 合用决奈达隆、环孢素、红霉素或酮康唑
不推荐	CrCl ＜ 30ml/min	CrCl ＜ 15ml/min	CrCl ＜ 15ml/min	CrCl ＜ 15ml/min

注：bid. 每日 2 次，qd. 每日 1 次；CrCl. 肌酐清除率。

（3）其他抗栓药物：临床常用的抗血小板药物有阿司匹林、氯吡格雷等。早期临床曾将阿司匹林和（或）氯吡格雷用于房颤患者的抗凝替代治疗，后来 ACTIVE-W 研究发现房颤患者使用双重抗血小板治疗（DAPT，阿司匹林联合氯吡格雷）在预防卒中、系统性栓塞、心肌梗死和血管性死亡方面的效果均低于华法林，而主要出血风险相似。ACTIVE-A 研究显示房颤患者单用阿司匹林对预防卒中无效，老年患者发生缺血性卒中的风险增高；不恰当的阿司匹林联合氯吡格雷抗栓治疗增加了大出血风险。综上，目前认为抗血小板单药治疗对于预防卒中是无效的，且具有潜在危害（尤其是老年房颤患者），DAPT 治疗与 OAC 治疗具有相似的出血风险，目前国内外指南均不推荐将抗血小板药物用于房颤患者的卒中预防。

4. *抗凝治疗的指南推荐*　2018 年我国房颤治疗指南建议如下。

（1）Ⅰ类推荐：①对所有房颤患者应用 CHA2DS2-VASc 评分进行血栓栓塞危险因素评估（证据级别 A）；② CHA2DS2-VASc 评分≥ 2 分的男性或≥ 3 分的女性房颤患者应长期接受抗凝治疗（证据级别 A）；③在抗凝药物选择中，如无 NOAC 应用禁忌，可首选 NOAC，也可选用华法林抗凝（证据级别 A）；④应用华法林抗凝时，应密切监测 INR，并尽可能使 INR 在 2 ～ 3 的时间维持在较高水平（证据级别 A）；⑤中度以上二尖瓣狭窄及机械瓣置换术后的房颤患者应选用华法林进行抗凝，INR 维持在 2 ～ 3（证据级别 B）；⑥不同类型房颤的抗凝治疗原则一样（证据级别 B）；⑦房扑的抗凝治疗原则与房颤相同（证据级别 C）；⑧应定期对房颤患者抗凝治疗的必要性进行评估（证据级别 C）。

（2）Ⅱ a 类推荐：①对所有行抗凝治疗的房颤患者，应进行出血危险因素评估，识别和纠正可逆的出血危险因素（证据级别 B）；②一般情况下，依从性比较好的 CHA2DS2-VASc 评分为 1 分的男性和为 2 分的女性房颤患者也应接受抗凝治疗（证据级别 B）。

（3）Ⅱ b 类推荐：对于应用华法林进行抗凝治疗的房颤患者，尽管已加强管理，如果 TTR 不能维持在较高水平，或患者倾向服用 NOAC，在没有禁忌证的情况下（如机械瓣置换术后）可改用 NOAC（证据级别 A）。

（4）Ⅲ类推荐：①抗凝药物与抗血小板药物的联合应用可增加房颤患者的出血风险，如果没有其他应用抗血小板药物的指征，应避免两者联合应用（证据级别 B）；② CHA2DS2-VASc 评分为 0 分的男性和为 1 分的女性房颤患者，应避免应用抗凝或抗血小板药物预防卒中（证据级别B）；③单独抗血小板药物治疗用于房颤患者血栓栓塞事件的预防（证据级别A）；④中度以上二尖瓣狭窄（证据级别C）及机械瓣置换术后的房颤患者（证据级别B）应用NOAC预防血栓栓塞事件。

5. 特殊情况的抗栓治疗

（1）老年房颤患者的抗凝治疗：老年房颤患者栓塞的发生率显著增高，89～90岁房颤患者卒中发生率高达23.5%，老年房颤患者脑卒中30日病死率高达24%，抗凝治疗可带来更多的临床获益，考虑老年患者同时合并高出血风险，推荐≥75岁的高龄房颤患者起始抗凝治疗优先选择NOAC，随访肾功能调整用药，对于使用华法林的患者，需更加严密监测INR（控制在2～3），预防不良事件发生。不推荐阿司匹林等抗血小板药物替代抗凝药物。

（2）房颤合并冠心病患者的抗栓治疗：15%的房颤患者有心肌梗死病史，10%～15%的房颤合并冠状动脉疾病患者需要支架治疗。对于房颤伴稳定型冠心病的患者，既往12个月内无急性冠脉综合征（ACS）和（或）经皮冠脉介入治疗（PCI），推荐OAC单药抗凝。房颤合并冠心病需要介入治疗的患者，需权衡房颤的卒中风险和冠心病缺血事件的风险，确定抗栓治疗的策略。2020年ESC房颤诊断和管理指南提出了新的建议：①对于房颤合并ACS行PCI的患者，如果患者有抗凝治疗的指征，一般情况下三联抗栓治疗（口服抗凝药＋阿司匹林+1种P2Y12受体抑制剂，一般选择氯吡格雷）只限于围术期（≤1周），出院后可以停用阿司匹林，维持双联抗栓治疗（口服抗凝药+1种P2Y12受体抑制剂）至12个月（Ⅰ，B）；②对于房颤合并慢性冠脉综合征（CCS）行PCI的患者，如果患者有抗凝治疗的指征，一般情况下三联抗栓治疗只限于围术期（≤1周），出院后维持双联抗栓治疗至6个月（Ⅰ，B）；③如果ACS或CCS患者的支架内血栓风险较高，超过出血风险，则三联抗栓治疗可缩短至出院后1个月内（Ⅱa，C）；④在口服抗凝药与抗血小板药物联合应用时，建议首选NOAC（Ⅰ，A）。

（3）卒中后患者的抗凝治疗：房颤伴有卒中或短暂脑缺血发作（TIA）患者，均推荐口服抗凝药进行长期的二级预防。发生急性卒中时，除TIA外均需暂停抗凝药。对于急性缺血性卒中的房颤患者，要根据脑梗死范围的大小及是否有梗死周围出血情况确定何时开始重启抗凝治疗，不建议早期（＜48小时）使用普通肝素、低分子量肝素或华法林抗凝治疗。发生颅内出血后是否重启抗凝治疗，需要心脏科医师、神经科医师、患者及其家属共同参与，评估风险及获益后做出决定，出血性卒中后抗凝的最佳时机目前尚不明确，但应在急性期之后启动抗凝治疗（至少＞4周）。

（4）房颤导管消融围术期的抗凝治疗：房颤导管消融围术期卒中风险增加，建议系统性抗凝治疗。①对于术前已服用治疗剂量的华法林或NOAC者，房颤导管消融围术期无须中断抗凝；②消融术中给予普通肝素抗凝时，应调整肝素用量以维持活化凝血时间（ACT）为250～350秒；③消融术前未正规抗凝的房颤患者，术后如果采用华法林抗凝治疗，需在起始治疗时给予低分子量肝素或普通肝素进行桥接；④射频消融术后推荐华法林或NOAC抗凝治疗至少2个月；⑤术后抗凝2个月后是否继续抗凝，取决于患者的卒中风险；⑥术前未进行系统抗凝或术前中断华法林或NOAC抗凝治疗患者，应于术后止血3～5小时启动抗凝治疗。

6. 抗凝出血并发症的管理　如抗凝治疗引起出血，需评估出血部位、发生时间、严重程度、最后一次服用抗凝药物的时间及影响出血的其他因素（如慢性肾功能不全、嗜酒、合并用药等）。根据出血的严重程度采用不同的处理策略，轻微出血指鼻出血、皮肤小瘀斑、轻微外伤后出血，可给予物理压迫或小手术止血治疗，适当停用或延时使用抗凝药物，多可好转；中度出血指肉眼血尿、自发大片瘀斑、未危及生命的大出血，需停用抗凝药物，查找原因对症治疗；严重出血可危及生命，包括颅内出血、腹膜后出血、严重消化道出血等导致血流动力学不稳定的出血，需尽快使用抗凝药物拮抗剂，并给予相应治疗（补液、输血等）。

7. 预防血栓栓塞的非药物治疗　研究显示，左心耳是房颤血栓形成的主要部位，房颤患者中15%在左心耳内探测到血栓，非瓣膜性房颤患者左心房内血栓90%以上位于左心耳，瓣膜性房颤约有60%位于左心耳。不能长期口服抗凝药物的脑卒中高危患者可考虑植入心耳封堵装置行经皮左心耳封堵术，对于同时需要开胸手术的患者，可考虑左心耳结扎或切除。左心耳封堵较华法林可明显减少出血性卒中、心血管死亡/不明原因死亡、全因死亡、非手术相关的大出血。对于CHA2DS2-VASc评分≥2分的非瓣膜性房颤患者，出现以下情况之一，不适合长期规范抗凝治疗，长期规范抗凝治疗的基础上仍发生血栓栓塞事件，HAS-BLED出血评分≥3分，可考虑行经皮左心耳封堵术治疗。

（二）房颤的心室率控制

控制心室率是房颤管理的主要策略，包括急性期心室率控制和长期心室率控制，目前最佳心室率控制目标值尚不明确，但多数患者在心室率控制后症状可得到明显好转。

1. 控制心室率的药物（表31-7-6） 包括β受体阻滞剂、非二氢吡啶类钙通道阻滞剂、洋地黄类药物及某些抗心律失常药物（如胺碘酮）。β受体阻滞剂常为一线使用的控制心室率的药物，对运动时房颤心室率增快的控制效果好，常用药有美托洛尔、比索洛尔、卡维地洛等；非二氢吡啶类钙通道阻滞剂包括维拉帕米及地尔硫䓬，作用为延长房室结不应期，减慢房室结传导速度，从而控制心室率，因具有负性肌力作用，不推荐用于左心室收缩功能不良及失代偿性心力衰竭患者；洋地黄类药物包括地高辛及毛花苷C，可用于急性期心力衰竭伴快速心室率的房颤患者，对于慢性期心室率控制，低剂量的地高辛更为合适；胺碘酮存在多种不良反应，仅作为其他药物联合治疗控制心室率不佳时的备选药物，因具有复律作用，服药时需同时考虑抗凝治疗。

表31-7-6 房颤患者控制心室率的常用药物及剂量

	静脉给药剂量	口服剂量
β受体阻滞剂		
酒石酸美托洛尔	2.5～10.0mg，可重复给药	25～100mg，每日2次
琥珀酸美托洛尔	N/A	47.5～95mg，每日1次
阿替洛尔	N/A	25～100mg，每日2次
艾司洛尔	0.5mg/kg体重1分钟，0.05～0.25mg/（kg·min）	N/A
普萘洛尔	1mg，可重复给药	10～40mg，每日3或4次
纳多洛尔	N/A	10～240mg，每日1次
卡维地洛	N/A	3.125～25mg，每日2次
比索洛尔	N/A	2.5～10mg，每日1次
非二氢吡啶类钙通道阻滞剂		
维拉帕米	0.075～0.15mg/kg体重2分钟，30分钟后无效可追加10mg，继以0.003mg/kg体重维持	120～480mg，每日1次
地尔硫䓬	0.25mg/kg体重2分钟，继以5～15mg/h维持	120～360mg，每日1次
洋地黄类药物		
地高辛	0.25mg，可重复剂量，每日不超过1.5mg	0.0625～0.25mg，每日1次
毛花苷C	0.2～0.4mg，可重复剂量，24小时总量0.8～1.2mg	N/A
其他		
胺碘酮	300mg 1小时，继以10～50mg/h维持24小时	100～200mg，每日1次

注：N/A为不常用。

2. 急性期心室率控制 血流动力学不稳定的患者首先考虑同步直流电复律，血流动力学稳定的患者可考虑静脉给药或口服药物控制心室率。房颤伴快心室率的急性发作患者，常可出现明显症状，可将静息时的心室率控制在110次/分以下，若仍有症状，可继续控制心率为80～100次/分。治疗时需同时对潜在诱因进行纠正，如感染、贫血等。

3. 长期心室率控制

（1）药物控制心室率：对于无症状或可耐受症状的患者，可采用宽松的心室率控制，即静息心室率＜110次/分。药物选择时需注意患者的心功能情况，对于LVEF≥40%的房颤患者，可选择口服β受体阻滞剂、非二氢吡啶类钙通道阻滞剂或地高辛用于心室率控制，对于LVEF＜40%的房颤患者，不推荐使用非二氢吡啶类钙通道阻滞剂。

（2）非药物控制心室率：对于药物治疗不能有效控制心室率、患者症状明显及节律控制策略又不适合的患者，可采用经导管消融房室结，并植入永久性心脏起搏器方法控制心室率。该手术相对简单，并发症率低，长期死亡风险低，临床主要用于预期寿命有限的老年患者，对于较年轻的患者，只有在迫切需要控制心率及其他所有药物和非药物治疗方案疗效不佳时才考虑房室结消融。对于合并心力衰竭的永久性房颤患者，可优先考虑房室结消融联合心脏再同步化治疗。

（三）房颤的节律控制

正常心律为窦性心律，房颤的节律控制是指在适当抗凝和心室率控制的基础上，尝试恢复并且维持窦性心律，方法包括药物复律、电复律、导管消融及外科手术治疗，节律控制和心室率控制一样，是改善房颤患者症状的主要措施，因此节律控制适用于经充分心室率控制治疗后仍有症状的房颤患者，还包括心室率不易控制的房颤患者、年轻患者、心动过速性心肌病患者、初发房颤患者及有节律控制意愿的患者。节律控制可恢复正常窦性心律，恢复房室传导顺序，更符合生理性表现，但目前基于抗心律失常药物治疗的节律控制和心室率控制的临床试验未发现两者在主要心血管事件（脑卒中/栓塞、住院、心力衰竭）和死亡率上存在差别，可能与维持窦性心律的获益被服用抗心律失常药物的副作用相抵消相关；而通过导管消融进行节律控制的研究显示房颤消融术能够改善房颤患者的生活质量，并改善合并心力衰竭患者的心功能。

1. 药物复律　对于血流动力学稳定的患者，可优先考虑药物复律治疗，对短期内的房颤发作（＜7日）患者，药物复律多有效，对于持续时间超过7日的房颤患者，药物复律的效果下降。常用的药物有Ⅰc类和Ⅲ类抗心律失常药物。

（1）普罗帕酮：属于Ⅰc类抗心律失常药物，可减少收缩期的去极化作用，延长传导，动作电位的持续时间及有效不应期也稍有延长，可提高心肌细胞阈电位，明显减少心肌的自发兴奋性，同时具有轻度的降压和减慢心率作用，对新发的房颤复律效果好，对持续性房颤、房扑治疗效果不佳。静脉使用的剂量为1.0～1.5mg/kg体重（或70mg），稀释后10分钟静脉注射，无效可在10～15分钟后重复使用，最大剂量不超过210mg。口服剂量为450～600mg/d，分3次服用。不良反应包括低血压、房扑伴1∶1传导及轻度QRS波群延长，合并器质性心脏病、心力衰竭或严重慢性阻塞性肺疾病的患者应慎用或不用。

（2）氟卡尼：同属于Ⅰc类抗心律失常药物，口服转律时间为3小时，静脉转律时间为1小时。静脉使用的剂量为1.0～2.0mg/kg体重，稀释后10分钟静脉注射。口服剂量为200～300mg/d。氟卡尼不良反应较普罗帕酮稍多，避免用于器质性心脏病及心功能不全的患者。

（3）莫雷西嗪：属于Ⅰ类抗心律失常药物，具体分类尚有不同意见，可抑制快钠内流，具有膜稳定作用，缩短2相和3相复极及动作电位时间，缩短有效不应期。其对窦房结自律性影响很小，但可延长房室及希浦系统的传导时间。临床研究显示，莫雷西嗪对于阵发性房颤减少发作或复律成功保持窦性心律，减少复发有一定疗效，也相对安全，口服剂量为450～900mg/d，分3次服用。

（4）胺碘酮：属Ⅲ类抗心律失常药物，对心脏多种离子通道均有抑制作用，药理作用主要表现为抑制窦房结和房室交界区的自律性，减慢心房、房室结和房室旁路传导，延长心房肌、心室肌的动作电位时程和有效不应期。胺碘酮可用于合并器质性心脏病、缺血性心脏病和心力衰竭的患者，同时兼顾心室率的控制，短期应用安全性较好，但起效较慢，长期使用需注意药物的不良反应，包括甲状腺功能异常、肺毒性、肝损害等不良反应。甲状腺毒性反应最常见，甲状腺功能减退比甲状腺功能亢进多2～4倍，一旦出现甲状腺功能异常，应停用胺碘酮并积极治疗，肺毒性包括肺纤维化及间质性肺病，多发生于长期大剂量治疗（＞400mg/d）的患者。

（5）伊布利特：能延长心房和心室肌细胞的动作电位时程和不应期，发挥Ⅲ类抗心律失常药物的作用，但其主要通过激活缓慢内向电流（钠电流）使复极延迟，与其他Ⅲ类药物阻断外向钾电流的作用不同。伊布利特对新发房颤起效快、疗效好，平均转复时间＜30分钟。使用方法：对于体重＞60kg的患者，使用剂量按1mg/kg体重计算，稀释后10分钟静脉注射，如无效，10分钟后可重复1次，对于体重＜60kg的患者，使用剂量按0.01mg/kg计算。应用伊布利特需注意Q-T间期的延长，预防多形性室性心动过速/尖端扭转型室性心动过速发生（发生率为3%～4%），用药后建议持续心电监测≥4小时，对于已经出现Q-T间期延长、低钾血症明显、LVEF明显降低（＜30%）的患者，应慎用，以免发生促心律失常作用。

（6）维纳卡兰：为新型Ⅲ类抗心律失常药物，选择性阻滞心房的钠离子和钾离子通道，降低心房的传导速度，延长恢复时间，不影响心室的除极。多项研究证实了维纳卡兰对新发房颤转复的有效性，目前国内尚无此药。维纳卡兰避免用于收缩压＜100mmHg、近期（＜30日）发生的急性冠脉综合征、严重心力衰竭、Q-T间期延长及重度主动脉狭窄的患者。

2. 电复律　同步直流电复律通过电除颤复律器，瞬间内给予心脏强大电能使心房肌细胞在短时间内同时除极，消除颤动波，使房颤转复为窦性心律。电复律具有安全、迅速、成功率高等优点。电复律适用于血流动力学不稳定的房颤患者、有症状的持续性或长期持续性房颤患者及预激综合征旁路前传伴快速心室率的房颤患者。电复律前使用抗心律失常药物（胺碘酮、氟卡尼、伊布利特或普罗帕酮）使体内维持一定的血药浓度以预防复律后房颤复发，同时可提高转复的成功率。对于洋地黄中毒、电解质紊乱、急性感染、未满意控制的甲状腺功能亢进等特殊情况，电复律可能导致恶性心律失常及全身病情恶化，需谨慎使用。

3. 复律前后的抗凝策略　所有的复律方式均存在血栓栓塞风险，复律前后需要进行适当的抗凝治疗。对于持续时间≥48小时或持续时间不明的房颤患者，复律前需抗凝治疗3周。所有患者复律后仍需抗凝治疗4周，4周后是否需要长期抗凝要根据CHA2DS2-VASc风险评分决定。需要指出的是，对于血流动力学不稳定需要紧急复律的患者，不应因启动抗凝而延误复律时间，若无禁忌，应尽早启动抗凝，并同时进行复律治疗。

2018年我国房颤治疗指南对于复律前后抗凝治疗的建议如下。Ⅰ类：①对于房颤或房扑持续≥48小时或时间不详的患者，至少在复律前3周和复律后4周应用华法林（INR 2～3）或NOAC抗凝；②对于房颤或房扑持续≥48小时或时间未知伴血流动力学不稳定者，需立即复律，应尽快启动抗凝，建议使用肝素或低分子量肝素；③所有房颤患者在复律后是否需长期抗凝治疗，取决于血栓栓塞风险的评估结果；④当计划早期转复时，应行TEE检查，如排除心脏内血栓，则可提前复律；⑤TEE发现血栓的患者，应有效抗凝至少3周。Ⅱa类：①每次房颤或房扑复律前尽快启动肝素或NOAC抗凝治疗；②已明确房颤持续＜48小时的患者，可在没有进行TEE检查的情况下直接复律。

2020年ESC房颤管理和治疗指南对于房颤持续时间12～48小时，CHA2DS2-VASc评分≥2分的男性或≥3分的女性建议复律前也需要3周的抗凝或TEE排除左心房/左心耳血栓。

4. 维持窦性心律的治疗

（1）抗心律失常药物治疗：房颤患者恢复窦性心律后存在复发的风险，通常需要抗心律失常药物维持窦性心律，无治疗的房颤复发率可达70%～75%。长期服用抗心律失常药物首先需考虑药物的安全性，避免致心律失常作用及加重原有的心脏传导阻滞。目前临床用于维持窦性心律的药物包括胺碘酮、氟卡尼、普罗帕酮、索他洛尔、决奈达隆及莫雷西嗪。胺碘酮对窦性心律的维持效果优于其他抗心律失常药物，但长期服用时心外不良反应发生率高，除了合并明显左心室肥大、心力衰竭、冠心病的患者作为首选用药对象外，其他患者不作为首选用药。对于没有明显缺血性心脏病、明显左心室肥厚或心力衰竭的患者，建议长期服用氟卡尼或普罗帕酮治疗，也可选择莫雷西嗪治疗。索他洛尔转复房颤的疗效尚不明确，但预防房颤复发的作用与普罗帕酮相当，使用时应密切监测Q-T间期、血钾水平、肌酐清除率和其他心律失常的风险。决奈达隆是Ⅲ类抗心律失常药物，其结构与胺碘酮相似，但不含碘，心外不良反应少，可用于正常或轻度（但稳定）左心室功能受损或射血分数正常的心力衰竭、局部缺血或左心室肥厚患者。另外，研究显示中药参松养心胶囊或稳心颗粒对于阵发性房颤维持窦性心律的治疗也有一定作用，可单独或联合其他抗心律失常药物使用。

（2）其他非抗心律失常药物治疗：又称房颤的上游治疗（upstream therapy），房颤与心房心肌病密切相关，可能是心房重构的结果，也可能是心房重构的标志。影响心房重构过程的药物可能会阻止房颤发生或减少房颤的发作频次及延缓发展为持续性房颤的进程。治疗药物包括血管紧张素转化酶抑制剂（ACEI）、血管紧张素受体阻断剂（ARB）、醛固酮拮抗剂（MRA）、β受体阻滞剂。ACEI/ARB 和 β 受体阻滞剂建议用于射血分数降低的心力衰竭（HFrEF）患者及高血压患者（尤其伴有左心室肥厚者），可预防新发房颤；ACEI/ARB 还可预防性用于接受电复律并使用抗心律失常药物仍然复发的房颤患者，对于轻微或没有基础心脏病的阵发性房颤患者，不推荐使用 ACEI/ARB 治疗。MRA 可降低 HFrEF 患者新发房性心律失常的风险，并改善其他心血管事件。他汀类药物及多不饱和脂肪酸预防房颤的作用目前并未显示有明确获益。

5. *房颤导管消融治疗*　是一种有效预防房颤复发的治疗方法，越来越多的研究结果显示，导管消融治疗在维持窦性心律和改善症状等方面优于抗心律失常药物，对于阵发性房颤、持续性房颤及房颤合并心力衰竭的治疗具有肯定意义，长程持续性房颤导管消融的远期复发率和临床疗效尚需进一步研究。房颤导管消融的治疗术式有环肺静脉电隔离（CPVI）、CPVI 基础上联合线性消融、非肺静脉触发灶消融和（或）基质标测消融、肾去交感化、碎裂电位（CFAE）消融、转子标测消融、神经节（GP）消融等，其中 CPVI 是房颤消融的基石，消融后应证实肺静脉 - 心房双向电传导阻滞。导管消融常用方法包括传统的射频消融和较新的冷冻球囊消融，冷冻球囊消融具有操作方法简单、手术时间明显缩短、学习曲线短等特点，目前已被证实在治疗阵发性房颤的肺静脉隔离率、窦性心律的维持及整体安全性方面不劣于射频消融，在持续性房颤中的应用尚待进一步研究。导管消融并发症的发生率为4%～14%，经验丰富的中心并发症发生率较低，严重并发症有心脏压塞和（或）穿孔、栓塞、左心房 - 食管瘘 / 左心房 - 心包瘘，发生时需紧急处理，其他并发症包括肺静脉狭窄、膈神经损伤（冷冻球囊消融中发生率较射频消融高，2.7% ～ 3.5% *vs.* 0% ～ 1%）、食管周围迷走神经损伤、急性冠状动脉闭塞及血管并发症。

2018 年我国房颤治疗指南对导管消融的推荐如下。

Ⅰ类：症状性阵发性房颤患者，若经至少 1 种Ⅰ类或Ⅲ类抗心律失常药物治疗后效果不佳或不能耐受，可行导管消融。

Ⅱa类：①反复发作、症状性阵发性房颤患者，使用Ⅰ类或Ⅲ类抗心律失常药物之前，导管消融可作为一线治疗；②症状性持续性房颤患者，使用抗心律失常药物治疗后无效或不能耐受者，导管消融可作为合理选择；③症状性持续性房颤患者，使用抗心律失常药物治疗之前，权衡药物与导管消融风险及疗效后，导管消融可以作为一线治疗；④伴有心力衰竭、肥厚型心肌病、年龄＞75 岁的房颤患者，在应用抗心律失常药物之前或之后均可考虑行导管消融，但须慎重权衡导管消融风险及疗效；⑤伴有慢快综合征的房颤患者，导管消融可为合理治疗选择；⑥对于职业运动员，考虑药物治疗对运动水平的影响，导管消融可以作为一线治疗。

Ⅱb类：①对于症状性、长程持续性房颤患者，无论之前是否接受过抗心律失常药物治疗，权衡药物与导管消融风险及疗效后，均可行导管消融；②对于一些无症状阵发性或持续性房颤患者，权衡导管消融风险及疗效后，均可行导管消融。

Ⅲ类：存在抗凝药物治疗禁忌的房颤患者选择导管消融。

2020 年 ESC 房颤管理和治疗指南更加积极的推荐导管消融治疗，Ⅰ类适应证增加了：①药物治疗无效或不能耐受的症状性持续性房颤患者，应积极行导管消融治疗；②房颤伴左心室收缩功能下降的心力衰竭患者，如果有心动过速性心肌病的可能，也应积极行房颤导管消融。

6. *房颤的外科和杂交手术治疗*　外科手术治疗包括迷宫手术、心脏手术同期房颤消融及胸腔镜微创手术。迷宫手术指通过在左右心房一系列切口打断常见的折返环，建立特殊的传导通路使心房电活动同步，以消除房颤，手术可完整地隔离肺静脉口和左心房后壁，并切除左心耳，其疗效确切，5 年的成功率在 95% 以上，缺点为须开胸及心肺体外循环、“切和缝”方法复杂、手术时间长、并发症较多。目前能量消融（如冷冻、射频和微波等）已逐步代替传统的“切和缝”，使得手术创伤减小、操作简化。经胸腔镜进行心耳摘除和心外膜线性消融及心外膜肺静脉隔离术也取得较好的疗效。症状性房颤患者在接受其他心脏手术（切开或不切开心房）时，推荐同期接受房颤外科手术治疗，对于导管消融失败的症状性房颤患者，特别是长程持续性房颤（左心房≥45mm）患者，可选择微创外科房颤消融。不推荐阵发性房颤患者直接行外科手术治疗。

外科微创消融联合导管消融（内外科联合）的杂交手术适用于导管消融失败或自主选择接受杂交消融的有症状的持续性/长程持续性房颤患者，对于左心房显著扩张、体表心电图f波振幅低或者病程较长的长病程持续性房颤患者，结合患者意愿也可以首次消融即进行微创外科消融或者杂交手术。

（四）房颤合并症及心血管危险因素的管理

房颤合并症及心血管危险因素的识别和管理应作为房颤患者治疗的组成部分，改变不健康的生活方式并针对性治疗合并疾病可以减少房颤负荷和症状严重程度。房颤患者血压控制在130/80mmHg以下以减少房颤复发、卒中及出血风险，并建议对高血压患者进行房颤机会性筛查，房颤患者建议中等强度的体育运动（避免长期过度耐力运动），避免过量饮酒，肥胖者需控制体重，对于糖尿病患者和阻塞性睡眠呼吸暂停（OSA）患者，需考虑房颤机会性筛查，同时对糖尿病和OSA患者进行综合管理治疗。

（五）特殊人群的房颤治疗

1. *妊娠期房颤的治疗*　发生房颤的患者52%在妊娠期间会再次发生房颤，增加胎儿的并发症，节律控制是妊娠期间的首选治疗策略，急性期对于存在血流动力学不稳定的（母亲或胎儿或相当大的风险），建议电复律治疗；对于肥厚型心肌病（HCM）的孕妇，持续性房颤应考虑复律治疗；对于心脏结构正常、病情稳定的，可考虑使用伊布利特或氟卡尼静脉注射以终止房颤。对于妊娠期房颤长期管理建议包括：如果房室结阻断剂无效，应考虑氟卡尼、普罗帕酮或索他洛尔预防房颤；控制心室率使用选择性β受体阻滞剂（如美托洛尔、比索洛尔）通常是安全的；如果β受体阻滞剂无效，可考虑使用地高辛和维拉帕米进行心率控制；口服和注射药物的抗凝治疗方案取决于妊娠所处的时期，如低剂量和高剂量VKA应用于妊娠4～9个月，低分子量肝素和普通肝素应用于分娩时；严重二尖瓣狭窄需要立即抗凝，在妊娠期前3个月和最后3个月使用低分子量肝素治疗，妊娠期间禁止使用NOAC。

2. *外科手术后房颤的治疗*　心脏外科手术后常见房颤发作，发生高峰期在术后的第2～4天，术前使用β受体阻滞剂可降低术后房颤的发生率，另外，胺碘酮也是预防围术期房颤的常用药物，对于血流动力学不稳定的术后房颤患者，应考虑电复律治疗。

对于非心脏手术患者，不推荐常规使用β受体阻滞剂预防术后房颤，但非心脏手术后房颤有卒中风险的患者建议长期使用OAC以预防血栓栓塞事件的发生。

九、典型个案分析

患者，女性，66岁，退休，因“反复心悸2年”入院。

现病史：患者2年前起反复出现心悸不适，持续数秒后即感头晕，未出现晕厥，数秒后可自行缓解，伴乏力、全身出汗，不伴明显胸闷、胸痛，发作与活动无关，近半年发作频繁，几乎每月均有3～4次类似发作，当时到当地医院就诊，行心电图提示房颤伴快速心室率，给予普罗帕酮药物治疗后恢复窦性心律。动态心电图：基础窦性心律，平均心率85次/分，阵发性房颤（图31-7-4）。门诊给予利伐沙班20mg每日1次、普罗帕酮150mg每8小时1次治疗，患者仍有心悸不适，现为进一步行射频消融收住入院。病程中患者精神、胃纳可，大小便正常，体重无明显改变。

既往史：高血压病史20年，目前口服培哚普利氨氯地平治疗，血压控制在130/80mmHg；糖尿病病史5个月，目前口服二甲双胍、阿卡波糖治疗；高脂血症病史半年，目前口服匹伐他汀治疗；睡眠呼吸暂停病史3年，目前呼吸机治疗。

个人史：否认吸烟、饮酒史，已婚已育，育有1子。

家族史：否认家族遗传病史。

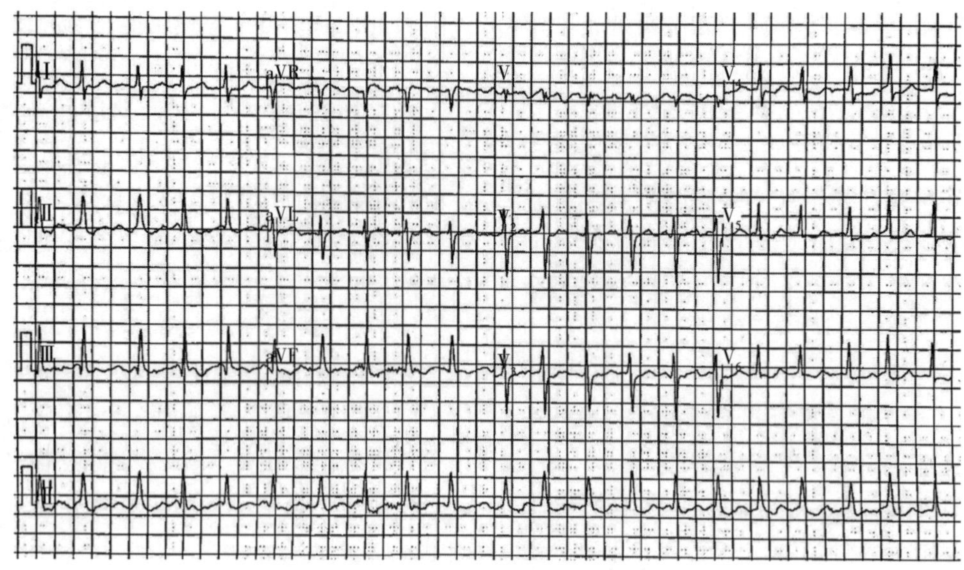

图 31-7-4　房颤伴快速心室率

体格检查：体温 36.5℃，脉搏 75 次 / 分，呼吸 18 次 / 分，血压 129/86mmHg，神志清楚，精神尚可，呼吸平稳，营养中等，表情自如，发育正常，自主体位，应答流畅，查体合作。颈软，气管居中，甲状腺未触及肿大，胸廓无畸形，双肺叩诊清音，听诊呼吸音清。心前区无隆起，心界不大，心率 75 次 / 分，律齐。腹部平软，肝脾肋下未扪及，肝肾区无叩击痛，肠鸣音 4 次 / 分。四肢脊柱无畸形，活动自如，神经系统检查未见异常。

辅助检查：

血常规、肝肾功能、cTnT、CK-MB、甲状腺功能、电解质：未见异常。

NT-proBNP：451pg/ml。

常规心电图：窦性心律。

胸部 X 线片：双肺少许慢性炎症及陈旧灶。

超声心动图：①左心房增大（46 mm）；②升主动脉增宽，主动脉瓣钙化伴轻度反流；③二尖瓣后叶瓣环钙化；④ LVEF 67%。

诊断：阵发性心房颤动，高血压，糖尿病，高脂血症，睡眠呼吸暂停。

诊断依据：患者为老年女性，反复心悸发作，心电图证实为房颤，诊断明确。

鉴别诊断：

（1）房性心动过速：心电图显示非窦性 P 波（窦性 P 波Ⅰ、Ⅱ、V_4～V_6 导联直立，aVR 导联倒置），且 P 波和 QRS 波群关系固定。该患者心电图不符合上述特征，可排除。

（2）心房扑动：患者可有心悸症状，房室传导比例不固定时心室率可不规则。典型房扑的心电图特点：①窦性 P 波消失，代之以连续规律的、无等电位线的锯齿状扑动波（F 波）；② F 波在Ⅱ、Ⅲ、aVF、V_1 导联最明显，频率通常为 250～350 次 / 分；③ QRS 波群形态呈室上性（与窦性时相同），如伴束支传导阻滞、预激综合征或室内差异性传导，QRS 波群可宽大畸形。该患者心悸发作时心电图不符合，可排除。

治疗方案：

（1）抗凝及卒中预防：该患者 CHA2DS2-VASc 评分为 4 分，HAS-BLED 出血评分为 2 分，给予利伐沙班 20mg 每日 1 次抗凝治疗。

（2）症状管理治疗：患者反复心悸发作，药物节律控制效果不佳，建议导管消融治疗。

（3）优化心血管合并症和危险因素的管理：该患者进行了包括降压、降糖、降脂、改善睡眠呼吸暂停等相关治疗，同时加强生活方式的管理，如戒烟、减肥、适度运动及避免饮酒过量等。

（4）导管消融简要经过：患者取平卧位，常规消毒后铺巾，1％利多卡因局部麻醉后穿刺左锁骨下静脉及左股静脉。成功后置入鞘管，送 10 极导管于冠状静脉窦，10 极导管于右心室记录 R-V 和房室束，在局部麻醉后穿刺右股静脉成功后送长导丝于上腔静脉，再送 Swarts 长鞘，送穿刺针后行房间隔穿刺，成功后行左心房造影显示左右上下肺静脉，分别再送冷冻球囊于左右上下肺静脉，送 Achieve 导管在记录肺静脉电位后先后冷冻左右肺静脉，完成冷冻消融后，检查肺静脉无电位恢复（图 31-7-5），观察 20 分钟后验证仍为肺静脉无电位，手术成功。

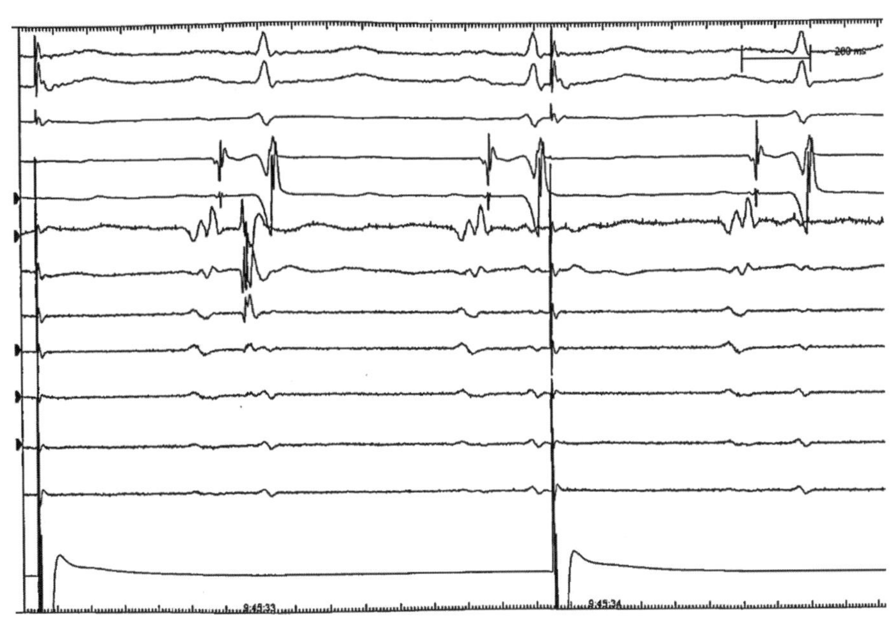

图 31-7-5　环肺静脉电隔离，可见肺静脉电位脱落

讨论：2020 年 ESC 房颤诊断和管理指南提出了房颤的 4S 结构化特征评估法则（4S-AF），内容包括卒中风险评估、症状严重程度评估、房颤负荷严重程度评估及房颤基质严重程度评估；同时指南还提出了 ABC 综合管理路径，包括“A”抗凝及卒中预防、“B”更好的症状管理、“C”优化心血管合并症和危险因素的管理。4S 结构化评估及 ABC 综合管理路径为房颤患者的管理及治疗提供了系统性方法，提高了房颤治疗的科学性，对于房颤患者心血管合并症及危险因素，应给予更多的关注和治疗。

第八节　室性心律失常

室性心律失常是临床常见的心律失常，多见于器质性心脏病和离子通道病患者，也可见于心脏结构正常的人，主要包括室性早搏（见本章第三节期前收缩）、室性心动过速、心室扑动和心室颤动。

一、室性心动过速

（一）室性心动过速的定义和分类

室性心动过速（ventricular tachycardia，VT），简称室速，由起源于心室的自发的连续 3 个或以上早搏组成，频率＞ 100 次 / 分，或为电生理程序刺激至少连续 6 个室性搏动组成，与心房或房室结传导无关。

室速的分类方法不一，根据室速发作时的形态、持续时间、病因、发生机制等有不同分类。

1. 根据室速发作时的 QRS 波群形态分类

（1）单形性室速（monomorphic VT）：室速发作时 QRS 波群形态固定单一，是最常见的宽 QRS 波群心动过速。根据 QRS 波群形态特点可进一步分为右束支传导阻滞（right bundle branch block，RBBB）形态和左束支传导阻滞（left bundle branch block，LBBB）形态，伴 RBBB 形态的室速 V_1 导联的 QRS 波群主波方向向上，提示病灶位于左心室，伴 LBBB 形态的室速 V_1 导联的 QRS 波群主波方向向下，病灶多数位于右心室，少数位于左心室间隔附近。

（2）多个单形性室速（multiple monomorphic VT）：每一次室速发作时 QRS 波群形态相同，不同时间发作的室速可有 2 种或以上 QRS 波群形态。

（3）多形性室速（polymorphic VT）：室速

发作时 QRS 波群形态不断变化或存在多种不同形态，表现为连续相同的 QRS 波群形态不超过 5 个，且无明确的等电位线，或者在多个同步记录的导联上 QRS 波形形态不同，称为多形性室速，提示室速发作的起源位置非单一位置，激动顺序不断变化。双向性室速（bidirectional VT）指 QRS 波群主波方向在额面电轴交替改变，见于洋地黄中毒或儿茶酚胺敏感型室速患者。尖端扭转型室速（torsades de pointes，TdP）是一种特殊类型的多形性室速，表现为 QRS 波群主波方向围绕等电位线不断扭转，可自行终止或快速演变为室颤。

2. 根据室速发作的持续时间分类

（1）非持续性室速（nonsustained ventricular tachycardia，NSVT）：指连续发作≥ 3 个的心室搏动，发作频率> 100 次 / 分，发作持续时间< 30 秒，血流动力学稳定可自行终止的室速。典型的 NSVT 一般由 3 ～ 10 个室性心律组成，心室率多为 100 ～ 200 次 / 分。

（2）持续性室速（sustained ventricular tachycardia）：指发作持续时间≥ 30 秒的室速，或发作时间< 30 秒，但出现血流动力学不稳定需及时终止（如电复律）的室速。24 小时内出现≥ 3 次独立的持续性室速并需要干预终止的情况称为室速电风暴，持续性室速是心源性猝死的高危原因。

3. 根据室速的病因分类　包括冠心病性室速、致心律失常性右心室心肌病室速（ARVC）、遗传性心脏离子通道病室速（长 Q-T 间期综合征、Brugada 综合征、短 Q-T 间期综合征、儿茶酚胺敏感性室速等）、药物性室速、特发性室速等。

4. 根据室速的发生机制分类　包括自律性、折返性和触发性室速。

（二）室速的病因及发生机制

室速主要见于各种器质性心脏病，如冠心病心肌梗死后合并心功能不全或室壁瘤形成、扩张型心肌病、肥厚型心肌病、右心室心肌发育不良、严重的心肌炎、先天性心脏病、遗传性心脏离子通道病等。另外，药物中毒、电解质紊乱、外科手术等其他心外因素也可引起室速。

1. 非持续性室速（NSVT）　病因广泛，可发生于健康人和各种心脏病患者，约 10% 的 NSVT 患者没有明显的心脏疾病，早期认为健康人的 NSVT 不增加猝死风险，现在发现其可能是临床上潜在心脏病的早期表现。NSVT 发生率较高的心脏疾病包括扩张型心肌病（发生率可达 40% ～ 70%）、肥厚型心肌病、急性心肌梗死、心力衰竭、心脏瓣膜病（如二尖瓣反流）等，在心功能失代偿的患者中发生 NSVT 提示猝死风险增高。目前没有结构性心脏病的 NSVT 多考虑为局灶性室速，发生机制包括自律性异常、触发活动和微折返，其中触发活动是多数 NSVT 的主要发生机制，表现为心室肌细胞的早期后除极和延迟后除极，缺血性心脏病的 NSVT 的发生机制可能是折返机制，与心肌缺血造成传导延缓和单向阻滞相关。

2. 持续性室速　包括持续性单形性室速（SMVT）和持续性多形性室速。

（1）SMVT：90% 的 SMVT 见于结构性心脏病，包括缺血性心脏病、扩张型心肌病、肥厚型心肌病、先天性心脏病、瓣膜病等，心肌梗死后容易发生 SMVT，伴心功能下降时死亡风险增加。发生机制包括自律性增高、触发活动及折返，局灶性室速与自律性增高和触发活动相关，折返性室速的折返环路通常位于心肌病变组织和（或）瘢痕组织内，多为大折返性室速，若折返环较小或位于心外膜的大折返伴心内膜出口，可表现为类似局灶起源室速。

约 10% 的 SMVT 患者无明显病因，称为特发性室速（IVT），60% ～ 80% 的 IVT 源于右心室，主要见于右心室流出道，发生机制与儿茶酚胺依赖性异常自律性增高及环磷酸腺苷介导钙依赖性延迟后除极所致的触发活动有关。IVT 也可起源于主动脉冠状窦、肺动脉、二尖瓣环及左心室乳头肌等部位。分支性室速（fascicular VT）是部分浦肯野纤维系统参与的大折返性 IVT，最常见左后分支室速，心电图表现为心动过速时出现 RBBB 合并左前分支阻滞图形，左前分支室速少见，维拉帕米可有效终止分支性室速，因此其又称维拉帕米敏感性室速。

（2）持续性多形性室速：对于无结构性心脏病的患者，其主要见于遗传性心脏离子通道病，包括长 Q-T 间期综合征、Brugada 综合征、短 Q-T 间期综合征、儿茶酚胺敏感性室速等，长 Q-T 间期综合征和短 Q-T 间期综合征均与 *KCNQ1*、*KCNH2* 等基因突变相关，Brugada 综合征最主要病因为编码心肌细胞钠通道的 *SCN5A* 基因突变。合并结构性心脏病的患者主要见于冠心病患者，可发生于心肌梗死的急性期和慢性缺血期，还可见于扩张型心肌病、ARVC、瓣膜病、心肌炎、复杂先天性心脏病等。发生机制包括自律性增高、触发活动及折返，多形性室速的主要电生理机制为折返。

（三）室速的临床表现

临床表现可从无症状到严重者出现晕厥甚至猝死，症状的轻重取决于室速的发作频率、持续时间、发作时血流动力学受损程度、基础心脏病情况及个体耐受性等方面。

非持续性室速发生短暂，大多数患者无症状或症状轻微，是临床常见的无症状心律失常，但发作时心率过快、持续时间较长的NSVT患者也可能出现晕厥。

持续性室速患者血流动力学稳定时，症状可为轻到中度的心悸、胸闷、头晕不适，随着病程持续时间增加或血流动力学受损，患者可出现先兆晕厥、晕厥、心力衰竭、心绞痛症状加重、阿-斯发作甚至心源性猝死。伴有基础心脏病的持续性室速容易引起严重血流动力学异常，患者可无前驱症状，特别是多形性室速，一旦发生，可快速出现晕厥、意识丧失，救治不及时可出现死亡，临床需引起重视。室速持续发作时查体脉搏微弱或不易扪及，心律多整齐，也可不齐，心率一般为100～200次/分，有时颈静脉搏动可见大炮A波。

（四）室速的诊断

室速的主要诊断依据为体表心电图，标准12导联心电图可对室速进行确定性诊断，初步判断室速可能起源部位、发生机制及是否存在潜在心脏病。除了记录室速发作时心电图，还需完善超声心动图及采集患者发病症状、用药史、有无心源性猝死家族史等基本信息，帮助判断室速的可能病因，对于特殊患者（如病因诊断不明），可进一步通过心脏MRI、心脏电生理检查、基因检测、心肌活检、药物诱发试验等手段明确病因。

1. 单形性室速　心动过速发作时QRS-T波群形态固定，电生理检查时折返机制可被程序刺激所诱发和终止，程序刺激能引起心动过速的周期重整。心电图特点：①室速的QRS波群时限≥120毫秒，存在束支传导阻滞或广泛室内传导病变时QRS波群时限更长，形态更宽；②心动过速的频率＞100次/分；③常由室性早搏诱发，特别是成对室性早搏更易诱发；④单源、成对室性早搏的QRS-T波群与室性心动过速QRS-T波群的形态相同者，说明室性早搏与室速起源位置相同（图31-8-1）。

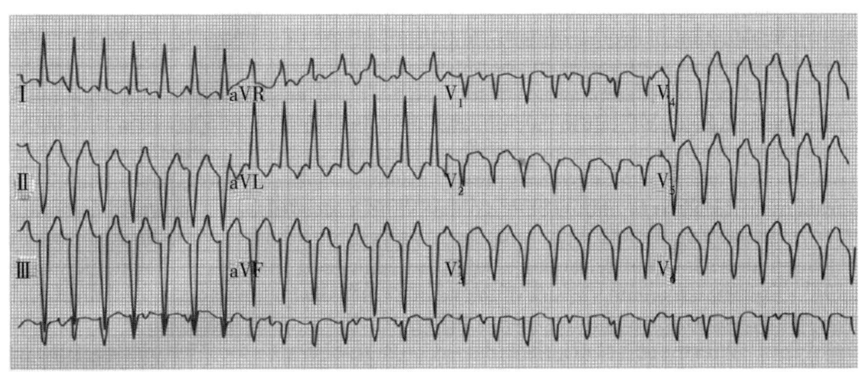

图31-8-1　单形性室速

2. 多形性室速　心动过速时QRS-T波群形态不完全相同。心电图特点：①心动过速常由联律间期500～700毫秒的室性早搏诱发，室性R-R周期可不规则，心室率为200～250次/分；②心动过速的QRS-T波群形态逐渐发生改变，如有QRS波群主波方向围绕等电位线不断扭转，则为尖端扭转型室速；③基础心律的Q-T间期正常或延长（图31-8-2）。

3. 特发性室速　无明确病因的室速，诊断特征：①查体未见心脏异常体征；②常规心电图、动态心电图、平板运动试验，除有室性早搏、室性心动过速之外，窦性P波、QRS波群、ST段、T波均未见明显异常；③超声心动图检查、冠状动脉造影、左心室造影、心脏MRI、心肌活检等均未发现异常。

4. 分支性室速　多见于年轻患者。心电图特点：①左后分支室速，心动过速起源于左后分支，心电图呈 RBBB 合并左前分支阻滞图形，显著电轴左偏，为临床最常见类型；②左前分支室速，心动过速起源于左前分支，心电图呈 RBBB 合并左后分支阻滞图形，电轴右偏，临床相对少见；③上间隔支室速，心电图呈窄 QRS 波（群 100 毫秒），不完全性 RBBB 及肢体导联电轴正常，临床罕见。

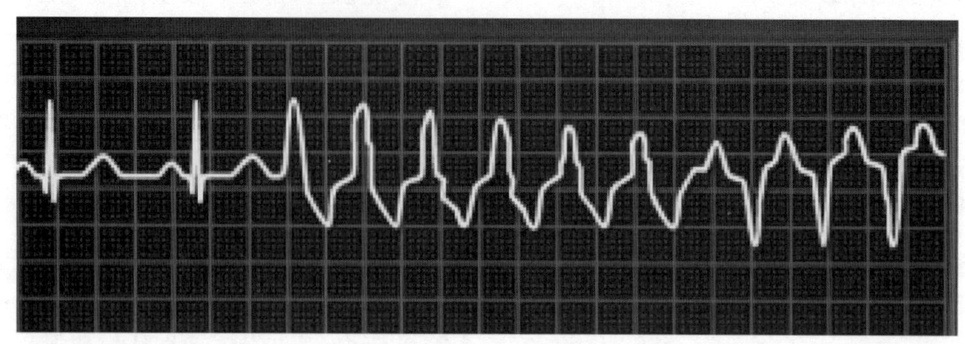

图 31-8-2　多形性室速

5. 双向性室速　是少见而且严重的室速，常见病因为洋地黄中毒，特别是合并低钾者，还可见于器质性心脏病及儿茶酚胺敏感性室速。心电图特点：①发作时同一导联出现两种形态的宽 QRS 波群，时限多为 0.14 ～ 0.16 秒；②心室率快而规则，多为 140 ～ 200 次 / 分；③ V_1 导联常呈 RBBB 图形。

6. 尖端扭转型室速　心电图特点：①心动过速的频率多为 160 ～ 280 次 / 分，QRS 波群宽大畸形，快速的 QRS 波群主波方向围绕基线发生极性扭转；③可由 R-on-T 现象室性早搏诱发；③可发生于缓慢性心律失常的基础上，如窦性心动过缓、窦房传导阻滞、房室传导阻滞、缓慢逸搏心律及心室起搏心律等；④ Q-T 间期多有不同程度的明显延长，T 波宽大切迹，u 波振幅增大（图 31-8-3）。

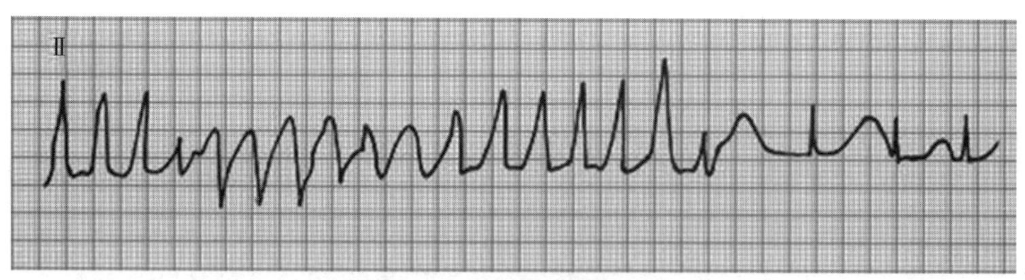

图 31-8-3　尖端扭转型室速

（五）宽 QRS 波群心动过速的鉴别诊断

宽 QRS 波群心动过速指心率大于 100 次 / 分，QRS 波群时限大于 120 毫秒的心动过速，临床上宽 QRS 波群心动过速可能为室速，也可能为室上性心动过速（SVT）伴室内差异性传导或合并束支传导阻滞，室速占所有宽 QRS 波群心动过速的 80%，SVT 伴差异性传导占 15% ～ 20%，SVT 伴旁观者预激及逆向型房室折返速（AVRT）占 1% ～ 6%。室速可诱发心室扑动、心室颤动，对血流动力学影响较大，严重影响预后，常在治疗上较 SVT 要更及时，需加以鉴别。

宽 QRS 波群心动过速时出现以下特征之一提示室速。

1. 房室分离　诊断室速的特异度近 100%，特征为心房激动（P 波）与心室激动（QRS 波群）完全无关，存在房室分离可确诊室速，但无房室分离（如逆行性心房夺获）也不能排除室速，心动过速时如可见 P 波，并确定 P 波与心室无关且慢于心室率，提示存在房室分离，心电图 P 波不明显时可选择改变胸导联的位置（Lewis 导联）、食管导联、颈动脉窦按压等方法帮助诊断。

2. 室性融合波　心室异位激动和室上性激动同时激动心室时可出现心室融合波，QRS 波群图形介于窦性 QRS 波群和室速 QRS 波群之间，提示房室分离，可诊断室速。需要指出的是，SVT 伴差异性传导时出现室性早搏也可产生融合波，被误认为房室分离。

3. 心室夺获　心动过速发生时正常的传导系统暂时夺获控制了室速的心室激动，出现了类似窦性心律下的窄 QRS 波群，同样提示房室分离，考虑该心动过速为室速。

4. 胸前导联 QRS 波群同向性　指 QRS 波群在 V_1 ～ V_6 导联主波方向一致（全部向上或全部向下），负同向性高度提示室速，正同向性可见于室速，也可见于 SVT 伴左后或左侧旁道前传。

5. QRS 波群电轴　额面电轴左偏的程度越大，室速的可能性越大。电轴向右上偏移（–90° ～ ±180° ）高度提示室速，在类右束支传导阻滞型的宽 QRS 波群心动过速患者中，电轴左偏 –30° 提示室速，在类左束支传导阻滞型的宽 QRS 波群心动过速患者中，电轴右偏 +90° 提示室速。

单个心电图特征有时难以准确鉴别宽 QRS 波群心动过速，临床使用整合心电图特点的诊断流程加以鉴别，常用流程包括 Brugada 诊断流程、Vereckei 诊断流程及 aVR 单导联诊断流程。

1. Brugada 诊断流程　为临床常用的诊断流程，灵敏度和特异度分别达 98.7% 和 96.5%，分为 4 步。①观察所有胸前导联是否存在 RS 型 QRS 波群，若胸前导联均无 RS 型 QRS 波群，提示室速；②如果胸前导联可见一个或多个清晰的 RS 波，测量 R-S 间期＞ 100 毫秒，提示室速；③如最长 R-S 间期＜ 100 毫秒，存在房室分离证据，提示室速；④如果最长的 R-S 间期＜ 100 毫秒，无房室分离证据，需考虑 V_1 导联正向和负向的 QRS 波群形态标准，符合室速诊断的 QRS 波群形态标准必须在 V_1 或 V_2 导联及 V_6 导联出现，可诊断室速；如果 V_1、V_2 或 V_6 导联的形态不符合室速形态标准，则需考虑室上性起源的心动过速。

2. Vereckei 诊断流程　分为 4 步：①存在房室分离，提示室速，否则进入第 2 步；② aVR 导联 QRS 波群起始为 R 波提示室速，否则进入第 3 步；③ QRS 波群无右束支传导阻滞或左束支传导阻滞图形提示室速，否则进入第 4 步；④心室初始激动速度 / 心室终末激动速度（Vi/Vt）值≤ 1，提示室速，否则为室上速。

3. aVR 单导联诊断流程　该方法简便易行，适用于急诊初诊，分为 4 步。① QRS 波群起始为 R 波时诊断室速，否则进入第 2 步；② QRS 波群起始 r 波或 q 波的时限＞ 40 毫秒为室速，否则进入第 3 步；③ QRS 波群呈 QS 形态时，起始部分有顿挫为室速，否则进入第 4 步；④ QRS 波群的 Vi/Vt 值≤ 1 为室速，Vi/Vt 值＞ 1 为室上速。

（六）室速的治疗

室速的治疗需考虑室速的类型、合并基础疾病、有无诱因等情况，采取个体化治疗，分为急性发作期治疗及慢性期治疗。

1. 急性发作期治疗　快速性室性心律失常急性发作时患者多有症状，容易出现血流动力学障碍，急性期治疗包括纠正或控制心律失常、恢复稳定血流动力学状态、改善症状、对基础疾病及诱因进行相应处理。

临床判断为血流动力学不稳定的患者，需立即给予电复律治疗，包括进行性低血压、休克、急性心力衰竭、进行性缺血性胸痛、晕厥、意识障碍等，复律同时需纠正电解质紊乱、低氧血症、心肌缺血、药物中毒等伴随情况。

对于血流动力学暂稳定的患者，可先选择静脉抗心律失常药物治疗，胺碘酮适用于器质性心脏病诱发的室速，文献报道成功率达 70%；对于分支型室速，维拉帕米缓慢静脉推注复律率达 90% 以上。苯妥英钠适用于洋地黄中毒诱发的室速，同时停用洋地黄及维持血钾水平，因电复律易诱发室颤，故此类患者不适于电复律治疗。静脉常应用一种抗心律失常药物治疗，考虑到药物致心律失常作用，不建议短期内换用或合用另外一种静脉抗心律失常药物，当出现室速 / 室颤风暴时，可考虑联合应用静脉抗心律失常药物。

2. 慢性期治疗　室速患者可反复发作，增加死亡风险，慢性期治疗方法包括抗心律失常药物治疗、导管消融治疗、植入型心律转复除颤器（ICD）及外科手术治疗等。

2020 年室性心律失常中国专家共识对室速的治疗推荐如下（表 31-8-1）。

表 31-8-1 室性心律失常急诊常用静脉药物

药物分类	药物	作用特点	适应证	用药方法及剂量	注意事项	不良反应
Ⅰb类	利多卡因	钠通道阻滞作用	血流动力学稳定的室速；室颤/无脉室速	负荷量1～1.5mg/kg体重，间隔5～10分钟可重复，但最大剂量不超过3mg/kg体重。负荷量后继续1～4mg/min静脉滴注维持	心力衰竭、肝或肾功能障碍时应减少用量。连续应用24～48小时后半衰期延长，应减少维持量	意识改变；肌肉搐动、眩晕；低血压；舌麻木
Ⅰc类	普罗帕酮	钠通道阻滞剂	特发性室速	1～2mg/kg体重，10分钟静脉注射，10～15分钟可重复，总量不超过210mg	中重度结构性心脏病、心功能不全、心肌缺血相对禁忌	室内传导障碍加重；诱发或加重心力衰竭
Ⅱ类	美托洛尔 艾司洛尔	β受体阻滞剂，降低循环儿茶酚胺作用	多形性室速、反复发作单形性室速	美托洛尔：首剂5mg，5分钟静脉注射，间隔5～10分钟可重复，总量不超过10～25mg（0.2mg/kg体重） 艾司洛尔，负荷量0.5mg/kg体重，1分钟静脉注射，间隔4分钟可重复，静脉维持剂量为50～300μg/（kg·min）	避免用于支气管哮喘、阻塞性肺部疾病、失代偿性心力衰竭、低血压、预激综合征伴房颤/房扑	低血压；心动过缓；诱发或加重心力衰竭
Ⅲ类	胺碘酮	多离子通道阻滞剂（钠通道、钙通道、钾通道阻滞，非竞争性α和β受体阻滞作用）	1. 血流动力学稳定的单形性室速，不伴Q-T间期延长的多形性室速 2. 心肺复苏	负荷量150mg，10分钟静脉注射，间隔10～15分钟可重复，1mg/min静脉滴注，24小时最大量不超过2.2g 300mg稀释后快速静脉注射，可再追加胺碘酮150mg	不能用于Q-T间期延长的尖端扭转型室速	低血压，尖端扭转型室速；静脉炎；肝功能损害
Ⅲ类	索他洛尔	快速激活延迟整流钾通道的抑制剂，非竞争性β受体阻滞	室速、室颤、室早	静脉起始每次75mg，每日1～2次，最大每次150mg，每日1～2次，每次至少5小时静脉滴注	Q-T间隔>450毫秒，失代偿性心力衰竭，支气管哮喘发作期，肌酐清除率<40ml/min的患者禁用	心动过缓；尖端扭转型室速
Ⅲ类	尼非卡兰	选择性阻滞快速激活整流钾通道	其他药物无效或不能使用情况下的危及生命的室速、室颤	负荷量0.3～0.5mg/kg体重，5分钟静脉注射，0.4～0.8mg/（kg·h）静脉滴注，重复单次静脉注射时应间隔2小时	监测Q-T间期	Q-T间期延长导致尖端扭转型室速
Ⅳ类	维拉帕米 地尔硫䓬	非二氢吡啶类钙通道阻滞剂	特发性室速、极短联律的多形性室速	维拉帕米：2.5～5.0mg，2分钟静脉注射，15～30分钟后可重复，累积剂量可用至20～30mg 地尔硫䓬：0.25mg/kg体重，2分钟静脉注射，10～15分钟后可追加0.35mg/kg体重静脉注射，1～5μg/（kg·min）静脉输注	不能用于收缩功能不良性心力衰竭	低血压；诱发或加重心力衰竭

续表

药物分类	药物	作用特点	适应证	用药方法及剂量	注意事项	不良反应
—	硫酸镁	细胞钠钾转运的辅助因子	伴有 Q-T 间期延长的多形性室速	1～2g，15～20 分钟静脉注射，0.5～1.0g/h 静脉输注	注意血镁水平	中枢神经系统毒性，呼吸抑制

（1）非持续性室速：①有明显的结构性心脏病和 NSVT 患者（特别是伴有无法解释的症状，如晕厥、近似晕厥、持续心悸者），应考虑电生理检查（Ⅱa，C）；②心肌梗死幸存者或左心室功能下降的患者合并 NSVT，若无禁忌证，推荐 β 受体阻滞剂治疗（Ⅰ，A）；③症状性 NSVT 患者可考虑 β 受体阻滞剂治疗（Ⅱb，C）；④对于无结构性心脏病伴 NSVT 的适宜患者，可考虑非二氢吡啶类钙通道阻滞剂作为 β 受体阻滞剂的替代药物（Ⅱb，C）；⑤对于给予足量 β 受体阻滞剂或非二氢吡啶类钙通道阻滞剂仍有症状的 NSVT 患者，可考虑给予一种抗心律失常药物以改善临床症状（胺碘酮、美西律、普罗帕酮、索他洛尔），其中伴左心室功能下降、心肌缺血和心肌瘢痕的 NSVT 患者，不推荐应用氟卡尼和普罗帕酮治疗（Ⅲ，A），慢性肾脏疾病患者慎用索他洛尔，治疗基线时 Q-T 间期延长或治疗开始时 Q-T 间期过度延长（＞0.5 秒）的患者禁用索他洛尔（Ⅰ，B），胺碘酮用于治疗心力衰竭患者合并的心律失常，其致心律失常风险较其他抗心律失常药物低，胺碘酮优于其他膜活性抗心律失常药物，但植入 ICD 的患者除外（Ⅱb，C）；⑥对于症状明显或左心室功能下降且无其他可检测到原因的患者，导管消融有助于改善 NSVT 频繁发作的症状或左心室功能（Ⅱa，B）；⑦对于心力衰竭患者，除了心力衰竭的最佳药物治疗外，胺碘酮、索他洛尔和（或）其他 β 受体阻滞剂作为植入 ICD 患者的辅助治疗可能是有用的，也可以抑制不适合 ICD 治疗患者的 NSVT 症状（Ⅱb，B）。

（2）持续性单形性室速：①在持续性室速发作期间，只要条件允许，均应记录 12 导联心电图（Ⅰ，B）；②对于新近诊断的持续性单形性室速患者，如静息心电图或超声心动图未发现结构性心脏病证据，心脏磁共振成像（Ⅱb，B）、信号平均心电图（Ⅱb，C）、运动试验（Ⅱb，B）检查可提供辅助诊断信息；③对于不能明确诊断的宽 QRS 波群心动过速的患者，可以考虑侵入性电生理检查以明确心动过速的发生机制（Ⅱa，C）；④对于有结构性心脏病的持续性单形性室速患者，推荐在无禁忌证情况下植入 ICD（Ⅰ，A）；⑤对于有结构性心脏病伴反复发作持续性单形性室速的患者，若抗心律失常药物治疗无效、不能耐受或应用禁忌，推荐导管消融以减少室速发作和植入 ICD 进行电除颤治疗（Ⅱa，B）；⑥对于植入 ICD 用于一级预防的患者，应该考虑延长 ICD 的室速诊断时间和调高室速/室颤的监测频率（Ⅱa，A）；⑦对于怀疑症状和持续性室速发作有关的患者（如晕厥患者），如果其他检查无法提供更多信息，可考虑应用植入式记录装置协助诊断（Ⅱa，B）。

（3）持续性多形性室速/室颤：①持续性多形性室速/室颤的患者应通过以下检查进行全面评估以明确是否存在结构性心脏病、遗传性心律失常综合征、冠状动脉痉挛及药物的致心律失常作用。心律失常发作时（在可行的情况下）和窦性心律时选择以下检查：12 导联心电图（Ⅰ，C）、超声心动图（Ⅰ，B）、冠状动脉 CT 或造影（Ⅰ，C）；针对原因不明的猝死患者，可通过以下检查识别患者死亡的遗传因素并为其家庭成员提供预警：尸检和基因检测（Ⅰ，C）、心脏组织学检查（Ⅰ，C）、血液和体液的毒理学和分子病理学分析（Ⅰ，C）。②对于持续性多形性室速/室颤的患者，应立即电复律或除颤（Ⅰ，C）。③对于持续性多形性室速/室颤电风暴的患者，应纠正可逆性因素，如电解质紊乱、致心律失常药物、心肌缺血和慢性心力衰竭失代偿等（Ⅰ，C）。④因特发性多形性室速或室颤导致的心脏骤停复苏成功的患者，如果平均预期寿命大于 1 年，推荐植入 ICD（Ⅰ，B）。⑤由相同形态室早反复触发特发性室颤的患者，导管消融是有用的（Ⅰ，B）。⑥所有持续性多形性室速/室颤电风暴患者均应考虑应用 β 受体阻滞剂、胺碘酮和（或）利多卡因治疗（Ⅱa，C）。⑦对于多形性室速/室颤电风暴患者，推荐在有经验的中心对室速或室颤的触发灶进行导管消融治疗（Ⅱa，C）。⑧特殊的抗心律失常治疗如特发性室颤患者应用奎尼丁、3型长Q-T间期综合征应用钠通道阻滞剂、儿茶酚胺敏感性室性心动过速（CPVT）强化自主神经抑制或BrS患者应用奎尼丁等，应该考虑与擅长上述疾病的专家密切合作，以降低复发风险，这类治疗可作为多形性室速幸存者ICD治疗的辅助治疗手段（Ⅱa，B）。⑨对于有严重结构性心脏病的持续性多形性室速/室颤电风暴患者，在事件发生后的早期应考虑植入左心室辅助装置（LVAD）或进行心脏移植评估（Ⅱa，C）。⑩对于不稳定的、药物难以控制的持续性多形性室速/室颤电风暴患者，可考虑进行自主神经调节、机械通气、导管消融和（或）麻醉治疗（Ⅱb，C）。

二、心室扑动与颤动

心室扑动（ventricular flutter），简称室扑，是指心室失去原有节律，心室肌自发快速、微弱而规律的跳动；心室颤动（ventricular fibrillation），简称室颤，即心室肌不协调、极不规律的快速颤动。室扑常演变为室颤，两者均属于致命性心律失常，严重影响心室的射血功能，导致其他器官血运灌注停滞，发生心源性猝死。

（一）病因和发病机制

室扑、室颤主要见于器质性心脏病患者，如冠心病（如急性心肌梗死、不稳定型心绞痛、心肌梗死后心功能不全、室壁瘤形成）、瓣膜病（如主动脉瓣狭窄）、心肌病（如肥厚型心肌病、扩张型心肌病、右心室心肌病）、离子通道病（如Brugada综合征）。其还可见于某些高危型心律失常（如病窦综合征、预激综合征并发房扑房颤）。除了心血管疾病，严重的电解质紊乱（严重高钾、低钾）、药物中毒、麻醉及手术意外、急性胰腺炎、脑血管意外、触电及溺水等均可诱发室扑、室颤。

室扑的发生机制主要为心室内起搏点自律性突然增高引发室扑，激动在心室内快速折返维持室扑。室颤的发生机制有单源快速激动、多源快速激动、多源多发性折返及环形运动等学说。

（二）临床表现

患者可在数秒之内出现意识丧失，心音及大动脉搏动不可及，血压测不出，呼吸停止，若不及时救治，患者则发生死亡。

（三）诊断

1. 室扑的心电图特点　①QRS波群与T波相连，两者难以区别；②心室波形规律、快速、连续、幅度大，呈“正弦曲线样”波形，其形态与房扑颇相似，比房扑F波振幅更大，时间更宽，其间不再有QRS-T波群；③心室率为200～250次/分（图31-8-4）。

2. 室颤的心电图特点　①室颤时，P-QRS-T波群消失，呈现快速的波形振幅、时距完全不相等的室颤波，频率达200～500次/分；②室颤发作前常有室性早搏R-on-T现象，成对、多源、多形室性早搏，室性心动过速，室扑等；③室颤波幅≥0.5mV时称为粗颤，室颤波幅＜0.5mV时称为细颤，细颤多见于室颤持续较长时间后（图31-8-5），心肺复苏成功率低，预后较粗颤差。

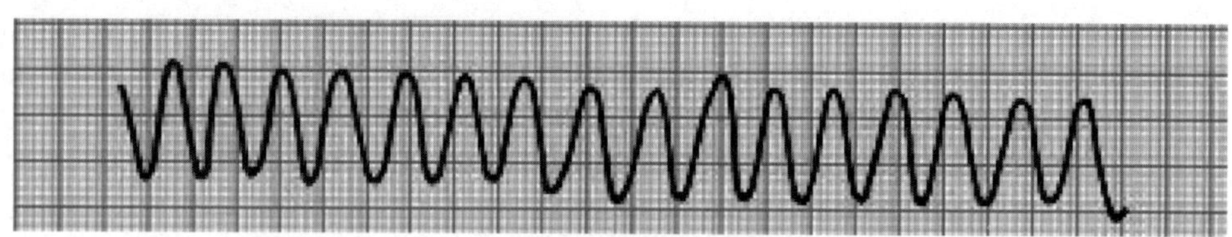

图31-8-4　室扑

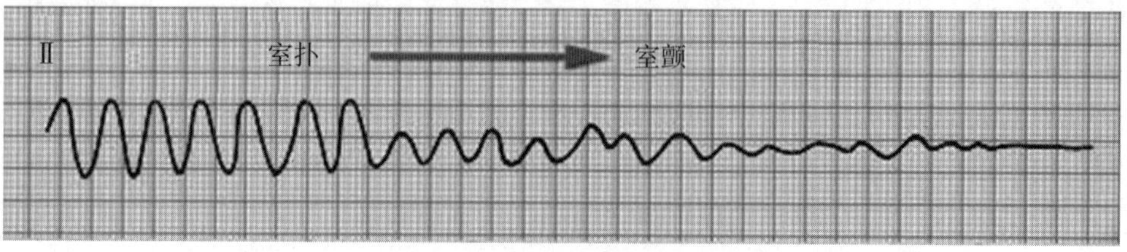

图31-8-5　室扑转变为室颤

（四）治疗

（1）急性发作期治疗：患者因心脏泵血无效，脑等敏感器官易发生不可逆损伤，故应立刻进行抢救，争取在数分钟内建立有效的呼吸及循环，步骤包括有效胸外按压、通畅呼吸道及人工呼吸。条件允许时应立刻行非同步直流电复律，能量常选择 200 ～ 300J，如无效，可再次除颤，并加大能量；同时迅速开通静脉通道，根据病情给予利多卡因、阿托品、肾上腺素等药物，预防复发并维持生命体征平稳，必要时可给予气管插管、呼吸机辅助通气治疗。

（2）急性发作期后幸存者，若为不可逆因素所致的室扑和室颤，需及时行植入式心脏复律除颤器（ICD）治疗。

三、典型个案分析

患者，男性，30 岁，工人，因“反复心悸 1 年”入院。

现病史：患者 1 年前无明显诱因出现心悸不适，反复发作，伴恶心、乏力，无胸闷、胸痛，无黑矇、晕厥，曾急诊就诊，心电图显示分支型室速，给予维拉帕米静脉注射后转复窦性心律。动态心电图：①观察全程基础心律为窦性心律及室性心律失常，总心动 112 575 次；最高心室率为 133 次 / 分，见于 9：38，为窦性心动过速及室速；最低心率为 47 次 / 分，见于 4：12，为窦性心动过缓；平均心率 83 次 / 分。②单个房性早搏 1 次。③室性心律失常总心搏 42 780 次，占总心率的 38.0%，平均 1892 次 / 小时。其中单个室性早搏 832 次；室性早搏连发 41 次，频率为 61 ～ 153 次 / 分；室速 694 次，频率为 112 ～ 113 次 / 分，最长 1 次见于 13：50 ～ 17：05。④ MV_5 及 MaVF 导联全程均见 ST 段水平及下垂型下移 1.00 ～ 2.50mm，伴 T 波倒置≤ 1.00mm。为进一步治疗收住入院。

既往史：否认高血压、糖尿病、甲状腺功能亢进症等病史。

个人史：少量吸烟，机会性饮酒；已婚已育，育有 1 子。

家族史：否认家族遗传病史。

体格检查：体温 36.1℃，脉搏 90 次 / 分，呼吸 20 次 / 分，血压 115/78mmHg，神志清楚，精神尚可，呼吸平稳，营养中等，表情自如，发育正常，自主体位，应答流畅，查体合作。颈软，气管居中，甲状腺未触及肿大，胸廓无畸形，双肺叩诊清音，听诊呼吸音清。心前区无隆起，心界不大，心率 90 次 / 分，律齐。腹部平软，肝脾肋下未扪及，肝肾区无叩击痛，肠鸣音 4 次 / 分。四肢脊柱无畸形，活动自如，神经系统检查未见异常。

辅助检查：

血常规、肝肾功能、cTnT、CK-MB、甲状腺功能、电解质：未见异常。

NT-proBNP：206.7pg/ml。

入院常规心电图：窦性心律，Ⅱ、Ⅲ、aVF、V_6 导联 T 波倒置（图 31-8-6）。

胸部 X 线片：双肺未见活动性病变 。

超声心动图：①静息状态下超声心动图未见异常；② LVEF 67%。

诊断：分支型室速。

诊断依据：患者为中年男性，反复心悸，心电图证实分支型室速，诊断明确。

鉴别诊断（室速的病因鉴别）：

（1）心肌病：部分基因型的肥厚型心肌病容易出现室速，扩张型心肌病也较常出现室速，但通常伴有心力衰竭等其他症状和体征，患者心脏超声检查除外肥厚型心肌病、扩张型心肌病等诊断，可排除。

（2）基因相关疾病如 Brugada 综合征、长 Q-T 间期综合征：可突发室速、尖端扭转性室速甚至室颤，静息状态下心电图在 Brugada 综合征可表现为 V_1 ～ V_3 导联呈 Brugada 样波，在长 Q-T 间期综合征可见 Q-T 间期延长，根据患者病史及心电图可排除。

（3）继发性原因如低钾血症、药物引起继发性 Q-T 延长等：根据患者病史及检查结果可排除。

治疗方案：

（1）急性期治疗：控制室速发作，患者为分支型室速，给予维拉帕米治疗。

（2）慢性期治疗：建议射频消融治疗。手术简要经过：常规消毒铺巾，1% 利多卡因局部麻醉，穿刺右股静脉 2 处置鞘管，送 10 极电极入冠状静脉窦，送 4 极标测电极入右心室心尖部。基础状态下室速持续发作，发作时可见房室分离，记录房室束，H-V=0，提示室速。穿刺右股动脉，送消融导管入左心室，在左前斜位（LAO）45° 及右前斜位（RAO）30° 透视体位下，于左心室中间隔面下部标测到室速时局部电位最提前处，可见 P 电位较体表 QRS 波群提前 40 ～ 50 毫秒，局部压迫室速可以终止，导管刺激或起搏可以诱发室速，窦性心律下放电后室速不再发作，巩固放电 30 ～ 60 秒 4 次。在基础状态下静脉滴注异丙肾上腺素使基础频率提高 30% 以上，行右心室和左心室心尖部 S1S1、S1S2、S1S2S3 刺激，均至心室不应期，不能诱发心动过速，消融成功。电生理诊断：左后分支型室速。

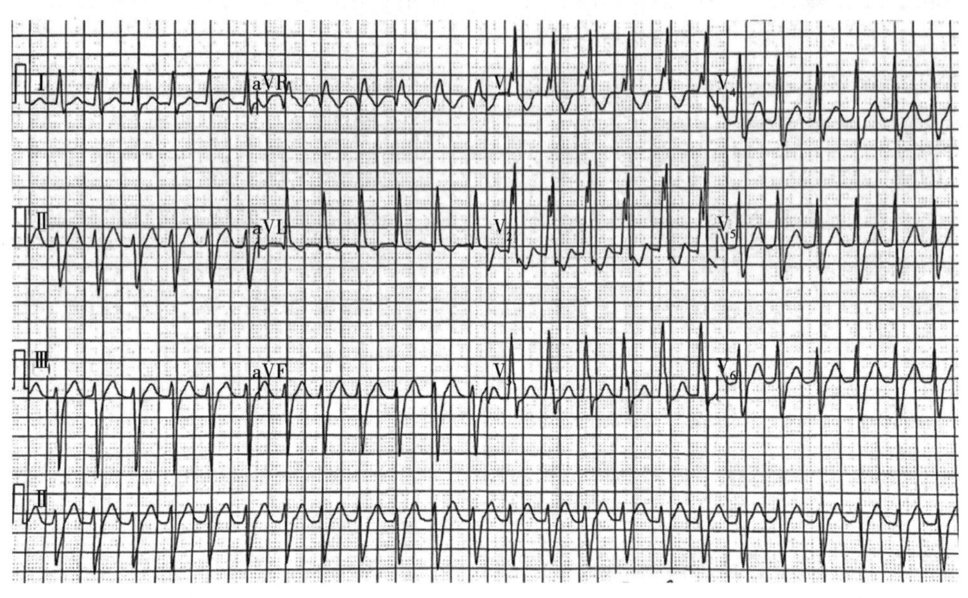

图 31-8-6 室速

讨论：该患者心电图提示左后分支型室速，心动过速起源于左后分支，体表心电图呈右束支传导阻滞合并左前分支阻滞图形，显著电轴左偏，为临床最常见分支型室速类型，该类型室速对维拉帕米敏感（影响缓慢内向钙离子通道）。如药物治疗仍有反复发作，建议导管消融治疗，另外此类患者较少发生晕厥和猝死，故无需常规放置 ICD 治疗。

第九节 心脏传导阻滞

心脏传导阻滞为解剖或功能异常造成的短暂性或持续性冲动传导异常，主要表现为传导时间延长，传导部分或全部中断。心脏传导阻滞可见于心脏传导系统的任何部位，常见的包括窦房传导阻滞（见本章第二节窦性心律失常）、房室传导阻滞和室内传导阻滞。

一、房室传导阻滞

房室传导阻滞（atrioventricular block，AVB）是指房室传导系统中出现房室间传导延迟或传导阻断，房室结、房室束及束支均可发生阻滞，可为单一部位的阻滞，也可为多部位的阻滞，是最常见的一种传导阻滞。

（一）病因和发病机制

房室传导阻滞可呈一过性、间歇性或持续性存在。迷走神经张力增高、药物中毒 / 不良反应、缺血缺氧、电解质紊乱等可引起一过性或间歇性房室传导阻滞，病因纠正后多可缓解。持续存在的房室传导阻滞多提示器质性病变或传导束不可逆损伤。房室传导阻滞病因如下。

1. 先天性和遗传性房室传导阻滞　先天性房室传导阻滞多与胚胎时期房室结发育不良相关，如房室结和结区传导束被脂肪组织替代，约 30% 的先天性房室传导阻滞患者可合并先天性心脏病（室间隔缺损、先天性矫正型大血管转位、Ebstein 畸形等）。遗传性房室传导阻滞与编码心脏离子通道的基因突变或遗传性疾病心脏受累相关，可为进行性加重的心脏传导障碍，也可为遗传性疾病的心脏临床表现，如Becker肌营养不良、Kearns-Sayre综合征等神经肌肉疾病。

2. 继发性房室传导阻滞 ①缺血性心脏病，包括急性心肌梗死和慢性缺血性心脏病，急性心肌梗死如出现新发的完全性房室传导阻滞提示心肌梗死面积广泛，及时有效的再灌注治疗可减少严重房室传导阻滞发生；②药物作用，包括抗心律失常药物（β受体阻滞剂、地高辛、伊伐布雷定、Ⅰ类及Ⅲ类抗心律失常药）、部分降压药（可乐定、利血平）、精神类药物（多奈哌齐、苯妥英钠）及麻醉药（丙泊酚）等；③感染性疾病，如细菌、病毒、寄生虫（莱姆病）等导致的感染性心内膜炎；④风湿性疾病，如系统性红斑狼疮、类风湿关节炎、硬皮病等；⑤浸润性心肌病变，如结节病、淀粉样变、血色素沉着病、淋巴瘤等；⑥退行性病变，可出现传导系统纤维化或硬化；⑦医源性损伤，包括心外科手术、射频消融治疗引起的损伤；⑧电解质紊乱，如高钾血症、高镁血症；⑨迷走神经张力增高，可发生在正常人或运动员，夜间多见，通常是良性的。

（二）临床表现

房室传导阻滞的临床表现多样，与房室传导阻滞的严重程度、发作方式（持续发作还是间歇发作）、发作频次、心室率及伴随疾病等相关。一度房室传导阻滞患者通常无症状，如P-R间期显著延长（＞300毫秒），可出现心悸、疲劳症状。二度房室传导阻滞存在QRS波群脱漏，患者可有心悸、停搏感。三度房室传导阻滞常伴随心动过缓，常见症状有乏力、头晕，严重者可出现晕厥或先兆晕厥甚至猝死。传导阻滞因P-R间期延长心脏听诊可出现第一心音强度减弱，二度房室传导阻滞可闻及间歇性心搏脱漏，三度房室传导阻滞可出现大炮音。

（三）诊断

临床将房室传导阻滞分为一度房室传导阻滞、二度房室传导阻滞（Ⅰ型、Ⅱ型）及三度房室传导阻滞。

1. 一度房室传导阻滞 表现为正常P波后的P-R间期延长超过0.20秒，每一个P波后都有一个恒定的QRS波群，P-R间期固定延长。一度房室传导阻滞主要为房室交界区相对不应期的延长，阻滞部位可以在心房内、房室结、房室束或双束支水平，房室结是最常见的延迟部位。心电图特征（图31-9-1）：①P-R间期＞0.20秒，＜14岁的儿童＞0.18秒；②P-R间期都超出心率范围允许的最大值；③心率无明显变化时P-R间期动态变化＞0.04秒。

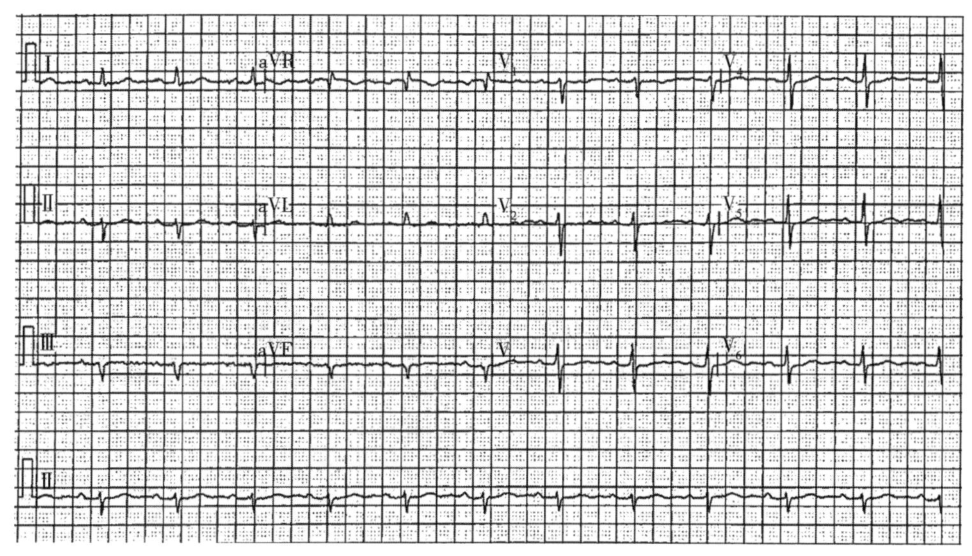

图31-9-1 一度房室传导阻滞，P-R间期220毫秒

2. 二度房室传导阻滞 指心房激动间断性不能下传至心室（通常为一个心搏），根据心电图表现分为莫氏（Mobitz）Ⅰ型和Ⅱ型。

（1）二度Ⅰ型房室传导阻滞：又称文氏型，表现为P-R间期逐渐延长至心房冲动不能下传至心室，之后P-R间期恢复到基础水平，重新开始下一轮递减传导。电生理特点为房室交界区的相对不应期和绝对不应期均延长，以相对不应期延长为主，传导呈递减模式，在房室传导系统激动传导速度逐渐减慢，直到传导中断。阻滞部位可在心房、房室结、房室束或双束支水平，多在房室结。心电图特征（图 31-9-2）：①窦性 P-P 基本规则；② P-R 间期每搏逐渐延长，直至一次 QRS 波群脱落；③ P-R 间期增量每搏呈递减性，R-R 间期每搏逐渐缩短，直至一次长 R-R 间期；④长 R-R 间期小于最短窦性周期的 2 倍。

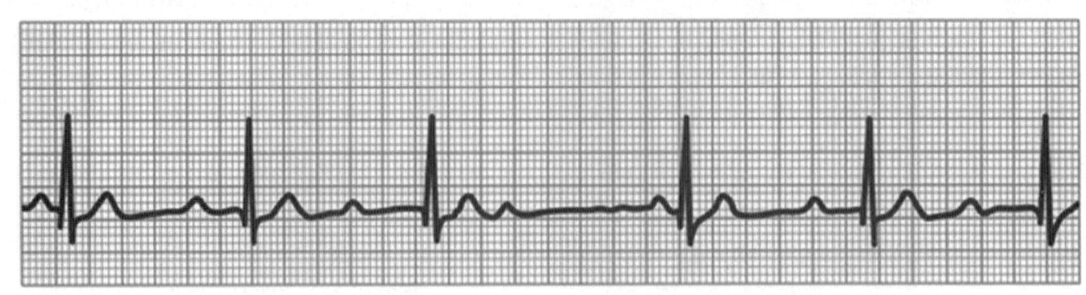

图 31-9-2 二度Ⅰ型房室传导阻滞

（2）二度Ⅱ型房室传导阻滞：表现为所有下传 P 波的 P-R 间期固定不变（正常或延长），然后突然出现一次 P 波不能下传至心室，导致一次心搏脱落，循环发作。二度Ⅱ型房室传导阻滞表现为房室交界区的相对不应期和绝对不应期均延长，以绝对不应期延长为主，阻滞部位几乎全部位于房室结以下，具有向高度或完全性房室传导阻滞发展的风险。心电图特征（图 31-9-3）：① P-P 间距规则，部分 P 波后无 QRS 波群，房室传导比例为 3 ∶ 2、4 ∶ 3 或 2 ∶ 1；② P-R 间期固定，QRS 波群呈窄 QRS 波型时，常提示阻滞部位在束支或分支水平。

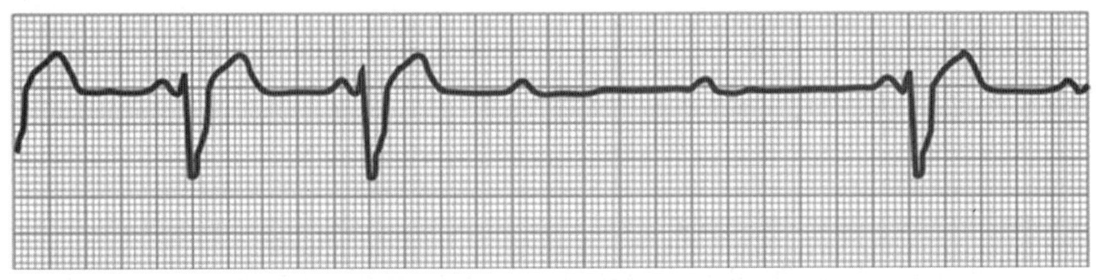

图 31-9-3 二度Ⅱ型房室传导阻滞

（3）二度 2：1 房室传导阻滞：当出现 2 ∶ 1 房室传导阻滞时（激动交替下传），特别在固定 2 ∶ 1 房室传导阻滞时，常难以分辨为二度Ⅰ型或Ⅱ型房室传导阻滞，P-R 间期延长的，Ⅰ型可能性大（不能完全排除Ⅱ型），P-R 间期正常的，多为Ⅱ型。

（4）高度房室传导阻滞：二度房室传导阻滞出现房室传导比≥3 ∶ 1 称为高度房室传导阻滞，可由Ⅰ型或Ⅱ型演变而来，高度房室传导阻滞可转变为三度房室传导阻滞，临床需引起重视。

3. *三度房室传导阻滞* 又称完全性房室传导阻滞，表现为 P 波和 QRS 波群完全分离，维持各自的起搏频率，P-R 间期不断变化。三度房室传导阻滞为全部的室上性激动均因阻滞不能下传心室，心房波与心室波完全无关系，频率越低、QRS 波形越宽，说明阻滞部位越低，预后越差，发生恶性心律失常甚至猝死的风险高。心电图特征（图 31-9-4）：① P-P 间期规则，R-R 间期多数也规则，P 波与 QRS 波群无关，P 波频率大于 QRS 波群频率，呈完全性房室分离；②心房由窦房结或心房形成的起搏点控制，心室由交界区或心室异位起搏点控制；③当阻滞发生在房室结或房室束上端时，QRS 波群形态正常，频率为 40 ～ 60 次 / 分，为交界性逸搏心律；④当阻滞发生于房室束下端或束支水平，则 QRS 波群宽大畸形，频率为 20 ～ 40 次 / 分，为室性逸搏心律。

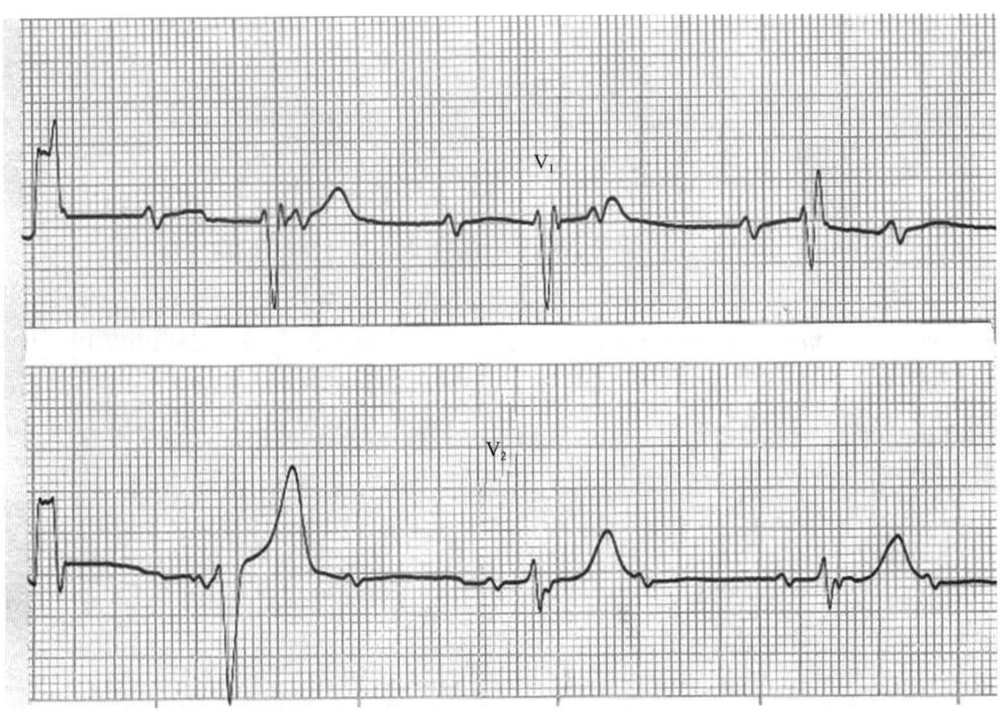

图 31-9-4　三度房室传导阻滞，可见 P 波与 QRS 波群无任何关系

（四）治疗

根据传导阻滞的发病急缓及阻滞程度不同，治疗策略侧重不同，急性期治疗包括病因治疗（可逆因素的处理）、药物治疗、临时起搏器治疗，慢性期治疗主要为永久起搏器治疗。

1. 病因治疗　对于所有发生房室传导阻滞的患者，都需要进一步确定是否有引起传导阻滞的病因，一过性或可逆性原因去除，传导阻滞可能恢复，如停用抗心律失常药物、纠正电解质紊乱、改善心肌缺血（如急性心肌梗死早期开通血运重建），急性心肌炎或介入治疗引起的房室传导阻滞使用激素治疗等。

2. 药物治疗　常用药物包括阿托品及异丙肾上腺素，对结内房室传导阻滞有效，多为静脉用药，主要为急性期或起搏器治疗前短期的急诊处理措施。

3. 临时起搏器治疗　房室传导阻滞引起血流动力学障碍或显著的心动过缓存在风险时需考虑植入临时起搏器，其可作为需要永久起搏器治疗的患者的过渡阶段，以保障血流动力学稳定，也可作为可逆性病因纠正前的起搏支持治疗。

4. 永久起搏器治疗　对于无可逆因素或生理原因引起的二度Ⅱ型、高度及三度房室传导阻滞，有无症状均推荐植入永久起搏器治疗，其他类型的房室传导阻滞，若不存在进行性房室传导异常，通常只有出现相关症状时才考虑植入永久起搏器。起搏方式的选择需考虑左心室射血分数、预计心室起搏比例、是否合并持续性房颤等因素。对于左心室射血分数低的房室传导阻滞患者，心脏再同步化治疗、房室束起搏等生理性起搏技术优于传统的右心室起搏。

5.《2018 ACC/AHA/HRS 心动过缓和心脏传导延迟评估和管理指南》更新推荐

（1）急性期 - 可逆因素的治疗建议

1）一过性或可逆性原因导致的房室传导阻滞，如莱姆心肌炎或药物中毒，在决定永久起搏之前应进行药物和支持治疗，必要时选择经静脉临时起搏器治疗（Ⅰ，B）。

2）症状性二度或三度房室传导阻滞且必须长期服用固定剂量抗心律失常药物或 β 受体阻滞的患者，植入永久起搏器是合理的，无须观察药物的洗脱或可逆效果（Ⅱa，B）。

3）心脏结节病患者发生二度或三度房室传导阻滞时，植入永久起搏器、必要时植入带除颤功能的起搏器（预期寿命超过 1 年）是合理的，无须观察可逆效果（Ⅱa，B）。

4）对于合并甲状腺功能异常但无临床黏液性水肿的症状性二度或三度房室传导阻滞，可考虑植入永久起搏器，无须观察可逆效果（Ⅱb，C）。

（2）急性期 - 药物的治疗建议

1）对于考虑为房室结水平阻滞的症状性或血流动力学受损的二度或三度房室传导阻滞患者，使用阿托品可以改善房室传导，增加心室率，改善症状（Ⅱa，C）。

2）对于非冠状动脉缺血造成的症状性或血流动力学受损的二度或三度房室传导阻滞患者，可考虑使用β肾上腺素能激动剂（如异丙肾上腺素、多巴胺、多巴酚丁胺或肾上腺素），可以改善房室传导、增加心室率及改善症状（Ⅱb，C）。

3）急性下壁心肌梗死导致的症状性或血流动力学受损的二度或三度房室传导阻滞，可考虑静脉注射氨茶碱加快房室传导、增加心室率及改善症状（Ⅱb，C）。

（3）临时起搏器的治疗建议

1）症状性或血流动力学受损的二度或三度房室传导阻滞患者，药物治疗无效时，可考虑经静脉临时起搏器治疗，用以增加心率、改善症状（Ⅱa，B）。

2）对于需要长时间临时起搏器治疗的患者，选择外固定永久性固定导线而不是标准的被动固定临时起搏导线是合理的（Ⅱa，B）。

3）伴有血流动力学障碍且对抗心动过缓药物治疗无效的二度或三度房室传导阻滞患者，在临时经静脉起搏或永久起搏器植入之前或心动过缓解决前可考虑临时经皮起搏器治疗（Ⅱb，B）。

（4）永久起搏器的治疗建议

1）对于一度房室传导阻滞、二度Ⅰ型房室传导阻滞或2∶1房室传导阻滞（考虑房室结水平阻滞），临床症状与房室传导阻滞无关的患者，不推荐植入永久起搏器（Ⅲ，C）。

2）对于无症状性一度房室传导阻滞、二度Ⅰ型房室传导阻滞或2∶1房室传导阻滞（考虑房室结水平阻滞）的患者，不推荐植入永久起搏器（Ⅲ，C）。

3）继发于明确可逆性因素的症状性房室传导阻滞，治疗潜在病因后房室传导阻滞仍存在的患者，推荐植入永久起搏器（Ⅰ，C）。

4）对于明确可逆且不再复发因素导致的急性房室传导阻滞，治疗潜在病因后房室传导阻滞完全恢复的患者，不推荐植入永久起搏器（Ⅲ，C）。

5）非症状性迷走神经介导的房室传导阻滞不应植入永久起搏器（Ⅲ，C）。

6）由非可逆性或生理性因素造成的获得性二度Ⅱ型房室传导阻滞、高度房室传导阻滞或三度房室传导阻滞患者，无论有无症状均推荐植入永久起搏器（Ⅰ，B）。

7）对于合并传导阻滞的神经肌肉疾病患者，如肌营养不良（如1型肌强直性营养不良）、Kearns-Sayre综合征，存在二度房室传导阻滞、三度房室传导阻滞或H-V间期≥70毫秒时，无论有无症状均推荐植入永久起搏器，必要时植入带除颤功能的永久起搏器（预期寿命超过1年）（Ⅰ，B）。

8）对于合并永久性房颤和症状性心动过缓的患者，推荐植入永久起搏器（Ⅰ，C）。

9）对于按照指南管理和治疗方案发生的症状性房室传导障碍，且无可替代方案而临床仍需要维持原方案治疗的患者，推荐植入永久起搏器（Ⅰ，C）。

10）浸润性心肌病（如心脏结节病或淀粉样变）导致的二度Ⅱ型房室传导阻滞、高度房室传导阻滞或三度房室传导阻滞患者，植入永久起搏器，必要时植入带除颤功能的起搏器（预期寿命超过1年）是合理的（Ⅱa，B）。

11）对于核纤层蛋白A/C基因突变的患者，包括肢带型肌营养不良和Emery-Dreifuss肌营养不良症，出现P-R间期＞240毫秒和左束支传导阻滞时，植入永久起搏器，必要时植入带除颤功能的起搏器（预期寿命超过1年）是合理的（Ⅱa，B）。

12）对于明确因一度房室传导阻滞或二度Ⅰ型房室传导阻滞导致临床症状的患者，植入永久起搏器是合理的（Ⅱa，C）。

13）对于合并神经肌肉疾病的患者，如1型肌强直性营养不良，出现P-R间期＞240毫秒、QRS波群时限＞120毫秒或束支传导阻滞时，植入永久起搏器，必要时植入带除颤功能的起搏器（预期寿命超过1年）是合理的（Ⅱb，C）。

（5）永久起搏器起搏方式的选择推荐

1）需要植入永久起搏器的房室传导阻滞患者，推荐双腔起搏器优于单腔起搏器（Ⅰ，A）。

2）对于需要植入永久起搏器但不需要频繁心室起搏，或合并疾病导致双腔起搏不能带来更多临床获益的房室传导阻滞患者，推荐单心室起搏（Ⅰ，A）。

3)对于窦性心律下具有单心室起搏器的患者，如果出现起搏器综合征，建议升级为双腔起搏器（Ⅰ，B）。

4）左心室射血分数在36%～50%的需要植入永久起搏器的房室传导阻滞患者，并希望心室起搏时间占比大于40%的，起搏方式选择生理性起搏（如心脏再同步化治疗、房室束起搏）优于右心室起搏（Ⅱa，B）。

5）左心室射血分数在36%～50%的需要植入永久起搏器的房室传导阻滞患者，并希望心室起搏时间占比小于40%的，起搏方式选择右心室起搏优于生理性起搏（Ⅱa，B）。

6）房室结水平的房室传导阻滞患者需要植入永久起搏器的，可考虑房室束起搏，更符合生理性心室激动顺序（Ⅱb，B）。

7）无转律计划的永久性或持续性房颤患者，不建议设置心房起搏（Ⅲ，C）。

二、室内传导阻滞

室内传导阻滞（intraventricular block）指房室束分支以下的传导障碍，房室束起源于房室交界区的房室结，向下分为左束支、右束支，左束支沿室间隔左侧心内膜深面下行，再分为左前分支、左中间隔支及左后分支三组分支，左中间隔支可单独起源，也可发自左前分支或左后分支，或为左前分支及左后分支纤维的融合。正常情况下室内传导时间为0.08～0.10秒，为冲动通过房室束及其束支，经交织的浦肯野纤维网几乎同时激动心室肌细胞完成。束支传导阻滞（或延缓）时会出现QRS波群形态和（或）间期改变，常见类型包括右束支传导阻滞、左束支传导阻滞、左前分支传导阻滞、左后分支传导阻滞及其他类型的室内传导阻滞（如非特异性室内传导阻滞、双分支阻滞、三分支阻滞等）。

（一）病因及发生机制

室内传导阻滞的病因多样，发育异常、遗传性疾病、代谢性疾病、感染性疾病、浸润性心脏病、缺血性因素、恶性肿瘤、退行性变、创伤、手术损伤均可引起室内传导阻滞。

1. *右束支传导阻滞*（right bundle branch block，RBBB）　指发生于右束支的传导障碍，发生机制如下：①传导速度显著减慢（左束支、右束支传导时间差＞25～40毫秒时，可出现不完全性或完全性右束支传导阻滞）；②绝对不应期异常延长（每次室上性激动均落在右束支的绝对不应期而使传导中断）；③右束支连续性中断（如心脏手术切断了右束支，造成永久性右束支传导阻滞）；④右束支传导阻滞改变了右心室的激动顺序，对左心室无影响，表现为激动沿左束支下传，室间隔、左心室开始除极，最后激动沿着普通右心室肌缓慢除极，因无方向相反的向量抵消，而产生运行迟缓的朝向右前的终末向量，V_1导联形成rsR’波，V_6导联形成宽S波。

2. *左束支传导阻滞*（left bundle branch block，LBBB）　指发生于左束支的传导障碍，正常情况下左束支比右束支稍提前（约10毫秒）激动室间隔左侧面，随即右束支激动室间隔右侧面，之后两个心室几乎同步除极。左束支传导阻滞使正常心室激动顺序发生显著改变，左束支绝对不应期病理性持续延长或左束支断裂时，室上性激动沿右束支下传，使室间隔右侧面及右心室先除极，前者向量指向左，后者指向右前，由于右心室壁较薄，QRS波群综合向量指向左前或左后，随后激动通过室间隔传向左心室，在左心室壁内由心肌-心肌缓慢传导，左心室除极时间明显延长，呈宽QRS波群图形，最大QRS波图向量指向左后方。心室除极由右向左，背离V_1导联，V_1导联r波极小或丢失，左侧导联（V_5、V_6、Ⅰ、aVL导联）初始接受向左的向量，出现宽而有切迹的R波，q波丢失。

3. *左前分支传导阻滞*（left anterior fascicular block，LAFB）　指发生于左前分支的传导障碍，发生左前分支阻滞时激动会沿着左后分支及中间隔支向前传导，然后通过浦肯野纤维网激动左前分支支配的心室间隔前中部、左心室前壁及心尖部，最大QRS波群向量环指向左上方，电轴显著左偏，特征性改变反映在额面向量环上，QRS波群环体增大，位于左上方，呈逆钟向运行。起始向量向下偏右，产生下壁导联R波，aVL导联有Q波，因无方向相反的向量抵消，故而产生较大的朝向左上的向量，下壁导联有深的S波，Ⅰ、aVL导联呈qR型。

4. *左后分支传导阻滞*（Left posterior fascicular block，LPFB）　指发生于左后分支的传导障碍，左后分支阻滞时左心室激动从左前分支区域向左心室下壁和后壁方向激动，额面向量环运动方向与左前分支相反，类似镜像改变。

（二）临床意义

1. *右束支传导阻滞* ①完全性及不完全性右束支传导阻滞可见于正常人；②右心受累疾病可出现右束支传导阻滞，如肺动脉高压、房间隔缺损、慢性肺部疾病、肺动脉狭窄或肺栓塞等；③传导系统慢性退行性变；④急性心肌梗死合并新发右束支传导阻滞增加发生心力衰竭及恶性心律失常风险。

2. *左束支传导阻滞* ①常见于冠心病、高血压性心脏病、扩张型心肌病、传导系统退行性变等疾病，罕见于年轻健康人；②冠心病合并左束支传导阻滞可能提示存在多支冠状动脉病变；③急性心肌梗死伴新发左束支传导阻滞提示梗死面积广泛，预后不佳。

3. *左前分支传导阻滞* ①普通人中最常见的非特异性室内传导异常，与左前分支细长、位于压力较高的流出道易遭受损伤，单一血供及左前分支不应期较长、易发生传导缓慢相关；②单纯左前分支传导阻滞不作为心脏病发生率或死亡率的危险因子，预后与基础心脏疾病相关。

4. *左后分支传导阻滞* ①左后分支较粗，位于压力较低的流入道，分布面积广，接受丰富的血液供应（回旋支和右冠动脉分支供血），故左后分支传导阻滞少见，一旦受损多提示病变广泛；②左后分支传导阻滞合并右束支传导阻滞预后不良，进展为完全性房室传导阻滞的风险增高。

（三）诊断与鉴别诊断

1. *右束支传导阻滞* 根据 QRS 波群时限分为完全性右束支传导阻滞（CRBBB）和不完全性右束支传导阻滞（IRBBB）。

（1）CRBBB 心电图诊断标准（图 31-9-5）：①成人 QRS 波群时限 ≥ 120 毫秒，多为 120 ～ 140 毫秒，大于 160 毫秒者，提示有严重心肌病变；② V_1、V_2 导联可见宽而有切迹的继发性 R 波（rsr'、rsR' 或 rSR' 型），R 波较原始 R 波宽大；③ Ⅰ 和 V_6 导联可见宽而深的 S 波，S 波超过 R 波时程或 > 40 毫秒；④ V_5 和 V_6 导联 R 峰时间正常，但 V_1 导联 R 峰时间 > 50 毫秒。

（2）IRBBB 心电图诊断标准：① QRS 波群时限 < 120 毫秒；②其余类似 CRBBB。

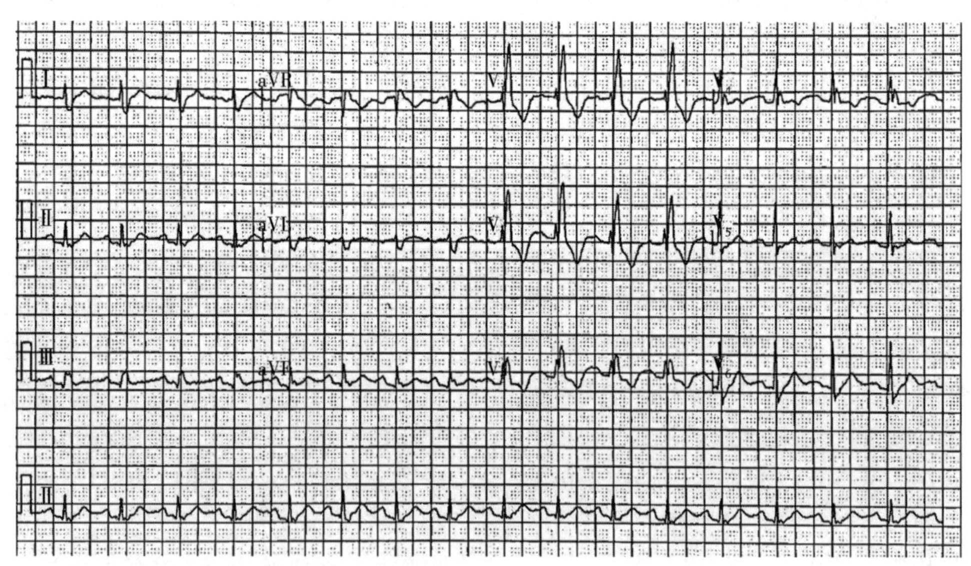

图 31-9-5 窦性心律；完全性右束支传导阻滞

2. *左束支传导阻滞* 根据 QRS 波群时限分为完全性左束支传导阻滞（CLBBB）和不完全性左束支传导阻滞（ILBBB）。

（1）CLBBB 心电图诊断标准（图 31-9-6）：①成人 QRS 波群时限 ≥ 120 毫秒；② Ⅰ、aVL、V_5、V_6 导联可见宽而有切迹的 R 波，偶尔 V_5、V_6 导联可呈 RS 型；③ Ⅰ、V_5、V_6 导联无 q 波，aVL 导联除外；④ V_5、V_6 导联 R 波时限 > 60 毫秒，V_1、V_2 导联正常；⑤ V_1、V_2 导联呈非常小的 r 波后出现宽而深的 S 波；⑥ ST 段和 T 波方向与 QRS 波群主波方向相反。

（2）ILBBB 心电图诊断标准：① QRS 波群

时限＜120毫秒；②其余类似CLBBB。

（3）CLBBB合并显著电轴左偏：①电轴基本在–45°～–90°；②Ⅰ、aVL、V_4～V_6导联呈单向R波；③Ⅱ、Ⅲ、aVF导联呈rs型，$S_{Ⅲ}$＞$S_{Ⅱ}$。

（4）CLBBB与左心室肥厚

1）CLBBB合并左心室肥厚：①单纯左心室肥厚时，V_5、V_6导联R波异常高大，合并CLBBB以后，V_5、V_6导联R波振幅显著降低，左心室肥厚的图形被掩盖；②单纯左心室肥厚时，V_1、V_2导联S波较深，合并CLBBB时S波加深更加明显。

2）CLBBB与左心室肥厚的鉴别：见表31-9-1。

（5）CLBBB与B型预激综合征的鉴别见表31-9-2。

表31-9-1 CLBBB与左心室肥厚的鉴别

鉴别要点	左束支传导阻滞	左心室肥厚
V_5、V_6、Ⅰ导联的q波	无	有
V_5、V_6导联的R波	＜2.5mV，切迹明显	≥2.5 mV，无切迹
V_5、V_6、Ⅰ导联的S波	无	有
左心室壁激动时间	＞50毫秒，常在80毫秒以上	＞50毫秒，多在80毫秒以内
QRS波群时限	≥120毫秒	＜110毫秒

表31-9-2 CLBBB与B型预激综合征的鉴别

鉴别要点	左束支传导阻滞	B型预激综合征
病因	冠心病、高血病、扩张型心肌病等	常伴有阵发性心动过速病史
P-R间期	正常或延长	通常＜120毫秒
QRS波群时限	＞120毫秒，多在140毫秒左右	＞120毫秒，多在140毫秒以上
预激波	无	有
V_5、V_6导联S波	无	可有
P-J间期	正常或延长	短、正常或略延长

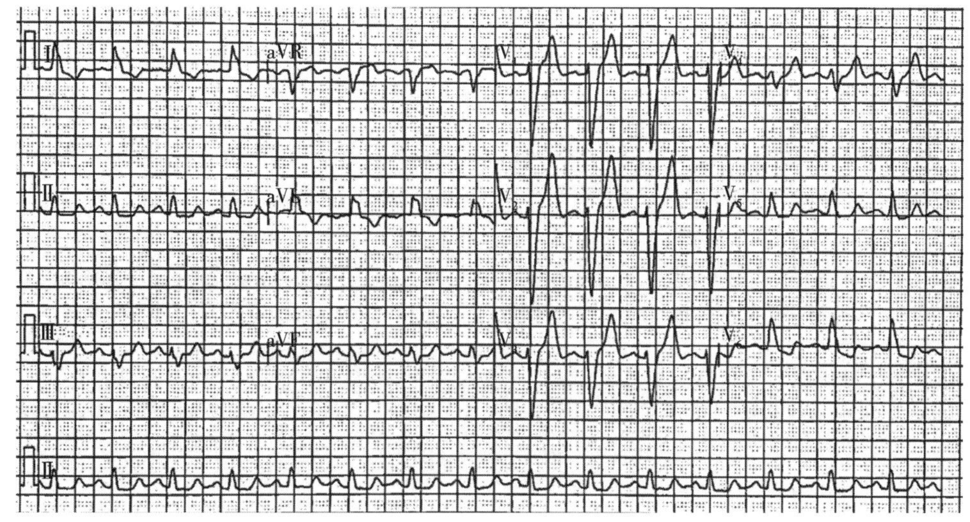

图31-9-6 窦性心律；完全性左束支传导阻滞

3. 左前分支传导阻滞（图31–9–7）

（1）典型左前分支传导阻滞：①QRS波群电轴左偏，额面电轴左偏–45°～–90°；②Ⅰ、aVL导联QRS波呈qR波形，R（aVL）＞R（Ⅰ）；

③Ⅱ、Ⅲ导联 QRS 波呈 rS 型，S（Ⅲ）＞ S（Ⅱ）；④ aVL 导联 R 波峰值时间≥ 45 毫秒；⑤ QRS 波时限＜ 120 毫秒。

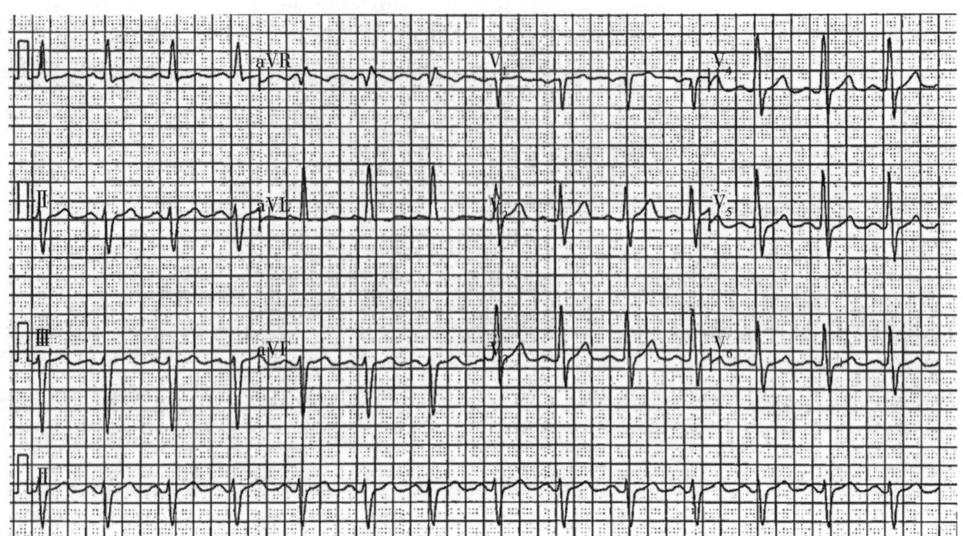

图 31-9-7　窦性心律；左前分支传导阻滞；T 波改变；左后分支传导阻滞

（2）左前分支传导阻滞合并顺钟向转位：除具有左前分支传导阻滞的某些特征外，Ⅰ导联 s 波增深，V_4 ～ V_6 导联呈 RS 型或 rs 型，此型见于矮胖体型者或孕妇。

（3）左前分支传导阻滞合并左心室肥厚：① QRS 电轴 –60° 左右；②左胸导联振幅增大，右胸导联 S 波增深；③肢体导联 QRS 波群振幅增大，R（aVL）＞ 1.2mV，Ⅱ、Ⅲ、aVF 导联 S 波加深，S（Ⅲ）＞ 1.5mV；④ I、aVL、V_4 ～ V_6 导联 ST 段下移，T 波双向、倒置。

（4）左前分支传导阻滞合并右心室肥厚：①重度左前分支传导阻滞合并轻度右心室肥厚时显示左前分支传导阻滞的特征，右心室肥厚的特征被掩盖；②重度左前分支传导阻滞合并重度右心室肥厚时肢体导联显示左前分支传导阻滞图形，胸导联显示右心室肥厚图形；③轻度左前分支传导阻滞合并重度右心室肥厚时胸导联呈右心室肥厚图形；肢体导联显著电轴右偏。

（5）左前分支传导阻滞与单纯电轴左偏的鉴别：肥胖体型者、孕妇及少数正常人电轴可以左偏，其 QRS 波群电轴在 –30° 以内，胸导联无顺钟向转位，无器质性心脏病证据。

4. *左后分支传导阻滞*（图 31–9–7）

（1）典型左后分支传导阻滞：① QRS 电轴右偏，额面平均 QRS 波群电轴 90° ～ 180°，大多为 120° 左右；②Ⅰ、aVL 导联呈 rS 型波形；③Ⅱ、Ⅲ、aVF 导联呈 qR 型，q 波＜ 20 毫秒；④ QRS 波群时限＜ 120 毫秒。

（2）左后分支传导阻滞与垂位心的鉴别：垂位心见于瘦长体型者，QRS 波群电轴多＜ 95°，Ⅱ导联无 q 波。

（3）左后分支传导阻滞与右心室肥厚的鉴别：右心室肥厚时电轴多显著右偏＞ 120°，aVR、V_1、V_2 导联 R 波增大，V_5、V_6 导联 S 波加深，见于引起右心室肥厚的疾病。

（4）左后分支传导阻滞与广泛前壁心肌梗死的鉴别：广泛前壁心肌梗死可以引起电轴右偏，其 QRS 波群形态改变与左后分支传导阻滞不同，Ⅰ、aVL 导联呈 QS、Qr、QR 型，Ⅱ、Ⅲ、aVF 导联不一定有 q 波。

5. *双分支传导阻滞*　传统将室内传导系统分为三分支系统（右束支、左前分支、左后分支），其中任意两支传导阻滞的组合称为双分支传导阻滞，如最常见右束支合并左前分支传导阻滞，还有右束支合并左后分支传导阻滞，以及左前分支合并左后分支传导阻滞（表现为左束支传导阻滞图形）。

（1）右束支传导阻滞合并左前分支传导阻滞

1）完全性右束支传导阻滞合并左前分支传导阻滞的心电图表现（图 31-9-8）：①肢体导联

呈典型左前分支传导阻滞图形，胸导联呈右束支传导阻滞图形，QRS 波群电轴左偏 –30° 以上，Ⅲ导联可出现终末宽钝的 r’ 或 R’ 波，R’/S＜1.0，aVL 导联呈 qRs 型；②肢体导联呈典型左前分支传导阻滞图形，导致完全性右束支传导阻滞的特征部分被掩盖，V_1 导联 R' 波振幅变小或变为 rsr’ 型，V_5 导联 S 波增宽又增深；③胸导联呈典型完全性右束支传导阻滞图形，肢体导联左前分支传导阻滞的特征被掩盖；④ S 波（Ⅱ、Ⅲ、aVF 导联）振幅减小，左前分支传导阻滞的图形被掩盖，右束支传导阻滞的特征部分被掩盖，QRS 波群时限≥ 120 毫秒。

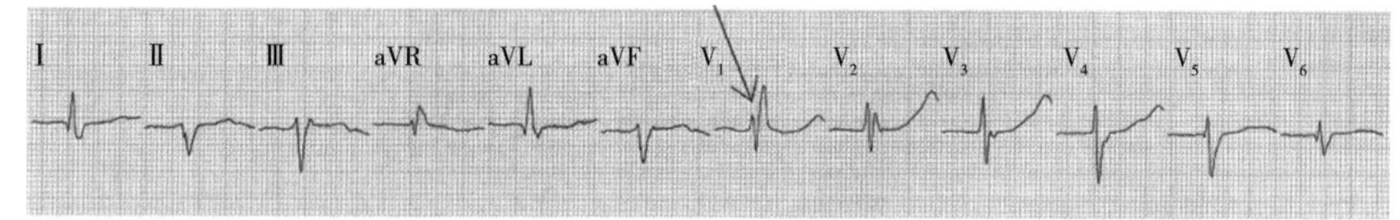

图 31-9-8 完全性右束支传导阻滞合并左前分支传导阻滞

2）不完全性右束支传导阻滞合并左前分支传导阻滞的心电图表现：①肢体导联呈典型左前分支传导阻滞图形，胸导联呈典型的不完全性右束支传导阻滞图形，Ⅰ导联 s 波顿挫，Ⅲ导联出现终末 R 波，呈 rsr' 或 rSR' 型，左前分支传导阻滞引起的起始 QRS 波群向量指向左后方时，V_1、V_2 导联出现 q 波，呈 qR 型；②肢体导联出现典型左前分支传导阻滞图形，胸导联不完全性右束支传导阻滞图形被掩盖，V_1 导联呈 rS 型，S 波粗钝；③胸导联呈典型不完全性右束支传导阻滞图形，肢体导联左前分支传导阻滞图形被掩盖，QRS 电轴不超过 –30°，S（Ⅲ）顿挫，S（Ⅲ）＜S（Ⅱ），Ⅱ或 aVF 导联呈 RS 型；④两者的图形特征完全被掩盖，仅表现为 QRS 波群时间轻度延长，QRS 波群电轴为 –30° 以内，Ⅱ、Ⅲ、aVF 导联有 S 波，增宽不增深，V_1 导联呈 rS 型，V_1 ～ V_6 导联 S 波较宽。

（2）右束支传导阻滞合并左后分支传导阻滞：单纯右束支传导阻滞一般不出现 QRS 电轴右偏，如电轴＞ +110°，并除外右位心、右心室肥厚、广泛前壁心肌梗死等疾病，可考虑右束支传导阻滞合并左后分支传导阻滞。

1）完全性右束支传导阻滞合并左后分支传导阻滞：肢体导联 QRS 波群电轴明显右偏，胸导联呈完全性右束支传导阻滞图形，QRS 波群时限≥ 120 毫秒。

2）不完全性右束支传导阻滞合并左后分支传导阻滞：肢体导联 QRS 波群电轴明显右偏，胸导联呈不完全性右束支传导阻滞，QRS 波群时限＜ 120 毫秒。

6. *三分支传导阻滞* 指左束支和右束支主干或左前分支和左后分支的传导延迟，心电图特征：①完全性房室传导阻滞伴缓慢性逸搏心律，QRS 波群增宽，形态异常；②右束支传导阻滞和左束支传导阻滞交替出现；③固定的右束支传导阻滞伴交替性左前分支传导阻滞和左后分支传导阻滞。

7. *非特异性室内传导阻滞* QRS 波群时限增宽，≥ 120 毫秒，QRS 波群可粗钝或有切迹，但无法归类到典型的左束支传导阻滞、右束支传导阻滞或分支传导阻滞改变。

（四）治疗

室内传导阻滞治疗前需明确相关疾病，对传导阻滞的类型、临床症状、处于急性或慢性期等方面进行综合评估。对于新发的左束支传导阻滞，建议进行超声心动图检查以排除器质性心脏病，对于合并传导系统疾病的症状性患者，建议进行动态心电图检查，对于有间歇性心动过缓症状（如头晕、晕厥等）的患者，心电图未见严重房室传导阻滞时，可考虑进一步行电生理检查，对于合并左束支传导阻滞怀疑器质性心脏病的患者，超声心动图诊断不明时，可考虑心脏 MRI、心肌核素显像等进一步检查明确诊断，对于无症状的双分支或三分支传导阻滞患者，怀疑存在高度房室传导阻滞时，可考虑动态心电图检查。

2018 年 ACC/AHA/HRS 心动过缓和心脏传导延迟评估和管理指南治疗推荐如下。

（1）对于合并晕厥的束支传导阻滞患者，存在 H-V 间期≥ 70 毫秒或电生理检查有结下传导阻滞的证据，推荐永久起搏器治疗（Ⅰ，C）。

（2）对于存在交替性左束支和右束支传导阻

滞的患者，推荐永久起搏器治疗（Ⅰ，C）。

（3）对于合并传导障碍的 Kearns-Sayre 综合征患者，植入永久起搏器，必要时植入带除颤功能的永久起搏器（预期寿命超过 1 年）是合理的（Ⅱa，C）。

（4）对于出现 QRS 波群增宽（＞110 毫秒）的 Anderson-Fabry 病患者，可考虑永久起搏器治疗，必要时植入带除颤功能的永久起搏器（预期寿命超过 1 年）（Ⅱb，C）。

（5）对于射血分数降低的心力衰竭患者（LVEF 36%～50%），合并左束支传导阻滞（QRS 波群时限≥150 毫秒）时，可考虑 CRT 治疗（Ⅱb，C）。

（6）对于无症状的进行性心脏传导疾病（孤立性传导阻滞）患者，房室传导比例为 1 ∶ 1 时，不推荐永久起搏器治疗（Ⅲ，B）。

三、典型个案分析

患者，女性，73 岁，因“头晕、黑矇半年”入院。

现病史：患者半年前无明显诱因出现反复头晕、黑矇，活动后气喘，于外院就诊。心电图：①窦性心律（心率 64 次 / 分）；②三度房室传导阻滞；③房室连接处逸搏心律；④左心室肥大伴 ST-T 改变（RV_5+SV_1 ＞ 37mm）。动态心电图：三度房室传导阻滞。患者拟行起搏器治疗收治入院。病程中患者精神可，夜眠可，胃纳可，夜尿多，时常便秘，体重无明显变化。

既往史：高血压病史 30 年，血压最高 150/90mmHg，目前服用氨氯地平治疗，血压控制在 130/80mmHg；否认糖尿病、甲状腺功能异常病史。

个人史：否认吸烟、饮酒史；已婚已育，育有 1 子 1 女。

家族史：否认家族遗传病史。

体格检查：体温 36.5℃，脉搏 46 次 / 分，呼吸 20 次 / 分，血压 130/75mmHg，神志清楚，精神尚可，呼吸平稳，营养中等，表情自如，发育正常，自主体位，应答流畅，查体合作。颈软，气管居中，甲状腺未触及肿大，胸廓无畸形，双肺叩诊清音，听诊呼吸音清。心前区无隆起，心界不大，心率 46 次 / 分，律齐。腹部平软，肝脾肋下未扪及，肝肾区无叩击痛，肠鸣音 4 次 / 分。四肢脊柱无畸形，活动自如，神经系统检查未见异常。

辅助检查：

血常规、肝肾功能、cTnT、CK-MB、甲状腺功能、电解质：未见异常。

NT-proBNP：508pg/ml。

入院常规心电图（图 31-9-9）：①窦性心律（心率 64 次 / 分）；②三度房室传导阻滞；③房室连接处逸搏心律；④左心室肥大伴 ST-T 改变（RV_5+SV_1 ＞ 37mm）。

胸部 X 线片：双肺少量慢性炎症陈旧灶 。

超声心动图：①轻度二尖瓣反流；② LVEF 60%。

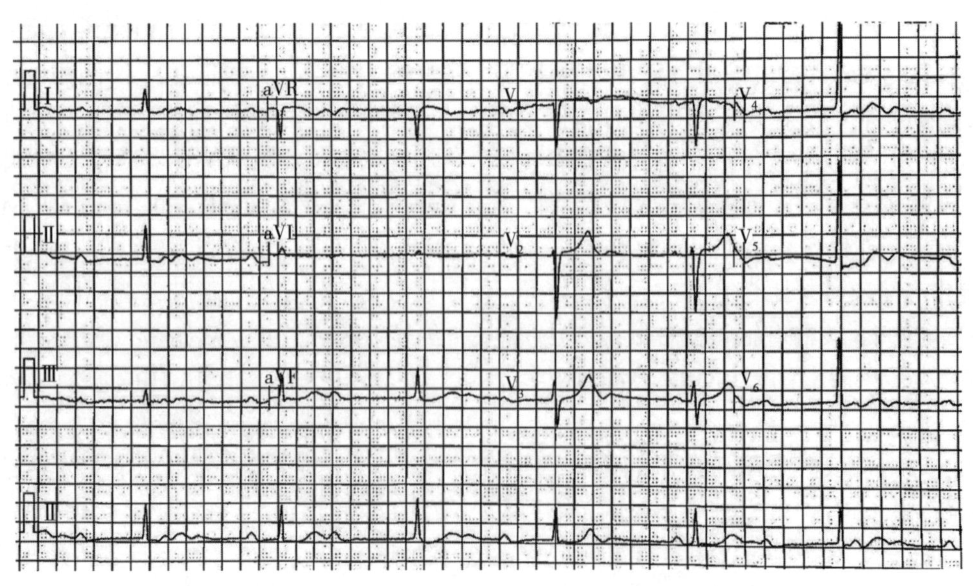

图 31-9-9 三度房室传导阻滞，房室连接处逸搏心律

诊断：三度房室传导阻滞，高血压。

诊断依据：患者为老年女性，以头晕、黑朦就诊，心电图证实三度房室传导阻滞，诊断明确。

鉴别诊断：心动过缓病因鉴别。

（1）冠心病：常见于急性下壁心肌梗死或广泛前壁心肌梗死，可引起房室传导阻滞。该患者心电图未见明显心肌缺血，心肌酶正常，可排除。

（2）电解质紊乱或代谢异常：高钾血症可以造成窦室传导，表现为 P 波消失，单纯出现 QRS 波群，有时难以与房室传导阻滞相鉴别。该患者无电解质紊乱，可排除。

（3）迷走神经张力增高：可发生于正常人或运动员，夜间多见，通常为良性。该患者表现为持续性三度房室传导阻滞，可排除。

治疗方案：

（1）对于无可逆因素或生理性原因引起的三度房室传导阻滞，推荐植入永久起搏器治疗。

（2）手术简要经过：患者取平卧位，常规消毒胸前区皮肤，铺巾，局部麻醉下通过经皮选择性静脉造影定位穿刺左锁骨下静脉，通过可撕开鞘导引 Medtronic C315 His 鞘系统进入右心房，送入电极导线后行电生理检查，连接多导电生理仪标测房室束，测得 H-V 间期为 46 毫秒，将电极送至右心室间隔部深拧起搏，出右束支传导阻滞图形，记录 LBB 电位，LBBpo-V 间期为 19 毫秒，出现 SLBBP、NSLBBP（阈值：1.0V）/SLBBP（阈值：0.8V），QRS 波群宽度为 110 ～ 120 毫秒，传导束夺获时 Sti-LVAT 65 毫秒，阳极夺获阈值为 5V，在鞘管内行右心室造影确认电极在间隔内的深度约为 10mm。通过可撕开鞘送入心房电极导线至右心耳。记录心腔内心电图，程控测定各电极导线参数。参数满意后固定电极导线，于左胸筋膜下做一皮囊，将脉冲发生器与电极导线连接后置入囊袋内，充分止血，逐层缝合，手术成功。

讨论：三度房室传导阻滞表现为全部的室上性激动均因阻滞不能下传心室，心房波与心室波完全无关系。频率越低、QRS 波形越宽，说明阻滞部位越低，预后越差，发生晕厥的概率越大。该患者为持续性三度房室传导阻滞，伴头晕、黑朦症状，无可逆性损伤因素，有植入永久起搏器指征，起搏方式推荐双腔起搏优于单腔起搏，该患者测得 H-V 间期 46 毫秒，考虑房室结水平的房室传导阻滞，故选择房室束起搏，更符合生理性心室激动顺序。

（朱文青）

参考文献

黄从新，张澍，黄德嘉，等，2018. 心房颤动：目前的认识和治疗的建议 -2018. 中国心脏起搏与心电生理杂志，4: 315-368.

中华医学会，中华医学会杂志社，中华医学会全科医学分会，等，2020. 室上性心动过速基层诊疗指南 (2019 年). 中华全科医师杂志，8: 667-671.

中华医学会，中华医学会杂志社，中华医学会全科医学分会，等，2020. 心房颤动基层诊疗指南 (2019 年). 中华全科医师杂志，6: 465-473.

中华医学会，中华医学会杂志社，中华医学会全科医学分会，等，2020. 早搏基层诊疗指南 (2019 年). 中华全科医师杂志，19(7): 561-566.

中华医学会心电生理和起搏分会，中国医师协会心律学专业委员会，2020.2020 室性心律失常中国专家共识 (2016 共识升级版). 中华心律失常学杂志，24(3): 188-258.

中华医学会心电生理和起搏分会，中国医师协会心律学专业委员会，2020. 经冷冻球囊导管消融心房颤动中国专家共识 . 中华心律失常学杂志，24(2): 96-112.

Al-Khatib SM, Stevenson WG, Ackerman MJ, et al, 2018. 2017 AHA/ACC/HRS guideline for management of patients with ventricular arrhythmias and the prevention of sudden cardiac death: Executive summary: A Report of the American College of Cardiology / American Heart Association Task Force on Clinical Practice Guidelines and the Heart Rhythm Society . Heart Rhythm, 15(10): e190-e252.

Andrade JG, Champagne J, Dubuc M, et al, 2019.Cryoballoon or radiofrequency ablation for atrial fibrillation assessed by continuous monitoring: a randomized clinical trial. Circulation, 140: 1779-1788.

Arnar DO, Mairesse GH, Boriani G, et al, 2019.Management of asymptomatic arrhythmias: a European Heart Rhythm Association (EHRA) consensus document, endorsed by the Heart Failure Association (HFA)), Heart Rhythm Society (HRS), Asia Pacific Heart Rhythm Society (APHRS), Cardiac Arrhythmia Society of Southern Africa (CASSA), and Latin America Heart Rhythm Society (LAHRS) . Europace, 21(1):7-8.

Brugada J, Katritsis DG, Arbelo E, et al, 2020. 2019 ESC Guidelines for the management of patients with supraventricular tachycardia. The Task Force for the management of patients with supraventricular tachycardia of the European Society of Cardiology (ESC). Eur Heart J,

41(5): 655-720.

Cronin EM, Bogun FM, Maury P, et al, 2019. 2019 HRS/EHRA/APHRS/LAHRS expert consensus statement on catheter ablation of ventricular arrhythmias. Europace, 21: 1143-1144.

Gerhard H, Tatjana P, Nikolaos D, et al, 2020.2020 ESC Guidelines for the diagnosis and management of atrial fibrillation developed in collaboration with the European Association of Cardio-Thoracic Surgery (EACTS). Eur Heart J, 42(5):546-547.

January CT, Wann LS, Calkins H, et al, 2019.2019 AHA/ACC/HRS focused update of the 2014 AHA/ACC/HRS guideline for the management of patients with atrial fibrillation. J Am Coll Cardiol, 74(1):104-132.

Kusumoto FM, Schoenfeld MH, Barrett C, 2019.2018 ACC/AHA/HRS Guideline on the Evaluation and Management of Patients With Bradycardia and Cardiac Conduction Delay: A Report of the American College of Cardiology/American Heart Association Task Force on Clinical Practice Guidelines and the Heart Rhythm Society. Circulation, 140: e382-e482.

Lei M, Wu L, Terrar DA, et al, 2018.Modernized classification of cardiac antiarrhythmic drugs. Circulation, 138(17): 1879-1896.

Mark DB, Anstrom KJ, Sheng S, et al, 2019. Effect of catheter ablation vs medical therapy on quality of life among patients with atrial fibrillation: the CABANA randomized clinical trial. JAMA, 321: 1275-1285.

第 32 章
心力衰竭

第一节　概　述

心力衰竭（简称心衰）是指由各种原因导致心脏器质性或功能性损伤，造成心肌收缩（射血）和(或)舒张(充盈)功能异常，心脏泵血功能降低，心排血量不能满足机体代谢需要，以致肺循环和（或）体循环淤血，器官、组织血液灌注不足的一组复杂的临床病理生理综合征，也是心血管疾病发展的最终结局和最主要死因，被指为 21 世纪心血管领域的两大挑战（心衰与房颤）之一。临床表现为劳力性呼吸困难、体液潴留、心悸（心律失常）及猝死，同时伴随生活质量下降、健康状况恶化。尽管这一临床综合征可由涉及心脏结构和功能的所有异常或疾病所致，但大多数患者有心肌功能损害，从正常的心室大小和功能到明显扩大和功能降低。心衰症状有赖于出现左心或右心充盈压升高，故充血性心力衰竭（congestive heart failure）一词现已不再确切，因为许多患者评估时并无明显充血，其症状可能由其他因素如心排血量降低所致。心功能不全或心功能障碍（cardiac dysfunction）在概念上更为宽泛，伴有临床症状的心功能不全称为心衰。

一、流行病学

随着人口老龄化和现代诊疗技术的创新发展，高血压、瓣膜病及冠心病等心血管病患者的寿命得以延长，心衰的患病率和发病率也随年龄增长而升高。由于缺乏基于人群的对心衰患病率、发病率和预后的可靠估计，不同研究对心衰的定义和确诊方法也有较大差异，故难以准确评估心衰问题的严重性。心衰的全球发病率和患病率正在接近流行病的比例，因为有证据显示心衰住院、死亡的数量及医疗费用均在持续增加。

1. 患病率　不管采用何种定义，心衰和左心室功能障碍的整体患病率随着老龄化人口的增加而持续升高，且随所在地区、人群年龄和疾病分布的不同而有所差异。新近流行病学资料显示，欧美国家成人症状性心衰的估计患病率相似，为 0.4% ～ 2.2%，65 岁以上人群可达 4% ～ 8%；无症状性心衰约占 50% 以上。按左心室射血分数（LVEF）＜ 40% 估算，普通人群中患病率约为 3% 以上。在各年龄组，心衰患病率以男性较女性为高，但 80 岁以上者则女性较男性为高。然而，射血分数保留的心衰（HF with preserved EF，HFpEF，LVEF ≥ 50%）在各年龄段则以女性更常见。

2. 发病率　与患病率一样随年龄增长而升高。美国国家心肺血液研究院资料显示，65 岁以上的人群中心衰的发病率接近 21‰，且以男性更为常见，50 岁以下者则黑种人高于白种人。Framingham 心脏研究显示，发病率每 10 年约增加 1 倍，男性者从 35 ～ 64 岁的 2‰ 上升至 65 ～ 94 岁的 12‰，40 岁以上年龄段发生心衰的可能性约为 20%。基于社区的队列研究显示，射血分数降低的心衰（heart failure with a reduced EF，HFrEF，LVEF ≤ 40%）与 HFpEF 分别约占 2/3 与 1/3。偶发住院心衰事件中，约 50% 以 LVEF 降低为特征，50% 则为射血分数保留（收缩功能正常）的舒张功能障碍（即 HFpEF）。

3. 死亡率　文献报道的心衰死亡率各异，这可能反映了疾病严重程度和接受恰当或优化内科治疗的比例有差异。美国全国统计数据显示，心衰的死亡率从1970年的5.8‰上升至1993年的16.4‰。各大研究（如Framingham心脏研究）均显示，人群心衰患者自1980年后生存情况逐渐改善，但首次心衰发作住院后的平均生存情况仍然较差，中位存活时间仅约2年。HFpEF的预后似乎好于收缩功能障碍性心衰（HFrEF），年死亡率分别为8%～9%和19%，总死亡率HFpEF比HFrEF低约30%。

二、病因与易患因素

1. *病因* 病因包括冠状动脉疾病、心肌疾病、瓣膜性心脏病、高血压、心律失常（尤其是心动过速）、结构性心脏病、各种原因引起的左心室肥厚、糖尿病、肥胖、睡眠呼吸障碍、药物滥用或酗酒等（表32-1-1）。欧美国家心衰的主要病因是冠心病、高血压及糖尿病，我国近年来心衰的病因谱也在逐步由瓣膜性心脏病、心肌疾病向发达国家靠近。另外，有较大比例（30%～40%）的非缺血性心衰被认为是由遗传因素所致。某些药物（如NSAID及肿瘤化疗药物）可能增加心衰发生的风险。美国国立卫生研究院（NIH）资料显示，黑种人发生心衰的风险最高，继之西班牙裔、白种人及华裔美国人，社会经济贫困的个体发生心衰的风险更高。相较于HFrEF，HFpEF患者往往年龄较大，且以高血压、肥胖、女性也更为多见。另外，维生素B_1缺乏、慢性贫血、内分泌异常（如甲状腺功能亢进或减退、库欣综合征及肢端肥大症）、结缔组织病（如硬皮病、皮肌炎或系统性红斑狼疮）等均可引起心衰。

表32-1-1 慢性心衰的病因

心肌疾病	
冠状动脉疾病	心肌梗死*、心肌缺血*
慢性压力负荷过重	高血压*、梗阻性心脏瓣膜病
慢性容量负荷过重	反流性瓣膜病、心内（左向右）分流、心外分流
非缺血性扩张型心肌病	家族性/遗传性疾病、浸润性疾病*、中毒性/药物诱发的损害、代谢性疾病*、病毒或其他感染原引起的损害
心率及节律异常	慢性缓慢心律失常、慢性快速心律失常
肺源性心脏病	慢性阻塞性肺疾病、肺血管病
代谢性疾病	高心排量状态、甲状腺功能亢进症、营养性疾病（脚气病）
血流需求过度	系统性动静脉分流、慢性贫血

* 也可导致HFpEF。

2. *病因频率与区域差异* 20世纪70年代，高血压和冠心病是西方国家心衰的主要病因；现今由冠心病（60%～65%）和糖尿病引起的心衰越发增多，而高血压和瓣膜疾病已相对少见。在40余年的Framingham心脏研究中，冠心病作为心衰病因的流行频率每10年分别增长41%（男性）与25%（女性）；糖尿病作为心衰成因的流行频率则每10年增长20%以上。在发达国家，缺血性心脏病是收缩功能障碍所致心衰的最常见病因（占40%），其次为扩张型心肌病（占32%）、瓣膜性心脏病（占12%）、高血压性心脏病（占11%）、其他病因（占5%）。在发展中国家，常见病因为高血压性心脏病（33%）、扩张型心肌病（28%）、右心衰竭（27%）、缺血性心肌病（9%）及瓣膜性心脏病（8%）。在非洲地区，心衰主要由风湿性心脏病、围生期心肌病和特发性心肌病及高血压引起。

三、发病机制

心衰可以视为一种进展性疾病，始自心肌损伤导致心肌细胞功能丧失或心肌产力能力中断从而阻止心脏正常收缩的标志性事件（index event）之后（图32-1-1）。这些标志性事件可以突发如心肌梗死，也可以逐渐或隐匿起病如血流动力学的压力或容量负荷过重，抑或为遗传性心肌病，其共同点即最终导致心脏泵血功能下降。多数情况下，患者在初期仍然无症状或症状轻微，只有在心功能障碍已经有一段时间后才会出现临床症状。当心脏损伤或心排血量受抑时，在生理性/自身稳定的范围内激活了一系列代偿机制以调整左心室功能，从而保存心功能或仅使之轻微受抑。随着症状性心衰的发展，神经激素和细胞因子系统持续激活可导致心肌内一系列终末器官改变，即统称为左心室重构（left ventricular remodeling），并足以导致心衰进展。

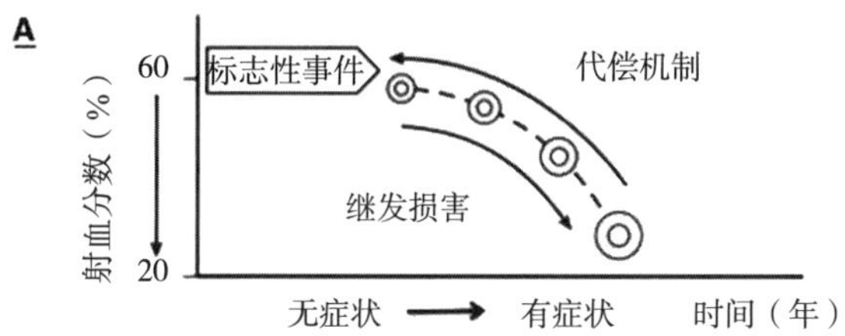

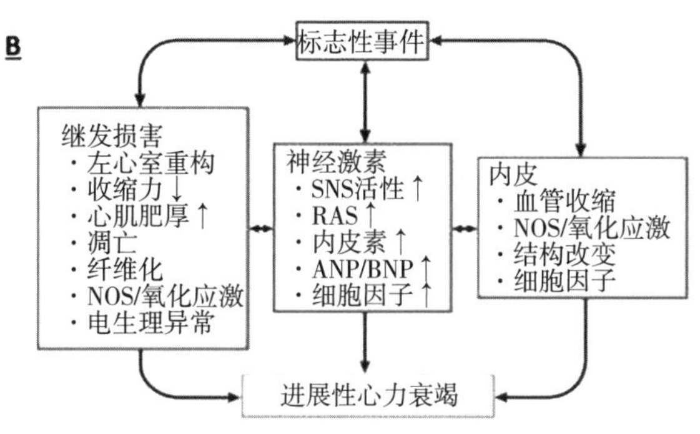

图 32-1-1 心衰的发病机制

A. 标志性事件发生后即开始产生心脏泵血功能下降；B. 标志性事件导致一系列代偿机制激活，包括肾上腺能神经系统、肾素-血管紧张素系统及细胞因子系统。这些系统激活短期内可使心血管功能恢复至正常稳态范围，可维持患者无症状，但最终可造成继发性左心室损害，加重左心室重构和随后的心脏失代偿，结果患者由无症状转为有症状性心衰。NOS. 一氧化氮合酶；SNS. 交感神经系统；RAS. 肾素-血管紧张素系统；ANP. 心房钠尿肽；BNP. 脑钠肽

心衰的发病机制复杂而多面。早先认为，心衰缘于肾脏灌注不足及继发的水钠潴留，而后又归因于心肌损伤导致左心室肥厚、扩张、功能降低，引起心脏负荷增加，室壁张力增大，以致心功能降低。进入21世纪以来，逐渐认识到心衰的发生发展是一个伴随一系列神经激素激活的复杂演变过程，包括全身神经体液代偿性变化、氧化应激与炎性细胞因子释放、心肌细胞凋亡、肌原纤维丧失、细胞骨架排列紊乱、心肌细胞钙离子稳态异常与β受体下调及抗利尿激素、利钠肽类、内皮素、肾上腺髓质素的分泌升高等，由此导致心肌结构重组和心肌舒缩功能降低，最终心功能失代偿而发生心衰。其中最重要的是各种原因的心肌损伤导致左心室病理性重构，出现左心室扩大和（或）肥大，激活肾素-血管紧张素-醛固酮系统（renin-angiotensin-aldosterone system，RAAS）、抗利尿激素和交感神经等神经激素的代偿机制，从而加重心肌细胞损害，引起心肌纤维化、心律失常及心脏泵衰竭。心衰时，神经激素激活主要包括全身性RAAS、下丘脑-神经垂体系统激活及局部性血管床内皮素释放、心肌RAAS改变与利钠肽分泌增多等。这有利于维持动脉血压，保障心、脑、肾等重要器官的正常血液灌注。这些神经体液的激活在心衰早期有一定代偿作用，但持续激活对慢性心衰则会产生不利后果。

近年来，左心室舒张功能不全在临床上已引起广泛重视。正常情况下，心肌舒张时比收缩时耗能更多。当心脏功能不足如心肌缺血或肥厚时，舒张功能更早、更易受损，心肌细胞对钙离子回摄入肌浆网及泵出胞外的耗能过程受损，导致主动舒张功能障碍，常发生于收缩功能障碍之前。另外，原发或继发性心肌肥厚如肥厚型心肌病及高血压性心室肥厚，可导致心肌顺应性减退及充盈障碍，心室充盈压明显升高。当左心室舒张末压过高时，虽然保持心肌收缩功能，射血分数正常，但已导致肺循环高压和淤血，即舒张性心功能不全，又称射血分数正常的心衰（HFpEF）。当容量负荷（前负荷）增加，左心室扩大时，左心室顺应性也随之增加，即使心肌肥厚，也不致出现单纯的舒张性心功能不全。

四、病理生理学

1.Frank-Starling机制　正常情况下，心脏通过有规律地收缩和舒张将静脉内血液回吸收入心脏并射入动脉内，从而维持一定的心排血量和动脉血压，保证机体组织器官的血液供应。这种心脏做功主要取决于心脏的前负荷、心肌收缩力及后负荷三大要素。在心功能不全的情况下，首先出现心室舒张期末容积和压力增加，此时主要通过Frank-Starling机制调节，以维持心排血量和心室做功在正常水平，若调节机制失效即出现临床

心衰表现（图 32-1-2）。

（1）前负荷：也称容量负荷，是指心室收缩前回心血量或舒张末期容积对心肌施加的负荷。此时，心室壁因肌纤维拉长而保持一定张力，心肌收缩力度在一定范围内与心肌纤维初长度（前负荷）成正比：即回心血量越多，心肌纤维就越拉长（左心室扩大），则心肌收缩力越大，每搏量或心排血量也越多，反之亦然。这种左心室每搏量与前负荷的关系即称为 Frank-Starling 定律，它确立了心室舒张末期容积（前负荷）和心室做功［每搏量和（或）排血出量］之间的关系（图 32-1-2）。前负荷受循环血容量、静脉张力、心室顺应性及心房收缩的影响。在心衰时，心脏通过 Frank-Starling 机制进行代偿，可以提高做功。但若心室过度扩张（容量负荷过大），心肌纤维过度拉长，心肌收缩力反而减弱，心肌功能下降，左心室功能曲线（左心室舒张末压 - 心排血量关系曲线）向右下移位。左心室舒张末期容积增加，舒张末压也随之升高。当左心室舒张末压达到 15 ～ 18mmHg 时，每搏量达到高峰，如压力继续升高，则每搏量下降。在心功能不全时，心功能曲线向右下移位，每搏量也随前负荷增加而增大，但增大的幅度明显减弱。当前负荷不足时，每搏量下降。

（2）后负荷：是指心室开始收缩及射血过程中所需克服的阻力，又称压力负荷，主要指主动脉阻力和室壁应力（指作用于心室壁心肌纤维排列方向上的单位面积张力）。心室容积、室壁厚度或张力及主动脉压力或主动脉阻力的改变均能影响后负荷。例如，任一舒张末期容积下，收缩压升高可降低每搏量的射血分数，反之亦然。正常心脏的每搏量受后负荷变化的影响很小，而衰竭心脏则受后负荷影响逐渐增大，后负荷轻微变化即可导致每搏量较大改变。当前负荷不变时，增加后负荷会使心肌开始缩短的时间延迟，收缩产生的张力增大，缩短的速度变慢，心排血量减少；减少后负荷可使心肌收缩产生的张力下降，缩短的速度加快，心排血量随之增加。另外，左心室肥大时，因其可降低心肌纤维的负荷，从而降低后负荷。通过给予 ACEI/ARB 类药物或直接扩血管药物降低心衰患者的后负荷有双重益处，既可增加心排血量，从长远来看还可减缓心肌功能丧失的速度。

（3）收缩力：是指在任一特定舒张末期容积或心肌纤维长度时心肌收缩产生的张力。每搏量也由心肌收缩力决定，收缩力的改变可导致长度 - 张力关系曲线非平行移位。随着心肌收缩力降低，心肌纤维长度 – 张力关系曲线斜率降低，Frank-Starling 曲线右移（图 32-1-2），导致收缩功能障碍，每搏量降低，进而心排血量也降低，其临床后果是射血分数下降的心力衰竭（HFrEF）。心排血量降低可引起交感神经兴奋，增加心肌收缩力和心率以恢复心排血量；也可促使肾脏的水钠潴留，增加血容量，升高舒张末压力和容积，通过 Frank-Starling 曲线关系增强心室做功并恢复每搏量。随着收缩性心衰的进展，最大心排血量逐渐下降，Frank-Starling 曲线可呈系列变化并于心衰晚期时变平（平台期），代表心脏收缩储备降低，心脏增强收缩已达极限，通过静脉回流和（或）左心室舒张末压力（LVEDP）改变已不能增加每搏量。正性肌力药物可改变既有的长度 - 张力关系，使曲线左移，心肌缩短能力受损。例如，给予去甲肾上腺素可刺激心脏肾上腺素能受体，升高心肌细胞内环磷酸腺苷（cAMP）水平，增加细胞内钙浓度，并在肌纤维长度不变的情况下增大心室收缩力。相反，β 受体阻滞剂能降低长度 - 张力关系曲线的斜率，抑制心室收缩力。

心衰可由左心室收缩或舒张功能障碍引起，均以左心室充盈压增高为特征，但潜在血流动力表现差异甚大。通过分析左心室压力 - 容积关系和其他血流动力学关系，对理解左心室收缩和舒张功能不全及心衰的治疗有实际指导意义（图 32-1-3）。单纯舒张性心衰时，左心室收缩末期容积和每搏量正常，但左心室舒张期扩张性（或顺应性）降低，左心室舒张压在任一特定容积下异常增高，若要达到相同的舒张期容积或收缩力需要更高的舒张压。因此，在压力 – 容积曲线上，单纯舒张功能障碍时压力 – 容积环在收缩期正常而在舒张期上移，舒张末容积不变，其临床后果是射血分数正常的心力衰竭（HFpEF）。相比之下，收缩期压力 – 容积环右移且斜率降低代表心肌收缩力减弱，收缩功能障碍者的舒张期压力 – 容积环最初是正常的，但由于心脏扩大导致左心室容积增加，从而使舒张期压力 – 容积环右移。在许多严重心衰患者中，心肌肥大和纤维化导致的顺应性降低最终可能会导致舒张功能障碍，此时由于达到相同容积需要更高的压力，也会出现舒张末压力－容积曲线上移。

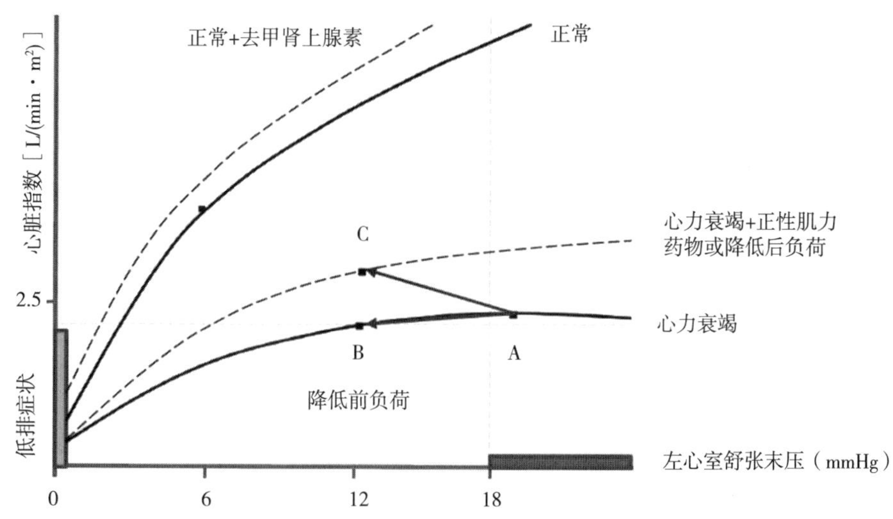

图 32-1-2 Frank-Starling 曲线（左心室收缩功能曲线）

正常时左心室心排血量随前负荷增加而增大，直至最大储备。心衰时曲线向右下移位，使用正性肌力药物或降低后负荷可增强心肌收缩力，使曲线向左上移位。A. 心衰时左心室舒张期末压或容积增大，心排血量降低；A ～ B. 降低前负荷可使充血症状改善，但心排血量并未增加甚或下降；A ～ C. 使用正性肌力药物或降低后负荷可使充血及低排症状均有改善

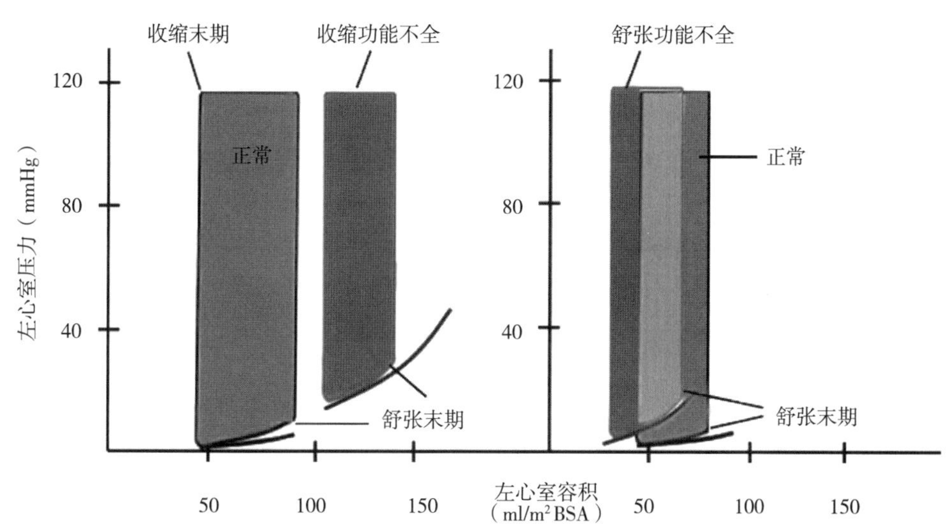

图 32-1-3 心衰时的压力－容积关系（收缩功能不全与舒张功能不全）

总之，在心功能不全时，回心血量增多，心脏前负荷及心室舒张末期容积增加，舒张末压力增高，心房压、静脉压也随之升高。左心室扩大使心肌纤维拉长，在一定范围内可增加心肌收缩力和每搏量，起到一定程度的代偿作用。当超出代偿范围时，即可发生肺循环和（或）体循环静脉淤血，出现心衰的临床表现。

2. *神经激素机制* 大量实验和临床证据提示，心衰进展是作用于心脏循环并使之恶化的生物学激活分子过度表达的结果。迄今已知的代偿机制主要包括交感神经系统和肾素 - 血管紧张素 - 醛固酮系统激活、外周动脉收缩和增加心肌收缩力及负责心脏修复和重构的炎症介质释放等。当心排血量不足、心腔压力升高时，机体会相继启动这些神经体液机制进行代偿，这也是导致心衰进展的致病因素。

（1）交感神经系统激活：随着心衰时心排血量降低，一系列的代偿反应激活以维持心血管系统体内平衡。最重要的代偿反应之一即发生于心衰早期阶段的交感神经系统激活，即交感神经张

力升高，同时伴副交感神经张力减退，结果造成去甲肾上腺素（NE）循环水平升高。在严重心衰患者，血浆 NE 水平可达正常水平的 2 ～ 3 倍，对心衰有预后价值。β_1 肾上腺素能受体交感活性升高导致心率加快和心肌收缩力加强，使心排血量增加。此外，肾上腺素能神经系统活性增高还引起心肌 α_1 肾上腺素能受体兴奋，产生一定的正性肌力作用及外周动脉血管收缩。尽管 NE 增强了心脏的收缩与舒张功能及维持血压，但心肌能量需求增大，在心肌氧供受限时有可能加重心肌缺血，触发室速甚或心源性猝死。如此，交感神经系统激活仅提供了短期支持，长期而言却潜在有恶化心衰的坏适应效应。甚至，副交感神经减退也可能参与了心衰的发病机制，其兴奋性减退与一氧化氮（NO）水平降低、炎症增强、交感活性升高及左心室重构恶化均相关。

（2）肾素 - 血管紧张素 - 醛固酮系统（renin-angiotensin-aldosterone system，RAAS）激活　在心衰的发病过程中要晚于交感神经系统，其可能机制包括肾性低灌注、远曲小管致密斑滤钠降低及肾脏交感神经兴奋升高，导致肾素从肾小球旁器释放增多。肾素可使循环中血管紧张素原转化为无生物活性的血管紧张素Ⅰ（Ang Ⅰ），再经肺或组织的血管紧张素转化酶（ACE）脱去 2 个氨基酸成为具有生物活性的八肽即血管紧张素Ⅱ（Ang Ⅱ）（图 32-1-4）。机体的绝大部分（约 90%）ACE 活性见于组织中，仅约 10% 以可溶性方式见于心肌间质和血管壁。Ang Ⅱ也可利用肾素无关途径（旁路）通过激肽释放酶和组织蛋白酶 G 将血管紧张素原转化为 Ang Ⅰ，再经组织 ACE 转化合成而来。心脏局部 RASS 激活在心肌肥大和心衰病程进展中较全身 RAAS 更为重要。

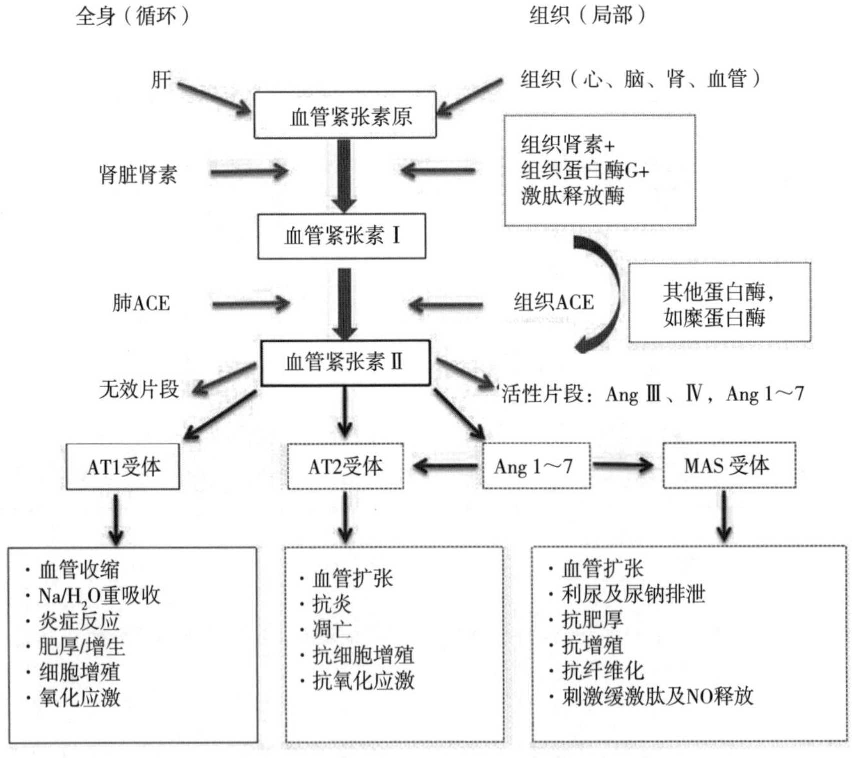

图 32-1-4　肾素 - 血管紧张素系统的组成及功能

ACE. 血管紧张素转化酶；Ang. 血管紧张素；AT1. 血管紧张素Ⅱ 1 型；AT2. 血管紧张素Ⅱ 2 型

血管紧张素Ⅱ对维持短期循环自身调节至关重要，但其持续表达是一种不良适应，可导致心脏、肾脏及其他器官纤维化，也可通过加强交感神经末端 NE 释放造成神经激素激活的恶化，并刺激肾上腺皮质球状带产生醛固酮。醛固酮可通过促使肾单位远段重吸收钠以提供短期循环支持，但其持续表达可产生有害效应，如引起血管系统和心肌的肥厚及纤维化，导致血管顺应性降低和心室僵硬度增加。另外，其还可引起内皮细胞功能障碍、压力感受器功能不全及 NE 摄取抑制，这些均可导致心衰恶化。另外，血管紧张素Ⅱ可直接刺激肾上腺球状带产生醛固酮，对大脑中抗利尿激素释放、心脏神经交感神经亢进调节及心肌梗死后左心室重构也有重要作用。临床试验显示，小剂量螺内酯能提高心功能Ⅱ～Ⅳ级（NYHA分级）的收缩性心衰患者的生存率，改善心肌梗死后生存率，并独立于容量或电解质情况的改变。

（3）肾功能的神经激素变化：严重心衰的明显特征之一即经由肾脏增加的水钠潴留。传统理论或将此归于“前向（forward）”衰竭，也即钠潴留是由心排血量障碍所致肾灌注不足的结果；或属于“后向（backward）”衰竭，即突显静脉压升高利于水钠从血管内向细胞外间隙渗透的重要性。随着心衰的进展，肾脏的继发性改变对导致容量负荷过重非常重要。心衰时容量负荷过重是多因素的，包括交感神经系统和RAS的激活、肾灌注压降低及肾脏对心房钠尿肽的反应迟钝等，为导致钠重吸收增加的潜在因素。肾脏交感神经介导的血管收缩增强可导致肾血流降低与肾单位的肾小管对水钠重吸收增加。肾脏交感神经刺激也可造成垂体后叶非渗透释放精氨酸血管升压素（arginine vasopressin，AVP），从而降低游离水的排出，并促使外周血管收缩加重及内皮素产生增加。肾静脉压升高可导致肾间质性高血压，随后便会发生肾小管损伤和肾脏纤维化。

（4）外周血管的神经激素变化：在心衰患者中，自主神经系统与局部自主调节机制的复杂相互作用势在保持大脑和心脏的血液循环，并同时降低皮肤、骨骼肌、内脏器官及肾脏的血流支配。运动时强烈的内脏血管收缩有助于将有限的心排血量转流至运动肌肉，但造成肠道和肾脏的低灌注。心衰时交感神经激活可以释放强力缩血管剂（去甲肾上腺素），使外周血管收缩，维持循环体内平衡和稳定。其他血管收缩剂还有血管紧张素Ⅱ、内皮素（ET）、神经肽Y、尾升压素Ⅱ、血栓素 A_2 及AVP等。外周动脉交感神经刺激的增加和循环缩血管剂浓度的升高有助于小动脉血管收缩和维持动脉压，而静脉交感神经刺激致使静脉张力升高，以帮助静脉回流和心室充盈并通过心脏的Frank Starling定律支持心脏做功。同时，血管收缩性神经激素激活了反调节性血管扩张反应，如心房钠尿肽、NO、缓激肽、肾上腺髓质素、爱帕琳肽（Apelin）及血管扩张性前列环素（PGI_2）和前列腺素 E_2（PGE_2）释放。但随着心衰进展，这些血管扩张反应（如内皮细胞介导）逐渐丧失，进而促使标志严重心衰的外周动脉血管过度收缩。

3. *左心室重构*（left ventricular remodeling） 尽管神经激素机制可以大部分解释衰竭心脏的病程进展，但目前的神经激素模型不能完全解释其根本原因。也即，虽然神经激素拮抗剂可以稳定并在一些患者中逆转心衰的某些进程，但绝大多数患者的心衰仍将继续缓慢进展。业已显示，左心室重构的过程直接与心衰患者将来发生左心室功能恶化和临床病程不良有关。左心室重构受血流动力学、神经激素、表观遗传学与遗传因子及合并疾病等方面的影响，其发生的复杂变化传统上是以解剖术语来描述的，但其发生过程对心肌细胞生物学、肌细胞和非肌细胞成分的体积变化及左心室心腔的几何结构学也有重要影响（表32-1-2）。

表32-1-2 左心室重构的生物学及组织结构改变

心肌细胞生物学变化 →	心肌组织变化 →	左心室结构变化 →	机械与功能变化
◆兴奋-收缩偶联	◆肌细胞丧失	◆左心室扩大	◆室壁应力增加（后负荷）
◆肌球蛋白重链基因表达	▪坏死	◆左心室球状增大	◆后负荷失配
◆β肾上腺素能信号失敏	▪细胞凋亡	◆左心室壁变薄	◆心内膜下散在低灌注
◆肥大	▪细胞自噬	◆二尖瓣闭锁不全	◆氧耗增加
◆肌细胞溶解	◆细胞外基质改变		◆功能性二尖瓣反流
◆细胞骨架蛋白改变	▪基质降解		◆血流动力学负荷加重
	▪心肌纤维化		◆激活牵张诱发的恶适应信号传导通路及基因程序

临床研究显示，药物和器械治疗在降低心衰发病率和死亡率的同时，还导致左心室体积和重量减小并可恢复至一个较为正常的椭圆形。这些有益的变化是心肌细胞大小和功能的一系列整体生物学变化及左心室组织结构改进的综合表现，并伴随左心室舒张末压力-容量关系向正常转

变。这些变化统称为逆向左心室重构（reverse LV remodeling），即指重构心室中参与逆转细胞、心肌及解剖异常的生物学过程。这类患者将来在病程中伴发的心衰事件会更少。

（1）心肌细胞的生物学变化：研究表明，衰竭的心肌细胞随时发生可能导致心肌收缩功能进行性丧失的重要变化，包括α-肌球蛋白重链基因表达降低、β-肌球蛋白重链基因表达增高、肌丝进行性丧失、细胞骨架蛋白改变、兴奋-收缩偶联和能量代谢异常及β肾上腺素能信号失敏现象等。这些生物学变化是心肌组织结构、机械与功能改变向心肌衰竭演进的基础。

（2）心肌组织变化：衰竭心肌的组织变化可大致分为心肌细胞体积变化及细胞外基质体积与构成的变化两种情况。对于心肌的细胞成分变化，大量证据显示通过坏死、凋亡或自噬的细胞死亡途径所致进行性心肌细胞丧失可能促成了进行性左心室重构和心功能不全。细胞外基质（extracellular matrix，ECM）变化成为心脏重构期间发生的第二重要的心肌适应性变化，包括纤维胶原合成与降解、胶原交联程度改变及连接各心肌细胞的胶原蛋白支架丧失；其三维结构在调节心衰时的心脏结构和功能中也起重要作用，理论上ECM断裂将导致左心室壁内肌细胞束重新排列、左心室扩大和室壁变薄、收缩不同步以致左心室功能不全。另外，胶原溶解酶家族的基质金属蛋白酶（MMP）在衰竭心肌中被激活也是心脏重构的重要发病机制，但心衰时基质重构的生物学机制可能比简单的MMP激活更为复杂。

（3）左心室结构变化：在心脏重构期间，衰竭心肌及肌细胞的生物学变化是造成进行性左心室扩大和功能不全的主要原因，许多伴随左心室重构的结构性改变可能促成了心衰恶化。左心室重构的最早几何形态异常为心室呈球形增大，左心室由扁长椭圆形变为更圆的球形，导致左心室的经向室壁应力增加，从而产生对衰竭心脏的原始能量负荷（de novo energetic burden，图32-1-5），加之左心室舒张末期负荷过重，左心室扩大本身将增加心室的机械耗能，进一步加重了衰竭心室存在的能量利用问题（表32-1-2）。

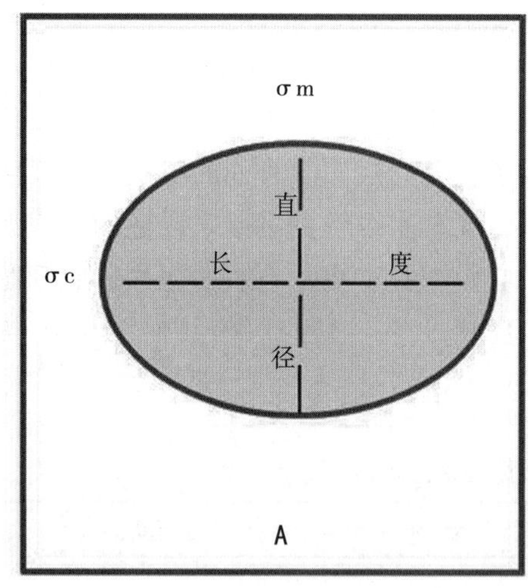

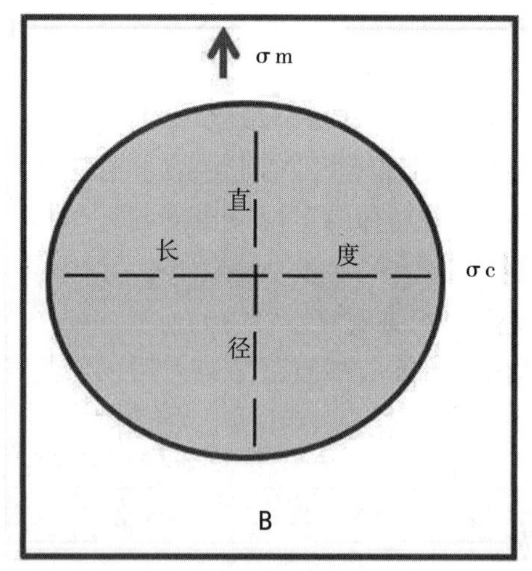

图32-1-5 左心室形状变化对左心室壁应力的影响

A. 正常左心室：椭圆形；B. 扩大左心室：球形。c. 圆周室壁应用；m. 经向室壁应力

左心室变薄也可发生于心室开始扩大与重构时。左心室扩大产生的室壁变薄及后负荷增加导致了功能性后负荷不匹配（afterload mismatch），可进一步造成前向心排血量（forward cardiac output）降低。左心室壁应力增大还可导致牵张-激活的持续性基因（血管紧张素Ⅱ、内皮素及肿瘤坏死因子）表达和肥大信号通路激活。而且，舒张末期室壁高应力有可能导致心内膜下散在低灌注，结果使左心室功能恶化、氧化应激增加，激活产自由基敏感性基因家族（如肿瘤坏死因子、白介素-1β）。随着左心室进行性扩大，乳头肌也被拉开并导致二尖瓣闭锁不全和发生功能性二尖

瓣反流，由此进一步造成左心室容量负荷过重。同时，由左心室重构引起的机械负荷可能更导致左心室扩大、前向心排血量降低及血流动力学负荷增加，这些情况均足以致使左心室功能恶化而无论患者的神经激素状况如何。

五、心衰分类

心衰通常可以根据发生的部位分为左心衰竭、右心衰竭和全心衰竭，根据发生的时间快慢分为急性心衰和慢性心衰，根据左心室射血分数分为射血分数降低的心衰（HFrEF）及射血分数正常的心衰（HFpEF）三大分类方法。临床上一般按急性和慢性心衰区别，在诊断和治疗上更具有实践性。

1. *左心衰竭、右心衰竭和全心衰竭*

（1）左心衰竭：由左心室代偿功能不全所致，以肺循环淤血、肺水肿和组织灌注不足为特征，临床上较为常见。左心室收缩力下降、容量负荷过重，左心房负荷过重及左心室舒张功能障碍等均可导致左心衰竭，可单独或合并存在。单纯二尖瓣狭窄时，左心室功能正常，但因其左心房压力升高而导致肺循环高压，出现明显左心衰竭的肺淤血表现，或称为左心房衰竭；后期会相继出现右心功能不全的表现。

（2）右心衰竭：主要病理生理改变为体循环回流受阻，以外周组织器官淤血为特征，常见于肺源性心脏病、某些先天性心脏病及继发于左心衰竭。左心衰竭时肺动脉压力升高，肺循环阻力增大，使右心负荷加重，右心失代偿，发生右心衰竭。单纯的右心衰竭多由急性或慢性肺源性心脏病引起。

（3）全心衰竭：多继发于左心衰竭，见于心衰的晚期，表现为肺循环和体循环均淤血，全身组织器官低灌注。心肌疾病如心肌炎、心肌病时左右心腔均受损，可同时或相继出现左心衰竭、右心衰竭的相应表现，即全心衰竭。

2. *急性和慢性心衰*

（1）急性心衰：指急性严重心肌损害、心律失常或心脏负荷突然加重使心功能处于代偿期或正常的心脏在短时内发生的心功能急剧失代偿或衰竭恶化。心衰骤然起病，心衰症状迅速进展、恶化，血流动力学不稳定，常在数十分钟甚至数分钟内出现心功能失代偿表现。临床上以急性左心衰竭最为常见，表现为急性肺水肿或心源性休克甚至猝死。

急性心衰又可分为两型，即新发或再发心衰、慢性心衰急性恶化。前者约占20%，可无心脏病史和平时心衰症状，但多数有心衰危险因素或已有心脏结构异常，也可由急性冠脉综合征并发；后者约占80%，多为慢性心衰由各种诱因导致急性失代偿或为终末期心衰反复发作。

（2）慢性心衰：即缓慢或逐渐发生的心衰，一般有代偿性心脏扩大或肥厚及其他代偿机制的参与。心室重构过程缓慢，心功能失代偿逐步发生，患者对心排血量下降容易耐受，表现为无症状或亚临床症状的心功能不全。随着心功能降低，在原发病因及各种诱因的作用下出现有症状性心衰甚至急性失代偿性心衰的表现。

3. *心衰最新分类*　新的心衰分类是基于左心室射血分数（LVEF）是否降低来分类的方法。将心脏LVEF＜50%者定义为射血分数降低的心衰（HFrEF），也即既往的收缩性心衰（约占60%），主要有左心室扩大、明显收缩功能障碍，可有组织器官灌注低下、肺循环和（或）体循环淤血的临床表现；LVEF≥50%者定为射血分数正常的心衰（HFpEF），也即以前的舒张性心衰（约占40%），多有心脏舒张功能障碍，而收缩功能相对正常，导致心室充盈不足，心腔内压力增高，肺循环和（或）体循环淤血；而LVEF为40%～49%者则定为射血分数中间值的心衰（heart failure with mid-range ejection fraction，HFmrEF），通常以轻中度收缩功能障碍为主，同时伴有舒张功能不全的特点。2018年中国心力衰竭诊断和治疗指南也基于LVEF制定了心衰的分类和诊断标准，将心衰分为HFrEF、HFpEF和HFmrEF 3类（表32-1-3）。应该认识到，基于LVEF而非病因或病理生理学的心衰分类在测量LVEF方法（主要为超声心动图）上常有一定的偏差；对HFmrEF作为一种临床类型还存在争议，其临床特征、治疗方法和预后尚不清楚。

表 32-1-3 心衰的分类和诊断标准

诊断标准	HFrEF	HFmrEF	HFpEF
1	心衰症状和（或）体征	心衰症状和（或）体征	心衰症状和（或）体征
2	LVEF ＜ 40%	LVEF 40% ～ 49%	LVEF ≥ 50%
3	附加标准	利尿钠肽水平升高，并符合以下至少 1 项：①相关器质性心脏病［左心室肥厚和（或）左心房扩大］；②心脏舒张功能异常（超声心动图）	利尿钠肽水平升高，并符合以下至少 1 项：①相关器质性心脏病［左心室肥厚和（或）左心房扩大］；②心脏舒张功能异常（超声心动图）
4	随机临床试验主要纳入此类患者，有效治疗已得到证实	此类患者的病理生理、临床特征、治疗和预后尚不清楚	需要排除由非心脏疾病引起的心衰症状，有效治疗尚未明确

注：利尿钠肽升高为 BNP ＞ 35ng/L 和（或）NT-proBNP ＞ 125ng/L。

六、临床表现

全面的临床病史采集、体格检查和相关辅助检查是评估心衰病情的基础，可以提供有关心衰的病因、诱因或加重因素及严重程度并给予适当治疗的重要信息。例如，现病史、既往史、家族史、药物治疗史及环境或毒物暴露史等均有助于心衰症状的确定，某些全身性疾病（如贫血、甲状腺功能亢进症）也可有心衰症状而并未累及心脏。

随着病情进展，患者会出现一系列心衰的常见临床症状和体征（表 32-1-4）。这些症状和体征对诊断心衰并非完全敏感或绝对特异，但有助于确定和评估心衰的存在和严重程度。对此，应包括患者的一般情况、生命体征指标、心脏及脉搏检查及评估其他器官淤血、低灌注的证据或合并症指标。患者的一般情况如意识状态、姿势及有否气急、咳嗽或疼痛、低灌注时的皮肤苍白或发绀等，承载着至关重要的临床评估信息。

表 32-1-4 心衰的临床表现和评估

	临床表现和评估
心衰相关的症状	▪乏力或运动能力下降 ▪静息或劳力性气促 ▪呼吸困难或急促 ▪阵发性夜间呼吸困难 ▪端坐呼吸 ▪咳嗽 ▪夜尿频繁 ▪体重增加或减轻 ▪水肿（肢端、阴囊或其他部位） ▪腹胀或腹痛（尤其局限于右上腹） ▪食欲缺乏或早期厌油腻 ▪潮式呼吸（陈 - 施呼吸） ▪嗜睡或神志淡漠
有助于确定心衰症状的病史信息	▪既往心衰病史 ▪心脏疾病（如冠心病、瓣膜性或先天性心脏病及心肌梗死史） ▪心衰危险因素（如糖尿病、高血压、肥胖） ▪可能累及心脏的全身性疾病（如淀粉样变性、结节病、遗传性神经肌肉疾病） ▪近期病毒性疾病或 HIV 感染史或锥虫病 ▪心衰或心源性猝死家族史 ▪心脏毒性物质暴露 ▪药物滥用 ▪可能间接影响心脏的非心脏疾病，包括高动力状态（如贫血、甲状腺功能亢进、动静脉瘘）

续表

	临床表现和评估
心衰的体征	▪ 脉压小或细脉 ▪ 交替脉 ▪ 呼吸急促、端坐呼吸 ▪ 四肢湿冷和（或）花斑样改变 ▪ 颈静脉压升高（≥ 12mmHg） ▪ 肝颈静脉反流征 ▪ 肺部干湿啰音和（或）喘鸣音 ▪ 肺底部呼吸音低钝和消失 ▪ 心尖搏动向左和（或）左下移位 ▪ 心动过速 ▪ 期心收缩或心律失常 ▪ 第三心音和（或）第四心音 ▪ 三尖瓣或二尖瓣反流性杂音 ▪ 肝大（常有右上腹不适） ▪ 腹水（中量 / 大量） ▪ 水肿（足部、骶前及全身水肿） ▪ 慢性静脉淤滞表现

1. 临床症状

（1）呼吸困难：为左心衰竭的早期、主要临床症状，通常与心脏充盈压升高有关，也可提示心排血量受限，典型地反映了肺淤血的存在。根据其严重程度，可表现为劳力性呼吸困难、端坐呼吸、夜间阵发性呼吸困难、静息下呼吸困难、急性肺水肿及潮式呼吸等不同程度的呼吸困难。右心衰竭性呼吸困难大多继发于左心衰竭，单纯右心衰竭时患者也可出现呼吸困难，可能与心排血量减少、呼吸肌灌注不足、低氧血症、酸中毒及胸腔积液和（或）腹水所致的限制性通气障碍等因素有关。

1）劳力性呼吸困难：表现为体力活动时耐力下降，逐渐加重，并出现气促、喘憋及呼吸困难。患者在心衰早期运动能力下降可不立即明显，但随着病情的加重，轻微体力活动如平步活动稍远、快步行走、登高或爬坡时即出现呼吸困难。有些活动受限的患者可能没有明显呼吸困难，但未必能排除心衰诊断。

2）端坐呼吸：患者不能平卧，只有高枕卧位或半卧位呼吸、左侧卧位呼吸甚至端坐位呼吸时方可好转。

3）夜间阵发性呼吸困难：是最典型、最可靠的左心衰竭症状，患者常于入睡后不久或睡眠中突然憋醒，呼吸困难，可伴有阵咳、喘鸣音，被迫坐起呼吸方可缓解。因平卧睡眠时回心血量及肺血增加、支气管壁水肿和继发性支气管痉挛及迷走神经张力增加、膈肌抬高使肺活量减少等均为其促发因素。轻者坐起后半小时左右可逐渐自行缓解并可重新入睡，重者入睡后可再次或反复发作，甚至呼吸困难持续不缓解，可发展为急性肺水肿。

4）急性肺水肿：是急性严重左心衰竭的典型特征，表现为极度呼吸困难，可伴有阵咳和哮鸣音、粉红色泡沫痰，又称心源性哮喘。若不尽快采取适当治疗措施，易出现血流动力学障碍甚至致命。临床上有时易误诊为支气管炎或哮喘发作，应注意两者的鉴别（表 32-1-5）。

表 32-1-5　心源性哮喘与支气管哮喘的鉴别

鉴别要点	心源性哮喘	支气管哮喘
发病年龄	▪ 成年人多见	▪ 儿童或青少年好发
病史	▪ 基础心脏疾病	▪ 过敏史或哮喘史
发作间期	▪ 劳力性气促、夜间阵发性呼吸困难	▪ 多无症状

续表

鉴别要点	心源性哮喘	支气管哮喘
心脏体征	▪心脏增大、杂音、第三心音 / 第四心音等	▪多无异常
肺部体征	▪双肺布满湿啰音（肺底尤甚）	▪双肺弥漫哮鸣音
胸部 X 线片	▪心影增大，肺水肿、肺淤血	▪肺野清晰，肺气肿征
有效药物	▪强心药、利尿剂、扩血管药、吗啡等	▪支气管解痉药、肾上腺皮质激素

5）静息下呼吸困难：常见于住院心衰患者，多为心衰晚期阶段，患者不能平卧或仅能取坐位呼吸，有重要的预后意义。另外，严重心衰患者还可见潮式呼吸（又称陈 - 施呼吸），一般与低心排血量和睡眠障碍性呼吸有关，提示预后不良。

6）咳嗽、咳痰及咯血：与肺淤血和支气管黏膜淤血有关，肺静脉压升高至一定程度时可致支气管黏膜下侧支血管破裂引起咯血。夜间咳嗽也是一种经常被忽视的心衰症状，常于卧位时干咳，坐起后减轻，可伴有白色浆液性泡沫痰，偶见痰中带血。急性左心衰竭时可出现粉红色泡沫痰或咯血。虽然夜间咳嗽不具特异性，但可视为端坐呼吸的等同症状。

（2）乏力、疲倦与其他：乏力、疲倦或运动耐量降低、头晕、心悸、少尿等也是心衰的重要症状。一般认为其反映了心排血量降低、组织器官灌注不足、心率代偿性加快及运动时异常骨骼肌代谢反应。其他原因还有贫血、肾功能不全、内分泌异常及药物（如 β 受体阻滞剂、利尿剂）不良反应、严重抑郁等。另外，体重明显减轻或恶病质也是慢性心衰的一个重要预后指标。

（3）体循环淤血症状：由右心衰竭或全心衰竭导致的体循环淤血可出现体重增加、腰腹部胀满、食欲缺乏及下垂器官（下肢或阴囊）水肿等提示右心淤血的症状 / 体征。例如，消化道淤血可引起食欲缺乏、恶心、腹胀或腹痛等；肝淤血可引起腹胀、右上腹痛、黄疸甚至心源性肝硬化的相关表现，常见于严重右心衰竭的患者；肾淤血可引起少尿、夜尿增多等；外周血管淤血可产生肢端局部性发绀、下垂部位水肿及颜面肿胀等。

2. 体格检查

（1）心脏原发病的体征：主要指患者基础心脏疾病的固有体征，如瓣膜性心脏病（瓣膜狭窄或关闭不全）的收缩期和（或）舒张期杂音、先天性心脏病的腔内分流杂音。心脏左心室扩大时，可见心浊音界与心尖搏动向左下移位，心尖抬举样搏动及心前区震颤；右心室扩大时，可见心前区抬举样搏动，常可闻及收缩期响亮的三尖瓣反流性杂音。严重心衰时，可触及与第三心音相应的心尖搏动，可闻及特征性二尖瓣反流性全收缩期杂音，胸骨左缘也常有吸气增强的三尖瓣反流杂音。减轻容量负荷可使二尖瓣和三尖瓣反流杂音减轻、心室腔内径减小。合并肺动脉高压时，可于肺动脉瓣区闻及收缩期杂音、第二心音亢进或分裂等。

（2）奔马律与交替脉：奔马律是心衰的特异性体征。除了健康的青少年可闻及第三心音外，成人第三心音或第四心音均属病理性额外心音。在心率较快时（一般＞ 100 次 / 分），易在心衰患者心尖内侧闻及第三心音，称为舒张早期奔马律，提示心室充盈容量增加，对心衰高度特异，有重要预后意义。在严重心衰患者也可闻及第四心音，通常表示心室顺应性降低，此时第三心音和第四心音可以叠加，听诊可闻及重叠奔马律。

交替脉常与奔马律同时出现，表现为脉搏规律性一强一弱搏动，多见于左心室射血阻力增加的情况，如主动脉瓣狭窄和高血压等，是由心脏收缩规律性变化所致，提示存在严重心衰。轻症患者可能只在测量血压时发现。有些患者可有收缩压低和脉压小，脉搏细弱，其常见于严重心衰或心源性休克时。

（3）肺淤血水肿：双侧肺底部湿啰音通常是肺淤血的表现，常见于急性左心衰竭或中晚期心衰患者，主要由于肺静脉及毛细血管压力增加，液体从肺毛细血管膜渗漏到肺泡内，可表现为干湿啰音，反应性支气管痉挛可致喘鸣。心衰早期可因液体渗出血管外导致肺泡间质水肿而形成干啰音（哮鸣音），进而出现湿啰音。因此，在少数心衰患者可同时或先后闻及干湿啰音。随着病情加重，肺部啰音可从局限于肺底部发展至全肺。值得注意的是，晚期充血性心衰患者可无干湿啰音，故啰音对心衰的特异性和敏感性均不高。

（4）体循环淤血：主要表现为体静脉压力升高、淤血性肝大、下垂性水肿及胸腔积液和腹水、心包积液等右心衰竭的症状和体征。

1）颈静脉征：体静脉压升高时，可见颈静脉搏动增强、充盈、怒张，是右心衰竭的主要体征。外周静脉充盈，尤其是颈静脉明显充盈、饱满，称为颈静脉怒张。轻度右心衰竭时，颈静脉充盈可不明显，但在压迫右上腹约 30 秒时可见明显的颈静脉充盈，称为肝颈静脉反流征。严重右心衰竭时，可见 Kussmaul 征，即吸气时静脉压力更高，颈静脉充盈也更加明显。

2）肝大：肝淤血增大常发生于外周水肿之前，经治疗后却晚于其他症状消退或持续存在，持续慢性右心衰竭可致淤血性肝硬化。查体时发现上腹饱满，肝大以剑突下较肋下为著。若质地较软且有触痛或叩痛，提示为新近发生的肝大；若质地较韧且无明显叩触痛，提示为缓慢性肝大或已存在淤血性肝硬化。重度三尖瓣关闭不全可见收缩期肝脏搏动，严重肺动脉瓣狭窄、肺动脉高压、三尖瓣狭窄、缩窄性心包炎及累及右心室的限制型心肌病则可见收缩期前肝脏搏动。

3）下垂性水肿：体静脉压力升高时皮下软组织出现水肿，多发于颈静脉充盈、淤血性肝大之后。一般先见于身体下垂部位，可由足踝部开始，逐渐向上发展至下肢、盆骶部乃至全身，也称为上行性水肿，呈对称性、凹陷性水肿，于活动后、午后明显，休息后、晨起减轻或消失。下肢水肿常见于容量负荷过重的心衰患者，但也可能是下肢静脉功能不全或药物（钙通道阻滞剂）不良反应的结果。长期右心衰竭者多数有肢端皮肤发绀现象，水肿者则常见下肢皮肤色素沉着呈暗褐色，触诊较坚实。

（5）胸腔积液、腹水及心腔积液：是心源性水肿的特殊形式，常见于严重右心衰竭或全心衰竭及导致体静脉和肺静脉回流受阻的心血管疾病晚期。

1）胸腔积液：在心衰晚期或体循环、肺循环压力均增高的患者，可查见单侧或双侧胸腔积液，表现为肺部叩诊浊音或呼吸音消失。右心衰竭时胸腔积液以双侧最常见，但若为单侧，则以右侧多见，左侧积液仅约占 10%。胸腔积液的蛋白含量一般高于漏出液，提示肺毛细血管通透性增加可能参与了积液的形成。

2）腹水：通常见于慢性心衰患者，是静脉压力长期升高和（或）淤血性肝硬化的结果，大量腹水或同时合并胸腔积液时多见于顽固性右心衰竭、缩窄性心包炎、限制型心肌病及三尖瓣狭窄等疾病。

3）心包积液：慢性心衰患者常见少至中量心包积液，往往被心衰的其他症状和体征所掩盖，而多在超声心动图检查时发现，临床上一般与心衰程度有关，但不会导致心脏压塞等严重后果。

（6）恶病质：常见于心力衰竭终末期，患者除了有胸腔积液、腹水、下肢水肿外，还存在体重减轻，明显消瘦，伴全身（肩、锁、胸、股及小腿部）骨骼肌的消耗萎缩。50% 以上心功能Ⅲ～Ⅳ级）的住院心衰患者可发生恶病质。在排除恶性肿瘤、严重肝病、甲状腺疾病及其他慢性消耗性疾病情况下，患者营养摄入不足与机体消耗增加之间失衡、交感神经兴奋、RAAS 及炎性细胞因子等激活所致的神经内分泌紊乱可能是引起恶病质的重要原因。

七、心衰的分级、分期与定量评估

心衰的分级主要基于症状学和疾病阶段来划分（表 32-1-6）。美国 ACC/AHA 心衰分期方法强调了疾病的发生、发展阶段的重要性，为某些特殊干预治疗措施（如盐皮质激素受体拮抗剂、心脏再同步化治疗）提供决策判断。NYHA 分级则更加聚焦于心衰患者的临床症状和运动耐力，尽管该分级方法有一定主观性，但至今仍被广泛应用。

表 32-1-6　ACC/AHA 心衰分期与美国 NYHA 分级比较

ACC/AHA 心衰分期		NYHA 分级	
A 期	心衰高危，但无结构性心脏病或心衰症状		
B 期	有结构性心脏病，但无心衰症状或体征	Ⅰ级	一般体力活动不受限；日常体力活动不引起心衰症状

续表

ACC/AHA 心衰分期		NYHA 分级	
C 期	有结构性心脏病，且既往或现有心衰症状	Ⅰ级	一般体力活动不受限；日常体力活动不引起心衰症状
		Ⅱ级	一般体力活动轻微受限；静息时舒适，但日常体力活动引起心衰症状
		Ⅲ级	体力活动明显受限；静息时舒适，但低于日常体力活动引起心衰症状
D	顽固性心衰，需要特殊干预治疗	Ⅳ级	任何体力活动即引起心衰症状或静息下即有心衰症状

1. 心功能分级　心衰的严重程度或心功能状态通常采用美国纽约心脏病协会（New York Heart Association，NYHA）的心功能分类方法。

Ⅰ级：一般体力活动不受限，无疲劳、乏力、心悸、呼吸困难及心绞痛等心衰症状，无心衰体征，也称为心功能代偿期。

Ⅱ级：一般体力活动轻度受限，休息时无症状，但中等体力活动（如登三楼或平步 2 站路）即出现心衰症状，并有心率加快及肝大等心衰体征。

Ⅲ级：体力活动明显受限，休息时无症状，轻微体力活动（如日常家务、登二楼或平步 1 站路）即引起心衰症状，并有肺部湿啰音、肝大、水肿等心衰体征，卧床休息后症状好转，但不能完全消失。

Ⅳ级：不能胜任任何体力活动，休息时也有心衰症状，活动后加重，并有明显的心衰体征如内脏器官淤血及显著水肿。

NYHA 分级适用于慢性心衰患者的心功能评估，该分级方法有一定的主观性，常不能及时准确反映病情变化和治疗效应。因其简便易行，长期为临床医师所采纳应用，并一直作为心功能评估的常用方法。

2. 心衰分期　自 2005 年美国 ACC/AHA 成人慢性心力衰竭诊疗指南将心衰的发生、发展和最终后果分为 A、B、C、D 4 期以来，国内外有关指南也均沿用了该分期方法。心力衰竭分期包括了病情进展的全过程，提出了对心衰的不同阶段进行防治的全新理念，可与 NYHA 分级相辅相成。根据该分期方法，患者病情可不进展，抑或进一步恶化，通过治疗也只能延缓而不能逆转病情进展。

A 期：“前心衰阶段（pre-heart failure）”，指存在发生心衰的高危因素（如高血压、冠心病、糖尿病、肥胖、代谢综合征、心肌病家族史及应用心脏毒性药物史等），但尚无心脏结构或功能异常，也无心衰的症状和（或）体征。

B 期：“前临床心衰阶段（pre-clinical heart failure）”，患者已出现心脏器质性病变（如心肌梗死后发生左心室重构、左心室肥厚、左心室射血分数低下及无症状性心脏瓣膜病等），但无心衰的症状和（或）体征。该期相当于无症状性心衰或 NYHA 分级心功能Ⅰ级。

C 期：“临床心衰阶段（clinical heart failure）”，患者已有心脏器质性病变，既往或目前有心衰的症状和（或）体征（如呼吸困难、乏力及液体潴留等）。该期相当于有症状性心衰的 NYHA 分级心功能Ⅱ～Ⅲ级和少数Ⅳ级。

D 期：“难治性终末期心衰阶段（refractory end-stage heart failure）”，患者有进行性器质性心脏病，虽经优化内科治疗，但休息时仍有症状，常伴有心源性恶病质，须反复长期住院或居家静脉用药、等待心脏移植或应用心脏机械辅助装置。该期主要指 NYHA 分级心功能Ⅳ级。

3. 心功能的定量评估　目前对慢性心衰患者心功能的定量评估方法有两种，即 6 分钟步行试验和运动试验，它们在临床应用和临床意义上各有优缺点。

（1）6 分钟步行试验（6-minute walk test，6MWT）：为评估心功能状态的简便易行又安全的方法，既能评定慢性心衰患者的运动耐力，又可预测预后。试验时，要求患者在一段长 30m 或 50m 直线距离内尽可能快地来回行走，患者可依体力暂时休息或中止测试，测定 6 分钟步行距离。根据 US Carvedilol 研究所所设标准：6MWT 距离＜150m、150～450m 及＞450m 分别为重度、中度及轻度心衰。6MWT 距离越短，心功能越差，预后也越不良。

（2）运动试验：多采用平板或踏车分级运

动试验进行运动耐量测定和分级，主要有极量或次极量运动两种方法，根据患者在运动中出现症状的时间、心电图、血压、室壁运动及呼气中 O_2 与 CO_2 浓度来评价患者的心功能状态。运动不耐是心衰的一个主要症状，但标准方法如 NYHA 分级标准或 6MWT 有一定的主观性及敏感性不高，对运动耐量进行定量并不十分准确。6MWT 并不能显示患者的最大运动量，老年患者可能减弱 6MWT 的准确性。因此，临床上常用心肺运动试验来明确运动耐量的病因、运动能力定量，并可提供标准运动试验通常没有的重要生理学信息。

心肺运动试验是指患者在症状限制性极量或次极量运动试验中测定的耗氧量、二氧化碳呼出量及有关肺动力参数的变化，包括运动总时间、运动代谢当量、氧耗量、峰值氧耗量及无氧阈值等。心肺运动试验是心脏移植前常规评估标准的一部分，最大耗氧量（VO_{2max}）中重度降低［如＜ 14ml/（kg •min）］常作为预后的临界值，VO_{2max} ＜ 10ml/（kg •min）提示心功能极重度受损。Weber 据此将心功能分为 A、B、C、D 4 级（表 32-1-7），可为心衰患者的心脏移植、左心室辅助装置适应证的选择提供客观评估，还可为心衰康复的个体化治疗提供依据。

表 32-1-7 Weber 心肺运动试验心功能评级

评级	心功能损害程度	最大耗氧量 [ml/（kg · min）]	无氧阈值 [ml/（kg · min）]	CI 峰值 [L/（min · m^2）]
A	无 → 轻度	＞ 20	＞ 14	8
B	轻度 → 中度	16 ～ 20	11 ～ 14	6 ～ 8
C	中度 → 重度	10 ～ 16	8 ～ 11	4 ～ 6
D	重度	＜ 10	＜ 8	＜ 4

八、辅助检查

初诊患者应进行常规实验室检查和影像学检查，为可疑或证实心衰患者的诊断和治疗提供重要信息，主要包括三大常规、血液生化及水电解质、胸部 X 线片、超声心动图及相关疾病的特殊检查，必要时可行心脏磁共振成像、冠脉 CTA、冠脉造影或心肌活检等检查。

1. 血液常规与生化检查　新发心衰和慢性心衰急性失代偿的患者应进行一系列血液生化检查，包括血常规、血清电解质、肝肾功能、血脂、血糖、脑利尿钠肽（BNP 或 NT-ProBNP）、心脏肌钙蛋白（cTnT/cTnI）、甲状腺功能、转铁蛋白浓度等。当怀疑其他疾病如风湿性疾病、血色病、淀粉样变或嗜铬细胞瘤时，应进行相应筛查。

（1）血液常规：血液学异常在心衰中尤其常见（约达 40%）。慢性心衰中有相当比例的患者伴轻中度贫血，多数为营养不良性贫血，晚期心衰合并心肾综合征或肾功能不全时也可发生肾性贫血。患者较低的血红蛋白水平伴有更严重的心衰症状，运动能力和生活质量下降，死亡率增加。此外，红细胞分布宽度升高作为一项预后指标在急性失代偿和慢性心衰中有重要意义。白细胞计数及分类有助于检测感染的存在，并可提供心衰的其他病因线索如心肌嗜酸性粒细胞浸润等。

（2）血液生化：血清电解质异常如低钠血症、低钾血症也常见于慢性心衰患者，尤其是长期应用利尿剂（如袢利尿剂）者。心衰患者常见血钠异常，尤其是在急性失代偿性心衰时，其具有重要的预后意义。研究显示，低钠血症（血清钠＜ 135mmol/L）可见于高达 25% 的急性心衰患者，也可见于缓慢恶化的心衰患者。低钠血症多为稀释性低钠，与细胞外液（液体潴留）增多及抗利尿激素分泌增多有关。低钠血症可伴有认知障碍和神经肌肉功能异常，持续性或顽固性低钠预示更长的住院时间及高危死亡，是难治性终末期心衰的重要预后不良因素。高钠血症尽管并不常见，但也是心衰患者的死亡预测因素。低钾血症常与过度应用利尿剂有关。低血钾可增加发生心律失常的风险，还可导致肌无力和腿部肌肉痉挛；而高钾血症则较少见，最常由药物（如 ACEI 或盐皮质激素抑制剂）副作用所致。

心衰患者可发生肝功能异常如肝酶［天冬氨酸转氨酶（AST）、丙氨酸转氨酶（ALT）、碱性磷酸酶（ALP）及乳酸脱氢酶（LDH）］和胆红素水平升高，无论是由血流动力学紊乱导致的肝淤血，还是药物原因，定期随访非常重要。心衰突然恶化可使肝功能损害加重，发生肝硬化者可出现低蛋白血症和凝血功能障碍。低蛋白血症是急性和慢性心衰的死亡预测因素。

肾功能异常在心衰患者中很常见，主要由肾淤血、心排血量不足或合并疾病所致，心衰治疗如应用利尿剂、ACEI 或 ARB 类药物也可使尿素氮和肌酐升高。这可能会对积极治疗心衰有较大的影响。而且，肾功能异常代表了心衰患者常规实验室检查中最有力的预测指标之一。因此，定期评估肾功能应贯穿心衰评估和随访的始终。急性失代偿心衰的住院患者中，60% ～ 70% 有肾小球滤过率下降，初始血清尿素氮和肌酐浓度是死亡的独立预测因素。心肾综合征（cardiorenal syndrome）的病因非常复杂，但与右心淤血的严重程度、腹腔内压和肾脏低灌注及激进的减淤策略等有关。因此，临床医师对肾功能恶化应该仔细评估容量状态和组织灌注情况以选择适当的处理策略。由于利尿剂可导致痛风，已注意到血清尿酸水平升高有预测价值，监测尿酸水平有助于患者的治疗。严重心衰患者常见血清胆固醇水平降低，多预示预后不良。对于心衰合并糖尿病患者，高血糖是预示发生不良后果的危险因素。

（3）生物标志物：目前，生物标志物已经在心衰患者中常规用于鉴别心衰与其他疾病情况、确诊病情严重程度及提供有用的预后信息，并可在急性和慢性情况下用于指导心衰治疗。Braunwald 提出将心衰生物标志物分为 6 类，另加尚未分类的新型生物标志物（表 32-1-8）。在临床用于评估心衰的众多生物标志物中，利尿钠肽易于血液中精确测定含量，并能反映心衰的存在及重要进展过程，对确诊或排除诊断更迅速可靠，对评估预后更准确，从而确立更恰当的治疗策略。利尿钠肽检测在诊断、评估心衰及其严重程度和预后与潜在心衰治疗的临床应用价值已被广泛认可。

表 32-1-8　用于评估心力衰竭患者的生物标志物

炎症	C 反应蛋白（CRP） 肿瘤坏死因子（TNF） 凋亡相关因子（Fas/APO-1） 白介素 -1、白介素 -6、白介素 -18
氧化应激	氧化型低密度脂蛋白（ox-LDL） 髓过氧化物酶（MPO） 尿 biopyrrins（胆红素氧化代谢产物） 尿及血浆异前列腺素 血浆丙二醛（MDA）
细胞外基质重塑	基质金属蛋白酶（MMP） 组织金属蛋白酶抑制物（TIMP） 胶原前肽（collagen propeptide） 前肽前胶原 I 型（propeptide procollagen type Ⅰ） 血浆前胶原Ⅲ型（plasma procollagen type Ⅲ）
神经激素	去甲肾上腺素 肾素 血管紧张素Ⅱ 醛固酮 精氨酸血管升压素 内皮素
心肌细胞损伤	心脏特异性肌钙蛋白 T/I（cTnT/cTnI） 肌球蛋白轻链激酶 I 心型脂肪酸结合蛋白质（H-FAP） 肌酸激酶同工酶（CK-MB）

续表

心肌细胞应激	BNP 及 NT-proBNP 肾上腺髓质前体中段肽（MR-proADM） 生长刺激表达基因 2 蛋白（growth stimulation expressed gene 2）
新型生物标志物	嗜铬粒蛋白 半乳糖凝集素 -3（galectin-3） 骨保护素（OPG） 脂联素（APN） 生长分化因子 -15（GDF-15）

1）脑利尿钠肽：目前最常检测的血浆利尿钠肽为脑利尿钠肽（B-type natriuretic peptide，BNP）及 NT-proBNP，两者释放自心室肌细胞对牵张的反应，与左心室舒张末压升高、LVEF 降低及 NYHA 分级增高密切相关，作为心衰诊断标志物，应用最为广泛，已经成为心衰评估的重要部分。NT-proBNP 是 BNP 的 N 末端片段，比 BNP 半衰期更长、更稳定，可反映短时间内新合成的 BNP 释放水平。BNP/NT-proBNP 检测结果应该根据正确的临床判断并结合病史、体格检查及其他检查来阐释其临床意义。

在急诊情况下，测定 BNP 水平有助于心衰的诊断或鉴别（尤其是呼吸困难），但不能单独用来确诊或排除诊断，而应结合临床评估。目前一般采纳下列界定标准，BNP ≥ 100pg/ml 或 NT-proBNP ≥ 900pg/ml 作为识别急性心衰的界值，其诊断敏感度达 90%，特异度和阳性预测值约为 80%，阴性预测值约为 90%；BNP < 30 ～ 50pg/ml 或 NT-proBNP < 300pg/ml 作为除外急性心衰的界值，其敏感度分别为 97% 与 99%，阴性预测值分别为 96% 与 99%。国际上也有专家共识建议对利尿钠肽水平按多界值策略分层，以 BNP < 100pg/ml（排除）及 > 400pg/ml（确诊）对心衰的敏感度（90% *vs.* 63%）、特异度（73% *vs.* 91%）及阳性预测值（75% *vs.* 86%）与阴性预测值（90% *vs.* 74%）均较高；以 NT-proBNP ≥ 450pg/ml（< 50 岁）、≥ 900pg/ml（50 ～ 75 岁）及 ≥ 1800pg/ml（> 75 岁）对心衰的敏感度（90%）、特异度（84%）、阳性及阴性预测值（88% 及 66%）也很高。在门诊情况下，BNP < 20pg/ml（无症状）或 < 40pg/ml（有症状）对心衰的阴性预测值为 96%；NT-proBNP < 125pg/ml（< 75 岁）及 < 450pg/ml（≥ 75 岁）对心衰的阴性预测值分别为 98% 和 91%。随着 NYHA 分级的恶化，BNP 在血中水平趋于逐步升高，在 HFrEF 时较 HFpEF 时更高；急性心衰患者的 BNP/NT-proBNP 值较稳定型心衰患者更常见升高。BNP/NT-proBNP 用于监测急性心衰住院患者病情变化和指导治疗，是很强的独立预测因素，其在治疗反应良好者的血浓度可快速下降，治疗后下降 30% 以上是合理目标。对于慢性心衰患者，系列检测 BNP/ NT-proBNP 水平可以更准确地对患者进行危险分层、病情监测及疗效评估，其与死亡率及再住院率也密切相关。利尿钠肽水平尤其是系列随访监测结果可以在所有 ACC/AHA 心衰阶段中提供重要的预后信息。例如，对于急性心衰患者，如 BNP 或 TNT-proBNP 水平持续不降，其发病率和死亡率趋向更高；对于非卧床的心衰患者，利尿钠肽值缓慢升高可以识别出特别高危的人群。心衰治疗可以降低 BNP/TNT-proBNP 浓度，并预示着预后的改善。

除了左心室收缩和舒张功能不全外，BNP 或 NT-proBNP 浓度在瓣膜性心脏病、肺动脉高压、缺血性心脏病、房性心律失常及心包缩窄等情况时也较高。另外，BNP/NT-proBNP 浓度升高还可见于肾功能不全（衰竭）、高动力状态（如脓毒症）、肺动脉栓塞所致的右心室功能不全及老年人等。血管紧张素受体脑啡肽酶抑制剂（angiotensin receptor neprilysin inhibitor，ARNI）也可导致 BNP 水平升高，但不会影响 NT-proBNP。

2）心房利尿钠肽（atrial natriuretic peptide，ANP）：是心衰时在心房组织合成和分泌的另一利尿钠肽成员。心房利尿钠肽原的分子中间区 MR-proANP（midregional pro-ANP）是近年来新发现的一种心衰诊断标志物，具有良好的稳定性和敏感性，对心衰诊断的价值可以和 BNP/NT-proBNP 相媲美。建议的诊断界值如下：MR-proANP < 57pmol/L 可以除外急性心衰（敏感度

98%、阴性预测值 97%），≥ 127pmol/ml 可以识别为急性心衰（敏感度 87%、特异度 79%、阴性预测值 93%）。

2. *心电图* 心衰并无特异性心电图表现，但心电图可以帮助判断心肌缺血、心肌梗死、传导阻滞及心律失常等，也可提供有关心衰发病的重要线索，是可疑心衰患者初始评估的标准检查。心衰患者的心电图很少正常，也可能仅显示非特异性改变。严重心衰或急性失代偿心衰发作时多有窦性心动过速，这也是一种心衰的预后指标；可见各种房性心律失常（如房颤）、室性心律失常（如室性早搏、室性心动过速），室性异位心律有猝死风险，尤其是射血分数很低时（如 LVEF ＜ 30%）。左心室高电压提示左心室肥大，可能由高血压、心脏瓣膜性疾病或肥厚型心肌病所致；若有右心室肥大表现，应考虑原发性或继发性肺动脉高压；QRS 波群低电压提示存在浸润性疾病或心包积液。出现 Q 波提示心衰可能由缺血性心脏病所致，新的或可逆性 ST 改变可以确定有急性冠状动脉缺血，也是急性失代偿性心衰的主要原因，这类患者应立即检查 12 导联心电图以除外急性心肌梗死可能。QRS 波群增宽常见于心肌病变患者，提示左右心室心电传导不同步，表现为左束支、右束支或室内传导阻滞，QRS 波群时限延长（＞ 120 毫秒），可以作为筛选心脏再同步化治疗的标准。Q-T 间期常可延长，可能为电解质紊乱、心肌疾病和药物副作用（如抗心律失常药物）所引起，过度延长的 Q-T 间期可能诱发尖端扭转型室性心动过速。

3. *胸部 X 线片* 仍然是评估心衰、确诊急性左心衰竭伴发肺水肿的主要依据，并有助于心衰与肺部疾病的鉴别。心影大小及形态可以提供心脏病因的诊断线索，心脏扩大的程度和动态变化也间接反映心功能状态并与病情变化密切相关，但心衰患者未必存在心影增大。胸部 X 线片除了显示心影增大（如心室扩大、双心房影）、肺动脉段突出等相应的基础心脏病改变外，重要的是还可显示心衰导致的肺部淤血、水肿及可能合并的肺部感染情况。因此，胸部 X 线片应为急性、慢性失代偿性心衰和（或）肺水肿患者早期评估的常规检查。

胸部 X 线片可以反映肺淤血情况。左心衰竭早期肺静脉压增高时，其主要表现为肺门血管影增强，上肺血管影增多与下肺纹理密度相仿甚至多于下肺；肺动脉压力增高可见右下肺动脉增宽，当出现肺间质水肿时，双侧肺门影增大（血管影多、增粗、模糊），肺野模糊；发生急性肺泡性肺水肿时（也即急性肺水肿），典型表现是双侧肺门增大明显，呈“蝴蝶”样阴影，并向肺周部扇形云雾状展开，肺野弥漫斑片状渗出影且可融合成片。然而，许多患者仅有轻微异常发现，包括间质性水肿标志如 Kerley B 线、支气管周围袖套征及肺上叶显著血管影（肺静脉高压症）。Kerley A、Kerley B、Kerley C 线多见于右侧中上肺野外带。A 线：为肺上叶自外围引向肺门的斜行线状阴影，长 2 ～ 3cm，与肺纹理走向不同，多见于急性左心衰竭；B 线：为肋膈角区可见的水平线状影，长 2 ～ 3cm，提示肺小叶间隔内积液，为慢性肺淤血的特征性表现；C 线：为中下肺野呈交叉的网格状阴影，多见于严重心衰患者。另也可见胸腔积液、叶间胸膜增厚及肺部炎症改变。不少病例特别是严重心衰患者尽管有明显的呼吸困难症状，但胸部 X 线片可能完全清晰。

4. *超声心动图* 是诊断心衰最主要、最常用的辅助检查方法。它除了可以帮助确诊基础器质性心脏病如心肌病、瓣膜病及心包疾病外，还能方便快捷地评估心功能和判断病因，更准确地评价显示心腔形状与大小变化及瓣膜结构和功能、室壁厚度与运动情况，对心功能量化测定心腔大小或容积、血流模式和 LVEF，并且可测定左心室舒张功能、肺动脉压力等血流动力学参数。另外，组织多普勒超声也可以评估房室间、心室间及心室内的收缩同步性，有助于优化心脏再同步化治疗。

（1）收缩功能：通过测量左心室收缩末期及舒张末期的容量差计算 LVEF 作为心衰的诊断指标，是目前临床实践和临床试验研究普遍采用的心功能评估标准。

（2）舒张功能：多普勒超声心动图检查是临床上最实用的判断心脏舒张功能的方法。正常情况下，心动周期中左心室在舒张早期充盈速度最大值为 E 峰，舒张晚期（心房收缩）充盈速度最大值为 A 峰，E/A 比值应＞ 1.2。舒张功能不全时，E 峰下降、A 峰升高，E/A 比值降低（＜ 1.2）。

5. *其他影像学检查* 除了超声心动图和胸部 X 线片外，用于评估心衰患者的主要无创性心脏影像技术有磁共振成像（MRI）、CT及核素显像（包括SPECT及PET）等，通过检测心脏结构性或功能性改变及其程度来帮助心衰确诊、分类（如HFpEF或HFrEF），可提供心功能不全的病因线索（如先天性心脏病、瓣膜异常、心包疾病及冠心病等），对患者进行风险分层及指导可能的治疗策略，还可帮助评估治疗干预效果及进一步提供即时预后信息。

近年来，心脏MRI用于心功能检查逐渐增多。其与超声心动图相比，具有图像清晰、误差小及更能准确评估心脏结构（心腔大小、容积、室壁厚度、瓣膜、先天性畸形及心包疾病等）、室壁运动及心功能等优点，还可准确识别心肌活性（梗死）、炎症、水肿、瘢痕组织及浸润性疾病等，目前已成为评估心室容积及室壁运动的金标准。若怀疑患者有复杂性先天性心脏病、扩张型心肌病、疑似心肌炎、淀粉样变、心肌致密化不全、结节病、Fabry病、血色病等，则应考虑心脏MRI检查。冠状动脉CT血管成像（CTA）检查对于疑似冠心病、心电图或运动负荷试验有心肌缺血改变者，可作为一种筛查或明确病因的诊断手段；必要时可进行经导管冠状动脉造影。

放射性核素心血管显像能较准确地评估心腔大小与LVEF，也可通过计算左心室最大充盈速率评估左心室舒张功能。同时，常可进行心肌灌注显像以评估缺血/存活心肌。

6. *右心导管检查*　随着心衰生物标志物和无创影像学技术的发展，经右心导管测定心腔内压力和血流动力学指标作为部分诊断检查或指导治疗方法现已很少使用。该项检查对原因不明、需要精确测定血流动力学指标来指导治疗或治疗决策者（如选择心脏移植患者）仍然重要且有用；对并发显著低血压、全身低灌注、依赖正性肌力药物输注或者已经优化治疗仍有持续性严重心衰症状者也极其有益；还可为心脏移植前评估肺血管阻力、肺动脉压及对血管扩张剂的反应提供重要数据，据此作为心脏移植的一项重要的适应证或禁忌证。

临床上一般采用床旁右心漂浮导管（Swan-Ganz导管）检查法，经静脉将漂浮导管送入肺小动脉，测定各部位压力及血液含氧量，计算心脏指数（cardiac index，CI）及肺毛细血管楔压（PCWP），反映左心功能情况，正常CI＞2.5L/（min·m^2），PCWP＜12mmHg。PCWP有助于评估容量状态，通常用于估测左心室舒张末压。危重症心衰患者也可采用经外周动脉、静脉置管的脉搏指示连续心排血量监测（pulse indicator continuous cardiac output，PiCCO）来估测血容量、外周血管阻力、全心排血量等血流动力学指标，以便更好地指导心衰的容量管理。

7. *心内膜心肌活检*（endomyocardial biopsy，EMB）　一般而言，若心衰患者经常规方法不能确诊病因或需心肌活检证实诊断并可从特别治疗中获益，可考虑行EMB。EMB提供的信息在诊断、治疗和预后的获益必须大于手术风险。由于心衰原因不同，EMB的敏感度也各异。例如，EMB在心肌弥漫性病变如心肌炎或淀粉样变性的敏感度较高，而在局灶性病变如结节病患者中可能不易检测出。

九、诊断

心衰的诊断是基于一系列的临床表现和检查结果，综合病史、症状、体征和辅助检查做出的综合临床诊断，包括病因学诊断、心功能评估及预后评估，主要诊断依据为原有基础心脏病的证据、循环淤血的表现及心功能不全的客观检查结果。病史常可为确定心衰原因提供重要线索，详细的病史分析仍是确定心衰的急性程度、病因及进展快慢的最佳手段。心衰的症状与体征主要包括肺循环和体循环两个方面。肺循环出现淤血时，患者则会出现呼吸困难的症状，体征主要为肺部湿啰音、第三心音奔马律等；体循环出现淤血时，患者则会表现出颈静脉怒张、肝大及肢体水肿等体征，体格检查常可发现心脏充盈压升高、容量超负荷、心室扩大、肺动脉高压及心排血量下降程度等。对疑有心衰者，应进行临床评估，旨在确认有否心衰、明确基础病因和心衰类型（HFrEF或HFpEF）、评估心衰的严重性及识别可能影响临床病程的合并症和治疗反应。虽然根据患者的典型症状和体征可以直接诊断心衰，但单一症状或体征尚不足以确诊或评估心衰严重性，常需结合其全诊断方法。

1. *收缩性心衰*　慢性收缩性心衰（或HFrEF）的临床诊断至今尚没有统一的标准，目前常用的有Framingham标准、Boston标准和

ESC 诊断标准等。近年来，我国及欧美国家的心脏学会或心力衰竭学会在有关指南中均对心衰的诊断评估提出推荐意见。经典的 Framingham 标准分为主要诊断标准和次要诊断标准（表 32-1-9）。该标准只是基于症状与体征的临床标准，主要用于人群中心衰的调查，故在诊断心衰时还应结合心脏结构和心功能异常的客观证据（如 LVEF、BNP/NT-proBNP 及血流动力学指标等）做出诊断。对于有心衰症状和（或）体征的可疑患者，需根据慢性心衰的诊断评估流程处理（图 32-1-6）。

表 32-1-9 基于人群研究的心衰 Framingham 标准

主要标准	次要标准
夜间阵发性呼吸困难或端坐呼吸	双下肢水肿（踝部水肿）
颈静脉怒张或肝颈静脉反流征阳性	夜间咳嗽
静脉压增高（> 16cmH_2O）	劳力性呼吸困难
肺部啰音（尤其双肺底）	肝大（淤血性）
第三心音奔马律	胸腔积液
心脏扩大（胸部 X 线片）	最大肺活量降低 1/3
急性肺水肿（胸部 X 线片）	心动过速（心率≥ 120 次 / 分）
按心衰治疗 5 日体重减轻≥ 4.5kg	5 日内体重减轻≥ 4.5kg（无关心衰治疗）

诊断说明：

1. 符合 2 项主要标准，或符合 1 项主要标准及 2 项次要标准者即可确立诊断
2. 次要标准：需要除外其他相关的临床情况才可被采纳
3. Framingham 标准对诊断慢性充血性心衰的敏感度为 100%，特异度为 78%

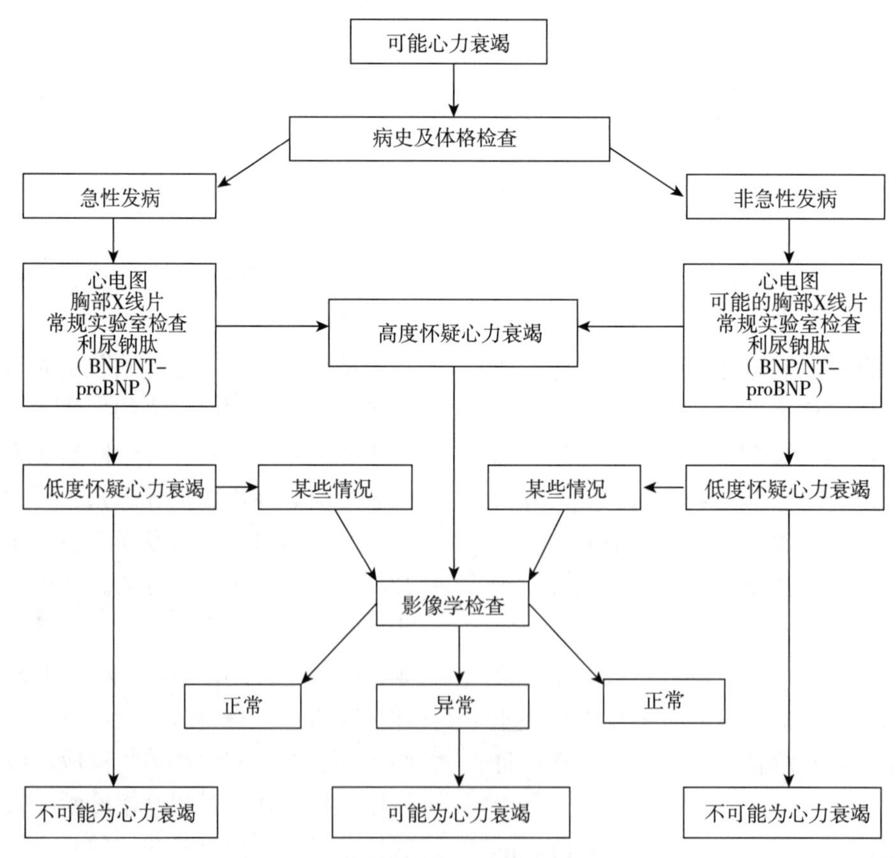

图 32-1-6 心力衰竭患者的诊断评估流程

2. 舒张性心力衰竭　对于舒张性心衰（或 HFpEF）而言，其病理生理机制是由于左心室舒张期主动松弛功能受损和心肌顺应性降低导致左心室在舒张期充盈受损，每搏量减少，左心室舒

张末压力增高而发生的心衰。HFpEF 可单独存在，也可与收缩功能障碍并存；临床表现几乎与收缩性心衰相似，可出现呼吸困难症状及运动耐量下降，预后相仿或稍好，但在心脏结构和功能特点上又明显不同。这些差异主要表现在辅助检查上的心腔有无扩大、瓣膜反流程度及最重要的 LVEF 和舒张功能的差异上。在诊断 HFpEF 时，一般应考虑具备下列情况：①有典型心衰症状和体征；② LVEF 正常或轻度下降（≥ 50%）；③有结构性心脏病证据（如左心室肥厚但不扩大、左心房扩大）和（或）舒张功能不全；④超声心动图排除心脏瓣膜病、心包疾病、肥厚型心肌病、限制型（浸润性）心肌病等；⑤ BNP 和（或）NT-proBNP 测定呈轻至中度升高；⑥本病的流行病学特征，如多为老年、女性，可有高血压、糖尿病、肥胖、房颤等病史。

目前，超声心动图是诊断 HFpEF 的标准之一，更是评估左心室舒张功能最实用的常规临床检查方法，包括左心室松弛、充盈、舒张期扩张度降低或僵硬度下降等方面；彩色多普勒超声也能反映左心室早期充盈情况，包括二尖瓣舒张早期血流最大速度（E 波）、二尖瓣环舒张早期运动速度（e′波）、E/e′ 值、E/A 值、三尖瓣反流（TR）峰值速度、E 波减速时间（DT）、肺静脉收缩和舒张期血流速度比值（S/D）等。这些指标尚不足以单独准确诊断，而应结合二维及多普勒超声指标和其他临床表现综合评估，才可做出诊断（表 32-1-10）。

表 32-1-10 舒张性心功能不全的超声心动图评估

检测指标		异常标准	临床意义
心脏结构异常	左心室质量指数	115g/m^2（男）或≥ 95g/m^2（女）	左心室肥厚
	左心房容积指数	＞ 34ml/m^2	左心房扩大、充盈压高，不适用于二尖瓣狭窄或关闭不全、房颤的患者
舒张功能异常	e′波	降低（间隔＜ 8cm/s、侧壁＜ 10cm/s 或平均＜ 9cm/s）	左心室心肌松弛延迟
	E/e′值	升高（＞ 14）	左心室充盈压高
	E/A 值	＜ 1（松弛受损） ＞ 2（限制性） ≥ 0.5（Valsalva 动作时，“假性”至“松弛受损”）	左心室心肌松弛延迟 左心室充盈压高、容量负荷过重 左心室充盈压高（经 Valsalva 动作显示）
	TR 峰值速度	＞ 2.8m/s	左心室充盈受限，肺动脉高压，不适用于严重肺部疾病患者

十、治疗

目前，慢性心衰的治疗已经从过去的短期血流动力学 / 药理学措施转变为预防和逆转心肌重构的长期修复性策略。近年来，国内外各大主要心脏学会或协会组织发布了更新的心衰诊断与治疗指南和专家共识，对于 HFrEF 基于指南的治疗，推荐主要包括 ACEI 或 ARB 类药物、β 受体阻滞剂、醛固酮受体拮抗剂（mineralocorticoid receptor antagonist，MRA）、肼屈嗪 + 硝酸酯类及心脏再同步化治疗（cardiac resynchronization therapy，CRT）和植入型心律转复除颤器（implantable cardioverter defibrillator，ICD）。治疗目标主要为防止和延缓心衰的发生发展，缓解临床症状，提高生活质量和功能状态，改善长期预后，降低再住院率和死亡率，预防并发症。治疗原则：主要采用药物及非药物的综合治疗措施，包括对导致心衰的各种基础心脏疾病、诱因或危险因素进行早期干预及调节心衰代偿机制、抑制神经激素过度激活和阻止或延缓心肌重构进展等。治疗方法包括心衰的病因及相关疾病的治疗、监测与预防治疗、自我管理（教育和支持、调整生活方式和日常监测）、药物治疗、心脏康复、姑息治疗，以及装置治疗如心脏再同步化治疗、埋藏式心律转复除颤器和机械循环支持(如左心室辅助装置)和心脏移植。

(一)一般治疗

1. 病因治疗

(1)病因治疗:对所有可能导致心功能受损的常见基础病因如冠状动脉疾病(心肌缺血或梗死)、症状性瓣膜疾病、肺动脉栓塞及可治性心肌病等进行有效干预治疗,延缓疾病进展;心衰危险因素如高血压、糖尿病及代谢综合征和甲状腺功能障碍等在尚未造成心脏器质性改变前即应早期积极干预。

(2)消除诱因:包括控制感染,特别是呼吸道感染,治疗心律失常尤其是快速心律失常(如快室率房颤、室性心律失常)、未控制的高血压,排查及纠正水电解质酸碱平衡紊乱、贫血及药物依从性差或药物滥用等。

2. 自我管理　包括药物管理、调整生活方式和日常监测症状和体征(如体重)。调整生活方式:①戒烟、戒酒,避免药物滥用(如可卡因)。②肥胖者减轻体重,严重消瘦(心脏恶病质)者应加强营养支持;若自检超重,提示水钠潴留,可加强利尿。③失代偿期需卧床休息,可做下肢被动运动以预防深静脉血栓形成;病情改善后可适当下床运动,以不引起症状为限;在医师指导下做适当的有氧运动如行走、做操或游泳及踏车等,可逐渐增加运动量。④限制钠盐摄入,轻度心衰< 5g/d、中度心衰< 3g/d、重度心衰< 2g/d,但轻度或稳定期心衰一般不需严格限制钠盐摄入。⑤限制液体摄入,难治性心衰(D 期 / Ⅳ级)或严重低钠血症(血清钠< 130mmol/L)者摄入水量应< 2L/d。⑥定期测定血电解质,应用利尿剂、ACEI 等引起的低钾血症或高钾血症及低钠血症。⑦预防感染:如接种肺炎球菌疫苗和流感疫苗等,可以减少呼吸道感染发生。

3. 随访管理　应对慢性心衰患者长期随访管理,及时评估临床状况、自我管理、合理用药及疗效,根据需要调整治疗方案。评估内容包括:①日常活动能力、容量状态和体重,以及烟酒 / 违禁药品、化疗药物或其他药物的使用及饮食和钠摄入情况等;②定期或根据临床变化随访超声心动图、利尿钠肽水平,以评估心脏结构和功能变化,包括心腔大小、室壁运动与 LVEF 值和瓣膜功能改变等;③心衰管理系统包括及时转诊、住院及出院、患者教育和门诊评估及多学科密切协作。

(二)药物治疗

治疗目标:改善症状、减缓或逆转心功能恶化及降低住院风险和死亡率。①改善症状的药物:利尿剂、地高辛、肾素 - 血管紧张素系统(RAS)抑制剂如 ACEI/ARB 或血管紧张素受体脑啡肽酶抑制剂(ARNI)、β 受体阻滞剂、钠 - 葡萄糖协同转运蛋白 2 抑制剂(SGLT-2i)、MRA 及肼屈嗪 + 硝酸酯类;②提高生存率、降低死亡风险的药物:β 受体阻滞剂、RAS 抑制剂、MRA、SGLT-2i(达格列净、恩格列净及索格列净)及肼屈嗪 + 硝酸酯类。

治疗方法:通常采用利尿剂、RAS 抑制剂或 ARNI 和 β 受体阻滞剂等基于指南的联合药物治疗。一线药物治疗除了按需用于容量负荷过重的利尿剂外,目前心衰的标准治疗仍是“金三角”药物(RAS 抑制剂 +β 受体阻滞剂 +MRA)方案。近年来,临床研究证实 SGLT-2i 可有效提高心衰患者的生存率,减少 30% 的心血管死亡或严重心衰入院的复合终点及降低约 25% 的死亡风险,能明显提高患者的生活质量和改善社会功能缺陷,有望成为治疗 HFrEF 的“新四联”药物。部分 HFrEF 患者可考虑应用二线药物治疗,如地高辛、伊伐布雷定、达格列净、肼屈嗪 + 硝酸酯类等。

此外,应避免应用可能促使心衰恶化的药物如非甾体抗炎药、抗心律失常药及格列酮类药物。妊娠期患者需特别注意药物对胎儿和母亲的影响。对于存在左心室收缩功能不全(伴或不伴心衰)的窦性心律患者,如无急性左心室附壁血栓、冠状动脉疾病或其他抗血栓治疗指征,不推荐使用抗血小板或抗凝治疗。对有抗血小板或抗凝治疗指征的 HFrEF 患者,抗栓治疗详见其他有关章节。

1. 利尿剂　通过减少钠或氯的重吸收而减轻或消除心衰时的水钠潴留,可降低静脉压、减轻肺淤血、减少外周水肿和降低体重,临床上长期作为一线用药,能有效缓解呼吸困难及水肿,改善心衰症状和运动耐量。利尿剂对心衰生存率的影响因缺乏长期临床研究至今尚不清楚。目前用于心衰治疗的利尿剂主要有袢利尿剂与噻嗪类利尿剂两大类,另外,还有保钾利尿剂、精氨酸血管升压素(AVP)拮抗剂及序列肾单位阻断剂(表 32-1-11)。

表 32-1-11　慢性心衰常用利尿剂及使用剂量

药物	每日起始剂量	每日最大剂量	作用时间
袢利尿剂*			
布美他尼	0.5 ～ 1.0mg Qd 或 Bid	10mg	4 ～ 6 小时
呋塞米	20 ～ 40mg Qd 或 Bid	600mg	6 ～ 8 小时
托拉塞米	10 ～ 20mg Qd	200mg	12 ～ 16 小时
依他尼酸（利尿酸）	25 ～ 50mg Qd 或 Bid	200mg	6 小时
噻嗪类利尿剂			
氯噻嗪	250 ～ 500mg Qd 或 Bid	1000mg	6 ～ 12 小时
氯噻酮	12.5 ～ 25mg Qd	100mg	24 ～ 72 小时
氢氯噻嗪	25mg Qd 或 Bid	200mg	6 ～ 12 小时
吲达帕胺	2.5mg Qd	5mg	36 小时
美托拉宗	2.5 ～ 5.0mg Qd	5mg	12 ～ 24 小时
保钾利尿剂			
螺内酯	12.5 ～ 25mg，Qd	50mg	48 ～ 72 小时
阿米洛利	5.0mg Qd	20mg	24 小时
氨苯蝶啶	50 ～ 100mg Bid	300mg	7 ～ 9 小时
血管升压素拮抗剂			
沙伐普坦	25mg Qd	50mg Qd	未标明
托伐普坦	15mg Qd	60mg Qd	2 ～ 24 小时，半衰期＜ 12 小时
利伐普坦	25mg Qd	250mg Bid	未标明
考尼伐坦	20mg 负荷剂量静脉滴注，随后每日 20mg 持续静脉滴注	100mg Qd 40mg IV	7 ～ 9 小时
序列肾单位阻断剂			
美托拉宗	2.5 ～ 10mg Qd + 袢利尿剂		
氢氯噻嗪	25 ～ 100mg Qd 或 Bid + 袢利尿剂		
氯噻嗪（IV）	500 ～ 1000mg Qd + 袢利尿剂		

* 等效剂量：40mg 呋塞米 = 1mg 布美他尼 = 20mg 托拉塞米 = 50mg 依他尼酸。

注：Qd. 每日 1 次；Bid. 每日 2 次。

（1）应用方法：合理、恰当使用利尿剂是心衰治疗的基础。根据患者的淤血症状和体征、血压及肾功能选择起始剂量，并根据治疗反应调整剂量，一旦症状缓解、病情稳定，即以最小有效剂量长期维持。利尿剂的使用应根据液体潴留情况随时调整剂量。若利尿剂用量不足，可能会降低对 ACEI 的治疗反应并增加使用 β 受体阻滞剂的风险；若使用过量，则会出现血容量不足，增加发生低血压、肾功能恶化和电解质紊乱的风险。一旦患者达到适当的利尿效果，这时应记录身体干重，在确保维持每日理想干重的情况下，利尿剂可减量至最小有效维持剂量，预防水钠潴留复发。多数患者可根据病情需要（症状、水肿、体重变化）调整剂量。

1）适应证：有液体潴留证据或病史的心衰患者均应使用利尿剂。利尿剂不应单独应用，而应与 ACEI/ARB 和 β 受体阻滞剂等阻止疾病进展的神经激素拮抗剂联合应用，尤其不能单独用于 C 期心力衰竭，否则不能长期维持心衰稳定。

2）使用剂量：轻症患者初始剂量不必过大，可逐渐增加剂量直至尿量增加，通常以体重每日减轻 0.5 ～ 1.0kg 为宜。重症或需要尽快减轻淤血表现的患者开始可用较大剂量或增加使用次数，甚至短期使用静脉制剂。一般而言，中重度心衰或肾功能不全患者首选袢利尿剂（如呋塞米、托拉塞米或布美他尼），其剂量依赖性利尿效应的范围较噻嗪类（氢氯噻嗪）宽。袢利尿剂以呋塞米最为常用，但托拉塞米或布美他尼的生物利用度更高，故可以作为首选制剂。除托拉塞米以外，其他常见袢利尿剂多为短效制剂（＜ 3 小时），一般需要至少每日 2 次给药。短效袢利尿剂起效后，增加给药频次至每日 2 ～ 3 次比单次大剂量的利尿效果更好、生理影响更少。有些患者用药期间可能发生低血压或氮质血症，此时应降低利尿速度，并维持较低水平的利尿，直至患者血容量正常。噻嗪类利尿剂仅适用于有轻度液体潴留、伴有高血压且肾功能正常的患者。托伐普坦对顽固性水肿或低钠血症患者疗效更显著，推荐用于常规利尿剂治疗效果不佳、有低钠血症或有肾功能损害倾向的患者。

3）禁忌证：无液体潴留证据、已知某种利尿剂过敏或有不良反应者应禁用，有痛风史者噻嗪类禁忌。对于低容量性低钠血症、口渴不敏感、无尿及应用强效 CYP3A4 抑制剂（依曲康唑、克拉霉素等）者，托伐普坦禁忌。

（2）利尿剂使用并发症：心衰患者使用利尿剂期间应定期监测相关并发症，如电解质和代谢紊乱、血容量减少及氮质血症恶化。应根据病情严重程度、肾功能状况、合用药物（如 ACEI/ARB 及醛固酮受体拮抗剂）、既往电解质失衡史及需要加强利尿等情况个体化监测评估。通常在利尿剂开始使用或增加剂量 1 ～ 2 周后，应复查血电解质和肾功能。

1）电解质和代谢紊乱：使用利尿剂可导致 K^+、Na^+ 及 Mg^{2+} 丢失，两种利尿剂合用时电解质丢失的风险增加，容易发生低钾血症、低镁血症甚或低钠血症，诱发严重心律失常，尤其在应用洋地黄治疗时需特别注意。短时补充钾剂和（或）镁剂可以纠正低钾血症和低镁血症。例如，血钾 3.0 ～ 3.5mmol/L 可给予口服补钾治疗，当血钾＜ 3.0mmol/L 时应口服和静脉结合补钾。联合使用保钾利尿剂（如螺内酯）、RAAS 抑制剂时常可伴发致命性高钾血症。急性高钾血症（＞ 6.0mmol/L）时，一般需要短期停用保钾制剂和（或）RAAS 抑制剂，避免进食含高钾的食物。

利尿剂还伴有许多其他代谢和电解质紊乱，包括低钠血症、低镁血症、代谢性碱中毒、高血糖症、高脂血症及高尿酸血症。低钠血症（血钠＜ 135mmol/L）常见于 RAAS 高度激活、高 AVP 水平及过度使用利尿剂的心衰患者。应注意区别缺钠性和稀释性低钠血症，后者按利尿剂抵抗处理。低钠血症合并容量不足时，可考虑停用利尿剂；而合并容量过多时应限制入量，考虑托伐普坦及超滤治疗。慢性低钠血症的纠正不宜过快，避免血浆渗透压迅速升高造成脑组织脱水而继发渗透性脱髓鞘综合征。

袢利尿剂和噻嗪类利尿剂均可导致低镁血症，后者可加重肌无力和心律失常。有低镁表现（心律失常、肌肉痉挛）、接受大剂量利尿剂或需要大量补钾的患者可常规给予镁制剂。噻嗪类利尿剂导致的轻度高血糖症或高脂血症的临床意义一般不大，血糖、血脂也通常根据标准实践指南易于控制。代谢性碱中毒一般可通过提高补钾、降低利尿剂用量或暂时应用乙酰唑胺来治疗。

2）低血压和氮质血症：多数患者过度使用利尿剂可造成血压降低、运动耐量降低、疲乏加重及肾功能损害（如轻度氮质血症、高尿酸血症）。应纠正可能的低钠及低血容量，若无淤血表现，通常减少利尿剂的剂量或次数即可缓解低血压。轻度氮质血症患者可不必减少剂量，尤其是一些晚期慢性心衰、血尿素氮及肌酐升高的患者，为了控制淤血症状，可能需要维持利尿剂剂量。高尿酸血症者可考虑生活方式干预和加用降尿酸药，避免应用非甾体抗炎药。

3）神经激素激活：利尿剂可增加心衰患者内源性神经激素系统的激活，进而导致疾病进展，除非患者同时接受神经激素抑制剂（如 ACEI、β 受体阻滞剂）治疗。

4）耳毒性：依他尼酸比其他袢利尿剂更常出现耳毒性，可表现为耳鸣、听力损害及耳聋，一般为可逆性。耳毒性最常发生于快速静脉注射时，而很少见于口服给药。

（3）利尿剂抵抗：利尿剂是通过肾小球滤过以排泄水分和溶质，转而也激活一系列体内自平衡机制，并最终限制其有效作用。一般患者对某一剂量利尿剂的利尿钠作用强度随时间推移出现慢性适应的“刹车现象”，即利尿钠效应逐渐变小。这种利尿钠的时间依赖性下降严重依赖于细胞外液容量减少，后者导致近端肾小管内溶液重吸收增加。另外，细胞外液容量的浓缩可使传出交感神经兴奋，通过降低肾血流、刺激肾素（最后醛固酮）释放而减少尿钠排泄，反而又刺激肾单位对钠的重吸收。对于心衰进展期患者，静脉注射(或口服)强效袢利尿剂也可有这种剂量-反应性最大利尿钠效应下降，这一现象即为利尿剂抵抗。若心衰患者在给予中等剂量的袢利尿剂而没有达到预期细胞外液容量减少时，应考虑有利尿剂抵抗。对这类门诊患者，目前常用而有效的方法即给予两种类型的利尿剂，近端肾小管利尿剂或远段集合管利尿剂加用袢利尿剂常可有奇效。

利尿剂抵抗的另一常见原因即晚期心衰时发生了心肾综合征，即临床上出现肾功能恶化导致容量负荷过重而利尿受限，多见于反复心衰住院及因肾功能指标恶化而难以获得充分利尿的患者。目前对心肾综合征的发病机制和治疗仍不十分清楚。

（4）基于器械的治疗：为适当控制液体潴留，可能需要采用机械方法以去除液体，尤其是利尿剂抵抗和（或）利尿剂无效的患者。体外超滤可通过动静脉或连续静脉模式等渗去除水和盐分，备选方法包括连续性血液滤过、血液透析或血液透析滤过。缓慢持续体外超滤可使患者的血管内液体容量维持稳定，不会导致神经激素系统有害激活，能降低心房和肺毛细血管楔压及增加心排血量、利尿和利尿钠而不改变心率、收缩压、肾功能、电解质或血管内容量。此外，对无法经血管途径或无体外超滤治疗条件的顽固性心衰症状患者，腹膜透析不失为一种切实可行的短期治疗的替代方法。

2. 肾素－血管紧张素－醛固酮系统抑制剂　肾素-血管紧张素-醛固酮系统（RAAS）激活是心衰发生、发展最重要的病理生理机制和中心环节之一。ACEI/ARB及血管紧张素受体脑啡肽酶抑制剂（angiotensin receptor neprilysin inhibitor，ARNI）联合应用醛固酮受体拮抗剂、β受体阻滞剂可从多个节点对RAAS及肾上腺能神经系统过度激活进行抑制，通过延缓和（或）逆转心室重构进展，阻止疾病恶化、改善LVEF降低的症状和运动能力、降低心衰的发病率和死亡率及住院风险。ACEI/ARB对合并冠心病、糖尿病肾病及高血压性心肌肥厚的心衰患者更有益处。因此，RAAS抑制剂及β受体阻滞剂已成为现代射血分数降低的心衰治疗的基石（表32-1-12）。

表32-1-12　慢性心衰常用的RAAS抑制剂及其他防治药物和用法

药物	起始剂量	最大剂量
ACEI类		
卡托普利	6.25mg Tid	50mg Tid
依那普利	2.5mg Bid	10mg Bid
赖诺普利	2.5～5.0mg Qd	20mg Qd
培哚普利	2mg Qd	8～16mg Qd
雷米普利	1.25～2.5mg Qd	10mg Qd
福辛普利	5～10mg Qd	40mg Qd
喹那普利	5mg Bid	40mg Bid
群多普利	0.5mg Qd	4mg Qd
ARB类		
缬沙坦	40mg Bid	160mg Bid
坎地沙坦	4～8mg Qd	32mg Qd
氯沙坦	12.5～25mg Qd	50mg Qd
ARNI类		
沙库巴曲/缬沙坦（诺欣妥）	24mg/26mg（50mg）Bid	97mg/103mg（200mg）Bid
β受体阻滞剂		
卡维地洛	3.125mg Bid	25mg Bid（50mg Bid，＞85kg）

续表

药物	起始剂量	最大剂量
卡维地洛缓释片	10mg Qd	80mg Qd
比索洛尔	1.25mg Qd	10mg Qd
琥珀酸美托洛尔缓释片	12.5 ～ 25mg Qd	目标剂量：200mg
MRA 类		
螺内酯	12.5 ～ 25mg Qd	25 ～ 50mg Qd
依普利酮	25mg Qd	50mg Qd
其他药物		
肼屈嗪 / 硝酸异山梨酯联合剂	10 ～ 25mg/10mg Tid	75mg/40mg Tid
肼屈嗪 / 硝酸异山梨酯固定剂	37.5mg/20mg（1 片）Tid	75mg/40mg（2 片）Tid
地高辛	0.125mg qd	≤ 0.375mg Qd
伊伐布雷定	5mg Bid	7.5mg Bid

注：Qd. 每日 1 次；Bid. 每日 2 次；Tid. 每日 3 次。

（1）血管紧张素转化酶抑制剂（angiotensin-converting enzyme inhibitors，ACEI）：主要在组织水平上通过抑制血管紧张素Ⅰ→Ⅱ的转化酶而阻止 RAAS 激活，抑制激肽酶Ⅱ而使缓激肽上调且反过来增强血管紧张素的抑制效应，以及抑制交感神经递质释放及抗氧化作用发挥治疗心衰的效应。ACEI 可稳定左心室重构、改善患者症状、预防住院并延长生命。临床研究强力证实，ACEI 应用于任何左心室射血分数降低（＜ 40%）的心功能不全患者，无论其症状如何、心衰严重程度如何，均有益于有效缓解和改善临床表现，降低死亡或死亡危险及再住院风险。

1）适应证：所有 HFrEF 患者均应尽早并持续使用 ACEI，除非有禁忌证或不能耐受。由于体液潴留会减弱 ACEI 效应，故最好在优化利尿剂使用后再开始应用，以防症状性低血压。ACEI 与 β 受体阻滞剂有协同作用，对稳定的心衰患者既可增强疗效，又可降低副作用。若不能耐受 ACEI，可选用 ARB 或使用直接血管扩张剂。

2）禁忌证：主要包括曾发生 ACEI 血管性水肿或无尿肾衰竭、双侧肾动脉狭窄患者及妊娠妇女。以下情况须慎用：①血肌酐＞ 221μmol/L（2.5mg/dl）或 eGFR ＜ 30ml/（min · 1.73m^2）；②血钾＞ 5.0mmol/L；③症状性低血压（收缩压＜ 90mmHg）；④左心室流出道梗阻（如主动脉瓣狭窄、梗阻性肥厚型心肌病）。

3）应用方法：尽早使用，从小剂量开始，逐渐增加剂量。一般每 1 ～ 2 周滴定 1 次剂量，直至达到最大耐受剂量或目标剂量并长期维持，避免突然停药。开始服药 1 ～ 2 周或调整剂量后应监测血压、血钾及肾功能，尤其是氮质血症、低血压、低钠血症、糖尿病或补钾治疗者。在长期使用 ACEI 治疗过程中，应注意利尿剂的适量调整，避免水钠潴留或血容量不足，以免削弱 ACEI 疗效或增加低血压和氮质血症的危险；此外，还应注意避免长期使用补钾剂，以防高钾血症。

4）用药不良反应：多数不良反应与抑制 RAS 系统有关。①血压降低及轻度氮质血症：常见于开始治疗时，一般耐受良好而不需减少 ACEI 剂量。若出现症状性低血压或肾功能恶化，在无明显液体潴留情况时，利尿剂可减量；而有显著液体潴留时，可减少 ACEI 剂量；也可调整或停用其他有降压作用的药物。②高钾血症：应用补钾剂或保钾利尿剂时可导致血钾潴留，可能需要减少 ACEI 用量，血钾＞ 5.5mmol/L 时应停用 ACEI，血钾＞ 6.0mmol/L 时应采取降低血钾的措施。③激肽增强相关副作用：出现干咳（10% ～ 15%）及血管性水肿（1%），因此不能耐受的患者，建议选用 ARB 类药物治疗。因为高钾血症或肾功能不全而不能耐受 ACEI 类药物的患者，有可能在应用 ARB 类药物时发生同样的不良反应。对于这类患者，可以考虑口服肼屈嗪 + 硝酸酯类。另外，也可见其他不良反应如皮疹或味觉障碍。

（2）血管紧张素受体阻滞剂（angiotensin

receptor blocker，ARB）：ARB 类药物阻断 RAAS 的机制与 ACEI 类药物不同，其通过竞争性阻断血管紧张素Ⅱ（Ang Ⅱ）的 AT1 受体起效，能从受体水平完全阻断各种途径的 Ang Ⅱ作用，减少 ACEI 不能抑制经旁路生成 Ang Ⅱ及醛固酮逃逸现象等缺陷，且不影响缓激肽代谢而减少咳嗽发生。众多 ARB 制剂主要用于高血压治疗，被广泛用于心衰治疗和评估的有氯沙坦、缬沙坦及坎地沙坦 3 种制剂，也有一些研究显示，慢性心衰患者 ACEI 加 ARB 可增加治疗获益。对于不能耐受 ACEI 的有症状性心衰患者，ARB 在降低心衰发病率和死亡率方面与 ACEI 一样有效，长期使用可改善血流动力学，降低心衰的死亡率和再住院率。尽管如此，ARB 治疗心衰的临床研究和经验不及 ACEI 丰富，目前的一般共识仍将 ACEI 作为心衰治疗的一线用药，而 ARB 建议用于 ACEI 不能耐受的患者。在干咳、皮疹或血管性水肿等不良反应方面，患者对 ARB 类比 ACEI 的耐受性更好。

1）适应证与禁忌证：推荐用于不能耐受 ACEI 的 HFrEF（尤其射血分数＜40%）患者，以及有其他适应证伴发 HFrEF 者。禁忌证除血管神经性水肿外，其余同 ACEI。

2）应用方法：与 ACEI 相似，应从小剂量开始，每 1～2 周滴定或倍增 1 次剂量，逐渐增至推荐的目标剂量或可耐受的最大剂量。开始应用及调整剂量后 1～2 周，应监测评估血压、肾功能和血钾。

3）用药不良反应：与 ACEI 类相仿，包括低血压、肾功能恶化和高钾血症等，但极少发生血管性水肿。对于 ACEI/ARB 不能耐受的患者，可以考虑联合应用肼屈嗪与硝酸异山梨酯作为一种治疗选择；考虑用药不良反应，不建议联合应用 ACEI、ARB、醛固酮受体拮抗剂。

（3）血管紧张素受体脑啡肽酶抑制剂（angiotensin receptor neprilysin inhibitors，ARNI）：为新一代拮抗 RAAS 和抑制中性内肽酶系统（neutral endopeptidase system）的治疗药物。ARNI 可减缓利尿钠肽、缓激肽及肾上腺髓质素等内源性血管活性肽降解，从而增进利尿、利尿钠及心肌松弛；还可抑制肾素及醛固酮分泌，而选择性阻断 AT1 受体而减轻血管收缩、水钠潴留及心肌肥厚。沙库巴曲缬沙坦钠（诺欣妥）作为 ARNI 的代表性药物在新近临床试验（PARADIGM-HF）中显示其与单用 ACEI（依那普利）相比，在轻中度心衰（NYHA 分级心功能Ⅱ～Ⅳ级，LVEF ≤ 35%）患者中显著降低全因死亡、心血管死亡和心衰住院风险达 20%，心源源性猝死减少 20%。

1）适应证：总体与 ACEI/ARB 类相似。虽然最新 ACC/AHA 指南并不推荐 HFrEF 患者使用 ARNI，但对于 NYHA 分级心功能Ⅱ～Ⅲ级且对 ACEI/ARB 类耐受的患者，建议其作为替代药物以进一步降低心衰发病率和死亡率。

2）禁忌证：与 ACEI/ARB 基本一致。禁忌其与 ACEI 类合用（因可诱发血管性水肿），有重度肝损害（Child-Pugh C 级）、胆汁性肝硬化和胆汁淤积者禁用，血肌酐＞ 221μmol/L（2.5mg/dl）或 eGFR ＜ 30ml/（min · 1.73m^2）、血钾＞ 5.4mmol/L 或症状性低血压（收缩压＜ 95mmHg）者均应慎用。

3）应用方法：小剂量开始，每 2～4 周倍增剂量，逐渐滴定至目标剂量。对于未曾用过 ACEI/ARB 类药物的患者，给予小剂量（沙库巴曲 / 缬沙坦 50mg 每日 2 次），而对于可耐受 ACEI/ARB 类药物的患者，可给予中等剂量（沙库巴曲 / 缬沙坦 100mg 每日 2 次），目标剂量或最大剂量为沙库巴曲 / 缬沙坦 200mg 每日 2 次。开始治疗或调整剂量后应随访监测血压、肾功能和血钾。患者拟由 ACEI 类改用为 ARNI 时，至少应提前停用 ACEI 类 36 小时，以将两药重叠造成血管性水肿的风险降至最低。

4）用药不良反应：主要为低血压（约 18%）、高钾血症（12%）、咳嗽（5%）、肾功能恶化和极少发生的血管性水肿。另需关注的是，ARNI 对大脑 β- 淀粉样蛋白肽的降解效应，在理论上其可能加速淀粉样蛋白的沉积，后者见于阿尔茨海默病（Alzheimer disease）最早期脑内老人斑改变。

（4）醛固酮受体拮抗剂（mineralocorticoid receptor antagonist，MRA）：临床研究证实，在使用 ACEI/ARB、β 受体阻滞剂的基础上加用 MRA，可降低 NYHA 分级心功能Ⅱ～Ⅳ级 HFrEF 患者的全因死亡、心血管死亡、猝死和心衰住院风险。MRA 尽管被分类为保钾利尿剂，但其阻断醛固酮（如螺内酯）的有益效应独立于对钠的平衡作用。虽然ACEI类可暂时降低醛固酮分泌，但在慢性治疗中醛固酮将快速回到接近ACEI类治疗前水平，称为醛固酮逃逸（aldosterone breakthrough）。

1）适应证与禁忌证：对NYHA分级心功能Ⅱ～Ⅳ级、LVEF ≤ 35%及正在接受标准治疗（包括利尿剂、ACEI/ARB/ARNI类药物及β受体阻滞剂）的患者，建议给予MRA治疗；对于急性心肌梗死后，LVEF ≤ 40%伴心衰症状或合并糖尿病者，也建议应用MRA。对于肌酐＞221μmoL/L（2.5mg/dl）或eGFR ＜ 30ml/（min · 1.73m^2）、血钾＞5.5mmol/L者及妊娠妇女，不推荐应用MRA。

2）应用方法：应从小剂量逐渐加量至与临床研究相似的有效剂量。例如，螺内酯，起始剂量为10～20mg每日1次，至少观察2周后再加量，目标剂量为20～40mg每日1次；依普利酮，初始剂量为25mg每日1次，上调至目标剂量50mg每日1次。开始应用MRA治疗后，一般应与袢利尿剂合用，除非有低钾血症；应停用补钾及避免食用高钾食物。开始治疗后3日及1周复查血钾和肾功能。后续监测应根据肾功能、液体情况及临床稳定性而定，但至少前6个月应每月监测1次。

3）用药不良反应：高钾血症可能是MRA使用中的主要问题，尤其是在补钾或有基础肾功能不全的患者。发生肾功能恶化时，有潜在高钾血症的风险，应考虑停用MRA。此外，螺内酯可引起男性乳房增生症（10%～15%），但为停药可逆性，对此可以依普利酮替代。

（5）肾素抑制剂（renin inhibitor）：虽然ACEI及ARB类药物在心衰治疗中的益处已经非常明确，但可导致反应性血浆肾素活性及RAAS下游中间产物增加，从而减弱ACEI及ARB类药物的效应（醛固酮逃逸）。阿利吉仑是新一代非肽类肾素抑制剂，具有口服活性的直接肾素抑制作用，抑制RAS效应似乎与ACEI相当。通过结合到肾素的活性位点来阻断RAS系统，降低肾素活性，减少血管紧张素Ⅱ和醛固酮的生成，不影响缓激肽和前列腺素的代谢。临床研究显示，其能显著降低HFrEF患者的血浆NT-proBNP水平，但未能改善临床后果，故目前并不推荐作为ACEI或ARB的备选或联合用药。

3.β受体阻滞剂　β受体阻滞剂治疗是HFrEF治疗的重大进步。β受体阻滞剂通过竞争性拮抗一种或多种a/β肾上腺能受体（α_1、β_1及β_2）阻断中枢神经系统持续激活的有害效应，尤其是由β_1肾上腺能受体介导的交感神经激活。配合ACEI治疗，其可逆转左心室重构进程，改善患者症状和生活质量，降低死亡率、住院率、猝死风险及延长生命。

（1）适应证：症状性或无症状的HFrEF患者均应使用β受体阻滞剂，除非有禁忌或不能耐受。有3种β受体阻滞剂能有效降低慢性心衰患者的死亡风险：比索洛尔及琥珀酸美托洛尔控释片均可竞争性阻断β_1受体，而卡维地洛则竞争性阻断a_1、β_1及β_2受体。

（2）禁忌证：心源性休克、病态窦房结综合征、二度及以上房室传导阻滞（无心脏起搏器）、心率＜50次/分、低血压（收缩压＜90mmHg）、支气管哮喘患者。

（3）应用方法：同使用ACEI类似。应早期从小剂量起始，逐渐递增剂量，直至达到指南推荐的目标剂量或最大耐受剂量（一般指静息心率降至60次/分左右的剂量），并长期使用。NYHA分级心功能Ⅳ级患者应在血流动力学稳定后使用。β受体阻滞剂进行剂量滴定应不低于2周，这与ACEI类可以比较快地加大滴定剂量不同。在应用β受体阻滞剂前，优化利尿剂使用非常重要。若发生液体潴留，常见于用药后3～5日表现为体重增加或心衰症状恶化。不必服用大剂量ACEI，而且使用小剂量ACEI时加用β受体阻滞剂可产生更大的症状改善作用，进一步降低死亡风险。绝大多数（＞85%）心衰患者对β受体阻滞剂耐受良好，包括合并糖尿病、慢性阻塞性肺疾病及周围血管疾病等病症的患者。但有少数患者（10%～15%）可因液体潴留加重或出现症状性低血压而不能耐受。慢性心衰急性失代偿、心动过缓（50～60次/分）和血压偏低（收缩压85～90mmHg）的患者可减少剂量；严重心动过缓（＜50次/分）、严重低血压（收缩压＜85mmHg）和休克患者应停用，出院前可再次重启β受体阻滞剂治疗。一般情况下不应突然停药，否则会导致病情恶化及反跳现象。

（4）用药不良反应：不良反应一般与阻断交感肾上腺能神经系统的预期并发症有关。①乏力或虚弱：通常于开始治疗后的数日内发生，感到全身疲乏，大多可于数周或数月内消失，有时需要停药或减量或调整其他合并用药；②心动过缓及房室传导阻滞：心率＜ 50 次 / 分或出现二度及以上房室传导阻滞时，应减量甚至停药；③低血压：一般见于首剂或加量后 24 ～ 48 小时，若伴有低灌注的症状，β 受体阻滞剂应减量或停用，并重新评估临床情况，若心率＜ 50 次 / 分和（或）发生二 / 三度心脏传导阻滞或症状性低血压，应减量或停药。急性失代偿心衰发作稳定后仍可应用 β 受体阻滞剂，但可能需要减量治疗。

4. 洋地黄类药物　如前所述，ACEI/ARB 或 ARNI、β 受体阻滞剂及 MRA 现已成为 HFrEF 患者的标准基本治疗，但并不推荐将 ARB 与 ACEI 及 MRA 合用（高钾血症风险）、ARNI 与 ACEI 合用（血管性水肿风险）。对于虽经上述循证医学优化标准治疗仍有持续症状或进行性恶化的心衰患者，则应考虑其他药物或器械治疗。例如，洋地黄类药物（如地高辛）既可改善 HFrEF 患者的临床症状，也可降低因病住院率。

洋地黄类药物通过抑制细胞膜钠 - 钾泵酶（包括心肌细胞肌浆泵），减少心肌细胞的钠外流和钾内流，细胞内钠增高促使肌浆网释放钙与钠交换，导致细胞内钙增多，从而增强心肌收缩力。这种正性肌力作用使心肌耗氧量增加，但同时又使每搏量增加、心室容积减少、室壁张力降低而降低心肌氧耗。两种作用的综合效应则使心肌总氧耗降低，心肌做功提高。长期以来，洋地黄在心衰治疗中的益处和地位即归功于此。此外，洋地黄有一定程度上减轻神经激素激活的作用。例如，洋地黄可增强副交感神经活性，降低交感神经兴奋性，抗衡肾上腺能系统活性增加，减慢房室传导；通过抑制肾脏钠 - 钾泵活性，减弱肾小管对钠的重吸收，从而使转运至远曲肾小管的钠量增多而抑制肾素分泌，有间接减弱 RAAS 的作用。洋地黄类药物用于治疗慢性心衰已经 200 余年，至今对其临床疗效仍存有争议。地高辛和洋地黄毒苷是最常使用的洋地黄强心苷类药物。地高辛是慢性心衰治疗中最常用的、唯一经安慰剂对照试验评估的洋地黄制剂，也是唯一长期使用不增加死亡率的正性肌力药物。20 世纪 70 ～ 80 年代的临床研究结果未能明确其疗效，90 年代两项较大的地高辛停药研究（RADIANCE 研究、PROVED 研究）强烈支持地高辛治疗的临床益处，即停药与维持用药相比，发生心衰恶化和心衰住院的患者更多。随后的一项前瞻性随机双盲对照研究显示，地高辛对主要临床终点的死亡率呈中性结果，但降低了心衰住院率（包括 30 日心衰再入院），并对死亡或因心衰加重住院的复合终点产生有益影响。临床研究和荟萃分析显示，轻中度心衰患者应用地高辛治疗能在短期内（1 ～ 3 个月）改善症状，提高生活质量和运动耐量；长期使用对死亡率的影响为中性，但可降低住院风险。

（1）适应证：应用利尿剂、ACEI/ARB/ARNI、β 受体阻滞剂和 MRA 后仍有症状的 HFrEF 患者。心衰合并慢性房颤是洋地黄的最佳适应证，在使用地高辛的基础上加用 β 受体阻滞剂可有效控制活动时的心率增快。

（2）禁忌证：①病态窦房结综合征、二度及以上房室传导阻滞患者；②心肌梗死急性期（＜ 24 小时），尤其为进行性心肌缺血者；③预激综合征伴房颤或房扑者；④梗阻性肥厚型心肌病患者。对于服用其他抑制窦房结或房室结功能及影响地高辛水平的药物如胺碘酮、β 受体阻滞剂及维拉帕米的患者，应谨慎使用洋地黄。

（3）应用方法：地高辛治疗的起始及维持剂量通常为 0.125 ～ 0.25mg 每日 1 次，大多数患者应为 0.125mg 每日 1 次并维持地高辛血药浓度为 0.5 ～ 1.0ng/ml 的有效治疗范围，尤其老年人、肾功能受损者、低体重患者，很少发生毒副作用。存在严重心脏传导阻滞的患者不应接受洋地黄治疗，除非备有临时起搏器。

（4）用药不良反应：地高辛的主要不良反应如下。①心律失常：包括心脏传导阻滞（老年患者尤甚）、异位性及折返性心律失常（最常见室性早搏，快速房性心律失常伴传导阻滞为洋地黄中毒的特征表现）；②神经精神症状：如头痛、眩晕、视觉异常（模糊、黄视、绿视）、定向力障碍及精神错乱；③胃肠道症状：如厌食、恶心及呕吐等。这些洋地黄中毒症状常见于地高辛血药浓度＞ 2.0ng/ml 时，但也见于血药浓度较低时，尤其合并低钾血症、低镁血症、心肌缺血及甲状腺功能减退时。同时应用奎尼丁、维拉帕米、螺内酯、氟卡尼、普罗帕酮及胺碘酮可增加地高辛血药水平并增加不良反应风险。

发生洋地黄中毒时，应立即停药，寻找并纠正中毒原因或诱因如洋地黄过量、低钾血症等。洋地黄中毒表现经过积极对症处理，一般会在24小时内消失。口服或静脉补钾剂常用于房性、房室交界性或室性异位心律失常，除非有高度房室传导阻滞。补钾期间务必密切监测血清钾水平，特别是肾衰竭或服用MRA的患者，以防高钾血症。对洋地黄引发的室性心律失常，可应用Ⅰb类药物如苯妥英钠、利多卡因治疗，一般禁用电复律，因易致心室颤动；室上性心律失常可用维拉帕米、地尔硫䓬及β受体阻滞剂，但应注意其负性肌力作用可能加重心衰；缓慢心律失常可静脉注射阿托品或进行临时起搏治疗，不建议用异丙肾上腺素，因其可诱发室性心律失常。对潜在致命的地高辛中毒，可以应用纯化的地高辛特异性抗体免疫治疗。

5. 血管扩张剂　用于治疗慢性心衰的血管扩张剂主要有两种，即硝酸异山梨酯与肼屈嗪。

（1）硝酸异山梨酯：可直接松弛血管平滑肌，对毛细血管后静脉的舒张作用较小动脉更为持久。由于容量血管扩张，静脉回心血流量减少、外周阻力血管扩张，心脏前后负荷降低、心肌耗氧量减少，从而可以改善心室重构和心衰症状。目前，尚无其单独应用于心衰生存率影响的研究，但在临床上还经常用于已经标准药物治疗而仍有心衰症状的患者。长期使用硝酸酯类药物，容易发生耐药，故多同时联合应用ACEI或肼屈嗪。此类药物的主要不良反应为头痛和低血压，头痛大多在适应1～2周后即可逐渐消失，在与有降压效应的药物合用时应注意监测血压。

（2）肼屈嗪：为动脉（主要为小动脉）扩张剂，通过降低外周血管总阻力而降压，很小影响静脉张力和心脏充盈压，与硝酸酯类药物合用可扩张静脉和动脉。肼屈嗪很少单独用于心衰治疗，有关临床研究缺乏。肼屈嗪合用硝酸异山梨酯的临床研究显示，对NYHA分级心功能Ⅲ～Ⅴ级且经ACEI、β受体阻滞剂及MRA治疗仍有症状的黑种人HFrEF患者，联合治疗可减少死亡率，但不减少住院率。尚无证据显示其作为一线治疗对非黑种人患者有益。目前基于心衰指南的推荐为HFrEF（射血分数＜40%）症状明显的患者，肼屈嗪合用硝酸异山梨酯可能有助于改善症状、降低死亡率，可以作为不耐受ACEI/ARB/ARNI类药物的替代治疗。

6. 其他药物

（1）If通道阻滞剂（If channel inhibitor）：伊伐布雷定可选择性抑制心脏窦房结起搏点If通道电流，控制窦房结的自发性舒张期去极化，减慢心率。其作用呈浓度依赖性，阻滞强度直接与通道开放频率有关，因而心率较快时效果最好。临床研究显示，伊伐布雷定（滴定至最大剂量7.5mg每日2次）可减少收缩性心衰的心血管死亡或心衰住院复合终点的风险，显著改善患者左心室功能和生活质量，在冠心病心衰患者耐受性和安全性良好。

1）适应证：窦性心律HFrEF患者（NYHA分级心功能Ⅱ～Ⅳ级或LVEF≤35%），合并以下情况之一。①已使用ACEI/ARB/ARNI、β受体阻滞剂、MRA，且β受体阻滞剂已达目标剂量或最大耐受剂量，心率仍≥70次/分；②心率≥70次/分，对β受体阻滞剂禁忌或不能耐受者。

2）禁忌证：①病态窦房结综合征、窦房传导阻滞、二度及以上房室传导阻滞、静息心率＜60次/分；②血压＜90/50mmHg；③急性失代偿性心衰；④重度肝功能不全；⑤房颤/房扑；⑥依赖心房起搏。

3）应用方法：起始剂量为2.5mg每日2次，用药2周后调整剂量，最大剂量为7.5mg每日2次，使静息心率控制在60次/分左右。老年、伴有室内传导障碍的患者起始剂量要小。对合用β受体阻滞剂、地高辛、胺碘酮的患者应监测心率和Q-T间期，因低钾血症和心动过缓并存易诱发严重心律失常。避免与强效CYP3A4抑制剂（如唑类抗真菌药、大环内酯类抗生素）合用。

4）用药不良反应：常见心动过缓及光幻症。如心率＜50次/分或出现相关症状时，应减量或停用；发生视觉功能恶化，应考虑停药。

（2）血管升压素拮抗剂（arginine vasopressin antagonist）：精氨酸血管升压素（arginine vasopressin，AVP）也称抗利尿激素，是一种有重要心血管和肾脏作用的肽类激素，通过分布于血管平滑肌细胞和心肌细胞的V_{1a}受体和肾脏的V_2受体主要起调节血浆渗透压的效应。急性或慢性心衰时，过量分泌的AVP可能加速心衰的病理生理进程，似乎是发生低钠血症主要促成因素。低钠血症在心衰患者中较为常见，多为过量使用利尿剂、限制水钠摄入造成电解质紊乱所致，是心衰患者预后不良的独立危险因素之一。AVP拮抗剂可直接抑制肾集合管对水的重吸收，促进自由水的排泄，在不改变钠钾排泄的情况下产生利尿作用，被称为排水利尿剂。该类药物可增加液体丢失，降低尿渗透压，不激活RAAS，因此不引起低渗性低钠血症或血压升高，具有较高的安全性和耐受性，最佳适用于伴低钠血症的心衰治疗。

现有的AVP拮抗剂有托伐普坦（V_2受体拮抗剂）、利伐普坦（V_2受体拮抗剂）及考尼伐坦（V_{1a}/V_2受体拮抗剂）。尽管它们均可用于治疗血容量明显过多及血容量正常的低钠血症，但有关临床研究并未显示其对改善心衰的长期生存率有益。目前被ESC指南推荐用于心衰合并难治性低钠血症治疗的药物为托伐普坦，推荐用法为15mg每日1次，5～7日为1个疗程。应注意长期应用AVP拮抗剂的肝毒性，如发生肝衰竭或死亡风险。任何患者使用托伐普坦不应超过30日，肝病患者属绝对禁忌。还需注意过快纠正低钠血症的情况，这可导致不可逆的神经损伤。

（3）非洋地黄类正性肌力药物：包括β受体兴奋剂（如多巴胺、多巴酚丁胺）、磷酸二酯酶抑制剂（如米力农、氨力农及奥普力农）及钙增敏剂（左西孟旦）等。虽然这类正性肌力药物短期应用可以增加心排血量，改善症状，但长期使用并不改善临床状况，甚至显著增加死亡率，尤其是重症心衰患者。此类药物只能短期用于急性收缩性心衰、慢性心衰加重、难治性心衰及心脏移植前终末期心衰患者，帮助患者度过急危重症阶段。长期或过度应用正性肌力药物会增加心肌氧耗和能量需求，加重衰竭心肌的损害，增加死亡率。因此，在慢性（即使重症）心衰患者的治疗中，不应以长期应用正性肌力药物取代其他治疗用药。

（4）能量代谢药物：心肌细胞能量代谢障碍在心衰的发生和发展中起一定作用。有研究显示，使用改善心肌能量代谢的药物如曲美他嗪、辅酶Q_{10}、磷酸肌酸、左卡尼汀、环磷腺苷及1，6二磷酸果糖等，可以改善患者症状和心功能，提高生活质量。但这些治疗方法尚缺乏循证医学证据，也没有临床研究显示其可以改善生存率，故对远期预后的影响尚需进一步研究。

7.中医中药　国内采用益气温阳、活血通络、利水消肿的治则组方而成的芪苈强心胶囊进行的一项多中心临床循证试验研究显示，在标准治疗基础上联合应用芪苈强心胶囊，可显著降低慢性心衰患者的血清NT-proBNP水平，在改善NYHA分级、心血管复合终点事件（死亡、心肺复苏、因心衰入院、心衰恶化需静脉用药、心衰恶化而放弃治疗）、6分钟步行距离及明尼苏达生活质量量表等方面均优于对照组。这是我国首个按循证医学进行的治疗慢性心衰的中成药临床疗效研究，为心衰的中西医结合治疗提供了借鉴。

（三）非药物治疗

2001年FDA批准首个心脏再同步化治疗（CRT）装置，开辟了应用植入性装置非药物治疗心衰的新纪元。此后，埋藏式心律转复除颤器（ICD）及联合CRT-ICD装置相继获准用于心衰治疗。ICD成为心衰及HFrEF患者通过降低心源性猝死以至全因死亡的一级预防适应证，联合CRT-ICD较单用CRT可额外降低心室活动不同步心衰患者的发病率和死亡率。基于循证的治疗益处，2005年ACC/AHA心力衰竭指南强烈推荐（Ⅰ类指征）在合适的心衰患者应用ICD及CRT装置治疗，并于2013年对适应证进行了修订。2018年中国心力衰竭诊断和治疗指南参考2016年ESC及2017年ACC/AHA发布的相关指南，结合我国国情及临床实践，也对ICD及CRT的适应证进行了更新。

1.心脏再同步治疗（CRT）　慢性心衰患者常见心脏传导异常，其中室内传导异常如束支传导阻滞可以改变心室收缩的时间和模式，致使衰竭心脏的机械做功更为不利。心室传导延迟可导致房室、心室间和（或）心室内收缩不同步，心室充盈欠佳、心肌收缩力降低、二尖瓣反流时限延长及室间隔矛盾运动等，这些由心室传导改变而来的心脏机械表现即称为心室不同步，在体表心电图上表现为QRS时限延长（常＞120毫秒）。据此，约1/3的收缩性心衰患者存在心室不同步，这使心衰进一步恶化，伴随心衰死亡率增加。

心室不同步现可通过植入左右心室的起搏导线进行起搏治疗即CRT来解决。从20世纪90年代中期的病例报道与观察研究，到后来的非对照或非双盲研究，直至新近的大规模随机对照试验，均证实了CRT对慢性心衰患者在血流动力学、心脏做功、心功能状况及后果等方面令人鼓舞的急性和长期有益效果，显示出其能持续一致地提高运动耐量、生活质量及 NYHA 分级。最新的临床研究显示，对心室不同步的窦性心律心衰患者，优化药物治疗加用 CRT 可以通过改善心肌收缩的同步性而增加心排血量，显著降低患者死亡率和住院率，逆转左心室重构，改善心衰症状和运动耐量，提高生活质量。这为心室不同步及心衰的治疗提供了一种新的治疗方法和选择。

目前，基于指南推荐的 CRT 适应证如下：收缩性心衰在优化药物治疗（包括 ACEI/ARB、β 受体阻滞剂及 MRA）数月（＞3 个月）仍有以下情况者，NYHA 分级心功能Ⅱ～Ⅳ级，LVEF ≤ 35%，窦性心律，LBBB 伴 QRS ≥ 120 毫秒。一般应对所有符合以上标准、伴有 LBBB 的 HFrEF 患者给予 CRT 治疗。严重心衰（如 NYHA 分级心功能Ⅲ级或动态Ⅳ级），QRS 时限 ≥ 150 毫秒且为非 LBBB 形态者也应考虑 CRT。

CRT 装置植入一般采用双心室起搏，是纠正室间及室内不同步的经典方法。在此基础上，对房室间期正常的 LBBB 患者，进行优化单左心室起搏，可能提高 CRT 应答率。对常规双心室起搏治疗无效或效果不佳者可进行左心室多部位起搏，临床效果更好。近年来开展的房室束起搏（His bundle pacing）能成功纠正希氏 - 浦肯野系统传导病变（尤其 LBBB），理论上比双心室起搏更符合生理性，拓展了 CRT 的适应证（如伴有房颤患者），但其近期及远期疗效，特别是对生存率的影响尚待临床循证试验证实。

2. 埋藏式心律转复除颤器（ICD）　心衰及左心室收缩功能不全患者的心源性猝死（sudden cardiac death，SCD）风险增大，逾 50% 中重度心衰（NYHA 分级心功能Ⅱ～Ⅳ级）患者死于恶性室性心律失常所致的 SCD。因此，预防和治疗心衰伴发的室性心律失常对防治 SCD 至关重要。迄今，β 受体阻滞剂、ACEI、MRA 等均证实能减少 SCD 的发生，抗心律失常药物中除了胺碘酮对心衰患者的生存率为中性结果外，其余均未显示有生存益处，甚至可增加再住院及猝死风险（如决奈达隆、Ⅰ类抗心律失常药物）。近年来的循证临床研究显示，在缺血性或非缺血性心肌病所致的中重度心衰（NYHA 分级心功能Ⅱ～Ⅳ级）患者，预防性植入 ICD 已显示可降低 SCD 的发生率。2013 年 ACC/AHA 心衰指南强烈推荐预防性植入 ICD 对心衰及 LVEF 降低的心功能不全患者有益。

目前，基于指南推荐的预防性 ICD 适应证：①一级预防非缺血性扩张型心肌病或急性心肌梗死后（＞40 日）及血运重建后（＞90 日）缺血性心脏病的 HFrEF 患者，LVEF ≤ 35%，NYHA 分级心功能Ⅱ～Ⅲ级并优化药物治疗至少 3 个月，预期有意义生存期＞1 年；②二级预防，慢性心衰伴低 LVEF，曾发作心脏停搏、室颤或伴血流动力学不稳定的持续性室性心律失常（室速）患者。对于 NYHA 分级心功能Ⅳ级患者，则应考虑植入 CRT-ICD 治疗。

3. 机械辅助循环　机械辅助循环（mechanical circulatory support，MCS）装置是用来辅助或替代心脏左心室、右心室或双心室的机械泵，通常分为临时（数日至数周）应用的短期装置（体外泵）和长期（数月至数年）使用的持久装置（体内植入系统）。其主要适应证为急性心源性休克或急性失代偿性心衰的过渡康复（bridge to recovery，BTR）、心脏移植前过渡支持（bridge to Transplant，BTT）和永久替代治疗（destination therapy，DT）。在启动 MCS 前，应基于患者的临床状况、使用意愿、MCS 装置类型及经济负担等各方面综合考虑决定。

（1）BTR：是最常应用的短期临时 MCS 方法，包括主动脉内球囊反搏（intra-aortic balloon pump，IABP）、心室辅助装置（ventricular assist device，VAD）及体外膜氧合（extracorporeal membrane oxygenation，ECMO）等，主要用于一些可逆性心肌损伤下的临时循环支持，如急性心肌梗死、急性暴发性心肌炎及心脏切开术后缺血性心肌顿抑导致的心源性休克等情况。经典的临时 MCS 装置（如 IABP、Impella 及 TandemHeart）是经皮植入，以便快速启用心脏支持和心功能恢复后易于撤机；而某些体外 VAD 系统则需要手术植入，在严重血流动力学障碍和器官损伤时不一定适用。

（2）BTT：主要适用于心源性休克或难治性严重失代偿性心衰患者，其心功能不能恢复（如长期缺血性、瓣膜性或原发性心肌病，严重急性心肌梗死或心肌炎）且考虑适合心脏移植，适用长期使用的持久植入性 MCS 装置，并作为心脏移植前的过渡。

（3）DT：即将 MCS 应用于慢性难治性心衰

竭且不适合心脏移植的患者，持久植入性装置使患者较单纯优化药物治疗获得更好的生活质量。

MCS装置主要包括以下类型：①左心房至主动脉辅助装置，即TandemHeart随身心室辅助装置（paracorporeal ventricular assist device，pVAD），可以降低左心室前负荷、左心室做功、充盈压力、室壁张力和心肌氧耗，并通过升高动脉压和心排血量来支持全身灌注；②左心室至主动脉辅助装置，即Impella植入装置，可将左心室的血液持续泵入升主动脉，从而左心室卸载并增加前向血流，降低心肌氧耗，提高冠状动脉灌注，改善平均动脉压及降低PCWP，较IABP能提供更大的心排血量和更好的左心室卸载效应；③用于长期机械循环支持的装置，包括持久植入性左心室辅助装置（如HeartMate 3、HeartMate Ⅱ及HVAD）及全人工心脏（TAH-t），这些连续流动技术引入临床实践是MCS治疗领域的里程碑，极大地提高了生存率、降低了严重不良事件（尤其在装置故障方面），与脉动流动装置相比，其在功能上提供相等的血流动力学支持与肝肾功能改善，长期生存率更高，脑卒中和感染的发生率及装置故障率也更低。

4.外科治疗　当前，尽管优化药物治疗、CRT及ICD改善了许多HFrEF患者的生存状况，但仍有很大一部分晚期心衰患者的生活质量和预后依然很差。外科干预治疗对患者可能适于缓解缺血、减轻瓣膜功能障碍、减少心室重构所致的机械障碍，或者所有其他治疗手段均已失败时考虑心脏移植或植入永久心室辅助装置。近些年来，由于供体心脏数量持续供不应求，采用左心室辅助装置（left ventricular assist device，LVAD）进行循环机械支持的晚期HFrEF患者也越来越多，这对虽经优化治疗仍不能改善或稳定病情的患者而言，采用心室辅助装置的MCS技术不失为一种救命疗法。

（1）冠状动脉血运重建：迄今，外科治疗缺血性心衰（surgical treatment for ischemic heart failure，STICH）研究是唯一评估缺血性心肌病心衰患者冠状动脉血运重建后果的随机临床研究。该研究10年随访结果显示，在优化药物治疗基础上血运重建（CABG）治疗缺血性心衰（LVEF ≤ 35%）患者能长期获益，明显减少心衰症状、改善左心室功能及提高生存率；但外科心室重建基础上CABG治疗较单一心室重建并未显示出明显益处。

（2）左心室功能不全的瓣膜外科治疗：①二尖瓣，外科治疗原发性瓣膜性心脏病导致的左心功能不全或心衰现已被广泛接受。但对继发于或伴发于原发性心肌病、缺血性心肌病及低LVEF且行CABG术的瓣膜功能不全者，二尖瓣反流本身是缺血性或非缺血性心肌病预后的独立危险因素。由于二尖瓣反流是由左心室功能不全所致，其预后更与基础心肌病进程有关，故对其进行瓣膜修复或置换的治疗问题尚有争议。②主动脉瓣，对主动脉瓣病变伴有显著心室功能不全或心衰者，多巴酚丁胺超声心动图检查可资鉴别真正主动脉瓣狭窄所致的左心室功能不全（狭窄+低心排血量）与左心室功能很差导致主动脉瓣开放减少的假性梗阻，有助于决策是否行外科手术换瓣。

（3）左心室重建：虽然许多患者经冠状动脉血运重建和瓣膜手术得以改善临床状况，但有少数心室扩大及功能不全的患者由于病情太重而建议直接行心室重建手术以改善及优化心功能。透壁性心肌梗死患者可能发生心室扩大和重构（室壁瘤或室壁运动消失），导致左心室壁张力增加和左心室功能不全。心室重建的阶段性目标即切除或消除梗死心肌节段，恢复椭圆形心室腔，降低远端室壁张力，增加室壁运动消失或障碍节段的增厚性，减少左心室收缩末期容积，减少二尖瓣关闭不全及消除残余缺血。该手术即称为外科心室重建（surgical ventricular reconstruction，也称Dor手术），主要针对累及心尖部、前壁及间隔的广泛前壁-心尖部梗死所致的左心室重构患者。外科心室重建的同时，也常伴随进行CABG术或必要时（中度以上二尖瓣反流）行二尖瓣成形术。

（4）心脏移植：是治疗顽固性心衰的终极治疗方法，但因其供体来源、长期排斥反应及巨大经济负担而难以广泛开展。在美国，约40%等待移植的心衰患者先植入MCS装置（常为LVAD）以维持终末器官功能，降低肺血管阻力及改善功能状态。也有一些移植中心对重症患者直接选择“扩大标准供心”（marginal donor heart）而不用MCS作为移植前过渡。通常，患者预期寿命小于1年是候选移植受体的必要条件。具备下列情况之一即应考虑心脏移植：①心源性休克需要机械支持或大剂量正性肌力药物或血管收缩剂维持且不可恢复者；②慢性、进行性、顽固性或D期心衰症状经优化治疗无效者；③反复发作的致命性心律失常经最佳治疗（如ICD）无效者；④顽固性心绞痛且无法血运重建者（罕见）。

（四）难治性心衰的治疗

难治性（或顽固性）心衰一般指少数HFrEF基于循证优化药物和器械治疗无效（症状和临床状况不改善、复发或持续恶化）的终末期（D期或NYHA分级心功能Ⅳ期）心衰。该类患者体现了心衰的晚期阶段（D期），如持续性乏力、静息或轻微劳力下症状、顽固性水肿、反复或长期住院强化治疗及合并心肾综合征、淤血性肝硬化及心源性恶病质等，死亡率高，应考虑特殊治疗策略如MCS、持续静脉应用正性肌力药物、肾脏替代治疗或安排心脏移植。确认难治性心衰须谨慎，应识别或寻找任何可能的致病因素或诱因，并确认是否已给予最佳常规医疗策略。若无进一步的适当治疗措施，应仔细评估其预后和考虑临终关怀。难治性心衰的治疗策略包括一般治疗、静脉给予血管扩张剂和正性肌力药物、超滤、机械辅助循环及心脏移植、姑息治疗等。

1. *一般治疗*　首先确认当前所有的标准循证治疗策略（包括药物治疗、器械治疗如CRT和ICD）已为最佳选择，致病因素或诱因已得到适当诊治。其中，基于心衰指南的循证治疗推荐也均适合于终末期（D期）难治性心衰患者。

2. *体液潴留的治疗*　难治性心衰患者通常有明显的水钠潴留和电解质紊乱，容易合并利尿剂抵抗，发生难治性容量负荷过重（难治性水肿）。除严格控制容量和钠盐摄入外，静脉应用袢利尿剂是急性失代偿性及难治性心衰住院患者的主要措施。

（1）容量管理：合理控制24小时液体出入量，保持出量适当多于入量500～1500ml。若无利尿剂抵抗和明显低钠血症，液体摄入限制为2L/d；若有利尿剂抵抗或低钠血症，液体摄入限制为1.5～2.0L/d。

（2）钠盐管理：根据临床经验，有症状的心衰患者应一定程度限制钠盐摄入（一般为2～3g/d），可提高利尿剂疗效，但最佳钠摄入水平尚不确定。若容量负荷过重且伴有持续性严重低钠血症（血钠≤120mmol/L），利尿剂及短期联合使用AVP拮抗剂可改善血钠浓度和有关症状，但并不影响死亡率或住院风险。

（3）合理使用利尿剂：难治性心衰常有利尿剂抵抗，应寻找原因并积极纠正。首先，优化袢利尿剂给药方案，可加大利尿剂的剂量直至出现利尿作用或最大推荐剂量；其次，采用两种或多种利尿剂交替或间歇性使用，如加用另一种利尿剂（氯噻嗪、美托拉宗或MRA），增强袢利尿剂的效果。目前，国内静脉用袢利尿剂有呋塞米及托拉塞米，尤以呋塞米最为常用。使用方法一般为200～1000mg/d，以20～40mg/h滴速滴注，效果优于单次或分次静脉注射。可同时合用小剂量多巴胺持续静脉滴注［1～5μg/（kg·min）］，以增加肾血流量，从而有利于增加利尿效果。合并低蛋白血症者，也可于应用利尿剂之前或期间静脉滴注白蛋白5～10g，提高血浆胶体渗透压，增强利尿，减轻水肿。使用大剂量袢利尿剂时，应注意观察其毒副作用，如耳毒性、电解质紊乱及肾功能恶化（氮质血症，尤其是尿酸增高）等情况，必要时减量、停药或联合应用超滤或血液滤过治疗。

（4）超滤：体外超滤（extracorporeal ultrafiltration）治疗，是指应用机械装置从外周或中心静脉将血液抽出，通过第2个泵产生的静水压对血浆进行过滤，过滤后再输送回患者静脉的过程。对充分利尿治疗不佳或利尿剂抵抗的顽固性心衰患者，体外超滤或血液透析可用于去除血管内液体，以缓解液体潴留。超滤的治疗目标是缓解失代偿性心衰患者的容量负荷过重，消除血管内容量不足或电解质浓度异常，恢复血管内和间隙容量正常化，且不会导致电解质异常或神经激素激活，尤其有助于纠正利尿剂抵抗的顽固性低钠血症。

超滤治疗的方法包括连续性动脉-静脉血液滤过（CAVH）、连续性静脉-静脉血液滤过（CVVH）及缓慢连续性超滤（SCUF）。目前，CVVH血液滤过对心衰患者的血流动力学有更好的稳定作用，成为临床上心衰超滤治疗的主流模式。然而，床旁超滤需要肾脏专科团队支持，尚无研究显示其临床获益优于利尿剂治疗，也不能维持肾功能。

3. *静脉应用血管扩张剂及正性肌力药物*　对于低心排血量伴灌注不足证据（如四肢发冷、脉压窄、尿量低、意识模糊）的难治性心衰患者，治疗包括应用血管扩张剂和正性肌力药。这类药物一般仅作为难治性心衰的姑息短期（3～5日）治疗，主要目的在于尽快缓解症状，稳定病情。此类患者的一大临床特点即对静脉使用血管扩张剂和（或）正性肌力药物的依赖，通过减少后负荷和（或）前负荷、提高心排血量可快速改善血流动力学指标和缓解症状。患者的临床状况一旦趋于稳定，即应尽快制订并过渡到可维持疗效的口服药物治疗方案。血管扩张剂（如硝酸甘油、奈西立肽、硝普钠）及正性肌力药物（如多巴酚丁胺、多巴胺、磷酸二酯酶抑制剂、左西孟旦）的具体使用指征、方法和注意事项可参见本章第二节。

4. *机械辅助循环和外科治疗方法* 对于难治性心衰，应采取包括药物治疗和器械治疗、外科手术、机械辅助循环支持及心脏移植的联合治疗策略；治疗方法应因人而异，根据临床情况（例如，难治性容量超负荷或低心排血量）和治疗反应采取个体化的原则，精准施治。

若经最佳药物治疗和器械治疗（如CRT）后仍为难治性心衰，应评估其是否适合机械循环支持（如LVAD）作为过渡康复（BTR）、心脏移植前过渡支持（BTT）或作为不适合心脏移植患者的永久替代治疗（DT）。其中，短期MCS装置包括主动脉内球囊反搏（IABP）、经皮循环辅助装置（如TandemHeart、Impella）和体外膜氧合（ECMO），长期机械辅助循环装置有LVAD和双心室支持装置（如全人工心脏）。LVAD主要用于心脏移植前的过渡治疗和部分严重心衰患者的替代治疗；对合并右心衰竭的患者，应考虑应用双心室辅助装置（BiVAD），此类患者较植入LVAD者预后差。

终末期心衰的手术治疗除了CABG治疗缺血性心肌病、心脏重建手术、心肌成形术和二尖瓣修复术外，终极有效的治疗方法即心脏移植，主要适用于严重心功能损害而无其他治疗方法的顽固性心衰患者。心脏移植对此类患者既能提高生存率，也能改善生活质量。

（五）舒张性心衰的治疗

舒张性心衰也即舒张功能不全性心衰，根据新近的国内外有关心衰指南可分为射血分数正常的心衰（HFpEF）和射血分数中间值的心衰（HFmrEF），其病理生理机制、临床特征、治疗方法等均有别于收缩性心衰。HFpEF患者的基础心血管疾病（如房颤、高血压、冠心病、肺动脉高压等）及合并症（如糖尿病、慢性肾脏病等）不同，病理生理机制差异大，而且非心血管疾病也可为HFpEF患者的死亡和住院原因。HFmrEF的发病率和死亡率一般介于HFrEF和HFpEF之间。

临床试验结果表明，神经激素拮抗剂（如β受体阻滞剂、ACEI和ARB）和CRT治疗虽然对HFrEF有效，但不能减轻HFpEF患者的病情和降低死亡风险。所有可以降低HFrEF死亡率、逆转左心室扩大与重构的药物治疗对HFpEF患者的疗效却远不及前者。因此，舒张性心衰的治疗目标主要在于缓解症状、改善心室舒张功能及治疗基础心血管疾病和控制危险因素。在治疗原则上，主要针对临床症状、基础心血管病因、合并症及心血管疾病危险因素等采取综合性治疗手段，但疗效尚不确切，至今未能证实可降低病死率和改善预后。由于缺乏循证医学的证据，现有治疗均为经验性治疗。

1. *基础病因的治疗* 积极寻找基础心血管病因、危险因素或可能的诱因并进行针对性治疗是治疗的根本。常见病因有高血压、冠心病、房颤、主动脉瓣狭窄、各种原因所致的心肌肥厚等，以及糖尿病、高脂血症、肥胖、慢性肾病等常见合并症。①高血压：是最重要和最常见的HFpEF病因，有效控制血压可降低心衰住院率、心血管事件发生率及死亡率，应尽可能将血压控制在130/80mmHg以下为宜；②冠心病：按冠心病相关诊疗指南治疗，必要时可考虑行冠状动脉血运重建；③房颤：合并房颤者应根据相关指南治疗，需要特别注意控制快室率房颤的心率，必要时可考虑转复窦性心律，对改善心衰症状和预防栓塞并发症更好；④其他：积极治疗糖尿病、高脂血症、肥胖等代谢综合征，处理慢性肾病及其并发症（如痛风、高血压、外周血管动脉硬化）。

2. *药物治疗* 主要用于改善症状和舒张功能。常用的药物有利尿剂、ACEI/ARB、β受体阻滞剂、钙通道阻滞剂及硝酸酯类药物，其均为有关心衰治疗指南的推荐用药。其中，利尿剂及硝酸酯类药物可以减轻心脏前负荷，降低肺静脉压力，有利于短期内缓解肺淤血症状，但应从小剂量开始，以免导致左心室充盈不足和心排血量明显下降，故有容量负荷过重者首选利尿剂；β受体阻滞剂可以减慢心率，延长心脏舒张期，并通过降压减轻心肌肥厚，从而改善左心室舒张功能；钙通道阻滞剂能降低心肌细胞内钙离子浓度，改善心肌主动舒张功能，同时可降低血压而改善左心室舒张早期充盈，减轻心肌肥厚，改善心肌顺应性，主要用于肥厚型心肌病患者；ACEI/ARB 及 MRA 则既可降压，也可直接作用于心肌局部 RAAS，长期应用可减轻心肌肥厚和纤维化，改善心肌和小血管重构，从而改善左心室舒张功能。然而，MRA 及他汀类药物对舒张性心衰的实际治疗作用尚不明确。由于正性肌力药物在无收缩功能不全的情况下应用对左心室舒张功能有害无利，特别是洋地黄类可增加心肌细胞内钙离子负荷，除非合并快室率房颤，需要尽快控制心室率，否则应慎用或禁用此类药物。

3.HFmrEF 的治疗　HFmrEF 占心衰患者的 10% ～ 20%，其临床表型与 HFpEF 也不尽相同，介于 HFrEF 与 HFpEF 之间；缺血性病因占比与 HFrEF 相似，但明显高于 HFpEF。部分 HFmrEF 可转变为 HFpEF 或 HFrEF，进展为 HFrEF 者的预后相对更差。回顾性及荟萃分析显示，ACEI/ARB、β 受体阻滞剂、MRA 可能有益于改善该类患者的预后。有文献推荐 HFmrEF 的一线治疗包括以下 3 种药物的分阶段联合治疗：首先应用利尿剂控制容量超负荷，随后给予 ACEI 或 ARB，若液体潴留不明显，可开始应用 β 受体阻滞剂治疗。二线药物治疗适用于优化一线治疗后症状持续存在或血压未达标的 HFmrEF 患者，如可以酌情选用 MRA、肼屈嗪 + 硝酸酯类或第二代钙通道阻滞剂（氨氯地平或非洛地平）。

（六）心衰的预后和预防

尽管基于指南的推荐治疗及一些现代创新疗法使心衰患者的预后已有明显改善，但其发病率、患病率、死亡率和再住院率仍居高不下，预后仍然很差。明确影响心衰预后的危险因素如冠状动脉疾病、高血压、瓣膜性心脏病、糖尿病、肥胖和吸烟等，早期检出或发现并治疗无症状性左心室功能障碍者、易感因素及高危人群，将有助于延缓病情发展、降低心衰的发病率及死亡率，改善预后和提高生活质量。

1. 心衰的预后及影响因素　影响心衰预后的因素众多，一般包括人口统计学因素（年龄、性别、种族）、心脏基础病因、合并疾病及临床心功能障碍严重程度。

（1）年龄：一贯是心衰预后的较强预测指标之一。心衰的发病率、死亡率均随年龄增长而增加，因为老年患者的冠心病、高血压、糖尿病、房颤及肾功能障碍等影响心衰发生发展的基础疾病或合并症的发生率也在增加。例如，Framingham 心脏研究显示，年龄每增长 10 岁，心衰死亡率增加 1.27 倍（男性）和 1.61 倍（女性）。其他一些临床研究、人群研究或回顾性研究也都显示出类似的结果。

（2）性别：对心衰预后的影响尚不能确定，多数研究显示心衰患者的总死亡率在女性低于男性，女性心衰的预后一般优于男性。Framingham 心脏研究表明，心衰中位生存期，女性为 3.2 年，男性为 1.7 年，38% 的女性、25% 的男性患者可以生存 5 年；1990 ～ 1999 年，5 年生存率分别为女性 60%、男性 46%。该研究最新资料显示，心衰患者的长期预后和生存率在男女患者较前均有改善，总死亡率降低 10% 以上。临床荟萃分析结果也显示，女性的生存期明显更长、死亡风险更低。但也有研究显示，在冠心病心衰中女性患者的预后较男性差。

（3）种族：对心衰预后的影响尚有争议，一些研究显示黑种人的心衰死亡率更高，但也有临床试验发现死亡率并无差异。在美国，约 3% 的黑种人罹患心衰，而普通人患病率仅为 2%，这主要与黑种人更常见高血压、心肌肥厚等危险因素及社会经济地位较低等有关。黑种人心衰患者起病更早、左心室功能不全更严重及确诊时的 NYHA 分级更差。

（4）心衰病因：心衰的基础心血管病因可以预测心衰的远期后果。在继发性心肌病中，与特发性心肌病相比，围生期心肌病的生存情况更好，缺血性心脏病、浸润性心肌病（尤其是淀粉样变性）或血色病、HIV 感染、化疗药物或结缔组织病导致的心肌病变及主动脉瓣狭窄生存率更差，高血压、心肌炎、结节病、药物滥用或其他病因患者的生存情况相若。糖尿病对心衰患者死亡率的影响有差异，可显著增加缺血性心肌病患者的全因死亡率，但对非缺血性者无影响。新发特发性扩张型心肌病伴心衰的自然病程因人而异，1 年死亡率可能高达 25%，但大部分患者的预后经基于指南的优化治疗而得以改善。

（5）合并疾病：除了基础心血管病因外，心衰患者常合并糖尿病、房颤、肾功能不全（心肾综合征）、贫血、甲状腺功能减退及睡眠呼吸障碍等疾病。临床研究表明，这些合并症都是心衰患者预后不良的影响因素，可导致心脏性死亡率和全因死亡率增加。

（6）临床因素：临床心功能分级或心衰严重程度与长期预后密切相关。NYHA 分级心功能Ⅲ～Ⅳ级者的年死亡率为 10% ～ 20%，明显高于 NYHA 分级心功能Ⅰ～Ⅱ级者约 5% 的死亡率。提示心衰预后不良的临床预测因素包括：NYHA 分级恶化、LVEF 下降（＜ 40%）、利尿钠肽（BNP/NT-proBNP）水平持续升高（急性心肌梗死后 BNP ＞ 500ng/L）、低钠血症、运动峰值耗氧量减少［＜ 10ml/（kg・min）］、血细胞比容降低、QRS 波群增宽、慢性低血压、静息下心动过速、肾功能不全、不能耐受常规治疗及难治性容量负荷过重等。

2. 心衰的预防　心衰是一个由基础心脏病病因和危险因素导致的心肌损害，到左心室功能不全，直至发展为心衰的病理生理过程。预防和阻止这一心衰发展进程是当今心脏病预防的主题。临床证据显示，通过控制心衰危险因素、治疗无症状的左心室收缩功能异常等有助于延缓或预防心衰的发生，对这些患者进行临床评估以识别心衰危险因素很有必要。

（1）心衰危险因素的干预：相当于对心衰 A 期患者的干预。例如：①高血压，是心衰最常见、最重要的危险因素，基于指南的长期有效控制血压可以使心衰风险降低 50%，预防或延缓心衰的发生。同时合并多种危险因素、靶器官损伤或心血管疾病的患者，建议血压控制在 130/ 80mmHg 以下。②血脂异常，根据血脂异常指南进行调脂治疗以降低心衰发生的风险，对冠心病患者或其高危人群推荐使用他汀类药物预防心衰。③糖尿病，是发生心衰的独立危险因素，尤其在女性患者风险更高，建议基于指南的糖尿病治疗。近来研究显示，钠 - 葡萄糖协同转运蛋白 2 抑制剂（SGLT-2i）（恩格列净或卡格列净）能够降低具有心血管高危风险的 2 型糖尿病患者的死亡率和心衰住院率。④其他危险因素，如利尿钠肽（BNP ＞ 50ng/L）可预测新发心衰的风险，检测 BNP 水平可以筛查心衰高危人群（心衰 A 期）；控制危险因素和干预生活方式（如减肥、改善糖代谢、戒烟、限酒等），有助于预防左心室功能障碍或新发心衰。

（2）无症状性左心室收缩功能障碍的干预：对所有无症状 LVEF 降低的心功能不全患者，为预防或延缓心衰发生，推荐使用 ACEI 和 β 受体阻滞剂。对于急性 ST 段抬高心肌梗死（STEMI）患者，急诊再灌注治疗可以减少梗死面积，降低发生 HFrEF 的风险；急性 STEMI 后尽早使用 ACEI/ARB、β 受体阻滞剂和 MRA，特别是有左心室收缩功能障碍［LVEF 降低和（或）局部室壁活动异常］者，可预防和延缓心衰发生，降低心衰住院率和死亡率。高血压伴左心室肥厚的患者应优化血压控制，预防发展为有症状的心衰。

（3）生活方式的干预：戒烟、限酒、减重、体育活动、健康饮食、降血脂、控制好血压及血糖等生活方式的改变，可降低终身发生心衰的风险。

第二节　急性心力衰竭

急性心力衰竭（acute heart failure，AHF）是指心功能不全的症状和体征急骤发作或急性加重并伴有血浆利尿钠肽水平升高的心血管急危重症，常危及生命，需紧急治疗或入院。AHF 的命名多有重叠，如急性心力衰竭综合征（acute heart failure syndrome）、急性失代偿性心力衰竭（acute decompensated heart failure）及慢性心力衰竭急性失代偿（acute decompensation of chronic heart failure）等，临床上多通用急性心力衰竭。

AHF 可由心律失常、心肌缺血、心肌炎、心脏前负荷或后负荷过重、肾功能不全及感染等多种病因和诱因所引起。临床上最常见者为急性收缩性左心衰竭，且大多数为慢性心力衰竭的急性加重或急性失代偿，仅少数为新发 AHF。多数患者经住院治疗后症状缓解而转入慢性心力衰竭，各种诱因也可使慢性心力衰竭急性加重而再次入院。随着人口老龄化的加剧、高血压相关性死亡降低及急性心肌梗死后生存率巨大改善，慢性左心室功能不全增多及预防猝死的有效治疗成为可能，AHF 的发病率预计会持续增加。相较于慢性心力衰竭的自然病程，AHF 具有独特的流行病学、病理生理学、治疗措施及临床后果。

一、流行病学

AHF 的流行病学基于年龄、人种和性别有显著差异。在西方发达国家，AHF 更常危害老年人，是年龄 65 岁以上患者住院的最常见原因，男女几乎均等发病，黑种人发病年龄更轻、更可能伴有左心室收缩功能不全、高血压、肾功能障碍及糖尿病。AHF 常有其他临床合并症如高血压（约 2/3）、冠心病（约 1/2）、糖尿病（＞40%）、高脂血症（＞1/3）、肥胖（约 30%）、房颤（30%～40%）、慢性阻塞性肺疾病（25%～30%）、脑血管意外（卒中）、外周血管疾病及慢性肾功能不全等。它们不仅是心衰的危险因素，也使心衰的诊断和治疗复杂化。

AHF 的预后很差，住院死亡率为 3%，发生急性肺水肿者达 12%，半年内再住院率约为 50%，合并 HFpEF 者比合并 HFrEF 者更可能因为非心血管原因住院和死亡，1 年死亡率约为 30%，5 年死亡率高达 60%。

二、病因和诱因

大多数 AHF 患者既往有心脏病基础、心血管病危险因素及诱发因素。各种心血管与非心血管因素单独或共同作用引起心脏在短时间内出现心排血量急剧下降即可发生 AHF（表 32-2-1）。新发心衰的常见病因为急性心肌坏死和（或）损伤及急性血流动力学障碍。慢性心力衰竭急性失代偿常有一个或多个诱因，如血压显著升高、急性心肌缺血、快速心律失常、围术期感染等。

表 32-2-1　急性心衰的病因和诱因

急性广泛心肌损害	大面积心肌梗死、重症心肌炎、围生期心肌病等
急性压力负荷过重	严重瓣膜狭窄、心室流出道梗阻、房室瓣口黏液瘤或人工机械瓣膜血栓卡瓣、肺动脉栓塞、高血压危象、主动脉夹层等
急性容量负荷过重	各种原因的急性瓣膜关闭不全、室间隔穿孔、主动脉窦瘤破入心腔、右心室心肌梗死、输液过多 / 过快等
急性心室舒张受限	急性心包积液、积血或心脏压塞，快速心律失常（持续性室速、室颤、房颤 / 房扑及其他快速异位心律失常）等
慢性心力衰竭急性失代偿	心肌病（扩张型心肌病、缺血性心肌病、限制型心肌病）、瓣膜性心脏病等
其他非心血管因素	高心排血量状态（感染、脓毒症、甲状腺危象、贫血）、嗜铬细胞瘤、慢性阻塞性肺疾病急性加重、大手术或创伤术后、药物（如负性肌力药物、非甾体抗炎药、皮质激素、肿瘤化疗药物、使用不当或停药）、急性肾功能不全等

三、病理生理

AHF 不是单一疾病，而是一种由多病因引起的异质性临床综合征，与慢性心力衰竭在心脏机械、血流动力学和神经激素系统等方面的变化有相同点，但也并非完全一致。AHF 的病理生理既复杂又高度可变，在许多致病机制上有不同程度的重叠。潜在心脏基础、诱发因素及启动或增强机制是导致 AHF 发病并产生一系列淤血和（或）终末器官功能不全临床表现的病理生理学基础（图 32-2-1）。心脏基础是指心脏的结构与功能，发病前左心室功能正常或异常（如 B 期无症状性左心室功能不全）或为慢性代偿性心力衰竭；启动机制可根据潜在心脏基础交互作用而有所变化，可以是心脏性或心脏以外的因素；而且各种“增强机制”参与并贯穿心功能失代偿的发病过程，包括神经激素和炎症反应的激活、正在发生的心肌损伤及伴随的进展性心肌功能障碍、肾功能恶化及与周围血管系统的相互作用等，均可能参与导致 AHF 发病、恶化并持续存在。

AHF 发病通常由诱因引发心功能不全突然失代偿或慢性心力衰竭代偿达极限而触发心力衰竭骤然加剧。此时，如不及时积极救治，病情将急转直下、迅速恶化直至死亡。根据 AHF 的发病原因或诱因及基础心脏病情况，若经积极有效治疗，则会改善病程转归和预后。

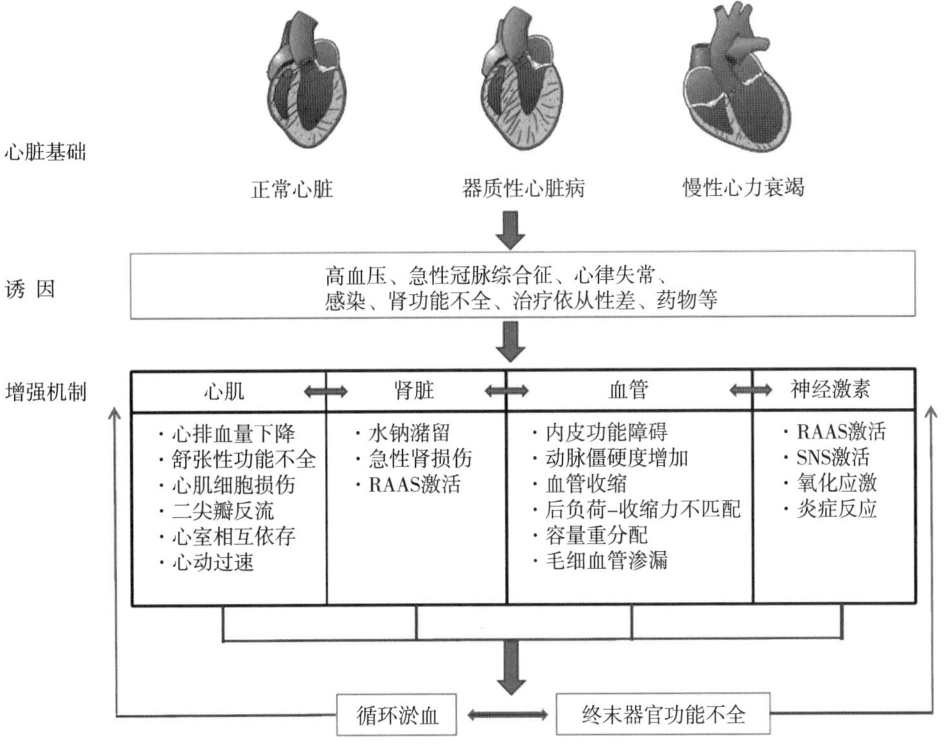

图 32-2-1　急性心力衰竭的病理生理学略图

RAAS. 肾素 - 血管紧张素 - 醛固酮系统；SNS. 交感神经系统

四、分类与分级

1. AHF 分类　AHF 至今尚无统一的分类系统。AHF 在临床上可呈现急性左心衰竭和（或）急性右心衰竭,也可为急性收缩性心力衰竭和(或)急性舒张性心力衰竭。基于既往有否心力衰竭病史，通常将其分为新发（new-onset）AHF 和慢性心力衰竭急性失代偿两大类。新发或原发（de novo）心力衰竭约占住院 AHF 的 20%。这类患者可能无既往心血管病史或危险因素（如急性心肌炎），但更常有心力衰竭的危险因素（A 期心力衰竭）或已有器质性心脏病（B 期心力衰竭）。许多新发 AHF 是在急性冠脉综合征的情况下发生的。然而，绝大多数 AHF 患者已有慢性心力衰竭病史，通常由于疾病的慢性性质及潜在的心室重构与代偿机制而临床表现不明显。这些患者一般已在应用神经激素拮抗剂和袢利尿剂，这样神经激素激活可能较轻，但利尿剂抵抗则更常见。

Braunwald 等根据发病方式、诱因、症状与体征、临床评估及病程等因素将 AHF 分为急性失代偿性心力衰竭、急性高血压性心力衰竭及心源性休克三大类，简化了既往根据临床表现和血流动力学特点的复杂分类方法，更具临床实践指导意义（表 32-2-2）。尽管该分类方法并未完全包含一些少见的临床情况（如单纯右心衰竭或高心排血量心力衰竭），但已有效包括了绝大多数临床常见的 AHF 患者。

（1）急性失代偿性心力衰竭：患者在慢性心力衰竭基础上发生淤血的症状和体征恶化。恶化病程可为急性、亚急性或慢性，可于数日至数周内症状逐渐恶化。其 LVEF 可为保留型抑或降低型，但心排血量通常为保留型，血压也在正常范围。总体上这类心力衰竭在 AHF 住院患者中占最大部分。

（2）急性高血压性心力衰竭：高血压更多被认为是 AHF 发病时的常见表现特征，50% 患者收缩压（SBP）> 140mmHg，1/4 的患者 SBP > 160mmHg。发病时高血压可能为交感神经张力升高的反应性高血压，或者急性高血压导致的后负荷改变也可能是失代偿的诱因。流行病学上，这类患者更可能为收缩功能保留型、女性及症状突发，更常见显著肺水肿征（湿啰音、胸部 X 线片显示肺淤血渗出）；起先病情危重，常有低氧血症而可能需要无创甚至气管插管通气治疗，常对治疗反应趋向良好，住院死亡率较低。仅少数（5% ～ 8%）患者为低血压（SBP < 90mmHg）性 AHF，预后较差。

表 32-2-2 急性心力衰竭的简要临床分类和常见特征

临床分类	症状发作	诱因	症状和体征	临床评估	病程
急性失代偿性心力衰竭	通常逐渐发病	顺应性下降，缺血，感染	周围水肿，端坐呼吸，劳力性呼吸困难	收缩压：各异 胸部 X 线片：充盈压虽高，肺野常清晰	各异，再次住院率高
急性高血压性心力衰竭	通常突然发病	高血压，房性心律失常，急性冠脉综合征	呼吸困难（常很严重），气急，心动过速，常有啰音	收缩压：高（＞180/100mmHg） 胸部 X 线片：肺水肿，常有低氧血症	变化剧烈，但常对扩血管剂和无创通气治疗反应迅速，出院后死亡率低
心源性休克	发病各异	重度心力衰竭进展或严重心肌损伤（如大面积急性心肌梗死，急性重症心肌炎）	终末器官低灌注，少尿，意识模糊，肢体发凉	收缩压：低或正常低限，左心室功能通常严重受抑，常有右心室功能不全，终末器官功能不全（肝、肾）的实验室证据	住院死亡率高，预后差（除非易有可逆病因或机械支持、心脏移植）

（3）心源性休克：这类患者即使前负荷充足，但仍呈现器官低灌注的症状和体征，常见低血压（SBP＜90mmHg）并伴有明显或即将发生的终末器官功能不全（肾、肝、中枢神经）表现。

2.AHF 分级　对 AHF 患者的病情严重程度进行评估分级不适于用 NYHA 分级法，而一般采用 Killip 分级、Forrester 分级或临床症状严重程度分级 3 种方法。国内以 Killip 分级为临床所常用，尤其在急性心肌梗死（Acute myocardial infarction，AMI）患者并发 AHF 时推荐使用。后两种是基于临床和血流动力学评估心功能不全的分类方法，虽具有心力衰竭治疗指导意义，但分级方法相对复杂，在临床上不易推广应用。

（1）Killip 分级：主要针对急性心肌梗死和首次 AHF 的患者，是基于体格检查评估心功能不全的严重程度和进行死亡危险分层的分类系统，分级与患者的近期病死率相关（表 32-2-3）。

表 32-2-3 急性心肌梗死的 Killip 分级

Killip 分级标准		30 日死亡率	住院死亡率
Ⅰ级	无心力衰竭证据	2%～3%	＜6%
Ⅱ级	第三心音奔马律、双肺底（＜1/2 肺野）啰音或颈静脉怒张，符合轻中度心力衰竭	5%～12%	＜17%
Ⅲ级	双肺布满啰音（＞1/2 肺野），即急性肺水肿	10%～20%	38%
Ⅳ级	心源性休克		81%

（2）Forrester 分级：是主要基于患者的外周灌注是否充分（“暖”与“冷”）与有无肺淤血（“干”与“湿”）情况及血流动力学状态评估 AHF 严重程度的分类方法，可用于急性心肌梗死或其他原因（如心肌病）所致 AHF 的临床与血流动力学功能分级（图 32-2-2）。临床上可将其分为“暖而干”“暖而湿”“冷而干”和“冷而湿”4 型，其中以“暖而湿”型最常见（Forrester Ⅱ级）。

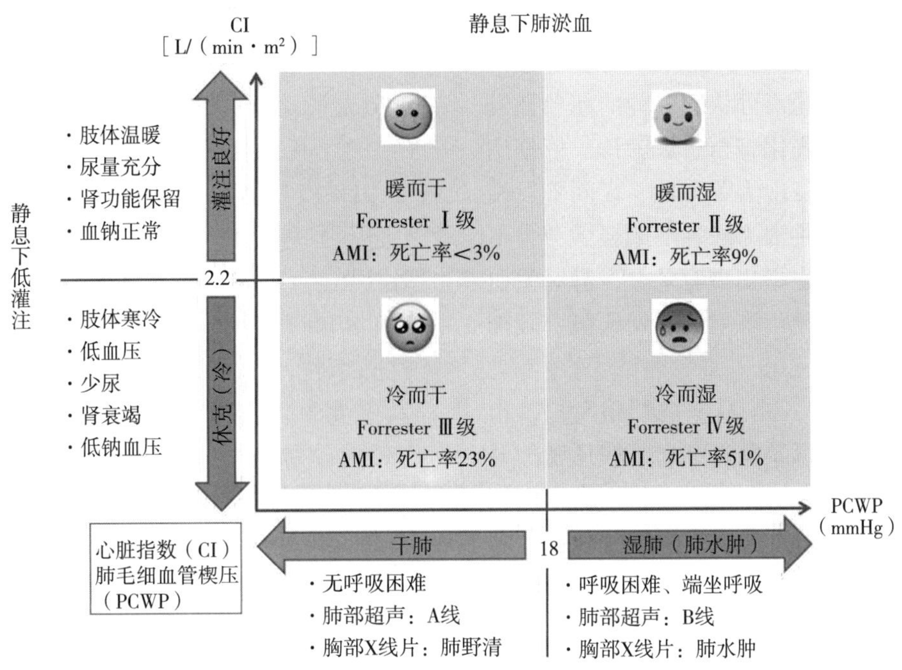

图 32-2-2 急性心力衰竭与心源性休克的 Forrester 分级

五、诊断和评估

AHF 诊断应根据心脏基础病因、诱因、临床表现(病史、症状和体征)及有关辅助检查(心电图、胸部 X 线片、超声心动图、利尿钠肽水平)做出，并按照其分类和分级评估病情严重程度和预后，从而进一步指导治疗决策。

1. 临床表现 AHF 的临床表现是以循环淤血及组织器官低灌注为特征的各种症状及体征，与前述的左心衰竭相一致，但常起病突然、进展快、病情重，可出现一系列从运动能力下降到进行性呼吸困难、急性肺水肿、心源性休克甚至猝死的临床综合征（表 32-2-4）。

表 32-2-4 急性失代偿性心力衰竭的常见症状和体征

症状	体征
主要与容量负荷过重有关	
呼吸困难（劳力性呼吸困难、夜间阵发性呼吸困难、端坐呼吸或静息下呼吸困难），咳嗽，喘息	啰音，胸腔积液
下肢（足、腿）不适	周围水肿（下肢，盆骶部）
腹部不适 / 腹胀，早期厌腻或厌食	腹水 / 腹围增加，右上腹痛或不适，肝大 / 脾大，巩膜黄染 体重增加 颈静脉压升高，肝颈静脉反流征阳性 第三心音增强，P_2 亢进
主要与低灌注有关	
疲乏	肢体寒冷
神志改变，白天嗜睡，意识模糊，谵妄	面色苍白，皮肤褪色
头晕，晕厥先兆或晕厥	低血压，脉压（窄），比例脉压（低）
其他症状 / 体征	
抑郁，睡眠障碍	直立性低血压（低血容量）
心悸	第四心音，收缩期 / 舒张期心脏杂音

（1）症状及体征：呼吸困难是 AHF 最常见的临床症状，见于 90% 以上的患者。症状发作持续时间和病程显著不同，可从数分钟的超急性发病到慢性症状的缓慢恶化直至患者就诊。依据病情严重程度，患者可表现为劳力性、夜间阵发性及端坐性呼吸困难，通常为静息下或轻微劳力下呼吸困难。AHF 患者也可出现有关全身静脉淤血的症状，包括周围水肿、增重、早期厌腻、腹围增加等。

（2）急性肺水肿：是 AHF 的严重阶段，由各种原因导致肺静脉压及肺毛细血管楔压骤然升高，液体从毛细血管渗入肺间质、肺泡甚至气道内引起肺水肿。典型表现为突发极度气急或呼吸困难，呼吸频率可达 30 ～ 40 次 / 分，常为端坐呼吸，咳嗽并咳出白色或粉红色泡沫样痰，严重者可从口鼻腔内涌出大量粉红色泡沫样或水样液体；患者常有烦躁不安、恐惧或濒死感，口唇发绀、头颈部或全身大汗；体检可见心率加快、心脏增大或杂音、心尖部常可闻及舒张早期或中期奔马律，可有 P_2 亢进，双肺满布湿啰音和哮鸣音，脉搏浅快，血压（SBP）可早期升高、恶化时降低；也可见体循环淤血征（颈静脉充盈、怒张，肝颈静脉反流征，肝大，外周水肿等）。

（3）心源性休克：在血容量充足的情况下持续存在低血压（SBP ＜ 90mmHg）及重要器官和外周组织低灌注的临床表现，如少尿或无尿（＜ 15ml/h）、四肢湿冷、意识障碍、血乳酸＞ 2mmol/L 及代谢性酸中毒（pH ＜ 7.35）等。

2. 辅助检查

（1）血液常规与生化及标志物：包括血常规、生化（如肝肾功能、电解质、血糖、甲状腺激素及降钙素原）、心脏生物标志物（利尿钠肽、肌钙蛋白、CK/CK-MB、D- 二聚体）等检测对病因诊断和鉴别、病情评估有帮助，应作为常规检查。

1）利尿钠肽：血浆利尿钠肽（BNP/NT-proBNP）在心衰中具有重要的调节体内水代谢作用，对急诊呼吸困难的鉴别诊断有重要意义，AHF 的阴性预测值一般高于阳性预测值，现已为有关临床指南所强力推荐。尽管利尿钠肽水平在 HFpEF 患者倾向低于 HFrEF 患者，但在个别患者对此难以区分。

2）心脏肌钙蛋白：在 AHF 时常可升高，升高水平与住院时和出院后的不良转归相关。 血清肌钙蛋白水平持续升高可为 AHF 危险分层及病情和预后评估提供依据，并以此帮助判断同时发生急性冠脉综合征的可能。

3）其他生物标志物：包括 ST2、Galectin 3 及 GDF15 等也可用于 AHF 患者的诊断评估。另外，用于评估肺栓塞的 D- 二聚体或评估感染的降钙素原（PCT）均有助于可疑 AHF 患者的鉴别诊断。

4）动脉血气分析：对危重症 AHF 如伴有急性肺水肿、心源性休克或慢性阻塞性肺疾病者极其重要，可实时了解患者的氧合水平（PaO_2、SaO_2）、肺通气（$PaCO_2$）及酸碱平衡紊乱情况；无创性指脉血氧测定（SpO_2）在无休克的情况下也常用于判断和评估肺淤血或肺水肿程度及治疗反应等，它们均有利于及时指导和调整 AHF 的治疗。

（2）胸部 X 线片：可以评估基础心脏疾病、肺淤血或感染情况，为怀疑 AHF 患者的基本检查方法，尤其有呼吸困难者。其常见影像学表现参见前述章节，不再赘述。在慢性心力衰竭和（或）缓慢起病的患者，胸部 X 线片上肺淤血征可能轻微，也常缺少明显肺水肿征。

（3）心电图：是 AHF 患者的标准诊断性检查，有助于发现基础心脏病及心脏损伤的证据如心肌缺血、心律失常或心率变化情况等，关注心电图异常改变非常重要。AHF 时常见肌钙蛋白升高，心律失常也是其常见诱因之一，尤以房颤多见（20% ～ 30%）。

（4）超声心动图：在 AHF 患者中的使用率很高（＞ 80%），通常是评估 AHF 病因最有用的单一检查方法。超声心动图及组织多普勒超声可以评估全心脏收缩和舒张功能、节段性室壁运动异常、瓣膜功能、血流动力学（包括估测心室充盈压和心排血量）及心包疾病，对 AHF 的诊断、心功能评估及治疗决策确立至关重要，应尽早检查并密切随访。另外，床旁肺部超声检查有助于发现肺间质水肿或肺泡性肺水肿的征象。

3. 临床诊断与评估　心力衰竭是一项临床诊断，无论诊断学技术、生物标志物及影像学技术如何进展，临床表现仍然是最基本的诊断手段。AHF 诊断主要基于一系列临床症状和体征，辅以适当的检查（如心电图、胸部 X 线片、生物标志物和多普勒超声心动图）。慢性心力衰竭急性失代偿时，诊断通常很明确，特别是有液体潴留和劳力性呼吸困难时，但须排除其他原因；心力衰竭诊断不明确时，可检测 BNP 或 NT-proBNP 水平及行超声心动图检查，尤其患者为首发心力衰竭或病情突然恶化时，一般不需要 Swan-Ganz 导管检查。AHF 诊断不能根据单一症状、体征或检查结果（如利尿钠肽水平、胸部 X 线片和超声心动图），而应基于病史、临床表现、检查结果及有关心衰指南的诊断性评估做出。

初步评估应包括简要病史、症状和体征及明确潜在病因和诱因。在行诊断性检查的同时，应明确患者的心肺状态并及时开始适当治疗以稳定患者病情，主要如下。①心肺不稳状态：如呼吸困难严重程度、血流动力学状态（如低血压、灌注不足的表现）、心率和心律情况、急性冠脉综合征（ACS）症状（胸痛）、心肌缺血证据等；②呼吸衰竭和（或）低血压（休克）：需立即治疗并行快速诊断性评估；③疑似急性冠脉综合征：应通过心电图和心肌肌钙蛋白检测迅速识别或排除，必要时行冠状动脉造影及血流动力学评估。应注意的是，AHF 时肌钙蛋白通常轻度升高，未必表明发生急性冠脉综合征。

Stevenson 等提出了基于充分组织灌注（“冷”与“暖”）和静息下肺淤血（“湿”与“干”）的 AHF 床旁评估分类，有利于判定预后和选择治疗（图 32-2-2）。其中，“暖而湿”型最为常见（＞ 70%），其收缩压往往正常或显著升高；少数（＜ 20%）为“冷而湿”型，包括大多数心源性休克和低心排血量综合征患者，1 年死亡风险和心脏移植率增加；仅有＜ 10% 的患者表现为“暖而干”或“冷而干”的特征。另外，测量血压是评估 AHF 的一项重要内容，低血压（SBP）常提示预后不良。AHF 患者 SBP 一般正常或升高，约 50% 患者 SBP ＞ 140mmHg，少数入院时 SBP ＞ 180mmHg，极少数（＜ 10%）SBP ＜ 90mmHg。虽然血压一般与心排血量和组织器官灌注有关，但全身低灌注可见于正常血压时，严重心力衰竭患者同样可以存在慢性低血压而不伴有急性低灌注。

AHF 患者的初始评估与处理要点（图 32-2-3）：①尽快有效确立 AHF 诊断；②紧急处理潜在致命性状况（如休克、呼吸衰竭、急性肺水肿等）；③识别和处理相关临床诱因或其他需要特别治疗的紧急情况（如急性冠脉综合征、急性肺栓塞、高血压危象、致命性心律失常及心脏压塞等）；④进行危险分层，决定适当的护理等级（如重症监护室 / 冠心病监护病房或观察室）；⑤明确患者的临床状况（依据血压、容量状况及肾功能等）以便迅速采取最恰当的治疗措施。

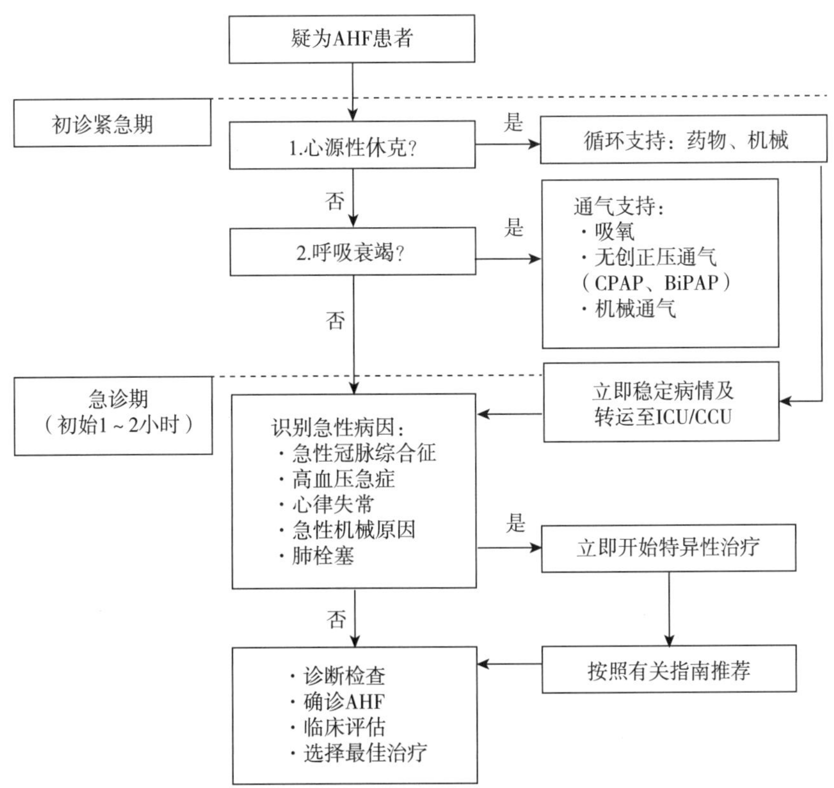

图 32-2-3　疑为急性心力衰竭患者的初始评估与处理流程

CPAP. 持续气道正压通气；BiPAP. 双相气道正压；ICU. 重症监护室；CCU. 冠心病监护病房

六、治疗

急性心力衰竭是心血管病的临床急危重症，起病急快，常危及生命，一旦确诊，即应立即积极抢救。对疑诊 AHF 的患者，应尽量缩短确诊及开始治疗的时间，在完善前述必要检查的同时，确立治疗目标和原则，并应尽快开始药物和非药物治疗。

在 AHF 早期阶段，应根据临床评估情况（循环淤血程度和组织灌注状态）选择最优化的治疗策略（图 32-2-4）。治疗目标如下：①稳定血流动力学状态，改善心力衰竭症状（呼吸困难），纠正低氧，维护器官灌注和功能；②病因治疗和去除诱因，预防心力衰竭复发和血栓栓塞；③改善生活质量及远期预后。在治疗原则上，主要为减轻心脏前后负荷、改善心脏收缩和舒张功能、积极去除诱因和病因，预防并发症。对 AHF 并发心源性休克或呼吸衰竭者，应尽早给予辅助循环支持和（或）通气支持，迅速识别危及生命的临床情况，并给予基于指南的针对性治疗。

<table>
<tr><td colspan="2">暖而干
灌注充足、血流动力学代偿（稳定）</td><td colspan="2">冷而干
低灌注+低容量</td></tr>
<tr><td colspan="2">调整口服药物治疗</td><td colspan="2">尝试补液、扩容
正性肌力药物（持续低灌注时）</td></tr>
<tr><td colspan="2">暖而湿
淤血、灌注良好</td><td colspan="2">冷而湿
淤血+低灌注</td></tr>
<tr><td>高血压为主</td><td>淤血为主</td><td>SBP<90mmHg</td><td>SBP>90mmHg</td></tr>
<tr><td>· 血管扩张剂
· 利尿剂</td><td>· 利尿剂
· 血管扩张剂
· 超滤（利尿剂抵抗时）</td><td>· 正性肌力药物
· 血管升压素（难治性低血压时）
· 利尿剂
· 机械循环支持（药物无效时）</td><td>· 血管扩张剂
· 利尿剂
· 正性肌力药物（难治性病例）</td></tr>
</table>

图 32-2-4　急性心力衰竭患者基于淤血和灌注程度的临床评估和治疗策略

（一）一般处理

1. 改变体位　静息时呼吸困难明显者，应取半卧位或端坐位，双腿下垂以减少回心血量，降低心脏前负荷，从而减轻呼吸困难症状。

2. 镇静　阿片类药物首选吗啡，可缓解患者的紧张焦虑，具有扩张静脉、减轻交感神经兴奋、减慢心率及镇静的作用，在 AHF 早期伴有烦躁和呼吸困难时尤其快速有效，急性肺水肿患者应谨慎使用。可先给予吗啡 3mg，稀释后缓慢静脉推注，可重复给药，总量一般不超过 10mg，应密切观察疗效和对呼吸、血压的抑制作用。伴明显低血压、休克、意识障碍、慢性阻塞性肺疾病者禁忌使用。苯二氮䓬类药物是较为安全的抗焦虑和镇静药，但疗效不及吗啡。

3. 氧疗及通气支持　无低氧血症者可不常规吸氧。当 SpO_2 ＜ 90% 或动脉血氧分压（PaO_2）＜ 60mmHg 时应给予氧疗，对保持患者 SpO_2 ≥ 95%、防止组织器官缺氧损伤及病情恶化至关重要。氧疗方法：①鼻导管吸氧，低氧流量（1 ～ 2L/min）开始，若无 CO_2 潴留，可采用高流量给氧（6 ～ 8L/min）；②（高流量）面罩吸氧，适用于伴呼吸性碱中毒的患者；③机械辅助通气，近来提倡早期无创通气治疗，呼吸窘迫（呼吸频率＞ 25 次 / 分，SpO_2 ＜ 90%）是其主要指征。目前多采用持续气道正压（CPAP）或双相气道正压通气（BiPAP）模式。无创通气可以减少呼吸做功和肺血管液体渗出，减轻肺水肿，提高氧供，常可迅速改善症状和体征，同时降低气管插管率。

经优化药物治疗和无创氧疗仍不能改善或持续恶化者，如出现严重低氧血症（PaO_2 < 60mmHg）、$PaCO_2$ > 50mmHg 和酸中毒（pH < 7.35）、呼吸肌疲劳及意识障碍时，应考虑气管插管和人工机械通气治疗。

4. 监护　AHF 患者均应密切监测生命体征如神志、呼吸（频率）、心率 / 心律、血压、无创指脉血氧浓度及每日液体出入量等，根据病情需要定期或随时测定心脏生化、标志物、肝肾功能和电解质等。出院前可检测利尿钠肽水平及进行超声心动图检查以评估预后。

对于血流动力学不稳定或病情严重且经治疗后症状不缓解者，可行血流动力学监测，包括中心静脉压测定、动脉内血压监测、PCWP、心排血量、心脏指数、脉搏波指示连续心排量监测等，主要用于需要了解容量状态、心腔内充盈压力或肺血管阻力，或持续低血压需血管活性药物维持、肾功能进行性恶化及考虑机械辅助循环或心脏移植的患者。

5. 容量管理　根据 AHF 的临床分型，对于有循环淤血及水肿明显者，应严格限制入水量及静脉入液量和输液速度。每日摄入液体量一般在 1500ml 左右为宜，最多 2000ml；保持每日出入量负平衡约 500ml，有肺水肿者负平衡为 1000 ～ 2000ml/d，严重者可达 3000 ～ 5000ml/d，以减少水钠潴留，缓解症状。如肺淤血、水肿明显消退，应逐渐减少负平衡量至出入量大体平衡。其间应注意防止发生低血容量、低钾血症 / 低钠血症等水电解质紊乱。

6. 治疗病因与诱因　根据 AHF 的病因、诱因及合并症，应及早干预处理和积极有效针对性治疗。例如：合并感染是诱发 AHF 和加重心力衰竭的重要原因和诱因，应予以积极预防和有效抗感染治疗；快速或缓慢心律失常（尤其以快室率房颤最常见）也是 AHF 的常见诱因之一，应基于有关指南适当应用抗心律失常药物，必要时紧急电复律治疗；对急性冠脉综合征引发的 AHF，应在处理 AHF 的同时积极实施急诊再灌注治疗措施如急诊冠状动脉介入治疗或紧急冠状动脉旁路移植术；对于合并高血压、糖尿病和肾功能不全的患者，应尽快控制好血压和血糖，密切监测肾功能变化，避免使用肾损害的药物；对于慢性心力衰竭急性失代偿的患者，应积极寻找可能原因或诱因并调整治疗方案以防再次发作。

（二）药物治疗

根据患者入院时的初始临床表现，对 AHF 进行临床分型、评估和分层。无论基础病因如何，基于灌注状态（“冷”与“暖”）及液体淤血程度（“湿”与“干”）的临床分型和初始临床评估有助于判断预后和制订恰当的治疗策略和方案（图 32-2-4）。

1. 利尿剂　可迅速缓解急性肺淤血、水肿所致的呼吸困难症状，一般可作为 AHF 的一线治疗药物，根据患者的病情缓急选择静脉推注或静脉滴注，并视治疗反应调整剂量和疗程（表 32-2-5）。通常，临床首选静脉用袢利尿剂如呋塞米、托拉塞米、布美他尼等，应早期、足量使用。原则上，既往未应用过利尿剂者可先给予负荷剂量，如静脉注射呋塞米 20 ～ 40mg（或等剂效其他袢利尿剂）；已用袢利尿剂者，初始剂量应大于日常剂量；有低灌注表现者应在纠正后才可使用利尿剂。危重及晚期患者容易出现利尿剂抵抗，提示预后不良。此时可采取下列措施改善利尿效果：①增加利尿剂剂量和使用频次；②大剂量持续静脉滴注；③联合应用作用机制不同的利尿剂，如袢利尿剂加噻嗪类利尿剂；④或与小剂量多巴胺或多巴酚丁胺、血管升压素 V_2 受体拮抗剂或重组人利尿钠肽等联合应用，改善肾脏血流灌注，有利于提高利尿效果。另外，还应积极纠正低血容量、低血压、低氧血症、低钠血症、酸碱平衡紊乱、低蛋白血症、感染等情况，若仍无效或利尿效果不佳，可考虑血液超滤治疗。

2. 血管扩张剂　可以通过降低外周血管阻力降低血压，降低心脏前负荷、后负荷，从而增加心排血量（表 32-2-6）。收缩压高低是评估患者适应证的重要指标，血压过度降低会增加 AHF 患者的死亡率。因此，该类药物最适用于伴有高血压的 AHF 患者，SBP < 90mmHg 或症状性低血压患者禁忌使用；有明显二尖瓣或主动脉瓣狭窄的患者应慎用。HFpEF 患者因对容量更加敏感，使用血管扩张剂应谨慎。应用过程中需密切监测血压，根据血压情况调整合适的维持剂量。

表 32-2-5　急性心力衰竭容量管理——利尿剂的应用

容量负荷过重程度	利尿剂	注 释
中度	呋塞米 20 ～ 40mg，或高达 2.5 倍口服剂量，或 布美他尼 0.5 ～ 1.0mg，或 托拉塞米 10 ～ 20mg	有症状者最好静脉注射 根据临床反应滴定剂量 监测钠、钾、肌酐、血压
重度	呋塞米 40 ～ 160mg，或高达 2.5 倍口服剂量 5 ～ 40mg/h 输注，或 布美他尼 1 ～ 4mg 或 0.5 ～ 2mg/h 输注（最大 2 ～ 4mg/h，限制 2 ～ 4 小时），或 托拉塞米 20 ～ 100mg 或 5 ～ 20mg/h 超滤 200 ～ 500ml/h	静脉注射 口服布美他尼及托拉塞米较呋塞米的生物利用度高，但 AHF 时最好静脉注射给药 根据临床反应调整超滤速度；监测低血压、血常规
袢利尿剂抵抗	加用：氢氯噻嗪 25 ～ 50mg 每日 2 次，或 美托拉宗 2.5 ～ 10mg 每日 1 次，或 氯噻嗪 250 ～ 500mg 静脉注射，500 ～ 1000mg 口服，或 螺内酯 25 ～ 50mg 每日 1 次	合用可能比单纯大剂量应用袢利尿剂效果更好 肌酐清除率＜ 30ml/min 时增效 若无肾衰竭或血清钾正常 / 低，为最佳选择
碱中毒时	乙酰唑胺：250 ～ 500mg	静脉注射
袢利尿剂及噻嗪类利尿剂抵抗	加用：多巴胺，或 多巴酚丁胺或米力农 超滤，或血液透析（肾衰竭时）	

表 32-2-6　急性心力衰竭治疗中静脉用血管活性药物

药 物	开始剂量（静脉滴注 / 静脉推注）	有效剂量（静脉滴注）	注 释
血管扩张剂			
硝酸甘油	5 ～ 10μg/min	40 ～ 200μg/min，每 5 ～ 10 分钟增加 5 ～ 10μg/min	低血压、头痛，24 小时后逐渐耐受 持续使用 24 小时以上可产生耐药性
硝酸异山梨酯	1mg/h	2 ～ 10mg/h，逐渐增加剂量	低血压、头痛，24 小时后逐渐耐受 持续使用 24 小时以上可产生耐药性
硝普钠	0.25μg/（kg · min）	0.25 ～ 5μg/（kg · min） 常＜ 4μg/（kg · min）	注意活动性心肌缺血、氰化物副作用、硫氰酸盐中毒、用药时避光 一般应用不超过 3 日
重组人利尿钠肽	1.5 ～ 2μg/kg 静脉注射 [#]，或 0.007 5μg/（kg · min）静脉滴注	0.007 5 ～ 0.01μg/（kg · min）	根据血压调整剂量 一般使用 24 小时，多不超过 3 日 低血压、头痛
乌拉地尔	25 ～ 50mg 静脉推注，或 2mg/min 静脉滴注	100 ～ 400μg/min 或 9mg/h	严重高血压时可静脉推注 根据血压调整剂量
正性肌力药物（β 肾上腺素能激动剂、血管收缩药、磷酸二酯酶抑制剂、钙增敏剂）			
多巴酚丁胺	1 ～ 2μg/（kg · min）	2 ～ 20μg/（kg · min）	作用：强心及血管扩张 低血压、心动过速、心律失常 一般持续用药时间：3 ～ 7 日
多巴胺	1 ～ 2μg/（kg · min） 4 ～ 5μg/（kg · min）	2 ～ 4μg/（kg · min） 5 ～ 20μg/（kg · min）	作用：强心及血管扩张 低血压、心动过速、心律失常 作用：强心及血管收缩 心动过速、心律失常、器官缺血
肾上腺素	心肺复苏时可静脉推注 1mg，3 ～ 5 分钟后可重复，总量＜ 10mg	0.05 ～ 0.5μg/（kg · min）	作用：血管收缩及强心 心动过速、心律失常、终末器官低灌注

续表

药 物	开始剂量（静脉滴注/静脉推注）	有效剂量（静脉滴注）	注 释
去甲肾上腺素		0.2 ～ 1.0μg/（kg · min）	作用：血管收缩及强心 心动过速、心律失常、终末器官低灌注
米力农	25 ～ 75μg/kg 脉推静注（10 ～ 20 分钟）#，继之静脉滴注	0.10 ～ 0.75μg/（kg · min）	作用：血管扩张及强心 低血压、心动过速、心律失常 一般用药时间：3 ～ 5 日
左西孟旦	6 ～ 12μg/kg 静脉推注（> 10 分钟），继之静脉滴注 #	0.05 ～ 0.2μg/（kg · min），维持 24 小时	作用：血管扩张及强心 活性代谢物持续至 84 小时 低血压、心动过速、心律失常

低血压时不推荐予以负荷剂量静脉注射（静脉推注）。

（1）硝酸酯类药物：AHF 时，该类制剂在不降低心脏每搏量、不增加心肌氧耗的前提下可以减轻肺淤血和前负荷，尤其适用于 AHF 合并高血压、冠心病心肌缺血及二尖瓣反流的患者。一般静脉滴注使用，从小剂量开始，根据血压和病情发展可逐渐增加剂量，直至达到稳定满意效果。紧急情况时，也可临时舌下含服硝酸甘油片。硝酸酯类药物持续应用可能发生耐药而使疗效下降。此时可考虑间断性给药或增加滴定剂量，常会达到预期效果。停药时应逐渐减量或加用口服制剂后停用，以免引起药物反跳。

（2）硝普钠：适用于严重心力衰竭、后负荷增加及伴肺淤血或肺水肿的患者，特别是需快速减轻后负荷的疾病，如高血压性心力衰竭、急性主动脉瓣反流、急性二尖瓣反流和急性室间隔穿孔合并 AHF。硝普钠静脉滴注迅速起效，降压作用强，开始使用时应严密监测血压，勿使血压过度或急剧降低以免加重病情。通常从小剂量［0.25μg/（kg · min）］开始，根据血压和治疗反应逐渐加量，最大维持剂量可达 10μg/（kg·min）。停药也应逐渐减量，并加用口服血管扩张剂替代，以避免反跳现象。

（3）重组人利尿钠肽：作为一种肽类血管扩张剂，可通过扩张静脉、动脉及冠状动脉降低心脏前负荷、后负荷，增加心排血量；还有一定的促进钠排泄、利尿及抑制 RAAS 和交感神经系统的作用。对 AHF 患者安全有效，可明显改善患者血流动力学和呼吸困难症状。

（4）乌拉地尔：为 α 受体阻滞剂，具有较强的扩张血管作用，对心率无影响，能有效降低血管阻力、增加心排血量，多用于高血压或主动脉夹层合并 AHF 的患者。

3. 正性肌力药物 AHF 导致低血压（SBP < 90mmHg）、肾功能不全和（或）组织器官低灌注状态伴或不伴肺淤血或肺水肿时，以及经适当利尿和扩血管治疗无效时，均可考虑应用正性肌力药物。静脉应用正性肌力药物可增加心排血量，升高血压，缓解组织低灌注，维持重要器官的功能。同时，还可增加耗氧量和钙超载，也有潜在诱发心肌缺血和心律失常的危险，故应谨慎短期使用。对于 AHF 血压正常或无外周低灌注的患者，使用该类药物尚有争议，多不建议使用。用药时应注意：①有适应证者应尽早使用，当器官灌注恢复和（或）淤血减轻时尽快停用；②用药剂量、滴速应根据临床反应个体化调整；③用药期间应持续进行心电、血压监测。

（1）多巴酚丁胺：主要通过兴奋心脏 β_1、β_2 受体产生剂量依赖性正性变时、变力作用，并反射性地降低交感神经张力和血管阻力。通常以小剂量［1 ～ 2μg/（kg · min）］起用，根据治疗反应、尿量和血流动力学监测结果调整滴速［最大可至 20μg/（kg · min）］。正在应用 β 受体阻滞剂的患者不推荐应用多巴酚丁胺和多巴胺。

（2）多巴胺：临床效应与使用剂量密切相关。小剂量［< 3μg/（kg · min）］多巴胺仅作用于外周血管的多巴胺受体，直接或间接降低外周阻力，对于 AHF 伴血压降低或偏低及少尿的患者，可提高肾血流灌注，改善利尿；大剂量［> 3μg/（kg · min）］时直接或间接激动心肌 β 受体，增加心肌收缩力和心排血量；当剂量> 5μg/（kg·min）时，作用于 α 受体，增加外周血管阻力，升高血压。多巴胺对 AHF 低血压者发挥强心、升压作用的同时，也增加了心脏后负荷、肺血管阻力和使肺动脉压升高，这些均为其不利的方面。

（3）磷酸二酯酶抑制剂（PDEI）：是选择性磷酸二酯酶Ⅲ抑制剂，通过抑制环磷酸腺苷（cAMP）降解，升高心肌及血管平滑肌细胞内cAMP浓度，增加cAMP介导的细胞内钙离子浓度，从而产生正性肌力与松弛性作用及扩张外周血管效应，增加心排血量和每搏量，并伴肺动脉压、PCWP、全身及肺血管阻力下降。PDEI用于AHF时，其血流动力学效应介于血管扩张剂（如硝普钠）和多巴酚丁胺之间，且不受β受体阻滞剂的影响。临床药效在一定范围内呈剂量依赖性，但超范围大剂量时药效不增反而易促发心律失常（室性）。常用制剂有氨力农、米力农、奥普力农及依诺昔酮，临床上以米力农最为常用。

（4）左西孟旦：是一种新型钙增敏剂，具有独特的双重作用机制。其与心肌肌钙蛋白C结合，通过增加细胞收缩蛋白对钙的敏感性及血管平滑肌钾通道的激活而兼有正性肌力作用和外周血管扩张作用而不影响心室舒张。临床研究显示，左西孟旦可显著增加心排血量，降低PCWP及后负荷及减轻呼吸困难。因其不增加心肌耗氧，尤其适用于急性心肌缺血性心力衰竭及心源性休克患者的治疗。其血流动力学效应也呈剂量依赖性，但大剂量静脉滴注时强力血管扩张效应可导致显著低血压，通过维持充盈压可降低该风险。其活性乙酰化代谢物半衰期长达80多小时，使得停药后的血流动力学效应可持续数日。

（5）血管收缩剂：对正性肌力药物无效的心源性休克或持续低血压状态的患者，可以应用血管收缩剂如去甲肾上腺素、肾上腺素以升高血压，维持重要器官灌注。缩血管药物将对心排血量进行再分配，主要以减少外周灌注和增加后负荷为代价。①肾上腺素：是一种β受体兴奋剂和强力正性肌力药物，具有平衡的舒张血管和收缩血管的效应。它直接作用于心脏β_1受体，使心肌收缩力增强，心肌兴奋性提高，心率加快，故心排血量增加；作用于血管平滑肌的β_2受体可使血管扩张，降低周围血管阻力而降低舒张压。②去甲肾上腺素：是一种强力β_1受体和α_1受体激动剂，β_2受体激动作用较弱，能产生显著的血管收缩和正性肌力作用，使收缩压及舒张压都升高；对β_1受体的激动作用比肾上腺素弱，心排血量可以增加，也可因血管阻力增大、左心功能减弱而降低。③苯肾上腺素：是一种选择性α_1受体激动剂，具有强烈的直接动脉血管收缩效应。它可用于严重低血压的患者，特别是与全身血管扩张有关的低血压。

总之，去甲肾上腺素是心源性休克的首选缩血管用药。所有这类药物均可能诱发终末器官低灌注和组织坏死，并使心肌氧耗量增加，有可能导致心肌缺血、心律失常和其他器官损害。因此，用药过程中应密切监测血压、心律、心率、血流动力学和临床状态变化，当血流动力学趋稳后应尽快停用。

（6）洋地黄：可轻度增加心排血量、降低左心室充盈压和改善症状。主要适应证是室上性快速心律失常诱发的AHF如房颤伴快速心室率（＞100次/分），经其他抗心律失常药物不能转复窦性心律或有效控制心室率者。临床常用西地兰0.2～0.4mg稀释后缓慢静脉注射，2～4小时后重复0.2mg，最大剂量＜1.2mg。急性心肌梗死伴AHF时，24小时内应尽量避免使用洋地黄制剂。

（三）非药物治疗

1. *肾脏替代治疗*　包括血液超滤、血液透析、连续血液净化（CRRT）等血液净化治疗，是住院心力衰竭患者缓解水钠潴留迅速、高效的治疗手段。对伴有严重肾功能不全和顽固性液体潴留的患者，血液滤过能使尿量增加、心腔充盈压下降、交感神经兴奋性降低，从而快速改善症状、缓解病情。肾脏替代治疗用于AHF并非常规治疗手段，主要适应证如下：①高容量负荷（如肺水肿或严重外周水肿）且存在利尿剂抵抗者，可考虑超滤治疗；②难治性容量负荷过重伴有下列情况时，可考虑肾脏替代治疗，液体复苏后仍然少尿，血钾＞6.5mmol/L，pH＜7.2，血尿素氮＞25mmol/L及血肌酐＞300mmol/L。肾脏替代治疗可能造成与体外循环相关的并发症（如出凝血障碍、感染、血管通路与机械相关并发症等），应注意监测防护。

2. *主动脉内球囊反搏*（intra-aortic ballon pump，IABP）　可有效改善心肌灌注，降低心肌耗氧量，增加心排血量，已成为严重AHF或心源性休克的标准治疗手段。AHF应用IABP的适应证：①急性心肌梗死并发心源性休克且药物不能纠正，或伴机械并发症（室间隔穿孔、腱索断裂及乳头肌功能不全致重度二尖瓣反流）及血流动力学障碍者；②严重心肌缺血或急性重症心肌炎伴顽固性肺水肿、低血压者；③对优化药物治疗无效或反应不佳者；④作为左心室辅助装置（LVAD）或心脏移植前的过度治疗。

3. 机械循环辅助装置与心脏移植 对于药物治疗无效的 AHF 或心源性休克患者，可短期（数日至数周）应用机械循环辅助治疗，包括经皮 LVAD、体外生命支持装置和体外膜氧合装置。后两者可作为危重症心力衰竭或心源性休克的过度治疗，以便进一步评估是否需要接受心脏移植或长期机械循环辅助治疗。严重 AHF 在上述优化药物和非药物治疗后经临床评估预后不良时，可以考虑心脏移植。

（王齐兵）

参考文献

中华医学会心血管病学分会 , 2014. 中国心力衰竭诊断和治疗指南 2014. 中华心血管病杂志 , 42(2) : 98-122.

中华医学会心血管病学分会 , 2018. 中国心力衰竭诊断和治疗指南 2018. 中华心血管病杂志 , 46(10):760-789.

Bursi F, Weston SA, Redfield MM, et al, 2006. Systolic and diastolic heart failure in the community. JAMA, 296:2209-2216.

Cowie MR, Mosterd A, Wood DA, et al, 1997.The epidemiology of heart failure. Eur Heart J, 18(2):208-215.

Forrester JS, Diamond GA, Swan HJ, 1977.Correlative classification of clinical and hemodynamic function after acute myocardial infarction.Am J Cardiol, 39(2):137-145.

Heart Failure Society of America, Lindenfeld J, Albert NM, et al, 2010. HFSA 2010 comprehensive heart failure practice guideline. J Card Fail , 16(6):e1-e194.

Ho KK, Pinsky JL, Kannel WB, et al, 1993. The epidemiology of heart failure: the Framingham Study. J Am Coll Cardiol, 22(4):A6-A13.

Levy D, Kenchaiah S, Larson MG, et al, 2002. Long-term trends in the incidence of and survival with heart failure. N Engl J Med, 347:1397-1402.

Mckee PA, Castelli WP, McNamara PM, et al, 1971.The natural history of congestive heart failure:the Framingham study. N Engl J Med, 285(26):1441-1446.

McKelvie RS, Moe GW, Ezekowitz JA, et al, 2013. The 2012 Canadian Cardiovascular Society heart failure management guidelines update: focus on acute and chronic heart failure. Can J Cardiol, 29:168-181.

McMurray JJ, Adamopoulos S, Anker SD, et al, 2012. ESC Guidelines for the diagnosis and treatment of acute and chronic heart failure 2012: The Task Force for the Diagnosis and Treatment of Acute and Chronic Heart Failure 2012 of the European Society of Cardiology. Developed in collaboration with the Heart Failure Association (HFA) of the ESC. Eur Heart J, 33:1787-1847.

Meta-analysis Global Group in Chronic Heart Failure (MAGGIC), 2012. The survival of patients with heart failure with preserved or reduced left ventricular ejection fraction: an individual patient data meta-analysis. Eur Heart J, 33:(14):1750-1757.

Owan TE, Hodge DO, Herges RM, et al, 2006. Trends in prevalence and outcome of heart failure with preserved ejection fraction. N Engl J Med, 355:251-259.

Ponikowski P, Voors AA, Anker SD, et al, 2016. 2016 ESC Guidelines for the diagnosis and treatment of acute and chronic heart failure: The Task Force for the diagnosis and treatment of acute and chronic heart failure of the European Society of Cardiology (ESC)Developed with the special contribution of the Heart Failure Association (HFA) of the ESC. Eur Heart J, 37:2129-2200.

Redfield MM, Jacobsen SJ, Burnett JC, et al, 2003. Burden of systolic and diastolic ventricular dysfunction in the community: appreciating the scope of the heart failure epidemic. JAMA, 289:194-202.

The Digitalis Investigation Group, 1997.The effect of digoxin on mortality and morbidity in patients with heart failure. N Engl J Med, 336:525-533.

Writing Committee Members, Yancy CW, Jessup M, et al, 2013. 2013 ACCF/AHA guideline for the management of heart failure: a report of the American College of Cardiology Foundation/American Heart Association Task Force on practice guidelines. Circulation, 128:e240-e327.

Yancy CW, Jessup M, Bozkurt B, et al, 2013. 2013 ACCF/AHA guideline for the management of heart failure: a report of the American College of Cardiology Foundation/American Heart Association Task Force on Practice Guidelines. J Am Coll Cardiol, 62(16):e147-e239.

Yancy CW, Jessup M, Bozkurt B, et al, 2013. 2013 ACCF/AHA guideline for the management of heart failure: executive summary: a report of the American College of Cardiology Foundation / American Heart Association Task Force on practice guidelines. Circulation, 128(16):1810-1852.

Zile MR, Brutsaert DL, 2002. New concepts in diastolic dysfunction and diastolic heart failure: Part I: diagnosis, prognosis, and measurements of diastolic function. Circulation, 105:1387-1393.

第 33 章
心搏骤停与心源性猝死

定义：心搏骤停（cardiac arrest）是指心脏突然丧失泵血功能，造成全身循环中断，呼吸停止和意识丧失，引起全身严重缺血、缺氧，如果及时处理，则有可能逆转，否则患者将猝死。心脏骤停救治是否有效与其发生机制、临床情况、是否立即恢复有效循环有关。

猝死是指自然发生的、出乎意料的突然死亡。世界卫生组织规定，发病 6 小时内死亡者为猝死，而许多学者主张为 1 小时，但也有学者将发病后 24 小时内死亡也归为猝死。

心脏性猝死（sudden cardiac death，SCD），又称心源性猝死，是指由各种心脏原因引起的、急性症状发作后 1 小时内所致的自然死亡。绝大多数 SCD 发生于院外、急诊室或者运往医院的途中，发生时间通常不可预知。其定义中最重要的内容是“自然”“快速”“不可预测”。SCD 是不可逆的生物学死亡，是心脏骤停的直接后果。

流行病学：猝死占总死亡的 10% ～ 25%，SCD 是猝死最常见的原因，在成年人的猝死病例中，SCD 占 80% 以上。全球院外心脏骤停的发生率为（20 ～ 140）例 /10 万，生存率只有 2% ～ 11%，美国每年 30 万～ 40 万人发生 SCD，总体发生率为 0.1% ～ 0.2%，约占全部心血管病死亡人数的 50%。我国多中心前瞻性研究显示，SCD 年发生率为 41.84/10 万，以 14 亿人口推算，我国 SCD 总人数约 54.4 万 / 年，SCD 发生率随年龄增长而升高，SCD 在猝死中的比例也随年龄增长而上升，1 ～ 13 岁人群中为 1/5，14 ～ 21 岁人群中为 30%，中老年人群中为 88%，在青年和中年人群中，男性 SCD 的发生率是女性的 4 ～ 7 倍，绝经后女性 SCD 的发生率增加，逐渐与男性持平。有心脏疾病患者发生 SCD 的风险增加 6 ～ 10 倍，存在冠心病危险因素（年龄、男性、高血压、吸烟、血脂异常、糖尿病、早发冠心病家族史）的患者发生 SCD 的风险增加 2 ～ 4 倍。与遗传因素相关的疾病，如肥厚型心肌病、致心律失常性右心室心肌病、长 Q-T 间期综合征、Brugada 综合征等，发生室性心律失常和 SCD 的概率明显增加。随着人口老龄化、冠心病发病率增加及其他慢性心血管疾病患者人数递增，我国 SCD 的总人数将显著增加。

第一节　猝死分类

一、Hinkel-Thaler 分类

Hinkel 和 Thaler 对年龄在 50 ～ 65 岁的 743 例猝死男性研究后发现，58% 是由心律失常所致，42% 是非心律失常性猝死，并根据猝死的机制提出了目前广泛使用的分类方案（表 33-1-1）。

表 33-1-1　Hinkel-Thaler 猝死分类方案

分类	临床表现
心律失常性猝死	发病前无循环功能受损
	发病前有轻度充血性心力衰竭
	发病前有中重度充血性心力衰竭

续表

分类	临床表现
循环衰竭性猝死	周围循环衰竭
	心肌衰竭
不可分类的猝死	

二、CAPS 分类标准

Greene 等根据心律失常筛选研究的结果，在 Hinkel-Thaler 分类方案的基础上进行了改进，提出了新的分类方案，即 CAPS 分类标准（表 33-1-2）。

表 33-1-2 CAPS 分类标准

分类	临床表现
心律失常性猝死	已经证实的心律失常性猝死
	未经证实的心律失常性猝死
	心律失常性猝死的定义：在 4 个月内，患者在未罹患可能引起死亡的渐进性严重疾病的条件下，突然发生的呼吸和心脏停搏，并伴有知觉丧失
非心律失常性猝死	非心律失常性猝死的定义：在未发生心律失常性猝死的前提下，预计生存期少于 4 个月的患者，先于心搏骤停所出现的严重症状
非心脏性猝死	

第二节 病 因

一、器质性心脏病

器质性心脏病是发生 SCD 最常见的病因，各类器质性心脏病均可引起 SCD，常见的心脏病如下。

1. 冠心病 是 SCD 最常见的病因，占 SCD 总人群的 80%，50% 的冠心病患者死于 SCD，20% ～ 25% 的冠心病患者以 SCD 为首发表现。引起 SCD 的冠状动脉病变多为三支病变，常存在不稳定斑块和血栓形成。发生急性冠脉综合征时，缺血可直接导致多形性室性心动过速（ventricular tachycardia，VT）或心室颤动（ventricular fibrillation，VF）。急性心肌梗死 48 小时内 SCD 的风险高达 15%，其后 3 日至 6 周内发生持续性室性心动过速或心室颤动的患者 1 年内死亡率大于 25%，其中 50% 为 SCD。SCD 人群中 75% 有陈旧性心肌梗死病史，心肌梗死后心室重构，尤其是存在室壁瘤及顽固性心力衰竭时，更容易诱发恶性心律失常而导致 SCD。近年来资料显示，家族性 SCD 倾向是冠心病的一种特殊类型。

引起 SCD 的冠状动脉病变还有一些少见的原因，如先天性冠状动脉畸形、冠状动脉栓塞、冠状动脉炎、冠状动脉痉挛。尸检中冠状动脉畸形的检出率为 0.3%，是年轻人 SCD 的最常见原因之一。

2. 心肌病 是 SCD 的第二大病因，占 SCD 总人数的 10% ～ 15%，是小于 35 岁人中 SCD 的主要原因，主要是扩张型心肌病和肥厚型心肌病，发生 SCD 的风险与心脏病变的严重程度、合并室性心律失常、晕厥史有关。心肌病合并心力衰竭患者中 1/3 死于 SCD。肥厚型心肌病是常染色体显性遗传病，是年轻运动员 SCD 的最常见原因，SCD 的发生率在成人患者中为 2% ～ 4%，儿童患者达 6%。致心律失常型右心室心肌病的病理特点为右心室心肌局灶性或弥漫性被脂肪和纤维组织所代替，有明显的家族遗传倾向，虽然少见，但猝死发生率较高，约 30% 的患者以猝死为首发表现。

3. 心肌炎 在 1 岁以上儿童和青少年中多见，是年轻人发生 SCD 的主要原因之一，炎症多累及传导系统。

4. 瓣膜性心脏病 见于主动脉瓣狭窄及关闭不全、二尖瓣狭窄及关闭不全、二尖瓣脱垂、机械瓣功能失调等，以主动脉瓣狭窄引起 SCD 最常见。

二、非器质性心脏病

此类患者通过常规及特殊检查未发现明显的心脏结构及功能异常。无器质性心脏病的 SCD 患者中，遗传性心律失常综合征是最常见的病因。

遗传性心律失常综合征是一组存在潜在恶性心律失常致晕厥或猝死风险的遗传性疾病，大部分由参与调控心脏动作电位的离子通道基因突变引起。心脏结构大多正常，患者具有猝死高风险，遗传性心律失常综合征是 SCD 少见的病因，但在小于 45 岁 SCD 人群中有较高的比例，占 10% ～ 12%。

（1）长 Q-T 间期综合征：由于编码心肌细胞钾通道和钠通道的基因突变导致心室复极延长，心电图有 Q-T 间期延长（QTc ＞ 500 毫秒）、T 波和（或）U 波异常，常引起尖端扭转型室性心动过速及心室颤动，导致晕厥甚至猝死。QTc ＞ 600 毫秒的长 Q-T 间期综合征为 SCD 的极高危人群。

（2）Brugada 综合征：由于编码心肌细胞钠通道的基因突变导致心肌细胞复极时离子流发生紊乱，心电图出现胸前导联 ST 段抬高（下斜型或马鞍型）的特征性表现，为常染色体显性遗传病。据估计，该病占心脏结构正常猝死病例的 20%，多见于东南亚，患者大多是青年男性（男女比例为 4 ∶ 1），常在夜间或休息时发病。

（3）儿茶酚胺敏感性多形性室性心动过速（catecholaminergic polymorphic ventricular tachycardia，CPVT）：细胞内钙超载导致延迟后除极的产生是其发生机制，常见于青年男性，通常在运动或情绪激动时，诱发出双向性室性心动过速或多形性室性心动过速，可自行恢复或恶化为心室颤动，导致晕厥和猝死。

（4）其他

1）短 Q-T 间期综合征（short QT syndrome）：常染色体显性遗传，是基因突变导致复极缩短。Q-T 间期缩短（QTc ≤ 330 毫秒），伴有恶性心律失常、晕厥，SCD 发生率高。

2）早期复极综合征（early repolariazation syndrome）：诊断标准如下。①原因不明的心室颤动 / 多形性室性心动过速，心电图≥ 2 个连续下壁和（或）侧壁导联 J 点抬高≥ 1mm；② SCD；③尸检阴性。

3）特发性心室颤动：心搏骤停幸存者，排除已知心脏、呼吸、代谢和毒理学病因，有心室颤动心电图记录者可诊断特发性室性心动过速。

4）预激综合征：猝死的危险性与旁路的传导性有关，预激综合征合并心房颤动时可以导致快速的心室率，当 R-R 间期＜ 250 毫秒，如不及时处理，容易恶化为心室颤动导致猝死。

5）先天性传导系统疾病：常见于先天性完全性房室传导阻滞。

三、触发因素

结构性心脏病及心脏电活动异常是发生 SCD 的基础，在某些特殊环境下可出现严重心律失常而导致猝死。

1. 严重心肌缺血　心肌缺血是 SCD 常见的触发因素，缺血可以直接引起心脏传导及电活动异常，心肌缺血再灌注也可引起一过性的电生理异常和心律失常。

2. 心排血量下降　无论心脏基础疾病如何，一旦出现心力衰竭（急性或慢性心力衰竭），SCD 风险明显增加，50% 以上的心力衰竭患者死于 SCD。心功能Ⅱ级及Ⅲ级患者较心功能Ⅳ级（NYHA 分级）患者更容易发生 SCD，后者的主要死因是泵衰竭。

3. 自主神经功能紊乱　过度劳累、暴饮暴食、短时间大量吸烟或饮酒、精神过度紧张或过度兴奋、过度焦虑或气愤等，都可以引起交感神经过度兴奋而诱发严重心律失常。

4. 代谢紊乱及低氧血症　严重酸碱平衡失调、电解质紊乱及低氧血症可引起心肌离子通道异常而触发心律失常，导致 SCD。利尿剂导致的低钾、低镁可延长复极，有可能诱发尖端扭转型室性心动过速。

5. 药物的毒副作用　抗心律失常药物及其他药物的致心律失常药物作用（如可卡因、洋地黄中毒）等可诱发 SCD。

第三节　机制危险分层和检查方法

心脏器质性病变、心电活动异常及功能性触发因素是导致SCD的三要素，这三大要素可独立引起SCD，也能互相结合、相互影响而引发SCD。心电活动异常包括心脏除极和复极异常。心脏除极异常包括QRS波增宽、碎裂波、心室晚电位。复极异常包括QTc延长、T波电交替、病理性T波。各种心血管疾病或原发心电疾病导致的SCD发生的过程中，最后几乎都由于致命性心律失常而出现猝死。心搏骤停最常见的电生理机制是心室颤动，占心搏骤停的50%～80%，因心室颤动猝死的患者常先有室性心动过速，随即迅速蜕变为心室颤动。严重缓慢型心律失常、心搏骤停、无脉性电活动（pulseless electrical activity，PEA）占SCD总人数的20%～30%，PEA以往也称为电机械分离（electrical mechanical dissociation），是指心脏有持续的电活动，但没有有效的机械收缩功能。

根据SCD的危险分层可以筛查出高危人群，并可由此制订相应的预防措施，最终降低SCD的发生率。危险分层的主要目的是识别可能发生恶性心律失常的患者。检查方法包括无创及有创两种，以前者最为常用。

一、无创技术

1. *左心室射血分数*（left ventricular ejection fraction，LVEF）　是心力衰竭患者总死亡率及SCD最强有力和最常用的预测指标。LVEF ≤35%常是识别高危患者的分界线，LVEF＜35%患者的总死亡率及SCD发生率明显增加。但LVEF预测SCD的敏感度不高，因此存在一定的局限性。

2. *常规心电图*　是最常用而简单的方法，可以通过检测QRS波群宽度、Q-T间期及QT离散度等对恶性心律失常的风险做出一定的预测。

（1）QRS波群宽度（QRS duration）：是反应心室内和心室间传导障碍的稳定指标。室内传导减慢，尤其伴心室复极离散度增加时，可直接促发室性心律失常。流行病学研究证实，心力衰竭患者QRS波群＞120毫秒的人的SCD风险增高。

（2）Q-T间期和QT离散度（QT interval and QT dispersion）；Q-T间期延长、QT离散度增加表明心脏复极异常，易导致室性心动过速和心室颤动，与SCD风险增加相关。但它对SCD的预测价值存在争议。

3. *动态心电图*　在心搏骤停幸存者、心肌梗死后或严重心力衰竭患者中，动态心电图检测若记录到频发、复杂室性期前收缩和（或）非持续性室性心动过速，则发生SCD的概率明显增加。心肌梗死患者中，当室性期前收缩＞10次/小时，或会出现非持续性室性心动过时，动态心电图对SCD的阳性预测值为5%～15%，阴性预测值大于90%。心肌梗死后LVEF＜40%的患者合并室性心律失常时，SCD的风险明显增加。但是在心脏结构及LVEF正常的患者中，动态心电图记录到室性期前收缩及非持续性室性心动过速，对SCD没有预测价值。

4. *信号平均心电图*（signal-averaged ECG，SAECG）　心肌梗死后患者中，信号平均心电图记录的心室晚电位预测发生SCD或心律失常事件的敏感度为30%～76%，特异度为63%～96%，其阴性预测值高，超过95%，对识别低危患者非常有效。但目前常规使用其来识别SCD高危患者的证据尚不充分。

5. *运动试验*（exercise test）　对已知或怀疑运动诱发心律失常的患者可以行运动试验。运动试验可评价心肌缺血情况。运动后心率恢复时间和恢复期间的室性期前收缩对死亡有一定的预测作用。运动停止后1分钟内心率下降≤12次/分，或者运动后恢复期最初5分钟内出现频发或严重室性期前收缩，则与死亡率的增加显著相关。它是预测SCD的新指标，但在SCD危险分层中的价值尚未证实。

6. *T波电交替*（T-wave alternan）　是预测SCD高危患者的重要指标，可利用动态心电图记录或运动试验进行检测。心率＜110次/分时，T波出现≥1.9μV的交替为阳性。T波电交替的阳性预测值为76%，阴性预测值为88%。多数研究认为T波电交替是SCD的独立预测指标。

二、有创技术

心内电生理检查曾经是筛查高危人群的常用方法。通过记录心内电活动，并应用程序电刺激和快速起搏心房或心室，测定心脏不同组织的电生理功能，发现持续性室性心动过速的电生理基础，评估恶性心律失常和SCD的风险。ICD的临床试验表明心内电生理检查对室性心律失常和SCD的预测价值有限。当患者发生过晕厥而无心电图记录证据，但临床高度怀疑晕厥由心律失常引起时，可行心内电生理检查。但电生理检查阳性（诱发出持续性室性心动过速）的患者SCD发生率约为33%，而阴性患者SCD的发生率为4%，因此，敏感度和特异度均不高，而且为有创性检查，因此它的应用被限制。

回顾性研究显示，发生SCD的患者中1/3在生前被确定为猝死高危人群，1/3在生前被认定为猝死的低危或中危人群，还有1/3是首发临床事件。总之，目前尚缺乏敏感度高及特异性强的预测SCD高危人群的相关检查，因此，寻找更敏感和特异的预测方法是未来的研究方向。

三、肥厚型心肌病猝死的危险分层

部分肥厚型心肌病以SCD为首发表现。初次确诊的肥厚型心肌病患者须进行SCD风险评估。其高危因素如下：①有心搏骤停或持续性室性心动过速病史；②有SCD家族史；③有不明原因的晕厥；④动态心电图记录到≥120次/分的非持续性室性心动过速，特别是小于30岁的患者或运动诱发者；⑤最大左心室壁厚度≥30mm；⑥运动时血压反应异常者（收缩压增加≤20mmHg或用力时下降≥20mmHg）。

第四节　心搏骤停的处理和预后

心肺复苏（cardiopulmonary resuscitation，CPR）是指对心搏骤停所采取的旨在提高生存机会的一系列及时、规范、有效的抢救措施，主要包括基础生命支持（basic life support，BLS）和高级生命支持（advanced cardiovascular life support，ACLS）。由于心搏骤停事件的突发性，成功的CPR需要一套协调的措施，各个环节紧密衔接，即组成5环生存链（chain of survival）：①立即识别心搏骤停并启动急救系统；②强调胸外按压的早期CPR，其步骤依次为人工胸外按压（circulation）、开通气道（airway）、人工呼吸（breathing）（C-A-B）；③快速除颤；④有效的高级生命支持；⑤综合的心搏骤停后管理。心肺复苏的质量非常重要，成功的关键是尽早进行CPR和尽早复律治疗。

心搏骤停的预后取决于CPR是否及时及心搏骤停的机制、病因和发病前的临床情况。急性心肌梗死时发生的心搏骤停分为原发性（心搏骤停之前无血流动力学不稳定）和继发性（之前有明显的血流动力学异常）。在有心电监护情况下的原发性心搏骤停复苏成功率极高；而继发性心搏骤停患者的70%立即死亡或在住院期间死亡。继发于左心室功能显著下降患者复苏成功率低。对于严重非心脏病变（如恶性肿瘤、败血症、多器官功能衰竭、终末期肺部疾病和严重中枢神经系统疾病等致命性或终末期疾病）引起的心搏骤停，复苏成功率极低，预后不良。对于可逆性原因（如急性中毒、电解质紊乱、代谢紊乱、酸中毒、低氧血症等）导致的心搏骤停，如能及早纠正促发因素，则预后较佳。

第五节　心源性猝死的预防

由于SCD发生的时间及方式通常不可预测，从而对SCD的预防重点是干预高危人群。根据SCD危险分层筛查出高危患者，采取积极、有效的措施控制危险因素，从而降低SCD的发生率。SCD的预防包括一级预防及二级预防。一级预防是指对未发生过但可能发生SCD的高危人群采取积极有效的措施，以预防及减少SCD的发生（表33-5-1）。二级预防是针对心搏骤停幸存者或有症状的持续性室性心动过速患者采取措施，防止心搏骤停再次发生。有SCD高危疾病者，发生不明原因的晕厥，很可能是室性心律失常所致，对此类型的人群所采取的预防措施也属于二级预防。

表 33-5-1　心肌梗死后心源性猝死的一级预防

指征级别	Ⅰ	Ⅱa	Ⅱb
心肌梗死后	β 受体阻滞剂 ACEI 调脂药 阿司匹林	多不饱和脂肪酸 胺碘酮	
心肌梗死伴左心室功能不全	β 受体阻滞剂 ACEI 醛固酮受体阻断剂	胺碘酮 ICD（若射血分数≤ 30%）	
血流动力学稳定的持续性室性心动过速		胺碘酮 β 受体阻滞剂	ICD 射频消融 外科手术
射血分数≤ 40% 或≤ 35% 伴自发性持续性室性心动过速或电生理诱发持续性室性心动过速	ICD		

一、一般措施

对高危人群进行医学知识的普及教育，保持健康的生活方式和饮食习惯，规律地进行运动，避免过度劳累、暴饮暴食，戒烟限酒，避免精神过度紧张或过度兴奋，保持良好的心境，开展 SCD 预防和急救知识的教育和普及，加强家庭、社区、公共场所 CPR 培训。

二、积极预防和治疗心血管疾病

对于普通人群，通过生活方式干预和药物治疗，积极控制心血管疾病的危险因素，如高血压、糖尿病、高胆固醇血症，能有效预防冠心病和心血管事件。避免各种导致心搏骤停的触发因素，如低血容量、低氧、酸中毒、高钾血症 / 低钾血症、体温过高或过低、中毒等。

SCD 最常见于冠心病患者，尤其是心肌梗死后合并左心室功能障碍及室性心律失常时，猝死风险明显增加。治疗的重点是改善心肌缺血，包括药物和血管重建治疗。抗血小板药、β 受体阻滞剂、血管紧张素转化酶抑制剂、他汀类药物能减少心血管事件的发生，其中 β 受体阻滞剂能降低心肌梗死后 SCD 发生率。对于冠状动脉严重病变（尤其左主干、前降支近端狭窄）合并室性心律失常者，冠状动脉血运重建治疗是降低室性心律失常发生率的重要手段。当心搏骤停的原因为急性 ST 段抬高心肌梗死或怀疑急性冠脉综合征时，建议行急诊冠状动脉血管造影，并对梗死相关血管进行血运重建。

积极治疗引起心力衰竭的病因和诱因，血管紧张素转化酶抑制剂、β 受体阻滞剂、醛固酮受体拮抗剂、心脏再同步化治疗（cardiac resynchronization therapy，CRT）可改善射血分数降低的心力衰竭患者的预后，降低死亡率，其中 β 受体阻滞剂和醛固酮受体拮抗剂可降低 SCD 风险，CRT 治疗使射血分数降低的心力衰竭患者总体死亡率下降，但不减少心律失常导致的死亡。

射频消融术可以根治预激综合征和部分室性心动过速（如儿茶酚胺敏感性室性心动过速），对缓慢型心律失常合并晕厥等严重症状者，安装永久起搏器是目前唯一有效的治疗及预防 SCD 的方法。先天性长 Q-T 间期综合征患者，有应用 ICD 的禁忌证或拒绝该治疗和（或）β 受体阻滞剂无效不能耐受或禁忌时，应接受左侧颈胸交感神经切断术。

三、抗心律失常药物

1.β 受体阻滞剂　目前降低 SCD 证据最充分

的药物是β受体阻滞剂，其可降低交感神经活性，有抗心律失常、抗心肌缺血、改善心功能、减少心肌梗死发生的作用。临床研究证实，β受体阻滞剂是目前唯一能降低总体死亡率、心血管病死率、SCD及心力衰竭恶化引起死亡的药物，适用于存在器质性心脏病（如冠心病、射血分数降低的心力衰竭）的室性心律失常、部分遗传性心律失常综合征（长Q-T间期综合征、儿茶酚胺敏感性多形性室性心动过速）。

2. 胺碘酮　具有抑制室性快速性心律失常的作用，常用于心肌梗死后或心肌病室性心律失常的治疗，但能否降低死亡率，临床试验的结果并不一致。室性心动过速或心室颤动造成心搏骤停时，经常规心肺复苏及应用肾上腺素、血管升压药和电复律治疗无效的患者，应首选静脉注射胺碘酮，然后再次电复律，这能提高除颤的成功率。胺碘酮还可预防心肺复苏后室性心律失常的复发。胺碘酮合用β受体阻滞剂是治疗电风暴（指持续性室性心动过速或心室颤动、24小时内发作≥2次，通常需要电转复）最有效的药物。

发生于器质性心脏病患者的非持续性室性心动过速，如果患者有明显的左心功能不全或电生理检查诱发出伴有血流动力学障碍的持续性室性心动过速或心室颤动，在没有条件植入ICD作为一级预防时，可采取药物治疗，首选胺碘酮。SCD的二级预防，在无条件或无法植入ICD时，应该使用胺碘酮。

3. 其他抗心律失常药物　如Ⅰ类抗心律失常药物（奎宁丁、普罗帕酮等）不适用于有器质性心脏病患者，尤其是心力衰竭及冠心病患者，临床试验显示这些患者长期使用Ⅰ类抗心律失常药物，虽然心律失常发生率减少，但死亡率增加。

四、心脏复律除颤器

1. 体外自动除颤器（automated external defibrillator，AED）　由于SCD大多发生在院外，应用AED使在心搏骤停发生现场早期电除颤成为可能。该设备应用过程高度自动化，使用方法简单，是专为医院外现场抢救设计的医疗设备，可以让非医务人员通过短期的培训在第一时间实施现场医疗急救，使用AED可减少院外猝死发生率。

2. 植入型心律转复除颤器（implantable cardioverter defibrillator，ICD）　具有起搏、抗心动过速、低能量电转复和高能量电除颤作用，自20世纪80年代ICD问世以来，ICD对SCD的预防产生深远的影响。一系列大规模临床研究均证实，ICD疗效明显优于抗心律失常药物。ICD能有效降低高危患者的SCD发生率和总死亡率，死亡率降低幅度取决于试验纳入患者的危险程度，危险程度越高，患者受益越大。目前不论是一级预防，还是二级预防，ICD均已成为预防SCD的首选策略。

ICD的适应证：①非可逆性原因引起的心室颤动或室性心动过速导致的心搏骤停幸存者；②伴有器质性心脏病的持续性室性心动过速；③发生不明原因的晕厥，但心脏电生理检查能诱发出相关的、具有明显血流动力学障碍的持续性室性心动过速或者心室颤动患者；④心肌梗死后40日以上，LVEF≤35%，NYHA分级心功能Ⅱ级或Ⅲ级患者；⑤LVEF≤35%，NYHA心功能Ⅱ级或Ⅲ级的非缺血性心肌病患者；⑥心肌梗死后40日以上，LVEF≤30%，NYHA分级心功能Ⅰ级的患者；⑦陈旧性心肌梗死所致非持续性室性心动过速，LVEF≤40%，电生理检查诱发出心室颤动或者持续性室性心动过速患者。适应证的掌握主要根据SCD危险分层、患者的整体状况和预后，ICD用于心力衰竭患者的一级预防还要求先给予长期优化药物治疗（至少3个月以上），预期生存期＞1年，且状态良好。

在心力衰竭合并左右心室或室内传导明显不同步的患者中，CRT在标准药物治疗基础上进一步改善心力衰竭的预后，是近年来心力衰竭治疗的重要进展之一。近年来CRT和ICD结合，即CRT-D在临床上的应用逐渐增多。临床研究显示与单独CRT比较，CRT-D可进一步降低心力衰竭患者的死亡率。猝死的高危人群，尤其心肌梗死后或缺血性心肌病患者，符合CRT适应证的，应尽量植入CRT-D。

ICD植入后仍需应用β受体阻滞剂或胺碘酮等抗心律失常药物及其他治疗心脏原发疾病的药物，一方面可以减少室性心动过速、心室颤动的发作，另一方面，可使室性心动过速的频率减慢或使心室颤动变为室性心动过速，从而减少放电次数，并充分发挥ICD的抗心动过速起搏作用。

第六节　展　望

鉴于当前心肺复苏的低成功率和现场急救技术在公众中的普及度，院前急救及心肺复苏的流行病学调查仍需要进一步研究。近年来，在心肺复苏方面所取得的成绩使一些发达国家和地区能取得接近50%的自主循环恢复率，但最终的出院率仍然很低，最主要的原因是复苏后的脑功能损害及脑死亡。因此，在今后的较长一段时间内，诱导性亚低温治疗仍然是心肺复苏研究领域的重点和热点，而干细胞治疗则为复苏后心脑功能恢复燃起新的希望。另外，大体宏观研究转向微观研究是科学进步的必然结果，在心肺复苏领域也不例外，有关心搏骤停及心肺复苏过程中的细胞、蛋白、分子及基因方面的研究也将逐渐增加。

第七节　猝死典型个案分析

患者，67岁，因“突发胸痛2小时”入院。

现病史：患者2小时前无明显诱因出现胸痛，呈压迫性，位于胸骨后，伴出汗、恶心、呕吐，疼痛持续难以缓解，遂呼叫120送至笔者所在医院急诊科，急查心电图提示V_1～V_5、aVR导联ST段抬高，测血压偏低，波动在70～80/40～50mmHg，考虑急性ST段抬高心肌梗死、心源性休克，给予补液，阿司匹林300mg，氯吡格雷300mg，口服，低分子量肝素抗凝，去甲肾上腺素维持血压后，拟急诊行冠状动脉造影，收治入院。

既往史：高血压病史，未规律服药，未检测血压。否认糖尿病、冠心病病史，否认肝炎、结核传染病史，否认中毒史，否认食物、药物过敏史，否认手术、外伤史，否认输血史，预防接种史随社会。

个人史：生长于浙江杭州，否认疫水、疫源接触史，既往吸烟，具体不详，否认饮酒史，否认冶游史。

家族史：父母体健，兄弟姐妹体健，否认家族遗传病史，否认家族中结核、肝炎等传染病史，否认家族肿瘤病史。

体格检查：体温37.1℃；脉搏103次/分；呼吸12次/分；血压90/60mmHg。

辅助检查：本院心电图提示V_1～V_5、aVR导联ST段抬高。

诊断：①心源性休克；②急性ST段抬高心肌梗死；③高血压2级（极高危）。

鉴别诊断：

（1）主动脉夹层：多见于血压未控制的患者，表现为急性胸痛，程度剧烈，心电图改变不特异，D-二聚体升高，主动脉CTA可明确诊断。

（2）急性肺栓塞：多表现为胸痛、呼吸困难，查体可见氧饱和度降低、D-二聚体升高，患者目前氧饱和度正常，肺动脉CTA可明确诊断。

治疗方案：入院后急诊行冠状动脉造影，患者8：30送至导管室，拟行桡动脉穿刺，因患者休克，四肢冰冷，脉搏较弱，持续胸痛、呼吸困难，烦躁不安，8：45分心电监护提示心室颤动，心率200次/分，神志尚清，氧饱和度降低至80%，立即给予200J反复除颤8次，静脉使用利多卡因、胺碘酮（可达龙），艾司洛尔抗心律失常，心律转复为窦性心律，心率120次/分，麻醉科行气管插管，接呼吸机辅助通气，持续静脉使用去甲肾上腺素维持升压，超声引导下穿刺股动脉成功，造影示左主干末端80%狭窄，前降支开口处完全闭塞，回旋支弥漫性病变，中段最狭窄处90%狭窄，换用6F指引导管至左冠状动脉开口，将Runthrough导丝送至回旋支，将另一Runthrough导丝通过闭塞处送至前降支远端，重复造影示左主干末段至前降支开口90%狭窄，循导丝送2.0mm×20mm Sprinter球囊至前降支开口处，以12～16个标准大气压多次扩张，重复造影提示血流恢复，但患者心率减慢，心电监护提示室性逸搏心律，给予停用艾司洛尔，肾上腺素1mg反复静脉推注后微泵维持，阿托品反复静脉推注，心率仍偏慢，为26～30次/分，血压降低，给予加快补液，碳酸氢钠静脉滴注，大剂量去甲肾上腺素维持升压，临时起搏器植入；患者仍血压偏低，测不出，立即给予心脏按压，大剂量去甲肾上腺素维持升压，补液，床边超声未见明显心包积液；告知家属病情，建议考虑ECMO持续心肺复苏1小时，血压仍测不出，双侧瞳孔放大，考虑电机械分离。家属表示不考虑 ECMO，10：50 患者心电图呈一条直线，宣布死亡。

讨论：患者入院后即表现为心源性休克，反复室性心动过速、心室颤动，多次除颤后血流动力学仍不稳定，大剂量去甲肾上腺素维持血压在 50 ～ 60/20 ～ 30mmHg，造影提示左主干末端 80% 狭窄，前降支开口处完全闭塞，回旋支弥漫性病变，中段最狭窄处 90% 狭窄，故患者诊断心源性休克、急性广泛前壁 ST 段抬高心肌梗死，虽给予大剂量去甲肾上腺素维持升压，临时起搏器植入，但患者血压仍不能维持，考虑电机械分离，全心静止。患者起病急，血管病变严重，梗死面积大，虽积极抢救，仍未能挽救患者生命。

（毛　威　吕淑敏）

参考文献

Bonow RO, Mann DL, Zipes DP, et al, 2015. Braunwald's Heart Disease: A Textbook of Cardiovascular Medicine. 9th ed.Philadephia: Elsevier Saunders.

Epstein AE, DiMarco JP, Ellenbogen KA, et al, 2013.2012 ACCF/AHA/HRS focused update incorporated into the ACCF/AHA/HRS 2008 guidelines for device-baced therapy of cardiac rhythm abnormalities: a report of the American College of Cardiology Foundation/American Heart Association Task Force on Practice Guidelines and the Heart Rhythm Society. J Am Coll Cardiol, 61(3):6-75.

Goldberger JJ, Cain ME, Hohnloser SH, et al, 2008. American Heart Association/American College of Cardiology Fundation/Heart Rhythm Society Scientific Statement on Noninvasive Risk Stratification Techniques for Identifying Patients at Risk for Sudden Cardiac Death. J Am Coll Cardiol, 52:1179-1199.

Longo DL, Kasper DL, Jameson JL, et al, 2012. Harrison's Principles of Intern Med. 18th ed. New York: McGraw-Hill Companies.

Russo AM, Stainback RF, Bailey SR, et al, 2013.ACCF/HRS/AHA/ASE/HFSA/SCAI/SCCT/SCMR 2013 appropriate use criteria for implantable cardioverter-defibrillators and cardiac resynchronization therapy. J Am Coll Cardiol, 61(12):1318-1368.

第 34 章
主动脉疾病和周围血管病

第一节　主动脉夹层

一、定义

主动脉夹层（aortic dissection）又称主动脉夹层动脉瘤，是指主动脉内膜撕裂后，腔内的血液通过内膜破口进入动脉壁中层形成夹层血肿，并沿血管长轴方向扩展，形成动脉真、假腔病理改变的严重主动脉疾病。主动脉夹层与主动脉壁内血肿（intramural hematoma，IMH）及透壁性动脉粥样硬化溃疡（penetrating atherosclerotic ulcer，PAU）均以动脉中层破坏为特征，统称为急性主动脉综合征（acute aortic syndrome，AAS）。

二、流行病学

因为主动脉夹层经常被误诊，因此已发布的主动脉夹层的发病率可能低于其实际发生率。且诊断前发生死亡的急性主动脉夹层患者的百分比也不能被准确估计。尽管如此，主动脉夹层仍是少见事件，据报道，其发病率约为 3/10 万，患者的平均患病年龄为 63 岁，其中男性占 63%。

三、分类或分型

根据解剖定位和症状出现的时间进行主动脉夹层分类。

1. Stanford 分型　夹层累及主动脉近段至头臂干（也就是主动脉根部及升主动脉）者为 A 型；不属于上述部位的为 B 型。这点区别在临床上非常重要，因为累及升主动脉是早期死亡和主要死亡发生率的关键因素。内膜撕裂位置不影响 Stanford 夹层分型。

2. De Bekey 分型　Ⅰ型为夹层起源于升主动脉扩展超过主动脉弓到降主动脉甚至腹主动脉，此型最多见；Ⅱ型为夹层起源并局限于升主动脉；Ⅲ型为夹层起源于降主动脉左锁骨下动脉开口远端，并向远端扩展，可直至腹主动脉，其中仅累及胸降主动脉为Ⅲ a 型，累及胸腹主动脉为Ⅲ b 型。

主动脉夹层出现临床症状的 14 日内被称为急性期，病程 2 周以上为慢性期。急性期的致残率和死亡率最高。未经治疗，且存活 2 周以上的主动脉夹层患者被认为短期和中期预后良好。

在实际过程中，主动脉夹层的诊断有赖于影像学检查发现内膜瓣，其把血管腔分为真腔及假腔。目前最广泛应用的是 Stanford 分型。本章统一使用 Stanford 分型。“连续性”或“非连续性”分别指主动脉中真腔和假腔之间存在或不存在血流。

四、易患因素

各种先天性及获得性的因素破坏主动脉中层，增加了中层膨胀、血管瘤形成及夹层的发生率（表 34-1-1）。任何导致大动脉中层主要支架成分弹性蛋白、胶原、平滑肌细胞（SMC）破坏或变性的因素都可以是促进主动脉夹层发展的易患因素。

中层变性是各种不同因素影响大动脉中层完整性最终的共同通道，是指胶原和弹性组织发生非炎性破坏或崩解、平滑肌细胞丢失及黏多糖基质聚积（并不总是在明显的囊性区域）。

表 34-1-1 主动脉夹层的易感因素

先天性	获得性
马方综合征（MFS）	高血压
Ehlers-Danlos综合征（EDS）	医源性
家族性胸主动脉瘤	妊娠
二叶式主动脉瓣膜病	大动脉炎
右锁骨下动脉异常	可卡因，长期使用安非他明
主动脉缩窄	
Noonans 综合征	
Turners 综合征	
多囊肾	
Loeys-Dietzs 综合征	

在易患主动脉夹层的先天性因素中，无论种族、人种还是地理位置，马方综合征（Marfan syndrome，MFS）是最常见的遗传性结缔组织病，估计发病率为 1/（3000 ～ 5000）。如果不治疗，MFS 患者的大动脉疾病呈现进展性，并且与正常年龄不相符。40 岁之前发生主动脉夹层的 50% 患者都有 MFS 病史。细胞外基质微原纤维（有助于形成细胞粘连）的重要组成成分原纤维蛋白 -1 的编码基因发生突变是 MFS 发生的主要原因。MFS 表型各异，但是具有主动脉根部血管瘤和晶状体异位足以做出诊断，即使缺乏家族史。提示 MFS 的全身症状还包括腕征阳性（以拇指与小指握对侧手腕，拇指可覆盖小指指甲）、拇征阳性（拇指内收时，拇指的整个末节指端超出手掌的尺侧缘）、漏斗胸、气胸、硬脊膜膨出、后足畸形及髋臼前突。其余临床特征，包括二尖瓣脱垂、各种容貌异常及胸腰椎后凸与 MFS 关联程度不强。

原发性高血压是主动脉夹层最常见的可治愈性危险因素，近 75% 的主动脉夹层患者有高血压病史。高血压加速正常的衰老过程，导致内膜增厚、平滑肌细胞凋亡和滋养血管供血下降。主动脉顺应性降低及对脉搏冲动的易损性易使动脉壁受损，形成夹层。

值得注意的是，累及主动脉的炎性疾病也是主动脉夹层的一项重要的易患因素，主动脉的炎性疾病可致细胞外基质蛋白和平滑肌细胞损伤，继而形成主动脉瘤和（或）夹层。主动脉夹层见于大动脉炎、巨细胞动脉炎、白塞综合征、复发性多软骨炎、系统性红斑狼疮及炎性肠病相关的主动脉炎等疾病。另外，梅毒性主动脉炎很少引发夹层，可能的原因为感染梅毒螺旋体后血管中层发生严重瘢痕和纤维化。嗜铬细胞瘤和举重（因为剧烈、反复 Valsalva 动作）也可以诱发主动脉夹层。

五、发病机制

急性主动脉夹层的典型发病过程：发病早期，血液在收缩期的压力下，通过内膜撕裂口，快速涌进血管壁中层，并向远端冲击，撕裂血管壁，形成内膜瓣，从而分离真腔和假腔。

1. 内膜撕裂　现代影像学检查及尸检发现约 90% 的病例具有最初的撕裂口。撕裂口最常位于主动脉瓣膜水平上几厘米较弯曲的血管壁侧。相对于升主动脉的其他位置，这部分区域因距心脏较近，曲面更大，所遭受的血流冲击力、剪切力和旋转力相对更大。第二个常见的撕裂口位置在动脉韧带以远的胸降主动脉中枢区域，此处是主动脉弓与胸降主动脉的移行区域。主动脉弓撕裂口及腹主动脉撕裂口较少见。第二个撕裂口发生是非常少见的情况，其导致三通道夹层。夹层血肿通常是前向发展的。假腔内血流可能在夹层任意处破入真腔，这种血流再通可能是一种保护性机制，其自发降低假腔的压力，减少血管破裂和（或）灌注不良综合征发展的风险。

2. 主动脉破裂和终末器官灌注不良　主动脉破裂是指血管壁撕裂，导致出血，通常在外力作用下发生（如汽车碰撞），但也可能是动脉夹层的首发症状。A 型夹层破裂至心包腔，可引起心脏压塞，而 B 型夹层则常破入左侧胸腔。夹层所致的终末器官缺血或梗死常发生于以下情况：①假腔血肿压迫主动脉分支血管；②撕裂腔跨过分支血管开口；③器官的供血动脉入口被活动的内膜瓣堵塞。冠状动脉、头臂干、肠系膜动脉、肾动脉、椎动脉和髂动脉均可能受累，并导致一系列临床症状。左心室（left ventricular，LV）流出道被内膜瓣堵塞也有报道。

3. *腔内血栓形成*　假腔内血栓形成可封闭撕裂口，从而消除与真腔的交通，阻断假腔扩大。然而，局部假腔内血栓形成被认为是B型夹层患者远期死亡的危险因素。假腔内局部血栓形成可致压力升高，从而增加真腔的外部压力，以及进一步影响重要器官的血供。此外，假腔内局部血栓形成还可破坏周围血管床，促发血管炎症、缺氧和（或）新生血管生成，增加大动脉破裂风险，使临床预后更糟。持续开放的假腔也使远期并发症如晚期血管破裂或者假性动脉瘤形成需要手术干预发生的风险增高。

六、临床表现和诊断

（一）临床表现

1. *病史*　约1/3的主动脉夹层患者在初期的临床评估中漏诊，同等数量的患者仅在尸检中被发现。

胸痛是主要的临床症状，90%以上的患者会出现。主动脉夹层患者的疼痛非常严重，突然发生并且开始即达高峰，借此可以同心绞痛相鉴别。数据显示84%以上的主动脉夹层患者定义其为“最严重的胸痛”。实际上，较撕裂样疼痛，胸痛更多地被描述为锐痛，并且可以放射至前胸（提示为A型夹层）或放射至肩胛间、下背部或腹部（提示为B型夹层）。内脏不适或者肢体疼痛可能提示主动脉分支灌注不良引起缺血。

晕厥是一个相当严重的症状，可能提示主动脉破裂所致的心脏压塞和（或）剧烈疼痛所致的神经介导的低血压。神经系统症状见于20%的主动脉夹层患者。例如，脊髓前动脉、肋间动脉或Adamkiewicz动脉血流严重受损可以导致截瘫。腹痛是急性主动脉夹层容易被低估的症状，腹痛发生同院内死亡率升高及灌注不良综合征的发生率增加相关。

主动脉夹层最初的评估中，其他许多少见的临床症状可能出现，包括霍纳综合征（颈胸神经节受压）、声音嘶哑（喉返神经受压）、咯血（破入支气管）、呕血（食管穿孔）、缺血性肠炎（肠系膜动脉受累）和不明原因的发热（假腔释放致热原）。

2. *体格检查*　急性主动脉夹层患者会出现不适、烦躁。高血压见于2/3以上B型夹层患者和近1/3的A型夹层患者。约40%的A型患者可闻及主动脉瓣反流杂音。因为急性主动脉瓣反流时，主动脉和左心室的压力迅速达到平衡，所以通常较慢性严重主动脉瓣反流的舒张期杂音更短促、音调更低、音强更低。此外，在心底部或胸骨左缘可以闻及柔和的第一心音和1～2级的收缩中期杂音。

在急性主动脉夹层患者中观察到脉搏短绌的发生率和死亡率成反比。此外，脉搏短绌可以影响准确的血压评估，当双侧锁骨下动脉和（或）股动脉受累而致中心动脉压力不能测量时，患者出现假性低血压。因此，在主动脉夹层患者中，有创动脉压监测是必要的。

颈静脉压力升高，尤其合并奇脉，可能提示心脏压塞。被沿着升主动脉较大曲率扩大的假性动脉瘤压迫所致的上腔静脉综合征很少发生。胸部叩诊浊音，呼吸音降低，提示胸腔积液，常见于左侧，与动脉夹层破裂无必然联系。患者常见胸腔积液，为夹层急性撕裂相关的强烈炎症反应所致。

3. *实验室检查*　血浆平滑肌肌凝蛋白的重链蛋白、D-二聚体和高敏C反应蛋白（hs-CRP）被认为是协助即时诊断主动脉夹层潜在的、有用的生物标志物。研究显示，D-二聚体升高水平对于鉴别急性主动脉夹层敏感度及特异度均较强，而对于诊断该病意义不大。在急性主动脉夹层患者中，可观察到CRP水平在症状出现早期快速升高，症状出现后24小时快速回落。此外，可溶性弹性蛋白片段（sELAF）也被认为是一个早期诊断急性主动脉夹层有用的生物标志物。

4. *影像学检查*

（1）胸部X线片与心电图：虽然80%～90%主动脉夹层患者的胸部X线片存在异常，但其不是一个有效的诊断检查，特别是病变仅累及升主动脉时。提示主动脉夹层的影像学证据包括：纵隔增宽，升主动脉直径与胸降主动脉直径不等，沿着正常、光滑的主动脉轮廓出现局部隆起或成角，内膜钙化（尤在主动脉结区），以及双主动脉影。其他相关的影像学检查发现还包括心脏扩大（心包积液）和胸腔积液（左侧>右侧），胸腔积液量达50%以上提示动脉破裂致血胸可能。

近40%的主动脉夹层患者心电图有非特异性

复极异常，15% 的患者可见提示心肌缺血的心电图动态改变，提示急性心肌梗死的图形变化（新发 Q 波，ST 段抬高）也出现在非常少的病例中（3%），因此全面评估是非常重要的，以避免这种情况下进行早期、急性再灌注治疗。

（2）经食管超声心动图（trans-esophageal echocardiography，TEE）：可以在急诊和手术室床旁完成，操作时间为 15 ～ 20 分钟。操作时需行口咽麻醉和镇静，同时还需监测心率、心律、血压和血氧饱和度。垂直、纵向扫描，结合 M 型、二维和多普勒超声可以提供如下信息：①入口和出口位置；②夹层纵向范围和内膜片的摆动；③真腔、假腔内血流速度和方向；④假腔内自发声影或血栓影；⑤主动脉瓣的功能和反流机制；⑥冠状动脉口是否受累；⑦心包积液；⑧左心室的整体和局部功能。在大多数情况下，通过观察收缩期膨胀、舒张期塌陷、自发超声对比的缺乏或最低和（或）前行的多普勒超声信号，可以发现真腔不同于假腔。当不能通过血管直径区分真假腔时，连续多普勒超声可以观察到真假腔之间的压力阶差为 10 ～ 25mmHg。升主动脉远侧、主动脉弓前部、气管和左主支气管前方有一些弱回声，称为盲点。信号衰减提示在主动脉或者心包周围可能存在液体，见于一些外伤所致的主动脉渗漏。

（3）计算机断层血管成像（computed tomography angiography，CTA）：64 排 CTA 对于主动脉夹层诊断的精确度可达 100%。内膜片显影常为细薄的低密度影，呈线形或螺旋形，并将血管分为真、假双腔。CTA 还可发现内膜钙化向腔内移位、假腔延迟对比增强和主动脉增宽；并可准确显影沿主动脉至髂动脉水平的任一处受累的分支动脉。此外，近 1/3 的冠状动脉可通过 CTA 显影。CTA 的缺点包括静脉显影和电离辐射。除此之外，CTA 还可提供解剖数据，无论是主动脉瓣，还是左心室功能，都可以被快速评估。运动伪影、附壁血栓和图像伪影可以影响数据的准确性。急诊专用扫描设备现在已广泛应用，能在 15 ～ 20 分钟完成重建和成像。CTA 与磁共振血管成像（MRA）比较，其优势在于使用广泛、迅速、空间分辨率高、无血流相关伪影及可显示动脉钙化和金属置入物。

（4）磁共振成像 / 血管成像（magnetic resonance imaging/angiography，MRI/MRA）：MRI 可以评估心包、主动脉瓣反流、冠状动脉近端及左心室功能。然而，MRI 不经常作为疑似急性主动脉综合征患者的首选检查。转运困难、需要监护或者植入心脏辅助装置和金属物，限制了 MRI 在紧急情况下的广泛应用。虽然如此，MRI 却可以提供假腔内血栓、壁内血肿和主动脉粥样硬化斑块溃疡的优良影像。

（5）主动脉造影：导管相关损伤的风险、急诊造影检查人员准备时间长、使用造影剂和电离射线，低敏感性（77%），以及非侵入成像技术的高度精确，这些都显著减少了主动脉造影在急性主动脉夹层作为初始诊断工具。但是导管介入治疗主动脉夹层时，必须行主动脉造影。

（6）血管内超声成像（intravascular ultrasound imaging，IVUS）：频率＜ 20MHz IVUS 可以提供穿透主动脉壁的最大化信号，10 分钟内，近乎 100% 准确地诊断主动脉夹层。IVUS 能够清楚显示包括入口、夹层在纵向和横向的延展程度、管腔直径和轮廓及是否存在血栓等几个关键发现。因其为侵入性，故作为二线影像学诊断工具，用于主动脉造影可疑假阴性的患者。

目前，最初诊断主动脉夹层的金标准——主动脉造影，几乎已经完全被 TEE 和 CTA 取代。MRI/MRA 不适用于紧急情况下。上述 3 种非侵入性检查的敏感度和特异度本质上是相当的，而且大多数情况都超过 90%。选择哪种检测方法，取决于有效性、速度、安全及操作和分析水平。如果第 1 种检测异常，但不能诊断，需要行第 2 种检测以鉴别。无论采用哪种诊断检测顺序，对于重症患者，迅速是至关重要的。影响主动脉夹层患者治疗和预后的基本要素为升主动脉是否受累、入口和出口位置、是否累及心包和主动脉瓣、夹层范围、主要分支血管是否累及和是否有潜在发生灌注不良综合征的解剖基础。

（二）诊断与鉴别诊断

诊断应从病史、体检开始全面分析，根据急起胸背部剧痛、伴有虚脱表现但血压下降不明显甚至增高、脉搏速弱甚至消失或两侧肢体动脉血压明显不等、突然出现主动脉瓣关闭不全或心脏压塞体征、急腹症或神经系统障碍、肾功能急剧减退伴血管阻塞现象等临床表现，即应考虑主动脉夹层的诊断。及时运用 TEE、CTA、MRI/MRA

等手段进行诊断并迅速处理，以降低死亡率。

主动脉夹层应与其他急性主动脉综合征（IMH、PAU）及急性动脉瘤扩张鉴别。因急性胸部或背部疼痛可能是很多疾病的临床表型，如急性心肌梗死、不稳定型心绞痛、心包炎、肌肉骨骼疼痛、肺栓塞、肺炎、胸膜炎和胆囊炎。注意患者对疼痛性质和程度的描述、有无诱发因素、查体情况及实验室检查结果，这些有助于早期的鉴别诊断。

七、治疗

主动脉夹层属于危重急诊，死亡率高，如不处理，约3%患者猝死，2日内死亡占37%～50%甚至72%，1周内死亡占60%～70%甚至91%。关于急性主动脉夹层处理建议分4步进行：第1步，只要临床怀疑急性主动脉夹层，就应早期行诊断检查，与此同时开始药物治疗；第2步，辨别是否累及升主动脉，这对是否外科急会诊至关重要；第3步，A型主动脉夹层患者应行外科手术，有并发症的B型主动脉夹层患者可行血管内治疗或者外科手术，无并发症的B型主动脉夹层患者应持续药物治疗，并密切观察临床变化；第4步，应建立相应的护理计划，强调长期药物治疗、影像学随访及减少主动脉夹层后并发症危险因素等生活方式改善的重要性，长期药物治疗应包括β受体阻滞剂和血管紧张素受体阻滞剂（ARB）或血管紧张素转化酶抑制剂（ACEI），控制静息心率≤60次/分及血压≤120 /80mmHg。

（一）早期及药物治疗

绝对卧床休息，强效镇静与镇痛，必要时静脉注射较大剂量吗啡或采取冬眠治疗。严密监测血流动力学指标，包括血压、心率、心律及出入液量。

对于急性主动脉综合征的患者应静脉用药以尽快降低动脉血压。β受体阻滞剂用于减轻左心室收缩力、降低心率，是治疗一线用药。不能耐受β受体阻滞剂或有禁忌时，可使用非二氢吡啶类钙通阻滞剂，如维拉帕米、地尔硫䓬，其也是有效的替代药物。目标收缩压和心率分别为110mmHg和60次/分或者更低，但是药物的使用不能影响靶器官的灌注。单独使用β受体阻滞剂通常不能有效控制血压，所以需要应用血管扩张剂。硝普钠是初始使用β受体阻滞剂治疗主动脉夹层患者高血压无效的紧急情况下的首选药物，但是硝普钠不应作为在没有足够控制心率时的早期治疗。硝普钠起始剂量为25μg/min持续泵入，可以10～25μg增加剂量，速度应小于2μg/（kg·min）、总负荷量低于500μg/kg以避免氰化物中毒。紧急情况下，口服依那普利、肼屈嗪和尼卡地平是静脉使用血管扩张剂的有效替代。

急性主动脉夹层患者出现低血压、心源性休克时，应考虑心包积血的可能。容量复苏和升压治疗对于保证重要器官灌注是必需的，但是这些仅仅是临时措施，应立即行外科手术治疗，不推荐行心包穿刺引流。

（二）血管内治疗

血管内治疗策略基于明确主动脉夹层可以增加死亡风险或者其他不良结果，而采取介入干预可以预防夹层所致的危及生命的并发症。最初，血管内治疗用于主动脉夹层所致的分支受累及缺血并发症。随后，血管内主动脉支架植入（最初用于修复主动脉瘤）被应用于B型主动脉夹层，覆盖夹层最初的撕裂口，并且促进胸主动脉假腔血栓形成。这些基本的血管内治疗的手段已经成为治疗主动脉夹层的常规方法。

血管内治疗是外科手术治疗A型主动脉夹层和药物治疗简单B型主动脉夹层两种经典治疗的补充。目前，对于合并严重分支血管受压（升主动脉修复前或修复后）的A型主动脉夹层、复杂的B型主动脉夹层（分支血管受累、降主动脉破裂、病情进展或者主动脉早期扩张等）、累及主动脉弓，以及内膜撕裂口位于左锁骨下动脉以远的升主动脉壁内血肿，微创介入治疗已成为外科手术和非侵入治疗替代的、有效的策略。介入治疗方式包括分支血管支架植入术、血管内支架植入、经皮血管开窗术等，此外，主动脉破裂存在时，开放的手术治疗和血管内治疗均有较高的死亡率。但有报道显示，血管内治疗方法可以治疗更多的患者，包括年老体弱有外科手术禁忌的个体。

（三）外科手术治疗

外科手术可以防止血管破裂出血、心脏压塞或缓解主动脉瓣反流。手术的范围和复杂程度（升主动脉切除或移植术、瓣膜修复或置换、冠状动脉移植术）应逐步评估。撕裂口位于主动脉弓或动脉瘤急性形成时，建议早期行主动脉弓吻合。对于不常见的慢性稳定A型主动脉夹层的手术指征和手术时间还没有定论，在这种情况下，外科医师的倾向和患者的合并症决定了治疗策略，并随主动脉情况随时调整。无并发症的B型主动脉夹层患者可药物治疗，尤其强调严格控制心率和血压，连续进行影像学检查以动态监测疾病的进展。生活方式改善，包括职业改变，尽可能避免剧烈的升降、推动和牵拉及需要反复、用力做Valsalva动作的活动。手术一般针对保守治疗无效、出现复发性或顽固性胸痛、持续发展、主动脉瘤早期扩张和破裂、低灌注综合征、既往主动脉瘤部位发生的夹层、合并马方综合征的急性B型主动脉夹层患者。在一些非复杂的B型主动脉夹层患者中应高度重视顽固性胸痛。手术治疗慢性A型主动脉夹层的适应证包括伴随全身症状、左心室功能不全的主动脉瓣反流的患者及动脉瘤达到相应的尺寸标准（升主动脉瘤≥5cm，胸降主动脉瘤≥5.5～6cm，胸腹主动脉瘤≥5.5cm或内径最大增加速度每年≥1cm）。值得注意的是，在那些高危患者中，如马方综合征患者，动脉直径更小一点就建议行选择性动脉瘤修复术。主动脉夹层外科手术指征见表34-1-2。

表34-1-2 主动脉夹层外科手术指征

急性夹层	慢性夹层
A型	A型
所有患者	最大直径≥5.5cm
	合并马方综合征，最大直径≥4.5～5cm
B型	直径每年增加≥1cm
合并下列并发症：	重度主动脉瓣反流
破裂	有提示扩张或压迫进展的相关症状
延展	
快速动脉瘤扩张	B型
灌注不良综合征	最大直径为5.5～6cm
马方综合征	直径每年增加≥1cm
	有提示扩张或压迫进展的相关症状

（四）预后及随访

欧洲合作研究小组报道A型主动脉夹层1年和2年的死亡率分别为60%和50%。首次发病后5年，约有1/3的主动脉夹层幸存者可能发生主动脉破裂、夹层延展及需要外科干预的主动脉瘤形成。急性A型主动脉夹层的治疗策略严重影响预后，症状出现后采用药物治疗或外科修复的院内死亡率分别为65%和6%。然而，在夹层修复前出现肾脏、肠系膜或者外周循环缺血征象的患者，手术结果通常不理想。对于B型主动脉夹层，总体的院内死亡率接近15%。没有并发症的B型主动脉夹层患者经过治疗，1个月的生存率可达90%；而有并发症的B型主动脉夹层患者，经外科修复后，1个月的生存率仅为75%。近年来，经胸血管内主动脉修复术无论在短期还是长期的有效性，都取得了令人鼓舞的结果。一项纳入87例患者的回顾性分析显示，尽管62%的研究对象存在血流动力学不稳定和休克，但是血管内支架植入治疗B型主动脉夹层30日的生存率达81%。在16%血流动力学不稳定的B型主动脉夹层患者中，血管内支架植入治疗的短期和长期生存率分别为90%和87%。B型主动脉夹层最令人担心的并发症是破裂、再发夹层及灌注不良综合征进展。完全或者部分假腔通畅、降主动脉直径≥4cm是将来降主动脉瘤发生、发展的危险因素。

由于长期主动脉和心血管并发症风险的存在，所有接受治疗的幸存者必须严格进行临床和影像学的长期随访。药物治疗的目的是严格控制血压（≤120 /80mmHg）和心率（≤60次/分），他汀类药物用于治疗动脉粥样硬化；应避免剧烈、过度的运动；医师需要让患者认识到此疾病的慢性特点、相关的临床症状及药物治疗的重要性。建议出院前及出院后1个月、3个月、6个月、9个月和12个月时行影像学检查了解整个主动脉情况，此后每年复查1次。

八、典型个案分析

患者，男性，69岁，退休，因“持续性后背痛、胸痛7小时”入院。

现病史：患者于7小时前无明显诱因出现持续性后背部剧烈疼痛，伴胸部疼痛，为烧灼样疼痛，伴有出汗、恶心、呕吐，呕吐物为胃内容物，无咖啡色物质，非喷射性呕吐，时有腰痛、下腹部疼痛，无明显头晕、头痛、黑矇，无胸闷、心悸，无腹泻，无血尿，遂就诊于河北省某医院，行主动脉CTA提示主动脉夹层，后为求进一步诊治，由急救车转入笔者所在科室。

既往史：高血压10年，血压最高200/110mmHg，服用依那普利，未规律监测血压。否认糖尿病、脑梗死、冠心病、慢性肺病、肾病、溃疡病、青光眼病史，否认肝炎、结核病史，否认其他传染病史，预防接种史不详，否认手术、外伤、输血史，否认食物、药物过敏史。

个人史：否认“烟酒”嗜好。

家族史：否认家族性遗传病史。

体格查体：体温36.5℃，脉搏56次/分，呼吸18次/分，血压180/70mmHg，神志清，精神可，无眼震，双肺呼吸音粗，未闻及干湿啰音，心率56次/分，律齐，心脏各瓣膜听诊区未闻及杂音，腹软，无压痛，反跳痛，肝脾肋下未触及，双下肢无水肿。

辅助检查：

（1）血尿粪常规、肝肾功能、电解质、血脂、BNP：未见明显异常。

（2）D-二聚体：17.8 mg/L。

（3）心脏超声：升主动脉远端扩张；室间隔增厚；主动脉瓣钙化并反流（轻度）；左心室舒张功能降低。

（4）主动脉CTA：主动脉夹层，De bakey Ⅲ型；右侧髂总动脉及分支显影浅淡，考虑内膜片阻塞所致；主动脉及髂血管管壁硬化（图34-1-1）。

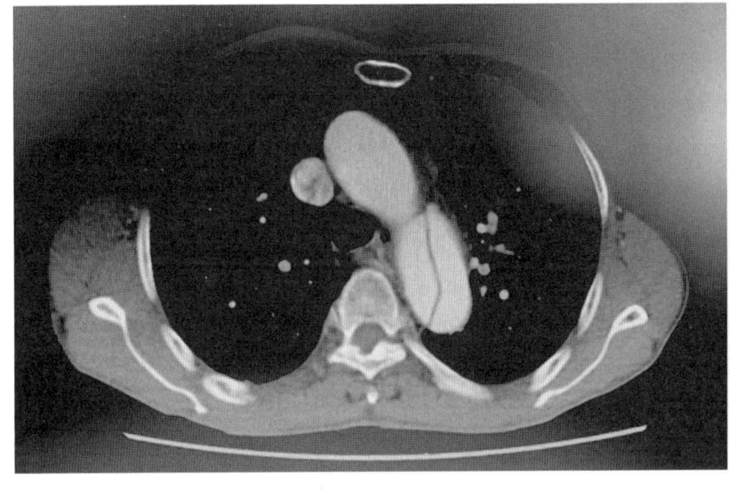
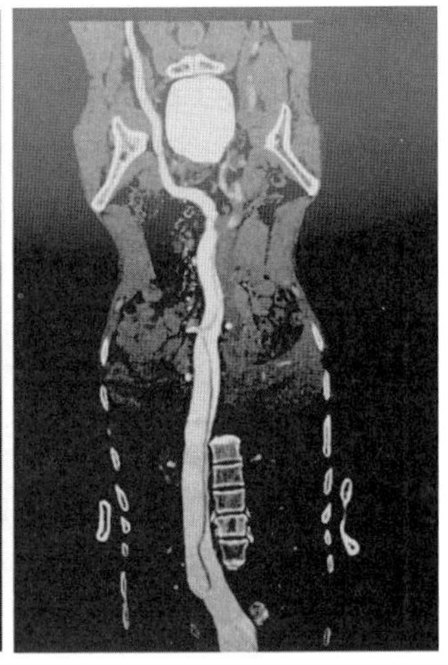

图34-1-1 主动脉CTA

诊断：主动脉夹层形成、高血压3级（很高危）。

鉴别诊断：

（1）急性心肌梗死：也可以出现胸背痛，心电图面向梗死部位导联ST段弓背向上抬高，并有异常Q波，血清心肌标志物升高，心肌梗死三联阳性。该患者心电图及心肌标志物未见明显异常，故暂可排除。

（2）急性肺栓塞：肺动脉大块栓塞常可引起喘憋、气急、胸痛，心电图显示电轴右偏，Ⅰ导联出现S波或原有的S波加深，Ⅲ导联出现Q波加深和T波倒置，aVR导联出现高R波，胸导联过渡区向左移，右胸导联T波倒置等。该患者情况不符，此病可除外。

（3）急腹症：也可以表现为后背痛、胸痛、腹痛，该患者目前考虑主动脉夹层，撕裂范围广，需要高度警惕累及腹腔动脉的可能性。

治疗方案：

（1）非手术治疗

1）控制血压：乌拉地尔持续泵入（根据血压调整速度，收缩压维持在100～120mmHg）。

2）控制心率：富马酸比索洛尔5mg口服，1次/日（心率维持在60～80次/分）。

（2）介入手术治疗：主动脉腔内隔绝术。

讨论：

（1）主动脉夹层的分型

1）De Bakey分型（根据破口位置及夹层累及范围）

Ⅰ型：原发破口位于升主动脉或主动脉弓，

夹层累及大部或全部胸升主动脉、主动脉弓、胸降主动脉、腹主动脉。

Ⅱ型：原发破口位于升主动脉，夹层仅限于升主动脉。

Ⅲ型：原发破口位于左锁骨下动脉以远，夹层范围局限于胸降主动脉为Ⅲ a 型，向下同时累及腹主动脉为Ⅲ b 型。

2）Stanford 分型（根据夹层累及范围）

A 型：夹层累及升主动脉，相当于 De Bakey Ⅰ型、Ⅱ型。

B 型：夹层仅累及胸降主动脉及其远端，相当于 De Bakey Ⅲ型。

（2）治疗方案选择

1）Stanford A 型：一经发现均应积极进行紧急外科手术治疗。

2）Stanford B 型：药物治疗是基本的治疗方式。手术治疗的方法主要有腔内修复术（TEVAR）、开放性手术和 Hybrid 手术治疗等，根据患者具体情况选择合适的手术方式。

第二节 主动脉瘤

一、定义

成人主动脉根部直径约为 3cm，降主动脉约为 2.5cm，腹主动脉为 1.8 ～ 2cm。管径的中度增大称为扩张。动脉瘤的定义是与动脉瘤近端正常主动脉相比管径直径增加 3.0cm 以上，或横截面积增加 50%。主动脉管径增粗，但程度未达到上述标准的称为主动脉扩张。真性动脉瘤根据其形状主要分为两种：①纺锤状，特征为主动脉环周扩张；②囊袋状，特征为管壁局部外突。前者较常见。与真性动脉瘤相比，假性动脉瘤不是主动脉壁三层结构的共同扩张，而是主动脉破裂形成。

二、流行病学及相关危险因素

根据主动脉瘤累及部位，可将其分为胸主动脉瘤（thoracic aortic aneurysm，TAA）、胸腹主动脉动脉瘤（thoracic-abdominal aortic aneurysm，TAAA）及腹主动脉瘤（abdominal aortic aneurysm，AAA）。TAA 的好发部位是升主动脉和（或）主动脉根部（占 60%），降主动脉受累约占 40%，主动脉弓受累占 10%。TAAA 定义为病变累及胸降主动脉及邻近的腹主动脉，占所有主动脉瘤的 5% ～ 10%。绝大多数主动脉瘤是无症状的，因此该病的患病率可能远大于数据统计的住院率和死亡率。单独的 TAA 的患病率资料很少，估计每年 10 万人中有 6 人。据现有报道显示，AAA 的患病率为 2% ～ 4%，且男性远高于女性。很多病理状态与主动脉瘤相关（表 34-2-1），包括退行性疾病、先天性（遗传性）疾病、感染、炎症状态（如血管炎）和外伤。此外，一些动脉瘤进展是由于一种家族性倾向，如家族性胸主动脉综合征。

表 34-2-1 与主动脉瘤相关的疾病

退行性疾病	血管炎及其他
囊性中膜坏死	大动脉炎
主动脉夹层	巨细胞性动脉炎
	白塞综合征
先天性疾病	风湿性关节炎
马方综合征	系统性红斑狼疮
Loeys-Dietz 综合征	肉状瘤病
主动脉瓣二叶畸形	强直性脊柱炎
Turner 综合征	Reiter 综合征
主动脉缩窄	复发性多软骨炎
	Cogan 综合征
感染	
结核病	**外伤**
梅毒	
葡萄球菌感染	
沙门菌感染	

目前，关于 AAA 危险因素的研究较多。AAA 有 3 个主要危险因素，即年龄、性别和吸烟。AAA 常发生于老年人，小于 60 岁的人中很少发生。发病率随着年龄的增长而增加。年龄是独立危险因素，大于 60 岁以后发病率明显增加，在最

高龄组达到顶峰。性别也是AAA形成的一个重要预测因子。所有年龄组中，男性AAA的风险比女性高2～6倍。吸烟是人群中AAA最常见的发病原因，也是最易纠正的危险因素。吸烟可使AAA风险增加60%～85%。研究显示，AAA风险与吸烟数量、吸烟时间、非过滤嘴烟成正比，有剂量依赖关系。相关性较弱的危险因素包括心血管疾病一般危险因素（如高血压、高血脂），研究显示，动脉瘤形成与舒张压或应用降压药治疗相关。一些数据表明，相比初始动脉瘤形成，高血压对动脉瘤破裂是更强的危险因素。胆固醇增加、低密度脂蛋白增加、高密度脂蛋白减少均与动脉瘤形成有关。相反，糖尿病和黑种人似乎是动脉瘤形成的保护因素。有亲属发生主动脉瘤的个体，动脉瘤发生率明显升高，尤其是一级亲属有动脉瘤病史，显示该病有遗传因素参与。尽管大量数据证实AAA形成中有遗传因素参与，但遗传模式并不清楚，也没有一个候选基因被确定。早期研究有证据表明有性连锁和常染色体显性遗传两种方式。与AAA相似，年龄是TAA发展的重要危险因素，并且可能因为合并症如高血压而加速进展。此外，TAA的发生应更多考虑上述特殊病理状态的并存。因为文献中报道的样本数相对较小，TAAA的危险因素并不十分清楚。目前与TAAA有关的危险因素包括吸烟、高血压和动脉粥样硬化血管疾病。

三、病理、病理生理及发病机制

与动脉粥样硬化的内膜增厚不同，动脉瘤的外膜和中膜首先发生支撑力减弱，导致主动脉弹力和张力减小，动脉壁变薄、扩张，管壁应力增加，最终导致动脉破裂。尽管动脉瘤壁上可能见到动脉粥样硬化改变，但并不是动脉瘤形成的原因，而是局部血流紊乱的结果。另外，系统动脉粥样硬化的程度与动脉瘤形成的程度并不相关。

动脉瘤形成与动脉壁两个主要成分弹性蛋白和胶原的丢失有关。动脉瘤形成早期，主动脉通过增加胶原的形成以代偿弹性蛋白的丢失。然而随着弹性蛋白的减少，胶原（张力的主要来源）过度产生，主动脉扩张。胶原酶的上调导致胶原进一步降解，从而加重了主动脉扩张。主动脉壁每一层的结构改变共同促进了主动脉硬化。随后，左心室收缩后血管正常扩张能力降低，使血管壁脆弱，血管扩张与膨胀的倾向性增加。随着老化进展，促进动脉瘤形成的动脉结构改变也增加。由于正常老化，出现了弹性蛋白碎裂产生的动脉硬化，黏多糖、纤连蛋白和胶原沉积，以及内皮源性一氧化氮生物利用度降低。主动脉瘤的病理因病变节段和病因的不同而不同。组织学特征包括囊性中膜坏死、黏液浸润、弹性蛋白坏死和平滑肌细胞凋亡所致的囊肿形成。囊性中膜坏死是合并马方综合征、二叶主动脉瓣或Turner综合征的主要病理特征。AAA典型病理变化是弹性纤维断裂、炎症、血管平滑肌细胞凋亡及黏多糖缺乏。

从病理生理学上看，主动脉瘤形成的主要决定因素包括主动脉结构成分的蛋白水解、炎症和异常的生物力学应力。

（一）蛋白降解作用

基质金属蛋白酶（MMP）是一种内肽酶，可降解一种或多种细胞外基质成分。研究报道，MMP-1（胶原酶）、MMP-3（间质溶解素）、MMP-2（明胶酶A）和MMP-9（明胶酶B）是动脉瘤内导致弹性蛋白和胶原降解的主要的弹性蛋白酶。MMP-2和MMP-9明胶酶特异性的降解胶原。它们由动脉壁的局部细胞分泌，包括浸润的巨噬细胞和主动脉平滑肌细胞。MMP-9多位于血管外膜、邻近滋养血管，由巨噬细胞分泌。MMP-2由血管平滑肌细胞合成，也可由侵入炎症组织的白细胞合成分泌。另外，MMP-1、MMP-8和MMP-9水平升高与动脉瘤破裂相关，并且含量随着动脉瘤体积增加而增加。其他蛋白水解酶如人巨噬细胞金属蛋白酶（MMP-12）和膜型基质金属蛋白酶1（MT1-MMP）在主动脉瘤中表达也增高。MT1-MMP是由巨噬细胞产生的胶原酶，在主动脉瘤表达增加，它的最大作用可能是作为MMP-2酶原的激活子。

除了MMP表达增加，动脉瘤形成也与组织中MMP水平的异常调节有关。与主动脉的非动脉瘤部分相比，动脉瘤部分超氧阴离子和氧化应激标志物增加，并且活性氧可将MMP由酶原形式转化为活性形式。纤溶酶原激活物，如尿激酶型纤溶酶原激活物（uPA）和组织型纤溶酶原激活物（tPA）可使MMP水平增加。纤溶酶原激活物是MMP-2和MMP-9激活的特异性生理调节因子，在主动脉瘤中过表达，而在正常主动脉中表达不增加。

MMP 与金属蛋白酶组织抑制因子（TIMP）之间及纤溶酶原激活物与金属蛋白酶组织抑制因子（TIMP）之间的表达失衡也是动脉瘤发生的病理生理因素。

（二）炎症

炎症在许多病理性动脉疾病中的作用已被广泛证实。AAA 患者的血管组织部分几乎均存在不同程度的炎症。淋巴细胞和巨噬细胞在 AAA 外膜和中膜表达增加。此外，患者主动脉瘤标本显示病变处黏附分子呈高表达，包括细胞内黏附分子（ICAM-1）和血管细胞黏附分子（VCAM-1）。动脉瘤内的促炎细胞因子水平，包括肿瘤坏死因子 α（TNF-α）、白介素 -1β（1L-1β）、IL-8、单核细胞趋化蛋白 -1（MCP-l）、干扰素 γ（IFN-γ）和IL-6均明显增高。急性期蛋白，包括C反应蛋白、D- 二聚体和血浆铜蓝蛋白，在血浆和血管壁中的表达水平也升高。炎症介质大多由巨噬细胞分泌，但淋巴细胞和主动脉内皮细胞、平滑肌细胞也参与了炎症环境的形成。免疫细胞进入主动脉壁并被激活，创造了炎症环境，使动脉壁内稳定细胞活化，启动弹性蛋白和胶原降解及动脉瘤形成。

（三）生物力学应力增加

生物力学是动脉瘤发生的重要的先天性因素。与管腔直径相比，对管壁应力、管壁强度和应力强度比值的评估可能是更好的预测因子。动脉壁稳定成分的相对减少及不利的血流模式使腹主动脉更易形成动脉瘤。动脉瘤形成后产生代偿机制，但这并不足以阻止这个过程。这种生物力学中力和反应的失衡促使动脉瘤形成。

一些特定的结构改变可能使腹主动脉倾向形成动脉瘤。弹性蛋白在血管壁环周排列成一薄层以适应心脏射血所产生的搏动负荷。每一薄层主要由两条弹性蛋白束和血管平滑肌组成。但是，弹性蛋白在主动脉内的分布并不一致。胸主动脉由 35 ～ 56 条薄层弹性蛋白单位构成，而腹主动脉有 28 条，因此腹主动脉更易发生弹性蛋白降解。另外，与主动脉近端相比，腹主动脉滋养血管的比例较小。动脉组织灌注减少使管壁僵硬，降低顺应性和抗搏动压力的能力。

腹主动脉易于形成动脉瘤的另一个原因是该段血管特殊的血流形式。在实验模型中，主动脉肾下段振荡性血流成分较高，与肾上段血流相比，易于产生反射性压力波，导致动脉壁张力较高。湍流和压力也可因动脉瘤形态加重，促进了涡流和湍流的产生。

除不利的生物力学应力促使动脉瘤形成外，管腔内血栓形成可减少管腔压力向动脉瘤壁的传递，通过降低管壁张力而阻止动脉瘤破裂。另外，管腔内血栓可能促进动脉瘤进展，因为与动脉瘤自身相比，管腔内血栓有更高的蛋白水解酶水平和酶激活剂水平。

四、临床表现和诊断

（一）症状

数据表明，主动脉瘤所面临的最严峻的问题是这种常见的疾病只有在瘤体破裂或死亡时才能被发现。典型的主动脉瘤进展缓慢，可在数年甚至数十年内无任何症状。

1. TAA　本身可无症状，但随着瘤体增大及胸内定位，可同时出现各种各样的压迫症状。

（1）胸升主动脉瘤：随着胸升主动脉瘤增大，主动脉瓣反流，可出现充血性心力衰竭的临床表现。主动脉窦扩张压迫冠状动脉或冠状动脉内血栓栓塞，可引起心肌缺血或心肌梗死。非冠状动脉瘤扩张变形可致右心室流出道阻塞和三尖瓣反流。主动脉窦动脉瘤可直接破入右心室、右心房或肺动脉，导致心力衰竭，并出现连续性心脏杂音。动脉瘤压迫周围组织或侵及邻近骨骼，如肋骨或胸骨时，患者可出现胸痛症状。动脉瘤压迫上腔静脉引起头、颈和上肢静脉充血。这些症状常是动脉瘤破裂或死亡的前兆。动脉瘤还可破入左侧胸腔、心包、肺动脉或上腔静脉。

（2）主动脉弓动脉瘤：可因压迫周围组织而产生相应症状，但大多数是无症状的。压迫气管或主支气管可引起呼吸困难或咳嗽；压迫食管可引起吞咽困难；压迫左侧喉返神经可引起左侧声带麻痹，从而出现继发性声音嘶哑；压迫脉管可引起上腔静脉综合征和肺动脉狭窄；压迫周围组织或侵及肋骨和椎骨可引起胸痛，这主要与动脉瘤的位置相关。主动脉弓动脉瘤可破入纵隔、胸腔、气管支气管树（引起咯血）或食管（引起呕血）。动脉瘤破入上腔静脉或肺动脉可导致动静脉瘘。结核性动脉瘤与其他原因的 TAA 一样，可以表现为胸痛，但通常是无症状的。瘤体破裂也可表现为低血容量性休克。

（3）胸降主动脉瘤：可压迫周围软组织或侵及椎骨引起胸痛。刺激喉返神经引起声音嘶哑，压迫支气管引起呼吸困难，直接侵犯肺实质引起咯血，压迫侵犯食管引起吞咽困难或呕血。胸主动脉瘤可破入纵隔和左胸腔。

2. TAAA　TAAA的患者偶有胃外区或左上腹不适，左侧卧位可有背痛或胁痛，瘤体侵犯椎骨前表面时可致神经根病，还可有内脏动脉闭塞，但是很少出现缺血或梗死。主诉跛行的患者常伴有主动脉、髂动脉或远端动脉闭塞性动脉粥样硬化疾病。由于粥样硬化性动脉瘤的附壁血栓十分常见，有可能成为周围动脉粥样硬化栓塞的来源，可引起远端血管闭塞。TAAA破入左侧胸腔，可产生血胸；AAA可破入腹膜后腔、下腔静脉或十二指肠。

3. AAA　AAA的患者通常无主诉，偶有腹部不适和背痛，一些患者可感觉到腹部有搏动。少见的症状包括腿、胸或腹股沟痛，食欲缺乏，恶心，呕吐，便秘和呼吸困难。左侧髂静脉被瘤体压迫可致左腿肿胀；左输尿管受压可引起肾盂积水；睾丸静脉受压可致精索静脉曲张。瘤体增大压迫椎骨和腰神经根时可引起下背痛，并向大腿后侧放射。胁痛放射至左大腿前或阴囊说明瘤体压迫左侧生殖股神经。瘤体压迫十二指肠可引起恶心、呕吐。膀胱受压可引起尿频、尿急。

AAA破裂引起相应症状预示将出现危及生命的急症。AAA破裂的死亡率为60%。一旦有预兆，需紧急外科处理。典型的AAA破裂三联征包括低血压、背痛和腹部搏动性包块，但这三个症状通常不会同时出现。对于这些患者，还应注意与憩室炎、肾绞痛和胃肠出血这些常见疾病相鉴别。

（二）体格检查

体格检查对TAA的诊断帮助不大，但可以发现右侧胸锁关节抬高或气管移位。主动脉根部扩张可引起主动脉瓣反流。

体格检查的关键是在腹部触及搏动的包块。患者应取仰卧位，屈曲双腿，上腹部或脐周可见搏动性包块，也可触及。为了鉴别AAA和主动脉旁肿块，检查者应将双手置于腹部两侧。动脉瘤在收缩期会向两侧膨胀。这种方法还可帮助估计动脉瘤的横径。40%的动脉瘤患者查体时可在包块上方闻及非特异性杂音。

（三）诊断性检查

影像学检查的目的主要包括了解主动脉及其分支情况、对动脉瘤进行诊断和分型（纺锤状或囊袋状）、测量动脉瘤的横向直径和纵向直径并判断影响治疗的病理类型。影像学检查可用于已确诊动脉瘤患者的纵向监测，也可用于血管内或外科修补术之前确定解剖关系。

1. *胸部X线片*　可为TAA提供第一指征。升主动脉的动脉瘤常明确表现于右侧纵隔。主动脉弓的动脉瘤可使纵隔影像增宽，并更多地向左侧投射。动脉瘤可使气管或左主支气管受压或移位。胸降主动脉瘤的典型表现是凸向左侧胸廓的纵隔肿块。胸部X线片评价主动脉需要做后前位和侧位像。只有TAA扩张到一定程度时胸部X线片才可以见到，所以胸部X线片未见到TAA并不能除外诊断。同样，平片常可显示明确的AAA。腹部前后位和侧位片可见瘤壁钙化的曲线影，若瘤壁两侧钙化明显，可以估测动脉瘤的宽度。

2. *超声*　是腹主动脉瘤诊断和分类最常用的方法。超声检查费用最低，患者不用接触射线，而且能够准确地测量AAA的前后径、横径和纵向径。对于≥3cm以上的AAA，超声诊断的敏感度可达100%。在瘤腔内常可见到血栓，在瘤壁内或瘤壁旁还可见到高密度钙化影。除测量动脉瘤的大小，超声检查还可以帮助确定大动脉分支与毗邻器官的关系。某些特定的超声影像特征对于预测动脉瘤破裂也很有帮助。

超声还可用于诊断和监测TAA。经TTE可见主动脉根部和升主动脉的一部分。TEE对胸主动脉的成像好（除了被气管遮挡的部位），敏感度和特异度均可达95%以上，但因有创性限制了其应用。超声可用于评价术后一些重要的临床问题，包括动脉瘤周围主动脉的大小、吻合口动脉瘤和假性动脉瘤的形成。

3. CTA　是急性动脉瘤术前评价的理想方法，可显示AAA近端和远端的延展情况，还可确定动脉瘤与分支动脉的关系。CTA还可显示血管壁钙化，并通过三维重建技术显示主动脉的成角情况。AAA患者行支架植入术前，要获得准确的解剖信息，最重要的数据就是颈部的直径。CTA可以准确测量血管的直径。术后进行CT检查的主要目的是监测支架植入术后的并发症，包括内漏、装置失效、动脉瘤扩张及动脉瘤破裂。因此，CTA

可用于术前制订手术计划，也可用于支架术后监测。建议支架植入术后 3 个月、6 个月、12 个月各做一次 CTA 检查，之后每年 1 次。CTA 还可用于 TAA 的诊断、随访和围术期管理。CT 用于监测动脉瘤的生长情况，可精确到毫米。CTA 在术前可以准确评价胸主动脉，辅助制订手术计划，并且是随访的标准成像方法。

4. MRI/MRA　是主动脉瘤成像和分类的方法，是非常普遍的术前评价方法。MRA 可测量动脉瘤的直径、长度及受累分支血管和肾动脉近端的直径与长度，可检测内脏动脉、肾动脉和髂动脉狭窄。主动脉移植术前，MRA 是了解主动脉解剖关系的准确方法，优于多普勒超声。对于主动脉支架植入术后的随访，MRA 等同或优于 CTA。血管内支架植入术前后，动态 MRA 均可显示动脉瘤的搏动，并将 AAA 瘤壁的运动定量化，为诊断支架内漏提供依据。

5. 数字减影血管造影（digital subtraction angiography，DSA）　可用于确定血管瘤的长度和分支血管的解剖学特征。但由于 DSA 只能显示主动脉的管腔，不能显示管壁和动脉瘤内的血栓，所以不能测量动脉瘤的大小。在进行支架植入术前，DSA 在确定动脉瘤的长度和主动脉的解剖关系方面具有与 MRA 和 CTA 相近的准确率。但因其有创性而不常用，且造影剂有肾毒性，因此在诊断方面不具有优越性。

五、治疗

1. 一般治疗　戒烟是减少 AAA 扩张和破裂的有效方式。

2. 药物治疗

（1）降压药物：ACEI/ARB 用于治疗 AAA，不仅有降压作用，还具有逆转血管内皮功能紊乱、减缓动脉粥样硬化进程及直接抑制心血管病理性重塑的功能。此外，动物研究发现，β 受体阻滞剂可通过降低血压和抑制基质蛋白降解来抑制 AAA 扩大，但美国血管外科学会（ASVS）2018 年腹主动脉瘤诊疗指南中不推荐使用 β 受体阻滞剂以单纯降低 AAA 增长和破裂的风险。

（2）他汀类药物：一项回顾性研究表明，服用他汀类药物可减缓 AAA 扩张速度。一项 Meta 分析提示，他汀类药物在预防直径＜ 55mm 的 AAA 进一步扩张方面效果明显，可作为 AAA 的用药参考。

（3）抗血小板药：对于减缓 AAA 的扩张速度及预防血栓可能有效。另外，抗血小板药物对于预防动脉瘤患者心血管事件的发生可能也具有重要的作用。

3. AAA 的手术干预　AAA 发生破裂时需行急诊手术干预。由于动脉瘤破裂或栓塞所致死亡及栓子脱落致肢体功能丧失的发生率较高，因此对于有症状的 AAA 患者更适合进行手术治疗。高危或预期寿命较短、有症状的 AAA 患者可选择先行急诊修复术，但一般来说，有症状的 AAA 建议直接行手术治疗。

AAA 腔内修复术于 1991 年由 Parodi 提出，迅速得到多数人的支持，随着多代血管内移植物的陆续开发、检测和投入临床使用，主动脉瘤的血管内治疗技术得到不断发展。与开放手术相比，AAA 血管内修复治疗是一种“小创伤”技术。与传统 AAA 修复治疗相比，其具有多种潜在优势，仅需做股动脉小切口，而无须做腹主动脉大切口。这减少了术后肺部并发症的发生率，避免了广泛腹膜后清除，减少了围术期的出血风险。与开放的外科手术相比，主动脉阻塞时间短，从而减少了术中血流动力学改变和代谢性应激的发生率。血管内 AAA 修复通常死亡率较低（1% ～ 3%），且血管内移植修复后动脉瘤破裂发生率可减少至 1%。然而，血管内修复术后终身需要复查，在某些情况下需要再次介入治疗或行开放修复术。血管内移植物植入的常见并发症包括内漏、支架移位、髂支闭塞、移植物感染及入路相关并发症等，严重不良事件是指手术过程中影响手术成功的不可预测的技术困难，约 1/4 的患者存在技术上的困难，目前，血管内 AAA 修复已经证明可以使手术时间缩短并且几乎不用输血，降低术后患病率、缩短住院时间及使患者尽快恢复正常活动，但是增加了荧光透视和造影剂的暴露。

对于 AAA 手术指征，强调一经发现即应尽早转诊，接受血管专科医师救治。无论观察或是行择期手术修复，都应考虑到以下几点：①观察过程中 AAA 破裂的风险；②修复手术的风险；③患者的生存预期；④患者的个人意愿。ASVS 2018 年腹主动脉瘤诊疗指南中推荐：直径＞ 5.5cm 的纺锤形 AAA 推荐手术治疗；直径为 5.0 ～

5.4cm 的女性纺锤形 AAA 推荐择期手术治疗；直径为 4.0 ～ 5.4cm 小 AAA 根据情况决策，如果现有其他合并症，可考虑提前手术干预，不推荐过早处理单纯 AAA。

开放手术修复 AAA 一直被认为是金标准，并且证据表明其提供长期的稳定性。而且血管内修复手术也不是没有缺点。因此两种方法的选择一直是 AAA 修复最具争议的方面之一。对于大多数患者，开放手术和血管内修复术对预后几乎无差别，但血管内修复术更适用于血管条件较好或血管条件一般但开放手术风险较高的患者。开放手术更适用于年龄较轻、健康的患者，对这些患者而言，两种方法的手术风险几乎相同，对他们来说要考虑术后的长期效果。通过对支架初始结构的调整以进一步改善其稳定性，目前认为血管内修复术适用于大部分血管条件尚可的患者。选择时应注意以下禁忌证：①没有满意的近端和远端健康主动脉作为支架的锚定区；②瘤颈严重扭曲，或瘤颈存在严重钙化 / 血栓；③没有合理的动脉入路，多见于双侧髂股动脉存在严重闭塞性病变，且无法使用简单的腔内手段解决；④造影剂过敏，或有严重的肾病，无法使用造影剂者；⑤肠系膜上动脉已闭塞，需要肠系膜下动脉维持血供。

4. 随访　AAA 直径 2.5 ～ 3.0cm 时，每 10 年监测 1 次瘤体直径变化；直径 3.0 ～ 3.9cm 时，每 3 年监测 1 次瘤体直径变化；直径 4.0 ～ 4.9cm 时，每年监测 1 次瘤体直径变化；直径 5.0 ～ 5.4cm 时，每半年监测 1 次瘤体直径变化。

六、典型个案分析

患者，男性，79 岁，退休，因“发现腹主动脉瘤 1 日”入院。

现病史：患者 1 天前在骨科因“腰椎压缩性骨折”行腰椎 MRI 检查时发现腹主动脉瘤样扩张，考虑腹主动脉瘤可能，无腹痛、腹胀，无恶心、呕吐，无心悸、大汗等不适，为求进一步诊治，以“腹主动脉瘤”收入笔者所在科室。

既往史：高血压 7 年，血压最高 160/100mmHg，口服富马酸比索洛尔、厄贝沙坦，血压控制在 100 ～ 110/60 ～ 70mmHg；2 年前因膀胱肿物行肿物切除术，具体不详。否认糖尿病、高脂血症、脑梗死、肾病、慢性肺部疾病、胃溃疡、出血性疾病；否认肝炎、结核病史，否认其他传染病史，预防接种史不详，否认输血史，否认食物、药物过敏史。

个人史：嗜烟 50 余年，平均 10 支 / 日，未戒；饮酒 10 余年，1 两 / 日，戒酒 5 年。

家族史：否认家族遗传倾向的疾病。

体格检查：体温 36.7℃，脉搏 70 次 / 分，呼吸 20 次 / 分，血压 112 /68mmHg，神志清楚，呼吸平稳，自主体位，体形消瘦，口唇无发绀，气管居中，甲状腺不大，胸廓对称，双侧呼吸运动对称，双肺叩诊清音，听诊呼吸音清，心界不大，心音可，律齐，各瓣膜听诊区未闻及明显杂音。腹软，无压痛、反跳痛，左上腹可触及一个搏动的膨胀性肿块，肝脾肋下未触及，双下肢无水肿。

辅助检查：

（1）血常规：白细胞 4.9×10^9/L；血红蛋白 109 g/L；血小板 98×10^9/L。

（2）肝肾功能、电解质、血糖、血脂、尿常规、粪常规、凝血：未见明显异常。

（3）心电图：窦性心律；ST-T 改变。

（4）主动脉 CTA：主动脉硬化，腹主动脉远段动脉瘤形成（最宽处直径 5.5cm）并腔内附壁血栓形成（图 34-2-1）。

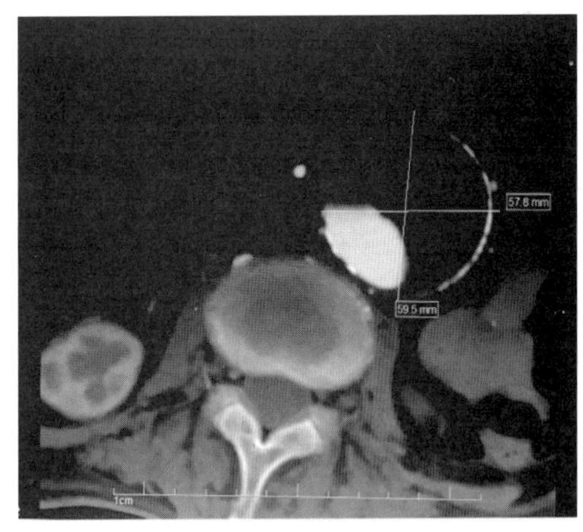

图 34-2-1　主动脉 CTA 显示腹主动脉瘤

诊断：腹主动脉瘤、腰椎压缩性骨折、高血压 2 级（很高危）、膀胱恶性肿瘤术后。

鉴别诊断：

（1）肾绞痛：腹痛、休克、腰背痛是腹主动脉瘤破裂最常见的表现，在休克症状缺如时，剧烈的腰痛、肾区明显叩击痛、镜下血尿等表现常易被误诊为尿路结石、肾绞痛，但患者均无以上表现，可以排除。

（2）肠梗阻：该类患者常表现为肛门停止排气排便，可见胃肠型及蠕动波，机械性肠梗阻肠鸣音亢进，麻痹性肠梗阻肠鸣音减弱或消失，该患者有排便、排气，症状及体征不符合，暂可排除。

（3）急性胆囊炎：一般表现为右上腹部疼痛，可放射至右肩部，伴寒战、发热、恶心、呕吐，查体 Murphy 征阳性，血白细胞计数增高，腹部 B 超及 CT 检查可明确，该患者症状及体征不符合，暂可排除。

治疗方案：

（1）一般治疗：休息、监护、戒烟。

（2）药物治疗：控制血压、心率，富马酸比索洛尔 5mg，口服，1 次 / 日（可减少动脉瘤的扩张速度）。

（3）介入手术治疗：腹主动脉覆膜支架植入术（术后给予阿司匹林 100mg，口服 1 次 / 日 和硫酸氢氯吡格雷 75mg，口服 1 次 / 日治疗，服用 1 年）（表 34-2-2）。

讨论：

（1）表 34-2-2 为不同腹主动脉瘤直径患者的处理方案

表 34-2-2　不同腹主动脉瘤直径患者的处理方案

直径	处理方案
＜ 3.0cm	无须监测
3.0 ～ 4.0cm	每 2 ～ 3 年行超声检查
＞ 4.0 ～ 5.4cm	每 6 ～ 12 个月行超声或 CT 检查，直径＞ 5cm 或扩张速率大于预期应考虑手术
＞ 5.4cm	择期手术

（2）手术治疗适应证

1）腹主动脉瘤直径＞ 5.4cm。

2）增长速度为每年＞ 1cm。

3）出现腹部、背部疼痛或触痛，远端动脉栓塞症状。

第三节　周围动脉疾病

一、定义

周围动脉疾病（peripheral artery disease，PAD）通常被定义为动脉粥样硬化所致的一条或多条周围动脉部分或完全闭塞的疾病。虽然 PAD 一般包括所有的周围血管，但在这一节中，PAD 特指下肢动脉粥样硬化闭塞症，指动脉硬化造成的下肢供血动脉内膜增厚、管腔狭窄或闭塞，病变肢体血液供应不足，引起下肢间歇性跛行、皮温降低、疼痛乃至溃疡或坏死等临床表现的慢性进展性疾病，常为全身性动脉硬化血管病变在下肢动脉的表现。

二、流行病学及相关危险因素

周围动脉疾病患病率随着年龄增长而急剧升高，60 岁和 70 岁两个年龄层的 PAD 发病率均较前一个年龄层升高 10% 以上。对于中重度病变，男性的发病率较女性高。PAD 的主要危险因素与心脑血管疾病类似，只是不同危险因素的重要性相对有所差异。吸烟是 PAD 特别强的危险因素，糖尿病次之。从横断面来说，PAD 与心血管疾病、脑血管疾病相关。校正已知的心血管疾病的危险因素后，PAD 与心脑血管疾病的发病率和死亡率相关。

（一）吸烟

吸烟几乎是所有研究中的最强危险因素，且有研究显示，仍在吸烟的人群患 PAD 的风险比为 2.0 ～ 3.4。有跛行症状的患者戒烟后，不同的功能性和生理性测量已证实 PAD 可以得到改善，死亡率也有所下降。除了使 PAD 风险显著增加外，在同一项比较危险因素的大型队列研究中，Fowkes 等研究者发现吸烟与 PAD 的相关性较其他心血管疾病更强，在所有的传统心血管疾病的危险因素中，只有吸烟与其他危险因素风险比不同，且有统计学意义。

（二）糖尿病

糖尿病与 PAD 的风险紧密相关。糖尿病病程越长或病情越重似乎与 PAD 的相关性更强，在糖尿病患者中进行的研究显示糖尿病病程和胰岛素使用时间与 PAD 相关。此外，合并糖尿病的 PAD 患者较不合并者的临床预后更差。一项研究显示合并糖尿病的 PAD 患者需要截肢的概率是单纯性 PAD 患者的 5 倍，前者的死亡率则为后者的 3 倍。有证据表明，合并糖尿病的 PAD 患者病变血管的解剖学定位也不同于非糖尿病患者，多见于膝部远端动脉。

（三）高血压

大多数研究均表明高血压（主要为收缩压）与 PAD 相关。虽然一些研究表明高血压与 PAD 只是呈中度相关，但由于高血压的患病率较高，尤其是中老年人，所以高血压会显著增加人群中 PAD 的总体患病率。

（四）脂类

高密度脂蛋白胆固醇（HDL-C）在大多数研究中已被证明可预防 PAD。研究发现，总胆固醇与高密度脂蛋白胆固醇的比值与跛行显著相关，比值位于高四分位数的与位于低四分位数的相比前者发生跛行的风险是后者的 3.9 倍。其他脂类的比值没有上述比值的临床价值高。值得注意的是，虽然总胆固醇、HDL-C 和三酰甘油在单因素分析时似乎均与 PAD 相关，但是在多因素回归分析时三酰甘油通常未能纳入独立危险因素。虽然人们对总胆固醇的研究最广泛，但目前尚不清楚总胆固醇能否作为 PAD 的最强独立危险因素。

（五）同型半胱氨酸

已经有一系列的研究探讨了同型半胱氨酸与 PAD 之间的关系，但是结果并不一致。1995 年的一篇荟萃分析纳入了 20 世纪 80 年代末和 90 年代初进行的病例对照研究，提出空腹总同型半胱氨酸每升高 5μmol/L，PAD 发病风险升高 6.8 倍。然而，根据更近的一些研究报道，这种相关性似乎很小，通常仅存在临界统计学差异甚至未见相关性。因此，虽然同型半胱氨酸仍然可能是 PAD 的独立危险因素，但仍需大样本的病例对照研究进一步验证。

（六）其他危险因素

人们也探讨了 PAD 的其他潜在危险因素，如肥胖、酒精摄入量、种族、精神状态、口腔健康、甲状腺功能减退和久坐的生活方式等。

三、病理生理

有 PAD 和跛行的患者，他们的运动能力受到很大限制。大血管阻塞损害了运动过程中含氧血向骨骼肌的输送，导致供应 / 需求不相称。然而，动脉血流动力学和大血管血流量无法完全解释在跛行患者中观察到的运动受限。微循环及骨骼肌结构和代谢功能的改变明显促进了疾病的病理生理学。了解运动受限的这些多重组成部分，使我们能够深入了解在跛行患者中所见的一系列异常的治疗方法。

重症下肢缺血（critical limb ischemia，CLI）是一种状态，其特征为供应肢体的血流量重度受损，从而无法满足静息时组织的代谢需求。肢体动脉的多发性闭塞病灶，加上微循环的功能和结构改变，促进了组织灌注不足及皮肤溃疡和坏死形成。年龄、吸烟和糖尿病是 CLI 的主要危险因素。炎症介质和内源性促凝剂促进了 CLI 的发生和发展。血液成分如红细胞、白细胞和血小板聚集，扰乱了微循环中的血流。对 CLI 中发生的病理生理学紊乱的进一步理解可能使我们获得更多策略来保持肢体活力和改善症状。

（一）周围动脉疾病中的血流动力学

静息时和运动时的肌肉耗氧量都与氧输送[肺的摄氧量、血红蛋白（Hb）的含氧量和局部血流量]和骨骼肌线粒体的氧摄取量有关。在健康人中，最大肌肉耗氧量主要取决于最大氧输送量。在亚极量运动发生时，骨骼肌迅速从血红蛋白中摄取氧，产生脱氧血红蛋白。组织氧摄取变化的动力学与全身耗氧量相关联，以保持氧输送与氧利用间的平衡。在健康人中，运动是血管舒张的主要刺激因素，引起外周阻力下降，这一作用同时合并全身血压升高时，可导致到骨骼肌的动脉血流量大大增加，正常动脉有能力承受大容量的血流量增加，而大型和中型导流血管的血压无显著降低。在 PAD 患者中，动脉闭塞限制了运动中的肌肉的血流量增加。大多数患者由于动脉分支的压力通常可以维持静息时的血流量。然而，在 CLI 患者中，甚至静息时的血流量也可能低于正常水平。此外，由于 PAD 经常累及两支以上的血管，两个串联的同等病灶的血流动力学影响是单个病灶的 2 倍。因此，单独的不严重狭窄，当在同一个肢体内串联合并存在时，就会变得有血流动力学意义。在 CLI 中，患者一般都有流入血管（主动脉、髂动脉）和流出血管（股浅动脉、腘动脉和胫动脉）的病变。这些串联病灶产生的血流动力学危害比在跛行中的常见危害更多。

大多数PAD患者在静息时无肢体症状（伴有CLI的患者除外）。这是因为静息时的血流量足以满足相对较低的组织代谢需求，因此在供应量与保持腿部耗氧量的需求量之间并无不相称。在腿部运动开始时，PAD患者的腿部血流量和腿部耗氧量开始升高，但有延迟。随着运动强度的逐步加大，血流量开始线性增大。然而，PAD患者的运动强度增大时，由于动脉阻塞，血流量限制到一个平台。该平台反映了通过狭窄病灶后的能量损耗，消除了所有能提高血流量的其他驱动力。随着运动的停止，PAD患者的充血期（血流量升高超过静息水平）相对于健康对照者延长。尽管运动过程中存在氧输送的平台，但氧化输出功的进一步增大得到了肌肉氧摄取量增加的支持。

另外，血流量可受内皮因素的影响，内皮源性一氧化氮（NO）是小动脉张力的生理调节的核心。在正常人体中，NO和前列腺素（PG）是运动时的主要自分泌和旁分泌介质。动脉粥样硬化患者有全身内皮功能异常，这与血管舒张受损和血小板聚集增强有关。超氧阴离子的产生所致的氧化应激被认为是内皮功能障碍的一个主要介质。与上述情况一样，已在PAD患者中观察到内皮依赖性血管舒张异常。在CLI中对缺血肢体的截肢可导致内皮功能的一些标志物的改善，提示肢体缺血段可产生局部氧化应激。因此，在PAD中，对运动中的骨骼肌的氧输送的改变不仅与大血管的闭塞过程有关，而且还与内皮功能障碍和血管舒张受损有关。

（二）周围动脉疾病中的炎症和氧化损伤

在跛行中，运动可能导致血浆中硫代巴比妥酸反应化合物、血栓素、白介素（IL）-8、可溶性细胞间黏附分子、VCAM-1、血管性血友病因子（vWF）、E-选择素和血栓调节蛋白的水平升高。这些对运动的炎症反应可能介导了与微循环与骨骼肌代谢的不良相互作用，这可能进一步损害运动能力。因此，自由基的产生和氧化应激可能是组织损伤的介质。

在PAD中观察到的氧化应激可能是对全身动脉粥样硬化的多种炎症反应的一部分，其可在运动时加重。氧自由基的产生可能是PAD中骨骼肌损伤的抑制机制。线粒体氧化损伤可能是一个正反馈系统，因为电子传递链损伤增加了线粒体自由基的产生，从而导致更严重的电子传递功能障碍。这种机制最终可能导致凋亡所致的细胞损失。

（三）周围动脉疾病中的肌肉结构和功能

在健康人中，运动需要协调募集适当的肌纤维类型，以满足特定运动条件的需要，有Ⅰ型氧化慢缩纤维的募集，这种纤维具有线粒体含量高和低强度反复收缩的特性。与此相反，迅速有力的肌肉收缩需要Ⅱ型糖酵解快缩纤维。这些纤维的线粒体比Ⅰ型纤维少，且易疲劳。Ⅱ型纤维包括两种亚型：Ⅱa型纤维有中间产物氧化和收缩特性，而Ⅱb型纤维产生力量的能力最大。

PAD患者的骨骼肌会发生多种组织学异常。这些改变反映了因运动受限引起的失用及缺血、缺血-再灌注和慢性炎症机制造成的直接损伤。肌肉活检研究显示Ⅱ型快缩纤维面积缩小，这与肌肉无力有关。在PAD患者的骨骼肌中已发现各种形态学改变，包括肌肉细胞凋亡和萎缩、纤维类型从氧化Ⅰ型纤维转换为糖酵解Ⅱ型纤维增多、肌纤维去神经、肌球蛋白重链表达改变和线粒体DNA损伤。有跛行的患者还显示存在广泛的骨骼肌去神经。骨骼肌纤维类型和神经功能的改变与肌肉力量下降有关。PAD患者，尤其是CLI患者，有感觉神经功能受损。除肌肉纤维的改变外，骨骼肌中肌肉毛细血管增多。如果毛细血管系统的结构正常，这提示远端弥散距离并非PAD中氧输送的一个限制因素。毛细血管增多可能是大血管血流量降低的代偿，且这些外周弥散的改变（导率较高）可能有功能相关性。

当PAD患者运动时，骨骼肌血流量不足以满足代谢的需求。这种血流量对运动的反应的限制有代谢性后果。在PAD患者中，静息时的肌肉氧饱和状态和磷酸肌酸水平正常。然而，在运动开始时，氧的全身摄取有明显延迟，这与骨骼肌氧摄取的缓慢反应相对应。PAD患者还有氧化代谢的改变，其中线粒体的含量和线粒体酶活性等发挥重要作用。

四、临床表现和诊断

（一）临床表现

1. 症状

（1）间歇性跛行：跛行被定义为“劳力性缺血性肌肉疼痛”，可表现为酸痛、烧灼感、沉重感、灌铅感、抽搐等。疼痛通常源自肌肉床，如小腿、大腿、髋部或臀部，且不局限于关节。血供最差的组织区域通常是肌肉不适的发生部位。例如，行走后出现髋部或臀部不适的患者患有主动脉远端或髂动脉闭塞性疾病的可能性大，而出现小腿跛行则可能由于股浅动脉或腘动脉狭窄或闭塞。活动停止后，肌肉功耗下降，使该区域肌肉能量供需及血流重新达到平衡，疼痛得以迅速缓解。

由活动开始至疼痛产生及疼痛缓解的时间应该是一致且有规可循的。由静止至出现下肢不适的行走距离称为初始跛行距离；自患者行走出现下肢不适起，所能忍受而不停下的最大行走距离称为绝对跛行距离。根据跛行严重程度对下肢动脉粥样硬化性闭塞症进行分期，包括 Fontaine 分类法及 Rutherford 分类法（表 34-3-1）。

间歇性跛行对 PAD 患者功能容量及死亡率具有十分重要的预后价值。约 3/4 间歇性跛行症状的患者可在诊断后 10 年内症状无进展，而约 25% 的患者可进展为更严重的致残性跛行甚至 CLI，而这通常需要进行血管再通治疗，严重者甚至需要截肢。另外，这些患者的 5 年死亡率约为 30%，是正常人的 2 倍以上。

除下肢动脉粥样硬化闭塞症外，主动脉缩窄、动脉纤维肌发育不良、腘动脉瘤、腘动脉窘迫综合征、多发性大动脉炎、血栓闭塞性脉管炎等多种非动脉粥样硬化性血管病变，均可引起下肢间歇性跛行。此外多种神经源性疾病、肌肉关节性疾病和静脉疾病也可能引起小腿疼痛症状，应注意鉴别。

表 34-3-1　下肢动脉粥样硬化闭塞症的症状分期

Fontaine 分类		Rutherford 分类			
分期	临床表现	分级	类别	临床表现	客观标准
Ⅰ期	无症状期		0	无症状期	踏车试验*正常
Ⅱ（复杂期） Ⅱ a 期	间歇性跛行，无痛行走距离＞ 200m	Ⅰ	1	轻度间歇性跛行	完成踏车试验，之后踝压＞ 50mmHg，但低于休息时的踝压至少 20mmHg
Ⅱ b 期	间歇性跛行，无痛行走距离＜ 200m		2	中度间歇性跛行	介于 1 和 3 之间
			3	重度间歇性跛行	不能完成踏车试验，之后踝压＜ 50mmHg
Ⅲ期	静息痛	Ⅱ	4	缺血性静息痛	休息时踝压＜ 40mmHg，足背和胫后动脉几乎不能触及，跖压＜ 30mmHg
Ⅳ期	静息痛伴缺血表现（组织缺失、溃疡、坏疽）	Ⅲ	5	小块组织缺损，非愈合性溃疡，局灶性坏疽伴足底弥漫性缺血改变	休息时踝压＜ 60mmHg，足背和胫后动脉几乎不能触及，跖压＜ 40mmHg
			6	大块组织缺损，超过跖骨头平面，足部功能无法保留	同标准 5

* 标准踏车试验在 15° 斜面上，速度为每小时 2 英里，时间为 5 分钟（1 英里 =1609.34 米）。

（2）重症下肢缺血（critical limb ischemia，CLI）：是 PAD 最严重的临床表现之一。对于吸烟及糖尿病患者，其 CLI 的患病风险相对较高。重症下肢静脉缺血继发于静息性组织缺血，以足部疼痛、溃疡不愈、组织坏疽等为主要表现，常为剧烈、不间断性疼痛，局限于足端或趾端，以溃疡或坏疽发生区域为著，血流严重受限，以至重力作用，即可引起下肢相关症状的产生。患者常主诉抬高患肢可使疼痛加剧。疼痛通常在夜间加重，患者平卧时，下肢不再处于下垂姿势，而是与心脏平齐；患者常采取将患肢垂落地面的方式减轻疼痛。患者无法使用患肢，且长期将患肢置于下垂姿势，可能会引起末梢水肿，且会与静脉疾病相混淆。在这种严重缺血的情况下，任何皮肤的刺激，甚至床单或被子的触碰，都会引起疼痛。在缺血性神经病变中，这会导致足部撕裂样疼痛。CLI 的其他症状包括患肢感觉过敏、耐寒度下降、肌肉无力、关节僵硬等。CLI 的严重程度在 Fontaine 分类和 Rutherford 分类中都有相关界定（表 34-3-1）。

CLI 应与动脉粥样硬化性栓塞相鉴别，后者又称蓝趾综合征，发生于大血管粥样硬化性斑块脱落，引起远端小血管栓塞时。不同的是，动脉粥样硬化性栓塞时，由下肢至足背动脉均可触及搏动。其他提示动脉粥样硬化性栓塞的基础疾病有新发肾功能不全、嗜酸性粒细胞增多症等。体格检查可发现患者足趾、足背部的片状发绀、褪色或网状青斑。

（3）急性下肢缺血：可继发于原位血栓形成，或源自心脏或大动脉的大量纤维素血小板聚集引起的血栓栓塞，从而引起远端动脉的闭塞。病程进展迅速，典型表现为 5P 症状，即疼痛（pain）、苍白（pallor）、无脉（pulselessness）、麻痹（paralysis）和感觉异常（paresthesia），症状的严重程度常取决于血管闭塞的位置和侧支代偿情况。

2. 体格检查　在患者初次就诊时，应对其一般情况及皮肤、心、肺、腹部和肢体情况进行综合性检查，以发现系统性原发病的证据，并为患者血管疾病的诱因及表现提供理论支持，且应对患者的全身血管系统进行检查，包括测量双侧上肢动脉血压。如测得结果差值≥ 10mmHg，则可能表示存在（头臂干）无名动脉、锁骨下动脉、腋动脉或肱动脉狭窄。应对所有患者进行颈动脉、肱动脉、桡动脉、尺动脉、股动脉、腘动脉、足背动脉和胫后动脉的触诊。现有几个不同的描述动脉搏动的方法，其中有学者将动脉搏动分为 0 级（无搏动）、1 级（搏动减弱）和 2 级（搏动正常）。除足背动脉外，下肢任何区域的动脉搏动消失都会使 PAD 的患病概率上升；约在 8% 的健康人中，足背动脉是无法触及的。当触及周围动脉搏动消失，可能预示当前脉搏和消失脉搏之间血管存在严重狭窄。偶尔在严重狭窄水平之下也可触及动脉搏动，这通常发生于髂动脉疾病，侧支循环可维持远段动脉灌注压的情况下。

如患者体质允许，应对其进行腹主动脉触诊，以排除主动脉瘤的可能。当腹部动脉搏动范围增大，或超过某一周围动脉（如腘动脉）时，可能提示存在 AAA。一旦触及腹主动脉搏动，也应同时对周围动脉进行听诊。如触及扩张性或搏动性脐周包块，则提示可能存在 AAA。对正常血管进行听诊应无明显杂音，应注意在颈动脉、锁骨下动脉、腹部、下背部及股动脉听诊区进行听诊。闻及杂音表示该区域存在涡流，常由动脉狭窄引起，但也可为外源性压迫或动静脉畸形；当血管完全闭塞时，无血流通过，此时不会听到杂音。

对患者进行皮肤检查以确定是否存在皮温改变、水肿、未愈或陈旧性创面，或慢性缺血的体征，包括皮肤变薄、发亮，指甲变黄、变厚，毛发脱落等。足部或足趾发绀或苍白可能是溃疡形成的先兆。对皮肤的检查可发现慢性缺血的营养学证据，包括交感去神经化（如毛发生长减退或汗液分泌减少）和感觉运动神经病变（如振动觉缺失）。CLI 可引起肌肉和皮下组织萎缩、毛发脱落、瘀点、皮肤变薄、干燥脱屑等。CLI 患者在下肢呈水平位时可表现为足趾及足部皮肤发凉、苍白。

皮肤外观随肢体抬高或下垂而发生改变，可为判断 PAD 的严重程度提供参考。如下肢抬高 45° ～ 60° 达 1 分钟后，皮肤在 10 ～ 15 秒变得苍白，则证明可能患有严重 PAD；1 分钟后，嘱患者坐起并让下肢下垂，记录足静脉重新充盈时间。缺血所导致的微动静脉扩张可使足部因下垂而表现为皮肤变紫，称为“悬垂性发红”。通常情况下，静脉重新充盈时间为 10 ～ 15 秒，如该时间延长，或 1 分钟后出现肢端麻木感，则提示患有严重 PAD。

动脉裂隙最常发生于足跟、足趾、趾蹼，或足部受压处（如跖球部）。动脉性溃疡常为环形，质软，且易感染。溃疡的基底部通常为白色，且相比静脉性溃疡较为干燥；然而，由于坏死组织容易感染，皮下常有脓性分泌物渗出。溃疡表面可覆有焦痂。对于 CLI 患者，坏疽最常出现在足趾处，但也可发生于跖球部或足跟处。如不并发感染，则多为干性坏疽，皮肤干枯变黑并坏死。

3. 血管相关检查

（1）踝肱指数（ankle-brachial index，ABI）：是指足踝与手臂的收缩压比值。ABI 的异常降低通常反映下肢的动脉粥样硬化，其作为 PAD 的诊断指标已被证明具有良好的操作性。ABI 已被证实与心血管疾病的危险因素和疾病结局具有高度相关性。当 ABI 值低于 1.0 时，不良事件的发生率随之升高，即使未出现任何症状。ABI 的值越低，心血管相关疾病的发病率和死亡率就越高。ABI

小于或等于 0.8 时，10 年年龄标化的死亡率便升高 1 倍。ABI 小于或等于 0.4 时，死亡率为正常人的 4 倍，因此，ABI 的测量值可作为 PAD 和心血管风险值的评价标准。

在临床实践中，ABI 是通过内科标准使用的血压计测得的，同时使用多普勒仪检测脉搏。测量前要求患者仰卧休息 5 分钟。踝关节处需同时检测两侧足背动脉及胫后动脉的血压。传统上常使用这两个位置中较高的血压值代入 ABI 的计算，若使用较低的血压值或平均血压值代入计算，则有可能改变 PAD 的流行病学情况（计算出的患病率有一定提高）。

踝部收缩压的正常值应不低于肱动脉收缩压，故 ABI 的值应≥ 1.0，而健康人的 ABI 为 1.0 ～ 1.43。诊断 PAD 时 ABI 的测量值为 0.9 或更低，而 ABI 为 0.9 ～ 1.0 时被称为临界异常值。ABI 是诊断 PAD 的可靠指标，当其测量值为 0.9 或更低时，敏感度为 79% ～ 95%，特异度为 96% ～ 100%。ABI 小于或等于 0.4 时为极度异常，常在 CLI 患者中出现。

然而 ABI 测量法也有其局限性。ABI 与功能容量及症状的关联较弱。静息状态下，PAD 患者的 ABI 值很少会达到正常，可发生于主髂动脉狭窄和动脉系统侧支循环建立良好的情况下，此时灌注压尚能维持。当患者 ABI 值正常，但高度怀疑 PAD 时，应进行门诊运动功能测试。此外，ABI 不能反映远于踝关节的闭塞情况。人们也注意到，身高较高者的 ABI 也较高；左侧下肢的 ABI 值较右侧略小。也有数据显示，正常人中的女性及非裔美国人的 ABI 值较低。动脉钙化（内侧钙质沉着）可使足踝动脉弹性下降而最终导致虚高的 ABI 值。这种情况在糖尿病患者中特别常见，也可见于终末期肾病患者及老年人中。

（2）血管功能性检测：通常在无创性血管病学实验室中完成。将血压计袖带置于大腿近端、大腿远端、小腿和踝部。将超声探头置于胫后动脉或足背动脉。如有动脉狭窄或闭塞，患者动脉灌注压会下降。如两侧大腿测得的动脉压力差＞ 20mmHg，或两膝以下＞ 10mmHg 可说明存在动脉狭窄。

脉搏容积记录（pulse volume recording，PVR）或节段充气容积描记法（segmental pneumatic plethysmography）为每次脉搏下肢体容积的相对变化值，并可通过测量不同肢体节段血压获得结果，得到代表脉搏压力与血管壁顺应性之间关系的脉搏 - 容积波形。健康人的脉搏 - 容积波形与其正常动脉压波形相似，当在明显狭窄部位远段记录时，灌注压下降，波形也随之改变，节段性血压描记法和 PVR 的结合增加了诊断动脉狭窄的准确性。

脉搏波传导速度（pulse wave velocity，PWV）是动脉僵硬度的常用评估指标，可以通过测量两个动脉节段之间的脉搏波传导距离和时间计算得到。PWV 可由血管超声设备或血管自动检测装置测得，并且可以检测不同动脉节段，如颈动脉 - 股动脉、颈动脉 - 桡动脉或肱动脉 - 踝部动脉节段的脉搏波传导速度。其中颈 - 股动脉脉搏波传导速度（carotid femoral pulse wave velocity，CF-PWV）检测目前被认为是大动脉僵硬度评估的金标准。研究提示，动脉硬化不仅是血管老化的表现，而且还是心血管疾病风险的预测因子，较高的动脉僵硬度与冠状动脉、下肢动脉和脑血管的亚临床疾病负担增加显著相关。此外，衰老伴随的血管硬化过程在多种危险因素作用下加速。除传统的心血管事件不良后果之外，血管性认知损害（vascular cognitive impairment，VCI）是另一重要危害。与阿尔茨海默病不同，VCI 患者寿命更低，社会和家庭的负担更重。PWV 作为重要的血管损伤标志物用于评估患者血管衰老和损伤的整体风险，并有助于早期识别血管损伤。

（3）平板试验：无论患者 ABI 正常或近似正常，在运动时诱发症状也可使 PAD 的诊断成立。运动平板试验可增加狭窄区血流，提高 ABI 的敏感度。通过运动平板试验可协助获得间歇性跛行的诊断，并对运动耐量提供量化指标参考。对行走能力的评价有多种方案，但每种仅能用于评价两种运动方式的其中一种：持续或分级式运动。用于持续运动的方案（如 Carter 方案）需要设置固定的速度（1.5 ～ 2 英里 / 小时，即 2.4 ～ 3.2 公里 / 小时）和坡度（0% ～ 12%）；而在分级式运动方案（如 Hiatt 或 Gardner 方案）中，则需要逐渐增加速度和坡度。对于这两种方案，需在患者静息时测量其肱动脉和腋动脉血压，嘱患者上机行走至力竭，休息 1 分钟内再次测量肱动脉和腋动脉血压。对于运动耐力下降的 PAD 患者，其踝动脉压相比肱动脉压上升幅度降低，而更为常见的情况是踝动脉压下降，造成 ABI 降低。踝动脉压下降与动脉闭塞性疾病直接相关。相似地，其恢复时间也与疾病的严重程度直接相关。除 ABI 外，尚有两个参数需要记录，即跛行出现的时间（初始跛行距离）和至力竭或无法耐受而停止运动的时间（绝对跛行距离）。持续运动方案的行走距离的变异度高于分级式运动方案，故后者临床上更为常用。

（4）双功能超声：结合 B 型亮度调制型超声、彩色多普勒成像和脉冲多普勒血流速度分析，可对下肢动脉粥样硬化的部位和严重程度做出准确评价。通常，流经每个动脉节段的血流应为层流，且颜色、外观同质均一；在粥样硬化部位，血液变为涡流经过，且流速增加，使该区域颜色变得不一致，使用脉冲多普勒超声分析狭窄部可见流速增加，并有光谱线增宽表现。狭窄区域的收缩峰值流速与狭窄近段正常区域流速之比≥ 2 时，提示病变区域存在 50% 或以上的狭窄。双功能超声在血管有钙化斑块的区域的准确度会因致密的钙盐沉积影响声学成像而有所降低。对于串联性狭窄病变的诊断更为困难，因为超声成像是依靠对相邻血管节段动脉峰值流速的比较获得诊断的，而串联型病变间区域的血流动力学会发生改变。超声可单独用于手术或经皮介入治疗血管再通的术前准备。

（5）磁共振血管成像（magnetic resonance angiography，MRA）：是一项诊断 PAD 十分准确的影像学检查方法，可直观显示外周静脉及狭窄的部位。多数 MRA 使用含钆造影剂进行成像。MRA 可识别血管狭窄，对适宜行旁路移植术且 DSA 无法显示的远端血管进行显影。

MRA 的一个潜在局限为对病灶严重程度的过高估计，对旁路移植血管成像也存在相似的优势和局限性。由于 MRA 的无创性及诊断旁路血管的优越性，MRA 可作为一套完备的诊疗计划中首先应使用的诊断方法，而在需要更高分辨率的成像时以 DSA 作为备选方案。三维 MRA 的出现使得 MRA 将最终可用作患者接受血管再通治疗前独立而卓越的一项诊断方法。

（6）CTA：在诊断下肢 50% 或以上狭窄程度的集合敏感度和特异度分别为 91% ～ 92% 和 91% ～ 93%。CTA 的扫描速度快，且相比 DSA，其电离辐射低 75%，随着图像分辨率上升，CTA 可作为诊断性医疗设备中的常规检查手段。

（7）DSA：是获得动脉解剖结构最广泛应用，且最有诊断学价值的一种检查方法。DSA 消除了图像中的骨质和软组织影，且增强了血管成像的图像细节。尽管这一技术被广泛作为获得血管解剖学结构的可靠方法，但它是一个有创操作，需要静脉注射造影剂，有一定的肾毒性，有动脉粥样硬化栓塞、假性动脉瘤和动静脉瘘（AVF）形成的风险，这些缺点促使了替代性血管成像技术的不断发展。

（二）诊断

对 PAD 的诊断始于记录典型患者人群的临床表现，这包括对患者进行详细、有针对性的病史采集，以获得肢体及系统性动脉粥样硬化的临床证据。对于高龄、冠状动脉或脑血管粥样硬化患者或高危人群，如吸烟及合并糖尿病、肾衰竭的患者，应加强对 PAD 的关注。

下肢动脉粥样硬化的诊断标准：①年龄＞40 岁；②有吸烟、糖尿病、高血压、高脂血症等高危因素；③符合下肢动脉硬化闭塞症的临床表现；④缺血肢体远端动脉搏动减弱或消失；⑤ ABI ≤ 0.9；⑥影像学检查证据：彩色多普勒超声、CTA、MRA 和 DSA 等影像学检查显示相应动脉狭窄或闭塞等病变。符合诊断标准前 4 条可做出临床诊断。ABI 和彩色多普勒超声可以判断下肢的缺血程度。确诊和拟定外科手术或腔内治疗方案时，可进一步行 MRA、CTA、DSA 等检查。

五、治疗

PAD 患者的治疗必须考虑心血管不良事件，这包括涉及全身动脉粥样硬化的疾病（如心肌梗死、脑卒中、死亡）。此外也要考虑肢体相关的症状和预后（功能、生活质量、肢体能力）。PAD 患者的综合处理主要有 3 个核心目标：①预防心血管不良事件；②提高患者的功能能力和生活质量；③肢体保护和护理。有效的药物治疗并不能有效提高严重肢体缺血患者肢体存活率，因此这些患者应考虑血运重建，包括基于导管的血运重建和外科血运重建。

（一）周围动脉疾病的综合管理及药物治疗

对于 PAD 患者而言，控制危险因素和抗血小板治疗均很关键。受监督的康复运动和使用 PDE

抑制剂西洛他唑能改善跛行患者的步行距离。遗憾的是，目前治疗跛行的药物仍十分有限，更多新疗法仍需进一步探究。

1. 控制危险因素、抗血小板治疗、预防心血管事件

（1）戒烟：吸烟与PAD的发生和进展呈强相关。戒烟对于PAD患者来说是控制危险因素的重要组成部分。流行病学的研究已证实，戒烟可改善PAD患者心血管和肢体有关的不良结局。对于吸烟者应严格要求并督促其戒烟，如戒烟困难可在替代治疗辅助下完成。

（2）高血压治疗：控制血压是预防脑卒中/心肌梗死和充血性心力衰竭（CHF）的关键。建议全体PAD患者定期进行血压监测。血压检测时应至少测量双上肢的血压各一次，以排除由于隐匿性锁骨下动脉狭窄而导致的单侧血压监测不准确。血压控制可通过服用药物来达到，单用或联用均可。任何类别的降压药均可用于患者的降血压治疗，ACEI或ARB类药物应作为一线治疗药物，适用于有症状的PAD患者，β受体阻滞剂是有效降压药物，不会对跛行产生负面作用。

处理存在CLI的患者时应小心，因为太激进的降压可能会对这部分患者造成损伤。即使血压正常的PAD患者服用ACEI或ARB治疗均能获益。对于伴有PAD的糖尿病患者尤应进行强化降压治疗。2015年中华医学会关于下肢动脉硬化闭塞症诊治指南建议：①仅合并高血压的患者建议控制血压＜140 /90mmHg；②高血压同时合并糖尿病或慢性肾病的患者建议控制血压＜130/80mmHg。

（3）糖尿病控制：对于合并糖尿病的PAD患者，必须加强饮食管理。控制血糖目标值：空腹80～120mg/dl（4.44～6.70mmol/L），餐后120～160mg/dl（6.7～8.9mmol/L），糖化血红蛋白（HbA1c）＜7.0%。然而，对下列患者的血糖控制可放宽：有严重低血糖反应史、广泛微血管和大血管疾病及预期寿命不长的患者。预期寿命长且无重大心血管疾病的糖尿病患者可采用更为严格的目标。例如，HbA1c＜6%～6.5%考虑周围神经病变的发病率较高，对于伴有PAD的糖尿病患者，除了控制血糖以外，建议定期到医院进行足部检查，学习自我足部护理，选择合适的鞋袜。美国糖尿病学会和美国心脏病学会（American College of Cardiology，ACC）/美国心脏协会（American Heart Association，AHA）建议50岁以上的糖尿病患者及50岁以下但有其他危险因素的患者进行ABI监测。

（4）降脂治疗：应控制低密度脂蛋白（LDL）水平＜2.6 mmol/L，对于具有缺血高风险的下肢动脉硬化闭塞症（ASO）患者，建议控制LDL水平＜1.8 mmol/L。建议服用他汀类药物。

（5）抗血小板治疗：考虑到抗血小板治疗后，动脉粥样硬化患者的严重血管事件可减少20%～25%，所以建议所有PAD患者均接受抗血小板治疗。推荐使用的抗血小板药物包括阿司匹林、氯吡格雷等。低剂量阿司匹林（75～150mg/d）可以获得与高剂量相同的疗效。阿司匹林联合氯吡格雷可降低有症状的PAD患者（无出血风险和存在心血管高危因素）心血管事件的发生率，但应警惕出血风险。

（6）抗凝治疗：目前不推荐PAD患者常规口服抗凝剂。以下情况可考虑抗凝治疗：肢体急性缺血发作且已行溶栓治疗；血栓栓塞风险增加（心房颤动、人工心脏瓣膜、静脉血栓栓塞病史），若PAD患者伴有上述情况，应在口服抗凝剂的基础上加用小剂量阿司匹林。

2. 间歇性跛行和肢体缺血的治疗

（1）运动训练：运动和康复治疗必须在专业指导下进行，每次步行30～45分钟，每周至少3次，至少持续12周。推荐的运动方式有行走、伸踝或屈膝运动。也可以采用其他运动形式，但有效性不明确。开始运动康复前，患者应进行全面的心血管风险评估，包括病史采集、体格检查，查明所有动脉粥样硬化相关的危险因素。每次运动训练时，鼓励患者步行至中重度的症状出现时休息。休息后症状缓解，继续行走至症状重新出现。在训练过程中，这种症状出现消失的周期应尽量多。对于无法参加受监督运动训练计划的患者，建议进行家庭步行计划。

（2）血管扩张药物：有可能是肢体和心肌的病理生理差异使得血管扩张药在这两种组织中的作用不同。扩血管治疗可降低心肌对氧的需求，但并不能改变骨骼肌对氧的需求。因此，血管扩张剂仅能改善时刻均在运动的肌肉（如心肌）的血液供应。目前尚无一种扩血管药物能提高运动骨骼肌肉的血流以对抗动脉闭塞性损伤，也没有

一种药物能改善间歇性跛行的症状或运动能力客观指标。然而，有一种扩血管药物，西洛他唑，能提高跛行患者的行走距离。

1）西洛他唑：是一种磷酸二酯酶（PDE）Ⅲ抑制剂，能增加环磷酸腺苷（cAMP），使血管舒张。西洛他唑还具有抗血小板活性，不仅能够直接抑制血小板功能，改善内皮细胞功能，还可通过减少循环中活化或预调节的血小板数目而有效预防血栓性疾病。西洛他唑对间歇性跛行患者改善步行距离有效，2007 年，西洛他唑被泛大西洋协作组织（TransAtlantic Inter-Society Consensus，TASC）Ⅱ指南推荐作为治疗间歇性跛行的一线药物，ACC/AHA 对 PAD 的治疗指南也推荐使用（Ⅰ类）。医师在开具此药物时应注意其副作用及避免对充血性心力衰竭患者使用。

2）前列腺素：本类药物包括前列腺素 E_1（PGE_1）、前列环素（PGI_2）及其类似物贝前列素和伊洛前列素。药理作用是扩张血管和抗动脉粥样硬化（保护血管内皮、抗内膜增生、抗血小板）。可提高患肢 ABI，改善由下肢缺血引发的间歇性跛行、静息痛及溃疡等症状。对于有间歇性跛行的患者，不推荐口服或静脉注射血管扩张剂前列腺素来改善步行距离。此外，这些药物降低严重肢体缺血患者截肢或死亡风险的效果不理想。

3）沙格雷酯：是 5- 羟色胺受体（$5\text{-}HT_2$）选择性拮抗药。通过选择性地拮抗 $5\text{-}HT_2$ 与 HT_2 受体的结合，抑制血小板凝集及血管收缩，用于改善慢性动脉闭塞症引起的溃疡、疼痛及冷感等缺血症状。

（3）血液流变药物：己酮可可碱是甲基黄嘌呤衍生物，美国 FDA 在 1984 年批准了它作为间歇性跛行患者的治疗药物。己酮可可碱可以降低血黏度，血浆黏度，改善红细胞、白细胞成形，抑制中性粒细胞黏附和激活，减少血浆纤维蛋白原。己酮可可碱的副作用包括恶心、呕吐、嗳气、胃肠胀气、腹胀、头晕等。这些副作用可导致 9.6% 的患者停用该药物。己酮可可碱用于治疗间歇性跛行的临床疗效仍不太明确。这种药改善跛行距离并不大，可能会被患者忽略。尽管如此，ACC/AHA 的指南仍推荐己酮可可碱作为治疗间歇性跛行的二线用药。不建议己酮可可碱治疗严重肢体缺血。

（4）代谢药物：间歇性跛行的症状可能部分与骨骼肌代谢异常引起。因此，改善氧化代谢的药物有可能不需要提高血液供应就能增强骨骼肌功能。雷诺嗪是哌嗪的衍生物，能抑制脂肪酸氧化，激活丙酮酸脱氢酶，并且将代谢向碳水化合物氧化的方向发展，从而提高氧化效率。有研究表明，雷诺嗪能改善间歇性跛行患者的无痛行走时间。

（二）周围动脉疾病的血管内治疗

最早 Charles Dotter 提出了以导管为基础的非手术外周血管重建术的概念，之后 Andreas Gruentzig 将这一概念进一步发展为球囊扩张导管。以导管为基础的血运重建在很大程度上取代了传统的开放性手术，成为择期治疗下肢缺血的第一治疗选择。

1. 适应证

（1）间歇性跛行影响生活质量，运动或药物治疗效果不佳，而临床特点提示采用腔内治疗可以改善患者症状并且具有良好的风险获益比时。

（2）严重肢体缺血患者合并严重的心肌缺血、心肌病、充血性心力衰竭、严重肺部疾病或肾衰竭时，手术治疗的风险增高，应尽可能首选腔内治疗。但是对于肢体已严重坏死、顽固的缺血性静息痛、合并感染或败血症，并且因合并症导致预期生存时间较短的严重肢体缺血患者，应考虑首选截肢。注意：该类患者合并冠状动脉病变，需要完善超声心动图、BNP 等评估心功能情况，必要时给予改善心功能治疗。

2. 方式　经皮球囊扩张成形术、支架植入、斑块切除术、切割球囊、药物球囊等。

3. 围术期

（1）整体评估：进行外周血管内介入治疗之前需要对患者进行完整的心血管评价，特别注意动脉粥样硬化的危险因素。动脉粥样硬化是一种全身性疾病，这类患者应控制危险因素（戒烟指导，将血脂降至目标值），心血管疾病筛检和最优药物治疗。

下肢血管介入治疗之前就客观而确定地评估患者的功能状态，如病史采集、体格检查和适当的无创性检查。如果患者的行走能力没有问题，那么应测量休息和运动时的 ABI、记录 PVR。其他抗非侵入性的方法，如血管超声、MRA 或 CTA，可能有助于了解患者血管的情况，可按需选择。下肢血运重建时，必须通过造影可视化靶病变血管血液的流入情况，对于择期血运重建的患者，MRA 或 CTA 的结果非常有用。

（2）术前用药：外周血管介入治疗的唯一的术前用药是阿司匹林。也可使用其他抗血小板药物，但是没有证据表明其他抗血小板药物能提高手术成功率或减少并发症。当患者不能耐受阿司匹林时，可改用噻吩吡啶类药物。没有证据支持外周血管介入治疗后双联抗血小板。

4. 术中及术后注意事项

（1）抗凝：除了静脉注射普通肝素（UFH）5000 IU 使凝血时间（ACT）达 250 ～ 300 秒外，没有标准的抗凝治疗。目前，没有证据表明使用糖蛋白（GP）- Ⅱ b/ Ⅲ a 血小板受体拮抗剂、低分子量肝素或抗凝血酶可提高外周血管介入的疗效和安全性。

（2）血管通路：介入手术成功的第一步是建立适当的血管通路。大多数的外周血管介入手术可在多个位置建立血管通路（如桡动脉、肱动脉、股动脉、腘动脉）。然而，某些特殊情况需要特殊的血管通路才能保证手术成功。介入医师需要掌握建立顺行或逆行的股动脉通道。膝以下靶病变最好建立顺行的股动脉血管通路，而股浅动脉近端病变最好建立逆行股动脉血管通路。偶尔情况下需要建双侧逆行股动脉血管通路，如处理髂总动脉分叉病变时。

（三）周围动脉疾病的外科治疗

当药物治疗或经皮介入治疗效果不佳或无法进行时，外科手术仍可用于不同阶段动脉闭塞症的治疗，如主 - 髂动脉闭塞症患者伴致残性跛行、缺血性静息性疼痛和缺血性溃疡或坏疽时。根据每位患者具体情况和解剖结构，有经验的血管外科医师可选择多种不同外科术式，如主 - 髂动脉闭塞病变的血运重建方式包括主 - 髂动脉内膜切除术、主动脉 - 双侧股动脉旁路术，以及解剖外血运重建，如髂动脉 - 股动脉、股动脉 - 股动脉或腋动脉 - 股动脉旁路移植术。

六、典型个案分析

患者，男性，67 岁，退休，因“左侧第 2、3 足趾破溃伴疼痛 2 个月”入院。

现病史：患者于 2 个月前无明显诱因出现左侧第 2、3 足趾破溃，伴有流脓、疼痛，有夜间疼痛发作，影响睡眠，伴有局部足面的红肿表现，伴有足趾发凉，无发热，无下肢肿胀，无头晕、头痛、恶心、呕吐，无胸闷、胸痛、放射痛，无腹痛、腹泻，自行外用抗炎类药物，后破溃逐渐好转，但仍有疼痛发作，较前加重，后就诊于笔者所在医院门诊，行血管超声提示左侧下肢动脉狭窄。为求进一步诊治以“下肢动脉粥样硬化闭塞症”收入院。

既往史：2 型糖尿病病史 20 年，目前服用阿卡波糖、格列美脲及使用胰岛素控制血糖，血糖控制不佳。高脂血症病史 10 年，服用他汀类药物。冠心病、急性心肌梗死、冠状动脉支架术后 10 年。高血压 1 年，未规律诊治。

个人史：吸烟 40 年，10 ～ 40 支 / 日，未戒烟；无酗酒史。

家族史：否认家族遗传性疾病病史。

查体：体温 36.4℃，脉搏 62 次 / 分，呼吸 18 次 / 分，血压 150 /70mmHg，神志清楚，精神可，双肺呼吸音粗，未闻及干湿啰音，心率 62 次 / 分，律齐，心脏各瓣膜听诊区未闻及杂音，腹软，无压痛、反跳痛，肝脾肋下未触及，双下肢无水肿，无肌肉萎缩。左侧第 2、3 足趾破溃，左侧足面红肿。左下肢：股动脉 2+，腘动脉 1+，足背动脉 0，胫后动脉 0。

辅助检查：

（1）血常规、尿常规、粪常规、肝肾功能、电解质、凝血功能、BNP、血脂：未见明显异常。

（2）全压型糖化血红蛋白：11.2%。

（3）ABI：左侧 ABI，0.64；右侧 ABI，0.91。

（4）左下肢超声：左侧下肢动脉硬化斑块，左侧股浅动脉局部狭窄可能，左侧胫前动脉重度狭窄或闭塞。

（5）下肢 CTA：双下肢动脉广泛硬化，左侧股动脉远段局部管腔重度狭窄，左侧胫前动脉次全闭塞（图 34-3-1）。

诊断：下肢动脉粥样硬化闭塞症 Fontaine Ⅳ期、冠状动脉粥样硬化性心脏病、陈旧性心肌梗死、冠状动脉支架植入术后状态、2 型糖尿病、高脂血症、高血压。

鉴别诊断：

（1）血管闭塞性脉管炎：多见于青年男性，有吸烟史，此类患者可有行走后下肢疼痛、麻木、肿胀、沉重感，多有游走性浅静脉炎史，多累及四肢中小动脉，造影典型表现为中小动脉节段性闭塞，而在病变的动脉之间，可见管壁光滑的正常动脉，并可见许多细小的侧支血管。与该患者不符合，暂不考虑。

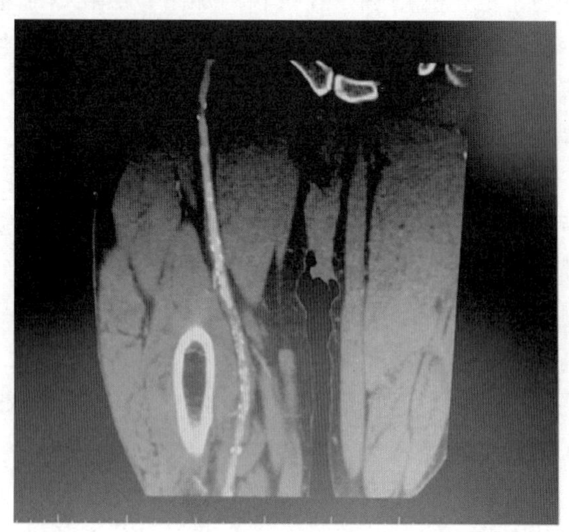

图 34-3-1 下肢 CTA 显示左侧股动脉远段局部管腔重度狭窄

（2）多发性大动脉炎：多见于女性患者，活动期可有肌肉酸痛，红细胞沉降率增快，免疫学检查可有异常，暂不考虑。

（3）动脉栓塞：一般都有组织缺血的表现，如肢体疼痛、苍白发冷、麻木和动脉搏动消失。疼痛剧烈，突然发生。患肢苍白，最后发生坏疽，并常有心房颤动、瓣膜病等易致动脉栓塞的病史。与患者不符，暂不考虑。

治疗方案：

（1）非手术治疗

1）一般治疗：戒烟。

2）降脂：匹伐他汀，2mg，口服，1 次 / 晚。

3）降压：硝苯地平控释片 30mg，口服，1 次 / 日（高血压同时合并糖尿病的下肢 ASO 患者建议控制血压＜ 130/80mmHg）。

4）降糖：精蛋白生物合成人胰岛素注射液（预混 30R）24U 皮下注射，2 次 / 日；阿卡波糖 50mg，口服，3 次 / 日；格列美脲片 5mg 口服，1 次 / 日（建议糖化血红蛋白＜ 7.0%）。

5）抗血小板：阿司匹林 100mg，口服，1 次 / 日；氯吡格雷 75mg，口服，1 次 / 日。

6）改善微循环：贝前列素钠 40μg，口腹，3 次 / 日。

（2）手术治疗：股动脉支架植入术。

讨论：

（1）分期

1）Fontaine 分期

Ⅰ期：无症状。

Ⅱ a 期：轻度间歇性跛行。

Ⅱ b 期：中重度间歇性跛行。

Ⅲ期：静息痛。

Ⅳ期：组织溃疡、坏疽。

（2）介入手术适应证：无症状或症状轻微的下肢动脉粥样硬化闭塞症无须预防性血运重建。当间歇性跛行影响生活质量，运动或药物治疗效果不佳，而临床特点提示采用介入治疗可以改善患者症状并且具有良好的风险获益比时，建议采用介入治疗。

（王宏宇　蒋姗彤　陈　新　张琼阁）

参考文献

陈灏珠，林果为，2009. 实用内科学 .13 版 . 北京：人民卫生出版社 .

陈灏珠，钟南山，陆再英，2019. 内科学 .9 版 . 北京：人民卫生出版社 .

中国医师协会心血管外科分会大血管外科专业委员会，2017. 主动脉夹层诊断与治疗规范中国专家共识 . 中华胸心血管外科杂志，33(11):641-654.

中华医学会北京心血管病学分会血管专业学组，2015. 中国血管健康评估系统应用指南 (2018 年第三次报告). 中华医学杂志，95(24):1883-1896.

中华医学会外科学会血管外科学组，2015. 下肢动脉硬化闭塞症诊治指南 . 中华医学杂志，95(24):1883-1896.

Chaikof E L, Dalman R L, Eskandari M K, et al, 2018. The Society for Vascular Surgery practice guidelines on the care of patients with an abdominal aortic aneurysm. J Vasc Surg, 67(1): 2-77. e2.

Hiratzka LF, Bakris GL, Beckman JA, et al, 2010. 2010 ACCF/AHA/AATS/ACR/ASA/SCA/S CAI/SIR/STS/SVM guidelines for the diagnosis and management of patients with thoracic aortic disease. J Am Coll Cardiol, 55:e27.

Mark C, Victor D, Joseph L, et al, 2009. 血管医学 . 王宏宇，译 . 北京：北京大学医学出版社 :111-119.

Rooke TW, Hirsch AT, Misra S, et al, 2011.ACCF/AHA Focused Update of the Guideline for the Management of patients with peripheral artery disease(Updating the 2005 Guideline):a report of the American College of Cardiology Foundation/American Heart Association Task Force on practice guidelines.Circulation, 124:2020-2045,

第 35 章 胸痛鉴别诊断

第一节 胸痛概述

一、病因

胸痛是急诊室常见的患者就诊原因之一，因胸痛而就诊的患者占急诊患者的 1/3，胸痛病因复杂，病情的严重程度相差很大。一种病可以有多种胸痛表现形式，一种胸痛也可以由多种疾病引起，胸痛初诊误诊率高达 1/4。

胸痛的病因包括胸壁、心血管、肺及胸膜、纵隔及食管、腹部等部位的疾病。有些胸痛来势汹汹、程度剧烈，如果不能得到及时诊断和处理，常危及患者生命安全，如急性心肌梗死（acute myocardial infarction，AMI）、主动脉夹层、肺栓塞、张力性气胸等所致胸痛；有些胸痛虽不产生严重的不良后果，但其反复发作往往会影响患者生活质量，如肋软骨炎、带状疱疹、神经官能症等所致胸痛。

二、疼痛产生的机制

胸痛是缺氧、炎症、肌张力改变、内脏膨胀、机械压迫、异物刺激、化学刺激、外伤、肿瘤或其他理化等因素刺激产生如 K^+、H^+、组胺、5- 羟色胺、缓激肽、P 物质和前列腺素等致痛物质，作用于肋间神经感觉纤维、脊神经后根传入纤维、支配心脏及主动脉的感觉纤维、支配气管 / 支气管及食管的迷走神经感觉纤维或膈神经感觉纤维引起的胸部及相邻部位的疼痛。

游离神经末梢存在像天线一样的触角，且细胞膜存在带有负电荷的糖蛋白唾液酸残基，而致痛物质 K^+、H^+、缓激肽类均带正电荷，由于正负电荷间相互吸引的亲和力，形成痛觉冲动，通过脊髓丘脑束传导到大脑皮质第一、二感觉区，以分辨疼痛的性质、程度和定位。一般认为 K^+、H^+、组胺与疼痛有关，如外伤时 K^+、H^+ 释放增加；缓激肽、P 物质、5- 羟色胺与慢痛有关，如心肌梗死时血中 5- 羟色胺和缓激肽含量升高。快痛呈刺痛、锐痛，慢痛呈钝痛、灼痛；前者由有髓鞘的 A δ 纤维传导，后者由无髓鞘的 C 纤维传导。闸门学说认为 A δ 纤维对闸门起关闭作用，可抑制疼痛；C 纤维对闸门起开放作用。在 C 纤维受到连续过度刺激，或 A δ 纤维选择性受损，失去对疼痛的抑制作用时，C 纤维通过闸门的传导增强，强化慢痛感觉。肺和脏胸膜对痛觉不敏感，可能是由于分布在这些脏器上的神经末梢包含的 C 纤维少；故胸膜炎、肺炎、气胸、肺结核等引发的胸痛都是波及壁胸膜所致。肺梗死产生的胸痛除来自壁胸膜摩擦外，还可能与低氧血症、冠状动脉灌注减少和肺动脉高压时的机械性扩张有关。肺癌胸痛是支气管壁、纵隔淋巴结浸润肿胀及壁胸膜和肋间神经受侵所引起。心绞痛是心肌缺血缺氧，局部代谢产物积聚所致；急性心肌梗死是急性、持续性缺血缺氧所引起的心肌坏死所致。

此外，内脏病变除产生局部疼痛外，尚可产生牵涉痛，又称为放射痛，表现为患者感到身体体表某处有明显痛感或痛觉过敏，而该处并无实际损伤，而是由内脏疾病引起。这是由于患病内脏的传入神经纤维与被牵涉体表部位的传入神经纤维由同一后根进入脊髓，又由同一上行纤维传入大脑皮质，这样来源于内脏原发病灶的痛觉冲动经传入神经使同一脊髓节段感觉神经兴奋，导致由其所支配的皮肤区域出现疼痛或痛觉过敏，称为放射痛。例如，心绞痛时除心前区胸骨后疼痛外，还可放射到左肩及左前臂内侧皮肤等。

第二节　胸痛分类

一、致命性胸痛

（一）急性冠脉综合征

急性冠脉综合征（acute coronary syndrome，ACS）是一大类包含不同临床特征、危险性及预后的症候群，它们有共同的病理机制，即冠状动脉不稳定粥样硬化斑块破裂、血栓形成，并导致病变血管不同程度的阻塞。根据心电图有无 ST 段持续性抬高，可将 ACS 分为非 ST 段抬高型急性冠脉综合征（non-ST-elevation acute coronary syndrome，NSTEACS）及 ST 段抬高型急性冠脉综合征（ST-elevation acute coronary syndrome，STEACS），前者发病率超过后者，是冠心病患者最常见的住院原因之一。NSTEACS 包括不稳定型心绞痛（unstable angina，UA）及非 ST 段抬高心肌梗死（non-ST-elevation myocardial infarction，NSTEMI），STEMI 即指 ST 段抬高心肌梗死（ST-elevation myocardial infarction，STEMI），UA 与 NSTEMI 在发病机制与临床表现上相似，但病情严重程度不一致。由于 NSTEACS 患者临床表现与危险度极不相同，且高危患者可能快速进展为 STEMI 或发生死亡等严重心脏不良事件。因此，快速准确诊断和早期危险分层，采取不同的干预策略，对降低心血管不良事件、改善患者预后，具有重要的临床意义。

ACS 的发病机制十分复杂，其病理学机制尚未完全清楚。目前认为，ACS 最主要的发病机制是易损斑块的破裂和血栓形成。易损斑块的特征：斑块核心为丰富的脂质池，纤维帽薄，平滑肌细胞少，炎症细胞（包括巨噬细胞和 T 细胞等）大量浸润，易损斑块极不稳定，在炎症因素和血流动力学改变等因素作用下，斑块易破裂或糜烂，继发急性血栓形成、血管痉挛，导致急性冠状动脉血流中断或显著减少，心肌缺血缺氧。STEACS 以形成富含纤维蛋白的红色血栓为主，持续完全堵塞冠状动脉，NSTEACS 以形成富含血小板的白色血栓为主，间歇性或不完全堵塞冠状动脉，两者机制显然有区别并影响临床表现、危险分层及预后。

1.UA/NSTEMI　是介于稳定型心绞痛与急性心肌梗死之间的状态，发病率高，病情变化快。两者合称为 NSTEACS。UA 和 NSTEMI 的病因、发生机制及临床表现相似，两者的差异主要体现在心肌缺血程度不同及是否导致心肌损害，心肌损伤标志物是否升高是两者之间最重要的鉴别要点。

（1）病因与发病机制：UA/NSTEMI 病理特征为在不稳定的粥样斑块破裂或糜烂的基础上发生血小板聚集、并发血栓形成、冠状动脉痉挛收缩、微血管栓塞，导致亚急性心肌供氧减少和缺血加重，若发生持续性缺血将导致灶性或心内膜下心肌坏死。急性血栓形成的速度和大小主要取决于斑块的破裂程度和体内凝血及纤溶状况。

1）斑块破裂：冠脉造影及冠脉内镜观察发现，NSTEACS 患者冠状动脉病变不同于稳定型心绞痛患者，前者多为边缘不规则的偏心性狭窄，而后者多为边缘相对规则光滑的向心性狭窄。故认为在一系列内部或外部因素作用下，富含胆固醇的脆性较高的软斑块破裂，形成裂隙，伴发局部水肿、内皮下出血、斑块扩大，继而导致管腔狭窄明显加重是 NSTEACS 发生的重要机制。

2）血栓形成：血管内镜观察发现 NSTEACS 患者冠脉腔内血栓发生率为 80% ～ 90%，冠脉造影显示血栓形成征象者亦占 50% ～ 85%，其血栓形成的机制与斑块破裂、血小板聚集及凝血酶的激活存在密切关系。

3）冠脉痉挛：NSTEACS 患者冠脉痉挛的确切原因不明。20 世纪 70 年代曾提出神经 - 体液学说，近年来发现内皮功能在血管舒缩方面存在重要作用，进而认为各种原因造成内膜损伤，使内皮依赖性舒张保护作用丧失，同时某些血管活性物质（如5-羟色胺）释放将产生血管收缩效应。此外，血小板激活后释放血栓素A2也加重了冠脉痉挛。

（2）胸痛特征

1）部位和放射部位：典型的疼痛部位在胸部正中胸骨后，可波及心前区，有手掌大小范围，甚至横贯前胸，常难以精确定位；有时疼痛部位可偏左或偏右即表现为左前胸或部分右前胸区域。50%以上的患者可伴有放射痛，以放射至左肩、左臂内侧（环指和小指）最为常见。此外，疼痛还可以放射至颈部、咽喉部（可沿食管、气道向下放散）、下颌部、牙齿（一侧或双侧，以左侧为多）、上腹部、左肩胛骨或肩胛骨上区，甚至头部（一侧或双侧）、右肩臂和下肢（腿前部及足内侧四趾）等不典型部位。然而位于左腋下或左胸下者很少。有些患者可以没有胸痛，疼痛仅出现于放射痛区域，而表现为不典型部位的疼痛。

虽然下颌以上、上腹部以下或仅局限于左侧胸壁很小区域如心尖区或左乳头下方的疼痛常不是心绞痛，但应警惕不典型部位疼痛的发生。

2）疼痛性质：UA/NSTEMI的疼痛性质因人而异，典型的疼痛常表现为胸部"紧缩感""压迫感""窒息感""沉重感""闷胀感"，也可为"烧灼感"，最典型的情况是患者通过在胸前紧紧握拳描述他的不适感。患者症状可以只是"不适"或"钝痛"，并非刀割样或针扎样锐痛，也不是抓痛、触电样痛或昼夜不停的胸闷感觉。疼痛或不适感开始时较轻，逐渐增剧，然后逐渐消失，很少受体位改变或深呼吸所影响。疼痛程度可轻可重，重者表情焦虑，面色苍白，甚至出汗，有时有濒死感，迫使患者停止活动，直至症状缓解。

在老年、女性及合并糖尿病的患者中，可表现为不典型的疼痛症状。有的患者胸痛性质可表现为刀割样、针刺样或酸胀样疼痛。少数患者尤其是老年患者也可无胸痛症状，常表现为消化系统和呼吸系统症状。消化系统症状常为腹痛，特别是上腹痛、胃部不适、食欲减退、吞咽困难等；呼吸系统症状可表现为咽部不适，孤立性或不能解释的新发或恶化的劳力性呼吸困难。还有的表现为周身乏力或疲惫、勃起功能障碍、心悸、触诊诱发的疼痛及胸膜痛（即呼吸运动和咳嗽诱发的尖锐样或刀割样疼痛）等心肌缺血的非特征样表现。不典型的症状通常不能排除ACS。一项研究显示，在596例表现为尖锐痛或刺痛的患者中，其中有22%的患者存在ACS，13%的患者表现为胸膜痛而最终诊断为急性心肌缺血，7%的患者表现为触诊诱发的疼痛，最终诊断为ACS。

3）疼痛时限：疼痛持续时间不等，可持续数十秒至30分钟，典型的心绞痛常持续3～5分钟。与典型的稳定型心绞痛相比，UA疼痛持续时间长，持续10～30分钟，而NSTEMI的持续时间相对来说会更长，有些患者可持续数小时不缓解。

4）诱发和缓解因素：最常见的诱发因素是体力劳动或运动及情绪激动（如恐惧、紧张、发怒、焦急、过度兴奋）等增加心肌耗氧量和刺激冠状动脉痉挛的状态。饱餐、寒冷、吸烟、心动过速、休克等也可诱发心绞痛。疼痛多发生于劳力或激动当时，而不是在体力活动之后。UA与NSTEMI胸痛的发作甚至可以没有任何明显诱因，可以在休息时及夜间睡眠时发生。与稳定型心绞痛不同，UA/NSTEMI患者通过休息及含服硝酸酯类药物可仅出现短暂或不完全性胸痛缓解。

（3）伴随症状及体征：UA与NSTEMI发作时的伴随症状及体征相似。胸痛发作时通常伴有自主神经活动增强，患者常表现为焦虑、面色苍白、皮肤湿冷或出汗、血压增高、心率增快。伴有血压降低，常提示左主干病变。变异型心绞痛可伴有室性心律失常、晕厥或偏头痛。有些患者也可伴有恶心、呕吐、呼吸困难症状，多见于女性，而男性则可能更多表现为出汗。一般无异常体征，胸痛发作时心尖部第一心音减弱，有时可闻及一过性第三心音或第四心音奔马律，此现象由于左心室功能减低，舒张末压增高，心房收缩力增强而产生；乳头肌缺血时，可发生暂时性二尖瓣关闭不全，心尖部可听到中、晚期收缩期杂音。若出现左心室收缩功能减弱，其收缩时间延长，主动脉瓣的关闭落后于肺动脉瓣的关闭，产生第二心音分裂，呼气时更为明显，而表现为第二心音逆分裂，也可有交替脉。上述体征通常无特异性，只见于部分患者的心绞痛发作期中，如能及时发现，对诊断有一定帮助。

2.STEMI　是指具有典型的缺血性胸痛，持续超过20分钟，血清心肌坏死标志物浓度升高并有动态演变，心电图具有典型的ST段抬高的一类急性心肌梗死。20 世纪 80 年代，我国急性心肌梗死的发病率男性为 0.45%，女性为 0.24%。近年来，随着人口的老龄化和高血压、糖尿病等疾病患病率增加，STEMI 的发病率呈快速增长趋势。40 岁以上人群 STMEI 的发病率表现为随着年龄增长而增加，男性高于女性，北方高于南方，城市高于农村。STEMI 往往十分凶险，胸痛是最先出现的症状，若得不到及时的诊断和治疗，易导致严重心律失常、休克、心力衰竭或猝死。

（1）病因与发病机制：基本病因是冠状动脉粥样硬化（偶为冠状动脉栓塞、炎症、先天性畸形、痉挛和冠状动脉口阻塞），造成一支或多支血管管腔狭窄和心肌供血不足，而侧支循环未充分建立。在此基础上，一旦血供急剧减少或中断，使心肌严重而持久地急性缺血达 20 ～ 30 分钟及以上，即可发生急性心肌梗死。

大量研究已证明，绝大多数的心肌梗死是由于不稳定型粥样斑块破溃，继而发生出血和管腔内血栓形成，而使管腔闭塞。少数情况为粥样斑块内或斑块下发生出血或血管持续痉挛，导致冠状动脉完全闭塞。

促使斑块破裂出血及血栓形成的诱因如下。

1）晨起 6 时至午间 12 时交感神经活动增加，机体应激反应性增强，心肌收缩力、心率、血压增高，冠状动脉张力增高。

2）在饱餐特别是进食大量脂肪后，血脂增高，血黏稠度增高。

3）重体力活动、情绪过分激动、血压剧升或用力大便，致左心室负荷明显加重。

4）休克、脱水、出血、外科手术或严重心律失常致心排血量骤降，冠状动脉灌流量锐减。

虽然 ACS 发生的基础同为斑块破裂，但冠状动脉内镜检查发现，UA 和 NSTEMI 斑块破裂部位形成的血栓，是以血小板成分为主的白色血栓，而 STEMI 是以纤维蛋白和红细胞成分为主的红色血栓。冠状动脉造影发现，STEMI 是血栓导致冠状动脉闭塞、血流中断的结果，而 UA 和 NSTEMI 的血栓多为非闭塞性。

（2）胸痛特征

1）部位和放射部位：典型的疼痛部位在胸骨体中段或上段之后，可波及心前区，有手掌大小范围，甚至横贯前胸，常难以精确定位；有时疼痛部位可偏左或偏右。疼痛常放射至左肩、左臂内侧环指和小指，还可以放射至颈部、咽喉部、下颌部、牙齿（牙床的一侧或两侧疼痛，以左侧为多，查不出具体的病牙，与酸、冷刺激及咀嚼无关，用镇痛药亦无效）、上腹部、肩臂，甚至头部、腿（腿前部及足内侧四趾疼痛）。疼痛可发生在任何部位，典型部位胸痛易识别，应警惕不典型部位的胸痛，以便尽早抢救、尽早治疗。

2）疼痛性质：与心绞痛相似，但较心绞痛更重、更剧烈。常表现为难以忍受的压榨样剧烈疼痛，也可表现为紧缩样、绞榨样、撕裂样或烧灼样疼痛；可有窒息感、咽喉部梗阻感。

3）疼痛时限：疼痛持续时间较心绞痛长，多达半小时甚至数小时，持续不能缓解。有的患者剧烈疼痛持续时间短，但隐痛或胸部不适感持续时间长。

4）诱发和缓解因素：本病在春、冬季节发病较多，与气候寒冷、气温变化大有关，常在安静或睡眠时发病，以清晨 6 时至午间 12 时发病最多。约 50% 患者有明显的诱因，凡是各种能增加心肌耗氧量或诱发冠状动脉痉挛的体力或精神因素，都可能使冠心病患者发生急性心肌梗死，常见的诱因有剧烈运动、过重的体力劳动、创伤、情绪激动、精神紧张、饱餐或暴饮暴食、寒冷刺激、便秘等。急性心肌梗死引起的胸痛程度重、持续时间长，休息和含用硝酸甘油片多不能缓解，心肌再灌注后可使胸痛缓解。

（3）伴随症状及体征：胸痛时患者常伴烦躁不安、出汗、恐惧或有濒死感。同时可有下列症状和体征。

1）全身症状：有乏力、发热、心动过速、白细胞计数增高和红细胞沉降率增快等，由坏死物质吸收所引起。一般在疼痛发生后 24 ～ 48 小时出现，程度与梗死范围常相关，体温一般在 38℃左右，很少超过 39℃，持续约 1 周。

2）胃肠道症状：疼痛剧烈时常伴有频繁的恶心、呕吐和上腹胀痛，与迷走神经受坏死心肌刺激和心排血量降低组织灌注不足等有关，也有发生肠胀气者，重症者可发生呃逆。

3）心律失常：可见于 75% ～ 95% 的患者，多发生在起病 1 ～ 2 天，而以 24 小时内最多见，可伴头晕、晕厥等症状。各种心律失常以室性心律失常最多，尤其是室性期前收缩，如室性期前收缩频发（每分钟 5 次以上），成对出现或呈短阵室性心动过速，多源性或落在前一心搏的易损期时，常为心室颤动的先兆。房室传导阻滞和束支传导阻滞也较多见，室上性则较少，多发生在心力衰竭者中。前壁心肌梗死如发生房室传导阻滞表明梗死范围广泛，情况严重。

4）低血压和休克：疼痛期中血压下降常见，但未必是休克。如疼痛缓解而收缩压仍低于80mmHg，有烦躁不安、面色苍白、皮肤湿冷、脉细而快、大汗淋漓、尿量减少、神志迟钝甚至晕厥者，则为休克表现。休克多在起病后数小时至1周内发生，见于约20%的患者，主要是心源性，为心肌广泛坏死，心排血量急剧下降所致，神经反射引起的周围血管扩张属次要，有些患者尚有血容量不足的因素参与。

5）心力衰竭：主要是急性左心衰竭，可在起病最初几天内发生，或在疼痛、休克好转阶段出现，为梗死后心脏收缩力显著减弱或不协调所致，发生率为32%～48%。出现呼吸困难、咳嗽、发绀、烦躁等症状，严重者可发生肺水肿，随后可发生颈静脉怒张、肝大、水肿等右心衰竭表现。右心室心肌梗死者可一开始即出现右心衰竭表现，伴血压下降。

6）体征：心脏浊音界可正常，也可轻度至中度增大；心率多增快，少数也可减慢；心尖区第一心音减弱；可出现第四心音（心房性）奔马律，少数有第三心音（心室性）奔马律；10%～20%的患者在起病第2～3天出现心包摩擦音，为反应性纤维蛋白性心包炎所致；心尖区可出现粗糙的收缩期或伴收缩中晚期喀喇音，为二尖瓣乳头肌功能失调或断裂所致，可有各种心律失常；极少数患者早期血压可增高，几乎所有患者都有血压降低，起病前高血压者血压可降至正常。

少数患者无明显疼痛，起病一开始即表现为休克或急性心力衰竭，老年人和糖尿病患者多见。有的老年患者、糖尿病或有其他严重疾病的患者，因症状不典型易被漏诊，如一发病即为急性左心功能不全表现；有的表现为咳嗽、咳痰、咯血，不能平卧，类似于支气管哮喘，常被误认为肺部感染；有的表现为突然出现牙痛，呈持续性，既往无牙痛病史，查体亦无口腔疾病。

（4）ACS相关辅助检查

1）心电图

A. 常规心电图：是诊断UA非常重要的检查方法，对于所有胸痛患者均应行心电图检查，发作的胸痛患者应立即（10分钟以内）做12导联心电图，记录到症状发作时的心电图尤其具有价值。部分患者在心绞痛未发作时心电图正常，但也可有ST段和T波的异常及陈旧性心肌梗死的心电图表现；有时也可出现房室、左前分支和束支传导阻滞或室性、房性期前收缩等心律失常。心绞痛发作时会出现缺血心肌相应导联的心电图改变，且常为心内膜下心肌缺血的改变，一般表现为ST段压低（水平或下斜型压低≥0.1mV），是因为左心室心内膜下心肌由冠状动脉分支的末梢供血，在冠状动脉有病变供血不足时，更易发生心内膜下的心肌缺血损伤。有时也可出现T波改变（高尖、低平或倒置）；在平时即有ST段压低或T波倒置的患者中，胸痛发作时这些异常心电图可表现为“正常”，即所谓“假性正常化”。T波改变虽然对反映心肌缺血的特异性不如ST段，但如与平时心电图比较有明显差别，也有助于诊断。变异型心绞痛发作时，主要是冠状动脉大的分支痉挛，引起全心室壁急性心肌缺血损伤，而表现为ST段的抬高。另外，胸痛同时出现快速性心律失常、房室传导阻滞、左前分支阻滞和束支传导阻滞，也有助于诊断。胸痛发作时上述心电图改变常呈短暂性，随心绞痛缓解而完全或部分消失。但应当指出无心电图改变的胸痛患者并不能完全排除UA，有资料显示4%～23%的UA患者心电图正常。胸痛明显发作时心电图完全正常，应该考虑到非心源性胸痛。

NSTEMI的心电图ST段压低和T波倒置比UA更明显和持久，并有系列演变过程，如T波倒置逐渐加深，再逐渐变浅，部分还会出现异常Q波。心肌损伤标志物阳性可以帮助诊断NSTEMI。

STEMI患者心电图会出现特征性改变：ST段抬高呈弓背向上型在面向坏死区周围心肌损伤区的导联上出现，宽而深的Q波（病理性Q波）在面向透壁心肌坏死区的导联上出现，T波倒置在面向损伤区周围心肌缺血区的导联上出现；在背向心肌梗死区的导联则出现相反的改变，即R波增高、ST段压低和T波直立并增高。随时间变化出现动态性改变：起病数小时内，可尚无异常或出现异常高大两支不对称的T波；数小时后，ST段明显抬高，弓背向上，与直立的T波连接，形成单相曲线；数小时至2日内出现病理性Q波，同时R波减低，为急性期改变；Q波在3～4天稳定不变，以后70%～80%永久存在；在早期如不进行治疗干预，ST段抬高持续数日至2周左右，逐渐回到基线水平，T波则变为平坦或倒置，为亚急性期改变。数周至数月后，T波呈V形倒置，两支对称，波谷尖锐，为慢性期改变；T波倒置可永久存在，也可在数月至数年内逐渐恢复。

B. 动态心电图：可以从中发现心电图ST-T波改变及各种心律失常，出现时间可与患者的活动与症状相对照。胸痛发作相应时间记录的心电图显示缺血性ST-T波改变有助于心绞痛的诊断。连续24小时以上的心电图监测，多数患者均有无症状性心肌缺血的心电图改变，85%～95%的动态心电图改变不伴有心绞痛等症状。对UA预后的判断，动态心电图较常规心电图更为敏感。

C. 运动心电图：UA为运动试验的禁忌证，禁止有急性缺血的患者进行运动试验，须待病情稳定。对于低危且未再发生缺血性胸痛患者，同时观察6～8小时之后的随访12导联心电图和心脏标志物正常则可以考虑做运动试验。运动试验也常用于判断UA的预后。静息心电图正常，运动试验亦阴性者，5年存活率大于95%；静息心电图正常，运动试验亦阴性但伴有胸痛者，其致命性心肌缺血事件发生率相对亦低；运动试验出现缺血型ST-T波改变，心率-血压乘积降低并伴有胸痛症状者，致命性心肌缺血发作和死亡的发生率高。监测运动前、中、后血压和心率，血压或心率呈现持续降低，提示有严重的多支冠状动脉疾病和心功能不全，运动中有步态不稳、室性期前收缩、室性心动过速、血压下降者应即刻终止运动，较低运动负荷下出现阳性为心脏事件的高危者，应做冠状动脉造影。

2）超声心动图：在胸痛或无痛性缺血时，可发现暂时性左心室节段性室壁运动异常，若出现持续性或恶化性节段性室壁运动异常，提示预后不良。左室射血分数（LVEF）为心肌缺血患者长期预后的决定因素。

3）放射性核素心肌显像：利用坏死心肌细胞中的钙离子能结合放射性锝（^{99m}Tc）焦磷酸盐或坏死心肌细胞的肌凝蛋白可与其特异抗体结合的特点，静脉注射^{90m}Tc-焦磷酸盐或In-抗肌凝蛋白单克隆抗体，进行“热点”扫描或照相；利用坏死心肌血供断绝和瘢痕组织中无血管以致^{201}Tl或^{99m}Tc-甲氧基异丁基异腈（MIBI）不能进入细胞的特点，静脉注射这种放射性核素进行“冷点”扫描或照相，均可显示心肌梗死的部位和范围。前者主要用于急性期，后者用于慢性期。用门电路γ闪烁照相法进行放射性核素心腔造影（常用^{99m}Tc标记的红细胞或白蛋白），可观察心室壁的运动和LVEF，有助于判断心室功能、诊断梗死后造成的室壁运动失调和心室壁瘤。休息时灌注缺损主要见于心肌梗死后瘢痕部位，冠脉供血不足所致明显的灌注缺损仅见于运动后缺血区。狭窄＞50%的血管更常见灌注缺损，运动后新出现节段性室壁运动异常是判断心肌缺血更重要的指标。目前多用单光子发射计算机断层成像（single-photon emission computed tomography，SPECT）来检查，新的方法正电子发射断层成像（positron emission tomography，PET）/CT可观察心肌的代谢变化，判断心肌的死活可能效果更好。通过显示灌注缺损、室壁局部运动异常可确定心肌缺血的部位。

4）多层螺旋CT冠状动脉成像：有研究显示16层螺旋CT冠状动脉成像用于诊断冠状动脉轻度狭窄的敏感度为95.2%，特异度为90.2%；诊断中度以上狭窄的敏感度为100%，特异度为97.3%。冠状动脉CT血管造影（冠脉CTA）是一种无创、简便、优良的冠状动脉成像方法，高质量的CTA图像可作为一种诊断冠心病的可靠手段用于临床。而64层螺旋CT对冠脉疾病的诊断准确率均较4～16排螺旋CT有明显提高。

5）磁共振冠状动脉成像：是一种新型的影像学检查技术，它结合电影成像、造影剂等首次通过灌注和延迟增强等成像方式，对冠心病患者的心脏结构、功能实行一步到位的检查，可清楚地了解患者动脉血管的结构和病变情况。与此同时，结合磁共振可以测量冠脉的血流流速和血管横截面积，进而直接计算出冠脉的血流量等优势，可以得到患者心脏形态、功能、心肌运动等一系列指标的准确数据。

6）冠状动脉造影：对于反复胸痛而心电图正常的可疑冠心病患者是一种有价值的检查手段，能提供详细的血管信息，帮助指导治疗并评价预后，在不同的投射方位下摄影可使左、右冠状动脉及其主要分支清晰显影，可发现狭窄性病变的部位并估计其程度。冠脉狭窄根据直径变窄百分比分为四级：①Ⅰ级，25%～49%；②Ⅱ级，50%～74%；③Ⅲ级，75%～99%（严重狭窄）；④Ⅳ级，100%（完全闭塞）。

7）实验室检查

A. 起病24～48小时后白细胞计数可增至（10～20）×10^9/L，中性粒细胞增多，嗜酸性粒细胞减少或消失；红细胞沉降率增快；C反应蛋白水平增高可持续1～3周。起病数小时至2日内血中游离脂肪酸增加。

B. 心肌损伤标志物：心肌损伤标志物浓度增高是UA和急性心肌梗死的重要鉴别点，常用的标志物有肌钙蛋白T（cardiac troponin T，cTnT）和肌钙蛋白I（cardiac troponin I，cTnI）、肌红蛋白（myoglobin，Mb）和肌酸激酶同工酶（CK-MB）。标志物浓度与心肌损害范围呈正相关，少数UA患者可有肌酸激酶、CK-MB或cTnT浓度增高。其中肌钙蛋白更具有敏感度和特异度，能够发现少量心肌损害（称为"微灶梗死"，即不稳定斑块上微栓子脱落造成的微梗死）。不伴心电图ST段抬高，但肌钙蛋白水平增加而CK-MB值正常的患者可考虑"微灶梗死"，与不良预后有关，属高危患者。NSTEMI与UA的区别在于心肌坏死标志物水平是否升高。STEMI患者：Mb在起病后1～2小时升高，12小时达高峰；24～48小时恢复正常。cTnI在起病2～4小时后升高，于10～24小时达高峰，5～10天降至正常，cTnT于10～24小时达高峰，10～14天降至正常。这些心肌结构蛋白含量的增高是诊断AMI的敏感指标。CK-MB水平在起病后3～4小时增高，10～24小时达高峰，2～4天恢复正常。CK-MB水平增高的程度能较准确地反映梗死的范围，其高峰出现时间是否提前有助于判断溶栓治疗是否成功（表35-2-1）。

表35-2-1　各种心肌损伤标志物出现的时间

心肌损伤标志物	出现时间（小时）	峰值时间（小时）	持续时间（天）
肌红蛋白	1～2	4～8	0.5～1
心肌肌钙蛋白T	2～4	10～24	5～10
心肌肌钙蛋白I	2～4	10～24	5～14
肌酸激酶	6	24	3～4
肌酸激酶同工酶	3～4	10～24	2～4
天冬氨酸转氨酶	6～8	18～24	3～5

（5）ACS诊断与鉴别诊断

1）UA的诊断主要根据临床症状、心电图改变和心肌损伤标志物检查确定。典型的心绞痛症状，结合患者年龄和存在的冠心病易患因素，对诊断非常有帮助。与稳定型心绞痛相比，UA胸痛的程度重、持续时间长、发作频繁、有静息痛或轻微活动诱发。

2）临床上尽管NSTEMI与UA发作心绞痛时表现相似，但有以下情况时要考虑NSTEMI发生：①缺血性胸痛发作时间长，超过20分钟，含服硝酸甘油无效；②胸痛发作频繁，服用抗心肌缺血药物效果不明显；③发作心绞痛时心电图示2个或2个以上相邻导联ST段压低＞0.1mV，心绞痛缓解后心电图缺血性ST段恢复较慢，可持续数小时以上；④发作心绞痛时，尽管心电图未有ST段下移，但有T波对称性倒置，尤其是胸前导联T波对称性倒置＞0.2mV；⑤合并有糖尿病、心绞痛发作时伴上述心电图ST-T改变；⑥心绞痛发作时有左心功能不全表现或低血压、出汗表现；⑦心绞痛发作时伴严重心律失常（如频繁发作室性心律失常、房室传导阻滞等）；⑧不能解释的胸痛、气短、呼吸困难，尤其是老年人。当患者发生以上临床情况时应警惕可能是NSTEMI，应及时检测和跟踪测定血清心肌标志物，尤其是cTnT或cTnI的测定。

NSTEMI的诊断标准：患者有典型心肌梗死症状，心电图有缺血改变，但无ST段抬高，未见ST-T动态演变，肌酸激酶同工酶≥正常值2倍，或cTnT、cTnI阳性。在得到血清心肌标志物之前往往很难和UA区分。

必须明确并非所有的胸痛患者都是冠心病所致，据统计，以胸痛到医院就诊者，仅1/3的患者为冠心病所致，其余2/3的患者为其他疾病。因此，在诊断NSTEMI时要与其他非心源性胸痛疾病相鉴别。误诊为NSTEMI的常见疾病依次为急性胆囊炎、急性胰腺炎、食管裂孔疝、食管贲门失弛缓症及急性肺动脉栓塞。对于胸痛患者一定要详细询问与胸痛有关的一些问题，并做详细的体格检查，尤其是胸腹部的检查。具体鉴别详见后文“二、非致命性胸痛（按部位）”。

确诊NSTEMI后应对患者进行危险分层，NSTEMI可分为低、中、高危险组。低危险组：无合并症，血流动力学稳定，不伴有反复缺血发作，伴有持续性胸痛或反复发作心绞痛，心脏标志物水平正常。中危险组：不伴有心电图改变或ST段下降≤1mm，或ST段下降＞1mm，cTnT轻度升高（0.01ng/ml＜cTnT＜0.1ng/ml）。高危险组：并发心源性休克、急性肺水肿或持续性低血压，cTnT或cTnI＞0.1 ng/ml。

3）STEMI的诊断必须至少具备下列3条标准中的2条：①缺血性胸痛的临床病史；②心电图的动态演变；③心肌坏死的血清心肌标志物浓度的动态改变。

AMI的早期诊断和早期治疗是提高患者生存率和改善生活质量的关键，接诊医师应在10分钟内完成临床检查和18导联心电图，做出AMI的诊断。询问缺血性胸痛病史和即刻描记心电图是筛查AMI的主要方法。询问缺血性胸痛病史，除应注意典型胸痛表现外，还应注意患者不典型疼痛部位、不典型症状、无痛性心肌梗死和其他不典型表现。在我国，有1/6～1/3的患者疼痛性质及部位不典型，女性患者常表现为不典型胸痛，而老年人更多地表现为呼吸困难。对疑诊AMI的患者应及时行18导联心电图检查，并进行心电图和血清心肌坏死标志物的系列检查。

（二）肺动脉栓塞

肺栓塞（pulmonary embolism，PE）是内源性或外源性栓子堵塞肺动脉或其分支引起肺循环障碍的临床和病理生理综合征。发生肺出血或坏死者称肺梗死。PE是一种常见病，在西方国家总人群中年发生率估计为0.5‰，死亡率达20%～30%，居死因的第三位，仅次于肿瘤和心肌梗死。在我国发病率仅次于冠心病和高血压病。尽管有如此高的发病率，但医护人员对本病仍缺乏足够的重视，有资料显示其误诊率高达80%。

本病多见于高危患者（高龄、长期卧床、下肢静脉曲张、脊柱手术后、神经外科手术后、腹部大手术后患者），临床表现多种多样，胸痛为其常见症状之一，约85%患者可有胸痛。急性PE病情发展快，经及时诊断和治疗，大部分能治愈，如漏诊、误诊或误治可引起病情加重甚至死亡。

1. 病因与发病机制　引起PE的血栓可以来源于下腔静脉径路、上腔静脉径路或右心腔，其中大部分来源于下肢深静脉，特别是从腘静脉上段到髂静脉段的下肢近端深静脉（占50%～90%）。来源于盆腔静脉丛的血栓似较前有增多趋势。颈内和锁骨下静脉内插入、留置导管和静脉内化疗，使来源于上腔静脉径路的血栓亦较前增多。右心腔来源的血栓所占比例较小。

血流淤滞、静脉系统内皮损伤和血液高凝状态是促进血栓形成的三个因素。其危险因素包括原发性和继发性两类。原发性因素由遗传变异引起，包括V因子突变、蛋白C缺乏、蛋白S缺乏和抗凝血酶缺乏等，常以反复静脉血栓形成和栓塞为主要临床表现。继发性危险因素是指后天获得的易发生深静脉血栓形成（deep venous thrombosis，DVT）和PE的多种病理和病理生理改变，包括骨折、创伤、手术、血栓性静脉炎、下肢静脉曲张、慢性心肺疾病、制动过度、恶性肿瘤和口服避孕药等。上述危险因素可以单独存在，也可以同时存在、协同存在。

PE引起的胸痛有两种类型，包括胸膜性胸痛和心绞痛样胸痛。PE可引起5-羟色胺、组胺等血管活性物质的释放，并可激活白细胞，使栓塞部位肺组织出现炎症渗出性反应。当栓塞部位靠近胸膜时，血管活性物质及其他炎性介质的作用可波及胸膜，使其充血、水肿，呼吸时脏胸膜和壁胸膜产生摩擦引起胸膜性胸痛。心绞痛样胸痛的发生率为4%～12%。体循环低血压、冠状动脉痉挛、右心室张力增高等因素引起冠脉血流减少，加之低氧血症和心肌氧耗量增加是引起心绞痛样胸痛的主要原因。当患者有冠心病等影响冠脉血流或增加心肌氧耗量的疾病时，心绞痛样胸痛更容易出现。心绞痛样胸痛的发生时间较早，往往在栓塞后迅速出现。PE时若心绞痛样胸痛持续存在或进行性加重，提示心肌氧供-需矛盾恶化，如病理生理异常不能及时得到改善，右心功能不全将进一步加重，严重者可出现心肌梗死。

2. 胸痛特征

（1）胸膜性胸痛：大多数患者为胸膜性疼痛，胸膜性胸痛的发生率为 40% ～ 70%，是 PE 最常见的胸痛类型。以 PE 合并肺梗死或以肺梗死为主者最为典型。胸痛部位明确，但病变范围不定，与发生肺梗死的部位和范围有关，PE 多发生在双侧，特别是双下肺；肺梗死多发生在一侧，疼痛可发生于胸部侧面，如果累及膈肌，疼痛可向颈肩放射。胸痛性质多表现为钝痛，有时为针扎样锐痛，胸痛程度多为轻到中度，部分患者胸痛可十分剧烈。主要与局部炎症反应程度、胸腔积液量和患者的痛觉敏感性有关。

肺梗死多呈持续性痛。典型的胸膜性疼痛与呼吸和活动有关，特别是与深呼吸和转动身体关系较明显，迫使患者浅慢呼吸或减少活动。胸痛可随炎症反应的消退或胸腔积液量的增多而逐渐消失。胸膜性胸痛往往提示栓塞部位比较靠近外周，预后可能较好。

（2）心绞痛样胸痛：少数患者发生心绞痛样胸痛，疼痛部位、疼痛性质、疼痛时限基本同冠心病心绞痛发作。疼痛部位多在胸部正中胸骨后，可波及心前区，常难以精确定位；疼痛部位多偏左，较少有放射痛，少数患者（10% 左右）无胸痛；疼痛性质个体差异较大，可表现为胸部“压榨感”“绞榨感”“压迫感”“窒息感”“闷胀感”，患者往往把手掌放在心前区或胸骨后，非刀割样或针扎样锐痛，疼痛程度可轻可重，从轻微胸痛到剧烈疼痛，重者表情焦虑，面色苍白，甚至出汗。胸痛可突然发生，强度不再改变，且基本不受体位改变或呼吸所影响。

3. 伴随症状及体征　呼吸困难是 PE 的最常见症状，占 84% ～ 90%，尤以活动后明显，常于大便后、上楼梯时出现，静息时缓解。咯血是提示肺梗死的症状，多于梗死后 24 小时内发生，量不多，呈鲜红色，数日后变成暗红色，发生率约占 30%。惊恐发生率约 55%，原因不清，可能与胸痛或低氧血症有关。咳嗽约占 37%，多为干咳，或有少量白痰，也可为喘息，发生率约 9%。晕厥约占 13%，较小 PE 虽也可由一过性脑循环障碍引起头晕，但是最主要原因是由大块 PE 所引起的脑供血不足，时有腹痛发作，可能与膈肌受刺激或肠缺血有关。

PE 患者常有低热，可持续 1 周左右。70% 的 PE 患者呼吸频率增快，44% 的患者有窦性心动过速，也可出现心律失常，如期前收缩、室上性心动过速、心房扑动及心房颤动等。53% 的患者会出现肺动脉瓣第二音亢进。也可出现颈静脉充盈、搏动增强、发绀（19%）、多汗（11%），低血压不常见。一侧肺叶或全肺栓塞时可出现气管移位，膈肌抬高。肺野可闻及哮鸣音和干湿啰音（15%），也可闻及肺血管性杂音。

4. 诊断　由于 PE 虽不是少见病但也不是十分常见，提高对 PE 的警惕性和诊断意识尤为重要。对提示 PE 诊断的情况要引起足够的重视，如：①下肢无力、静脉曲张、不对称性下肢水肿和血栓性静脉炎；②原有疾病发生突然变化，呼吸困难加重或创伤后呼吸困难、胸痛、咯血；③晕厥发作；④原因不明的呼吸困难；⑤不能解释的休克；⑥低热、红细胞沉降率增快、黄疸、发绀等；⑦心力衰竭对洋地黄制剂反应不佳；⑧胸部 X 线片显示肺野有圆形或楔形阴影；⑨肺扫描有血流灌注缺损；⑩原因不明的肺动脉高压及右心室肥大等。

PE 的诊断主要根据患者有无高危因素、下肢深静脉血栓形成的症状和体征、典型的临床表现（包括胸膜性胸痛和心绞痛样胸痛）及肺动脉 CT 肺动脉造影技术（CT pulmonary arteriography，CT-PA）等确诊检查而确定。

诊断要点：①较长时间的卧床，突发的呼吸困难，低氧血症，晕厥，低血压，休克，胸痛；②急查心电图提示急性右心负荷改变（S Ⅰ Q Ⅲ T Ⅲ型，胸前导联 T 波倒置）；③急查动脉血气提示低氧血症；④ D- 二聚体水平增高；⑤肺部螺旋 CT 和腔静脉及下肢扫描提示血栓表现；⑥肺扫描提示肺动脉栓塞区有充盈缺损。

（三）主动脉夹层

主动脉夹层（aortic dissection，AD），是指主动脉腔内的血液，从主动脉内膜撕裂口进入主动脉中膜，使中膜分离，并沿主动脉长轴方向扩展，从而使主动脉分成真、假两个腔的一种病理改变。过去此种情况被称为主动脉夹层动脉瘤（aortic dissecting aneurysm，ADA），现多改称为主动脉夹层血肿（aortic dissecting hematoma，ADH），或主动脉夹层分离，简称主动脉夹层。AD 的平均年发病率为（0.5 ～ 1）/10 万，在美国每年至少发病 2000 例，AD 最常发生在 50 ～ 70 岁的男性，男女性别比约3 ∶ 1，40岁以下的比较罕见，此时应除外有家族史者及马方综合征或先天性心脏病等。40岁以下的AD患者中，有50%发生于妊娠妇女。胸痛多为患者的首发症状。未治疗的AD死亡率很高，据对未治疗患者长期生存率的总体回顾：1/4以上的患者在发病24小时内死亡，50%以上在1周内死亡，3/4以上在1个月内死亡，90%以上在1年内死亡。AD为心血管疾病中致命的急症之一。

1. 病因与发病机制　80%以上AD的患者有高血压，不少患者有囊性中层坏死。高血压并非引起囊性中层坏死的原因，但可促进其发展。此外，遗传性疾病马方综合征中主动脉囊性中层坏死较常见，发生AD的概率也高，其他遗传性疾病如特纳（Turner）综合征、埃勒斯-当洛斯（Ehlers-Danlos）综合征，也有发生AD的趋向。AD还易在妊娠期发生，其原因不明，猜想妊娠时内分泌变化使主动脉的结构发生改变而易于裂开。目前认为AD的形成还有炎症、自身免疫等因素的参与。

正常成人的主动脉壁可耐受压力颇高，使壁内裂开需66.7kPa（500mmHg）以上。因此，造成夹层裂开的先决条件为动脉壁缺陷，尤其是中层的缺陷。一般而言，在年长者以肌肉退行性病变为主，年轻者则以弹性纤维的缺少为主。至于少数AD无动脉内膜裂口者，则可能是中层退行性变病灶内滋养血管的破裂引起壁内出血所致。急性AD由高血压动脉粥样硬化所致者占70%～87%。

夹层分裂常发生于升主动脉，此处经受血流冲击力最大，而主动脉弓的远端则病变少而渐轻。主动脉壁分裂为两层，其间积有血液和血块，该处主动脉明显扩大，呈梭形或囊状。病变如涉及主动脉瓣环则环扩大而引起主动脉瓣关闭不全。病变可从主动脉根部向远处扩延，最远可达髂动脉及股动脉，也可累及主动脉的各分支，如无名动脉（头臂干）、颈总动脉、锁骨下动脉、肾动脉等。冠状动脉一般不受影响，但主动脉根部夹层血块对冠状动脉开口处可有压迫作用。多数夹层的起源有内膜的横行裂口，常位于主动脉瓣的上方，裂口也可有两处，夹层与主动脉腔相通。少数夹层的内膜完整无裂口。部分病例外膜破裂而引起大出血，破裂处都在升主动脉，出血容易进入心包腔内，破裂部位较低者亦可进入纵隔、胸腔或腹膜后间隙。慢性裂开的夹层可以形成一双腔主动脉，一个管道套于另一个管道之中，此种情况见于胸主动脉或主动脉弓的降支。DeBakey将主动脉夹层分为3型：Ⅰ型夹层起自升主动脉并延至降主动脉，Ⅱ型局限于升主动脉，Ⅲ型夹层起自降主动脉并向远端延伸（图35-2-1）。

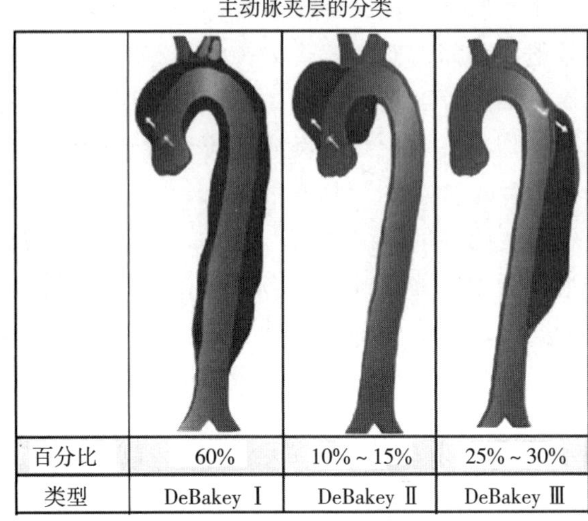

主动脉夹层的分类
百分比
60%
10%～15%
25%～30%
类型
DeBakey Ⅰ
DeBakey Ⅱ
DeBakey Ⅲ

图35-2-1　主动脉夹层的DeBakey分类

此外，Daily和Miler又将主动脉夹层分为两型：凡升主动脉受累者为A型（包括DeBakey Ⅰ型和Ⅱ型），病变在左锁骨下动脉远端开口为B型（即DeBakey Ⅲ型），A型约占全部病例的2/3，B型约占1/3。

2. 胸痛特征

（1）部位和放射部位：疼痛部位与主动脉夹层发生的部位密切相关，部位可广泛。夹层分离突然发生时多数患者突感胸部疼痛，向胸前及背部放射，随夹层涉及范围可以延伸至腹部、下肢、臂及颈部。对于Debakey分型方法，Ⅰ、Ⅱ型主动脉夹层初起表现为胸前区疼痛，继而出现颈部疼痛。Debakey Ⅲ型表现为胸背部疼痛，然后向腰腹部转移。疼痛虽然最常位于胸前区，但疼痛在肩胛间区亦多见，特别是降主动脉撕裂，当夹层撕裂沿主动脉伸展，疼痛常从原先撕裂的部位移行。主动脉夹层的疼痛往往有迁移的特征，提示夹层进展的途径。

（2）疼痛性质：症状典型时，疼痛性质呈刀割样或撕裂样，疼痛程度剧烈、难以忍受，且起病时疼痛就达到最高峰，不像急性心肌梗死时胸痛开始不甚剧烈，逐渐加重，或减轻后再加剧。

一般剂量的镇痛剂往往不能使疼痛完全缓解。个别患者疼痛症状不典型，有时可表现为压榨性痛，少数起病缓慢者疼痛可以不显著。

（3）疼痛时限：74% ～ 90% 的急性主动脉夹层患者首发症状为胸痛，典型表现为突然发生的剧烈胸痛，持续不缓解，可持续数小时甚至数天。

（4）诱发和缓解因素：对罹患该病的高危患者，尤其是老年人，合并高血压、动脉粥样硬化性疾病或情绪突然波动、突然用力活动、用力排便，甚至过多进食、剧烈咳嗽均可引起典型的疼痛。应用血管扩张药如硝酸类药物缓解不明显。随着血压的控制，并且如动脉夹层形成的假腔不再继续扩大，则疼痛不再继续加重且有缓解趋势。一般情况下，在疾病得到及时、正确的治疗后疼痛即可缓解。

3. 伴随症状及体征

（1）高血压：合并高血压者多见，患者因剧痛而有休克外貌，焦虑不安、大汗淋漓、面色苍白、心率加速，但血压常不低或者增高，使血压更难以控制，如外膜破裂出血引起失血性休克，则血压降低。

（2）心血管体征

1）主动脉瓣关闭不全：夹层血肿涉及主动脉瓣环或影响心瓣叶的支撑时发生，故可突然在主动脉瓣区出现舒张期吹风样杂音，脉压增宽，急性主动脉瓣反流可以引起心力衰竭。

2）脉搏改变：一般见于颈动脉、肱动脉或股动脉，一侧脉搏减弱或消失，反映主动脉的分支受压迫或内膜裂片堵塞其起源。

3）胸锁关节处出现搏动或在胸骨上窝可触到搏动性肿块。

4）可有心包摩擦音：夹层破裂入心包腔可引起心脏压塞。

5）胸腔积液：夹层破裂入胸膜腔内引起。

6）急性心肌梗死：冠状动脉开口受累，导致急性心肌梗死，以右冠状动脉多见。这种情况可能掩盖主动脉夹层的诊断，如进行溶栓治疗，会引起严重后果，早期死亡率高达 71%，因此临床上必须高度重视这种特殊情况。急性心肌梗死尤其是下壁梗死的患者，在进行溶栓或抗凝治疗前，首先要除外主动脉夹层。

7）严重的肾血管性高血压、肾衰竭：常见于Ⅲ型主动脉夹层，是由主动脉夹层动脉瘤累及肾动脉或血肿压迫肾动脉引起肾动脉狭窄造成急性肾衰竭。

（3）神经症状：主动脉夹层延伸至主动脉分支颈动脉或肋间动脉，可造成脑或脊髓缺血，引起偏瘫、昏迷、神志模糊、截瘫、肢体麻木、反射异常、视力与大小便障碍。

（4）压迫症状：主动脉夹层压迫腹腔动脉、肠系膜动脉时可引起恶心、呕吐、腹胀、腹泻、黑粪等症状；压迫颈交感神经节引起霍纳（Horner）综合征；压迫喉返神经致声嘶；压迫上腔静脉致上腔静脉综合征；累及肾动脉可有血尿、尿闭及肾缺血后血压增高。

4. 辅助检查

（1）心电图：可示左心室肥大，非特异性 ST-T 改变。病变累及冠状动脉时，可出现心肌急性缺血甚至急性心肌梗死改变。心包积血时可出现急性心包炎的心电图改变。

（2）胸部 X 线检查：见上纵隔或主动脉弓影增大，主动脉外形不规则，有局部隆起。如见主动脉内膜钙化影，可准确测量主动脉壁的厚度。正常在 2 ～ 3mm，增到 10mm 时则提示夹层分离可能性，若超过 10mm 则可确定为本病。主动脉造影可以显示裂口的部位，明确分支和主动脉瓣受累情况，估测主动脉瓣关闭不全的严重程度。缺点是它属于有创性检查，术中有一定危险性。CT 可显示病变的主动脉扩张，发现主动脉内膜钙化优于 X 线平片，如果钙化内膜向中央移位，则提示主动脉夹层，如向外围移位提示单纯主动脉瘤。此外，CT 还可显示由主动脉内膜撕裂所致内膜瓣，此瓣将主动脉夹层分为真腔和假腔。CT 对降主动脉夹层分离准确性高，主动脉升段、弓段由于动脉扭曲，可产生假阳性或假阴性。近来，随着 CTA 技术的进步，已可通过三维重建技术确定破裂口的位置，这对疾病评估和选择治疗方案有重要的指导意义。

（3）超声心动图：对诊断升主动脉夹层分离具有重要意义，且易识别并发症（如心包积血、主动脉瓣关闭不全和胸腔积血等）。在 M 型超声中可见主动脉根部扩大，夹层分离处主动脉壁由正常的单条回声带变成两条分离的回声带。在二维超声中可见主动脉分离的内膜片呈内膜摆动征，主动脉夹层分离形成主动脉真假双腔征。有时可见心包或胸腔积液。多普勒超声不仅能检出主动脉夹层分离管壁双重回声之间的异常血流，而且对主动脉夹层的分型、破口定位及主动脉瓣反流的定量分析都具有重要的诊断价值。应用食管超声心动图，结合实时彩色血流显像技术观察升主动脉夹层分离病变较可靠。对降主动脉夹层也有较高的特异度及敏感度。

（4）磁共振成像（MRI）：能直接显示主动脉夹层的真、假腔，清楚显示内膜撕裂的位置和剥离的内膜片或血栓。能确定夹层的范围和分型，以及与主动脉分支的关系。

（5）数字减影血管造影（DSA）：无创伤性DSA对Stanford B型主动脉夹层分离的诊断较准确，可发现夹层的位置及范围，有时还可见撕裂的内膜片，但对A型病变诊断价值较小。DSA还能显示主动脉的血流动力学和主要分支的灌注情况，易于发现血管造影不能检测到的钙化。

（6）血和尿检查：白细胞计数常迅速增高。可出现溶血性贫血和黄疸。尿中可有红细胞，甚至出现肉眼血尿。

5. 诊断　主动脉夹层临床表现较复杂，几乎累及全身各系统。临床上存在以下病症时，应考虑主动脉夹层的可能：①持续性剧烈胸痛、腹痛，起病急骤，吗啡等不能使之缓解；②虽有胸痛、腹痛，并出现休克征象，但血压轻度降低或不降，甚至反而升高；③突然出现主动脉关闭不全体征或心力衰竭进行性加重；④胸骨上窝、腹部触及搏动性肿块；⑤两侧肱动脉、股动脉搏动强弱不一，甚至出现无脉症；⑥酷似急性心肌梗死，而心电图无特征性改变；⑦胸痛伴神经系统症状，如晕厥、偏瘫及老年人突然出现意识障碍等。如遇上述表现，则应及时行影像学检查。

近年来各种检查方法对确立主动脉夹层有很大帮助，超声心动图、CT、磁共振成像均可用于诊断，对考虑手术者，主动脉造影仍然必要。

（四）自发性气胸

胸膜腔由胸膜壁层和脏层构成，是不含空气的密闭的潜在性腔隙，任何原因使胸膜破损致空气进入胸膜腔的现象，称为气胸。气胸可分为自发性、外伤性和医源性三类。自发性气胸（spontaneous pneumothorax，SP）又可分为原发性和继发性两类，前者发生在无基础肺疾病的健康人，后者常发生在有基础肺疾病的患者。外伤性气胸系胸壁的直接或间接损伤所致。医源性气胸由诊断和操作所致。气胸是常见的内科急症，男性发病多于女性，胸痛常是其首发症状，90%的患者患侧有不同程度的胸痛。原发性气胸患病率男性为（18～28）/10万，女性为（1.2～6）/10万。发生气胸后，胸膜腔内负压可变成正压，致使静脉回心血流受阻，产生程度不同的心、肺功能障碍，严重者可致休克，若不及时抢救可致死亡。

1. 病因与发病机制　正常情况下胸膜腔内没有气体，胸腔内出现气体仅在三种情况下发生：①肺泡与胸腔之间产生破口，气体将从肺泡进入胸腔直到压力差消失或破口闭合。②胸壁创伤产生与胸腔的交通也出现同样的结果。③胸腔内有产气的微生物。临床上主要见于前两种情况。气胸时失去了负压对肺的牵引作用，甚至因正压对肺产生压迫，使肺失去膨胀能力，表现为肺容积缩小、肺活量减低、最大通气量降低的限制性通气功能障碍。由于肺容积缩小，初期血流量并不减少，产生通气/血流比例减少，导致动静脉分流，出现低氧血症。大量气胸时，由于失去负压吸引静脉血回心，甚至胸膜腔内正压对血管和心脏的压迫，使心脏充盈减少，心搏出量降低，引起心率加快、血压降低，甚至休克。

肺或胸膜非创伤性病变使脏胸膜破裂而引起空气逸入胸膜腔称为自发性气胸。自发性气胸常继发于基础肺部病变，以继发于慢性阻塞性肺疾病和肺结核最为常见；其次是原发性气胸，指肺部常规X线检查未发现明显病变的“健康者”所发生的气胸，多为肺顶部脏胸膜下细小气肿泡破裂引起。常见于20～40岁青壮年，瘦高体型男性较多。此外，自发性气胸还见于肺癌、肺脓肿、尘肺等。有时胸膜上具有异位子宫内膜，在月经期可以破裂而发生气胸（月经性气胸）。航空、潜水作业而无适当防护措施时，从高压环境突然进入低压环境，以及持续正压人工呼吸加压过高等，均可发生气胸。自发性气胸可分为三种临床类型。①闭合性（单纯型）：肺表面破口可自行闭合，经抽气后胸腔维持负压状态，残留气体可自行吸收。②开放性（交通型）：破口较大，胸腔与支气管相通。胸腔内压力与大气压相等。③张力性（高压型）：破口处有活瓣形成，吸气时空气进入胸腔、呼气时活瓣关闭，胸腔内压力不断增加。张力性气胸可引起纵隔移位，导致循环障碍，甚或窒息死亡。

不论外伤性、自发性气胸还是医源性气胸，大部分患者均有不同程度的胸痛，疼痛是由胸膜的粘连、牵拉和撕裂及空气刺激壁胸膜痛觉神经所致。

2. 胸痛特征

（1）部位和放射部位：胸痛主要位于发生气胸的一侧胸部，可向肩背部、腋侧或前臂放射。

（2）疼痛性质：胸痛性质可为刺痛、锐痛、胀痛，或呈针刺样或刀割样痛，但由于老年人感觉迟钝，胸痛的表现往往不如年轻人明显。因此，容易造成早期诊断的延误。

（3）疼痛时限：胸痛持续时间短暂，继之呼吸困难和刺激性咳嗽。

（4）诱发和缓解因素：患者常有咳嗽、提重物、剧烈运动等诱因。抬举重物等用力动作，咳嗽、喷嚏、屏气或高喊大笑等多为气胸的常见诱因，但也有在睡眠中发生气胸者。大多数起病急骤，胸痛症状突然发生，吸气或咳嗽时加重。气胸刚出现时疼痛较剧烈，随着时间的延长疼痛逐渐缓解。如在气胸出现 24 小时后再次出现胸痛加重，而且伴有发热，应注意胸腔内可能有感染。

3. 伴随症状及体征

（1）伴随症状：①呼吸困难，呼吸困难常与胸痛同时发生，肺萎缩小于 20%、原来肺功能良好者，可无明显呼吸困难；反之，原有肺功能不全或肺气肿、肺纤维化患者，即使肺萎缩 10% 以下，呼吸困难也很明显。张力性气胸常呈进行性严重呼吸困难，有窒息感，不能平卧，如果侧卧，则被迫健侧卧位，以减轻呼吸困难。张力性气胸时胸膜腔内压骤然升高，肺被压缩，纵隔移位，迅速出现严重呼吸循环障碍；除呼吸困难外，患者可表情紧张、胸闷、挣扎坐起、烦躁不安、血压下降、发绀、大汗淋漓、四肢厥冷、脉搏细速和大小便失禁等，若不及时抢救可很快昏迷死亡。②咳嗽，气胸可伴有咳嗽，多为干咳，由胸膜反射性刺激引起，如气胸继发于慢性支气管炎，或出现支气管胸膜瘘，咳嗽加重并咳脓性痰，且常与体位改变有关。

（2）体征：少量气胸体征不明显，尤其在肺气肿患者更难确定，听诊呼吸音减弱具有重要意义。大量气胸时，气管向健侧移位，患侧胸部隆起，呼吸运动与触觉语颤减弱，叩诊呈过清音或鼓音，心或肝浊音界缩小或消失，听诊呼吸音减弱或消失。左侧少量气胸或纵隔气肿时，有时可在左心缘处听到与心搏一致的气泡破裂音，称 Hamman 征。液气胸时，胸内有振水声。血气胸如失血量过多，可使血压下降，甚至发生失血性休克。

4. 辅助检查

（1）胸部 X 线检查：是诊断气胸的重要方法，可显示肺受压程度，肺内病变情况及有无胸膜粘连、胸腔积液及纵隔移位等。气胸的典型 X 线表现为被压缩肺呈外凸弧形的细线条形阴影，称为气胸线，线外透亮度增高，无肺纹理，线内为压缩的肺组织。

大量气胸时，肺脏向肺门回缩，呈圆球形阴影。大量气胸或张力性气胸常显示纵隔及心脏移向健侧。合并纵隔气肿时在纵隔旁可见透光带。

肺结核或肺部慢性炎症使胸膜多处粘连，发生气胸时，多呈局限性包裹，有时气道互相通连。气胸若延及下部胸腔，肋膈角变锐利。合并胸腔积液时，显示气液平面，透视下变动体位可见液面也随之移动。局限性气胸在后前位胸部 X 线片易遗漏、侧位胸部 X 线片可协助诊断或在 X 线透视下转动体位可发现气胸。

（2）CT：表现为胸膜腔内出现极低密度的气体影，伴有肺组织不同程度的萎缩改变。CT 对于小量气胸、局限性气胸及肺大疱与气胸的鉴别比胸部 X 线检查更敏感和准确。

5. 诊断　根据临床症状、体征及影像学表现，气胸的诊断通常并不困难。X 线或 CT 显示气胸线是确诊依据，若病情十分危重无法搬动做 X 线检查时，应当机立断在患侧胸部体征最明显处试验穿刺，如抽出气体，可证实气胸的诊断。

不论外伤性、自发性气胸，还是人工气胸，大部分患者均有不同程度的胸痛、气短症状，对于胸外伤引起的气胸，多数能较早发现治疗，但自发性气胸有时误诊，甚至产生严重后果，因此医师应熟知自发性气胸临床特点。尤其是老年和原有心、肺慢性疾病基础的自发性气胸患者，临床表现可酷似其他心、肺急症，必须认真鉴别。

二、非致命性胸痛（按部位）

（一）胸壁病变

1. 皮肤及皮下组织疾病

（1）皮炎、蜂窝织炎：急性皮炎（acute

dermatitis）、急性蜂窝织炎（acute cellulitis）是指发生在皮肤和皮下疏松结缔组织的感染。若感染发生在胸部，患者亦可有胸痛。

1）病因与发病机制：本病是皮肤受伤或有其他病变，使皮肤或皮下疏松结缔组织受细菌感染所致。致病菌多为溶血性链球菌、金黄色葡萄球菌及大肠埃希菌或其他链球菌等。由于受侵组织质地较疏松，病菌释放毒性强的溶血素、链激酶、透明质酸酶等，可使病变扩散较快。

2）胸痛特征：疼痛部位主要在胸部病变处。疼痛性质多为患处肿胀疼痛，化脓时可有搏动性痛或跳痛。疼痛时限可从发病开始至炎症消失。发病时患者可先有皮肤损伤或胸部有挤压伤，咳嗽、深呼吸或手臂运动等胸廓活动可使胸痛加剧。

3）伴随症状及体征：开始时患处皮肤发红，指压后可稍退色，红肿边界不清。继之红肿范围逐渐扩大，胀痛加剧，触摸有热感。局部坚硬而紧张，红肿弥漫，边界不清，也不凸出，中央暗红。病变加重时，皮肤部分变成褐色，可有水疱，或破溃出脓。若为深部组织的病变，局部红肿不明显，疼痛较剧烈，常有局部水肿与压痛。患者常伴有畏寒、发热和全身不适，严重时患者体温增高明显或过低，甚至有意识改变等表现。

4）辅助检查：血常规检查显示白细胞总数增高，中性粒细胞增多。

5）诊断与鉴别诊断：根据病史、体征、辅助检查，诊断多不困难。有脓性分泌物时应涂片检查病菌种类。病情较重时，应取血和脓液做细菌培养和药物敏感试验。

此外，脓疱疹、毛囊炎、疖肿、皮肤结核、放线菌病、结缔组织肿瘤及自身免疫性疾病也会造成胸壁疼痛。

（2）带状疱疹（herpes zoster）：是由水痘-带状疱疹病毒引起的同时累及神经和皮肤的常见皮肤病。带状疱疹发病急，临床表现为沿单侧外周神经呈带状分布群集的小水疱，常伴有神经痛。祖国医学称为“缠腰火丹”“串腰龙”。带状疱疹多发于春秋季节，以40岁以上的成年人多见，儿童少见。发病率为1.4‰～4.8‰，并且有逐渐增加的趋势。带状疱疹急性期70%～80%以上患者伴有明显神经疼痛，胸痛常为其主要症状。带状疱疹极少复发，预后一般较好。

1）病因与发病机制：人体初次感染水痘-带状疱疹病毒后，病毒在体内大量繁殖，形成病毒血症，经血行传播，散布全身，表现为水痘或呈隐性感染，出现水痘的大多是儿童。由于该病毒有亲神经性，侵入皮肤感觉神经末梢后沿着神经移动到脊髓后根神经节或脑神经中，并持久地潜伏在该处。以后某些诱因刺激，如感冒、某些系统性疾病（红斑狼疮）、传染病（传染性肝炎、疟疾、肺结核）、恶性肿瘤（白血病、恶性淋巴瘤）、神经系统疾病（流行性脑炎、结核性脑炎、癫痫）、长期使用糖皮质激素或免疫抑制剂治疗、外伤、器官移植等，使潜伏的病毒再激活，致使神经节发炎、坏死，沿该神经节的感觉神经分布区便产生疼痛，同时再次激活的病毒可以沿着周围神经纤维再移动到皮肤并在此繁殖，引起典型的疱疹。在少数情况下，疱疹病毒可散布到脊髓前角细胞及内脏神经纤维，引起运动性神经的麻痹，如眼、面神经麻痹及胃肠道和泌尿道的症状。感染水痘-带状疱疹病毒后，可先后患水痘或带状疱疹，也可只发生一种，或虽感染病毒而无任何临床表现。带状疱疹病毒在人体免疫力低下时引起发病，患病后一般不会第二次发病。如果患者免疫力低下，或伴有恶性肿瘤，带状疱疹可反复发病。

2）胸痛特征

A. 部位和放射部位：带状疱疹引起的疼痛部位均与受累神经分布一致，可发生在任何感觉神经分布区，但60%以上患者发生于胸段皮脂分布区，沿肋间神经分布（单发或沿1、2个肋间走行），呈束带状，单侧胸痛，如发生于左侧肋间神经外或心前区，则似心绞痛。带状疱疹引起的胸痛定位明确，常固定在病变部位，无放射痛，为单侧分布。但临床上偶见持续性左侧胸、肩、臂、肩胛及左侧头痛的患者，这种病变与症状分离的情况很少见。

B. 疼痛性质：患者可表现为针刺样痛、烧灼样痛、闪电样痛、电击样痛、切割样痛、锤击样痛、跳痛或者触痛。疼痛程度变化很大，常表现为浅表性疼痛，也可为深在的剧痛。年轻者疼痛程度轻、老年患者疼痛程度重，往往年龄越大疼痛越剧烈，有时疼痛难以忍受，患者坐卧不安，彻夜难眠，且疼痛程度与病情严重程度呈正相关。

C. 疼痛时限：胸痛可能为突发性、阵发性，也可为持久性疼痛。可表现为瞬间或数秒的胸痛，也可能持续时间较长，持续30分钟以上，甚至数小时或更长时间。许多老年患者，在皮疹完全消退后，神经痛仍可持续数天或数月，甚至数年。

D. 诱发和缓解因素：患者常表现为患处皮肤感觉过敏，轻触即可诱发疼痛，任何皮肤刺激（如衣服摩擦、深呼吸）、噪声或情绪紧张均可使疼痛加剧。有时患者处于极度敏感过敏状态，只要轻轻一触就出现极度疼痛，患者呈恐惧感。

3）伴随症状及体征：患者发病前常先有轻度发热、疲倦无力、全身不适，淋巴结肿大。在将要发疹部位往往先有神经痛或皮肤感觉过敏等前驱症状，但亦有无前驱症状直接发疹的情况。一般经 1 ～ 4 天后在疼痛区域的皮肤上发生不规则红色斑，继而在红斑上出现群集的粟粒至绿豆大小炎性丘疹、丘疱疹，迅速变为水疱，疱壁紧张发亮，疱液澄清。皮损常沿某一周围神经呈带状分布分批出现。各簇水疱群之间的皮肤正常，伴有局部淋巴结肿大。数日后水疱吸收、干涸、结痂，痂脱落后局部可留有暂时性红斑或色素沉着。皮损常发生在身体的一侧，不超过正中线，但有时在中线的对侧，也有少数皮疹，可能是末梢神经有部分纤维交叉至对侧所致。皮损最常见累及肋间神经支配的胸、腹部皮肤，其次是三叉神经第一支分布区。除累及肋间神经后，还可累及颈、胸、腰、骶神经支配部位。病毒由脊髓后根神经神经元侵及交感及副交感的内脏神经纤维，引起胃肠道和泌尿道的症状。若胸膜、腹膜受侵犯，则可引起刺激甚至积液等症状。皮损呈束带状、单侧分布，沿神经纤维分布的红斑、水疱是带状疱疹的重要特征。疼痛在疱疹出现前即可存在，约 70% 患者先出现疼痛，以后出现皮肤疱疹，约 15% 患者疼痛和疱疹同时发生。但临床上也常有部分患者仅发生疼痛而不发生皮疹，或皮疹出现得较晚、较少。

4）辅助检查：本病一般无须特殊检查。发疹前或不发生皮疹的胸痛患者常需做心电图与冠心病相鉴别，本病无心电图缺血性改变。部分泛发性带状疱疹有明显全身反应者，血细胞总数下降，白细胞分类中淋巴细胞、单核细胞比例增高。荧光抗体染色法可检出细胞内水痘 - 带状疱疹病毒抗原，电镜下可见水痘 - 带状疱疹病毒颗粒。

5）诊断：根据皮疹单侧分布、带状排列、集簇性小水疱伴明显的神经痛等临床表现易于诊断。但在发疹前或表现无皮疹的胸痛，诊断较为困难，常被误诊为心绞痛、肋间神经痛、胸膜炎，应注意鉴别，此时，临床查体发现胸痛部位皮肤感觉过敏可作为鉴别依据。

（3）流行性胸痛：夏秋多发，少数患者有上呼吸道感染的前驱症状，多数则以剧烈胸痛为表现突然起病。胸、腹部肌痛，疼痛轻重不一，呈刺痛、刀割痛、烧灼感、压榨样、绞痛等，咳嗽、翻身等加剧，胸痛严重时可感觉“透不过气”。疼痛多为一侧，偶有两侧，有时难以准确定位。疼痛的另一特点是转移性：出现于胸、腹、颈、肩、腰、四肢，最后转移到膈肌部位。局部可出现红肿，听诊可闻及胸膜摩擦音，胸部局部肌肉压痛阳性。患者有高热、头痛、喘憋、气促等病毒感染的全身表现。诊断主要依靠询问病史及查体疼痛可受呼吸影响，辅助检查无明显异常。

（4）系统性硬化病：是一种原因不明，以局限性或弥漫性皮肤增厚和纤维化为特征的，可影响心、肺、肾和消化道等器官的结缔组织疾病。病变特点为皮肤纤维增生及血管洋葱皮样改变，最终导致皮肤硬化、血管缺血，如病变侵犯胸壁的皮肤、肌肉、食管，均可引起胸痛，疼痛性质常为紧缩感或吞咽食物后有发噎感，以及饱餐后随即躺下的“烧心”感。多见于女性。初期表现多见雷诺现象和肢端、面部肿胀，并有手指皮肤逐渐增厚。受累皮肤可有色素沉着或色素脱失。有近端硬皮病，即手指和掌指关节或跖趾关节以上的任何部位皮肤有对称性增厚、绷紧和硬化。这类变化可累及整个肢体、面部、颈和躯干（胸和腹部）。胸部 CT 提示双侧肺基底部纤维化，免疫学检测可协助进一步诊断。

本病诊断主要依靠病史，一般实验室检查无特殊异常，免疫学检测血清 ANA 阳性率达 90% 以上，核型以斑点型和核仁型为主。皮肤活检有特征性病变。胸部高分辨率 CT 可发现肺部渗出性病变或纤维化改变或牵张性支气管扩张，肺功能检查可见用力肺活量、肺总量下降，一氧化碳弥散量下降。

（5）痛性肥胖症：患者超重或肥胖，脂肪组织慢性疼痛（＞ 3 个月）。本病多见于 30 ～ 50 岁的人群，多为女性。伴随症状包括脂肪沉积、容易皮肤瘀斑、睡眠障碍、记忆力受损、抑郁、难以集中精力、焦虑、心动过速、气促、糖尿病、胃胀、便秘、乏力、虚弱和关节痛。当皮下脂肪结节出现与增大时，有疼痛及麻木、衰弱、少汗和情感淡漠等神经精神症状，疼痛呈刺痛样，疼痛部位最常位于胸部与臂部，也可发生于身体其他部位。主要根据查体诊断，局部软组织B超可协助诊断。

2. 神经系统疾病

（1）肋间神经炎与神经根痛：各种原因引起胸1～胸6神经根压迫、陷迫和牵拉等刺激均可引起胸痛，疼痛的性质多种多样，呈持续性或间歇性，增加腹压的情况可使疼痛加剧。常见的病因包括外伤、肿瘤、炎症（慢性脑膜炎、脊髓炎、梅毒等）、强直性脊柱炎、神经肉瘤、癌性脑脊髓炎、脊膜播种等。胸段脊神经的前支构成肋间神经，在肋骨损伤或局部肿瘤时易受累，表现为肋间神经痛。原发性肋间神经痛极为少见，目前已很少提及。临床常见的是胸部带状疱疹引起的肋间神经痛，在伴有胸壁皮肤病变的皮区内引起慢性疼痛，其特点是尖锐的刺痛，有时疼痛难忍，胸神经根和神经痛只是一个症状诊断，在当今影像学较发达的时代，最好能做出病因诊断，弄清是何种原因引起的疼痛，通过仔细的问诊、查体、胸部X线检查、脑脊液化验及细胞学检查、脊髓碘油造影、CT、MRI等方法达到确诊目的。

（2）胸段脊髓压迫症：脊髓压迫症（spinal cord compression）是具有占位性特征的各种不同病因的椎管内病变，压迫脊神经根、脊髓及其血管，引起的一组以感觉和运动障碍为主并呈进行性发展的临床综合征。根据神经根受累早晚，可在疾病的早期或晚期出现胸痛。

1）胸痛特征

A. 部位和放射部位：根性神经痛是最常见的首发症状，病变刺激后根引起自发性的疼痛在受累节段后根或感觉传导束分布的皮节区、相应的内脏反射区。出现在胸部时，常开始局限在胸壁一侧，并沿固定神经根放射。

B. 疼痛性质：如刀割、烧灼或电击样。

C. 疼痛时限：疼痛可持续数天或数周。

D. 诱发和缓解因素：咳嗽、排便和用力等增加腹压的动作都可使疼痛加剧，改变体位可使症状减轻或加重；常于夜间痛醒，有时起床步行可缓解。

2）伴随症状及体征：本组疾病的共同特点是均具有不同程度的脊髓受累三主征（截瘫、感觉平面和尿便障碍）。有时在根痛部位常可查到感觉过敏或异常区，当功能受损时，可引起节段性感觉迟钝，出现相应节段束带感。当病灶位于脊髓腹侧时，可刺激和损害脊神经前根，引起节段性肌痉挛和肌萎缩。

3）辅助检查

A. 脑脊液检查：当临床疑有椎管内占位病变时，需进行腰椎穿刺。椎管严重梗阻时脑脊液蛋白-细胞分离，细胞数正常，蛋白含量超过10g/L时，黄色的脑脊液流出后自动凝结，称为弗洛因综合征。通常梗阻越完全，时间越长，梗阻平面越低，蛋白含量越高。部分梗阻或阻塞，压颈试验时压力上升较快而解除压力后下降较慢，或上升慢下降更慢，提示可能为不完全梗阻。

B. 影像学检查：脊柱X线检查可发现脊柱骨折、脱位、错位、结核、骨质破坏及椎管狭窄，椎弓根变形或间距增宽、椎间隙扩大、椎体后缘凹陷等。CT及MRI：脊椎CT对确诊有一定价值，但图像不十分清楚，伪影多，只有横断面，有其局限性；脊椎MRI为首选的确诊手段，可显示脊髓受压，能清晰显示椎管内病变的性质和周围结构变化等。脊髓造影：可显示脊髓梗阻界面，椎管完全梗阻时上行造影只显示压迫性病变下界，下行造影可显示病变上界。

4）诊断与鉴别诊断

A. 定位诊断：纵向定位，确定病变位于脊髓的节段。早期节段性症状如根痛、感觉减退区、腱反射改变和肌萎缩，棘突压痛及叩击痛，尤以感觉平面最具有定位意义。横向定位，确定病变部位处于髓内或髓外。

B. 定性诊断：髓内、外肿瘤最常见，髓内肿瘤多为胶质瘤；髓外硬脊膜下肿瘤多为神经纤维瘤；髓外硬脊膜外多为转移癌。脊髓蛛网膜炎导致病损不对称，时轻时重，感觉障碍多呈根性，节段性或斑块状不规则分布，压颈试验可有梗阻，蛋白含量增高，椎管造影显示造影剂呈点滴状或串珠状分布。硬膜外病变多为转移瘤或椎间盘脱出，转移瘤进展较快，根痛及骨质破坏明显。急性压迫多为外伤性硬膜外血肿，进展迅速；硬膜外脓肿起病呈急性或亚急性，常有感染特征。

3. 骨骼肌肉病变

（1）外伤性胸痛：胸壁由胸廓及软组织组成。

胸廓骨及关节由 12 个胸椎、12 对肋和肋软骨、胸骨以关节相连接形成，是胸部的支架。另外，胸部前上方 1 对锁骨和后上面 1 对肩胛骨也占据胸部，这些骨骼及关节的疾病均可引起胸痛。此外，下位颈椎病亦可引起胸痛。引起胸痛的胸壁骨关节疾病中以外伤多见，其次为炎症和肿瘤。临床上多数胸壁骨关节疾病属于外科诊治范围，少数归于内科，如白血病、多发性骨髓瘤等。

胸壁骨关节外伤最显著的症状是胸痛，也是胸痛多见的原因。胸壁骨关节的外伤，如常见的肋骨、锁骨、胸椎、胸骨、肩胛骨等骨折，胸锁、肩锁、肩肱、肩胛胸壁、胸肋、肋椎等关节外伤。一般有明显外伤史，局部疼痛、肿胀，直接或间接性压痛，甚至有骨擦音、异常活动及畸形，多根多处肋骨骨折或双侧肋骨骨折合并胸骨骨折，可出现反常呼吸等症状，X 线检查可见骨折线或关节脱位，一般不难诊断。

（2）非外伤性骨关节病变

1）炎症性：骨膜炎，胸骨、胸椎、肋骨骨髓炎，结核性胸椎炎，非化脓性肋软骨炎，骨肿瘤，白血病，外伤。

2）自身免疫性疾病：强直性脊柱炎，嗜酸性肉芽肿。

3）肿瘤相关胸痛：白血病，多发性骨髓瘤，胸骨、胸椎肋骨肿瘤及转移瘤。

4）颈椎病、颈椎间盘突出症、胸椎病、胸椎间盘突出、胸椎管狭窄症。

5）颈心综合征、胸廓出口综合征、胸骨柄综合征、剑突综合征、肋骨尖端综合征、滑动性肋骨综合征。

（3）胸壁肌肉病变：主要包括胸部肌肉外伤、胸部肌肉劳损、多发性肌炎和皮肌炎、流行性胸痛、乳腺疾病。

（二）胸腔脏器疾病

1. 心血管系统疾病

（1）稳定型心绞痛：也称劳力性心绞痛，是在冠状动脉固定严重狭窄的基础上由心肌负荷增加引起心肌急剧的、暂时的缺血、缺氧的临床综合征。它的特点是阵发性的前胸压榨性疼痛或者憋闷感觉，主要位于胸骨后部，可以放射至心前区和左上肢尺侧，常发生于劳力负荷增加时，可以持续数分钟到十几分钟不等，在休息或者使用硝酸酯制剂之后，疼痛可以逐渐缓解。疼痛的发作程度、频度、性质及诱发因素通常在数周到数月之内都没有明显的变化。

（2）X 综合征：是指具有劳力性心绞痛或心绞痛样不适的症状，活动平板 ECG 运动试验有 ST 段压低等心肌缺血的证据，而冠脉造影检查示冠脉正常或无阻塞性病变的一组临床综合征。其可能的发病机制是冠状动脉小于 200μm 的微血管及其微循环的结构和功能发生异常。

（3）心肌梗死后综合征（postmyocardial infarction syndrome，PMIS）：也称 Dressler 综合征，是指急性心肌梗死后数日至数周出现以发热、心包炎、胸膜炎、肺炎等非特异性炎症为特征的一种综合征，并有反复发生的倾向。心肌梗死后综合征发生机制至今尚未清楚，但多倾向于心肌梗死后坏死心肌引起的抗原抗体学说。

（4）非冠状动脉粥样硬化性冠状动脉疾病：指除外冠状动脉粥样硬化的其他原因引起的冠状动脉病变，常见的原因有先天性冠状动脉畸形、冠状动脉炎、冠状动脉栓塞、冠状动脉夹层等。其临床表现常与典型冠心病相似，严重者症状可与急性心肌梗死类似，冠状动脉造影检查常可予以鉴别。

（5）胸主动脉瘤：是由于胸主动脉壁的中层有局部破损、薄弱，在管腔压力的冲击下，向外膨胀、扩张而形成。胸主动脉瘤可发生于主动脉升段、弓部和降段的任何部位，尤其易累及弓部和降段。有时整个主动脉扩张，而在胸主动脉和腹主动脉的多处发生局限性动脉瘤。降主动脉瘤常延伸到腹主动脉形成胸腹主动脉瘤。最常见的病因是动脉粥样硬化，其次是梅毒、感染、损伤和先天性发育不全。病程早期可无任何症状，常在 X 线检查时发现。当瘤体压迫周围组织或器官时，才出现前胸持续性钝痛和咳嗽、气急、呼吸困难、吞咽困难、声嘶等压迫症状。

（6）心脏瓣膜病：二尖瓣狭窄、二尖瓣脱垂、主动脉狭窄、主动脉瓣关闭不全等瓣膜病变也会引起类似心肌缺血性胸痛，心脏听诊常能够闻及对应瓣膜区杂音，心脏超声可支持诊断。

（7）心肌炎（myocarditis）：是指由各种原因引起的心肌的局限性或弥漫性炎症，多种因素如感染、物理和化学因素均可引起心肌炎，所造成的心肌损害轻重程度差别很大，临床表现各异，轻症患者无任何症状，重症患者可发生心力衰竭、心源性休克甚至猝死。

心肌炎可发生于各年龄的人群，以青壮年发病较多。对于感染性原因引起的心肌炎，常先有原发感染的表现，如病毒性者常有发热、咽痛、咳嗽、呕吐、腹泻、肌肉酸痛等，大多在病毒感染 1 ～ 3 周后出现心肌炎的症状。不论心肌炎的病因，心肌炎的临床症状均与心肌损害的特点有关，如以心律失常为主要表现者可出现心悸，严重者可有黑矇和晕厥；以心力衰竭为主要表现者可出现心力衰竭的各种症状如呼吸困难等，严重者发生心源性休克而出现休克的相关表现；若炎症累及心包膜及胸膜，可出现胸闷、胸痛症状；有些患者亦可有类似心绞痛的表现。常见体征：窦性心动过速与体温不相平行，也可有窦性心动过缓及各种心律失常，心界扩大者占 1/3 ～ 1/2，见于重症心肌炎者，因心脏扩大可致二尖瓣或三尖瓣关闭不全，心尖部或胸骨左下缘收缩期杂音，心肌损害严重或心力衰竭者可出现舒张期奔马律、第一心音减弱，合并心包炎者可出现心包摩擦音，轻者可完全无症状，严重者可发生猝死。

（8）急性心包炎（acute pericarditis）：是心包脏层和壁层的急性炎症，可由细菌、病毒、肿瘤、自身免疫、物理、化学等因素引起。常见临床表现为剧烈胸痛或闷痛，位于心前区，可随呼吸、咳嗽、体位变化而改变，可伴有放射痛、发热、心率增快、红细胞沉降率快等，常伴有呼吸困难、心包摩擦音、颈静脉怒张、奇脉和一系列异常心电图变化。急性心包炎的病因较多，可来自心包本身疾病，也可为全身性疾病的局部表现，临床上以结核性，非特异性、肿瘤性者多见，全身性疾病如系统性红斑狼疮、尿毒症等病变易累及心包，引起心包炎。结核性心包炎如不及时治疗可演变为慢性缩窄性心包炎。

（9）先天性心血管疾病：是胎儿在妊娠期心脏发育存在缺陷或部分停顿所造成，因缺损的部位和大小而轻重不一，轻者可无症状。除胸痛外常见症状为劳累后心悸、气喘乏力、咳嗽和咯血，后期可出现发绀及右心衰竭，表现为颈静脉充盈、肝大、水肿等。其中肺动脉瓣狭窄、原发性肺动脉高压等是常见先天性心血管疾病中胸痛表现比较明显的疾病。

（10）心肌病：是一组由心脏下部分腔室（即心室）结构改变和心肌壁功能受损所导致心脏功能进行性障碍的病变。其临床表现为心脏扩大、心律失常、栓塞及心力衰竭等。病因一般与病毒感染、自身免疫反应、遗传、药物中毒和代谢异常等有关。按病理可分为扩张型心肌病、肥厚型心肌病和限制型心肌病等。可由心肌组织相对供血不足而致胸痛。

（11）肺动脉高压：是由各种病因累及肺血管床造成肺循环阻力进行性增加，最终导致右心衰竭的一类病理生理综合征。其产生胸痛的机制主要是右心室肥厚致冠状动脉灌流减少，心肌相对供血不足，也可能是肺动脉主干或主分支血管瘤样扩张。心脏超声、心导管检查等可予以鉴别。

2. 呼吸系统疾病　引起胸痛的常见特点：①胸痛因呼吸和咳嗽加剧；②局部无压痛；③咳嗽；④原发病症状和体征；⑤影像学检查多可提示病变。

（1）胸膜疾病

1）胸膜炎：是致病因素（通常为病毒或细菌）刺激胸膜所致的胸膜炎症，胸腔内可有液体积聚（渗出性胸膜炎）或无液体积聚（干性胸膜炎）。主要表现为胸痛、胸闷、呼吸困难，干性胸膜炎呈刺痛或撕裂样疼痛，部分听诊有胸膜摩擦音。

2）胸膜肿瘤：原发于胸膜的肿瘤主要指间皮瘤，几乎任何肿瘤均可向胸膜转移，以肺癌、乳腺癌最为常见，胸膜转移瘤的治疗主要针对原发癌，预后与原发癌的性质有关。胸膜肿瘤的症状多表现为胸痛，常偏于一侧，最开始为持续性钝痛，随着病情发展，多表现为呼吸困难，呈进行性，常有胸腔积液、胸膜增厚、胸廓固定、肺膨胀受限等。严重的情况全身症状可表现为乏力、发热、厌食、贫血、骨关节病等，部分患者还可见低血糖。

（2）肺部疾病：支气管炎、肺炎、肺结核、肺部肿瘤（常见）均可引起胸痛。

气管、支气管炎、肺炎可由细菌、病毒、真菌、寄生虫等致病微生物，以及放射线、吸入性异物等理化因素引起，主要临床表现为发热、咳嗽、咳痰、痰中带血，可伴胸痛或呼吸困难等。血液炎症指标往往明显升高，肺部影像学可支持诊断。

肺结核由结核杆菌感染引起，结核病变累及胸膜时可于发病初期表现出胸痛，为针刺样疼痛或钝痛，可随呼吸运动和咳嗽加重，肺结核引起的胸痛常伴有发热、咳嗽咳痰、午后盗汗等肺结核相关表现。其诊断主要参考各型肺结核的症状和体征特点及影像学特征，结合患者的病史及其胸部X线和（或）胸部CT影像表现做出。

肺癌以胸痛为首发症状者约占1/4，常表现为胸前区不规则的隐痛或钝痛。周围型肺癌侵犯壁胸膜或胸壁，可引起尖锐而断续的胸膜性疼痛，若继续发展，则演变为较为固定的针刺样或钻顶样疼痛。难以定位的轻度的胸部不适有时与中央型肺癌侵犯纵隔或累及血管、支气管周围神经有关，其中有25%恶性胸腔积液患者主诉胸部钝痛。若表现为持续尖锐剧烈、不易为药物所控制的胸痛，则常提示已有广泛的胸膜或胸壁侵犯。肩部或胸背部持续性疼痛提示肺叶内侧近纵隔部位有肿瘤外侵可能。

3. 食管疾病

（1）反流性食管炎：是由胃、十二指肠内容物反流入食管引起的食管炎症性病变。内镜下表现为食管黏膜的破损，即食管糜烂和（或）食管溃疡，是常见的非致命性胸痛。主要表现为胸骨后灼烧感或疼痛，胸痛多在进食后1小时左右发生，半卧位、躯体前屈或剧烈运动可诱发，在服抗酸药后多可消失，而过热、过酸食物则可使之加重。每餐后、躯体前屈或夜间卧床睡觉时，有酸性液体或食物从胃、食管反流至咽部或口腔。初期常可因食管炎引起继发性食管痉挛而出现间歇性吞咽困难，严重食管炎者可出现食管黏膜糜烂而致出血，多为慢性少量出血。还可伴有哮喘、咳嗽等食管外表现。

（2）食管裂孔疝：是指腹腔内脏器（主要是胃）通过膈-食管裂孔进入胸腔所致的疾病，是膈疝中最常见者（达90%以上）。食管裂孔疝患者的典型症状可以包括胃食管反流症状，以及疝囊压迫症状。患者可出现胃内容物上反、上腹饱胀、吞咽困难、吞咽疼痛、咳嗽等症状。若患者病情严重，还可出现反流性食管炎、绞窄性肠梗阻、上消化道出血等并发症。

（3）食管憩室：指与食管相通的囊状突起。早期表现为吞咽时咽部有异物感或梗阻感，并产生气过水声，随着憩室的增大，出现咽下困难和食物反流。咽下的唾液及夜间的食物反流导致支气管炎、肺炎、肺不张、肺脓肿等，呼吸时带有口臭。憩室囊袋扩大并下垂至颈椎左侧，在颈部可能触及一个柔软的肿块。憩室还可压迫喉返神经而出现声音嘶哑，压迫颈交感神经产生霍纳综合征。后期憩室继续扩大可引起食管完全性梗阻，并发憩室炎、溃疡、出血、穿孔，这类患者常有恶病质，部分病例可能发生食管鳞癌。

4. 纵隔肿瘤　阳性体征不多，其症状与肿瘤大小、部位、生长方式、质地、性质等有关。良性肿瘤生长缓慢，可生长到相当大尚无症状或很轻微。恶性肿瘤侵犯程度高，进展迅速，可在较小时就出现症状；若肿瘤压迫神经、胸椎、肋骨，将产生持续性疼痛，伴呼吸困难、咳嗽、声嘶、吞咽困难、上腔静脉压迫综合征等。此外，还可出现一些与肿瘤性质相关的特异性症状：如随吞咽上下运动为胸骨后甲状腺肿；咳出头发样细毛或豆腐渣样皮脂为破入肺内的畸胎瘤；伴重症肌无力者为胸腺瘤等。

5. 腹腔脏器疾病

（1）膈下脓肿：最常见的表现是发热，发生于腹膜炎或胃肠道手术后或腹部创伤后者，表现为体温下降后又升高，初为弛张热，后为稽留热，可有乏力、恶心、呕吐、畏食、呃逆及心动过速等表现。腹部症状一般不明显，而常有胸部症状，包括呼吸急促、胸痛、呼吸音降低等。可见局部腹壁或肋间皮肤水肿、上腹部深压痛、季肋部或背部叩击痛。

（2）肝脓肿、肝癌：肝脓肿的典型症状是寒战、高热、肝区疼痛和肝大，体温常可高达39～40℃，伴恶心、呕吐、食欲缺乏和周身乏力。肝区钝痛或胀痛多属持续性，有的可伴右肩牵涉痛，右下胸及肝区叩击痛，肿大的肝有压痛。右上腹疼痛或不适，多为肝癌的首发症状，多位于剑突下或右肋部，为间歇性或连续性钝痛或刺痛。如果肿瘤位于肝右叶近膈顶部，疼痛常可放射到右肩或右背部。

（3）胆绞痛：主要表现为右上腹季肋区绞痛，阵发性加剧，常放射至右肩胛，疼痛时常伴大汗淋漓、面色苍白、恶心、呕吐等症状。胆结石引起的疼痛常伴有胆囊积液、恶心呕吐、寒战、高热；急性胆囊炎疼痛常伴恶心呕吐、厌食、便秘等消化道症状；胆道蛔虫病引起的疼痛则常伴剑突下钻顶样疼痛。

（4）胰腺炎：是胰腺因胰蛋白酶的自身消化作用而发生的疾病。发作前多有暴饮暴食或胆道疾病史，胰腺有水肿、充血或出血、坏死。腹痛常位于中上腹部，有时向腰背部呈束带状放射，弯腰或前倾坐位可减轻；轻者为钝痛，重者多呈持续性绞痛。常伴有腹胀、恶心、呕吐、发热等症状。化验血和尿中淀粉酶含量升高等。

（5）消化性溃疡穿孔：疼痛最初开始于上腹部或穿孔的部位，常呈刀割或烧灼样痛，一般为持续性，迅速扩展至整个腹部，常逐渐以右下腹部最为显著，有时可放射至单肩或双肩。由于腹膜受刺激，腹肌有明显紧张强直现象，常呈所谓“板样强直”，腹肌强直在穿孔初期最明显，晚期腹膜炎形成后，强直程度反有相应减轻。溃疡穿孔后，胃十二指肠内的气体将进入腹腔内，故站立位X线检查膈下见到半月状的游离气体影，是诊断溃疡穿孔的有力证据。

（6）脾梗死：引起脾梗死的疾病常为二尖瓣疾病、骨髓增生性疾病、动脉炎、脾动脉瘤、动脉硬化等。其典型症状为腹痛，患者主要表现为中上腹部疼痛或者左侧腰部疼痛，间歇性发作，持续时间可达3个月，有时伴左肩部放射痛，部分患者会合并脾破裂、大出血及失血性休克的症状。

6. *肩关节及其周围组织疾病*　肩胛带骨折、炎症及损伤：疼痛以肩臂部、胸部为主，也可因损伤造成神经损害而向其他部位放射，如上肢远端及上胸部，并出现运动功能障碍。

肩关节脱位多发生于青、中年人及儿童，由间接外力造成者多见，疼痛较重，患者多喜坐位，患肢轻度外展、屈曲，三角肌被肱骨拉向胸侧，肩峰明显突出，形成典型“方肩”。此时，患者不但肩关节局部疼痛，还伴有不同程度上胸部疼痛。

7. *功能性与精神性疾病*　神经官能症又称神经症或精神神经症，是一组精神障碍的总称，包括神经衰弱、强迫症、焦虑症、恐惧症、躯体形式障碍等，患者常深感痛苦且妨碍心理功能或社会功能，常没有任何可证实的器质性病理基础。病程大多持续迁延或呈发作性。胸痛表现多种多样，位置常不固定，常表现为短暂、针刺样胸痛，活动后可以缓解，硝酸甘油无效，暗示治疗有效。

心脏官能症：作为一种排他性诊断，目前临床上尚未有统一的诊断依据。在排除器质性的原因后，可以通过归纳性诊断来评估患者目前的心理状况，以全面衡量患者出现心因性胸痛的概率。医师可通过谈话询问或诱导患者说出自己的不良情绪，亦可通过临床心理量表评估患者是否存在焦虑或抑郁的状态。

第三节　诊断手段

胸痛的临床表现多样而复杂，不同病因胸痛的特征亦不同，且胸痛患者表现各异，病情千变万化，危险性也存在较大的差别。应根据实际情况进行实验室检查和X线、心电图、超声心动图等其他辅助检查，有些患者需进行血流动力学等方面的检测。近年来，CT、MRI、DSA、核素等影像技术的发展为胸痛的诊断提供了更多的选择。

一、实验室检查

除血常规外，仍有多种实验室检查有助于胸痛的鉴别诊断，包括反映糖和脂质代谢失常的血糖及脂类测定；反映心肌坏死的肌钙蛋白、肌酸激酶及肌红蛋白测定；反映心脏功能的B型利尿钠肽（即脑钠肽）或N端B型利尿钠肽原；肝功能、肾功能、电解质测定，血气分析；反映血栓形成的D-二聚体及凝血功能；反映细菌感染的体液培养等。

1. *心肌损伤标志物*　鉴于冠心病的高发病率，以及急性心肌梗死延误诊治后的不良后果，对于以胸痛就诊的患者，必须将这两者列在鉴别诊断的首要位置。第四版心肌梗死全球统一定义中，将心肌损伤标志物水平升高＋缺血相关症状或心电图改变作为心肌梗死的诊断标准，足见心肌损伤标志物对于心肌梗死诊断的重要性。

目前，临床常用的心肌损伤标志物包括肌钙蛋白I（TnI）、肌钙蛋白T（TnT）、肌酸激酶同工酶（CK-MB）等。肌红蛋白起病后2小时内升高，12小时内达高峰，24～48小时恢复正常；心肌肌钙蛋白I（cTnI）或T（cTnT）起病3～4小时后升高，cTnI于11～24小时达高峰，7～10天降至正常，cTnT于24～48小时达高峰，10～14天降至正常。这些心肌结构蛋白含量的增高是诊断心肌梗死的敏感指标；CK-MB在起病后4小时内增高，16～24小时达高峰，3～4天恢复正常，其增高的程度能较准确地反映梗死的范围。

对心肌坏死标志物的测定应进行综合评价。如肌红蛋白在急性心肌梗死后出现最早，也十分敏感，但特异性不强；cTnT和cTnI出现稍延迟，而特异性很高，在症状出现后6小时内测定为阴性，则6小时后应再复查，其缺点是持续时间可长达10～14天，对在此期间出现胸痛，判断是否有新的梗死不利。CK-MB虽不如cTnT、cTnI敏感，但对早期（＜4小时）急性心肌梗死的诊断有较重要价值。

2. D-二聚体　是交联纤维蛋白在纤溶系统作用下产生的可溶性降解产物，为特异性的纤溶过程标志物，可作为急性肺栓塞的筛查指标。D-二聚体＜500μg/L，可以基本除外急性肺血栓栓塞症。当D-二聚体＞500μg/L时，其诊断急性主动脉夹层的敏感度达100%，特异度为67%。

二、心电图

心电图主要包括静息心电图、运动心电图和动态心电图。胸痛患者行心电图检查的根本目的是识别心肌缺血的患者。不过心电图也可显示心律失常、左心室肥厚的征象，以及肺栓塞患者出现的束支阻滞或右心室劳损，因此心电图是胸痛患者应用最广泛的检查方法。

心电图是诊断冠心病非常重要的检查方法，所有提示存在心绞痛症状的患者，均应记录12导联静息心电图。然而，大于50%的稳定型心绞痛患者的静息心电图是正常的，所以静息心电图正常并不能除外冠心病，12导联静息心电图诊断心肌缺血的敏感度低于50%，若在胸痛发作时做心电图，则心电图的诊断价值较大。

心电图对急性心肌梗死具有特殊的诊断意义，急性心肌梗死的心电图有动态演变的特点，切勿根据一次心电图未发现异常就排除心肌梗死的可能。有些患者可能在做第1次心电图时尚未出现典型的表现，故一般应该在入院后半小时内再做一次心电图。第1次心电图必须做18导联心电图，避免遗漏后壁及右心室的梗死。典型表现依次为最早期或超急性期出现高尖的T波，随后ST段明显抬高，呈弓背向上，与直立的T波相连，形成单向曲线，同时R波降低；数小时或1～2天出现病理性Q波。ST段抬高持续数日至2周左右再降至基线水平。ST段抬高是急性心肌梗死最敏感和最特异的心电图标志，通常在症状发作后数分钟内即出现。新出现的局限的ST段抬高在80%～90%的患者中是急性心肌梗死的诊断指征。然而，仅有30%～40%的急性胸痛患者在入院时心电图出现ST段抬高。据报道男性心肌梗死患者ST段抬高比女性患者更明显。

ST段压低提示心肌缺血，但是其诊断正在发生的心肌梗死的可靠性差，只有约50%出现这样改变的患者最终发生急性心肌梗死。对称性T波倒置是非特异性征象，包括心肌缺血、心肌炎和肺栓塞在内的多种疾病都可以出现这种改变。在入院时伴有这种改变的胸痛患者约有1/3最终发生心肌梗死。急性胸痛患者入院心电图有新出现的病理性Q波具有急性心肌梗死诊断意义，这样的患者约有90%发生了急性心肌梗死。

由于超急性期持续的时间很短，在急诊科见到的大多数是ST段抬高的患者。但也有可能遇到超急性期的患者，如果遇到急性胸痛伴有T波高尖的患者，一定要进行数小时的短暂留观，并动态观察心电图变化，以免遗漏早期的急性心肌梗死患者。有5%～15%的急性心肌梗死患者心电图改变不典型。有些患者有胸痛、血清酶的系列变化，有心电图ST-T波动态改变，但不出现ST段抬高和病理性Q波，可诊断为NSTEMI。

进入急诊室的急性胸痛患者约有1/3心电图正常。但是这类患者中有5%～40%属于正在进展的急性心肌梗死。在无急性心肌梗死心电图诊断证据的急性胸痛患者中，有冠心病病史的患者有4%最终发生急性心肌梗死，无冠心病病史的患者有2%最终发生急性心肌梗死。

运动心电图（如平板运动试验）是评价怀疑存在缺血性胸痛的主要试验，其方法简单、安全，诊断冠心病的敏感度为78%，特异度为70%。运动试验阳性对诊断冠心病有帮助，运动试验阴性的患者患冠心病的可能性较小。

动态心电图可以发现心电图ST-T波改变及各种心律失常，出现时间可与患者的活动与症状相对照，胸痛发作相应时间记录的心电图显示缺血性ST-T波改变，有助于心绞痛的诊断。

肺栓塞的心电图表现多与急性右心负荷过重、

右心室扩张有关。典型表现是 S Ⅰ Q Ⅲ T Ⅲ。即Ⅰ导联出现深的 S 波，Ⅲ导联出现深的 Q 波并伴有 T 波明显倒置。有部分急性肺栓塞患者不出现或只出现不典型的心电图改变。

自发性气胸一般不出现有特殊意义的心电图变化。

夹层动脉瘤时心电图无特异性改变，但如果夹层累及冠状动脉，则可以出现急性心肌梗死的心电图表现。

三、X 线、CT 检查

胸部 X 线检查适用于排查呼吸系统源性胸痛患者，可发现的疾病包括肺炎、纵隔与肺部肿瘤、肺脓肿、气胸、胸椎与肋骨骨折等。心脏与大血管的轮廓变化有时可提示患者主动脉夹层、心包积液等疾病，但缺乏特异性。怀疑食管病变者，应做 X 线吞钡检查，怀疑脊柱或脊神经病变者，应做颈、胸椎 X 线和 CT、MRI 检查。胸部 X 线检查对诊断急性肺栓塞特异性不高，阳性率也较低，而胸部 CT 可用于诊断急性肺栓塞。急性主动脉夹层时胸透可见纵隔增宽，且有搏动，其可靠性可达 40% ～ 50%，主动脉增强 CT 能显示裂口的部位及真、假腔，是诊断主动脉夹层可靠的检查手段。多层螺旋 CT 冠状动脉成像是诊断冠心病的无创性检查方法。冠脉 CTA 对冠状动脉钙化的检测敏感度非常高，但明显的钙化及图像噪声可影响图像质量，钙化病变影响 CTA 对冠状动脉狭窄程度的判断，CTA 对冠状动脉病变的阴性预测价值高，可用于排除诊断。此外，冠脉 CTA 对诊断冠脉管腔狭窄的敏感度（91% ～ 99%）及特异度（74% ～ 96%）均很高，平均阴性预测值高达 97%。其由于较高的冠心病阴性排除诊断价值，除用于可疑冠心病的筛查以外，逐渐引入对可疑 ACS 患者的早期诊断中，尤其用于发生冠心病或心血管事件风险中低危人群。有研究显示，应用 CTA 作为筛查 ACS 的工具，效价比优于无创心脏负荷试验。对怀疑肺栓塞及主动脉夹层患者进行肺动脉 CTA 及主动脉 CTA 检查，更是确诊方法之一。

随着新的 CT 影像技术的开发，机架旋转速度及探测器螺旋扫描覆盖宽度大幅度提升，有望成为急诊胸痛三联征（ACS、主动脉夹层、肺栓塞）一站式筛查的有用工具。

四、超声检查

疑有心血管疾病者，应做心脏超声检查；彩色超声及多普勒检查对急性心肌梗死和急性大动脉夹层动脉瘤诊断的意义较大。急性心肌梗死时二维超声心动图可见梗死的部位室壁运动低下、运动消失或反常运动。彩超和多普勒可用于大动脉夹层的检查，但具有一定的局限性。彩超仅能看到升主动脉和腹部、髂部的血管。主要的征象是主动脉明显增宽，主动脉壁分离形成的真腔与假腔，有时还可见内膜的裂口。超声心动图或负荷超声心动图可发现左心室节段性室壁运动异常，有助于冠心病诊断。有研究报道，多巴酚丁胺负荷超声心动图诊断冠心病的敏感度为 81%，特异度为 80%。疑有胸腔积液或腹部病变者应做 B 超检查以进一步确诊，腹部 B 超则可以帮助判断肝脏、胆囊和膈下病变是否存在，可用于鉴别胆石症、脾梗死、胰腺炎等一些膈下疾病。超声检查对急性肺栓塞的诊断帮助不大，对自发性气胸的诊断没有帮助。

五、磁共振成像

用于心血管系统的磁共振成像（MRI）也被称为心脏 MRI，可全面显示心脏房室大小、室壁厚度及心包情况，动态电影更能准确判断心脏整体和节段性运动，此外，可对左心室的环缩功能、长轴的缩短功能及室壁的增厚率等进行定量和定性分析，从而评价心脏功能。同时通过造影剂增强心肌灌注扫描及延迟强化，可评价心肌缺血和识别存活心肌。

胸部 MRI 检查可用于肺内微小病灶及胸膜病变的诊断，具有能冠状面和矢状面断层成像，并对纵隔内软组织分辨率更高等优点，能直接三维甚至任意角度斜切面成像，更有利于病变的显示和定位；但 MRI 在胸部病变中不宜作为首选，只能作为进一步检查的方法。

六、心脏负荷试验

心脏负荷试验包括平板运动试验、负荷超声

心动图、负荷心肌核素灌注显像，近年来负荷磁共振成像也逐渐投入应用。各类负荷试验均有助于排查缺血性胸痛，但是，UA或存在血流动力学障碍、致命性胸痛及严重的主动脉瓣狭窄、梗阻性肥厚型心肌病等情况为心脏负荷试验禁忌证。对有左束支传导阻滞或预激综合征的患者，心脏负荷心电图无助于判断心肌缺血。

七、血管造影

冠状动脉造影（CAG）：可以准确反映冠状动脉狭窄的程度和部位。但应在排除主动脉夹层后行该检查；肺动脉造影（PAA）：是了解肺血管分布、解剖结构、血流灌注的重要手段之一，是诊断肺栓塞的金标准。肺动脉造影术可以明确诊断、评估病情及指导治疗。

八、心导管检查

利用有创的心导管技术和X线显像设备，可将导管送入心腔或大血管，进行压力及血氧测定，以及特定部位造影，也可通过活检钳行心内膜心肌活检，从而诊断心内膜和心肌病变。对肺动脉高压患者，则可行急性血管反应试验，指导临床用药。因此，其对于先天性和某些后天性心血管疾病（瓣膜病、冠心病、心包病变、心肌病、肺动脉高压等）诊断有特别价值，对肺部疾病的诊断亦有意义。

第四节 诊断思维

对于胸痛患者，均需优先排查致命性胸痛。最重要的是快速查看生命体征，对于高危胸痛患者，应在抢救的同时积极明确病因。对于生命体征稳定的胸痛患者，详细询问病史是病因诊断的关键，同时系统且重点的体格检查及必要的辅助检查对于诊断也十分重要。胸痛的诊断思维与程序：判断是否是致命性胸痛—病史采集—体格检查—辅助检查—判断胸痛的性质—确定胸痛部位—寻找胸痛的诱因/病因（图35-4-1）。

一、判断是否是致命性胸痛

对于胸痛患者，最重要的是快速查看生命体征。若患者存在以下征象：①神志模糊或意识丧失；②面色苍白；③大汗及四肢厥冷；④低血压（血压＜90/60mmHg）；⑤呼吸急促或困难；⑥低氧血症（血氧饱和度＜90%），则为需要立即进入监护室或抢救室并且紧急处理的高危胸痛患者。

对于生命体征稳定的胸痛患者，通过详细询问病史及体格检查能够充分了解胸痛的特点，包括询问：①是否为新发的、急性的和持续性的胸痛；②胸痛的部位、性质、诱发因素和缓解因素；③胸痛的伴随症状等。在询问病史的基础上采取针对性的检查将会进一步提高诊断的准确性。

二、病史采集要点

（1）发病年龄。

（2）发病缓急、严重程度。

（3）胸痛部位：胸痛位于何处，如前胸（左侧或右侧）、胸骨后、上腹部、背部、肋间、乳房等；有无右肩、颈、背、肘、手指、咽等部位放射。

（4）胸痛性质：绞榨样、撕裂样、压迫样、烧灼样、刀割样、针刺样、锥痛、胀痛、闷痛、酸痛等。

（5）胸痛频度、持续时间、何时发生。

（6）胸痛诱发或加重因素：有无运动、饱餐、剧烈呕吐、精神刺激、气候变化、负重、剧咳、长期卧床、异物吸入等；压迫或变换体位、呼吸、咳嗽时有无疼痛、疼痛是否加重。

（7）疼痛缓解因素：静息、含服硝酸甘油、屏气、运动能否使胸痛减轻或消失。

（8）是否是第一次发生胸痛，最近或很早以前有无类似胸痛发作。

（9）有无伴随症状：如咳嗽、咳痰、咯血、发热、水肿。

（10）有无冠心病危险因素，如高血压、糖尿病、高脂血症、痛风。

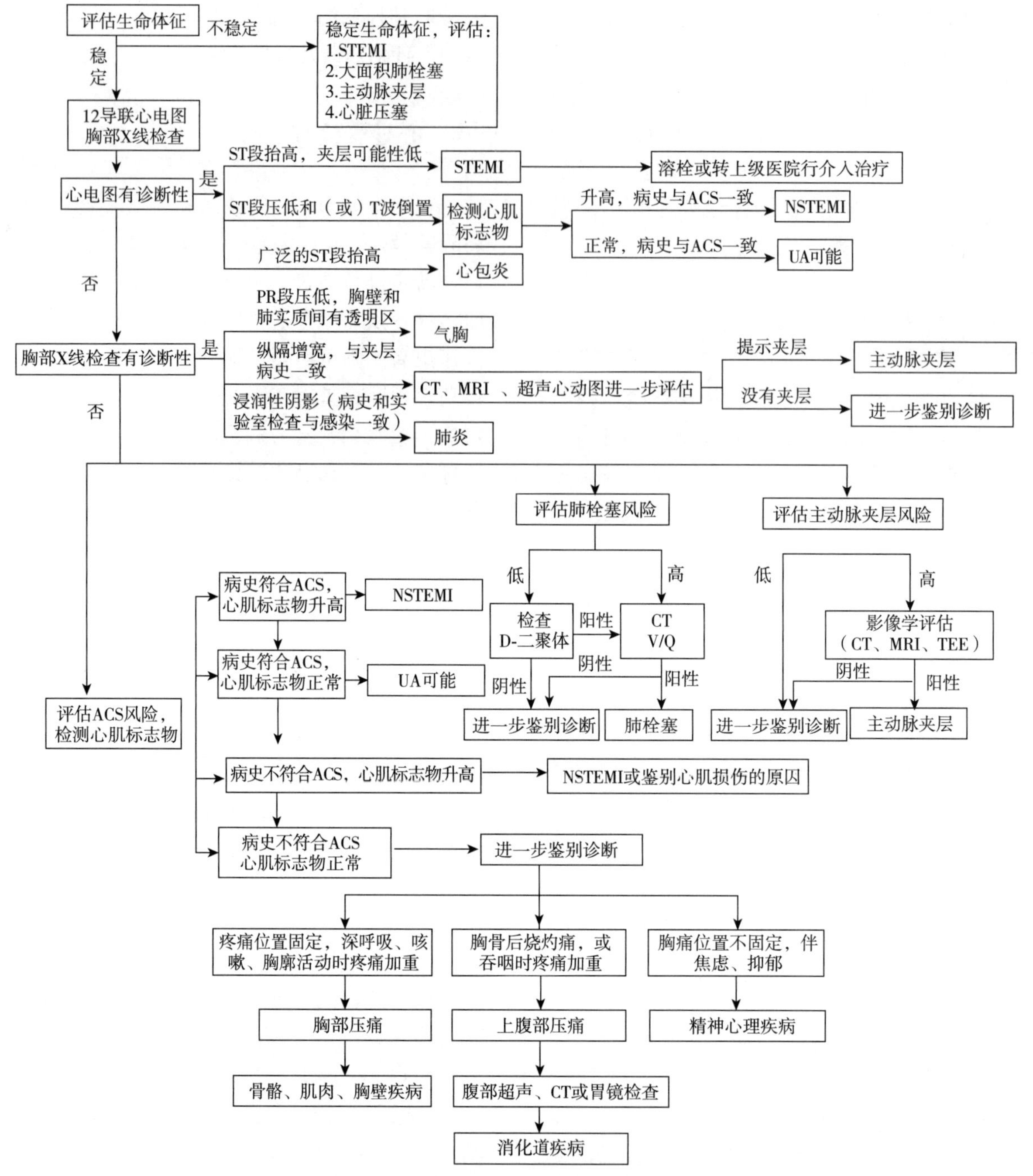

图 35-4-1　胸痛患者的临床评估和诊断流程

ACS. 急性冠脉综合征；STEMI. ST 段抬高心肌梗死；NSTEMI. 非 ST 段抬高心肌梗死；UA. 不稳定型心绞痛；V/Q. 通气 / 灌注扫描；TEE. 经食管超声心动图

（11）其他疾病史：有无气管、支气管、肺和胸膜疾病史；有无心血管疾病、脑血管病、外周血管病；有无食管纵隔疾病；有无脊椎疾病；有无心因性疾病；有无外伤等。

（12）是否服用兴奋剂，有无服用西地那非史。

（13）询问病史时需要注意的特殊人群。

1）女性人群：非典型心肌缺血性胸痛在女性较男性多见，某些心血管疾病如血管痉挛和微血管性心绞痛也在女性中多见。休息、睡眠或应激时胸痛发作亦较男性多。当女性发生非典型心绞痛而处于绝经期或有糖尿病、高血压、高脂血症、吸烟史或肥胖等危险因素时，即使表现不典型也应考虑心源性胸痛。

2）老年人：老年人特别是伴有脑血管病者心肌缺血表现多不典型，甚至无胸痛或胸部不适主诉，仅表现为头晕、乏力甚至恶心呕吐。同时，这些患者多有语言表达障碍或感觉迟钝，必须追问病史，重视心电图和心肌损伤标志物的检测。

3）糖尿病患者：糖尿病患者的无痛性心肌梗死或猝死率均高于无糖尿病的冠心病患者。这类患者的心肌缺血表现不典型，可能仅表现为胸闷或气短无力等。

三、体格检查重点

（1）口唇和颊黏膜有无发绀。

（2）有无明显呼吸困难，有无强迫体位。

（3）胸廓是否对称，有无一侧呼吸运动减弱。

（4）胸壁有无异常，有无局限性压痛。

（5）有无胸腔积液、积气体征，有无胸膜摩擦音及异常呼吸音。

（6）有无颈静脉怒张、心界扩大、心脏病理性杂音、心包摩擦音。

（7）腹部有无压痛、包块、肝大、腹水及下肢水肿等。

（8）在心绞痛发作时应注意有无与冠心病相关的下列情况。

1）二尖瓣区第二心音反常分裂、第三心音、第四心音奔马律。

2）二尖瓣反流性杂音。

3）双肺底湿啰音。

4）随胸痛缓解而消失的喘息。

（9）有无高血压、黄色瘤。

（10）有无与心绞痛相关的其他疾病，如瓣膜性心脏病、肥厚型心肌病等。

（11）有无颈动脉杂音、足部脉搏变弱。

（12）有无胸壁骨骼肌病变引起的触痛。

下列胸痛患者可常规就诊：不伴有上述情况的胸痛；有胸壁压痛的胸痛；与呼吸有关的胸痛；超过1周的轻度胸痛。

四、辅助检查的选择

急性胸痛病因复杂、临床表现各异、确诊难度大，危险性也存在较大的差异。多数情况下急性胸痛有可能预示严重的不良预后，且这些预后不良的疾病尤其是心源性胸痛往往有很强的时间依赖性，漏诊可能致命或严重影响患者的预后。

对急性胸痛患者，首先立即评估病情，识别引起胸痛的致命性疾病，快速识别胸痛为致命性胸痛还是非致命性胸痛。如果患者存在危及生命的症状和体征，血流动力学不稳定，如急性病容、大汗淋漓、突发晕厥或呼吸困难、血压测不出、心率100次/分以上、双肺啰音等，则应考虑致命性胸痛可能。

应立即建立静脉通路，吸氧，稳定生命体征；5分钟内完成第一份心电图及采血，即刻行快速肌钙蛋白检查，体格检查主要注意颈静脉有无充盈、双肺呼吸音是否一致、双肺有无啰音、双上肢血压是否一致、心音是否可听到、心脏瓣膜有无杂音、腹部有无压痛和肌紧张；完善血气分析、肾功能、血常规、床旁胸部X线片和床旁超声心动图检查；了解病史，包括此次胸痛发作持续的时间，既往胸痛病史，既往心脏病史、糖尿病和高血压病史，既往药物治疗史。

根据患者临床表现，完善检查：①疑有心肌梗死者，应测心肌损伤标志物（肌钙蛋白T或I、肌红蛋白和肌酸激酶同工酶）。②超声心动图观察室壁运动情况，了解有无心包积液。③选择性冠状动脉造影，可显示冠状动脉粥样硬化性病变。④放射性核素检查，包括心肌显像和心脏血池显像，前者可了解心肌缺血区或坏死区显影情况，后者有助于了解室壁运动情况、心室射血分数等。⑤疑有肺栓塞者，应做肺通气和灌注核素扫描及CT肺动脉造影，以明确有无肺血管栓塞。⑥疑有脊椎或脊神经病变者，应做颈、胸椎X线和CT检查。

五、判断胸痛的性质

1. *是心源性胸痛还是非心源性胸痛*　通过疼痛部位与放射部位、疼痛性质、疼痛时限、诱发和缓解因素、伴随症状这五大要素判断疼痛是否为心源性。

2. *是急性胸痛还是慢性胸痛*

（1）急性发生的胸痛，多起病较急，患者可明确讲清胸痛开始的时间，如心绞痛、急性心肌梗死、夹层动脉瘤、急性肺栓塞、自发性气胸、食管破裂等。

（2）慢性发生的胸痛开始时间常不明确，如心肌炎、心包炎、肺炎、胸膜炎、肺癌等。

3. *病情是否危重*　胸痛的剧烈程度与病情轻重常不一致。诊断时应注意一般情况和生命体征是否稳定，若出现气促、发绀、烦躁、昏迷、心律失常、休克，则提示病情凶险，如急性心肌梗死、夹层主动脉瘤破裂、急性肺栓塞、张力性气胸、自发性食管破裂、纵隔气肿等。

4. 胸痛是否为功能性改变　焦虑症的胸痛部位不固定，且常移行，患者情绪激动，易烦躁，体检常无明显异常。过度换气综合征也可出现胸痛，伴呼吸急促，口唇、肢体麻木甚至抽搐，动脉血气分析示碳酸血症或碱血症。心脏神经官能症所致胸痛部位经常在心尖区或乳房下区，常由精神刺激、情绪不稳诱发，多在静息时发病，持续数秒至数小时不等，运动时可减轻或缓解。

5. 胸痛持续时间

（1）数分钟：稳定型心绞痛常表现为胸部钝痛，位于左侧心前区或后背，有时还会放射至左臂，甚至出现牙痛。通常在劳累、情绪激动或饱食等情况下发作，休息及含服硝酸甘油可明显缓解。

（2）1 小时以上：急性心肌梗死是冠心病的急剧演变。冠脉斑块破裂形成急性血栓，将血管完全堵塞，此时患者胸痛较为剧烈且持续发作，有的甚至可延至三四个小时，服用硝酸甘油无用，还伴有大汗或发热。

（3）持续时间可长可短：肺栓塞是血栓在肺动脉及分支形成阻塞导致血流障碍的一种急症，多数由下肢深静脉血栓脱落随循环至肺动脉处引起。发病时患者会出现呼吸困难、晕厥、胸痛、咯血及濒死感等一种或多种表现。胸痛的感觉类似心绞痛发作，呈现为胸部的钝痛，但服用硝酸甘油或休息后，也没有明显改善。

（4）持续不缓解：主动脉夹层发病时常表现为胸背部剧烈疼痛，无论休息还是服药都不能减轻。

（5）持续时间较短：气胸是由外伤、肿瘤或医疗操作等造成胸膜破裂，气体进入胸腔所致。多数患者在正常活动或安静休息时发生，也有部分在持重物、屏气或剧烈体力活动等情况下发生。患者突感一侧胸痛，类似针刺样或刀割样，随后很快出现胸闷和呼吸困难，伴有刺激性咳嗽。

6. 胸痛的伴随症状　胸痛伴苍白、大汗、血压下降或休克见于急性心肌梗死、主动脉夹层、主动脉瘤破裂或非栓塞。胸痛伴咯血见于肺栓塞、支气管肺癌。胸痛伴发热见于肺炎、胸膜炎、心包炎。胸痛伴呼吸困难提示病变累及范围较大，如急性心肌梗死、肺栓塞、大叶性肺炎、自发性气胸和纵隔气肿。胸痛伴吞咽困难见于食管疾病。胸痛伴叹气、焦虑或抑郁见于功能性胸痛。

六、确定胸痛部位

1. 判断是否为胸壁病变或胸腔内病变

（1）胸壁病变引起的胸痛：部位固定，局部有压痛及其他阳性所见，多呈尖锐性疼痛，胸廓活动时（如深呼吸、咳嗽、举臂）疼痛加剧，如胸壁皮肤、皮下组织、肌肉及骨关节病变。

（2）脊柱病变压迫神经根引起的胸痛：多呈刺痛、电击样痛、撕裂样痛，常呈阵发性，可扩散至病变远端部位，脊柱检查可发现压痛、叩击痛、畸形。疼痛在扭转身体、持重时发生或加重。

（3）胸腔内病变引起的胸痛：范围往往较大，胸壁无压痛，如心脏、心包、大血管、支气管、胸膜、纵隔和食管疾病等。

2. 判断胸痛是否由胸外疾病所致　腹部疾病可引起胸痛，如膈下脓肿可引起病侧胸痛，急性胆囊炎、胆结石可引起右后背、右肩胛下痛，急性胰腺炎和溃疡病可引起左侧胸痛。

七、寻找胸痛的诱因 / 病因

1. 通过胸痛起始部位判断病因

（1）胸骨后痛：多见心绞痛、急性心肌梗死、心包炎、心肌炎、食管病变、主动脉夹层分离、纵隔病变、肺栓塞。

（2）右前下胸部：胆囊炎、肝大、膈下脓肿、肺炎、胸膜炎、胃或十二指肠穿透性溃疡、肺栓塞、急性肌炎、创伤。

（3）左前下胸部：肋间神经痛、肺栓塞、肌炎、脾梗死、脾曲综合征、膈下脓肿、心前区捕捉综合征、外伤。

（4）一侧胸痛：肺炎、胸膜炎、肺癌、气胸。

（5）肩部：心绞痛、心包炎、膈下脓肿、膈面胸膜炎、颈椎病、急性肌 / 骨骼疼痛、胸廓出口综合征。

（6）肩胛间：心绞痛、肌肉 / 骨骼疼痛、胆囊痛、胰腺痛、颈椎病变。

（7）臂部：心绞痛、颈 / 脊柱痛、胸廓出口综合征。

（8）中上腹痛：心绞痛、心包炎、食管病变、十二指肠/胃痛、胰腺病变、肝大、膈面胸膜炎及肺炎。

（9）后背痛：脊柱病变、夹层动脉瘤。

（10）放射痛：多见于心绞痛、急性心肌梗死、主动脉夹层/动脉瘤。

2. 根据胸痛诱发或加重因素判断胸痛的病因　见表35-4-1。

表35-4-1　胸痛诱发或加重因素的病因鉴别

诱发或加重因素	提示病因
劳累、饱餐、情绪激动、寒冷及其他高负荷后出现胸骨后或心前区痛	心绞痛
考虑为心绞痛，含服硝酸甘油不能缓解	急性心肌梗死
胸痛发生于长期卧床、心房颤动、新近手术或外伤后	急性肺栓塞
胸痛在深呼吸和咳嗽时加重，停止呼吸胸痛减轻或消失	急性胸膜炎
胸痛常因屏气、持重物、剧烈咳嗽活动诱发或加重	自发性气胸
胸痛在吞咽食物时诱发或加重	食管及纵隔疾病
胸痛在剧烈呕吐后诱发	自发性食管破裂
平卧或进食可诱发或加重的胸骨下端疼痛，坐位或走动可缓解，伴咽下困难、胃部灼热	食管裂孔疝
剧烈咳嗽或强体力劳动后出现胸痛	胸肌劳损
压迫胸痛部位，或胸廓活动后疼痛加剧，局部肌肉松弛或局部麻醉后缓解	胸壁局部
胸痛在身体转动、弯曲、咳嗽、喷嚏时加重	脊神经后根痛
胸痛由精神刺激或情绪不稳诱发，静息时发病，运动后减轻或消失	心脏神经官能症
胸痛由惊恐发作诱发，每周至少一次，伴忧郁、焦虑症	惊恐症

第五节　处理原则

一、高危患者筛查

诊断胸痛的主要目的有两个，首先是快速识别致命性胸痛患者，包括急性冠脉综合征、主动脉夹层、肺栓塞、张力性气胸等疾病患者，并迅速采取措施，若漏诊可能会导致患者死亡或出现严重并发症。例如，在急诊科中误诊的急性心肌梗死患者近期死亡率约为25%，是住院患者的2倍，并可引起一定比例的医疗纠纷。与急性冠脉综合征相比，肺栓塞、主动脉夹层、急性心包炎和气胸相对少见，但也可危及生命，应引起重视。其次是排除低危患者，对于无生命危险的非心源性胸痛，如骨骼和肌肉源性的胸痛、胃食管疾病或焦虑综合征，若误将这些疾病当成心源性胸痛而收入院，不但会给患者和家属带来不必要的精神压力，也浪费了大量的人力和物力，导致医院的床位紧张。

然而，胸痛的诊断具有非常大的挑战性。一方面，临床收治的很多急性胸痛患者不是心源性胸痛或高危冠心病患者。根据国外的数据，有20%～30%因胸痛而至急诊科就诊的患者怀疑急性冠脉综合征而收住院，但最后明确诊断为急性冠脉综合征者还不到一半。一半以上的胸痛患者并非高危冠心病患者，无须住院。另一方面，经过一系列的临床评估，临床认为心源性胸痛可能性小的患者中约6%在回家之后发生了急性心肌梗死或其他心血管事件。因此，如何减少漏诊真正需要住院的高危冠心病患者成为关键。

面对一个急性胸痛患者，首要的任务是根据患者既往的病史，目前的症状、体征、心电图结果，以及其他实验室检查结果，判断该患者是否存在威胁生命的疾病。

1. 来院就诊的急性胸痛患者分类

（1）大部分症状明显的STEMI患者，依据病史、心电图表现、快速的心肌酶测定（肌钙蛋白等）可以迅速做出诊断。

（2）大部分症状明显的 NSTEACS 患者（包括 UA 和非 ST 段抬高的急性心肌梗死）在临床上通常也可较为容易地识别出来，危险程度可通过心电图及肌钙蛋白测定予以估计。

（3）第三类胸痛患者，也是临床最棘手的，这些患者常是新近起病，没有典型的心源性胸痛症状，心电图也不典型，心肌酶和肌钙蛋白阴性，这种患者多以“胸痛原因待查”为诊断。理想的处理方法是对这些患者迅速做出评价，并分出哪些是需要紧急住院并行急诊溶栓或急诊血运重建的患者，哪些是需要住院并根据情况选择抗栓等药物强化治疗、择期血运重建或保守治疗的患者，哪些是需要紧急住院并需紧急处理的非冠心病高危患者，以及哪些是无生命危险的非冠心病的低危患者，可放心地消除顾虑而免去住院。

组建急性胸痛诊治的快速通道，改变医院内的传统模式，可提高胸痛的早期识别、危险分层和紧急救治的技术能力，使患者早期诊治、早期获益。18 导联心电图、肌钙蛋白和肌酸激酶同工酶测定是胸痛患者的标准检查。结合病史、心电图和心肌损伤标志物检查可判断大部分胸痛是否为心肌缺血所致。心电图中有明确的 ST 段抬高或压低、心肌酶学标志物阳性和一些临床表现（如 24 小时内发作 2 次以上、胸骨后压榨样疼痛，伴有出汗、恶心呕吐、呼吸困难等）的患者危险性高。也有一些情况是低危患者的表现。高危患者及时采取积极的措施，低危患者可以早期进行负荷试验检查，避免住院，减少对医院资源的占用。

2. 高危急性胸痛患者筛查的具体处理流程

（1）首先判断病情严重性，对生命体征不稳定的患者，应立即开始稳定生命体征的治疗；患者生命体征相对稳定后，进入急性胸痛鉴别诊断流程（图 35-5-1）。

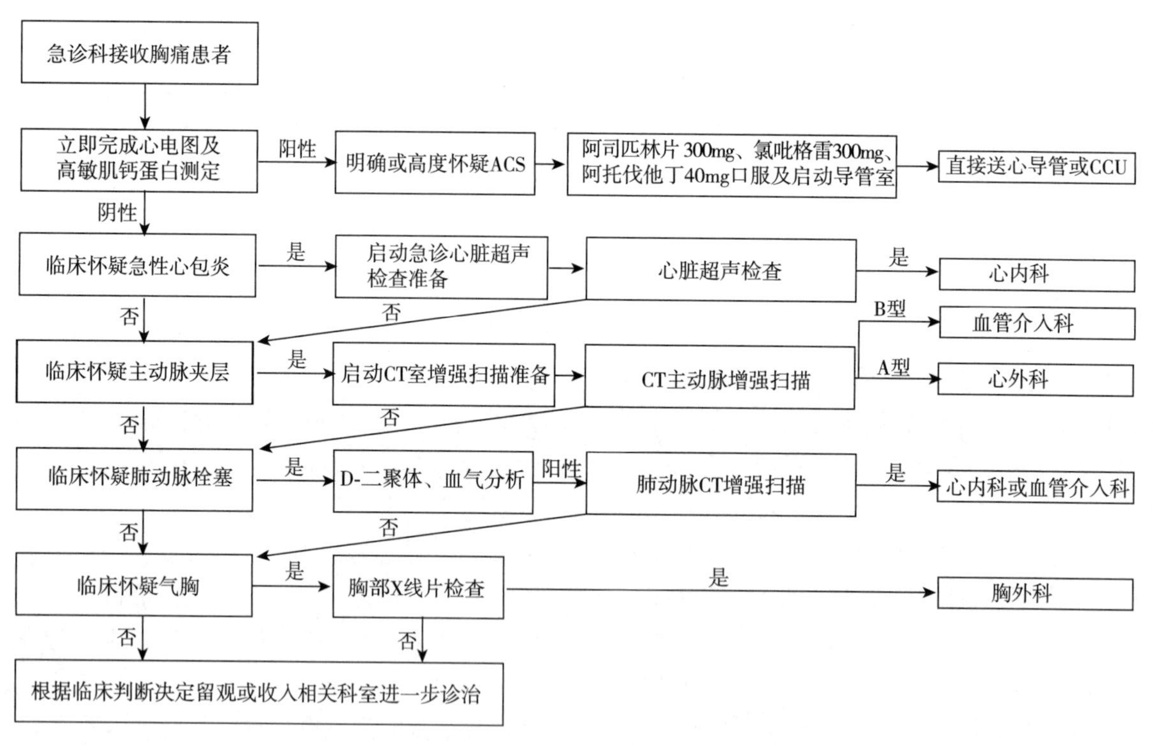

图 35-5-1　高危胸痛患者诊治流程

（2）对生命体征稳定的患者，首先获取病史和体征。

（3）进行有针对性的辅助检查（心电图、血常规、心肌坏死标志物、血气分析、肾功能、胸部 CT、心脏超声检查）。

（4）经上述检查，明确是否存在 ACS，若存在 ACS，则进入 ACS 救治流程；未发现明确病因者，进入 ACS 筛查流程。

1）明确诊断 STEMI 的治疗：目标是尽可能降低再灌注治疗时间，挽救生命，改善预后。院前完成心电图检查、联系好接收医院、与急诊室沟通确定治疗方案、急诊室启动心导管室等可以显著降低再灌注时间。

2）明确诊断UA/NSTEMI的治疗：治疗的关键为准确危险分层，早期识别高危患者，根据不同危险分层给予不同的治疗方案。对就诊时心电图和肌钙蛋白水平正常患者，须重复观察6小时后心电图或肌钙蛋白变化。如果患者持续胸痛，或需要应用硝酸甘油缓解，提示高危，建议早期、连续复查心电图和肌钙蛋白。如果患者复查心电图ST-T动态变化或肌钙蛋白升高或血流动力学异常，则提示UA或NSTEMI，按照UA/NSTEMI流程处理。如果患者就诊后间隔6小时或胸痛后6～12小时心电图无ST-T改变或肌钙蛋白没有升高，则提示患者近期发生非致死心肌梗死或死亡风险为低危或中危。对于低危患者，如没有其他引起胸痛的明确病因，可出院后72小时内行负荷试验或冠脉CTA检查并于门诊就诊。对中危患者建议请心内科医生会诊，出院前行心脏负荷试验或冠脉CTA检查。

（5）排除ACS后，逐步鉴别诊断急性主动脉夹层、急性肺动脉栓塞、气胸，积极采取救治措施。持续胸背部疼痛加高血压是急性主动脉夹层典型症状，CTA是诊断最可靠的依据。突然发作的胸痛加呼吸困难是急性肺动脉栓塞、气胸典型症状，D-二聚体测定可以初筛，胸部X线片、CTA可以鉴别诊断。

（6）在排除致死性胸痛后，逐步排查非致死性胸痛疾病，对因对症治疗。综上所述，急性胸痛救治以救命为先，首先排除致命性疾病，然后排查非致命性疾病。力争在最短时间做出准确的诊断和治疗，挽救患者生命。

二、急性冠脉综合征一般处理流程

在AMI导致的死亡总人数中，50%以上是死于起病后1小时内。救治的核心问题是早期、迅速和完全恢复前向冠脉血流。对转运时间短于90分钟的STEMI患者，以及经有效的抗栓、抗心绞痛治疗48小时后病情仍不稳定的UA和NSTEMI患者，胸痛中心（chest pain center，CPC）提供的策略是，有条件的医院应立即行经皮冠脉介入术（percutaneous coronary intervention，PCI）治疗。尽管直接PCI的血管开通率和开通程度要明显高于溶栓治疗，但干预时间的早晚才是决定患者预后的主要因素。因此，通过CPC和城市急救系统之间的有效配合，对转运时间要超过90分钟的ST段抬高且无溶栓禁忌的AMI患者，应当机立断在患者家中或救护车上实施溶栓治疗。患者到达CPC后，若梗死相关血管（infarction related artery，IRA）已开通，则直接进入CCU；若溶栓治疗失败，则立即进入导管室行PCI治疗。

UA和NSTEMI占整个胸痛患者总数的30%以上，是CPC处理策略中最重要的亚组。评估患者病情，根据患者情况分入低、中、高三个危险分组中，避免大面积的心肌坏死是这条通道的核心任务，根据危险分层，实施诊疗策略。

在初步排除急性冠脉综合征后，稳定型心绞痛、部分出现AMI前驱症状的患者和少数症状不典型的AMI患者占该亚组患者总数的30%左右，误诊和漏诊的病例主要产生在该亚组。应根据运动负荷试验筛检出这部分病例，并择期行冠状动脉造影，决定下一步的血运重建策略，避免漏诊。在排除心血管相关危重症后，根据病情转入相应科室，行进一步治疗。

第六节 胸痛中心建设

一、胸痛中心作用

胸痛是一种临床常见病、多发病，病因复杂多样，预后千差万别。冠心病为急性胸痛常见原因，且是目前世界范围内死亡、致残和使患者丧失工作能力的主要原因之一。但由于经常被患者和医师忽视，以及各种原因造成的治疗延误，大多数患者痛失得益最大的治疗时机，导致严重不良后果。因此，冠心病个体防治的下一步重大进展必将是以危险分类为导向的治疗，确保需要进行治疗的患者及时得到正确的治疗，而对确定为低危或中度危险的患者，尽可能减少不必要的住院。

胸痛中心（CPC）是以急性非创伤性胸痛患者为中心的一种区域协同救治模式，通过多学科

（包括急救医疗系统、急诊科、心血管内科、导管室、检验科、心胸外科等）合作，提供快速而准确的危险评估、诊断及规范的治疗，为急症患者赢得宝贵时间，打通生命的“高速公路”，其管理范围包括胸痛患者首次医疗接触至血管再灌注的整个急救过程。

时间就是生命，对冠心病特别是由冠心病病谱中UA、NSTEMI和STEMI构成的ACS，降低病死率和改善预后的关键是及时、正确地治疗，最大限度减少或完全避免以后发生严重的心血管事件。STEMI一旦发生，从起病到正确干预的时间与心肌坏死的面积、并发症和生存率直接相关。在起病后70分钟内接受治疗的患者病死率是1.2%，而在6小时内接受治疗患者的病死率为6%；对US和NSTEMI患者，早期积极的抗血栓治疗或介入治疗可以避免大面积的心肌坏死。因此，对ACS患者，特别是“命系分秒”的STEMI患者，“时间就是心肌，时间就是生命”。

胸痛中心对胸痛患者的个体治疗策略：胸痛中心主要任务是根据患者的病史、近期接受治疗的强度、系列床旁心电图，以及肌酸激酶同工酶、肌钙蛋白T和C反应蛋白等生化标志物水平，用标准化的方案，对胸痛患者进行快速的分类、危险分层和准确的评估，最大限度减少患者从“入门到接受治疗”的时间。胸痛中心通过程序化的通道，应做到：①最大限度地降低AMI患者的病死率和并发症发生率；②最大限度地防止US和NSTEMI患者发展成为STEMI，即最大限度地避免大面积心肌坏死；③胸痛中心为所有胸痛患者提供低费用、高效益的彻底评估，以避免误诊和漏诊、不适当的出院和住院。因此，胸痛中心的主要任务集中在“生命绿色通道”上，即快速、准确诊断和治疗ACS患者。

二、胸痛中心建设院内部分

1. 基本条件

（1）具备胸痛患者的综合抢救能力的综合医院或相关专科医院。

（2）院内设有心血管内科、急诊医学科、心胸外科、呼吸内科、医学影像科等与胸痛救治相关的诊疗科目。

（3）配备具有相关资质的专业技术人员。

（4）急诊室设有胸痛专用救治床位，专科设有重症监护室（CCU或ICU）或收治危重胸痛患者的病床。

（5）具备开展经皮冠脉介入术（PCI）和溶栓治疗、急性肺动脉栓塞溶栓治疗、张力性气胸紧急持续性引流及外科手术治疗的相关条件。

（6）具备开展急性主动脉夹层的急诊介入治疗和外科手术的相关条件，或与具备条件的医院建立转诊机制。

2. 建设条件

（1）建立以胸痛中心为基础的多学科联合诊疗模式。

（2）建立胸痛中心绿色通道，要有明确标识标牌，及时接诊胸痛患者。

（3）急诊科设置胸痛诊室和胸痛患者专用抢救床位，并保证至少1张胸痛专用床位处于备用状态，建立急性胸痛优先就诊机制。对于需要紧急救治的胸痛患者，实施“先救治、后付费”。

（4）按照相关疾病诊疗指南、技术操作规范和临床路径，制定各类胸痛相关疾病的救治和转诊流程。

（5）建立院前院内无缝衔接流程，经院前急救中心（站）救护车转运和基层转诊的急性STEMI患者，入院后直接送达介入手术室（导管室）。

（6）建立针对本院、院前急救中心（站）、基层医疗卫生机构的培训教育体系，提高相关人员的协同救治能力。

3. 服务要求

（1）建立胸痛患者早期快速识别和分诊机制，对胸痛患者进行早期识别、危险分层、正确分流、科学救治。

（2）不断改善医疗服务流程，提升对胸痛患者的早期诊断和规范治疗能力，建立多学科诊疗模式，重点提升STEMI、NSTEACS、急性主动脉夹层、急性肺动脉栓塞、张力性气胸等死亡率较高的胸痛相关疾病的综合救治能力。

（3）急诊科能够开展24小时床旁心电图和超声心动图检查，以及肌钙蛋白和D-二聚体等快速检测。

（4）能够24小时开展主动脉、肺动脉及冠状动脉的急诊CT血管造影检查。

（5）向签订协同救治协议的医疗机构提供远程会诊和远程教育，建立患者信息共享平台。

（6）开展面向社会大众的急救及健康宣教工作，提高公众健康意识、急救和自救能力。

目前胸痛中心认证分为“标准版”和“基层版”，根据依托单位胸痛诊治能力和条件，可向中国胸痛中心总部提出申请，通过网络申报、材料审核、专家网评、现场核查等流程，最终获得认证授牌。在我国，基层医院是大多数胸痛患者的首诊医院，很多地区尚不具备开展直接PCI（PPCI）治疗的条件，对于不具备PPCI条件的基层医院（包括已经开展PCI技术但无法达到PCI医院认证标准的医院），建立“基层版”规范化胸痛中心，对及时明确诊断、减少发病后早期延误、及时实施转运PCI或溶栓治疗具有重要的意义。

三、胸痛中心患者的评估与转归

患者在急诊室就诊以后，就要考虑到以下几种治疗方案：离院、收入医院普通病房、进入导管室行急诊冠脉介入治疗、进入ICU或者CCU。

胸痛中心依托急诊科、心内科存在，由急诊及心内科医护人员作为骨干，加上呼吸、消化、ICU、胸外等科室配合，形成一个有机的整体，每个胸痛中心体量、规模可能都不同，但都应该是完整的、系统的。常规观察评估时间为3～6小时，留院期间动态观察12/18导联心电图ST段抬高趋势，同时进行心脏损伤标志物检查。对于心脏损伤标志物阴性、心电图结果阴性的患者，在离院前须再次评估。对缺血导致的心脏损伤标志物阳性或有心电图变化的患者，应当转入加强监护病房，并且根据指南进行治疗，而那些负荷试验阳性的患者要进行进一步的观察。具体应用的方案根据各地经验和已有的结构制定，但是强调用基础的、系统的手段来评估。

急诊影像学检查可作为一种评估手段。虽然急诊超声心动图可能揭示室壁运动异常，有助于诊断急性缺血，但是多达27%的急性缺血没有超声心动图的表现，而且合并系列心脏标志物检查时，行常规超声心动图在方案中没有显示出任何益处。在一周7天、一天24小时服务的机构中，核素锝-99心肌显像通常在标准胸痛评估方案中应用。有研究显示这种手段在价效比可以接受的范围内。核素锝-99心肌显像的敏感度是94%～100%，特异度是78%～93%。阴性预测价值为94%～100%。但是，这种诊断手段的敏感度很大程度上依赖于是否在胸痛发作时注射核素造影剂。

四、胸痛救治单元

自2012年全国首家胸痛中心成立以来，胸痛患者PPCI比例以10%左右速度逐年增长，D2B时间（即从进入医院大门开通堵塞血管的时间）显著缩短。可以说胸痛中心是目前针对胸痛患者最有效的管理系统。在减少医疗纠纷、筛查高危患者、有效救治和降低胸痛患者的死亡率方面起到重要作用。在我国，已有众多医疗单位建立了胸痛中心，并与多家社区医院密切合作，形成了点面结合、标准基层结合的胸痛管理模式，形成了相对同质化、规范化的医疗流程，推动了区域急救网络的建立，实现了“在最短的时间内将急性胸痛患者送至具有救治能力的医院接受最佳治疗”的目的，使更多的胸痛患者获益。

针对基层医疗机构（乡、镇卫生院，社区医院等），建立规范化的胸痛救治单元，建成全覆盖、高效率、现代化的区域协同救治网络，打通急性心血管疾病救治最后一公里，对于胸痛患者的及时明确诊断、减少发病后早期的救治延误、降低死亡率并提高心肌梗死救治率具有重要意义。胸痛救治单元是胸痛中心区域协同救治体系的组成部分，是胸痛救治网络的基础环节。

要获得最佳的临床预后，首要前提是高危人群及其家属能知晓心源性症状并在症状发生后能立即寻求正确的治疗。以“胸痛救治单元”为表现形式的社区科普教育计划是胸痛中心实施的群体防治策略。其次，通过定期的门诊随访，实施冠心病的社区群体一级预防策略，及时帮助患者调整药物剂量，制订正确的康复计划，可最大限度地提高患者的生活质量，防止并发症发生，延长患者寿命。

五、“三全模式”

胸痛中心的建立为急性胸痛患者带去了福音，实为对急性胸痛发病后患者进行管理，未涉及发病前人群健康管理、术后患者随访管理，未实现全民管理；仅涵盖胸痛院内就诊过程，未关注发病前、发病至首次医疗接触、术后康复，未实现全程管理。多见“PCI 医院—非 PCI 医院—患者”的层级管理模式，但同级别医院间多无法资源共通，未实现全域管理。

“医院—社区—患者”的三级管理模式，以单线连接为主，同级别医院间未建立内部联系，院内外、院际间壁垒并未完全打破，无法做到实际信息共享及资源最优化，区域联盟的实际意义未达成。

近年来，“全域覆盖、全民参与、全程管理”的“三全模式”逐渐成型。“三全模式”主要内容为，广撒网、重点关注，对区域内全民进行分层筛查，建立个人胸痛档案，筛选出胸痛高风险患者作为重点关注对象，以人为中心形成闭式循环，将评估筛查、随访、急救、院内诊治整合形成闭式循环，作为全程管理的主线。区域协同无缝衔接，打通区域内所有相关医院间的信息壁垒，将“点—线”关系转化为“点—网”关系，构建胸痛高危人群智能化“三全”管理网络。

（张邢炜　杨　栋　张海福　陈者旭）

参考文献

胡盛寿，杨跃进，郑哲，等，2019.《中国心血管病报告 2018》概要 . 中国循环杂志，34(3):209-220.

柳鹏，林梵，张金霞，等，2019. 胸痛中心质控指标目标值管理对 STEMI 患者院内救治效率和效果的影响 . 中华急诊医学杂志，28(4):498-503.

中国心血管健康联盟，2019. 中国胸痛联盟吹响集结号，为中国胸痛中心纵深化发展创造新机遇 . 中国介入心脏病学杂志，27(10):598.

中国胸痛中心联盟，中国心血管健康联盟，苏州工业园区心血管健康研究院，等，2020. 中国胸痛中心常态化质控方案 . 中国急救复苏与灾害医学杂志，15(6):637-638.

Black JA, Cheng K, Flood JA, et al, 2019. Evaluating the benefits of a rapid access chest pain clinic in Australia. Med J Aust, 210(7):321-325.

Chow CK, Timmis A, 2019. Rapid access clinics for patients with chest pain: will they work in Australia? Med J Aust, 210(7):307-308.

Guimaraes LF, Genereux P, Silverira D, et al, 2017. P2Y12 receptor inhibition with prasugrel and ticagrelor in STEMI patients after fibrinolytic therapy: analysis from the SAMPA randomized trial. Int J Cardiol, 230:204-208.

Ibanez B, James S, Agewall S, et al, 2018.2017 ESC Guidelines for the management of acute myocardial infarction in patients presenting with ST-segment elevation. Kardiol Pol, 76(2):229-313.

Mclachlan A, Aldridge C, Lee M, et al, 2019.The development and first six years of a nurse-led chest pain clinic. N Z Med J, 132(1489):39-47.

National Chest Pain Center Certification Working Committee, 2016. Chinese chest pain center certification (Revised in November 2015). Chinese J Inter Cardiol, 24 (3): 121-130.

Promes SB, Glauser JM, Smith MD, et al, 2017. Clinical policy:emergency department management of patients needing reperfusion therapy for acute ST-segment elevation myocardial infarction. Ann Emerg Med, 70(5):724-739.

Wessler JD, Stant J, Duru S, et al, 2015. Updates to the ACCF/AHA and ESC STEMI and NSTEMI guidelines: putting guidelines into clinical practice. Am J Cardiol, 115(5):23A-28A.

Xu H, Yang YJ, Tang X, et al, 2015. Acute myocardial infarction care across three levels of hospitals in China: a report from the China acute myocardial infarction registry. J Am Coll Cardiol, 65(10):A137-A137.

Zou Y, Yang S, Wang S, et al, 2020.Prolonged dual antiplatelet therapy in patients with non-ST-segment elevation myocardial infarction: 2-year findings from EPICOR Asia. Clinical Cardiology, 43(4):346-354.

第 36 章
心悸鉴别诊断

第一节　心悸概述

一、定义

心悸（palpitation）是一种自觉心脏跳动的不适感或心慌感。当心率加快时感到心脏跳动不适，心率缓慢时则搏动有力。在静息状态下，心脏的跳动通常是不被人感知的。然而，在剧烈的身体活动或情绪紧张时，短暂地意识到自己的心脏跳动是很正常的；这些感觉被认为是生理性心悸，是对心脏收缩频率和强度增加的正常主观感知。

二、流行病学

心悸是门急诊患者就诊的常见主诉，病因性质可从良性到危及生命。一项来自美国 2001 ～ 2010 年国家医院门诊医疗调查的分析数据提示，以心悸为主诉就诊急诊科的占比为 5.8/1000 就诊人次。其中，24.6% 的患者入院行进一步评估治疗。在所有急诊诊断中，心源性病因占比为 34%； 住院患者中，心源性病因占出院诊断的 62%，以心房颤动最为常见。国内一项研究对 548 例急诊心悸患者的心电图进行分析，结果显示异常心电图检出率约为 44%，其中以期前收缩、窦性心动过速、心房颤动 / 心房扑动、室上性心动过速常见。

三、病理生理学机制

从病理生理学的角度来看，引起心悸症状有多种机制：心脏收缩过快、不规则或特别缓慢，如心律失常，包括继发于精神障碍、全身疾病或使用某些药物所致的窦性心动过速；心脏强烈地收缩和异常运动，如一些与心排血量增加相关的结构性心脏病；对心跳的主观感觉异常，即患者能感觉到正常的心跳或轻微的节律异常，且难以忍受，如一些心身疾病。

四、病因分类

从病因学的观点来看，心悸的病因可细分为五大类（表 36-1-1）：心律失常、结构性心脏病、心身疾病、全身系统性疾病、药物及中枢神经系统刺激剂的作用。然而，心悸患者有不止一种潜在病因或心悸类型的情况并不少见。心悸发作期间心电图记录到心律失常可提供最强的病因证据，此时心悸可被归类为心律失常起源。相反，当心律表现为窦性心律或窦性心动过速时，则认为心悸是非心律失常起源。因此，根据这一病因学分类，只有在症状发作时的心电图排除心律失常的情况下，才能做出心悸的非心律失常性病因的相关诊断。当未记录到心悸发作时的心脏节律时，非心律失常的病因被认为是可能的，但不能确诊。

1. 心律失常相关心悸　无论患者是否有潜在的结构性或致心律失常性心脏病，任何类型的快速性心律失常均可引起心悸，包括房性期前收缩、室性期前收缩、节律整齐的心动过速［窦性心动过速、房室结折返性心动过速（AVNRT）、房室折返性心动过速（AVRT）、心房扑动、房性心动过速］及节律不齐的心动过速（心房颤动、心房扑动或房性心动过速呈不等比下传、尖端扭转型室性心动过速）。相比之下，缓慢性心律失常较少出现心悸症状，包括窦性停搏、显著性心动过缓、高度房室传导阻滞、间歇性完全性左束支传导阻滞。此外，心脏起搏器或植入型心律转复除颤器（ICD）功能异常也可引起心悸，包括起搏器介导的心动过速、胸肌或膈肌刺激、起搏器综合征等。

表 36-1-1 心悸的主要病因

心律失常
室上性 / 室性期前收缩
室上性 / 室性心动过速
缓慢性心律失常：显著窦性心动过缓、窦性停搏、二度和三度房室传导阻滞
起搏器和植入型心律转复除颤器（ICD）功能异常
结构性心脏病
二尖瓣脱垂、重度二尖瓣反流、重度三尖瓣反流
先天性心脏病伴严重分流
各种病因导致的心脏扩大和（或）心力衰竭
肥厚型心肌病
机械人工心脏瓣膜
心身疾病
焦虑、恐惧症
抑郁症、躯体化障碍
系统性疾病
甲状腺功能亢进、低血糖、围绝经期综合征、发热
妊娠状态、低血容量、直立性低血压
直立性心动过速综合征、嗜铬细胞瘤、动静脉瘘
药物及中枢神经系统刺激剂的作用
吸入性拟交感神经药物、血管扩张药、抗胆碱能药物、肼屈嗪
近期停用 β 受体阻滞剂
酒精、可卡因、二醋吗啡、苯丙胺、咖啡因、尼古丁、大麻、减肥药

2. *结构性心脏病相关心悸*　在不存在心脏节律异常的情况下，某些结构性心脏病也能引发心悸，包括二尖瓣脱垂、二尖瓣和主动脉瓣重度反流、先天性心脏病伴严重分流、肥厚型心肌病、机械人工心脏瓣膜。

3. *心身疾病相关心悸*　与心悸症状关系密切的心身疾病包括焦虑、惊恐症、抑郁症、躯体化障碍，这些可诱发窦性心动过速或改变患者对心跳的主观感觉。如果无法确定其他潜在的病因，当患者符合上述一种或多种心身疾病的诊断标准时，则认为心悸是心身疾病相关。然而需要注意的是，心律失常与心身疾病并不能互相除外。此外，与紧张情绪和焦虑相关的肾上腺素能亢进本身会使患者容易发生室上性和(或)室性心律失常。既往探讨焦虑症与心律失常相互关系的研究提示：焦虑对心律失常的产生有促进作用，且能增强患者对心律失常的主观感受。一项在室上性心动过速患者中进行的研究发现，约 2/3 患者曾被诊断为惊恐症，当行导管射频消融后，相关症状可消失。因此，即使是诊断为心身疾病的心悸患者，仍需进行全面的检查来排除器质性病因，特别是心律失常。

4. *系统性疾病相关心悸*　心悸可源于窦性心动过速和（或）心脏收缩力增强，这两种情况都有各种病因：发热、贫血、直立性低血压、甲状腺功能亢进/甲状腺毒症、围绝经期综合征、妊娠状态、低血糖、低血容量、嗜铬细胞瘤、动静脉瘘、直立性心动过速综合征等。

5. 药物及中枢神经系统刺激剂相关心悸　与心悸相关的药物包括交感神经药物、抗胆碱能药、血管扩张药和肼屈嗪，在这些情况下，心悸可能与窦性心动过速有关。突然停用β受体阻滞剂可诱导高肾上腺素能状态，从而引起窦性心动过速和心悸。心悸也出现在β受体阻滞剂起始治疗或加量时，是由心率减慢，舒张期延长，心排血量增加所致。同样，使用咖啡因和尼古丁等兴奋剂或非法药物（可卡因、二醋吗啡、苯丙胺、大麻等）也会导致交感神经激活和窦性心动过速。一些药物可延长Q-T间期，使患者易发生尖端扭转型室性心动过速和其他快速性心律失常，如抗抑郁药物，除引起头晕或晕厥外，也可引起心律失常相关的心悸。如果没有其他潜在的病因，若心悸在用药时出现、停药时消失，则可认为心悸是继发于药物作用。

第二节　心悸的临床表现

一、心悸的持续时间和发作频率

心悸的发作可以是短暂的，也可以是持续性的。前者症状常在短时间内自动终止，后者则心悸症状持续存在，只有经过适当的治疗后才会中止。就频率而言，心悸可能每天、每周、每个月或每年发生。

二、心悸的类型

临床上，患者对自身心悸感觉的描述常各种各样。最有助于心悸各种病因鉴别诊断的描述是能够根据心率、节律和心跳强度对心悸症状进行分类，如期前收缩性心悸、心动过速性心悸、焦虑相关性心悸和悸动（表36-2-1）。然而，需要强调的是，患者并不总是能够准确地描述其症状的特征。因此，准确鉴别心悸的类型是困难的，尤其是心率正常的心悸。

1. 期前收缩性心悸　由于异位搏动，通常会产生心脏“漏跳”感或心脏下沉的感觉，其间穿插着心脏正常跳动的时期。患者诉心脏似乎停止了跳动，然后又重新开始跳动，造成一种不愉快的、几乎是疼痛的、胸口受到挤压的感觉。这种类型的心悸与房性或室性期前收缩有关，常在没有基础心脏病的年轻人中出现，通常预后良好。在期前收缩性心悸中，尤其是心室起源的期前收缩，这种感觉是由期前收缩后的那一次心搏收缩强度增加所致。当期前收缩反复出现时，期前收缩性与心动过速性心悸之间的鉴别将变得困难，特别是与心房颤动的鉴别。

表36-2-1　心悸类型及临床表现

心悸类型	主观感觉	心跳情况	起始及终止	触发情况	伴随症状
期前收缩性心悸	漏跳；心脏下沉感	不规则，穿插在正常心跳中	突发突止	休息时	—
心动过速性心悸	胸部摆动感	规则或不规则，心率明显加快	突发突止	体力活动	晕厥、呼吸困难、疲劳、胸痛
焦虑相关性心悸	焦虑、烦乱	规则	逐渐开始及结束	压力、焦虑	手和面部刺痛、喉咙哽噎、非典型胸痛、叹息样呼吸困难
悸动	心怦怦跳	规则，心率正常	逐渐开始及结束	体力活动	乏力

2. 心动过速性心悸　患者描述的是胸部有一种快速摆动的感觉。通常感觉心率非常快（有时快于根据患者年龄估计的最大心率）；节律可以是规则的，如房室折返性心动过速、心房扑动或

室性心动过速，也可不规则或绝对不齐，如心房颤动或心房颤动射频消融术后非典型心房扑动。这些心悸症状通常与室上性或室性快速性心律失常相关，可表现为突发突止（有时终止是逐渐发生的，因为心动过速时交感神经张力增加，而这种交感神经张力往往会持续并在心动过速中断后缓慢下降），或与系统性疾病或使用药物或成瘾物质引起的窦性心动过速相关（在这种情况下，心悸逐渐开始和结束）。

3. 焦虑相关性心悸　通常是焦虑的一种形式，心率略有加快，但不会快于根据患者年龄估计的最大心率。这些心悸症状，无论是阵发性或者持续性，为逐渐开始及终止，伴随其他相关的非特异性症状，如手和面部的刺痛、喉咙哽噎、精神错乱、躁动、非典型胸痛和叹息样呼吸困难，且通常出现在心悸发作之前。与焦虑相关的心悸是由心身疾病引起的，通常需要除外心律失常相关心悸后做出诊断。

4. 悸动　心脏搏动增强，节律规整，心率并不特别快。症状往往是持续性的，通常与结构性心脏病如主动脉瓣反流，或与心排血量增加的系统性疾病如发热和贫血等相关。

三、伴随症状及发作诱因

心悸发作时的伴随症状及发作诱因通常与心悸的潜在病因相关，识别它们有助于心悸的鉴别诊断。体位突然改变后出现的心悸通常是由于直立不耐受或发作房室结折返性心动过速。心悸伴晕厥、呼吸费力或心绞痛常见于结构性心脏病患者。心悸伴多尿是房性快速性心律失常的典型表现，特别是心房颤动，是由利尿钠肽激素分泌过多引起的。相比之下，心悸伴颈部快速而有规律的冲击感（通常伴有“蛙征”）提示室上性心动过速，特别是房室结折返性心动过速，是右心房收缩发生在三尖瓣关闭时所致。房室机械分离也可发生在室性期前收缩时，在这种情况下，颈部只能感觉到一次或几次脉搏，节奏也更加不规则。在房室结参与的室上性心动过速发作时，患者往往可以通过 Valsalva 法或颈动脉窦按摩刺激迷走神经中断发作。在焦虑或惊恐发作时出现的心悸，通常是继发于精神障碍的窦性心动过速。然而，在某些情况下，患者可能很难分辨心悸是在焦虑或恐慌发作之前还是之后出现，因此可能无法指出心悸是心理困扰的原因还是结果。运动时由于交感神经兴奋增高，心率加快，心排血量增加，心脏搏动增强引起心悸。此外，心悸也可由各种类型的心律失常导致，如右心室流出道性室性心动过速、房室结折返性心动过速、儿茶酚胺敏感性室性心动过速。阵发性心房颤动可能在刚停止运动后的阶段发作，因为在此期间交感神经张力突然降低及迷走神经张力增加。

第三节　初步临床评估

一、病史

因大部分患者在就诊时并未发作心悸，仔细询问病史是心悸评估的重要部分，需要依靠病史做出回顾性诊断。第一步是把患者所描述的症状与心悸对应起来，避免与胸痛或其他胸部不适相混淆。当确认患者出现的是心悸症状时，需仔细询问心悸发作相关的情况（表 36-3-1）。详细的病史询问可帮助我们初步判断心悸是否与心律失常相关，或与心身疾病相关。

表 36-3-1　病史采集时需询问的主要问题

心悸发作前的情况
身体运动状态（休息时、睡觉时、运动时、体位改变时、运动后）
体位（仰卧位或站立位）
诱发因素（情绪紧张、锻炼、蹲或弯腰）
心悸发作起始
突发或缓慢出现

续表

发作前其他症状（胸痛、呼吸困难、眩晕、乏力等）
心悸发作中
心悸类型（节律是否规整、频率快或慢、持续性或阵发性）
伴随症状（胸痛、晕厥或近似晕厥、出汗、呼吸费力、焦虑、恶心、呕吐等）
心悸中止
突然或缓慢终止、伴随症状是否同步消失、持续时间
自行终止或迷走神经刺激或药物治疗后
既往病史
首次发作时年龄、既往发作次数、最近1年或1个月的发作频率
基础心脏病、心身疾病、系统性疾病、甲状腺功能异常、心源性猝死家族史
心悸发作期间用药情况、药物滥用

二、体格检查

1. 心悸发作时　临床上对患者进行体格检查时，患者往往并未发作心悸症状。当患者正处于心悸时，我们需要通过心脏听诊及触诊动脉脉搏了解患者心律是否规整及心率的快慢。迷走神经刺激（如颈动脉窦按摩）有助于不同类型的心动过速的鉴别诊断（表36-3-2）。

表36-3-2　心律失常性心悸的临床特征

心律失常类型	心率及心律	诱发因素	伴随症状	迷走刺激反应
AVRT、AVNRT	突然发作、心率快、节律齐	体力活动、体位改变	多尿	可终止
心房颤动	心率快慢不一，节律不齐	体力活动、餐后、饮酒后	多尿	心率减慢
房性心动过速和心房扑动	心率快，节律齐	-	-	心率减慢
室性心动过速	心率快，节律齐	体力活动	血流动力学受损的体征/症状	无反应

2. 心悸未发作时　当患者未发作心悸时对患者进行体格检查，此时的重点是寻找可解释心悸发生的结构性心脏病的迹象（心脏杂音、高血压、血管疾病、心力衰竭的征象等）。此外，寻找系统性疾病的征象也很重要，如甲状腺毒症（颤抖、消瘦、甲状腺肿）和贫血（巩膜苍白）。

三、标准12导联心电图

1. 心悸发作时　患者在心悸发作时应立即行12导联心电图检查。通过分析P波与QRS波形态及相互关系、心率及心律判断心悸发作时是否有心律失常。由此来鉴别心律失常性心悸与非心律失常性心悸，有助于进一步的临床评估。

2. 心悸未发作时　对于所有心悸症状的患者，基线12导联心电图都很重要。心电图为评估潜在的心脏异常情况提供重要信息（表36-3-3，表36-3-4），如可以发现既往的心肌梗死、短P-R间期和预激综合征［又称WPW综合征（Wolff-Parkinson-White sydrome，WPW）］的δ波（图36-3-1）、长Q-T间期、左心室肥大、右心室肥大、心房增大或房室传导阻滞等。当存在异常心电图表现时，需要进行进一步的诊断试验以排除明显的结构性心脏病（图36-3-2）。

表 36-3-3 提示心律失常源性心悸的基线心电图特征

心室预激波
房室折返性心动过速
心房颤动
P 波异常、室上性期前收缩、窦性心动过缓
心房颤动
左心室肥厚
室性心动过速
心房颤动
频发室性期前收缩
室性心动过速
异常 Q 波、致心律失常性右心室心肌病、Brugada 综合征或早期复极综合征
室性心动过速
长 Q-T 或短 Q-T 间期
多形性室性心动过速

表 36-3-4 提示原发性心电疾病心电图征象

心电图征象	心电疾病
QTc ＞ 0.46 秒	长 Q-T 间期综合征
QTc ＜ 0.32 秒	短 Q-T 间期综合征
右束支阻滞图形伴右胸导联（V_1 ～ V_3）ST 段“穹窿样”或“马鞍样”抬高	Brugada 综合征
右胸导联（V_1 ～ V_3）QRS 时限＞ 110 毫秒且在终末见直立的尖波（ε 波）和（或）T 波倒置；呈左束支阻滞图形伴电轴右偏的室性期前收缩	致心律失常性右心室心肌病
胸前导联高电压、Q 波、ST-T 改变	肥厚型心肌病

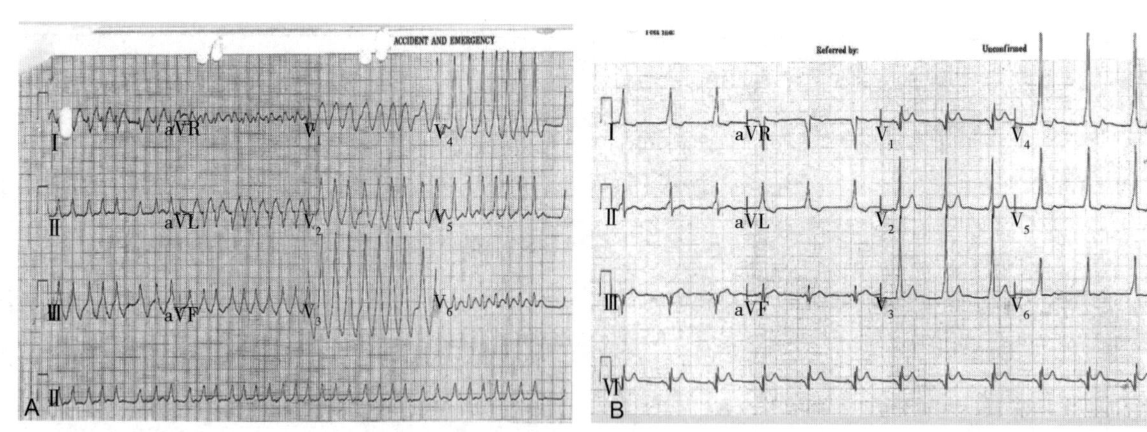

图 36-3-1 1 例预激综合征合并心房颤动患者心悸时（A）及静息状态下（B）心电图

20 岁年轻男性，因心悸伴头晕、近似晕厥半小时于急诊就诊。查体提示血压 70/50mmHg，氧饱和度 91%，心脏听诊未闻及杂音，立即行心电图检查，如图 A 所示，宽 QRS 心动过速，节律不齐，平均心室率 212 次 / 分，结合静息心电图（B），考虑为心房颤动伴预激综合征

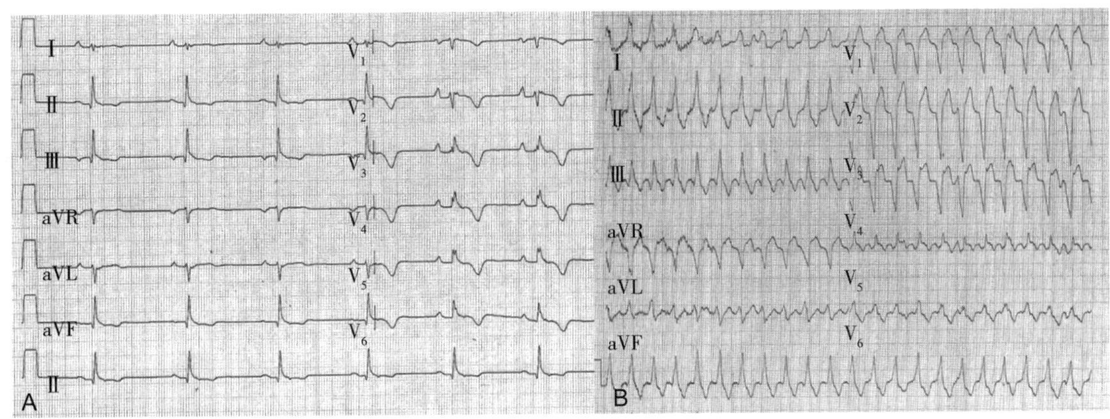

图 36-3-2　1 例致心律失常性右心室发育不良（ARVD）患者静息状态心电图（A）及心悸发作时心电图（B）

一位 40 岁的运动员因心悸发作于急诊就诊，既往无心血管危险因素及心源性猝死或心肌病家族史。静息心电图上提示 ARVD 的征象：不完全性右束支传导阻滞伴右胸导联 T 波倒置；QRS 时限延长及 ε 波。心悸时心电图提示宽 QRS 心动过速，可见房室分离，提示室性心动过速。左束支阻滞图形提示室性心动过速为右心室起源，下壁导联 QRS 波直立提示来自心室上部。结合基线心电图表现，提示为 ARVD

第四节　长时程心电图记录

当标准 12 导联心电图无法记录到心悸发作期间的心律时，特别是对于心悸症状发作不频繁或一过性发作的患者，可采用长时程心电记录来进行监测。长时程心电记录能够长时间监测患者心律，或者在心悸症状出现时被患者自主激活。

目前用于长时程心电记录的设备可细分为两大类：体外式和植入式。体外设备包括 Holter 记录仪、心电遥测仪（用于住院患者恶性心律失常的监测）、事件记录器、体外循环记录仪及无线动态心电监护仪。植入式设备包括起搏器、具备诊断功能的 ICD 及植入式循环记录仪。

事件记录器或手持式患者操作心电图系统已被证明可以提高对心悸患者一过性心电图变化的诊断能力。体外和植入式循环记录仪、无线动态心电监护仪、起搏器和 ICD 可自动检测无症状患者显著的心律失常（即使患者不激活），对于心悸症状发作不频繁的患者，其诊断能力强于标准的患者激活式循环记录仪。新型诊断系统的另一个主要优点是其不仅可以自动检测心律失常，还可以立即通过移动电话或互联网将相关的心电数据传输到中央监测站。

1. 诊断价值　只有在能够确定心悸和心电图记录之间的相关性时，动态心电图监测设备记录的信息才被视为具有诊断价值。如果在监测期间患者并未出现心悸症状，则动态心电图监测无法提供诊断信息。动态心电监测在诊断心律失常性心悸或非心律失常性心悸时的特异度较高，而敏感度变化较大，取决于以下因素：所使用的监测技术、监测时间、患者依从性，以及最重要的心悸症状发作频率。在原因不明的心悸患者中，Holter 记录仪的敏感度较低。相比之下，体外循环记录仪具有较高的诊断能力及更佳的成本效益比。此外，对于潜在心律失常相关心悸的患者，无线动态心电监护仪较其他体外设备有更高的诊断能力。

植入式循环记录仪已被成功地应用于晕厥的病因分析，在这方面其显示出比传统诊断试验有更好的成本效益比。此外，其可以有效应用于心悸病因的探究。在心悸原因不明的患者中进行的 RUP 研究提示，在对症状不频繁患者（每月发作）的评估中，植入式循环记录仪较最传统诊断策略（Holter 记录仪、事件记录器）有更高的诊断价值（73% *vs.* 21%）和更好的成本效益比。在置入起搏器或 ICD 的患者中，通过询问该设备的记录可以获得有关心悸病因的有用信息。

尽管许多不明原因心悸的患者进行动态心电图监测后被证明有心律失常，且通常是良性的，如室性或房性期前收缩，或窦性心动过速发作，但也有一部分比例的心律失常诊断是有临床意义的，如室上性心动过速和心房颤动等。室性心动过速少见，且常出现在结构性心脏病或致心律失常性心脏病的患者。此外，有一小部分心悸原因不明的患者被发现有缓慢性心律失常，如显著窦性心动过缓和高度房室传导阻滞。

2. 局限性　长时程心电监测有一些重要的局限性。实际上，其并非总是能够明确诊断所记录的心律失常类型，尤其是在使用单导联心电图设备时。例如，其可能难以鉴别室上性心动过速伴差异性传导与室性心动过速。此外，长时程心电监测无法鉴别缓慢性心律失常是由反射机制引起还是由心脏传导系统异常所致，然而这种鉴别在临床上具有预后和治疗意义。另外，长时程心电监测要求患者经历症状再发。这会延迟诊断，并且如果心悸是由恶性心律失常导致的，则会使患者面临不良事件的潜在风险。

第五节　心脏电生理检查

心脏电生理检查作为一种侵入性操作，通常作为诊断试验的最后手段。心脏电生理检查通过在静脉内或心房系统置入多电极导管记录或刺激心内电活动，通过将导管放到三尖瓣环的隔瓣处并测量 AH 间期（房室结传导时间，通常在 60 ～ 125 毫秒）和 HV 间期（结下传导时间，通常在 35 ～ 55 毫秒）。电生理检查较动态心电图监测有一些优势。首先，它能够明确引起心悸的心律失常类型及识别其电生理机制。其次，它能够在诊断过程中对诱发的快速性心律失常进行消融治疗。最后，心脏电生理检查可对心律失常病因做出诊断，并给予相应的治疗，但动态心电图监测要求患者再次出现心悸症状。这可延误诊断，如果心悸是由恶性心律失常引起的，就会使患者暴露于不良事件的潜在风险中。因此，有严重心脏病和晕厥前有心悸的患者，发生不良事件的风险较高，通常在使用动态心电图监测之前对其进行电生理评估。对于其他患者，可在动态心电图监测无法明确诊断时再行心脏电生理检查。

第六节　诊断策略

心悸患者的诊断策略应着眼于：①鉴别心悸的发病机制；②获得心悸发作时的心电图记录；③评估潜在的心脏疾病。因此，所有心悸患者都应进行初步临床评估，包括病史、体格检查和标准 12 导联心电图（图 36-6-1）。

在特定情况下，应考虑进行专家评估和某些特定仪器及实验室检查。如果心悸与体力活动有关（如右室流出道期前收缩），或出现在运动员及怀疑冠心病患者中，行运动负荷试验可能提供有诊断价值的信息。与运动性晕厥类似，存在运动性心悸需考虑患者是否存在缺血性、瓣膜性或其他结构性心脏病。超声心动图可评估患者是否存在结构性心脏病。是否需要进行进一步的非侵入性心脏检查（特别是心脏磁共振成像以评估心脏结构正常、心悸和频繁发作室性心律失常的患者）或侵入性检查（冠状动脉造影术等）将取决于怀疑或确定的心脏病的性质。当怀疑是系统性疾病或药物作用引起心悸时，应根据症状的临床表现和患者的临床特征进行特定的实验室检查（血常规、电解质、血糖、甲状腺功能、尿儿茶酚胺、血液或尿液中的非法药品浓度）。相反，如果怀疑是心身疾病，则必须通过具体问卷或转诊至精神病学专家检查评估患者的精神状态。初步临床评估可对约 50% 患者心悸的病因做出明确或可能的诊断，并可基本排除预后不良的病因。如果初步的临床评估未提示重要的诊断信息，通常见于心悸发作不频繁、持续时间短暂的患者，则考虑是不明原因心悸。在原因不明的心悸患者中，如果心律失常的可能性低（心悸缓慢出现且无重大心脏病的患者，以及考虑焦虑相关患者），则不需要进行进一步的检查，但需定期随访。需要注意的是，如果心悸发作期间并未记录到心电图，则不能对心悸进行明确诊断。如果不明原因心悸患者具有提示心律失常性病因的临床特征（表 36-6-1），或是怀疑心悸与心房颤动相关高血栓栓塞风险的患者，则需要转诊至心律失常中心，行进一步检查（如长时程心电图记录及心脏电生理检查）。长时程心电图记录应根据患者的症状发作频率进行选择。如果心悸每日均有发作，则可行 24 小时 Holter 检查。如果症状为每周或每个月发作，则可选择 2 ～ 4 周的心脏事件监测器。如果症状更不频繁，则可选择植入式循环记录仪和转到心脏科或行心脏电生理检查。

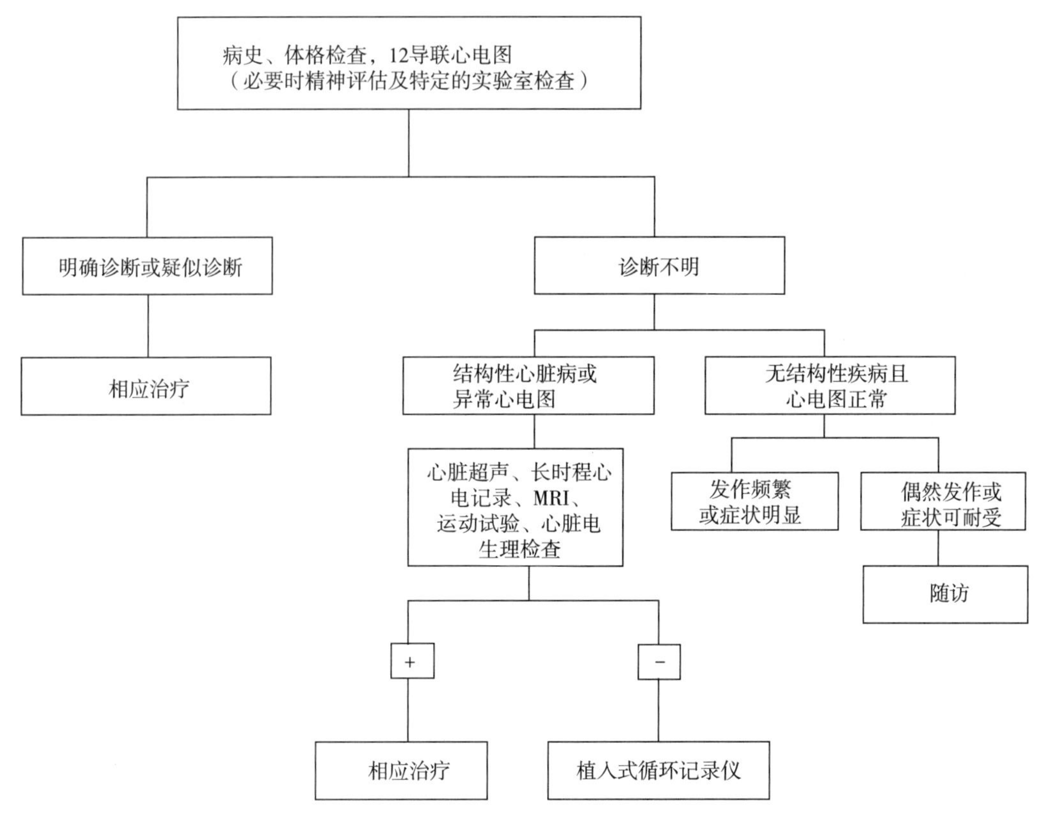

图 36-6-1　心悸患者诊断流程

表 36-6-1　提示心律失常源性心悸的临床特征

结构性心脏病	高龄
原发性心电疾病	心动过速性心悸
异常心电图	心悸伴血流动力学障碍
心源性猝死家族史	

第七节　心悸治疗

当心悸的病因明确时，治疗主要是针对病因，如治疗心律失常、结构性心脏病、心身疾病或系统性疾病。然而，对心悸的治疗建议主要是基于临床经验，缺少临床研究数据的支持。当心悸病因明确且有低风险的治疗方法可用时（如室性上心律失常的消融），毫无疑问，这是治疗的选择。此外，在许多良性心律失常（如期前收缩）中，许多一般因素可能会影响并调节症状的发生频率和严重程度。在这种情况下，改变生活方式（如限制摄入肾上腺素能物质，如咖啡因或酒精饮料）或非心脏疗法（如抗焦虑药或精神病咨询）可能对控制症状很有用，应予以考虑。让患者相信这种疾病是良性的，也可以明显减轻症状。

心悸患者也可从面向普通人群的心血管疾病预防措施中获益。特别是对于室性期前收缩或房性期前收缩的患者，加强对心血管危险因素的管理是必要的，包括戒烟、血脂异常的治疗及高血压、心力衰竭和糖尿病的管理等。适度锻炼有助于控制心血管风险因素。另外，高强度耐力运动与心房颤动风险的增加有关。

（周　浩　梁东杰）

参考文献

周丹, 2020. 急诊心悸患者心电图 548 例分析 . 心电与循环, 39(1):81-82.

Alijaniha F, Noorbala A, Afsharypuor S, et al, 2016. Relationship between palpitation and mental health. Iran Red Crescent Med J, 18(3):e22615.

Antonio R , Franco G , Lennart B , et al, 2011.Management of patients with palpitations: a position paper from the European Heart Rhythm Association. Europace, 13(7):920-934.

Barsky AJ, 2001.Palpitations, arrhythmias, and awareness of cardiac activity. Ann Intern Med, 134(9 Pt 2):832-837.

Chatterjee D, 2017. A young man with palpitations and pre-syncope. BMJ, 359:j4846.

de Asmundis C, Conte G, Sieira J, et al, 2014. Comparison of the patient-activated event recording system vs. traditional 24 h Holter electrocardiography in individuals with paroxysmal palpitations or dizziness. Europace, 16(8):1231-1235.

Gale CP, Camm AJ, 2016. Assessment of palpitations. BMJ, 352:h5649.

Giada F, Gulizia M, Francese M, et al, 2007. Recurrent unexplained palpitations (RUP) study comparison of implantable loop recorder versus conventional diagnostic strategy. J Am Coll Cardiol, 49(19):1951-1956.

Giada F, Raviele A, 2018. Clinical approach to patients with palpitations. Cardiac Electrophysiol Clinics, 10(2):387-396.

Hoefman E, Boer KR, van Weert HC, et al, 2007. Predictive value of history taking and physical examination in diagnosing arrhythmias in general practice. Fam Pract, 24(6):636-641.

Lessmeier TJ, Gamperling D, Johnson-Liddon V, et al, 1997. Unrecognized paroxysmal supraventricular tachycardia. Potential for misdiagnosis as panic disorder. Arch Intern Med, 157(5):537-543.

Locati ET, Vecchi AM, Vargiu S, et al, 2014. Role of extended external loop recorders for the diagnosis of unexplained syncope, pre-syncope, and sustained palpitations. Europace, 16(6):914-922.

Probst MA, Mower WR, Kanzaria HK, et al, 2014.Analysis of emergency department visits for palpitations (from the National Hospital Ambulatory Medical Care Survey). Am J Cardiol, 113(10):1685-1690.

Quan KJ, 2019. Palpitation: extended electrocardiogram monitoring: which tests to use and when. Med Clin North Am, 103(5):785-791.

Solbiati M, Costantino G, Casazza G, et al, 2016. Implantable loop recorder versus conventional diagnostic workup for unexplained recurrent syncope. Cochrane Database Syst Rev, 4:Cd011637.

Steinberg JS, Varma N, Cygankiewicz I, et al, 2017.2017 ISHNE-HRS expert consensus statement on ambulatory ECG and external cardiac monitoring/telemetry. Heart Rhythm, 14(7):e55-e96.

Summerton N, Mann S, Rigby A, et al, 2001. New-onset palpitations in general practice: assessing the discriminant value of items within the clinical history. Fam Pract, 18(4):383-392.

Tanno K, 2017. Use of implantable and external loop recorders in syncope with unknown causes. J Arrhythm, 33(6):579-582.

Waldmann V, Combes N, Marijon E, 2018. A 40-year-old man with palpitations. JAMA Cardiol, 3(6):543-544.

Weber BE, Kapoor WN, 1996. Evaluation and outcomes of patients with palpitations. Am J Med, 100(2):138-148.

Wilken J, 2016. Evidence-based recommendations for the evaluation of palpitations in the primary care setting. Med Clin North Am, 100(5):981-989.

Zimetbaum P, Josephson ME, 1998. Evaluation of patients with palpitations. N Engl J Med, 338(19):1369-1373.

第 37 章 气促鉴别诊断

第一节 气促概述

一、定义

气促是指呼吸频率加快、气短而不均匀，主要由呼吸系统疾病或（和）心血管疾病等导致，亦可在正常人活动量过大及焦虑状态等情况时出现。

二、流行病学

新生儿呼吸急促可能是由胎儿肺液清除受损导致呼吸窘迫。新生儿短暂性呼吸急促在早产儿中发生率较高。约每 100 名早产儿中就有 1 名出现，而在足月婴儿中，每 1000 名婴儿中就有 4 ～ 6 名出现。成人气促是指呼吸频率超过每分钟 20 次，一项研究表明，2/3 的心力衰竭患者在运动后（如登山）会出现气促症状。

三、病因

呼吸系统的主要功能是进行气体交换。其从外部环境中吸取氧气，将氧气输送到肺部，在肺泡中交换二氧化碳并将其释放回环境中。呼吸运动主要由脑干的自主代谢控制系统调节，该系统通过化学感受器的反射反馈途径维持血气平衡，称为代谢性呼吸。另外，还有一个行为控制系统，它依赖于来自高层中心的输入，并根据内部和外部环境的变化改变呼吸输出，被称为行为性呼吸。正常的日常活动中，代谢性呼吸和行为性呼吸相互协调，产生脊髓运动神经元控制的最终呼吸运动。因此气促可以是病理性的，也可以是生理性。导致气促的病理原因有败血症、糖尿病酮症酸中毒、呼吸系统疾病如肺炎、一氧化碳中毒、肺栓塞、胸腔积液、哮喘或慢性阻塞性肺疾病（COPD）及各种心血管系统疾病等。生理因素包括精神紧张、情绪激动、运动等。其他如过敏反应、焦虑状态和异物吸入也会导致呼吸急促。主要病因如下。

1. 呼吸系统疾病　常见于如喉、气管、支气管的炎症、水肿、肿瘤或异物所致的狭窄或阻塞及支气管哮喘、慢性阻塞性肺疾病等；肺炎、肺脓肿、肺结核、肺不张、肺淤血、肺水肿、弥漫性肺间质疾病、细支气管肺泡癌等肺部疾病；胸壁炎症、严重胸廓畸形、胸腔积液、自发性气胸等胸壁、胸膜腔疾病也可引起气喘；脊髓灰质炎病变累及颈髓、重症肌无力累及呼吸肌和膈肌麻痹、大量腹水、腹腔巨大肿瘤、胃扩张和妊娠末期等也可出现气促。

2. 循环系统疾病　常见于各种原因所致的左心和（或）右心衰竭、心脏压塞、肺栓塞和原发性肺动脉高压等。

3. 中毒　糖尿病酮症酸中毒、吗啡类药物中毒、有机磷杀虫药中毒、氰氢化物中毒、亚硝酸盐中毒和急性一氧化碳中毒等均可引起气促。

4. 脑部疾病　如脑出血、脑外伤、脑肿瘤、脑炎、脑膜炎、脑脓肿等颅脑疾病引起气促。

5. 血液病　常见于重度贫血、高铁血红蛋白血症、硫化血红蛋白血症等。

四、病理生理学

产生气促的感觉依赖于气道受体、肺实质、呼吸肌的反应，化学感受器通过迷走神经、膈神经和肋间神经向脊髓提供感觉反馈，根据对呼吸系统的血气、酸碱和机械节律的评估，髓质和更高中枢可自动调整呼吸。常见的两种刺激是低氧血症激活颈动脉体和血流动力学的剧烈波动，这可以激活肺和呼吸肌受体的机械感受器。作为反馈，大脑发出信号，促使呼吸系统加快速度，试图纠正这种不平衡。在此过程中，血液的 pH 可以回到正常的酸度范围内。中枢神经系统整合并处理来自受体的呼吸输入。神经影像学研究显示，前岛叶皮质、前扣带皮质、杏仁核、背外侧前额叶皮质和小脑均对刺激产生活跃的反应。

第二节 临床表现

一般成年人的正常呼吸频率是每分钟 12 ～ 20 次，儿童每分钟呼吸的次数比成年人的静息率要高，为每分钟 20 ～ 30 次；新生儿的呼吸频率可达每分钟 44 次。不同疾病导致的气促可能有不同的临床表现。

1. 呼吸系统疾病导致的气促

（1）支气管哮喘：各种炎性反应引起的气道变异性梗阻。患者主诉呼吸急促，以夜间多发，多种过敏原均可能参与其中。激发因素包括气道刺激、过敏原暴露、运动、气候变化及呼吸道感染。肺部听诊可闻及气道梗阻所特有的喘鸣音。肺功能检测提示第一秒用力呼气量（FEV_1）和呼气流量峰值（PEF）均明显下降，而这两个指标在支气管哮喘发作间歇期往往是正常的。气道梗阻及其相应的症状在吸入支气管扩张剂（如 β_2 受体阻滞剂和抗胆碱能药物）后能得到缓解。气促、喘鸣和呼气相延长是支气管哮喘急性发作的典型临床表现。

（2）慢性阻塞性肺疾病（COPD）：按照 WHO 定义，慢性支气管炎包括慢性咳嗽、咳痰每年持续 3 个月以上且 2 年以上均有表现即可诊断 COPD。COPD 患者由于长期的慢性肺部炎症导致肺实质含气量过高而致顺应性下降。一般认为，COPD 患者存在明确的小气道梗阻。患者年龄一般大于 40 岁，往往是吸烟人群或有过去吸烟史。肺功能检测有助于诊断。FEV_1/ 吸气肺活量（IVC）低于 0.7，因为肺部容积增大，其残气量往往增加。弥散功能降低往往提示存在肺气肿。胸部 X 线片检查提示肺透亮度增加，横膈下降，肺部血管稀疏。反复急性发作住院往往预示着预后不佳。COPD 也是左心功能不全的危险因素，常常并存。影像学检查有助于诊断。众多既往或现在吸烟者常和 COPD 有着同样的症状，但并没有临床确诊。晚近的流行病学调查报道这样的人群众多，虽然经常急性加重发作，日常活动耐力明显减弱，解剖学证据表明，其存在和 COPD 患者类似的气道壁增厚，也常使用气道扩张剂，但并未被临床明确诊断。

（3）肺部感染：气促是 65 岁以上肺部感染患者最主要的主诉，而胸膜痛、发热和咳嗽是常见的伴随症状。体检常发现呼吸频率加快、吸气相肺部啰音，有时闻及支气管呼吸音。实验室检查（如炎症指标、动脉血气分析低氧血症）、肺部影像学检查有助于诊断。CRB-65 评分表通常用来评估肺部感染的严重性。符合下面任何一条的计 1 分：C 代表意识模糊；R 指呼吸频率≥ 30 次 / 分；B 代表收缩压≤ 90mmHg 或舒张压≤ 60mmHg；年龄≥ 65 岁。CRB-65 评分可以作为患者急诊住院的简易评分法。患者评分为 0 分通常可以门诊治疗，评分为 1 分的患者如果出现低氧血症或者有合并症也可考虑住院，≥ 2 分的患者常规需住院治疗。

（4）间质性肺病：此类患者常表现为气短、干咳无痰，常有吸烟史。体检发现在肺底部闻及爆破性湿啰音，有时会发现杵状指。肺功能检查提示潮气量和总肺活量减少，FEV_1/IVC 高于正常，弥散功能减退。间质性肺病的具体分型和治疗差异很大，具体需要专科医师介入。

（5）肺栓塞：临床上常以突发性的气促为主要表现。常出现胸膜痛，有时伴有咯血。体检常发现呼吸浅促，深静脉血栓是肺栓塞最常见的栓子来源。

2. 心血管疾病引起的气促

（1）充血性心力衰竭：除了气促以外，常伴随疲乏、运动耐量减退和体液潴留。最常见的病因包括冠心病、原发性心肌病、高血压和瓣膜性心脏病。射血分数降低的心力衰竭（HFrEF）和射血分数正常的心力衰竭（HFpEF）之间的区别在于前者的左室射血分数（LVEF）低于40%，后者往往左心室充盈压增高。2016年的欧洲心脏病学会（ESC）心力衰竭指南中又增加了一类新的分型，即射血分数中间值的心力衰竭（HFmrEF），其表现为舒张功能不全合并LVEF在40%～49%。在各类心力衰竭分型中，每搏量和心排血量均减少。超声心动图是目前心力衰竭诊断和分型的主要手段，并能提供相关的参数。

（2）冠心病：气促可以是冠状动脉狭窄患者的表现，但并非典型症状，气促往往和心绞痛同时出现，也可以是独立或主要的症状，尤其是合并糖尿病的患者。病史采集中，要关注症状发作的时间和诱因（如精神压力和寒冷等），其往往提示要考虑冠心病诊断。患者出现不明原因的气促需排除冠心病可能。排除性诊断需包括功能学和影像学检查，如超声负荷试验、心肌灌注扫描和负荷磁共振或冠脉CT检查，有相关提示现象后再考虑行心导管检查。在急性冠脉综合征、心肌梗死及心排血量降低相关的心源性休克患者中，气促常是典型表现。

（3）瓣膜性心脏病：在老年人中，瓣膜性心脏病是引起气促的常见原因。最常见的瓣膜病是主动脉瓣狭窄和二尖瓣功能不全。主动脉瓣狭窄的临床表现包括体力明显减弱、发作性晕厥、头晕，有时会出现类似心绞痛样发作。心脏听诊在第二肋间闻及粗糙的收缩期杂音并向颈动脉传导。二尖瓣功能不全常出现心力衰竭。心电图因心房负荷增加常表现为心房颤动，心尖部听诊闻及全收缩期杂音，有时向腋下传导。心脏超声检查可明确诊断。

3. 心血管和呼吸系统之外疾病相关的气促

（1）贫血：按照WHO的标准，贫血定义为男性血红蛋白低于8.06 mmoL/L（13g/dl），女性低于7.44mmoL/L（12g/dl）。全球约有25%的人患有贫血。缺铁是最常见的原因，占所有贫血的50%。贫血和气促之间并无绝对明确的阈值关系。在所有的气促患者中，均应该考虑低血红蛋白与气促之间的相关性，尤其当诊断不明且血红蛋白低于11g/dl时。

（2）甲状腺功能亢进症（简称甲亢）：甲亢患者会感到劳累和呼吸困难。在相关心脏疾病的背景下，这些临床表现可以更频繁和更严重。较高的甲状腺激素水平会导致呼吸中枢对缺氧和高碳酸血症的通气反应加强，呼吸频率增加。甲型甲亢的鉴别相对容易，患者有怕热、多汗、情绪激动、消瘦乏力等症状。由于交感神经兴奋性增高，可以出现双手震颤、心悸、脉压增大。

（3）气管压迫：肿瘤、异物、异常增大的邻近脏器压迫气管，引起急慢性气管阻塞，均会表现为呼吸困难和气促。呼吸道内异物所致者常为突发性，呼吸道外因素所致者多表现为慢性呼吸困难。自觉呼吸费力，有窒息感。临床表现呼吸频率增快、发绀、呼吸节律和深度改变，伴有辅助呼吸肌运动加强，严重时影响心脏功能，可致急性呼吸、心脏衰竭，危及生命。

（4）耳、鼻、气道等上呼吸道相关疾病均可引起气促症状：临床上常表现为喘鸣。当出现相关的症状时，可以推测潮气量已降低30%以上。先天畸形、严重感染、肿瘤压迫、创伤、神经肌肉疾病等都是可能的病因。

（5）神经肌肉疾病：引起气促的原因较多，包括迪谢内肌营养不良、肌无力、运动神经元疾病如肌萎缩侧索硬化和吉兰-巴雷综合征等。在大多数病例，除气促以外，往往合并其他神经系统表现。

（6）中枢神经系统受累：如原发性中枢神经系统淋巴瘤、颅内感染、头部外伤、脑血管病变，累及脑桥和延髓的呼吸中枢，出现持续性的呼吸急促，除了伴随表现，头颅磁共振是最重要的诊断措施。

（7）精神系统疾病：如焦虑、惊恐和躯体功能紊乱，常在经过细致的检查排除器质性疾病后考虑诊断。

（8）医源性问题：同样可以引起气促。非选择性β受体阻滞剂可通过β_2受体阻滞作用导致支气管痉挛，引发气促。非甾体抗炎药通过抑制环氧合酶-1使脂加氧酶活性增加，导致花生四烯酸转化为白三烯增加，而白三烯促进支气管狭窄。阿司匹林在大剂量给药时也可通过中枢感受器引起气促。抗血小板药物替格瑞洛在临床应用中也可引起气促，PLATO试验中发现发生率达13.8%，一般认为与腺苷酸受体介导有关。

第三节　诊　断

气促的诊断依靠详细的病史和体征。详细的病史采集和体格检查通常能提供病变可能部位和病因，如发热、异物吸入、创伤、中毒等病史可为诊断提供重要线索。体检评估内容除了呼吸频率、深度、节律、对称性、呼吸费力（呼吸做功）程度和肺部听诊外，还包括一般反应、意识状态、生命体征（心率、脉搏、血压、体温等）和体循环灌注，据此可以了解病情的严重度。例如，患儿气促、呼吸窘迫，伴有意识改变、体循环灌注不足，病情往往较严重，可能已发生呼吸衰竭或心肺衰竭，并即将可能心跳呼吸停止，此时应尽快做心肺复苏；如伴特殊的体位姿势，可能是张力性气胸、连枷胸、心脏压塞或气道阻塞（异物吸入或感染）；如气促伴吸气性喘鸣、发音改变、吞咽困难，则可能是感染、过敏或异物等所致的上气道梗阻；如肺部可闻及啰音和呼气性喘息，伴发热，可能是支气管炎或肺炎，不伴发热可能是哮喘、异物吸入等。持续心肺监护及血压、氧饱和度监测（脉氧仪）和反复评估尤为重要，因为呼吸状况可能随时发生变化；影像学检查，包括胸部 X 线检查、心电图监测等，根据可能的病因选择相应的检查以明确诊断。同时做相应的实验室检查，包括血常规、血生化、血气分析等。患者可能会出现呼吸急促的症状。他们也可能会表述，觉得自己无法呼吸到足够的空气。体格检查时，患者可能有手指或口唇发绀和（或）使用辅助肌肉或胸部肌肉呼吸动作。另外，患者也可无明显症状。有助于气促鉴别诊断的各种症状和体征见表 37-3-1。

表 37-3-1　有助于气促鉴别诊断的各种症状和体征

症状和体征	提示相关的疾病
呼吸微弱	COPD、严重哮喘、张力性气胸、胸腔积液、血胸
颈静脉扩张	
闻及肺部啰音	呼吸窘迫综合征、急性呼吸衰竭
肺部听诊正常	心脏压塞、肺动脉栓塞
眩晕、晕厥	瓣膜性心脏病（如主动脉瓣狭窄）、扩张型或肥厚型心肌病、重度贫血或焦虑、过度通气综合征
血流动力学不稳定	
高血压	高血压危象、惊恐发作、急性冠脉综合征
低血压	前负荷不足导致的心力衰竭、代谢紊乱、脓毒血症、肺动脉栓塞
咯血	肺癌、肺梗死、支气管扩张、慢性支气管炎、肺结核
通气过度	酸中毒、脓毒血症、水杨酸中毒、心因性疾病
意识障碍	心因性换气过度、脑功能或代谢紊乱、肺炎
端坐呼吸	急性充血性心力衰竭、肺水肿
疼痛	
与呼吸相关	气胸、胸膜炎 / 胸膜肺炎、肺梗死
与呼吸无关	心肌梗死、主动脉瘤、Roemheld 综合征、肾绞痛、胆绞痛、急性胃炎
皮肤苍白	严重贫血
奇脉	右心功能不全、肺动脉栓塞、心源性休克、心脏压塞、重症支气管哮喘
外周性水肿	充血性心力衰竭
啰音	急性充血性心力衰竭、呼吸窘迫综合征、肺炎
可见呼吸肌辅助呼吸	呼吸衰竭、呼吸窘迫综合征、严重 COPD、重症哮喘
哮鸣音	支气管哮喘急性发作、急性充血性心力衰竭、COPD、气道异物

第四节 评 估

呼吸过速的评估和原因取决于患者的个体情况。医师可以根据血氧饱和度、动脉血气、胸部X线片、胸部CT、肺功能、葡萄糖、电解质、血红蛋白、心电图、心脏超声、大脑核磁共振和（或）毒物学筛查进行评估。

1. 脑钠肽（BNP）及NT-proBNP 在临床上常被用于排除充血性心力衰竭。根据ESC指南推荐：BNP ＜ 100pg/ml和NT-proBNP ＜ 300pg/ml即可排除急性充血性心力衰竭。但如果是有症状的慢性充血性心力衰竭患者，则BNP和NT-proBNP各自的排除切点分别是＜ 35pg/ml和＜ 125pg/ml。据报道BNP排除充血性心力衰竭的特异度在94%～98%。

2. 肌钙蛋白 肌钙蛋白（T或I）在临床考虑急性冠脉综合征时具有较高的辅助诊断价值，有助于鉴别是否存在严重的心肌缺血。其阳性的预测可重复性一般认为在75%～80%。

3. D-二聚体 是纤维蛋白降解后的纤溶产物，发生血栓事件时其浓度往往较高。在诊断肺梗死时其具有很高的阴性诊断价值，但在鉴别诊断时往往不具有较高的特异度。在临床实践中，D-二聚体检测前常使用Geneva积分和Well积分进行危险评估。若风险评估考虑肺梗死可能性相对较低，则常规行D-二聚体水平检测往往可以排除肺梗死诊断。另外，如果Well积分较高，则提示肺梗死高度疑似，建议进一步行影像学检查。在现行的肺梗死诊治相关指南中均强调，对于50岁以上的人群，D-二聚体的诊断阈值要根据年龄进行调整（年龄 ×10μg/L），这样可以明显提高D-二聚体诊断的特异度，其敏感度达97%。

4. 心电图 对气促患者来说，心电图是排除心血管疾病简单易行的检查手段。一项针对慢性气促患者的研究表明，其研究人群中心电图检查提示8%的患者存在心房颤动，而80%的气促患者最终明确诊断为心血管疾病。心电图对心血管疾病有较高的排除价值，但其特异度相对较低，因而常需要结合心脏超声等检查进一步明确心血管疾病的诊断。

5. 动脉血气 可提供氧气和二氧化碳含量的估计，从而帮助确定pH及代谢异常。如果pH提示酸中毒，则一些潜在的原因包括糖尿病酮症酸中毒、乳酸酸中毒或肝性脑病。

6. 胸部X线检查 可以显示任何引起呼吸急促的肺部原因，如气胸、囊性纤维化或肺炎。胸部CT显示更多的细节，可以用来指示任何其他肺部疾病或潜在的恶性肿瘤。除了影像学检查，肺功能测试还可以帮助确定阻塞性肺病（如COPD或哮喘）的病因。如果有迹象和症状表明可能有肺栓塞，V/Q扫描会很有帮助。如果呼吸过速是由心脏异常引起的，心电图常显示心脏病发作或心律失常的证据。

7. 血常规 有助于发现贫血等血液系统异常，白细胞计数升高及中性粒细胞计数升高时常提示感染，嗜酸性粒细胞增加多提示支气管哮喘等过敏性疾病。

8. 痰涂片革兰氏染色、细胞培养及药物敏感试验 有助于感染性疾病病原菌的诊断及指导治疗。肺功能检查区分阻塞性通气功能障碍、限制性通气功能障碍、弥散功能障碍等，有助于病因鉴别。胸部X线检查可发现肺炎、急性呼吸窘迫综合征、肺不张、气胸或纵隔气肿等疾病。毒理学检查可以确定是否有药物，无论是处方药还是非处方药，均可能导致呼吸急促。

气促诊断评价流程见图37-4-1。

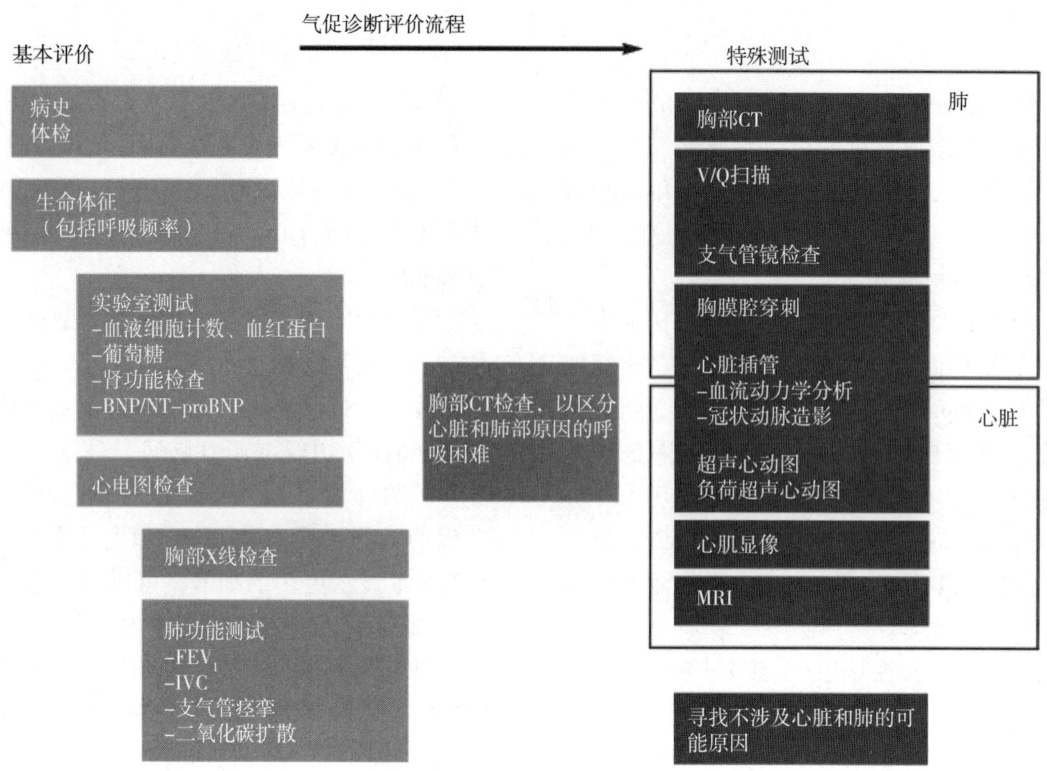

图 37-4-1 气促诊断评价流程

第五节 治疗 / 管理

虽然气促、呼吸窘迫的病因各异，但初始的积极治疗是相同的，即开放气道、改善通气和供氧。

1. 开放气道、保持气道畅通和改善通气 意识清醒的气促、呼吸窘迫患者保持其自然体位，因为通常其所处的体位能达到最佳气道开放和减少呼吸做功。焦虑、烦躁会增加耗氧，加重呼吸困难，应给予气道辅助装置（包括供氧）。对于处于嗜睡或昏迷状态的患者，由于颈部屈曲、下颌松弛、舌后坠及咽下部塌陷等原因易造成气道梗阻，可先采用非侵入性手法开放气道，吸引器去除口、鼻咽部的分泌物。如有需要，可置鼻胃管减轻腹胀，防止误吸。

2. 供氧 根据患者的不同状况给予不同的氧疗方式。单纯气促可予以鼻导管、鼻套管供氧，当伴有呼吸窘迫或呼吸困难时，可使用面罩或头罩供氧，当此氧疗不能改善气促、呼吸窘迫仍存在缺氧时，则予以气管插管、机械通气供氧。

3. 原发病治疗 临床上早期发现气促患者，应对可疑病例做相关检查，并早期干预治疗以免发生呼吸衰竭或呼吸停止。对已发生呼吸困难或呼吸衰竭的患者，积极地开放气道、增加通气和改善氧合，也可挽救患者的生命。治疗的类型取决于病因。如果被诊断出患有心力衰竭，则可以使用利尿剂、血管紧张素转化酶抑制剂、洋地黄药物、醛固酮受体拮抗剂和 β 受体阻滞剂等药物治疗。如果是哮喘或慢性肺部疾病，则可以用平喘药物和给氧治疗。对于感染，需要抗生素治疗。

第六节 气促鉴别诊断

1. 呼吸困难 是许多可区分的主观体验的术语总和，包括胸闷、呼吸费力、窒息感、对空气的渴望。它始终是患者所表达的感觉，不应与快速呼吸（呼吸急促）、过度换气相混淆。

2. 夜间阵发性呼吸困难 患者于睡眠中突然憋醒，被迫坐起，多见于左心功能不全的患者。心力衰竭时也可见端坐呼吸，患者平躺时感到呼吸困难，必须坐着或支撑着呼吸。

3. 叹息样呼吸 表现为一般正常呼吸节律中插入1次深大呼吸并常伴有叹息声的呼吸，此时的通气量是正常潮气量的1.5～2倍。患者多自述胸闷，呼吸困难，但没有组织器官的病理改变证据。

4. 过度换气 发病时呼吸加深加快，换气超过机体生理代谢需要量，引起动脉血二氧化碳分压降低、呼吸性碱中毒，常伴有交感神经兴奋。

5.Kussmaul 呼吸 是一种特殊的过度换气，表现为潮气量增加，伴或不伴呼吸频率增加。它由低血清 pH 刺激脑干呼吸中枢引起，其作用是降低肺泡二氧化碳分压，从而代偿代谢性酸中毒。

6. 中心神经源性过度通气 表现为持续性过度通气，通常由头部外伤、严重脑缺氧或脑灌注不足引起。中脑和上脑桥的损伤导致延髓呼吸中枢对呼吸反应不及时，中枢神经源性低通气刺激持续存在。

第七节 预 后

呼吸频率是生命体征的重要组成部分，被用于评估患者病情严重程度。引起呼吸过速的原因有很多，其预后因基础疾病而异，需要根据伴随的其他症状和体征对患者进行系统性的评估。一般情况下，呼吸急促反映病情严重，在急诊室就诊的儿童入院时存在呼吸急促者接受影像学检查和重大医疗干预如气管插管、转入 PICU 等的概率明显高于呼吸正常者（OR=1.7，*P*=0.018）。在对成人的研究中也发现呼吸急促与不良预后的相关性，美国密西西比大学医学中心急诊科对4878名患者进行跟踪调查，发现呼吸频率高于22次者住院期间死亡率明显高于呼吸频率正常者［7.8%（95%CI，5.9% ～ 9.7%）*vs.* 4.4%（95%CI，2.9% ～ 5.9%），*P* = 0.006］。外伤后呼吸急促与更严重的创伤相关，与呼吸正常者相比，呼吸急促者更容易合并连枷胸（OR=2.9 ～ 168.3，*P*=0.003），需要胸腔穿刺（OR=1.8 ～ 4.9，*P*=0.001）或紧急气管插管（OR=1.1 ～ 2.8，*P*=0.04）。也有报道呼吸急促可用于预测外伤患者灌注情况，可用于判断是否存在休克。但很多情况下气促并不是一种严重疾病的征兆，如上呼吸道疾病、酸碱代谢紊乱等引起的气促，可能作为机体代偿保护性措施，随原发病因的去除，症状可明显改善。

第八节 并发症

过快的呼吸会引起低碳酸血症，导致呼吸性碱中毒。临床中几乎所有的低碳酸血症都是由过度通气引起的。肺泡腔的通气量增加，可迅速去除气态二氧化碳，这增加了二氧化碳从血液到肺泡的扩散梯度，使二氧化碳更容易被清除到体外。呼吸性碱中毒会引起手足疼痛、麻木和出汗、头晕、神志不清、癫痫发作和晕厥等一系列症状。而除了降低呼吸频率外，目前没有任何机制可以纠正这种代谢紊乱。

而最重要的是引起呼吸急促的原发病本身引起的并发症。虽然呼吸过速可能是由运动等生理原因引起的，但也有一些病理原因值得关注。由这些病理原因引起的并发症是临床医师应该注意的。

呼吸过速可能是败血症或酸中毒的症状，如糖尿病酮症酸中毒或代谢性酸中毒。患有肺炎、胸腔积液、肺栓塞、COPD、哮喘或过敏反应等肺部疾病的患者也会出现呼吸过速。充血性心力衰竭也可能是呼吸急促的原因，如果不加以控制，可能会使心力衰竭恶化。

惊恐发作时的焦虑状态和过度通气会导致呼吸急促，还会导致低碳酸血症或二氧化碳水平降低，从而降低呼吸动力。

第九节 患者教育

呼吸过速不一定意味着严重的疾病。对患者进行有关呼吸过速原因的教育是至关重要的。患者对病情的了解有助于正确的治疗和随访。如果有任何顾虑，最安全的做法是紧急就医，以确保诊断检查和及时治疗。

（1）戒烟：将有助于减轻某些症状并降低患糖尿病的风险。

（2）避免接触过敏原（如粉尘、有毒物质）：如果患有高血压，请避免接触会导致呼吸急促的过敏原。

（3）避免超重并定期运动：在开始减肥或锻炼计划之前，请咨询医师。

（4）如果有心力衰竭，请定期服药：避免超量摄入盐分，并每天称体重以监测体液状况。

（5）了解医疗状况：与医疗保健提供者交谈，以了解缓解或解决呼吸急促的方法。制订避免症状恶化的行动计划。

第十节　个案分析

患者，男性，41岁。因慢性低氧性呼吸衰竭至急诊科就诊，患有支气管扩张、慢性鼻窦炎和阻塞性肺病。既往多次发生呼吸急促和咳嗽，在过去2个月内入院频率增加。每次均被诊断为COPD恶化，并接受类固醇和阿奇霉素或多西环素治疗。尽管坚持使用沙丁胺醇、孟鲁司特和雷尼替丁，但症状控制不佳。该患者最初在12年之前出现呼吸困难，并且在过去8年中一直接受2.5L/min的家庭氧疗。该患者报告呼吸困难与劳累和干咳无关。在过去的几个月中，患者否认症状缓解，也没有特应性病史。患者承认盗汗、发冷、体重减轻；有吸烟史，无家族史。经检查，患者生命体征正常。患者呼吸窘迫，呼气期延长，呼气弥漫性咳嗽。就诊前6年进行的肺功能检查显示，流量和容量减少，对支气管扩张剂有反应，扩散能力轻度降低。先前的研究结果还包括α_1抗胰蛋白酶水平正常，非诊断性支气管肺泡灌洗（BAL）发现中度多形核中性粒细胞，但具有正常的呼吸道菌群。实验室测试显示，白细胞计数为11 750/μl，其中93%为中性粒细胞，嗜酸性粒细胞计数为40/μl。新陈代谢正常。胸部X线片未显示急性肺部放射学发现（图37-10-1）。由于慢性病程和复发，对肺右中叶进行纤维支气管镜检查。BAL细胞学检查结果为嗜酸性粒细胞增多，但微生物学染色、PCR和培养均呈阴性。

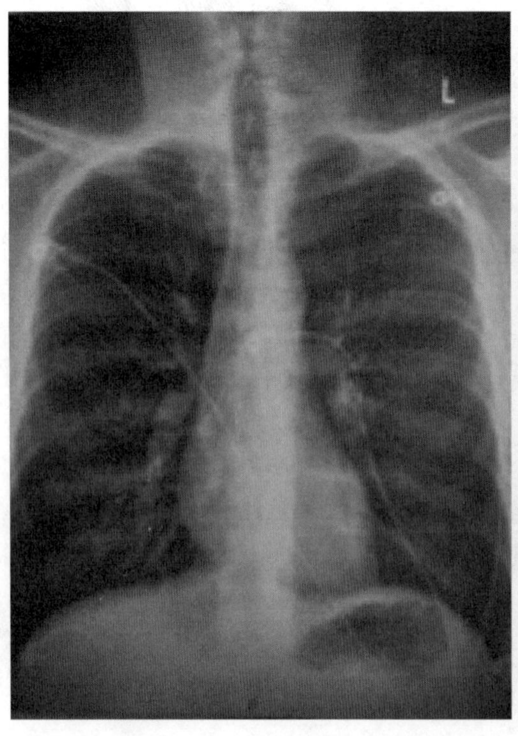

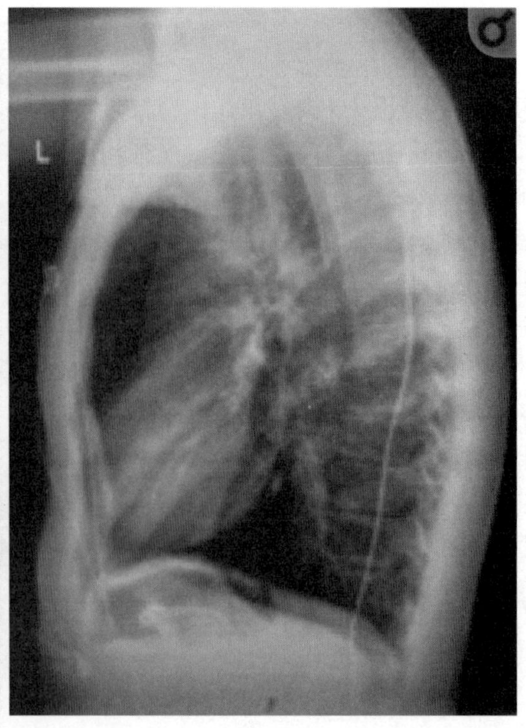

图37-10-1　胸部X线片

CT 显示轻度肺气肿，右上肺有少量胸膜下气泡，并有中央支气管扩张的征象。此外，双侧肺尖有少许瘢痕（图 37-10-2）。

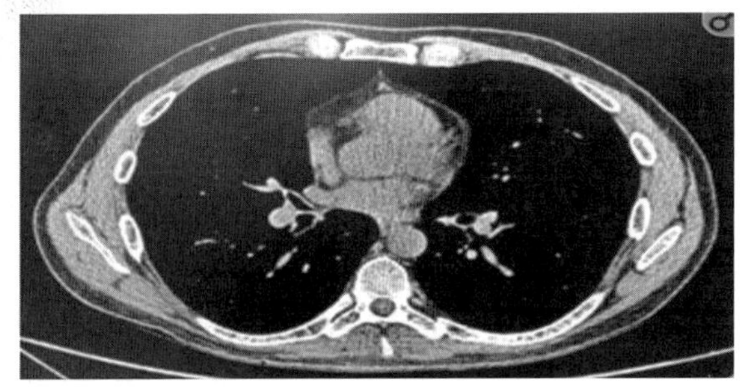

图 37-10-2　胸部 CT 显示轻度肺气肿，右上肺有少量胸膜下气泡，并有中央支气管扩张的迹象

烟曲霉血清特异性 IgE 阳性（4.23kU/L），血清总 IgE 明显升高（3868kU/L）。血清沉淀素（抗曲霉菌病特异性 IgG）阴性。PCR 和真菌血培养结果均为阴性。

诊断：表 37-10-1 中总结了该病例与 Greenberger 提出的最低基本诊断标准之间的差异。尽管病例未进行皮肤点刺试验且无哮喘病史，但由于符合三个最低基本标准，因此诊断为变应性支气管肺曲菌病（ABPA）。该患者接受伊曲康唑和泼尼松治疗。随访时，患者咳嗽、咳痰和呼吸困难有所改善。

表 37-10-1　Greenberger 诊断 ABPA 的最低标准

诊断标准	本案调查结果
1. 哮喘	–
2. 对烟曲霉的即时皮肤变态反应	–*
3. 总血清 IgE 升高超过 1000ng/ml（417kU/L）	+
4. 抗烟曲霉的 IgE 和（或）IgG 抗体升高	+
5. 没有远端支气管扩张的中央支气管扩张	+

* 未进行皮肤点刺试验以显示对烟曲霉有即时的皮肤反应性。

讨论：尽管症状相似，但 COPD 加重和 ABPA 不同，因为 ABPA 是一种过敏反应，与暴露于曲霉菌的气道破坏有关。ABPA 以反复发作的呼吸困难、咳嗽和浓痰为特征，可出现喘息、支气管梗阻、发热和咯血。曲霉菌需要水分和有机物质才能生长。曲霉菌的基质包括分解有机物，如腐烂的植被、覆盖物和肥料。真菌过敏性哮喘或 ABPA 患者在暴露于严重霉变的环境后，会出现急性哮喘呼吸道症状或出现肺嗜酸性粒细胞增多。目前的诊断实践依赖于数据收集和假设检验。然而，在这个过程中，医生也容易受到认知偏差的影响。一个普遍存在的缺陷是过早的局限性思维，影响了最终诊断。在某些情况下，鉴别诊断过于狭隘，没有考虑到其他可能引起患者临床表现的疾病。因此，临床医生可能会误诊。在采集病史时必须进行彻底的鉴别诊断，否则核心病史问题容易被忽略，这种情况约占医保不良事件的 1/5。在哈佛大学医学实践研究 30 195 个医院记录中，诊断错误占不良事件的 17%。最近一项对科罗拉多州和犹他州 15 000 份记录的跟踪研究报告称，诊断错误导致了 6.9% 的不良事件。这一事实要求内科医师采取有效的策略来减少思维局限或固化带来的误诊。实验研究表明，早期鉴别诊断生成的反思实践提高了复杂情况下诊断的准确性。呼吸系统疾病是误诊的重灾区。需要注意避免过早定论以防止误诊。在上述病例中，尽管患者有非劳力型进行性呼吸困难的病史，没有完全无症状的间隔，在恶化、咯血、轻微远处吸烟史和职业性暴露之间持续需要药物治疗，但仍反复治疗 COPD。虽然 ABPA 可以与 COPD 共存。然而，当 COPD 是造成呼吸困难的唯一元凶时，多个急性治疗疗程加上适当的维持药物治疗并不能导致典型的改善。患者在接受 ABPA 适当治疗后的临床表现好转，也支持原发疾病的延迟诊断。尽管人的思维不可避免局限性，但广泛的鉴别诊断仍是帮助临床医生做出准确诊断的重要方法。通过在患者早期进行彻底的鉴别诊断，减少漏诊或延误诊断，理论上可以减轻呼吸系统（和所有）疾病的部分负担，同时可以显著提高患者的生活质量。药物费用是与哮喘治疗相关的主要费用，而

COPD 和支气管扩张由于住院率高，对经济负担的影响更大。这些费用随着延迟诊断和再入院而增加。

（黄进宇　王　帅）

参考文献

王莹, 2008. 呼吸急促 . 中国循证儿科杂志, (1):29-31.

Andersson F, Borg S, Jansson SA, et al, 2002. The costs of exacerbations in chronic obstructive pulmonary disease (COPD). Respir Med, 96: 700-708.

Athanazio R, 2012. Airway disease: similarities and differences between asthma, COPD and bronchiectasis. Clinics, 67: 1335-1343.

Bozkurt B , Mann DL, 2014. Update: shortness of breath. Circulation, (129): e447-450.

Croskerry P, 2003.The importance of cognitive errors in diagnosis and strategies to minimize them. Acad Med, 78:775-780.

Greenberger PA, 2002.Allergic bronchopulmonary aspergillosis. J Allergy Clin Immunol, 23(1):685-692.

Ha D, McKee S, 2020.A differential comes up short in a patient with shortness of breath. Respir Med Case Rep, 30:101089.

Lareau SC, Fahy B, Meek P, 2020. Breathlessness-shortness of breath. Am J Respir Crit Care Med,

Leape L, Brennan TA, Laird N, et al, 1991. The nature of adverse events in hospitalized patients: results of the Harvard medical practice study Ⅱ. N Engl J Med, 324: 377-384.

Mamede S, Schmidt HG, Penaforte JC, 2008. Effects of reflective practice on the accuracy of medical diagnoses. Med Educ, 42:469-475.

Sales M, 2009. Chapter 5 - aspergillosis: from diagnosis to treatment. J Bras Pneumol, 35: 1238-1244.

Sandu H, Carpenter C, Freeman K, et al, 2006. Clinical decision making: opening the black box of cognitive reasoning. Ann Emerg Med, 48:713-719.

Tabberer M, Brooks J, Wilcox T, 2015. A meta-analysis of four randomized clinical trials to confirm the reliability and responsiveness of the shortness of breath with daily activities (SOBDA) questionnaire in chronic obstructive pulmonary disease. Health Qual Life Outcomes, 13:177.

Thomas EJ, Studdert DM, Burstin HR, et al, 2000.Incidence and types of adverse events and negligent care in Utah and Colorado. Med Care, 38:261-271.

van Riet EES, Hoes AW, Limburg A, et al, 2014. Prevalence of unrecognized heart failure in older persons with shortness of breath on exertion. Eur J Heart Fail, 16(7):772-777.

第 38 章 晕厥鉴别诊断

晕厥是指一过性全脑血液低灌注导致的短暂意识丧失（transient loss of consciousness，TLOC），特点为发生迅速、一过性、自限性并能够完全恢复。国外研究报道不同年龄的晕厥年发病率为 2.6‰～19.5‰，且发病风险随着年龄的增长逐渐增加，我国目前尚缺乏大规模流行病学统计资料。晕厥的病因纷杂，常涉及多个学科，部分预后不良。晕厥依据病理生理特点可分为反射性晕厥、心源性晕厥及脑源性晕厥。典型的晕厥发作是短暂的，如 VVS，意识完全丧失的时间一般不超过 20 秒，个别晕厥发作时间较长，可达数分钟。不同类型的晕厥应注意与其他原因造成的意识丧失相鉴别。

第一节 反射性晕厥的诊断

一、血管迷走性晕厥的诊断

血管迷走性晕厥（vasovagal syncope，VVS）又称单纯性晕厥。临床上较多见，晕厥前多有明显的诱因，如疼痛、高温、神经紧张、恐惧、情绪激动、通风不良、空气污浊、疲劳、持续站立、饥饿、妊娠及各种慢性疾病的后期。晕厥前期历时较短，一般为 15～30 秒，如果在此期间立即平卧，则前驱症状消失（前驱症状多为头晕、恶心、苍白、出汗等）。晕厥期的表现也为暂时性的，历时 0.5～3 分钟，表现为意识丧失、面色苍白、四肢软弱无力、血压下降、心率减慢、瞳孔扩大、对光反应消失。晕厥后期症状可有短暂性的无力或头晕等。一般恢复较快，无明显后遗症状。

VVS 应注意与癫痫、癔症及眩晕相鉴别。癫痫发作时，无明显的前驱症状，发作时有意识丧失，可有尿失禁、肢体抽搐、咬破舌等，脑电图及脑 CT 或 MRI 有异常发现；癔症发作时多有明显的精神刺激因素，发作持续时间长，发作时无意识消失，对周围的人与物有反应；眩晕是一种运动幻觉或运动错觉，病前多无明显的诱因，患者感到外界环境或自身在旋转、移动或摇晃，大部分是由前庭神经系统病变所引起。

VVS 的诊断主要依靠初始评估和进一步检查，前者包括病史采集、体格检查及目击者观察，后者主要包括直立倾斜试验和长程心电监测。病史和体格检查：完整、可靠的病史采集有助于确定诊断、发现诱因、评估预后。询问病史时应重点关注发作情境、有无诱发因素、有无前驱症状、持续时间及发作后的临床表现、卧位和直立 3 分钟后的血压和心率变化，注意有无心脏节律异常、心脏杂音、奔马律等提示器质性心脏病的证据。心电图检查简便易行，有助于寻找导致晕厥的潜在或具体病因，协助鉴别心源性晕厥与神经介导性晕厥，评估患者的远期预后。

直立倾斜试验可通过维持长时间的直立静止体位再现 VVS，若可诱发出与低血压或心动过缓相关的晕厥或先兆晕厥症状即为试验阳性。疑诊 VVS 或初始评估不能明确诊断的患者可进行直立倾斜试验。直立倾斜试验亦可用于识别反射性晕厥期间出现缓慢性心律失常的患者，并明确这部分患者是否存在血管减压反应。尽管直立倾斜试验可用于辅助VVS的诊断，但其诊断有效性尚未经前瞻性临床研究验证，且目前仍无理想的试验方案可同时提高诊断敏感度和特异度。当倾斜试验结果为阳性时，仅提示患者有发生VVS的倾向，亦不能用于评估治疗效果。

初始评估无法确诊、直立倾斜试验结果为阴性的晕厥患者，可行长程心电监测，同时伴有窦房结和房室结活性抑制的晕厥发作更可能是VVS。长程心电监测手段包括院内心电监测、动态心电图、体外或植入式循环记录仪（implantable loop recorder，ILR），诊断准确度与监测时长显著相关。ILR通过局部麻醉置入皮下，可提供长达3年的心电监测，并可自动记录或存储患者手动触发的心电图资料，监测1个月后的诊断准确度为10%～25%。与传统检查手段相比，ILR对晕厥病因的检出率更高。

二、直立性低血压性晕厥的诊断

患者从卧位改变为直立位时，血压迅速下降而导致脑血流量不足，出现晕厥症状时称为直立性低血压性晕厥。其多在中年后发病，男性多于女性，起病隐匿，病程可从数月至数年，长者可达10年以上。早期只有轻微的自主神经功能不全症状，以后缓慢进展可出现以下症状：①直立性低血压，当站立行走过久时可出现头晕、视物模糊、一过性黑矇甚至晕厥，亦可发生猝倒，发作突然，心率无变化，历时数秒或者1～2分钟恢复。患者卧位时血压正常，也有高于正常者，直立时血压显著下降，下降幅度为30～50mmHg；严重者每当变换为直立性体位时，血压即迅速下降并发生晕厥，发生的原因可能是自主神经中枢的病变阻断了压力感受器的反射弧，以及周围性自主神经功能的失调。②自主神经症状：常见月经失调，局部或全身发汗异常，括约肌功能障碍如尿频、尿急、尿潴留或失禁、便秘或顽固腹泻等，体温波动或伴有霍纳综合征，晚期患者常有呼吸障碍甚至呼吸骤停。③躯体神经症状：常有言语不清、眼球震颤、共济失调等小脑体征，肌肉强硬、静息震颤、活动少、面具脸、慌张步态等帕金森样症状，腱反射亢进、病理反射阳性等锥体束征；其他还有脑神经麻痹、肌萎缩、痴呆、虹膜萎缩、声音嘶哑等神经损害体征。④辅助检查：卧位、立位血压通常下降幅度为30～50mmHg；脑脊液检查正常；肌电图可见散在纤颤及束颤电位，下肢神经传导速度减低；头颅CT常见小脑半球或蚓部及中脑、脑桥萎缩，第四脑室扩大，有些皮质萎缩及侧脑室增大。追问病史中可能有夜晚或白天起床或久站后晕厥史，侧卧位及直立位的血压下降幅度在30mmHg以上，有相应的临床症状，并能排除药物等所导致的继发性血压降低；另外，常可伴有阳痿、无汗和膀胱直肠功能障碍，或伴有锥体外系功能损害等。

三、排尿性晕厥的诊断

排尿后发生晕厥，在医学上称为排尿性晕厥。本病常发生于午夜排尿时，也有在晨起、午睡时排尿后发生，但少见。本病好发生于青年男性，也可发生于中老年男性。发病前多无先兆，排完尿后自觉头晕，眼前发黑，然后意识丧失，一般持续1～2分钟后自己清醒。清醒后一般不留后遗症。本病发病机制尚不清楚，多数专家学者认为本病原因为综合性的，主要与排尿时交感神经兴奋、心脏受到抑制、心排血量减少有关，其次是由于膀胱容积急剧缩小，导致静脉血充盈，回心血量减少，使有效心排血量减少，从而造成大脑一过性缺血。另外，可能由于排尿者体位骤然改变，造成血管舒张和收缩功能障碍、自主神经功能紊乱、血压急剧波动。此种晕厥一般发生于排尿终末期，持续时间多在1～2分钟，有反复发作史，但不同的患者复发率有所不同。有些在1个月之内就发病几次，有些在1年之内只发作一两次，也有些一生中只发作1次。发病诱因主要为饮酒、睡眠不足、过度疲劳、过度饥饿、体位急剧变化等。在发病时可能因为突然晕倒发生肢体和身体其他部位的外伤，也可出现内伤及对身体的其他伤害。

四、颈动脉窦性晕厥的诊断

颈动脉窦性晕厥又称颈动脉窦综合征，是由颈动脉受刺激、颈动脉硬化或其邻近病变，或衣领过紧导致。例如，颈动脉窦附近有肿瘤、炎症或外伤，受到牵拉，或颈动脉窦受到外力压迫等，导致颈动脉窦性晕厥发作。临床上可分为三型：

①迷走型，有反射性窦性心动过缓或房室传导阻滞；②减压型，主要表现为血压显著下降；③中枢型,主要表现为晕厥,而血压和心率表现不明显。在临床上做颈动脉窦压迫试验时，可使心率变慢或血压降低而引起晕厥发作。

颈动脉粥样硬化斑块是一种临床常见病症，但其导致进食晕厥较为少见，患者多出现双侧颈动脉内中膜增厚、颈动脉粥样硬化斑块形成、局部血流速度明显增快等情况，临床诊断时应利用多普勒彩色超声提高准确性，避免误诊及漏诊。有研究探讨了多普勒彩色超声对颈动脉粥样硬化斑块形成致进食晕厥的临床诊断价值，发现所有患者均存在颈动脉内中膜增厚及动脉粥样硬化形成情况，说明多普勒彩色超声诊断仪可清楚观察患者颈动脉窦处粥样硬化斑块形成情况，具有较强的可视性与操作性，患者接受度更高、依从性更好。推测致患者进食晕厥主要与斑块压迫颈动脉窦处压力感受器，使其敏感性增强有关。一旦压力感受器敏感性提升，患者即使在日常吞咽过程中也有可能产生反射过敏而出现晕厥症状。进食晕厥症状的发生还可能由于颈动脉窦对外界刺激敏感性异常增加后副交感神经张力随之升高，使得患者心率减缓且心排血量降低，以致脑缺血导致晕厥。

五、仰卧位低血压性晕厥的诊断

仰卧位低血压性晕厥主要见于妊娠晚期、腹腔内巨大肿瘤、血栓性静脉炎、下腔静脉内隔膜样阻塞及静脉原发性平滑肌瘤等。主要表现为仰卧时患者血压骤降、心率加快及晕厥发作。发病机制主要是增大的子宫、肿物机械压迫下腔静脉，使回心血量突然减少。在这些仰卧位低血压性晕厥中以妊娠晚期仰卧位低血压综合征最为常见。

仰卧位低血压综合征是指妊娠晚期孕妇取仰卧位时出现头晕、恶心、呕吐、胸闷、面色苍白、出冷汗、心率加快及不同程度血压下降，当转为侧卧位后上述症状即减轻或消失的一组综合征。严重者可危及母儿的生命。此病主要发生于妊娠晚期妇女，偶见于腹腔巨大卵巢肿瘤患者，一般认为主要与孕妇体位有关，妊娠晚期子宫增大，如取仰卧位，增大的妊娠子宫可压迫下腔静脉，使下腔及盆腔内静脉回流受影响，回心血量减少，右心房压下降，心排血量随之减少，从而引起血压下降，出现休克的一系列表现。临床发现多胎妊娠、羊水过多等子宫异常增大的孕妇更易患此病，也提示其发生与下腔静脉受压有关。因此，又有学者称其为下腔静脉综合征或体位性休克。但并非所有孕妇都发生仰卧位低血压综合征，有学者认为其发生还与精神、神经性因素及神经丛受刺激有关。

妊娠晚期部分孕妇取仰卧位数分钟后即出现休克症状，表现为头晕、胸闷、恶心、呕吐，检查可发现患者频频打哈欠、全身出冷汗、脉搏加快、血压下降，收缩压下降30mmHg甚至下降至80mmHg以下，随血压下降胎儿也受影响，表现为胎心率加快，胎动增强，继而胎心率减慢，胎动减弱，出现急性胎儿宫内窘迫表现。如长时间取仰卧位，下腔静脉受压过久，还能使下腔静脉压升高,绒毛间腔内压力也升高,经动物实验证明，其可引起胎盘早期剥离及出血。虽然临床发病极少，但应予以警惕。

仰卧位低血压综合征多在孕28周后发生，孕32～36周时最明显，接近预产期时，由于胎头衔接入盆，对下腔静脉压迫减轻，故较少发病，程度亦轻。从取仰卧位到出现本病需要的时间称潜伏期，短者1分钟，长者超过10分钟，大多在7分钟左右发病。潜伏期的长短可能与孕妇的侧支循环情况及心脏代偿功能等因素有关。孕妇临产，特别是胎儿已入活跃期以后，极少发生此病，临产产妇的交感神经紧张亢进，末梢血管阻力增强。此时胎头多已嵌入盆腔,且宫缩时子宫被前举，对下腔静脉压迫减轻，宫缩时产妇下肢多屈曲，也能改善下肢血液回流，此外，产程中产妇呼吸加快而深，胸腔内静脉压可转呈负压，更有利于静脉回流，故不易发生此病。此病多见于妊娠晚期孕妇，常于产前检查、胎心电子监护或剖宫产手术取仰卧位时发病，表现为血压下降等休克症状和体征，如立即改侧卧位或将子宫向左或向右移位，剖宫产术中迅速娩出胎儿，则上述症状迅速改善或完全消失，即可诊断为此病。

第二节 心源性晕厥的诊断

心源性晕厥主要是由心脏停搏、严重心律失常、心肌缺血等导致心排血量突然下降，脑供血不足而致晕厥发作。心源性晕厥的主要原因：①心律失常，如阵发性心动过速，见于风湿性心脏病、冠状动脉粥样硬化性心脏病、肺源性心脏病、甲状腺功能亢进性心脏病和预激综合征，以及心动过缓 - 过速综合征等。②病态窦房结综合征及传导阻滞，见于冠心病、心肌炎、心包炎、肿瘤侵及心脏，以及房间隔修补术后及有可能损伤窦房结的操作等，传导阻滞主要是完全性房室传导阻滞时或者应用能引起传导阻滞的药物（如利多卡因、奎宁、β 受体阻滞剂等）时发生。③心源性脑缺血综合征，常见于心脏病患者，如冠心病、先天性心脏病、传导阻滞、风湿性心脏病、心肌炎、迷走反射等患者。④先天性心脏病：如法洛四联症、肺动脉高压、动脉导管未闭及原发性肺动脉高压和左心房黏液瘤及左心房血栓形成等，均可导致心排血量突然减少，急性脑血管供血不足而引起晕厥。借助心电图、心脏 B 超和心脏 CT 造影等检查多能明确诊断。

如果没有明确证据证明是非心源性晕厥，对于那些在运动期间而非运动后发作的晕厥、与心悸或胸痛有关的晕厥、突然发作且快速恢复的短暂晕厥、仰卧位时晕厥，均应考虑心源性晕厥。而既往心脏病史是心源性晕厥的独立预测因子，敏感度为 95%，特异度为 45%。对于已知或怀疑有左心室收缩功能障碍、瓣膜病、左心室流出道梗阻、体表心电图异常的患者，以及怀疑肺栓塞的患者，必须排除心源性晕厥。所有具有这些特征的患者，在明确排除心脏病因之前，都不能轻易认为晕厥症状是由神经介导的。

一、心律失常相关性心源性晕厥的诊断

心律失常是心源性晕厥最常见的原因，缓慢性心律失常和快速性心律失常均有可能导致晕厥。《2018ESC 晕厥诊断与管理指南》及用于识别高危患者的临床评分系统均将心律失常作为患者死亡和不良事件的预测因子。心排血量明显下降及一些促发因素，均会导致脑灌注不足。

1. 病态窦房结综合征　病态窦房结综合征的特征是窦房结功能障碍，窦房结自律性异常或窦房传导异常。患者是否会发生晕厥取决于窦性停搏或窦房阻滞 R-R 间期的时长，尤其在房性快速性心律失常突然停止时最常见。

2. 严重的房室传导阻滞　严重的房室传导阻滞如 Mobitz Ⅱ型房室传导阻滞、高度和完全性房室传导阻滞，患者心率主要取决于异位起搏点位置，逸搏之前如果出现较长 R-R 间期，则可能会导致晕厥。此外，这些异位起搏点通常自律性较低（25 ～ 40 次 / 分），心动过缓可使复极化延长，从而易诱发多形性室性心动过速，这尤其是尖端扭转型室性心动过速，这也是导致患者晕厥的重要原因。

3. 阵发性心动过速　阵发性心动过速包括室上性及室性心动过速，容易在血管反射代偿之前诱发晕厥或先兆晕厥。心室率非常快或心室活动无效，可能会导致持续意识丧失。

4. 室性心动过速　室性心动过速既可是特发性的，也可继发于结构性心脏病或离子通道病。在先天性长 Q-T 间期综合征（LQTS）患者中，经常由运动、唤醒、突然的听觉刺激或突然的惊吓（导致肾上腺素突然增加）诱发心律失常。Brugada 综合征是另一种常见的恶性心律失常综合征，患者无明显结构性心脏病或心肌缺血，经常因多形性室性心动过速、心室颤动而反复发作晕厥或发生心源性猝死。

二、心源性晕厥的临床评估

心源性晕厥的临床评估极为重要，《2018ESC 晕厥诊断与管理指南》适用于所有年龄段的晕厥患者，初步评估包括完整病史采集、体格检查（包括立卧位血压测量）和标准 12 导联心电图检查。当出现表 38-2-1 内情况时，基本可诊断为心源性晕厥，不需要进一步评估，可以直接开始规划下一步治疗方案。

表 38-2-1 心源性晕厥的诊断评估及推荐

心源性晕厥	推荐等级	证据
心律失常性晕厥 1. 持续性窦性心动过缓（< 40 次 / 分），或清醒状态且无体育锻炼情况下出现窦性停搏> 3 秒者 2.Mobitz Ⅱ型或三度房室传导阻滞 3. 交替出现左右束支传导阻滞 4. 室性心动过速或快速的阵发性室上性心动过速 5. 非持续性多形性室性心动过速、长 Q-T 间期综合征或短 Q-T 间期综合征 6. 起搏器或 ICD 故障导致心脏停搏	Ⅰ	C
当晕厥伴急性心肌缺血证据时（伴或不伴心肌梗死），可以确认为心脏缺血相关性晕厥	Ⅰ	C
当脱垂性心房黏液瘤、左心房球形血栓、严重主动脉狭窄、肺栓塞或急性主动脉夹层患者出现晕厥时，高度考虑为结构性心肺血管疾病导致的晕厥	Ⅰ	C

当出现下列特征时，初步评估考虑心源性晕厥可能：①劳力或仰卧位时出现意识丧失；②晕厥前突发心悸；③不明原因青年猝死家族史；④存在结构性心脏病或冠心病；⑤心电图显示心律失常性晕厥；双束支传导阻滞（定义为左或右束支传导阻滞同时合并左前或左后束支传导阻滞），室内传导异常（QRS 时限> 0.12 秒），Mobitz Ⅰ型房室传导阻滞和一度房室传导阻滞伴 P-R 间期明显延长，在没有应用减慢心率药物情况下，存在无症状的轻度窦性心动过缓（40 ～ 50 次 / 分）或慢率心房颤动（40 ～ 50 次 / 分）、非持续性室性心动过速、预激综合征、早期复极、Brugada 综合征 1 型（V_1 ～ V_3 导联 ST 段 1 型抬高）、致心律失常性右心室心肌病（右心前区导联 T 波负向、ε 波）、左心室肥大（提示肥厚型心肌病）。当初步评估后晕厥原因仍不确定时，下一步主要是评估心血管事件或心源性猝死（SCD）的风险。

三、心电监测

心电监测的目的是捕获可能导致晕厥的间歇性发作的心律失常，包括快速性及缓慢性心律失常。当预测有很高的概率确定晕厥与心律失常相关时，就可对患者进行一些心电监测，主要包括以下几种方式。

1. 住院心电监测　尽管心电监测的诊断率在 1.9% ～ 17.6%，但对具有高风险临床特征、疑似心律失常性晕厥患者，进行院内监测（在床上或遥控监测）是很有必要的，尤其应注意，晕厥后需立即对患者进行监测，避免患者的即刻风险。

2. 动态心电图监测　如果患者晕厥症状发作非常频繁，则动态心电图（Holter）检查价值较大，因为每日发作会增加症状发作时心电图异常的检出率。然而，在大多数患者中，在监测期间无症状发作，因此，Holter 对晕厥的检出率仅 1% ～ 2%。

3. 体外或植入式循环记录仪　一般来说，长程循环记录仪较动态心电图对晕厥有更高的诊断能力，循环记录仪可用于晕厥症状发作不频繁的患者。在最近的多中心国际研究中，晕厥的诊断率为 24.5%，最常见的是缓慢性心律失常。一项对 5 项随机对照试验的荟萃分析结果显示，与常规监测手段相比，植入式循环记录仪可使诊断准确率提高 3.7 倍（95% CI 2.7 ～ 5.0），且植入式循环记录仪成本效益高于常规监测手段。9 项研究汇总数据显示，506 例不明原因晕厥患者中，176 例患者（35%）晕厥与心电图之间存在相关性，其中 56% 的患者在事件发生时出现心脏停搏（或心动过缓），11% 出现心动过速，33% 无心律失常。除了不明原因晕厥外，以下几种情况可考虑使用植入式循环记录仪：①电生理学检查阴性的束支传导阻滞患者，房室传导阻滞仍可能发生。3 项研究的汇总数据显示，植入式循环记录仪发现 41% 的患者出现心律失常（其中 70% 的患者为阵发性房室传导阻滞）。②有研究显示，26% 的怀疑癫痫但治疗无效患者存在心律失常。③不明原因跌倒的患者，植入式循环记录仪可以记录到 70% 的患者发作，其中心律失常原因占 14%。④肥厚型心肌病、致心律失常性右心室心肌病或特发性室性心动过速等非继发性心电疾病患者。

四、电生理学检查

电生理学检查阳性结果主要发生于结构性心脏病患者，尽管无创检查的发展大大减少了电生理学检查在晕厥诊断中的应用，但以下几种情况下，电生理学检查作用不可替代。

1. 无症状窦性心动过缓　疑似窦性停搏引起晕厥，可行电生理学检查。窦房结恢复时间的定义尚未明确，一般定义为窦房结恢复时间（sinus node recovery time，SNRT）≥ 1.6 秒，或校正的 SNRT（CSNRT）≥ 525 毫秒为异常。一项小型研究显示，CSNRT ≥ 800 毫秒的患者发生高风险晕厥的概率是 CSNRT ＜ 800 毫秒患者的 8 倍。

2. 具有双束支传导阻滞的晕厥患者　双束支传导阻滞合并晕厥的患者发展成高度房室传导阻滞的风险非常高，对这类患者行电生理检查非常重要，可指导其下一步治疗方案的制订。与未经治疗的电生理检查阴性患者或接受经验性起搏器治疗的对照组相比，对房室束 - 浦肯野纤维系统传导时间延长患者置入起搏器治疗，可显著降低晕厥反复发生的概率。

3. 晕厥前突发短暂心悸　晕厥前突发短暂心悸提示有室性心动过速或室上性心动过速可能，可使用电生理检查评估确切机制。既往有心肌梗死病史且左室射血分数正常的患者，持续性单形性室性心动过速的诱发对晕厥原因具有很强的预测性，而心室颤动的诱发是非特异性的。电生理检查对晕厥和疑似 Brugada 综合征患者的作用仍存在争议。

综上所述，心源性晕厥危险性较高，最常见的病因为心律失常。对于心源性晕厥，临床的风险评估尤为重要；如果心电图诊断明确，可确诊为心律失常性晕厥；对高度疑似心律失常性晕厥，但无相关心电图证据的患者，可进一步采取心电监测和（或）电生理学检查。

第三节　脑源性晕厥的诊断

脑源性晕厥是指供血于脑部的血管（包括颈动脉系统、椎基底动脉系统、主动脉弓及其分支如锁骨下动脉、头臂干等）发生一时性广泛性缺血所出现的晕厥。最常见的病因是动脉粥样硬化引起管腔狭窄或闭塞；其次是颈部疾病（包括颈椎及其关节的增生、颈肌疾病、颈部软组织病变、颅底畸形）所引起的椎动脉受压；其他如动脉本身的炎症、外伤、肿瘤、畸形，或椎动脉周围的交感神经丛受累，引起反射性椎动脉痉挛等。

一、病因

1. 主动脉弓综合征（无脉病）　为多发性大动脉炎的一种常见类型，主要影响头和臂动脉，引起上肢无脉症。多见于 30 岁以下女性，急性期患者有全身症状如发热、全身不适或伴有关节炎和结节性红斑。

主要症状：①上肢间歇性乏力工作时上肢易疲劳，并伴有疼痛、发麻或发凉感觉，这种现象常由锁骨下、腋动脉或肱动脉阻塞所致；②头面部和脑部症状，表现为咀嚼时颊部肌肉疼痛、眩晕、头痛、记忆力减退、视力减退和一时性眼前发黑，易晕厥。严重时可有精神障碍、抽搐、偏瘫和昏迷。以上症状常由颈总动脉、头臂干狭窄或闭塞所致。体征：单侧或双侧桡动脉、肱动脉、腋动脉、颈动脉或颞动脉的搏动减弱或消失，上肢血压测不出或明显减低，或两臂收缩压持续相差＞ 20mmHg，下肢血压正常或增高，颈部、锁骨上下区有血管杂音等。

2. 高血压脑病　是指脑小动脉发生持久而严重的血管痉挛后，出现被动性或强制性扩张，脑循环发生急性障碍，导致脑水肿和颅内压增高，引起一系列临床表现。可发生于急进型或严重的缓进型高血压患者，尤其是伴有明显脑动脉硬化患者；在妊高征、肾小球肾炎、肾血管性高血压和嗜铬细胞瘤也时有发生。发病前先有血压突然升高、头痛、恶心、呕吐、烦躁不安、脉搏有力、呼吸困难、黑矇、晕厥、抽搐、偏瘫等。血压升高时收缩压和舒张压均升高，而以舒张压升高为主。脑脊液压力增高，其蛋白含量增高，视神经盘水肿。发作短暂者历时数分钟，长者可达数小时甚至数日之久。

3. 短暂性脑缺血发作　各种病因所致的短暂性脑缺血发作，有时可出现晕厥，若发生于椎基底动脉系统者，晕厥常伴发眩晕、复视、面部发麻、四肢无力、轻度共济失调等症状；若发生于颈内动脉系统，晕厥可伴发失语、患侧视力减退或失明、轻偏瘫或轻偏麻。上述症状常于数分钟至数小时恢复，一般不超过24小时，可反复发作。

4. 基底动脉型偏头痛　患者多为年轻女性，常有阳性家族史，其特点是在剧烈头痛出现之前先有晕厥发作，意识丧失的时间短。

5. 脑干病变　如肿瘤、炎症、损伤、血管病等，由于影响了延髓内调整血压与心率的中枢，可发生晕厥，临床上不常见。

二、鉴别诊断

医师往往未能目睹患者的发作，故详细询问病史显得特别重要。晕厥的诊断依据是发作突然，意识丧失时间短，不能维持正常姿势或倒地，可于短时恢复。病史中尤应注意发作诱因、发作的场合和体位、前驱症状及后遗症状，尽可能了解发作时伴随症状及体征，特别是面色、血压、呼吸、脉搏、心音及心率改变，有无伴发抽搐或神经系统局灶性体征。神经系统及心脏检查对诊断及鉴别诊断甚为重要。实验室检查以脑电图和心电图描记的意义较大，CT、MRI对鉴别诊断有较大帮助，其他检查可按需采用。

晕厥与眩晕的鉴别：后者主要感到自身或周围景物旋转或摇摆晃动的感觉，眼或头部转动时症状加剧，通常无意识障碍。晕厥与昏迷的区别：后者的意识障碍持续时间较长，且较难恢复。晕厥与休克的鉴别：后者早期意识仍清醒或仅表现为精神迟钝，周围循环衰竭明显且持久。晕厥与癫痫小发作的区别：后者发作无诱因，不倒地，面色、血压及脉搏无改变，发作及终止均比晕厥快，发作完毕可立即继续原来的工作或活动，而晕厥发作后全身软弱无力，不愿讲话或活动，晕厥发作时的脑电图出现普遍性慢波，而癫痫小发作的脑电图见有3Hz棘慢波。晕厥如伴发抽搐，须与癫痫大发作鉴别，后者发作时面色发绀，血压及脉搏改变不明显。

确定为晕厥后，应进一步鉴别是哪一类晕厥并尽可能寻找病因，可按下列线索考虑：

（1）发作的诱因及场合：用力导致晕厥多见于心源性晕厥，特别是主动脉瓣狭窄、法洛四联症、原发性肺动脉高压、梗阻性肥厚型心肌病等。用力也是引起严重脑血管阻塞的诱因。以疼痛、情绪不稳、恐惧等为诱因者多见于血管迷走性晕厥（VVS）。急性转颈或低头或衣领过紧诱发晕厥者应考虑颈动脉性晕厥。从卧位或久蹲位突然转变为直立位时出现的晕厥，最可能是直立性低血压性晕厥。在排尿期间或排尿完毕后出现晕厥大致是排尿性晕厥。

（2）发作的体位；大多数晕厥发生在站立或坐位，但心源性晕厥与体位无明显关系。在睡眠中发作的晕厥考虑阿-斯综合征可能。

（3）发作的伴随症状及体征：面色明显苍白见于反射性晕厥，特别是VVS，面色苍白合并发绀多为心源性晕厥；至于脑源性晕厥面色可为潮红。明显呼吸困难见于心源性晕厥；呼吸缓慢而带鼾声出现于某些脑源性晕厥。血压显著下降者见于直立性低血压性晕厥或VVS，后者尚伴脉缓弱。心音、心率及心电图改变见于大多数心源性晕厥者。晕厥伴发癫痫大发作样抽搐者应考虑阿-斯综合征。发作后有心前区痛者应疑心肌梗死；出现神经系统局灶性体征者考虑脑血管病；眼底或周围血管有栓塞者应想到心房黏液瘤的可能。

第四节　辅助检查在晕厥鉴别诊断中的作用

一、直立倾斜试验

1. 方案

（1）无药物激发的基础直立倾斜试验：早期推荐的试验方案是不用任何激发药物的基础试验，或称为延长的被动直立倾斜方案。现被广泛采用最为经典的无药物激发的直立倾斜试验方案为Westminster方案：在10分钟静息平卧后，开始60°直立倾斜检查，最长倾斜时间为45分钟。检查中出现头晕、眼花、视物模糊、面色苍白、出汗等先兆晕厥症状或晕厥（阳性），或患者在未出现任何症状的前提下完成全部试验（阴性）后，将患者恢复至水平位，继续平卧10分钟（恢复期）。

（2）药物激发下的直立倾斜试验：为了增加直立倾斜试验诊断的正确率，提高试验的敏感度，各种激发药物被应用。当基础试验阴性时，加用敏感药物诱发以增强迷走神经反射。目前最常用的激发药物为硝酸酯类和异丙肾上腺素。尽管最初应用异丙肾上腺素激发较为流行，但随着时间的推移，许多弊端逐渐显现出来。首先，一些学者提出争议，认为这样的激发方案使试验的假阳性率增加。其次，应用异丙肾上腺素可以使许多个体产生不良反应，特别是缺血性心脏病患者，容易出现室性心律失常、心绞痛甚至心室颤动。最后，逐步加量注射异丙肾上腺素的方法很费时。因而替代方案（特别是采用硝酸甘油的方案）应运而生。

现被广泛采用的经典药物激发下的直立倾斜试验方案为意大利方案：在10分钟静息平卧后，开始60° 直立倾斜检查。如在被动倾斜20分钟后，患者未出现先兆晕厥或晕厥反应，则在60° 的直立倾斜位给予硝酸甘油0.4mg舌下含服，并继续进行最长15分钟的附加药物负荷试验。试验终点为患者出现先兆晕厥或晕厥，或者完成全部试验过程。如出现先兆晕厥或晕厥，应立即将患者体位恢复至水平，终止试验。恢复期为10分钟。

为了提高直立倾斜试验的特异性及患者的耐受度，如何缩短试验方案时间近年来成为研究的热点。学者们采用了不同的减少基础试验时间的方案，甚至有学者提出废弃被动直立倾斜阶段，直接进行药物激发试验，不过这些研究的结果还存在争议。当采用硝酸甘油作为激发药物时，直立倾斜试验的假阴性率会显著增高，甚至达到30%。因此，需要对新的敏感性药物进行研究以降低这一比例。而对假阳性率的研究报道甚少，不过有学者称15%无晕厥病史的患者直立倾斜试验结果阳性。毫无疑问，如能更确切地阐明反射性晕厥发病机制，划定生理与病理反应的界限，可以帮助我们更好地解释直立倾斜试验。目前还需要更多的研究来确定直立倾斜试验在治疗及预后方面的价值。现今，许多随机对照研究显示，以前很常用的药物和置入起搏器治疗在减少晕厥事件的发生上是无效的。因此，评价直立倾斜试验在反射性晕厥患者中的作用必须要以治疗的有效性为前提。

2. 临床应用与评价

（1）直立倾斜试验的诊断价值：直立倾斜试验能诱导患者的血流动力学改变，进而复制出晕厥症状，用于诊断反射性晕厥已有30年，是国内外公认的最有价值的诊断方法。尽管排除心脏疾病的晕厥患者预后良好，但其中部分患者由于缺乏明确诊断而产生的焦虑反而导致晕厥的反复发作。因此，一个阳性的直立倾斜试验结果不仅能使患者安心，更能增加患者的依从性。直立倾斜试验诱导出的先兆晕厥发作与患者自发的晕厥症状之间无差别。可通过直立倾斜试验，使患者认识到晕厥的前驱症状，使他们及时采取保护性体位或措施以避免晕厥发作。40岁以下不明原因晕厥患者的病因68%为VVS，而年长者这一比例下降至35%。年老患者在进行直立倾斜试验前尤其要注意排除心脏疾病，才可通过该试验诊断VVS、直立性低血压或颈动脉窦过敏症等。在这一人群中，早期的正确诊断和适当的治疗能预防跌倒及骨折、硬膜下颅内血肿等并发症的发生。

（2）与其他晕厥病因的鉴别诊断：①与癫痫的鉴别，直立倾斜试验对区分惊厥样晕厥与癫痫非常有帮助。部分癫痫患者可表现为发作性意识丧失而不伴有身体的强直或痉挛，同时部分VVS患者可因脑缺氧时间过长而有类似癫痫的表现。一个回顾性研究显示，惊厥样反应在晕厥中发生率为11.9%，而一个前瞻性研究显示肌强直、痉挛等神经反应在晕厥中的发生率更是高达41.6%。有资料显示20%～30%的癫痫患者是被误诊的，而反射性晕厥可能是这一错误最常见的原因。在倾斜试验中如果与典型的血管迷走反射相关的抽搐、肌痉挛等晕厥前驱症状被诱发，则VVS的诊断确立，同时癫痫的诊断可被排除，从而避免了抗癫痫药物及其他治疗的不利影响。②与精神疾病的鉴别，有研究显示，在对181名不明原因晕厥患者行直立倾斜试验时发现，有4名（占阳性患者5.5%）出现意识丧失，但不伴有血压及心率的显著改变，随着意识丧失的持续没有发现病理性原因。而这4名均为年轻女性，症状比VVS或直立性低血压更明显。这种现象被称为“心理性假性晕厥”。它是一种综合征，非心脏、反射、神经或代谢原因，貌似晕厥但并非真正意识丧失。直立倾斜试验有助于假性晕厥的诊断。一项研究观察了800例晕厥患者行直立倾斜试验的过程，其中43例（5.4%）为心理性假性晕厥，这一人群中74%为女性。同时，他们还发现与一过性意识丧失的时间（中位数）相比，假性晕厥的时间明显长于VVS，假性晕厥在意识丧失之前和意识丧失之时都可见心率加快及血压增高。因此，直立倾斜试验有助于鉴别某些由心理性因素造成的不明原因晕厥患者。

3. 对晕厥复发的评估　一些学者试图根据直立倾斜试验的结果来评估该试验判断临床预后的价值。有研究显示，直立倾斜试验阳性患者12个月内晕厥复发率明显高于阴性患者。通过直立倾斜试验结果预测未进行药物治疗晕厥患者复发率，显示1年内84%的直立倾斜试验阳性患者复发晕厥症状。而另一些研究结论却截然不同。有学者通过对怀疑为VVS患者在进行直立倾斜试验后置入心电记录仪，结果显示直立倾斜试验的结论并不能预测12个月内的晕厥复发。在直立倾斜试验阳性人群中，自发晕厥期间所记录的心电图与直立倾斜试验所反映的血流动力学类型无关。但是，我们应该注意到植入式心电记录仪不能检测到血压的下降，因此限制了对混合型及血管抑制型结果的判定。有研究观察了80例不明原因晕厥患者，其中直立倾斜试验基础试验诱发阳性14例，平均随访23个月，结果显示直立倾斜试验结果对该类患者无判断临床预后价值，但＞2次的晕厥病史却有着预测意义。另一项研究对确诊为VVS的276名患者随访2年显示先前晕厥的次数、支气管哮喘病史、女性是晕厥再发的预测因子，而直立倾斜试验结果没有预测价值。总之，在现有的科学证据基础上，直立倾斜试验的结果在晕厥患者的预后评估中似乎没有价值。

直立倾斜试验是用来诊断不明原因晕厥的非常有用的工具，但是不加以选择地滥用，或者没有采用经过论证或标准化的方案，将大大降低它的诊断价值。直立倾斜试验在反射性晕厥中的诊断地位毋庸置疑，除此之外其对癫痫、心理性假性晕厥也有着重要的鉴别诊断价值。随着时间的推移，直立倾斜试验的方案也在不断改进。一个被推荐的好方案往往需兼顾假阳性及假阴性所在的合理范畴，以后研究的方向可能是着重于如何制定一个正确率高而又不失特异性的方案。总之，直立倾斜试验是诊断不明原因晕厥的重要的非侵入性方法，但是亦有它的局限性。然而，因为它的不完美而放弃这个诊断工具是极不明智的，应通过不断改进技术和修正方案来完善它。在临床实践中直立倾斜试验被广泛认可，但必须谨慎掌握适应证，按照指南所推荐的方法操作，以便对结果做出正确的解释，提高该试验的临床使用价值。

二、脑电与心电同步检测

癫痫是一种由大脑神经元反复异常同步化放电所引起的以短暂中枢神经系统功能失常为特征的慢性脑部疾病，具有发生突然、发作反复的特点。晕厥和痫性发作临床上均可表现为短暂的可逆性意识丧失，由于发病突然，持续时间短暂，发病时的具体表现往往不能被他人发觉，常以昏倒急诊入院，仅依据临床症状很难对两者进行鉴别。近年来，24小时动态脑电图（AEEG）和动态心电图（AECG）的应用，提高了对癫痫和晕厥患者诊断的准确率。

部分癫痫发作时与晕厥的表现很相似，因此，在诊断过程中AEEG/AECG的临床价值已越来越受到重视。因为AEEG/AECG能长时间不间断地捕记动、静状态下的心、脑电改变，能准确提供更多病变信息，同时记录信息较客观全面，因而大大提高了脑电、心电异常的阳性检出率。

AECG正常、AEEG示阵发性广泛高波幅不规则慢波者疑为反射性晕厥或其他晕厥，是一时性的急性脑循环障碍导致短暂意识丧失，脑电图可以表现为正常或轻度异常，但不具特异性，心电图往往正常，但亦需反复检查验证。心源性晕厥是由心脏流出道严重阻塞或严重心律失常引起心脏血流动力学障碍，导致的突然短暂的意识丧失，伴有昏倒。因其迅速而无任何预感，多有相应的心脏病症状和体征。心源性晕厥患者AEEG通常表现为与心排血量减少有关的脑电图改变，示阵发性弥漫性高波幅慢波，提示对晕厥患者应尽早做心脏方面的检查。若心源性晕厥有不同程度的胸闷、憋气等症状，则提示监测过程中不适症状对心源性晕厥的诊断帮助很大。

癫痫是一种发作性疾病，其痫样放电亦常为间歇性。癫痫发作与晕厥均可表现为短暂的可逆性意识丧失，因此，两者之间诊断错误是常见的。在晕厥发作时AEEG显示广泛同步慢波化，间歇期正常；而癫痫发作时常出现痫性放电，AEEG示阵发性棘波、尖波、多棘波、尖慢复合波、棘慢复合波、多棘慢复合波等痫样放电，AECG正常。因此，AEEG/AECG监测中癫痫患者具有痫性放电表现，是与晕厥相鉴别最具价值的客观依据。

对癫痫与晕厥鉴别困难的患者应行AEEG/AECG监测。单纯的AEEG/AECG可以解释部分患者的病因，但心脑循环是紧密相关的，心脑疾病可以互为因果。很多心血管疾病常引起颅内病变和脑循环障碍，如果将两者分开做只能得出孤立的结论，对两者的关系无法分析，甚至可能给临床诊断和治疗造成困难。AEEG、AECG同步监测，结合病史，选择有关的实验室及医疗仪器检查，有利于早期诊断患者的病因及指导临床治疗，并可减少误诊。其对同时有脑和心脏疾病者，尤其是伴有心律失常的癫痫与心律失常性晕厥患者有着重要的诊断及鉴别诊断价值。AEEG、AECG同步监测对于防止心源性猝死、提高患者的诊断准确率及原因的检出率、改善预后、指导治疗有着重要的临床意义。

三、脑钠肽

脑钠肽（BNP）对急诊晕厥患者的预后和死亡有着很好的预测作用。心源性晕厥预后常较差，有猝死风险，需及时住院监护和积极治疗才能改善，且降低病死率。因此迅速而准确地鉴别是否为心源性晕厥非常重要。根据病情选择相应的临床检查如肌钙蛋白、动态心电图、心脏彩超、冠状动脉造影、肺动脉CTA等可明确大多数晕厥的诊断。研究显示，心源性晕厥占37.65%，迷走神经性晕厥占42.35%。

1988年日本学者Sudoh等从猪脑内首次分离出一种与心房钠尿肽（ANP）功能相似的物质，即具有扩张血管、拮抗肾素-血管紧张素-醛固酮系统（RAAS）、抑制交感神经活性和促进尿钠排泄作用，将其命名为脑钠肽（BNP）。BNP的基因通过mRNA被转录为由108个氨基酸组成的BNP前体（proBNP），当心室肌受到牵张或室壁压力增大时，储存的proBNP即分泌释放，并很快分解为无活性的由76个氨基酸组成的NT-proBNP和有内分泌活性的32个氨基酸组成的BNP。BNP主要是由心室肌细胞合成并分泌后进入血液的一种心脏神经激素，它已经成为一种有效的心肌损伤标志物。

BNP目前在心力衰竭的诊断中应用广泛，有着重要的意义。然而BNP在晕厥鉴别诊断中的应用报道少见。心源性晕厥患者由于可能存在心肌病、冠心病或心力衰竭等因素使心肌受损，而BNP为一种有效的心肌损伤标志物，故大多数心源性晕厥患者BNP水平较高。有研究发现高危晕厥患者BNP水平升高，并指出BNP在成人晕厥危险评估中有着重要意义。Pfister等研究发现心源性晕厥患者NT-proBNP水平明显高于非心源性晕厥患者，提示NT-proBNP在晕厥的鉴别诊断中有着重要的意义；此研究同时发现，与非心源性晕厥患者相比，由心律失常引起的晕厥和结构性心脏病引起的晕厥一样，其NT-proBNP水平也明显升高，但前者NT-proBNP水平升高原因有待进一步研究。Pfister等研究表明，以NT-proBNP 156ng/L为分界点，其诊断心源性晕厥的敏感度为89.7%，特异度为51.8%，阴性预测值为84.3%，提示NT-proBNP为心源性晕厥有意义的预测因子（OR=3.7，95%CI 2.3 ～ 5.8，P ＜ 0.001）。BNP诊断心源性晕厥的敏感度高，漏诊率低，可作为其诊断评估的一项实验室参考指标，同时血浆BNP检测快速、简单、准确，在晕厥患者中可以作为常规检测，为晕厥患者的风险评估和制定合理的防治对策提供了有力的依据。

（徐　凯）

参考文献

陈藤, 2016. 多普勒彩色超声诊断颈动脉窦处动脉粥样硬化斑块形成致进食晕厥的应用价值. 中西医结合心脑血管病杂志, 14(4):427-428.

杜军保, 张清友, 2005. 血管迷走性晕厥的临床表现及诊断. 武警医学, (6):403-405.

丽萍, 李素梅, 2008. 仰卧位低血压综合征的诊断与防治. 职业与健康, (10):984-985.

刘浩, 张堃慧, 王玉, 2008. 不同类型晕厥的临床表现及鉴别诊断. 山东医药, 48(46):105-106.

罗在明, 张国元, 陈思聪, 1991. 直立倾斜试验对晕厥鉴别诊断的价值. 国外医学: 心血管疾病分册, (2):95-98.

王惠歆，宿燕岗，2018. 直立倾斜试验的研究进展. 中国心脏起搏与心电生理杂志，32(5):482-485.
王立堂，王梓薇，2016. 排尿性晕厥 1 例报告. 医学理论与实践，29(8):1017.
杨光，黄圣明，2011. 脑电与心电同步检测对癫痫与晕厥的鉴别诊断价值. 医学理论与实践，24(8):946-947.
佑瑜，2002. 脑源性晕厥. 医师进修杂志，(9):7-8.
余意君，顾晔，胡立群，等，2012. 脑钠肽在晕厥患者鉴别诊断中的临床研究. 天津医药，40(3):286-287.
翟正芹，2020. 血管迷走性晕厥的诊断和管理. 心电与循环，39(1):6-10.
张璇，王劲风，王德国，等，2019. 心源性晕厥. 实用心电学杂志，28(6):420-423.

第 39 章
水肿鉴别诊断

血浆经毛细血管壁滤过到组织间隙形成组织液,组织液是细胞赖以生存的微环境。正常情况下,组织液的生成与回流保持动态平衡，因此组织液的总量相对恒定。当液体在血管外组织间隙积聚过多时，则形成水肿（edema）。当液体积聚于浆膜腔时，则称为积液，如胸腔积液、腹水、心包积液等。水肿是心血管内科常见的症状，局限于特定器官的水肿如肺水肿、脑水肿不在讨论范围之内。

第一节 组织液的生成及循环

组织液是机体微循环进行物质交换的场所之一。微循环由微动脉、后微动脉、毛细血管前括约肌、真毛细血管、通血毛细血管、微静脉等构成。血液由后微动脉进入真毛细血管，再经由毛细血管流向静脉，其间有 0.5% ～ 2% 的血浆滤出形成组织液。后微动脉具有一层平滑肌细胞，通过舒缩活动控制进入真毛细血管的血流量，真毛细血管由单层内皮细胞构成，外覆薄层基膜，细胞间相互连接处有微细间隙，成为沟通毛细血管内外的孔道，在此组织液和血液主要通过扩散的方式进行物质交换，由于血浆蛋白等大分子无法通过滤过孔隙，因此，除蛋白含量外，组织液与血浆的成分基本相同。约 90% 的组织液被静脉吸收，其余 10% 进入淋巴系统，形成淋巴液，再由胸导管汇入静脉。组织液的动态平衡由 4 种因素共同促成，分别为毛细血管血压、组织液胶体渗透压、血浆胶体渗透压及组织液静水压。前两者促使液体由血管内向外滤过，后两者促使组织液由血管外重吸收回毛细血管。滤过的力量与重吸收力量之差，则称为有效滤过压（effective filtration pressure，EFP）。当 EFP 为正值时，液体从血管滤出至组织间隙；当 EFP 为负值时，组织液被重吸收回毛细血管。

影响组织液生成的因素如下：

（1）有效流体静水压：毛细血管血压与组织液静水压的差值称为毛细血管有效流体静水压，是促成组织液生成的主要因素，其大小主要受局部或全身静脉压的影响。

（2）有效胶体渗透压：是血浆胶体渗透压与组织液胶体渗透压之差，是限制组织液生成的主要力量。血浆胶体渗透压主要取决于血浆蛋白，尤其是白蛋白的浓度。

（3）毛细血管壁通透性：正常毛细血管壁对血浆蛋白几乎不通透，以维持正常的有效胶体渗透压。

（4）淋巴回流：正常情况下，约 10% 的组织液经由淋巴循环回收至静脉，因此淋巴系统的畅通直接影响组织液的引流。

第二节　水肿的病理生理机制

当影响组织液生成的因素发生异常改变时，会导致体液平衡被打破、水肿形成。

一、毛细血管静水压升高

毛细血管静水压升高可由两方面原因引起：①血容量增多，如心力衰竭、肾衰竭时通过直接或间接影响肾小球滤过，激活肾素 - 血管紧张素 - 醛固酮系统，导致体液潴留、血容量增多。②局部或全身静脉压升高，前者由近端静脉阻塞所致，如静脉血栓形成或局部静脉受压；后者主要见于右心功能不全导致静脉回心阻力增大。

二、血浆胶体渗透压降低

血浆白蛋白浓度是影响血浆胶体渗透压的主要因素，白蛋白丢失过多（如肾脏病变时经由肾小球丢失）或合成减少（如肝病肝细胞合成减少、营养障碍摄入不足或吸收不良等）均可导致低白蛋白血症，从而造成机体水肿。

三、毛细血管渗透性增加

正常毛细血管管壁对蛋白质等大分子不通透，在感染、烧伤、过敏等情况下，毛细血管的通透性异常增加，可导致蛋白质滤出，组织液生成增加。

四、组织间液胶体渗透压升高

组织间液的主要成分为胶原纤维和透明质酸细丝构成的凝胶基质、水及溶于水中的溶质分子。当异常溶质在此积聚，如甲状腺功能减退时黏多糖、淀粉样变性时前体蛋白在组织间隙增多，均可导致组织水肿。

五、淋巴回流受阻

尽管经由淋巴系统回流的组织液仅占 10%，但人体每天生成的淋巴液总量达 2 ～ 4L，几乎相当于全身的血浆总量，故淋巴系统的正常结构功能对维持机体的体液平衡具有重要作用。当发生淋巴水肿、炎症、肿瘤、感染、纤维化、外科手术损伤时，淋巴回流受阻，体液在组织间隙积聚，形成水肿。

第三节　水肿的性质与分类

根据水肿的特点，可对其做以下分类：

（1）局限性水肿与全身性水肿：前者局限于机体某一部位，如单侧肢体或局部皮肤、皮下组织，后者则可累及全身皮肤、皮下组织、脏器等，可表现为颜面部、肢体水肿等，亦可合并浆膜腔积液。

（2）压陷性水肿与非压陷性水肿（亦称凹陷性水肿）：前者指当以外力按压水肿部位时形成凹陷，当外力移除时凹陷不能很快复原，压陷性水肿可出现于双下肢或全身甚至局部，但非压陷性水肿一般局限于某一部位。根据形成水肿的原因，又可将水肿分为静脉性水肿、动脉和毛细血管性水肿、淋巴性水肿及脂肪性水肿等。

（3）静脉性水肿：任何原因引起的静脉回流受阻及静脉瓣膜功能不全、静脉血栓形成等导致静脉压和毛细血管静水压升高，致使由血管进入组织间隙的液体增多。心脏舒张功能不全，如缩窄性心包炎和限制型心肌病，静脉阻塞性疾病如静脉血栓、肿瘤或外力机械性压迫等均可导致静脉压升高，增加淋巴回流负荷，一旦超过淋巴系统的代偿能力，可导致液体在组织间隙积聚，形成水肿。

（4）动脉、毛细血管性水肿：动脉张力、毛细血管表面积（取决于毛细血管的开放数量）和通透性改变也可引起液体积聚，药物如钙通道阻滞剂、肼屈嗪、可乐定引起的水肿即属于此类。

（5）低蛋白性水肿：任何导致白蛋白合成减少或丢失过多的疾病均可引起低蛋白性水肿。常见于肾病综合征、慢性肝病、营养不良等。

（6）淋巴性水肿：可由毛细血管滤过增多继发的淋巴液增多超过淋巴系统代偿（淋巴液高排），或阻塞或损害性闭塞引起的淋巴数目减少和功能减退（淋巴低排）导致。

（7）脂肪性水肿：病理机制不明，水肿的原因多被认为与淋巴功能不全有关。增厚的皮下脂肪导致淋巴回流缓慢，从而使毛细血管滤出相对过多，导致水肿。脂肪性水肿的患者静脉系统一般无异常改变。

第四节 水肿的病因与鉴别

引起水肿的疾病甚多，本节将水肿病因分为心血管源性与非心血管源性两部分进行阐述。前者主要指心脏疾病和血管病变。后者则包括肾性水肿、肝性水肿、内分泌 - 代谢疾病相关性水肿、淋巴性水肿、风湿性疾病相关性水肿、药物性水肿、营养不良性水肿、妊娠相关性水肿、血管性水肿、特发性水肿等。

一、心血管源性水肿

（一）心脏疾病

1. *心力衰竭* 在心脏疾病中，心力衰竭是最常见的引起水肿的病因，收缩或舒张功能不全均可导致水肿发生。心力衰竭形成水肿的主要机制：①右心功能不全导致全身静脉压升高，毛细血管静水压升高，组织液生成增多；②心脏泵血功能减退，肾小球灌注量不足，激活肾素 - 血管紧张素 - 醛固酮系统，促进肾小管对水盐重吸收，增加循环血量。

左心衰竭主要表现为肺循环充血、肺水肿。右心衰竭引起的水肿常从下肢逐渐上行发展。心源性水肿的特点是早期可出现尿少、肢体沉重感、体重迅速增加。水肿多首发于身体下垂部位，非卧床者多首发于双下肢，以踝部为著；卧床者则首发于腰骶部。多为压陷性水肿，严重者可发生全身性水肿合并多浆膜腔积液（胸腔、腹腔、心包腔）。临床上约 3% 的腹水可能因心源性疾病产生，如心力衰竭和缩窄性心包炎。

罕见情况下，腹水［乳糜腹水是一种罕见的情况（＜ 1%），其定义是腹水中高浓度的三酰甘油＞ 200 mg/d］或胸腔积液可能是乳糜样或血性（通常胸膜积液三酰甘油水平＞ 110 mg/dl，胆固醇水平降低和淋巴细胞计数升高），应引起临床医师高度重视，通常由胸导管阻塞和破坏引起。其可单纯累及右侧或左侧，甚至同时累及双侧。心力衰竭相关的乳糜样胸腔积液、腹水病因可能是静脉压力增高，毛细血管滤过率增加，胸导管淋巴生成增加，左上腔静脉淋巴回流相对减少，导致乳糜样胸腔积液的产生。乳糜样胸腔积液和腹水的外观可能为乳白色、血性或绿色，性质呈混浊样、浆液样或者血清样，文献报道只有极少数病例两者同时出现。应注意的是，并非所有乳糜性胸腔积液都呈乳白色。几乎 50% 的病例表现为黄色或绿色、混浊、浆液性或血性积液。心力衰竭伴乳糜胸和乳糜腹水多与缺血性心肌病有关，但其他各种原因导致的充血性心力衰竭也可继发于乳糜胸或乳糜腹水。

心力衰竭诊断的主要依据包括病史、临床表现、实验室和影像学检查。在表现出心力衰竭症状的人群中，左室射血分数（ejection fraction，EF）是一个重要的反映心脏功能的指标，正常成年人左心室 EF 为 55% ～ 65%，对于 EF 明显低于此范围的患者，心力衰竭的诊断易于明确。然而，一系列来自欧美发达国家的流行病学调查研究显示，在心力衰竭群体中，近 50% 的患者 EF 值高于 40% 甚至 50%。EF 值在心力衰竭患者中呈双峰分布，按此特点人为划分为射血分数降低的心力衰竭（heart failure with reduced ejection fraction，HFrEF）和射血分数正常的心力衰竭（heart failure with preserved ejection fraction，HFpEF），近年来，又有学者将后者中 EF 为 41% ～ 49% 的一部分患者独立出来，称为射血分数中间间值的心力衰竭（heart failure with mid-range ejection fraction，HFmrEF）。一些研究显示，HFpEF 的发病率随年龄增长而升高，其增长率高于 HFrEF，女性比男性更常见，并常伴有低蛋白、肥胖和肺动脉高压等。HFpEF 患者具有较高的心力衰竭再入院率、近期和远期死亡率。

2019 年欧洲心力衰竭协会（HFA）/ 欧洲心脏病学会（ESA）制定了 HFpEF 的 HFA-PEFF 诊断算法。该算法包括基于症状体征和危险因素、心电图等的初始评估，基于超声心动图和利尿钠肽的系统评估，基于运动压力超声心动图或有创性血流动力学检测的功能评估，以及特殊实验室和影像学检查的病因评估四个部分，所得评分总分≥ 5 的患者可诊断为 HFpEF。

2. 心包疾病　原则上，当心包疾病进展至一定阶段，影响右心舒张功能时，都有可能出现水肿。最常引起水肿的心包疾病为缩窄性心包炎。

慢性缩窄性心包炎（constrictive pericarditis，CP）由心包急性或慢性炎症病变导致心包增厚、粘连甚至钙化，心脏被致密厚实的纤维化心包所包裹，限制了心脏舒张期的充盈，常表现为舒张早期的快速充盈受限，心室舒张功能不全而收缩功能保留，临床表现类似右心衰竭。缩窄性心包炎引起中心静脉压升高、心排血量减少，临床表现包括水肿、乏力、腹水、胸腔积液、淤血性肝大和肝功能损害等。

缩窄性心包炎的病因在发展中国家多为结核分枝杆菌感染，在发达国家则多为特发性，或继发于心脏外科手术及胸部放射治疗。当临床疑诊缩窄性心包炎时，可考虑完善经胸超声心动图、心脏 CT 或 CMR 检查，进一步明确诊断。超声心动图可有心包增厚、心房增大、室间隔抖动征（即吸气时室间隔偏向左心室，呼气时偏向右心室）、呼吸相关的二尖瓣血流频谱变异（E 峰随呼吸变异率≥ 25%）、舒张期肝静脉反流等表现。此外，心脏 CT、CMR 均可辅助发现心包是否增厚，当心包钙化时，前者诊断缩窄性心包炎的敏感度进一步提高。

限制型心肌病的临床表现与缩窄性心包炎高度相似，需仔细鉴别。前者不累及心包，随呼吸活动引起的胸腔压力改变可完全传导至心腔，很少引起室间隔矛盾运动，这一特点有助于二者的鉴别。

限制型心肌病以心室限制性充盈和舒张期容积减少为主要表现。其可继发于局部或系统性病变，可累及全层心肌或局限于心内膜或内膜下。常见的病因包括心肌浸润性病变，如淀粉样变。心脏淀粉样变临床表现多为活动后气促、下肢水肿（多有相关疾病如多发性骨髓瘤和免疫球蛋白轻链血症）。心脏辅助检查中，最典型的特点是心电图呈低电压或伪梗死样表现（胸导联病理性 Q 波），而超声心动图则为左心室限制性舒张功能减低、双心房增大、心肌肥厚（壁厚与心电图 QRS 电压之间存在不一致）和浸润磨玻璃样或典型颗粒样回声改变，晚期常出现室壁运动普遍减弱而心室大小一般正常。晚近文献报道，MRI 心肌钆显像延迟为心肌淀粉样变特征性表现，但最终诊断需靠心肌活检的病理证据。

缩窄性心包炎可引起腹水，机制主要为肝静脉压力升高导致门静脉压力升高，腹膜滤过增加，而长期的心源性肝病也可引起肝硬化，导致腹水的产生。心力衰竭所致的腹水患者、无合并肝硬化者其血清白蛋白多为正常水平。实验室检查发现血清腹水白蛋白梯度（serum ascites albumin gradient，SAAG）≥ 1.1 g/dl，腹水的蛋白浓度≥ 2.5 mg/dl。

（二）血管病变

其血管病变主要是静脉系统病变，多由静脉阻塞性病变或静脉功能不全所致，其水肿多局限于病变静脉远端。静脉阻塞的原因包括各种原因引起的栓塞，如深静脉血栓形成、恶性肿瘤癌栓等；静脉受外源性压迫，如肿瘤、累及血管的先天性畸形等；慢性静脉功能不全，包括静脉曲张、静脉瓣膜功能不全等亦可导致静脉回流不畅、局部静水压升高，导致水肿形成。

深静脉血栓是引起下肢水肿的常见原因，不仅可导致患肢阻塞部位以下水肿，而且一旦血栓脱落，随静脉血流进入右心系统，可造成肺栓塞，严重时可危及生命。深静脉血栓形成的危险因素包括年龄＞ 40 岁、恶性肿瘤、静脉曲张、外科术后、长期卧床、服用避孕药、激素替代治疗、妊娠及凝血功能障碍性疾病等。急性深静脉血栓具有以下临床特征：①小腿疼痛或酸胀乏力；②下肢肿胀，通常为压陷性水肿；③依据静脉血栓累及部位，水肿范围上可至腹股沟，下至膝盖以下；④水肿部位皮温升高；⑤浅表静脉扩张；⑥严重阻塞时可出现皮肤发绀。

血管病变主要依赖超声检查、血管造影等提供病变血管的客观依据。其他还包括血浆 D- 二聚体水平升高、肿瘤标志物异常或影像学检查发现异常占位等。

二、非心血管源性水肿

（一）肾性水肿

肾脏是调节机体水盐代谢的主要器官，通过生成尿液排出机体代谢废物，从而调节水、电解质、酸碱平衡及维持动脉血压等。肾脏亦是一个内分泌器官，通过分泌多种生物活性物质参与调节动脉血压、红细胞生成及钙磷代谢等。肾性水肿的机制主要包括以下两个方面：肾脏结构受损导致肾小球滤过率降低、排泄障碍，或水钠重吸收增多，水钠潴留；肾小球毛细血管通透性增大，血浆内大量白蛋白丢失，从而引起水肿。

各种导致肾脏结构和功能受损的疾病均可导致水肿，包括原发性肾病，如肾病综合征、急慢性肾小球肾炎、IgA肾病等；继发性肾损害，常见的包括糖尿病肾病、自身免疫性疾病介导的肾损害。

肾性水肿的鉴别主要通过相关病史，如慢性肾病、自身免疫性疾病、糖尿病等，其次，通过实验室检查不难发现肾功能不全的证据。血生化检查可发现血肌酐、尿素氮、血糖升高、自身免疫性抗原抗体异常，尿常规检查可发现尿蛋白阳性、尿渗透压降低等。影像学检查如腹部彩超可发现肾脏缩小。

（二）肝性水肿

肝脏是合成血浆蛋白的主要场所，当各种原因导致肝功能异常时，肝合成蛋白质减少，血浆胶体渗透压降低，可导致水肿形成。此外，肝脏亦是代谢器官，可灭活体内多余的激素，肝功能不全时，血液内醛固酮、血管升压素等激素灭活障碍，亦可导致机体出现水肿。

水肿是肝硬化失代偿期的常见表现，多合并腹水。患者多有慢性肝病史，或长期摄入肝毒性物质，如酒精或药物。循环系统疾病，如慢性心功能不全、缩窄性心包炎时，肝脏长期淤血、纤维化形成，最终进展为肝硬化。肝硬化的诊断主要包括肝功能减退及门静脉高压的证据。实验室检查可有白蛋白水平降低、凝血功能异常、胆红素水平升高。门静脉侧支循环形成，如腹壁静脉曲张，胃镜下可见胃底食管静脉曲张，腹部触诊可及脾大，腹水征阳性等。

（三）内分泌 - 代谢疾病相关性水肿

机体通过内分泌系统生成的各类激素完成生命活动的精细调控。激素不仅参与营养物质代谢，还通过作用于全身各器官系统直接或间接调控机体的水盐平衡。内分泌系统功能异常时，可通过一系列作用导致机体代谢障碍、水盐平衡紊乱。

1. 甲状腺疾病　甲状腺激素是调节机体能量和物质代谢的主要激素，其效应为机体耗氧量增加、产热增加、血糖升高，对蛋白质和脂肪则具有双向调节作用。甲状腺功能异常形成水肿的机制均为黏多糖沉积。甲状腺功能减退时，机体合成蛋白质减少，黏蛋白在组织间隙沉积，并结合大量阳离子和水分子，导致黏液性水肿。患者可有畏寒、乏力、嗜睡、记忆力减退、少汗等症状，体格检查可见表情呆滞、反应迟钝、声音嘶哑、听力障碍、面色苍白和颜面部水肿。甲状腺功能亢进亦可导致黏液性水肿，是由于成纤维细胞在细胞因子作用下分泌过多黏多糖，后者在组织间隙聚集。其水肿常发生于胫骨前下1/3部位，也见于足背、踝关节、肩背、手背等处，多为对称性。

2. 肾上腺疾病　肾上腺是机体重要的内分泌器官，通过分泌皮质激素，包括以醛固酮为代表的盐皮质激素和以皮质醇为代表的糖皮质激素，前者直接调控机体水盐代谢，后者不仅参与调控机体糖、蛋白质、脂肪的代谢，还可通过激素的允许作用及抑制前列腺素合成对循环系统活性进行调节，从而间接影响机体的水盐平衡，此外，盐皮质激素由于与醛固酮受体交叉结合，尚有一定的醛固酮样作用。醛固酮分泌过多，如原发性醛固酮增多症，可导致机体水钠潴留，表现为高血钠、低血钾、碱中毒、高血压；皮质醇分泌过多，如库欣综合征亦可导致机体出现水肿，典型表现包括满月脸、水牛背、多血质外貌、皮肤紫纹等。

3. 垂体病变　垂体病变时，继发甲状腺功能低下，导致患者出现甲状腺功能减退的黏液性水肿表现。此外，患者还可有肾上腺皮质功能不全的症状体征，如皮肤色素减退、面色苍白等。内分泌疾病主要基于临床表现及血清激素如促甲状腺激素（TSH）、四碘甲腺原氨酸（即甲状腺素，T_4）、三碘甲腺原氨酸（T_3）、皮质醇等检测异常，内分泌器官功能试验等。此外，影像学检查如甲状腺彩超可发现甲状腺血流信号增强，肾上腺CT可见肾上腺异常增生。

（四）淋巴性水肿

淋巴性水肿是淋巴运输功能障碍，使富含蛋白的液体积聚于组织间隙所致。根据病因又可分为原发性和继发性两种。前者多见于女性，是由遗传性或不明原因导致的淋巴管结构或功能异常。后者多为继发于感染、外伤、炎症、肿瘤的淋巴管阻塞、外力压迫或平滑肌舒缩活动异常，如丝虫病导致的橡皮样下肢水肿，外科手术所致的淋巴损伤，慢性皮炎、自身免疫病如类风湿关节炎、系统性红斑狼疮，恶性肿瘤转移累及淋巴系统，如乳腺癌、淋巴瘤等。

淋巴性水肿的特点：起初水肿部位软而苍白，黏度如明胶，按压后可有轻度凹陷，患侧肢体可有沉重感，疼痛不明显，卧位时水肿症状可有一定程度改善。后期随病变进展，受累部位皮肤可相继出现过度角化、疣状改变、囊性病变、纤维化，这一过程反映出蛋白在组织间隙逐渐积聚。

（五）风湿性疾病相关性水肿

风湿性疾病与自身免疫相关，可累及全身器官系统。此类水肿常见于系统性红斑狼疮患者，水肿机制主要包括两个方面：①免疫复合物沉积导致中小血管管壁炎症与坏死，通透性改变；②合并狼疮肾炎，有蛋白尿形成，导致低蛋白性水肿。其他还包括原发性血管炎、系统性硬化症。此类患者的鉴别包括临床表现，如关节炎、血管损害证据及肾脏、肺、心脏等多器官受累，以及自身免疫性抗原抗体异常阳性等。

（六）药物性水肿

多种药物可导致机体出现水肿，其主要机制是通过刺激肾素 - 血管紧张素 - 醛固酮系统或损害肾脏功能影响肾脏重吸收和滤过功能，增加水钠潴留。此类药物常见的如下：①激素类，如雌激素、孕激素、皮质醇类激素。②几乎所有非甾体抗炎药（NSAID）均可引起水肿，绝大多数水肿都是程度轻微且可逆，主要是与水钠潴留有关，其中以吲哚美辛、保泰松为甚。③降糖药，包括胰岛素和噻唑烷二酮类胰岛素增敏剂。噻唑烷二酮类药物可引起血容量增加 6% ～ 8%，并可引起外周水肿及肺水肿。④抗病毒药如阿昔洛韦。⑤化疗药物如环磷酰胺、环孢素、阿糖胞苷。⑥降压药物如钙通道阻滞剂可能通过扩张小动脉和毛细血管平滑肌，增加毛细血管滤过压引起水肿；也有研究认为，水肿发生除与毛细血管滤过压增加有关外，也与毛细血管后静脉壁的通透性增加有关，或两者兼而有之。女性水肿的发生率高于男性（15.6% *vs.* 11.8%），但差异无统计学意义。二氢吡啶类比非二氢吡啶类更容易导致水肿，多表现为双下肢低垂部位水肿，乐卡地平、拉西地平的降压疗效稍劣于氨氯地平、硝苯地平，但水肿并发症的发生率相对较小。药物性水肿大多于服用相关药物数周内出现并在撤药后数天内逐渐缓解。

（七）营养不良性水肿

营养不良包括消化和吸收不良，可导致机体蛋白代谢障碍，此外，慢性消耗性疾病如恶性肿瘤、结核使机体长期处于负氮平衡状态，蛋白质分解增多，导致低蛋白血症性水肿，此类水肿的特点是前期可出现体重减轻。

（八）妊娠相关性水肿

妊娠时，一方面，妊娠中晚期增大的子宫可压迫盆腔静脉导致下肢静脉回流受阻，静脉压升高，从而引起水肿，发生率约 80%。另一方面，妊娠并发子痫前期亦可导致水肿。子痫前期以高血压和蛋白尿为主要临床表现，还可出现头痛、视觉损害、上腹疼痛、恶心、呕吐等症状。其发病机制尚未明确，可能与涉及血栓形成、炎症反应、氧化应激和肾素 - 血管紧张素系统的基因变异有关。本病多发生于妊娠 20 周后，严重时可累及全身多器官系统，导致肝肾功能不全、神经系统损害、血液系统损害、胎盘卒中、胎儿窘迫甚至母胎死亡。

（九）血管性水肿

血管性水肿是由于血管活性介质释放引起血管通透性暂时性增加，进而在皮下组织和黏膜下组织出现的局部自限性的水肿，常伴发荨麻疹。按其病因，此类水肿可进一步分为获得性血管性水肿和遗传性血管性水肿。前者见于药物如血管紧张素转化酶抑制剂（ACEI）/ 血管紧张素Ⅱ受体阻滞剂（ARB）所致的面部、舌部及四肢水肿，亦见于其他食物、药物或昆虫叮咬引起的变态反应性水肿；后者属于罕见的常染色体显性遗传病，临床表现为反复的皮肤、黏膜水肿，累及呼吸道时可导致患者窒息死亡。血管性水肿的鉴别主要排查有无可疑药物、食物或其他刺激因素，怀疑遗传性血管性水肿时，突变基因检测可辅助诊断。

（十）特发性水肿

特发性水肿是一种水盐代谢紊乱综合征，患者没有心、肝、肾等病变的证据，多见于育龄女性，症状具有一定周期性。其确切病因不明，目前认为可能有关的因素如下：①雌激素，绝大多数特发性水肿发生于女性，可能与雌激素有关。雌激素过多时，可导致毛细血管通透性增加、血管升压素灭活减慢、血管紧张素 - 醛固酮系统活性增强。②神经精神因素，水肿多见于情绪不稳定的妇女，有些患者在数周或数月前有精神创伤或情绪波动。③血管结构异常，镜检可发现患者毛细血管基膜结构与正常人相异且血管壁通透性增加。④蛋白质代谢异常，患者血清蛋白水平较低，血容量亦低于正常。

在排除其他系统性病变的前提下，特发性水肿的诊断主要基于临床表现，以下方法有助于特发性水肿的鉴别：

（1）晨间 - 夜晚体重试验：晨起无进食、进饮情况下与夜晚睡前体重相差 0.7 kg 以上。

（2）立卧位水负荷试验：患者在上午 7：30 ～ 9：00 饮非冰水 20ml/kg，15 ～ 20 分钟饮完，并于饮水前 1 小时及饮水后 4 小时内收集尿液，每隔 1 小时收集一次。过程中嘱患者缓慢行走或保持站立，第二天以卧位重复一次。特发性水肿患者，立位排出水量少于摄入水量的 55%，卧位则大于摄入水量的 65%。

第五节　水肿的诊断思路

诊断水肿时，首先了解症状出现的特点，是急性还是慢性，是局部水肿还是全身水肿，是单侧水肿还是双侧水肿。急性水肿多与炎症或感染有关，可合并红、肿、热、痛等炎性表现。单侧或局部水肿多见于静脉和淋巴病变，急性单侧下肢水肿常提示深静脉血栓形成。全身或双侧水肿则提示系统性疾病，如心、肾、肝功能不全，内分泌疾病，风湿性疾病，营养不良。全身性水肿的特点为无痛性、颜色苍白、双侧对称，多先出现于身体下垂部位（如踝部）。在 50 岁以上的人群中，静脉功能不全是引起水肿的主要原因，约占此类人群的 30%，而心力衰竭引起的水肿仅约占 1%，50 岁以下的女性患者出现周期性水肿应考虑为特发性。

详细的查体对水肿鉴别具有重要意义。静脉性水肿，肢体触之较柔软，淋巴性水肿则相对偏硬；压陷性水肿较非压陷性水肿更为常见，后者主要见于黏液性水肿及纤维化阶段的淋巴性水肿；深静脉血栓形成时常伴有浅静脉曲张，下肢色素沉着是静脉功能不全的相关表现。怀疑系统性疾病时，应注意观察有无特异性体征，心力衰竭、缩窄性心包炎时，颈静脉可有充盈或怒张，肝硬化患者可见肝掌及蜘蛛痣。

其次，应询问伴随症状。伴有气短、夜间阵发性呼吸困难多见于心功能不全，水肿伴蛋白尿应重点排查肾脏病变，伴有腹水、腹壁静脉曲张提示肝硬化或缩窄性心包炎（因缩窄性心包炎亦可导致淤血性肝硬化），水肿伴心动过缓和低血压应考虑甲状腺功能减退症，水肿前有消瘦则提示存在营养不良或恶性肿瘤、结核等慢性消耗性疾病。遗传性血管水肿的特点为反复发作的局限性水肿，水肿可发生于皮肤深层和黏膜，一般数天可自行缓解，当引起喉头水肿严重时可出现窒息。

此外，水肿的程度亦对病因鉴别有一定提示意义，压陷性水肿产生是由于低黏度（低蛋白）液体在组织间隙积聚，因此，毛细血管静水压升高和低蛋白血症相关的病因更容易出现压陷性水肿。压陷性水肿分度主要有以下两种方法：①根据压陷的深度和恢复时间，程度分为 1 + ～ 4 + 级（Guelph General 医院标准）。1 + 为轻微水肿，压陷深度 2mm，变形后很快消失；2 + 压陷深度 2 ～ 4mm，10 ～ 15 秒恢复；3 + 压陷深度达 4 ～ 6mm，持续时间超过 1 分钟。4 + 压陷深度大于 6mm，且持续时间长达 2 ～ 5 分钟。②按压陷恢复时间区分，低蛋白血症所致的水肿，压陷恢复时间常小于 4 秒，充血性心力衰竭所致的水肿压陷恢复时间较长。

水肿鉴别流程

临床上，可通过如下步骤进行水肿的鉴别。

1. 定性　了解水肿是单侧、局限性还是双侧、对称性或全身性，有无压陷等。

2. 定向　如为单侧、局限性水肿，则主要注意排查静脉、淋巴病变和血管性水肿；若水肿对称或累及全身，或合并多浆膜腔积液，可从以下几个方向进行判别：①系统性疾病，先考虑是否为心、肾、肝源性，结合相关病史及常规辅助检查如 BNP、尿蛋白、血清肌酐、血清白蛋白、氨基转移酶、心电图、超声心动图等，由常见病开始逐步排查。如无明确发现，内分泌系统包括血清激素、内分泌器官的影像学检查及内分泌功能刺激或抑制试验可以帮助诊断。自身免疫性疾病不仅可以导致关节、血管病变，当累及肾脏、肺、心脏时，亦可出现水肿症状。其中最为常见的是继发性肾损害，表现为肾小球滤过膜通透性增加，血浆蛋白经由肾脏丢失，血浆胶体渗透压降低造成低蛋白性水肿。继发于风湿性疾病的间质性肺病最终形成肺动脉高压，导致右心功能不全。②药物相关，在排除系统性疾病引起水肿的前提下，如患者有可疑致水肿药物服用史，且水肿症状于服药数周后出现，并于停药数天内缓解，应考虑药源性水肿。③女性，妊娠中晚期出现下肢水肿多由盆腔静脉受压，下肢静脉回流受阻所致。此外，由于妊娠期血液高凝状态，且静脉回流阻力增大，深静脉血栓在孕妇中并不少见，一旦脱落造成肺栓塞可危及生命，因此对妊娠期水肿的女性进行下肢静脉血栓的筛查具有重要意义。妊娠期水肿合并高血压、蛋白尿应高度怀疑子痫前期，对此类患者最重要的是控制血压、防治靶器官损害。特发性水肿的诊断应在排除以上器质性病变的前提下，对伴有精神症状的育龄女性行水负荷试验，以帮助识别。

3. 定位 单侧肢体压陷性水肿、皮肤柔软伴有表浅静脉曲张、急性发作的水肿多为深静脉血栓形成，慢性水肿伴有皮肤色素沉着多考虑静脉曲张、瓣膜功能不全。淋巴性水肿后期表现为非压陷性水肿、皮肤变硬甚至出现疣状改变。心、肾、肝源性水肿患者既往多有相关慢性病史，如冠心病、心肌病、心律失常、肾炎、病毒性肝炎等。合并气促、夜间阵发性呼吸困难是心源性水肿的特异表现，查体可见颈静脉充盈或曲张、肝颈静脉回流阳性，对此类患者行超声心动图、BNP 等一般可有阳性发现；合并蛋白尿的患者，尤其是当尿蛋白＞ 3.5 g/d 时，肾病综合征的诊断即可成立。肾病综合征又包括原发性和继发性两类，前者见于原发性肾病，后者在儿童和青少年中多继发于过敏性紫癜、系统性红斑狼疮或与乙肝病毒感染相关，在老年人中最常见于糖尿病肾病。外周水肿合并腹水，颈静脉压不高甚至减低提示失代偿期肝硬化，常规检查可发现明显低蛋白血症、凝血功能异常、血氨升高等。此外，以上三者又可互为因果，如心力衰竭可导致肾灌注不足、肾功能异常；长期慢性心力衰竭可导致淤血性肝硬化；急性肾炎、肾病综合征大量水肿可导致充血性心力衰竭；肝硬化失代偿期体循环不足导致肾灌注减少。当机体合并多器官功能不全时，水肿可由以上多种原因引起，此种情况下应注意原发病因的识别。

第六节 结 语

液体在组织间隙积聚过多形成水肿。水肿的病理生理机制包括毛细血管静水压升高、血浆胶体渗透压降低、毛细血管通透性增加、组织液胶体渗透压升高、淋巴回流受阻。水肿可分为局限性水肿和全身性水肿，或压陷性水肿和非压陷性水肿，按水肿形成原因又可分为静脉性水肿、动脉、毛细血管性水肿、低蛋白性水肿、淋巴性水肿、脂肪性水肿等。水肿的分类对病因的鉴别具有重要意义。单侧水肿多由静脉、淋巴功能不全所致。双侧对称性水肿和全身性水肿提示系统性疾病，如心脏、肾脏、肝脏功能不全或内分泌系统病变，自身免疫性疾病可继发肾损伤，导致肾性水肿形成。水肿的鉴别需要结合患者病史、水肿特点、伴随症状、查体体征及辅助检查。

（张高星）

参考文献

葛均波，徐永健，王晨，等，2018. 内科学 .9 版 . 北京：人民卫生出版社 .

郑萍，许军，晏媛，等，2007. 引起药物性水肿的常见药物及其发生机制 . 中国药房，18(4):309-310.

中华医学会变态反应学分会，中国医师协会变态反应医师分会，支玉香，等，2019. 遗传性血管性水肿的诊断和治疗专家共识 . 中华临床免疫和变态反应杂志，13(1):1-4.

朱大年，王庭槐，罗自强，等，2018. 生理学 .9 版 . 北京：人民卫生出版社 .

Cakmak HA, Yenidünya G, Karadağ B, et al, 2011. Development of chylothorax and chylous ascites in a patient with congestive heart failure. Turk Kardiyol Dern Ars, 39(6):495-498.

Dunlay SM, Roger VL, Redfield MM, 2017.Epidemiology of heart failure with preserved ejection fraction. Nat Rev Cardiol, 14(10):591-602.

Ely JW, Osheroff JA, Chambliss ML, et al, 2006.Approach to leg edema of unclear etiology. J Am Board Fam Med, 19(2):148-160.

Gorman WP, Davis KR, Donnelly R, 2000.ABC of arterial and venous disease. Swollen lower limb-1: general assessment and deep vein thrombosis. BMJ, 320(7247):1453-1456.

Hoit BD, 2017. Pathophysiology of the pericardium. Prog Cardiovasc Dis, 59(4):341-348.

Kamio T, Hiraoka E, Obunai K, et al, 2018.Constrictive pericarditis as a long-term undetermined etiology of ascites and edema. Intern Med (Tokyo, Japan), 57(10):1487-1491.

Kittleson MM, Maurer MS, Ambardekar AV, et al, 2020. Cardiac amyloidosis: evolving diagnosis and management: a scientific statement from the american heart association. Circulation, 142(1):e7-e22.

Lent-Schochet D, Jialal I, 2021. Physiology, edema. Treasure Island (FL): StatPearls Publishing.

Mol BWJ, Roberts CT, Thangaratinam S, et al, 2016. Preeclampsia. Lancet (London, England), 387(10022):999-1011.

Oktay AA, Rich JD, Shah SJ, 2013. The emerging epidemic of heart failure with preserved ejection fraction. Curr Heart Fail Rep, 10(4):401-410.

Ratchford EV, Evans NS, 2017.Approach to lower extremity edema. Curr Treat Options Cardiovasc Med, 19(3):16.

Veluri N, Badwal K, 2019. Idiopathic edema: a case report. Cureus, 11(7):e5250.

Weir MR, 2003. Incidence of pedal edema formation with dihydropyridine calcium channel blockers: issues and practical significance. J Clin Hypertens (Greenwich), 5(5):330-335.

Welch TD, 2018. Constrictive pericarditis: diagnosis, management and clinical outcomes. Heart (British Cardiac Society), 104(9):725-731.

Whiting E, McCready ME, 2016. Pitting and non-pitting oedema. Med J Aust, 205(4):157-158.

Yale SH, Mazza JJ, 2001. Approach to diagnosing lower extremity edema. Compr Ther, 27(3):242-252.

第 40 章 咳嗽鉴别诊断

咳嗽（cough）是临床最常见的症状之一，是一种反射性防御动作，由延髓咳嗽中枢受到刺激引起；通过咳嗽可以清除呼吸道内分泌物或异物。但咳嗽也有不利的一面，如咳嗽可使呼吸道感染扩散，剧烈咳嗽可诱发咯血及自发性气胸等。同时，如果为频繁、刺激性咳嗽，则失去保护性意义，影响工作与生活，为病理状态。很多情况下咳嗽往往同时伴随咳痰，这是气管、支气管的分泌物或肺泡内的渗出液，借助咳嗽将其排出称为咳痰，不同的痰液性质也有助于判断病变原因。临床上，许多疾病都可以引起咳嗽，因此，一旦发生咳嗽，鉴别诊断对及时治疗和预后有重要意义。

第一节 咳嗽的原因

咳嗽原因很多，除呼吸系统疾病外，心血管疾病、神经因素、某些药物及心理因素等也均可引起咳嗽。

（1）呼吸道疾病：是最常见的引起咳嗽的病变，咽、喉、气管、支气管和肺受到刺激性气体、异物、炎症、肿瘤、出血等刺激时，均可引起咳嗽。肺泡内有分泌物、渗出物或漏出物等进入小支气管即可引起咳嗽。化学刺激物刺激分布于肺的C纤维末梢亦可引起咳嗽。如咽喉炎、喉结核、喉癌等可引起干咳。气管支气管炎、支气管扩张、支气管哮喘、支气管结核及各种物理（包括异物）、化学、过敏因素刺激气管、支气管可引起咳嗽和（或）咳痰。肺部细菌、真菌、病毒、支原体或寄生虫感染及肺部肿瘤、尘肺、肺纤维化均可引起咳嗽和（或）咳痰。而呼吸道感染是引起咳嗽、咳痰最常见的原因。

（2）胸膜疾病：各种原因所致的胸膜炎、胸膜间皮瘤、自发性气胸或胸腔穿刺等均可引起咳嗽。

（3）心血管疾病：许多心血管疾病可以出现咳嗽，Framingham 研究发现慢性咳嗽与心肌梗死风险相关，咳嗽最常反映炎症病变，而炎症始终贯穿于动脉粥样硬化性心血管病变中，常见的引起咳嗽的心血管疾病如下：①心力衰竭，咳嗽同时往往伴有喘憋，尤其是夜间平卧位咳嗽加重，坐位好转，甚至伴有粉红色泡沫痰，是急性左心衰竭的典型特点。②瓣膜病变，二尖瓣狭窄时左心房极度增大，压迫左主支气管或喉返神经引起咳嗽，声音嘶哑；肺静脉高压，肺静脉和肺毛细血管充血，引起咳嗽，通过心脏超声检查可以评估心脏瓣膜病变情况。③左心房增大，往往表现为刺激性咳嗽，伴有声音嘶哑，在排除肺癌压迫引起呼吸道梗阻表现后，需要考虑是左心房增大或肺动脉增粗压迫喉返神经，可以通过心脏超声检查明确左心房大小结构。④心血管相关的药物，常见的心血管药物如血管紧张素转化酶抑制剂（ACEI）、噻嗪类利尿剂、抗心律失常药物胺碘酮，均有可能引起咳嗽的表现，据报道，ACEI 引起的咳嗽的发生率在 5% ～ 35%，ACEI 诱发的咳嗽发作范围从首次给药的几小时到开始治疗后的几个月，其发生机制尚未十分明确，但目前倾向于 ACEI 可抑制缓激肽的代谢，导致 P 物质、组胺、前列腺素等炎症介质增加，刺激咳嗽感受器而产生咳嗽。在临床中应详细询问咳嗽患者的用药史。

（4）中枢神经因素：从大脑皮质发出冲动传至延髓咳嗽中枢后可发生咳嗽。例如，皮肤受冷刺激，或三叉神经支配的鼻黏膜及舌咽神经支配的咽峡部黏膜受刺激时，可反射性引起咳嗽。脑炎、脑膜炎时也可出现咳嗽。

（5）纵隔病变：肿瘤、囊肿、炎症或淋巴结肿大压迫气管、支气管或隆突均可引起咳嗽。

（6）其他因素：药物因素如服用ACEI、胃食管反流病、习惯性及心理因素等均可引起咳嗽。

第二节　咳嗽的发生机制

咳嗽是由延髓咳嗽中枢受刺激引起的，来自耳、鼻、咽、喉、支气管、胸膜等感受区的刺激传入延髓咳嗽中枢，再将冲动传向运动神经，即喉下神经、膈神经和脊神经，分别引起咽部肌肉、胸肌和其他呼吸肌的运动来完成咳嗽动作，表现为深吸气后声门关闭，继以突然剧烈的呼气，冲出狭窄的声门裂隙而产生咳嗽动作和发出声音（图40-2-1）。最近的证据表明，慢性咳嗽是一种临床综合征，具有以神经元变态反应为特征的独特内在病理生理学特点。

慢性咳嗽是各种慢性病的常见症状。然而，绝大多数哮喘和胃食管反流病等通常与咳嗽有关疾病患者并没有慢性咳嗽。咳嗽反射的个体敏感性是不同的，免疫系统与神经系统的相互作用在其中起到重要的作用。

很多情况下咳嗽同时伴随咳痰，咳痰是一种病态现象，正常支气管黏膜腺体和杯状细胞只分泌少量黏液，以保持呼吸道湿润。当呼吸道发生炎症时，黏膜充血、水肿，分泌物增多，毛细血管壁通透性增加，浆液渗出。渗出物、吸入的尘埃和某些组织破坏物等混合而成痰。在肺淤血和肺水肿时，肺泡和小支气管内有不同程度的浆液漏出，也可引起咳痰。

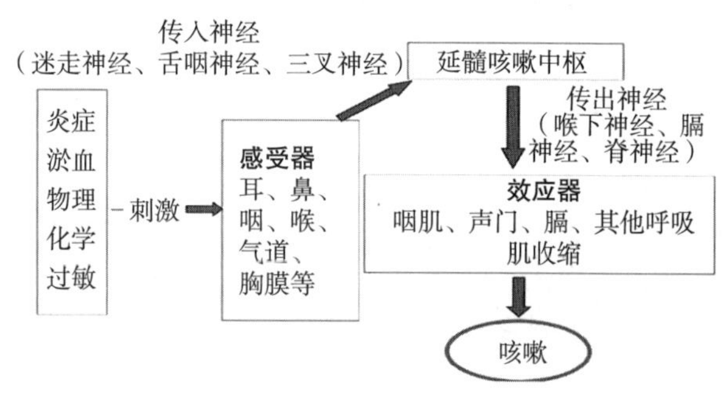

图40-2-1　咳嗽的发生机制

第三节　咳嗽的临床表现及鉴别

1. 咳嗽的性质　咳嗽无痰或痰量极少，称为干性咳嗽（简称干咳）。干咳或刺激性咳嗽常见于急性或慢性咽喉炎、喉癌、急性支气管炎初期、气管受压、支气管异物、支气管肿瘤、胸膜疾病、原发性肺动脉高压及二尖瓣狭窄等。咳嗽有痰称为湿性咳嗽，常见于慢性支气管炎、支气管扩张、肺炎、肺脓肿和空洞型肺结核等。

2. 咳嗽的时间与规律　突发性咳嗽常由吸入刺激性气体或异物、淋巴结或肿瘤压迫气管或支气管分叉处引起。发作性咳嗽见于百日咳、咳嗽变异性哮喘等。成人咳嗽根据病程还可分为急性、亚急性和慢性咳嗽。急性咳嗽通常短于3周，病因相对简单，多数与细菌或病毒导致上呼吸道感染有关，多为良性。通常感染得到控制后，症状随之好转或消失。亚急性咳嗽一般持续3～8周，一般由支气管、肺部急性感染导致的并发临床症状，持续时间相对较长。而慢性咳嗽持续时间超过8周，通常病因比较复杂，存在基础性慢性支气管或肺部疾病或慢性感染、过敏性疾病、慢性心功能不全等，常伴有感染外基础疾病引发的临床症状。夜间咳嗽常见于左心衰竭、咳嗽变异性哮喘。

3. 咳嗽的音色　指咳嗽声音的特点。

（1）　声音嘶哑：多为声带的炎症或肿瘤压迫喉返神经所致。

（2）　鸡鸣样咳嗽：表现为连续阵发性剧咳伴有高调吸气回声，多见于百日咳，会厌、喉部疾病或气管受压。

（3）　金属音咳嗽：常由纵隔肿瘤、主动脉瘤或支气管癌直接压迫气管所致。

（4）　声音低微或无力：见于严重肺气肿、声带麻痹及极度衰弱者（图40-3-1）。

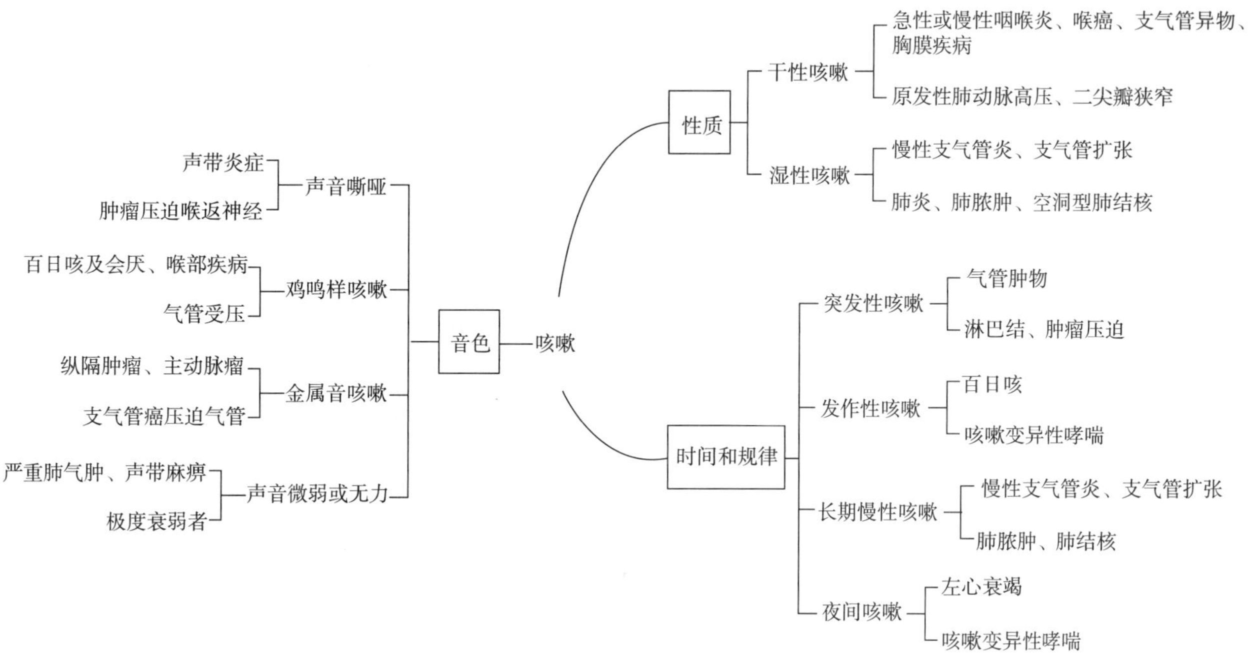

图 40-3-1 咳嗽的鉴别诊断思路

4. 痰的性状和痰量 应关注以下三方面特点。

（1）痰的性状：可分为黏液性、浆液性、脓性和血性等。黏液性痰多见于急性支气管炎、支气管哮喘及大叶性肺炎的初期，也可见于慢性支气管炎、肺结核等。浆液性痰见于肺水肿、肺泡细胞癌等。脓性痰常见于化脓性细菌性下呼吸道感染，如肺炎、支气管扩张、肺脓肿等。血性痰是呼吸道黏膜受侵害、损害毛细血管或血液渗入肺泡所致。上述各种痰液均可带血。

（2）痰量：健康人很少有痰，急性呼吸道炎症时痰量较少，痰量多常见于支气管扩张、肺脓肿和支气管胸膜瘘等，且排痰与体位有关，痰量多时静置后可出现分层现象，即上层为泡沫，中层为浆液或浆液脓性，下层为坏死物质。每日咳数百至上千毫升浆液泡沫痰应考虑肺泡细胞癌的可能。

（3）痰的颜色与气味：铁锈色痰为典型肺炎球菌性肺炎的特征，黄绿色或翠绿色痰提示铜绿假单胞菌感染，金黄色痰提示金黄色葡萄球菌感染，痰白色黏稠且呈拉丝状提示有真菌感染；大量稀薄浆液性痰中含粉皮样物提示包虫病；粉红色泡沫痰是肺水肿（急性左心衰竭）的特征。恶臭痰提示厌氧菌感染。

5. 咳嗽最常见于呼吸系统和心血管系统病变 下面对此两个系统进行鉴别（表 40-3-1）。

表 40-3-1 心源性咳嗽和肺部疾病咳嗽的鉴别

	心源性咳嗽	肺部疾病咳嗽
基础病因	心力衰竭、瓣膜病变、药物副作用	肺部感染、咳嗽变异性哮喘、肺部肿瘤
体位	平卧位咳嗽多见，活动后加重	体位关系不大
人群	老年人多见	青年人、中年人、老年人均可
发作时间	夜间多见	昼夜节律不明显（咳嗽变异性哮喘夜间多发）
痰液	除急性左心衰竭时有粉红色泡沫样痰，其余多数无痰	多数有痰
发热情况	多数无发热	多数有发热
杵状指	多数无	支气管扩张、慢性肺脓肿、支气管肺癌、脓胸有杵状指

续表

	心源性咳嗽	肺部疾病咳嗽
咯血	除二尖瓣狭窄引起肺静脉压升高、破裂出血外，多数无咯血	支气管扩张、肺结核、肺脓肿、支气管肺癌有咯血
肺部啰音情况	心力衰竭往往是两侧肺底弥漫性湿啰音	肺部感染咳嗽啰音位置不定
辅助检查	心脏超声往往发现心脏结构功能异常	心脏结构功能往往正常，肺部影像学检查可发现病变
治疗反应	心力衰竭的咳嗽，利尿后往往缓解	肺部疾病咳嗽，利尿无效

第四节　咳嗽的伴随症状

咳嗽常见伴随症状如下：

（1）伴发热：常见于急性上、下呼吸道感染，肺结核，胸膜炎等。

（2）伴胸痛：常见于肺炎、胸膜炎、支气管肺癌、肺栓塞、自发性气胸等。

（3）伴呼吸困难：见于喉水肿、喉肿瘤、支气管哮喘、慢性阻塞性肺疾病、重症肺炎、肺结核、大量胸腔积液、气胸、肺淤血、肺水肿、气管或支气管异物等。

（4）伴咯血：见于支气管扩张、肺结核、肺脓肿、支气管肺癌、二尖瓣狭窄、支气管结核、肺含铁血黄素沉着症、肺出血肾炎综合征等。

（5）伴脓痰：见于支气管扩张、肺脓肿、肺囊肿合并感染、支气管胸膜瘘等。

（6）伴哮鸣音：多见于支气管哮喘、心源性哮喘、慢性阻塞性肺疾病、弥漫性泛细支气管炎、气管与支气管异物等。局限性哮鸣音可见于支气管肺癌。

（7）伴杵状指（趾）：常见于支气管扩张、慢性肺脓肿、支气管肺癌、脓胸等。

第五节　咳嗽的实验室检查

痰细菌学检查（涂片、培养）对肺部细菌感染、肺结核、肺真菌病的诊断有重要帮助；结核菌素试验对淋巴结结核有一定的意义。肺胸膜阿米巴病时，痰涂片检查可发现溶组织阿米巴；肺吸虫病变时，可发现肺吸虫卵；痰中发现嗜酸性粒细胞增高是诊断嗜酸性粒细胞支气管炎的主要指标；痰中发现癌细胞，可诊断为肺癌。对于一些病毒感染，可以进行痰液核酸检测，尤其是肺部、支气管深部痰液或灌洗液采集后行核酸检测，会比咽拭子核酸检测敏感度高。其他实验室检查包括血常规、高敏 C 反应蛋白、降钙素原（PCT）等也对是否存在感染或慢性炎症有辅助诊断价值。

第六节　咳嗽的影像学检查

由于肺脏有良好的天然对比，普通的 X 线能检查出多数的肺部病灶，根据病灶的部位、范围和形态有时也可确定其性质，如肺炎、肺脓肿、肺囊肿、肺结核、肺癌、尘肺等。对深部的病变则用 CT、MRI 检查，两者各有优点、互为补充，CT 的优越性在于横断面图像无影像重叠，能够发现胸部 X 线检查未能显示的病灶。MRI 观察血管有良好的天然对比，故可鉴别肺门或纵隔内肿物为血管性或非血管性，MRI 较增强 CT 可更好地显示肺门及纵隔内淋巴结和肿块，但 CT 在气管、支气管病变检测方面优于 MRI。

支气管造影可直接诊断支气管扩张的部位、形态，也可直接诊断支气管肺癌，支气管镜可以诊断支气管内异物、支气管内膜结核、支气管肿瘤；纵隔镜可以帮助诊断纵隔肿瘤和发现纵隔淋巴肿大。PET 全身扫描在肺部病变的鉴别诊断方面也有独特优势，尤其对评价结节的代谢状态、判断疾病性质有很好的帮助。

第七节　咳嗽的治疗

咳嗽本身是一种临床症状，一般若不伴有发热、白细胞计数升高等，不建议给予抗菌药物治疗。咳嗽剧烈时可以给予对症治疗，缓解咳嗽发作。镇咳药主要分为两类：一种是中枢性镇咳药，另一种是外周性镇咳药。中枢性镇咳药又分为依赖性和非依赖性镇咳药。依赖性镇咳药包括可待因、福尔可定。非依赖性镇咳药主要包括右美沙芬，其不良反应多为轻度嗜睡。外周性镇咳药主要包括莫吉司坦、那可丁等，祛痰药有氨溴索，抗组胺药包括氯雷他定、西替利嗪等。根据不同的镇嗽类型，使用不同的镇咳药；部分中成药也有镇咳作用。但最为关键的还是找到咳嗽的原因，进行根本性的治疗。

（黄榕翀　公绪合）

参考文献

Brooks SM, 2011. Perspective on the human cough reflex. Cough (London, England), 7:10.

Dicpinigaitis PV, 2006. Angiotensin-converting enzyme inhibitor-induced cough: ACCP evidence-based clinical practice guidelines. Chest, 129:169s-173s.

Haider AW, Larson MG, O'Donnell CJ, et al, 1999. The association of chronic cough with the risk of myocardial infarction: the Framingham Heart Study. Am J Med, 106:279-284.

Morice AH, Millqvist E, Belvisi MG, et al, 2014. Expert opinion on the cough hypersensitivity syndrome in respiratory medicine. Eur Respir J, 44:1132-1148.

Tamasauskiene L, Sitkauskiene B, 2020. Immune system in the pathogenesis of chronic cough. Immunol Lett, 218:40-43.

第 41 章
咯血鉴别诊断

咯血是一种临床上很常见的症状，如果不能及时准确判断出血的病因，做出正确的处理，往往会导致严重的临床并发症甚至死亡。但是在咯血的表象下，引起咯血的原因千差万别，导致咯血的疾病有几十种，不同疾病引起的咯血发病机制、临床表现、处理原则及预后不尽相同。因此，能够在短期内精准无误地进行相关处理和检查，以求明确病因，采取有效治疗是救治咯血患者的关键。近年来许多新技术的开发和应用为咯血的诊断和治疗提供了新的办法，包括支气管和肺动脉造影、支气管动脉栓塞术等介入技术及硬质气管镜的应用等。本章对咯血的临床表现、病因、发生机制、诊断程序和原则、治疗及预后进行详细的讲解及阐述，以期更好地指导临床工作。

第一节　咯血概述

一、 定义

咯血是指喉以下呼吸道任何部位出血经口腔排出。对咯血量的估计有不同的定义，通常规定 24 小时内咯血量大于 500ml（或 1 次咯血量在 100ml 以上）为大量咯血，100 ～ 500ml 为中等量咯血，小于 100ml 为小量咯血。临床上准确估计咯血量有时是很困难的，一方面咯血时血中可能会混有痰液或唾液，另一方面患者咯出来的血量并不一定等于其肺内真正的出血量，有时部分甚至大部分淤滞于肺内，如弥漫性肺泡出血。有时单次咯血量大于 100ml 提示可能源于大血管破裂或动脉瘤破裂。应注意疾病的严重程度与咯血量有时并不完全一致，对于咯血量的估计，除了出血量以外还应当考虑咯血的持续时间、咯血的频度及机体的状况，综合考虑咯血的预后和危险性，当咯血后发生窒息，来势凶猛时，如不能及时发现和实施有效抢救，患者可以在几分钟内突然死亡。因此，熟悉和掌握咯血，尤其是大咯血的诊断处理具有重要的临床意义。

二、风险相关因素

（1）单次咯血量。

（2）咯血时患者高度紧张、焦虑、恐惧，不敢咳嗽。

（3）反复咯血，咽喉部受血液刺激，加上患者情绪高度紧张，容易引起支气管痉挛，血液凝块淤积在气管、支气管内，堵塞呼吸道。

（4）长期慢性咯血导致混合性感染，慢性纤维空洞型肺结核及毁损肺会导致呼吸衰竭。

（5）不合理地应用镇咳药物抑制了咳嗽反射。

（6）年老体弱致咳嗽反射减弱。

（7）反复咯血的患者当处于休克状态再次咯血时，虽然咯血量不大，因无力将血咯出，容易造成窒息死亡。

（8）咯血最严重的并发症是气道阻塞窒息，其次还有肺不张、失血性休克、感染播散和继发性感染等。

三、咯血和呕血的鉴别

对于咯血患者应当注意鼻部和口咽部疾病引起的出血，还应当除外呕血。两者的区别见表41-1-1。

表41-1-1 咯血与呕血鉴别

鉴别要点	咯血	呕血
病因	呼吸系统疾病，如支气管扩张、肺结核、肺癌、肺脓肿及心脏病等	消化系统疾病，如消化性溃疡、急性糜烂出血性胃炎、胃癌、肝硬化、胆道出血等，长期饮酒史
出血前症状	喉痒感、胸闷、咳嗽等	上腹不适、恶心、呕吐等
出血方式	咯出	呕出，可为喷射状
血色形态	鲜红或紫色，泡沫状、血丝或血块	无泡沫，棕黑色、暗红色、有时为鲜红色
血中混有物	痰泡沫	食物残渣，胃液
酸碱性	碱性	酸性
黑粪	除非咽下血液，否则没有	有，可为柏油样便，呕血停止后仍可有
出血后痰性状	常有血痰数日	无痰
体检	随病因不同而异	上腹压痛或有腹水，腹壁静脉曲张，脾大等

第二节 咯血的原因

咯血的原因较多，涉及全身多个系统。按照解剖部位可分为支气管、肺、心脏及全身性疾病或其他系统（器官）疾病；按照病因可分为支气管-肺和肺血管结构异常、感染性疾病、肿瘤性疾病、血液系统疾病、自身免疫性疾病、物理因素等，按发病机制又可分为支气管性、肺源性及肺血管性、血液病性、血管炎等。在我国，最常见的原因主要是肺结核、支气管扩张、支气管肺癌、肺脓肿。其中青少年咯血多见于肺结核和支气管扩张，老年人咯血则多见于肺结核和支气管肺癌。大咯血多见于支气管扩张、空洞型肺结核、风湿性心脏病二尖瓣狭窄及心源性肺水肿。咯血的常见原因如下。

1. *气道疾病* 慢性支气管炎、支气管扩张、气管支气管结核、支气管结石、原发性支气管癌、良性支气管肿瘤、气道异物、支气管溃疡、支气管囊肿、外伤性支气管断裂等。

2. *肺源性疾病* 肺炎、肺结核、肺脓肿、肺真菌病、肺癌及恶性肿瘤肺转移、寄生虫病（肺阿米巴病、卫氏并殖吸虫病、肺棘球蚴病）、尘肺、硅沉着病、其他尘肺、肺囊肿、肺梅毒、肺含铁血黄素沉着症、肺泡蛋白沉着症等。

3. *心肺血管疾病* 心脏瓣膜病、肺梗死、肺动脉高压、单侧肺动脉发育不全、肺动静脉瘘、肺隔离症、支气管动脉和支气管瘘、先天性心脏病（房间隔缺损和动脉导管未闭）、心力衰竭。

4. *结缔组织病和血管炎* 系统性红斑狼疮、抗中性粒细胞胞质抗体（ANCA）相关性肺小血管炎、结节性多动脉炎、白塞综合征、干燥综合征、肺出血肾炎综合征。

5. *血液病* 血小板减少性紫癜、白血病、血友病、凝血障碍及弥散性血管内凝血等。

6. *全身性疾病* 急性传染病（流行性出血热、肺出血型钩端螺旋体病）、其他疾病（子宫内膜异位症、特发性咯血等）。

7. *药物和毒物相关性咯血* 抗甲状腺药物、抗凝血药、抗血小板药、非甾体抗炎药及灭鼠药物等。

8. *有创性检查和治疗术* 经皮肺活检、支气管镜下组织活检、介入治疗，如射频消融治疗、应用血管内皮生长因子抑制剂治疗肺癌时。

第三节 咯血的发生机制

咯血部位可接受体循环和肺循环多重血液供应。支气管供血大多来自体循环动脉，如胸廓内动脉、胸主动脉、肋间动脉、膈动脉等。体循环常可为肺癌、肺结核、肺脓肿、坏死性肺炎病灶供血，而肺循环通常与肺血栓栓塞出血、肺动脉漂浮导管损伤、胸部外伤及某些肺动静脉畸形出血有关。某些病灶的血液供应更为复杂，常涉及肺及支气管循环吻合或其他体循环双重或多重供血，如动静脉畸形、支气管扩张、肺隔离症及慢性感染。根据发病机制将咯血分述如下。

一、支气管疾病

（1）病灶毛细血管通透性增加，如支气管炎或支气管扩张，支气管炎症及剧烈咳嗽使毛细血管通透性增加，发生出血，多为血丝痰。

（2）病变损伤支气管黏膜内血管，如支气管肺癌咳血痰或血丝痰。

（3）黏膜下动脉破裂，如支气管扩张咯血是因为支气管反复炎症累及支气管黏膜表面的肉芽组织创面的小血管或管壁扩张的血管破裂出血，往往咯血量较大，甚至不易止血。支气管结核所致支气管壁黏膜破坏、糜烂、溃疡，可出现咯血或咳血痰，甚至大咯血。

（4）血管遭到机械性破坏、气管和支气管结核或损伤、肺泡微石症等。通常一种疾病咯血可以涉及上述多种出血机制。

二、肺源性疾病

咯血的主要机制：①毛细血管通透性增加；②小血管破裂；③小动脉瘤破裂；④动静脉瘤破裂；⑤肺 - 体循环交通支形成并出血。

肺结核浸润期炎症仅累及毛细血管时为小量出血，如果肉芽肿组织中的小血管损伤，则咯血量增加。肺结核愈合期如出现肺组织纤维化，可因继发支气管扩张而咯血。肺结核大咯血原因：一是肺结核进展时发生干酪坏死，组织崩溃，肺部血管受到侵蚀破坏，加上病变累及支气管血管，而支气管动脉来自体循环，压力比肺动脉高出6倍，因而咯血量大而迅猛。二是空洞型肺结核空洞壁中的动脉壁失去正常组织的支撑，逐渐膨出形成动脉瘤。这种动脉瘤的管壁弹性纤维被破坏，脆性增加，剧烈咳嗽或过度扩胸时可导致血管内的压力突然改变或空洞壁坏死，血管断裂，造成致命性大咯血。另外，支气管扩张、先天性肺囊肿、结核等肺部慢性疾病造成肺动脉血运障碍、气体交换不良时，支气管动脉可增粗代偿肺动脉的作用。肺部病灶炎症过程造成局部供血增加，血流量大，血流速度增快。肺组织纤维化牵拉支气管及血管形成、支气管动脉扩张，分支增多，扭曲紊乱，血管网和血管瘤形成，同时肋间动脉也可参与病灶供血，与肺内血管交通形成血管网。发生上述病理改变的血管网容易受到损害，从而发生咯血和大咯血。

三、心肺血管疾病

咯血的主要机制：①肺淤血导致肺泡壁或支气管内膜毛细血管充血破裂；②支气管黏膜下层支气管静脉曲张破裂；③静脉或右心房内血栓脱落，栓塞肺动脉，肺动脉组织缺血坏死出血；④血管畸形。

风湿性心脏病二尖瓣狭窄咯血的机制如下：

（1）大咯血：二尖瓣狭窄使肺静脉淤血曲张，肺静脉压突然升高，使支气管黏膜下小静脉破裂，出现大咯血，出血量可达数百毫升。出血后肺静脉压下降，咯血常可自行停止，极少发生失血性休克。

（2）淤血性咯血：常为小量咯血，或痰中带血丝，常可发生在淤血性咳嗽、支气管炎时，这是由支气管内膜微血管或肺泡间毛细血管破裂所致。

（3）急性左心衰竭导致肺水肿：常表现为咳粉红色泡沫样痰，这是血浆与空气相混合而形成的。

（4）肺栓塞性咯血：长期卧床和心房颤动患者，因为静脉和右心房内血栓脱落，引起肺动脉栓塞、肺梗死而产生咯血，痰常为暗红色。胸、肺血管发育障碍导致先天性肺血管畸形，这种畸形可表现为多种形式，如肋间肺动脉瘘、肺动脉缺失及特发性肺动脉高压等。咯血多因为畸形的肺血管瘘破裂、侧支循环血管破坏，以及肺动脉高压、肺动脉增宽破裂出血。

四、血液系统疾病

咯血的主要机制：原发性或继发性血小板的质和量发生变化，导致凝血功能障碍。常见的疾病为原发性血小板减少性紫癜、急性白血病、血友病等，通常除咯血外还常伴有全身其他部位出血。

五、血管炎疾病

血管炎疾病多为特发性自身免疫性疾病的一部分，如非特异性系统性坏死性小血管炎，ANCA 相关性肺小血管炎等，常为血管直接遭到破坏所致，如累及支气管或肺血管即可出现咯血。

六、各种有创性检查和治疗

各种有创性检查和治疗损伤了肺或支气管动脉血管，可导致咯血。

七、抗凝血药及毒物

常见药物有抗血小板药物，如阿司匹林、氯吡格雷，抗凝血药如肝素和低分子肝素、华法林、磺达肝癸钠和水蛭素等，以及某些灭鼠药物。

第四节 咯血相关疾病的临床表现

一、呼吸系统疾病

1. 支气管扩张

（1）临床表现：幼年时曾患麻疹、百日咳、肺炎，而后长期反复咳嗽、咯血、咳脓痰较多者多考虑为支气管扩张。慢性起病，长病程，无吸烟史，可发生于幼年者、青壮年，多次咯血，色鲜红，不伴发热，咯血量从痰中带血至大量咯血，与病情严重程度、病变范围并不完全一致。部分患者以反复咯血为唯一症状，临床上称为“干性支气管扩张”。咯血量由少至多，咯血间隔由长变短，咯血间期全身情况较好。

（2）体格检查：肺部出现局限性呼吸音减弱和固定性湿啰音，其体征范围常提示病变范围的大小，以肺底部最多见，多自吸气早期开始，吸气中期最响亮，持续至吸气末。可伴有杵状指、发绀。

（3）辅助检查：外周血检测可发现白细胞总数及中性粒细胞计数增高。胸部 X 线检查可有特征性的气道扩张和增厚，表现为类环形阴影或轨道征。胸部高分辨率 CT 可确诊，主要表现为支气管内径与其伴行动脉直径比例的变化，此外，还有支气管呈柱状及囊状改变、气道壁增厚（支气管内径＜ 80% 外径）、黏液阻塞、树枝发芽征及马赛克征、双轨征或串珠状改变、印戒征、蜂窝状改变及杵状改变。

2. 原发性支气管肺癌

（1）临床表现：当癌性病变损伤支气管黏膜内血管时，可咳血痰或血丝痰。肺癌患者有 25% ～ 40% 会出现咯血症状，40 岁以上咯血伴有慢性咳嗽和吸烟者应警惕肺癌，咯血小量到中量，多为痰中带血，持续性或间断性，大咯血较少见，可持续数周或数个月。可伴呛咳、胸痛、呼吸困难、杵状指（趾）、明显的体重减轻。还可有原发肿瘤侵犯邻近器官、结构引起的症状，肿瘤远处转移引起的症状及肺癌的肺外表现（瘤旁综合征、副肿瘤综合征）等。支气管肺癌合并肺炎、金黄色葡萄球菌性肺炎、克雷伯菌肺炎时可有咯血。肺部肿瘤标志物的检测有助于肺癌的诊断。

（2）体格检查：锁骨上及前斜角肌淋巴结肿大多见于肺癌淋巴结转移。多数早期肺癌患者无明显相关阳性体征。局部侵犯及转移可发现声带麻痹、上腔静脉阻塞综合征、霍纳综合征、Pancoast 综合征。远处转移可发现肝大伴有结节、皮下结节、锁骨上窝淋巴结肿大。也可有原因不明、久治不愈的肺外征象，如杵状指（趾）、非游走性关节疼痛、男性乳腺增生、皮肤黝黑或皮肌炎、共济失调和静脉炎等。

（3）辅助检查：高分辨率 CT 有重要的诊断价值。咯血原因不明的患者还可进行 CT 引导下经皮肺活检，或进行经支气管镜肺活检术（transbronchial lung biopsy，TBLB）检查，以明确诊断。

肿瘤标志物如癌胚抗原（CEA）、细胞角质蛋白19片段抗原21-1（CYFRA21-1）、神经元特异性烯醇化酶（NSE）和胃泌素释放肽前体（ProGRP），以及鳞状上皮细胞癌抗原（SCC）等联合使用，可提高其在临床应用中的敏感度和特异度。NSE和ProGRP是辅助诊断小细胞肺癌（SCLC）的理想指标。CEA、SCC和CYFRA21-1水平升高有助于非小细胞肺癌的诊断。SCC和CYFRA21-1一般被认为对肺鳞癌有较高的特异性。

中央型肺癌X线可表现为反“S”征。典型周围型肺癌多呈圆形、椭圆形或不规则形，多呈分叶状。持续存在的磨玻璃结节多与不典型腺瘤样增生、原位腺癌、微浸润腺癌及浸润腺癌有关。空泡征常见于腺癌。6%～10%肺癌内可出现钙化，钙化位于结节/肿物中央，呈网状、弥漫小点胡椒末状及不定形状者多为恶性。厚壁空洞和内壁凹凸不平支持肺癌的诊断。增强扫描时可见在实变的肺组织中穿行的强化血管，CT图像见血管造影征，可见于肺黏液腺癌，也可见于阻塞性和感染性肺炎、淋巴瘤、肺梗死和肺水肿。结节边缘向周围伸展的线状影、近结节端略粗的毛刺样改变多见于肺癌。胸膜尾征或牵曳征是从结节或肿物至胸膜的细线状或条状密度增高影，有时外周呈喇叭口状，大体病变可见局部为胸膜凹陷，以肺腺癌最为常见。卫星病灶以肺腺癌多见，常可呈结节或小片状，良性病变特别是肺结核也可见卫星病变。肿瘤体积倍增时间是判断良恶性的重要指标之一。

MRI特别适用于判定脑、脊髓有无转移，脑增强MRI应作为肺癌术前常规分期检查。PET-CT是肺癌诊断、分期与再分期、疗效评价和预后评估的最佳方法。肺癌患者的超声检查主要应用于锁骨上区淋巴结、肝脏、肾上腺、肾脏等部位及脏器转移瘤的观察，为肿瘤分期提供信息。骨核素扫描用于判断肺癌骨转移的常规检查。肺癌的确诊需要通过各种活检或穿刺术获得病理学或细胞学的证据。支气管镜检查对于肿瘤的定位诊断和获取组织学诊断具有重要价值。纵隔镜检查在肺癌诊断和分期中的应用有减少的趋势。临床上高度怀疑肺癌或经短期观察后不能除外肺癌可能者，胸腔镜甚至开胸肺活检是肺癌定性诊断的方法之一。痰脱落细胞学检查简单、无创，易为患者接受，是肺癌定性诊断简便有效的方法之一，也可以作为肺癌高危人群的筛查手段。活检组织标本肺癌病理诊断主要用于判断有无肿瘤及肿瘤类型。

3. 肺脓肿　咯血、发热同时伴有咳嗽、咳大量脓痰，慢性肺脓肿可大量咯血，可伴杵状指（趾），外周血检测白细胞总数及中性粒细胞计数增高。

化脓性细菌引起的肺实质炎性病变，可伴坏死及液化。多见于青壮年，多有全身中毒症状，起病急骤，多有大量脓痰和血样痰。周围血白细胞计数多升高。X线平片可见肺团块状影，可见液平。CT表现：急性期可为大片肺实变，中心密度较低，与支气管相通后其内可出现空洞，可伴气液平，壁厚、边缘模糊；慢性期空洞边缘清晰。CT增强检查显示壁有强化而中心不强化，可多层。支气管及肺血管至脓肿壁处截断，常有胸膜反应。

4. 肺结核　是临床上咯血的最常见病因，而空洞型肺结核是大咯血的主要危险因素。目前比较公认的肺结核发生大量咯血的主要原因为支气管动脉及分支损伤或假性动脉瘤形成、破裂出现，有肺结核空洞的患者比没有空洞的患者更容易发生大咯血。

（1）临床表现：既往有肺结核患者接触史，痰中带血或咯血需警惕肺结核，可以咯血为首发症状，出血量多少不一，患者可有咳嗽、咳痰、痰中带血或咯血伴盗汗、疲乏、间断或持续午后低热、食欲缺乏、体重减轻等全身结核中毒症状，女性患者可伴有月经失调或闭经。肺结核空洞患者慢性起病，病程长，多次咯血，可大量咯血，咯血颜色多为鲜红。儿童原发性肺结核可因气管或支气管旁淋巴结肿大压迫气管或支气管，或发生淋巴结-支气管瘘，常出现喘息症状，可伴浅表淋巴结肿大、皮肤粟粒疹。

（2）体格检查：早期肺部体征不明显，当病变累及范围较大时，局部叩诊呈浊音，听诊可闻及管状呼吸音，合并感染或合并支气管扩张时，可闻及湿啰音。

（3）辅助检查：肺结核胸部影像表现多样，病变多位于双上肺叶。原发性肺结核主要表现为肺内原发病灶及胸内淋巴结肿大，或单纯胸内淋巴结肿大。血行播散性肺结核表现为双肺弥漫性粟粒阴影。继发性肺结核轻者主要表现为斑片、结节及索条影，或表现为结核瘤或孤立空洞；重者可表现为大叶性浸润、干酪性肺炎、多发空洞形成和支气管播散等；反复迁延进展者可出现肺损毁，损毁肺组织体积缩小，其内多发纤维厚壁空洞、继发性支气管扩张，或伴有多发钙化等，邻近肺门和纵隔结构牵拉移位，胸廓塌陷，胸膜增厚粘连，其他肺组织出现代偿性肺气肿和新旧不一的支气管播散病灶等。细菌学检查（涂片显微镜检查、分枝杆菌培养）、分子生物学检查（结核分枝杆菌核酸检测）、结核病病理学检查、免疫学检查（抗结核抗体、结核菌素纯蛋白衍生物及 T-SPOT 抗原 A、B 检测）有助于结核病的诊断。

5. 肺栓塞　长期卧床和心房颤动患者，下肢深静脉或右心房内血栓脱落，引起肺动脉栓塞、肺梗死而产生咯血，痰常为暗红色。骨折外伤、长期卧床、口服避孕药者咯血伴有胸痛、呼吸困难需要警惕肺栓塞引起的肺梗死。

（1）临床表现：咯血提示肺梗死，多在肺梗死后 24 小时内发生，呈鲜红色，数日内发生可为暗红色，伴胸痛、呼吸困难、先兆晕厥或晕厥，疑诊急性肺栓塞。下肢静脉检查发现一侧大腿或小腿周径较对侧大超过 1cm，或下肢静脉曲张，应高度怀疑静脉血栓栓塞。

（2）体格检查：其他呼吸系统体征还包括肺部听诊湿啰音及哮鸣音、胸腔积液等。肺动脉瓣区可出现第二心音亢进或分裂，三尖瓣区可闻及收缩期杂音。其他体征包括低血压、休克、颈静脉充盈、肝脏增大、肝颈静脉回流征、下肢水肿。

（3）辅助检查：① D- 二聚体检测的阴性预测价值很高，水平正常多可排除急性肺栓塞和深静脉血栓。动脉血气分析可见缺氧、低二氧化碳及呼吸性酸中毒。②心电图表现无特异性。可表现为胸前导联 $V_1 \sim V_4$ 及肢体导联Ⅱ、Ⅲ、aVF 的 ST 段压低和 T 波倒置，V_1 呈 QR 型，SⅠQⅢTⅢ（即Ⅰ导联 S 波加深，Ⅲ导联出现 Q/q 波及 T 波倒置），不完全性或完全性右束支传导阻滞。轻症可仅表现为窦性心动过速，约见于 40% 的患者。房性心律失常，尤其心房颤动也较多见。胸部 X 线片缺乏特异性。③超声心动图可提供急性肺栓塞的直接和间接征象。直接征象为发现肺动脉近端或右心腔血栓，如同时临床表现疑似急性肺栓塞，可明确诊断，但阳性率低。间接征象多是右心负荷过重的表现，如右心室壁局部运动幅度下降，右心室和（或）右心房扩大，三尖瓣反流速度增快及室间隔左移，肺动脉干增宽等。④ CT 肺动脉造影：肺动脉造影是诊断急性肺栓塞的“金标准”，CT 肺动脉造影征象包括直接征象和间接征象，直接征象表现：一是管腔部分性充盈缺损，分为中央型和偏心型，可见到环征、轨道征、漂浮征或马鞍征，其中以偏心型为主，栓子与动脉壁成锐角，栓塞动脉管径可正常或增粗。二是管腔闭塞，表现为双侧或一侧肺叶、肺段动脉完全闭塞，无造影剂显示。间接征象及胸部继发改变包括肺动脉高压、右心增大及肺梗死、马赛克征、胸腔积液等。CT 肺动脉造影是诊断急性肺栓塞的重要无创检查技术，敏感度为 83%，特异度为 78% ～ 100%，主要局限性是对亚段及亚段以下肺动脉内血栓的敏感度较差，在基层医疗机构尚无法普及。⑤ CT 静脉造影是诊断深静脉血栓的简易方法，可与 CT 肺动脉造影同时完成，仅需注射 1 次造影剂。联合 CT 静脉和肺动脉造影使急性肺栓塞诊断的敏感度由 83% 增至 90%。⑥放射性核素肺通气灌注扫描，典型征象是与通气显像不匹配的肺段分布灌注缺损。其诊断急性肺栓塞的敏感度为 92%，特异度为 87%，且不受肺动脉直径的影响，尤其在诊断亚段以下急性肺栓塞中具有特殊意义。

6. 肺动脉高压

（1）临床表现：往往以活动后胸闷、气短及右心功能不全为主要特征，肺动静脉畸形破裂或代偿扩张的支气管动脉破裂时可引起咯血。

（2）体格检查：可能发现肺高血压潜在病因，如儿童及中青年患者或既往有先天性心脏病患者出现发绀和杵状指（趾），往往提示艾森门格综合征或复杂先天性心脏病；差异性发绀和杵状趾是动脉导管未闭合并肺动脉高压的特征性表现；反复自发性鼻出血、体表皮肤毛细血管扩张提示遗传性出血性毛细血管扩张症；肩胛区收缩期血管杂音往往提示肺动脉阻塞性疾病，如大动脉炎或纤维纵隔炎累及肺动脉；肺野外围闻及血管杂音提示肺动静脉瘘可能；双肺吸气相爆裂音考虑肺间质疾病。

（3）辅助检查：肺动脉高压患者典型心电图表现为电轴右偏、右心房扩大和右心室肥厚征象。

胸部X线片常见征象有肺动脉段凸出及右下肺动脉扩张，伴外周肺血管稀疏（肺野透过度增加），右心房、右心室扩大。超声心动图三尖瓣反流峰速异常升高提示肺动脉高压，可发现心内结构、功能异常或血管畸形等并评估右心功能。呼吸功能检查有助于发现潜在的肺实质或气道疾病。肺通气灌注显像是筛查慢性血栓栓塞性肺动脉高压的重要手段。胸部CT可提供关于心脏、血管、肺实质及纵隔病变的详细信息，主要用于肺高血压病因诊断、肺血管介入影像学评估及预后评价。CT肺动脉造影是诊断肺血管畸形（肺动静脉瘘、肺动脉瘤、肺动脉夹层）和肺动/静脉阻塞性疾病（急性肺栓塞、慢性血栓栓塞性肺动脉高压、大动脉炎、肺动脉肿瘤、纤维纵隔炎、肺静脉狭窄等）的关键技术手段之一。

7. 尘肺　患者多有明确长期职业相关的矿物性粉尘接触史。病情进展的后期可有咳嗽、咳痰、胸痛、呼吸困难伴咯血、喘息及全身症状，典型的胸部X线片特征改变为出现圆形或不规则小阴影，随病变进展，小阴影可逐渐由少到多，密集度逐渐增高，继而可出现小阴影聚集或形成大阴影，小阴影聚集或大阴影一般发生在肺野的上部，典型者双侧可呈对称性改变。当合并呼吸系统感染、气胸、肺结核、慢性阻塞性肺疾病和慢性肺源性心脏病时应注意区分和鉴别。

8. 肺炎　起病急，咯血伴有急性发热者，伴胸痛、呼吸困难，大叶性肺炎可见铁锈色痰，克雷伯菌肺炎可见砖红色胶冻样血痰。肺部听到湿啰音同时伴有胸膜摩擦音可能是肺部炎性病变的体征。降钙素原水平升高常支持细菌性感染。

9. 肺真菌病　呼吸系统念珠菌病可有咯血伴低热、咳嗽、咳痰，痰液呈“拉丝状”，肺部听诊可有湿啰音，X线检查可见周围致密阴影或双肺弥漫性结节性改变，用纤维支气管镜获取支气管分泌物做真菌培养可确诊。侵袭性曲霉菌病病灶呈凝固性坏死、坏死性血管炎、血栓及菌栓，甚至累及胸膜。干咳和胸痛常见，部分可有咯血，病变广泛时出现气急和呼吸困难，甚至呼吸衰竭。胸部X线片可见以胸膜为基底的多发楔形、结节、肿块阴影或空洞。胸部CT早期表现为晕轮征，后期为新月体征。支气管肺泡灌洗液涂片、曲霉培养阳性或活检查见组织内菌丝和孢子可确诊。

10. 气管支气管结核

（1）临床表现：以女性多见，年龄多为20～30岁。顽固性的阵发性咳嗽和喘咳，浓黏性痰、痰量变异大，不易咳出，呼吸困难与肺实质病变不成比例。支气管结核所致支气管壁黏膜破坏、糜烂、溃疡，可出现咯血或咳血痰，甚至大咯血，咯血颜色多为鲜红。患者多有刺激性咳嗽，持续时间较长，支气管淋巴瘘形成并破入支气管内或支气管狭窄者，可出现喘鸣或呼吸困难，可伴有长期低热、盗汗、消瘦等全身表现。

（2）体格检查：引起局部狭窄时，听诊可闻及固定、局限性的哮鸣音，当引起肺不张时，可表现为气管向患侧移位，患侧胸廓塌陷、肋间隙变窄，叩诊为浊音或实音，听诊呼吸音减弱或消失。

（3）辅助检查：行结核相关的实验室检查及支气管镜检查（直接观察气管和支气管病变、抽吸分泌物、刷检及活检）可帮助诊断。

11. 肺吸虫病　有生食或半生食螃蟹与蝲蛄者应警惕卫氏并殖吸虫病。患者可有咳嗽、咳痰伴胸痛、气短，痰中可混少量血丝，或为铁锈色，典型特征是咳出烂桃样血痰。外周血和痰中嗜酸性粒细胞数增高。后尾蚴膜试验阳性可帮助早期诊断。胸部X线检查早期可见中下肺野大小不等、边缘不清的类圆形炎性浸润影，后期可见囊肿及胸腔积液，可伴胸膜粘连或增厚。在痰、粪及体液中查见并殖吸虫卵，或皮下结节查到虫体是确诊的依据。

12. 肺含铁血黄素沉着症　儿童慢性咳嗽、小量咯血伴有贫血，应注意特发性含铁血黄素沉着症。在对特发性肺含铁血黄素沉着症进行诊断的过程中，应有效地依据以下几点：①患者多发生于儿童阶段，且主要表现为反复咳嗽和咯血与间断性贫血等症状；②X线与高分辨率CT检查患者的肺部均有片絮状或者网节影等特征；③痰液、胃液或者肺部组织中能够查见含铁血黄素巨噬细胞；④排除有继发性的肺含铁血黄素沉着症的情况。

13. 肺阿米巴病　起病隐匿或突然，常有畏寒、发热、胸痛、咳嗽、咳痰或咯血等症状。咳痰为棕褐色、带有腥臭味的脓血痰时需警惕肺阿米巴病。肝脓肿向胸腔穿破时往往突发剧烈胸痛和呼吸困难，后渐减轻。右肩疼痛亦较常见，可能系肝脓肿向上穿破时刺激肠神经所致。痰的性质视病型而异，肝穿破性肺脓肿患者的痰常为巧克力色，但有时可发生大量咯血，一次可超过200ml，并发细菌感染时痰为黄脓样，有恶臭味；血源性肺脓肿患者多合并细菌感染，痰常为脓样，有时可与巧克力色痰交替出现，肝支气管瘘患者以突然咳出大量巧克力色痰为特点，1天可达500ml以上；肝胆支气管疾病患者以咳出苦味胆汁染色的痰为特征。应强调，肝脓肿向胸腔穿破后，原来肿大疼痛的肝脏可因脓液引流入胸腔而缩小，疼痛减轻。胸部体征视病变部位及程度而异，可有肺炎性实变或胸腔积液的表现，早期患者可无明显体征。值得注意的是，多数患者病程较长，常有营养不良、消瘦、贫血及水肿等，约50%以上患者有杵状指。

对于具有上述临床表现的患者，尤其是有阿米巴肝脓肿存在时，应首先考虑本病，并及时进行相应的检查。从痰或胸腔积液中查到阿米巴原虫即可确诊，但阳性率较低。当超声检查证实有肝脓肿时，应做肝脏穿刺，若脓液为巧克力色或查到阿米巴原虫，对诊断本病亦有重要意义。对临床表现符合本病者，应立即进行抗阿米巴治疗，若为阿米巴感染，一般在3～5天即可收到明显效果，约有80%的患者是通过这种试验性治疗确诊的。

14. 慢性支气管炎　支气管炎症及剧烈咳嗽使毛细血管通透性增加，发生出血，多为血丝痰。慢性支气管炎患者剧烈咳嗽时可偶有血性痰。

15. 支气管溃疡　支气管镜检查可发现气管和支气管黏膜的非特异性溃疡。

16. 支气管结石

（1）临床表现：患者可以无明显临床表现，也可以表现反复出现的轻微咳嗽、咳脓痰、咯血、呼吸困难等，并可伴有胸痛，合并感染时常出现发热、畏寒等。咯石是支气管结石较特异的临床表现，可作为支气管结石的确诊依据，但咯石发生率较低且以腔内型小结石多见，部分患者经支气管镜钳取或激光碎石后结石松动而在剧烈咳嗽时将结石咯出。

（2）体格检查：部分患者气道不完全阻塞时可闻及哮鸣音，合并感染时可闻及湿啰音，出现阻塞性肺不张时可出现相应部位呼吸音减低。

（3）辅助检查：多数支气管结石患者胸部X线检查仅能发现肺不张或支气管扩张等征象而不能发现结石影。胸部CT检查能发现肺野或支气管腔内高密度影，或提示支气管结石的间接征象，如阻塞性肺不张、肺炎或肺实变，而结石相关支气管扩张。腔内型支气管结石支气管镜下主要表现为直视下结石样物质、脓液或肉芽包裹样质硬病灶（冲洗、吸尽脓液或分离肉芽样物质可见钙化物）；腔外型支气管结石在支气管镜下常不能见到结石，多表现为支气管狭窄、黏膜充血及水肿，常需进一步行外科手术确诊。病理学检查有助于明确支气管结石的诊断，而支气管结石化学成分与骨相似，85%～90%为磷酸钙，10%～15%为碳酸钙。

17. 支气管囊肿　先天性支气管囊肿是呼吸系统在胚胎时期发育异常所致，因发育阶段不同，病变可发生在不同部位。本病根据病变部位分为纵隔型、肺内型和异位型。

肺内型支气管囊肿易并发感染而表现为咳嗽、咳痰、发热、咯血。“块中囊”为肿块型支气管囊肿的特征性表现，这是因为囊肿周围肺组织长期慢性炎症反应，导致肉芽组织形成和纤维组织增生，形成较厚的囊壁，抗炎治疗效果不佳。严格的病理学诊断标准为壁内含腺体、软骨和平滑肌，内衬呼吸上皮。壁内不含软骨的囊性病变应排除此诊断，因其可与其他囊性疾病混淆，包括其他先天性和获得性囊肿。

18. 良性支气管肿瘤　年轻人反复咯血伴呛咳要考虑支气管腺瘤，支气管镜检查可帮助诊断。

19. 气道异物　咯血伴呛咳，支气管镜检查发现异物可帮助诊断。

20. 肺囊肿　肺动脉血运障碍、气体交换不良时，支气管动脉可增粗，代偿肺动脉的作用。

21. 肺内转移癌　女性患者在葡萄胎终止妊娠后咯血，需要警惕绒毛膜上皮癌肺转移。男性乳房女性化支持肺转移癌。

22. 肺包虫病　人与流行区犬密切接触后出现咳嗽或胸部隐痛应警惕肺囊型棘球蚴病，咳出大量带有粉皮样囊壁和囊砂的液体考虑病变破入支气管，显微镜下查见头节或小钩即可确诊。

23. 胸、肺血管发育障碍导致先天性肺血管畸形　咯血多因为畸形的肺血管瘘破裂、侧支循环血管破坏，以及肺动脉高压、肺动脉增宽破裂出血。增强CT是诊断肺动脉高压和肺动脉畸形的重要手段。

24. 肺动静脉瘘　是肺动静脉短路使肺动脉血未经肺泡直接进入静脉的一种罕见肺部血管疾病，其发病率低，如未及时有效治疗，病死率较高。

（1）临床表现：肺动静脉瘘为先天性血管发育异常，患者多无症状（特别是儿童期），胸部影像学检查时偶尔发现，且女性比男性易发病；症状出现的迟早及轻重与分流量大小有关，多在中年表现出来。较大的肺动静脉瘘可出现活动后呼吸困难、心慌、气短、发绀、杵状指、胸痛、头晕及红细胞增多症。合并毛细血管扩张者，可有皮肤、黏膜或消化道黏膜出血。咯血是肺动静脉瘘破裂常见的症状，咯血量多少不等，如出现大咯血，则提示动静脉瘘直接破入支气管。肺野内听到血管杂音支持肺动静脉畸形。

（2）辅助检查：囊型肺动静脉瘘常规胸部X线片肺野内可见结节状或肿块状阴影，边缘光滑锐利，但常凹凸不平或呈分叶状，病变密度均匀，少有钙化，可见1支或数支粗大扭曲的血管阴影从肿块引向肺门；透视可见与主动脉同时搏动，是肺动静脉瘘最典型的X线征象，最有诊断价值。选择性肺动脉DSA是诊断肺动静脉瘘的金标准，可直观显示肺动静脉瘘的部位、数目、供血动脉和引流静脉数目、形态及血流动力学特点。多层螺旋CT可显示肺动静脉畸形的特异性征象，包括血管蒂征、动脉瘤征及左心房提前显影；且多层螺旋CT肺血管成像并应用多种重构方法能清晰显示肺动静脉瘘的供血动脉、引流静脉和血管数量，以及肺动静脉瘘与周围血管、肺组织的三维关系，对临床治疗及疗效评价有重要的指导意义。

25. 单侧肺静脉闭锁　早期明确单侧肺静脉闭锁的诊断是比较困难的，临床上若发现患者出现反复肺部感染、咯血或活动耐量降低等，胸部X线检查示一侧肺发育不良、肺容积减少、纵隔偏移及对侧肺血管代偿增粗、增多、模糊等，则应高度怀疑本病，需进一步行通气灌注扫描检查，若发现患侧肺灌注明显降低、通气/血流值严重失调及无效腔形成，则应首先考虑本病，但仍需进一步行心脏CT或肺动脉造影检查以明确诊断。增强CT三维重建可明确单侧肺静脉闭锁诊断，其特征改变为患侧肺动脉发育细小、左心房患侧缘光滑、无肺静脉结构残留；肺动脉造影检查是明确单侧肺静脉闭锁最为重要的检查手段；血流动力学检查示肺动脉平均压升高、上腔静脉至主肺动脉血氧饱和度及氧合指数逐渐升高、患侧肺动脉远端分支血氧饱和度明显升高等对单侧肺静脉闭锁均有一定诊断价值；肺动脉楔入造影是诊断单侧肺静脉闭锁的“金标准”，其典型改变为患侧肺静脉呈盲端、肺动脉分支内血液反流及肺动静脉之间侧支血管网形成。

26. 肺隔离症　多见于青少年，发病年龄通常为10～40岁，好发于男性，以叶内型肺隔离症多见，病变部位左侧多于右侧。肺隔离症患者的临床表现取决于病变类型及继发性改变。叶内型肺隔离症多见于青壮年，因其与支气管有正常或病理性通道，病灶局部易反复发生感染。叶外型肺隔离症一般无支气管相通，患者可长期无症状。有文献报道，超过50%的叶内型肺隔离症患者会在20岁以后出现症状，几乎100%会在60岁以前出现症状。肺隔离症最常见的症状为咳嗽、咯血，肺隔离症患者通常为少量咯血，但也有因大咯血、血胸而行急诊手术的文献报道。

胸部X线检查是诊断肺隔离症的最基本方法，目前，胸部CT检查现已成为肺隔离症的主要诊断手段，其最具诊断意义的检查征象为条索状病变并与胸主动脉、脊柱或下肺静脉相连，病变整体形态表现为尖部指向脊柱旁的楔形影。MRI能较好地显示肺隔离症患者体循环供血动脉，且不需要使用造影剂，其诊断效能与选择性动脉造影检查一样，但为无创性检查，患者乐于接受，一定程度上可以取代选择性动脉造影检查。因此，强化CT＋三维重建、MRI检查是目前最主要的肺隔离症诊断方法。

27. 其他　肺囊虫病、肺梅毒、支气管断裂、支气管瘘、单侧肺动脉发育不全。

二、循环系统疾病

1. 风湿性心脏病（二尖瓣狭窄）　二尖瓣狭窄咯血有以下几种情况：

（1）大咯血：是由严重二尖瓣狭窄导致左心房压力突然增高，肺静脉压增高，支气管静脉破裂出血所致，可为二尖瓣狭窄首发症状，多见于二尖瓣狭窄早期。后期因静脉壁增厚，以及随着病情进展肺血管阻力增加及右心功能不全，大咯血发生率降低。

（2）痰中带血或血痰：常伴夜间阵发性呼吸

困难，与支气管炎、肺部感染、肺充血或毛细血管破裂有关，常伴夜间阵发性呼吸困难；肺梗死时咳胶冻状暗红色痰，为二尖瓣狭窄合并心力衰竭的晚期并发症。

（3）粉红色泡沫痰：为急性肺水肿的特征，由毛细血管破裂所致。心尖区隆隆样舒张期杂音伴X线片或心电图示左心房增大，提示二尖瓣狭窄，超声心动图可明确诊断。

2. *心力衰竭* 既往有基础心脏病史。肺淤血者咯血一般为暗红色，左心衰竭肺水肿患者常咳出浆液性粉红色泡沫样血痰。长期慢性肺淤血肺静脉压力升高，导致肺循环和支气管血液循环之间支气管黏膜下形成侧支，此种血管一旦破裂，可引起大咯血。左心衰竭的不同程度呼吸困难、肺部啰音，右心衰竭的颈静脉征、肝大、水肿，以及心力衰竭的心脏奔马律、瓣膜区杂音等是诊断心力衰竭的重要依据。BNP及NT-proBNP的检测有助于心力衰竭的诊断。

3. *夹层动脉瘤破裂* 主动脉夹层动脉瘤破裂、破入气管内时可出现咯血。

4. *其他* 先天性心脏病如房间隔缺损和动脉导管未闭、高血压性心脏病。

三、 血液系统疾病

1. *重型再生障碍性贫血* 可出现咯血等深部脏器出血的表现，常伴进行性加重的贫血和严重感染，可有网织红细胞绝对值$<15\times10^9$/L，中性粒细胞$<0.5\times10^9$/L和血小板$<20\times10^9$/L，骨髓增生广泛重度减低。

2. *其他* 白血病、血友病、血小板减少性紫癜、弥散性血管内凝血。

四、 结缔组织病

1. *系统性红斑狼疮* 女性患者有多系统损害的症状和咯血应考虑结缔组织病所致的咯血，如系统性红斑狼疮、结节性多动脉炎。少数病情危重者，伴有肺动脉高压和血管炎累及支气管黏膜者可出现咯血，可伴关节痛、肌肉痛、血尿或尿量明显减少。查抗核抗体谱可帮助诊断。

2. *韦格纳肉芽肿病* 上呼吸道、肺和肾病变是韦格纳肉芽肿病的典型三联征，胸闷、气短、咳嗽、咯血及胸膜炎是肺部最常见的表现。大量肺泡性出血较少见，一旦出现，则可发生呼吸困难和呼吸衰竭。上呼吸道、支气管内膜及肾脏活检是诊断的重要依据，病理显示肺小血管壁有中性粒细胞及单个核细胞浸润，可见巨细胞、多形核巨细胞肉芽肿，可破坏肺组织，形成空洞。当诊断困难时，有必要进行胸腔镜及开胸活检以提供诊断的病理依据。

3. *白塞综合征* 咯血一般由肺部损害引起，发生率为5%～10%，大多病情严重。肺血管受累时可有动脉瘤形成，瘤体破裂时可形成肺血管-支气管瘘，致肺内出血；肺静脉血栓形成可致肺梗死；肺泡毛细血管周围炎可使内皮细胞增生，间质纤维化影响换气功能。肺受累时有咳嗽、咯血、胸痛、呼吸困难等。大咯血可致死亡。咯血伴反复口腔溃疡、眼炎、生殖器溃疡及结节红斑样皮损、针刺炎症反应等特征性皮肤损害时应警惕白塞病。

4. *ANCA相关性肺小血管炎* 咯血伴血尿或尿量明显减少应警惕。

对出现以下临床表现者应高度警惕本病：①发热、咳嗽、咯血、呼吸困难伴持续低氧血症；②胸部X线检查示肺部片状结节，薄壁空洞或密度增高的蝶形阴影，需经痰细菌培养、痰涂片查找真菌等除外感染因素；③经多种抗生素治疗后肺部症状和胸部X线片表现未减轻；④伴有全身多脏器受累，如皮疹、关节肌肉疼痛、血尿、蛋白尿、肾功能进行性恶化等；⑤严重贫血与肾功能不全不平行，估计与肺泡含铁血黄素沉积有关者；⑥查红细胞沉降率显著增快，血白细胞计数增高，IgG增高。临床上遇到有上述表现者应尽快行ANCA检测和（或）肾活检，ANCA阳性和肾活检显示坏死性新月体性肾炎，有原发性小血管炎（PSV）及其肺脏受累，则诊断成立。值得提醒的是肺小血管炎（SVVL）早期ANCA也可呈阴性。

5. *肺出血肾炎综合征* 伴血尿或尿量明显减少，尿常规检查发现血尿，双侧弥漫性肺泡浸润提示肺泡出血，如肺出血-肾炎综合征。

当临床上有咯血症状，肺部CT检查肺内有肺泡实变的弥漫分布影像时，应考虑到本病。最可靠的诊断依据是肺和肾穿刺活检，行免疫荧光、酶标染色发现肺肾基底膜上有免疫复合物沉积。影像学表现：病变初期发生新鲜出血时，可见肺门周围散布的斑点状、结节状或云絮状影，或出现蝴蝶样阴影，酷似肺水肿。病变因出血吸收及咯血情况变化很大，多能在数日内消退，但可复出。因反复咯血，含铁血黄素沉着及纤维组织增生，病变后期可见细结节状或网结状阴影。

6. 其他　干燥综合征、结节性多动脉炎。

五、全身性疾病

1. 急性传染病（肾综合征出血热、登革热、肺出血型钩端螺旋体病）　有疫区接触史、起病急、咯血伴有急性发热者，考虑急性传染病。

（1）流行性出血热：咯血伴“三痛”（头痛、腰痛、眼眶痛）、皮肤充血潮红（颜面、颈部、胸部）、肾损害（尿蛋白大量出现和尿中带膜状物）提示流行性出血热，血常规示血液浓缩、血红蛋白和红细胞增加、白细胞计数增高、血小板减少，可见异型淋巴细胞和血小板，重症可见幼稚细胞呈类白血病反应，血清、血细胞和尿中检出肾综合征出血热病毒抗原及血清中检出特异性 IgM 抗体可以明确诊断，特异性 IgG 抗体需双份血清效价升高 4 倍以上才有诊断意义，反转录 - 聚合酶链反应（RT-PCR）检测汉坦病毒的 RNA 有助于早期和非典型患者的诊断。

（2）登革热：伊蚊叮咬史，咯血伴高热、全身疼痛、明显乏力、皮疹、出血、淋巴结肿大需考虑登革热，并且束臂试验阳性，血常规示白细胞和血小板计数减少。血清学检出特异性 IgM 抗体，RT-PCR 行病原学检查发现登革病毒核酸可帮助早期诊断。

（3）肺出血型钩端螺旋体病：夏秋季，有疫水接触史，咯血伴全身酸痛、腓肠肌压痛和腹股沟淋巴结肿大提示肺出血型钩端螺旋体病，肺弥漫性出血机制为非破裂性弥漫性肺毛细血管性出血。普通型表现为痰中带血或咯血，肺部无明显体征或闻及少许啰音，胸部 X 线片仅见肺纹理增多、点状或小片状阴影，弥漫性出血型可有不同程度咯血，后期大量咯血，可在口鼻涌出不凝泡沫状血液，伴烦躁、气促、发绀，双肺布满湿啰音，胸部 X 线片见双肺广泛点片状阴影或大片融合。血清学检查（显微凝集试验或酶联免疫吸附试验检测血清中特异性抗体）或病原学检查（PCR 检出钩端螺旋体 DNA 或暗视野镜检法发现钩端螺旋体）阳性有助于早期诊断。

2. 肝肾衰竭　贫血与咯血量不成比例，应考虑尿毒症性肺炎或合并尿毒症。

六、药物和毒物相关性

抗甲状腺药，抗凝血药如肝素和低分子肝素、华法林、磺达肝癸钠和水蛭素，抗血小板药如阿司匹林、氯吡格雷，灭鼠药。

七、外伤性

肋骨骨折、胸部外伤、肺挫伤、枪弹伤、爆炸伤。

八、医源性

各种有创性检查和治疗可能损伤肺或支气管动脉血管，导致咯血，包括经支气管镜活检、经皮肺穿刺活检、介入治疗（射频消融、应用血管内皮生长因子抑制剂治疗肺癌）。

九、其他

1. 子宫内膜异位症　肺及胸膜内异症可出现经期咯血及气胸。生育期女性咯血且咯血的发生与月经周期关系密切，应考虑子宫内膜异位症。活检行病理学检查可确诊，病灶中可见子宫内膜腺体和间质，伴有炎症反应及纤维化。

2. 内脏易位综合征　鼻窦炎 - 支气管炎 - 内脏易位综合征又称 Kartagener 综合征、鼻旁窦炎 - 支气管扩张 - 内脏转位综合征、家族性支气管扩张等。Kartagener 综合征发病人群以学龄儿童为多，90% 在 15 岁以前发病。临床症状随年龄增长而加重，表现为咳嗽、咳痰和咯血，易被误诊为慢性支气管炎、慢性肺炎、肺结核和哮喘。常见体征为发绀和杵状指，右位心伴有内脏反位，少数伴发其他心血管畸形，多属青紫型，如心室单腔、大动脉转位等。此综合征通常和其他先天性畸形同时存在，最多见的是先天性心脏病、脑积水、无肛、尿道下裂、智力障碍、听力减退、嗅觉缺损等。诊断依靠体征，X 线查出内脏转位、鼻旁窦病变，必要时进行支气管造影以证实支气管扩张。

3. 其他　氧中毒、全身多发动静脉畸形、特发性咯血。

第五节　临床诊断思维及路径

确定咯血的病因和过程涉及许多复杂的因素，可以遵循以下顺序进行：

（1）首先明确是咯血而不是口腔鼻腔出血或呕血。

（2）确定咯血量及生命体征。

（3）确定是肺源性出血还是肺外或全身性疾病引起的咯血。

（4）肺源性出血中特别要注意的是容易发生大咯血的可以导致死亡的情况，包括支气管扩张、空洞型肺结核、癌性空洞内血管破裂、肺动静脉瘘、肺动脉高压、肺梗死。

（5）肺外的病因中要特别注意风湿性心脏病二尖瓣狭窄引起的大咯血；全身性疾病中要特别注意钩端螺旋体病、流行性出血热引起的咯血，血液系统疾病中特别要注意白血病、血小板减少性紫癜、再生障碍性贫血引起的咯血。此外，还应特别注意潜在的原因主要是弥漫性肺泡出血，其病因常有韦格纳肉芽肿病、肺嗜酸性肉芽肿性多血管炎、肺出血肾炎综合征、系统性红斑狼疮和结节性多动脉炎等。

（6）注意询问有无应用抗凝血药及灭鼠药物，是否为药物和毒物引起的咯血。

（7）鉴别诊断中的重点和要点是务必尽快确定或除外以下几种情况：

1）可以造成大咯血危及生命的疾病：支气管扩张、空洞型肺结核、肺癌性空洞、风湿性心脏病二尖瓣狭窄等。

2）具有传染性的疾病：痰菌阳性的肺结核、流行性出血热、钩端螺旋体病等。

3）预后不良的恶性肿瘤，如支气管肺癌、白血病等。

第六节　咯血的治疗

一、治疗原则

应根据患者病情严重程度和病因确定相应的治疗措施，包括止血、病因治疗、预防咯血引起的窒息及失血性休克等。咯血患者应尽可能卧床休息，对于大咯血患者要求绝对卧床，就地抢救，避免不必要搬动，以免加重出血。出血部位明确者应采取患侧卧位，呼吸困难者可取半卧位，缺氧者给予吸氧。原则上咯血患者不用镇咳药物，鼓励患者将血痰咳出。频繁剧烈咳嗽后发生咯血者，考虑咳嗽可能为咯血原因时可给予可待因15～30mg，每天2～3次，或给予含有可待因的复方制剂，如止咳糖浆10ml，每日3次，或右美沙芬15～30ml，每日3次口服，禁用吗啡等中枢性镇咳药，以免抑制咳嗽反射，从而导致血块堵塞气道造成窒息。安慰患者消除紧张焦虑情绪，必要时给予小剂量镇静剂，如地西泮（商品名安定）2.5 mg，每日2～3次，或5～10mg肌内注射，心肺功能不全或全身衰竭、咳嗽无力者禁用。还要保持大便通畅，避免因用力排便加重出血。患者的饮食以流质或半流质饮食为主，大咯血期间应禁食，禁食期间应给予足够的热量，以保持体力。对于已发生失血性休克、窒息、先兆窒息或存在低氧血症者，应给予氧疗，保持呼吸道通畅，防止窒息，密切观察患者的血压、脉搏、呼吸、体温和尿量等重要生命体征及咯血量，注意水电解质平衡，同时做好抢救窒息的各项准备工作。此外，如果咯血是由药物或毒物引起的，应尽快停用抗凝血药，及时给予拮抗药物，必要时洗胃，进行血液透析及血液滤过治疗。

二、药物治疗

1. *垂体后叶素*　含有缩宫素及升压素，具有收缩支气管动脉和肺小动脉的作用，可使肺内血流量减少，降低肺循环压力，从而达到止血的目的，是治疗咯血，尤其是大咯血的首选药物。通常以5～10U垂体后叶素加入25%葡萄糖溶液20～40ml中，缓慢静脉注射，继之以10～20U的垂体后叶素加入5%葡萄糖溶液250～500ml中，缓慢静脉滴注，直至咯血停止1～2天后停用。用药期间需要严格掌握药物的剂量和滴速，并严密观察患者有无头痛、面色苍白、出虚汗、心悸、胸闷、腹痛、便意、血压升高等不良反应，如出现上述不良反应，应及时减慢输液速度，并给予相应处理。同时患有冠心病、动脉粥样硬化、高血压、心力衰竭者及妊娠妇女应慎用或禁用。非妊娠者可改为不含有升压素的缩宫素10～20U加入5%葡萄糖溶液250～500ml中静脉滴注，每天2次，起效后改为每天1次，维持3天，可明显减少心血管系统的不良反应。

2. 酚妥拉明　为α受体阻滞剂，可以直接舒张血管平滑肌，降低肺动静脉血管压力，达到止血目的，主要用于垂体后叶素禁忌或无效时。可用10～20mg酚妥拉明加入5%葡萄糖溶液250～500ml中静脉滴注，每天1次，连用5～7天。用药时患者需要卧床休息，注意观察患者的血压、心率和心律的变化，并随时酌情调整药物的剂量和滴速。

3. 氨基己酸　通过抑制纤维蛋白溶解起到止血作用，可将4～6g氨基己酸加入5%葡萄糖溶液250ml中静脉滴注，每天1～2次。

4. 氨甲苯酸（商品名止血芳酸）　促凝血药物，通过抑制纤维蛋白溶解起到止血作用。可将100～200mg的氨甲苯酸加入25%葡萄糖溶液20～40ml中，缓慢静脉注射，每天1～2次；或将200mg的氨甲苯酸加入5%葡萄糖溶液250ml中静脉滴注，每天1～2次。

5. 酚磺乙胺（商品名止血敏）　能增强毛细血管抵抗力，降低毛细血管通透性，并可增强血小板的聚集性和黏附性，促进血小板释放凝血活性物质，缩短凝血时间，达到止血效果，可用酚磺乙胺0.25～0.50g，肌内注射，每天2次；或将0.25g的酚磺乙胺加入25%葡萄糖溶液40ml中静脉注射，每天1～2次，或酚磺乙胺1～2g加入5%葡萄糖溶液500ml中静脉滴注，每天1次。氨甲苯酸和酚磺乙胺疗效有限，目前尚无循证医学证据，有时可能会引起血栓形成。

6. 巴曲酶（商品名立止血）　是由蛇毒中分离提纯的凝血酶，可以静脉注射或肌内注射。成人每天用量为1～2kU。

7. 其他药物　包括肾上腺色腙（商品名安络血）、维生素K_1、鱼精蛋白等。

鉴于临床上咯血多由支气管动脉或肺动脉血管破裂所致，咯血的药物选择以垂体后叶素、缩宫素及血管扩张药为主，其他止血药物只能作为辅助治疗措施。止血药物的应用应注意个体化，特别是应注意患者咯血的发生机制及合并症。

三、输血

大量咯血造成血流动力学不稳定，收缩压低于90mmHg以下者或血红蛋白水平明显降低者应考虑输血。如果患者存在凝血基因异常，则可考虑给予新鲜冻干血浆或重组凝血因子Ⅶa，如果患者血小板减少，也可以考虑单纯补充血小板。

四、抗感染治疗

当考虑存在肺部感染时应同时给予抗感染治疗。

五、非药物治疗

1. 支气管动脉栓塞治疗　如常规治疗无法控制大咯血或因心肺功能不全不宜开胸手术者，可采用支气管动脉栓塞治疗。这是一种较好的治疗方法，目前已广泛用于大咯血的治疗。栓塞治疗通常在选择性支气管动脉造影确定出血部位的同时进行。如果患者无法进行支气管动脉造影，可先行支气管镜检查，以明确大咯血的原因及出血部位。一旦明确出血部位后即可用明胶海绵、氧化纤维素、聚氨基甲酸乙酯或无水乙醇等材料将可疑病变的动脉尽可能全部栓塞。近年来也有应用含纤维铂金弹簧圈、电解可脱性弹簧圈，或合用聚乙烯醇颗粒进行选择性支气管动脉栓塞的报道。必须注意的是脊髓动脉从出血的支气管动脉发出时，此项治疗是禁忌证，因为这样有可能造成脊髓损伤和截瘫。如果在支气管动脉栓塞后仍有咯血，需要考虑肺动脉出血可能，最多见的是侵蚀性假性动脉瘤、肺脓肿、肺动脉畸形和动脉破裂，此时需要进行肺动脉造影，一旦明确诊断需要做相应的支气管动脉栓塞治疗。

支气管动脉栓塞治疗咯血主要适用于以下几种情况：

（1）任何原因所致的急性大咯血，病因一时无法去除，为缓解病情创造条件进行手术时。

（2）不适合手术，或者患者拒绝手术，内、外科治疗无效者。

（3）咯血量不大，但反复发生者。

相关的禁忌证如下：

（1）导管不能有效和牢固插入支气管动脉内，栓塞剂可能反流入主动脉者。

（2）肺动脉严重狭窄或闭锁的先天性心脏病，肺循环主要靠体循环供血者，在不具备立即手术矫正肺动脉畸形时。

（3）造影发现脊髓动脉显影极有可能栓塞脊髓动脉者。

2. *经支气管镜治疗*　尽管大咯血时进行支气管镜操作可能有加重咯血的危险，但在必要时仍不失为有效的诊断治疗措施。其优点为可以清除气道内的积血，防治窒息、肺不张和吸入性肺炎等并发症，并能发现出血部位，有助于诊断，在直视下对于出血部位进行局部药物治疗或其他方法止血，效果明显。因此，对于持续性咯血、诊断及出血部位不明者、常规治疗无效或有窒息先兆者，如没有严重心肺功能障碍、极度衰竭等禁忌证，则可考虑在咯血暂时缓解期间进行此项检查，既可明确出血部位又可局部止血。经支气管镜或硬质支气管镜止血，可采用去甲肾上腺素、巴曲酶、凝血酶、4℃的生理盐水局部滴注或灌洗，也可采用激光、微波和气囊导管、弹簧圈压迫止血。操作中应注意防止由气囊过度充气或留置时间过长引起支气管黏膜缺血性损伤和阻塞性肺炎。支气管镜下处理是大咯血治疗的重要手段。其主要的治疗目的是清除积血、防止窒息及进行局部止血。由于支气管镜操作可能会刺激患者呼吸道黏膜，导致剧烈咳嗽，从而加重咯血。如果出血量大，则容易导致视野模糊，无法找到出血部位，从而无法进行治疗。这些均可能给患者带来风险。因此支气管镜操作前应做好充分的救治准备，应保证气道的畅通，最好建立可靠的人工气道。尽可能减轻操作引起的咳嗽。根据出血的部位不同，处理有所区别。不同的部位，支气管镜止血的方法不一。如果是小的支气管远端出血，除局部灌注冰盐水、1 ∶ 10 000 肾上腺素、凝血酶等止血药物外，还可直接将支气管镜头端向远端推送，直接嵌顿在出血的支气管进行止血。应用止血酶后一定要注意吸出形成的凝血块。此外，一定确认嵌顿部位的准确，也可使用止血球囊阻塞支气管止血。对于管腔直径超过支气管镜的气道，可以使用球囊进行止血。气管部位的出血，由于不能长时间中断通气，止血球囊压迫止血常难以奏效，可采用气管插管，利用球囊直接对出血部位进行压迫，或将气管插管插过出血部位远端对球囊进行充气，利用插管球囊保护远端气道不被血液充填。对于左右主支气管出血，或单侧大量出血，部位一时难以界定的，可以通过支气管镜引导，插入双腔气管插管，隔离出血侧气道，保护非出血侧气道通畅。也可利用止血球囊对出血侧支气管进行压迫和阻塞出血侧支气管，保证对侧气道畅通。硬质支气管镜（简称硬镜）是处理大咯血的有力武器。其管腔宽大，吸引方便，可进入多种器械，可在操作时进行通气，在处理大咯血时有很多优势。可通过硬质支气管镜的活检钳、冷冻探头，非常便利地取出血块，防止窒息的发生。对于单侧大出血，可以利用纱布或明胶海绵直接将左侧或右侧支气管阻塞，终止出血，防止对侧气道被血液充填。出血停止后 48 ～ 72 小时，应在硬镜下小心取出纱布填塞物，以防发生阻塞性肺炎。对于气道壁可见的出血，可考虑用氩等离子体凝固术、电凝、激光等热治疗进行局部止血。注意治疗过程中可能引起气道内着火、气道穿孔及后续的气道瘢痕狭窄。

3. *手术治疗*　对于反复大咯血经积极保守治疗无效，24 小时内咯血量超过 1500ml，或一次咯血量达到 500ml，有引起窒息先兆而出血部位明确且没有手术禁忌证者，可考虑急诊手术止血。手术的禁忌证包括两肺广泛性弥漫性病变、出血部位不明确、全身情况差、心肺功能差不能耐受手术、凝血功能障碍。手术时机最好选择在咯血间歇期以减少手术并发症。

六、并发症的防治

咯血并发症主要有窒息、失血性休克、吸入性肺炎和肺不张等，应注意及时通畅气道、扩容、抗感染等，限于篇幅不一一赘述。

七、致命性咯血的识别与急救

致命性咯血是指频繁咯血可能引发窒息或已发生窒息。据报道一组15例窒息患者中11例死亡，病死率达73.33%。发生咯血至死亡最短不超过5分钟，最长也不过45分钟，平均14.3分钟，故应对可能窒息的患者进行紧急处理。

1. *识别窒息的危险因素* ①患者心肺功能不全，体质衰弱，咳嗽力量不足；②气管和支气管移位，使支气管引流障碍；③精神过度紧张等原因，导致声门或支气管痉挛；④咯血后误用大量镇静、止咳剂，使血不易咳出，阻塞支气管而发生窒息。

2. *危重咯血的表现* 患者咯血突然增多，如满口血痰，甚至满口血液、连续咳嗽并咯出血液，或胸闷难忍、烦躁、大汗淋漓、端坐呼吸等提示大咯血。

3. *识别窒息症状* 当患者突然两眼凝视、表情呆滞，甚至神志不清；咯血突然不畅、停止，或见暗红色血块，或仅从鼻、口流出少量暗红色血液，随即张口瞪目；咯血中突然呼吸加快，出现三凹征、一侧肺呼吸音减弱消失等，均提示发生窒息。

4. *紧急处理* 如表现为危重咯血，则应争分夺秒，综合处理，严防窒息发生。主要措施如下：

（1）体位引流：将患者取头低足高45° 俯卧位，拍背，迅速排出积血，头部后仰，颜面向上，尽快清理口腔内积血，同时取出义齿，保持呼吸道通畅，有效给氧。

（2）气管插管：将有侧孔的8号气管内导管插入气管内，边进边抽吸，动作要轻巧迅速，深度一般24～27cm（到隆突），将血液吸出（必要时用支气管镜吸血），直至窒息缓解。在持续大量出血时，如知道病变部位，可把气管内导管在支气管镜引导下，直接插入健侧，以保护健侧肺部，免使血液溢入，保障气体交换；然后再进行栓塞治疗。

（3）气管镜：推荐使用硬质气管镜，容易保持气道通畅，且易吸出血液。如无此器械，故亦可用纤维支气管镜。在镜下可用气囊压迫、热止血、激光止血及使用止血药物。

（4）支气管动脉栓塞治疗：可作为紧急治疗，亦可作为选择性治疗。对于大咯血或顽固性咯血者，可先行支气管动脉造影，再行支气管动脉插管，注入栓塞剂进行支气管动脉栓塞。临床上遇到这种情况，重点是预防和处理窒息，迅速准确地止血，必要时补充血容量，之后再进一步查明病因。

（彭 放 周 妍）

参考文献

陈国良，靳永强，薛辉，等，2017. 单侧肺静脉闭锁2例并文献复习. 实用心脑肺血管病杂志，25(8):102-105.

成人支气管扩张症诊治专家共识编写组，2012. 成人支气管扩张症诊治专家共识. 中华结核和呼吸杂志，35(7):485-492.

崔晶，王中金，1987. 胸膜、肺阿米巴病. 实用内科学杂志，7(2):98-100.

高中波，王宝琛，袁子波，2013. 咯血的临床与影像学诊断. 内蒙古中医药，1:80.

葛均波，徐永健，王辰，2018. 内科学. 9版. 北京：人民卫生出版社：166-169, 287-288, 548.

胡金苗，李莉，吴琦，2015. 肺隔离症的临床特征、诊断及治疗分析. 实用心脑肺血管病杂志，23(2):103-105.

拉周措毛，2013. 特发性肺含铁血黄素沉着症临床诊断与影像学分析. 中国现代药物应用，7(22):88-89.

李兰娟，任红，2018. 传染病学. 9版. 北京：人民卫生出版社：92-322.

马晓丹，马坚，马永涛，等，2003. 鼻窦炎-支气管炎-内脏易位综合征二例. 中国优生与遗传杂志，11(3):104.

王敏，王捷，2014. 肺小血管炎的诊断治疗进展. 临床误诊误治，27(5):105-107.

杨忠，朱厚明，2016. 肺出血肾炎综合症的CT表现. 实用医学影像杂志，17(4):355-356.

张永，杨绍荣，程德云，2003. 先天性支气管囊肿的临床及病理分析. 中华结核和呼吸杂志，26(10):619-622.

中华人民共和国国家卫生和计划生育委员会，2017. 肺结核诊断(WS 288—2017). 北京：中国标准出版社.

中华人民共和国国家卫生健康委员会，2019. 原发性肺癌诊疗规范(2018年版). 肿瘤综合治疗电子杂志，5(3):100-120.

中华医学会风湿病学分会，2005. 临床诊疗指南：风湿病分册. 北京：人民卫生出版社.

中华医学会妇产科学分会子宫内膜异位症协作组，2015. 子宫内膜异位症的诊治指南. 中华妇产科杂志，50(3):161-169.

中华预防医学会劳动卫生与职业病分会职业性肺部疾病学组，2018. 尘肺病治疗中国专家共识(2018年版). 环境与职业医学，35(8):677-689.

第 42 章
发热鉴别诊断

第一节　发热的定义、机制及分类

一、定义

发热是指在致热原作用下或各种原因引起体温调节中枢功能障碍时，体温升高超出正常范围。在临床上常作为许多疾病的症状出现，大多数情况下，发热是人体对致病因子的一种病理生理反应。通常认为口温高于 37.3℃、肛温高于 37.6℃，或一日内体温变动超过 1.2℃时即称为发热。

热程在 2 周以内的发热称为急性发热，急性发热患者热程短，多伴有明显的伴随症状；发热持续 3 周以上，体温多次超过 38.3℃，经过至少 1 周深入细致的检查仍不能确诊的一组疾病称为不明原因发热（fever of unknown origin，FUO）。体温 37.5 ～ 38.4℃持续 4 周以上者称长期低热。

二、正常体温与生理变异

正常人健康人的体温在体温中枢的调节下，产热与散热处于动态平衡，维持人体的体温在相对恒定的范围之内。在生理状态下，不同的个体、同一个体在不同的时间和环境下，体温均会有所不同。

（1）不同个体：儿童由于代谢率高，体温可比成年人高；老年人代谢率低，体温比成年人低。

（2）同一个体不同时间：正常情况下，人体体温在早晨较低，下午较高，但一般波动范围不超过 1℃；妇女在排卵期和妊娠期体温较高，月经期较低。

（3）不同环境：运动、进餐、情绪激动和高温环境下工作时体温较高，低温环境下体温较低。

三、发热机制

可分为致热原性发热和非致热原性发热两大类。

（一）致热原性发热

致热原是一类能引起恒温动物体温异常升高的物质的总称，包括内源性和外源性两大类：

1. 外源性致热源（exogenous pyrogen）　是指能激活致热原细胞产生和释放致热性细胞因子的物质，又称为发热激活物，主要包括：①各种微生物病原体及产物，如细菌、病毒、真菌及细菌毒素等；②炎性渗出物及无菌性坏死组织；③抗原抗体复合物；④某些类固醇物质，特别是肾上腺皮质激素的代谢产物本胆烷醇酮（etiocholanolone）；⑤多糖体成分及多核苷酸、淋巴细胞激活因子等。

外源性致热原多为大分子物质，不能通过血脑屏障直接作用于体温调节中枢，而是通过激活血液中的白细胞（中性粒细胞、嗜酸性粒细胞和单核吞噬细胞系统）使其产生并释放内源性致热原，后者可通过血脑屏障直接作用于体温调节中枢，引起发热。

2. 内源性致热原（endogenous pyrogen，EP）　又

称白细胞致热原，是指一些由免疫细胞和部分非免疫细胞合成并释放的细胞因子，具有细胞间信息传递、免疫调节作用的一大类小分子蛋白质或多肽。主要包括白细胞介素（interleukin，IL）-1、IL-6、肿瘤坏死因子（tumor necrosis factor，TNF）和干扰素（interferon，IFN）等炎症因子。

目前认为其导致发热的机制可能是通过某些生物活性物质或指标如前列腺素 E_2（PGE_2）、单胺（去甲肾上腺素、5-羟色胺）、环腺苷酸（cAMP）、钙/钠值改变、内啡肽等作为中介，作用于体温调节中枢，使体温调定点上移，从而对体温重新调节，发出调节冲动，作用于交感神经，引起皮肤血管收缩，散热减少；另外，作用于运动神经引起骨骼肌的周期性收缩而发生寒战，使产热增加。因皮肤血管收缩使皮肤温度下降，刺激了冷感受器向丘脑下部发出传入冲动，也参与寒战的发生。因此调节的结果是产热大于散热，以致体温升高，上升到体温调定点相适应的新水平。

（二）非致热原性发热

此类发热不是由致热原所致，常见于以下几种：

（1）体温调节中枢直接受损，如颅脑外伤、出血、炎症等。

（2）引起产热过多的疾病，如甲状腺功能亢进症、癫痫持续状态等。

（3）引起散热减少的疾病，如广泛性皮炎、心力衰竭等。

四、原因分类

引起发热的原因很多，按有无病原体侵入人体可分为感染性发热和非感染性发热两大类。

（一）感染性发热

引起感染性发热的病原体有细菌、病毒、支原体、螺旋体、真菌及寄生虫等。各种病原体侵入人体后可引起相应的疾病，不论急性还是慢性、局灶性还是全身性均可引起发热。感染性疾病占发热原因的 50% ～ 60%。

（二）非感染性发热

由病原体以外的其他原因引起的发热称为非感染性发热。

1. *吸收热*　由于组织坏死、组织蛋白分解和坏死组织吸收引起的发热称为吸收热。可见于以下几种情况：

（1）物理和机械性损伤：大面积烧伤、创伤、大手术后、骨折、内脏出血和热射病等。

（2）血液系统疾病：白血病、恶性淋巴瘤、恶性组织细胞病、骨髓增生异常综合征、多发性骨髓瘤、急性溶血、血型不合输血等。

（3）肿瘤性疾病：血液恶性肿瘤之外的各种恶性肿瘤。

（4）血栓栓塞性疾病：静脉血栓形成，如股静脉血栓形成；动脉血栓形成，如心肌梗死、肺动脉栓塞；微循环血栓形成，如血栓性血小板减少性紫癜等。

2. *变态反应性发热*　变态反应产生的抗原抗体复合物作为外源性致热原，可以激活致热原细胞，使其产生并释放 IL-1、TNF、IFN 等引起发热（如风湿热、药物热、血清病）及各种结缔组织病（如系统性红斑狼疮、多发性肌炎与皮肌炎、结节性多动脉炎等）。

3. *中枢性发热*　有些致热因素不通过内源性致热原而直接损害体温调节中枢，使体温调定点上移后发出调节冲动，造成产热大于散热，体温升高，称为中枢性发热。这类高热的特点是高热无汗，常见此类致热因素如下：

（1）物理因素：如中暑等。

（2）化学因素：如重度催眠药中毒等。

（3）机械因素：如颅内出血、颅内肿瘤细胞浸润等。

（4）功能性因素：如自主神经功能紊乱和感染后低热等。

4. *其他*　如甲状腺功能亢进、痛风、严重脱水、致热原引起的输液或输血反应等。

第二节　发热的症状、体征及诊断

一、发热的症状及伴随情况

（一）寒战

寒战常见于大叶性肺炎、败血症、急性肝胆道感染、急性肾盂肾炎、流行性脑脊髓膜炎、疟疾、钩端螺旋体病、药物热、急性溶血、输血或输液反应等。

（二）全身状况

渐进性消瘦常见于结核病、恶性肿瘤等。

（三）各系统症状

1. *神经系统*　发热时中枢神经系统的兴奋性往往增高，患者可有烦躁不安、头晕、头痛、失眠等症状。体温上升到 40 ～ 41℃时可出现幻觉、谵妄，甚至发生昏迷和抽搐，幼儿中枢神经系统发育尚未成熟、兴奋易扩散，更易发生此等情况；体温超过 42.5℃时，即可由蛋白质变性和酶功能失常导致脑细胞不可逆的损伤。身体虚弱者或某些感染伴发热时，中枢神经系统可呈抑制状态，表现为淡漠、嗜睡等。在体温上升和高热持续期，交感神经的紧张性增高，而副交感神经的紧张性则在退热期增强。

2. *心血管系统*　发热时交感肾上腺系统功能增高和血温升高刺激窦房结，导致患者心血管系统功能增强，表现为心率加快、心肌收缩力加强、心排血量增加、血流加快等，心血管紧张性亦增高，血压可略见升高。一般体温每升高 1℃，心率约增加 20 次 / 分，儿童心率的增加较成人多。当某些感染或缺血、缺氧、中毒等因素影响心脏，使心肌受损，甚至出现心肌炎时，可表现为体温上升不多，但心率显著增快。某些感染如伤寒、病毒性肺炎，以及严重中毒、脑干损伤及心脏传导阻滞等，体温虽上升很高，心率却相对徐缓或心率不增加甚至减慢。伴有颅内压升高的发热（如脑膜炎、脑脓肿等）患者，也可出现心率相对缓慢。退热期由于副交感神经的兴奋性相对增高，心脏活动变弱，周围血管扩张，同时大量出汗引起血容量减少，可使血压下降，发生虚脱，此等情况在高热骤退时更易发生。

3. *呼吸系统*　高热患者的呼吸变化比较明显，在寒战时呼吸加快，每分钟容量增加，潮气量减少。由于快而浅的呼吸，动脉血氧压略有降低，呼吸性碱中毒较为多见。发热时呼吸加快也有利于热的散发。

4. *消化系统*　发热时消化液生成和分泌减少，胃肠蠕动减弱。由于唾液分泌减少，舌和口腔黏膜干燥，有利于细菌和其他病原体的侵袭和生长，而引起舌炎、齿龈炎等。各种消化酶、胃酸、胆汁等分泌减少，导致食物（尤其是蛋白质和脂肪）的消化和吸收受到影响，因而有利于发酵和腐败过程的进行，使肠内积气引起鼓肠。发酵和腐败产物的吸收可引起人体中毒、食欲减退等。胃蠕动减弱和交感神经兴奋性增高所致的幽门括约肌收缩，使胃排空时间延长，潴留于胃内已发酵的食物刺激胃壁，易引起恶心和呕吐。肠蠕动减弱和水分再吸收减少，可引起便秘。

5. *泌尿系统*　体温上升和高热持续时，体内的水分和钠盐潴留，同时肾小管的再吸收功能增强，因而尿量减少、比重增高，尿中氯化物含量降低。退热时尿量增加、比重降低，其中氯化物排出增多。感染性发热时高热和病原体毒素的作用使肾实质细胞发生变性，尿中可出现蛋白质和管型。

6. *代谢变化*　发热时机体代谢功能大大增强，耗氧量增加。体温每上升 1℃，基础代谢约增加 13%。由于交感肾上腺系统的兴奋和垂体肾上腺皮质分泌的增多，肝糖原分解加强，血糖升高，甚至出现糖尿。糖酵解也增强，血内乳酸含量增高。蛋白质和脂肪分解显著增加，引起氮质、酮体等代谢产物的积聚和体重减轻。高热期间通过呼吸加快和体表的蒸发，水的丢失增多。在退热期由于出汗和利尿的增强，有大量水和电解质排出。发热患者的维生素消耗量增多，长期发热患者易出现维生素（尤其是B族维生素和维生素C）的缺乏。

7. *防御功能*　发热时单核吞噬细胞系统功能增强，白细胞增多，吞噬作用加强，抗体形成加速，细胞免疫功能提高，以上情况均有利于人体抵抗感染。许多发热性疾病伴有肝急性期蛋白质合成增加，这些蛋白质多为天然免疫启动过程中产生的免疫活性因子，有助于对细菌及其毒素的控制，不利于病原体生存。

二、临床诊断步骤

发热的原因虽然极为复杂，但通过询问病史、仔细查体及必要的实验室和辅助检查，绝大多数的发热原因可以查明。

（一）询问病史

仔细询问病史往往可以为发热的诊断与鉴别诊断提供重要线索，尤其对缺乏客观体征的长期发热患者更为重要。特别需要注意的是既往发热病史、用药史、外科手术史、输血史、动物接触史、职业史、业余爱好史及旅游史等。蚊虫叮咬可引起乙型脑炎、疟疾、登革热等；有牧区逗留与牲畜接触史者可患布鲁氏菌病；1个月内有血吸虫病疫水接触史者可发生急性血吸虫病。同性恋者及静脉注射毒品成瘾者的发热待查常以艾滋病或合并机会性感染的可能性较大。询问患者发热前2～3周有无皮肤外伤及疖肿史，如有则是诊断葡萄球菌败血症的重要线索。在用药过程中出现原因未明发热要注意药物热的可能。大量使用广谱抗生素、糖皮质激素、免疫抑制剂等引起二重感染（机会性感染）而致发热不退，或热退后又再发热者亦时有见到。

（二）观察体温与热型

在对发热待查患者进行观察前，首先必须确定患者是否发热。必要时口腔与直肠温度同时记录。因为主诉发热的患者中有少数经观察证明无发热，而是生理性体温波动或伪装热。

许多发热性疾病具有特殊的热型，有时可起到提示诊断的作用，常见的热型如下：

（1）稽留热：多为高热，常持续在40℃上下，一日间温差仅在1℃以内，见于伤寒、斑疹伤寒、大叶性肺炎等。

（2）弛张热：又称败血症热型。体温常在39℃以上，24小时内体温波动范围超过2℃，但都在正常水平以上。常见于败血症、风湿热、重型肺结核及化脓性炎症等。

（3）间歇热：体温骤升达高峰后持续数小时，然后迅速降至正常水平，无热期（间歇期）可持续1至数天，如此高热期与无热期反复交替出现。可见于疟疾、急性肾盂肾炎、淋巴瘤、败血症等。

（4）波状热：体温逐渐上升达39℃或以上，数天后又逐渐下降至正常水平，持续数天后又逐渐升高，如此反复多次。常见于布鲁氏菌病、登革热等。

（5）回归热：体温急骤上升至39℃或以上，持续数天后又骤然回复到正常水平，高热期与无热期各持续若干天后规律性交替1次。可见于回归热、霍奇金淋巴瘤、周期热等。

（6）不规则热：发热的体温曲线无一定规律，可见于结核病、风湿热、支气管肺炎、渗出性胸膜炎、流行性感冒、败血症等。

必须提到的是在疾病过程中，也可由2种或2种以上热型交互存在，如肺炎并发脓胸及肺脓肿等，热型可由典型的稽留热变为弛张热。另外，由于抗菌药物的普遍应用，及时控制了感染，或解热药与肾上腺糖皮质激素的应用，也可使发热变为不典型。此外，热型还与个体反应有关，故对发热患者应按具体情况做出具体分析，才能对疾病做出正确的判断。

（三）观察热程和伴随症状

一般说来，热程短、高热、寒战等中毒症状者，在抗生素应用、病灶切除、脓肿引流后发热即终止，全身情况也随之改善，则有利于感染性疾病的诊断；如热程中等，但呈渐进性消耗、衰竭者，以结核和恶性肿瘤多见；热程长，无毒血症状，发作与缓解交替出现，则有利于结缔组织病的诊断。

（四）体格检查

在临床中要重视新出现的尤其是一过性的症状和体征，并据此进行有关的检查。常见的体征可能可以提示发热原因（图42-2-1）。

1. *一般状况及全身皮肤黏膜检查*　注意全身营养状况，恶病质提示重症结核、恶性肿瘤。注意有无皮肤改变及皮疹：斑疹见于斑疹伤寒、丹毒；面部蝶形红斑、指端及甲周红斑提示系统性红斑狼疮；环形红斑见于风湿热；丘疹和斑丘疹见于猩红热、药物热；玫瑰疹见于伤寒和副伤寒。睑结膜及皮肤少许瘀点，指端、足趾、大小鱼际肌有压痛的奥斯勒结节见于亚急性感染性心内膜炎；软腭、腋下条索状或抓痕样出血点见于流行性出血热；耳廓、跖趾、掌指关节等处结节为痛风石，见于痛风患者；皮肤散在瘀点、瘀斑、紫癜见于再生障碍性贫血、急性白血病及恶性组织细胞瘤；大片瘀斑提示弥散性血管内凝血。皮肤和软组织的化脓性病灶，常为发热原因或败血症的来源。皮肤巩膜出现黄疸提示肝、胆道疾病，溶血性疾病和中毒性肝损害。

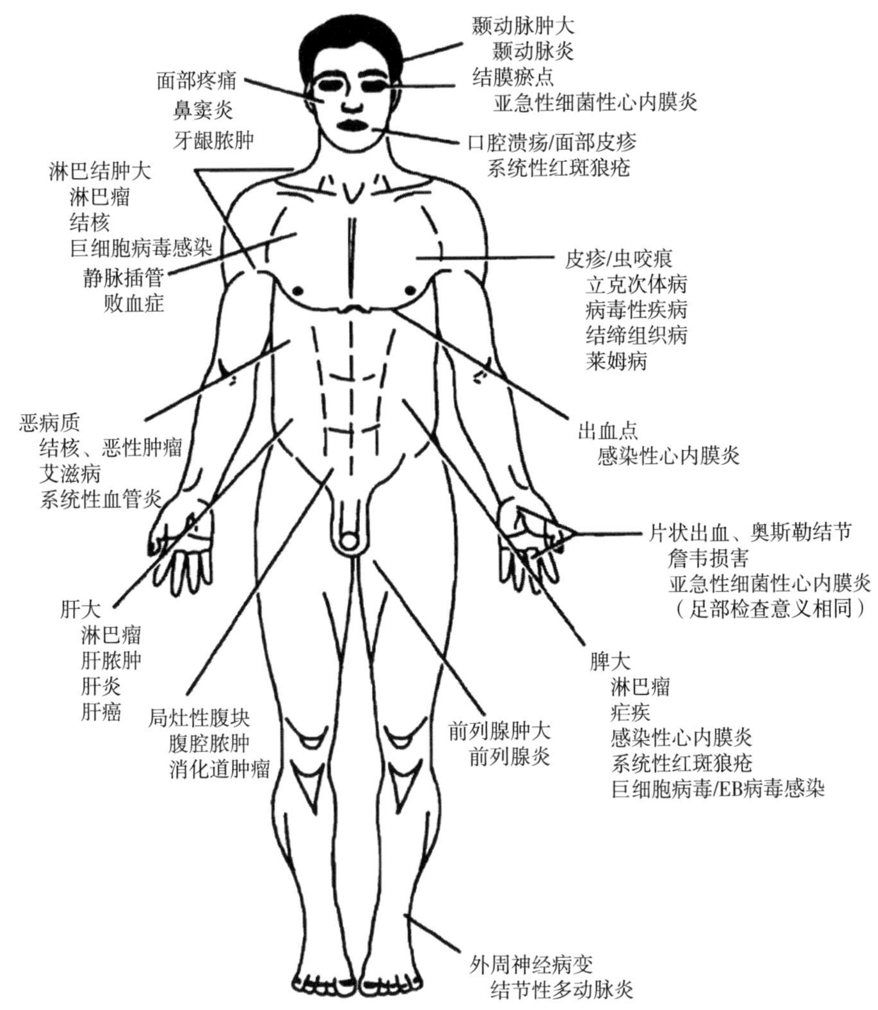

图 42-2-1　发热常见体征与可能原因

2. 淋巴结检查　注意全身浅表淋巴结有无肿大。局部淋巴结肿大、质软、有压痛者，要注意相应引流区有无炎症。局部淋巴结肿大、质硬、无压痛，可能为癌肿转移；局部或全身淋巴结肿大、质地韧实有弹性、无压痛者可能为淋巴瘤；全身淋巴结肿大尚可见于急慢性白血病、传染性单核细胞增多症、系统性红斑狼疮等。

3. 头颈部检查　结膜充血多见于流行性出血热、斑疹伤寒、麻疹；扁桃体肿大，其上有黄白色渗出物，可以拭去，为化脓性扁桃体炎；外耳道流出脓性分泌物为化脓性中耳炎；乳突红肿伴压痛为乳突炎；鼻窦压痛点有压痛提示鼻窦炎。检查颈部时注意有无阻力，阻力增加或颈项强直提示为脑膜刺激，常见于脑膜炎或脑膜脑炎。甲状腺弥漫性肿大、质软（血管杂音）提示为甲状腺功能亢进。

4. 心脏检查　胸廓隆起常提示心脏肥大；胸骨下段压痛提示白血病、恶性组织细胞病；心脏扩大和新出现的收缩期杂音提示为风湿热；原有心瓣膜病，病程中杂音性质改变，需考虑感染性心内膜炎，应进行超声心动图检查、血培养。

5. 肺部检查　一侧肺局限性叩诊浊音、语颤增强，有湿啰音，提示为大叶性肺炎；下胸部或背部固定或反复出现湿啰音，见于支气管扩张伴继发感染；一侧肺下部叩浊、呼吸音及语颤减低，提示胸腔积液；大量积液时患侧胸廓饱满，气管移向健侧，在年轻患者中以结核性胸膜炎多见，也可见于恶性肿瘤侵犯胸膜或结缔组织病。

6. 腹部检查　右上腹压痛、墨菲征阳性伴皮肤巩膜黄染，提示为胆囊炎、胆石症发热；中上腹明显压痛、胁腹部皮肤见灰紫斑（格雷-特纳征）或脐周皮肤青紫（卡伦征），甚至上腹部可触及肿块，见于坏死性胰腺炎；转移性腹痛伴麦氏点压痛，多为阑尾炎；右下腹或全腹疼痛伴明显压痛，有时在右下腹或脐周扪及腹块，腹壁或会阴部有瘘管并有粪便与气体排出，全身营养较差，可能为克罗恩病；全腹压痛、反跳痛见于腹膜炎；肝大、质硬、表面有结节或巨块，提示为肝癌；肝脾同时肿大，可能为白血病、淋巴瘤、恶性组织细胞病、系统性红斑狼疮、败血症等。季肋点压痛、肾区叩击痛可能为上尿路感染。

7. *四肢检查* 杵状指合并发热，可见于肺癌、肺脓肿、支气管扩张、感染性心内膜炎等。多关节红肿、压痛见于风湿热、系统性红斑狼疮、类风湿关节炎。化脓性关节炎、结核性关节炎、痛风的早期常侵犯单个关节。发热伴有肌肉疼痛见于许多急性传染病，一般无特征性诊断意义。腓肠肌剧烈疼痛，甚至不能站立与行走，常提示钩端螺旋体病。多发性肌肉显著疼痛可见于多发性肌炎或皮肌炎。

8. *神经系统检查* 发热伴意识障碍或脑膜刺激征常见于中枢神经系统感染。应注意发热兼有中枢神经系统症状、体征者，有不少起源于急性全身感染、内分泌代谢障碍、结缔组织病、中毒等全身性疾病，应注意与中枢神经系统疾病相鉴别。

（五）实验室检查

实验室检查及器械检查可补充病史与体检的不足，尤其对一些仅以发热为主要症状而缺乏明确反映脏器损害的症状和体征的患者，往往有重要的诊断与鉴别诊断意义。血、尿、大便常规与胸部X线检查属于发热的常规检查。血培养应列为未明原因发热的常规检查。其他检查根据临床提示，有针对性地选择应用。

1. *血常规* 白细胞计数及分类对发热的鉴别诊断有重要初筛价值。白细胞总数及中性粒细胞数升高，提示为细菌性感染，尤其是化脓性感染；也见于某些病毒感染如流行性出血热；成人Still病、风湿热亦有白细胞增多。极度白细胞增多见于白血病及类白血病反应。大多数病毒感染白细胞不增多甚至减少，这一现象亦可见于某些细菌感染（如伤寒或副伤寒、结核病的某些类型）和某些原虫感染（如疟疾、黑热病）。嗜酸性粒细胞增多见于寄生虫病、变态反应性疾病等；嗜酸性粒细胞消失是诊断伤寒的一个有力支持点，有助于与其他急性传染病相鉴别。绝对性淋巴细胞增多，见于传染性单核细胞增多症、传染性淋巴细胞增多症、百日咳、淋巴细胞白血病等；淋巴细胞减少，见于大多数病毒感染，如严重急性呼吸综合征（severe acute respiratory syndrome，SARS）和人感染高致病性禽流感等。全血细胞减少伴发热，见于恶性组织细胞病、重型再生障碍性贫血、白细胞减少的急性白血病、全身血行播散性结核病、癌肿骨髓转移、黑热病、艾滋病等。

2. *尿常规* 尿中白细胞增多，尤其是出现白细胞管型，提示急性肾盂肾炎；尿中出现红细胞，可见于尿路感染、败血症等。蛋白尿伴或不伴管型尿见于钩端螺旋体病、流行性出血热、系统性红斑狼疮等；蛋白尿也见于轻链型多发性骨髓瘤。

3. *大便常规* 隐血试验阳性，大便有红细胞、白细胞均提示有胃肠道病变。

4. *X线* 伴有肺部病征的发热是发热的常见原因，因此胸部X线检查应列为发热的常规检查。

5. *血培养和骨髓培养* 血培养应列为不明原因发热（尤其具感染性血象者）的常规检查，该检查对败血症、伤寒或副伤寒、布鲁氏菌病、感染性心内膜炎等疾病的原因学诊断具有决定性意义。骨髓培养可提高诊断的敏感度。对长期使用广谱抗生素、糖皮质激素、免疫抑制剂及化疗药物者，或严重疾病状态全身衰竭患者，要注意真菌或厌氧菌感染的可能，应进行血真菌和厌氧菌培养。

6. *各种传染病的病原学及血清学检查* 目前我国仍有多种传染病流行，这类疾病构成国人急性发热的常见原因。而且，由于早期干预治疗，临床表现常不典型，病原学及血清学检查对这类疾病的及早确诊至关重要。可根据流行病学资料及临床表现的提示选择有关检查。

7. *骨髓涂片* 原因未明的长期发热（尤其伴进行性贫血者）是骨髓涂片检查的指征。该检查对各种血液病具有确诊的价值。

8. *结缔组织病相关检查* 原因未明的长期发热，疑似结缔组织病者可进行相关检查，包括红细胞沉降率（又称血沉）、C反应蛋白、蛋白电泳、免疫球蛋白、补体等常规项目，以及选择检查各种自身抗体如抗核抗体（antinuclear antibody，ANA）谱、类风湿因子（rheumatoid factor，RF）、抗中性粒细胞胞质抗体（antineutrophil cytoplasmic antibody，ANCA）、抗磷脂抗体等。

9. *影像学检查* 除了上述胸部X线检查作为常规检查外，根据临床提示可选择B超、CT、PET/CT、MRI用于胸、腹及颅内病灶的诊断；X线小肠钡剂造影用于消化道病变诊断；逆行胰胆管造影（ERCP）或磁共振胰胆管成像（MRCP）用于胆道病变诊断。

10. *内镜检查*　包括呼吸内镜（支气管镜、胸腔镜和纵隔镜）、消化内镜（胃镜、结肠镜、小肠镜、胶囊内镜等）、泌尿内镜（如膀胱镜）、耳鼻咽喉镜等对诊断均有帮助。

11. *活体组织检查*　对原因未明长期发热而兼有淋巴结肿大者淋巴结活检往往能为诊断提供重要依据，阳性发现对淋巴结结核、淋巴瘤及癌的淋巴结转移有确诊价值。对某些诊断有困难的血液病如淋巴瘤、白血病、恶性组织细胞病、多发性骨髓瘤等骨髓活检可提高检出率。对诊断确有困难而有肝脾大或腹膜后淋巴结或纵隔淋巴结肿大者，可考虑在B超或CT引导下行肝、脾、淋巴结穿刺或腹腔镜下取活检。气管镜下病变组织活检对支气管癌及支气管内膜结核有确诊意义。

12. *其他*　疑似感染性心内膜炎或心肌病者行超声心动图检查。疑似中枢神经系统感染者行脑脊液检查。疑似甲状腺功能亢进者行甲状腺功能检查。PPD皮试作为结核病的辅助检查。某些血清肿瘤标志物如甲胎蛋白（AFP）、癌胚抗原（CEA）、CA19-9、CA125对消化系恶性肿瘤，前列腺特异性抗原（PSA）对前列腺癌具有辅助诊断价值。炎症标志物对发热的鉴别也有参考价值，如降钙素原、C反应蛋白等。生化、肝功能、血清酶学检查对内分泌疾病、肝炎、心肌炎或心肌梗死、肌炎的诊断有帮助。

依据病史、体格检查及实验室检查结果的综合分析，一般可得出发热患者的原因诊断。急性发热原因诊断一般不困难。而对于不明原因发热（FUO）的诊断流程可参考图42-2-2。

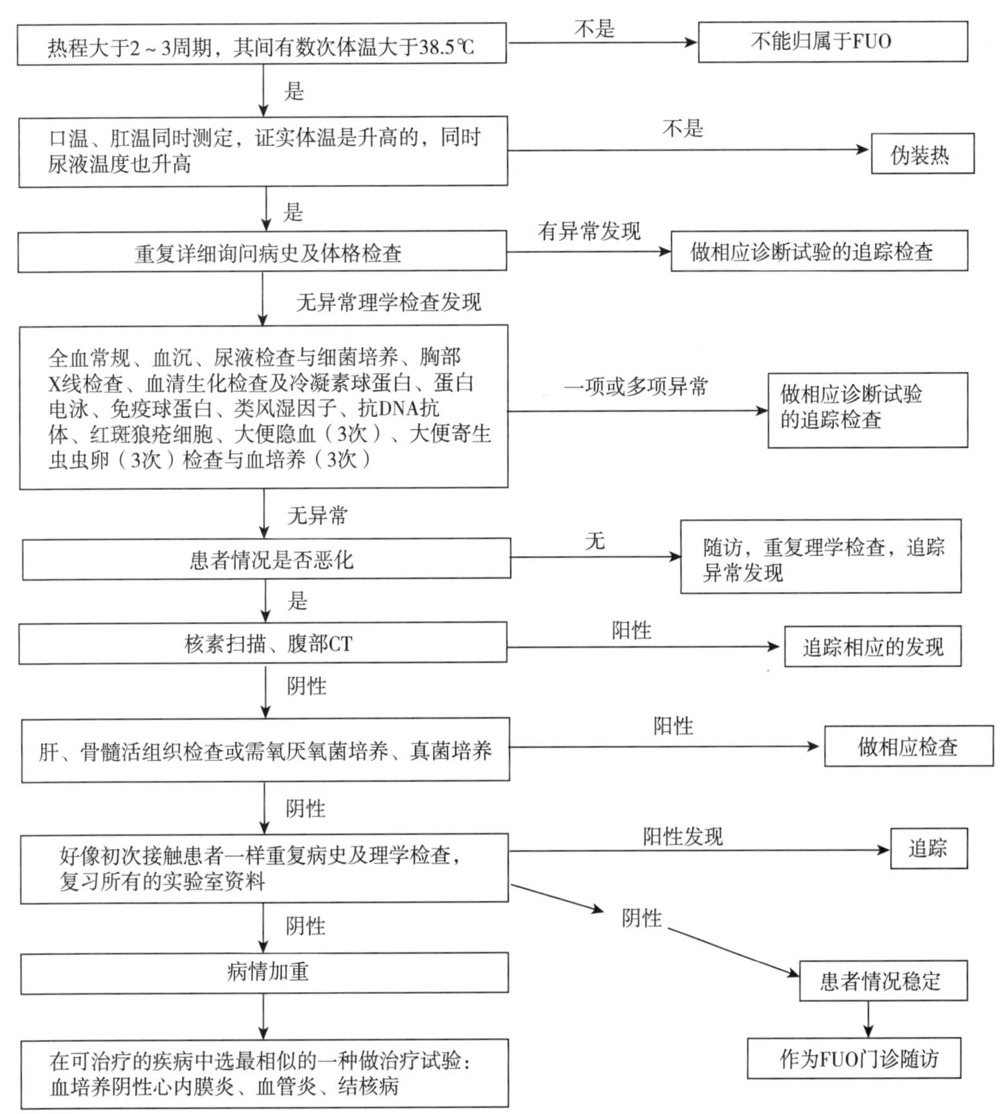

图42-2-2　不明原因发热（FUO）诊断步骤

第三节 心内科常见的发热病种及鉴别

发热是一个临床症状，不是某种疾病所特有的一种表现，可以出现在各种系统疾病中，也就是说多种疾病都可以发热来就诊，所以发热的鉴别变得非常重要，本节主要阐述心内科常见的伴随发热症状的疾病，有感染性相关的如心肌炎、心包炎，也有非感染性的心脏肿瘤、心肌梗死等（图 42-3-1）。

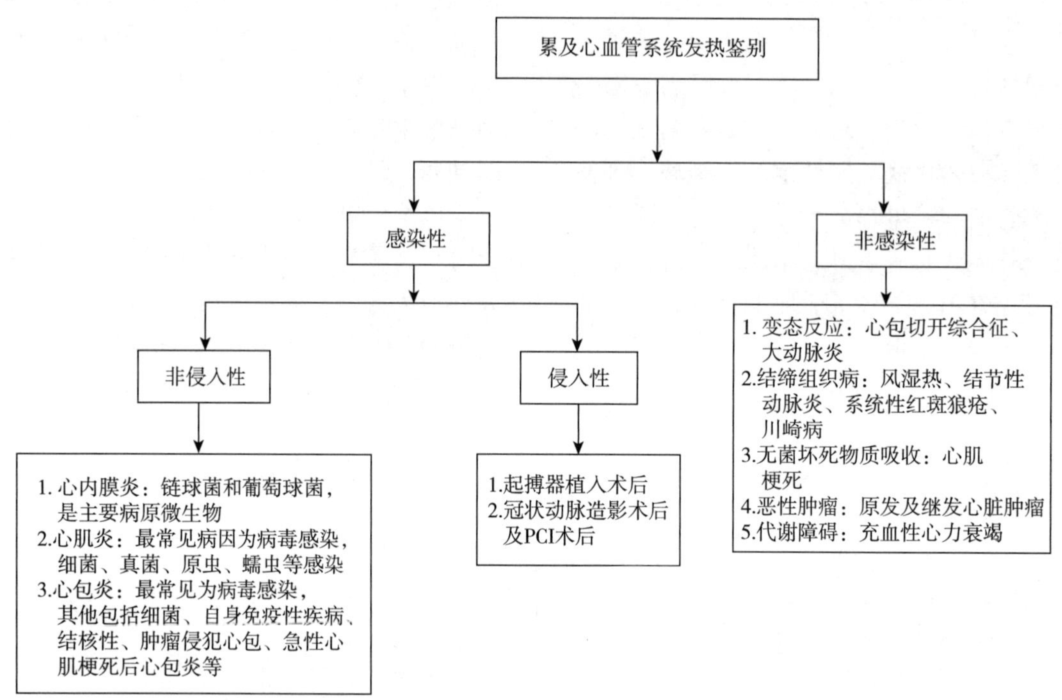

图 42-3-1 心血管系统疾病常见的发热病种

下面将具体论述心血管系统相关疾病引起的发热。

一、心内膜炎

感染性心内膜炎（infective endocarditis，IE）为心脏表面的微生物感染，伴赘生物形成，赘生物为大小不等、形状不一的血小板和纤维素团块，内含大量微生物和少量炎症细胞。瓣膜为最常受累部位，也可发生在间隔缺损部位、腱索或心壁内膜。

常见的临床表现可分为三大类症状，即全身感染症状、心脏症状、栓塞及血管症状，包括发热、心脏杂音、贫血、皮肤黏膜的瘀点瘀斑、肝大或脾大、脏器栓塞、神经系统症状、心功能不全或心力衰竭、杵状指、转移性脓肿、细菌性动脉瘤等。其中，发热、贫血及皮肤黏膜的瘀点瘀斑是最常见的首发症状。

（一）病因

链球菌和葡萄球菌是引起感染性心内膜炎的主要病原微生物，急性者主要由金黄色葡萄球菌引起，少数由肺炎链球菌、A 族链球菌、淋球菌和流感嗜血杆菌等所致。亚急性者，最常见由甲型溶血性链球菌引起，其次为 D 族链球菌（肠球菌和牛链球菌）、表皮葡萄球菌，其他细菌较少见。真菌、立克次体和衣原体为自体瓣膜心内膜炎的少见致病微生物。

（二）病理

基本病理变化为在心瓣膜表面附着由血小板、纤维蛋白、红细胞、白细胞和感染病原体组成的赘生物（图 42-3-2）。后者可延伸至腱索、乳头肌和室壁内膜。赘生物下的心内膜有炎症反应和灶性坏死。以后感染病原体被巨噬细胞吞噬，赘生物被纤维组织包绕，发生机化、玻璃样变或钙化，最后被内皮上皮化。但部分赘生物愈合程度不一，有些愈合后还可复发，重新形成病灶。病变严重者，心瓣膜可形成深度溃疡，甚至发生穿孔。偶见乳头肌和腱索断裂。本病的赘生物较风湿性心内膜炎所产生者大而脆，容易碎落成感染栓子，随循环血流播散到身体各部位而产生栓塞，以脑、脾、肾和肢体动脉为多，引起相应脏器的梗死或脓肿。栓塞阻碍血流，或破坏血管壁，引起囊性扩张，形成细菌性动脉瘤，常为致命的并发症。例如，脑部的动脉滋养血管栓塞而产生的动脉瘤，往往可突然破裂而引起脑室内或蛛网膜下腔出血导致死亡。

本病常有微栓或免疫机制引起的小血管炎，如皮肤黏膜瘀点、指甲下出血、奥斯勒结节和詹韦损害等。感染病原体和体内产生相应的抗体形成免疫复合物，沉着于肾小球的基底膜上，引起局灶性、弥漫性或膜型增殖性肾小球肾炎，后者可致肾衰竭。

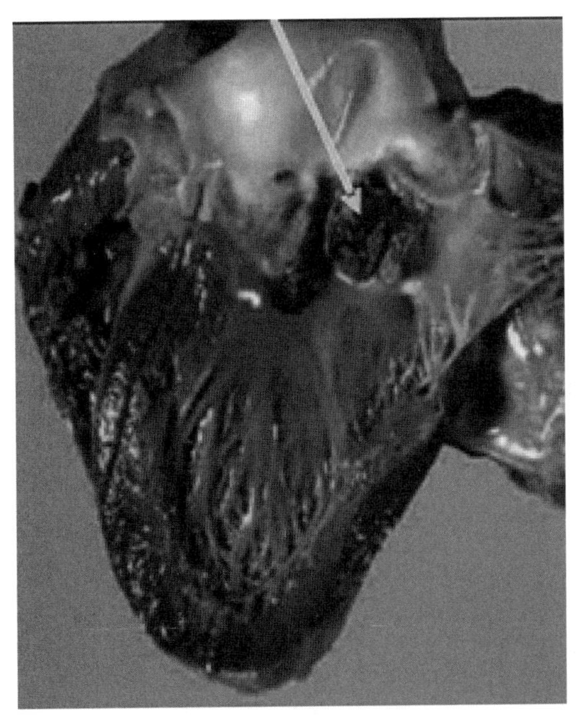

图 42-3-2　心内膜炎瓣膜赘生物

（三）临床表现

1. 发热　是感染性心内膜炎最常见的症状，除有些老年或心、肾衰竭重症患者外，几乎所有的患者都有过不同程度的发热，热型不规则，可为间歇型或弛张型，热程较长。亚急性者起病隐匿，可有全身不适、乏力、食欲缺乏和体重减轻等非特异性症状。可有弛张性低热，一般＜ 39℃，午后和晚上高。低毒力致病菌的感染性心内膜炎很少有寒战，体温大多在 37.5 ～ 39℃，偶可达 40℃以上，也可仅为低热。头痛、背痛和肌肉关节痛常见。急性者呈暴发性败血症过程，有高热寒战，突发心力衰竭者常见。

2. 心脏体征　由于瓣叶或瓣膜支持结构的损害，多出现瓣膜关闭不全的反流性杂音。80% ～ 85% 的患者可闻及心脏杂音，可由基础心脏病和（或）心内膜炎导致瓣膜损害所致。原有的心脏杂音可因心脏瓣膜的赘生物而发生改变，出现粗糙响亮、呈海鸥鸣样或音乐样的杂音。原无心脏杂音者可出现音乐样杂音，约 50% 患儿由于心瓣膜病变、中毒性心肌炎等发生充血性心力衰竭，出现心音低钝、奔马律等。瓣膜损害所致的新的或增强的杂音主要为关闭不全的杂音，尤以主动脉瓣关闭不全多见。约 15% 患者开始时没有心脏杂音，而在治疗期间出现杂音，少数患者直至治疗后 2 ～ 3 个月才出现杂音，偶见治愈后多年一直无杂音出现者。

3. 栓塞症状　一般发生于病程后期，但约 1/3 的患者为首发症状。皮肤栓塞可见散在的小瘀点，指（趾）屈面可有隆起的紫红色小结节，略有触痛，此即奥斯勒结节，较常见于亚急性者；手掌和足底处直径 1 ～ 4mm 无痛性出血红斑为詹韦损害，见于急性患者；指（趾）甲下线状出血；内脏栓塞可致脾大、腹痛、血尿、便血，有时脾大很显著；肺栓塞可有胸痛、咳嗽、咯血和肺部啰音；脑动脉栓塞则有头痛、呕吐、偏瘫、失语、抽搐甚至昏迷等。病程久者可见杵状指（趾），但无发绀。

4. 感染的非特异症状

（1）脾大：占 15% ～ 50%，病程＞ 6 周的患者，脾常有轻至中度的肿大，质软，可有压痛，脾大的发生率已较前明显减少。

（2）贫血：是本病常见症状之一，70% ～ 90% 患者有进行性贫血，多见于亚急性者，有苍白无力和多汗。多为轻、中度贫血，晚期患者有重度贫血。主要与感染抑制骨髓相关。

（3）杵状指。

（四）并发症

1. 充血性心力衰竭和心律失常　心力衰竭是本病常见的并发症，早期不发生，但在以后瓣膜破坏、穿孔，以及其支持结构如乳头肌、腱索等受损，发生瓣膜功能不全，或原有的功能不全加重，产生心力衰竭。感染影响心肌，如心肌炎症，局部脓肿、大量微栓子落入心肌血管，或较大的栓子进入冠状动脉引起心肌梗死等均可导致心力衰竭。其他少见的心力衰竭原因为大的左向右分流，如感染的主动脉窦瘤破裂或室间隔被脓肿穿破。心力衰竭是本病的首要致死原因。当感染累及心肌，侵犯传到组织时，可致心律失常。多数为室性期前收缩，少数发生心房颤动。主动脉瓣的心内膜炎或主动脉窦的细菌性动脉瘤病灶可侵袭房室束或压迫心室间隔，引起房室传导阻滞和（或）束支传导阻滞。

2. 动脉栓塞　急性者较亚急性者多见，较大赘生物栓塞发生率高。常发生于病程晚期，也可为首发症状，或在感染控制后数周至数月发生。有效的抗生素治疗可迅速降低栓塞发生率。

3. 神经系统损害　脑栓塞常见，约占其中50%，主要累及大脑中动脉及其分支；5% 的感染性心内膜炎患者可发生颅内出血，其由脑栓塞或细菌性动脉瘤破裂引起；中毒性脑病可有脑膜刺激征；脑脓肿；化脓性脑膜炎不常见。

4. 细菌性动脉瘤　是一种细菌所致侵袭性动脉炎，占 3% ～ 5%，多见于亚急性者，受累动脉依次为近端主动脉（包括主动脉窦）、脑、内脏和四肢，一般见于病程晚期。颅内动脉瘤易致脑出血。

5. 肾损害　大多数患者有肾损害，包括肾动脉栓塞、肾梗死和免疫复合物所致继发性肾小球肾炎及肾脓肿。氮质血症或明显的肾衰竭常由弥漫性肾小球肾炎所致，在治疗初期可进一步加剧，但常随有效的抗生素治疗而改善。充血性心力衰竭合并肾衰竭是感染性心内膜炎死亡率增高的重要原因之一。

（五）辅助检查

1. 血清学检查

（1）血常规：表现为进行性贫血，多为正细胞性贫血与白细胞计数增多、中性粒细胞升高。血沉增快、C 反应蛋白阳性。当合并免疫复合物介导的肾小球肾炎、严重心力衰竭或缺氧造成红细胞计数增多症时，血清球蛋白常增多，甚至白蛋白、球蛋白比例倒置。免疫球蛋白、丙种球蛋白水平升高，循环免疫复合物增高及类风湿因子阳性。

（2）尿液：常有显微镜下血尿和轻度蛋白尿。肉眼血尿提示肾梗死。红细胞管型和大量蛋白尿提示弥漫性肾小球肾炎。

2. 血培养　是诊断菌血症和感染性心内膜炎的最重要方法。在近期未接受过抗生素治疗的患者血培养阳性率可高达 95% 以上，其中 90% 以上患者的阳性结果获自入院后第一日采取的标本。凡不明原因发热、体温持续在 1 周以上，且原有心脏病者，均应积极反复多次进行血培养，以提高阳性率，若血培养阳性，应做药物敏感试验。

3. 超声心动图　心脏超声检查能够发现赘生物、瓣周并发症等支持心内膜炎的证据，因此对诊断感染性心内膜炎很有帮助。经胸超声心动图（TTE）可检出 50% ～ 75% 的赘生物；经食管超声心动图（TEE）可检出小于 5mm 的赘生物，敏感度高达 95% 以上。此外，在治疗过程中超声心动图还可动态观察赘生物大小、形态、活动和瓣膜功能状态，了解瓣膜损害程度，对决定是否做换瓣手术具有参考价值。超声心动图未发现赘生物时并不能排除感染性心内膜炎，必须密切结合临床。感染治愈后，赘生物可持续存在。该检查还可发现原有的心脏病(如瓣膜病、先天性心脏病）和感染性心内膜炎的心脏并发症（如瓣膜关闭不全、瓣膜穿孔、腱索断裂、心包积液等）。

4. 心电图　心肌可以同时存在多种病理改变，因此可能出现致命的室性心律失常。心房颤动提示房室瓣反流。完全房室传导阻滞、右束支传导阻滞、左前或左后分支传导阻滞均有报道，提示心肌化脓灶或炎性反应加重。

5. X 线检查　肺部多处小片状浸润阴影提示脓毒性肺栓塞所致肺炎。左心衰竭时有肺淤血或肺水肿症。主动脉细菌性动脉瘤可致主动脉增宽。细菌性动脉瘤有时需经血管造影诊断。对怀疑有颅内病变者应及时做 CT 检查，了解病变的部位、范围。

（六）治疗

1. 抗微生物药物治疗　抗生素的应用是治疗心内膜炎最重要的措施。选择抗生素要根据致病菌培养结果或对抗生素的敏感性。疗程亦要足够长，力求治愈，一般为 4 ～ 6 周。对临床高度怀疑本病而血培养反复阴性者，可凭经验按肠球菌及金黄色葡萄球菌感染，选用大剂量青霉素和氨基糖苷类药物治疗 2 周，同时进行血培养和血清学检查，除外真菌、支原体、立克次体引起的感染。若无效，改用其他杀菌剂药物，如万古霉素和头孢菌素。感染心内膜炎复发时，应再治疗，且疗程宜适当延长。

2. 手术治疗　下述情况需考虑手术治疗：

（1）瓣膜穿孔、破裂、腱索离断，发生难治性急性心力衰竭。

（2）人工瓣膜置换术后感染，内科治疗不能控制。

（3）并发细菌性动脉瘤破裂或四肢大动脉栓塞。

（4）先天性心脏病发生感染性心内膜炎，经系统治疗仍不能控制时，手术应在加强支持疗法和抗生素控制下尽早进行。

所以，在发热待查中，有病理性心脏杂音者多为感染性心内膜炎。有心脏杂音的发热患者必须高度怀疑感染性心内膜炎，必须详细体检，并进行超声心动图检查和血培养。发热伴肺部感染的患者，特别是反复发生肺部感染患者，应常规行超声心动图检查，特别注意排除右心感染性心内膜炎的可能性。

二、心肌炎

心肌炎（myocarditis）是指心肌细胞及其组织间隙局限性或弥漫性炎症。最常见病因为病毒感染，细菌、真菌、螺旋体、立克次体、原虫、蠕虫等感染也可引起心肌炎，但相对少见。非感染性心肌炎的原因包括药物、毒物、放射、结缔组织病、血管炎、巨细胞心肌炎、结节病等。1991年Lieberman根据心肌活检的组织学改变与临床表现，将心肌炎分为暴发性心肌炎、急性心肌炎、慢性活动性心肌炎和慢性迁延性心肌炎。心肌炎临床表现多样，可从无症状至出现严重心律失常、急性心功能不全、心源性休克甚至死亡。心内膜心肌组织活检是心肌炎确诊的“金标准”。

（一）病因

多种病毒可引起心肌炎，其中以引起肠道和上呼吸道感染的病毒感染最多见。柯萨奇病毒A组、柯萨奇病毒B组、埃可（ECHO）病毒、脊髓灰质炎病毒为常见致心肌炎病毒，其中柯萨奇病毒B组是最主要的病毒，占30%～50%。其他如腺病毒、流感病毒、副流感病毒、麻疹病毒、腮腺炎病毒、乙型脑炎病毒、肝炎病毒、带状疱疹病毒、巨细胞病毒和HIV等都能引起心肌炎。

（二）发病机制

1. 病毒直接作用　病毒经呼吸道或肠道感染后，经血液进入心肌，急性期病毒大量在宿主心肌细胞中复制，直接导致心肌细胞损伤、凋亡和坏死。

2. 病毒与机体的免疫反应共同作用　直接作用造成心肌直接损害。

（三）临床表现

1. 症状

（1）发热：多数患者发病前1～3周有病毒感染前驱症状，如发热，急性期患者可表现为高热，超过39℃，甚至高达40℃，如果间隔时间比较长，也可表现为低热。发热程度取决于病毒毒力及感染持续时间。

（2）其他症状：患者可伴有全身酸痛、咽痛或恶心、呕吐等消化道症状。随后可以有心悸、胸痛、呼吸困难、水肿甚至晕厥、猝死。临床上诊断的病毒性心肌炎绝大部分以心律失常为主诉或首见症状，其中少数患者可因此发生晕厥或阿-斯综合征。极少数患者起病后发展迅速，出现心力衰竭或心源性休克。

2. 体征

（1）心脏增大：部分患者心脏轻中度增大，心脏增大显著者反映心肌炎症范围广泛而病变严重。

（2）心率改变：心率可增快，且与体温不相称或心率异常缓慢。

（3）心音改变：第一心音减弱，心音有时呈胎心样。心包摩擦音反映有心包炎存在。

（4）心律失常：各种心律失常都可出现，以房性和室性期前收缩最常见，其次为房室传导阻滞；此外，心房颤动、病态窦房结综合征均可出现。心律失常是造成猝死的原因之一。

（5）心脏杂音：听诊可闻及第三、第四心音或奔马律，部分患者可于心尖部闻及收缩期吹风样杂音。

（6）心力衰竭：重症患者可出现急性心力衰竭，属于心肌泵血功能衰竭，左右心同时发生衰竭，引起心排血量过低，故除一般心力衰竭表现外，可出现血压降低、四肢湿冷等心源性休克体征。

（四）辅助检查

1. 血清学检查　白细胞计数可升高，急性期血沉可增快，部分患者血清心肌标志物增高，反应心肌坏死。各种测定项目中以心肌肌钙蛋白I或T、心肌肌酸激酶同工酶（CK-MB）水平增高最有诊断价值。

2. *心电图* 常见ST-T改变，包括ST段轻度移位和T波倒置。合并急性心包炎的患者可有aVR导联以外ST段广泛抬高，少数可出现病理性Q波。可出现各型心律失常，特别是室性心律失常和房室传导阻滞等。

3. *超声心动图* 病情轻者可正常；病情重者可有左心室增大、室壁运动减低、心脏收缩功能异常、附壁血栓及心室充盈异常等。

4. *胸部X线检查* 病情轻者可正常；病情重者可有心影增大，有心包积液时可呈烧瓶样改变。

5. *病毒血清学检查* 仅对原因有提示作用，不能作为诊断依据。咽拭子或粪便或心肌组织中分离出病毒，血清中检测特异性病毒抗体滴度，确诊有赖于心内膜、心肌或心包组织内病毒、病毒抗原、病毒基因片段或病毒蛋白的检出。

6. *心内膜心肌活检* 属于有创检查，主要用于病情危重、治疗反应差、原因不明的患者。阳性结果是诊断心肌炎的可靠证据。由于病毒性心肌炎病变可为局灶性，因取材误差可出现阴性结果。

（五）诊断

病毒性心肌炎的诊断主要为临床诊断。根据典型的前驱感染史、相应的临床表现及体征、心电图、心肌酶学检查或超声心动图、心脏磁共振成像显示的心肌损伤证据，应考虑此诊断，确诊有赖于心内膜心肌活检（EMB）。

（六）治疗

心肌炎无特异性治疗，治疗主要针对病毒感染和心肌炎症。

（1）休息和饮食：应尽早卧床休息，避免劳累，减轻心脏负荷，进易消化和富含蛋白质的食物。

（2）抗病毒治疗：主要用于疾病的早期。

（3）营养心肌：急性心肌炎时可用促进心肌代谢的药物，包括静脉或口服维生素C、复合维生素B、ATP、肌苷、环腺苷酸、细胞色素C、丹参等。

（4）糖皮质激素：疗效并不肯定，不常规使用。可考虑在发病10天至1个月使用。

（5）对症治疗：当出现心源性休克、心力衰竭、缓慢性心律失常和快速性心律失常时，进行相应对症治疗。

三、心包炎

急性心包炎（acute pericarditis）为心脏脏层和壁层的急性炎症性疾病；可以同时合并心肌炎和心内膜炎，也可以作为唯一的心脏病损而出现。急性心包炎时常伴有胸痛和心包积液（pericardial effusion）。

（一）病因

急性心包炎可由各种原发的内外科疾病所引起，也有部分病因不明，目前大多数病因仍以炎症为主。最常见病因为病毒感染，其他包括细菌感染、自身免疫性疾病、结核、肿瘤侵犯心包、尿毒症、急性心肌梗死后心包炎、主动脉夹层、胸壁外伤及心脏术后。随着抗生素和化学治疗的进展，结核性、化脓性和风湿性心包炎的发病率已明显减少。除系统性红斑狼疮性心包炎外，男性发病率明显高于女性。

（二）病理生理

心包积液是急性心包炎（图42-3-3）引起一系列病理生理改变的主要病因。心包积液由于重力作用首先积聚于心脏的膈面，当渗液增加时充盈胸骨后心包间隙及心脏两侧。当渗液急速或大量积蓄，心包腔内压力上升，达到一定程度时限制了心脏的扩张，这时心室舒张期充盈减少，心排血量降低。此时机体通过升高静脉压增加心排血量，升高周围小动脉阻力以维持动脉血压，以此来保持休息时有一个相对正常的心排血量。如果心包积液继续增加，心包腔内压力进一步增高，每搏量下降达临界水平时，代偿机制衰竭，心室舒张期缩短，心室充盈减少，射血分数下降，每分钟心排血量减少，最后动脉血压下降，心排血量显著降低，循环衰竭而产生休克，此即为心脏压塞（cardiac tamponade）。

（三）临床表现

1. *症状*

（1）全身症状：心包炎本身亦可引起畏寒、发热、心悸、出汗、乏力等症状，与原发疾病的症状常难以区分。风湿性心包炎发热多数为不规则的轻、中度发热；结核性心包炎无发热或为低热；化脓性心包炎表现为高热；非特异性心包炎表现为持续发热，为弛张热或稽留热。

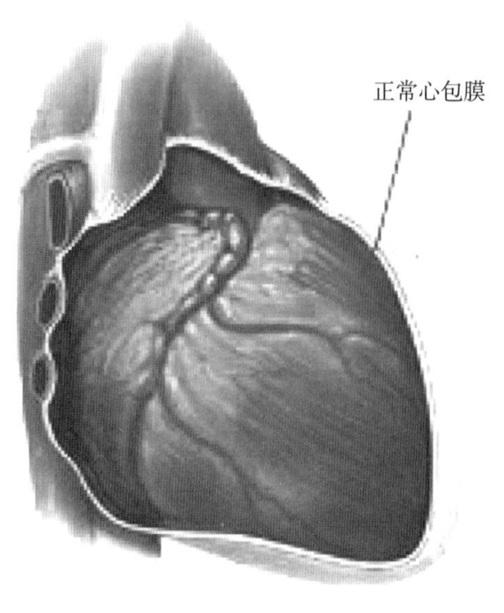

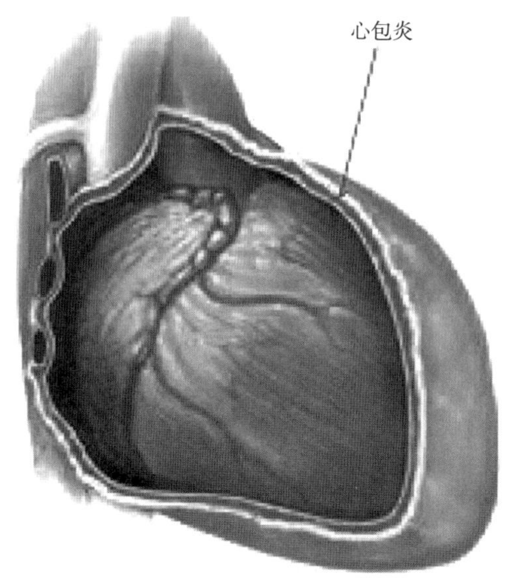

图 42-3-3　心包炎

（2）胸骨后、心前区疼痛：主要见于纤维蛋白渗出阶段，常于体位改变、深呼吸、咳嗽、吞咽、卧位尤其当抬腿或左侧卧位时加剧，坐位或前倾位时减轻。疼痛通常局限于胸骨下或心前区，常放射到左肩、背部、颈部或上腹部，偶向下颌、左前臂和手放射。可为剧痛、刀割样痛，也可是钝痛或压迫样感，有的心包炎疼痛较明显，如急性非特异性心包炎；有的则轻微或完全无痛，如结核性和尿毒症性心包炎。病毒感染常会伴有疼痛，但持续时间较短。

（3）心脏压塞的症状：可出现呼吸困难、面色苍白、烦躁不安、发绀、乏力、上腹部疼痛、水肿甚至休克。

（4）心包积液对邻近器官压迫的症状：肺、气管、支气管和大血管受压迫引起肺淤血，肺活量减少，通气受限制，加重呼吸困难，使呼吸浅而速。患者常自动采取前卧坐位，使心包积液向下及向前移位，以减轻压迫症状。气管受压可导致咳嗽和声音嘶哑。食管受压可出现咽下困难症状。

2. 体征

（1）心包摩擦音：是急性纤维蛋白性心包炎的典型体征，最具诊断价值。在胸骨左缘第三、四肋间，胸骨下部和剑突附近最清楚。常仅出现数小时或持续数天、数周不等。当渗液出现、两层心包完全分开时，心包摩擦音消失；如两层心包有部分粘连，虽有大量心包积液，有时仍可闻及摩擦音。在心前区听到心包摩擦音，就可做出心包炎的诊断。

（2）心包积液：积液量在 200 ～ 300ml 以上或渗液迅速积聚时产生以下体征，①心脏体征，心尖搏动减弱、消失或出现于心浊音界左缘内侧处。心浊音界向两侧扩大、相对浊音区消失，患者由坐位转变为卧位时第二、三肋间的心浊音界增宽。心音轻而远，心率快。少数患者在胸骨左缘第三、四肋间可闻及舒张早期额外者（心包叩击音），此音在第二心音后 0.1 秒左右，声音较响，呈拍击样。②左肺受压迫的征象，有大量心包积液时，心脏向后移位，压迫左侧肺部，可引起左肺下叶不张。左肩胛肩下常有浊音区，语颤增强，并可听到支气管呼吸音。③心脏压塞的征象，快速心包积液，即使仅 100ml 也可引起急性心脏压塞，出现明显的心动过速，如心排血量显著下降，可产生休克。当渗液积聚较慢时，除心率加速外，静脉压也显著升高，可产生颈静脉怒张（搏动和吸气时扩张）、肝大伴触痛、腹水、皮下水肿和肝颈静脉反流征阳性等体循环淤血表现。可出现奇脉。

（四）辅助检查

1. 血清学检查　感染者可能有白细胞及中性粒细胞增多、血沉增快及 C 反应蛋白浓度增加。肌钙蛋白水平可以轻度升高，可能与心外膜心肌受到炎症刺激有关，大部分急性心包炎患者合并肌钙蛋白升高者，冠状动脉造影正常。

2. X 线检查　可见心脏阴影向两侧扩大，心脏搏动减弱；尤其是肺部无明显充血现象而心影明显增大是心包积液的有力证据，可与心力衰竭相鉴别。成人液体量小于250ml，X线难以检出心包积液。

3. *心电图* 急性心包炎的典型心电图演变可分四期：① ST段呈弓背向下抬高，T波高。一般急性心包炎为弥漫性病变，故出现于除aVR和V_1外所有导联，持续2天至2周。V_6的ST/T值≥0.25。②几天后ST段回复到基线，T波减低、变平。③T波呈对称型倒置并达最大深度，无对应导联相反的改变（除aVR和V_1直立外）。可持续数周、数月或长期存在。④T波恢复直立，一般在3个月内。病变较轻或局限时可有不典型的演变，出现部分导联的ST段、T波的改变和仅有ST段或T波改变。

4. *超声心动图* 确诊有无心包积液，估计心包积液的量，有助于确诊急性心包炎。可提示有无心脏压塞，是否合并其他心脏疾病，如心肌梗死、心力衰竭。超声引导下行心包穿刺引流可以增加操作的成功率和安全性。

5. CMR 能清晰显示心包积液容量和分布情况，帮助分辨积液的性质，可测量心包厚度，延迟增强扫描可见心包强化，对诊断心包炎比较敏感。对于急性心肌炎、心包炎，还有助于判断心肌受累情况。

6. *心包穿刺及活检* 心包穿刺的主要指征是心脏压塞，对积液性质和原因诊断也有帮助，可以对心包积液进行常规、生化、病原学（细菌、真菌等）、细胞学相关检查。若心包积液反复发生，则应行心包活检并做组织学和细菌学相关检查。

（五）诊断

根据急性起病、典型胸痛、心包摩擦音、特征性的心电图表现进行诊断。超声心动图检查可以确诊并判断积液量。结合相关病史、全身表现及相应的辅助检查有助于对病因做出诊断。

（六）治疗

急性心包炎的治疗包括对原发疾病的原因治疗、解除心脏压塞和对症治疗。

患者宜卧床休息，直至胸痛消失和发热消退。疼痛时给予NSAID类药物如阿司匹林（2～4g/d），效果不佳可给予布洛芬（400～600mg，一日3次）或吲哚美辛（25～50mg，一日3次）或秋水仙碱（0.6mg，一日2次）。必要时可使用吗啡类药物。

对其他药物治疗积液吸收效果不佳的患者，可给予糖皮质激素治疗（泼尼松40～80mg/d）。心包积液引起急性心脏压塞时，需立即行心包穿刺放液。顽固性复发性心包炎病程超过2年、激素无法控制的患者，或伴严重胸痛的患者可考虑外科心包切除治疗。

（七）预后

预后主要取决于发病原因，如并发于急性心肌梗死、恶性肿瘤或系统性红斑狼疮等，则预后不良。

预后不良的预测指标如下。

1. *主要指标* ①发热＞38℃；②亚急性起病；③大量心脏积液；④心脏压塞；⑤阿司匹林或NSAID治疗至少1周无反应。

2. *次要指标* ①心肌心包炎；②免疫抑制；③创伤；④口服抗凝治疗。

四、器械植入相关发热

心血管疾病介入治疗是近年来循环系统比较常用的治疗手段。它介于内科治疗与外科手术治疗之间，是一种有创诊治方法，包括冠脉介入性诊疗、心脏起搏治疗、心导管射频消融术、先天性心血管疾病介入治疗、主动脉内球囊反搏术、经皮穿刺球囊二尖瓣成形术等。其优点如下：①手术创伤小，只需局部麻醉；②手术时间短；③患者承受的痛苦轻；④手术安全性高，术后恢复快，费用相对较低，疗效立竿见影，不影响患者接受手术治疗的机会。但其也有不少并发症，如急性心肌梗死、急性心力衰竭、穿刺引起的血肿和出血、败血症及全身性感染等，发热是器械相关性感染的重要表现。

1. *发热的原因*

（1）患者个体因素：机体免疫力低下的老年患者感染风险增高，合并糖尿病患者手术切口部位糖分含量较多，为致病菌繁殖提供基础。

（2）医源性因素：患者手术过程中手术室环境不达标，无菌操作不够，物品消毒不彻底，术者手卫生未严格按无菌操作进行，可增加患者的感染风险；术者操作水平将直接影响手术效果及手术时间，多次手术及切口显露时间较长，会增加感染风险。

（3）术后因素：患者术后伤口部位压迫时间及程度不够，产生血肿，会增加感染风险。另外，抗生素是预防感染的重要药物，在患者诊治过程中，未严格按医嘱实施抗生素预防性治疗将影响感染预防效果，导致患者感染风险增加。

2. 常见的致病菌　主要由细菌感染引起，葡萄球菌感染最常见，如金黄色葡萄球菌、表皮葡萄球菌；其他类型细菌、病毒、真菌、非典型病原体、螺旋体、立克次体等也可引起感染，但较少见。

3. 发热的特点　一部分患者可没有发热，仅表现为伤口局部红肿、触痛，继而有波动感，或表现为全身乏力等症状。也可表现为高热，超过39℃，甚至高达40℃。起搏器植入术后数年，发生慢性感染，也可表现为无发热或低热（图42-3-4）。发热程度取决于致病菌毒力及感染持续时间。

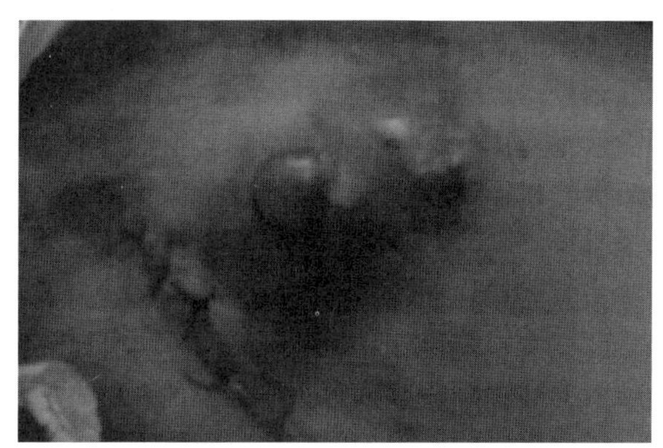

图42-3-4　起搏器切口感染

4. 发热的治疗

（1）在决定手术前，医师需反复了解患者情况，明确适应证，排除禁忌证，对患者全身及心脏情况做全面评价。老年体弱患者，术前需营养支持治疗，对存在糖尿病、慢性支气管炎等基础疾病患者，应控制好基础疾病，增强抵抗力，提高患者抵御疾病的能力。

（2）导管室应做好无菌消毒，手术者须无菌操作，尽量缩短手术时间，避免术野污染，如疑有术野污染，术后应及时使用广谱抗生素，预防性抗感染治疗。应鼓励术后无并发症患者早日下床活动，减少坠积性肺炎发生。

（3）对于起搏器植入术后急性感染，应及时清除切口处淤血并细菌培养，有脓肿时低位切开引流，反复冲洗囊袋，局部及全身使用抗生素，取出起搏器并改为体外佩戴式临时起搏，感染痊愈后改道至对侧埋藏。细菌培养如为金黄色葡萄球菌，更应及早切开，改道埋藏。如为表皮葡萄球菌，则毒力不强，生长缓慢，甚至可能在术后1年才出现明显感染。如术后发热达38.5℃以上，白细胞计数明显升高，又排除其他原因者，考虑为全身性感染，应积极使用抗生素治疗，以避免形成感染性心内膜炎。若有菌血症，通常至少使用抗生素4～6周。必要时取出起搏器，且需拔除导线，否则感染无法控制。

（4）对于冠脉介入性诊疗引起术后发热，多数导管相关性感染，由皮肤表面的细菌引起，如表皮葡萄球菌、金黄色葡萄球菌。应做到术前术后预防性抗感染，如出现高热、穿刺部位感染或全身感染，应及时使用广谱抗生素。

心血管系统相关感染性发热总结见表42-3-1。

表42-3-1　心血管系统相关感染性发热

常见病种	常见病因（感染菌）	临床表现	辅助检查	诊断依据	治疗
心肌炎	最常见病毒感染，其他包括细菌、真菌、螺旋体、立克次体、原虫、蠕虫等感染	急性期可表现为高热，有呼吸道或消化道表现	病毒血清学检查、心电图、超声心动图	典型的前驱症状、相应的临床表现及体征、心电图、心肌酶谱	无特异性治疗，避免劳累，注意休息
心包炎	最常见病毒感染，其他包括细菌感染、自身免疫性疾病、结核性、肿瘤等	不同程度发热或无发热，心前区疼痛，有心脏压塞表现	血清学检查、心电图、超声心动图等	急性起病、典型胸痛、心包摩擦音、特征性的心电图表现及超声心动图检查可以确诊	原因治疗、解除心脏压塞和对症治疗
心内膜炎	链球菌和葡萄球菌	热型不规则，可为间歇型或弛张型，热程较长	血培养、超声心动图	血培养、超声心动图是诊断感染性心内膜炎的两大基石	抗生素的应用是治疗心内膜炎最重要的措施

续表

常见病种	常见病因（感染菌）	临床表现	辅助检查	诊断依据	治疗
器械植入相关发热	葡萄球菌最常见	发热、穿刺处红肿、化脓	血常规、血培养、分泌物培养	临床表现、血培养、分泌物培养结果	全身抗生素治疗

五、多发性大动脉炎

多发性大动脉炎是一种主要累及主动脉及其重要分支的慢性非特异性炎症，导致节段性动脉管腔狭窄甚至闭塞，并可继发血栓形成，肺动脉及冠状动脉亦常受累。少数病例合并动脉瘤样扩张。由于本病原因不明，临床表现复杂，命名众多，如主动脉弓综合征、慢性锁骨下动脉、颈动脉梗阻综合征、Martorell 综合征、特发性动脉炎、年轻女性动脉炎、Takayasu 动脉炎等，而我国则称为多发性大动脉炎（图 42-3-5）。

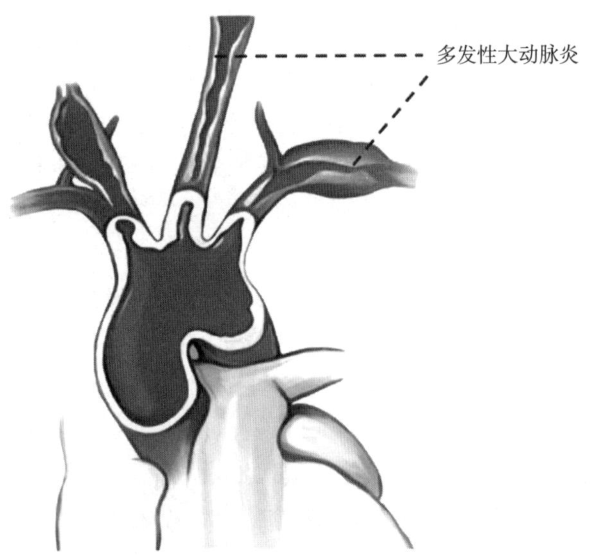

图 42-3-5　大动脉炎

（一）病因

多发性大动脉炎病因迄今不明，多数学者认为其是一种自身免疫性疾病，可能由结核杆菌或链球菌、立克次体等体内感染，诱发主动脉壁和（或）其主要分支动脉壁的抗原性，产生抗主动脉壁的自身抗体，发生抗原抗体反应，引起主动脉和（或）主要分支管壁的炎症反应。其理论依据如下：

（1）动物实验发现长期给兔补含高效价抗主动脉壁抗原的患者血清可产生类似动物炎症改变。

（2）临床发现多发性大动脉炎患者可有血沉增快、黏蛋白水平增高，胎球蛋白、丙种球蛋白及 IgG、IgM 水平的不同程度增高，服用肾上腺皮质激素有效。

（3）本病患者血中有抗主动脉壁抗体，同时发现主动脉壁抗原主要存在于动脉中层组织。

（4）在急性期患者血中可发现抗球蛋白抗体合并类风湿因子阳性。鉴于抗球蛋白抗体多见于自身免疫性疾病，这种自身抗体出现提示自身免疫机制紊乱在多发性大动脉炎的原因学研究中占有重要地位。最近日本学者推测本病与 HLA 系统中 BW40、BW52 位点有密切关系，属显性遗传，认为有一种先天性遗传因子与本病有关。此外，大剂量雌激素可造成主动脉肌层萎缩、坏死和钙化，主要发生于主动脉及其分支，即承受动脉血流和搏动最大机械应力的部位，从而推测在内分泌不平衡最显著时期，雌激素过多和任何营养不良因素（如结核病）相结合，导致主动脉平滑肌萎缩、抗张力下降，成为致病因素之一。总之，综合致病因素在不同环境下作用于主动脉和(或）其主要分支，产生多发非特异性动脉炎。

（二）病理

病理学研究提示多发性大动脉炎为全层动脉炎，常呈节段性分布。早期受累的动脉壁全层均有炎症反应，伴大量淋巴细胞、巨细胞浸润，以外膜最重，中层次之。晚期动脉壁病变以纤维化为主，呈广泛不规则性增厚和僵硬，纤维组织收缩造成不同程度的动脉狭窄，内膜广泛增厚，继发动脉硬化和动脉壁钙化伴血栓形成，进一步引起管腔闭塞。偶有动脉壁弹性纤维和平滑肌破坏，中层组织坏死，不足以承受血流冲击，导致动脉壁膨胀形成动脉瘤。此外，冠状动脉也可受累。典型表现为局限在开口处及其他端的狭窄性病变。左、右冠状动脉可同时受累，但很少为弥漫性冠状动脉炎。据 Lupi 等对统计，107 例多发性大动脉炎中受累动脉的好发部位为锁骨下动脉(85%)、降主动脉(67%)、肾动脉(62%)、颈动脉(44%)、升主动脉(27%)、椎动脉(19%)、髂动脉(16%)、脑动脉（15%）、肠系膜动脉（14%）、冠状动脉（9%）。主要的好发部位是主动脉及其主要分支和肺动脉。

（三）临床表现

多发性大动脉炎以青年女性多见（占64%～93%）。发病年龄多在5～43岁（占64%～70%）或10～30岁。早期可有乏力、消瘦、低热及食欲缺乏、关节肌肉酸痛、多汗等非特异性症状，临床易误诊。后期发生动脉狭窄时，才出现特征性临床表现。按受累血管部位不同分型如下。

1. 头臂型　占33%。病变位于左锁骨下动脉、左颈总动脉和（或）头臂干起始部，可累及一根或多根动脉，以左锁骨下动脉最为常见。此型病变可致脑、眼及上肢缺血，表现为耳鸣、视物模糊。少数患者述眼有闪光点或自觉眼前有一层白幕，逐渐出现记忆力减退、嗜睡或失眠、多梦、头晕、眩晕、一时性黑矇等。当颈动脉狭窄使局部脑血流降至正常的60%时，可产生意识障碍、晕厥，甚至偏瘫、昏迷、突发性失明、失语、失写等。体检可发现颈动脉搏动减弱或消失，颈动脉行径可闻及粗糙响亮的Ⅲ～Ⅳ级血管收缩期杂音，眼部出现眼球震颤、角膜白斑、虹膜萎缩、白内障和视网膜萎缩。在头臂干或锁骨下动脉近端受累时，还可出现患侧肢体发凉、麻木、无力、无脉、血压测不到，锁骨上区可闻及Ⅲ～Ⅳ级血管收缩期杂音。由于患侧椎动脉压力下降，可致血液从椎动脉倒流，脑供反流入左锁骨下动脉，使脑遭受缺血损害，出现“锁骨下动脉盗血综合征”，表现为患肢运动后脑部缺血症状加重甚至产生晕厥。1978年Ishikava指出，在颈动脉阻塞的多发性大动脉炎病例中，眼底检查可显示视网膜病变，其共分四期。Ⅰ期：小动脉扩张；Ⅱ期：小血管瘤形成；Ⅲ期：动-静脉吻合；Ⅳ期：眼部并发症。Ⅰ、Ⅱ期为轻、中度，Ⅲ、Ⅳ期为重度。

2. 胸腹主动脉型　占19%。病变累及左锁骨下动脉以下的降主动脉和（或）腹主动脉。主要病理生理改变为受累主动脉近侧高血压、远侧供血不足，因而加重心脏负担和增高脑血管意外发生率。表现为上半身高血压并伴有头痛、头晕、心悸及下肢供血不足症状，如酸麻、乏力、发凉，可有间歇性跛行，严重者可有心功能减退表现。体检可见上肢脉搏洪大有力，血压高达（18.7～32）kPa /（12～18.7）kPa［（140～240）mmHg/（90～140）mmHg］，而下肢股动脉、腘动脉、足背动脉搏动减弱甚至消失。于胸骨左缘、背部肩胛间区、剑突下或脐上等处可闻及Ⅱ～Ⅲ级血管收缩期杂音。

3. 肾动脉型　多为双侧肾动脉受累。单纯肾动脉病变仅占16%，主要累及肾动脉起始部，合并腹主动脉狭窄者达80%。动脉炎性狭窄使肾脏缺血，激活肾素-血管紧张素-醛固醇系统，引起顽固性高血压。临床表现以持续性高血压为特征，腹部可闻及血管杂音。

4. 混合型　占32%。病变累及多个部位，涉及两型以上。临床大多有明显高血压和受累动脉缺血表现。

5. 肺动脉型　病变主要累及肺动脉。目前国外报道45%～50%的多发性大动脉炎合并有肺动脉病变，可见于单侧或双侧肺叶动脉或肺段动脉。前者多见，并呈多发性改变。单纯肺动脉型临床上一般无明显症状，肺动脉缺血可由支气管动脉侧支循环代偿，只有体检时于肺动脉瓣区听到收缩期杂音。

此外，多发性大动脉炎引起的冠状动脉狭窄亦值得重视。1951年Frovig首先报道这一现象。1977年Lupi研究报道在107例多发性大动脉炎中，16例有冠状动脉狭窄，其中8例有心绞痛症状。起初症状常与神经系统症状（头痛、一过性脑缺血等）同时出现，也可同时出现心肌梗死症状。有些病例可出现心力衰竭，以左心衰竭较为常见。

（四）辅助检查

多发性大动脉炎原因未明，早期无特异性检测标准。血沉在提示本病活动性方面有一定意义，尤其是年轻患者，在活动期83%患者血沉加速（≥20mm/h）。然而，随着年龄增长，血沉有下降趋势。血沉的高低与急性发作不成正比，故其不能提示本病活动程度。此外，本病在活动期抗链球菌溶酶素滴度常升高，C反应蛋白可呈阳性，类风湿因子、抗主动脉抗体及抗球蛋白抗体均可呈阳性，血清白蛋白水平降低，胎球蛋白、丙种球蛋白水平增高，IgM、IgG可先后呈不同程度增加。本病心电图及X线检查无特异性改变，较有意义的检查如下。

1. 脑血流图　在头臂型，当颈动脉和（或）头臂干受累时，脑血供减少。因此脑血流图检查可间接提示上述动脉的病变。

2. 肺扫描 在肺动脉型，同位素铟 -113m 聚合大分子白蛋白扫描，可见肺野放射性分布明确缺陷。

3. 节段性肢体血压测定和脉波描记 采用应变容积描记仪（SPG）、光电容积描记仪（PPG）测定动脉收缩压并可以在指（趾）描记动脉波形，了解肢体各个平面的动脉血供情况。多发性大动脉炎患者若同侧肢体相邻段血压或两侧肢体对称部位血压差＞ 2.67kPa（20mmHg），提示压力降低的近端动脉狭窄或阻塞。此法由于简单、方便、无痛苦，乐于被患者接受，可作为本病客观指标之一广泛应用于临床，并用于随访病变进展。

4. 数字减影血管造影（DSA） 是应用计算机减影技术，探测注射造影剂前后所得影像差别，消除与血管图像无关的影像单独显示血管图像，目前已运用于各种血管造影。本病 DSA 显像不如常规动脉造影清晰且无立体感，但 DSA 不需动脉插管，造影剂用量少，对肾功能损害小，适用于门诊选用和术后随访。

5. 磁共振成像（MRI） 这一技术使机体组织显像发展到解剖学、组织生物化学和物理学特性变化相结合的高度，使许多早期病变的检测成为可能。多发性大动脉炎引起血管狭窄或阻塞，相应脏器缺血所致的代谢障碍可通过 MRI 诊断。由于本病为动脉全层的非化脓性炎症及纤维化，MRI 可观察到动脉壁异常增厚，受累的胸腹主动脉狭窄。与常规血管造影相比，MRI 避免了动脉腔内操作，减轻了痛苦，是无损伤血管检测技术的一大发展。但 1986 年 Miller 在分析 10 例多发性大动脉炎用 MRI 和动脉造影进行诊断的前瞻性双盲对照研究时指出：MRI 仅对主动脉、头臂干和双侧髂总动脉或经细心选择的病例动脉方显影清晰正确，MRI 诊断多发性大动脉炎的敏感度仅为 38%。因此，目前此法尚不能完全取代动脉造影。

6. 排泄性尿路造影 肾动脉阻塞时静脉肾盂造影可有四大改变。

（1）两肾大小差异：目前认为两肾长度相差 1.5cm 左右有重要意义。

（2）两肾肾盂显影时间差异：肾动脉阻塞引起肾小球滤过率降低，尿经过时间延长，从而延缓显影剂在收集小管出现的时间。

（3）两侧肾盂显影剂浓度差异：患侧肾小管水和钠再吸收高于健侧，可利用尿素使健肾更快地排出显影剂，加强两侧肾盂显影的差异。

（4）输尿管压迹：由侧支循环所致。

近年大多数学者认为此检查阳性率不高且在双侧病变时更难判别。然而 Dean 最近指出阳性率不高，但可以显示双肾形成以摒除其他肾病，且操作简单、方便，仍可作为本病初步筛选方法之一。

7. 同位素肾图 是一种安全、简单、敏感、迅速的分肾功能测定方法，可作为肾动脉病变的辅助检查。肾动脉受累影响肾功能，肾脏可表现为低功能或无功能，血管段及分泌段降低，若已形成丰富侧支循环，肾图可完全正常。其缺点是只能反映肾功能改变，不能显示病理结构改变，若动脉狭窄尚未影响肾功能，肾图可正常，肾图无特异性，不能对本病进行确诊。

8. 肾素活性测定 在本病中肾动脉型肾素 - 血管紧张素体系的升压作用已被公认，肾素活性测定也已被广泛应用。测定两肾静脉肾素活性比值（患侧肾素 / 对侧肾素）及周围循环肾素的水平或对侧肾静脉肾素与周围血肾素的比值，不仅有助于证实血管病变对肾功能的影响程度，借以明确手术指征，对术后预后也有较明确的估计。周围血肾素活性高，两侧肾静脉肾素活性差大于 2 倍，外科疗效良好；周围血肾素活性差大于 2 倍，外科疗效良好；周围血肾素活性正常或对侧肾静脉肾素与周围血肾素比值低于 1.3，两侧肾静脉肾素活性比值大于 1.4，术后血压亦都恢复正常或明显下降；两侧静脉肾素活性比值小于 1.4，手术效果不佳。两侧肾静脉肾素活性比值对于鉴别肾血管性高血压与原发性高血压亦有价值，后者比值基本小于 1.4 或等于 1。静脉注射对肾素分泌有立即刺激作用的药物如呋塞米 0.33 ～ 0.36mg/kg，在肾动脉狭窄时可使原血液肾素活性差更为显著。这有别于肾实质性病变的肾素活性增高。

9. 动脉造影 迄今动脉造影仍被公认为诊断多发性大动脉炎的重要方法，也是手术治疗的必要依据，可清晰而正确地显示病变部位及其范围。早期患者可见主动脉管壁有多发局限性不规则改变；晚期可见管腔狭窄或闭塞，少数呈动脉扩张，主动脉分支病变常见于开口处，呈节段性。胸降主动脉狭窄多始于中段，逐渐变细表现为特征性“鼠尾”形状，侧支循环丰富。锁骨下动脉近端闭塞可见锁骨下动脉盗血现象。肠系膜动脉闭塞或肠系膜上、下动脉间的腹主动脉缩窄时，可见肠系膜血管弯曲等特异性动脉造影像。心绞痛患者冠状动脉造影常可显示冠状动脉缺如和多支病变。但应注意动脉造影是一种创伤性血管检查，有一定并发症，应严格掌握适应证。

10. 活组织检查 本病呈节段性改变、分布不均匀，活检阳性率仅35%。由于标本来源困难，且有一定痛苦及危险性，实用价值不大。

（五）诊断

（1）发病年龄≤40岁：40岁前出现症状或体征。

（2）肢体间歇性运动障碍：活动时一个或多个肢体出现逐渐加重的乏力和肌肉不适，尤以上肢明显。

（3）肱动脉搏动减弱：一侧或双侧肱动脉搏动减弱。

（4）血压差＞10mmHg：双侧上肢收缩压差＞10mmHg。

（5）锁骨下动脉或主动脉杂音：一侧或双侧锁骨下动脉或腹主动脉闻及杂音。

（6）血管造影异常：主动脉一级分支或上下肢近端的大动脉狭窄或闭塞，病变常为局灶或节段性，且不是由动脉硬化、纤维肌发育不良或类似原因引起的。

符合上述6项中的3项者可诊断本病。

（六）治疗

1. 治疗期治疗 以非手术治疗为主。

（1）皮质激素类药物：可抑制炎症、改善症状，使病情趋于稳定。目前主张长期口服小剂量激素，副作用小，症状控制理想。在使用皮质激素基础上，加用丙种球蛋白对缓解症状有时有显著作用。

（2）血管扩张药物：在控制炎症发展基础上，还可辅以血管扩张药物如妥拉唑林，每次25mg，每日3次；地巴唑，每次100ml，每日3次，以改善缺血症状。最近一些学者认为上述药物只能提高正常血管的血流量，对已狭窄的血管扩张作用微弱，甚至反而加重远端缺血，因此推出了扩血管药物己酮可可碱（pentoxifylline），此药可提高红细胞的可变性，从而增加组织灌注功效，常用剂量为400mg，分3～4次，其临床疗效有待进一步观察。

（3）降低血液黏滞度药物：近年的研究认为多发性大动脉炎患者存在高凝状态，为使用低分子右旋糖酐提供了理论依据，如加用活血化瘀的丹参，可使效果更为明显。此法对脑缺血患疗效显著。常用500ml低分子右旋糖酐加丹参8～10支，每日1次，14天为1个疗程。此外，腹蛇抗栓酶因有降低纤维蛋白原、减少血小板凝聚的作用，也已应用于临床。

（4）抗血小板聚集药物：双嘧达莫（每次25mg，每日3次）、肠溶阿司匹林（每次0.3g，每日1次）等药物有抑制血小板聚集的作用，可作为辅助药物。前列环素的扩张血管及抗血小板聚集作用已逐渐被人们认识，但用于本病尚不多见。

上述治疗在一定程度上可使发热、头晕、头痛、乏力、关节酸痛等症状缓解。

2. 稳定期非手术治疗 适应证：①病变较轻，无明显血流动力学变化；②血管病变严重，阻塞范围广泛，全身情况较差不能耐受手术；③单纯上肢无脉症。治疗的主要目的：尽量改善脑、肾等主要脏器缺血症状，控制顽固性高血压。在我国多发性大动脉炎是肾血管性高血压的常见原因。此类肾血管性高血压多属肾素依赖性，采用血管紧张素转化酶抑制剂可使血压明显下降。卡托普利（SQ14225，甲巯丙脯酸）是一种血管紧张素转化酶抑制剂，可阻断血管紧张素Ⅰ转变成血管紧张素Ⅱ，降压效果尚满意，常用剂量为25～50mg，每日2～3次。

3. 手术治疗 管腔狭窄甚至闭塞，产生严重脑、肾、上下肢等不同部位缺血，影响功能的患者，以及有严重顽固性高血压药物治疗无效者，应手术治疗。一般应在病变稳定后半年至一年、脏器功能尚未消失时手术。

手术方式主要如下：

（1）动脉内膜剥脱加自体静脉片修补术：适用于颈总动脉、颈内动脉、肾动脉等起始部节段性狭窄或闭塞。颈动脉应采用自体静脉片增补缝合，以扩大狭窄段动脉口径，防止术后狭窄。由于病变动脉管壁粘连发硬，增生内膜层分界不清，手术剥除较为困难，故较少采用。

（2）血管重建、旁路移植术：本病病变广泛，后期病变血管全层破坏、僵硬，与周围广泛粘连，切除病变血管直接做血管移植术困难较大，疗效欠佳。采用血管重建、旁路移植术无须广泛分离粘连，手术操作较简单，可保留已建立的侧支循环，疗效尚满意，是首选方法。

1）锁骨下动脉 - 锁骨下动脉 - 颈动脉旁路术：主要适用于左锁骨下动脉和左颈总动脉起始处狭窄和闭塞、头臂干通畅者，以及头臂干分叉处狭窄、闭塞使右锁骨下动脉和右颈总动脉血流发生严重障碍、左锁骨下动脉通畅者。

2）锁骨下动脉 - 颈动脉旁路术：主要适用于颈总动脉或锁骨下动脉起始部病变。对伴对“锁骨下动脉盗血现象”而同侧颈动脉或头臂干通畅者，为使术中脑血流能充分氧合，一般采用低温气管插管全身麻醉，降低脑细胞代谢率，延长脑血流阻断时脑细胞耐受缺血、缺氧的安全时限。

3）锁骨下动脉 - 颈动脉 - 颈动脉旁路术：适用于头臂干和左颈总动脉起始处狭窄阻塞、左锁骨下动脉通畅者。

4）升主动脉 - 头臂干（或颈动脉）- 锁骨下动脉旁路术：适用于升主动脉分支有多发病变者，如头臂干和左锁骨下动脉起始部狭窄或两侧颈总动脉和锁骨下动脉均有病变者。

移植材料可选用自体静脉、自体髂骨动脉、涤纶人造血管、多孔聚四氟乙烯（PTFE）膨体人造血管、真丝人造血管、真丝涤纶人造血管等。

在血管重建中应注意：① 尽量保留原有侧支循环至关重要，术后造影证实移植失败中，若有较丰富的侧支循环，可以维持肾功能而长期存活。②选用恰当的旁路移植材料：小血管旁路移植后早期是否通畅与移植物的顺应性密切有关。一般小血管首选自体静脉移植，大、中动脉采用 PTFE 人造血管。③精细的血管缝合技术：选用 PTFE 无创针线，但要防止吻合口因缝线过滑而收紧致吻合口狭窄。此外，旁路血管放置要适当，防止成角、扭曲及吻合口张力过大。这些都是保证手术成功的因素。④合适的移植血管口径：移植血管口径与宿主动脉口径不匹配，是失败原因之一。⑤选择相对正常的宿主血管进行吻合，减少术后血栓形成。总之，随着血管外科技术的迅速发展，对本病所致动脉狭窄采用血管重建术的早期疗效较为理想。

（3）自体肾移植术：适用于多发性大动脉炎肾动脉近端和腹主动脉的肾动脉开口上下有较多病变，无法进行肾动脉重建术者。

（4）肾切除术：包括部分肾切除术和全肾切除术。后者适用于一侧肾正常、一侧肾脏病变严重者。病肾切除后可使血压迅速下降。

（5）经皮腔内血管成形术（PTA）：由于本病是全身大、中动脉的广泛性病变同时累及多根动脉，呈慢性进行性改变，因此给手术治疗带来较多困难。自 1978 年 Gruntzig 报道用 PTA 扩张肾动脉获得成功后，给本病的治疗开辟了新途径。我国多发性大动脉炎较为常见，因此 PTA 是一种可行的方法。其治疗机制是病变动脉经带囊导管扩张后，动脉内膜断裂与血管深层分离，弹力纤维拉长，平滑肌细胞核呈螺旋形畸形，进一步导致内膜及中层破裂，使动脉扩张。此后新内膜及瘢痕形成使动脉愈合，产生类似动脉内膜剥脱术的效果。PTA 主要用于短段主动脉狭窄和肾功能起始部狭窄患者，不需全麻，住院时间短、费用少、可重复进行，不成功亦不妨碍手术治疗。一般采用经皮穿刺途径，但对于双侧股动脉搏动减弱者，由于穿刺困难，加之带囊导管直径较粗，进出易损伤管壁组织，可切开显露股动脉，在直视下穿刺股动脉、插管，既安全又简便。当然 PTA 作为一种有创介入治疗也存在一定并发症，如穿刺部位血肿、假性动脉瘤、远端继发血栓形成、血管破裂等，术中应予以重视。如能注意操作要点，此项技术仍属安全且它不仅能扩张肾动脉，也能扩张腹主动脉。

六、心包切开术后综合征

心包切开术后综合征是指心脏手术 1 ～ 3 周后出现发热、心包炎、胸膜炎等临床症状群。心包切开术后综合征发病率为 10% ～ 40%，儿童发病率高于成人。5% 的患者复发常出现在手术后的前 3 个月内。此综合征可发生在风湿性心脏病二尖瓣手术患者，被认为是风湿热的复发，在非风湿性心脏病的患者进行心脏手术后亦会出现这一综合征。在埋藏式心脏起搏器起搏导管引起心脏穿孔、胸部钝挫伤、心外膜植入心脏起搏器及冠状动脉成形术导致冠状动脉穿孔时，可同样出现心包切开术后综合征的临床特征。

（一）病因

心包切开术后综合征心脏手术后及其他心脏介入治疗引起的并发症，多发生在心脏手术后 2 ～ 3 周。曾认为与心包内的血液引起炎症反应或与病毒感染有关，但均未能得到充分的证实。目前认为可能与高敏反应或自身免疫有关。

（二）病理

心包切开术后综合征的心包组织无特异性病理改变，心包损伤及积血可能引起心包粘连和增厚，偶有纤维化致心包腔消失，引起缩窄性心包炎。心包切开术后综合征的心包液可呈草黄色或粉红色。

（三）临床表现

心包切开术后综合征表现包括血沉加快、中性粒细胞数升高。不典型的病例可仅有发热、心电图改变和血沉加快，无胸骨后痛和心包摩擦音。此综合征可以复发，5% 的患者复发常出现在手术后的前 3 个月内。

（四）辅助检查

1. 血清学检查　白细胞计数增高，多在（10 ～ 15）$\times 10^9$/L，以中性粒细胞数增高为主。C 反应蛋白水平升高。免疫荧光技术可在患者血中发现抗心肌抗体。

2. 其他辅助检查

（1）X 线检查显示心脏中度增大，有心包积液。1/3 患者左侧或双侧胸腔积液，1/10 患者有肺浸润。

（2）超声心动图显示有心包积液。

（3）心电图可呈非特异性 ST-T 改变和阵发性房性心动过速。

（五）诊断

心包切开术后综合征的诊断是一种排除性的，在诊断前应充分考虑并排除引起发热、不适和胸痛的其他原因。

（六）并发症

心包切开术后综合征可出现反复的心脏压塞，但罕见发生缩窄性心包炎。

（七）治疗

发热和胸痛可用阿司匹林或非激素类抗炎药加以缓解，用药后 48 小时内无效可使用激素治疗。心脏压塞行心包穿刺处理，反复的心脏压塞需要进行心包切除术。缩窄性心包炎罕见，多出现在心包切除术后综合征后的数月至数年。

七、结节性多动脉炎

结节性多动脉炎（polyarteritis nodosa）是一种累及中、小动脉全层的坏死性血管炎，可有肾小动脉血管炎，而没有肾小球肾炎及微动脉、毛细血管和小静脉的血管炎。随受累动脉的部位不同，临床表现多样，可仅局限于皮肤（皮肤型），也可波及多个器官或系统（系统型），以肾脏、心脏、神经及皮肤受累最常见。可发生于任何年龄，男性多于女性（约 4 ∶ 1）。

（一）病因

本病的病因尚未阐明。许多资料发现病毒感染与结节性多动脉炎关系密切，30% ～ 50% 患者伴乙肝病毒感染，血清中检出乙型肝炎表面抗体（HBsAb）、人类免疫缺陷病毒（HIV）等均可能与血管炎有关。病毒抗原与抗体形成免疫复合物在血管壁沉积，引起坏死性动脉炎。

使用药物如磺胺类、青霉素等及注射血清也可作为本病的病因，肿瘤抗体能诱发免疫复合物，导致血管炎。毛细胞白血病患者少数在病后伴发本病，有研究报道皮肤结节性多动脉炎与节段性回肠炎有关。

总之，本病的病因是多因素的，其发病与免疫失调有关。以上因素导致血管内皮细胞损伤，释出大量趋化因子和细胞因子，如 IL-1 和 TNF 加重内皮细胞损伤，抗中性粒细胞胞质抗体（ANCA）也可损伤血管内皮，使其失去调节血管能力，则血管处于痉挛状态，发生缺血性改变、血栓形成和血管阻塞。

（二）病理

结节性多动脉炎主要侵犯中、小动脉，病变为全层坏死性血管炎，好发于动脉分叉处，常呈节段性，间或累及邻近静脉，各脏器均可受累，以肾、心、脑、胃肠道常见，较少累及肺及脾脏。病理演变过程可见初期血管内膜下水肿，纤维素渗出，内壁细胞脱落，相继中层可有纤维素样坏死，肌纤维肿胀、变性、坏死。全层可有中性粒细胞、单核细胞、淋巴细胞及嗜酸性细胞浸润，引起内弹力层断裂，可有小动脉瘤形成。由于内膜增厚，血栓形成，管腔狭窄致供血的组织缺血，随着炎症逐渐吸收，纤维组织增生，血管壁增厚甚至闭塞，炎症逐渐消退，肌层及内弹力层断裂部由纤维结缔组织替代，形成机化。以上各种病理变化在同一患者常同时存在。

（三）临床表现

本病男女均可发病，以男性多见。由于多种组织脏器均可受累，临床表现复杂多样，发病早期以不典型的全身症状多见，也可以某一系统或脏器为主要表现，一般将本病分为皮肤型和系统型。

（1）皮肤型：皮损局限在皮肤，以结节为特征并常见，一般为 0.5 ～ 25px 大小，坚实，单个或多个，沿表浅动脉排列或不规则地聚集在血管近旁，呈玫瑰红，鲜红或近正常皮色，可自由推动或与其上皮肤粘连，具压痛，结节中心可发生坏死形成溃疡，边缘不清，常有网状青斑、风团、水疱和紫癜等。好发于小腿和前臂、躯干、面、头皮和耳垂等部位，发生在两侧但不对称，皮损也可呈多形性，一般无全身症状，或可伴有低热、关节痛、肌痛等不适。此型呈良性过程，间歇性发作。

（2）系统型急性或隐匿起病，常有不规则发热、乏力、关节痛、肌痛、体重减轻等周身不适症状。

1）肾脏病变最为常见，可有蛋白尿、血尿，少数呈肾病综合征表现，但本病肾损害是肾小动脉的血管炎而不是肾小球肾炎，蛋白尿及血尿的原因为肾小动脉的缺血或梗死等，肾内动脉瘤破裂或梗死时可出现剧烈肾绞痛和大量血尿。高血压较常见，有时为唯一临床表现。高血压加重了肾脏损害，尿毒症为本病主要死亡原因之一。

2）消化系统受累随病变部位不同表现各异，腹痛最为常见，还可出现呕吐、便血等。如为小动脉瘤破裂，可致消化道或腹腔出血，表现为剧烈腹痛、腹膜炎体征，肝脏受累可有黄疸，上腹痛，氨基转移酶升高，部位病例合并乙肝病毒感染，呈慢性活动性肝炎表现。当胆囊、胰腺受累时可表现出急性胆囊炎、急性胰腺炎的症状。

3）心血管系统也较常累及，除肾上高血压可影响心脏外，主要由冠状动脉炎导致心绞痛，严重者出现心肌梗死，心力衰竭，各种心律失常均可出现，以室上性心动过速常见，心力衰竭亦为本病主要死亡原因之一。

4）神经系统中周围神经和中枢神经均可受累，以周围神经病变常见，出现分布区感觉异常、运动障碍等多发性单神经炎、多神经病等。累及中枢神经时，可有头晕、头痛，脑动脉发生血栓或动脉瘤破裂时可引起偏瘫，脊髓受累较少见。

5）皮损表现与皮肤型所见相似，部分患者伴雷诺现象。

6）肺脏血管很少受累，眼部症状约占 10%。其他如生殖系统，尸检材料睾丸和附睾 80% 受累，但有相关临床表现者仅占 20% 左右。

本病的病程因受累脏器、严重程度而异。重者发展迅速，甚至死亡。也有缓解和发作交替出现持续多年终于痊愈者。

（四）辅助检查

（1）白细胞总数及中性粒细胞数常增高，因失血或肾功能不全可有不同程度贫血，血沉多增快，尿检常见蛋白尿、血尿、管型尿，肾脏损害较重时出现血清肌酐增高、肌酐清除率下降。

（2）免疫学检查丙种球蛋白水平增高，总补体及 C3 补体水平下降常反映病情处于活动期，类风湿因子、抗核抗体呈阳性或低滴度阳性，ANCA 偶可阳性，约有 30% 病例可测得 HBsAg 阳性。

（3）病理活检对诊断有重要意义。但本病病变呈节段性分布，选择适当器官、部位进行活检至关重要，可见中小动脉坏死性血管炎。

如活检有困难或结果为阴性，可进行血管造影。常发现肾、肝、肠系膜及其他内脏的中小动脉有瘤样扩张或节段性狭窄，对诊断本病有重要价值。

（五）诊断

皮肤型主要根据皮损表现，尤以沿浅表动脉分布的皮下结节、多形性损害进行诊断，必要时行皮肤活组织检查可明确诊断。

系统型因累及系统广泛，临床表现多样，诊断尚无统一标准，1990 年美国风湿病学会提出的标准可供参考：①体重自发病以来减少≥ 4kg。②皮肤网状青斑；③能除外由感染、外伤或其他原因所致的睾丸疼痛或压痛；④肌痛、无力或下肢触痛；⑤单神经炎或多神经病；⑥舒张压≥ 12.0kPa（90mmHg）；⑦肌酐尿素氮水平升高；⑧ HBsAg 或 HBsAb（+）；⑨动脉造影显示内脏动脉梗死或动脉瘤形成（除外动脉硬化、肌纤维发育不育或其他非炎症性原因）；⑩中小动脉活检示动脉壁中有粒细胞或伴单核细胞浸润。以上 10 条中至少具备 3 条阳性者，可认为是结节性多动脉炎。其中活检及血管造影异常是重要诊断依据。

（六）治疗

本病可由多种病因引起，尤以乙肝病毒感染常见，应避免滥用药物，防止药物过敏和感染。

皮质类固醇是治疗本病的首选药物，未经治疗者预后较差，及早使用可改善预后。病情较轻，无严重内脏损害者，以糖皮质激素单独治疗，泼尼松 1mg/（kg·d）口服。如病情重，激素治疗 1 个月效果不佳，可联合选用细胞毒药物，如环磷酰胺、硫唑嘌呤、甲氨蝶呤等。首推环磷酰胺，常用剂量 2mg/（kg·d）口服，如因消化疲乏反应不能耐受者，可予以静脉给药。临床上用激素联合环磷酰胺治疗的效果更好。即使对有高血压和肾病者，也曾获得令人满意的疗效。本病常有血栓形成，加用非激素类抗炎，抗凝血药如肠溶阿司匹林、双嘧达莫等有相当的对症疗效，如出现血管狭窄，可用扩血管药如钙通道阻滞剂。

八、系统性红斑狼疮

系统性红斑狼疮（SLE）是一种多发于青年女性的累及多脏器的自身免疫性炎症性结缔组织病，早期、轻型和不典型的病例日渐增多。有些重症患者（除患有弥漫性增生性肾小球肾炎者外），有时亦可自行缓解。有些患者呈“一过性”发作，经过数月的短暂病程后疾病可完全消失（图 42-3-6）。

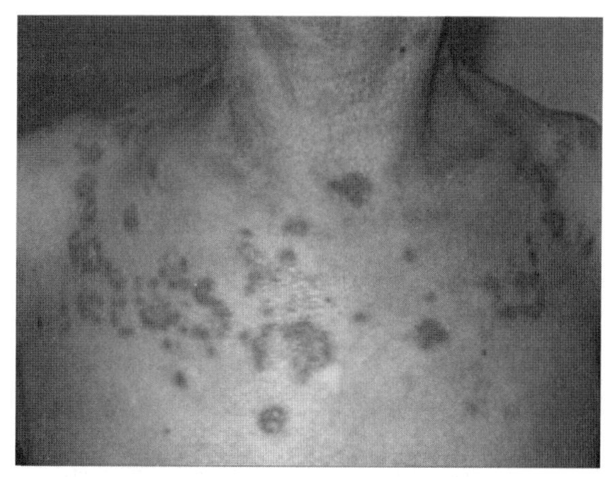

图 42-3-6 系统性红斑狼疮

（一）病因

本病病因至今尚未肯定，大量研究显示遗传、内分泌、感染、免疫异常和一些环境因素与本病的发病有关。遗传因素、环境因素、雌激素水平等各种因素相互作用，导致 T 淋巴细胞减少、T 抑制细胞功能降低、B 细胞过度增生，产生大量的自身抗体，并与体内相应的自身抗原结合形成相应的免疫复合物，沉积在皮肤、关节、小血管、肾小球等部位。在补体的参与下，引起急慢性炎症及组织坏死（如狼疮肾炎），或抗体直接与组织细胞抗原作用，引起细胞破坏（如红细胞、淋巴细胞及血小板壁的特异性抗原与相应的自身抗体结合，分别引起溶血性贫血、淋巴细胞减少症和血小板减少症），从而导致机体的多系统损害。

（二）病理

心内膜可见特征性疣状心内膜炎，心内膜下结缔组织有类纤维蛋白变性及淋巴细胞、成纤维细胞浸润。心肌间质、基质和胶原纤维有明显的类纤维蛋白变性，心外膜有弥漫性或局灶性炎性病变，约 50% 病例肉眼可见心内膜有赘生物。

（三）临床表现

1. 一般症状　本病男女之比为 1 ∶ 9 ～ 1 ∶ 7，发病年龄以 20 ～ 40 岁最多，幼儿或老年人也可发病。表现为疲乏无力、发热和体重减轻。

2. 心脏受累　可有心包炎（4% 的患者有心脏压塞征象），心肌炎主要表现为充血性心力衰竭、心瓣膜病变，如 Libman-Sacks 心内膜炎。冠状动脉炎少见，主要表现为胸痛、心电图异常和心肌酶升高。

（四）辅助检查

1. 一般检查　由于 SLE 患者常可存在多系统受累，如血液系统异常和肾脏损伤等，血常规检查可有贫血、白细胞计数降低、血小板减少；肾脏受累时，尿液分析可显示蛋白尿、血尿、细胞和颗粒管型；血沉在 SLE 活动期增快，而缓解期可降至正常。

2. 免疫学检查　50%的患者伴有低蛋白血症，30% 的 SLE 患者伴有高球蛋白血症，尤其是丙种球蛋白水平升高，血清 IgG 水平在疾病活动时升高。疾病处于活动期时，补体水平常减低，原因是免疫复合物的形成消耗补体和肝脏合成补体能力的下降，单个补体成分 C3、C4 和总补体活性（CH50）在疾病活动期均可降低。

3. 生物化学检查　SLE 患者肝功能检查多为轻中度异常，较多是在病程活动时出现，伴有丙氨酸转氨酶（ALT）和天冬氨酸转氨酶（AST）等升高。血清白蛋白异常多提示肾脏功能失代偿。在肾脏功能检查中尿液微量白蛋白定量检测，有助于判断和监测肾脏损害程度及预后。发生狼疮性肾炎时，血清尿素氮及血清肌酐有助于判断临床分期和观察治疗效果。

SLE 患者存在心血管疾病的高风险性，近年来逐渐引起高度重视。部分 SLE 患者存在严重血脂代谢紊乱，炎性指标升高，同时具有高同型半胱氨酸（Hcy）血症。血清脂质水平、超敏 C 反应蛋白（hs-CRP）和同型半胱氨酸血症被认为是结缔组织病（CTD）相关动脉粥样硬化性心血管疾病（ASCVD）有效的预测指标，定期检测可降低心血管事件的危险性。

4. *自身抗体检测* 目前临床开展的 SLE 相关自身抗体常规检测项目主要有抗核抗体（ANA）、抗双链脱氧核糖核酸（抗 dsDNA 抗体）、抗可溶性核抗原抗体（抗 ENA 抗体）（包括抗 Sm、抗 U1RNP、抗 SSA/Ro、抗 SSB/La、抗 rRNP、抗 Scl-70 和抗 Jo-1 等）、抗核小体抗体和抗磷脂抗体等。对于临床疑诊 SLE 的患者应行免疫学自身抗体检测。ACR 修订的 SLE 分类标准中，免疫学异常和自身抗体阳性包括抗 Sm 抗体、抗 dsDNA 抗体、抗磷脂抗体和 ANA 阳性。

5. *组织病理学检查* 皮肤活检和肾活检对于诊断 SLE 也有很大的帮助，皮肤狼疮带试验阳性和“满堂亮”的肾小球表现均有较高的特异性。

（五）诊断

SLE 的诊断主要依靠临床表现、实验室检查、组织病理学和影像学检查。1997 年 ACR 修订的 SLE 分类标准中，明确将血液学异常、免疫学异常和自身抗体阳性等实验室检查列入了诊断标准。SLE 的实验室检查对于 SLE 的诊断、鉴别诊断和判断活动性与复发都有重要的意义。

（六）治疗

1. *一般治疗* 适用于所有 SLE 患者。包括心理及精神支持、避免日晒或紫外线照射、预防和治疗感染或其他合并症及依据病情选用适当的锻炼方式。

2. *药物治疗*

（1）非甾体抗炎药（NSAID）：适用于有低热、关节症状、皮疹和心包及胸膜炎的患者，有血液系统病变者慎用。

（2）抗疟药氯喹或羟氯喹：对皮疹、低热、关节炎、轻度胸膜炎和心包炎、轻度贫血和血白细胞减少及合并干燥综合征者有效，有眼炎者慎用。长期应用对减少激素剂量、维持病情缓解有帮助。主要不良反应为心脏传导障碍和视网膜色素沉着，应定期行心电图和眼科检查。

（3）糖皮质激素：据病情选用不同的剂量和剂型。激素的不良反应有类库欣综合征、糖尿病、高血压、抵抗力低下并发的各种感染、应激性溃疡、无菌性骨坏死、骨质疏松及儿童生长发育迟缓或停滞等。

（4）免疫抑制剂：①环磷酰胺（CTX）对肾炎、肺出血、中枢神经系统血管炎和自身免疫性溶血性贫血有效。不良反应有消化道不适、骨髓抑制、肝脏损害、出血性膀胱炎、脱发、闭经和生育能力降低等。②硫唑嘌呤口服，对自身免疫性肝炎、肾炎、皮肤病变和关节炎有帮助。不良反应有消化道不适、骨髓抑制、肝脏损害及过敏反应等。③甲氨蝶呤（MTX）静脉滴注或口服，对关节炎、浆膜炎和发热有效，肾损害者需减量，偶有增强光过敏的不良反应。④环孢素（CsA）口服，目前主要用于对其他药物治疗无效的 SLE 患者。⑤长春新碱静脉滴注，对血小板减少有效。

3. *其他治疗* 大剂量免疫球蛋白冲击、血浆置换适用于重症患者、常规治疗不能控制或不能耐受，或有禁忌证者。

九、川崎病

川崎病是一种病因未明的血管炎综合征（图 42-3-7）。以幼儿多发，临床特点为发热、皮肤黏膜病损和淋巴结肿大。川崎病不会危及生命但会使患者死于其并发症，通常严重的并发症为心肌梗死，并发症的演变过程：早期心力衰竭→心律失常→冠脉扩张→后期心肌梗死。

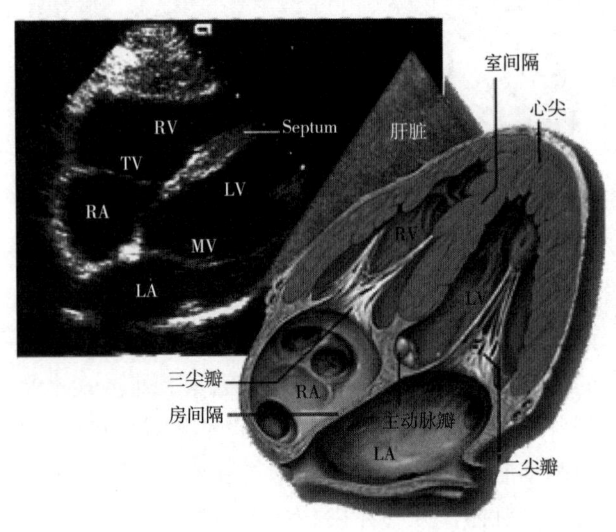

图 42-3-7 川崎病

RV. 右心室；RA. 右心房；TV. 三尖瓣；LV. 左心室；LA. 左心房；MV. 二尖瓣；Septum. 间隔

（一）病因

1. 感染　乙型溶血链球菌、EB 病毒感染。

2. 免疫反应　急性期都有免疫失调的情况，可能与一定宿主感染多种病原引发的免疫介导有关。

3. 其他　与对药物、化学元素物质过于敏感有关。

（二）病理

1. 初期（1～2周）　全身小动脉炎症，可见到冠状动脉外膜中性粒细胞、单核细胞浸润，此为早期表现，程度最轻。

2. 极期（2～4周）　此期最危险，易致死亡，表现为全程血管炎，细胞内膜浸润，基本形成冠状动脉瘤，血管内膜增生、肥厚，基本无动脉瘤出现。

3. 肉芽肿期（4～7周）　血管炎症消退，内膜肉芽组织增生，血管内膜肥厚进一步发展。

4. 陈旧期（7周至4年）　瘢痕形成，血管多为冠状动脉狭窄，易致血栓形成，从而导致心肌梗死，为川崎病致死的主要原因，另可引起动脉瘤破裂（狭窄→心脏代偿收缩→动脉壁压力增大→动脉瘤破裂）。

（三）临床表现

发病年龄为1个月至13.8岁，平均2.6岁，中位年龄2.0岁。发病高峰年龄为1岁，87.4%患儿＜5岁，79.8%患儿＜4岁，67.2%患儿＜3岁，49.3%患儿＜2岁，21.5%患儿＜1岁。有流行年份和季节分布特点，春夏多见，除主要表现外，部分患儿出现卡介苗接种部位红肿、肛门周围脱皮脱屑等其他表现，且主要出现在3岁以下小儿，对婴幼儿不典型川崎病诊断有帮助。北京小儿川崎病流行病学调查协作组调查发现发热仍是最常见的临床表现，而多形性皮疹取代淋巴结成为最少见的临床特征。

1. 主要症状和体征

（1）发热：38～40℃，呈稽留热，持续1～2周。发热5天以上，抗生素治疗无效。

（2）皮肤黏膜

1）皮疹：向心性、多形性，同一期内可有几种皮疹，如荨麻疹样、麻疹样，呈深红色，猩红热样皮疹，但无疱疹。

2）肢端的变化：指（趾）呈梭形肿胀，关节酸痛、僵直（类似于类风湿小关节病变的表现），手足硬性水肿（按压较硬），以上为发热期。当体温退后，肢端肛周成块脱皮。

3）黏膜

A. 球结膜充血：为干性炎症，无流泪，分泌物可与结膜炎相鉴别。

B. 口唇干裂，皲裂：可见到血痂（唇干色红）。

C. 口腔弥漫充血：可见科氏斑（与麻疹相鉴别），呈鲜牛肉色。

D. 舌乳头突起：杨梅舌（即舌乳头肿胀、发红，类似草莓，常见于猩红热）。

（3）淋巴结肿大：以颈部、颈后单侧多见，无疼痛，无发热，为单纯性肿大，可与急性淋巴结相鉴别。

2. 心血管症状

（1）心肌炎：可有心肌炎、心内膜炎、心包炎的症状、体征，无特异性。可表现为节律不齐、心力衰竭、杂音、心音遥远等改变，常出现于急性发热期。

（2）心血管：主要损害冠状动脉，早期可有收缩期杂音、节律改变。

1）冠状动脉炎：发生率为50%，不出现扩张，只有炎症表现，最轻。

2）冠状动脉瘤：第12天开始出现扩大，8周最明显，急性期发生率高，急性期后基本不出现，表现为冠状动脉扩张大于3mm。

3）冠状动脉狭窄：见于第四期，瘢痕形成，表现为心肌缺血、心肌梗死、心绞痛。

（四）实验室检查

1. 血象　早期白细胞达2.0×10^9/L；血小板正常，但在2周后可增达300×10^9/L以上；血沉增快，C反应蛋白水平增高；抗链球菌溶血素O（简称抗O）正常。

2. 心脏　二维彩色心动图显示冠状动脉扩张或冠状动脉瘤。

（1）异常Q波、Q/R比例＞0.3、QS波形。

（2）冠状动脉主干正常内径：4周至3岁为2.5mm，3～9岁为3mm，9～14岁为3.5mm。冠状动脉扩张是指内径大于正常范围或冠状动脉与主动脉根部内径之比＞0.3。

（3）冠状动脉扩张分级：0级，正常范围；1级，＜4.0mm；2级，4～7mm，此级最常见；3级：≥8mm，可累及主干1支以上，最重的呈球形。冠状动脉瘤：冠状动脉扩大3～5mm，直径＞ 6mm 或呈球形、纺锤球样改变。

（五）诊断标准

（1）发热 5 天以上。

（2）手足症状：末端梭形肿胀，热退脱皮。

（3）皮肤多形红斑。

（4）黏膜改变：口腔黏膜牛肉色，球结膜充血。

（5）口唇干裂，杨梅舌。

（6）非化脓性颈部淋巴结炎。

包括发热在内满足 5 条，无须实验室支持即可确诊，如有 B 超提示冠状动脉改变，包括发热在内满足 4 条即可，但此时要排除其他疾病，如风湿热（抗 O 增高）。

（六）治疗

治疗目的：控制全身血管炎症，防止冠状动脉瘤形成及血栓性阻塞。

1. *阿司匹林* 发病第一周给药比在以后给药动脉瘤发病率下降，但需剂量较大：每天 30 ～ 50mg/kg，甚至达到每天 50 ～ 100mg/kg，常用前者剂量，一般用到热退后减量至 5mg/(kg·d)顿服，持续用药至症状消退，皮疹、手足、血沉正常，一般需用 1 ～ 3 个月。

2. *丙种球蛋白（GG）* 静脉用，10 天内用效果最好。如与阿司匹林兼用，动脉瘤发病率可明显下降，越早用越好。作用机制：GG 封闭了血液中单核细胞、血小板或血管内皮细胞表面的 IgFc 与 IgFc 受体的免疫反应；GG 可使抗独特型抗体修复（抗原进入机体后导致特异性抗体的产生，当达到一定量时，将引起抗 Ig 分子独特型免疫应答的稳定平衡）提供某种特异性抗体，中和抗原（毒素）作用。GG 的作用与抑制 PDGF（血小板源性生长因子）-PDGF 受体途径的激活有关。美国心脏学会（AHA）提出川崎病患儿全部均使用静脉注射丙种球蛋白（IVGG）疗法。日本川崎病研究组 IVGG 疗法适应证：冠状动脉瘤的高危病儿。目前我国多主张早期（发病 7 天内）应用。IVGG 疗法的效果：单用阿司匹林组，急性期冠状动脉扩大性病变发生率为 35% ～ 45%；阿司匹林和 IVGG 联用组，发生率为 15% ～ 25%。已形成冠状动脉瘤者，采用 IVGG 组较单用阿司匹林组有动脉瘤退缩早的倾向。

具体有下列几种用法：

（1）经典用法，即理论上的用法：400 mg/（kg·d）×5 天。

（2）大剂量法：1.0 g/（kg·d）×2 天，此法临床最常用、最经济，一般第一天后可退热。

（3）特大剂量法：2.0 g/（kg·d）×1 天，发病 5 ～ 7 天的患者，用此剂量可迅速控制急性期炎症。

以上几种用法特别是大剂量用法，使用时应注意速度，尤其是 30 分钟内应密切观察，注意有无心功能不全及过敏反应。

十、其他

（一）心肌梗死

心肌梗死是冠状动脉缺血缺氧所引起的心肌坏死。临床上多有剧烈而持久的胸骨后疼痛，休息及硝酸酯类药物不能完全缓解，伴有血清心肌酶活性增高及进行性心电图变化，可并发心律失常、休克或心力衰竭，常可危及生命。本病在欧美最常见，美国每年约有 150 万人发生心肌梗死。中国近年来呈明显上升趋势，每年新发至少 50 万例，现患至少 200 万例。

1. *病因* 患者多发生在冠状动脉粥样硬化狭窄基础上，由某些诱因致使冠状动脉粥样斑块破裂，血中的血小板在破裂的斑块表面聚集，形成血块（血栓），突然阻塞冠状动脉管腔，导致心肌缺血坏死；另外，心肌耗氧量剧烈增加或冠状动脉痉挛也可诱发急性心肌梗死，常见的诱因如下：

（1）过劳：过重的体力劳动，尤其是负重登楼、过度体育活动、连续紧张劳累等，都可使心脏负担加重，心肌需氧量突然增加，而冠心病患者的冠状动脉已发生硬化、狭窄，不能充分扩张而造成心肌缺血。剧烈体力负荷也可诱发斑块破裂，导致急性心肌梗死。

（2）激动：由激动、紧张、愤怒等激烈的情绪变化诱发。

（3）吸烟、大量饮酒：吸烟和大量饮酒可通过诱发冠状动脉痉挛及心肌耗氧量增加而导致急性心肌梗死。

2. *临床表现* 约 50% 以上的急性心肌梗死患者，在起病前 1 ～ 2 天或 1 ～ 2 周有前驱症状，最常见的是原有的心绞痛加重，发作时间延长，或对硝酸甘油效果变差；或继往无心绞痛者，突然出现长时间心绞痛。典型的心肌梗死症状如下。

（1）突然发作剧烈而持久的胸骨后或心前区压榨性疼痛，休息和含服硝酸甘油不能缓解，常伴有烦躁不安、出汗、恐惧或濒死感。

（2）少数患者无疼痛，一开始即表现为休克或急性心力衰竭。

（3）全身症状：难以形容的不适、发热，可表现为低热。

（4）心律失常：见于75%～95%患者，发生在起病的1～2周，以24小时内多见，前壁心肌梗死易发生室性心律失常，下壁心肌梗死易发生心率减慢、房室传导阻滞。

（5）低血压、休克：急性心肌梗死时剧烈疼痛、恶心、呕吐、出汗、血容量不足、心律失常等可引起低血压，大面积心肌梗死（梗死面积大于40%）时心排血量急剧减少，可引起心源性休克，收缩压＜80mmHg，面色苍白，皮肤湿冷，烦躁不安或神志淡漠，心率增快，尿量减少（＜20ml/h）。

（二）心脏肿瘤

心脏肿瘤（cardiac tumor）无论良性、恶性，临床均比较少见，其中原发性肿瘤更为罕见。心脏肿瘤的症状繁多，极易与其他心脏器质性疾病相混淆。国外资料报道，良性肿瘤占心脏肿瘤的3/4，其中良性肿瘤接近50%为黏液瘤，其他良性肿瘤为脂肪瘤、乳头状弹力纤维瘤和横纹肌瘤等；恶性肿瘤中最多的为未分化肉瘤，其次为血管肉瘤、横纹肌肉瘤、淋巴瘤等。心脏及心包转移瘤大多来源于肺部肿瘤。

1.病因　心脏肿瘤可分为原发性和继发性肿瘤。原发性心脏肿瘤又分为良性和恶性，继发性心脏肿瘤均为恶性，系由身体其他部位恶性肿瘤转移至心肌组织，其发病率远较原发性心脏肿瘤高，为原发性心脏肿瘤的30～40倍。由于心脏肿瘤类型复杂，其病因尚不明确。良性心脏肿瘤中近50%以上为心腔黏膜瘤，其他良性心脏肿瘤尚有脂肪瘤、血管瘤、纤维瘤、错构瘤和畸胎瘤等。有研究发现近10%的心脏黏液瘤患者有家族史，其家族2号染色体和12号染色体有异常，所以对心脏黏液瘤患者一定要详细询问其家族史。

2.临床表现

（1）全身表现：心脏肿瘤可产生广泛的非心脏性全身表现，如发热可表现为低热或不规则热，有关节痛、皮疹、雷诺现象、杵状指、消瘦及恶病质等。实验室检查可发现高球蛋白血症、血沉加快、贫血或红细胞增多、血小板减少或增多、白细胞增多等。

（2）心脏表现：心脏肿瘤本身所致的症状和体征，可有胸痛、晕厥、充血性左心和（或）右心衰竭、瓣膜狭窄或关闭不全、心律失常、传导障碍、心内分流、缩窄性心包炎、血性心包积液或心脏压塞等。

（3）栓塞表现：心脏肿瘤表面的碎片或血栓脱落可引起栓塞。来自左心的栓子可引起体循环动脉栓塞，如内栓塞可引起相应器官梗死、出血及血管瘤：来自右心的栓子可引起肺栓塞、肺动脉高压，甚至肺源性心脏病。

（4）转移性表现：大多数原发恶性心脏肿瘤是在晚期全身播散性表现出现后才被发现。仅在少数情况下，会在早期出现转移性的继发表现。大多数原发心脏肉瘤如血管肉瘤、横纹肌肉瘤的转移部位是肺部、大脑和骨骼，也有报道可转移至肝、淋巴结、肾上腺脾及皮肤等。

（三）心力衰竭

心力衰竭（heart failure，HF）是由各种心脏结构或功能性疾病导致心室充盈和（或）射血功能受损，心排血量不能满足机体组织代谢需要，以肺循环和（或）体循环淤血，器官、组织血液灌注不足为临床表现的一组综合征，也称为充血性心力衰竭（CHF）。其特点是左心室肥厚或扩张，导致神经内分泌失常、循环功能异常，出现典型临床症状，如呼吸困难、体液潴留、体力活动受限。

临床表现

（1）症状

1）呼吸困难：是左心衰竭最主要的症状。肺充血时肺组织水肿，气道阻力增加，肺泡弹性降低，吸入少量气体就使肺泡壁张力增高到引起反射性启动呼气的水平，造成呼吸困难，特点是呼吸浅而快。根据肺充血的程度不同，呼吸困难有下列不同表现形式。①劳力性呼吸困难：肺轻微充血时仅在剧烈活动或体力劳动后出现呼吸急促，如登楼、上坡或平地快走等活动时出现。随肺充血程度加重，逐渐发展到更轻的活动或体力劳动后甚至休息时，也发生呼吸困难。②端坐呼吸：一种由于平卧时出现呼吸困难而必须采取高枕、半卧位甚至坐位以解除或减轻呼吸困难的状态；最严重的即使端坐床边，两腿下垂，上身向前，双手紧握床边，仍不能缓解。③阵发性夜间呼吸困难：是左心衰竭早期的典型表现。呼吸困难可连续数夜，每夜发作或间断发作，多在夜间熟睡1～2小时后，患者因气闷、气急而惊醒，被迫坐起，可伴阵咳、哮鸣性呼吸音或泡沫样痰。发作较轻者采取坐位后10余分钟至1小时内呼吸困难自动消退，患者又能平卧入睡，次日白天可无异常感觉。严重者可持续发作，阵阵咳嗽，咳粉红色泡沫样痰，甚至发展成为急性肺水肿。

2）倦怠、乏力、运动耐量下降：为心排血量低下、组织灌注不足及代偿性心率加快的表现。

3）咳嗽咳痰、咯血：咳嗽、咳痰是肺泡和支气管黏膜淤血所致，开始常于夜间发生，坐位时咳嗽可减轻，白色浆液性泡沫状痰为其特点，偶可见痰中带血丝。急性左心衰竭发作时咳粉红色泡沫样痰。长期慢性肺淤血肺静脉压力升高，导致肺循环和支气管血液循环之间气管黏膜下形成侧支，此种血管一旦破裂可引起大咯血。

4）少尿及肾功能损害症状：严重的左心衰竭血液进行再分配时，肾血流量首先减少，可出现少尿。长期慢性的肾血流量减少可出现血尿素氮、肌酐升高，并可有肾功能不全的相应症状。

（2）体征

1）肺部湿啰音：由于肺毛细血管压增高，液体渗出到肺泡而出现湿啰音。随着病情加重，肺部啰音可从局限于肺底部发展至全肺。侧卧位时下垂的一侧啰音较多。

2）心脏体征：除基础心脏病的固有体征外，一般均有心脏扩大（单纯舒张性心力衰竭除外）及相对性二尖瓣关闭不全的反流性杂音、肺动脉瓣区第二心音亢进及舒张期奔马律。

发热仅是一个临床表现，并不是某种疾病所特有的一种表现，所以对其诊治应具有缜密的临床思维和处置程序。病史询问和体格检查过程中一定要细致，对检查结果要紧密结合临床，不能不假思索地把检查结果作为诊断的绝对依据而忽略临床表现。对各种疾病除了要掌握它们的典型临床表现外，还应该熟悉其非典型临床表现。如患者长期口服药物或者罕见的心血管疾病导致的发热，需仔细询问病史，结合检查，明确发热原因。

心血管系统相关非感染性发热总结见表42-3-2。

表42-3-2　心血管系统相关非感染性发热

常见病种	常见病因/感染物	临床表现	辅助检查	确诊手段或依据	常用治疗方案
心包切开术后综合征	心脏手术后及其他心脏介入治疗引起的并发症，目前认为可能与高敏反应或自身免疫有关	通常在心脏手术后2～3周急性起病，其特征为发热、乏力和胸痛	1.白细胞计数及C反应蛋白水平升高 2.血清中发现抗心肌抗体 3.影像检查心脏中度增大，有心包积液 4.心电图可呈非特异性ST-T改变	该诊断是一种排除性的，在诊断前应充分考虑并排除引起发热、不适和胸痛的其他原因	发热和胸痛可用阿司匹林或非激素类抗炎药缓解，48小时内无效可使用激素治疗。心脏压塞行心包穿刺处理，反复的心脏压塞需要进行心包切除术

续表

常见病种	常见病因 / 感染物	临床表现	辅助检查	确诊手段或依据	常用治疗方案
大动脉炎	是一种自身免疫性疾病，可能与结核杆菌或链球菌、立克次体等感染所致体内产生免疫反应有关	以青年女性多见，早期乏力、消瘦、低热及食欲缺乏、关节肌肉酸痛、多汗等，后期血管闭塞期表现为头晕、头痛、下肢麻木无力、间歇性跛行、高血压等	血沉、C 反应蛋白、脑血流图、肾素活性测定及同位素肾图等	1. 发病年龄≤ 40 岁 2. 肢体间歇性运动障碍 3. 肱动脉搏动减弱 4. 双侧上肢收缩压差 > 10mmHg 5. 锁骨下动脉或主动脉杂音 6. 血管造影异常 符合上述 6 项中的 3 项者可诊断本病	1. 皮质激素类药物 2. 血管扩张药物 3. 降低血液黏滞度药物 4. 抗血小板聚集药物 5. 手术治疗
结节性多动脉炎	病因是多因素的，发病与免疫失调有关	男女均可发病，以男性多见，一般将本病分为皮肤型和系统型	1. 白细胞总数及中性粒细胞数常增高，血沉多增快，尿检常见蛋白尿、血尿、管型尿 2. 丙种球蛋白水平增高，总补体及 C3 补体水平下降，类风湿因子、抗核抗体呈阳性或低滴度阳性 3. 病理活检可见中小动脉坏死性血管炎	皮肤型主要根据皮损表现，尤以沿浅表动脉分布的皮下结节、多形性损害进行诊断，必要时行皮肤活组织检查可明确诊断。系统性因累及系统广泛，诊断尚无统一标准，1990 年美国风湿病学会提出的标准可供参考	皮质类固醇是治疗本病的首选药物，如病情重，激素治疗 1 个月效果不佳，可联合选用细胞毒药物，如环磷酰胺、硫唑嘌呤、甲氨蝶呤等
系统性红斑狼疮	遗传、内分泌、感染、免疫异常和一些环境因素与本病的发病有关	女性多见，以 20 ～ 40 岁最多，可有心包炎，心肌炎主要表现为充血性心力衰竭、心瓣膜病变	自身抗体抗 Sm 抗体、抗 dsDNA 抗体、抗磷脂抗体和 ANA 阳性。皮肤活检和肾活检中皮肤狼疮带试验阳性和“满堂亮”的肾小球表现均有较高的特异性	SLE 的诊断主要依靠临床表现、实验室检查、组织病理学和影像学检查	1. 非甾体抗炎药 2. 抗疟药 3. 糖皮质激素 4. 免疫抑制剂
川崎病	乙型溶血链球菌、EB 病毒感染	发热：38 ～ 40 ℃，呈稽留热，持续 1 ～ 2 周皮肤黏膜皮疹	早期白细胞达 2.0×10^9/L；血小板正常，但在 2 周后可增至 300×10^9/L 以上；心脏 B 超显示冠状动脉扩张或冠状动脉瘤	1. 发热 5 天以上 2. 手足症状：末端梭形肿胀，热退脱皮 3. 皮肤多形红斑 4. 黏膜改变：口腔黏膜呈牛肉色，球结膜充血 5. 口唇干裂，杨梅舌 6. 非化脓性颈部淋巴结炎 包括发热在内满足 5 条，无须实验室支持即可确诊，如有 B 超提示冠状动脉改变，包括发热在内满足 4 条即可	阿司匹林及丙种球蛋白

续表

常见病种	常见病因 / 感染物	临床表现	辅助检查	确诊手段或依据	常用治疗方案
其他（如心肌梗死、心力衰竭、心脏肿瘤、脑出血等）	多种因素所致，如基础疾病、过劳、情绪、大量饮酒等因素	表现不一，如心肌梗死表现为突然发作剧烈而持久的胸骨后或心前区压榨性疼痛。心力衰竭表现为呼吸困难、端坐呼吸、咳嗽咳痰、肢体水肿。脑出血患者可表现为头痛、恶心呕吐，或者仅有反复低热表现	心肌梗死可有心肌肌钙蛋白 I/ 肌红蛋白 / 肌酸激酶同工酶（CK-MB）升高，心电图特征性改变为新出现 Q 波及 ST 段抬高和 ST-T 动态演变。心力衰竭可有 BNP 水平升高，心脏 B 超示左室射血分数下降等 脑出血患者完善头颅 CT 及头颅 MRI	心肌梗死根据典型的临床表现、特征性心电图衍变及血清生物标志物的动态变化可做出正确诊断。心力衰竭是原有基础心脏病的证据及循环淤血的表现。脑出血患者头颅 CT 有脑出血表现，结合患者肢体症状诊断	心肌梗死需尽快行 PCI、溶栓等。心力衰竭需卧床休息，对因治疗，利尿剂、ACEI（或 ARB）和 β 受体阻滞剂三类药物联合使用。脑出血患者应脱水降颅内压，调整血压，防止继续出血，加强护理维持生命功能，必要时手术治疗

（陈丽娜）

参考文献

陈星伟，刘亚欣，于欢，等，2018. 阜外医院感染性心内膜炎 300 例临床特征分析 . 中国循环杂志，33(11):1102-1107.

丁发明，2016. 系统性红斑狼疮早发动脉粥样硬化队列研究及机制初探 . 北京：中国医学科学院，北京协和医院 :1-116.

梁峰，沈珠军，方全，等，2017.2015 年欧洲心脏病学会关于感染性心内膜炎指南的解读 . 中华临床医师杂志，11(6):975-983.

刘霞，张友良，唐媛，等，2018. 永久性心脏起搏器植入相关并发症及原因分析 . 中国临床研究，31(6):800-802.

马小军，杨文杰，2017. 感染性心内膜炎的抗感染治疗与进展 . 中国感染与化疗杂志，(6):713-718.

宁尚秋，尼玛，伊比然恨，等，2017. 成人急性暴发性心肌炎的临床特点分析 . 中国医药，12(5):641-644.

孙丽杰，郭丽君，崔鸣，等，2017. 成年人暴发性心肌炎的相关因素分析 . 中华心血管病杂志，45(12):1039-1043.

王清木，刘慧兰，洪丹丹，等，2017. 超声心动图诊断感染性心内膜炎的临床价值分析 . 心血管病防治知识，(6):68-70.

颜可，袁喆，2017. 感染性心内膜炎 28 例的临床特征及诊治分析 . 西部医学，29(1):45-52.

张军，邓伟，张进，等，2017. 经皮冠状动脉支架植入术后感染的危险因素分析及预防措施 . 中华医院感染学杂志，27(7):1561-1564.

张文宏，李太生，2017. 发热待查专家共识 . 中华传染病杂志，35(11): 641-654.

中华医学会心血管病学分会精准医学学组，中华心血管病杂志编辑委员会，成人暴发性心肌炎工作组，2017. 成人暴发性心肌炎诊断与治疗中国专家共识 . 中华心血管病杂志，45(9):742-752.

左玉娟，2017. 心电图 ST 段抬高及 PR 段下移对急性心包炎患者临床诊断敏感性及特异性的影响 . 医药论坛杂志，38(6):91-92.

Alibaz Oner F, Koster MJ, Crowson CS, et al, 2017. Clinical spectrum of medium sized vessel vasculitis. Arthritis Care Res (Hoboken), 69(6): 884-891.

Cahiu T J, Baddour L M, Habib G, et a1, 2017. Challenges in infective endocditis. J Am CoU Cardial, 69 (3):325-344.

Joshi M, Tulloh R, 2017. Kawasaki disease and coronary artery a neurysms:from childhood to adulthood. Future Cardiol, 18(8):1803-1808.

Li S, Xu S, Li C, et a1, 2019. A life support-based comprehensive treatment regnilen dranmtically lowers the in-hospital mortality of patients with fuhninant myocarditis:a multiple center study. Sci China Life Sei, 62(3):369-380.

Maritati F, Iannuzzella F, Pavia MP, et al, 2016. Kidney involvement in medium and large vessel vasculitis. J Nephrol, 29 (4):495-505.

Mekinian A, Resche-Rigon M, Comarmond C, et al, 2018. Efficacy of tocilizumab in Takayasu arteritis: multicenter retrospective study of 46 patients. J Autoimmun, 91(7):55-60.

Mirouse A, Biard L, Comarmond C, et al, 2019. Overall

survival and mortality risk factors in Takayasu's arteritis: a multicenter study of 318 patients. J Autoimmun, 96(1):35-39.

Park E H, Lee E Y, Lee YJ, et al, 2018. Infliximab biosimilar CT-P13 therapy in patients with Takayasu arteritis with low dose of glucocorticoids: a prospective single-arm study. Rheumatol Int, 38(12):2233-2242.

Park SJ, Kim HJ, Park H, et al, 2017. Incidence, prevalence, mortality and causes of death in Takayasu Arteritis in Korea-A nationwide, population-based study.Int J Cardiol, 235(5):100-104.

Zhai Y Z, Chen X, Liu X, et al, 2018. Clinical analysis of 215 consecutive cases with fever of unknown origin. Medicine, 97(24): e10986.

第八篇 心血管疾病与妊娠

妊娠期是生命中最重要的时期。妊娠期的健康关乎母胎安危。妊娠合并心血管疾病包括既往有心脏病病史的女性妊娠，常见先天性心脏病、瓣膜性心脏病和心肌病等结构异常性心脏病和心律失常等；也包括妊娠期间新发生的心血管疾病，如妊娠期高血压疾病、围生期心肌病、主动脉病变、冠心病等。

目前我国关于妊娠相关性心脏病的患病率和发病率的流行病学数据十分有限。在美国，心血管疾病是导致孕产妇死亡的主要原因，并且死亡率日益增加（在 1987 ～ 2015 年，每 10 万例活产产妇中死亡人数从 7.2 人增加到 17.2 人）。高龄孕妇（40 ～ 50 岁）与心血管疾病危险因素明显相关，尤其是糖尿病、高血压、肥胖等因素。妊娠期高血压疾病是妊娠期最常见的心血管疾病，发生率为 5% ～ 10%。在其他妊娠期心血管疾病中，西方国家最常见的为先天性心脏病（75% ～ 82%）；非西方国家风湿性瓣膜病居多（56% ～ 89%）。2006 ～ 2008 年英国孕产妇死亡最常见的原因为成人猝死综合征、围生期心肌病、主动脉夹层和心肌梗死。

第 43 章 妊娠期的生理学变化

女性在妊娠期会发生复杂、动态的生理变化。这些变化随着胎儿的生长和发育而持续，在分娩时达到顶峰并持续到产后。健康女性可以适应这些变化。然而，在有潜在心脏病的女性中，这些变化可能会暴露以前未知的异常情况或使当下异常的血流动力学恶化。

第一节 妊娠期血流动力学变化

在妊娠早期，孕妇体内的红细胞质量增加。雌激素激活肾素 - 血管紧张素系统（renin-angiotensin system，RAS），促进水钠潴留，使血容量较妊娠前增加 40% 左右。血容量不成比例地增加引起血液稀释，并导致妊娠期生理性贫血。为了适应血容量的增加，孕妇体内的血管扩张和重塑，使得体循环和肺循环的阻力降低。到妊娠中期时，体循环阻力比妊娠前下降 30% ～ 50%，而到妊娠晚期末，体循环阻力又略有升高。从 6 ～ 8 周开始，松弛素、前列环素水平的增加也会导致血压下降。心排血量随每搏量的增加而增加。回心血量增加后，心率增快 10 ～ 20 次 / 分，在妊娠晚期心率达到最大值。这些生理变化的净效应是在单胎妊娠期间心排血量比妊娠前增加 30% ～ 50%，而双胎妊娠的心排血量会在此基础上再提高约 15%。分娩时，产妇的心率和循环儿茶酚胺水平增加，每次子宫收缩时有 300 ～ 500ml 血液进入循环。产后即刻，由下腔静脉减压导致的子宫胎盘循环自体输血和静脉回流增加，进一步增加了中心静脉压。与产前相比，产后心排血量可增加 50% ～ 80%。这些变化在产后第一个 48 小时内开始恢复。大多数变化在产后 2 周内恢复，但也可能需要 6 个月才能完全恢复至正常。在分娩期间和产后早期，由于这些显著的血流动力学变化，患者最易发生心血管并发症。

第二节 妊娠期药代动力学变化

妊娠期药代动力学改变是妊娠期间和产后生理变化的结果。妊娠期间，孕妇会发生一系列生理性变化：胃排空延迟和蠕动迟缓；血浆和脂肪积累增加，药物的表观分布容积（apparent volume of distribution，V_d）增加；白蛋白和血浆结合蛋白减少；每分通气量增加；肝、肾清除率增加。这些均可能影响药物分布和清除。这些生理变化的净效应通常会导致药物的药理作用下降，也有个别例外的情况。目前，还没有直接对比心血管药物在妊娠期和非妊娠期性能区别的研究。

一、吸收

妊娠期间，前列腺素水平的增加会延缓小肠蠕动，恶心和呕吐可能会抑制药物的吸收。抑酸剂和铁补充剂的使用可能会进一步降低药物的生物利用度，这是其在胃 pH 升高环境中的螯合作用所致。然而，这些变化主要是理论层面上的。几项包括索他洛尔和普萘洛尔的心血管药物研究显示，药物的生物利用度与妊娠前相比没有明显差异。

二、分布容积

妊娠期血浆体积和体内总液体量增加 50%，这会增加亲水性和亲脂性药物的分布容积。随着分布容积在整个妊娠期的上升，药物的初始和峰值浓度可能会降低，这就需要增加用药剂量。药物的半衰期是可变的，并且取决于不同器官系统（即肺、肾和肝）的分布体积和清除率。分布容积还受药物与血浆蛋白（如白蛋白）结合量的影响。因此，妊娠期药物的净暴露取决于分布容积、与血清蛋白结合程度、摄取率和清除率之间的相互作用。

三、肝脏的清除和代谢

肝脏清除率（liver clearance）是指肝脏从循环中去除的药物的分数。高肝脏清除率的药物如普萘洛尔、维拉帕米和硝酸甘油很快被摄入肝细胞，其清除率取决于血液流向肝脏的速度。妊娠期肝脏灌注保持稳定或增加，导致高肝脏清除率药物代谢更快，这类药物在妊娠期可能需要增加剂量。低肝脏清除率药物（如华法林）的清除不依赖于肝脏血流，而是取决于肝脏内在活性及血浆中药物的未结合部分。

四、肾脏除清率

妊娠期间有效肾血流量可增加 50% ～ 85%。在妊娠早期末，肾小球滤过率增加 45% ～ 50%，并持续上升，直至分娩前最后几周可能出现下降趋势。妊娠期尿酸和葡萄糖吸收减少，尿蛋白和微量白蛋白排泄增加，肾小管功能随之变化。尽管肾小管功能会随着肾血流量的增加而增强，但在高血压和子痫前期患者中，这种调节是不足的。

（李玉明　杨　宁）

第 44 章
妊娠期心血管疾病的诊断

妊娠期心血管疾病可依据病史、症状、体征、体格检查和辅助检查进行诊断。妊娠期间诊断心力衰竭较困难，因为妊娠期生理学改变与心血管疾病相似。当患者出现异常或无明显诱因的呼吸困难时，建议行心脏超声辅助诊断。妊娠期间应规范测量血压。有高血压或子痫前期家族史的孕妇应警惕蛋白尿。先天性心脏病患者应监测血氧饱和度。

一、心电图和动态心电图

大多数孕妇心脏向左转位，心电图电轴左偏 15° ～ 20° 。常见的心电图为 ST-T 改变，Ⅲ导联可见 Q 波和 T 波倒置，aVF 导联可见 Q 波，V_1 ～ V_3 导联可见 T 波倒置。这种改变类似于左心室肥厚和其他器质性心脏病。有阵发性或持续性室性心动过速、心房颤动、心房扑动或心悸症状的患者均推荐动态心电图检查。

二、超声心动图

经胸超声心动图是妊娠期首选的影像学检查方法，使用便利，既可用于门诊，又可用于心脏科病房、急诊、ICU 和产科病房，检查时应使用较低阈值。妊娠期间超声参数可发生变化，如心腔扩张、左心室壁厚度改变和瓣膜压力阶差增加。经食管超声检查在孕妇中也相对安全，但应考虑到引起呕吐和腹腔压力增加的风险，如需行经食管超声检查，应同时进行胎儿监护。

三、运动负荷试验

运动负荷试验是成人先天性心脏病和瓣膜性疾病随访中必要的检查。所有确诊心脏病并需要备孕的女性均应进行该项检查。2018 ESC 妊娠心血管疾病指南推荐，对于无症状的疑诊心脏病女性妊娠时，建议进行次极量运动试验（达最大心率 80%）。尚无证据表明该试验会增加自然流产风险。踏车运动试验下进行超声心动图检查可提高诊断特异性。应尽量避免进行多巴酚丁胺负荷试验。

四、电离辐射

电离辐射对胎儿的潜在危险取决于孕周和射线剂量。妊娠早期和器官形成阶段风险最高，妊娠中期风险较小，妊娠晚期风险最小。电离辐射所致畸形通常为中枢神经系统异常。如果可能，电离辐射暴露下的检查或手术应延迟到胎儿主要器官形成期（末次月经＞ 12 周）以后。所有医疗辐射剂量必须保持“尽可能低”。如果需要电离辐射，应向孕妇告知风险和获益，并获得知情同意。对胎儿的辐射量应保持在尽可能低的水平（最好＜ 50mGy），并加以详细记录，特别是胎儿暴露于辐射范围内时。

五、胸部 X 线检查和 CT

只有在其他方法不能明确病因的情况下才进行胸部 X 线检查。妊娠期心脏病通常不需要也不建议CT检查。疑诊肺栓塞（pulmonary embolism，PE）或主动脉病变时，若其他检查不能明确诊断，方可使用低辐射CT。孕妇单次胸部X线检查时胎儿接受的X线为0.02～0.07mrad；孕妇头胸部CT检查时胎儿受到的照射剂量＜1rad，距离致畸剂量（5～10rad）差距较大；但因X线是影响胎儿发育的不良因素，在妊娠早期禁用，妊娠中期应慎用，病情严重必须摄片时应以铅裙保护腹部。

六、心导管检查

心脏导管检查很少用于诊断，但对指导介入治疗是必要的。心导管及心血管造影检查是先天性心脏病，特别是复杂心脏畸形诊断的“金标准”。随着超声心动图、MRI等无创检查技术的发展，心脏导管检查目前仅适用于无创检查不能明确诊断的先天性心脏病、测量肺动脉高压（pulmonary hypertension，PH）程度及作为降肺动脉靶向药物的给药途径。因需要在有X线直视下操作，妊娠期必须应用时需要在有操作熟练的技术人员、铅裙保护腹部的情况下进行，并尽量缩短操作时间和减少母胎接受射线的剂量。电生理检查仅在难治性心律失常和血流动力学障碍的情况下进行。

七、MRI

非增强的MRI可用于复杂心脏病和主动脉疾病诊断。如果其他非侵入性诊断措施不足以确定诊断，建议行MRI检查，首选电离辐射成像方式。妊娠期钆成像（增强MRI）存在争议，应尽可能避免使用，尤其是在妊娠早期。

（李玉明　杨　宁）

第 45 章
妊娠期心血管疾病的风险评估

患有心脏病的女性产科并发症风险增加，包括早产、子痫前期和产后出血等。在妊娠前和妊娠期应进行充分、动态的评估。妊娠期并发症的风险受心脏基础疾病、心室和瓣膜功能、心功能、发绀、肺动脉压及其他多种因素影响。类风湿和肌肉骨骼疾病及精神疾病等合并症也应考虑在内。因此，风险评估应个体化。

第一节 妊娠风险分级和预测

一、妊娠风险分级

需评估患者的基本状况，包括病史、心功能分级、氧饱和度、脑钠肽水平、心室和瓣膜功能、肺动脉压及主动脉直径、运动能力和心律失常等。2018 ESC 妊娠心血管疾病指南推荐使用修正的世界卫生组织妊娠风险分级（简称 mWHO 分级）进行评估。mWHO 分级Ⅳ级的患者不建议妊娠，mWHO 分级Ⅲ级和接受抗凝治疗的患者应慎重考虑妊娠。我国妊娠合并心脏病的诊治专家共识（2016）（中华医学会妇产科学分会产科学组）参考 WHO 心脏病妇女妊娠风险评估分类法，结合中国育龄期妇女心脏病疾病谱的特点，制定了心脏病妇女妊娠风险分级表；同时，为保障心脏病孕妇能够得到产科、心脏内外科、重症监护科等多学科的联合管理，制定了不同级别医院承担不同严重程度妊娠合并心脏病诊治的分层管理制度，以使心脏病孕妇分层管理更加规范、有序、安全、有效（表 45-1-1）。

表 45-1-1　心脏病妇女妊娠风险分级及分层管理

妊娠风险分级	疾病种类	就诊医院级别
Ⅰ级（孕妇死亡率未增加，母儿并发症未增加或轻度增加）	无合并症的轻度肺动脉狭窄和二尖瓣脱垂；小的动脉导管未闭（内径≤ 3 mm） 已手术修补的不伴有肺动脉高压的房间隔缺损、室间隔缺损、动脉导管未闭和肺静脉畸形引流 不伴有心脏结构异常的单源、偶发的室上性或室性期前收缩	二、三级妇产科专科医院或者二级及以上综合性医院
Ⅱ级（孕妇死亡率轻度增加或者母儿并发症中度增加）	未手术的不伴有肺动脉高压的房间隔缺损、室间隔缺损、动脉导管未闭，法洛四联症修补术后且无残余的心脏结构异常 不伴有心脏结构异常的大多数心律失常	二、三级妇产科专科医院或者二级及以上综合性医院

续表

妊娠风险分级	疾病种类	就诊医院级别
Ⅲ级（孕妇死亡率中度增加或者母儿并发症重度增加）	轻度二尖瓣狭窄（瓣口面积＞ 1.5cm^2） 马方综合征（无主动脉扩张），二叶式主动脉瓣疾病，主动脉疾病（主动脉直径＜ 45 mm），主动脉缩窄矫治术后 非梗阻性肥厚型心肌病 各种原因导致的轻度肺动脉高压（＜ 50mmHg） 轻度左心功能障碍或者左室射血分数 40% ～ 49%	三级妇产科专科医院或者三级综合性医院
Ⅳ级（孕妇死亡率明显增加或者母儿并发症重度增加；需要专家咨询；如果继续妊娠，需告知风险；需要产科和心脏科专家在妊娠期、分娩期和产褥期严密监护母儿情况）	机械瓣膜置换术后 中度二尖瓣狭窄（瓣口面积 1.0 ～ 1.5cm^2）和主动脉瓣狭窄（跨瓣压差≥ 50mmHg） 右心室体循环患者或 Fontan 循环术后 复杂先天性心脏病和未手术的发绀型心脏病（氧饱和度 85% ～ 90%） 马方综合征（主动脉直径 40 ～ 45 mm）；主动脉疾病（主动脉直径 45 ～ 50 mm） 严重心律失常（心房颤动、完全性房室传导阻滞、恶性室性期前收缩、频发的阵发性室性心动过速等） 急性心肌梗死，急性冠脉综合征，梗阻性肥厚型心肌病 心脏肿瘤，心脏血栓 各种原因导致的中度肺动脉高压（50 ～ 80mmHg） 左心功能不全（左室射血分数 30% ～ 39%）	有良好心脏专科的三级甲等综合性医院或者综合实力强的心脏监护中心
Ⅴ级（极高的孕妇死亡率和严重的母儿并发症，属妊娠禁忌证；如果妊娠，须讨论终止问题；如果继续妊娠，需充分告知风险；需由产科和心脏科专家在妊娠期、分娩期和产褥期严密监护母儿情况）	严重的左心室流出道梗阻 重度二尖瓣狭窄（瓣口面积＜ 1.0cm^2）或有症状的主动脉瓣狭窄 复杂先天性心脏病和未手术的发绀型心脏病（氧饱和度＜ 85%） 马方综合征（主动脉直径＞ 45 mm），主动脉疾病（主动脉直径＞ 50 mm），先天性的严重主动脉缩窄 有围生期心肌病病史并伴左心功能不全 感染性心内膜炎 任何原因引起的重度肺动脉高压（≥ 80mmHg） 严重的左心功能不全（左室射血分数＜ 30%）；NYHA 心功能分级Ⅲ～Ⅳ级	有良好心脏专科的三级甲等综合性医院或者综合实力强的心脏监护中心

二、风险预测因子

2018 ESC 妊娠心血管疾病指南建议，在评估母胎心血管并发症风险时，应参考妊娠期心脏病（Cardiac Disease in Pregnancy，CARPEG）研究、先天性心脏病妊娠（Zwangerschap bij Aangeboren HARtAfwijkingen，ZAHARA）研究和妊娠与心脏病注册（Registry Of Pregnancy And Cardiac disease，ROPAC）研究等大型临床研究中事件预测因子。

（一）母亲心血管事件预测因子

母亲心血管事件预测因子包括既往心脏事件（心力衰竭、短暂性脑缺血发作、卒中、心律失常）；心功能Ⅲ / Ⅳ级；左心功能不全（中至重度）；心室收缩功能降低（射血分数＜ 40%）；右心功能不全（三尖瓣环收缩期位移＜ 16mm）；二尖瓣、三尖瓣反流（中至重度）；肺动脉瓣反流（中至重度）；肺动脉高压；妊娠前心脏药物治疗；发绀（氧饱和度＜ 90%）；脑尿钠肽水平（妊娠 20 周时 NT-proBNP ＞ 128pg/ml）；吸烟史；机械瓣膜；治愈或未治愈的发绀型心脏病。

（二）新生儿事件预测因子

新生儿事件预测因子包括产前检查时心功能Ⅲ/Ⅳ级或存在发绀；母亲左心功能不全；妊娠期间吸烟；母亲血氧饱和度低（＜90%）；多胎妊娠；妊娠期间使用抗凝血药；妊娠前使用心脏药物；母亲出生时有发绀型心脏病；机械瓣膜；母亲在妊娠期间发生心脏事件；母亲在妊娠期间心排血量降低；子宫胎盘多普勒血流异常。

第二节　心功能评估

临床上，孕妇心功能的判断仍然以NYHA分级为标准，依据心脏病患者对一般体力活动的耐受情况，将心功能分为4级。Ⅰ级：一般体力活动不受限制；Ⅱ级：一般体力活动略受限制；Ⅲ级：一般体力活动显著受限；Ⅳ级：任何轻微活动时均感不适，休息时仍有心慌、气急等心力衰竭表现（表45-2-1）。

表 45-2-1　NYHA 心功能分级

心功能分级	心脏状态	临床表现
Ⅰ	心脏功能具有完全代偿能力	几乎与正常人没有区别，完全能正常工作、学习及生活，甚至能胜任较重的劳动或体育活动
Ⅱ	心脏代偿能力已开始减退	在较重活动（如快走步、上楼或提重物）时，会出现气急、水肿或心绞痛，但休息后即可缓解。属轻度心力衰竭
Ⅲ	心脏代偿能力已减退	轻度活动，如上厕所、打扫室内卫生、洗澡等时也会出现气急等症状，属中度心力衰竭
Ⅳ	心脏功能已严重减退	休息时仍有气急等症状。在床上不能平卧，生活不能自理，而且常伴有水肿、营养不良等症状。属重度心力衰竭，不仅完全丧失了劳动力，而且还有生命危险

NYHA心功能分级方法的优点是简便易学，不依赖任何设备，但孕妇妊娠期生理性心率加快、妊娠晚期的胸闷、气促等因素可能会干扰心功能的准确判断。临床医师要仔细分析，既不能过多考虑妊娠生理变化而忽略了心脏病及心功能下降，又要避免过度诊断。有条件时进行心脏超声心动图检查，测定心房心室大小和心脏射血分数等心功能客观评价指标，但目前尚缺乏多中心大样本量的孕妇不同妊娠时期的生理数据。BNP或pro BNP可以很好地预测和判断心力衰竭，动态监测更有指导意义，但孕妇与非妊娠的心脏病患者有何区别、部分心肌肥厚患者的判断结果是否有误，尚需进一步研究。

第三节　心脏病女性的妊娠前和妊娠期综合评估

一、妊娠前的综合评估

提倡心脏病患者妊娠前经产科医师和心脏科医师联合咨询及评估。最好在妊娠前进行心脏病手术或药物治疗，治疗后再重新评估是否可以妊娠。对严重心脏病患者要明确告知不宜妊娠，对可以妊娠的心脏病患者也要充分告知妊娠风险。对于风险评估，至少应进行心电图、超声心动图和运动试验。主动脉病变患者应进行CT或MRI检查以获取完整的主动脉成像资料。

针对患者长期预后、流产率、先天性疾病的复发率、药物治疗、母亲风险评估及母婴预后、妊娠护理和分娩，制订多学科管理计划并与患者进行沟通。

二、妊娠早期的综合评估

应告知妊娠风险和可能会发生的严重并发症，指导患者去对应级别的医院规范进行妊娠期保健，定期监测心功能。对于心脏病妊娠风险分级Ⅳ～Ⅴ级者，要求其终止妊娠。

三、妊娠中、晚期的综合评估

一些心脏病患者对自身疾病的严重程度及妊娠风险认识不足，部分患者因没有临床症状而漏诊心脏病，少数患者妊娠意愿强烈而隐瞒病史涉险妊娠，就诊时已是妊娠中晚期。对于这类患者是否继续妊娠，应根据妊娠风险分级、患者心功能状态、医院的医疗技术水平和条件、患者及其家属的意愿和对疾病风险的了解及承受程度等综合判断和分层管理。对于妊娠期新发生或者新诊断的心脏病患者，均应行心脏相关的辅助检查以明确妊娠风险分级，按心脏病严重程度进行分层管理。

第四节　终止妊娠的时机

心脏病妊娠风险分级Ⅰ～Ⅱ级且心功能Ⅰ级者可以妊娠至足月，如果出现严重心脏并发症或心功能下降，则提前终止妊娠。心脏病妊娠风险分级Ⅲ级且心功能Ⅰ级者可以妊娠至34～35周终止妊娠，如果有良好的监护条件，可妊娠至37周再终止妊娠；如果出现严重心脏并发症或心功能下降，则提前终止妊娠。心脏病妊娠风险分级Ⅳ级但仍然选择继续妊娠者，即使心功能Ⅰ级，也建议在妊娠32～34周终止妊娠；部分患者经过临床多学科评估可能需要在32周前终止妊娠，如果有很好的综合监测实力，可以适当延长孕周；出现严重心脏并发症或心功能下降，则及时终止妊娠。心脏病妊娠风险分级Ⅴ级属妊娠禁忌证，一旦诊断需要尽快终止妊娠，如果患者及其家属在充分了解风险后拒绝终止妊娠，需要转诊至综合诊治和抢救实力非常强的医院进行保健，综合母儿情况适时终止妊娠。

（李玉明　杨　宁）

第 46 章
妊娠期高血压疾病

妊娠期高血压疾病（hypertensive disorders in pregnancy，HDP）是重要的妊娠期不良心血管风险暴露。子痫前期在妊娠女性中的发病率为5%～10%，是导致母胎死亡的三大主要因素之一，同时也是引发早产的最主要原因。

第一节　妊娠期高血压疾病的定义和分类

一、中国《妊娠期高血压诊治指南（2015）》定义及分类

（一）妊娠高血压

妊娠高血压：妊娠 20 周后首次出现高血压，收缩压（systolic blood pressure，SBP）≥ 140mmHg（1mmHg= 0.133kPa）和（或）舒张压（diastolic blood pressure，DBP） ≥ 90mmHg，于产后 12 周内恢复正常；尿蛋白检测阴性。SBP ≥ 160mmHg 和（或）DBP ≥ 110mmHg 为重度妊娠高血压。

（二）子痫前期

子痫前期：妊娠 20 周后出现 SBP ≥ 140mmHg 和（或）DBP ≥ 90mmHg，且伴有下列任何一项，尿蛋白≥ 0.3 g/24 h，或尿蛋白 / 肌酐值≥ 0.3，或随机尿蛋白≥（+）（无法进行尿蛋白定量时的检查方法）；无蛋白尿但伴有以下任何一种器官或系统受累，心、肺、肝、肾等重要器官，或血液系统、消化系统、神经系统的异常改变，胎盘 - 胎儿受累等。血压和（或）尿蛋白水平持续升高，发生母体器官功能受损或胎盘 - 胎儿并发症是子痫前期病情向重度发展的表现。

子痫前期孕妇出现下述任一表现可诊断为重度子痫前期：①血压持续升高，SBP ≥ 160mmHg 和（或）DBP ≥ 110mmHg；②持续性头痛、视觉障碍或其他中枢神经系统异常表现；③持续性上腹部疼痛及肝包膜下血肿或肝破裂表现；④肝酶异常：血丙氨酸转氨酶（alanine aminotransferase，ALT）或天冬氨酸转氨酶（aspartate transaminase，AST）水平升高；⑤肾功能受损：尿蛋白＞ 2.0g/24h、少尿（24 小时尿量＜ 400ml 或每小时尿量＜ 17ml）或血肌酐＞ 106μmol/L；⑥低蛋白血症伴腹水、胸腔积液或心包积液；⑦血液系统异常，血小板计数呈持续性下降并低于 100×10^9/L、微血管内溶血［表现有贫血、黄疸或血乳酸脱氢酶（lactate dehydrogenase，LDH）水平升高］；⑧心力衰竭；⑨肺水肿；⑩胎儿生长受限或羊水过少、胎死宫内、胎盘早剥等。

子痫：子痫前期基础上发生不能用其他原因解释的抽搐。

（三）妊娠合并慢性高血压

妊娠合并慢性高血压：既往存在的高血压或在妊娠 20 周前发现 SBP ≥ 140mmHg 和（或）DBP ≥ 90mmHg，妊娠期无明显加重；或妊娠 20 周后首次诊断高血压并持续到产后 12 周以后。

（四）慢性高血压并发子痫前期

慢性高血压并发子痫前期：慢性高血压孕妇，妊娠 20 周前无蛋白尿，妊娠 20 周后出现尿蛋白（≥ 0.3g/24h）或随机尿蛋白≥（+）；或妊娠 20

周前有蛋白尿，妊娠20周后尿蛋白定量明显增加；或出现血压进一步升高等上述重度子痫前期的任何一项表现。

二、《妊娠期高血压疾病血压管理专家共识（2019）》分类

中华医学会心血管病学分会发布的《妊娠期高血压疾病血压管理专家共识（2019）》，采纳了2018年国际妊娠期高血压研究学会（International Society for the Study of Hypertension in Pregnancy，ISSHP）妊娠高血压指南新的分类方法。将妊娠期高血压疾病分为两大类6个亚型。第一类为妊娠前诊断或妊娠20周前新发现的高血压，包括3个亚型：慢性高血压（原发性和继发性）、白大衣高血压和隐匿性高血压；第二类为妊娠20周后发生的高血压，包括3个亚型：一过性妊娠高血压、妊娠高血压和子痫前期（新发或在慢性高血压基础上演进而来）。该分类方法在2013美国妇产科医师学会（American Congress of Obstetricians and Gynecologists，ACOG）指南4分类基础上，增加了3种特殊类型妊娠期高血压疾病，即一过性妊娠高血压、白大衣高血压和隐匿性高血压。

（一）一过性妊娠高血压

一过性妊娠高血压指在检查时发现血压升高，但随后重复测量血压均正常。一过性妊娠高血压无须治疗，可自行缓解。但有研究认为，约20%的一过性高血压可发展为妊娠高血压，另有约20%会发展为子痫前期。

（二）白大衣高血压

在诊室血压升高（≥140/90mmHg），而家庭自测血压正常（＜130/80mmHg）即为白大衣高血压。孕妇中白大衣高血压患病率为16%。对怀疑白大衣高血压的孕妇，应行24小时动态血压监测或家庭自测血压监测。还应警惕孕妇白大衣高血压发展为妊娠高血压及子痫前期。

（三）隐匿性高血压

在诊室血压正常（＜140/90mmHg）而24小时动态血压监测或家庭自测血压升高（≥130/80mmHg）即为隐匿性高血压。临床上很难识别隐匿性高血压，且缺乏相应的研究支持。因此在妊娠早期如合并左心室肥厚、慢性肾脏病、视网膜病变等高血压靶器官损害，但诊室血压无明显升高者，应警惕隐匿性高血压的可能，怀疑隐匿性高血压的孕妇应行24小时动态血压监测或家庭自测血压监测以明确诊断。

第二节　妊娠期高血压疾病的诊断流程

一、病史

了解患者妊娠前有无高血压、肾病、糖尿病及自身免疫性疾病等病史或表现，有无妊娠期高血压疾病史；了解患者此次妊娠后高血压、蛋白尿等伴发症状出现的时间和严重程度；有无妊娠期高血压疾病家族史等。

二、高血压的诊断

妊娠期间的高血压定义为间隔至少4小时2次SBP≥140mmHg和（或）DBP≥90mmHg。若血压低于140/90mmHg，但较基础SBP升高≥30mmHg和（或）DBP升高≥15mmHg时，虽不作为诊断依据却需要密切随访。

妊娠期高血压疾病按照血压升高的程度还可以分为轻度妊娠期高血压疾病［血压为（140～159）/（90～109）mmHg］、重度妊娠期高血压疾病（血压≥160/110mmHg）。

妊娠期高血压疾病的正确诊断有赖于规范的血压测量。

（一）血压计和袖带的选择

推荐使用经过验证的血压计测量血压。水银血压计仍然是妊娠期血压测量的金标准。使用标准规格的袖带（气囊长22～26cm，宽12cm），肥胖者或臂围大者（＞32cm）应使用大规格气囊袖带。

（二）血压测量方法

首诊时应测量两上臂血压，以血压读数较高的一侧作为测量的上臂。要求受试者安静休息至

少5分钟后开始测量坐位上臂血压，上臂应置于心脏水平。测量血压时，应间隔1～2分钟重复测量，取2次读数的平均值记录。如果SBP或DBP的2次读数相差5mmHg以上，应再次测量，取3次读数的平均值记录。

强调动态血压监测（ambulatory blood pressure monitoring，ABPM）和家庭血压监测（home blood pressure monitoring，HBPM）在诊断妊娠高血压中的应用，尤其是在妊娠20周之前。强调基线血压的测量，便于后续动态监测。

三、蛋白尿的检测

妊娠期应依据产检规定时间检测尿蛋白或尿常规。尿常规检查应选用中段尿。可疑子痫前期孕妇应检测24小时尿蛋白定量。尿蛋白≥0.3g/24h或尿蛋白/肌酐值≥0.3，或随机尿蛋白≥（+）定义为蛋白尿。应注意蛋白尿的进展性变化及排查蛋白尿与孕妇肾脏疾病和自身免疫性疾病的关系。

对于有蛋白尿但没有发现血压升高的孕妇，暂时不按照子痫前期来处置，但需要定期监测随访，追踪是否进展为子痫前期或存在其他肾病。研究表明，蛋白尿未合并高血压的孕妇中，有51%会在分娩前进展为子痫前期。

四、辅助检查

（一）妊娠高血压

应注意进行以下常规检查和必要时的复查：血常规、尿常规、肝功能、肾功能、心电图、产科超声检查。尤其是对于妊娠20周后才开始进行产前检查的孕妇，注意了解和排除孕妇基础疾病和慢性高血压，必要时进行血脂、甲状腺功能、凝血功能等的检查。

（二）子痫前期及子痫

视病情发展和诊治需要酌情增加以下检查项目：眼底检查，血电解质检测，超声等影像学检查肝、肾等脏器及胸腔积液腹水情况，动脉血气分析，心脏彩超及心功能测定，超声检查胎儿生长发育指标，头颅CT或MRI检查。

第三节 妊娠期高血压疾病的治疗

一、治疗目的及原则

妊娠期高血压疾病的治疗目的是预防重度子痫前期和子痫的发生，降低母儿围生期并发症发生率和死亡率，改善围生结局。治疗基本原则是休息、镇静、预防抽搐、有指征地降压和利尿、密切监测母儿情况并适时终止妊娠。应根据病情的轻重缓急和分类进行个体化治疗。

1. 妊娠高血压　休息、镇静、监测母胎情况，酌情降压治疗。

2. 子痫前期　预防抽搐，有指征地降压、利尿、镇静，密切监测母胎情况，预防和治疗严重并发症，适时终止妊娠。

3. 子痫　控制抽搐，病情稳定后终止妊娠，预防并发症。

4. 妊娠合并慢性高血压　以降压治疗为主，注意预防子痫前期的发生。

5. 慢性高血压并发子痫前期　兼顾慢性高血压和子痫前期的治疗。

二、降压治疗

（一）启动降压治疗阈值和降压目标值

由于缺乏大样本的随机对照试验（randomized controlled trial，RCT）研究，在妊娠期高血压疾病降压问题上，国内外始终存在争议。

2015年发表的妊娠高血压控制研究（control of hypertension in pregnancy study，CHIPS）在轻中度高血压治疗问题上有了突破，被视为妊娠高血压临床治疗的里程碑。该研究纳入1030例妊娠14^{+0}～33^{+6}周、患有慢性高血压（75%）和妊娠高血压（25%）女性，随机分为两组，非严格控制组的靶DBP为100mmHg，严格控制组靶DBP为85mmHg，研究最终纳入分析病例数为981例。主要结局分析是流产、出生后28天内新生儿高级护理超过48小时。次要结局分析是产后6周内或出院前发生的严重母婴并发症。结果显示，两组在主要结局和其他围生期结局上并未存在明显不同。严格控制血压对胎儿未产生不良影响，且孕妇进展为严重高血压的风险减少。该研究结果为DBP降低至85mmHg时胎儿安全性问题提供了证据支持。

CHIPS研究的结果对后续指南的制定产生了重大影响。CHIPS之后发表的欧洲和美国指南均引用了该研究结果，强化了对妊娠期血压的管理。2018 ISSHP推荐所有妊娠期高血压疾病患者降压阈值为诊室血压≥140/90mmHg或家庭血压≥135/85mmHg；血压管理目标值为DBP 85mmHg，SBP 110～140mmHg，以降低发生严重高血压和其他并发症的风险。2018 ESC高血压管理指南和2018 ESC妊娠心血管疾病指南也部分接受了CHIPS研究结果，推荐血压＞150/100mmHg，伴亚临床器官损害症状的患者，血压＞140/90mmHg即需要开始药物治疗。2019英国国家卫生与临床优化研究所（National Institute for Health and Clinical Excellence，NICE）妊娠期高血压疾病诊断与管理指南对于妊娠期血压管理更为积极。推荐如血压＞140/90mmHg，则给予药物治疗，降压目标值为≤135/85mmHg。除非SBP＜110mmHg或DBP＜70mmHg或出现症状性低血压，建议继续接受已有的安全的降压治疗方案或换用另一种替代降压方案。

《妊娠期高血压疾病诊治指南（2020）》结合中国人群的研究及临床实践，权衡严格控制血压的利弊。推荐无靶器官损害的孕妇：血压≥140/90mmHg生活方式干预的同时建议启动药物治疗，治疗过程中严密监测血压。有靶器官损害的孕妇：SBP≥140mmHg和（或）DBP≥90mmHg生活方式干预同时启动药物治疗，治疗过程中严密监测血压及靶器官损害情况。结合中国人群的研究及临床实践，建议无危险因素的妊娠期高血压疾病孕妇将血压控制在＜140/90mmHg，合并靶器官损害的妊娠期高血压疾病孕妇根据患者合并临床情况，将血压控制在＜135/85mmHg。为保证子宫-胎盘血流灌注，孕妇血压不可＜130/80mmHg。

在出现严重高血压，或发生器官损害如急性左心衰竭时，需要紧急降压到目标血压范围，注意降压幅度不能太大，以平均动脉压的10%～25%为宜，24～48小时达到稳定。

（二）降压药物选择

目前公认的妊娠期较为安全的常用口服降压药包括拉贝洛尔、硝苯地平、甲基多巴（国内暂未上市）。如口服药物血压控制不理想，可使用静脉用药。妊娠期一般不使用利尿剂降压，以防血液浓缩、有效循环血量减少和高凝倾向，对子痫前期孕妇不主张常规应用利尿剂。仅当孕妇出现全身性水肿、肺水肿、脑水肿、肾功能不全、急性心力衰竭时，可酌情使用呋塞米等快速利尿剂。不推荐使用阿替洛尔和哌唑嗪。禁止使用血管紧张素转化酶抑制剂（angiotensin converting enzyme inhibitor，ACEI）和血管紧张素Ⅱ受体阻滞剂（angiotensin Ⅱ receptor blocker，ARB）。

1. *建议应用的药物* 包括拉贝洛尔、硝苯地平、甲基多巴。

（1）拉贝洛尔：α、β肾上腺素能受体阻滞剂，可用于备孕期及妊娠期各个阶段。建议作为妊娠期高血压疾病优选降压药物。用法：10～200mg，2～3次/日，根据血压调整。最大使用剂量2400mg/d。有支气管哮喘、病态窦房结综合征、心脏传导阻滞未安装起搏器或充血性心力衰竭病史的孕妇禁用。

（2）硝苯地平：二氢吡啶类钙通道阻滞剂，剂型包括硝苯地平片、硝苯地平缓释片。硝苯地平缓释片可用于备孕期及妊娠期各个阶段，尤其是妊娠中晚期重度高血压。用法：硝苯地平缓释片：10～20mg，1次/12小时，根据血压调整剂量，最大使用剂量60mg/d。短效硝苯地平片起效快，降压幅度大，不良反应包括心率加快、头痛等；可用于住院妊娠期高血压疾病患者血压严重升高时紧急降压，不推荐作为常规降压治疗。

（3）甲基多巴：安全性来自妊娠期高血压疾病子代出生后7年多的随访数据。但甲基多巴降压疗效较其他降压药物弱，且有抑郁及头晕副作用。因而一般不建议首选。推荐的起始剂量为250mg，2～3次/日，最大剂量3000mg/d，分2～4次口服。

2. *慎用的药物* 包括噻嗪类利尿剂和阿替洛尔。

（1）噻嗪类利尿剂：理论上利尿剂可能引起有效循环血量减少，因而导致胎儿生长受限和羊水减少。目前关于利尿剂对预防子痫前期及其并发症的影响尚有争议，因此不推荐使用。子痫前期患者也不主张常规应用利尿剂。最近有研究认为对于患有Liddle综合征的孕妇，应在妊娠期继续使用阿米洛利治疗。在孕妇出现全身水肿、肺水肿时，可根据情况酌情使用小剂量袢利尿剂。

（2）阿替洛尔：选择性β_1受体阻滞剂。研究证实其可能影响胎儿血流动力学，引起胎儿宫内生长受限，因此不推荐使用。

3. 禁用的药物　既往大量研究表明妊娠早期使用ACEI/ ARB类药物会造成胎儿心血管畸形、多指 / 趾畸形、尿道下裂，妊娠中晚期使用ACEI/ARB类药物可引起胎盘血流灌注下降、羊水过少、胎儿宫内生长受限、肾衰竭、低出生体重儿、胎儿肺发育不全、颅面骨发育不全等。因此备孕期及妊娠期各阶段禁用ACEI/ARB类药物。

4. 其他降压用药建议　其他降压药如钙通道阻滞剂（氨氯地平、非洛地平、贝尼地平、维拉帕米等）、α受体阻滞剂等，暂无大型临床研究报道，不推荐使用。

5. 静脉降压药物的选择　妊娠合并重度高血压或子痫前期孕妇需应用静脉药物降压时，可使用拉贝洛尔、乌拉地尔、尼卡地平、酚妥拉明、硝普钠。静脉使用降压药物需从小剂量开始，严密监测孕妇血压及其他生命体征和胎儿宫内情况。具体用法用量如下：

（1）拉贝洛尔注射液：静脉注射，25～50mg溶于20ml 10%葡萄糖注射液，5～10分钟缓慢静脉注射，15分钟后可重复给药，应用总量不应超过200mg。静脉滴注：100mg加5%葡萄糖注射液或0.9%氯化钠注射液稀释至250ml，滴速为1～4mg/min，根据血压调节。

（2）乌拉地尔注射液：静脉注射，10～50mg，于5分钟内缓慢静脉注射，若效果不满意5分钟后可重复给药。静脉滴注：250mg溶于5%或10%葡萄糖注射液或0. 9%氯化钠注射液，以2mg/min静脉滴注，依据血压情况调整滴速，维持给药速率9mg/h。

（3）尼卡地平注射液：以0.9%氯化钠注射液或5%葡萄糖注射液稀释后，以每分钟0.5μg/kg的速度静脉滴注，依据血压情况调整滴速，可逐步增加剂量到每分钟10μg/kg。

（4）酚妥拉明注射液：10～20mg溶于5%葡萄糖注射液100～250ml，以10μg /min的速度静脉滴注，根据血压情况调整滴速。

（5）硝普钠注射液：可能增加胎儿氰化物中毒的风险，但在其他降压药物无效或孕妇出现高血压危象时可使用，使用时间不大于4小时。

6. 合并特殊情况的静脉用药

（1）孕妇SBP≥160mmHg或DBP≥110mmHg为重度妊娠高血压（妊娠高血压急症）：应按照妊娠高血压急症的处理原则降压，密切监测孕妇生命体征及胎儿宫内情况，建议积极转诊产科，征询妇产科专家意见，必要时终止妊娠。

（2）子痫前期合并蛋白尿、重度高血压或高血压合并神经系统症状：建议静脉应用硫酸镁（但硫酸镁不作为降压药使用），根据孕妇与胎儿的情况决定终止妊娠的时机。具体用法参照《妊娠期高血压疾病诊治指南（2020）》。用药过程中需监测尿量、呼吸、心率和膝腱反射及血清镁离子浓度，有心脏传导阻滞、重症肌无力者、严重肾功能不全者禁用。

（3）合并急性心功能不全和急性冠脉综合征：可静脉滴注硝酸甘油。具体用量：以0.9%氯化钠注射液或5%葡萄糖注射液稀释后，以1～20μg/min的速度静脉滴注，依据血压情况调整滴速，可逐步增加剂量到200μg/min。

三、妊娠期其他用药的选择

对具备1项及以上的子痫前期危险因素的孕妇（如既往子痫前期病史、多胎妊娠、慢性高血压病史、1型或2型糖尿病、肾脏疾病、高凝状况、自身免疫性疾病病史等），建议从妊娠12～16周（不超过20周）起服用小剂量的阿司匹林（75～150mg/d）。推荐钙摄入量不足的人群（<600mg/d）应该给予1.2～2.5g/d钙剂预防子痫前期。

第四节　终止妊娠的时机

子痫前期的孕妇在妊娠37周及以后或合并以下情况之一时建议即刻产科就诊住院治疗，经由产科医师评估确认终止妊娠的时机：①应用三种降压药仍反复发作的严重高血压；②进行性的血小板减少；③进行性的肾功能异常或肝酶指标异常；④肺水肿；⑤异常的神经系统体征（如反复出现的视觉障碍、抽搐）；⑥胎儿状态不稳定。

对于妊娠＜34周的妊娠期高血压疾病孕妇，权衡继续妊娠与孕妇疾病进展的相对获益和风险，建议参考上述合并情况，于产科就诊评估，适时终止妊娠。

第五节　产后及哺乳期高血压的管理

妊娠期高血压疾病的产妇产后需规律监测血压，并至少监测42天。子痫前期产妇需警惕产后子痫，应严密监测血压至少3天，并延续产前的降压治疗。建议所有孕妇产后3个月测量血压、复查尿常规及其他妊娠期曾出现异常的实验室指标，如仍有持续的蛋白尿或高血压，建议重新评估血压水平、有无高血压靶器官损害及继发性高血压。

妊娠期高血压疾病的妇女产后哺乳期抗高血压药物使用推荐：除甲基多巴外，可继续应用妊娠期服用的降压药；如果在妊娠期服用甲基多巴治疗慢性高血压，应在分娩后2天内停用并换用其他降压药物。尽量避免使用利尿剂或ARB，如果单药控制不理想可以硝苯地平（或氨氯地平）联合拉贝洛尔（或普萘洛尔）使用，若两药控制仍不理想或对其中一种药物不耐受，可联合依那普利或卡托普利。

妊娠期高血压疾病不仅关乎母儿安危，还与母儿两代远期心血管疾病风险有重要关联。以妊娠期疾病作为防控起点，可以真正实现全生命里程健康管理。应在育龄女性中开展广泛的妊娠科普健康教育，使其知晓妊娠期高血压疾病的危害，增强健康妊娠的意识。

（李玉明　杨　宁）

第 47 章
先天性心脏病和肺动脉高压

先天性心脏病发病率为 0.8% ～ 0.9%。在妊娠和心脏病的国际大样本调查中，2/3 的病例为先天性心脏病，5% 的患者为肺动脉高压。先天性心脏病患者的妊娠风险取决于基础心脏病和心功能、发绀等因素。先天性心脏病母亲在妊娠期约 10% 出现心脏并发症，复杂先天性心脏病患者发生率更高。妊娠期出现并发症的患者产后心脏事件风险也增高。先天性心脏病母亲易发生子痫（子痫前期）、流产、早产，新生儿死亡风险亦增加。

第一节　肺动脉高压

一、肺动脉高压定义

肺动脉高压原因很多，定义为右心导管检查时平均肺动脉压（pulmonary artery pressure，PAP）≥ 25mmHg，包括左室充盈压≤ 15mmHg 和肺血管阻力＞ 3wood。临床上通常用超声心动图估测肺动脉压力。不经治疗的肺动脉高压死亡时间中位数为 2.8 年。肺动脉高压常发生于女性，且常在妊娠时出现临床症状。

肺动脉高压的分类：①动脉性肺动脉高压；②左心疾病所致肺动脉高压；③缺氧和（或）肺部疾病引起的肺动脉高压；④慢性血栓栓塞性肺动脉高压；⑤多种机制和（或）不明机制引起的肺动脉高压。

肺动脉高压危象是在肺动脉高压的基础上发生肺血管痉挛性收缩、肺循环阻力升高、右心排出受阻，导致突发性肺动脉高压和低心排血量的临床危象状态。主要表现为患者烦躁不安，个别患者有濒死感，心率增快，心排血量显著降低，血压下降，血氧饱和度下降，死亡率极高。肺动脉高压危象常在感染、劳累、情绪激动、妊娠等因素的诱发下发生，产科更多见于分娩期和产后的最初 72 小时内。一旦诊断为肺动脉高压危象，需要立即抢救。

心脏病合并肺动脉高压的女性，妊娠后可加重原有的心脏病和肺动脉高压，可发生右心衰竭，孕妇死亡率为 17% ～ 56%，艾森门格综合征孕妇的死亡率高达 36%。因此，肺动脉高压患者要严格掌握妊娠指征，继续妊娠者需要有产科和心脏科医师的联合管理。

二、母亲风险和子代风险

肺动脉高压患者子痫发生率很高（16% ～ 30%），建议避孕。当患者妊娠时，需慎重评估是否终止妊娠。围生期及产后早期是最危险时期。死亡主要原因主要为肺动脉高压危象、肺栓塞、右心衰竭。孕前症状较少的患者同样存在死亡风险。重度肺动脉高压、住院时间长、全身麻醉都是孕妇死亡的危险因素。肺动脉高压没有安全界限，即使是中度的肺血管疾病在妊娠期间也会加重。

胎儿及新生儿死亡率增加（0% ～ 30%），尤其是在早产、孕妇心排血量下降和（或）低氧血症的情况下。

三、管理

孕妇新发肺动脉高压时，应遵循常用的诊断方法。超声心动图是关键。如诊断不明确，建议行右心导管检查以明确诊断。该检查应在专科中心进行。家族聚集性病例推荐遗传咨询。

肺动脉高压患者需要多学科团队进行护理。患者需要定期随访（妊娠后3个月需每周1次）。需进行血氧饱和度、右心功能等全面评估。有症状的患者需要卧床。

血栓栓塞是肺动脉高压患者妊娠期间的主要风险之一，推荐抗凝治疗。心力衰竭患者需要利尿剂治疗，及时纠正铁缺乏。

肺动脉高压患者妊娠为高风险，应予以积极治疗。应同非妊娠患者一样进行风险分层。波生坦和其他内皮素受体拮抗剂与胚胎病相关，除非母亲风险过高，否则均应停药。肺动脉高压患者需个体化治疗，很多医疗机构选择磷酸二酯酶抑制剂西地那非治疗。钙通道阻滞剂可有效改善血管舒张且风险较低。

第二节　艾森门格综合征

一、母亲和胎儿风险

艾森门格综合征患者有发绀、右向左分流和血栓栓塞等并发症。妊娠期间血管扩张增加右向左分流，肺血流减少，导致发绀和心排血量降低。母亲死亡率较高（20%～50%），应考虑终止妊娠。

胎儿和新生儿风险增加与母体发绀和心排血量有关。孕妇易流产。母体低氧血症是最重要的预后指标。

二、管理

艾森门格综合征患者血小板减少、维生素K依赖性的凝血因子缺乏，出血风险增加。抗血小板治疗或低分子量肝素（low molecular weight heparin，LMWH）治疗需谨慎。有症状的患者可给予磷酸二酯酶抑制剂（西地那非、他达拉非和伐地那非）和前列腺素类药物。在处方药物时，应警惕突然的血管扩张和空气栓塞风险。

第三节　无肺动脉高压的发绀型心脏病

一、母体风险

发绀型心脏病母体并发症（心力衰竭、栓塞、心律失常和心内膜炎）发生率＞15%。母亲结局主要取决于基础病和心室功能，而不是血氧饱和度。

二、胎儿风险

如果血氧饱和度＞90%，则胎儿预后良好（胎儿死亡率10%）。如果血氧饱和度＜85%，则胎儿生长受限，早产和胎儿死亡很常见，胎儿存活率仅为12%，不推荐妊娠。

第四节　特殊先天性心脏病

一、房间隔缺损

大多数房间隔缺损的患者能耐受妊娠（WHO风险Ⅰ级）。房间隔缺损未修复的患者有血栓并发症风险。房间隔缺损未修复或修复年龄较大的患者可发生房性心律失常。房间隔缺损未修复的患者更容易发生子痫前期及胎儿生长受限。对于继发性缺损，可在妊娠期间实施导管闭合术，但应严格掌握手术指征。如果实施闭合术，则应予以抗血小板治疗。

二、室间隔缺损

小的或已修复的室间隔缺损（无左心扩大或心室功能不全）妊娠期风险较低（mWHO 分级Ⅰ/Ⅱ级）。没有证据表明室间隔缺损会增加产科风险。此类患者在妊娠期间应定期复查。

（李玉明　杨　宁）

第 48 章
瓣膜性心脏病

在育龄期，瓣膜性心脏病通常是由风湿性心脏病引起的，特别是在中低收入国家。机械瓣膜在妊娠期间会引起特殊问题。

第一节　狭窄性瓣膜病变

在狭窄性瓣膜病中，心排血量增加可导致跨瓣梯度增加高达 50%，这主要发生在妊娠早期（妊娠 1 ～ 3 个月）和中期（妊娠 4 ～ 6 个月），导致母胎并发症风险增加。

一、二尖瓣狭窄

（一）母体风险

轻度二尖瓣狭窄（mitral stenosis，MS）孕妇通常耐受良好。瓣膜面积≤ 1.0cm^2 的孕妇心力衰竭发病率为 1/3，瓣膜面积≤ 1.5cm^2 的孕妇心力衰竭发病率为 1/2。MS 导致的心力衰竭最常发生在妊娠中期，即使在妊娠前没有症状也可能发生心力衰竭。持续性心房颤动少见（＜ 10%），但可能导致心力衰竭和血栓栓塞事件。MS 孕妇在西方国家的死亡率为 0 ～ 3%，中低收入国家死亡率更高。NYHA 分级≥Ⅱ级、肺动脉压收缩压＞ 30mmHg、严重狭窄和高龄均会增加母亲并发症风险。

（二）产科及子代风险

围生期急性心力衰竭的风险取决于患者的症状和肺动脉压。MS 孕妇早产率为 20% ～ 30%，宫内生长迟缓率为 5% ～ 20%，胎儿死亡率为 1% ～ 5%。NYHA 分级Ⅲ / Ⅳ级的孕妇子代风险更高。

（三）管理

1. 诊断　如果瓣膜面积≤ 1.5cm^2，则 MS 具有临床意义。妊娠期可利用多普勒测量面积法评估 MS 程度，通过平均压力梯度和肺动脉压评估血流动力学和预后。妊娠前运动试验有助于客观评估运动耐量，运动超声心动图可提供额外信息。

2. 药物治疗　当出现症状或肺动脉高压（超声心动图估算的收缩期肺动脉压＞ 50mmHg）时，应限制活动，并开始给予 β_1 受体阻滞剂（美托洛尔或比索洛尔）。如果持续有症状，可给予利尿剂，但需避免高剂量。建议在阵发性或永久性心房颤动、左心房血栓形成的情况下，使用普通肝素（unfractionated heparin，UFH）、LMWH 或维生素 K 拮抗剂（vitamin K antagonist，VKA）进行抗凝治疗。而窦性心律伴明显 MS 和左心房增大（＞ 60ml/m^2）或充血性心力衰竭的妇女，也应考虑抗凝治疗。

3. 介入治疗　所有 MS 患者都应进行妊娠前咨询和干预。如瓣膜面积＜ 1.0cm^2，即使无症状也应考虑妊娠前干预，优先经皮介入治疗。在妊娠期间，经皮二尖瓣扩张术最好在妊娠 20 周后进行。NYHA 分级Ⅲ / Ⅳ级和（或）收缩期平均肺动脉压＞ 50mmHg 的孕妇方可考虑此项手术。开胸手术仅限于其他治疗措施无效和母亲生命受到威胁的情况下实施。

4. 随访　妊娠期根据血流动力学情况进行每月或每 2 个月一次的临床和超声心动图随访。轻度 MS 患者，建议每 3 个月随访一次并在分娩前进行一次评估。

5. 分娩　轻度 MS 和 NYHA 分级Ⅰ/Ⅱ级的 MS 孕妇，如无肺动脉高压宜采用自然分娩。NYHA 分级Ⅲ/Ⅳ级或有肺动脉高压或不能（或没有）实施经皮二尖瓣扩张术的孕妇，一般考虑剖宫产。

二、主动脉瓣狭窄

主动脉瓣狭窄（aortic stenosis，AS）主要原因是继发于风湿性心脏病的二叶式主动脉瓣。

（一）母体风险

AS 患者妊娠期间心脏病发病率与 AS 基线严重程度和症状有关。中度 AS 和妊娠前无症状的患者心力衰竭很少见（< 10%），有症状的患者心力衰竭发生率为 25%。即使在重度 AS 患者，如果妊娠前运动耐量正常，通常可以耐受妊娠。如果治疗恰当，死亡率也较低。二叶式主动脉瓣患者，如果主动脉直径< 50mm，发生主动脉夹层的风险较低。

（二）产科和子代风险

在母亲患有中、重度 AS 的子代中，早产、宫内生长迟缓和低出生体重儿发病率为 20% ～ 25%，严重 AS 的孕妇子代发病率增加。AS 患者流产和胎儿死亡率< 5%。左心室流出道畸形具有遗传风险。

（三）管理

通过血流依赖性指数和瓣膜面积评估 AS 的严重程度。建议无症状 AS 患者在妊娠前进行运动试验，以评估运动耐量。血压反应、心律失常和运动超声心动图可提供更多信息。对于有二叶式主动脉瓣的妇女，妊娠前和妊娠期应动态评估主动脉直径。

如果在妊娠期间发生心力衰竭，应进行药物治疗并限制活动。利尿剂可用于缓解充血症状。

对于有症状的重度 AS、无症状的左心室功能不全和运动试验阳性的患者，均应建议避孕，并在妊娠前进行手术。无症状患者，如左心室大小、功能及运动试验正常，即使有重度 AS，也可考虑妊娠。如为近期进展的 AS，则不建议妊娠。

在妊娠期间，接受了药物治疗仍有严重症状的患者，可由经验丰富的医生进行经皮瓣膜成形术。如不能进行手术，且患者有危及生命的症状，在剖宫产早期应考虑更换瓣膜。鉴于外科手术对胎儿的潜在风险，经导管主动脉瓣植入术是一种很有前途的选择，但妊娠期的临床经验非常有限，有待进一步研究。

（四）分娩

有严重症状的 AS，应首选剖宫产。对于无症状的严重 AS，建议采用个体化治疗。在非重度 AS 中，自然分娩更为有益。

第二节　反流病变

一、二尖瓣反流和主动脉瓣反流

二尖瓣反流和主动脉瓣反流的病因为风湿病、先天性或退行性疾病。

（一）母亲风险

有严重反流和明显症状或左心室功能不全的孕妇是心力衰竭的高危人群。中、重度风湿性二尖瓣反流（mitral regurgitation，MR）患者心力衰竭发生率为 20% ～ 25%。急性严重反流患者耐受性差。在患有先天性心脏病的妇女中，妊娠期间明显的房室瓣反流可增加心脏并发症风险，可能会出现反流持续加重。

（二）产科和子代风险

MR 没有增加产科并发症的风险。中度或重度 MR 患者中，宫内生长迟缓发生率为 5% ～ 10%，其他子代并发症发生率< 5%。

（三）管理

妊娠前应进行诊断和评估，包括症状评估和应用超声心动图进行的反流严重程度、左心室大小和功能评估。主动脉反流的妇女应测量升主动脉直径，尤其是二叶式主动脉瓣的妇女。体液潴留症状通常可以通过药物治疗。妊娠前瓣膜修复手术应根据指南进行。

对于急性难治性心力衰竭患者，如果胎儿足够成熟，应在心脏手术前分娩。建议在硬膜外麻醉下自然分娩，缩短第二产程为宜。

轻/中度反流患者妊娠期每 3 个月需随访一次，重度反流患者随访应更频繁。

二、三尖瓣反流

继发性三尖瓣反流（tricuspid regurgitation，TR）比原发性 TR 更常见，可由心内膜炎或埃布斯坦（Ebstein）畸形所致。

母亲风险通常由是否存在左心瓣膜病或肺动脉高压决定。然而，有严重症状的 TR 或右心室功能不全的孕妇，母体风险可能会增加。在先天性心脏病妇女中，中 / 重度房室瓣膜反流增加母体心脏并发症，最常见的是心律失常。

妊娠期间，即使是有心力衰竭症状的重度 TR 孕妇通常也可以保守治疗。当左心瓣膜病变需要手术治疗时，可考虑同时对严重或环形扩张（＞40mm）的 TR 进行三尖瓣修复术。严重症状的 TR 患者应考虑在妊娠前行瓣膜修复手术。

第三节　原发性心脏瓣膜病中的心房颤动

心房颤动增加血栓栓塞风险。特别是有临床意义的 MS 患者合并心房颤动，血栓栓塞风险更高，需要立即给予抗凝治疗。在妊娠早期和晚期使用治疗剂量的 LMWH，在妊娠中期使用 VKA 或 LMWH。妊娠期禁忌使用非 VKA 类口服抗凝血药。心脏复律和控制心率时使用地高辛还是 β 受体阻滞剂，取决于潜在瓣膜疾病的严重程度和耐受程度。

第四节　人工瓣膜

一、人工瓣膜的选择

有妊娠意愿的女性，如果必须植入人工瓣膜，如何选择瓣膜具有挑战性。机械瓣膜具有良好的血流动力学性能和长期耐久性，但抗凝治疗会增加母胎死亡率和发病率。机械瓣膜在妊娠期间发生重大心脏事件的风险远高于生物瓣膜。然而，年轻女性的生物瓣膜发生瓣膜结构性恶化的风险较高，会导致妊娠期瓣膜功能异常，最终需要再次手术。

二、机械瓣膜和抗凝

植入机械瓣膜的女性具有很高的妊娠并发症风险（WHO 风险分级Ⅲ）。在 ROPAC 注册研究中，植入机械瓣膜的女性无事件妊娠的概率为 58%，植入生物瓣膜的女性为 79%，有心脏病但没有人工瓣膜的女性为 78%。

（一）母体风险

植入机械瓣膜女性妊娠期发生瓣膜血栓的风险明显增加。ROPAC 注册研究中，202 例妊娠中有 4.7% 发生瓣膜血栓形成，死亡率为 20%。在英国的一项研究中，与血栓性并发症或瓣膜功能不全相关的孕产妇死亡率为 9%，严重并发症发生率为 41%（16% 为血栓性并发症）。

在整个妊娠期，VKA 使瓣膜血栓形成的风险相对较低（0 ～ 4%）。在严格控制国际标准化比值（international normalized ratio，INR）下，妊娠期间使用 VKA 是预防瓣膜血栓形成的最安全方案。LMWH 在预防瓣膜血栓形成方面可能优于 UFH。

（二）产科和子代风险

所有抗凝治疗都会增加流产和出血并发症风险，包括产后出血和胎盘出血，最终导致早产和死胎。ROPAC 研究表明，与 LMWH 或 UFH 相比，妊娠早期应用 VKA 流产风险增加（28.6% *vs.* 9.2%），且胎儿存活率较低。两项系统综述认为，胎儿死亡风险与剂量相关（低剂量 VKA 的胎儿死亡率为 13.4% ～ 19.2%，总死亡率为 32.5%）。肝素 /VKA 联合方案的胎儿死亡率为 22.7%，LMWH 为 12.2%。

（三）抗凝方案选择

应充分考虑不同抗凝方案的优缺点。VKA 具有较低的瓣膜血栓形成风险，对母体来说是最安全的方案，但胚胎病、胎儿病、胎儿死亡率和胎儿出血的风险高（与剂量相关）。LMWH 具有较高的瓣膜血栓形成风险，但胎儿风险相对低。

目前，关于低剂量 VKA 的安全性是有争议的。

妊娠早期使用 VKA 导致胚胎病（肢体缺陷、鼻发育不全）的比例达 0.6% ～ 10%。UFH 和 LMWH 不能透过胎盘，在第 6 ～ 12 周使用胚胎病发生风险很低。胚胎病风险呈剂量依赖性（低剂量华法林为 0.45% ～ 0.9%）。妊娠中晚期应用 VKA 胚胎病风险（如眼部和中枢神经系统异常、颅内出血）为 0.7% ～ 2%。应用 VKA 治疗的孕妇禁止自然分娩，因存在胎儿颅内出血风险。

所有治疗方案都会导致母亲出血并发症，但 VKA 组发病率低于 LMWH/UFH。VKA 联合肝素或低剂量阿司匹林并不能降低瓣膜血栓形成风险，且增加严重出血风险。无论选择何种抗凝治疗方案，患者依从性对结局均至关重要。

三、管理

妊娠前评估应包括症状评估、心室功能评估（超声心动）及人工瓣膜和自然瓣膜功能评估。应关注瓣膜的类型和位置及血栓史。通过谨慎评估后决定是否避孕。

（李玉明　杨　宁）

第 49 章
心律失常

由于缺乏临床试验结果、注册研究资料及系统文献回顾等循证医学证据，有关抗心律失常药物妊娠期安全性资料很有限。妊娠期出现的窦性心动过速、房性及室性期前收缩通常是自限性和良性的，不需要药物治疗。结构性心脏病、甲状腺疾病或电解质紊乱的孕妇中可发生持续性心律失常。妊娠期规律发作的室上性心动过速的治疗与普通成人相同，如果刺激迷走神经无效，可以考虑静脉注射腺苷治疗。预激综合征患者在妊娠期间可能会病情恶化。静脉注射普鲁卡因胺可用于治疗复杂的快速性心律失常。妊娠期新发的心房颤动通常提示有潜在的心脏病。地高辛、β 受体阻滞剂和钙通道阻滞剂可用于控制心率；应避免使用胺碘酮。如果有必要，经导管射频消融术可用于药物治疗无效的心房扑动，建议推迟到妊娠中期进行。

建议对患有先天性长 Q-T 间期综合征的妇女进行妊娠前咨询，以判断妊娠是否会增加恶性快速性心律失常的风险，这些妇女在整个妊娠期都需要服用 β 受体阻滞剂。

对于严重心动过缓的患者，无论是否妊娠，都需要安装起搏器。

伴有血流动力学显著变化的室上性心动过速、心房颤动和室性心动过速患者，应使用同步直流电复律，这与非妊娠期患者处理措施相似。在血流动力学不稳定的情况下，治疗方法类似于非妊娠期患者，使用非同步直流电复律。对血流动力学稳定的持续性室性心动过速的药物治疗报道非常有限，一般来说，静脉注射普鲁卡因胺和利多卡因可认为是安全的。

（李玉明　杨　宁）

第 50 章
妊娠期心肌病

扩张型心肌病与围生期心肌病（peripartum cardiomyopathy，PPCM）有着相似的病理生理学机制，在诊断上会带来困难。因此，排除导致左心室功能不全的可逆性病因尤为重要（如心肌炎、高血压、隐匿性心脏瓣膜病、中毒性心肌病、心肌缺血等）。

PPCM 是一种新发的心肌病，伴有收缩功能不全（左室射血分数＜ 45%），是产妇致残和致死的重要原因，可在妊娠晚期和产后出现，常无可逆性病因，且既往无心脏病史。PPCM 患者的预后与患者首次就诊时的左室射血分数密切相关。妊娠相关心肌病调查（Investigations of Pregnancy Associated Cardiomyopathy，IPAC）研究在产后第一年对 100 名患有 PPCM 的妇女进行超声心动图随访，发现左心室功能的恢复大多发生在产后的前 6 个月，随后几乎没有变化。

妊娠期心力衰竭的治疗主要为控制血容量（如利尿剂）、减小后负荷（如硝酸酯类、肼屈嗪）、节律控制（如 β 受体阻滞剂、地高辛）。如有必要，可行抗凝治疗。2018 年 ESC 妊娠期心血管疾病管理指南推荐溴隐亭（可抑制泌乳素分泌）可作为 PPCM 患者的辅助治疗。

（李玉明　杨　宁）

第 51 章
主动脉疾病

一些遗传性异常会影响胸主动脉，使患者容易形成动脉瘤和主动脉夹层。主动脉疾病包括遗传性胸主动脉疾病（heritable thoracic aortic disease，HTAD）并发综合征（马凡综合征、Loeys-Dietz 综合征、骨动脉瘤综合征和血管性 Ehlers-Danlos 综合征）或非综合征性 HTAD（仅主动脉瘤）。其他类型的先天性心脏病（如法洛四联症）也可能伴有主动脉扩张，最终可能会出现非遗传性主动脉病变。主动脉扩张的危险因素是高血压和高龄。妊娠是所有主动脉病变患者的高危期，虽然妊娠期主动脉疾病发生率低，但死亡率极高。约 50% 的主动脉夹层发生在妊娠晚期（后 3 个月），33% 发生在产后早期。大多数患者死亡发生前不知晓有主动脉病变。

马方综合征发病率为 1/5000。马方综合征患者妊娠期间合并主动脉夹层的总风险可达 3%。主动脉直径大小为夹层风险的主要决定因素。马方综合征患者即使主动脉根部＜ 40mm，也有 1% 的夹层风险。虽然证据有限，但主动脉根部直径＞ 45mm 的马方综合征患者夹层风险增加，应避孕。当主动脉 40 ～ 45mm 时，应考虑主动脉夹层家族史和主动脉生长率等其他因素，以决定是否妊娠。远端主动脉夹层也存在妊娠风险。即使是主动脉根部置换术后，患者仍有发生事件的风险。

妊娠期间发生急性主动脉并发症的患者，应进行药物治疗和必要的外科或导管介入治疗。

妊娠期间发生的 A 型主动脉夹层是一种外科急症。需进行剖宫产，并直接进行夹层修复。如果胎儿不能存活，应在分娩时同时进行主动脉手术。对于简单的 B 型主动脉夹层，建议保守治疗，严格控制血压。

（李玉明　杨　宁）

第 52 章 冠状动脉疾病

育龄妇女冠心病的发病率尚不清楚，各国之间也不尽相同。尽管妊娠期急性心肌梗死（acute myocardial infarction，AMI）/ 急性冠脉综合征（acute coronary syndrome，ACS）相对少见［（1.7 ～ 6.2）/ 10 万］，但冠心病占所有产妇心脏死亡原因的 20% 以上。

第一节 病因和发病机制

与年龄相仿的非孕妇相比，妊娠导致 AMI 风险增加 3 ～ 4 倍。危险因素包括吸烟、母亲年龄、高血压、糖尿病、肥胖和血脂异常。其他风险因素包括子痫前期、血栓形成、输血、产后感染、可卡因使用、多胎和产后出血。随着高龄孕妇（> 40 岁）的增加，孕妇 ACS 风险增加。孕妇年龄每增长一岁，心肌梗死风险增加 20%。妊娠期患者冠心病的病因不同于一般人群。大多数冠心病都有非动脉粥样硬化机制，包括妊娠相关的自发性冠状动脉夹层（pregnancy-associated spontaneous coronary artery dissection，P-SCAD）（43%）、冠状动脉造影正常（18%）和冠状动脉血栓形成（17%）。

P-SCAD 相关 AMI 最常见于妊娠晚期 / 产后早期，主要累及左冠状动脉，常累及多支血管。相关诱因包括雌激素 / 黄体酮水平波动导致的冠状动脉血管结构改变、纤维肌性发育不良、结缔组织病和分娩时冠状动脉切变应力增加。

冠状动脉造影正常的 AMI 的机制尚不清楚，包括短暂的冠状动脉痉挛［血管反应性增加和（或）麦角衍生物的使用］。无动脉粥样硬化的冠状动脉血栓形成的原因可能与妊娠期的高凝状态有关，也可能由反常栓塞所致。

第二节 药物治疗

相关指南推荐的 AMI 药物治疗中关于胎儿安全性的信息很少。小剂量阿司匹林似乎是安全的，但缺乏 P2Y12 抑制剂的循证依据。氯吡格雷只能在必需的情况下使用，且使用时间应尽可能短。糖蛋白Ⅱ b/ Ⅲ a 抑制剂（比伐卢定、普拉格雷和替卡格雷）无临床研究数据，不建议使用。β 受体阻滞剂可能有助于降低 P-SCAD 的剪应力。重组组织型纤溶酶原激活物不透过胎盘，但可能导致出血并发症（胎盘下出血）。PCI 术中短期肝素化的益处可能大于出血并发症的风险。

第三节 介入治疗

妊娠期 AMI 的处理与一般人群类似，包括血运重建技术。电离辐射的影响不是禁止妊娠合并 AMI 血管重建的指征，但必须尽量减少辐射量。在稳定、低风险的急性非 ST 段抬高心肌梗死（non-ST segment elevation myocardial infarction，NSTEMI）中，应考虑采用非侵入性方法。

既往大多数妊娠期急性ST段抬高心肌梗死（ST segment elevation myocardial infarction，STEMI）的病例报道均是使用裸金属支架。鉴于孕妇支架术后接受氯吡格雷和阿司匹林双重抗血小板治疗没有导致并发症的报道，2017年AMI-STEMI指南推荐使用新一代药物洗脱支架（drug eluting stent，DES）。由于妊娠存在高出血风险，应慎用P2Y12抑制剂。第二代/第三代DES的双重抗血小板治疗持续时间可以缩短，尤其是在没有严重血栓负荷的情况下。目前还没有证据推荐在妊娠期使用生物可吸收支架。

妊娠是一个十分复杂的过程。在妊娠期心血管疾病的诊治中，医生要充分权衡治疗措施对母亲和胎儿的影响。一方面有利于母亲的治疗可能会对正在发育中的胎儿造成潜在伤害，在特殊情况下挽救母亲生命的治疗措施可能导致胎儿死亡。另一方面，保护胎儿的治疗可能对母亲的治疗造成不良影响。妊娠期心血管疾病涉及多学科，需要心内科和产科医生共同努力。鉴于孕妇这个群体的特殊性，已有的前瞻性或随机化临床研究有限。已有指南中的建议大多基于专家共识或小规模研究、回顾性研究和登记研究。期待更多学者关注妊娠期心血管疾病，并开展相关合作研究，以便于更好地指导临床实践。

（李玉明　杨　宁）

参考文献

李玉明，杨宁，2017. 关注生命早期心血管病风险暴露及初始预防. 中华心血管病杂志，45(4): 274-276.

中华医学会妇产科学分会产科学组，2016. 妊娠合并心脏病的诊治专家共识(2016). 中华妇产科杂志，51(6):401-409.

中华医学会妇产科学分会妊娠期高血压疾病学组，2015. 妊娠期高血压疾病诊治指南(2015). 中华妇产科杂志，50(10):721-728

中华医学会心血管病学分会女性心脏健康学组，中华医学会心血管病学分会高血压学组，2020. 妊娠期高血压疾病血压管理专家共识(2019). 中华心血管病杂志，48(3):195-204

American College of Obstetricians and Gynecologists, Task Force on Hypertension in Pregnancy, 2013. Hypertension in pregnancy. Report of the American College of Obstetricians and Gynecologists' Task Force on Hypertension in Pregnancy. Obstet Gynecol, 122(5):1122-1131.

Brown MA, Magee LA, Kenny LC, et al, 2018. The hypertensive disorders of pregnancy:ISSHP classification, diagnosis & management recommendations for international practice. Hypertension, 72(1):24-43.

Cauldwell M, Von Klemperer K, Uebing A, et al, 2016. Why is post-partum haemorrhage more common in women with congenital heart disease? Int J Cardiol, 218:285-290.

Elkayam U, Goland S, Pieper PG, et al, 2016. High-risk cardiac disease in pregnancy: Part Ⅰ. J Am Coll Cardiol, 68(4): 396-410.

Emmanuel Y, Thorne SA, 2015. Heart disease in pregnancy. Best Pract Res Clin Obstet Gynaecol, 29(5):579-597.

Galie N, Humbert M, Vachiery JL, et al, 2016.2015 ESC/ERS guidelines for the diagnosis and treatment of pulmonary hypertension.Eur Heart J, 37(1):67-119.

Halpern DG, Weinberg CR, Pinnelas R, et al, 2019. Use of medication for cardiovascular disease during pregnancy: JACC state-of-the-art review. J Am Coll Cardiol, 73(4):457-476.

Hypertension in pregnancy: diagnosis and management. NICE guideline. Published: 25 June 2019.

Ibanez B, James S, Agewall S, et al, 2018. 2017 ESC guidelines for the management of acute myocardial infarction in patients presenting with ST-segment elevation: The Task Force for the management of acute myocardial infarction in patients presenting with ST-segment elevation of the European Society of Cardiology (ESC). Eur Heart J, 39(2):119-177.

International Society of Hypertension, 2020. 2020 International society of hypertension global hypertension practice guidelines. J Hypertens, 38(6):982-1004.

Magee LA, von Dadelszen P, Rey E, et al, 2015. Less-tight versus tight control of hypertension in pregnancy. N Eng J Med, 372(24): 407-417.

McDonnell BP, Glennon K, McTiernan A, et al, 2017. Adjustment of therapeutic LMWH to achieve specific target anti-FXa activity does not affect outcomes in pregnant patients with venous thromboembolism. J Thromb Thrombolysis, 43(1):105-111.

Orwat S, Diller GP, van Hagen IM, et al, 2016. Risk of pregnancy in moderate and severe aortic stenosis: from the multinational ROPAC registry. J Am Coll Cardiol, 68(16):1727-1737.

Regitz-Zagrosek V, Roos-Hesselink JW, Bauersachs J, et al, 2018. 2018 ESC Guidelines for the management of cardiovascular diseases during pregnancy. Eur Heart J, 39(34):3165-3241.

Sliwa K, Mebazaa A, Hilfiker-Kleiner D, et al, 2017. Clinical characteristics of patients from the worldwide registry on peripartum cardiomyopathy (PPCM): EURO bservational

Research Programme in conjunction with the Heart Failure Association of the European Society of Cardiology Study Group on PPCM. Eur J Heart Fail, 19(9):1131-1141.

Tweet MS, Hayes SN, Codsi E, et al, 2017. Spontaneous coronary artery dissection associated with pregnancy. J Am Coll Cardiol, 70(4):426-435.

第 53 章
先天性心脏病的外科治疗

先天性心脏病（简称“先心病”）的发病率为（4～50）/1000，占所有先天性缺陷的50%左右，是1岁以内婴儿死亡的首位原因。

外科手术是先心病最主要的治疗手段。1938年，美国波士顿儿童医院的Gross医师为一名7岁儿童实施了动脉导管结扎，完成了世界上首例成功的心脏手术；1944年，约翰斯·霍普金斯大学医院为法洛四联症患儿实施了Blalock－Taussig（B-T）分流，完成了第一例治疗发绀型先心病的手术；20世纪50年代，体外循环技术使医师可以深入心内矫正畸形，实现了心脏外科的飞跃；80年代，随着Norwood成功完成了左心发育不良综合征的姑息矫治，各种主要类型的先心病都有了对应的外科矫治手段，治疗体系趋于完善。如今，在产前诊断+新生儿期干预的标准治疗基础上，治疗窗已经延伸至胎儿期。介入技术被引入先心病治疗以来，越来越多的简单先心病已经实现了非外科治愈，同时，在复杂先心病的治疗上，介入技术已经成为外科治疗不可缺少的补充。然而，外科手术仍然是先心病最根本的治疗手段。

相对于成年人心脏外科疾病，先心病的解剖变异大，病理生理改变也更加复杂，生长因素则是另一个变量。因此，在对解剖和病理生理的理解基础上，全面的、个体化和量化的评估是先心病手术成功的前提。这一切都使得先心病外科更富技术含量和挑战性。

从本质上，先天性心脏畸形导致的病理生理改变可以概括为如下几类：分流、循环混血、单心室生理和心肌缺血（包括广义的心肌氧供-氧耗失衡和狭义的冠脉本身病变）。这种基于病理生理的分类有助于对疾病的理解，便于手术决策和围术期管理。

根据临床表现，可以简单地将先心病分为非发绀型和发绀型两类。非发绀型占了先心病的多数，包括左向右分流的肺血流增加型和无分流的类型，前者包括房间隔缺损、室间隔缺损和动脉导管未闭等常见简单先心病，而各类瓣膜先天性畸形、主动脉缩窄等流出道水平的梗阻则属于无分流型。发绀型先心病存在不同程度的右向左分流，也可分为两类：第一类为肺血减少型，代表者为法洛四联症，心内缺损与肺血流梗阻并存，肺血减少和非氧合血向体循环的分流导致了发绀。第二类为肺血正常或增多型，肺静脉和体静脉的血液在静脉、心房、心室或大血管的一个或多个水平混血导致了发绀；此外，大动脉转位也属于此类，虽然混血不一定充分，但体肺回血的反向也导致了严重的发绀产生。

目前，主张对具有手术指征的先心病患儿在较小年龄时积极干预。近年来，随着我国产前产后筛查的普及，越来越多的先心病患儿能够被早期发现和治疗。然而，仍然有相当一部分患儿因为经济和医疗条件的落后错过了最佳手术时机。所以，及早发现先心病并给予合理的指导是非常重要的。房间隔缺损、室间隔缺损、法洛四联症和大动脉转位是四类比较常见的且具有代表意义的先心病，这里对其进行简单介绍。

第一节　房间隔缺损

房间隔缺损是最常见的先心病之一，占所有先心病的10%左右，女性与男性比例为（2～3）：1。它可以单独存在，也可以伴发于其他类型的先心病（如肺静脉畸形引流）（图53-1-1）。

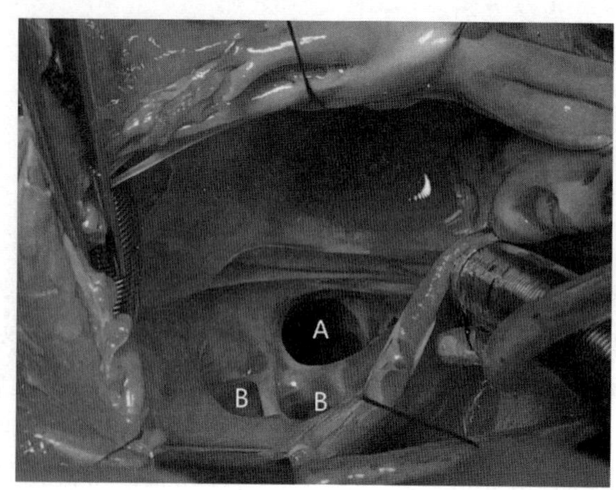

图53-1-1　房间隔缺损（合并右上、右中肺静脉畸形引流）
A.房间隔缺损；B.肺静脉开口

心房水平的左向右分流导致右心室和肺循环容量负荷增加（图53-1-2）。这种病理生理学影响进展缓慢，多数单纯房间隔缺损的患儿无症状，仅在体检时发现杂音确诊，而较大缺损出现继发性肺动脉高压多在成年以后。典型杂音为胸骨左缘第2～3肋间柔和的收缩期喷射性杂音，可存在心底第二心音的固定分裂。超声心动图可以明确诊断，胸部X线片和心电图则有肺血增多和右心增大的相应表现。根据位置，可将房间隔缺损分为继发孔型、静脉窦型、冠状静脉窦型、原发孔型及混合型。

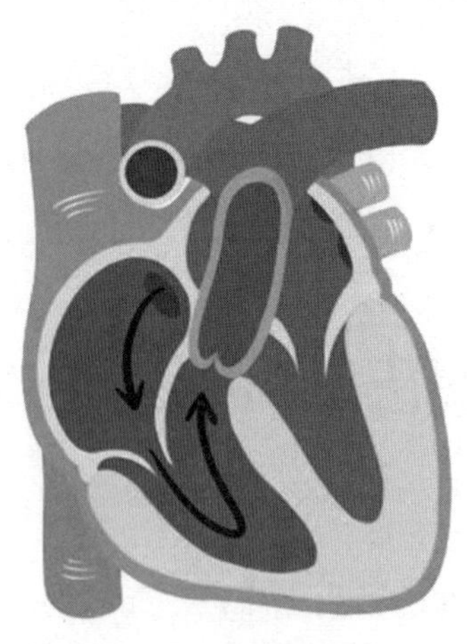

图53-1-2　房间隔缺损
心房水平的左向右分流导致右心室和肺循环容量负荷增加

缺损较大（肺循环与体循环血流比 Q_p ：Q_s ＞1.5）时，应积极手术治疗，手术年龄多选择学龄前。成年患者虽存在不同程度的右心室重构，但积极手术也可以逆转肺动脉高压的进展。严重的继发性肺动脉高压需要右心导管检查评估肺血管阻力以明确手术指征。

房间隔缺损是最先采用手术矫治的心脏畸形之一。形态适宜的继发孔中央型缺损可采用介入封堵治疗。外科手术适用于所有类型的房间隔缺损矫治，在直视下，根据缺损的解剖特征，直接缝合或采用补片修补缺损，在成熟的中心成功率接近100%。采用隐蔽美观的右腋下小切口可以实现所有类型的单纯房间隔缺损矫治。

值得注意的是，在一些复杂先心病的外科矫治术中，留置或扩大房间隔缺损有利于平衡左右心的血流、改善患者症状，此时它不再是一种需要治疗的疾病，而成为一种有益的存在。

第二节　室间隔缺损

单纯性室间隔缺损是最为人熟知的先心病（最常见的先心病是主动脉瓣二瓣化畸形），占所有先心病的20%。此外，一些其他类型的先心病也常合并室间隔缺损，如果将其包括在内，将超过所有先心病的50%。

单纯室间隔缺损是经典的左向右分流型先心病，心室水平的分流给肺血管床带来容量和压力负荷的双重增加（图53-2-1）。左向右分流量主要取决于缺损的大小和肺血管阻力，心室顺应性和左右心室流出道是否存在梗阻也是重要的影响因素。根据室间隔缺损所在的位置，可以将缺损分为四类：动脉下型、膜周型、流入道型和肌型。一般认为，在缺损直径大于主动脉瓣环直径时，室间隔缺损为“非限制性”，反之则为“限制性”。

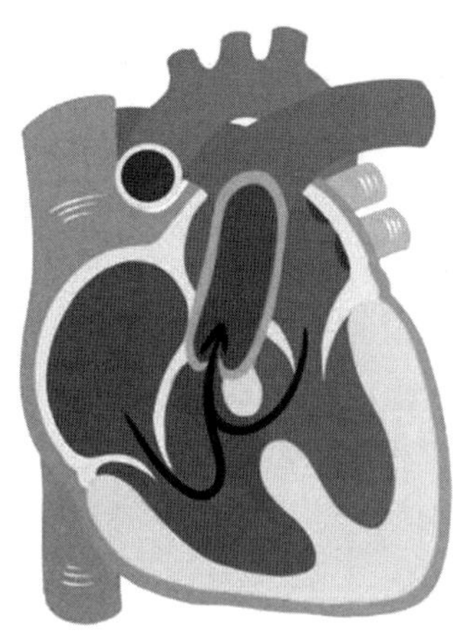

图 53-2-1　室间隔缺损
心室水平的左向右分流给肺血管床带来容量和压力负荷的双重增加

室间隔缺损的病理生理随年龄增长而变化。在出生后的4～6周，由于新生儿肺动脉高压的存在，左向右分流受到限制，患儿症状可被掩盖，杂音也较轻，不易被发现。4～6周后，随着肺动脉压力的下降，经缺损的左向右分流增加，如果缺损为非限制性，患儿即表现出不同程度充血性心力衰竭。呼吸急促和多汗是常见的症状，喂奶时尤其明显。由于体循环血量的减少，患儿会表现出体重不增。可合并反复的呼吸道感染甚至肺炎。地高辛和利尿剂可以缓解症状，严重的心力衰竭和呼吸窘迫可能需要呼吸机辅助治疗。

直径较小的限制性室间隔缺损有自愈的可能，在缺损位于肌部和膜周部时更常见。缺损愈合可能源于三种机制：①高速的分流使室间隔缺损周边形成纤维增生，减小缺损面积；②心肌继发性肥厚对缺损的挤压（在肌部缺损的愈合中尤为重要）；③三尖瓣隔瓣对膜周部室间隔缺损的遮挡作用。由于左向右分流有限，患儿可以没有症状或仅有轻度的呼吸窘迫和生长发育受限。

值得注意的是，一些心力衰竭症状严重的患儿也会随着年龄增长出现症状的减轻，然而，症状的好转并不表示缺损在愈合。实际上，这种“好转”是由继发性肺动脉压力增高，左向右分流减少导致的，是疾病进展的表现。很多患儿家长会认为疾病自愈而放松了复查和监测，一些患儿甚至错过了手术时机，使疾病进展至不可逆期。

在持续的容量和压力负荷下，肺小动脉的内膜、肌层和外膜都发生了继发性的增生甚至纤维化，导致管腔狭窄甚至闭塞及肺血管疾病形成。持续上升的肺血管阻力最终导致右心室压力达到和超过体循环压力，经缺损的分流方向变为双向甚至右向左，患者出现发绀，这就是艾森门格综合征。一名非限制性室间隔缺损患儿最终是否会进展到艾森门格综合征存在遗传因素决定的个体差异，目前还不明确。一般认为，2岁以上的室间隔缺损有可能发生不可逆的肺血管疾病而失去手术机会。

瓣膜反流是室间隔缺损常见的合并症。主动脉瓣右冠瓣脱垂最常见于肺动脉下中等大小的室间隔缺损，比例可达70%，膜周型缺损有时会引起无冠瓣脱垂。较大室间隔缺损引起左心室扩大时，二尖瓣环的扩大可能引起瓣叶对合不良，导致反流，甚至导致腱索延长等器质性改变的发生。左向右分流可通过膜周型缺损直接对三尖瓣隔瓣产生冲击，引起瓣叶形态功能改变。

超声心动图是室间隔缺损诊断的金标准，也是随访的主要手段。结合心电图和胸部X线片，可以对绝大多数室间隔缺损及合并畸形做出精确的评估。在合并较重的肺动脉高压时，心导管检查可以明确肺血管阻力情况以进一步指导治疗。CT心脏造影对于明确心脏外大血管和冠状动脉异常具有重要意义。

外科手术是室间隔缺损最重要的治疗手段，技术成熟而安全（手术死亡率＜1%）（图53-2-2）。对于存在症状的非限制性室间隔缺损，建议手术在6个月以内进行，合并唐氏综合征的非限制性缺损容易在早期产生肺血管病变，手术时间应提前。被三尖瓣遮挡的膜周部缺损存在愈合的可能，在症状不明显的前提下可以随诊并推迟手术时间，如果缺损在12个月左右仍没有减小的迹象，则建议手术治疗。动脉下型的缺损有存在较大的主动脉瓣脱垂的风险，需要密切随诊，一旦出现主动脉瓣反流应立即手术。

小室间隔缺损手术指征尚存争议。小缺损占70%～80%，自然闭合率高达75%～85%，患儿一般无症状，生长发育也不受影响。一种观点认为室间隔缺损有增加感染性心内膜炎的风险。在所有室间隔缺损中，感染性心内膜的发生率为每年（1～2）/1000，单纯室间隔缺损死于感染性心内膜炎的概率为 2% ～ 3%。也有积极手术者为了消除杂音而关闭缺损。大多数学者认为小的室间隔缺损无须手术治疗。

外科手术不是唯一治愈室间隔缺损的方法。封堵技术，包括介入封堵、外科封堵和近年来的超声引导下经皮封堵，使解剖条件适合的患者免除了体外循环手术。然而，主动脉瓣损伤、传导阻滞及三尖瓣反流等并发症使封堵手术的推广受到限制。外科修补技术仍是其治疗的主流术式。除传统正中切口外，经右腋下小切口外科技术可以治疗绝大部分单纯室间隔缺损患者，切口的美观隐蔽有利于患者的心理健康。但术野小、暴露差及术后抢救困难是其相对传统正中切口的弊端，对于年龄过小（＜6 个月）和畸形复杂的患儿应谨慎使用。

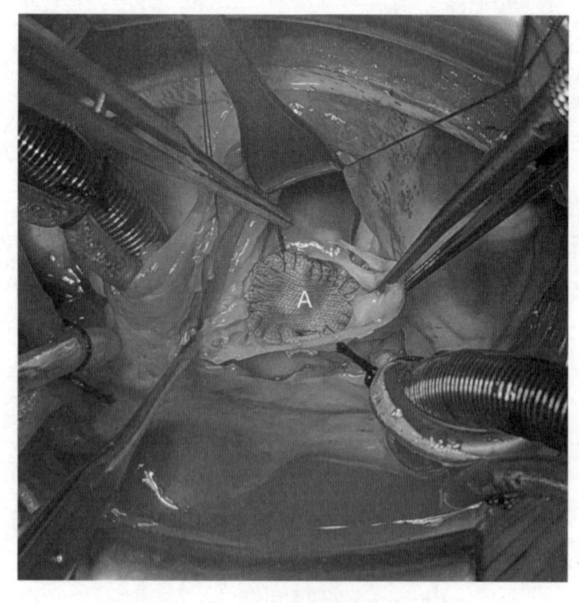

图 53-2-2　室间隔缺损修补手术

A. 室间隔缺损补片

第三节　法洛四联症

法洛四联症是最常见的发绀合并肺血减少型先心病，占所有先心病的 12% ～ 14%。四联症的四个畸形为室间隔缺损、右心室流出道梗阻、主动脉骑跨和右心室肥厚（图 53-3-1）。这些畸形都是由一种形态学异常——漏斗间隔向左向前移位导致的。

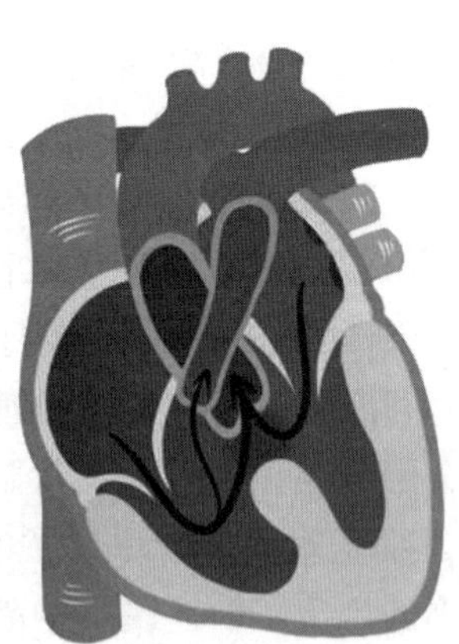

图 53-3-1　法洛四联症

四种畸形为室间隔缺损、右心室流出道梗阻、主动脉骑跨和右心室肥厚，右向左分流的存在和肺血减少导致了发绀

室间隔缺损多是位于嵴下的对位不良型缺损，漏斗间隔发育不良时缺损可延伸至肺动脉下。右室流出道梗阻可发生在从漏斗部近端至肺动脉分支的各个水平。7% 的患者合并肺动脉闭锁，5% 的病例合并肺动脉瓣缺如，3% ～ 5% 冠状动脉的左前降支起源于肺动脉，这些重要的解剖学改变均对手术矫治策略有重要影响。

发绀是最明显表现，由肺血流减少和右向左分流导致，存在较大个体差异并随年龄增长而变化。常见的情况是，患儿出生时发绀较轻，随着年龄增长右心室漏斗部肥厚进展而发绀加重，右心室流出道可能出现痉挛性狭窄而引起发绀突然加重，即“缺氧发作”，随着年龄的增长，狭窄处内膜增生纤维化，缺氧发作反而会减轻。可有活动后“蹲踞”等典型症状，患儿通过增加外周阻力，减少右向左分流而改善缺氧状态。少部分患儿出生后不久便存在严重发绀，这种情况下，流出道梗阻主要由肺动脉瓣环发育不良所致。一些右心室流出道梗阻不严重的病例发绀可不明显，血氧饱和度可达到 90% 以上，被称为“粉红四联症”（pink tetralogy）。严重发绀可引起红细胞增多症，血液黏稠，以及右向左分流的存在可能引起脑血栓和脑脓肿。

不同于室间隔缺损患儿的发育差，法洛四联症患儿在婴幼儿期常表现为“虚胖”，可能由体循环血流增加和低氧血症导致。甲床黏膜可有不同程度发绀，大龄儿童和成人可出现杵状指 / 趾。肺动脉瓣区第二心音常为主动脉瓣关闭导致，心前区收缩期杂音由流出道梗阻引起，梗阻越轻杂音越响，梗阻越重杂音越轻，甚至完全消失。

心电图表现为电轴右偏、右心房扩大和右心室肥厚。主动脉结节增大，肺动脉段凹陷和右心室肥厚导致的心尖圆隆上翘形成了胸部X线片“靴形心”的特征性表现。超声心动图可以探查心内畸形细节和血流情况。CT心脏造影可对肺血管、体肺侧支和冠状动脉行进一步评估。

外科手术是根治法洛四联症的唯一手段（图53-3-2）。介入治疗可起到重要的辅助作用。目前主张在1～3个月在有条件的中心实施早期的一期根治术。出生3个月以内无症状患儿可将手术推迟到3～12个月进行；2个月以内存在严重症状者，应积极干预增加肺血，多选择外科的体肺分流术，有条件的中心可应用导管支架或流出道支架并推迟外科手术时间在12个月内进行；缺氧发作应积极考虑手术治疗；少数肺动脉严重发育不良者可使用保留室间隔缺损的姑息手术增加肺血，根据肺动脉发育情况保留二期根治术。

在成熟的中心外科死亡率已经控制在很低的水平。在手术安全的前提下，如何最大限度保留右心功能，改善患儿的远期预后已经成为关注的要点。在充分疏通的前提下应积极地保留肺动脉瓣环，减少肺动脉瓣反流对右心室的远期影响。不做或做限制性的右心室切口，最大限度保护右心室功能，以利于围术期恢复和远期右心室功能保留。

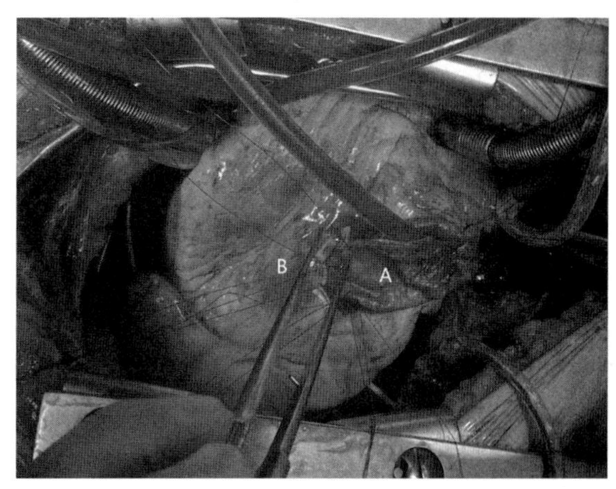

图 53-3-2　法洛四联症矫治术

A. 心包补片用于加宽右心室流出道；B. 右心室

法洛四联症总体手术效果好，20年生存率可达87%。鉴于部分患者远期右心功能减退的问题，术后须进行系统的终生随访。术后远期经介入或外科手术置换肺动脉瓣对一些患者是必要的选择。

第四节　完全性大动脉转位

大动脉转位是大动脉解剖关系颠倒的复杂先心病，心室右袢的完全性大动脉转位是其中的一大类，是婴儿期最常见的发绀型心脏缺损，占所有先心病的9.9%（图53-4-1）。

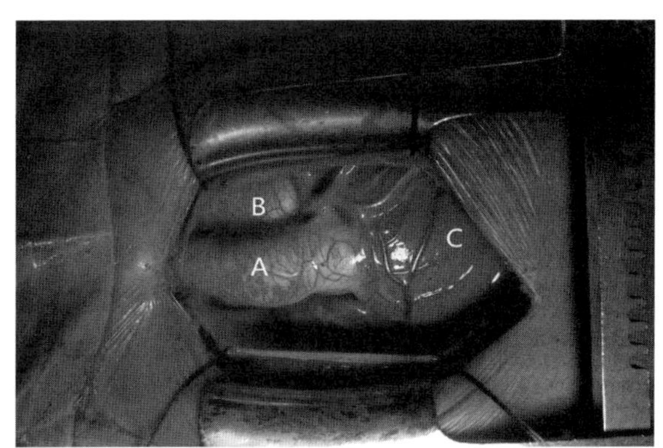

图 53-4-1　大动脉转位

A. 主动脉；B. 肺动脉；C. 右心室

肺动脉的血氧饱和度高于主动脉是此类疾病的特征。由于体肺循环血液的倒置，只有两个循环之间存在一定程度的血液混合才能让患儿得以存活。混血可以位于心房（房间隔缺损）、心室（室间隔缺损）或大动脉（动脉导管未闭）的一个或多个水平，而混血方式决定了患儿不同的临床表现和处理方式（图53-4-2）。一些患儿还同时合并了左心室流出道狭窄，病情凶险。不充分的混血可导致患儿的早期死亡。肺动脉高流量高氧的血液可让患儿在1岁即发展为不可逆的肺血管病变。

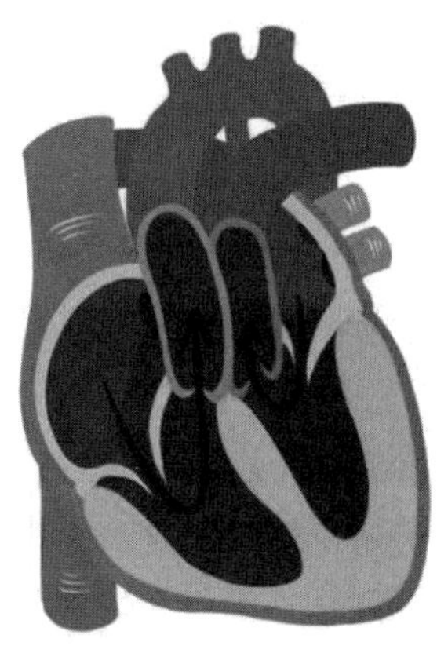

图 53-4-2　完全性大动脉转位

心室 - 大动脉连接错位引起了体肺血流的倒置

大动脉转位的理论和治疗体系已比较成熟，外科手术是唯一能够根治疾病的手段。以“心房调转术”为代表的诸多术式已非主流，“动脉调转术”是目前公认的手术方式并有着良好的预后，一些复杂型大动脉转位则需要其他的手术方式。手术的成功依赖早期诊断，甚至产前诊断和及时的干预治疗。目前认为，诊断即是手术指征。一些术前的干预，如房间隔造口术、肺动脉环缩术及维持动脉导管开放等治疗为手术的安全实施提供了保障。

第五节　先天性心脏病的基因诊断

先天性心脏病（简称先心病）的形成与心脏发育中的正常过程受到干扰有关。这些过程是严格受到多种基因控制的。基因突变可能是父母的遗传因素，也可能是在妊娠早期受到环境的影响所致。这个过程是非常复杂的。至今仍未完全清楚。有些基因与先心病的关系已经研究得比较明确。在产前检查中可以进行基因诊断，如 21 号染色体三体、22q11.2 缺失综合征。其他多个基因在先心病形成过程中的作用已经比较明确，但其在先心病诊断中的作用尚需继续研究。

先心病种类复杂且具有较强的个体差异性，每种解剖结构均对应了其独特的病理生理特征，理解这些规律并进行个体化的评估是先心病治疗的基础。目前，外科手术依然是大多数先心病的主要治疗手段，而介入技术已经是先心病治疗不可或缺的一部分，和外科技术互为补充，一起为先心病的治疗提供了最优化的途径。先心病治疗的时限性决定了早期发现的重要性，筛查的普及、基因诊断的应用、产前 - 产后一体化治疗为先心病的合理治疗铺平了道路。此外，许多先心病，尤其是复杂先心病的随访及治疗将伴随终生，随着成年患者的增多，成年人先心病正成为一个独立的学科受到越来越多的关注。

（薛兰钢　刘志刚　何国伟　王晓晴）

参考文献

Cunningham MEA, Donofrio MT, Peer SM, et al, 2016. Influence of age and weight on technical repair of tetralogy of fallot. Ann Thorac Surg, 102(3):864-869.

Hou HT, Chen HX, Wang XL, et al, 2020. Genetic characterisation of 22q11.2 variations and prevalence in patients with congenital heart disease. Arch Dis Child, 105(4):367-374.

Kim YY, Ruckdeschel E, 2016. Approach to residual pulmonary valve dysfunction in adults with repaired tetralogy of Fallot. Heart, 102(19):1520-1526.

Kouchoukos NT, Blackstone EH, Hanley FL, et al, 2013. Kirklin/Barratt-Boyes cardiac surgery.4th ed. Philadelphia: Churchill Livingstone.

Mavroudis C, Backer CL, 2016. Pediatric Cardiac Surgery. 4th ed. New Jersey :Wiley-Blackwell.

Mawad W, Chaturvedi RR , Ryan G, et al, 2018. Percutaneous fetal atrial balloon septoplasty for simple transposition of the great arteries with an intact atrial septum. Can J Cardiol, 34(3):342.e9-342.e11.

Rossano JW, 2020. Congenital heart disease: a global public health concern.Lancet Child Adolesc Health, 4(3):168-169.

Stout KK , Broberg CS , Book WM , et al, 2016.Chronic heart failure in congenital heart disease. Circulation, 770.

Veldtman GR , Freedom RM , Benson LN, 2019. Atrial Septal Defect//Freedom RM, Yoo S, Mikailian H, et al. The natural and modified history of congenital heart disease. New Jersey: Wiley-Blackwell.

Wilder TJ , Van Arsdell GS , Pham-Hung E, et al, 2016. Aggressive patch augmentation may reduce growth potential of hypoplastic branch pulmonary arteries after tetralogy of fallot repair. Ann Thorac Surg, 101(3):996-1004.

第 54 章
冠心病的外科治疗

冠状动脉粥样硬化是全身动脉粥样硬化累及冠状动脉的表现。动脉壁脂肪沉着，形成黄白色隆起的粥样硬化斑块，斑块基底部表现为炎性组织改变，包括坏死、增生、纤维化和钙质沉着、出血等，从而造成冠状动脉管腔的狭窄。在此基础上如合并冠状动脉的痉挛、血栓形成便会导致急性心肌缺血、心肌坏死。外科采用自体血管作为旁路移植材料，绕过狭窄或闭塞的冠状动脉，恢复缺血区域的心肌血液供应，即冠状动脉旁路移植术（CABG）。

第一节 冠心病的临床表现

一、症状

冠心病的典型临床症状是心绞痛。有时患者也会以急性心肌梗死为第一表现。极少数患者表现为隐性的慢性心肌梗死，导致心脏扩大和慢性心力衰竭。冠心病的另一临床表现可以是猝死，还有部分表现为心律失常。

心绞痛可分为稳定型心绞痛、不稳定型心绞痛。前者有固定的诱发因素，大多在劳累、情绪激动、饱食或受冷时诱发，发作时间较短，休息或含化硝酸甘油后症状可缓解，其病程稳定在 1 个月以上。不稳定型心绞痛是介于急性心肌梗死和稳定型心绞痛之间的一组心绞痛综合征，与稳定型心绞痛比较，部位、性质相似，胸痛程度更严重、频度更高、持续时间更长，此类患者发生急性心肌梗死的可能性更大。

二、体征

冠心病没有特殊体征。部分患者可闻及心音低钝。如果出现心肌梗死及心脏血流动力学改变，则可出现相应临床体征，如室间隔穿孔的收缩期杂音、心肌梗死后心包渗出的心包摩擦音等。

第二节 冠心病手术适应证

冠心病手术适应证如下：

（1）狭窄大于 50% 的左主干病变。

（2）类左主干病变，即前降支和回旋支近端同时存在超过 75% 以上的狭窄。

（3）三支病变，狭窄大于 75%。

（4）冠心病合并左心室功能不全，通过积极血运重建能改善症状及心功能者。

（5）心肌梗死并发症如室壁瘤、室间隔穿孔、二尖瓣反流等需同时手术矫治者。

（6）介入治疗失败、再狭窄或出现并发症者。

对不稳定型心绞痛患者来说，冠状动脉旁路移植术对缓解心绞痛症状、提高远期生存率都有积极的意义。对于急性心肌梗死后仍有发作性心绞痛的患者，因为考虑有心肌梗死区域再缺血或其他部位缺血，常规的内科药物治疗 1 年死亡率高达 17% ～ 50%，因此，有明确的冠状动脉旁路移植术指征。

临床症状较轻或无症状的病例，冠状动脉旁路移植术治疗是否优于保守治疗，尚无定论；无症状的单支、双支病变尤其是不合并前降支病变者多趋于首选保守治疗。无明显临床症状的三支病变则取决于左心室功能，核医学运动试验证实左心室功能受损者应行冠状动脉旁路移植术，如左心室功能正常，治疗意见则存在分歧。

第三节　急诊冠状动脉旁路移植术指征

冠心病急诊冠状动脉旁路移植术指征如下：

（1）不稳定型心绞痛，发作频繁，有可能发生心肌梗死。

（2）严重左主干病变伴心绞痛，存在猝死风险。

（3）急性心肌梗死，有严重并发症伴血流动力学不稳定如室间隔穿孔等，内科治疗无效，或心肌梗死后心绞痛发作频繁。

（4）经皮冠状动脉腔内成形术（PTCA）过程中出现的急性心肌缺血、血压下降或顽固性心律失常，经主动脉内球囊反搏（IABP）支持等内科干预无效者。

（5）冠状动脉旁路移植术围术期急性心肌缺血及介入治疗的并发症，包括冠状动脉造影或PTCA过程中造成的冠状动脉夹层剥离、冠状动脉破裂出血等。

（6）对于急性心肌梗死，在6小时内建议内科介入、溶栓或外科治疗。如超过6小时，建议内科介入或溶栓治疗。对于心肌梗死后血流动力学和生命体征平稳的患者，也可考虑度过急性期后再择期手术。

（7）对于表现为慢性心力衰竭、心绞痛症状不明显的患者，如果其左室射血分数（LVEF）小于25%，核素扫描未见冬眠心肌，行冠状动脉旁路移植术不仅风险高，手术效果也差，为冠状动脉旁路移植术的手术禁忌。可以考虑冠状动脉旁路移植术加左心辅助治疗或行心脏移植。

第四节　术前准备

（1）常规体液检验：血、尿、便三大常规，肝、肾功能，凝血，动脉血气，血脂，心肌酶。

（2）常规必须检查：心电图、胸部X线检查、心脏彩超、冠状动脉造影。

（3）特殊必要检查：根据有无糖尿病、高血压、心肌梗死、脑梗死、静脉曲张及慢性阻塞性肺疾病等病史，进行必要的辅助检查，如胸部CT、头臂血管超声、上下肢动脉超声、下肢深浅静脉超声、头颈或双下肢CTA、经颅多普勒超声、肺功能检查、心肌核素扫描及血管畅通试验（Allen试验）等。

（4）完善术前的各项检查，还包括了解患者的肝、肾、呼吸功能，头颈部动脉血管情况，双下肢大隐静脉、双侧胸廓内动脉、双侧桡动脉血管条件，如选用桡动脉作为血管材料，术前应反复行Allen试验。

（5）术前治疗包括控制心肌耗氧（控制血压、心率），增加心肌灌注。为此，予以术前服用β受体阻滞剂、钙通道阻滞剂、ACEI和硝酸酯类药物，这些药物可以使用至手术当天。

（6）术前患者服用了阿司匹林、氯吡格雷等作用于血小板的抗凝血药，择期手术者应停用5～7天以上。停用期间，如为不稳定型心绞痛者，则需要抗凝血药如低分子量肝素皮下注射。

（7）对于高龄、长期吸烟、慢性阻塞性肺疾病患者，除做动脉血气检查外，还需进行肺功能检查，给予雾化吸入、加强指导训练应用肺活量仪、深呼吸和咳嗽咳痰。但对于严重左主干病变、药物难以控制的心绞痛患者应避免肺功能检查。

（8）术前夜如无禁忌（如睡眠呼吸暂停综合征）应给予催眠药物；手术日还可以给予少量的镇静药物，以减少由精神紧张带来的心肌耗氧量增加。

（9）术前12小时禁食、8小时禁水。皮肤准备范围包括颈、胸、腋下、腹部、会阴及双下肢，如取桡动脉作为桥血管，亦应准备前臂。

（10）胸部CT可发现升主动脉钙化及扩张程度，为桥血管近端吻合口的选择及主动脉插管、升主阻断位置的选择提供可靠依据。

（11）如有心肌梗死病史，行放射性核素灌注和代谢显像可以提示相应心肌缺血区域，评价梗死区有无存活心肌，指导靶血管的选择。

第五节　手术方法

手术方法主要有利用体外循环技术阻断升主动脉，心脏停搏下的冠状动脉旁路移植术（又称冠状动脉搭桥术）和常温、心脏不停搏下的冠状动脉旁路移植术（Off-Pump CABG，OPCAB）。目前世界范围内大多数医师选用体外循环下的冠状动脉旁路移植术（图 54-5-1）。对于某些合并呼吸功能不全、肾功能不全、颈动脉狭窄、升主动脉严重钙化等体外循环高危因素者，可以选用OPCAB。

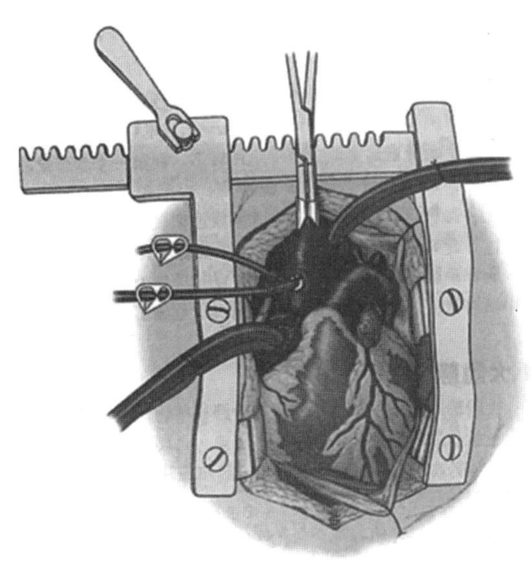

图 54-5-1　体外循环下的 CABG 术

此外，对于冠状动脉旁路移植术手术径路也有多种选择。经典的手术径路是经胸骨正中切口，还可选择胸骨旁切口、胸骨下段小切口等。

作为搭桥的旁路血管材料有多种，包括双侧胸廓内动脉、大隐静脉、小隐静脉、桡动脉及较少采用的胃网膜动脉、腹壁下动脉、头静脉和脾动脉。何国伟曾将搭桥动脉血管材料分为三大类（He’s Classification），为国际上通用的分类。胸廓内动脉的远期通畅率远高于大隐静脉，尤其是将其搭桥于前降支时（图 54-5-2）。所以，旁路移植术桥材料首选左胸廓内动脉。如果发现有左锁骨下动脉狭窄，可以进行左胸廓内动脉近心端结扎切断，做游离胸廓内动脉桥。由于双侧胸廓内动脉的应用可能造成胸骨切口愈合不良，对于合并严重糖尿病或肥胖的患者，一般不主张采用双侧胸廓内动脉搭桥。大隐静脉的优势是获取容易、来源好，管径与冠状动脉较匹配，因而被广泛应用（图 54-5-3）。对于年龄较小（小于 50 岁）的患者，考虑到远期通畅率，选用桡动脉（图 54-5-4）作为桥血管比大隐静脉要好。双侧大隐静脉曲张时，可以考虑取小隐静脉。

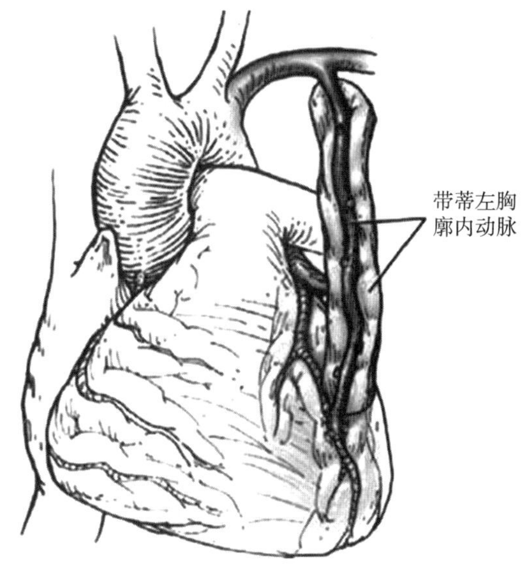

图 54-5-2　胸廓内动脉作为旁路血管

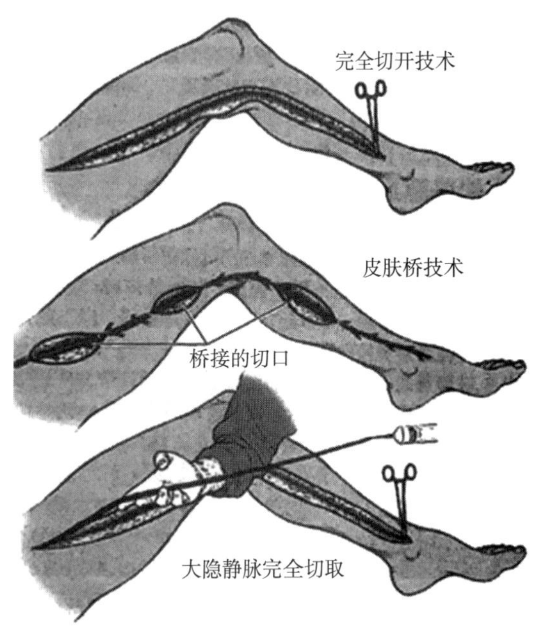

图 54-5-3　大隐静脉作为弯路血管

远端吻合：吻合部位通常为右冠状动脉发出后降支或左室后支，回旋支吻合口选择在钝缘支上，前降支吻合在中远段 1/2 或 1/3（图 54-5-5）。序贯式吻合可以节省桥血管长度（图 54-5-6），冠状动脉内膜剥脱适用于弥漫性血管病变，病变部位有存活心肌的情况（图 54-5-7）。

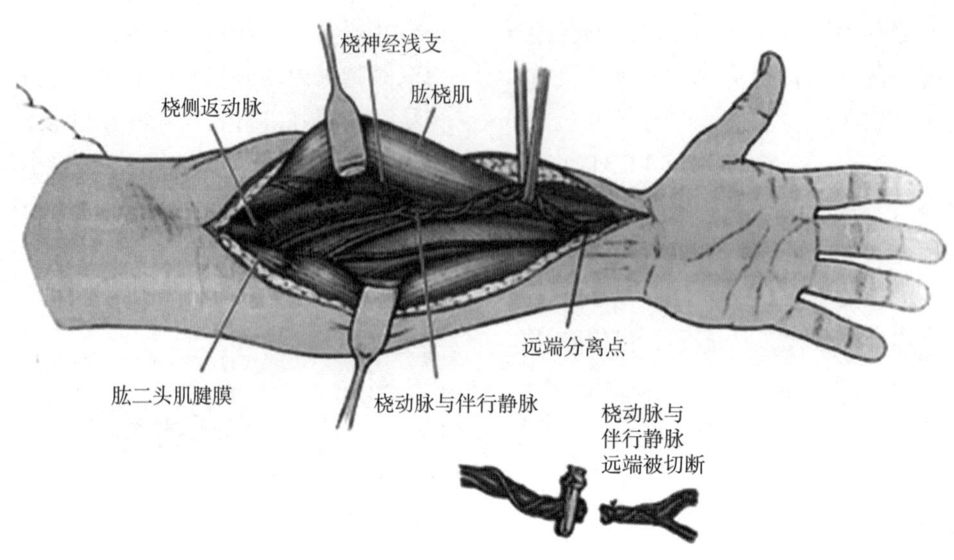

图 54-5-4 桡动脉作为旁路血管

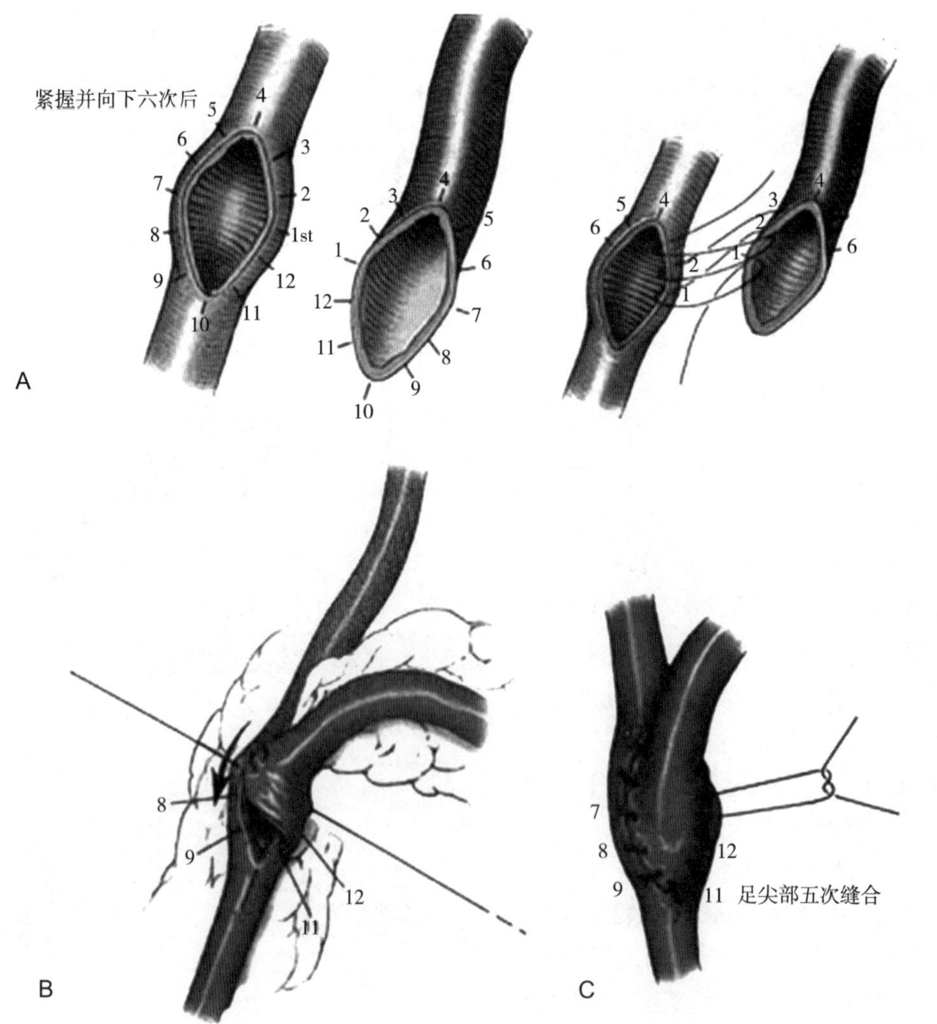

图 54-5-5 远端吻合

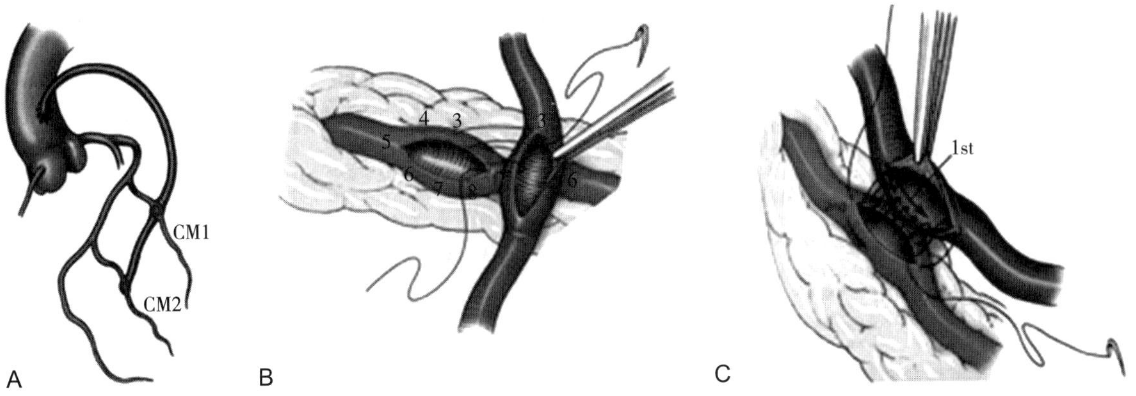

图 54-5-6　序贯式吻合

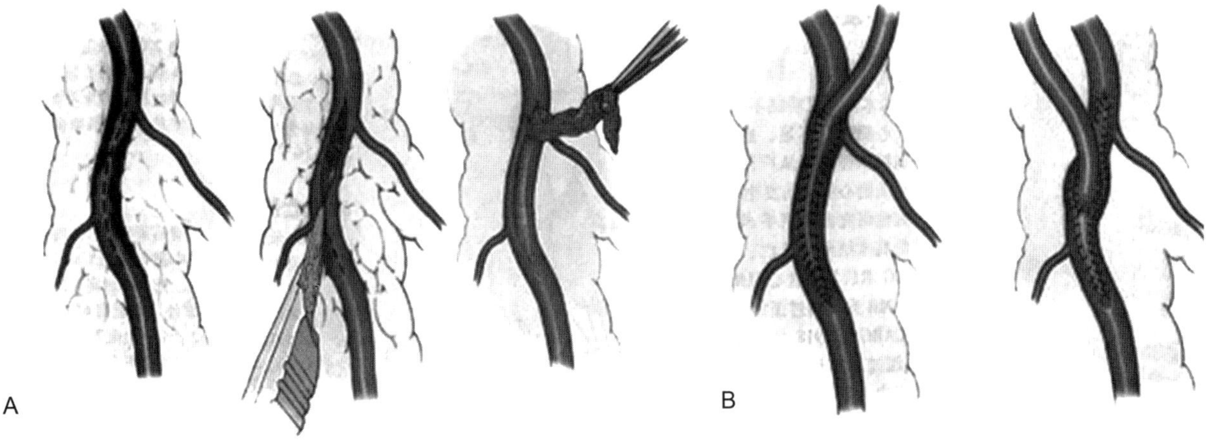

图 54-5-7　冠状动脉内膜剥脱术

近端吻合：可以选择一次主动脉阻断下完成，或心脏复跳后部分阻断升主动脉侧壁完成吻合。在升主动脉前壁切开小口，打孔器扩大切口（图 54-5-8），完成近端吻合后，检查无明显出血后复温，调整心脏节律、容量和代谢，恢复机械通气，逐渐脱离体外循环，用鱼精蛋白中和肝素。放置引流管后关胸。

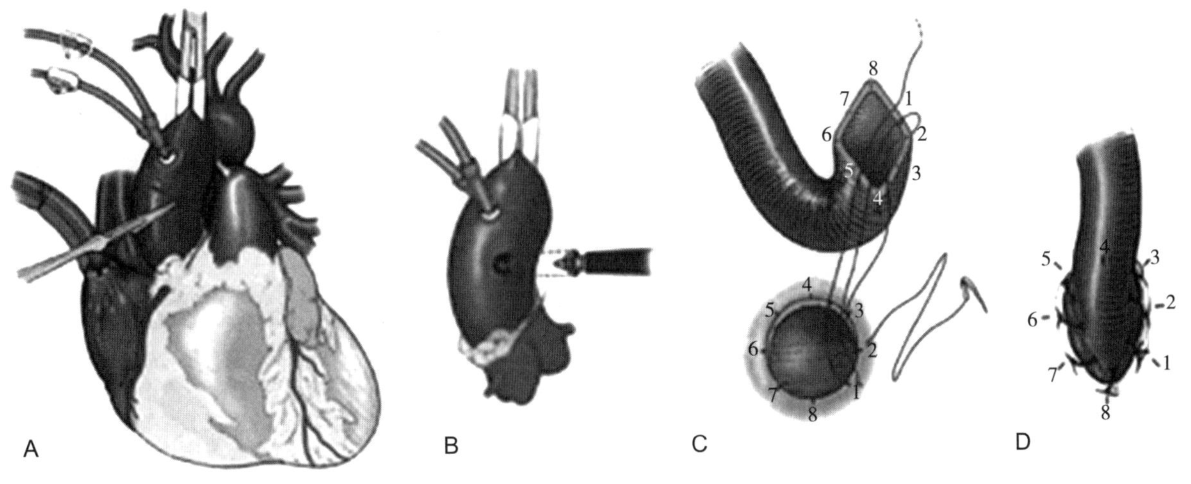

图 54-5-8　近端吻合

不停跳冠状动脉旁路移植术中，胸骨正中切口最为常用，该切口可以完成多支吻合。单支病变吻合可以采用经胸部小切口完成。标准的手术体位为头低足高位，此体位增加心排血量，更容易维持血流动力学稳定。术中采用心包悬吊、心尖吸引、固定器固定靶血管、血管内分流栓等，可以使手术进行更容易。吻合顺序的原则是先易后难，先吻合胸廓内动脉至前降支，再吻合右冠状动脉，最后吻合回旋支。先吻合近端吻合口，再吻合远端吻合口。

第六节　术后注意事项

患者返回ICU，通常需要监测心电图、有创动脉压力、中心静脉压力、经皮血氧饱和度、每小时尿量、每小时引流量。呼吸机辅助呼吸，心脏活性药物辅助循环，扩血管药物控制高血压，持续镇静至循环稳定。总的原则是维持良好的血压，保证各重要脏器灌注，减轻心脏前后负荷，增加心肌氧供，降低心肌氧耗，减少缺血再灌注损伤，维持血管桥通畅，促进心功能恢复。

每日两次心电图检查，每日摄胸部X线片，每日监测1～2次心肌生化标志物（CK、CK-MB、cTnI）直至正常。术后24小时内开始给予抗血小板治疗。术前有不稳定型心绞痛，左主干病变，LVEF低于30%，合并心脏瓣膜病、心肌梗死巨大室壁瘤和（或）室间隔穿孔，年龄大于75岁，有糖尿病史，合并肺或肾功能不全者应加强心功能支持和各器官功能维护，必要时及早应用IABP，或从麻醉诱导前开始预防性使用IABP。

第七节　术后并发症

常见并发症包括围术期心肌缺血、心律失常、神经系统并发症、出血、心脏压塞、肾衰竭、纵隔感染等。

控制心率（心功能正常患者，心率控制在60～80次/分），降低心肌氧耗；持续静脉滴注硝酸甘油和（或）钙通道阻滞剂如地尔硫䓬防止桥血管痉挛，改善冠状动脉供血，及时处理心律失常尤其是室性心律失常；内膜剥脱或冠状动脉弥漫性病变的患者宜尽早行抗凝血治疗，术后6小时若引流量不多，可开始静脉持续泵入肝素，维持APTT 40～60秒，逐渐过渡到口服阿司匹林。

围术期心肌梗死：约有2%的术后患者发生非致死性手术周围区域心肌梗死，心电图可出现新的Q波，血清心肌酶水平升高。该并发症的发生主要与吻合技术、桥血管的质量、靶血管口径等有关。

心律失常最常见的是心房颤动，其次是室性心律失常。心房颤动发生率是20%～30%，常为快速心房颤动，对血流动力学有一定影响，尤其对左心功能差的患者，应用胺碘酮可以控制。术后心房颤动原因包括手术创伤、术后心包炎、术后交感神经兴奋、电解质和体液平衡失调、体外循环时间过长或术前停用β受体阻滞剂等。

冠状动脉旁路移植术后神经系统损害与低氧、栓塞、出血或代谢紊乱有关，发生率6%～13%。易患因素有高龄、升主动脉粥样硬化严重、脑梗死病史、头臂血管狭窄、糖尿病、高血压和应用IABP等。

出血和心脏压塞：冠状动脉旁路移植术后出血率为1%～5%，主要原因为外科因素和凝血机制异常。常见出血部位为冠状动脉血管吻合口、胸廓内动脉蒂及血管床、大隐静脉分支、胸骨骨膜或穿钢丝肋间等。易患因素有术前抗凝血和抗血小板治疗、肝肾功能不全、长时间体外循环、高血压和低温等因素。心脏压塞是严重急性并发症，一旦发现，及时再次开胸止血，必要时床旁开胸减压，然后再回手术室处理出血部位。

肾功能不全：冠状动脉旁路移植术后发生肾功能不全的易患因素有高龄、心功能不全、再次手术、糖尿病或肾病病史等。术后肾功能不全发生率8%，其中18%需要透析治疗，肾功能不全患者死亡率高达19%。

深部胸骨感染发生率1%～4%，死亡率可达25%。易患因素有肥胖、糖尿病、再次手术和应用双侧胸廓内动脉等。

术后新发心房颤动者予以胺碘酮转复。逐步恢复使用β受体阻滞剂与硝酸酯类药物；根据患者血压情况逐步恢复使用ACEI与钙通道阻滞剂类药物。如使用桡动脉作为旁路血管，自患者入手术室开始静脉泵入钙通道阻滞剂，一般用地尔硫䓬或尼卡地平，患者脱离呼吸机后改为口服；糖尿病患者或术后反应性高血糖者控制血糖在空腹 6 ～ 9mmol/L，餐后在 10 ～ 11mmol/L 以下，所有患者如无禁忌应常规使用降血脂药。

第八节　冠状动脉旁路移植术后远期疗效

95% 的患者心绞痛在术后可缓解，但 10 年后 10% ～ 15% 的患者再次出现心绞痛症状，常见原因是冠状动脉有新的病变或桥血管闭塞等。术后 5 年生存率 90%，术后 10 年生存率为 80%，与内科相比，冠状动脉旁路移植术可以明显提高左主干、三支病变合并左心功能不全患者的 5 年生存率。

冠状动脉旁路移植术后桥血管通畅率因不同桥血管而异。大隐静脉术后 1 年通畅率 90%，5 年为 80%，10 年为 50%；胸廓内动脉术后 1 年通畅率为 98%，5 年为 95%，10 年为 90%；桡动脉 1 年通畅率为 90%，5 年为 83%。因此，尽量使用动脉桥是提高远期通畅率的重要措施。然而，目前由于进行冠状动脉旁路移植术的患者以三支血管病变为主，除胸廓内动脉外，常同时需大隐静脉桥。目前以胸廓内动脉移植到前降支，配合大隐静脉移植到其他冠状动脉分支是最常用的冠状动脉搭桥方法。在有条件的医院对合适的患者，可用桡动脉代替一根静脉桥。这些方法可以取得满意的长期效果。

（何国伟　张建亮　吕鹏飞　刘志刚）

参考文献

董念国, 2018. 心外科手术要点难点及对策 . 北京 : 龙门书局 :268.

何国伟, 2012. 动脉化冠状动脉旁路移植外科学 . 2 版 . 袁彪, 主译 . 北京 : 人民军医出版社 : 79.

胡盛寿, 2006. 阜外心血管外科手册 . 北京 : 人民卫生出版社 : 289.

赵强, 郑哲, 何国伟, 2019. 中国动脉化冠状动脉旁路移植术专家共识 2019 版 . 中华胸心血管外科杂志, 35(4):193-197.

Ahmadi A, Stanger D, Puskas J, et al, 2018. Is there a role for fractional flow reserve in coronary artery bypass graft (CABG) planning? Ann Cardiothorac Surg, 7(4):546-551.

Cuminetti G, Bonadei I, Vizzardi E, et al, 2019. On-pump coronary artery bypass graft: the state of the art. Rev Recent Clin Trials, 14(2):106-115.

Davierwala PM, 2016. Current outcomes of off-pump coronary artery bypass grafting: evidence from real world practice. J Thorac Dis, 8(Suppl 10): S772-S786.

Gaudino M, Antoniades C, Benedetto U, et al, 2017. Mechanisms, consequences, and prevention of coronary graft failure. Circulation, 136(18):1749-1764.

He GW, 1999. Arterial grafts for coronary artery bypass grafting: biological characteristics, functional classification, and clinical choice. Ann Thorac Surg, 67(1):277-284.

Laurence H, 2016. 成人心脏外科学 . 郑哲, 主译 . 北京 : 人民卫生出版社 :380.

Shah R, Yang Y, Bentley JP, et al, 2016.Comparative effectiveness of coronary artery bypass grafting (CABG) surgery and percutaneous coronary intervention (PCI) in elderly patients with diabetes. Curr Med Res Opin, 32(11): 1891-1898.

Spadaccio C, Benedetto U, 2018. Coronary artery bypass grafting (CABG) vs. percutaneous coronary intervention (PCI) in the treatment of multivessel coronary disease: quo vadis? A review of the evidences on coronary artery disease. Ann Cardiothorac Surg, 7(4):506-515.

Waheed A, Klosterman E, Lee J, et al, 2019.Assessing the long-term patency and clinical outcomes of venous and arterial grafts used in coronary artery bypass grafting: a meta-analysis. Cureus, 11(9):e5670.

第 55 章
心脏瓣膜病的外科治疗

第一节　概　述

引起心脏瓣膜病变的常见原因包括风湿热、感染性心内膜炎、瓣膜退行性改变（有或无先天性因素）、先天性畸形、外伤、继发改变（主动脉病变或冠心病）。风湿热是年轻人瓣膜病变最常见的原因。自 20 世纪 50 年代以来，随着居住条件、营养状况、医疗卫生条件等的改善，风湿性心脏病的发病率在发达国家已经有明显改善，取而代之的是伴随人口老龄化发病率越来越高的瓣膜退行性病变。然而，在发展中国家，风湿性心脏病在瓣膜病中仍占有很高的比例。此外，在老年患者中，主动脉瓣二瓣化畸形、主动脉瓣钙化、升主动脉扩张带来的主动脉瓣关闭不全、左心室功能不全导致的二尖瓣功能性反流，也占有一定的比例。不同的病因，可能会造成瓣膜截然不同的病理改变，并最终影响外科治疗方法的选择。

总体来说，手术的指征和禁忌证，决定了是否可以为患者进行瓣膜手术；患者的年龄、瓣膜病变情况和身体状况，则会影响手术策略的制定。

第二节　主动脉瓣病变的外科治疗

一、主动脉瓣狭窄的外科治疗

钙化和退行性主动脉瓣病变、风湿性主动脉瓣病变，是主动脉瓣狭窄（aortic stenosis，AS）最常见的病因。正常成年人主动脉瓣口面积为 3 ～ 4cm^2，当瓣口面积小于正常的 1/4 时，可出现临床症状。AS 患者的常见症状包括劳力性呼吸困难、晕厥、劳力性心绞痛等，也有部分重度 AS 患者，缺乏典型的临床症状。超声心动图是最常用的诊断 AS 的方法。对无症状的重度 AS 患者，通过超声检查可获知主动脉瓣的瓣口面积、血流跨瓣流速（峰值流速和平均流速），由此对 AS 的严重程度进行评估。重度 AS 是指主动脉瓣峰值流速（V_{max}）≥ 4m/s（峰值压差≥ 64mmHg），或平均跨瓣压差≥ 40mmHg，瓣口面积通常≤ 1.0cm^2 或主动脉瓣口面积指数（瓣口面积 / 体表面积）≤ 0.6cm^2/m^2；当主动脉瓣峰值流速（V_{max}）≥ 5m/s（峰值压差≥ 100mmHg），或平均跨瓣压差≥ 60mmHg 时，往往提示有极重度 AS。除了进行常规的超声心动图检查以评估病变程度外，还应该进行运动试验，以评估患者的运动耐量及相应的生理改变。

AS 行外科或经导管的主动脉瓣置换（aortic valve replacement，AVR）的指征如下：

（1）重度 AS 伴临床症状或运动试验阳性。

（2）重度 AS 无临床症状，伴 LVEF ＜ 50%，或活动耐量下降，或活动后血压降低者。

（3）中、重度 AS 合并其他心脏手术。

（4）极重度 AS 无临床症状，评估手术风险较低的患者。

（5）有临床症状，跨瓣压差较小的重度AS，进行多巴胺试验后峰值流速（V_{max}）≥ 4m/s。

（6）有临床症状，跨瓣压差较小的重度AS，血压正常、LVEF ≥ 50%，但临床判断症状由AS引起时。

随着心脏外科和介入技术的进步，过去认为年龄太大、风险较高的患者，现在也可以考虑接受手术治疗，并取得较为满意的手术效果和长期生存率。

一般认为，中低风险的AS患者，应首选外科AVR，而对于外科手术高风险的患者，则应选择经导管的AVR（transcatheter aortic valve replacement，TAVR）。2013年，德国全年的TAVR手术数量首次超过外科AVR，近年来TAVR在全球快速发展，并有向中低危患者人群发展的趋势。在针对外科高危患者进行的PARTNER ⅠA研究中，球囊扩张的TAVR在术后30天、1年、2年和5年的全原因死亡方面，并不逊色于外科手术。而另一项随机对照研究也证实，术后3年的死亡率或卒中发生率，自膨胀的TAVR组要低于外科AVR组（37.3% *vs.* 46.7%，*P*=0.006）。2016年，在随机对照研究PARTNER Ⅱ中，纳入了有症状的AS中度风险患者（STS评分≥ 4%），TAVR和外科AVR在2年时的全因死亡率或致残卒中率的主要终点方面没有差异。另有一项观察性研究SAPIEN 3 valve证实，TAVR在有效性和安全性等方面，并不劣于甚至优于外科AVR。基于上述研究，2017版的ACC/AHA瓣膜性心脏病管理指南要点更新中外科手术中危患者列为TAVR的Ⅱa类推荐。在前瞻性随机对照研究SURTAVI中也发现，具有中等风险的严重AS患者接受TAVR的效果可以与外科手术相媲美。需要注意的是，该研究中的患者平均年龄为79.8岁，其结论是否适用于年龄低于75岁的患者尚未可知，正因为如此，2017年的ESC/EACTS瓣膜性心脏病指南建议，对此类患者的术式选择应该更加慎重。值得注意的是，外科手术高危或者中危患者行外科手术的推荐级别仍为Ⅰ类，这可能考虑到一部分患者解剖上可能不适合TAVR，外科手术获益证据足够充分。

TAVR的路径一般应首选股动脉，如存在股动脉穿刺的禁忌，可考虑经心尖或其他外周动脉植入瓣膜。有研究证实，在左心室功能不全的患者中，与股动脉路径相比，心尖路径有较高的死亡率。

对于合并冠心病的AS患者，可在进行外科AVR的同时行冠状动脉旁路移植术（CABG），或在TAVR的同时行PCI。基于SURTAVI研究的数据发现，在中危重度AS患者合并非复杂冠状动脉病变时，TAVR与PCI、外科AVR与CABG的主要终点事件发生率无显著性差异。

二、主动脉瓣反流的外科治疗

主动脉瓣二瓣化、主动脉瓣钙化、风湿性心脏病是主动脉瓣反流（aortic regurgitation，AR）的最常见原因。在主动脉窦扩张、升主动脉瘤、主动脉夹层等疾病中，主动脉瓣环可能发生继发扩张或损伤，造成AR。

AR需行外科手术治疗的指征如下：

（1）有症状且有严重AR。

（2）无症状的严重AR伴静息状态下左心室收缩功能障碍，已排除其他原因。

（3）严重AR，且合并其他心脏手术。

（4）无症状的严重AR，左心室功能正常，但左心室明显扩张（左心室收缩末期直径> 50mm或左心室收缩末期直径指数> 25mm/m^2）。

（5）中度AR，同时接受升主动脉手术、CABG或二尖瓣手术的患者，AVR是合理的。

（6）无症状的重度AR，静息时左心室收缩功能正常（LVEF ≥ 50%）但左心室进行性扩张（舒张末期直径> 65mm）。

除外科手术行AVR外，近年来也开始出现应用TAVR治疗AR的报道。但由于单纯AR的瓣膜可能伴随着主动脉根部和瓣环的扩张，对植入瓣膜的形态和植入技术要求都更高。随着瓣膜制造工艺的改进，手术成功率也有了一定的提升。

需要注意的是，并非所有的AR都需要行瓣膜置换手术。对于主动脉瓣瓣叶形态正常、合并主动脉窦和瓣环扩张的AR病例，可选择保留主动脉瓣的主动脉根部置换术（如David手术）（图55-2-1），可取得较满意的中、长期效果。

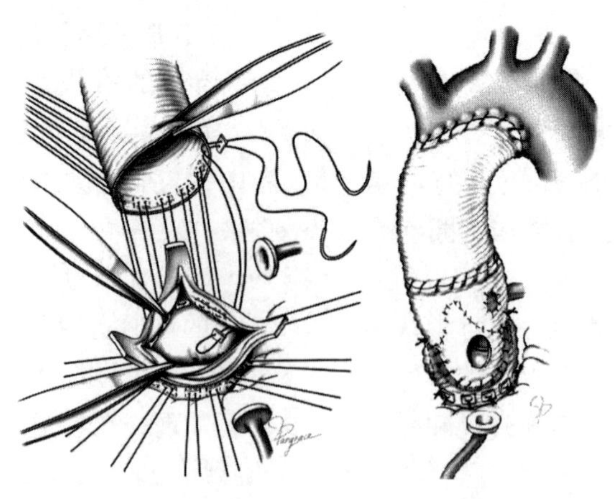

图 55-2-1 David 手术示意图

第三节 二尖瓣疾病的外科治疗

一、二尖瓣狭窄的外科治疗

二尖瓣狭窄（mitral stenosis，MS）的常见原因包括风湿性心脏病、老年性瓣膜钙化等。目前倾向于根据瓣膜解剖结构和血流动力学的改变，以及对左心房、肺循环的影响，结合患者的症状，对病情进行分级。重度 MS 是指二尖瓣瓣口面积≤ $1.5cm^2$，舒张压降半时间≥ 150 毫秒；当瓣口面积≤ $1.0cm^2$，舒张压降半时间≥ 220 毫秒时，为极重度 MS。

目前针对 MS 的治疗方法包括经皮穿刺二尖瓣球囊分离术（percutaneous mitral balloon commissurotomy，PMBC）、直视二尖瓣交界切开术、二尖瓣置换术，也有经验丰富的外科医师进行二尖瓣修复手术（将增厚的二尖瓣瓣叶修薄，植入二尖瓣成形环）。MS 手术指征如下：

（1）瓣叶形态良好，无左心房血栓、无中重度二尖瓣反流，有症状的重度 MS，推荐使用 PMBC。

（2）症状严重的重度 MS，非 PMBC 适应证或 PMBC 失败的低风险患者，推荐外科手术治疗。

（3）重度 MS，合并其他心脏手术者，推荐行外科手术治疗，对于中度 MS（瓣口面积 1.6 ～ $2.0cm^2$）且合并其他心脏手术的，也可考虑二尖瓣外科手术治疗。

（4）对于无禁忌证且瓣膜形态良好的无症状及重度 MS，PMBC 是合理的。

（5）无禁忌证且瓣膜形态良好的无症状重度 MS，合并新发心房颤动者，可考虑行 PMBC。

（6）对于二尖瓣瓣口面积＞ $1.5cm^2$ 的有症状的患者，如果有证据表明运动期间 MS 在血流动力学上有意义，可考虑行 PMBC。

（7）不适合行外科手术，或外科手术风险较高，且有明确症状的重度 MS，可考虑 PMBC。

（8）重度 MS 患者，如在接受规范抗凝血治疗后仍出现栓塞事件，可考虑行外科二尖瓣手术和左心耳切除术。

二、二尖瓣反流的外科治疗

引起二尖瓣反流（mitral regurgitation，MR）的病因可分为两大类：原发性 MR 和继发性 MR。在原发性 MR 中，二尖瓣的瓣叶、瓣环、腱索、乳头肌等部分中的一种或几种发生了病理改变，常见的原因包括二尖瓣脱垂、二尖瓣黏液变性、风湿性心脏病、心内膜炎、先天性二尖瓣畸形等。随着原发性 MR 的进展，可能会出现左心室功能受损，射血分数下降，左心室收缩末期直径（left ventricular end-systolic dimension，LVESD）增加。

对于二尖瓣瓣叶形态基本正常，瓣环、腱索或乳头肌结构异常的原发性 MR，一般可通过二尖瓣成形的方式尝试修复。除去各种二尖瓣直视成形术的术式外，特殊情况下，在有经验的中心，也可以考虑介入的二尖瓣成形术。严重 MR 无法修复的，可进行瓣膜置换手术。

原发性 MR 的手术指征如下：

（1）对于有症状、LVEF ＞ 30%，或无症状伴左心室功能不全［LVEF 为 30% ～ 60% 和（或）LVESD ≥ 40mm］的重度原发性 MR 患者，建议行二尖瓣手术。

（2）病变仅限于后叶，或病变累及前叶或双叶的重度原发性 MR 患者，如手术修复能确保长期效果，建议首选二尖瓣修复术。

（3）合并其他心脏手术时。

（4）在优秀的心脏中心，对于没有症状且左心室功能储备良好（LVEF ＞ 60% 且 LVESD ＜ 40mm）的重度原发性 MR 患者，修复成功率＞ 95%，死亡率＜ 1%，行二尖瓣成形术是合理的；预计病情会继续进展（LVEF 进一步下降，LVESD 增加）的，行二尖瓣置换术是合理的。

（5）无症状的重度原发性非风湿性 MR 患者，合并新发心房颤动或静息性肺动脉高压（肺动脉收缩压＞ 50mmHg），且左心室功能储备良好，如成功修复二尖瓣并维持良好耐久性的可能性非常大，行二尖瓣成形术是合理的。

（6）有症状的重度原发性 MR 患者，且 LVEF ≤ 30%，推荐二尖瓣手术。

（7）风湿性二尖瓣病变手术治疗，如存在修复的可能，或难以确保长期抗凝血治疗的管理，可考虑行二尖瓣成形术。

（8）有严重症状（心功能 NYHA Ⅲ / Ⅳ级）的重度原发性 MR 患者，有合理的预期寿命，但是有很大手术风险的，可考虑行经皮导管二尖瓣成形术。

继发性 MR 的二尖瓣瓣叶通常是正常的，其病因可能是冠心病心肌梗死后乳头肌功能不全、肥厚型心肌病乳头肌位置改变（超声可见收缩期二尖瓣前叶前向运动，即“SAM 征”）、主动脉瓣病变或先天性心脏病造成的左心室和二尖瓣瓣环扩张。由于继发性 MR 的原发病轻重程度不一，在评估继发性 MR 的严重程度时有较大难度。同理，单纯针对继发性 MR 的治疗，也并不能治愈疾病本身；在矫治原发病后，轻度的继发性 MR 可能得到一定程度的改善，严重者则可能需要手术治疗。

继发性 MR 的手术指征如下：

（1）无论有无症状，拟行 CABG 或 AVR 的重度继发性 MR 的患者，行二尖瓣手术是合理的。

（2）有严重症状（心功能 NYHA Ⅲ / Ⅳ级）的重度继发性 MR 患者，可考虑行二尖瓣手术。

（3）接受 CABG 手术，合并中度继发性缺血性 MR 的患者，可考虑行二尖瓣成形术，但效果并不确定。

（4）有严重症状（NYHA Ⅲ～Ⅳ级）的重度缺血性 MR，应选择保留腱索的二尖瓣替换术（MVR）而不是环缩瓣环成形术。

第四节　三尖瓣疾病的外科治疗

一、三尖瓣反流的外科治疗

原发性三尖瓣反流（tricuspid regurgitation，TR）的病因可能包括风湿性疾病、瓣叶脱垂、三尖瓣下移畸形（Ebstein's anomaly）、放射、类癌、钝性胸壁损伤、右心室内膜活检损伤、起搏器或植入式除颤器导线。但实际上，大多数的三尖瓣反流都是功能性改变，可能继发于其他瓣膜的病变或先天性心脏病，这些情况导致右心室容量和压力负荷增加，三尖瓣瓣环扩张，进而常出现 TR。在右心室过载的情况解除后，三尖瓣的瓣环也很难恢复到原有直径，提示在外科手术时，对 TR 的治疗应更加积极。

TR 的外科治疗指征如下：

（1）对于接受左侧瓣膜手术的重度 TR 患者，推荐三尖瓣手术。

（2）对于左侧瓣膜手术时有轻度、中度或较大功能性 TR 的患者，如果有三尖瓣环扩张或先前有右心衰竭的证据，三尖瓣修补术可能是有益的。

（3）对于因严重原发性 TR 而对药物治疗无效的有症状的患者，三尖瓣手术可能是有益的。

（4）左侧瓣膜手术时，存在中度功能性 TR 和肺动脉高压的患者可考虑进行三尖瓣修补术。

（5）对于无症状或症状较轻的严重原发性 TR，且存在进展性中度及以上右心室扩张和（或）收缩功能障碍程度的患者，可考虑进行三尖瓣手术。

（6）对于既往接受过左侧瓣膜手术且没有严重肺动脉高压或明显右心室收缩功能障碍的患者，由于严重的 TR，可以考虑再次手术进行单纯三尖瓣修复或替换。

二、三尖瓣狭窄的外科治疗

三尖瓣狭窄（tricuspid stenosis，TS）在临床较少见，其手术指征如下：

（1）对拟行左侧瓣膜疾病手术的严重 TS 患者，建议同期进行三尖瓣手术。

（2）对于有症状的重度 TS 患者，建议进行三尖瓣手术。

（3）对于孤立的、有症状的严重 TS 的患者，如无伴发 TR，可考虑经皮球囊三尖瓣扩张术。

第五节　人工瓣膜的选择与抗凝血策略

目前临床上使用的人工瓣膜主要分为两种（图 55-5-1）：生物瓣膜（又称为组织瓣膜）和机械瓣膜。

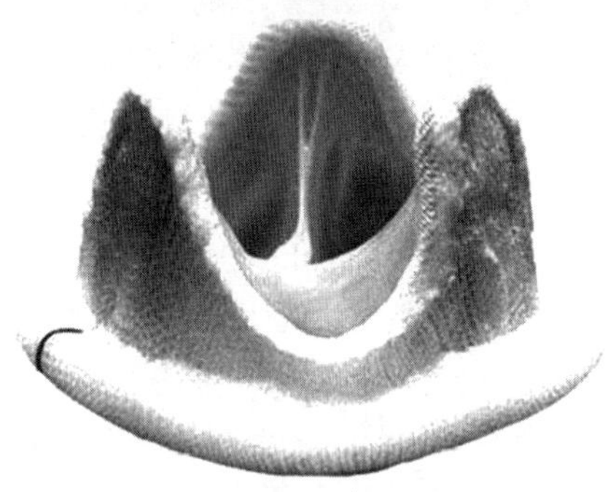

生物瓣膜

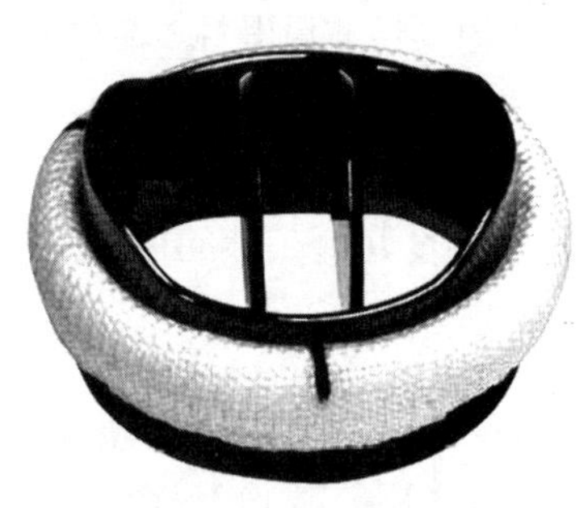

机械瓣膜

图 55-5-1　不同人工瓣膜的形态

生物瓣可以由猪、牛的组织制成，个别情况下，也有应用人类同种瓣膜进行移植的。生物瓣不需要长期抗凝血，对于存在抗凝血禁忌证的患者来说比较理想。但是，生物瓣膜的耐久性不如机械瓣膜，因此并非年轻患者的最佳选择。随着技术的进步，临床上已有预计使用寿命长达 20 年的生物瓣膜。

机械瓣膜完全由人造材料组成，如金属合金、碳基材料和涤纶，不同品牌的机械瓣在结构上可能会略有差别。由于机械瓣经久耐用，对需要瓣膜置换的年轻患者来说可能是一个更好的选择。但是，机械瓣的缺点也是显而易见的：一方面，人造材料对抗凝血的要求较高，如果抗凝血治疗不达标，就可能会在机械瓣内形成血栓，严重时可能发生脑卒中，甚至危及生命；如果抗凝血过度，则会明显增加出血的风险。另一方面，长期的抗凝血治疗需要满足严格的抗凝血指标，必然会伴随着频繁的化验。对于老年人、无法耐受抗凝血治疗或存在抗凝血治疗禁忌证的患者、从事高创伤风险活动（运动、职业）的人员，机械瓣可能都不是一个好的选择。

一般来说，在手术前，外科医师就应该和患者及其家属就选择何种瓣膜进行商讨。虽然指南已经对不同年龄患者的瓣膜选择进行了推荐，在实际工作中，除了要考虑医学因素（如患者的年龄、合并疾病、抗凝血治疗的适应证和风险等），还要从患者的个人意愿（如年轻女性患者的妊娠计划）、居住条件和医疗条件（是否具备经常监测凝血酶原时间的条件）、宗教信仰（是否接受某些材质的生物瓣膜）、职业与爱好、个人用药和治疗的依从性、再次手术的可能性和风险等多方面权衡，最终选择出适合特定患者的瓣膜。

从医学角度对两种瓣膜的选择，美国 AHA/ACC 的指南有如下建议：

（1）对于任何年龄，禁忌抗凝血治疗，无法适当治疗或不希望使用抗凝血治疗的患者，建议使用生物瓣。

（2）对于没有抗凝血：禁忌证的50岁以下患者，主动脉瓣置换、二尖瓣置换可选择机械瓣。

（3）对于70岁以上的患者，生物瓣是合理的。

（4）对于50～70岁的患者，在充分讨论之后，根据患者的个人因素和喜好来个性化选择机械或生物瓣膜是合理的。

（5）当存在抗凝血：禁忌证或不理想时，年轻患者可考虑由富有经验的外科医师用患者自体肺动脉瓣替代主动脉瓣（Ross手术）。

同时，2017年AHA/ACC的瓣膜指南也列举了一些在选择瓣膜种类时应考虑的因素（表55-5-1）。

表55-5-1　影响瓣膜种类选择的因素

倾向机械瓣	倾向生物瓣
年龄＜50岁 生物瓣毁损发生率增加（15年的概率：40岁为30%，20岁为50%） 抗凝血并发症风险较小	年龄＞70岁 生物瓣毁损发生率较低（15年的概率：70岁的概率＜10%） 更高的抗凝血并发症风险
患者偏好（避免再次干预的风险）	患者偏好（避免抗凝血风险和不便、瓣膜无杂音）
长期抗凝血风险低	长期抗凝血风险高
监测INR的便利性和依从性	获取医疗服务的条件有限，规范抗凝血治疗能力下降
其他需长期抗凝血的指征（如心房颤动）	再次手术死亡率低
再次手术风险高（如瓷化主动脉、放疗史）	
主动脉根部直径偏小（将来植入"瓣中瓣"受限）	

与美国指南相比，2017年ESC/EACTS瓣膜性心脏病指南在机械瓣与生物瓣选择的年龄段上略有差异。该指南建议：主动脉瓣需置换的＜60岁的患者，或者二尖瓣需置换的＜65岁的患者，建议选择机械瓣；主动脉瓣需置换的65岁以上患者，或者二尖瓣需置换的70岁以上患者，建议选择生物瓣，年龄介于两者之间机械瓣和生物瓣都可以。美国指南对生物瓣应用年龄较之更低，原因可能包括生物瓣置换后更好的生活质量、生物瓣的制造工艺取得一定程度的进步、介入生物瓣膜植入技术的不断进步（如"瓣中瓣"的植入）可以避免再次开胸手术换瓣的风险。

在瓣膜置换手术后，根据瓣膜种类的不同，患者需要短期或长期服用华法林。目前国内在瓣膜置换术后的华法林治疗目标如下：

（1）植入人工生物瓣膜的患者，二尖瓣置换术后建议服用华法林3个月。

（2）植入人工机械瓣膜的患者，根据不同类型的人工瓣膜及伴随血栓栓塞的危险进行抗凝血。主动脉瓣置换术后INR目标为2.0～3.0，而二尖瓣置换术后建议INR目标为2.5～3.5，植入两个瓣膜的患者，建议INR目标为2.5～3.5。

（3）植入人工瓣膜发生感染性心内膜炎的患者，应该首先停用华法林，随后评估患者是否需要进行外科手术干预及是否有中枢神经系统受累的症状，确认患者病情稳定、无禁忌证和神经系统并发症后，可以重新开始华法林治疗。

在实际临床工作中，主动脉瓣位和二尖瓣位人工瓣膜抗凝血标准的掌握更为灵活，在为患者调整华法林时，建议与心脏外科医师共同商榷。

由于中国人出血倾向高于西方人，心脏外科医师通常选择以上INR目标值中的低值，即主动脉瓣置换术后目标为2.0左右，二尖瓣置换术后为2.5左右。双瓣置换术后也为2.5左右。做华法林有关基因的检测有助于调整剂量。

第六节　育龄女性植入人工瓣膜后妊娠期的管理

一般认为，青年女性植入机械瓣膜后，妊娠期的抗凝血管理较为复杂，对母亲和胎儿都有较高的风险。妊娠女性的循环生理改变包括循环血量增加、心脏负担加重、凝血功能增强。而华法林对胎儿的影响则包括致畸形的可能、胎盘出血和生产过程中的出血风险、对胎儿凝血功能的影响。因此，育龄女性是否可以妊娠，应综合多方面因素后，与有经验的心脏科医师、妇产科医师共同协商决定。鉴于上述可能存在的风险，临床上也有为将来妊娠考虑，选择置换生物瓣的女性。面对罹患瓣膜病、需要行瓣膜置换的青年女性，心脏科医师有义务将上述各种情况详细告知患者，并协助患者做出瓣膜的选择。

可以明确的是，机械瓣置换术后并非育龄女性妊娠的禁忌证。妊娠后，应密切监测抗凝血指标，严格按照抗凝血方案执行，并注意监测心脏超声，关注血栓、出血、机械瓣工作情况。在进入预产期之前，应与有经验的心脏科医师、妇产科医师、麻醉医师共同制订安全的生产方案。

对于植入了机械瓣的妊娠期女性，具体的抗凝血管理建议如下：

（1）严密监测凝血酶原时间和 INR。

（2）妊娠中晚期建议继续服用华法林，并确保 INR 达标。

（3）计划经阴道分娩前，停用华法林，改为静脉注射普通肝素（目标：APTT ＞ 2 倍参考值）。

（4）无论是植入机械瓣还是生物瓣，妊娠中晚期均可服用小剂量阿司匹林（75 ～ 100mg）。

（5）妊娠早期，如果 INR 达标所需的华法林剂量≤ 5mg，在患者充分权衡利弊后，可继续服用华法林。

（6）妊娠早期，如果 INR 达标所需的华法林剂量＞ 5mg，改为每日至少 2 次应用低分子量肝素是合理的，低分子量肝素的剂量应根据“抗Ⅹa 因子”的化验结果调整（抗Ⅹa 的目标值：给药后 4 ～ 6 小时监测抗Ⅹa 为 0.8 ～ 1.2U/ml）。

（7）妊娠早期，如果 INR 达标所需的华法林剂量＞ 5mg，改为持续静脉注射普通肝素是合理的（目标 APTT ＞ 2 倍参考值）。

（何国伟　郭志鹏　刘志刚）

参考文献

中华医学会心血管病学分会，中国老年学学会心脑血管病专业委员会，2013. 华法林抗凝治疗的中国专家共识. 中华内科杂志，52(1): 76-82.

Baumgartner H, Falk V, Bax JJ, et al, 2017. 2017 ESC/EACTS Guidelines for the management of valvular heart disease. Eur Heart J, 38(36): 2739-2791.

Beckmann E, Martens A, Krueger H, et al, 2019.Aortic valve-sparing root replacement (David Ⅰ procedure) in adolescents: long-term outcome. Thorac Cardiovasc Surg, 69(4) :308-313

Carapetis JR, 2007.Rheumatic heart disease in developing countries. N Engl J Med, 357(5): 439-441.

Deeb GM, Reardon MJ, Chetcuti S, et al, 2016. 3-year outcomes in high-risk patients who underwent surgical or transcatheter aortic valve replacement. J Am Coll Cardiol, 67(22): 2565-2574.

Elmariah S, Fearon WF, Inglessis I, et al, 2017. Transapical transcatheter aortic valve replacement is associated with increased cardiac mortality in patients with left ventricular dysfunction: insights from the Partner Ⅰ trial. JACC Cardiovasc Interv, 10(23): 2414-2422.

He GW, Acuff TE, Ryan WH, et al, 1994. Aortic valve replacement: determinants of operative mortality. Ann Thorac Surg, 57(5): 1140-1146.

He GW, Grunkemeier GL, Gately Hl, et al, 1995. Up to thirty-year survival after aortic valve replacement in the small aortic root. Ann Thorac Surg, 59(5): 1056-1062.

He GW, Grunkemeier GL, Starr A, 1996. Aortic valve replacement in elderly patients: influence of concomitant coronary grafting on late survival. Ann Thorac Surg, 61(6): 1746-1751.

He GW, Hughes CF, McCaughan B, et al, 1991. Mitral valve replacement combined with coronary artery operation: determinants of early and late results. Ann Thorac Surg, 51(6): 916-922.

Leon MB, Smith CR, Mack MJ, et al, 2016. Transcatheter or surgical aortic-valve replacement in intermediate-risk patients. N Engl J Med, 374(17): 1609-1620.

Li ZX, Guo ZP, Liu XC, et al, 2012. Surgical treatment of tricuspid regurgitation after mitral valve surgery: a retrospective study in China. J Cardiothorac Surg, 7: 30.

Liu LX, Zhang JF, Xu WX, et al, 2017. Mitral valve repair using an autologous pericardial strip in infants and young children. J Card Surg, 32(1): 45-48.

Makkar RR, Fontana GP, Jilaihawi H, et al, 2012. Transcatheter aortic-valve replacement for inoperable severe aortic stenosis. N Engl J Med, 366(18): 1696-1704.

Nishimura RA, Otto CM, Bonow RO, et al, 2014. 2014 AHA/ACC guideline for the management of patients with valvular heart disease: executive summary: a report of the American College of Cardiology/American Heart Association Task Force on Practice Guidelines. J Am Coll Cardiol, 63(22):

2438-2488.

Nishimura RA, Otto CM, Bonow RO, et al, 2017.2017 AHA/ACC focused update of the 2014 AHA/ACC guideline for the management of patients with valvular heart disease: a report of the american college of cardiology/american heart association task force on clinical practice guidelines . J Am Coll Cardiol, 70(2): 252-289.

Reardon MJ, van Mieghem NM, Popma JJ, et al, 2017. Surgical or transcatheter aortic-valve replacement in intermediate-risk patients. N Engl J Med, 376(14): 1321-1331.

Smith CR, Leon MB, Mack MJ, et al, 2011. Transcatheter versus surgical aortic-valve replacement in high-risk patients. N Engl J Med, 364(23): 2187-2198.

Soler-Soler J, Galve E, 2000. Worldwide perspective of valve disease. Heart, 83(6): 721-725.

Thourani VH, Kodali S, Makkar RR, et al, 2016. Transcatheter aortic valve replacement versus surgical valve replacement in intermediate-risk patients: a propensity score analysis . Lancet (London, England), 387(10034): 2218-2225.

Watkins DA, Johnson CO, Colquhoun SM, et al, 2017. Global, regional, and national burden of rheumatic heart disease, 1990-2015. N Engl J Med, 377(8): 713-722.

Yoon SH, Schmidt T, Bleiziffer S, et al, 2017. Transcatheter aortic valve replacement in pure native aortic valve regurgitation. J Am Coll Cardiol, 70(22): 2752-2763.

第 56 章
大血管疾病——胸主动脉瘤与急性主动脉夹层

第一节　胸主动脉瘤

一、定义

真性动脉瘤是主动脉的永久性局限性扩张，直径大于正常值的 50% 或以上，其壁虽然已衰减，但具有正常壁的所有层。假性动脉瘤是一种局限性扩张，壁由外膜、部分或全部和压缩的腹主动脉组织组成。以胸主动脉瘤为例，包括主动脉根部、升主动脉、主动脉弓部、胸部降主动脉及累及膈下的胸腹主动脉瘤。主动脉瘤是指由各种原因造成的主动脉壁呈局部或弥漫的病理性扩张性疾病，并形成“瘤样”包块。胸主动脉瘤以升主动脉瘤最多见，其次为主动脉根部动脉瘤、胸部降主动脉及主动脉弓部动脉瘤。正常成年人主动脉根部直径小于 40mm，升主动脉小于 35mm，而降主动脉小于 28mm。临床上升主动脉直径大于 50mm，降主动脉大于 40mm 即可诊断为动脉瘤。

二、流行病学

1952 年，Cooley 和 DeBakey 报道了侧向切除术和主动脉瘤切除术切除了球状升主动脉瘤，1953 年 Bahnson 和 Johnston 在体外循环下行升主动脉瘤切除术和主动脉同种异体移植。据瑞典医师报道，1987 ～ 2002 年瑞典胸主动脉动脉瘤发病率为男性每年 10.7/10 万，女性为每年 7.1/10 万；到 2002 年，发病率上升到男性每年 16.3/10 万，女性为每年 9.1/10 万。我国尚无针对动脉瘤的大宗流行病学调查。随着对疾病的不断认识、诊断技术的不断改进、手术方法的不断完善及新的移植材料的应用，使主动脉瘤的诊断及治疗得以迅速发展，治疗效果显著提高。

三、胸动脉瘤相关致病因素

主动脉壁结构由外膜、中层及内膜组成。中层有同心柱状排列的平滑肌细胞、胶原纤维组织和弹性纤维。当各种致病原因导致主动脉的中层组织受到破坏时，可出现弹性纤维的变性甚至断裂、平滑肌细胞变少、胶原纤维增生，纤维瘢痕增生，主动脉壁弹性减低甚至消失，在血流不断冲击下，动脉病变部分逐渐膨大，逐渐形成动脉瘤，以胸主动脉瘤为例，有多种发病因素，总结起来常见的主要为退行性、先天性、机械性、自身免疫性及感染性五大方面。

四、胸主动脉瘤病理特点

（一）退行性病变

最常见的病理特点是主动脉粥样硬化，发病原因常与长期高血压、脂质代谢的异常及吸烟有关。体内脂质代谢异常、胆固醇大量沉积于血管内膜下形成粥样硬化斑块，斑块不断侵蚀主动脉壁，破坏动脉中层弹性纤维继而发生退行性改变。动脉管壁在此病理变化中不断增厚，影响滋养血管供血，或者导致滋养血管破裂出血积在动脉中层。动脉壁血液供应逐渐减少，在此影响下，平滑肌纤维和弹性纤维发生变性及断裂，在血流的不断冲击、血管内压力作用下管壁扩张而形成动脉瘤。动脉瘤退行性病变多见于老年男性，发病人群男女之比约为 10 ： 1，发生部位常见于升主动脉和主动脉弓部。

（二）先天性病变

最常见的先天性病变是马方综合征（一种遗传性结缔组织病）。由于 15 号染色体长臂上 *FBN1* 基因的变异，纤维糖蛋白合成存在缺陷，主动脉的弹性减弱，在主动脉高压力下，动脉逐渐扩张形成动脉瘤。病理变化表现为主动脉中层组织囊状变、弹性纤维断裂和中层纤维化。此类疾病有明显的家族史，患者发病年龄较年轻，平均 45 ～ 50 岁，动脉瘤位置多位于升主动脉，动脉瘤直径增长速度较退行性动脉瘤快。

（三）机械性病变

（1）机械性病变为外力直接作用于主动脉壁继而引起动脉瘤，病变可发生于主动脉的任何部位。机械性病变的病理改变为在各种外力的突然冲击下，主动脉内血流因外力惯性冲击血管壁，导致血管内膜与弹性纤维发生断裂，血液外溢并被周围纤维组织包裹而形成假性动脉瘤。

（2）主动脉瓣狭窄或主动脉缩窄后扩张：主动脉瓣狭窄或主动脉缩窄，在狭窄段以远，由狭窄造成的高速血流不断冲击主动脉，腔内血流湍流形成，引发主动脉扩张，逐渐形成动脉瘤。

（3）在一些慢性主动脉夹层中，假腔内血栓部分形成，相对正常主动脉壁，假腔壁较为薄弱，在动脉压力作用下，不断扩大，最终形成巨大的慢性夹层动脉瘤。

（4）医疗过程中副损伤，如心脏外科手术中主动脉插管处处理不当、介入手术中导丝导管损伤动脉壁，均可导致医源性的假性动脉瘤。

（四）自身免疫性病变

最常见病理改变为大动脉炎，此种动脉瘤多发生于主动脉根部和弓部，其次为腹主动脉和其他胸主动脉段，动脉炎动脉瘤常合并主动脉狭窄。在一些病例中，白塞综合征、川崎病等自身免疫性疾病也是引发主动脉瘤的病因。

（五）感染性病变

在一些主动脉外感染或感染性心内膜炎的病例中，细菌在动脉硬化、损伤或其他病变的内膜处繁殖并侵入中层，平滑肌和弹性纤维被破坏，而形成真性或假性动脉瘤。

五、临床表现及诊断

（一）症状

胸主动脉瘤根据其病因的不同在各个年龄段均可发病。先天性动脉瘤多于 20 ～ 30 岁被临床确诊，马方综合征多在 45 ～ 50 岁发病，动脉粥样硬化性动脉瘤多在中老年发病。感染性和外伤性动脉瘤发病人群则普遍较年轻。多数动脉瘤患者发病早期多无自觉症状，动脉瘤增大压迫周围邻近组织与相应脏器及血管时才出现症状与体征，并且存在动脉瘤内血栓脱落造成的动脉栓塞。

1. *疼痛* 位于升主动脉和主动脉弓前壁的动脉瘤的症状多为胸骨后钝痛。疼痛时程可为持续性或间断性。引发疼痛的原因可能是动脉壁的扩张牵拉动脉壁内神经，或是动脉瘤体直接压迫了邻近的交感神经。

2. *瘤体压迫症状* 主动脉弓动脉瘤体巨大时压迫气管，常导致刺激性咳嗽和呼吸困难，严重时可引起肺不张、支气管炎及支气管扩张。压迫上腔静脉时则可出现上腔静脉阻塞综合征。

3. *冠状动脉缺血症状* 一些马方综合征导致的动脉瘤患者中，常合并严重的主动脉瓣关闭不全，舒张压低，冠状动脉供血压力低，患者往往出现冠状动脉缺血症状。

（二）体征

胸主动脉瘤患者因病因及病变位置的不同，会出现的相应体征，如心脏浊音区增大，主动脉、二尖瓣听诊区的收缩期、舒张期杂音等。伴主动脉瓣关闭不全严重者，则可见脉压增大和周围血管征——水冲脉、枪击音和毛细血管搏动。升主动脉弓部主动脉瘤压迫上腔静脉和无名静脉可出现上腔静脉阻塞综合征，压迫上颈交感神经节出现霍纳综合征。约 20% 的患者可出现血压升高。

（三）诊断和辅助检查

1. *心电图* 诊断动脉瘤无特异性，若出现左心室肥厚或高电压表现，提示主动脉瓣关闭不全导致的左心室增大。出现心肌缺血表现时可能同时合并冠状动脉粥样硬化。

2. *胸部 X 线检查* 诊断动脉瘤无特异性，经常在患者体检时提示动脉异常，表现为纵隔影增宽，主动脉病变部增宽，可见瘤样扩张；主动脉外形不规则。

3. *超声心动图检查* 可初步诊断主动脉根部和升主动脉瘤，超声心动图相应切面可见瘤体部位主动脉内径明显增宽，瘤体处主动脉壁厚薄不均、回声强弱不等，瘤体处主动脉运动减弱至消失。

4. *增强 CT 血管造影* 是目前临床上诊断主动脉瘤的主要方法。通过造影剂的对比能清晰显示主动脉腔内、主动脉壁、动脉周围组织情况，显示胸主动脉及其分支血管的解剖学情况等。

5. *磁共振成像或磁共振血管造影* 磁共振成像（MRI）不需造影剂、无放射损伤，用于监测胸主动脉瘤的敏感性与特异性；磁共振血管成像（MRA）能很好地显示血栓的新旧程度。

6. *主动脉造影* 除了可以对动脉瘤做出诊断，对于一些位于胸降主动脉的动脉瘤还可以直接定位，造影的同时可以行主动脉覆膜支架腔内隔绝术，还可同时行冠状动脉造影和主动脉分支造影评估主动脉瓣情况和左心室功能。

六、胸主动脉瘤内科治疗

胸主动脉瘤的内科治疗主要是针对不同的病因对症治疗，一般治疗原则为控制血压、减慢心率，以减少动脉瘤破裂的风险。动脉瘤患者一般禁用抗凝血药。2010 年美国心脏协会关于胸主动脉疾病诊治指南显示，胸主动脉瘤主要药物治疗如下：

（1）控制血压，有效控制血压可降低主动脉瘤壁的张力，主动脉瘤患者应将血压控制在 130/80mmHg 以内，心率控制在 60 次 / 分以下。

（2）使用 β 受体阻滞剂、ARB 和 ACEI。

七、主动脉瘤手术时机和指征

2010 年美国心脏协会关于胸主动脉疾病诊治指南显示，胸主动脉瘤外科治疗指征如下：

（1）升主动脉的退行性动脉瘤、慢性主动脉夹层、真菌感染性动脉瘤或假性动脉瘤，如升主动脉或窦部直径≥ 5.5cm 即应手术治疗。若升主动脉瘤径增长超过每年 0.5cm，即使主动脉内径＜ 5.5cm，也应进行手术治疗。马方综合征或其他遗传性疾病、主动脉瓣二瓣化畸形、家族性胸主动脉瘤或主动脉夹层患者，升主动脉直径 4.0 ～ 5.0cm 时，或主动脉尺寸指数［升主动脉或根部横截面积（cm^2）与身高（m）的比值］＞ 10 时，需要进行手术治疗。当经食管超声心动图测定主动脉内径超过 4.2cm 或 CT/ 磁共振测量主动脉外径超过 4.4cm 时，需积极进行外科治疗。需进行主动脉瓣成形或置换术的患者，如其升主动脉或根部直径＞ 4.5cm，则应于手术中同期进行主动脉根部成形术或升主动脉置换术。

（2）弓部主动脉瘤多数是升主动脉瘤或降主动脉瘤的扩展，可以依据弓部动脉瘤解剖上接近升主动脉还是降主动脉，采用升主动脉或降主动脉的手术标准。单纯退行性或粥样硬化型弓部动脉瘤如直径≥ 5.5cm，应进行手术治疗。

（3）降主动脉直径≥ 5.5cm 或＜ 5.5cm，但增长率超过每年 0.5cm 的慢性降主动脉夹层或降主动脉瘤，特别是合并马方综合征等结缔组织病者，需行外科手术治疗。降主动脉直径≥ 5.5cm 的退行性或创伤性主动脉瘤，以及囊状动脉瘤或假性动脉瘤，一旦确诊即需行介入治疗。

第二节 急性主动脉夹层

一、定义

急性主动脉夹层的特点是突然发病，血液通过破口离开正常的主动脉腔，并迅速从中层外层解剖以产生假腔。在没有内膜撕裂的情况下，可能会发生动脉间质剥离。发病少于 14 天时，是主动脉夹层急性期。

二、流行病学

主动脉夹层最早在 16 世纪被发现，但其许多方面的知识尚不完整。Laennec 在 1819 年引入了夹层动脉瘤一词。早期手术是间接的，包括在真腔和假腔之间形成远端内部开窗（折返通道），或尝试将血液循环直接恢复至解剖所切开的主要分支。1954 年，DeBakey 及其同事设计了当今广泛使用的主动脉夹层分类。1963 年，Morris 及其同事在休斯敦报道了主动脉瓣反流首次成功修复急性升主动脉夹层。1964 年 DeBakey 及其同事报道了进一步成功的升主动脉急性剥离手术。Wheat 及其同事证明了通过针对动脉控制的医学措施改善急性主动脉夹层管理的可能性。

三、主动脉夹层相关致病因素及分型

在许多发生主动脉夹层的患者中，主动脉壁仅显示与患者年龄相对应的变化。一旦血液进入主动脉间质，同心弹性层状板就会发生分裂而迅速形成夹层。夹层通常向远端延伸，但也可能向近端延伸。约 20% 的急性主动脉夹层患者存在比年龄相对应程度更严重的主动脉内侧变性（囊性内侧坏死），可能易发生夹层。主动脉炎是诱发因素，马方综合征是急性主动脉夹层的重要形态学基础，该综合征的患者中有 20% ～ 40% 发生急性夹层。实际上，主动脉根部夹层和破裂及慢性主动脉瓣反流主要是马方综合征引起的。已在马方综合征患者中证明了原纤维蛋白（一种纤维蛋白，是主动脉内中层弹性组织的重要组成部分）的合成缺陷。已鉴定出马方综合征的遗传缺陷和原纤维蛋白基因在 15 号染色体长臂上的同一区。

1. 主动脉夹层的分型　广泛使用两种分型方法：DeBakey 和 Stanford 分型法。在 DeBakey Ⅰ型或 Stanford A 型夹层中，内膜撕裂通常位于近端前壁升主动脉的一部分。有时在主动脉弓内，在左锁骨下动脉远端的降主动脉中较少见。主动脉瓣反流和心肌梗死可能是由于夹层进入升主动脉和主动脉根部的最近端。在 DeBakey Ⅱ型夹层中，病变仅累及升主动脉，且夹层终止于头臂干附近。在升主动脉瘤的手术过程中可能会偶然发现这种类型。在 DeBakey Ⅲ型或 Stanford B 型解剖中，夹层血肿仅累及胸降主动脉，但最常见的是延伸到腹主动脉，它也可以向近端延伸到主动脉弓和升主动脉中。在这些类型中，内膜撕裂通常位于左锁骨下动脉的远端。各种解剖类型的患者比例取决于所报道系列的性质。在 DeBakey 及其同事的大型外科手术系列中，包括急性和慢性解剖，其中Ⅰ型和Ⅱ型解剖约占病例的 35%（图 56-2-1）。

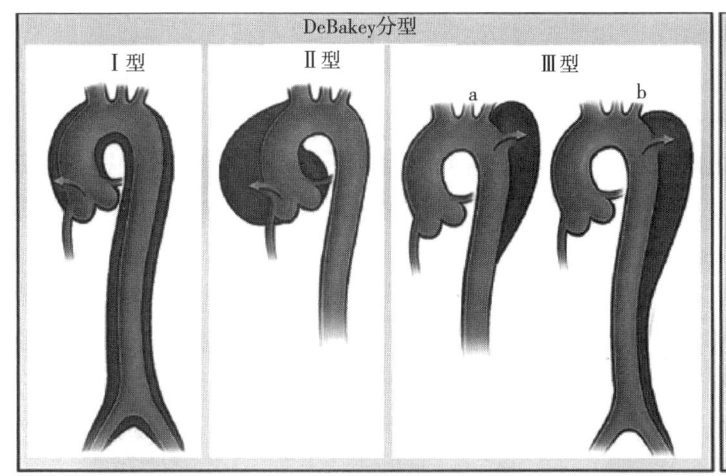

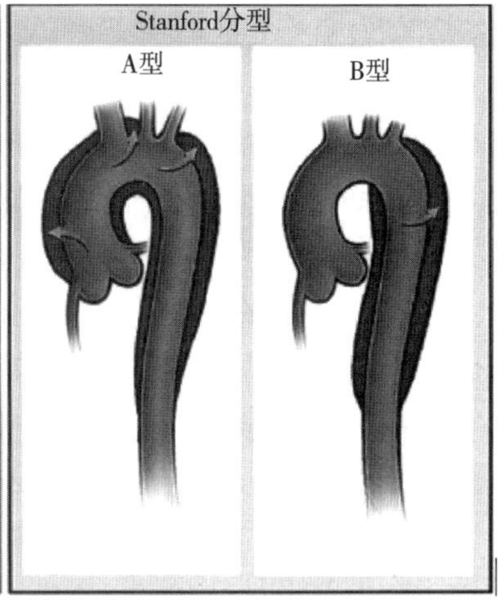

图 56-2-1　主动脉夹层的分型

2. DeBakey 分型

Ⅰ型：内膜撕裂通常起源于近端升主动脉，而夹层涉及升主动脉、主动脉弓及胸主动脉、降主动脉。

Ⅱ型：夹层仅限于升主动脉。

Ⅲ型：夹层可能仅限于胸降主动脉（Ⅲa型），也可能延伸至腹主动脉及髂动脉（Ⅲb型）。

3. Stanford 分型

A 型：所有夹层解剖累及升主动脉，伴有或不伴有主动脉弓和降主动脉受累的病例。

B 型：夹层仅涉及胸降主动脉的病例；起源于胸降主动脉的夹层向近端逆行撕裂，包括主动脉弓但不包括升主动脉，起源于主动脉弓的夹层保持局部或向远端延伸而没有累及升主动脉。

四、主动脉夹层的病理生理及症状体征

（一）主动脉夹层病理生理

主动脉夹层的主要病理生理改变是主动脉壁

现了内膜撕裂，发病部位多在主动脉内血流变化或血流剪切力变化最大处，即临床上所说的主动脉夹层的破口位置。Stanford A 型破口常见于升主动脉窦管交界上方右侧主动脉壁，Stanford B 型破口常见于降主动脉起始部近左锁骨下动脉处。主动脉内高速高压血流通过内膜破口将主动脉的中层分离，形成动脉夹层，在血流的作用下，撕裂导致的夹层进一步顺行或逆行向远端或近端进展，最终发展为主动脉夹层的各种类型，一般情况下夹层撕裂通常占主动脉管腔周长的50% ～ 80%，在个别重症患者中，主动脉内膜呈环形撕裂，增强 CTA 可显示猫眼征。在血流的冲击下，撕脱的内膜形成内膜套叠，或形成内膜片在动脉管腔内摆动，阻挡动脉血流，可引起严重的脑部和其他脏器的缺血并发症。主动脉夹层呈螺旋形向远端主动脉撕裂，遇到主动脉弓部分支、胸主动脉肋间动脉、腹主动脉的各分支时，将各分支血管开口的内膜撕裂，使分支血管由假腔供血，在分支血管撕裂处形成新的破口，通过近端的原发破口和远端的多发的继发破口，形成真腔和假腔共同供血的状态。急性主动脉夹层基本的病理生理改变即真腔受压不断缩小，假腔持续变大，主动脉夹层急性期真假腔内血流压力基本相等。

以死亡率较高的 Stanford A 型为例，假腔扩张可导致冠状动脉，尤其多见右冠状动脉内膜撕脱，出现急性冠脉综合征、急性心肌梗死或严重的心功能不全，夹层在主动脉根部破裂出血导致急性心脏压塞。主动脉根部的假腔持续扩大，向左心室推移的内膜片导致主动脉瓣叶交界下陷，出现相应位置的主动脉瓣叶脱垂，引起中大量的主动脉瓣反流，夹层影响到分支血管时，出现脑梗死、偏瘫、上肢无脉征；夹层影响腹腔肠系膜上动脉时可出现肠道坏死及急腹症，影响肾动脉可出现无尿、急性肾衰竭等。

（二）主动脉夹层的症状和体征

临床上大多数急性主动脉夹层患者在发病时会突然感到剧烈的疼痛，疼痛性质为撕裂样，有濒死感。疼痛位置常在背部肩胛骨间，并向上下扩散。急性发病患者，夹层若影响到主动脉弓分支或重要脏器动脉，可出现相应的脑部及重要脏器缺血的症状和体征。

五、主动脉夹层的辅助检查

（一）胸部 X 线检查

主动脉夹层胸部 X 线片经常表现出纵隔阴影的加宽，特别是在 Stanford A 型和 Stanford B 型解剖中其上部和左侧。心包积液可继发心脏肥大或胸腔积液征象，尤其是在左半胸。主动脉阴影经常突出。然而，作为诊断性测试，除了最低风险的患者外，胸部 X 线检查对最终排除存在主动脉夹层的敏感性不足。

（二）超声心动图

经食管超声心动图（TEE）和多普勒彩色血流显像技术有一定的诊断意义。TEE 与主动脉造影或手术或尸检结果进行比较时，其对 A 型解剖的敏感度和特异度分别为 88% ～ 100% 和 86% ～ 100%，对 B 型解剖的敏感度和特异度为 98% ～ 100%。TEE 可以识别夹层内膜片，还可以识别心包积液、心脏压塞、主动脉瓣关闭不全、近端冠状动脉参与解剖过程及左右心室壁运动异常。在重症患者中 TEE 可能有助于快速建立诊断。但是，缺乏阳性结果并不排除存在急性夹层的情况，因此其他诊断必不可少（图 56-2-2）。

（三）增强 CT 检查

使用造影剂的 CT 检查对于诊断和确定急性主动脉夹层分型非常准确，是目前临床上诊断主动脉夹层使用最广泛和确切的方法，可以在较短的扫描时间内生成清晰的图像（图 56-2-3）。由于大多数医院的急诊室都提供 CT 设备，CT 是主动脉夹层使用最广泛的诊断技术。优点为能够对整个主动脉成像，包括管腔、壁和腹主动脉区；识别解剖变异和分支血管参与；并区分各种急性主动脉综合征（壁内血肿、穿透性动脉硬化性溃疡和急性主动脉夹层）。心电门控技术使生成主动脉根和冠状动脉的无运动图像成为可能。使用新一代多探测器螺旋 CT 扫描仪的报道指出，其敏感度高达 100%，特异度达 98% ～ 99%。

（四）MRI

MRI 也是诊断胸主动脉疾病（包括急性主动脉夹层）的方法。它不需要使用造影剂。在某些情况下，一项单独的研究可以提供与从超声心动图、CT 和主动脉造影相结合获得的信息相似的信息，并且具有很高的敏感度和特异度，还可以准确识别进入和血栓形成的部位。使用造影剂血管成像。进一步增强了其实用性。与CT和TEE相比，MRI的缺点包括完成检查所需的时间更长、费用更高，与呼吸机和监测设备相连的患者无法进入及可用性有限（图 56-2-4）。

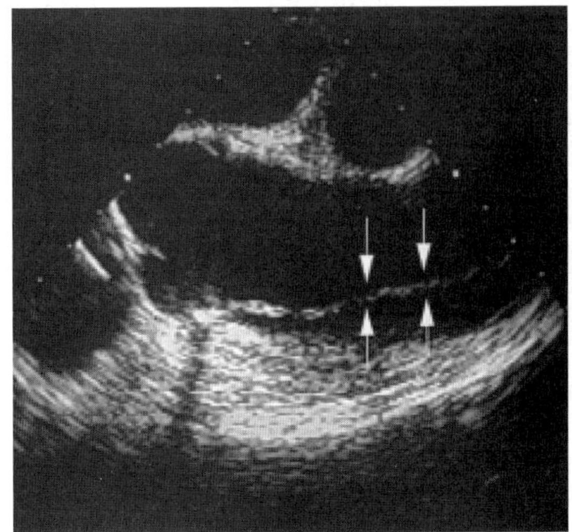

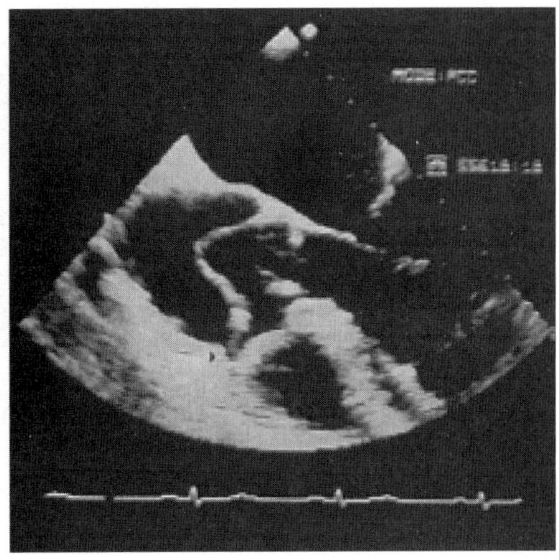

图 56-2-2 经食管超声心动图（TEE）诊断主动脉夹层

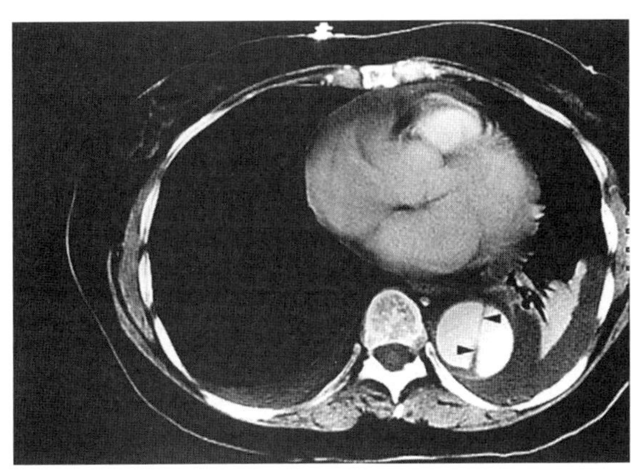

图 56-2-3 使用造影剂的 CT 诊断主动脉夹层

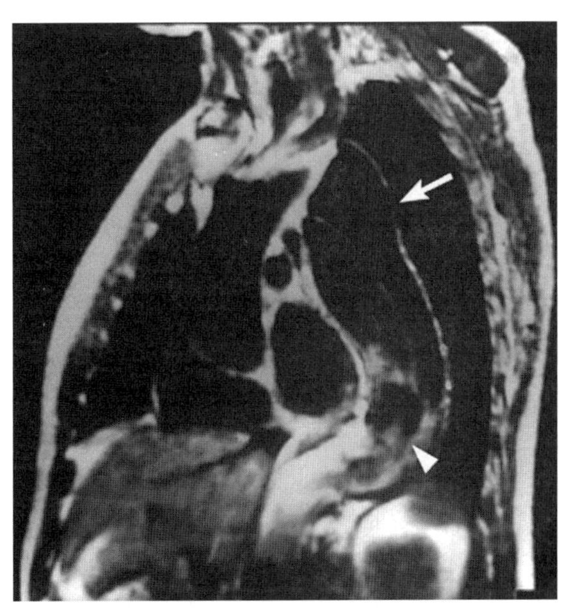

图 56-2-4 MRI 诊断主动脉夹层

（五）主动脉造影

主动脉造影是诊断主动脉夹层的重要方法之一，是衡量其他诊断研究的基准。它提供了有关分支动脉受累和主动脉瓣关闭不全的准确信息，是治疗急性主动脉夹层（如开窗术和血管内支架植入术）介入程序的重要组成部分，与其他诊断方法相比，主动脉造影的缺点包括需要动脉通路及将导管引入主动脉，如果假管腔被血栓形成，可能会产生假阴性结果，并且对于肾功能受损的患者，使用大量造影剂可能导致肾衰竭。在国际急性主动脉夹层注册（IRAD）中，包括618例在1996年1月至1999年12月之间进行影像学检查的急性主动脉夹层患者，其中604例（98%）患者进行的影像学检查顺序为，首先进行CT检查（379例，63%），或进行TEE检查（192例，32%），或主动脉造影检查（24例，4%）。在396名接受第二项研究的患者中，TEE进行了229例（占58%），CT进行了68例（占17%），主动脉造影进行了61例（占15%），MRI进行了38例（占10%）。来自IRAD中心的数据显示出所有四种成像方式的高诊断敏感度，但是，CT、TEE和主动脉造影检查均出现了假阴性，因此，一次检查的阴性结果不能肯定地排除急性主动脉夹层的诊断（图 56-2-5）。

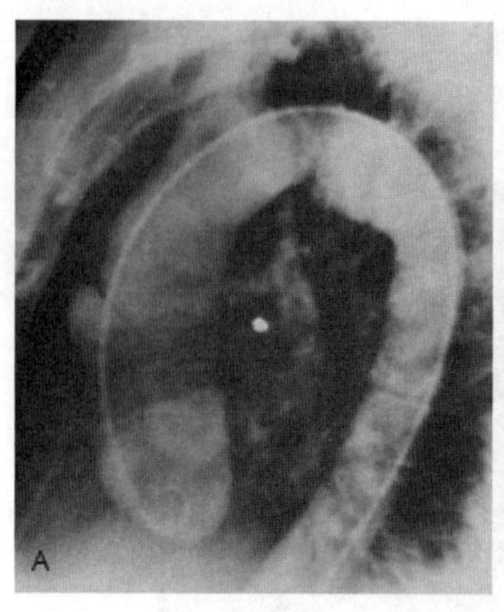

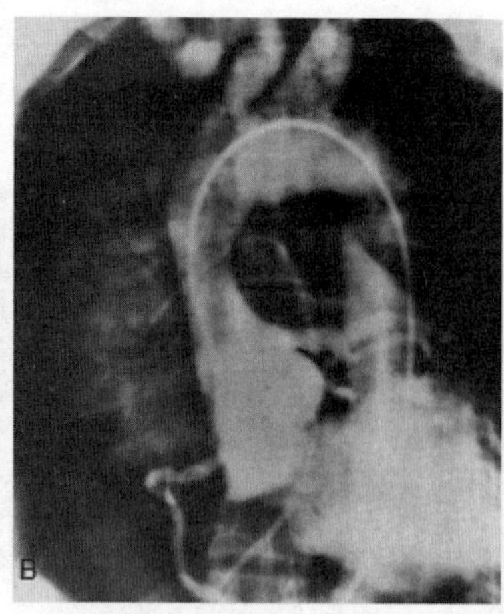

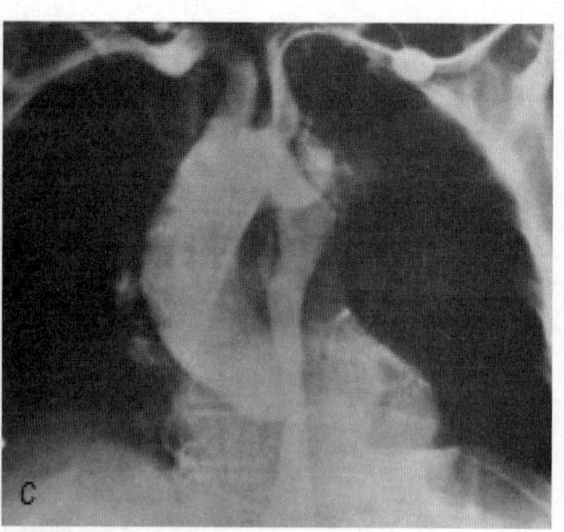

图 56-2-5 主动脉造影诊断主动脉夹层

六、急性主动脉夹层的诊断

临床上，急性主动脉夹层是一种发病迅速，死亡率极高的疾病。对于夹层患者，及时诊断、尽早治疗可以大大降低疾病死亡率，及时诊断和早期对症处理尤为重要，这将为后期在有条件手术或介入治疗的医院进行下一步诊治打下重要且关键的基础。

（1）急起发病，有剧烈胸痛症状的患者，应第一时间考虑存在急性主动脉夹层的可能。临床上最容易混淆的疾病就是心绞痛、急性心肌梗死。在急性 Stanford A 型夹层中，当夹层累及冠状动脉或导致冠状动脉从主动脉内膜撕脱时，也会出现胸痛、心电图异常和心肌酶谱的升高，将其与急性心肌梗死进行鉴别诊断存在一些困难，尤其在一些基层医院，如果对于急性主动脉夹层的患者仅按照一般检查和经验就诊断为急性心肌梗死，并给予双联或三联负荷量抗血小板治疗，将会造成灾难性后果。所以对于有相关症状的患者，第一要考虑到急性主动脉夹层，第二要立即进行相关影像学的鉴别诊断。

（2）影像学检查

1）床旁超声心动图检查：对主动脉的情况进行初步评估，有经验的中心可通过超声确定夹层的范围、内膜片的情况和对夹层进行初步分型。

2）胸部增强 CT 检查：可以明确诊断和初步判断夹层的类型，以及夹层对分支血管的影响情况。

（3）医源性急性主动脉夹层的诊断：心脏外科手术中或心脏导管介入治疗中出现医源性急性主动脉夹层时，应立即行食管超声检查或术中主动脉造影以明确诊断。

七、主动脉夹层的内科治疗

对于急性 Stanford A 型主动脉夹层患者早期恰当的对症处理可以显著降低夹层发病后 48 小时内的死亡率。

1. *镇痛、镇静治疗* 镇痛和镇静可以有效消除患者恐惧和恐慌，为进行后续相关的检查检验提供一个较为平稳的状态基础，有利于减少急性发病应激反应和降低动脉血压，能够有效降低夹层破裂的风险。根据患者年龄、体重、一般状态、肺部状况选择合适的药物品种和剂量。

2. *控制血压和减弱心肌收缩力* 急性主动脉夹层患者往往有高血压病史，或者是发病后剧烈疼痛导致血压应激性增高，较高血压会导致动脉夹层进一步进展、恶化，所以应立即应用药物控制收缩压在 100mmHg 左右（结合患者具体病情）。急性期常用的药物是硝普钠和艾司洛尔，患者病情稳定后可以口服 β 受体阻滞剂和钙通道阻滞剂。

3. *心包腔、胸腔积血* 当动脉夹层破裂到心包腔、胸腔时，会造成血性心包积液、胸腔积液，提示夹层破裂大出血风险极高，应立即考虑急诊手术，立即在控制血压、镇痛镇静的基础上进行气管插管，让患者充分镇静肌松，若患者无明显循环严重障碍，尽量不进行心包腔、胸腔穿刺，避免压力骤降而诱发进一步破裂出血。

4. *绝对卧床，禁食水* 急性主动脉夹层患者入院后应绝对卧床，避免血压波动，禁食水，一方面可减少相应刺激，另一方面也可为急诊手术做准备，充分补液，通便，避免影响血压而导致夹层进一步进展。

八、主动脉夹层的外科治疗

对于 Stanford B 型主动脉夹层患者，在急性期后根据破口位置一般进行动脉腔内介入治疗或杂交手术治疗。对于急性 Stanford A 型主动脉夹层患者，进行外科治疗。

(一) 急诊手术指征

(1)主动脉夹层患者在急性期出现心包积血、胸腔积血，随时有破裂大出血风险。

(2) 主动脉夹层患者在急性期血压控制不稳定、循环波动，随时有猝死风险。

(3) 主动脉夹层患者在急性期夹层缺血症状有进展加重迹象，评估无明确手术禁忌证的情况。

(二) 急性 Stanford A 型稳定期后

Stanford A 型主动脉夹层若度过 2 周稳定后，可根据破口位置、患者年龄、身体状态进行限期手术治疗。

(三) 手术禁忌证

(1) 严重的慢性肺部疾病伴有呼吸功能障碍。

(2) 已有腹腔内脏器缺血坏死表现者，肠道坏死出血。

(3) 头颅 CT 证实已有大面积脑梗死或脑出血。

(4) 肝功能明显损害者或有活动性肝炎。

(5) 年龄大、一般情况较差，不能耐受手术。

(四) 手术相对禁忌证

(1) 年龄 80 岁以上。

(2) 术前有昏迷史者。

(3) 术前有急性下肢缺血表现，但无明确组织坏死。

(4) 术前有肠系膜动脉灌注不良，但无肠坏死者，虽缺血但腹部一般情况可以。

(5) 术前无尿，已有急性肾衰竭者。

(何国伟　朱宇翔　刘志刚)

参考文献

陈伟丹 , 常谦 , 李守军 , 等 , 2012. 保留主动脉瓣主动脉根部置换术治疗主动脉根部瘤的疗效分析 . 中国胸心血管外科临床杂志 , 5:498-501.

孙立忠 , 2012. 主动脉外科学 . 北京 : 人民卫生出版社 .

孙立忠 , 刘宁宁 , 常谦 , 等 , 2005. 主动脉夹层的细化分型及其应用 . 中华外科杂志 , 18:7-12.

孙立忠 , 刘志刚 , 常谦 , 等 , 2004. 主动脉弓替换加支架“象鼻”手术治疗 Stanford A 型主动脉夹层 . 中华外科杂志 , 13:47-51.

汪曾炜 , 刘维永 , 张宝仁 , 2003. 心脏外科学 . 北京 : 人民军医出版社 .

肖华 , 杨洁莲 , 彭丹丹 , 等 , 2013. 不同术式入路对 B 型主动脉夹层腔内隔绝术的影响 . 介入放射学杂志 , 22(9): 730-733.

徐志云 , 邹良建 , 宋智钢 , 等 , 2007.Stanford A 型主动脉夹层外科手术方法和疗效 . 中华胸心血管外科杂志 , 23(5): 295-297.

易定华 , 段维勋 , 2013. 中国主动脉夹层诊疗现状与展望 . 中国循环杂志 , 1:1-2.

Czernya M, Koniga T, Reinekea D, et al, 2013.Total surgicalaortic arch replacement as a safe strategy to treat com-plex multisegmental proximal thoracic aortic pathology. Interact Cardiovasc Thorac Surg, 17(5):532-537.

David TE, 2010.Surgical treatment of ascending aorta and aortic root aneurysms.Prog Cardiovasc Dis, 52(4):438-444.

David TE, Maganti M, Armstrong S, 2010.Aortic root aneurysm: principles of repair and long-term follow-up. J Thorac Cardiovasc Surg, 140(1):S14-S19.

David TE, 2011. Aortic valve sparing operations. Semin Thorac Cardiovasc Surg, 23(2):146-148.

David TE, Feindel CM, Armstrong S, et al, 2007.Replace-ment of the ascending aorta with reduction of the di-ameter of the sinotubular junction to treat aortic insuf-ficiency in patients with ascending aortic aneurysm. J Thorac Cardiovasc Surg, 133(2):414-418.

Davies RR , Goldstein LJ, Coady MA , et al, 2002.Yearly rupture or dissection rates for thoracic aortic aneurysms: simple prediction based on size.Ann Thorac Surg, 73:17-27.

Diethrich EB, Ramaiab VG, Kpodonu J, et al, 2008. Endovascular and hybrid management of the thoracic aorta. New Jersey:Blackwell Publication.

Doty DB, Doty JR, 2012.Cardiac Surgery Operative Technique.2nd ed.New York:Saunders.

Erbel R, Aboyans V, Boileau C, et al, 2014.2014 ESC Guide-lines on the diagnosis and treatment of aortic diseases: document covering acute and chronic aortic diseases of the thoracic and abdominal aorta of the adult. Eur Heart J, 29:e281.

Estrera AL, Miller CC, Huynh TT, et al, 2002.Replace-ment of the ascending and transverse aortic arch:de-terminants of long-term survival.Ann Thorac Surg, 74:1058.

第 57 章
终末期心力衰竭的外科治疗

最常见的心力衰竭（简称心衰）病因是心肌病变（如心肌梗死、各种类型的心肌病）。此外，瓣膜病、心律失常、心包和心内膜病变也可造成心衰。据世界卫生组织（WHO）、世界银行和哈佛大学联合进行的全球疾病负担研究保守估计，全球约有 6400 万心衰患者。《中国心血管病报告 2018》提到，中国的心衰患者估计约为 450 万。由于我国在不同地区的医疗水平存在较大差异，较多心衰患者可能无法统计在内。以我国人口占世界总人口的比例计算，心衰患者应超过 1000 万。

约有 2/3 的心衰患者会逐步进展为慢性心衰，且间断存在急性发作的情况。美国最大规模的心衰注册登记研究项目“急性失代偿性心衰国家注册登记”（Acute Decompensated Heart Failure National Registry，ADHERE）统计，65 岁以上心衰患者住院期间的死亡率约为 4.5%，出院后 30 天死亡率约为 12%，1 年死亡率为 36% ～ 38.3%，60% 以上的患者会在 1 年内再次住院。另据“欧洲心脏协会心衰注册研究预调查”（European Society of Cardiology Heart Failure Pilot Registry，ESC-HF Pilot Registry）结果显示，急性心衰和慢性心衰的 1 年死亡率分别为 17.4% 和 7.2%，1 年住院率则分别高达 43.9% 和 31.9%。反复发作、不断加重的心衰，成为消耗大量医疗资源的重要疾病之一。

当心衰进展至终末期，对正性肌力药物反应不佳，或出现严重心源性休克时，心脏移植或机械循环辅助（mechanical circulatory support，MCS）装置成为治疗终末期心衰的唯一手段。对心衰进行充分的评估和分级，有助于选择最适合患者的治疗方案。

第一节　心衰的评估和分级

临床上常通过患者的一般资料（年龄、性别、体表面积）、症状、体征、心电图、影像学检查（超声、CT、MRI、核医学）、心导管检查、实验室检查（肌钙蛋白、BNP、NT-proBNP、肌酐、尿素氮、血钠等）、运动心肺动能（峰值耗氧量、6 分钟步行试验）等对心衰的严重程度进行综合评估。此外，患者对血管活性药物的依赖程度，也在一定程度上反映了心衰的严重程度。值得一提的是，荟萃分析发现：与射血分数降低的心衰（heart failure with reduced ejection fraction，HFrEF）和射血分数正常的心衰（heart failure with preserved ejection fraction，HFpEF）相比，射血分数中间值的心衰（heart failure with medium range ejection fraction，HFmrEF），具有最低的全因和心血管死亡率——这不仅证明左心室射血分数（LVEF）的数值与心衰的严重程度并不完全一致，还提示任何指标都无法单独用于评估心衰的风险。

在获取足够的临床资料后，可以采用心衰生存评分（heart failure survival score，HFSS）对患者心衰的风险进行初步评价，该模型还可通过风险分级辅助医师做出心脏移植手术的决策。除此以外，西雅图心衰模型（Seattle heart failure model，SHFM）也是一种临床上常用的、可以对心衰患者 1 年、2 年、3 年生存率进行预测的工具。

临床上最常用的心功能分级方法是纽约心脏协会（NYHA）心功能分级，但对于心衰治疗，尤其是在进行药物、起搏、心脏移植和机械循环辅助治疗的决策方面，NYHA 的分级方式显然过于粗犷。另一种更为细化的心衰分级方法是机械辅助循环支持跨机构注册登记系统（interagency registry of mechanically assisted circulatory support，INTERMACS）（表 57-1-1），该方法不仅有助于医师制定医疗决策，尤其是机械循环辅助的决策，还对病情的紧迫性进行了评估。

表 57-1-1　INTERMACS 心功能分级

INTERMACS 分级	干预的时间窗
1. 致命的心源性休克，酸中毒逐渐加重和（或）乳酸水平逐渐升高。“迫在眉睫（crash and burn）”	数小时之内
2. 尽管应用了正性肌力药物，病情仍在逐渐恶化。“用药仍恶化（sliding on inotropes）”	数天之内
3. 静脉应用正性肌力药物可维持病情稳定，但仍有病情波动。“药物依赖性稳定（dependent stability）”	几周到几个月
4. 口服药物治疗，但静息状态或日常活动仍常有充血性心衰症状。“静息状态有症状（resting symptoms）”	几周到几个月
5. 静息状态无症状，但无法从事任何活动，主要是在家中或家中活动。患者无充血性症状，但可能有慢性容量负荷增加，常伴有肾功能不全。“运动不耐受（exertion intolerant）”	紧急程度多变，取决于营养状况、脏器功能和活动能力
6. 静息状态舒适，无容量负荷增加的证据，可稍作活动（访友或就餐），但无法进行任何体力活动。“活动受限（exertion limited）”	紧急程度多变，取决于营养状况、脏器功能和活动能力
7. 近期病情稳定，可进行轻度体力活动。“NYHA 3 级偏重（advanced NYHA class 3）”	目前不需要心脏移植或循环支持

资料来源：Stevenson LW, Pagani FD, Young JB, et al. INTERMACS profiles of advanced heart failure: the current picture. J Heart Lung Transplant, 2009, 28(6): 535-541。

数据回顾发现不同 INTERMACS 心功能分级患者的生存率确实存在较大差异，说明 INTERMACS 心功能分级方法在把握机械循环辅助装置的应用指征方面，有较重要的价值（图 57-1-1）。

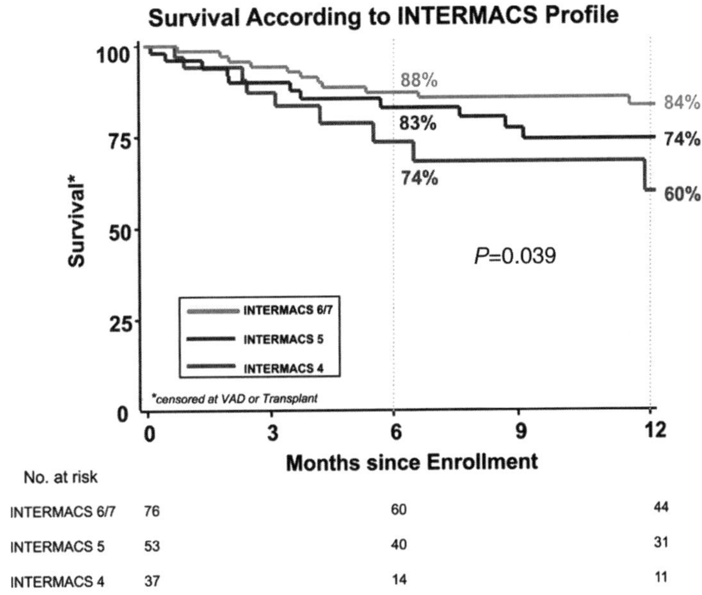

图 57-1-1　不同 INTERMACS 心功能分级患者 6 个月、12 个月生存率差别

引自：Stewart GC, Kittleson MM, Patel PC, et al. INTERMACS（Interagency Registry for Mechanically Assisted Circulatory Support）profiling identifies ambulatory patients at high risk on medical therapy after hospitalizations for heart failure. Circ Heart Fail, 2016, 9(11): e003032

第二节 心脏移植的现状

1967 年 12 月 3 日，南非医师 Christiaan Barnard 完成了世界上第一例同种心脏移植手术。我国有关器官移植的研究起步较晚。1978 年 4 月，上海交通大学医学院附属瑞金医院（简称“上海瑞金医院”）的张世泽医师完成了我国首例心脏移植手术。由于术后感染及缺乏有效的抗排斥药物，心脏移植技术在 20 世纪 70 年代并未得到快速发展。随着环孢素作为一种有效的免疫抑制剂，在 1983 年被批准应用于临床后，心脏移植技术快速发展起来。心脏移植作为治疗终末期心衰的金标准，有着较为满意的远期生存率，1 年生存率 85%，10 年生存率约 50%。我国成年人和儿童心脏移植的总体院内存活率已分别达到 94.4% 和 94.6%。

截至 2017 年底，在国际心肺移植协会（ISHLT）注册登记的心脏移植例数已达到 146 975 例，其中北美、欧洲的移植数量占比最高。近年来，我国的心脏移植手术量逐年增加，2017 年的心脏移植手术量为 559 例（图 57-2-1），远远少于欧美国家。国内移植手术的数量，主要受限于供体数量的严重缺乏。而后者则受到社会、文化等多种因素的影响。事实上，供体缺乏在全球范围内都是一个普遍现象，全球历年的心脏移植例数并未出现明显的增长，中国历年心脏移植手术量见。

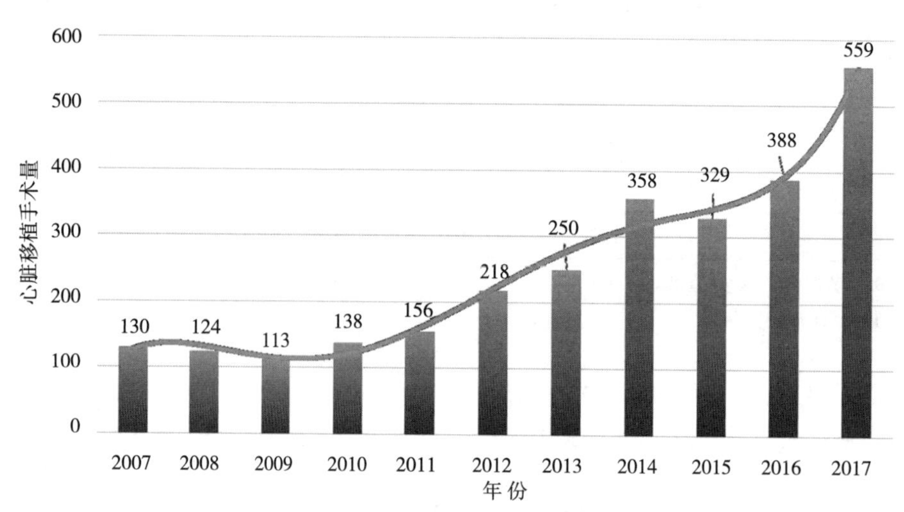

图 57-2-1 中国历年心脏移植手术量

数据来源：国家心血管病中心 . 中国心血管病报告 . 2018. 中国大百科全书出版社，2019

在接受心脏移植的患者中，有半数患者需先进行 MCS 支持治疗，临时使用体外膜肺氧合（extracorporeal membrane oxygenation，ECMO）或较长时间使用心室辅助装置（ventricular assist deviece，VAD）、全人工心脏（total artificial heart，TAH），原因有二：供体缺乏；器官分配组织对重症患者采取了优先政策，使其他患者等待时间延长。

供体长时间保存造成的不可逆损伤也是制约心脏移植技术的重要因素。较长的缺血时间会严重影响供心的功能，降低手术成功率。国外有应用 Organ Care System™ 作为供体转运设备的报道，该设备可为供心提供灌流，使心脏在 34℃持续跳动，避免了心脏停搏，供心缺血时间较传统方式延长 120 分钟，在一定程度上可以提高供体的使用效率和安全性。

第三节 机械循环辅助设备的类型

脱胎于体外循环技术的机械循环辅助技术，随着科学技术和临床经验的进步，已经由最初的数小时到数天的辅助，发展到数月、数年甚至终末治疗。在体外循环脱机困难及急性心衰发作的病例，应用主动脉内球囊反搏、ECMO 等临时辅助设备，可取得较满意的效果，或为较长时间机械循环辅助的应用争取决策时间。此外，国内外也有利用 Impella（一种经皮或通过外科方式植入的临时 VAD 装置）为射血分数下降的高危患者介入治疗提供临时循环支持的报道，并已形成专家共识。

对循环进行辅助的治疗，主要包括三类：①过渡到移植治疗（bridge to transplantation，BTT），当等待移植的心衰患者病情出现恶化，血流动力学无法通过药物及主动脉内球囊反搏等设备维持时，可考虑应用 ECMO、经皮或外科植入临时 VAD 进行短期辅助，应用心室辅助装置或全人工心脏进行较长时间的循环支持，继续等待供体；此外，前文提到的器官分配政策向危重患者的倾斜，也增加了心衰患者等待供体的时间。即使在等待心脏移植的患儿中，BTT 治疗的比例也高达 36.6%。有研究对 ECMO、经皮或外科植入临时左心室辅助装置（left ventricular assist device，LVAD）、临时双心室辅助装置（bi-ventricular assist device，BiVAD）、长期 LVAD 进行比较，发现经由 ECMO 或临时 LVAD 作为 BTT 治疗设备的病例，术后有较高的死亡率。这可能与临时装置的应用场景多为急性心源性休克，患者病情较重有关。②终末治疗（destination therapy，DT），年龄较大不适于心脏移植，或存在其他医学、社会、心理等因素，无法耐受心脏移植的患者，如符合条件，可进行 DT。DT 始于 2000 年 Westaby 等医师为一名心衰患者植入 Javik 2000（Jarvik Heart Inc，New York，NY，USA），该尝试的成功让人们相信，使用 MCS 长期辅助是有可能的。1 年后，一项名为 REMATCH 的随机对照研究，证实了 HeartMate（HeartMate vented electric device，Thoratec，Pleasanton，Calif.）长期应用的安全性和有效性，相比较药物治疗组，DT 组患者的生存率和生活质量明显改善。③过渡到恢复治疗（bridge to recovery），如果造成心衰的病因是可逆的，在心功能恢复后，可考虑摘除辅助设备。这三类中，以 BTT 和 DT 最为常用。

一、用于 BTT 和 DT 治疗的设备

MCS 的发展经历了从滚轴血泵到搏动型血泵（气动或电动），再到离心血泵和轴流血泵的阶段。随着磁悬浮技术的应用，离心血泵的工学性能也得到了进一步的优化。表 57-3-1 列出了临床上常用的血泵。

表 57-3-1 临床常用机械循环辅助装置

产品名（生产商）	工作原理	应用
HeartMate Ⅱ（Abbott）	轴流血泵	LVAD
HeartMate Ⅲ（Abbott）	磁悬浮离心血泵	LVAD
HeartWare（Medtronic）	磁 - 液悬浮离心血泵	LVAD/RVAD/BiVAD
Javik 2000（Jarvik Heart Inc）	轴流血泵	LVAD
InCor（Berlin Heart）	轴流血泵	LVAD
Impella（Abimed）	轴流血泵	短时 LVAD/RVAD/BiVAD
CentriMeg（Abbott）	磁悬浮离心血泵	短时 ECMO/LVAD/RVAD/BiVAD
SynCardia TAH（SynCardia）	气动型搏动血泵	BiVAD

2016 年，Impella 首次进入中国，并以临时辅助高危冠状动脉介入手术的方式应用于临床，除此以外，还可用于心源性休克的急救。Impella 是目前最小的轴流血泵，通过股动脉、腋动脉或主动脉逆行植入，血泵置于主动脉瓣处，其远端位于左心室内主动脉瓣环下 3.5cm 处，为流入口，流出口位于主动脉瓣上方。除进行左心辅助外，Impella 还可用于急性心肌梗死、急性肺栓塞导致的右心功能不全的辅助。

作为临床应用最为广泛的血泵，HeartMate Ⅱ和 HeartWare 已经获准可为患者提供 BTT 和 DT，并发症发生率维持在较低水平，具有良好的远期效果。2014 年，HeartMate Ⅲ开始应用于临床。HeartMate Ⅲ采用磁悬浮离心转子，泵体内的

血流间隙较大，最大限度上减少了对血液和血管性假血友病因子（vWF）的破坏；泵体内部与血液接触的表面具有特殊设计的纹理，可以在植入后迅速内膜化，减少了对血液细胞的破坏。此外，HeartMate Ⅲ在工作过程中，每2秒会改变一次转速，流量的变化最终体现为一次脉搏。血泵植入体内后，最常见的并发症主要是血栓、消化道出血、泵功能障碍等。上述所有的设计，大大减少了血栓形成和消化道出血的风险。MOMENTUM 3是一项旨在比较HeartMate Ⅲ和HeartMate Ⅱ的效果、并发症和预后的随机对照研究，结果证实，HeartMate Ⅲ的血栓、出血、脑卒中等并发症发生率明显低于HeartMate Ⅱ。事实上，在MOMENTUM 3研究中，HeartMate Ⅲ组无一例泵内血栓形成。

2019年，Pya等首次报道了将LVAD完全植入人体的个例，无线充电技术为植入体内的电池充电，可为Javik 2000提供最长达到8.5小时的电量。血泵的完全植入和跨皮充电技术，可避免导线穿出皮肤部位发生感染，并明显提高患者的生活质量，是未来血泵的重要研究方向之一。

SynCardia是目前唯一通过美国FDA认证的全人工心脏，也是全球唯一正式应用于临床的全人工心脏，其工作原理为气动、搏动型血泵。其临床适应证包括心脏移植等待期、心脏移植失败、限制型和浸润性心肌病、先天性心脏病、其他治疗无效的恶性心律失常、心脏恶性肿瘤等。LVAD辅助的患者，如出现严重右心衰竭，也可考虑全人工心脏植入。

二、LVAD植入的围术期管理

1. *严格把握患者的入选标准和手术植入时机* 一般而言，植入LVAD的标准主要是基于对心功能和血流动力学指标的评估，基本内容包括心功能4级，LVEF＜25%，临床应用正性肌力药物效果不佳，峰值耗氧量＜12～14ml/（kg·min）。除此之外，患者的体表面积、右心功能、其他脏器功能、心内畸形和瓣膜病、既往心脏手术史、心脏节律、是否存在感染、是否存在凝血功能异常、营养状况、肿瘤、妊娠计划、心理状态及经济状况等，均需全面考虑。其中，右心功能应特别引起重视，右心的功能可能会成为决定术后循环是否稳定的关键因素。对于术前评估存在右心功能不全或肺动脉高压的患者，可能需要进行BiVAD辅助。

在把握患者的入选指征和时机时，应充分利用INTERMACS心衰分级对病情的判断价值。通过对INTERMACS注册数据的回顾分析可知，2～3级心衰患者接受LVAD辅助后，1年生存率明显优于单纯药物治疗组。一项名为ROADMAP的研究证实，INTERMACS 4级的患者，相对药物治疗而言，植入LVAD可获得更好的生活质量，6分钟步行试验结果明显改善，但不良事件的发生率也相对更高。因此，对于此类临界状态的患者，需仔细权衡利弊。事实上，每一名患者的入选，均应根据各项检查的结果进行充分评估，过早植入LVAD，会使患者提前面临LVAD的各种并发症风险；植入不及时，术后则可能会出现肝、肾功能无法恢复，生活质量较差，甚至死亡率升高的情况。

2. *术后治疗的关注点* MCS术后最常见的并发症依次是胃肠道出血、脑卒中、设备相关感染、血泵内血栓形成。除设备自身故障外，很多并发症的发生都与血压和抗凝血管理相关。

右心功能不全是LVAD术后常见并发症之一，可能与术前右心功能异常、肺动脉高压、血泵参数设定不当等因素有关。通过查体、超声检查、漂浮导管监测等，可对右心功能做出较准确的评估。针对引起右心功能不全的原因，可通过调整呼吸机参数、静脉应用降肺动脉压力药物、调整LVAD流量等方式进行治疗，但对于治疗效果欠佳的患者，应尽早对右心进行循环辅助，包括临时应用Impella和长期应用RVAD辅助，也有更换为全人工心脏的案例。

目前临床上应用的LVAD多为轴流或离心式血泵，输出连续性血流，且具有辅助比例越高、脉压越小的特点。有研究证实，与平均压在80mmHg以下的患者相比，平均压＞80mmHg后，术后18个月发生颅内出血、血栓形成、主动脉瓣反流等并发症的比例明显升高。Pinsino等在一项针对轴流血泵（HeartMate Ⅱ）的回顾性研究中证实，收缩压偏高，同时脉压偏小的患者，发生脑卒中的概率最高。一般认为，为最大限度降低出血并发症的风险，术后平均压应控制在低于80mmHg。但近来也有研究强调，过低的血压往往与最高的死亡率相关，应将平均动脉压控制在75～90mmHg，并避免对血压的过度控制。

随着技术的进步和临床经验的进一步积累，MCS已经成为治疗终末期心衰的重要手段。新技术的应用，为MCS提供了更为安全、可靠的产品方案，并显著提高了患者的生活质量。在未来相当长的时间内，药物治疗、心脏移植、MCS都将同时存在。临床医师应通过全面的评估，为不同患者选择最优的治疗方案，并做好术后管理，以期获得更好的远期效果。

（何国伟　郭志鹏　刘志刚）

参考文献

胡盛寿, 2017. 中国心脏移植现状. 中华器官移植杂志, 38(8): 449-454.

张世泽, 周思伯, 方立德, 等, 1978. 原位心脏移植一例报告. 上海医学, (10): 1-3.

Aaronson KD, Schwartz JS, Chen TM, et al, 1997. Development and prospective validation of a clinical index to predict survival in ambulatory patients referred for cardiac transplant evaluation. Circulation, 95(12): 2660-2667.

Al-Rashid F, Mahabadi AA, Johannsen L, et al, 2020. Impact of left-ventricular end-diastolic pressure as a predictor of periprocedural hemodynamic deterioration in patients undergoing Impella supported high-risk percutaneous coronary interventions. Int J Cardiol Heart & Vasculature, 26(2): 100445.

Barnard CN, 1967. The operation. A human cardiac transplant: an interim report of a successful operation performed at Groote Schuur Hospital, Cape Town. S Afr Med J, 41(48): 1271-1274.

Cowger JA, Shah P, Pagani FD, et al, 2019. Outcomes based on blood pressure in patients on continuous flow left ventricular assist device support: an interagency registry for mechanically assisted circulatory support analysis. J Heart Lung Transplant, 39(5):441-453 .

GBD 2017 Disease and Injury Incidence and Prevalence Collaborators, 2018. Global, regional, and national incidence, prevalence, and years lived with disability for 354 diseases and injuries for 195 countries and territories, 1990-2017: a systematic analysis for the Global Burden of Disease Study 2017. Lancet (London, England), 392(10159): 1789-1858.

Goldstein DJ, Naka Y, Horstmanshof D, et al, 2020. Association of clinical outcomes with left ventricular assist device use by bridge to transplant or destination therapy intent: the multicenter study of maglev technology in patients undergoing mechanical circulatory support therapy with heartmate 3 (momentum 3) randomized clinical trial. JAMA Cardiol, e195323.

Heatley G, Sood P, Goldstein D, et al, 2016. Clinical trial design and rationale of the multicenter study of maglev technology in patients undergoing mechanical circulatory support therapy with heartmate 3 (MOMENTUM 3) investigational device exemption clinical study protocol. J Heart Lung Transplant, 35(4): 528-536.

Khush KK, Cherikh WS, Chambers DC, et al, 2019.The International Thoracic Organ Transplant Registry of the International Society for Heart and Lung Transplantation: thirty-sixth adult heart transplantation report - 2019; focus theme: donor and recipient size match. J Heart Lung Transplant: 38(10): 1056-1066.

Kirklin JK, Pagani FD, Kormos RL, et al, 2017. Eighth annual INTERMACS report: special focus on framing the impact of adverse events. J Heart Lung Transplant, 36(10): 1080-1086.

Kociol RD, Hammill BG, Fonarow GC, et al, 2010. Generalizability and longitudinal outcomes of a national heart failure clinical registry: comparison of Acute Decompensated Heart Failure National Registry (ADHERE) and non-ADHERE Medicare beneficiaries. Am Heart J, 160(5): 885-892.

Lauritsen J, Gustafsson F, Abdulla J, 2018. Characteristics and long-term prognosis of patients with heart failure and mid-range ejection fraction compared with reduced and preserved ejection fraction: a systematic review and meta-analysis. ESC Heart Fail, 5(4): 685-694.

Levy WC, Mozaffarian D, Linker DT, et al, 2006. The seattle heart failure model: prediction of survival in heart failure. Circulation, 113(11): 1424-1433.

Ma L, Wu Y, Chen W, et al. 2019.Key points of China cardiovascular disease report 2018. Zhonghua Gaoxueya Zazhi, 27(8): 712-716.

Maggioni AP, Dahlström U, Filippatos G, et al, 2013. EURObservational Research Programme: regional differences and 1-year follow-up results of the Heart Failure Pilot Survey (ESC-HF Pilot). Eur J Heart Fail, 15(7): 808-817.

Mehra MR, Goldstein DJ, Uriel N, et al, 2018. Two-year outcomes with a magnetically levitated cardiac pump in heart failure. N Engl J Med, 378(15): 1386-1395.

Naidu SS, Givertz MM, Szeto WY, et al, 2015. 2015 SCAI/ACC/HFSA/STS clinical expert consensus statement on the use of percutaneous mechanical circulatory support devices in cardiovascular care. J Am Coll Cardiol, 65(19): 2140-2141.

Pinsino A, Castagna F, Zuver AM, et al, 2019.Prognostic implications of serial outpatient blood pressure measurements in patients with an axial continuous-flow left ventricular assist device. J Heart Lung Transplant, 38(4): 396-405.

Previato M, Osto E, Kerkhof PLM, et al, 2018. Heart transplantation survival and sex-related differences. Advances in Experimental Medicine and Biology, 105: 379-388.

Pya Y, Maly J, Bekbossynova M, et al, 2019. First human use of a wireless coplanar energy transfer coupled with a continuous-flow left ventricular assist device. J Heart Lung Transplant, 38(4): 339-343.

Rose EA, Gelijns AC, Moskowitz AJ, et al, 2001. Long-term use of a left ventricular assist device for end-stage heart failure. N Engl J Med, 345(20): 1435-1443.

Rossano JW, Singh TP, Cherikh WS, et al, 2019. The International Thoracic Organ Transplant Registry of the International Society for Heart and Lung Transplantation: Twenty-second pediatric heart transplantation report - 2019; Focus theme: Donor and recipient size match. J Heart Lung Transplant, 38(10): 1028-1041.

Saeed O, Jermyn R, Kargoli F, et al, 2015. Blood pressure and adverse events during continuous flow left ventricular assist device support. Circ Heart Fail, 8(3): 551-556.

Schmitto JD, Hanke JS, Rojas SV, et al, 2015. First implantation in man of a new magnetically levitated left ventricular assist device (HeartMate Ⅲ). J Heart Lung Transplant, 34(6): 858-860.

Schroder JN, Dalessandro DA, Esmailian F, et al, 2019. Successful Utilization of Extended Criteria Donor (ECD) hearts for transplantation - results of the OCS? Heart EXPAND trial to evaluate the effectiveness and safety of the OCS heart system to preserve and assess ECD hearts for transplantation. J Heart Lung Transplant, 38(4): S42.

Shah KB, Starling RC, Rogers JG, et al. 2018. Left ventricular assist devices versus medical management in ambulatory heart failure patients: an analysis of INTERMACS Profiles 4 and 5 to 7 from the ROADMAP study. J Heart Lung Transplant, 37(6): 706-714.

Shiga T, Kinugawa K, Imamura T, et al, 2012. Combination evaluation of preoperative risk indices predicts requirement of biventricular assist device. Circ J, 76(12): 2785-2791.

Stevenson LW, Pagani FD, Young JB, et al, 2009. INTERMACS profiles of advanced heart failure: the current picture. J Heart Lung Transplant, 28(6): 535-541.

Stewart GC, Kittleson MM, Patel PC, et al, 2016. INTERMACS (interagency registry for mechanically assisted circulatory support) profiling identifies ambulatory patients at high risk on medical therapy after hospitalizations for heart failure. Circ Heart Fail, 9(11): e003032.

Sunjaya AF, Sunjaya AP, 2019. Combating donor organ shortage: organ care system prolonging organ storage time and improving the outcome of heart transplantations. Cardiovasc Ther, (4): 9482797.

Uriel N, Colombo PC, Cleveland JC, et al, 2017. Hemocompatibility-Related outcomes in the MOMENTUM 3 trial at 6 months. Circulation, 135(21): 2003-2012.

Westaby S, Banning AP, Jarvik R, et al, 2000. First permanent implant of the Jarvik 2000 Heart. Lancet, 356(9233): 900-903.

Yin MY, Wever-Pinzon O, Mehra MR, et al, 2019. Post-transplant outcome in patients bridged to transplant with temporary mechanical circulatory support devices. J Heart Lung Transplant, 38(8): 858-869.

第 58 章
心脏移植

20 世纪 60 年代，美国斯坦福大学 Shumway 医师进行了心脏移植的长期动物实验，并完成了原位心脏移植的手术细节。但是，由于没有解决术后排异问题，Shumway 医师认为贸然用于人类是不符合伦理的，因此一直未用于临床。南非开普敦的 Barnard 医师在参观了 Shumway 的动物实验回到南非后，于 1967 年 12 月 3 日成功完成了世界第一例同种异体原位心脏移植术，该患者仅仅存活了 18 天。然而，主要由于移植后器官的排斥问题得不到解决，心脏移植工作的发展一直停滞不前。直到 1981 年，斯坦福大学 Shumway 医师的心脏移植组将免疫抑制剂环孢菌（cyclosporin）应用于心脏移植，初步解决了移植后心脏的排斥问题，才使心脏移植迅猛发展。

国际心肺移植协会（International Society of Heart and Lung Transplantation，ISHLT）数据显示，目前全球心脏移植数量约 4500 例 / 年。我国心脏移植手术起步较晚，1978 年上海瑞金医院张世泽等医师为一例 38 岁风湿性心脏瓣膜病患者实施了国内首例心脏移植术，该患者存活 109 天，开创了我国心脏移植术的先河。自 2010 年建立全国心脏移植网络注册系统后，我国心脏移植无论从数量还是质量上，都有了长足的发展。

第一节　心脏移植受者术前评估与准备

由于供心资源稀缺，必须对心脏移植候选者进行严格筛选，评估其是否适合接受心脏移植手术。

1. 心脏移植手术指征　①内外科均无法治愈的终末期心脏病患者；②肺动脉平均压力≤ 60mmHg 或肺血管阻力≤ 4Wood（处理后）；③反复发作恶性心律失常，其他方法均难以终止或避免复发；④其他重要器官功能正常或可逆；⑤精神状态稳定。

2. 心脏移植手术禁忌证　①不可逆的肝、肾功能不全且无法行联合移植；②不可逆的肺动脉高压：肺动脉平均压力＞ 60mmHg 或肺血管阻力＞ 6Wood；③合并系统性疾病，预计生存期＜ 2 年，包括活动性 / 近期发现的实体器官或血液系统恶性肿瘤；④活动性感染；⑤严重阻塞性肺疾病，FEV_1 ＜ 1L；⑥临床症状严重且未能进行血管再通的脑血管疾病；⑦累及多系统的活动性红斑狼疮、结节病或淀粉样变性；⑧高龄（年龄＞ 72 岁）。

由于供者因素的限制，心脏移植受者平均等待供心时间约需 5 天，若受者循环不稳定，可先应用机械循环辅助（mechanical circulation support，MCS）进行支持治疗，待病情得到一定程度的控制、供心匹配成功后，再进行心脏移植术。MCS 装置主要包括主动脉内球囊反搏（intra-aortic balloon pump，IABP）、心室辅助装置（ventricular assist device，VAD）、体外膜肺氧合（extracorporeal membrane oxygenation，ECMO）和全人工心脏。目前世界范围内心脏移植总数近一半为 MCS 过渡。

3. 心脏移植受者术前评估　评估心力衰竭患者是否适合进行心脏移植，需综合考虑患者一般情况、既往病史、多器官功能、预后及社会心理因素等多个方面（图 58-1-1 和图 58-1-2 分别是心脏移植候选者筛选流程及受者评估流程）。入选心脏移植等待名单的候选者，应在术前严格限水、利尿以期降低肺动脉压，同时给予控制血糖、抗感染及营养支持等多种支持治疗，最大限度改善受者心功能及各器官功能状态，从而减少围术期并发症和提高术后生存率。

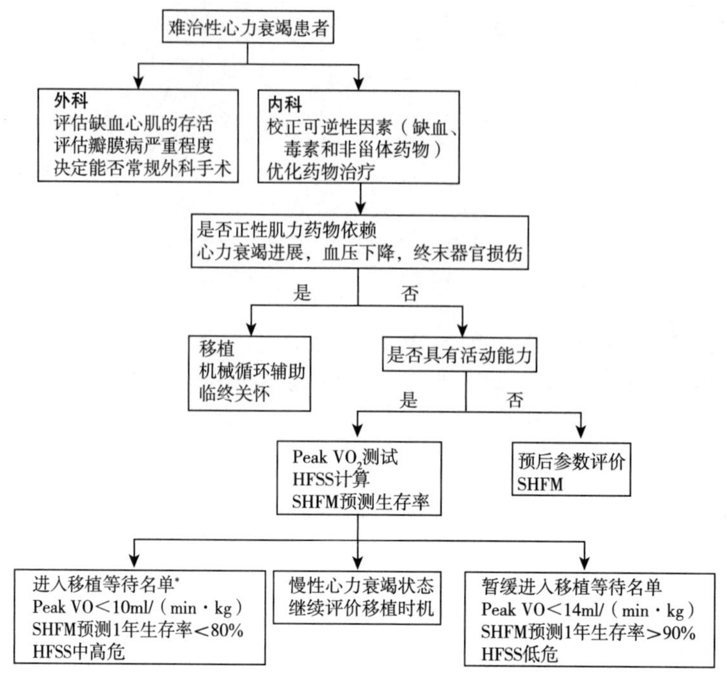

图 58-1-1 心脏移植候选者筛选流程

Peak VO_2. 峰值摄氧量；HFSS. 心力衰竭生存评分；SHFM. 西雅图心力衰竭模型；*SHFM 预测 1 年生存率＜ 80% 或 HFSS 中至高风险应被视为合理的移植切入点，仅 HFSS 达到标准则不应进行移植

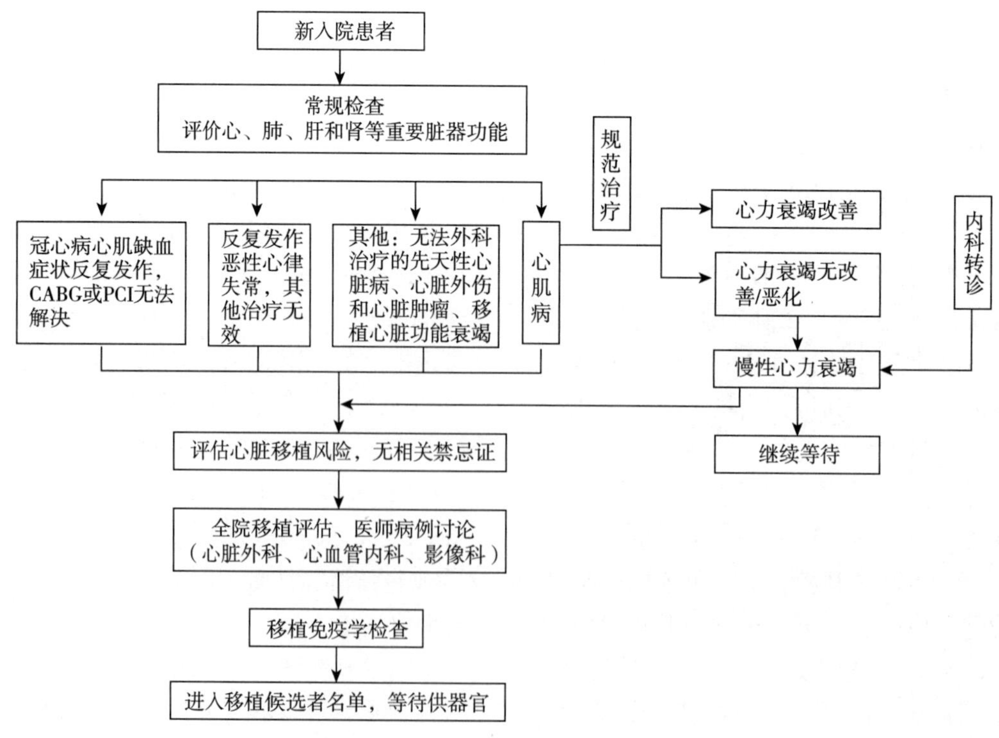

图 58-1-2 心脏移植受者评估流程

CABG. 冠状动脉旁路移植术；PCI. 经皮冠状动脉介入术

4. 心脏移植受者术前检查 心脏移植受者必须接受详细的术前检查，以了解各脏器功能状态，确保能够耐受心脏移植手术及术后免疫抑制治疗。主要检查项目如下：

（1）实验室检查

1）常规检查：包括血常规、尿常规、便常规及隐血、凝血功能、肝功能、肾功能（肌酐清除率）、尿蛋白测定及血脂分析等。

2）糖代谢相关检查：空腹血糖、糖耐量试验和尿糖检测。

3）病原学检查：包括HBV、HCV、CMV、EB病毒、单纯疱疹病毒及HIV抗体检测。细菌及寄生虫检查包括组织胞浆菌、弓形虫、梅毒螺旋体、曲霉、耶氏肺孢子菌等，以及鼻腔、口腔、咽部和尿液、痰液、血液细菌涂片、培养及药敏试验。

（2）免疫学检查：心脏移植供者首先要与受者ABO血型相容，再进行HLA配型，其中最重要的位点位于A、B和DR。但鉴于心脏移植供心缺血时间的限制，且HLA配型匹配程度并不影响心脏移植早期存活，因此国际指南并未要求心脏移植术前常规进行HLA配型。

所有移植候选者均需进行群体反应性抗体（panel reaction antibody，PRA）筛查，当PRA＞10%时需进一步行淋巴细胞毒交叉配合试验也称补体依赖的细胞毒性（complement dependent cytotoxicity，CDC）检查。PRA和CDC主要用来测定受者体内是否有针对供者抗原的抗体。PRA强阳性则发生超急性排斥反应的概率增高，属于移植禁忌证；淋巴细胞毒交叉试验中，淋巴细胞溶解＞20%为阳性，属于移植禁忌证。因PRA水平过高，导致匹配概率很小或无法匹配时，可采取脱敏治疗，措施包括静脉输注免疫球蛋白、血浆置换和利妥昔单抗，少数经选择的病例可行脾切除。但是脱敏治疗的有效性及对心脏移植预后的影响，仍需大型随机对照临床试验进一步评估。

（3）多器官功能检查

1）常规检查：包括12导联心电图、超声（心脏、肝胆胰脾、双肾、颈动脉、肾动脉和下肢动脉）、胸部X线和肺部CT、心脏MRI和肺功能测定。冠心病和恶性肿瘤患者应行PET/CT。

2）心肺运动试验：建议不存在心肺运动试验禁忌证的候选者，术前采用该试验进行心脏移植入院评估。无心肺运动设施的心脏移植中心，可进行6分钟步行试验，测定患者6分钟内尽可能快速步行的距离，＜300m为重度受限，300～375m为中度受限，375～450m为轻度受限，＞450m为正常。

3）心脏专科检查：右心导管检查（或Swan-Ganz漂浮导管），主要了解肺动脉压、肺血管阻力（PVR）等指标，存在右心导管检查禁忌的患者可参考超声心动图估测的肺动脉压。

第二节 供心的选择

合理选择供心、减少供心获取过程中的心肌损伤，是保证心脏手术成功与受者远期生存的重要因素。

1. 供者的选择标准 ①年龄：男性≤40岁，女性≤45岁（由于供体紧缺，若无冠状动脉病变，供体年龄可放宽至45～50岁）；②ABO血型相同或相配；③受体血清CDC＜10%（或PRA阴性）；④供体与受体体重比为0.75～1.5；⑤预计供心总缺血时间不超过6小时；⑥正性肌力药物使用量：多巴胺＜20μg/（kg·min）、肾上腺素＜0.2μg/（kg·min）、去甲肾上腺素＜0.4μg/（kg·min）；⑦无严重心脏病及恶性肿瘤；⑧血清学检查排除HCV、HIV等感染。

2. 供者的排除标准 ①严重胸部外伤，可能或已经伤及心脏；②不能排除器质性心脏病导致的脑死亡；③顽固性室性心律失常；④心肺复苏并非排除标准，但应评估心肌是否受损，长时间或多次心肺复苏（获取前1天心肺复苏时间＞20分钟）者应予排除；⑤有心脏停搏、心室颤动、长时间低血压或低血氧等心肌缺血病史；⑥严重左心室肥厚，左心室＞14mm同时伴有左心室肥厚的心电图表现；⑦前后负荷优化后，仍需超大剂量正性肌力药物维持血压［多巴胺＞20μg/（kg·min）、肾上腺素＞0.2μg/（kg·min）］；⑧严重的先天性心脏畸形；⑨经积极治疗仍有心功能不全；⑩肿瘤患者一般不作为供者，但局限于颅内的原发性脑肿瘤患者经筛选后可考虑使用。

3. 供受者匹配　包括体重匹配和免疫相容性评估。免疫相容性评估包括 ABO 血型系统相容性，PRA、CDC 和 HLA 配型。

（1）体重匹配：供者体重不应低于受者体重的 70%。当供者为女性、受者为男性时，供者体重不应低于受者体重的 80%。

（2）ABO 血型系统相容性评估：ABO 血型必须相同或相容是心脏移植的基本原则。临床上首选同血型供者，供心严重缺乏时，也可按输血原则酌情考虑（如 A 型供心给 AB 型受者，O 型供心给 B 型受者）。

（3）PRA 评估：体液免疫作用会导致受者血清中存在抗 HLA 抗体，即 PRA。心脏移植前需对受者行 PRA 检查，若 PRA ＞ 10%，需行 CDC 评估。

（4）CDC 评估：检测受者血清（含 HLA 抗体）对供者血中淋巴细胞的反应性。一般认为 CDC ＜ 10% 为阴性。实际工作中，由于 CDC 需要从供者采集血样，并需数小时才能得到结果，因此，如果受者近期检查 PRA 阴性，则发生超急性排斥反应或急性排斥反应的概率较小，可在术后行回顾性交叉配型。

（5）HLA 配型：由于心脏移植供心缺血时间的限制，且 HLA 配型匹配程度并不影响心脏移植早期存活，因此心脏移植术前一般不常规进行 HLA 配型。

4. 供心的保护　合理选择供心的质量及减少供心获取过程中的心肌损伤，是保证心脏移植手术成功与受者远期生存的重要因素。选择适当的适用于供心的心肌保护液是重要的因素。良好的供心保护液应达到保护心肌及冠状动脉的目的。目前使用的心肌保护液包括低温 St.Thomas 液加 HTK 液、Celsior 液等。UW（University of Wisconsin）液因其超高的钾离子溶度对冠状动脉的损害现已少用。

第三节　心脏移植的免疫移植治疗与排斥反应

免疫抑制治疗包括诱导、维持和抗排斥反应治疗，目的是在器官移植排斥反应风险最高时提供高强度免疫抑制。

1. 抗体诱导治疗　心脏移植免疫诱导治疗可显著降低术后早期移植物功能不全发生率，减少合并肾功能不全受者排斥反应的发生，并使术后早期无糖皮质激素或较低剂量糖皮质激素的维持免疫抑制方案成为可能。

中国心脏移植注册系统显示，中国大陆心脏移植免疫诱导治疗比例＞ 90%，而且几乎全部应用 IL-2 受体拮抗剂（巴利昔单抗）。注射 20mg 巴利昔单抗后，30 分钟内血药浓度峰值达到（7.1 ± 5.1）mg/L，当浓度＞ 0.2mg/L 时即可稳定阻断 IL-2 受体，且半衰期为（7.2 ± 3.2）天。中国医学科学院阜外医院采用巴利昔单抗诱导治疗的 214 例心脏移植受者术后 60 天内接受心内膜心肌活检（endomyocardial biopsy，EMB），结果显示≥ 3 年细胞排斥反应的发生率仅为 1.0%。

2. 维持免疫抑制治疗　目标是使受者适应异体器官，同时最大限度减少感染及肿瘤风险。目前国内心脏移植最常用的维持免疫抑制治疗方案仍是三联疗法：他克莫司＋吗替麦考酚酯（mycophenolate mofetil，MMF）＋泼尼松。

3. 心脏移植排斥反应的诊断与治疗　由于环孢素或他克莫司的使用，受者可能不出现典型的排斥反应症状，如低热、乏力、白细胞计数升高、心包摩擦音、室上性心律失常、运动耐量减低和充血性心力衰竭等。但常有轻微乏力或气短症状，体检时可有心动过速或奔马律、颈静脉压力升高等右心功能不全的体征，严重时可有左心衰竭征兆；新出现房性或室性心律失常；超声心动图发现心功能下降、室壁增厚，超声多普勒提示舒张功能减低。移植心脏发生不可逆排斥反应之前，尽早发现并处理可显著减轻移植心脏的损伤。常用于监测原位移植心脏排斥反应的金标准是 EMB 检查。

急性排斥反应可发生在移植后的任何时间，涉及细胞免疫和体液免疫，常导致移植器官功能不全或功能丧失，严重时导致受者死亡。急性排斥反应的实质是 T 细胞介导的淋巴细胞和巨噬细胞浸润及心肌坏死。如果受者出现急性排斥反应的表现，需尽早行 EMB 并积极治疗。当出现心功能下降导致血流动力学不稳定时，无论 EMB 结果如何，均应以大剂量糖皮质激素静脉注射为首选治疗方案，若使用激素治疗 12 ～ 24 小时后临床症状仍未改善，可以加用抗胸腺球蛋白（anti-thymocyte globulin，ATG）治疗，必要时静脉使用正性肌力药物、血管收缩药物和（或）主动脉内球囊反搏等措施，以维持患者血流动力学稳定，直至移植心脏功能恢复。当大剂量使用糖皮质激素和（或）加用 ATG 治疗时，需预防性使用抗生素防止机会性感染。另外，维持免疫抑制治疗方案也应适当调整，以降低排斥反应发生风险。急性细胞排斥反应治疗 1 ～ 2 周，应行超声心动图监测移植心脏功能，评价抗排斥反应治疗的效果，必要时再次进行 EMB 检查。

对于无临床症状或心功能不全的证据，但 EMB 确诊的中重度急性细胞排斥反应的患者，也应该首选大剂量糖皮质激素进行治疗，治疗 2 ～ 4 周后仍无组织学好转表现，可考虑应用 ATG。治疗过程中，需预防性使用抗生素。

由于术前常规行 PRA 筛查及高敏受者与供者特异性交叉反应的筛选，由 HLA 介导的超急性排斥反应已极为罕见。超急性排斥反应发生的原因是受者体内预先存在抗供者组织抗原的抗体，包括供者 ABO 血型抗原、血小板抗原和 HLA 抗原等。一旦确诊，应立即予以治疗，治疗措施：①大剂量静脉注射糖皮质激素；②血浆置换；③静脉注射免疫球蛋白；④ ATG；⑤静脉注射环孢素 / 他克莫司 +MMF；⑥静脉注射正性肌力药物或血管收缩药物；⑦机械循环辅助支持。如果上述措施仍不能使心脏功能恢复至可接受水平，则需考虑急诊再次心脏移植。

第四节 术后并发症

心脏移植术后并发症主要有术后出血、低心排血量综合征、急性右心衰竭、心律失常、消化道出血、中枢神经系统并发症、急性肾衰竭和术后感染。这些并发症均会影响心脏移植受者术后的生存质量，一旦发生，应给予积极治疗。

第五节 儿童心脏移植

随着外科技术的改进和免疫抑制药物的发展，心脏移植已成为治疗儿童终末期心脏病的有效手段。自 Adrian Katrowitz 在 1967 年实施第一例儿童心脏移植以来，儿童心脏移植发展已有 50 年历史。近 10 年全球儿童心脏移植数量均超过 600 例 / 年，大部分病例集中在欧洲和北美，中国儿童心脏移植占总体移植比例低于国际。目前国际儿童心脏移植的术后 1 年、5 年、10 年及 15 年存活率分别为 84.64%、73.89%、62.46% 和 52.13%。

儿童心脏移植主要病因是心肌病和先天性心脏病，并且表现出明显的年龄差异。受体小于 1 岁病因主要为先天性心脏病，大于 1 岁以心肌病为主，并且随着年龄的增长，心肌病的比例逐渐提高。不同病因的心脏移植患儿生存期也不同，心肌病术后 1 年存活率要明显高于先天性心脏病患儿。

对于儿童心脏移植供、受体选择上，国际儿童受体主要以＜ 10 岁为主，占 63.3%，接受的供体为 1 ～ 10 岁。我国儿童受体主要以 10 ～ 17 岁为主，小于 10 岁受体多接受儿童供体，大于 10 岁受体多接受成年供体，供体缺乏使得 17% ～ 25% 的儿童在等待心脏移植的过程中死亡。供体受体体重比一般维持在 1.0 ～ 1.5，如果供心相对受者过大，术后可导致高血压或肺动脉高压及无法正常关胸；如果供心相对受者过小，术后易出现低心排血量、恶性心律失常等。根据华中科技大学同济医学院附属协和医院单中心报道，供体受体体重比在 0.9 ～ 2.5 可被接受。

儿童心脏移植相比于成年人可获得更好的预后，移植后的生存期一般可超过 20 年，并且仍然在不断改善和进步。目前供体短缺仍为儿童心脏移植发展的最大限制因素，很多儿童仍然需要通过机械装置来等待心脏移植手术。我国现阶段亟须建立全国儿童心脏移植医疗质量控制体系，完善儿童心脏移植技术管理规范，同时仍需加强脑死亡立法，提高儿童供体利用率，促进医疗保险对移植支持，最后建立完善的儿童心脏移植随访机制，提高患儿及家庭依从性，保障患儿长期存活率。

（何国伟　吴　敏　郭海江）

参考文献

董念国, 2016. 中国儿童心脏移植发展状况 . 中华医学信息导报, 31(21):15.

中华医学会器官移植学分会, 2019. 中国心脏移植受者术前评估与准备技术规范 (2019 版). 中华移植杂志, 13(1):1-7.

Chambers DC, Yusen RD, Cherikh WS, et al, 2017. The registry of the international society for heart and lung transplantation: thirty-fourth adult lung and heart-lung transplant report-2017. J Heart Lung Transplant, 36(10):1037-1079.

Costanzo MR, Dipchand A, Starling R, et al, 2010. The International Society of Heart and Lung Transplantation Guidelines for the care of heart transplant recipients. J Heart Lung Transplant, 29(8):914-956.

Elliott PM, Anastasakis A, Borger M A, et al, 2014. 2014 ESC Guidelines on diagnosis and management of hypertrophic cardiomyopathy: the Task Force for the Diagnosis and Management of Hypertrophic Cardiomyopathy of the European Society of Cardiology (ESC).Eur Heart J, 35(39):2733-2779.

Francis GS, Greenberg BH, Hsu DT, et al, 2010. ACCF/AHA/ACP/HFSA/ISHLT 2010 clinical competence statement on management of patients with advanced heart failure and cardiac transplant: a report of the ACCF/AHA/ACP Task Force on Clinical Competence and Training. Circulation, 122(6):644-672.

Ge ZD, He GW, 2000. Comparison of University of Wisconsin and St Thomas' Hospital solutions on endothelium-derived hyperpolarizing factor-mediated function in coronary micro-arteries. Transplantation, 70(1):22-31.

Hu XJ, Dong NG, Liu JP, et al, 2015. Status on heart transplantation in China. Chin Med J (Engl), 128(23): 3238-3242.

Lund LH, Edwards LB, Kucheryavaya AY, et al, 2015. The registry of the international society for heart and lung transplantation: thirty-second official adult heart transplantation report-2015; focus theme: early graft failure. J Heart Lung Transplant, 34(10):1244-1254.

Mancini D, Lietz K, 2010. Selection of cardiac transplantation candidates in 2010. Circulation, 122 (2):173-183.

Mehra MR, Kobashigawa J, Starling R, et al, 2006. Listing criteria for heart transplantation: International Society for Heart and Lung Transplantation guidelines for the care of cardiac transplant candidates-2006. J Heart Lung Transplant, 25(9): 1024-1042.

Mehra MR, Canter CE, Hannan MM, et al, 2016. The 2016 international society for heart lung transplantation listing criteria for heart transplantation: a 10-year update.J Heart Lung Transplant, 35(1):1-23.

Smits JM, De Pauw M, de Vries E, et al, 2012. Donor scoring system for heart transplantation and the impact on patient survival. J Heart Lung Transplant, 31(4):387-397.

Wu M, Dong YY, Yang Q, et al, 2005. Cellular electrophysiological and mechanical effects of celsior solution on endothelial function in resistance coronary arteries. Transplantation, 80(12):1765-1772.

Yancy CW, Jessup M, Bozkurt B, et al, 2017. 2017 ACC/AHA/HFSA focused update of the 2013 ACCF/AHA guideline for the management of heart failure: a report of the American College of Cardiology/American Heart Association Task Force on Clinical Practice Guidelines and the Heart Failure Society of America. J Am Coll Cardiol, 70(6): 776-803.

第 59 章 肿瘤心脏病学

第一节 心血管疾病与肿瘤概述

一、心血管疾病的流行病学现状

在全球范围内，肿瘤和心血管疾病均给人类带来巨大的负担。由国家心血管病中心组织编写的《中国心血管病报告 2018》表明，中国心血管疾病患者人数高达 2.9 亿，死亡率居首位，占居民疾病死亡构成的 40% 以上，中国约 240 万人死于动脉粥样硬化性心血管疾病（ASCVD），占心血管疾病死亡人数的 61%，占总死亡人数的 25%。心血管疾病流行病学的重要特征为高血压和 ASCVD 负担增加快速且显著。国家心血管病中心新近发布的《全国高血压控制状况调查》显示，我国高血压患病率已高达 23.2%，其知晓率不到 50%，治疗率为 40.7%，控制率仅为 15.3%。据预测，到 2025 年全球将有 10.5 亿高血压患者。在我国，目前高血压患者人数为 2.67 亿，成年人高血压患病率为 27.9%，18 岁以上居民血压正常高值检出率为 39.1%。2019 年 *Lancet* 杂志发表的最新中国疾病负担结果表明，2017 年全国由高血压导致死亡人数达 250 万，其中大多因心血管疾病死亡。

二、肿瘤的流行病学现状及肿瘤心脏病学学科诞生背景

最新国际著名期刊 *Lancet* 公布的全球疾病负担报告显示，全球每年因恶性肿瘤死亡人数为 956 万人（心脑血管疾病死亡人数为 1780 万），为此，恶性肿瘤成为仅次于心脑血管疾病的第二大死因。中国是世界癌症发病最多的国家之一。2019 年公布的《中国恶性肿瘤学科发展报告 2018》数据显示，中国城市居民 0 ～ 85 岁，累计患癌风险为 35%，每天大概有 1 万人确诊癌症，相当于每 7 分钟就有 1 人确诊癌症。心血管系统疾病和肿瘤每年导致死亡人口占全世界死亡人口的 2/3 以上，且存在共同的危险因素，因而两者往往并存。随着肿瘤幸存者数量增加，肿瘤患者长期治疗的不良心血管副作用也表现得更加明显。据估计约 33% 的肿瘤患者死于心血管疾病。随着越来越多心血管长期安全性不明的抗癌药物的批准，肿瘤患者的心血管疾病发病率可能将呈指数级上升。目前大量新兴的抗肿瘤治疗手段、药物和方法应用于临床，患者在抗肿瘤同时发生心血管疾病的风险随之增加，对于肿瘤患者合并心血管疾病的“早防、早诊、早治”意识相对薄弱。肿瘤科医师对肿瘤患者合并高血压及对抗肿瘤治疗等潜在的心血管疾病风险往往忽视，早期保护不足；而且对肿瘤分泌的细胞因子等引起的心血管疾病缺乏系统研究。在此背景下，肿瘤心脏病学作为一门新兴学科诞生有很重要的意义。

第二节　肿瘤心脏病学

一、肿瘤心脏病学定义

肿瘤心脏病学（oncocardiology）是指识别、监测、预防、诊断及治疗肿瘤过程中出现的心血管并发症（如高血压、心力衰竭、心律失常、血栓相关疾病及其他心血管疾病）的一门新兴的医学交叉学科，包括原发性和继发性心脏肿瘤患者及单纯肿瘤患者疾病确诊开始在患者生存期内存在的一系列心血管疾病的诊断、预防及治疗。

二、肿瘤心脏病学研究领域

肿瘤心脏病学研究领域如下：

（1）抗肿瘤治疗引起的心脏毒性及相关疾病：包括抗肿瘤治疗过程中和治疗后引起心血管损伤，包括高血压、心力衰竭、冠心病、心肌梗死 / 缺血、心律失常、血栓栓塞等。

（2）肿瘤合并心血管疾病有共同的生物学机制与相互影响的危险因素：高血压、肥胖、糖尿病、高脂血症、吸烟等均为危险因素；部分保护心血管的药物或降压药物也可能是肿瘤的危险因素。

（3）肿瘤合并心血管疾病的防治：肿瘤合并心血管疾病的基础上，需要规范相关抗肿瘤和（或）心血管药物治疗及诊疗流程等。

（4）原发性心脏肿瘤、继发性心脏肿瘤及具有心血管基础疾病患者继发合并肿瘤的诊治。

三、肿瘤心脏病学发展历程与国内外肿瘤心脏病专科开设情况

（一）国际肿瘤心脏病学发展历程

2000 年：在美国得克萨斯大学安德森癌症中心宣告成立国际上第一个肿瘤心脏病专科（Onco-Cardiology Unit）。

2009 年：欧洲癌症中心成立国际心脏肿瘤协会（Internatonal Cardioncology Society，ICOS），促进多学科合作与临床决定、建立数据库及制定指南。

2010 年：美国得克萨斯州开始每两年举办一次“癌症和心脏国际会议”。

2011 年：加拿大肿瘤心脏病学协会（Canadian Cardioncology Society，CCON）正式成立。

2012 年：英国肿瘤心脏病学协会（Britain Cardioncology Society，BCOS）成立。同年，欧洲肿瘤内科学会首次发布了《欧洲化疗放疗及靶向药物所致的心脏毒性临床实践指南》。

2013 年：欧洲心脏病学会年会（ESC 2013）首次设立“肿瘤心脏病学”论坛，讨论癌症治疗导致的心脏毒性及其监测和管理。欧洲心血管影像协会联合美国超声心动图学会发表《多模型图像评价成人放射治疗引起的心血管并发症专家共识建议》。

2015 年：美国心血管造影与介入学会（SCAI）发布了心导管室内肿瘤心脏病患者的评估、管理和特殊考虑的专家共识声明，并且给出了癌症患者行经皮血运重建术的指征。

2016 年：欧洲与北美陆续发布《欧洲心脏病学会癌症治疗与心血管毒性立场声明》，这是第一部真正意义上的肿瘤心脏病学纲领性的指南。ESC 发布《癌症治疗与心血管毒性实用指南》。加拿大发布《加拿大心血管学会：肿瘤治疗相关性心血管合并症的评估与管理指南》，对抗肿瘤药物治疗出现心血管毒性与损伤进一步规范防治及诊疗相关建议。美国 SCAI 发布导管室内肿瘤心脏病患者的评估、管理和特殊考虑的专家共识声明；美国临床肿瘤学会发布临床实践指南《预防和监测成年肿瘤幸存者心功能障碍》。100 个美国诊疗单元调查中，约 30% 已开设肿瘤心脏病专科门诊，12% 诊疗单元在筹备建立肿瘤心脏病专科门诊。

2017 年：全球肿瘤心脏病学峰会 2017（GCOS 2017）于英国伦敦皇家医师学院召开，多领域学科探讨治疗方法改进与经验。意大利医院心脏病专家协会（ANMCO）发布《2017 ANMCO/AIOM/AICO 共识文件：心脏肿瘤临床管理路径》。

2018 年：全球至少 11 个国家已发展肿瘤心脏病学学科。全美最佳医院“TOP 20”医院中，已有 8 家设立肿瘤心脏病学门诊（cardioncology clinic），包括梅奥医学中心、克利夫兰诊所、

麻省总医院、密歇根大学医院与健康中心、宾夕法尼亚大学长老会医院、杜克大学医学院、西奈山医院、梅奥诊所凤凰城分院。

2019 年：美国心脏协会（AHA）在 *Circulation* 上发布首份心脏肿瘤康复科学声明，强调肿瘤患者心脏康复多模式措施。美国 AHA 和 ACC 均成立了肿瘤心脏病学组，*JACC* 杂志还特别成立 *Cardioncology* 子刊，推广与促进肿瘤心脏病学的研究。

2020 年：CCON 推出《加拿大心血管学会：肿瘤治疗相关性心血管合并症的评估与管理指南》；欧洲肿瘤内科学会（ESMO）发布 2020《ESMO 共识建议：癌症患者在肿瘤治疗过程中心脏病的管理》。ACC 开启为期 3 天的网络会议“ACC.20/WCC”，围绕心脏毒性患者治疗期间生物标志物筛查等相关研究的探讨。近年来，北美及加拿大陆续成立肿瘤心脏病学学会及各种专科期刊，美国、意大利、中国等国家设置了肿瘤心脏病学专科门诊，以更好地服务于肿瘤心脏病患者的临床诊治、基础研究、专业及系统培训。

（二）国内肿瘤心脏病学发展历程

2011 年：我国首部肿瘤心脏病学的专家共识——《防治蒽环类抗肿瘤药物心脏毒性的中国专家共识（2011 版）》发表，并在 2013 年和 2018 年做出了更新。此时，我国的肿瘤心脏病学学科正处在萌芽阶段。

2015 年：提出“两全”管理模式，即“全方位提升”和“全周期促进”，开创跨学科全方位管理模式，提高肿瘤患者的生存率。

2016 年：6 月，第一届中国肿瘤心脏病学会议（CCOC）在大连召开，宣告肿瘤心脏病学（oncocardiology）在中国正式成为一个亚专业，并确立了学科命名和研究领域。山东大学张运院士参与开幕式讲话并对中国肿瘤心脏病学科的发起和拓展给予了高度的肯定，北京大学医学部詹启敏院士和复旦大学附属中山医院葛均波院士也发去了祝词寄语，国际肿瘤心脏病学会主席 Susan Dent 教授针对西方国家临床及科研工作相关经验进行了现场分享。10 月，长城国际心脏病学会议首届肿瘤心脏病论坛在首都北京召开。11 月，第一届中国肿瘤心脏病学会议在大连召开。同年，全国首家肿瘤心脏病学门诊分别于哈尔滨（哈尔滨医科大学附属肿瘤医院心血管内科）和大连（大连医科大附属第一医院肿瘤心血管专科）相继成立。

2017 年：3 月，中国国际心力衰竭 - 肿瘤心脏病学论坛学术会议（北京）；4 月，长江国际心血管病学术会议 - 肿瘤心脏病论坛召开（重庆）；第 19 届中国南方国际心血管病学术会议肿瘤心脏病论坛召开（广州）；10 月，第 28 届长城国际心脏病学会议肿瘤心脏病论坛召开（北京）；11 月，《肿瘤心脏病学——癌症与心脏疾病的临床交汇》出版，成为我国第一部肿瘤心脏病学领域的专业参考书。

2018 年：5 月，冰城肿瘤心脏病学会议召开（哈尔滨）；8 月，由葛均波、徐永健、王辰院士主编的《内科学（第 9 版）》在北京出版，教材中首次出现肿瘤心脏病学专题；中国抗癌协会整合肿瘤心脏病学分会宣告成立，张志仁教授担任首届主任委员，表明我国肿瘤心脏病领域开启新里程。2018 年，国内首个“肿瘤心脏病学科”专刊在陈凯先院士为编辑部主任的《药学进展》发表，首都医科大学附属北京朝阳医院心脏中心行政副主任、北京市高血压重点实验室主任钟久昌教授担任该专刊主编。

2019 年：3 月，在韩雅玲院士的支持下，中华医学会心血管病学分会肿瘤心脏病学学组正式成立。5 月，第十三届东方心脏病学会议肿瘤心脏病学论坛在上海召开。10 月，第 30 届长城国际心脏病学会议肿瘤心脏病论坛在北京召开。11 月，第二十一次全国心血管年会肿瘤心脏病学论坛在郑州举办；12 月，第四届中国肿瘤心脏病学会会议在大连盛大开幕，进一步推动我国肿瘤心脏病学事业的蓬勃发展。我国肿瘤心脏病学发展日益壮大，北京、上海、哈尔滨、大连、广州、郑州、杭州等地陆续开展肿瘤心脏病学相关特色专科。

2020 年：国内张志仁、钟久昌教授等有 2020 全国肿瘤防治宣传周暨抗癌日活动期间针对性地开展了肿瘤心脏病学科科普宣传。

第三节　心血管疾病与肿瘤的关系

近年来，肿瘤和心血管疾病的医疗负担在全球范围内不断增长。由于居民不良的生活习惯和饮食结构，心血管疾病与肿瘤疾病的发病率逐年增加，肿瘤患者合并心血管疾病的发生使死亡率不断攀升，患者致死致残率越来越高。随着肿瘤治疗的进展，患者长期存活率增加，而长期生存患者心血管疾病风险也相应增加，且罹患心血管疾病的恶性肿瘤患者预后更差。越来越多的证据表明肿瘤和心血管疾病具有共同的发病基础，两者的发病存在共同的病理生理学过程，且流行病学数据显示两者具有共同的高危因素如吸烟、肥胖和糖尿病，需要共同目的性干预以延缓肿瘤心血管疾病的发生发展进程。

一、肿瘤和心血管疾病的“共同土壤”

肿瘤治疗过程中可引发心脏毒性和心血管疾病，而心血管疾病本身可能是导致肿瘤发生的一种疾病状态。肿瘤和心血管疾病具有共同的高危因素，两者相互影响、相互促进（表 59-3-1）。

表 59-3-1 肿瘤和心血管疾病的“共同土壤”及相关机制

存在基础心血管疾病	危险因素、相关机制及常见肿瘤
心力衰竭（包括 HFpEF 和 HFrEF）	年龄（＜ 18 岁；＞ 50 岁应用曲妥珠单抗；＞ 65 岁应用蒽环类药） 男性最多癌症：前列腺癌、肺癌、直肠癌 女性最多癌症：乳腺癌、肺癌、直肠癌
无症状的心血管疾病（LVEF ＜ 50%，或 BNP 升高）	早发心血管疾病家族史（＜ 50 岁发病）
已明确诊断 / 潜在的冠状动脉疾病（既往心肌梗死、心绞痛、PCI 或 CAGB、心肌缺血）	高血压：白细胞介素能升高血压，抑制肿瘤细胞凋亡，使肿瘤血管生成增多，促进肿瘤进展 相关癌症：肾癌
中 / 重度心脏瓣膜病合并左心室肥厚或左心室功能损害	糖尿病：氧化应激、糖基化和三酰甘油通过胰岛素抵抗引起脂蛋白异常，同时 IGF 可使平滑肌细胞增殖及并迁移，最终导致血管内皮功能障碍和动脉粥样硬化发生 相关癌症：乳腺癌、结肠癌、肝内胆癌、子宫内膜癌
高血压心脏病合并左心室肥厚	高胆固醇血症：心血管疾病与肿瘤因胆固醇代谢通路相联系
心肌病（肥厚型、扩张型、限制型、心脏淀粉样变累及心肌）	肥胖：瘦素影响端粒酶、逆转录酶活性等。炎性细胞因子具有抗凋亡和促血管生成的作用 相关癌症：食管癌、胰腺癌、肝癌、结肠癌、绝经后乳腺癌及子宫内膜癌、肾癌
症状明显的心律失常（心房颤动、室性心律失常等） 既往心脏毒性药物应用情况（蒽环类药物）	吸烟：尼古丁致癌，诱导信号通路异常转导，导致鳞状上皮细胞反复损伤、非正常的再生
既往胸腔 / 纵隔腔放疗	不良生活方式：饮食、酗酒、缺乏运动 相关癌症：直肠癌、结肠癌、肝癌、肺癌、咽喉癌、食管癌、绝经后乳腺癌

资料来源：Chow WH, Dong LM, Devesa SS. Epidemiology and risk factors for kidney cancer. Nat Rev Urol, 2010, 7(5): 245-257。

（1）不可控危险因素：年龄（在发达国家，约 78% 新发癌症与年龄增长有关）、性别（男性患心血管疾病较早且癌症发生率高于女性）、种族（黑种人发病率最高）。

（2）可控危险因素：吸烟、饮酒、高脂血症、久坐等不良生活方式、不健康饮食、肥胖、高血压、糖尿病。20% 的恶性肿瘤可与肥胖有关系；糖尿病通过血管内皮功能障碍和炎症导致肿瘤的形成；高血压状态下血管内皮生长因子（VEGF）水平上升，影响血管新生，促进肿瘤的发生；高脂血症可增加促进肿瘤细胞表达的相关 VEGF 受体。

肿瘤和心血管疾病就像“一根藤上两个瓜”。“藤”就是上述的危险因素包括吸烟、饮酒、不健康饮食、肥胖、高脂血症及不良生活方式。顺“藤”就能找到肿瘤、心血管疾病的主要病因。肿瘤和心血管疾病如能早期纠正不健康生活方式或者早期干预上述危险因素，是可能逆转的，至少可以延缓其发病及心脑血管事件的发生及进展。世界卫生组织（WHO）预估，改善或避免可控危险因素可防止 30% 的恶性肿瘤和心血管疾病患者的死亡。

二、肿瘤与心血管疾病共同的生物学机制

越来越多的证据表明肿瘤和心血管疾病具有共同的发病基础，两者发病均涉及包括氧化应激和炎症等在内的共同病理生理学过程。肿瘤与心血管疾病存在共同的生物学机制，可归纳为以下几个方面（表 59-3-1）：

1. 氧化应激　一方面，慢性炎症可诱导氧化应激，导致血管平滑肌增生和动脉粥样硬化的形成、脂质过氧化等，促进 ASCVD 发病；另一方面，肿瘤微环境可诱导氧化应激，促使基因突变，导致肿瘤发生。

2. 炎症　主要表现为慢性炎症，不仅发生于各种心血管疾病和肿瘤的发生发展过程中，还发生于两者的共同危险因素中，如糖尿病、高血脂、肥胖。另外，慢性炎症可诱发、促使并加快肿瘤转化为恶性，同时削弱细胞免疫清除功能，间接诱发恶性肿瘤。

3. 缺氧　当心肌细胞长期处于缺氧状态下，肿瘤间质可合成蛋白质成分等物质，使心功能恶化，在血管生成与肿瘤转移中起恶性循环作用。

4. 其他机制　交感神经系统与肾素 - 血管紧张素 - 醛固酮系统（RAAS）、细胞外基质组成与结构的改变、炎性细胞因子及激素具有调节自噬凋亡信号和促血管生成等其他代谢反应，均与心血管疾病和肿瘤发病相关。

第四节　心血管疾病与肿瘤的发生、进展及预后

一、高血压与肿瘤的共同危险因素及病理生理机制

1. 高血压与肿瘤的共同危险因素　肿瘤和高血压及其并发症所导致的死亡人数均居高不下，高血压会降低恶性肿瘤患者的总体生存率，而肿瘤治疗过程中会反过来加重高血压的发生发展。两者为不同的疾病，但存在共同的土壤。WHO 提出高血压与肿瘤有共同的五大危险因素：高体重指数（肥胖）、不健康饮食、低运动量、吸烟、饮酒，且近 1/3 癌症所致的死亡与上述 5 项危险因素相关。另外，年龄、糖尿病、高脂血症及不健康的生活习惯也同样成为高血压与肿瘤的共同致病危险因素。有研究表明，男性和女性高血压患者死于癌症的风险均升高，对血压高于正常值的男性而言，患癌风险显著升高 10% ～ 20%。40 ～ 50 岁为高血压患者易患恶性肿瘤的主要年龄段。高脂血症促进乳腺癌生长，肿瘤细胞在动脉粥样硬化小鼠显著增生，与低水平 LDL 组相比，高 LDL 组肿瘤体积显著增大，生存率显著降低。

2. 高血压本身可能为肿瘤发生的危险因素　作为心血管疾病最主要的危险因素，高血压是肿瘤患者最常见的心血管合并疾病，患病率高达 37%。高血压与肿瘤的发病率、死亡率存在一定相关性。高血压是肾细胞癌发生的危险因素，其中 RAAS 基因多态性与肾细胞癌发生相关，尤其在女性肿瘤放疗患者、妊娠高血压患者中发生率增高。研究表明，高血压促进肾癌发生。与正常血压相比，SBP ≥ 160mmHg 肾癌风险增加 94%，DBP ≥ 90mmHg 肾癌风险增加 75%，且缺氧诱导因子促进高血压患者肿瘤生长和脂质过氧化。高血压与肾细胞癌发生呈正相关的关系，与血压呈效应相关性，降压可能降低风险，其效应独立于体重指数。在患有乳腺癌、子宫内膜癌、结直肠癌等肿瘤患者中，非癌症死亡原因最高，其中高血压等心血管疾病为主要死亡原因。肾脏肿瘤、肾上腺腺瘤、嗜铬细胞瘤、肾上腺皮质醇腺瘤及垂体瘤均可引起继发性血压升高。目前仍需大量研究进一步探讨肿瘤与高血压之间的确切关系。

高血压和肿瘤具有相同的病理生理机制改变。高血压参与肿瘤发生的可能机制如下：

（1）血管生成因子是高血压参与肿瘤发生的可能机制之一：VEGF 作为刺激肿瘤组织血管生成的重要激素因子，在肿瘤患者与高血压患者中水平均显著增高。

（2）缓激肽通过增加组织渗透性和刺激血管生成促进肿瘤的生长。

（3）高血压可诱发和加重动脉壁的炎症及氧化应激，参与肿瘤发生。

（4）高血压左心室肥厚中纤维细胞的增殖、阻力血管平滑肌细胞增生、动脉粥样硬化斑块中平滑肌细胞的增殖，可能与原癌基因如 *c-fos*、 *c-myc*、*c-fms*、*c-sis* 的表达过多有关。上述原癌基因的表达产物，部分为核内调节蛋白，部分为生长因子，在肿瘤细胞内也有类似异常表达，故认为恶性肿瘤和高血压存在共同的病理生理机制。

（5）高血压状态下 RAAS 激活也可能参与肿瘤的发展过程：血管紧张素Ⅱ（Ang Ⅱ）作为血管收缩与高血压的重要因子，可促进 VEGF 的生成与分泌，参与肿瘤发生发展进程。

（6）长链非编码 RNA 如 lncRNA-H19、lncRNA-GASS 和微小 RNA 如 miRNA-21、miRNA-143 活性或者表达异常参与高血压和肿瘤的发生发展。

二、动脉粥样硬化性心血管疾病与肿瘤发病风险

1. 心血管疾病与肿瘤　2019 年美国心脏协会（AHA）会议最新研究发现，与未患心血管疾病的人群相比，心血管疾病幸存者罹患癌症的风险可能更高。相较低心血管疾病风险的人群，携带较多心血管疾病风险的人群患癌风险往往更高。Framingham 心脏研究中心一项 15 年的研究，纳入了 12 712 名平均年龄为 51 岁且未患心血管疾病或癌症的参与者，预测其未来 10 年内患心脏病的风险。研究发现，肿瘤患者患有心血管疾病风险依次为胃肠道癌症（19%）、乳腺癌（18%）、前列腺癌（16%）及肺癌（11%）；10 年 ASCVD 风险为 20% 或以上的参与者患任何癌症的风险为 5%，是 10 年 ASCVD 风险为 20% 以下参与者的 3 倍。2019 年 AHA 官方杂志 *Circulation* 发表研究表明，与同年龄匹配的未患有癌症的受试者相比，癌症病史 5 年以上的患者心血管特异性死亡率增加了 1.3 ～ 3.6 倍，心血管疾病危险因素如高血压、糖尿病和血脂异常的发病率增加了 1.7 ～ 18.5 倍，由于癌症特异性死亡率的持续提高及人口的迅速老龄化，肿瘤患者中的罹患心血管疾病风险可能会变得更高。

2. 动脉粥样硬化性心血管疾病与肿瘤　不同类型的肿瘤伴发心血管疾病的发病率及机制也不尽相同。研究发现，冠状动脉疾病（coronary artery disease，CAD）患者消化道恶性肿瘤的发病率较高，伴发心房颤动的胃肠道恶性肿瘤发病率较高。结直肠癌患者在确诊后的 90 天内心房颤动和心房扑动的发病率略有增高，可能主要与手术有关。因结直肠癌和乳腺癌手术而入院的患者心房颤动的发病率高于因非肿瘤性疾病手术而入院的患者（3.6% *vs.* 1.6%）。该研究的局限性在于受试者包括了乳腺癌患者。因血栓栓塞事件或心房颤动而服用香豆素类口服抗凝血药的患者中，60% ～ 70% 发生过出血的患者 INR 高于治疗范围的上限。随着心力衰竭患者预后的改善，患者非心源性死因所占比例也日益增高，尤其是老年心力衰竭患者。有研究对 960 例美国 NYHA 分级Ⅱ级和Ⅲ级的患者进行了中位随访时间为 36 个月的随访后发现，其中 34% 的患者死于心血管疾病，39% 为恶性肿瘤。同时，肿瘤也增加心力衰竭患者的远期死亡率和住院率。

三、PCI 术与肿瘤风险

根据《欧洲心脏病学杂志》一项 10 年的研究表明，行 PCI 患者中，1.8% 同期发现癌症，5.8% 既往有癌症。发病率随时间推移而上升，最常见的 4 种癌症是前列腺癌、乳腺癌、结肠癌和肺癌。研究表明，肿瘤患者经 PCI 术后 1 年心源性死亡风险增加 64%，出血风险增加 55%，而不增加支架相关的缺血事件风险。癌症＜ 1 年的患者中，相比无癌患者，其手术后 1 年心源性死亡风险将增加 2.43 倍，出血风险增加 1.31 倍；对于被诊断为癌症≥ 5 年的患者，心源性死亡风险增加 71%，出血风险增加 41%。这表明抗肿瘤治疗的不良反应可使心源性死亡的风险增加。肿瘤患者心源性死亡的原因可能与出血风险的上升有关。抗血管生成药物联合抗肿瘤药物治疗可引起急性心肌缺血或加重已有的缺血性心脏病，在开始治疗前应仔细了解患者的临床病史和心血管危险因素，缺血和血运重建后，VEGF 在肿瘤毛细血管网的修复中发挥重要作用。PCI 术后循环中 VEGF 的增加可能与再狭窄风险增加有关，故需要评估患者抗 VEGF 治疗的风险获益比。

（钟久昌　刘　颖　蔺建宇）

第 60 章
肿瘤治疗引发的心血管疾病

第一节　肿瘤靶向治疗与放射治疗引发的心血管毒性

肿瘤心脏病学是一门协作医学学科，专注于心血管药物与肿瘤关系和肿瘤患者治疗中心血管疾病的预防、诊断及治疗。抗肿瘤药物是把双刃剑，在抗肿瘤治疗过程中，既杀灭肿瘤细胞又损伤正常细胞，从而引发不良反应，阻碍疗效的发挥。目前许多心血管专家对新的具有潜在心脏毒性的抗肿瘤药物并不熟知，而肿瘤专家对肿瘤患者合并心血管疾病及对抗肿瘤治疗手段如化学治疗（简称化疗）、放射治疗（简称放疗）、免疫治疗等潜在的心血管毒性往往有不同程度的忽视；有关肿瘤分泌的细胞因子等引起的心脏损伤及心脏原发与继发肿瘤缺乏系统研究，需要医学免疫学、病理学、药学及临床医学专家一起应对。

一、抗肿瘤治疗导致心脏毒性

抗肿瘤治疗导致的心脏毒性可以呈进展加重性，严重时为不可逆性，严重影响肿瘤患者的生活质量和远期存活。抗肿瘤治疗主要是直接与间接对心血管产生影响。

（1）直接损伤是指抗肿瘤治疗直接引起心肌毒性、血压变化、心肌缺血。

（2）间接损伤是指肿瘤患者生活方式改变、化疗等产生心脏的损伤。抗肿瘤治疗引发的相关心血管毒性归纳为心肌功能不全与心力衰竭、冠状动脉疾病、瓣膜病、心律失常、高血压、血栓栓塞性疾病、周围血管病和卒中、肺动脉高压和心包并发症。抗肿瘤治疗最常见和较严重的心脏毒性表现是心力衰竭，可大大增加肿瘤患者患病率和死亡率。

二、肿瘤靶向治疗、放疗及化疗引发心血管疾病

靶向抗肿瘤药物可导致各类心脏毒性，肿瘤靶向治疗、放疗及化疗可引发高血压、CAD、心包疾病、心力衰竭、心肌炎、血栓栓塞、瓣膜性心脏病及各类心律失常等（表 60-1-1，表 60-1-2，图 60-1-1）。临床上对使用去甲基化和烷化剂抗肿瘤药物治疗时产生新的核酸甲基化作用缺乏系统认识。深入探讨核酸甲基化在肿瘤治疗中导致心血管系统损伤的作用机制，对研制既能抗肿瘤又具有低心血管毒性的药物有积极的推动作用。根据 2019 年 FDA 不良反应报告系统（FAERS）数据，相当有前景的免疫检查点抑制剂（ICI）免疫治疗与化疗、靶向治疗作用于肿瘤细胞不同，它是直接作用于自身免疫系统，阻断免疫检查点（如 PD-1）与其配体结合，恢复 T 细胞的活化和增殖，从而杀伤肿瘤细胞。但 ICI 相关的心脏不良反应目前仍未深入了解，且临床上出现严重危及生命的心脏毒性反应，包括心肌炎及非心肌炎心脏毒性反应，早期特异性诊断较困难且缺乏相关临床研究与数据的支持。目前，肿瘤心脏病特异性诊断的相关研究相对薄弱，尤其相对于心包积液，临床并未重视，当临床发现心包积液时，肿瘤患者往往大多已发生心脏压塞。

表 60-1-1 肿瘤化疗和放疗引发的心脏毒性及心血管疾病

肿瘤化疗	肿瘤放疗
· 冠状动脉粥样硬化疾病 / 心肌缺血	· 冠状动脉粥样硬化疾病
· 充血性心力衰竭 / 左心功能不全	· 瓣膜性心脏病
· 心律失常	· 心包疾病
· 心包炎 / 心包积液	· 充血性心力衰竭 / 左心功能不全
· 心肌炎	· 心律失常
· 高血压	· 限制型心肌病
· 低血压 / 自主神经病	
· 血栓栓塞	

资料来源：Pitekova B, Ravi S, Shah SV, et al. The role of imaging with cardiac computed tomography in cardio-oncology patients. Curr Cardiol Rep, 2016, 18(9):87。

表 60-1-2 抗肿瘤药物导致的心脏毒性

种类	适应证	心律失常	Q-T 间期延长	收缩功能不全	高血压	心肌梗死	血栓 - 栓塞
蒽环类							
柔红霉素	白血病	++/+++	√	+	–	–	–
多柔比星	乳腺癌、淋巴瘤、肉瘤	+/++	√	++/+++	–	–	√
多柔比星脂质体	淋巴瘤、肉瘤	+	√		–	+/++/+++	
表柔比星	乳腺癌、肾癌	–	√	+/++	–	–	√
伊达比星	白血病	++/+++	√	++/+++	–	–	√
米托蒽醌	白血病	++/+++	√	++/+++	++	++	–
烷化剂							
顺铂	膀胱癌、头颈部肿瘤、肺癌、卵巢癌	√	√	√	√	√	++
环磷酰胺	血液系统肿瘤、乳腺癌	–	–	√	–	–	+
异环磷酰胺	宫颈肉瘤	√	–	+++	–	–	+
抗微管合成类							
多西他赛	乳腺癌、肺癌	+/++	√	++	++	++	√
结合型紫杉醇	乳腺癌、胰腺癌	+/++	√	–	–	–	+
紫杉醇	乳腺癌、肺癌	++	√	+	–	+	–
抗代谢药							
卡培他滨	结直肠癌	√	√	√	–	++	+/++
氟尿嘧啶	胃肠肿瘤	√	√	+	–	++/+++	√
激素类							
阿比特龙	前列腺癌	++	–	++	++/+++	++	–
阿那曲唑	乳腺癌	–	–	–	++/+++	++	++
依西美坦	乳腺癌	–	–	–		++	+
来曲唑	乳腺癌	–	–	–	++	++/+++	++
他莫昔芬	乳腺癌	–	√	–	++/+++	++	++

续表

种类	适应证	心律失常	Q-T 间期延长	收缩功能不全	高血压	心肌梗死	血栓 - 栓塞
抗体靶向药物							
贝伐珠单抗	直结肠癌	++	√	+/++	++/+++	+/++	++/+++
本妥昔单抗	淋巴瘤	–	–	–	–	+	++
西妥昔单抗	结直肠癌、头颈部肿瘤	++	–	√	++	√	+/++
伊匹单抗	黑色素细胞瘤	–	–	–	–	–	–
帕尼单抗	结直肠癌	√	–	–	++	++	+
帕妥珠单抗	乳腺癌	–	–	++	–	–	–
利妥昔单抗	血液系统肿瘤	√	–	–	++	++	++/+++
曲妥珠单抗	乳腺癌、胃癌	++	–	++/+++	++	–	+/++
小分子靶向药物							
硼替佐米	多发性骨髓瘤	+	–	+/++	+	+	+
达沙替尼	白血病	++/+++	+/++	++	++	++	+/++
埃罗替尼	肺癌	√	–	–	–	++	++
吉非替尼	肺癌	√	√	–	–	+/++	√
伊马替尼	慢性髓系白血病	–	–	+/++	–	+++	+
拉帕替尼	乳腺癌	√	+++	++	–	–	–
尼洛替尼	慢性髓系白血病	++	++	++	++	√	+
帕唑帕尼	肾癌	–	–	+	+++	+/++	++
索拉非尼	肾癌、肝癌	+	√	+	+++	++	++
舒尼替尼	胃肠道间质瘤、肾癌	+	+	++/+++	+++	++	+/++
威罗非尼	黑色素细胞瘤	++	√	+	++	++	++
其他类							
依维莫司	肾癌	–	–	++	++	–	+
来那度胺	多发性骨髓瘤	+/++	+	++	++	++	++/+++
西罗莫司	肾癌	–	√	–	++	+++	++

注：+++，发生率＞ 10%；++，发生率 1% ～ 10%；+，发生率＜ 1% 或罕见；√，有病例报道但因罕见无法计算概率；–，尚无有关报道。

资料来源：Tarantini L, Gulizia MM, Di Lenarda A, et al. ANMCO/AIOM/AICO Consensus Document on clinical and management pathways of cardio-oncology: executive summary. Eur Heart J Suppl, 2017, 19(Suppl D):D370-D379。

1. 化疗引起的相关心脏毒性　抗肿瘤药物常引起的心脏毒性，可依据是否可逆分为两型：1 型心脏毒性为不可逆型，常为蒽环类药物引起；2 型心脏毒性为可逆型，常为分子靶向药物引起。根据时间分三型：急性为数小时或数天以内，主要引起心脏节律改变与心肌损伤；慢性为 1 年内，主要引起心功能障碍；迟发性为化疗后数年，主要引起心肌病。化疗不仅影响心室功能，某些化疗药物还可损害血管系统，导致内皮细胞急性损伤、血管反应性异常、血管痉挛、血小板活化和聚集。

由药物对心脏的毒性作用引起的心律失常、心脏收缩或舒张功能异常，甚至心肌肥厚或心脏扩大的心脏病变，包括以下一项或多项：

（1）表现为整体功能降低或室间隔运动明显降低的心肌病、LVEF 降低。

（2）充血性心力衰竭（CHF）相关的症状。

（3）第三心音奔马律、心动过速等 CHF 相关的体征。

（4）可有 LVEF 较基线降低至少 5% 至绝对值＜ 55%，伴随 CHF 的症状或体征；或 LVEF 降低至少 10% 至绝对值＜ 55%，未伴有症状或体征。

（5）不包含化疗药物使用早期发生的亚临床心脏毒性。

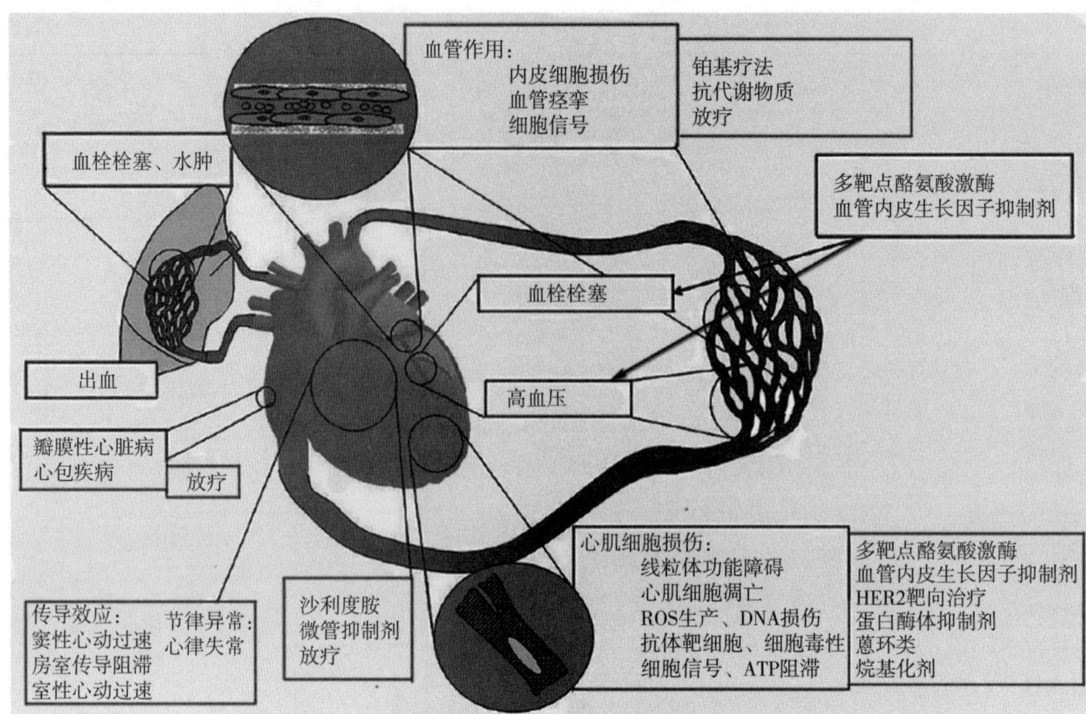

图 60-1-1 肿瘤患者放化疗的心血管毒性及相关心血管疾病

引自: Albini A, Pennesi G, Donatelli F, et al. Cardiotoxicity of anticancer drugs: the need for cardio-oncology and cardio-oncological prevention. J Natl Cancer Inst, 2010, 102(1):14-25

2. *放疗引起的相关心脏毒性* 放疗可对放疗区域的血管造成损伤，产生急性血管效应，导致内皮功能紊乱，炎症细胞浸润，长期持续的炎症反应会引起进行性微血管系统的损害，血管滋养管损伤导致血管壁缺血，最终形成血栓。早期放疗引起心血管疾病是指放疗过程中或放疗后几周内发病，心肌细胞凋亡、坏死，内皮细胞损伤，血管的渗透性改变和间质水肿，主要为急性心包炎、心肌炎等。晚期放疗，引起心脏内膜增厚，心肌间质纤维化与心包纤维化，心肌功能障碍，主要为冠心病、瓣膜病、慢性心包炎、心肌疾病及各种心律失常（表 60-1-1，表 60-1-3，图 60-1-1）。

表 60-1-3 放射性心脏损伤（RIHD）相关心血管疾病

· 心包疾病 急性心包炎 延迟性心包炎，有或没有填塞 缩窄性心包炎	· 冠状动脉疾病 微脉管系统 大血管疾病
· 心肌病	· 全心炎
· 左心功能不全	· 瓣膜缺损
· 传导异常	· 肺静脉闭塞性疾病

资料来源：于兰，万海涛，王刚，等 . 放射性心脏病的研究进展 . 中华放射医学与防护杂志，2016, 36(6): 475-480。

放疗瓣膜损伤特点如下：

（1）女性多于男性。

（2）瓣叶基底和中部增厚伴钙化，瓣尖及瓣叶连接部不受累（与风湿瓣膜病相鉴别）。

（3）二尖瓣前叶瓣与主动脉根部交界处钙化是特征性改变。

3.*Kounis 综合征的诊断与治疗* Kounis 综合征是指过敏反应导致的急性冠脉综合征（ACS），心脏出现大量肥大细胞，IgE 介导过敏反应引起冠状动脉痉挛或斑块破裂，激活血小板和凝血等系列临床心血管综合征。由于抗肿瘤治疗会产生对心脏的直接或间接损伤，若未详细记录化疗方案和放疗累积剂量，会产生过敏反应，从而间接引起相应的心脏毒性，即 Kounis 综合征。

Kounis 综合征分三型。

（1）Ⅰ型是指无 CHD 危险因素或冠状动脉病变，过敏导致冠状动脉痉挛。

（2）Ⅱ型是指有冠状动脉粥样硬化病变，急性过敏导致冠状动脉痉挛或斑块破裂引起急性心肌梗死。

（3）Ⅲ型是指 DES 植入后，过敏引起支架内血栓形成。

Kounis 综合征的诊断如下：

（1）ACS 临床诊断证据。

（2）急性过敏性疾病相关症状、体征和实验室检查异常：血清组胺、IgE、中性蛋白酶、CRP、TNF-α、IL-1β、嗜酸性粒细胞，斑贴试验。

（3）抽吸血栓做组织学检查：嗜酸性细胞（HE 染色）和肥大细胞（吉姆萨染色）。

（4）排除单纯由冠状动脉粥样硬化或其他疾病引起（如易栓症、SLE、红细胞增多症等）。

Kounis 综合征的治疗如下：

（1）Ⅰ型：氢化可的松、苯海拉明、雷尼替丁；血管扩张药：CCB、硝酸酯类药物。

（2）Ⅱ型：除Ⅰ型用药外，使用 DAPT（阿司匹林过敏者禁用）；β 受体阻滞剂可增加冠状动脉痉挛风险，禁用；阿片类（吗啡、哌替啶）可诱发肥大细胞脱颗粒，加重过敏反应。

（3）Ⅲ型：抗组胺和皮质类固醇激素；脱敏治疗；治疗无效需取出支架；肿瘤合并稳定型心绞痛治疗策略；稳定型心绞痛以药物治疗为主；最佳优化药物治疗后，仍持续性心绞痛，可考虑行 PCI 治疗。

第二节　肿瘤治疗引发心血管疾病的相关机制

一、抗肿瘤药物引发心脏毒性的潜在机制

抗肿瘤治疗可引起不同程度的心脏毒性，主要与肿瘤患者自身是否存在心脏合并症或心血管高危因素、抗肿瘤治疗方案、药物种类、放疗累积剂量、放疗范围等因素有密切联系。不同抗肿瘤治疗产生心脏毒性的机制不同，有些抗肿瘤药物心脏毒性的机制目前尚不明确。因此，抗肿瘤治疗引发高血压、心血管疾病的相关药物及其机制，属于肿瘤心脏病学的重要研究方向。

抗肿瘤药物致心脏毒性的病理生理机制可归纳如下（图 60-2-1）：

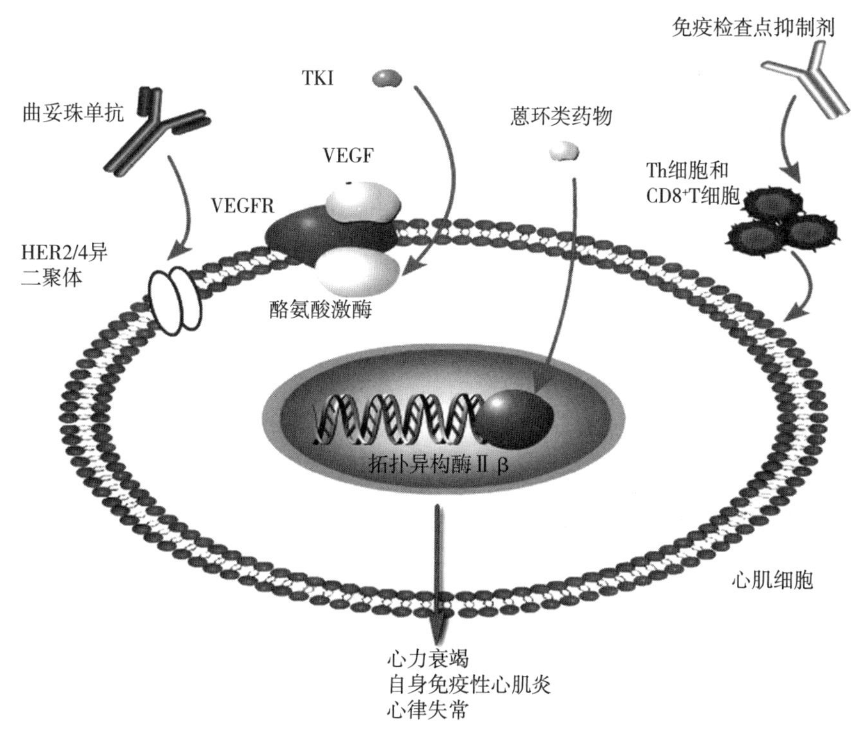

图 60-2-1　肿瘤治疗引起心血管疾病的潜在机制

修改自：熊宇麒，李学军．心血管疾病与恶性肿瘤的共同危险因素及药物的影响．药学学报，2020,55(1):1-7

1. 对心脏的直接损伤作用　蒽环类、曲妥珠单抗、氟尿嘧啶等。

2. 影响凝血系统　血管生成抑制剂、烷化剂、组蛋白脱乙酰酶抑制剂（HDI）、酪氨酸激酶抑

制剂（TKI）等。

3. 导致高血压　TKI（贝伐珠单抗、索拉非尼、舒尼替尼等）。

4. 诱导心房颤动　异环磷酰胺、吉西他滨、美法仑、顺铂、多西他赛、氟尿嘧啶、依托泊苷、大剂量皮质醇。

二、肿瘤治疗引起高血压的潜在机制

1. 抗血管生成药物引起高血压的潜在机制　血管生成抑制剂（angiogenesis inhibitor，AI）主要不良反应为高血压，可导致高血压发病或恶化的发生率为 19% ～ 47%。主要包括 VEGF 信号通路阻断剂（舒尼替尼、索拉非尼等）和 VEGF 受体（VEGFR）抗体（贝伐珠单抗等）。动脉壁 NO 生成减少、内皮素 -1（ET-1）生成增多、血管内皮细胞凋亡导致的毛细血管数量减少等，可能都是 AI 导致高血压的病理生理机制。

2. VEGFR 抗体导致高血压的病理生理机制　VEGF 途径抑制剂，包括酪氨酸激酶抑制剂（FDA 批准的药物包括舒尼替尼、阿帕替尼、阿昔替尼、索拉非尼、凡德他尼、卡巴坦尼、培唑帕尼）、VEGF-A 单克隆抗体贝伐珠单抗、VEGF trap 阿柏西普及 VEGFR-2 单克隆抗体雷莫芦单抗等，高血压为该类药物共同及显著的不良反应。VEGF 包括 VEGF-A、VEGF-B、VEGF-C、VEGF-D 和胎盘生长因子等异构体。其受体 VEGFR 是酪氨酸激酶跨膜蛋白，分为 VEGFR-1、VEGFR-2、VEGFR-3 三种亚型。在血管生成中起主要作用的是 VEGF-A 与 VEGFR-2，溶解状态的 VEGFR-1 对 VEGFR-2 有着负调节作用，溶解状态的 VEGFR-1 通过阻止 VEGF-A 与 VEGFR-2 的结合，抑制下游的信号通路。VEGF 与 VEGFR 的结合导致细胞内受体酪氨酸激酶二聚化，激活下游的分子信号通路，包括激活磷脂酰肌醇 3- 激酶（PI3K）通路、PLA2 通路、NADPH 氧化酶途径调节内皮细胞的生存、增殖、迁移及血管渗透性。VEGF 途径抑制剂致高血压机制如下：

（1）水钠潴留：VEGF 抑制剂可使 NO 的产生减少，引起血管收缩，外周血管阻力增加，最终引起高血压。NO 合酶的减少会引起水钠潴留，导致局部或全身血压升高。

（2）血液灌注减少：微血管网络变稀疏主要是指解剖结构异常与功能异常，局部小动脉收缩可减少无血液灌注的毛细血管数量。

（3）增加血管收缩刺激物分泌：抗血管生成药可增加循环中 ET-1 水平，ET-1 与血管平滑肌细胞上的内皮素受体结合而引起血管收缩，导致血压升高。ET-1 可通过 MAPK 通路使内皮细胞增殖，促进癌细胞有丝分裂，内皮素受体拮抗剂存在潜在的抗肿瘤作用。

（4）内皮细胞功能失调：VEGF 抑制剂可能导致 ROS 数量增多，使受到氧化应激损伤的内皮细胞出现功能失调，还能将 NO 氧化为亚硝酸盐，阻止血管舒张。

（5）肾功能不全：VEGF 抑制剂治疗引起的肾功能不全导致高血压，产生肾衰竭、血栓性微血管病或肾小球疾病，进一步减少肾血流量和肾小球滤过率，发生继发性高血压。

3. 红细胞生成素刺激剂导致高血压的病理生理机制　使用红细胞生成素后 2 ～ 16 周，33% ～ 35% 的肿瘤患者会发生高血压，其中可能的病理生理学机制如下：

（1）血液黏稠，红细胞计数增加。

（2）内源性血管升压素的产生和敏感性的变化。

（3）血管平滑肌离子环境改变，从而影响血管舒张因子的反应。

（4）重组人红细胞生成素的直接血管加压作用，最终导致高血压的产生。

4. 其他肿瘤治疗与高血压　环磷酰胺促进内皮损伤和肾毒性；抗代谢药物与血栓形成、微血管病变和高血压有关。其他疗法，包括非甾体抗炎药、皮质类固醇、钙调磷酸酶抑制剂，可能导致或恶化高血压。高血压发展相关的肿瘤学干预包括头颈部放射、腹部辐射及肾切除术。颈椎放疗会损伤颈动脉压力感受器，从而导致血压升高。而放疗与高血压动脉压力感受器对交感神经张力具有直接的抑制作用，可降低外周血管阻力并调节心排血量。

三、肿瘤治疗引发心血管疾病的相关机制

1. 抗肿瘤治疗导致心血管疾病的潜在机制　抗肿瘤药物引发的心脏毒性，包括不可逆的

Ⅰ型心脏毒性（如蒽环类药物）和可逆的Ⅱ型心脏毒性（分子靶向药物）。这两大类抗肿瘤药物面世后，由于抗肿瘤谱广、疗效确切，成为各种实体瘤和血液系统肿瘤治疗的基石药物，受到广泛应用，然而在改善肿瘤患者预后的同时，各类心血管并发症，尤其是心力衰竭等心脏毒性，往往成为肿瘤患者中、长期死亡风险增加的重要原因。两类药物导致心脏损伤的病理表现和预后不一致（表 60-2-1）。

表 60-2-1 Ⅰ型与Ⅱ型抗肿瘤治疗心脏毒性比较及机制

类型	相关药物	心脏损伤本质	病理表现	剂量与损伤的关系
Ⅰ型	多柔比星 柔红霉素 米托蒽醌	永久性心肌损伤，第一次用药就产生	空泡形成，肌纤维混乱、坏死	剂量累积效应
Ⅱ型	曲妥珠单抗 舒尼替尼 伊马替尼	可逆性心脏功能失调，预后良好	改变较小，不会出现Ⅰ型中出现的改变	无剂量依赖性

2.VEGF 受体酪氨酸激酶抑制剂引发心血管疾病的相关机制　VEGF 是受体酪氨酸激酶家族成员，为诱导血管生成、增加血管通透性的主要因素。受体酪氨酸激酶抑制剂是治疗肿瘤的常规药物。索拉非尼引起心脏毒性可能的机制为加速心肌细胞凋亡，同时可抑制 RAF-1 和 B-RAF 激酶，使细胞死亡途径激活，心肌细胞凋亡、坏死增加，心肌收缩力下降，心室扩张，加重心脏超负荷。

新近研究发现，舒尼替尼（sunitinib）治疗 40 天后肾细胞癌患者空腹血糖水平降低，而血浆胰岛素、稳态模型评估胰岛素抵抗指数（HOMA-IR）和血清总胆固醇水平升高。此外，研究发现舒尼替尼治疗 40 天后肾细胞癌患者收缩压、舒张压及 24 小时尿蛋白显著升高，而颈动脉内膜中层厚度（IMT）和踝臂压力指数（ABI）治疗前后变化不明显。该研究提示舒尼替尼治疗后观察到的早期内皮功能障碍、血压和尿蛋白等指标的变化可能有助于评估是否增加肾癌患者的心血管风险，并建议在这种情况下进行严格的随访。舒尼替尼作为常用于临床的受体酪氨酸激酶抑制剂，具有抗肿瘤和抗血管生成的双重作用，其升压机制和心脏毒性损伤机制如下：

（1）减少肿瘤的血管生成和血液供应：由于心脏能量代谢较强，而舒尼替尼可抑制 VEGFR 家族并减少肿瘤的血管生成和血液供应，同时，缺氧诱导因子（HIF）-1α 的下游为 VEGF，HIF-VEGF 通路的激活可使心肌细胞损伤。因此，心脏更容易缺血缺氧，长期缺血缺氧会引起扩张型心肌病、充血性心力衰竭、心肌细胞退化及纤维化等。

（2）心肌细胞凋亡增加：舒尼替尼通过调节细胞表面和心肌细胞广泛表达的靶点 PDGFR，使心肌细胞凋亡增加，导致心功能障碍。在 *PDGFR-b* 基因敲除小鼠中，小鼠左心室显著扩张，促血管生成基因表达减少，心功能显著降低。

（3）减少 ATP 和抑制线粒体功能：舒尼替尼可抑制 AMPK，从而使心肌细胞和心脏微血管内皮细胞的 ATP 耗竭，致其能量耗竭细胞死亡。舒尼替尼处理后大鼠心肌细胞中复合体Ⅰ和Ⅱ依赖的呼吸率显著减少，导致心脏微血管内皮细胞中的线粒体膜电位丧失。

（4）减少内皮中的 NO 产生：导致内皮功能障碍、血管收缩，增加外周血管阻力和血压，而降低的 NO 促进纤溶酶原激活物抑制剂（PAI）-1 表达增多，导致高血压恶化。

（5）导致小血管及毛细血管数目减少：造成外周血管阻力升高，血压升高。

（6）VEGF 辅助系膜、足细胞和内皮细胞的增殖、分化及生存：VEGF 生成减少导致肾小球结构功能破坏、肾小球细胞减少、肾系膜溶解、肾小球硬化及蛋白尿等。

3. 蒽环类抗肿瘤药物与心血管疾病的发生机制　蒽环类药物心脏毒性呈剂量依赖性、进展性、不可逆性，初次使用就可能造成损伤。其可能的机制如下：

（1）蒽环类药物作用使拓扑异构酶Ⅱ（topoisomerase Ⅱ，TOP2）与 DNA 结合，形成复合物，促使活性氧（ROS）生成明显增加，并且通过多条通路影响心肌细胞能量代谢障碍，增加氧化应激，使细胞核与细胞质受损，损伤线粒体功能，导致心肌细胞能量代谢障碍，心肌纤维化坏死，最终引起心肌细胞凋亡。

（2）干扰铁和钙自稳态，肌联蛋白水解引起肌丝降解，心肌细胞凋亡，心脏舒张功能异常。

（3）多柔比星可使ROS生成，增加凋亡反应，抑制心脏功能，使心脏干细胞严重损害，引起心功能下降。

（4）蒽环类药物可改变心肌细胞上多种信号通路，影响心脏旁分泌通路VEGF/VEGFR和血小板源性长因子/血小板源性生长因子受体通路，最终导致心力衰竭的发生。

4.ErbB2抑制剂曲妥珠单抗与心血管疾病的病理生理机制　曲妥珠单抗为ErbB2受体的人源化单克隆抗体，其心脏毒性与剂量不相关，有可逆性。曲妥珠单抗心脏毒性可能的机制如下：

（1）心肌收缩功能下降：曲妥珠单抗可与细胞外ErbB2/HER2结合，通过多条途径减弱ErbB2信号通路转导，增强ErbB2受体泛素化和降解。曲妥珠单抗抗原抗体反应可使ATP消耗，心肌细胞凋亡，主要表现为无症状性LVEF下降及慢性心力衰竭。

（2）抗体依赖性细胞介导的细胞毒性作用（ADCC）导致心脏损伤。

5.其他抗肿瘤药物与心血管疾病的病理生理机制　烷化剂可导致血管内皮损伤，直接损伤心肌细胞，激活氧化应激途径，最终导致心肌细胞凋亡；抗代谢类药物如氟尿嘧啶有促使动脉血栓形成、炎症反应、痉挛的作用；抗生素类如米托蒽醌可引起心肌细胞内铁代谢异常、线粒体功能障碍、冠状动脉内皮细胞的炎症反应，最终导致心律失常与慢性充血性心力衰竭；抗微管类药物如紫杉醇可诱导组胺释放，使心肌耗氧量增加，心肌缺血。但目前诸多化疗药物对心脏毒性的具体机制仍不清楚，需进一步研究。

（刘　颖　钟久昌）

第 61 章
心血管药物治疗对肿瘤发生与预后的影响

第一节　降压药物对肿瘤发生与预后的影响

越来越多的研究提示降压药物与肿瘤的转移、复发及肿瘤相关性死亡率等存在一定相关性。抗肿瘤治疗的药物与降压药物相关毒性机制需要进一步去探讨，这不仅有助于发现降压治疗与肿瘤之间的相互作用关系，还能为肿瘤心脏病患者病理生理学提供科学依据，为肿瘤心脏病相关药物研发与临床治疗提供新的线索。临床上常用的一线降压药物如下：

（1）利尿剂。

（2）β 受体阻滞剂。

（3）钙通道阻滞剂（CCB）。

（4）血管紧张素转化酶抑制剂（ACEI）。

（5）血管紧张素Ⅱ受体阻滞剂（ARB）。

多种降压药物所致肿瘤患者死亡风险观测研究发现，与其他降压药物相比，CCB 组肿瘤相关死亡率最高（6.5%），其他降压药物依次为噻嗪类利尿剂（4.4%）、ACEI（4.2%）和 β 受体阻滞剂（2.6%）。

1. CCB　根据最新研究表明，CCB 可作为卵巢癌干细胞治疗的新靶点，可能是预防卵巢癌复发的潜在治疗药物。四种针对卵巢癌干细胞（CSC）的电压门控 CCB（马尼地平、拉西地平、贝尼地平和洛美利嗪）通过调控 Akt/ERK 磷酸化信号通路抑制卵巢 CSC 的球体形成、活性和增殖，并诱导其细胞凋亡。在钙通道亚单位基因中，有 3 个 L 型和 T 型钙通道基因在卵巢 CSC 中高表达，钙通道基因的下调降低了卵巢 CSC 的干细胞样特性，且这三个基因的表达与患者组生存率呈负相关。降压 L 型 CCB 通过自噬和凋亡对化疗耐药的肺癌细胞具有抗癌作用，维拉帕米联合多西他赛（DOC）或长春新碱（VCR）诱导耐药肺癌细胞发生自噬、猝灭和凋亡的作用，强于地尔硫䓬和硝苯地平。肺癌合并高血压患者可以考虑单独使用维拉帕米或与地尔硫䓬联合化疗，但不能使用硝苯地平。另外，根据《美国医学会杂志 · 内科学》不同类型的降压药与绝经后女性患乳腺浸润性导管癌和乳腺浸润性小叶癌的相关性研究发现，长期应用 CCB 类降压药与乳腺癌发病风险密切相关。

2. 利尿剂　噻嗪类利尿剂氢氯噻嗪（hydrochlorothiazide，HCTZ）为经典的降压药，可降低心血管事件的风险，并降低死亡率，目前仍然是最常用的降压药物之一。最新研究表明，利尿剂螺内酯可使男性患者发生前列腺癌的风险降低。也有不同报道，服用 HCTZ 的患者患皮肤癌的风险是正常人的 7 倍。有报道 HCTZ 使用可增加鳞状细胞癌和基底细胞癌（皮肤癌较不严重）的风险，并且 HCTZ 可以增加患唇癌的风险。

3.ACEI/ARB　ACEI 与 ARB 类药物是目前肿瘤心血管疾病研究的热点。在胰腺中，Ang Ⅱ可以通过 AT1 受体介导发挥促血管生成作用。最新的研究表明，胰腺癌中局部 RAAS 异常激活，包括 AT1 受体和 ACE 的表达上调，从而增强 Ang Ⅱ的肿瘤诱导作用。RAAS 阻断剂（ACEI 或 ARB）可通过抑制胰腺癌等肿瘤血管新生发挥抗肿瘤功效（表 61-1-1）。另外，ARB 可增强纳米粒子的渗透和抗肿瘤作用，调节癌症相关成纤维细胞，最终抑制乳腺癌的生长和肺转移。ARB 可能会提高治疗卵巢癌的化疗药物的有效性并减少腹水生成，但其抗癌机制仍不明确。

表 61-1-1 心血管药物在肿瘤治疗中的作用机制

心血管药物	作用机制
利尿剂	呋塞米和氢氯噻嗪增加肾脏肿瘤的发病率；螺内酯可使男性患者发生前列腺癌的风险降低
CCB	长期应用 CCB 类降压药与乳腺癌发病风险相关；肺癌合并高血压患者可单独使用维拉帕米或与地尔硫䓬联合化疗，但不能使用硝苯地平
ACEI/ARB	抑制胰腺癌等肿瘤血管新生而发挥其抗肿瘤功效
ACEI、ARB、β 受体阻滞剂	用在肿瘤患者治疗期间的常规心血管保护药物
他汀类药物	抗炎、降低胆固醇、抗肿瘤细胞增殖和迁移
阿司匹林和非甾体抗炎药	抗炎、抗血小板、抑制肿瘤细胞生长，可下调与酒精、感染、肥胖及吸烟相关癌症的风险，也可作为结直肠癌的化学预防剂
二甲双胍	抗凋亡，保护线粒体功能，在肝癌、乳腺癌中具有一定的抗肿瘤作用

4. β 受体阻滞剂　服用β受体阻滞剂可能与癌症的风险降低有关，但具体机制仍旧不明确。最新一项针对是否患有肿瘤的女性使用降压药物的研究表明，根据肿瘤病史的不同，与降压药物相关的心脏事件的风险也不同。在接受蒽环类或曲妥珠单抗治疗的癌症患者的治疗早期添加β受体阻滞剂，可在保留 LVEF 和防止化疗引起的心脏毒性方面发挥抗癌作用，短期内效果更为明显。同时使用β受体阻滞剂和 ACEI/ARB 可预防化疗引起的心脏毒性。卡维地洛可以改善肿瘤患者生存率。2019 年新近一项临床试验，对接受曲妥珠单抗治疗 12 个月的 HER2 阳性乳腺癌患者的心脏毒性和治疗中断情况进行了为期 2 年的评估，结果表明卡维地洛组和赖诺普利组均表现出心脏保护作用，无明显心脏毒性且患者生存期显著长于安慰剂组。

第二节　心血管药物对肿瘤发生与预后的影响

1. 阿司匹林　抑制癌症的机制可能如下：

（1）改变基因突变频率。

（2）抑制 PI3K 信号，从而抑制肿瘤细胞生长。

（3）抗炎症。

（4）抗血小板功能，预防肿瘤细胞的逃逸现象，并且抑制肿瘤细胞的扩散和转移（表 61-1-1）。

阿司匹林可显著降低胃肠道癌症发病危险。最新研究表明，阿司匹林和二甲双胍可调节结直肠癌患者的远距离扩散。奥希替尼联合阿司匹林通过抑制 Akt/FOXO3a 信号元件磷酸化和增加 Bim 表达，诱导耐药非小细胞肺癌细胞的抗增殖和促凋亡作用。这种联合治疗可能有效拮抗患者对奥希替尼的获得性耐药，延长非小细胞癌患者的生存期。另外，阿司匹林还可显著降低乳腺癌、前列腺癌及肺癌的发病率。

2. 二甲双胍　最新研究表明，二甲双胍具有一定的抗肿瘤活性，可激活 AMPK 信号，促使 Yes 相关蛋白（YAP）磷酸化并抑制 YAP 的转录活性，抑制乳腺癌细胞增殖和侵袭。二甲双胍还可通过调控 STAT3/Bcl-2 通路抑制细胞凋亡，对食管癌具有一定的疗效（表 61-1-1）。二甲双胍对胰腺神经内分泌肿瘤细胞有抑制作用，可使肝癌小鼠肿瘤体积和重量减少，并使 HIF、VEGF 和基质金属蛋白酶（MMP2）水平降低，提示二甲双胍可能为治疗肝癌提供新的思路。

3. 他汀类药物　能发挥心血管保护作用，同时具有一定的抗肿瘤功效，但具体机制尚未明确。最新研究表明，他汀类药物使用与接受蒽环类药物化疗的乳腺癌患者发生心力衰竭的风险较低相关。阿托伐他汀通过抑制 FOXO1 调节 Survivin 的表达，保护心肌细胞免受多柔比星的毒性影响，同时抑制 RAAS 与 cAMP/RAP1 信号，对食管鳞癌患者发挥一定的抑癌作用。阿托伐他汀也可诱导非小细胞肺癌细胞凋亡和自噬细胞死亡，从而起到相应抗肿瘤功效。因此，通过调节细胞周期影响细胞增殖，促进肿瘤细胞凋亡、抗侵袭转移和抑制肿瘤血管形成可能是他汀类药物发挥抗肿瘤的主要机制（表61-1-1）。目前建议使用他汀类药物的癌症患者尽量不要中断他汀类药物的治疗，对新诊断为癌症的患者也建议尽早使用他汀类药物。

（刘　颖　蔺建宇　钟久昌）

第 62 章 肿瘤患者合并心血管疾病的管理与治疗

第一节 肿瘤患者合并高血压的治疗

随着肿瘤患者带瘤生存时间的延长，肿瘤患者合并高血压这一现象日趋严重。两种疾病具有大量共同的危险因素和发病机制，治疗过程中亦存在相互影响。降压药物与肿瘤风险之间的关系存在争议。另外，抗肿瘤药物尤其是抗 VEGF 药物使用与肿瘤治疗期间血压水平升高密切相关。因此，肿瘤科与高血压科医师之间需进行有效沟通交流，合理评估肿瘤患者药物治疗中潜在心脏毒性及心血管风险，优化治疗策略，选择最佳降压治疗方案，从而使患者获益最大化。

一、肿瘤高血压患者的管理

对于肿瘤患者降压药物的选择，需要根据患者的具体情况包括基础疾病、危险因素、容量情况、使用化疗药物的种类、肾功能及降压药物与抗肿瘤药物之间的相互作用等选择合理用药并积极控制。参考评估结果选择抗肿瘤药物种类、剂量、疗程，制订随访计划，并预防降压药物相关不良反应。

1. *积极改善生活方式和心血管危险因素* 通过控制饮食、吸烟、体重、活动量、血脂、血压、血糖等心血管因素有助于预防肿瘤发生。对于高龄、血脂异常、吸烟、肥胖及有心血管疾病家族史等危险因素、合并靶器官损害或相关疾病的高血压患者，更应该积极控制血压，根据血压水平选择合适的降压药物，必要时可联合治疗。血压控制不满意时，可以请高血压专家协助治疗，不到必要时尽量维持肿瘤的相关治疗。

2. *鉴别血压升高的原因* 选择合适的治疗手段，进行相应的对因治疗。存在以下合并症时心血管风险增高：收缩压≥ 160mmHg、舒张压≥ 100mmHg；糖尿病；明确的心血管疾病（缺血性卒中、脑出血、TIA）；心肌梗死、心绞痛、冠状动脉再血管化或心力衰竭；周围血管疾病；左心室肥厚；吸烟；血脂异常。

3. *积极改善药物引起的高血压* 应用非抗血管生成靶向药物者需评估药物使用的必要性，优化肿瘤患者治疗方案，尽量避免该类药物的使用，积极进行降压治疗。

4. *肿瘤患者高血压的治疗目标* 对于肿瘤高血压患者，血压应控制在 140/90mmHg 以下；对于合并慢性肾病或者糖尿病的肿瘤高血压患者，血压应控制在 130/80mmHg 以下。同时要有效评估：

（1）确定高血压的原因。

（2）评估生活方式并识别可能会影响预后或治疗选择的心血管危险因素。

（3）评估是否存在与高血压相关的靶器官损伤及合并症。

尽早治疗肿瘤患者的高血压有助于预防心血管并发症和避免其他器官损害。

二、血管生成抑制剂引起高血压的治疗

（1）对于接受 VEGF 抑制剂治疗患者，用药前应全面评估心血管风险，应用过程中常规监测血压，药物输注结束时和结束 1 小时后分别进行血压水平评估，化学疗法的第 1 个周期、治疗期间每周和治疗期后至少每 2 ～ 3 周监测血压。

1）当出现血压升高（≥ 130/80mmHg）或舒张压较基线升高 20mmHg 时，开始启动降压治疗。治疗前就有高血压的患者，治疗前应将血压控制在 150/100mmHg 以下。

2）若出现中度以上的高血压（收缩压＞160mmHg，舒张压＞100mmHg），应暂停抗肿瘤药物，并给予降压治疗；而对于已有高血压并发症的患者（如脑血管意外、肾病等），可能需要更严格的血压控制。直到血压恢复到治疗前水平或者低于 150/100mmHg 时，方可恢复抗肿瘤药物治疗。

3）若血压控制不理想，在调整降压药物及剂量的同时，应考虑抗血管生成药物的不良反应，酌情减量或暂时停用。若患者的高血压经治疗 1 个月后仍然未控制好或者发生高血压危象，应永久停用抗肿瘤血管生成药物。

（2）降压药物首选 ACEI、ARB 及二氢吡啶类钙通道阻滞剂。ACEI 由于对纤溶酶原激活物抑制剂表达及蛋白尿的有益作用，是控制肿瘤治疗相关性血压升高的一线药物，同时该类药物具有增加血管内皮 NO 释放、减少缓激肽降解的作用。其次为噻嗪类利尿剂、盐皮质激素受体拮抗剂和 β 受体阻滞剂，尽量不选择非二氢吡啶类 CCB，如地尔硫䓬和维拉帕米。在化疗间歇期，注意发生低血压的可能，需要及时调整降压药物剂量和种类，即使化疗结束，也需长期监测血压水平。早期、强化控制血压，有助于预防心血管并发症及恶性高血压、可逆性后部脑白质综合征等并发症。

（3）若血压控制不佳，可联合用药或选用二线降压药物，对难治性高血压，可考虑选择长效硝酸酯类药物。慎用非二氢吡啶类 CCB 降压治疗，索拉非尼和舒尼替尼为 CYP3A4 抑制剂，非二氢吡啶类 CCB 可能与 VEGF 抑制剂产生药物相互作用，升高后者血药浓度；但使用贝伐珠单抗的肿瘤患者不存在这种情况，可以考虑使用非二氢吡啶类 CCB。

（4）联用顺铂或培美曲塞时需慎用 ACEI 或 ARB，前者主要经肾排泄，后者可影响肾小球滤过率，在中度肾功能不全患者中可能会升高前者的血药浓度。肿瘤高血压患者应定期监测血压和肾功能情况。

（5）肿瘤高血压患者合并慢性肾病治疗方面，CCB 和 α 肾上腺素能受体阻滞剂常可能有良好的结果。利尿剂对晚期肾病患者几乎没有作用。如果药物治疗对控制高血压无效，重组人红细胞生成素的使用剂量减半甚至暂停使用。

（6）与传统的 β 受体阻滞剂相比，新的第三代 β 受体阻滞剂如奈必洛尔，通过与内皮细胞 L- 精氨酸 /NO 途径的相互作用发挥其血管舒张作用，是针对抗 VEGF 化疗药导致肿瘤患者高血压的一种理想药物。

第二节　肿瘤患者合并心血管疾病的治疗

一、肿瘤患者合并冠心病的治疗

对于肿瘤合并冠心病患者，在抗肿瘤治疗过程中需要及早监测心脏毒性，应长期临床随访，监测放、化疗的远期并发症，并给予及时的预防和治疗，筛查出心脏毒性的患者，合理判断不良预后。对于稳定型心绞痛患者，应首先给予最积极的药物治疗，同时纠正肿瘤相关的其他导致心肌缺血的并发症，如贫血、低氧血症、感染等，尽量避免 PCI 治疗。对于肿瘤合并 ACS 或者冠状动脉痉挛患者、心绞痛患者，当症状严重且药物治疗难以缓解时，或者肿瘤患者出现 ACS 时，根据相应情况做以下处理。

（1）对冠状动脉痉挛患者，推荐应用硝酸酯类和（或）钙通道阻滞剂预防痉挛再发。若未充分保护及严密监测，不推荐该类患者行药物激发试验。对已知 CAD 患者，化疗或放疗前，可考虑用阿司匹林、他汀、ACEI 和 β 受体阻滞剂（尤其是卡维地洛或奈必洛尔）等，但目前仍有争议。同时纠正肿瘤相关其他可导致心肌缺血的并发症，如贫血、低氧血症、感染、避免 PCI 治疗。

（2）当心绞痛症状严重且药物治疗难以缓解，或出现 ACS 时，应考虑行血运重建治疗，此时需综合考虑冠心病的严重程度、肿瘤的严重程度和发展阶段、是否存在血小板减少症及出血风险、PCI 手术风险及肾功能损害，根据具体情况进行最优选择。

（3）对于良性肿瘤合并 ACS，首先应考虑

ACS 治疗，积极血管造影和血运重建，避免心脏毒性抗肿瘤药物。对于恶性肿瘤合并 ACS，需评估患者生存时间，5 年生存率较高者，及时行血管造影和适当的血运重建。当肿瘤患者处于高凝血和炎症状态，支架再狭窄和血栓风险增加时，推荐使用植入新一代 DES。

（4）肿瘤药物治疗所致的心脏毒性与其剂量呈正相关，可控制药物累积剂量以减轻毒性，也可以改变用药方式，如换用脂质体蒽环类药物或连续输注，辅以右丙亚胺、ACEI 或 ARB、β 受体阻滞剂和他汀类药物加以预防。对 LVEF 明显下降（降幅＞10%）至低于正常值下限（50%）者，如无禁忌，推荐使用 ACEI 或 ARB 联合 β 受体阻滞剂治疗。

（5）围术期治疗

1）既往 PCI 患者择期进行非心脏手术的时机：对于球囊扩张及植入裸金属支架（BMS）的患者，择期非心脏手术应分别延迟 14 天和 30 天。对植入 DES 的患者，最好延迟 1 年。

2）服用 β 受体阻滞剂的患者可继续服用。高危的心肌缺血患者，或有 3 项或 3 项以上危险因素（糖尿病、心力衰竭、冠心病、肾功能不全等）的患者，术前可以开始使用 β 受体阻滞剂。不推荐手术当天才开始使用 β 受体阻滞剂。

3）他汀类药物需要长期服用。可于围术期开始服用他汀。

4）围术期应继续使用 ACEI 和 ARB，无论之前是否服用 ACEI/ARB，术后应尽快重新开始服用。

5）DES 植入后开始 4 ～ 6 周需行紧急非心脏手术的患者，应行 DAPT。但植入冠状动脉支架必须停止 P2Y12 血小板受体阻滞剂才可手术的患者，术后应尽快服用阿司匹林。

二、肿瘤患者合并室性心律失常的治疗

肿瘤患者抗肿瘤治疗致室性心律失常的临床表现常为快速性 / 缓慢性心律失常、室性 / 室上性心律失常、频发室性期前收缩、尖端扭转型室性心动过速、心室扑动及心室颤动及心源性猝死，可能与化疗、放疗过程中导致的直接心肌细胞损伤、冠状动脉病变、心包疾病及其他辅助治疗如抗生素、激素、精神类药物均相关。其中 Q-T 间期延长可诱发尖端扭转型室性心动过速，是肿瘤心脏病患者危害最大的心律失常，应及时评估、减用甚至停用这些相关药物包括三氧化二砷、多柔比星、酪氨酸激酶抑制剂、氟尿嘧啶，并及时纠正患者电解质紊乱、心力衰竭、肝肾功能不全等因素（图 62-2-1），调整患者治疗方案。

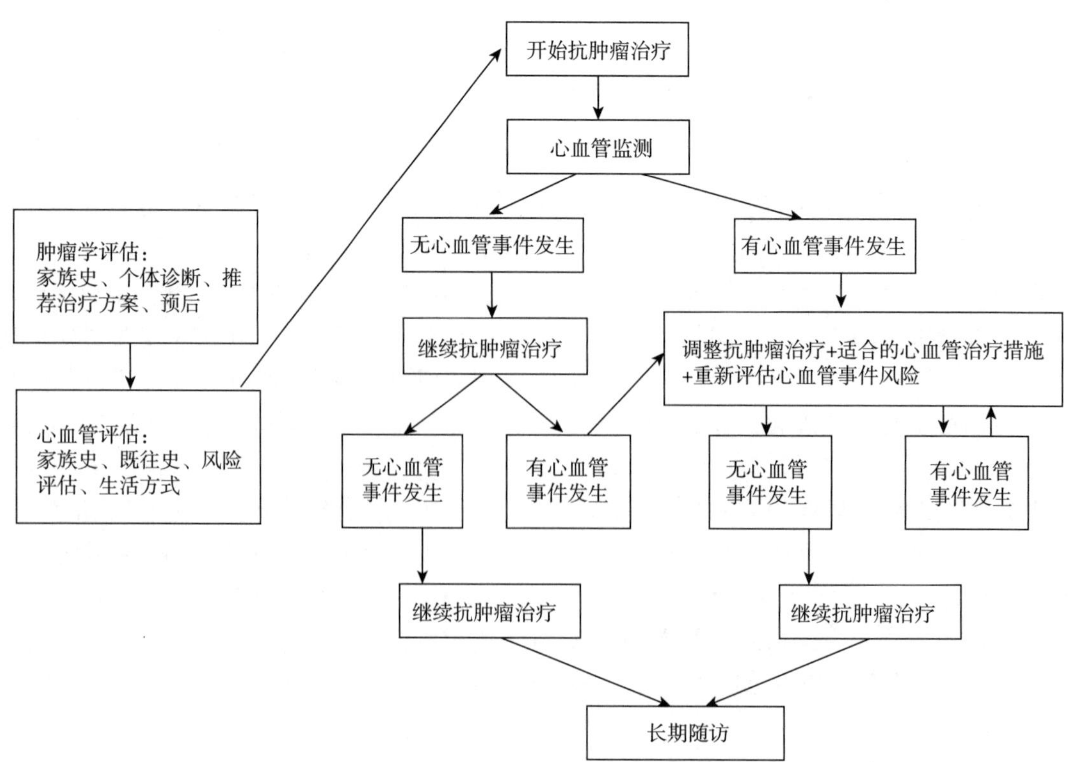

图 62-2-1　抗肿瘤治疗过程中心血管风险评估和诊治流程

1. 室上性心律失常　可持续存在也可间断发生，其中最常见的类型是心房颤动。主要治疗方案如下：

（1）控制心室率：β受体阻滞剂、非二氢吡啶类 CCB。

（2）转复正常心律：药物转复、电转复和导管射频消融。

（3）抗凝血剂。

2. 室性期前收缩　其主要治疗方案包括以下几种。

（1）去除诱因：纠正电解质紊乱，改善心肌缺血、改善心功能。

（2）密切随访：心电图（ECG）、24 小时动态心电图、超声心动图（UCG）、心脏 MRI。

（3）抗心律失常治疗：应用β受体阻滞剂。

3. 持续性室性心动过速或多形性室性心动过速　其主要治疗方案包括以下几种。

（1）去除诱因：暂时停用相关药物（化疗药物）；纠正电解质紊乱；改善心肌缺血，改善心功能。

（2）抗心律失常治疗：应用β受体阻滞剂、胺碘酮、利多卡因或美西律。

（3）密切随访：若去除诱因后仍反复发作，则需评估病情，是否行射频消融术或 ICD 植入。

4. 获得性 Q-T 间期延长所致尖端扭转型室性心动过速　主要治疗方案包括以下几种。

（1）去除诱因：停用延长 Q-T 间期的药物如化疗药物。

（2）纠正电解质紊乱，改善心肌缺血、改善心功能。

（3）预防心率过慢：应用异丙肾上腺素或临时心脏起搏；补充硫酸镁；应用抗心律失常药物利多卡因。

（4）对于 Q-T 间期延长的患者，开始治疗和每次改变药物剂量后 7 ～ 15 天应重复 12 导联心电图和电解质检查，在治疗初期前 3 个月至少每个月监测一次 12 导联心电图和电解质。接受三氧化二砷治疗的患者，应至少每周检查一次心电图。既往有 Q-T 间期延长药物的患者，应多次行 12 导联心电图检查。

5. 窦房结功能障碍和传导系统异常　应遵循个体化治疗原则，尽早去除病因，调整抗肿瘤药物治疗方案，决定安置永久起搏器时应综合考虑肿瘤心脏病患者预期寿命、生存质量及手术并发症风险评估。

三、肿瘤患者合并血栓疾病的治疗

（1）肿瘤患者合并血栓，首选药物为低分子量肝素，目前共识认为至少持续应用 6 个月。6 个月后是否需要继续应用低分子量肝素，需要评估转移或疾病进展，持续接受全身化疗。若血栓复发风险较高，6 个月后继续采用抗凝血处理。

（2）对于血栓复发者，建议低分子量肝素治疗。若初始即用低分子量肝素抗凝血的患者出现血栓复发，建议增加 25% 的剂量。

（3）血小板计数 $\geqslant 50\times10^9$/L 的肿瘤患者合并血栓时，需要接受足量的抗凝血治疗，而不需要采用血小板输注。若不能进行血小板输注，可考虑置入可回收的下腔静脉滤器，血小板计数恢复为 $\geqslant 50\times10^9$/L 后，再考虑抗凝血治疗。

四、肿瘤患者合并其他心血管疾病的治疗

1. 免疫检查点抑制剂所诱发的心肌炎

（1）激素治疗是核心方案

1）1 ～ 2 级心肌炎：是否需要停药，意见不一。

2）3 级心肌炎：建议永久停用免疫检查点抑制剂，应用甲泼尼龙 / 泼尼松［1 ～ 2mg/（kg·d）］，直至心功能恢复到基线状态，然后 4 ～ 6 周逐渐减量停用。

3）4 级心肌炎：必须永久停用免疫检查点抑制剂，大剂量激素（1g 甲泼尼龙）冲击后继续上述方案，直至心功能恢复。

（2）如果激素治疗效果不佳，可以考虑应用吗替麦考酚酯或他克莫司或英夫利西单抗。吗替麦考酚酯应与激素联用，每次 0.5 ～ 1.5g，每天 2 次。

（3）心功能稳定后应用β受体阻滞剂和 ACEI 控制心律失常等，对于出现严重血流动力学异常且药物无法纠正的患者，需要机械辅助装置

维持治疗。经过积极规范的内科治疗仍然不能脱离辅助循环支持的患者，心脏移植是最终的治疗手段。

2. *肿瘤合并心脏瓣膜疾病、心包疾病的治疗* 肿瘤患者在放疗过程中可能会发生心脏瓣膜疾病（发病率约10%），主要累及主动脉瓣根部、主动脉瓣瓣尖、二尖瓣环、基底部及瓣叶。超声心动图是评估肿瘤心脏病患者相关瓣膜病变的最佳手段，需要定期监测和长期随访瓣膜情况，决定是否手术及调整治疗方案。抗肿瘤治疗放疗和化疗（蒽环类、环磷酰胺、阿糖胞苷等）过程中均会出现心包炎，应及时对症治疗，调整相应剂量、治疗方案及随访跟踪。另外，随着心脏受辐射模式的改变（从局部高辐射转向更大体积的低剂量）和分次模式的改变（从常规分割到大分割），新的放疗策略联合靶向药物的心脏安全性将大大改善，期待将来更多临床试验的探索。

3. *蒽环药物引起心脏毒性的治疗* 2019年《中国临床肿瘤学会（CSCO）乳腺癌诊疗指南2019》推荐：首次使用蒽环类药物前应用右丙亚胺以有效预防蒽环类药物心脏毒性(1A类证据)。右丙亚胺与蒽环的剂量比为（10～20）：1，快速静脉输注后即刻给予蒽环药物。右丙亚胺对于蒽环序贯曲妥珠单抗的患者有心脏保护作用，使心脏风险得以防控。在肿瘤治疗前，需要对患者高危因素进行筛查，指导患者合理用药。在肿瘤治疗过程中，需要遵循指南与规范、合理选择治疗方案；使用心脏保护剂，尽可能降低药物对心脏的损伤（表62-2-1，图62-2-1）。若在治疗过程中心功能监测指标存在异常，需要及时进行跨学科会诊与讨论。最后，还需要对肿瘤心脏病患者进行长期随访监测，关注远期心血管毒性的发生。蒽环类药物的心脏毒性应从一级预防开始做起，在治疗前做好心脏毒性风险评估，选择合理的抗肿瘤方案和适当的心脏保护策略，兼顾蒽环类药物累积效应和纠正心血管疾病的危险因素，积极治疗基础心血管疾病，治疗期间规律监测肌钙蛋白Ⅰ和LVEF，在有条件的情况下心血管专科医师全程参与蒽环类药物心血管风险管理。

表62-2-1　化疗患者心血管疾病（CVD）的预防策略

化疗药物	预防措施
所有化疗药物	识别及控制心血管危险因素 治疗可能存在的CVD，如冠心病、心力衰竭、周围血管病、高血压等 潜在Q-T间期延长或尖端扭转型室性心动过速风险者：①避免合用可致Q-T间期延长的其他药物；②纠正电解质紊乱 联合放疗者：减少心脏辐射剂量
蒽环类及其衍生物	限制累积剂量（mg/m^2）；改变药物载体（如多柔比星脂质体）或小剂量连续输注 加用右丙亚胺、ACEI、ARB类药物、β受体阻滞剂、他汀及进行有氧运动 毒性应对：①停药；②服用硝酸盐类药物；③启动心功能监测；④至少72小时严密监测心肌酶升高2倍以上者；⑤选择雷替曲塞作为替代
曲妥珠单抗	加用ACEI、ARB、β受体阻滞剂

五、展望

近年来，我国心血管疾病和肿瘤的发病率均持续上升，成为威胁人民健康和生命安全的主要“杀手”。随着肿瘤治疗方法的不断进步完善，越来越多的肿瘤患者生存率明显增高，而抗肿瘤治疗引起心血管毒性及相关并发症明显增加，导致肿瘤患者心源性死亡明显增加，且已成为肿瘤患者复发转移之后最常见的死因。早期识别并积极予以及时处理是改善肿瘤心脏病患者预后的关键。作为一门新兴学科，肿瘤心脏病学科在我国刚刚起步，发展相对滞后，面临着许多未知的困难，在未来的发展充满了机遇与挑战。首先，在抗肿瘤治疗的同时，肿瘤科医师缺乏对心血管事件的认识与关注。肿瘤科对于抗肿瘤治疗引起的心血管疾病及相关心血管并发症的规范诊疗流程并不清楚，系统训练不规范，存在治疗遗漏或过度治疗，治疗周期、剂量不够，心血管并发症未及时处理等，未来应规范诊疗质量，及早诊断和治疗，并避免较重的心脏损害出现。其次，应建立多学科合作诊疗机制。肿瘤患者的危险因素较多，肿瘤科需与心内科及其他技术与学科（如内分泌、营养、血液、检验、影像等）相互合作。通过肿瘤内/外科、心血管内科、药剂科、病理科、放疗科、介入治疗科等多学科团队的精诚合作，全面评估肿瘤患者治疗效果和潜在风险，对合并心血管疾病损害进行早期监管、诊断、预警、预防和治疗，优化恶性肿瘤的治疗，从而最大限度减少不利于患者预后的因素，共同致力于寻找针对肿瘤治疗和心血管保护的最佳诊断和治疗平衡点，尽早制定适用于我国患者的肿瘤心脏病诊断、检测、预防及治疗策略。通过规范临床实践开展国内大规模多中心流行病学调查及前瞻性临床研究，基于中国患者的循证医学证据多学科协作制定肿瘤心脏病学诊断防治指南和专家共识，指明未来的科研工作方向，从而造福更多患者，为精准医疗时代合并心血管疾病的肿瘤患者的精准医疗提供更好的科学防治依据。

（钟久昌　刘　颖　蔺建宇）

参考文献

葛均波，徐永健，王辰，2018. 内科学 .9 版 . 北京：人民卫生出版社：333-338.

胡盛寿，高润霖，刘力生，等，2019.《中国心血管病报告 2018》概要 . 中国循环杂志，34(3): 209-220.

刘斌亮，王延风，马飞，2018. 从肿瘤学出发，浅谈肿瘤心脏病学的发展、现状与挑战 . 中国心血管杂志，23(5): 357-359.

齐欣，2018. 肿瘤治疗相关性高血压 . 临床内科杂志，(6):381-383.

夏云龙，吕海辰，2018. 抗凝药物在肿瘤相关血栓栓塞性疾病中的应用研究进展 . 药学进展，42(7):29-34.

袁铭，刘彤，2018. 酪氨酸激酶抑制剂抗肿瘤治疗相关心脏毒性研究进展 . 药学进展，42(7):41-45.

曾春雨，2019. 高血压病学 - 从基础到临床、从指南到实践 . 北京：科学出版社：351-361.

张瑞生，2016. 关注抗肿瘤治疗的心血管毒性 . 中国心血管杂志，21(5): 359-362.

张艳丽，2018. 抗肿瘤治疗相关心功能不全的防治进展 . 心血管病展，39(2):151-156.

张宇辉，夏云龙，2019.《美国心脏病学会杂志：肿瘤心脏病学》第二期精彩呈现 . 中华心力衰竭和心肌病杂志，3(4):225-227.

赵岚，杨烽华，张少衡，2017. 肿瘤心脏病学及抗肿瘤药物的心脏毒性 . 生理科学进展，48(3): 197-202.

郑刚，2017. 心血管药物对癌症的化学预防和治疗作用 . 中国心血管杂志，22(2): 86-89.

钟久昌，2017. 血管紧张素转换酶 2/apelin 信号与高血压靶器官损害 . 中华高血压杂志，25（10）：913-916.

钟久昌，2018. 肿瘤心脏病学科的过去、现在与将来——机遇和挑战 . 药学进展，42(7): 481-482.

Abdel-Qadir H, Ethier JL, Lee DS, et al, 2017. Cardiovascular toxicity of angiogenesis inhibitiors in treatment of malignancy：a systematic review and meta-analysis. Cancer Treat Rev, 53:120-127.

Armenian SH, Lacchetti C, Barac A, et al, 2017. Prevention and monitoring of cardiac dysfunction in survivors of adult cancers: american society of clinical oncology clinical practice guideline. J Clin Oncol, 35(8): 893-911.

Benjamin EJ, Muntner P, Alonso A, et al, 2019. Heart disease and stroke statistics-2019 update: a report from the American Heart Association. Circulation, 139(10):e56-e528.

Dent SF, Kikuchi R, Kondapalli L, et al，2020.Optimizing cardiovascular health in patients with cancer: a practical review of risk assessment, monitoring, and prevention of cancer treatment-related cardiovascular toxicity. Am Soc Clin Oncol Educ Book, 40(1):1-15.

Gheblawi M, Wang K, Viveiros A, et al, 2020. Angiotensin converting enzyme 2: SARS-CoV-2 receptor and regulator of the renin-angiotensin system--celebrating the 20th anniversary of the discovery of ACE2. Circ Res, 1(126):10.

Hahn E, Jiang H, Ng A, et al, 2017. Late cardiac toxicity after mediastinal radiation therapy for Hodgkin lymphoma:contributions of coronary artery and whole heart dose-volume variables to risk prediction. Int J Radiat Oncol Biol Phys, 98:1116-1123.

Hayek SS, Ganatra S, Lenneman C, et al, 2019.Preparing the cardiovascular workforce to care for oncology patients: JACC review topic of the week. J Am Coll Cardiol, 73:2226-2235.

Hoog J, Achenbach S, 2016. Summary of the ESC position paper on cancer treatment and cardiovascular toxicity. Herz, 41(8):684-689.

Lai S, Amabile MI, Mazzaferro S, et al, 2020. Effects of sunitinib on endothelial dysfunction, metabolic changes, and cardiovascular risk indices in renal cell carcinoma. Cancer Med, 9(11):3752-3757.

Maya G, Krischer J, Tamura R,et al, 2019. Randomized trial of lisinopril versus carvedilol to prevent trastuzumab cardiotoxicity in patients with breast cancer. J Am Coll Cardiol, 73:2859-2868.

Mehta LS, Watson KE, Barac A, et al, 2018. Cardiovascular disease and breast cancer: where these entities intersect: a scientifific statement from the American Heart Association. Circulation, 137:e30-e66.

Nielsen KM, Offersen BV, Nielsen HM, et al, 2017. Short and long term radiation induced cardiovascular disease patients with cancer. Clin Cardiol, 40(4):255-261.

Shahsuvaryan ML, 2017. Therapeutic potential of ranibizumab in corneal neovascularization. Trends Pharmacol Sci, 38(8):667-668.

Shen H, Gao Q, Ye Q, et al, 2018. Peritumoral implantation of hydrogel-containing nanoparticles and losartan for enhanced nanoparticle penetration and antitumor effect. Int J Nanomedicine, 13:7409-7426.

Song JJ, Ma Z, Wang J, et al, 2020.Gender differences in hypertension. J Cardiovasc Transl Res, 13 (1): 47-54.

Tarantini L, Gulizia MM, Di Lenarda A, et al, 2017. ANMCO/AIOM/AICO Consensus Document on clinical and management pathways of cardio-oncology: executive summary. Eur Heart J Suppl, 19: D370-D379.

Virani SA, Dent S, Brezden-Masley C, et al, 2016. Canadian cardiovascular society guidelines for evaluation and management of cardiovascular complications of cancer therapy. Can J Cardiol, 32: 831-841.

Wang J, Wei L, Yang X, et al, 2019. Roles of growth differentiation factor 15 in atherosclerosis and coronary artery disease. J Am Heart Assoc, 8(17):e012826.

Zamorano JL, Lancellotti P, Rodriguez MD, et al, 2016. ESC Position Paper on cancer treatments and cardiovascular toxicity developed under the auspices of the ESC Committee for Practice Guidelines: The Task Force for cancer treatments and cardiovascular toxicity of the European Society of Cardiology (ESC). Eur Heart J, 37: 2768-2801.

Zhong JC, Zhang ZZ, Wang W, et al, 2017. Targeting the apelin pathway as a novel therapeutic approach for cardiovascular diseases. Biochim Biophys Acta-Mol Bas Dis, 1863(8):1942-1950.

第十一篇 心血管疾病药理

心血管疾病谱随着环境、生活方式、时代变化而变化，心血管药理学也随之变化。心血管药理学（cardiovascular pharmacology）是研究药物与机体心血管系统（包括病原体）相互作用及作用规律的学科，既研究药物对机体心血管的作用及作用机制，即心血管药物效应动力学（cardiovascular pharmacodynamics），又称心血管药效学；也研究药物在机体心血管的影响下发生的变化及其规律，即心血管药物代谢动力学（cardiovascular pharmacokinetics），又称心血管药动学。心血管药理学是以生理学、生物化学、病理学、病理生理学、微生物学、免疫学、分子生物学等为基础与心血管内科结合的结果，为防治疾病、合理用药提供理论知识和科学思维方法。

心血管药物来源有二，一是自然界，即天然药物；二是人工制备，即化学药物。

我国心血管新药的开发按照《中华人民共和国药品管理法》《药品注册管理办法》规定，分为两个过程。

1. 新药临床前研究　按照《实验动物管理条例》的实验动物的药效学、药动学、毒理学研究。

2. 新药临床研究

Ⅰ期临床试验：在 20 ～ 30 例正常成年志愿者进行药理学及人体安全性试验。

Ⅱ期临床试验：随机双盲对照临床试验，观察病例要大于 100 例，对有效性及安全性做出初步评价，得出给药剂量。

Ⅲ期临床试验：进行多中心临床试验，对有效性、安全性进行社会性观察，病例应大于 300 例，通过试验才批准生产、上市。

Ⅳ期临床试验：上市后在社会大范围内进行安全性和有效性评价，在长期使用条件下，考察疗效、不良反应，即售后调研。

药物对心血管的作用主要是对生理功能的兴奋与抑制。心血管药物作用于机体各组织的强度不同，往往对心血管组织作用较明显，而对其他组织影响不突出，但选择作用是相对的，剂量大时选择性会消失，且大剂量易出现广泛的毒性反应。

药物通过被动转运（简单扩散或易化扩散）和主动转运进入体内，分布于各器官、组织间隙，通过膜转运进入细胞内，与血浆、蛋白质、细胞成分结合，发生理化反应，在各组织（主要在肝、肾）发生化学反应而被代谢，包括一些药物经Ⅰ相反应通过氧化、还原、水解，在药物分子中引入或脱去功能基团（— OH、— NH_2、— SH 等）而生成高极性的代谢产物；Ⅱ相反应是药物分子的极性基团与内源性物质（葡萄糖醛酸、硫酸、乙酸等）经共价键结合，生成极性大、水溶性高的结合物。绝大部分药物代谢需要微粒体酶系、非微粒体酶系参与，通过各种途径排泄（主要尿、粪、汗、胆汁、呼吸等）。药物进入体内可按一室、二室、多室模型实验，计算速率常数、消除速率常数、半衰期和消除率。

通过实验得到生物利用度后，结合肝肾功能得出临床给药方案。一般来说，药物在剂量不变和给药间隔时间不变时，经 4 ～ 5 个半衰期可达到稳态药物浓度。

影响药物作用因素众多，主要包括剂量、制剂、给药途径、联合用药、年龄、性别、精神状态、感应性（耐受性、高敏性、特异质、变态反应）、营养状态、患者病理状态、医疗环境、心理干扰等。

由于药物、机体、致病因子构成复杂的关系，要求医师熟悉药物性质、机制、剂量，正确、安全、有效、个体化、联合统筹用药。随着临床药物应用的不断增多，经年积累，出现越来越多的问题和应对方法，任何药物都要经得起临床考验。

第 63 章 抗心绞痛及抗心肌缺血药

抗心绞痛类药包括：①硝酸酯类、亚硝酸酯类，其作用依赖一氧化氮（内皮舒张因子）扩张动静脉血管。②β受体阻滞剂，阻断β肾上腺能受体作用，可扩张血管（$β_1$受体）、支气管（$β_2$受体及少量$β_1$受体）、抑制心脏功能（$β_3$受体多存储在脂肪），减慢心率，降低心肌能耗，改善心绞痛和心肌缺血。③钙通道阻滞剂，选择性减少慢通道（受体调控和电压调控Ca^{2+}通道）的Ca^{2+}内流，干扰细胞内Ca^{2+}的浓度而影响细胞功能。Ca^{2+}是细胞内第二信使，调节众多细胞反应，引起心脏的负性肌力、负性频率、负性传导和血管扩张，改善心肌缺血，降低血压。④改善心肌供氧和核苷酸类药。⑤中成药。

第一节　硝酸酯类

临床上常用的硝酸酯类主要有三种：硝酸甘油、二硝酸异山梨酯（消心痛）、5-单硝酸异山梨酯。硝酸酯类是血管平滑肌的松弛剂，具有扩张血管和改善血流动力、解除和预防心绞痛的发作、改善心肌供血的特点。硝酸酯对不同层次血管作用呈剂量效应关系，小剂量即可扩张静脉到最大程度，降低前负荷，随着剂量的增加，传导动脉扩张，当大剂量时，阻力小动脉扩张，后负荷下降。

硝酸甘油（Nitroglycerin，通用名），异名：三硝基甘油

硝酸甘油在血管平滑肌与细胞内的巯基结合，产生一氧化氮，形成硝基硫醇，激活鸟苷酸环化酶，使鸟苷酸生成增加，促使平滑肌Ca^{2+}内流减少，血管平滑肌松弛使血管扩张。另外，它在体内有抑制血小板活化、抗血小板聚集作用。

【适应证】①治疗或预防心绞痛、心力衰竭和心肌梗死。②手术中诱导低血压和控制高血压。

【禁忌证】①对本品或其他硝酸盐类过敏者。②低血压。③青光眼患者。④梗阻性心肌病。

【不良反应】①常见直立性低血压引起的眩晕、头晕、晕厥、面颊和颈部潮红；严重时可出现持续的头痛、恶心、呕吐、心动过速、烦躁。少见皮疹、视物模糊、口干。②过量时，按发生率高低出现口唇和指甲青紫、眩晕欲倒、头胀、气短、高度乏力、心搏快而弱、发热甚至抽搐。

【注意】

（1）交叉过敏反应：对其他硝酸酯或亚硝酸酯过敏患者也可能对本品过敏，但属罕见。

（2）对诊断的干扰：①血中硝酸盐类增多，变性血红蛋白也可能增加，测定血中变性血红蛋白，如有应增加高流量氧吸入，重症可静脉注射亚甲蓝；②尿儿茶酚胺与尿香草杏仁酸（VMA）值显著升高。

（3）下列情况慎用：①脑出血或头颅外伤，因本品可使颅内压增高；②严重贫血患者应用本品时，可能加重心脏负担；③心肌梗死患者有低血压及心动过速者；④严重肾功能损害；⑤严重肝功能损害可增加变性血红蛋白危险。

（4）用本品时应进行血压和心功能的监测，从而调整用量。

（5）用药期间从卧位或坐位突然站起时须谨慎，以免突发直立性低血压。如发生低血压，应抬高两腿，以利于静脉血回流，若不能纠正，加

用 α 受体激动药如去氧肾上腺素或甲氧明，但不用肾上腺素。

（6）美国 FDA 妊娠期药物安全性分级：经皮及经舌下给药 C 级。

【用法用量】根据不同的临床需求给药。①用于治疗急性心绞痛，可舌下含服、舌下喷雾或黏膜给药，起效快，能迅速缓解心绞痛。②用于稳定型心绞痛的长期治疗，硝酸甘油通常以缓释片（胶囊）或敷贴透皮药的形式给予，能提供较长的作用时间。③硝酸甘油静脉滴注，开始剂量按每分钟 5μg，经恒定的输液泵滴注，若为左心室充盈压，或肺动脉楔压正常或低的患者（如无其他并发症的心绞痛患者），则可能已是充分有效，或可能过量。用于控制性降压或治疗心力衰竭，可每 3 ～ 5 分钟增加 5μg/min 以达到满意效果。如在 20μg/min 时无效，可以 10μg/min 的速度递增，以后可为 20μg/min，一旦有效则剂量逐渐减少和给药间期延长。由于各个患者对本品反应差异很大，静脉滴注无固定适合剂量，每名患者须按所要求的血流动力学来滴定其所需剂量，因此须监测血压、心率、其他血流动力学参数如肺动脉楔压等。因许多塑料输液器可吸附硝酸甘油，应采用非吸附本品的输液装置如玻璃输液瓶等。

【规格】片剂：① 0.5mg/ 片，24 片 / 盒；② 0.5mg/ 片：48 片 / 盒；③ 0.5mg/ 片，100 片 / 盒。注射液：1ml ∶ 5mg/ 支。

单硝酸异山梨酯（Isosorbide Mononitrate，通用名），异名：依姆多，欣康

【适应证】①冠心病心绞痛和心力衰竭的长期治疗，预防和治疗心绞痛。②与洋地黄和（或）利尿剂合用治疗慢性心力衰竭。

【禁忌证】青光眼、严重低血压、休克和急性心肌梗死者忌用。

【不良反应】同硝酸甘油。可有头痛、面部潮红、灼热感、恶心、眩晕、出汗等，一般较轻微。偶见肌痛。反应程度与对药物敏感性有关，一般越年轻反应越明显，故宜从小剂量开始服用。

【注意】美国 FDA 妊娠期药物安全性分级：口服给药 C 级。

【用法用量】口服。①普通制剂（片、胶囊）一次 10 ～ 20mg，一日 2 ～ 3 次，严重者可用至一次 40mg，一日 2 ～ 3 次，餐后服。预防心绞痛：一次 5 ～ 10mg，一日 2 ～ 3 次，一日总量 10 ～ 30mg，由于个体反应不同，需个体化调整剂量。②缓释制剂（片、胶囊）：一次 50 ～ 60mg，一日 1 次，早餐后服。

【规格】缓释片：30mg/ 片，7 片 / 盒（依姆多）；片剂：20mg/ 片，48 片 / 盒（欣康）；注射液：5ml ∶ 20mg/ 支（欣康）。

第二节　改善心肌供氧和核苷酸类药

环磷腺苷（Adenosine Cyclophosphate，通用名），异名：环磷酸腺苷、美心力

环磷腺苷（cAMP）是细胞内参与调节物质代谢和生物学功能的重要物质，是信息传递的“第二信使”。在体内可以促进心肌细胞的存活，增强心肌细胞抗损伤、抗缺血和缺氧能力；促进钙离子向心肌细胞内流动，增强磷酸化作用，促进兴奋 - 收缩偶联，提高心肌细胞收缩力，增加心排血量；同时扩张外周血管，降低心脏射血阻抗，减轻心脏前后负荷，增加心排血量，改善心功能，从而对心脏起到营养心肌、正性肌力、舒张血管、抗血小板凝聚和抗心律失常的作用。

【适应证】用于心绞痛、心肌梗死、心肌炎及心源性休克。对改善风湿性心脏病的心悸、气急、胸闷等症状有一定的作用。对急性白血病结合化疗可提高疗效，亦可用于急性白血病的诱导缓解。对老年慢性支气管炎、各种肝炎和银屑病也有一定疗效。

【禁忌证】尚不明确。

【不良反应】偶见发热和皮疹。大剂量静脉注射（按体重每分钟达 0.5mg/kg）时，可引起腹痛、头痛、肌痛、睾丸痛、背痛、四肢无力、恶心、手足麻木、高热等。

【注意】控制滴速。

【用法用量】肌内注射，一次 20mg，溶于 2ml 0.9% 氯化钠注射液中，一日 2 次。静脉注射，一次 20mg，溶于 20ml 0.9% 氯化钠注射液中注射，一日 2 次。静脉滴注，将本品 40mg 溶于 5% 葡萄糖注射液 250 ～ 500ml 中，一日 1 次。冠心病以 15 日为 1 个疗程，可连续应用 2 ～ 3 个疗程；白血病以 1 个月为 1 个疗程；银屑病以 2 ～ 3 周为 1 个疗程，可延长使用到 4 ～ 7 周，每日用量可增加至 60 ～ 80mg。

【规格】粉针剂：60mg/ 瓶。

曲美他嗪（Trimetazidine Hydrochloride，通用名），异名：万爽力

【适应证】①防治心绞痛发作。②眩晕和耳鸣的辅助性治疗。

【禁忌证】对本品过敏者。

【不良反应】少见。头晕、食欲缺乏、恶心、呕吐、皮疹等。

【注意】①肾、肝功能不全患者使用本品时应慎重。②妊娠期间应避免应用本品。③治疗期间停止哺乳。

【用法用量】一日 40 ～ 60mg，分 3 次服（缓释片，35mg 每日 2 次）。

【规格】片剂：20mg/ 片，30 片 / 盒。缓释片：35mg/ 片，30 片 / 盒。

磷酸肌酸钠（Creatine Phosphate Sodium，通用名），异名：唯佳能，杜玛

【适应证】①心脏手术时加入心脏停搏液中保护心肌；②缺血状态下的心肌代谢异常。

【禁忌证】对本品组分过敏者禁用。慢性肾功能不全者禁止大剂量（5 ～ 10g/d）使用本品。

【不良反应】尚不明确。用药过程中如有任何不适，请立即通知医师。

【注意】①快速静脉注射 1g 以上的磷酸肌酸钠可能会引起血压下降。②大剂量（5 ～ 10g/d）给药引起大量磷酸盐摄入，可能会影响钙代谢和调节稳态的激素的分泌，影响肾功能和嘌呤代谢。③上述大剂量需慎用且仅可短期使用。

【用法用量】遵医嘱静脉滴注，每次 1g，以注射用水、0.9% 氯化钠注射液、5% 葡萄糖注射液溶解后在 30 ～ 45 分钟静脉滴注，每日 1 ～ 2 次。心脏手术时加入心脏停搏液中保护心肌；心脏停搏液中的浓度为 10mmol/L。

【规格】粉针剂：① 0.5g/ 支（唯佳能）；② 1.0g/ 瓶（唯佳能）；③ 1.0g/ 瓶（杜玛）。

第三节 抗心绞痛中成药

麝香保心丸（Shexiang Baoxin Wan，通用名）

【适应证】用于气滞血瘀所致的胸痹，症见心前区疼痛、固定不移；心肌缺血所致的心绞痛、心肌梗死见上述证候者。

【禁忌证】①孕妇及对本品过敏者禁用。②药品性状发生改变时禁止使用。

【不良反应】本品舌下含服者偶有麻舌感。

【注意】①过敏体质者慎用。②请将此药品放在儿童不能接触的地方。③运动员慎用。

【用法用量】口服。一次 1 ～ 2 丸，一日 3 次；或症状发作时服用。

【规格】22.5mg/ 丸，60 丸 / 盒。

麝香通心滴丸（Shexiang Tongxin Diwan，通用名）

【适应证】芳香益气通脉，活血化瘀止痛。用于冠心病稳定型心绞痛，中医辨证气虚血瘀证，症见胸痛胸闷，心悸气短，神倦乏力。

【禁忌证】孕妇及对本品过敏者禁用。

【不良反应】极个别患者用药后出现身热、颜面潮红，停止服药后很快缓解；极个别患者可出现舌麻辣感。较高剂量服用可导致 ALT 升高。

【注意】①肝肾功能不全者慎用。②本品含有毒性药材蟾酥，请按说明书规定剂量服用。③有个例出现中度青光眼、眼压增高；个例轻度身热、颜面潮红；个例轻度胃脘部胀痛不适。

【用法用量】口服。一次 2 丸，一日 3 次。

【规格】35mg/ 丸，36 丸 / 盒。

（陈馨亮　陈晓亮）

第 64 章 抗心律失常药

抗心律失常药物按 Vaughan Williams 分类法，分为Ⅰ类药，阻滞细胞钠通道，抑制心房、心室及浦肯野纤维快反应组织的传导速度。包括Ⅰa类，钠通道阻滞中等速度，复极时限延长，如奎尼丁、普鲁卡因胺、双丙吡胺，Ⅰb类，钠通道阻滞快速，如利多卡因、美西律，Ⅰc类，钠通道阻滞速度缓慢，如氟卡因、普罗帕酮；Ⅱ类药，是β受体阻滞剂；Ⅲ类药，延长心脏复极过程，在动作电位2、3相阻滞钾通道，从而延长心肌组织的不应期，如胺碘酮、索他洛尔；Ⅳ类药，阻滞钙通道，抑制窦房结、房室结的慢反应组织，如维拉帕米、地尔硫䓬。

胺碘酮（Amiodarone，通用名），异名：乙胺碘呋酮、可达龙

胺碘酮是含碘苯呋喃衍生物，为Ⅲ类抗心律失常药物，心脏不良反应很少，而心外反应较多，主要表现在肺、甲状腺、肝、眼、皮肤和神经等。胺碘酮药代动力学的最大特点是吸收慢，半衰期长，且个体差异大，清除半衰期可长达50～60天。

【适应证】①房性心律失常（心房扑动、心房颤动转律和转律后窦性心律的维持）。②结性心律失常。③室性心律失常（治疗危及生命的室性期前收缩和室性心动过速，以及室性心动过速或心室颤动的预防）。④伴预激综合征的心律失常。依据其药理学特点，胺碘酮适用于上述心律失常，尤其合并器质性心脏病的患者（冠状动脉供血不足及心力衰竭）。

【禁忌证】①严重窦房结功能异常者禁用。②二或三度房室传导阻滞者禁用。③心动过缓引起晕厥者禁用。④对本品过敏者禁用。

【不良反应】

（1）心血管：较其他抗心律失常药对心血管的不良反应要少。①窦性心动过缓、窦性停搏或窦房传导阻滞，阿托品不能对抗此反应；②房室传导阻滞；③偶有Q-T间期延长伴扭转型室性心动过速，主要见于低血钾和并用其他延长Q-T间期的药物时；④以上不良反应主要见于长期大剂量和伴有低血钾时，均应停药，可用升压药、异丙肾上腺素、碳酸氢钠（或乳酸钠）或起搏器治疗；注意纠正电解质紊乱；扭转型室性心动过速发展成心室颤动时可用直流电转复。由于本品半衰期长，故治疗不良反应需持续5～10天。

（2）甲状腺：①甲状腺功能亢进（简称甲亢），发病率约2%，可发生在用药期间或停药后，除突眼征以外可出现典型的甲亢征象，也可出现新的心律失常，化验 T_3、T_4 均增高，TSH水平下降。停药数周至数月可完全消失，少数需用抗甲状腺药、普萘洛尔或肾上腺皮质激素治疗。②甲状腺功能低下，发生率1%～4%，老年人较多见，可出现典型的甲状腺功能低下征象，化验TSH水平增高，停药后数月可消退，但黏液性水肿可遗留不消，必要时可用甲状腺素治疗。

（3）胃肠道：便秘，少数人有恶心、呕吐、食欲缺乏，负荷量时明显。

【注意】

（1）过敏反应，对碘过敏者对本品可能过敏。

（2）对诊断的干扰：①心电图变化：如P-R间期及Q-T间期延长，服药后多数患者有T波减低伴增宽及双向出现u波，此并非停药指征；②极少数有AST、ALT及碱性磷酸酶增高；③甲状腺功能变化，本品抑制周围 T_4 转化为 T_3，导致 T_4 及反式三碘甲腺原氨酸（rT_3）增高和血清 T_3 轻度下降，可持续至停药后数周或数月。

（3）下列情况应慎用：窦性心动过缓、长 Q-T 间期综合征、低血压、肝功能不全、肺功能不全、严重充血性心力衰竭。

（4）多数不良反应与剂量有关，故需长期服药者尽可能用最小有效维持量，并应定期随诊，应注意随访检查：血压、心电图，口服时应特别注意 Q-T 间期；肝功能；甲状腺功能，包括 T_3、T_4 及促甲状腺激素，每 3 ～ 6 个月 1 次；肺功能、肺部 X 线片，每 6 ～ 12 个月 1 次；眼科。

（5）本品口服作用的发生及消除均缓慢，临床应用因病情而异。对危及生命的心律失常宜用短期较大负荷量，必要时静脉负荷。而对于非致命性心律失常，应用小量缓慢负荷。

（6）本品半衰期长，故停药后换用其他抗心律失常药时应注意相互作用。

【用法用量】

（1）片剂，负荷量：通常一日 600mg，可以连续应用 8 ～ 10 日。维持量：宜应用最小有效剂量。根椐个体反应，可给予一日 100 ～ 400mg。由于胺碘酮的延长治疗作用，可给予隔日 200mg 或一日 100mg。已有推荐每周停药 2 天的间歇性治疗方法。

（2）静脉滴注：负荷量按体重 3mg/kg，然后以 1 ～ 1.5mg/min 维持，6 小时后减至 0.5 ～ 1mg/min，一日总量 1200mg。以后逐渐减量，静脉滴注胺碘酮最好不超过 3 ～ 4 天。

【规格】片剂：0.2g/ 片，10 片 / 盒；注射液：3ml ∶ 0.15g/ 支。

普罗帕酮（Propafenone Hydrochloride，通用名），异名：心律平，悦复隆

普罗帕酮属于Ⅰc 类（即直接作用于细胞膜）抗心律失常药，可提高心肌细胞阈电位，明显减少心肌的自发兴奋性，也作用于兴奋的形成及传导。治疗剂量（口服 300mg 及静脉注射 30mg）时可降低心肌的应激性，作用持久，P-Q 间期延长及 QRS 波增宽，延长心房及房室结的有效不应期。

盐酸普罗帕酮还具有Ⅱ类抗心律失常药物的 β 阻断作用。盐酸普罗帕酮通过降低动作电位升高速率减慢冲动传导，盐酸普罗帕酮可以延长心房和房室节及心室的不应期。对于患有预激综合征者，盐酸普罗帕酮可以延长传导旁路的不应期。

【适应证】①适用于阵发性室性心动过速、阵发性室上性心动过速及预激综合征伴室上性心动过速、心房扑动或心房颤动的预防及各种期前收缩的治疗。②静脉注射适用于阵发性室性心动过速及室上性心动过速（包括伴预激综合征者）。

【禁忌证】①窦房结功能障碍。②二度或三度房室传导阻滞，双束支传导阻滞（除非已有起搏器）。③肝或肾功能障碍。

【不良反应】不良反应与剂量相关。①可见心动过缓、心脏停搏及房室传导阻滞和室内阻滞，尤其原有窦房结或房室结功能障碍者、大量静脉持续应用者较易发生。应停药并静脉用阿托品或异丙肾上腺素。必要时起搏治疗。②有 4.7% 促心律失常作用，多见于有器质性心脏病者。静脉应用于心房扑动时有传导比例减少而使心室率突然加快的报道。③ 4.4% 产生低血压，尤其是原有心功能不全者，可用升压药、异丙肾上腺素等；也可加重或诱发心力衰竭，故对原有心力衰竭者应慎用。详见各公司产品说明书。

【注意】

（1）不推荐用于有严重器质性心脏病的患者，特别是未控制的心功能不全和缺血。

（2）对诊断的干扰，心电图 P-R 间期及 Q-T 间期延长，QRS 波增宽。

（3）以下情况慎用：①严重窦性心动过缓；②一度房室传导阻滞、束支传导阻滞，特别是新近出现者；③低血压；④肝或肾功能障碍。

（4）用药期间应注意随访检查：①心电图；②血压；③心功能。

（5）本品血药浓度与剂量不成比例地增高，故在增量时应小心，以防血药浓度过高产生不良反应。

（6）静脉给药时须严密监测血压和心电图。

【用法用量】

（1）口服：①成人，一次 100 ～ 200mg，6 ～ 8 小时 1 次；②成人处方极量，一日 900mg，分次服。

（2）静脉注射：成人，按体重一次 1 ～ 1.5mg/kg，静脉注射 5 分钟，必要时 15 分钟后可重复一次。以后可以每分钟 0.5 ～ 1mg 速度静脉滴注维持。

（3）儿童应用参阅《儿科常用药物剂量手册》。

【规格】注射液：20ml ∶ 70mg/ 支。片剂：① 50mg/ 片，100 片 / 盒（心律平）；② 150mg/ 片，10 片 / 盒（悦复隆）。

美西律（Mexiletine Hydrochloride，通用名），异名：慢心律

美西律为Ⅰb类抗心律失常药，抑制心肌传导纤维的自律性，相对延长有效不应期而发挥抗心律失常作用。治疗剂量对窦房结、房室结传导影响很小，对窦房结的自律性、动脉压均无明显影响。

【适应证】适用于慢性室性心律失常，包括室性期前收缩及室性心动过速。

【禁忌证】心源性休克和有二度或三度房室传导阻滞，病态窦房结综合征者禁用。

【不良反应】20%～30%患者口服发生不良反应。①胃肠反应：常见恶心、呕吐等，有肝功能异常。②神经：头晕、震颤（最先出现手细颤）、共济失调、眼球震颤、嗜睡、昏迷及惊厥、复视、视物模糊、精神失常、失眠。③心血管：窦性心动过缓及窦性停搏一般较少发生。详见各公司产品说明书。

【注意】①本品在危及生命的心律失常患者中有使心律失常恶化的可能。②美西律可用于已安装起搏器的二度和三度房室传导阻滞患者，有临床试验表明在一度房室传导阻滞的患者中应用较安全，但要慎用。③美西律可引起严重心律失常。④在低血压和严重充血性心力衰竭患者中慎用。⑤肝功能异常者慎用。⑥室内传导阻滞或严重窦性心动过缓者慎用。⑦用药期间注意随访检查血压、心电图、血药浓度。

【用法用量】成人常用量：口服首次200～300mg（4～6片），必要时2小时后再服100～200mg（2～4片）。一般维持量每日400～800mg（8～16片），分2～3次服。

【规格】片剂：50mg/片，100片/盒。

伊伐布雷定（Ivabradine Hydrochlorid，通用名），异名：可兰特

【适应证】窦性心律且心率≥75次/分、伴有心脏收缩功能障碍的NYHA Ⅱ～Ⅳ级慢性心力衰竭。与标准治疗包括β受体阻滞剂联合用药，或用于禁忌或不能耐受β受体阻滞剂治疗时。

【禁忌证】治疗前静息心率低于70次/分；心源性休克；急性心肌梗死；血压＜90/50mmHg；重度肝功能不全；病态窦房结综合征；窦房传导阻滞；不稳定或急性心力衰竭；依赖起搏器起搏者；不稳定型心绞痛；三度房室传导阻滞；孕妇、哺乳期及未采取适当避孕措施的育龄妇女禁用。禁止与强效CYP3A4抑制剂地尔硫䓬或维拉帕米合用。

【不良反应】很常见：闪光现象；常见头痛、头晕、视物模糊、心动过缓、一度房室传导阻滞（心电图可见P-Q间期延长）、室性期前收缩、心房颤动、血压控制不佳。

【注意】不推荐用于心房颤动患者或其他窦房结功能受影响的心律失常患者。患者发生心房颤动的风险增加，治疗期间发生心房颤动，应慎用。不推荐二度房室传导阻滞的患者用药，不推荐脑卒中后立刻使用本品。不推荐与延长Q-T间期的药物、中效CYP3A4抑制剂、西柚汁合用。以下患者慎用：NYHA Ⅳ级的心力衰竭患者、色素性视网膜炎患者、轻至中度低血压者。先天性长Q-T间期综合征或使用延长Q-T间期药物的患者避免使用。有可能发生光幻视，驾驶及操作机械者应予以重视。慎与排钾利尿剂（噻嗪利尿剂和髓袢利尿剂）及其他中效CYP3A4抑制剂、CYP3A4诱导剂合用。

【用法用量】推荐起始剂量为5mg一日2次，＞75岁者2.5mg一日2次。治疗2周后，如静息心率持续高于60次/分，增加至7.5mg一日2次；如静息心率持续低于50次/分或出现与心动过缓有关的症状，则下调至2.5mg一日2次；心率50～60次/分，维持5mg一日2次；若心率持续低于50次/分或心动过缓症状持续存在时，必须停药。

【规格】片剂：5mg/片，14片/盒。

（陈晓亮　王宏雁）

第 65 章
抗高血压药

抗高血压药（又称降压药）的种类：①利尿剂，包括噻嗪类利尿剂、袢利尿剂和保钾利尿剂三类。②肾上腺受体阻滞剂，β 受体阻滞剂，有选择性 $β_1$、非选择性（$β_1$、$β_2$）和兼有 α 受体阻滞剂三类；$α_1$ 受体阻滞剂。α、β 受体阻滞剂。③钙通道阻滞剂，分为二氢吡啶类和非二氢吡啶类两类。④血管紧张素转化酶抑制剂和血管紧张素Ⅱ受体阻滞剂。⑤中枢神经降压药，分为中枢性降压药、神经节阻断剂、影响交感递质药。⑥周围血管扩张药。

第一节 利尿剂

利尿剂主要通过影响肾小管的再吸收和分泌，促进体内电解质（以 Na^+ 为主）和水分的排出，达到利尿作用（表 65-1-1）。

表 65-1-1 常用的各种利尿剂

口服降压药物	每天剂量（mg）（起始剂量至足量）	每天服药次数	主要不良反应	作用强度
噻嗪类利尿剂			血钾降低，血钠降低，血尿酸升高	中效利尿剂
氢氯噻嗪	6.25 ～ 25	1		
氯噻酮	12.5 ～ 25	1		
吲哒帕胺	0.625 ～ 2. 5	1		
吲哒帕胺缓释片	1.5	1		
袢利尿剂			血钾减低	强效利尿剂
呋塞米	20 ～ 80	1 ～ 2		
托拉塞米	5 ～ 10	1		
保钾利尿剂			血钾增高	低效利尿剂
阿米洛利	5 ～ 10	1 ～ 2		
氨苯蝶啶	25 ～ 100	1 ～ 2		
醛固酮受体拮抗剂				低效利尿剂
螺内酯	20 ～ 60	1 ～ 3	血钾增高，男性乳房发育	
依普利酮	50 ～ 100	1 ～ 2	血钾增高	

注：利尿剂使用方法详见国家药品监督管理局批准的有关药物的说明书。

根据其作用部位利尿剂划分为以下几种：

（1）主要作用于髓袢升支髓质部的袢利尿剂：呋塞米、依他尼酸、布美他尼、吡咯他尼、阿佐塞米、托拉塞米、汞撒利等。

（2）主要作用于髓袢升支皮质部和远曲小管的利尿剂：主要是噻嗪类利尿剂如氢氯噻嗪、苄氟噻嗪、环戊噻嗪等。氯噻酮、美托拉宗、吲达帕胺在化学结构上与噻嗪类不同，但药理作用相似，一般也归于此类。

（3）主要作用于远曲小管和皮质集合管的利尿剂：螺内酯、依普利酮、氨苯蝶啶、阿米洛利等保钾利尿剂。

（4）主要作用于近曲小管的利尿剂：乙酰唑胺、双氯非那胺等碳酸酐酶抑制剂。其能阻止肾近曲小管和其他部位（如眼房）对碳酸氢钠的重吸收。

一、袢利尿剂

呋塞米（Furosemide，通用名），异名：速尿、呋喃苯胺酸、LASIN

【适应证】①水肿性疾病，尤其是用其他利尿剂效果不佳时，应用本类药物仍可能有效。②在高血压的阶梯疗法中，当噻嗪类药物疗效不佳，尤其当伴有肾功能不全或出现高血压危象时，本品尤为适用。③高钾血症及高钙血症。④稀释性低钠血症尤其是当血钠浓度低于120mmol/L时，勿用大剂量。⑤抗利尿激素分泌失调综合征（SIADH）的急性药物。⑥毒物中毒如巴比妥类药物中毒等。⑦用于放射性核素检查：卡托普利加呋塞米介入肾动态显像，是诊断肾动脉狭窄的无创性方法，但有一定的假阳性及假阴性，临床应结合患者病情综合判定。

【禁忌证】①对本品过敏者。②无尿者。

【不良反应】常见者与水、电解质紊乱有关，尤其是大剂量或长期应用时，如直立性低血压、休克、低钾血症、低氯血症、低氯性碱中毒、低钠血症、低钙血症、低镁血症及与此有关的口渴、乏力、肌肉酸痛和心律失常等。详见各公司产品说明书。

【注意】

（1）交叉过敏：对磺胺药和噻嗪类利尿剂过敏者，对本品可能亦过敏。

（2）本品可通过胎盘屏障。美国FDA妊娠风险分级为C级，仅在潜在受益超过对胎儿潜在风险时方可使用。

（3）本品可经乳汁分泌，哺乳期妇女使用对乳儿的危害不能排除，应慎用。

（4）本品在新生儿的半衰期明显延长，故新生儿用药间隔时间应延长。

（5）老年人应用本品时发生脱水、低血压、电解质紊乱、血栓形成和肾功能损害的概率增大。

（6）本品超剂量使用可引起水和电解质耗竭性的过度利尿，引起脱水和血容量减少，因此必须加强医学监测，根据患者情况调整剂量。

（7）电解质耗竭者，用药前宜先纠正电解质。

（8）肝性脑病患者在基本情况改善前，不推荐使用。

（9）可引起低钾血症，尤其是在电解质摄入不足、肝硬化、与强效利尿剂合用、与皮质激素类或ACTH合用时。

（10）对诊断的干扰可致血糖升高、尿糖阳性，尤其是糖尿病或糖尿病前期患者。过度脱水可使血尿酸和尿素氮水平暂时性升高。血Na^+、Cl^-、K^+、Mg^{2+}和Ca^{2+}浓度下降。

（11）下列情况应慎用：①严重肾功能损害者，有条件时应尽早选择血液净化治疗，而不是盲目加大剂量。如用药，则间隔时间应延长，以免出现耳毒性等副作用。如在使用过程中血氮质升高或出现少尿，应停药。②糖尿病。③高尿酸血症或有痛风病史者。④严重肝功能损害者，因水、电解质紊乱可诱发肝性脑病。⑤急性心肌梗死时，过度利尿可促发休克。⑥胰腺炎或有此病史者。⑦有低钾血症倾向者，尤其是应用洋地黄类药物或有室性心律失常者。⑧红斑狼疮，本品可加重病情或诱发活动。⑨前列腺增生患者。

【用法用量】片剂：①成人，治疗水肿性疾病，起始剂量为口服20～40mg，每日1次，必要时6～8小时后追加20～40mg，直至出现满意利尿效果。最大剂量虽可达每日600mg，但一般应控制在100mg以内，分2～3次服用。以防过度利尿和不良反应发生。部分患者剂量可减少至20～40mg，隔日1次，或每周中连续服药2～4日，每日20～40mg。治疗高血压，起始每日40～80mg，分2次服用，并酌情调整剂量。治疗高钙血症，每日口服80～120mg，分1～3次服。②小儿，治疗水肿性疾病，起始按体重2mg/kg，口服，必要时每4～6小时追加1～2mg/kg。

【规格】片剂：20mg/片，100片/盒（速尿片）；注射液：2ml：20mg/支（速尿针）。

托拉塞米（Torasemide，通用名），异名：泽通、丽泉、特苏敏

【适应证】①水肿性疾病：由各种原发或继发性肾脏疾病及各种原因所致急慢性肾衰竭、充血性心力衰竭及肝硬化等所致的水肿；与其他药物合用治疗急性脑水肿等。②慢性心力衰竭。③原发性及继发性高血压：本品在利尿阈剂量下即可产生抗高血压作用。④急、慢性肾衰竭：本品用于急、慢性肾衰竭者可增加尿量，促进尿钠排出。⑤急性毒物或药物中毒：本品强效、迅速的利尿作用配合充分的液体补充，不仅可以加速毒物和药物的排泄，而且可减轻有毒物质对近曲小管上皮细胞的损害。

【禁忌证】①对本品、磺酰脲类或磺胺药过敏者。②无尿者。

【不良反应】主要有瘙痒、皮疹、咳嗽、鼻炎、疲劳、头晕、头痛、失眠、恶心、消化不良、便秘、腹泻、肌痉挛、紧张、直立性低血压等。由于本品仅有 20% 经肾清除，故肾衰竭患者用药安全，也不会产生药物的蓄积作用。可见高血糖、低血钾（常发生在低钾饮食、呕吐、腹泻、快速给药、肝功能异常的患者，停药率为 0.1%～0.5%）、高尿酸血症、低钙血症等。本品有耳毒性。

【注意】①肝硬化腹水患者慎用，以防水、电解质平衡急剧失调而致肝性脑病。②应用本品时注意过度利尿引起的水电解质紊乱或血肌酐增高，若发生须停用本品，待纠正后再用。③哺乳期妇女使用对乳儿的危害不能排除，应慎用。④儿童用药安全性和有效性未建立。⑤老年患者肾清除率降低（总清除率和半衰期不变）。⑥下列情况慎用：贫血、糖尿病、痛风或高尿酸血症、高脂血症、有胰腺炎史、肝脏疾病患者等。⑦美国 FDA 妊娠期药物安全性 B 级。

【用法用量】成人：①慢性心力衰竭，口服或静脉注射，初始剂量一般为一次 5～10mg 一日 1 次，递增至一次 10～20mg，一日 1 次。②慢性肾衰竭，20mg，一日 1 次。③肝硬化，起始 5～10mg 一日 1 次，可逐渐加量，但一日剂量不超过 40mg。④静脉注射剂量同口服，一日剂量不超过 50mg。

【规格】粉针剂：20mg/ 支（泽通）；注射液：2ml ∶ 10mg/ 支（丽泉）；素片：10mg/ 片，12 片 / 盒（特苏敏）。

布美他尼（Bumetanide，通用名），异名：丁苯氧酸、丁尿胺

布美他尼为呋塞米的衍生物，亦为袢利尿剂。布美他尼在相同剂量时其作用比呋塞米强 20～40 倍，因而临床上所用剂量仅为呋塞米的 1/40。它对近曲小管也有明显作用，还可扩张肾血管，改善肾脏血流量；但对远曲小管无作用，抑制碳酸酐酶的作用较弱，故其 K^+ 丢失较呋塞米轻。

【适应证】①水肿性疾病，尤其是用其他利尿剂效果不佳时，应用本类药物仍可能有效。与其他药物合用治疗急性肺水肿和急性脑水肿等。②在高血压的阶梯疗法中，当噻嗪类药物疗效不佳，尤其当伴有肾功能不全或出现高血压危象时，本类药物尤为适用。③高钾血症及高钙血症。④稀释性低钠血症尤其是当血钠浓度低于 120mmol/L 时，勿用大剂量。⑤抗利尿激素分泌失调综合征（SIADH）。⑥急性药物、毒物中毒如巴比妥类药物中毒等。

【禁忌证】①对本品或磺胺类药物过敏者。②无尿者。③肝性脑病者。④严重电解质紊乱者。

【不良反应】与呋塞米基本相同，但未见间质性肾炎和黄视、光敏感。偶见恶心、头痛、头晕、低血压、高尿酸血症、低钾血症、未婚男性遗精和阴茎勃起困难。大剂量时可发生肌肉酸痛、胸痛。对糖代谢的影响、耳毒性可能小于呋塞米。可引起血小板减少。

【注意】①本品为强效利尿剂，过量使用可导致水、电解质耗竭。宜根据患者个体情况调整剂量，加强监测。②本品可改变葡萄糖的代谢。③肝病、血尿素氮或肌酐升高、高尿酸血症、低钾血症、低镁血症、血容量减少者慎用。④本品能增加尿磷的排泄量，可干扰尿磷的测定。其慎用情况同呋塞米，但未见对红斑狼疮的影响。⑤哺乳期妇女使用对乳儿的危害不能排除。⑥新生儿使用可升高血清胆红素，有出现胆红素脑病（核黄疸）的风险。⑦美国 FDA 未批准本品用于 18 岁以下患者。⑧美国 FDA 妊娠期药物安全性分级：口服给药、肠道外给药 C 级。

【用法用量】①成年人治疗水肿性疾病或高血压，口服起始一日 0.5～2mg，必要时每 4～5 小时重复，最大剂量一日可达 10～20mg。也可间隔用药，即每隔 1～2 日用药 1 日。静脉或肌内注射，起始 0.5 ～ 1mg，必要时间隔 2 ～ 3 小时重复，最大剂量为一日 10mg。治疗急性肺水肿，静脉注射起始 1 ～ 2mg，必要时隔 20 分钟重复，也可 2 ～ 5mg 稀释后缓慢静脉滴注（不短于 30 ～ 60 分钟）。②儿童应用参阅《儿科常用药物剂量手册》。

【规格】注射液：2ml ∶ 1mg/ 支。

二、噻嗪类利尿剂

氢氯噻嗪（Hydrochlorothiazide，通用名），异名：双克

【适应证】①水肿性疾病。排泄体内过多的钠和水，减少细胞外液容量，消除水肿。常见的包括充血性心力衰竭、肝硬化腹水、肾病综合征、急慢性肾炎水肿、慢性肾衰竭早期、肾上腺皮质激素和雌激素治疗所致的水钠潴留。②可单独或与其他降压药联合应用，主要用于治疗原发性高血压。③中枢性或肾性尿崩症。④特发性高尿钙症。

【禁忌证】①对本品或磺胺类药物过敏者。②无尿者。

【不良反应】大多数不良反应与剂量和疗程有关。详见各公司产品说明书。

【注意】

（1）与磺胺类药物、呋塞米、布美他尼、碳酸酐酶抑制剂有交叉过敏。

（2）可能对泌乳或乳汁有作用，可能改变泌乳或乳汁的组分，如不能改用其他药物，应监测乳儿的不良反应和有否足够的乳汁摄取。

（3）儿童用药可使血胆红素升高，故慎用于有黄疸的婴儿。

（4）老年人应用本品较易发生低血压、电解质紊乱和肾功能损害。

（5）对诊断的干扰。可干扰蛋白结合碘的测定，可致糖耐量降低，而致血糖、尿糖、血胆红素、血钙、血尿酸、血胆固醇、三酰甘油和低密度脂蛋白浓度升高，血镁、钾、钠及尿钙降低。

（6）下列情况慎用。①肾功能减退，对本品不敏感，大剂量使用时可致药物蓄积，毒性增加；②糖尿病；③高尿酸血症或有痛风病史；④肝功能损害；⑤高钙血症者；⑥低钠血症者；⑦系统性红斑狼疮，可加重病情或诱发狼疮活动；⑧低血压；⑨交感神经切除者（降压作用加强）；⑩水、电解质紊乱。

（7）随访检查。①血电解质（包括钙磷）；②血糖；③血尿酸；④血肌酐、尿素氮；⑤血压。

（8）本品过量使用时，应尽早洗胃，给予支持、对症处理，并密切随访血压、电解质和肾功能。

（9）美国 FDA 妊娠期药物安全性分级：口服给药 B、D 级（如用于妊娠高血压患者）。

【用法用量】

（1）成人，口服。①治疗水肿性疾病，一次 25 ～ 50mg，一日 1 ～ 2 次，或隔日用药，或连服 3 ～ 4 日后停药 3 ～ 4 日。②治疗高血压，一日 12.5 ～ 25mg，1 次或分 2 次服用。老年人可从一次 12.5mg，一日 1 次开始，并按降压效果调整剂量。停用时应缓慢停药。

（2）儿童参阅《儿科常用药物剂量手册》。

【规格】片剂：25mg/ 片，100 片 / 盒。

吲达帕胺（Indapamide，通用名），异名：伊特安、纳催离

吲达帕胺通过抑制肾皮质稀释段对钠的再吸收达到利尿效果。其可增加尿钠和尿氯的排出，并在较小程度上增加钾和镁的排出，导致尿量增加，而发挥抗高血压作用。单一治疗的抗高血压疗效可持续 24 小时。

【适应证】①高血压，单用或与其他降压药合用。②充血性心力衰竭时的水钠潴留水肿。

【禁忌证】①对磺胺过敏者。②严重肾功能不全。③肝性脑病或严重肝功能不全。④低钾血症。

【不良反应】比较轻而短暂。①常见腹泻、头痛、食欲减退、失眠、反胃、直立性低血压。②少见皮疹、瘙痒等过敏反应；低血钠、低血钾、低氯性碱中毒。

【注意】

（1）本品是否排入乳汁不详，但人体应用未发生问题。

（2）本品在小儿应用尚缺乏研究。

（3）老年人对降压作用与电解质改变较敏感，加之常有肾功能变化，应用本品须加注意。

（4）对诊断的干扰：应用本品时血浆肾素活性、尿酸可增高，但后者常在正常范围内，血清钙、蛋白结合碘、血钾、血钠水平可减低，但后两者的变化在正常范围内。

（5）下列情况慎用本品：①无尿或严重肾功

能不全，此时利尿效果差，并可诱致氮质血症；②糖尿病，此时可使糖耐量更差；③痛风或高尿酸血症，此时血尿酸可进一步增高；④肝功能不全，利尿后可促发肝性脑病；⑤交感神经切除术后，此时降压作用会加强。

（6）随访检查用药期间定时测血糖、尿素氮、尿酸、血压与血电解质。

（7）FDA 妊娠期药物安全性分级：口服给药 B、D 级（如用于妊娠高血压患者）。

（8）急性中毒的首要症状是水和电解质紊乱（低血压和低钾血症），临床上可能出现的症状包括恶心、呕吐、低血压、痉挛、易瞌睡、意识不清、多尿或少尿甚至无尿（低血容量所致）。采取的措施首先是快速消除所摄入的药物，可采用洗胃和（或）服用活性炭的方法，然后在专科中心纠正水和电解质紊乱直至正常。

【用法用量】口服。成人常用量：一次 2.5mg，一日 1 次，最好早晨服用。口服剂量一日不应超过 2.5mg（因增加剂量不会提高疗效，而会增加不良反应），缓释制剂一次 1.5mg，一日 1 次。老年人用量酌减。

【规格】片剂：2.5mg/ 片，24 片 / 盒（伊特安）；缓释片：1.5mg/ 片，30 片 / 盒（纳催离）。

三、潴钾利尿剂

螺内酯（Spironolactone，通用名），异名：安体舒通

螺内酯与醛固酮有类似的化学结构，两者在皮质段部位起竞争作用，是在细胞质膜的盐皮质激素受体水平上发生直接的拮抗作用，从而干扰醛固酮对上述部位钠重吸收的促进作用，促进 Na^+、Cl^- 的排出而产生利尿作用，因 Na^+-K^+ 交换机制受抑，钾的排出减少，故为保钾利尿剂。由于本品仅作用于远曲小管和集合管，利尿作用弱，属低效利尿剂。它增加对钙的排泄，对肾小管以外的醛固酮靶器官也有作用，对血液中醛固酮增高的水肿患者作用较好。

【适应证】①水肿性疾病与其他利尿剂合用，治疗充血性水肿、肝硬化腹水等水肿性疾病，其目的在于纠正上述疾病时伴发的继发性醛固酮分泌增多，并对抗其他利尿剂的排钾作用。也用于特发性水肿的治疗。②高血压：作为治疗高血压的辅助药物。③原发性醛固酮增多症：螺内酯可用于此病的诊断和治疗。④低钾血症的预防：与噻嗪类利尿剂合用，增强利尿效应和预防低钾血症。⑤在已用 β 受体阻滞剂和血管紧张素转化酶抑制剂（或血管紧张素受体阻滞剂）的心功能不全患者（Ⅲ～Ⅳ级，LVEF ≤ 35%）中应用，可减少心力衰竭恶化住院，减少死亡。

【禁忌证】①对本品或对其他磺酰脲类药物过敏者。②高钾血症患者。③急性肾功能不全者。④无尿者。⑤肾排泌功能严重损害者。

【不良反应】①高钾血症，最为常见，尤其是单独用药、进食高钾饮食、与钾剂或含钾药物如青霉素钾等合用及存在肾功能损害、少尿、无尿时。即使与噻嗪类利尿剂合用，高钾血症的发生率仍可达 8.6%～26%，且常以心律失常为首发表现，故用药期间必须密切随访血钾和心电图。②胃肠道反应，如恶心、呕吐、胃痉挛和腹泻；有报道可致荨麻疹、消化性溃疡。详见各公司产品说明书。

【注意】①本品在动物的慢性毒性试验中可致瘤，因此应避免扩大适应证使用。②可引发严重的高钾血症，宜予监测。一旦出现，须暂停或停止使用并可能需医学处理。③避免补钾、应用富钾的食物或应用盐类替代物。④肾功能损害者可发生高钾血症。⑤严重心力衰竭患者使用本品可引起严重或致死性的高钾血症，须监测。⑥可引发或加重稀释性低钠血症，尤其对于合用利尿剂治疗或高温气候下的水肿性患者。⑦失代偿性肝硬化患者使用本品，即使肾功能正常，也可发生高氯性代谢性酸中毒，但可逆转。⑧严重呕吐或接受静脉滴注的患者，出现水和电解质紊乱的风险增加。⑨本品的代谢物坎利酮可从乳汁分泌，哺乳期妇女应慎用。⑩老年人用药较易发生高钾血症和利尿过度。

【用法用量】

（1）成人：①治疗水肿性疾病，一日 40～120mg，分 2～4 次服用，至少连服 5 日，以后酌情调整剂量。②治疗高血压，开始一日 40～80mg，分次服用，至少 2 周，以后酌情调整剂量，不宜与血管紧张素转化酶抑制剂合用，以免发生高钾血症。③治疗原发性醛固酮增多症，手术前患者，一日用量 80～240mg，分 2～4 次服用。不宜手术的患者，则选用较小剂量维持。

④用于心功能不全：200mg，一日1次。老年人较敏感，开始用宜小剂量。

（2）儿童参阅《儿科常用药物剂量表手册》。

【规格】片剂：20mg/片，100片/盒。

第二节　β受体阻滞剂

β受体阻滞剂包括：①选择性的 β_1 受体阻滞剂：醋丁洛尔（acebutolol）、阿替洛尔（atenolol）、倍他洛尔（betaxolol）、比索洛尔（bisoprolol）、艾司洛尔（esmolol）、美托洛尔（metoprolol）、奈必洛尔（nebivolol）；②非选择性的β受体阻滞剂：卡替洛尔（carteolol）、纳多洛尔（nadolol）、氧烯洛尔（oxprenolol）、喷布洛尔（penbutolol）、吲哚洛尔（pindolol）、普萘洛尔（propranolol）、索他洛尔（sotalol）、噻吗洛尔（timolol）；③兼有α受体阻滞剂：拉贝洛尔（labetalol）、卡维地洛（carvedilol）。也可根据是否具有内在拟交感活性（partial agonist activity or intrinsic sympathomimetic activity，简称ISA）和（或）膜稳定作用（membrane-stabilizing activity，简称MSA）区分（表65-2-1）。

表65-2-1　常用的各种β受体阻滞剂

口服降压药物	每天剂量（mg）（起始剂量至足量）	每天服药次数	主要不良反应
β受体阻滞剂			支气管痉挛，心功能抑制
比索洛尔	2.5～10	1	
美托洛尔平片	50～100	2	
美托洛尔缓释片	47.5～190	1	
阿替洛尔	12.5～50	1～2	
普萘洛尔	20～90	2～3	
倍他洛尔	5～20	1	
α、β受体阻滞剂			直立性低血压，支气管痉挛
拉贝洛尔	200～600	2	
卡维地洛	12.5～50	2	
阿罗洛尔	10～20	1～2	

注：β受体阻滞剂使用方法详见国家药品监督管理局批准的有关药物的说明书。

美托洛尔（Metoprolol，通用名），异名：倍他乐克

美托洛尔是选择性 β_1 肾上腺能受体阻滞剂，有负性变力和变时作用。美托洛尔的治疗可减弱与生理和心理负荷有关的儿茶酚胺的作用，减慢心率，降低心排血量及血压。在应激状态下，肾上腺分泌的肾上腺素增加，美托洛尔不会妨碍生理性血管扩张。在治疗剂量，美托洛尔对支气管平滑肌的收缩作用弱于非选择性的β受体阻滞剂，该特性使之能与 β_2 受体激动剂合用，治疗合并有支气管哮喘或其他明显阻塞性肺病的患者。美托洛尔对胰岛素释放及糖代谢的影响小于非选择性β受体阻滞剂，因而可用于糖尿病患者。与非选择性β受体阻滞剂相比，美托洛尔对低血糖的心血管反应如心动过速的影响较小，血糖回升至正常水平的速度较快。对于高血压患者，琥珀酸美托洛尔可明显降低直立位、平卧位及运动时的血压，作用持续24小时以上。美托洛尔治疗开始时可观察到外周血管阻力的增加，然而，长期治疗获得的血压下降可能是由于外周血管阻力下降而心排血量不变。对于男性中/重度高血压患者，美托洛尔可降低心血管疾病死亡的危险。美托洛尔不会引起电解质紊乱。

【适应证】①治疗高血压、心绞痛、心律失常、心肌梗死和心力衰竭。②治疗甲状腺功能亢进和预防偏头痛。

【禁忌证】①显著窦性心动过缓（心率＜45次/分）、房室传导阻滞、低血压、严重或急性心力衰竭时禁用。②对本品过敏者禁用。

【不良反应】①神经系统因脂溶性及较易透入中枢神经系统，不良反应较多。疲乏和眩晕占10%，抑郁占5%，其他有头痛、失眠、多梦。②心血管气短和心动过缓占3%，其他有肢端冷、雷诺现象、心力衰竭。③呼吸系统气急哮喘不到1%。④胃肠腹泻占5%，恶心、胃痛、便秘（＜1%）。⑤皮肤瘙痒症＜1%。

【注意】①本品能选择性拮抗 β_1 受体，但应慎用于支气管痉挛患者，由于 β_1 受体的选择性阻断并非绝对，一般仅用小量。②甲状腺功能亢进时应用，可使一些症状如心动过速被掩盖，疑有发生甲状腺功能亢进可能时应避免骤然停用，否则易致甲状腺危象。③冠心病患者用本品时不宜骤然停药，否则可出现心绞痛、心肌梗死或室性心动过速。长期用本品者撤药时用量须逐渐递减，至少要经过3日，一般需2周。

【用法用量】美托洛尔普通片均为酒石酸盐，而缓释制药有琥珀酸盐和酒石酸盐。琥珀酸美托洛尔缓释片的剂量通常以酒石酸盐来表示，即95mg琥珀酸美托洛尔相当于100mg的酒石酸美托洛尔。肝功能损害者应减少美托洛尔剂量。①高血压：口服，起始剂量为一日25～50mg，分1～2次服用，以后按需要每日剂量可增加至100mg。②心绞痛：口服，常用剂量为一日25～50mg，分2～3次。③心律失常：口服一次25～50mg，一日2～3次，必要时增加到一日200mg，分2～3次服用。用于心律失常的急症处理，可以每分钟1～2mg的速度静脉给药，起始的最大剂量为5mg。必要时5分钟后可重复，直至总量达10～15mg。心律失常控制后，可在静脉给药后4～6小时给予口服维持治疗，一次剂量不超过50mg，一日3次。④急性心肌梗死：应当在胸痛开始后12小时内给予，每隔2分钟静脉注射5mg，如患者能够耐受，总量应达15mg。15分钟后，已接受全剂量美托洛尔的患者应开始口服治疗，即每6小时口服50mg，共2日。对不能耐受静脉全剂量者，口服剂量应相应减小。以后的剂量为口服一次100mg，一日2次。对未接受静脉注射美托洛尔作为急性心肌梗死的早期治疗者，一旦其临床病情稳定，也可开始口服美托洛尔一次100mg，一日2次。⑤心力衰竭：对于病情稳定而有症状的慢性心力衰竭患者，可给予琥珀酸美托洛尔缓释制剂。起始剂量相当于酒石酸美托洛尔12.5～25mg，一日1次，在患者能够耐受的情况下每2周增加一次剂量，最大剂量为200mg，一日1次。⑥甲状腺功能亢进：作为辅助治疗，口服，50mg，一日4次。⑦偏头痛：预防偏头痛，可每日口服50～200mg。从小剂量开始，逐渐增加，达到有效治疗。

【规格】片剂：25mg/片，20片/盒；缓释片：47.5mg/片，7片/盒。

比索洛尔（Bisoprolol Fumarate，通用名），异名：康忻

【适应证】高血压、冠心病（心绞痛）、伴有左心室收缩功能减退（EF≤35%，根据超声心动图确定）的中度至重度慢性稳定性心力衰竭。在使用本品前，需要遵医嘱接受血管紧张素转化酶抑制剂（ACEI）、利尿剂和选择性使用强心苷类药物治疗。

【禁忌证】比索洛尔禁用于以下患者：①急性心力衰竭或处于心力衰竭失代偿期需用静脉注射正性肌力药物治疗的患者。②心源性休克者。③二度或三度房室传导阻滞者（未安装心脏起搏器）。④病态窦房结综合征患者。⑤窦房传导阻滞者。⑥引起症状的心动过缓者，治疗开始时心率少于60次/分。⑦有症状的低血压患者（收缩压低于100mmHg）。⑧严重支气管哮喘或严重慢性肺梗阻的患者。⑨严重外周动脉阻塞型疾病晚期和雷诺综合征患者。⑩未经治疗的嗜铬细胞瘤患者。⑪代谢性酸中毒患者。⑫已知对本品及其衍生物或本品任何成分过敏的患者。

【不良反应】神经系统：服药初期偶见轻微疲倦、头晕、头痛，出汗、睡眠异常、多梦及精神紊乱（如抑郁，少见幻觉）等中枢神经紊乱的症状，这些症状通常很轻，一般在开始服药后1～2周自然减退。详见各公司产品说明书。

【注意】①血糖浓度波动较大的糖尿病患者及酸中毒患者宜慎服。②肺功能不全、严重肝肾功能不全患者慎用。③中断治疗时应逐日递减剂量，与其他降压药合用时常需减量。④当过量而引起心动过慢或血压过低时，须停服本品。必要时，可单独或连续使用如下药物，阿托品0.5～2.0mg静脉注射，适量异丙肾上腺素缓慢静脉滴注，高血糖素0.5～1mg/次，肌内、皮下或静脉注射。⑤本品的降压作用可能减弱患者驾车或操纵机器能力，尤其在初服用时或转换药物及与酒精同服时为甚，但不致直接影响人的反应能力。

【用法用量】对于所有适应证：应在早晨并可以在进餐时服用本品。用水整片送服，不应咀嚼。本品需按照医师处方使用。高血压或心绞痛的治疗：通常每日 1 次，每次 5mg 富马酸比索洛尔。轻度高血压患者可以从 2.5mg 富马酸比索洛尔开始治疗。如果效果均不明显，剂量可增至每日 1 次，每次 10mg 富马酸比索洛尔。本品剂量应该根据个体情况进行调整，应特别注意脉搏和治疗效果。本品宜长期用药。无医嘱不可改变本品的剂量，也不宜中止服药。如需停药，应逐渐停用，不可突然中断。冠心病患者尤需特别注意。

【规格】片剂：5mg/ 片，10 片 / 盒。

卡维地洛（Carvedilol，通用名），异名：金络、枢衡

【适应证】①原发性高血压，单独使用或与其他降压药如利尿剂合用。②慢性心力衰竭。

【禁忌证】①对本品过敏者。②肝功能损害者。③支气管痉挛或哮喘、慢性阻塞性肺疾病患者。④显著的心动过缓（心率< 50 次 / 分）和病态窦房结综合征、二度至三度房室传导阻滞。⑤心源性休克。⑥低血压（收缩压< 85mmHg）。⑦心功能Ⅳ级的心力衰竭，需要静脉给予正性肌力药者。⑧糖尿病酮症酸中毒、代谢性酸中毒。

【不良反应】①神经精神系统：偶有轻度头晕、头痛和疲乏，易出现在治疗开始时。个别病例可出现情绪抑郁和失眠。②心血管系统：首次用药后，偶有直立性低血压，表现为头晕、眼前发黑、一过性晕厥。偶有心率减慢、四肢发冷、心绞痛及房室传导阻滞。有时可使心力衰竭病情加重。详见各公司产品说明书。

【注意】①血糖波动较大和有酸中毒的糖尿病患者慎用。②肺、肝、肾功能不良者慎用。③周围循环障碍者如有间歇性跛行或雷诺病者慎用。④嗜铬细胞瘤患者单用本品可致血压骤升，故应同时给予 α 受体阻滞剂。⑤较长期应用本品者应定期监测心功能、肝肾功能，如有心动过缓或低血压，应及时减量或停药。⑥拟撤用本品时不宜突然停药，而须逐步减量。⑦过量服用发生心动过缓或传导阻滞时可给予阿托品、异丙肾上腺素或起搏治疗，发生心力衰竭或低血压时给予强心药、补液或升压药，发生支气管痉挛时给予 β_2 受体激动药。⑧年龄< 18 岁者的安全性和疗效尚不明确。⑨美国 FDA 妊娠期药物安全性分级：妊娠妇女 C、D 级（中晚期应用）。

【用法用量】口服：剂量必须个体化，应在医师的密切监测下加量。①高血压：起始剂量一次 6.25mg ，一日 2 次，口服，如果可耐受，以服药后 1 小时的立位收缩压作为指导，维持该剂量 7 ～ 14 日，然后根据谷浓度时的血压，在需要的情况下增至一次 12.5mg，一日 2 次。同样，剂量可增至一次 2mg，一日 2 次。一般在 7 ～ 14 日达到完全的降压作用。总量不得超过一日 50mg。本品须和食物一起服用，以减慢吸收，避免直立性低血压。②心功能不全：在使用本品之前，洋地黄类药物、利尿剂和 ACEI（如果应用）的剂量必须稳定。推荐起始剂量一次 3.125mg，一日 2 次，服 2 周，如果可耐受，可增至一次 6.25mg，一日 2 次。此后可每隔 2 周剂量加倍至患者可耐受的最大剂量。每次应用新剂量时，需观察 1 小时，患者有无眩晕或轻度头痛。推荐最大剂量：体重< 85kg 者，一次 25mg，一日 2 次；体重≥ 85kg 者，一次 50mg，一日 2 次。每次加量前应评估心功能，如是否出现心功能恶化、血管扩张（眩晕、轻度头痛、症状性低血压）或心动过缓症状，以确定患者对本品的耐受性。一过性心功能不全恶化可通过增加利尿剂剂量治疗，偶尔需要本品减量或暂时停药。血管扩张的症状对利尿剂或 ACEI 减量治疗有反应，如果症状不能缓解，可能需本品减量。心功能不全恶化或血管扩张的症状稳定后，才可增加本品剂量。如果心功能不全患者发生心动过缓（脉搏< 55 次 / 分），必须减量。

【规格】片剂：① 10mg/ 片，28 片 / 盒（金络）；② 12.5mg/ 片，24 片 / 盒（枢衡）。

艾司洛尔（Esmolol Hydrochloride，通用名）

艾司洛尔是一种超短效的选择性 β 受体阻滞剂，及时应对“交感风暴”，可以被血浆酯酶转化为无活性的游离酸代谢物而快速消除。盐酸艾司洛尔注射液是一种快速起效的作用时间短的选择性 β_1 受体阻滞剂。其主要作用于心肌的 β_1 肾上腺素能受体，大剂量时对气管和血管平滑肌的 β_2 肾上腺素能受体也有阻滞作用。在治疗剂量无内在拟交感作用或膜稳定作用。它可降低正常人运动及静息时的心率，对抗异丙肾上腺素引起的心率增快。其降血压作用与 β 肾上腺素能受体阻滞程度呈相关性。静脉注射停止后 10 ～ 20 分钟 β 肾上腺素能受体阻滞作用即基本消失。

【适应证】①室上性心律失常。②围术期高血压和心动过速的控制。

【禁忌证】①支气管哮喘或有支气管哮喘病史。②严重慢性阻塞性肺疾病。③窦性心动过缓。④二度、三度房室传导阻滞。⑤难治性心功能不全。⑥心源性休克。⑦对本品过敏者。

【不良反应】①最常见的不良反应是低血压，常于减量或停药后 30 分钟内消除。注射部位可有不适，如炎症、硬结及静脉炎，药液外渗可致组织坏死。局部不良反应见于药物浓度在 20mg/ml 以上时，因此建议浓度不超过 10mg/ml 并避免使用小静脉。②神经系统：眩晕、嗜睡、惊厥、头痛、乏力。③呼吸系统：支气管痉挛、呼吸困难。④消化系统：恶心、呕吐。

【注意】①酸性代谢产物从肾脏排泄，肾功能障碍者半衰期可延长 10 倍。②高浓度给药可造成注射部位反应，故应避免用 10mg/ml 以上的浓度给药，尽量用大静脉。

【用法用量】①治疗室上性心律失常每分钟 0.5mg/kg，1 分钟静脉注射完毕后继以每分钟 0.05mg/kg 静脉注射维持 4 分钟。取得理想疗效即可维持。若疗效不好，再给同样负荷量后以每分钟 0.1mg/kg 维持。可根据病情以每分钟 50μg/kg 的增幅调整剂量。极量不应超过每分钟 0.3mg/kg。②术中控制高血压以 80mg 负荷量 30 秒内静脉注射完毕，继以每分钟 0.15mg/kg 维持，可较快达到目的。缓慢控制法同室上性心律失常。

【规格】冻干粉针剂：0.2g/ 支。

第三节　钙通道阻滞剂

钙通道阻滞剂（calcium channel blocker，CCB）是一类选择性阻滞电压门控钙通道，抑制细胞外 Ca^{2+} 内流，降低细胞内 Ca^{2+} 浓度的药物。其降压疗效和幅度相对较强，适用于高血压、冠心病、外周血管疾病（如雷诺综合征、间歇性跛行等）、心律失常、肥厚型心肌病、原发性肺动脉高压、神经系统疾病等的治疗。本类药物不宜用于严重心力衰竭（简称心衰）和主动脉瓣狭窄，非二氢吡啶类 CCB 不宜用于显著窦房结功能低下或心脏传导阻滞患者。FDA 妊娠危险级别为 C 级。

国际药理学联合会（IUPHAR）按照电压依赖性钙通道的亚型（L、T、N、P、R、Q），将钙通道阻滞剂分为 3 类（表 65-3-1）。

表 65-3-1　常用的各种钙通道阻滞剂（CCB）

口服降压药物	每天剂量（mg）（起始剂量至足量）	每天服药次数	主要不良反应
二氢吡啶类 CCB			踝部水肿、头痛、颜面潮红
硝苯地平	10 ～ 30	2 ～ 3	
硝苯地平缓释片	10 ～ 80	2	
硝苯地平控释片	30 ～ 60	1	
氨氯地平	2.5 ～ 10	1	
左旋氨氯地平	2.5 ～ 5	1	
非洛地平	2.5 ～ 10	2	
非洛地平缓释片	2.5 ～ 10	1	
拉西地平	4 ～ 8	1	
尼卡地平	40 ～ 80	2	
尼群地平	20 ～ 60	2 ～ 3	

续表

口服降压药物	每天剂量（mg）（起始剂量至足量）	每天服药次数	主要不良反应
贝尼地平	4 ～ 8	1	
乐卡地平	10 ～ 20	1	
马尼地平	5 ～ 20	1	
西尼地平	5 ～ 10	1	
巴尼地平	10 ～ 15	1	
非二氢吡啶类 CCB			房室传导阻滞、心功能抑制
维拉帕米	80 ～ 480	2 ～ 3	
维拉帕米缓释片	120 ～ 480	1 ～ 2	
地尔硫䓬胶囊	90 ～ 360	1 ～ 2	

注：钙通道阻滞剂使用方法详见国家药品监督管理局批准的有关药物的说明书。

（1）Ⅰ类：选择性作用于 L 型钙通道。

1）Ⅰa 类：二氢吡啶类（DHP），目前临床应用的二氢吡啶类 CCB 有硝苯地平（nifedipine）、尼群地平（nitrendipine）、氨氯地平（amlodipine）、拉西地平（lacidipine）、非洛地平（felodipine）、尼卡地平（nicardipine）、依拉地平（isradipine）、尼莫地平（nimodipine）、乐卡地平（lercanidipine）、尼索地平（nisodipine）、贝尼地平（benidipine）、马尼地平（manidipine）、巴尼地平（barnidipine）、尼鲁地平（niludipine）、西尼地平（cilnidipine）、依福地平（efonidipine）、阿雷地平（aranidipine）、尼伐地平（nivadipine）、普拉地平（pranidipine）等。

2）Ⅰb 类：苯硫䓬类（BTZ），如地尔硫䓬等。

3）Ⅰc 类：苯烷胺类（PAA），如维拉帕米等。

（2）Ⅱ类：选择性作用于其他电压依赖性钙通道的药物。

1）作用于 T 通道：如氟桂利嗪、米贝地尔等。

2）作用于 N 通道：如 ω-conotoxin-GⅣA 等。

3）作用于 P 通道：如某些蜘蛛毒素等。

（3）Ⅲ类：非选择性通道调节药物，如芬地林、普尼拉明、卡维罗林等。

氨氯地平（Amlodipine，通用名），异名：络活喜、压氏达、安内真

氨氯地平为钙通道阻滞剂（即慢通道阻滞剂或钙拮抗剂），阻滞钙离子跨膜进入心肌和血管平滑肌细胞，直接松弛血管平滑肌，扩张外周小动脉和冠状动脉，减少总外周血管阻力，降低血压，解除冠状动脉痉挛，降低心脏的后负荷，减少心脏能量消耗和对氧的需求，从而缓解心绞痛。

【适应证】①高血压，单独用或与其他药物合用。②心绞痛，单独用或与其他药物合用。

【禁忌证】对二氢吡啶类药物或本品中任何成分过敏者禁用。

【不良反应】①常见踝和足的外周水肿、头晕、头痛、颜面潮红。②较少见心悸、乏力、恶心。③少见心绞痛、心动过缓、低血压、直立性低血压。

【注意】①本品在孕妇中无研究，动物实验给予 10mg/kg，宫内死亡增加 5 倍，而同窝崽数明显减少达 50%，并延缓动物的产程。②尚不清楚本品是否排入乳汁。③本品在儿童中应用安全性尚缺少研究。④本品如其他钙通道阻滞剂可见齿龈增生，在治疗 1 ～ 9 个月时发生，但停药后 1 ～ 21 周症状和增生可有改善。⑤肝功能损害者慎用。⑥本品过量可引起低血压、心动过缓，罕见二度或三度房室传导阻滞，少数患者可有心脏停搏。

【用法用量】口服。成人，治疗心绞痛和高血压：一次 5 ～ 10mg，一日 1 次。年老体弱患者、伴有肝功能损害者，治疗高血压，初始剂量是一次 2.5mg，一日 1 次。治疗心绞痛，一次 5mg，一日 1 次。

【规格】片剂：① 5mg/ 片，7 片 / 盒（络活喜）；② 5mg/ 片，14 片 / 盒（压氏达）；③ 5mg/ 片，21 片 / 盒（安内真）。左氨氯地平片：2.5mg/ 片，14 片 / 盒（施慧达）；2.5mg/ 片，7 片 / 盒（玄宁）。

硝苯地平（Nifedipine，通用名），异名：心痛定、伲福达、拜新同

【适应证】高血压、心绞痛（尤其适用于血管痉挛性心绞痛，但不适用于缓解心绞痛的急性发作）和雷诺病。

【禁忌证】①低血压。②重度主动脉瓣狭窄。③对本品过敏者。

【不良反应】短暂而较多见的是踝、足与小腿肿胀。较少见的是呼吸困难、咳嗽、哮鸣、心搏快而重（由于降压后交感活性反射性增强）；罕见的是胸痛（可出现于用药后30分钟左右）、晕厥（血压过低所致）、胆石症、过敏性肝炎。持续出现而须加注意的有眩晕、头晕、面部潮红及热感、头痛、恶心。

【注意】①啮齿类动物实验发现有致畸胎作用，人体研究尚不充分，在孕妇应用必须权衡利弊。②在乳母的临床研究尚不够充分，服用本品者最好不授乳。③在老年人中本品的半衰期可能延长，应用须加注意。④主动脉瓣狭窄、肝或肾功能损害者慎用。⑤服药期间必须监测血压和心电图，在开始用药而决定剂量的过程中及从维持量加大用量时尤须注意。⑥对诊断的干扰：应用本品偶可有碱性磷酸酶、肌酸激酶、乳酸脱氢酶、ALT、AST升高，但无症状。血小板聚集率可减低，出血时间延长。⑦逾量时可出现低血压，此时应停药观察，必要时用血管收缩药。⑧美国FDA妊娠期药物安全性分级：口服给药C级。

【用法用量】成人常用量：①片剂，开始一次10mg，一日3次，每1～2周递增剂量1次，渐增至最大疗效而能耐受的剂量。住院患者可每隔4～6小时增加1次，一次10mg。若以症状的发生次数和严重程度作为衡量疗效的标准，则剂量调整可以在3天内完成，但必须严密观察监测。成人单剂最大量为30mg，一日内总量不超过120mg。②缓释片，一次10～20mg，一日2次。③控释片，一次30～60mg，一日1次。儿童参阅《儿科常用药物剂量手册》。

【规格】片剂：10mg/片，100片/盒（心痛定）；缓释片：20mg/片，30片/盒（伲福达）；控释片：30mg/片，7片/盒（拜新同）。

非洛地平（Felodipine，通用名），异名：波依定、可立平

【适应证】高血压，可单用或与其他降压药合用。

【禁忌证】①低血压。②重度主动脉瓣狭窄。③对本品过敏者。

【不良反应】较少发生不良反应，可见面部及踝部肿胀、面部潮红、心动过速、血压、晕厥、口干、恶心、腹胀气、贫血、关节痛、肌痛、头痛、头晕、头胀、皮疹、齿龈增生等。

【注意】①本品在孕妇中无足够的对照研究，鉴于动物实验大剂量可致畸，应告知育龄妇女有使胎儿致畸、影响分娩和乳腺过分增大的风险。②尚不清楚本品是否排入乳汁，考虑到药物对母体影响，哺乳期间停本品或不哺乳。③本品在儿童中应用安全性尚较少研究。④肝功能不全、心功能不全者慎用。⑤过量可致严重低血压，伴心动过缓。

【用法用量】口服。①成人，一日5～10mg，分2次服用，最初剂量为一日5mg，按个体反应情况调整，一般间隔应不少于2周。最大剂量为一日20mg。缓释片：一次5～10mg，一日1次。初始剂量为一日2.5～5mg，2周后调整剂量，最大剂量为一日20mg。②老年人或肝功能受损患者须调整剂量。

【规格】缓释片：①2.5mg/片，10片/盒（波依定）；②5mg/片，10片/盒（波依定）。片剂：5mg/片，24片/盒（可立平）。

西尼地平（Cilnidipine，通用名），异名：致欣

【适应证】高血压，可单独应用或与其他降压药合用。

【禁忌证】①对本品中任何成分过敏的患者禁用。②孕妇禁用。③由于会引起血压过低等症状，故高空作业、驾驶机动车及操作机械工作时应禁用。

【不良反应】泌尿系统：尿频、尿酸、肌酸、尿酸氮上升、尿蛋白阳性、尿沉渣阳性。详见各公司产品说明书。

【注意】

（1）下列情况不推荐使用：①不稳定型心绞痛；②1个月内曾发生过心肌梗死；③左心室流出道梗阻；④未治疗的充血性心力衰竭；⑤儿童。

（2）下列情况慎用：①对钙通道阻滞剂有严重不良反应发生史者；②肝功能不全、慢性肾功能不全者；③充血性心力衰竭患者；④与β受体阻滞剂联合用药时，特别是患有左心室功能不全者。

（3）老年患者使用时应从小剂量开始，并仔细观察药物的治疗反应。

（4）育龄妇女治疗期间应采取避孕措施。因本品可通过乳汁分泌，故哺乳期妇女应避免使用，若无法避免则应终止哺乳。

（5）与地高辛合用时，应密切注意地高辛的毒性反应。

（6）治疗开始、用药剂量增加时，能够加剧咽痛的症状。

（7）芬太尼麻醉时，建议术前36小时停止服用硝苯地平及其他二氢吡啶类衍生物。因突然停止给予钙通道阻滞剂可能引起病情恶化，故停药时应逐渐减量，并充分观察症状后停药用量减至5mg时再使用其他药物。停药需在医师指导下进行。

【用法用量】口服。一次5～10mg，一日1次。必要时可增至一次20mg，一日1次。成人的初始剂量为一次5mg，一日1次，早餐后服用。根据患者的临床反应，可将剂量增加，最大可增至每次10mg，一日1次，早餐后服用。

【规格】片剂：10mg/片，14片/盒。

贝尼地平（Benidipine Hydrochloride，通用名），异名：可力洛

【适应证】原发性高血压，心绞痛。

【禁忌证】血压过低；产生肝功能损害；心源性休克；孕妇或可能处于妊娠期的妇女。

【不良反应】①严重不良反应：肝功能损害、黄疸（频度不明）。有时会出现伴有AST（GOT）、ALT（GPT）、γ-谷氨酸转肽酶（γ-GT）上升等的肝功能损害及黄疸，故应注意观察。若出现异常，应停药并进行适当处置。②其他不良反应：有时会出现尿素氮、肌酐升高，白细胞减少，心悸，面部潮红，头痛，眩晕，直立性低血压等副作用，故应注意观察。

【用法用量】口服。①高血压，常用量为2～4mg，一日1次。必要时可增至8mg，早餐后服用。②心绞痛，一次8mg，一日2次。

【规格】片剂：8mg/片，7片/盒。

乐卡地平（Lercanidipine Hydrochloride，通用名），异名：再宁平

【适应证】高血压，可单独应用或与其他降压药合用。

【禁忌证】①对二氢吡啶类药物过敏者。②其他禁忌证包括左心室流出道梗阻、未经治疗的充血性心力衰竭、不稳定型心绞痛、有严重肾脏或肝脏疾病及在1个月内有心肌梗死者。

【不良反应】可能出现的不良反应同其扩血管作用有关，如面部潮红、踝部水肿、心悸、心动过速、头痛、眩晕。偶见胃肠道反应、皮疹、疲劳、嗜睡、肌肉痛，极偶然可能出现低血压。

【注意】①有轻中度肝、肾疾病或正在进行透析治疗者应适当调整剂量。②没有证据表明本品能导致胎儿异常的发生，但由于本品用于妊娠与哺乳期的安全性尚未被临床证实，故妊娠和哺乳期妇女不应服用。育龄妇女在未采取任何避孕措施时不应服用。③18岁以下患者不得服用，对老年患者一般无须做特别的剂量调整。

【用法用量】口服：成人起始剂量为一次10mg，一日1次，餐前服用。必要时2周后可增至一日20mg。

【规格】片剂：10mg/片，7片/盒。

地尔硫䓬（Diltiazem Hydrochloride，通用名），异名：合心爽

【适应证】①心绞痛、高血压和肥厚型心肌病。②各种心律失常（心房颤动或扑动、阵发性室上性心动过速）。

【禁忌证】①孕妇禁用注射药。②病态窦房结综合征，二度或三度房室传导阻滞（已安置心脏起搏器者例外）。③低血压（收缩压＜90mmHg）。④对本品过敏者。

【不良反应】可见头痛、踝部水肿、低血压、眩晕、面部潮红、疲乏、恶心和其他胃肠道紊乱（食欲缺乏、呕吐、便秘或腹泻、味觉异常、体重增加），也有出现牙龈增生的报道。详见各公司产品说明书。

【注意】

（1）突然停药可能导致心绞痛加重。老年人和肝、肾功能受损者本品的起始剂量应减低。

（2）孕妇应用本品须权衡利弊。它可从乳汁排出且近于血药浓度，如乳母确有必要应用，须改变婴儿喂养方式。

（3）儿童应用本品的安全性和有效性尚未确定。

（4）本品延长房室交界不应期，除病态窦房结综合征外并不明显延长窦房结恢复时间，罕见情况下此作用可异常减慢心率（特别在病态窦房结综合征患者中）或致二度或三度房室传导阻滞。本品与β受体阻滞剂或洋地黄合用可导致心脏传导阻滞加重。

（5）因本品有负性肌力作用，对心室功能正常者的血流动力学研究显示无心脏指数降低或对收缩性持续负性作用，故心室功能受损的患者单用本品或与β受体阻滞剂同用时，应用本品须谨慎。

（6）低血压者用本品治疗偶可致症状性低血压。

（7）应用本品时若有碱性磷酸酶、乳酸脱氢酶、AST、ALT 明显增高和其他伴有急性肝损害现象，停药可以恢复。

（8）本品在肝内代谢，由肾和胆汁排泄，长期给药应定期进行实验室检查。肝、肾功能受损患者用本品应谨慎。

（9）皮肤反应可为暂时性，继续用可以消失，但皮疹进展可出现多形性红斑和（或）剥脱性皮炎，如皮肤反应持续应停药。

（10）本品过量反应：心动过缓、低血压、心脏传导阻滞和心力衰竭。除应用胃肠道方法以除去本品外，可考虑应用以下方法：①心动过缓，给予阿托品 0.6 ～ 1mg，谨慎应用异丙肾上腺素；②高度房室传导阻滞，应用起搏器治疗；③心力衰竭，给予正性肌力药物（多巴胺或多巴酚丁胺）和利尿剂；④低血压，给予升压药（多巴胺等）。

【用法用量】①心绞痛：口服，成人起始剂量为普通片一次 60mg，一日 3 次或一次 30mg，一日 4 次，必要时可增至一日 360mg，一日 1 次。缓释片（胶囊）一次 90 ～ 180mg，一日 1 次。②高血压：缓释片（胶囊）起始剂量一次 60 ～ 120mg，一日 2 次，必要时最大剂量可达 360mg，一日 1 次。③心律失常：起始剂量为 250μg/kg，于 2 分钟内弹丸式静脉注射；必要时 15 分钟后再给予 350μg/kg。以后的剂量应根据患者的情况个体化制定。对于心房颤动或心房扑动患者，心率的进一步减慢可通过首药弹丸式给药后静脉输注地尔硫䓬实现。最初输注速度 5 ～ 10mg/h，必要时可增至最大 15mg/h（增幅 5mg/h），静脉输注最多可维持 24 小时。

【规格】片剂：30mg/ 片，50 片 / 盒。

维拉帕米（Verapamil Hydrochloride，通用名），异名：盖衡、异搏定

【适应证】口服。①各种类型心绞痛（包括稳定型或不稳定型心绞痛）及冠状动脉痉挛所致的心绞痛（如变异型心绞痛）。②快速性室上性心律失常，使阵发性室上性心动过速转为窦性，使心房扑动或心房颤动的心室率减慢。③预防阵发性室上性心动过速发作。④肥厚型心肌病。⑤高血压。

【禁忌证】①心源性休克或低血压。②充血性心力衰竭，除非继发于室上性心动过速而对本品有效者。③二度至三度房室传导阻滞、病态窦房结综合征（除非已安置人工心脏起搏器）。④预激综合征伴发心房颤动或心房扑动。

【不良反应】多与剂量有关。心血管：低血压、下肢水肿、心力衰竭、心动过缓，偶尔发展成二度或三度房室传导阻滞及心脏停搏；可能使预激综合征伴心房颤动或心房扑动者旁路前向传导加速，以致心率异常增快。详见各公司产品说明书。

【注意】

（1）对诊断的干扰：①心电图 P-R 间期在血药浓度＜ 3ng/ml 时无变化，＞ 3ng/ml 则可能延长，程度与浓度成正比；QRS 时间、Q-T 间期无变化。②可使氨基转移酶和碱性磷酸酶增高。③血压可能降低。④总血清钙浓度不受影响。

（2）下列情况慎用：①明显心动过缓；②轻度心力衰竭，给本品前须先用洋地黄及利尿剂控制心力衰竭；③肝功能损害；④轻度至中度低血压，本品的周围血管扩张作用加重低血压；⑤肾功能损害。

（3）用药期间应注意检查：①血压；②静脉给药，或调整口服剂量时需注意心电图；③本品可引起肝细胞损害，长期治疗时须定期测定肝功能。

（4）用药期间不要饮酒。

【用法用量】成人：①口服，开始一次 40 ～ 80mg，一日 3 ～ 4 次，按需要及耐受情况可逐日或逐周增加剂量，一日总量一般在 240 ～ 480mg；成人处方极量一日 480mg。维拉帕米缓释片一次 120 ～ 480mg，一日 1 次。②静脉注射用于治疗快速室上性心律失常，必须在连续心电监测下进行，于 2 ～ 3 分钟注射 5 ～ 10mg，必要时 5 ～ 10 分钟后可再给予 5mg。对老年患者，为了减轻不良反应，上述剂量经 3 ～ 4 分钟缓慢注射。③静脉滴注每小时 5 ～ 10mg，加入氯化钠注射液或 5% 葡萄糖注射液中静脉滴注，一日总量不超过 50 ～ 100mg。

【规格】缓释片：120mg/ 片，30 片 / 盒（盖衡）；注射液：2ml ∶ 5mg/ 支（异搏定）。

第四节　血管紧张素Ⅱ受体阻滞剂

血管紧张素Ⅱ受体阻滞剂（angiotensin- Ⅱ receptor blocker，ARB）一般作为不能耐受 ACEI 的替代选择。临床上应用的 ARB 主要为选择性 AT_1 受体阻滞剂，在受体水平拮抗 RAAS，不增高缓激肽的水平，从而显著减少了咳嗽等副作用（可能还有血管性水肿）的发生率。同时，ARB 具有多效性，能有效逆转左心室肥厚，抗心脏重构，显著减少蛋白尿，抗动脉粥样硬化，预防新发心房颤动，降低心血管风险，减少血尿酸等（表 65-4-1）。

表 65-4-1　常用的 ARB

口服降压药物	每天剂量（mg）（起始剂量至足量）	每天服药次数	主要不良反应
ARB			血钾升高，血管性神经水肿（罕见）
氯沙坦	25 ～ 100	1	
缬沙坦	80 ～ 160	1	
厄贝沙坦	150 ～ 300	1	
替米沙坦	20 ～ 80	1	
坎地沙坦	4 ～ 32	1	
奥美沙坦	20 ～ 40	1	
阿利沙坦酯	240	1	

注：ARB 使用方法详见国家药品监督管理局批准的有关药物的说明书。

氯沙坦钾（Losartan Potassium，通用名），异名：科素亚

【适应证】①高血压，可单独应用或与其他降压药如利尿剂合用。②高血压左心室肥厚。

【禁忌证】①对本品过敏者。②妊娠妇女。

【不良反应】本品耐受性良好，不良反应轻微短暂，总的不良反应发生率与安慰剂类似，很少因不良反应而停药。常见头晕、疲乏。详见各公司产品说明书。

【注意】

（1）本品是否分泌入乳汁未明，故哺乳期妇女慎用。

（2）本品在小儿中研究不充分，安全性与疗效未定。

（3）在老年人中应用本品，安全性与疗效无特殊。

（4）对诊断的干扰：用本品时，①偶可有血清肝酶增高，停药后恢复正常；②可在 1.5% 患者中出现血钾轻度增高；③偶有血尿素氮或肌酐轻度升高；④血红蛋白与血细胞比容可能轻微减低，但无临床重要性。

（5）下列情况慎用本品：①肝硬化或肝功能障碍时本品的血浓度升高；②肾动脉狭窄时用本品可使血尿素氮或肌酐升高；③血钾过高；④血容量不足者用本品可能发生低血压。

（6）用本品发生血管神经性水肿时应停用，并进行治疗。

（7）用本品过量而发生低血压时，用扩容纠正，透析不能有效清除本品及其代谢产物。

（8）用本品期间应随访检查，有肾功能障碍或白细胞缺乏的患者最初 3 个月内每 2 周检查白细胞计数及分类计数 1 次，此后定期检查。

【用法用量】口服。成人一次 50mg，一日 1 次，维持量 25 ～ 100mg，一日 1 次。肝功能不全或有水、钠不足者用较小剂量。

【规格】片剂：① 50mg/ 片，7 片 / 盒；② 100mg/ 片，14 片 / 盒。

奥美沙坦酯（Olmesartan Medoxomil，通用名），异名：傲坦

奥美沙坦酯是一种前体药物，经胃肠道吸收水解为奥美沙坦。奥美沙坦为选择性 AT_1 受体阻滞剂，通过选择性阻断血管紧张素Ⅱ与血管平滑肌 AT_1 受体的结合而阻断血管紧张素Ⅱ的收缩血管作用，因此它的作用独立于血管紧张素Ⅱ合成途径之外。奥美沙坦酯并不抑制 ACE，因此不影响缓激肽，由此产生的血浆肾素活性增高和循环血管紧张素Ⅱ浓度上升并不影响奥美沙坦的降压作用。

【适应证】高血压。

【禁忌证】同氯沙坦。

【不良反应】少见背痛、腹泻、头痛、血尿、高三酰甘油血症、咽炎、鼻炎。详见各公司产品说明书。

【注意】①肾动脉狭窄：还没有在单侧或者双侧肾动脉狭窄患者中长期使用本品的经验，但是理论上可能会与 ACEI 类似，导致这类患者血肌酐升高。②肾功能损害：在那些肾功能依赖于 RAAS 活性的患者中（如严重的充分性心力衰竭患者）使用 ACEI 和 AT_1 受体阻滞剂，可能出现少尿和（或）进行性氮质血症。③血容量不足或者低钠患者的低血压：血容量不足或者低钠患者，如那些使用大剂量利尿剂治疗的患者，在首次服用本品后可能会发生症状性低血压，必须在周密的医疗监护下使用该药治疗。如果发生低血压，患者应仰卧，必要时静脉滴注氯化钠注射液。一旦血压稳定，可继续用本品治疗。④因为对哺乳新生儿有潜在的不良影响，必须考虑药物对母亲的重要性以决定中止哺乳或者停药。⑤尚未建立儿童用药的安全性和有效性数据。⑥老年患者服用本品不需要调整剂量。但是不能排除某些年龄较大的个别患者敏感性较高的可能。

【用法用量】口服，剂量应个体化。在血容量正常的患者中作为单一治疗的药物，通常推荐起始剂量一次 20mg，一日 1 次，最大剂量一次 40mg，一日 1 次。剂量大于 40mg 并未显示出更大的降压效果。无论进食与否，本品都可以服用。本品可以与其他利尿剂合用，也可以与其他降压药联合使用。

【规格】薄膜衣片：20mg/ 片，7 片 / 盒。

厄贝沙坦（Lrbesartan，通用名），异名：科苏、安博维

【适应证】①高血压。②糖尿病肾病。③蛋白尿。

【禁忌证】①同氯沙坦。②哺乳期妇女。

【不良反应】①常见头晕、面部潮红、肌肉骨骼损伤、恶心。②少见直立性低血压、消化不良、腹泻。③罕见过敏反应（皮疹、血管性水肿）；咳嗽。

【注意】①对于服用强效利尿剂，饮食中严格限盐及腹泻、呕吐而血容量不足者，服用本品特别是首次服用时可能会发生症状性低血压。②双侧肾动脉狭窄或单个功能肾的动脉发生狭窄者，用本品有发生严重低血压和肾功能不全的危险。③肾功能损害者使用本品时，应定期监测血清钾和肌酐。④使用本品时可能会发生高钾血症，尤其是肾功能损害、糖尿病肾病或心力衰竭者，应密切监测血清钾水平。⑤主动脉和二尖瓣狭窄及梗阻性肥厚型心肌病患者使用本品时应谨慎。⑥本品不推荐用于原发性醛固酮增多症患者。⑦血管张力和肾功能主要依赖 RAAS 活性的患者（如严重充血性心力衰竭或者肾脏疾病患者包括肾动脉狭窄）使用本品易出现急性低血压、氮质血症、少尿或少见的急性肾衰竭。

【用法用量】口服。成人：初始剂量和维持量为 150mg，一日 1 次，不能有效控制血压时可将剂量增至一次 300mg，或加用其他抗高血压药物如利尿剂。进行血液透析和年龄超过 75 岁的患者，初始剂量 75mg，一日 1 次。肾功能不全、轻中度肝功能损害患者无须调整本品剂量。

【规格】片剂：① 75mg/ 片，12 片 / 盒（科苏）；② 150mg/ 片，7 片 / 盒（安博维）。

坎地沙坦酯（Candesartan Cilexetil，通用名），异名：必洛斯、奥必欣

【适应证】①高血压，可单独应用或与其他降压药如利尿剂合用。②心力衰竭。

【禁忌证】①同氯沙坦。②重度肝损害和胆汁淤滞患者。

【不良反应】①常见头晕。②少见头痛、心悸、失眠、恶心、呕吐、胃部不适、腹泻、口腔炎、味觉异常、ALT 升高、白细胞减少、肌酐升高、皮疹、荨麻疹、瘙痒等。

【注意】

（1）下列情况慎用：①双侧或单侧肾动脉狭窄患者；②肝功能损害者（可能进一步恶化）；③严重肾功能损害者（过度降压可能恶化肾功能）；④主动脉或二尖瓣狭窄，或肥厚型心肌病患者；⑤高钾血症患者；⑥严重低血压患者；⑦手术需全身麻醉者。

（2）用药时检测：①肾功能，包括电解质。给药后4周及调整剂量后2周复查血肌酐和血钾。对于肾功能不全患者，每次调整剂量前后监测血钾和肌酐，如肾功能恶化应及时停药；一般每3～6个月监测肾功能。②监测血压，调整剂量初期应较频繁，包括必要时给药后24小时测卧位血压。

（3）儿童用药的安全性尚未明确。

（4）对于高龄患者，宜根据其状态慎重用药，从小剂量开始。

（5）哺乳期妇女避免用本品，必须服药时应停止哺乳。

（6）本品过量时，可扩容纠正低血压，必要时透析治疗。

【用法用量】口服。①成人，一次4～8mg，一日1次，由一日4mg开始，必要时增至一日12mg。②严重肾功能不全者，宜从一次2mg，一日1次开始。肝功能不全者，也宜从小剂量开始。

【规格】片剂：8mg/片，7片/盒（必洛斯）；分散片：4mg/片，14片/盒（奥必欣）。

替米沙坦（Telmisartan，通用名），异名：欧美宁、美卡素

【适应证】①高血压。②高危心血管疾病。

【禁忌证】①对本品任一成分过敏者。②对其他血管紧张素受体阻滞过敏者。③胆管阻塞性疾病患者。④严重肝功能不全者。⑤严重肾功能不全者（肌酐清除率＜30ml/min）。⑥妊娠及哺乳期妇女。

【不良反应】①常见：腹泻，恶心、头晕；②少见尿路感染、上呼吸道感染、皮疹、瘙痒、背痛、耳鸣；③极少见血管神经性水肿、哮喘。

【注意】

（1）以下情况慎用：①双侧或单侧肾动脉狭窄者。②血容量不足（包括由强效利尿剂治疗、限盐饮食、恶心或呕吐引起血容量不足或血钠水平过低）者。③严重充血性心力衰竭（可能引起急性低血压、氮质血症、少尿或罕见急性肾衰竭）者。下列情况慎用：①主动脉瓣狭窄或左房室瓣狭窄者。②肥厚型心肌病患者。③冠状动脉疾病患者。④血管神经性水肿患者。⑤需进行全身麻醉手术者。⑥老年患者。

（2）对儿童的影响：儿童应用本品的安全性及疗效尚未确定。

（3）肾功能不全患者用药期间应定期检测血钾水平及血肌酐值。

（4）治疗期间如发生低血压，应采取相应的支持治疗。

（5）本品不能经血液透析清除，血液透析患者在治疗初期应注意监测，以防发生直立性低血压。

（6）抑制RAAS的降压药通常对原发性醛固酮增多症患者无效，故不推荐本品用于该类患者。

（7）应用本品4～8周后才发挥最大药效，在加大剂量时应注意此点。

【用法用量】口服。①成人：一次40～80mg，一日1次。可与噻嗪类利尿剂如氢氯噻嗪合用。②轻、中度肾功能不全患者：服用本品不需调整剂量。③轻、中度肝功能不全患者：一日用量不应超过40mg，应在严密监测下应用本品。④高危心血管疾病患者：一日80mg。

【规格】片剂：①80mg/片，7片/盒（欧美宁）；②80mg/片，7片/盒（美卡素）。

缬沙坦（Valsartan，通用名），异名：平欣、代文

【适应证】①高血压，可单独应用或与其他降压药如利尿剂或钙通道阻滞剂合用。②急性心肌梗死后。③心力衰竭。

【禁忌证】同氯沙坦。

【不良反应】本品的总体不良反应发生率与安慰剂组相似。①常见头痛、头晕。②少见咳嗽、腹泻、疲劳、鼻炎、背痛、恶心、咽炎、病毒感染、上呼吸道感染及关节痛。③不良反应的发生率与剂量和治疗时间长短无关，与性别、年龄或种族无关，尚未知此反应是否与本品治疗有因果关系。④极少见血红蛋白和血细胞比容减少，中性粒细胞减少症的患者为1.8%。

【注意】①动物实验表明本品可分泌入乳汁中，哺乳期妇女应慎用。②尚未发现致突变、致分裂或致癌作用。③在小儿中本品无研究经验，安全性和疗效未定。④对于肝功能不全者，约有70%的药物以原型从胆汁排泄，在胆汁型肝硬化或胆管梗阻的患者中药物的 AUC 约增加 1 倍，这类患者应用时应特别慎重；而非胆管性或无胆汁淤积型肝功能不全者，服用本品无须调整剂量。⑤开始治疗时偶可发生症状性低血压，治疗前应先纠正患者的低血钠和低血容量状况。如果发生低血压，须使患者仰卧，必要时用氯化钠注射液静脉滴注。短暂的低血压反应并不妨碍进一步治疗，因此一旦血压稳定便可进行继续治疗。⑥由于影响 RAAS 的药物可能使双侧或单侧肾动脉狭窄患者的血清肌酐或尿素氮增高，应慎用。由于缬沙坦肾清除率只占总血浆清除率的 30%，故肾功能不全患者服用本品无须调整剂量。⑦药物过量可能出现的症状主要是明显低血压，可采取催吐治疗，必要时可静脉滴注氯化钠注射液。血液透析不能清除本品。

【用法用量】口服。成人：①治疗高血压，一次 80mg，一日 1 次，2 ～ 4 周后酌情可增加至 160mg，一日 1 次。维持量为 80 ～ 160mg，一日 1 次。②治疗心力衰竭，起始剂量一次 40mg，一日 2 次，逐渐增至一次 80mg，一日 2 次及 160mg，一日 2 次，视耐受情况而定。

【规格】分散片：40mg/ 片，24 片 / 盒（平欣）；胶囊剂：80mg/ 片，7 片 / 盒（代文）。

阿利沙坦酯（Allisartan Isoproxil），异名：信立坦

【适应证】轻中度高血压。

【禁忌证】心源性休克患者、孕妇、备孕妇女、哺乳期妇女。

【不良反应】本品有很好的耐受性，不良事件发生率与安慰剂组相似。详见各公司产品说明书。

【注意】本品不通过肝细胞色素 P450 系统代谢，对细胞色素 P450 酶没有影响。因此，不会出现与这些酶抑制、诱导或者代谢相关的药物相互作用。与保钾利尿剂如螺内酯、氨苯蝶啶、补钾药合用时，可出现血钾水平升高，应注意用药。

【用法用量】推荐起始剂量为 80 ～ 240mg，一日 1 次。食物会降低本品的吸收，建议不与食物同服。

【规格】片剂：240mg/ 片，7 片 / 盒。

第五节　血管紧张素转化酶抑制剂

血管紧张素转化酶抑制剂（angiotensin-converting enzyme inhibitor，ACEI）通过阻断循环和组织中血管紧张素转化酶（ACE）的作用，减少血管紧张素Ⅱ（Ang Ⅱ）生成，抑制肾素 - 血管紧张素 - 醛固酮系统（RAAS），从而消除或减轻 Ang Ⅱ的心血管毒性作用，能显著改善左心室收缩功能异常及心力衰竭患者的血流动力学状况。同时 ACEI 抑制缓激肽的降解，提高机体内的缓激肽及前列环素的水平；提高 ACE2 和血管紧张素 1-7（Ang_{1-7}）表达水平，发挥心血管保护作用。本类药物还可以降低交感神经系统活性，改善内皮功能及血管重构，适用于高血压、冠心病、心力衰竭、急性心肌梗死后（EF ＜ 40% 者为强适应证）、左心室肥厚、左心室功能不全、慢性肾疾病、蛋白尿 / 微量白蛋白尿、代谢综合征患者，并且可用于降低心脑血管疾病死亡风险，能显著降低患者的病残率和病死率。

ACEI 有卡托普利（captopril）、贝那普利（benazepril）、依那普利（enalapril）、福辛普利（fosinopril）、赖诺普利（lisinopril）、莫昔普利（moexipril）、培哚普利（perindopril）、喹那普利（quinapril）、雷米普利（ramipril）和群多普利（trandolapril）、西拉普利（cilazapril）和咪达普利（imidapril）等。

【ACEI 的分类】

（1）ACEI 可根据其活性部位所含的特殊基团分为以下 3 类。①巯基类 ACEI：代表药物是卡托普利，其他还有芬替普利、阿拉普利等。②羧基类 ACEI：包括大多数常用的 ACEI，代表药物是依那普利、贝那普利、培哚普利、雷米普利、咪达普利、西拉普利、群多普利等。③磷酸基类 ACEI：代表药物是福辛普利，其他还有塞拉普利等。

（2）根据药代动力学特点分类

1）前体药类 ACEI：大多数常用的 ACEI，代表药物是依那普利、贝那普利、培哚普利、咪达普利等。

2）活性药类 ACEI：不经历代谢的水溶性 ACEI，代表药物是赖诺普利。

3）卡托普利类 ACEI：同时具有前体药和活性药的特征，代表药物是卡托普利。

（3）根据组织亲和力分类：分为水溶性（如依那普利、福辛普利、赖诺普利）和脂溶性（如培哚普利、雷米普利）ACEI（表 65-5-1）。

表 65-5-1　常用的血管紧张素转化酶抑制剂（ACEI）

口服降压药物	每天剂量（mg）（起始剂量至足量）	每天服药次数	主要不良反应
ACEI			咳嗽，血钾升高，血管神经性水肿
卡托普利	25 ～ 300	2 ～ 3	
依那普利	2.5 ～ 40	2	
贝那普利	5 ～ 40	1 ～ 2	
赖诺普利	2.5 ～ 40	1	
雷米普利	1.25 ～ 20	1	
福辛普利	10 ～ 40	1	
西拉普利	1.25 ～ 5	1	
培哚普利	4 ～ 8	1	
咪达普利	2.5 ～ 10	1	

注：ACEI 使用方法详见国家药品监督管理局批准的有关药物的说明书。

卡托普利（Captopril，通用名），异名：开博通

【适应证】①高血压，可单独应用或与其他降压药如利尿剂合用。②心力衰竭，可单独应用或与强效利尿剂合用。③高血压急症（注射药）。④诊断肾血管性高血压试验用药。

【禁忌证】①对本品或其他 ACEI 过敏者。②孤立肾、移植肾、双侧肾动脉狭窄、严重肾功能减退者。③妊娠、哺乳期妇女。

【不良反应】较常见：①皮疹，可能伴有瘙痒和发热，7% ～ 10% 伴嗜酸性粒细胞增多，或抗核抗体阳性；②心悸、心动过速、胸痛；③咳嗽；④味觉迟钝。详见各公司产品说明书。

【注意】

（1）曾有报道本品在婴儿可引起血压过度与持久降低伴少尿和抽搐，故应用本品仅限于其他降压治疗无效者。

（2）老年人对降压作用较敏感，应用本品须酌减剂量，特别是首次服用时。

（3）对诊断的干扰：用本品时可有①血尿素氮、肌酐浓度增高，常为暂时性，在有肾病或长期严重高血压而血压迅速下降后易出现；②偶有血清肝酶增高；③血钾轻度增高，尤其有肾功能障碍者，与保钾利尿剂合用时尤应注意检查血钾；④血钠减低。

（4）下列情况慎用本品：①自身免疫性疾病如严重系统性红斑狼疮，此时白细胞或粒细胞减少的概率增高；②骨髓抑制；③脑动脉或冠状动脉供血不足，可因血压降低而缺血加剧；④血钾过高；⑤肾功能障碍而致血钾增高、白细胞及粒细胞减少，并使本品潴留；⑥主动脉瓣狭窄，此时可能使冠状动脉灌注减少；⑦严格饮食、限制钠盐或进行透析者，首剂应用本品可能发生突然而严重的低血压。

（5）在手术或麻醉时用本品发生低血压，可用扩容纠正。

（6）用本品时若白细胞计数过低，暂停用本品可以恢复。

（7）用本品治疗心力衰竭，无体液潴留，并使血醛固酮水平降低，为其优点，但须注意降压反应。

（8）用本品时出现血管神经性水肿，应停用本品，迅速皮下注射 1 ∶ 1000 肾上腺素 0.3 ～ 0.5ml。

（9）用本品期间随访检查：①白细胞计数及分类计数，最初 3 个月内每 2 周一次，此后定期检查，有感染迹象时随即检查；②尿蛋白检查，每月 1 次。

【用法用量】

（1）成人：①降压，口服一次 12.5mg，一日 2 ～ 3 次，按需要 1 ～ 2 周增至一次 25mg，一日 2 ～ 3 次；疗效不满意时可加用利尿剂。②治疗心力衰竭，开始一次口服 12.5mg，一日 2 ～ 3 次，必要时逐渐递增至一次 25 ～ 50mg，一日 2 ～ 3 次；若需进一步加量，宜观察疗效 2 周后再考虑。

（2）小儿降压与治疗心力衰竭，儿童参阅《儿科常用药物剂量手册》。

用于肾血管性高血压药物诊断：在常规肾图或肾动态检查后当日，口服卡托普利 25 ～ 50mg（粉末状），每隔 15 分钟测一次血压至 60 分钟，饮水 300 ～ 500ml 或 8ml/kg 后进行常规肾图或肾动态显像。

【规格】片剂：12.5mg/ 片，100 片 / 盒。

贝那普利（Benazepril，通用名），异名：洛汀新

【适应证】①高血压，可单独应用或与其他降压药如利尿剂合用；②心力衰竭，可单独应用或与强心利尿剂同用。

【禁忌证】同卡托普利。

【不良反应】常见头痛、眩晕、疲乏、嗜睡、恶心、咳嗽。详见各公司产品说明书。

【注意】

（1）在小儿中研究不充分。新生儿和婴儿用药后可出现少尿和神经异常，可能与本品引起血压降低后肾和脑缺血有关。

（2）对诊断的干扰：用本品时可有①血尿素氮、肌酐浓度增高，常为暂时性，在有肾病或严重高血压而血压迅速下降时易出现；②偶有血清肝酶增高；③血钾轻度增高，尤其是有肾功能障碍者。

（3）下列情况慎用：①自身免疫性疾病如严重系统性红斑狼疮，此时白细胞或粒细胞减少的概率增高；②骨髓抑制；③脑动脉或冠状动脉供血不足，可因血压降低而缺血加重；④血钾过高；⑤肾功能障碍而致血钾高，白细胞及粒细胞减少，并使本品潴留；⑥肝功能障碍，本品在肝内的代谢减低；⑦严格饮食、限制钠盐或进行透析治疗者，首剂应用本品可能发生突然而严重的低血压。

（4）用本品期间随访检查：①对有肾功能障碍或白细胞缺乏的患者，最初 3 个月内每 2 周检查白细胞计数及分类计数 1 次，此后定期检查；②尿蛋白检查，每月 1 次。

（5）用本品时发生血管神经性水肿时停用，皮下注射肾上腺素，静脉注射氢化可的松。

（6）用本品过量时，用扩容纠正低血压，贝那普利拉可以部分经透析除去。

（7）使用高通透性膜透析的患者，在服用 ACEI 时有过敏样反应。

【用法用量】口服。成人：①降压，一次 10mg，一日 1 次，维持量可达 20 ～ 40mg，1 次或分 2 次给药；肾功能不全或有水、钠缺失者开始用 5mg，一日 1 次。②心力衰竭起始用 5mg，一日 1 次，维持量可用 10 ～ 20mg，一日 1 次。

【规格】片剂：10mg/ 片，14 片 / 盒。

第六节 α 受体阻滞剂及其他类降压药

常用的 α 受体阻滞剂见 65-6-1。

表 65-6-1 常用的 alpha 受体阻滞剂及其他类降压药

口服降压药物	每天剂量（mg）（起始剂量至足量）	每天服药次数	主要不良反应
α 受体阻滞剂			直立性低血压
多沙唑嗪	1 ～ 16	1	
哌唑嗪	1 ～ 10	2 ～ 3	
特拉唑嗪	1 ～ 20	1 ～ 2	
乌拉地尔	30 ～ 180	1	
直接血管扩张药			
米诺地尔	5 ～ 100	1	多毛症
肼屈嗪	25 ～ 100	2	狼疮综合征
肾素抑制剂			
阿利吉仑	150 ~ 300	1	腹泻、高血钾

注：降压药使用方法详见国家药品监督管理局批准的有关药物的说明书。

多沙唑嗪（Doxazosin Mesylate，通用名），异名：络欣平、可多华

【适应证】①高血压。②良性前列腺增生。

【禁忌证】对喹唑啉类、多沙唑嗪或本品的任何成分过敏者禁用。近期心肌梗死者禁用，有胃肠道梗阻、食管梗阻或任何程度胃肠道腔径缩窄病史者禁用。

【不良反应】①常见头晕、头痛、乏力。②较少见心律失常、恶心、神经质、不安、易激惹、嗜睡，首次剂量后可出现直立性低血压，水钠不足时及运动后易发生低血压现象，发生与剂量有关。还可见腿下部和足部水肿。

【注意】常见体位性眩晕、低血压、头痛、疲劳、视物模糊、水肿、便秘、心悸、心律失常。对喹唑啉类或本品过敏者禁用；孕妇、哺乳期妇女、儿童及肝功能减退者慎用。

【用法用量】口服。成人：开始一次 1mg，一日 1 次，睡前服用，以后按患者需要和耐受性调整剂量。但超过 4mg 较多引起直立性低血压。维持量为 1 ～ 8mg，一日 1 次。

【规格】片剂：2mg/ 片，14 片 / 盒（络欣平）；缓释片：4mg/ 片，10 片 / 盒（可多华）。

特拉唑嗪（Terazosin Hydrochloride，通用名），异名：高特灵

特拉唑嗪为 α_1 受体阻滞剂，可使血管舒张，降低外周血管阻力，使血压下降，起效迅速，作用持久。

【适应证】①高血压。②治疗良性前列腺增生，改善排尿症状。

【禁忌证】对本品过敏者。

【不良反应】与血管扩张相关的症状包括头晕和不适，体虚无力，心悸、恶心，外周水肿，眩晕，嗜睡，鼻充血，鼻炎和视物模糊，弱视，晕厥总发生率是 0.5%，10mg 高剂量组发生率 1.3%。详见各公司产品说明书。

【注意】①须排除前列腺癌后方可使用本品。②对良性前列腺增生（BPH）伴有高血压患者同时使用噻嗪类药物或其他降压药物，应注意调整剂量以防止低血压。③与其他 α 受体阻滞剂一样，特拉唑嗪也会引起眩晕。眩晕通常发生在初始用药 30 ～ 90 分钟，偶尔会发生在剂量增加过快时，如果发生眩晕，应当将患者放置平卧姿势，在必要时采用支持疗法，虽然在晕厥前偶尔会出现心动过速（心率 120 ～ 160 次 / 分），但通常认为晕厥与过度的直立性低血压有关。当从卧位或坐位突然转向立位时，可能会发生眩晕、轻度头痛甚至晕厥。出现这些症状时患者应躺下，然后在站立前稍坐片刻以防症状再度发生。大多数情况下，治疗初期后或连续用药阶段不会再发生该反应。④首次用药或停止用药后重新给药，可能发生眩晕、轻度头痛或嗜睡，甚至可发生首剂晕厥或突然失去知觉。在初始剂量 12 小时内或增加剂量时应当避免从事驾驶或危险工作。⑤如果用药中断数天，恢复用药时应从初始剂量重新开始，初始剂量为睡前服用 1mg，以减少和避免首剂低血压效应。⑥采用初始剂量开始治疗并在 4 周后进行疗效总结。每次调整剂量都可能发生暂时的不良反应。如果不良反应持续存在，应考虑减少剂量或停药。⑦肾功能不全患者无须改变推荐剂量。⑧本品美国 FDA 妊娠风险分级为 C 级，仅在潜在受益超过对胎儿的潜在风险时方可使用。⑨哺乳期妇女使用对乳儿的危害不能排除。⑩儿童使用的安全性和有效性未建立。

【用法用量】口服，初始剂量为睡前服用 1mg，1 周或 2 周后每日剂量可加倍以达预期效应。常用维持剂量为 2 ～ 10mg，一日 1 次，给药 2 周后症状明显改善。首次治疗宜从晚间开始。至今无足够数据表明剂量超过 10mg，一日 1 次，会引起进一步的症状缓解。

【规格】片剂：2mg/ 片，28 片 / 盒。

乌拉地尔（Urapidil Hydrochloride，通用名），异名：亚宁定

乌拉地尔阻断突触后 α_1 受体和阻断外周 α_2 受体的作用，以前者为主，并激活中枢 5- 羟色胺 1A 受体，通过降低延脑心血管调节中枢的交感反馈降低血压。对静脉的舒张作用大于对动脉的作用，在降压时并不影响颅内压，可改善每搏量和心排血量，降低肾血管阻力，对心率无明显影响。

【适应证】①高血压危象、重症高血压。②围术期高血压。③充血性心力衰竭：主要用于治疗高血压心脏病、冠心病、扩张型心肌病，以及肾性高血压或肾透析等引起的急性左心衰竭或慢性心力衰竭病情加重者。

【禁忌证】①孕妇。②哺乳期妇女。③主动脉峡部狭窄或动静脉分流者禁用注射药。

【不良反应】①常见血压降低引起暂时性症状，如眩晕、恶心、头痛。②少见乏力、心悸、胃肠道不适及直立性低血压。血压过度降低时，可抬高下肢，补充血容量即可改善。③罕见过敏反应。

【注意】①对本品过敏出现皮肤瘙痒、面部潮红、皮疹等应停药。②开车或操纵机器者应谨慎，可能影响其驾驶或操纵能力。③老年人及肝功能受损者可增强本品作用，应予注意。④逾量可致低血压，可抬高下肢及增加血容量，必要时加用升压药。

【药物相互作用】①与降压药同用或饮酒可增强本品降压作用。②与西咪替丁同用可使本品血药浓度增加 15%。③目前无足够资料说明本品可与 ACEI 同用，故暂不提倡与 ACEI 合用。

【用法用量】

（1）口服缓释胶囊：一次 30 ～ 60mg，早晚各 1 次，若血压下降，则改为一次 30mg，剂量随个体调整，维持量为 30 ～ 180mg/d。

（2）静脉注射：①一般为 25 ～ 50mg（5 ～ 10ml），如用 50mg，则应分为 2 次给药，中间间歇 5 分钟；②用于高血压危象，先用 25mg 静脉注射，以后再用 25mg；③围术期高血压，先用 25mg（5ml），间隔 2 分钟再注射 1 次。

（3）静脉滴注：将本品 250mg 溶于 500ml 0.9% 氯化钠注射液盐水或 5% ～ 10% 葡萄糖中，滴注速度为 6 ～ 24mg/h，维持剂量时速度平均为 9mg/h。

【规格】注射液：25mg/ 支（亚宁定）；粉针剂：25mg/ 瓶。

第七节　单片复方降压药

常用的单片复方制剂见表 65-7-1。

表 65-7-1　常用的单片复方制剂

主要组分与每片剂量	每天服药片数	每天服药次数	主要不良反应
氯沙坦钾 / 氢氯噻嗪			偶见血管神经性水肿、血钾异常
氯沙坦钾 50mg/ 氢氯噻嗪 12.5mg	1	1	
氯沙坦钾 100mg/ 氢氯噻嗪 12.5mg	1	1	
氯沙坦钾 100mg/ 氢氯噻嗪 25mg	1	1	
缬沙坦 80mg/ 氢氯噻嗪 12.5mg	1 ～ 2	1	偶见血管神经性水肿、血钾异常
厄贝沙坦 150mg/ 氢氯噻嗪 12.5mg	1	1	偶见血管神经性水肿、血钾异常
替米沙坦 / 氢氯噻嗪			偶见血管神经性水肿、血钾异常
替米沙坦 40mg/ 氢氯噻嗪 12.5mg	1	1	
替米沙坦 80mg/ 氢氯噻嗪 12.5mg	1	1	
奥美沙坦 20mg/ 氢氯噻嗪 12.5mg	1	1	偶见血管神经性水肿、血钾异常
卡托普利 10mg/ 氢氯噻嗪 6mg	1 ～ 2	1 ～ 2	咳嗽，偶见血管神经性水肿、血钾异常
赖诺普利 10mg/ 氢氯噻嗪 12.5mg	1	1	咳嗽，偶见血管神经性水肿、血钾异常
依那普利 5mg/ 氢氯噻嗪 12.5mg	1	1	咳嗽，偶见血管神经性水肿、血钾异常
贝那普利 10mg/ 氢氯噻嗪 12.5mg	1	1	咳嗽，偶见血管神经性水肿、血钾异常
培哚普利 4mg/ 吲达帕胺 1.25mg	1	1	咳嗽、偶见血管神经性水肿、血钾异常
精氨酸培哚普利 10mg/ 苯磺酸氨氯地平 5mg	1	1	头晕、头痛、咳嗽
氨氯地平 5mg/ 缬沙坦 80mg	1	1	头痛、踝部水肿，偶见血管神经性水肿
氨氯地平 5mg/ 替米沙坦 80mg	1	1	头痛、踝部水肿，偶见血管神经性水肿
氨氯地平 / 贝那普利	1	1	头痛、踝部水肿，偶见血管神经性水肿
氨氯地平 5mg/ 贝那普利 10mg	1	1	

续表

主要组分与每片剂量	每天服药片数	每天服药次数	主要不良反应
氨氯地平 2. 5mg/ 贝那普利 10mg	1	1	
阿米洛利 2. 5mg/ 氢氯噻嗪 25mg	1	1	血钾异常、尿酸升高
尼群地平 / 阿替洛尔			头痛、踝部水肿、支气管痉挛、心动过缓
尼群地平 10mg/ 阿替洛尔 20mg	1	1 ～ 2	
尼群地平 5mg/ 阿替洛尔 10mg	1 ～ 2	1 ～ 2	
利血平 0.032mg/ 氢氯噻嗪 3.1mg/ 双肼屈嗪 4.2mg/ 异丙嗪 2.1mg	1 ～ 3	2 ～ 3	消化性溃疡、困倦
利血平 0.1mg/ 氨苯蝶啶 12.5mg/ 氢氯噻嗪 12.5mg/ 双肼屈嗪 12.5mg	1 ～ 2	1	消化性溃疡、头痛
可乐定 0.03mg/ 氢氯噻嗪 5mg	1 ～ 3	2 ～ 3	低血压、血钾异常
依那普利 10mg/ 叶酸 0.8mg	1 ～ 2	1 ～ 2	咳嗽、恶心，偶见血管神经性水肿、头痛、踝部水肿、肌肉疼痛
氨氯地平 5mg/ 阿托伐他汀 10mg	1	1	氨基转移酶升高
坎地沙坦酯 16mg/ 氢氯噻嗪 12.5mg	1	1	上呼吸道感染、背痛、血钾异常

注：单片复方制剂使用方法详见国家药品监督管理局批准的有关药物的说明书。

厄贝沙坦氢氯噻嗪（Irbesartan and Hydrochlorothiazide，通用名），异名：安博诺

本品为血管紧张Ⅱ受体阻滞剂（ARB）即厄贝沙坦和噻嗪类利尿剂氢氯噻嗪组成的复方药。该复方具有降血压协同作用。厄贝沙坦能通过阻断 RAAS，逆转与氢氯噻嗪有关的钾的丢失，氢氯噻嗪的利尿作用在服药后 2 小时开始，峰效应出现在大约 4 小时，并能持续 6 ～ 12 小时。

【适应证】用于治疗原发性高血压，以及单用厄贝沙坦或氢氯噻嗪不能有效控制血压的患者。

【禁忌证】对本品过敏者禁用。

【不良反应】厄贝沙坦常见不良反应为头痛、眩晕、心悸等，偶有咳嗽，一般程度都是轻微的，呈一过性，多数患者继续服药都能耐受。详见各公司产品说明书。

【注意】①不能用于血容量不足的患者（如服用大剂量利尿剂治疗的患者），开始治疗前应纠正血容量不足和（或）钠的缺失。②肾功能不全的患者可能需要减少本品的剂量，并且要注意血尿素氮、血清肌酐和血钾的变化。作为 RAAS 抑制的结果，个别敏感的患者可能产生肾功能变化。对严重肾功能不全（肌酐清除率≤ 30ml/min）或肝功能不全的患者，不推荐使用本品。③肝功能不全、老年患者使用本品时不需调节剂量。④厄贝沙坦不能通过血液透析被排出体外。⑤本品可以和其他降压药物联合服用。

【用法用量】每日 1 次（厄贝沙坦 / 氢氯噻嗪：150mg/12.5mg），空腹或进餐时使用，用于治疗单用厄贝沙坦或氢氯噻嗪不能有效控制血压的患者。推荐患者可对单一成分（即厄贝沙坦或氢氯噻嗪）进行调整。下列情况下可以考虑由单一成分直接转为固定复方治疗：本品 150mg/12.5mg 复方可以用于单独使用氢氯噻嗪或厄贝沙坦 150mg 不能有效控制血压的患者。本品 300mg/12.5mg 复方可以用于单独使用厄贝沙坦 300mg 或使用 150mg/12.5mg 复方不能有效控制血压的患者。不推荐使用每日 1 次剂量大于厄贝沙坦 300mg/ 氢氯噻嗪 25mg。必要时，本品可以合用其他降压药物。

【规格】片剂：厄贝沙坦 150mg/ 片，氢氯噻嗪 12.5mg/ 片，7 片 / 盒（安博诺）。

缬沙坦和氨氯地平（Valsartan and Amlodipine，通用名）异名：倍博特

缬沙坦和氨氯地平合用有以下协同机制：① ARB 可抑制 CCB 直接扩张血管作用引起的反馈性 RAAS 激活；②循证医学证实 ARB 可减少心力衰竭住院率，减少蛋白尿，延缓肾脏疾病进展等，具有心肾保护作用，CCB 可缓解心肌缺血，适用于心绞痛患者，两药合用在强效降压的同时，可为患者带来更全面的心血管保护作用；③ CCB 以扩张小动脉为主，使外周毛细血管网压力增高，体液渗透入周围组织，形成外周水肿。而 ARB 类降压药物可同时扩张外周动脉和静脉，从而缓解 CCB 导致的水肿。

【适应证】本品包括缬沙坦和氨氯地平两种降压活性成分，这两种成分在控制血压方面作用机制互补：氨氯地平属于 CCB 类药物，缬沙坦属于 ARB 类药物。治疗原发性高血压。本品用于单药治疗不能充分控制血压的患者。

【禁忌证】对本品活性成分或任一种赋形剂过敏者禁用。孕妇及哺乳期妇女禁用。遗传性血管水肿患者即服用 ACEI 或 ARB 治疗早期即发展成血管性水肿患者应禁用本品。

【不良反应】缬沙坦的不良反应通常与剂量无关；氨氯地平的不良反应既有剂量依赖性的（主要是外周水肿），也有剂量非依赖性的，前者比后者常见。

【注意】缬沙坦过量可引起低血压伴头晕，氨氯地平过量可导致外周血管过度扩张，可引起反射性心动过速。本品有出现显著而持久的全身性低血压及致命性休克的报道。若服药时间＜2 小时可催吐或洗胃。

【用法用量】口服：氨氯地平 2.5 ～ 10mg，一日 1 次，对于治疗高血压有效，而缬沙坦有效剂量为 80 ～ 320mg，一日 1 次，使用 5 ～ 10mg 的氨氯地平和 80 ～ 320mg 的缬沙坦，降压疗效随着剂量升高而增加。用单药治疗不能充分控制血压的患者，可以改用本品。

【规格】片剂：缬沙坦 80mg/ 氨氯地平 5mg/ 片，7 片 / 盒。

利血平氨苯蝶啶（Compound Reserpine and Triamterene，通用名），异名：北京降压 0 号

利血平氨苯蝶啶为复方制剂，其组分为每片含氢氯噻嗪 12.5mg、氨苯蝶啶 12.5mg、硫酸双肼屈嗪 12.5mg、利血平 0.1mg。

【适应证】治疗轻、中度高血压，对重度高血压可与其他降压药合用。

【禁忌证】①对本品过敏者禁用。②活动性溃疡、溃疡性结肠炎、抑郁症、严重肾功能障碍者禁用。

【不良反应】偶引起恶心、头胀、乏力、鼻塞、嗜睡等，减少用量或停药后即可消失。

【注意】下列情况慎用：①胃与十二指肠溃疡患者。②高尿酸血症或有痛风病史者。③心律失常和有心肌梗死病史者。

【用法用量】口服，常用量一次 1 片，一日 1 次，维持量一次 1 片，2 ～ 3 日 1 次。

【规格】片剂：10 片 / 盒。

氨氯地平阿托伐他汀钙（Amlodipine Besylate and Atorvastatin Calcium，通用名），异名：多达一

【适应证】适用于高血压或心绞痛患者合并高胆固醇血症或混合型高脂血症的治疗、高血压或心绞痛患者合并高胆固醇血症或混合型高脂血症的初始治疗。

【不良反应】心血管系统：心律不齐（包括室性心动过速及心房颤动）、心动过缓、胸痛、低血压、外周局部缺血、晕厥、心动过速、体位性头晕、直立性低血压、血管炎。详见各公司产品说明书。

【用法用量】口服，一次 1 片，一日 1 次；或遵医嘱。

【规格】片剂：氨氯地平 5mg/ 阿托伐他汀 10mg/ 片，7 片 / 盒；氨氯地平 5mg/ 阿托伐他汀 20mg/ 片，7 片 / 盒。

培哚普利吲达帕胺（Perindopril and Indapamide，通用名），异名：百普乐

培哚普利是 ACEI，通过竞争性抑制 ACE，减少血管紧张素Ⅱ的生成，提高缓激肽的含量，增加一氧化氮和前列腺素的释放，降低血压。吲达帕胺是一种磺胺类利尿剂，对机体的糖、脂肪代谢不产生有害影响，培哚普利可减少吲达帕胺引起的低血钾，改善胰岛素敏感性。吲达帕胺则可拮抗培哚普利引起的高血钾。

【适应证】原发性高血压。本品适用于单独服用培哚普利不能完全控制血压的患者。

【禁忌证】①严重的肾功能不全（肌酐清除率低于 30ml/min）。②对培哚普利或其他任何 ACEI 过敏者。③有与使用 ACEI 相关的血管神经性水肿（奎根水肿）的既往病史。④妊娠、哺乳。⑤对磺胺类药物过敏。⑥对任何辅料过敏者。⑦未经治疗的失代偿性心功能不全患者。

【不良反应】服用培哚普利可抑制 RAAS 而使吲达帕胺所致的失钾减少。有研究显示服用本品的患者 2% 出现低钾血症（K^+ ＜ 3.4mmol/L）。详见各公司产品说明书。

【注意】

（1）免疫功能低下患者有发生中性白细胞减少症 / 粒细胞缺乏症的危险。①中性粒细胞减少症的危险与剂量及患者类型相关，并取决于患者的临床情况。②没有并发症的患者极少会出现这种情况，但是与胶原血管性疾病相关的肾功能不全的患者可能发生，如系统性红斑狼疮或硬皮病患者及使用免疫抑制剂治疗的患者。③停止使用 ACEI 治疗，危险性可消失。④严格遵守预先规定的剂量用药可能是防止事件发生的最好办法。但是，如果这些患者需要使用 ACEI，应慎重评估风险受益比。

（2）血管神经性水肿：①已有报道服用 ACEI 包括培哚普利治疗的患者，极少病例出现血管神经性水肿，表现在面部、肢体、唇、舌、声门和（或）喉部。如出现这种情况，应立即停用培哚普利，并对患者实行监护直到水肿消退。②当水肿只出现在面部和唇部，一般不经治疗即可消退，但是可以使用抗组胺药缓解症状。③合并喉部水肿的血管神经性水肿可以致命。

【用法用量】口服。每日 1 次，每次 1 片，最好在清晨餐前服用。血压不能控制时剂量可以加倍，每日 2 片或每日 1 片（培哚普利 4mg/ 吲达帕胺 1.25mg）。①老年人：开始治疗时应以正常剂量每日服用 1 片。②肾功不全者：严重的肾功能不全（肌酐清除率低于 30ml/min）是本品治疗的禁忌证。对于肌酐清除率大于或等于 30ml/min 的患者，无须改变用药剂量。常规医疗检查包括定期监测肌酐和血钾水平。③儿童：本品不能用于儿童，因为儿童单独应用或联合应用培哚普利的疗效和耐受性尚未确定。

【规格】片剂：培哚普利 4mg/ 吲达帕胺 1.25mg/ 片，20 片 / 盒。

第八节　其他降压药

1. 直接舒张血管药

硝普钠（Sodium Nitroprusside，通用名）

硝普钠为一种速效和短时作用的血管扩张药。其对动脉和静脉平滑肌均有直接扩张作用，但不影响子宫、十二指肠或心肌的收缩。血管扩张使周围血管阻力减低，因而有降压作用。血管扩张使心脏前、后负荷均减低，心排血量改善，故对心力衰竭有益。后负荷减低可减少瓣膜关闭不全时主动脉和左心室的阻抗，从而减轻反流。

【适应证】①高血压急症，如高血压危象、高血压脑病、恶性高血压、嗜铬细胞瘤手术前后阵发性高血压等的紧急降血压，也用于外科麻醉期间进行控制性降压。②急性心力衰竭，包括急性肺水肿。亦用于瓣膜（二尖瓣或主动脉瓣）关闭不全时的急性心力衰竭。

【禁忌证】①对本品及其所含成分过敏者禁用。②代偿性高血压，如动脉分流或主动脉缩窄时禁用。

【不良反应】短期适量应用。以下三种情况出现不良反应：①血压下降过快过剧，出现眩晕、大汗、头痛、肌肉抽搐、神经紧张或焦虑、烦躁、胃痛、反射性心动过速或心律失常，症状的发生与静脉滴注速度有关，与总量关系不大。②硫氰酸盐中毒或逾量时，可出现运动失调、视物模糊、谵妄、眩晕、头痛、意识丧失、恶心、呕吐、耳鸣、气短。③氰化物中毒或超极量时，可出现反射消失、昏迷、心音遥远、低血压、脉搏消失、皮肤粉红色、呼吸浅、瞳孔散大。

【注意】

（1）本品对光敏感，溶液稳定性较差，滴注溶液应新鲜配制并注意避光。

（2）有关本品致癌、致畸、对孕妇和乳母的影响尚缺乏人体研究。在儿童中应用的研究也未进行。

（3）老年人用本品须注意肾功能减退对本品排泄的影响，老年人对降压反应也比较敏感，故用量宜酌减。

（4）对诊断的干扰：用本品时血二氧化碳分压（PCO_2）、pH、碳酸氢盐浓度可能降低；血浆氰化物、硫氰酸盐浓度可能因本品代谢后产生而增高；本品逾量时动脉血乳酸盐浓度可增高，指示代谢性酸中毒。

（5）下列情况慎用：①脑血管或冠状动脉供血不足时，对低血压的耐受性减低；②麻醉中控制性降压时，如有贫血或低血容量，应先予以纠正再给药；③脑病或其他颅内压增高时，扩张脑血管可进一步增高颅内压；④肝功能损害时，本品可能加重肝损害；⑤甲状腺功能过低时，本品的代谢产物硫氰酸盐可抑制碘的摄取和结合，因而可能加重病情；⑥肺功能不全时，本品可能加重低氧血症；⑦维生素 B_{12} 缺乏时使用本品，可能使病情加重。

（6）常见的反应：麻醉中控制性降压时，突然停用本品，尤其血药浓度较高而突然停药时，可能发生反跳性血压升高。

（7）本品毒性反应来自其代谢产物氰化物和硫氰酸盐，氰化物是中间代谢物，硫氰酸盐为最终代谢产物，如氰化物不能正常转换为硫氰酸盐，则硫氰酸盐血浓度虽正常也可发生中毒。

（8）逾量的治疗：血压过低时减慢滴速或暂停给予本品即可纠正。如有氰化物中毒征象，吸入亚硝酸异戊酯或静脉滴注亚硝酸钠或硫代硫酸钠均有助于将氰化物转为硫氰酸盐而降低氰化物血药浓度。

（9）随访检查：应用本品过程中，应经常测血压，最好在监护室内进行；肾功能不全而本品应用超过 48 ～ 72 小时者，每日须测定血浆中氰化物或硫氰酸盐，保持硫氰酸盐不超过 100μg/ml，氰化物不超过 3μmol/ml；急性心肌梗死患者用本品时需测定肺动脉舒张压或楔压。

（10）美国 FDA 妊娠期药物安全性分级：肠道外给药 C 级。

【用法用量】静脉滴注。①成人：开始每分钟按体重 0.5μg/kg，根据治疗反应以每分钟按体重 0.5μg/kg 的速度递增，逐渐调整剂量，常用剂量为每分钟按体重 3μg/kg。极量为每分钟按体重 10μg/kg。总量为按体重 3.5mg/kg。用于心力衰竭治疗应从更小剂量开始（如每分钟 0.1μg/kg），根据血压和病情逐渐增加剂量。②儿童：参阅《儿科常用药物剂量手册》。

【规格】粉针剂：50mg/ 瓶。

2. 中枢性降压药（表 65-8-1）

表 65-8-1　常用的中枢作用药物

口服降压药物	每天剂量（mg）（起始剂量至足量）	服药次数	主要不良反应
利血平	0.05 ～ 0.25	每天 1 次	鼻充血、抑郁、心动过缓、消化性溃疡
可乐定	0.1 ～ 0.8	每天 2 ～ 3 次	低血压、口干、嗜睡
可乐定贴片	0. 25	每天 1 次	皮肤过敏
甲基多巴	250 ～ 1 000	每天 2 ～ 3 次	肝功能损害、免疫失调

注：中枢性降压药使用方法详见国家药品监督管理局批准的有关药物的说明书。

可乐定（Clonidine Hydrochloride，通用名）

【适应证】①高血压，但不作第一线用药，常与其他降压药配合作第二、三线治疗用药，亦用于高血压急症。②偏头痛、绝经期潮热、痛经及戒绝阿片瘾时快速除毒。

【禁忌证】对本品及其所含成分过敏者禁用。

【不良反应】大部分不良反应轻微，并与药物的剂量有关，可以随着用药过程而减轻。常见口干（与剂量有关），昏睡，头晕，精神抑郁，便秘和镇静，性功能降低和夜尿多，瘙痒，恶心、呕吐，失眠，荨麻疹、血管神经性水肿和风疹，疲劳，直立性症状，紧张和焦躁，脱发，厌食和全身不适，体重增加，头痛，乏力，戒断综合征，短暂肝功能异常等。详见各公司产品说明书。

【注意】①本品从乳汁排泄。孕妇和哺乳期妇女应用必须权衡利弊。②老年人对降压作用较敏感，增龄后肾功能减低，若需应用，剂量须减少。③对诊断的干扰：应用本品时可使直接抗球蛋白（Coombs）试验弱阳性，尿儿茶酚胺和香草杏仁酸（VMA）排出减少。④下列情况应慎用：脑血管病、冠状动脉供血不足、精神抑郁史、近期心肌梗死、雷诺病、慢性肾功能障碍、窦房结或房室结功能低下、血栓闭塞性脉管炎。⑤为减少局部皮肤刺激，每次换贴片时应更换贴用部位。须防止儿童取玩。⑥严重逾量反应时须洗胃。低血压时应平卧，抬高床脚，必要时静脉输液，用多巴胺提高血压。高血压时静脉给予呋塞米、二氮嗪、酚妥拉明或硝普钠。

【用法用量】

（1）口服。成人：①降压，开始一次 0.1mg，一日 2 次，需要时隔 2 ～ 4 日后递增，每日

0.1～0.2mg；维持量为0.1～0.2mg，一日2～4次；严重高血压需紧急治疗时开始口服0.2mg，继以每小时0.1mg，直到舒张压控制或总量达0.7mg，然后用维持量。②绝经期潮热，一次0.025～0.075mg，一日2次。③严重痛经，一次0.025mg，一日2次，女性在月经前及月经时共服10～14日。④偏头痛，一次0.025mg，一日2～4次，最多为一次0.05mg，一日3次。成人极量：一次0.6mg，一日2.4mg。

（2）静脉注射降压，用0.15～0.3mg缓慢注射，10分钟内起效，但降压前可先有血压升高，降压作用在30～60分钟达高峰，持续3～7小时。24小时内总量不宜超过0.75mg。

（3）贴片取本品，揭去保护层，贴于耳后无发、干燥皮肤。成年患者首次使用1片（$2.5cm^2$），然后根据血压下降情况调整每次贴用面积（减少或增加），如已增至3片（$7.5cm^2$）仍无效果，且不良反应明显，应考虑停药。贴用3日后换用新贴片。

（4）幼儿、儿童参阅《儿科常用药物剂量手册》。

【规格】片剂：0.075mg/片，24片/盒；透皮贴剂：1mg/盒。

（陈晓亮　王宏雁）

第 66 章 改善心功能不全药物

常用的正性肌力药物主要分为两大类：洋地黄类强心苷和其他正性肌力药，其他正性肌力药又包括儿茶酚胺类强心药、磷酸二酯酶抑制剂及钙增敏剂。

第一节 常用的正性肌力药物分类

一、常用的洋地黄类强心苷

1. 地高辛（digoxin） 地高辛是从毛花（狭叶）洋地黄叶中获得的结晶性强心苷，是当前使用最广泛的强心苷。其属中效洋地黄制剂，生物利用率、代谢转化率、经肾消除率等均介于慢效的洋地黄毒苷和短效的毒毛花苷之间。

2. 毛花苷丙（lanatoside C，cedilanid） 注射液为毛花苷丙的醇溶液，供注射用。

3. 毒毛花苷 K（strophantin K） 为短效、速效的强心苷，供注射用。其作用、不良反应均与地高辛相同。

二、其他正性肌力药

1. 儿茶酚胺类正性肌力药

（1）多巴胺类：多巴胺（DA）是肾上腺素能神经递质去甲肾上腺素（NE）前体，既能激活 DA 受体，又能激活 α 受体，对不同受体的激动顺序为 DA 受体＞β 受体＞α 受体，因此不同浓度所产生的效应也不同。在＜ 2μg/（kg · min）的小剂量情况下，多巴胺选择性作用于 D_1、D_2 受体，具有扩张肾脏血管、增加肾血流量和肾小球滤过率和促进排钠的作用。中等剂量［2 ～ 10μg/（kg · min）］的 DA 则激动 β 受体，促进去甲肾上腺素的释放，起到收缩血管、增强心肌收缩力的作用。大剂量时［10 ～ 20μg/（kg · min）］则激动 α 受体，表现为增加外周血管阻力和心脏后负荷的药理作用。

（2）β 受体激动剂：$β_2$ 受体激动剂沙丁胺醇（salbutamol）及 β 受体非选择性激动剂普瑞特罗（prenlaterol）、吡布特罗（pirbuterol），治疗慢性心力衰竭疗效不佳且可引起心律失常等，现已弃用。多巴酚丁胺（dobutamine）对 $β_1$、$β_2$、$α_1$ 受体均有激动作用，产生剂量依赖性的正性肌力和正性变时作用，并反射性地降低交感神经紧张度而降低血管阻力；小剂量时有缓和的血管扩张作用，使后负荷下降，心排血量增加，大剂量时导致血管收缩。

2. 磷酸二酯酶抑制剂 磷酸二酯酶（PDE）广泛存在于心肌、平滑肌、血小板及肺组织中，心肌中主要是 PDE Ⅲ型，是心肌中降解 cAMP 的主要亚型。当 PDE Ⅲ被抑制时，肌质网 cAMP 增多。PDE 抑制剂对血管平滑肌有松弛作用，特别是对静脉容量与肺血管床的扩张作用更显著，产生降低心脏前后负荷和肺动脉压的血流动力学效应。但是在临床试验中发现米力农、依诺昔酮及兼能抑制钾通道的维司力农、兼有钙增敏作用的匹莫苯均能明显增加猝死率。

（1）二氢吡啶类：氨力农（amrinone）为早期的 PDE Ⅲ抑制剂，由于约 15% 的用药者发生血小板减少，还有肝功能降低的不良反应，可导致猝死，现已很少使用。

米力农（milrinone）的 PDE Ⅲ抑制作用比氨力农强 20 倍以上，口服吸收良好，具有显著的正性肌力和血管扩张作用，作用持久而无耐药现象出现。但长期临床试验结果显示米力农组受试者生活质量下降，死亡率明显高于安慰剂组。维司力农（vesnarinone）除抑制 PDE Ⅲ外，还能增加 Na^+ 内流，抑制钾通道，增加 Ca^{2+} 内流，增加肌钙蛋白 C 对钙的敏感度及抑制慢性心力衰竭患者体内肿瘤坏死因子的释放等作用，长期随访中显示病死率与维司力农剂量呈正相关。

（2）咪唑类：依诺昔酮（enoximone）能增加心排血量，降低外周阻力和左室舒张末压，不增加心肌耗氧量，但是因可引起室性心律失常，长期口服也增加死亡率。

3. 钙增敏剂　左西孟旦（levosimendan）是新一代的钙增敏剂，既具有钙增敏作用，又兼有 PDE Ⅲ抑制作用，能加强心肌收缩性、扩张血管，大剂量时有加快心率的作用。其可改善失代偿性急性心力衰竭患者的血流动力学和症状，减少患者血浆中的 BNP 水平和住院时间。

4. 血管紧张素受体脑啡肽酶抑制剂　沙库巴曲缬沙坦钠片（诺欣妥），用于射血分数降低的慢性心力衰竭（NYHA Ⅱ～Ⅳ级，LVEF ≤ 40%）成年患者，降低心血管死亡和心力衰竭住院的风险。另外，沙库巴曲缬沙坦钠片可代替 ACEI 或血管紧张素Ⅱ受体阻滞剂（ARB），与其他心力衰竭治疗药物合用。

5. 脑钠肽类　人脑钠肽是 B 型利尿钠肽（BNP），为人体分泌的一种内源性多肽，在病因诱导下发生心力衰竭后人体应激会大量产生。本品为一种通过重组 DNA 技术用大肠埃希菌生产的无菌冻干制剂，与心室肌产生的内源性脑钠肽有相同的氨基酸序列。

人脑钠肽与特异性的利尿钠肽受体（该受体与鸟苷酸环化酶相偶联）相结合，引起细胞内环鸟苷酸（cGMP）浓度升高和平滑肌舒张。cGMP 能扩张动脉和静脉，迅速降低全身动脉压、右心房压和肺动脉楔压，从而降低心脏的前后负荷，并迅速减轻心力衰竭患者的呼吸困难程度和全身症状。

脑钠肽是 RAAS 的天然拮抗剂，可以拮抗心肌细胞、心纤维原细胞和血管平滑肌细胞内的内皮素、去甲肾上腺素和醛固酮。它可以提高肾小球滤过率，增强钠的排泄，减少肾素和醛固酮的分泌，亦抵制升压素及交感神经保钠保水、升高血压作用。脑钠肽参与了血压、血容量及水盐平衡的调节，可增加血管通透性，降低体循环血管阻力及血浆容量，从而降低心脏前、后负荷，增加心排血量。本品没有正性肌力作用，不增加心肌的耗氧。

第二节　常用的洋地黄类强心苷

地高辛（Digoxin，通用名）

治疗剂量时，①正性肌力作用：本品选择性地与心肌细胞膜 Na^+，K^+-ATP 酶结合而抑制该酶活性，使心肌细胞膜内外 Na^+ - K^+ 主动偶联转运受损，心肌细胞内 Na^+ 浓度升高，从而使肌膜上 Na^+-Ca^{2+} 交换趋于活跃，使细胞质内 Ca^{2+} 增多，肌质网内 Ca^{2+} 储量亦增多，心肌兴奋时，有较多的 Ca^{2+} 释放；心肌细胞内 Ca^{2+} 浓度增高，激动心肌收缩蛋白，从而增加心肌收缩力。②负性频率作用：由于其正性肌力作用，使衰竭心脏心排血量增加，血流动力学状态改善，消除交感神经张力的反射性增高，并增强迷走神经张力，因而减慢心率。此外，小剂量时提高窦房结对迷走神经冲动的敏感度，可增强其减慢心率作用。大剂量（通常接近中毒量）时则可直接抑制窦房结、房室结和房室束而导致窦性心动过缓和不同程度的房室传导阻滞。③心脏电生理作用：通过对心肌电活动的直接作用和对迷走神经的间接作用，降低窦房结自律性；提高浦肯野纤维自律性；减慢房室结传导速度，延长其有效不应期，导致房室结隐匿性传导增加，可减慢心房颤动或心房扑动的心室率；由于本品可缩短心房有效不应期，当用于房性心动过速和心房扑动时，可能导致心房率的加速和心房扑动转为心房颤动；缩短浦肯野纤维有效不应期。④地高辛直接增强迷走神经的活性，可作用于多个部位，如敏化窦弓及心内压力感受器、兴奋迷走中枢而增强迷走神经传出冲动、增强心肌对乙酰胆碱的敏感度等。地高辛的迷走效应是其减慢心率和治疗室上性心律失常的主要依据。

中毒量时地高辛可增强交感神经的活性，包括激活交感神经中枢及外周的作用，同时重度抑制 Na^+，K^+-ATP 酶，使胞内 Na^+、Ca^{2+} 大量增加，K^+ 明显减少而引起各种心律失常。

本品为由毛花洋地黄提纯制得的强心苷，其特点是排泄较快而蓄积性较小。口服主要经小肠上部吸收，吸收不完全也不规则，口服吸收率约75%。生物利用度：片剂为 60% ～ 80%，口服起效时间 0.5 ～ 2 小时，血浆浓度达峰时间为 2 ～ 3 小时，获最大效应时间为 4 ～ 6 小时。地高辛消除半衰期平均为 36 小时。

【适应证】①心力衰竭。②控制伴快速心室率的心房颤动、心房扑动患者的心室率。③终止室上性心动过速，已少用。

【禁忌证】①对本品所含任何成分过敏者。②任何强心苷制药中毒者。③室性心动过速、心室颤动患者。④梗阻性肥厚型心肌病患者（若伴收缩功能不全或心房颤动仍可考虑）。⑤预激综合征伴心房颤动或扑动患者。

【不良反应】①常见出现新的心律失常、食欲缺乏或恶心、呕吐（刺激延髓中枢）、下腹痛、异常的无力软弱（电解质失调）。②少见视物模糊或“黄视”（中毒症状）、腹泻（电解质平衡失调）、中枢神经系统反应如精神抑郁或错乱。③罕见嗜睡、头痛、皮疹［荨麻疹（过敏反应）］。④洋地黄中毒表现中，最常见者为室性期前收缩，约占心脏反应的 33%，其次为房室传导阻滞、阵发性或非阵发性交界性心动过速、阵发性房性心动过速伴房室传导阻滞、室性心动过速、窦性停搏、心室颤动等。儿童心律失常比其他反应多见，但室性心律失常比成年人少见。新生儿可有 P-R 间期延长。

【注意】

（1）急性心肌梗死后的左心衰竭应少用或慎用。主要缺点是缺乏正性心肌松弛作用，不利于舒张功能改善。

（2）本品可通过胎盘，故妊娠后期母体用量可能增加，分娩后 6 周剂量需渐减。

（3）本品可排入乳汁，哺乳期妇女应用需权衡利弊。

（4）新生儿对本品的耐受性不定，其肾清除减少。早产儿与未成熟儿对本品敏感，剂量需减少，按其不成熟程度而适当减小剂量。按体重或体表面积计算，1 个月以上婴儿比成年人需用量略大。

（5）肝肾功能不全、表观分布容积减小或电解质平衡失调者，对本品耐受性低，须用较小剂量。

（6）下列情况应慎用：①低钾血症；②不完全性房室传导阻滞；③高钙血症；④甲状腺功能低下；⑤缺血性心脏病；⑥急性心肌梗死早期；⑦心肌炎活动期；⑧肾功能损害。

（7）用药期间应注意随访检查：①心电图；②血压；③心率及心律；④心功能监测；⑤血电解质尤其是钾、钙和镁；⑥肾功能；⑦疑有洋地黄中毒时应做血药浓度测定。

（8）有严重或完全性房室传导阻滞且伴正常血钾者的洋地黄化患者不应同时应用钾盐，但当同时应用噻嗪类利尿剂时常须给予钾盐，以防止低钾血症。

（9）本品逾量及毒性反应的处理：轻度中毒者停用本品及利尿治疗。如有低钾血症而肾功能尚好，可以给予钾盐。

（10）洋地黄化患者常对电复律极为敏感，应高度警惕。

【用法用量】

（1）成人：①口服，快速负荷法，每 6 ～ 8 小时给予 0.25mg，总量 0.75 ～ 1.25mg；缓慢用药法，0.125 ～ 0.5mg，每日 1 次，共 7 日；以后维持量，每日 1 次 0.125 ～ 0.5mg。②静脉注射，负荷，0.25 ～ 0.5mg，用 5% 葡萄糖注射液稀释后缓慢注射，以后可用 0.25mg，每隔 4 ～ 6 小时按需注射，但每日总量不超过 1mg；不能口服需静脉注射者，其维持量为 0.125 ～ 0.25mg，每日 1 次。

（2）儿童：参阅《儿科常用药物剂量手册》。

【规格】片剂：0.25mg/ 片，30 片 / 盒。

去乙酰毛花苷（Deslanoside，通用名），异名：西地兰D

【适应证】①心力衰竭。由于其作用较快，适用于急性心功能不全或慢性心功能不全急性加重的患者。②控制伴快速心室率的心房颤动、心房扑动患者的心室率。③终止室上性心动过速起效慢，已少用。

【禁忌证】二度或三度房室传导阻滞或窦性心动过缓、梗阻性肥厚型心肌病、预激综合征、心肌外的机械因素如心脏压塞、缩窄性心包炎、严重二尖瓣狭窄所致的心力衰竭和高钙血症。

【不良反应】①常见出现新的心律失常、食欲缺乏或恶心、呕吐（刺激延髓中枢）、下腹痛、异常的无力软弱（电解质失调）。②少见视物模糊或“黄视”（中毒症状）、腹泻（电解质紊乱）、中枢神经系统反应如精神抑郁或错乱。③罕见嗜睡、头痛、皮疹［荨麻疹（过敏反应）］。④洋地黄中毒表现中，最常见者为室性期前收缩，约占心脏反应的33%。其次为房室传导阻滞、阵发性或非阵发性交界性心动过速、阵发性房性心动过速伴房室传导阻滞、室性心动过速、窦性停搏、心室颤动等。儿童心律失常比其他反应多见，但室性心律失常比成人少见。新生儿可有P-R间期延长。

【注意】

（1）急性心肌梗死后的左心衰竭应少用或慎用。主要缺点是缺乏正性心肌松弛作用，不利于舒张功能改善。

（2）本品可通过胎盘，故妊娠后期母体用量可能增加，分娩后6周剂量需渐减。

（3）本品可排入乳汁，哺乳期妇女应用需权衡利弊。

（4）新生儿对本品的耐受性不定，其肾清除减少。早产儿与未成熟儿对本品敏感，剂量需减少，应按其不成熟程度适当减小剂量。按体重或体表面积计算，1个月以上婴儿比成人需用量略大。

（5）肝肾功能不全，表观分布容积减小或电解质紊乱者，对本品耐受性低，须用较小剂量。

（6）下列情况应慎用：①低钾血症；②不完全性房室传导阻滞；③高钙血症；④甲状腺功能低下；⑤缺血性心脏病；⑥急性心肌梗死早期；⑦心肌炎活动期；⑧肾功能损害。

（7）用药期间应注意随访检查：①心电图；②血压；③心率及心律；④心功能监测；⑤血电解质尤其是钾、钙和镁；⑥肾功能；⑦疑有洋地黄中毒时应做血药浓度测定。

（8）有严重或完全性房室传导阻滞且伴正常血钾者的洋地黄化患者不应同时应用钾盐，但当同时应用噻嗪类利尿剂时常须给予钾盐，以防止低钾血症。

（9）本品逾量及毒性反应的处理：轻度中毒者停用本品及利尿治疗。如有低钾血症而肾功能尚好，可以给予钾盐。

（10）洋地黄化患者常对电复律极为敏感，应高度警惕。

【用法用量】成人：用5%葡萄糖注射液稀释后缓慢静脉注射，负荷首日总量不超过1.6mg。首剂0.4～0.6mg，以后每2～4小时可再给予0.2～0.4mg。2周内用过洋地黄制剂者，剂量酌减。

【规格】注射液：2ml∶0.4mg/支。

第三节　非洋地黄类正性肌力药

米力农（Milrinone，通用名），异名：鲁南力康

本品是磷酸二酯酶抑制剂，为氨力农的同类药物，作用机制与氨力农相同。口服和静脉注射均有效，兼有正性肌力作用和血管扩张作用。但其作用较氨力农强10～30倍。耐受性较好。本品正性肌力作用主要是通过抑制磷酸二酯酶，使心肌细胞内环腺苷酸（cAMP）浓度增高，细胞内钙增加，心肌收缩力加强，心排血量增加；而与肾上腺素β_1受体或心肌细胞Na^+, K^+-ATP酶无关。其血管扩张作用可能是直接作用于小动脉所致，从而可降低心脏前、后负荷，降低左心室充盈压，改善左心室功能，增加心脏指数，但对平均动脉压和心率无明显影响。米力农的心血管效应与剂量有关，小剂量时主要表现为正性肌力作用，当剂量加大，逐渐达到稳态的最大正性肌力效应时，其扩张血管作用也可随剂量的增加而逐渐加强。本品对伴有传导阻滞的患者较安全。本品口服时不良反应较重，不宜长期应用。静脉给药5～15分钟起效，清除半衰期为2～3小时。蛋白结合率70%。

【适应证】本品适用于对洋地黄、利尿剂、血管扩张药治疗无效或效果欠佳的各种原因引起的急性、慢性顽固性充血性心力衰竭的短期治疗。

【禁忌证】对本品所含成分过敏、心肌梗死急性期、室性心律失常及室上性心动过速、严重主动脉瓣狭窄、梗阻性肥厚型心肌病患者禁用；严重低血压患者禁用。

【不良反应】少数有头痛、室性心律失常、无力、血小板计数减少等。过量时可有低血压、心动过速。

【注意】①低血压、心动过速者慎用。②用药期间应监测心率、心律、血压，必要时调整剂量。③不稳定型心绞痛患者慎用。合用强利尿剂时，可使左心室充盈压过度下降，且易引起水、电解质紊乱。④对心房扑动、心房颤动患者，因可增加房室传导作用而导致心室率增快，宜先用洋地黄制剂控制心室率。⑤肝、肾功能不全者慎用。

【用法用量】静脉注射：负荷量 25 ～ 75μg/kg，缓慢静脉注射后以每分钟 0.25 ～ 1.0μg/kg 的速度静脉滴注维持。每日最大剂量不超过 1.13mg/kg。疗程不超过 2 周。

【规格】注射液：5ml ∶ 5mg/ 支。

注射用重组人脑利钠肽（Recombinant Human Brain Natriuretoc Peptide for Injection，通用名），异名：新活素

【适应证】本品适用于休息或轻微活动时呼吸困难的急性失代偿心力衰竭患者的静脉治疗。按 NYHA 分级大于Ⅱ级。

【禁忌证】本品禁用于对重组人脑利钠肽中的任何一种成分过敏的患者和有心源性休克或收缩压＜ 90mmHg 的患者。应避免在被怀疑有或已知有低心脏充盈压的患者中使用重组人脑利钠肽。

【不良反应】最常见低血压，其他多表现为头痛、恶心、室性心动过速、血肌酐升高等。

【注意】应该适当预防本品在采用注射方式给药时可能发生的过敏反应等。目前还没有在采用重组人脑利钠肽治疗时出现严重过敏反应的报道。不建议本品用于那些不适合使用血管扩张药物的患者，如有严重瓣膜狭窄、限制型或阻塞性心肌病、限制性心包炎、心脏压塞或其他心输出依赖静脉回流或被怀疑存在心脏低充盈压的患者。肾功能：在一些敏感人群中，重组人脑利钠肽可能对肾脏功能有影响。对于那些肾脏功能可能依赖 RAAS 的严重心力衰竭患者，采用重组人脑利钠肽的治疗可能引起高氮血症。急性肾衰竭和需要进行肾透析时，请监测血液生化指标，特别是血清肌酐升高情况。

心血管：在国外进行的 VMAC 试验和在国内进行的临床试验中，采用重组人脑利钠肽治疗均有低血压的发生。当出现低血压时，重组人脑利钠肽治疗组症状性低血压的持续时间（平均 2.2 小时）比硝酸甘油治疗组更长（平均 0.7 小时）。因此，在采用重组人脑利钠肽治疗时，应该密切监测血压。当低血压发生时，应该降低给药剂量或停止给药。基线期血压＜ 100mmHg 的患者低血压的发生率更高，因此，在这类患者中采用重组人脑利钠肽治疗应更加谨慎。当重组人脑利钠肽与其他可能造成低血压的药物合用时，低血压的发生率可能增加。

过敏试验：目前在国内外的临床试验中均未有本品相关过敏反应的报道，在本品上市后的实际应用中也没有对患者进行过敏试验。实验室检查：在临床试验中，仅发现过 1 例患者有一过性血肌酐升高的现象。

对死亡率的影响：与最重要的对照药硝酸甘油比较，本品也表现出与国外品大致相同的趋势。本品对死亡率的影响尚待临床进一步研究。只有当医师判断孕妇采用重组人脑利钠肽治疗所产生的益处大于对胎儿的风险时，才能使用。在采用重组人脑利钠肽对哺乳期妇女治疗时，应慎重使用。未确定重组人脑利钠肽在儿童患者中使用时的安全性和有效性。

【用法用量】使用方法：按负荷剂量静脉注射本品，随后按维持剂量进行静脉滴注。

推荐的常用剂量：本品首先以 1.5μg/kg 静脉冲击后，再以 0.0075μg/（kg · min）的速度连续静脉滴注。

剂量范围：负荷剂量为 1.5 ～ 2μg/kg，维持剂量速率为 0.0075 ～ 0.01μg/（kg · min）。［建议开始静脉滴注的维持剂量速率为 0.0075μg/（kg · min）］。调整滴注给药速率时需谨慎。

用药方式：国内临床采用连续静脉滴注 24 小时的给药方式。

剂量调整的最佳方法：在给药期间应密切监测血压变化。如果在给药期间发生低血压，应降低给药剂量或停止给药，并开始其他恢复血压的措施（如输液、改变体位等）。由于重组人脑利钠肽引起低血压作用的持续时间可能较长（平均 2.2 小时），在重新给药开始前必须设置一个观察期。

静脉用药液的制备：不得与其他厂家同类品混用。尽量使用同批号产品。从装有 250ml 稀释液的输液袋中分3次抽取稀释液(推荐稀释液：5%葡萄糖注射液、0.9%NaCl注射液、含5%葡萄糖和0.45%NaCl注射液、含5%葡萄糖和0.2%NaCl注射液)，每次抽出1.5ml，分别加入到3个重组人脑利钠肽的制剂瓶中(若患者的体重比较轻，没有必要同时稀释三支药物时，可以采用：从装有100ml稀释液的输液袋中抽取稀释液16.7ml弃用，再从该输液袋中抽出1.5ml，加入到其中一支重组人脑利钠肽的制剂瓶中，若需要第二支药品，则再按照上述方法进行稀释)。

勿振摇药瓶，轻轻地摇动药瓶，使瓶中包括瓶塞在内的所有部分都能与稀释液接触，保证药物充分溶解，只可使用清澈无色的溶液。

从3个药瓶中分别抽出溶解后的重组人脑利钠肽药液，全部注入容量为250ml的静脉输液袋中，此时在输液袋中本品的药物浓度大约为6μg/ml。反复翻转输液袋，使药物充分混匀(对采用100ml输液袋的体重较轻患者，从已经初步稀释的一个药瓶中抽出溶解后的重组人脑利钠肽药液，全部注入上述已经弃用的16.7ml稀释液，规格为100ml的静脉输液袋中，此时在输液袋中本品的药物浓度大约为6μg/ml，反复翻转输液袋，使药物充分混匀)。

在患者建立静脉通路进行静脉注射和滴注之前，准备一个25ml的输液针筒。按照上述方法准备好输液袋后，抽取给予静脉冲击量的重组人脑利钠肽药液(表66-3-1)，以大约60秒的时间将输液针筒中的药液静脉注射入血管，然后以0.075ml/(kg·h)的速率静脉滴注本品，即滴注速率为0.0075μg/(kg·min)。

表66-3-1　按体重调节重组人脑利钠肽的静脉冲击剂量和静脉滴注速率

患者体重(kg)	冲击剂量体积(ml)	静脉滴注速率(ml/h)
50	12.5	3.75
60	15	4.5
70	17.5	5.25
80	20.0	6.0
90	22.5	6.75
100	25	7.5
110	27.5	8.25

换算准确的静脉冲击药液体积及0.0075μg/(kg·min)的静脉滴注速率，可参考以下公式(或参照以下的给药剂量表格)：

静脉冲击剂量(ml)=受试者体重(kg)÷4；

静脉滴注速率(ml/h)=0.075×受试者体重(kg)。

按体重调节重组人脑利钠肽的静脉冲击剂量和静脉滴注速率[负荷剂量为1.5μg/kg，静脉滴注剂量为0.0075μg/(kg·min)](表66-3-1)。

药物配制后的稳定性：由于药物中不含防腐剂，必须在24小时内使用溶解后的药液。无论任何情况下，在使用非胃肠道途径的药品之前，应该肉眼观察药液中是否存在微粒、变色等情况。溶解后的本品，在室温(20～25℃)或在冷藏(2～8℃)条件下的最长放置时间均不得超过24小时。

配伍禁忌：重组人脑利钠肽在物理和化学性质上与肝素、胰岛素、布美他尼、依那普利拉、依他尼酸(etacrynicacid)、肼屈嗪和呋塞米这类注射剂相排斥，不能允许重组人脑利钠肽与这些药物在同一条静脉导管中同时输注。防腐剂偏亚硫酸氢钠与重组人脑利钠肽相排斥。因此，含有偏亚硫酸氢钠的注射药物不能与重组人脑利钠肽在相同的输液管中同时使用。在重组人脑利钠肽与这些相排斥的药物使用间期，必须对导管进行冲洗。重组人脑利钠肽能与肝素结合，能够与被肝素包被过的导管内层结合，从而可能降低重组人脑利钠肽进入患者体内的量。因此，禁止采用肝素包被过的导管输注重组人脑利钠肽。但分别采用单独的导管同时输注肝素是允许的。

【在用剂量规格】0.5mg/500U/瓶。

左西孟旦(Levosimendan，通用名)，异名：悦文

【适应证】本品适用于传统治疗(利尿剂、ACEI和洋地黄类)疗效不佳，并且需要增加心肌收缩力的急性失代偿心力衰竭(ADHF)的短期治疗。

【禁忌证】①对左西孟旦或其他任何辅料过敏的患者；②显著影响心室充盈和(或)射血功能的机械性阻塞性疾病；③严重的肝、肾(肌酐清除率＜30ml/min)功能损伤的患者；④严重低血压和心动过速患者；⑤有尖端扭转型室性心动过速（TdP）病史的患者；⑥儿童。

【不良反应】临床中最常见的不良反应是头痛、低血压和室性心动过速，常见的不良反应有低钾血症、失眠、头晕、心动过速、心力衰竭、心肌缺血、期前收缩、恶心、便秘、腹泻、呕吐、血红蛋白减少。

【注意】①本品初期的血流动力学效应可能引起收缩压和舒张压的降低，因此，对于基础收缩压或舒张压较低的患者，或存在低血压风险的患者应谨慎使用，推荐使用较保守的剂量范围，应根据患者的自身状况和反应来调整剂量和用药时间。②用药前应纠正严重的血容量减少症状，如果出现血压或心率过度变化，应降低输注速率或停止输注。③本品血流动力学效应确切的持续时间尚未确定，一般持续 7 ～ 10 天。部分归因于活性代谢物的存在，其在停止输注后 48 小时达到最大血药浓度。输注结束后，无创监测至少应持续 4 ～ 5 天，监测应持续到血压降到最低值并开始升高。如果出现血压持续下降的迹象，则需监测 5 天以上，如果患者的临床症状稳定，监测期可少于 5 天。轻中度肾功能损伤和肝功能损伤患者需要延长监测期。④肾功能损伤患者体内活性代谢物消除的数据有限，因此本品在用于有轻、中度肾功能损伤的患者时要特别谨慎，肾功能损伤可能会导致活性代谢物浓度增加，从而引起更明显、更持久的血流动力学效应。严重肾功能损伤（肌酐清除率＜ 30ml/min）患者禁止使用本品。用于轻中度肝功能损伤的患者时要特别谨慎，肝功能损伤可能导致活性代谢物暴露时间延长，从而引起更明显、更持久的血流动力学效应。严重肝功能损伤患者禁止使用本品。⑤本品可能会引起血钾浓度的降低，因此在用药前应纠正患者的血钾浓度异常，且在治疗中应监测血钾浓度。同其他治疗心力衰竭药物同时应用时，输注本品可能会引起血红蛋白和血细胞比容降低，因此缺血性心脏病合并贫血的患者应谨慎使用。⑥心动过速、心房颤动或致命性心律失常的患者应谨慎使用本品。⑦重复使用本品的经验有限；本品与其他心血管活性药物包括血管收缩剂（地高辛除外）共同使用的经验有限。应对患者进行风险获益评估后确定用药方案。⑧对于冠状动脉缺血发病期、任何原因的长 Q-Tc 间期患者，或同时使用延长 Q-Tc 间期药物者，应谨慎使用本品，并应进行心电图监测。⑨本品用于心源性休克的研究尚未进行。没有以下疾病使用本品的信息：限制型心肌病、肥厚型心肌病、严重二尖瓣关闭不全、心肌破裂、心脏压塞、右心室梗死和 3 个月内有潜在致命性心律失常。⑩哺乳期妇女在输注本品后 14 天内不可进行授乳。⑪ 本品用于术后心力衰竭、待进行心脏移植的严重心力衰竭患者的经验较少。

【用法用量】本品仅用于住院患者，使用时应当有适当的医疗监测设备，并且具有使用正性肌力药物的经验。本品在给药前需稀释，仅用于静脉输注，可通过外周或中央静脉输注给药。治疗剂量和持续时间应根据患者的一般情况和临床表现进行调整。治疗的初始负荷剂量为 6 ～ 12μg/kg，时间应大于 10 分钟，之后应持续输注 0.1μg/（kg · min）。对于同时应用血管扩张药和（或）正性肌力药物的患者，治疗初期的推荐负荷剂量为 6μg/kg。较高的负荷剂量会产生较强的血流动力学效应，并可能导致不良反应发生率短暂升高。在负荷剂量给药时及持续给药开始 30 ～ 60 分钟，密切观察患者的反应，如反应过度（低血压、心动过速），应将输注速率减至 0.05μg/（kg · min）或停止给药。如初始剂量耐受性好且需要增强血流动力学效应，则输注速率可增至 0.2μg/（kg · min）。

对处于急性失代偿期的严重慢性心力衰竭患者，持续给药时间通常为 24 小时。在本品停药后，未发现有耐药和反弹现象。血流动力学效应至少可持续 24 小时，停药后，此效应可能持续 9 天。

与血管活性药物联合应用时需较低的负荷剂量（6μg/kg）。

使用前，应观察稀释液中是否含有微粒杂质和变色情况。稀释后的左西孟旦输液单独输注。输液配制后应在 24 小时内使用。

0.025mg/ml 输液的配制方法：将 5ml 左西孟旦注射液与 500ml 5% 葡萄糖注射液混合。

0.05mg/ml 输液的配制方法：将 10ml 左西孟旦注射液与 500ml 5% 葡萄糖注射液混合。

【在用剂量规格】5ml ∶ 12.5mg/ 支。

沙库巴曲缬沙坦钠片（Sacubitril Valsartan Sodium Tablets，通用名），异名：诺欣妥

【适应证】用于射血分数降低的慢性心力衰竭（NYHA Ⅱ～Ⅳ级，LVEF ≤ 40%）成年患者，降低心血管死亡和心力衰竭住院的风险。

沙库巴曲缬沙坦钠片可代替 ACEI 或 ARB，与其他心力衰竭治疗药物合用。

【禁忌证】对本品所含任何成分过敏者。

【不良反应】本品可导致以下具有临床意义的不良反应：血管性水肿、低血压、肾功能损害、高钾血症。

【注意】如果患者出现不耐受本品的情况（收缩压≤ 95mmHg、症状性低血压、高钾血症、肾功能损害），建议调整合并用药，暂时降低本品剂量或停用本品。本品具有拮抗血管紧张素Ⅱ受体的活性，故不应与 ARB 合用。

肾功能损害患者：轻度肾功能损害［eGFR 60 ～ 90 ml/（min · 1.73 m^2）］患者不需要调整起始剂量。中度肾功能损害［eGFR 30 ～ 60 ml/（min · 1.73 m^2）］患者应考虑起始剂量为每次 50mg，每天 2 次。由于在重度肾功能损害患者［eGFR ＜ 30 ml/（min · 1.73 m^2）］中的用药经验非常有限，这类患者应慎用本品，推荐起始剂量为每次 50mg，每天 2 次。没有在终末期肾病患者中的使用经验，因此不建议此类患者使用本品。

肝功能损害：轻度肝功能损害（Child-Pugh A 级）患者不需要调整起始剂量。中度肝功能损害（Child-Pugh B 级）患者的推荐起始剂量为每次 50mg，每天 2 次。在患者能够耐受的情况下，可以每 2 ～ 4 周倍增一次本品剂量，直至达到目标维持剂量 200mg，每天 2 次。

不推荐重度肝功能损害（Child-Pugh C 级）患者应用本品。

老年患者（65 岁以上）无须进行剂量调整。

【用法用量】本品可以与食物同服，或空腹服用。由于与 ACEI 合用时存在血管性水肿的潜在风险，禁止本品与 ACEI 合用。如果从 ACEI 转换成本品，必须在停止 ACEI 治疗至少 36 小时之后才能开始应用本品。

推荐本品起始剂量为每次 100mg，每天 2 次。在未服用 ACEI 或 ARB 的患者或服用低剂量上述药物的患者中，用药经验有限，推荐本品的起始剂量为 50mg，每天 2 次。根据患者耐受情况，本品剂量应该每 2 ～ 4 周倍增一次，直至达到每次 200mg 每天 2 次的目标维持剂量。

血钾水平＞ 5.4 mmol/L 的患者不可开始给予本品治疗。收缩压＜ 100mmHg 的患者，开始给予本品治疗时需慎重，注意监测血压变化。对于 100mmHg ≤收缩压＜ 110mmHg 的患者，应考虑起始剂量为 50mg，每天 2 次。

【在用剂量规格】以沙库巴曲缬沙坦计：① 50mg（沙库巴曲 24mg/ 缬沙坦 26mg）；② 100mg（沙库巴曲 49mg/ 缬沙坦 51mg）；③ 200mg（沙库巴曲 97mg/ 缬沙坦 103mg）。

（陈晓亮　刘颖芳）

第 67 章
抗休克药物

这类药物主要有作用于自主神经系统的药物，包括血管扩张药、血管收缩药和正性肌力药物；其他一些与抗休克有关的药物如阿片受体拮抗剂、诱生型一氧化氮合酶特异性抑制剂、内毒素拮抗剂、休克细胞因子拮抗剂、抗氧自由基药物、花生四烯酸代谢抑制剂等。但目前仍以作用于自主神经系统的药物最为常用。

多巴酚丁胺（Dobutamine，通用名）

本品能作用于 α、β 受体，对多巴胺受体无作用，对 $β_1$ 受体的选择作用强，增强心肌收缩力和心排血量，加快心率的作用比异丙肾上腺素少，较少引起心动过速。可剂量依赖性地增加心排血量，很少增加心肌耗氧量，可用于治疗心肌梗死并发心力衰竭。对 α、$β_2$ 受体作用弱，小剂量（滴速小于每分钟 7.5μg/kg）轻度激动 α 受体，引起轻度血管收缩，较大剂量（滴速大于每分钟 7.5μg/kg）激动 $β_2$ 受体作用占优势，使全身血管阻力下降，有效降低左心室充盈压。在补充血容量基础上能使患者血压升高，促进房室传导，增加冠状动脉血流和肾血流。

【适应证】①器质性心脏病时心肌收缩力下降而引起的心力衰竭，作为短期正性肌力支持治疗；②心脏直视手术后所致的低排血量综合征；③放射性核素心肌灌注显像药物负荷用药。

【禁忌证】梗阻性肥厚型心肌病患者禁用。

【不良反应】①可有心悸、恶心、头痛、胸痛、气短等。如出现收缩压升高［多数升高 1.33 ～ 2.67kPa（10 ～ 20mmHg），少数升高 6.67kPa（50mmHg）或更多］，心率增快（多数在原来基础上每分钟增加 5 ～ 10 次，少数可增加 30 次以上）者，与剂量有关，应减量或暂停用药。②本品能促进房室传导。详见各公司产品说明书。

【注意】

（1）交叉过敏反应：对其他拟交感药过敏，可能对本品也敏感。

（2）对妊娠的影响：在动物中应用未发生问题，但在妊娠妇女中尚未进行足够的及具有良好对照的研究，孕妇使用应权衡利弊。

（3）本品是否排入乳汁未定，哺乳期妇女用药须谨慎，治疗期间应停止哺乳。

（4）本品在小儿中应用缺乏研究。

（5）本品在老年人中研究尚未进行，但应用预期不受限制。

（6）梗阻性肥厚型心肌病患者不宜使用，以免加重梗阻。

（7）下列情况应慎用：①心房颤动，多巴酚丁胺能加快房室传导，加速心室率，如需用本品，应先给予洋地黄类药；②高血压可能加重；③严重的机械性梗阻，如重度主动脉瓣狭窄，本品可能无效；④低血容量时应用本品可加重，故用前须先加以纠正；⑤室性心律失常可能加重；⑥心肌梗死后，使用大量本品可能使心肌氧需增加而加重缺血。

（8）用药期间应定时或连续监测心电图、血压、心排血量，必要或可能时监测肺楔压。

（9）在连续输注时间延长时会发生对本品的部分耐受，并且在 72 小时达到有显著性差异的水平。在充血性心力衰竭患者中，连续输注盐酸多巴酚丁胺 72 小时心排血量的反应相当于输注 2 小时末时的 70%。这一现象可能是 β 肾上腺素能受体数量减少（下调）造成的。

（10）像其他 $β_2$ 受体激动剂一样，本品能够使血清钾浓度产生轻度下降，但极少达到低钾血症的水平。因此，应当考虑对血清钾予以监测。

（11）通常应逐渐减量，不应突然停药。

【用法用量】成人静脉滴注：250mg 加入 5% 葡萄糖注射液 250 ～ 500ml 中稀释后滴注，每分钟 2.5 ～ 10μg/kg。用于核素心肌缺血诊断时，静脉滴注开始剂量为每分钟 5μg/kg，逐级增加速度，每级共计每分钟 5 ～ 10μg/kg，每级持续 5 分钟，最大可达每分钟 40μg/kg。达到终止实验的指标时，经对侧手臂静脉注射心肌灌注显像药，注射后继续滴注本品 1 分钟。

【规格】注射液：2ml ∶ 20mg/ 支。

多巴胺（Dopamine，通用名），异名：3-羟酪胺、儿茶酚二胺

多巴胺是交感神经递质的生物合成前体，也是中枢神经递质之一。它可以激动交感神经系统的肾上腺素受体，包括 α 和 β 受体，也可激动位于肾、肠系膜、冠状动脉、脑动脉的多巴胺受体而发挥作用。临床效应与剂量相关：①小剂量［0.5 ～ 2μg/（kg · min）］主要作用于多巴胺受体，扩张肾及肠系膜血管，使肾血流和肾小球滤过率增加，尿量及尿钠排出增加。②中等剂量［2 ～ 10μg/（kg · min）］激动心脏 $β_1$ 受体，并间接促进去甲肾上腺素释放，使心肌收缩力增强，心排血量增加，收缩压增高，舒张压无变化，脉压增大使冠状动脉血量增加，此时外周血管阻力并无变化。③大剂量［＞ 10μg/（kg · min）］激动皮肤、肌肉等组织血管的 α 受体，使血管收缩，导致外周血管阻力增加，肾血管收缩，肾血流量及尿量减少。由于心排血量和周围血管阻力均增加，收缩压与舒张压均升高。

【适应证】①心肌梗死、创伤、内毒素败血症、心脏手术、肾衰竭、充血性心力衰竭等引起的休克综合征；补充血容量效果不佳的休克，尤其有少尿及周围血管阻力正常或较低的休克。②洋地黄及利尿剂无效的心功能不全。

【禁忌证】嗜铬细胞瘤患者。

【不良反应】常见胸痛、呼吸困难、心律失常（尤其用大剂量）、心搏快而有力、全身软弱无力感；心率缓慢、头痛、恶心、呕吐者少见。长期应用大剂量，或小剂量用于外周血管病患者出现的反应有手足疼痛或手足发冷；外周血管长期收缩，可能导致局部坏死或坏疽。

【注意】

（1）交叉过敏反应：对其他拟交感胺类药高度敏感的患者，可能对本品也异常敏感。

（2）动物实验未见有致畸作用。妊娠鼠用药可导致新生鼠仔存活率降低，而且存活者有潜在形成白内障的可能。孕妇应用时必须权衡利弊。

（3）本品是否排入乳汁未定，但在哺乳期妇女应用未发生问题。

（4）本品在小儿中应用未有充分研究。

（5）本品在老年人中应用未有充分研究，但未见报告发生问题。

（6）下列情况慎用：①闭塞性血管病（或有既往史者），包括动脉栓塞、动脉粥样硬化、血栓闭塞性脉管炎、冻伤（如冻疮）、糖尿病性动脉内膜炎、糖尿病等；②肢端循环不良的患者（须严密监测，注意坏死及坏疽的可能性）；③频繁的室性心律失常。

（7）在静脉滴注本品时须进行血压、心排血量、心电图及尿量的监测。

（8）药品逾量时的反应为严重高血压，此时应停药，必要时给予 α 受体阻滞药。

【用法用量】成人：①静脉滴注，开始时每分钟按体重 1 ～ 5μg/kg，10 分钟内以每分钟 1 ～ 4μg/kg 速度递增，以达到最佳疗效。②慢性顽固性心力衰竭，静脉滴注开始时每分钟按体重 0.5 ～ 2μg/kg，逐渐递增，多数患者给予每分钟按体重 1 ～ 3μg/kg 即可生效。③闭塞性血管病变患者，静脉滴注开始时按体重每分钟 1μg/kg，渐增至每分钟 5 ～ 10μg/kg，直到每分钟 20μg/kg 以达到最满意效应。④危重病例，先以每分钟按体重 5μg/kg 滴注，然后以每分钟 5 ～ 10μg/kg 递增至 20 ～ 50μg/kg，以达到满意效应。

【规格】注射液：2ml ∶ 20mg/ 支。

肾上腺素（Adrenaline，通用名），异名：副肾素、副肾碱

肾上腺素兼有 α、β 受体激动作用。由于各部位血管的 α 和 β 受体的种类及密度不同，作用也不同。皮肤黏膜血管以 α 受体占优势，故呈显著收缩反应；肾脏血管以 α 受体占优势，当肾上腺素为对血压无明显作用的剂量时即可以明显增加肾血管阻力，减少肾血流量，并可激动肾小球球旁细胞的 $β_1$ 受体，增加肾素分泌。肾上腺素使冠状血管和骨骼肌血管及支气管平滑肌的 $β_2$ 受体兴奋，使骨骼肌血管床舒张，降低了周围血管阻力，使舒张压降低，而较大剂量时作用于α受体使血管收缩，外周阻力增加，从而收缩压、舒张压均增高；由于冠状动脉血管舒张而增加冠状动脉血流，改善心肌缺血，并松弛支气管平滑肌；肾上腺素对脑部血管并无显著的收缩作用，对脑血流的影响与全身血压有关，由于血压升高而明显增加了脑血流量；对肺血管有双重作用，小剂量舒张，大剂量收缩，中毒剂量可产生致死性肺水肿；肾上腺素对心脏作用主要为激动心肌、传导系统和窦房结的β_1受体，从而增加心肌收缩力，使心排血量和每搏量增加。由于能增加心肌代谢，使耗氧量增加。当休克时，使心肌相对更加缺氧，因此，当剂量过大时可导致心律失常甚至心室颤动发生。由于肾上腺素能激动胃肠平滑肌的α、β受体，可表现为胃松弛，肠动力和蠕动频率振幅降低；由于松弛膀胱逼尿肌，导致尿潴留；通过激动肝脏的β_2和α受体，促进肝糖原分解和糖异生，使血糖、乳酸增高，也通过作用于α受体抑制胰岛素释放，减少周围组织对葡萄糖的摄取，使血糖升高；通过激动脂肪细胞β受体促进脂肪分解，使血中游离脂肪酸增高；肾上腺素不易通过血脑屏障，治疗量时一般无明显中枢兴奋作用。

【适应证】本品主要适用于支气管痉挛所致严重呼吸困难，可迅速缓解药物等引起的过敏性休克，亦可用于延长浸润麻醉用药的作用时间。本品是各种原因引起的心脏停搏进行心肺复苏的主要抢救用药。

【禁忌证】①下列情况慎用：器质性脑病、心血管疾病、青光眼、帕金森病、噻嗪类引起的循环虚脱及低血压、精神神经疾病。②用量过大或皮下注射时误入血管后，可引起血压突然上升而导致脑出血。③每次局部麻醉使用剂量不可超过300μg，否则可引起心悸、头痛、血压升高等。④与其他拟交感药有交叉过敏反应。⑤可透过胎盘。⑥抗过敏休克时，须补充血容量。

【不良反应】①心悸、头痛、血压升高、震颤、无力、眩晕、呕吐、四肢发凉。②有时可有心律失常，严重者可由于心室颤动而死亡。③用药局部可有水肿、充血、炎症。

【注意】高血压、器质性心脏病、冠状动脉疾病、糖尿病、甲状腺功能亢进、洋地黄中毒、外伤性及出血性休克、心源性哮喘等患者禁用。

【用法用量】常用量：皮下注射，每次0.25～1mg；极量：皮下注射，每次1mg。

临床用于：①抢救过敏性休克，如青霉素等引起的过敏性休克。由于本品具有兴奋心肌、升高血压、松弛支气管等作用，可缓解过敏性休克的心搏微弱、血压下降、呼吸困难等症状。皮下注射或肌内注射0.5～1mg，也可用0.1～0.5mg缓慢静脉注射（以0.9%氯化钠注射液稀释到10ml），如疗效不好，可改用4～8mg静脉滴注（溶于5%葡萄糖注射液500～1000ml）。②抢救心脏停搏，可用于麻醉和手术中的意外、药物中毒或心脏传导阻滞等原因引起的心脏停搏，以0.25～0.5mg用10ml生理盐水稀释后静脉（或肌内）注射，同时进行心脏按压、人工呼吸并纠正酸中毒。对电击引起的心脏停搏，亦可用本品配合电除颤仪或利多卡因等进行抢救。③治疗支气管哮喘，效果迅速但不持久。皮下注射0.25～0.5mg，3～5分钟见效，但仅能维持1小时。必要时每4小时可重复注射一次。④与局部麻醉药合用，加少量（1∶500 000～1∶200 000）于局部麻醉药中（如普鲁卡因），在混合药液中，本品浓度为2～5μg/ml，总量不超过0.3mg，可减少局部麻醉药的吸收而延长其药效，并减少其毒副作用，亦可减少手术部位的出血。⑤制止鼻黏膜和齿龈出血：将浸有1∶20 000～1∶1000溶液的纱布填塞出血处。⑥治疗荨麻疹、花粉症、血清反应等，皮下注射1∶1000溶液0.2～0.5ml，必要时再以上述剂量注射一次。

【规格】注射液：1ml∶1mg/支。

间羟胺（Metaraminol，通用名），异名：阿拉明

间羟胺为合成的拟交感胺，其药理作用与去甲肾上腺素相似，其升压作用比去甲肾上腺素弱、缓慢，但较持久。对β受体有弱兴奋作用，能中等强度增强心肌收缩力，使心排血量增加，冠状动脉血流增加。本品除通过直接激动肾上腺素能α受体起作用外，还可被去甲肾上腺能神经末梢摄取，并进入囊泡，通过置换作用使贮存在泡内的去甲肾上腺素释放而表现出拟去甲肾上腺素作用。本品较少引起心率增快和心律失常，对肾脏血管收缩作用较去甲肾上腺素弱，应用恰当时不易导致少尿和肾衰竭。临床上将本品作为去甲肾上腺素的代用品。

【适应证】①防治椎管内阻滞麻醉时发生的急性低血压；②因出血、药物过敏、手术并发症及脑外伤或脑肿瘤合并休克而发生的低血压的辅助性对症治疗；③心源性休克或败血症所致的低血压。

【禁忌证】用氯烷、氟烷、环丙烷进行全身麻醉者；2周内曾用过单胺氧化酶抑制药者。

【不良反应】①心律失常。②升压反应过快过猛可致急性肺水肿、心律失常、心搏停止。

【注意】①过量的表现为抽搐、严重高血压、严重心律失常，此时应立即停药观察，血压过高者可用5～10mg酚妥拉明静脉注射，必要时可重复。②静脉注射时药液外溢，可引起局部血管严重收缩，导致组织坏死腐烂或红肿硬结形成脓肿。③长期使用骤然停药时可能发生低血压。

【用法用量】

（1）成人：①肌内或皮下注射2～10mg（以间羟胺计，以下同），由于最大效应不是立即显现，在重复用药前对初量效应至少要观察10分钟。②静脉注射，初量用0.5～5mg，继而静脉滴注，用于重症休克。③静脉滴注，将间羟胺15～100mg加入0.9%氯化钠注射液或5%葡萄糖注射液500ml内，调节滴速以维持理想的血压。成人极量一次100mg（每分钟0.3～0.4mg）。

（2）小儿：①肌内或皮下注射，按体重0.1mg/kg，用于严重休克；②静脉滴注，按体重0.4mg/kg或按体表面积12mg/m^2，用氯化钠注射液稀释至每25ml中含间羟胺1mg的溶液，滴速以维持理想的血压为度。

【规格】注射液：1ml：10mg/支。

去甲肾上腺素（Noradrenaline，通用名），异名：正肾上腺素

去甲肾上腺素是肾上腺素能神经末梢的主要递质，肾上腺髓质也分泌少量的去甲肾上腺素。临床应用的为人工合成的重酒石酸盐制剂。

【药理作用】

（1）直接激动血管的α_1和α_2受体，引起全身皮肤、黏膜血管显著收缩，使外周血管阻力增加，血压上升。其次使骨骼肌、肠系膜、肝脏、肾脏血管收缩，从而增加心、脑等重要器官的血流灌注。但是小剂量（10μg/min），血管收缩不强烈，同时有心肌兴奋作用，因此舒张压增高不明显，脉压增大，而大剂量时引起强烈的血管收缩，收缩压与舒张压均增高，脉压减小，导致肝肾等持续灌注减少。去甲肾上腺素可使冠状动脉扩张，这与小剂量时能增加心肌收缩力和心排血量的作用有关。

（2）去甲肾上腺素有弱的激动心脏β_1受体作用，从而使心肌收缩力增强，心率加快，传导加速，心排血量增加。

（3）大剂量时有升高血糖作用，对孕妇可增加子宫收缩的频率。

【适应证】①急性心肌梗死、体外循环等引起的低血压；②血容量不足所致的休克、低血压或嗜铬细胞瘤切除术后的低血压，本品作为急救时补充血容量的辅助治疗，以使血压回升，暂时维持脑与冠状动脉灌注，直到补充血容量治疗发生作用；③椎管内阻滞时的低血压及心搏骤停复苏后血压维持。

【禁忌证】可卡因中毒及心动过速者禁用。

【不良反应】①本品强烈的血管收缩足以使生命器官血流减少，肾血流锐减后尿量减少，组织血供不足导致缺氧和酸中毒；持久或大量使用时，可使回心血量减少，外周血管阻力增高，心排血量减少，后果严重。②应重视的反应包括静脉输注时沿静脉径路皮肤变白，注射局部皮肤脱落，皮肤发绀、发红，严重眩晕，上述反应虽属少见，但后果严重。详见各公司产品说明书。

【注意】

（1）交叉过敏反应。对其他拟交感胺类药不能耐受者，对本品也不能耐受。

（2）本品易通过胎盘，使子宫血管收缩，血流减少，导致胎儿缺氧，孕妇应用本品必须权衡利弊。

（3）哺乳期妇女使用本品尚未发现问题。

（4）本品在小儿中研究尚缺乏，但至今未发现应用中的特殊问题。

（5）老年人长期或大量使用，可使心排血量减低。

（6）药液外漏可引起局部组织坏死。

（7）下列情况应慎用：①缺氧，此时用本品易致心律失常，如室性心动过速或心室颤动；②闭塞性血管病，如动脉硬化、糖尿病、闭塞性脉管炎等，可进一步加重血管闭塞，一般静脉注射不宜选用小腿以下静脉；③血栓形成，无论对于内脏还是周围组织，均可促使血供减少、缺血加重，扩展梗死范围。

（8）应用中必须监测：①动脉压，开始每2～3分钟一次，血压稳定后改为每5分钟一次，要求原来非高血压者为收缩压10.7～13.3kPa（80～100mmHg），原来高血压者则收缩压比原来低4.0～5.33kPa（30～40mmHg）；一般患者用间接法测血压，危重患者直接动脉内插管测压。②必要时按需测中心静脉压、肺动脉舒张压、肺微血管楔压。③尿量。④心电图，注意心律失常。

【用法用量】用5%葡萄糖注射液或葡萄糖氯化钠注射液稀释后静脉滴注。①成人：开始以8～12μg/min速度滴注，调整滴速以达到血压升至理想水平；维持量为2～4μg/min。在必要时可超越上述的剂量，但须注意保持或补足血容量。②儿童参阅《儿科常用药物剂量手册》。

【规格】注射液：1ml ∶ 2mg/支。

（刘颖芳　王宏雁）

第 68 章
血脂调节药

生活方式改善是一切降脂治疗的基石。生活方式改善包括控制体重和加强体力活动、低脂特别是低饱和脂肪酸饮食、摄入合适的碳水化合物及富含纤维蔬菜水果、戒烟限酒等。药物治疗期间仍应坚持调整饮食及改善生活方式，控制多种心血管危险因素。

第一节　调脂药物的分类与特点

根据化学结构及主要调脂功能将目前常用的调脂药物主要分为以下几种。

一、降胆固醇药

（1）胆酸螯合剂：考来烯胺（cholestyramine）、考来替泊（colestipol）、考来维仑（colesevelam）。

（2）普罗布考（probucol）。

（3）胆固醇吸收抑制剂：依折麦布（ezetimibe）。

二、降胆固醇，兼降三酰甘油

（1）HMG-CoA 还原酶抑制剂（他汀类）：洛伐他汀（lovastatin）、辛伐他汀（simvastatin）、普伐他汀（pravastatin）、氟伐他汀（fluvastatin）、阿托伐他汀（atorvastatin）、瑞舒伐他汀（rosuvastatin）、匹伐他汀（pitavastatin）。

（2）血脂康（主要成分为洛伐他汀）。

三、降三酰甘油，兼降胆固醇

（1）苯氧芳酸衍生物（贝特类）：氯贝丁酯（clofibrate）、吉非贝齐（gemfibrozil）、非诺贝特（fenofibrate）、苯扎贝特（bezafibrate）、环丙贝特（ciprofibrate）。

（2）烟酸及其衍生物：烟酸（nicotinic acid）、肌醇烟酸酯（inositol nicotinate）、阿昔莫司（acipimox）。

（3）泛硫乙胺（pantethine）。

四、降三酰甘油

降三酰甘油水平的药物主要为 ω-3 脂肪酸。

五、前蛋白转化酶枯草溶菌素 9 抑制剂

靶点降脂药物，通过结合于LDL受体（LDLR）的表皮生长因子（epidermal growth factor，EGF）样结构域，抑制 LDLR 的释放与返回细胞膜，诱导 LDLR 进入溶酶体内降解，从而减少 LDLR 的数量、降低肝脏对 LDL 胆固醇（LDL-C）的清除，可降低 LDL-C 50% ～ 70%。此类药包括反义寡核苷酸（SPC5001）、小干扰 RNA（siRNA）（inclisiran）、单克隆抗体［阿利西尤单抗（alirocumab）、依洛尤单抗（evolocumab）］、人源化免疫球蛋白 G4（IgG4）单克隆抗体（LY3015014）几类。抑制前蛋白转化酶枯草溶菌素 9（proprotein convertase subtilisin /kexin type 9，PCSK9）可阻止 LDLR 降解，促进 LDL-C 的清除。依洛尤单克隆抗体，在我国获批治疗纯合子型家族性高胆固醇血症（HoFH）。

第二节 调脂药物的选用原则

近年由于血脂异常的界定、危险分层评估、干预靶点的方面有了新进展，调脂药物的治疗原则也有了新调整。

一、生活方式干预是治疗基石

依据危险分层，将血脂水平分为合适范围、正常、边缘升高、升高、极高、减低等多个层次，调整治疗策略。患心血管病的危险性不仅取决于个体具有某一危险因素的严重程度，更取决于个体同时具有危险因素的数目，不能仅依靠血脂化验反映被检者的血脂健康水平。

除 LDL-C ＜ 2.5mmol/L（100mg/dl）的低危患者 SCORE 评分＜ 1 分外，其他血脂异常患者均应积极调整饮食、运动等生活方式干预；低危患者 LDL-C ＞ 4.9mmol/L（190mg/dl）、中危患者 LDL-C ＞ 2.5mmol/L，若生活方式干预失败则开始药物治疗。但是对于急性冠状动脉综合征（ACS）的患者，无论其基线 LDL-C 水平如何，均启动他汀治疗；对于稳定性冠心病、2 型糖尿病、卒中患者，若 LDL-C ≥ 1.8mmol/L（70mg/dl），则立即启动药物治疗。

二、干预靶点多样化

降低 LDL-C 水平是首要目标：LDL-C 作为血脂管理的首要靶标，HDL-C 不作为干预靶点控制；若其他血脂指标情况不明，可考虑将总胆固醇（TC）作为治疗靶点。对于合并混合型高脂血症、2 型糖尿病、代谢综合征或慢性肾脏病（CKD）的患者尤其如此，应将非 HDL-C 和载脂蛋白 B 列为次要目标。尽管低 HDL-C 和 CVD 风险相关，但目前对于如何有效升高 HDL-C 及其治疗目标值均不明确，因此，尚不支持将其作为干预靶点。

他汀类药物显著降低 TC、LDL-C 水平，还轻度升高 HDL-C 及降低三酰甘油（TG）水平，其程度与基线数值有关。降低 LDL-C、TC 水平多选用他汀类，且均有效，其中阿托伐他汀、瑞舒伐他汀不但降 TC 和 LDL-C，而且降 TG 的能力也很强。大剂量胆酸螯合剂亦可降低 TC 和 LDL-C，但不易耐受。贝特类轻度降低总胆固醇及 LDL-C 水平，降 TG 的能力高于他汀类，并升高 HDL-C 水平。烟酸类降低 TC、TG 和 LDL-C 水平，升高 HDL-C 水平，但不良反应较大，应用受限；烟酸的衍生物阿昔莫司的不良反应稍小。

三、针对不同临床情况提出更具体的治疗建议

针对家族性血脂异常、儿童、妇女、老年人、代谢综合征和糖尿病、ACS 或 PCI、心力衰竭和瓣膜病、自身免疫性疾病、肾脏疾病、器官移植、周围动脉疾病、卒中、AIDS 等多种临床情境提出更具体、更细化的控制血脂建议。对于中重度 CKD［eGFR 15 ～ 89ml/（min・1.73m^2）］患者，给出明确的血脂治疗推荐（表 68-2-1）。

表 68-2-1 常用降脂药物使用及其注意事项

降脂药物类别	主要降脂作用及其机制	常用药物	推荐剂量、用法、降幅		禁忌证及注意事项
他汀类	降低 LDL-C 水平。 机制：通过竞争性抑制 HMG-CoA 还原酶抑制胆固醇合成；上调 LDLR 活性而增加 LDL 清除	阿托伐他汀 瑞舒伐他汀 氟伐他汀 匹伐他汀 普伐他汀 辛伐他汀 血脂康	10 ～ 20mg，1 次 / 日 5 ～ 10mg，1 次 / 日 80mg，1 次 / 日 2 ～ 4mg，1 次 / 日 40mg，1 次 / 晚 20mg，1 次 / 晚 0.6 g，2 次 / 日	25% ～ 50%（中等强度）	禁用于活动性肝病、不明原因氨基转移酶水平持续升高者、妊娠或哺乳期女性；联用秋水仙碱、环磷酰胺、伊曲康唑、红霉素等需密切监测不良反应

续表

降脂药物类别	主要降脂作用及其机制	常用药物	推荐剂量、用法、降幅		禁忌证及注意事项
胆固醇吸收抑制剂	降低 LDL-C 水平。机制：选择性抑制小肠上皮细胞对胆固醇的吸收	依折麦布	10mg，1 次 / 日	15% ～ 22%（个体差异）	总体耐受性良好。禁用于妊娠或哺乳期女性。与他汀类药物联用时禁用于活动性肝病、不明原因氨基转移酶水平持续升高者
PCSK9 抑制剂	降低 LDL-C、Lp（a）水平。机制：通过拮抗 PCSK9 增加 LDLR 数量，从而增加 LDL 清除	依洛尤单抗	每 2 周 140mg 或每 4 周 420mg，皮下注射	平均 60%（剂量依赖）	禁用于对本品出现严重过敏反应者；未满 13 岁儿童、妊娠和哺乳期女性、严重肝功能不全者暂缺乏应用数据
		阿利西尤单抗	每 2 周 75mg 或每 2 周 150mg，皮下注射		
鱼油（主要成分 EPA / DHA）	降低 TG 水平。机制：未明，可能作用于 PPAR、减少 ApoB 分泌	高纯度 EPA/DHA	2 g，2 次 / 日	可达 45%（剂量依赖）	大剂量使用应注意消化道出血风险，尤其同时抗栓抗凝血治疗者
		多烯酸乙酯胶丸	0.5 g，3 次 / 日		
贝特类	降低 TG 水平。机制：激动 PPAR-α、通过转录因子调节脂代谢	非诺贝特 苯扎贝特	短效 0.1 g，3 次 / 日 缓释 0.2 g，1 次 / 晚 0.25 g，2 次 / 日	50% 以上（依赖于基线 TG 水平）	禁用于活动性肝病、胆囊胆道疾病、严重肾功能不全、妊娠和哺乳期女性

注：HMG-CoA. β- 羟基 -β- 甲戊二酸单酰辅酶 A；Lp（a）. 脂蛋白 a；EPA. 二十碳五烯酸；DHA. 二十二碳六烯酸；PPAR. 过氧化物酶体增殖剂激活受体；ApoB. 载脂蛋白 B。

第三节　他汀类降血脂药

阿托伐他汀钙（Atorvastatin Calcium，通用名），异名：阿乐、立普妥

【适应证】①各型高胆固醇血症和混合型高脂血症。②冠心病和脑卒中的防治。③心肌梗死后不稳定型心绞痛及血管重建术后；用于急性冠脉综合征可显著减少心血管事件、心绞痛、脑卒中的危险性。

【禁忌证】对本品所含的任何成分过敏者、活动性肝病患者、血清氨基转移酶持续超过正常值上限 3 倍且原因不明者、肌病者及妊娠期、哺乳期和任何未采取适当避孕措施的育龄妇女禁用。

【不良反应】通常耐受良好。不良反应常为轻度和一过性，发生率约 1%。最常见便秘、胃肠胀气、消化不良、腹痛、头痛、恶心、肌痛、无力、腹泻和失眠。也有报道血清氨基转移酶升高和血清肌酸激酶（CK）升高。详见各公司产品说明书。

【注意】①开始治疗前应做肝功能检查并定期复查。患者出现任何提示有肝脏损害的症状或体征时应检查肝功能。氨基转移酶水平升高的患者应加以监测直至恢复正常。如果氨基转移酶持续升高超过正常值 3 倍以上，建议减低剂量或停用本品。过量饮酒和（或）曾有肝疾病史患者慎用。②如患者的 CK 水平显著升高，诊断或怀疑有肌病时应停用本品。患者出现任何提示肌病的症状或体征时应检查 CK。如 CK 持续明显升高（超过正常值上限 10 倍），应停用本品。③儿童使用本品应由专科医师判断。仅限于少数（4 ～ 17 岁）患有严重脂质紊乱如纯合子家族性高胆固醇血症者。本品在这一患者人群的推荐起始剂量为10mg。根据患者的反应和耐受性，剂量可增加至每日 80mg。尚无本品对该人群生长发育的安全性资料。④年龄 70 岁以上的老年人使用推荐剂量的阿托伐他汀钙，其疗效及安全性与普通人群没有区别。⑤肾脏疾病既不会对本品的血浆浓度产生影响，也不会对其降脂效果产生影响，所以肾功能不全者无须调整剂量。

【用法用量】口服。①常用起始剂量一次10mg，一日 1 次。可在一天内的任何时间服用，并不受进餐影响。但最好在晚餐后服用。应根据LDL-C 基线水平、治疗目标和患者的治疗效果进行剂量的个体化调整。剂量调整时间间隔应为 4 周或更长。本品最大剂量为 80mg，一日 1 次。大剂量的应用主要在急性冠脉综合征的临床试验，在我国尚缺乏这方面的经验，尤其是安全性研究较少。②原发性高胆固醇血症和混合性高脂血症的治疗：大多数患者服用阿托伐他汀钙一次10mg，一日 1 次。其血脂水平可得到控制。治疗 2 周内可见明显疗效，治疗 4 周内可见显著疗效。长期治疗可维持疗效。③杂合子型家族性高胆固醇血症患者初始剂量为一日 10mg。应遵循剂量的个体化原则并每 4 周逐步调整剂量至一日 40mg。如果仍然未达到满意疗效，可选择将剂量调整至最大剂量一日 80mg 或以 40mg 本品配用胆酸螯合剂治疗。④对于纯合子型家族性高胆固醇血症患者，本品剂量是一日 10 ～ 80mg。本品应作为其他降脂治疗措施（如 LDL 血浆透析法）的辅助治疗。当无这些治疗条件时，本品可单独使用。

【规格】片剂：20mg/ 片，7 片 / 盒。

氟伐他汀钠（Fluvastatin Sodium，通用名），异名：来适可

【适应证】①高胆固醇血症和混合型高脂血症。②冠心病和脑卒中的防治。

【禁忌证】活动性肝炎或不明原因的血清氨基转移酶持续升高者、妊娠期及哺乳期妇女、18 岁以下患者。

【不良反应】轻微而短暂的消化不良、恶心、腹痛、失眠、头痛、肝功能异常。

【注意】若 ALT 或 GPT 持续超过正常值上限 3 倍者，应中止治疗。有肝病及过量饮酒史者慎用。对伴有无法解释的弥漫性肌痛、肌肉触痛或肌无力及肌酸激酶（CK）明显升高（超过正常值上限 10 倍）的患者，应考虑肌病的可能性。患者被确诊或怀疑为肌病时，应停止治疗。严重肾功能不全患者不推荐应用。

【用法用量】口服，成人：一次 20 ～ 40mg，一日 1 次，临睡前服用。剂量可按需要调整，但最大剂量不超过一日 80mg。

【规格】胶囊剂：40mg/ 粒，7 粒 / 盒。

匹伐他汀钙（Pitavastatin Calcium，通用名），异名：力清之

【适应证】用于治疗高胆固醇症、家族性高胆固醇症。

【禁忌证】①对本品所含成分有过敏史者；②严重的肝功能障碍或胆管闭塞患者；③正在服用环孢素的患者；④妊娠期或准备妊娠或哺乳期妇女；⑤下列患者原则上禁止使用，但在必要时可以慎用：临床检查肾功能异常患者同时服用本品和苯氧乙酸类药物，只在不得已时才可使用。

【不良反应】主要有腹痛、药疹、麻木、瘙痒等症状。详见各公司产品说明书。

【注意】①使用本品之前应进行充分检查，确诊是高胆固醇症或家族性高胆固醇症后，才能使用。②对于家族性高胆固醇症中的同型结合子患者缺少治疗经验，临床上判定治疗无效后，方可将本品作为降 LDL 非药物疗法的一个辅助用药。

【用法用量】通常成人每次 1 ～ 2mg，一日 1 次，餐后口服。根据年龄、病情可以酌情增减药量，LDL 水平下降不明显时，可以考虑增加药量，每天的最大用药量为 4mg。注意：①肝脏障碍患者首次服药剂量由 1mg/d 开始，每天最大药量为2mg。②随着给药量增加，可能会出现横纹肌溶解症，因此在增大给药量时，要注意观察 CK 值是否上升、尿中是否出现肌红蛋白、肌肉痛或乏力感等横纹肌溶解的前期症状。

【规格】片剂：1mg/ 片，10 片 / 盒。

普伐他汀钠（Pravastatin Sodium，通用名），异名：美百乐镇

【适应证】①高胆固醇血症和混合型高脂血症。②冠心病和脑卒中的防治。

【禁忌证】①对本品过敏者。②有活动性肝病患者。

【不良反应】较多见腹泻、胀气、眩晕、头痛、恶心、皮疹。详见各公司产品说明书。

【注意】①美国 FDA 妊娠期药物安全性分级：口服给药 X 级。②本品是否排入乳汁尚不清楚，故不推荐用于乳母。③在儿童中有限地应用本品虽未见异常，但长期安全性未确立。④应用本品时血 ALT 可能增高，有肝病史者用本品治疗期间应定期监测。⑤对其他 HMG-CoA 还原酶抑制剂过敏者慎用。⑥应用本品时如有低血压、严重急性感染、创伤、代谢紊乱等情况，须注意可能出现的继发于肌溶解后的肾衰竭。⑦用药期间随访检查血胆固醇、肝功能和 CK。

【用法用量】口服，成人一次 10 ～ 20mg（一般从 20mg 开始），一日 1 次，临睡前服用。剂量可按需要调整，但最大剂量不超过一日 40mg。

【规格】片剂：40mg/ 片，7 片 / 盒。

瑞舒伐他汀钙（Rosuvastatin Calcium，通用名），异名：可定

【适应证】①高胆固醇血症和混合型高脂血症。②冠心病和脑卒中的防治。

【禁忌证】①对本品的任何一种成分过敏的患者。②活动性肝病或难以解释的持续血清氨基转移酶升高。③妊娠期和哺乳期妇女：对于生育年龄的妇女，服用该药前必须了解对妊娠和胎儿潜在的危害；妊娠时正在服用本品，必须立即停用，并告知对胎儿潜在的危害。

【不良反应】①血清氨基转移酶升高：本品与其他 HMG-CoA 还原酶抑制剂一样可能会引起肝功能异常。在剂量为一日 5 ～ 40mg 时，氨基转移酶升高（指连续 2 次检查超过正常值上限 3 倍）的发生率在 0% ～ 0.4%。大多数情况下，氨基转移酶升高是短暂的，短暂停药后会恢复正常。目前有 2 例黄疸报道，但不能确定与本品有关，停药后消失。到目前为止尚无肝衰竭和不可逆肝病的报道。建议在用药前和用药后或调整剂量后 12 周进行肝功能检查。②肌酶升高和肌病：在目前的临床研究中，曾有肌痛的报道，而肌酶升高（超过正常值上限 10 倍）在一日 5 ～ 10mg 的剂量，本品相关性肌病的发生率为 0.1%，在一日 10mg 的剂量时，本品相关性肌病的发生率为 0.1%，而横纹肌溶解即使在一日 80mg 的剂量时亦很少见。

【注意】①在儿童中有限地应用本品虽未见异常，但长期安全性未确立。②应用本品时血清氨基转移酶、碱性磷酸酶和胆红素水平可能增高，有肝病史者用本品治疗期间应定期监测肝功能。③对其他 HMG-CoA 还原酶抑制剂过敏者慎用。④如有低血压、严重急性感染、创伤、代谢紊乱等情况，须注意可能出现的继发于肌溶解后的肾衰竭。⑤对于 65 岁以上的老年人、甲状腺功能低下患者和肾功能不全的患者，要注意肌酶的升高。通常肌病的发生与药物的起始剂量有关。

【用法用量】口服，一日 5 ～ 20mg，顿服，可在一天中任何时候服用，餐后和空腹皆可。剂量应个体化，一般起始剂量一日为 10mg，根据治疗目标和患者对药物的反应，每 2 ～ 4 周检查血脂，逐渐增加或适当调整药物剂量。

【规格】薄膜衣片：① 10mg/ 片，6 片 / 盒；② 10mg/ 片，7 片 / 盒（可定）；③ 10mg/ 片，12 片 / 盒。

辛伐他汀（Simvastatin，通用名），异名：舒降之、京必舒新

【适应证】①高胆固醇血症和混合型高脂血症；②冠心病和缺血性脑卒中的防治。

【禁忌证】①对本品任何成分过敏者；②活动性肝脏疾病或无法解释的血清氨基转移酶持续升高者；③妊娠和哺乳期妇女；④与强 CYP3A4 抑制剂联合应用（如伊曲康唑、酮康唑、泊沙康唑、伏立康唑、HIV 蛋白酶抑制剂、波普瑞韦、替拉瑞韦、红霉素、克拉霉素、泰利霉素和萘法唑酮）；⑤与吉非贝齐、环孢素或达那唑联合应用。

【不良反应】本品一般耐受性良好，大部分不良反应轻微且为一过性：恶心、腹泻、皮疹、消化不良、瘙痒、脱发、晕眩、肌肉痉挛、肌痛、胰腺炎、感觉异常、外周神经病变、失眠、抑郁、呕吐、贫血、勃起功能障碍和间质性肺病。极少发生横纹肌溶解和肝炎 / 黄疸，有致命及非致命肝衰竭的发生。

【注意】①肌病 / 横纹肌溶解的风险与剂量相关。②禁止联合应用列举的在治疗剂量下对 CYP3A4 具有强抑制作用的药物（如伊曲康唑、酮康唑、泊沙康唑、伏立康唑、红霉素、泰利霉素、HIV 蛋白酶抑制剂、波普瑞韦、替拉瑞韦或萘法唑酮）。③在同时处方除吉非贝特之外的其他贝特类时应谨慎。④联合应用胺碘酮、氨氯地平或雷诺嗪的患者，本品的剂量不应超过每天 20mg。⑤联合应用维拉帕米、地尔硫䓬或决奈达隆的患者，本品的剂量不应超过每天 10mg。⑥同时服用夫西地酸和本品可能会增加肌病 / 横纹肌溶解的风险。⑦当本品与 CYP3A4 中效抑制剂合用时，有必要对本品的剂量进行调整。⑧不推荐在亚裔人群中与烟酸（剂量≥ 1g/d）联用。⑨极少数患者应用本品发生致命和非致命的肝衰竭。假如在应用本品治疗期间发生严重的肝损伤伴随临床症状和（或）高胆红素血症，或发生黄疸，应立即停止应用本品。如果没有明确致病原因，不要再重新应用本品。对饮用大量酒精和（或）既往有肝脏病史的患者，应谨慎使用本品。本品禁用于活动性肝脏疾病或原因不明的氨基转移酶升高的患者。⑩在 65 岁及以上的患者发生包括横纹肌溶解在内的肌病的风险相对高于 65 岁以下的患者。⑪在肾功能不全的患者中，联合应用秋水仙碱和本品会引起肌病和横纹肌溶解，宜密切临床监测。⑫在本品治疗期间应避免饮用葡萄柚汁。

【用法用量】口服，成人常用量：一次 10 ～ 20mg，一日 1 次，晚餐时服用。高危患者，可从 20mg，甚至 40mg 开始，一日 1 次。剂量可按需要调整，但最大剂量不超过一日 80mg。较大剂量使用的经验主要来自急性冠脉综合征的临床试验。从最后的资料看，一般以不超过一日 40mg 为安全。中度肾功能不全患者应用本品剂量可不减少，但严重肾功能不全（肌酐清除率＜ 30ml/min）患者应用时应减少剂量，小心使用。

【规格】薄膜衣片：20mg/ 片，14 片 / 盒（舒降之）；片剂：20mg/ 片，7 片 / 盒（京必舒新）。

第四节　胆固醇吸收抑制剂

依折麦布（Ezetimibe，通用名），异名：益适纯

【适应证】①原发性高胆固醇血症；②纯合子型家族性高胆固醇血症（HoFH）；③纯合子谷甾醇血症（或植物甾醇血症）。

【禁忌证】①对本品任何成分过敏者。②活动性肝病，或不明原因的血清氨基转移酶持续升高的患者。

【不良反应】在本品与他汀类联合应用的对照研究中，在小部分患者中发现血清氨基转移酶持续升高（≥正常值上限 3 倍）。因此，当本品与他汀类联合应用时，治疗前应进行肝功能测定。详见各公司产品说明书。

【注意】①尚无关于妊娠期用药的临床资料。动物实验表明，本品对妊娠、胚胎及胎儿发育、分娩及出生后新生儿发育均无直接或间接的不良影响。然而，孕妇仍应谨慎应用本品。美国 FDA 妊娠期药物安全性分级：口服给药 C 级。②在儿童和青少年（10 ～ 18 岁）人群中本品的吸收及代谢与成年患者相近。根据本品的血药浓度，青少年与成年人药代动力学并无差异。尚无小于 10 岁的儿童的药代动力学资料。儿童及青少年患者（9 ～ 17 岁）的临床资料仅限于 HoFH 及谷甾醇血症患者。③老年患者（＞ 65 岁）依折麦布的血药浓度是年轻患者（18 ～ 45 岁）的两倍。用药后 LDL-C 的降低量和安全性在老年患者与年轻患者中无显著差别。因此，老年患者无须调整用药剂量。

【用法用量】口服：一次 10mg，一日 1 次，可单独服用或与他汀类联合应用或与非诺贝特联合应用。本品可在一日之内任何时间服用，可空腹或与食物同时服用。每日服药时间应相同。

【规格】片剂：10mg/ 片，5 片 / 盒。

第五节　贝特类降血脂药

苯扎贝特（Bezafibrate，通用名），异名：阿贝他

【适应证】①高三酰甘油血症；②高胆固醇血症；③混合型高脂血症。

【禁忌证】①对本品过敏者。②有活动性肝病、胆囊病或胆石症者。

【不良反应】①少见食欲缺乏、恶心、胃饱胀感、肌痛、肌乏力。②罕见免疫变态反应所致的皮疹、荨麻疹、瘙痒、血小板减少性紫癜、头痛、头晕、性功能障碍。

【注意】①由于本品在妊娠期的安全性未定，故不推荐孕妇使用本品。②本品是否排入乳汁尚不清楚，故不推荐用于哺乳期妇女。③在儿童中的安全性未确立，建议不用。④有肾功能障碍者慎用，如用剂量应减少。⑤用药期间随访检查血脂、肝肾功能。⑥对诊断的干扰：用本品时可有血清ALT升高、血红蛋白及白细胞减少、血肌酐升高。

【用法用量】口服。成人：①普通片一次200～400mg，一日3次。疗效佳者维持虽可为一次200mg，一日2次。肾功能障碍时按肌酐清除率调整剂量：40～60ml/min者，一次400mg；一日2次，15～40ml/min者，一日或隔日1次，一次200mg或400mg；低于15ml/min者，一次200mg，每3日1次。②缓释片一次400mg，一日1次，肾功能障碍时减为一日或隔日200mg。

【规格】片剂：0.2g/片，20片/盒。

非诺贝特（Fenofibrate，通用名），异名：力平之

【适应证】高脂血症，尤其是高三酰甘油血症、混合型高脂血症。

【禁忌证】①孕妇与哺乳期妇女禁用。②胆石症、肝肾功能不全患者。

【不良反应】发生率为2%～15%。胃肠道反应包括腹部不适、腹泻、便秘最常见（约5%）；神经系统反应包括乏力、头痛、性欲丧失、阳痿、眩晕、失眠（3%～4%）、肌痛伴血CK增高（约1%）；皮疹（2%）。有胆石增加趋向。偶有血清氨基转移酶增高，包括ALT和AST。

【注意】

（1）老年人如有肾功能不良，须适当减少剂量。

（2）对诊断的干扰：用时血小板计数、血尿素氮、血清氨基转移酶、血钙等可能增高；血碱性磷酸酶、γ-谷氨酰转肽酶及胆红素水平可能降低。

（3）用药期间定期检查：①全血细胞及血小板计数；②肝功能；③血胆固醇、三酰甘油或低密度脂蛋白与极低密度脂蛋白。

【用法用量】成人：①普通片（胶囊）一次0.1g，一日3次，维持量一次0.1g，一日1～3次。②微粒型胶囊一次0.2g，一日1次。③微粒型片剂0.16g，一日1次。

【规格】胶囊剂：200mg/片，10片/盒（力平之）；片剂：160mg/片，10片/盒（力平之）。

第六节 其他类降血脂药

阿昔莫司（Acipimox，通用名），异名：益平

【适应证】本品可用于治疗高三酰甘油血症（Ⅳ型）、高胆固醇血症（Ⅱa型）、高三酰甘油合并高胆固醇血症（Ⅱb型）。

【禁忌证】对本品过敏者禁用。

【不良反应】对本品过敏及消化性溃疡者、孕妇、哺乳期妇女、儿童禁用。

【注意】①在使用本品治疗之前，应先采取低胆固醇饮食、低脂肪饮食和停止酗酒的治疗措施。②肾功能不全患者根据肌酐清除率数据减低剂量：肌酐清除率为30～60ml/min者每日2次，每次150mg；肌酐清除率为10～30ml/min者每日1次，每次150mg；肌酐清除率为10ml/min者隔日一次，每次150mg。③同服考来烯胺时，不会影响本品的吸收。④对需长期服用本品者，应定期进行血脂及肝肾功能检查。故应在服用前者4小时后服用本品。

【用法用量】推荐剂量为，一次1粒，一日2～3次，进餐时或餐后服用，较低剂量用于Ⅳ型高三酰甘油血症，较高剂量用于Ⅱa型及Ⅱb型高胆固醇血症。通常在服药治疗1个月内，血脂状况即有改善。国外文献报告，长期服用的每日安全剂量可达1200mg。

【规格】胶囊剂：0.25g/24粒。

多廿烷醇（Policosanol，通用名），异名：PPG

【适应证】本品为降胆固醇药物，适用于Ⅱa（总胆固醇及LDL-C升高）和Ⅱb型（总胆固醇、LDL-C及三酰甘油升高）高脂血症患者。

【禁忌证】对该药任何一种成分过敏者。

【不良反应】本品安全且耐受性好。详见各公司产品说明书。

【注意】①儿童用药：儿童使用本品的有效性及安全性未确定，所以目前不推荐给儿童用。②老年人用药：对老年高脂血症患者无特殊限制。③妊娠期及哺乳期用药：虽然本品既无致畸作用（鼠及家兔），也不会影响鼠的生育及生殖力，但不推荐给孕妇使用，其受限的原因是胆固醇及其代谢产物是胎儿发育必需的。

【用法用量】起始剂量为每日 5mg，在晚餐时服用，因为胆固醇的生物合成在晚上较为活跃。如果效果不明显，剂量可增加至 10mg/d（中午、晚上各一次），增加剂量可增加疗效，但安全性及耐受性不变。顽固性患者可能需要的剂量为 20mg/d（每日 2 次）。这是目前为止治疗的最大剂量。在治疗期间，患者必须坚持低胆固醇饮食。在用药期间，须每 3 个月定期检查血浆胆固醇量。因为肾排泄几乎忽略不计，肾功能不全患者无须调整剂量。

【规格】片剂：10mg/ 片，7 片 / 盒。

依洛尤单抗(Evolocumab Injection，通用名)，异名：瑞百安（Repatha）

【适应证】纯合子型家族性高胆固醇血症：用于成人或 12 岁以上青少年的纯合子型家族性高胆固醇血症（HoFH），可与饮食疗法和其他降 LDL 的治疗（如他汀类药物、依折麦布、LDL 分离术）合用，用于 HoFH 且需要进一步降低 LDL-C 的患者。用于成人动脉粥样硬化性心血管疾病（ASCVD）的治疗，以降低心肌梗死、卒中和冠状动脉血运重建的风险。

【禁忌证】禁用于对本品有严重过敏反应史的患者。

【不良反应】最常见的不良反应为肌痛。最常见的过敏反应为皮疹。

【注意】在接受本品治疗的患者中已报道了过敏反应（如皮疹），包括导致终止治疗的过敏反应。如果发生严重过敏反应的体征或症状，须终止本品治疗，根据标准治疗方案进行治疗，并进行监测，直至症状和体征缓解。

【用法用量】皮下给药。使用一次性预充式自动注射器，在腹部、大腿或上臂非柔嫩、淤青、红肿或变硬的部位通过皮下注射给药。

对于 HoFH 患者，本品的推荐皮下给药剂量为 420mg，每月 1 次。鉴于对治疗的应答取决于 LDLR 功能的水平，应在本品给药 4 ～ 8 周后检测 HoFH 患者的 LDL-C 水平。

如果错过每月 1 次的给药，应指导患者：错过给药时间在 7 天以内，给予本品，并继续使用以前的给药时间表。错过给药时间超过 7 天，给予本品，并基于这次给药时间重新计划给药时间表。

本品 420mg 给药时，可在 30 分钟内，连续使用一次性预充式自动注射器，给予 3 次注射。

使用前，根据使用说明，向患者和（或）护理人员提供有关如何准备和注射本品的相应培训，包括无菌技术。告知患者和（或）护理人员每次使用本品时均应阅读并遵守使用说明。

将本品储存在冰箱中。在使用前，让本品恢复至室温至少 30 分钟。请勿使用其他方法升温。对于患者和护理人员，本品可在 20 ～ 25℃的室温下保存在原包装盒中。但是，在上述条件下，本品必须在 30 天内使用。

本品应为澄清至乳白、无色至淡黄色的液体。如果溶液浑浊、变色或含有颗粒物，请勿使用。勿在同一注射部位同时注射本品和其他药物。

每次注射时应轮换使用注射部位。

【规格】注射液：1ml ∶ 140mg（预充式自动注射笔），1 支、2 支、3 支 / 盒。

血脂康（Xue Zhi Kang，通用名）

【适应证】除湿祛痰，活血化瘀，健脾消食。用于脾虚痰瘀阻滞症的气短、乏力、头晕、头痛、胸闷、腹胀、食欲缺乏等，高脂血症。用于由高脂血症及动脉粥样硬化引起的心脑血管疾病的辅助治疗。

【禁忌证】①对本品过敏者。②活动性肝炎或无法解释的血清氨基转移酶升高者。

【不良反应】一般耐受性良好，大部分副作用轻微而短暂。详见各公司产品说明书。

【注意】①用药期间应定期检查血脂、血清氨基转移酶和肌酸激酶；有肝病史者服用本品时尤其要注意肝功能的监测。②在本品治疗过程中，如发生血清氨基转移酶增达正常值上限 3 倍，或血清肌酸激酶显著增高时，应停用本品。③不推荐孕妇及乳母使用。④儿童用药的安全性和有效性尚未确定。

【用法用量】口服，一次 2 粒，一日 2 次，早晚餐后服用；轻、中度患者一日 2 粒，晚餐后服用。

【规格】胶囊剂：0.3g/ 粒，36 粒 / 盒。

烟酸（Nicotinic Acid，通用名），异名：力生

【适应证】用于预防和治疗烟酸缺乏症，如糙皮病；抗高脂血症（Ⅱ、Ⅲ、Ⅳ、Ⅴ型）。

【禁忌证】对本品过敏者禁用，过敏体质者慎用。

【不良反应】治疗量可引起面部潮红、热感、晕厥等。详见各公司产品说明书。

【注意】①皮肤症状消失后应停药。②孕妇及哺乳期妇女应在医师指导下使用。③糖尿病、青光眼、痛风、高尿酸血症、肝病、溃疡病、低血压等患者慎用。④儿童必须在成人监护下使用。

【用法用量】糙皮病：口服，每次50～100mg，每日3次。高脂血症（Ⅱ、Ⅲ、Ⅳ、Ⅴ型）：口服，开始每次100mg，每日3次，4～7日后可加量1～2g，每日3次。缓释片：睡前口服，1～4周剂量为每次1片，每日1次；5～8周剂量为每次2片，每日1次；8周后，可增至每日4片；维持剂量每日2～4片。

【规格】片剂：50mg/片、0.1g/片，100片/瓶。

（陈晓亮　陈馨亮）

第 69 章
抗凝药物

抗凝药物（anticoagulant）是一类干扰凝血因子、抑制凝血过程某些环节而阻滞血液凝固的药物，各类不同的抗凝血药作用在凝血过程中的不同部位和不同环节，其作用机制不同。肝素是依赖抗凝血酶Ⅲ（antithrombin Ⅲ，AT Ⅲ）的凝血酶抑制剂，在临床已沿用 50 多年，为常用抗凝血剂。低分子肝素通过抑制内源性和外源性凝血的共同通道Ⅹa 因子起抗凝血作用。水蛭素类及某些合成肽类为不依赖 AT Ⅲ的凝血酶直接抑制剂，已成为新一代抗凝血药。凝血酶原是一种维生素 K 依赖的凝血因子，华法林则通过阻碍维生素 K 代谢，致使维生素 K 缺乏，从而使Ⅱ、Ⅶ、Ⅸ、Ⅹ因子等的合成显著减少而抑制凝血过程。

第一节　抗凝血药物的分类与特点

常用的抗凝血过程的药物有普通肝素、低分子量肝素、华法林等。按抗凝血药的作用机制可将其分为以下四类：

（1）凝血酶间接抑制剂，包括普通肝素、低分子量肝素、磺达肝癸钠等。

（2）凝血酶直接抑制剂，包括水蛭素、重组水蛭素如 lepimdin 和 desirudin、水蛭素衍生物 bivalirudon 等。

（3）维生素 K 拮抗剂，如华法林。

（4）新型抗凝血药，如达比加群、利伐沙班等。

第二节　凝血酶间接抑制剂

肝素（Heparin）

肝素含有长短不一的酸性黏多糖。主要由硫酸 -D- 葡萄糖胺、硫酸 -L- 艾杜糖醛酸、硫酸 -D- 葡萄糖胺及 D- 葡萄糖醛酸中两种双糖单位共价结合而成，是分子量为 5000 ～ 30 000 的混合物。含有大量硫酸基和羧基，带大量阴电荷，呈强酸性。肝素中有抗凝血活性的组分只占 1/3，其分子中含有特异的戊聚糖序列（pentosan sequence），对 AT Ⅲ具有高亲和性；其余 2/3 组分亲和性低，抗凝血作用微弱。药用肝素是从猪小肠和牛肺中提取而得。肝素制剂分为肝素钠和肝素钙，由于钙离子与肝素的结合较多，进入人体内的肝素钠先与 Ca^{2+} 交换成肝素钙而发挥作用，故肝素钙和肝素钠具有相似的作用、用途和不良反应。

【适应证】

（1）急性血栓栓塞性疾病：①近期发生的深静脉血栓形成，应用肝素预防血栓形成和扩展，减少肺栓塞发生。②肺动脉栓塞。③不稳定型心绞痛和非 ST 段抬高心肌梗死急性期的治疗。④急性 ST 段抬高心肌梗死时，减少血栓栓塞并发症。⑤防止导管检查及介入治疗时血栓栓塞。⑥预防血栓形成。对有“高危因素”（包括有血栓栓塞史、术后长期卧床及年龄≥ 40 岁等）者胸腹部和骨科大手术后及有选择的、无出血危险的药物治疗的长期卧床患者，预防深静脉血栓形成及肺栓塞，预防慢性心房颤动患者心脏复律或手术前及术中体循环血栓栓塞，尤其是合并二尖瓣狭窄、充血性心力衰竭、左心房扩大和心肌病的患者。⑦对进行性卒中患者，减少脑血栓形成的危险并降低其死亡率，但对于脑栓塞（无出血）患者的应用仍有争议。

（2）弥散性血管内凝血（DIC）。

（3）体外循环、血液透析或腹膜透析时预防血凝。

（4）用作输血及血样标本体外实验的抗凝血药。

（5）其他：近年发现肝素有清除血脂作用，因其能促进脂蛋白脂肪酶（清除因子）从组织释放，后者催化三酰甘油水解，并能增强 AT Ⅲ对血管舒缓素的抑制作用，因而可抑制遗传性血管神经性水肿的急性发作。

（6）本品乳膏剂用于浅表软组织挫伤及急性浅静脉炎。

【禁忌证】①不能控制的活动性出血患者禁用。②有出血性疾病的患者禁用，包括血友病、血小板减少性或血管性紫癜。③外伤或术后渗血者禁用。④先兆流产者禁用。⑤感染性心内膜炎，胃、十二指肠溃疡，严重肝肾功能不全者禁用。⑥黄疸、严重未控制的高血压、颅内出血者禁用。⑦对肝素过敏者禁用。

【不良反应】①本品毒性较低，自发性出血倾向是肝素过量使用的最主要危险。②本品偶可发生过敏反应，表现为发热、皮疹、瘙痒、鼻炎、结合膜炎、哮喘、心前区紧迫感及呼吸短促。③肌内注射可引起局部血肿。④偶见一过性脱发和腹泻。⑤长期使用可引起骨质疏松和自发性骨折。⑥长期使用有时反可形成血栓，可能是AT Ⅲ耗竭的后果。⑦血小板减少症有两种类型，一种为轻型（Ⅰ型），血小板计数常中度减少，不出现血栓或出血症状，一般发生在用药后 2 ～ 4 日，即使继续应用血小板，也常可自行恢复；另一种为重症（Ⅱ型）。由于产生了肝素依赖性的抗血小板抗体，血小板大量聚集而致血中血小板显著减少，一般发生于用药后第 2 ～ 8 日，可由血栓栓塞导致皮肤、肢体或脏器坏死。

【注意】

（1）妊娠最后 3 个月或产后，可增加母体出血危险，尤其是分娩时须慎用。

（2）硬膜外麻醉时尽可能暂停用药。

（3）60 岁以上老年人，尤其是老年女性对肝素较为敏感，用药期间容易出血，应减少用量，加强随访。

（4）干扰诊断可延长一期凝血酶原时间，使磺溴酞钠（BSP）试验潴留时间延长而呈假阳性反应，导致 T_3、T_4 浓度增加，从而抑制垂体促甲状腺激素的释放。用量达 15 000 ～ 20 000U 时，血清胆固醇水平下降。

（5）下列情况应慎用：①有过敏性疾病及哮喘病史。②口腔手术等易致出血的操作。③已口服足量的抗凝血药者。④月经量过多者。

（6）使用前宜测定全血凝固时间（试管法）或部分凝血活酶时间（APTT 或 KPTT）一期凝血酶原时间。治疗期间应测定 APTT 或 KPTT，血细胞比容、粪便隐血试验、尿隐血试验及血小板计数等。

（7）当口服抗凝血药替换肝素时应加强临床监测。为控制口服抗凝血药的疗效，应在给予肝素之前采集血样。

（8）本品对蛇咬伤所致 DIC 无效。

（9）本品易致眶内及颅内出血，故对于眼科、神经科手术及有出血性疾病者，不宜作为预防用药。

（10）早期逾量的表现有黏膜和伤口出血，刷牙时齿龈渗血，皮肤瘀斑或紫癜、鼻出血、月经量过多等。严重时有内出血征象，表现为腹痛、腹胀、背痛、麻痹性肠梗阻、咯血、呕血、血尿、血便及持续性头痛，甚至可使心脏停搏。

（11）肝素干扰凝血酶原时间的测定，必须在用肝素 4 小时后重复该项试验。

（12）若血浆中 AT Ⅲ降低，则肝素疗效较差，需输血浆或 AT Ⅲ。

（13）肝素代谢迅速，若轻微过量，停用即可；严重过量时应用鱼精蛋白缓慢静脉注射予以中和，通常 1mg 鱼精蛋白能中和 100U 肝素；如果肝素注射后已超 30 分钟，鱼精蛋白用量需减半。

【用法用量】

（1）成人常用量：①深部皮下注射，首次 5000 ～ 10 000U，以后每 8 小时 8000 ～ 10 000U 或每 12 小时 15 000 ～ 20 000U；每 24 小时总量 30 000 ～ 40 000U；应根据凝血试验监测结果调整剂量。②静脉注射，首次 5000 ～ 10 000U，之后按体重每 4 小时给予 100U/kg，用 0.9% 氯化钠注射液稀释后应用，应按APTT测定结果调整用量。③静脉滴注：每日20 000～40 000U；加至0.9%氯化钠注射液中持续滴注。静脉滴注前可先静脉注射5000U作为初始剂量，静脉滴注过程中按APTT测定结果调整用量。④预防性治疗：对高危血栓形成患者，大多是用于手术之后，以防止深部静脉血栓。在外科手术前2小时先给予5000U；肝素皮下注射，然后每隔8～12小时给予5000U；共约7日。

（2）儿童参阅《儿科常用药物剂量手册》。

【规格】注射液：5ml：500U/支；2ml：12 500U/支。

低分子量肝素（Low Molecular Weight Heparin，LMWH）

低分子量肝素是普通肝素或未分馏的肝素（unfractionated heparin，UFH）解聚而产生的，LMWH在临床应用中具有以下优点：①抗凝血剂量易掌握，个体差异小；②一般不需要实验室监测抗凝血活性；③毒性小，安全；④作用时间长，皮下注射每日只需1～2次；⑤可用于门诊患者；⑥抗Ⅹa因子作用强、抗Ⅱa因子作用弱，抗血栓作用强，分子量小，生物利用度高，血浆半衰期长。

在临床应用的LMWH有依诺肝素钠（enoxaparin sodium）、福希肝素（fraxiparin）、磺达肝癸钠（fondaparinux sodium）、达肝素钠（dalteparinsodium sodium）、阿地肝素钠（ardeparin sodium）、亭扎肝素（tinzaparin）和那曲肝素钙。

依诺肝素钠（Enoxaparin Sodium，通用名），异名：克赛

【适应证】本品主要用于预防血液透析时血凝块形成，也可用于预防深部静脉血栓形成。此外，易栓症或已有静脉血栓塞症的妊娠期妇女亦可使用。

【禁忌证】对本品过敏者，急性细菌性心内膜炎、血小板减少症、事故性脑血管出血者禁用。

【不良反应】偶见轻微出血、血小板减少、过敏反应、注射部位轻度血肿和坏死。

【注意】①不能用于肌内注射（肌内注射可致局部血肿）。硬膜外麻醉方式者术前2～4小时慎用。②下列情况慎用：有过敏史者；有出血倾向及凝血机制障碍者包括胃、十二指肠溃疡，脑卒中，严重肝、肾疾病，严重高血压，视网膜血管性病变。本品不宜用作体外循环。

【用法用量】①目前上市的商品低分子量肝素钠有多种。由于各商品制剂的制备不同，各种商品的平均分子量、抗Ⅹa：抗Ⅱa值不同，每一商品制剂的低分子肝素钠的临床效果、适应证及安全性均有差异，使用时应注意各种参数的说明。②本品给药途径为腹壁皮下注射或遵医嘱。③血液透析时预防血凝块形成。应根据患者情况和血透技术条件选用最佳剂量。例如，某种本品每支含2500AXaIU（或5000 AXaIU）。每次透析开始时，应从血管通道动脉端注入5000 AXaIU本品，透析中不再增加剂量或遵医嘱。

【规格】注射液：4000U：0.4ml/支。

低分子量肝素钙（通用名），异名：万脉舒

【适应证】①用于血液透析体外循环中预防血凝块形成。②治疗静脉血栓及血栓栓塞性疾病。

【禁忌证】①对本品过敏者（过敏反应症状与普通肝素钠相同）禁用。②急性细菌性心内膜炎患者禁用。③血小板减少症，在有本品时体外凝集反应阳性者禁用。

【不良反应】①出血倾向低，但用药后仍有出血的危险，本品偶可引起过敏反应（如皮疹）。②罕见中度血小板减少症和注射部位轻度血肿和坏死。

【注意】①不能用于肌内注射（肌内注射可致局部血肿），硬膜外麻醉方式者术前2～4小时慎用。②对下列患者要慎用并注意监护（因为可能发生过敏反应或出血）：有过敏史者，有出血倾向及凝血机制障碍者，如胃、十二指肠溃疡，脑卒中，严重肝、肾疾病，严重高血压，视网膜血管性病变，先兆流产，已口服足量抗凝血药者。③本品不宜用作体外循环术中抗凝血剂。④治疗前应检查血小板计数，本品较少诱发血小板减少症，但仍有可能在用药5～8天后发生，故应在用药初1个月内定期检测血小板计数。

【用法用量】①透析时预防血凝块形成：应考虑患者情况和血液透析技术条件选用最佳剂量，每次血液透析开始时从血管通道动脉端注入本品5000U或遵医嘱。有出血危险的患者血液透析时，可用推荐剂量的一半，若血液透析时间超过4小时，可再给予小剂量本品，随后血液透析所用剂量根据具体情况进行调整。②治疗深部静脉血栓形成：用皮下注射方法，在腹壁前外侧，左右交替。用示指和拇指捏住皮肤皱褶，针头垂直注射。手术前12小时、手术后12小时、术后第3天，每次用0.3ml，术后第4天起每天一次0.4ml，或遵医嘱。连续使用时间不应超过10天。③治疗血栓栓塞性疾病：每天2次（间隔12小时），皮下注射，剂量为0.1ml/10kg。应用本品治疗直至达到INR指标，在治疗过程中应监测血小板计数。

【规格】注射液：0.4ml ∶ 4100U/支。

第三节 凝血酶直接抑制剂

凝血酶直接抑制剂对凝血酶有直接抑制作用，不依赖辅因子的介导。不同于凝血酶间接抑制剂，它对与纤维蛋白结合的凝血酶也有抑制作用。因此，此类药具有较强的抗凝血和抗血栓作用。

水蛭素及其衍生物

水蛭素（Lepirudin，通用名），异名：来匹卢定

水蛭素为凝血酶特异抑制剂，与凝血酶按1 ∶ 1比例紧密结合形成复合物，使凝血酶灭活。与肝素不同，水蛭素与凝血酶结合并不需要AT Ⅲ的存在，水蛭素可以与凝血酶分子上的某些部位非常紧密地结合，而且还可以使那些已经与纤维蛋白结合的凝血酶失活（肝素无此作用）。重组水蛭素对凝血酶具有特异性的抑制作用，能抑制凝血酶所有的蛋白水解作用：裂解纤维蛋白、纤维蛋白原等。水蛭素有很强的抗凝血作用，对凝血酶时间的延长尤为显著。凝血酶与水蛭素形成复合物后，凝血酶的蛋白水解作用被阻断。水蛭素对阻止纤维蛋白原形成纤维蛋白凝块，阻止凝血酶激活因子Ⅴ、Ⅷ、Ⅻ及凝血酶诱导的血小板聚集均有作用。

【适应证】①作为急性心肌梗死溶栓治疗的辅助药以预防冠状动脉再闭塞。②动脉和静脉血栓性疾病的防治。③血管成形术、DIC、血液透析中的抗凝血治疗。④AT Ⅲ缺乏症和血小板减少症时的抗凝血剂。

【禁忌证】对药物过敏者、活动性大出血患者。哺乳期禁用。

【不良反应】不良反应较少，高剂量可引起出血。

【注意】①避免肌内注射。②因有直接的抗凝血酶作用，下列情况应慎用（需评估患者出血的风险增加治疗的风险）或不用：近期有大血管穿刺或器官活检；血管或器官异常；新近的脑血管意外，近期有脑手术或其他椎管内手术；未控制的严重高血压；细菌性心内膜炎；晚期肾损害；近期重大手术；新近的颅内、消化道、眼内或肺大出血。③对水蛭素抗体形成或严重肝损伤者可增加抗凝血作用。④儿童不宜。

【用法用量】可以静脉注射、肌内注射或皮下注射，首剂按体重0.1mg/kg，以后每小时0.1mg/kg。

【规格】注射剂：5mg/支，10mg/支。

比伐芦定（Bivalirudin）

比伐芦定是重组水蛭素的一种人工合成类似物，可暂时性使可溶性凝血酶、血块结合凝血酶失活。与肝素相比有抗凝血作用可预计、对血块结合凝血酶具有针对性、无天然抑制物、血浆清除后效力仍持续、不引起血小板减少等优势。本品与凝血酶的结合过程是可逆的，凝血酶通过缓慢酶解本品Arg3-Pro4之间的肽键使凝血酶恢复原来的生物活性。本品静脉注射后立即起效，可见到PT、APTT延长，停药后1～2小时，PT可恢复正常范围；20%的药物经肾随尿排泄。原型药物血浆清除半衰期为25分钟，总体清除率为3.4ml/（kg · h）。

【适应证】不稳定型心绞痛患者接受经皮冠状动脉腔内成形术（PTCA）；可预防局部缺血性并发症的发生。

【禁忌证】对药物过敏者；活动性大出血患者。

【不良反应】出血为主要的不良反应，也可出现背痛、恶心、低血压和头痛。过敏反应的发生率为14%。用本品治疗不稳定型心绞痛患者停药后可出现心绞痛，及时给予足量阿司匹林可避免。

【注意】①用药后，尤其是中、重度的肾功能不全患者应注意监测凝血指标。②需根据肾小球滤过率调整剂量。

【用法用量】建议在进行 PTCA 之前，立即静脉注射 1mg/kg，继而以每小时 2.5mg/（kg·h）的速度持续输注 4 小时；如有必要，再以每小时 0.2mg/（kg·h）的速度持续输注 14 ～ 20 小时。应同时合用阿司匹林 325mg。

【规格】0.25g × 2 瓶 / 盒。

第四节　口服抗凝血药

此类药物近年来有数个新药问世，国际多中心临床研究显示，新型口服抗凝血药中的达比加群酯（dabigatran etexilate）、利伐沙班（rivaroxaban）、阿哌沙班（apixaban）与华法林比较，疗效更好或相似，且具有起效迅速、与食物和药物相互作用的风险低、剂量反应性可预测且无须常规监测凝血指标等优点。

华法林（Warfarin，通用名）

华法林为香豆素（coumarin）类化合物，是一种最常用的口服抗凝血药物，其良好的吸收率及较长的血浆半衰期（约 37 小时），使得单一剂量即可达到稳定的抗凝血效果。

华法林临床应用的优点为口服有效，作用强，生物利用度高，作用维持时间长。缺点为起效慢，临床抗凝血效果受许多因素（药物、食物等）的影响，不易控制，故需监测凝血功能。

【适应证】本品用于预防及治疗深静脉血栓及肺栓塞；预防心房颤动、心瓣膜置换术后引起的血栓栓塞并发症（卒中或体循环栓塞），也可用于心肌梗死后的二级预防。

【禁忌证】①近期手术及手术后 3 日内，脑、脊髓及眼科手术者；②有凝血功能障碍疾病、出血倾向者；③严重肝肾疾病患者；④活动性消化性溃疡患者；⑤各种原因的维生素 K 缺乏症患者；⑥脑出血及脑动脉瘤患者；⑦组织器官损伤出血患者；⑧感染性心内膜炎患者；⑨妊娠期妇女。

【不良反应】①与任何抗凝血药一样，出血是主要不良反应。可有瘀斑、紫癜、牙龈出血、鼻出血、伤口出血经久不愈、月经过多等。出血可发生在任何部位，特别是泌尿系统和消化道。肠壁血肿可致亚急性肠梗阻，也可见硬膜下和颅内血肿。任何穿刺均可引起血肿，严重时局部可产生明显压迫症状。②不常见的不良反应有恶心、呕吐、腹泻、瘙痒性皮疹、过敏反应和皮肤坏死。大量口服甚至有双侧乳房坏死、微血管病或溶血性贫血及大范围皮肤坏疽等报道。

【注意】①本品易通过胎盘致畸胎及中枢神经系统异常。妊娠早期接受本品，可致“胎儿华法林综合征”，即造成胎儿发育不全畸形及死亡。因此在妊娠早期 3 个月及妊娠后期 3 个月禁用本品。②少量华法林可由乳腺分泌进入乳汁。哺乳期妇女每日服 5 ～ 10mg，血药浓度一般为 0.48 ～ 1.8μg/ml，乳汁中药物浓度极低，对婴儿一般无影响，但仍需严密观察有无出血征象。③老年人用量适当减少。④本品为一种治疗窗很窄的药物，剂量必须个体化，剂量的精确对取得疗效和降低不良反应十分重要。治疗期间需定期以凝血酶原时间、INR 检查抗凝血靶值，并严密观察口腔黏膜、鼻腔、皮下出血，减少不必要的手术操作，避免过度劳累和易致损伤的活动。⑤疗程中应随访检查凝血酶原时间、粪便隐血及尿隐血等。

【用法用量】口服。第 1 ～ 3 日，每日 3 ～ 4.5mg（年老体弱者剂量酌减），3 日后可给予维持量，一日 2 ～ 5mg。剂量应严格个体化，根据 INR 调整剂量，使 INR 控制在 2.0 ～ 3.0。

【规格】糖衣片：① 3mg/ 片，100 片 / 盒；② 2.5mg/ 片，80 片 / 盒。

利伐沙班（Rivaroxaban，通用名），异名：拜瑞妥

【适应证】①用于择期髋关节或膝关节置换手术成年患者，以预防静脉血栓栓塞症（VTE）。②用于治疗成人深静脉血栓形成（DVT），降低急性 DVT 后 DVT 复发和肺栓塞（PE）的风险。③用于具有一种或多种危险因素（如充血性心力衰竭、高血压、年龄≥ 75 岁、糖尿病、卒中或短暂性脑缺血发作病史）的非瓣膜性心房颤动成年患者，以降低卒中和全身性栓塞的风险。

【禁忌证】①对本品或片剂中任何辅料过敏的患者。②有临床明显活动性出血的患者。③具有大出血显著风险的病灶或病情，如目前或近期患有胃肠道溃疡，存在出血风险较高的恶性肿瘤，近期发生脑部或脊椎损伤，近期接受脑部、脊椎或眼科手术，近期发生颅内出血，已知或疑似的食管静脉曲张、动静脉畸形、血管动脉瘤或重大脊椎内或脑内血管畸形。④除了转换抗凝血治疗，或给予维持中心静脉或动脉导管通畅所需普通肝素（UFH）的特殊情况之外，禁用任何其他抗凝血药的伴随治疗，如UFH、低分子量肝素（依诺肝素、达肝素等）、肝素衍生物（磺达肝癸钠等）、口服抗凝血药（华法林、阿哌沙班、达比加群等）。⑤伴有凝血异常和临床相关出血风险的肝病患者，包括达到Child-Pugh B和C级的肝硬化患者。⑥妊娠及哺乳期妇女。

【不良反应】①最常见的为颅内、皮下、眼内、心包、关节内、伴有间室综合征的肌肉内或腹膜后出血。②在非瓣膜性心房颤动患者中提前停药后卒中风险升高及出血风险、脊柱/硬膜外血肿。详见各公司产品说明书。

【注意】①推荐在整个抗凝血治疗过程中密切观察。②在无充分的替代抗凝血治疗的情况下，提前停用任何口服抗凝血药包括本品，将使血栓栓塞事件风险升高。③本品将使出血的风险升高，且可能引起严重或致死性的出血。在决定是否为具有较高出血风险的患者应用本品时，必须权衡血栓栓塞事件的风险与出血的风险。④谨慎观察服用本品的患者，以发现出血体征。如果发生严重出血，必须停用本品。对血红蛋白/血细胞比容的实验室检查结果做出恰当判断，可有助于发现隐匿性出血。

对于一些出血风险较高的患者，治疗开始后，要对这些患者实施密切监测，观察是否有出血并发症和贫血体征与症状。而对于术后人群，可以通过定期对患者进行体格检查，对手术伤口引流液进行密切观察及定期测定血红蛋白及时发现出血情况。对于任何不明原因的血红蛋白或血压降低，都应寻找出血部位。

应及时评估失血的体征及症状并考虑血液替代治疗的必要性。在有活动性病理性出血的患者中停用本品。在20～45岁的健康受试者中本品的终末消除半衰期为5～9小时。

合并使用影响止血的其他药物将使出血风险升高。这些药物包括阿司匹林、P2Y12血小板抑制剂、其他抗血栓剂、纤溶药，以及非甾体抗炎药（NSAID）。

合并使用P-糖蛋白（P-gp）及强效CYP3A4抑制剂（如酮康唑及利托那韦），将使本品暴露量增加并可能使出血风险升高。

本品禁用于育龄妇女、哺乳期妇女、<18岁的少儿，在接受本品治疗期间应避孕。

【规格】片剂：10mg/片，5片/盒。

达比加群酯（Dabigatran Etexilate，通用名），异名：泰毕全

达比加群（dabigatran）的前体药达比加群酯经肠道吸收后通过酯酶作用迅速转化为达比加群。

【适应证】预防存在以下一个或多个危险因素的成年非瓣膜性心房颤动患者的卒中和全身性栓塞：①先前曾有卒中、短暂性脑缺血发作或全身性栓塞；②LVEF < 40%；③伴有症状的心力衰竭，NYHA心功能分级≥2级；④年龄≥75岁；⑤年龄≥65岁，且伴有以下任一疾病，糖尿病、冠心病或高血压。

【禁忌证】①已知对活性成分或本品任一辅料过敏者。②重度肾功能受损［肌酐清除率（CrCl）< 30ml/min］患者。③临床上显著的活动性出血。④有大出血显著风险的病变或状况。

【不良反应】不同程度出血，详见各公司产品说明书。

【注意】①肝功能受损；②出血风险；③与P-gp诱导物［如利福平、贯叶连翘（金丝桃）、卡马西平或苯妥英等］联合使用会降低达比加群血药浓度，因此应该避免联合使用；④接受本品治疗的育龄女性应避免妊娠，除非确实必需，否则妊娠女性不应接受本品治疗；⑤本品治疗期间应停止哺乳。

【用法用量】用水送服，就餐时或餐后服用均可。请勿打开胶囊。成人的推荐剂量为每日口服300mg，每日2次，应维持终生治疗。但是①存在出血风险的患者：110mg，每日2次。②肾功能不全患者，本品治疗前应通过计算CrCl对肾功能进行评估，并以此排除重度肾功能受损的患者（即CrCl < 30ml/min）。不推荐在这些人群中给予本品治疗。轻、中度肾功能受损患者无须调整剂量，对于中度肾功能受损患者（CrCl为30～50ml/min），应当每年至少进行一次肾功能评估。③80岁及以上年龄的患者治疗剂量为每日220mg，每日2次。④从本品转换为肠道外抗凝血治疗，应在本品末次给药12小时之后进行。从肠道外抗凝血治疗转换为本品治疗，应在下一次

治疗时间前 2 小时内服用本品，如果患者正在接受维持治疗（如静脉给予普通肝素），则应在停药时服用本品。从维生素 K 拮抗剂（VKA）转换为本品治疗时，应停用。当 INR ＜ 2.0 时，可立即给予本品治疗。从本品转换为 VKA 治疗时，应当根据患者的 CrCl 决定何时开始 VKA 治疗：当 CrCl ≥ 50ml/min 时，在达比加群酯停药前 3 天开始给予 VKA 治疗；当 30ml/min ≤ CrCl ＜ 50ml/min 时，在达比加群酯停药前 2 天给予 VKA 治疗。⑤心脏复律：心脏复律过程中，可维持本品治疗。遗漏服药：若距下次用药时间大于 6 小时，仍能服用本品漏服的剂量。如果距下次用药不足 6 小时，则应忽略漏服的剂量。不可为弥补漏服剂量而使用双倍剂量的药物。

【规格】胶囊剂：110mg/ 囊，10 囊 / 盒；150mg/ 囊，10 囊 / 盒。

阿加曲班（Argatroban，通用名），异名：MD-805、0M-805、Argipidine、Novastan

阿加曲班（Arg）为一种合成的凝血酶直接抑制剂，系根据凝血酶结构中其催化中心含精氨酸而设计并合成，故为精氨酸的衍生物。此类凝血酶抑制剂对凝血酶的抑制不依赖血浆辅因子，其活性不被血浆蛋白或细胞（血小板、内皮细胞等）所抑制，不引起血小板功能障碍和血小板数减少，分子量较小，免疫原性低。有的可以口服，且优于肝素和水蛭素。

【适应证】①肝素诱发血小板减少症（HIT）和肝素诱发伴有血栓血小板减少症（HITTS）。②急性脑血栓。③外周动脉闭塞病：用于改善慢性动脉闭塞症（血栓闭塞性脉管炎、闭塞性动脉硬化症）患者的四肢溃疡、静息痛及冷感等。④ PTCA。⑤急性心肌梗死。⑥本品对 AT Ⅲ缺陷患者，以及进行血液透析的肾病患者，有抗血栓形成作用，对不能耐受肝素的患者可作为替换抗凝血药。

【禁忌证】①出血性患者：颅内出血，出血性脑梗死，血小板减少性紫癜，由血管障碍导致的出血现象，血友病及其他凝血障碍，月经期间，手术时，消化道出血，尿道出血，咯血，流产、早产及分娩后伴有生殖器出血的孕产妇等（本品用于出血性患者时，有难以止血的危险）。②脑栓塞或有可能患脑栓塞症的患者（有引起出血性脑梗死的危险）。③伴有高度意识障碍的严重梗死患者（用于严重梗死患者时，有引起出血性脑梗死的危险）。④对本品成分过敏的患者。

【用法用量】成人常用量：一次 10mg，一日 2 次，稀释后静脉输液，进行 2 ～ 3 小时的静脉滴注。可依年龄、症状酌情增减药量。用药疗程在 4 周以内。

【不良反应】出血为主要不良反应，重度出血发生率不高，轻度出血发生率较高。亦可出现呼吸困难（8.1%）、低血压（7.2%）和发热（6.9%）。过敏反应发生率约为 14%，包括呼吸道反应和皮疹。以本品治疗不稳定型心绞痛患者，在停药后可出现心绞痛（9/43），若及时给予抗血小板药阿司匹林则可避免。

【注意】①有出血可能性的患者应注意。②正在使用抗凝血药、具有抑制血小板聚集作用的药物、血栓溶解剂或有降低血纤维蛋白原作用的酶制剂的患者，需加注意，减少用量。③严重肝功能障碍患者。④重要的是使用时应严格进行血液凝固功能等出、凝血检查。⑤本品使用时应将安瓿颈部上端的白色标志朝上，应用酒精消毒棉等擦净后，向相反方向折断。⑥妊娠期妇女或有可能妊娠的妇女最好不用此药。⑦应避免哺乳。⑧小儿不用，老年人减量。

【规格】注射液：20ml ∶ 10mg/ 支，10 支 / 盒。

（刘颖芳　王宏雁）

第 70 章
抗血小板药

阿司匹林（Aspirin，通用名），异名：拜阿司匹林

【适应证】①不稳定型心绞痛；②急性心肌梗死；③预防心肌梗死复发；④动脉血管手术后；⑤预防大脑一过性的血流减少；⑥用于普通感冒或流感引起的发热，也用于缓解轻至中度疼痛如头痛、关节痛、偏头痛、牙痛、肌肉痛、神经痛、痛经。

【禁忌证】①妊娠及哺乳期妇女禁用。②哮喘、鼻息肉综合征、对阿司匹林和其他解热镇痛药过敏者禁用。③血友病或血小板减少症、溃疡病活动期患者禁用。

【不良反应】较常见的有恶心、呕吐、上腹部不适或疼痛等胃肠道反应。详见各公司产品说明书。

【注意】①本品为对症治疗药，用于解热连续使用不超过 3 天，用于镇痛不超过 5 天，若症状未缓解，请咨询医师或药师。②不能同时服用其他含有解热镇痛药的药品（如某些复方抗感冒药）。③必须整片吞服，不得碾碎或溶解后服用。④年老体弱患者应在医师指导下使用。⑤服用本品期间不得饮酒或酒精饮料。⑥痛风、肝肾功能减退、心功能不全、鼻出血、月经过多及有溶血性贫血史的患者慎用。⑦发热伴脱水的患儿慎用。⑧如服用过量或出现严重不良反应，应立即就医。⑨对本品过敏者禁用，过敏体质者慎用。⑩本品性状发生改变时禁止使用。⑪ 儿童必须在成人监护下使用。

【用法用量】用法：口服。肠溶片应餐前用适量水送服。①降低急性心肌梗死疑似患者的发病风险：建议首次剂量 300mg，嚼碎后服用以快速吸收。以后每天 100 ～ 200mg。②预防心肌梗死复发：每天 100 ～ 300mg。③脑卒中的二级预防：每天 100 ～ 200mg。④降低短暂性脑缺血发作（TIA）及其继发脑卒中的风险：每天 100 ～ 200mg。⑤降低稳定型和不稳定型心绞痛患者的发病风险：每天 100 ～ 300mg。⑥动脉外科手术或介入手术后，如 PTCA、冠状动脉旁路移植术（CABG）、颈动脉内膜剥离术、动静脉分流术：每天 100 ～ 300mg。⑦预防大手术后深静脉血栓形成和肺栓塞：每天 100 ～ 200mg。⑧降低心血管危险因素者（冠心病家族史、糖尿病、血脂异常、高血压、肥胖、吸烟史、年龄大于 50 岁者）心肌梗死发作的风险：每天 100mg。

【规格】片剂：① 0.1g/ 片，30 片；② 0.1g/ 片，48 片。

氢氯吡格雷（Clopidogrel，通用名），异名：泰嘉、波立维

【适应证】预防和治疗由血小板高聚集状态引起的心、脑及其他动脉的循环障碍疾病。适用于有过近期发作的脑卒中、心肌梗死和确诊外周动脉疾病的患者，本品可减少动脉粥样硬化事件的发生（如心肌梗死、脑卒中和血管性死亡）。与阿司匹林联合，用于非 ST 段抬高型急性冠脉综合征（不稳定型心绞痛或非 Q 波心肌梗死）。

【禁忌证】①对本品成分过敏者禁用。②近期有活动性出血者（如消化性溃疡或颅内出血等）禁用。

【不良反应】出血。氯吡格雷严重出血事件的发生率为 1.4%。详见各公司产品说明书。

【注意】①使用本品的患者需手术时应告知外科医师。②肝脏损伤、有出血倾向患者慎用。③由于对妊娠及哺乳期妇女没有足够的临床研究，只有在必须应用时才可应用。动物研究结果显示本品可进入乳汁，所以应以用药对哺乳期妇女的重要性来决定是停止哺乳还是停药。④肾功能不全及老年患者使用本品时不需调整剂量。⑤儿科使用：尚没有儿童用药的安全性资料。⑥如急需逆转本品的药理作用，可进行血小板输注。

【用法用量】推荐剂量为每天 75mg，与或不与食物同服，对于老年患者和肾病患者不需调整剂量。

【规格】片剂：25mg/ 片，20 片 / 盒（泰嘉）；75mg/ 片，7 片 / 盒（波立维）。

西洛他唑（Cilostazol，通用名），异名：斯特里普、培达

【适应证】①本品具有血管扩张作用及抗血小板作用，治疗由动脉粥样硬化、大动脉炎、血栓闭塞性脉管炎、糖尿病所致的慢性动脉闭塞症。②本品能改善肢体缺血所引起的慢性溃疡、肢痛、发冷及间歇性跛行，并可用作上述疾病外科治疗（如血管成形术、血管移植术、交感神经切除术）后的补充治疗，以协助缓解症状、改善循环及抑制移植血管内血栓形成。③用于冠状动脉支架植入术后，患者不能耐受氯吡格雷或阿司匹林时的替代治疗。

【禁忌证】①对本品过敏者禁用。②出血性疾病患者（血友病、毛细血管脆性增加的疾病、活动性消化性溃疡、血尿、咯血、子宫功能性出血等或有其他出血倾向者）禁用。③各种严重慢性心力衰竭患者禁用。④妊娠及哺乳期妇女或计划、可能妊娠的妇女禁用。

【不良反应】主要为血管扩张引起的头痛、头沉及心悸等，个别患者血压轻度升高；其次为消化系统症状，如腹胀、恶心、呕吐、腹痛等（0.2% ～ 0.6%），少数患者服药后肝功能异常（0.1%），尿素氮、肌酐及尿酸升高（1%），皮疹、瘙痒（0.1% ～ 0.5%）。其他偶有白细胞减少、皮下出血、周围水肿、消化道出血、鼻出血、血尿、眼底出血等报道。

【注意】

（1）以下患者慎用：①口服抗凝血药或已服用抗血小板药物（如阿司匹林、噻氯匹定）者，必须进行凝血或血小板功能检查后，在必要时才能合并使用。②严重肝、肾功能不全者。③恶性肿瘤患者。④白细胞减少者。⑤过敏体质，对多种药物过敏或近期有过敏性疾病者。

（2）婴幼儿服药的安全性未确立。

（3）本品有升高血压的不良反应（1%），服药期间应加强原有的抗高血压治疗。

【用法用量】口服，成人一次 50 ～ 100mg，一日 2 次，年轻患者可根据病情适当增加剂量。

【规格】胶囊剂：50mg/ 粒，12 粒 / 盒（斯特里普）；片剂：50mg/ 片，12 片 / 盒（培达）。

替格瑞洛（Ticagrelor，通用名），异名：倍林达

【适应证】用于急性冠脉综合征（ACS）患者，包括接受药物治疗和经皮冠状动脉介入术（PCI）治疗的患者，降低血栓性心血管事件的发生率。

【禁忌证】①对本品任何成分过敏者；②活动性病理性出血（如消化性溃疡或颅内出血）的患者；③有颅内出血病史者；④中重度肝脏损害患者；⑤因联合用药可导致本品的暴露量大幅度增加，禁止本品与强效 CYP3A4 抑制剂（如酮康唑、克拉霉素、萘法唑酮、利托那韦和阿扎那韦）联合用药。

【不良反应】最常报道的不良反应为呼吸困难、挫伤和鼻出血，发生率高于氯吡格雷。①出血，包括颅内出血，发生率高于氯吡格雷。②呼吸困难，包括静息时呼吸困难、劳累性呼吸困难、阵发性夜间呼吸困难和夜间呼吸困难。呼吸困难症状多为轻度至中度，多数在治疗开始后早期单次发作。约有 30% 在 7 天内消除。详见各公司产品说明书。

【注意】

（1）过量：尚无逆转本品作用的解毒药，预计本品不可通过透析清除。若发生出血，应采取适当的支持性治疗措施。剂量限制反应为胃肠道毒性，包括恶心、呕吐、腹泻等。药物过量可能引起的具有临床意义的其他不良反应包括呼吸困难和室性停搏，应进行心电图监测。

（2）应衡量本品给患者带来的已知出血风险增加与预防动脉粥样硬化血栓事件获益之间的平衡。如有临床指征，以下患者应慎用本品：①有出血倾向（如近期创伤、近期手术、凝血功能障碍、活动性或近期胃肠道出血）的患者慎用本品。有活动性病理性出血、有颅内出血病史、中重度肝损害的患者禁用本品。②在服用本品后 24 小时内联合使用其他可能增加出血风险药品［如用 NSAIDS、口服抗凝血药和（或）纤溶剂］的患者，慎用本品。尚无有关本品对血小板成分输血时止血作用的数据；循环中的本品可能会抑制已输注的血小板。去氨加压素可能对临床出血事件没有作用。抗纤维蛋白溶解疗法（氨基己酸或氨甲环酸）和（或）重组因子Ⅶa可能会增强止血作用。③手术：应告知每一位患者，在他们将要接受任何预定的手术之前和服用任何新药之前，应告诉医师和牙医其正在使用本品。进行 CABG 的患者，应在术前 7 天停止使用，至少在手术前 2 天或更多天停药。④心动过缓事件风险很大的患者（患有病态窦房结综合征、二度或三度房室传导阻滞或心动过缓相关晕厥但未装起搏器的患者、与已知可引起心动过缓的药物联合用药），需要谨慎使用本品。在 ACS 急性期，服用本品的患者中发生室性间歇（3 秒）的多于氯吡格雷。在 ACS 急性期内，本品治疗中发现慢性心力衰竭（CHF）患者室性间歇的增加高于总体研究人群。

（3）呼吸困难：通常为轻中度呼吸困难，无须停药即可缓解。哮喘 /COPD 患者在本品治疗中发生呼吸困难的绝对风险可能加大，有哮喘和（或）COPD 病史的患者应慎用替格瑞洛。对 1 个月或至少 6 个月长期治疗后测得的肺功能无不良影响。

（4）停药：应避免中断本品治疗。如果必须暂时停用本品（如治疗出血或择期外科手术），应尽快重新开始治疗。停用本品将会增加心肌梗死、支架血栓和死亡的风险。

（5）肌酐水平升高：在本品治疗期间肌酐水平可能会升高，其发病机制目前仍不清楚。治疗 1 个月后需对肾功进行检查，以后则按照常规治疗需要进行肾功能检查，需要特别关注≥ 75 岁的患者、中 / 重度肾损害患者和接受 ARB 合并治疗的患者。

（6）血尿酸增加：对于既往有高尿酸血症或痛风性关节炎的患者应慎用替格瑞洛。为谨慎起见，不建议尿酸性肾病患者使用替格瑞洛。

（7）其他：不推荐本品与维持剂量＞ 100mg 的阿司匹林联合用药。应避免本品与 CYP3A4 强抑制剂合并使用（如酮康唑、克拉霉素、萘法唑酮、利托那韦和阿扎那韦）。不建议本品与 CYP3A4 强诱导剂（如利福平、地塞米松、苯妥英、卡马西平和苯巴比妥）联合用药。不建议本品与治疗指数窄的 CYP3A4 底物（即西沙必利和麦角生物碱类）联合用药。不建议本品与大于 40mg 的辛伐他汀或洛伐他汀联合用药。在地高辛与本品合并用药时，建议进行密切的临床和实验室监测。本品与强效 P-gp 抑制剂（如维拉帕米、奎尼丁、环孢素）联合用药时应谨慎。在 ACS 治疗期间会出现头晕和意识模糊症状，因此出现这些症状的患者在驾驶或操作机械时应格外小心。只有潜在获益大于对胎儿的风险时，才能在妊娠期间使用本品。本品对哺乳婴儿有潜在严重不良反应可能，应在考虑本品对母亲的重要性后，再决定是停止哺乳还是中止药物。某些老年患者对药物更为敏感的情况不能排除（详见 PLATO 研究）。

【用法用量】口服。本品可在餐前或餐后服用。起始剂量为单次负荷量 180mg（90mg × 2 片），此后每次 1 片（90mg），每日 2 次。

【规格】片剂：90mg/ 片，14 片 / 盒。

吲哚布芬（Indobufen，通用名），异名：吲哚布洛芬

【适应证】用于动脉硬化性缺血性心血管病变、缺血性脑血管病变和周围动脉病变、血脂代谢障碍、静脉血栓形成和糖尿病，亦可用于体外循环手术时预防血栓形成。

【禁忌证】对本品过敏者或先天性出血者、妊娠及哺乳期妇女禁用。

【不良反应】常见消化不良、腹痛、便秘、恶心、呕吐、头痛、头晕、皮肤过敏反应、齿龈出血及鼻出血；少数病例可出现胃溃疡、胃肠道出血及血尿。

【注意】出现荨麻疹样皮肤过敏反应时应停药。有胃肠道活动性病变并使用 NSAID 者慎用。

【用法用量】每次 100 ～ 200mg（1/2 ～ 1 片），每日 2 次，餐后口服，65 岁以上老年患者及肾功能不全患者每天以 100 ～ 200mg（1/2 ～ 1 片）为宜。

【规格】片剂：200mg/ 片，6 片 / 盒；注射剂：200mg/ 瓶。

替罗非班（Tirofiban，通用名），异名：欣维宁

【适应证】①本品与肝素合用，用于 ACS 进行 PCI 的患者，以防治相关的心肌缺血性并发症。②与肝素合用，用于单纯药物治疗（未行 PCI）的不稳定型心绞痛和非 ST 段抬高急性心肌梗死患者，减少心脏缺血事件。

【禁忌证】①对本品过敏者禁用。②使用本品曾出现血小板减少的患者禁用。③有活动性内出血、颅内出血史，近1个月内有脑卒中史者禁用。④颅内肿瘤、动脉瘤、动静脉畸形患者禁用。⑤重要器官手术或严重外伤需要手术者禁用。⑥使用其他GP Ⅱ b/ Ⅲ a受体拮抗药的患者禁用。

【不良反应】①最常见的不良反应为出血，罕见出血致死。②少数患者可出现严重血小板减少（血小板计数少于 20×10^8/L）。详见各公司产品说明书。

【注意】

（1）下列情况需慎用本药：①1年内有出血史（包括胃肠道出血或有临床意义的泌尿生殖道出血）的患者。②有凝血障碍、血小板异常或血小板减少（非使用本药所致）病史者。③1年内有脑血管病史者。④近期硬膜外手术，近1个月内有大手术或严重躯体创伤史的患者。⑤控制不满意的高血压（收缩压＞180mmHg，或舒张压＞110mmHg）患者。⑥急性心包炎。⑦出血性视网膜疾病。⑧慢性血液透析患者。

（2）药物对儿童的安全性和有效性尚未确定。

（3）药物对妊娠的影响：尚无孕妇用药的适当研究，使用时应权衡利弊。

（4）药物对哺乳的影响：是否经人乳分泌尚不清楚。哺乳期妇女用药需权衡利弊。

（5）用药前后及用药时应进行的检查和监测：①用药前应测定APTT，用以监测肝素抗凝血效果。②用药前、用药期间（包括注射负荷量后6小时）应每日监测血小板计数、血红蛋白及血细胞比容。

【用法用量】①用于PCI：与肝素联用，本品起始剂量为10μg/kg，于3分钟内静脉注射，后以每分钟0.15μg/kg维持36小时。②药物治疗的ACS，包括不稳定型心绞痛或非ST段抬高心肌梗死患者：与肝素联用，开始30分钟以每分钟0.4μg/kg的速率滴注，以后按每分钟0.1μg/kg的速度维持静脉滴注，至少48小时（在疗效研究中平均71.8小时，可达108小时）。③肾功能不全时剂量：对严重肾功能不全（CrCl＜30ml/min）者，本品的剂量应减少50%。④老年人剂量无须调整。

【规格】注射液：5mg ∶ 100ml/瓶（欣维宁）；12.5mg ∶ 50ml/瓶。

（陈馨亮　王宏雁）

参考文献

北京高血压防治协会，北京糖尿病防治协会，北京慢性病防治与健康教育研究会，等，2020. 基层心血管病综合管理实践指南2020. 中国医学前沿杂志（电子版），12(8):1-73.

陈新谦，金有豫，汤光，2007. 新编药物学 . 16版 . 北京：人民卫生出版社 .

余细勇，杨敏，2009. 实用临床药物 . 上海：复旦大学出版社 .

中国高血压防治指南修订委员会，高血压联盟（中国），中华医学会心血管病学分会，等，2019. 中国高血压防治指南(2018年修订版). 中国心血管杂志，24(1):24-56.

中华医学会心血管病学分会心力衰竭学组，中国医师协会心力衰竭专业委员会，中华心血管病杂志编辑委员会，2018. 中国心力衰竭诊断和治疗指南2018. 中华心血管病杂志，46(10):760-783.

中华医学会，中华医学会杂志社，中华医学会全科医学分会，等，2020. 基层心血管病综合管理实践指南 . 早搏基层诊疗指南（实践版·2019). 中华全科医师杂志，19(7):567-571.

中华医学会心电生理和起搏分会，中国医师协会心律学专业委员会，2020. 2020室性心律失常中国专家共识(2016共识升级版). 中国心脏起搏与心电生理杂志，34(3):189-203.

Carruthers SG, Hoffman BB, Melmon KL, 2000.Melmon and Morrelli's clinical pharmacology—basic principles in therapeutics.4th ed.New York: McGraw-Hill.

Guimaraes S, Moura D, 2001.Vascular adrenoceptors:an update.Pharmacol Rev, 53:319-356.

Jackson AJ, 2004.Metabolites and bioequivalence:past and present.Clin Pharmacokinet, 43:655-672.

第 71 章 冠心病介入治疗

第一节　冠心病介入治疗的诞生

一、血管成形术的开拓者

在冠心病介入治疗的发展历程中，德国医师 Grüntzig 起着举足轻重的作用。他于 1977 年 9 月 16 日在瑞士苏黎世大学医院实施首例经皮冠状动脉腔内血管成形术（percutaneous transluminal coronary angioplasty，PTCA），开创了冠心病介入治疗的新时代（图 71-1-1A）。

Grüntzig 医师于 1939 年 6 月在德国出生，为家中的次子，年幼时丧父。他学习成绩十分优异，28 岁进入伦敦经济学院学习流行病学与统计学。这一学习经历为其后面进行冠状动脉血管成形术的研究奠定了很好的科学基础。他 30 岁时在瑞士苏黎世大学接受内科学培训（图 71-1-1B），由于其指导老师意外去世，导致其培训计划被打乱。幸运的是，Bollinger 教授为其提供了关于“脉管学”的培训机会。脉管学在欧洲医学界已获得认可，Grüntzig 接受了这个培训机会。该培训机会让他有机会接触外周血管疾病，为他后期血管成形术概念的形成埋下了种子。在培训期间，Grüntzig 听了 Zeitler 教授名为“Dotter 手术”的讲座，该手术的命名是为了纪念美国医师 Charles Dotter。Dotter 医师是美国俄勒冈州的血管放射科医师，他发明了一种扩张外周血管粥样狭窄的技术，并将这一技术命名为“血管成形扩张术”。这一命名方法后来被 Grüntzig 借用来命名冠状动脉血管成形术。

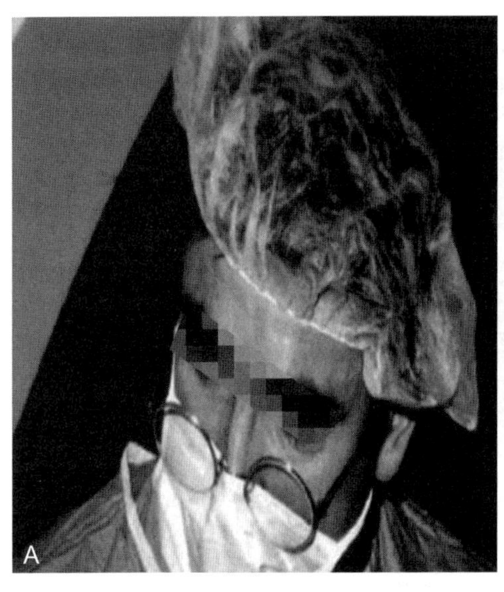
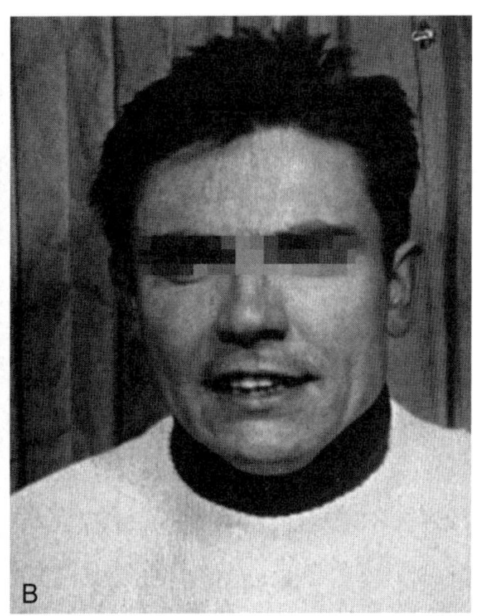

图 71-1-1 血管成形术开拓者 Grüntzig
A.Grüntzig 正在行 PTCA；B.Grüntzig 在瑞士苏黎世大学接受内科学培训

二、外周血管成形术的诞生

Dotter手术采用一根导丝穿过血管狭窄处，然后逐步植入更大的头端锥形的导管通过血管狭窄处。虽然这一术式改善血管狭窄的程度有限，但对于有些病变能取得可观的临床效果。虽然这一术式具有很大的创新性，但在美国医学界接受度不高。然而Zeitler教授对该术式非常感兴趣。1971年，Zeitler教授已常规进行Dotter手术。Grüntzig遇到Zeitler教授后，开始跟他学习，最终成为他的助手。回到瑞士苏黎世后，Grüntzig开始进行Dotter手术，并取得了阶段性成功。这一术式的并发症如腹股沟血肿已被外科医师注意到。同时，由于无法获得更多的手术患者，阻碍了Grüntzig改进其手术技能的道路。此时在他脑海中产生了采用连接着球囊的导管来扩张狭窄血管的想法。为了实践这一创新性想法，他家的厨房成了实验室。他的研究团队包括他的妻子Michaela、他的助手Maria，以及Maria的丈夫。找到球囊的合适材料是一件极具挑战的事情。Grüntzig最终选择使用聚氯乙烯材料来制作球囊。这一材料具有足够的韧性，并且容易塑形。事实上，该材料在当时被用于制作可口可乐的一次性瓶子。球囊导管的研制过程十分缓慢，经历了2年的不断尝试最终制作成功。最初的球囊导管为单腔系统，该系统先通过导丝植入到合适位置，抽出导丝，再在导管头端植入阻塞导丝，导管内注射液体充满球囊。1974年2月12日，Grüntzig在苏黎世采用该球囊系统为一位67岁男性患者治疗髂动脉狭窄。手术过程十分顺利，术后影像检查、血流动力学检查及临床表现都取得令人满意的效果。

三、冠状动脉血管成形术的诞生

对于冠心病的治疗一直是Grüntzig的目标，尽管这意味着更多的技术难题及手术风险。不同于外周血管，冠状动脉循环的治疗极具风险与挑战。短暂的阻断冠状动脉血流会造成怎样的后果？是否会引起不可逆的心肌梗死？患者是否会产生心室颤动？对于这些问题的担忧促使他研发了双腔球囊导管。一个管腔用于保障冠状动脉血流，另一个管腔用于球囊扩张。为了让导管到位，他在导管头端固定一根短导丝用于协助导管进入正确的冠状动脉并通过病变节段。为了测试双腔球囊导管的可靠性，Grüntzig选择先在外周血管进行试验。1975年1月，Grüntzig用双腔球囊导管治疗了一位髂动脉狭窄患者，手术取得成功。在之后的2年，他用研发的双腔球囊导管给超过200位患者进行了外周血管成形术。

在人体进行冠状动脉血管成形术之前需要先在动脉模型上进行试验。Grüntzig用犬制作了冠状动脉狭窄模型，并在开胸状态下暴露冠状动脉。借助荧光显影，他将球囊位于头端的导管植入狭窄的冠状动脉，并通过球囊扩张狭窄处。他的这一成果在1976年的AHA年会上进行了汇报，引起了不少的关注，但主流医学界对该技术仍存在疑虑。Grüntzig在1977年首次进行冠状动脉血管成形术人体试验。试验对象为一位66岁男性，心源性休克，拒绝外科手术。这位患者在尝试股动脉入路时未能成功，最后经左侧肱动脉植入9F聚四氟乙烯导管。遗憾的是Grüntzig无法将导管送入左冠状动脉窦，导致首次试验失败。有了第一次试验的失败教训，Grüntzig在Richard Myler的帮助下在外科手术室进行第二次尝试，尝试对象为准备行冠状动脉旁路移植术的患者。这一次他通过切开的冠状动脉植入导管，球囊成功地扩张了狭窄的冠状动脉。经过后续类似的几个病例的尝试，最终他们得出结论：Grüntzig发明的球囊导管可以扩张狭窄的冠状动脉。

1977年9月，Grüntzig遇见了反复心绞痛发作、每天需舌下含服15片硝酸甘油的患者Dolf Bachmann。该患者拒绝进行外科冠状动脉旁路移植术，同意接受Grüntzig球囊血管成形术，并同意一旦手术失败愿意进行外科冠状动脉旁路移植术。Bachmann的手术在1977年9月16日进行，在手术过程中外科医师在旁边随时待命。Grüntzig将3mm的球囊导管植入左冠状动脉前降支，球囊顺利扩张狭窄的冠状动脉。Grüntzig将这一新术式正式命名为经皮冠状动脉血管成形术（PTCA）。Bachmann在PTCA术后心绞痛症状完全缓解，喜出望外的他想叫来记者进行报道。这个时候，Grüntzig作为一名严谨的学者，考虑到地方小报可能带来的不利后果，说服Bachmann放弃了该决定。这一成功案例，最终于1978年2月4日在权威杂志*Lancet*发表。

第二节 冠状动脉介入的血管入路及闭合

冠状动脉介入的血管入路包括股动脉、桡动脉、尺动脉及肱动脉。血管入路并发症为冠状动脉介入治疗较常见的并发症。对各种血管入路的解剖特点、穿刺技巧及止血方式的学习有助于减少血管入路并发症的发生。

（一）股动脉入路

尽管桡动脉途径已成为我国最常用的血管入路，但目前股动脉入路依然是常用的冠状动脉介入路径之一。股动脉入路具有血管直径大、穿刺相对简单、血管路径相对不扭曲等特点。但由于股动脉压力较高，且穿刺后止血相对困难，容易出现并发症。为了减少并发症，股动脉穿刺定位十分重要，充分了解股动脉穿刺处的解剖特点成为关键（图 71-2-1）。股动脉位于腹股沟韧带中点深部，为髂外动脉的延续，向下分支为股浅动脉及股深动脉。在股三角，由外向内依次排列为股神经、股动脉、股静脉。穿刺位点过高，术后不易压迫止血，导致腹膜后血肿；穿刺位点过低，鞘管可能进入股浅动脉或股深动脉，导致假性动脉瘤、肢体缺血等血管并发症。最佳穿刺位点应选择股总动脉，解剖及放射标志有助于确定股动脉入路位置（图 71-2-2）。最可靠的标志是股骨头中下 1/3 结合部，该位置正好对应股总动脉，此处位于腹股沟韧带下 2 ～ 3cm。临床中比较简便的做法是在腹股沟皮肤皱褶下 2cm 左右进针。对于老年、肥胖及腹部皮肤过于松弛的患者，将腹股沟皮肤皱褶作为穿刺标志容易误导穿刺。

使用 1% ～ 2% 利多卡因注射液行局部麻醉，先于穿刺点做一打皮丘，沿穿刺方向进针，边回抽边注射，麻醉目标是股动脉的正上方及左右两侧。麻醉必须充分，以防止疼痛引发迷走神经反射。穿刺采用非透壁穿刺技术，穿刺时注意用指腹感觉，垂直下压，不要搓揉，左手三指指明股动脉走行，右手热穿刺针，穿刺针斜面必须朝上，进针角度为 30° ～ 45° ，缓慢进针，直至见到喷血，左手固定穿刺针，右手送入导丝，移除穿刺针，切开穿刺点皮肤后，沿导丝将扩张管及动脉鞘送入股动脉，移除导丝及扩张管，回抽并冲洗动脉鞘管。穿刺时切忌进针角度偏小（动脉穿刺点偏上，越过腹股沟韧带，腹膜后血肿，穿刺点位置的选择宁下勿上）（图 71-2-2）；如果进针角度偏大，则导丝通过困难，导管打折。对于髂总动脉或腹主动脉严重扭曲的患者，通常需要换用长鞘。导丝通过困难或遇到阻力时禁忌用力推送导丝，否则易造成动脉内膜撕裂，血栓形成，动脉壁破裂，动静脉瘘，血栓脱落。

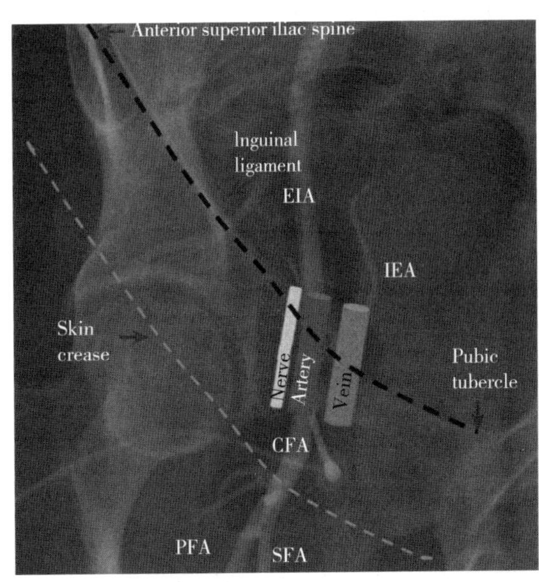

图 71-2-1 股动脉解剖结构

Nerve. 神经；Artery. 动脉；Vein. 静脉 . CFA. 股总动脉；PFA. 股深动脉；SFA. 股浅动脉；EIA. 髂外动脉；IEA. 腹壁下动脉；Pubic tubercle. 耻骨结节；Skin crease. 皮肤皱纹；lnguinal ligament. 腹股沟韧带；Anterior superior iliac spine. 髂前上棘

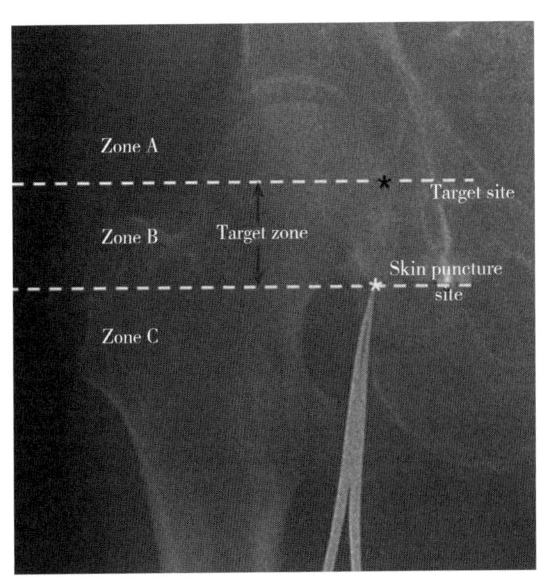

图 71-2-2 股动脉入路位置

股动脉穿刺禁忌证包括：①主动脉夹层或主动脉瘤；② 1 周内股动脉曾经被穿刺过；③髂总动脉闭塞；④穿刺侧足背动脉搏动消失；⑤间歇

性跛行；⑥在3个月内使用过股动脉封堵器封堵股动脉穿刺点。

（二）桡动脉入路

桡动脉入路最早只是作为股动脉入路的备用路径。1989年Campeau医师首次完成经桡动脉造影，1992年Kiemeneij和Laarman医师首次报道经桡动脉PCI治疗并取得成功。桡动脉止血操作简单，术后不需要卧床，尤其适合于不能平卧或是日间手术的患者。2012年美国统计了280例行冠状动脉介入术的病例，约16.1%的病例选择桡动脉入路。使用桡动脉入路在欧洲及亚洲更加普遍，目前在我国更是超过90%。桡动脉在掌部通过掌深弓和掌浅弓与尺动脉汇合，形成侧支循环，一旦发生桡动脉闭塞，也不会导致手部缺血，这也是Allen试验的由来（图71-2-3）。

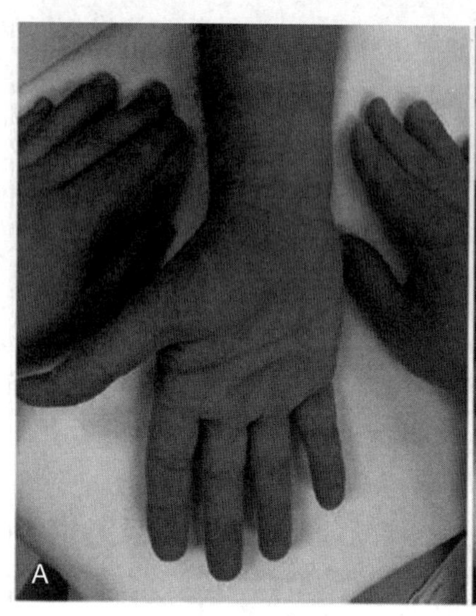

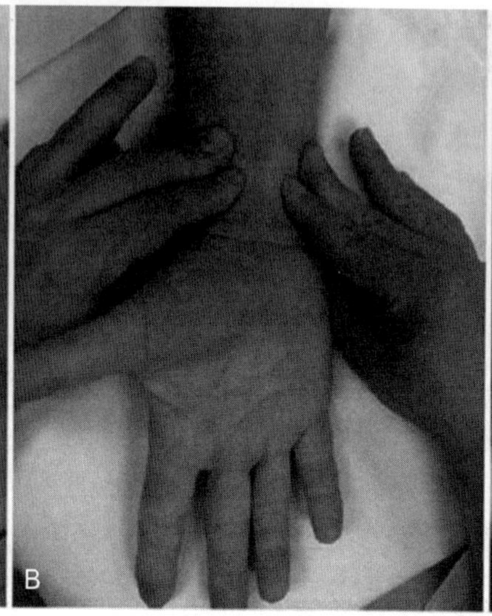

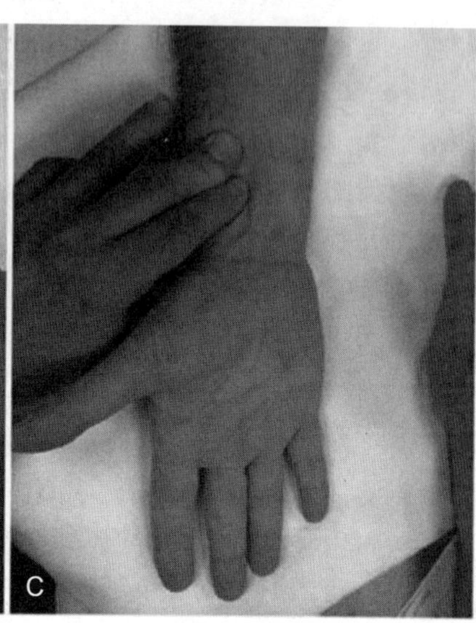

图71-2-3　Allen试验

1. 桡动脉穿刺步骤

（1）常规消毒，铺巾：消毒范围为肘关节上15～20cm处至手掌部。

（2）穿刺前仔细摸清桡动脉走行，选择桡动脉搏动最强、走行最直的部位为穿刺点，一般选择腕横纹近心端2～3cm处，此处桡动脉较表浅，走行较直，搏动最强。

（3）用1%～2%的利多卡因注射液1～2ml在选择的穿刺处行局部表浅麻醉，注意麻醉时勿进针过深，以免刺到桡动脉而引起桡动脉痉挛；麻醉药注入量不宜过多，否则穿刺处肿胀，桡动脉摸不清，导致穿刺不能成功。

（4）常规的桡动脉穿刺时，采用21号穿刺针，25cm 0.019in直导丝，11cm 6F鞘管。一种方法为进针时进针方向与桡动脉走行方向一致，进针角度在30°～60°时为宜，见血喷出后左手固定穿刺针，右手轻柔地送入导丝（导丝进入时一定要非常顺利，不能有任何阻力，若导丝遇阻力后强行进入可穿破血管或导致局部桡动脉夹层，不能顺利植入动脉鞘），然后用刀片沿穿刺针方向切开皮肤2～4mm，撤出穿刺针，沿导丝插入桡动脉鞘，撤出导丝完成鞘管植入。另一种方法为透壁法，穿刺针直接穿透桡动脉前壁和后壁，然后缓慢回撤穿刺针，见动脉血喷出后固定穿刺针，导入导丝，其余步骤同上。

2. 桡动脉路径禁忌证

（1）Allen试验异常。

（2）桡动脉静脉短路。

（3）桡动脉严重迂曲变形。

（4）已知桡动脉近端存在阻塞性病变。

（5）既往有雷诺现象。

（6）手术需要较大口径鞘管（≥8F）。

（7）桡动脉作为搭桥或透析用血管。

很多医师，尤其是欧美医师，仍然习惯在大部分患者中使用股动脉路径。

桡动脉容易痉挛，一般先经桡动脉鞘注射硝酸甘油100～200μg后再推送导管，而维拉帕米预防痉挛的效果可能更佳。沿桡动脉途径送入导丝时，要遵循“导线先行、全程透视”的原则，这一点对于初学者特别重要。由于沿途的动脉小分支较多，应时刻保持导丝前端在透视视野范围内，沿桡动脉—锁骨下动脉—升主动脉路径前行。桡动脉途径若使用泥鳅导丝，由于该导丝活动度极大，在操作过程中一定要严防导丝穿破分支血管，以及导丝进入颈总动脉或冠状动脉的情况。

（三）尺动脉入路

尺动脉入路可以作为桡动脉入路的备用路径。男性和女性的尺动脉相对直径分别大于2.5mm和2.3mm，可以通过6F导管。在桡动脉及股动脉穿刺有困难时，可以考虑尺动脉入路，其禁忌证与桡动脉入路相同。对于大多数患者来说，尺动脉通常较桡动脉细，且位置较深，穿刺成功后也较容易发生痉挛。此外，尺动脉紧邻尺神经，容易导致神经损伤，所以一般情况下不使用尺动脉穿刺入路。

（四）肱动脉入路

一般而言，桡动脉和股动脉入路完全可以满足介入治疗的需要。但是对于这两种入路都不合适的患者，也可以考虑使用肱动脉入路进行介入操作。其禁忌证与桡动脉入路相似。既往经典的肱动脉入路采用肱动脉切开术，操作时要先切开皮肤，游离肱动脉，然后切开动脉壁，导入动脉鞘，操作比较复杂，需要外科医师的协助。目前常规采取肱动脉直接穿刺技术导入动脉鞘管。穿刺时，为避开血管分叉处及肘关节前方的血管转弯，穿刺位应选择在肘关节上端2cm处。操作过程一定要定位准确，并采用前壁穿透技术，尽量一针见血，其余步骤同桡动脉入路。注意，切莫盲目穿刺，否则很容易伤及紧邻肱动脉的正中神经。

（五）常规血管闭合措施

桡动脉与尺动脉入路的闭合止血比较简单。拔除动脉鞘后常规对穿刺点压迫4～6小时即可拆除加压绷带，压迫1～2小时后可以适当减压松手。部分中心也采取桡动脉止血带，止血效果更佳，舒适度可能更好。桡动脉止血带分为：①气囊式止血带（图71-2-4）；②平板式止血带（图71-2-5）；③旋转式止血带（图71-2-6）。

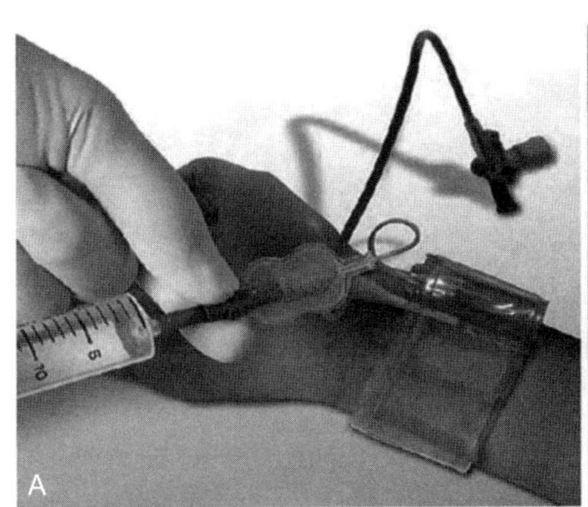

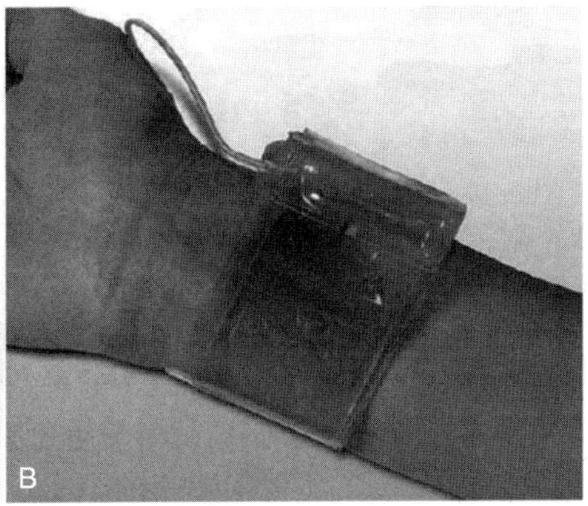

图71-2-4 气囊式止血带

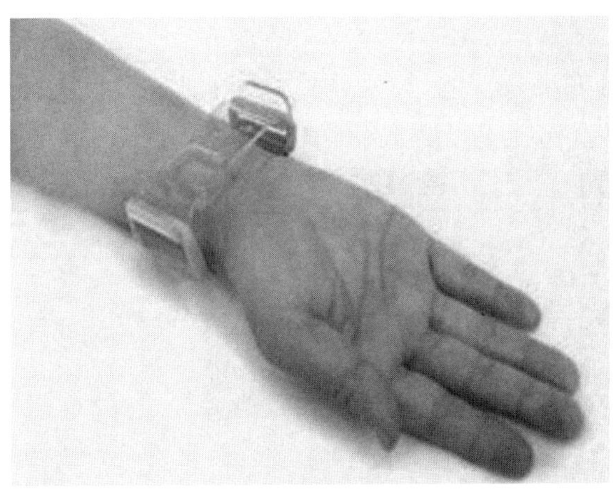

图71-2-5 平板式止血带

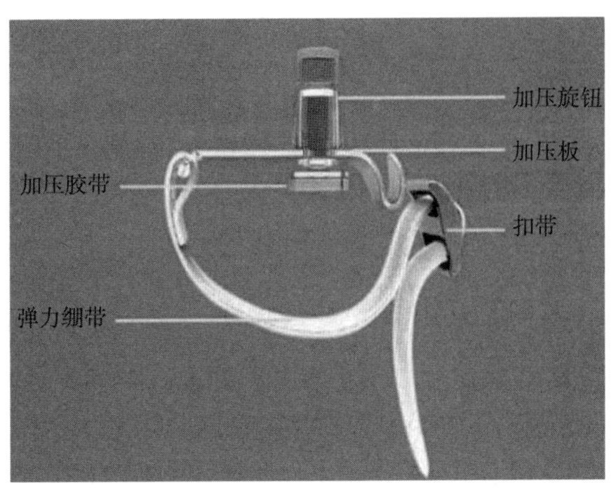

图71-2-6 旋转式止血带

股动脉入路由于血管直径大、动脉压力高，采用传统压迫止血通常需术者压迫穿刺点20～30分钟后制动并加压包扎，1kg沙袋压迫穿刺点4～6小时，传统认为需平卧制动12小时后方可拆绷带下床活动，近年来有学者认为鞘管直径每增加1F，制动时间需延长1小时（如鞘管直径为6F，需延长6小时）。在拔除股动脉鞘管时容易出现迷走神经反射（拔管时因股动脉壁受到刺激，导致心跳减慢、血压减低、皮肤苍白、大汗等一系列迷走神经反射增强的综合征，甚至可以危及生命，国内报道的发生率为3%～7%）。在拔管前加快补液速度，并事先准备好阿托品、多巴胺以备不测。拔管时手法尽量轻柔，一旦出现迷走神经反射，要立即静脉注射多巴胺注射液3～5mg，并鼓励患者用力咳嗽，可有效拮抗迷走神经反射。若处理后患者仍血压偏低，要注意除外失血性休克。

1980年首次报道了使用器械闭合止血的方法，如今器械闭合股动脉的方法越来越普遍。股动脉闭合器包括被动型和主动型两种。被动型闭合器采用机械压迫代替人工压迫股动脉穿刺点。主动脉型闭合器主要分为缝合式封堵器和胶栓式封堵器两种。以下我们各介绍一款常用的缝合式封堵器（Perclose封堵器，图71-2-7）和胶栓式封堵器（Angioseal封堵器，图71-2-8）。

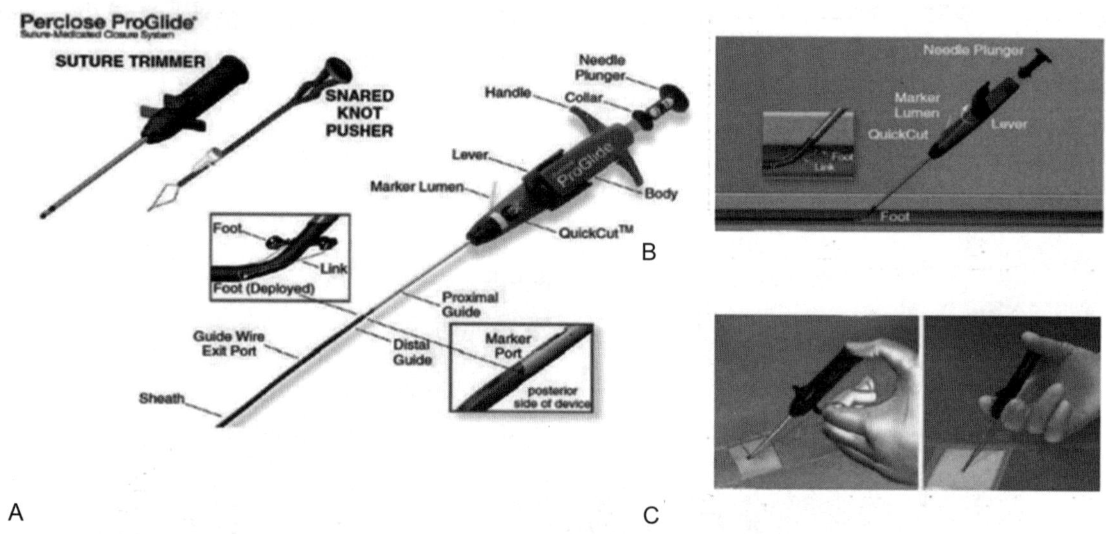

图71-2-7　Perclose封堵器，美国FDA第一个批准用于股动脉封堵的器械

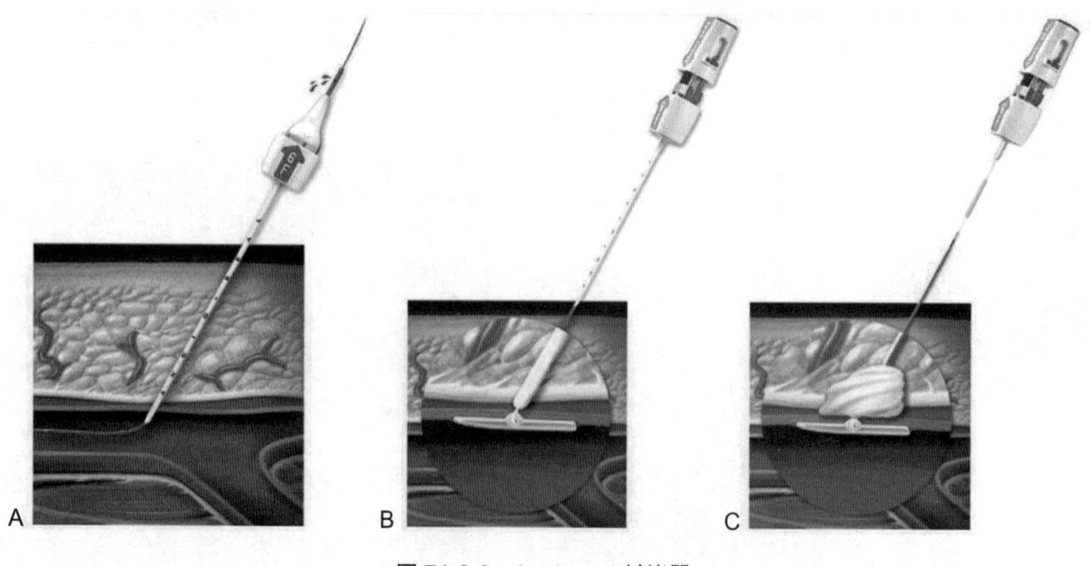

图71-2-8　Angioseal封堵器

1.Perclose 封堵器 操作步骤如下。

（1）通过动脉鞘管将标准的 0.035in 导丝导入血管，拔除动脉鞘后沿导丝导入 Closer 系统。一旦装置进入血管，血流会通过装置上的小管涌出血流，这种独特的识别系统可以提醒操作者，针脚装置处于合适的位置。

（2）撤出导丝后，“开脚”。向上搬起开脚器（footplate），将针脚释放在血管内，再缓慢后撤 Closer 系统，直到感觉到有阻力，提示缝合针脚位于血管前壁的内表面。推送针脚器（needle plunger），针穿过血管前壁，“捕捉”针脚内缝线，撤出针栓，揪紧缝线。

（3）用打结器（knot-tying device）进行打结。

2.Angioseal 封堵器 由生物可降解的锚（在动脉内）、胶原蛋白塞（动脉外）及 3-0 可吸收缝线组成。其工作原理为由植入血管内的锚盘拉紧血管破损口，再沿牵拉着锚盘的可吸收缝线在血管外用胶原蛋白塞封堵破损口，达到止血的目的。锚盘和胶原蛋白塞黏合需要 20 秒左右，滞留在体内的装置（胶原蛋白塞和锚盘）可自行溶解，两者完全吸收需要 30 天。

Angioseal 封堵器操作步骤如下。

（1）通过动脉鞘管导入 Angiolseal 导丝进入血管，拔除动脉鞘后沿导丝导入 Angioseal 外鞘系统。一旦装置前段进入血管，血流会通过鞘心后端的小孔喷出血液，提示鞘管尖端已经进入血管内。缓慢拉外鞘至喷血停止，意味着外鞘尖端已经正好位于血管壁处，此时再往血管内前送 2 ～ 3cm，确保鞘管尖端在血管内。

（2）左手固定外鞘不动，右手拔出鞘芯和导丝。从鞘中心腔送入锚管系统。锚管尾部与外鞘结合后，释放锚头。

（3）锚头释放后，右手连外鞘一起外拔至有明显的阻力感。此时，导线上会有绿色加压套管露出。左手捏紧套管，右手拉紧导线，保证锚头与胶原蛋白塞紧密结合。维持 20 秒后，剪短导线，封堵结束，加压包扎穿刺点。

（蒋 峻 胡 泼）

第三节 金属裸支架及药物洗脱支架

冠状动脉支架的引入彻底改变了经皮冠状动脉介入治疗，其可预防球囊血管成形术所致的血管急性闭塞并发症。虽然冠状动脉支架有许多公认的益处，但最初的金属裸支架（bare metal stent，BMS）由于对血管壁的损伤引起新生内膜增生，有 20% ～ 30% 的病例会导致支架内再狭窄。这驱动了药物洗脱支架（drug-eluting stent，DES）的研发。药物洗脱支架的药物释放由直接固定在支架表面的聚合物控制，与金属裸支架相比，药物洗脱支架减少了 50% ～ 70% 的再次血运重建，成功解决了支架内再狭窄的问题。然而，药物洗脱支架可能导致动脉愈合延迟，晚期支架内血栓形成风险增加。这些问题促使人们对支架的设计进行进一步的修改，并产生了许多新一代的药物洗脱支架，这些支架利用新型的抗内皮增殖剂，改良了支架平台，采用了生物相容性更好的聚合物。本节将主要回顾目前主要使用的药物洗脱支架类型。

一、金属裸支架

不锈钢（316L）由于其出色的加工特性，以及足够的径向力和低弹性反冲力（＜ 5%），成为冠状动脉支架最常用的组件。不锈钢作为支架材料，具有局限性，如射线不透性有限、柔韧性降低和镍含量较高，这与过敏反应导致的再狭窄风险增加有关。钴铬合金（L605 CoCr）目前已成为一种更新的替代材料，并构成了当今最常见的支架材料。与 316L 不锈钢相比，L605 CoCr 强度更高，射线不透性更高，镍含量更低。因此，与 316L 不锈钢支架相比，由 L605 CoCr 制造的支架具有更高的射线照相可见性和更细的支架丝（不影响径向强度），从而提供了更高的可传递性。不锈钢支架的历史数据表明，支架丝厚度的减少可能与再狭窄率降低和重复血运重建有关。然而，通过晚期管腔丢失评估新内膜增生显示，CoCr 支架没有优越性。实验数据表明，支架丝的厚度与血栓形成的倾向呈正相关，因此可能影响心肌梗死的发生风险。

最近，引入了铂合金，与传统的支架材料相比，铂合金具有许多明显的优势。铂的密度是铁或钴的2倍，具有延展性、耐腐蚀性和抗断裂性，并且可完全掺入铂铬（PtCr）合金。因此，PtCr支架具有增加射线不透性和制造更薄的支架丝的优势。重要的是，最初的基准研究表明，尽管支架丝较薄，但与传统的支架平台相比，PtCr合金支架具有更好的径向强度、更低的后坐力和更好的血管顺应性。此外，与316L不锈钢相比，镍的含量降低了，从而降低了过敏反应的风险。

当前，大多数支架具有缝管设计，可以进一步分为闭环设计和开环设计。闭环设计与开环设计的主要区别在于，在闭环设计的支架中，2个连续箍之间的所有挠度点都被连接，而在开环设计的支架中，箍的某些内部挠度点未通过桥连接或焊接。因此，闭环设计提供了更好的管腔表面覆盖并传递了更大的径向强度。当闭环支架位于曲折位置时，对支架网孔的影响最小。但是，它的柔韧性较差，在曲折和钙化的血管中输送时可能会更困难。此外，进入分支血管可能更具挑战性。开环设计使支架具有更大的灵活性，并且更易于接近侧支。其缺点可能是径向强度较弱，在弯曲的解剖结构中支架网孔大小发生变化，血管壁的覆盖率降低，尤其是在血管的外曲面上。为了进一步提高支架的柔韧性，缩小了支架丝的长度和厚度。最后，改进了支架丝横截面的几何形状，并且大多数支架丝都经过了倒圆角处理，以减少夹层和穿孔。

二、药物洗脱支架

药物洗脱支架的输送系统和支架平台与金属裸支架相同，但药物洗脱支架具有2个特殊的部分：聚合物涂层和药物。对于药物洗脱，支架平台的几何构型对于适应药物承载单元上所需剂量的药物并允许充分扩散以确保组织最佳药物水平至关重要。已经显示基于支架-支架丝的药物递送高度依赖于其空间结构。因此，增加的支架梁数目与较高的平均动脉壁药物浓度有关，并且不均匀的支架梁放置会明显影响局部浓度。药物旨在限制新生内膜增生，其理想的特征包括：①较宽的治疗窗；②较低的炎症倾向；③选择性地抑制平滑肌细胞增殖，而对内侧和外膜细胞层无毒性；④促进再内皮化。候选药物的功效不仅取决于体外的生物活性，还取决于局部药代动力学和理化性质。药物分布是通过支架支撑结构和对流力与扩散力之间的平衡来调节的。

药物洗脱支架的引入，使得对于特定部位的药物控制释放成为可能。肝素最早被用于支架系统，以试图降低血栓形成的风险。对于急性心肌梗死，研究显示其可降低急性心血管事件的发生率和心肌梗死的复发率。尽管肝素被证实除具有抗凝血特性外，还有抗炎作用，但在再狭窄方面未见明显获益。西罗莫司洗脱支架（SES）于2001年首次被植入人体，随后成为美国FDA批准的第一个DES，与金属裸支架（BMS）相比，DES极大降低了血管再狭窄的风险。此后，出现了基于聚合物的紫杉醇洗脱支架（PES），与BMS相比，该支架系统可持续减少再狭窄和重复血运重建的需要。

三、聚合物药物释放

支架涂层由一层或多层组成。最重要的一层是聚合物涂层，它容纳药物并通过接触转移使药物洗脱到血管壁中。在大多数药物洗脱支架中都出现了补充层，这些补充层由延迟药物释放的顶涂层（如PBMA）或增加聚合物对支架支杆的黏附力的底涂层（如Parylene C）组成。在早期研发中，耐用（不可生物降解）聚合物占主导，而新一代支架则优先使用生物可降解聚合物载体。涂层通常采用喷涂或浸涂法，并且一些支架制造商使用复杂的自动移液程序来确保高度可复制的涂层。

聚合物对于局部药物传递，尤其是DES至关重要。聚合材料充当药物储存器，并允许随着时间的推移受控地释放药物。药物可以溶解在被聚合物薄膜包围的储存器中或聚合物的基质中。药物的控制及释放可以通过扩散、化学反应或溶剂活化发生。可生物降解的聚合物可以通过被动扩散和基质降解来释放药物，而不可降解的聚合物可以通过颗粒溶解来释放药物。

四、依维莫司洗脱支架

雅培公司的XIENCE V支架系统和波科公司

的 PROMUS 支架系统的钴铬依维莫司洗脱支架（EES）的撑杆厚度为 81μm，并涂有 7.6μm 厚且不易被腐蚀的聚偏二氟乙烯和六氟丙烯（PVDF-HFP）及聚甲基丙烯酸正丁酯（PBMA）的共聚物，可在 120 天内促进依维莫司的洗脱。在 FUTURE Ⅰ和 FUTURE Ⅱ研究中首先评估了在 DES 上使用依维莫司的可行性。许多随机研究已将 EES 与 BMS、PES、SES、R-ZES 及最近使用可生物降解聚合物制成的支架的性能进行了比较。SPIRIT FIRST 研究招募了 56 例患者（EES27 例，BMS29 例），结果显示在 6 个月晚期支架内管腔丢失和血管造影再狭窄方面（0.10mm *vs.*0.87mm，$P < 0.001$；0.0 *vs.* 25.9，$P < 0.05$），EES 均表现出色。同样，长达 5 年的临床随访表明，使用 EES 可使 TLR 发生率明显降低，并且死亡率，以及 MI 和总体 MACE 发生率均相当。EXCELLENT 研究招募了 1372 名 EES（n= 1029）和 SES（n=343）患者。该研究在 9 个月时达到了其预先确定的晚期管腔丢失的主要终点指标（EES 0.10mm *vs.* SES 0.05mm，非劣效性 P=0.023）。在 12 个月的临床随访中，MI、TLR 的比例，以及死亡率、MI 和 MACE 的综合因素无明显差异。EES 患者的 ST 发生率较低（0.4% *vs.* 0.8%，P=0.028）。比较 EES 和 SES 的最大随机研究是 RESET 研究，该研究将 3197 名新患者随机分组，并达到了其预先指定的非劣效性主要临床终点，其中 EES 和 SES 在 12 个月时的 TLR 率为 4.3% 和 5.0%（非劣效性 $P < 0.001$）。支架之间的其他安全性和有效性终点可比，在 3 年时观察到相似的结果。值得注意的是，在 TLF、TVF、MACE 的次要复合终点中，EES 表现更为出色。

五、佐他莫司 ENDEAVOR RESOLUTE 支架

第一代佐他莫司 ENDEAVOR RESOLUTE 支架（R-ZES）由 Driver CoCr 支架平台和 Biolinx 聚合物（一种由 3 种不同聚合物的混合物）组成。这 3 种聚合物分别是：①疏水性 C10 聚合物，用于控制药物的释放；②具有生物相容性和亲水性的 C19 聚合物；③聚乙烯吡咯烷酮和聚乙烯吡咯烷酮，可以使药物尽早释放。该聚合物可以延缓药物的释放，从而使至少 85% 的佐他莫司在 60 天内释放，其余的在 180 天内释放。第二代 R-ZES 称为 Resolute Integrity ZES，它与第一代的区别仅在于第二代 R-ZES 是使用连续正弦波技术制造而成的。这种支架制造方法将一根单股线模制成正弦波，然后将其缠绕成螺旋形，并在某些位置进行激光熔合，从而使支架可与柔性弹簧媲美，从而提高了输送能力和对血管壁的顺应性。R-ZES 支架的最新代称为 Resolute Onyx ZES，它与 Resolute Integrity 的区别在于其支架平台由芯线技术制成。因此，Resolute Onyx R-ZES 的芯金属包裹在钴合金外层，致密的金属支架使支架撑杆更薄，更坚固，从而在不影响径向和纵向强度的情况下增强了可传递性，改善了顺应性，并增加了不透射线。RESOLUTE All-Comers 研究是对 2 个新一代 DES 的首次随机评估，招募了 2300 例患者，这些患者以 1 ∶ 1 的比例随机接受 R-ZES 或 Xience Ⅴ EES 的治疗。在 12 个月的临床随访中，发现 R-ZES 在 TLF 的主要临床终点、心脏死亡、目标血管 MI 和临床预后方面均不逊于 EES（R-ZES 8.2% *vs.* EES 8.3%，非劣效性 $P < 0.001$）。LONG DES Ⅳ研究将 500 例长度≥ 25mm 的冠状动脉病变患者随机分配接受 R-ZES（n=250）或 SES（n=250）治疗。该研究通过 9 个月的随访证实 R-ZES 与 SES 相比在血管造影术中节段内管腔丢失方面的表现劣于 SES，达到了其主要终点［R-ZES（0.14 ± 0.38）*vs.* SES（0.12 ± 0.43），非劣效性 P=0.03，优效性 P=0.6］。两种支架平台的临床事件发生率均相对较低。

六、PROMUS Element 支架

PROMUS Element 支架采用 PtCr 平台，PBMA 涂层，PVDF-HFP 聚合物，依维莫司药物浓度为 1μg/mm^2，其中 80% 的药物在支架植入后 90 天内被洗脱。多中心的 PLATINUM Workhorse 非劣效性研究将 1532 例患者随机分配到 PROMUS Element 支架组或 PROMUS Xience V EES 支架组。在 12 个月的随访中，与 PROMUS Xience V EES 支架相比，PROMUS Element 支架达到了 TLF 的主要非劣效性终点（3.4% *vs.*2.9%，非劣效性 P=0.001）。此外，心源性死亡的发生率（0.8% *vs.* 0.4%，P=0.51），靶血管 MI（0.8% *vs.*1.6%，P=0.14）、局部缺血驱动的

TLR（1.9%*vs.*1.9%，*P*=0.96）、TVR（2.7% *vs.* 2.9%，*P*=0.83）和 ST（0.4% *vs.* 0.4%，*P*=0.99）在两个支架之间是可比的。可比较的结果维持到3年随访。DUTCH PEERS 研究以 1 ∶ 1 的比例招募了 1811 名患者（EES 905 与 R-ZES 906），并且达到了 TVF 的非劣效终点，即心源性死亡、靶血管 MI 和 TVR 的综合指标（EES 5% *vs.* R-ZES 6%，非劣效性 *P*=0.006）。主要终点的所有组成部分也具有可比性。明确的 ST 发生率较低（EES 0.7% *vs.* R-ZES 0.3%，*P*=0.34）。在 1591 个植入的 EES 支架中，有 9 个被确定为纵向支架变形，没有 R-ZES 支架变形。可以肯定的是，这些变形的支架与任何不良的临床预后均无关。在 3 年的临床随访中，EES 支架与 R-ZES 支架无明显差异。

自从引入球囊血管成形术以来，冠状动脉支架构成了经皮冠状动脉介入领域最重要的进展。如今，支架已在 90% 以上的手术中被使用，并已成为医学上最常执行的治疗性干预措施之一。冠状动脉支架最重要的优点是可有效治疗急性血管闭塞，从而消除了球囊血管成形术时代 5% ～ 8% 的患者所需要的紧急旁路移植手术。此外，冠状动脉支架植入术可产生可重复的结果，并且在不复杂的情况下，手术过程只需几分钟。以药物洗脱支架的形式实现了抗增殖药物从固定在支架表面的聚合物涂层进行控制、释放。这些器械可有效减少再狭窄，并将靶病变重复血运重建的概率降低到 5% 以下。值得注意的是，新一代 DES 克服了第一代 DES 的局限性及极晚期 ST 的问题，因此在保证出色安全性的同时，提高疗效。

第四节　药物涂层球囊

目前经皮冠状动脉介入治疗的标准术式是球囊扩张 + 药物洗脱支架植入。然而，由于血管内皮化的延迟，DES 仍存在支架内再狭窄的风险，并且对于支架内再狭窄、小血管病变和分叉病变，DES 的治疗效果并不理想。而药物涂层球囊（drug coated ballon，DCB）对这类病变有着独特的优势。与 DES 相比，DCB 的主要优势有：①药物与血管内皮接触的面积更大，药物浓度高，药物覆盖均匀；②无高分子聚合材料，降低炎症反应，避免血管内皮化延迟；③保留血管原有的解剖结构；④双联抗血小板时间短。DCB 与传统的血管内成形术（plain old balloon angioplasty，POBA）相似，其区别是球囊表面有一层药物涂层，通过球囊与血管壁的接触将药物输送至内皮细胞。药物涂层通常由高浓度的抗内皮增生药物（如紫杉醇）和药物载体组成。

一、DCB 在支架内再狭窄的应用

支架内再狭窄（in-stent restenosis，ISR）是药物球囊的主要适应证。在金属裸支架（bare metal stent，BMS）或药物涂层支架 ISR 患者中，DCB 治疗效果明显优于 POBA。PACCOCATH-ISR 研究最早比较了 DCB 和 POBA 在 BMS-ISR 中的治疗效果，结果显示6个月后晚期管腔丢失 DCB 为（0.03 ± 0.48）mm，POBA 为（0.74 ± 0.86）mm（*P*=0.002）；5 年靶血管血运重建率 DCB 为 9.3%，POBA 为 38.9%（*P*=0.004），心血管事件发生率 DCB 为 27.8%，POBA 为 59.3%（*P*=0.009）。PEPCAD- Ⅱ研究比较了 DCB 和 DES 在 BMS-ISR 中的治疗效果，结果显示 6 个月后晚期管腔丢失 DCB 为（0.17 ± 0.42）mm，DES 为（0.38 ± 0.61）mm（*P*=0.03）；1 年靶血管血运重建率 DCB 为 6%，DES 为 15%（*P*=0.15），心血管事件发生率 DCB 为 9%，DES 为 22%（*P*= 0.08）。RIBS Ⅴ研究显示在 BMS-ISR 患者中，与 DES 相比，DCB 在靶血管重建率和心血管事件发生率方面无明显统计学差异。

Seiji 等研究发现对于 DES-ISR，DCB 治疗后支架内再狭窄率明显高于 BMS-ISR，尤其是晚期（＞ 18 个月）支架内再狭窄率（16.8% *vs.*2.5%）。PEPCAD-DES 研究比较了 DCB 和 POBA 在 DES-ISR 中的治疗效果，结果显示 6 个月后晚期管腔丢失 DCB 为（0.43 ± 0.61）mm，POBA 为（1.03 ± 0.77）mm（*P* ＜ 0.001），再狭窄率 DCB 为 17.2%，POBA 为 58.1%（*P* ＜ 0.001），心血管事件发生率 DCB 为 16.7%，POBA 为 58.1%（*P* ＜ 0.001）。RESTORE 研究入组了 172 例 DES ISR 患者，分别接受 DCB 治疗和 DES 治疗，结果显示 9 个月后两组晚期管腔丢失无明显差异［（0.15 ± 0.49）mm *vs.*（0.19 ± 0.41）mm，

P=0.54）]。ISAR-DESIRE 研究比较了 DCB 和 DES 在 DES-ISR 患者中的应用，结果显示 DCB 治疗再狭窄率与 DES 相当（38% vs.37.4%，P=0.007）。PEPCAD China 研究比较了在亚洲人群中，DCB 和紫杉醇药物涂层支架在 DES-ISR 中的应用，结果显示 DCB 组全因死亡和心肌梗死发生率明显低于 DES 组（3.7% vs.11.8%，P=0.03）。RIBS- Ⅳ研究比较了 DCB 和依维莫司涂层支架在 DES-ISR 中的治疗效果，结果显示 1 年后 DES 组靶血管血运重建率明显低于 DCB 组（8% vs. 16%，P=0.035），随访 3 年时 DES 组心血管事件发生率明显低于 DCB 组（12.3% vs. 20.1%，P=0.04），这主要得益于 DES 组较低的靶血管血运重建率（7.1% vs. 15.6%，P=0.015），两组远期靶血管血运重建率、心源性死亡率和心肌梗死发生率相当（2.6% vs. 4%；3.9% vs. 3.2%；2.6% vs. 4.5%）。陈韵岱教授的 RESTORE ISR 研究评估了新一代 Restore DCB 和 SeQuent Please DCB 在 DES-ISR 中的应用，结果显示术后 1 年两组靶血管管腔狭窄程度相当（P=0.87）。

二、DCB 在小血管病变中的应用

冠状动脉小血管病变在介入治疗中极为常见，而血管管腔大小是再狭窄的重要危险因素之一。PEPCAD Ⅰ研究最早评估了 DCB 在小血管病变中的应用，该研究入组了 120 例患者，病变血管管腔直径在 2.25 ～ 2.8mm，其中 26.7%（32/120）的患者接受了 DCB+BMS 治疗，6 个月后单纯 DCB 扩张患者晚期管腔丢失（0.16 ± 0.38）mm，36 个月后 DCB 组心血管事件发生率 6.1%（5/82），DCB+BMS 组为 37.5%（12/32），靶血管血运重建率 DCB 组为 4.9%（4/82），DCB+BMS 组为 28.1%（9/32）。PICCOLETO 研究比较了单纯 DCB 和 DES 在小血管病变中的治疗效果，病变血管管腔直径＜ 2.75mm，结果显示 DCB 组血管再狭窄率和心血管事件明显高于 DES 组（32.1% vs. 10.3%，P=0.043；35.7% vs. 13.8%，P=0.054）。而 BELLO 研究结果显示对于管腔直径＜ 2.8mm 的小血管病变，DCB+ 必要时 BMS 治疗组 2 年心血管事件发生率和靶血管血运重建率低于 DES 组（14.8% vs. 25.3%，P=0.08；6.8% vs. 12.1%，P=0.25），而 3 年 Kaplan-Meier 生存曲线结果提示 DCB 组心血管事件发生率明显低于 DES 组（14.4% vs. 30.4%，P=0.015）。Zeymer 等前瞻性的真实世界研究总共入组了 479 例病变血管直径在 2.0 ～ 2.75mm 的患者，其中 9.2% 的患者为 STEMI，14.8% 的患者为 NSTEMI，99% 的患者接受了单纯 DCB 治疗，9 个月后靶血管血运重建率为 3.6%，心血管事件发生率为 4.7%，无患者出现心源性死亡。BASKET-SMALL 2 研究是目前有关 DCB 和 DES 在小血管狭窄中应用最广的 RCT 研究，共入组患者 758 例，主要终点是术后 12 个月心血管事件发生率，结果显示两组间无明显统计学差异（DCB 7.5% vs. DES 7.3%，P=0.918）。徐波教授的 RESTORE SVD 研究是中国有关 DCB 和 DES 在小血管病变中的 RCT 研究，结果显示术后 1 年，DCB 组和 DES 组靶血管狭窄程度相当，提示对于小血管病变，单纯 DCB 治疗可作为 DES 之外的其他治疗选择。

三、DCB 在分叉病变中的应用

分叉病变是 PCI 治疗中的难点，尤其是边支血管的再狭窄。DEBIUT 研究最先评估了 DCB+BMS 在分叉病变中的应用，该研究入组了 20 例患者，在主支血管和分支血管 DCB 扩张后于主支血管植入 BMS，双联抗血小板治疗 3 个月后改用阿司匹林，4 个月后无患者出现急性心血管事件或亚急性血管闭塞。Stella 等入组了 117 例分叉病变患者，分别接受以下治疗：① DCB 扩张主支和分支血管 + 主支血管 BMS 治疗；②主支血管 BMS+ 分支血管 POBA 治疗；③主支血管 DES+ 分支血管 POBA 治疗，结果显示 6 个月后分支血管再狭窄率分别为 24.2%、28.6% 和 15%（P=0.45），心血管事件发生率分别为 20%、29.7% 和 17.5%（P=0.40）。BABILON 研究入组了 108 例分叉病变患者，随机分为 2 组：① DCB 扩张主支和分支血管 +BMS 必要时 T 支架术组；② DES 必要时 T 支架术组，结果显示 DCB 扩张主支和分支血管 +BMS 必要时 T 支架术组的主支血管再狭窄率和心血管事件发生率明显高于 DES 必要时 T 支架术组（13.5% vs. 1.8%，P=0.027；17.3% vs. 7.1%，P=0.105）。

有少数专家提出对于分叉病变采用单纯 DCB 技术，PEPCAD BIF 入组了 64 例分叉病变患者，分别接受 DCB 治疗和 POBA 治疗，结果显示POBA组再狭窄率为26%，DCB组为6%（P=0.045），提示对于预扩张充分且无明显弹性回缩的分叉病变，可考虑使用DCB技术。

四、DCB在CTO病变中的应用

慢性完全闭塞（chronic total occlusion，CTO）是PCI血运重建治疗中的难点。PEPCAD-CTO研究比较了BMS+DCB和DES在CTO中的应用，BMS+DCB组患者的病变血管由BMS血运重建后，于支架内和支架两端DCB扩张，结果显示，再狭窄率BMS+DCB组为27.7%，DES组为20.8%（P=0.44），心血管事件发生率BMS+DCB组为14.6%，DES组为18.8%（P=0.58）。

五、DCB在STEMI中的应用

DEB-AMI研究最早评估了DCB+BMS在STEMI中的应用，该研究总共入组了150例STEMI患者，结果显示晚期管腔丢失程度DCB+BMS组为（0.74±0.57）mm，BMS组为（0.64±0.56）mm，DES组为（0.21±0.32）mm（P＜0.01），心血管事件发生率分别为23.5%、20.0%和4.1%（P=0.02）。最新的REVELATION研究显示，对于STEMI患者，DCB治疗9个月后血流储备分数（fractional flow reserve，FFR）与紫杉醇药物涂层支架相当（0.92 *vs.* 0.91，P=0.27），两组的晚期管腔丢失程度也相当（0.05mm *vs.* 0.00mm，P=0.5）。

六、DCB临床使用流程

中国专家共识推荐使用传统或半顺应性球囊进行预扩张，球囊/血管直径比为0.8～1.0，压力为8～14atm，以避免夹层。同时符合以下3个条件者，可以使用DCB治疗：①血管没有夹层，或为A、B型夹层；② TIMI血流Ⅲ级；③残余狭窄≤30%。药物涂层球囊/血管直径比为0.8～1.0，压力为7～8atm，扩张时间为30～60秒，覆盖预处理部位长度并超出边缘2～3cm。

七、DCB双联抗血小板治疗的治疗时间

目前对于DCB治疗后的双联抗血小板治疗（dual anti-platelet therapy，DAPT）的治疗时间尚无明确的指南推荐。国外有专家推荐对于DCB治疗的患者，DAPT治疗时间至少为6个月。中国专家共识推荐对于DCB治疗患者，术后DAPT至少为1个月，根据既往植入支架的类型，DAPT治疗时间可延长至3～12个月。对于急性冠脉综合征患者，DCB治疗后DAPT治疗时间至少应为12个月。对于出血高危的患者，可适当缩短DAPT的治疗时间以降低出血风险。Miglionico等入组了82位出血高危的ISR患者，DAPT治疗时长为1个月，结果显示DCB治疗后晚期管腔丢失BMS-ISR为（0.25±0.35）mm，DES-ISR为（0.22±0.30）mm（P=0.714），3年无临床事件生存率为81.4%（BMS-ISR为82.3%，DES-ISR为79.4%）。

药物球囊技术打开了冠状动脉介入治疗新的大门，是冠状动脉介入治疗的里程碑事件。由于目前药物涂层支架治疗的有效性和安全性，目前药物球囊的应用主要集中于支架内再狭窄或植入支架困难的病变。对于支架内再狭窄，药物球囊治疗效果明显优于传统的血管内成形术，与药物涂层支架相当。但不可否认，药物球囊技术目前仍存在许多不足，如血管扩张后的弹性回缩、撕裂夹层和急性血栓形成。与目前的药物涂层支架相比，药物球囊的临床RCT研究及患者数量都明显不足，对于DAPT的最佳使用时长尚无明确证据，仍有待后续更多更大规模的临床研究。

（蒋　峻　魏渠成）

第五节　生物可吸收支架

自20世纪80年代以来，金属支架在临床的广泛应用已经成为治疗症状性冠心病的主要方式之一。金属支架可以防止血管急性闭塞，尤其是金属药物洗脱支架，可以进一步减少支架内再狭窄。但是，金属支架也存在其自身的缺陷：限制血管正常的舒缩功能和适应性的血管重构，阻碍冠状动脉旁路移植术，以及支架引起的持续、慢性炎症反应。生物可吸收支架（bioresorbable vascular scaffold，BVS）的出现，不仅可以给血管提供支撑作用，而且后期可通过吸收的方式克服以上缺陷。Absorb 支架是目前临床证据最多的生物可吸收支架，同时其他各种类型的生物可吸收支架也已经上市或正在研发。

一、生物可吸收支架的历史

第 1 种应用于临床的 BVS 早于金属药物洗脱支架的面世。Igaki-Tamai 生物可吸收支架由多聚左旋乳酸合成，支架丝厚度为 170μm，无药物涂层。临床研究（50 例）显示，随访 10 年，1 例心源性死亡，6 例非心源性死亡，4 例心肌梗死。血管内超声检查显示大部分支架在 3 年内消失，组织学检查显示支架被蛋白多糖替代，且伴有内膜增厚。尽管早期结果良好，但金属药物洗脱支架的兴起转移了行业的关注点。

之后由于发现金属药物洗脱支架的固有缺陷，生物可吸收支架再次成为关注的热点。Absorb 支架是药物洗脱生物可吸收支架，支架丝厚度为 157μm，由多聚左旋乳酸和多聚右旋乳酸 1 ∶ 1 合成，由依维莫司涂层。该支架主要基于 ABSORB Ⅲ的研究成果，在欧洲于 2010 年被批准用于临床，在美国于 2015 年被批准使用。该研究随机将 2008 例患者 2 ∶ 1 的比例随机分到生物可吸收支架组和金属药物洗脱支架组。1 年的靶病变失败率在生物可吸收支架组为 7.8%，在金属支架组为 6.1%，达到非劣效标准。但是一项包含 6 项研究的荟萃分析显示，BVS 组支架内血栓发生率要高于金属支架组，尤其是在植入支架后 1 个月内；靶病变血运重建也有类似的趋势。2016 年，ABSORB Ⅱ研究的 3 年随访结果显示，BVS 组复合终点（心源性死亡、靶血管的心肌梗死和临床驱动的靶病变血运重建）明显高于金属支架组（10.4% *vs.* 4.9%）。2017 年，AIDA 研究显示，BVS 器械所致的 2 年累计血栓事件也明显高于金属支架组（3.5% 和 0.9%）。基于以上研究，Absorb 支架在 2017 年 9 月退市。

二、Absorb 生物可吸收支架

Absorb 支架上依维莫司的释放纯粹依靠扩散，与金属药物洗脱支架无异。生物可吸收支架最常用的材料是多聚左旋乳酸，其次为镁，之后是铁。多聚左旋乳酸通过水化变为乳酸，乳酸通过三羧酸循环代谢为二氧化碳和水，二氧化碳通过肺排出，水则通过肾排出，可实现支架的完全吸收。在此过程中，支架作为异物会引起炎症反应，导致中性粒细胞、淋巴细胞和巨噬细胞浸润，但这种反应仅发生在支架周边的组织。

多聚左旋乳酸相比常用的金属支架材料，缺乏韧性和机械强度。因此，多聚左旋乳酸制作的支架，需要较厚的支架丝；尽管如此，支架强度仍只有金属支架的 50%。Absorb 支架的支架丝厚度中间为 140μm，边缘为 191μm，而金属支架的厚度中间为 89μm，边缘为 112μm。因此该支架的血管壁表面覆盖率可达到 27%，而金属支架只有 13%。这种支架形态和血管壁表面覆盖情况会导致湍流，阻碍支架内皮化，还可能会导致血小板激活，阻碍损伤内皮的愈合。

关于 Absorb 支架和金属支架的研究有 ABSORB Ⅱ、ABSORB Ⅲ、ABSORB CHINA、ABSORB JAPAN、EVERBIO Ⅱ和 TROF Ⅱ等，均是大型多中心、前瞻性研究，随访时间为 1 ～ 2 年。这些研究显示，1 年内器械原因引起血栓导致的心源性死亡和临床驱动的靶病变血运重建在两种支架间无差异，但以上研究的荟萃分析显示支架内血栓事件在 Absorb 支架组是偏高的（1.3% *vs.* 0.5%；P=0.05）。在 2017 年 3 月，AIDA 随访 2 年的研究证实支架内血栓事件也是如此（HR 3.76，95% CI 1.73 ～ 8.21），在早期（30 天内）、晚期（30 天至 1 年）和极晚期（1 年以上）结果一致，而且缺血驱动的靶病变血运重建在 Absorb 支架组也明显升高。

将以上研究的随访时间延长至 3 年，结果依然类似：在 Absorb 支架组，靶病变血运重建和器械相关的血栓事件发生率均较高。ABSROB Ⅱ随访 4 年研究结果显示，在第 3 ～ 4 年，两组均未发现明确支架内血栓事件，而靶病变血运重建的累计发生率也类似：Absorb 支架组从 10.5% 升到 11.5%，金属支架组从 5.0% 升到 6.0%。在动物实验中，BVS 支架植入 4 年后已完全吸收，但在人体中支架完全吸收的时间仍未知，因此通过更长时间的随访来明确生物可吸收支架的优势是必要的。

这些研究均提到了生物可吸收支架引起支架内血栓的不利一面，但引起支架内血栓的因素是多方面的，除了支架本身，优化临床手术操作技术也可能会改善预后，这在金属支架的临床研究上已有证实。支架植入不当，包括未充分扩张血管、支架贴壁不良和膨胀不全。当代冠状动脉介入提倡 PSP 概念，即充分的预扩张、适当的支架选择，以及充分的后扩张。有临床研究显示，严格遵守 PSP 操作流程可以明显降低支架内血栓事件。既往关于生物可吸收支架的临床研究，预扩张和后扩张的比例不尽相同；后扩张比例平均低于 50%，且使用腔内影像的比例也非常低。Absorb 支架植入在直径＞ 2.25mm 血管中是减少 1 年内和 3 年内靶病变失败率的独立预测因子；但是，如果血管直径＜ 2.25mm，Absorb 支架组 1 年内血栓事件明显升高。另外，充分的预扩张（球囊直径 / 参照血管直径≥ 1）和后扩展（非顺应性球囊直径大于支架直径，但不超过 0.5mm，压力＞ 18 个大气压）也是减少 1 年内和 3 年内靶病变失败率的独立预测因子。但是，更新的 AIDA 研究显示，尽管 Absorb 支架组的预扩张和后扩张比例很高（分别为 97% 和 74%），但其支架内血栓的风险仍高于金属支架组。所以，优化支架植入技术能否改善预后，目前仍是存疑的。

三、其他生物可吸收支架

除 Absorb 支架外，还有 4 种 BVS 已在欧洲获得批准上市，临床研究结果不尽相同。

1.ART-BRS 支架　材料是乳酸立体共聚物，由 98% 左旋乳酸和 2% 右旋乳酸组成，支架丝厚度为 170μm，无药物涂层，支架的血管壁表面覆盖率＜ 25%。由于该支架的特殊结构，支架在植入 3 个月后即开始解体，在 6 个月后只剩 10%，24 个月后可实现完全吸收。动物实验研究显示，该支架可实现快速内皮化，但 1 个月后支架内狭窄程度较裸支架严重，后期可实现管腔扩大，与血管的炎症反应相关。临床研究显示（30 例），随访 6 个月，无心源性死亡、心肌梗死和临床驱动的靶病变血运重建。由于没有进一步的临床数据，该支架目前已停止商用。

2. DESolve 支架　材料同 Absorb 支架，支架丝厚度为 150μm，支架的血管壁表面覆盖率在 30% 左右，以 novolimus 作为抑制增生的药物，可在 4 周内释放 85% 以上的药物。DESolve 支架与 Absorb 支架的主要区别在于前者弹性更好，该支架在扩张过程中断裂风险更小，对于轻微的贴壁不良可自动调整贴合。动物实验显示 1 年内可实现支架 95% 的吸收，2 年内实现完全吸收。

2014 年，第 1 个 DESolve 支架临床研究（16 例）显示，该支架在 6 个月时，管腔丢失比例低、内膜覆盖良好。DESolve Nx 研究提示 6 个月时管腔丢失比例与既往研究大致相同；2 年随访未发现支架内血栓，且心源性死亡和临床驱动的靶血管血运重建发生率为 4.1%；5 年随访未发现支架内血栓，心源性死亡发生率为 2.5%，临床驱动的靶血管血运重建为 4.1%。新一代 DESolve 支架 DESolve Cx，支架丝厚度为 120μm，初步的数据显示有良好的临床预后。

2014 年，支架丝厚度为 100μm 的 DESolve 支架被批准上市。该支架原本预计可以改善血流的湍流，但报道显示支架丝厚度为 100μm 的支架比支架丝厚度为 150μm 的支架狭窄率更高，这可能与支架丝厚度为 100μm 支架较弱的径向支撑力有关。所以，血管内皮的早期愈合需要较薄的支架丝，而大的管腔直径需要较厚的支架丝，因此支架丝的厚度需要在这两个因素间进行平衡。

3. Fantom 支架　由去氨基酪氨酸多聚碳酸酯合成，支架丝厚度为 125μm，含西罗莫司。该支架由于含碘，不透射线，可以观察到支架降解的过程。该支架柔韧性较好，在维持径向支撑力的同时有良好的输送性能，后扩张的直径可超过支架命名直径 0.75 ～ 1.00mm。该支架 1 年可吸收 80% 以上，3 年可实现完全吸收。临床研究显示 1 年后即可恢复血管的舒缩功能。

FANTOM Ⅱ研究（240 例）2 年随访发现心源性死亡、心梗和临床驱动的靶病变血运重建分别为 0.8%、1.7% 和 2.9%；支架内血栓，早期 1 例，晚期 0 例，极晚期 1 例。

4. Magmaris 支架　由镁合金制成，支架丝厚度为 150μm，表面有多聚左旋乳酸，含西罗莫司。该支架可透射线，可视性差，但支架两端有含钽的不透射线标志。

第 1 代金属可吸收支架 AMS-1 由 93% 的镁和 7% 的稀土元素合成，支架丝厚度为 165μm，无药物涂层。该支架在 60 天内分解为金属离子，可维持管腔开通状态，但晚期管腔丢失面积大，与过早地失去径向支撑力而导致血管弹性回缩有关。改良的 AMS-1 支架 DREAMS 1G 延长镁降解时间，并在支架表面增加含紫杉醇的多聚物。该支架 3 年靶病变失败率为 6.6%，无心源性死亡和支架内血栓事件发生。

进一步改良的 DREAMS 2G 支架，也就是 Magmaris 支架，支架丝呈方形，通过电抛光减慢吸收和防止支架断裂。该支架可扩张性和输送性较好，对血流动力学影响小。Magmaris 支架在猪和兔模型中显示其内膜覆盖速度要快于 Absorb 支架；植入支架 3 个月后血管狭窄程度最高，之后逐渐下降。药代动力学显示，支架的西罗莫司 90 天释放 69.4%；1 年释放 98.4%，此时支架已基本被磷酸钙替代。

2016 年，BIOSOLVE Ⅱ研究（123 例）显示，Magmaris 支架植入 6 个月后，平均支架内管腔丢失为 0.44mm，未见明确血栓；有 4 例靶病变失败，包括 1 例心源性死亡、1 例围术期心肌梗死和 2 例缺血驱动的靶病变血运重建。2 年随访显示靶病变失败率为 5.9%，3 年为 6.8%，均未见支架内血栓事件。BIOSOLVE Ⅳ研究为前瞻性、多中心、真实世界注册研究，包含 200 例患者，12 个月 Magmaris 支架的靶病变失败率为 4.6%。目前，DREAMS 3G 正在研发中，它在保持与前一代支架类似吸收速度的同时，拥有更细的支架丝（直径为 99 ～ 150μm）。

尽管以上几种支架在较小范围的临床研究中展示了一定的应用前景，但更大范围的推广仍需谨慎，避免像 Absorb 支架那样重蹈覆辙。

四、BVS 支架内血栓的原因

在 Absorb 支架大规模应用于临床前，就有报道提示该支架有较高的支架内血栓风险。通过对支架内血栓病例的分析，发现部分支架贴壁不良，支架未内膜覆盖；部分支架移位至管腔中央，可能与不均匀吸收所致的支架断裂有关。需注意的是，Absorb 支架植入 4 年后，仍可发现支架的痕迹，较动物模型明显延迟。

Sotomi 等通过腔内影像，分析了 43 例支架内血栓的原因。早期支架内血栓发生的主要原因是支架贴壁不良（23.5%）和支架丝未被内膜覆盖（17.6%）；晚期支架内血栓发生的主要原因为贴壁不良（34.6%）和支架断裂（30.8%）。Yamaji 等分析了 36 例晚期支架内血栓原因，其中支架断裂（42.1%）是最常见的，其次为支架贴壁不良（18.4%）和新发动脉粥样硬化（18.4%）。由于以上两项研究仅分析了支架内血栓病例，并无对照，缺乏较强的说服力。PESTO 研究是前瞻性、多中心注册研究，通过光学相干断层成像（OCT）分析支架内血栓原因，发现早期支架内血栓与支架贴壁不良（48%）和支架膨胀不全（26%）相关；而晚期支架内血栓与支架贴壁不良（32%）和新发动脉粥样硬化斑块的破裂（28%）相关。从目前数据来看，支架贴壁不良是早期和晚期支架内血栓的主要原因。

五、BVS 双抗治疗方案

双联抗血小板治疗可以明显降低支架内血栓的发生率。目前大部分指南推荐，对于植入药物洗脱支架的稳定型冠心病病例，双联抗血小板方案至少维持 6 ～ 12 个月；而急性冠脉综合征病例，该方案至少维持 12 个月。在 AIDA 研究、ABSORB Ⅲ研究和之后的荟萃分析显示，Absorb 支架在 1 年后支架内血栓的风险明显高于金属支架，不排除与过早停用双联抗血小板药物相关，因为这些研究均推荐双联抗血小板 1 年，而植入支架 1 年后，生物可吸收支架尚未完全吸收。INVEST 注册研究显示，大部分极晚期支架内血栓病例在使用单抗（83%），小部分病例仍使用双抗（17%）。所以，双联抗血小板延长至支架完全吸收可能是个合理的方案，需持续 3 ～ 4 年。但是，延长双抗可能增加出血风险，减少临床净获益。因此，生物可吸收支架的双抗时间需慎重考虑，根据个体情况进行调整，同时也需要更多的临床证据指导用药。

六、新一代 BVS 的研究进展

由于目前生物可吸收支架的局限性，需要较厚的支架丝来维持径向支撑力。较厚的支架丝阻碍血管内皮的愈合；同时支架本身在降解过程中会出现断裂，引起贴壁不良。以上多种因素均会增加支架内血栓风险。尽管支架植入技术的优化可能会改善临床预后，但支架本身的改进将发挥更大的作用，包括支架的材质、支架的编织方式、支架丝的厚度和血管壁表面覆盖率。生物可吸收支架的理想状态是血管维持在支架植入后的状态，但支架最终会消失，进而恢复生理功能。所以理想的生物可吸收支架是有更细的支架丝及可以让支架均匀降解而不发生断裂的材料，以增加径向支撑力，以防止血管弹性回缩及更快的降解速度，以更早恢复血管生理舒缩状态，同金属支架一样有较低的血管壁表面覆盖率。达到这样的目标将是一个漫长的过程，目前已有多种新的生物可吸收支架正朝着这个方向努力。

1. FORTITUDE 支架　材料为多聚左旋乳酸，支架丝厚度为 150μm，外层覆盖外消旋聚乳酸，含西罗莫司，10 个月可实现完全吸收。该支架植入 9 个月后，造影显示平均晚期管腔丢失 0.27mm，靶血管失败率为 4.0%；随访 24 个月，靶血管失败率为 4.9%。

其下一代支架，即 APTITUDE 支架和 MAGNITUDE 支架，支架丝厚度分别为 115μm 和 < 100μm。在 RENASCENT Ⅱ研究（60 例）中，9 个月的随访显示 APTITUDE 支架靶血管失败率和靶血管心肌梗死发生率均为 3.4%，未见明确的支架内血栓事件；随访 24 个月，未见以上事件发生率增加。在 RENASCENT Ⅲ研究（48 例）中，9 个月的随访显示 MAGNITUDE 支架靶血管失败率为 6.3%，未见支架内血栓事件。

2. MeRes100 支架　主要由多聚丙交酯酸酐 - 多聚左旋乳酸合成，外层覆盖外消旋聚乳酸，含西罗莫司，支架丝厚度为 100μm。由于两种高分子聚合物杂合的特殊几何构象，可以用较薄的支架丝实现较大的径向支撑力。一项单臂临床研究（108 例）显示，6 个月平均晚期管腔丢失 0.15mm，仅 1 例死亡，且为非心源性；2 年随访显示缺血驱动的靶血管血运重建发生率为 1.87%，未发现明确的支架内血栓事件。

3. Mirage 支架　由多聚左旋乳酸合成的微纤维螺旋状编织而成，为西罗莫司洗脱生物可吸收支架，直径 ≤ 3.0mm 的支架的支架丝厚度为 125μm，直径 ≥ 3.5mm 的支架的支架丝为 150μm。由于其特殊的编织方式，支架的血管壁表面覆盖率可达 40% ～ 47%。一项临床研究（60 例）显示，Mirage 支架相比 Absorb 支架，晚期管腔丢失程度相似，支架内再狭窄比例升高。

4. NeoVas 支架　为西罗莫司洗脱生物可吸收支架，同样由多聚左旋乳酸合成，支架丝厚度为 160μm，外层为外消旋聚乳酸。初期临床研究（31 例）显示 6 个月平均晚期管腔丢失 0.26mm，1 例发生临床驱动的靶血管血运重建，无心源性死亡或支架内血栓事件。一项比较 NeoVas 支架和金属药物洗脱支架的随机对照研究（560 例）显示，随访 1 年，两者晚期管腔丢失程度相似，但前者有更高的支架内膜覆盖率和更低的支架贴壁不良发生率，临床事件结果，如再发心绞痛比例无差别。

5. IBS 支架　是金属药物洗脱生物可吸收支架。该支架由激光切割纯铁而成，用等离子氮化物处理后形成氮化物 - 铁支架，继而镀锌，最后覆盖含西罗莫司的外消旋聚乳酸。该支架的支架丝厚度仅为 53μm，其径向支撑力可达到普通金属药物洗脱支架的强度。在动物实验中，该支架 3 个月后吸收 2.0%，6 个月后吸收 45.9%，13 个月后吸收 95%；1 个月即可实现支架良好的内膜覆盖。目前，针对该支架的临床研究已开展。

尽管恢复冠状动脉舒缩功能对于长期的预后可能是有益的，但该获益尚未被证实，因此生物可吸收支架的未来仍充满不确定性。Absorb 支架研究结果给了当代研究者一个警示：动物实验的研究结果与真实世界的临床研究结果仍可能存在较大差异。只有在充分了解临床需求和所需支架的特性，并依此设计研究，才有可能将生物可吸收支架这个领域向前推进。

（蒋　峻　高启跃）

第六节　无保护左主干病变介入治疗

一、左主干的解剖与斑块特点

左主干发自左冠窦，恰好位于主动脉根的窦瓣连接部下方。约 2/3 的患者左主干延伸分为前降支（LAD）和回旋支（LCX）；另外 1/3 的患者左主干进一步向前分出前降支、回旋支及位于两者之间的中间支。100 例尸体解剖发现左主干长度平均为 10.8mm（± 5.2mm，2mm ～ 23mm），平均直径是 4.9mm（±0.8mm），末端分叉成角平均为 86.7°（±28.8°，40°～165°）。左主干一般可分成三个区域，即口部，中间移行部（亦称为体部）及末端分叉部。

从组织角度来看，左主干口部最接近主动脉，在各区域具有最高比例的平滑肌细胞和弹性纤维。受血流剪切应力的影响，粥样斑块最易在左主干末端分叉部发生和发展，特别是分叉脊部的对侧血管壁，是斑块最常发生的位置。左主干粥样斑块的病理类型主要包括以内膜增厚为主的纤维斑块、以粥样物质内膜下聚集为主的薄帽易损斑块，以及斑块侵蚀、斑块破裂等。近期的一项血管内超声研究发现，左主干部位的粥样斑块具有较强的延展特性，有 90% 的病例累及前降支，另有 62% 累及回旋支。

二、左主干病变的定义

传统上，血管直径狭窄超过 50% 被认为是判定存在明显病变的临界值。但是，血管造影在评估病变形态和左主干真实管腔尺寸上具有相当程度的局限性。因此，左主干病变应结合血流储备分数（FFR）等检测手段来进行谨慎评估，一般来说，导致 FFR＜0.80 的狭窄病变即被认为是明显病变。除 FFR 外，血管内超声（IVUS）是辅助评估中等程度左主干狭窄的另一种实用手段。Jasti 及其同事认为，与作为黄金标准的 FFR 相比，最小管腔面积（MLA）＜5.9mm^2 在判定左主干狭窄时具有最高的敏感度（93%）和特异度（95%）。但是也有研究认为这个临界值设定过高，会增加不必要的支架植入。Park 等在一项研究中纳入了 112 例孤立性左主干狭窄病例，所有病例在支架植入前均接受了 IVUS 和 FFR 检查，同样以 FFR＜0.80 作为确定 MLA 界值的金标准。该研究最终认为 4.5 mm^2 是最优的 MLA 界值（敏感度为 77%，独特性为 82%，阳性诊断价值为 84%，阴性诊断价值为 85%，曲线下面积为 0.83），这一意见也是目前被最广泛采纳的判定标准。

三、左主干病变血运重建策略对比

已有的 RCT 及荟萃分析研究结果表明，CABG 和使用 DES 的 PCI 治疗左主干病变在有效性终点方面（死亡、心肌梗死和卒中）具有相类似的结果。EXCEL 试验在 1905 例左主干病变患者中比较了新一代药物洗脱支架 EES 与 CABG 的治疗效果。随访 3 年，由死亡、卒中和再发心肌梗死组成的主要终点，CABG 组和 PCI 组的发生率极为接近（14.7 *vs.* 15.4%；HR 1.00，95% CI 0.79～1.26，*P*=0.98）。最近发表的一项荟萃分析研究汇集了来自多项 RCT 中的 11 518 例左主干或多支病变患者信息，观察比较了 CABG 和 PCI 两种血运重建方式在全因死亡率上的区别。在整个队列中，CABG 在随后平均随访（3.8±1.4）年表现出更多的生存获益（血运重建后 5 年全因死亡率，PCI 11.2% *vs.* CABG 9.2%；HR 1.20，95% CI 1.06～1.37，*P*=0.003 8）。进一步分析发现，随着 SYNTAX 评分升高，相对风险比有明显逐渐升高趋势（*P*=0.001 1）。尽管如此，在左主干亚组的 4478 例患者中，其 5 年全因死亡率两组是相似的（PCI 10.7% *vs.* CABG 10.5%；HR 1.07，95% CI 0.87～1.33，*P*=0.52）。除此之外，CABG 的生存获益仅在 SYNTAX 评分较高的患者中比较明显，而在低至中危险患者中两组间即没有明显差异。

因此，结合目前的循证医学证据，提示对于低至中等复杂程度的 LM 病变，PCI 是 CABG 适合的替代方式。在低危患者中，由于有较多证据显示主要临床终点在 PCI 组和 CABG 组是相似的，因此得到了国内外指南的Ⅰ类推荐。而对于程度复杂高危且同时合并左主干病变的患者，由于其在多数研究中均被排除，因此研究病例数尚少，目前所得结论尚需进一步验证，但现有结果仍认为 CABG 会带来更多的生存获益，因此在各项指南中 PCI 均被列为Ⅲ类推荐。对于中等复杂程度的左主干病变，考虑到目前两项相关的最大规模的 RCT 均未完成 5 年随访，因此基本指南仍继续Ⅱa 类的推荐等级。

四、左主干口部病变的支架植入

导引导管的同轴性对于保护左主干口部及支架在口部的精确定位具有重要意义。良好的同轴性将是使球囊和（或）支架易于推送到位，反之则极易在推送器械的过程中将指引导管顶出口部。理想的口部支架近端的定位是略微突入主动脉，使得口部病变被完全覆盖。在支架释放后，建议使用非顺应性球囊对口部进行充分的后扩张，以获得满意的贴壁效果和管腔面积，扩张的方式可以采用短时多次的形式，即每次时间不超过 30 秒，但总次数可以大于 3 次，从而有效避免缺血相关的并发症。

当 LM 长度足够容纳单个支架植入时，左主干口部的 PCI 通常比较简单。此类情况下的主要挑战来自对狭窄病变的恰当评估（包括痉挛、严重程度，以及开口位置和角度），避免指引导管对口部支架的损伤（纵向压缩），左冠状窦或主动脉夹层，以及支架近端过多突出到主动脉，导致今后指引导管难以到位（图 71-6-1）。

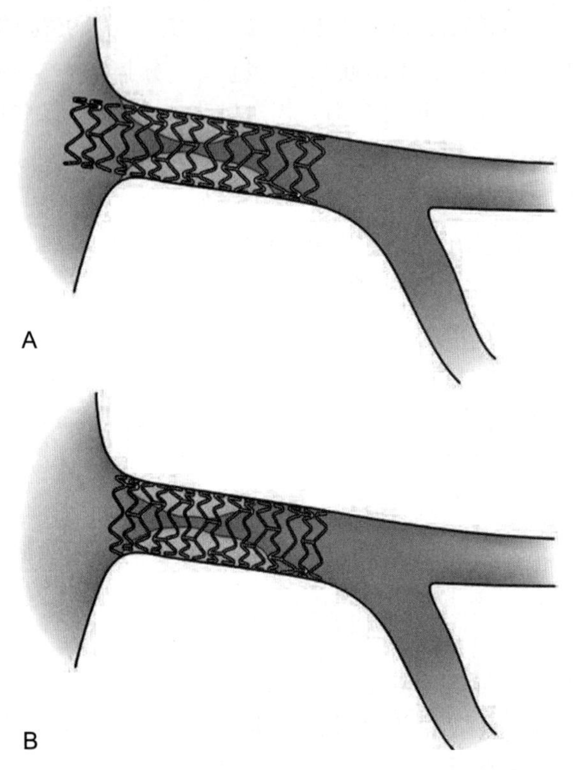

图 71-6-1 左主干口部损伤 PCI 示意图

A. 左主干支架明显突入主动脉；B. 理想的支架近端定位是最小程度的突入主动脉（图片来自 SJ Park's 2013 年左主干 CTO 纽约峰会）

五、左主干分叉病变的支架植入

很少有 RCT 专门针对 LM 分叉病变比较支架植入的策略。大多数分叉研究都是在同时包括非 LM 分叉和 LM 分叉的人群中进行的，后者通常仅占所有纳入病例数的 2% ～ 10%。尽管如此，尽管 LM 队列的总体不良结局风险可能更高，但这些研究的结论仍适用于 LM 患者。几乎所有非 LM 分叉术中的 RCT 都表明，与必要时支架植入策略（支架仅优先植入主支）相比，常规双支架（同时植入 MV 和 SB）并不带来病变层面及临床远期预后的益处。一些试验报告称常规双支架方法的血管造影和临床再狭窄率较低，另一些研究则发现双支架术式使缺血事件（主要是围术期 MI）明显增加。然而，所有这些研究都受到样本量不足，SB 病变严重程度和长度异质性，以及双支架术式难以统一的限制。

六、单支架植入

单支架技术包括将单个支架放置在 LM-LAD（或很少使用的 LCX），并覆盖另一个分支开口。具体步骤如下（图 71-6-2）。

（1）导丝通过 MV（主支）和 SB（边支）。

（2）MV 和 SB 的球囊预扩张（SB 可选）。

（3）两导丝保持原位，主支植入支架。

（4）SB 完整性评估：考虑 SB 是否需要球囊扩张或支架植入。如果狭窄＜ 50%，TIMI 血流 3 级其无夹层，则不必处理 SB。如果 TIMI 血流＜ 3 级，口部病变加重（＞ 80% 狭窄）或闭合，B 型以上夹层，或 FFR ＜ 0.75，则需要在 SB 植入支架，术式多为 T 支架或逆向的 Cullote 术式。上述两者之间的情形，一般采用球囊扩张的方式以获得更满意的术后结果。

（5）边支交换导丝，最终对吻。如果 SB 未置入支架，则术者可酌情决定；如果采用双支架方法，则必须对吻扩张。

在 MV 球囊扩张及支架植入前在 SB 放置导丝是一个重要步骤，特别是在合并复杂解剖结构（曲折，锐角，严重狭窄，严重钙化）的情况下。在 SB 放置的导丝不应选用有聚合物涂层的类型，否则在导丝交换过程中容易使聚合物剥离。强烈建议在 LM 支架植入后对支架近端进行充分后扩张，以优化支架的最终几何形状，也使得必要时植入的分支支架更容易通过。

七、双支架植入

（一）双支架植入技术的选择方法

双支架植入技术的选择应基于分叉病变的特点，操作者的操作习惯及经验，但通常会考虑以下几点。

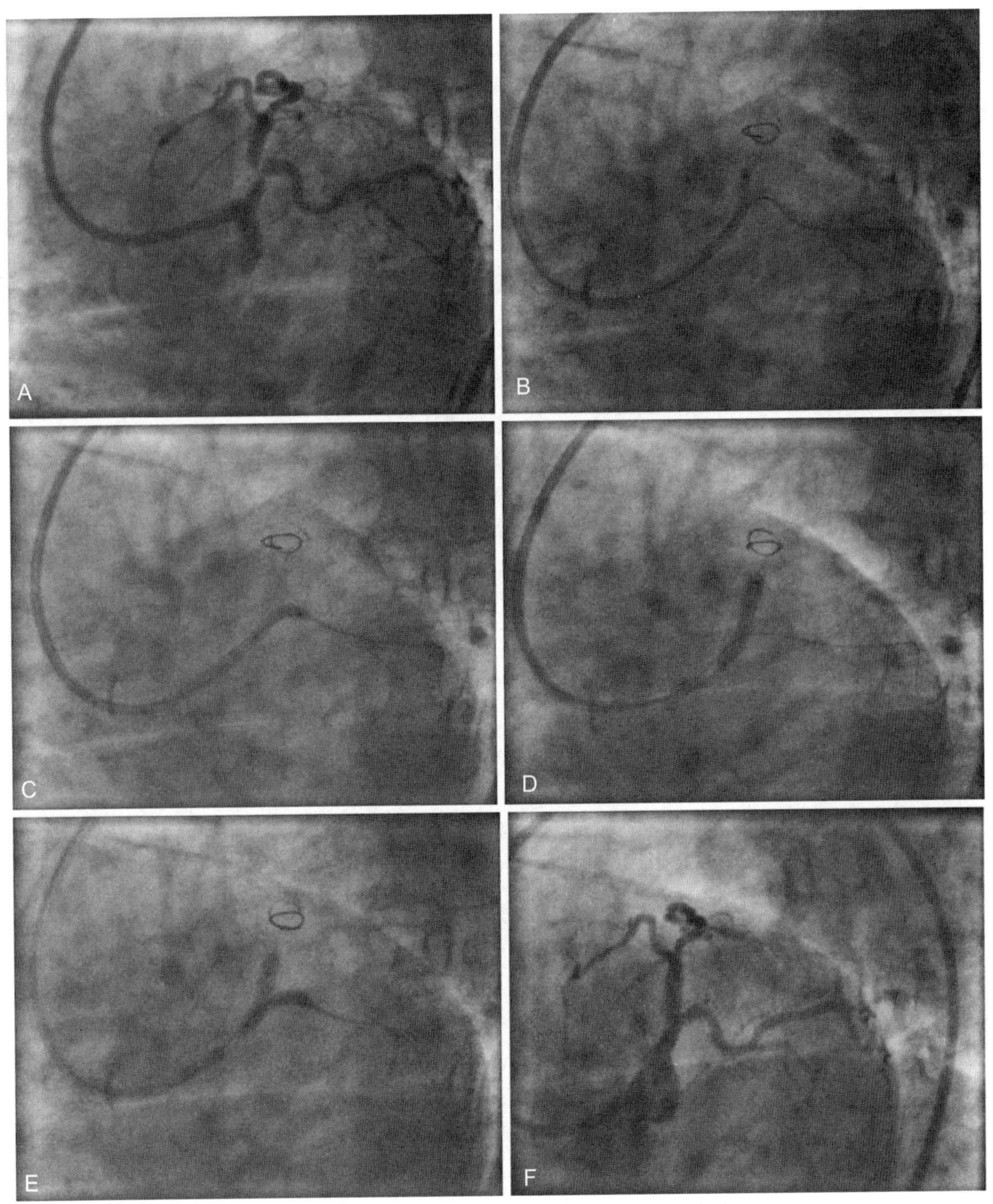

图 71-6-2　LM-PCI 使用临时单支架术式，并进行最终对吻

A. 基线血管造影显示严重的 LM 末端疾病，累及近端 LAD 和 LCX 开口，B. LM 和 LAD 开口球囊扩张；C. LCX 开口球囊扩张；D. 在 LM-LAD 植入支架；E. LCX 交换导丝穿支架网眼，双侧小压力对吻扩张；F. 最终血管造影显示极好的结果

1. 分支大小　在 LM-PCI 中，分支（通常是 LCX）可能会负责相对大量的心肌供血（尤其是左侧优势时），因此保持其通畅性和完整性很重要。如果在 SB 和 LM 体之间存在明显的血管直径差异（即分支明显小于主支），在这种情况下，应首选 T 型支架技术、Crush 或 DK-Crush 术式。

2. 分叉成角　对于分叉成角＜ 70° 或成“Y”形时，导丝更容易进入边支，但同时发生斑块移位的可能性也较大；而分叉成角≥ 70° 或成“T”形时，导丝进入边支困难，但斑块移位发生同样不明显。因此，当分叉成角≥ 70° 时，多采用 T 型支架或改良 T 型支架；＜ 70° 时，则 Culotte 术式及 Crush 或 DK-Crush 术式均可作为首选术式。

3. 钙化严重程度　与 IVUS 相比，血管造影通常会低估钙化范围和严重程度。如果至少存在中等程度的钙化，建议使用切割或双导丝球囊或斑块旋切术进行斑块预处理。

（二）常用的双支架植入技术

1. Culotte 术式　使用两个支架使分叉区域（尤其是脊部和分支开口）得到完全覆盖，主支中部分节段有两层支架网梁重叠（图 71-6-3）。

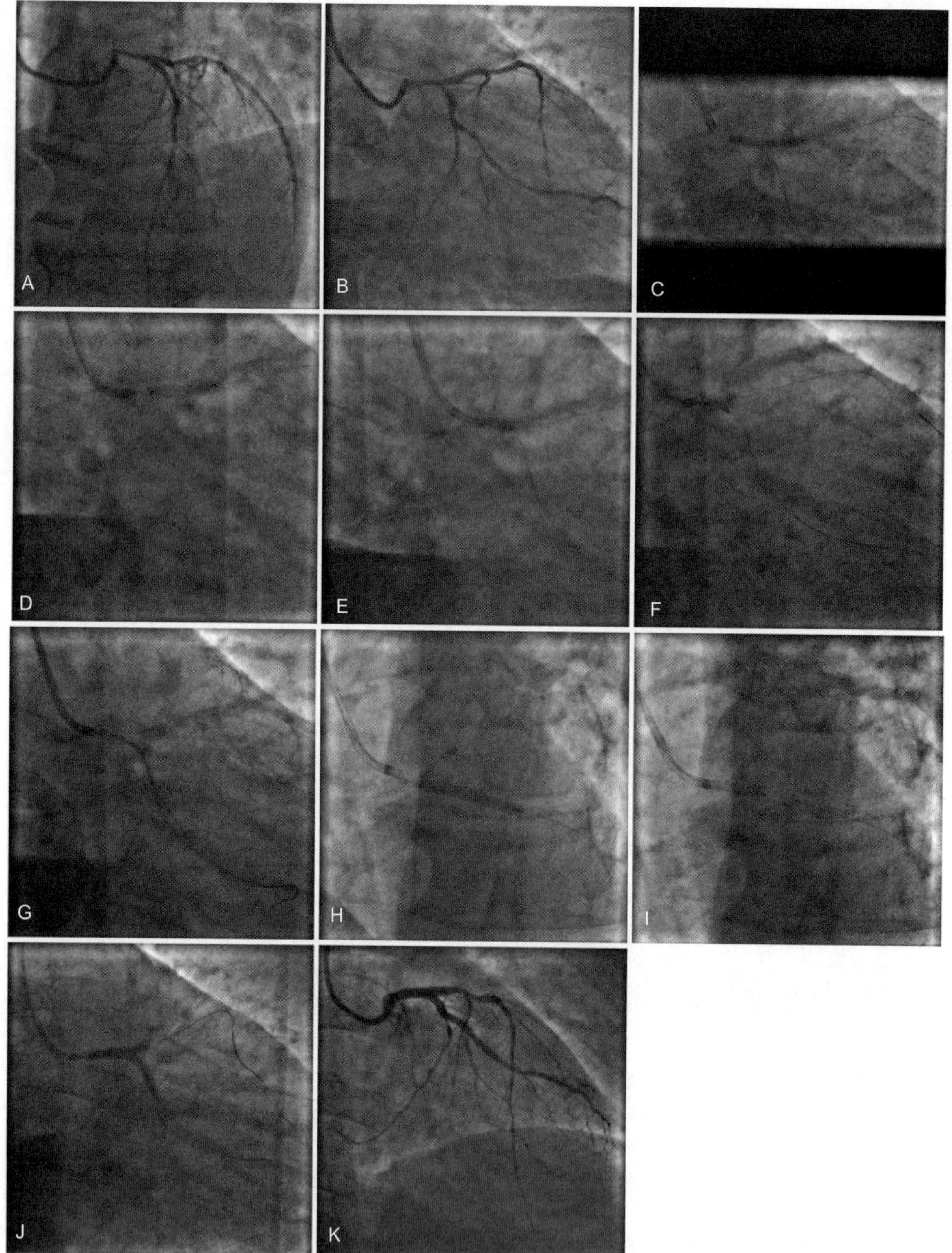

图 71-6-3　LM 分叉 PCI 采用 Culotte 术式，并进行对吻扩张

A. 血管造影显示严重的 LM 病变并累及 LAD 口部；B. LCX 口部的临界病变及近、远段严重狭窄；C. LM 和 LAD 球囊扩张；D. 在 LM-LAD 植入支架；E. 使用短的非顺应性球囊对 LM-LAD 支架 LM 段进行充分后扩张；F. 交换 LM-LCX 导丝，经支架网眼重新进入 LCX，球囊扩张支架网眼及 LCX 病变；G. 撤出 LM-LAD 导丝，送入 LM-LAD 支架；H. 在 LM-LCX 支架植入；I. 使用短的非顺应性球囊（POT），充分后扩张 LM-LCX 支架 LM 段，保证 LM 部分贴壁良好；J. 导丝进入 LM-LAD，最终对吻扩张；K. 血管造影显示结果满意

（1）导丝通过主支和边支。

（2）主支和（或）边支的预扩张（可选，但建议进行）。

（3）主支植入支架（当分叉成角较大时，宜先在分支放置支架，以下按主支进行介绍）。

（4）边支交换导丝。

（5）经边支导丝扩张支架网眼。

（6）边支支架植入。

（7）主支导丝交换。

（8）最终对吻扩张。

值得注意的是，当分叉成角较大时，宜先在分支放置支架。此外，建议使用开孔设计支架处理分叉病变，以保证支架结构能被充分打开。最后，如果主支和分支之间的血管直径存在较大差异（≥ 1.5mm），则不建议使用此技术。

2. *Crush 术式*　由 Colombo 等首次使用，到目前已经经历了几次改进（图 71-6-4）。

（1）导丝进入主支和边支。

（2）主支和边支的预扩张。

（3）首先植入边支支架，支架释放前在主支位置预先固定好支架或球囊。边支支架突入左主干 2 ～ 3mm，且主支支架或球囊的近端必须在边支支架以近。

（4）边支支架释放后可酌情评估边支血流情况，必要时球囊扩张以改善支架膨胀及恢复血流。

（5）移除边支导丝和支架球囊。

（6）用预先固定好的主支支架或球囊充盈挤压边支支架，随后植入主支支架。

（7）导丝穿网眼重新进入边支。

（8）经边支导丝扩张网眼及后扩张。

（9）主支支架后扩张及对吻扩张。

该式术目前已经有多种改良形式。首先，大多数操作者都倾向于将边支支架突入左主干的长度最小化至 2 ～ 3 mm，以尽可能减少多层支架梁的重叠（minicrush 技术）。如果 SB 支架被压在 MV 支架内，则称为内部或反向 Crush 术式。Crush 技术的缺陷主要来自分支交换导丝穿越两层支架网眼时难度增加，影响最终对吻扩张的成功率，以及在 SB 口处存在多层支架，从而极大增加了支架内再狭窄的发生率。针对这一难题，该术式进行了又一改良，即 DK-Crush 术式。其术式是进行 2 次对吻扩张（double kissing），第一次对吻扩张是在边支支架被挤压后，此时就交换导丝并扩张边支支架网眼，再行对吻扩张，第二次对吻扩张仍是在支架释放后（图 71-6-5）。

3. *T 型支架技术*　当分叉角度在 70° ～ 100°，或临时性支架植入效果欠佳后需要边支补支架时，可使用 T 型支架技术（图 71-6-6）。

（1）导丝通过主支和边支。

（2）主支和边支预扩张。

（3）边支支架完全覆盖开口。

（4）释放边支支架，撤出支架球囊。

（5）植入主支支架。

（6)边支交换导丝,经支架网眼重新进入边支。

（7）经边支导丝扩张支架网眼，主支支架充分后扩张。

（8）最终对吻扩张。

该技术的主要缺点是由于边支口部的支架覆盖可能不够理想，导致边支的再狭窄率很高。但是，如果分叉成角接近 90°，则使用此技术可能会完全覆盖。当分叉成角＞ 70° 时，亦可以采用改良 T 型支架技术，边支支架最小程度地突入左主干，同时将球囊预先放置在主支中。边支支架释放后，用主支球囊挤压边支支架的突出部分，其后的操作步骤同 T 型支架技术。该技术保证了边支开口的完全覆盖，同时亦不会导致支架变形或贴壁不良。

4. *V 支架术式*　该技术主要用于 Medina 0-1，1 型分叉病变，处理分叉开口以远的分支病变，主要步骤如下。

（1）导丝通过主支和边支。

（2）主支和边支充分预扩张。

（3）在 2 个分支中同时送入支架，均以最小程度突入主干。

（4）同时或先后释放支架。

（5）最终对吻后扩张。

在分叉病变主要集中在 2 个分支开口的情况下（Medina 0-1-1 型），2 个支架都在主干上对齐，这种方法称为 Y 支架技术，也称对吻支架技术（simultaneous kissing stent，SKS）。Y 支架技术目前已很少使用，因为在 ISR 情况下，分叉脊部通常会发生位移，使导丝难以再次通过，且当合并近端夹层时，将其转换为 Crush 术式或 Culotte 术式是一个复杂的过程。合并血流动力学不稳定的左主干分叉病变患者，在以快速处理左主干高度狭窄病变为首要任务时，可酌情选用 Y 支架技术。

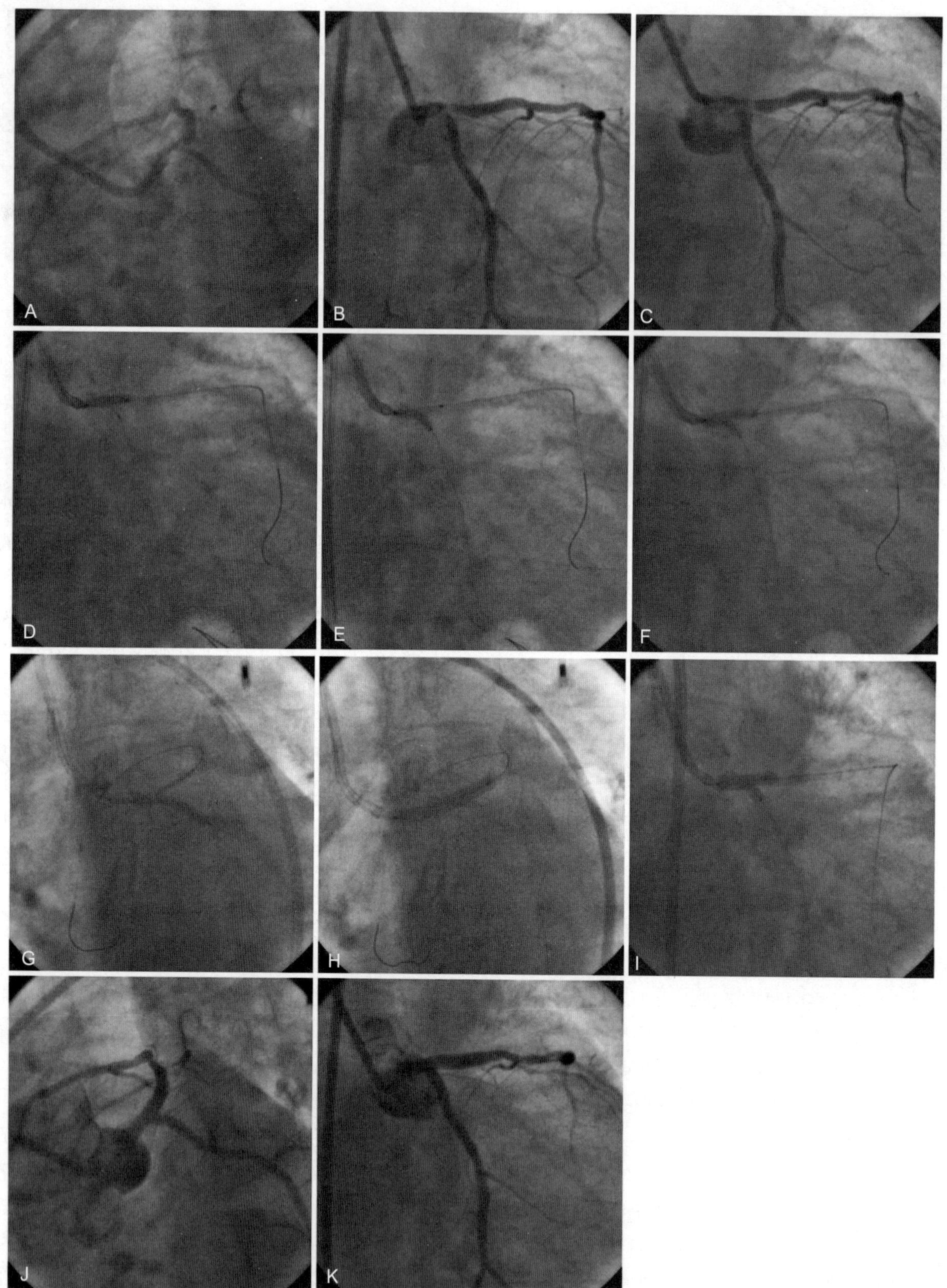

图 71-6-4　左主干分叉病变 Crush 双支架术式

A、B. 血管造影显示 LM 末端严重狭窄，病变累及 LAD 和 LCX 开口（Medina 1-1-1 型）；C. 导丝通过 LAD 和 LCX；D. LAD 球囊扩张；E. LCX 球囊扩张；F. 分叉处对吻预扩；G. 2 个支架同时放置在分叉病变处，其中 LM-LCX 处是被挤压的支架，突入 LM 2～3 mm，主动压迫支架位于 LM-LAD，首先释放 LCX 支架；H. 撤出 LCX 支架球囊和导丝，释放 LM-LAD 支架，挤压 LCX 支架 LM 和分叉脊部阶段；I. 导丝重新穿双层支架网眼进入 LCX 并对吻扩张；J、K. 造影显示结果满意

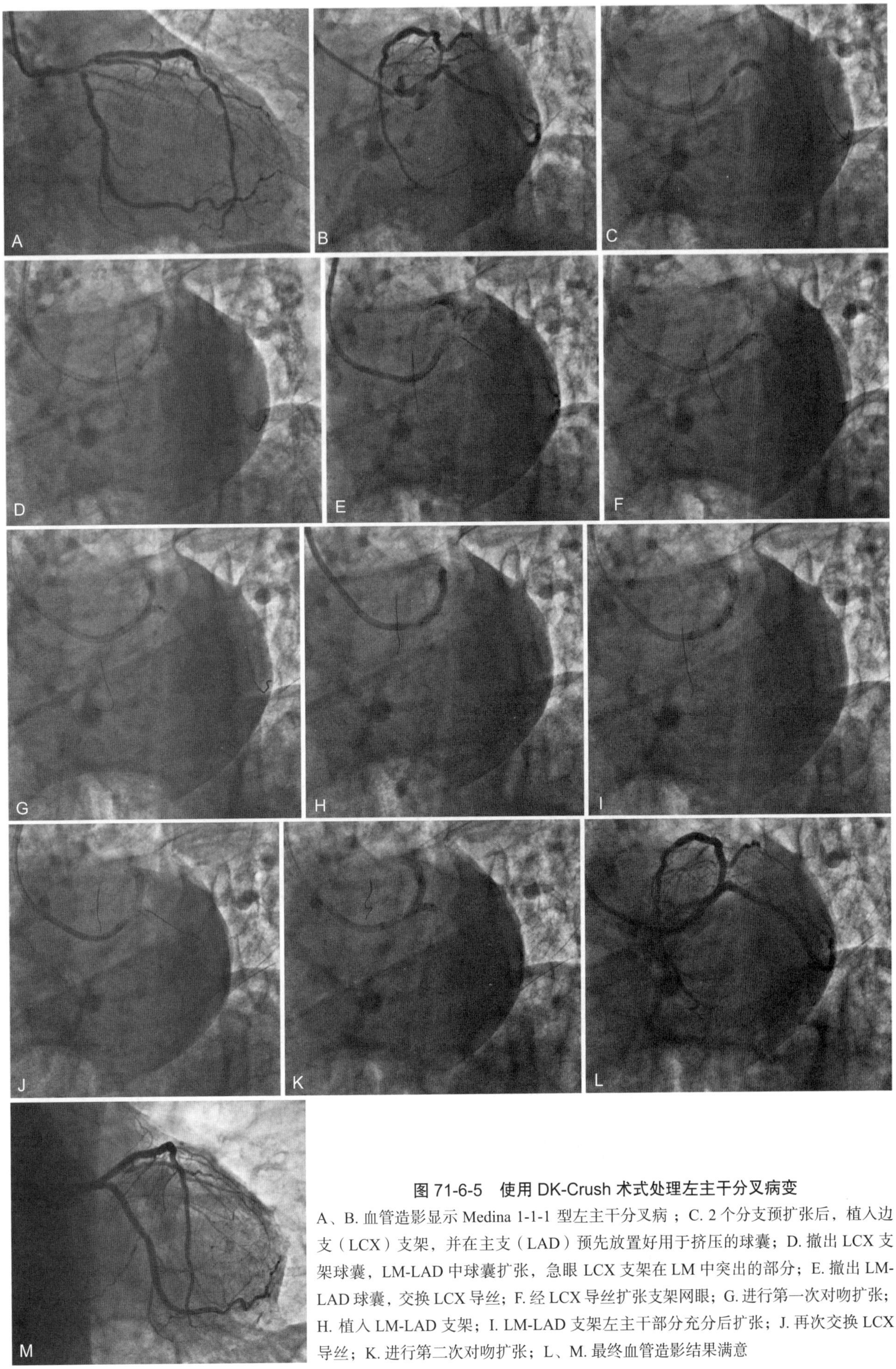

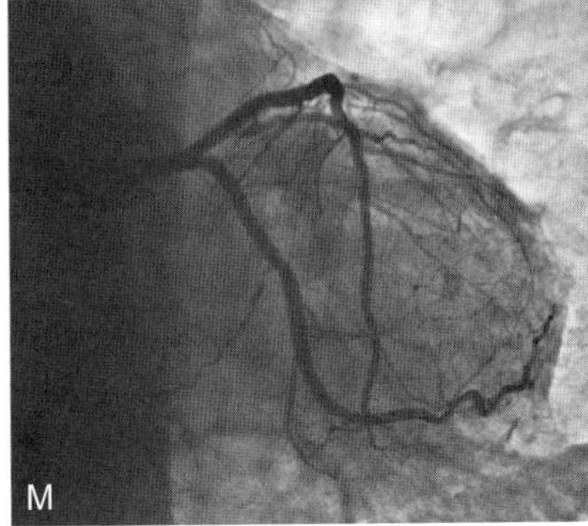

图 71-6-5 使用 DK-Crush 术式处理左主干分叉病变

A、B. 血管造影显示 Medina 1-1-1 型左主干分叉病；C. 2 个分支预扩张后，植入边支（LCX）支架，并在主支（LAD）预先放置好用于挤压的球囊；D. 撤出 LCX 支架球囊，LM-LAD 中球囊扩张，急眼 LCX 支架在 LM 中突出的部分；E. 撤出 LM-LAD 球囊，交换 LCX 导丝；F. 经 LCX 导丝扩张支架网眼；G. 进行第一次对吻扩张；H. 植入 LM-LAD 支架；I. LM-LAD 支架左主干部分充分后扩张；J. 再次交换 LCX 导丝；K. 进行第二次对吻扩张；L、M. 最终血管造影结果满意

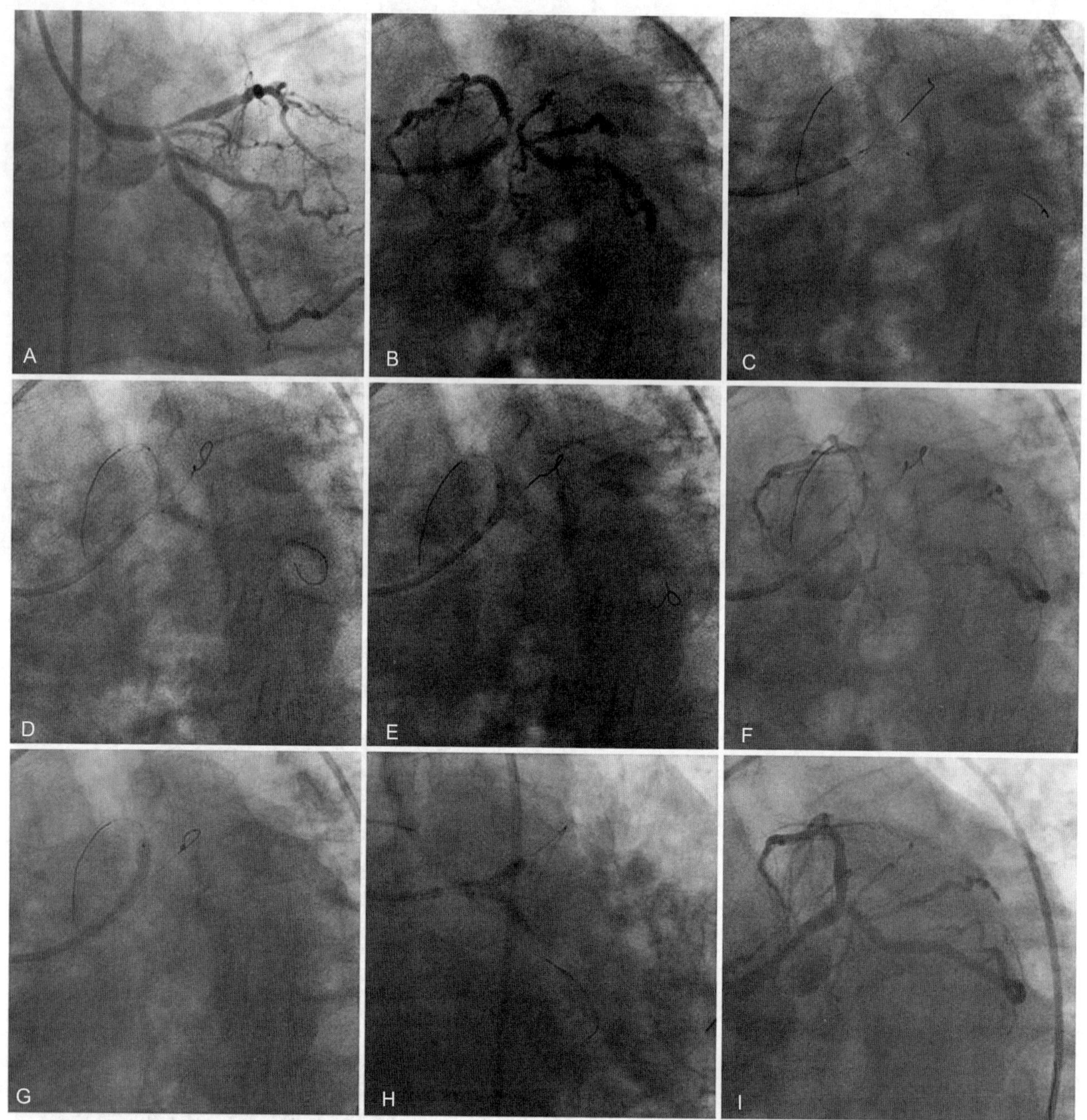

图 71-6-6　左主干分叉病变采用 T 型支架技术

A、B. 血管造影显示 LM 末端病变累及 LAD 和 LCX 开口，LM-LAD 和 LCX 之间的夹角约为 90°，以利于采用 T 型支架技术；C. LCX 预扩张；D. 在 LCX 中植入支架，使 LM 中 LCX 支架的突出部分最小，注意利用 LAD 和中间支的导丝辅助 LCX 支架进行精确定位；E. LCX 支架释放后，LAD 预扩张，同时挤压 LCX 支架在 LM 中的突出部分，便于 LAD 支架进入；F. 送入 LM-LAD 支架；G. LM-LAD 支架释放；H. 交换 LCX 导丝，最终对吻扩张；I. 最终血管造影显示结果满意

八、左主干支架内再狭窄

目前，还没有专门研究左主干支架内再狭窄（ISR）治疗方案的随机对照研究，现有的证据大多来自注册数据和观察性队列研究。在 CORPAL（Córdoba and Las Palmas）注册研究中，接受 PCI 治疗植入 DES 的无保护左主干患者，随访 9 个月，ISR 的发生率为 7%。主支血管（左主干/前降支）或回旋支开口或以上 2 支动脉均发生再狭窄的概率均等。造影显示，ISR 病变中，局灶性病变占 47%，弥漫性病变占 51%。79% 的 ISR 患者进行血管内超声检查（IVUS），结果显示 14% 的患者存在支架膨胀不全。除了 4 例患者，其余 ISR 患者均接受再次 PCI 治疗，其中 58% 的

患者接受单支架术，42% 的患者接受双支架术。随访 4 年，总的 MACE 发生率为 22%，与双支架术相比，单支架术具有更高的无 MACE 生存率（85% *vs.* 53%；$P < 0.05$）。同样，仅涉及一个分叉节段的 ISR 患者的 4 年无 MACE 生存率高于涉及多个分叉节段的 ISR 患者（84% *vs.* 47%；$P < 0.05$）。

在 MITO（Milan and New-Tokyo）注册研究中心，474 名接受 PCI 治疗并植入 DES 的无保护左主干患者中，92 名（19%）患者出现 ISR，其中 84 名（19%）接受再次 PCI 治疗（43 名患者仅行球囊血管成形术，41 名患者进一步植入 DES）。值得注意的是，局灶性回旋支狭窄常无症状，仅在血管造影随访时发现。在为期 2 年的随访中，球囊扩张成形的 MACE 发生率明显高于再次 PCI 并植入 DES（HR 2.75；95% CI 1.26 ～ 5.98；P=0.01）。

左主干 ISR 的另一个独立预测因子是 IVUS 测定的局部最小支架横截面面积。PCI 术后主支、两个分支及多边形汇合区域（POC）的最优面积已经逐步建立（图 71-6-7），并被证明与结果的明显改善相关。

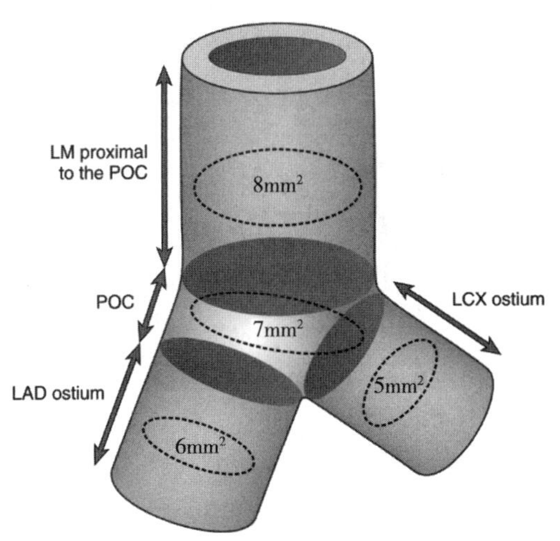

图 71-6-7　在韩国，LM 支架植入术后 2 年，通过分析不同冠状运脉节段横截面面积与 ISR 和主要不良缺血性事件相关性所得出的血管内超声最小管腔面积（MLA）的近似值

LAD. 左前降支；LCX. 左回旋支；LM. 左主干；POC. 多边形汇合区域

引自：Kang SJ，Ahn JM，Song H，et al，2011.Comprehensive intravascular ultrasound assessment of stent area and its impact on restenosis and adverse cardiac events in 403 patients with unprotected left main disease. Circ Cardiovasc Interv，4（6）：562–569

九、左主干血栓病变及围术期抗栓治疗

直接 PCI 是 STEMI 患者首选的血运重建策略，但由于大多数血运重建研究排除了左主干 STEMI 的患者，因此能获取的数据十分有限。不过即便如此，可以肯定的是，左主干血栓与其他部位血栓相比，会给患者带来更高的死亡风险。在 Acute Myocardial Infarction in Switzerland（AMIS）Plus 注册研究中，将 348 例 LM 血管的直接 PCI 患者与 6318 例非 LM 血管的直接 PCI 患者的研究结果进行比较，发现 LM 患者更容易出现心源性休克（12.2% *vs.* 3.5%；P= 0.001），且死亡率更高，特别是同时存在非 LM 冠心病时。此外，Patel 等利用英国心血管干预学会数据库，比较了 568 例无保护闭塞性左主干（TIMI 0/1 级和直径狭窄 > 75%）患者和 1045 例非闭塞性 LM 急诊患者的 3 年临床结果。与非闭塞性 LM 病变患者相比，闭塞性 LM 的 STEMI 患者围术期休克（57.9% *vs.* 27.9%；$P < 0.001$）和（或）主动脉球囊反搏支持（52.5% *vs.* 27.2%；$P < 0.001$）的可能性增加了 1 倍。闭塞性 LM 患者的院内死亡率（43.3% *vs.* 20.6%；$P < 0.001$）、术后 1 年死亡率（52.8% *vs.* 32.4%；$P < 0.001$）及术后 3 年死亡率（73.9% *vs.* 52.3%；$P < 0.001$）均明显升高。

尽管左主干血栓形成具有较高的死亡风险，但左主干 DES 治疗后的支架内血栓风险一直得到了较好的控制，最近的数据进一步减少了人们关于 DES 治疗无保护左主干安全性的担忧。几项大型的观察和随机研究显示，因无保护左主干而接受 DES 植入的患者在 1 ～ 3 年发生支架内血栓的概率在 1% ～ 2%。因此，延长双联抗血小板治疗时间对于预防 ULMCA 支架植入术后支架血栓形成可能是不必要的。不过，双联抗血小板治疗（DAPT）过早停用是支架内血栓形成的重要预测因素。在 GISE 的调查中，大多数死亡或心肌梗死事件发生在应用 DAPT 少于 6 个月的患者中，特别是在急性冠脉综合征的情况下。目前，使用 DES，尤其是新一代 DES 进行 PCI 术后 DAPT 的最佳持续时间仍然是一个极具争议的问题。在得到更多令人信服的数据之前，左主干 PCI 术后维持至少 1 年的 DAPT 仍是必要的。

十、腔内影像学和功能学评估

1. 血管内超声（IVUS） 虽然血管造影一直被认为是冠状动脉评估的金标准，但涉及左主干病变严重程度时通常具有挑战性，部分原因是缺乏对非病变参考段进行比较，除此之外，血管重叠、口部成角和畸形，以及前向短缩等，使得即使是最有经验的临床医师也难以准确评估左主干节段（图 71-6-8）。

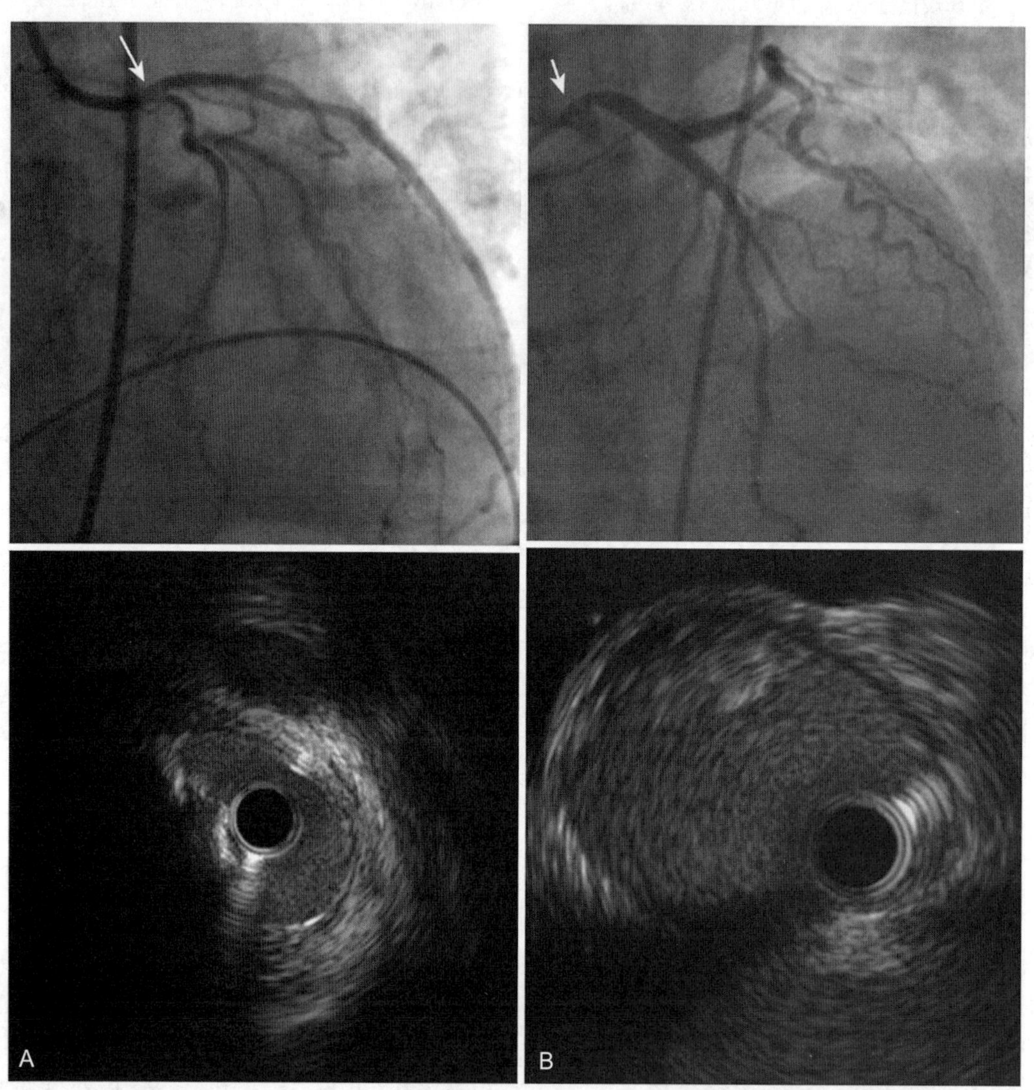

图 71-6-8 血管造影和血管内超声的差异

A. 冠状动脉造影显示左主干轴向模糊，无明显狭窄，血管内超声显示明显狭窄（MLA 为 $4.6mm^2$）；B. 冠状动脉造影显示潜在的口部病变，血管内超声检查显示无明显病变（MLA 为 $8.6mm^2$）

Akiko Maehara 供图

IVUS 在 LM 病变 PCI 术前、术后均有重要作用。在 PCI 术前，IVUS 可用于客观评估狭窄严重程度、病变范围（包括边支受累）、管腔大小、斑块分布和钙化情况。Abizaid 等首次强调了血管造影和 IVUS 评估病变严重程度之间缺乏相关性。他们还证明了最小管腔直径（MLD）在预测未来缺血性不良事件中的重要性。Jasti 等定义了 LM 病变 MLD $<$ 2.8mm，最小管腔面积（MLA）$<$ $5.9mm^2$，是预测 FFR $<$ 0.75 最有价值的参数。随后的研究试图进一步确定 IVUS 的 MLA 临界值，以安全地指导 LM 血运重建决策制订过程。LITRO 是一项多中心前瞻性研究，验证了 IVUS 推导出的 $6mm^2$ 的临界值作为 MLA 的安全参数，以指导中度 LM 病变的血运重建。研究共纳入 354 例患者，其中

179 例 LM 的 MLA ≥ 6mm^2 的患者接受了药物治疗，152 例 LM 的 MLA < 6mm^2 的患者接受了血管重建（45% 接受 PCI 治疗，55% 接受 CABG 治疗）。两组患者 2 年心脏死亡率和心肌梗死发生率无明显差异。目前，最佳的MLA临界值仍存在争议，MLA 值为 4.8mm^2 在亚洲队列研究中心也显示出临床效用。

除了评估中度病变，IVUS 在介入指导 LM 手术过程中也扮演着重要角色，包括支架直径和长度的选择，斑块祛除的需求，以及技术选择，如临时和计划的双支架术式。植入 LM 支架后，IVUS 可用于评估斑块相对于分叉脊的移位、多边形汇合区域（POC）的几何变形和支架后扩张的优化。支架扩张不理想是 LM-PCI 术后支架内血栓形成和再狭窄的最重要因素。支架膨胀不全在双支架术中更常见，尤其是在 LCX 开口，这也在一定程度上解释了该部位较高的 ISR 发生率的原因。建议的 MSA 临界值如图 71-6-7 所示，Kang 等评估了 IVUS 指导下 LM 病变的最佳支架面积，以预测 SES 植入后的血管造影 ISR。PCI 术后最佳的预测 ISR 的节段 MSA 值为 LM 轴向 8.2mm^2，POC 7.2mm^2，LAD 口部 6.3mm^2，LCX 口部 5.0mm^2（如果 LCX 口部未植入支架，则为 4.0mm^2）。支架在这些位置膨胀不全是 2 年 MACE 的独立预测因子，特别是再次血运重建。Park 等报道，IVUS 引导下左主干支架植入患者的长期死亡率明显低于单纯血管造影。

2. 血流储备分数（FFR）　是冠状动脉狭窄生理评估的金标准，来自非左主干冠心病的随机对照研究 DEFER、FAME Ⅰ和 FAME Ⅱ试验的数据表明，在处理单支或多支血管病变时，FFR 指导的血管重建策略与血管造影相比具有更好的临床预后结果。Hamilos 等在 215 例冠状动脉造影不确定的 LM 狭窄病例中评估了基于 FFR 的左主干血运重建策略的长期临床预后。该研究 FFR ≥ 0.80 的患者采用药物治疗（非手术治疗组；n=138），FFR < 0.80 的患者行 CABG 治疗（手术治疗组；n= 5）。两组患者 5 年生存率相似（非手术治疗组 89.8%，手术治疗组 85.4%；P=0.48）。非手术治疗组和手术治疗组的 5 年无事件生存率（包括死亡、心肌梗死和血运重建）分别约为 74.2% 和 82.8%（P=0.50）。在直径狭窄< 50% 的患者中，有 23% 的患者在血流动力学上的下降是明显的。本研究确立了 FFR 策略在血管造影不确定时的指导价值。

虽然 FFR 可用于评估孤立的 LM 病变的生理学严重程度，但是应该认识到 FFR 在 LM 合并多血管病变患者中的局限性。由于冠状动脉远端任何一个节段的病变都可能影响 LM 节段的 FFR 测量值，因此如果将传感器仅置于左主干末端，高度狭窄的 LAD 或 LCX 则可能会人为地增加 LM 节段的 FFR 测量值。在这种情况下，应该从 2 个分支分别进行 FFR 回撤，以明确 LM 远端和 2 个分支开口交界区病变的严重情况。或者，如果传感器放置在无严重病变的分支，则 LM 段的 FFR 的测量值在另一分支下游存在严重病变时可能会被低估。FFR 也可用于确定临时支架术后血管狭窄的 LCX 口部的功能意义，特别是当口部狭窄> 75% 时。

十一、小结

左主干病变患者的血运重建决策是复杂的，需要通过非侵入性和侵入性检查进行适当的病变评估，并使用如解剖 SYNTAX Ⅱ评分等预后工具进行风险分层，同时进行正式的多学科心脏小组讨论。目前，临床试验的证据和广泛的经验表明，支架植入的效果、死亡率和并发症均优于冠状动脉旁路移植术，特别是在病变复杂程度低至中度的患者，这可能促使更多介入心脏病学专家选择 PCI 为左主干患者进行血运重建。今后，将更先进的设备与专业技术、影像支持及辅助药物有机结合，可进一步提高这些复杂病变 PCI 的成功率，改善远期临床预后。

（蒋　峻　王贺阳）

第七节　慢性完全闭塞病变介入治疗

冠状动脉慢性完全闭塞性病变（chronic total occlusions，CTO）是指冠状动脉血流中断持续时间超过3个月的病变。CTO在确诊的冠心病患者中的发生率为18.4%，在接受冠状动脉造影检查的患者中，其发生率为15%～30%；而在既往有冠状动脉旁路移植术（cardiac artery bypass graft，CABG）史的患者中，CTO的发生率更是高达89%。CTO病变成功行血运重建可有效缓解患者心绞痛症状，改善心肌缺血和左心室功能，提高患者的运动耐量，避免行CABG，并可改善临床预后。由于介入治疗成功率较低，这类病变被称为冠状动脉介入治疗“最后的堡垒”。近年来，随着冠状动脉介入治疗医师经验的积累，以及CTO专用器械的不断涌现，CTO介入治疗的手术成功率明显提高，富有经验的术者成功率甚至超过90%，接近非闭塞病变手术的成功率。但由于CTO本身病变的复杂性和个体差异大，使其在手术过程中不良事件发生率高。因此，有必要全面熟知CTO的病理改变、器械性能及手术方式，只有这样才能在手术中随机应变，在避免并发症的同时，更快、更好的治疗CTO。

一、CTO的病理改变

CTO病变由最开始的急性事件演变而来。急性期由于动脉粥样硬化斑块的破裂，血栓形成，闭塞血管腔。随着时间的推移，富含胆固醇脂质的斑块逐渐被胶原替代，并且逐渐出现钙化，最终演变成混合有疏松和致密结缔组织的纤维钙化性闭塞结构。近端和远端有坚硬的纤维帽，中间为疏松组织，伴有血管的负性重构。由于受到血流剪切力的作用较小，闭塞远端纤维帽密度明显小于近端纤维帽。在CTO病变的早期，以纤维组织为主，伴有微通道形成。这些微通道平均直径约为200μm，且多位于通向血管外小边支或滋养血管；少部分通向闭塞段的远端。CTO病变晚期钙化病变增多，病变更加致密，微通道逐步减少。认识CTO的病理特点有助于我们深刻理解CTO的各种操作，例如：①闭塞远端纤维帽密度明显小于近端纤维帽是逆向技术的病理学基础；②微通道的存在是亲水涂层导丝，如Fielder XT导丝设计的理论基础；③疏松组织是内膜寻径技术的理论基础；④锥形样闭塞的CTO相对容易，是因为其存在疏松组织，密度相对较小；⑤血管存在负性重构会导致通过造影选择支架偏小，IVUS指导下的支架选择可能更加准确。

二、CTO病变介入治疗的适应证和禁忌证

（一）CTO病变介入治疗的适应证

对于CTO病变的PCI适应证目前仍存在争议。总的来说，CTO病变介入治疗指征主要包括：①优化药物治疗仍不能控制的心绞痛；②无创性检查提示有大面积的缺血心肌；③冠状动脉造影显示血管和病变的解剖形态适用于介入治疗。

（二）CTO病变介入治疗的禁忌证

CTO病变的PCI没有绝对的禁忌证，但需要对开通CTO病变的获益及风险、手术的成功率、完全血运重建的可能性，以及患者的心脏功能、肾功能等全身情况进行综合评价。CTO病变介入治疗的相对禁忌证主要包括以下几点。

（1）冠状动脉造影提示的相对禁忌证：①CTO病变远端血管的直径＜2.0mm；②CTO病变闭塞段长且合并重度钙化；③CTO病变闭塞远段血管无侧支循环；④CTO病变开通的可能性较低；⑤CTO病变介入治疗发生并发症的可能性高；⑥多支血管CTO病变。此类患者应首选CABG，但是对于有CABG禁忌证或患者不接受CABG时可试行PCI术。

（2）未经纠正的严重左心功能不全。对于临床有严重左心功能不全的患者应先予以药物治疗和（或）左心室辅助装置（如IABP、ECMO、Impeller等），待一般情况稳定和心功能改善后再行PCI治疗。

（3）合并重度肾功能损伤［估测的肾小球滤过率＜30ml/（min·1.73m^2）］。

三、CTO病变影像学评估

仔细反复阅读冠状动脉造影图像是CTO病变介入治疗的基石。绝大部分CTO病变在进行介入治疗前，均需要多角度双侧冠状动脉造影。对于具有良好同侧侧支血管的CTO病变，为减少介入治疗过程中正向推注造影剂对靶血管的损伤，推荐进行双侧冠状动脉造影或经同侧侧支血管进行超选择性血管造影。对于既往介入治疗尝试失败或具有复杂解剖结构（如严重迂曲、开口起源异常、

起始部完全闭塞）的 CTO 病变，推荐在再次介入治疗前尝试进行冠状动脉 CT 检查。

CTO 病变的影像学评估需重点关注 CTO 病变近端（残端形态、闭塞端是否存在较大分支血管）、CTO 病变体部（钙化、迂曲、闭塞段长度）及 CTO 病变远端（远端纤维帽形态、闭塞远端是否存在较大分支血管或闭塞远端是否终止于分叉病变处、闭塞段以远血管是否存在弥漫性病变）的解剖结构。除此之外，我们还应认真评估是否存在可利用的侧支血管。需重点关注侧支血管的来源、管腔直径、迂曲程度、侧支血管与供/受体血管角度、侧支血管汇入受体血管后与闭塞远端的距离等。如果侧支血管的供体血管存在可能在逆向介入过程中影响血流或发生急性闭塞的病变，在进行逆向介入治疗前，应先行处理该病变。

评价 CTO 病变评分体系很多，而采用不同评分影响 CTO 病变的手术策略。J-CTO 评分是目前使用最广泛的一个评分系统，主要评价手术开通成功的可行性。评分系统包括之前 CTO-PCI 尝试失败、重度钙化、闭塞段扭曲＞45°、钝性末端、闭塞段长度＞20mm 等。J-CTO 0、1、2 和≥3 分别定义为容易、中等、难和非常难四个级别。

四、血管入路及指引导管的选择

选择桡动脉入路还是股动脉入路应该基于对病变特点的判断，如果病变复杂需要强支撑指引导管或复杂技术需要大管腔指引导管，那么选择股动脉入路可以避免不必要的麻烦。除此以外，血管入路的选择还需要结合个人经验和喜好，对于熟悉股动脉入路的术者，不应强求使用桡动脉入路进行 CTO-PCI，而对于熟悉桡动脉入路的操作者，则可选择双侧桡动脉作为血管入路，但前提是桡动脉能够满足完成手术所需的指引导管的尺寸要求。

选择合适的血管入路后，接着需要选择合适的指引导管。指引导管的选择同样应该基于对病变特点的判断和个人经验。由于 CTO 属于高阻力病变，大部分病例需要选择强支撑指引导管（如 7F，甚至 8F），以保证器械的通过性，而使用血管内超声及双腔微导管对指引导管内腔的要求也是选择指引导管应该考虑的因素。在保证同轴性的前提下，推荐尽量选用主动支撑力强的指引导管，左冠状动脉建议选用 EBU、XB、Amplatz 等指引导管。对于右冠状动脉，建议选用 Amplatz、XB RCA 等指引导管。使用 ADR 器械时，推荐使用 7F 或 8F 指引导管。带侧孔的指引导管有利于减少冠状动脉缺血、推注造影剂所致冠状动脉损伤的发生。

五、闭塞病变通过导丝的选择

如何通过闭塞病变是 CTO-PCI 的主要挑战，也是 CTO-PCI 最复杂、精彩的部分。短直的闭塞病变可使用 Conquest 系列穿刺导丝，而较长或迂曲的病变则可考虑 Miracle 和 Pilot 系列导丝钻探通过闭塞段，而有微通道的病变可以使用 Fielder XT 系列导丝寻径通过，操作者可以根据病变特点和个人经验选择使用。

不管选择何种导丝，也不管是正向还是逆向技术，通过 CTO 体部前应该尽一切可能了解掌握 CTO 段的走行，以此指导导丝行进的方向，减少冠状动脉穿孔的概率。

对于走行不清晰的闭塞段，可以考虑 Knuckle 导丝技术，该技术在提高通过率的同时，由于是通过钝性分离的机制前行，导致血管穿孔的可能性较小。但是，Knuckle 导丝技术导致内膜下血肿范围较大，因此会增加后续操作的难度，在使用前需要对其优劣进行综合评估（表 71-7-1）。

表 71-7-1 国内 CTO-PCI 常用导引钢丝

类别	名称	多聚物涂层	锥形头端直径（in）	头端硬度（g）	生产厂家
低穿透力	Fielder XT	Y	0.009	0.8	Asahi Intecc
	Fielder XT-R	Y	0.010	0.6	Asahi Intecc
	Fielder XT-A	Y	0.010	1.0	Asahi Intecc
	Pilot 50	Y	N	1.5	Abbott Vascular
	Gaia First	Y	0.010	1.7	Asahi Intecc
	Gross-it 100 XT	Y	0.010	2.0	Abbott Vascular
中等程度穿透力	Pilot 150	Y	N	2.7	Abbott Vascular
	Pilot 200	Y	N	4.1	Abbott Vascular
	Miracle 3	N	N	3.0	Asahi Intecc
	UltimateBros 3	N	N	3.0	Ahahi Intecc
	Gaia Second	N	0.011	3.5	Asahi Intecc
	Cross-it 200	N	0.011	3.0	Abbott Vascular
高穿透力	Conquest Pro	N	0.009	9.0	Asahi Intecc
	Conquest Pro 12	N	0.009	12.0	Asahi Intecc
	Gaia Third	N	0.012	4.5	Asahi Intecc
	Progress 200T	N	0.009	13.0	Abbott Vascular
	Miracle 12	N	N	12.0	Asahi Intecc
	ConquestPro 8-20	N	0.008	20.0	Asahi Intecc

注：CTO. 慢性完全闭塞；PCI. 经皮冠状动脉介入治疗；1in=2.54cm。

六、CTO-PCI 初始策略制订

（1）对于有锥形残端的 CTO 病变，初始策略推荐正向介入治疗。对于无锥形残端或解剖结构不明确的 CTO 病变，如果有可能，可在 IVUS 指引下进行正向介入治疗。

（2）直接正向夹层再进入（antegrade dissection re-entry，ADR 技术：用于既往正向介入治疗尝试失败、侧支血管条件不佳或既往逆向介入治疗失败，且闭塞段以远血管无严重弥漫性病变、着陆区（landing zone）不累及较大分支血管、闭塞段长度＞ 20mm 的情况（图 71-7-1）。

（3）对于不适合正向介入治疗的 CTO 病变，如果存在可利用的侧支血管，可采用直接逆向介入治疗策略。

重回真腔技术（ADR技术）

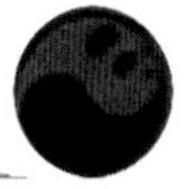

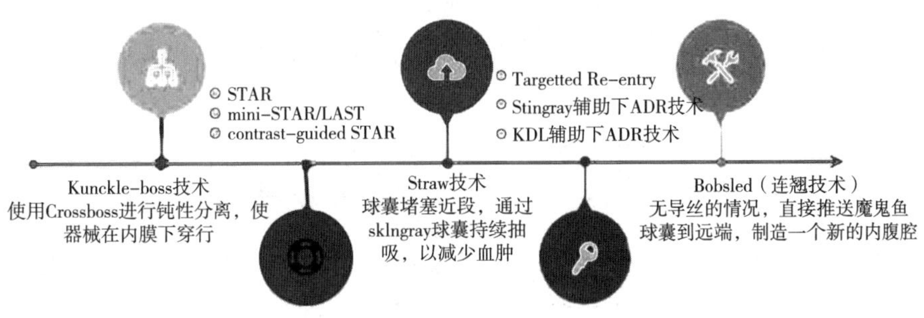

图 71-7-1　直接正向夹层再进入技术

七、CTO-PCI 进程中的策略调整

CTO-PCI 进程中策略调整的关键在于及时的策略转换。如果正向导引钢丝未能成功通过闭塞段，可考虑 ADR 技术或平行导引钢丝技术。为提高平行导引钢丝技术的成功率，可考虑使用双腔微导管介导的平行导引钢丝技术。但如果闭塞段以远血管存在严重弥漫性病变，平行导引钢丝技术、ADR 技术成功率通常都不高，如存在可利用的侧支血管，建议早期启动逆向介入治疗。对于复杂 CTO 病变，单纯正向、单纯逆向策略有时很难成功，提倡正向尝试失败后早期启动逆向技术，或直接进行逆向介入治疗部分病例可联合使用 ADR 技术。

八、正向 CTO-PCI 技术

1. *正向导引钢丝选择及更替*　对存在锥形残端的 CTO 病变，建议起始选择锥形头端设计、有多聚物涂层的低至中等程度穿透力导引钢丝。如初始导引钢丝未成功通过闭塞病变，建议升级为中等程度穿透力导引钢丝。如上述导引钢丝仍无法通过闭塞病变，可升级至高穿透力导引钢丝。对于无明显残端的 CTO 病变，如闭塞近端存在合适的分支血管，建议通过 IVUS 指导近端纤维帽穿刺。可首先使用中等程度穿透力导引钢丝，如失败则建议使用高穿透力导引钢丝。高穿透力导引钢丝通过近段纤维帽后，如果闭塞段较长或者行走路径不清时，可将其更换为中等程度穿透力导引钢丝（step down），部分病例当导引钢丝在进入远端纤维帽时，需使用操控性能较佳的高穿透力导引钢丝（step up）。对于严重钙化、迂曲、长段闭塞病变，谨慎使用 Gaia 系列导引钢丝。

2. *正向导引钢丝技术*　正向介入治疗时，如闭塞段较短，建议首先使用导引钢丝更替技术。如闭塞段较长或导引钢丝更替技术失败，且闭塞段以远血管无弥漫性病变、着陆区不累及较大分支血管时，可考虑 ADR 技术。部分病例，可在 IVUS 指导下，操控导引钢丝由假腔进入真腔。如无法进行 ADR 技术，可尝试使用平行导引钢丝技术或逆向导引钢丝技术。正向导引钢丝技术失败时，如存在可利用的侧支血管，建议及早启动逆向介入治疗（图 71-7-2）。

3. *导引钢丝通过后器械通过受阻/球囊无法扩张的处理*　确认导引钢丝位于远端血管真腔后，如遇到器械前送困难，可采用指引导管主动深插技术、球囊锚定技术（近端存在较大分支时）、Buddy 导引钢丝技术、子母导管技术、联合使用 Guidezilla 导管、使用小球囊扩张闭塞病变、准分子激光、冠状动脉斑块旋磨术等方法。对于球囊无法扩张的病变，可尝试使用准分子激光、冠状动脉斑块旋磨术等方法。

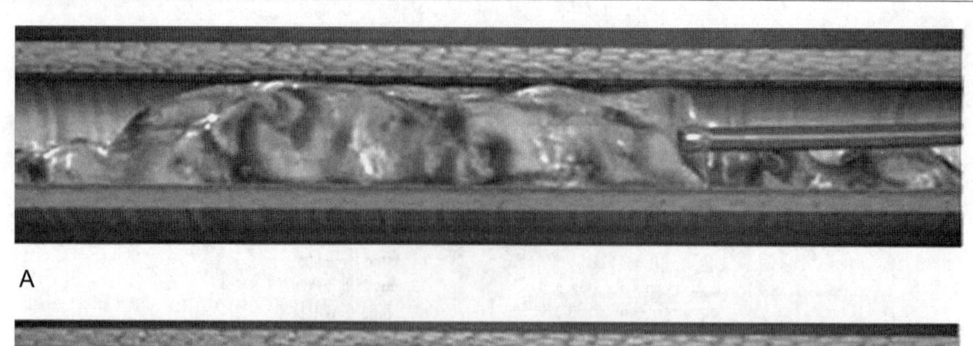

A

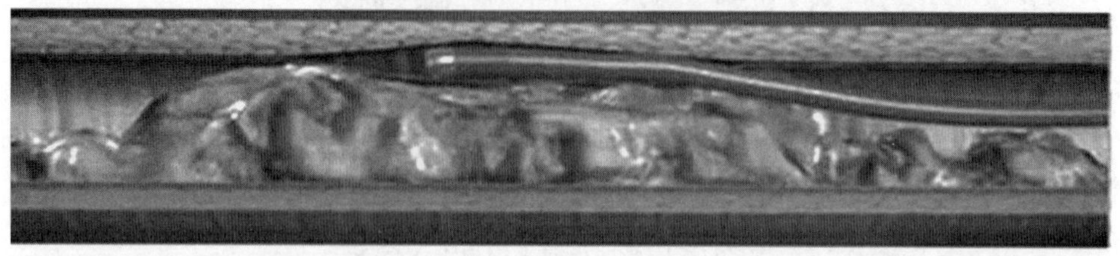

B

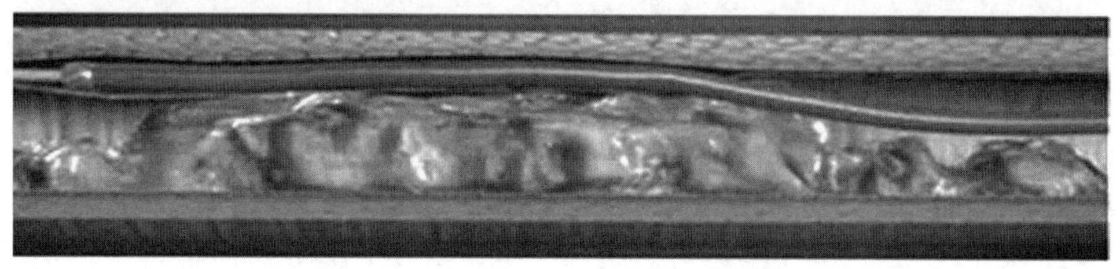

C

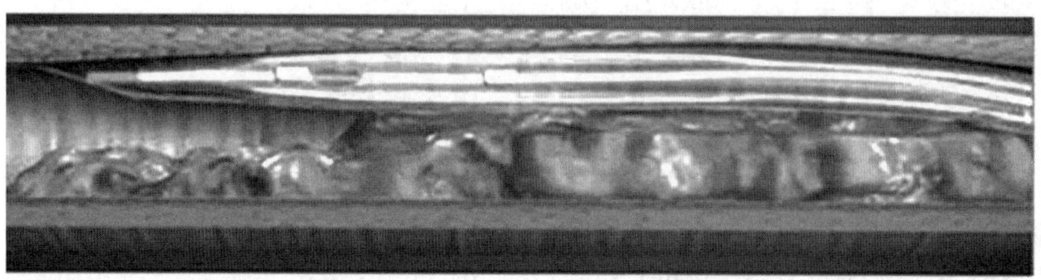

D

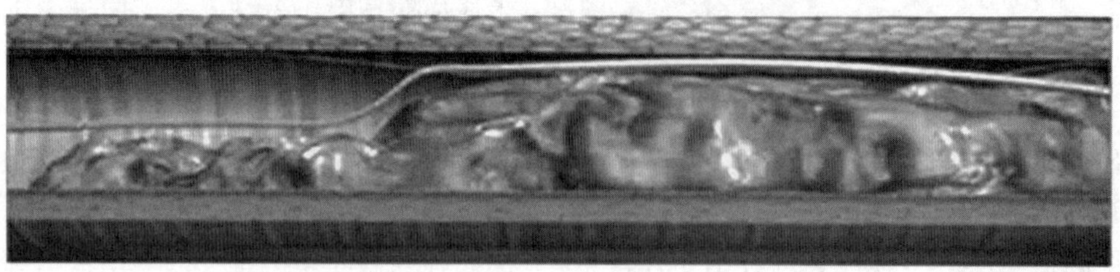

E

图 71-7-2 正向 CTO-PCI 技术

九、逆向 CTO-PCI 技术

1. 逆向导引钢丝选择及操控

（1）侧支血管的选择：逆向介入治疗通常首选间隔支，但发育良好的心外膜侧支血管也可谨慎使用。部分冠状动脉旁路移植术后的患者，也可使用大隐静脉桥血管。

（2）通过侧支血管的导引钢丝的选择：通常选择头端较软、触觉反馈及扭矩传递较佳的导引钢丝，代表性导引钢丝为 Sion。当侧支血管严重迂曲，Sion 导引钢丝无法通过时，若管腔较细，可尝试使用 Fielder XT-R 导引钢丝，但术者需谨慎操作，以防进入不可视分支血管。如果侧支血管粗大，可使用 Sion Black 导引钢丝。对于极端迂曲的侧支血管（方便面样侧支），推荐选用 SUOH 3 导引钢丝。操控导引钢丝通过侧支血管时应以旋转导引钢丝为主，切勿用力推送，以免造成侧支血管损伤。部分间隔支侧支血管可以通过冲浪技术操控导引钢丝使其通过，但心外膜侧支血管禁忌。为避免损伤侧支血管，操作者应在高选择造影指引下操控导引钢丝。进行超选择性造影前，操作者务必要从微导管内抽出回血，以防损伤侧支血管。

（3）侧支血管受损的处理：绝大部分间隔支受损不会引起严重后果，仅需密切观察即可，部分患者间隔支受损后出现较大血肿或穿孔后，可能导致血流动力学不稳，应及时进行栓塞及对症治疗。心外膜侧支血管一旦受损，常会导致心脏压塞，操作者应积极处理，及时进行栓塞治疗。如果闭塞病变已被开通，操作者不仅要从供体血管侧进行栓塞，同时还要从靶血管侧进行栓塞治疗。部分侧支血管受损，通过微导管长时间负压吸引有时也能奏效。

（4）通过侧支血管后的导引钢丝的选择：根据超声造影显示的远端纤维帽形态选择不同类型的导引钢丝。如果 CTO 病变远端纤维帽呈锥形头端，建议使用低等或中等程度穿透力导引钢丝；如果远端纤维帽呈钝形头端或上述导引钢丝无法通过远段纤维帽时，建议升级至使用中等程度或高穿透力导引钢丝。

2. 微导管选择　选用 150cm 微导管，如 Corsair、Finecross 等，部分病例因侧支血管走行距离较长，需使用 90cm 指引导管。

3. 常用逆向导引钢丝技术　逆向导引钢丝主要包括逆向导引钢丝通过技术、正逆向导引钢丝对吻技术、控制性正向和逆向内膜下寻径（controlled antegrade and retrograde subintimal tracking，CART）技术、反向 CART 技术。逆向导引钢丝通过技术、正逆向导引钢丝对吻技术主要适用于闭塞段长度较短的情况，如果尝试失败，建议尽早采用反向 CART 技术。如果闭塞段长度较长、迂曲、预期闭塞段内解剖结构复杂，逆向导引钢丝通过技术或对吻技术的成功率较低，为了提高手术效率和成功率，建议及早进行反向 CART 技术。迂曲、钙化病变常规导引钢丝操作技术有可能导致血管穿孔，必要时可采用 Knuckle 技术。

4. 导引钢丝的体外化　目前推荐采用 330cm RG 3 导引钢丝进行体外化，如遇到逆向导引钢丝送入正向指引导管困难，或逆向微导管无法送入正向指引导管，建议及早采用主动迎接技术（active greeting technique，AGT），即以子母导管、Guidezilla 导管正向迎接逆向导引钢丝进入正向指引导管。部分病例（如右冠状动脉起始部完全闭塞、左主干起始部完全闭塞病变等）亦可采用抓捕器或自制抓捕器捕捉逆向导引钢丝完成导引钢丝体外化。在介入治疗过程中及退出 RG 3 导引钢丝时需使用微导管尽量覆盖侧支血管，以免导引钢丝对其产生切割，同时应避免逆向指引导管损伤冠状动脉开口。

十、CTO-PCI 失败

对于 CTO 术者来说，何时终止手术非常重要，以免发生严重并发症。当有以下情况时，可考虑停止手术：手术时间＞ 3 小时；造影剂量超过 4 倍 eGF；放射线剂量＞ 5Gy。初次手术失败的病变可以 6 ～ 8 周后再次尝试。但再次尝试需要操作者与患者仔细评估，必须要考虑到症状的严重程度、再次手术成功的可能性、并发症的风险和患者的意愿。

十一、总结

对于 CTO 病变而言，完善的 CTO 团队、详尽的术前评估、合适的策略选择，以及术中及时的策略调整、导丝的选择和使用等，对于 CTO 病变成功开通都至关重要。CTO 团队只有认真做好每一步，才能最大程度的提高 CTO 病变开通的成功率，在实际临床工作中，既要遵循 CTO 介入治疗的标准流程，也要根据实际情况随时调整治疗策略，做到真正的 CTO 病变个体化介入治疗，最终在确保手术安全性的前提下，使患者的获益最大化。

（蒋　峻　刘亚斌）

第八节 分叉病变介入治疗

冠状动脉分叉病变（简称分叉病变）在冠状动脉介入治疗（percutaneous coronary intervention，PCI）中较为常见，占介入治疗病例的15%～20%，分叉病变的手术有较高的围术期及远期不良事件发生率，因此介入治疗极具挑战性。在处理分叉病变的过程中，采取合理的处理策略及恰当的技术细节，有利于改善患者的临床预后。

一、分叉病变的定义与分型

欧洲分叉病变俱乐部（European Bifurcation Club，EBC）对分叉病变的定义是：冠状动脉病变邻近或累及较大分支口部，分支血管对于该患者有明显的功能价值（与症状有关、存在大量存活心肌、提供侧支循环及对左心功能意义重大等），在介入治疗过程中不可以丢失。可见，该定义强调了受累分支功能上的重要性。

分叉病变的分型主要依据病变在分叉部位的解剖分布，常用的有Medina、Duke、Sanborn、Lefevre、Safian、Syntax、Movahed 和 Staico-Feres分型。其中，Medina分型（图71-8-1）广泛用于临床，其分型简单，容易记忆，同时也包含了其他分类法所提供的部分信息。Medina分型也是欧洲分叉俱乐部推荐的分叉病变的分型之一。需要指出的是，指导PCI的过程中Medina分型的优势在于简便实用，但仍需结合其他解剖因素，包括主支与分支的角度、分支病变长度、分支直径、TIMI血流、局部钙化、斑块分布及溃疡等因素，综合评估选取最佳治疗策略。

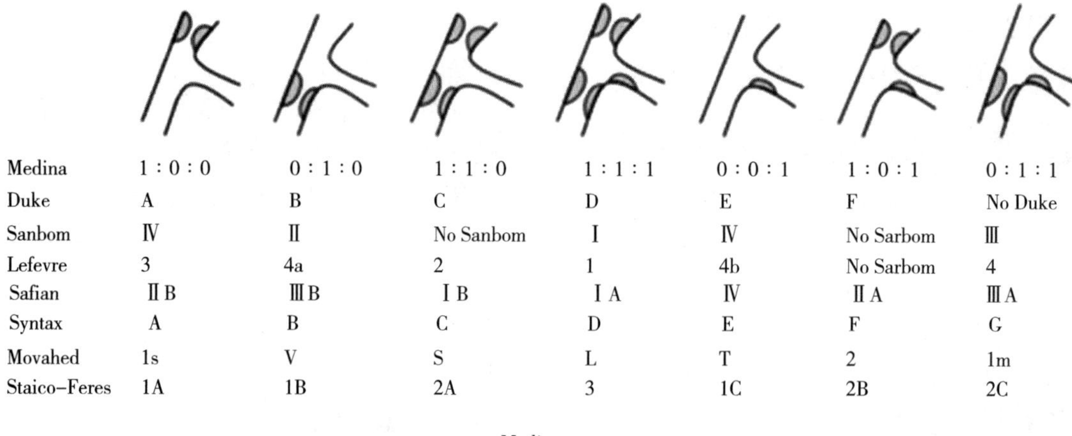

Medina 1：0：0 0：1：0 1：1：0 1：1：1 0：0：1 1：0：1 0：1：1
Duke A B C D E F No Duke
Sanbom Ⅳ Ⅱ No Sanbom Ⅰ Ⅳ No Sarbom Ⅲ
Lefevre 3 4a 2 1 4b No Sarbom 4
Safian ⅡB ⅢB ⅠB ⅠA Ⅳ ⅡA ⅢA
Syntax A B C D E F G
Movahed 1s V S L T 2 1m
Staico-Feres 1A 1B 2A 3 1C 2B 2C

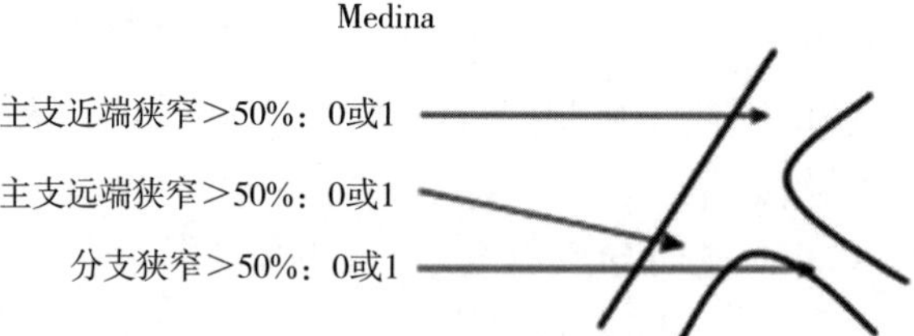

图71-8-1 分叉病变的常用分型

二、分叉病变的处理策略

分叉病变的处理策略可分为简单策略和复杂策略。简单策略是指主支支架覆盖分支，必要时行分支支架植入术；复杂策略是指在PCI前就决定在主支和分支血管内分别植入支架的技术，即双支架植入术。

截至目前，一系列的随机对照研究对分叉病变的简单策略与复杂策略进行了比较（图71-8-2），结果显示与简单策略相比，双支架植入术的临床终点（包括心源性死亡、靶病变血运重建及支架内血栓）并无明显获益，其中Nordic研究随访5年，两组之间主要心脏不良事件仍无明显差异。COBIS Ⅱ注册研究发现，在非左主干分叉病变中双支架复杂术式不增加心源性死亡、心肌梗死，以及靶病变失败率（$P > 0.05$）；而在左主干分叉病变中双支架复杂术式增加心源性死亡、心肌梗死，以及靶病变失败率（$P < 0.05$）。当前大量的数据均支持简单支架策略具有一定的优势，因此欧洲分叉病变俱乐部推荐：必要时分支支架植入术应作为大多数分叉病变的优先选择。

尽管如此，仍有部分患者需要考虑复杂支架术式。DEFINITION 研究根据冠状动脉造影是否涉及左主干末端分叉和分支开口严重性（狭窄程度及病变长度），结合其他解剖结构（包括钙化、血栓、分叉角度、多发病变、主支血管参考直径及病变长度等），将分叉病变分为简单分叉及复杂分叉，结果发现复杂分叉病变的双支架术式可降低住院期间 1 年 MACE 心脏性死亡（$P < 0.05$），而简单分叉的 2 种术式间 1 年 MACE 无明显差异，提示分叉病变的解剖复杂程度可能对介入策略的选择及其预后具有一定的影响。对此参考欧洲分叉病变俱乐部推荐，对于大的分支伴有延伸到分支内的严重开口病变，采取双支架策略似乎更加合理，而且对于大的分支，通过非常具有挑战性的病例，一旦导丝通过，应首先考虑分支植入支架。

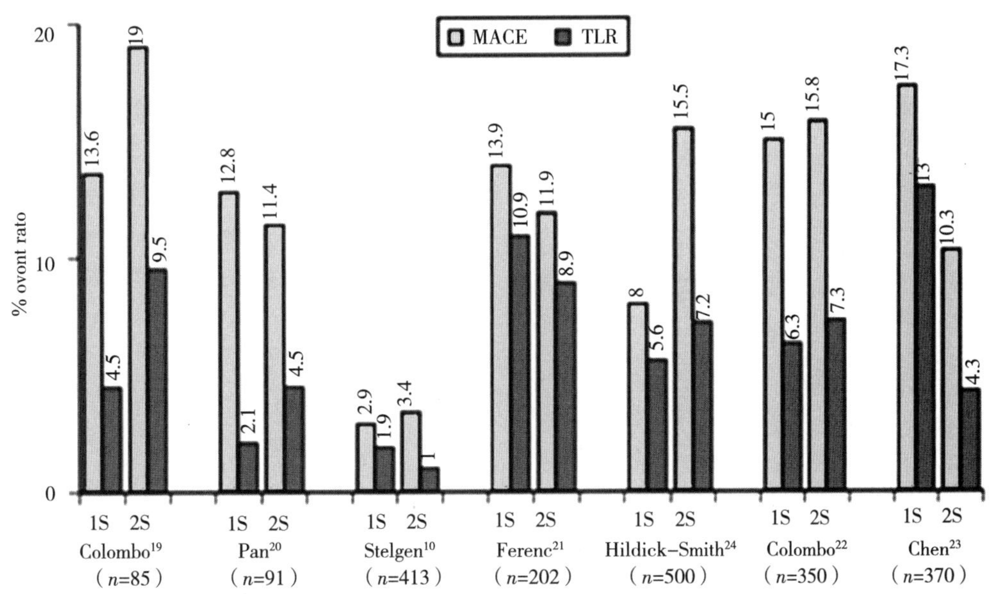

图 71-8-2 分叉病变的简单策略与复杂策略对比的随机对照研究

三、分叉病变的技术细节

（一）简单策略的技术问题

1. 分支保护方法

（1）分支导丝保护：分支预先植入导丝防止支架植入后分支闭塞是非常有必要的保护性措施，而且支架植入后受压的分支导丝使得主支与分支间角度加大，易于导丝再次穿过分支。

（2）分支球囊保护：即主支支架释放前，通过分支保护导丝预置一个小球囊（直径为 1.5～2.0mm），主支支架释放后，撤出分支球囊（扩张或不扩张），需要强调在这种情况下主支支架结构可能变形，因此必须在主支支架后扩张，以保证支架贴壁良好。

2. 分支预处理　在简单策略中，主支支架植入前分支是否进行预扩张是一个争论较多的问题，直到现在也没有足够的数据说明这一问题。分支球囊预扩张的优势在于增加了分支开口面积，从而避免分支导丝再进入及分支后扩张；如果确实需要分支导丝再进入，预扩张后，分支导丝再进入的成功率得以提高。但是不利之处在于分支的预扩张增加了分支开口夹层的风险，进而增加了分支导丝再进入夹层的可能性，分支开口夹层增加了分支植入支架的概率。另外，主支支架植入后分支开口夹层如果不能被主支支架金属丝覆盖，则增加了未来分支再狭窄的风险。对此，欧洲分叉病变俱乐部推荐，在大多数情况下，可能不需要对分支进行预处理；在某些情况下，建议对边支进行预处理，如弥漫狭窄、严重钙化等。

对于分支预处理，除了球囊预扩张，还包括切割球囊及旋磨治疗的应用，其优势在于增加分支开口面积的同时，减少斑块移位，降低支架植入后分支闭塞率。这两种方法并非临床常规应用，尤其是分支旋磨预处理，临床获益还有待于进一步研究，但在分支开口严重钙化可作为预处理的选择之一。

3. *主支支架植入后对吻扩张* 分叉病变主支植入支架后分支开口造影狭窄非常常见，引起这一现象的机制包括痉挛、血栓、支架小梁作用、斑块移位及分叉脊移位等。一旦出现分支开口狭窄，在 TIMI 血流 3 级的情况下，对其缺血意义的判断应为指导下一步治疗的关键。近年来对主支支架后分支血管的 FFR 研究发现，冠状动脉造影分支开口的狭窄程度与 FFR 缺血临界值(＜0.75 或 0.80）有很大异质性，即冠状动脉造影常高估分支开口狭窄的缺血意义。

对于主支支架后分支血管是否需要常规对吻后扩张，目前仍存在一定的争议。支持的理论依据包括对吻后扩张，有利于分叉局部解剖结构恢复、主支支架近端良好膨胀、促进“拘禁”支架小梁的贴壁，以及对分支开口病变的改善等。不利之处在于增加操作复杂性，可能导致分支开口夹层、主支支架变形等。为了探讨这一技术对预后的影响，Nordic Ⅲ研究一共入选了 477 例分叉病变行主支单支架处理患者，随机分为对吻扩张组和非对吻扩张组，随访 6 个月，发现两组的 MACE（包括心源性死亡、非手术操作相关性心肌梗死、靶病变血运重建或支架内血栓）事件发生率相似，分别为 2.1% 和 2.5%（*P*=1.0）。因此欧洲分叉病变俱乐部推荐，对于分叉病变采取单支架术式患者，主支支架植入后并不需要常规对吻球囊后扩张，只有在造影分支开口病变严重（直径狭窄＞75% 或 TIMI 血流＜3 级）的情况下，可以考虑对吻后扩张。

4. *必要时分支支架策略* 大的分叉病变，一旦主支植入支架对吻扩张后出现分支夹层或血流受损，提示需要分支植入支架，具体术式应根据操作者的经验水平及患者的局部解剖特点，采取 T-stenting 术式、TAP（T-stenting and protrusion）术式、internal mini-CRUSH 或 CULOTTE 术式等。对于分支支架植入的时机，多数研究采取冠状动脉造影指导策略（如分支开口狭窄严重程度、夹层及分支血流＜ TIMI 3 级等），最终单支架转化为双支架的概率差异性很大。DKCRUSH-Ⅵ研究采取多中心随机对照的方法，比较 FFR 与造影指导的简单术式是否转化为分支植入支架，结果发现 FFR 降低了分支支架植入比例（25.9% *vs.* 38.1%，*P*=0.01）；随访 1 年，发现两组 MACE 事件发生率相同，均为 18.1%（*P*=1.00）。因此，现有冠状动脉造影或 FFR 方法均可用于指导简单策略中分支是否需要植入支架。

5. *近端优化技术*（the proximal optimisation technique，POT） 是指应用短的较大尺寸的后扩张球囊，从近端支架边缘到分叉脊的近端进行支架内后扩张（图 71-8-3）。POT 技术的优势在于保证近端支架贴壁良好（尤其是主支血管落差较大的情况）、在复杂操作后对可能变形的近端支架重新塑形，以及提高分支导丝再进入的成功率。对此，欧洲分叉病变俱乐部指出，POT 技术应用于主支近端与远端直径有较大差异时；当分支导丝或球囊再进入困难时，POT 技术可给予帮助。

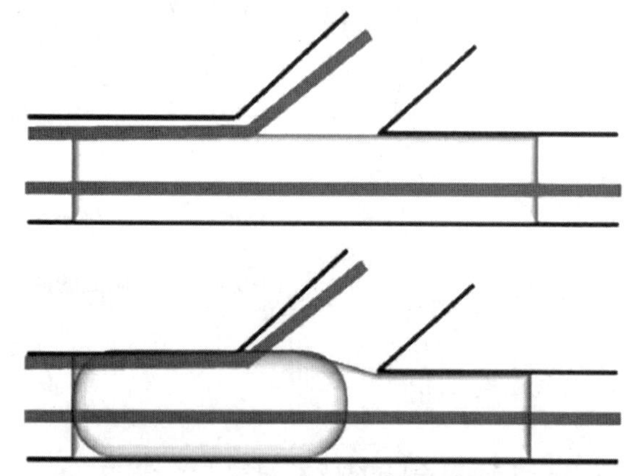

图 71-8-3 必要时分支支架策略的 POT 技术

支架选择以远端血管为主要参考血管，主支植入支架后近端应用非顺应性球囊后扩张。球囊尺寸选取参考主支近端直径

（二）复杂支架的技术问题

尽管当前分叉病变处理过程中，单支架技术逐渐占据主流，但是各种双支架技术仍具有其特殊应用指征。复杂支架策略的具体术式主要包括 Culotte 术式、Crush 术式、T-stenting 术式、TAP 术式、V-stenting 术式及 DK-Crush 术式等。选择哪一种术式，需结合操作者的经验，以及患者分叉病变处局部解剖结构及患者全身状况等因

素，合理设计手术方案。为了进一步优化复杂支架技术，需要强调：①任何双支架技术均应进行最终球囊对吻（final kissing balloon inflation，FKBI）；②进行分叉近端主支支架内大球囊后扩张，以减少多重金属丝贴壁不良及FKBI可能造成的支架变形。

以下对左主干分叉病变的介入治疗进行叙述。

左主干末端分叉病变是一种特殊类型的分叉病变，对于其介入治疗方案，现有证据也支持优先考虑简单策略。左主干简单策略中特别强调POT技术的应用，其意义在于保证主干内支架贴壁良好，并且减少包括大腔在内的器械操作可能引起的支架变形。对于左主干末端分叉复杂支架策略，无论哪种术式都应强调病变完全覆盖和支架良好膨胀，从而保证PCI近期及远期效果。

对于左主干分叉病变的介入治疗，IVUS或OCT等腔内影像学的应用具有特别价值，其意义不仅在于术前评估病变严重性和指导手术策略，而且可以确保术后支架充分的贴壁和膨胀。Kang等研究发现，在左主干复杂技术策略中，术后IVUS最小管腔面积对再狭窄具有良好的预测价值，分别为回旋支开口为5.0mm^2，前降支开口为6.3mm^2，分叉血管汇合多边区域（the polygon of confluence，POC）为7.2mm^2，POC前主干为8.2mm^2。在此标准下，支架膨胀不良是2年MACE事件的独立预测因子。

FFR在主干末端分叉病变中的应用也具有一定价值。其术前应用的意义在于对稳定型心绞痛患者评估前降支与回旋支是否具有缺血的临床意义。在主干末端简单术式主支支架植入后，可以尝试用FFR对回旋支开口情况进行评估。在一些中等规模的非随机研究中，使用IVUS和FFR引导的LM-PCI可改善手术和临床结果。考虑到左主干内支架，如果出现血栓形成或支架再狭窄的潜在严重临床后果，Bhatt等强烈建议在左主干PCI中进行IVUS和（或）FFR指导，以优化急性和长期预后。

分叉病变的介入治疗仍具有一定的挑战性，处理原则既要遵循常规，也要做好充分预案，灵活调整手术方案。在手术过程中，应将患者病变，以及病情与操作者的能力、经验相结合，采取最优技术方案与手段合理处理分叉病变，提高分叉病变近期与远期疗效。

（蒋 峻 李 静）

第九节 桥血管介入治疗

冠状动脉旁路移植术（coronary artery bypass graft，CABG）是治疗冠状动脉粥样硬化性心脏病，尤其是左主干和多支血管严重病变的重要手段，在全世界已有数千万患者接受过CABG手术。目前CABG手术有两种方式，分别是大隐静脉桥血管（saphenous vein graft，SVG）和动脉桥血管（内乳动脉、桡动脉、胃网膜动脉）。内乳动脉桥血管长期通畅率最高，但能作为动脉桥的自体血管有限，大多数情况下为了实现所有冠状动脉的再血管化，大隐静脉桥血管仍需广泛使用。大隐静脉桥血管闭塞率较高，据文献报道，CABG术后1年内有10%～15%的患者SVG发生闭塞，术后10年40%～50%的SVG完全闭塞，未闭塞的SVG中亦有约40%存在不同程度的狭窄。

一、流行病学

CABG患者再发心绞痛需考虑是否为自体冠状动脉病变进展，或是桥血管病变或锁骨下动脉近段狭窄进展。全美心血管注册数据（National Cardiovascular Data Registry，NCDR）分析显示，2004～2009年，CABG患者行介入治疗占介入治疗总量的17.5%，其中62.5%干预自体冠状动脉，37.5%干预桥血管，因此桥血管介入治疗占介入治疗总量的6.6%，且主要干预SVG（占介入治疗总量的6.1%），其次干预动脉桥血管（占介入治疗总量的0.44%），极少同时干预动脉桥和静脉桥血管（占介入总量的0.04%）。SVG介入治疗比例在搭桥术后5年开始升高，术后10年更高（图71-9-1）。

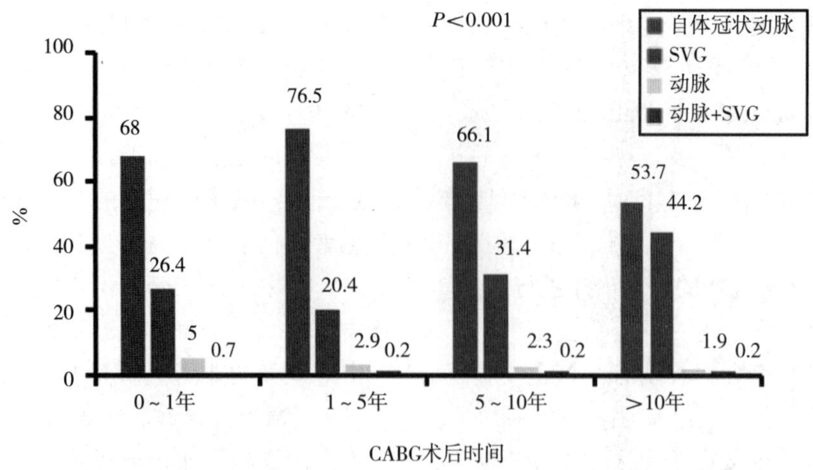

图 71-9-1 CABG 患者术后不同时间行介入治疗的靶血管比较

引自：Brilakis ES，Rao SV，Banerjee S，et al, 2001. Percutaneous coronary intervention in native arteries versus bypass grafts in prior coronary artery bypass grafting patients：a report from the National Cardiovascular Data Registry. JACC：Cardiovasc Interv，4（8）：844-850

二、桥血管介入治疗的适应证

搭桥患者桥血管功能失效可采取的治疗方式包括再次搭桥治疗、药物治疗、自体冠状动脉介入治疗和桥血管介入治疗。

2011 年 ACC/AHA 介入治疗指南推荐再次搭桥治疗适用于具有以下特点的患者：血管不适合介入治疗；多支桥血管病变；存在适合对慢性完全闭塞血管搭桥的内乳动脉，且具有良好的远段血管搭桥点。但再次搭桥的风险较首次高 2～4 倍，其手术难度及围术期并发症发生率和死亡率均远高于首次搭桥，术后症状缓解率低，桥血管通畅率及无事件存活率低，因此再次搭桥治疗很少采用。近年多倾向于对桥血管（主要为 SVG）病变行 PCI 治疗。决定介入治疗优于搭桥手术的因素包括引起症状的缺血区域局限、适合介入治疗的靶血管、左前降支桥血管通畅、血管搭桥点条件差、存在临床合并症等。

三、桥血管造影

相对于自身冠状动脉，桥血管开口位置变动较大。由于不同个体主动脉根部和曲度的差异，桥血管开口位置的解剖学投影和适用角度也不完全相同。进行桥血管造影前必须详细阅读患者的手术记录，明确桥血管的数量和部位，术前可行冠状动脉 CTA 了解桥血管开口及桥血管、冠状动脉基本情况。常规的静脉桥血管近段吻合口位置（图 71-9-2），从主动脉到右冠状动脉远段或后降支的静脉桥血管多起自升主动脉右前侧壁，距离右冠状窦上方约 2cm；从主动脉到前降支或对角支的静脉桥血管多起自升主动脉左前侧壁，距离左冠状窦上方约 4cm；从主动脉到钝缘支的静脉桥血管多起自升主动脉左前侧壁，距离左冠状窦上方 5～6cm。左侧内乳动脉起源于左锁骨下动脉，距离左锁骨下动脉开口约 10cm 处垂直向下发出，其远段与前降支中远段进行吻合。

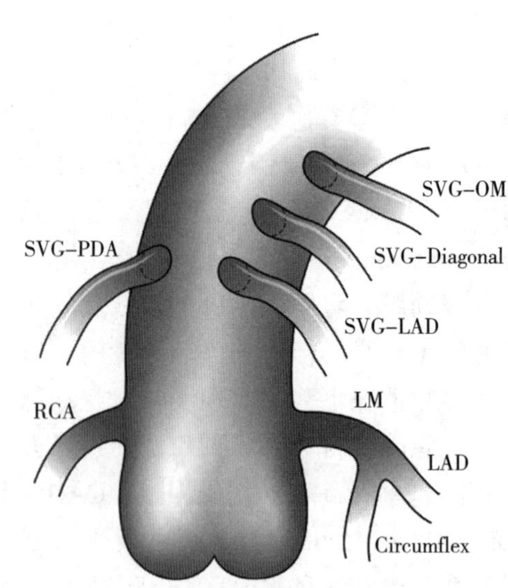

图 71-9-2 静脉桥血管吻合口常见部位

LAD. 左前降支；LM. 左主干；OM. 钝缘支；PDA. 后降支；RCA. 右冠状动脉；SVG. 大隐静脉桥血管

引自：Briatt DL. Cardiovascular intervention: a companion to Braunwald's heart disease [10th edition]

桥血管造影多采用股动脉路径，也可采用左侧桡动脉路径。多数情况下右 Judkins（JR）导管可完成造影，对于右冠状动脉桥血管，有时需选择多功能（multipurpose，MP）导管、RCB（right coronary bypass）导管或 JR 重新塑形方能成功。对于左冠状动脉桥血管，除 JR 外，有时需 LCB（left coronary bypass）导管。经桡动脉途径也可先尝试用 Terumo 共用导管（Tig 导管）。对于升主动脉较宽的患者，MP 导管和 Amplaz 导管更有优势。桥血管造影具体操作方法如下。

（1）右冠状动脉桥血管造影多取左前斜位 40° ～ 50° ，此时桥血管吻合口大致位于升主动脉右侧的切线位。导管自右冠状窦轻轻上提，于冠状窦上 2cm 处仔细寻找。寻找方法按自下到上的顺序依次缓慢顺时针旋转，可边旋转边少量注射造影剂。

（2）左冠状动脉桥血管造影一般取右前斜位 30° ，此时吻合口大致位于升主动脉左侧的切线位。完成右冠状动脉桥血管造影后，多轻微上提并逆时针旋转，便可进入左冠状动脉桥血管吻合口。

（3）对于动脉桥血管造影，需选择 JR 或内乳动脉导管。完成静脉桥血管造影后，将 JR 导管回撤至主动脉弓最高点，尖端向下，在后前位边回撤边逆时针旋转，导管可弹入左锁骨下动脉。进入左锁骨下动脉后，轻轻推送至左内乳动脉开口远端，然后保持导管尖端向下轻轻回撤，边退导管边注射造影剂，导管尖端可弹入左内乳动脉开口，需全程观察桥血管及吻合口情况。

四、桥血管介入治疗策略

早期的桥血管介入治疗主要参考自体冠状动脉的 PCI，如球囊预扩张后植入支架、高压释放支架、使用 GPⅡb/Ⅲa 受体拮抗剂等，但是桥血管病变有其自身的病理特点和临床特点，尤其是 SVG 病变，其 PCI 术后容易出现远段栓塞、无复流等并发症，远期再狭窄率明确比自身冠状动脉要高。因此，桥血管介入治疗在策略和器械选择上有一些需要注意的地方。

1. 搭桥的时间及桥血管病变所处的阶段　对于急性期或亚急性期的桥血管狭窄或闭塞，PCI 较易进行，且并发症和再狭窄的发生率均较低。美国 ACC/AHA 指南把 CABG 术后急性期心肌缺血列为 PCI 的Ⅰ类指征，把亚急性期和中间期行桥血管 PCI 治疗列为Ⅱa 类指征，尤其是 3 年内且心功能较好的孤立性桥血管病变。一般认为，CABG 术后时间越长，介入治疗失败和并发症的风险越大。

2. 病变部位　静脉桥血管的病变部位可以分为近端吻合口病变、体部病变和远端吻合口病变。此外，冠状动脉造影需关注是否有自身冠状动脉病变进展。①近端吻合口病变行单纯经皮腔内冠状动脉成形术（percutaneous transluminal coronary angioplasty，PTCA）成功率较低，再狭窄率为 35% ～ 80%，植入药物洗脱支架（drug eluting stent，DES）有明显改善，故首选 DES 植入。②桥血管体部局限性病变可选用单纯 PTCA 或 DES 植入，成功率＞ 90%，并发症＜ 5%，再狭窄率为 25% ～ 40%。③远端吻合口病变经单纯 PTCA 或植入支架可以安全有效治疗。④左内乳动脉 PTCA 成功率为 80% ～ 100%，且并发症发生率低。体部病变再狭窄率＜ 20%，远端吻合口再狭窄率更低。⑤对发现自身冠状动脉有新发狭窄病变的患者，应尽量进行血运重建。

3. 桥血管粗细及病变形态　对于直径＞ 3mm 的静脉桥血管，可植入支架，其近、远期效果均较好。对于直径＜ 3mm 的静脉桥血管，单纯 PTCA 效果较好。对于冠状动脉内同心性病变、偏心性病变和溃疡性病变，首选支架植入。对于冠状动脉内大量血栓病变，可考虑腔内抽吸导管。

4. 桥血管弥漫性病变和慢性完全性闭塞　对于桥血管弥漫性病变和慢性完全性闭塞病变，PCI 治疗受到限制，仍需考虑再次 CABG 手术。2011 年 ACC/AHA 指南不推荐对静脉桥血管慢性完全性闭塞病变行介入治疗（Ⅲ类）。

五、远段栓塞和栓塞保护装置

SVG 病变形态学复杂，粥样硬化斑块易碎，介入治疗时容易出现远段栓塞。远段栓塞可引起无复流和急性 ST 段抬高或无症状性心肌酶升高。SVG 介入治疗后心肌酶升高（尤其是 CK-MB 升高超过正常上限值的 5 倍）与死亡率增加相关。因此，预防远段栓塞或发生远段栓塞时快速处理非常重要。

SVG 介入治疗中使用栓塞保护装置（embolic protection device，EPD）可预防介入碎片进入冠状动脉微循环，是唯一被证实预防远段栓塞的有效方法。截至 2015 年 1 月，美国有 3 种可用的 EPD 装置（表 71-9-1）：FilterWire（Boston Scientifc）、Spider（Covidien）和 GuardWire（Medtronic）。FilterWire 和 Spider 是滤过装置，用滤网阻拦和回收碎屑和血栓，而 GuardWire 是远段带有球囊的 0.014in 导丝，球囊充盈时阻断血流，当完成介入治疗后用抽吸导管抽干血液后再恢复血流。GuardWire 可提供"完全"保护，它能捕获所有释放的颗粒和液体成分，而滤过装置只能捕获体积较大的颗粒。此外，GuardWire 具有更小的通过体积，需要更短的着陆区域（20mm，滤过装置需 25 ～ 50mm）。然而，GuardWire 操作复杂，某些血流阻断耐受性差的患者，尤其是静脉桥血管供血区域广泛的患者使用受限。

表 71-9-1　2014 年美国可用的栓塞保护装置特点

装置	设计	导管	孔径	直径	通过体积	着陆区域
Guard Wire	0.014in 导丝和远端球囊	6Fr	—	2.5 ～ 5.0mm，3.0 ～ 6.0mm	2.1Fr，2.7Fr	≥ 20mm
FilterWire	聚氨酯过滤篮	6Fr	110μm	2.25 ～ 3.5mm，3.5 ～ 5.0mm	3.2Fr	＞ 25mm（着陆区域直径 2.25mm）或＞ 30mm（着陆区域直径 3.5mm）
Spider	镍钛合金网状过滤器（涂有肝素）	6Fr	远端 70μm；中间 165μm；近端 200μm	3mm，4mm，5mm，6mm，7mm	3.2Fr	40 ～ 50mm

SAFER 研究是首个对远端保护装置进行评价的大型随机对照研究，共招募 801 例接受 SVG 介入治疗的患者，随机分配接受 GuardWire 或标准导丝进行支架植入，标准导丝进行支架植入组 65 例（16.5%）患者发生终点事件（30 天内死亡，心肌梗死，急诊搭桥或靶血管血运重建组成的复合终点），而 GuardWire 组 39 例（9.6%）患者发生主要终点事件（P=0.004），主要终点事件发生率相对降低 42%，心肌梗死的发生率明显下降（8.6% *vs*. 14.7%，P=0.008），无复流发生率亦下降（3% *vs*. 9%，P=0.02）。考虑到使用 EPD 带来的明显临床获益，随后 SVG 介入治疗的临床研究均设计为一种 EPD 与另一种 EPD 进行非劣效性检验，如 FIRE 研究（FilterWire *vs*. GuardWire）、SPIDER 研究（Spider *vs*. GuardWire）等。

在特定的 SVG 病变进行介入治疗时选择 EPD 需考虑多个因素，包括病变位置、可选装置、使用 EPD 经验和 SVG 血流阻断后潜在的血流动力学改变。SVG 体部病变可使用任何一种 EPD，因为有足够的器械着陆区域。开口处病变只能使用 FilterWire 或 Spider 进行保护，GuardWire 阻断静脉桥血管血流可导致碎片进入主动脉。既往大多数 SVG 介入治疗的临床研究均排除开口病变，2012 年一项研究表明开口病变使用 EPD 的成功率高，但是 11% 的病变出现滤器装置回收困难，且其中 1 例患者出现急性支架内血栓，进而导致心脏停搏。此外，与静脉桥血管体部病变不同，开口部和远端吻合口病变主要由纤维组织组成，而脂质核心斑块少，较少出现栓塞。2012 年近段栓塞保护装置已停止生产，目前 EPD 已不适用于远端吻合口病变。静脉桥血管支架内再狭窄介入治疗不需要常规使用 EPD，因为这些病变主要由内膜增生组成，很少出现远端栓塞。对于 2 年内的 SVG 进行介入治疗也不需要使用 EPD，因为没有足够时间形成易栓斑块。

无法使用 EPD 时（远端吻合口病变、无足够的 EPD 着陆区域、EPD 无法通过的严重病变或 EPD 通过可导致栓塞的血栓性病变），减少远端栓塞的措施包括：①桥血管内使用血管扩张剂（如腺苷、硝普钠、尼卡地平和维拉帕米）；②使用准分子激光；③植入尺寸略小的支架；④不进行预扩张，直接植入支架；⑤使用微孔膜支架（目前尚未批准临床应用）。

六、总结

桥血管介入治疗占目前介入治疗总量的 6% 左右，与自体冠状动脉介入治疗相比，SVG 介入治疗后发生远端栓塞和随后桥血管闭塞的风险升高。当技术上可行时，SVG 介入治疗时应该使用 EPD 预防远端栓塞。如果患者无长期抗血小板治疗的禁忌，SVG 介入治疗首选 DES 植入。何时何种情况选择桥血管还是自身冠状动脉行血运重建需要进一步研究。

（蒋　峻　蒋巨波）

第十节　钙化病变介入治疗

冠状动脉（简称冠脉）钙化病变是心血管介入医师面临的一个重要挑战。经皮冠状动脉球囊成形术的失败，冠状动脉内支架植入后的主要不良事件，以及在急性冠状动脉综合征与慢性完全闭塞患者中，中 / 重度钙化病变的存在使得介入治疗的成功率明显降低。钙化病变使得管腔严重狭窄，操作者可能无法顺利送入球囊或支架，并且钙化病变通常很难被扩张，从而限制支架充分扩张，增加了支架再狭窄和支架内血栓形成的风险。

常规的高压球囊扩张钙化病变会增加冠状动脉夹层及穿孔的风险。因此，用各种技术对钙化病变进行有效处理是提高介入治疗成功率的关键。这些技术包括经皮冠状动脉旋磨术（rotational atherectomy，RA）、轨道旋切术（orbital atherectomy，OA）、切割球囊血管成形术（cutting balloon angioplasty，CBA）和准分子激光冠状动脉斑块旋切术（excimer laser coronary atherectomy，ELCA）。

一、经皮冠状动脉旋磨术

David Auth 在 20 世纪 80 年代提出了经皮冠状动脉旋磨术，这是一种通过缓慢推进高速旋转的磨头来清除动脉粥样斑块的方法，磨头前端涂满金刚石。RA 在 1993 年被美国 FDA 批准用于冠状动脉治疗。手术利用“差异切割”原理，旋切装置优先对由纤维化或钙化成分组成的非弹性组织进行完全的旋切，并且能被弹性组织安全地避开。与单纯球囊血管成形术相比，该技术可有效改善即时管腔面积，并减少深壁内皮组织的损伤。由于残余斑块负荷减少，支架与血管壁之间贴合良好，RA 有望进一步减少支架内再狭窄发生率。

目前经皮冠状动脉旋磨系统（BostonScientific，Natick，Massachusetts，图 71-10-1）的组成包括不同尺寸的旋磨头（磨头前涂满金刚石）、磨头推进器（图 71-10-2）、压缩氮气罐、主机、脚踏板。

整个系统连接到主机，主机连接到压缩氮气罐，储气罐的压力至少应为 500ib/in^2。压缩氮气以 90 ～ 110PSI 的压力输送到主机，以驱动旋磨涡轮和经磨头推进器连接的旋磨导管，导管顶端的磨头前端通过 2000 ～ 3000 颗直径为 20μm 凸出磨头表面 5μm 的金刚石进行旋磨工作，操作者通过操控推进器和脚踏板，完成旋磨工作。

每次磨头在病变处单次运行时间限制为 15 ～ 30 秒，在冠状动脉内推送磨头过程中，小心地监测磨头上的阻力，避免转速从基线下降超过 5000 转 / 分。转速大幅下降与热量的产生和颗粒尺寸的增加有关。每次运行后，磨头必须与病变分离，并恢复 20 ～ 30 秒的前向血流，使 ST 段正常化，以解决全身血管舒张功能恢复。然后重复上述操作，直到病变完全交叉消融。

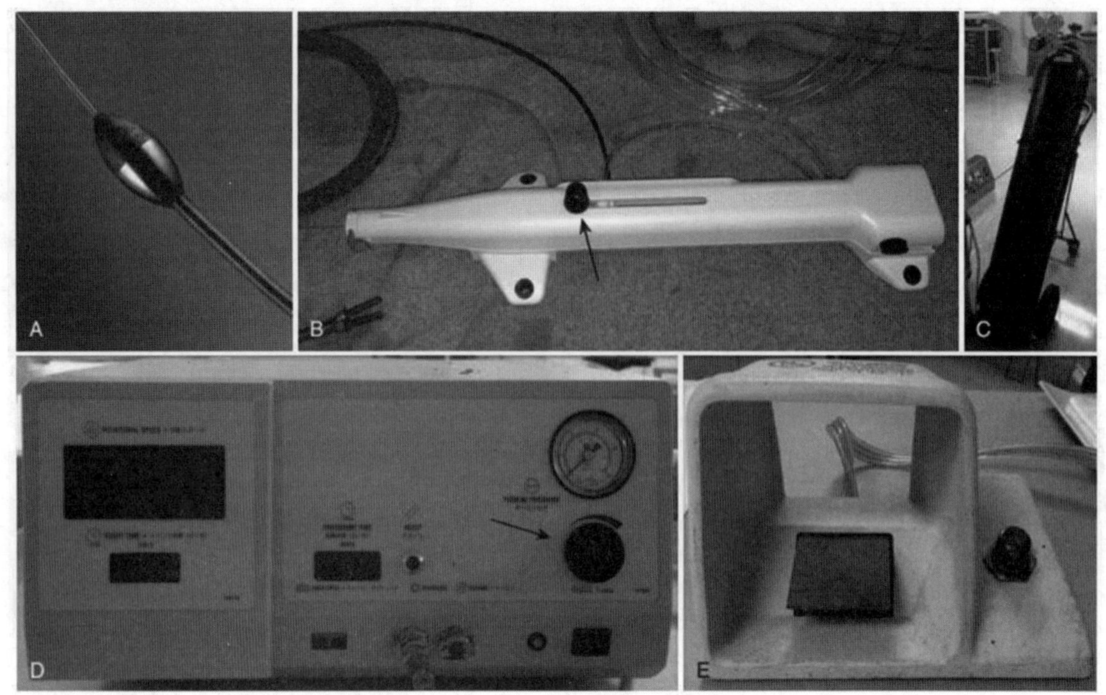

图 71-10-1 经皮冠状动脉旋磨系统

A. 位于直径 4.3Fr、长 135cm 的旋磨导管顶端的磨头，磨头前端涂满金刚石；B. 磨头推进器，用于缓慢将磨头向前推进进入病灶；C. 压缩氮气罐；D. 主机；E. 脚踏板

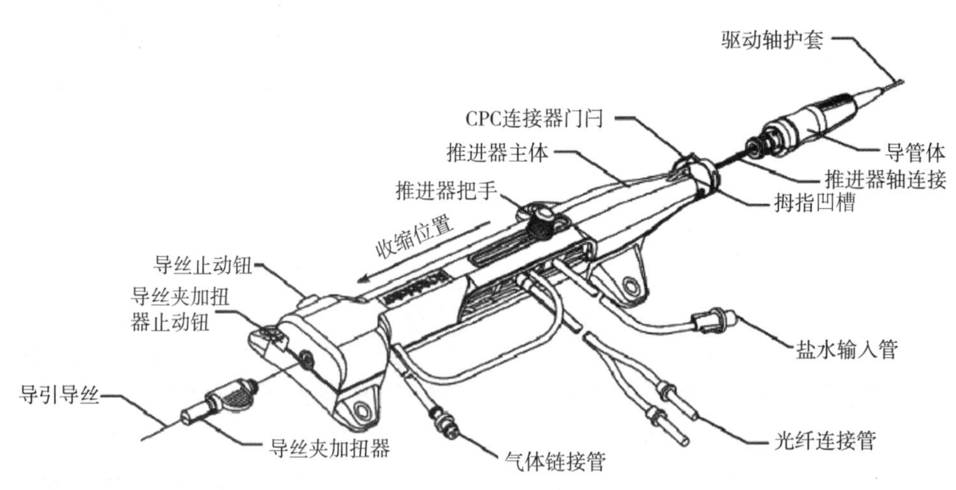

图 71-10-2 磨头推进器详细介绍

当旋磨系统准备就绪后，通常会使用常规的 PTCA 导丝通过病变，然后专用的旋磨导丝通过微导管的交换植入靶血管中。长度为 330cm 的旋磨导丝的主体为直径 0.009in 的不锈钢导丝，导丝尖端直径为 0.014in，由弹簧状铂金导丝缠绕而成。

体外测试磨头，在主机上设置体内工作转速，通常为 150 000 ～ 180 000 转 / 分。当磨头在体外旋磨导丝上准备进入体内前，操作者踩下脚踏板，在主机上通过调整压缩气体使磨头转速达到所需的体内工作转速，然后将磨头送至靶血管病变前端。台上助手务必在操作者推进磨头过程中固定旋磨导丝，避免旋磨导丝的前后滑动。一旦磨头到位，操作者踩下脚踏板启动系统，在病变处缓慢而稳定地来回推送旋磨导管。在启动系统前，磨头必须与病变处完全分开，否则会导致磨头被钙化病变夹住。推送磨头过于用力或旋磨导丝上储存的张力突然前送会使磨头突然前进，导致旋转的磨头在没有充分消融钙化病变的情况下通过病变，这种操作会使磨头卡在病变的远端。

完成一次旋磨后，松开旋磨导丝尾部的制动

夹，使用低转速（60 000 ～ 90 000 转 / 分）将磨头通过旋磨导丝退出体内。其间小心不要将脚从踏板上移开或无意中重新连接制动夹，避免磨头嵌顿。退出磨头的过程须在连续透视下进行，确保旋磨导丝不移位。

磨头大小的选择取决于病变和冠状动脉的大小。为了减少并发症，如冠状动脉夹层和穿孔，建议磨头与冠状动脉直径比不超过 0.7。操作者可从选用 1.5mm 或 1.75mm 的磨头开始旋磨。如果病变特别长或严重，有时需要从选用 1.25mm 的磨头开始。表 71-10-1 给出了每个磨头所需的指引导管尺寸。钙化病变旋磨后效果评估可以通过扩张球囊完成。球囊与病变直径之比为 1 ∶ 1 且在不超过 14 个大气压下膨胀无任何残余腰部时，可认为钙化病变被完全旋磨消融。如果球囊腰部仍然存在，需考虑使用更大的磨头进行旋磨。

旋磨产生的微粒直径一般小于 5μm，最终被血管的网状内皮细胞清除，而有些患者有微血管功能障碍或无复流事件发生。为了将这种风险降到最低，术中应通过旋转消融导管持续在冠状动脉内使用旋磨液进行旋磨灌注冲洗。旋磨液通常包括用来增加磨头通过率并减少热量产生的罗格列酮润滑液，还有钙通道阻滞剂（即维拉帕米或尼卡地平）和硝酸甘油，以保护微血管。

表 71-10-1　磨头大小与所需指引导管尺寸

ROTABLATOR BURR SIZE	LARGE LUMEN GUIDE SIZE
1.25mm	5/6Fr
1.50mm	6Fr
1.75mm	7Fr
2.00mm	8Fr
2.15mm	8Fr
2.25mm	9Fr
2.38mm	9Fr
2.50mm	9Fr

血流动力学不稳定可能会限制 RA 的使用，因为在旋磨液中的血管活性物质可能会导致低血压的发生。除了可能阻塞微血管的微血管碎片，旋磨过程中溶血会引起腺苷和其他物质与维拉帕米结合，导致术中诱发心脏传导阻滞。因此，在右冠状动脉旋磨前，操作者会考虑在右心室放置临时起搏器。亦或在旋磨过程中静脉注射氨茶碱 ± 阿托品以弹丸注射的方式减少传导阻滞发生可能。

一系列 RA 的非随机临床试验研究表明 RA 与单纯经皮腔内血管成形术（percutaneous coronary angioplasty，PTCA）相比有优势，Guerin 和他的同事进行了一项 RA 试验性随机试验。他们研究了 64 例 B2 型冠状动脉病变患者（每组 32 例），随机分为单纯 PTCA 组比较与 RA 行球囊成形术。Q 波形成的心肌梗死每组 1 例，非 Q 波形成的心肌梗死单纯 PTCA 3 例，RA 行球囊成形术 0 例，主要成功率（93.7% *vs.* 87.5%）无显著性差异，主要成功率定义为狭窄减少＞ 20%，残余狭窄＜ 50%，无严重并发症。6 年后的血管造影分析两组的再狭窄发生率（39% *vs.* 42%）无显著性差异。接着，进行准分子激光冠状动脉斑块旋切术、RA 和 PTCA 比较（ERBAC），将单中心 685 例患者随机分为 3 组。RA 组手术成功的主要终点（最终直径狭窄＜ 50%，无 MACE）明显高于 PTCA 组（89.2% *vs.* 79.7%，*P*=0.001 9），很大程度上是因为 RA 使得病变通过的可能性较高，最终血管直径狭窄＜ 50%。尽管这是一个令人鼓舞的发现，但是 RA 患者管腔的即刻丢失与 PTCA 相似（1.25mm *vs.* 1.19mm，*P*=0.37），术后直径狭窄无显著性差异（30% *vs.* 31%，*P*=0.68）。在球囊与旋切成形术的比较研究中，研究人员对 502 例患者进行了一项随机试验，其中 250 例患者单独接受常规 PTCA，252 例患者先接受 RA，然后进行球囊血管成形术。尽管 RA 组的急性管腔增加值（0.82mm *vs.* 0.64mm，*P*=0.008）和平均最终直径狭窄率（46% *vs.* 52%，*P*=0.039）更大，两组血管再狭窄率相当（35% *vs.* 37%，*P*=0.658）。值得注意的是，单用 PTCA 组对 RA 管腔获取不足或紧急情况下支架植入的需求较高（分别为 9.6% 和 2.0%）。在支架植入成为常态的现在，也很难认定少植入支架的好处。RA 对支架内再狭窄患者的治疗也进行了的相关研究。血管成形术与旋切术治疗弥漫性支架内再狭窄的对比研究将弥漫性支架内再狭窄患者随机分为 PTCA 组（*n*=146）和 RA 组（*n*=152），研究者显示 RA 组围术期并发症（死亡、心肌梗死、冠状动脉旁路移植术、

PTCA、压塞和穿刺部位并发症）有增加的趋势（14% *vs.* 8%，*P*=0.09）。此外，在 6 个月时，RA 组无事件生存率（定义为无死亡、心肌梗死）明显降低（79.6% *vs.* 91.1%，*P*=0.005）。除了比 RA 更安全外，单用 PTCA 也显示出更好的治疗效果，6 个月时管腔增加（0.67mm *vs.* 0.45mm，*P*=0.001 9），再狭窄＞50% 的患者更少（51% *vs.* 65%，*P*=0.039）。在常规支架植入的现在，RA 首次成为优化支架植入和减少后续 ISR 的策略。TAXUS 支架治疗复杂的原发性冠状动脉疾病研究将 240 例患者随机分为两组，一组是 RA 后植入药物洗脱支架，另一组是植入药物洗脱支架后进行 PTCA。研究结论是，残余狭窄较小（6% *vs.* 11%，*P*=0.04），RA 组的即刻获益更大（1.56mm *vs.* 1.44mm，*P*=0.01）。然而，在 9 个月随访血管造影时，两组在直径狭窄或再狭窄方面没有明显差异，即便 PTCA 组在支架内晚期管腔丢失上占优（0.31 mm *vs.* 0.44 mm，*P*=0.04）。最后，PTCA 后进行必要的 RA 应该是支架植入前的首选。

以上临床研究数据总体不支持 RA 作为单独治疗、支架植入前的常规预处理或支架内再狭窄患者的优化治疗。因此，RA 应保留用于严重钙化的病变，如果不能有效消融斑块，则不可能实现球囊的完全扩张和支架的完全释放。它也适用于钙化斑块过于狭窄导致的球囊与支架不能通过病变或高压球囊不能有效扩张的病变。

二、轨道旋切术

冠状动脉轨道旋切术系统（Diamondback 360® Coronary，orbital atherectomy system，OAS）是目前唯一被美国 FDA 批准用于严重钙化病变预处理的轨道旋切装置。基于磨砂和中心力的原理，该系统由一个偏心安装的、金刚石涂层的“冠冕”（图 71-10-3）组成，该冠冕在一根导丝上绕轨道运行，用于支架植入前预处理钙化病变的坚硬部分，但不触及柔软的组织结构。旋磨后管腔直径的获得由磨头大小决定，而轨道旋切术（orbital atherectomy，OA）的特点是冠冕的直径可随转速增加而增加。OAS 通过系统中包含的专用旋切导丝。冠冕的直径有 1.25mm 和 1.5mm 两种，最大直径受冠冕旋转速度的影响（最大直径分别为 1.82mm 和 2.16mm）。与 RA 类似，除盐水外，OAS 还需持续注入专用的旋磨液，以提供润滑、冷却和微碎片流动。OAS 处理后的微粒平均尺寸＜ 2μm，小于 RA。

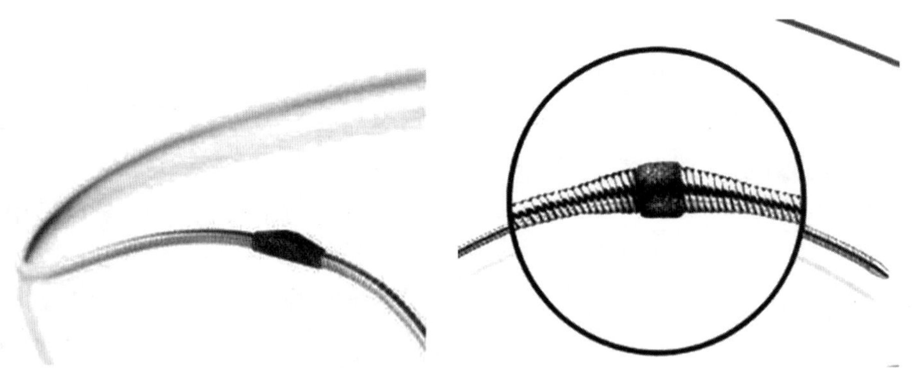

图 71-10-3　冠状动脉轨道旋切术系统的金刚石涂层冠冕，冠冕的直径可随转速增加而增加（根据需要的管腔直径调整系统转速）

2008 年 ORBIT 研究以非随机的方式纳入 50 例轻度至重度钙化冠状动脉病变患者采用 OAS。单用 OAS 可使动脉狭窄率从 85.6% 降至 40%。30 天时，1 例患者（2%）出现靶病变血运重建。该研究表明 OAS 的安全性和有效性，为更大规模的研究提供了背景。ORBIT Ⅱ试验纳入 443 例严重钙化病变患者。在安全性方面，3.4% 的患者出现明显的夹层，1.8% 的患者出现穿孔，0.9% 的患者出现慢血流或无复流，1.8% 的患者出现血管全闭。这些并发症在旋转或激光切除术的试验范围内，不能直接进行比较。88.9% 的患者支架植入术后残余狭窄＜ 50% 且 30 天无 MACE 发生，89.6% 的患者通过 30 天无 MACE 发生的主要安全终点，从而实现本研究的安全目标。Diamondback 360® Coronary OAS 手术操作成功率较高，远期不良事件发生率较低，未来可能成为攻克复杂钙化病变的重要辅助装置。

三、切割球囊血管成形术

切割球囊血管成形术（CBA）是将外科的微创切开技术与介入治疗中球囊扩张技术结合起来，在球囊扩张血管前切割球囊上的刀片，预先沿血管纵轴方向切开斑块纤维帽、弹力纤维和平滑肌，形成一个扩开的几何模型，然后挤压斑块，使斑块更易于贴向血管壁内，从而减少单纯球囊扩张所致的损伤，降低再狭窄率。CBA在钙化病变中进行预扩张，可使支架充分膨胀，是冠状动脉钙化患者介入治疗术中的重要辅助方法。CBA适用于纤维化或轻度至中度钙化的病变、钙化弧＜180°的钙化，不建议用于钙化弧＞180°的病变。切割球囊存在外径大、通过性差等局限性。

四、准分子激光冠状动脉斑块消融术

激光技术在1992年被美国FDA批准用于冠状动脉治疗。目前准分子激光在冠状动脉治疗中的治疗能量在紫外线场（λ=308nm），与上一代治疗能量在红外线场（λ=2090nm）相比，目前的准分子激光最大限度地减少了血管内气泡的产生，提高了治疗安全性。准分子激光在血管中的光化学、光机械和光热作用在组织内产生气体蒸汽和超声波，用于修饰病变。

准分子激光冠状动脉斑块消融系统Spectranetics CVX-300 ELCA系统（由Spectranetics、Colorado Springs、Colorado生产）由激光主机（图71-10-4）、激光导管和脚踏板组成。激光导管的直径有0.9mm、1.4mm、1.7mm和2.0mm，相关参数见表71-10-2。激光导管进入指引导管前，操作者必须将激光导管对准能量探测器，并踩下脚踏板校准系统。校准完成后，控制台将显示校准“OK”，系统“READY”。

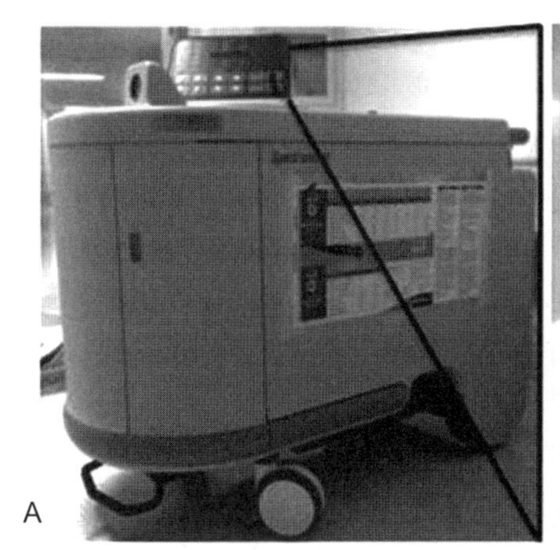

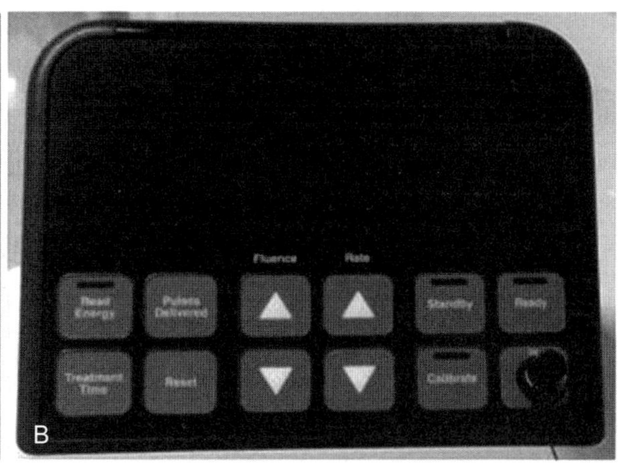

图71-10-4 Spectranetics CVX-300 ELCA系统的激光主机（A）与控制面板（B）

表71-10-2 不同规格的激光导管相关参数

激光导管	0.99mm	1.4mm	1.7mm	2.0mm	0.9mm OTW CATHETER
导管兼容性	6Fr	7Fr	7Fr	8Fr	6Fr
最小直径	1.5mm	2.2mm	2.5mm	3.0mm	1.5mm
流量（ml/mm^2）	30～60	30～60	30～60	30～60	30～60
重复频率（Hz）	25～40	25～40	25～40	25～40	25～40

激光导管操作与其他导管操作一样，使用常规PTCA导丝通过靶血管置于血管远端，然后选择一根合适的激光导管，选择标准为激光导管直径为靶血管的2/3，激光导管缓慢通过病灶。与RA不同，激光导管在推送与退出过程中均有能量传导至导管，无论是推送还是退出，都应缓慢进行，以优化能量传递。消融全程需保证生理盐水持续冲洗导管，可降低导管头端温度，保护冠状动脉

不受光机械损伤，从而减少并发症。

目前ELCA的一个重要用途是治疗因支架未充分膨胀而导致支架内的再狭窄（in-stent restenosis，ISR）。在纤维斑块或钙化病变中，植入支架之前，如果没有对病变进行充分的预处理，支架释放后即便予以高压非顺应性球囊扩张也不能实现支架的完全膨胀。为保证支架完全膨胀，ELCA可用于蒸发和修饰影响支架完全膨胀的纤维和钙化斑块，从而允许高压非顺应性球囊进一步扩张，实现支架的完全膨胀。2011年的ACC/AHA/SCAI PCI指南对于不能通过常规PTCA处理的纤维及钙化病变使用ELCA处于Ⅱb类推荐，而PCI常规使用ELCA处于Ⅲ类推荐。

冠状动脉钙化病变是心血管介入医师面临的一个重要挑战。在支架植入前，可以通过常规斑块修饰手段，也可以使用上述更加专业的斑块修饰手段进行病变预处理，这些技术包括经皮冠状动脉旋磨术（RA）、轨道旋切术（OA）、切割球囊血管成形术（CBA）和准分子激光冠状动脉斑块旋切术（ELCA）。实际临床操作中应根据操作者的经验和患者的特定因素（包括血流动力学稳定性），选择合适的手段进行病变预处理。建议操作者熟悉1种以上的技术，以便在面对不同的患者和病变特征时稳定操作。在大部分严重钙化病变中，RA仍然是最可靠的斑块修饰工具。但是，在轻中度钙化病变中，其他方法也常被用于成功修饰斑块。

（蒋　峻　李　静）

第十一节　血栓性病变介入治疗

研究显示，不稳定的动脉粥样硬化斑块发生斑块溃疡、破裂及继发血栓形成是急性冠脉综合征（acute coronary syndrome，ACS）的主要原因。根据部位不同，可分为冠状动脉原位血栓、支架内血栓（stent thrombosis，ST）及大隐静脉桥血管血栓。随着冠状动脉介入治疗理念、技术及器械的发展，血栓性病变介入治疗的策略和成功率都有了明显的改善和提高。但尽管如此，血栓性病变对介入治疗策略及远期临床预后仍有较大的影响，且诸多临床试验结论亦不相同，存在争议。

一、血栓性病变的病理特点及血栓分级

1. *病理特点*　血栓性病变的形成主要发生于动脉粥样硬化斑块结构破坏时，包括斑块的侵蚀、裂隙或破裂。一方面，斑块结构的破坏导致坏死核心的暴露，暴露的斑块内容物及内膜下基质与循环的血小板及白细胞相接触，从而激活凝血级联反应，促使血小板黏附及聚集；另一方面，从损伤动脉释放的组织因子（tissue factor，TF）直接激活外源性凝血级联反应，并促进纤维蛋白形成。同时，激活的血小板释放缩血管及促聚集的物质，如5-羟色胺、腺苷二磷酸（ADP）、血栓烷 A_2（TXA_2）、氧衍生的自由基、内皮素和血小板活化因子，最终形成血栓（图71-11-1）。血栓内组成成分比例的不同决定了血栓类型，以及其流变性和机械性能的差异，包括以红细胞为主的表面紧密而内核疏松的红血栓和以血小板及纤维蛋白为主的结构紧密的白血栓。研究显示，在急性心肌梗死病例中，以血小板为主的血栓约占65%，且多发生在心肌梗死早期；而以红细胞为主的血栓约占35%，且多出现在TIMI血流降低的患者中。

2. *血栓分级*　在介入治疗过程中，血栓分级系统可帮助医者对血栓负荷进行充分评估，并帮助医者制订病变处理策略。目前，使用最广泛且得到公认的血栓分级法为TIMI研究团队提出的血栓分级法（TIMI thrombus grade，TTG），该方法主要根据造影得到的血栓尺寸来分级，一共分6级（图71-11-2）。

0级：造影未见血栓形成。

1级：可能存在血栓，造影特点包括造影剂密度降低，病灶轮廓显影模糊或不规则，或在完全闭塞的部位出现提示可能血栓但无诊断意义的光滑、凸起的半月形。

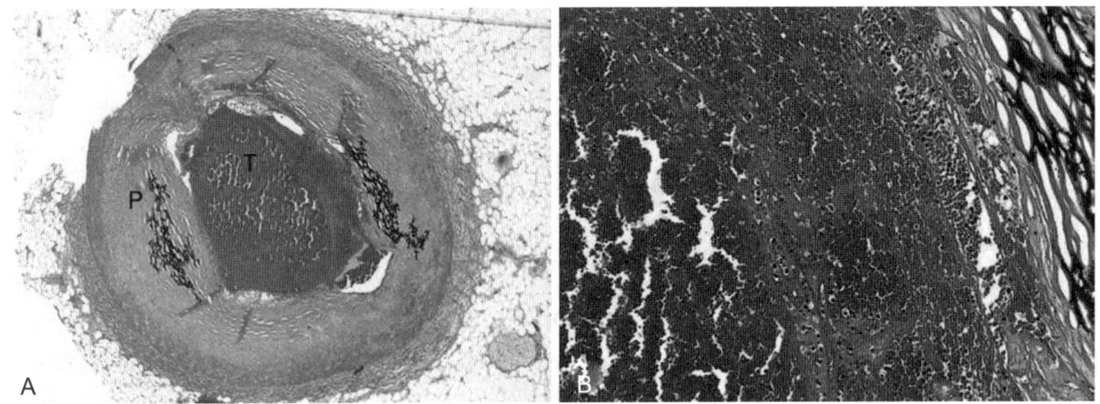

图 71-11-1　血栓

T. 血栓；P. 斑块

引自：Courtesy Shannon Mackey-Bojack MD，Jesse E. Edwards Registry of Cardiovascular Disease Collection，Nasseff Heart Center，United Hospitals，University of Minnesota School of Medicine，St. Paul，MN

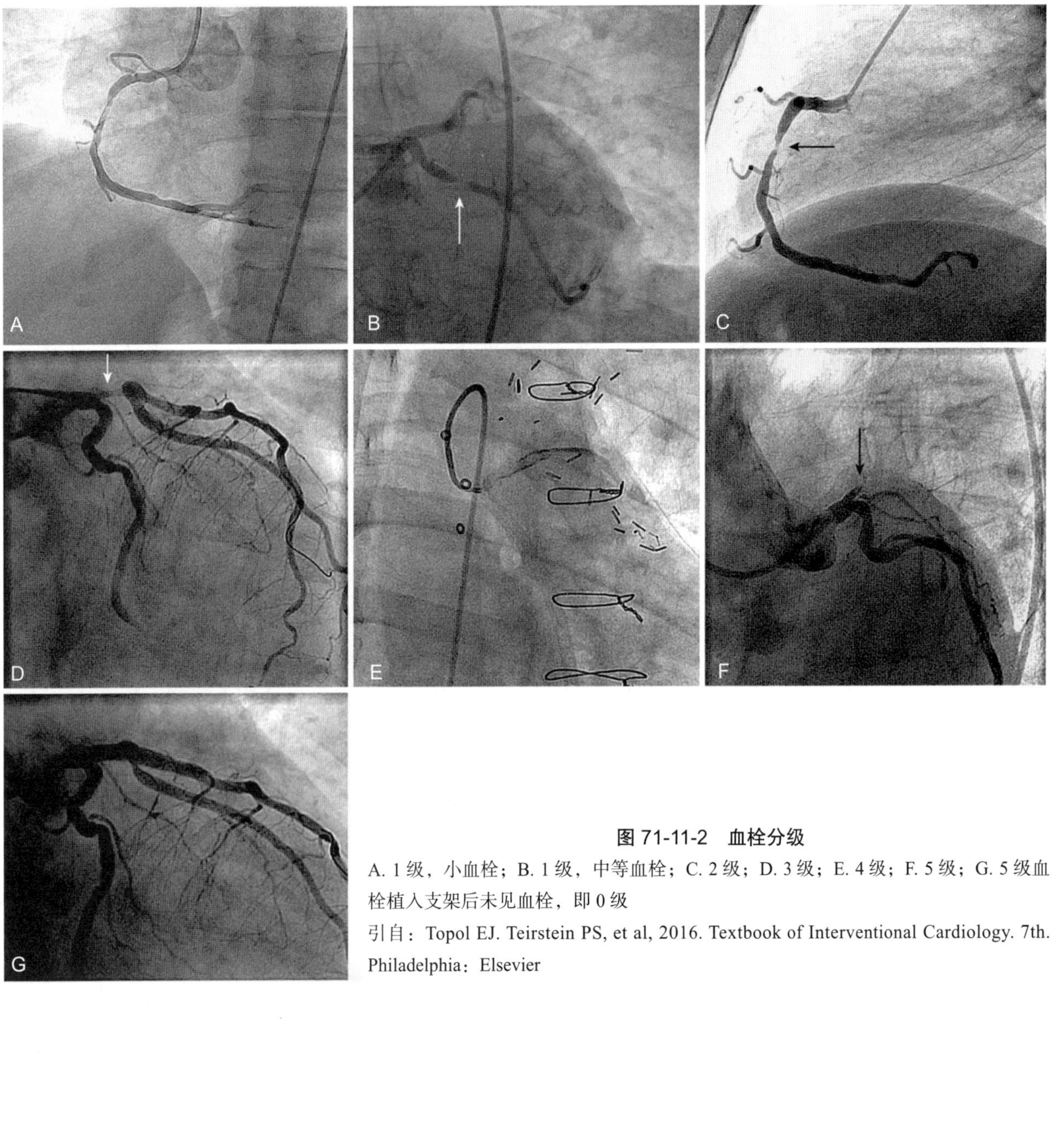

图 71-11-2　血栓分级

A. 1 级，小血栓；B. 1 级，中等血栓；C. 2 级；D. 3 级；E. 4 级；F. 5 级；G. 5 级血栓植入支架后未见血栓，即 0 级

引自：Topol EJ. Teirstein PS, et al, 2016. Textbook of Interventional Cardiology. 7th. Philadelphia：Elsevier

2 级：多个造影角度显示存在确切的血栓，病灶轮廓明显不规则，并伴明显的充盈缺损，血栓较小，长度不超过血管直径的 1/2。

3 级：多个造影角度显示确切的血栓存在，血栓中等大小，长度在血管直径的 1/2 ～ 2 倍。

4 级：多个造影角度显示确切的血栓存在，血栓较大，长度大于血管直径的 2 倍。

5 级：完全的血栓性闭塞病变，边缘凸起，且被造影剂染色，可持续数个心动周期。

造影征象显示病变处有大量血栓，并向近端延伸，部分病变末梢呈蟹爪样，或病变闭塞处有大量悬浮血栓，或造影剂留于闭塞处超过 3 个心动周期仍无消散的大血栓负荷病变，多为 TTG 3 级以上血栓负荷。

二、血栓性病变的药物治疗

当今处理血栓性病变的主流药物治疗包括阿司匹林、普通肝素、GP Ⅱb/ Ⅲa 血小板受体阻滞剂、噻吩并吡啶类（氯吡格雷、替格瑞洛、普拉格雷）和直接凝血酶抑制剂等。药物的合理应用可明显减少血栓负荷及远端血管血栓的风险。具体而言，已证实长期服用阿司匹林可在支架植入前减少血栓负荷，普通肝素可用于减少血纤蛋白的形成，并消除血小板的收缩力，而Ⅱb/ Ⅲa 受体阻滞剂应用可明显减小血小板聚集，并增加富含血小板的血凝块中纤维蛋白对溶栓药物的可及性。但是，这些药物对已经形成的、活跃的和不稳定的血栓效果较差，特别是当高 TTG 级别的血栓形成时。例如，在大隐静脉桥血管血运重建过程时，若存在一些时间久、负荷较大的血栓，这些药物的应用会明显显示出它们的局限性。未达优化的经皮冠状动脉介入治疗（percutaneous coronary intervention，PCI）将导致急性心肌梗死患者患病 60 分钟后 ST 段回落不充分，血管远端血栓及血运重建程度不足。因此，在有严重血栓负荷的 ACS 患者中，应尝试通过采用机械去除血栓的方法来改善 PCI 结果。

三、血栓性病变的常规介入器械治疗

早期临床试验显示常规血栓抽吸可改善患者的临床预后。但最近的随机对照临床试验表明，在 STEMI 患者中，与单独的 PCI 相比，常规运用手动血栓抽吸后再直接 PCI（primary PCI，PPCI）并没有降低全因死亡率、心血管疾病死亡率，以及再发心肌梗死、心源性休克或 NYHA 心功能Ⅳ级心力衰竭的发生率，但增加了卒中的发生率。因此，2017 年欧洲 STEMI 治疗指南不推荐进行常规血栓抽吸。尽管如此，对于血栓负荷重、目标血管直径粗或供血范围大、TIMI 血流 0 ～ 1 级的情况，仍可以考虑进行血栓抽吸。

1. *血栓抽吸导管的应用*　研究显示，血栓抽吸可明显降低血栓负荷，减少栓塞，改善 TIMI 血流和心肌灌注。而对于患者远期预后的影响，目前诸多试验结果存在矛盾。就目前而言，应用血栓抽吸术需要把握 3 点：正确地选择患者，规范的操作，以及合适的器械。

（1）正确地选择患者：关于血栓抽吸的人群选择，学者认为在充分抗栓治疗的前提下，对于发病＜ 3 小时，血栓负荷高的 ST 段抬高的急性心肌梗死患者，血栓抽吸能够带来真正的临床获益。虽然时间上强调在 3 小时以内，但通常存在侧支循环，阻塞血管远端仍存在一定的存活心肌，所以抽栓时间在 3 小时以内并不是绝对的。

（2）规范的操作：规范的抽吸操作可谓是重中之重，在抽吸过程中我们应时刻注意。

1）对于高血栓负荷病变，即使导丝通过后血流恢复 TIMI 3 级，也建议在球囊预扩张之前进行血栓抽吸，以尽量减少无复流及远端栓塞的发生。

2）抽吸导管头端接近闭塞处时就需要开始负压抽吸，不仅在闭塞段，其远端血管也要进行血栓抽吸。血栓抽吸要有足够的耐心，反复认真抽吸，可间断通过造影检查血栓抽吸效果。

3）在血栓抽吸过程中，如停止回血或回血减慢，常提示可能有较大的血栓阻塞抽吸导管，需要在负压状态下撤出导管，用肝素盐水反复冲洗后再进行血栓抽吸。

4）回撤抽吸导管时要保持负压状态，避免抽吸导管内血栓脱落至闭塞血管近端，甚至引起其他血管栓塞。

5）血栓抽吸后应向冠状动脉病变处注射硝酸甘油和替罗非班，以解除血管痉挛，并加强抗血栓效果；已经发生无复流或慢血流时，如果血压允许，应及时经抽吸导管向冠状动脉病变处注射硝普钠。

6）血栓负荷巨大，应用上述措施效果欠佳、无法有效清除血栓时，可采用子母导管进行抽吸。

（3）合适的器械：当前用于血栓抽吸的抽吸导管种类众多，各有特点，根据经验以单孔、大腔的抽吸导管抽吸效果最好。

2. 血栓保护装置（embolic protection device，EPD）　可用于防止动脉粥样硬化或血栓形成碎片向血管远端扩散。这些设备可分为三类：①基于滤器的设备；②近端闭塞设备；③远端血流闭塞设备。EPD 的使用除介入相关的标准抗凝血治疗外，不需要任何特殊准备，使用方便。然而，EPD 在使用上也有其局限性，主要表现为需要穿过完全相同的凝块，而这需要用稍微笨重的保护装置进行保护，以及需要足够长的远端着陆区。总体而言，EPD 是 ACS 行 PPCI 的有用辅助手段，并且已被证明可以有效降低围术期梗死的发生率。由于大隐静脉桥血管含血栓的病变普遍存在，EPD 在此类病变中使用具有Ⅰ类指征。尽管如此，EMERALD 研究显示，与 PPCI 相比，补救性 PCI 具有相似的心肌灌注、梗死面积和临床结局，从而得出结论：在补救性 PCI 患者中，EPD 可能没有明显的益处。同样，有研究显示，对行 PCI 的 STEM 患者常规使用 EPD 可能会增加支架血栓的发生率，以及临床驱动的靶病变和靶血管血运重建率。因此，有选择地对血栓风险较大的患者使用 EPD 才是明智的做法。

四、指引延伸导管在血栓性病变介入治疗中的应用

抽吸导管的应用虽然在大多数情况下可以抽出血栓，从而减轻血栓负荷，但能否真正成功地抽出血栓依旧受到多方面因素的影响，包括抽吸导管头端抽吸面积（extraction area，EA）的大小、抽吸负压的大小、抽吸导管的传送性能，以及血管和血栓自身的特点。在常规 6F 鞘操作系统中，EA 偏小（一般在 0.80 ～ 1.24 mm^2）为主要限制。既往研究显示，指引延伸导管（guide extension catheter）在帮助器械输送、增强血管支撑、血栓抽吸、丢失器械的取出、选择性血管造影，以及处理慢性完全闭塞性（chronic total occlusion，CTO）病变等方面都有很好的作用。同时，已有研究报道多种指引延伸导管，如 Heartrail Ⅱ -ST01，GuideLiner V2（EA 为 1.58mm^2，Vascular Solutions）和 Guidezilla（EA 为 1.65mm^2，Boston Scientific），在血栓抽吸方面表现突出，同时在保护冠状动脉远端栓塞及降低卒中发生率方面都有良好的安全性。可见指引延伸导管在抽吸巨大血栓方面有良好的有效性和安全性。

五、血栓性病变介入治疗典型个案分析

1. 简要病史　患者，女性，91 岁，因“突发胸闷 5 小时”入院。患者 5 小时前于进食后突发胸闷不适，伴有一过性晕厥，伴大汗。医院就诊检查提示心肌酶谱异常，心电图提示心动过缓、ST 段改变。

心血管危险因素：高血压 20 年（代文 80mg qd，控制良好），糖尿病多年（未治疗），肾功能异常（开同片，2# tid）。

实验室检查：Ckmb 为 554U/L，TnT 为 22.5ng/ml，Cr 为 140 μmol/L（eGFR 为 18ml/min）。

心电图：窦性心动过缓，48 次 / 分，Ⅱ、Ⅲ、aVF 导联 ST 段抬高。

超声心动图：LVIDd 为 3.72，EF 为 60.6%，LV 下壁、后壁基底段运动减弱，室间隔基底段增厚，主动脉瓣退行性病变伴少量反流，二尖瓣少量反流，三尖瓣中等量反流，少量心包积液。

2. 冠状动脉造影及血栓性病变的介入治疗　右侧桡动脉入路，Tig 管造影发现：均衡型，LAD 及 LCX 近端一般性病变，各 40% 狭窄，RCA 近端急性闭塞（图 71-11-3A，白色箭头）。先使用 Thrombuster Ⅱ导管（图 71-11-3B，白色箭头）进行初次血栓抽吸后，血栓残留严重，改用 Heartrail ST01 指引延伸导管进行优化血栓抽吸（图 71-11-3C，白色箭头），之后造影提示血栓负荷明显减少（图 71-11-3D，白色箭头）。用指引延长导管抽出的巨大血栓长约 56.8mm（图 71-11-3E），组织病理学结果显示有大量嗜中性粒细胞浸润（图 71-11-3F，黑色箭头）。病变处最终植入 1 枚 3.5mm × 30mm 美敦力佐他莫司药物洗脱支架。

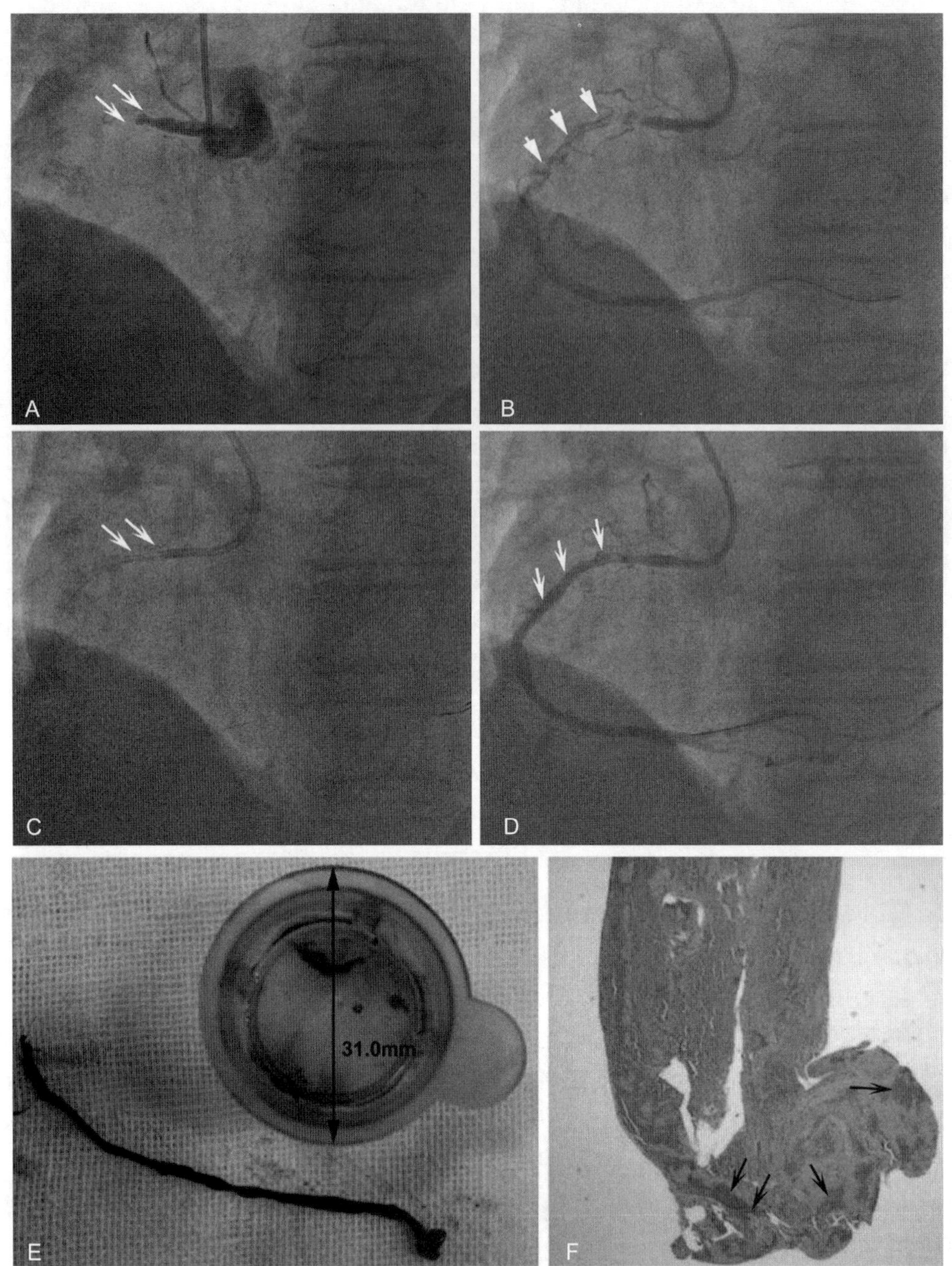

图 71-11-3　冠脉造影及血栓性病变

3. *病例的教学点*　血栓性病变如血栓负荷较大，介入治疗前进行血栓抽吸，可明显减少血栓负荷，减少栓塞，改善 TIMI 血流和心肌灌注。常规 6F 鞘操作系统，EA 偏小（一般在 0.80 ～ 1.24mm^2），常限制了常规抽吸导管抽吸血栓的效果。指引延伸导管因其 EA 较大，通常能弥补常规抽吸导管的不足。该病例起初用 Thrombuster Ⅱ抽吸导管（EA 为 0.95mm^2），效果不佳，残余血栓明显，后改用 Heartrail ST01 指引延伸导管（EA 为 1.77mm^2）抽吸后，血栓负荷明显减少。

（蒋　峻　陈海波）

参考文献

霍勇，方唯一，2018. 冠心病介入治疗培训材料（2018 版）. 北京：人民卫生出版社.

霍勇，方唯一，2018. 介入治疗路径与止血 . 卫生部心血管疾病介入诊疗技术培训教材 . 冠心病分册 .

吕树铮，陈韵岱，2016. 冠脉介入诊治技巧及器械选择 .3 版 . 北京：人民卫生出版社 .

中国冠状动脉慢性闭塞病变介入治疗俱乐部，2018. 中国冠状动脉慢性完全闭塞病变介入治疗推荐路径 . 中国介入心脏病学杂志 ,26(3): 121-128.

中华医学会心血管病学分会介入心脏病学组，2016. 中国经皮冠状动脉介入治疗指南（2016）. 中华心血管病学杂志，44(5):1-20.

2018 ESC/EACTS Guidelines on myocardial revascularization, Neumann FJ, Sousa-Uva M, et al, 2019. 2018 ESC/EACTS Guidelines on myocardial revascularization. Eur Heart J, 40(2):87-165.

Abdel-Karim AR, Papayannis AC, Mahmood A, et al, 2012. Role of embolic protection devices in ostial saphenous vein graft lesions. Catheter Cardiovasc Interv, 80: 1120-1126.

Abdel-Wahab M, Richardt G, Joachim Buttner H, et al, 2013. High-speed rotational atherectomy before paclitaxel-eluting stent implantation in complex calcified coronary lesions: the randomized ROTAXUS (Rotational Atherectomy Prior to Taxus Stent Treatment for Complex Native Coronary Artery Disease) trial. JACC Cardiovasc Interv, 6:10-19.

AHA/SCAI guideline for percutaneous coronary intervention: a report of the American college of cardiology foundation/ American heart association task force on practice guidelines and the society for cardiovascular angiography and interventions.Circulation,124(23):e574-e651.

Ahn JM, Park DW, Kim YH, et al, 2012. Comparison of resolute zotarolimus-eluting stents and sirolimus-eluting stents in patients with de novo long coronary artery lesions: a randomized LONG-DES Ⅳ trial. Circ Cardiovasc Interv, 5:633-640.

Alfonso F, Perez-Vizcayno MJ, Cardenas A, et al, 2015.A prospective randomized trial of drug-eluting balloons versus everolimus-eluting stents in patients with in-stent restenosis of drug-eluting stents: the RIBS IV randomized clinical trial. J Am Coll Cardiol, 66:23-33.

Alfonso F, Perez-Vizcayno MJ, Cuesta J, et al, 2018. 3-year clinical follow-up of the RIBS IV clinical trial: a prospective randomized study of drug-eluting balloons versus everolimus-eluting stents in patients with in-stent restenosis in coronary arteries previously treated with drug-eluting stents. JACC Cardiovasc Interv, 11:981-991.

Ali ZA, Gao RL, Kimura T, et al, 2018.Three-year outcomes with the absorb bioresorbable scaffold: individual-patient-data meta- analysis from the ABSORB randomized trials. Circulation, 137:464-479.

Ali ZA, Serruys PW, Kimura T, et al, 2017.2-Year outcomes with the Absorb bioresorbable scaffold for treatment of coronary artery disease: a systematic review and meta-analysis of seven randomised trials with an individual patient data substudy. Lancet, 390: 760-772 .

Applegate RJ, Grabarczyk MA, Little WC, et al, 2002.Vascular closure devices in patients treated with anticoagulation and Ⅱ b/ Ⅲ a receptor inhibitors during percutaneous revasculari-zation. J Am Coll Cardiol, 40(1):78-83.

Babu SC, Piccorelli GO, Shah PM, et al, 1989. Incidence and results of arterial complications among16,350 patients undergoing cardiac catheterization. J Vasc Surg, 10(2):113-116.

Baim DS, Wahr D, George B, et al, 2002. Randomized trial of a distal embolic protection device during percutaneous intervention of saphenous vein aorto-coronary bypass grafts. Circulation, 105:1285-1290.

Bates ER, 2008. Aspirating and filtering atherothrombotic debris during percutaneous coronary intervention. JACC Cardiovasc Interv, 1:265-267.

Belkacemi A, Agostoni P, Nathoe HM, et al, 2012. First results of the DEB-AMI (drug eluting balloon in acute ST-segment elevation myocardial infarction) trial: a multicenter randomized comparison of drug-eluting balloon plus bare-metal stent versus bare-metal stent versus drug-eluting stent in primary percutaneous coronary intervention with 6-month angiographic, intravascular, functional, and clinical outcomes. J Am Coll Cardiol, 59:2327-2337.

Bertrand OF, Rao SV, Pancholy S, et al, 2010. Transradial approach for coronary angiography and interventions: results of the first international transradial practice survey. JACC Cardiovasc Interv, 3(10):1022-1031.

Bhatt DL, 2015. Cardiovascular Intervention : A Companion to Braunwald’s Heart Disease.10th ed. Philadelphia: Elsevier.

Brilakis ES, 2014. SCAI Interventional Cardiology Board Review. Philadelphia: Lippincott Williams & Wilkins.

Brilakis ES, Rao SV, Banerjee S, et al, 2011. Percutaneous coronary intervention in native arteries versus bypass grafts in prior coronary artery bypass grafting patients: a report from the National Cardiovascular Data Registry. JACC Cardiovasc Interv, 4:844-850.

Bui QT, Kolansky DM, Bannan A, et al, 2010. “Double wire” Angio Seal closure technique after balloon aortic valvuloplasty. Catheter Cardiovasc Interv, 75(4):488-492.

Byrne RA, Joner M, Alfonso F,et al, 2014. Drug-coated balloon therapy in coronary and peripheral artery disease. Nat Rev Cardiol, 11:13-23.

Byrne RA, Joner M, Kastrati A, 2009.Polymer coatings and delayed arterial healing following drug-eluting stent implantation. Minerva Cardioangiol, 57:567-584.

Campeau L, 1989.Percutaneous radial artery approach for coronary angiography. Cathet Cardiovasc Diagn, 16(1):3-7.

Chambers JW, Feldman RL, Himmelstein SI, et al, 2014. Pivotal trial to evaluate the safety and efficacy of the orbital atherectomy system in treating de novo, severely calcified coronary lesions (ORBIT Ⅱ). JACC Cardiovasc Interv, 7: 510-518.

Chen SL, Santoso T, Zhang JJ, et al, 2011. A randomized clinical study comparing double kissing crush with provisional stenting for treatment of coronary bifurcation lesions: results from the DKCRUSH- Ⅱ (Double Kissing Crush versus Provisional Stenting Technique for Treatment of Coronary Bifurcation Lesions) trial. J Am Coll Cardiol,57:914-920.

Chen SL, Sheiban I, Xu B, et al, 2014. Impact of the comlexity of Bifurcation Lesions Treated With Drug-Eluting Stents: The DEFINITION Study (Definitions and impact of complex bifurcation lesions on clinical outcomes after percutaneous coronary Intervention using drug-eluting stents.JACC Cardiovasc Interv,7(11):1266-1276.

Chen SL, Xu B, Han YL, et al, 2013.Comparison of double kissing crush versus Culotte stenting for unprotected distal left main bifurcation lesions: results from a multicenter, randomized, prospective DKCRUSH- Ⅲ study. J Am Coll Cardiol, 61:1482-1488.

Chen SL, Ye F, Zhang JJ,et al, 2015.Randomized comparison of FFR-guided and angiography-guided provisional stenting of true coronary bifurcation lesions: the DKCRUSH-Ⅵ Trial (double kissing crush versus provisional stenting technique for treatment of coronary bifurcation lesions Ⅵ).JACC Cardiovasc Interv,8(4):536-546.

Chen Y, Gao L, Qin Q, et al, 2018. Comparison of 2 different drug-coated balloons in in-stent restenosis: the RESTORE ISR China randomized trial. JACC Cardiovasc Interv, 11:2368-2377.

Chevalier B, Cequier A, Dudek D, et al, 2018. Four-year follow-up of the randomised comparison between an everolimus-eluting bioresorbable scaffold and an everolimus-eluting metallic stent for the treatment of coronary artery stenosis (ABSORB Ⅰ Trial). Euro Intervention,13:1561-1564.

Chieff A, Meliga E, Latib A, et al, 2012.Drug-eluting stent for left main coronary artery disease. Th DELTA registry: a multicenter registry evaluating percutaneous coronary intervention versus coronary artery bypass graftng for lef main treatment. JACC Cardiovasc Interv, 5:718-727.

Christakopoulos GE, Christopoulos G, Carlino M, et al, 2015. Meta analysis of clinical outcomes of patients who underwent percutaneous coronary interventions for chronic total occlusions. Am J Cardiol,115: 1367-1375.

Ciecwierz D, Mielczarek M, Jaguszewski M, et al, 2016. The first reported aspiration thrombectomy with a guide extension mother-and-child catheter in ST elevation myocardial infarction due to bacterial vegetation coronary artery embolism. Postepy Kardiol Interwencyjnej, 12:70-72.

Colombo A, Mikhail GW, Michev I, et al, 2005.Treating chronic total occlusion using subintimal tracking and re-entry: the STAR technique. Catheter Cardiovasc Interv,64:407-411.

Cortese B, Micheli A, Picchi A, et al, 2010.Paclitaxel-coated balloon versus drug-eluting stent during PCI of small coronary vessels, a prospective randomised clinical trial. The PICCOLETO study. Heart, 96:1291-1296.

Costa RA, Lansky AJ, Mintz GS, et al, 2005.Angiographic results of the first human experience with everolimus-eluting stents for the treatment of coronary lesions (the FUTURE I trial). Am J Cardiol,95:113-116.

Dangas G, Stone GW, Weinberg MD, et al, 2008. Contemporary outcomes of rescue percutaneous coronary intervention for acute myocardial infarction: comparison with primary angioplasty and the role of distal protection devices (EMERALD trial). Am Heart J, 155:1090-1096.

Deepak LB, 2016. Cardiovascular Intervention : a Companion to Braunwald's Heart Disease.10th ed. Philadelphia: Elsevier.

di Mario C, Werner GS, Sianos G, et al, 2007. European perspective in the recanalisation of Chronic Total Occlusions (CTO): consensus document from the Euro CTO Club. Euro Interv, 3:30-43.

Dietz U, Rupprecht HJ, Ekinci O, et al, 2001. Angiographic analysis of immediate and long-term results of PTCR vs. PTCA in complex lesions (COBRA study). Catheter Cardiovasc Interv, 53:359-367.

Duong T, Christopoulos G, Luna M, et al, 2015. Frequency, indications, and outcomes of guide catheter extension use in percutaneous coronary intervention. J Invasive Cardiol,27:E211-E215.

Ellis SG, Kereiakes DJ,Metzger DC, et al, 2015.Everolimus-eluting bioresorbable scaffolds for coronary artery disease. N Engl J Med, 373: 1905-1915.

Fanggiday JC, Stella PR, Guyomi SH, et al, 2008. Safety and efficacy of drug-eluting balloons in percutaneous treatment of bifurcation lesions: the DEBIUT (drug-eluting balloon in bifurcation Utrecht) registry. Catheter Cardiovasc Interv, 71:629-635.

Fefer P, Knudtson ML, Cheema AN, et al, 2012.Current perspectives on coronary chronic total occlusions: the Canadian multicenter chronic total occlusions registry. J Am Coll Cardiol, 59(11): 991-997.

Feldman DN, Swaminathan RV, Kaltenbach LA, et al, 2013. Adoption of radial access and comparison of outcomes to femoral access in percutaneous coronary intervention: an updated report from the national cardiovascular data registry (2007-2012). Circulation, 127(23):2295-2306.

Finn AV, Nakazawa G, Joner M, et al, 2007. Vascular responses to drug eluting stents: importance of delayed healing. Arterioscler Thromb Vasc Biol, 27:1500-1510.

Galassi AR, Tomasello SD, R eifart N, et al, 2011. Inhospital outcomes of percutaneous coronary intervention in patients with chronic total occlusion: insights from the ERCTO (European Registry of Chronic Total Occlusion) registry. Euro Intervention,7(4): 472-479.

Gao RL, Yang YJ, Han YL, et al, 2015. Bioresorbable vascular scaffolds versus metallic stents in patients with coronary artery disease: ABSORB China trial. J Am Coll Cardiol,66: 2298-2309.

Ge JB, Ge L, Zhang B, et al, 2018.Active greeting technique: a mother-and-child catheter based technique to facilitate retrograde wire externalization in recanalization of coronary chronic total occlusion. Sci Bull, 63(23): 1565-1569.

Genereux P, Madhavan MV, Mintz GS, et al, 2014. Ischemic outcomes after coronary intervention of calcified vessels in acute coronary syndromes: pooled analysis from the HORIZONS-AMI and ACUITY trials. J Am Coll Cardiol, 63(18):1845-1854.

Giacoppo D, Colleran R, Cassese S, et al, 2017.Percutaneous coronary intervention vs coronary artery bypass grafting in patients with left main coronary artery stenosis: A systematic review and meta-analysis. JAMA Cardiol, 2:1079-1088.

Gibson CM, de Lemos JA, Murphy SA, et al, 2001. Combination therapy with abciximab reduces angiographically evident thrombus in acute myocardial infarction: a TIMI 14 substudy. Circulation,103:2550-2554.

Grube E, Sonoda S, Ikeno F, et al, 2004.Six- and twelve-month results from first human experience using everolimus-eluting stents with bioabsorbable polymer. Circulation, 109:2168-2171.

Guerin Y, Spaulding C, Desnos M, et al, 1996. Rotational atherectomy with adjunctive balloon angioplasty versus conventional percutaneous transluminal coronary angioplasty in type B2 lesions: results of a randomized study. Am Heart J, 131:879-883.

Habara S, Kadota K, Shimada T, et al, 2015. Late restenosis after paclitaxel-coated balloon angioplasty occurs in patients with drug-eluting stent restenosis. J Am Coll Cardiol, 66:14-22.

Hahn JY, Chun WJ, Kim JH, et al, 2013.Predictors and outcomes of side branch occlusion after main vessel stenting in coronary bifurcation lesions: results from the COBIS Ⅱ Registry (Coronary BIfurcation Stenting). J Am Coll Cardiol, 62:1654-1659.

Head SJ, Milojevic M, Daemen J, et al, 2018. Mortality after coronary artery bypass grafting versus percutaneous coronary intervention with stenting for coronary artery disease: A pooled analysis of individual patient data. Lancet, 391 :939-948.

Hoebers LP, Claessen BE, Elias J, et al, 2015.Meta-analysis on the impact of percutaneous coronary intervention of chronic total occlusions on left ventricular function and clinical outcome. Int J Cardiol, 187： 90-96.

Hsu JT, Kyo E, Chu CM, et al, 2011.Impact of calcification length ratio on the intervention for chronic total occlusions. Int J Cardiol, 150:135-141.

Iakovou I, Colombo A, 2005. Contemporary stent treatment of coronary bifurcations. J Am Coll Cardiol, 46:1446-1455.

Ibanez B, James S, Agewall S, et al, 2018. 2017 ESC Guidelines for the management of acute myocardial infarction in patients presenting with ST-segment elevation: the task force for the management of acute myocardial infarction in patients presenting with ST-segment elevation of the European Society of Cardiology (ESC). Eur Heart J, 39:119-177.

Ielasi A, Takagi K, Latib A, et al, 2013.Long-term clinical outcomes following drug-eluting stent implantation for unprotected distal trifurcation left main disease: the Milan-New Tokyo (MITO) registry. Catheter Cardiovasc Interv, 83(4):530-538.

Inoue T, Node K, 2009. Molecular basis of restenosis and novel issues of drug-eluting stents. Circ J,73:615-621.

Jeger RV, Farah A, Ohlow MA, et al, 2018. Drug-coated balloons for small coronary artery disease (BASKET-SMALL 2): an open-label randomised non-inferiority trial. Lancet,392:849-856.

Jolly SS, Cairns JA, Yusuf S, et al, 2015.Randomized trial of primary PCI with or without routine manual thrombectomy. N Engl J Med, 372:1389-1398.

Joner M, Finn AV, Farb A, et al, 2006. Pathology of drug-eluting stents in humans: delayed healing and late thrombotic risk. J Am Coll Cardiol,48:193-202.

Kaltoft A, Kelbaek H, Klovgaard L, et al, 2010. Increased rate of stent thrombosis and target lesion revascularization after filter protection in primary percutaneous coronary intervention for ST-segment elevation myocardial infarction: 15-month follow-up of the DEDICATION (Drug Elution and Distal Protection in ST Elevation Myocardial Infarction) trial. J Am Coll Cardiol, 55:867-871.

Kalyanasundaram A, Blankenship JC, Berger P, et al, 2007. Thrombus predicts ischemic complications during percutaneous coronary intervention in saphenous vein grafts: results from TARGET (do Tirofiban and ReoPro give similar efficacy trial?). Catheter Cardiovasc Interv,69:623-629.

Kang SJ, Ahn JM, Song H, et al, 2011.Comprehensive intravascular ultrasound assessment of stent area and its impact on restenosis and adverse cardiac events in 403 patients with unprotected left main disease. Circ Cardiovasc Interv, 4:562-569.

Kastrati A, Mehilli J, Dirschinger J, et al, 2001. Intracoronary stenting and angiographic results: strut thickness effect on restenosis outcome (ISAR-STEREO) trial. Circulation, 103:2816-2821.

Kiemeneij F, Laarman GJ, Odekerken D, et al, 1997.A randomized comparison of percutaneous transluminal coronary angioplasty by the radial, brachial and femoral approaches: the access study. J Am Coll Cardiol, 29(6):1269-1275.

Kim YH, Park SW, Hong MK, et al, 2006.Comparison of simple and complex stenting techniques in the treatment of unprotected left main coronary artery bifurcation stenosis. Am J Cardiol, 97(11):1587-1601.

Kimura T, Kozuma K, Tanabe K, et al, 2015. A randomized trial evaluating everolimus-eluting Absorb bioresorbable scaffolds versus everolimus-eluting metallic stents in patients with coronary artery disease: ABSORB Japan. Eur Heart J, 36: 3332-3342.

Kleber FX, Rittger H, Ludwig J, et al, 2016. Drug eluting balloons as stand alone procedure for coronary bifurcational lesions: results of the randomized multicenter PEPCAD-BIF trial. Clin Res Cardiol, 105:613-621.

Kolandaivelu K, Swaminathan R, Gibson WJ, et al, 2011. Stent thrombogenicity early in high-risk interventional settings is driven by stent design and deployment and protected by polymer-drug coatings. Circulation,123:1400-1409.

Koo BK, Park KW, Kang HJ, et al, 2008. Physiological evaluation of the provisional side-branch intervention strategy for bifurcation lesions using fractional flow reserve. Eur Heart J, 29(6):726-732.

Koster R, Vieluf D, Kiehn M, et al, 2000. Nickel and molybdenum contact allergies in patients with coronary in-stent restenosis. Lancet,356:1895-1897.

Krishnaswamy A, 2013. Factors associated with stent thrombosis causing ST-segment elevation myocardial infarction. American Heart Association Scientific Sessions.

Kuntz RE, Safian RD, Carrozza JP, et al, 1992. The importance of acute luminal diameter in determining restenosis after coronary atherectomy or stenting. Circulation, 86:1827-1835.

Iakovou I, Colombo AI, 2005. Contemporary stent treatment of coronary bifurcations.J Am Coll Cardiol 46:1446-1455.

Latib A, Colombo A, 2008.Bifurcation disease: what do we know, what should we do? J Am Coll Cardiol Interv, 1:218-226.

Latib A, Ruparelia N, Menozzi A, et al, 2015.3-year follow-up of the Balloon Elution and Late Loss Optimization Study (BELLO). JACC Cardiovasc Interv, 8:1132-1134.

Levine GN, Bates ER, Blankenship JC, et al, 2011. A Report of the American College of Cardiology Foundation/American Heart Association Task Force on Practice Guidelines and the Society for Cardiovascular Angiography and Interventions. J Am Coll Cardiol, 58:e44-e122.

Lopez Minguez JR, Nogales Asensio JM, Doncel Vecino LJ, et al, 2014. A prospective randomised study of the paclitaxel-coated balloon catheter in bifurcated coronary lesions (BABILON trial): 24-month clinical and angiographic results. Euro Intervention, 10:50-57.

Louvard Y, Thomas M, Dzavik V, et al, 2008. Classification of coronary artery bifurcation lesions and treatments: time for a consensus.Catheter Cardiovasc Interv, 71(2):175-183.

Manel S, Stephan W, Andres I, et al, 2016. Everolimus-eluting bioresorbable stent vs. durable polymer everolimus-eluting metallic stent in patients with ST-segment elevation myocardial infarction: results of the randomized ABSORB ST-segment elevation myocardial infarction-TROFI Ⅰ trial. Eur Heart J, 37: 229-240.

Mani AJ, 2014. Novel use of a guide extension mother-and-child catheter for adjunctive thrombectomy during percutaneous coronary intervention for acute coronary syndromes. J Invasive Cardiol, 26:249-254.

Martin JL, Pratsos A, Magargee E, et al, 2008.A randomized trial comparing compression, Perclose Proglide and Angio-Seal VIP for arterial closure following percutaneous coronary intervention: the CAP trial. Catheter Cardiovasc Interv, 71(1):1-5.

Mehilli J, Kastrati A, Byrne RA, et al, 2009. Paclitaxel- versus sirolimuseluting stents for unprotected lef main coronary artery disease. J Am Coll Cardiol, 53:1760-1768.

Mehilli J, Richardt G, Valgimigli M, et al, 2013. Zotarolimus-versus everolimus-eluting stents for unprotected lef main coronary artery disease. J Am Coll Cardiol, 62:2075-2082.

Meredith IT, Teirstein PS, Bouchard A, et al, 2014. Three-year results comparing platinum-chromium PROMUS element and cobalt-chromium XIENCE V everolimus-eluting stents in de novo coronary artery narrowing (from the PLATINUM Trial). Am J Cardiol, 113:1117-1123.

Miglionico M, Mangiacapra F, Nusca A, et al, 2015.Efficacy and safety of paclitaxel-coated balloon for the treatment of in-stent restenosis in high-risk patients. Am J Cardiol, 116:1690-1694.

Montone RA, Niccoli G, Marco F, et al, 2017. Temporal trends in adverse events after everolimus-eluting bioresorbable vascular scaffold versus everolimus-eluting metallic stent implantation: a meta-analysis of randomized controlled trials. Circulation, 135:2145-2154.

Morino Y，Abe M，Morimoto T，et al, 2011.Predicting successful guidewire crossing through chronic total occlusion of native coronary lesions within 30 minutes: the J-CTO (Multicenter CTO Registry in Japan) score as a difficulty grading and time assessment tool. JACC Cardiovasc Interv,4(2): 213-221.

Morton AC, Crossman D, Gunn J, 2004. The influence of physical stent parameters upon restenosis. Pathol Biol (Paris), 52:196-205.

Myler RK, Shaw RE, Stertzer SH, et al, 1992.Lesion morphology and coronary angioplasty: current experience and analysis. J Am Coll Cardiol, 19:1641-1652.

Mylotte D, Routledge H, Harb T, et al, 2013. Provisional side branch-stenting for coronary bifurcation lesions: evidence of improving procedural and clinical outcomes with contemporary techniques. Catheter Cardiovasc Interv, 82:E437-E445.

Naganuma T, Latib A, Sgueglia GA,et al, 2015.A 2-year follow-up of a randomized multicenter study comparing a paclitaxel drug-eluting balloon with a paclitaxel-eluting stent in small coronary vessels the BELLO study. Int J Cardiol, 184:17-21.

Niemela M, Kervinen K, Erglis A, et al, 2011. Randomized comparison of fnal kissing balloon dilatation versus no fnal kissing balloon dilatation in patients with coronary bifurcation lesions treated with main vessel stenting: the Nordic-Baltic Bifurcation Study Ⅲ. Circulation, 123:79-86.

Noble S, Bilodeau L, 2008.High energy excimer laser to treat coronary in-stent restenosis in an underexpanded stent. Catheter Cardiovasc Interv, 71:803-807.

Ojeda S, Pan M, Martin P, et al, 2014. Immediate results and long-term clinical outcome of patients with unprotected distal left main restenosis: the CORPAL (cordoba and las palmas) registry. JACC Cardiovasc Interv, 7(2):212-221.

Onuma Y, Serruys PW, et al，2011, Bioresorbable scaffold: the advent of a new era in percutaneous coronary and peripheral revascularization? Circulation, 123:779-797.

Ormiston JA, Webber B, Ubod B, et al, 2015.An independent bench comparison of two bioresorbable drug-eluting coronary scaffolds (Absorb and DESolve) with a durable metallic drug- eluting stent (ML8/Xpedition). EuroIntervention, 11: 60-67.

Ortega-Paz L, Capodanno D, Gori T, et al, 2017. Predilation, sizing and post-dilation scoring in patients undergoing everolimus-eluting bioresorbable scaffold implantation for prediction of cardiac adverse events: development and internal validation of the PSP score. EuroIntervention, 12: 2110-2117.

Pache J, Kastrati A, Mehilli J, et al, 2003. Intracoronary stenting and angiographic results: strut thickness effect on restenosis outcome (ISAR-STEREO-2) trial. J Am Coll Cardiol,41:1283-1288.

Parikh K, Chandra P, Choksi N, et al, 2013. Safety and feasibility of orbital atherectomy for the treatment of calcified coronary lesions: the ORBIT Ⅰ trial. Catheter Cardiovasc Interv, 81:1134-1139.

Park DW, Kim YH, Yun SC, et al, 2011. Complexity of atherosclerotic coronary artery disease and long-term outcomes in patients with unprotected lef main disease treated with drug-eluting stents or coronary artery bypass graftng. J Am Coll Cardiol,57:2152-2159.

Park KW, Chae IH, Lim DS, et al, 2011. Everolimus-eluting versus sirolimus-eluting stents in patients undergoing percutaneous coronary intervention: the EXCELLENT (Efficacy of Xience/Promus Versus Cypher to Reduce Late Loss After Stenting) randomized trial. J Am Coll Cardiol, 58:1844-1854.

Patel N, De Maria GL, Kassimis G, et al, 2014.Outcomes after emergency percutaneous coronary intervention in patients with unprotected left main stem occlusion: the BCIS national audit of percutaneous coronary intervention 6-year experience. JACC Cardiovasc Interv, 7:969-980.

Pedrazzini GB, Radovanovic D, Vassalli G, et al, 2011. Primary percutaneous coronary intervention for unprotected left main disease in patients with acute ST-segment elevation myocardial infarction: the AMIS (Acute Myocardial Infarction in Switzerland) Plus registry experience. JACC Cardiovasc Interv, 4:627-633.

Pijls NH, Fearon WF, Tonino PA, et al, 2010.Fracional flow reserve versus angiography for guiding percutaneous coronary intervention in patients with multivessel coronary artery disease: 2-year follow-up of the FAME(fractional flow reserve versus angiography for multivessel evaluation) study. J Am Coll Cardiol, 56(3):177-184.

Puricel S, Arroyo D, Corpataux N, et al, 2015. Comparison of everolimus- and biolimus-eluting coronary stents with everolimus- eluting bioresorbable vascular scaffolds. J Am Coll Cardiol, 65:791-801.

Reifart N, Vandormael M, Krajcar M, et al, 1997. Randomized comparison of angioplasty of complex coronary lesions at a single center. Excimer Laser, Rotational Atherectomy, and Balloon Angioplasty Comparison (ERBAC) Study. Circulation, 96:91-98.

Rittger H, Brachmann J, Sinha AM, et al, 2012.A randomized, multicenter, single-blinded trial comparing paclitaxel-coated balloon angioplasty with plain balloon angioplasty in drug-eluting stent restenosis: the PEPCAD-DES study. J Am Coll Cardiol, 59:1377-1382.

Scheller B, Clever YP, Kelsch B, et al, 2012. Long-term follow-up after treatment of coronary in-stent restenosis with a paclitaxel-coated balloon catheter. JACC Cardiovasc Interv, 5:323-330.

Scheller B, Hehrlein C, Bocksch W, et al, 2006. Treatment of coronary in-stent restenosis with a paclitaxel-coated balloon catheter. N Engl J Med, 355:2113-2124.

Serruys PW, Chevalier B, Dudek D, et al, 2015. A bioresorbable everolimus-eluting scaffold versus a metallic everolimus-eluting stent for ischaemic heart disease caused by de-novo native coronary artery lesions (ABSORBⅡ): an interim 1-year analysis of clinical and procedural secondary outcomes from a randomised controlled trial. Lancet, 385:43-54.

Serruys PW, Chevalier B, Sotomi Y, et al, 2016. Comparison of an everolimus-eluting bioresorbable scaffold with an everolimus-eluting metallic stent for the treatment of coronary artery stenosis (ABSORBⅡ): a 3 year, randomised, controlled, single-blind, multicentre clinical trial. Lancet, 388:2479-2491.

Serruys PW, Ong AT, Piek JJ, et al, 2005. A randomized comparison of a durable polymer Everolimus-eluting stent with a bare metal coronary stent: The SPIRIT first trial. EuroIntervention, 1:58-65.

Serruys PW, Silber S, Garg S, et al, 2010.Comparison of zotarolimus-eluting and everolimus-eluting coronary stents. N Engl J Med, 363:136-146.

Serruys PW, van Hout B, Bonnier H,et al, 1998. Randomised comparison of implantation of heparin-coated stents with balloon angioplasty in selected patients with coronary artery disease (Benestent Ⅱ). Lancet, 352:673-681.

Silva JA, 2002. Percutaneous coronary intervention of thrombotic lesions: still challenging.Catheter Cardiovasc Interv, 56:8-9.

Simon C, Palmaz JC, Sprague EA, et al, 2000. Influence of topography on endothelialization of stents: clues for new designs. J Long Term Eff Med Implants,10:143-151.

Sotomi Y, Suwannasom P, Serruys PW,et al, 2017. Possible mechanical causes of sc affold thrombosis: insights from case reports with intracoronary imaging. Euro Intervention, 12:1747-1756.

Sripal Bangalore, Vascular Access and Closure, Cardiovascular Intervention, Part I (3)

Stankovic G, Lefevre T, Chieffo A, et al, 2013. Consensus from the 7th European bifurcation club meeting. EuroIntervention, 9:36-45.

Steigen TK, Maeng M, Wiseth R, et al, 2006. Randomized study on simple versus complex stenting of coronary artery bifurcation lesions: the Nordic bifurcation study. Circulation, 114:1955-1961.

Stone GW, Abizaid A, Onuma Y, et al, 2017. Effect of technique on outcomes following bioresorbable vascular scaffold implantation: analysis from the ABSORB trials. J Am Coll Cardiol, 70:2863-2874.

Stone GW, Sabik JF, Serruys PW, et al, 2016. Everolimus-eluting stents or bypass surgery for left main coronary artery disease. N Engl J Med,375:2223-2235.

Stone GW, Teirstein PS, Meredith IT, et al, 2011. A prospective, randomized evaluation of a novel everolimus-eluting coronary stent: the PLATINUM (a Prospective, Randomized, Multicenter Trial to Assess an Everolimus-Eluting Coronary Stent System [PROMUS Element] for the Treatment of Up to Two de Novo Coronary Artery Lesions) trial. J Am Coll Cardiol,57:1700-1708.

Strauss BH, Segev A, Wright GA, et al, 2005.Microvessels in chronic total occlusions: pathways for successful guidewire crossing? J Interv Cardiol, 18:425-436.

Tang Y, Qiao S, Su X, et al, 2018. Drug-coated balloon versus drug-eluting stent for small-vessel disease: the RESTORE SVD China randomized trial. JACC Cardiovasc Interv,11:2381-2392.

Task Force members, Windecker S, Kolh P, et al, 2014. 2014 ESC/EACTS Guidelines on myocardial revascularization: the Task Force on Myocardial Revascularization of the European Society of Cardiology (ESC) and the European Association for Cardio-Thoracic Surgery (EACTS) Developed with the special contribution of the European Association of Percutaneous Cardiovascular Interventions (EAPCI). Eur Heart J, 35(37):2541-2619.

Tijssen RYG, Kraak RP, Hofma SH, et al, 2018. Complete two-year follow-up with formal non-inferiority testing on primary outcomes of the AIDA trial comparing the Absorb bioresorbable scaffold with the XIENCE drug-eluting metallic stent in routine PCI. EuroIntervention, 14: e426-e433.

Tsuchiya Y, Lansky AJ, Costa RA, et al, 2006.Effect of everolimus-eluting stents in different vessel sizes (from the pooled FUTURE I and II trials). Am J Cardiol, 98:464-469.

Unverdorben M, Kleber FX, Heuer H, et al, 2010. Treatment of small coronary arteries with a paclitaxel-coated balloon catheter. Clin Res Cardiol, 99:165-174.

Unverdorben M, Kleber FX, Heuer H, et al, 2013. Treatment of small coronary arteries with a paclitaxel-coated balloon catheter in the PEPCAD I study: are lesions clinically stable from 12 to 36 months? Euro Intervention, 9:620-628.

Unverdorben M, Vallbracht C, Cremers B, et al, 2009. Paclitaxel-coated balloon catheter versus paclitaxel-coated stent for the treatment of coronary in-stent restenosis. Circulation, 119:2986-2994.

Van der Heijden LC, Kok MM, Lowik MM, et al, 2017. Three-year safety and efficacy of treating all-comers with newer-generation Resolute Integrity or PROMUS Element stents in the randomised DUTCH PEERS (TWENTE II) trial. EuroIntervention, 12:2128-2131.

Virmani R, Farb A, Burke AP, 1994. Coronary angioplasty from the perspective of atherosclerotic plaque: morphologic predictors of immediate success and restenosis. Am Heart J, 127:163-179.

Vlaar PJ, Svilaas T, Vogelzang M, et al, 2008. A comparison of 2 thrombus aspiration devices with histopathological analysis of retrieved material in patients presenting with ST-segment elevation myocardial infarction. JACC Cardiovasc Interv, 1:258-264.

vom Dahl J, Dietz U, Haager PK, et al, 2002. Rotational atherectomy does not reduce recurrent in-stent restenosis: results of the angioplasty versus rotational atherectomy for treatment of diffuse in-stent restenosis trial (ARTIST). Circulation, 105:583-588.

Von Birgelen C, Sen H, Lam MK, et al, 2014. Third-generation zotarolimus-eluting and everolimus-eluting stents in all-comer patients requiring a percutaneous coronary intervention (DUTCH PEERS): a randomised, single-blind, multicentre, non-inferiority trial. Lancet, 383:413-423.

Vos NS, Fagel ND, Amoroso G, et al, 2019. Paclitaxel-coated balloon angioplasty versus drug-eluting stent in acute myocardial infarction: the REVELATION randomized trial. JACC Cardiovasc Interv, 12(17):1691-1699.

Whitlow PL, Burke MN, Lombardi WL, et al, 2012. Use of a novel crossing and re-entry system in coronary chronic total occlusions that have failed standard crossing techniques: results of FASTCTOS(facilitated antegrade steering technique in chronic total occlusions)trial.J Am Coll Cardiol Intv, 5(4):393-401.

Wiemer M, Serruys PW, Miquel-Hebert K, et al,2010. Five-year long-term clinical follow-up of the XIENCE V everolimus eluting coronary stent system in the treatment of patients with de novo coronary artery lesions: the SPIRIT FIRST trial. Catheter Cardiovasc Interv, 75:997-1003.

Wijns W, Kolh P, Danchin N, et al, 2010. Guidelines on myocardial revasculazation. Eur Heart, 31(20):2501-2555.

Wohrle J, Werner GS, 2013. Paclitaxel-coated balloon with bare-metal stenting in patients with chronic total occlusions in native coronary arteries. Catheter Cardiovasc Interv, 81:793-799.

Wong YTA, Kang DY, Lee JB, et al, 2018. Comparison of drug-eluting stents and drug-coated balloon for the treatment of drug-eluting coronary stent restenosis: a randomized RESTORE trial. Am Heart J, 197:35-42.

Wykrzykowska JJ, Kraak RP, Hofma SH, et al, 2017. Bioresorbable scaffolds versus metallic stents in routine PCI. N Engl J Med, 376: 2319-2328.

Xu B, Qian J, Ge J, et al, 2016. Two-year results and subgroup analyses of the PEPCAD China in-stent restenosis trial: A prospective, multicenter, randomized trial for the treatment of drug-eluting stent in-stent restenosis. Catheter Cardiovasc Interv,87(Suppl 1):624-629.

Yahagi K, Yang Y, Torii S, et al, 2017. Comparison of a drug-free early programmed dismantling PDLLA bioresorbable scaffold and a metallic stent in a porcine coronary artery model at 3-year follow-up. J Am Heart Assoc, 6: e005693.

Yamaji K, Raber L,Windecker S, 2017. What determines long-term outcomes using fully bioresorbable scaffolds - the device, the operator or the lesion? Euro Intervention, 12: 1684-1687.

Yamaji K, Ueki Y, Souteyrand G, et al, 2017. Mechanisms of very late bioresorbable scaffold thrombosis: the INVEST registry. J Am Coll Cardiol, 70:2330-2344.

Zeymer U, Waliszewski M, Spiecker M, et al, 2014. Prospective real world registry for the use of the PCB only' strategy in small vessel de novo lesions. Heart,100:311-316.

第 72 章 心脏起搏器

人工心脏起搏就是用低能量电脉冲暂时或长期刺激心脏，使其发生激动，治疗严重心动过缓，即抗心动过缓起搏；心脏起搏也可以终止或控制除颤动以外的室上性和室性快速心律失常，即抗心动过速起搏。

第一节　永久性人工心脏起搏器

一、起搏器演变历史及变迁

1930 年 Hyman 研制出一种手摇卷紧发条驱动的脉冲发生器，用针穿刺心房通电起搏抢救心搏骤停患者，但 Hyman 的发明在当时并未引起临床医师和工程师足够的注意和重视。1952 年，美国波士顿的 Zoll 用脉宽 2 毫秒，75 ～ 150V 的经胸壁电刺激挽救了 2 例濒临死亡的房室传导阻滞、心脏停搏患者，从此心脏起搏技术才真正受到临床重视。Zoll 因此被称为“心脏起搏之父”。1957 年 Lillehei 对心脏手术中发生房室传导阻滞的患者，将电极缝置于心外膜进行心脏起搏。1958 年，Furman 等首次经静脉将起搏导线放置在心内膜，这是起搏导线植入技术的一次重大突破，并使心脏起搏技术真正在临床上推广开来。

经过 50 多年的发展，心脏起搏模式经历了从非生理到逐渐生理的过程。早先的起搏器是体外携带式的。1958 年由瑞典的 Elmqvist 工程师设计制造了第一台埋藏式固定频率型（VOO）起搏器，20 世纪 60 年代出现了心室按需型（VVI）起搏器，1979 年在心房跟踪起搏器的基础上又发明了心房同步心室抑制型（VDD）起搏器，随后研制成功房室全能型（DDD）起搏器。20 世纪 80 年代初开始使用频率适应性心脏起搏器，至此双腔生理起搏技术基本成熟。20 世纪 80 年代以后，由于电子技术和传感器技术的快速发展，以及微处理器的广泛应用，起搏器的体积越来越小，贮存功能日趋强大，自动化功能越来越多，更加接近生理条件。现代临床使用的脉冲发生器不仅能够发放起搏脉冲，而且还能提供患者心电和心脏功能的诊断信息，为临床制订相应的治疗策略（如抗凝血、纠正心力衰竭等）提供了依据。

第一代固定频率型起搏器（1958 ～ 1967 年）虽能刺激心室使心脏免于停搏，但因其无感知功能，会产生竞争性心律，目前已废弃不用。

第二代按需型起搏器（1968 ～ 1977 年）具有感知功能，不再产生竞争性心律，但会导致房室电 - 机械活动不同步，因此容易发生起搏器综合征且能促使房性快速心律失常的发生和持续等，目前应用比例在减少。但对于存在心房静止或慢性持续心房颤动伴高度房室传导阻滞者，仍是首选的起搏器类型。

第三代生理性起搏器（1978 ～ 1995 年）指 DDD（R）起搏器，具有使房室同步的功能，对血流动力学和延缓房性快速心律失常的发生和发展有益，并能纠正心脏功能不全患者的生活质量，在我国应用的比例正逐年增加（2012 年国内超过 60%）。但也存在一些缺点，比如 VVI 起搏器价格贵、使用寿命缩短、心脏内多 1 根心房电极导线（异物）、心室起搏时双室不同步、可引起起搏器介导的心动过速（PMT），以及存在频率感受器的特异度和敏感度问题等。

第四代起搏器（自动化起搏器）（1996年至今）植入体内后可根据患者的具体心电信息自动调整起搏器的诸多工作参数（如起搏输出电压、房室间期等），做到更安全、省电、生理（减少右心室起搏等）。另外，对起搏器工作状态及患者的心电、其他信息（如心功能等）可自动监测、记录和储存，协助临床医师有的放矢地选择诊治策略。

人工心脏起搏技术在我国开展的历史也有近50年。我国1964年进行了第一例经心外膜起搏治疗，1973年成功植入了第一台经静脉心脏起搏器，1991年开始应用植入型心律转复除颤器（ICD）治疗，1999年开始使用心脏再同步化治疗（CRT）方法治疗心力衰竭，近年来每年植入心脏性装置大于5万台。心脏起搏疗法在我国也得到了越来越广泛的应用。

二、起搏器组成及工作原理

人工心脏起搏系统主要包括两部分：脉冲发生器和电极导线。人们常将前者单独称为起搏器。起搏系统能将起搏器发放的起搏脉冲传至心脏发挥起搏作用（起搏功能），同时能将心脏自身的心电活动回传至脉冲发生器（感知功能）。

1. 起搏器（pacemaker）　是主要由电源和电子线路构成并能产生和输出电脉冲的装置。

（1）外壳：主要是防止体液进入起搏器内，多由钛铸制。钛具有组织相容性优良、密封性好、不受体液腐蚀、压铸容易等优点，并可作为单极起搏的参照电极。

外壳部分尚具有顶盖样结构，是起搏器主体与植入电极导线之间的电化学界面，也是两者接合部分与周围组织的电隔离屏障。顶盖内有终端插孔，是供电极导线插入的接口，可用螺钉将连接器尾端拧紧。顶盖还有一个缝合孔，供丝线将起搏器与浅筋膜固定以防脉冲发生起搏器在术后发生明显移位。

（2）电路：由于矩形波对心肌组织刺激阈值低并便于定量控制，因此人工心脏起搏所选用的起搏电脉冲均为矩形波。负脉冲比正脉冲有效阈值低得多，故起搏器都是将有效电极接负极，而参照电极为正极。起搏器的电路包括以下几种。①输出电路：可控制输出脉冲特性，包括输出电压和脉宽。②感知电路：可感知腔内电图（intracadiac electrogram，IEGM），包括放大和过滤信号，并对外界电磁干扰信号进行处理。过滤器可使某些频率的信号通过，并阻止或减弱其他频率的信号。起搏器利用过滤器区分心肌除极、复极或心脏外其他信号。③计时器电路：控制起搏间期、感知间期和不应期。计时器可通过感知电路输入的信号进行重整。④遥测电路：可以使体外程控器与体内起搏器进行信息交流，如对起搏器进行人机对话、程控参数等。⑤微处理器：某些起搏器具有计算机记忆芯片可使其储存能力提高。它还可以通过遥测并下载新的起搏器特性和增加诊断数据库的储存容量。⑥感受器电路：用于频率适应性起搏器。另外，现代起搏器还增加了除颤保护等辅助电路。

（3）电池：曾经广泛使用锌汞电池，但由于其寿命短、可靠性差，以及电池耗竭时无任何警告信息而突然下降等缺点而被淘汰。核能电池由于政府限制及辐射副作用而未得到应用。镍铬电池需要经常充电，且这些充电电池的记忆效应对其总体寿命有不良影响而未能使用。目前主要使用锂碘电池，它具有多种适合作为起搏器理想电源的特性，如能量密度大（使起搏器体积明显缩小）、不产生气体和在电池接近耗竭时有较多的预兆信息等。锂与碘经化学反应产生一种阻抗屏障——碘化锂，后者具有预测电池耗竭并防止内短路的优点。

所有电池均会自放电，即便电池没有与电路接通时也会发生。锂碘电池启用时的电池电压为2.8V，内部阻抗小于1 000Ω，总电池容量为1.0～1.5Ah。随着电池的使用，碘化锂逐渐形成，阻抗增加，电压下降，通常电压下降至2.0～2.4V，阻抗升至大于8 000Ω时到达择期更换时间，此时应建议患者更换起搏器。当电压下降至小于1.8V时进入耗竭期，应尽快更换。

起搏器的寿命取决于电池容量及电耗。起搏器说明书中列出的通常是在额定输出电压及起搏频率前提下的使用寿命。电池的总耗电量由两方面组成。①静息电流：即维持电路运行的电流，包括感知电路、放大器和中央处理器等。②起搏电流：即输出的脉冲。其中，总耗电量的 50% ～ 60% 为相对恒定的静息电流，它取决于电路设计而不能被临床医师改变，而且起搏电流的减少可增加静息电流（感知增加）。因此，起搏器即使不释放脉冲仍然需要消耗电池中的大量电能，故减少输出并不总能明显延长起搏器寿命。

起搏脉冲的能量与输出电压、脉宽及电极导线阻抗的关系：Ep=Vp2T/R 其中 Ep 为起搏脉冲的能量，Vp 为脉冲电压，T 为脉冲宽度，R 为电极导线阻抗。因此脉冲消耗的能量与输出电压、脉宽成正比，与电极导线阻抗成反比，且电压对耗电的影响比脉宽更大。

电池会受冷热环境的影响。过冷（＜0℃，如植入体内前的运输过程中）会触发程控界面电池更换指征（ERI）的显示，易被误认为到了更换时间。过热可能会导致爆炸，因此曾植入心脏起搏器的已故患者火化前最好将起搏器取出。

2. 电极导线　是外有绝缘层包裹的导电金属线。其功能是把起搏器和心脏联系起来，即将起搏器的起搏脉冲传递到心脏，并将心脏的 IEGM 传输到起搏器的感知电路。电极导线的远端有 1 个（单极导线）或 2 个（双极导线）电极，其近端有尾端连接器与起搏器相连。早期的电极导线需开胸植入在心外膜，其无绝缘层的部分与心肌连接，出厂时电极导线与起搏器直接焊接在一起，因此不管是起搏器还是电极导线出现故障，都需要再次开胸将两部分一同取出。之后发展起来的经静脉电极导线虽然避免了开胸手术，但电极导线无中心指引导丝支撑，因此进入右心室心尖部很困难，手术费时。另外，因导线顶端电极为圆柱形，不易固定在心内膜上，故易导致术后电极导线脱位。电极导线与起搏器相连的部分无接口，需要手术医师在术中剥离局部绝缘层后直接插入起搏器的连接孔内。此外，电极导线负极有较大的刺激面积，因此阻抗低而电流损耗大。经过近 40 年的发展，电极导线无论是在构造方面还是在性能方面都有长足的进步，但相对于起搏器近年来的快速发展，电极导线的发展仍然显得相对滞后。

电极导线主要由两部分组成，即与心内膜接触的电极（electrode）和传输电信号的导线（lead），另外还包括尾端连接器和固定装置。

（1）电极：单极（unipolar）电极导线仅有负极，位于电极导线顶端，并与心内膜接触，电流自负极流过心脏后回流到起搏器的外壳（正极），从而构成回路。双极（biopolar）电极导线的负极位于导线顶端，或称端电极。距端电极 1 ～ 2 cm 处的环状电极为正极，此时电流的回路几乎局限在心腔内。负极主要材料为铂铱合金和 Elgilog（钴、铁、铬、钼等金属合金），而正极主要材料为铂铱合金和钛。

负极表面积越大，阻抗越小，电流密度越低，起搏阈值越高，因而越耗电。但表面积太小会明显增加极化电位，也会降低起搏效能。微孔电极的应用解决了这一矛盾。它有金属粉或微球均匀分布在负极表面，形成微孔网状结构，可明显降低极化电位，以增加有效起搏表面积。由于表面颗粒比可见光波长还小，因此被吸收而呈黑色。微孔电极通常呈半圆形，该形状的电极临床使用效果最好。

电极导线植入后，由于电极 - 组织界面的炎症可使起搏阈值增高，在某些病例中会非常明显，以致会发生输出阻滞，因此具有良好抗炎作用的糖皮质激素被应用于起搏电极导线负极。通常是在微孔电极后有一个含有混合了小于 1mg 地塞米松磷酸钠硅胶栓的内腔，通过微孔隧道与邻近的电极 - 组织界面互相沟通。已有大量临床研究证实，激素释放电极能明显降低急性和慢性起搏阈值，且能使术后早期的阈值升高，高峰减弱或消失。目前类固醇激素电极已得到了广泛应用。

（2）导线：由导电金属线和绝缘体构成。导电金属线将起搏、感知电极和电极终端相连。单极电极导线只需 1 根导电金属线，而双极电极导线需要 2 根相互绝缘的导电金属线，通常由铂铱合金和 Elgilog 构成，多设计为空心螺旋多股环绕状，以允许指引导丝通过并到达电极导线的顶端，使操作者操纵导线变得容易。最初双极电极导线是采用在单根双腔绝缘管中将 2 根导电金属线平行排列，因此管腔直径较粗，同轴设计是双极电极导线设计的重大进展，它将内层线圈状导电金属线连接负极端，并通过内层绝缘管与外层线圈状导电金属线分开，这样双极导线仅比单极导线的直径轻度增加。近年来将负极、正极导线分别绝缘，然后同向进行排列，此技术使单极及双极导线在直径上已无明显区别。

导线绝缘层最常用的材料为硅橡胶或聚氨基

甲酸乙酯。它将不同的电路导线互相绝缘，并防止体液进入导线内。

（3）尾端连接器（terminal connector）：位于电极导线的末端，用于连接电极导线和起搏器的插孔。单极导线只有一个金属部分，而双极导线则在远端金属柄连接负极后，另有一金属圈（连接正极）。目前所有起搏电极导线均使用国际标准的 IS-1（international standard- 1）标准连接器，使用 3.2mm 的标准接头。单极电极导线称为 IS- 1 UNI，双极电极导线的接头称为 IS-1 BI。

（4）固定装置：植入心腔内的电极导线要求能稳定固定。电极导线在心腔内的固定方式有两种，分别为被动固定和主动固定。前者利用船锚原理将电极嵌入肌小梁，目前多采用面积为 6mm^2 的翼状被动固定电极，电极导线远端有倒叉状装置。主动固定的电极导线头部是一螺旋装置，该结构可有或无导电性。根据其结构，可分为裸露固定螺旋、有防护螺旋和可伸缩螺旋三种类型，目前三种类型临床上都在使用。裸露固定螺旋需要外鞘管帮助（如 Medtronic 公司的 3830 电极导线），以免在植入过程中损伤静脉和心腔内结构；防护螺旋是由甘露醇制成的子弹形防护层；可伸缩螺旋则是进入血液后会逐渐溶解（如 Boston Scientific 公司的 4471 电极导线），对手术操作时间有要求（要在甘露醇融化前到位，融化后测试起搏参数，并旋进心肌）。目前临床上最常用的是可伸缩螺旋主动电极导线，在输送电极导线的过程中，螺旋在电极导线内，当电极导线到达靶位置后，通过体外可旋转螺旋的工具将螺旋旋出固定在心肌上。国外多应用主动螺旋固定电极导线，国内之前主动电极导线使用率较小，近年来使用率也在增加。主动导线的主要益处在于固定部位不限于只存在肌小梁的部位（右心耳和右心室心尖部）；另外，将来如果需要拔除电极导线时，主动电极导线也比被动电极导线相对容易。

（5）其他特殊电极导线。

1）单根双腔电极导线：目的是避免在双腔起搏时植入 2 根电极导线，即将心房和心室电极导线合并在 1 根电极导线内。虽然经过了多年的努力，出现了各种各样的设计，但主要的问题是需要将心房电极与心房壁接触才能起搏心房，但在人体心脏舒缩、呼吸体位变化时很难做到持续的接触。目前临床上能使用的只有心房感知心室起搏单根双腔电极导线。电极导线的心房部位是漂浮的双极感知电极，能满足心房正确感知的要求，适用于窦房结功能正常的房室传导阻滞患者（即 VDD 起搏器所使用的电极导线），目前临床上已很少使用。

2）心外膜电极导线：均为主动固定电极导线，现临床使用的多为纽扣状激素单极电极（MedtronicCapsure Epi 4965），主要用于三尖瓣机械瓣换瓣术后，经静脉植入困难（如永存左上腔静脉合并右上腔静脉缺如）、儿童心脏起搏（解剖异常、静脉细易形成血栓、生长发育易致电极脱位等原因）和 CRT 经静脉途径植入左心室导线失败时。

工作原理：心脏起搏器通过发放一定形式的电脉冲，刺激心脏，使之激动和收缩，即模拟正常心脏的冲动形成和传导，以治疗由于某些心律失常所致的心脏功能障碍。心脏起搏器通过不同的起搏方式纠正心率和心律的异常，以及左、右心室的协调收缩，提高患者的生存质量，降低病死率。脉冲发生器定时发放一定频率的脉冲电流，通过导线和电极传输到电极所接触的心肌（心房或心室），使局部心肌细胞受到外来电刺激而产生兴奋，并通过细胞间的缝隙连接或闰盘连接向周围心肌传导，导致整个心房或心室兴奋，进而产生收缩活动。需要强调的是，心肌必须在具有兴奋、传导和收缩功能时人工心脏起搏才能发挥作用。

三、起搏器的编码及意义

自 1958 年植入第一台起搏器至今，起搏技术已经历了 60 余年的发展。为便于交流、识别起搏器的类型和功能，北美心脏起搏与电生理学会（NASPE）和英国起搏电生理学组（BPEG）于 1987 年制订了起搏器编码（表 72-1-1），并在 2000 年进行了重新修订，将原第 5 位的“抗心动过速”更改为“多部位起搏”（表 72-1-2）。

表 72-1-1 起搏器编码和字母含义（1987）

Ⅰ 起搏心腔	Ⅱ 感知心腔	Ⅲ 感知后反应方式	Ⅳ 程控测、频率应答	Ⅴ 抗心动过程
A 心劳起搏	A 心房感知	I 感知后抑制	P 单一程控	P 抗心动过程
V 心室起搏	V 心室感知	T 感知后触发	M 多项程控	S 电击
D 心房、心室顺序起搏	D 心房、心室双腔感知	D 触发 + 抑制	C 遥测	D 抗心动过速 + 电击
O 不起搏	O 不感知	O 无	O 无	O 无
S 心房或心室起搏	S 心房或心室感知		R 频率应答	

表 72-1-2 修订后的起搏器编码（2000 年）

Ⅰ 起搏心腔	Ⅱ 感知心腔	Ⅲ 感知后反应方式	Ⅳ 频率应答	Ⅴ 多部位起搏
A 心房起搏	A 心房感知	I 感知后抑制		A 心房多部位起搏
V 心室起搏	V 心室感知	T 感知后触发		V 心室多部位起搏
D 心房、心室顺序起搏	D 心房、心室双腔感知	D 触发 + 抑制		D 心房、心室双腔多感位起搏
O 不起搏	O 不感知	O 无反应	O 无频率应答	O 无多部位起搏
S 心房或心室起搏	S 心房或心室感知		R 有频率应答	

根据起搏器编码，可以了解起搏器的类型和功能。例如，AAI 为心房起搏，心房感知，感知后反应方式为抑制起搏脉冲发放；VVIR 为心室起搏，心室感知，感知后反应方式为抑制起搏脉冲发放、频率应答；DDD 为房室顺序起搏，心房与心室双腔感知，感知后反应方式为触发或抑制起搏脉冲发放。在实际工作中，绝大多数情况下仅用前面三位编码，偶尔会加用第四位编码。程控仪检测起搏器时，起搏标记通道显示 AP（心房起搏）、VP（心室起搏）、AS（心房感知）、VS（心室感知）模式。但不同厂家生产的起搏器，有些起搏标记不同，如美敦力起搏器自动模式转换标记为 MS，而圣犹达起搏器自动模式转换则标记为 AMS。

四、起搏器类型

1. 非同步型起搏器　即固定频率型起搏器（AOO、VOO），为第一代产品。只能按预定频率规则地发放电脉冲刺激心房或心室，引起心脏搏动，而对来自心脏自身的冲动无反应，故可导致竞争心律。目前主要用于心脏电生理检查。

2. 同步起搏器　为第二代产品。可感知自身心搏的电信号，并根据患者心率调整其起搏脉冲发放的时间，从而避免起搏脉冲和自身的竞争。同步是指具有感知功能，包括 P 波同步（感知心房搏动）和 R 波同步（感知心室搏动）。感知自身心搏信号后，起搏器的反应方式有两种类型：触发型和抑制型。触发型是指起搏器感知自身心搏信号后，立即发放一个起搏脉冲，刺激心脏起搏。抑制型是指起搏器感知自身心搏后，取消下一个预定脉冲发放，以感知自身心搏开始重整起搏周期，又称为按需型。

同步型起搏器临床应用广泛，较为安全，它包括：① P 波触发型起搏器（AAT）；② R 波触发型起搏器（VVT）；③ P 波抑制型起搏器（AAI）；④ R 波抑制型起搏器（VVI）。AAT、AAI 的起搏方式适用于房室传导功能正常的窦缓，而 VVI 的适应证最广泛，既用于房室传导阻滞（AVB），又用于病窦综合征（SSS），临时性心脏起搏器临床上最常用的为 VVI。但房室不能顺序收缩，甚至产生室房逆传，使心排血量降低 10% ～ 35%，易导致起搏器综合征。

3. 顺序起搏器　植入 2 支电极导线，常分别放在右心耳（心房）和右心室心尖部（心室），进行房室顺序起搏。其特点是先心房收缩，后心室收缩，符合生理性起搏，由于它保持心房和心室的收缩顺序，故其血流动力学效果比单纯心室起搏优越。①心房同步心室起搏器（VAT）；②心房同步R波抑制型心室起搏器（VDD）；③R波抑制型房室顺序起搏器（DVI）；④房室全能型起搏器（DDD），包括VDD和DVI两种工作方式，是治疗SSS合并AVB的较理想的起搏方式。

4.程控起搏器　是一种新型的生理起搏器，能随机体的生理需要（体动、呼吸频率、通气量、体温、血液pH等）而自动改变起搏频率。如频率反应起搏器。

5.抗快速性心律失常起搏器　具有感知和及时终止心动过速的功能，伴心动过缓和窦性静止时有按需起搏功能，适用于折返型心动过速。目前，由于射频消融术治疗快速性心律失常效果理想，故此类起搏器应用受到限制。

6.埋藏式自动心脏起搏转复除颤器（AIPCD）可起搏缓慢心律、抗快速心律失常，又可复律和除颤，对多种心律失常都有治疗作用，还具有无创性程控和记录资料功能。

五、人工心脏起搏的常用起搏模式

（一）单腔起搏

1.AAI模式　此模式的工作方式为心房起搏、心房感知，感知自身心房活动后抑制心房脉冲的发放。在AAI模式下，心室信号不被感知。

适应证：窦房结功能异常而房室传导功能正常者。

禁忌证：存在房室传导阻滞（AVB）及无正常P波者，后者包括心房静止及持续性心房颤动。

优点：①能保持房室同步，符合生理。②不会产生心室起搏，故不可能出现因心室起搏导致的双室不同步。③只用单根电极导线，植入方便。④程控随访简单。⑤价格便宜，使用寿命长。

缺点：一旦今后出现心房颤动或二度以上AVB，则AAI（R）起搏器不能发挥功效。当发生心房颤动时，起搏器只能感知但不能发放脉冲（即便存在感知不良导致心房刺激脉冲的发放也不能夺获心房），而当出现AVB时心房被刺激脉冲激动后不能通过自身房室交界向心室下传，此时若不及时出现下位逸搏心律，则会导致心脏停搏。

注：（1）虽然发生心房颤动后起搏器不会再发放心房起搏脉冲（因自身心房颤动时的房率肯定远大于设置的起搏频率），但若不合并AVB，则快速的心房颤动率会下传至心室，患者的心室率不会再慢（也称为“SSS的自愈”），此时只要不合并病理性AVB，则不再需要心脏起搏。

（2）虽然SSS占植入永久心脏起搏器心律失常类型的50%，但由于1/3的患者在植入起搏器时已伴有不同程度的AVB；另外，即便在植入起搏器时没有AVB，但日后亦不能除外在本次起搏器使用寿命内有发生AVB的风险（SSS发生AVB的年发病率为1%～5%）。因此，临床上实际植入的AAI起搏器并不多。在复旦大学附属中山医院每年植入的800台左右的起搏器中，植入的AAI起搏器仅占约1%。

与选择VVI和DDD起搏模式相比，选择AAI作为永久起搏方式取决于多种因素，但主要决定于医师的选择。对文氏点超过140次/分者，某些临床医师会植入AAI起搏器，而有些医师会植入DDD起搏器，但可先程控成AAI模式。目前有些起搏器其起搏模式可在AAI和DDD之间进行自动转换，如Medtronic公司具有MVP功能的起搏器和Ela公司的AAIsaferR功能起搏器，后者虽然避免了将来发生AVB的后顾之忧，但同时也导致费用的增加，以及起搏器使用寿命的缩短、心腔内多一根心房电极导线、三尖瓣反流及日后电极导线的寿命、更换和拔除等弊端。因此，如能预测近期内（至少本次脉冲发生器的使用寿命内）不会出现AVB，则应植入AAI而非DDD或VVI起搏器。

2.VVI模式　此模式的工作方式为心室起搏、心室感知，感知自身心室活动后抑制心室脉冲的发放，又称R波抑制型心室起搏或心室按需型起搏。在VVI模式下，心房信号不被感知。VVI仅当“需要”时才发出脉冲起搏心室，起搏产生的心律实际上是一种逸搏心律。

适应证：无P波而需要心室起搏治疗者。无P波的临床情况包括持续性心房颤动或心房静止。

优点：①只用单根电极导线，植入方便。②程控随访简单。③价格便宜。④使用寿命长。

缺点：主要为起搏时不能保持房室电机械活动的同步性，由此可能会导致起搏器综合征并促发房性快速心律失常的发生和持续。

一般而言，如无持续心房颤动或心房静止，应当植入DDD而非VVI起搏器。我国目前植入VVI起搏器比例较高的原因主要是经济方面，当然也存在医师认识及技术方面的问题。随着人们对生活质量水平要求的提高及医疗行为的规范，医师应该告知患者各种起搏模式的利弊，并为患者提供最佳的治疗选择。

3. 其他单腔起搏模式

（1）AOO，VOO模式：为非同步起搏模式，又称为固定频率起搏模式。心房、心室只有起搏而无感知功能。起搏器以固定频率（非同步）定期发放脉冲刺激心房（AOO）或心室（VOO）。脉冲的发放与自身心率快慢无关。至于能否夺获心房或心室，则以脉冲发放与心房或心室自身电活动不应期的关系决定。当脉冲刺激落在心肌不应期以外时，引起心房或心室激动，否则不能激动心房或心室，是无效刺激脉冲。弊端为无感知功能，故可导致起搏脉冲与自身电活动的竞争而产生竞争心律。若刺激信号落入心房易损期，可引起房性快速心律失常，而落入心室易损期，则可导致室性心动过速甚至心室颤动。

实际上，上述现象在临床上比较罕见。的确，在植入ICD术中进行除颤阈值测试（DFT）时所应用的方法之一是“shock on T”，其诱发心室颤动的机制是通过在心室易损期上发放刺激脉冲来实现的，但其通常所用的能量为1J。如果按50Ω除颤阻抗计算，则1J的电压约为100 V，远高于通常起搏器设定的3V左右的起搏输出电压。当然，如果患者存在心肌缺血，应用药物（如Ⅰa类和Ⅲ类抗心律失常药物等）、严重电解质紊乱（如低血钾等）或其他电活动不稳定的情况时，发放在易损期上的起搏脉冲仍有诱发恶性室性心律失常的可能性。

固定频率起搏早已不作为单独的起搏器存在。它作为一种起搏模式通常在以下情况下出现或被使用：① AAI或VVI起搏器磁铁试验时出现。②起搏器电池耗竭时。③可暂时用于评估起搏器的起搏功能（如在自身心率快于起搏器设定频率时评价起搏器能否夺获心房或心室）。④判断和预防电磁干扰造成的感知异常（通常为过感知）。⑤可用于竞争起搏心房或心室以试图终止患者存在的某些折返性房性或室性心动过速。⑥用于诊断和终止起搏器介导的心动过速（PMT）。

（2）ATT，VTT模式：为心房、心室触发型起搏模式。心房、心室均具有起搏和感知功能，但感知自身房、室电活动后的反应方式为触发（T）心房、心室脉冲的发放（而非抑制）。通常在感知自身P波或R波后20毫秒发放刺激脉冲，后者落入心房、心室自主除极电活动的有效不应期，不能夺获心房、心室，从而避免与自身心律竞争。如起搏间期内未感知到自身P波或QRS波，则在起搏间期末发放脉冲起搏心房或心室。弊端为耗电。此模式也不作为单独的起搏器存在，可用于诊断。因起搏信号能标记每一个感知事件，故可用于评估判断感知不良或感知过度。

（二）双腔起搏

1.DDD模式　又称房室全能型起搏，是具有房室双腔顺序起搏、心房心室双重感知、触发和抑制双重反应的生理性起搏模式，是目前最常用的心脏起搏器模式。心房、心室脉冲的发放都能被心室感知事件抑制，如果在特定的时间内不出现自身房室传导，则在A-V间期末发放心室起搏脉冲。

适应证：SSS和（或）AVB者。

禁忌证：无P波者，如永久性心房颤动和心房静止者。此处所说的禁忌证，只是植入DDD后因心房不能起搏和感知（在心房静止时），或只能感知却不能起搏（在心房颤动时）而失去植入DDD的意义。此处所谓的禁忌证与其他治疗措施的禁忌证（如实施该疗法会导致患者不良后果）不同。

优点：相对于VVI起搏器，DDD起搏器能最大限度地保持房室同步，减少心房颤动的发生和持续，符合生理特征。

缺点：价格贵，使用寿命短于SSI（担保期少1～2年），手术及术后程控随访较单腔复杂，心脏内导线（异物）多。

2. VDD模式　又称心房同步心室抑制型起搏器。心房、心室均具有感知功能，但只有心室具有起搏功能。其特点是P波感知后可被心室起搏跟踪，QRS波感知后能引起心室起搏抑制。在整个VDD起搏系统中，P波的正确感知是其正常工作的关键。

适应证：用于单纯AVB而窦房结功能正常者（因心房不能被起搏）。如植入后进展为SSS而需要心房起搏时，则该起搏模式失去房室同步作用。因此它不用于伴有SSS的AVB患者。实际上，VDD起搏器就是一台具有P波跟踪功能的VVI起搏器。

优点：只需放置单根的特殊电极导线，安置简单方便。另外，价格低于DDD起搏器。

缺点：①心房感知的敏感度和特异度问题（感知线圈在右心房腔内，与右心房壁不能始终保持紧密接触）。②不能进行心房起搏。

随着DDD起搏器的广泛使用，VDD起搏器已很少被使用。目前某些单腔ICD采用了VDD起搏模式（如Biotronik公司的Lumax 540 VR-T DX）。它使用单根除颤电极导线，在其心房腔部位的电极导线处有双极环状感知电极。就感知功能而言，该单腔ICD相当于双腔ICD，可减少可能存在的对室上性心动过速的误识别。

3.DDI模式　心房、心室均具有感知和起搏功能，QRS波感知后引起心室、心房起搏抑制，P波感知后抑制心房起搏（与DDD相似），但不触发A-V间期，即不出现心室跟踪。如患者有正常的AV传导，基本类似AAI；如患者存在AVB，则在心房起搏时可房室同步，而在心房感知时房室则不能同步。心室脉冲是根据基础起搏频率间期（V-V间期）来发放的，因此导致自身心房活动后的房室延迟时间长短不一。该起搏模式的特点为心房起搏时能房室同步，而心房感知时房室不能同步。

由于无心室跟踪功能，因此DDI模式可避免房性心动过速导致的过快心室跟踪。它不作为一个单独的起搏模式，而仅作为DDD（R）发生模式转换后的工作方式。对植入DDD起搏器的患者，出现快速房性心律失常时可程控为DDI模式。由于目前所应用的DDD起搏器均具有自动模式转换功能，当发生室上性心动过速时，可自动转变成频率较慢、无心房跟踪的模式，如DDI（R）或VVI（R），一旦房性快速心律失常终止，又能自动转成DDD或DDDR模式。随访时只需要开启此功能即可。

房性心动过速发生时可直接将起搏模式程控为DDI，或DDD起搏器在房性心动过速发作时自动转换为DDI起搏模式。

DDIR起搏模式较DDI模式有优势，它可以在提高心房起搏比例的基础上维持房室顺序起搏（因为只有心房起搏事件才能启动起搏AVD）。

4.DVI模式　心房、心室都具有起搏功能，但只有心室具有感知功能。由于心房脉冲与自主P波无关，故此模式可能触发房性心律失常。房室可顺序起搏，但因心房无感知功能，故不出现心房激动后心室跟踪现象。DVI模式基本不用作永久起搏模式，只作为DDD起搏器可程控的一种模式。

5.VDI模式　心房、心室都具有感知功能，但只有心室具有起搏功能，基本同VVI模式，但其心房感知功能可用于诊断（如统计房性心动过速事件等）。基本不作为永久起搏模式，只作为DDD起搏器可程控的一种模式。

（三）三腔起搏

三腔起搏包括双房右心室起搏及右心房双心室起搏。

1. *双房右心室起搏*　即双房同步起搏。将一根心室电极导线植入常规的右心室（心尖部或流出道），一根心房电极导线放置在常规的右心耳，而另一根心房电极导线通过冠状静脉口植入心脏静脉，起搏左心房下部或放置在低位房间隔。适用于具有缓慢心律失常（有植入起搏器指征）且同时存在房室传导阻滞参与的阵发性快速房性心律失常的患者。通常将2个心房电极导线与Y型转换器连接组成新的双极电极（largerbipolar）后，与双腔起搏器（为常规的DDD）的心房孔相连。双房右心室起搏的目的是在治疗心动过缓的同时预防房性快速心律失常的发生。

双心房同步起搏在临床上的应用并不多。可能原因包括：①双心房同步起搏对预防房性心动过速的疗效缺乏令人信服的大规模随机对照临床研究结果。②房性快速心律失常发病机制复杂多样，难以仅通过起搏就能完全预防。③电生理医师对治疗房性心动过速的兴趣和精力多投入到心房颤动或室性心动过速射频消融中。④缺乏安全、持续、可靠的起搏左心房的方法。目前供临床使用的经冠状窦起搏左心房的电极导线比较难以固定，且起搏阈值通常较高，而真正起搏左心房要穿过房间隔，而这存在有创、需长期抗凝血等弊端。⑤无真正供双心房同步起搏的脉冲发生器。

2. *右心房双心室起搏*　即目前临床上已逐渐

广泛开展的双心室同步起搏。与双心房同步起搏不同，双心室同步起搏已成为目前的临床前沿和热点。

第二节　术前器械准备

一、起搏器选择

一旦患者的病情符合一种或多种适应证，经治医师需要在不同厂家和品种的起搏器中选择出对患者最为合适的种类，如单心腔、双心腔，是否需要频率适应性功能，单极还是双极导线，各种起搏器的程控参数及范围，是否需要更进一步的功能，如自动起搏方式转换功能等。除此以外，在我国尤其还应考虑患者的经济承受能力。在选择起搏器的时候，还应考虑的一个问题是患者病情的发展。如患有窦房结功能不全的患者会进展为房室传导阻滞和心房颤动，最好选择带有自动起搏方式转换功能的双心腔频率适应性起搏器。在上述选择过程中对单心腔、双心腔的选择最为重要，因为后者能为患者提供生理性起搏。

生理性起搏器（physiological pacemaker）应尽可能近似地模拟心脏自身第一起搏点（窦房结）和特殊传导系统（房室结、希 - 浦肯野系统）的生理功能。对生理性起搏系统的基本要求是，为患者静息时和活动时提供适当的心率，并尽可能在较大的心率范围内和活动状态下保持正常的房室（AV）关系。因此，必须有稳定的心房感知，以达到“心房跟踪频率”，如果自身窦房结变时性反应不可靠，则需与控制心率的某些生理性传感器（physiological sensor）结合；而为了维持正常的 AV 关系，则需要恰当地感知和起搏心房、心室的稳定的电极导线，而脉冲发生器的设计要能协调心房和心室的刺激。

此外，在大量起搏的患者中，保持变时性反应是生理性心脏起搏的重要因素。保持变时性反应有两个途径，一个途径是利用患者自身心房率来决定适当的心室起搏频率，即心房跟踪起搏（VAT、VDD 和 DDD）方式；另一个途径是利用人工传感器。在所有需要心脏起搏的患者中，约 50%（据统计，西方国家为 50% 以上，我国也相似，为 51%）是由于窦房结功能异常，因而跟踪自身心房变时性反应的有效性受限（如在变时性反应功能受损的患者），或在某些患者这种方式根本不可行（如在静止的心房或有慢性心房颤动的患者）。因此，人工传感器结合于起搏器系统，即频率适应性起搏器，正是为了提供可靠的心脏变时性反应，而不依靠心房功能。频率适应性起搏系统的传感器大致可以分为 4 类：直接的代谢指示物，间接的代谢传感器，非代谢的生理性指标，以及直接的身体活动（体动）传感器。

为了最大限度改善患者的生活质量，避免不良的起搏血流动力学，主张首选生理性起搏。目前，生理性起搏器有双腔起搏器（DDD）、心房（AAI）起搏器、频率适应性单腔起搏器（AAIR、VVIR）、频率适应性双腔起搏器（DDDR、AAIR、VDDR）。

生理性起搏器的适应证是除非有非适应证，都应当植入生理性双腔和（或）频率适应性起搏器。双心腔起搏器的非适应证为慢性心房颤动的房室传导阻滞及心房不能应激的患者。患者的经济负担能力也是需考虑的因素之一。双心腔起搏器的应用包括植入、随访及程控，较单心腔起搏器更为复杂，因此医生应加强双心腔起搏器应用的训练。心房单心腔起搏（AAI）有其简便及经济的优点，但其日后不可预测的心房颤动及房室传导阻滞降低了该治疗的安全性，故不推荐作为首选。

二、患者准备

患者准备包括医护人员准备和患者自我准备两方面。目前永久起搏器植入术大多为择期手术，但也有部分患者诊断明确，在急诊室就决定施行永久起搏器植入术。在决定施行永久起搏器植入手术前，医师应反复了解患者情况，进一步明确适应证，排除非适应证和禁忌证。术前对患者全身情况及心脏情况进行全面评价，以调整水电解质平衡，改善心功能。向患者及其家属说明手术目的、必要性，以及术中、术后需与医师配合的事项，也需说明可能的并发症，需患者或患者家属签署知情同意书。患者本人应对治疗的目的和意义足够明确，因为要植入一套电子器械永久留在体内，需要有充分的思想准备。对手术过程及术后注意事项应充分了解，才能使手术过程顺利、术后起搏器发挥最佳的作用。

第三节 永久性及临时性心脏起搏器植入术

一、永久性心脏起搏器植入技术

（一）经静脉右心室心尖部心内膜起搏

1. 静脉途径

（1）经头静脉切开行心内膜起搏：可在一个切口内分离出血管及植入起搏器导线，是经静脉心内膜起搏的首选电极进路，因静脉直径有限，通常只用于单导线植入。

（2）经锁骨下静脉穿刺行心内膜起搏：锁骨下静脉是颈根部最粗的静脉，直径约2cm，它跨越第1肋骨及颈胸膜，走行于锁骨下动脉的前下方。经锁骨下静脉穿刺行心内膜起搏，若掌握得当，该方法是一种方便、省时的插管方法。但由于它是一种“盲目”的穿刺方法，若掌握不得当，有可能会发生误穿锁骨下动脉、肺尖等并发症。

（3）其他静脉途径：可选的其他静脉途径还有双侧颈外静脉和颈内静脉，通常在上述静脉入路失败时选择。

2. 经头静脉切开行心内膜起搏手术步骤

（1）患者仰卧于X线手术台上，常规消毒铺巾，应用0.4%利多卡因溶液行局部麻醉。

（2）于一侧锁骨下胸壁，在三角肌胸大肌沟表面皮肤上做长3～4cm的斜切口或横切口。

（3）分离皮下组织后，显露出三角肌、三角肌沟，在其纵行脂肪垫下找到头静脉。

（4）剪开脂肪垫表面包膜，钝性分离头静脉注意动作轻柔，以免引起静脉痉挛导致插管困难。

（5）游离头静脉约2cm，分别在静脉远端和近端各绕一根固定线，结扎静脉远端，在远端和近端固定线之间用小尖刀或眼科剪切开静脉。

（6）用静脉拉钩或小膝状镊将静脉提起，确认静脉切口。沿静脉提沟的凹面将心内膜电极送入静脉内。

3. 经锁骨下静脉穿刺心内膜起搏手术步骤

（1）患者平卧于X线手术台上，常规消毒铺巾，可直接经皮穿刺或先切开皮肤做皮下囊袋，经囊袋穿刺。局部麻醉后用盛有1～2ml生理盐水的5ml或10ml注射器及18号薄壁针头在锁骨中内1/3交界处与皮肤成10°～15°的角度，自颈静脉切迹进针，用左手示指尖触摸胸骨上窝做穿刺方向的参考点。

（2）保持针筒内负压缓慢进针，针头在锁骨与第1肋骨的间隙内前进，针尖指向胸骨上窝，当针头进入锁骨下静脉内时，有静脉血进入针筒，但压力并不大，此时再进针2～3mm，并保持固定位置。

（3）确认针头已进入锁骨下静脉且回抽通畅，针头暂留置在静脉内。为防止针头移动，用手指固定住针头，取下针头并向针头内送入指引钢丝。

（4）必须在透视下送入指引钢丝，以观察导丝在血管内的走行方向。正常情况下，导丝顺利进入上腔静脉。若导丝进入颈静脉，则需及时调整其前进方向。

（5）经X线透视确认指引导丝已进入上腔静脉达右心房内，拔出穿刺针头，指引导丝仍留在上腔静脉内。

（6）将静脉扩张器及外套管经指引导丝送入锁骨下静脉内。

（7）确认外套管及静脉扩张器已送入锁骨下静脉内（约送入10cm），将指引导丝及静脉扩张器由外套管拔出，而外套管留在锁骨下静脉内。

（8）经外套管将心内膜电极送入锁骨下静脉及右心房内。

（9）在透视下确认电极导管已进入右心房内，撕开并拔去外套管，电极即留置在右心房内。

（10）通过三尖瓣向右心室心尖部植入电极的方法与头静脉切开法相同。

4. 电极定位于右心室心尖部的方法 经静脉右心室心尖部起搏时，电极顺利通过三尖瓣进入右心室并定位于右心室心尖部是手术的重要步骤，可采用以下两种方法。

（1）直接进入法：要求导引钢丝有一定的硬

度及弹性。钢丝末端做成10°～20°的弧度，当电极位于右心房三尖瓣开口上方时，旋转导引钢丝，使电极尖端朝向脊柱侧，稍用推力电极即可随血流进入右心室。

为确实证明电极位于右心室，也可先将电极送入肺动脉，当电极进入肺动脉后，将尖端弯曲的导丝拔出，更换一根直钢丝送入电极导管内，稍用力顶住钢丝，缓慢后撤，并固定在右心室心尖部。多数右心房及右心室不扩大者用此法很容易将电极固定于右心室心尖部。

（2）电极后退法：应用电极后退法时，电极必须具有足够的柔性而易于弯曲成袢。当电极进入右心房后，其尖端将顶住右心房侧壁呈弧形，缓慢后撤指引钢丝，同时向前退进无指引钢丝的电极导管使其形成袢，继续向前送入电极导管，使其形成的袢随血流进入右心室，而电极导管尖端仍留在心房内。当电极袢已充分进入右心室后，缓慢将指引钢丝向电极导管送入，同时向外牵拉电极导管，当指引钢丝进入电极导管末端，即可固定在右心室心尖部。

5.心内膜电极定位　经静脉右心室心尖部起搏时，采用X线正位透视和起搏电极参数测试对电极进行定位，必要时可结合右前斜位或侧位观察电极尖端是否位于心尖部或右心耳。电极固定在右心室心尖部的标志：X线透视电极尖端越过脊柱而位于左侧膈肌上方或与膈肌重叠；侧位透视时，电极尖端朝向胸骨侧，若朝向脊柱侧则为电极进入冠状静脉窦。理想的电极位置除尖端应在右心室心尖部外，电极在右心房内应当有一定的弧度，过紧会造成日后三尖瓣反流。经透视电极位于右心室心尖部后，撤出指引导丝，等待5分钟稳定后测试各项电参数。起搏阈值在脉宽为0.5毫秒的条件下不应＞1mV，2mA；R波幅度＞5mV，斜率（dv/dt）＞0.5V/s；心电阻在500～1000Ω（高阻抗电极可＞1000Ω）。若测试参数不符合上述要求，则应重新调整电极位置。电极定位后应嘱患者咳嗽及行深呼吸运动，同时观察心电监护器是否每一脉冲发放都能使心脏起搏，若有个别脱落亦应重新安放电极。

右心室心尖部起搏是常规应用的心内膜起搏部位，主要是由于电极容易到达右心室心尖部，易于固定、脱位率低，且容易操作。但右心室流出道接近室间隔，在该处起搏较心尖部起搏更符合心室的正常激动顺序，从而有利于左心室功能。

右心室流出道起搏手术方法及电极定位方法如下。电极导线的进路与一般右心室心尖部起搏相同，但必须应用螺旋形主动固定电极。为确保电极固定在右心室流出道，需首先将电极送入肺动脉，然后将其撤回到右心室流出道。必须进行正位、侧位X线透视，后前位透视示电极尖端指向右上方，右前斜位透视示电极尖端指向胸骨内面，利用体表心电图进行定位非常重要，若电极与右心室流出道心内膜有很好的接触，则肢体Ⅲ导联QRS波群为直立。

右心室流出道起搏是一种安全可靠的心室起搏方法，特别适用于心尖部起搏阈值高或电极反复脱位或有膈肌刺激现象的患者。对慢性心房颤动、心室率过缓、不能进行以心房为基础的起搏方法的患者也可应用右心室流出道起搏。

（二）心房起搏

心房起搏的电极安置部位可选择右心耳、心房壁、房间隔或冠状静脉窦。其中最常用的是右心耳，其次为心房壁。选择右心耳进行起搏时，最常用的是“J”形心房电极，只有在少数心耳电极难以固定的情况下，可选用“J”形主动螺旋电极或借用“J”形导引钢丝固定的直螺旋电极。

（三）双腔心脏起搏

只要掌握心房起搏及心室起搏技术即可行双腔心脏起搏。若患者心率缓慢需要起搏支持时，应首先安放心室电极。若患者自主心率能维持在45次/分以上，也可首先安放心房电极，然后再安放心室电极。先安放心房电极时，安放心房电极有可能将心室电极牵拉移位。应分别测试心房、心室电极参数及试验起搏，然后再观察房室顺序起搏及心房触发心室等起搏情况。

（四）单根电极心房同步（VDD，VDDR）起搏

单电极VDD起搏利用一根电极即可达到感知心房激动及触发心室起搏的目的，简化了手术操作。单根电极VDD起搏需要特殊设计的三极电极，其心室起搏及感知为单极(阳极在起搏器外壳上)，为避免干扰心房，感知心房电极为双极。单电极VDD起搏主要用于窦房结功能正常的房室传导阻滞患者。

二、永久性心脏起搏器的程控

临床用的起搏器功能复杂，在植入人体后原厂家设置的参数不一定适合患者的实际需要，因患者病情、耐受性、反应性及个体差异的不同，需要根据患者的实际情况调整起搏参数。

（一）单腔起搏器的程控

1. *起搏频率*　起搏频率一般出厂设定在60次/分，但多数起搏器的可程控频率范围为30～120次/分，更高的上限频率用于电生理检查或控制心动过速。临床上根据患者的病情或患者不同时期的需求对起搏频率加以程控改变。

2. *起搏能量输出*　起搏能量等于电压、电流和脉宽的乘积。通常输出电压和脉宽是可程控改变的。临床上，输出能量的程控主要用于节约能源、延长起搏器寿命和消除患者某些症状。起搏器的电压可程控范围一般为0.1～7V，脉宽可程控范围为0.05～2毫秒。起搏器寿命与输出能量成反比，输出能量越大，寿命越短；反之，寿命越长。

3. *感知灵敏度*　感知功能是指按需起搏器能感知一定幅度的R波或P波的功能。感知灵敏度是指起搏器感知最低R波或P波后抑制自身脉冲发放的能力。为了可靠感知R波和P波，脉冲发生器内设有滤波装置，只允许一定频率的信号通过（频率在30～70Hz，QRS波和P波在此范围内），而低频信号（如T波，频率＜10Hz）和高频信号（如肌电，频率＞100Hz）被清除。感知灵敏度过低，则可能对心电信号不能感知，出现竞争心律，引起患者不适或出现危险，出现感知不良；感知灵敏度过高易受心电信号以外的信号干扰，起搏器出现不应有的抑制，出现感知过度。感知灵敏度的可程控范围如下：心房电极0.1～2mV；心室电极0.5～10mV，因此对于灵敏度可控起搏器，可通过程控灵敏度解决感知不良或过感知现象。

4. *不应期*　起搏器不应期是指脉冲发生器发放脉冲或感知自身心律后的一段时间内感知放大器关闭，对输出信号不感知，也不发生脉冲的时间间隔。起搏器不应期通常设置在300毫秒左右，可在150～500毫秒，根据需要加以程控调整。设置不应期的目的是避免误感自身或其他电信号，防止不必要的脉冲发放抑制。另外，避免不应期设置不当造成的竞争心律。

5. *滞后功能*　起搏器的滞后功能是指起搏器感知自身心律被抑制后到下一次起搏脉冲发放时间间隔的变化。在无自身心律时，相邻两个起搏信号之间为起搏间期。当起搏器感知自身心律后被抑制，到感知下一个起搏信号之间称为逸搏间期。当逸搏间期长于起搏间期时称为负滞后（频率下降），反之，称为正滞后（频率增快）；起搏间期等于逸搏间期时称为无滞后。具有滞后功能的起搏器多为负滞后。滞后值等于逸搏间期与起搏间期之差，滞后值多为0～600毫秒，可调。设计滞后间期主要是为了鼓励患者的自身心律，一般用于病窦综合征的患者。当自身心律较起搏频率慢时仍能夺获心室，为出现自身心律创造条件，从而发挥自身心律作用，保证生理性房室顺序收缩，减少起搏器耗能，且有利于患者心功能改善。

6. *起搏方式*　可通过程控根据临床实际需要加以选择，单腔起搏器可程控为按需抑制型AAI、VVI型；触发型AAT、VVT；非按需型AOO、VOO。

7. *起搏与感知阈值测试*　在起搏器植入手术中通过起搏分析仪或临时起搏器用手动方法可测定起搏与感知阈值，但术后随时间延长，电极与接触的心内膜界面发生炎症反应与纤维化，阈值常发生明显变化。另外，心脏病变的发展也可使阈值发生变化。在随访过程中，应用起搏器的程控功能，通过无创方法测定起搏阈值，了解起搏系统的功能，为合理选择起搏参数、安全起搏和感知，以及节约能源提供依据。

（二）双腔起搏器的程控

1. *心房不应期*　单腔起搏器的心房不应期是指心房起搏脉冲发放或感知自身心房事件（P波）后，起搏器心房感知与起搏功能暂时关闭，而不感知任何信号的时间间隔。双腔起搏方式的心房不应期是指心室起搏后或感知自身心室事件（如室性期前收缩）后，心房不感知任何信号的时间间隔。因此，双腔起搏器的总心房不应期包括两部分：房室延迟和心室起搏后心房不应期。心房不应期为150～300毫秒，可根据需要程控调整。

2. *上限频率*　为双腔起搏器感知心房事件后最大的1∶1心室起搏频率。上限频率用于心房同步的起搏方式，如DDD、VDD，其范围多在100～150次/分，可根据患者的实际需要设置不同的上限频率。

3. *房室延迟*（AV-delay） 是指心房起搏或感知自身P波后到发放心室刺激脉冲之间的时间间隔，相当于心电图上的P-R间期。对于房室传导功能完好的患者，房室延迟延长有利于自身R波出现，保证心室的正常激动程序及节约能源，延长起搏器的电池寿命。但改变房室延迟会影响上限频率，此值过大，会引起2∶1的房室传导。

4. *空白期* 为防止交叉感知，当一个心腔内的电脉冲发放后，起搏器的感知放大器在一定时间内对任何信号都不感知，此时期即为空白期。目的是避免不合适的感知心房刺激信号，导致间歇或完全性的抑制心室脉冲发放，心室空白期可程控范围多在10～60毫秒。在心房高能输出或心室感知灵敏度过高时，应选择较长的空白期，但空白期过长易出现心室竞争心律。

5. *起搏方式* DDD起搏器可有多种起搏方式可供选择，如AOO、AAI、AAT、VOO、VVI、VVT、DOO、DVI、DDI、DDD等。具体选择何种方式，可根据患者的心律、心率、房室传导功能等综合考虑，结合起搏器的电参数，达到既安全起搏，获得最佳的血流动力学效应，满足患者的需要，防止并发症发生，又节约能源，延长起搏器寿命的工作方式。

（三）起搏器的遥测功能

起搏器的遥测是通过程控仪获得起搏器相关信息的一个过程，是程控仪及起搏器的一项基本功能，是随诊时检查起搏器功能的重要手段。在临床上主要用于测试电池和导线阻抗，设置起搏参数，记录事件，了解频率、模式转换信息，标记通道及计时周期等。

三、永久性心脏起搏器植入术的术后随访

对已植入起搏器的患者进行定期随访是起搏器植入术后的重要环节，通过随访可了解起搏器的治疗效果，及时发现和处理手术及起搏器本身可能出现的并发症及其故障，了解起搏器是否处于最佳工作状态，使患者得到最优治疗效益。近年来随着起搏器工程技术的迅速发展，不断有新型或带有新功能的起搏器在临床上被应用，因此更需加强起搏器植入术后的随访工作。

起搏器的随访工作由专门的起搏门诊负责。随访的主要目的是了解起搏器工作状况；测试起搏阈值等各项起搏参数，进一步评价其工作状况；发现起搏故障；程控起搏器，使其工作在最优状态并处理起搏故障；预测和确认电池耗竭；治疗原发病，防止和处理并发症；对患者及其家属进行有关起搏器知识的宣传及教育。

随访时间及方法由多种因素决定，包括患者心脏病基本情况、起搏器的种类及植入时间、患者居住地医疗情况，以及与随访门诊之间的距离及方便情况等。NASPE曾经发表过一系列随访报道，此后未就随访制定进一步的指南。2000年加拿大发表过一个由加拿大起搏工作小组制定的起搏器随访指南。该指南将起搏器随访时间分为三个阶段：①植入起搏器半年内，随访频度要多些，要评价起搏器效果及患者症状改善情况，检查有无新的并发症并测试相关起搏参数；②植入起搏器半年后一般起搏器工作稳定，可每半年至1年随访1次，保持起搏器以最优状态工作；③预计快到起搏器电池寿命耗竭时，应加强随访，可每月1次。1984年美国HCFA建议的随访方案是单心腔起搏器植入后的开始6个月应每3个月随访1次，此后每年1次；双心腔起搏器植入后的开始6个月，应每3个月随访1次，此后每6个月随访1次。考虑到患者专门为起搏器随访来医院不方便，有条件的医院建议患者使用经电话传输心电记录装置（TTM），若使用TTM随访系统，可以极大增加随访频率。此设备在我国尚未普及。近年来新型起搏器大量应用于临床，由于有包括自动化功能在内的许多新的功能开发及应用，起搏器的随访方案也发生相应变化，其个体化要求更高。作为起搏器随访门诊基本设备，应包括心电图监护及记录装置、各公司产品程控仪、必要的抢救设备。随访门诊应建立独立的患者及起搏器档案和资料库。随访内容应包括以下几个方面：病史采集，注意症状是否消失、延续或再现；起搏心电图记录；起搏器储存资料回放复习及分析；起搏阈值等参数测试；起搏系统功能状态及电池消耗情况。随访工作的重点是确定起搏的疗效，分析起搏系统故障原因和明确起搏器更换指征。常规更换起搏器是因起搏器电池正常耗竭，每种起搏器均有自己正常的使用寿命，一般单心腔起搏器为8年，双心腔起搏器为6年。起搏器在使用过程中电池耗竭到接近寿命（end of life，EOF）时，提示需要更换，此称为更换指征（elective replacement indicator，ERI）。ERI 可以用起搏频率 / 加磁频率下降、脉宽增加，甚至改变起搏方式来表示，目前生产的起搏器可以直接经程控仪显示起搏器预计剩余使用时间和更换指示。

四、临时心脏起搏器植入术

临时性心脏起搏为非永久性植入起搏电极的一种起搏方法。起搏电极放置的时间一般在 1 ～ 2 周，患者的心动过缓恢复正常或引起心动过缓的原因已经消除，就可以终止临时起搏器的应用。

临时心脏起搏的方法有经皮起搏、经静脉起搏、经食管心脏起搏和经胸心脏起搏，多数采用经静脉起搏。但起搏方法的选择取决于当时的情况，如情况紧急且患者在抢救室内，应首选经皮起搏，一旦情况稳定则改用经静脉起搏。

（一）静脉途径

临时心脏起搏电极植入静脉途径包括锁骨下静脉、颈内静脉、颈外静脉、股静脉及肱静脉。其中，股静脉、颈内静脉及锁骨下静脉是最常用的静脉入路。由于临时起搏器电极导线较硬，在操作过程中动作应轻柔，避免损伤血管及心脏组织。

（二）电极定位

临时心脏起搏通常采用单腔按需起搏器，即 VVI，在体表心电图指引下应用漂浮导管电极，不需要 X 线指导。心腔内心电图可指导电极的定位，即电极到达右心房时呈现巨大 P 波，进入右心室时记录到巨大 QRS 波，电极接触到心内膜时 ST 段呈弓背向上抬高 1.5 ～ 3.0mV，均是重要的定位指标。

右心室心尖部起搏时体表心电图呈左束支传导阻滞及左前分支阻滞样图形，心电轴明显左偏 –90° ～ –30° ，V_5、V_6 导联 QRS 波形态可表现为以 S 波为主的宽阔波。右心室流出道起搏时 QRS 波群呈类似左束支传导阻滞样图形，Ⅱ、Ⅲ、aVF 导联的主波向上，心电轴正常或右偏。

第四节 特殊功能的人工心脏起搏器

一、频率适应性起搏器

频率适应性起搏器的基本工作原理是在起搏器内增加一个生理感知器，感知机体某项生理指标，将其转换成电信号，输入起搏器电路中，改变起搏频率，从而改变血流动力学参数，适应机体在不同状态下的需要。

目前已经研制的频率适应性起搏器主要有体动控制的频率适应性起搏器、呼吸次数及通气量控制的频率适应性起搏器、中心静脉血温控制的频率适应性起搏器、静脉血氧饱和度控制的频率适应性起搏器、感知 Q-T 间期频率适应性起搏器和感知心肌阻抗的频率适应性起搏器。

二、自动阈值夺获型起搏器

机体在生理、病理及药物等因素影响下起搏阈值处于波动状态。自动阈值夺获型起搏器是在起搏器原有功能上增加了 4 种功能，分别是自动确认夺获、自动备用安全脉冲、自动搜索起搏阈值和自动调节输出电压。具备这 4 种功能后，起搏器可以自动、定时测定起搏阈值，并根据阈值变化自动调整能量输出，输出能量略高于起搏阈值，既能节约起搏能量，又能保证安全起搏。目前，自动阈值夺获型起搏器只能用于心室起搏，必须使用单极起搏、双极感知系统功能的导线。

三、复合双极心房感知起搏器

复合双极感知起搏器将单极导线和双极导线两种感知系统优化组合在一起，将单极导线寿命长、植入较易、柔顺性好和双极感知性能可靠的优点集于身，形成了复合双极感知系统起搏器。如 Paces-etter 公司的 Polarity2091 型 DDDR 起搏器，即具有双极感知系统。这种起搏器的优点是允许心房感知度设置较高，防止低感知，同时也可避免过感知的发生。这种新技术主要为心房感知系统设计，所以又称复合双极心房感知系统（combipolar atrial sensing system）。由于心房感知系统最易受外界干扰，这种感知系统只用于心房电路，因它必须由2根导线构成，所以复合双极感知系统均设置在DDD、DDDR起搏器中。

四、动态心房超速抑制型起搏器

动态心房超速抑制型起搏器是在双腔起搏的基础上，融入了对房性期前收缩的监测和超速抑制功能，即起搏器的频率比自身心房频率稍快，起搏频率有动态的变化，能超速抑制心房异位活动，达到预防房性心律失常的目的。目前对于窦性心动过缓或长间歇后长短现象诱发的心房颤动，可采用心房超速抑制起搏。

五、三腔起搏器

随着人工心脏起搏技术的发展，起搏器的适应证已不再局限于缓慢性心律失常和房室传导障碍治疗的狭义范围，新的治疗作用、新的适应证被不断拓宽。电生理研究表明，双房间传导延迟是诱发房性心律失常的主要原因；双室间传导障碍导致双室收缩不同步，从而影响血流动力学可能诱发心力衰竭。三腔起搏器目前有两种类型：①双房和右心室起搏，主要用于治疗房间阻滞引起的房性心律失常；②右心房和双室起搏，又称心脏的再同步化治疗（cardiac resynchronization therapy，CRT），主要用于防治因室间传导障碍引起的心力衰竭。

第五节　人工心脏起搏适应证

人工心脏起搏分为临时起搏和永久起搏两种，它们有不同的适应证。

一、临时心脏起搏适应证

临时心脏起搏是一种非永久性植入起搏电极导线的临时性或暂时性人工心脏起搏术。起搏电极导线放置时间一般不超过2周，起搏器均置于体外，待达到诊断、治疗和预防目的后，随即撤出起搏电极导线。如仍需继续起搏治疗，则应考虑植入永久性心脏起搏器。

（一）用于诊断

人工心脏起搏可作为某些临床诊断及电生理检查的辅助手段。例如，判断窦房结功能；房室结功能；预激综合征类型；折返性心律失常；抗心律失常药物的效果。

（二）用于治疗和预防

（1）急性心肌炎、药物或电解质紊乱所致心动过缓、传导阻滞而反复阿-斯综合征发作者。

（2）急性心肌梗死：①新发生的室内双支或三支传导阻滞，作预防性起搏。②急性前壁心肌梗死出现二度Ⅱ型或三度房室传导阻滞。③急性下壁心肌梗死伴高度或完全性房室传导阻滞，经药物治疗无效或伴有血流动力学改变者。④严重心动过缓，窦性停搏伴低血压、晕厥、心绞痛、末梢循环不良而阿托品不能纠正者。

（3）已用大量抑制心肌的抗心律失常药物又需电击除颤时，可预先安装临时起搏器，以预防电击后心脏停搏。冠状动脉造影、心脏外科手术等均可安装临时起搏器，以保证手术的安全。

二、永久心脏起搏适应证

随着起搏工程学的完善，起搏治疗的适应证逐渐扩大。早年植入心脏起搏器的主要目的是挽救患者的生命，现在还包括恢复患者工作能力和生活质量。目前主要的适应证可以简单地概括为严重的心跳缓慢、心脏收缩无力、心搏骤停等。2019年ACC/AHA重新制定了植入心脏起搏器的指南。适应证分类如下。Ⅰ类：有明确证据或专家一致认为起搏治疗对患者有益和有效。Ⅱ类：起搏治疗是否给患者带来益处/有效的研究结果不一致/专家们的意见有分歧。Ⅱa类：证据/意见偏向有用/有效；Ⅱb类；证据/意见不能说明有用/有效。Ⅲ类：根据病情状况，专家们一致认为起搏治疗无效，某些情况下甚至对患者有害。Level A，为最有力的证据，结论源于包含大数量病例的多次随机临床试验。Level B，从含有较少量患者的有限次试验得出的数据或从设计较好的非随机研究分析得出的数据或登记观察的数据。Level C，专家共识是建议的主要来源，但没有正式的临床研究。

（一）成年人获得性房室传导阻滞的起搏治疗

1. Ⅰ类适应证

（1）任何阻滞部位的三度和高度房室传导阻滞，伴：①房室传导阻滞伴可能由心动过缓所致的症状（包括心力衰竭）；②需要药物治疗其他心律失常或其他疾病，而所用药物治疗导致症状性心动过缓；③清醒状态下虽无症状，但证实心室停搏＞3.0秒或逸搏心律＜40次/分；④射频消融后；⑤心脏外科手术后发生的不可逆性房室传导阻滞；⑥无论是否有症状的神经肌源性疾病伴发的房室传导阻滞。

（2）任何阻滞部位和类型的二度房室传导阻滞产生的症状性心动过缓。

2. Ⅱ类适应证

（1）Ⅱa类适应证：①任何部位的无症状三度房室传导阻滞，清醒时平均心室率＞40次/分，尤其是合并心肌病或左心室功能不全；②无症状的二度Ⅱ型房室传导阻滞，伴窄QRS波，若QRS为宽大畸形则属Ⅰ类适应证；③无症状性二度Ⅰ型房室传导阻滞，因其他原因电生理检查发现阻滞部位在房室束内或以下水平；④一度或二度房室传导阻滞伴有类似起搏器综合征的临床表现。

（2）Ⅱb类适应证：①明显一度房室传导阻滞PR间期（＞0.30秒）合并左心室功能不全或充血性心力衰竭症状的，缩短A-V间期可能降低左心房充盈压而改善心力衰竭症状者；②神经肌源性疾病伴发的任何程度房室传导阻滞，无论是否有症状（因为无法预测AV传导病变加重）。

3. Ⅲ类适应证 ①无症状的一度房室传导阻滞；②无症状二度Ⅰ型房室传导阻滞，发生于房室束以上或不知道发生在内或下；③房室传导阻滞预期可以恢复且不再复发（如药物中毒、莱姆疾病等），或发生于无症状OSAS患者低氧时。

（二）慢性双分支和三分支阻滞的起搏治疗

1. Ⅰ类适应证 ①间歇性三度房室传导阻滞；②二度Ⅱ型房室阻滞；③交替性双侧支阻滞。

（1）Ⅱa类适应证：①虽未证实晕厥是由房室传导阻滞引起，但可排除可能的其他原因，尤其是室性心动过速后；②无临床症状，但电生理检查时偶然发现HV＞100毫秒；③电生理检查时偶然发现心房起搏诱发房室束以下非生理性阻滞。

（2）Ⅱb类适应证：神经肌源性疾病伴发任何程度的分支阻滞，无论是否有症状，因为传导阻滞可能随时加重。

2. Ⅲ类适应证 ①分支阻滞不伴房室阻滞或无症状；②无症状的分支阻滞伴一度房室阻滞。

（三）与急性心肌梗死相关的房室传导阻滞的起搏治疗

1. Ⅰ类适应证 ①持续房室束系统二度房室传导阻滞伴双束支阻滞，或房室束系统内或以下三度房室传导阻滞；②房室结以下暂时性高度（二度或三度）房室传导阻滞伴束支阻滞，如果阻滞部位不清楚，则应进行电生理检查；③持续和有症状二度或三度房室传导阻滞。

2. Ⅱ类适应证

（1）Ⅱa类适应证：无。

（2）Ⅱb类适应证：房室结水平的持续性二度或三度房室传导阻滞。

（3）Ⅲ类适应证 ①不伴室内阻滞的短暂性房室传导阻滞；②伴左前分支阻滞的短暂性房室传导阻滞；③获得性左前分支阻滞不伴房室传导阻滞；④持续性一度房室传导阻滞伴有慢性或发病时间不明的束支阻滞。

（四）窦房结功能不良的起搏治疗

1. Ⅰ类适应证 ①窦房结功能不全伴有症状性心动过缓，包括引起症状的频繁的窦性停搏，部分患者窦性心动过缓是由于必须进行某些治疗而又无其他可替代药物的结果；②有症状的变时功能不良。

2. Ⅱ类适应证

（1）Ⅱa类适应证：①自发或药物诱发的窦房结功能不良，心率＜40次/分，虽有心动过缓的症状，但未证实与所发生的心动过缓有关；②不明原因晕厥，电生理检查或激发试验证实存在窦房结功能不良。

（2）Ⅱb类适应证：清醒状态下心率长期＜40次/分，但症状轻微。

3. Ⅲ类适应证 ①无症状的患者，包括长期应用药物所致的明显窦性心动过缓（HR＜40次/分）；②窦房结功能不良患者有类似心动过缓的症状，但证实该症状与心动过缓无关；③窦房结功能不良患者使用非必须应用的药物治疗引起的症状性心动过缓。

（五）起搏预防和终止心动过速

1. 自动检测和起搏终止心动过速

（1）Ⅰ类适应证：无。

（2）Ⅱ类适应证。

1）Ⅱa类适应证：可被起搏终止、反复发作的有症状SVT，但导管消融和（或）药物治疗无效或产生不可耐受的不良反应。

2）Ⅱb类适应证：可被起搏终止的反复发作SVT或心房扑动，起搏作为药物治疗或消融的替代。

（3）Ⅲ类适应证：①起搏使心动过速频率加快或转为颤动；②有快速逆传功能的旁路存在，无论旁路是否参与心动过速。

2. 起搏预防心动过速

（1）Ⅰ类适应证：心动过缓依赖的持续性VT，无论是否伴长Q-T间期，起搏治疗证明有效。

（2）Ⅱ类适应证。

1）Ⅱa类适应证：先天性长QT间期综合征高危患者。

2）Ⅱb类适应证：①药物或消融治疗无效的房室折返或房室结折返的心动过速；②合并窦房结功能不良的、有症状的、药物难治的阵发性心房颤动。

（3）Ⅲ类适应证：①无长QT间期综合征，有频发或复杂室性异位活动，但不伴持续性VT；②由可逆原因引起的尖端扭转型室性心动过速。

（六）颈动脉过敏综合征及神经心脏性晕厥的起搏治疗

1. Ⅰ类适应证　①反复发作的颈动脉窦刺激导致的晕厥；②在未用任何抑制窦房结或房室传导药物的前提下，轻微按压颈动脉导致3秒以上的心室停搏。

2. Ⅱ类适应证

（1）Ⅱa类适应证：①诱因不明的反复发作的晕厥，伴有颈动脉窦高敏性心脏抑制反射；②症状明显的反复发作神经心脏性晕厥，记录或TTT时证实伴心动过缓。

（2）Ⅱb类适应证：无。

3. Ⅲ类适应证　①颈动脉窦刺激引起的高敏性心脏抑制反射，但无明显症状或仅有迷走刺激症状，如头昏、眩晕；②反复发作晕厥、眩晕或头昏，但无颈动脉窦刺激引起的高敏心脏抑制反射；③场景性血管迷走性晕厥，回避场景刺激晕厥不再发生。

（七）儿童、青少年和先天性心脏病患者的起搏治疗

1. Ⅰ类适应证　①二度或三度房室传导阻滞合并有症状的心动过缓、心功能不全或低心排血量；②窦房结功能不良，表现为与年龄不相称的心动过缓及其症状；③心脏手术后二度或三度房室传导阻滞，预计不能恢复，或已持续超过7天；④先天性三度房室传导阻滞合并宽QRS逸搏心律，复杂室性期前收缩或心功能不全；⑤婴儿先天性三度房室传导阻滞，心室率＜50～55次/分；或合并先天性心脏疾病，心室率＜70次/分；⑥心动过缓依赖的持续性VT，伴或不伴长Q-T间期，起搏治疗被证明有效。

2. Ⅱ类适应证

（1）Ⅱa类适应证：①慢快综合征，需抗心律失常药长期治疗（除地高辛）；②先天性三度房室传导阻滞，1岁以上，平均心率＜50次/分；或突然心室停搏，周长是基础心率的2倍或3倍，或有与变时功能不良相关的症状；③长QT间期综合征合并2∶1二度或三度房室阻滞；④无症状窦性心动过缓合并复杂先天性心脏病，静息时心率＜40次/分或有3秒以上的长间歇；⑤先天性心脏病患者，血流动力学由于心动过缓和房室不同步而受损。

（2）Ⅱb类适应证：①手术后过性三度房室传导阻滞，恢复窦律后残留室内双束支阻滞；②先天性三度房室传导阻滞的婴儿和青少年患者，无症状，其心率可接受，窄QRS波，心功能正常；③先天性心脏病伴窦性心动过缓，静息时心率＜40次/分或有3秒以上的长间歇，但患者无症状；④神经肌源性疾病伴发任何程度（包括一度）的房室阻滞，无论是否有症状，因为传导阻滞随时会加重。

3. Ⅲ类适应证　①手术后暂时性房室传导阻滞，其传导已恢复；②无症状的手术后室内双束支阻滞，伴或不伴一度房室阻滞；③无症状的二度Ⅰ型房室传导阻滞；④青少年无症状的窦性心动过缓，最长间歇＜3秒或最小心率＞40次/分。

（八）特殊情况的起搏治疗

1. 肥厚型梗阻性心脏病

（1）Ⅰ类适应证：窦房结功能不全或房室阻滞，如前述Ⅰ类适应证的各种情况。

（2）Ⅱ类适应证。

1）Ⅱa类适应证：无。

2）Ⅱb类适应证：药物治疗困难伴有症状的肥厚型心肌病，在静息或应激情况下有明显流出道梗阻者。

（3）Ⅲ类适应证：①无症状或经药物治疗可以控制；②虽有症状，但无左心室流出道梗阻的证据。

2. 特发性扩张型心肌病

（1）Ⅰ类适应证：合并窦房结功能不全或房室阻滞的Ⅰ类适应证情况见前述。

（2）Ⅱ类适应证。

1）Ⅱa类适应证：药物难治的扩张型心肌病或缺血性心肌病，NYHA心功能Ⅲ～Ⅳ，QRS时限（＞130毫秒），LVDD≥55mm，LVEF≤35%，可考虑双心室起搏治疗。

2）Ⅱb类适应证：无。

（3）Ⅲ类适应证：①无症状；②有症状但药物治疗有效；③有症状缺血性心肌病，介入治疗或手术治疗有望缓解病情。

3. 心脏移植

（1）Ⅰ类适应证：预计不能恢复的有症状的心动过缓/变时功能不良，符合Ⅰ类适应证。

（2）Ⅱ类适应证。

1）Ⅱa类适应证：无。

2）Ⅱb类适应证：暂时性有症状的心动过缓/变时功能不良，但可能持续数月和需要干预治疗。

（3）Ⅲ类适应证：手术后无症状的心动过缓。

第六节 心脏起搏并发症及处理

一、术中并发症的预防及处理

1. 锁骨下静脉穿刺并发症

（1）血胸和气胸：穿刺时如血管破损且有流入到胸腔的通道，则可引起血胸。单纯血胸较为少见，常为血气胸。一般刺破锁骨下动静脉而未伤及胸膜时，则不会引起血气胸。可在术中或术后48小时出现呼吸困难或胸膜炎样胸痛，也可能没有症状，只有在胸部X线检查时才发现。

预防：①尽可能选用头静脉切开术；②提高锁骨下静脉穿刺的成功率；③穿刺成功后，引入扩张鞘管前，一定要确认指引导丝能经右心房到达下腔静脉处，以证实指引导丝确实在静脉系统内；④如果有胸部畸形或穿刺标志异常患者，应先行外周静脉造影，使锁骨下静脉显影并指导穿刺。

处理：如果气胸对肺组织的压迫＜30%，可以严密观察，一般不必处理；如果肺压缩≥30%，且患者有持续性呼吸困难，则应考虑行胸腔穿刺、胸腔闭式引流。血胸可视量的多少而酌情处理。

（2）空气栓塞：常发生于颈内静脉或锁骨下静脉穿刺插入导线者。当患者深吸气或咳嗽时，胸腔成为负压，如不慎，易从静脉穿刺口吸入空气而致气栓。肺动脉气栓后的首发症状是咳嗽，可有少数患者有气急。若心室内空气不多，多数患者无症状，多于5～10分钟即被吸收；若心室内空气较多，可紧急插入普通心导管将气体吸出。重者还可形成急性肺栓塞。

预防：术前应补足液体、术中取头低足高位、静脉穿刺过程中嘱患者避免深呼吸、咳嗽（可致胸腔负压骤增），并注意静脉鞘管口的封堵等。另外，撤出扩张管后应迅速插入电极导线并尽快撕开鞘管。

（3）误入锁骨下动脉：穿刺时抽出鲜红色血液且压力高时需考虑。

处理：穿刺时应仔细辨别血液颜色、压力，误穿动脉后不要送入鞘管，局部压迫数分钟。送入鞘管后透视观察导丝走行，通常不需要特殊处理。如发现在动脉不要拔除鞘管，可以带鞘管手术修补，应由胸外科医师在手术室处理，切忌自行拔出而造成大出血。

2. 术中心律失常

（1）室性心律失常

1）室性心动过速：在导线送入心室的过程中，由于导线对心室壁的机械性刺激，特别是刺激右心室流出道，易出现室性心动过速。一般经调整导线位置后室性心动过速即可纠正。如室性心动过速发生频繁，导线难以定位，可经静脉给予利多卡因注射液50mg。

2）心室颤动：在导线植入过程中发生率较低，但危险性较大。发生原因可能与患者过度紧张，电解质紊乱、心脏过分激惹或导线过多刺激心室壁有关。

预防办法：①术前向患者讲明植入起搏器的必要性，不过分渲染术中的危险性，消除患者的紧张情绪；②术前纠正电解质紊乱；③术前或术中可用少量镇静剂，如地西泮 10mg 肌内注射或静脉注射；④术中动作轻柔，一旦发生心室颤动应立即回撤导线，予以心前区拳击或电复律。

（2）房性心律失常。在心房导线植入过程中，由于导线反复刺激右心房壁可导致心房扑动或心房颤动。心房颤动会给心房导线植入带来困难，无法测定心房电参数，不易观察导线在心房中的摆动情况。只有根据经验来判断导线位置是否固定良好。

（3）心脏停搏。原因多与导线刺激心脏或在心房调搏过程中突然停止起搏，窦房结或异位节律点未能及时发出冲动有关。为防止术中心脏停搏，在向心腔内送入导线时动作应轻柔，在停止起搏前应先减慢起搏频率，给窦房结苏醒机会，必要时给予异丙肾上腺素或阿托品静脉滴注，以提高患者自身心率，但房室传导阻滞患者对阿托品无反应，只有用异丙肾上腺素才能提高心率。

3. 心肌穿孔　原因多与导线质地较硬，心肌梗死后心肌较薄及术中操作不当有关。当患者在植入起搏器后出现胸痛、心包摩擦音或低血压时，应考虑心脏穿孔的可能。胸部 X 线检查可能会发现心影增大或电极头在心影外。膈肌刺激、心室起搏电图的改变，提示心室电极穿出心脏。由于目前永久起搏电极导线都比较软，故实际发生概率很低，在放置临时起搏电极导线时相对常见。

处理：术中出现时应小心将导管撤退至心内膜或心腔，并严密观察患者血压和心脏情况。若症状和体征在 24 ～ 48 小时减轻，则不必调整导线位置。一旦出现电极接触的心脏压塞表现，应紧急心包穿刺放液并持续引流，如症状不缓解，应考虑开胸行心包引流及心脏修补。继续安置电极时应避免将其放置在穿孔部位。

4. 膈神经刺激或腹肌刺激性收缩　右心室心尖部起搏，尤其是在高起搏输出时可能会刺激左侧膈肌，而心房电极可能会刺激右侧膈神经而使右侧膈肌收缩。其临床表现为随起搏频率常出现呃逆或腹肌抽搐，原因是导线位置靠近膈神经。

处理：术中进行电压升高刺激试验，将分析仪电压升高到 10V，如出现膈肌抽搐症状，则调整导线位置；如无膈肌抽搐症状，则术后一般不会出现此症状。若术后出现此症状，则只能采用降低输出能量的方法进行解决。

5. 胸大肌刺激　起搏器与电极导线连接处绝缘不良或固定电极导线的塑料螺帽脱落起搏电极导线断裂引起电流泄漏到周围组织、分离囊袋时，太深至肌层、单极导线的起搏器正面朝下放置在囊袋（阳极直接接触胸部肌肉）内等原因均可引起局部肌肉跳动。

处理：接触不良者或电极导线断裂者需重新手术，或调低起搏强度或改用双极起搏。

6. 电极导线损坏　植入术中电极导线外绝缘层的破裂应立即进行修补。确定破损部分后，在破损处涂抹特殊黏合胶，外套一段塑料套管，然后结扎两端。对破损严重无法修复者，只能更换新的电极导线。

二、术后并发症及处理

（一）与皮囊有关的并发症

1. 皮囊出血　多出现在术后当天，也有出现在术后 1 周者。多表现为术后囊袋积血，与手术止血不完全有关。通常是囊袋内小静脉渗血引起的，也可能是来自小动脉或沿起搏电极导线逆行溢出的静脉血液。临床表现为局部剧烈疼痛，肿胀隆起，触诊可有波动感。

预防：①术前停用抗血小板或抗凝血药物；②术中严格止血；③如术中渗血明显，可在囊袋内放置引流条 1 ～ 2 天。

处理：小量积血可以采用加压包扎、沙袋压迫等措施并停用抗血小板或抗凝血药物，通常可以自行吸收。短时间较大量出血多为小动脉出血，应立即清创处理，结扎出血小动脉，逐层缝合，千万勿放置引流条。慢性出血多发生在术后 5 ～ 6 天，可用 12 号穿刺针于囊袋上方进针抽吸，在压迫沙袋 4 ～ 6 小时，并用抗生素防止感染。必要时可连续抽吸 2 ～ 3 次。但需要注意的是不可草率多次抽取积血，以免导致感染。

2. 囊袋感染　是起搏器术后不多见但最重要的并发症。感染后处理较为困难，药物治疗常难奏效。

感染原因：①无菌操作不彻底；②物品消毒不彻底；③手术时间过长；④囊袋过小，起搏器压迫致局部皮肤血运不畅而愈合不好（起搏器放入囊袋后应距切口边缘 1cm 为好）；⑤囊袋积血为细菌繁殖制造条件。

感染分急性感染和慢性感染。急性感染一般在术后 3 ～ 14 天，少数在 3 个月后。感染可能是局部的，也可能是全身性的。局部感染最常发生于埋藏脉冲发生器的部位，感染后局部肿胀变硬，有触痛，缝线处发红，继而有波动感。发生在术后的急性感染可能和术中切口或所用器械污染有关。

处理方法：清除淤血，并进行细菌培养，有脓肿时低位切开引流，反复冲洗囊袋，局部及全身使用抗生素，取出起搏器并改为体外佩戴式临时起搏，感染痊愈后改道至对侧埋藏。取出的起搏器，经消毒后可重复使用。细菌培养如为金黄色葡萄球菌（常见），更应及早切开，改道埋藏。如为表皮葡萄球菌，则毒性不强，生长缓慢，甚至可能在术后 1 年才出现明显感染。如术后发热达 38.5℃以上，白细胞计数明显升高，又排除其他原因者，应考虑全身性感染。需积极使用抗生素治疗，以避免形成感染性心内膜炎。若有菌血症，通常至少使用抗生素 4 ～ 6 周。必要时需拔除导线，否则感染无法控制。

慢性感染多发生在术后数年，起搏器囊袋处可无肿胀及发热，全身症状不明显，当囊袋皮肤破溃后有脓性分泌物流出，脓液培养多无细菌生长。一旦感染，经内科治疗多无效果，感染处理方法多按“清除异物”的原则进行清创。必须取出起搏器，将感染导线消毒后剪断，再消毒，将导线断端密封，固定于伤口内，在囊袋下方植入引流条，每天换药和更换引流条，根据伤口情况，逐渐将引流条外撤，待伤口自行愈合时可用全身抗生素治疗。

3. 感染性心内膜炎　随着起搏器囊袋的感染，细菌可能经导线入侵到易损伤的心内膜，产生感染性心内膜炎，治疗较为困难，因此必须着重于预防。

处理：一旦发生亚急性细菌性心内膜炎（subacute bacterial endocorditis，SBE），应及早进行多次血培养，并应用大剂量抗生素，退热后再持续使用 4 ～ 6 周抗生素。若治疗无效，则必须拔除导线，改用药物维持心率，同时突击性地使用大量抗生素。在初步控制感染后，如果患者不能离开起搏器，则用创伤性较小的方法进行处理。

4. 皮肤压迫坏死　常见于手术时制作的皮下囊袋过紧、张力过高或位置过浅，以及皮下隧道过浅的消瘦患者，在电极导线跨越锁骨前的相应部位有皮肤压迫坏死表现，60% 由不明显的感染引起，20% 由放置起搏器的技术性缺点所致，20% 为皮肤过敏。局部坏死的危险性在于感染可沿导线上升而致全身性感染或引起 SBE，处理原则与“囊袋感染”相同。

处理：如有局部皮肤营养不良，可进行局部热敷，以改善血循环。若治疗无效，最好在尚未溃破之前，及早在无菌条件下切开皮肤，将导线改道。术后使用抗生素。应及时发现皮肤压迫坏死征象，以免破溃后引起继发感染，增加处理难度。

（二）与电极导线有关的并发症

1. 导线移位　现在所用导线的移位率较低，心房约 5%，心室约 1%，90% 发生在术后 1 周内，10% 在术后 1 周后。

移位原因：①导线植入位置不当，入径处固定不牢；②心内膜结构光滑；③过早下床活动；④起搏器在囊袋内发生游走，严重下移；⑤双极导线移位率高于单极导线，可能因双极导线柔韧性差有关。导线移位分为亚脱位和完全脱位，前者在 X 线下不被发现，仅 ECG 发现起搏及感知不良；后者在 X 线下即可见导线脱离原位置，ECG 可见不起搏及不感知。

预防：在电极安置时除要测试心腔内心电图和起搏阈值外，还需在透视下让患者深吸气、咳嗽等，以验证电极固定情况及观察起搏参数有无变化。

处理：唯一的办法是二次手术重新复位。一旦发生电极头移位，应及时切开囊袋，取出起搏器，并将其与起搏电极分离，然后拆开固定电极的结扎线，游离电极，再在 X 线透视下重新安置电极头的位置，直至获得满意的效果。

2. 术后阈值升高　是指术后 1 ～ 3 周导线与心脏的接触面水肿造成电流传至心肌受阻。水肿期一般 4 ～ 6 周达最高峰，而后逐渐恢复到慢性阈值水平。水肿期的阈值高于慢性起搏阈值 3 倍以上，有的可能达 10 倍，临床上可能出现间断起搏或不起搏。如提高电压或脉宽后能起搏则表明起搏阈值升高，否则应行 X 线检查以确定导线是否脱位。近几年使用激素导线后，术后起搏阈值升高的现象极少见到。

处理：早期起搏失效时，可通过程控增高能量输出。6周后如仍未恢复则应监测电极导线阻抗等变化，必要时需重新更换电极位置。如电极导线本身有问题，应更换新电极导线。

3. 导线断裂 导线一般可在体内工作15～20年。临时起搏导线累计使用时间一般不超过8个月。导线断裂分为部分断裂和完全断裂，两者临床和ECG表现可不同。判断依据为X线检查、ECG表现和动态心电图。完全断裂者ECG表现为既不感知也不起搏。部分断裂者ECG表现为：①由于导线断裂处时而接触时而断开，所以出现间断起搏；②可起搏但不能感知的感知故障；③可感知但不能起搏的起搏故障。

处理：导线断裂后只能重新植入新的电极导线。

4. 导线绝缘不良 导线绝缘层破损较少见到，多发生在锁骨下静脉插入的导线中，由于锁骨与第1肋骨间的间隙很窄，导线（尤其是2根导线）可因持续受压和局部摩擦而使绝缘层破坏，可产生漏电或2根导线间短路。

导线绝缘层破损后，导线阻抗降低，可出现下述起搏情况。①间断起搏或起搏滞后：多为过感知所致，或绝缘层部分破裂后体液进入而造成短路，导致起搏失效。②过感知：多为间歇性。因绝缘层破损，一导线脉冲电流发放后可被另一破损的导线感知，产生过感知现象；或破损导线对人体自身电流产生过感知。这种过感知不能通过程控起搏器解决。③漏电：输出脉冲经破损的导线传至人体皮下组织，引起与起搏同步的肌肉跳动。④如果是双极导线，也可因断裂引起2根导线间短路，导致起搏器不能起搏。

处理：多需重新植入新的电极导线。

5. 静脉内血栓形成 一般认为，血栓形成常是晚期并发症（术后1个月以上），而栓塞可发生在起搏器植入术术后任何时间。原因有多种，如血管内皮损伤，高凝血状态，起搏导线长期留置导致静脉不完全或完全阻塞也是原因之一。有报道称其发生率可达39%，大多数为无临床症状而未被发现者，部分患者可有静脉侧支循环形成。

由于血栓形成缓慢，足以建立充分的侧支循环，使大多数慢性深静脉血栓形成的患者无症状，而上肢深静脉或中心静脉出现有症状的静脉血栓，常表明是急性静脉血栓形成或是原有的局部血栓延展，使静脉侧支完全阻塞。

初始治疗包括热敷和抬高患肢。有症状的静脉血栓或阻塞可能需要抗凝血或全身溶栓，甚至外科手术。后续治疗包括应用阿司匹林或华法林。

（三）与起搏器有关的并发症

1. 起搏器故障 电池过早耗竭，主要是电池的质量问题。目前使用的锂-碘电池已很少出现过早耗竭。

2. 起搏功能不良 螺丝钉松脱、电极导线尾端未插到起搏器插孔的最远端等原因不能构成电源回路，因而导致不起搏或间歇起搏。

处理：重新手术。

3. 起搏器频率奔放 是电子线路不稳定所致，线路故障后，导致起搏频率增速，从而引起快速心律失常。由于可引起室性心动过速而令患者出现心力衰竭及阿-斯综合征，是需要紧急处理的并发症之一。因现在的起搏器均设有上限频率保护作用，即使发生频率奔放，起搏频率也不超过140次/分，十分快的起搏频率已经看不到了。

处理：如果频率在120～140次/分，患者一般能耐受，可急诊手术取出起搏器。快速的方法是马上剪断皮下组织内的导线，然后取出起搏器，必要时也可在切断起搏导线前先放入临时起搏器，再考虑在对侧植入新的起搏器。

4. 脉冲发生器埋藏处局部肌肉跳动 可能和起搏器外壳绝缘不良、或术中绝缘层破损、导线和脉冲发生器连接处绝缘不好、脉冲发生器上固定导线的螺丝不绝缘或输出电压过高有关。除影响患者睡眠外，还可使电池过早耗竭。经加用硅胶外套后，局部肌肉跳动可消失。

5. 起搏器高输出引起的肌电干扰 起搏器感知肌电位后，出现心房跟踪频率或输出功能抑制。常见的肌电干扰为人体活动后产生的肌电位，少见的原因为起搏器高输出引起的肌电位干扰。

处理：降低感知灵敏度，降低输出电压。

（四）与起搏方式有关的并发症

1. 心室起搏引起的并发症

（1）心房颤动：房室非同步收缩，心房收缩可能发生于房室瓣关闭之际，心房压力增大，心房扩大，心房肌纤维化及电生理异常，形成折返机制。

（2）脑梗死：房室收缩不同步，心房内血液不能全部注入心室，血液在心房内滞留，增加血栓形成的概率，心房内血栓脱落经体循环进入脑血管而产生脑梗死。

为防止血栓形成，建议尽量不用 VVI 起搏。若不得不用（如合并心房颤动），术后常规服用抗血小板制剂或抗凝血剂（有心房颤动时）。

（3）起搏器综合征与心室起搏后充血性心力衰竭。VVI 起搏可产生血流动力学紊乱，经血流动力学检查可见：①动脉压呈持续性降低超过 30mmHg；②动脉压呈波动性变化，忽高忽低，波动范围较大；③肺动脉楔压升高，呈"大炮"样变化；④心房压升高。这 4 种情况可单独或合并存在。临床症状有头痛、头晕、晕厥及胸闷、气短、夜间阵发性呼吸困难、下肢水肿及肺水肿等症状。

发生机制：①房室收缩不同步或室房逆向传导，使心房压力升高，刺激房壁压力感受器，使血压反射性下降或通过心房利钠肽分泌使血压波动或下降。②心室充盈不良，静脉心回血量减少，心排血量下降；心房助推作用丧失可使心排血量减少 10% ～ 30%。③右心室起搏使心室除极顺序打乱，左右心室收缩不同步，使心脏功能下降。④肺静脉压力升高可产生呼吸困难。⑤三尖瓣反流也是原因之一。

处理：症状较轻者，可降低起搏频率，尽量恢复自主心律。较严重者只能将 VVI 更换为生理性起搏。有心功能不全者可使用强心利尿方法治疗。

（4）室房逆向传导。右心室起搏首先激动右心室心尖部，然后向左心室及心底方向除极，心室激动逆传至房室束及房室结。如在有效不应期之外，则可逆传至心房产生逆行 P’波，称为室房逆向传导。体表心电图在Ⅱ导联上 QRS 波之后有逆行 P’波。倒置 P 波可经旁路或正常传导路径下传心室，形成折返心律。室房逆向传导对血流动力学影响较大，尤其是伴有折返心律者，因其联律间期较短而影响心室充盈。在 DDD 或 VDD 起搏，室房逆向传导还可导致起搏器介导的心动过速（PMT）。因此需延长 PVARB’，使逆向 P 波落入不应期，可消除起搏器对逆向 P 波的感知。

室房逆向传导对血流动力学的影响：①有逆向传导时，心房收缩可能发生于房室瓣关闭之际，导致心房压力上升或房室瓣关闭不全，心排血量下降；②心房壁和肺静脉壁压力感受器受刺激，可导致血压下降和外周血管扩张，可出现头晕、头痛、近似晕厥及晕厥症状。

处理：若为病窦综合征患者植入 VVI 起搏器，可降低起搏频率，提高自主心率，可相应减少逆向传导，此外起搏频率降低后房室结不应期延长可使逆传减少。钙通道阻滞剂（维拉帕米）可阻滞逆传，可以试用。若逆行传导引起起搏器综合征，则应将 VVI 更换为生理性起搏。

（5）猝死：约 0.9% 的心室起搏患者发生猝死。原因可能为与原发病（心肌炎、心肌病）有关的恶性心律失常；房室非同步收缩可使房内形成巨大血栓，血栓脱落后堵塞二尖瓣或三尖瓣口导致猝死。

（6）起搏 - 室内（S-QRS）阻滞：指心室起搏时脉冲信号与夺获 QRS 之间的传导时间延长，或出现二度、三度阻滞。

（7）VVI 起搏导线张力对三尖瓣关闭的影响：导线在心腔内张力较大会牵拉三尖瓣，对三尖瓣造成机械性压迫，使三尖瓣关闭不全而引起血流动力学紊乱。导线张力过大引起的心力衰竭与起搏器综合征的鉴别，起搏器综合征是房室不同步及电生理异常引起的血流动力学紊乱，而导线张力过大则是由于导线对三尖瓣的牵拉致使三尖瓣无法正常关闭而影响血流动力学。后者通过 X 线检查可显示导线跨三尖瓣处在心脏收缩时没有明显压迹（提示导线张力过高），超声可提示三尖瓣反流明显。

预防：在植入永久性起搏器时，应保证导线在心腔内有一定弯曲度，不可使导线张力过高。

2. *与 AAI 起搏方式有关的并发症*　主要是对远期起搏、感知故障，以及发生房室传导障碍、心房颤动的顾虑。心房起搏日后房室结功能是一个至关重要的问题。有报道称心房起搏后房室阻滞发生率达 8.5%，术前有分支阻滞者发生率高于无分支阻滞者，但高度房室阻滞发生率较低。

心房起搏患者的阵发性心房颤动使用抗心律失常药物是安全的，未发现药物对起搏器的感知及起搏功能有不良影响。此外，AAI 起搏对房性心律失常有抑制作用：相对较快的起搏频率控制了心房率，抑制了异位节律点，改变了心肌除极方向，稳定了细胞膜复极的均一性，阻止折返形成，起到了超速抑制作用，使心房颤动的发作概率及发作后的持续时间减少。另外，AAI 起搏后起到了心率支持作用，使窦房结和心房供血改善，窦房结起搏和传导功能得到一定恢复，也是异位节律点形成减少的原因。

（1）导线的移位：早期的心房导线移位率较高。近几年所用的“J”形心耳导线移位率较低，但如果心耳较小时，心耳导线无法固定，造成植入失败。

（2）感知功能低下：约 1.5% 的患者出现间断感知功能低下，如对房性期前收缩未感知可产生竞争心律。感知功能低下原因较复杂，可能因导线与房壁接触不良或导线周围纤维化有关。房性期前收缩时，其 P 波幅度及斜率较低，不能被起搏器合理感知。可根据不同原因，调高起搏器感知灵敏度，重新安置电极导线寻找 P 波或 QRS 波幅度较高的部位，或更换电极导线或起搏器。

（3）感知过度：发生率可达 20% 以上，原因有肌电、心内信号及外源性电信号干扰。表现为输出功能抑制。过感知造成的危害远大于低感知下竞争心律的危害。因此，对起搏感知的设置不可过高。应用双极导线是防止过感知的有效办法。

（4）心房频率应答起搏综合征：应用 AAIR 起搏（特别是体动应答式）时，运动后起搏频率增快，但心房脉冲到 R 波间隔（Sp-R）不变，甚至延长，随着频率反应的加剧，起搏脉冲可能落在前一个心室激动之后或与之重叠，类似逆行传导的 P 波，临床上也可出现头晕、胸闷、乏力，甚至晕厥，这种表现称为心房频率应答起搏综合征。其发生原因是感知器过于灵敏，运动后起搏频率加速过快，交感神经来不及适应（自主神经适应力失调）。因此，不宜将 AAIR 的反应阈值设置得过于灵敏，使起搏频率提升太快，也不宜将上限频率定得太高，以不超过 110 次 / 分为宜。另外，根据报道，某些抗心律失常药物（β 受体阻滞剂）与 AAIR 起搏同时应用时易引起此类综合征。

3.DDD 起搏并发症

（1）PMT：发生机制是心房线路异常感知后触发心室起搏，因此依赖于具有心房感知心室触发功能的 DDD、VDD、VAT 起搏器。主要由 3 种原因诱发：①快速性房性心律失常，如心房扑动、心房颤动及房性心动过速，被心房线路连续感知触发心室起搏形成 PMT，这在双腔起搏器及单导线 VDD 起搏中最为常见；②室房逆向传导或肌电位干扰达到起搏器感知滤波器要求时同样被起搏器感知并诱发 PMT。

预防：①将 PVARP 程控更长（比测得的室房逆传时间长 50 ～ 75 毫秒）。②可适当降低心房感知灵敏度，将正常较大的前传 P 波与较小的逆传 P 波区别开来，以避免心室跟踪后者。③延迟感知 A-V 间期（以逆传 P 波或落入 TARP 内而预防 PMT）。④启动起搏器对 PMT 的自动预防程序。⑤根据引起 PMT 的原因，如服用抑制室性期前收缩的药物来提高心房起搏输出电压等。

处理：①起搏器上放置磁铁使起搏器变为 DOO 起搏方式而临时终止 PMT；②延长 PVARP，使逆传的心房除极落在 PVARP 内（一般认为 300 毫秒的 PVARP 可消除绝大多数 PMT）而终止 PMT；③程控起搏方式为心房无感知（DVI、VVI、DOD）或非跟踪方式（DDD 而终止 PMT）；④启用起搏器具有的终止 PMT 的自动识别和终止程序；⑤降低最大跟踪频率，使心室率不至于过快。

（2）起搏器综合征：DDD 起搏器发生起搏器综合征的可能性极低。下列情况可导致起搏器综合征：①自身 P 波与 QRS 波呈不适当的关系，在运动或静止时可能导致 P-R 间期明显延长，导致“电文氏现象”；②如程控的 P-R 间期较短，在有心房内传导延迟的情况下，心房收缩与心室收缩不协调，甚至在心房收缩时房室瓣已关闭，是引起起搏器综合征的重要原因；③有房间阻滞时，左心房的激动延迟发生，甚至有可能在左心室电活动之后，结果左心房收缩时二尖瓣已关闭；④已植入 DDD（R）的患者，还可以发生房间传导阻滞。

4. 起搏后心脏杂音 少数患者安置人工起搏器后可产生额外的心脏杂音，其发生机制不明确，一般关系不大，不会造成严重后果，多在 1 周后消失。如为临时起搏器所致，在撤出临时起搏器后杂音立即消失。

（许轶洲）

参考文献

郭继鸿，王斌，2008. 人工心脏起搏技术 . 沈阳：辽宁科学

技术出版社 :15-206.

黄建振 , 钱正明 , 俞金芳 , 2014. 永久性心脏起搏器植入术后并发症的分析 . 心电与循环 , 33(5):386-388.

江锦洲 , 陈月明 , 叶继伦 , 2019. 心脏起搏器技术的研究进展综述 . 中国医疗设备 , 34(3): 160-163.

李亚文 , 李世军 , 王琳 , 等 , 2019. 植入永久性心脏起搏器术后血肿观察及影响因素研究 . 中国医疗器械信息 , 25(10):55-56.

刘少忠 , 方中 , 徐晓东 , 等 , 2014. 起搏器植入术并发症的分析及处理 . 中国医师杂志 , 16(9):1266-1268.

石瑾 , 汶斌斌 , 于振涛 , 等 , 2016. 心脏起搏器最新进展及发展趋势 . 生物医学工程与临床 , 20(6): 639-645.

展丽潇 , 蒋昆 , 史文峰 , 等 , 2020. 心脏起搏装置植入相关编码分析 . 中国病案 , 21(6): 14-16.

中国生物医学工程学会心律分会 , 2013. 心律植入装置感染与处理的中国专家共识 . 临床心电学杂志 , 22(4):241-253.

周黛婷 , 2012. 探讨植入人工心脏起搏器的编码 . 中国病案 , 13(2): 54-55.

Authors/Task Force members, Elliott PM, Anastasakis A, et al, 2014.2014 ESC Guidelines on diagnosis and management of hypertrophic cardiomyopathy: the Task Force for the Diagnosis and Management of Hypertrophic Cardiomyopathy of the European Society of Cardiology (ESC). Eur Heart J,35(39):2733-2779.

Boink GJ, Christoffels VM, Robinson RB,et al, 2015. The past, present, and future of pacemaker therapies. Trends Cardiovasc Med, 25(8): 661-673.

Kirkfeldt RE, Johansen JB, Nohr EA, et al, 2014. Complications after cardiac implantable electronic device implantations: an analysis of a complete, nationwide cohort in Denmark. Eur Heart J,35(18):1186-1194.

The Task Force on cardiac pacing and resynchronization therapy of the European Society of Cardiology (ESC), Developed in collaboration with the European Heart Rhythm Association (EHRA), Brignole M, et al, 2014. 2013 ESC Guidelines on cardiac pacing and cardiac resynchronization therapy. Rev Esp Cardiol (Engl Ed),67(1):58.

第 73 章 植入型心律转复除颤器的临床应用

第一节 概 述

致命性室性心律失常（室性心动过速、心室颤动）是心脏性猝死（sudden cardiac death，SCD）的主要因素。SCD 的概念一般认为应包括由于心脏原因，在急性症状出现之后 1 小时内骤然意识丧失，引起意外的自然死亡。全球每年发病人数约 500 万人，平均生还率＜ 1%。美国每年发病人数约 30 万人，平均生还率＜ 5%。我国目前尚无确切的统计资料，估计每年由于心血管疾病死亡的人数约为 150 万。引起 SCD 的主要临床危险因素有以下几种情况。

（1）心搏骤停的幸存者。

（2）曾有过室性心动过速发作史者。

（3）陈旧性心肌梗死：SCD 患者中有 75% 可发现有陈旧性心肌梗死。

（4）冠心病：尸检表明，90% 的 SCD 者患有冠心病。20% ～ 50% 的冠心病患者的第一个临床表现即是 SCD。

（5）有心脏性猝死的家族史：SCD 患者的第一代亲属发生心肌梗死或心搏骤停的危险的可能性为 50%。

（6）左心室射血分数低：若左心室射血分数＜ 30%，则发生 SCD 的危险性明显增加。

（7）室性期前收缩或心力衰竭。

（8）扩张型或肥厚型心肌病。

（9）致心律失常性右心室心肌病：临床上易发生猝死。猝死之前通常没有任何临床症状，有些患者发病前有心悸或曾发生过不明原因的晕厥，检查发现右心室明显扩张或局限性右心室室壁瘤，33% 的患者心电图可记录到 Epsilon 波，通过尸检才能得出结论。

（10）心脏离子通道病：①原发性或获得性长 QT 间期综合征。② Brugada 综合征，易导致室性心动过速或心室颤动，发生猝死。男性发生 SCD 的风险是女性的 5.5 倍。③儿茶酚胺介导的多形性室性心动过速。④短 QT 间期综合征。

SCD 的临床高危因素众多，但其主要发病机制是致命性室性心律失常及循环衰竭，在院外发生的 SCD 绝大多数是由致命性室性心律失常引起的，它也被称为恶性室性心律失常，包括下述几种临床情况：①心室率＞ 230 次 / 分的单形性室性心动过速。②频率逐渐增快的室性心动过速，有发展成心室扑动或心室颤动趋势。③室性心动过速伴有严重血流动力学障碍，如低血压、休克、左心衰竭。④多形性（含尖端扭转型）室性心动过速，发作时伴晕厥。⑤特发性心室扑动和（或）心室颤动，临床特征为阿 - 斯综合征发作。

有效预防 SCD 的关键是早期发现恶性室性心律失常的高危因素，积极治疗因室性心动过速或心室颤动而导致心搏骤停的幸存者。而恶性室性心律失常的防治主要在于控制其诱发因素或触发因素：补钾，补镁，改善心肌供血，纠正心功能不全，以及合理应用胺碘酮、β 受体阻滞剂等抗心律失常药物都是积极的治疗策略。对于非急性心肌梗死冠心病患者的持续性室性心动过速或心室颤动，冠状动脉介入治疗也是一种选择。埋藏式心脏复律除颤器（ICD）可及时发现并有效控制恶性室性心律失常的发作，降低 SCD 的发生率，其疗效明显优于单纯抗心律失常药物治疗。随着医师及患者对疾病认识的加深，有更多患者得益于ICD的治疗。

第二节　ICD的设计和技术的进展

1980年2月，Micheal Mirowski等植入了世界上第一台ICD，即Intec公司的产品AID。AID是无任何程控功能的最早的ICD，一旦识别和诊断了持续性室性快速心律失常，便以最大能量放电电击使之终止。1986年，经静脉皮下除颤导线第一次应用于临床，避免了开胸手术。1988年经静脉除颤感知导线的应用逐渐广泛。1988年，ICD开始有了程控功能，包括心律失常的识别、电击能量（低能量心律转复）和在发放除颤能量之前的心律失常时限（持续时间）（第二代ICD）。1989年，抗心动过缓和抗心动过速起搏，以及多个识别区、再识别和治疗方案选择等加入到ICD的功能中（第三代ICD）。1990年，ICD引进了双相除颤脉冲波（双相波），提高了电击除颤的功效。1993年，ICD脉冲发生器的大小（尺寸）明显减小，它可在前胸壁内植入，不再需要在腹壁内植入，ICD的植入过程几乎与植入心脏起搏器一样简易。1995年，双腔ICD（第四代ICD）问世，1996年被美国FDA批准后投放市场。双腔ICD可提供DDD或DDDR起搏，也能提高ICD对持续性室性快速心律失常的识别特异度，明显减少了误识别和误放电的次数（图73-2-1）。

进入21世纪后，ICD又取得了两个重要发展：一是心脏再同步治疗除颤器（CRT-D）的广泛应用，它除了可改善患者心功能，还可预防SCD。在心力衰竭患者中，50%以上的患者的死亡方式为SCD。二是随着电子设备的进展，带有远程监测功能的ICD进入临床，可远程、定时对ICD及患者进行监测，完善了患者的术后管理。另外，全皮下ICD的临床应用进一步丰富了临床选择(图73-2-2）。磁共振扫描兼容的ICD/CRT-D给患者的诊断带来便利。

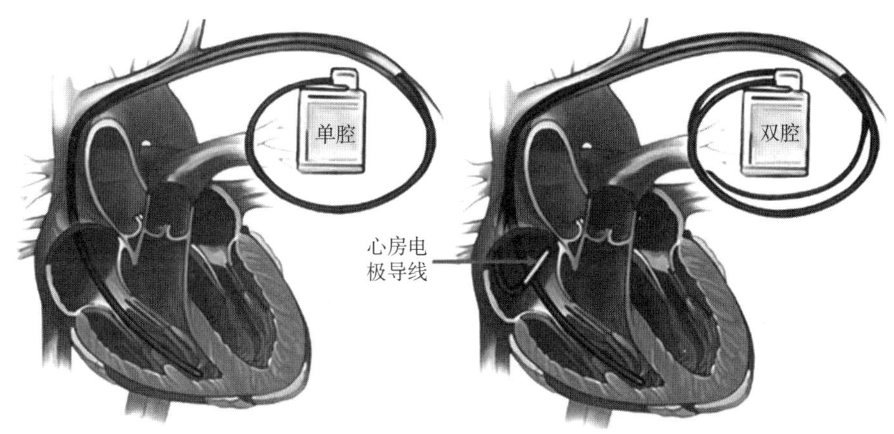

图73-2-1　单腔ICD（左）及双腔ICDC（右）

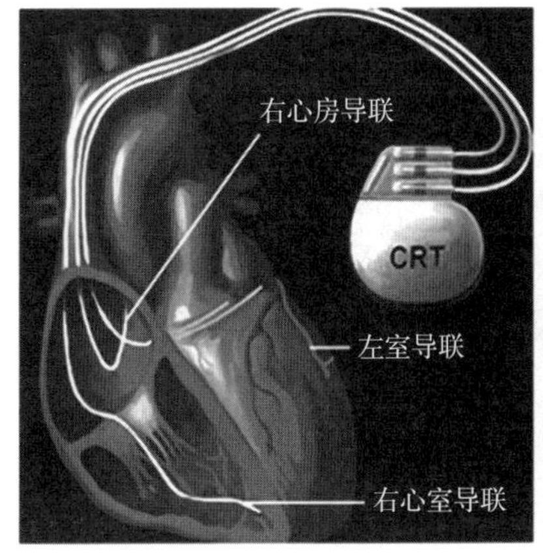

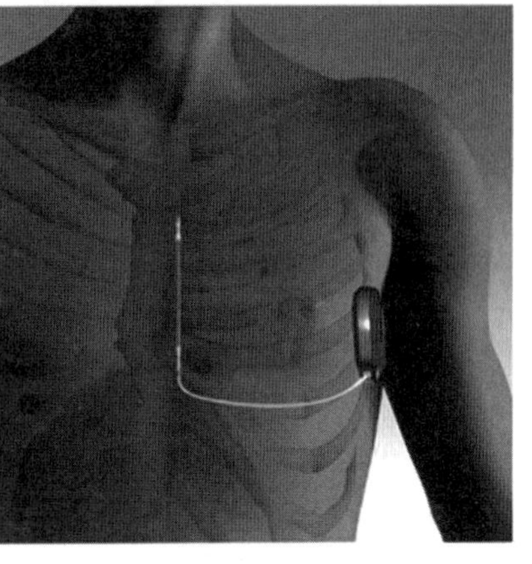

图73-2-2 心脏再同步治疗除颤器（CRT-D）（左）及全皮下ICD（S-ICD）（右）

第三节　ICD 临床试验

20 世纪末至 21 世纪初，多个关于 ICD 二级和一级预防临床试验的结果充分证实了 ICD 治疗能有效降低 SCD 高危患者的病死率和 SCD 发生率。

（一）ICD 二级预防临床试验

1. 抗心律失常药物与 ICD 对比试验（Antiarrhythmics Versus Implantable Defibrillator，AVID）（1993 ～ 1997 年）　入选了 1016 例心搏骤停的幸存者或伴有晕厥和严重血流动力学障碍的持续性室性心动过速且左心室射血分数（LVEF）< 40% 的患者，随机分为药物治疗组（胺碘酮 / 索他洛尔，n=509）和 ICD 组（n=507），平均随访（18.2 ± 12.2）个月。结果发现 ICD 组的病死率为（15.8 ± 3.2）%，药物治疗组为（24.0 ± 3.7）%，ICD 组较药物治疗组的全因病死率的相对危险性下降 29%；经多元回归分析显示，校正其他因素后，ICD 治疗的获益仍然存在；对于 LVEF < 35% 的患者疗效更明显。

2. 加拿大植入型除颤器研究（Canadian Implantable Defibrillater Study，CIDS）　入选了 659 例心搏骤停的幸存者及伴有晕厥或 LVEF < 35% 的持续性室性心动过速患者，随机分为胺碘酮治疗组和 ICD 组，平均随访 5 年。结果显示 ICD 组与胺碘酮组相比，总病死率可降低 20%，心律失常性病死率为 33%，但差异无统计学意义。

3. 汉堡心搏骤停研究（Cardiac Arrest Study Hamburg，CASH）（1987 ～ 1998 年）　入选了 346 例心搏骤停的幸存者，随机分为药物治疗组［普罗帕酮组（n=58）、胺碘酮组（n=92）；美托洛尔组（n=97）］和 ICD 组（n=99），平均随访 57 个月。结果发现，ICD 较抗心律失常药物可提高患者的生存率，使 ICD 的相对风险下降 30%；但对于 LVEF > 35% 的患者，ICD 未显示出更大的益处。

针对上述二级预防临床试验的荟萃分析结果表明，对于心搏骤停和有血流动力学障碍的室性心动过速患者，ICD 可使 SCD 的相对危险性降低 50%，总病死率下降 25%，尤其是对于 LVEF < 35% 的患者获益更大。

（二）ICD 的一级预防临床试验

1. 多中心自动除颤器植入试验（Multicenter Automatic Defibrillator Implantation Trial，MADIT）　是一项前瞻性随机对照研究（1990 ～ 1996 年）。MADIT 研究入选了 196 例心肌梗死超过 3 周的患者，均有非持续性室性心动过速，且 LVEF < 35%、无血运重建适应证。随机分为 2 组，传统药物治疗组 101 例，ICD 组 95 例，平均随访 27 个月。结果发现，ICD 组总病死率和心律失常性死亡率比药物治疗组分别下降 54%（P=0.009）和 75%（P < 0.05）（图 73-3-1），研究结论得出：ICD 对于心肌梗死后高危患者病死率可明显降低。

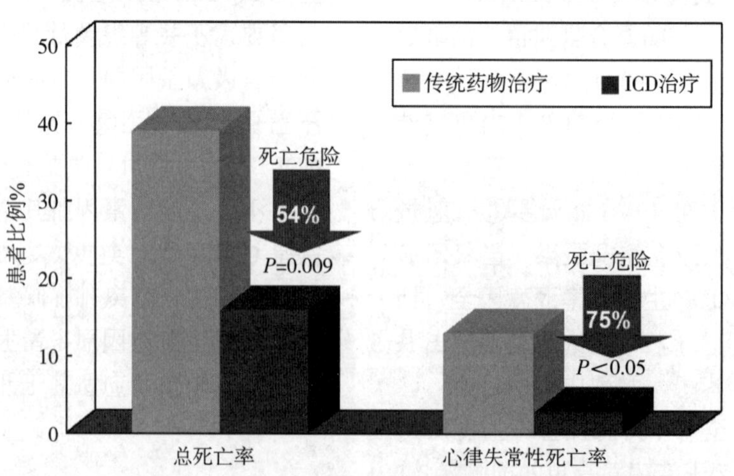

图 73-3-1　传统药物治疗与 ICD 治疗的总病死率和心律失常性死亡率

2. 多中心非持续性心动过速试验（Multicenter Unsustained Tachycardia Trial，MUSTT）（1990 ～ 1999 年）　入选了 2202 例 LVEF ≤ 40 伴无症状性非持续性室性心动过速的冠心病患者，

其中704例患者在电生理检查中诱发出持续性心动过速性室性心动过速并随机分配至抗心律失常治疗［药物治疗或ICD治疗（n=351）］组与无抗心律失常治疗组（n=353），主要终点事件为心搏骤停或心律失常致死。中位随访时间39个月，结果显示接受ICD治疗的患者心律失常性死亡/SCD率和总死亡率较接受药物治疗的患者分别降低76%（$P < 0.001$）和60%（$P < 0.001$）（图73-3-2），而接受药物治疗的患者主要终点事件风险和全因死亡风险与无抗心律失常治疗组患者差异无统计学意义。

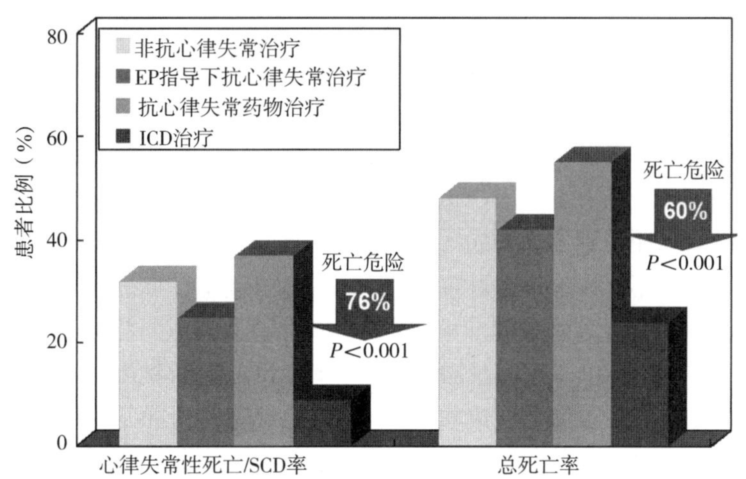

图73-3-2　接受药物治疗与ICD治疗的患者心律失常性死亡率/SCD和总死亡率

3. 多中心自动除颤器植入试验Ⅱ（Multicenter Automatic Defibrillator Implantation Trial-Ⅱ，MADIT-Ⅱ）（1997～2001年）　是ICD一级预防里程碑式的试验，共入选1232例心肌梗死超过4周，LVEF＜30%、无室性心动过速病史的患者，随机分为ICD治疗组（n=742）和最佳药物治疗组（n=490），平均随访20个月。研究结果已非常明显，ICD组与最佳药物治疗组相比，总死亡率和心律失常性死亡率分别下降了31%（P=0.016）和67%（$P < 0.000\ 1$）（图73-3-3）。随后的MADIT-Ⅱ研究8年随访结果显示，一级预防患者植入ICD后存活率可持续获益。

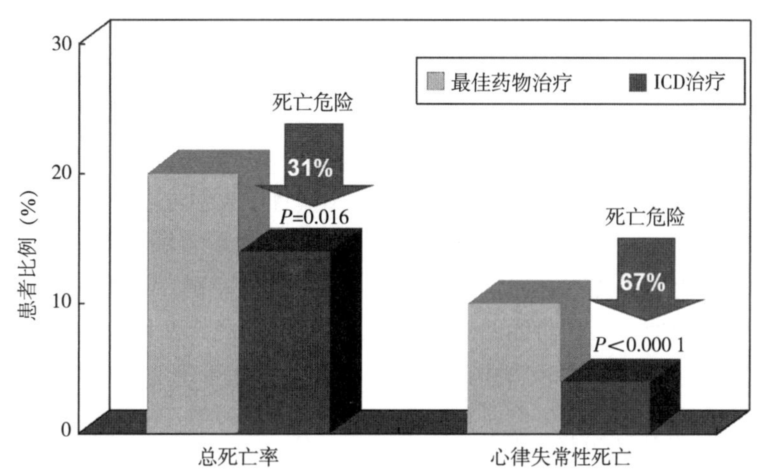

图73-3-3　ICD治疗与最佳药物治疗的患者总死亡率和心律失常性死亡率

4. 非缺血性心肌病ICD治疗试验（Defibrillator in Non-Ischemic Cardiomyopathy Treatment Evaluation，DEFINITE）（1998～2003年）　共入选458例非缺血性扩张型心肌病患者，LVEF＜35%，合并频发室性期前收缩或非持续性室性心动过速，随机分为最佳药物治疗组和ICD组，各 229 例，平均随访 29 个月。结果显示，ICD 组较最佳药物治疗组死亡风险下降 35%(*P*=0.08)(图 73-3-4），提示 ICD 可明显降低因心律失常所致猝死的风险。

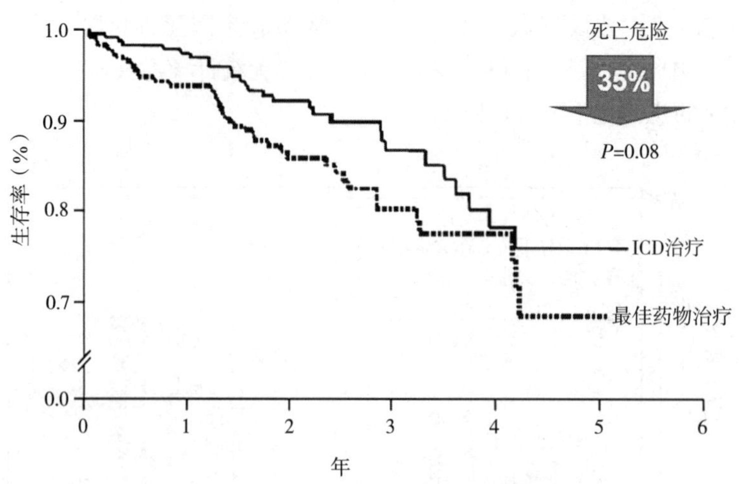

图 73-3-4　ICD 治疗与最佳药物治疗的死亡风险

5. 心力衰竭心脏性猝死试验（Sudden Cardiac Death in Heart Failure Trial，SCD-HeFT）（1997 ~ 2003 年）　是目前最大的 ICD 前瞻性随机对照临床试验，共入选 2521 例左心室功能不良、NYHA 心功能Ⅱ～Ⅲ级的中度心力衰竭患者，所有患者在接受基本抗心力衰竭药物治疗的基础上，随机分为 3 组：最佳药物治疗组（*n*=847）、最佳药物治疗 + 胺碘酮组（*n*=845）及最佳药物治疗 + ICD 组（*n*=829）。结果发现，随访 5 年，最佳药物治疗 +ICD 治疗组年死亡率比最佳药物治疗组降低了 23%；最佳药物治疗 + 胺碘酮组死亡率与最佳药物治疗组差异无统计学意义（图 73-3-5）。由此提示，ICD 治疗能够延长充血性心力衰竭患者的生存时间，降低中度心力衰竭患者的死亡率。

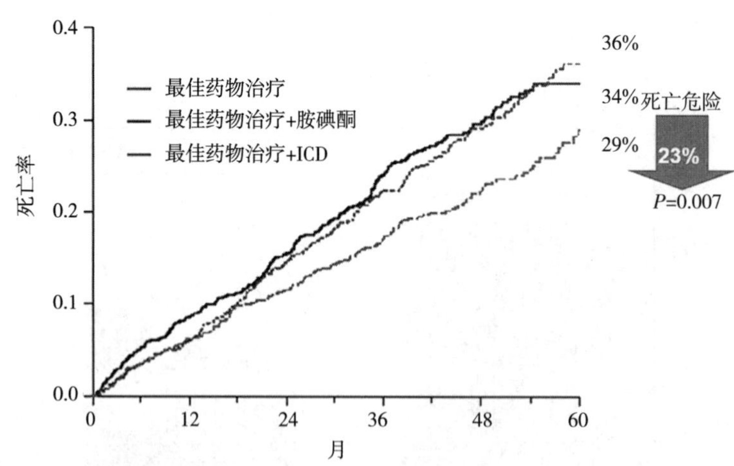

图 73-3-5　最佳药物治疗、最佳药物治疗 + 胺碘酮、最佳药物治疗 +ICD 的死亡率

上述有关 ICD 对 SCD 一级预防临床试验的结果充分证明了对于 SCD 高危患者，即心肌梗死伴 LVEF 值降低或非缺血性心肌病伴左心室功能不良的中度心力衰竭患者，即使临床上无室性心动过速病史，ICD 治疗仍能明显降低病死率；ICD 对 SCD 的一级预防效果超过二级预防。

第四节　ICD 的适应证

2017 AHA/ACC/HRS 室性心律失常患者的管理和猝死预防指南：ICD 应用推荐。

（一）推荐级别（COR，强度）

1 级（强）：益处>>>风险
撰写指南建议时推荐采用的表述：
是推荐的
是有效的 / 有用的 / 有效的 / 有益的
应实施、执行、其他
相对有效性的表述[a]：
推荐 / 需要使用治疗方案 / 策略 A 而不是治疗方案 B
优先选择治疗方案 A 而非治疗方案 B
2a 级（中）：益处>>风险
撰写指南建议时推荐采用的表述：
是合理的
可能是有用的 / 有效的 / 有益的
相对有效性的表述[a]：
可能推荐 / 需要使用治疗方案 / 策略 A 而不是治疗方案 B
优先选择治疗方案 A 而不是治疗方案 B
2b 级（弱）：益处≥风险
撰写指南建议时推荐采用的表述：
可能 / 或许是合理的
可能 / 或许可以考虑使用的
有用性 / 有效性尚未知 / 不明确 / 不确定或未获公认
3a 级：无益（中）　益处 = 风险
（通常只用于 LOE A 或 B）
撰写指南建议时推荐采用的表述：
不建议
是无效的 / 无用的 / 无效的 / 无益的
不应实施 / 执行 / 其他
3b 级：有害（强）　风险>益处
撰写指南建议时推荐采用的表述：
可能有害
导致危害
与发病率 / 死亡率增加相关
不应实施 / 执行 / 其他

注：a= 对于相对有效性建议（COR Ⅰ和Ⅱa 仅 LOE A 和 B），支持使用比较动词的研究应该对所评估的几项治疗或策略进行了直接比较。

（二）证据水平（LOE，质量）

A 级
来自一项以上的 RCT 的高质量证据[a]
高质量 RCT 的元分析
一项或以上由高质量注册研究证实的 RCT
B-R 级（随机）
来自一项或以上的 RCT 的中等质量证据[a]
中等质量 RCT 的元分析
B-NR 级（非随机）
来自一项或以上设计良好、执行良好的非随机研究、观察性研究或注册研究的中等质量证据[a]
这类研究的元分析
C-LD 级（有限数据）
设计或执行有局限的随机或非随机观察性或注册研究
这类研究的元分析
对人类受试者的生理或机制研究
C-EO 级（专家意见）
基于临床经验的专家共识

注：RCT= 随机对照试验；a= 评价质量的方法在发生演变，包括对标准化的、广泛使用的、经过验证的证据评级工具的运用，以及在系统性审查中，有了证据审查委员会的参与。

（三）特殊疾病状态相关的室性心律失常和猝死持续管理

1. 缺血性心脏病

（1）缺血性心脏病患者猝死的二级预防 ICD 推荐。

COR	LOE	推荐
Ⅰ	B-R	缺血性心脏病，因非可逆原因的 VT/VF 导致心搏骤停或出现血流动力学不稳定的 VT，预期生存时间＞1 年，推荐植入 ICD
Ⅰ	B-NR	缺血性心脏病，出现非可逆原因导致的血流动力学稳定的 VT，预期生存时间＞1 年，推荐植入 ICD
Ⅰ	B-NR	缺血性心脏病患者出现不明原因的晕厥，电生理检查能够诱发出持续性单形性 VT，预期生存时间＞1 年，推荐植入 ICD

（2）冠状动脉痉挛（CAS）的 ICD 推荐。

COR	LOE	推荐
Ⅱa	B-NR	因冠状动脉痉挛导致心搏骤停复苏后，药物治疗无效或者不能耐受，预期生存时间＞1 年，植入 ICD 是合理的
Ⅱb	B-NR	因冠状动脉痉挛导致心搏骤停复苏后，预期生存时间＞1 年，在药物治疗的基础上，植入 ICD 可能是合理的

（3）缺血性心脏病猝死的一级预防 ICD 推荐。

COR	LOE	推荐
Ⅰ	A	缺血性心脏病导致的 LVEF ≤ 35%，心肌梗死 40 天后及血运重建 90 天后，经最佳药物治疗后心功能Ⅱ级或Ⅲ级（NHYA 分级），预期生存时间＞1 年，推荐植入 ICD
Ⅰ	A	缺血性心脏病导致的 LVEF ≤ 30%，心肌梗死 40 天后及血运重建 90 天后，经最佳药物治疗后心功能Ⅰ级，预期生存时间＞1 年，推荐植入 ICD
Ⅰ	B-R	因既往心肌梗死导致的非持续性 VT，LVEF ≤ 30%，电生理检查能够诱发出持续性 VT、VF，预期生存时间＞1 年，推荐植入 ICD
Ⅱa	B-NR	心功能Ⅳ级，等待心脏移植或者 LVAD 的院外患者，预期生存时间＞1 年，植入 ICD 是合理的
Ⅲ不能获益	C-EO	ICD 不适合难治性的心功能Ⅳ级心力衰竭，不计划进行心脏移植、LVAD 或 CRT 的患者

（4）缺血性心脏病患者反复发作的室性心律失常的治疗和预防。

COR	LOE	推荐
Ⅲ不能获益	C-LD	反复发作的 VT、VF，在心律失常有效控制前避免植入 ICD，以免植入后反复放电

2. 非缺血性心肌病

（1）非缺血性心脏病患者猝死的二级预防 ICD 推荐。

COR	LOE	推荐
Ⅰ	B-R	非缺血性心肌病，出现非可逆原因导致的 VT/VF 相关的心搏骤停或血流动力学不稳定的 VT，预期生存时间≥ 1 年
Ⅰ	B-NR	非缺血性心肌病，出现非可逆原因导致的血流动力学稳定的 VT，预期生存时间≥ 1 年
Ⅱa	B-NR	非缺血性心肌病，出现可疑室性心律失常相关的晕厥，但不满足 ICD 一级预防的适应证，预期生存时间≥ 1 年的患者植入 ICD 可能有益

（2）非缺血性心脏病患者猝死的一级预防 ICD 推荐。

COR	LOE	推荐
Ⅰ	A	非缺血性心脏病，经最佳药物治疗后 LVEF ≤ 35%，心功能Ⅱ级或Ⅲ级（NHYA 分级），预期生存时间＞1 年，推荐植入 ICD
Ⅱa	B-NR	Lamin A/C 变异导致的非缺血性心脏病，存在以下至少两个危险因素（NSVT、LVEF ＜ 45%，非错义变异、男性），预期生存时间＞1 年，植入 ICD 可能有益
Ⅱb	B-R	非缺血性心脏病，最佳药物治疗基础上心功能Ⅰ级，LVEF ≤ 35%，预期生存时间＞1 年，可以考虑植入 ICD
Ⅲ不能获益	C-EO	ICD 不适合药物难以控制的心功能Ⅳ级心力衰竭，不计划进行心脏移植、LVAD 或 CRT 的患者

（3）致心律失常性右心室心肌病（ARVC）患者 ICD 推荐。

COR	LOE	推荐
Ⅰ	B-NR	致心律失常性右心室心肌病患者合并一项高危因素（心搏骤停复苏后、持续性 VT、明显心功能不全 RVEF/LVEF ≤ 35%），预期生存时间＞1 年，推荐植入 ICD
Ⅱa	B-NR	致心律失常性右心室心肌病合并晕厥，如考虑晕厥为室性心律失常所致，预期生存时间＞1 年，可以植入 ICD

（4）肥厚型心肌病患者的 ICD 推荐。

COR	LOE	推荐
Ⅰ	B-NR	肥厚型心肌病患者，如为 VT/VF 导致的心搏骤停的幸存者，或出现自发持续性 VT 并导致晕厥或者血流动力学不稳定，预期生存时间＞1 年，推荐植入 ICD
Ⅱa	B-NR/C-LD	肥厚型心肌病合并下列一项危险因素，预期生存时间＞1 年，植入 ICD 是合理的。 a. 最大左心室壁厚度≥30mm（LDE：B-NR） b. 至少有 1 个直系亲属出现可能和肥厚型心肌病相关的猝死（LDE：C-LD） c. 过去的 6 个月出现至少 1 次不明原因的晕厥（LDE：C-LD）
Ⅱb	B-NR	肥厚型心肌病患者合并非持续 VT 或运动后血压发生明显变化，排除其他猝死高危因素，可以考虑植入 ICD，但获益上不确切
Ⅲ	B-NR	肥厚型心肌病患者为非猝死高危因素相关的基因型，不应当植入 ICD

（5）心肌炎患者的 ICD 推荐。

COR	LOE	推荐
Ⅱb	C-LD	巨细胞心肌炎患者在最佳药物治疗的基础上出现 VT 或血流动力学不稳定的 VT，预期生存时间＞1 年，可考虑植入 ICD

（6）心脏结节病患者的 ICD 推荐。

COR	LOE	推荐
Ⅰ	B-NR	心脏结节病患者，如出现持续性 VT，或为心搏骤停的幸存者，或 LVEF≤35%，预期生存时间＞1 年，推荐植入 ICD
Ⅱa	B-NR	心脏结节病患者 LVEF＞35%，但有晕厥，或 CMR/PET 显示存在心肌瘢痕，或存在永久起搏的适应证，预期生存时间＞1 年
Ⅱa	C-LD	心脏结节病患者，LVEF＞35%，如电生理检查能够诱发出持续性室性心律失常，预期生存时间＞1 年
Ⅱa	C-LD	心脏结节病患者，存在永久起搏的适应证，植入 ICD 可能获益

（7）心力衰竭患者的 ICD 推荐。

1）左心室射血分数减低的心力衰竭（HFrEF）的 ICD 推荐。

COR	LOE	推荐
Ⅱa	B-NR	射血分数减低的心力衰竭患者，不符合通常 ICD 适应证（如心功能Ⅳ级或正使用正性肌力药物），但如患者计划出院后在家等待心脏移植，植入 ICD 也是合理的

2）左心室辅助装置（LVAD）患者的 ICD 推荐。

COR	LOE	推荐
Ⅱa	C-LD	正在使用左心室辅助装置的患者，如出现持续性室性心律失常，植入 ICD 是有益的

3）心脏移植后患者的 ICD 推荐

COR	LOE	推荐
Ⅱb	B-NR	心脏移植后患者，如出现严重的排异性血管病变、心功能不全，预期生存时间＞1 年，植入 ICD 可能是合理的

（8）神经肌肉疾病患者的 ICD 推荐。

COR	LOE	推荐
Ⅰ	B-NR	神经肌肉疾病患者，ICD 一级预防和二级预防的推荐同 NICM
Ⅱa	B-NR	Emery-Dreifuss 病和肢带型肌营养不良ⅠB 型患者，如心脏进行性受累，预期生存时间＞1 年，ICD 植入是合理的
Ⅱb	B-NR	Ⅰ型肌肉萎缩症患者，如有起搏适应证，预期生存时间＞1 年，可以考虑植入 ICD 以减少室性心律失常导致的猝死风险

（9）心脏离子通道疾病患者的 ICD 推荐。

COR	LOE	推荐
Ⅰ	B-NR	长QT间期综合征、儿茶酚胺介导的多形性VT、短QT间期综合征、Brugada综合征等离子通道疾病，如出现过心搏骤停，预期生存时间＞1年，推荐植入ICD

1）先天性长QT间期综合征患者的ICD推荐。

COR	LOE	推荐
Ⅰ	B-NR	症状性长QT间期综合征的高危患者，如β受体阻滞剂治疗无效或无法耐受，推荐植入ICD
Ⅱb	B-NR	无症状的长QT间期综合征患者，接受β受体阻滞剂治疗后静息QTc间期＞500毫秒，可以考虑植入ICD

2）儿茶酚胺介导的多形性室性心动过速（CPVT）患者的ICD推荐。

COR	LOE	推荐
Ⅰ	B-NR	CPVT患者，反复发作的持续性VT或者晕厥，在接受最大耐受剂量的β受体阻滞剂治疗的基础上，推荐强化治疗包括ICD植入

3）Brugada综合征患者的ICD推荐。

COR	LOE	推荐
Ⅰ	B-NR	自发Ⅰ型Brugada综合征患者，如出现心搏骤停、持续性室性心律失常，或近期出现怀疑室性心律失常导致的晕厥，预期生存时间＞1年，推荐植入ICD

4）早期复极J波综合征患者的ICD推荐。

COR	LOE	推荐
Ⅰ	B-NR	心电图呈现早期复极的患者，如出现持续性室性心律失常或心搏骤停，预期生存时间＞1年，推荐植入ICD

5）短QT间期综合征患者的ICD推荐。

COR	LOE	推荐
Ⅰ	B-NR	短QT间期综合征患者，如出现持续性室性心律失常或心搏骤停，预期生存时间＞1年，推荐植入ICD

（四）心脏结构正常的室性心律失常患者的ICD推荐

特发性多形性室性心动过速/心室颤动患者的ICD推荐如下。

COR	LOE	推荐
Ⅰ	B-NR	特发性多形性VT/VF患者，在心搏骤停复苏后，预期生存时间＞1年，推荐植入ICD

（五）室性心律失常和猝死相关的特殊人群的ICD推荐

1. 妊娠期妇女的ICD推荐

COR	LOE	推荐
Ⅱa	B-NR	如妊娠妇女合并心律失常需要植入ICD，在妊娠期植入是合理的，最好在妊娠中期、后期植入

2. 老年患者合并多种疾病患者的ICD推荐

COR	LOE	推荐
Ⅱa	B-NR	老年患者合并多种疾病患者，如符合ICD一级预防适应证，如预期生存时间＞1年，植入ICD是合理的

3. 成年人先天性心脏病患者的ICD推荐

COR	LOE	推荐
Ⅰ	B-NR	成年人先天性心脏病患者出现血流动力学不稳定的VT，在对残余病灶/心室功能障碍进行评价和适当治疗后，如预期生存时间＞1年，推荐植入ICD
Ⅰ	B-NR	成年人先天性心脏病患者出现非可逆原因的VT/ VF导致的心搏骤停，如预期生存时间＞1年，推荐植入ICD

（六）经静脉植入ICD以外的除颤设备

1. 全皮下ICD的推荐

COR	LOE	推荐
Ⅰ	B-NR	符合ICD植入标准，但缺乏合适的血管入路、感染高风险，目前不需要、预期将来也不需要起搏来治疗心动过缓或终止心动过速，目前无CRT适应证，预期将来也不需要植入CRT的患者推荐植入全皮下ICD
Ⅱa	B-NR	符合ICD适应证，目前不需要，预期将来也不需要起搏来治疗心动过缓或终止心动过速，目前无CRT适应证，预期将来也不需要植入CRT的患者植入全皮下ICD是合理的
Ⅲ有害	B-NR	对于合并心动过缓需要起搏器治疗，合并心力衰竭需要CRT治疗，或需要抗心动过速治疗终止VT的患者，不应当植入皮下ICD

2. 可穿戴的转复除颤器的推荐

COR	LOE	推荐
Ⅱa	B-NR	对于有心搏骤停病史，或持续性室性心律失常既往植入ICD患者，因各种原因（如感染）不得不移除ICD装置时，使用可穿戴的转复除颤器预防猝死是合理的
Ⅱb	B-NR	对于有高危猝死风险，同时也并非不适合植入ICD的患者，例如，等待心脏移植的患者；心肌梗死后40天内左心室射血分数≤35%的患者；新近诊断的非缺血性心肌病患者；过去90天内血运重建的患者；心肌炎，继发性心肌病，或全身感染的患者选择可穿戴的转复除颤器可能是合理的

（七）指南更新

（1）指南强调：心搏骤停是心脏性猝死的常见原因，是主要的公共健康问题，其发生率占全部心血管疾病死亡的50%。

（2）ICD是预防高危患者发生心脏性猝死最重要的治疗手段。对于既往从未发生过持续性室性心律失常的心脏病患者，左心室射血分数（LVEF）减低仍然是心脏性猝死的主要的危险标志。但是，对于预期生存时间＜1年的患者，不推荐植入ICD。

（3）对于LVEF减低（LVEF＜40%）的心力衰竭患者，规范化药物治疗［包括β受体阻滞剂、醛固酮受体拮抗剂、血管紧张素转化酶抑制剂（ACEI）或血管紧张素Ⅱ受体阻滞剂（ARB）、血管紧张素受体-脑啡肽酶抑制剂］能够降低心脏性猝死发生率和全因死亡率。

（4）关于ICD在非缺血性心肌病患者中的应用价值，新指南纳入了更多新的证据。基于DANISH等临床试验的结果，指南建议扩张型心肌病患者，在最优化治疗（包括药物治疗）的基础上，NYHA心功能Ⅱ～Ⅲ级，LVEF≤35%，预期生存时间＞1年的患者应当植入ICD。

（5）指南首次强调了临终关怀在室性心律失常和猝死高危人群中的意义，并据此做出相应推荐。指南建议：如患者出现难治性症状性心力衰竭、难治性持续性危及生命的心律失常，或因其他疾病即将面临死亡，临床医师应当充分尊重患者的意愿和选择权，讨论是否需要关闭除颤装置。

（6）指南建议对于心肌病患者，尤其是肥厚型心肌病、心脏结节病、致心律失常性心肌病及神经肌肉疾病患者，应当进行专门的猝死危险评估。

（7）指南首次专门开辟一个章节从成本效益角度考虑治疗（尤其是ICD治疗）的价值。例如，经静脉ICD推荐用于心脏性猝死的一级预防。当根据患者的并存疾病和心功能状态推测患者的室性心律失常的风险很高而非心律失常（心源性或非心源性）死亡风险低时，患者更能够从ICD中获益。

（8）对于符合ICD植入适应证，但缺乏合适的血管入路或感染高风险患者，同时这些患者目前不需要、预测将来也不需要起搏来治疗心动过缓或终止心动过速，或作为心脏再同步治疗（CRT）的一部分，全皮下ICD为Ⅰ类推荐。

（9）指南强调了医务人员应当以患者为中心，与患者共同商量治疗决策。在植入ICD前，医务人员需个体化告知患者心脏性猝死风险，以及因心力衰竭或非心脏原因导致的非猝死的死亡风险。同时告知患者植入ICD的获益及潜在并发症。

（10）指南最后强调：尽管目前在心脏性猝

死危险分层、预防和治疗方面已经取得了巨大的进步，但不少知识缺口亟待解决。例如，在有ICD适应证患者中，哪些患者更能从ICD获益？关键的ICD临床试验中代表性不足的亚组人群是否同样能够从ICD获益？此外，仍有相当庞大的患者人群不符合现行ICD适应证，但仍有很高的心脏性猝死风险，指南应当探索新的方法来降低这类人群的猝死。因此，指南最后建议在这些缺口领域应增加研究投入。

新指南根据病因不同对患者做出了具体推荐：除对常见的引起猝死的疾病如缺血性心肌病、非缺血性心肌病、肥厚型心肌病、致心律失常性右心室心肌病、离子通道疾病等做出推荐以外，还对一些较为罕见的疾病（如神经肌肉疾病、心脏结节病等）的管理做出推荐。此外，对一些特殊人群（如运动员、妊娠女性、合并多种疾病的老年人）的猝死预防也做了相应推荐。除了经静脉ICD以外，指南还对一些新的除颤设备，如全皮下ICD、可穿戴的除颤器也做了相应推荐。

第五节　我国ICD临床应用存在的问题及对策

一、存在的问题

我国早在2002年制定的ICD治疗适应证中就已经充分强调了ICD对SCD二级预防的重要性。目前国内植入ICD患者中超过50%是二级预防。即便如此，仍有许多符合二级预防的患者未能接受ICD治疗，至于ICD一级预防在国内的应用则更加有限。存在的问题主要表现在以下几方面。①医师及患者对SCD及ICD疗法的认识不足：所有适应证患者仅1/2知晓病情，发生意外的可能性较高，而了解ICD占预防SCD最有效治疗方法者不到1/4；有ICD二级预防适应证患者植入ICD的比例为42.4%，而一级预防的比例仅为2.2%；决定患者是否接受ICD治疗的最主要影响因素是医师的建议，而90%以上一级预防患者的主管医师认为患者并不需要植入ICD；不接受ICD治疗的首位原因是认为自己的病情不需要而非经济因素。②医疗保险覆盖不够；植入ICD的患者所需要的自付费用太高（ICD的报销比例过低）。③其他因素：如患者不接受体内植入物，ICD需要多次更换，另外ICD是姑息性治疗，不能治疗基础心脏疾病，也不能改善心力衰竭症状等。上述诸多原因造成了我国目前ICD的实际应用远远低于其适应证范围，尤其是一级预防。

二、相应的对策

针对存在的上述问题，加大对医师和相关患者人群宣传ICD预防SCD作用及其适应证的力度、提升医师医疗行为及提高ICD的医保报销比例等都是今后推动ICD在我国应用的解决对策。

如何提高ICD的费用效果比是一个难题，尤其是在我国，毕竟ICD价格昂贵，而接受一级预防的患者并非都会发生恶性室性心律失常，且ICD存在一定比例的不适当治疗率。另外的一个事实是，尽管近年来经全国、地方相关学会及专业团体对ICD疗法努力推广，我国ICD植入总量、一级预防比例仍然很低。阜外医院以张澍教授领导的团队提出ICD“1.5级预防”的概念并牵头进行全球Improve SCD研究，推行所谓ICD的“1.5级预防”可能是合适的。“1.5级预防”是指在符合一级预防适应证的基础上，同时满足以下一项或一项以上高危因素中的一个：①不明原因晕厥史；②室性心律失常：主要指非持续性室性心动过速；③更低的LVEF值（≤25%）。已有研究显示，当一级预防适应证患者合并上述高危因素时，全因病死率和发生SCD的风险更高，自ICD疗法中获益更大。

在目前国内医师、患者对于ICD一级预防的认识明显不足的现状下，至少对二级预防及符合1.5级预防的更高危患者积极推荐ICD治疗。

第六节 ICD对室性心动过速和心室颤动的识别和治疗

（一）ICD设计

ICD的设计是自动地识别和治疗3类持续性室性快速心律失常：①心室颤动（VF）；②室性心动过速（VT）；③快速室性心动过速（FVT）。

为每类室性快速心律失常所分别程控的识别指标和再识别（redetection）指标，使得ICD能够鉴别VF、VT及FVT，从而给予相应的适当治疗。ICD程控的识别功能与程控的治疗方式是联系在一起的，一旦识别了某类室性快速心律失常，ICD就自动发放适当的电治疗。

ICD感知心电信号和对室性心律失常识别的算法用高增益放大系统，并且只对心室除极波的间期（R-R间期）进行分析。设计原则是保证对VF识别的高灵敏度，尽管在VF期间偶尔可有感知低下和对一些室上性心律失常的识别特异度较低，因为对VF识别低下带来的后果远比误放电治疗危险得多。

识别室性快速心律失常的第一步是感知来自两个感知/起搏电极的心内电图信号。感知系统仅企图发现心室除极所产生的每个R波。最近感知的R波与前一个R波间的间期（R-R间期）是心脏周期长度（周长）。感知的首要问题是避免遗漏感知（miss sensing），VF时常出现低振幅碎裂波，而同时高灵敏度又必须不使R波被重复计数（double counting），并且不对T波、P波、肌电位或电磁干扰波发生过度感知。

“感知”（sensing）与“识别”（detection）这两个术语的含义有一定差别。“感知”是指发现心室除极波（R波），而“识别”是指对发现的心室除极波进行分析和处理，根据设置的算法（algorithm），确定是否存在持续性室性快速心律失常。识别的算法应能应用心室频率和其他指标来分辨VF与VT，因为ICD对两者的治疗方法不同。识别必须是快捷的，从而能在患者发生晕厥、心内电图的振幅和斜率（slew rate）变坏及除颤阈值升高之前，及时给予治疗。然而识别也不能过快，因为有些室性快速心律失常是非持续性的，不用给予治疗。

自发的室性快速心律失常有明确的开始和终点，发生在许多情况下，可以是持续性的，也可以是非持续性的，血流动力学状态可以是稳定的，也可以是不稳定的。ICD应当以一系列识别和治疗过程对室性心律失常发作做出反应，直到这个发作终止或所有规定（程控）的治疗都已给予。

识别的程控包括初始的识别，启动ICD的第一个自动治疗；在电容器充电过程中和充电即将完成时进行再识别，以确定这个室性快速心律失常是持续性的；进行同步化以保证在心室除极的时刻释出电脉冲；于治疗后进行再识别，判断是否有同一个或可能不同的快速心律失常存在，或快速心律失常是否已经终止。

ICD现在所用的心内电图与体表心电图在一些重要方面有所不同。2个电极至少有1个心肌接触，其表面积约＜ $50mm^2$，心内电图上R波的振幅是体表心电图QRS波的5～10倍。心内电图的频率含量也高于体表心电图，而心室除极波的时限短于体表心电图，所有的室性心律包括心室颤动都是如此。就电极的形状而言，局部波阵面传播的方向对心内电图的振幅和形态产生影响。体表心电图上形状不同的心律失常在心内电图上形状可以相同。产生双极心内电图的心肌量颇小，并随着电极面积的减少而减少。

未加工的心内电信号经由电极导线、连接器和密闭的轨道到达脉冲发生器内的放大器（amplifier）。感知系统应用自动增益控制（automatic gain control）或自动阈值调节（autoadjusting threshold）系统来动态地调整感知灵敏度，以期达到可靠地感知VF，而对窦性心律时的T波或其他不适当的信号不发生过度感知。自动增益控制是一个反馈系统，它的作用是对任何输入信号进行不同程度的放大，而使放大器的输出信号带通滤波器（bandpass filter）的设计是为了接受各种心律的心室除极心内电图信号的同时，拒斥频率较低的信号，如T波，以及频率较高的信号，如肌电位和大多数电磁干扰。滤波器的带通形状设计是为了与心室电图的频谱匹配，特别注意到在电击前后的VF信号。滤波器典型地拒斥低于10Hz和高于60Hz的信号。遥测的和储存的心内电图通常采用0.5～200Hz滤波器，它不会使心内电图信号的波形失真。

在不同的心律时，R波的极性变化不定。全波形整流器线路用来使任何信号的负向支转为向上，从而感知阈值不受 R 波极性的影响。

阈值线路把放大—经过滤波—经过整流的信号的振幅与阈值电压进行比较，当信号超过阈值时，一个 R 波便被感知。这个比较电路当感知一个事件时释出一个脉冲，这个脉冲的起始部被计时线路用作感知事件（R 波）的时间。

当一个心室事件被感知，称为快速心律失常感知不应期（简称感知不应期）的一段计时间期便开始，如果另一个心室事件在感知不应期内被感知，它不被计数。这样可以防止经过脉冲发生器滤波的信号被不正确地计数，心动过缓后起搏 / 感知不应期（post-bradycardia pace/sense refractory period）可分别被程控，以期降低对起搏引起的除极反应（evoked response，ER，亦称刺激除极波）的计数（重复计数）的发生率。为了达到这个目的，心动过缓后感知 / 起搏不应期应当在 200 毫秒以上的一个范围内。

VF 和 VT 是 ICD 自动治疗的靶点。VF 相对易被识别，因为其频率远快于正常生理范围（一般在 300 次 / 分以上，可能因抗心律失常药物而略慢些）。在体表心电图上，VF 波的形状混乱，而在电极间距小的双极心内电图上，短暂时间可呈单形性。VT 与之相反，在体表心电图和任何一个心内电图上，通常均表现为单形性波形。VT 的血流动力学影响变化不一，并且 VT 的频率可能与 SVT 的频率重叠。最易被 ICD 误认为 VT 的 SVT 是窦性心动过速和心房颤动。

当 VT 与 SVT 的频率重叠时，识别 VT 的算法除了最基本的频率算法，还有识别增强算法，如猝发性算法（onset algorithm），以及稳定性算法（stability algorithm），可用来提高 VT 识别特异度。此外，还有心内电图 QRS 宽度（width of QRS）算法。发作算法试图防止将窦性心动过速认为是异常的，因为与 VT 相比，窦性心动过速的发作一般是心室率逐渐加快，而 VT 发作是心室率突然加快。稳定性算法的目的是防止 ICD 把心房颤动误判为 VT，因为心房颤动时 RR 周长变异性比 VT 大。至于 QRS 宽度算法则是根据 VT 与 SVT（包括窦性心动过速）相比，其心内电图的 QRS 波明显增宽这个事实，试图提高 ICD 对 VT 的识别特异度。然而，这些识别增强算法都有其局限性。

以下就 ICD 所用的快速心律失常识别算法做一概述。为得到有关识别算法及其复杂的程控的详细资料，需参阅各个公司生产的 ICD 的医师手册和系统参考指南。

1. *初始识别*

（1）识别区（detection zone）：目前临床应用的 ICD 对快速心律失常识别的基本方法是依据频率，也就是依据心脏周期长度（R-R 间期）。心室律的周长分为缓慢心律失常区、正常心律区和一个或多个（一般为 3 个）快速心律失常区。多数厂家生产的 ICD 其快速心律失常区有 3 个，但大多为心室颤动（VF）区、室性心动过速（VT）区和快速室性心动过速（FVT）区，尽管各厂家对各区的命名有所不同。现在的 ICD 脉冲发生器一般采用双极导线和自动增益线路（自动增益控制或自动阈值调节）来确定心脏周期长度（R-R 间期）。

一个区是由下限频率阈值（lower rate threshold）决定的一个频率（心室率）范围。频率参数的程控值决定某个区的频率阈值，脉冲发生器把每个感知的心脏周期长度与频率阈值进行比较，使之归入某个区。识别了归入某个区的心律失常后，脉冲发生器给予不同的治疗方案或不给予治疗（正常心律区）。正常心律区与 VT 区（假定是单形 VT）之间的边界可称为心动过速识别间期（tachycardia detection interval，TDI）。如果将 VT 进一步划分，则周长较短（频率较快）的下限边界为快速室性心动过速间期（fast tachycardia interval，FTI）。周长最短（频率最快）的区，各个 ICD 制造公司都称为颤动区（fibrillation zone，VF 区），十分快速的单形室速也常归入这个区。这个区的周长限度称为颤动识别区（fibrillation detection interval，FDI），相应的频率称为颤动频率限度（fibrillation rate limit）。

每当一个心室事件被感知，计时器上的数字就会被存储，计时器上的这个数值与前一个数值间的数值被计算。这样就得到在这个器械的计时器精确性范围（1 ～ 10 毫秒，取决于该 ICD）内的周长时间。当一个周长间期被识别，并归入一个心动过速区或颤动区时，这个区的相应计时器就增加计数 1 次。

ICD 对 VF 识别算法的设计必须具有很高的灵敏度，尽管特异度有所降低。这是因为若不能识别心室颤动，后果十分严重。这个基本设计原理用于识别过程的各个方面，从初始识别直至发作终止和再识别。对于VT则需要较高的特异度，一些识别增强算法，如心动过速的猝发性（onset）、稳定性（stability）和心内电图的形态上的特点（如PDF、QRS波宽度和QRS波形状等），可用于这个目的。

不同厂家生产的ICD初始识别算法不尽相同。识别区（识别范围）一般具有治疗强度的直接联动。举例来说，一个被ICD识别较慢频率（如周长为350～500毫秒）的VT，可用抗心动过速起搏（antitachycardia pacing，ATP）治疗，若无效，继以电击治疗。另一个频率较快（如周长为370～350毫秒）的VT，可先用低能量电击治疗，继以较大至最大能量的电击治疗。周长＜270毫秒的十分快速的VT采用最大能量的电击治疗。

在不变的治疗强度顺序的支配下，于一次VT发作期内，ICD提供的治疗不能回复至较低能量水平，包括不能回复至ATP治疗，即使频率已减低（转为较慢的室性心动过速）而且已将其归入较低频率的识别区。因此，本来可以正常用ATP作为一线治疗的VT患者，却只能用电击治疗。

（2）为识别所需的持续时间（时限）：为了快速心律失常被发现和识别，并归入特定的频率识别区，这个快速心律失常必须呈现最小数目适当的周长。这就是ICD识别快速心律失常所需的持续时间（duration）或时限。可以用不同的方式来规定这个时限指标，如：①为快速心律失常某个频率识别区所需的依次相续的周长数目；②归入一个频率识别区的周长总数；③A个周长中有B个在某个频率识别区内的心率；④已消逝的时间；⑤平均频率；⑥以上5个指标的某些组合。

多形VT的大多数周长是短的，但也有因ICD漏感知低振幅破碎的信号而有“长”的周长。由于这些偶尔的“长”周长，可以用A中的B指标（B out of A criterion）。这个指标需要前面的周长（间期）中有一定的比例落在VF或VT的识别区内。A和B的值均可程控，有菜单可供选用或比例是固定的。A是为ICD评估的最近的间期数目，而B是为识别VT或VF所需的间期数目，必须是A＞B。

A可以是10、14、18、20或更多；B则相应是8、12、16、18或更多。例如，B＝8，A＝10，也就是说，10个R-R间期中至少有8个落入VF或VT识别区内。这样的算法采用“滑动窗口”的一个算法，可以对所有的识别区都采用A中的B指标，而为每个识别区分别独立地程控A和B的值（数目）。

2. 识别的加强指标

（1）猝发算法（onset algorithm）：是ICD对室性快速心律失常的识别加强指标（detection enhancement）之一。它通过测定一系列周长数值发现周长突然缩短，也就是测定较慢的频率转变为心动过速的速度。这个指标可用来鉴别窦性心动过速（其典型发作是周长逐渐缩短）与单形VT（其典型发作是周长突然缩短）。

（2）稳定性指标（stability criterion）：新型和较新型ICD的识别算法内设置稳定性指标的目的是分析心动过速的稳定性，即分析频率变化较大的与频率稳定的心律失常。这个指标的实施是通过测定心动过速的R-R间期的变异程度，使得ICD能鉴别心房颤动（可以产生较大的变异）与单形VT（典型的是频率稳定地并可以被起搏所终止）。

（3）形态学识别指标：心电图宽度指标是一个可程控的选用指标，意图通过排除不适当识别的室上性心律失常，如窦性心动过速、阵发性室上性心动过速、心房颤动和心房扑动，以提高对室性心动过速的识别特异度。

3. 电容器充电时和充电后的识别　高电压电容器充电时，在脉冲发生器内产生明显的噪声，一些ICD算法在这个时候不进行识别工作，而另一些ICD，如果在充电过程中快速心律失常自行终止，并且算法察觉了这个事实，那么电容器的充电就会终止。如果在ICD高电压的电容器充电以后，ICD的算法察觉到心律失常已自行终止，电能便不会释出而是保持已充电的状态，并且电能会缓慢地消散，或转输至内部负荷电阻内。这就是所谓的再次识别能力。

电容器已开始充电后，由于心律失常已自行终止，不发放电能给患者，称为非约定式电击（noncommitted shock）。如果ICD察觉了VF在高电压电容器已充电后，ICD也再次确认（再识别心动过速间期），但不管快速心律失常的情况如何，仍然放电电击，这称为约定电击（committed shock）。大多数ICD算法在某些情况下应用非约定式电击，而在其他情况下应用约定式电击。

4. *双腔识别和起搏* ICD对SVT或窦性心动过速的误识别和误放电（不适当放电）是一个常见的并发症，在植入了ICD的患者中可高达25%（MADIT Ⅱ）。误放电电击除了可能产生的危险，如诱发持续VT和（或）VF，对患者还可产生十分消极的心理学影响。ICD治疗的这个并发症是由于ICD仅依据来自心室通道的资料对心律失常做出诊断（心室单腔ICD）。

为克服心室单腔ICD的这个缺陷，1995年以来，已有双腔识别和起搏的ICD问世，并已在临床广泛应用。双腔ICD有来自右心房和右心室的信息，使诊断准确性明显提高。双腔ICD与单腔ICD相比，尽管在右心房内多植入了一根感知起搏导线，增加了手术费用和植入手术时间，但明显降低了ICD发放不适当治疗。另外，双腔ICD具有DDD起搏功能，使起搏的患者恢复了房室同步性。这两点是双腔ICD的主要优点，可改善患者的生活质量。

（二）ICD的治疗功能

ICD的脉冲发生器能够发放两种治疗来终止VT或VF：抗心动过速起搏（ATP）和心律转复除颤电击。ATP方案由短阵快速起搏脉冲组成，经2个起搏/感知电极发放。电击是发放高电压截平的指数脉冲（high-voltage truncated exponential pulse），呈单相或双相，与识别的心室电活动同步地经电击导线发放。

1. *可程控的治疗处方* 脉冲发生器根据下列基本规则决定发放何种治疗：①每个相继的治疗发放，其能量必须大于或等于前一个治疗。无论什么时候，只要电击治疗已被发放，就不能再用ATP治疗。②对每次被识别的VF，电击治疗可发放达6次或8次，每次电击能量可程控，但是每次电击能量必须比前次电击能量相同或更大，一般情况下，第3次或第4次以后的电击能量都会程控为最大能量。电击能量、波形和电流路线的极性也独立地配置。③每个被识别的VT和FVT发作，可有多达6～8次的ATP和心律转复电击治疗。起搏治疗的定时和时限（持续时间）也可被独立地配置。心律转复电击的能量、波形和电流路线的极性也独立地配置，但其中至少有1次必须是最大储存能量。④快速心律失常发作一旦被识别，ICD就为那个级别的快速心律失常发放第一个程控的治疗。如果这个发作之后被再识别，便发放下一个程控的治疗。这个过程持续进行，直到ICD证实这次发作已终止，或为那个级别的快速心律失常所程控的所有治疗都已发放完毕。⑤在三区配置的VT区，ATP治疗可被程控作为唯一的治疗方法，而心律转复与除颤电击程控有关。但若ATP治疗方案未能终止室性心动过速区内的心律失常，那么在这个发作中不会发放进一步治疗，除非其频率被识别在更高的区内（FVT或VF）。

2. *抗心动过速起搏技术* 90%以上的VT发作可被ATP转复为窦性心律。在ICD治疗中，目前强调“无痛性治疗”，即尽量多应用ATP治疗。

（1）短阵快速起搏：在多种ATP技术中，有分层治疗功能的第三代以后的ICD中普遍应用的是短阵快速起搏或短阵快速刺激（burst）。一阵短阵快速刺激包含多个周长短于识别的心动过速周长的VOO脉冲。脉冲的数目可经程控设定，一般是2～20个，常用的是4～12个。短阵快速刺激的第一个起搏脉冲与识别的心动过速的最后一个搏动的间期是短阵快速刺激的配对间期（coupled interval）。其配对间期的程控设定可以是：①适应性的（adaptive），即配对间期是短阵快速刺激发放前的心动过速周长（常用4个周长）均值的某个百分比，常用的是70%～90%；②配对间期是一个绝对数值，其程控范围是120～750毫秒。适应性配对间期较常应用。发放的一系列脉冲之间的间期，称为短阵快速刺激频率（burst rate）或短阵快速刺激周长（burst cycle length），可与短阵快速刺激的配对间期相同，也可独立地程控选定。

（2）扫描短阵快速起搏：一阵短阵快速刺激可能不能终止VT，可以用多阵短阵快速刺激，一般为4～6阵。过多的短阵快速刺激浪费时间，会有延误VT有效治疗的可能。由于第一阵短阵快速刺激无效，可能提示若再发放频率相等的短阵快速刺激效果也可能无效，因而可用扫描短阵快速刺激（scanning）。第二阵短阵快速刺激的周长可略短（递增性扫描）或略长（递减性扫描），也可以递减与递增交替，临床上常用递减性扫描，每阵的短阵快速刺激周长缩短5～20毫秒。

（3）斜坡短阵快速起搏（rump burst pacing）：即短阵快速刺激起搏的另一个稍加变化

的起搏方式。它是在一阵短阵快速刺激内脉冲间的间期逐渐增长或缩短。缩短性斜坡较常用，一般缩短10毫秒，称为递减性斜坡起搏（decrememtal rumo ramp pacing）。

（4）加强的短阵快速刺激和斜坡起搏：还有加强的短阵快速刺激和加强的斜坡（ramp burst），起搏方法是在后续的短阵快速刺激或斜坡起搏脉冲后增加1个或2个脉冲。

值得注意的是，有分层治疗功能的ICD也都有支持心动过缓起搏的功能。将ATP脉冲的振幅和脉宽程控为与心动过缓起搏脉冲不同的数值是很重要的。因为起搏电极可能离折返环路较远，而ATP起搏必须有足够的脉冲能量才能保证夺获和波阵面扩布到达折返环路。与心动过缓起搏相比，把ATP脉冲的能量设置在高水平，以增强其终止VT的有效性，对电池寿命影响很小。

3. 心律转复和除颤　ICD发放一定能量的电流，使VT转复或VF消除。ICD能提供多达6次或8次（取决于不同公司产品的特点）除颤电击来治疗被识别的VF，心律转复治疗也可程控为这6次或8次电击中的1次或多次，以治疗被识别的VT或FVT。

VT不仅可被ATP终止，也可用低能量电击转复，一般被程控在ATP治疗方案之后，其效果优于ATP治疗。心律转复的概念与ATP不同，它企图使很大数目的心肌细胞同时除极（并从而使之呈不应性），尤其是在折返环路上处于舒张期的那些细胞，从而终止心律失常。

心律转复和除颤需用的电极系统与ATP用的不同。标准的起搏脉冲含有约25μJ电能量（0.5V×10mA×0.5ms），它是一次2.5J的心律转复电击能量的1/100 000。心律转复和除颤需用表面积大得多的电极系统，以避免如果用起搏电极系统会产生过高的电流密度。已经证实过高的电流密度会损伤局部心肌组织。应用面积大的电极系统的另一个需要是在尽可能多的心肌块内有电击所产生的电场。目前所用的经静脉导线的除颤电极的表面积均较大，一般为300～600mm^2。

4. 除颤与心律转复的比较　除颤电击仅为VF而发放；而心律转复电击可被选作为VT（或FVT）的治疗。ICD企图与一个感知的R波同步化，如为除颤，并不需要这种同步化。而心律转复的脉冲发放则需要与一个感知的R波同步化。

ICD可被程控为在发放前一个程控的除颤治疗之前先要再识别VT（非约定式）。再识别仅为VT的初始识别而进行，并且仅在“再识别VT”的特征是开启时进行。在同一次VT发作中，嗣后的VT治疗总是约定式的，即电容器达到它们的程控能量时，便发放电击。心律转复是非约定式治疗，若ICD不能与感知的心室事件同步，治疗便夭折。

当一个心律失常被识别而除颤或心律转复是下一个程控的治疗时，ICD便使高压电容器充电至程控的储存能量。当达到了程控的能量时，ICD便启动同步化顺序，使脉冲与感知事件（QRS波）同步。

每个除颤或心律转复治疗具有分别程控的储存能量、电流路线极性和脉冲波形。ICD自动地调节脉宽以获得程控的倾斜度（tilt）。

第七节　ICD治疗的一些特殊情况

目前没有指南明确表明在何种情况下选择单腔或双腔ICD。2002年ACC/AHA/NASPE和2008年ACC/AHA/HRS指南指出，如果患者需要双腔起搏治疗或患者伴有室上性快速心律失常，有不适当放电可能性时，可考虑双腔ICD治疗。双腔ICD的优势主要是可提供心房感知和起搏功能，使用双腔鉴别功能，有助于鉴别VT与SVT，也有利于观察房室分离。2005年DETECT-SVT前瞻性随机单盲多中心试验显示，双腔ICD较单心室ICD可明显减少误识别及其所导致的不适当放电；2014年OPTION研究将植入双腔ICD的患者随机分为双腔ICD或单腔ICD治疗。与单腔ICD相比，双腔ICD患者距离首次出现不恰当放电的时间更久。不过两者死亡率并无差异。与单腔ICD相比，双腔ICD可减少不恰当放电的发生率。双腔ICD的不足包括增加手术相关并发症、手术花费和脉冲发生器寿命缩短、增加更换手术次数。美国国家心血管数据注册（National Cardiovascular Data Registry，NCDR）回顾了104 049名ICD患者，比较围术期并发症和死亡率，单腔 ICD 比双腔 ICD 减少 40% 和 45%。NCDR 回顾了 32 034 名不需要心房起搏的 ICD 患者的并发症和复位手术率，单腔 ICD 比双腔 ICD 减少 34% 和 43%。

21 世纪 10 年代德国 BIOTRONIK 公司设计了一款 VDD-ICD，实属单腔 ICD，在电极导线心房位置整合漂浮双极心房感知环，可有效感知心房信号，具有双腔 ICD 的识别诊断功能，但不具有心房起搏功能（图 73-7-1）。临床研究证实，VDD-ICD 在识别和诊断室性心动过速方面和室上性心动过速方面等同于双腔 ICD。

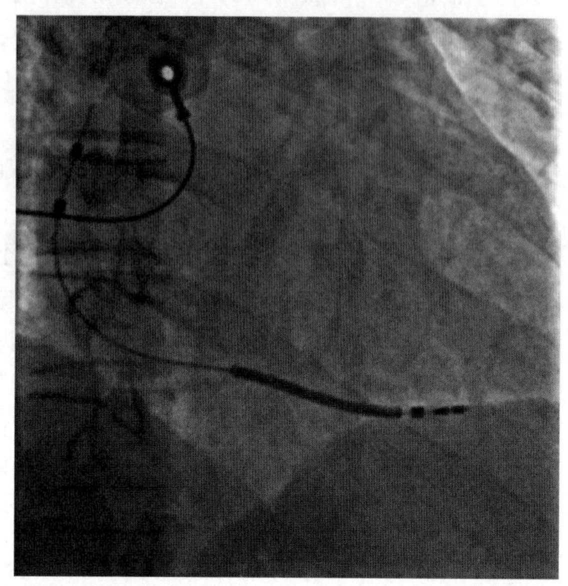

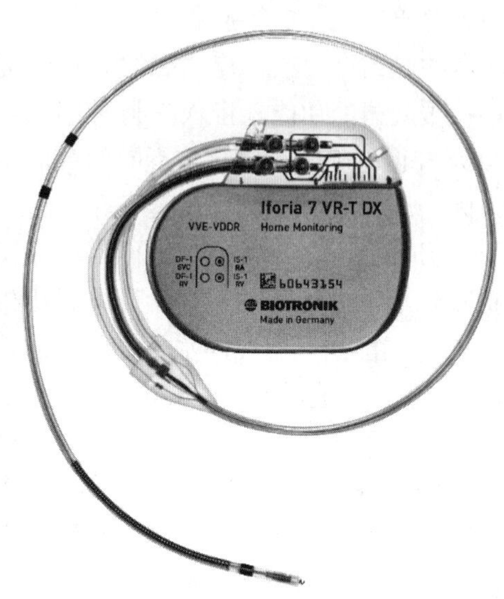

	单腔 ICD	DX 系统	双腔 ICD
心房起搏	–	–	Yes
房颤诊断 / 监测	–	Yes	Yes
3 通道腔内图	–	Yes	Yes
SVT 鉴别	+	++	++
植入并发症	Lower[1]	Lower[1]	Higher
手术复杂性	Lower	Lower	Higher
房室顺序起搏	–	Yes	Yes

图 73-7-1 单腔 ICD、DX 系统与双腔 ICD 功能对比

综上所述，在选择单双腔 ICD 时，需综合考虑患者是否有心动过缓起搏适应证、基础心脏疾病，以及心功能状况及室性心律失常的类型等，然后选择适合患者的 ICD 类型。

建议：①症状性窦房结功能障碍的患者，推荐植入心房导线；②窦性心动过缓和（或）房室传导功能障碍患者，需要使用 β 受体阻滞剂或其他具有负性变时功能作用的药物时，推荐植入心房导线；③记录到二度或三度房室传导阻滞伴窦性心律的患者，推荐植入心房导线；④由心动过缓诱发或长间歇依赖的室性快速心律失常（如长 QT 间期综合征伴尖端扭转型室性心动过速）的患者，植入心房导线有益；⑤记录到房性心律失常（排除永久性心房颤动）的患者，可以考虑植入心房导线；⑥肥厚型心肌病患者，若静息或激发状态下出现明显的左心室流出道压力阶差，可以考虑植入心房导线；⑦未记录到房性心律失常且无其他原因需要植入心房导线的患者，不推荐植入心房导线；⑧永久或长程持续心房颤动患者，若不考虑恢复或维持窦性心律，不推荐植入心房导线；⑨非心动过缓诱发或长间歇依赖的心室颤动患者，若无其他需要植入心房导线的适应证，不推荐植入心房导线。

第八节　心室除颤阈值的测试

2014年5月在美国心律学会（HRS）上首次公布了SIMPLE（Shockless implant evaluation）的结果。该研究的主要目的是评价在ICD植入过程中，进行除颤阈值（Defibrillation Threshold，DFT）测试对患者长期临床预后的影响。SIMPLE为前瞻性多中心随机对照研究，纳入2500例新植入ICD/CRT-D患者，随机分为DFT组（传统组，1242例）和非DFT组（试验组，1237例），平均随访（3.1±1.0）年。研究结果显示，首次除颤成功率两组间差异无统计学意义（传统组86%，试验组91%，$P > 0.05$）。随访期间的全因病死率差异无统计学意义。该研究结论为：① DFT测试不能提高患者ICD除颤的有效性，也不能降低病死率；② DFT测试风险较低，但仍会发生较为严重的并发症；③在ICD植入过程中，推荐不常规进行DFT测试。

建议：在ICD植入过程中，针对一级预防的患者，推荐不常规进行DFT测试。而针对二级预防的患者，可根据患者基础心脏疾病、心功能状况及室性心律失常类型等，由植入医师决定是否进行DFT测试。

第九节　ICD植入后管理

相对于普通心脏起搏器的术后管理，ICD术后的管理要复杂很多。

1. *疾病本身的严重性*　很多植入ICD的患者伴有较严重的心脏疾病，尤其是一级预防（多是LVEF ≤ 35%的心力衰竭）患者，而多数植入普通心脏起搏器的患者不存在严重的器质性心脏疾病。因此，对原发性疾病的管理非常重要。

2. *器械本身的复杂性*　一方面，ICD具有几乎所有普通心脏起搏器治疗缓慢心律失常的功能和算法；另一方面，由于具有对快速室性心律失常的诊断和治疗功能，ICD同时又具有相应的更加复杂的针对快速心室率诊治的算法和精细的程控。每一次治疗事件都必须仔细查看其治疗的正确性和有效性，需要结合患者当时的临床表现来修正ICD相应的诊断和治疗参数。

除了管理本身的复杂性，ICD术后必须对ICD系统，包括患者本身的疾病等进行个体化管理，否则可能会出现问题，甚至是严重的临床问题，如反复的误电击、电风暴或不电击等，这些都会导致患者出现严重的临床后果，甚至死亡。因此，虽然ICD植入手术本身与普通心脏起搏器并无太大差异，手术难度也相当，但术后管理远比普通心脏起搏器复杂和重要，植入和随访必须给予足够的重视。

2015年四大国际性心电生理学会组织［美国心律学会（HRS）、欧洲心律学会（EHRA）、亚太心律学会（APHRS）、拉美心脏起搏与电生理协会（SOLAECE）］共同撰写了《2015 HRS/EHRA/APHRS/SOLAECE植入型心律转复除颤器程控及测试优化专家共识》，其中对各制造商的ICD程控设置提出了推荐意见。必须指出的是，这个推荐意见是对一般患者的常规建议，针对不同患者的具体病情，应该进行更加个体化的设置。

（一）起搏模式及频率设置

1. *起搏模式选择*　根据患者是否存在起搏适应证选择起搏模式。需要注意的是ICD的起搏系统与室性心律失常识别系统是2个系统，双腔ICD可以程控为单腔模式，而不影响VT/VF的识别和SVT的鉴别功能。

2. *起搏频率/比例要求*　利用起搏相关的功能调整起搏频率，个体化选择恰当的参数以满足合理的起搏比例。

3. *CRT再同步起搏比例*　MADIT CRT亚组分析结果显示再同步比例超过97%，每增加1%，患者因心力衰竭入院率及全因死亡率降低6%，单独评价全因死亡率则降低10%。因此，该共识指出，对于CRT-D患者，应尽可能提升再同步起搏比例至98%以上。

4. *CRT-D参数的特别推荐*　基于Adaptive CRT研究和CLEAR研究的结果，该共识首次推荐使用自动优化A-V间期/V-V间期功能（推荐等级Ⅱb）。

（二）心动过速检测设置

1. *一级预防患者*　应提高诊断频率，延长诊断成立间期数，以减少所有的治疗，降低总死亡率。

2. 二级预防患者 检测频率应提高至低于记录到的 VT 频率的 10～20 次 / 分，且不低于 188 次 / 分。但当患者使用能够减慢 VT 频率的抗心律失常药物（如胺碘酮）时，需要谨慎设置。

3.SVT 鉴别诊断频率 依据 PREPARE、EMPIRIC、MADIT-RIT、PainFreeSST 研究的结果，推荐提升 SVT 鉴别诊断频率区间至 200 次 / 分甚至 230 次 / 分（有禁忌证者除外），关闭 SVT 鉴别诊断超时功能，以降低不恰当治疗的风险。

4. 预防 T 波过感知 T 波过感知识别功能能够以频率及模式的方式识别当前节律是 VT/VF 还是 T 波过感知，确认发生 T 波过感知时可抑制治疗发放。该共识首次推荐预先开启 T 波过感知识别功能，以减少不恰当治疗（推荐等级Ⅱb）。

5. 导线故障预警和噪声识别 该共识首次推荐开启导线故障的早期预警功能，以及鉴别 VT/VF 与导线噪声功能，以避免误放电（推荐等级Ⅱb）。

（三）心动过速治疗设置

1. 尽可能地使用 ATP 所有的结构性心脏病且植入具有 ATP 治疗功能的 ICD 患者，都应在所有的 VT 检测区（包括 VT 频率升至 230 次 / 分）设置 ATP 治疗，以减少 ICD 放电治疗，已经证实的 ATP 无效或致心律失常患者除外。在 ATP 的模式选择中，短阵快速刺激优于斜坡 Ramp，应优先设置短阵快速刺激治疗，以提高 ATP 治疗的成功率。此外，ATP 的刺激数应不少于 8 个。

2. 除颤电击能量 一方面，电击和 VF 持续时间的延长可能引起除颤阈值的升高；另一方面，多次电击可能导致严重的心脏电机械分离。因此，该共识推荐将 VF 区的初始电击能量设置为最大除颤能量（推荐等级Ⅱa）。

（四）植入术中除颤测试

1. 意义 验证 ICD 对 VF 的感知能力和除颤回路的完整性。

2. 可以免予 DFT 的条件 对于左侧胸前经静脉植入 ICD 者，如果感知、起搏阈值及阻抗在合理的范围内，且影像下右心室导线定位良好，可以免去除颤测试。

3. 建议进行植入术中除颤测试（DFT）的情况 对于右胸经静脉植入、右胸经静脉 ICD 更换、不确定导线固定位置及功能、肥厚型梗阻性心肌病、离子通道病的患者，该共识推荐进行 DFT。此外，对于全皮下 ICD 植入的患者，建议常规进行除颤测试（推荐等级Ⅰ）。

第十节 ICD 电击后处理流程

（一）一般流程

（1）当得知患者发生 ICD 电击后（患者打电话给植入医师或通过远程监测发现患者被电击时），要告知患者要放松，勿紧张，嘱患者尽快到医院就诊。如电击一次发生在夜间，并且无其他症状，可告知患者服用镇静安眠药物休息一晚后第二天再来就诊。

（2）通知相应公司技术顾问，一起参与对患者的随访、询问。

（3）询问患者发生电击前的症状。如电击前无明确症状或症状不明显，通常该电击属于不适当电击或患者感觉异常；如电击前患者症状明显（如头晕、心悸、意识模糊、黑矇甚至晕厥），则该电击多是正确的。

（4）通过程控仪调出 ICD 储存的数据，仔细分析电击前后的心律失常及治疗的结果。

（5）如发生反复不适当电击（电击前无不适）应紧急关闭除颤系统。

（6）如患者病情严重（如心力衰竭或心肌缺血明显、持续存在严重心律失常、感染等），应急诊收住入院以进一步诊治，包括对产生本次快速室性心律失常基础病因和诱发因素的治疗。

（二）ICD 诊治参数的设置

（1）如电击前患者无明显症状，说明：①诊断参数设置太敏感，此时可采取提高识别 / 治疗标准（提高检测频率、延迟发放治疗和延长识别间期设置等）和采取尽量无痛治疗措施（增加多阵 ATP 治疗或只 ATP 而不电击）。②器械误识别，可能是对心房颤动 / 窦性心动过速等室上性心动过速的误电击或对 T 波等非 QRS 波或其他噪声的误治疗，应仔细检查器械本身的信息，包括除颤导线的完整性等。③幻觉，尤其是曾经历过电击的患者，程控仪可以证实。

（2）如电击前患者有症状，应判断症状的严重性（血流动力学、患者的感受等）。①如症状轻微，也应提高 ICD 的识别 / 治疗标准。②如症状不能忍受或意识已模糊，电击后症状消失，说明电击是正确且必需的，应维持原 ICD 的参数设置，并加强其他预防 VT/VF 再发的措施。

（三）频繁电击原因及处理

虽然比较少见，但在临床工作中也时常能碰到。频繁电击是医患都感头痛的问题。24 小时内的频繁电击就是 ICD 电风暴，但也会遇到近期频繁电击但不属于电风暴定义的情况。导致频繁电击的原因包括对室性快速心律失常的正确电击及对非室性快速心律失常的误电击。

1. 针对室性快速心律失常的正确电击 VT/VF 导致反复电击的原因如下

（1）电击不能成功终止 VT/VF，后者再次触发 ICD 治疗。常见原因：①设置问题，如除颤能量小于除颤阈值。②心肌本身因素，如心肌梗死、心力衰竭、心脏扩大等致 DFT 增高。③器械故障，如除颤电路出现问题或电池耗竭。④其他，如电解质紊乱或药物影响，包括服用胺碘酮、普罗柏西同可使除颤阈值增高。应查明具体原因后进行相应治疗。

（2）电击后能够终止 VT/VF，但反复发作 VT/VF，如在 24 小时内频繁发作，≥ 3 次互不相连（每次事件相隔＞ 5 分钟）的 ICD 事件定义为 ICD 电风暴。治疗措施：①寻找 VT/VF 反复发生的原因，如心力衰竭、心肌缺血、交感兴奋、电解质紊乱等，并对其进行治疗，包括抗交感兴奋措施等。②加强药物或非药物措施，如加大 β 受体阻滞剂及胺碘酮的用量，必要时行射频消融治疗。

（3）ATP 加速原有 VT 到 VF 区，此时应调整 ATP 策略或提高 ATP 识别治疗频率。

2. 针对非 VT/VF 的误电击均由过感知引起

（1）过感知心内心电信号，包括：①最常见的是过感知 SVT 下传的 QRS 波，尤其是快心室率的心房颤动。此时应开启 SVT 的鉴别程序，以及应用药物和射频消融治疗 SVT。②过感知非 QRS 波，如 T 波和远场心房波，前者相对更常见，多由于 R 波振幅减少、T 波振幅过高、Q-T 间期延长及右心室除颤线圈太靠近心房导致。可采取降低感知灵敏度、延长心室不应期、提高心室感知起始阈值和延长衰减延迟间期等无创措施，必要时需重新放置感知电极导线。

（2）过感知心外噪声，包括肌电感知、导线断裂或绝缘层破损、ICD 导线间相互摩擦和体外电磁波干扰等。应根据具体原因进行处理，包括更换新的起搏感知导线、拔除废弃 ICD 导线等。

（林　捷）

第 74 章
心脏再同步化治疗

第一节　我国心力衰竭心脏再同步化治疗现状

慢性心力衰竭是各类心脏疾病的严重阶段或终末期表现。目前心力衰竭指南推荐的“金三角”药物能够改善患者预后，但 5 年死亡率仍然很高。因此在药物治疗的基础上选择合适的患者进行器械治疗仍是目前临床关注的热点。目前的器械主要包括心脏除颤器械、心脏再同步化治疗器械、心肌收缩力调节器械（CCM）、左心室辅助系统（LVAD）等。其中后两者由于费用、植入技术等因素，目前暂未被临床医师广泛使用。

心脏再同步化治疗（cardiac resynchronization therapy，CRT）和埋藏式除颤器（implantable cardioverter-defibrillator，ICD）可改善心力衰竭患者的生活质量，降低死亡率，降低心脏性猝死的发生率，已成为目前慢性心力衰竭的主要治疗方法之一。近年来一系列临床研究进一步推动了 CRT 国际和国内指南的更新，巩固了其作为心力衰竭临床一线治疗的地位。然而，相比于欧美国家，CRT 在国内的临床应用相对滞后，每百万人口植入率仍远低于西方国家。原因并非技术落后，而主要在于国内心血管医师对于心力衰竭患者 CRT 获益认知不足，导致对 CRT 适应证理解不够深入。另外，经济条件的限制也是阻碍其发展的重要因素，相比于其他心脏介入治疗方式，患者自行承担的费用比例较高。因此，结合我国国情，以指南所推荐的适应证为基础，深入探究可能有更多的心力衰竭患者从 CRT 中获益，达到临床获益和卫生经济学效益的双重最大化，是目前临床工作的重点。

第二节　心室的不同步

一、心室不同步的概念

心力衰竭常起始于心脏正常组织的结构性损害，并受到过度代偿的神经内分泌系统的影响。除此之外，仍存在其他因素导致的心力衰竭，如心室活动的不同步，其中左心室内的同步性最为重要。正常情况下，电激动起源于窦房结，经心房传导至房室结，短暂延迟后向下传导至心室。心脏的机械活动紧随心脏的电活动。心房收缩及后心室充盈期结束，房室瓣关闭，电激动沿左右束支及浦肯野纤维使左右心室发生同步协调的收缩舒张运动。正常左心室激动在 5 毫秒内同步兴奋以下 3 个心内膜区域：①二尖瓣正下方前副瓣壁上区域；②室间隔左表面中心区；③心尖到基底距离的 1/3 处。激动顺序从中间隔 1/3 左心室内膜面开始，从左到右，从心尖到基底方向，最后是后基底或后外侧区；通常从心内膜至心外膜激动。因此，心室不同步存在两种形式，一种是心电的不同步，导致传导延迟和节律紊乱；另一种是机械的不同步，导致心脏收缩和舒张不协调。

二、心室不同步的表现形式

研究发现，心力衰竭患者存在不同形式的激动传导异常。其中最常见的是左束支阻滞（left bundle branch block，LBBB）导致的左心室激动传导延迟。左束支传导阻滞更易见于心力衰竭患者。右心室激动先于左心室，将导致室间不同步收缩。对于心力衰竭患者非特异性室内传导阻滞（nonspecific intraventricular conduction delay，IVCD）是另一种具有更重要临床意义的传导障碍。由于传导延缓，左心室侧壁或外壁的心室肌在内侧及间隔心室肌收缩后再收缩，表现为节段性收缩。室壁节段性收缩异常造成左心室内大量血量在心室内来回流动，进而明显减少了左心室向外泵血的效率。左束支传导阻滞或室内传导阻滞，在体表心电图中体现为 QRS 波时限的延长或增宽。通常 QRS 波时限＞ 120 毫秒被认为是心力衰竭的独立危险因素。同时室内传导阻滞作为折返性室性心动过速发生的基础，也容易增加患者发生室性心律失常的风险。

除了心室内传导异常及继发的机械不同步，许多心力衰竭患者还存在自主的房室传导延迟。在这种情况下，心房、心室收缩之间的时间差限制了心房对心室的充盈作用，引起舒张期二尖瓣反流，并且缩短了心室的充盈时间，其结果为心室充盈受限，前负荷下降，心排血量下降。

三、心室同步化评价

目前存在多种方式通过电或机械指标进行心室同步性评价。

1. 电同步性

（1）此前已提及心室同步性与 QRS 波时限、形态密切相关，窄 QRS 波提示良好的电同步。左束支阻滞样图形包括 LBBB 及 IVCD，其中 LBBB 分为真性 LBBB（QRS 时间，男性＞ 140 毫秒，女性＜ 130 毫秒；V_1、V_2 呈 QS 或 rS 型，Ⅰ、aVL 存在 QRS 波切迹）和非真性 LBBB。部分右束支传导阻滞（right bundle branch block，RBBB）（合并Ⅰ和 aVL 导联 R 波存在切记且伴心电轴左偏）被认为心室电传导不同步，但尚存在争议。

（2）最晚激动时间测量的是体表心电图 QRS 起点至左心室腔内图第 1 个峰值距离，反映此电极位置记录到的激动落后左心室初始激动程度。最晚激动时间越长，预示此处激动越迟，起搏可被纠正的左心室不同步性也越多。

（3）最晚峰值收缩时间和左心室激动时间（left ventricular activation time，LVAT）也可用于评价左心室电同步。LVAT 又称左心室 R 峰时间，测量 V_4 ～ V_6QRS 波（Q 波或 R 波）开始到 R 波峰值（当存在时）的时间，此数值越小，起搏左心室同步性越好。近年来由此衍生出的脉冲至达峰时间（the stimulus to peak LV activation time，SLAT）是判断传导束是否夺获的一项重要指标。因激动经传导束传递的速度远快于心肌，电压增高时，传导束夺获时表现为脉冲到达峰时间的骤然缩短（一般＞ 10 毫秒），此后继续增高输出脉冲到达峰将保持不变且为最短。

2. 机械同步性　评定方法包括超声心动图技术，心脏磁共振技术和门控 SPECT 心肌灌注成像相位分析技术。

（1）超声心动图技术

1）通过 M 型超声心动图技术测量室间隔及左心室后壁收缩时间的差异（septal-to-posterior wall motion delay，SPWMD）并以 SPWMD ＞ 130 毫秒作为左心室不同步的预测指标，以此评估 CRT 疗效。但在 PROSPECT 研究中，不推荐 SPWMD 作为单独评价心室同步性的指标。

2）以 TDI 技术为主的无创评估左心室机械非同步性已达成共识，目前主要分为定量组织速度成像技术（quantitative tissue velocity imaging，QTVI）、应变和应变率显像应变（strain），以及组织同步现象（tissue synchronization imaging，TSI）。尽管这些显像技术可用于评估左心室收缩同步性，但其具体评价标准尚未确定。但由于多普勒成像技术仅评价心肌纵向运动力学特点，而对心肌径向方向、心尖部位心肌方向的评价存在弊端，其局限性显而易见。

3）二维斑点追踪现象（2D-STI）能够跟踪心肌组织中自然声学斑点，并自动计算两点之间的运动轨迹。即使仅存在很微小的位置变化，STI 也能较好的跟踪心肌运动。在接受 CRT 治疗的患者中，约 30% 患者存在无反应甚至病情加重，可能与心肌在环向、径向收缩不同步尚未获得改善相关。同时 STI 克服了 TDI 方法的角度依赖性等弊端，具有较好的时间和空间分辨率，能够定量心肌在纵向、径向和圆周方向的二维应变，同时评价心肌旋转。

4）实时三维超声心动图（RT-3DE）：是心脏超声领域里的一个重大突破，作为超声评价心室运动同步中的后起之秀，它有着其他技术不可替代的优越性。收缩不协调指数（systolic dyssynchrony index，SDI）是实时三维超声用于评估左心室运动不协调的最新指标。按照美国超声心动图学会推荐将左心室分为 16 个节段，测量左心室壁 16 个节段达最小容积时间与对应的心动周期百分比，并计算其标准差（Tmsv-16SD），即可得出 SDI，以此评价左心室运动的同步性。三维超声无须依赖几何形状的假设，准确、直观，可以在同一心动周期同时显示左心室 16 个节段的速度 - 容积曲线，在获得同步化指标的同时还可以得到 EDV、ESV、LVEF 等心功能指标，从而准确评估左心室容积和射血分数，在评价心功能，尤其是有心室变形时的心功能方面具有独特的优势。Marsan 等研究显示，RT3DE 可以高度预测慢性心力衰竭急性反应的 CRT 的效果，急性反应者在植入 CRT 后，SDI 立即减小，同步化运动得到改善，敏感度为 88%。

（2）心脏磁共振（CMR）：可以通过脱机重建技术得到左心室四维容积数据，然后应用半自动边缘检测技术描绘收缩末和舒张末心内膜边缘，得到容积 - 时间曲线，从而定量心脏收缩不同步指数（SDI）。目前参照的标准为心力衰竭患者和正常人的 SDI 分别是（14±5）% 和（5±2）%，SDI 与左室射血分数的相关系数为 −0.84。

（3）门控 SPECT 心肌灌注成像相位分析技术（GMPS）：不仅能够评价心肌灌注，还能够分析心室壁增厚的程度及相位，定量收缩末室壁厚度和心肌机械收缩起始时间，并通过直方图表示，以此来判断心脏同步性。其主要指标是直方图的宽度和相位标准差，以宽度超过 135° 作为截值，预测 CRT 疗效的敏感度和特异度均是 70%。以相位标准差超过 43° 作为截值，预测 CRT 疗效的敏感度和特异度均为 74%。

第三节　CRT 适应证和不同患者 CRT 的获益

一、当前 CRT 适应证

随着 CRT 技术的发展及日益规范化，其逐渐成为心力衰竭患者非药物治疗的重要治疗选择。2018 年中国心力衰竭诊断及治疗指南根据国内、外循证医学的新证据，以及近几年发表的 ESC、NICE、ACCF 和 AHA 有关心力衰竭的指南内容，再结合国内近些年临床实践中的积累，对心力衰竭非药物治疗部分做了补充及更新。对 CRT 适应证既有扩展，但又加以严格限制。

1. *适应证*　充分的证据表明，心力衰竭患者在药物优化治疗至少 3 个月后仍存在以下情况时，应进行 CRT 治疗，以改善症状及降低病死率。

（1）窦性心律，QRS 时限≥ 150 毫秒，左束支传导阻滞（left bundle branchblock，LBBB），LVEF ≤ 35% 的症状性心力衰竭患者（Ⅰ，A）。

（2）窦性心律，QRS 时限≥ 150 毫秒，非 LBBB，LVEF ≤ 35% 的症状性心力衰竭患者（Ⅱa，B）。

（3）窦性心律，QRS 时限在 130 ～ 149 毫秒，LBBB，LVEF ≤ 35% 的症状性心力衰竭患者（Ⅰ，B）。

（4）窦性心律，130 毫秒≤ QRS 时限＜ 150 毫秒，非 LBBB，LVEF ≤ 35% 的症状性心衰患者（Ⅱb，B）。

（5）需要高比例（＞ 40%）心室起搏的 HFrEF 患者（Ⅰ，A）。

（6）对于 QRS 时限 ≥ 130 毫秒，LVEF ≤ 35% 的心房颤动患者，如果心室率难以控制，为确保双心室起搏，可行房室结消融（Ⅱa，B）。

（7）已植入起搏器或 ICD 的 HFrEF 患者，心功能恶化伴高比例右心室起搏，可考虑升级到 CRT（Ⅱb，B）。

2. *CRT 方法选择*

（1）双心室起搏：是纠正室间及室内不同步的经典方法。在此基础上，对房室间期正常的 LBBB 患者进行优化的单左心室起搏，可提高 CRT 应答率。此外，有研究显示左心室多部位起搏较左心室单部位起搏临床效果更好，尤其适用于常规双心室起搏治疗无效或效果不佳者。

（2）房室束起搏（Hisbundle pacing，HBP）：如果通过 HBP 能成功纠正希氏 - 浦肯野系统传导病变（尤其是 LBBB），理论上比双心室起搏更符合生理性。随着植入工具的改进，极大提高了 HBP 的成功率，拓展了 HBP 的应用。HBP 主要适用于以下患者：①左心室导线植入失败患者；② CRT 术后无应答患者；③药物控制心室率不理想的心房颤动伴心力衰竭，且经导管消融失败或不适合心房颤动消融，需要房室结消融控制心室率的患者；④慢性心房颤动伴心力衰竭，需要高比例心室起搏（＞ 40%）的患者。HBP 尚处于起步阶段，需开展大规模临床试验证实其近期及远期疗效，尤其是对生存率的影响。

二、不同患者的 CRT 获益

从 1990 年首次提出双心室起搏治疗心力衰竭的概念，到 2014 年国内外最新指南的发布，CRT 的适应证不断扩大，获益的患者越来越多，目前 CRT 已成为慢性心力衰竭的主要治疗手段。几次指南更新的核心内容都是怎样选定更合适的心力衰竭人群纳入 CRT 适应证。参考近几年临床研究证据，结合国内 CRT 现状和指南，本文以哪些心力衰竭患者获益更多为焦点，探讨了 CRT 的适应证。

1. 轻中度心力衰竭患者［NYHA 心功能Ⅰ、Ⅱ级］　2012 年 ESC 急慢性心力衰竭的诊断与治疗指南及 2013 年 ACCF/AHA/HRS 心脏节律异常的器械治疗指南。

另一重要更新是将 CRT Ⅰ类适应证扩大至 NYHA 心功能Ⅱ级患者。其依据为 MADIT-CRT、RAFT、REVERSE 和 MIRACLEICD Ⅱ 4 项临床研究。研究均是伴左心室射血分数（LVEF）降低的轻中度心力衰竭患者中进行的随机纳入 NYHA 心功能Ⅰ级和Ⅱ级缺血性心肌病患者，以及 NYHA 心功能Ⅱ级非缺血性心肌病患者。研究最长随访时间为 7 年，结果证实 CRT 可改善轻度心功能不全患者的心功能，降低心力衰竭恶化事件发生率，改善预后等复合终点。根据上述指南，并结合我国实际情况，2013 年国内指南也将 NYHA 心功能Ⅱ级（LVEF ≤ 35%，窦性心律，LBBB 且 QRS 时限≥ 150 毫秒）纳入Ⅰ类 CRT 适应证。众所周知，2005 年提出了心力衰竭“A、B、C、D”四个阶段，体现了重在预防的概念，其中预防患者从阶段 A 进展至阶段 B（防止发生结构性心脏病）及从阶段 B 进展至阶段 C（防止出现心力衰竭的症状和体征）尤为重要。通过结合 NYHA 心功能分级立体评估心力衰竭患者，强调早期 A、B 阶段干预达到从治到防的目标。CRT 将适应证扩大到轻中度心力衰竭患者，通过改善心脏收缩同步性逆转左心室重塑，干预窗口前移，符合心力衰竭诊治的发展方向。国内普遍存在的问题是 CRT 主要集中于重度心力衰竭患者而对于轻中度患者早期 CRT 的理解不够，植入量少。应多开展医师的培训工作推广轻中度心衰患者早期植入获益的理念，使更多患者获益。

2. 重度心力衰竭患者（NYHA 心功能Ⅲ、Ⅳ级）　2002 年发布的 MIRACLE 研究为第 1 个 CRT 重度心力衰竭患者的双盲、多中心、随机对照、前瞻性研究，研究入选 453 例 NYHA 心功能Ⅲ～Ⅳ级的缺血性或非缺血性心肌病患者（LVEF ≤ 35%），发现 CRT 可增加 6 分钟步行距离，改善心功能和生活质量，降低住院率和静脉用药率。2005 年发布的 CARE-HF 研究，入选 813 例 NYHA 心功能级（LVEF ≤ 35%）的患者首次证实了 CRT 还具有降低重度心力衰竭患者全因死亡率的作用。以上研究奠定了 CRT 心力衰竭的循证医学基础，具有里程碑意义。结合我国国情和 CRT 临床工作现状，由于重度心力衰竭患者病情重、围术期风险高、术后心功能改善有限、整体预后差、卫生经济学效益低，遂不主张将 NYHA 心功能三到四级的患者特别是预期寿命＜ 1 年或长期卧床的患者作为主要治疗人群，而 NYHA 心功能Ⅲ级的患者 CRT 临床获益更大，手术风险更小，术后生活质量较高，遂主张将工作重点集中于这类患者。

3. 左束支传导阻滞（LBBB）和非 LBBB 的心力衰竭患者　大量研究证明，LBBB 的心力衰竭患者 CRT 获益优于非 LBBB 的患者（包括右束支传导阻滞 RBBB）和室内传导阻滞 MADIT-CRT 研究显示 CRT 在改善 LBBB 心力衰竭患者的心功能和病死率方面均优于非 LBBB 的患者，非 LBBB 的心力衰竭患者无应答率则较高。而 RAFT 研究显示，非 LBBB 的心力衰竭患者，如 QRS 波时限明显延长（≥ 150 毫秒）亦可从 CRT 中获益。2012 年 ACCF/AHA/HRS 关于 CRT 的指南更新将Ⅰ类适应证限定为具备 LBBB 图形的心力衰竭患者；同时 2012 年 ESC 指南强调 QRS 波形呈 LBBB 者获益最大；我国 2013 年 CRT 最新指南也明确指出对于 NYHA 心功能Ⅲ～Ⅳ级患者

LVEF ≤ 35% 非 LBBB 但 QRS ≥ 150 毫秒，植入 CRT/CRT-D 作为Ⅱa 类适应证 NYHA 心功能Ⅱ级患者，非 LBBB 但 QRS ≥ 150 毫秒，作为Ⅱ b 类适应证，各指南在肯定 LBBB 的心力衰竭患者获益优于非 LBBB 患者的同时，依然把非 LBBB 的心力衰竭作为Ⅱ类适应证推荐。

2014 年 IlanGoldenberg 团队报道了 MADIT-CRT 平均随访 5.6 年后的结果，除明确了 LBBB 的心力衰竭患者远期随访期间进一步获益外，同时指出 CRT 不适用于非 LBBB 的轻中度心力衰竭患者。校正分析的统计结果显示，非 LBBB 的心力衰竭患者对预后无改善且全因死亡率可能升高。此结果引起热议，Goldberger 认为“我们应看到非 LBBB 宽 QRS 波群患者并不能从 CRT 中获益且或可使预后变差”。MADIT-CRT 研究小组的 Allan 认为“此次美国心脏病学会 2014 年发表的新研究切实解决了 CRT 针对非 LBBB 的心力衰竭患者的问题。至少该研究显示，LBBB 的心力衰竭才是 CRT 的适应证。”有学者认为避免对非 LBBB 的心力衰竭患者进行 CRT 值得关注，现行指南为 CRT 用于非 LBBB 的心力衰竭患者预留了空间，应加以修正 MADIT-CRT 远期随访结果，必然会推动学术界对于非 LBBB 的心力衰竭患者能否获益进行更深入地研究。因此，我们认为在获得更多证据之前，临床工作中对于非 LBBB 的心力衰竭患者是否行 CRT 应更为慎重。

4. *女性心力衰竭患者* 2013 年 ESC CRT 指南认为，对于心力衰竭患者而言，CRT 在死亡率和心力衰竭再住院率中女性获益高于男性。2014 年 Zusterzeel 等的荟萃分析也显示出该结论。该研究汇集了 MADIT-CRT、RAFT 和 REVERSE 研究中的 4096 例轻中度心力衰竭合并 LBBB 的患者，女性患者在 QRS 间期延长的较大范围内 CRT 治疗后生存率优于男性。在亚组分析中对于合并 LBBB 且 QRS 间期在 130 ～ 149 毫秒的患者，CRT 明显降低了女性患者心力衰竭再入院率和死亡率，其中心力衰竭或死亡风险与 ICD 治疗组相比相对降低了 76%（$P < 0.001$），死亡率单因素风险也相对降低了 76%（$P=0.03$），而在此 QRS 波时限内，男性患者未见获益；短 QRS 间期的男性和女性患者 CRT 均未减少其终点事件；而当 QRS 波时限 ≥ 150 毫秒时，男性和女性则均可从 CRT 中获益。由于此研究报道为荟萃分析，亚组分析事件例数较少，可能高估了女性患者死亡率和住院率降低的效益，需要更多的随机对照研究来证明其结论。然而此荟萃分析终究还是为有针对性的多中心随机对照研究提供了新的线索，也为临床工作中那些患者可能从 CRT 中获益提供了更多依据。

国内尚未见大规模研究支持女性患者从 CRT 中获益更多，将来的临床和研究工作需考虑这一问题。

5. *心功能Ⅲ～Ⅳ级右心室起搏依赖的患者* 同 LBBB 一样，右心室起搏亦可导致心室失同步。有研究表明慢性右心室起搏可导致左心室功能下降。对于 LVEF 降低且合并高度房室结阻滞的患者应重点考虑该影响，这部分人群通常需持续心室起搏。BLOCK-HF 研究显示，对于房室传导阻滞、依赖心室起搏、LVEF ≤ 50% 的心力衰竭患者，CRT 在改善患者全因死亡率、心力衰竭再入院率和左心室收缩末期容积指数（LVESV Ⅲ）等方面优于单纯右心室起搏，研究建议原本符合起搏适应证的患者如果心功能下降可考虑升级为 CRT。基于 BLOCK-HF 研究，2013 年 ESC 心脏起搏及再同步治疗指南更新了起搏器依赖的心功能受损患者 CRT 适应证，提出 LVEF 减低、心室起搏器比例高的患者应考虑植入 CRT（Ⅱa 类），同时该指南期待更大样本量、随访时间更长的 BIOPACE 试验提供进一步的证据，而美国和我国最新指南未将其列入 CRT 适应证。

然而 2014 年 9 月 ESC 年会上期待已久的 BIOPACE 试验却没能证实 BLOCK-HF 的结论。BIOPACE 研究纳入 1810 例房室传导阻滞的患者，且 LVEF ≤ 50%，分为双室起搏组和右心室起搏组，复合研究终点为总死亡事件和因心力衰竭首次再入院事件，在 5 ～ 6 年的随访中两组患者复合终点事件差异无统计学意义。虽然研究者指出进一步亚组分析可能提示双室起搏组患者临床终点获益，然而因其与 BLOCK-HF 研究结果不同，使得这一部分心力衰竭人群 CRT 前景不明。在我国随着起搏器植入量增加，植入时间延长，此类型的患者越来越多，亟须进一步的临床验证确定其是否可从 CRT 获益。

6. *不同 QRS 波时限的心力衰竭患者* 多种超

声技术证实机械运动不同步与 QRS 波时限呈正相关。对于 QRS 波时限，欧洲 2012 年心力衰竭诊断和治疗指南推荐与美国心脏节律异常的器械治疗指南有所不同，美国的指南仅将心电图 QRS 波宽度≥ 150 毫秒且为 LBBB 图形作为 CRT 的 I 类适应证，而欧洲的指南将 I 类适应证范围扩大到心电图为 LBBB 图形，QRS 波时限为 120 ～ 150 毫秒。多项临床研究和荟萃分析显示 CRT 可减少 QRS 波时限≥ 150 毫秒患者的死亡率或心力衰竭住院率，但对于 QRS 波时限＜ 150 毫秒的心力衰竭患者，部分研究表明疗效不明。亚组分析证实，QRS 波时限＜ 150 毫秒是 CRT 无效的主要危险因素。因目前尚不能完全识别何种较短 QRS 波时限患者可从 CRT 获益，2013 年我国 CRT 建议 2013 年和 2014 年中国心力衰竭诊断和治疗指南提出的适应证和美国类似，且进一步细化了 LVEF 值，目的是结合我国的实际情况，在临床中更为严格地选择患者，以降低 CRT 无应答率，改善 CRT 经济费用与临床获益比。

第四节 CRT 植入策略及植入方式选择

一、CRT 植入概况

对于大多数医院，起搏器与 ICD 的植入已成为常规操作，但心脏再同步化治疗系统植入，对手术医师来说仍是一个挑战。起搏器的植入，以及右心室、右心房电极导线的放置简单易行，但对于左心室电极导线的放置却存在一定难度。

CRT 装置植入方法有很多要点与普通起搏器及 ICD 相似，但需特别注意左心室电极导线的植入。其具体的手术过程需遵循以下顺序：①制作囊袋；②建立静脉入路；③电极导线的植入与测试；④连接电极导线与脉冲发生器；⑤系统测试；⑥将电极导线、脉冲发生器放入囊袋及缝合。其中除电极导线植入部分，其他步骤与起搏器及 ICD 植入技术相似。故本节重点叙述左心室电极导线植入流程。

二、左心室导线植入策略

1. *到达冠状窦口* 当完成右心房及右心室电极导线放置后，撤出导引鞘管，开始左心室电极导线的植入。传统的植入方法需要将左心室电极导线植入冠状窦，可通过一根导管插入冠状窦开口（OS），使电极导线顺利通过右心房进入冠状窦。除此之外放置左心室电极导线时需放置鞘管使电极导线能顺利通过冠状窦口，进而进入冠状静脉系统。冠状窦插管技术最大的挑战在于明确冠状窦口的位置。

不同患者冠状窦开口的位置变异很大，其位置大致在右心房后下部，但其存在变异。对于心脏扩大或心房颤动患者，伴随右心房扩大，并可能形成皱褶或带状结构，其冠状窦口定位难度增大。此外冠状窦口覆盖有冠状窦瓣（Thebesian 瓣）也导致定位难度增大。

2. *靶静脉的确定及到达* 目前 CRT 左心室导线的植入部位主要是根据患者 CS 分支的内径及走行情况、局部有无膈神经刺激、电极导线的稳定性、起搏阈值分析和操作者的经验来决定。通常情况下，大部分 CRT 术者会选择将左心室导线植入 CS 侧分支或后侧分支，这主要是基于早期 CRT 的原始研究结果。近年来关于左心室导线植入部位与 CRT 反应性的研究越来越受到重视，并不断深入，以期寻找最佳的左心室导线植入部位来提高 CRT 反应性。

为了确定电极导线的位置，可利用球囊导管堵塞冠状窦口，推注造影剂，并在 X 线下显示冠状静脉系统的分支及走行。了解冠状静脉的走行有助于手术医师选择最佳左心室电极导线及植入路径。最终操纵左心室电极导线定位于冠状静脉，并使左心室与右心室电极导线的顶端间的距离最大化。术中根据冠状静脉的变异情况选择合适的靶血管。

在对比和分析静脉系统后，可通过套管将左心室电极导线送入冠状窦。近几年来，随着电极导线输送装置的发展，包括冠状窦鞘管、输送导管、静脉选择导管等，套管式输送导管主要起输送和支撑作用，通过冠状窦鞘管植入，使靶静脉的成功率提高，从而极大提高手术成功率。

另外，应用导引导丝也有助于电极导线的植入。传统导引导丝仅插入电极导线的内腔，而overthrough导引导丝（OTW）不仅能够插入电极导线的内腔，并能够在电极导线顶部穿过。有时推送输送导管或鞘管时需要交换加强导丝以支撑。普通导丝/球囊不容易通过血管时，可考虑亲水导丝/球囊。亲水涂层虽然能降低阻力，但会使导丝不容易控制，操作过程中需扭矩控制器，以有效指引导丝头端方向。

电极导线进入冠状窦后应轻柔操作，进而放置到理想的起搏部位。与传导的右心电极不同，左心室电极的定位受到诸多限制。另外，由于电极导线无法直接附着在冠状静脉系统，左心室电极导线远端一般采用特殊的远端构型（S型、钩型等），其有助于锚定于静脉内。最终，在X线透视情况下确定左心室电极导线的解剖位置，首先电极位置应远离心尖部位，植入部位通常选择在左心室后静脉或侧静脉中的一支。不主张将左心室电极导线放置于心大、中静脉。除了经验性确定左心室电极的靶静脉外，可以通过在冠状静脉内进行电生理标测，确定其左心室心外膜面的最晚激动点，除此之外运用影像学技术，如STI、SPECT、CMR等多种方式进行左心室最晚激动部位的评估，一次选择起搏电极植入部位，同时运用上诉影像学技术可以区分正常心肌组织与心肌瘢痕，从而避免了高阈值、无反应等不良后果。

与植入右心室电极类似，手术过程中也需要对左心室电极导线进行写实，来确定是否放置在合适的位置。左心室导线常存在较高的阈值，并可能导致膈神经刺激，可通过传输系统适当调整位置，或程控起搏向量方向（若为左心室四级导线）等方法解决。

三、植入并发症

除了有与普通起搏器及ICD等相似的并发症，如起搏器导线移位、气胸、血气胸、囊袋血肿、感染、静脉系统血栓形成等，CRT特有的并发症大多与左心室导线植入、冠状静脉及其毗邻结构相关。

1. *冠状静脉窦夹层及穿孔*　主要原因为造影导管直径偏大、与冠状静脉窦不匹配，造影导管进入冠状静脉窦分支内，以及指引导管和经皮冠状动脉腔内成形术（PTCA）导丝反复在心脏静脉内行走等。MIRACLE研究（随机双盲对照研究）报道，在CRT术中，冠状静脉窦夹层发生率为2%。为避免上述并发症，术中应避免造影导管移位、插入过深，球囊充盈前应先注入少量造影剂，判断球囊是否在冠状静脉窦内，以及管腔大小。一旦出现冠状静脉窦夹层或穿孔，血流动力学稳定时，需继续完成CRT；如出现心脏压塞时，可行心包穿刺。发生冠状静脉窦穿孔时，可将导引钢丝送至穿孔远端，再将诊断性导管送至冠状静脉窦穿孔远端，证实处于真腔后，将指引导管送至穿孔远端，继续行CRT。

2. *左心室导线相关并发症*

（1）阈值过高或发生膈神经刺激：MIRACLE研究显示，膈神经刺激发生率为3%。起搏阈值过高可能是由于靶静脉钙化、局部心肌纤维化或左心室导线距膈肌较近。此时，操作者可尝试将导线植入靶静脉周围其他部位或其他静脉，或改为双极起搏并降低起搏电压。

（2）左心室导线脱位：MIRACLE研究显示，电极导线脱位率为5%。其可能是由于靶静脉与导线不匹配（如靶静脉直径过大，与选用的导线不匹配）或导线固定不牢，在此情况下至少需要3个支撑点固定导线，如术中导线反复脱位，可换其他静脉进行操作，或留置PTCA导丝，也可在冠状静脉窦内植入支架以固定导线。另外，在撤出外鞘管过程中可能会发生导线移位。对此，操作者应熟悉各种鞘管的撤出方式，在透视下，由专人固定导线撤出鞘管。

3. *心律失常*　在导线送入过程中，可能会出现各种心律失常，其中以室性心律失常较为常见。此外，接受CRT治疗的心功能不全患者多数存在心律失常（包括房性和室性心律失常），加之CRT手术难度大，操作时间较长，患者可能会出现心功能恶化，从而诱发或加重心律失常。为避免术中恶性心律失常发生，术前应评估患者心功能状态及维持其内环境及水电解质平衡；术中动作轻柔，避免心肌激惹；可适当运用镇静药；术中密切关注心电信号，一旦出现室性心律失常，应回撤导丝，以减轻导丝对心肌的机械刺激。若发生心律失常，及时进行药物或电复律干预，加强生命体征监护及支持。

四、其他的植入策略

1. *左心室心内膜起搏*　传统的CRT通过心外膜起搏左心室，在优化V-V间期情况下，与右心室心内膜导线共同实现双心室起搏。但左心室心外膜起搏受到冠状静脉解剖的影响，左心室心内膜起搏能够免于血管条件限制，更好的实现同步化，同时减少导线相关并发症。对于经冠状静脉左心室导线植入失败（如冠状静脉窦开口畸形、靶静脉缺如、血管严重迂曲或狭窄等），植入并发症（阈值过高、膈神经刺激等）或CRT无反应患者是一个新的选择。

（1）左心室心内膜起搏的主要途径：目前心内膜导线放置的途径主要包括经间隔植入，研究者在经室间隔及房间隔途径均有尝试。最早报道经右侧股静脉和颈内静脉混合入路进行经穿刺房间隔植入左心室心内膜导线的技术。其后，随着技术进步和设备的改良，部分操作者应用抓捕器捕获导丝并沿导丝将可控弯鞘送入左心房，进而实现左心室心内膜起搏。ALSYNC研究入选136例患者，在心腔内超声或食管超声的指引下，应用带有射频能量的导丝和扩张鞘穿刺房间隔，将外鞘送入左心房，最终植入左心室主动导线，植入的成功率为89%。我国因硬件条件的限制，多数仍通过股静脉和锁骨下静脉混合入路植入左心室导线，亦具有良好的可行性。

除经房间隔穿刺外，存在经室间隔穿刺植入左心室导线的方法，2014年Betts总结了10例因传统经冠状静脉植入失败或无反应的患者，均成功采用经室间隔穿刺植入左心室导线。患者行双心室起搏术，术后心功能改善，室间隔完好，血栓栓塞等并发症出现风险极低，但该方法手术风险大，文献报道较少。

（2）左心室心内膜起搏优势：左心室心内膜起搏理论上可以到达左心室的任意部位，不受冠状静脉解剖限制，结合左心室心内膜标测可以标测左心室最晚刺激部位，同时识别左心室瘢痕，选择最佳的植入部位。同时心肌收缩力的生理性跨壁梯度由内膜指向外膜，心内膜起搏更加贴近生理情况，较外膜起搏阈值更低、膈神经刺激小。甚至对于CRT无反应患者，左心室心内膜起搏较心外膜起搏能获得更好的血流动力学和更窄的QRS时限，CRT有效率（左心室收缩末期容积缩小＞15%）可达59%，高于超声有效率（47%），存在明显的优势。如今导线内传感器技术包括起搏频率应答，以及A-V间期、V-V间期自动优化。不仅如此，传感器也能直接监测血流动力学，左心室心内膜起搏为左心室直接血流动力学监测提供了新的途径。

2. *无导线心内膜起搏*　2013年无导线左心室心内膜起搏实现心脏再同步化治疗（wireless stimulation endocardially for CRT，WiSE-CRT）。WiSE-CRT系统需要与标准起搏器或ICD协同完成双心室起搏。其工作方式为通过植入在左心室的无导线电极对右心室导线的起搏信号进行感知，触发一个埋藏在胸腔皮下的脉冲发生器发射超声波能量，左心室电极将超声波能量转化为电能起搏左心室，从而实现双心室起搏。

WiSE-CRT系统由三个组件构成，分别是脉冲发放器、超声发生器及带有超声接收器的无导线心内膜导线。该方法与经房间隔穿刺植入左心室导线一样，可以避免冠状静脉解剖的限制，实现最佳左心室位点起搏和更符合电生理。

2项针对WiSE-CRT的多中心、前瞻性、观察性研究对其安全性及有效性进行验证。2014年的WiSE-CRT研究最终仅对6个中心17例患者进行了结果分析。虽然其有效性得到确认，但因其安全性而提前终止研究（3例患者出现与手术相关的心脏压塞，2例需要进行发生器位置调整，1例出现不明原因的电池耗竭）。器械改进后的SELECT-LV研究是目前样本量最大的评价WiCS-LV系统安全性和有效性的研究，入选患者为冠状静脉解剖异常（12例）、传统CRT无反应（10例）或左心室导线高阈值或膈神经刺激（5例），手术成功率达97.1%（34/35例），24小时内器械相关不良事件为3例（8.6%）24小时至数点个月为8例（22.9%）。随访至术后6个月，66%的患者LVEF绝对值提高5%，包括死亡率、心力衰竭住院率和心功能等在内的综合评分较术前提高84.8%。

第五节 CRT 植入装置的程控

一、基本参数程控

与普通起搏器鼓励自身激动下传相反，CRT 行程控的目的是确保实际过程中双心室起搏比例达到 100%，并优化 A-V 间期和 V-V 间期。由于心力衰退患者具体的临床表现各不相同，因此 CRT 装置的最佳表现仅在个体化差异基础上程控时才能实现。

1. *12 导联心电图检查* CRT 行程控之前均应进行 12 导联心电图检查。在进行 CRT 装置评估时，起搏器程控的单导联心律图无法提供完整的信息。12 导联心电图能够评估有无自身下传的融合波，以及对 RV 与 LV 之间电激动的平衡及 RV 阳极夺获（LV 导线单极电极）等现象做出判断。

（1）QRS 波时限：心电图测量的 QRS 波时限对于分析双心室夺获于自身 QRS 波下传有重要意义，QRS 波的增宽可能意味着某一心室电极失夺获。一般情况下双心室夺获的 QRS 波比单心室起搏时窄，但长期的研究显示，起搏 QRS 波变窄的程度对于心脏机械再同步化的预测价值不高。

（2）QRS 波形态：不同于右心室起搏与单纯左心室起搏图形，双心室起搏时的 QRS 波形态具有其特征。当 RV 起搏位于心尖部，双心室起搏经常逆时针方向将额面向量转向右上象限（心电轴右偏），在 V_1 导联通常正向。V_1 导联 R 波缺失通常可能是因为：① RV 导线不位于右心室心尖部；② LV 电极移位、失夺获；③ LV 电极导线位于心中静脉或前室间静脉等。正常情况下如左心室大量瘢痕可能导致 V_1 导联 R 波形态异常。应注意辨别。另外 I 导联 q 波在双心室起搏中常见，I 导联 q 波的消失即提示 LV 失夺获。

（3）与自身下传的心室波融合：QRS 波变窄可能预示着与自身下传 QRS 波融合，尤其对于短 P-R 间期患者，可能降低 CRT 的有效性。应逐步缩短 AS/AP-VP 间期起搏 QRS 波的形态排除室性融合。程控合适的 AS-VP 间期（伴频率适应性功能）能够一定程度上避免室性融合波现象。

2. *左心室起搏输出的程控* 通常推荐 2 倍阈值安全范围的 LV 输出。相较于 RV 起搏阈值，LV 起搏阈值通常更高，其输出一般都是 RV 起搏的 2 倍。在 CRT 装置中，LV 失夺获和膈神经刺激为相悖的两个因素同时设置自动阈值检测及夺获确认的自动算法可确保左心室夺获的同时设置较低的 LV 输出参数，在保证左心室夺获的前提下，减少膈神经刺激风险，增加电池寿命。

3. *合适的上限频率* 程控一个相对较高的上限频率，能够避免上限频率反应出现的自身 QRS 波下传，降低双心室起搏率。对于窦房结和 AV 结功能正常患者，双心室起搏装置跟踪快速心房率的风险并非重要问题。在运用足量 β 受体阻滞剂情况下设置较高的上限频率，但对于 CRT-D 及慢频率室性心动过速患者，VT 区的识别必须快于上限频率。

4. *A−V 间期程控* 为保持双心室起搏，CRT 装置程控时常选择一个极短的 A-V 间期。目前负向 AV 滞后功能够将实际的 AP-VS 间期或 AS-VS 间期值中减去一个成空的负滞后数值。在随后的一定数量的额心动周期中保持缩短的 A-V 间期。如果没有被检测到的心室感知时间，则恢复原先的 A-V 间期。这使得心房自身激动下传心室事件减少，并且临床医师能够选择一个血流动力学适合的 A-V 间期。

5. *PVARP 程控* 当心房率在程控的上限频率以下时，当存在如 T 波过感知、室性自主心率等情况，尤其是在程控长 PVARP 时，起搏器计时周期被调整，使下一个未被干扰的窦性 P 波落入 PVARP。在 PVARP 的 P 波自身下传至心室并被起搏器感知。只要 P-P 间期短于 TARP，则 P 波持续被困在 PVARP 中，双心室起搏抑制被抑制。同样，当快速信访频率逐渐下降至低于程控的上限频率时，其间存在一段时间双心室起搏被抑制。为鼓励双心室起搏，通常需要程控一个 250 毫秒甚至更短的 PVARP，同时关闭“室性期前收缩后的 PVARP 延长”，需要警惕的是避免由于短 PVARP 而导致的起搏器介导的心动过速（PMT）。

目前可程控特殊算法恢复 1 ∶ 1 的心房跟踪。装置识别 AR-VS 序列，PVARP 暂时缩短一个周期以允许装置感知到 PVARP 外的 P 波，这促进心房跟踪和心室同步化。另外开启频率适应性 PVARP 功能将自动缩短 PVARP。

6. *双心室起搏阳极夺获*　当前的CRT装置能够分别程控2个心室输出，但也可能出现包括双极RV电极近端在内的另一种形式的阳极夺获。在相对高输出的高墙LV起搏时，RV阳极夺获产生的QRS波与双心室起搏的QRS波是相同的。但如果LV起搏高于RV阳极刺激，则会呈现出单纯LV起搏的心电图。当进行阈值测试时，此种现象常被误认为起搏器功能异常（RV失夺获等）。此外，如果LV阈值不是太高，那么大多数患者可通过恰当程控LV输出来消除阳极夺获。如今随着LV双极电极运用，RV阳极夺获现象也逐渐消除。

二、CRT参数的优化

CRT的治疗机制是改善电、机械活动同步性，QRS波时限代表心室电活动的同步性，超声心动图可以用于 评估机械同步性，主要包括房室同步性、心室内同步性和心室间同步性。

1. *房室间期（AVD）的优化*　心力衰竭患者中，20%～30%的心排血量来源于心房收缩。太短的AVD会导致左心室提前收缩、二尖瓣过早关闭，降低左心房对左心室充盈的贡献。然而过长的AVD由于左心房过早收缩会减少心室充盈时间，并可能诱发舒张期二尖瓣反流。AVD优化是指在尽可能短的AVD内实现最充分的心室充盈，最大程度地改善心脏功能。

通过无创手段进行AVD优化，主要是通过超声心动图来实现，超声心动图作为CRT患者急性期和长期血流动力学的评估被广泛使用。具体方法也不尽相同，包括利用传统脉冲和连续多普勒技术分析二尖瓣、LV流出道、主动脉血流流速呈相，以及通过连续多普勒确定二尖瓣反流的dP/dt。非超声心动图技术还包括放射性核素造影、心阻抗、体积描记法，以及整合到起搏器导线里的心内加速度峰值传感器的数据。常用的AVD优化方法有如下几种。

（1）迭代法（iterative method）：用于评价AVD对左心室舒张充盈的影响。首先程控一个长AVD并通过经二尖瓣前向血流频谱评估左心室舒张充盈。此后逐步缩短AVD（每次20毫秒）直至A波出现平截。然后通过逐渐增加AVD（每次10毫秒）直到A波不再被平截，最终确定优化的AVD。多中心随机试验CARE-HF应用该方法进行AVD优化。

（2）Ritter法：在保证双心室完全起搏的前提下，分别用长AVD（AV long）和短AVD（AV short）起搏，同时在心尖四腔切面上用脉冲多普勒记录经二尖瓣前向血流频谱，分别测量QRS波起点至A波终点时间（QA long和QA short），优化的AVD为AV short+［（AV long + QA long）-（AV short +QA short）］。这种方法已经在多个多中心试验MUSTIC、MIRACLE中应用。但该法在心室率快或自身AVD小于150毫秒时有局限性。

（3）二尖瓣血流速度时间积分（VTI）：测量左心室充盈容积可能是优化AVD的有用方法。记录二尖瓣前向血流频谱，测量其VTI替代左心室容积。VTI最大时的AVD即为优化的AVD。

（4）主动脉或左心室流出道血流VTI：心尖五腔切面上记录主动脉瓣前向血流频谱或左心室流出道血流频谱，测量其VTI。VTI最大时的AVD即为优化的AVD。

（5）左心室腔内压力上升的最大速率（dP/dt_{max}）：采用二尖瓣反流的连续脉冲多普勒频谱信号无创测定左心室dP/dt max会提供有关左心室收缩功能的信息。首先测定频谱信号上两个点的时间差异（通常在1m/s和3m/s时间点之间）。然后根据伯努利方程计算两点之间的压力梯度。左心室dP/dt_{max}的最高值对应为优化的AVD。

2. *V-V间期优化方法*　V-V间期是左右心室之间收缩延迟的时间，若相差40毫秒以上则被称为左右心室不同步的指征。正常个体左右心室不是同时激动的，心力衰竭（尤其是存在左束支传导阻滞）患者两心室间的电激动延迟会更加明显，表现为左心室射血前期时间的延长和左心室射血时间的缩短。CRT通过起搏左右心室可部分降低这种电激动延迟。然而第一代的CRT装置不能区别起搏通道，两个心室总是同时起搏。为获得更生理性的激动，现在的CRT装置允许调整左右心室间的激动延迟。目前最常用的优化V-V间期的方法主要是基于左心室流出道血流VTI（心排血量的替代）的测定和机械同步性的评估。

（1）M型超声：取胸骨旁长轴，或胸骨旁乳头肌水平短轴切面，测量室间隔收缩末与左心室后壁收缩末的时间差（SPWMD），最小SPWMD时的V-V间期即为最佳V-V间期。

（2）主动脉或左心室流出道 VTI：心尖五腔切面上记录主动脉瓣前向血流频谱或左心室流出道血流频谱，测量其 VTI。VTI 最大时的 V-V 间期即为优化的 V-V 间期。

（3）室间和室内失同步：与 AVD 优化相比，在不同水平（室间和室内）评估机械失同步更有助于 V-V 间期的优化。用脉冲多普勒在左、右心室流出道测定射血前期时间，通过两者之间的差异可评价室间的同步性。室内的失同步主要通过 TDI 来评估，并以此来指导 V-V 间期的优化。2 个或 4 个相对室壁收缩期速度峰值时间的差异或 12 个左心室节段收缩期速度峰值时间的标准差是最常用的评价室内失同步的方法。此外，二维斑点追踪和实时三维超声心动图是评价左心室内失同步有价值的新技术，但仍需临床试验证实其在 V-V 间期优化中的作用。

3.CRT 装置的自动算法与设备集成算法　随着生物医学工程技术的发展，不同 CRT 装置的生产厂家各自开发出基于腔内心电图（IEGM）的 A-V 间期 /V-V 间期自动算法或集成算法，并将其整合至 CRT 装置的程序中，以期实现 A-V 间期和 V-V 间期的自动程控与优化。

（1）Smart AV Delay：BOSTON Scientific 的 Smart AV DelayTM 程序在其优化 A-V 间期的公式中，考虑了左心室电极位置（前壁或侧壁）及单纯左心室起搏或双室起搏等因素的影响，适用于窦性心律、QRS 波≥ 120 毫秒、房室传导正常且自身感知或起搏 A-V 间期介于 100 ～ 400 毫秒的患者。该方法中 QRS 时限是 A-V 间期优化的重要因素，只有当自身激动贡献最大时，血流动力学反应才 能最大化，故 QRS 越窄，A-V 间期就需要越长。

（2）Quick Opt：St.Jude 的 Quick Opt 算 法基于自身心房除极时间，保证当心房除极和机械收缩完成后才能开始心室起搏。起搏的 A-V 间期（PAV）通常是在最优感知 A-V 间期（SAV）基础上加 50 毫秒。Quick OptTM 软件通过测量左心室和右心室电极之间最大自身激动间期优化 V-V 间期，并且考虑了左心室和右心室单独起搏时 V-V 传导间期。与 Smart AV Delay 不同的是，该算法不能独立于自身和起搏心房节律而计算最佳 A-V 间期，也未考虑计算 QRS 宽度或自身 A-V 间期传导时间。

（3）Adaptive CRT：Medtronic　的 Adaptive CRT 算法使用心电图计算 A-V 间期来优化左心室起搏与自身下传 QRS 波的融合。这个算法提供了最大程度的左心室同步起搏，与在心脏超声指导下的优化双室起搏相比，展现出更好的临床结果。

（4）SyncAV：St. Jude 的 SyncAV 功能在每隔 256 次心动后自动延长起搏器的 AVD 至 300 毫秒，以便测量患者自身的房室传导时间。起搏器在测定患者自身房室传导时间的基础上减去 1 个偏移值（10 毫秒、20 毫秒、30 毫秒、40 毫秒、50 毫秒和 60 毫秒）作为心室起搏的房室间期，使左心室原来除极最晚的部位由左心室起搏导线起搏激动，靠近间隔部分由右心室自身激动传导过来除极，从而形成左心室的融合起搏。

第六节　CRT 无应答策略

心脏再同步治疗（CRT）是晚期心力衰竭重要且有效的治疗方法。对 CRT 无应答是其在临床实践中应用的主要障碍之一。对于 CRT 无应答，没有统一的共识或定义。据报道，临床症状、心室重构和心血管事件与无应答者有关。为防止对 CRT 无应答，应全面考虑三个方面：术前患者选择、电极植入和术后处理。术前选择合适的患者进行 CRT 治疗是预防无应答的重要步骤。

目前，CRT 纳入标准主要基于 QRS 波的形态来确定心室不同步。目前正在探索超声心动图和心脏磁共振的使用，以预测 CRT 无应答。左心室电极植入的位置是当前研究的热点。重要的是要确定最新的激动性心室节段的位置并避免瘢痕。在这一领域，心脏磁共振和超声斑点跟踪正在逐步发展。还研究了一些新技术，如 His Bundle 起搏、心内膜电极和新型传感器。患者的术后处理是防止无应答的另一个重要步骤。它主要侧重于疾病本身的治疗和 CRT 程序控制的优化。但是 CRT 治疗只是心力衰竭总体治疗的一部分，需要多学科的努力才能改善总体疗效。

一、无应答的定义

尽管CRT已经发展了20多年，但尚无明确、统一的定义或共识来定义CRT的响应和不响应。在当前的临床实践或试验中，可以从3个方面确定应答：临床事件标准、心肌重塑的评估标准和复合终点的评估标准。临床事件标准包括与心脏功能有关的指标，如NYHA分级、心肺运动结果、6分钟步行测试结果和生活质量得分。此外，它还包括与事件发生相关的标准，如全因死亡率和计划外住院率。作为可量化的参数，心肌重塑标准通常是大型临床试验中使用的指标。超声心动图是评估心肌重塑的重要方法，主要体现在左心室容积上。在大多数临床试验中，左心室收缩末期容积指数降低时，对CRT无应答。复合终点在临床试验中也常用于评估CRT应答。多项具有里程碑意义的临床试验，如BLOCKHF和IN-TIME证明了心力衰竭的复杂终点。

目前，临床试验结果的同质性很差，这反过来严重损害了该领域的进一步发展。有研究指出，在引用最多的CRT响应的26篇文章中，总共使用了17条标准来预测CRT响应，其中约75%的标准是弱一致性的。当使用6分钟步行测试或生活质量评分的结果时，无应答率最低，而使用住院和死亡率等硬性结果时，无应答率最高。临床试验通常测量基于事件的终点，而定义不明确的标准则用于评估实际响应。对CRT的应答的定义是一个期望问题。患有严重HF的患者首先寻求症状缓解和更好的生活质量。但是，一旦使用CRT实现了这一目标，则期望会朝着住院频率降低和生存期延长的方向发展。

二、术前患者选择

当寻求对CRT的应答最大化时，最佳的患者选择至关重要。在欧洲和美国指南中，对有症状心力衰竭的患者进行CRT，这些患者表现出LV功能受损，并显示心室不同步的迹象。在讨论CRT植入之前，应排除以下情况的患者：未经治疗的心肌缺血，瓣膜性心脏病，机械性阻塞及未经治疗的心律失常诱发的心肌病。心电图（ECG）是在选择患者中最重要的研究，以识别患有心室不同步的患者。欧洲最新指南将QRS持续时间≥150毫秒的完整左束支传导阻滞（LBBB）识别为Ⅰa类证据，而130～150毫秒的QRS持续时间被识别为Ⅰb类证据。QRS持续时间＜130毫秒的患者不应接受CRT治疗。非左束支传导阻滞的患者属于Ⅱ类证据组。在非左束支传导阻滞患者中，左心室不同步通常不明显。植入CRT后，这些患者的无应答率高于左束支传导阻滞的患者，部分患者的临床状况恶化。尽管目前担心CRT植入对非左束支传导阻滞患者的影响，但最近的研究表明，右束支传导阻滞患者的QRS持续时间明显缩短，永久性房室束可以改善左心室功能起搏，这对于左心室射血分数降低的患者亚组可能是有希望的心脏再同步选择。最新研究报道称QRS面积与CRT响应之间存在很强的正相关关系，并且这种相关性与其他当前ECG标准一样有价值。QRS面积可能预示非宽左束支传导阻滞患者的CRT应答。

三、电极植入

1. *右心室导联* 通常将RV导线植入RV顶端，而非顶端植入有望在生理上激活2个心室。对随机比较研究的荟萃分析，比较起搏器接受者的顶端和非顶端引线位置，表明RV流出道起搏可以更有效地保持LV功能，尤其是在LVEF降低的情况下。在CRT系统的接受者中，大型试验的事后分析表明，在心脏重塑程度和临床终点发生率方面，间隔和顶端RV位置之间无明显差异。SEPTAL-CRT试验旨在比较与RV根尖和间隔导联位置相关的LV重塑。这项随机多中心试验证实了与RV顶点位置相比，间隔与其无明显差异。目前对于是否根据LV导线的植入选择RV导线的位置并优化导线分离，以及脉冲传播的延迟，是否可以改善CRT的疗效，需进一步研究。

2. *左心室导联* 由于CS解剖结构和电激活存在明显的异质性，最佳LV刺激位点在患者之间有所不同。然而，一般而言，应避免顶端刺激，在较小程度上，首选外侧或后方外侧植入部位。最近已经引入了新的四极LV导线，导线数量更多。当在一项随机试验中进行测试时，这些导线可明显降低植入前后的并发症发生率，从而有助于改善整体治疗性能。针对最新的机械或电激活部位的优点已得到广泛应用。在使用术前斑点追踪超声心动图的两个随机研究中，通过将 LV 导线植入最近的机械激活部位附近，获得了类似的临床收益。然而，这种成像技术耗时且可重复性尚不确定。一种更实用和有用的术中测量是在表面 ECG（或心内 RV 心电图）上的 QRS 发作与 LV 心电图之间的延迟。在延迟时间最长的部位进行刺激可带来临床益处，包括减轻症状、降低心力衰竭管理和心脏重塑的住院率。这些观察结果支持了最大 LV 延迟部位的目标。

3. *左心室心内膜起搏* 刺激 LV 心内膜起搏似乎是有效的，因为心内膜电波传播快于心外膜。Derval 等发现左心内膜起搏明显改善血流动力学功能，而患者的最佳起搏部位却有所不同。一项多中心研究通过心房间隔方法检测了左心内膜起搏的可行性和安全性。观察到多次卒中和短暂性脑缺血发作，发病率为 90%。此技术需要长期抗凝以防止血栓栓塞并可能损害二尖瓣功能。此外，感染的管理可能需要进行电极拔除手术以提取 LV 导线。这种刺激左心室心内膜起搏手段仍在临床研究中，不推荐常规使用。

4. *多部位起搏* 为了获得更快和更同质的左心室激活，目前已经提出了其他刺激方案。多站点起搏（MSP）已在多种研究中进行了测试。小型试点研究发现，增加 LV 或 RV 导线会增加反向重构的趋势。对标准双心室起搏刺激无应答的患者中使用 2 条 LV 导线进行多部位起搏随机试验，没有发现临床或超声心动图的益处，并发症的发生率很高，尤其是感染。

多点起搏是通过独特的四极 LV 导线和专用算法［通过（Ⅰ）来自位于同一 CS 支流中的 2 个独立双电极的 LV 刺激和（Ⅱ）RV 刺激］传递 MSP 的新方法。在短期血流动力学研究中，LV dP / dt 高于标准 BiV 刺激。根据一项小型随机研究的结果，该研究观察到多点刺激无应答者的比例明显下降。目前开展了一项基于对 CRT 无反应者的 LV 逆向重塑的大型随机试验，在实践中，MSP 仍在临床研究中，不推荐常规使用。

四、术后处理

1. *术后处理* 至关重要，包括计划优化、心力衰竭的治疗和日常康复。一项研究表明 73% 的术后患者没有得到适当的处理，这对无应答率做出了很大贡献。

CRT 的电同步主要取决于 QRS 波的形态和宽度。多项研究报道称 QRS 宽度越窄，CRT 的响应率就越高。其他研究报道称 R 波高的 V_1 通常也意味着 CRT 应答率越高。优化的最重要设置包括起搏模式、上下速率、捕获输出、刺激能量配置和 AV-VV 间期延迟。上限追踪率必须足够高，以允许患者运动时同时对 2 个腔室起搏。Mullens 发现，AV-VV 间期延迟的不适当设置会严重影响左心室流量输出，这是无应答的重要原因之一。多普勒超声已成为优化 AV-VV 间期延迟的常用方法。尽管 CRT 的超声优化被认为是理想的，但是最近的大型多中心临床研究表明，该结果并不像临床医师对 AV-VV 间期延迟进行经验性调整那样有效。据报道，在 50% 的患者中，在程序性起搏期间测得的双心室起搏的一部分实际上是融合波。这种现象在心房颤动患者中更为明显。当前，其他优化算法和新方法（如心内膜下血流动力学传感器）正在开发中。

2. *心力衰竭和伴随疾病的治疗* 除了优化参数外，还应注意疾病本身的术后治疗，尤其是对 CRT 无应答的患者。一项先前的研究报道称持续超过 10 分钟的房性心律失常与无应答和死亡率呈正相关。一项针对 1838 名患者的研究发现，在随访 23 个月时，射频消融以治疗心房颤动后 60% 的患者维持窦性心律。在 4.2% 的患者中观察到手术并发症；LVEF 平均增加 13%。但是，一些研究人员认为，接受 CRT 的心房颤动患者通常会出现明显的 EF 下降，因此不太可能受益于 RF 消融。CRT 患者心房颤动的射频消融资料不足。一项研究报道，在 24 小时内无应答并接受 RF 消融的 65 例室性期前收缩患者中，长期有效率为 88%。在 1 年的随访中，LVEF 的平均值增加了 7%，而左心室容积的平均值减少了 18%。因此，当医疗干预无效时，对于频发性室性期前收缩无应答者，应考虑射频消融。

CRT 后，大部分患者通常可缓解二尖瓣关闭不全。如果术后 6 个月中至重度二尖瓣关闭不全患者基线值未改变，则表明冠心病患者无应答率和死亡率增加。对于已经行 CRT 的冠心病患者，如果 CHD 对心脏功能产生了损害，则推荐使用血管重建术。研究发现，在血管重建之后，患者再住院率、心血管疾病死亡率和全因死亡率都有下降的趋势。在这类患者中，需要更多的数据来确认冠心病的干预措施是否对CRT应答有明显影响。

在接受CRT的患者中，植入后心脏功能会改善。血管紧张素转化酶抑制剂（ACEI）和β受体阻滞剂等药物应根据需要进行调整。适当控制慢性心力衰竭是一项复杂而艰巨的任务，它需要进行心力衰竭教育、心脏康复和密切监测等全方位治疗。

五、总结

心脏再同步治疗是终末期心力衰竭的重要治疗方法。防止无应答的发生至关重要，这需要多学科和多方面的努力。应强调术前患者的选择、电极植入和术后优化。同时，对心脏衰竭及其并发症的随访、管理和药物治疗应给予同等重视，以便为患者提供最大的益处。

（许轶洲）

参考文献

中华医学会心血管病学分会心力衰竭学组，中国医师协会心力衰竭专业委员会，中华心血管病杂志编辑委员会，2018. 中国心力衰竭诊断和治疗指南2018. 中华心力衰竭和心肌病杂志，2(4):196-225.

Abraham WT, 2000. Rationale and design of a randomized clinical trial to assess the safety and efficacy of cardiac resynchronization therapy in patients with advanced heart failure: the Multicenter InSync Randomized Clinical Evaluation (MIRACLE). J Card Fail, 6(4):369-380.

Abraham WT, Fisher WG, Smith AL, et al, 2002. Cardiac resynchronization in chronic heart failure. N Engl J Med,346(24):1845-1853.

Abraham WT, Gras D, Yu CM, et al, 2010. Rationale and design of a randomized clinical trial to assess the safety and efficacy of frequent optimization of cardiac resynchronization therapy: the Frequent Optimization Study Using the QuickOpt Method (FREEDOM) trial. Am Heart J, 159(6):944-948.e1.

Anne B, Curtis MD, intel Seth J, et al, 2013. Biventricular Pacing for Atrioventricular Block and Systolic Dysfunction. N Engl J Med, 368(17) :1585-1593.

Anselmino M, Matta M, d'Ascenzo F,et al, 2014. Catheter ablation of atrial fibrillation in patients with left ventricular systolic dysfunction: a systematic review and meta-analysis. Circ Arrhythm Electrophysiol, 7(6) :1011-1018.

Auricchio A, Delnoy PP, Regoli F, et al, 2013. First-in-man implantation of leadless ultrasound-based cardiac stimulation pacing system: novel endocardial left ventricular resynchronization therapy in heart failure patients. Europace,15(8):1191-1197.

Betts TR, Gamble JH, Khiani R, et al, 2014.Development of a technique for left ventricular endocardial pacing via puncture of the interventricular septum. Circ Arrhythm Electrophysiol, 7(1):17-22.

Birnie D, Lemke B, Aonuma K, et al, 2013.Clinical outcomes with synchronized left ventricular pacing: analysis of the adaptive CRT trial. Heart Rhythm, 10(9):1368-1374.

Boriani G, Connors S, Kalarus Z,et al, 2016.Cardiac resynchronization therapy with a quadripolar electrode lead decreases complications at 6 months. JACC Clin Electrophysiol, 2(2) :212-220.

Cazeau S, Leclercq C, Lavergne T, et al, 2001.Effects of multisite biventricular pacing in patients with heart failure and intraventricular conduction delay. N Engl J Med,344(12):873-880.

Christophe L, Nicolas S, Lluis M, et al, 2016.Comparison of right ventricular septal pacing and right ventricular apical pacing in patients receiving cardiac resynchronization therapy defibrillators: the SEPTAL CRT Study. Eur Heart J, 37(5) :473-483.

Curtis AB, Worley SJ, Adamson PB, et al, 2013. Biventricular pacing for atrioventricular block and systolic dysfunction. N Engl J Med, 368:1585-1593.

Daubert C, Behar N, Martine RP, et al, 2017.Avoiding non-responders to cardiac resynchronization therapy: a practical guide. Eur Heart J, 38(19): 1463.

Daubert C, Gold MR, Abraham WT, et al, 2009. Prevention of disease progression by cardiac resynchronization therapy in patients with asymptomatic or mildly symptomatic left ventricular dysfunctioninsights from the European cohort of the REVERSE (Resynchronization Reverses Remodeling in Systolic Left Ventricular Dysfunction) trial. J Am Coll Cardiol, 54:1837-1846.

Ellenbogen KA, Gold MR, Meyer TE, et al, 2010. Primary results from the SmartDelay determined AV optimization: a comparison to other AV delay methods used in cardiac resynchronization therapy (SMART-AV) trial: a randomized trial comparing empirical, echocardiography-guided, and algorithmic atrioventricular delay programming in cardiac resynchronization therapy. Circulation, 122(25):2660-2668.

Fantoni C, Kawabata M, Massaro R, et al, 2005.Right and left ventricular activation sequence in patients with heart failure and right bundle branch block: a detailed analysis using three-dimensional non-fluoroscopic electroanatomic mapping system. J Cardiovasc Electrophysiol, 16(2):112-121.

Funck RC, Mueller HH, Lunati M,et al, 2014. Characteristics of a large sample of candidates for permanent ventricular pacing included in the Biventricular Pacing for Atrio-ventricular Block to Prevent Cardiac Desynchronization Study (BioPace). Europace, 16 (3):354-362.

Gerhard H, Milos T, Michael G,et al, 2014.Implant-based multiparameter telemonitoring of patients with heart failure (IN-TIME): a randomised controlled trial. Lancet (London, England), 384(9943):583-590.

Goldenberg I, Kutyifa V, Klein HU,et al, 2014. Survival with cardiac-resynchronization therapy in mild heart failure. N Engl J Med, 370(18) :477.

Lakkireddy D, Di Biase L, Ryschȯn K,et al, 2012. Radiofrequency ablation of premature ventricular ectopy improves the efficacy of cardiac resynchronization therapy in nonresponders. J Am Coll Cardiol, 60(16):1531-1539.

Lubitz SA, Leong-Sit P, Fine N, et al, 2010. Effectiveness of cardiac resynchronization therapy in mild congestive heart failure: systematic review and meta-analysis of randomized trials. Eur J Heart Fail, 12:360-366.

Mafi-Rad M, Van't Sant J, Blaauw Y, et al, 2017.Regional left ventricular electrical activation and peak contraction are closely related in candidates for cardiac resynchronization therapy. JACC Clin Electrophysiol, 3(8):854-862.

Marsan NA, Bleeker GB, Ypenburg C, et al, 2008. Real-time three-dimensional echocardiography permits quantification of left ventricular mechanical dyssynchrony and predicts acute response to cardiac resynchronization therapy. J Cardiovasc Electrophysiol, 19(4):392-399.

Martin DO, Lemke B, Birnie D, et al, 2012.Investigation of a novel algorithm for synchronized left-ventricular pacing and ambulatory optimization of cardiac resynchronization therapy: results of the adaptive CRT trial. Heart Rhythm,9(11):1807-1814.

McMurray JJ, Adamopoulps S, Anker SD, et al, 2012. ESC guidelines for the diagnosis and treatment of acute and chronic heart failure 2012:the task force for the diagnosis and treatment of acute and chronic heart failure 2012 of the European Society of Cardiology. Developed in collaboration with the Heart Failure Association (HFA) of the ESC. Eur J Heart Fail, 14:803-869.

Michele B, Angelo A, Gonzalo B E,et al, 2013. 2013 ESC Guidelines on cardiac pacing and cardiac resynchronization therapy: the Task Force on cardiac pacing and resynchronization therapy of the European Society of Cardiology (ESC). Developed in collaboration with the European Heart Rhythm Association (EHRA). Eur Heart J, 34(4):2281-2329.

Morgan JM, Biffi M, Gellér L, et al, 2016. ALternate Site Cardiac ResYNChronization (ALSYNC): a prospective and multicentre study of left ventricular endocardial pacing for cardiac resynchronization therapy. Eur Heart J,37(27):2118-2127.

Murkofsky RL, Dangas G, Diamond JA, et al, 1998. A prolonged QRS duration on surface electrocardiogram is a specific indicator of left ventricular dysfunction.J Am Coll Cardiol, 32(2):476-482.

Pappone C, Ćalović ž Vicedomini G,et al, 2015. Improving cardiac resynchronization therapy response with multipoint left ventricular pacing: twelve-month follow-up study. Heart Rhythm, 12(6) :1250-1258.

Pitzalis MV, Iacoviello M, Romito R, et al, 2005.Ventricular asynchrony predicts a better outcome in patients with chronic heart failure receiving cardiac resynchronization therapy. J Am Coll Cardiol, 45(1):65-69.

Ponikowski P,Voors A A,Anker S D,et al, 2016.2016 ESC Guidelines for the diagnosis and treatment of acute and chronic heart failure: The Task Force for the diagnosis and treatment of acute and chronic heart failure of the European Society of Cardiology (ESC). Developed with the special contribution of the Heart Failure Association (HFA) of the ESC. Eur J Heart Fail, 18(8) :891-975.

Pérez-Riera AR, de Abreu LC, Barbosa-Barros R, et al, 2016. R-peak time: an electrocardiographic parameter with multiple clinical applications. Ann Noninvasive Electrocardiol,21(1):10-19.

Rickard J, Michtalik H, Sharma R,et al, 2016. Predictors of response to cardiac resynchronization therapy: a systematic review. Int J Cardiol, 225:345-352.

Ruschitzka F, Abraham WT, Singh JP, et al, 2013. Cardiac-resynchronization therapy in heart failure with a narrow QRS complex. N Engl J Med, 369:1395-1405.

Sacchi S, Contardi D, Pieragnoli P, et al, 2013. Hemodynamic sensor in cardiac implantable electric devices: the endocardial accelaration technology. J Healthc Eng,4(4):453-464.

Shimony A, Eisenberg MJ, Filion K B,et al, 2012. Beneficial effects of right ventricular non-apical vs. apical pacing: a systematic review and meta-analysis of randomized-controlled trials. Europace, 14(1) :81-91.

Singh JP, Klein HU, Huang DT,et al, 2011.Left ventricular lead position and clinical outcome in the multicenter automatic defibrillator implantation trial-cardiac resynchronization therapy (MADIT-CRT) trial. Circulation, 123(11) :1159-1166.

Sutton MSJ, Ghio S, Plappert T, et al, 2009. Cardiac resynchronization induces major structural and functional reverse remodeling in patients with New York heart association class I/II heart failure. Circulation, 120(19):1858-1865.

Szepietowska B, Kutyifa V, Ruwald M H,et al, 2015. Effect of cardiac resynchronization therapy in patients with insulin-treated diabetes mellitus. Am J Cardiol, 116(3): 393-399.

Tang A , Wells GA , Talajic M , et al, 2010. Cardiac-resynchronization therapy for mild-to-moderate heart failure. N Engl J Med, 363(25):2385-2395.

Tang AS, Wells GA, Talajic M, et al, 2010. Cardiac-resynchronization therapy for mild-to-moderate heart failure. N Engl J Med, 363:2385-2395.

van Bommel RJ, Bax JJ, Abraham WT, et al, 2009. Characteristics of heart failure patients associated with good and poor response to cardiac resynchronization therapy: a PROSPECT (Predictors of Response to CRT) sub-analysis. Eur Heart J,30(20):2470-2477.

van der Bijl P,Khidir M,Ajmone MN,et al, 2019. Effect of functional mitral regurgitation on outcome in patients receiving cardiac resynchronization therapy for heart failure. Am J Cardiol, 123(1) :75-83.

van Stipdonk AMW, ter Horst I, Kloosterman M,et al, 2018. QRS area is a strong determinant of outcome in cardiac resynchronization therapy. Circ Arrhythm Electrophysiol, 11(12) :e006497.

Vernooy K,van Deursen CJM,Strik M,et al, 2014. Strategies to improve cardiac resynchronization therapy. Nat Rev Cardiol, 11(8) :481-493.

Wu S, Su L, Wang S, et al, 2019.Peri-left bundle branch pacing in a patient with right ventricular pacing-induced cardiomyopathy and atrioventricular infra-Hisian block. Europace,21(7):1038.

Yancy CW, Jessup M, Bozkurt B, et al,2013. 2013 ACCF/AHA guideline for the management of heart failure:a report of the American College of Cardiology Foundation/American Heart Association Task Force on Practice Guidelines. J Am Coll Cardiol, 62:e147-e239.

Zareba W, Klein H, Cygankiewicz I, et al, 2011.Effectiveness of cardiac resynchronization therapy by QRS morphology in the multicenter automatic defibrillator implantation trial-cardiac resynchronization therapy (MADIT-CRT). Circulation, 123(10) :1061-1072.

Zusterzeel R, Selzman KA, Sanders WE,et al, 2014. Cardiac resynchronization therapy in women: US food and drug administration meta-analysis of patient-level data. JAMA Intern Med, 174(8):1340-1348.

第 75 章
导管射频消融术

心律失常疾病的治疗曾经在很长的一段时间只能使用药物治疗。在近 30 年，随着科学家对心律失常病理生理理机制的深入研究，对行之有效的电生理检查方法进行发展和定义，以辨识心律失常的机制和起源，为外科手术和导管消融术治疗心律失常奠定了基础。外科手术首先应用于治疗预激综合征，后来逐渐扩展至治疗多种室上性和室性心律失常。现在，导管消融术已逐渐取代外科手术作为心律失常疾病的一线治疗手段，并成功根治了室上性心律失常和多种室性心律失常。

导管消融使用的能源包括：①直流电消融；②化学消融；③微波消融；④射频消融；⑤激光消融；⑥冷冻消融；⑦超声消融。在上述这些消融能量中，目前大多数已被射频消融取代，本章主要介绍导管射频消融术。

第一节　射频能量

射频能量是在消融导管顶端和皮肤电极板之间产生的一种频率为 300 ～ 750kHz（范围为 100 ～ 2000kHz）的交流电流。射频能量在临床上的应用历史较早，1891 年 D’Arsonval 发现在外科手术中应用高频交流电可减少手术对神经肌肉的不良刺激。Aranow 和 Cosman 首先建立了用于脑手术的商用射频消融仪，并于 20 世纪 50 年代用于美国麻省总医院。随后，射频电流广泛用于神经外科、皮肤肿瘤科和慢性疼痛综合征等方面的治疗，收到了良好的效果。1985 年 2 月 Huang 首先在闭胸犬模型上使用射频能量治疗心律失常，证实用传统的 2mm 电极导管可以安全有效地消融房室交界区。随后 Huang 对影响射频损伤灶大小的参数，包括电极大小、电极头端与组织接触面压力、功率、放电时间等进行系统研究，1987 年 Borggrefe 首先应用射频能量对 1 例房室折返性心动过速患者进行消融手术，成功消除了患者的旁道。此后短短几年，射频消融技术迅速发展，在房室结折返性心动过速、房室折返性心动过速、房性心动过速、心房扑动及室性心动过速等方面的应用都取得了十分满意的效果。

射频消融的机制和影响因素如下。

射频电流是一种正弦波，导管顶端和皮肤电极板之间形成回路。与皮肤电极板相比，消融导管顶端的面积较小，因而其电流密度较高。射频导管本身并不产热，当射频电流流经作用部位的组织时，因组织的阻抗作用而转化为热能。这种热能主要通过传导和很小的辐射作用传递到紧邻的心肌组织。同时，这种热能也通过对流作用弥散到血液池中。在射频消融的交流电路中，导管顶端和心肌界面是主要的阻抗体，因而电流密度和所产生的热能在导管顶端最高，在皮肤电极板最低。有效加热心肌组织的关键取决于导管与心肌组织的接触情况和稳定性，以及导管顶端的表面积。如果接触情况或稳定性不佳，将导致热能弥散到血液池中，即使应用很高的功率，也不能产生足够的心肌温度。虽然较大的导管顶端面积能产生较大的损伤灶，但需要释放的功率也较大。另外，较大的表面积也易于产生较大的对流，使热能损失到血液池。因此，采用 4 ～ 5mm 消融大头导管应用 50W 的最大功率可以产生最大的射频损伤灶。如果使用 8 ～ 10mm 的消融大头导管，就需要 100W 的功率才能达到最大的损伤灶。实验证明 4 ～ 5mm 电极导管释放射频能量产生的损伤灶是最易控制和最合理的，能够满足大多数阵发性室上性心律失常的导管消融的要求。射频能量的损伤灶较小，以及瘢痕组织限制热能传导，导致射频消融治疗与心内膜瘢痕有关的室性心动过速有一定困难。

如果射频消融时组织受热温度超过 50℃，时间超过 10 秒，就会导致因凝固性坏死和干燥所致的热损伤。射频消融应注意以下两个问题。

1. 组织温度　在临床工作中，最值得关注的是组织中温度升高和分布。组织中温度的动态变化是由组织构成、血液灌注、组织温度传导性、代谢过程中产热和射频能量的吸收等综合因素作用的结果。虽然在动物实验中，可以监测心肌组织中温度的变化，但临床上行心脏消融手术时，目前监测技术实际上只能测量导管顶端的温度。导管顶端温度监测技术和顶端面积较大的大头导管在很大程度上改善了射频消融灶的大小。重要的是要认识到电极上的温度，电极 - 组织界面上的温度和组织中的温度是有差别的。如果温度探测传感器远离电极 - 组织界面，这种差别甚至是非常明显的。温度监测和温度控制在射频消融中是非常有用的，因为它能提供有关组织受热情况的重要信息，也能使大头顶端形成结痂的可能性降至最低，从而使损伤灶面积达到最大。

用于射频导管消融的组织温度的范围是 50 ～ 90℃，但对于多数温控导管来说，目标温度或理想温度是 60 ～ 70℃。在这个温度范围内，心肌组织可以因平稳地干燥产生凝固性坏死。如果温度低于 50℃，则没有或只有极少的心肌组织坏死。由于热损伤灶扩大到最大容积的 1/2 的时间是 10 秒左右，因此超过 60 秒后再延长射频消融的时间将不会使损伤灶明显增大。同样，增加输出功率加热深层组织通常会导致电极与组织界面的温度过高，而不能达到增加损伤灶的预期目的。

需要注意的是，流动的血液产生的对流冷却作用会限制损伤灶的形成。因此，血液循环较快的部位，如靠近三尖瓣和二尖瓣环的部位，要比血液循环较慢的部位需要释放更大的射频功率。

2. 决定损伤灶大小的物理因素　射频导管消融作为消融各种致心律失常基质的首选治疗方法，得到了迅速发展。但射频电流的直接加热作用产生的损伤灶相对较小和较浅。有几个影响射频导管消融的限制因素，如电极导管顶端面积小，分散的电流和导管顶端周围焦痂形成等。一些射频消融技术，如增加功率输出，增大电极头端面积或应用顺序相连的四极导管放电，监测和控制电极温度和阻抗等，能够部分克服这些局限性，提高导管消融的效力，产生更大和更深的损伤灶。然而所有这些技术都因消融需要有效的电流密度而极大削弱其作用。

通过冷却或降低电极 - 组织界面温度的机械方法，能预防温度过高，从而防止应用高功率时在电极 - 组织界面形成焦痂。较低的温度可以使因组织形成焦痂而致电极阻抗升高的发生率降至最低。

一种主动冷却的方法是在射频消融时通过导管腔和消融导管进行盐水灌注。已经证明导管消融时盐水灌注可以产生明显增大的损伤灶，盐水灌注在高功率时，使电极 - 组织界面保持较低的温度。这样就可以防止阻抗升高和使较深组织产生比电极 - 组织界面更高的温度。

另外，保持电极对心内膜轻微的压力可以促进射频能量作用于心内膜，而且射频导管消融的效力亦依赖于导管 - 组织的方向和电极接触的角度。已经发现导管与心肌表面平行、垂直或斜角放置产生的组织温度各不相同，电极斜角放置产生的损伤灶较大和较深。

第二节　房室结折返性心动过速导管射频消融

阵发性室上性心动过速最常见的机制是房室结折返性心动过速（atrioventricular nodal reentry tachycardia，AVNRT）。房室结的传导可按房性期前收缩的配对间期和房室传导时间做一曲线来进行研究，结果发现 AVNRT 患者房室之间的传导存在功能不同的多种表现。①第一种表现：随着房性期前收缩的配对间期逐步缩短，房室传导时间逐渐延长，但当配对间期在某一点缩短 10 毫秒时，房室传导时间可突然明显延长至 50 毫秒以上，即发生跳跃。延长前、后的房室结传导分别称为房室结快径、慢径，统称为房室结双径路。房室结双径路可能是因为房室结解剖上或功能上的传导分离造成的，快径传导时间短而不应期长，慢径传导时间长但不应期短。在部分患者，其房室传导曲线可以出现多个跳跃，这可能反映了房室传导多条径路的存在。在 AVNRT 患者中，利用单个或多个心房期前收缩刺激，房室结双径的检出率为 70% ～ 90%；但在无 AVNRT 者中，房室结双径的检出率也可达 50% ～ 70%。因此，房室结双径可能是一种良性的、非特异性的电生理现象。②第二种表现：在少数 AVNRT 患者中，随着心房期前收缩刺激的配对间期逐步缩短，房室传导时间进行性延长，但房室传导并不显示跳跃现象，且 AH 间期多＜ 200 ～ 220 毫秒。此表现可能与快、慢径的不应期相近，以及不同心房刺激部位和心脏自主神经系统对快、慢径不应期的影响等因素有关。③第三种表现：在少数 AVNRT 患者中，随着心房期前收缩刺激的配对间期逐步缩短，房室传导时间进行性延长，A-H 间期多明显＞ 200 ～ 220 毫秒，提示存在房室结的快、慢径双径路，但房室传导并不显示跳跃现象，称为呈连续性房室传导曲线的房室结双径路现象。

Rosen 等将房室结双径概念用于解释临床上的 AVNRT，他们认为，一条径路上的单向阻滞使冲动沿另一条径路下传（图 75-2-1），下传的冲动再逆向折回原先前向受阻的径路，就构成了折返，这一基本概念已得到广泛的承认。

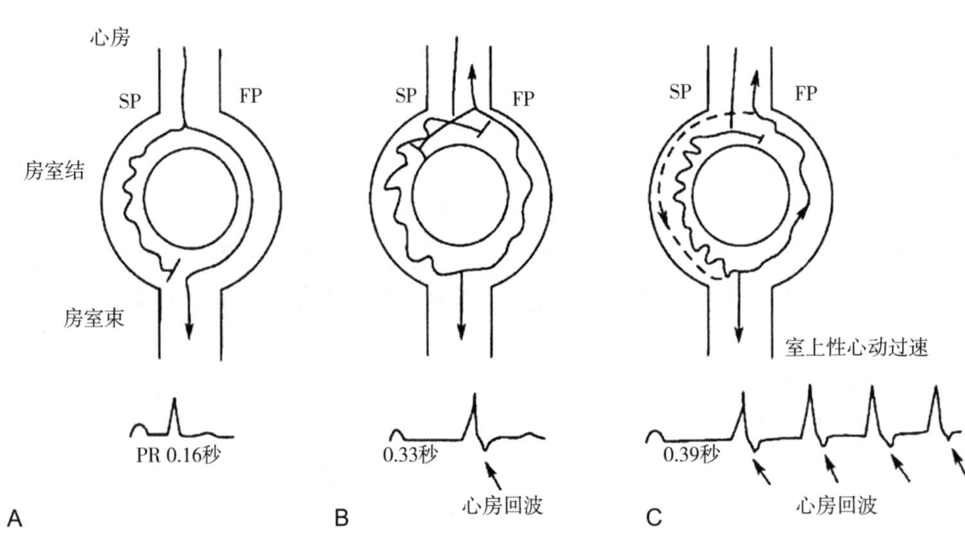

图 75-2-1 AVNRT 折返示意图

根据公认的分类，AVNRT 可分为以下 4 型：①慢快型；②慢慢型；③快慢型；④左侧慢快型。导管消融的目标都是针对慢径消融。

AVNRT 折返环路存在于房室交界区是得到广泛承认的，但是精确的折返路径并不清楚，因此 AVNRT 是机制最复杂的室上性心动过速。在施行消融前，通过各种电生理检查方法，与房室折返性心动过速、房性心动过速、持续性交界性心动过速进行鉴别诊断，确认心动过速为 AVNRT。

最初使用射频消融术治疗房室结折返性心动过速时，以房室结快径为目标。快径消融成功率在 80% ～ 90%，并伴有高度房室传导阻滞的风险，范围在 0% ～ 21%。

慢径消融由于其较高的成功率和较低的房室传导阻滞风险，很快取代了快径消融。在最初的报道中，慢径消融的成功率在 98% ～ 100%，并且高度房室传导阻滞发生率仅占 0% ～ 1%。

慢径位于三尖瓣环膈侧瓣与冠状窦口之间的一小片区域。为了消融慢径，可以在三维计算机标测系统辅助下标定房室束，慢径区域在房室束的下方，在该区域使用消融导管可同时记录心房电位和心室电位，寻找同时记录到较小的、碎裂的心房波和较大心室波的部位可能是慢径消融部位。

笔者所在研究中心常规使用 4mm 非盐水灌注消融导管，设置为温度控制 25W、55℃施行消融。有效的慢路径消融部位在施加射频能量期间几乎总是表现出不规则的、加速的交界区节律，但交界区节律并不是成功消融部位所特有的。

在消融过程中出现交界区节律，其间监测室房传导很重要，房室阻滞预示了术后出现高度房室传导阻滞，通常在首次发生室房传导延迟或传导阻滞时立即终止射频能量输送可避免房室传导阻滞。

如果不能在上述常见的慢径区域实现慢径消融，则需要在冠状窦近端靠近窦口处的部位消融。极少数病例需要在左心房侧消融。

慢径消融的最佳终点存在争议，有学者认为需要完全消除慢径传导。但是，完全慢径消融对于成功的临床结果可能不是必需的，而且研究提示完全慢径消除后高度房室传导阻滞的发生风险更高。消融后残留慢径并伴有单个心房回波是可以接受的消融终点，并不增加复发率。因此，笔者所在的研究中心的慢径消融属于房室结改良，消融终点设定为慢径不应期改变，并且心动过速不能被诱发。

一些房室结型折返性心动过速患者在窦性心律时出现持续性一度房室传导阻滞，提示可能缺乏前传快径，如果消除慢径则存在完全房室传导阻滞的高风险。但是，有报道称在一度房室传导阻滞的患者中，慢径消融后心房 - 房室束间期保持稳定或缩短。在这些患者中，快径可能受到慢径隐匿性传导的影响，并且通过慢径消融消除这种作用，通常会缩短快径的有效不应期。

20 世纪 90 年代发表了有关慢径消融患者的初步研究，自那时起积累了数年的经验。为了准确了解当前实践中获得的结果，对多个电生理实验室在 1997 ～ 2002 年进行的慢径消融结果进行调查。汇总的样本量为 8230 名房室结折返性心动过速患者，1.3% 的患者需要再次消融手术，长期成功率为 99%，0.4% 的患者发生需要植入起搏器的高度房室传导阻滞。这些结果证实慢径消融高度有利的风险收益比。

由于有利的风险收益比，射频消融房室结折返性心动过速已成为大多数有症状且需要治疗的房室结折返性心动过速患者的首选治疗方法。更多患者应选择接受射频导管消融作为一线治疗，以避免心动过速相关症状和（或）应用抗心律失常药物治疗。

第三节　预激综合征及房室折返性心动过速导管射频消融

旁道介导的房室折返性心动过速是第二种最常见的阵发性室上性心动过速。1984 年，首次报道在冠状窦口附近使用 200J 的电击以消融后间隔旁道。使用直流电电击消融后间隔旁道的长期成功率达 67%。直流电消融左侧和右侧旁道成功率不高，而且严重并发症（如心肌破裂）的发生风险较高。因此，在当年，直流电消融旁道通常仅限于出现严重症状的药物难治性患者。当用射频能量代替直流电电击时，在所有位置进行导管消融旁道变得可行且相对安全，并且该方法的选择标准极大扩大。

一、标测与消融技术

旁道通常位于左心室二尖瓣环游离壁。这些旁道可以使用逆行主动脉或经房间隔途径进行定位和消融。经房间隔途径的优点包括标测 / 消融导管的可操作性更好，避免了动脉并发症（如冠状动脉解剖）的风险。但是，经房间隔途径亦会带来并发症的风险，如冠状动脉栓塞，并且可能无法像逆行法那样容易稳定的接触组织。对于主动脉瓣置换术后或主动脉病变的患者，经房间隔途径显然是首选技术。但是，在比较逆行和经房间隔途径的研究中，两种方法的总成功率相似且都比较高。在大多数情况下，决定使用哪种途径主要取决于操作者的偏好。

约 20% 的旁道位于后间隔，大部分在右侧三尖瓣环或冠状窦近端可消融成功。其中约 20% 的患者旁道位于左侧后间隔，根据操作者的喜好，这些旁道可使用经房间隔或逆行主动脉方法消融。研究结果表明，需要采用左侧方法，V_1 导联 R ∶ S ＞ 1（当存在明显的预激时），心动过速时出现左束支阻滞 V-A 间期延长 10 ～ 25 毫秒，提示旁道位于左侧后间隔。

另外，旁道较常见的位置是右心室三尖瓣环游离壁。这些旁道通常使用下腔静脉入路，这时需使用长导引鞘为消融导管提供支撑，提高导管的稳定性。

约 2% 的旁道位于前间隔或中间隔，并且这些旁道由于靠近房室交界而可能难以消融。在一系列前间隔或中间隔旁道的患者，进行了冷冻导管消融，在所有患者中均未损伤房室传导系统的情况下，仍取得了成功的结果。对于这一类旁道，冷冻消融可能是一种有效而安全的方法。

旁道消融靶点的确定分别通过以下方法：明显预激时最早的心室激动和心室起搏时最早的逆行心房激动提示旁道所在位置。游离壁旁道通常是斜行跨越瓣环，心室最早激动点与心房最早激动点可能不在一个平面上。

对于大多数游离壁旁道，设置功率为30W和温度为55℃，使用常规4mm消融导管可以实现完全双向阻滞。如果未能完全阻滞旁道传导，更换为8mm消融导管或盐水灌注消融导管可能更容易实现永久性的旁道阻滞。

据报道，5%的后间隔旁道和17%的左后旁道存在于心外膜，通常可在冠状静脉窦系统内成功消融。一小部分左侧游离壁旁道也可能是心外膜的，需要从冠状窦内消融。还有其他类型的异常旁道，包括右心耳至右心室的旁道，Marshall韧带相关的旁道。

二、消融预后及并发症

在早期的报道中，旁道消融的急性成功率为89%～100%，复发率为3%～9%，长期成功率为85%～100%。并发症发生率为2%～3%，最常见的并发症是心脏压塞和房室传导阻滞。在1992～1995年，对18家研究中心进行的温度控制的射频消融导管试验中，500例存在旁道的患者中93%成功消融，左侧旁道的成功率（95%）高于后间隔（88%）和右侧（90%）旁道；1例死亡（由左冠状动脉解剖引起），死亡率为0.2%。1998年对5个大学的电生理实验室进行的一项调查显示，在经历了旁道射频消融的3856名患者中，有0.08%发生了致命的并发症。该死亡率与预激综合征的年度猝死风险相比，为0.05%～0.5%。

一项来自美国Michigan大学心脏中心的汇总研究可以更好地了解旁道消融的风险收益比。在1997～2002年，在总共6065例患者中，急性成功率为98%，2.2%的患者需要再次手术，0.6%的患者发生严重并发症（心脏压塞、房室传导阻滞、冠状动脉损伤、腹膜后出血或卒中），其中1名患者死亡（0.02%）。

因此，单次导管消融的风险明显低于与预激综合征相关的年度累积风险。对于任何需要治疗的旁道介导的房室折返性心动过速患者，高度有利的风险收益比证明了将导管消融作为一线治疗的合理性。

第四节 局灶性房性心动过速导管射频消融

房性心律失常包括一系列不同的心律失常，几乎包括所有心律失常的机制。3种最常见的心律失常是局灶性房性心动过速、折返性房性心动过速（包括心房扑动）和心房颤动。一般来说，抗心律失常药物对这些心律失常反应不良，患者经常出现反复发作，有时甚至出现衰弱症状。在过去的10年中，心脏电生理学的主要技术的进步已经把导管消融带到了治疗这些心律失常的前沿。

一、房性心律失常的分类

房性心律失常的分类仍不清楚。大体而言，根据心律失常的机制，规律的房性心动过速可分为两类：局灶性和折返性。心房颤动属于紊乱的快速房性心律失常，不在本节讨论。

局灶性房性心动过速是早期心房活动从一个异位起源点向外扩散而形成的心动过速，可以是阵发性的或不间断的，有时表现为重复的、短阵的心动过速，伴一次或多次窦性搏动（图75-4-1）。在心电图上，P波在每个QRS波前都可以被识别出来。然而，在持续心动过速时，由于前一个QRS波或T波的叠加，P波很难区分。

折返性房性心动过速及心房扑动是由于在环绕阻滞区域周围出现了较大的折返环路（通常直径大于2cm）。该阻滞区可能是如肺静脉或瓣膜环之类的解剖结构，也可能是由组织电学性质的异质性引起的功能障碍。折返的经典例子是典型的心房扑动，但这一类包括各种形式的非典型扑动。在ECG上，房扑通常被描述为具有所谓的锯齿状外观，这归因于存在连续电活动。折返性房性心动过速导管射频消融将在下一节讨论。

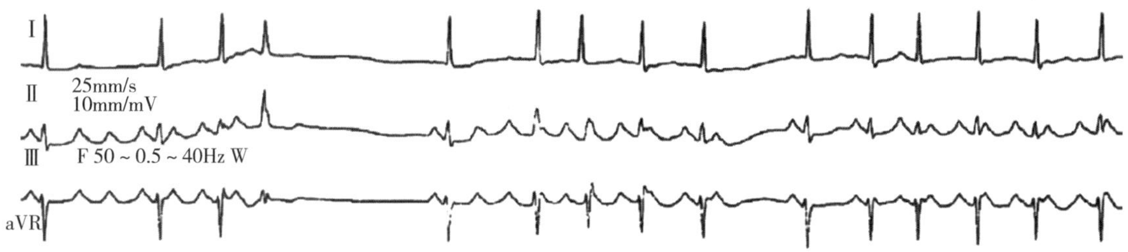

图 75-4-1　局灶性非持续性房性心动过速快速反复发作，靶点位于右上肺静脉并被消融

二、局灶性房性心动过速

局灶性房性心动过速属于室上性心动过速，是室上性心动过速中最不常见的类型，仅占室上性心动过速导管消融的 10% ～ 15%。尽管一般是良性的，但 25% 的患者会出现频繁的阵发性或持续性心动过速，其中 1/3 的患者最终会发展为心动过速介导的心肌病。局灶性房性心动过速的潜在机制可能包括异常的自律性、触发活动或微折返。然而，通常不可能精确地确定这些机制中哪一个是主要的。

没有确切的数据显示任何一种抗心律失常药物在局灶性房性心动过速治疗中优于另一种抗心律失常药物，并且大多数信息来自小型研究且主要是观察性研究。由于钙通道阻滞剂和 β 受体阻滞剂的副作用小，通常被推荐作为一线药物。在难治性病例中，Ⅰc类（氟卡尼和普罗帕酮）或Ⅲ类（索他洛尔和胺碘酮）可以考虑作为抗心律失常药物使用，但使用这些药物应兼顾其不确定性和相对较差的疗效，以及包括室性心律失常在内的副作用。鉴于仅有的药物的疗效较差，导管消融是反复发作或持续性局灶性房性心动过速，特别是心动过速介导的心肌病患者的一线治疗。

三、消融前起源点定位

大多数局部房性心动过速发生在没有结构性心脏病的情况下，尽管在心动过速起源处可能存在局部异常，包括纤维化。心动过速起源灶并非随机分布于整个心房，而是局限于特征性解剖部位（图 75-4-2）。右心房约占 75%，最常见的起源点是终末嵴的上段和中段。在左心房，病灶最常见于肺静脉口。

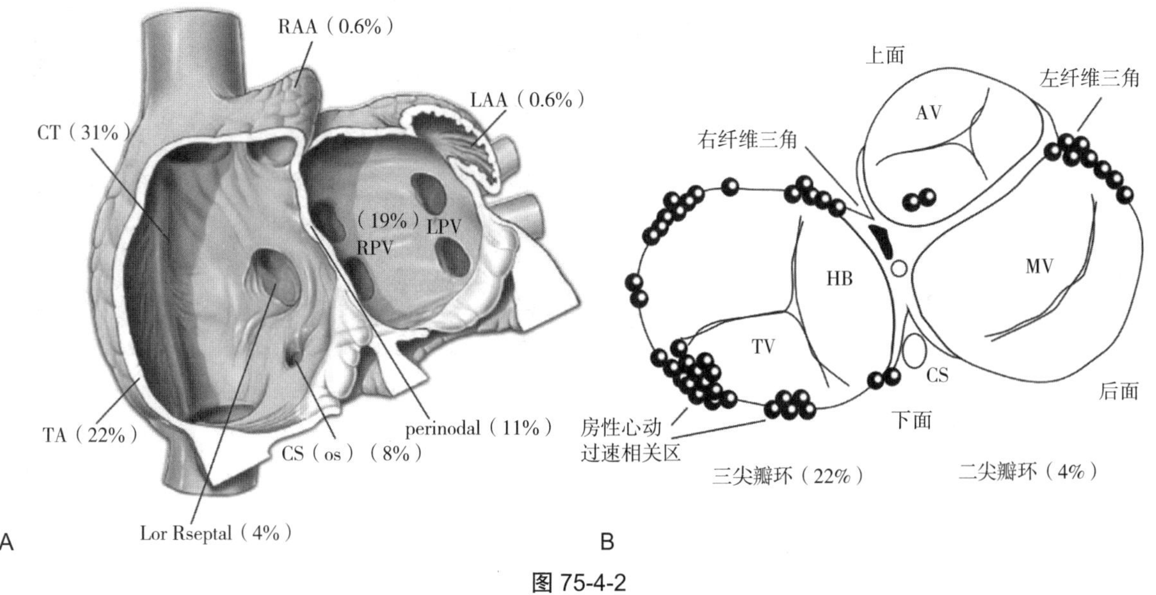

图 75-4-2

A. 局灶性房性心动过速的常见解剖分布，房室瓣环已被移除。B. 二尖瓣和三尖瓣房性心动过速的常见解剖分布。AV. 主动脉瓣；CS（os）. 冠状窦（口）；CT. 终末嵴；HB. 房室束；LAA. 左心耳；LPV. 左肺静脉。MV. 二尖瓣叶；RAA. 右心耳；RPV. 右肺静脉；TA. 三尖瓣环；TV. 三尖瓣叶

Lee G, Sarders P, Kabman JU, Catheter ablation of atrial arrhythmias: state of the art. Lancet, 2012, 380(9852)：1509-1519

根据心电图的 P 波形态可以在导管消融前为局灶性房性心动过速的起源部位提供重要线索。Kistler 及其同事开发了一种算法，可有效预测心动过速起源部位，准确率达 93%。V_1 导联在区分左心房（正向 P 波）还是右心房（负向 P 波）起源方面最有用。

四、标测与消融技术

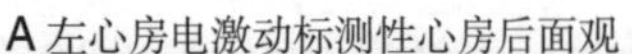

在持续性心动过速期间或在存在频繁的心房异位的情况下进行房性灶的解剖定位，这是标测的必要前提。在某些情况下，起源点无法被诱发，因此无法标测。在术前心电图定位感兴趣的区域，使用三维标测系统可以将彩色编码的激动时间叠加在心房解剖结构上，使用可控消融导管进行精确定位，以定位最早的心房激动点。这种方法可以识别出最早激动的中心区域，并具有放射状传播（图 75-4-3），在该最早激动点可以成功消融心动过速。

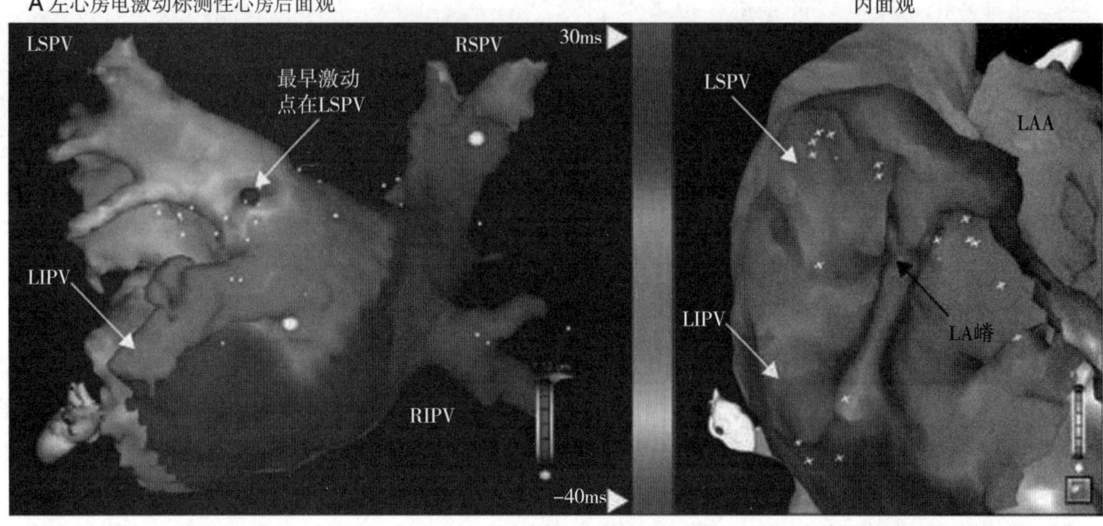

图 75-4-3 最早激动点（红色），并径向传播远离该中心部位。激动图叠加在患者的心脏 CT 扫描上

A. 最早激动点位于左上肺静脉口的后部。显示了左心房后前位视图（左侧）和腔内视图（右侧）。B. 叠加显示主动脉根部与最早激动。可以清楚地了解二尖瓣环和主动脉根部之间的解剖关系（左侧）。TEE 图像（右侧）显示了在心动过速期间最早的心房激动点消融导管的位置。AMC. 主动脉瓣与二尖瓣环连接部；AoV. 主动脉瓣；LA. 左心房；LAA. 左心耳；LAO. 左前斜位；LIPV. 左下肺静脉；LMCA. 左冠状动脉；LSPV. 左上肺静脉。LV. 左心室；MV. 二尖瓣；RIPV. 右下肺静脉；RSPV. 右上肺静脉；TEE. 经食管超声心动图

Lee G, Sonders P, Kalman JM, Catheter ablation of atrial arrhythmias: state of the art. Lancet, 2012, 380(9852)：1509-1519

五、消融预后

房性心动过速的导管消融是一种非常有效的治疗方法，大多数研究报道称其急性成功率>85%～90%，很少发生重大并发症。伴有持续性房性心动过速的继发心肌病的患者预后极好，大多数患者可在数月恢复左心室功能。

第五节　折返性房性心动过速及心房扑动导管射频消融

折返性房性心动过速及心房扑动在电生理机制上是相同的，区别在于心房连续激动的周长不同，心房扑动的心房激动周长更短，因此折返性房性心动过速和心房扑动在导管消融中视为同一类心动过速。

房性心动过速的折返机制是由于心房中存在阻滞区域，在阻滞区域周围产生传导的异质性，阻滞区域可以是固定的解剖结构或功能性的电生理学障碍。通常，心房的独特解剖结构是折返环路定位的重要决定因素。最常见的形式是众所周知的典型心房扑动，其特征是在体表心电图的下壁导联中存在经典的锯齿形扑动波。

心房扑动的存在通常暗示心房颤动的潜在倾向，这最终将在大多数患者中得到确认。心房扑动常是心房颤动的过渡期。

一、折返机制

典型心房扑动的折返环路位于右心房，并且产生阻滞的解剖学屏障已被阐明。简单地说，该环路可以看作是一个宽广的激动波阵面，它绕着心房前部的三尖瓣环旋转。在后方，终末嵴（在心房后侧从上腔静脉延伸到下腔静脉）细胞与细胞的结合在横向上相对较差，因此在横向传导可能变慢或受阻，起到传导屏障的作用。典型心房扑动折返环路的关键峡部位于三尖瓣环下部和下腔静脉之间的右心房底部。图 75-5-1 显示了典型心房扑动的基本要素。在约 15% 的环路中，波阵面沿顺钟向旋转。

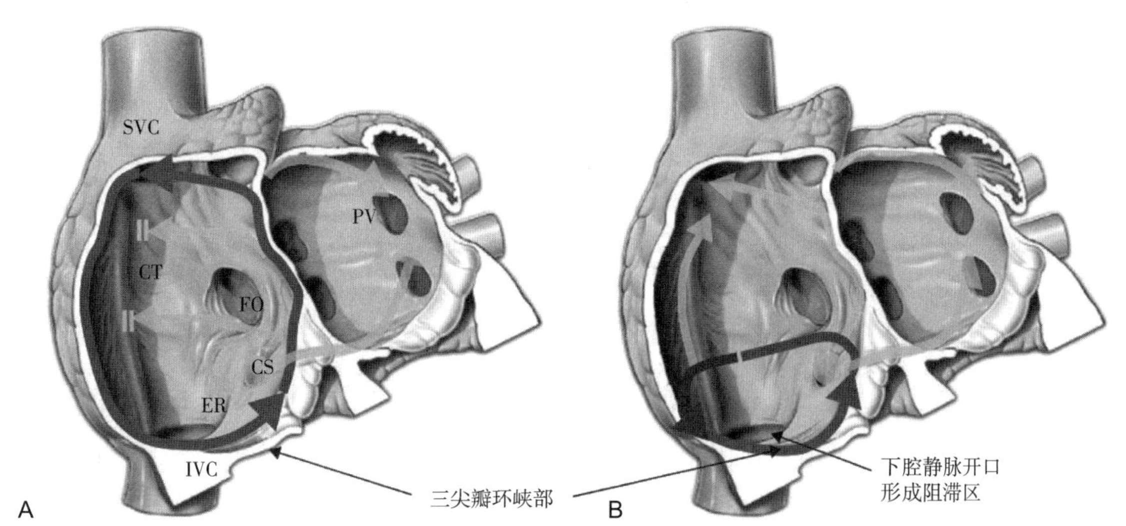

图 75-5-1　典型的心房扑动折返环（A）和低位折返环（B）的解剖回路

CS. 冠状窦；CT. 终末嵴；ER. 欧氏嵴；FO. 卵圆窝；IVC. 下腔静脉；PV. 肺静脉；SVC. 上腔静脉

Lee G, Sonders P, Kalman JM, Catheter ablation of atrial arrhythmias: state of the art. Lancet, 2012, 380(9852)：1509-1519

为了清楚起见，将前面的房室瓣环移除。红色箭头代表每个假定环路的激动路径。蓝色箭头表示三尖瓣环关键峡部。线性消融关键峡部可以阻断 2 个心房折返环。黄色箭头表示不属于主动环路的部分心房组织的被动激活。典型心房扑动折返环路环绕三尖瓣环（A）。请注意，终末嵴（CT）形成了完整的传导阻滞线（黄色双线），迫使环路沿三尖瓣环折返。低位的小环路围绕下腔静脉折返（B）。灰色箭头表示在终末嵴低位存在横向传导的空隙。

非典型心房扑动所涉及的折返环是高度可变的，并且涉及一系列解剖边界（图 75-5-1，图 75-5-2）。

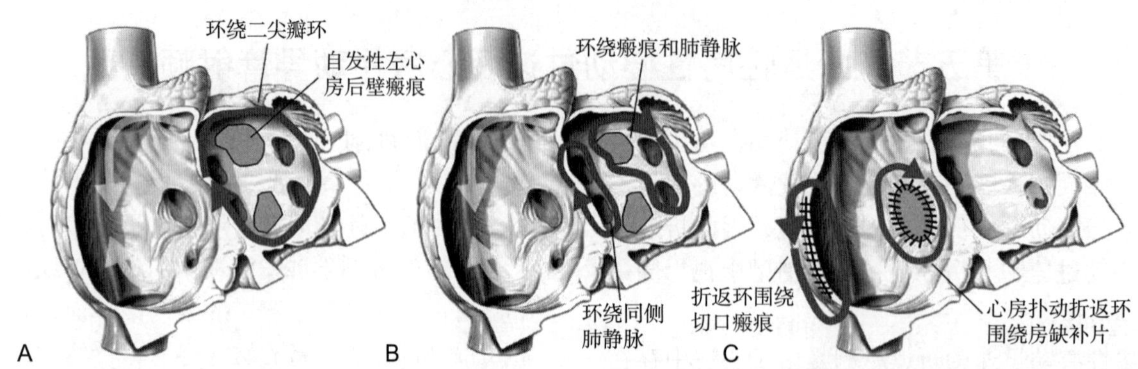

图 75-5-2 红色箭头代表每个环路的激动路径。黄色箭头表示被动激活波阵面。灰色区域表示左心房后壁上的自发性瘢痕区域

A. 二尖瓣环心房扑动。围绕二尖瓣环折返，右心房被动激动。在心房疾病的情况下，后壁瘢痕形成（灰色区域）会导致传导缓慢，从而导致这种心律失常的发生发展。B. 左心房心房扑动折返环。可能涉及肺静脉周围的环路或肺静脉周围的环路及左心房后壁瘢痕的区域，而右心房则被动激动。C. 心房外科手术术后缝合线和瘢痕组织周围或在诸如 ASD 贴片。ASD. 房间隔缺损

Lee G, Sonders P, Kalman JM, Catheter ablation of atrial arrhythmias: state of the art. Lancet, 2012, 380(9852)：1509-1519

非典型心房扑动可大致分为三类：既往无心房手术、涉及心房的心脏外科手术术后（先天性和瓣膜性心脏病）及心房颤动消融术手术后。

在未进行过心房手术的患者中，文献已经描述了各种环路。在右心房中，这些环路包括在心房游离壁或环绕下腔静脉的心房低位环路。左心房非典型心房扑动通常发生在严重的结构性心脏病(如心力衰竭或二尖瓣反流)导致的扩大的心房。在这些慢性扩张的心房中，形成了纤维化区域，这些区域成为缓慢传导区形成稳定的折返。这些环路可以是单个的也可以是多个的，并经常发生在二尖瓣环或肺静脉周围（图 75-5-2）。

在先前进行过心房外科手术的患者中，缝合线、瘢痕或假体材料可能会形成传导屏障，这通常被称为瘢痕介导的房性折返性心动过速。

尽管典型心房扑动的心电图具有典型特征，但非典型扑动的扑动波形态变化很大，很少能提供精确的折返环解剖定位线索。抗心律失常药物通常无效，并且由于无法维持窦性心律，超过 50% 的患者最终将转而采用室率控制策略。导管消融是典型心房扑动，以及心房颤动抗心律失常药物治疗后心房扑动的一线治疗。非典型扑动消融的指征包括反复发作、不能耐受及抗心律失常药物治疗失败的心动过速。

二、标测与消融技术

心房扑动标测包括激动标测、拖带标测和三维计算机标测系统。激动标测由带有多个电极的导管组成，这些电极可以识别波阵面传播的方向。拖带标测是从心房中不同的解剖部位在心动过速中快速起搏，可识别出哪些部位在折返环路上。三维计算机标测系统用于重建 3D 解剖结构，并叠加了彩色编码的激动时间，以准确显示非常复杂的环路的位置（图 75-5-3）。

三维计算机标测系统可以将复杂的折返环路形象化的在重建的解剖模型上显示，尤其是在异常的心房解剖结构，多个环路和瘢痕区域的情况下（图 75-5-3）。成功消融取决于识别折返环路中关键峡部（图 75-5-3），可通过线性消融阻断折返环，从而根治心动过速。

典型心房扑动的消融，关键峡部在三尖瓣环至下腔静脉开口，在此处选择最短的径线并远离房室交界区，从三尖瓣环至下腔静脉进行线性消融（平均距离为 2 ～ 3cm），给予连续永久性射频消融损伤，阻断折返环，根治典型心房扑动。

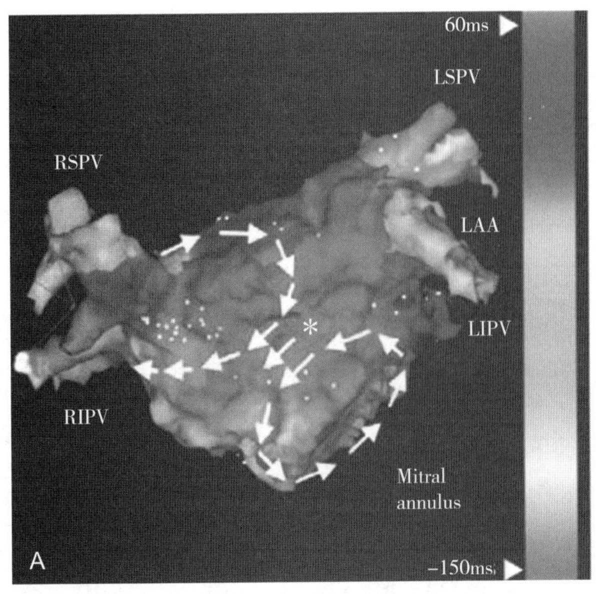

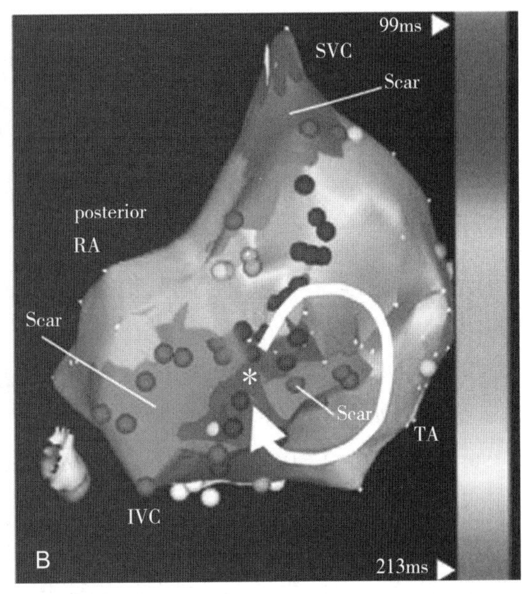

图 75-5-3　环路位置（三维重建解剖模型）

A. 左心房心房扑动双环折返（前面观）。白色虚线箭头表示一个双环共用关键峡部（*）形成的折返环。B. 房缺修补术后，右心房心房扑动（右面观）。白色实线箭头表示环房间隔缺损补片形成的折返环；* 表示岛状瘢痕间的通道形成的关键峡部

RSPV. 右上肺静脉；LSPV. 左上肺静脉； RIPV. 右下肺静脉； LIPV. 左下肺静脉；LAA. 左心耳；SVC. 上腔静脉；Scar. 瘢痕；IVC. 下腔静脉；Posterior RA. 右心房后面；Mitral annulus. 二尖瓣

Lee G, Sonders P, Kalman JM, Catheter ablation of atrial arrhythmias: state of the art. Lancet, 2012, 380(9852)：1509-1519

三、消融预后

现在，典型心房扑动急性手术成功率超过95%，随访 1 ～ 2 年心房扑动的复发率为 5% ～ 10%。主要并发症很少见。射频消融与抗心律失常药物的随机对照研究发现，在 21 个月的随访中，消融治疗和药物治疗维持窦性心律的比例分别为 80% 和 36%，差异明显。消融心房扑动后，心房颤动的发生与时间有关，经过长期随访研究，发现其发生率可能高达 80%。所以，尽管已成功进行扑动消融，仍需进行密切随访，关注心房颤动的发展。

非典型扑动消融的结果变化更大，并且取决于心脏病的类型和心房病理的程度。一般而言，手术较简单［如房间隔缺损（ASD）修复，二尖瓣修复］的患者比复杂先天性心脏病进行过几次手术的患者有更好的预后。在这些人群中，通常将消融作为一般策略的一部分，该策略还可能包括开放式手术方法。然而，消融策略可以产生高度有效的缓解症状。

第六节　不恰当窦性心动过速导管射频消融

不恰当窦性心动过速（inappropriate sinus tachycardia，IST）是一种非阵发性室上性心动过速，其特征是窦性心率持续升高和（或）不按比例升高，而不是由原发性原因引起的。IST 的基本机制仍知之甚少，可能既包括内在的窦房结疾病，又包括外在的系统性自主神经失调。患者通常表现为心悸，但非特异性症状（如胸痛、呼吸短促、疲劳、头晕和晕厥）。心悸可能是该综合征的唯一表现。应寻找和治疗窦性心动过速的可逆原因，并应将药物治疗或非药物治疗视为一线干预方法。相对于其他室上性心动过速，导管消融在 IST 治疗中的作用尚不明确。迄今为止，尽管临床证据很少，而且样本例数较少、成功率差异大，但建议一般治疗无效的难治性 IST 的有症状的患者行导管消融。

一、标测与消融技术

在 IST 中，导管消融旨在改良窦房结。窦房结成带状，从上向下沿终末嵴上外侧分布，分为头部、中部、尾部，头部心肌细胞自律性较尾部高，

这是窦房结改良的解剖基础，可通过沿终末嵴上外侧消融实现窦房结改良，以消除较快的窦房结速率，同时尝试保持变时性。

窦房结改良最好在轻度镇静下（芬太尼和咪达唑仑）进行，可以采用全身麻醉（不使用会刺激神经痹剂），尤其是在需要心外膜入路时。通常，在消融前进行电生理检查，以排除其他室上性心动过速（主要是窦房结折返和局灶性房性心动过速）。IST 是自发性心动过速，它是自发性发生或在肾上腺素能刺激后发生，表现为频率逐渐增快的“Warm up”现象和终止时频率逐渐减慢的“Cool down”现象。

一旦确诊，在异丙肾上腺素刺激下（2μg/min），将窦房结点定位为局部激动时间提前 P 波至少 25 毫秒。由于窦房结与右侧膈神经毗邻（图 75-6-1），因此在每次消融前，需要执行高输出起搏（2 毫秒，双极起搏＞ 10mA），观察是否存在膈肌起搏，以避免消融损伤膈神经导致膈肌麻痹。

我们建议使用盐水灌注消融导管，温控 40W、43℃，观察局部阻抗下降 5 ～ 10Ω，窦性心率增快，随后降低＞ 30 次 / 分或出现短暂的加速性交界性节律，则表明消融成功，因此应继续消融至少 60 秒（图 75-6-2）。目标是确保窦房结速率的持续降低（在异丙肾上腺素 2μg/min 时降至 80 ～ 105 次 / 分）。当这种方法无效时，应尝试心外膜入路的消融策略，接受窦房结改良的患者多达 50% 需要心外膜入路，从而增加了急性手术的成功率。

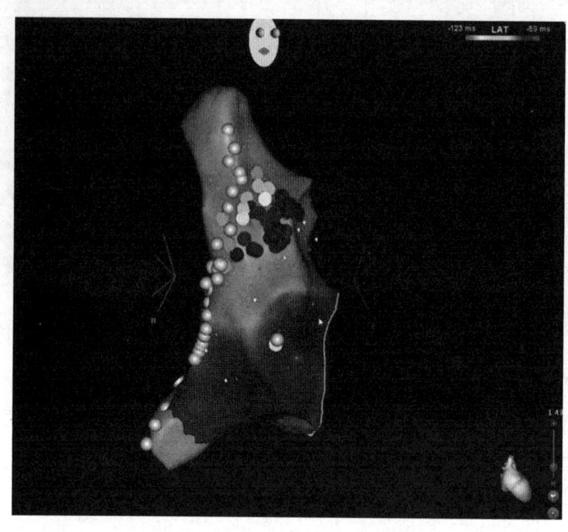

图 75-6-1　右心房右前斜视图

白点为膈神经走行，红点为消融点

Gianni C, Biase LD, Mohanty S, et al. Catheter ablation of inappropriate sinus tachycardia. J Interv Card Electrophysiol, 2016, 46(1): 63-69

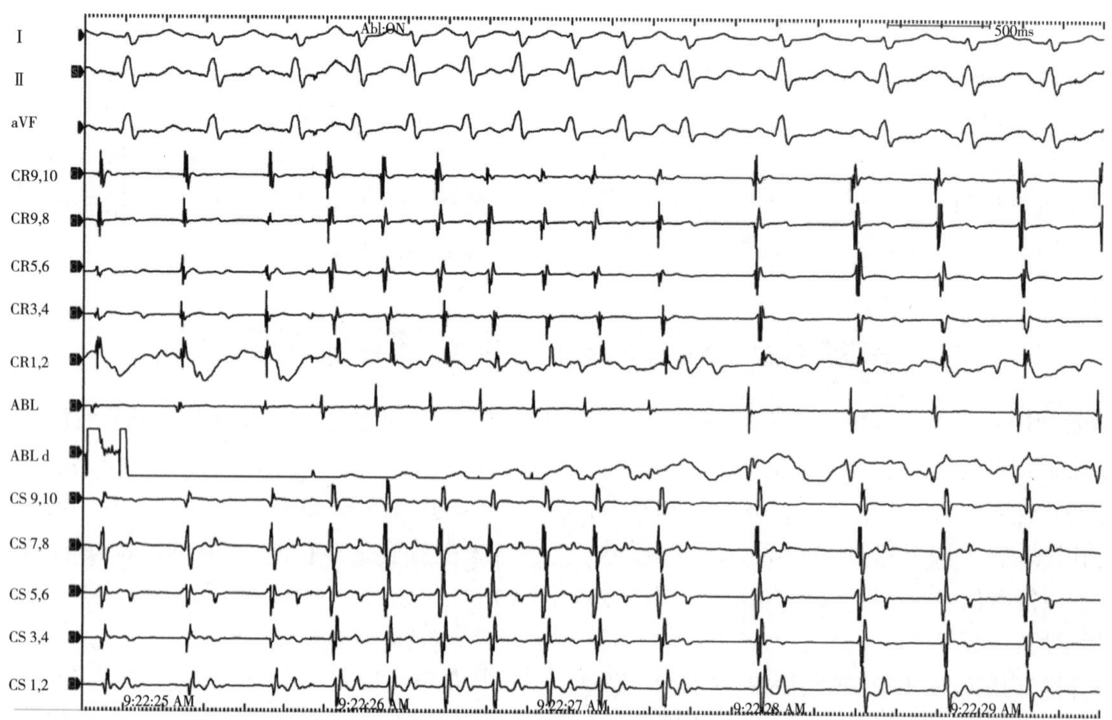

图 75-6-2　成功的消融位点，在消融开始时加速了窦性频率

Gianni C, Biose LD, Mohanty S, et al. Catheter ablation of inappropriate sinus tachycardia. J Interv Card Electrophysiol, 2016, 46(1): 63-69

二、并发症

窦房结改良特有的并发症包括上腔静脉综合征、膈肌麻痹和窦房结功能不全。上腔静脉综合征继发于广泛的消融和上腔静脉 - 右心房交界处的水肿，通常是临时的。膈肌麻痹是由于损伤右侧膈神经引起的，可以通过消融前及消融时持续起搏膈神经观察膈肌运动，一旦出现膈肌运动减弱，则停止消融以保护神经功能。真正的窦房结改良很少发生窦房结功能障碍，但一旦发生，则需要植入永久性起搏器，以改善症状性心动过缓。

（洪文旭　丁春华）

第七节　心房颤动射频消融术

20 世纪 90 年代末，Haissaguerre 等率先将导管射频消融术应用于心房颤动的治疗，之后 20 多年的时间里，随着人们对心房颤动射频消融术的不断探索，认知加深，以及导管技术、三维标测系统的不断发展。心房颤动射频消融术目前已成为心房颤动治疗的一线治疗。

本节结合近年国外相关指南、《中国心房颤动：目前的认识和治疗的建议（2018）》及国内外相关研究，从心房颤动导管消融适应证及禁忌证相关指南的发展历程、心房颤动射频消融手术方式及终点、心房颤动射频消融术围术期管理、相关并发症的识别和处理、未来展望五个方面阐述心房颤动射频消融术。

一、心房颤动导管消融适应证及禁忌证相关指南的发展历程

2007 年，《HRS 心房颤动的导管及外科消融治疗专家意见共识》将心房颤动导管消融适应证进行扩大，但并没有给出推荐，并指出：对于ⅠA 或ⅠC 类抗心律失常药物（AAD）治疗无效或不耐受 AAD 治疗的症状性心房颤动，可行导管消融治疗；在极少数情况下导管消融作为一线治疗是合适的；对部分合并心力衰竭或 LVEF 降低的症状性心房颤动可行导管消融。

2012 年，《2012HRS-EHRA-ECAS 心房颤动导管和外科消融专家共识：心房颤动定义、试验研究设计、患者筛选、程序技术、患者管理与随访、治疗终点推荐》将导管消融提升为一线疗法，共识指出：在有经验的中心，导管消融可作为 AAD 治疗无效，有明显症状的阵发性心房颤动的一线选择（Ⅰ，A）。

2014 年，美国心律学会 / 欧洲心律失常学会（HRS/EHRA/ECAS）指南将导管消融指征进一步细化，指南指出：对于症状难治性或不耐受至少一种Ⅰ类或Ⅲ类 AAD 治疗的患者，需要控制节律时，导管消融治疗有效（Ⅰ，A）；对于部分经过选择的症状难治性或不耐受至少一种Ⅰ类或Ⅲ类 AAD 的持续性心房颤动患者，可行导管消融治疗（Ⅱa，A）。同时指南明确提出了导管消融的禁忌证：在术中及术后不能使用抗凝治疗的患者，不应实施心房颤动导管消融（Ⅲ，C）；对避免抗凝治疗作为唯一目的的患者，不应实施心房颤动导管消融来恢复窦性心律（Ⅲ，C）。

2017 年，《2017 美国心律学会 / 欧洲心律失常学会 / 亚太心脏节律协会 / 拉美心脏起搏与电生理协会（HRS/EHRA/ECAS/APHRS/SOLAECE）专家共识声明：房颤导管和外科消融》明确了消融带来的益处，共识指出：有足够的证据表明心房颤动消融可改善生活质量；有合理证据表明心房颤动消融可改善心力衰竭患者的左心室功能；尚不清楚心房颤动消融对死亡率、卒中及痴呆风险的影响。同时，该共识明确了消融对一些疑难情况的抉择：症状性持续性心房颤动，无论是否接受过 AAD 治疗，均可行导管消融；长程持续性心房颤动，应用 AAD 之前或之后均可考虑行导管消融；伴心力衰竭、肥厚型心肌病或年龄＞75 岁的患者，在应用 AAD 之前或之后均可考虑导管消融；伴有慢快综合征得患者，导管消融可作为起搏器植入的合理替代选择；无症状心房颤动患者可考虑应用导管消融，但需与患者进行充分讨论，因为获益尚不明确。

《中国心房颤动：目前的认识和治疗的建议（2018 年）》指出，对于持续性心房颤动，一般认为无心房器质性病变或病变轻微、左心房内径＜45mm、心房颤动持续时间较短、年龄＜65 岁、

心房波相对“不碎”可从导管消融中获益。

2019 年 AHA/ACC/HRS 指南针对心力衰竭患者的射频消融给出了推荐：对于射血分数降低型心力衰竭且有症状的心房颤动患者，心房颤动导管消融以降低死亡率、减少心力衰竭住院治疗可能是合理的（Ⅱ a，B-R）。

《2020 ESC/EACTS 指南：心房颤动的诊断和管理》指出，对于射血分数降低且有症状的心房颤动患者，导管射频消融术继续维持上述推荐（Ⅱ a，B-R），但对于症状难治性或不耐受至少 1 种Ⅰ类或Ⅲ类AAD治疗的持续性心房颤动患者，无论是否考虑患者复发因素，导管射频消融术由之前的Ⅱ a类推荐上升为Ⅰ类推荐。目前心房颤动射频消融的适应证如表 75-7-1 所示。禁忌证：①存在左心房 / 左心耳血栓；②存在抗凝禁忌。

表 75-7-1 心房颤动消融适应证

适应证		推荐类别	证据等级
至少应用 1 种Ⅰ类或Ⅲ类抗心律失常药物无效或不耐受的症状性心房颤动	阵发性心房颤动	Ⅰ	A
	持续性心房颤动	Ⅰ	A
	长程持续性心房颤动	Ⅱ a	C-LD
未应用Ⅰ类或Ⅲ类抗心律失常药物治疗的症状性心房颤动	阵发性心房颤动	Ⅱ a	B-R
	持续性心房颤动	Ⅱ a	C-EO
	长程持续性心房颤动	Ⅱ b	C-EO

注：推荐级别如下。Ⅰ类：心房颤动消融的益处明显超过风险，应该进行；Ⅱ a类：心房颤动消融益处超过风险，进行心房颤动消融是合理的；Ⅱ b类：心房颤动消融的益处大于或等于风险，可以考虑心房颤动消融；Ⅲ类：消融没有得到可证实的益处，不推荐使用。证据等级如下。A. 高质量证据（来自一个以上高质量随机对照试验）；B-R. 证据来自中等质量随机对照试验；C-LD. 证据来自有限数据；C-EO. 专家观点。

二、心房颤动射频消融手术方式及终点

长久以来，对于心房颤动的发病机制存在多种学说，如“多子波折返学说”“主导折返环学说”“局灶驱动学说”“肺静脉波学说”“肺静脉 - 左心房折返学说”等，但并无明确定论。因此各手术中心采取的手术方式并无统一标准。目前心房颤动导管消融主要存在以下几种术式：单纯行环肺静脉电隔离（CPVI），以及在 CPVI 基础上选择性联合线性消融、非肺静脉触发灶消融、基质标测消融、碎裂电位（CFAE）消融、转子标测消融、神经节（GP）消融等。

1. CPVI　是心房颤动消融的基石。目前多采用环肺静脉前庭电隔离（PVAI），终点为肺静脉内与左心房传导双向阻滞，可应用标测或消融导管记录或起搏验证。《2020 ESC/EACTS 指南：心房颤动的诊断和管理》再次提高了 CPVI 的地位，建议在所有心房颤动射频消融术中均应完全隔离肺静脉（推荐级别从Ⅱ a类升级至Ⅰ类）。永久性环肺静脉电隔离是 CPVI 的最终目标。因此肺静脉初始隔离后观察 20 ～ 30 分钟，并验证双向阻滞可提高永久隔离率。CPVI 过程中传入阻滞为标准的硬性终点，传出阻滞可以通过以下方法证实：环状电极沿肺静脉记录到的自发电位、持续心律失常、肺静脉内起搏与窦性心律分离。肺静脉内起搏无法传出可证实传出阻滞，但需避免邻近的心房组织远场夺获而导致误判。此外，还可以借助药物（如腺苷、异丙肾上腺素等）验证肺静脉隔离完整性。

2. CPVI 基础上复合术式　对于持续性或长程持续性心房颤动，单纯 CPVI 无法达到有效复律或维持窦性心律的目的，需联合其他消融术式，可对不同患者行个性化的消融策略。常见的术式有线性消融、非肺静脉触发灶消融、基质标测及消融、复杂碎裂心房电位（CFAE）消融、转子样激动的标测及消融、左心房神经丛消融等。

（1）线性消融：心房内线性消融是在进

行 CPVI 后为提高其有效性而附加进行的消融方法，现在作为持续性心房颤动患者的心房颤动基质改良的方法之一，已广泛应用。心房内线性消融是基于心房颤动由多个随机的折返环路维持的假说。也就是说线性消融的目的是通过消除维持心房颤动的部分折返环路，改良心房基质。在大多情况下，线性消融是在治疗持续性心房颤动患者中，消融相关房性心动过速中大折返性房性心动过速所必需的方法，也是持续性心房颤动导管治疗不可少的消融术式。线性消融为最常用的附加消融术式，目的在于阻断折返路径、改变房内激动、延长激动周长、改善心房基质。常见的消融线为三尖瓣峡部（CTI）线、二尖瓣峡部线、后壁顶部线或顶部（图 75-7-1）加底部（Box）线、前壁线等。① CTI 线性消融：导管消融三尖瓣与下腔静脉之间的峡部是治疗典型心房扑动的安全有效且成熟术式。导管消融在治疗心房扑动上较抗心律失常药物（AAD）治疗具有明显的安全性及有效性。对持续性心房颤动或有心房扑动证据的导管消融而言，CTI 线性消融安全易行，操作时间延长有限。② CTI 之外的线性消融：持续性或长程持续性心房颤动采用部分类似迷宫Ⅲ术式的左心房附加消融线，常见消融部位为连接左右侧肺静脉隔离线上方的顶部线，左下肺静脉和二尖瓣之间的峡部线，以及二尖瓣环与环肺消融线或顶部线之间相连的前壁线。③左心房后壁（LAPW）消融隔离（Box）：左心房后壁组织学与肺静脉属同一胚胎系细胞，在心房颤动的触发和维持中起一定作用，所以 LAPW 消融隔离可作为心房基质改良的一种策略。消融线中的后壁隔离部位需达到电学传入阻滞，观察证实后壁消融范围中无电位，并通过窦性心律下 Box 内起搏验证传出阻滞。如果消融线存在缺口，需进一步补充标测及消融。隔离的终点定义为传导的双向阻滞，即包括隔离区内电位缺失及左心房失夺获。

目前，一些研究中心对于长程持续性心房颤动采用步进式（STEP-WISE）消融策略，即肺静脉隔离后继之消融碎裂电位及附加线性消融。但目前对持续性心房颤动附加线性消融的作用存在争议，STAR-AF 研究证实 CPVI 外附加线性消融并不提高消融效果。目前北京安贞医院常规采用 2C3L 的消融术式，即 CPVI 补充消融左心房顶部线、二尖瓣峡部线、三尖瓣峡部线，研究显示结果较 STEP-WISE 理想。但近期更多数据证实附加线性消融较单纯 PVI 并未提高获益，且左心房线性消融（LALA）增高左心房心房扑动发生率。我国《心房颤动：目前的认识和治疗的建议——2018》推荐初次消融的阵发性心房颤动不行附加线性消融；初次或复发消融的非阵发性心房颤动，如未诱发出大折返房性心动过速，或非必要改良基质，不附加线性消融；对非持续性心房颤动确需附加线性消融，必须通过标测及起搏方法确认消融线阻断。

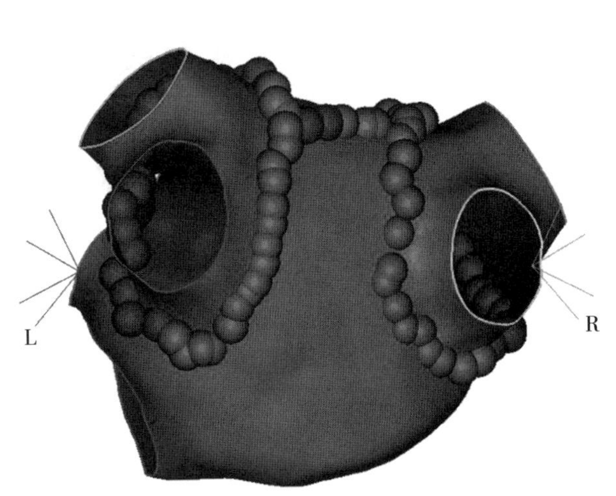

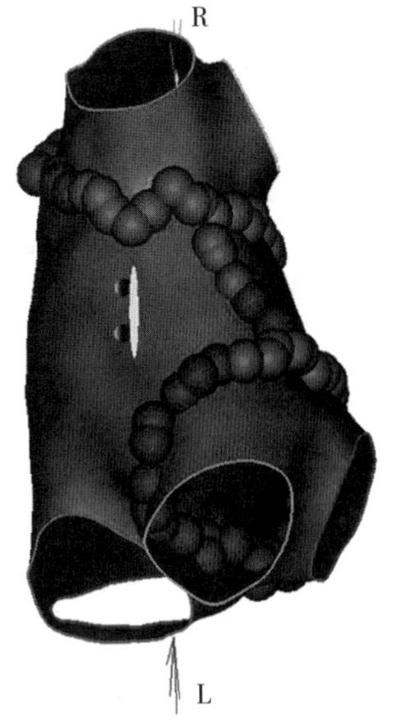

图 75-7-1　CPVI+ 左心房顶部线示图

（2）非肺静脉触发灶消融：相关文献指出导管消融的心房颤动患者中 10% ～ 33% 可发现非肺静脉触发灶。阵发性和较多持续性心房颤动可通过诱发手段发现非肺静脉触发灶。研究表明，反复使用高剂量异丙肾上腺素及 ATP 可诱发非肺静脉触发灶。非肺静脉触发灶起源点多位于左心房后壁、上腔静脉、界嵴、卵圆窝、冠状窦、欧氏嵴、Marshall 静脉及房室瓣环交接处。部分心房颤动患者存在左心耳触发灶，找到心房颤动非静脉触发灶，并进行消融，可提高消融成功率，如存在上腔静脉触发灶，可行上腔静脉隔离；存在 CS 内触发灶，必要时可于 CS 内消融；存在 Marshall 静脉触发灶的患者，必要时可联合无水乙醇消融。

（3）基质标测消融：心房颤动属于一种特殊心房心肌病，这种病变基质为组织学心房肌纤维化，磁共振（MRI）检出瘢痕区，电解剖标测低电压区。基质的存在是心房颤动稳定维持的重要因素，已存在的心房纤维化瘢痕也是消融术后复发的独立危险因子，有效处理基质可提高治疗效果，并降低复发概率。电压标测（EAVM）或 MRI 可明确心房基质，进而采取个体化治疗策略。EAVM 在窦性心律下进行，通过点对点标测电压，记录的电压受节律（窦性心律、期前收缩或心房颤动）、电极与组织的接触、心房肌的厚度、标测电极的尺寸、极间距等影响。基质的纤维化瘢痕定义为≤ 0.05mV（需除外噪声，无远场电图及起搏夺获）；低电压区定位为≤ 0.5mV；在大片纤维化之间电压为 0.5 ～ 1.5mV 处可见复杂电位，提示为正常组织和纤维化过渡的移行区；正常组织＞ 1.5mV。多项研究表明作为肺静脉电隔离的辅助消融策略，左心房基质改良安全、有效，可提高临床获益，减少线性消融，避免术后左心房房性心动过速，从而改善长期预后。由江苏省人民医院牵头的 STABLE-SR 研究中左心房高密度标测指导下均质化消融低电压区域及复杂电位区域，STABLE-SR 消融策略：①心房颤动心律下完成 CPVI；②右心房下腔静脉 - 三尖瓣峡部（CTI）消融；③电复律至窦律；④高密度标测左心房电压基质；⑤对左心房低电压区行均质化消融及移行区复杂电位清除（消融至电压＜ 0.1mV），该研究显示非阵发性心房颤动患者 50% 无须 CPVI 外的附加消融，与 STEP-WISE 术式相比，不降低整体成功率，可以为持续性心房颤动患者提供更个体化的消融策略。近来，高精密度标测可明确左心房基质病变，从而有效指导基质改良（图 75-7-2），提高消融获益。

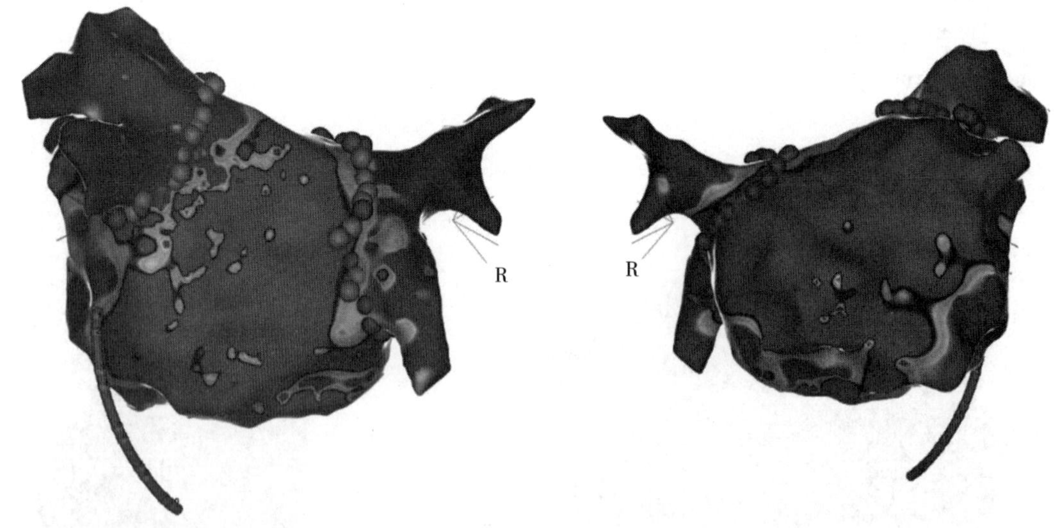

图 75-7-2　左心房电压标测图

本例为持续性心房颤动患者，左心房电压标测提示基质良好，未添加额外消融

（4）复杂碎裂心房电位（CFAE）消融：CFAE 的定义如下：①由 2 个或 2 个以上碎裂电图构成的心房电图，和（或）在 10 秒以上记录中存在由延长激动波形成的连续曲折所造成的基线紊乱。②在 10 秒以上记录中，存在极短周长（平均≤ 120 毫秒）且低振幅（0.06 ～ 0.15mV）碎裂

的心房电图。CFAE 在 CPVI 前或后标测均可，多项研究表明持续性心房颤动的碎裂电位分布广泛，几乎整个左心房前壁、房间隔、右心房、冠状窦均有分布，提示导管消融必须干预足够广的基质，才有可能取得较好的效果。CFAE 作为心房颤动的潜在基质及消融目标已应用十余年，但对该消融策略的实际效果具有极大争议。碎裂电位消融终点理论上包括碎裂电位消失；心房颤动转复窦性心律或房性心动过速 / 心房扑动；阵发性心房颤动不能诱发。多中心 STAR AF Ⅱ研究结果提示，持续性心房颤动 CPVI 外附加线性或 CFAE 消融并未降低复发率，类似结果也见于 CHASE-AF 研究。CFAE 消融不仅极大增加了手术和射线暴露时间，此外片状消融损伤区域与周边无传导区域可形成新发心房扑动的基质。因此目前在很多研究中心，CFAE 消融已不是常规消融策略。

（5）转子样激动的标测及消融：转子样激动为规则的功能性折返激动，多种方法均发现心房颤动时心房内部存在旋转激动（rotation activity）区域。通过非接触标测技术分析心电图，并演算出心房电激动的动态图形，在阵发性、持续性及长程持续性心房颤动中均发现呈放射状顺时针或逆时针传导的局灶快速电激动或转子激动的证据。转子样激动为通过激动模式图及等时图形成围绕单个中心的圆形激动，驱动灶为局灶兴奋或≥ 50 阵旋转激动。早期报道转子消融能减少心房颤动的复发，但近期研究无明显获益。其争议主要归因于三个方面：①缺乏固定命名，如转子、旋转激动、局灶折返激动等；②缺乏展示驱动消融临床结果的随机试验；③在标测方法上缺乏一致性。目前临床上应用并不广泛。

（6）左心房神经节丛消融：不连续的自主神经丛组成心内神经系统即 GP，在心房颤动的发生和维持中起着重要作用。研究显示，心房颤动进行自主神经节（GP）消融是提高心房颤动消融治疗成功率的方法之一；同时显示内源性心脏自主神经的激动是与心房动密切相关的致病因素，在动物实验和人体的临床病例中都已证实。GP 的激动可以直接引起肺静脉起源的期外收缩。GP 所在区域始终为极度碎裂的心房电位，常易误认为是 CFAE。左心房内碎裂的心房电位（FAP）常定位于 4 个区域：①左心耳和左肺静脉的嵴部；②左上区域；③后下区域；④右前区域。GP 定位可采用高频刺激（HFS）观察有无房室传导阻滞现象，心房颤动时标测或消融导管的远端电极在左心房碎裂电位处释放周长 50 毫秒、脉宽 12 ～ 15 毫秒的高频刺激，GP 部位表现为一过性房室传导阻滞、平均 RR 周长增加 50% 以上等阳性 HFS 反应。HFS 阳性区域即为消融点，该处消融可达到去 HFS 反应。也有操作者不采用刺激手段，单纯解剖定位消融。GP 消融的获益性存在争议，2016 年一项随机前瞻性外科心房颤动消融研究却发现解剖 GP 消融，并不增加临床获益。因此目前在很多研究中心，GP 消融已不是常规消融策略。

目前，持续性心房颤动消融策略并无统一标准，各种导管消融术式手术成功率均是与单纯肺静脉隔离相比，哪种消融策略更有优势尚需更多的临床研究证实。目前国内临床上较多采取 PVI 加线性消融、STEP-WISE 消融术式或 STABLE-SR 消融策略。

无论是单行 CPVI，还是 CPVI 结合线性消融，或是基质改良等其他消融策略，常规以消融功率 25 ～ 35W，各消融点双极电图电压振幅下降 70% ～ 80% 为消融参考终点，逐点消融 20 ～ 30 秒的方式完成消融。随着导管工艺的提升，压力消融导管的出现为操作者在术中实时提供导管受力方向及压力监测，使导管操作变得更加直观，提高了手术的安全性。同时三维操作系统的升级，伴随量化消融指数的出现，如 Carto 系统的 Ablation Index（AI），Ensite 系统的 Lesion Size Index（LSI），为患者消融提供了更为直接的消融参考依据，如 Carto 系统的 AI 建议左心房后壁、下壁各消融点的目标 AI 值为 400，左心房前壁、顶部各消融点的 AI 值为 550；Ensite 系统建议左心房后壁、下壁各消融点的目标 LSI 范围为 4.0 ～ 4.5，左心房前壁、顶部各消融点的目标 LSI 范围为 4.5 ～ 5.0。压力导管结合量化消融（图 75-7-3），使整个心房颤动射频消融术变得更加直观，不仅提高了手术的安全性，也缩短了操作者的成长曲线。

心房颤动消融部位示意图见图 75-7-4；心房颤动基质和机制示意图见图 75-7-5。

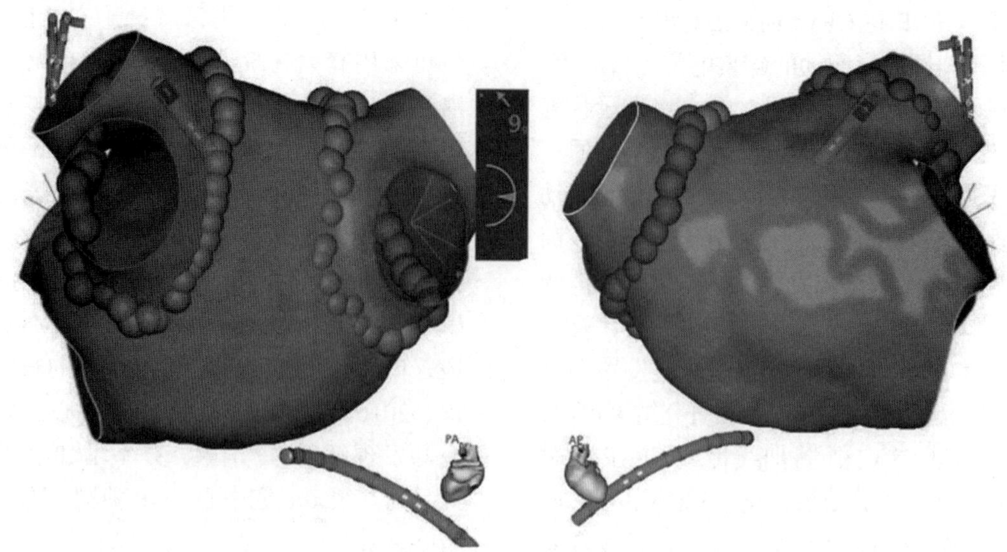

图 75-7-3 压力导管结合量化消融的左心房视图

消融导管头端可现实受力方向（箭头处），现实力量为 9g。消融点颜色深浅反映 AI 的大小，AI 越大，则消融点越红

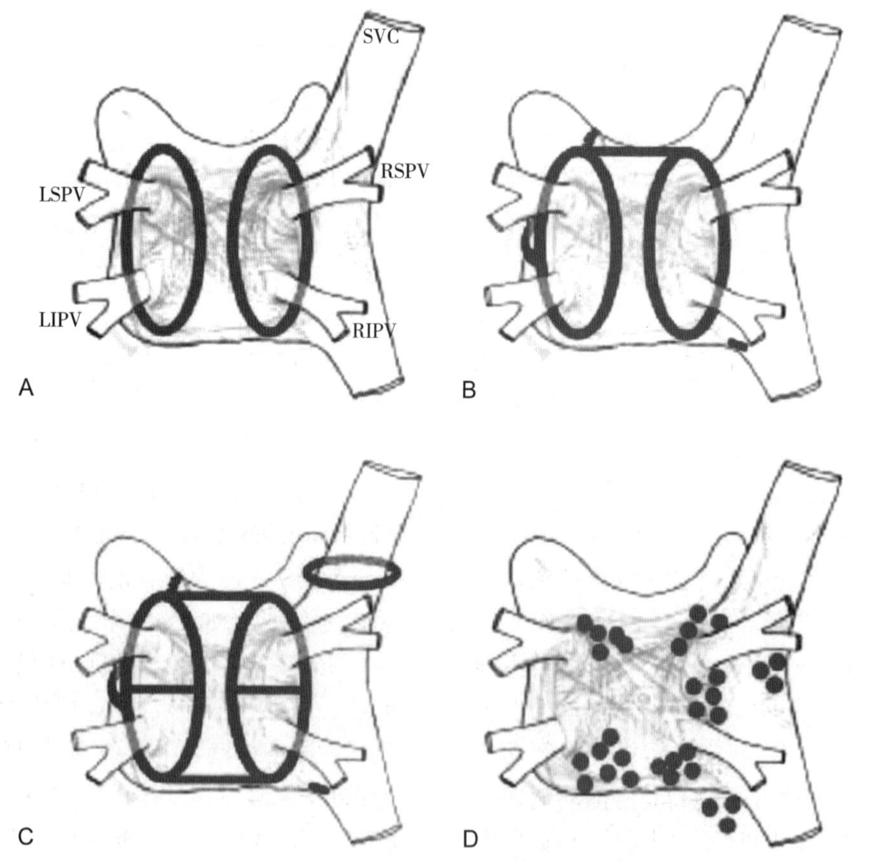

图 75-7-4 心房颤动消融部位示意图

A. 环肺静脉电隔离；B. 环肺静脉加顶部线、二尖瓣及三尖瓣峡部线、前壁线；C. 在图 B 的基础上附加肺静脉间消融线、后壁底部线及上腔静脉隔离；D. 转子或 CFAE 消融部位

LSPV. 左上肺静脉；RSPV. 右上肺静脉；LIPV. 左下肺静脉；RIPV. 右下肺静脉

Calkins H, Kuck H, Cappato R, et al. 2012HRA/EHRA/ECAS Expert Consensus Statement on Catheter and Surgical Ablation of Atrial Fibrillation: recommendations for patient selection, procedural techniques, patient management and follow-up, definitions, endpoints, and research trial design. Heart Rhythm, 2012, 9(4): 632-696

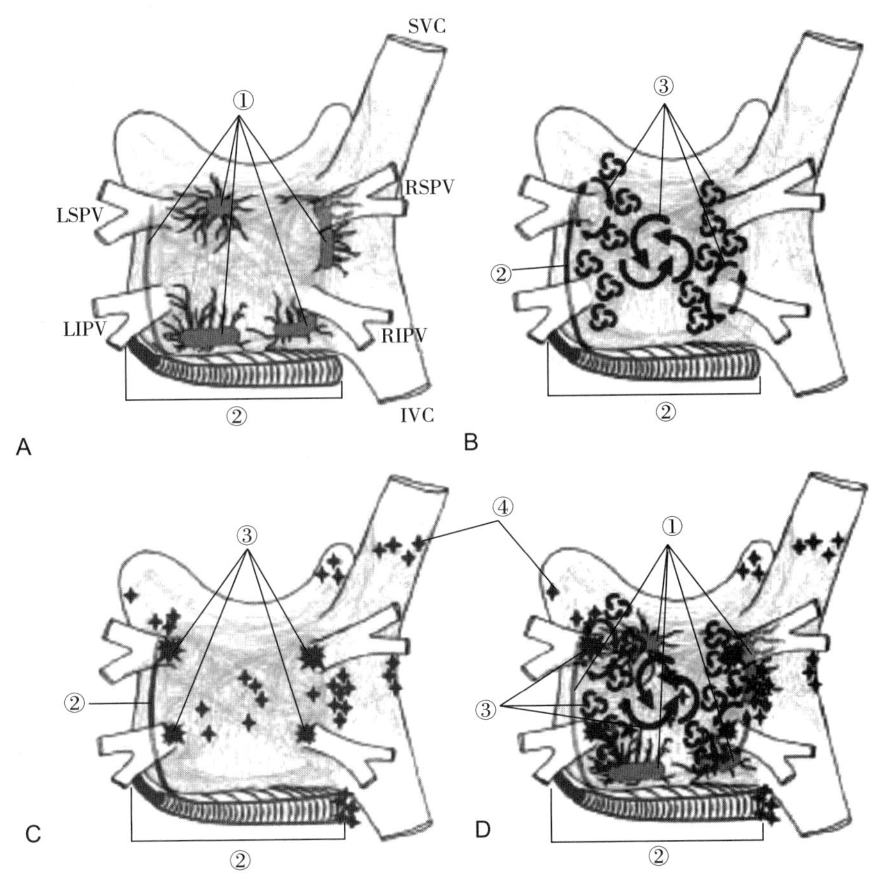

图 75-7-5　心房颤动基质和机制（心房后前位示意图）

A. 肺静脉内存在肌纤维延伸，五处①为左心房神经节主要分布区域（左上、左下、右前、右下和 Marshall 韧带），②为冠状窦通过覆盖的肌纤维连接心房；B. 不同周长的多波折返在心房颤动的启动和维持中的作用，由冠状窦发出经过左上肺静脉和左心耳之间的②为 Marshall 静脉 / 韧带；C. 肺静脉（③）和非肺静脉触发灶（④）的定位；D. 综合心房颤动发生的解剖基础及心律失常机制。LSPV. 左上肺静脉；RSPV. 右上肺静脉；LIPV. 左下肺静脉；RIPV. 右下肺静脉；SVC. 上腔静脉；IVC. 下腔静脉

Calkins H, Kuck H, Cappato R, et al. 2012HRA/EHRA/ECAS Expert Consensus Statement on Catheter and Surgical Ablation of Atrial Fibrillation: recommendations for patient selection, procedural techniques, patient management and follow-up, definitions, endpoints, and research trial design. Heart Rhythm, 2012, 9(4): 632-696

3. *心房颤动导管消融的终点*　①心房颤动导管消融应以最少的消融损伤达到消除触发因素和（或）改良心房基质的目的。单一或复合术式需达到各自术式的终点，非阵发性心房颤动并不以消融至恢复窦性心律为终点，以免出现过度消融。②对于环肺静脉隔离，各消融线理论上均应达到双向阻滞，因此消融线起搏失夺获可作为肺静脉隔离的附加终点。例如，肺静脉隔离完成后，窦性心律下消融导管远端双极高输出（10mA）起搏，并沿环状消融线同侧缓慢移动，在局部左心房夺获处补点消融至失夺获，此方法可消除残存漏点（GAP）。此外药物诱发（如腺苷、异丙肾上腺素等）可使潜在 GAP 恢复再连接，从而通过补点消融，提高消融线永久阻滞的成功率。

4. *内外杂交消融手术*　虽然导管射频消融手术已成为心房颤动一线治疗，但仍存在一定局限性：某些和心房颤动维持相关的重要解剖结构位于心外膜，如 Marshall 静脉、心房脂肪垫、心脏自主神经节等，无法通过心内膜消融将其彻底毁损，左心耳和左心房后壁与持续性心房颤动的维持密切相关，但经心内膜消融，这两个部位存在发生严重并发症的风险。随着胸腔镜引入外科手术，心外科医师可在心脏不停跳的情况下经胸腔镜行心外膜消融，大幅减少创伤，同时明显减少开胸和体外循环的创伤和风险；但经胸心外膜解剖消融的径线上仍有可能存在漏点，且当心房颤动驱动病灶位于外科消融径线以外时，无法实现消融。有研究者整合微创外科心外膜消融和经导管心内膜消融，这称为“杂交消融术”，同时融合内科经导管消融和外科经心外膜消融的优点，既具有创伤小、不需要体外循环的优点，可达到迷宫手术的效果，又可经导管验证肺静脉和左心房后壁电隔离、行右心房标测和消融等，达到终止心房颤动的目的。杂交手术有诸多优点：①心内膜、心外膜双向消融可获得最佳的心房电隔离透壁性和连续性，使治疗效果提升。②杂交手术切除了左心耳，明显降低了血栓形成和脑卒中的风险；同时可消融 Marshall 静脉，实现心脏自主神经充分、彻底的去神经化。③据报道，杂交手术具有较高的初次手术成功率，理论上可一定程度地避免由于多次手术而造成的并发症和心脏损害，同时对邻近器官的损伤也将会降低。然而，由于缺少指南的统一规定，目前患者选择标准、术式及消融径线的选择（图 75-7-6），以及手术技术方面各项研究各异，有待进一步探讨。

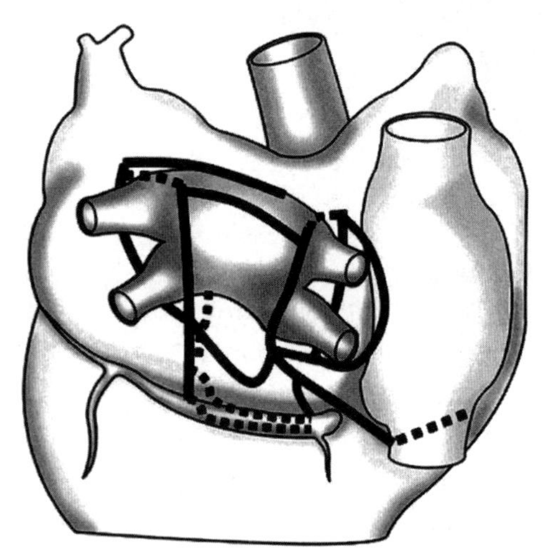

图 75-7-6　左心房后壁消融线示图
实线代表心外膜消融径线，虚线代表心内膜消融径线

三、心房颤动射频消融术围术期管理

心房颤动导管消融的围术期为术前 3 周、术中至术后 2 ～ 3 个月。围术期管理包括评估手术适应证、安全性和基础情况，抗凝治疗和血栓排查，抗心律失常药物应用，术中镇静或麻醉，以及预防、发现和治疗并发症及术后定期随访等方面。随着心房颤动导管消融的广泛开展，加强手术期管理对于降低手术并发症、改善患者预后具有极其重要的意义。

1. 消融术前准备　①完善术前检查：血常规、尿常规、便常规、甲状腺功能评估，以及肝功能、肾功能、电解质和凝血功能等化验；记录窦性心律和心律失常发作时的 12 导联体表心电图，建议行动态心电图检查，以便了解伴随的心律失常及窦房结和房室结功能；经胸超声心动图（TTE）了解心腔结构和 LVEF；建议行心脏和肺静脉多排 CT 或 MRI 成像了解肺静脉数量、分支、形态和解剖变异，以及肺静脉近段的直径及位置情况，术中可用三维标测融合 MRI 或 CT 影像技术指导消融，还可作为消融术后判断有无肺静脉狭窄的参照资料。②消融当天或前 1 天常规行经食管心脏超声（TEE）检查，排查左心房血栓。患者若如有心房血栓证据，需规范抗凝至少 3 个月，明确血栓消失后再行消融治疗；对于无法耐受 TEE 的患者，有经验的中心可采用心脏血管增强 CT（CTA）或心腔内超声（ICE）替代 TEE。

2. 围术期的药物应用

（1）围术期抗凝药物的选择：目前国内较常采用传统华法林（INR 2.0 ～ 3.0）及新型口服抗凝药（NOAC），如利伐沙班（15mg 或 20mg qd）、达比加群（110mg 或 150mg，q12h）抗凝，阿哌沙班、艾多沙班等在国内目前暂未广泛应用。

所有拟行心房颤动射频消融术的患者均建议术前口服抗凝药物至少 3 周。对于服用华法林者，传统的桥接方法可增加出血风险；《2020ECS/EACTS 指南》《心房颤动的诊断和管理》建议不间断使用华法林并维持 INR 在目标范围；对于术前服用 NOAC 者，Venture-AF 研究也证实了 NOAC 不间断使用的安全性，因此可在手术当天停用 NOAC 一次。若患者术前未服用任何抗凝药物，可应用皮下注射低分子量肝素替代。如患者存在抗凝禁忌，则不应考虑消融治疗。

（2）术前抗心律失常药物应用：为避免抗心律失常药物对消融的影响，除胺碘酮外，其余抗心律失常药物建议至少停用 5 个半衰期。但在心律失常症状严重时（如快速性心房颤动伴心力衰竭），有效的抗心律失常药物仍可继续应用。

3. 消融术中管理

（1）术中麻醉 / 镇痛：一般采用局部麻醉，特殊情况可采用全身麻醉（如严重睡眠呼吸暂停病史、高气道阻塞风险、存在地西泮耐受等）。消融心房壁较薄的部位，如邻近自主神经分布区和（或）食管等，患者常感明显疼痛，故大部分患者需接受镇痛治疗，如使用吗啡或芬太尼等。

麻醉、镇静和镇痛都需在有心律、无创或有创血压、血氧饱和度监测下，由经过良好培训、经验丰富的医师进行，并具有全套急救应急措施。

（2）术中抗凝：术中需静脉应用普通肝素抗凝，维持 ACT 在 250 ～ 350 秒，并建议至少每小时复查 1 次 ACT；肝素化应在房间隔穿刺前或穿刺完成后即刻进行，因术中穿房间隔到达左心房的鞘管、电极和消融导管容易形成接触性血栓。而采用不间断华法林抗凝患者，肝素化前因完成 ACT 检测再决定肝素剂量，术中仍需充分的肝素抗凝，使 ACT 达标；服用 NOAC 患者，首次肝素剂量根据体重 100U/kg 进行肝素化。手术结束移除鞘管后一般予以压迫止血，不予以肝素拮抗剂。

4. 消融术后至出院前管理

（1）术后观察：心房颤动消融过程顺利、无严重并发症的患者可在心内科病房观察。术后应卧床 6 ～ 12 小时，穿刺口局部压迫止血。注意观察血压、心律和心电图的变化，注意相关并发症的发生并做出及时处理（具体可见下文“相关并发症识别及处理”部分）。部分患者可出现一过性迷走神经反射，可通过输液和（或）阿托品治疗。

（2）术后抗凝治疗的重启：因术后早期是血栓形成的高危期，应在术后当天或第 2 天重启抗凝药物治疗至少 2 个月。术前服用华法林或 NOAC 患者直接重启术前抗凝策略，无须与低分子量肝素桥接。围术期未使用口服抗凝剂，如术后口服华法林治疗，在 INR 达到 2.0 之前重叠低分子量肝素皮下注射。 2 个月后根据 CHA2DS2-VASc 评分决定是否继续抗凝治疗，而非由患者的心房颤动类型及心房颤动是否存在复发情况决定。CHA2DS2-VASc 评分≥ 2 分的患者建议长期抗凝治疗，无论患者是否复发心房颤动。

（3）术后抗心律失常药物的应用：建议术后使用抗心律失常药物 2 ～ 3 个月，用于改善射频消融术后 3 个月空窗期房性心律失常的症状，对于持续性心房颤动患者似乎有利于逆转心房重构和维持窦性心律。3 个月后根据患者症状决定是否停用抗心律失常药物。长期使用抗心律失常药物，需充分考虑心律失常药物的毒副作用。

中国《心房颤动：目前的认识和治疗的建议——2018 年》对于维持窦律的抗心律失常药物的建议如下。

Ⅰ类：①选择抗心律失常药物应仔细评估，结合并发疾病、心血管危险和潜在的严重致心律失常作用、心外毒性作用、患者意愿及症状负担等考虑（证据级别 A）。②氟卡尼、普罗帕酮、索他洛尔或决奈达隆，用于预防左心室功能正常且无病理性左心室肥厚的症状性心房颤动的复发（证据级别 A）。③决奈达隆用于预防无心力衰竭的稳定型冠心病患者的症状性心房颤动的复发（证据级别 A）。④胺碘酮用于预防心力衰竭患者症状性心房颤动的复发（证据级别 B）。

Ⅱ a 类：①在预防心房颤动复发方面，胺碘酮比其他抗心律失常药可能更有效，但是其心外毒性作用更常见，且随时间而增加。因此，应首先考虑其他抗心律失常药物（证据级别 C）。②使用抗心律失常药物治疗的患者，应定期评估治疗的安全性与有效性（证据级别 C）。③应在抗心律失常药治疗启动时监测心率、QRS 和 Q-T 间期、心动过缓或传导阻滞（证据级别 C）。④拒绝射频消融或非消融适应证者，药物治疗诱发或加重窦房结功能不良时，应考虑起搏治疗，以保证继续抗心律失常药物治疗（证据级别 B）。

Ⅲ类：长 Q-T 间期（＞ 0.5 秒）或有明显窦房结病变或房室结功能不良且未植入起搏器的患者接受抗心律失常药物的治疗（证据级别 C）。

术后用于窦性心律维持的抗心律失常药物用法、禁忌、注意事项见表 75-7-2。

表 75-7-2　用于复律后窦性心律维持的抗心律失常药物

药物	剂量	主要禁忌证和预警	停药征象	减慢房室结传导	建议启动心电图检测时间
胺碘酮	先每天 600mg，分次口服 4 周，再每天 400mg，分次口服 4 周，然后每天 200mg 分次口服	当与延长 Q-T 间期的药物联合治疗，以及在有窦房结或房室结及传导系统病变的患者中应禁用。若同时应用 VKA 或洋地黄，均应减量使用 增加他汀肌病风险。肝病患者应慎用	QT 间期延长＞ 500 毫秒	心房颤动时为 10 ～ 12 次 / 分	基线、1 周、4 周

续表

药物	剂量	主要禁忌证和预警	停药征象	减慢房室结传导	建议启动心电图检测时间
氟卡尼	100 ～ 150mg，每天 2 次	如果 CrCl ＜ 50mg/ml，肝病，IHD 或 LVEF 下降为禁忌证	QRS 间期较基线水平增加＞25%	无	基线、第 1 天、第 2 ～ 3 天
氟卡尼缓释剂	200mg，每天 1 次	存在窦房结、房室结或传导系统病变者应慎用 CYP2D6 抑制剂（如氟西汀或三环类抗抑郁药）可增加血浆浓度			
普罗帕酮	150 ～ 300mg，每天 3 次	IHD 或 LVEF 下降为禁忌证	QRS 间期较基线水平均增加＞25%	轻度	基线、第 1 天，第 2 ～ 3 天
普罗帕酮缓释片	225 ～ 425mg，每天 2 次	存在窦房结、房室结或传导系统病变者，肝肾损伤及哮喘者慎用。增加洋地黄和华法林血液浓度			
索他洛尔	80 ～ 160mg，每天 2 次	明显左心室肥厚、收缩性心力衰竭、哮喘、Q-T 间期延长、低钾血症、CrCl ＜ 50mg/ml 为禁忌证 中度肾功能受损者需要谨慎调整剂量	QT 间期＞500毫秒，起始治疗下 Q-T 间期延长 60 毫秒以上	与高剂量阻滞剂相似	基线、第 1 天、第 2 ～ 3 天
决奈达隆	400mg，每天 2 次	NYHA 心功能Ⅱ级或Ⅳ级或不稳定型心力衰竭，与 Q-T 间期延长的药物或强 CYP3A4 抑制剂（如维拉帕米、地尔硫䓬、咪唑类抗真菌药物）联合治疗，以及 CrCl ＜ 30mg/ml 为禁忌证 洋地黄、β 受体阻滞剂和某些他汀类药物应当减少剂量 常见血肌酐升高 0.1 ～ 0.2mg/dl，不代表肾功能下降 肝病患者应慎用	Q-T 间期延长＞500 毫秒	心房颤动时为 10 ～ 12 次 / 分	基线、1 周、4 周

注：CrCl. 肌酐清除率；CYP3A4. 细胞色素 P4503A4；IHD. 缺血性心脏病；LVEF. 左心室射血分数；NYHA. 纽约心脏病协会；VKA. 维生素 K 拮抗剂。

（4）术后抑酸治疗：有临床观察提示心房颤动射频消融术后食管内镜检查可能发现不同程度的食管损伤，在经过 2 ～ 4 周的抑酸剂治疗后这些病变逐渐消散；而心房食管瘘的高发时段又多在术后 2 ～ 4 周，因此术后给予消融损伤广泛者质子泵抑制剂抑酸治疗 4 周是合理的。目前报道显示心房食管瘘最晚发生于术后 6 周，提示可延长质子泵抑制剂抑酸治疗至术后 6 周。

5. *术后随访及复发病例处理* 消融术后随访及监测的内容应包括患者生命体征评估、并发症（具体可见下文“相关并发症识别和处理”部分）、心律失常监测，卒中风险及抗凝需求等的评估，对心房颤动外相关疾病进行治疗，进行生活方式的干预等。

（1）随访的频度、方案和标准：术后随访至少 3 个月，以后每年至少随访 1 次，应对患者的临床状态进行评估，包括是否存在心房颤动，卒中风险及规范抗凝情况、相关疾病治疗效果及生活方式改善等。多项研究表明，心悸等症状可以由房性期前收缩或室性期前收缩引起，而许多复发的心房颤动并无症状。因此不少研究中心采取的术后随访频次建议如下：术后 3 个月内建议每个月随访 1 次，术后 6 个月及 12 个月需随访 1 次，1 年后建议每 6 个月随访 1 次，并进行长期随访。如随访期间出现病情变化（如再发心悸），建议及时至医院复诊。术后3个月、6个月、12个月及1年后每6个月随访1次，建议至少行24小时动态心电图及心脏超声，检查心律失常情况。3个月空白期后至随访期满如有症状出现时，则应立即行心电图检查或心电事件记录。部分心房颤动为阵发性心房颤动，延长记录仪时间可明显提高长期心房颤动负荷评估的特异性。因此有条件者可使用长程心电记录仪进行检测，如24小时至7天的动态心电图检查、电话传输心电记录仪或便携式可穿戴心电记录仪。持续性心电监测指长时间（1年、2年或多年）的持续监测，通常应用可植入性器械完成。具有心房电极导线的起搏器或除颤仪可通过模式转换的次数和时间来评估心房颤动负荷。

（2）成功及复发的判定标准：目前国内外判定经导管消融治疗心房颤动成功及复发的标准各异，这为统计总体成功率和比较各术式的效果带来混乱。建议成功及复发的标准见表75-7-3。①治疗成功：消融3个月后，不使用抗心律失常药物而无心房颤动、心房扑动或房性心动过速发作。如术后使用抗心律失常药物，判断时间应是停用抗心律失常药物5个半衰期以后或停用胺碘酮3个月后。②治疗有效：消融3个月后，使用术前无效的抗心律失常药物而无心房颤动、心房扑动或房性心动过速发作；或消融术后心房颤动发作负荷明显降低。③早期心房颤动复发：术后3个月内发生持续时间≥30秒的心房颤动、心房扑动或房性心动过速。鉴于约60%的早期复发会自行纠正，故早期复发不计入总复发率内，因此将术后3个月定义为“空白期”。在此期间发生的房性心律失常不属于心房颤动复发。新发规则房性心动过速的患者可能由于较术前更快的平均心室率而主诉症状较术前加重，而空白期的持续性房性心律失常可能重构心房，因此建议尽早行复律治疗。④心房颤动复发：消融3个月后发生的心房颤动、心房扑动或房性心动过速，如持续时间≥30秒，则视为心房颤动复发，根据复发时间又分为晚期复发（术后3～12个月）和远期复发（术后12个月以后复发）。

表75-7-3　心房颤动导管消融术后随访结果定义

治疗成功：消融3个月后，不使用抗心律失常药物而无心房颤动、心房扑动或房性心动过速发作。如术后使用抗心律失常药物，判断应是停用抗心律失常药物5个半衰期以后或停用胺碘酮3个月后
治疗有效：消融3个月后，使用术前无效的抗心律失常药物而无心房颤动、心房扑动或房性心动过速发作；或消融术后心房颤动发作负荷明显降低
空白期及早期复发：消融术后3个月为空白期，其间的复发称为早期复发，其间发生的心房颤动、心房扑动、房性心动过速不认为是心房颤动消融复发
晚期复发：消融3个月后发生的心房颤动、心房扑动或房性心动过速，如持续时间≥30秒，视为心房颤动复发，其中术后3个月至1年复发为晚期复发
远期复发：消融手术1年以后出现的复发

（3）复发病例处理：①由于术后3个月内为心房颤动消融手术空窗期，故再次消融一般建议推迟至首次消融术3个月以后。②术后晚期复发：发生率为25%～40%。多数研究表明，初次消融失败而接受再次消融的患者多表现为肺静脉传导的恢复，因此进一步完善消融方法以达到初次消融时永久性肺静脉电隔离是十分必要的。附加线性消融可能仅在发生大折返性房性心动过速的患者中需要。心房颤动复发的另一原因为肺静脉外的触发灶所致，尤其在肺静脉传导未恢复的患者中可能为主要原因，可以采用药物诱发的方法寻找非静脉触发灶。持续性心房颤动消融术后复发的机制复杂，多伴有多种机制或多种类型的房性心律失常，消融术式仍未有定论，需进一步研究探讨。③术后远期复发：心房颤动导管消融术后1～5年的复发为远期复发。单次消融后远期复发率为11%～29%；重复消融后远期复发率7%～24%。远期复发主要的预测因素为持续性心房颤动，其他预测因素包括年龄、左心房大小、糖尿病、瓣膜性心脏病、左心功能不全、高血栓栓塞等。其复发原因不仅是肺静脉传导恢复，而非肺静脉触发灶、心房基质未有效消融则更为重

要。④消融术后房性心动过速：术后新发房性心动过速约占心房颤动消融术后所有心律失常患者的50%。新发规则房性心动过速的患者由于快速心室率（常见2∶1房室传导）可能主诉比术前心悸加重，应用抗心律失常药物难以奏效。术后新发规则房性心动过速的机制与所采用的消融术术式有关，可能与首次手术消融线存在漏点相关。这类患者在第二次消融中，可对房性心动过速进行详细的激动和拖带标测，80%～90%的患者房性心动过速可消融成功。

四、相关并发症的识别和处理

虽然随着经验的积累及标测系统功能的改进和导管设计工艺的进步，心房颤动导管消融并发症有呈下降趋势，但发生率仍高达6.29%。因此，熟悉并发症的成因、临床表现、预防及处理方法极为重要。

1. 心脏压塞和（或）穿孔　是心房颤动消融的严重并发症。

（1）常见原因：①房间隔穿刺时穿刺点不正确；②左心房内导管操作损伤；③热损伤或在放电过程中发生爆裂伤。

（2）诊断：术中发生急性心脏穿孔具有特征性的临床表现。主要包括：①突发呼吸困难、烦躁、恶心、意识模糊或丧失；②血压突然降低；③心率变化；④特征性X线表现（心影搏动消失和透亮带）。如患者具备上述症状、体征及X线征象即可初步诊断，心脏超声/心腔内心脏超声检查可确诊。

（3）预防和处理：术中谨慎操作，预防心脏压塞的发生。心脏压塞一旦发生，需立即抢救，应立即在透视或超声引导下行心包穿刺引流。必要时注射升压药物。一般情况下通过心包引流，大多数患者可以避免开胸手术。首次引流干净之后，如每小时出血量仍大于200ml，应在申请输血的同时做好开胸手术准备；如有征象提示存在较严重的心房破裂大出血（如一直无法彻底抽吸引流干净、血压无法维持、出血量过多等），应尽早申请外科紧急开胸探查止血。无论在手术室还是导管室进行开胸手术，在切开心包之前应保证持续有效地引流以维持血流动力学稳定。部分患者可在术后出现迟发心包积液、心脏压塞，术后至少24小时内需密切监测血压和心率，一旦发现血压下降或心率增快，行超声心动图检查，明确诊断并做出处理。有些患者甚至在出院后出现心脏积液、心包压塞，可表现为血压下降、颈静脉怒张和心音遥远的Beck三联征，并有呼吸困难、心率增快等表现，这类患者也应及时予以超声心动图检查心包积液量，必要时行心包穿刺引流。

2. 栓塞并发症　心房颤动消融相关性栓塞并发症是心房颤动导管消融严重并发症之一，栓塞原因可分为鞘管内血栓、消融导管附着血栓、消融所致焦痂、原心房附壁血栓及气栓等，其发生率为0～7%。消融相关栓塞常发生于消融术后24小时，但术后2周内亦属栓塞高危期。除了术中充分肝素化、谨慎操作，预防栓塞的发生，对于局部麻醉患者应在术中与患者有定时的沟通交流，可及早发现栓塞征象。术中或术后一旦发生缺血性脑卒中应立即联系神经科会诊，必要时行CT/MRI或脑血管造影检查。确诊后给予脱水、细胞活化剂治疗，病情允许的情况下可尽早给予局部溶栓，甚至介入取栓或支架术。

3. 肺静脉狭窄　是公认的心房颤动射频消融术后并发症，是肺静脉肌肉组织的热损伤所致。目前根据肺静脉造影、肺静脉CTA或MRI检查显示的狭窄程度将肺静脉狭窄分为轻度（狭窄≤50%）、中度（50%～70%）和重度（≥70%）。临床症状在一般在最后一次消融术后1～3个月出现。肺静脉狭窄表现为呼吸困难、咳嗽、咯血、继发感染、胸痛和与肺动脉高压相关的临床表现，症状与严重程度相关。但由于同侧肺静脉代偿性扩张作用，有时肺静脉极重度狭窄甚至完全闭塞，患者也可以没有症状，临床上无症状性肺静脉狭窄者可占40%～50%。肺静脉狭窄的治疗尚缺乏有效扩张肺静脉的药物，无症状性肺静脉狭窄除予以持续抗凝预防血栓栓塞外，并无针对性的治疗方法。症状性肺静脉狭窄可行肺静脉球囊扩张和支架植入术，即刻疗效较好，但术后1年再狭窄率高达50%以上。鉴于目前尚无一种理想的肺静脉狭窄治疗措施，故现阶段的工作应重在预防，手术时术者需确定肺静脉口部，避免肺静脉内消融。对于肺静脉消融后出现呼吸系统疾病表现的患者，应特别注意肺静脉狭窄的可能性，必要时进行相应检查。

4. 左心房－食管瘘/左心房－心包瘘　此为

心房颤动消融特有的一种并发症，也是最严重的并发症。任何在左心房后壁进行消融的术式均存在发生此并发症的可能。射频消融导致左心房食管瘘的发生率为0.5‰左右。食管瘘发生的原因主要是消融温度过高，对毗邻食管组织造成水肿甚至坏死，如坏死灶与左心房后壁穿孔灶紧邻，则形成“瘘口”，一旦出现则绝大多数致命或致残。心房-食管瘘通常表现为高热、惊厥，多发性心脑血管梗死等动脉栓塞症状，以及可伴有大量呕血，甚至昏迷、死亡。一旦患者出现症状，进展极快。故对于心房颤动消融术后出现持续高热、心包炎样胸痛、多发性栓塞症状的患者必须高度警惕心房-食管瘘的可能。术后2～4周出现无原因的发热，无论是否伴有神经系统症状均应怀疑此并发症的可能。目前报道显示最晚的心房-食管瘘的出现于术后6周。对于疑似心房-食管瘘患者，禁止行食管超声心动图及胃镜检查，否则可能造成气栓，使病情恶化甚至猝死。胸部增强CT扫描可作为确诊方法，并有助于观察有无纵隔积气，其他无创性检查如MRI等有助于诊断的确定。除对症处理外，食管带膜支架或外科手术可挽救部分患者的生命。如何预防左心房-食管瘘尚无成熟的经验，但有文献报道术中经食管内滴注钡剂以明确食管与消融部位的解剖关系，以及放电时监测食管内温度等，但这些方法的效果尚待进一步证实。消融术后应用质子泵抑制剂预防左心房-食管瘘已被多中心采用，但需深化研究。

5. 膈神经损伤　发生率为0%～0.48%。热损伤是膈神经麻痹最为广泛接受的机制。右侧膈神经邻近上腔静脉和右上肺静脉，并于右心房的后侧游离壁穿行而过，因而在此处进行消融治疗极易发生右侧膈神经损伤，左侧膈神经靠近心大静脉、左心耳、左心室游离壁，消融这些部位均可引起损伤。绝大多数膈神经损伤为一过性，术后可逐渐完全恢复，一般1天至1年恢复，但仍有0.3%的患者遗留有膈神经功能障碍。永久性膈神经麻痹可导致患者持续性气短、咳嗽、呃逆、肺不张、胸腔积液和胸痛。术中可在消融高危位置时，通过X线透视或心腔内超声成像观察膈肌运动情况；或给予同步膈神经起搏，并全程触摸膈肌活动；一旦发现膈肌收缩活动减弱或消失，应立即停止放电。目前尚无有效治疗方法，部分研究中心给予营养神经治疗，但效果不明确。遇到术后出现呼吸困难的患者，应该将膈神经损伤作为鉴别诊断之一。同时，临床痊愈（无症状）并不代表膈神经完全恢复，尤其是膈肌活动直接影响肺通气，多年后对体力活动及生活质量的影响难以预料，所以有必要对术后疑似膈神经损伤患者进行X线检查随访。

6. 食管周围迷走神经损伤　主要是由于左心房后壁高强度消融所致的透壁性损伤，表现为幽门痉挛、呕吐等症状，发生率为1%。可通过术中监测食管温度和避免在心房内膜近食管下段区域消融进行预防。

7. 急性冠状动脉闭塞　并发症罕见，在二尖瓣峡部消融时出现的回旋支闭塞不超过0.002%。但如果选择在冠状静脉窦内消融，可能会明显增加冠状动脉损伤。如果冠状动脉出现严重狭窄或闭塞，需进行经皮冠状动脉腔内成形术。

8. 心肌损伤后综合征　部分患者术后出现心包反应性渗出，可伴有胸痛、呼吸困难、发热、白细胞计数升高，这与消融时射频能量透过心肌引起心包炎症有关，称为“心脏损伤后综合征”（PCIS）。此综合征无特异性诊断标准，症状多发生于介入干预治疗后1周至数周。临床症状除了心包积液，还可表现为发热、呼吸困难、低氧血症、低血压、心包渗出、胸膜渗出、红细胞沉降率增快、白细胞计数升高等，诊断需排除肺栓塞、肺炎、心力衰竭、肺静脉狭窄等疾病。其病因可能与自身免疫反应引起的抗心肌抗体表达有关，故非类固醇类药物及糖皮质激素治疗有效。这类患者如血压平稳、无急性失血征象，可不必紧急行心包穿刺引流，短期应用皮质激素，严密观察生命体征，超声心动图随访心包积液量，必要时再行心包穿刺引流。

9. 急性肺水肿及急性左心衰竭　部分患者在术后18～48小时发生急性肺水肿病例，表现为呼吸困难、双侧肺水肿、系统性炎症反应（发热、白细胞计数及C反应蛋白水平升高），排除肺静脉狭窄、急性肺损伤、左心室功能障碍、循环衰竭及感染后，给予对症支持治疗3～4天后所有症状均缓解，有学者认为其机制是“非感染性系统性炎症反应综合征”（SIRS）。广泛消融术后急性肺水肿及急性左心衰竭的发生机制目前尚不清楚，可能与下列因素有关。①消融能量对心房功能的影响；②慢性（持续性）心房颤动患者恢复窦性心律后心房顿抑；③手术中较大量的液体灌注可能会加重患者心脏负荷；④心脏损伤后综合征，消融术后出现左心衰竭的患者同时伴有白细胞计数及 CRP 水平升高，可能与消融所产生的坏死物质吸收致机体产生系统性炎症反应有关。相关报道表明，消融术后急性肺水肿及急性左心衰竭发生率约为 1.9%。因此，与心房颤动导管消融其他并发症相比，消融术后急性肺水肿及急性左心衰竭是一种发病率相对较高的并发症。对于怀疑发生急性肺水肿及急性左心衰竭的患者，早期给予利尿药、硝酸甘油类药物治疗可以尽快消除症状。

10. *血管并发症*　穿刺相关的血管并发症是最常见的并发症，常由穿刺不当引起。其中以皮下血肿最为常见，有报道显示其发生率为 3.04%。一般采用加压包扎后可缓解，无须暂停抗凝治疗。若存在巨大血肿，血红蛋白水平下降明显，则需暂停抗凝治疗，进一步加强压迫及制动。其次以假性动脉瘤和动静脉瘘较为常见，发生率分别为 0.93% 和 0.54%，可表现为穿刺处疼痛明显、局部包块、肿胀，腹股沟听诊区可闻及血管杂音。下肢血管超声及血管 CTA 可明确诊断。假性动脉瘤可通过加压压迫使其闭合，也可经超声引导下注入凝血酶使其闭合。无法通过上述操作使假性动脉瘤闭合者，应尽快进行外科缝合。若动静脉瘘口＜ 3 mm，多可自行闭合，可予以观察；若瘘口≥ 3 mm，则一般需外科缝合。腹膜后出血发生率低，但常较为凶险，需外科干预。

五、未来展望

在过去 20 年，导管消融治疗心房颤动的方法从无到有，取得了重大突破，其适应证也不断被拓宽，已成为治疗心房颤动的一线疗法，但仍有一些问题尚待解决。

首先无论心房颤动导管射频消融术如何发展，达到消融部位永久透壁性损伤，从而达到消融线的永久双向阻滞是心房颤动射频消融追求的目标。虽然随着导管工艺、三维标测系统的升级，伴随着量化消融的出现（前文所述），可以为操作者提供消融术中的参考，有利于提高透壁损伤率，但无论是传统的以双极电压振幅下降作为参考依据，还是以 AI、LSI 为参考依据，上述指标均为间接指标，并不能直观反映消融组织是否达到透壁性损伤，如何客观指导消融术中安全、有效地达到组织永久透壁性损伤，仍是一个需要探讨的问题。目前研究显示单极电图的形态变化，可以直观反映消融组织是否达到透壁性损伤，即单极电图从带有负向波形的图形，变为完全正向波形，提示消融组织达到透壁性损伤。宁波市第一医院以单极图形的变化作为指导，即消融至单极电图变为完全正向波形来定义消融终点，将其应用于阵发性心房颤动的消融中，取得了较为理想的结果。相信今后单极电图将在心房颤动射频消融中发挥重要作用，以及单极电图结合 AI 或 LSI 将是今后的另一研究方向。

同时现阶段一些中心基于左心房的解剖特点，提出以高功率、短时间的模式进行心房颤动射频消融术，即将常规设置的消融功率为 25 ～ 35W，逐点消融 20 ～ 30 秒的模式，改变为提高消融功率至 45 ～ 60W，缩短逐点消融时间至 2 ～ 15 秒的模式。有研究显示，这种采用高功率、短时间的消融模式可缩短手术时间和总射频消融时间，产生的消融灶也更持久，同时并发症发生率很低，但高功率短时程消融模式的长期有效性、安全性仍有待进一步评估。目前对于该种新兴消融模式的消融终点参照仍不明确，部分研究中心采用食管温度实时监测来控制消融时间，我国大部分研究中心则以 Carto 系统中的 AI 预设值作为消融终点参考。但上述几种方式均有局限性，首先局部麻醉状态下，在心房颤动射频消融术过程中实施食管温度监测，在我国是十分困难的。另如前文所述，AI 为间接指标，不能直接反映消融组织是否达到透壁性损伤，因此高功率短时程消融模式的安全消融终点仍需进一步探讨。有研究中心初步尝试利用单极电图来指导高功率、短时程的消融模式，发现结果是安全、有效的，相信单极电图与高功率短时程消融模式的结合也将是今后研究的热点。

此外现阶段心房颤动射频消融术采用逐点消融的方式，整个过程相对比较耗时，需要更好的技术来实现完全的肺静脉隔离，缩短手术时间，减少相关并发症。目前冷冻球囊消融已应用于心房颤动的治疗，那么是否又有热球囊消融呢？已有研究采用 HotBalloon 消融（HBA）治疗阵发性心房颤动，该研究为一项多中心、随机对照研究，结果证实 HBA 治疗后 1 年的成功率达 59%，安全性较好，但仍需进一步研究探讨，未来或许值得期待。

此外，心房颤动消融是否可降低血栓栓塞风险这一终极问题仍将被学者持续探讨。目前作为替代心房颤动抗凝的左心耳封堵技术已迅速发展，左心耳封堵技术与心房颤动射频消融术结合显得相得益彰。国内一些研究中心已经将左心耳封堵术与心房颤动射频消融术结合成联合术式，为患者在一次手术中同时实施上述 2 种手术，减少了患者多次手术的痛苦。在目前的临床研究中，已证明该术式安全、有效，并不增加额外手术的风险，因此联合术式已成为一种成熟的手术方式。但对于联合术式，选择先行左心耳封堵术还是射频消融术，仍是一个值得探讨的问题。目前宁波市第一医院已率先提出自己的见解，认为使用 Watchman 封堵器可以选择先行左心耳封堵术，再行射频消融术，这样可以减少左心耳封堵术后心耳残余分流的发生，但并不影响射频消融手术的成功率。但该结论仍需前瞻性、大样本、多中心、随机对照研究来进一步验证。

相信在多元化发展的未来，心房颤动射频消融术的地位将会进一步提高，而且不会仅局限于心房颤动射频消融术本身，还将会与更多的术式碰撞出火花。

（储慧民　傅国华）

第八节　心房颤动冷冻消融术

心房颤动（atrial fibrillation，AF）是临床最常见的心律失常之一，在心律失常相关就诊和住院患者中为主要病因，与活动能力、生活质量、心功能及总存活率的下降相关。导管消融通过环肺静脉（pulmonary veins，PV）前庭线性消融隔离 PV 内触发灶，有助于住院率的下降，生活质量的提高，以及生存率的提高。

与抗心律失常药物相比，射频（radio frequency，RF）导管消融治疗症状性心房颤动有一定的成功率。但是，其主要并发症包括心脏穿孔、血栓栓塞及对邻近结构的损伤。射频导管消融更适于局灶消融，环肺静脉线性消融手术复杂、耗时，且高度依赖术者的操作能力。因此，人们不断探寻用于肺静脉隔离（pulmonary veins isolation，PVI）的技术，使其较少依赖于操作者的熟练度，而且更为安全有效。一系列研究提示，冷冻球囊导管消融（cryoballoon ablation，CBA）是一种可选择的、有效的心房颤动治疗方法。

一、冷冻消融原理和特点

冷冻消融的机制是通过冷冻能源所造成的低温引起靶点心肌细胞坏死，进而达到治疗效果。冷冻的损伤效应可分为一过性或永久性。一过性效应是指当温度下降至不低于 –20℃的低温时所致的细胞应激状态，以及细胞渗透压改变等所导致的细胞功能减退，具体包括：①低温引起细胞膜流动性下降，膜表面的钠钾、钠钙离子泵功能减退，致心肌动作电位降低、复极时间延长；②低温引起细胞代谢减缓、细胞内液 pH 升高及细胞能量耗竭，引起肌质网钙泵功能减退，导致细胞内钙超载，使细胞电活动消失，处于电静止状态；③低温状态下，细胞外液逐渐开始冻结，并出现渗透压升高趋势，导致细胞内轻中度脱水，并影响细胞功能。一过性效应具有可逆性，在细胞温度恢复正常时其冷冻效应消失、细胞功能随即恢复正常。该效应具有时间及温度依赖性，即仅在短时间、轻度低温条件下该损伤具有完全可逆性。冷冻消融的永久性效应包括低温引起的直接和间接细胞损伤，其中直接细胞损伤主要是通过低温下细胞内外冰晶的形成与破裂所引起。当温度降至 –20 ～ –15℃时，细胞外液逐渐趋于完全冻结，其渗透压骤然升高，导致细胞内严重脱水，进而细胞膜、细胞器损伤。当温度降低至 –40℃以下时，细胞内液体开始冻结，引起细胞结构的破坏、细胞膜破裂及细胞内蛋白质的失活，进而导致不可逆性细胞损伤。当冷冻终止、温度逐步恢复至正常水平的过程中，细胞外液先解冻，再通过渗透压介导回流至细胞内，导致细胞内未溶解的冰晶体积增大，加剧了细胞损伤程度并最终导致细胞死亡。冷冻消融的间接细胞损伤主要通过血管介导：①由冷冻低温所致的局部血流冻结所引起的缺血可加重组织损伤；②复温过程中，低温下冻结的血流开始复流，导致周围组织出现再灌注损伤；③复温后可出现微血管内皮水肿、微血管破裂及微血栓形成等微循环障碍现象，进一步导致消融周围组织的缺血损伤。此外，冷冻后坏死细胞释放的细胞内容物（如DNA碎片、热休克蛋白、尿酸等）存在致炎性，在消融后数小时内可引起炎症细胞浸润及血小板堆积，通过释放自由基进而破坏血管内皮细胞，并加重微循环障碍，增加局部组织损伤程度；同时，在冷冻所致的炎症环境下，免疫系统被激活，T细胞可诱导消融中损伤但未坏死的细胞凋亡，使消融损伤更为彻底。冷冻消融后的组织需要数周时间形成稳定的损伤灶。冷冻消融1周后，损伤组织内仍可见大量的坏死细胞、中性粒细胞，以及少量淋巴细胞，周边可见浸润的成纤维细胞及部分毛细血管形成，损伤处细胞外基质保留完整；2～4周后，坏死细胞及炎症逐渐减少，损伤内可见致密的胶原沉积和分化的纤维细胞；12周后，损伤灶形成，内部可见边界清晰、质地均一的纤维化，不存在慢性炎症细胞。

目前临床应用冷冻球囊消融的冷冻剂为压缩的N_2O，通过极其细小的通道输送至球囊，对组织进行冷冻；N_2O的沸点为-88.48℃，在提供足量冷冻效应的同时具有相对安全性，气体即使进入循环也可与红细胞迅速结合，不易产生空气栓塞。冷冻球囊实现低温消融的方法主要是Joule-Thomson效应，即节流膨胀效应。该效应是指高压流体经过细小的毛细管到达低压区域时，流体膨胀吸热所引起的温度下降。在CBA体系中，高压下的液化制冷剂被常温储存于与外界隔绝的钢瓶中。冷冻消融开始时，液化制冷剂通过系统内置毛细管到达球囊内胆中，解除压缩并汽化膨胀，使球囊大幅度降温而产生冷冻消融效应。在球囊内近端的中央杆上，有热电偶监测球囊内温度。需要指出的是冷冻消融仪所显示的温度为回收气体的温度，而非实际的组织温度。

二、心房颤动冷冻消融技术的发展历程

（一）心房颤动的逐点冷冻消融

早期利用CryoCor系统进行的临床研究表明经静脉行逐点冷冻消融电隔离肺静脉治疗心房颤动是一种安全可行的方法。在Rodriguez等的一项纳入52例阵发性或持续性心房颤动的早期研究中，冷冻消融后立即行PV电隔离的成功率为96%，经过平均（12.5±5.5）个月的随访，56%的患者没有AF复发。尽管在该研究中，与常规RF消融相比，冷冻消融的长期临床有效性较低，但术后CT扫描发现全部患者均没有出现与冷冻消融相关的肺静脉狭窄。逐点冷冻消融实际应用于AF消融的一个限制是其消融时间较射频消融时间长。最初推荐的冷冻消融策略为每次冷冻5分钟，2次冷冻/复温循环，这使得操作时间延长，从而降低了此项技术的临床可行性。后来发现每次冷冻2.5分钟，2次冷冻/复温循环的方案可以减少操作时间，而且取得相同的临床效果，因而具有可行性。一项针对AF患者消融后食管内镜检查的临床研究表明：在应用8mm和盐水灌注头端导管进行射频消融后常会出现食管前壁溃疡（36%）。虽然食管溃疡在应用冷冻球囊消融后也会出现，但在行逐点冷冻消融后却没有发生。因此，考虑到AF消融过程中食管损伤的风险，逐点冷冻消融似乎是一种更安全的能量策略。而且，冷冻消融促血栓形成的风险低于射频消融。

（二）环状冷冻导管

2002年，第一支可在肺静脉口部行环形消融，拥有长段冷冻部分的环状导管（arctic circler）衍生。该环形导管有一个64mm冷冻节段，通过调整弯曲度可以在18～30mm范围内改变直径。理论上，单次4分钟冷冻即可沿肺静脉口部建立环形损伤。有研究应用该环形冷冻导管成功对19例患者72支肺静脉中的59支（81.9%）达到了即刻电隔离。操作时间中位数为（4.3±0.8）小时。有9例患者的所有肺静脉仅用该导管即实现电隔离；另外10例患者需要附加头端导管进行PVI。在PVI后3个月，其复发率高达50%。Skanes等报道了他们在18例患者中应用Arctic Circler的经验。由于Arctic circler操作困难，导管无法到位，全部右下肺静脉均未使用该导管进行消融。45支中有41支被成功隔离。随访（14.8±6.2）个月，22%的患者没有复发。笔者认为肺静脉血流阻碍了PVI的有效性。虽然环状导管的环形可调设计有利于在PV内稳定贴靠，但在口部区域导管通常会移位，尽管该系统的即刻PVI成功率尚可，但长期有效性欠佳。

（三）第一代冷冻球囊

在 2002 年，有几家研究中心设计出了“堵塞肺静脉”方案，以在冷冻时减少静脉血流，这是开创性的一步。基于这项方案设计出了冷冻球囊导管。针对第一代冷冻球囊进行了第一个“PVI-ICE-Pilot 研究”（21.5mm，固定弯鞘，2 个中心的 20 例阵发性心房颤动患者），78 支接受消融的 PV 中有 74 支（95%）达到即刻 PVI。78 支中的 23 支接受了 Freezor MAX 导管补点消融。长期成功率为 84%。全部患者均无严重并发症发生。有 2 例出现持续性右侧膈神经麻痹，但在 12 个月后恢复。

（四）第二代冷冻球囊

与第一代冷冻球囊相比，第二代冷冻球囊在器械设计方面做了以下方面的改进：①冷源能量释放孔由 4 孔增加到 8 孔，冷源能量释放速度加快，使冷冻球囊表面温度均一性由 47% 提高至 83%，冷源的组织渗透能力提高，使用第二代冷冻球囊持续冷冻 2 ～ 3 分钟即可达到第一代球囊冷冻消融持续冷冻 4 分钟的冷冻深度。②球囊表面有效冷源释放面由带状面升级为半球面，增加了球囊有效冷冻面与肺静脉前庭组织的接触面积，避免了第一代冷冻球囊消融术中 PVI“缝隙”现象（图 75-8-1）。③球囊内芯伸缩杆距离由 7mm 缩小至 2mm，增加了球囊前半部分的变形能力，提高了对肺静脉口部形态的顺应性。④冷冻输送鞘前段可折叠段的弯曲度由 90° 增加至 135°，提高了导管的柔软性，使球囊更加容易贴靠下肺静脉。

（五）第三代冷冻球囊

目前第三代冷冻球囊已经面世，与第二代相比，其远端螺旋电极与球囊距离进一步缩短（8mm vs. 13.5mm）（图 75-8-1），离球囊距离更短的远端标测电极可以实现对肺静脉隔离过程更高比例的记录，可靠的肺静脉电位记录对观察消融过程中肺静脉电位与心房远场电位之间的关系，以及传入阻滞的过程有重要的帮助，使得肺静脉隔离冷冻剂量流程化，并和第二代球囊一样表现出较高的单次肺静脉冷冻隔离率。但其更短的远端电极要求操作者改进标准的导管操作方法，从而避免球囊移位。

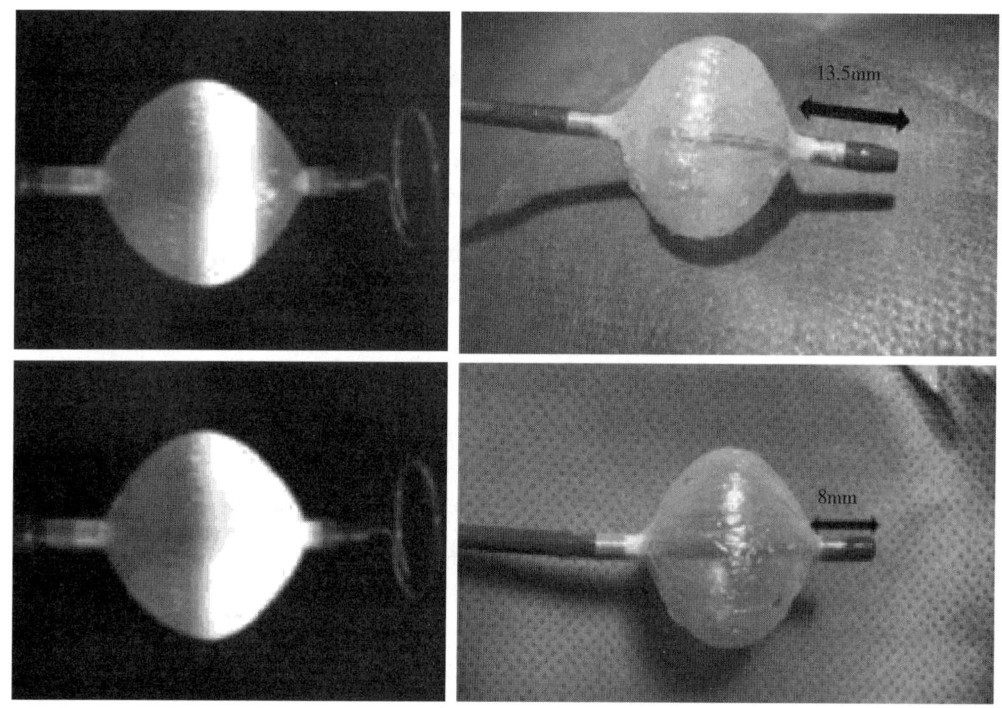

图 75-8-1　左侧 2 个图显示第二代比第一代冷冻球囊表面有效冷源释放面的扩大；右侧 2 个图显示第三代比第二代冷冻球囊远端螺旋电极与球囊距离的缩短

三、心房颤动冷冻球囊消融临床研究进展及指南推荐

1.CBA 与抗心律失常药物治疗比较　STOP-AF 研究比较了 CBA 和抗心律失常药物治疗阵发性心房颤动的有效性。245 例阵发性心房颤动患者以 2 ∶ 1 的方式随机分为 CBA（28mm 或 23mm 球囊）治疗组和抗心律失常药物治疗组。

随访 12 个月，无心房颤动发作率在 CBA 组和抗心律失常药物治疗组分别为 69.9% 和 7.3%，且抗心律失常药治疗组有 79% 的患者因药物无效而交叉到 CBA 组。据此，美国 FDA 于 2010 年 12 月批准 CBA 系统可用于药物难治性阵发性心房颤动的消融。分析 STOP-AF 研究，不难发现具有如下特点：①操作者学习曲线较短；②入选的阵发性心房颤动患者心房颤动负荷较高；③使用的是第一代冷冻球囊导管，操作相对复杂。此外，研究使用的是导引钢丝，而非现在可以实时监测肺静脉电位变化的环形标测电极导管（achieve）。

2.CBA 与射频导管消融的比较　FIRE AND ICE 研究比较了 CBA 与结合三维标测的射频导管消融在治疗药物难治性阵发性心房颤动的有效性和安全性。762 例患者随机分为射频导管消融组（384 例）和 CBA 组（378 例），主要研究终点为 3 个月空白期后心房颤动、心房扑动和房性心动过速的发作，以及使用抗心律失常药或重复消融。平均随访 1.5 年，CBA 组和射频导管消融组分别有 138 例和 143 例患者达到主要研究终点。研究结果表明，CBA 组在治疗的有效性和安全性上均不劣于射频导管消融组（心房颤动复发率：34.6% vs. 35.9%，非劣效性 $P < 0.001$；安全终点：10.2% vs. 12.8%，$P=0.24$），且手术时间和左心房操作时间短，但 X 线曝光时间长（平均增加 5 分钟）。2016 年 6 月 Kuck 等再次发布了 FIRE AND ICE 研究的二级结果，在多个方面显示了 CBA 的有效性。与射频导管消融相比，CBA 使患者的全因住院率减少 21%，心血管相关住院事件减少 34%，直流电转复减少 50%，再消融事件减少 33%。这些结果具有统计学意义，提示对于阵发性心房颤动患者，CBA 可能优于射频导管消融。对于药物不敏感、反复发作且有症状的阵发性心房颤动的患者，国内外指南已将其列为导管消融治疗的 I 类推荐。鉴于 PVI 是导管消融治疗心房颤动的基石，CBA 隔离肺静脉则具有安全、有效、简便、可复制等特点。因此，相关指南也将 CBA 推荐为导管消融治疗心房颤动的常规方法之一。

持续性心房颤动的最佳消融策略尚不明确，仍需要进一步的研究证实。而 PVI 是各种类型心房颤动导管消融的基石的观点已成为共识。多个研究发现，持续性心房颤动患者应用 CBA 仅行 PVI，随访 1 年，单次手术成功率为 67% ～ 69%。对于持续性心房颤动患者，仅行 PVI 是不够的。部分经验丰富的术者尝试应用第二代冷冻球囊导管进行 PVI 之外的基质改良，如左心房顶部线消融、左心耳嵴部消融等，以观察是否提高治疗的有效性。Su 等应用第二代冷冻球囊导管对 75 例持续性心房颤动患者及 62 例长程持续性心房颤动患者进行消融治疗，除 PVI 外，在三维标测系统指导下，根据患者心房基质标测情况，同时行肺静脉外的消融。结果发现，随访 1 年，71% 的持续性心房颤动患者及 55% 的长程持续性心房颤动患者无房性心律失常事件发生。Akkaya 等使用第二代冷冻球囊导管治疗 101 例持续性心房颤动，对 PVI 后心房颤动仍持续发作者，加做左心房顶部线消融，如果仍未转复窦性心律，再行电复律。随访 37 个月，发现 1 年、2 年及 3 年的单次消融后无心房颤动或房性心动过速复发率分别为 89.1%、76.9% 及 70.3%。意大利 1 项多中心前瞻性研究纳入了 486 例患者（其中持续性心房颤动 434 例，长程持续性心房颤动 52 例），应用冷冻球囊导管行肺静脉电隔离，12 个月无心房颤动复发率的概率为 63.9%，18 个月无心房颤动复发的概率为 51.5%，提示对于持续性和长程持续性心房颤动患者，CBA 行肺静脉电隔离安全有效。目前，对于症状性、药物不敏感的持续性或长程持续性心房颤动，国内外指南的推荐为：持续性心房颤动Ⅱa，长程持续性心房颤动Ⅱb。

3. 心房颤动合并心力衰竭患者　心房颤动和心力衰竭常同时并存，且心房颤动会明显增加心力衰竭患者的住院风险。CASTLE-AF 试验表明，对于心房颤动合并心力衰竭患者，相比药物治疗，射频导管消融治疗可明显降低全因死亡率或住院率。目前，关于 CBA 治疗心房颤动合并心力衰竭的研究尚较少。Heeger 等发现，对于有心力衰竭且左心室射血分数（LVEF）≤ 40% 的心房颤动患者（心力衰竭组）和无心力衰竭且 LVEF ＞ 40% 的心房颤动患者（非心力衰竭组）用第二代冷冻球囊隔离肺静脉。心力衰竭组 1 年成功率为 73.1%，无心力衰竭组 1 年成功率为 72.6%，两组成功率相当，且心力衰竭组平均 LVEF 由之前的 37% 提高到 55%。围术期主要并发症方面，两组差异无统计学意义（心力衰竭组为 8%，非心力衰竭组为 6%）。对于伴有心力衰竭的心房颤动患者，目前相关指南建议与不伴心力衰竭患者的消融适应证类似(Ⅱa)。与冷盐水灌注射频导管消融相比，CBA 进入患者体内的盐水量少，手术时间短，对心力衰竭患者可能更有利。

四、心房颤动冷冻球囊消融操作系统及操作步骤

目前临床使用冷冻消融操作系统的是美敦力的 Arctic Front 系统(图 75-8-2)，包括冷冻消融仪、Arctic Front 导管、连接电缆、自动连接盒、气罐和排气管。冷冻球囊导管系统主要包括三大部分：Flexcath Advance 可调弯导管鞘（长鞘）、冷冻球囊导管及 Achieve 环形标测导管。

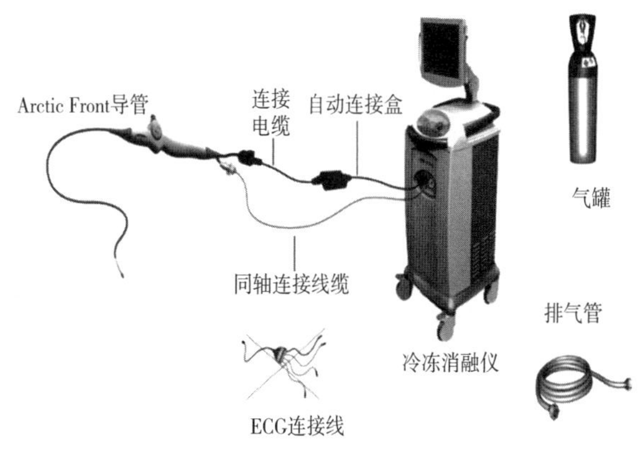

图 75-8-2 Arctic Front 冷冻消融系统组成部件

下面按手术步骤讲解冷冻球囊消融操作步骤。

（一）血管通路和左心房通路建立

1. 血管穿刺 CBA 首先需要建立血管通路，通常会选择左侧股静脉放置右心室和（或）膈神经起搏导线，右侧颈内静脉或左侧锁骨下静脉放置固定弯冠状静脉窦导管；部分操作者出于避免穿刺颈胸部血管并发症或减少放射线的考虑，会选用可调弯冠状静脉窦导管，此时会通过股静脉通路放置。通常，会优选右侧股静脉来放置 CBA 系统。由于配合球囊导管操作的 Flexcath Advance 可调弯导管鞘外径为 15F，术中又应用了大剂量的肝素抗凝，所以穿刺股静脉时一定要避免损伤股动脉，一旦损伤到动脉且未发觉，拔管后穿刺部位较难压迫止血，如发生动静脉瘘，则多需外科干预治疗。

2. 房间隔穿刺 建议采用标准的房间隔穿刺操作，在保证安全的前提下，较好的房间隔穿刺部位应尽量偏前、偏下。偏前是为了增加房间隔穿刺点与右下肺静脉（RIPV）的距离，预留足够的操作空间，更好地进行 RIPV 封堵；偏下是为了更好地贴靠肺静脉下缘，这个部位也是术中较不容易贴靠，且易出现漏点的位置。目前国内没有常规心腔内超声（ICE）指导房间隔穿刺，在透视下穿刺偏前、偏下部位存在一定的风险性，为了避免不必要的并发症，建议除了很有经验的操作者，一般在常规部位穿刺即可。对房间隔穿刺针远端 15cm 处稍做弯曲，可以使穿间隔针接触的房间隔部位更加靠前。穿刺针通过房间隔之后，在 X 线指导下，旋转穿间隔鞘，使其更容易通过房间隔，缓慢移除穿刺针，置换长导丝，并送至左上肺静脉（LSPV）远端，沿导丝推送穿间隔鞘至左心房内。

3. 肺静脉选择或非选择造影 穿刺鞘进入左心房后，调整鞘管位置，对 4 根肺静脉行选择性或非选择性造影，显示肺静脉走形、分支、粗细、有无共干等情况，帮助操作者提前预判消融难度，并设计冷冻球囊封堵策略，使消融效果最优化。对于操作熟练者，如果术前有左心房 - 肺静脉 CT 或 MRI 结果患者的，可省略肺静脉造影。

4. 置换 Flexcath Advance 可调弯导管鞘 借助放置于 LSPV 内的长导丝，置换 Flexcath Advance 可调弯导管鞘。由于该鞘管在外鞘和内扩张管移行部位存在一定的落差，使得在部分患者置换时，通过腹股沟穿刺部位或房间隔穿刺部位有困难，此时可以应用边旋转边推送的方式，帮助 Flexcath Advance 可调弯导管鞘通过这些部位。部分研究中心会选择应用 11 ～ 16F 的短血管鞘对腹股沟穿刺部位进行预扩张，也有的研究中心会选择应用二尖瓣扩张术使长鞘对腹股沟及房间隔穿刺部位同时进行预扩张，方便 Flexcath Advance 鞘管通过。穿刺位点尽量避开腹股沟韧带，这也是避免可调弯鞘管在腹股沟部位推送困难的一个方法。将 Flexcath Advance 导管鞘推送至左心房，调整其指向 LSPV，然后缓慢撤出内扩张管和长导丝。为了避免鞘管头端损伤左心房壁，建议轻轻旋转鞘管手柄上的打弯手柄，使鞘管稍微打弯。肝素生理盐水冲洗鞘管，排除气泡后，连接肝素盐水泵或加压肝素盐水袋进行肝素持续灌注，推荐盐水滴注速度为 1 ～ 3ml/min。

（二）冷冻球囊导管系统准备注意事项

（1）冷冻球囊导管直径选择：冷冻球囊导管有2种直径可供选择，即23mm和28mm。根据患者左心房及肺静脉的大小，选择直径合适的球囊导管进行消融手术。术前，建议患者行左心房CTA检查，了解肺静脉的走行、粗细、分支、是否共干、畸形等；术中，建议在房间隔穿刺成功后，进行肺静脉选择性或非选择性造影，以显示肺静脉形态等，这两种方式都可以帮助操作者选择合适直径的球囊导管，并帮助操作者预判球囊导管操作难度。目前，由于临床上应用的第二代冷冻球囊导管整个前半球均匀制冷，可以适应解剖形态更广泛的肺静脉，所以除外左心房和肺静脉直径过小，28mm的球囊操作不方便的患者会选择23mm的冷冻球囊导管，大部分操作者首选28mm的冷冻球囊导管进行手术。这样选择的原因包括：①大直径的球囊导管，能够更多地干预肺静脉前庭部位；②直径大的球囊操作时，不容易过深的进入肺静脉内，可以减少PVS等并发症的发生。

（2）冷冻球囊系统肝素化，严格排除气泡，保证手术安全。冷冻球囊导管系统主要包括三大部分：Flexcath Advance可调弯导管鞘（长鞘）、冷冻球囊导管及Achieve环形标测导管。术中需要将冷冻球囊导管与Achieve环形标测导管进行组装，在插入长鞘之前，对整个系统的导管腔和冷冻球囊导管头端球囊折叠处充分肝素化处理，排除气泡。借助球囊导管头端的保护套，将组装好并肝素化的导管插入长鞘，缓慢推送球囊导管，根据球囊导管杆部的白色标记（marker）或射线下不透光标记提示，在将球囊导管送出长鞘前，一定要先送出Achieve环形标测导管。术中对球囊导管的操作也一定要始终保持柔软的Achieve环形标测导管在球囊的头端进行保护，避免球囊导管头端损伤左心房壁。冷冻球囊导管杆部的2个白色标记可以帮助判断球囊与长鞘的位置关系：前一个白色标记跟鞘管尾部对齐时，球囊头端与长鞘头端平齐；后一个白色标记与鞘管尾部平齐时，球囊部分完全出长鞘，可以对球囊进行充气操作（图75-8-3）。

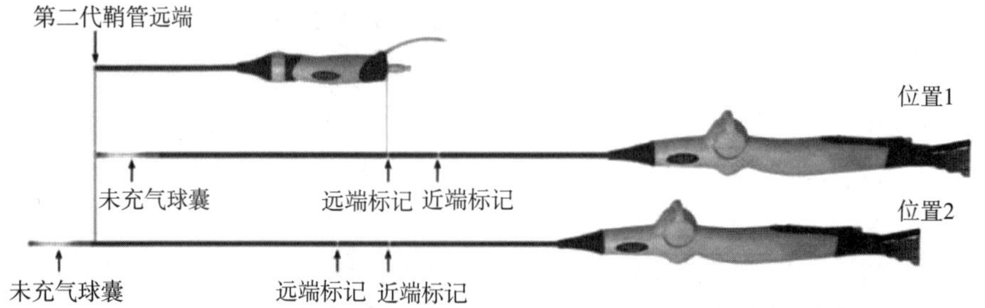

图75-8-3 冷冻球囊导管与Flexcath Advance可调弯导管鞘的位置关系

（三）球囊导管定位及肺静脉封堵操作

以下操作建议可以帮助操作者应用冷冻球囊导管完成连续、透壁的环形损伤及更广泛的肺静脉前庭消融，从而提高手术成功率，减少并发症的发生。

（1）操作长鞘指向目标肺静脉：手术过程中，操作冷冻球囊导管时，要始终保持Achieve环形标测导管伸出球囊的头端，避免球囊导管头端造成左心房或肺静脉损伤。射频消融导管行心房颤动消融时，主要靠操作消融导管的手柄来完成PVI；而冷冻球囊导管行心房颤动消融，则主要依靠长鞘操作，以及对球囊导管的持续前向推送力。由于Flexcath Advance可调弯导管鞘操作时，能够获得1∶1的扭力传递，使得冷冻球囊导管进行心房颤动消融的操作更容易被操作者掌握，学习曲线更短。

（2）将Achieve环形标测导管送入肺静脉内远端，更容易推送球囊导管至相应的肺静脉外。将Achieve导管送入肺静脉的不同分支，能够帮助球囊贴靠肺静脉或前庭不同的部位。建议在进行上肺静脉隔离时，优先将Achieve环形标测导管送入上肺静脉的上分支；在进行下肺静脉隔时，优先将Achieve环形标测导管送入下肺静脉的下分支，这样操作更容易使球囊与肺静脉获得良好的贴靠和封堵。

（3）沿Achieve环形标测导管推送球囊导管

进入左心房，在左心房内对球囊充气，然后推送充气的球囊封堵肺静脉，此时注意不要将球囊推送过深，也尽量避免在肺静脉内对球囊充气，甚至冷冻。由于球囊充气时，压力较低，一般不会对肺静脉造成机械性损伤。但冷冻时球囊内压力骤增，球囊会略微变大、变硬；如果放置在肺静脉内，有可能会因为球囊体积增大造成肺静脉内膜的机械性损伤，从而导致以后肺静脉狭窄的并发症。操作中保持 Flexcath Advance 可调弯导管鞘与目标肺静脉同轴对齐，可以使球囊更容易封堵肺静脉。

（4）Achieve 环形标测导管可以给球囊导管一定的支撑，但实际上保持球囊与肺静脉贴靠主要依靠的是 Flexcath Advance 可调弯导管鞘。因此，手术过程中球囊封堵肺静脉的支撑力主要来自可调弯鞘。冷冻消融时可以将鞘管推送至球囊尾部，提供足够的支撑，保证球囊与组织良好的贴靠。

（5）前推球囊导管至贴靠肺静脉，并维持一定的推送力，注射造影剂以判断封堵情况。

1）封堵完全，造影剂明显滞留时，建议不要立即开始冷冻。首先要判断球囊是否已经进入肺静脉深部，若已进入肺静脉深部，可以稍微回撤球囊，直至看到造影剂泄漏，确定肺静脉前庭的位置，尽量保证冷冻消融部位是在肺静脉前庭。在某些情况下，通过这种操作可以看到球囊实际上已经在肺静脉深部，并不是在肺静脉口。此时需要调整球囊位置，减少推送力。为了保证球囊消融部位位于肺静脉前庭，最常用的技术是近端封堵技术（proximal seal technique，PST）（图 75-8-4），即球囊封堵造影剂滞留明显时，可稍微回撤球囊，直至看到少量造影剂泄漏。此时，可以先开始冷冻操作。由于冷冻时，球囊内部压力骤增，体积还会膨大，然后在开始冷冻后 3 秒内将球囊向前推送至肺静脉口并维持一定的推送力，行造影显示封堵情况，球囊完全封堵的情况下冷冻效果最优。这种方式可以使球囊更靠近肺静脉前庭的位置，最终完成肺静脉前庭较大环的隔离。同样，在右侧 PVI 时，通过这种方式可以减少膈神经损伤（phrenic nerve injury，PNI）的风险。

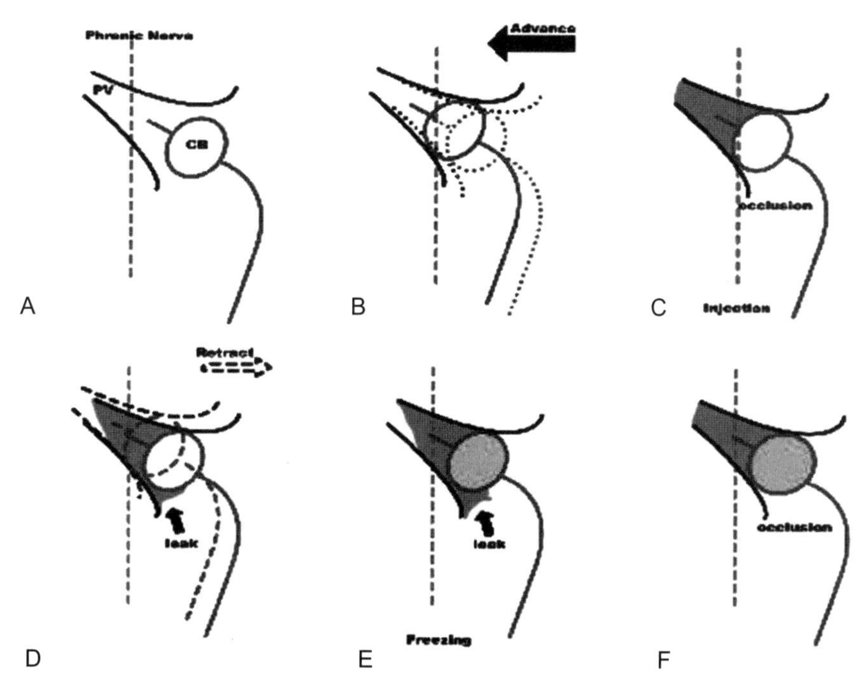

图 75-8-4　近段封堵技术操作方法

A～C. 确保封堵；D、E. 注射造影剂的同时，缓慢回撤球囊导管，直至观察到少量造影剂泄漏，开始冷冻治疗；F. 冷冻开始球囊容积和压力迅速增加，冷冻开始 3 秒内轻度前推球囊导管消除了封堵泄漏

2）如果造影显示肺静脉未完全封堵，则需要调整球囊朝向有造影剂泄漏的部位贴靠，来完成最佳封堵。由于肺静脉形态各异，如共干、肺静脉口呈椭圆形等，针对部分肺静脉通过反复调整球囊位置也不能一次完全封堵的情况，可以考虑进行分段隔离（图 75-8-5）。冷冻球囊对组织造

成的损伤是接触性的，只要是球囊贴靠到的组织，冷冻时都会造成损伤，所以即使是分段隔离，只要操作者清楚每次冷冻贴靠最好的部位，通过分段贴靠不同的部位，最终也可完成肺静脉前庭的环形损伤的分段隔离。美国多使用ICE来指导分段隔离，欧洲和我国目前仍然是借助X线，通过注射造影剂显影来完成。采用ICE的好处，一是可以清晰判断每次冷冻贴靠部位；二是可以减少X线曝光量；三是对肾功能不良或造影剂过敏的人群更加安全。

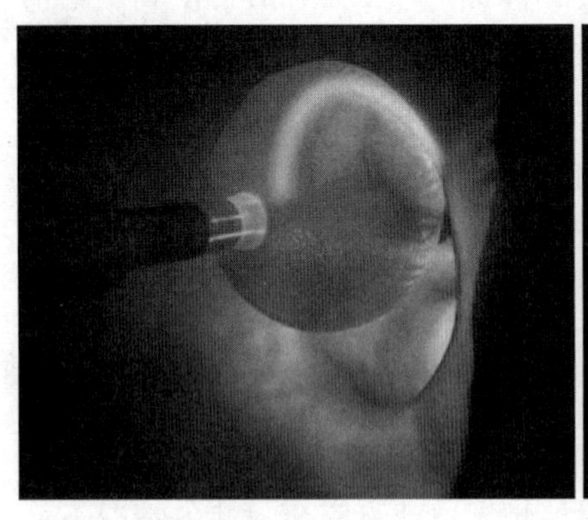
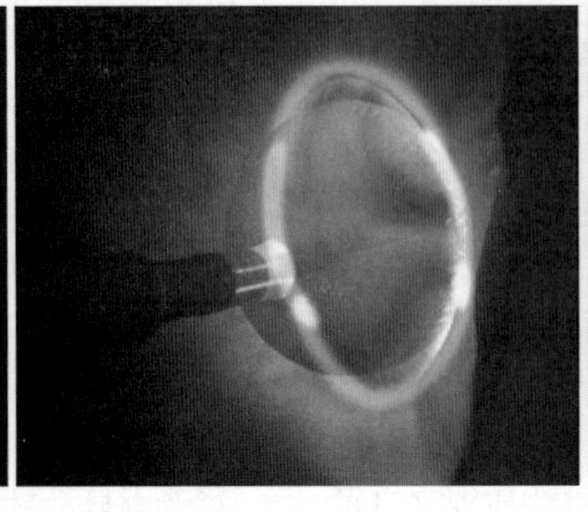
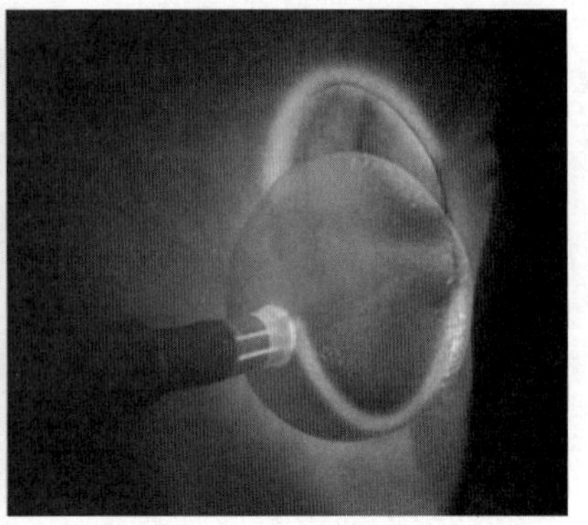

图 75-8-5 肺静脉冷冻球囊消融分段隔离示意图

（6）获得良好封堵后，Achieve环形标测导管可用来实时记录肺静脉电位（pulmonary vein potential，PVP）变化。可以通过回撤和旋转Achieve环形标测导管的方式，使其头端的标测电极环折叠靠近肺静脉口部，记录到PVP。大多数肺静脉在消融时都可以实时记录PVP变化，并评估PVI时间（time to isolation，TTI）。TTI是预测肺静脉永久隔离的一个重要指标，一般认为TTI＜60秒，PVI再恢复的概率很低。建议在冷冻消融前或消融开始后10秒内回撤Achieve环形标测导管记录PVP，冷冻时间超过15秒时，冷冻球囊导管腔会逐渐结冰，此时Achieve环形标测导管将无法回撤。

五、冷冻球囊消融效果的评价指标

自冷冻球囊问世以来，有许多研究对其治疗心房颤动的效果进行了评价，其中不乏对冷冻消融过程中效果的评价。冷冻球囊导管消融治疗心房颤动效果的评价指标主要包括4个方面：温度、TTI（time to isolation）、冷冻消融时间和次数、复温时间。就目前临床研究来看，不同术者对冷冻消融采用的指标并不完全一致。

（一）温度

冷冻能源所造成的低温导致被消融心肌细胞的坏死，从而达到治疗的效果。冷冻消融的整体过程依赖冷冻能量、球囊与组织的贴靠面积、周围组织的加热作用及冷冻时间4个方面。虽然操作者并不能直接控制最低温度，但在冷冻消融过程中监测温度仍然非常重要。在冷冻消融仪上显示的温度并非组织的实际温度，而是系统回收N_2O气体的温度。球囊与组织接触面的实际温度通常为-80～-70℃。

1. 温度对冷冻消融有效性的评估　温度是冷冻消融过程的重要指标之一。冷冻能量向组织的传递依赖冷冻源、球囊与组织的贴靠面积、周围组织的加热作用及冷冻时间。冷冻温度可以反映球囊与肺静脉的贴靠程度。当TTI无法记录到时，温度可作为PVI有效性的评估指标。冷冻过程中，温度随着冷冻时间延长逐渐下降，温度下降的速率通常能够提示球囊对肺静脉封堵的状态。有研究发现，冷冻达1分钟时，若温度显示下降到-40℃，说明球囊对肺静脉的封堵良好，可作为即刻PVI的独立预测因素。与TTI可记录时的情形相比，其冷冻效果、永久PVI率与较低的心房颤动复发率相当。

2. 温度对冷冻消融安全性的评估　冷冻温度如果过低，将可能对肺静脉外组织造成不必要的损伤，增加并发症的发生率。冷冻的最低温度严格控制在-55℃以内是合理的。除了冷冻时的最低温度，冷冻时温度下降的速度也应该关注，若冷冻30秒时温度低于-40℃，可视为温度下降过快，可能出现并发症，特别是对左下肺静脉和右上肺静脉消融时，可能增加食管和膈神经损伤的风险，应予以注意。

3. 球囊 - 心肌贴靠与温度的关系　“有效贴靠产生有效损伤”。冷冻过程中温度与球囊 - 心肌贴靠具有一定的相关性。冷冻模型实验证实冷冻消融在球囊贴靠面可以产生组织损伤；贴靠不良的部位即使延长冷冻时间也难以产生有效的组织损伤；MRI 指导下的研究也证实，只有冷冻球囊有效贴靠到心肌组织，才可能产生组织的毁损。术中由于肺静脉解剖结构的复杂性，有些肺静脉可能无法实现球囊的单次完全封堵，操作者需要对肺静脉进行分段冷冻，以达到 PVI 的目的。分段消融是对肺静脉共干和复杂 PVI 的有效方法。基于有效贴靠产生有效损伤的理论，可以完成对肺静脉以外部位的有效消融，常用于左心房顶部和肺静脉前庭的扩大消融等。但此时冷冻的温度指标对有效性的参考价值不大；需要借助 ICE、PVI、DSA 影像及三维标测系统等多种手段来判断冷冻球囊与组织的贴靠及冷冻的效果。

（二）TTI

TTI 指的是冷冻消融开始至 PVI 的时间。第二代球囊冷冻时约 80% 的肺静脉可以记录到 TTI。TTI 有助于判断冷冻损伤的透壁程度，也可以指导冷冻消融中剂量的选择。犬模型研究证实，在冷冻球囊与肺静脉贴靠良好的情况下，TTI+60 秒即可达到有效的 PVI。这为运用于人体的 CBA 剂量的设定提供了依据。在现有的临床研究中，多参照 TTI 制订消融剂量的方案。TTI 是预测肺静脉有效封堵和 PVI 最重要的指标。在封堵良好的情况下，大部分肺静脉会在 60 秒内达到 PVI，且冷冻延长 120 秒后，永久损伤率高达 96.4%。相比第一代球囊的冷冻 240 秒 2 次或 180 秒 2 次，以 TTI+120 秒为指导的冷冻剂量能够更好地判断透壁损伤，减少射线量，节省手术时间。更重要的是该方法可以防止过度消融对肺静脉周围组织如食管、膈神经等的损伤。研究发现第二代球囊导管冷冻消融后食管功能障碍的比例达到 12% ～ 20%，而以 TTI 为指导选择冷冻剂量的试验中，食管损伤比例只有 4%。TTI 可用于预测 PVI 的成功率和持久性，临床可以根据术中每根肺静脉的实际情况来制订个性化的消融策略，从而在达到有效 PVI 时尽可能降低冷冻消融剂量，减少术中并发症的发生。

（三）冷冻消融时间和次数

关于 CBA 隔离肺静脉的消融次数和时间，目前尚无统一标准。第一代冷冻球囊导管消融最常用的剂量是 1 根肺静脉常规消融 2 次，每次 240 秒。在 FIRE AND ICE（分别使用第一代、第二代冷冻球囊导管）研究中，冷冻 240 秒以后，第 2 次再消融 240 秒，有效性和安全性不比射频消融差。由于第二代冷冻球囊导管的制冷剂喷口已由第一代冷冻球囊导管的 4 个增加至 8 个，制冷效力比第一代冷冻球囊导管明显增强。第二代冷冻球囊导管单次消融动物实验证实，犬肺静脉冷冻消融 3 分钟与 4 分钟对比，最低温度、肺静脉电位隔离率、并发症、组织学改变差异无统计学意义；用第二代 23mm 冷冻球囊导管消融犬肺静脉时发现，TTI+60 秒即可产生透壁损伤。

最近的 Plus One 多中心随机对照非劣性试验显示，相比传统的 2 次 180 秒消融策略，新的消融策略采用 TTI 后增加 60 秒，然后补充消融 2 分钟，两组的安全性和有效性（1 年随访成功率）差异无统计学意义，且新消融策略手术时间更短。AD-Balloon 研究将接受冷冻治疗的患者分为两组，首次冷冻 3 分钟，如完成 PVI，一组接受 3 分钟的巩固消融，另一组不再接受巩固消融。1 年两组的成功率分别是 87.3% 和 89.1%，DE-MRI 成像显示的肺静脉漏点频率分别是 46% 和 36%，两组差异均无统计学意义。在 ICE-T 试验中，对于 TTI ＜ 75 秒的患者只消融 240 秒 1 次，TTI ＞ 75 秒的患者再巩固消融 1 次，相比传统的 2 次 240 秒消融，两组成功率相似。而且在接下来的 ICE Re-Map 研究中，为了进一步优化第二代冷冻球囊导管的安全性和有效性，新纳入的一组患者，如果 TTI ＜ 75 秒，只消融 180 秒，如果 TTI ＞ 75 秒的患者完成 180 秒消融后再巩固消融 1 次。结果显示，在复发患者中，240 秒组对比 180 秒组，其肺静脉隔离的持久性更高，左侧肺静脉消融 240 秒组获益更多，差异有统计学意义。

综上所述，不同研究、不同冷冻方案的有效性和安全性结果相近。考虑到肺静脉解剖的复杂性，以及不同临床研究的样本量和同质性方面的差异，许多问题还有待于设计更为科学的临床研究进行证实。目前《经冷冻球囊导管消融心房颤动中国专家共识》建议：①若 TTI ＜ 60 秒，第

1 次消融 180 秒，第 2 次巩固消融 120 秒。②若 TTI > 60 秒，停止消融，调整球囊位置。建议分别采用左前斜位及右前斜位，有助于观察造影剂分流，调整球囊位置，以更好地完成封堵。③如果无法记录 TTI，在球囊封堵良好的情况下，第 1 次消融 120 秒后复温观察，如已完成肺静脉电隔离，可巩固消融 180 秒。④如经过调整球囊封堵仍然不良，可以考虑分段隔离，术中观察肺静脉电位的变化，在影像学和标测导管的指导下，完成对肺静脉的完整隔离。⑤左下和右上肺静脉消融时，短时间内温度下降过快可能导致并发症的发生，建议调整球囊位置。⑥任何情况下，冷冻消融仪显示温度< –55℃，建议停止冷冻以免相关并发症的发生。

（四）复温时间

监测复温时间有助于预测长期的肺静脉电隔离。研究发现，球囊复温时间（–30 ～ 15℃）是肺静脉电位恢复的预测因素，复温时间≥ 67 秒预示可以实现长期的肺静脉电隔离，而复温时间≤ 25 秒则提示肺静脉电位易恢复（敏感度为 70%，特异度为 69%）。Aryana 等分析了不同的复温时间段，预测肺静脉电位恢复最有效的复温时间段是从冷冻停止后复温至 0℃的时间（interval thaw time to 0 ℃，iTT0）；多因素分析提示，TTI ≤ 60 秒和 iTT0 ≥ 10 秒是长期 PVI 的预测因素，如果 2 条标准都满足，则肺静脉电位恢复的可能性≤ 0.9%。同时，iTT0 ≥ 10 秒也是 TTI < 60 秒的预测因素（敏感度为 91%，特异度为 84%）。当肺静脉电位无法观察而不能记录 TTI 时，iTT0 ≥ 10 秒对消融结果的判断有指导意义。对于肺静脉分段隔离，由于球囊并非完全封堵肺静脉，肺静脉分流明显，此时术中冷冻温度和复温时间对判断永久 PVI 价值不大。

六、心房颤动冷冻消融并发症

心房颤动冷冻球囊消融术的并发症有膈神经损伤、食管损伤、肺静脉狭窄、心脏压塞、股动脉损伤、血栓 / 空气栓塞及迷走神经反射伴严重心动过缓等。

（一）膈神经损伤

膈神经损伤（phrenic nerve injury，PNI）是 CBA 最常见的并发症，主要发生在右侧肺静脉冷冻消融过程中。解剖学发现，右侧膈神经走行于右上肺静脉与上腔静脉之间。因此，在冷冻消融右侧肺静脉时要注意监测膈神经功能。PNI 的临床表现轻者无症状，重者可表现为呼吸困难、活动后气促等。目前，针对 PNI 没有较好的治疗方法，只能随访观察，但大部分患者可以在术中或在术后随访中恢复。Andrade 等的 Meta 分析显示，对 1308 例心房颤动患者应用冷冻球囊导管进行消融治疗，出院时 PNI 总发生率为 6.38%，术后 12 个月随访，仅有 0.37% 的患者仍然存在 PNI。FIRE AND ICE 研究发现，患者出院时 PNI 发生率为 2.7%，术后 3 个月为 0.5%，术后 1 年仅有 0.3% 的患者存在 PNI。随着操作者经验的不断丰富，以及术中对膈神经功能的严密监测（如膈肌搏动），PNI 的发生率可以控制在很低的水平。

最常用的膈神经监测方法是起搏监测，通过将起搏导线放置在上腔静脉内（临床上最常用的部位为右锁骨下静脉水平，此部位是膈神经经过的位置，且起搏导线较稳定，不容易移位），应用最大输出能量和脉宽，冷冻消融右上肺静脉时建议能量为 10 ～ 15mA，间期为 1000 毫秒（右上肺静脉）、1500 ～ 2000 毫秒（右下肺静脉），通过手指触压患者腹部感受膈肌搏动来监测膈神经功能。在冷冻消融中，一旦发现膈肌运动减弱或消失，应立即停止冷冻。一般情况下，冷冻消融停止后观察数秒钟至数十分钟，膈神经的功能即可恢复。大部分患者在术后随访中恢复，永久性 PNI 的发生率极低。应用 PST 技术保证冷冻球囊位于肺静脉前庭部位消融，可以减少 PNI 的发生。其他方式，如应用复合运动动作电位（compound motor action potential，CMAP）、X 线透视观察膈肌运动等，也可以帮助监测膈神经功能。

（二）食管损伤

食管邻近左心房后壁，射频和冷冻消融均可发生食管损伤。按损伤程度不同，分别可表现为食管红斑、食管溃疡或心房食管瘘（atrial esophageal fistula，AEF）。最近的研究表明通过食管内镜观察，第二代 CBA 食管损伤发生率为 3.2% ～ 19.0%，研究表明射频消融治疗心房颤动 AEF 的发生率为 0.10% ～ 0.25%，而 CBA 发生 AEF 的发生率低于 0.01%。尽管发生 AEF 的根本原因仍不明确，但通过分析 CBA 发生 AEF 的病例发现，几乎所有的 AEF 都发生于左下肺静脉。冷冻时间较长（超过 4 分钟）、冷冻次数过多（同一根肺静脉连续冷冻超过 2 次）及最低温度过低（低于 -60℃）都有可能会造成邻近组织的损伤，尤其在冷冻左下肺静脉时，需要特别注意。

针对最低食管温度和内镜下食管损伤程度关系的研究，Metzner 等建议食管内温度在 10℃以下时应停止冷冻（敏感度为 100%，特异度为 93%）；而 Fürnkranz 等建议食管内温度在 12℃以下时应停止冷冻（敏感度为 100%，特异度为 92%），以防止发生 AEF。目前的研究支持食管内温度应不低于 15℃，但需要强调的是，食管内温度没有过低并不一定等于没有食管损伤，应避免在同一靶静脉内多次连续消融，以确保肺静脉毗邻组织有复温时间。

目前使食管损伤最小化的方法包括食管内温度监测、食管吞钡显影定位食管位置、控制消融时间、使用质子泵抑制剂和减少接触应力。

（三）肺静脉狭窄

肺静脉狭窄（pulmonary vein stenosis，PVS）定义为肺静脉直径减少 50% 以上，也有定义为 TEE 测定的肺静脉血流速度＞ 0.8m/s。单支肺静脉轻度狭窄通常不会引起明显的临床症状。单支肺静脉闭塞或多支狭窄可导致明显的临床症状，主要表现为活动后气促、咳嗽、咯血和反复发作的应用抗生素无效的肺炎等，这些临床表现多在术后 1 周至数月出现。有心房颤动消融史的患者出现上述症状后均应及时评估是否存在 PVS，TEE 可初步筛查，肺静脉 CT 和 MRI 增强扫描具有诊断价值，肺静脉造影则可明确诊断。心房颤动射频消融 PVS 的发生率可达 30% 以上，CBA 引起 PVS 的发生率远低于射频导管消融，且大部分为轻度 PVS，并无任何临床症状。

术前正确识别肺静脉前庭是预防 PVS 的关键。可以参照术前左心房肺静脉 CT 或 MRI 重建，有条件者可行 ICE 确定肺静脉前庭的准确位置。避免在肺静脉内充气并冷冻消融，可使用近端封堵技术，确保球囊在前庭位置时才开始冷冻消融。无症状 PVS 除给予持续抗凝预防血栓栓塞外，并无针对性的治疗方法。症状性 PVS 通常药物治疗不能有效缓解症状，需要导管介入治疗。现有的肺静脉内球囊扩张和支架植入术有较好的即刻治疗效果，但术后 1 年再狭窄率高达 50% 以上，部分患者经多次介入手术效果仍不理想。单支肺静脉闭塞甚至合并同侧 PVS 者，如无明显症状，建议观察而暂不过度干预。部分患者服用抗凝药物后 PVS 可改善或再通。

（四）心脏压塞

虽然 CBA 发生心脏压塞的概率较低，但房间隔穿刺及冷冻球囊左心房内操作不谨慎也可能发生左心房穿孔或裂伤，导致心脏压塞。房间隔穿刺偏上、偏后可能导致左心房右上顶部或后壁穿孔，偏上、偏前可能损伤主动脉根部，故应规范房间隔操作，导丝应进入左上肺静脉后再送入 SL1 鞘管，这一过程很重要。CBA 左心房内操作时必须保证软的 Achieve 环形标测导管在导管头外，由于冷冻球囊导管头端直且硬，头端没有 Achieve 环形标测导管时暴力操作可能导致左心房顶部或左心耳等部位穿孔。CBA 嵌顿在肺静脉或左心耳内冷冻消融可能导致肺静脉或左心耳裂伤破损，这样形成的心脏压塞通过心包穿刺引流常无法稳定血流动力学，及时外科开胸手术才能挽救患者生命。因此，CBA 充气时发现球囊嵌顿变形时，应避免冷冻消融，需重新调整球囊以避免严重并发症的发生。

（五）股动脉损伤

Flexcath Advance 可调弯导管鞘内径 12F，外径 15F，一旦误入股动脉，动脉破损口径大，加之术中应用肝素抗凝，难以通过压迫止血的方法使破损口闭合，严重者可能导致巨大血肿、失血性休克而危及生命。紧急处置以血管外科缝闭破损口为佳，但预防更为重要。股静脉穿刺时通过回血颜色、压力、穿刺针或导丝旁出血速度、透视导丝走行等确认未损伤股动脉后再送入 8F SL1 房间隔穿刺鞘或替换 15F Flexcath Advance 鞘。如可疑误入股动脉时应及时终止后续操作，退出穿刺针及导丝重新穿刺。

（六）血栓 / 空气栓塞

CBA 鞘管及管道连接多，且直接与左心房相通，管路和鞘管缝隙或三联三通造影管道中的血栓或气体进入左心房，可能发生体循环的血栓或空气栓塞，严重者也可危及生命。术前及术中确保鞘管及管道中没有血栓和气体非常重要，术中鞘管及管道中需肝素盐水灌注（最好不采用加压输注方式，以免输液袋滴空后误加压输注空气）。

（七）迷走神经反射伴严重心动过缓

CBA 可能出现迷走神经反射伴严重心动过缓、低血压，包括窦性停搏或房室传导阻滞，局部麻醉手术患者发生严重迷走神经反射时可出现阿 - 斯综合征样抽搐，常见于左上肺静脉冷冻复温气囊排气回缩后数分钟。备用心室临时起搏，或预防性使用胆碱能受体拮抗剂（如阿托品、东莨菪碱）可以预防此类并发症。也有报道称，如果先冷冻消融右肺静脉再冷冻消融左肺静脉，严重迷走神经反射发生率可明显降低。

总之，通过减少冷冻消融的次数、良好的球囊封堵（并避免过深）、必要时采用节段消融等方法，可以减少并发症，提高成功率。建议第二代 CBA 时间不应超过 180 秒，避免连续同部位重复消融，当冷冻消融仪显示温度＜ –55℃时应停止冷冻，以避免损伤邻近组织。

（王利宏）

第九节　室性期前收缩导管射频消融

室性期前收缩（premature ventricular contraction，PVC）在有或没有结构性心脏病的个体中很常见。室性期前收缩的患病率取决于人群的特征和合并症，以及人群的研究方法及观察的持续时间。我国研究中心在对健康的，没有已知结构性心脏病的新兵的回顾性研究中，室性期前收缩在体表心电图（ECG）上的发生率为 2.4%。当使用门诊动态监测仪监测 24 小时，无结构性心脏病的人群中 PVC 患病率为 40% ～ 100%。例如，社区中的动脉粥样硬化风险（ARIC）和多危险因素干预试验（MRFIT）的人群，男性中的室性期前收缩患病率高于女性，非洲裔美国人室性期前收缩患病率高于白种人。早期分析表明，近期有频繁的 PVC，多种形式的 PVC 或无持续性室性心动过速（VT）的心肌梗死患者的预后较差。

一、消融适应证

关于室性心律失常导管消融的指南于 2006 年发布，对于有症状的 PVC 使用抗心律失常药物治疗失败或在不希望使用抗心律失常药物的情况下进行导管消融是基于Ⅱ a 类适应证。如果室性期前收缩是引起心肌病的原因，则对 PVC 进行导管消融术目前具有Ⅱ b 类适应证指征，而与症状无关。对于那些由单一 PVC 引起的恶性心律失常的患者，还列出了另一种Ⅱ b 类适应证。

自发布这些指南以来，电生理学家在 PVC 消融中的技术和经验不断进步，同时在各种临床决策中支持 PVC 消融的文献证据明显增加。对于考虑为室性期间收缩介导心肌病的患者，应考虑将导管消融作为潜在的一线治疗，以阻止病情发展，甚至逆转心肌病变。此外，应考虑将导管消融作为 PVC 诱发的心室颤动患者进行潜在的一线治疗，以预防 ICD 频繁治疗的发生。

二、标测与消融技术

室性期前收缩导管消融的主要技术始于用 12 导联 ECG 定位，在心室腔内使用导管进行激动标测及起搏标测以定位室性期前收缩起源点。目前已经有多种体表心电图算法用于定位室性期前收缩起源点。绝大多数室性期前收缩起源于右心室流出道和左心室流出道，心电图表现为下壁导联 QRS 波为正向波，右束支传导阻滞图形或 R 波在 V_2 导联移行的左束支阻滞图形，提示室性期前收缩起源于左心室；R 波移行晚于 V_3 导联的左束支传导阻滞图形，提示室性期前收缩起源于右心室。

笔者所在研究中心在消融术中常规使用三维计算机标测系统辅助下建立感兴趣心腔的三维模型，根据术前心电图预判室性期前收缩起源区域，以“十字”方式从上、下、左、右四个方向，精标定位室性期前收缩起源点，寻找局部双极和单极电位最早激动点，该激动点较体表 QRS 起始部最早点提前 20 ～ 40 毫秒，此处即为室性期前收缩起源点。

对于无明显自发性期前收缩的患者，可使用异丙肾上腺素来诱发室性期前收缩，有时也可使用心房起搏来引发不常见的室性期前收缩。对于使用异丙肾上腺素仍未能诱发室性期前收缩的患者，可以在心电图定位的室性期前收缩起源区域使用起搏法定位起源点，其空间分辨率估计在 $1.8cm^2$ 以内；但是，除非关注起搏的 QRS 形态的细节，否则该方法的空间分辨率不如激动标测。在 20% 的患者中距起源点 2cm 处可记录到与自发性期前收缩类似的起搏 QRS 形态。关注起搏 QRS 形态的所有细微之处，并使用模板匹配算法，这些算法要求图形匹配度＞ 90%，可以提高定位的精确性。

由于流出道血流速度较快，使用非盐水灌注消融导管即可达到满意的消融效果，但是如果在心室腔内存在特殊解剖结构，如憩室、肌小梁丰富、瓣下等结构，则不利于导管头端散热，可以更换为盐水灌注消融导管来克服非盐水灌注消融导管头端高温的问题，从而限制功率传输。我们通常使用 20 ～ 30W 的功率，在标测的起源点连续消融 30 秒，观察室性期前收缩是否消失，如果室性期前收缩消失，则继续消融至 60 秒。有时，我们可以观察到消融后室性期前收缩短暂消失，但随后再次出现，提示消融部位远离起源点，这时操作者需要在临近结果重新标测寻找更早的激动点。

三、消融预后及并发症

据报道，室性期前收缩导管消融并发症的发生率约为 5%，主要并发症占 2.4% ～ 3.0%。血管通路并发症占所有并发症的 1/2 以上。在主动脉根部消融很少发生瓣膜破裂。据报道心脏穿孔和心脏压塞少于 1%，并且在这些系列中没有死亡报道。

第十节　室性心动过速导管射频消融

室性心动过速是由心室心肌中的异位节律或折返引起的，通常表现为心律失常，心电图（ECG）表现复杂多变，症状表现为头晕或晕厥，甚至突然发作心源性猝死。处理室性心动过速需要评估由心律失常引起的猝死风险，评估潜在心脏病的存在和程度，以及权衡可用治疗的风险和益处。

在结构性心脏病患者中，室性心动过速与心脏性猝死的风险增加有关。植入式心脏复律除颤器（ICD）已成为预防这些患者猝死的既定手段。但是，ICD 不能预防室性心动过速。当室性心动过速的负担高，导致多次 ICD 电击或心动过速起搏时，需要额外治疗。ICD 患者心室性心动过速的药物治疗包括β受体阻滞剂和抗心律失常药物，如索他洛尔、美西律、多非利特和胺碘酮。

对于没有结构性心脏病的心动过速患者，猝死的发生风险较低。在这类患者中，药物治疗通常用于症状管理，以 β 受体阻滞剂和非二氢吡啶类钙通道阻滞剂为一线药物。

外科手术研究启发了以导管为基础的室性心动过速的管理，提示切除心肌瘢痕可控制室性心动过速。1983 年首次报道成功的基于导管消融室性心动过速，在过去的 20 年中，当药物无效或有不可接受的副作用时，通常考虑采用导管消融治疗室性心动过速，因此室性心动过速导管射频消融得到了广泛应用。

一、非器质性室性心动过速

在结构正常的心脏中，室性心动过速可能是特发性的，也可以是由遗传性心律失常综合征引起的。特发性室性心动过速是最常见的类型（图 75-10-1），通常是单形性的，表明它们起源于单个异位起源点。通常，特发性室性心动过速可以通过射频消融而被根治。遗传性心律失常综合征（通常由先天性离子通道功能紊乱引起）引起的室性心动过速在 ECG 上通常是多形性的（并非源自单个起源点），通常不适合导管消融。

二、器质性室性心动过速

在存在结构性心脏病的情况下，室性心动过速通常是单形性的，通常是心肌中异常电环路的形成导致的折返机制所致。先前的心肌梗死或外科手术产生的心肌瘢痕为心肌电扩布不连续传播奠定了基础，从而导致折返。导管消融已被用于靶向治疗这些瘢痕区域产生的心律失常，以控制室性心动过速。非缺血性心肌病患者也可见心肌瘢痕。这类患者的瘢痕通常散在或不均匀，几乎可以在任何位置看到。其他结构性心脏疾病，如结节病和致心律失常性右心室心肌病，与特定的心肌异常有关，这些异常使基于瘢痕的心动过速发生。尽管瘢痕组织的作用对于结构性心脏病患者室性心动过速的发展至关重要，但是其他病理生理因素，如自主神经系统的激活、心腔的扩大、与心肌肥大有关的分子变化和心力衰竭也有贡献。

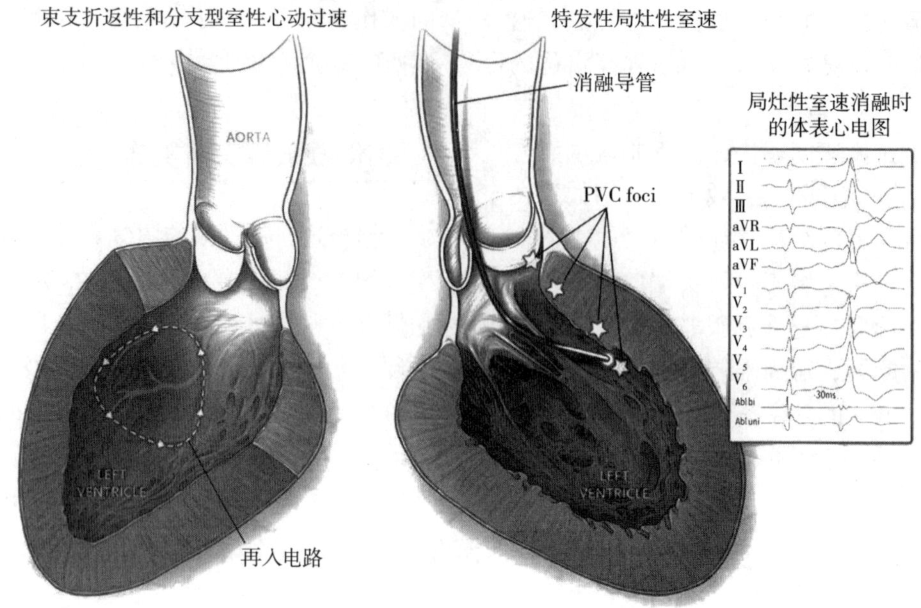

图 75-10-1　无结构性心脏病患者的左心室及室性心动过速的常见机制的 2 种观点

在束支折返和分支性室性心动过速中，存在包括心脏传导系统在内的折返环路（箭头表示去极化波的运动方向）。在特发性室性心动过速中，快速性心律失常通常源于离散的心肌病灶，在正常心脏动作电位期间或之后发生异常冲动的形成（即异常冲动触发心律失常）。在该示例中，消融导管以逆行方式穿过主动脉瓣进入左心室。在消融过程中，通过使用体表心电图（ECG）导线及消融导管本身的记录来获取电描记图。Abl bi. 消融导管的双极记录，其中在导管的近端和远端放置 2 个电极，以获取非常局部的信号；Abl uni. 消融导管的单极记录，其中远端电极用于获得导管头端和远端电极之间的信号。电描记图记录了一个窦性搏动，然后是室性期前收缩（PVC）。导管记录了在体表 QRS 波之前 30 毫秒发生的异常电位，表明导管尖端靠近 PVC 的起源点

三、消融指征

（1）在结构性心脏病患者中的持续单形性室性心动过速，如果使用抗心律失常药物治疗或此类药物具有不可接受的副作用或不希望使用，可以考虑导管消融，但仍会复发。

（2）在没有结构性心脏病的情况下，如果单形性室性心动过速引起症状或抗心律失常药物无效，则建议采用导管消融。

（3）患有频发单形性室性期前收缩（PVC）的部分患者会导致心室功能障碍，这可能受益于导管消融。

（4）结构性心脏病合并心力衰竭的患者也可能会出现 PVC，并且这些患者可能需要进行靶向治疗，以改善心脏再同步化治疗的功效。

（5）复发性难治性室性心动过速［通常又称为“室性心动过速风暴”（24 小时内发作 2 次或以上）］的患者死亡率高，一旦患者病情好转，可以考虑行导管消融室性心动过速。

室性心动过速导管消融的禁忌证包括左心室活动性血栓和可逆性室性心动过速的发生原因，如急性缺血和电解质紊乱。

四、标测与消融技术

1. 镇静与麻醉　大多数消融手术都可以在患者处于清醒、镇静的状态下进行。对于部分手术，可能需要深层镇静和全身麻醉。心力衰竭患者也可能需要进行术中血流动力学管理。

2. 通路　对于在右心室进行的消融手术，股静脉进入是常规方法。对于在左心室进行的手术，可通过以下方式获得进入：通过股动脉逆行进入主动脉瓣，或通过房间隔途径进入左心室。

3. 标测和消融原理　在单形性室性心动过速发作期间获得的 12 导联心电图可表明心律失常

的可能部位，因此在计划消融过程中具有巨大的价值。任何室性心动过速导管消融的初始步骤都是判别心电图，可确定心律失常的位置和机制，确认心律失常确实是室性心动过速所致，并行宽QRS波心动过速以鉴别诊断，与室上性心动过速伴差异性传导、室上性心动过速伴旁道前传相鉴别。

确认室性心动过速后，可在电生理研究中确定其机制，其结果将指导消融策略。与大多数其他类型截然不同的2种特定类型的室性心动过速是束支折返型室性心动过速（涉及传导系统束支的折返环路）和分支型室性心动过速（也源于传导系统）。在电生理标测中可以很容易地识别出这两种类型，并进行局部消融治疗。

室性心动过速消融的主要方法包括标测（定位）室性心动过速的起源部位。在“激动标测”中，室性心动过速期间记录在导管中的电位可以相对于体表QRS波的最早起始点进行即时测量。所记录的电位越早，导管头端越靠近室性心动过速起源点。在“起搏标测”中，起搏期间在特定部位记录的12导联心电图可与室性心动过速期间记录的12导联心电图进行比较，当2个QRS波形态相似时，起搏部位可能位于室性心动过速的起源部位附近。这也是用于标测室性期前收缩的方法。一旦确定了室性心动过速的起源点，就可以通过导管输送射频电流，从而消除病灶。这种方法对PVC和特发性室性心动过速非常有效。结构性心脏病患者也有可能会遇到这种类型的室性心动过速。

由累及心肌瘢痕的折返环路引起的持续性室性心动过速涉及心肌的大面积区域，并且具有从瘢痕到心肌其余部分的明确出口部位，可以将其标测（如果患者血流动力学稳定）以识别合适的消融部位。一个瘢痕区域可能有多个出口部位，导致不同心电图形态的室性心动过速，因此有必要消融多个部位。折返性室性心动过速标测的一种方法称为“拖带标测”，原理是使用导管起搏来识别折返性室性心动过速环路的区域。起搏频率设置为略快于心动过速的频率，并且将起搏导管从一个点移到另一个点，直到起搏“捕获”心动过速环路，从而确定起搏的位置是该心动过速环路的一部分，然后通过射频能量消融心动过速环路的关键峡部（如缓慢传导区域），以终止室性心动过速。

一些患者在发生室性心动过速时常具有临床上明显的血流动力学损害，因而难以在心动过速期间激动标测或拖带标测。这时可以利用三维计算机标测系统的电解剖图像功能，在心脏的三维模型上显示导管移动时采集的心腔内电信号，利用电信号的大小或缺如可以识别出瘢痕（“电压”图或“瘢痕”图）（图75-10-2），该瘢痕可以作为室性心动过速环路潜在的部位，并可以对血流动力学不稳定的心动过速患者进行导管消融。

部分患者病灶位于心外膜，需要使用经皮剑突下入路在心脏电生理实验室穿刺心包进入心包腔。最初，这种方法用于消融南美锥虫病患者所发生的室性心动过速。目前，它通常用于致心律失常性右心室心肌病和非缺血性心肌病等具有心外膜环路的室性心动过速。

五、在左心操作射频消融时需要抗凝治疗

心脏内导管的操作和在消融过程中产生的病变可能会形成血栓，因此在左心操作和消融时需常规抗凝。在此过程中，肝素通过静脉给药（每千克体重50～100 U，静脉推注，然后输注，将ACT时间维持在300秒以上）。对于患有结构型心脏病的患者（如果已经进行了广泛的消融术），至少要进行4周的口服抗凝治疗。长期抗凝治疗应在已有的适应证（如心房颤动或先前的卒中）的指导下进行。在没有结构型心脏病且仅进行右侧消融的情况下，大多数研究中心使用短期口服阿司匹林而不进行抗凝治疗。

六、心室辅助装置

部分伴有严重血流动力学不稳定的室性心动过速患者需要在导管消融期间使用经皮心室辅助设备，该设备可提供血流动力学支持，并促进不稳定型室性心动过速的定位。这些设备在严重左心功能不全的情况下也可用于术前稳定和处理。

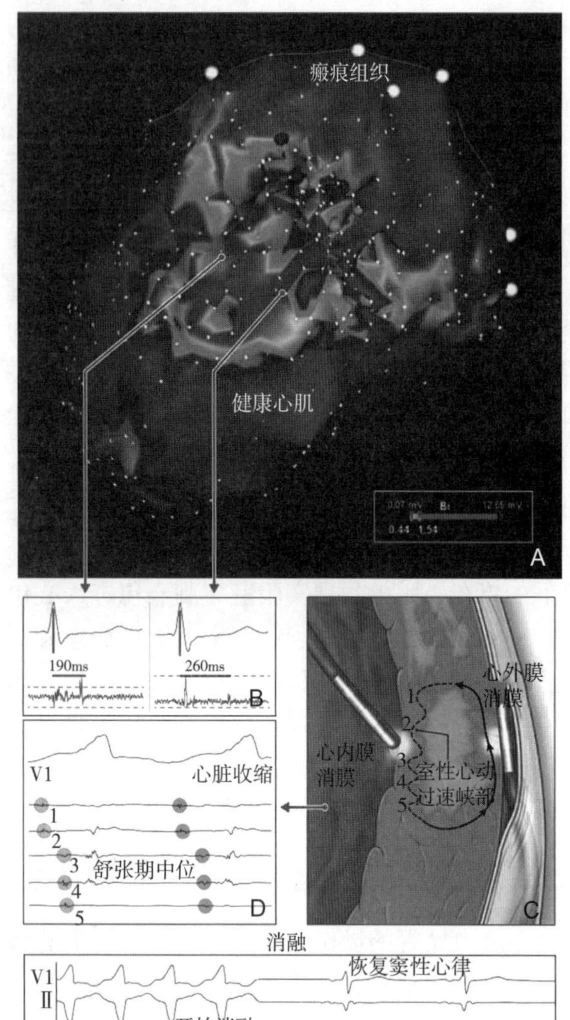

图 75-10-2 基础电压图

A. 用于识别在心肌密集瘢痕区域中严重疾病的心肌和室性动过速（VT）回路的区域。电压图是在窦性心律期间获得的局部心肌电压的测量值的阵列。电压水平范围从高电压（＞1.5 mV，紫色；健康的心肌）到极低或无电压（＜0.5mV，红色；瘢痕组织）。B. 显示了表面 ECG 记录和位于心脏中的消融导管记录的电描记图。显示的是用消融导管检测到的 2 个“晚期电位”。相对于其他心肌（与表面 ECG 中的 QRS 波形同时发生）产生的电势，电势较晚。晚期电位代表主要的心脏去极化波通过患病心肌区域的传导延迟。它们指示折返性室性心动过速的电生理基质。C. 描绘了心肌中的瘢痕组织和 VT 环路的位置。箭头表示环路穿过心肌的路径，电路的虚线部分表示穿过瘢痕组织区域的传导缓慢（数字 1 ～ 5 代表从中获取电描记图的 5 个位置）。D. 显示了 2 次心跳［来自 VT 环路中 5 个位置（数字 1 ～ 5）的心内导管和表面心电图 V_1 导联的记录；蓝色和淡紫色圆圈突出显示了导管记录的异常信号］。心内电描记图记录了在舒张期发生的去极化波，该去极化波依次穿过跨越 VT 环路的电极部位。这种类型的顺序电描记图的重复图案表示折返环路。E. 显示了 VT 发作期间来自表面心电图导联（V_1 和Ⅱ导联）及消融导管（Abl）的记录。通过导管的射频（RF）电流传输在标记为“RF on”的点开始，然后终止 VT

七、临床预后

在有结构型心脏病和无结构型心脏病的患者中，导管消融治疗室性心动过速是有效的。在没有结构型心脏病的情况下，持续性室性心动过速的成功率超过 80%。ICD 频繁电击的患者，通过导管消融可以减少室性心动过速对心脏的负荷，并可以挽救室性心动过速患者的生命。心肌梗死后缺血性心肌病患者的总消融成功率（56% ～ 77%）比非缺血性心肌病患者（38% ～ 67%）高。

结构型心脏病患者消融后室性心动过速复发与生存率降低相关。另一项回顾性分析涉及 2061 名在心脏电生理中心进行室性心动过速消融治疗的患者，显示 1 年无复发的比例为 70%，其中缺血性心肌病患者为 72%，非缺血性心肌病患者为 68%。

八、并发症

室性心动过速消融的并发症包括通路血管损伤，心包压塞，与手术相关的血栓栓塞（可能是有症状的或无症状的），甚至死亡。在一项涉及 4653 例的心肌梗死后室性心动过速消融的全国住院患者样本（NIS）研究中，血管并发症为 6.9%，心脏并发症为 4.2%，神经系统并发症为 0.5%，有 1.6% 的患者在医院死亡。

一些并发症与经皮心外膜消融密切相关，如膈神经损伤、冠状动脉损伤、肝裂伤，以及血肿和右心室损伤。在手术过程中仔细观察冠状动脉影像可避免冠状动脉损伤，也可以采用基于导管的技术，如在导管消融过程中通过气囊插入使神经与心脏分离，可以避免神经损伤。

由于导管消融术是许多患者唯一的选择，并且对患者进行消融通常在疾病的自然病程中相对较晚时进行，因此在临床上治疗室性心动过速具有特殊的挑战性，这在伦理学上存在随机问题。一些精心设计的随机试验显示了导管消融的优越性。

（张文昶　丁春华）

参考文献

黄从新，张澍，黄德嘉，等，2018. 心房颤动：目前的认识和治疗建议 (2018). 中华心律失常学杂志，22(4):279-346.

黄从新，张澍，黄德嘉，等，2018. 心房颤动：目前的认识和治疗的建议 -2018. 中国心脏起搏与心电生理杂志，32(4):315.

卫越，金奇，吴立群，等，2017. 冷冻消融治疗心房颤动的原理及临床意义 . 中华心律失常学杂志，21(6):533-535.

Al-Khatib SM, Stevenson WG, Ackerman MJ, et al, 2018. 2017 AHA/ACC/HRS guideline for management of patients with ventricular arrhythmias and the prevention of sudden cardiac death: a report of the American College of Cardiology/American Heart Association Task Force on Clinical Practice Guidelines and the Heart Rhythm Society. J Am Coll Cardiol,72(14):e91-e220.

Altemose GT, Scott LR, Miller JM, 2000. Atrioventricular nodal reentrant tachycardia requiring ablation on the mitral annulus. J Cardiovasc Electrophysiol,11:1281-1284.

Augello G, Vicedomini G, Saviano M, et al, 2009. Pulmonary vein isolation after circumferential pulmonary vein ablation:comparison between Lasso and three-dimensional electroanatomical assessment of complete electrical disconnection.Heart Rhythm, 6(12):1706.

Bogun F, Taj M, Ting M, et al, 2008. Spatial resolution of pace mapping of idiopathic ventricular tachycardia/ectopy originating in the right ventricular outflow tract. Heart Rhythm,5(3):339-344.

Chan DP, Van Hare GF, Mackall JA, et al, 2000. Importance of atrial flutter isthmus in postoperative intra-atrial reentrant tachycardia. Circulation,102: 1283-1289.

Di Biase L, Santangeli P, Bai R, et al, 2013.Need of epicardial instrumentation to optimize the ablation site for sinus node modification. J Am Coll Cardiol, 61: E386.

Gage AA, Baust JM, Basut JG, 2009.Experimental cryosurgery investigations in vivo. Cryobiology, 59(3):229-243.

Gaita F, Riccardi R, Hocini M, et al, 2003.Safety and efficacy of cryoablation of accessory pathways adjacent to the normal conduction system. J Cardiovasc Electrophysiol, 14:825-829.

Haissaguerre M, Jais P, Shah DC, et al, 1998. Spontaneous initiation of atrialfibrillation by ectopic beats originating in the pulmonary veins. N Engl J Med, 339(10):659.

Hingorani P, Karnad DR, Rohekar P, et al, 2016. Arrhythmias seen in baseline 24-hour holter ECG recordings in healthy normal volunteers during phase 1 clinical trials. J Clin Pharmacol, 56(7):885-893.

Hugh C, 2019.The 2019 ESC Guidelines for the management of patients with supraventricular tachycardia. Eur Heart J, 40(47):3812-3813.

Jais P, Shah DC, Haissaguerre M, et al, 2000. Mapping and ablation of left atrial flutters. Circulation,101: 2928-2934.

January CT, Wann LS, Alpert JS, et al, 2014.2014 AHA/ACC/HRS guideline for the management of patients with atrial fibrillation:executive summary:a report of the American College of Cardiology/American Heart Association Task Force on practice guidelines and the Heart Rhythm Society. Circulation, 130(23):2071-2104.

Kuck KH, Brugada J, Fürnkranz A, et al, 2016.Cryoballoon or radiofrequency ablation for paroxysmal atrial fibrillation. N Engl J Med,374(23):2235-2245.

Kuck KH, Fürnkranz A, Chun KR, et al, 2016.Cryoballoon or radiofrequency ablation for symptomatic paroxysmal atrial fibrillation:reintervention, rehospitalization, and quality-of-life outcomes in the FIRE AND ICE trial. Eur Heart J,37(38):2858-2865.

Latchamsetty R, Yokokawa M, Morady F, et al, 2015. Multicenter outcomes for catheter ablation of idiopathic premature ventricular complexes. J Am Coll Cardiol, 1(3): 116-123.

Lin D, Garcia F, Jacobson J, et al, 2007. Use of noncontact mapping and saline-cooled ablation catheter for sinus node modification in medically refractory inappropriate sinus tachycardia. Pacing Clin Electrophysiol, 30: 236-242.

Lustgarten DL, Keane D, Ruskin J, 1999.Cryothermal ablation:mechanism of tissue injury and current experience in the treatment of tachyarrhythmias. Prog Cardiovasc Dis, 41(6):481-498.

Medi C, Kalman JM, Haqqani H, et al, 2009. Tachycardia-mediated cardiomyopathy secondary to focal atrial tachycardia: long-term outcome after catheter ablation. J Am Coll Cardiol,53: 1791-1797.

Nakahara S, Tung R, Ramirez RJ, et al, 2010. Characterization of the arrhythmogenic substrate in ischemic and nonischemic cardiomyopathy: implications for catheter ablation of hemodynamically unstable ventricular tachycardia. J Am Coll Cardiol, 55:2355-2365.

Nakamura K, Naito S, Kaseno K, et al, 2013. Optimal observation time after completion of circumferential pulmonary vein isolation for atrial fibrillation to prevent chronic pulmonary vein reconnections. Int J Cardiol, 168(6):5300.

Olshansky B,Sullivan R, 2012. Inappropriate sinus tachycardia. J Am Coll Cardiol, 61:793-801.

Ouyang F, Bansch D, Ernst S, et al, 2004. Complete isolation of left atrium surrounding the pulmonary veins:new insights from the double-Lasso technique in paroxysmal atrial fibrillation.Circulation, 110 (15):2090.

Packer DL, Kowal RC, Wheelan KR, et al, 2013. Cryoballoon ablation of pulmonary veins for paroxysmal atrial fibrillation:first results of the North American Arctic Front(STOP AF) pivotal trial.J Am Coll Cardiol, 61(16):1713-1723.

Pappone C, Manguso F, Vicedomini G, et al, 2004. Prevention of iatrogenic atrial tachycardia after ablation of atrial fibrillation: a prospective randomized study comparing circumferential pulmonary vein ablation with a modified approach. Circulation, 110(19):3036.

Patel NJ, Deshmukh A, Pau D, et al, 2016.Contemporary utilization and safety outcomes of catheter ablation of atrial flutter in the United States: Analysisof 89,638 procedures. Heart Rhythm, 13 (6):1317.

Reithmann C, Hoffmann E, Spitzlberger G, et al, 2000. Catheter ablation of atrial flutter due to amiodarone therapy for paroxysmal atrial fibrillation. Eur Heart J, 21: 565-572.

Roberts-Thomson KC, Lau DH, Sanders P, 2011. The diagnosis and management of ventricular arrhythmias. Nat Rev Cardiol, 8:311-321.

Rodriguez LM, Geller JC, Tsc HF, et al, 2002. Acute results of transvenous cryoablation of supraventricular tachycardia(atrial fibrillation, atrial flutter, Wolff-Parkinson-White syndrome, atrioventricualr nodal reentry tachycardia). J Cardiovasc Electrophysiol, 13:1082-1089.

Santangeli P, Zado ES, Supple GE, et al, 2015. Long-term outcome with catheter ablation of ventricular tachycardia in patients with arrhythmogenic right ventricular cardiomyopathy. Circ Arrhythm Electrophysiol, 8:1413-1421.

Sheldon RS, Grubb BP, Olshansky B, et al, 2015.2015 Heart Rhythm Society expert consensus statement on the diagnosis and treatment of postural tachycardia syndrome, inappropriate sinus tachycardia, and vasovagal syncope. Heart Rhythm, 12: e41 - e63.

Skanes AC,Jensen SM,Papp R,et al, 2005.Isolation of pulmonary veins using a transvenous curvilinear cryoablation catheter: Feasibility initial experience, and analysis of recurrences.J Cardiovasc Electrophysiol, 16: 1304-1308.

Steven D, Reddy VY, Inada K, et al, 2012.Loss of pace capture on the ablation line: a new marker for complete radiofrequency lesions to achieve pulmonary vein isolation. HeartRhythm, 7(3): 323.

Stevenson WG, 2013.Current treatment of ventricular arrhythmias: state of the art. Heart Rhythm,10:1919-1926.

Sun Y, Arruda M, Otomo K, et al, 2002. Coronary sinus-ventricular accessory connections producing posteroseptal and left posterior accessory pathways: incidence and electrophysiological identification. Circulation, 106:1362-1367.

Tai CT, Huang JL, Lin YK, et al, 2002. Noncontact three-dimensional mapping and ablation of upper loop re-entry originating in the right atrium. J Am Coll Cardiol, 40: 746-753.

Takemoto M, Mukai Y, Inoue S, et al, 2012. Usefulness of noncontact mapping for radiofrequency catheter ablation of inappropriate sinus tachycardia: new procedural strategy and long-term clinical outcome. Intern Med,51:357-362.

Verma A, Macle L, Cox J, et al, 2011.Canadian Cardiovascular Society atrial fibrillation guidelines 2010: catheter ablation for atrial fibrillation/atrial flutter. Can J Cardiol, 27: 60-66.

Vijayaraman P, Dandamudi G, Naperkowski A, et al, 2012. Assessment of exitblock following pulmonary vein isolation: far-field capture masquerading as entrance without exitblock. Heart Rhythm, 9(10): 1653.

Waldo AL, Feld GK, 2008. Inter-relationships of atrial fibrillation and atrial fl utter mechanisms and clinical implications. J Am Coll Cardiol, 51: 779-786.

Wazni O, Marrouche NF, Martin DO, et al, 2013. Randomized study comparing combined pulmonary vein-left atrial junction disconnection and cavotricuspid isthmus ablation versus pulmonary vein- left atrial junction disconnection alone in patients presenting with typical atrial flutter and atrial fibrillation. Circulation, 108(20):2 479.

Zipes DP, Camm AJ, Borggrefe M, et al, 2006.ACC/AHA/ESC 2006 guidelines for management of patients with ventricular arrhythmias and the prevention of sudden cardiac death: a report of the American College of Cardiology/American Heart Association task force and the European Society of Cardiology committee for practice guidelines (writing committee to develop guidelines for management of patients with ventricular arrhythmias and the prevention of sudden cardiac death). J Am Coll Cardiol ,48(5):e247-346.

第 76 章
先天性心脏病介入治疗

在我国先天性心脏病的发生率为 0.7% ～ 0.8%，每年新出生的先天性心脏病患儿约为 15 万例，是严重危害人类健康的疾病。然而，大多数先天性心脏病患者能够通过矫治手术得到治愈，回归到社会的正常工作和生活中。随着介入技术的迅猛发展和介入器材的不断更新，由于介入治疗创伤小，恢复快，治疗效果明确，受到患者的接受和欢迎。目前我国每年有数万例先天性心脏病患者采用介入方法进行治疗。

第一节　动脉导管未闭介入治疗

动脉导管未闭（patent ductus arteriosus，PDA）是常见的一种先天性心脏病，其发病率占先天性心脏病的 10% ～ 21%，每 2500 ～ 5000 例存活新生儿中即可发生 1 例。早产儿发病率明显增加，出生时体重＜ 1kg 者发病率可高达 80%。女性多见，男女比例约为 1 ∶ 3。根据 PDA 直径的大小可有不同的临床表现。

一、介入治疗适应证和禁忌证

1. 适应证　体重≥ 8kg，具有临床症状和心脏超负荷表现，不合并需外科手术的其他心脏畸形。

2. 相对适应证

（1）体重在 4 ～ 8kg，具有临床症状和心脏超负荷表现，不合并需外科手术的其他心脏畸形。

（2）“沉默型”PDA。

（3）导管直径≥ 14mm。

（4）合并感染性心内膜炎，但已控制 3 个月。

（5）合并轻至中度二尖瓣关闭不全、轻至中度主动脉瓣狭窄和关闭不全。

3. 禁忌证

（1）感染性心内膜炎，心脏瓣膜和导管内有赘生物。

（2）严重肺动脉高压出现右向左分流，肺总阻力＞ 14 woods。

（3）合并需要外科手术矫治的心内畸形。

（4）依赖 PDA 存活的患者。

（5）合并其他不宜手术和介入治疗疾病的患者。

二、介入器材选择

有以下几种，应用最为广泛的是蘑菇伞型封堵器（Amplatzer PDA 封堵器及国产类似形状 PDA 封堵器）。

1. 蘑菇伞型封堵器　封堵器由镍钛记忆合金编织，呈蘑菇形孔状结构，内有三层高分子聚酯纤维，具有自膨胀性能。Amplatzer 封堵器主动脉侧直径大于肺动脉侧 2mm，长度有 5mm、7mm 和 8mm 三种规格，肺动脉侧直径可分为 4 ～ 16mm 7 种型号。国产封堵器与其相似，但直径范围增大。

2. 弹簧圈　包括不可控弹簧圈封堵器，如 Gianturco coil，以及可控弹簧圈封堵器，如 Cook detachable coil、PFM Duct-Occlud coil，多用于最窄直径≤ 2.0mm 的 PDA。

3. 其他封堵器　包括 Amplatzer Plug，成角型蘑菇伞封堵器，肌部和膜部室间隔缺损封堵器等。

其中 Amplatzer Plug 多用于小型长管状 PDA，而后 3 种多用于大型 PDA。

三、操作方法

1. 术前准备　常规签写书面同意书，与患者及其家属或监护人交代介入治疗中可能发生的并发症，取得同意后方可进行手术。

2. 操作过程

（1）麻醉：婴幼儿采用全身麻醉，术前 5 ～ 6 小时禁食，同时给予一定比例添加钾、镁的等渗盐水和足够热量的葡萄糖静脉补液。成年人和配合操作的大龄儿童可用局部麻醉。

（2）穿刺股动、静脉，送入动静脉鞘管，成年人动脉穿刺也可选桡动脉。部分预见解剖结构清楚的病例，拟经肺动脉—未闭动脉导管行主动脉弓降部造影可仅股静脉穿刺。体重在 6kg 以下的婴幼儿动脉最好选用 4F 鞘管，以免损伤动脉。

（3）心导管与造影：行心导管检查测量主动脉、肺动脉等部位压力。合并有肺动脉高压者必须计算体、肺循环血流量和肺循环阻力等，判断肺动脉高压程度与性质，必要时行堵闭试验。行主动脉弓降部造影了解 PDA 形状及大小，常规选择左侧位 90° 造影。成年人动脉导管由于钙化、短缩，在此位置不能清楚显示时可加大左侧位角度至 100° ～ 110° 或采用右前斜位 30° 加头 15° ～ 20° 来明确解剖形态。注入造影剂的总量 ≤ 5ml/kg。部分病例也可经肺动脉 - 未闭动脉导管行主动脉弓降部造影。

（4）将端孔导管送入肺动脉经动脉导管至降主动脉，若 PDA 较细或异常而不能通过时，可从主动脉侧直接将端孔导管或用导丝通过 PDA 送至肺动脉，用网套导管从肺动脉内套住交换导丝，拉出股静脉外建立输送轨道；或者采用动脉侧封堵法封堵。

（5）经导管送入 260cm 加硬交换导丝至降主动脉后撤出端孔导管。

（6）沿交换导丝送入相适应的传送器（导管或长鞘管）至降主动脉后撤出内芯及交换导丝。

（7）蘑菇伞封堵法：选择比 PDA 最狭窄处内径大 3 ～ 6mm 的蘑菇伞封堵器，将其连接于输送杆前端，回拉输送杆，使封堵器进入装载鞘，用生理盐水冲洗去除封堵器及其装载鞘内气体。使用肝素盐水冲洗传送长鞘管，保证鞘管通畅，且无气体和血栓。从传送鞘管中送入封堵器至降主动脉打开封堵器前端，将封堵器缓慢回撤至 PDA 主动脉侧，嵌在导管主动脉端，回撤传送鞘管，使封堵器腰部镶嵌在动脉导管内并出现明显腰征，观察 5 ～ 10 分钟，重复主动脉弓降部造影，显示封堵器位置良好，无明显造影剂反流后可释放封堵器。

（8）弹簧圈堵塞法：采用经动脉侧放置弹簧圈方法，是将选择适当的弹簧圈装置到传送导丝顶端，送入端孔导管内，小心将其送出导管顶端 2 ～ 3 圈，回撤全套装置，使弹簧圈封堵导管主动脉侧。经静脉途径放置弹簧圈方法同蘑菇伞封堵法，先释放主动脉侧弹簧圈，再将端孔导管退至动脉导管的肺动脉侧，回撤导丝内芯，旋转传送装置，使弹簧栓子在肺动脉侧形成 1.5 ～ 2 圈，10 分钟后再行主动脉弓降部造影，若显示弹簧圈位置合适、形状满意、无残余分流则可旋转传送柄，释放弹簧栓子。动脉法若要在释放前明确封堵效果，可从传送导管内注入造影剂观察或需从对侧股动脉穿刺，送入猪尾导管，行主动脉造影。经静脉—肺动脉—未闭动脉导管—降主动脉建轨道者，如果封堵器位置合适、形状满意，食管超声或经胸超声显示位置合适，无残余分流可以替代主动脉造影。

（9）撤除长鞘管及所有导管，局部压迫止血，包扎后返回病房。

3. 术后处理及随诊

（1）术后局部压迫沙袋 4 ～ 6 小时，卧床 20 小时；静脉给予抗生素，术前 1 次，术后 1 ～ 3 天。

（2）术后 24 小时、1 个月、3 个月、6 个月及 1 年复查心电图、超声心动图，必要时复查心脏 X 线。

四、特殊动脉导管未闭的处理

1. 合并重度肺动脉高压　正确判断肺血管病变的类型是手术成功的关键。当患者心导管检查 Qp/Qs ＞ 1.5、股动脉血氧饱和度＞ 90%，可考虑行介入治疗。可先行试验性封堵，并严密监测肺动脉、主动脉压力和动脉血氧饱和度的变化，如肺动脉收缩压或平均压降低 20% 或 30mmHg 以上，肺小血管阻力下降，而主动脉压力和动脉血氧饱和度无下降，且无全身反应，主动脉造影证实封堵器位置合适，可进行永久封堵；如肺动脉压力升高或主动脉压力下降，患者出现心悸气短、心前区不适、烦躁、血压下降等明显的全身反应时应，立即收回封堵器，并对症处理；对于试验性封堵后肺动脉压无变化、患者无全身反应、血氧饱和度及心排血量无下降者，预后难以估测时，最好应用降低肺动脉压的药物治疗一段时间后再行封堵治疗，对这部分患者的介入治疗尤为慎重。

2. 婴幼儿 PDA 封堵要点

（1）正确选择封堵伞的型号：婴幼儿 PDA 弹性较大，植入封堵器后动脉导管最窄直径大多增宽，年龄越小扩大越明显，最好大于 PDA 最窄处 4 ～ 6mm，管状 PDA 选用封堵器要大于 PDA 直径的 1 倍以上，同时要考虑到主动脉端的大小，使主动脉侧的伞盘尽量在主动脉的壶腹部内，以免造成主动脉管腔狭窄，术后要测量升主动脉到降主动脉的连续压力曲线，如压差大于 10mmHg 提示有狭窄必须收回封堵器，重新植入合适的封堵器材。避免使用＞ 9F 输送器。

（2）要避免封堵器过分向肺动脉端牵拉，造成医源性左肺动脉狭窄，若多普勒超声心动图显示左肺动脉血流速超过 1.5m/s，提示可能有左肺动脉狭窄，应调整封堵伞的位置。

（3）动脉导管形态变异：婴幼儿 PDA 内径较大，以管状形态居多，主动脉壶腹部直径相对较小，常规蘑菇伞植入后会凸入主动脉腔内容易造成主动脉的变形和管腔狭窄，此时选用成角型封堵伞治疗，可以减少封堵器植入后占据部分管腔和对主动脉的牵拉所引起的变形。

3. 巨大 PDA　体重＜ 8kg，PDA 直径≥ 6mm，或成年人 PDA 直径≥ 10mm 为巨大 PDA，可选用国产大号蘑菇伞或肌部室缺封堵器封堵。操作中应该避免反复多次的释放和回收以免引起肺动脉夹层。

4. 中老年 PDA　随着年龄的增长，中老年 PDA 血管壁钙化明显，开胸手术危险大，易出现大出血，残余漏和动脉瘤等并发症，应积极建议患者进行介入治疗。≥ 50 岁患者常规行冠状动脉造影排除冠状动脉病变。由于中老年 PDA 管壁纤维化重，血管弹性差，不宜选择过大的封堵器，以免造成术后胸闷不适等症状。一般选择比 PDA 最窄直径大 2 ～ 4mm 的封堵器。年龄较大的患者病史长，心肌损伤较重，术中常出现血压升高、心律失常等，术前应给予镇静药物，常规准备硝普钠、硝酸甘油等药物及时对症处理。

5.PDA 外科手术术后再通　由于局部组织粘连、纤维化及瘢痕形成，管壁弹性差，可伸展性小，且结扎后漏斗部有变小、变浅的倾向。封堵器直径与 PDA 最窄直径不能相差太大，以免造成主动脉弓或肺动脉狭窄，封堵器直径比 PDA 最窄直径大 1 ～ 2mm 即可，若 PDA 管径无变化，则大 3 ～ 4mm。对于形态怪异的小导管多选用弹簧圈封堵。

6. 合并下腔静脉肝下段缺如　PDA 合并下腔静脉肝下段缺如时，常规方法操作受限，可通过特殊途径释放封堵器。根据 PDA 的大小和形状，穿刺右锁骨下静脉、右颈内静脉，最好是选用右颈内静脉或经主动脉侧送入封堵器进行封堵。

五、疗效评价

术后残余分流是评价 PDA 介入治疗疗效的最主要指标，弹簧圈的即刻术后残余分流发生率为 36.2%，术后 24 ～ 48 小时为 17.7%，术后 1 ～ 6 个月为 11%，术后 1 年为 4.3%；而 Amplatzer 蘑菇伞术后即刻残余分流发生率为 34.9%，其中主要为微量至少量分流，术后 24 ～ 48 小时为 12.3%，术后 1 ～ 3 个月为 1%，术后 6 个月为 0.2%。弹簧圈的手术成功率为 95%，Amplatzer 蘑菇伞的手术技术成功率为 98% ～ 100%。

六、并发症及处理

应用蘑菇伞型封堵器和弹簧圈介入治疗 PDA 的并发症发生率很低，主要包括以下并发症。

1. 封堵器脱落　发生率约为 0.3%，主要为封堵器选择不当，个别操作不规范造成，术中推送封堵器切忌旋转动作以免发生脱载。一旦发生弹簧圈或封堵器脱落可酌情通过网篮或异物钳将其取出，难于取出时需行急诊外科手术。

2. 溶血　发生率＜ 0.8%。主要与术后残余分流过大或封堵器过多突入主动脉腔内有关。尿颜色呈洗肉水样，严重者为酱油色，可伴发热、黄疸、血红蛋白下降等。防治措施是尽量避免高速血流的残余分流；一旦发生术后溶血，可使用激素、止血药、碳酸氢钠等药物治疗，保护肾功能，多数患者可自愈。残余量较大，内科药物控制无效者，可再植入一个或多个封堵器（常用弹簧圈）封堵残余缺口。若经治疗后患者病情不能缓解，出现持续发热、溶血性贫血及黄疸加重等，应及时请外科处理。

3. 残余分流和封堵器移位残余分流　采用弹簧圈的发生率为 0.9%，蘑菇伞封堵器的发生率 ≤ 0.1%。一般可以采用一个或多个弹簧圈将残余分流封堵，必要时接受外科手术。封堵器移位的发生率为 0.4%，如移位后发现残余分流明显或影响到正常心脏内结构，需行外科手术取出封堵器。

4. 降主动脉狭窄　应用蘑菇伞封堵器的发生率为 0.2%，主要发生在婴幼儿，是封堵器过多突入降主动脉造成。轻度狭窄（跨狭窄处压差小于 10mmHg）可严密观察，如狭窄程度较严重，需考虑接受外科手术。

5. 左肺动脉狭窄　主要由于封堵器突入肺动脉过多。应用弹簧圈的发生率为 3.9%，蘑菇伞封堵器的发生率为 0.2%。与 PDA 解剖形态有关，术中应对其形态有充分的了解，根据解剖形态选择合适的封堵器有助于避免此种并发症。轻度狭窄可严密观察，若狭窄较重则需要外科手术。

6. 心前区闷痛　蘑菇伞封堵器发生率为 0.3%。主要由于植入的封堵器较大，扩张牵拉动脉导管及周围组织造成，一般随着植入时间的延长逐渐缓解。

7. 一过性高血压　如短暂血压升高和心电图 ST 段下移，多见于大型 PDA，系动脉导管封堵后，动脉系统血容量突然增加等因素所致，可用硝酸甘油或硝普钠静脉滴注，也有自然缓解。部分患者出现术后高血压可用降压药物治疗。

8. 血管损伤　穿刺、插管损伤血管，术后下肢制动，伤口加压致血流缓慢，穿刺处形成血凝块，可致动脉栓塞或部分栓塞。因此，在拔出动脉套管时，应轻轻压迫穿刺部位 10 ～ 15 分钟，压迫的力量以穿刺部位不出血且能触及足背动脉搏动为标准。血栓形成后应行抗凝、溶栓和扩血管治疗。若药物治疗后上述症状不能缓解，应考虑外科手术探查。股动脉的出血、血肿形成，多是由于穿刺后未能适当加压或外鞘管较粗、血管损伤大造成。一般小血肿可自行吸收，大血肿则将血肿内血液抽出后再加压包扎。

9. 声带麻痹　可能是动脉导管较长，直径较小，植入弹簧圈后引起动脉导管张力性牵拉和成角，从而损伤附近的左侧喉返神经。

10. 感染性心内膜炎　PDA 患者多数机体抵抗力差，反复呼吸道感染，若消毒不严格，操作时间过长，术后抗生素应用不当，都有引起感染性心内膜炎的可能。导管室的无菌消毒，规范操作，术后应用抗生素，是防止感染性心内膜炎的有力措施。

第二节　房间隔缺损的介入治疗

房间隔缺损（atrial septal defect，ASD）是指在胚胎发育过程中，房间隔的发生、吸收和融合出现异常，导致左、右心房之间残留未闭合的缺损。ASD 约占所有先天性心脏病的 10%，占成年人先天性心脏病的 20% ～ 30%，女性多见，男女发病率之比为 1 ：（1.5 ～ 3）。根据 ASD 胚胎学发病机制和解剖学特点可将 ASD 分为继发孔型和原发孔型，前者常见占 ASD 的 60% ～ 70%，是介入治疗主要选择的类型；后者占 ASD 的 15% ～ 20%，缺损位于房间隔的下部，因原发房间隔发育不良或者心内膜垫发育异常导致，其上缘为原发房间隔形成的弧形边缘，下缘为二尖瓣、三尖瓣的共同瓣环，需手术矫治。继发孔型 ASD 的总体自然闭合率可达 87%。在 3 个月以前 3mm 以下的 ASD 在 1 岁半内可接近 100% 的自然闭合，缺损在 3 ～ 8mm 的 1 岁半内的患者有 80% 以上的可自然闭合，但缺损在 8mm 以上者很少能够自然闭合。ASD 的自然愈合年龄为 7 个月～ 6 岁，中位数为 1.6 岁。右心室增大者的自愈率为 9.5%，右心室正常的自愈率为 63.6%。大多数 ASD 儿童一般无症状，亦不影响活动，多数患者到了青春期后才出现症状，大、中型 ASD 在 20 ～ 30 岁将发生充血性心力衰竭和肺动脉高压，特别是 35 岁后病情发展迅速，如果不采取干预措施，患者会因肺动脉高压而使右心室容量和压力负荷均增加，进而出现右心衰竭，而且无论是否手术治疗，均可在术后出现房性心律失常（心房扑动或心房颤动），此外部分患者可因矛盾性血栓而引起脑血管栓塞。术前无肺动脉高压、心力衰竭及心房颤动的患者，早期施行关闭手术，生存率与正常人相同。对于成年人ASD患者，只要超声检查有右心室容量负荷的证据，应尽早关闭缺损。另外，尽管传统上认为＜10mm的小型ASD无心脏扩大和症状，可不做外科手术治疗，但考虑到小型ASD可能并发矛盾血栓和脑脓肿，而且这两种并发症好发于成年人，尤其是60岁以后，因此成年人小型ASD也主张行介入治疗。

一、介入治疗适应证及禁忌证

1. 适应证

（1）通常年龄≥3岁。

（2）继发孔型ASD直径≥5mm，伴右心容量负荷增加，≤36mm的左向右分流ASD。

（3）缺损边缘至冠状静脉窦，上、下腔静脉及肺静脉的距离≥5mm；至房室瓣≥7mm。

（4）房间隔的直径适应证所选用封堵伞左心房侧的直径。

（5）不合并必须外科手术的其他心脏畸形。

2. 相对适应证

（1）年龄＜2岁，但伴有右心室负荷。

（2）ASD前缘残端缺如或不足，但其他边缘良好。

（3）缺损周围部分残端不足5mm。

（4）特殊类型ASD，如多孔型或筛孔型ASD。

（5）伴有肺动脉高压，但QP/QS≥1.5，动脉血氧饱和度≥92%，可试行封堵。

3. 禁忌证

（1）原发孔型ASD及静脉窦型ASD。

（2）心内膜炎及出血性疾病。

（3）封堵器安置处有血栓存在，导管插入处有静脉血栓形成。

（4）严重肺动脉高压导致右向左分流。

（5）伴有与ASD无关的严重心肌疾病或瓣膜疾病。

（6）近1个月内患感染性疾病，或感染性疾病未能控制者。

（7）患有出血性疾病，未治愈的胃、十二指肠溃疡。

（8）左心房或左心耳血栓，部分或全部肺静脉异位引流，左心房内隔膜，左心房或左心室发育不良。

二、介入器材选择

目前国际上有Amplatzer、Cardioseal、GoreHelix、StarFLEX等多种ASD封堵器用于临床，但在我国仅有Amplatzer双盘型封堵器广泛用于临床。由美国AGA公司生产Amplatzer房间隔封堵器由具有自膨胀性的双盘及连接双盘的腰部组成。双盘及腰部均为镍-钛记忆合金编织成的密集网状结构，双盘内充填高分子聚合材料。根据Amplatzer封堵器腰部直径决定型号大小，直径在4～40mm，且每一型号相差2mm，封堵器的左心房侧的边缘比腰部直径大12～14mm，右心房侧伞面比腰部直径大10～12mm。此种房间隔封堵器具有自膨胀性能，可多次回收再重新放置，输送鞘管细小，适用于小儿的ASD封堵。2002年起，经国家食品药品监督管理局批准注册国产ASD封堵器，并应用于临床。

三、操作方法

1. 术前检查

（1）常规实验室检查项目：心脏X线检查，心电图，超声心动图，血常规，肝、肾功能和血电解质，出血及凝血时间和传染病指标等。检查目的为全面评价患者的心脏和其他脏器的功能，必要时根据病情增加相关项目。

（2）术前经胸（TTE）和（或）经食管超声心动图（TEE）检查，重点观察内容如下。

1）TTE切面：通常在以下3个切面监测，并测量ASD大小：① 大动脉短轴切面，观察主动脉前后壁及其对侧有无房间隔残端组织，心房顶部房间隔残端的长度及厚度；② 四腔心切面，观察ASD与二尖瓣及三尖瓣的距离，测量房室环部位残端组织的长度和厚度；③ 剑下两房心切面，观察上腔静脉和下腔静脉部位ASD边缘的长度和厚度。

2)TEE切面:通常选择心房两腔、大动脉短轴、四腔心等切面，主要有助于观察TTE不能清楚显示的房间隔及周围组织边缘的图像，尤其是心房两腔切面可以充分观察上、下腔静脉端 ASD 残端的长度及厚度。

3）心脏 CTA：可对左心房、动脉进行扫描，可清晰显示 ASD 大小与周边组织的关系。房间隔的厚度、房间隔瘤，以及有无其他畸形等异常情况，通常小于 0.5mm 切面扫描外，需选垂直于 ASD 作一切面重组，以显示左右心房及 ASD 与下腔静脉、左下肺静脉、上腔静脉等的关系，显示另一切面的 ASD 大小，以准确评估与选择 ASD 封堵器大小。

2. *术前准备* 常规签写书面同意书，与患者及其家属或监护人交代介入治疗中可能发生的并发症，取得同意后方可进行手术。

3. *操作过程*

（1）麻醉：婴幼儿采用全身麻醉，术前 5 ～ 6 小时禁食，同时给予添加一定比例钾、镁的等渗盐水和足够热量的葡萄糖静脉补液。成年人和配合操作的大龄儿童可用局部麻醉。

（2）常规穿刺股静脉，送入动脉鞘管，静脉推注肝素 100U/kg，此后每隔 1 小时追加负荷剂量的 1/4 ～ 1/3。

（3）常规右心导管检查，测量上、下腔静脉至肺动脉水平的压力，并留取血标本行血氧分析。

（4）将右心导管经 ASD 进入左心房和左上肺静脉，直径为 0.035in（约为 0.089cm）、长为 260cm 的加硬导丝置于左上肺静脉内。

（5）封堵器选择：可以根据心脏 CTA 测量的 ASD 最大缺损直径选择封堵器，成年人增加 4 ～ 6mm，小儿增加 2 ～ 4mm。目前，多数医院根据按 TTE 测量的 ASD 最大缺损直径选择封堵器，同时测量房间隔总长度，以便判断封堵器是否能充分展开。大的 ASD，封堵器可能增加至 8 ～ 10mm。将所选择的封堵器用生理盐水冲洗后送入传送短鞘内。

（6）送入输送鞘：根据封堵器大小，选择不同的输送鞘管，在加硬导丝导引下置于左心房内或左肺上静脉开口处。

（7）封堵器植入：在 X 线监测下沿鞘管送入封堵器至左心房，打开左心房侧伞，回撤至房间隔的左心房侧，然后固定输送杆，继续回撤鞘管，打开封堵器的右心房侧伞。在左前斜位 45° ～ 60° 加头向成角 20° ～ 30° X 线下见封堵器呈“工”字形展开，少许用力反复推拉输送杆，封堵器固定不变。ASD 封堵困难，左心房伞面易滑入右心房者，可试经右上肺静脉途径释放。超声心动图四腔心切面上，封堵器夹在房间隔两侧；主动脉缘无残端者，大动脉短轴切面上见封堵器与主动脉形成“V”字形；剑下两房心切面上，封堵器夹在 ASD 的残缘上，无残余分流；对周边结构如二尖瓣、三尖瓣和冠状静脉窦等无不良影响；心电图监测无房室传导阻滞。如达到上述条件，可旋转推送杆释放封堵器，撤出鞘管，局部加压包扎。

4. *术后处理及随访*

（1）术后局部压迫沙袋 4 ～ 6 小时，卧床 20 小时；静脉给予抗生素术前 1 次，术后 1 ～ 3 天预防感染。

（2）术后肝素抗凝 48 小时。普通肝素 100U/（kg・d），静脉微泵注入，或低分子量肝素每次 100U/kg，皮下注射，2 次 / 天。

（3）阿司匹林 3 ～ 5mg/（kg・d），口服，6 个月；成年人封堵器直径≥ 30mm 者可酌情加服氯吡格雷 75mg/d 或华法林，有心房颤动者建议服用华法林。

（4）术后 24 小时、1 个月、3 个月、6 个月及 1 年复查心电图、超声心动图，必要时复查心脏 X 线检查。

四、特殊情况下房间隔缺损的介入治疗

1.*ASD 合并重度肺动脉高压* 多数患者病情较重，心功能较差，多伴有房性心律失常。根据外科手术治疗的经验，肺动脉压力和阻力重度增高，平静时 Qp/Qs ≤ 1.5，肺血管阻力超过体循环阻力 75%，有双向分流或右向左分流者应禁忌手术。对这类患者判断肺动脉高压是因分流量引起的动力型还是由于肺血管病变引起的阻力型甚为重要，明确肺动脉高压性质后可采用相应的治疗方法。对于伴明显三尖瓣反流、房水平双向分流以左向右为主者，如果肺动脉压力与主动脉压力比≤ 0.8，封堵 ASD 后，测量肺动脉压力下降 20% 以上，而主动脉压力不降或下降不明显，血氧饱和度升高 90% 以上和三尖瓣反流减轻，可以行介入治疗。伴肺血管阻力增加的 ASD，肺小血管造影显示肺动脉发育尚可的患者，同时 Qp/

Qs ≥ 1.3，可试行封堵术，如果封堵后肺动脉压力下降不明显，可以使用带孔 ASD 封堵器进行封堵，以减少心房水平左向右的分流量降低肺循环压力，术后必须给予降肺动脉压药物，如内皮素受体拮抗剂、前列环素类和磷酸二酯酶抑制剂等治疗。操作过程中必须严密监测肺动脉和主动脉压力，以及血氧饱和度的变化。如果封堵后肺动脉压力和肺血管阻力明显下降，而体循环压力和动脉氧饱和度不下降或升高，则可以考虑释放封堵器，否则应立即收回封堵器。或先用降肺动脉压力药物治疗 3 ～ 6 个月后，待肺动脉高压改善后再行 ASD 封堵术。目前尚无足够的临床经验确定可以安全进行介入治疗的肺动脉高压界限，而且术后长期效果也有待进一步肯定，不推荐将 ASD 合并肺动脉高压封堵术的适应证随意放大。

2. *多发性房间隔缺损的介入治疗* 术前 TTE 必须仔细检查以判断缺损的大小、数目和缺损之间距离，必要时行 TEE 确定。对于存在 2 个多孔 ASD，但缺损的间距≤ 7cm，选择一个封堵器闭合；多个缺损的间距＞ 7mm，无法采用一个封堵器实施介入手术，需要选择 2 ～ 3 个封堵器分别闭合；如果缺损数目过多，缺损过大，缺损间距过大，用 2 ～ 3 个闭合器仍不完善，建议选择外科手术治疗。

3. *合并房间隔膨出瘤的介入治疗* 房间隔膨出瘤临床少见，其发生率仅为 0.2% ～ 1.1%，常合并继发孔型 ASD。可引起房性心律失常、脑栓塞、肺栓塞及冠状动脉栓塞等并发症。ASD 合并房间隔膨出瘤时，因房间隔膨出瘤处组织发育薄弱，正确判定缺损的最大直径有困难时，建议术中采用球囊测量最大缺损口的伸展直径，通过测量球囊对周围房间隔的挤压，薄弱的间隔多能被撑开，并将小缺损孔的血流一起阻断，然后心脏超声进一步检测有无房间隔的血流及分流量大小。由于房间隔膨出瘤内血流淤滞，容易形成血栓，而房间隔膨出瘤的摆动使形成的血栓更易于脱落引起栓塞。因此，有栓塞病史者建议术前行 TEE 检查，以除外心房附壁血栓，并且术中要仔细观察所有缺损是否完全关闭或完全覆盖膨出瘤。否则，建议外科手术处理。

4. *边缘较短的 ASD* 在 ASD 介入治疗中，超声测量缺损残端是选择合适患者的关键。在所有存在残端不足的 ASD 中，最为常见的是缺损前缘残端缺乏或不足。存在残端不足时，应选择偏大的封堵器。

5. *老年患者房间隔缺损的治疗* 老年 ASD 特点是病程长，通常合并有不同程度的心功能损害，肺动脉高压及房性心律失常，易出现并发症，围手期需仔细观察病情变化。

（1）50 岁以上患者，介入治疗前建议常规行冠状动脉造影来排除冠状动脉病变。

（2）有心房颤动病史的患者术前应行 TEE 检查，确定左心房和左心耳是否合并血栓形成。

（3）老年 ASD 长期右心系统负荷过重，左心室受压，左心功能不全，左心室舒张内径≤ 35mm 时，封堵 ASD 后左心负荷骤然增加，容易加重左心功能不全并诱发心律失常，因此术后应严密观察患者心功能和心律变化，一旦出现异常应立即给予药物处理。

（4）部分老年人血小板数量偏低，术后需用华法林抗凝治疗，而不使用阿司匹林等抗血小板药物。

6. *合并心房颤动的 ASD 封堵* 左心耳封堵和（或）左心房消融的一站式治疗。由于 ASD 封堵后会导致心房颤动的左心房消融和左心耳封堵的房间隔困难，近年多个中心探索 ASD 封堵同期行左心房消融和（或）左心耳封堵。

五、并发症及处理

1. *残余分流*

（1）残余分流。ASD 封堵早期多普勒检查可出现经封堵器的星点状分流，但不应出现呈束状的穿隔血流。左向右分流束直径＜ 1mm 为微量残余分流，1 ～ 2mm 为少量残余分流。Amplatzer 封堵器置入人体后，封堵器内血栓形成和金属表面内皮化使其有很高的闭合率。即刻残余分流发生率为 6% ～ 40%，术后 72 小时为 4% ～ 12%，而 3 个月之后残余分流发生率仅为 0.1% ～ 5%。临床发生残余分流多见于缺损不规则，所选封堵器偏小，展开封堵器后在封堵器边缘出现残余分流，缺损者为多发状或筛孔状，在未行闭合术时，大部分血流经过最大的缺损进入右心房，超声心动图无法发现小型缺损而误以为是单孔型缺损，一旦闭合大缺损后，小型缺损的血流随即显现出来，形成残余分流假象。

（2）处理方法

1）术后出现通过封堵器的微量分流，一般不需要处理，随时间的推移，会自行闭合。

2）因缺损不规则导致所选封堵器偏小，可考虑更换更大的封堵器。

3）封堵器覆盖以外部分发现束状的分流，且缺损大于5mm应考虑再植入另1枚封堵器，以保证完全封堵；如缺损小于5mm，可不予以处理。

2. 血栓栓塞　左心房的封堵器表面形成血栓，可引起全身的血栓栓塞，如外周动脉栓塞、视网膜动脉栓塞等。国内报道血栓栓塞并发症的发生率较低，术中和术后应用肝素及抗血小板药物抗凝，可减少血栓栓塞并发症。对直径较大的ASD，封堵术后6个月内应加强超声随访，以便及时发现封堵器表面血栓。一旦发现血栓，应加强抗凝治疗，如血栓移动度较大，有发生脱落危险者，应考虑行外科治疗。

3. 气体栓塞　主要是术中未能排尽封堵器和输送鞘内的气体。临床表现为突发胸痛，胸闷，心率减慢，心电图上ST段明显抬高，或因脑血管栓塞而出现意识障碍和肢体运动障碍等脑栓塞症状。对症处理后通常20～30分钟后病情可缓解，但也有致残的报道。预防气体栓塞的主要措施是严格操作程序，充分排空输送鞘和封堵器中气体，当输送鞘置入左心房后，嘱患者平静呼吸，避免咳嗽，并堵住输送鞘体外开口，避免因负压导致气体进入左心房。一旦出现上述症状，应立即吸氧，心率减慢者给予阿托品以维持心率，可给予硝酸甘油防止血管痉挛加重病情，必要时立即穿刺股动脉，将导管植入栓塞发生处用生理盐水冲灌。

4. 头痛或偏头痛　头痛或偏头痛发生率约为7%，疼痛的部位、性质、程度及持续时间因人而异，最长时间持续6个月，有的伴呕吐、恶心、肢体麻木、耳鸣、听力下降。尽量避免封堵器选择过大使表面不能形成完整的内皮化，或为术后抗血小板治疗不够或存在阿司匹林抵抗，导致微小血栓形成脱落阻塞脑血管所致。因此，ASD介入治疗术后抗血小板治疗最少6个月，如有头痛史可延长至1年，并根据具体情况确定是否加用氯吡格雷加强抗血小板治疗或改用华法林抗凝治疗。

5. 穿刺部位血肿和股动静脉瘘　因静脉压力低，静脉穿刺很少引起血肿。发生血肿可能是同时穿刺了动脉，且术后压迫止血不当所致。小型血肿可以不用特殊处理，少量的淤血能够自行吸收；偏大的血肿应立即压迫穿刺处，防止继续出血。股动静脉瘘是穿刺针同时穿透股动脉和股静脉使两者之间形成通道所致，多因穿刺时下肢外展不够使动静脉血管不能充分展开或血管畸形引起。形成股动静脉瘘后，腹股沟处可有包块，伴疼痛，穿刺区域或包块处可闻及连续性血管样杂音，并可伴有震颤。出现股动静脉瘘后应积极处理，瘘口小者可经手压迫或超声引导按压修复治疗，瘘口大且经压迫法无法治愈时需及时行外科手术修补。

6. 心脏压塞　发生率约为0.12%。发生心脏压塞之后，轻者可无明显症状，重者立即出现胸闷、胸痛、心悸、血压下降，甚至呼吸困难等症状。预防方法主要是操作者在推送导管、导引导丝和输送鞘过程中动作应轻柔，切忌粗暴，一旦出现阻力，立即停止前送并回撤。出现心脏压塞后，必须立即停止操作，严密监视心率、血压和心包积液容量变化。如心脏壁破口较小，超声观察心包积液量增加不明显，可给予鱼精蛋白中和肝素，避免患者深呼吸和体位变化，多可自愈；如破口大，心包积液量迅速增加时立即心包穿刺，留置猪尾导管于心包内，抽出心包内积血并从股静脉鞘管中回输至患者体内，直至心包积液量不再增加后撤出留置的导管，再择期介入治疗；经心包穿刺抽液后症状无改善者需尽快行外科手术治疗。

7. 封堵器移位、脱落　发生率为0.24%～1.44%，术中封堵器脱落常在封堵器推出输送鞘时发生，可能与推送时发生旋转、封堵器螺丝过松等因素有关；术后脱落多与所选封堵器偏小或ASD边缘薄软、短小有关。封堵器可脱落至左心房或右心房，较多脱落至右心房，并可进入左心室或右心室，甚至进入肺动脉或主动脉。封堵器脱落后患者可出现心悸、胸闷等症状，重新听到已经消失的杂音，同时可出现心律失常，心律失常的性质因封堵器脱落的部位而不同。心电监测可见房性或室性期前收缩，甚至心动过速。术前和术中超声心动图的判断最为重要，若经胸超声不能清楚显示缺损边缘或缺损较大者，应采用TEE或心脏CTA进一步明确，以避免封堵器脱落。尤其是下腔静脉缘残端薄而短者，释放封堵器前需要反复推拉封堵器，并观察其形态和位置是否有异常。封堵器脱落后如未发生心室颤动，可经导管取出，若封堵器较大或难以取出，应行急诊外科手术。

8. *心律失常* ASD患者术中和术后可出现各种心律失常，如窦性心动过速、窦性心动过缓、室上性心动过速、频发房性期前收缩、房室传导阻滞和心房颤动等。过大封堵器植入易损伤窦房结及其邻近区域，或者使窦房结动脉供血受阻均可导致窦房结功能暂时性障碍，而封堵器对房室结的挤压，或对房室结及其周围组织摩擦造成暂时性水肿，则可导致房室结功能障碍或减退。多数患者上述心律失常可迅速缓解，个别患者可持续数小时甚至更长时间。出现心律失常后药物对症处理多可缓解，若出现传导阻滞必要时可植入临时性或永久性起搏器治疗，部分患者取出封堵器后心律失常消失。

9. *主动脉至右心房和左心房瘘* 为ASD封堵术严重并发症，发生率约0.06%，患者主要表现为持续性胸痛。出现这种并发症可能是因缺损位置较偏、残端较短、封堵器偏大，植入封堵器后其伞片损伤主动脉引起的。建议严格掌握适应证，对缺损较大、位置较偏、残端较短者，必须仔细观察封堵器植入后的状况，判断是否会对主动脉造成不良影响。一旦出现上述并发症通常应行外科手术治疗。

10. *溶血* ASD封堵后溶血罕见，考虑是血细胞在较大网状双盘结构中流动所致。此时可停用阿司匹林等抗血小板药物，促进封堵器表面血栓形成，另外给予大剂量激素稳定细胞膜，减少细胞碎裂。

11. *其他少见并发症* 已有ASD封堵后患感染性心内膜炎而需要开胸手术治疗的报道。

第三节 室间隔缺损封堵术

室间隔缺损（ventricular septal defect，VSD）为最常见的先天性心脏畸形，多单独存在，亦可与其他畸形合并发生。本病的发生率约占成活新生儿的0.3%，占先天性心血管疾病的25%～30%。由于VSD有比较高的自然闭合率，约占成年人先天性心血管疾病的10%。传统的治疗方法是外科手术，但是外科治疗创伤大，并发症发生率高，占用医疗资源多，术后对患者有一定的不良心理影响。1988年Lock等首次应用双面伞关闭VSD，1990年我国任森根医师用Rash kind双伞闭合器成功封堵VSD，之后已有多种装置应用于经导管VSD的介入治疗，如CardioSEAL双面伞、Sideris纽扣式补片和弹簧圈等，但由于操作难度大，并发症多，残余分流发生率高，均未能临床推广应用。1998年Amplatzer发明了肌部VSD封堵器，成功治疗了肌部VSD，但是由于肌部VSD仅占VSD的1%～5%，临床应用数量有限。Amplatzer在房间隔缺损封堵器和动脉导管未闭封堵器研制的基础上，研制出膜周部VSD封堵器，并成功应用于临床。我国于2001年研制出镍钛合金膜周部VSD封堵器，同年12月将其应用于临床。随着治疗病例的增加和对VSD解剖学认识的提高，研究人员对封堵器进行了改进，先后研制出非对称性、零边、细腰大边等封堵器，使适应证范围进一步扩大，成功率也相应提高，房室传导阻滞和三尖瓣反流并发症的发生率降低。与此相反，进口封堵器在应用中发现需要安置人工心脏起搏器的房室传导阻滞发生率高达3.8%，并且有一些患者在术后1年发生房室传导阻滞。

一、介入治疗适应证和禁忌证

1. *明确适应证*

（1）膜周部VSD

1）年龄通常≥3岁。

2）体重＞5kg。

3）有血流动力学异常的单纯性VSD，直径＞3mm且＜14mm。

4）VSD上缘距主动脉右冠状窦瓣≥2mm，无主动脉右冠窦瓣脱入VSD及主动脉瓣反流。

5）超声在大血管短轴五腔心切面9～12点位置。

（2）肌部VSD＞3mm。

（3）外科手术后残余分流。

（4）心肌梗死或外伤后VSD。

2. *相对适应证*

（1）直径＜3mm，无明显血流动力学异常的小 VSD。临床上有因存在小 VSD 而并发感染性心内膜炎的病例，因此封堵治疗的目的是避免或减少患者因小 VSD 并发感染性心内膜炎。

（2）嵴内型 VSD，缺损靠近主动脉瓣，成年患者常合并主动脉瓣脱垂，超声和左心室造影多低估 VSD 的大小。尽管此型 VSD 靠近主动脉瓣，根据目前介入治疗的经验，如缺损距离肺动脉瓣 2mm 以上，直径＜ 5mm，大多数患者也可成功封堵。

（3）感染性心内膜炎治愈后 3 个月，心腔内无赘生物。

（4）VSD 上缘距主动脉右冠状瓣≤ 2mm，无主动脉右冠状窦脱垂，不合并主动脉瓣反流，或合并轻度主动脉瓣反流。

（5）VSD 合并一度房室传导阻滞或二度 I 型房室传导阻滞。

（6）VSD 合并 PDA，PDA 有介入治疗的适应证。

（7）伴有膨出瘤的多孔型 VSD，缺损上缘距离主动脉瓣 2mm 以上，出口相对集中，封堵器的左心室面可完全覆盖全部入口。

3. 禁忌证

（1）感染性心内膜炎，心内有赘生物，或存在其他感染性疾病。

（2）封堵器安置处有血栓存在，导管插入径路中有静脉血栓形成。

（3）巨大 VSD、缺损解剖位置不良，封堵器放置后可能影响主动脉瓣或房室瓣功能。

（4）重度肺动脉高压伴双向分流。

（5）合并出血性疾病和血小板减少。

（6）合并明显的肝肾功能异常。

（7）心功能不全，不能耐受操作。

二、介入器材的选择

膜周部 VSD 封堵治疗选择封堵器的合适与否与并发症的发生有一定的关系，因此应根据 VSD 的形态、缺损大小，以及缺损与主动脉瓣的距离选择不同类型的封堵器。VSD 远离主动脉瓣，首选对称型 VSD 封堵器；VSD 靠近主动脉瓣，选择偏心型封堵器为佳；多孔型缺损可选择左右两侧不对称的细腰型封堵器。选择的封堵器应比 VSD 的最小直径大 1 ～ 3mm。

三、操作方法

1. 术前准备

（1）术前体检：心电图、胸部 X 线及超声心动图检查。

（2）血常规、出血及凝血时间、肝肾功能、电解质、肝炎免疫。

（3）术前静脉注射抗生素一剂。术前 1 天口服阿司匹林，小儿 3 ～ 5mg/（kg · d），成年人 3mg/（kg · d），共 6 个月。

（4）器械准备

1）心导管检查器材：DSA 影像设备，心电、血压监护仪，穿刺针，各种鞘管，各种类型直头及弯头导引钢丝，猪尾导管等。

2）封堵器材：封堵器或弹簧圈及其附件，圈套器，血管钳 2 把。

3）急救器材及药品：必备的器械，除颤仪，临时心脏起搏器，心包穿刺器材，简易呼吸器，气管插管器具等。常用的药品包括地塞米松、肾上腺素、阿托品、多巴胺、利多卡因、硝酸甘油、吗啡、鱼精蛋白、呋塞米等。

2. 超声心动图检查及常规诊断性导管术

（1）经胸超声（TTE）或经食管超声（TEE）检查：经胸超声评价 VSD 的位置、大小、数目与瓣膜的关系，膜部 VSD 需测量缺损边缘距主动脉瓣距离，VSD 伴有室间隔膜部瘤者，需检测基底部缺损直径、出口数目及大小等。术前筛选必须观察的切面有心尖或胸骨旁五腔心切面，心底短轴切面和左心室长轴切面。在心尖或胸骨旁五腔心切面上重点观察 VSD 距离主动脉瓣的距离和缺损的大小。在心底短轴切面上观察缺损的位置和大小。左心室长轴切面观察缺损与主动脉瓣的关系，以及是否合并主动脉瓣脱垂。三尖瓣与 VSD 关系通常可选择主动脉短轴切面，心尖或胸骨旁五腔心切面等。在 TTE 显示不清时可行 TEE 检查。近心尖部肌部 VSD，还需检查周围解剖结构，必要时心脏 CTA 检查，有助于封堵器及介入途径的选择。

（2）左右心导管检查和心血管造影检查：10 岁以下儿童选择全身麻醉，≥ 10 岁儿童和成年人在局部麻醉下穿刺股静脉，常规给予肝素 100U/kg，先行右心导管检查，抽取各腔室血氧标本和测量压力，如合并肺动脉高压，应计算肺血管阻力和 Qp/Qs。左心室造影取左前斜 45° ～ 60° ＋头位 20° ～ 25°，必要时增加右前斜位造影，以清晰显示缺损的形态和大小。同时应行升主动脉造影，观察有无主动脉窦脱垂及反流。

3. 封堵方法

（1）膜周部 VSD 封堵方法

1）建立动、静脉轨道：通常应用右冠状动脉导引导管或剪切的猪尾导管作为过膈导管。经主动脉逆行至左心室，在导引导丝帮助下，将导管头端经 VSD 进入右心室，将长 260mm、直径为 0.032in 的泥鳅导丝或软头交换导丝经导管插入右心室并推送至肺动脉或上腔静脉，再由股静脉经端孔导管插入圈套导管和圈套器，套住位于肺动脉或上腔静脉的导丝，由股静脉拉出体外，建立股静脉—右心房—右心室—VSD—左心室—主动脉—股动脉轨道。当上述方法建立的轨道不通畅时，有可能缠绕腱索，需将导引导丝退至右心室，重新操作导丝经三尖瓣至右心房进入上腔静脉或下腔静脉。在上腔或下腔静脉内圈套导丝，建立轨道避免导丝缠绕腱索。

2）由股静脉端沿轨道插入合适的输送长鞘至右心房与过室间隔的导管相接（对吻），钳夹导引导丝两端，牵拉右冠状动脉造影导管，同时推送输送长鞘及扩张管至主动脉弓部，缓慢后撤输送长鞘和内扩张管至主动脉瓣上方。从动脉侧推送导丝及过室间隔导管达左心室心尖，此时缓慢回撤长鞘至主动脉瓣下，沿导引导丝顺势指向心尖，撤去导引导丝和扩张管。

3）封堵器的选择：所选封堵器的直径较造影测量直径大 1 ～ 2mm。缺损距主动脉窦 2mm 以上者，选用对称型封堵器；不足 2mm 者，选用偏心型封堵器，囊袋型多出口且拟放置封堵器的缺损孔距离主动脉窦 4mm 以上者选用细腰型封堵器。

4）封堵器放置：将封堵器与输送杆连接。经输送短鞘插入输送系统，将封堵器送达输送长鞘末端，在 X 线透视（必要时结合 TEE/TTE 导引）下使左盘释放，回撤输送长鞘，使左盘与室间隔相贴，确定位置良好后，封堵器腰部嵌入 VSD，后撤输送长鞘，释放右盘。重复上述体位左心室造影，确认封堵器位置是否恰当及分流情况，并行升主动脉造影，观察有无主动脉瓣反流，必要时可在 TEE/TTE 监视下观察封堵器位置、有无分流和瓣膜反流。对缺损较大、建立轨道相对困难者，可选用偏大输送长鞘，保留导引导丝，待封堵器放置满意后撤出导丝。

5）释放封堵器：在 X 线及超声检查效果满意后即可释放封堵器，撤去输送长鞘及导管后压迫止血。

（2）肌部 VSD 封堵方法

1）建立经 VSD 的动静脉轨道：由于肌部 VSD 可位于室间隔中部或接近心尖，在技术上与膜部 VSD 封堵术不尽相同。通常建立左股动脉—主动脉—左心室—右心室—右颈内静脉（或右股静脉）轨道。

2）封堵器的放置与释放输送长鞘经颈内静脉（或股静脉）插入右心室，经 VSD 达左心室，封堵器的直径较造影直径大 1 ～ 2mm，按常规放置封堵器。

（3）弹簧圈封堵法

1）经静脉前向法：建立股静脉—右心室—VSD—左心室—股动脉轨道，选 4F 或 5F 输送导管，沿轨道将输送导管通过 VSD 送入左心室。选择弹簧圈的大小为弹簧圈中间直径至少比右心室面 VSD 直径大 1 ～ 2cm，而远端直径等于或略大于左心室面直径。再依左心室—VSD—右心室顺序释放弹簧圈。首先推送远端所有弹簧圈入左心室，然后略后撤，释放弹簧圈受阻于缺损处，弹簧圈部分骑跨在 VSD 上。随后后撤输送导管，使弹簧圈的其余部分释放于 VSD 内及右心室面。如 VSD 呈囊袋型，宜将大部分弹簧圈放在瘤体内。

2）经动脉逆向法：先将长导引导丝从左心室通过 VSD 进入右心室，交换 4F 或 5F 输送导管入右心室，按右心室—VSD—左心室顺序释放弹簧圈。

4. 封堵效果判定　封堵器安置后在左心室造影和（或）TTE/TEE 下观察，确定封堵器放置位置恰当，无明显主动脉瓣及房室瓣反流或新出现的主动脉瓣和房室瓣反流，为封堵治疗成功。如术中并发三度房室传导阻滞，应放弃封堵治疗。

5. 术后处理及随访

（1）术后置病房监护，心电监测，24 小时内复查超声心动图，术后观察 5 ～ 7 天情况良好后，出院并随访。

（2）手术后 24 小时肝素化，抗生素静脉应用 3 ～ 5 天。

（3）术后口服阿司匹林小儿 3 ～ 5mg/（kg · d），成年人 3mg/（kg · d），共 6 个月。

（4）术后 1 个月、3 个月、6 个月、12 个月随访，复查心电图和超声心动图，必要时行胸部 X 线检查。

四、特殊情况下室间隔缺损的处理

1. 直径＜ 5mm 的 VSD　无症状且年龄＞ 3 岁，是否需手术治疗，尚存争议。但缺损可引起心内膜炎，某些特殊部位如肺动脉瓣下缺损等可能会因长期的血液冲击造成主动脉等病变。另外，患者终身存在这种生理缺陷，可能会有心理负担，加上存在的社会因素如升学、就业等，因此建议根据患者的具体情况选择介入治疗。

2. 嵴内型 VSD　嵴内型缺损位于室上嵴之内，缺损四周均为肌肉组织，从左心室分流的血液常直接进入右心室流出道，其上缘距主动脉瓣较近，有些缺损上缘即为主动脉右冠状窦，容易使右冠状窦瓣失去支撑造成瓣膜脱垂。如超声检查在心底短轴切面上，缺损位于 11 点半至 1 点钟位置，距离肺动脉瓣 2mm 以上，直径＜ 5mm 者有可能介入治疗成功。与膜部缺损不同，嵴内型 VSD 常规角度造影常不能显示缺损分流口，需要左前斜到左侧位 65° ～ 90° 造影，加头向成角造影，也可取右前斜位造影，以显示缺损大小。封堵时必须保证封堵器左心室侧的零边朝向主动脉瓣。在放置过程中可先将封堵器的左盘面在左心室内推出鞘管，观察封堵器的指向标志是否指向心尖部，如方向不对，可将封堵器全部放在左心室内推出鞘管，顺时针旋转推送杆，多方向观察封堵器指向标志指向心尖部后回拉封堵器的右心室盘和腰部至鞘管内；或拉出体外，通过将封堵器的指向标志指向 6 点钟的位置推送入输送鞘管，保证推出鞘管后封堵器的指向标志心尖，如位置和方向不合适，可反复调整直至位置正确。由于嵴内型缺损边缘全为肌肉组织，封堵器放置后不会发生移位。嵴内型 VSD 与房室束相距较远，封堵后一般不引起房室传导阻滞。术后出现交界区心动过速和室性加速性自主心律较多，一般不需要特殊处理，心律失常多在 1 周内自行消失。

3. 膜部瘤型 VSD　膜部瘤型缺损左心室面入口通常较大，右心室面出口较小。由于膜部瘤形态复杂，其大小、出入口的位置、出入口间的长度及囊壁厚薄均有较大差异。根据造影结果大致可分为漏斗型、漏斗管型、喷头型、囊袋型 4 种，其中以漏斗型最常见。

（1）漏斗型：如漏斗型膜部瘤左心室面入口直径在 12mm 以内，出口上缘距离主动脉瓣膜 2mm 以上，一般选择对称型或偏心型封堵器封堵缺损左心室面即可达到完全封堵，方法与不合并膜部瘤的缺损相同。术中将左心室盘完全覆盖膜部瘤左心室基底部，右心室盘从膜部瘤右心室面破口拉出后打开，使封堵器腰部卡在出口处，右心室盘将整个瘤体夹住移向室间隔左心室面。如缺损上缘距主动脉右窦 4mm 以上，应选择细腰型封堵器，这样能保证完全封堵入口，同时封堵器的右心室面相对较小，放置后可以平整的盘片显示，对三尖瓣的影响较小，且不影响右心室流出道，封堵器的腰部直径应比出口直径大 1 ～ 2mm 或相等。如缺损上缘距主动脉右冠状窦 2mm 以上，可选择对称型封堵器，腰部直径应比出口直径大 1 ～ 3mm。如果缺损上缘距主动脉窦＜ 2mm 且＞ 1mm，可选择与缺损左心室面破口大小相同的零边偏心封堵器，将封堵器的零边准确放置在主动脉瓣下。

（2）漏斗管型：一般缺损直径较小，入口与出口间的距离较长，放置封堵器后封堵器的左心室面可张开，而右心室面不能充分张开，呈现“丁”字形外观，此种类型 VSD 选择弹簧圈封堵可能更合适。对直径较大的漏斗管型缺损，可应用对称型或偏心型封堵器，封堵器腰部直径比出口直径大 1 ～ 2mm。

（3）喷头型：缺损出口多，出口方向不一致，出口间距离不一。在选择封堵器时需要考虑封堵器能否完全覆盖入口，是否影响主动脉瓣、三尖瓣的启闭，以及对右心室流出道的影响。一般主张完全封堵左心室面入口，这样左心室基底部被完全覆盖后右心室面多发破口的血流就自然被堵闭。如果选择封堵右心室面出口，应选择大孔送入鞘管，以保证封堵器腰部能充分展开。通常选择细腰封堵器可以达到封堵左心室的入口，且不影响三尖瓣及其流出道。其他种类的封堵器也可选择，但是必须完全封堵入口，且封堵器应能较好展开。

（4）囊袋型：囊袋型膜部瘤一般左心室基

底部直径较大，多在10mm以上，瘤体也大，入口与出口均大于10mm，缺损的上缘距主动脉窦应超过3mm，可选择对称型封堵器，封堵器腰部直径应比缺损直径大3～4mm，如出口小，可选择细腰型封堵器，封堵器腰部直径比缺损直径大1～3mm。

总之，由于VSD膜部瘤的大小、位置、形态、破口多种多样，应根据具体情况，灵活选择封堵的部位及封堵器型号，总的原则是在不影响主动脉瓣、三尖瓣功能的基础上，达到完全阻止过隔血流的目的，并能减少并发症的发生。

4. 合并重度肺动脉高压　VSD一般较大，分流量小，当发生重度肺动脉高压时，常伴有比较严重的心功能不全，能否封堵主要根据缺损是否适合堵闭和肺动脉压力升高的程度及性质，如VSD适合封堵，并且是动力型肺动脉高压，可以选择介入治疗（参考动脉导管未闭合合并肺动脉高压的处理的相关内容）。

五、疗效评价

封堵器安置后，在经胸或经食管超声及左心室造影下观察，封堵器放置位置恰当，无或仅有微至少量分流。无明显主动脉瓣及房室瓣反流或新出现的主动脉瓣和房室瓣反流，心电图提示无严重的传导阻滞，为封堵治疗成功。符合适应证条件的膜周部VSD基本上可全部获得成功，相对适应证的患者成功率较低，总体成功率在95%以上。

六、并发症与处理

1. 心律失常　术中可有室性期前收缩、室性心动过速、束支传导阻滞及房室传导阻滞，多在改变导丝、导管和输送鞘位置和方向后消失，不需要特殊处理。加速性室性自主心律多见于嵴内型VSD或膜周部VSD向肌部延伸的患者，与封堵器刺激心室肌有关。如心室率在100次/分以内，不需要药物治疗。心室颤动较少见。可见于导管或导引导丝刺激心室肌时。术前应避免发生低钾血症。一旦发生应立即行电复律。三度房室传导阻滞和交界性逸搏心律与封堵器的大小、VSD部位和术中操作损伤有关。交界性逸搏心律可见于合并三度房室传导阻滞时，若心率在55次/分以上，心电图QRS在0.12秒以内，可静脉注射地塞米松10mg/d，共3～7天，严密观察，心室率过慢，出现阿-斯综合征时，需安置临时性心脏起搏器。3周后如仍未见恢复，需安置永久性心脏起搏器。三度房室传导阻滞多发生于术后早期，近年来也有在晚期发生三度房室传导阻滞的报道，因此术后应长期随访观察。

2. 封堵器移位或脱落　与封堵器选择偏小、操作不当有关。脱落的封堵器可用圈套器捕获后取出，否则应外科手术取出。

3. 腱索断裂　在建立轨道时由于导引钢丝经腱索内通过，此时在左前加头位投照上可见导管走行扭曲，通常应重新建立轨道，强行通过鞘管可引起腱索断裂。应用猪尾导管经三尖瓣至肺动脉，可减少进入腱索的可能。如发生腱索断裂，应行外科处理。

4. 三尖瓣关闭不全　发生率1.6%，与缺损部位、操作方式和封堵器大小有关。膈瓣后型VSD与三尖瓣关系密切，植入封堵器后可引起明显的三尖瓣反流。操作过程中也可损伤三尖瓣及腱索，主要是轨道从腱索中通过，继之强行送入导管或鞘管，导致腱索断裂。因此，术中在建立轨道时应确认导引导丝未从三尖瓣腱索中通过。释放封堵器时，应将鞘管远端推近封堵器时再旋转推送杆，以防止与腱索缠绕。封堵器边缘过长，特别是选择封堵器过大，腰部因缺损口小，封堵器腰部伸展受限，出现边缘相对较长，或封堵器的盘片形成球形外观，释放后占据较大空间，影响三尖瓣关闭。术中应行超声监测，如发现明显的三尖瓣反流，应放弃封堵治疗。

5. 主动脉瓣反流　与封堵器和操作有关。如边缘不良型的VSD，选择封堵器的边缘大于VSD至主动脉瓣的距离，封堵器的边缘直接接触主动脉瓣膜均影响主动脉瓣的关闭。封堵器左心室的盘片直径大于主动脉瓣下流出道周径的50%，封堵器放置后可引起流出道变形，导致主动脉瓣关闭不全。在封堵过程中操作不当，或主动脉瓣膜本身存在缺陷，导引导丝可直接穿过主动脉瓣的缺陷处，如果未能识别，继续通过导管和输送鞘管，可引起明显的主动脉瓣反流。在主动脉瓣上释放封堵器，左心室盘面如操作不当也可损伤主动脉瓣，引起主动脉瓣的关闭不全，因此在主动脉瓣上释放封堵器左心室盘面应慎重。

6. 残余分流　经过封堵器的分流在短时间内随着封堵器中聚酯膜上网孔被血液成分填塞后分流消失，明显的残余分流见于多孔型 VSD 封堵治疗的患者，封堵器未能完全覆盖入口和出口。如为多孔型 VSD，应保证封堵器的左侧面完全覆盖入口，否则放弃封堵治疗。

7. 溶血　与存在残余分流有关，高速血流通过封堵器可引起溶血，表现为酱油色尿、寒战、贫血和肾功能不全等，应严密观察，对轻度溶血者，停用阿司匹林，静脉滴注止血药，口服或静脉滴注碳酸氢钠。如是弹簧圈引起的分流并发溶血，也可再放置一封堵器或弹簧圈。如血红蛋白＜70g/L，应行外科手术取出封堵器。

8. 急性心肌梗死和脑梗死　可能与术中抗凝不够导致导管内或封堵器表面形成的血栓脱落至冠状动脉内或脑动脉引起。此种并发症极少见，一旦发生处理困难。术中应常规抗凝，一般按 1mg/kg 给予肝素抗凝，或根据 ACT 监测结果指导应用肝素剂量。术后密切观察，如出现胸痛或脑梗死症状，应及时行心电图等检查，必要时行冠状动脉造影或脑血管造影，如早期发现，可行溶栓治疗。

9. 心脏及血管穿孔　参见 ASD 封堵术。

10. 其他局部血栓形成或周围血管栓塞。

第四节　经皮球囊肺动脉瓣成形术

肺动脉瓣狭窄（pulmonary stenosis，PS）是一类常见的先天性心脏畸形，占所有先天性心脏病的 8% ～ 10%。1982 年，Kan 等首先报道采用球囊扩张导管进行球囊扩张技术，该方法又称为经皮球囊肺动脉瓣成形术（percutaneous balloon pulmonary valvuloplasty，PBPV），此后获得广泛应用。随着对经皮球囊肺动脉瓣成形术应用的适应证、方法学、术前后血流动力学、作用机制及随访等的深入研究，以及较大数量的临床应用研究，表明经皮球囊肺动脉瓣成形术简便、有效、安全、经济，是治疗肺动脉瓣狭窄的首选方法，对于大部分病例，经皮球囊肺动脉瓣成形术可替代外科开胸手术。

一、适应证与禁忌证

1. 适应证

（1）典型肺动脉瓣狭窄，跨肺动脉压差 ≥ 40mmHg。

（2）对于青少年及成年患者，跨肺动脉瓣压 ≥ 30mmHg，同时合并劳力性呼吸困难、心绞痛、晕厥或先兆晕厥等症状。

2. 相对适应证

（1）重症肺动脉瓣狭窄伴心房水平右向左分流。

（2）轻、中度发育不良型肺动脉瓣狭窄。

（3）婴幼儿复杂先心病伴肺动脉瓣狭窄，暂不能进行根治术，应用经皮球囊肺动脉瓣成形术进行姑息治疗，缓解发绀。

（4）部分婴儿重症法洛四联症伴肺动脉瓣狭窄，可试行球囊瓣膜及血管成形术，并做姑息疗法，以缓解发绀及肺动脉分支狭窄。

（5）肺动脉瓣狭窄经球囊扩张及外科手术后残余压力阶差。

（6）室间隔完整的肺动脉瓣膜性闭锁，右心室发育正常或轻度发育不良，可先行射频打孔，再进行球囊扩张术。

（7）重症肺动脉瓣狭窄伴左心室腔小及左心室功能低下，可行逐步分次球囊扩张术。

3. 禁忌证

（1）肺动脉瓣下漏斗部狭窄；肺动脉瓣狭窄伴先天性瓣下狭窄；肺动脉瓣狭窄伴瓣上狭窄。

（2）重度发育不良型肺动脉瓣狭窄。

（3）婴儿极重型肺动脉瓣狭窄合并重度右心室发育不良或右心衰竭。

（4）极重度肺动脉瓣狭窄或室间隔完整的肺动脉瓣闭锁合并右心室依赖性冠状动脉循环。

（5）肺动脉瓣狭窄伴需外科处理的三尖瓣重度反流。

二、球囊导管的选择

1. 球囊大小　通常球囊 / 瓣环的比值为 1.2 ～ 1.4，瓣膜狭窄严重者，其比值可偏小，瓣膜发育不良者，其比值可偏大。

2. 球囊长度 新生儿及婴儿宜选择长度为20mm球囊；儿童和成年人可分别选择30mm和40mm球囊。对于年龄＞10岁或体重＞30kg者也可用Inoue球囊导管。

3. 单、双球囊瓣膜成形术的选择 年龄较大的儿童肺动脉瓣环直径较大，应用单一球囊难以达到足够的球/瓣比值；重症肺动脉瓣狭窄时，为了安全有效，可插入一根较小球囊先行扩张，然后进行双球囊扩张；或年龄较小，单一球囊难以插入血管时，可选用两根较小球囊导管，以易于插入；由于两根球囊间有空隙，球囊扩张时右心室流出道血流未被完全阻断，可减轻经皮球囊肺动脉瓣成形术时对血流动力学的影响。

三、操作方法

1. 术前准备 术前常规进行体检、心电图、胸部X线超声心动图及CTA等检查，初步明确肺动脉瓣狭窄类型及严重程度。

2. 右心导管检查及右心室造影 常规进行右心导管检查，测定跨肺动脉瓣压力阶差。然后行左侧位右心室造影，观察肺动脉瓣狭窄的类型及严重程度，并测量肺动脉瓣环直径作为选择球囊大小的依据。

3. 球囊成形术方法 全身麻醉或局部麻醉下行股静脉插管，并监测心电图、血氧饱和度及动脉血压。根据病情选用单或双球囊扩张术。

（1）单球囊肺动脉瓣成形术：先以端孔导管或球囊端孔漂浮导管由股静脉途径插入到肺动脉，然后经导管插入长度为260cm的直头或弯头加硬引导丝并固定于肺下叶动脉，撤去端孔导管，循导丝插入球囊导管。先以少量1∶3或1∶4稀释造影剂扩张球囊，以观察球囊是否位于瓣环中央，如果球囊位置良好，则用稀释造影剂快速扩张球囊，随球囊腔内压力的增加，腰征随之消失。一旦球囊全部扩张，腰征消失，立即回抽造影剂。通常从开始扩张至吸瘪球囊总时间为5～10秒，这样可减少由于右心室流出道血流中断时间过长而引起的并发症。通常反复扩张2～3次，有时有效扩张1次即可达治疗目的。球囊扩张后重复右心导管检查，记录肺动脉至右心室的连续压力曲线，测量跨瓣压差，并做左侧位右心室造影以观察球囊扩张后的效果及右心室漏斗部是否存在反应性狭窄。

（2）双球囊肺动脉瓣成形术：为了达到足够的球囊/瓣环比值，有些病例需行双球囊扩张术，简易的双球囊直径的计算方法为，一个球囊直径加上另一个球囊1/2直径的总和。双球囊的有效直径亦可根据以下公式计算（D_1和D_2为应用的球囊直径）：$(D_1+D_2)/2+(D_1+D_2)/2\pi$。由左右股静脉进行穿刺插入球囊导管，方法同单球囊扩张术。然后先推送一侧球囊导管直至肺动脉瓣处，以少量稀释造影剂扩张球囊，使瓣口位于球囊中央，然后吸瘪球囊。再推送对侧球囊导管至肺动脉瓣处，使两根球囊导管处于同一水平。两根球囊导管同时以稀释造影剂进行同步扩张，通常2～4次。观察球囊扩张时腰征存在的程度，以判别采用球囊直径是否足够。为了获得满意的扩张效果，选用的两根球囊直径和长度应大致相同，以避免由于球囊大小相差悬殊，在球囊扩张时产生上下滑动。同时尽量使肺动脉瓣口骑跨于球囊导管中央。

（3）Inoue导管球囊扩张术：对于年龄＞10岁或体重＞30kg者还可用Inoue导管行球囊扩张术。方法同单球囊法，但导引导丝需要使用左心房盘状导丝，必要时可适当塑形。

4. 术后处理及随访

（1）术后局部穿刺处压迫止血，重症及小婴儿需重症监护，24小时内复查超声心动图。

（2）经皮球囊肺动脉瓣成形术后伴右心室流出道反应性狭窄者，给予普萘洛尔0.5～1.0mg/d，分2～3次口服，或口服美托洛尔3～6个月。

（3）术后1个月、3个月、6个月及12个月随访，复查心电图及超声心动图。

四、特殊类型肺动脉瓣狭窄的处理

1. 发育不良型肺动脉瓣狭窄

（1）诊断标准：根据心导管及心血管造影（或超声心动图）检查的表现，其诊断标准如下。

1）肺动脉瓣增厚呈不规则或结节状，肺动脉瓣活动差且不呈幕顶状活动。

2）瓣环发育不良，小于正常平均值。

3）无或仅轻度狭窄后扩张。

以上3项条件均存在，称重型发育不良型肺

动脉瓣狭窄。如有肺动脉瓣叶发育不良表现，而上述诊断条件 1 项或 1 项以上缺少者，为轻、中度型发育不良型肺动脉瓣狭窄。

（2）球囊瓣膜成形术的疗效观察：瓣膜发育不良型肺动脉瓣狭窄可伴有或不伴有 Noonan 综合征，成功率为 20% ～ 70%，约 14.3% 患者 1 年后需重复 PBPV。

（3）影响球囊扩张术效果的因素：发育不良型肺动脉瓣狭窄球囊扩张术后的效果不一，与以下因素有关。

1）狭窄的严重程度及解剖特征：发育不良型肺动脉瓣狭窄，瓣叶增厚、坚硬、高低不平，瓣环发育不良，瓣叶交界可能融合，这些解剖特征直接影响球囊扩张效果。扩张效果可能和瓣叶交界处融合与否有一定关系，亦为经皮球囊肺动脉瓣成形术效果不一的原因之一。

2）选择球囊直径的大小：早期对发育不良型肺动脉瓣狭窄患者进行 PBPV，效果不佳，与选择的球囊未达足够的球囊 / 瓣环比值有关。目前推荐应用超大球囊法，即球囊 / 瓣环比值达 1.4 ～ 1.5，近期效果达 69%，远期效果达 77%。因此对于发育不良型肺动脉瓣狭窄，尤其是轻型病例，仍可首选球囊扩张术，如无效再考虑进行开胸手术。

2. 肺动脉瓣狭窄伴心房水平右向左分流　重症肺动脉瓣狭窄引起右心室压力明显增高，多伴卵圆孔型开放或合并小型 ASD，从而引起心房水平右向左分流。如以瓣膜型狭窄为主，宜行球囊扩张术。可先以小球囊进行扩张，随后以较大单球囊或双球囊再次扩张，但需警惕空气、血块通过卵圆孔或 ASD 造成体循环栓塞。如伴有继发孔型 ASD 适合经导管堵塞者，可同时应行堵塞术治疗。

3. 肺动脉瓣狭窄伴继发性右心室漏斗部肥厚　一部分中、重度肺动脉瓣狭窄患者可伴有右心室漏斗部继发性狭窄，虽然肺动脉瓣梗阻解除后，右心室漏斗部与右心室底部压差仍存在，但右心室漏斗部肥厚可逐渐消退，因此经皮球囊肺动脉瓣成形术仍为首选治疗方法。如右心室流出道为非继发性肥厚，则经皮球囊肺动脉瓣成形术后难以消退。

4. 新生儿肺动脉瓣狭窄　通常经皮球囊肺动脉瓣狭窄成形术的最适年龄为 2 ～ 4 岁，新生儿期即出现症状者多为重症肺动脉瓣狭窄，常伴低氧血症及酸中毒，需急症处理。单纯肺动脉瓣狭窄为球囊成形术指征，如肺动脉瓣狭窄合并右心室发育不良型或伴漏斗部狭窄，则不是球囊扩张术的首选指征，常需行体 - 肺分流术。

5. 球囊扩张术在复杂先心病中应用

（1）法洛四联症：在大部分心血管中心，重症法洛四联症伴肺动脉发育不良者，常规采用分期手术，先应用分流术或右心室流出道跨瓣补片术缓解发绀，改善低氧血症，第二期采用根治术。也有报道采用经皮球囊肺动脉瓣成形术及肺动脉分支狭窄球囊扩张术，以改善低氧血症及促进肺动脉发育，从而替代外科姑息手术。选用球囊扩张的对象为有明显低氧血症，缺氧发作或伴肺动脉分支狭窄者。操作方法与单纯性肺动脉瓣狭窄球囊成形术相同，球囊 / 瓣环比值报道不一，由于法洛四联症瓣环都小于正常，选用球囊 / 瓣环比值宜偏大。PBPV 由于漏斗部狭窄依然存在，术后右心室压力及肺动脉 - 右心室压力阶差仅轻度降低，或无明显改变，但术后血氧饱和度有不同程度的升高，缺氧发作改善，肺血流增加，有助于肺动脉分支发育。少数患者球囊成形术后发生反应性右心室漏斗部狭窄而引起缺氧发作。

（2）室间隔完整的肺动脉闭锁：为婴儿期少见的重症发绀型先心病，多死于低氧血症，需要早期应用前列腺素 E 扩张动脉导管改善低氧血症。为保证患者存活，可行射频打孔术，然后行经皮球囊肺动脉瓣成形术。这种方法可作为外科根治术之前的姑息手术，但部分病例结合本法和今后的介入治疗可达到根治的目的。

（3）外科手术后右心室流出道梗阻：适应证包括生物瓣置换术后再狭窄，主要应用于法洛四联症伴肺动脉闭锁、完全型大动脉转位及永存动脉干等病例，行外科根治术时采用同种或异种生物瓣行右心室肺动脉带瓣管道，术后发生再狭窄，可考虑做球囊扩张术。其球囊扩张成功率报道不一（33% ～ 100%），其疗效的维持时间尚需进一步观察，由于方法简便且有一定效果，仍为外科再次置换瓣膜或安置血管内支架前的治疗手段。肺动脉瓣上狭窄大部分见于完全型大动脉转位解剖纠治手术后肺动脉吻合口处狭窄，需根据病情决定是否选用球囊扩张术；室间隔缺损伴肺高压患儿，婴儿期曾行肺动脉环扎手术，在行室间隔缺损根治术时，环扎拆除后发生肺动脉瓣上狭窄，也可试行球囊扩张术。以上患者出现右心衰竭症状和（或）右心室压力大于主动脉压力60%以上者，由于多合并心内畸形，常需外科手术治疗。

（4）其他复杂发绀型先心病伴肺动脉瓣狭窄：除了法洛四联症，经皮球囊肺动脉瓣成形术还可应用于其他复杂先心病伴肺动脉瓣狭窄，如单心室伴肺动脉瓣狭窄、完全型大动脉转位伴室间隔缺损、肺动脉瓣及瓣下狭窄等。经皮球囊肺动脉瓣成形术后使肺血流量增加，以改善低氧血症，从而替代开胸体-肺动脉分流术。

五、疗效评价

球囊扩张术后重复肺动脉与右心室压力监测及右心室侧位造影。如果术后肺动脉与右心室（漏斗部）之间跨瓣压差≤25mmHg，右心室造影示肺动脉瓣狭窄已解除，为经皮球囊肺动脉瓣成形术效果良好。如跨瓣压差≥50mmHg为效果不良，应考虑是否需更换更大的球囊重新行经皮球囊肺动脉瓣成形术。部分患者（多为重度肺动脉瓣狭窄）在经皮球囊肺动脉瓣成形术后瓣口梗阻虽已解除，但由于反应性漏斗部狭窄，右心室压力下降不满意，但连续曲线示肺动脉与漏斗部压差已解除，则仍为有效。

六、并发症防治

即刻及随访研究表明，经皮球囊肺动脉瓣成形术安全、有效，并发症发生率约为5%，总死亡率<0.5%，多见于新生儿、婴儿及重症患者。

1. 下腔静脉与髂静脉连接处撕裂　多见于新生儿，可致腹腔积血、低血压及心搏骤停。多与操作不当、技术不熟练有关。

2. 肺动脉瓣环撕裂及出血　多由于球囊选择过大，或由于对瓣环直径测量高估所致。

3. 心脏压塞　是心房、右心室或肺动脉穿孔引起。应早期诊断，尤其是发生血压下降、心动过缓或导管头端途径异常时，应怀疑为心脏穿孔，及时行超声心动图检查，早期诊断和治疗。

4. 三尖瓣重度反流　可能由于球囊导管穿过三尖瓣腱索，或球囊导管过长而损伤三尖瓣，需外科手术治疗。

5. 轻型并发症

（1）血管并发症：如动静脉血栓形成，股静脉撕裂，导管穿刺部位出血。

（2）肺动脉瓣瓣叶撕裂：可引起轻度血流动力学障碍。

（3）呼吸暂停：常由于球囊扩张时间过长或过频引起。

（4）心律失常：扩张术中可引起一过性高度房室传导阻滞或快速心律失常。

（5）右心室流出道损伤：常引起反应性漏斗部狭窄。

6. 一过性反应　在球囊扩张过程中，由于球囊堵塞右心室流出道引起血压下降、心动过缓、缺氧等，一旦球囊吸瘪，上述反应立即消失。

7. 并发症的预防　为了预防以上并发症，经皮球囊肺动脉瓣成形术时应该注意以下事项。

（1）严格掌握适应证。

（2）术前需要全面评价肺动脉瓣狭窄的解剖与生理。

（3）选择合适的球囊导管，规范操作。

（4）术中及术后需严密监测血流动力学、血氧、酸碱及电解质，及时纠正及处理。

（5）术后需要入专门监护室内观察，观察内容包括局部穿刺部位止血、生命体征监测，必要时术后2小时复查超声心动图。

第五节　经皮球囊主动脉瓣成形术

主动脉瓣狭窄可为先天性和获得性。先天性主动脉瓣狭窄的发病率占先天性心脏病的3%～6%。先天性主动脉瓣狭窄PBAV治疗和外科瓣膜切开术效果基本相同，因此对于适合行PBAV的病例，介入治疗仍为有效的治疗方法。PBAV有较多严重并发症，并且再狭窄的发生率也较高，需规范慎重应用该技术。获得性主动脉瓣狭窄的PBAV治疗严重并发症发生率高，较少单独应用，近年主要作为经皮主动脉瓣置换术（TAVR）的预扩张应用。

一、介入治疗适应证与禁忌证

1. 明确适应证　典型主动脉瓣狭窄不伴主动脉严重钙化：心排血量正常时经导管检查跨主动脉瓣压差≥60mmHg，无或仅轻度主动脉瓣反流；对于青少年及成年患者，若跨主动脉瓣压差≥50mmHg，同时合并有劳力性呼吸困难、心绞痛、晕厥或先兆晕厥等症状，或体表心电图（安静或运动状态下）左胸导联出现T波或ST段变化，亦推荐行球囊扩张术。

2. 相对适应证

（1）重症新生儿主动脉瓣狭窄。

（2）膈膜型主动脉瓣下狭窄。

3. 禁忌证

（1）主动脉瓣狭窄伴中度以上主动脉瓣反流。

（2）发育不良型主动脉瓣狭窄。

（3）纤维肌性或管样主动脉瓣下狭窄。

（4）主动脉瓣上狭窄。

二、球囊导管的选择

1. 球囊大小　选用球囊直径略小或等于瓣环直径，通常选择球囊/瓣环比值为（0.8～1.0）：1或更小。

2. 球囊长度　由于高速血流及脉压大，过短的球囊不容易使扩张球囊的中央固定于狭窄的瓣膜口，目前除应用通用的3cm长的球囊外，还推荐应用4～6cm长的球囊。

3. 单、双球囊瓣膜成形术的选择　年长患儿及青少年瓣环较大，单一球囊难以达到足够的球囊/瓣环比值者，可选用双球囊瓣膜成形术；重症主动脉瓣狭窄的年长患儿或成年人，可先以较小球囊进行扩张，再以双球囊进行扩张。

三、操作方法

1. 术前准备　术前常规进行体检、心电图、胸部X线及超声心动图等检查，初步明确主动脉瓣狭窄的类型及严重程度。

2. 诊断性心导管术　常规股动脉及股静脉插管，肝素100U/kg抗凝，先行右心导管检查；然后进行左心导管检查，猪尾巴导管置于升主动脉进行测压和造影，观察主动脉瓣反流程度及瓣口负性射流征。由于瓣口狭窄及射流的存在，猪尾巴导管难以直接插至左心室，可取直头导丝经导管于导管头端伸出，操纵导丝插至左心室，然后循导丝插入猪尾巴导管，但应避免误入冠状动脉；亦可应用端孔导管通过狭窄的主动脉瓣口插至左心室。导管进入左心室后，先行测量左心室压力及跨瓣压差，再行长轴斜位左心室造影，观察瓣膜狭窄类型，并测量主动脉瓣环及瓣口直径。

3. 球囊扩张术方法

（1）单球囊主动脉瓣成形术：最常用的为逆行股动脉插管法。首先由导管插入260cm长的"J"形加硬导引钢丝至左心室，撤去导管，留置长导引钢丝于左心室内，然后循导丝插入球囊导管，直至主动脉瓣口处。先以少量稀释造影剂扩张球囊，确定球囊中央跨于狭窄的主动脉瓣口。如果球囊位置良好，则用稀释造影剂快速扩张球囊，随球囊腔内压力的增加，腰征随之消失。一旦球囊全部扩张，立即吸瘪球囊。通常从开始扩张球囊至吸瘪球囊总时间为5～10秒，反复2～3次，每次间隔5分钟左右。术中密切注意心率、心律、血压，术毕拔管局部压迫止血，如出血过多需输血。在球囊扩张时为了避免左心室射血所引起的球囊来回移动，在球囊扩张时，右心室可临时起搏以加速心率。

（2）双球囊肺动脉瓣成形术：球囊插管及扩张。经皮穿刺一侧股动脉，先以导丝插至股动脉及降主动脉，再循导丝经止血扩张管插入1根导管至左心室，并保留1根长导丝于左心室；再在对侧股动脉进行穿刺，插入另一根导管至左心室，并同样置一根长导丝于左心室。先在一侧将球囊导管插至左心室，以少量造影剂扩张球囊以调整球囊的位置，然后在对侧插入另一根球囊导管，并调整球囊导管位置，一旦两根球囊导管在合适的位置后，两个球囊同时进行扩张。由于球囊间留有间隙，因此当球囊扩张时两个球囊位置相对稳定，而且血压下降幅度较单球囊为小。在某些特殊情况下，也可采用脐动脉、腋动脉及颈动脉插管法（适用于新生儿或小婴儿）行PBAV；不宜动脉插管者，可经房间隔穿刺法（或卵圆孔）行PBAV。

4. 术后处理及随访

（1）术后局部穿刺处压迫止血，密切观察血压、心率、心律、心电图的改变，术后2小时内复查超声心动图，以早期发现可能出现的严重并发症，另外需观察股动脉穿刺侧的足背动脉搏动情况。

（2）术后1个月、3个月、6个月及12个月随访，包括临床检查、心电图及超声心动图。

四、特殊类型主动脉瓣狭窄的处理

1. *新生儿及小婴儿经皮球囊主动脉瓣成形术*　该期主动脉瓣狭窄多为重症，可伴有左心功能不全，由于动脉细小，瓣口狭窄严重，并发症及死亡率增高。由于左心室排血量减少，常通过动脉导管的右向左分流以维持降主动脉血流，动脉导管一旦发生生理性收缩，可引起体循环血流量减少，产生严重并发症，因此这类患者有时需用前列腺素E，维持动脉导管开放，以保证体循环血流量。穿刺部位仍以股动脉最为常用，优点为插管操作方便，但局部血管并发症发生率达40%，常因体循环灌注不足或肝素应用不足而致血栓形成；另有10%～20%的病例，导丝不能越过主动脉瓣。其他插管途径包括脐动脉、腋动脉和颈动脉。近年来颈动脉途径应用较多，它距离心脏近，操纵导管非常容易进入左心室，同时亦可保留股动脉以备后用。通常选用球囊直径等于或略小于瓣环，早期应用冠状动脉扩张导管，近年来已备有各种直径的球囊和4～5F导管供选择。新生儿球囊主动脉瓣成形术的死亡率和外科手术相仿，并发症除与球囊成形术相关外，主要与主动脉瓣狭窄的解剖类型有关。主动脉瓣环≥7mm的死亡率明显低于＜7mm的患者，另外PBAV术后跨主动脉瓣压差下降不明显者，说明左心室心肌收缩功能不良，不足以产生跨瓣压差，常预后不良。

2. *局限性主动脉瓣下狭窄的球囊成形术*　局限性主动脉瓣下狭窄为左心室流出道梗阻性先天性心脏病，按其病理改变可分3种类型，即纤维肌肉嵴型、管状狭窄型及膈膜型。该畸形可进行性加重，一般认为压力阶差≥30mmHg的患者都应手术治疗，以预防主动脉瓣反流。膈膜型主动脉瓣下狭窄可尝试球囊扩张术，而纤维肌肉嵴型狭窄与管状狭窄型均非球囊扩张术的指征。扩张方法与主动脉瓣狭窄的球囊成形术相仿，但采用的球囊直径一般和瓣环相等，当压差缓解不满意时，甚至可应用略大于瓣环直径的球囊。球囊扩张2～6次，直至腰征消失为止。即刻效果良好，约1/4患者发生再狭窄，可再次扩张。

五、疗效评价

PBAV术后重复测量跨瓣压力阶差，并做升主动脉造影以评价主动脉瓣狭窄解除的情况及是否发生或加重主动脉瓣反流。一般认为PBAV成功的标准为跨主动脉瓣压差下降50%以上；主动脉瓣口面积增大25%以上；主动脉瓣反流无明显加重。

六、并发症及处理

经皮球囊主动脉瓣成形术的并发症远多于经皮球囊肺动脉瓣成形术，发生率约为40%，因此有一定的危险性，需要有熟练的技术，精确的判断，及时处理可能发生的危急状态，并需要有外科的密切配合。

1. *死亡率*　总死亡率为4%左右，大多数发生在新生儿，可达15%～50%，死亡原因除与手术本身有关外，主要与疾病严重程度及伴随疾病有关。

2. *主动脉瓣反流*　PBAV后主动脉瓣反流大部分为轻度，中至重度反流约为4%。严重主动脉瓣反流可引起急性左心衰竭，常需换瓣准备。术后主动脉瓣反流发生的机制还不十分清楚，可能与以下因素有关。

（1）球囊/瓣环比值：主动脉瓣反流的严重程度和球囊/瓣环比值大小相关，采用球囊/瓣环比值≤1.0可明显减少主动脉瓣反流的发生率。

（2）球囊的稳定性：保持球囊的稳定性，有可能减少主动脉瓣反流的发生率，同时也有利于提高球囊扩张的成功率，其方法为应用较硬但头端软的导丝和较长的球囊以增加稳定性；右心室临时起搏加速心率。由略高于患者静息心率的刺激频率开始，每隔5秒逐渐增加起搏频率，当球囊送达主动脉瓣水平时开始加速起搏频率，直到主动脉收缩压下降达50%时开始扩张球囊，通常平均起搏心率达200次/分，完成球囊扩张术后快速吸瘪球囊，停止心脏起搏。

3. *局部血管并发症*　股动脉局部插管处血栓

形成和（或）血管损伤，发生率约为12%，表现为局部动脉搏动减弱，最后消失，下肢呈缺血状。血栓形成的处理包括肝素、链激酶及尿激酶等治疗，也可局部取栓并行血管损伤修补。对于新生儿及小婴儿，采用颈动脉或脐动脉插管可减少股动脉插管引起的并发症；应用小号球囊导管及减小球囊/瓣环比值，可明显降低血管损伤的发生率。

4. *左心室及升主动脉穿孔*　导引导丝头端过硬及导管过于坚硬，在推送过程中可引起心室壁及升主动脉穿孔。球囊/瓣环比值＞1.2时，球囊扩张可引起主动脉壁、主动脉瓣及室间隔撕裂。主动脉破裂可引起内出血，血压下降和休克；心室穿孔则引起心包积血、心脏压塞。一旦诊断明确，需快速心包穿刺减压，早期开胸手术修补心脏穿孔。因此，操作应轻柔，避免大幅度推送导管头端及顶压心脏壁，球囊选择不宜偏大。

5. *二尖瓣损伤*　采用房间隔穿刺经左心房、二尖瓣达左心室途径进行球囊扩张术时，有时可引起二尖瓣撕裂、腱索断裂，导致二尖瓣反流。

6. *栓塞*　导管操作过程中细小血块、空气或脱落瓣膜小片等都可引起动脉系统栓塞。因此导管操作时需肝素化，注意球囊排气，操作应熟练，防止血栓形成。

7. *心律失常*　常见，快速心律失常包括期前收缩、室上性心动过速、短阵室性心动过速甚至心室颤动。缓慢心律失常包括窦性心动过缓、左束支传导阻滞、房室传导阻滞等。大部分为一过性，严重心律失常需紧急处理，包括球囊导管撤离出心脏，药物及器械辅助治疗（电击、起搏器）等。

8. *出血*　由于PBAV在左心室及动脉高压系统进行操作，尤其是在操作导引钢丝插入左心室时，或交换导引钢丝、球囊扩张管及普通导管等时，容易引起局部穿刺点及导管接口处出血。

第六节　先天性心脏病复合畸形的介入治疗

先天性心脏复合畸形（combined congenitalcardiac deformity）是指同一患者同时有2种或2种以上心血管畸形并存的先天性心脏病。近年来，随着先天性心脏病介入治疗器材的改进、介入治疗经验的积累及技术的提高，某些单一型先天性心脏病介入治疗的临床疗效与安全性已得到公认，并在此基础上逐渐对先天性心脏复合畸形同期进行介入治疗技术。目前，能够同期进行介入治疗的先天性心脏复合畸形包括VSD合并ASD、VSD合并PDA、VSD合并肺动脉瓣狭窄、ASD合并PDA、ASD合并肺动脉瓣狭窄、ASD合并二尖瓣狭窄（Lutembacher’s syndrome，又称鲁登巴赫综合征）及主动脉缩窄合并PDA等。虽然先天性心脏复合畸形的介入治疗是在单一型先天性心脏病介入治疗基础上发展起来的，但其介入治疗技术并非单一型先天性心脏病介入治疗技术的简单相加。先天性心脏病复合畸形的介入治疗原则上采取先难后易，若手术难度大不易成功，则放弃手术；考虑手术前先后对血流动力学的影响；必要时行分次手术和外科杂交手术。

（屈百鸣）

第 77 章 经导管心脏瓣膜病介入治疗

心脏瓣膜疾病是常见的心脏疾病，传统的标准治疗手段是外科手术。但是，外科手术具有创伤大、危险性高、恢复慢等缺点。经导管心脏瓣膜病介入治疗技术是指通过导管将器械送到心脏，采用介入方法以极微创的方式对瓣膜进行修复或置换。传统的经导管心脏瓣膜病介入治疗技术包括经皮球囊肺动脉瓣成形术和经皮球囊二尖瓣成形术。近年来，国际上经导管心脏瓣膜介入治疗取得了突破性进展，出现了一些新兴技术。其中，以经导管主动脉瓣置换术（TAVR）及经导管二尖瓣夹合术（MitraClip 术）最具代表性。经导管心脏瓣膜介入治疗已成为当前国际上心血管介入领域最具发展前景的方向之一。本章将介绍最主要的几种经导管心脏瓣膜介入治疗技术。

第一节　经皮球囊肺动脉瓣成形术

1982 年，Kan 首先报道采用经皮介入途径，即使用球囊扩张技术治疗先天性肺动脉瓣狭窄，故称为经皮球囊肺动脉瓣成形术（percutaneous balloon pulmonary valvuloplasty，PBPV），因其简便、有效、安全而获得广泛应用。其原理是通过球囊扩张，撕开粘连的肺动脉瓣叶交界组织而不损坏瓣叶，从而改善瓣膜的开放而不导致瓣膜反流。大量的临床研究已证实 PBPV 具有良好的安全性及有效性，可为先天性肺动脉瓣狭窄患者的首选治疗手段，单纯先天性肺动脉瓣狭窄患者 PBPV 可替代外科开胸手术。

一、适应证与禁忌证

1. 适应证　跨肺动脉压瓣压差≥ 40mmHg。

2. 相对适应证

（1）部分跨肺动脉瓣压差≥ 30mmHg，伴有症状者。

（2）重症先天性肺动脉瓣狭窄伴心房水平右向左分流。

（3）轻、中度发育不良型先天性肺动脉瓣狭窄。

（4）婴幼儿复杂先天性心脏病伴先天性肺动脉瓣狭窄，暂不能进行根治术，应用 PBPV 进行姑息治疗，缓解发绀。

（5）先天性肺动脉瓣狭窄经球囊扩张及外科手术后残余压力阶差。

（6）室间隔完整的肺动脉瓣膜性闭锁，右心室发育正常或轻度发育不良，可先行射频打孔，再进行球囊扩张术。

（7）重症先天性肺动脉瓣狭窄伴左心室腔小及左心室功能低下，可行逐步分次球囊扩张术。

3. 禁忌证

（1）肺动脉瓣下漏斗部肌性狭窄；先天性肺动脉瓣狭窄伴先天性肌性瓣下狭窄。

（2）重度发育不良型先天性肺动脉瓣狭窄。

（3）极重度先天性肺动脉瓣狭窄或室间隔完整的肺动脉瓣闭锁合并右心室依赖性冠状动脉循环。

（4）先天性肺动脉瓣狭窄伴需外科处理的三尖瓣重度反流。

二、操作要点

通常选择球囊 / 瓣环的比值为 1.2 ～ 1.4，瓣膜狭窄严重者，其比值可偏小，瓣膜发育不良者选择的球 / 瓣比值偏大。对于年龄＞ 10 岁或体重＞ 30kg 者也可用 Inoue 球囊导管。肺动脉瓣环较小的患者

（＜ 20mm），选用单球囊扩张；肺动脉瓣环直径较大（≥ 20mm）者，应用单球囊难以达到足够的扩张效果，可以选用双球囊进行扩张或 Inoue 球囊。

手术时常规进行右心导管检查，测定跨肺动脉瓣压力阶差。然后行左侧位右心室造影，观察先天性肺动脉瓣狭窄的类型及严重程度，并测量肺动脉瓣环直径，用于作为选择球囊大小的依据（图 77-1-1）。将右心导管送入到左下肺动脉，再送入加硬导丝作为支撑。撤去右心导管，循导丝插入球囊导管至肺动脉处，回撤球囊，并先以少量 1 ∶ 3 或 1 ∶ 4 稀释造影剂扩张球囊以观察球囊是否恰好跨在瓣环中央，如果球囊位置良好，则用稀释造影剂快速扩张球囊，随球囊腔内压力的增加，腰征随之消失（图 77-1-2）。一旦球囊全部扩张，腰征消失，立即回抽造影剂，并将球囊推向远端的肺动脉。通常从开始扩张至吸瘪球囊总时间为 5 ～ 10 秒，这样可减少由于右心室流出道血流中断时间过长引起的并发症。通常反复扩张 2 ～ 3 次，有时有效扩张 1 次即可达到治疗目的。球囊扩张后重复右心导管检查，记录肺动脉至右心室的连续压力曲线，测量跨瓣压差。

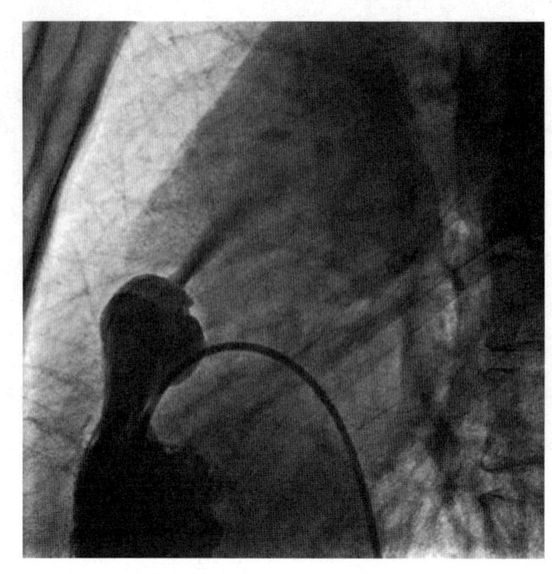

图 77-1-1　右心室造影可见狭窄的肺动脉瓣

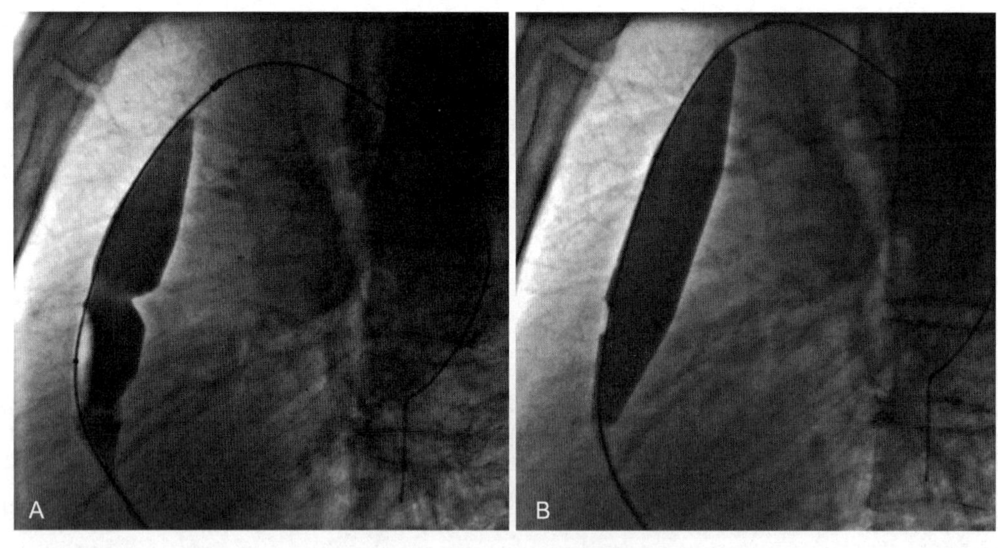

图 77-1-2　单球囊肺动脉瓣扩张

扩张时可见明显腰征（A），快速完全扩张球囊后，腰征消失（B）

三、术后处理及随访

术后局部穿刺处压迫止血，于术后 1 个月、3 个月、6 个月及 12 个月进行随访，复查心电图及超声心动图。术后跨肺动脉瓣压差≤ 25mmHg，表明效果良好；跨瓣压差≥ 50mmHg，如果扩张球囊的扩张直径未达到肺动脉瓣环的 1.2 ～ 1.4 倍，可考虑更换更大的球囊，如果已经达到肺动脉瓣直径的 1.2 ～ 1.4 倍，多为继发性瓣下肌性狭窄所致，不必更换过大的球囊，可以随访，瓣膜狭窄解除后，继发性肌性狭窄会逐渐消退，3 个月后，如果跨瓣压差仍然＞ 40mmHg，可再行 PBPV。

PBPV 并不能使肺动脉瓣完全恢复正常，但对大多数患者而言，这种技术一般能将严重先天性肺动脉瓣狭窄降到轻度。对于典型先天性肺动脉瓣狭窄的儿童或青少年来说，球囊扩张术可能是唯一合适的治疗方式，球囊扩张成功后再狭窄的概率很低（＜ 1%）。在一些球囊扩张不能有效改善病变的患儿中，通常都有更复杂的问题，如瓣膜钙化或瓣环偏小。对于此类分患儿，心脏直视手术的远期效果也相当令人满意。如果没有合并的其他心脏疾病，这些患儿都将过上正常人的生活。

四、并发症防治

大量的临床实践表明，PBPV 安全、有效，并发症发生率约 5%，总死亡率＜ 0.5%，而且多见于新生儿、小婴儿及重症患者。常见并发症有以下几种。

1. 下腔静脉、髂静脉损伤　多见于新生儿，可致腹腔积血、低血压及心搏骤停，多为操作不当，技术不熟练所致。

2. 肺动脉瓣环撕裂及出血　多由于球囊选择过大或由于对瓣环直径测量高估所致。

3. 心脏压塞　少见，多由心房、右心室穿孔所致。及时超声心动图检查，早期诊断是治疗的关键。

4. 三尖瓣反流　可能是由于球囊导管穿过三尖瓣腱索、扩张时球囊放置太低，回撤球囊时操作不当等会导致三尖瓣损伤，严重者需外科手术治疗。

5. 流出道痉挛、猝死　重度肺动脉狭窄的患者，右心室流出道心肌易激惹发生痉挛，严重者引起流出道闭塞、猝死。对于重度患者建议分次手术，第一次使用单球囊扩张，扩张的次数不宜频繁，避免对右心室流出道过分刺激，一般 1 ～ 3 个月后再次行介入治疗，相对安全。

6. 高度房室传导阻滞或加速性交界性心律　术中和术后均可发生，一般经过激素治疗后可逐渐恢复。

第二节　经皮球囊二尖瓣成形术

风湿性二尖瓣狭窄（mitral stenosis，MS）是我国主要的瓣膜病。MS 最常见的病因为风湿热。2/3 的患者为女性，约 50% 的患者无急性风湿热史，但多有反复链球菌扁桃体炎或咽峡炎史。既往采用的外科瓣膜分离手术效果较好。随着经皮球囊二尖瓣成形术（percutaneous balloon mitral valvuloplasty，PBMV）的开展，单纯的 MS 已很少采用外科分离术。目前，只有少部分不适合行 PBMV 或合并二尖瓣反流或主动脉瓣病变的患者才行外科手术。多项国内外指南提出，如果需要干预的二尖瓣狭窄患者没有左心房血栓或中、重度二尖瓣反流，而且瓣叶情况良好，应优先选择 PBMV。

一、发展概况

1923 年 Cutter 和 Levine 用二尖瓣分离术治疗 MS，随着闭式及直视下二尖瓣分离术、人工心脏瓣膜置换术相继用于临床，极大降低了风湿性心脏病的病死率，改善了患者的生活质量。1976 年日本医师 Inoue（井上宽治）等设计出由 2 层乳胶夹 1 层尼龙网黏合在一起的具有自身定位能力的二尖瓣球囊导管，称为 Inoue 球囊导管。1982 年 6 月 Inoue 首次采用切开大隐静脉的方法，应用 Inoue 球囊导管，沿股静脉、右心房，经房间隔穿刺将球囊送至狭窄的二尖瓣口，充盈球囊，使狭窄的二尖瓣口扩张成形，取得了良好的效果，并于 1984 年首次完成临床报告。此后逐渐改为经皮穿刺股静脉送入球囊的方式来完成上述操作，故将这种治疗方法称为经皮球囊二尖瓣成形术（PBMV）并广泛应用于临床。在我国，自 1985 年开始，陈传荣、李华泰和戴汝平等学者相继开展 PBMV。目前我国已广泛开展这一技术，无论在数量上还是质量上均处于国际较先进水平。目前，PBMV 技术包括 Inoue 球囊导管技术、聚乙烯球囊技术、经股动脉逆行插管二尖瓣扩张术、经皮金属扩张器二尖瓣扩张术。其中，Inoue 球囊导管技术容易掌握，运用最为广泛。

二、适应证及禁忌证

《2017 年美国心脏病学会 / 美国心脏协会 / 心脏瓣膜管理指南》指出，如果需要干预治疗的二尖瓣狭窄患者没有左心房血栓或中、重度二尖瓣反流，而且瓣叶情况良好，应该优先选择 PBMV。对于无症状的患者，PBMV 的主要适应证为中、重度二尖瓣狭窄（二尖瓣瓣口面积 ≤ 1.5cm^2），同时伴有休息或运动时存在肺动脉高压的证据；如果近期计划妊娠或行非心源性外科手术的患者，也可考虑行 PBMV。《2017 年欧洲心脏病学会（ESC）与欧洲心胸外科学会（EACTS）心脏瓣膜病管理指南》有相似的推荐。此外，因高龄或手术风险极大而不能行外科手术的患者，或者瓣叶严重畸形的患者，如果左心房没有血栓且二尖瓣没有中、重度反流，可选择 PBMV 作为一种姑息疗法。虽然 PBMV 通常适用于有慢性症状的患者，但是在一些紧急情况，如心搏骤停、心源性休克或急性肺水肿等，也可行 PBMV。2016 年我国 PBMV 指南在国外指南的基础上，修订出适用于我国患者的适应证（表 77-2-1）。

PBMV 禁忌证包括：① 合并左心房新鲜血栓者；② 中、重度二尖瓣反流；③ 合并严重主动脉瓣疾病、严重器质性三尖瓣狭窄、严重功能性三尖瓣反流合并瓣环扩大；④ 合并严重冠状动脉疾病需行冠状动脉旁路移植术治疗者；⑤ 严重瓣膜钙化或交界处钙化。

表 77-2-1　二尖瓣狭窄 PBMV 适应证

	循证级别	证据水平
有症状的中、重度二尖瓣狭窄患者（严重狭窄，MVA ≤ 1.5cm^2，D 期），瓣膜形态良好且无禁忌，推荐 PBMV	Ⅰ	A
无症状的重度二尖瓣狭窄患者（极其严重狭窄，MVA ≤ 1.0cm^2，C 期），瓣膜形态良好且无禁忌，PBMV 被认为是合理的	Ⅱa	C
无症状的中、重度二尖瓣狭窄患者（严重狭窄，MVA ≤ 1.5cm^2，C 期），瓣膜形态良好伴有新发心房颤动且无禁忌，可考虑 PBMV	Ⅱb	C
有症状的轻度二尖瓣狭窄患者（MVA ＞ 1.5cm^2），如果运动时伴有明显的二尖瓣狭窄的血流动力学证据，可考虑 PBMV	Ⅱb	C
中、重度二尖瓣狭窄（MVA ≤ 1.5cm^2，D 期），心力衰竭症状严重（NYHA 心功能Ⅲ期或Ⅳ期），瓣膜解剖结构尚可，无外科手术计划或者外科手术高风险者，可考虑 PBMV	Ⅱb	C
二尖瓣球囊扩张术后或外科闭式分离手术后再狭窄，瓣膜形态良好且无禁忌证	Ⅱb	C
合并二尖瓣轻、中度反流或者主动脉瓣轻、中度狭窄或反流，左心室舒张期末内径没有明显增大（一般不超过 55mm）	Ⅱb	C

注：PBMV. 经皮球囊二尖瓣成形术；MVA. 二尖瓣瓣口面积；NYHA. 纽约心脏病协会

三、术前评估

PBMV 术前评估指标主要包括临床症状、狭窄程度、瓣膜条件、手术风险等几方面。其中狭窄程度、瓣膜条件评估主要依靠超声心动图。大多数研究显示二尖瓣超声积分是远期存活率、无事件存活率及再狭窄发生率的主要预测因素。最常用的超声积分评估方法为 Wilkins 评分，内容包括瓣膜活动度、瓣膜外厚度、瓣膜钙化度、瓣下结构增厚度(表 77-2-2),得分＜8分的患者效果好，远期再狭窄率低；得分＞ 12 分的患者效果差，再狭窄率高。

表 77-2-2　Wilkins 二尖瓣超声心动图计分系统

	Wilkins 评分			
	1 分	2 分	3 分	4 分
瓣膜活动度	瓣膜活动度良好，仅瓣尖受限	瓣膜前中部运动受累	瓣膜运动主要局限于瓣膜基底部	瓣膜运动程度很小或无运动
瓣叶厚度	瓣叶厚度接近正常（4 ～ 5mm）	瓣叶厚度主要局限于瓣叶边缘	整个瓣叶均增厚（5 ～ 8mm）	整个瓣叶组织明显增厚（＞ 8 ～ 10mm）
瓣膜钙化度	瓣叶单一区域回声增强	瓣叶边缘散在多个回声增强区	回声增强延至瓣叶中部	整个瓣叶广泛回声增强
瓣下结构增厚度	轻度腱索增粗且局限于瓣膜下	增粗的腱索累及近瓣膜下 1/3 处	增粗的腱索累及远 1/3 处	腱索增粗、缩短并累及乳头肌

四、操作要点

1. 基本准备　术前应进行相关的术前检查，包括血常规、凝血功能、血型、肝肾功能、电解质状况及感染指标等常规检查。另外，还应进与本手术相关的特殊检查，包括红细胞沉降率、抗O等风湿活动指标，以及超声心动图、胸部X线检查、心电图检查等。此外，应术前行经食管超声心动图检查以排除左心房血栓。心房颤动患者术前应先行抗凝4～6周。服用华法林者，术前停用华法林3天。

2. 穿刺房间隔　经股静脉送入0.889 mm“J”形导丝（150cm长）至上腔静脉，沿导丝导入Mullin鞘至上腔静脉，撤出导丝，在透视下经套管送入Brockenbrough穿刺针，针尾端保留1cm在套管外，使针尖始终在套管内。针尾指针指向时钟4～5点钟方向，在透视下回撤全套装置达恰当穿刺点。MS患者左心房一般较大，房间隔及卵圆窝凸向右心房，房间隔穿刺难度较大。在后前位上从上腔静脉回撤导管的过程中，多数无明显的导管特征性移动。穿刺针前端适度弯曲，更易成功。在低于常规穿刺点的位置穿刺，即在左心房影的下缘上方穿刺，更易于成功。

3. 球囊导管操作　沿左心房盘状导引钢丝送入14F房间隔扩张器，扩张皮肤软组织、静脉入口及房间隔穿刺口，撤出扩张器，沿左心房盘状导引钢丝送入二尖瓣球囊导管，当球囊送入左心房后，撤出金属延伸管及左心房盘状导引钢丝，经球囊内腔管监测左心房压力。经球囊导管插入操纵导丝，将球囊前部少量充盈，共同向前推送整个系统使球囊前端达到二尖瓣口，逆时针旋转纵导丝，并轻轻回撤，将球囊送入左心室。球囊导管跨过瓣口后送至左心室心尖部后（图77-2-1A），向球囊内推注事先定量准备好的稀释造影剂。按其设计首先前囊充盈到适量（图77-2-1B），稍退球囊导管，使充盈的前囊卡在狭窄的二尖瓣口处（图77-2-1C），继续注入造影剂充盈后囊，使球囊成哑铃形，其中间凹陷处称“凹征”，其正好位于狭窄的二尖瓣口所在之处（图77-2-1D），继续推入造影剂使球囊全部扩张，“凹征”消失，意味着血管扩张成功。

4. 球囊选择及扩张终点　Inoue球囊的优点是可以逐步扩张，其球囊大小可以随着造影剂注射量增加而逐步扩大，这是其二尖瓣反流发生率低的主要原因。首次扩张直径一般在最大扩张直径下4～6mm，如采用26mm球囊，首次扩张可以为20mm或22mm，然后每次增加2mm直至26mm。球囊扩张预计直径可以用Hung提出的经验公式进行计算。公式为球囊型号（mm）=10mm+［身高（cm）/10］。如患者身高为170cm，则球囊型号为10+（170/10）=27，可选用28mm球囊。

每次扩张后都要行超声心动图检查以确认瓣膜的情况，进而决定是否增大直径再次扩张。

球囊扩张有效性判断方法为：①心尖区舒张期杂音减轻或消失。②左心房平均压≤11mmHg。③跨瓣压差≤8mmHg为成功，≤6mmHg为优。④心脏超声提示瓣口面积达到1.5cm^{2}以上为成功，≥2.0cm^{2}为优。

停止扩张的标准为：①交界处完全分离。②瓣口面积＞1 cm^2/m^{2}体表面积，或瓣口面积≥1.5cm^2。③出现二尖瓣反流，或反流增加25%。

五、手术疗效

通常，PBMV操作成功的定义是：术后即刻MAV＞1.5cm^{2}和左心房平均压下降至小于18mmHg。但美国学者Rediker提出只要MAV比术前增加25%即为成功。目前PBMV成功率为95.2%～99.3%。操作失败的主要原因为经房间隔穿刺及球囊通过二尖瓣口不成功。PBMV疗效包括近期疗效及远期疗效。

1. 近期疗效　大量的研究结果显示，PBMV可即刻产生血流动力学改善，二尖瓣口面积增加，跨瓣压、左心房压及肺动脉压下降，心排血量增加，运动耐量增加，生活质量提高。由于减轻了左心房血液淤滞，可降低血栓栓塞的危险。影响近期疗效最主要因素是瓣膜条件（Wilkins评分＞8分）、术前二尖瓣口面积（术前越小，扩张后也越小），以及使用球囊最大内径（若内径偏小，则效果会偏差）。

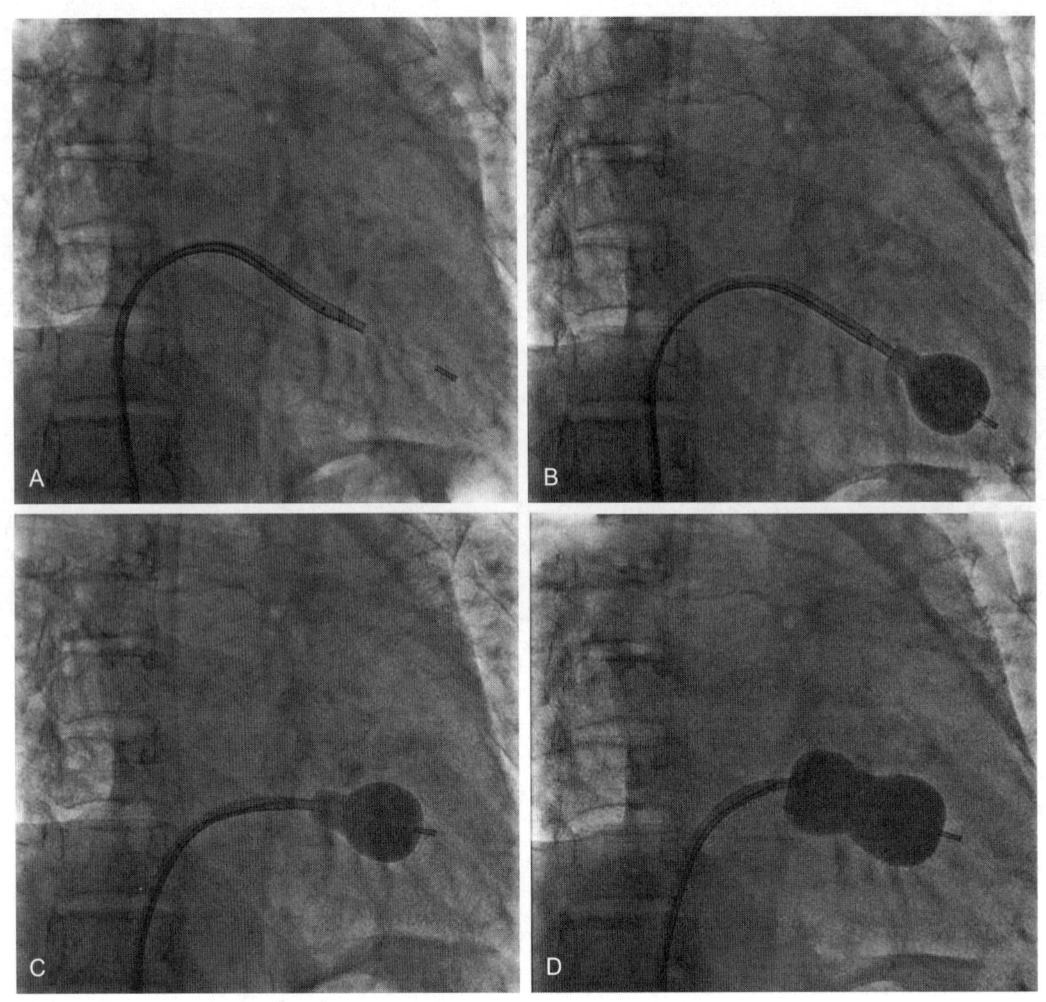

图 77-2-1　二尖瓣球囊扩张过程的 X 线透视图像

A. 球囊导管送至左心室尖部；B. 充盈前球囊；C. 后撤球囊导管使前球囊卡在二尖瓣口；D. 充盈全部球囊，扩张二尖瓣口

2. *远期疗效*　为可持续性地改善心功能并提高远期生存率。据大组病例报道，PBMV 远期生存率为 80% ～ 90%，90% 患者心功能维持在 NYHA 心功能 Ⅰ ～ Ⅱ 级。据广东省心血管病研究所报道，对 79 例接受 PBMV 的患者随访 10 年，发现 10 年生存率为 97.5%，其中 77.2% 的患者术后 10 年心脏功能仍维持在 NYHA 心功能 Ⅰ ～ Ⅱ 级。随访中有 60.8% 的患者使用了长效青霉素，术后二尖瓣口面积下降幅度明显减少，心功能长期维持良好，提示长效青霉素可预防风湿热的复发，进而避免对心肌和瓣膜的进一步损害。PBMV 长期疗效的主要缺陷是再狭窄，PBMV 术后 1 ～ 2 年再狭窄率为 2% ～ 12%，随着时间的推移，再狭窄率会不断增高，3 ～ 5 年时可达 20%，5 ～ 10 年可高达 30% ～ 50%。研究显示，发生再狭窄的危险因素为术前瓣膜条件（Wilkins 评分＞ 8 分）及术后二尖瓣口面积（≤ 1.8cm^2）。对于瓣膜条件好的年轻患者，PBMV 可以进行多次，使换瓣时间明显推迟，甚至终身不需要换瓣；对于瓣膜条件较差、年龄较大患者，PBMV 一般可以使其换瓣时间推迟 2 ～ 5 年，甚至更长，从这点来说，其远期疗效还是令人满意的。

六、并发症防治

目前 PMBV 技术已经相当成熟，并被广泛运用于临床，无论是临床研究还是临床实践都证明 PMBV 具有较高的安全性及有效性。中国一项多中心研究纳入 120 个中心共 4832 例 PBMV 病例，包括 1440 例男性和 3392 例女性，平均年龄为（36.8 ± 12.3）岁，手术成功率为 99.30%。所有病例随访（32.2 ± 14.2）个月，再狭窄率为 5.2%。主要并发症包括死亡（0.12%）、中度以上二尖瓣反流（1.41%）、心脏压塞（0.81%）和血栓栓塞

（0.48%）。PBMV 常见并发症的预防及处理如下。

1. *心律失常*　为术中器械刺激心脏或者迷走神经反射所致。因此，术中操作应轻柔，避免刺激心脏，出现心律失常时可以给予相应药物治疗。

2. *栓塞*　包括血栓栓塞和气体栓塞。为避免栓塞，术中应将导管系统充分排气并完全肝素化。对于高危患者如心房颤动患者，术前应予以华法林抗凝 4 ～ 6 周，并行食管超声排除血栓。另外，在进行 PBMV 过程中，应尽量使导管远离左心耳。

3. *心脏压塞*　多出现于房间隔穿刺时，或因球囊导管刺破心房、心室而致。为避免其发生，穿刺房间隔时应注射造影剂，确认穿刺针在左心房内后，方可推进穿刺鞘。另外，在进行 PBMV 的过程中应尽量使导管远离左心耳，且注意操作轻柔。一旦出现心包积液，应予以鱼精蛋白中和肝素，并予以补液、升压、心包引流等措施，若这些方法仍不能奏效，应及早行外科心包切开、穿孔缝合术。

4. *房间隔损伤及分流*　由于 PBMV 鞘管需通过房间隔，可造成房间隔损伤及分流，但分流量多较小，且多在 1 年后消失。

5. *二尖瓣反流*　是 PBMV 常见的并发症，发生率可达 25% ～ 40%，但绝大多数为轻至中度反流，严重二尖瓣反流仅占 2% ～ 7%。其发病机制可能为瓣叶撕裂、腱索撕裂、瓣叶穿孔、乳头肌损伤和瓣叶后交界裂开而导致瓣叶对合不良。为避免这些损伤，操作时应注意几点：① 尽量避免瓣下扩张，扩张前应该确认球囊导管没有嵌顿在腱索内；② 对瓣膜条件差者，应该严格遵循逐步增大球囊直径的扩张方法；③ 避免过分追求效果而选择过大球囊扩张直径。

一旦出现二尖瓣反流，应注意保护心功能，给予减轻心脏后负荷的药物，并随访观察，根据发展情况再决定是否换瓣。大多严重反流的患者不需紧急外科手术，但最终多需择期行换瓣术。

6. *急性左心衰竭*　有些患者左心室较小，球囊扩张后大量血流进入左心室可致急性左心衰竭、急性肺水肿。对于这类患者，术前可预防性给予利尿药。一旦出现急性左心衰竭，可予以利尿、扩血管等处理。

第三节　经导管主动脉瓣置换术

经导管主动脉瓣置换术（transcatheter aortic valve replacement，TAVR）是心脏介入领域中的一项革命性新技术，引领了介入心脏病学的第四次革命。其技术原理是将一个带瓣膜的支架采用介入方法经导管输送系统准确地放置于主动脉根部，替换自体主动脉瓣。由于该技术不像外科那样把自体的瓣膜拿出换成新瓣膜，而是在自体瓣膜的位置植入新的瓣膜，该技术之前也被称为经导管主动脉瓣植入术（transcatheter aortic valve implantation，TAVI）。近年来，人们认为该技术在功能上完成了主动脉瓣的置换，为了在名称上方便与外科瓣膜置换术（surgical aortic valve replacement，SAVR）对比，国际上已趋向于把该技术称为 TAVR。

一、器械介绍

介入主性动脉瓣膜的经典产品有两种：一种是球囊扩张性瓣膜，另外一种是自膨胀瓣膜。然而，经过不断的发展，目前国际上又出现第三类别的瓣膜，即机械扩张瓣膜（如 Direct Flow、Lotus）。球囊扩张性瓣膜主要为美国爱德华公司（Edwards Lifesciences，Irvine，CA，USA）Sapien 系列瓣膜。瓣膜支架材料为医用钴铬合金，人工瓣叶材料为经处理的牛心包，三个瓣叶手工缝制在激光雕刻的管状支架上。瓣膜通过专用的压缩器压缩于输送系统球囊上，然后被输送到主动脉瓣环处，后通过扩张球囊后将瓣膜支架展开、固定。最新的第三代 Edwards 瓣膜 SAPIEN 3（图 77-3-1）较之前又有所改进，加强防瓣周漏设计，瓣膜可以通过口径较小的 16F 导管，增加了股动脉的通过率。

自膨胀介入瓣膜主要为由美国美敦力（Medtronic Inc.，MN，USA）CoreValve 瓣膜系列。支架由镍钛记忆合金制成，人工瓣膜材料为经处理后的猪心包，呈三叶式。该镍钛合金支架在冰盐水下可以变软塑形，在温度较高的条件下（体温下）可以变硬恢复原状。瓣叶阀门和密封袖口由猪心包构建。该瓣膜冷却后压缩到输送鞘管内，然后送至主动脉瓣瓣膜处，随着输送外鞘的外撤，瓣膜支架遇到温度较高的血液后自动展开后固定于主动脉瓣环处。Evolut R 为美敦力 CoreValve 瓣膜的最新版（图 77-3-2）。其输送系统自身含有内联引导鞘管，外径为 18F，内径相当于 14F，故其输送系统等同于 14F。该瓣膜增强了瓣环处径向支撑力，裙边向下延长以防止瓣周漏。输送系统近心端设置了镍钛的套管，在瓣膜支架完全释放之前，可以把瓣膜拉回镍钛套管，实现可回收，从而可以重新调整瓣膜的位置。

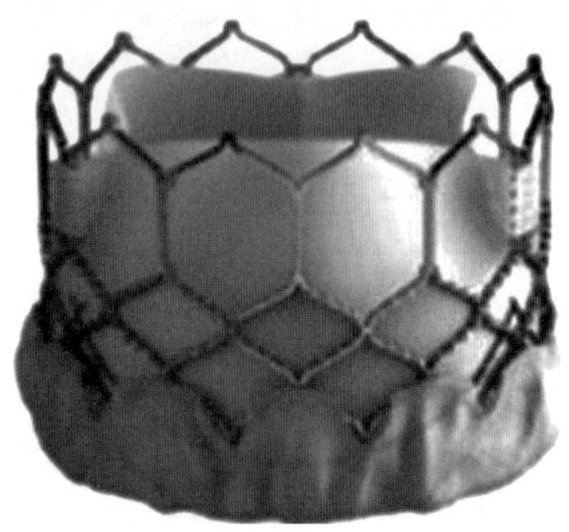

图 77-3-1　Sapien 3 瓣膜

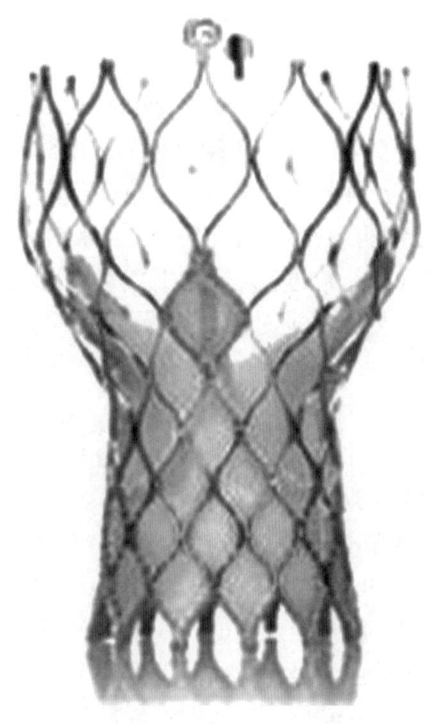

图 77-3-2　Evolut R 瓣膜

二、适应证及禁忌证

TAVR 技术的发展历程与既往的心脏介入技术不同，既往技术首先是在病情平稳的、可以行外科手术的人群中开展，再逐渐向病情危重、不可以行外科手术的人群拓展，而该项技术首先在外科手术高风险、病情极危重的患者中开展，再逐渐向外科手术风险较低、病情较平稳的人群拓展。

综合目前欧美指南的意见，TAVR 的ⅠA 类适应证为外科手术禁忌、预期寿命超过 1 年、症状性钙化性重度主动脉瓣狭窄；ⅡA 类适应证为外科手术中高危、预期寿命超过 1 年、症状性钙化性重度主动脉瓣狭窄。外科手术禁忌是指预期术后 30 天内发生死亡或不可逆合并症的风险＞50%，或存在手术禁忌的合并症，外科手术中高危主要是指美国胸外科医师协会（STS）评分≥ 4 分的患者。

新近发布的低危患者 TAVR 的研究 PARTNER 3 研究（使用球扩式瓣膜 Sapien 3）和 Evolut Low Risk Trial（使用自膨式瓣膜 Evolut R）研究显示低危患者 TAVR 效果优于或不劣于外科手术。基于这两项研究结果，2019 年美国 FDA 和欧洲批准 Sapien 3 及 Evolut R 人工瓣膜应用于外科低危患者，但欧美指南尚未对低危患者 TAVR 做出推荐。然而，新近的医学指南预计将一些合适的低危患者纳入 TAVR 的适应证。

TAVR 的禁忌证包括左心室内血栓、左心室流出道梗阻、入路或主动脉根部解剖形态上不适合 TAVR（如冠状动脉堵塞风险高）、纠治 AS 后的预期寿命小于 12 个月、未纠正的严重冠状动脉狭窄。

三、术前筛选

TAVR 术前筛选包括临床评估及影像学评估。临床因素评估包括：①是否需要置换瓣膜，包括 TAVR 预期获益程度；②外科手术风险；③有无 TAVR 手术禁忌证。

影像学评估是 TAVR 术前评估的重点，包括主动脉瓣膜、主动脉瓣环、升主动脉、冠状动脉及外周动脉解剖情况，判断是否适合 TAVR 及植入瓣膜的型号。评估手段包括以下几个。

1. *经胸超声心动图*（transthoracic echocardiography，TTE）*或经食管超声心动图*（transesophageal Echocardiography，TEE） 可评估心脏形态及功能、瓣膜功能及解剖、主动脉根部的解剖。对于不能耐受CT检查的患者，超声心动图检查可作为术前主动脉根部解剖评估主要手段。大部分患者主动脉瓣环的形态为椭圆形，使用常规二维超声心动图从单一切面测量瓣环不够准确，三维超声心动图可弥补该缺陷。

2. *多层螺旋CT*（multislice spiral computed tomography，MSCT） 是目前TAVR影像学评估最主要的手段，是判断患者是否适合TAVR及选择人工瓣膜型号的主要依据。通过三维重建，可以多切面观察瓣膜形态，评估瓣膜钙化程度，预估冠状动脉阻塞及瓣周漏风险。可在瓣环平面测量瓣环的周长和面积继而计算瓣环内径，为瓣膜型号选择提供依据。此外，MSCT在评估是否合并冠状动脉疾病、外周血管入路等方面也极具价值。

3. *血管造影* 主动脉造影测量主动脉瓣环、主动脉内径及冠状动脉高度等方面均不够准确，目前在术前很少应用。主要在术中用来评估血管入路的情况。冠状动脉造影可用来准确评估是否合并冠心病。

四、操作要点

初步开展的中心，建议TAVR在全身麻醉下，TEE及数字减影血管造影（digital subtraction angiography，DSA）引导下完成。在TAVR经验丰富的研究中心，也可选择于局部麻醉联合镇静下，无TEE引导实施极简式TAVR。目前国内绝大多数病例使用自膨胀的瓣膜，放下文主要阐述经股动脉途径植入自膨胀的瓣膜操作要点。

1. *血管入路的建立* 在瓣膜入路血管的对侧穿刺股动脉，植入动脉鞘，放置猪尾导管至主动脉根部，供测压与造影。经静脉途径放置临时起搏器导管于右心室心尖部。从对侧股动脉放置造影导管对路入股动脉进行血管造影，在DSA引导下穿刺，穿刺针进入点应在股动脉前壁的中间。血管穿刺成功后，可预先放置动脉缝合装置，随后植入动脉鞘管。入路动脉也可以采用先切开分离、再行穿刺的方法。入路血管需放置引导鞘管（16～22F），在加硬导丝的支撑、引导下缓慢将引导鞘管推至腹主动脉水平以上。

2. *导丝进入左心室* 跨瓣导丝一般选用直头导丝或直头超滑导丝，指引导管一般为6F Amplatzer L左冠导管。跨瓣导丝及指引导管进入左心室后，将指引导管交换为猪尾导管，退出导丝进行左心室内压力测定，再由猪尾导管导入塑形后的超硬导丝至左心室内。超硬导丝头端应塑形成圆圈状，以支撑扩张球囊及瓣膜输送系统。

3. *球囊扩张* 球囊扩张应在右心室快速起搏下进行，起搏的频率应以动脉收缩压＜60mmHg、脉压低于20mmHg为宜，一般为180～220次/分。当起搏后血压达到目标血压后，快速充分扩张球囊，快速抽瘪球囊，随后停止起搏。球囊充盈、排空应快速，总起搏时间应小于15秒，以免长时间低灌注造成严重的并发症。球囊扩张除了起到预先扩张瓣口有利于输送系统通过、稳定血流动力学的作用，还可以协助操作者选择人工瓣膜型号，预测瓣膜植入后冠状动脉堵塞风险。

4. *释放瓣膜* 瓣膜释放前，应将由辅路进入猪尾导管放置在无冠状窦的最低点作为参考。调整DSA投照角度，使得3个窦下方在同一平面，术前MSCT可为此提供角度。瓣膜释放后最佳深度为0～6mm。由于多数情况下瓣膜释放过程中瓣膜会向下移位，故起始释放深度要略高于此深度，并在释放过程中根据瓣膜移位情况随时调整瓣膜的深度。瓣膜释放过程中需要反复多次造影确认瓣膜深度及猪尾导管的位置，瓣膜深度的调整可通过推拉输送系统或超硬导丝来完成。瓣膜释放过程要缓慢（特别是瓣膜支架从竖直状态到展开锚定状态这一过程），给第一术者予以调整瓣膜深度时间。释放过程可辅以快速起搏，降低瓣膜移位的可能。瓣膜完全释放后，进行影像学及血流动力学评估。对于瓣膜膨胀不全或瓣周漏严重者，可采取球囊后扩张。

5. *入路处理* 在手术结束前应常规地从对侧股动脉行入路血管造影，以排除入路血管并发症。入路血管的止血可采用外科缝合、ProStar或ProGlide缝合等方法。

6. *术后抗栓* 总体上，应权衡患者血栓风险和出血风险，制订个体化方案。一般情况下，先双联抗血小板治疗（dual antiplatelet therapy，DAPT）3～6个月，再终身单抗血小板；对于发现有亚临床瓣膜血栓者，以及部分患者合并其他抗凝指征，以单纯抗凝治疗。

五、并发症防治

1. *传导阻滞* 是TAVR最常见的并发症。TAVR可引起左束支传导阻滞和房室传导阻滞，高度以上的房室传导阻滞需要植入永久性心脏起搏器。由于Sapien瓣膜支架较CoreValve支架短，Sapien瓣膜支架嵌入左心室流出道部分非常少，因此Edward瓣膜比CoreValve瓣膜较少发生传导阻滞。CoreValve瓣膜需植入起搏器的概率可高达20%～40%，而Edwards瓣膜大多＜10%。90%以上的房室传导阻滞发生在TAVR术后1周，但有些病例发生在术后1～6个月。研究显示，TAVR传导阻滞发生的危险因素包括术前存在右束支传导阻滞、瓣膜嵌入左心室流出道的深度（＞6mm），以及过大的瓣膜及球囊。避免将瓣膜支架放得太低、避免选择直径过大的瓣膜、避免使用过大扩张球囊、对已存在右束支传导阻滞的患者选用Sapien瓣膜等措施，可减少这一并发症的发生。

2. *瓣周漏* TAVR术后，大部分患者会存在不同程度的瓣周漏，但绝大多数患者为轻微至轻度反流且，不会随时间延长而恶化。研究显示，中度及以上的瓣周漏是影响患者生存率的主要因素。TAVR相关的瓣周漏相关因素包括自体瓣膜过度钙化、人工瓣膜尺寸过小及人工瓣膜深度不合适。因此，避免选择瓣膜过度钙化病例、选择合适型号的瓣膜、瓣膜深度的准确定位，可以预防瓣周漏发生。使用球囊扩张瓣膜支架可以减少瓣周漏，但有些病例扩张后可能仍存在严重瓣周漏，可再次植入瓣膜支架（瓣中瓣技术）来纠正，也可以使用封堵器进行封堵。目前新一代的瓣膜对人工瓣膜裙边进行了优化，使之能更好地贴壁，临床试验已证实可明显减少瓣周漏。

3. *脑卒中* TAVR术后30天脑卒中发生率为3.3%±1.8%，1年内发生率为5.2%±3.4%。新近研究使用MRI扫描TAVR术后患者头颅发现，70%～80%患者术后出现缺血性脑损伤，尽管大部分损伤不引起临床症状。TAVR相关的脑卒中可能是输送系统经过主动脉时导致主动脉粥样斑块脱落引起的，也可能是由球囊扩张使主动脉瓣上钙化物质脱落造成的。术中应避免反复操作，减少操作次数，这样可能减少卒中的发生，高危患者可考虑使用脑保护装置，目前相关的研究正在进行。为了减少血栓形成、降低脑卒中发生率，TAVR术后3～6个月应进行PAPT。

4. *局部血管并发症* 也是常见并发症。先前使用21F甚至更大的动脉血管鞘及输送系统，由于创口较大，血管并发症较高。随着18F甚至是14F输送系统的研发和采用，该并发症发生率明显降低。需要提到的是，避免选择内径过小、过于扭曲的入路血管，避免粗暴操作，可减少血管并发症的发生。一旦出现血管并发症，可采用外周血管球囊、外周覆膜支架，必要时进行血管外科手术处理。

5. *冠状动脉阻塞及心肌梗死* 冠状动脉阻塞是TAVR少见（0.66%）却是致命的并发症，也是术前影像学筛选的重点，还是患者被排除行TAVR主要原因。TAVR冠状动脉阻塞的主要机制是钙化的自体瓣膜上翻堵住冠状动脉开口。此外，瓣膜支架放置过高，可导致裙边挡住冠状动脉开口，也可引起冠状动脉阻塞。冠状动脉开口高度低（＜12mm）、主动脉窦小（直径＜30mm）、既往外科生物瓣置换是冠状动脉堵塞的主要危险因素。术前CT评估应从冠状动脉开口高度、主动脉窦直径、自身瓣叶长度、拟植入的瓣膜特性4个方面综合考虑，对于解剖结构不合适患者应避行TAVR。术中选择大小合适的球囊，在进行球囊扩张的同时进行主动脉根部造影，观察冠状动脉的显影情况，有助于协助医师进一步评估冠状动脉堵塞的风险，是对CT评冠状动脉阻塞风险的一种有效补充。冠状动脉阻塞高风险者防治策略如下。

（1）允许的情况下瓣膜选小一号、植入适度深一些，可降低冠状动脉堵塞的风险，但瓣周漏的发生可能会增多。

（2）可行冠状动脉保护策略，包括在冠状动脉预置导丝、球囊或支架。

（3）若发生冠状动脉急性闭塞后，可行急诊冠状动脉介入或外科开胸手术进行旁路移植手术进行补救。

6. *其他并发症* 大型临床研究显示，TAVR心包积液发生率为15%～20%，心脏压塞发生率在2%左右。TAVR最易引起心脏压塞的步骤是进输送鞘、植入瓣膜时。此时加硬导丝受到向前的冲力可能刺破左心室。因此应将加硬导丝头端塑形使其在左心室形成圆圈以减少冲力，进输送鞘管时应固定好加硬导丝。直头导丝进左心室时，应避免用力过猛,引起主动脉窦部或左心室穿孔。主动脉夹层、撕裂是TAVR的致命并发症。准确测量主动脉瓣瓣环的大小、使用相对小号的扩张球囊（特别是后扩张时勿过分追求完美使用过大球囊）、勿过度用力拉扯输送系统可避免这一并发症的发生。随着技术的成熟，瓣膜的脱落及移位目前已很少见，避免选择过小的瓣膜支架可以有效防止该并发症的发生。

7. 学习曲线　和其他的新技术一样，TAVR也存在学习曲线。研究显示，随着操作者的经验积累（完成20～25例TAVR），手术操作时间、X线曝光时间会明显缩短，患者的生存率明显提高，并发症发生率明显降低。

第四节　经导管二尖瓣夹合术

外科二尖瓣修补术中缘对缘修补技术简单而独特，20世纪90年代由意大利外科医师Otavio Alfieri首创。该手术将二尖前叶中部与后叶中部缝合起来，使得在收缩期时，原本不能良好闭合的两个瓣叶对合在一起而消除或减少二尖瓣反流，而在舒张期二尖瓣从一个大孔变成两个小孔，但不影响二尖瓣的开放。在外科缘对缘修复技术的启发下，人们开始开发各种各样的经导管二尖瓣缘对缘缝合或钳夹器械。MitraClip为目前该类技术的最成功器械，也是目前唯一广泛应用于临床的二尖瓣反流介入器械。

一、技术原理

经导管二尖瓣钳夹术（MitraClip术）是在外科缘对缘二尖瓣修补技术的启发下，采用类似的技术原理，在全身麻醉状态下，使用一个特制的二尖瓣钳夹器，经股静脉进入、穿刺房间隔、进入左心房及左心室，在三维超声及DSA引导下，使用二尖瓣钳夹器夹住二尖瓣前、后叶的中部，使二尖瓣在收缩期由大的单孔变成小的双孔，从而减少尖瓣反流（图77-4-1）。MitraClip技术相对于外科手术有明显优势。外科手术创伤大，需要体外循环，许多高危患者不适合外科手术，术后患者需要较长的恢复期（通常为6周）。而Mitraclip技术通过股静脉将器械送入心脏，几乎无伤口，在操作过程中心脏正常搏动，不需要体外心肺循环支持，患者恢复较快，通常在术后2～3天可以出院，术后1周可以参加日常活动。2013年7月，Mitraclip获得美国FDA批准上市，用于治疗原发性二尖瓣反流患者。2018年9月，COAPT研究显示MitraClip可以明显降低心力衰竭合并二尖瓣反流患者的死亡率。2019年3月，美国FDA将MitraClip（雅培）的适应证扩展至药物治疗不佳，中度至重度继发性二尖瓣反流的心力衰竭患者。

二、适应证及禁忌证

《2017 ESC/EACTS指南：心脏瓣膜病的管理》提出，对于存在外科手术禁忌或高手术风险的症状性重度原发性尖瓣反流，若心超评估施行MitraClip手术，则推荐行MitraClip手术（ⅡB类，证据水平C级）。而重度继发性尖瓣反流患者，在血运重建无法施行、外科修复或置换手术风险较高、药物和器械治疗对缓解症状无效时，若心超评估瓣膜形态适合，则推荐行MitraClip手术（ⅡB类，证据水平C级）。

除了满足上市条件，MitraClip还应满足解剖适应证。理想的解剖适应证如下。

（1）二尖瓣开放面积＞4.0cm^2（避免术后出现二尖瓣狭窄）。

（2）前后瓣叶A_2、P_2处无钙化、无严重瓣中裂。

（3）尖瓣反流主要来自A_2、P_2之间，而不是其他位置。

（4）瓣膜解剖结构合适：对于二尖瓣关闭时瓣叶被牵拉向心尖（见于功能性反流者），瓣尖接合长度＞2mm，瓣尖接合处相对于瓣环深度＜11mm；对于二尖瓣脱垂呈连枷样改变者，连枷间隙＜10mm，连枷宽度＜15mm（图77-4-2）；后叶长度＞10mm。患者术前行超声心动图评估，尽量满足以上解剖标准，以保证手术的成功。

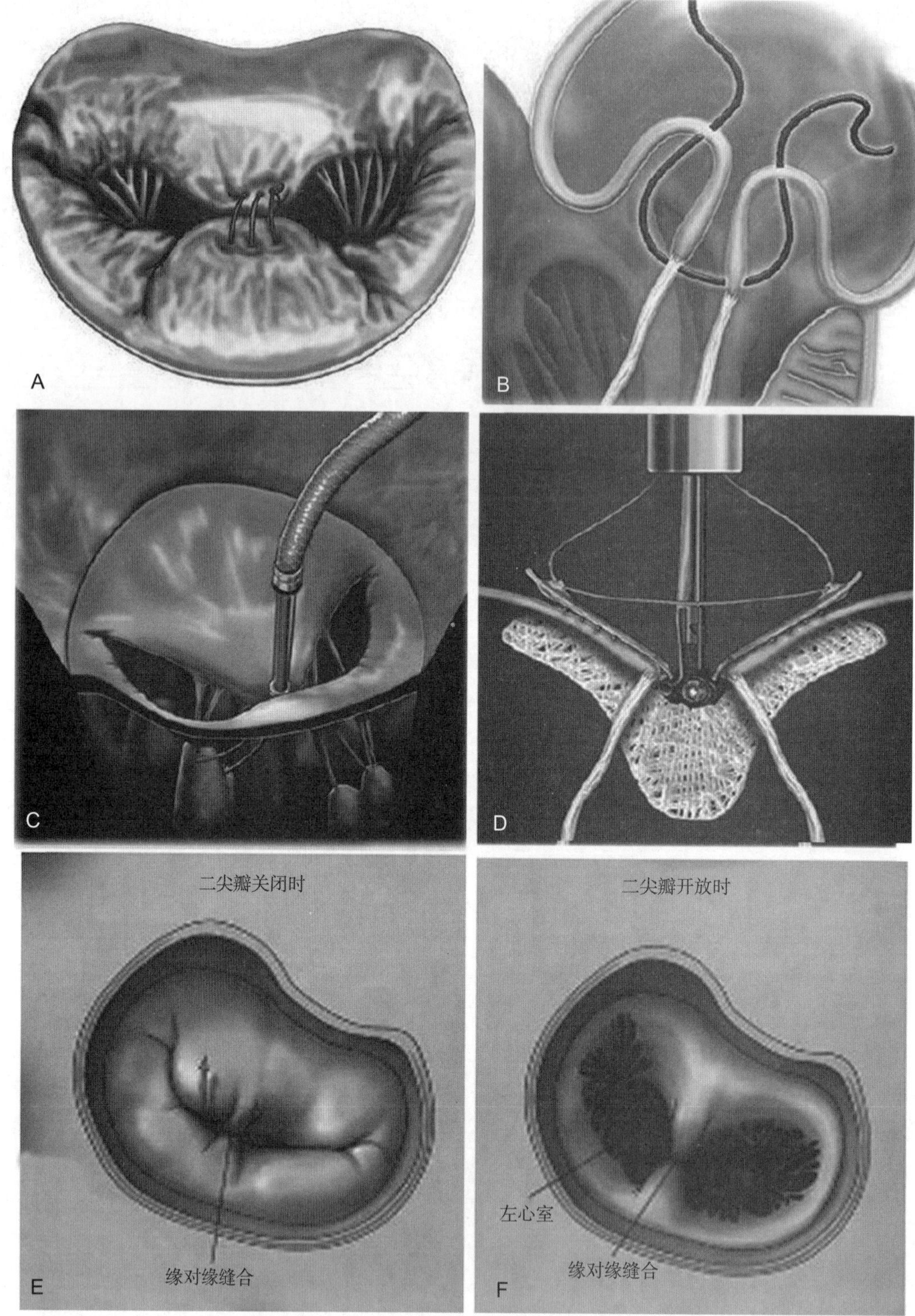

图 77-4-1 外科缘对缘修补术（A、B）、MitraClip 系统（C、D）及其技术原理（E、F）

MitraClip 参考禁忌证为近期心肌梗死、感染性心内膜炎、心脏内血栓、LVEF 过低（＜20%）、严重肝肾功能不全、存在抗栓禁忌证、全身状况差不能耐受心导管手术。

三、操作要点

手术一般在全身静脉复合麻醉，食管超声、DSA 引导（图 77-4-3）下完成。在食管超声引导下使用 SL1 房间隔穿刺鞘穿刺高位房间隔，成功后退出内鞘测量左心房压力。送入Boston 0.035in、2.6m 直头加硬导丝至左心房，退出房间隔穿刺鞘，使用扩张鞘扩张右股静脉入口，后在加硬导丝指引下将 24F 输送鞘管送至左心房，退出内鞘。冲洗并检查预装载的二尖瓣夹合器（MitraClip）输送系统，血管造影机机头取右前斜 30°，经 24F 输送鞘将二尖瓣夹合器送至左心房，调节输送系统的弯度，使其末端指向二尖瓣口，且二尖瓣夹合器头端位于二个瓣叶开放洞口的中间位置。打开夹合器两个臂（成 180°），在实时三维食管心脏超声的指引下旋转二尖瓣夹合器输送系统，使得二尖瓣夹合器与二尖瓣 2 个瓣叶开放的平面垂直，于心脏舒张期、二尖瓣打开时将二尖瓣夹合器送入心室。在食管心脏超声引导下，缓慢回撤二尖瓣夹合器，并调整其位置，使其头端位于 2 个瓣叶之间中间位置，稍收拢夹合器 2 个臂（成 120°），继续缓慢回撤输送系统，当二尖瓣瓣尖都处在夹合器两个臂时，打开抓手（gripper）同时捕获二尖瓣两个瓣尖。旋转夹拢系统，使得二尖瓣夹合器的两个臂向中线夹拢并稳固的夹住二尖瓣 2 个瓣尖。食管心脏超声确认二尖瓣夹合器固定良好，二尖瓣反流减轻。旋转 8 圈，释放二尖瓣夹合器。

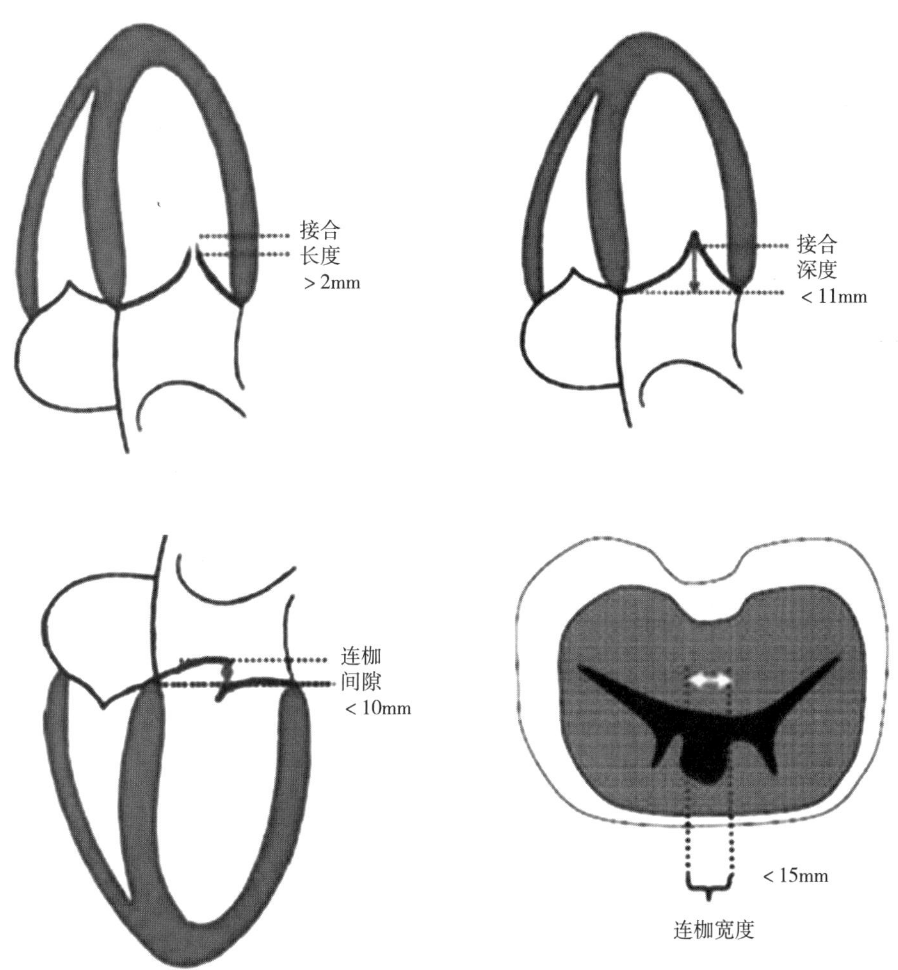

图 77-4-2　MitraClip 超声入选标准

四、疗效及并发症

到目前为止，全球已开展 80 000 余例 MitraClip 手术，最新欧美指南均把外科手术高危或禁忌、症状性重度原发性二尖瓣反流作为 MitraClip 适应证。在新近的 STS/ACC TVT 注册研究中，入选了 2952 例患者，平均年龄为 82 岁，STS 评分为 9.2%，为外科手术极高危的患者，急性手术有效率为 92%，住院期间死亡率为 2.7%（远低于 STS 评分）。心脏压塞发生率为 1.0%，夹子单边脱落发生率为 1.5%，夹子完全脱落栓塞发生率为 0.1%，大出血发生率为 3.9%。该大样本研究显示，在目前真实的临床实践中，MitraClip 具有很好的短期手术效果及很高的安全性。

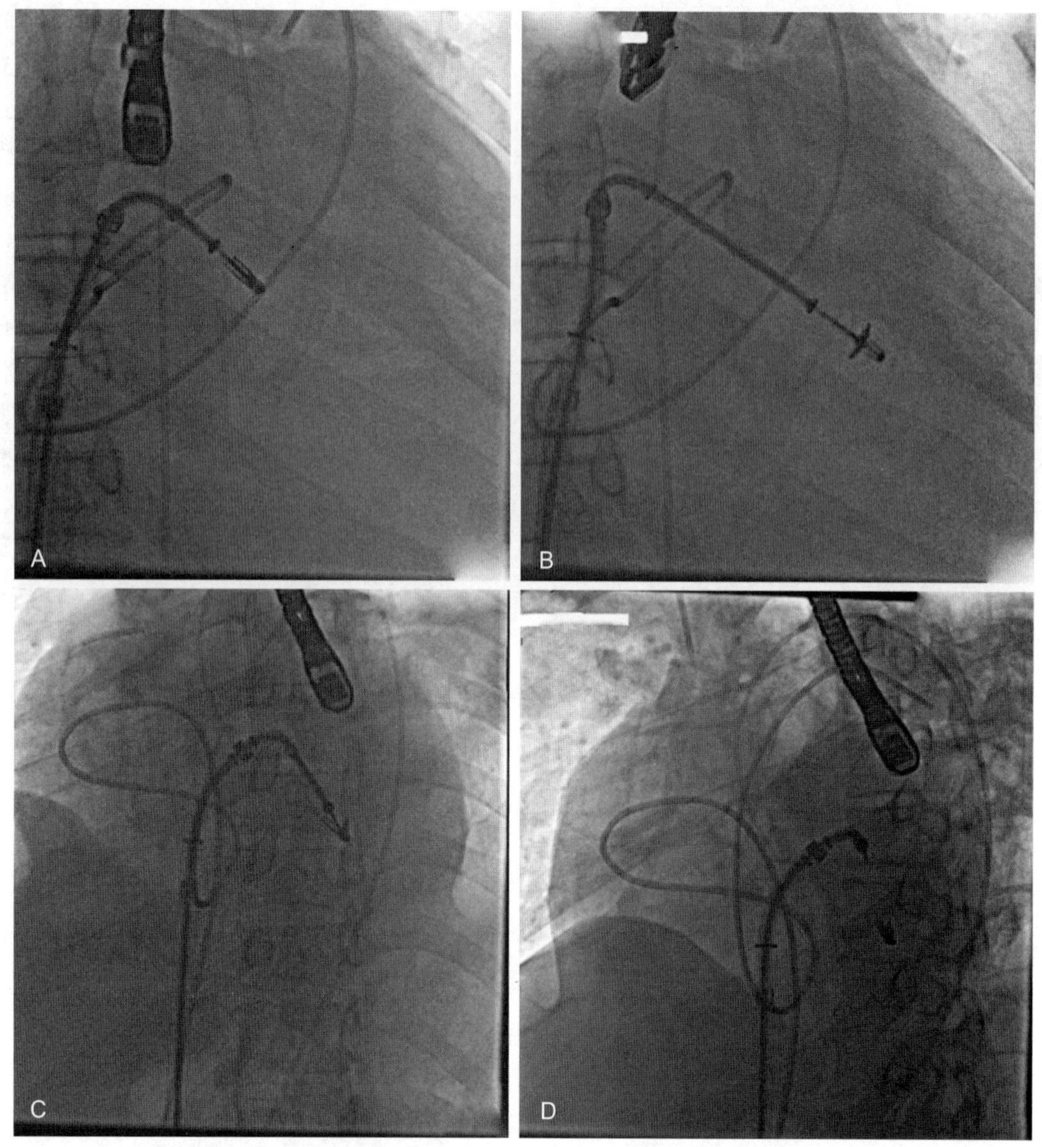

图 77-4-3 使用 MitraClip 术行经导管二尖瓣修复血管造影机图像

A. 将 MitraClip 经输送鞘送至左心房；B. 打开 MitraClip 并将之送至左心室；C.MitraClip 已捕获二尖瓣瓣尖；D. 释放 MitraClip

该手术有较高的安全性,并发症发生率较低。主要的并发症包括以下几项。

（1）心脏穿孔、心脏压塞：主要发生于房间隔穿刺时，发生率为 1% ～ 3%。

（2）局部血管破裂导致出血：由于输送鞘管较大（24F），故有局部出血可能。

（3）术后需要长时间的机械通气（2%）：由于手术使用全身麻醉,某些患者心肺功能较差,术后需要较长时间的机械通气。

（4）最为担心钳夹器脱落造成栓塞：但迄今为止，罕有钳夹器完全脱落的报道。但是，有 1% ～ 2% 的患者钳夹器单边脱位（两个臂中的一个与二尖瓣叶脱离）,这些患者虽然未引起并发症、不需紧急处理，但钳夹器单边脱位会导致二尖瓣加重，手术失效。

（5）由于钳夹器是异物，放置于体内可能形成血栓导致栓塞：术后需使用阿司匹林、氯吡格雷双联抗血小板 1 ～ 3 个月。但该手术导致血栓栓塞风险目前还未能明确。

（6）损伤腱索及乳头肌：可导致二尖瓣反流加重及手术失效。

第五节　经皮肺动脉瓣植入术

经皮肺动脉瓣植入术（percutaneous pulmonary valve implantation，PPVI）是最先应用于临床的经导管瓣膜置换技术。它不仅能纠正右心室流出道（right ventricular outflow tract，RVOT）狭窄，也可处理肺动脉瓣反流（pulmonary regurgitation，PR）。该技术是经外周静脉途径，通过导管将人工带瓣膜支架植入到自体肺动脉瓣处，代替已失去功能的肺动脉瓣，以达到治疗目的。该技术一般应用于先天性心脏病外科术后并发肺动脉瓣反流的患者。

一、PPVI 器械

Medtronic 公司的 Melody 经导管肺动脉瓣膜和 Edwards 公司的 Sapien 瓣膜为球囊扩张式瓣膜，它们是最早开始研发，也是目前最成熟的瓣膜系统。Melody 瓣膜系统瓣膜主体结构为铂 - 铱球囊扩张式合金支架上缝制有三叶式牛颈静脉瓣膜(图 77-5-1)，扩张时植入瓣膜的内径变化范围较大，为 10 ～ 22 mm，这归功于静脉瓣所制瓣叶的良好弹性和较大的瓣叶结合面。输送系统设计为球囊内球囊导管，常规尺寸为 18 ～ 22 mm，配有装配系统，输送鞘管直径为 22F，经股静脉或颈静脉植入。Sapien 瓣膜系统最初设计是用于 TAVI，但已经得到 CE 认证被批准用于 PPVI。目前已经发展到第三代 Sapien 3。

Melody 瓣膜直径为 18 ～ 22mm，SAPIEN 瓣膜直径为 20 ～ 29mm，一般适用于带瓣管道患者（欧美国家主要术式）。而国内先天性心脏病患者多采用跨瓣补片的手术方式来纠正右心室流出道或肺动脉瓣狭窄，RVOT 多数在 29mm 以上，以上 2 款瓣膜不能完全满足我国患者的临床需求。因此，我国自主研发了自膨胀瓣膜 Venus-P（杭州启明）。自膨胀式镍钛合金支架由猪心包制成的三叶式瓣膜及覆膜组成，其支架两侧有双喇叭口设计（图 77-5-2），瓣膜释放过程无须预先植入支架固定和球囊扩张，相比 Melody 瓣膜（10 ～ 22mm）、SAPIEN 瓣膜（20 ～ 29mm），其直径更大（16 ～ 34mm），适用于跨瓣补片的手术方式的 RVOT 扩张的患者。

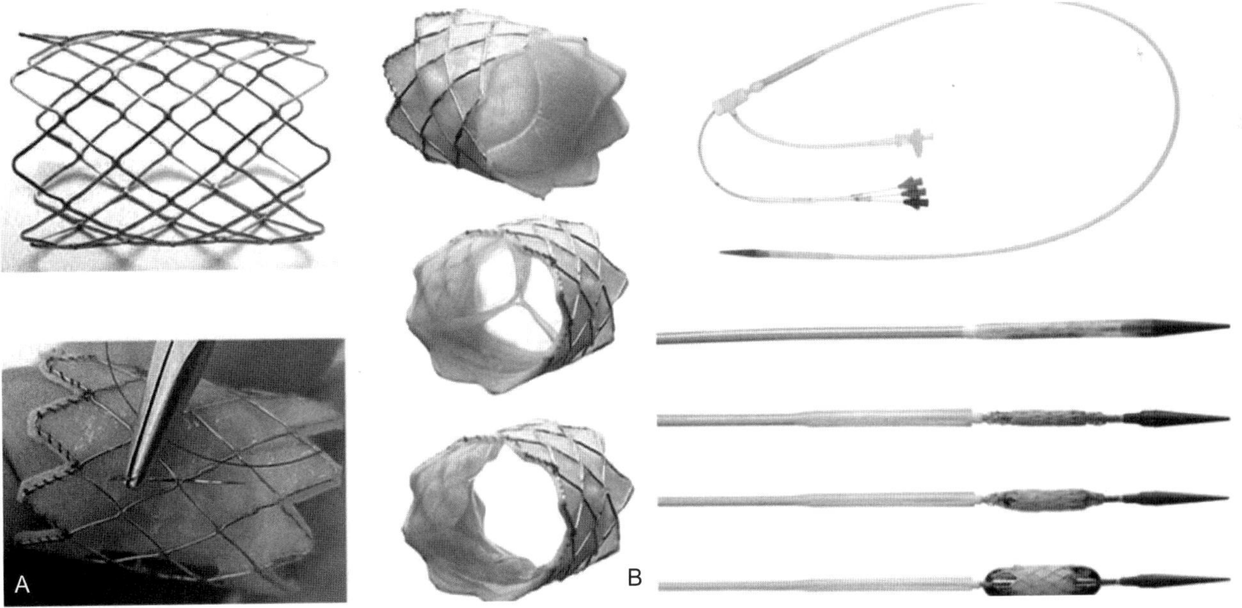

图 77-5-1　Melody 瓣膜（A）及其输送系统（B）

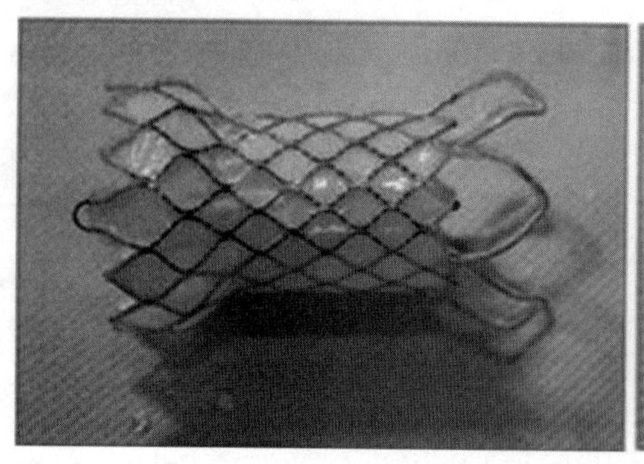
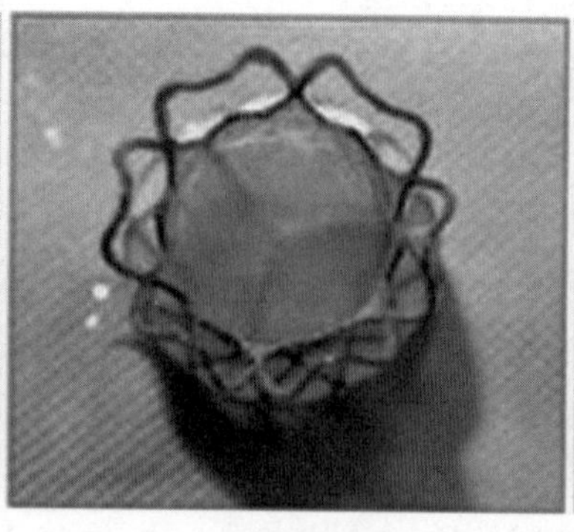
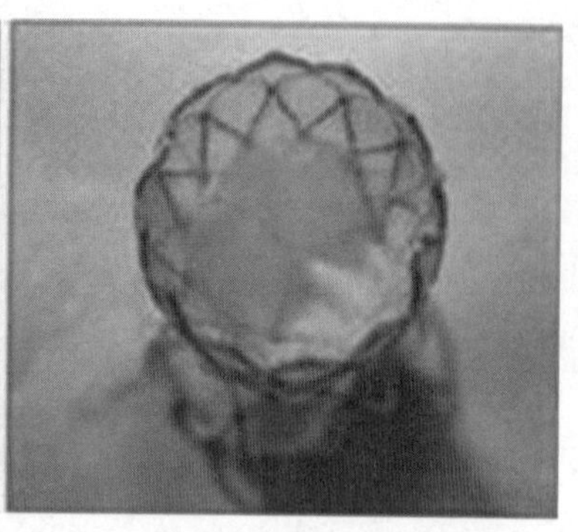

图 77-5-2 Venus-P 瓣膜

二、适应证及禁忌证

1. 适应证

（1）伴有 RVOT 狭窄的先天性心脏病外科矫治术后并发的中重度 PR。

（2）患者有 RVOT 功能不全相关症状，包括运动耐量下降、右心衰竭，或患者无症状但有以下任何一种情况。

1）中度以上功能性三尖瓣反流。

2）MRI 测得右心室舒张末期容积指数≥ $130ml/m^2$。

3）MRI 测得右心室射血分数＜ 45%，QRS 波宽度≥ 160 毫秒。

4）持续性房性或室性心律失常。

5）解剖学上适合行 PPVI。

6）年龄≥ 10 岁或体重≥ 25kg。

2. 禁忌证

（1）肺动脉高压，平均压≥ 25mmHg。

（2）严重肺动脉或分支狭窄。

（3）解剖学评估不适合，包括血管入径无法送入瓣膜或 RVOT-PA 无法放置瓣膜，或者术前检查提示瓣膜支架有压迫冠状动脉的可能。

（4）存在心导管的手术禁忌。

三、操作要点

手术一般在全身麻醉、DSA 引导下进行（图 77-5-3）。分别穿刺并植入 6F 动脉鞘于左侧股动、静脉。穿刺右侧股静脉，从右侧股静脉送入 MPA 导管，行右心导管检查。送入猪尾巴导管在肺动脉干处行造影观察 PR、RVOT 及肺动脉干解剖情况（图 77-5-3A）。将超硬导丝导入左肺动脉远端，在该导丝指引下送入测量球囊导管送到 RVOT - 肺动脉干处。送入猪尾巴导管至主动脉根部，将测量球囊完全打开同时予以主动脉根部非选择性冠状动脉造影，观察冠状动脉与肺动脉解剖毗邻关系及其是否受到球囊压迫（图 77-5-3B）。送入 6F 猪尾巴导管至肺动脉干处，适度打开测量球囊并行肺动脉造影，测量球囊的腰部狭窄处的内径（图 77-5-3C），以作为瓣膜型号选择的依据。在超硬导丝引导下将装有瓣膜的输送系统送至肺动脉 -RVOT 处。将猪尾巴导管送至肺动脉干处后行血管造影，以显示瓣膜在肺动脉干 -RVOT 的位置，调整瓣膜的位置，使瓣膜处于合适位置（图 77-5-3D）。开始释放瓣膜，释放过程中不断行肺动脉干造影，并调整瓣膜的位置，在瓣膜支架打开前回撤猪尾巴导管至右心室，并行造影指导瓣膜的释放（图 77-5-3E）。瓣膜位置理想后，完全释放瓣膜（图 77-5-3F）。

四、并发症及其防治

1. 冠状动脉堵塞　为 PPVI 最严重的并发症之一，一旦出现可导致患者术中死亡。一般情况下，冠状动脉并不行走于主动脉、肺动脉之间，不会发生该并发症。但复杂先天性心脏病或 RVOT 异常的患者常合并冠状动脉发育异常或肺动脉流出道及冠状动脉位置异常。为了避免此类并发症，术中应将测量球囊完全打开，同时进行多角度主动脉根部非选择性冠状动脉造影，观察冠状动脉与肺动脉解剖毗邻关系及冠状动脉是否受到球囊压迫，以排除术后出现冠状动脉堵塞的可能。

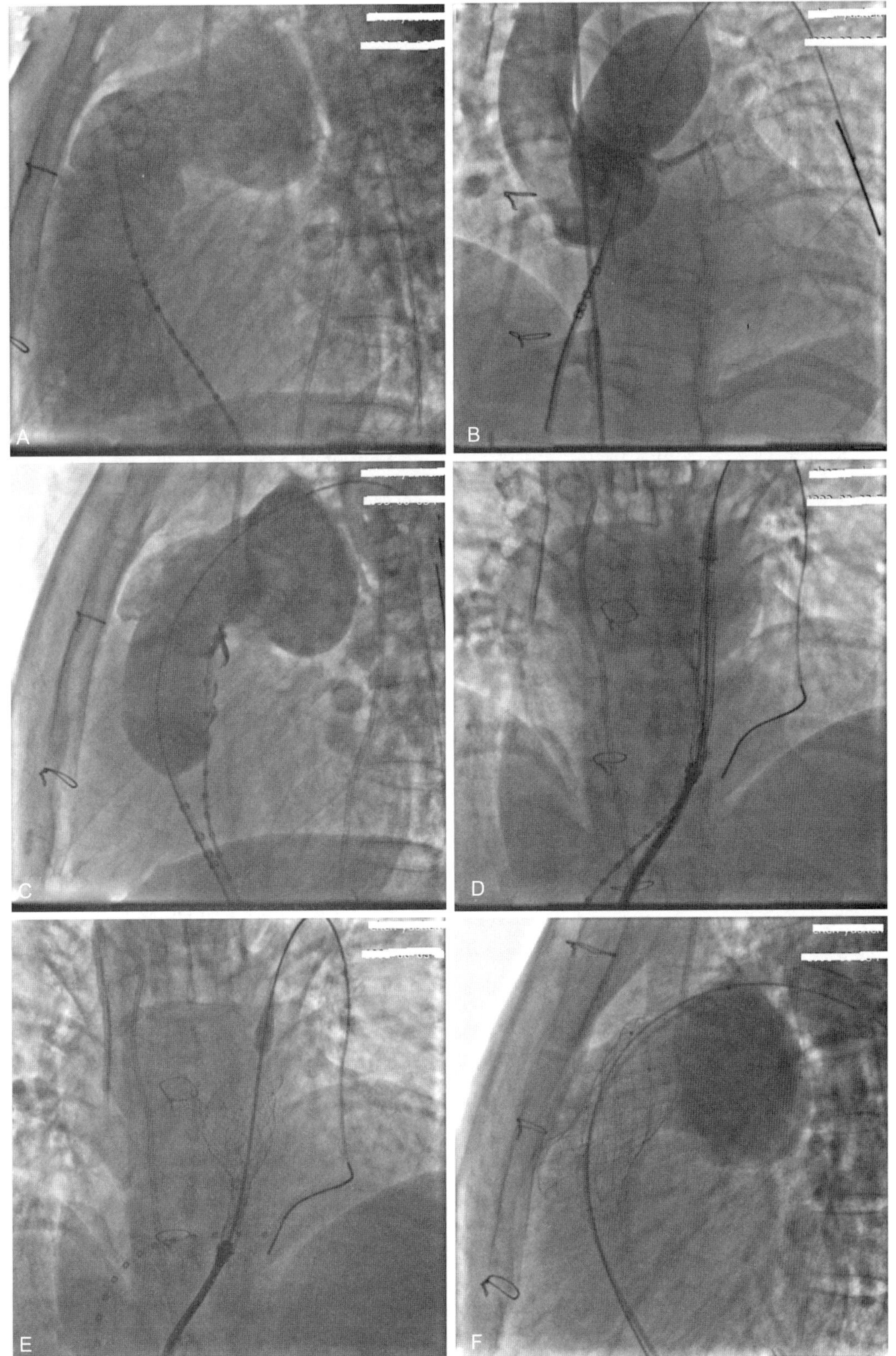

图 77-5-3　使用 Venus-P 行 PPVI 的手术过程

A. 肺动脉干造影；B. 球囊完全打开同时主动脉根部非选择性冠状动脉造影；C. 使用测量球囊测量右心室流出道内径；D. 肺动脉干 - 右心室流出道的造影指导下调整瓣膜系统位置；E. 肺动脉干 - 右心室流出道的造影指导下释放瓣膜；F. 瓣膜支架完全释放后造影显示无瓣膜反流

2. 肺动脉严重损伤　PPVI 术中需要加硬导丝将输送系统送至肺动脉瓣位置。由于加硬导丝较硬，可能导致肺动脉损伤（包括肺动脉夹层、穿孔），继而引起肺出血或血胸。操作过程中应该避免粗暴，固定好导丝，以免导丝损伤肺动脉。一旦出现肺动脉夹层、穿孔，应评估损伤大小，先予以药物止血、球囊扩张肺动脉压迫止血、胸腔引流，必要时植入带膜支架的，以隔离破裂的肺动脉。

3. 瓣膜脱落　一般由于瓣环测量不准确、瓣膜型号选择偏小、右心室流出道解剖不理想（呈锥体形）。故术前准确测量、评估是避免并发症发生的关键。在撤出输送系统过程中，也需要细心操作，确认输送系统和瓣膜已完全脱离，勿把瓣膜牵拉移位。一旦发生该并发症，一般采取外科手术处理。

4. 支架断裂　一般见于Melody瓣膜，荟萃分析显示其支架断裂发生率达12.4%。采用预先植入固定支架技术后，该并发症发生率明显下降。

5.RVOT通道破裂　荟萃分析显示其支架断裂发生率达2.6%。多见于带瓣膜血管通道病例，由于血管通道钙化，采用高压球囊扩张时，RVOT通道出现破裂。故对这些病例，勿选择过大球囊进行扩张，扩张压力勿过大。

6. 肺动脉阻塞　荟萃分析显示其肺动脉阻塞发生率达1.2%。手术时勿把瓣膜放置太深，可避免该并发症发生。

7. 感染性心内膜炎　越来越受重视，荟萃分析其感染性心内膜炎发生率为4.9%，多发生于术后9个月内。术后应该严格按照人工瓣膜感染性心内膜炎预防指南的建议，预防性应用抗生素。一旦出现该并发症，先予以抗感染治疗，但多数病例需要外科手术，取出瓣膜。

8. 人工瓣膜衰竭　长期运用后，植入的人工瓣膜可出现衰竭。但近期一项研究显示，在7年的观察随访中，Melody瓣膜功能良好，为人工瓣膜的长久耐用性提供证据。一旦出现瓣膜衰竭（狭窄或反流），可采取再次介入手术或外科瓣膜置换术进行干预。

第六节　经皮球囊二尖瓣成形术个案分析

患者，女，48岁，农民，因“活动后胸闷气促2年，加重2周”入院。

现病史：患者2年前出现重体力活后胸闷气促，无胸痛、心悸、头晕、咳嗽、咳痰、下肢水肿、关节疼痛、咽痛等症状。2周前，自觉症状加重，爬2楼即可出现胸闷气促。夜间可平卧，无夜间阵发性呼吸困难、双下肢水肿、咳嗽、咳痰、发热等症状。至笔者所在医院门诊就诊，查心脏超声，示重度二尖瓣狭窄，拟行PBMV术收治入院。发病以来，胃纳可，睡眠可，大小便无异常，体重无明显变化。

既往史：否认高血压、糖尿病、风湿病等病史。

个人史：否认“烟酒”嗜好。

家族史：无家族性遗传病史。

体格检查：T为36.8℃，R为20次/分，P为92次/分，BP为130/75mmHg。神志清楚，呼吸平稳，自主体位，体型正常，口唇无发绀，气管居中，甲状腺不大，胸廓对称，双侧呼吸运动对称，双肺叩诊清音，听诊呼吸音清，心界向左扩大，HR为98次/分，律齐，第一心音增强，心尖区可闻及4/6级舒张期隆隆样杂音。腹部、四肢及神经系统未见明显异常。

辅助检查：血常规、肝肾功能、血糖及血脂未见明显异常；ASO正常。血沉、hsCRP正常。NT-proBNP为5180 ng/L（升高）。心电图示窦性心律，左心房高电压；心脏彩超示左心房内径为54mm，室间隔厚度为8mm，左心室后壁厚度为8mm，左心室舒张末内径为52mm，左心室射血分数为62%，二尖瓣交界粘连，重度二尖瓣狭窄（二尖瓣瓣口面积为0.8cm^2）伴轻微二尖瓣反流，中度三尖瓣反流，余瓣膜未见异常，肺动脉收缩压为52mmHg。

结论：风湿性心脏病，重度二尖瓣狭窄。

诊断：风湿性心脏病，重度二尖瓣狭窄。

鉴别诊断：发现心尖区隆隆样舒张期杂音并有左心房扩大，即可诊断二尖瓣狭窄，超声心动图检查可明确诊断。临床上二尖瓣狭窄应与下列情况的心尖区舒张期杂音鉴别。

（1）“功能性”二尖瓣狭窄：见于各种原因所致的左心室扩大，二尖瓣口流量增大，或二尖瓣在心室舒张期受主动脉反流血液的冲击等情况，如大量左至右分流的动脉导管未闭和心室间隔缺损，主动脉瓣关闭不全等，此杂音历时较短，无开瓣音，性质较柔和，应用硝酸酯类药物后，杂音减弱，应用升压药后杂音加强。

（2）左心房黏液瘤：临床症状和体征与二尖瓣狭窄相似，但呈间歇性，随体位而变更，一般无开瓣音而可听到肿瘤扑落音。超声心动图表现为二尖瓣后面收缩期和舒张期均可见一团云雾状回声波。

（3）三尖瓣狭窄：胸骨左缘下端闻及低调的隆隆样舒张期杂音，吸气时因回心血量增加可使杂音增强、呼气时减弱。窦性节律时颈静脉 a 波增大。二尖瓣狭窄舒张期杂音位于心尖区，吸气时无变化或减弱。超声心动图可明确诊断。

治疗方案：经皮球囊二尖瓣成形术。

（1）术前准备：术前应进行相关的术前检查，包括血常规、凝血功能、血型、肝肾功能、电解质状况及感染指标等常规检查。行超声心动图检查，评估狭窄的程度，以及瓣膜条件。只有瓣膜条件较好者，手术效果才会好，远期再狭窄率才低。特别要强调的是，术前应行经食管超声心动图检查，以排除左心房血栓。

（2）术后处理：风湿性心脏病二尖瓣狭窄合并心房颤动者，应积极抗凝治疗；对于没有心房颤动，但左心房内径超过 50mm 者，也应该积极进行抗凝治疗。本例患者术前左心房内径 54mm，术后应根据狭窄情况（$1.5cm^2$ 以下）及左心房内径（50 mm 以上），判断是否应该积极抗凝治疗。此外，可以应用 β 受体阻滞剂减慢心率，增加舒张期，减轻二尖瓣狭窄的症状。若症状明显，可以长期口服利尿药。予以长效青霉素预防风湿进展。

讨论：

（1）手术指征：目前国内外指南均指出，如果需要干预的二尖瓣狭窄患者没有左心房血栓或中、重度二尖瓣反流，而且瓣膜条件良好，应该优先选择 PBMV，而不是外科手术。这里主要关键因素是瓣膜条件，其决定患者选择 PBMV 还是外科手术主要依据。评估瓣膜条件的方法，目前主要是使用二尖瓣超声积分法（Wilkins 评分），是决定患者手术效果和远期再狭窄率的预测因素。内容包括瓣叶厚度、活动度、钙化和瓣下病变，得分＜ 8 分的患者效果好，远期再狭窄率低；得分＞ 12 分的患者效果差，再狭窄率高。临床上，也可以通过听诊评估，若患者能听到第一心音亢进，并有二尖瓣开瓣音，说明瓣叶活动性好，钙化轻，PBMV 效果好。

（2）可能并发症的防治：PMBV 技术为成熟技术，已被广泛运用于临床，但仍有一定的并发症发生率，临床上仍可以见到，不可掉以轻心。应该熟悉患者常见并发症及其处理手段。

1）心脏压塞：表现为胸闷、出汗、心率快、低血压，听诊心音低钝、遥远，超声心动图可以明确诊断。一旦患者出现上述症状，特别是血压低、心率快等症状时，应该想到该并发症可能，立即予以床旁超声检查确诊。一旦出现心包积液，应予以鱼精蛋白中和肝素，并予以补液、升压、心包引流等措施，若这些方法仍不能奏效，应及早行外科心包切开、穿孔缝合术。

2）血栓栓塞和气体栓塞：患者出现相应症状，如脑梗死或脏器栓塞症状。根据病情严重情况及栓塞部位，进行抗凝、溶栓、取栓等治疗。

3）急性左心衰竭：有些患者左心室较小，球囊扩张后大量血流进入左心室，可导致左心衰竭、急性肺水肿。对于这类患者，术前可预防性给予利尿剂。一旦出现急性左心衰竭，可予以利尿、扩血管等处理。

4）PBMV 常见的并发症：但绝大多数为轻至中度反流，极少数严重二尖瓣反流。听诊可在心尖区听及收缩期杂音，超声心动图可明确。轻者，可予以观察随访，者行利尿、扩血管治疗。严重者，需要外科手术干预。

5）术后由于血流动力学改变可出现心律失常，或患者自身出现心律失常复发时可给予相应的药物治疗。

（潘文志）

参考文献

戴汝平，高伟，2007. 先天性心脏病与瓣膜病介入治疗 . 沈阳 : 辽宁科学技术出版社 : 177-187.

葛均波，周达新，潘文志 ,2019. 经导管心脏病瓣膜治疗术（2019）. 上海：上海科技出版社 :203-204.

中国医师协会心血管分会结构性心脏病专业委员会，中华医学会心血管分会结构性心脏病学组 , 2015. 经导管主动脉瓣置换术中国专家共识 . 中国介入心脏病学杂志， 23（12）：661-667.

中华医学会心血管病分会结构性心脏病学组，中国医师协会心血管内科医师分会，2016. 中国经皮球囊二尖瓣成形术指南 2016. 中华医学杂志，96（36）：2854-2863.

中华医学会心血管病学分会结构性心脏病学组，2016. 经皮肺动脉瓣置入术中国专家建议. 中国医学前沿杂志(电子版), 24(10):20-24.

Baumgartner H, Falk V, Bax JJ, et al, 2018. 2017 ESC/EACTS Guidelines for the management of valvular heart disease. Eur Heart J,38(36):2739-2791.

Mack MJ, Leon MB, Thourani VH, et al, 2019.Transcatheter aortic-valve replacement with a balloon-expandable valve in low-risk patients. N Engl J Med, 380(18):1695-1705.

Nishimura RA, Otto CM, Bonow RO, et al, 2017. 2017 AHA/ACC focused update of the 2014 AHA/ACC guideline for the management of patient-swith valvular heart disease: a report of the American College of Cardiology/American HearTassociation Task Force on clinical practice guidelines. J Am Coll Cardiol, 70(2):252-289.

Popma JJ, Deeb GM, Yakubov SJ, et al, 2019. Evolut low risk trial investigators, 2019. transcatheter aortic-valve replacement with a self-expanding valve in low-risk patients. N Engl J Med, 380(18):1706-1715.

Stone GW, Lindenfeld J, Abraham WT, et al, 2018. Transcatheter mitral-valve repair in patients with heart failure. N Engl J Med,379(24):2307-2318.

Virk SA, Liou K, Chandrakumar D, et al, 2015.Percutaneous pulmonary valve implantation: a systematic review of clinical outcomes.Int J Cardiol, 201:487-489.

第 78 章
心房颤动左心耳封堵术

第一节　概　论

心房颤动（atrial fibrillation，AF），简称房颤，是临床上最常见的心律失常之一，几乎见于所有器质性心脏病，随着人口老龄化的进展，房颤的发生率逐年增加。房颤引起的卒中和血栓栓塞性事件具有较高的致死率和致残率，给个人、家庭和社会带来了巨大危害及沉重负担，左心耳血栓所致卒中的预防成为近年来心脑血管疾病研究的焦点。非瓣膜病性房颤患者脑栓塞的发生率是正常人的 5 倍，而瓣膜病性慢性房颤患者脑栓塞的发病率是正常人的 17 倍。

房颤所致卒中的预防，在房颤的规范化治疗中，占重要地位。目前常用的 3 种方法中，口服抗凝剂应用最为广泛。2014 年 ACC 发布了 AHA/ACC/HRS 共同制定的新的心房颤动指南，建议对 CHA2DS2-VASc ≥ 2 分的非瓣膜病房颤患者使用口服抗凝药（Ⅰ类推荐），包括华法林（INR2.0 ～ 3.0，证据等级为 A 级）及其他新型口服抗凝药物。由于华法林需要长期监测国际标准化比值（international normalized ratio，INR），治疗窗窄，个体差异大，且容易受食物、合并使用的药物影响，患者依从性较差，出血和血栓形成风险较高，新型口服抗凝剂因价格昂贵，其临床应用受到了限制。

左心耳（left atrial appendage，LAA）是房颤患者心源性血栓的主要来源，血栓栓塞所致的卒中是房颤的主要危害之一，具有较高的致死率和致残率。左心耳来源的血栓栓塞的占风湿性心瓣膜病的房颤患者卒中的 60%，在非瓣膜性房颤患者中更是超过 90%。因此，对左心耳进行物理封闭将会明显减少房颤患者卒中的风险。外科结扎因存在如缝线脱落、缝扎不完全及创伤较大等问题，使用受到了较大限制。左心耳封堵术（left atrial appendage closure，LAAC）具有较高的安全性和有效性，逐渐成为有口服抗凝剂使用禁忌或不愿长期应用口服抗凝剂预防卒中的常规选择。

2009 年首次进行了比较左心耳介入封堵与标准长期口服华法林预防房颤患者卒中有效性（卒中、心血管死亡和系统性栓塞等联合终点）和安全性（大出血、心包积液、器械栓塞等并发症）的 PROTECT AF 试验，平均随访 1.5 年，研究结果表明，左心耳封堵术组在有效终点方面不劣于华法林组（3.0%/ 年 vs. 4.9%/ 年），其 95%CI 为 0.35 ～ 1.25，达到了研究设计 99% 的上限。而左心耳封堵术组和华法林组的有效性终点分别为 1.9%/ 年和 4.6%/ 年。至于安全性终点，左心耳封堵术组较华法林组高（7.4%/ 年 vs. 4.4%/ 年）。PROTECT AF 试验结果证实，左心耳封堵可作为需要长期口服抗凝药（oral anticoagulant，OAC）治疗的非瓣膜病性房颤患者卒中预防的替代方案。

同年，PLAATO 试验长期随访结果公布，左心耳封堵术后患者 5 年随访中卒中或短暂性脑缺血发作（transient ischemic attack，TIA）的发生率为 3.8%/ 年，低于预期发生率（6.6%/ 年）。2011 年，Park 等首次报道了 Amplatzer Cardiac Plug（ACP）临床应用的结果。在欧洲 10 个中心 143 例房颤患者中成功植入 137 例（96%），其中 10

例发生严重并发症（7%），包括3例缺血性卒中，2例植入装置脱落栓塞（均通过导管回收），5例严重心脏压塞。另外有4例轻微心脏压塞，2例TIA，1例植入装置在静脉系统脱落。而后公布的PROTECT AF随访（542例）和CAP注册登记（460例）结果显示，随着介入操作经验的积累，手术并发症发生率逐渐从7.7%下降至3.7%，严重的心包积液发生率降至2.2%，与操作相关的卒中发生率降至0%。而更大样本（1273例）的随访研究显示，与持续华法林治疗相比，左心耳封堵术能降低1.73%～4.97%不良事件率。

2012年亚太区国家应用ACP封堵治疗的随访结果显示，20例房颤患者介入封堵手术成功率为95%。平均12个月的随访期内经食管超声心动图（transesophageal echocardiography，TEE）检查提示所有患者均为完全封堵，无器械相关血栓形成，无卒中或死亡事件发生。2013年多中心、前瞻、非随机试验（ASAP研究）评估了WATCHMAN封堵器的安全性和有效性。入选150例房颤患者（CHADS2积分≥1分），其中93%因出血或出血倾向而不适合长期服用华法林治疗，WATCHMAN封堵器手术成功率为94.7%。在平均14.4个月随访期内不良事件发生率为8.7%，全因卒中或全身系统性栓塞发生率为2.3%，而预期卒中发生率为7.3%。与此同时，POTECT AF试验2.3年随访结果再次证实应用左心耳封堵术治疗预防卒中的效果不亚于长期服用华法林抗凝治疗，且生活质量明显改善。

总之，经皮左心耳封堵术是预防房颤并发卒中的一种有效方法，为华法林治疗禁忌的患者提供了一种有效的治疗手段，必将为房颤患者的卒中预防带来新希望。

第二节 左心耳解剖及病理生理

一、左心耳发育解剖学

左心耳是胚胎时期原始左心房的残余附属结构，而胚胎时期的左心房主要由原始肺静脉（pulmonary vein，PV）及其分支融合而成。

妊娠的第3周，原肠胚和3层胚胎产生。由新月形组和次级心脏区产生的2个中胚层细胞形成了一个倒“Y”形的初级心内膜管。心内膜管的伸长和成环在第25天发生，使其尾端和颅端接近，此时可以看出未来心脏的几个关键结构，包括圆锥动脉干、原心室、房室管、静脉窦和原心房。原心房的外侧壁开始向外“气球化”，形成典型的右心房和左心房，后者的结构表现得尤其明显。在同化的过程中，静脉窦的细胞进入发育中的右心房，而肺静脉延续为左心房的后壁。左心房壁的外侧向外伸展形成左心耳。在妊娠的第5周，原始心脏中胚层分化成肌肉组织，导致部分左心房和左心耳的小梁形成（图78-2-1）。

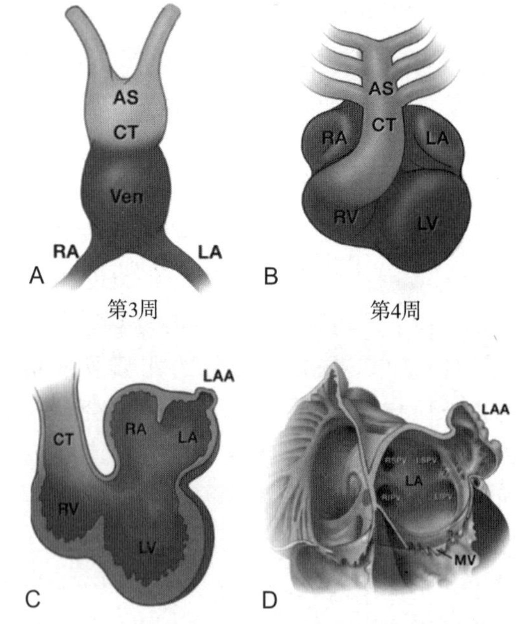

图78-2-1 左心耳发育解剖

AS. 主动脉囊；CT. 圆锥动脉干；Ven. 原始心室；RA. 右心房；RV. 右心室；LA. 左心房；LAA. 左心耳；LV. 左心室；MV. 二尖瓣；LSPV. 左上肺静脉；LIPV. 左下肺静脉；RSPV. 右上肺静脉；LSPV. 右下肺静脉

二、外部解剖与空间关系

左心耳起源自左心房的上部，并被心包所包围。在大多数情况下，尖端指向前面和头侧，与肺静脉干和右心室流出道重叠。左心耳与多个关键结构（包括多个血管、神经和二尖瓣）具有密切的空间关系（图 78-2-2）。

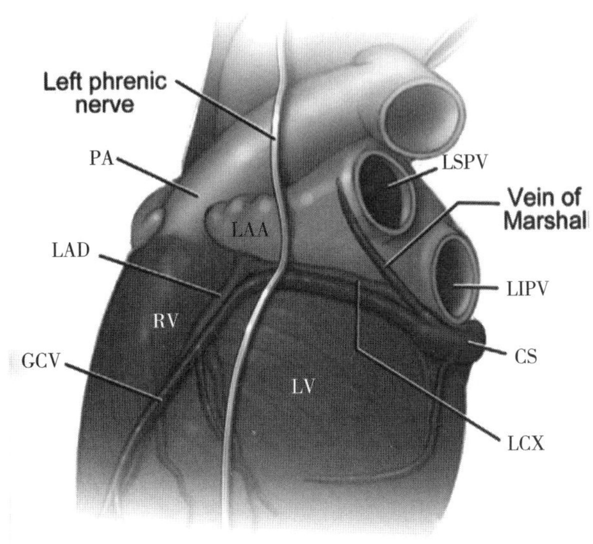

图 78-2-2 左心耳（LAA）及其与周围结构的空间关系
GCV. 心脏大静脉；LAD. 前降支；LCX. 回旋支；LV. 左心室；RV. 右心室；LAA. 左心耳；CS. 冠状窦；LIPV. 左下肺静脉；LSPV. 左上肺静脉；PA. 肺动脉；left phrenic nerve. 左膈神经；Vein of Marshal. 马歇尔静脉

（一）脉管系统

左心耳位于许多重要的血管结构附近。在左心耳开口的下方，冠状动脉回旋支（left circumflex artery，LCX）和心脏大静脉位于左房室沟内。LCX 与左心耳开口的位置平面非常接近（有时甚至直接接触）。心大静脉最初起源于心室间静脉，走行于左心房后下方，进入左房室沟。左前降支与左心耳开口也有密切的关系，在 46% 的病例中，两者的距离＜ 10mm。

左上肺静脉（left superior pulmonary vein，LSPV）紧邻左心耳的后方，而且其前壁的一部分与左心耳的后壁相交，左心耳开口的边缘与左上肺静脉之间的平均距离为（11.1 ± 4.1）mm。此外，左上腔静脉在胎儿期间产生左心耳和左上肺静脉之间的凹陷，Marshall 韧带 / 静脉（左上腔静脉的残余）位于此凹陷内。这个凹陷形成了左外侧心内膜嵴，并且划定了左心耳和左侧肺静脉开口间的一个物理边界（上边界）。因此，在制订封堵术计划时应仔细考虑左心耳周围的脉管系统。

（二）膈神经

膈神经（phrenic nerve）沿外侧纵隔，从胸廓入口向膈肌走行。分别靠近左心耳尖端（59%）或朝向左心耳颈部（23%）。

（三）二尖瓣

二尖瓣（mitral valve）位于左心耳开口的下方，前庭位于两者之间。由于其与左心耳口（约 11mm）的距离相对较短，二尖瓣可能会受到过大或错位的封堵装置的损坏或压缩的风险。

三、内部解剖学

（一）组织学

在组织学（histology）层面，重叠的心肌混合交叉于左心耳的心内膜层和心外膜层的各个方向。3 个主要的肌束组成肌体结构。心外膜下，Bachmann 束在左心耳颈部周围分叉，在 2 个心房之间形成桥接道。Septopulmonary 束与来自肺静脉的肌袖、左心耳的顶及前壁的肌细胞融合。最后，形成心房内膜的一部分 Septoartial 束到达左心耳开口，并进入心耳腔内参与梳状肌的小梁形成。左心耳壁厚度可变，甚至可像纸一样薄。

（二）梳状肌和小梁

与 LA 的其他部位不同，左心耳内膜面由一系列梳状的肌肉组成螺旋状。最终形成小梁状的外观特征。在超声心动图研究中，较大的梳状肌是常见的，有时可能会被误认为是血栓。此外，发达的小梁可能与房颤患者血栓栓塞风险增加有关。

（三）左心耳开口

左心耳开口（left atrial appendage ostium）通常呈椭圆形或不规则形，Wang 等用心脏 CT 成像技术将左心耳开口形状分为 5 大类：①椭圆形（68.9%）；②足状（10%）；③三角形（7.7%）；④水滴样（7.7%）；⑤圆形（5.7%）。开口的平均长径和短径分别为 17.4mm 和 10.9mm。从目前已发表的文献来看，左心耳的大小与房颤之间的关系仍有争议。

（四）生理功能

近年来，随着研究的不断深入，左心耳的生理功能的神秘面纱被逐渐揭开。随着左心耳封堵装置的不断更新与发展，对实施这些临床措施所带来的下游效应的认识，将变得越来越重要。

1. *内分泌功能* 心房利钠尿多肽（atrial natriuretic peptide，ANP）亦称心钠素，在血压和体液的调节中起重要作用，免疫组织化学研究发现，ANP 出现在包括人类在内的几种哺乳类动物的心耳内，提示心耳在调节 ANP 的储存和释放中的重要性。动物实验再次验证这一事实，在犬研究实验中，当双侧心房切除后，ANP 分泌和随后的盐 / 液排泄将明显减弱。同时，最新的临床试验表明，ANP 和脑钠肽（brain natriuretic peptide，BNP）在左心耳结扎术后明显降低。有学者认为，这些神经激素的改变与左心耳结扎后收缩压和血清钠的减少有关。

2. *心脏祖细胞库* 在小鼠和人类的研究中发现，左心耳是心脏祖细胞的储存器，这些心脏祖细胞在成年期间仍保持相对较大的数量，这表明左心耳可能在人类心脏的再生中发挥重要作用。

3. *血流与储存功能* 多普勒信号将左心耳内的血液分为 4 个不同的阶段：①舒张早期左心耳血流外流，即心耳的被动排空；②心室舒张末期左心耳收缩（增压泵功能）；③左心房收缩后立即出现左心耳填充；④由于被动向外和向内流动引起的收缩反射波，这种动态血流可有效预防凝血、最小化血栓形成的风险。此外，相对于左心房，左心耳腔的顺应性的提高使得允许它在左心房压力和（或）容量过载的条件下起到蓄水池样的缓冲作用。

左心耳血流动力学的改变与多种因素有关。房性心律失常可引起左心耳功能一系列的变化，从收缩功能的相对保留到完全瘫痪。同时，左心室充盈受损也明显影响左心房和左心耳的排空和充盈。此外，左心耳形态也可能对血流动力学产生影响，与其他类型相比，鸡翅型有较高的血流速度。由于不良的生理或形态学变化，左心耳流量和收缩力的降低增加了血栓形成的倾向，从而增加了全身血栓栓塞的风险。

窦性心律时，左心耳因具有正常舒缩能力而不易形成血栓，经食管超声检查呈现特征性血流频谱：①向上的排空波由左心耳主动收缩产生；②其后的充盈波则由左心耳弹性回缩，或当房室间压力差消失时肺静脉充盈左心房及左心耳所致。

当患者出现心房颤动时，这种特征性频谱曲线消失，血流呈不规则的锯齿样改变，且其血流速度明显下降。病理状态下，左心房压力升高时，左心房及左心耳均通过增大内径及加强主动收缩力来缓解左心房压力，保证左心室足够的血液充盈。随着左心房的增大，左心耳的充盈和排空速度也逐渐降低。正常左心耳形态大多呈楔形，而心房颤动时，左心耳的形态为：①左心耳入口明显增宽，呈球形或半球形改变，且失去有效的规律收缩；②左心耳自身的形态特点及其内的肌小梁凹凸不平，易使血流产生漩涡和血流速度减慢，也是促使血栓形成的条件；③心耳壁的内向运动难以引起足够的左心耳排空，导致血液在左心耳淤积，容易形成血栓。

第三节　左心耳形态及影像技术

一、左心耳形态

左心耳是一个复杂且变异比较大的结构，但它的基本组成部分可以分为开口、颈部和体部。开口连接左心房与左心耳，并倾向于与二尖瓣环形成一个倾斜的角度，开口的上和后边界一般由嵴（图 78-3-1）清楚地划分，将开口从左上肺静脉（LSPV）分离，而前部和下侧的边界划分仍不清晰。

这一嵴与心马氏韧带的心外膜相对应，已被详细研究并分类：A 型，嵴从 LSPV 口的上部延伸到 LIPV 的下部分；B 型，嵴从 LSPV 口的上部延伸到左上肺静脉和左下肺静脉入鞍。左心耳的开口常与 LSPV（60% ～ 65%）水平相同，但也可以高于（25% ～ 30%）或低于 LSPV（10% ～ 15%）。颈部通常是左心耳最窄的部分，该区域通常位于左旋动脉（LCX）的上面。开口和颈部之间的距离有很大的解剖变异。左心耳的体部通常是多叶的（1～4叶），通常54%的人有2叶，23%的人有3叶。左心耳体的梳状肌呈小梁状，28%可从下端延伸至二尖瓣前庭。左心耳的尖端通常指向下方，并与左前支（LAD）平行，但有时它可指向后方或心包横窦。

计算机断层扫描技术和磁共振成像技术能提供更好的时空分辨率，提出了3种任意分类方案：根据优势叶的近中/中部是否存在明显弯曲（鸡翅形态），将左心耳分为2个主要形态组。无弯曲的分为3个亚型，包括风向袋型（一叶主导）、仙人掌型（优势中央叶，次级裂片从上下方向中央叶延伸）、花椰菜型（有限的总长度，具有更复杂的内部特征）（图78-3-2）。

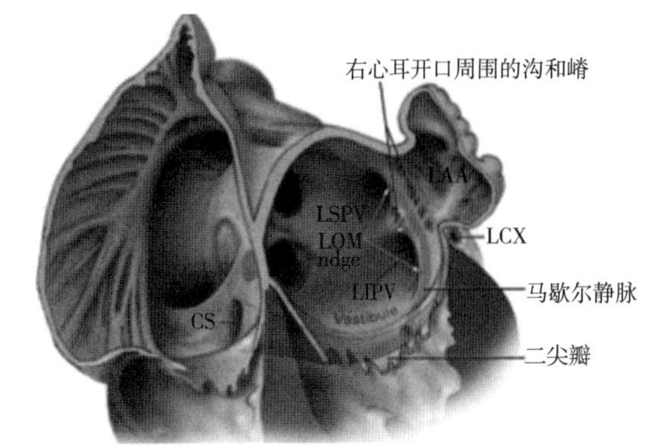

图78-3-1　左心耳开口的毗邻结构

左心房（LA）和左心耳（LAA）的心内膜面，显示由Marshall韧带（LOM）形成的嵴。LAA与左回旋动脉（LCX）及肺静脉非常接近

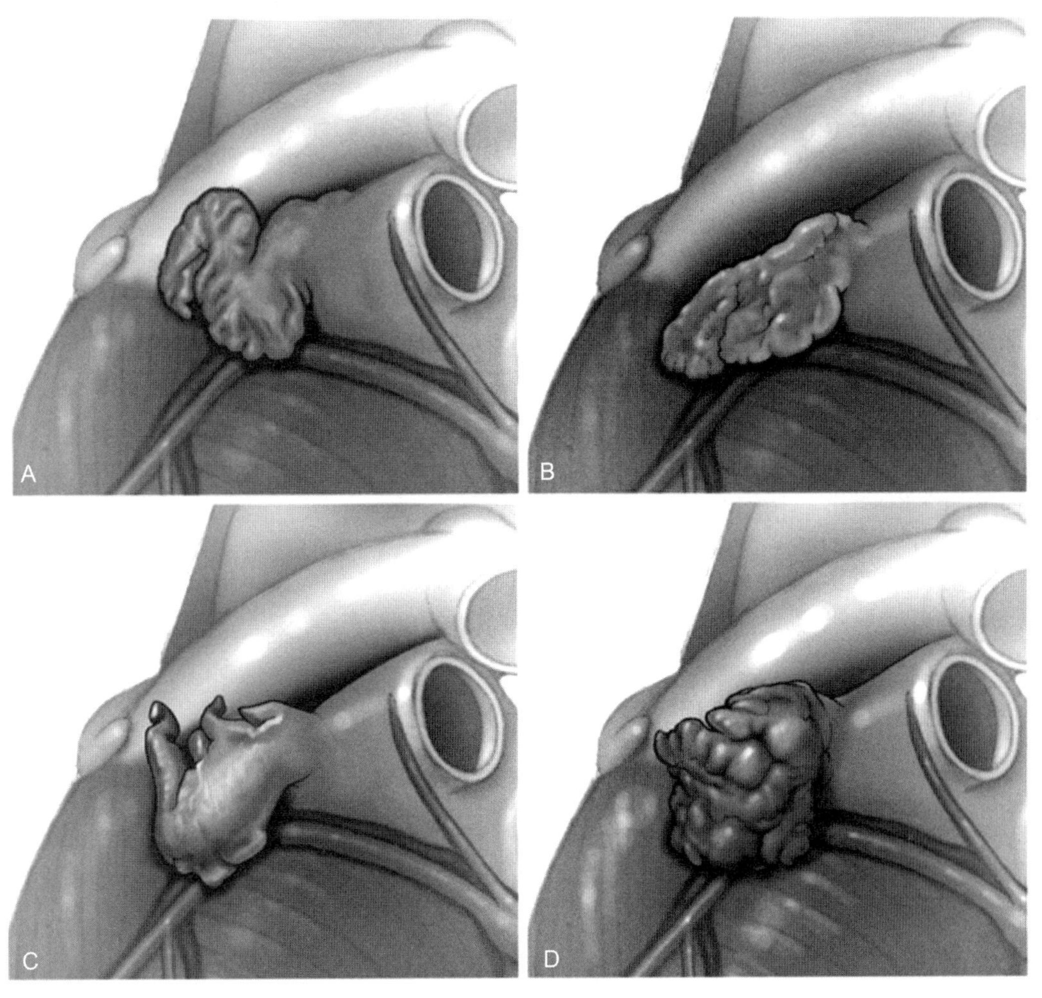

图78-3-2　左心耳形态

A. 鸡翅型；B. 风向袋型；C. 仙人掌型；D. 花椰菜型

二、左心耳测量影像技术

左心耳形态不规则且复杂多样，常因人而异，每位患者的左心耳开口直径、深度和心耳形态都存在差异。因此，左心耳结构数据测量对LAAC具有重要指导意义，可对左心耳内部及周围结构

进行预先评估，从而制订手术方案，缩短手术时间，并减少并发症。目前，左心耳测量方法主要为TEE、多层螺旋CT（multi-slice spiral computed tomography, MSCT）和术中造影DSA测量法3种，临床上多采用两种方法结合的方式选择封堵器和植入位置。亦有学者提出采用心腔内超声心动图（intracardiac echocardiography，ICE），然而由于操作复杂，目前临床上不作为左心耳结构数据测量常规方法。

（一）TEE 测量

TEE是将超声探头植入食管内，从心脏的后方向前近距离探查其深部结构，与经胸超声心动图（trans-thoracic echocardiography，TTE）相比，可避免肥胖、肺气和骨骼等的干扰，成像品质更高，可更直观、全面评价左心耳结构和功能，并用于左心耳封堵术中实时检测，包括测量左心耳结构数据、评价心耳内血栓、术中指导房间隔穿刺、术后评价左心耳封堵器放置效果等。目前，二维TEE已被广泛应用于描述左心耳结构和评估左心耳功能，通过测量0°、45°、90°及135°四个角度的左心耳开口直径及深度，并结合左心耳造影图像的测量结果，取最大直径作为参考选择封堵器尺寸。近年来，随着三维TEE测量左心耳技术的日趋成熟，相比二维TEE，三维TEE可更加准确地评估左心耳形态，提供更多的信息，从而为临床诊断和治疗提供更多可靠的参考依据。两种测量方法的对比详见表78-3-1。

表 78-3-1　二维 TEE 与三维 TEE 测量方法的对比

测量方法	优点	缺点
二维 TEE	是在心脏外科手术中应用最简便、易行的影像学技术，已成为检测心脏结构和功能的重要手段	为有创检查，存在麻醉风险、药物过敏等，特别是在对食管静脉曲张患者进行检查时，存在出血风险 测量结果的准确性受操作者经验及设备影响较大
三维 TEE	三维空间显示心脏结构更形象、直观，与毗邻结构的解剖关系更清晰，易被手术医师理解 能立体发射和接收图像信息，观察与声束方向呈任意角度的切面，具有更强的实用性 图像采集时间短，图像质量高 能结合多种量化分析软件提供的丰富资料，便于临床医师与超声医师的交流，制订最佳治疗方案以提高治愈率 特别是对于较复杂的经皮手术，术中从2D成像转换成3D成像，可明显降低手术时间和辐射量	依赖于二维图像的增益、滤波和灰阶阈值的调节，受心律和呼吸的影响，易出现伪像和回声失落，部分图像重建效果不理想，对细微结构的分辨力不够

尽管功能强大，TEE检测仍有以下缺点：①TEE需通过多角度测量，取各个心耳切面的最大值作为开口直径，因左心耳形态多样，有时难以取到实际最大切面，或因操作者操作的原因，可能遗漏最大切面；②TEE受操作者经验及仪器设备的影响较大；③检查前需局部麻醉，检查过程较痛苦，属于有创检查，存在一定风险，部分患者难以耐受。

（二）DSA 测量

DSA自带测量系统，可评估左心耳的大小和形态。目前，DSA测量结果作为选择封堵器尺寸的重要参考依据而被广泛应用。国内首先施行LAAC初步经验中采用了DSA测量，在右前斜（RAO）20°及分别加足头位和头足位20°行左心耳造影，并根据猪尾导管标记度量左心耳开口处直径，并根据左心耳直径选择封堵器的尺寸。但由于左心耳角度多变，很难取到与其完全呈切线方向的DSA角度，该方法需要DSA机位多角度测量取最大值，从而增加了操作者及患者射线量的吸收，因此需要操作者具有一定经验。随着技术和设备的不断发展，部分专家选择通过WATCHMAN导引系统（WATCHMAN access system，WAS）到位后，通过WAS上的标注来选择封堵器的尺寸。WAS植入左心耳后，以头端标记为参考，通过开口所对的标注，量取左心耳深度。但DSA测量方法仍有局限性，WAS到位的角度和位置对标注的判断有着重要影响，且标注标志的位置也只有3个数值，易出现较大误差，难以满足手术需要。

（三）MSCT三维重建测量

MSCT是一种连续旋转的体积扫描，能采集围绕人体的一段体积螺旋式数据。目前应用于临床研究的左心耳扫描方法大多采用冠状动脉CT血管成像（coronary computed tomography angiography，CCTA）扫描方案，扫描完成后，将原始图像进行多时相重建，并传至工作站。MSCT强大的后处理三维重建功能为测定左心耳的大小、容积、形态及与周边组织的关系提供技术支持。后处理方法包括多平面重组（multi-planar reformatting，MPR）、容积再现（volume rendering，VR）、仿真内镜等，其重建原理和功能详见表78-3-2。

表78-3-2 3种MSCT后处理方法的重建原理和功能

后处理方法	重建原理	功能
MPR	对MSCT扫描采样获得的数据利用三维重组技术进行任意方位的断层图像重组	可以任意平面观察测量左心耳腔内情况及其毗邻结构
VR	扫描获得容积内的像素密度直方图，其中直方图的不同峰值代表不同的组织，计算每个像素的不同组织百分比，继而换算成不同的灰阶，以不同的灰阶及不同的透明度三维显示扫描容积内的各种结构	可行实时三维重建，对活体状态的左心耳及其周围结构进行立体、直观的显示
仿真内镜	将MSCT的容积数据进行后处理，重组出类似纤维内镜所见的空腔器官内部的立体图像	清晰地描述左心房及左心耳的内部结构，即介入手术的实际操作环境

利用螺旋CT冠状动脉成像及多种后处理方法对患者的左心耳开口直径、面积、容积等参数进行测量，并比较各参数在同一观察者不同时间及不同观察者间测定的可重复性，结果证实MSCT冠状动脉成像对左心耳进行定量测量有较高的可重复性和一致性，其测量数值具有客观性及准确性，可用于左心耳术前检查。然而，MSCT的应用也有一定的局限性：①对造影剂过敏的患者较多；②MSCT成像受多种因素影响，如造影剂注射剂量和过程、成像时间、患者心律和心率等，不同研究中心左心耳图像存在差别；③MSCT基于左心耳造影剂充盈，患者左心耳内压力偏低、左心耳过深、造影剂量不足等都会导致左心耳内造影剂充盈不足，影响重建图像。

第四节 左心耳封堵术适应证及禁忌证

一、心房颤动患者缺血和出血风险评估

口服抗凝剂是心房颤动患者预防卒中的有效手段，但也存在诸多局限，如其带来的出血风险及与其他药物存在相互作用，且口服抗凝物需长期服用，患者的依从性也是影响其临床疗效的一个重要因素。因此，在为心房颤动患者制订抗凝方案时，常需要综合考虑多方面的因素，尤其是对其缺血和出血风险进行评估。CHADS2（表78-4-1）和HAS-BLED（表78-4-2）评分是较为常用的风险评估工具，但有些患者临床并发症多，其出血和缺血的危险因素同时并存，这使得他们的抗凝策略更加难以制订，因此欧洲心脏病学会首次推荐使用CHA2DS2-VASC评分（表78-4-1）来评估此类高危患者。

长期以来，CHADS2评分一直被广泛应用于房颤患者卒中风险的评估，被视为房颤抗凝治疗策略的基石。《2012年ESC房颤的抗栓治疗指南》推荐了CHA2DS2-VASc评分之后，曾一度引起我国学者的广泛关注。不同学者对于我国临床实践中应该采用何种评分方法持不同意见，目前2种评分方法均广泛用于临床，CHADS2评分更适合筛选高危患者，而CHA2DS2-VASc评分则适用于找出真正低危患者，避免过度使用抗凝方

案。2014 年，美国 AHA/ACC/HRS/STS 联合发布了《2014 年心房颤动患者管理指南》。与之前指南相比，新指南有多项重要变化，其中关于房颤患者卒中风险评估方法的建议是最值得关注的内容之一。

表 78-4-1　CHADS2 和 CHA2DS2-VASc 评分

危险因素	评分方法	
	CHADS2	CHA2DS2-VASc
C：充血性心力衰竭	1 分	1 分
H：高血压	1 分	1 分
A：年龄（岁）		
65 ～ 74		1 分
≥ 75		2 分
＞ 75	1 分	
D：糖尿病	1 分	1 分
S2：卒中或 TIA 病史	2 分	2 分
Va：血管疾病		1 分
Sc：女性		1 分
累计评分	0 ～ 6 分	0 ～ 9 分

表 78-4-2　HAS-BLED 评分系统

缩写	危险因素	分值
H	高血压（收缩压＞ 160mmHg）	1 分
A	肾功能不全 [b]	1 分
	肝功能异常 [a]	1 分
S	既往脑卒中病史	1 分
B	出血（主要出血史或有出血倾向）[c]	1 分
L	INR 不稳定 [d]	1 分
E	高龄（年龄＞ 65 岁）	1 分
D	饮酒史	1 分
	增加出血风险药物的使用 [d]	1 分

注：a. 肝功能异常指慢性肝病（如肝硬化）或明显的生化指标紊乱，如胆红素＞正常值上限的 2 倍，并且谷丙转氨酶 / 谷草转氨酶 / 碱性磷酸酶＞正常值上限的 3 倍等；b. 肾功能不全定义为慢性透析或肾移植或血清肌酐≥ 200μmol/L；c. 出血指既往有出血病史和（或）出血的诱因如出血体质、贫血等；d. INR 不稳定指 INR 易变 / 偏高或达不到治疗范围（如＜ 60%）；d. 增加出血风险药物包括抗血小板药、非甾体抗炎药等。

很多学者认为 CHA2DS2-VASc 评分比 CHADS2 评分更先进，其实未必如此。两种方案所包含的内容不同，其临床适用情况也不尽相同。概括地讲，CHADS2 评分能够用简单的方式筛选出真正的卒中高危患者，也可筛选出最需要抗凝治疗的对象；而 CHA2DS2-VASc 评分的主要作用是筛选出真正低危的、不需要抗凝治疗的房颤患者，从而可避免过度使用抗凝治疗。由此可见，两种评分方案的适用背景有所差别。而我国，房颤患者抗凝治疗的推广严重不足，推广 CHA2DS2-VASc 评分有助于避免真正低危的房颤患者进行抗凝治疗，还可提高患者依从性。

HAS-BLED 评分≥ 3 分者视为高危，应更严密的观察以防发生出血事件。但是应用该评分的目的并不是让出血高危的患者不接受抗凝治疗，而是利于临床医师更客观地评估房颤患者的出血风险，及时纠正未被控制的可引起出血的危险因素。

二、左心耳封堵适应证

CHA2DS2-VASC 评分≥ 2 分的房颤患者，同时具有下列情况之一，是 LAAC 的适应证：房颤发生事件＞ 3 个月，阵发性 / 持续性房颤，或是长期持续性和非永久性非瓣膜房颤患者；服用华法林，INR 达标的基础上仍发生卒中或栓塞事件者；HAS-BLED 评分≥ 3 分者；可长期服用阿司匹林或氯吡格雷；年龄＞ 18 岁（推荐＞ 65 岁）；有华法林应用禁忌证或无法长期口服华法林。

另外，术前应进行相关影像学检查以明确左心耳结构（如 MSCT、TEE 等），除外其结构不宜植入封堵器者的同时，指导操作者选择合适的封堵器。考虑到左心耳封堵器植入初期学习曲线及风险，建议应在心外科条件较好的医院开展此项技术。

三、左心耳封堵禁忌证

LAAC 的禁忌证包括：①左心房（LA）内径＞ 65mm、TEE 发现心内血栓 / 左心耳内浓密自发显影、严重二尖瓣病变或心包积液＞ 3mm 者；②患者预计生存期≤ 1 年；低卒中风险（CHA2DS2-VASC 评分为 0 分或 1 分）或低出血风险（HAS-BLED 评分为 3 分）者；③华法林抗凝治疗的除房颤外其他疾病者；④在卵圆孔未闭合并房间隔瘤和右向左分流，升主动脉 / 主动脉弓处存在不稳定 / 破裂 / 厚度＞ 4mm 的动脉粥样硬化斑块者；⑤有胸膜粘连（包括曾经做过心脏手术、心外膜炎及胸部放疗）者，不建议应用 LARIAT 封堵器封堵左心耳；⑥需要接受择期心外科手术者；⑦目前虽无直接证据证实心功能低下为经皮左心耳封堵的不利因素，但对于左心室射血分数＜ 0.35 的 NYHA 心功能Ⅳ级且暂未纠正者；⑧对金属镍合金、阿司匹林、氯吡格雷、肝素过敏或禁忌。

随着器械不断更新及各项操作技术的日趋熟练，部分禁忌证也正向着相对禁忌证转变，LAAC 的“禁区”正越来越小。

第五节　左心耳闭合术式

一、外科手术

外科干预左心耳预防房颤血栓栓塞的方法主要包括切除或闭合左心耳开口。最早有关外科干预左心耳的报道可追溯到 1949 年，Madden 完成世界首例左心耳切除术。目前国际上发布的多项指南，对于接受心外科手术的房颤患者更多地推荐同期行心外科左心耳干预，推荐级别也逐年升高。

1. 外科干预左心耳适应证　目前比较公认的外科左心耳封闭的适应证包括：①不能接受抗凝或存在抗凝禁忌的房颤患者；②接受外科房颤治疗的患者；③接受心脏外科手术的成年患者（若不合并房颤，但左心房前后径大于 50mm）；④不能耐受房颤外科治疗或拒绝消融治疗的房颤患者；⑤局限性左心耳内血栓形成，内科介入治疗禁忌的患者。

2. 外科干预左心耳禁忌证　心内直视手术患者禁忌证与常规心内直视手术相同，左心房血栓不是左心耳手术禁忌证。微创左心耳手术禁忌证包括：①非局限性左心耳内血栓，血栓经左心耳开口延续至左心房的患者；②不能耐受基础麻醉的患者。

外科左心耳的干预方法历经半个世纪的发展，总体可分为三大类。第一类为直接操作方法，即切除后缝合或缝合结扎；第二类为器械辅助；第三类为近年来发展的胸腔镜辅助。

（一）直接操作方法

目前临床上常用的直接干预方法包括：①左心耳切除法，手术切除大部分左心耳，连续缝合切口，包括后续发展为吻合器切除；②左心耳缝合结扎法，用丝线直接缝合结扎左心耳，包括心外膜缝扎和心内膜缝扎；③荷包缝合法，沿左心耳基底部荷包缝合一周，最后加一层连续缝合；④左心耳分段结扎，用 2 根丝线从心外膜在左心耳根部结扎，或每隔 5mm 依次打结结扎左心耳。

左心耳切除法的成功率为 43% ～ 73%。但该手术存在手术残根的风险，不能应用于非体外循环手术和微创手术。该方法还存在多种并发症，如术后出血增多、血流动力学恶化、ANP 分泌减少造成水钠潴留等。

不同类型的缝合结扎方法在 36% ～ 60% 的患者中未能实现完全的切除或封闭左心耳，因而术后仍可能在左心耳内形成血栓继而导致脑卒中风险。失败原因可能包括左心耳质脆，毗邻结构（如 LCX）容易受损，缝合深度较浅；左心耳开口的远侧边缘难以做到良好地连续缝合；左心耳开口呈三维螺旋结构，增加了心内膜缝合的难度；心内膜缝合时，窦性心律恢复后，左心耳收缩可增加张力，造成左心耳撕裂。心外膜结扎时，心脏复搏后，心房的充盈也会增加缝线撕脱的风险。同时，左心耳闭合的失败率与术者经验直接相关。

（二）辅助器械及其植入方法

辅助器械及植入方法闭合左心耳的特点是可以应用于开胸心内直视手术和微创非体外循环心外科手术。国际上研发的辅助器械及植入器械种类很多，但应用比较多的仅限于组织切割缝合器、心耳夹、Endoloop 等。而在国内应用较多的仅有前两种心耳闭合器械。

组织切割缝合器的应用最初并非针对左心耳切除，更多的是用于肺叶切除。2007 年北京安贞医院在国内率先在开展微创房颤射频消融治疗时将该器械用于左心耳切除。组织切割缝合器是心耳夹出现之前使用较多的左心耳闭合器械，其闭合效果不如心耳夹，而且术中存在出血风险，因此逐渐被心耳夹所取代。

心耳夹最早是由美国Atricure公司推出的AtriClip，国内的同类产品是由麦迪顶峰公司生产的“左心耳闭合系统”。AtriClip至今未在中国注册上市，但该产品10年来的应用经验值得借鉴：AtriClip于2009年得到美国FPA批准应用。该装置由2根包含镍钛诺铰链的钛棒组成，外面覆盖有编织聚酯衬里，有四种型号35～55mm。将镍钛诺铰链放置在左心耳基底部最佳位置后，可以提供恒定的咬合力促使左心耳关闭。

在美国开展的一项多中心临床研究中，选取71例CHADS2评分＞2分的患者，应用此装置评价夹闭左心耳的安全性和有效性。结果显示，除1例由于左心耳太小未行手术外，使用该器械完整切除左心耳的即刻成功率达96%，术后3个月经TEE或CT随访显示，98%的患者实现右心耳完全夹闭。最近美国的一项临床研究表明，2011～2015年，65名接受全胸腔镜下AtriClip植入的患者中，有61名实现了左心耳完全闭合，成功率达93.9%，且未出现与AtripClip植入相关的严重并发症。尚有研究表明，该装置在夹闭左心耳同时可使左心耳实现完全电隔离，从而在一定程度上有助于房颤患者恢复窦性心律。

用于左心耳处理的其他器械还有Endoloop(美国Johnson& Johnson公司)，Ligasure（LVSS，美国Tyco Healthcare，Valleylab公司），Stapler（美国Surgical Corporation公司），TigerPaw（美国LAAx公司）等，然而这些器械未在国内上市，因此应用较少，其有效性及安全性仍无相关证据。

（三）经胸腔镜行左心耳干预

经胸腔镜封闭左心耳预防房颤栓塞技术目前已应用于临床，小样本研究取得了较好的预后，但是否具有优越性尚待深化研究，需要更多的样本与传统方法进行比较。2013年日本的研究表明，对30位存在不同原因抗凝禁忌的房颤患者实施胸腔镜下单独左心耳直线切割缝合器切除，平均随访16个月，除3例特殊患者（1例冠状动脉旁路移植术后，1例大脑中动脉重建术后，1例下肢动脉硬化闭塞）外，所有患者均未再次抗凝，无再发栓塞。2018年该团队扩大研究样本至201例，结果显示所有患者均实现完全的左心耳封闭，并对198例患者随访，在平均随访2年后只有2例出现新发心源性栓塞事件。

然而左心耳的外科干预亦有其局限性：①出血风险增加；②闭合不完整，血流再通；③术后心房收缩功能受损。从目前的临床发展趋势看，通过内外兼修的方法干预左心耳将成为一大新趋势，在进行外科左心耳结扎前植入左心耳封堵器，既能保证闭合面的平整性，又能提高直视下封堵的成功率。

二、经皮左心耳封堵术

LAAC为微创介入治疗，凭借其安全高、创伤性小的优势，逐渐成为左心耳干预的主流术式。其手术过程主要为：首先穿刺股静脉，沿股静脉植入房间隔穿刺鞘管及穿刺针，行房间隔穿刺术，后经房间隔穿刺鞘管输送加硬交换导丝至左上肺静脉，再沿导丝放入封堵器专用输送鞘管及猪尾造影导管，通过造影及术中TEE双重测量，确定封堵器的尺寸，通过鞘管输送封堵器至左心耳，展开封堵器，再进行牵拉试验，通过造影及TEE从多角度（0°、45°、90°、135°）测量封堵器与左心耳之间缝隙，确定缝隙≤3mm，确认封堵器位置良好后，释放封堵器，拔出鞘管。

近年来，随着经皮左心耳封堵技术的日渐成熟，左心耳封堵装置的研发也进展迅速，先后已有4种左心耳封堵装置应用于临床。

（一）PLAATO封堵装置

PLAATO封堵装置为第一个经皮左心耳封堵装置，最早于2001年应用于临床。该装置主要由一个可自动膨胀的镍钛记忆合金笼的封堵器和一个输送导管组成，植入装置通过可控导管固定在左心耳口部。可以通过植入装置中央管向左心耳注射造影剂，如果网架位置合适，释放植入装置，撤回导管和房间隔穿刺鞘。2005年的一项多中心研究，对111例房颤患者植入PLAATO装置，其中植入成功108例，平均随访9.8个月，结果显示仅有2例患者发生卒中，而在器械植入后1个月和6个月，TEE未发现移位或移动血栓。2009年Park等对73例房颤患者（永久性65例，阵发性8例）应用PLAATO闭塞左心耳，其中71例患者装置植入成功，1例于围术期死亡，1例因植入物不稳定而行心脏外科手术。对置入成功的患者进行24个月随访，所有患者均未发生卒中。2010年，Bayard等发表了目前为止关于PLAATO装置的最大的一项研究，该研究共纳入180例患者，其中162例完成了手术，进行2个月随访，经TEE检查，示126例左心耳封堵成功，所有患者的卒中发生率仅为2.3%/年，低于卒中的预测值（6.6%/年）。尽管PLAATO装置封堵左心耳在既往的临床研究中肯定了其在降低脑卒中方面的有效性，但血栓脱落、心脏压塞、血管并发症等并发症的高发生率限制了它在临床上的应用，因而该产品已于2006年停产并退出市场。

（二）Watchman封堵器

Watchman封堵器是一种由Boston Scientific公司研发的左心耳封堵装置，基本结构是镍钛合金网状支架，该部分在到达左心耳时能够释放而膨胀，并由尾端的倒钩样结构抓取左心耳而固定支架，网架表面覆有一层聚对苯二甲酸乙二醇酯（PET）微米膜以封堵左心耳。Watchman装置自问世以来，已在全球20多个国家上市，2014年进入中国市场，2015年通过美国FDA认证，并在美国上市，现已有超过10 000例房颤患者成功植入Watchman封堵器。作为第一种在国内上市的左心耳封堵器，其有效性、安全性都已通过了大量研究获得了肯定。

PROTECT AF研究是第一个研究左心耳封堵的多中心开放性前瞻性随机研究，以2∶1的比例将患者随机分配为Watchman组和华法林组，Watchman组手术成功率为91%。术后对患者进行最长5年的随访，主要终点事件为卒中、血栓栓塞或各种原因所致的死亡。Watchman组和华法林组的卒中或TIA的发生率分别为3.0%/年vs.4.9%/年（术后1年），2.0%/年vs.2.7%/年（术后2.3年），1.7%/年vs.1.8%/年（术后5年），且卒中事件的发生率随着随访时间和随访人次的增加而有下降的趋势，Watchman组与华法林组相比在预防脑卒中方面无劣效性，但Watchman组存在较高的并发症（空气栓塞），可能与术者经验不足、华法林组的样本量较小有关。PREVAIL研究与PROTECT AF研究相似，旨在证明左心耳封堵术的安全性及有效性，随访分析发现Watchman组与华法林组的卒中发生率分别为0.7%/年和（1.6～2.2）%/年，术后不良反应明显低于PROTECT AF研究。ASAP研究对来自4个医学中心的总计150例使用Watchman封堵左心耳的非瓣膜性房颤患者在术后3个月、6个月、12个月、18个月和24个月进行了随访，卒中事件的发生率与前两项研究结果相似（1.7%/年），不良事件发生率仅为8.7%（包括与装置相关的栓塞事件2例，心包积液5例，股动脉假性动脉瘤/血肿/出血3例，其他3例），也低于PROTECT AF研究（10.0%）。但此研究缺乏对照组或替代治疗组，无法证实在不适宜口服华法林的患者中，左心耳闭合是否能够有利减少缺血性卒中的发生。EWOLUTION试验是一个正在进行中的关于Watchman封堵左心耳的随机临床研究，共纳入1025例植入Watchman封堵器的患者（其中73%被认为不适合口服抗凝药治疗，30.5%在术前发生过短暂性脑缺血发作TIA或缺血性卒中）。目前来看，术后7天内仅有1例发生卒中事件，1年后的随访结果显示仅20例发生缺血性卒中或TIA（1.5%/年，远低于其基于CHA2DS2-VASc评分预估的10.1%/年的发生率），且无论患者有无抗凝禁忌证，在死亡率、卒中、出血等方面无明显差异。

（三）Amplatzer Cardiac Plug（ACP）封堵装置

ACP是在美国圣犹达公司研发的Amplatzer房间隔封堵器的基础上发展而来，于2009年首次应用于左心耳封堵，并在2016年正式进入中国市场。该装置由封堵器（镍钛合金丝网，包括由中间腰部连接的圆瓣和圆盘）和输送装置（装载导丝组件、装载器、止血法、输送导丝等）组成。据统计，目前世界范围内已完成10 000多例ACP封堵装置的临床植入。2014年Wiebe等为了评估应用ACP封堵装置行左心耳封堵的安全性，对60例CHA2DS2-VASc≥1分及对华法林禁忌的房颤患者进行了1.0～2.8年的随访，结果显示随访期间无1例卒中发生（基于CHADS2评分估计的卒中风险为5.8%/年）。2016年，Tzikas等收集了来自22个研究中心的共1047例行ACP封堵左心耳的房颤患者，共1019例患者手术成功，ACP植入率为98.2%，术后平均随访13个月，随访期间仅有18例植入成功的患者发生脑卒中或TIA，发生率为1.8%。2017年Costa等对15例使用ACP封堵左心耳的非瓣膜性房颤患者进行了单中心研究，该项研究入组的所有患者的CHA2DS2-VASc评分及HASBLED评分均提示1年内发生血栓栓塞及出血的高风险性，分别于术后6个月及12个月进行随访，未出现与该装置相关的血栓栓塞事件或卒中事件。

（四）Lambre 封堵器

Lambre 封堵器是由我国自主研发，2014 年首次应用于临床，包含一套以镍钛合金为骨架的自膨胀式网状伞状结构，覆盖一层聚酯纤维材料隔膜，用于隔绝心耳口部与左心房血流之间的交通。固定伞和封堵盘由中心杆相连，固定伞通过 8 个钩状结构的小锚，释放后小锚能较稳固地固定在左心耳房壁，以锚定封堵器，达到封堵左心耳的效果，封堵盘固定在左心耳外口，而不进入左心耳内部。固定伞经过特殊设计，有完全折叠和重新定位的功能。封堵盘直径较固定伞大 4 ～ 6mm，用于封堵左心耳外口。为了适应不同的左心耳解剖结构，Lambre 封堵器有常规型号规格和“小伞大盘”两种型号。常规型号固定伞直径设计为 16 ～ 36mm，用于封堵解剖结构较为简单左心耳。“小伞大盘”型号的固定伞直径设计为 16 ～ 26mm，封堵盘比固定伞大 12 ～ 14mm，这种特别的设计适用于深度较浅、分叶较多的左心耳。输送系统包括输送鞘管、扩张器及推送导丝等，输送鞘直径为 8 ～ 10F，是目前临床应用封堵器中最小的，较小的输送鞘不仅方便操作，更在一定程度上减少了术中血栓生成导致栓塞、穿孔，甚至心脏压塞、空气带入及穿刺损伤。

目前，我国进行的多中心注册研究共入选了 154 例非瓣膜性房颤患者，结果是手术成功率为 100%，术后有 1 例发生心包积液，2 例发生气体栓塞，154 例全部未发生卒中、封堵器相关栓塞和主要出血事件。2016 年 Lambre 封堵器首次通过欧洲联盟质量（CE）认证。2017 年，黄鹤等的一项研究，入选国内 12 家中心、153 例 CHADS2 评分≥ 1 分的非瓣膜性房颤患者，结果显示围术期严重并发症发生率为 3.3%，随访 1 年，缺血性脑卒中的实际发生率为 1.3%，较基于患者 CHADS2 评分预测的卒中发生率（6.4%）降低了 80%。2018 年 Park 等报道了欧洲地区 Lambre 封堵器临床应用的结果。德国 2 家中心 60 例房颤患者全部成功植入 Lambre 封堵器。装置相关并发症为 2 例（3.3%）出现心包积液。随访 12 个月，1 例患者（1.6%）发生 TIA，3 例患者（5%）发生小出血事件。再次证实 Lambre 左心耳封堵器预防房颤患者脑卒中的有效性和安全性。

三、经心外膜左心耳缝扎术（Lariat 封堵装置）

Lariat 封堵装置是 Sentre Heart 公司生产的第一套用于左心耳封堵的装置，该装置不仅用于非瓣膜性房颤患者的左心耳封堵，以预防脑卒中，同样也是美国 FDA 批准和欧盟 CE 认证的外科打结设备。评价 Lariat 封堵装置安全性和有效性的单中心研究及来自美国 8 个中心共纳入 154 例符合标准的房颤患者的回顾性研究，均证实 Lariat 封堵装置可以降低房颤患者的脑卒中发生率。

Lariat 封堵装置是一种管腔外的软组织套索设备，它在心包层面对左心耳进行封堵。在透视或 TEE 引导下，在左心耳开口处使用磁性轨道对左心耳进行闭合。Lariat 系统是一种新型经皮和经心包的联合操作技术，该包括三个部分：封堵球囊导管（EndoCATH），顶端磁化的导引钢丝两根（FindrWIRZ，两根钢丝的磁铁极性相反，可以相互吸引吻合），12F 的缝合装置（Lariat）。使用 Lariat 系统缝合左心耳的步骤包括 4 个步骤：①心包穿刺，将 0.035in 导引钢丝放置在心包腔；②房间隔穿刺，在 0.025in 导引钢丝导引下将封堵球囊导管放置在左心耳口部（通过 TEE 确认）；③心内膜和心外膜的导引钢丝通过磁性晶体相互吸引连接，建立“滑轨”；④ Lariat 缝合装置从心包腔通过“滑轨”到达左心耳口部，结扎缝合。

2012 年公布的一项研究结果显示：在 89 例房颤患者中，Lariat 封堵装置手术成功率为 96%（85/89），其中 81 例为完全结扎缝合，3 例左心耳可见残余分流，3 例心脏压塞，2 例心包炎，2 例未知原因的猝死，2 例脑卒中（非栓塞性的），无 Lariat 系统直接导致的手术并发症。随访 1 年，98% 的患者左心耳完全关闭。

2012 年公布的一项研究结果显示：89 例房颤患者中，Lariat 封堵装置植入成功率为 96%（85/89），其中 81 例为完全结扎缝合，3 例左心耳可见残余分流；3 例心脏压塞，2 例心包炎，2 例未知原因的猝死，2 例卒中（非栓塞性的），无 Lariat 系统直接导致的手术并发症。随访 1 年，98% 的患者左心耳完全缝合结扎。Sievert 等研究显示，139 例房颤患者中 Lariat 装置植入成功率高达 99%，术后 TEE 随访检查发现 90% 患者左心耳完全封堵，无 1 例患者存在＞ 5mm 残余漏，围术期不良事件发生率为 11.5%，平均随访 2.9 年，卒中和体循环栓塞发生率仅为 1.0%/ 年。此外，一项前瞻性、大中心临床研究对 139 例使用 Lariat 装置结扎左心耳的房颤患者随访 5 年发现，血栓栓塞发生率降低 81%，严重出血发生率降低 78%。

（张邢炜　蔡梦阳）

第六节　左心耳封堵术围术期管理

一、术前准备

（一）麻醉选择

1. *全身麻醉*　气管插管全身麻醉后，全程使用 TEE。在 TEE 下引导房间隔穿刺，鞘管操作，以及封堵器的展开、回收调整、评估与释放。TEE 全程监测术中操作，多角度观察左心耳、封堵器情况，结合 DSA 影像更准确地评估封堵情况。其优点包括：①全程麻醉管理，患者无痛，体验度好；②便于左心耳封堵术中操作，TEE 监测有无心包积液和评估封堵器展开情况，有利于操作者集中精力关注操作环节；③麻醉深度易于调节，生命体征监护规范；④麻醉时间可由手术时间进行调节。其缺点包括：①需要专业的麻醉医师全程参与；②基础情况较差患者的麻醉风险会相应增加；③成本费用相对较高。

2. *深度镇静*　这一麻醉方式无须气管插管，日益受到操作者的关注。尽管多项左心耳封堵术的大型临床研究均推荐使用全身麻醉，但根据最近发表的欧洲调查，50% 的中心在左心耳封堵术中应用深度镇静，口咽通气管持续给氧。常见的深度镇静药物包括丙泊酚、咪达唑仑和芬太尼。其优点包括：①操作较全身麻醉简便，大幅度节约成本；②无须气管插管，甚至不需要麻醉医师。其缺点包括：①镇静深度判断有一定难度，麻醉深度不易控制；②重度呼吸睡眠暂停综合征（OSAS）和肺功能不良的患者不宜应用深度镇静；③患者对 TEE 耐受不佳，难以全程使用，术中可能发生身体移动等风险，有时需要应用 ICE 部分替代 TEE。但是仍有部分患者无法耐受短时间的食管探头插入，最后需要全身麻醉或深度镇静。

3. *局部麻醉*　利多卡因或辛可卡因胶浆局部麻醉口咽部或鼻咽部，短时间内行 TEE，于封堵器释放前评估封堵效果。由于超声探头插入时间较短或微型探头刺激较小，多数患者短时间内可以耐受，然而这对患者及操作者的要求均非常高，而且术中通常需多次行 TEE 检测以评估左心耳及封堵器情况。小样本报道左心耳封堵术中仅应用 DSA 指导下植入封堵器，探索单纯根据造影评估封堵效果，无须使用 TEE 或 ICE。由于不借助侵入性超声评估手段去完成左心耳封堵有一定局限性，需要操作者及团队具备丰富的手术经验。但局部麻醉下实施 LAAC 术时可能因为患者活动和呼吸影响降低封堵成功率和增加发生并发症的风险，且仍需要大样本研究来验证其安全性和长期有效性。

左心耳封堵术正在不断发展中，其中也包括麻醉方式的优化和改进。患者的获益是左心耳封堵的根本出发点，采用恰当的麻醉方法至关重要，应最大限度保障左心耳封堵的安全性和有效性。

（二）患者准备

根据目前相关指南推荐，选择适合行 LAAC 的患者，术前签署知情同意书。术前患者应接受临床和实验室检查。临床检查包括症状的评定（EHRA 评分）、心功能评估（NYHA 心功能分级）、卒中及出血危险分层（CHA2SD2-VASc 评分和 HAS-BLED 评分）、既往有无脑卒中史、其他心血管疾病及目前服药情况，尤其是抗凝药物的使用情况。实验室检查包括肝肾功能、心肌标志物、凝血功能、血常规及国际标准化比值（INR）检测，对患者基本情况及凝血功能进行全面评估。

对于既往有脑卒中的患者，需完善头颅 CT 或 MRI 检查。评估左心耳解剖结构，目前常用经胸超声（TTE）和 TEE 检查，可探明左心耳解剖结构，重点包括心耳形态、长度、口部尺寸、颈部形状、“着陆区”（landing zone，心耳内植入封堵器的部位）面积，以及是否存在分叶、分叶数目、形态及部位；同时排除左心耳血栓。

对于特殊患者需完善 CT 或 MRI 等检查，以进一步评估左心耳形态，左心耳与肺静脉之间的位置关系，更精确的确定左心耳、肺静脉及左心房的具体解剖情况。

术前禁食 4 ～ 6 小时。详细了解各种左心耳封堵装置的性能特点，便于术中优化操作流程。

（三）物品准备

6F 动脉鞘，如准备术中在 ICE 指导下进行左心耳封堵术应备 9F（用 8F 超声导管）或 11F（用 10F 超声导管）动脉鞘，房间隔穿刺套件，房间隔穿刺针＞ 0.035in 加硬导丝，猪尾导管、连通板，封堵器等器械，左心耳封堵器输送系统，带有食管探头的超声机和（或）兼容 ICE 的超声机，备用可调节弯鞘、异物钳、心包穿刺包。

（四）围术期抗凝

目前关于左心耳封堵围术期抗凝治疗方案尚无指南推荐和大规模的临床试验，左心耳封堵术路径、术中栓塞及出血风险与房颤导管消融相似。可参考房颤消融的术前准备，目前指南推荐房颤导管消融围术期采用不间断抗凝治疗策略。如术前使用华法林抗凝且 INR 维持在 2 ～ 3，无须中断抗凝治疗，术后继续华法林抗凝治疗。如术前使用利伐沙班抗凝治疗，手术前需评估出血及栓塞风险，如出血风险不高，术前晚餐继续服用利伐沙班，术中 ACT 维持在 300 ～ 400 秒，术后当晚继续服用利伐沙班；如术后距离下次服用利伐沙班时间小于 6 小时，待充分止血 6 小时后再启动利伐沙班治疗（I，B）；如手术前评估术中可能为出血高风险，术前停用利伐沙班 24 ～ 48 小时，无须肝素或低分子量肝素桥接治疗。对于使用达比加群抗凝治疗的拟行左心耳封堵术患者，推荐围术期无须中断达比加群抗凝治疗，如果术前中断达比加群时间大于 24 小时，推荐采取肝素桥接治疗。依达赛珠单抗可迅速消除达比加群的抗凝作用，用于术前使用达比加群患者在术中发生意外，需要急诊外科手术或紧急操作的拮抗治疗，以争取抢救的宝贵时间（表 78-6-1）。

表 78-6-1　左心耳封堵术术中抗凝策略

术前用药	策略
华法林	INR 维持在 2 ～ 3，无须中断抗凝治疗
利伐沙班	出血风险不高，术前晚餐继续服用利伐沙班，术中 ACT 维持在 300 ～ 400 秒
	出血风险高，术前停用利伐沙班 24 ～ 48 小时，无须肝素或低分子量肝素桥接治疗
达比加群	无须中断达比加群抗凝治疗，如果术前中断达比加群时间大于 24 小时，推荐采取肝素桥接治疗

二、经皮左心耳封堵术手术过程

（一）植入操作

（1）国内外有采取全身麻醉、深度镇静、局部麻醉的方式来进行左心耳封堵的。对于刚开始开展左心耳封堵的心内科医师，建议采取全程麻醉配合 TEE 监测的方法。鉴于全身麻醉对血流动力学有一定的影响，建议术前应由麻醉科医师访视患者，制订手术当日合理的流程及容量管理。

（2）股静脉穿刺首选右侧股静脉通路，鉴于左心耳封堵的传输导引鞘管为 12 ～ 14F，应确保穿刺到股静脉，尽量避免“打擦边球”现象误伤邻近动脉，造成不必要的并发症。

（3）房间隔穿刺是左心耳封堵的关键环节之一，有时候直接决定了左心耳封堵的成败和难易程度。鉴于是通过下腔静脉入路完成左心耳封堵，所以左心耳封堵的房间隔穿刺要求是在房间隔的下端完成，以获得更好的轴向性。对于大多数左心耳封堵，建议在房间隔的后部作为穿刺点。定位房间隔穿刺点的高低和前后的方法有多种，其中最经典的方法是使用 TEE（或 ICE）来定位，特别是对于心脏转位明显，主动脉根部异常扩张的患者帮助较大。其他定位房间隔穿刺位置的方法还有经胸超声、使用冠状窦电极辅助定位、进行腔静脉全循环造影等。

（4）房间隔穿刺成功后应该及时给予肝素，使术中活化凝血时间（activated coagulation time，ACT）维持在 250 ～ 350 秒或更长。鉴于接受左心耳封堵的不少患者是血栓形成高风险人群，尽管肝素化后术中导管和器械发生新生血栓的概率不高，但也应引起足够重视，使用超声监测和传输系统内灌注稀释肝素盐水是很好的方法。

（5）猪尾导管到达左心耳后，建议采取猪尾导管和导引系统同时造影的方法对左心耳进行造影，以便充分显示左心耳的解剖结构。造影结束后，在屏幕描红勾勒出左心耳的形态。之后使用猪尾导管、体表钢球、导引系统标记等作为标测基准，结合术中超声测量选取封堵器。Watchman 等内塞型封堵器选取的封堵器尺寸通常比测量的开口大 4 ～ 6mm（或压缩比达 15% ～ 25%）。而 Lambre 等外盖型封堵器通常选择比锚定区大 2 ～ 6mm 的封堵器。若开口部直径比锚定区大 6mm 及以上，则考虑选择特殊形状封堵器（小伞大盘型）。

（6）在导管到位后，检查封堵系统牢固性后，封堵器于体外充分排气，送入预装好的封堵器系统。整个过程应注意回血是否顺畅，导引系统远端的半透明保护部分是否塌陷。在伞器和导引系统连接为一个整体后，采取“去鞘法”释放伞器，整个过程的要点是固定伞器的小柄“只退不进”的释放。

（二）封堵器释放

Watchman 封堵器是内塞型封堵器，植入前应体外准备封堵器，确认封堵器与推送杆连接牢靠，反复冲水排尽空气。然后根据屏幕上标记的左心耳轮廓，术者首先将猪尾导管送入左心耳目标锚定区深处，再输送鞘送至目标锚定区。然后左手固定输送鞘，右手回撤猪尾导管，松开阀门让血液从输送鞘流出，排除空气，在助手持续冲水状态下送入封堵器推送系统，送入 1/2 后，将封堵器推送系统尾端冲水管连接造影剂，然后将封堵器缓慢推送至与 Watchman 输送鞘头端标记线位置对齐。封堵器到位后，锁死输送鞘和推送系统，助手拧松推送系统阀门，随后操作者右手固定推送杆，左手回撤输送鞘，缓慢展开封堵器，完成封堵器预释放，然后拧紧推送系统阀门，注射造影剂观察残余分流情况。使用 TEE 判断封堵器情况，如封堵器位置合理，做牵拉试验，直到 2 次牵拉对比无明显位置改变，压缩比无明显变化，符合封堵器释放的“PASS”原则，则可完全释放封堵器。

Lambre 封堵器和 ACP 封堵器均为外盖型封堵器，因其主要在左心耳开口处植入，对左心耳的深度要求不高。封堵器应首先在体外进行预装，并反复冲水排气后，推动封堵器输送钢缆，将封堵器送往输送鞘头端标记环处，再缓慢推出封堵器向前释放固定盘（内盘），然后固定推送杆，回撤输送鞘，释放封堵盘（外盘）。封堵器外盘展开后，在释放前需要进行造影和 TEE 检查，评估封堵器释放效果是否符合“COST”原则，其中“C”指回旋支，封堵器固定盘要确保在回旋支口部远端打开；“O”指充分打开，确保封堵器固定盘在锚定区充分展开；“S”指密封，封堵器外盘要达到最佳的密封效果（要求残余分流≤ 3mm）；“T”指牵拉试验，在释放前需要牵拉封堵器固定盘，确保封堵器的稳定性。此外，封堵器外盘展开后应观察是否影响周围结构，牵拉试验后外盘是否出现移位等情况。如果 TEE 检查提示封堵器完全封堵左心耳开口，左心耳周围结构如二尖瓣和左上肺静脉无受累，行牵拉试验并直到最后一次牵拉与前一次牵拉比较无位置改变为止，提示封堵器固定牢固，符合“COST”原则后方可解脱钢缆完全释放封堵器。完全释放后，再次复查 TEE，评估封堵器完全释放后有无移位，以及残余分流和周围结构影响情况。

（三）植入结果

封堵器释放后，可通过是否存在进出心耳的血流来确认封堵器周围与心耳内膜之间有无缝隙。膨胀后的封堵器边缘密封程度可根据左心耳造影的心耳近端造影剂显影及填充情况分为 4 级：1 级（严重渗漏），可见明确的造影剂显影并完全填充心耳；2 级（中度渗漏），可填充 2/3 心耳；3 级（轻度渗漏），可填充 1/3 心耳；4 级（微量渗漏或无渗漏），几乎或完全探测不到进入心耳的造影剂显影。也可根据 TEE 的 Doppler 彩色血流将密封程度分为 5 级：1 级（严重渗漏），可见多条散在血流；2 级（中度渗漏），可见直径＞ 3mm 的血流；3 级（轻度渗漏），可见直径为 1 ～ 3mm 的血流；4 级（微量渗漏），可见直径＜ 1mm 的血流；5 级（无渗漏），无血流。

封堵技术成功定义为封堵器植入后，经造影及 TEE 证实没有前向或逆向血流穿过封堵器，封堵器边缘残余前向或逆向血流不超过 3mm（3 级或以上）。如封堵器边缘与心耳组织贴合欠佳或封堵器位置不满意，可回缩封堵器调整后重新膨胀，或保留房间隔穿刺鞘并更换不同尺寸，甚至不同类型的封堵器，然后测量封堵器的尺寸以确认其膨胀压力是否足够。如压力理想，封堵器尺寸应达到其无压力时的 80% ～ 90%，然后需在透视下行手动牵拉，并在 TEE 监视下确认封堵器植入是否稳定，然后释放封堵器，回撤导引鞘管。封堵器释放后，可行左心房造影以确认左心耳完全封堵。

开展左心耳封堵术的中心必须具备应对紧急心脏穿孔及器械栓塞的能力。导致心脏穿孔的潜在原因包括使用过硬的导引导丝及导管、反复多次尝试封堵器定位及封堵器植入过深，这通常和操作者的经验紧密相关。如发生心脏穿孔，应紧急行经皮心包腔穿刺引流，必要时行外科干预。因此，术前应常规备血，并请心脏外科医师支持。此外，器械取回工具（如圈套器、拉钳等）也应常备，以应对可能发生的器械脱落或栓塞。

三、术后管理

术后所有患者住院监护至少 24 小时，严密监测生命体征。术后 24 小时拍摄胸部 X 线正位片以明确封堵器位置。文献报道，左心耳封堵术后第一天严重不良事件发生率为 3%，其中心包积液和（或）心脏压塞占 16%。术后当天应行床旁超声，以明确有无心包积液和（或）心脏压塞，如明确有心脏压塞，则应及时行心包穿刺引流。术后 48 小时内应复查血常规、凝血功能、肝肾功能。

术后根据患者个体情况，选择个体化抗凝方案（Ⅰ类推荐，证据级别 A 级）。不同的注册研究中采用了多种抗凝方案，包括华法林、新型口服抗凝药（NOAC）、双联抗血小板（DAPT）或单药抗血小板（SAPT）。

PROTECT AF 研究中，所有接受 Watchman 封堵器植入的患者在术后继续口服华法林及阿司匹林 81 ～ 100mg/d，INR 治疗目标值为 2.0 ～ 3.0。在第 45 天随访时确认封堵成功后，停用华法林，并给予氯吡格雷 75mg/d 口服 6 个月及阿司匹林 325mg/d 直至随访结束。器械相关的血栓发生率为 4.2%，随访过程中有 13% 的患者未停用口服抗凝药。对于随访中存在明显残余漏的患者口服抗凝治疗的必要性仍存在争议。PROTECT AF 研究中，术后 12 个月复查 TEE，发现有 32% 的患者存在封堵器周围不同程度的残余漏，但该结果并不意味着血栓风险增加。

EWOLUTION 真实世界注册研究纳入了 1021 例脑卒中高危患者（CHA2DS2-VASc 评分平均为 4.5 分），手术操作成功率为 98.5%，7 日内严重操作并发症发生率仅为 2.8%。在该研究中，62% 的患者被其医师认为是不宜口服药物抗凝。因此，只有 27% 的患者在植入装置后接受口服药物抗凝作为抗血栓治疗；其余患者接受双联抗血小板治疗（59%），或单药抗血小板治疗（7%），或不接受抗血栓治疗（6%）。随访 1 年，缺血性脑卒中发生率为 1.1%，与基于 CHA2DS2-VASc 评分的历史估计值相比下降 84%。该研究显示，对于口服抗凝药禁忌的患者，左心耳封堵术后使用双联抗血小板治疗是安全有效的，对于高危出血患者，单抗甚至不用抗栓药物也是可行的。在 ASAP 研究中，对 150 例有抗凝禁忌证的患者（CHADS2 评分≥ 1 分）植入 Watchman 封堵器，并给予 6 个月的噻吩并吡啶类抗血小板药物（氯吡格雷或噻氯匹定），同时终身使用阿司匹林。平均随访 14.4 个月，主要疗效结局（全因脑卒中或体循环栓塞）的发生率为 2.3%/ 年，缺血性脑卒中的发生率为 1.7%/ 年。该概率低于 CHADS2 评分相匹配、使用阿司匹林或氯吡格雷队列的预计事件率（分别是 7.3% 和 5.0%）。欧洲心律协会 / 欧洲心脏介入学会专家共识推荐，在高出血风险的患者中，左心耳封堵术后使用 DAPT 治疗 1 ～ 6 个月，然后长期服用阿司匹林。

目前对于植入 ACP 封堵器患者的术后抗栓塞方案尚缺乏大规模临床随机对照研究数据。Chun 等研究发现，与 Watchman 封堵器相比，植入 ACP 封堵器的患者术后双联抗血小板治疗 6 周，其器械相关的血栓形成率可低至 1.7%，但预期卒中发生率高于 4.2%，其经验尚待更大规模临床研究数据证实。

Lambre 封堵器目前建议术后使用双联抗血小板药物：阿司匹林 100mg+ 氯吡格雷 75mg，每天 1 次。使用双联抗血小板治疗 3 ～ 6 个月后更换成单药长期使用。

基于以上研究，左心耳封堵术后常规推荐 45 天口服抗凝治疗，45 天确认封堵成功后，改为双联抗血小板治疗，6 个月复查正常后更改为单药治疗。对于抗凝禁忌的患者，一种可行的方案是术后 3 ～ 6 个月双联抗血小板治疗，再转为长期单用阿司匹林。该方案是安全可行的，但仍需更大型多中心研究来证实其安全性与有效性。

2019年中华医学会心血管病学分会发布《中国左心耳封堵预防心房颤动卒中专家共识（2019）》，建议患者左心耳封堵术后抗凝和抗血小板方案的选择应根据患者肾功能情况［用肾小球滤过率（GFR）评价］和出血风险（用HAS-BLED评分评价）来制订个体化的抗凝方案（表78-6-2）。

表78-6-2　LAAC术后抗凝管理的建议

时间	建议
术后3个月内	如GFR ≥ 30ml/min，且HAS-BLED评分 < 3分，建议：使用NOAC+氯吡格雷或阿司匹林抗凝3个月或使用华法林+氯吡格雷或阿司匹林抗凝3个月，维持INR在2.0～3.0 如GFR ≥ 30ml/min，且HAS-BLED评分≥3分，建议：单独使用标准剂量的NOAC（包括利伐沙班、依度沙班、阿哌沙班或达比加群）抗凝3个月或单独使用华法林抗凝3个月，维持INR在2.0～3.0
	如GFR < 30ml/min，且HAS-BLED评分 < 3分，建议：使用华法林+阿司匹林抗凝3个月，维持INR在2.0～3.0 如GFR < 30ml/min，且HAS-BLED评分≥3分，建议：单独使用华法林抗凝3个月，维持INR在2.0～3.0，或使用阿司匹林+氯吡格雷双联抗血小板3个月
术后3～6个月	推荐停用口服抗凝药，给予阿司匹林+氯吡格雷双联抗血小板继续治疗3个月
术后6个月后	推荐阿司匹林长期治疗（如果不耐受阿司匹林，可使用氯吡格雷替代）
特殊情况	LAAC术后任何时候如探测到5mm以上残余分流，则视为封堵失败，如无补救措施，维持长期抗凝治疗 如果抗凝药物治疗期间发生严重出血，应立即停用，必要时给予抗凝药物的选择性拮抗剂。出血控制后可给予低强度抗凝或双联抗血小板治疗，必要时可缩短抗凝或双联抗血小板治疗时间 如术后TEE或CCTA随访提示DRT形成，应加强抗凝（可使用华法林或NOAC联合氯吡格雷或阿司匹林）治疗2～3个月后复查TEE直至DRT消失。如使用华法林，建议维持INR在2.5～3.5；如使用NOAC，应使用标准剂量，避免使用达比加群；也可使用低分子量肝素2～4周

注：LAAC. 为心耳封堵；GFR. 肾小球滤过率；NOAC. 非维生素K拮抗剂口服抗凝药；INR. 国际标准化比值；TEE. 经食管超声心动图；CCTA. 心脏CT成像；DRT. 装置相关血栓

第七节　左心耳封堵术新进展

随着技术及器械的不断改进，LAAC得以迅速推广和应用，但LAAC的有效性及安全性始终是医学领域关注的焦点。在《心房颤动：目前的认识和治疗的建议—2018》中，LAAC的推荐级别为Ⅱa类。然而，在2020年欧洲心脏病学会（ESC）发布的《2020ESC心房颤动诊断和管理指南》中，LAAC只是作为预防房颤卒中的Ⅱb类推荐，B级证据（Ⅱb，B）。

从我国实际情况出发，结合中国的临床实践，高昂的新型抗凝药物费用使患者不堪重负，因此房颤患者抗凝治疗率通常很低，而LAAC在非瓣膜性房颤患者卒中预防中已初步显示其优异的有效性与安全性，可能成为房颤抗凝治疗的一项替代方案。现有的观点认为，针对卒中或血栓栓塞高危人群，且同时有抗凝禁忌或不愿长期服用抗凝药物的非瓣膜性房颤患者，左心耳封堵术是其较为适合的一种选择。

2020年一项来自意大利的单中心研究针对高出血性风险（HAS-BLED评分≥3分）的非瓣膜性房颤患者进行了为期2年的随访，目的是探究LAAC与NOAC的有效性与安全性。按倾向性得分1∶1匹配后，NOAC组和LAAC组的随访结果证实，两者具有相似的主要终点和全因死亡风险。与此同时，PRAGUE-17研究也得出相似结论，LAAC在主要有效终点上非劣效于口服抗凝药（P=0.004）。此外，PROTECT-AF和PREVAIL研究的持续随访研究CAP和CAP2的5年随访结果也显示，相比CHA2DS2-VASc评分预测的血栓栓塞事件风险，LAAC在两个队列中血栓栓塞事件的发生率分别减少了78%和69%，再次验证了

LAAC 的有效性。

最近，亚太地区的 WASP 研究也公布了 2 年随访结果，研究纳入了 201 名高龄、高卒中和高出血风险患者。随访 2 年发现，缺血性卒中等缺血事件和出血事件的发生率相比预测风险分别降低了 77% 和 49%，其中亚洲患者的缺血和出血事件的发生率降低更明显（89% vs. 62%；77% vs. 14%），该研究首次证实了亚裔人群进行 LAAC 预防脑卒中获益更多。

同样，代表欧洲 LAAC 进展的 EWOLUTION 试验也公布了最后 2 年的随访结果。纳入患者中超过 70% 的抗凝禁忌患者行左心耳封堵术，装置植入成功率高于任何一项随机对照试验或注册研究，且拥有极低的围术期并发症发生率。器械血栓发生率为 4.1%，缺血性事件发生率仅为 1.3%/年，比预期降低 83%；术后出血性事件发生率仅为 2.7%/ 年，比预期降低 46%。

代表美国 LAAC 的 NCDR-LAAO 注册研究也于 2020 年发文，其受试者平均年龄高达 76.1 岁，CHA2DS2-VASc 评分平均为 4.6 分、HAS-BLED 评分平均为 3.0 分，血栓及出血风险更高。在这样的患者条件下，左心耳封堵器植入成功率达 98.3%，主要并发症发生率仅为 2.16%，其中最严重的并发症心包压塞和大出血发生率分别只有 1.39% 和 1.25%；而卒中及死亡发生率仅为 0.17% 及 0.19%，远低于先前的临床研究。

随着左心耳封堵技术及各项技术的不断发展，越来越多的医师积累了一定的经验，技术熟练的操作者能极大提高封堵的成功率，一款理想的、优化的左心耳封堵器不仅是患者“心”中的“保护伞”，也是临床医师心中的一把“保护伞”。创新是医学进步的原动力，中国创造也是当今社会的新趋势。

Lambre 封堵器是目前唯一我国自主研发的左心耳封堵器，其特殊设计使其在植入期间具备完全取回和重新定位释放的功能，并且优化了输送系统。与目前临床上多数应用的国外左心耳封堵器深入左心耳的封堵操作相比，Lambre 封堵器的植入方法为在左心耳口部即可完成封堵，无须深入左心耳内部，犹如从外侧给左心耳关上一道门，从而降低了左心耳穿孔导致心脏压塞的风险，同时也减少了导管在左心耳内的操作，固定伞光滑的伞面减少了对左心耳的损伤。此外，Lambre 封堵器固定伞 8 个小锚钩的设计，充分利用左心耳内部梳状肌结构，使其可以更好地固定，极大降低了封堵器脱落的风险。“小伞大盘”的设计更适用于那些左心耳解剖结构复杂的患者，操作灵活，个体化选择优化，也扩大了适用人群。Lambre 封堵器具有的较小尺寸的输送鞘（8～10F）是目前已上市的左心耳封堵器中尺寸最小的，降低了术中血栓栓塞的发生率，同时也降低了术中房间隔穿刺的难度，以及术后出血或血肿等并发症的发生率。8～10F 输送鞘不仅封堵盘上有密封隔膜，其固定伞也覆盖聚酯隔膜，这种“双保险”设计，即使封堵盘封堵不全，这道门里面还有一把“伞”即固定伞，能够达到极佳的封堵效果。Lambre 封堵器在设计上的优化可减少远期并发症的发生风险。左心耳封堵的临床研究还需要深入，国外研究开展较多，中国起步较晚，尚需要加强技术推广与技术规范，应多积累中国左心耳封堵数据资料，多总结中国左心耳封堵手术经验，但同时也应严格把握手术指征，切勿滥用，以免造成过度医疗，切实让这项技术成为造福房颤卒中患者的治疗手段。

目前 LAAC 仍有较多的问题尚待研究和解决。①左心耳的内分泌功能：前文也提到，左心耳作为 ANP 的主要分泌器官之一，LAAC 之后部分患者出现的水钠潴留等现象是否影响患者心功能情况，尚有待研究。② LAAC 的安全性和有效性：近期一篇发表在 *JACC* 杂志上的临床研究表明，器械相关性血栓（device related thrombus，DRT）是缺血性卒中的一项独立危险因素，而 LAAC 之后事件的年发生率高达 7.2%。Kaneko 等研究选择了 78 例 LAAC 的房颤患者，植入成功率达 100%，但是其中 5 例出现了 DRT，经过对比分析，发现 CHA2DS2-VASc 评分和植入深度是产生 DRT 的危险因素。同时，对于 LAAC 与 NOAC 的优劣性对比也始终处于讨论之中，目前的临床研究中，与 LAAC 做比较的药物治疗均为华法林，而各项研究均证明 NOAC 优于华法林。非直接对比发现，可能 LAAC 远期预后并不能达到优于 NOAC 的效果。③术后相关并发症：各类型封堵器的各临床研究中出现的相关并发症，包括封堵器的移位、脱落、心包穿孔、心脏压塞等。④ LAAC 与 NOAC 相比的医疗经济学方面问题。

LAAC 是一项有效预防非瓣膜性房颤患者栓

塞事件的新技术，特别是对于那些高危、高风险且有抗凝药禁忌的患者。目前LAAC已有部分临床研究的佐证和支持，但仍需要进一步观察探索。虽然目前LAAC安全性和有效性仍存在争议，但随着操作者熟练度的增加，以及器械的进一步完善，相关并发症的发生率有望进一步降低。并且LAAC自诞生以来，作为一种替代抗凝治疗方案，对房颤高危、高出血风险患者的适应度和治疗效果都获得了多方面的肯定。对于非瓣膜性疾病的房颤患者，近年来药物治疗已经极大降低了脑血管意外的发生率。但是，药物治疗也引发了一系列问题，其中包括出血事件的发生率及停药率等。左心耳封堵术治疗有其独到优点，预计在不远的未来，随着LAAC相关技术的支持、临床应用的进步，能让更多的患者受益。

与2015年美国FDA首次批准LAAC术、年手术量现已达3万例的美国相比，我国的LAAC推广速度虽然较为缓慢，但显然更为严谨、稳健。同时，更为重要的是，在LAAC的应用过程中，我国临床医师始终在不断总结“中国经验”，尝试从方方面面对其进行优化和改进，并推出了一系列新型器械和改良术式，以完成更严谨、更高质量的手术病例，这是对患者负责，更是对LAAC这一技术极为重视的一大体现。随着人们对LAAC接受程度的不断增加，LAAC未来必将得到更广泛的应用和普及。

（张邢炜　杨　栋　陈施鉴）

参考文献

Alli O, Holmes DJ, 2014. Evaluation of the WATCHMAN left atrial appendage closure device. Expert Rev Med Devices, 11:541-551.

Bartus K，Podolec J，Lee RJ，et al, 2017. Atrial natriuretic peptide and brain natriuretic peptide changes after epicardial percutaneous left atrial appendage suture ligation using LARIAT device. J Physiol Pharmacol, 68(1): 117-123.

Chun KR，Bordignon S，Urban V，et al, 2013. Left atrial appendage closure followed by 6 weeks of antithrombotic therapy: a prospective single-center experience. Heart Rhythm, 10(12): 1792-1799.

Cruz-Gonzalez I，Fuertes-Barahona M，Moreno-Samos JC，et al, 2018.Left atrial appendage occlusion: the current device landscape and future perspectives. Interv Cardiol Clin,7(2): 253-265.

Gomes T, Mamdani MM,Holbrook AM, et al, 2013. Rates of hemorrhage during warfarin therapy for atrial fibrillation. CMAJ, 185(2): E121-127.

Holmes DR, Kar S, Price MJ, et al, 2014.Prospective randomized evaluation of the Watchman Left Atrial Appendage Closure device in patients with atrial fibrillation versus long-term warfarin therapy: the PREVAIL trial. J Am Coll Cardiol, 64:1-12.

Holmes DR，Reddy VY，Turi ZG，et al, 2009. Percutaneous closure of the left atrial appendage versus warfarin therapy for prevention of stroke in patients with atrial fibrillation: a randomised non-inferiority trial. Lancet,374(9689):534-542.

Jaguszewski M, Manes C, Puippe G, et al, 2015. Cardiac CT and echocardiographic evaluation of peri-device flow after percutaneous left atrial appendage closure using the AMPLATZER cardiac plug device. Catheter Cardiovasc Interv,85(2):306-312.

Johri AM, Witzke C, Solis J, et al, 2011.Real-time three-dimensional transesophageal echocardiography in patients with secundum atrial septal defects: outcomes following transcatheter closure. J Am Soc Echoeardiogr, 24(4)：431-437.

Jungen C,Zeus T, Balzer J, et al, 2015. Left atrial appendage closure guided by integrated echocardiography and fluoroscopy imaging reduces radiation exposure. PLoS One,10(10): e0140386.

Koplay M, Erol C,Paksoy Y, et al, 2012.An investigation of the anatomical variations of left atrial appendage by multidetector computed tomographic coronary angiography. Eur J Radiol, 81(7):1575-1580.

Landmesser U,Holmes DR Jr, 2012. Left atrial appendage closure: a percutaneous transcatheter approach for stroke prevention in atrial fibrillation. Eur Heart J, 33(6): 698-704.

Lang RM, Tsang W, Weinert L, et al, 2011.Valvular heart disease: the value of 3-dimensional echocardiography. J Am Coll Cardiol, 58:1933-1944.

Nakajima H, Seo Y, Ishizu T, et al, 2010. Analysis of the left atrial appendage by three-dimensional transesophageal echocardiography. Am J Cardiol，106(6):885-892.

Osmancik P，Tousek P，Herman D，et al, 2017. Interventional left atrial appendage closure vs novel anticoagulation agents in patients with atrial fibrillation indicated for long-term anticoagulation (PRAGUE-17 study). Am Heart J, 183: 108-114.

Reddy VY, Doshi SK, Sievert H, et al, 2013. Percutaneous left atrial appendage closure for stroke prophylaxis in patients with atrial fibrillation: 2.3-Year Follow-up of the PROTECT AF (Watchman Left Atrial Appendage System for Embolic

Protection in Patients with Atrial Fibrillation) Trial. Circulation,127(6): 720-729.

Romero J, Cao JJ, Garcia MJ, et al, 2014. Cardiac imaging for assessment of left atrial appendage stasis and thrombosis. Nat Rev Cardiol, 11(8): 470-480.

Turagam MK, Velagapudi P, Kar S, et al, 2018. Cardiovascular therapies targeting left atrial appendage. J Am Coll Cardiol,72(4): 448-463.

Vainrib AF, Harb SC, Jaber W, et al, 2018. Left atrial appendage occlusion/exclusion: procedural image guidance with transesophageal echocardiography. J Am Soc Echocardiogr,31(4): 454-474.

Wunderlich NC, Beigel R, Swaans MJ, et al, 2015. Percutaneous interventions for left atrial appendage exclusion: options, assessment, and imaging using 2D and 3D echocardiography. JACC Cardiovasc Imaging, 8(4):472-488.

You JH, Kang SG, Kim BM, 2013. A novel measurement technique for the design of fenestrated stent grafts: comparison with three-dimensional aorta models. Exp Clin Cardiol, 18:48-52.

第 79 章
梗阻性肥厚型心肌病室间隔心肌消融术

梗阻性肥厚型心肌病（hypertrophic obstructive cardiomyopathy，HOCM）的特征在于非对称性心肌肥厚，常发生在主动脉瓣下区域，且容易引起左心室流出道梗阻，梗阻越重，临床症状越重，预后也就越差，治疗目的主要在于缓解症状。部分患者通过药物即可改善心绞痛、呼吸困难等症状，然而可用的药物十分有限，且受到一定限制，如β受体阻滞剂，在窦性心动过缓或房室传导阻滞时禁用。当药物治疗受限，症状又难以控制时，可以考虑手术治疗。

早在20世纪70年代，外科室间隔切除术（surgical myectomy，SM）就被认为是非药物治疗的“金标准”。20世纪90年代，人们一度热衷于通过双腔起搏的方法来治疗HOCM，然而其有效性最终未获得研究证实。

经皮穿刺腔内间隔心肌消融术（percutaneous transluminal septai myocardial ablation，PTSMA）是通过冠状动脉导管注入无水乙醇，闭塞冠状动脉的间隔支，使其支配的肥厚室间隔心肌缺血、坏死、变薄，收缩力下降，使心室流出道梗阻消失或减轻，从而改善HOCM患者的临床症状，且长期预后良好。PTSMA因其创伤小、风险相对低，操作方便，成为一种替代SM的非药物治疗方法。

一、PTSMA 的适应证及禁忌证

1. PTSMA 适应证

（1）临床症状

1）患者有明显的临床症状，且乏力、心绞痛、劳累性气短、晕厥等进行性加重，充分药物治疗效果不佳或不能耐受药物副作用。

2）外科间隔心肌切除失败或PTSMA术后复发。

3）不接受外科手术或外科手术高危患者。

（2）有创左心室流出道压力阶差（LVOTG）

1）静息LVOTG ≥ 50mmHg。

2）激发LVOTG ≥ 70mmHg。

3）有晕厥可除外其他原因者，LVOTG可适当放宽。

（3）超声心动图

1）超声心动图证实符合HOCM诊断标准，梗阻位于室间隔基底段，并有与SAM征相关的左心室流出道梗阻；心肌声学造影确定拟消融的间隔支动脉支配肥厚梗阻的心肌。

2）室间隔厚度≥ 15mm。

（4）冠状动脉造影：间隔支动脉适合行PTSMA。

2.PTSMA 禁忌证

（1）非梗阻性肥厚型心肌病。

（2）合并需同时进行心脏外科手术的疾病，如严重二尖瓣病变、冠状动脉多支病变等。

（3）室间隔弥漫性明显增厚。

（4）终末期心力衰竭。

原有束支传导阻滞者易发生Ⅲ度AVB并发症，行PTSMA须慎重，一旦发生不可逆Ⅲ度AVB，需植入永久性心脏起搏器。

二、PTSMA 操作

术前准备同一般冠状动脉介入治疗，常规行左、右冠状动脉造影。造影时，可以选择右前斜位和后前位加头位，充分暴露基底部的间隔支动脉。拟消融的间隔支血管多数起源于LAD，以

近段、近中段为佳，一般不超过 LAD 中段，走行为前上至后下方向。造影结束后测定 LVOTG

1. LVOTG 测定

（1）LVOTG 的测定（静息）：①单导管技术：用端孔导管在左心室与主动脉间连续测压，获得连续压力曲线，测量 LVOTG。②双导管技术：经一通路送端孔导管于主动脉瓣上（可直接连接于指引导管端），经另一通路送猪尾型端孔导管植入左心室心尖部，同步测量主动脉根部及左心室腔内压力曲线，在无主动脉瓣疾病时，其压差即为 LVOTG。静息 LVOTG ＜ 50mmHg 时，需测量激发 LVOTG。

（2）激发 LVOTG 测定方法

1）瓦氏动作。

2）早搏刺激法：建议采用固定联律间期单个早搏刺激，根据心率确定联律间期，RS1 联律间期应在易损期外。

3）药物刺激法：①多巴酚丁胺激发试验：以 5μg/（min・kg）为起始剂量静脉泵入多巴酚丁胺，每隔 5 分钟增加 5μg/（min・kg），最大剂量为 20μg/（min・kg）。每次剂量泵入 2 分钟后进行超声心动图或导管检查 LVOTG，LVOTG ＞ 70mmHg 为阳性。②异丙肾上腺素激发试验：2‰ 异丙肾上腺素静脉滴注，当心率增加 30% 以上时进行超声心动图或导管检查，LVOTG ＞ 70mmHg 为阳性。应注意：测量激发 LVOTG 有潜在的风险，应用要慎重。

2. PTSMA 方法　植入临时起搏电极至右心室心尖部，调试临时起搏器至工作良好，备用。肝素 50 ～ 100U/kg，使活化凝血时间（ACT）达到 250 ～ 300 秒，防止血栓形成。用位于左冠状动脉口的导引导管和置于左心室的猪尾型导管持续监测 LVOTG，送入 0.014in 导引导丝至拟消融的间隔支动脉，根据该间隔支血管大小选择合适直径、长度的 Over The Wire（OTW）球囊，沿导丝将其送至间隔支动脉近端。加压扩张球囊封堵拟消融的间隔支动脉，通过球囊中心腔注射造影剂，行超选择性间隔支血管造影，以了解局部血管供应区域，排除该间隔支至前降支或右冠状动脉的侧支循环。用生理盐水 5 ～ 10ml 经球囊中心腔清除造影剂。然后，建议尽可能采用心肌声学造影（myocardial contrast echocardiogtaphy，MCE），经球囊中心腔快速心肌声学造影剂（六氟化硫微泡）1 ～ 2ml，在经胸超声心动图监测下完成 MCE，确定拟消融血管与肥厚梗阻区域的匹配关系，若 MCE 确定拟消融的间隔支动脉支配肥厚梗阻的基底部室间隔，即可确定为消融靶血管。另外，球囊封堵 10 ～ 15 分钟后，患者心脏听诊杂音明确减轻和导管测压 LVOTG 下降，也是确定消融靶血管的一种方法。

在消融前，确保球囊在测试过程中没有移位，封堵压力无衰减，临时起搏工作良好。为减轻患者消融过程的胸痛症状，可在消融前 5 分钟左右静脉注射吗啡 5 ～ 10mg。根据间隔支动脉及其支配供血区域的大小，初步判断无水乙醇的用量，经球囊中心腔连续缓慢均速（0.5 ～ 1ml/min）注入 96% ～ 99% 无水乙醇 1 ～ 2ml。若压差无变化，且无 AVB 发生，可适度增加乙醇注入量，但须注意无水乙醇用量越少越安全，注射乙醇时推力不宜太大，整个过程应在 X 线透视下进行，以防充盈的球囊弹出，以及误将乙醇注入 LAD。推注乙醇时应避免回抽动作，以防球囊中心腔凝血。同时应严密观察患者的血压、LVOTG 和心电图变化（心率、心律、ST-T 等）及胸痛的严重程度，注射过程中出现 AVB 或严重室性心律失常或血流动力学变化时应立即暂停注射。

消融成功终点：通常认为 LVOTG 下降≥ 50%，或静息 LVOTG ＜ 30mmHg，是手术成功的标志。

术中如 LVOTG 变化不满意，在无不良事件发生时，可在 MCE 指导下寻找其他间隔支动脉。消融推注乙醇后，保留球囊原位充盈状态，观察 5 ～ 10 分钟，再将球囊减压至负压状态，方可在 X 线透视下撤至导引导管内或体外，重复冠状动脉造影，可见消融的间隔支动脉完全闭塞，少部分可见残余血流。经股动脉途径手术者，术后于末次肝素后 2 ～ 4 小时，ACT ＜ 180 秒，拔出动脉鞘管，经桡动脉途径者术后即可拔除鞘管（可参考冠状动脉介入 PCI 操作）。若术中发生过 AVB 情况，24 ～ 48 小时后，酌情撤除临时起搏导管。

为了快速识别和治疗可能的并发症，消融术后应监护心电、血压 24 ～ 48 小时。若术后出现Ⅲ度 AVB 等异常情况，应延长心电血压监护及临时起搏电极保留时间。Ⅲ度 AVB 长时间不恢复（术后 1 ～ 2 周），需植入埋藏式起搏器。

若PTSMA术后症状复发，LVOTG回升，可以考虑再次PTSMA，但应在距第一次PTSMA 3个月后进行。

3. PTSMA并发症及其处理　PTSMA围术期死亡率为1.0%～1.4%，死因多为乙醇溢漏、前降支夹层、急性乳头肌功能不全、顽固性心室颤动、心脏压塞、肺栓塞、泵衰竭及心脏传导阻滞。远期死亡率约为0.5%，死因多为猝死、肺栓塞、心力衰竭及非心源性死亡。围术期并发症主要有三类。

（1）心律失常：包括需植入永久起搏器的传导阻滞、左束支传导阻滞、右束支传导阻滞、心室颤动。MCE有助于选定理想的间隔支，减少梗死面积，降低Ⅲ度AVB的发生率。另外，缓慢注射无水乙醇亦有助于减少AVB的发生和起搏器的使用率。

心肌瘢痕诱导心律失常与外科不同，PTSMA术后可产生心肌瘢痕，造成室性心律失常和猝死的潜在风险。但是在长期随访中，未发现风险增加。文献报道，PTSMA减少了因一级预防植入埋藏式心脏复律除颤器（ICD）的放电次数，这可能得益于LVOTG和左心室肥厚的减轻。

（2）冠状动脉损伤与心肌梗死：包括冠状动脉夹层、冠状动脉痉挛、非靶消融部位心肌梗死或室间隔穿孔。导丝操作造成冠状动脉损伤与夹层的防治方法同经皮冠状动脉介入治疗术，建议选择末端柔软的导丝。非靶消融部位心肌梗死是由乙醇溢漏导致，乙醇溢漏主要见于乙醇逆流前降支，轻者可诱发冠状动脉痉挛，重者可造成冠状动脉急性血栓，导致急性闭塞；乙醇溢漏也可通过间隔支走行变异或侧支循环致使乙醇流向非靶消融区域。虽然MCE可帮助确定消融区域，减少非靶消融部位心肌梗死，但仍有20%的患者在短暂血管堵塞后可诱发侧支循环开放，造成非靶消融部位心肌梗死或传导系统损伤。为避免无水乙醇逆流，OTW球囊直径应略大于靶血管，保证球囊加压封堵彻底。若靶血管较粗，可分别消融靶血管的分支血管。

（3）其他：如卒中、心脏压塞等。

三、PTSMA现存问题及未来发展

PTSMA是治疗难治性HOCM很好的方法，但需要探索的问题有许多。

1.HOCM与猝死　PTSMA可以改善HOCM患者的临床症状，改善合并心力衰竭患者的预后，但缺乏能够预防心源性猝死的依据，不能替代ICD作为心脏猝死的预防。对于HOCM患者需要做猝死风险评估，对于有1个以上猝死主要危险因素的患者，PTSMA后仍建议ICD植入防治心脏猝死。

HOCNM患者心脏猝死的主要危险因素包括以下几个。①持续性室性心动过速；②动态心电图：非持续性室性心动过速；③有猝死或心搏骤停的家族史；④既往有心搏骤停史；⑤不明原因的晕厥；⑥运动负荷试验血压不升；⑦左心室室壁厚度＞30mm；⑧LVEF下降（＜50%）。

未确定的主要危险因素或中危因素包括以下几个。①高危的基因突变（*MYH7*，*MYBp3*等）；②LVOTG＞30mmHg；③心房颤动；④左心室室壁厚度达20～30mm；⑤重体力活动；⑥心尖部室壁瘤。

2.栓塞介质的改进　应用弹簧圈、可吸收明胶海绵或聚乙烯乙醇泡沫颗粒封堵靶间隔支替代无水乙醇，摒弃了无水乙醇的不足，是新尝试。由于新方法入选样本量较少，确切疗效有待进一步观察。

3. HOCM的射频消融治疗　射频导管消融术（radiofrequency catheter ablation，RFCA）用于治疗心律失常已30余年。经导管的射频电流使导管头端电极接触处的靶组织温度升高，细胞内外水分蒸发，在局部产生界线清楚的凝固性坏死。间隔支动脉存在一定的解剖变异，不是总与梗阻部位相匹配，有时由于PTSMA无合适的靶血管，因而在一定程度上限制了其消融的效果，RFCA可在HOCM梗阻的靶目标位置直接消融，不受间隔支动脉解剖变异的影响，可作为PTSMA无合适靶血管或消融不成功的补充。此外，若乙醇向非间隔支动脉渗漏，则会造成严重和广泛的心肌坏死，其后果是灾难性的，而RFCA则可能避免这些情况的发生。近些年在国内外已有RFCA作为一种替代方法应用于部分儿童与成年人HOCM治疗的报道，其安全性与有效性已得到初步验证。

（1）RFCA治疗HOCM适应证

1）有PTSMA适应证而无合适靶血管的

HOCM 患者。

2）无并发症的 PTSMA 失败或复发 HOCM 患者。

（2）HOCM 的 RFCA 治疗方法：导管操作方法类似于室性心律失常的射频消融术，选择在 NavX、CARTO、LocaLisa 和（或）心腔内超声引导下进行，大头消融导管到位进入左心室后建模，构建左心室（重点室间隔部位）三维模型，标测、标记梗阻部位消融区，以及房室束、左束支部位（消融过程应避开该部位，以避免传导束损伤）。消融导管通常采用冷盐水灌注大头，射频能量为 30 ～ 60W，温度为 40 ～ 60℃，每点放电 40 秒左右，放电范围覆盖重建的 SAM（systolic anterior motion，即超声下可见二尖瓣前叶收缩期前向运动）区域。治疗中通过心腔内超声实时监测 SAM 的变化和 LVOTG 观察消融的有效性，局部组织在消融后超声影像下可显示回声增强。消融终点为压力阶差减少＞ 50%，次要终点为达到适当的消融区域或 SAM 征明显减轻。严重的二尖瓣 SAM 导致的室间隔与二尖瓣前叶接触是导致流出道梗阻的重要因素，有研究报道称在 RFCA 治疗 HOCM 后，室间隔厚度减少程度非常小，只有 1 ～ 2mm，提示手术要求降低 LVOTG 和 SAM 现象，并不强求明显减少室间隔厚度。

（3）HOCM 的 RFCA 治疗并发症：①消融区域水肿导致的梗阻加重；②心律失常，房室传导阻滞需要起搏器治疗；③其他手术相关并发症。有手术相关死亡报道。

目前，HOCM 的 RFCA 治疗处于起步阶段，尚无较大规模严格的对比研究，消融方法如消融部位、消融范围、消融导管、消融能量及温度的选择等缺少统一规范。总之，RFCA 在 HOCM 中的应用已经取得了不错的进展，对于部分不适合 PTSMA 和外科手术治疗的 HOCM 患者，不失为一种可行的替代方案。

四、结束语

PTSMA 是 HOCM 一种介入治疗方法，长期随访研究显示其可以改善患者的临床症状和心功能，提高生活质量。同时，还有很多问题有待于深入研究。由于 PTSMA 技术要求高，且具有一定的损伤性和发生并发症的风险，要求操作者要经过培训，严格遵从适应证、禁忌证和操作规程，慎重对待 PTSMA。

（屈百鸣）

参考文献

陈冉，蒋志新，单其俊，等，2017. 室间隔射频消融术：治疗梗阻性肥厚型心肌病的新选择 . 中华心血管病杂志 ,45(3):186-189.

肥厚型梗阻性心肌病室间隔心肌消融术中国专家共识组，2012. 肥厚型梗阻性心肌病室间隔心肌消融术中国专家共识 . 中国心血管病研究，10(1):1-7.

中国医师协会心力衰竭专业委员会，中华心力衰竭和心肌病杂志编辑委员会，2017. 中国肥厚型心肌病管理指南 2017. 中华心力衰竭和心肌病杂志，1(2) : 65-86.

中华心血管病杂志编委会经皮经腔间隔心肌消融术治疗专题组，2001. 经皮经腔间隔心肌消融术治疗的参考意见 . 中华心血管病杂志，29: 434-435.

Gersh BJ, Maron BJ, Bonow RO,et al, 2011.2011 ACCF/AHA guideline for the diagnosis and treatment of hypertrophic cardiomyopathy: executive summary: a report of the American College of Cardiology Foundation/American Heart Association Task Force on Practice Guidelines. J Am Coll Cardiol, 58(25):2703-2738.

Maron BJ, McKenna WJ, Danielsona G K, et al, 2003. ACC/ESC Expert consensus document American College of Cardiology/European Society of Cardiology Clinical Expert Consensus Document on Hypertrophic Cardiomyopathy A report of the American College of Cardiology Foundation Task Force on Clinical Expert Consensus Documents and the European Society of Cardiology Committee for Practice Guidelines. Eur Heart J, 24:1965-1991.

第 80 章
主动脉内球囊反搏术

第一节 概　　述

一、定义

主动脉内球囊反搏术（intra-aortic balloon pump，IABP）又提前主动脉气囊反搏，是目前临床应用最为广泛且有效的短期机械性辅助循环方法之一。通过动脉系统（常经股动脉穿刺）植入一根带气囊的导管至降主动脉内左锁骨下动脉开口远端和肾动脉开口上方，进行与心动周期相应的充盈扩张和排空，在心室舒张期开始球囊快速充气，在舒张末期球囊快速放气，使血液在主动脉内发生时相性变化，可降低主动脉阻抗，提高主动脉内舒张压，增加冠状动脉供血，从而降低心肌耗氧，增加供氧，达到改善心功能的目的（图 80-1-1）。

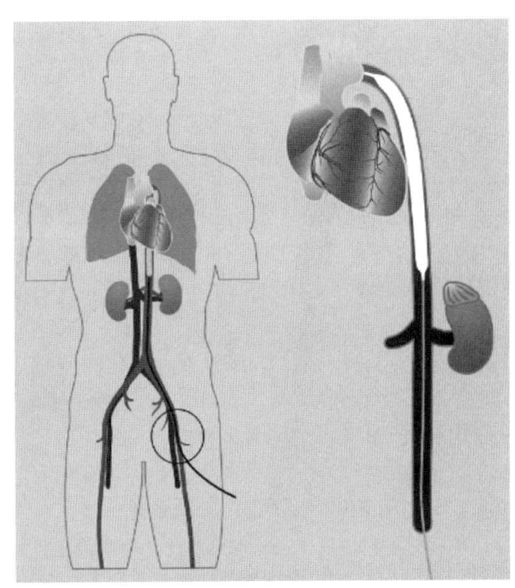

图 80-1-1　IABP 示意图

二、发展历史

IABP 的发展经历了以下阶段。早在 1953 年，美国学者 Adrian Kantrowitz 提出了反搏理论，并设计了简单的血泵辅助心脏，将动脉收缩时压力波的相位延迟到舒张期，实验证明该方法可提高舒张血压，也可明显增加冠状动脉的血流量，但因其造成红细胞大量破坏，一直没有真正应用于临床。1958 年 Bartwell 等提出用主动脉反搏（counterpulation）的设想。1961 年，Clauss 等试图通过动脉插管，用血泵在心脏收缩时，抽出部分动脉血，使收缩压下降；当心脏舒张时，快速将抽出的动脉血注入动脉，使舒张期血压上升，达到增加冠状动脉血流量的目的。但血泵的血液相容性不好，对红细胞破坏很大，在临床未能得到实际应用。1962 年 Mouloupulosl 和同事设计了一种主动脉球囊反搏的气囊导管，利用气囊在主动脉内充气膨胀、排气压缩的体积变化，取得了与 Clauss 相同的反搏效果，这就是最早利用气囊在主动脉内舒张期膨胀产生反搏作用的原始实验，逐步形成了主动脉内球囊反搏的概念。经不断研究改进，1968 年美国著名心脏外科医师 Adrian Kantrowitz 首次将这种主动脉内气囊反搏技术用于临床，并率先报道了 IABP 用于救治心源性休克的经验，成功救治了 2 例经药物治疗无效的急性心肌梗死合并严重心源性休克的患者。后来他又用同样的方法，再次救活了有类似症状的患者，这些患者临床症状迅速改善，血流动力学指标好转，其报道了16例急性心肌梗死合并心源性休克的患者切开股动脉植入IABP，其中13例患者休克得到了纠正，初步证实该方法在心源性休克治疗中的有效性。早期，IABP需要行外科手术切开股动脉后直接植入，因为手术复杂、操作时间长、需要心血管外科医师协助操作等，在临床的应用受到了一定程度的限制。1970年，Goetz发明双球囊导管，以产生单向血流。1978年，Bregman发明经皮主动脉内球囊导管。1975年，可连续监测球囊内压力的IABP研制成功。1978年，Bregman发明了经皮主动脉内气囊导管，1980年Bergman和Casarella应用Seldinger's技术经皮穿刺使IABP操作技术有了新的进展。由于IABP操作技术创伤小，有利于减轻组织创伤，减少下肢缺血等并发症，并且操作简便、快速，内科、麻醉科医师也可迅速应用。这些技术的改良使IABP在临床迅速普及。

随后经皮冠状动脉成形术（percutaneous coronary intervention，PCI）时代来临，心血管内科医师开始广泛在IABP辅助下对急性心肌梗死合并心源性休克的患者行介入治疗。随着经验的积累，逐步开始对左主干严重病变、三支血管病变等血流动力学不稳定高风险患者在IABP辅助下行介入治疗，部分研究证实此举能降低手术风险。伴随着计算机应用的发展，IABP控制与驱动系统也获得很大改进，目前已经实现智能化、小型化，而且IABP的应用范围在不断扩大，安全性与有效性也得到了保证。

随着技术日益进步，IABP的自动化程度日益提高，治疗方案也更加灵活；IABP的植入速度也明显提高，导管鞘的直径也明显缩小，从而使IABP的适应证日渐扩宽，使用也更加安全、有效。目前，IABP已广泛用于心源性休克和不稳定型心绞痛的治疗。在急性心肌梗死（AMI）合并药物治疗无效的心源性休克病例中，约75%的患者可在IABP辅助下改善异常的血流动力学，从而可能进行血运重建或作为植入心室辅助装置的过渡。IABP是目前急性心力衰竭患者应用最为广泛的短期辅助装置，也是最早用于高危冠状动脉介入治疗的循环辅助装置之一。

第二节　IABP的工作原理

一、工作原理

IABP通过经皮穿刺将一根带气囊的导管的一端植入降主动脉内左锁骨下动脉开口远端，另一端于体外控制氦气出入，同时与带有压力和心电图监测的仪器相连，用心电图或主动脉压力信号触发气囊进行充气和放气。制造与心脏搏动的同步反搏。球囊与反搏泵连接，在心室舒张早期主动脉瓣关闭后球囊充盈，突然阻滞降主动脉内血流，使主动脉内舒张压增高，大于或等于收缩期血压，大于辅助前舒张压5～10mmHg，增加冠状动脉及重要脏器的血液灌注（此时冠状动脉血液灌注约占心排血量的10%）；左心室等容收缩期主动脉瓣开放前，球囊突然排空，主动脉内压力骤然下降，降低收缩压5～10mmHg，降低左心室射血阻力，减轻左心室的后负荷，增加40%的心排血量，增加前向血流，增加组织灌注；另外，可缩短左心室等容收缩期，降低左心室室壁张力及左心室每搏作功和心肌需氧量，IABP最大可减少25%的心肌做功。如此形成反相搏动，反搏泵间接支持心脏，来改善主动脉内血容量和增加重要脏器的灌注，以达到改善心脏功能的目的，从而起到辅助心脏的作用（图80-2-1）。

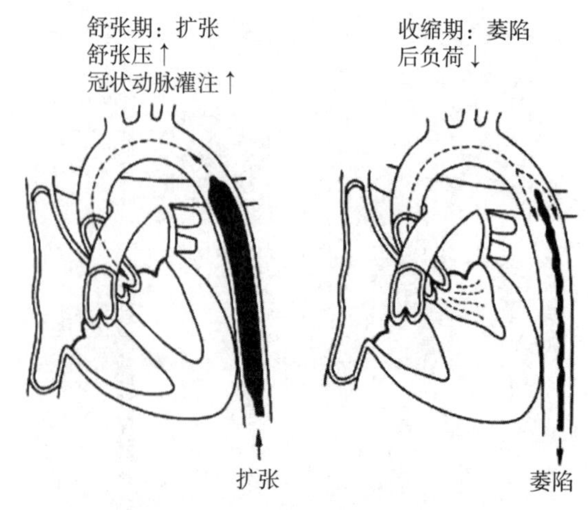

图80-2-1　IABP工作原理

舒张期，球囊充盈，增加了冠状动脉灌注，可改善心肌氧供；收缩期，球囊排空，左心室后负荷降低，心排血量增加，左心室室壁张力及心肌耗氧降低

二、血流动力学效应

IABP 的血流动力学效应包括以下几点。

（1）降低左心室后负荷、减轻心脏做功，左心室收缩压和射血阻力降低 10% ～ 20%；左心室舒张末容量下降 20%；心排血量增加 10% ～ 20%［心脏指数约增加 0.5L/（min · m^2）］，心肌耗氧量降低约 10%。

（2）提高舒张压，增加冠状动脉灌注。

（3）全身重要器官血流灌注增加，肾、肝、脾的血流量分别增加 19.8%、35% 和 47%，稳定循环状态，改善微循环，尿量增加。

（4）降低右心房压及肺动脉压：使右心房压和肺动脉压分别降低 11% 和 12%，肺血管阻力降低 19%，对右心功能也有一定的帮助和改善（表 80-2-1，表 80-2-2）。

表 80-2-1　IABP 的血流动力学效应

主动脉压	心脏负荷	血流量	左心室压	左心室
收缩压↓	后负荷↓	冠状动脉血流量↑	收缩压↓	容量↓
舒张压↑	前负荷↓	心排血量↑	舒张末压↓	每搏做功↓
		肾血流量↑		室壁张力↓

表 80-2-2　IABP 不同时相对血流动力学的影响

	球囊充盈	球囊排空
心排血量增加	↑	↑↑
尿量增加	↑	↑↑
降低前负荷	↓	↓↓
减轻肺淤血	↓	↓↓
改善精神状态	↑↑	↑
降低心率	↓↓	↓↓
减少乳酸酸中毒	↓	↓↓
脉压和脉率增加	↑↑	↑
心肌缺血症状减少	↓↓	↓↓
冠状动脉血流量增加	↑	
降低后负荷	↓	↓↓
降低心肌耗氧	↓	↓↓

第三节　IABP 适应证与禁忌证

一、适应证

IABP 是一种左心的辅助循环，故凡各种原因引起的急性左心功能不全，药物治疗无效，但病情尚属可逆者，均可行 IABP（表 80-3-1）。

1. *心源性休克*　在心源性休克的患者中，IABP 明显增加舒张压，抵消了应用 IABP 产生的收缩压轻度降低，提高了平均动脉压水平，降低了肺毛细血管楔压，增加了心排血量。因此心肌耗氧量、后负荷和室壁张力均降低，左心室射血分数升高。

IABP 已被广泛用于 AMI 合并心源性休克的患者（无论起初行溶栓还是机械治疗）。目前人们普遍认为，合并心源性休克或左心室功能严重障碍的 MI 患者直接经皮冠状动脉腔内成形术（PTCA）应使用 IABP。预防性 IABP 仅适用于不适合植入支架的高危患者、存在顽固性心肌缺血的患者及脱离心肺旁路辅助装置（CPS）失败的患者。合并心力衰竭或左心室射血分数（EF）低下的 AMI 患者直接 PTCA 前预防性应用 IABP 可能有好处。对于血流动力学受损程度较为严重的患者，应于 PCI 之前穿刺对侧股动脉，以便必要时及时应用 IABP。

2. *高危患者择期 PCI*　高危患者可在 PCI 术前做好插入 IABP 的准备，一旦发生血流动力学紊乱，可以马上行 IABP。对于风险较大的患者，可以事先插入 IABP，但可在低频率搏动，一旦发生低血压，立即开始正常的搏动。一旦血流动力学稳定，可以在手术结束时拔除球囊导管，用动脉鞘暂时堵上股动脉的入路，待肝素的作用消失后再拔除动脉鞘。如果血流动力学不稳定，可以继续反搏，直到稳定为止。

表 80-3-1 IABP 的适应证

适应证
心源性休克
AMI
顽固的室性心律失常
严重的心肌缺血
心脏手术后的
重症心肌炎
心脏结构的机械性损伤
AMI 或外伤所致机械并发症
二尖瓣反流
室间隔缺损
乳头肌或腱索断裂
巨大室壁瘤
外科心脏术前支持辅助
左主干或严重三支病变
左心室功能严重障碍患者
难治性缺血性心律失常患者
非外科血运重建相关的情况
不稳定型心绞痛或变异型心绞痛强化内科治疗无效
血流动力学不稳定的心肌梗死患者
高危导管术和血管成形术
左心室功能严重障碍患者
复杂的冠状动脉病变
插入心室辅助装置前的过渡
辅助心肺旁路装置（CPS）撤机
缺血性室性心律失常

3.PCI 术中急诊 IABP　PCI 术中发生的血流动力学紊乱或心肌缺血多是因冠状动脉夹层、急性血管闭塞或其他机制（如空气栓塞、无复流现象等）所致。插入主动脉内气囊反搏可以增加冠状动脉灌注，辅助心功能，稳定患者的情况，使操作时有时间进行其他处理。否则，患者常因低血压而躁动、呻吟，或因心肌缺血而出现严重的心律失常，使操作者无法顺利操作，甚至增加术中死亡风险。

4.PCI 术后心功能低下　对于 PCI 术后出现心功能低下的患者，IABP可能有助于恢复心功能。此类患者术前通常已存在心功能低下，当缺血的心肌再灌注后，可出现心肌细胞损伤加重的表现（如心律失常、出血性坏死、梗死面积扩大、心功能低下等），即心肌缺血再灌注损伤。该现象在接受 CABG、PCI 及溶栓等心肌再灌注治疗的患者中较为常见。在原有心功能不全的患者中，PCI 术后心功能可能进一步降低。IABP 不但能改善冠状动脉缺血，增加心排血量，还能保护顿抑心肌，加速侧支循环的产生，同样可改善 PCI 术后低心排血量患者的心功能。

5.PCI 失败后 CABG 前的循环过渡　插入 IABP 主要是一个过渡，因为旁路移植手术的准备时间至少需要 20 分钟，有些医院可能准备的时间更长。在这期间，需要稳定患者的血流动力学，临床试验已经证实，IABP 不仅可以稳定血压，还可以降低心肌梗死的发生率。

6. 其他情况的应用　由于主动脉内气囊反搏后冠状动脉血流量波动更大，血流速度更快，具有一定的保护性，故可以用于其他一些冠状动脉介入治疗（如静脉桥的介入治疗），血流加速可以减少血栓栓塞的概率，植入多个支架后应用 IABP 可以增加血流量、降低急性闭塞率。不稳定的含有血栓的病变，即使 PCI 效果很好，术后持续应用 IABP 1 ～ 2 天可能有益。此外，对于 PCl 术中出现慢血流或无再流，使用 IABP 也可能有益。

植入 IABP 患者的院内病死率因适应证的不同而不同，难治性心绞痛患者应用 IABP 的病死率为 6.4%，术中支持为 7.7%，辅助 CPS 撤机为 25.9%，心源性休克（无经皮介入或外科干预）为 38.7%。IABP 在进行性缺血、不稳定型心绞痛、循环衰竭、缺血性室性心律失常中应用的有效性已得到广泛证实。

二、禁忌证

1. 绝对禁忌证　中、重度主动脉瓣关闭不全者，因主动脉内球囊反搏可以增加左心室舒张压而加重主动脉瓣反流，使左心室负荷加重，甚至造成心脏破裂或心肌梗死后假性室壁瘤形成。

主动脉夹层和主动脉损伤者的主动脉球囊反搏导管可能误入夹层假腔，由此导致夹层分离加重，球囊反搏时造成主动脉穿孔。腹主动脉或主动脉瘤，以及严重钙化性主动脉髂动脉病变或外周血管病变，在主动脉球囊植入过程中有可能造成进一步损伤。

2. 相对禁忌证　严重的大动脉旁路移植术后的患者，严重出血倾向合并出血性疾病患者，恶性肿瘤或其他疾病的终末期，不可逆的脑损害病例，脓毒血症患者。

第四节 IABP 的装置

一、反搏泵装置

反搏泵包括心电或血压同步触发器、内触发电路和气源（正、负压）装置，以及心电图、血压监测及记录仪，备有干电池。反搏泵内安装一台真空驱动机（图 80-4-3），触发的方式有心电同步触发和血压同步触发两种，可任选其中一种作为触发信号。用作充气的气体多采用二氧化碳，因为球囊一旦漏气，它能很快被吸收，比较合乎生理。控制台上有调节气体容量、充气及放气时间、反搏比例的旋钮及警报系统；监测仪可显示心电图、压力、触发信号。可以在每 1 个心动周期内气囊充放气 1 次（1 ∶ 1 模式），也可以每 2 个心动周期内气囊充放气 1 次（1 ∶ 2 模式），或每 3 个心动周期内气囊充放气 1 次（1 ∶ 3 模式），并可以根据进入气囊的气体量的多少来调整气囊的大小。

二、球囊导管

球囊导管均为高分子材料聚氨酯类制成，均为一次性应用。球囊两端与导管密封，导管内在不同的方向和部位均有小孔与球囊相通，有利于气体均匀进出。导管的近端与一带有硬壳的透明安全气室相连接。根据球囊充气量的多少，分为不同型号，以供不同体重的儿童和成年人选用。目前，按插入方式的不同，球囊导管植入的方法有切开和经皮穿刺两种；按球囊数目的不同，球囊有单腔球囊和双腔球囊两种（图 80-4-1）。

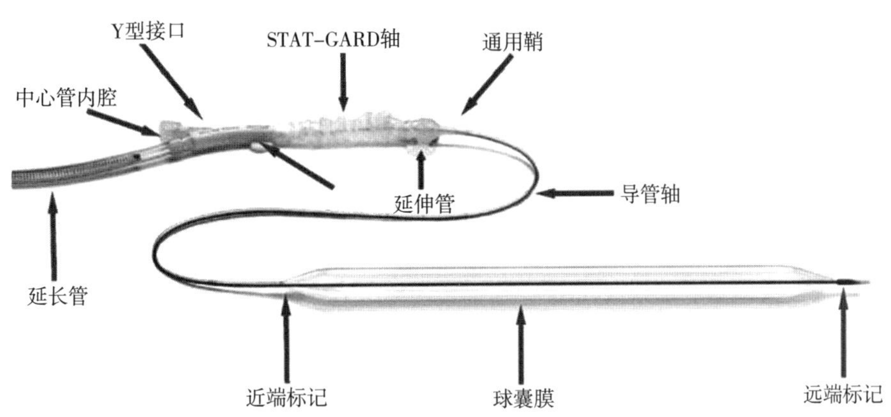

图 80-4-1 常规 IABP 球囊导管的结构组成

第五节 IABP 操作方法和步骤

一、插管途径

股动脉是 IABP 最常用的途径。植入前要仔细检查入路，如果患者有间歇性跛行、腹部杂音、股动脉搏动减弱应重新考虑适应证。另外，尽管股动脉途径最为常用，但经股动脉放置 IABP 的失败率约为 5%。对于经股动脉途径失败的患者，可经升主动脉途径开胸植入 IABP。插入后，IABP 的头端向前经过主动脉弓，直至气囊部分到达降主动脉。经升主动脉插管时，导管通常会无意插入主动脉弓的分支血管（如左锁骨下动脉）。IABP 的头端还可能跨过主动脉瓣进入左心室。经升主动脉途径插入 IABP 时，在食管心脏超声（TEE）引导下进行可避免上述情况。由于接受 PCI 的患者常需要使用氯吡格雷等抗血小板药物，而开胸植入 IABP 的创伤和出血风险较大，因而不适合 PCI 患者。此外，国外有经肘动脉成功植入 7.5F 的 IABP 球囊导管的报道。

二、球囊导管的选择与准备

球囊导管不应该完全堵塞主动脉腔，理想情

况下，充气后球囊应阻塞主动脉管腔的 85% ～ 90%，球囊容积大于心排血量的 50%。球囊完全堵塞可能导致主动脉管壁损伤，以及红细胞和血小板受损。一般根据患者的身高选择 IABP 球囊容积（表 80-5-1）。球囊的长度和直径随球囊的大小相匹配。穿刺用的动脉鞘较粗，为 9 ～ 11F，常用的是 10F 的动脉鞘配以 9.5F 的球囊导管。

表 80-5-1 根据患者身高选择型号合适的球囊导管

患者身高（cm）	球囊型号（ml）
＜ 152	25 ～ 30
152 ～ 163	34 ～ 40
163 ～ 183	40 ～ 50
＞ 183	50

将球囊包里的球囊、单向阀和注射器三者连接，用注射器抽取 30ml 空气，然后松开注射器（保留单向阀与球囊的连接），将球囊从包装中取出，抽出中心钢丝，生理盐水冲洗中心腔，在球囊腔的接口接上三通，用 50ml 的注射器抽吸产生负压，然后关上三通备用。

三、穿刺与插管

1. 穿刺 穿刺股动脉，送入长导丝。穿刺点应较一般导管穿刺部位更低，以利于拔管后的止血。

2. 球囊导管的插入

（1）经皮股动脉穿刺法：采用 Seldinger 经皮穿刺送入导管的技术。选择一侧搏动较强的股动脉，在腹股沟下 1 ～ 2cm 处消毒、铺巾，局部麻醉。用 18 号动脉穿刺针刺入股动脉，通过穿刺针腔将尖端呈"J"形的引导钢丝送入股动脉，退出穿刺针，选用适当型号的导引器沿导引钢丝插入股动脉，导引器远端 2 ～ 3cm 必须留在体外以控制出血。①不使用动脉鞘：送入扩张管充分扩张，然后退出扩张管。沿着导丝缓慢推送 IABP 球囊导管，送管时注意掌握方向和力量，防止导管折损。②使用动脉鞘：沿导丝送入动脉鞘，球囊到位后，将球囊尾端护套插入动脉鞘。推送时，导丝应露出 IABP 导管外 20cm。最后将球囊导管缝合固定在皮肤上。导管远端连接至反搏机，启动反搏机，即可开始进行反搏。

（2）股动脉切开法：为逆行径路。选择患者股动脉搏动较强一侧，局部皮肤消毒，铺巾，局部麻醉。沿股动脉走行自腹股沟韧带向下做 5 ～ 6cm 的纵切口，游离股动脉约 2cm，在该动脉上做切口约 1cm。测量切口至胸骨柄处水平的距离为球囊导管插入体内的长度。取一段消毒好的内径为 1cm，长 6 ～ 8cm 的涤纶人造血管，近端剪成约 45° 的斜面，用血预凝后，套入预先已排空气体并经生理盐水蘸湿的球囊导管，将其从股动脉切口处旋转送入。确定球囊位置安妥后，将人造血管端一侧吻合在股动脉口，并与皮下组织缝合固定。

（3）主动脉插管法：为顺行径路，常用于股动脉和其他周围动脉不宜插管者，如动脉粥样硬化、心血管大手术前心力衰竭或心源性休克者需做心肺转流前的心功能支持，以及搏动血流体外循环，术中不能脱离心肺转流，预防术后出现低排血综合征或左心功能不全。此方法仅适用于开胸手术的情况下，在手术室直接从主动脉切口插入球囊导管。

插管成功后应经动脉鞘的侧管或中心腔注入肝素 5000U，然后以 800 ～ 1000U/h 的速度连续输入，将 APTT 保持在 55 ～ 75 秒。

四、导管定位

若要在非透视条件下完成，应事先测量 IABP 导管插入的长度，将 IABP 导管的远端放在胸骨角（或第 1 肋和锁骨的交界处），向下到脐，然后斜向穿刺腹股沟，标记 IABP 导管在体外的点，IABP 导管在体外的点应在动脉鞘的出口处。若在透视下插管，应将导管远端放在锁骨下动脉下方 2cm 处，即 X 线下球囊前端位于第 2 和第 3 肋间，缝线固定球囊（图 80-5-1）。

五、系统连接

导管到位后抽出导丝，从中央腔抽取 5ml 血液，然后用 5ml 肝素盐水冲洗中央腔。松开球囊上的单向阀，并抽掉黄色的保护丝，连接球囊延长管，将延长管的另一端连接 IABP 机的泵气管。接上 IABP 机（图 80-5-2）的心电图，接通 IABP 机的电源，打开压力瓶的阀门，开始反搏。中央腔连接压力换能器，调零，开始测压。

六、参数调整

调整以下参数。①触发方式：最好采用压力触发，如果压力很低也可以选择 R 波图形好的导联进行 R 波触发。合并心房颤动者用心房颤动触发模式。②反搏频率：根据情况选择 1 ∶ 1、1 ∶ 2 或 1 ∶ 3 反搏；如果心率＞ 120 次 / 分，可以用 1 ∶ 2 反搏，并采用其他方法减慢心率。现有 IABP 机一般能辨认心房颤动，也可以用药物减慢心室率；室性心动过速时可以采用1 ∶ 3反搏；心脏停搏采用胸前按压时，压力曲线的变化也可以触发 IABP 工作。③时相：调节充气时间使球囊在主动脉瓣关闭和开放之间充盈，调节放气时间使球囊在主动脉瓣开放之前抽瘪。最好的充气时机是在主动脉压力曲线降支的切迹上（图 80-5-3）；充气与放气过早或过晚均会影响反搏效果。最理想的压力是辅助时的收缩压比未辅助时的收缩压低，辅助时的舒张压比未辅助时的舒张压高 10 ～ 15mmHg。

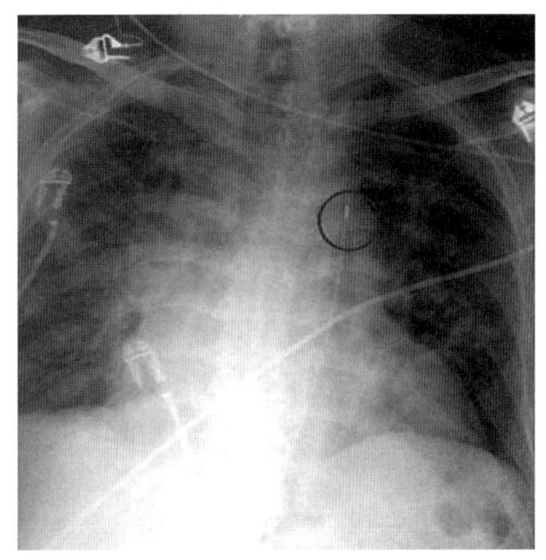

图 80-5-1　IABP 患者胸部 X 线片

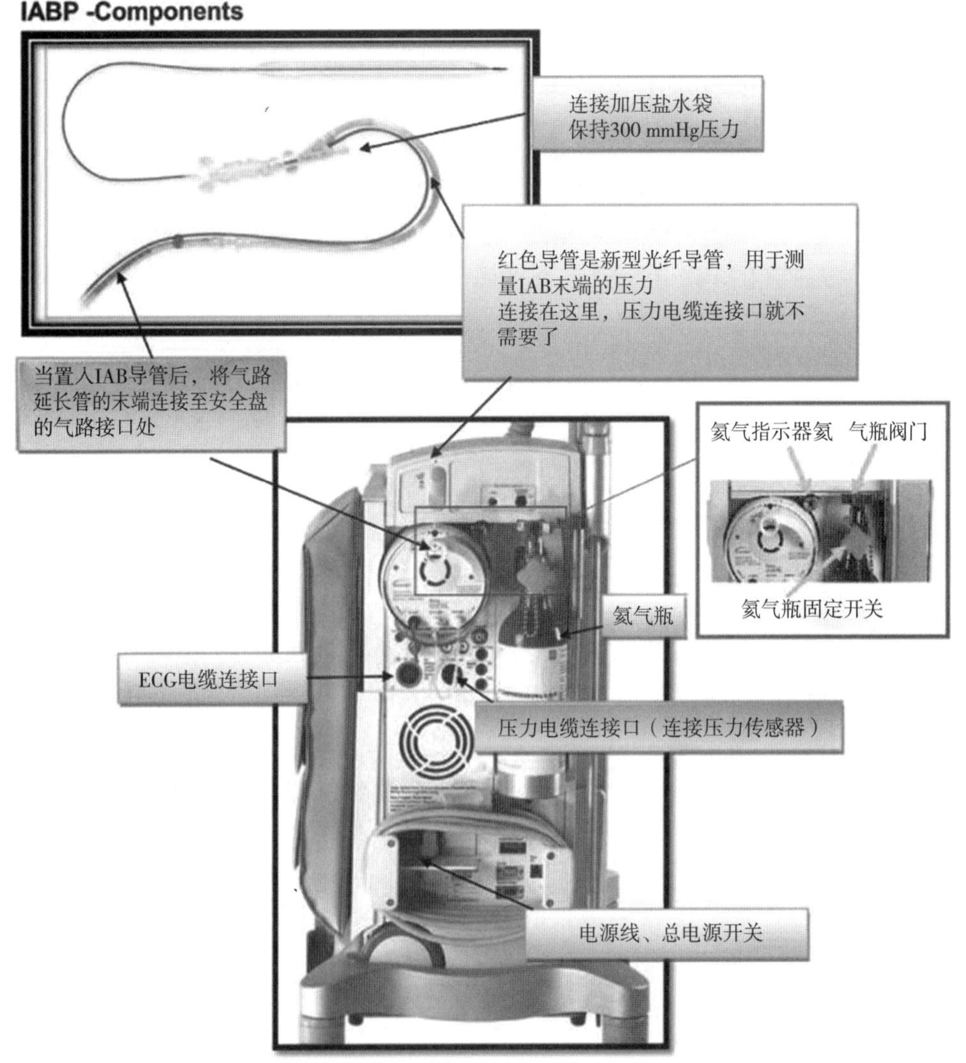

图 80-5-2　IABP 主机的主要结构

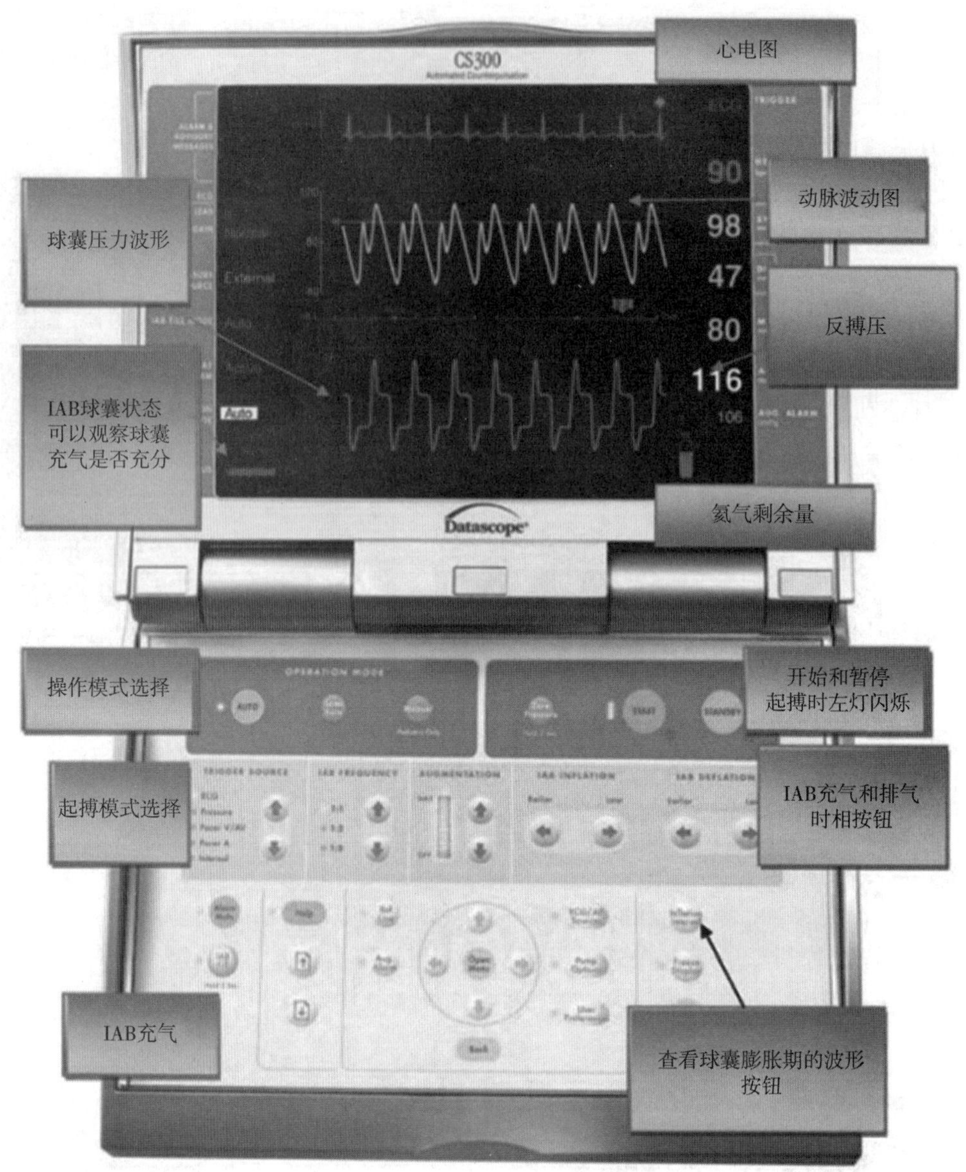

图 80-5-3　IABP 显示器主要内容

七、IABP 的撤除

反搏时，动脉收缩波降低而舒张波明显上升，这是主动脉内球囊反搏辅助有效的最有力的依据。反搏有效的指征包括循环改善（皮肤、面色红润、指端温暖），中心静脉压下降，尿量增加，血压回升。一般认为若 IABP 有效，尽可能在 24 小时后脱机，但根据病情，亦可 3 ～ 7 天后脱机。

当患者神志清醒，精神状态良好，循环改善，四肢末梢暖，血流动力学稳定 12 小时以上，尿量＞ 30ml/h；中心静脉压，左心房压都在正常范围内，平均动脉压在 70mmHg，组织灌注良好，升压药物逐渐减量或完全撤除；无恶性心律失常出现，心率＜ 110 次 / 分；全身情况改善，即可脱机拔管。

停止反搏的观察时间应不超过 1 小时，以防动脉内血栓形成。逐渐降低反搏比例，先将反搏比例降至 1 ： 2，每 30 分钟观察脱机指标 1 次，1 ～ 3 小时后如果没有恶化，将反搏比例降至 1 ： 3，观察 30 分钟，如仍然没有恶化，便可以拔管。拔除气囊导管时，应让少量血液冲出，其目的是冲出血管内可能存在的气泡和血块。拔管后立即用无菌纱布按压穿刺部位 30 分钟以上，以免发生血肿，然后再加压包扎，用沙袋压迫 6 ～ 8 小时，术肢制动 15 小时，注意观察局部渗血及同侧下肢血供情况。撤除沙袋后，该侧下肢避免用力或负重。继续观察局部有无出血、血肿，以及肢体远端血供情况。如局部无红肿、出血，足背动脉搏动良好，皮温及颜色正常，血流动力学稳定，说明拔管成功。

八、IABP 失败

造成失败的原因有球囊渗漏充气不良、插管困难和增压不良等。

第六节 IABP 使用过程中的注意点

一、导管的固定

在股动脉穿刺处用缝线固定导管再予以无菌敷料固定，用宽 5cm、长 20 ～ 30cm 的胶布沿大腿纵向固定，防止导管被意外拉出。定期更换穿刺处的敷料，更换敷料时要注意导管位置，防止导管移位，影响反搏效果，并观察穿刺部位是否有红、肿、渗血的情况。

二、管道的监测

认真观察各管道连接处有无松动，血液反流等现象，交接反搏压力情况。护理人员每小时用肝素盐水冲洗中心腔 1 次，每次冲洗时间大于 15 秒，以免形成血栓，定时冲洗中心腔可以保证有创血压测量更准确。可用加压袋完成每小时冲洗中心腔的工作，可以节约时间并明显减少污染中心腔的概率。

三、抗凝治疗的监测

在应用肝素抗凝过程中每 2 ～ 4 小时监测凝血时间（ACT）一次，使 ACT 维持在 200 ～ 500 秒或部分活化凝血活酶时间（APTT）维持在 40 ～ 50 秒，同时密切观察临床出血征象，如局部渗血、血小板计数的变化等，及时调整肝素用量，达到既能抗凝又不出血的目的。临时停止反搏时，持续时间应不超过 30 分钟，以避免形成血栓。

四、足背动脉的监测

定期观察足背动脉搏动情况、次数、搏动强弱，局部皮肤颜色、温度，并与对侧足背进行比较，以及早发现下肢缺血情况。

五、生命体征的监测

严密观察生命体征、心率、心律及心电图改变。如发现心率过快或过慢、心律失常等变化应及时报告医师予以处理，以保证反搏效果。每天测量体温 4 次，给予抗生素抗感染、补充血容量、维持水电解质平衡、纠正酸中毒等治疗。

第七节 IABP 并发症及处理

一、IABP 并发症

IABP 是一种创伤性介入性治疗，其并发症率为 5% ～ 25%。IABP 的并发症发生率为 5% ～ 20%，多为血栓栓塞并发症，其他包括下肢或肾灌注受损、动脉撕裂或夹层、出血、血栓形成、血小板减少和感染等。

由于 IABP 的并发症发生率高，临床上在选择应用 IABP 治疗时应保持慎重态度，尽量不选择药物治疗有效的病例。其常见的并发症如下。

1. *血管并发症* 包括穿刺部位并发症（如出血、血肿、假性动脉瘤等）、主动脉穿孔、肢体缺血与血栓栓塞等。

肢体缺血多发生于插管侧下肢，多因血栓形成、下肢动脉血管栓塞或由于球囊导管过大阻塞股动脉引起。

动脉损伤可能发生在股、髂及胸主动脉，如股、髂动脉穿破，胸主动脉内膜剥离，夹层动脉瘤，主动脉破裂及股动脉假性动脉瘤等。一般为动脉血管原发病理改变或因插管操作不当所致。

严重者可能需要输血、手术处理或截肢，甚至会导致死亡。随着 8F 和 7.5F 导管的应用，IABP 的血管并发症有减少的趋势。主动脉穿孔为 IABP 的严重并发症之一。随着器械与操作技术水平的进步，近年来肢体缺血性血栓发生率已明显降低。外周血管疾病史、女性、吸烟史和术后插管是预测血管并发症的独立因素。

2. 球囊导管有关并发症　包括球囊破裂、球囊渗漏等。球囊破裂主要为尖锐物或动脉粥样斑块擦划球囊所致。插管前仔细检查球囊，避免接触尖锐物，球囊破裂表现为反搏波消失，安全室内有血液进入，应立即停止反搏，更换球囊导管。

3. 感染　包括全身感染及局部感染，约有 1% 的患者合并感染。注意监测感染指标，应用抗生素治疗。

4. 出血　中度溶血和血小板减少较常发生，常因体外循环心内直视手术后凝血机制障碍，插管时血管损伤或在 IABP 过程中用肝素出血所致。但是出现血小板计数＜ 50×10^9/L 者很少见。一般在拔出球囊导管后可逐步恢复至正常。

二、预测 IABP 并发症的相关因素

女性、高龄（≥ 75 岁）、体表面积（＜ 1.65m^2）和外周血管疾病是主要并发症的独立预测因素。与并发症有关的因素包括女性、年龄、肥胖、糖尿病、高血压、吸烟、外周血管疾病及 IABP 治疗持续的时间。另外，IABP 球囊外径也与并发症发生率密切相关。选用较小导管的患者严重肢体缺血和任何肢体缺血的发生率均较低。

第八节　IABP 的局限性

（1）IABP 最大的局限性是其血流动力学效应依赖于残存的心脏功能，不能主动辅助心脏，仅能使心排血量增加 10% ～ 40%，心排血量增加依赖自身心脏收缩功能及稳定的心脏节律，且支持程度有限。

对严重左心功能不全、持续性快速型心律失常或心搏骤停等心脏处于无做功状态的患者，IABP 的作用难以实现。IABP 发挥作用需要稳定的心脏节律，出现心律失常时同步困难而影响疗效。

（2）IABP 不适用于股动脉较细或动脉粥样硬化严重的女性或老年患者。

（3）IABP 不能解决冠状动脉狭窄远端的血流，放置时间过长会引起肢体缺血等并发症。

（4）不能改善严重循环障碍。

作为心源性休克常用的治疗手段，IABP 在临床应用已有几十年的历史。但是，2018 年在 AHA 科学会议上公布的 IABP-SHOCK Ⅱ 研究结果显示，对 AMI 心源性休克患者使用 IABP 并没有生存获益。

IABP-SHOCK Ⅱ 研究是一个多中心、开放标签的随机对照试验，纳入从 2009 ～ 2012 年入院的 600 例心肌梗死并发心源性休克且接受了早期血运重建的患者，随机分为 IABP 组（301 例）和对照组（299 例）。比较两组患者 30 天、6 个月和 12 个月时的全因死亡率，发现两组之间差异无统计学意义。于是，研究者对 IABP-SHOCK Ⅱ 研究中入选的患者进行了更长时间的随访，随访时间达 6 年。虽然随访时间的跨度拉长到了 6 年，但并无扭转 IABP 对死亡率无改善的劣势。IABP 组和对照组在全因死亡率上无差异，在再梗死、卒中、再血管化、再次 PCI、ICD 植入等二级终点方面也没有发现统计学差异。据此，欧洲和美国的指南将心肌梗死并发心源性休克 IABP 的应用推荐从 Ⅰ 类下调为 Ⅱb 类。

在进一步的研究中，迫切需要进行大型、简单、多中心临床试验，以确定最佳治疗策略，进一步改善 MI 合并心源性休克患者的结局。

（陈晓敏　王双双）

第 81 章
左心室辅助装置

心力衰竭死亡率高，并发症多，是医疗的严重挑战，造成社会的沉重负担。尽管药物治疗和再同步化治疗技术使心肌重构，症状改善，存活率提高，但是多数患者还是进展到终末期心力衰竭。这些患者生活质量差，常需要住院治疗，死亡率高，最终需要心脏移植或安装心室辅助装置。虽然心脏移植是治疗心力衰竭的最佳方案，但是有限的供体器官限制了心脏移植的应用。过去 15 年，全球心脏移植人数持续减少，等待器官移植的患者人数翻了一番，而供体器官数量下降了 1/3。2015 年，德国有 790 例需要移植的患者，但仅有 286 例获得移植。由于捐助者年龄的增长和接收者合并症增多，欧洲患者的 1 年存活率从 85% 下降至 76%。约有 15% 的在等待名单中的患者在等待器官移植过程中死亡，超过 30% 的患者需要左心室辅助装置的循环支持（LVAD）作为移植（BTT）的桥梁，因此需要永久性机械循环支持设备的患者人数增加。在过去的 10 年中，LVAD 系统在尺寸、耐用性、可靠性方面取得了实质性进展。年龄过大或不适合移植的患者 LVAD 成为治疗的最终选择。最近 5 年，LVAD 植入的数量呈指数增长，一些设备已经被植入超过 10 000 例。

机械循环支持的历史始于 1953 年。第一台心肺机问世后，外科医师可以进行复杂的心脏直视手术。为了治疗心脏手术后的低心排血量，开发了暂时性的循环支持的简单泵。1964 年美国国家心肺血液研究所的“人工心脏计划”开始支持开发供长期临床使用的设备。1966 年，DeBakey 及其同事植入了第一台气动 LVAD。1969 年，Denton A. Cooley 植入了第一枚人工心脏（TAH）用于等待 HTx 患者的桥接治疗。1970 年，研究重点为生物相容性好的适合长期治疗的心室辅助系统。1982 年，JARVIK-7 TAH 第一次作为永久性的植入治疗，但在 112 天后患者死于重症败血症导致的多器官衰竭。由于并发症发生率高，TAH 未曾作为真正的替代治疗，机械辅助设备中 TAH 的比例低于 1%。

人工心脏和心脏辅助装置主要是指采用人造血泵帮助或代替自然心泵。心脏辅助是代替心泵部分功能而人工心脏则全部代替心泵，两者只是量的不同，本质上都是高性能的血泵。在发展过程中互相联系，一般不做严格区别。心室辅助装置包括左心室辅助装置（LVAD）、右心室辅助装置（RVAD）及双心室辅助装置（BiVAD），一般采用血泵等机械辅助循环装置部分或全部替代自然心脏泵血功能，目前国际上已研制出可直接植入人体内的心室辅助装置，在欧、美、日等发达国家应用广泛，可以作为晚期心力衰竭患者的过渡到恢复 BTR、移植 BTT，以及终点治疗 DT 等。

虽然这一领域如今发展迅速，但利用 LVAD 的治疗方案也并非能够完全避免并发症的出现，这也就让恰当的患者选择成为治疗取得成功的关键。

第一节　临时心室辅助装置

临时心室辅助装置的选择对于急性难治性心源性休克患者的治疗有一个演变的过程。急性难治性心源性休克的病因通常是心肌梗死，术后脱离体外循环失败，慢性心力衰竭的失代偿期，急性心肌炎，围生期心肌病等。尽管应用了大量的强心药物及血管活性药物，这类患者的死亡率依然很高。对于心搏骤停和血流动力学不稳定的患者，生存的唯一手段就是机械辅助循环过渡到恢复，或过渡到心脏移植，或过渡到长期植入的心室辅助装置。临时辅助的目的在于稳定血流动力学，以阻止多脏器衰竭的进一步发展。

可经皮或外科手术植入机械循环辅助设备，在心源性休克的早期植入是防止多器官衰竭的关键。

对于心肌恢复可能性的评估在置入设备后即可开始，并贯穿始终。应经常评估肝、肾、肺神经系统的功能障碍及其严重性和可逆性。如果症状改善，可以过渡到其他治疗，如长期心室辅助或心脏移植。如果多器官损害和神经系统损伤不可逆，则不可进行长期辅助装置的植入，也应该终止目前的辅助措施。

临时辅助装置的种类和特点如下。

1. 主动脉内球囊反搏（intra aortic balloon pump，IABP） 用作循环支持已经使用了超过 40 年，是目前最主要的治疗急性心力衰竭的方法之一。其原理是心脏舒张期球囊充气、主动脉舒张压升高、冠状动脉压升高，使心肌供血、供氧增加；心脏收缩前，气囊排气，主动脉压力下降，心脏后负荷下降，心脏射血阻力减小，心肌耗氧量下降，对衰竭心脏的疗效优于任何药物。

动力学效应包括：①降低左心室后负荷，减轻心脏做功。左心室收缩压和射血阻力降低 10% ～ 20%；左心室舒张末容量下降 20%；心排血量增加 0.5L/（min・m^2）。②提高舒张压，增加冠状动脉灌注。用于重症冠状动脉旁路移植患者、急性心肌梗死患者、晚期风湿性心脏病患者及 EF ＜ 30% 心力衰竭患者。③全身重要器官血灌注增加。肾血流增加 19.8%，肝血流增加 35%，脾血流增加 47%，循环稳定，微循环改善，尿量增加。④降低右心房压及肺动脉压。右心房压降低 11%，肺动脉压降低 12%，肺血管阻力降低 19%，对右心功能也有一定的帮助和改善。

心外科适应证包括：①术前预防应用危重患者，急性心肌梗死行急诊旁路移植患者，EF ＜ 30% 旁路移植患者，晚期风湿病患者及血流动力学不稳定、手术危险性大的复杂患者。②心脏直视术后脱机困难，左心衰竭，急性心肌梗死患者，复跳后血压无法维持，必须依赖人工心肺机辅助患者。③心脏直视术后出现低心排血量，心力衰竭。④心脏移植手术的辅助治疗，术前心脏功能差及无供体心脏，术后心功能差需进一步辅助。⑤人工心脏的过渡治疗。

心内科适应证：①急性心肌梗死并发心源性休克，血压难以维持。②不稳定型或变异型心绞痛持续 24 小时。③急诊行心导管检查及介入治疗心功能差，血流动力学不稳定患者。④顽固性严重心律失常药物治疗无效患者。⑤难治性左心衰竭或弥漫型冠状动脉病变不能做旁路移植患者。

禁忌证包括：①严重主动脉关闭不全；②主动脉夹层动脉瘤、主动脉瘤、窦瘤破裂及主动脉大动脉有病理性改变或大动脉有损伤者；③全身有出血倾向，脑出血患者；④不可逆脑损害；⑤心脏停搏，心室颤动及终末期心肌病患者；⑥心内畸形纠正不满意者；⑦周围血管疾病放置气囊管有困难者；⑧恶性肿瘤有远处转移者。

抗凝治疗一般采用如下方案。①肝素：0.5 ～ 0.8mg/kg，4 ～ 6 小时 1 次。②低分子右旋糖酐：10 ～ 20ml/h，静脉滴注或口服阿司匹林 0.3 ～ 0.5g，每 8 小时 1 次，用于禁用肝素患者。③体循环期间和术中、术后渗血多而心包纵隔引流管未拔除患者，可不用其他抗凝药。

2. ECMO 用于各种原因引起的明显心力衰竭，包括急性 MI、终末期扩张型心肌病、急性心肌炎、心脏术后脱离体外循环困难和心搏骤停。ECMO 联合了血泵和膜式氧合器，从而有能力为晚期临床呼吸衰竭患者提供快速完整的氧合和血流动力学支持。这个系统对恢复受到损害的器官和提供完全心肺支持的能力比其他临时装置更好，特别是对于重症患者常见的严重低氧和肺水肿。再加上置入相对简便，转运方便，新一代的机器越来越小型化，耗材价格也相对便宜，这些优点使得 ECMO 成为心搏骤停后急诊复苏的一线选择。

3.Impellar Recover 主要用于急性心力衰竭的临时血流动力学辅助治疗。该装置由轴流泵和导管两部分组成，轴流泵固定于升主动脉，导管穿过主动脉瓣尖置于左心室内。Impellar Recover 有两种型号，以其最大流量命名，分别是 Impellar 2.5 和 Impellar 5.0。

Impellar 2.5 目前广泛应用于急性心力衰竭患

者和冠脉介入术中高风险患者的快速短期支持。Impellar 和 IABP 相比虽然有血流动力学优势，但 IABP 能提供更好的冠状动脉灌注。

4.TandemHeart　是一种左心室辅助设备（LVAD），设计作为短期循环支持系统。该系统由三个部分组成：TandemHeart 泵，提供循环动力的泵将氧合血液从左心房中抽吸出来，注入动脉循环系统；TandemHeart 是左心室完全减负荷装置，是真正意义上的心室辅助装置，可提供 3.5 ～ 5.0L/min 血流。2011 年，一项纳入 117 例心源性休克患者的研究报道了 TandemHeart 临床应用并发症，患者出现感染、败血症的发生率高达 29.9%，插管部位出血率达 29.1%，胃肠道出血率达 19.7%。但 TandemHeart 辅助明显优于 IABP。一项单中心回顾性临床研究纳入 2008 年 1 月至 2010 年 6 月 5 例应用 IABP，13 例应用 Impellar，32 例应用 TandemHeart 的患者，结果发现 Impellar 和 TandemHeart 辅助效果明显优于 IABP。

TandemHeart 目前主要应用于心源性休克患者的临时辅助和高风险 PCI 患者的暂时辅助。对心源性休克患者来说，应用 TandemHeart 比 IABP 更能明显提高心脏指数、平均动脉压，明显降低肺毛细血管楔压。

CentriMag 心室辅助系统是应用磁悬浮叶轮的离心泵，其优点是对血液成分的剪切力较低，流量高，抗凝水平要求低。它是一个通用的系统，可用于临床多种情况，客人提供单心室或双心室支持，可外科植入或经皮置入，还可以用作 ECMO 系统中的泵。可以用作心脏手术后的心力衰竭，移植后的排斥，先天性心脏病，LVAD 置入术后的右心衰竭，急性 MI 术后的心源性休克，暴发性心肌炎等的支持治疗。

第二节　长期机械循环支持

一、长期机械辅助装置的种类和特点

第一代心室辅助装置，即以充盈 - 排空模式模拟自然心脏产生搏动性血流为特点的装置。以 HeartMateXVE 和 Novacor 为代表，到目前为止分别有超过 7000 例心力衰竭患者接受过上述左心辅助装置支持。而且充血性心力衰竭机械辅助随机化评估（REMATCH）结果表明，对于不适宜移植的终末期心力衰竭患者，左心室辅助装置接受者的 1 年生存率为 52%，2 年生存率为 29%，而药物治疗者 1 年和 2 年生存率分别为 27% 和 13%。但此类装置结构复杂，泵失功率高，泵植入对受者体表面积要求高，术后电源导线感染发生率高，限制了其在替代治疗的进一步应用。

第二代心室辅助装置，即以泵产生连续性高流量或高压头血流为特点的装置，分为离心泵和轴流泵。在临床上应用的主要是 HeartMate Ⅱ、MicroMedDeBakey VAD、Jarvik-2000 等轴流泵。新近的 374 例 HeartMate Ⅱ的替代治疗临床试验结果表明，1 年和 2 年生存率分别为 80% 和 79%，感染率为 3%，均无泵失功，且患者生存率和生活质量明显提高。第二代心室辅助装置由于体积小，耐久性长，目前正成为心脏移植前过渡支持治疗和替代治疗的主流心室辅助装置类型，预计未来安装轴流泵的心力衰竭患者会增加到 3000 例 / 年（图 81-3-1）。

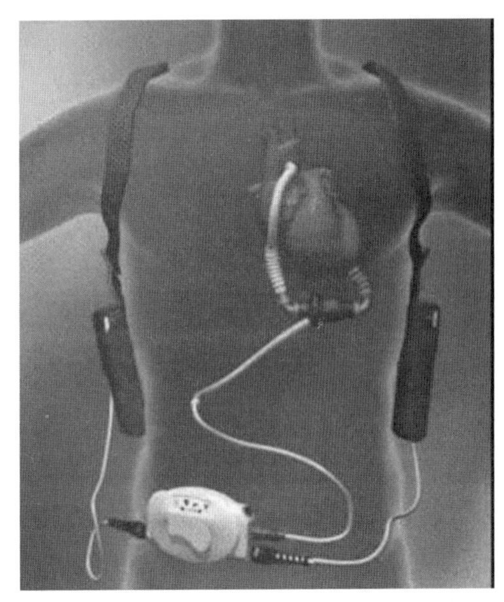

图 81-3-1　心室辅助装置

第三代心室辅助装置，即以无接触轴承设计中悬浮轴承为特点的连续行血流泵。目前进入临床试验的磁悬浮心室辅助装置主要有 Incor、VentrAssist、DuraHeart 和 HVAD。其中 HVAD 是以磁悬浮和液力悬浮为设计特点的离心泵，重 145g，直径为 4cm，产生的血流量最高可达 10L/min，放置在心包腔内而不需要另外的腹膜外兜袋，是目前最小的第三代心室辅助装置。欧洲 22 例过渡支持治疗临床试验结果表明，1 年实际生存率为 80%，且 10% 的患者由于心功能恢复而撤除装置，并且在 6 个月内保持左心正常功能。对第三代心室辅助装置用于替代治疗的耐久性和稳定性的多中心临床试验正在进行。

二、中国心室辅助装置

我国对左心室辅助装置的研究大多为探索性和短期临床应用研究。在连续性血流泵方面，阜外医院开发的 FW- Ⅱ型轴流泵完成前期体外测试和动物实验后，获得国家食品药品监督管理局批准后已应用治疗 5 例心肌梗死合并室间隔穿孔急性心力衰竭患者，并取得满意效果。

2013 年，由泰达国际心血管病医院和中国运载火箭技术研究院 18 所联合开发的最新一代磁液双悬浮离心式血泵成功问世，该泵重量约为 170g，流量可达 8L/min，各项技术参数均达到国际先进水平，并创造出植入“火箭心”的实验羊存活 120 天的国内记录。2020 年 3 月，2 例患者植入“火箭心”成功存活超过 1 年。

我国研制的第三代有源磁悬浮离心泵已在阜外医院、福建协和医院、武汉协和医院进行临床试验，取得了良好的效果。

但由于该类装置属于高端精密设备，需要临床医师、生物工程学、机械学、电子学和加工学多学科合作，开发出适合我国人群的长期辅助装置。

三、心室辅助装置植入的指征

LVAD 植入的 4 个主要目标为：①过渡到移植（BTT）；②终点治疗（DT）；③过渡到恢复；④过渡到决策。如果等待心脏移植的晚期心力衰竭患者，尽管经过最大程度的，包括强心剂和主动脉内球囊反搏泵的治疗，仍存在血流动力学不稳定，则可以考虑进行过渡到移植的治疗方案。由于血流动力学的不稳定，长时间的等待和持续增加的死亡风险，如果在此期间没有机械支持，他们常会因病得太重而无法等到合适的供体心脏。在该人群中使用 MCS 不仅可以改善患者的生活质量，还能降低死亡率。Frazier 等在 1 项多中心试验中证明，相较于移植候选人队列中进行的药物治疗，LVAD 植入的治疗方式不仅能改善 NYHA 心功能分级、器官功能障碍，以及存活到移植的状况，而且该存活受益能够一直持续到移植后 1 年。

四、心室辅助装置的安装标准和排除标准

1. 安装标准

（1）临床诊断为终末期心力衰竭、重症心力衰竭心源性休克、慢性心力衰竭急性发作的患者，

有严重心力衰竭症状［符合 NYHA 心功能Ⅳ级］。

（2）体表面积（BSA）≥ $1.2m^2$。

（3）年龄≥ 18 岁，男女不限。

（4）符合下列标准中的任意 5 项或以上。

1）心排指数＜ 2.0L/（min·m）^{2}。

2）最大氧耗量（VO_{2max}）＜ 12ml/（kg·min）。

3）N 端 B 型钠尿肽前体（NT-proBNP）＞ 5000ng/ml。

4）预计生存期限＜ 2 年。

5）经 2 个月正规药物治疗无效。

6）肺毛细血管楔压＞ 20mmHg。

7）大剂量血管活性药物下循环功能难以维持。①连续输注至少 1 种高剂量静脉注射用正性肌力药物：多巴酚丁胺≥ 7.5μg/（kg·min），米力农≥ 0.50μg/（kg·min），肾上腺素≥ 0.02μg/（kg·min）；②连续输注至少 2 种静脉注射用正性肌力药物：多巴酚丁胺≥ 3μg/（kg·min），米力农≥ 0.25μg/（kg·min），肾上腺素≥ 0.01μg/（kg·min），多巴胺≥ 3μg/（kg·min）。

8）混合静脉血氧饱和度＜ 65%。

9）6 分钟步行试验＜ 150m。

2. 排除标准

（1）不能耐受手术及抗凝治疗。

（2）有瓣膜植入及器官移植（除角膜移植外）。

（3）14天内有急性心肌梗死。

（4）未纠正的血小板减少或原发性凝血功能障碍。

（5）严重右心室衰竭：定义为筛选/入组时预期需要右心室辅助装置（RVAD）支持或体外膜肺氧合（ECMO）或使用多种正性肌力药物时右心房压力＞20mmHg，右心室射血分数（RVEF）＜15%或出现难以用利尿药和2种正性肌力药物治疗的下肢水肿、腹水或胸腔积液。

（6）合并未控制的感染：通过临床症状和实验室检测诊断出的阳性、不受控制的感染，包括但不限于尽管进行了适当的抗生素、抗病毒或抗真菌治疗，仍连续出现阳性培养、体温（＞37.5℃）和白细胞计数偏高（白细胞计数＞10×10^9/L）、低血压、心动过速、全身不适的患者。

（7）合并重度慢性阻塞性肺疾病（COPD，$FEV_1/FVC < 0.7$，$FEV_1 < 50\%$预测值）。

（8）中度至重度主动脉瓣关闭不全，无计划在泵入手术期间进行修复。

（9）由于或与甲状腺疾病、梗阻型心肌病、心包疾病、淀粉样变或限制型心肌病有关的心力衰竭。

（10）肺动脉收缩压超过60mmHg结合以下2个变量中的任何一个，证明肺血管阻力对药理治疗无反应：肺血管阻力＞5Woods Units，跨肺压≥16mmHg。

（11）哺乳期、妊娠女性或近期有生育计划的女性。

（12）合并精神疾病、心理问题或认知功能障碍，不能配合治疗的患者。

（13）无法得到同居看护人协助的患者。

（14）合并有其他严重疾病、恶性肿瘤晚期、经研究者判定不能耐受手术者。

五、心室辅助的并发症

1.LVAD特有的并发症

（1）抽吸事件：是一种常见的LVAD并发症，与低流量相关，表现为心律失常、出血和其他低血容量状态，如腹泻或呕吐等。因为LVAD使左心室的前负荷降低，导致左心室塌陷，舒张期左心室流入的血流量也因此减少。发生抽吸事件时LVAD的控制器将出现低流量、低速度和低功率。还可通过超声测量反映左心室容积的左心室直径来协助诊断；治疗上采用液体复苏来扩大左心室的前负荷，从而改善泵的流量和流速，并需要处理潜在病因。

（2）血栓形成：LVAD使患者形成血栓的风险增加，其原因包括抗凝不足、感染、心房颤动和高凝状态，血栓包括白色血栓和红色血栓，红色血栓多发生在LVAD的流入管或流出管之类的部件中，白色血栓多发生在泵的表面，这些血栓除了可能会引起泵功能受损，还可导致患者发生溶血、栓塞、卒中，甚至死亡。

患者可因溶血表现为黄疸、酱油色尿，血清乳酸脱氢酶通常是正常的2.5倍，其他实验室检查还包括游离血红蛋白、结合珠蛋白和血小板。影像学检查包括胸部X线检查、CT及超声，胸部X线检查可用于确定泵的位置，CT可显示血栓，超声可检查超负荷的情况。泵的控制器表现为高功率、高泵速、低流量。

在治疗方面，一般采取抗凝和临时循环支持，血管内支架介入有助于流入管及流出管部件处的血栓，但如果患者的血流动力学不稳定，就要进行溶栓，如果出现泵停止、患者体征不稳定、警报出现的情况，就要进行泵的更换。

（3）机器故障：可由多个原因引起，其中泵衰竭是威胁生命最主要的并发症。泵的控制器会有低流量、低电压、电源损耗，当发现控制器显示流量变低时，最应该检查的就是电源。医师可对LVAD进行听诊，评估是否有断开的导联或套管，并及时修复。如果听诊没有泵活动，而所有的导联又在正确的位置上，医师就需要考虑是不是电源及电源对应的导联的问题。如果电源发生损耗，就会引起警报，LVAD无法听诊，血压无法测量，电源灯也会熄灭。

如果设备只关闭了几分钟，且患者情况稳定，建议立即重启设备；如果设备已关闭了1小时以上，即便患者情况稳定，考虑到血栓栓塞的风险，也不建议立即重启设备；如果患者血流动力学不稳定，那么无论设备关闭了多久，是否有持续的抗凝，都需要立即重启设备，如果无法立即重启设备，就需要更换泵。对于那些灌注不足、血流动力学不稳定却又没有诱发警报的患者而言，临床可用静脉液体复苏，并参考ACLS协议。

2. 与 LVAD 相关的并发症

（1）出血风险增加：可发生出血的部位有很多，如泵连接处、导管内的移植物，以及最常见的黏膜表面，如胃肠道表面黏膜。胃肠道出血的患者中有 15% ～ 30% 患者移植有 LVAD。在术后立即出血可能是严重心力衰竭导致肝淤血或是体外循环机的影响。术后 1 周以后出血，可能是因为患者一直在进行抗凝治疗，也有可能是因为 LVAD 的高切应力，导致血管性血友病因子（von Willebrand factor，vWF）缺乏，患者也有发展为后天性血管性血友病的可能。

在治疗方面，一般使用维生素 K、新鲜冷冻血浆、凝血酶原复合物、血小板、血管升压素等方法来止血。有严重胃肠道症状的患者有出血时通常需要内镜检查来确定来源并止血。

（2）缺血性和出血性脑卒中：移植术后最初几个月脑卒中的发生率为 8% ～ 25%，严重心力衰竭、心房颤动、体内有植入装置都会使血栓的发生率高。收缩压升高、脑卒中病史和术后感染是神经系统疾病最大的危险因素，接受 LVAD 移植的患者更易发生急性缺血性脑卒中。

脑出血需要立即控制血压，避免高血压，止血，可能也会需要手术治疗。对于缺血性脑卒中，溶栓治疗在 LVAD 患者中尚未得到广泛的研究，并且这些患者本身就有很高的出血风险，因此建议尽量采用血管内治疗。

（3）感染：第一代装置有明显的细菌和真菌感染率，如今因为连续流动装置和改进的外科技术降低了感染率。

LVAD 感染包括设备特定的感染、LVAD 相关感染及与 LVAD 无关的感染。设备特定的感染是指与设备组件相关的感染。传动系统和 VAD 泵腔是最常见的感染部位，80% 的传动系统感染发生在移植后 30 天内。LVAD 相关感染是指可能发生在无 LVAD 的患者中，但在 LVAD 患者中发生的频率更高，如纵隔炎、心内膜炎和菌血症。与 LVAD 无关的感染包括肺炎、难辨梭菌感染和尿路感染。术后 3 个月内，最常见的感染源通常来自导管、肺炎和难辨梭菌术后 3 个月后，感染源通常来自装置。

只有 50% 的感染者会出现发热、白细胞计数增多或其他全身炎症反应综合征的表现，有些患者会出现不适、感染部位疼痛、发热、出口处发热或伤口渗液。尽管多种微生物都可能导致设备感染，但培养物中最常见的微生物是葡萄球菌。与念珠菌感染相关的死亡率达 90%。当患者出现全身症状和严重感染时，需要液体复苏和快速使用广谱抗生素。

实验室检查包括血液培养，完整的血细胞计数、乳酸和炎症标志物，以及传导系统的样本检测（包括细菌和真菌培养物、革兰染色剂、氢氧化钾）。影像学检查首选胸部 X 线检查，深部感染可和 CT 图像一起对比。

患者在治疗上可能需要建立中心静脉通路。由于败血症导致严重感染的患者需要液体复苏，但严重右心室衰竭的患者不宜过多补液。抗生素抗菌谱应该覆盖革兰氏阳性菌和革兰氏阴性菌，以及耐甲氧西林金黄色葡萄球菌。深部感染通常需要手术清创，而持续性菌血症可能需要移除和植入新装置。

（4）右心衰竭：晚期患者越来越多地因为右心室功能不全、室性心律失常、肺动脉高压、三尖瓣反流、设备血栓形成或功能失常而被报道，右心衰竭可导致左心室前负荷降低、LVAD 流量降低并触发低流量警报，还可能会影响肝功能、肌酐和乳酸的值。治疗上需要正性肌力药和血管升压药、肺血管舒张药。右心衰竭的患者液体复苏时需要更加小心。

（5）心律失常：接受了 LVAD 移植的患者即使发生了严重的室性心律失常。症状也很轻微，因为 LVAD 能够提供足够的心排血量来满足机体的灌注。心律失常的病因包括心肌局部缺血、右心衰竭、电解质紊乱和植入后电生理发生变化。患者术后发生心律失常最主要的诱因是患者在术前就有心律失常的病史，还有可能是低血容量和静脉回流障碍。心律失常可能最终导致血流受损，也可导致右心室功能障碍、抽吸事件、血栓形成和灌注不良。发生心律失常时控制器会显示低流量，对于患者而言心电图及电解质检查是必要的。

在治疗方面，如果患者未安装 ICD，血流动力学不稳定时，建议电复律；如果是装有 ICD 的患者，可能会接收到一次电除颤。原发性心律失常可用抗心律失常药物治疗。

（6）主动脉瓣反流（aortic regurgitation，AR）与主动脉瓣时常打开的患者相比，AR 更常发生于主动脉瓣关闭的患者。AR 使左心室舒张功能降低，可能需要由LVAD管理专家修改泵速。患者可能需要进行主动脉瓣置换术。

六、心室辅助装置的结果

LVAD治疗心力衰竭的效果优于药物治疗，与心脏移植效果相当。

在2001年，Rose报道了长期使用末期心脏搏动性左心室辅助装置失败（REMATCH试用）。在此试验中，总计129例，其中接受LVAD治疗的患者68例，药物治疗61例，1年生存率LVAD组比药物治疗组有明显提高（52% vs.25%）。2年随访，LVAD组存活率达到23%，仍明显优于药物治疗组（8%）。虽然在LVAD组中观察到严重不良事件的发生率增加，如感染、卒中和设备故障，但这些患者的生活质量明显提高。

Slaughter在另一个RCT 1st中进行了比较第二代LVAD。共入选134例患者，其中66例患者植入第一代设备。在2组研究中，生活质量均得到明显改善。第二代设备在2年存活率和免于卒中的发生率、生存率、不良事件发生频率、生活质量等更有优势。

第三代LVAD使用后，患者生存率提高，不良事件发生率降低。在多中心前瞻性的ReVOLVE试验中，植入HeartWare的254例患者中，6个月的生存率为87%，1年生存率为85%，2年生存率为79%，3年生存率为73%。新的HeartMate Ⅲ报道了类似的结果：2014年关于第三代LVAD的一项多中心、前瞻性试验报道，6个月生存率为92%，不良事件包括出血（14%）、导线感染（10%）。胃肠道出血（8%）和脑卒中（8%），其结果都优于INTERMACS年度报告中相匹配的患者。

INTERMACS每年都会更新数据，自2006年登记收集以来，到2013年共植入15 745个VAD。连续流装置的植入率增加到96.8%。30%的患者接受VAD作为BTT，46%接受DT，23%的患者等待决策。1年内有30%接受了器官移植。2008～2014年接受连续流VAD植入的患者中，INTERMACS 1级患者1年生存率为76%，INTERMACS 2～3级年生存率和2年生存率分别为80%、82%，INTERMACS 4～7级患者的2年生存率为72%，4年生存率为49%。LVAD治疗的1年和2年生存率几乎与HTx相当。

接受LVAD患者死亡的主要原因是神经系统事件和多器官衰竭，最常见的不良事件是出血（7.8%）、心律失常（4.1%）、感染（7.3%）、呼吸衰竭（2.7%）和脑卒中（1.6%）。LVAD的主要问题是感染，尤其是经皮导线感染。20%的患者植入后1年内发生感染（24%）。优化围术期管理和改善经皮导线的系统设计可减少感染。因此，对电池进行经皮充电是下一步研究的重点。原型机已经过测试，预期在未来几年内推出。

七、结语

由于供体有限，HTx数量减少，在终末期心力衰竭的治疗中机械循环支持越来越重要。技术进步使得LVAD尺寸明显减小，性能更好。改进的第二代LVAD和第三代LVAD耐用性更好，不仅用作BTT，还用作DT，因此为不适合移植的患者提供了另一种治疗选择。

（孙晓宁）

参考文献

Cooley DA, Liotta D, Hallman GL, et al, 1969. Orthotopic cardiac prosthesis for two-staged cardiac replacement. Am J Cardiol, 24:723-730.

DeBakey ME, 1971. Left ventricular bypass pump for cardiac assistance. Clinical experience. Am J Cardiol, 27:3-11.

DeVries WC, Anderson JL, Joyce LD, et al, 1984. Clinical use of the total artificial heart. N Engl J Med, 310:273-278.

Fitzpatrick JR, Frederick JR, Hsu VM, et al, 2008. Risk score derived from pre-operative data analysis predicts the need for biventricular mechanical circulatory support. J Heart Lung Transplant, 27:1286-1292.

Gibbon JH, 1954. Application of a mechanical heart and lung apparatus to cardiac surgery. Minn Med, 37:171-185.

Goldstein DJ, Naftel D, Holman W, et al, 2012. Continuousflow devices and percutaneous site infections: clinical outcomes. J Heart Lung Transplant, 31:1151-1157.

ISHLT heart transplantation 2013 adult heart transplants of Patients Bridged with Mechanical Circulatory Support by Year and Device Type. The International Society for Heart & Lung Transplantation.

Kirklin JK, Naftel DC, Pagani FD, et al, 2015. Seventh INTERMACS annual report: 15,000 patients and counting.

J Heart Lung Transplant, 34:1495-1504.

Klotz S, Meyns B, Simon A, et al, 2010.Partial mechanical long-term support with the CircuLite Synergy pump as bridge-to-transplant in congestive heart failure. Thorac Cardiovasc Surg, 58 (Suppl 2):S173-178.

Lietz K, Long JW, Kfoury AG, et al, 2007. Outcomes of left ventricular assist device implantation as destination therapy in the post-REMATCH era: implications for patient selection. Circulation, 116:497-505.

Liotta D, Hall CW, Henly WS, et al, 1963. Prolonged assisted circulation during and after cardiac or aortic surgery. Prolonged partial left ventricular bypass by means of intracorporeal circulation. Am J Cardiol, 12:399-405.

Miller LW, Pagani FD, Russell SD, et al, 2007. Use of a continuous-flow device in patients awaiting heart transplantation. N Engl J Med, 357:885-896.

Moazami N, Fukamachi K, Kobayashi M, et al, 2013. Axial and centrifugal continuous-flow rotary pumps: a translation from pump mechanics to clinical practice. J Heart Lung Transplant, 32:1-11.

Netuka I, Sood P, Pya Y, et al, 2015. Fully magnetically levitated left ventricular assist system for treating advanced HF:a multicenter study. J Am Coll Cardiol, 66:2579-2589.

Portner PM, Oyer PE, McGregor CG, et al, 1985. First human use of an electrically powered implantable ventricular assist system. Artif Organs, 936-941.

Rose EA, Gelijns AC, Moskowitz AJ, et al, 2001. Long-term use of a left ventricular assist device for end-stage heart failure.N Engl J Med, 345:1435-1443.

Schmitto JD, Molitoris U, Haverich A, et al, 2012. Implantation of a centrifugal pump as a left ventricular assist device through a novel, minimized approach: upper hemisternotomy combined with anterolateral thoracotomy.J Thorac Cardiovasc Surg, 143:511-513.

Sharma V, Deo SV, Stulak JM, et al, 2012. Driveline infections in left ventricular assist devices: implications for destination therapy. Ann Thorac Surg, 94:1381-1386.

Slaughter MS, Pagani FD, Rogers JG, et al, 2010. Clinical management of continuous-flow left ventricular assist devices in advanced heart failure. J Heart Lung Transplant, 29:S1-39.

Slaughter MS, Rogers JG, Milano CA, et al, 2009. Advanced heart failure treated with continuous-flow left ventricular assist device. N Engl J Med, 361:2241-2251.

Smits JM, 2012. Actual situation in Eurotransplant regarding high urgent heat transplantation. Eur J Cardiothorac Surg, 42:609-611.

Stevenson LW, Pagani FD, Young JB, et al, 2009. INTERMACS profiles of advanced heart failure: the current picture. J Heart Lung Transplant, 28:535-541.

Stewart GC, Givertz MM, 2012. Mechanical circulatory support for advanced heart failure: patients and technology in evolution. Circulation,125:1304-1315.

Strueber M, Larbalestier R, Jansz P, et al, 2014. Results of the post-market registry to evaluate the heart ware left ventricular assist system (ReVOLVE). J Heart Lung Transplant, 33:486-491.

Williams MR, Oz MC, 2001. Indications and patient selection for mechanical ventricular assistance. Ann Thorac Surg, 71:S86-91.

第 82 章
体外膜肺氧合

体外膜肺氧合（extracorporeal membrane oxygenation，ECMO）是把体外循环系统作为基本设备，采取体外循环技术进行操作和管理的一种辅助治疗措施，它是把静脉血从体内引流到体外，经膜式氧合器氧合后再输送回体内。ECMO 可使心肺得到充分休息，有效改善低氧血症，增加心排血量，改善全身循环灌注，确保体内循环稳定，为心脏、肺及其他脏器功能的恢复赢得时间。

John Gibbon 于 1953 年首次将体外循环技术用于心脏直视手术，这一技术的应用对日后 ECMO 的发展奠定了坚实的基础，也使当时的手术成功率明显提高。很快，1956 年，世界第一台膜式氧合器诞生，并应用于临床。然而，直到 1972 年，Hill 等学者才报道使用长达 3 天的 ECMO 辅助成功抢救胸外伤致重症急性呼吸窘迫综合征（acute respiratory distress syndrome，ARDS）的病例。好景不长，随后 20 年的临床研究表明，ECMO 救治成年人呼吸衰竭的存活率明显低于儿童或新生儿，并且对循环衰竭的疗效劣于呼吸衰竭。鉴于此，成年人心肺衰竭使用 ECMO 救治的方法进入低谷。直到 2009 年，Peek 等学者进行了一项成年人 ECMO 的前瞻性、多中心、随机性临床试验，结果表明 ECMO 患者 200 天生存率可达 50% 以上，这一结果更加肯定了 ECMO 在呼吸衰竭领域的地位。截至 2015 年 1 月，在体外循环生命支持组织（extracorporeal life support organization，ELSO）注册开展 ECMO 的医院有 120 家左右，每年开展 ECMO 约 2000 例，总共约 3.7 万人。

ECMO 在我国开展较晚，广东省中山市人民医院 2001 年成功应用 ECMO 抢救了众多濒临死亡的极其危重的急性呼吸衰竭及心力衰竭（heart failure，HF）患者。在 21 世纪初期，台湾大学的重症医学教授柯文哲多次来大陆，向大陆医务人员传授 ECMO 经验和知识，之后阜外医院、安贞医院、上海胸科医院等多家医院先后开展了 ECMO 工作，对近年 ECMO 在全国的推广起到了非常重要的作用。

第一节　ECMO 治疗原理

ECMO 实际上是一种改良的体外循环技术。它的基本原理就是将患者体内的血液经过静脉系统引出体外，血液在体外流经特殊材质制成的人工心肺旁路氧合器氧合后，再由血泵将血液输回至患者静脉或动脉系统，由此代替患者部分甚至全部心肺功能，从而维持人体组织器官的氧合血供，最终争取心肺病变得到治愈及功能恢复的机会（图 82-1-1）。ECMO 作为一种治疗危重患者的有效手段，在心血管系统主要用于急性心肌炎、急性心肌梗死（acute myocardial infarction，AMI）、心脏术后等各种心脏疾病导致的顽固性心源性休克及心肌梗死，以及安装心室辅助装置、人工心脏及心脏移植前的过渡。

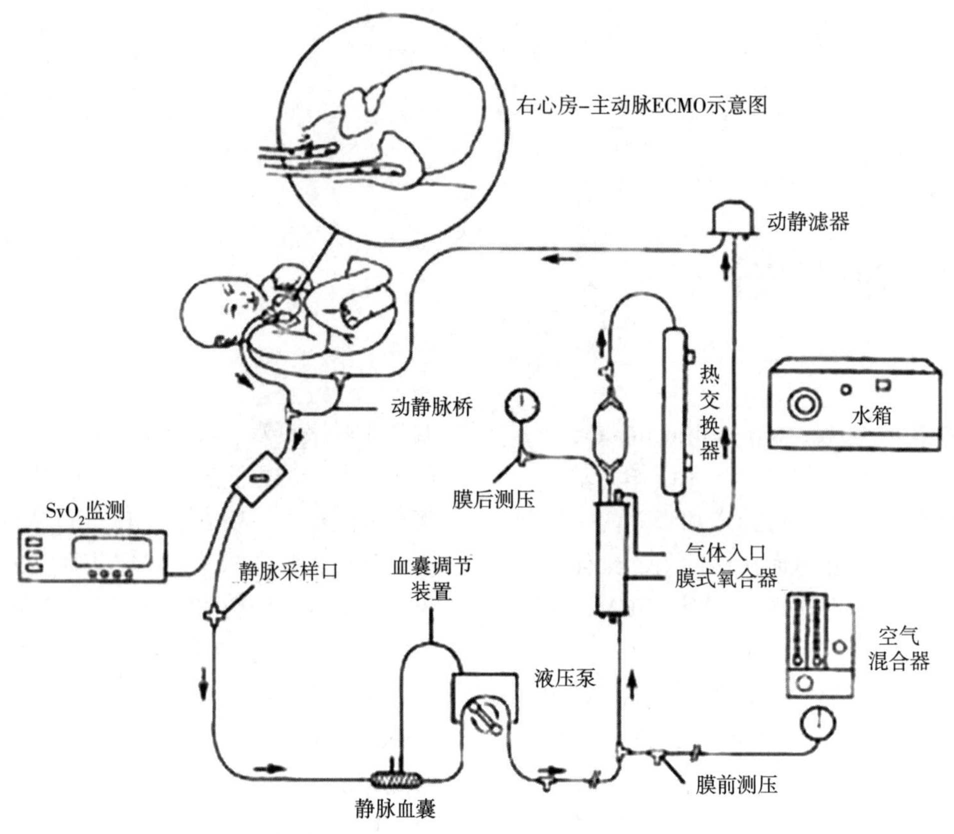

图 82-1-1　ECMO 原理图

第二节　ECMO 模式

依据管路回流模式，ECMO 转流模式主要分为两种：静脉 - 静脉模式和静脉 - 动脉模式。

一、静脉 – 静脉模式

静脉 - 静脉（V - V）模式是将缺氧的血液从静脉系统引出（常选择股静脉或右侧颈内静脉），在血液流经功能受损的肺之前经过膜肺气体交换后，再由血泵将富含氧气的血液泵入患者的静脉系统（股静脉或颈内静脉）（图 82-2-1）。V-V 模式后的静脉和动脉血氧饱和度均可改善，可达到约 85%，可以降低呼吸机参数，使全身氧耗量逐渐恢复正常。此模式可部分甚至全部替代肺功能，常应用于心功能尚可而肺功能受损的患者，如 ARDS、呼吸衰竭等，用于弥补肺功能的不足。

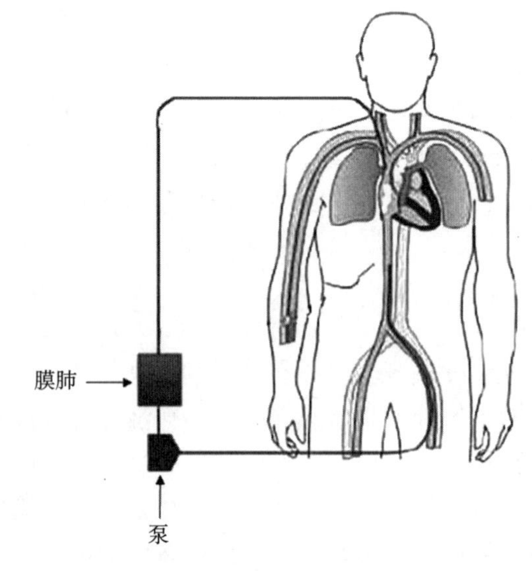

图 82-2-1　静脉模式示意图

二、静脉 – 动脉模式

静脉 - 动脉（V - A）模式是将缺氧的血液从静脉系统引出，经氧合器氧合且排出二氧化碳后，再由血泵泵回动脉系统（常选择股动、静脉）（图 82-2-2）。使用 ECMO 之前，由于内源性及外源性儿茶酚胺的作用，体内 VO_2 升高，动脉氧饱和度有所降低，而静脉氧饱和度明显降低，一旦 V-A 模式成功实施，动静脉氧饱和度可以很快恢复到正常水平。V-A 模式可同时支持心肺功能，适合心肺功能同时严重衰竭、标准疗法无效但潜在可逆的患者，可为此类患者提供长时间的心肺功能支持。尽管有新型心室辅助装置的问世，但 ECMO 建立简便，依然有着更高的效价比。V-A 模式下 ECMO 动脉灌注端与自身心脏射血方向相反，流转时可增加心脏后负荷，导致左心室扩张和心室内血流淤滞，长时间运行可出现肺水肿或心室内血栓形成。

V-A 模式和 V-V 模式的比较可见表 82-2-1。

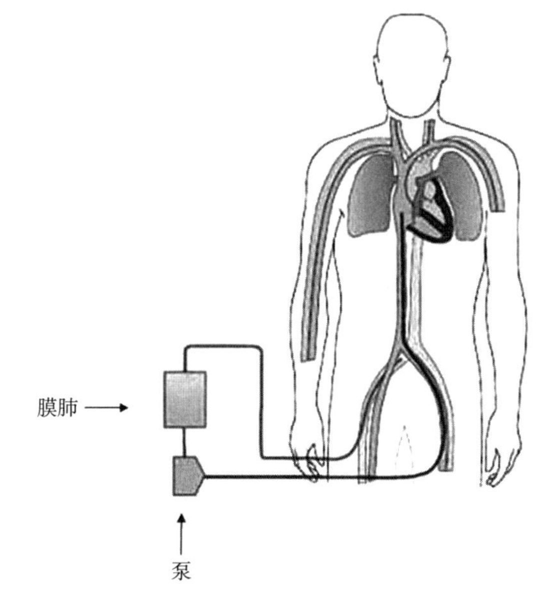

图 82-2-2　V- A模式示意图

表 82-2-1　V-A 模式和 V-V 模式的比较

鉴别要点	V- A模式	V- V模式
插管位置	动脉输入：腋动脉，CFA 或主动脉 静脉引流：RIJV，RA，CFV	动脉输入：RIJV，CFV 静脉引流：隐静脉，CFV，RA
循环支持	部分，全部	无直接影响，心功能改善随氧供改善
心脏效果	降低前负荷，增加后负荷，对脉搏压力有影响，冠状动脉血流来源于左心室射出的血，自身肺功能差可影响心脏供氧	对 CVP 影响很小，对脉搏压力无影响，心脏氧供改善可以降低右心室后负荷
对血流动力学影响	影响大	影响小
体循环灌注	CO ＋机械辅助流量	CO
肺循环血流	减少	不变
动脉压	脉搏波形平坦	脉搏波形正常
中心静脉压	受多种因素影响	准确反映容量状况
肺动脉压	与 ECC 流量成反比	与流量无关
存在右向左分流	混合静脉血进入灌注血流	无
存在左向右分流	肺动脉高灌注需提高流量	对 ECC 流量无影响
选择性右上肢、脑灌注	发生	无
充分气体交换流量	80 ～ 100ml/（kg · min）	100 ～ 120ml/（kg · min）
氧合器 FiO_2	0.4 ～ 0.6	0.6 ～ 0.8
降低通气条件	快	慢
氧合监测指标	SvO_2 或 PaO_2	SvO_2 或 PaO_2，脑 SvO_2
PaO_2	80 ～ 150mmHg	45 ～ 80mmHg

注：RIJV. 右颈内静脉；CFV. 股静脉；CFA. 股动脉；ECC. 体外循环

第三节 ECMO 与暴发性心肌炎

一、暴发性心肌炎概述

暴发性心肌炎是心肌炎中最为严重的一种，占心肌炎的 10% ～ 38%，而且近年有逐渐升高的趋势。暴发性心肌炎常急性发病，病情进展迅速，容易在短时间出现泵衰竭及血流动力学不稳定，常并发呼吸衰竭、心源性休克、恶性心律失常，甚至心搏骤停，更有甚者常伴发多器官功能障碍（multiple organ dysfunction，MODS）。暴发性心肌炎的病理特征为局灶性或弥漫性心肌间质的炎性渗出、心肌细胞水肿、心肌细胞变性 / 坏死，发生机制为病毒直接损伤心肌细胞和免疫介导的炎症反应。虽然该病危重、死亡率高，但如果能通过及时有效的治疗帮助患者度过危险期，受损的心功能多可恢复至正常，预后与普通病毒性心肌炎无明显差异。

该病目前尚无特效的治疗手段，主要是抗病毒、营养心肌、纠正内环境紊乱、防治心律失常等对症治疗，常需要中量至大量的多种血管活性药物才可维持血流动力学稳定，但有时药物难以达到满意的疗效，且血管活性药物常可增加脏器缺血、心律失常等不良风险。这时，就需要借助机械性辅助装置进行有效的生命支持。主动脉内球囊反搏（intra-aortic balloon counterpulsation，IABP）因操作简便、耗时短、创伤小，广泛应用于各种急危重症患者的抢救。但是，IABP 使用的前提是需要心脏有一定的残余收缩功能，所以当心功能严重受损时，IABP 的应用效果就大打折扣。ECMO 作为一种强大的循环支持装置，逐渐应用于重症医学的各个领域，在暴发性心肌炎中的应用也成为其特色之一。

二、ECMO 在暴发性心肌炎治疗中的作用

理论上，ECMO 对暴发性心肌炎患者的心功能及血流动力学恢复作用有限。但在临床实践中发现，ECMO 不仅有助于“电风暴”的终止，而且对严重 HF 患者也有支持作用。临床上伴发心源性休克的重症心肌炎患者常需要有创机械通气，维持机体的氧供应。此时，ECMO 可以将呼吸机氧浓度和通气压力维持在低水平，避免发生呼吸机相关肺损伤及氧中毒。

三、适应证

前面已经提到，ECMO 并无直接治疗心肌炎的作用，因此疾病的可逆性是应用 ECMO 辅助支持急性心肌炎患者最主要的适应证。2013 年中国生物医学工程学会体外循环分会扩大常委会讨论通过的专家共识推荐 ECMO 的支持时机，具体如下。

（1）重度心力衰竭，常规治疗效果不佳，预计死亡概率超过 50%。

（2）大剂量血管活性药物应用下血流动力学仍难以维持。

（3）心脏指数（cardiac index，CI）＜ 2L/（m^2・min）＞ 3 小时，成年人平均动脉压（mean arterial pressure，MAP）＜ 60mmHg 超过 3 小时，乳酸＞ 5mmol/L，且呈进行性增高。

ECMO 的相对禁忌证包括不可逆脑功能损害、凝血功能障碍、高龄、多器官衰竭及恶性肿瘤晚期等。

四、ECMO 的管理

1. ECMO 建立　在床旁经皮穿刺经股动静脉插管行 V-A 模式 ECMO，切开右腹股沟部，显露股静脉和股动脉，使用 5-0 Prolene 线预置荷包缝线，直视下穿刺股动脉和股静脉，充分止血后逐层缝合，管路大小根据患者体重和术中全流量要求进行选择，ECMO 管道预充液采用生理盐水 1000ml，充分排气后将管道和置管进行连接。

2.ECMO 转速和流量　动、静脉插管与之相对应的动、静脉管道成功连接后，检查核对无误后，先打开静脉管道钳，启动 ECMO 泵至转数＞ 1500 转 / 分，再打开动脉管道钳，ECMO 则开始运转。ECMO 早期流量控制在 2.5 ～ 3.0L/min，氧流量按通气血流比值 0.8 ～ 1.0 调整，并根据血气结果适当微调，氧债偿还后，流量调整为 1.8 ～ 2.3L/（min・m^2）。

3. 血流动力学管理　ECMO期间血压可偏低，特别是在ECMO初期，成年人平均动脉压维持在60～80mmHg，中心静脉压维持在6～10mmHg，混合静脉血氧饱和度＞60%，脉搏氧饱和度＞95%。乳酸＜2mmol/L或呈下降趋势提示组织灌注良好，每日应复查超声心动图，同时结合血流动力学指标判断心功能及液体负荷情况。机体容量超负荷可使用利尿药增加尿量，也可用肾替代治疗加速液体排出。对于左心功能不全严重者，可行房间隔穿刺放置引流管，可有效降低左心室前负荷，使左心室得到充分休息。保留少量正性肌力药物（如多巴胺、多巴酚丁胺、肾上腺素、米力农）以避免心源性肺水肿。

4. 抗凝管理　ECMO期间需全身肝素化，视有无活动性出血决定ECMO运转期间抗凝程度，一般ACT控制在150～2000秒。如临床进入脱机状态，肝素量应随ECMO流速降低而增加。

5. 呼吸管理　保证呼吸通畅，避免肺泡萎陷，减少肺泡渗出，避免氧中毒。持续机械通气采用同步间歇指令通气模式，呼吸机参数在ECMO辅助后进行调整，降低呼吸频率（6～10次/分），将吸入氧浓度调整在30%～60%，呼气末正压（positive end expiratory pressure，PEEP）调整至5～10cmH_2O，维持一定程度肺膨胀。

6.ECMO撤机时机　并发症风险会随着ECMO应用时间的延长而增加，而许多并发症又与预后密切相关，而过早撤除ECMO又容易导致病情不稳定，甚至是治疗失败。因此，准确评估ECMO的撤机时机，以及果断撤机对ECMO辅助支持的疗效和预后至关重要。遗憾的是，ECMO的撤机时机目前仍无定论，也没有相关指南进行推荐。国外推荐ECMO撤机的意见如下：①左心室射血分数（left ventricular ejection fraction，LVEF）＞40%，恢复有效的脉压；②发生严重并发症或致命并发症之前；③ECMO植入时间＞12.5天。而我国专家共识推荐ECMO的撤机时机为：①ECMO循环支持流量降为心脏输出量的20%；②小剂量血管活性药物可维持血流动力学稳定，LVEF＞40%；③心电图提示无恶性心律失常发作；④乳酸＜2mmol/L。但是，目前国内外所推荐的ECMO撤机指征多为临床经验，且多为小样本量的研究，仍然需要大型的随机对照试验进行探索和验证。

7.ECMO相关并发症　主要分为两类，即机体相关并发症和技术相关并发症。

（1）机体相关并发症：主要有出血、感染、急性肾损伤（AKI）、肢体并发症、神经系统损伤和血小板减少等。

出血是最常见的并发症之一，可发生于置管部位、肺、消化道等多个部位，发生率甚至可高达50%以上。ECMO运行过程中，需定期动态监测凝血功能，每2～4小时评估一次ACT，使ACT保持在160～200秒。如出现小范围渗血，可局部压迫止血，并减少肝素用量以降低ACT；如出血严重，需积极寻找原因，减少肝素用量或间断停用肝素，根据情况给予静脉输注新鲜冷冻血浆、冷沉淀的血小板，必要时撤离ECMO。

ECMO植入为有创性侵入操作，病原体可趁机侵入机体，增加感染风险。因此，ECMO植入期间需常规使用广谱抗生素以预防感染，并密切监测体温、血常规、炎症指标、痰培养等。一旦有感染迹象，应立即行血培养、导管培养等，以确定感染类型，根据药敏试验调整抗生素种类及剂量。另外，需加强患者的营养支持，增强抵抗力。

肾是最常受累的器官之一，据报道急性肾损伤（AKI）在ECMO治疗期间发生率为30%～80%。造成AKI的原因可能是多因素的综合结果：ECMO植入前因低心排血量导致心肾综合征，大剂量血管活性药物的联合使用，肾损害药物的应用，缺血再灌注损伤，全身炎症反应等。AKI是否与预后相关目前存在争议，有学者认为ECMO期间发生的AKI多为可逆性，及时进行容量管理及连续肾替代治疗（CRRT），肾功能通常可恢复正常。

动脉缺血和静脉血栓是肢体主要的两类并发症，动脉供血不足多由插管引起，临床表现为下肢皮温低下、足背动脉搏动减弱甚至消失等。一旦发现下肢动脉缺血，需积极治疗，必要时可行下肢动脉血管转流术，以免造成肢体严重缺血甚至坏死。ECMO治疗期间，患者下肢常需制动，极其容易导致血液高凝状态，甚至形成深静脉血栓。一旦出现静脉血栓，可经足背静脉给予纤溶酶进行溶栓，或口服华法林、利伐沙班等抗凝药物，必要时行介入治疗。因此，需每天行下肢血管B超监测血栓，预防肢体并发症的发生。

（2）技术相关并发症：ECMO技术相关并发

症主要包括溶血、氧合器功能障碍、管道破裂与血栓形成等。溶血是最常见并发症之一，多因机械损伤或负压引流等因素引起，当 ECMO 流量＞4 ～ 4.5 L/min，离心泵的转速＞ 3000 转 / 分时，容易破坏红细胞导致溶血。ECMO 期间需定期动态监测血常规和尿常规，轻度溶血时可适当调整 ECMO 流量，严重时需碱化尿液防止肾损伤、输注红细胞维持机体有效血供，必要时撤除 ECMO。氧合器功能障碍多为血浆渗漏，通常需更换氧合器。

第四节　心搏骤停与 ECMO

一、心搏骤停概述

心搏骤停是各种原因导致的心搏突然停止，其中大脑神经系统对缺血、缺氧最敏感。大脑中断血流供给 10 秒左右即可出现意识丧失，超过 5 分钟则可造成不可逆转的损伤甚至死亡，此时即使恢复心搏，大脑功能也常不可逆转。心搏骤停是心源性猝死的直接原因，为临床上最危重的急症，积极有效的抢救是关键。既往研究表明，院外心搏骤停患者中，16 分钟内恢复自主循环者 90% 可无神经系统损伤，而超过 16 分钟者仅 2% 无神经系统损伤。而对于院内心搏骤停患者，传统心肺复苏成功率虽有所提高，但对存活出院率并无改善。

心搏骤停虽然预后凶险，但可因病因而有所不同，继发于大面积心肌梗死及血流动力学异常，即时死亡率可超过 60%。1998 年首个应用 ECMO 救治心搏骤停者的研究表明，10 例患者全部死亡，从急诊到死亡的平均时间是 48 小时。随后 Younger 等学者的研究则揭示，无神经系统功能障碍的心搏骤停者使用 ECMO 的存活率可高达 36%。目前关于 ECMO 救治心搏骤停患者的结果仍不完全一样，院内心搏骤停患者使用 ECMO 的成功率为 4% ～ 25%。由于心搏骤停的特殊性，在临床上很难设计随机对照试验，近年研究结果支持早期使用 ECMO，30 分钟内启动预后相对较好。美国心肺复苏指南也支持这一观点，它指出对于缺血时间短暂和可逆因素所致的心搏骤停（如意外低温）、适合心搏移植、血运重建等患者可早期使用 ECMO（Ⅱ b 类，C 级）。而 ECMO 作为传统 CPR 延伸的辅助抢救措施运用时，被称为体外心肺复苏（extracorporeal cardiopulmonary resuscitation，ECPR）。

二、患者筛选标准

患者选择直接影响预后，因此需了解病史及症状，并迅速做出判断。影响 ECPR 预后的高危因素包括低体重、严重酸中毒、肾功能不全、肺出血和脑损伤。无严重并发症病史，发病有目击证人，具有可治性原发病，发病地点在医院内或医院附近可考虑行 ECPR。

三、禁忌证

1. 绝对禁忌证

（1）无人目击的心搏骤停。

（2）主动脉疾病：主动脉反流，主动脉夹层。

（3）心搏骤停＞ 1 小时。

（4）终末期疾病；如活动期癌症（预期寿命短于 1 年）及终末期肝硬化等。

（5）先前存在的认知障碍或不可逆的神经系统损伤史。

2. 相对禁忌证

（1）基线 pH ＜ 6.8。

（2）基线乳酸＞ 15mmol/L。

四、ECPR 步骤

（1）持续有效的胸部按压或心脏按压直到 ECMO 运转。

（2）胸部按压或心脏按压，同时行 ECMO 插管，常用路径为股动脉、股静脉插管。

（3）开始 ECMO 并停止胸部按压或心脏按压。

（4）增加心、脑、肾及其他器官氧和血灌注，同时依患者情况给予诱导性低温治疗。

（5）纠正心搏骤停原因，监测并发症，改善复苏生存率。

五、ECMO 管理

（一）插管

插管位置包括经颈部、股部、胸部或纵隔等部位，根据患者体重及所选插管部位血管的粗细选择插管型号，对于近期进行心脏手术的患者，可直接开胸手术经右心房和主动脉插管。经腹股沟插管简单易行，适合在床边进行。该技术可采用改良 Seldinger 法：解剖显露股动脉、股静脉后，直视下在股动脉、服静脉前壁穿刺插管。如果已有中心静脉或动脉插管，可在导丝引导下更换为 ECPR 插管。插管完成后复查胸部 X 线片或 B 超以明确插管位置，便于调整。严重左心室功能不全，可造成左心房压力升高，继发肺动脉高压、肺出血，加重心力衰竭程度，此类患者可行左心房插管减压。

（二）血流动力学管理

一旦 ECMO 运转，调整合适的血流速度，补充容量，应用血管活性药物使组织达到充分灌注。密切关注重要器官功能和血液酸碱平衡，根据 MAP、尿量、混合静脉血氧饱和度水平、血乳酸水平甚至脑氧饱和度水平等判断灌注效果。维持患者血压在与年龄相应的正常范围，通常使 MAP ≥ 60mmHg，流量≥ 2.5L/min，流量多控制在 3.5 ～ 4.0L/min。

（三）抗凝管理

给予肝素维持 ACT 在 1.5 ～ 2.0 倍于生理值或 180 ～ 220 秒（高流量辅助时 ACT 160 ～ 180 秒，流量低于 1.5L/min 时 ACT ＞ 200 秒）。

（四）呼吸机参数设置

ECMO 期间可以采用肺保护性呼吸机设置，使患者肺处于“休息”状态，即呼吸频率＜ 10 次 / 分，潮气量在 5 ～ 6ml/kg，低吸入氧浓度（＜ 50%），PEEP 在 8 ～ 15cmH$_2$O，维持肺泡一定膨胀不萎陷，减轻肺水肿和肺不张。

（五）体温管理

诱导性低温可应用于 ECPR 早期（第 1 个 24 小时），可用于恢复自主循环后尚未清醒的成年患者，尤其是心搏骤停发生于院外者。可利用热交换器方便控温的特点，在 12 ～ 24 小时保持患者体温处于浅低温（33 ～ 35℃）状态，避免心脏复苏后因发热加剧缺血缺氧性脑损伤。

（六）神经系统评估

神经系统评估是 ECPR 期间很重要的一项内容，在进行镇静之前先做好神经系统功能评估。在患者复温后，血流动力学稳定的 24 小时内也需要进行神经系统的评估，在患者无应答的情况下可以使用脑电图测评，如有必要可实行经颅多普勒、CT 和诱发电位检查。

（七）ECMO 终止

除外技术故障，在进行容量管理和血管活性药物控制之后仍不能使患者维持 MAP ≥ 60mmHg 及流量≥ 2.5L/min，表示 ECMO 下患者状态不稳定。脉搏氧饱和度可作为衡量 CPR 有效性的指标之一，当脉搏氧饱和度≤ 80% 时预示患者出现毛细血管渗漏，处于多器官衰竭早期。同时，当血乳酸≥ 21mmol/L，纤维蛋白原≤ 0.8g/L，凝血酶原指数≤ 11% 时，可认为是 ECMO 辅助无效，临床可见患者在血流充盈的情况下仍表现为持续低血容量状态并全身水肿。在 ECPR 开始 24 小时后，如患者出现持续严重感染、神经系统严重损伤（如脑死亡）、多器官衰竭，应考虑终止 ECMO。

（八）并发症

心搏骤停与 ECMO 的并发症也分为机体相关并发症和技术相关并发症，具体内容可参照“暴发性心肌炎与 ECMO”一节中“并发症”相关内容。

第五节　心源性休克与 ECMO

一、心源性休克概述

心源性休克是临床常见的一种危及生命的危重症，尽管已采取积极治疗原发病、应用正性肌力及血管活性药物、使用机械通气等众多综合治疗措施，其院内死亡率仍高达 30% ～ 50%，该病突出的表现为血流量、氧供应及组织灌注有不同程度地下降。

心源性休克作为一种临床综合征，是 AMI、暴发性心肌炎、Takotsubo 综合征等诸多疾病的最终临床表现状态。值得注意的是，心源性休克不仅是心脏本身泵功能衰竭，更重要的是继发于组织低灌注引起脑、肝、肾、肠道等重要脏器功能障碍，常伴有代谢性酸中毒、凝血功能障碍等，这些病理生理可互为因果，甚至形成恶性循环。心源性休克的药物治疗主要包括正性肌力药、血管活性药等，这些药物有提高心肌收缩力、增加心排血量、维持组织灌注，但这些药物同样有增加心肌氧耗、心室率，以及导致心律失常等副作用。因此，心源性休克的临床治疗指南目前仅建议短期应用上述药物，而对于顽固性或病程较长的心源性休克应及时予以机械支持治疗。

二、心源性休克诊断依据

1. 持续性低血压　收缩压（systolic blood pressure，SBP）＜ 90mmHg 或 MAP 低于基线水平 30mmHg 以上或需要使用升压药物。

2. 存在以下至少 1 项的器官低灌注表现　皮肤湿冷，精神状态改变，少尿，呼吸窘迫，血乳酸≥ 2mmol/L。

3. 血流动力学参数　CI 明显降低，存在肺淤血或左心室充盈压升高。无循环支持情况下 CI ＜ 1.8L/(min·m)；有循环支持情况下 CI ＜ 2.2L/（min · m）。

三、ECMO 治疗适应证

根据 INTERMACS（Interagency Registry for Mechanically Assisted Circulatory Support）分型特点，对于 INTERMACS Ⅰ型和Ⅱ型的患者，均可考虑 V-A 模式。INTERMACS 分型如下：Ⅰ型，心源性休克，重要脏器和组织存在低灌注（如患者存在意识障碍、尿量＜ 0.5ml/（kg · h）或难以纠正的代谢性酸中毒等）；Ⅱ型，在大剂量血管活性药物支持下，血流动力学或生理指标进行性恶化［如 SBP ＜ 90mmHg 或 MAP ＜ 60mmHg、左心房压或 PCWP ＞ 20mmHg 或 CI ＜ 1.8L/（min · m）等］。

四、ECMO 禁忌证

（1）不可逆的心、肺病变，同时无心脏移植和安装心室辅助装置的可能。

（2）颅内出血。

（3）不可逆的中枢神经系统损伤。

（4）长时间的 CPR，尤其是不确切的 CPR。

（5）终末期多器官衰竭。

五、ECMO 管理

（一）路径建立

1. 股静脉 – 股动脉路径　为目前临床最常用的血管通路。该通路体表解剖定位简单，而且穿刺部位周围没有毗邻重要的神经、血管、脏器，不仅可以经皮穿刺（常规超声引导），还可通过外科切开或建立。

2. 股静脉 – 腋动脉路径　在股动脉插管失败或不适合股动脉插管时，可选择该路径。此外，它也作为行股静脉 - 股动脉路径后出现南北综合征的补救策略。但是，该路径需要相对复杂的外科操作，甚至可发生大出血或上肢神经损伤，需由专业的心脏外科医师或血管外科医师协助插管。

心脏手术中无法脱离体外循环时，应首先建立 VA-ECMO，待 ECMO 流量＞ 3L/min 后停止体外循环，合理补充血容量；拔除体外循环插管后，应及时给予鱼精蛋白中和肝素（1 ∶ 1）。

（二）血流动力学管理

1. 流量　是患者血流动力学的基础，ECMO 循环回路产生的流量取决于前负荷、循环阻力、离心泵、套管长度和直径等静态变量。流量不稳定的常见原因有以下几种：心脏压塞、张力性气胸等机械性阻塞，有效循环血量不足，位置不佳，静脉插管扭结。

2.MAP　ECMO 期间血压的初始目标为 MAP ≥ 60mmHg，此后应根据患者情况对血压进行滴定式调整。发生低血压的原因包括低血容量、镇静药的血管扩张作用，以及脓毒症或心内直视手术等导致的血管麻痹等。

3. 心功能评估　心电图作为心功能的基本监测项目，应定期动态监测心电图变化，及时发现有意义的心律失常及 ST-T 改变对于 V-A 模式具有重要指导意义。有创动脉波形的细微改变能直接反映心脏做功的实际情况，给予低剂量血管活性药物即可维持循环稳定，动脉压≥ 20mmHg 时，提示心脏功能恢复。心脏超声在评估心功能方面有着非常重要的作用，可评估心脏四腔大小、室壁运动速度、主动脉瓣瓣上流速、心包积液多少，以及是否合并瓣膜关闭不全。

（三）抗凝管理

ECMO 期间常规使用普通肝素抗凝，在插管时，当成功植入导丝后，应快速静脉注射负荷剂量肝素（1mg/kg）。ECMO 运转过程中，应持续静脉泵注肝素抗凝，根据 ACT 和活化部分凝血活酶时间（activated partial thromboplastin time，APTT）调整抗凝强度。对于低出血风险患者，ACT 应维持在 180 ～ 200 秒或 APTT 维持在 50 ～ 80 秒（或基础值的 1.5 倍）；高出血风险患者，ACT 应维持在 160 秒或 APTT 维持在 45 ～ 60 秒，必要时行血栓弹力图监测；活动性出血患者，流量＞ 3L/min，暂停肝素抗凝，密切监测 ACT 和 APTT。

（四）并发症的预防和处理

1. *管路相关的并发症*　血栓可能出现在管路的任何部位，当产生严重不良后果时，应及时更换整套 ECMO 装置。该类并发症应以预防为主，可采取以下预防措施：①定期动态应用高亮度光源检查 ECMO 管路，尽早发现可能的血栓形成，②定期动态监测 APTT、ACT 和 D- 二聚体，完善抗凝治疗等。

气体栓塞的发生与离心泵负压密切相关，负压来自引血端与离心泵之间，操作不当可有大量气体进入管路。一旦发生气体栓塞，需立即停止 ECMO 运转，排尽静脉管路内的空气，恢复静脉端管路的密闭性，重启 ECMO。另外，应定期检查 ECMO 管路，监测静脉端压力，避免过度负压。

2. *操作相关并发症*　ECMO 置管过程中常发生置管困难，穿刺时穿透血管可引起大出血，也可形成动静脉内瘘或假性动脉瘤。同时，置管时也可能引起动脉夹层，或将管路引入错误位置，导致血流不畅。下肢缺血是股动脉置管时常见的并发症，应密切监测下肢动脉搏动，观察肢端皮色、皮温的变化，也可以借助超声技术测量下肢动脉血流。

（五）ECMO 撤离时机

ECMO 的撤离需满足以下条件：①原发疾病控制良好或诱因已去除；②组织灌注良好，如皮肤干暖、神志正常、无少尿等；③血流动力学稳定；④呼吸功能良好；⑤在逐渐降低流量支持的情况下，血流动力学和呼吸指标满意，内环境稳定，心脏超声下无左、右心扩大，心室收缩活动无变化，左心室流出道速度时间积分（VTI）＞ 10cm。

第六节　心力衰竭与 ECMO

一、心力衰竭概述

心力衰竭为心肌结构或功能发生改变，导致心脏泵血功能降低而产生一系列复杂的临床综合征，它是各种心脏病的终末阶段，也是多数心血管疾病患者不可避免的结局。

近年来，全球心力衰竭患者人数迅速上升，在未来 20 年里，心力衰竭的患病率将增加 50% ～ 70%，心力衰竭已成为全球性的健康问题。美国 25 岁以上的成年人心力衰竭患病率为 1.5% ～ 2.0%，每年约有 25 万人直接或间接死于心力衰竭，每年心力衰竭的治疗经济费用更是高达 200 亿美元，是所有恶性肿瘤费用的 2 倍。我国成年患者心力衰竭的患病率为 0.9%，目前我国心力衰竭患者约 400 万人，心力衰竭患病率随年龄增长而增加，55 岁时患病率可达 1.3%。

心力衰竭的治疗近年虽取得了长足的进步，心力衰竭预后有所改善，但死亡率依然居高不下，重度心力衰竭合并心源性休克的患者采取内科治疗死亡率可高达 74% ～ 92%。因此，临床上需要寻找一种更有效、更安全的治疗措施来弥补常规治疗重度心力衰竭的不足，以更为有效的降低致残率及致死率。心脏移植是扩张型心肌病（dilated cardiomyopathy，DCM）、晚期缺血性心肌病等不可逆心力衰竭者唯一的治疗选择。但目前供体来源有限，部分患者在等待供体期间心功能急剧恶化甚至死亡。因此，如何使终末期心力衰竭患者在等待供体期间延长生命，或帮助可逆性心力衰竭患者安全度过心源性休克期成为治疗重度心力衰竭的关键。ECMO 作为一种有效的心肺功能支持手段，为可逆性心源性休克的恢复或不可逆性心力衰竭的移植过渡提供了平台和保障。

二、ECMO 治疗适应证

ECMO 在重度心力衰竭的救治方面，目前也主要根据 NYHA 心功能Ⅳ级进行治疗，经药物治疗后效果不佳的重度心力衰竭患者，具体血流动力学指标主要为心脏指数＜1.8 LPM/m^2，并伴有以下情况。

（1）左心房压或 PCWP＞20mmHg。

（2）收缩压＜90mmHg。

（3）平均动脉压＜60mmHg。

（4）尿量＜20ml/h（肾功能正常的成年人）。

（5）代谢性酸中毒。

（6）体循环血管阻力＞2100/（dyn·s·cm^3）。

三、ECMO 禁忌证

（1）预期寿命小于 1 年的恶性肿瘤患者。

（2）无法控制的活动期感染。

（3）不可恢复的器官功能障碍（肾、肺、肝和神经系统）。

（4）精神疾病及不合作患者。

另外，严重出血、高凝状态、严重的主动脉和周围血管疾病、高脂血症、营养不良也不建议行辅助支持治疗。

四、ECMO 管理

（一）插管方式的选择

V-A 模式是治疗循环衰竭的唯一方式，插管方式有中心插管及周围插管两种方式。中心插管一般是将静脉血液从右心房直接引出，经膜式肺氧合之后的动脉血直接注入升主动脉。周围插管模式静脉引流一般选择右侧颈内静脉或股静脉，而动脉血流回路可选择腋动脉、颈总动脉或股动脉，其中股动脉最为常用。但是，使用股动脉灌注，其远端侧支循环常不充分，需要远端分离灌注，这样可避免可能的肢体缺血。除此之外，灌注的血液常达不到主动脉根部或主动脉弓水平，如果患者同时存在肺功能不全，可能会导致患者心脏和脑被氧合不足的血液灌注。

（二）麻醉

ECMO 建立及运转期间采用芬太尼和咪达唑仑维持麻醉镇静，也有部分患者采用全身麻醉，待 ECMO 成功建立后维持清醒状态。

（三）抗凝

各个中心抗凝标准不完全相同，一般置管前一次负荷 100U/kg 肝素，维持 ACT＞200 秒，如果 30 分钟内未进行插管，需要再次监测 ACT。ECMO 运转期间应于外周静脉持续泵入肝素抗凝，根据 ACT 值随时调整用量，一般将 ACT 维持在 140～200 秒。当血小板计数＜50×10^9/L 时，可输入血小板，必要时输入其他血液制品，如红细胞、新鲜冷冻血浆等。

（四）流量管理

调整流量使平均动脉压维持在 60～65mmHg，混合静脉血氧饱和度维持在 65%～75%。吸入膜肺的氧浓度控制在 40%～70%，使膜肺出口的动脉血氧分压维持在 150mmHg 左右，动脉氧饱和度应≥95%。

（五）血管活性药物

心血管活性药物在 ECMO 支持期间逐渐减少，采用较低水平的血管活性药物让心肌得到充分休息，为心功能的恢复提供条件。

（六）ECMO 撤离

ECMO 撤离需要在超声指导下进行，当心脏超声确定有充分的心室充盈和射血时，逐步增加正性肌力药物，与此同时逐渐降低 ECMO 流量，同时逐渐增加肝素用量，降低血栓风险，使循环血流量逐渐减至 1～2L/min。如 ECMO 停止运转 3 小时后病情仍稳定，则可拔除循环管道；拔管后，打开旁路，让 ECMO 自身循环，维持数小时或数天。

（七）并发症

ECMO 并发症可分为机体相关并发症和技术相关并发症，具体内容可参照“暴发性心肌炎与 ECMO”一节中“并发症”相关内容。

第七节　高危经皮冠状动脉介入治疗与 ECMO

一、高危经皮冠状动脉介入治疗概述

高危复杂（左主干和多支病变）冠心病（coronary heart disease，CHD）患者的治疗措施是选择冠脉搭桥（coronary artery bypass grafting，CABG）还是采取经皮冠状动脉介入（percutaneous coronary intervention，PCI）目前尚无肯定答案，国内外指南主要依据 SYNTAX 评分推荐血运重建方式。但在实际临床工作中，患者个体存在较大差异，有可能改变最终的治疗决策，如不宜 CABG 的 CHD 患者，有极大可能会选择手术过程相对较容易的 PCI。此外，《经皮机械循环支持设备使用临床专家共识声明》指出，对于高危 PCI 患者，在 PCI 过程中应考虑植入经皮机械循环辅助设备。而 ECMO 技术越来越多的用于有高危复杂特点、有待完全性血运重建、但不适宜外科治疗的 CHD 患者。

二、ECMO 治疗适应证

对于任何需要暂时性心肺支持的高危 PCI 患者，特别是在应用药物或 IABP 治疗无效且同时伴有血流动力学不稳定的 PCI 患者，均是 ECMO 的适应证。

三、ECMO 禁忌证

①不能全身抗凝及存在无法控制的出血；②存在中、重度慢性肺部疾病；③恶性肿瘤存活周期短的患者；④终末期多器官衰竭患者；⑤不可逆的中枢神经系统受损患者。

四、ECMO 管理

（一）插管方式的选择

成年人转流模型一般选择 V-A 模式，置管血管常选择股静脉 - 股动脉路径，但实际工作中仍需参照病因、病情灵活选择。

（二）ECMO 参数设定

ECMO 参数选择一般按常规方法设置。在管道预充及插管完毕后，检查核对管道，打开静脉管道钳，启动 ECMO 泵，旋转流量开关，Medtronic 泵调至转数在 1500 转 / 分以上，Jostra 泵转数调至 2500 转 / 分以上，且泵的流量应维持在 60 ～ 120 ml/（kg・min）；打开动脉管道钳，ECMO 运转，观察血流方向和流量读数，打开气体流量仪，观察动静脉血颜色及动静脉氧饱和度读数，观察静脉引流情况，注意患者血流动力学变化。在气体参数设定方面，当 ECMO 开始运转后，先将膜肺氧浓度调至 70% ～ 80%，气流量与血流量比为（0.5 ～ 0.8）：1，使动脉氧饱和度应≥ 98%，静脉氧饱和度≥ 65%。

（三）PCI 术中指标监测

1. 氧合的监测　ECMO 启动后应严密监测氧合器的氧合性能，需严密观察混合静脉血氧饱和度（SvO_2）和动、静脉管道内血液的颜色，判断氧合器的工作情况，膜肺的氧浓度根据动脉血气结果调整，一般维持氧分压在 130 ～ 180mmHg，若低于此范围，则可适当提高 ECMO 氧浓度。

2. 流量的监测　ECMO 开始阶段，如条件许可则尽量维持高流量辅助，使机体尽快改善缺氧状况。此后应根据血压、心率、中心静脉压等参数将 ECMO 调整到适当的流量，V-A 模式下 ECMO 流量可达心排血量的 80% 以上。

3. 血流动力学监测　平均动脉压维持在 50 ～ 60mmHg，若低于此标准，可适当使用正性肌力药物和血管活性药物；若维持在此阶段，则不应过快地降低正性肌力药和血管活性药物。当血流动力学参数趋于正常后，方可逐步减少上述药物剂量。

4. 温度监测　ECMO 期间，理想的体温应控制在 35 ～ 37℃。ECMO 早期，体温可稍低，以利于偿还氧债，缩短纠正内环境紊乱的时间。为了防止 ECMO 期间体温下降，可应用变温毯，同时也可利用膜式氧合器中的血液变温装置维持上述体温。

5. 凝血监测　ECMO 期间抗凝不足，管路系统有血栓形成的风险；而抗凝过度又有出血的风险，因此维持合适的抗凝强度尤为重要。ECMO 期间需动态监测 ACT，使其控制在 180 ～ 220 秒。ECMO 期间血小板消耗严重，时间过长时，注意补充新鲜血浆、凝血因子及血小板，使血小板应维持在＞ 5×10^9/L，纤维蛋白原水平应维持在＞ 100mg/dl。

（四）ECMO 撤离

ECMO 辅助下，冠状动脉血管开通后，如患者有以下表现：①心电图无明显动态演变；②动脉和混合静脉氧饱和度恢复正常；③血流动力学参数恢复正常；④气道峰压下降，肺顺应性改善；⑤血气及电解质指标正常；⑥机械通气达到吸入氧浓度（FiO_2）＜ 50%，最大吸气峰压（PIP）＜ 30cmH_2O，PEEP ＜ 8cmH_2O；⑦流量降至正常血流量的 10% ～ 25% 时仍能维持血流动力学稳定或正常代谢，则可考虑停止 ECMO。

（五）并发症

其并发症可分为管路相关并发症和操作相关并发症，具体内容可参照“心源性休克与 ECMO”一节中“并发症”相关内容。

（唐礼江）

参考文献

褚志祥，王猛，朱海燕, 2019. 爆发性心肌炎的诊治进展 . 临床急诊杂志 , 20(9): 687-691.

龙村 , 2014. 体外膜肺氧合循环支持专家共识 . 中国体外循环杂志 , 12(2): 65-67.

余湘宁，赵献明 , 2018. ECMO 在危重症心脏疾病中的应用研究 . 医学信息 , 31(4): 38-41.

张志刚，肖倩霞，李斌飞，等 , 2005. 体外膜式氧合治疗严重低氧血症 5 例 . 中国危重病急救医学 , 17(8): 503.

郑慧萍，徐敏，张喆，等 , 2017. 体外膜肺氧合在重症爆发性心肌炎患者中的应用 . 中国微创外科杂志 , 17(2): 141-146, 162.

Andersen LW, Holmberg MJ, Berg KM, et al, 2019. In-hospital cardiac arrest: a review. JAMA, 321(12): 1200-1210.

Aubron C, Cheng AC, Pilcher D, et al, 2013. Factors associated with outcomes of patients on extracorporeal membrane oxygenation support: a 5-year cohort study. Crit Care, 17(2): R73.

Betit P, 2018. Technical advances in the field of ECMO. Respir Care, 63(9): 1162-1173.

Chen YC, Tsai FC, Fang JT, et al, 2014. Acute kidney injury in adults receiving extracorporeal membrane oxygenation. J Formos Med Assoc, 113(11): 778-785.

Furer A, Wessler J, Burkhoff D, 2017. Hemodynamics of cardiogenic shock. Interv Cardiol Clin, 6(3): 359-371.

Hill JD, O' Brien TG, Murray JJ, et al, 1972. Prolonged extracorporeal oxygenation for acute post-traumatic respiratory failure (shock-lung syndrome). Use of the Bramson membrane lung. N Engl J Med, 286(12): 629-634.

Kreyer S, Muders T, Theuerkauf N, et al, 2017. Hemorrhage under veno-venous extracorporeal membrane oxygenation in acute respiratory distress syndrome patients: a retrospective data analysis. J Thorac Dis, 9(12): 5017-5029.

Lafc G, Budak AB, Yener AU, et al, 2014. Use of extracorporeal membrane oxygenation in adults. Heart Lung Circ, 23(1): 10-23.

Matsumoto M, Asaumi Y, Nakamura Y, et al, 2018. Clinical determinants of successful weaning from extracorporeal membrane oxygenation in patients with fulminant myocarditis. ESC Heart Fail, 5(4): 675-684.

Ouweneel DM, Schotborgh JV, Limpens J, et al, 2016. Extracorporeal life support during cardiac arrest and cardiogenic shock: a systematic review and meta-analysis. Intensive Care Med, 42(12): 1922-1934.

Peek GJ, Mugford M, Tiruvoipati R, et al, 2009. Efficacy and economic assessment of conventional ventilatory support versus extracorporeal membrane oxygenation for severe adult respiratory failure (CESAR): a multicentre randomised controlled trial. Lancet, 374(9698): 1351-1363.

Sharma AN, Stultz JR, Bellamkonda N, et al, 2019. Fulminant myocarditis: epidemiology, pathogenesis, diagnosis, and management. Am J Cardiol, 124(12): 1954-1960.

Tewelde SZ, Liu SS, Winters ME, 2018. Cardiogenic Shock. Cardiol Clin, 36(1): 53-61.

Thomas J, Kostousov V, Teruya J, 2018. Bleeding and thrombotic complications in the use of extracorporeal membrane oxygenation. Semin Thromb Hemost, 44(1): 20-29.

Tschope C, Cooper LT, Torre-Amione G, et al, 2019. Management of myocarditis-related cardiomyopathy in adults. Circ Res, 124(11): 1568-1583.

van Diepen S, Katz JN, Albert NM, et al, 2017. Contemporary management of cardiogenic shock: a scientific statement from the American heart association. Circulation, 136(16): e232-e268.

Werho DK, Pasquali SK, Yu S, et al, 2015. Hemorrhagic complications in pediatric cardiac patients on extracorporeal membrane oxygenation: an analysis of the Extracorporeal Life Support Organization Registry. Pediatr Crit Care Med, 16(3): 276-288.

Wu MY, Chou PL, Wu TI, et al, 2018.Predictors of hospital mortality in adult trauma patients receiving extracorporeal membrane oxygenation for advanced life support: a retrospective cohort study. Scand J Trauma Resusc Emerg Med, 26(1): 14.

Zwiers AJ, de Wildt SN, Hop WC, et al, 2013. Acute kidney injury is a frequent complication in critically ill neonates receiving extracorporeal membrane oxygenation: a 14-year cohort study. Crit Care, 17(4): R151.

第十三篇 心血管疾病相关综合征

目前已知的心血管疾病相关综合征有200余种，本篇因篇幅有限，且部分内容，如慢性冠脉综合征、急性冠脉综合征、Meadow综合征（围生期心肌病）等在前面相关章节已有详细的介绍，故本篇选取其中几个常见或重要的综合征进行介绍。

第83章
心脏X综合征

心脏X综合征也称微血管性心绞痛，是1967年由Kemp和Likoff首次提出，近年来主要是指有典型心绞痛样发作，运动负荷试验可见缺血性ST段压低，但冠状动脉造影正常，而冠状动脉血流储备降低的症候群，不包括心外膜冠状动脉痉挛、左心室肥厚及瓣膜性心脏病所致的继发性微血管性心绞痛。心脏X综合征占心绞痛的10%～15%，其中女性多见。

一、病因及发病机制

目前该病病因尚不完全清楚，但冠状动脉微血管障碍所致的心肌缺血是心脏X综合征最重要的发病机制，与内皮功能异常、雌激素丢失及炎症反应等微血管功能性改变有关，部分患者可能出现微血管的器质性改变。交感神经占主导地位的自主神经功能失调也可导致本病的发生。另外，也有研究表明，心脏X综合征患者疼痛阈值降低，即使是轻微的心肌缺血都能敏感地感受到。

二、诊断标准

目前尚无严格且统一的诊断标准，有典型心绞痛发作及心肌缺血证据（运动平板试验出现ST段压低或胸痛发作时心电图出现ST-T缺血性改变等），冠状动脉造影正常，排除胃食管反流、心脏神经官能症、颈椎病，以及胸膜、骨骼肌等心外因素所致的非心源性胸痛，还需排除冠状动脉痉挛、主动脉瓣疾病、二尖瓣疾病及肥厚型心肌病等心内因素所致的心绞痛。

三、治疗及预后

目前治疗上主要是以减少胸痛症状发作为主，但常见的缓解心绞痛的药物，如硝酸甘油、β受体阻滞剂、钙通道阻滞剂效果欠佳。ACEI、他汀类药物有改善内皮功能的作用，同时他汀类药物还有很好的抗炎作用，此外，通心络、麝香保心丸也可改善内皮功能。另外，因心脏X综合征更年期女性多发，因此补充雌激素可能也有一定的改善作用。在药物治疗的同时需注意改变运动和生活方式，以及进行心理干预等，在一定程度上可降低患者胸痛发生率。

心脏X综合征相对于冠心病来讲，预后较好，很少出现心源性猝死、急性心肌梗死等严重心血管事件。但患者可能因为胸痛症状而明显影响生活质量，增加心理负担及反复就医产生的经济负担，并影响工作质量。

（黄　文　温美琴　曾春雨）

第 84 章
Dressler 综合征

Dressler 综合征也称心脏损伤后综合征（post cardial injury syndrome），是 Dressler 于 1955 年第一次总结提出的，是心脏损伤后出现的综合征。急性心肌梗死、心脏手术、心脏创伤及常规的血管内操作等都可能出现。本病常于心脏损伤后 1～6 周出现，可持续数月，常表现为持续的低热、胸痛（一般为胸膜性胸痛），伴心包炎、胸膜炎或肺炎，可出现白细胞计数升高、血沉增快、C 反应蛋白升高等。其中于急性心肌梗死后出现的，又称心肌梗死后综合征，其发病率在不同的研究中为 0%～4.6%，但由于再灌注治疗时代的到来，溶栓治疗及经皮冠状动脉介入治疗的广泛施行，心肌梗死后综合征的发病率较前明显下降，因为早期的再灌注治疗明显减少了心肌坏死的面积。

一、病因

Dressler 综合征发生的原因目前尚不完全清楚，在再灌注治疗前，该疾病的病因有以下几种假说，包括局部炎症、自身免疫反应、潜在的病毒感染及抗凝药物的使用等，但抗凝药物的使用随即被否决掉。Karim Bendjelid 认为心脏损伤后心肌抗原暴露或释放，这将激活免疫系统并形成特异性抗体，最后形成免疫复合物沉积在心包、胸膜等部位，胸腔积液、关节腔积液也可能是由免疫交叉反应引起。后来由于再灌注治疗的广泛施行，该病的发病率明显下降，部分学者则提出该病的发生可能与梗死面积的减少，以及心肌抗原暴露于免疫系统时间的缩短有关。Karim Bendjelid 提出，心肌梗死术后 ACEI、β 受体阻滞剂、他汀类药物的应用也可能与该病的发病率下降有关，因为它们具有免疫调节及抗炎作用。

二、临床表现

1. *病史* 多发生于急性心肌梗死后 2～4 周，有报道最晚可发生于心肌梗死后数月。除了出现在急性心肌梗死之后，也可出现在其他合并心脏损伤的临床过程后，如肺栓塞、肺炎、PCI 及 CABG 术后、永久心脏起搏器植入术后、心脏射频消融术后等。

2. *临床症状* 最初的症状多为低热、乏力和胸痛，胸痛以左侧更为多见；其后可逐渐出现呼吸困难、食欲缺乏、肢体水肿等表现。

3. *体征* 查体可发现心包摩擦音、胸膜摩擦音，提示出现心包炎，胸膜炎或心包及胸膜腔积液，或以心包炎、胸膜炎、肺炎三联征为主要表现。

4. *并发症* 可有心脏压塞（心包积液可以是大量，但出现心脏压塞者少见），急性心脏压塞时典型征象为 Beck 三联征：动脉压下降、静脉压上升和心音遥远。在亚急性心脏压塞时，则表现为另一三联征：心包积液、奇脉及颈静脉怒张。另外，并发症还有缩窄性心包炎（较少见）、桥血管闭塞等。

三、辅助检查

（1）实验室检查：可出现白细胞计数增加、血沉加快、CRP 升高等。

（2）心电图可出现心包炎的表现，如广泛导联的 ST 段抬高和 T 波倒置等。

（3）超声心动图可见心包积液或心包增厚，胸部 CT、心脏 MRI 可出现胸腔积液、心包积液等征象。

四、诊断标准

Dressler 综合征的诊断尚无统一标准，下列可供参考。

1. Welin（1983 年） 心肌梗死后 1 周以上发生下列症状：①胸膜心包疼痛；②发热 37.5℃以上；③ ESR ＞ 40mm/h。若有上述 2 条可诊断为 PMIS。

2. Dressler（1985 年） ①肯定的 AMI 或陈旧性心肌梗死。②于 AMI 后 1 ～ 2 周出现发热、胸痛、呼吸困难、咳嗽等。具有胸膜炎、心包炎、肺炎可靠证据。③抗感染治疗无效，皮质激素治疗效果明确。

五、鉴别诊断

1. 急性心肌梗死后反应性心包炎

（1）多发生在前壁心肌梗死、透壁性心肌梗死及心力衰竭患者。

（2）多于心肌梗死后 24 ～ 72 小时出现。

（3）临床表现为非缺血性胸痛。

（4）心包摩擦音多在胸痛后 36 小时出现，局限和持续时间短暂，平均 2 天。

（5）心包少量积液，一般不出现心脏压塞。

（6）不伴有胸膜炎、肺炎。

（7）心电图无典型心包炎 ST-T 样改变。

2. 心脏手术并发症 所有接受心脏手术治疗的患者均应除外手术并发症所致的心包积液。但此类患者多仅表现为心包积液，而无其他全身表现或其他浆膜腔积液表现；且手术相关的心包积液多在术后即刻或短时间内出现，而本病多在心脏损伤 2 周后出现。

3. 其他需要进行鉴别诊断的疾病还包括 急性心肌梗死、肺栓塞、肺炎、其他非特异性心包炎等。

六、治疗及预后

该综合征一般为自限性疾病，多表现为良性过程。治疗上，目前一般给予非甾体抗炎药，如阿司匹林、布洛芬、萘普生及秋水仙碱等。若上述药物效果不佳，可给予糖皮质激素（如泼尼松）治疗，但在心肌梗死或心脏创伤后 1 个月尽量避免使用糖皮质激素，因其不利于心肌的愈合。若出现大量心包积液甚至心脏压塞、大量胸腔积液等，则需行心包穿刺、胸腔穿刺等侵入性操作减轻症状。部分病例可进展为缩窄性心包炎，此时需外科手术干预。

此种疾病尚无预防方法，有研究表明在心脏手术前预防性使用非甾体抗炎药，无临床获益。

（黄　文　温美琴　曾春雨）

第 85 章
睡眠呼吸暂停低通气综合征

睡眠呼吸暂停低通气综合征（sleep apnea-hypopnea syndrome，SAHS）是指患者在睡眠时出现阵发性的低通气和（或）呼吸暂停，引起不同程度的血氧饱和度下降，伴高碳酸血症和心血管功能紊乱，并由此产生的一系列病理生理变化的综合征。主要临床表现为睡眠打鼾伴呼吸暂停、日间嗜睡、疲乏等。临床上根据 SAHS 特点分为阻塞性、中枢性及混合性 3 种，其中以阻塞性睡眠呼吸暂停低通气综合征（obstructive sleep apnea-hypopnea syndrome，OSAHS）最为常见，占 SAHS 的 80% ～ 90%。OSAHS 随病情发展可导致高血压、冠心病、心律失常、脑血管意外、糖脂代谢紊乱及肺动脉高压等一系列并发症，其与高血压的发生、发展密切相关。流行病学及临床研究证实OSAHS与高血压之间存在密切关系。有关 OSAHS 与高血压的早期流行病学调查研究显示 25% ～ 30% 的高血压患者存在不同程度的 OSAHS，40% ～ 60% 的 OSAS 患者合并有高血压。OSAHS 引起高血压目前研究表明与以下机制有关：交感神经兴奋性增强、肾素 - 血管紧张素 - 醛固酮系统激活、内皮功能障碍、炎性介质、氧化应激、胰岛素抵抗等。

一、相关定义

睡眠呼吸暂停（sleep apnea）是指睡眠过程中口鼻呼吸气流停止 10 秒或以上。低通气（hypopnea）是指睡眠过程中口鼻气流较基础水平降低≥ 30%，伴动脉血氧饱和度（SaO_2）下降≥ 4%；或口鼻气流较基础水平降低≥ 50% 伴 SaO_2 降低≥ 3% 或微觉醒。SAHS 是指每夜 7 小时睡眠过程中呼吸暂停和（或）低通气反复发作 30 次以上或睡眠呼吸暂停低通气发作≥ 5 次 / 小时，伴有白天嗜睡等临床症状。每小时呼吸暂停低通气的次数称为睡眠呼吸暂停低通气指数（apnea hypopnea index，AHI），结合临床症状和并发症的发生情况，可评估病情的严重程度。

二、分型及病因

1. 阻塞性睡眠呼吸暂停低通气综合征 口鼻呼吸气流停止但胸腹呼吸运动仍存在，是最常见的睡眠呼吸疾病，有家族聚集性和遗传倾向。多数患者肥胖或超重，存在上呼吸道包括鼻咽部的解剖狭窄，如变应性鼻炎、鼻息肉、扁桃体和腺体样肥大、软腭下垂松弛、舌体肥大、舌根后坠、下颌后缩、颞颌关节功能障碍和小颌关节畸形。呼吸中枢反应性降低，以及神经、体液、内分泌等因素也与发病有关。

2. 中枢性睡眠呼吸暂停低通气综合征（central sleep apnea−hypopnea syndrome，CSAHS） 是指呼吸气流和胸腹部呼吸运动均消失，一般不超过 SAHS 的 10%。常见病因包括各种中枢神经系统疾病（脑干、脊髓病变为主）、脑外伤、充血性心力衰竭、麻醉和药物中毒等。

3. 混合性睡眠呼吸暂停低通气综合征 是指同一患者一夜之间交替出现阻塞性和中枢性睡眠呼吸暂停，一般先出现中枢性呼吸暂停，紧接着出现阻塞性呼吸暂停。

主要危险因素，①肥胖：BMI ≥ 28kg/m^2；②年龄：随年龄增长，患病率增加；③性别：男性多于女性，但女性绝经后患者增多；④上气道解剖异常：如病因处所述；⑤有 OSAHS 家族史；

⑥长期大量饮酒和（或）服用镇静、催眠或肌肉松弛类药物；⑦长期吸烟：可加重阻塞性睡眠呼吸暂停；⑧其他相关疾病：如甲状腺功能减退症、肢端肥大症、心力衰竭、脑卒中、胃食管反流病及神经肌肉疾病等。

三、临床表现

夜间睡眠过程中打鼾且鼾声不规律，呼吸及睡眠节律紊乱，反复出现呼吸暂停及觉醒，或患者自觉憋气，夜尿增多，晨起头痛，口干，白天嗜睡明显，记忆力下降，严重者可出现心理、智力、行为异常。并可出现靶器官功能受损，如高血压、冠心病、心律失常、心力衰竭、慢性肺源性心脏病、卒中、2型糖尿病及胰岛素抵抗、肾功能损害及非酒精性肝损害等。查体可见多数患者肥胖或超重，如颈粗短、下颌短小、下颌后缩，鼻甲肥大和鼻息肉、鼻中隔偏曲、口咽部阻塞、软腭垂肥大下垂、扁桃体和腺体样肥大、舌体肥大等。

四、常规检查项目

（1）血常规：病程长、低氧血症严重者，红细胞计数和血红蛋白计数可有不同程度的增加。

（2）动脉血气分析。

（3）多导睡眠图（polysommography，PSG）：整夜PSG监测是诊断SAHS的标准手段，也可确定病情严重程度及分型，并评价疗效等。

五、治疗

（1）病因治疗：纠正引起或加重OSAHS的基础疾病，如应用甲状腺素治疗甲状腺功能减低等。

（2）减肥。

（3）戒烟，戒酒，慎用镇静催眠药物及其他可能加重OSAHS的药物。

（4）侧卧位睡眠。

（5）无创正压通气治疗：是成年人OSAHS的首选和初始治疗手段。

（6）口腔矫治器：适用于单纯鼾症及轻中度OSAHS患者，特别是有下颌后缩者，以及不能耐受无创正压通气治疗、不能手术或手术效果不佳者；重度颞下颌关节炎或功能障碍、严重牙周病、严重牙列缺失者禁用。

（7）手术治疗：包括耳鼻喉科手术和口腔颌面外科手术两大类，其主要目的是纠正鼻部及咽部的解剖狭窄、扩大口咽腔的面积，解除上气道阻塞或降低气道阻力。

（8）药物治疗：目前尚无有效的药物治疗。

（黄　文　温美琴　曾春雨）

第 86 章
Tako-Tsubo 综合征

Tako-Tsubo 综合征（Tako-Tsubo syndrome），即应激性心肌病，又称为心尖部气球样变综合征、心碎综合征，是一种急性可逆性心力衰竭综合征。Tako-Tsubo 综合征是日本学者 Ishihara 和 Sato 于 1990 年首次报道，由于该病左心室造影示底部圆形，颈部细窄，很像日本人用来捕捞章鱼的瓶子，并因此命名。目前尚无准确的发病率统计数据。该病好发于绝经期后女性人群，占所有急性冠脉综合征（ACS）患者的 1% ～ 2%，约占女性 ACS 的 6%。妇女占总发病人数的 82% ～ 100%，平均发病年龄为 62 ～ 75 岁，有报道称可见于 10 ～ 91 岁的人群。

一、病因及发病机制

Tako-Tsubo 综合征的病因非常复杂，发病机制仍不清楚，目前认为可能与以下因素有关：①冠状动脉结构异常，主要是指前降支旋段（前降支心尖至终末点的一段），旋段占整个前降支长度的比例称为旋段指数，有研究表明，旋段指数大于 0.16 时，应激性心肌病的发生率将明显增加；②应激状态下肾上腺素受体的过度激活及交感神经功能紊乱；③雌激素水平的下降可能导致应激性心肌病的发生，这也是该病好发于绝经后女性的原因；④还有研究表明脂肪酸代谢障碍与应激性心肌病的发生有关。

应激是发生 Tako-tsubo 心肌病的关键性诱因。这些应激情况多发生在症状发作前的数分钟或数小时内，包括情感刺激、激烈运动或精神心理应激，有的病例则为生理性应激。

二、临床表现

Tako-Tsubo 综合征临床表现多样，且与急性心肌梗死非常相似，给该病的诊断带来了很大困难。本病多以突发胸痛、胸闷、心悸、呼吸困难为主要临床表现，也可表现为背部疼痛、心悸、恶心、呕吐等。严重者可出现心搏骤停、心源性休克、严重心律失常及晕厥，甚至心脏破裂等，少部分患者可出现左心室血栓，全身栓塞。该病最重要的特征是发病初期左心室收缩功能严重受损，但心功能常在 1 周后恢复，极少数患者可残留室壁瘤。

三、辅助检查

1. 心电图　患者常有心电图异常表现。90% 患者前壁心电图出现异常，但 ST 段抬高幅度低于急性 ST 段抬高心肌梗死，且持续时间通常只有数小时；发病 24 ～ 48 小时常出现深倒置对称的 T 波，1/3 患者出现前间隔短暂性 Q 波；另外 Q-T 间期延长也是本病的一个特征；尚无可靠的心电图标准区别应激性心肌病与 STEMI。大多数患者的心电图表现是短暂的，数月内完全恢复。

2. 心肌酶谱　肌钙蛋白或 CK-MB 正常或轻度升高，明显低于心肌梗死的患者。Tako-Tsubo 综合征以肌钙蛋白升高最为多见，其次为 CK-MB。其较低的升高幅度与大面积的室壁异常活动的幅度不成比例，可与急性心肌梗死进行区别。

3. *心脏彩超* 典型的超声心动图表现为左心室气球样变，包括左心室心尖段和（或）中段运动功能减退或运动障碍，基底段运动正常或运动亢进，功能失调心肌超过单支冠状动脉供血范围，心尖段运动异常是应激性心肌病的特异性表现。并可出现左心室流出道梗阻、瓣膜病变、肺动脉高压等。

4. *冠状动脉造影及左心室造影* 大部分患者冠状动脉造影结果显示阴性或轻度冠状动脉粥样硬化，左心室造影可见节段性室壁运动异常，超过单一冠状动脉供血范围，最常见的是心尖部室壁运动异常，少部分表现为左心室中部节段性运动异常。左心室运动异常有很多种，可表现为心尖部左心室中部异常、室间隔中部或基底部异常等。

5. *磁共振* 可见心尖部的球形表现，收缩和舒张功能明显异常；也可提示室间隔运动异常，而收缩期心尖部无异常。

6. *心内膜心肌活检* 可见脂肪组织、间质的淋巴细胞浸润、轻度的间质纤维变性、轻度萎缩的心肌纤维、少量的单核细胞浸润、收缩带坏死，但上述表现均为非特异性表现。

四、诊断

目前，临床诊断多以 Mayo 标准作为依据：①左心室心尖和中部区域室壁运动短暂、可逆性收缩丧失或障碍异常超出单一血管供血范围；②无冠状动脉管腔直径狭窄＞ 50% 或血管造影无急性斑块破裂的证据；③出现新的 ST 段抬高或 T 波倒置的心电图异常；④除外最近的头部外伤、颅内出血、嗜铬细胞瘤、阻塞性心外膜冠状动脉疾病、心肌炎、肥厚型心肌病等。

五、治疗与预后

Tako-Tsubo综合征目前尚无有效的治疗方法，对症和支持疗法是目前通用的治疗。此外，有学者建议长期应用 β 受体阻滞剂、ACEI 和利尿药。本病预后通常良好，病情多在数周或数月内完全恢复，少数复发，最长复发时间可达 11 年。但如果有严重并发症者，多提示预后不良。

目前尚无临床试验指导下的标准治疗方案，多以对症支持为主。

（1）去除诱发因素（急性感染或身体应激事件），治疗原发病（嗜铬细胞瘤、上消化道出血、脑血管意外等）。

（2）急性期主要针对充血性心力衰竭的治疗，严重血流动力学障碍需要用血管活性药物，包括血管扩张剂和正性肌力药物或主动脉内气囊反搏辅助。

（3）建议长期应用 ACEI 或 ARB 类药物，以及 β 受体阻滞剂。

（4）严重左心室功能障碍者有并发血栓栓塞症的危险，可考虑抗凝治疗，以预防附壁血栓形成和继发性血栓栓塞并发症。

（5）β 受体激动剂和儿茶酚胺类正性肌力药物（多巴胺、多巴酚丁胺）应列为禁忌。

应激性心肌病在发病初期病情凶险，可以出现低血压、呼吸困难、急性肺水肿、心室颤动、心源性休克、心搏骤停、心室破裂等，导致死亡。本病长期预后相对较好，只要适当采用有效的治疗手段，患者多可以良好地康复。复发病例的研究数据相对缺乏，首次发作后数年内再发的概率为 2% ～ 10%，理论上服用 β 受体阻滞剂可降低复发率。

（黄　文　温美琴　曾春雨）

第 87 章 代谢综合征

代谢综合征是一组以肥胖、高血糖（糖尿病或糖调节受损）、血脂异常［高 TG 血症和（或）低 HDL-C 血症］及高血压等症状为主聚集发病、严重影响机体健康的临床综合征，是一组在代谢上相互关联的危险因素的组合，这些因素直接促进了动脉粥样硬化性心脑血管疾病（ASCVD）的发生，也增加了发生 2 型糖尿病的风险。目前研究显示，代谢综合征患者是发生心脑血管疾病的高危人群，与非代谢综合征者相比，其罹患心血管疾病和 2 型糖尿病的风险均明显增加。

一、诊断标准

我国关于代谢综合征的诊断标准如下。

（1）腹型肥胖（即中心型肥胖）：腰围男性≥ 90cm，女性≥ 85cm。

（2）高血糖：空腹血糖≥ 6.1mmol/L 或糖负荷后 2 小时血糖≥ 7.8mmol/L 和（或）已确诊为糖尿病并治疗者。

（3）高血压：血压≥ 130/85mmHg 和（或）已确诊为高血压并治疗者。

（4）空腹 TG ≥ 1.70mmol/L。

（5）空腹 HDL-C ＜ 1.04mmol/L。

具备以上三项或更多项即可诊断。

中心型肥胖的腰围切点标准的制定以《中华人民共和国卫生行业标准—成人体重判定》（标准号 WS/T 428—2013）为依据。

二、预防及治疗

目前代谢综合征防治的主要目标是预防临床心血管疾病及 2 型糖尿病的发生，对已有心血管疾病者则要预防心血管事件再发。积极且持久的生活方式干预是达到上述目标的重要措施。原则上应先启动生活方式干预，如果不能达到治疗目标，则应针对各个组分采取相应的药物治疗。

1. 生活方式干预　保持理想的体重，适当运动，改变饮食结构以减少热量摄入，戒烟，不过量饮酒等这些措施不仅能减轻胰岛素抵抗和高胰岛素血症，也能改善糖耐量和其他心血管疾病危险因素。

2. 针对各个组分，如糖尿病或糖调节受损、高血压、血脂紊乱以及肥胖等的药物治疗　治疗目标如下。①体重：在 1 年内减轻 7% ～ 10%，争取达到正常 BMI 和腰围；②血压：糖尿病患者＜ 130/80mmHg，非糖尿病患者＜ 140/90mmHg；③ LDL-C ＜ 2.60mmol/L，TG ＜ 1.70mmol/L、HDL-C ＞ 1.04mmol/L（男）或＞ 1.30mmol/L（女）；④空腹血糖＜ 6.1mmol/L，负荷后 2 小时血糖＜ 7.8mmol/L 及 HbA1c ＜ 7.0%。

（黄　文　温美琴　曾春雨）

第 88 章

Brugada 综合征

Brugada 综合征是一种常染色体显性遗传疾病，常伴有不同程度的心脏传导阻滞，是具有潜在恶性心律失常危险和心脏性猝死（sudden cardiac death，SCD）家族史的遗传性疾病，好发于 30 ～ 40 岁男性，是年轻人猝死的主要原因之一。其诊断主要依据特征性心电图表现：一个或多个右胸导联（V_1 ～ V_3）ST 段呈穹窿样或马鞍形抬高≥ 2mm，可自发或由药物激发，如静脉注射钠通道阻滞剂普鲁卡因胺、阿义马林等。在诊断 Brugada 综合征之前，应排除其他引起右胸导联 ST 段抬高的原因。

一、流行病学特点

Brugada 综合征的发病率在东南亚地区高于西方国家，占 1/10 000 ～ 1/1000，多表现为成年发病，男性患者发病率是女性的 8 倍。心室颤动可以发生在任何年龄段，平均年龄为（41 ± 15）岁，常在休息或睡眠时发作。中国人群，特别是汉族健康人群的流行病学资料相对少见。我国南方地区汉族健康人群的流行病学调查资料显示，Brugada 综合征样心电图改变在南方地区汉族健康人群中具有较高的检出率，约为 7.5/1000，男性发生率为 9.9/1000，提示 Brugada 综合征样心电图改变在中国健康人群并非少见。发热、过量酒饮和过度进食可引起Ⅰ型 Brugada 综合征心电图改变及诱发心室颤动。在所有猝死原因中，Brugada 综合征占 4% ～ 12%；在心脏结构正常者的猝死原因中，Brugada 综合征占 20%。男性和女性的比例为（8 ～ 10）∶ 1。目前发现至少有 19 种基因与 Brugada 综合征有关，仅有 2 种基因（*SCN5A* 和 *CACN1Ac*）在基因型阳性的患者中所占比例＞ 5%。目前基因检测结果对于本病的预后和治疗并不产生影响。

二、临床表现

由于多形性室性心动过速（polymorphic ventricular tachycardia，PVT）或心室颤动（ventricular fibrillation，VF），Brugada 综合征患者可出现晕厥、癫痫发作和夜间濒死呼吸，严重者可发生 SCD。晕厥或 SCD 的发生率为 17% ～ 42%；然而，这一概率可能被高估了，因为很多无症状患者尚未被诊断。最近的数据显示，SCD 作为首发表现者占 4.6%，随访期间复发性心律失常的发生率为 5%。致死性心律失常通常发生在休息或睡眠时。

Brugada 综合征通常在成年期首次发病，SCD 的平均年龄为 41 岁。的性别差异可能与跨膜离子电流表达差异有关。

三、心电图表现

1. 1 型（穹窿型）　如图 88-0-1A 所示，≥ 1 个右胸导联（V_1 ～ V_3）ST 段抬高≥ 2mm，ST 段穹窿型抬高，然后下降穿过等电位线，T 波倒置。该种心电图表型有诊断意义。

2. 2 型（马鞍型）　如图 88-0-1B 所示，≥ 1 个右胸导联（V_1 ～ V_3）ST 段抬高≥ 0.5mm，通常 V_2 导联抬高≥ 2mm，ST 段马鞍形抬高。马鞍型心电图表现仅提示可能为 Brugada 综合征，另外运动员、漏斗胸及致心律失常性心肌病等情况也可出现该种心电图表现；如 88-0-1C 所示，β 角有助于 Brugada 综合征与上述情况的鉴别，β 角≥ 58° 时，向 Brugada 综合征 1 型转变的预测值最高，阳性预测值为 73%，阴性预测值为 87%。

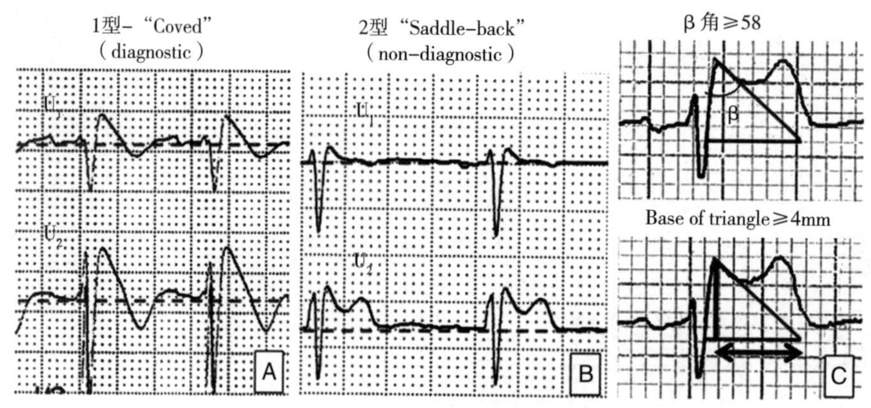

图 88-0-1　Brugada 综合征的心电图表现

A.1 型穹窿型；B.2 型马鞍型

四、诊断和鉴别诊断

Brugada 综合征诊断需要满足心电图 Brugada 综合征 1 型表现（自发或药物诱发），且具备相关的临床表现，如 SCD 生还、PVT 记录、非血管迷走性晕厥史、早发非冠状动脉 SCD 家族史（发病年龄＜ 45 岁）。

在诊断 Brugada 综合征前需要排除其他引起 ST 段抬高的原因，如右心室缺血、急性肺栓塞、右心室流出道机械压缩、右束支传导阻滞、左心室肥厚、漏斗胸和致心律失常性右室心肌病（ACM），这些疾病的心电图表现可能与 1 型或 2 型 Brugada 波相似。

除了钠通道阻滞剂之外，其他药物也可能诱发 1 型 Brugada 波，包括丙泊酚、三环类抗抑郁药、氟西汀、锂、抗组胺药和可卡因等。

五、风险评估及分层

无症状的 Brugada 综合征患者心脏事件年发生率相对较低，因此危险分层对选择治疗策略及疾病管理至关重要。目前公认的危险因素有：①自发 1 型 Brugada 波改变；②怀疑室性心动过速、心室颤动病史或晕厥；③既往有心脏骤停事件；④心电图证实多形性室性心动过速/心室颤动；⑤夜间濒死呼吸；⑥记录到心外膜晚电位；⑦ T 波电压变异性；⑧心室有效不应期缩短（VRP＜ 200 毫秒）；⑨ QRS 波碎裂；⑩ QRS 波增宽；⑪ 下壁导联早复极综合征。随着累计的危险因素增加，也增加了恶性心律失常发作的风险。猝死家族史及程序性刺激诱导室性心动过速或心室颤动仍是具有争议性的危险因素。30% 的 Brugada 综合征病例中存在自发的心房纤维化，与不良预后相关。

六、治疗

迄今为止，Brugada 综合征的治疗选择仅限于 ICD 或药物。预防心律失常的教育和生活方式的改变至关重要，应尽可能避免恶性心律失常的所有诱因，如：①避免应用可导致右胸导联 ST 段抬高的药物；②避免大量饮酒及过量进食；③发热应积极应用退热药物治疗。

ICD 是目前唯一证实治疗 Brugada 综合征最有效的措施，有症状患者应植入 ICD，包括 SCD 生还者、非迷走性晕厥、癫痫发作及夜间濒死呼吸。对于无症状的自发 1 型 Brugada 波，应使用电生理检查来评估是否需要植入 ICD。

部分患者可使用奎尼丁，奎尼丁通过阻滞瞬时外向钾电流（Ito），能使心电图表现正常化，减少心室颤动的发生，使用剂量为 1200 ～ 1500mg/d，但副作用较多。其他Ⅰa 类抗心律失常药物（普鲁卡因胺）和Ⅰc 类抗心律失常药物（氟卡尼、普罗帕酮）列为禁用药物，胺碘酮及 β 受体阻滞剂无效。

最近有研究表明右心室流出道前壁心外膜消融可预防 Brugada 综合征患者的电风暴，但将这种方法作为临床的常规治疗还需要进一步研究证实。

（黄　文　温美琴　曾春雨）

第 89 章
长 QT 间期综合征

长 QT 间期综合征（long QT syndrome，LQTS）是一种常染色体遗传性心脏病，以反复发作晕厥、抽搐，甚至猝死为临床特征，以 Q-T 间期延长、T 波异常、尖端扭转性室性心动过速（TdP）为心电图表现的一组综合征。平均发病年龄为 14 岁。未经治疗的 LQTS 患者，每年 SCD 的发生率估计为 0.33%～0.9%，而晕厥的每年发生率约 5%。我国研究结果显示，LQTS 发病无地域性差别，女性多于男性，从婴幼儿至老年均可发病，但以年轻人为主。疾病的诱因和发作时的症状与国外报道类似。

一、病因及发病机制

LQTS 是一种离子通道病，是由离子通道的亚基蛋白或调控蛋白功能异常所致，LQTS 可以分为先天性 LQTS 和获得性 LQTS 两大类，其中以获得性 LQTS 更为常见。先天性 LQTS 根据伴有或不伴有先天性耳聋分为 Jervell and Lange-Nielsen 综合征（JLNS）和 Romano-Ward 综合征（RWS）。JLNS 伴有先天性耳聋，是由常染色体隐性遗传所致钾通道基因突变导致的，根据致病基因的不同，可分为两种亚型，即 JLN1 和 JLN2。RWS 则是由常染色体显性遗传作为其遗传形式，不伴有先天性耳聋。

目前，已发现的 LQTS 致病基因有 15 个亚型，最常见的 3 种致病基因是 *KCNQ1*（*LQT1*）、*KCNH2*（*LQT2*）和 *SCN5A*（*LQT3*），约占遗传性 LQTS 患者的 90% 以上。其中，我国最常见的 LQTS 类型是 LQT2。

二、临床表现

LQTS 在 20 岁以前发病的占 60%；男性占 24%，女性占 76%。发病症状包括晕厥、黑矇、心悸、胸闷及头晕等；诱发因素包括情绪紧张或激动，劳累，运动或体力劳动，突然惊吓 / 电话铃响，休息或睡眠，使用延长 Q-T 间期的药物等。

大多数先天性 LQTS 有家族聚集性，极少数是由自发的新发突变引起。心脏事件（如晕厥、心搏骤停或猝死）常发生在其他方面都健康、无心脏结构异常的年轻患者身上。LQTS 患病率估计为 1 ∶ 2500。

遇到以下情况需要怀疑 LQTS：①头晕目眩或晕厥前兆反复发作；②情绪波动、体力活动或压力引起的晕厥；③伴随胸痛或心悸的晕厥；④不明病因的癫痫；⑤令人无法解释的溺水；⑥先天性耳聋；⑦婴儿心动过缓；⑧有晕厥、癫痫或猝死的家族史；⑨婴儿猝死综合征的同胞兄妹；⑩已知 LQTS 患者的直系亲属。

三、心电图表现

1.LQT1 的心电图特征　T 波基底部增宽，有 4 种形态：①“婴儿型”T 波：T 波为非对称性高耸、基底增宽；② T 波基底增宽，起始点不明显；③ T 波形态正常；④ T 波延迟出现，形态正常。

2.LQT2 的心电图特征　T 波振幅低而有切迹或双峰，有 4 种形态：①明显 T 波双峰；②微小的 T 波双峰，第二峰出现于 T 波顶部；③微小的 T 波双峰，第二峰出现于 T 波降支；④振幅低平的双峰 T 波。

3.LQT3 的心电图特征 ST 段延长，T 波延迟出现，婴幼儿期易发生 2∶1 房室阻滞，T 波形态有 2 种：① T 波延迟出现，高耸或呈双相；② T 波非对称性高耸。

四、诊断

LQTS 的诊断需结合患者的心电图、病史和家族史等进行综合判断，具体见表 89-0-1。

表 89-0-1 LQTS 的诊断依据

诊断依据	计分（分）
心电图检查	
QTc ≥ 480 毫秒	3
460 ～ 470 毫秒	2
＞ 450 毫秒（男性）	1
TdP	2
T 波交替	1
3 个导联 T 波切迹	1
心率缓慢	0.5
临床表现	
晕厥	
伴应激状态	2
不伴应激状态	1
先天性耳聋	0.5
家族史	
家族成员中有 LQTS	1
直系亲属小于 30 岁不明原因的心源性猝死	0.5

注：TdP. 尖端扭转型室性心动过速，需排除对心电图改变有影响的药物或其他疾病。晕厥同时存在，计分只取两者之一。家族史中 2 项同时具备，计分只取两者之一。评分 ≤ 1 分，LQTS 的诊断可能性小；评分 2 ～ 3 分为可能的 LQTS；评分＞ 4 分为肯定的 LQTS。

五、治疗

1. 急性期治疗 急性期指在长 Q-T 诱发 TdP 甚至心室颤动时，若血流动力学不稳定，应立即电复律终止恶性心律失常，去除诱因，防止再次出现恶性心律失常。具体措施包括停用一切诱发长 Q-T 的药物，同时补充镁、钾制剂，安置临时心脏起搏器，可用异丙肾上腺素（适用于获得性 LQTS）提高心室率。

（1）镁离子：可阻断钙离子内流，抑制心律失常触发，是预防 TdP 再发的首选药物。TdP 患者无论是否存在低镁，推荐 2g 镁剂加入 20ml 10% 葡萄糖液中静脉注射。对于无症状的室性期前收缩二联律（即将发生 TdP）患者，注射速度要慢（2g/2min），而对于 TdP 正在发作过程中的患者，注射速度要快［2g/（30 ～ 60）s］。需注意大剂量使用镁剂的毒副作用，膝腱反射消失是镁中毒的标志，严重中毒者甚至会出现房室结功能异常、低血压或心搏骤停。

（2）钾剂：细胞外血清钾浓度保持在 4 ～ 5mmol/L，可以增加钾离子外流，加快复极，与镁剂联合静脉滴注即可在短期内纠正 TdP，疗效明显。长期口服补钾能较好地抑制 TdP 的发生。

（3）临时心脏起搏器：及时安置临时心脏起搏器，可以有效提高基础心率。在终止 TdP 发作时，起搏心率可设定为 100 ～ 140 次 / 分，缩短 Q-T 间期。当室性心律失常得到控制，起搏心率逐渐降至能预防室性心律失常的最低起搏频率，约 80 次 / 分即可。

（4）异丙肾上腺素：应符合以下所有情况：aLQTS 导致的 TdP；长间期依赖性 TdP；心脏起搏器无法立即安装；存在心动过缓、心脏停搏。一般采用持续静脉滴注或泵入，使心室率维持在 100 次 / 分左右。注意该药会使交感神经兴奋，不能用于 cLQTS 或有器质性心脏病患者。

2. 长期治疗 缓解期需避免各种诱发因素，可应用抗肾上腺素能治疗（β 受体阻滞剂、左心交感神经切除术 LCSD）。对于少数病例，需要辅以起搏器或 ICD 治疗。诱发因素主要包括噪声、强烈的情绪波动和压力过大，限制参加竞技类体育运动，鼓励患者在体力活动或热天时饮用电解质丰富的液体，避免和纠正可能延长 Q-T 间期的药物。

β 受体阻滞剂是 LQTS 防治致命性心律失常的一线治疗用药，对有晕厥和心脏骤停病史的 LQTS 患者，β 受体阻滞剂是预防性治疗的基础。临床上推荐使用的 β 受体阻滞剂为普萘洛尔，具体用量为 2 ～ 3mg/（kg · d）起始，逐渐达到最大剂量，使最快心率维持在 130 次 / 分或以下。

安置永久性心脏起搏器并联合应用 β 受体阻滞剂，是治疗 LQTS 的标准方法。β 受体阻滞剂应与永久性心脏起搏器合用，起搏器心率设定应不低于70～80次/分，使Q-T间期在正常范围内。当β受体阻滞剂和起搏器联合应用仍不能控制晕厥或最初即表现为心搏骤停，并需心肺复苏的患者，建议安置植入式心脏除颤起搏器。

β受体阻滞剂无效者，可考虑行左心交感神经切除术，术后6个月QTc是否大于500毫秒是衡量患者术后危险高低的重要指标。

（黄　文　温美琴　曾春雨）

第 90 章
马方综合征

马方综合征是一种临床表现多变的常染色体显性遗传性结缔组织疾病，主要累及心血管系统、眼和骨骼，是染色体15q21.1的原纤维蛋白-1基因（*FBN1*）突变导致，后者决定原纤维蛋白的结构。原纤维蛋白是构成结缔组织和弹性纤维的重要部分，可影响全身的结缔组织，包括最常见的眼部、心血管及骨骼肌肉病变，还可导致肺部、皮肤及中枢神经系统受累。心血管系统以主动脉瘤及主动脉夹层常见，是马方综合征死亡的主要原因，眼部最常见的表现是晶状体脱位。

一、临床表现

1. 骨骼病变

（1）身材瘦高，四肢细长，尤其是前臂和大腿：身高多＞180cm；指距＞身高（双手平伸，两中指距离－身高＞7.6cm，有诊断价值）；下半身（从耻骨联合到足底）＞上半身（从头顶至耻骨联合），其比值＞0.92（正常人≤0.92）。

（2）蜘蛛指/趾样改变；指（趾）特别长，呈典型蜘蛛样改变，手与身高之比＞11%、足与身高之比＞15%；拇指征：拇指内收，其余4指握拳，拇指尖端超出手掌下侧缘，50%左右的患者具有此征；骨指数＜8，本病患者掌骨指数＞8.4（8.4～10.5）。另外可有杵状指、指（趾）蹼、手掌薄、扁平足。

（3）头颅骨病变：头长、面窄、高腭弓；头颅指数＞75.9；双眼距过宽或过窄、下颌长；齿列不齐、缺智齿等；双耳前伸或下垂，耳轮菲薄，形似老年人。

（4）胸、脊椎畸形改变：鸡胸、扁平胸、漏斗胸；驼背、脊柱侧弯或后凸等。

2. 眼部病变

（1）双侧晶状体脱位或半脱位，全脱位者伴高度近视。

（2）视网膜剥离、虹膜震颤、屈光不正、白内障（发生于病变晚期）、斜视和弱视、瞳孔缩小、继发性青光眼等。

3. 心血管病变

（1）主动脉病变：按其发生率依次为主动脉根部扩张伴主动脉瓣闭锁不全、升主动脉瘤、主动脉夹层分离等。有研究认为，伴有或不伴有主动脉瓣反流的升主动脉扩张是诊断马方综合征的特征之一；而有主动脉瓣关闭不全者，多为男性，其舒张期杂音与风湿性主动脉瓣关闭不全者的部位不同，多位于胸骨右缘第2～4肋间。近年有学者指出，妊娠女性夹层分离多为马方综合征。

（2）二尖瓣脱垂：由于二尖瓣黏液样变性，使瓣叶变薄过长或腱索伸长，致二尖瓣脱垂。严重者并发二尖瓣关闭不全。

（3）冠状动脉受累：导致心绞痛或心肌梗死。

（4）其他先天性心血管畸形：如房间隔缺损、室间隔缺损、动脉导管未闭、肺动脉狭窄及扩张等。

（5）心脏增大、心律失常等心血管病变：是马方综合征主要死亡原因，占本病死因的70%～90%。

4. 中枢神经系统病变

（1）硬脊膜膨出。

（2）蛛网膜下腔囊肿。

（3）盆腔脊膜膨出。

5. 其他部位

（1）皮下脂肪稀少，肌肉发育不良。

（2）关节松弛、膨胀性萎缩纹或皱纹。

（3）腹股沟疝、脐疝、横膈疝等。

（4）自发性气胸。

（5）多囊肾。

二、检查

1. 检验　基础代谢率低，血清黏蛋白低于正常，尿羟基脯氨酸增加、黏多糖增加，特别是硫酸胶质A或硫酸胶质C增多，尿中透明质酸过多。有学者建议将24小时尿羟基脯酸值作为一项诊断指标。

2. X线检查　①指骨细长；②掌骨指数测定，即右手第2～5掌骨长宽之比，正常为5.5～8.0；8.1～8.3提示可能为本病；≥8.4确诊本病；③指骨指数测定，即右手环指近端指骨长宽之比，女性＞4.6，男性＞5.6，可以诊断本病；④主动脉根部宽度明显扩张。主动脉逆行造影示升主动脉呈花瓶样扩张、左心室增大。

3. 超声心动图

（1）主动脉根部扩张按Brown等的标准：①主动脉宽度＞22mm/m^2（体表面积）；②实测主动脉内径＞37mm；③左心房主动脉内径＜0.7cm；具备以上3项中的任意2项者可诊断本病。

（2）主动脉瓣关闭不全征象。

（3）二尖瓣脱垂征象及二尖瓣关闭不全征象。

（4）有主动脉夹层分离者可发现相应征象。

（5）其他心血管畸形。

4. CT和或MRI检查　可以明确发现有无主动脉病变、血管壁厚度、主动脉夹层分离及撕裂、管腔内闭塞等。

5. 其他　裂隙灯检查。

三、诊断标准

马方综合征的诊断标准为2010年修订版Ghent标准，要点包括家族史、体征、影像学（超声心动图）检查、眼科检查（裂隙灯检查）和基因检测（表90-0-1，表90-0-2）

表90-0-1　诊断马方综合征的2010年修订版Ghent标准

无马方综合征家族史的患者，满足以下任一情况：
1. 主动脉扩张（Z评分＞2分）+晶状体脱位=马方综合征*
2. 主动脉扩张（Z评分＞2分）+*FBN1*突变=马方综合征
3. 主动脉扩张（Z评分＞2分）+系统评分大于7分=马方综合征*
4. 晶状体脱位+检测到与主动脉病变相关的*FBN1*突变=马方综合征
有马方综合征家族史的患者，满足以下任一情况：
5. 晶状体脱位+马方综合征家族史=马方综合征
6. 系统评分＞7分+马方综合征家族史=马方综合征*
7. 主动脉扩张（20岁以上Z评分＞2分或20岁以下Z评分＞3分）+马方综合征家族史=马方综合征*

注：*不能与其他结缔组织疾病的特征相鉴别，如SphrintZen-Goldberg综合征、Loeys-DietZ综合征或血管型Ehlers-Danlos综合征。鉴别需进行基因突变分析，包括*TEFBR1*、*TEFBR2*、*COL3A1*或其他适当基因。随着时间的推移会有其他疾病和基因出现。

表90-0-2　马方综合征的系统评分

特征	得分（分）
指征和腕征	3
指征或腕征	1
鸡胸	2
漏斗胸或胸部不对称	1
足跟畸形	2
扁平足	1
气胸	2
硬脊膜膨出	2
髋臼前凸	2
上部量/下部量的减小（成年白种人＜0.85，成年黑种人＜0.78），臂长/身高的增加（＞1.05），且无严重脊柱侧弯	1
脊柱侧弯或胸腰椎后凸	1
肘关节外展减小	1
面征（5个中有3个）：长头畸形、眼裂倾斜、颧骨发育不全、缩颌	1
近视（屈光度＞3D）	1
皮纹	1
二尖瓣脱垂	1

注：最高评分为20分；评分＞7分，提示系统受累。

四、鉴别诊断

本病需与以下疾病相鉴别：①同型胱氨酸尿症；②风湿性主动脉瓣关闭不全；③家族性二尖瓣脱垂或主动脉瓣脱垂；④家族性主动脉瓣环扩张；⑤先天性挛缩性蜘蛛样指（趾）等鉴别。

五、并发症

（1）心血管最可能并发主动脉特发性扩张、主动脉瓣狭窄，主动脉夹层动脉瘤和二尖瓣异常等。

（2）眼部病变可并发晶体脱位或半脱位，高度近视、青光眼、视网膜剥离、虹膜炎等。

（3）神经系统病变可并发蛛网膜下腔出血和颈内动脉瘤，癫痫大发作。此外，马方综合征患者还可发生脊柱裂、脊柱脊髓膨出、脊髓空洞症。

六、治疗

1. *治疗原则* 防治心血管并发症，内科对症支持治疗，有条件时外科治疗。

2. *治疗措施*

（1）一般治疗：①避免剧烈运动；②防治感染；③补充大量维生素 C。

（2）内科防治并发症：①同化雄激素，以促进蛋白合成，防止结缔组织损害。可口服美雄酮 1 次 / 天，长期使用。②无心力衰竭者可用 β 受体阻滞剂，以减轻升主动脉压力、防治 Q-T 间期延长和室性心律失常。口服普萘洛尔或美托洛尔。虽然随机临床试验显示 β 受体阻滞剂能够降低主动脉根部的扩张率，但是并未对心血管临床终点事件（主动脉夹层及主动脉破裂）产生益处。无论是否有主动脉扩张，所有能耐受的马方综合征患者都可应用 β 受体阻滞剂，如儿童、妊娠女性、外科手术之前。剂量调整一般要求血压能耐受，静息心率要达到 60 ～ 70 次 / 分，或次级量运动后不超过 100 次 / 分。③积极防治心力衰竭和心律失常。④防治眼部病变。

（3）外科手术治疗手术指征：①严重主动脉瓣闭锁不全或二尖瓣关闭不全者；②主动脉夹层分离或动脉夹层分离者；③合并其他先天性畸形者；④眼部病变等，可酌情纠正或争取早期手术。

七、预后

马方综合征尽管病变发展速度个体差异很大，但总体看来预后险恶。据调查，有 1/3 的马方综合征患者于 32 岁以前死亡，2/3 于 50 岁左右死亡。死亡的主要原因是心血管病变，最常见的是主动脉瘤破裂、心脏压塞或主动脉瓣关闭不全和二尖瓣脱垂所致的心力衰竭或心肌缺血、严重的心律失常。

（黄　文　温美琴　曾春雨）

第 91 章
阿 – 斯综合征

阿 - 斯综合征（Adams-Stoke syndrome）又称心源性脑缺血综合征，是由于心脏泵功能衰竭或发生致命性心律失常，以致心排血量急骤减少而引起的一系列脑缺血、缺氧症状，表现为急骤而短暂的意识丧失，并伴有惊厥的综合病症。如不及时抢救，通常可引起死亡。阿 - 斯综合征的直接原因是心搏极慢（每分钟 20 次以下），甚至短时间的心室停搏，或心搏极快，甚至心室颤动，在这种情况下，心脏排血功能骤降，引起脑组织严重的暂时性缺血，导致晕厥和抽搐等。引起本综合征的病因很多，主要有：①缓慢性心律失常，如病态窦房结综合征、完全性房室传导阻滞；②快速性心律失常，如阵发性室性心动过速、尖端扭转型室性心动过速、心室颤动及多源性频发室性期前收缩。

阿 - 斯综合征多见于高度房室传导阻滞、期前收缩后间歇太长、期间收缩太频繁、窦性停搏、尖端扭转型室型心动过速及心室率很快的室上性心动过速等。一般的室上性心动过速心室率不会太快，不会引起阿 - 斯综合征，但如果原存在脑动脉供血不足的情况，常会引起本综合征。另外，心导管检查、胸膜穿刺、内镜检查均能反射性引起阿 - 斯综合征。

一、临床表现

阿 - 斯综合征最突出的表现为突然晕厥，轻者只有眩晕、意识丧失，重者意识完全丧失。常伴有抽搐及大小便失禁、面色苍白，进而发绀，可有鼾声及喘息性呼吸，有时可见陈 - 施呼吸。根据患者病史，通过对发作中的心脏进行听诊及心电图检查，可明确诊断。

二、病因

正常人心率在 40 ～ 150 次 / 分，不会导致脑血流量减少，如心率低于或超出此范围，则可影响脑循环和脑功能。当发生下列心律失常症状时，则可引起阿斯综合征。

（1）缓慢性心律失常：完全性或高度心脏传导阻滞或由不完全性转变为完全性房室性传导阻滞时；窦性停搏，窦性静止或严重窦性心动过缓，颈动脉窦综合征等。此外，由于迷走神经受刺激所致的反射性心动过缓也可引起。

（2）快速性心律失常：心动过速 - 心动过缓综合征，心房扑动伴 1 ∶ 1 传导，突然发作的室上性或心室颤动。

（3）Q-T 间期延长及心肌缺血：如各种心绞痛和心肌梗死所致的心律失常。

三、治疗

窦房结暂停及阿斯综合征应采用如下措施处理。

1. 窦房结暂停的治疗

（1）主要是针对病因治疗。

（2）如暂停频繁发生或头晕、晕厥症状明显可用

1）阿托品：推荐剂量为 0.5mg，静脉注射，每 3 ～ 5 分钟可以重复 1 次，总量不超过 3mg。对于心脏移植患者，阿托品可能无效，因为移植的心脏不存在患者自身的迷走神经支配。需要强调的是，阿托品对二度 Ⅱ 型房室传导阻滞或三度房室传导阻滞可能无效。

2）异丙肾上腺素：0.5 ～ 1mg 溶于 250 ～

500ml 5% 葡萄糖溶液静脉滴注。其滴注速度以 1 ～ 2μg/min 为宜。

2. 阿 – 斯综合征发作时的处理

（1）立即恢复循环和呼吸。

（2）叩击心前区：在患者心前区用拳叩击 3 下，部分刚发生心脏停搏的患者心脏能复跳。如不成功，应尽快进行胸外心脏按压，不继续叩击。

（3）立即进行心肺复苏。

（4）心电监护或心电图检查和建立静脉通道：有条件者，应及时进行心电监护；如无条件者，在不影响抢救的情况下，应尽快进行心电图检查，以明确心搏骤停的性质。并尽快静脉穿刺，建立输液和给药通道。

（5）心室颤动的紧急处理措施如下。

1）心电图：确诊为心室颤动时，应立即进行体外非同步直流电除颤，用 200J 电能进行除颤，如无效时，可用 300J 或 360J 除颤。

2）心肺复苏：如无脉搏，应经静脉通道，给予肾上腺素 1 ∶ 10 000，0.5 ～ 1mg 推注。如有可能重复除颤，200J 起始，直至 360J。复苏过程中可重复此剂量肾上腺素，每 5 分钟 1 次。

3）利多卡因：1mg/kg 静脉推注。复苏未成功或不稳定性电活动持续存在的患者，2 分钟后重复此剂量。随后利多卡因溶液持续静脉滴注，速率根据患者年龄、身材和其他因素而定，一般为 1 ～ 4mg/min。

4）连续电除颤失败者可选用：普鲁卡因胺 100mg 静脉注射，每 5 分钟 1 次，总量 500 ～ 1000mg，然后 2 ～ 4mg/min 持续滴注。或用溴苄胺，首剂 5mg/kg，静脉注射，然后再次试图电除颤。可再用此药，每 15 分钟 1 次，直至最大剂量（25mg/kg）。

5）心肺复苏过程中，可给予碳酸氢钠 1ml/kg 静脉注射 1 次，以后每 10 ～ 15 分钟重复该剂量的 1/2。可能是在复苏期间监测动脉血 pH、PaO_2 和 $PaCO_2$。

6）如缓慢心律失常和心搏停止引起的心搏骤停：应继续心肺复苏，建立静脉通道，并使用肾上腺素 0.5 ～ 1.0mg 和阿托品 0.6 ～ 2.0mg，静脉注射，15 分钟后重复。或异丙肾上腺素，剂量直至 15 ～ 20μg/min，可考虑用碳酸氢盐。必要时用多巴胺或多巴酚丁胺，如无效，考虑人工心脏起搏。

7）注意纠正酸中毒、电解质紊乱及加强呼吸道的管理。

3. 基础病因的治疗　病因明确的，为预防再次发生心搏骤停需加强病因治疗。如病态窦房结综合征、完全性房室传导阻滞所致的阿 - 斯综合征，给予永久性人工心脏起搏器植入术；快速性心律失常，如室性心动过速、1 ∶ 1 心房扑动，根据病因给予射频消融术或植入式心脏复律除颤器（ICD）等治疗。

4. 复苏后处理　复苏成功后，因循环功能、呼吸功能受损或不稳定，心、脑、肾易出现缺血、缺氧性损害及感染等问题，均应及时发现并防治。

（黄　文　温美琴　曾春雨）

参考文献

曹克将，陈明龙，江洪，等，2016. 室性心律失常中国专家共识 . 中国心脏起搏与心电生理杂志，30(4):283-325.

中华医学会糖尿病学分会，2018. 中国 2 型糖尿病防治指南 (2017 年版). 中华糖尿病杂志，10(1):4-67.

Bendjelid K, Pugin J,2004. Is Dressler syndrome dead? Chest, 126(5):1680-1682.

Brugada J, Campuzano O, Arbelo E, 2018. Present status of brugada syndrome: JACC state-of-the-art review. J Am Coll Cardiol, 72(9) :1046-1059.

Dawson DK,2018. Acute stress-induced (takotsubo) cardiomyopathy. Heart,104(2):96-102.

Loeys BL, Dietz HC, Braverman AC, et al, 2010.The revised Ghent nosology for the Marfan syndrome. J Med Genet, 47(7):476-485.

Perez-Martinez P, Mikhailidis DP, Athyros VG, et al,2017. Lifestyle recommendations for the prevention and management of metabolic syndrome: an international panel recommendation. Nutrition Reviews,75(5):307-326.

第 92 章

心血管疾病与心理因素概述

2005 年全球有约 5800 万人死亡，其中因心血管疾病死亡人数占 30%，相当于传染病、营养不良及难产死亡人数的总和。需要注意的是，在这些因心血管疾病死亡人数中大部分（46%）是 70 岁以下的人群，而在 70 岁以下的年龄段中有 79% 的人患有心血管疾病。因此，对心血管疾病高风险的个体予以指导，通过降低心血管风险，以降低由高血压、糖尿病引起的心脏病、卒中和肾衰竭的发生率是很有必要的。

心血管疾病（cardiovascular disease，CVD）的并发症通常是严重的甚至是致命的，并且常在中老年人群中发生。然而，动脉粥样硬化（atherosclerosis）是导致冠心病、脑血管疾病和外周动脉疾病的主要病理过程，通常在生命初期就开始，并在青春期和成年早期（15 ～ 17 岁）逐渐发展起来，在很长时间里没有明显症状。动脉粥样硬化的发展速度受到以下心血管危险因素的影响：①肥胖；②高血压；③血脂异常；④糖尿病。这些危险因素若长时间持续存在，会导致动脉粥样硬化进一步发展，引起不稳定的动脉粥样硬化斑块、血管变窄，最终使流向重要器官（如心脏和大脑）的血液阻塞。心绞痛、心肌梗死、短暂性脑缺血发作和卒中是常见的症状。

心血管危险因素除了生理因素以外，与心理因素也有密切关系。来自社会、工作、生活中的心理压力影响了人们的心血管系统活动，继而发病，与此同时，心血管疾病患者常伴发心理障碍，其中抑郁、焦虑和心理应激最常见。大量研究显示，心血管疾病患者发生心理障碍的概率较无心血管疾病患者高，而抑郁、焦虑和持续的心理压力都会增加心血管疾病的发生风险。由此可见，心血管系统和心理因素之间的作用是双向性的是相互影响的。

然而，在过去很长一段时间，这些问题并没有引起临床医学的关注，缺少系统和周密的临床观察，以及深入细致的研究资料，因而临床医师通常会对患者的心理因素有不同程度的忽视。20 世纪以来，随着社会经济的发展、医学的进步，以及疾病类型和病因的不断转变，再加上人们对健康和疾病认识的加深，传统的生物医学模式的弊端越来越明显，逐渐转变为新的生物—心理—社会医学模式。在新的医学模式指导下，这些问题才受到重视。

医学模式（medical mode）是人类在认识自身生命的过程及对抗疾病的实践中得出的对医学的总体认识，也是认识和解决医学和健康问题的思维和行为方式。在不同的时期，由于人们对健康、疾病、致病因素认识上的差异，存在着与医学发展程度相适应的不同的医学模式。一般认为，人类医学模式的发展主要经历了神灵主义医学模式、自然哲学医学模式、生物医学模式和生物—心理—社会医学模式四个阶段。

科学技术、解剖学、生理学、病理学等基础学科的发展为生物医学模式奠定了基础，通过生物医学手段对人体某个器官或系统的病变进行治疗和研究，解决了许多疾病，特别是抗生素的发明和推广使传染病得到有效控制，人的平均寿命明显延长。生物医学模式比较细化的模式，一方面培养了各个方面的专业人才，但同时以细分科室的模式割裂开来，形成头痛医头、脚痛医脚的局面，也可能导致患者不知道去哪个科室看病的尴尬局面。

生物医学模式的局限性在于忽视了人类是具有心理、生理和社会属性的特殊个体，单纯利用生物医学模式并不能解决所有临床问题。随着心理学的发展，20世纪70年代，美国罗切斯特大学医学院的恩格尔教授提出现代医学模式应从单纯的生物医学模式向生物—心理—社会医学模式转变。这个模式把人看作一个整体，把人放在特定的环境中考虑，把心理和社会因素也考虑进去，从而对患者有更好的诊治。

双心医学概念是胡大一教授在1995年提出的，即心理因素与心血管疾病的关系，是用于研究和解决与心血管疾病相关的心理因素，这些心理因素包括情绪、行为问题等。近年来随着生物—心理—社会医学模式的不断发展，已经有很多研究证明，心理因素在心血管疾病的发生、发展和转归中扮演着重要的角色。

受各种因素的限制，目前医师在诊治患者时，更多的是参考生物医学模式进行专科专治，借助仪器对患者进行诊断治疗，这对部分患者来说是可以满足其需要的。然而患者是受心理因素、社会因素影响的一个整体，如果在治疗患者时参考生物—心理—社会医学模式，对患者的顾虑、家庭环境等心理及社会因素进行综合评估，可以适当改善患者的康复效果和医患关系。

（李　康）

第 93 章
心血管疾病的影响因素

第一节　生理因素

心血管危险因素是来源于多方面的，通常是共存的，心血管疾病风险是多种因素共同作用的结果，有多个轻度危险因素的个体可能比只有一个重度危险因素的人患心血管疾病的风险更高。

一、心率

心率是指心脏跳动的频率，单位通常为次/分，是评估循环系统功能的简单易行的指标之一。通常情况下，较低的静息心率反映更加健康的心脏功能，同时也反映较低的心血管疾病风险，而不正常的心率则可能预示潜在的问题。

有研究表明，原发性高血压初期及后期常伴有静息心率增加的症状，通常增加幅度为10%～15%。Palatini 的一项研究表明，静息心率增加与高血压及动脉粥样硬化的发病率有关。Aronow 等的研究表明，60 岁以上人群的心率每增加 5 次/分，其冠状动脉事件的发病率将增加1.14 倍。另有 3 项心血管疾病流行病学研究表明，静息心率超过 84 次/分时，高血压患者发生心血管事件的可能性增加。因此，静息心率可作为心血管疾病发生率及死亡率预测的重要指标。

二、血压

血压是指心脏搏动射血，继而血液在血管内流动时作用于单位面积血管壁的压力，通常所说的血压是指体循环的动脉血压，单位为毫米汞柱（mmHg）。当心脏收缩时，从左心室向主动脉泵入血液，动脉内压力上升，动脉内血液对血管壁产生的最大压力称为收缩压（systolic blood pressure，SBP）；在心脏舒张末期，血液暂时停止泵入主动脉，动脉内压力下降，动脉内血液对血管壁产生的最小压力称为舒张压（diastolic blood pressure，DBP）。

无论是收缩压还是舒张压的升高均会增加冠心病的发生风险。按照《中国高血压防治指南》，收缩压＞ 140mmHg 和（或）舒张压＞ 90mmHg 则定义为高血压。大量研究表明，高血压是冠心病的主要危险因素，收缩压和舒张压均与冠心病发病率明显相关，而且随着血压升高，冠心病的发病率和死亡率均呈上升趋势。胡大一教授主持的一项研究表明，在 60 岁以上人群中，收缩压与心血管事件的发病率和死亡率都具有密切的联系。

血压过高会造成心肌后负荷过重，左心室代偿性肥大，最后导致心脏扩大，甚至心力衰竭；而当血压过低时，由于血液供应能力差，身体各组织器官可能因缺血、缺氧造成严重不良后果。

有研究表明，收缩压降低 10～15mmHg，或舒张压降低 5～8mmHg，或血胆固醇降低 20%，可以使心血管疾病的发病率和死亡率降低 50%。而已有动脉粥样硬化症状，如心绞痛、间歇性跛行、心肌梗死、短暂性脑缺血或卒中的患者，发生冠状动脉、脑血管和外周血管事件和死亡的风险非常高。

三、心率变异性

心率变异性（heart rate variability，HRV）是指逐次心跳间期之间的微小变异，本质上是由自主神经系统的2个系统，即交感神经系统和副交感神经系统协同作用的结果，可以有效反映个体的心血管反应。

HRV是心血管稳态调节的重要机制，反映了心脏交感神经与迷走神经的紧张性和均衡性。HRV上升表明心跳间期变化较大，心脏适应性良好；而HRV下降表明心跳间期变化较小，自主神经系统异常或适应性较差，与心血管疾病风险密切相关。因此，HRV广泛应用于临床心血管疾病诊断与定量分析自主神经功能。

大量的研究证明，HRV降低是急性心肌梗死后评估患者死亡危险的一个重要指标，HRV降低可以作为心肌梗死、慢性心力衰竭、不稳定型心绞痛、高血压等心血管疾病及糖尿病等其他疾病的不良预后预测因素。流行病学资料显示，HRV降低在一般人群及心血管疾病患者中都预示着不良预后，包括高血压、充血性心力衰竭、心肌梗死后致死性心律失常、糖尿病神经症等，并且HRV降低已被证实为心律失常事件和心肌梗死后死亡的独立危险因子。

四、个人特征

心血管疾病风险首先取决于个人特征因素（性别、年龄、体重等），如老年男性比年轻女性的风险更高。另一个重要的因素是体重指数（body mass index，BMI），这是衡量静态人体胖瘦程度的简易量化指标，单位为千克/平方米（kg/m^2）。由于BMI主要反映整体体重，无法区分体重中的脂肪与非脂肪组织（包括肌肉、器官），因此同样身高体重的人可算出相同的BMI，但其实他们的脂肪含量不同，所以BMI其实是整体营养状态的指标。以BMI作为衡量人体胖瘦程度的简易量化指标，是因为BMI与体脂率（body-fat percentage）在统计学上有高相关，但同样BMI的仍会有体脂率的差异。

有研究表明，BMI在30kg/m^{2}以上的成年人，心血管疾病的发病率为37%；而BMI在25 kg/m^{2}以下的成年人，发病率仅为10%。BMI在22.5～25kg/m^{2}的死亡率是最低的，并且BMI每增加5kg/m^2，死亡率增加30%，其中心血管疾病的死亡率增加40%。肥胖会影响心血管结构和功能，首先会引起血容量、心排血量、外周动脉阻力和动脉血压升高，进而左心室壁压力增大和左心室充盈压升高，致使心脏前后负荷增加，引起心脏重构（以左心室心肌重量增加和心腔扩张为特征），最终导致偏左心室肥厚（以左心室扩张和心室壁无明显增加为特征）。然而肥胖症患者常伴有高血压，并与向心性左心室肥厚有关。这些结构的适应和改变已对左心室舒张和收缩功能造成了不利的影响，提高了充血性心力衰竭和冠心病的发病率。

五、率压积

率压积（rate pressure product，RPP）即心率和收缩压的乘积，是衡量心肌负荷的指标，可用来预测心脏耗氧量和心肌血流量。心室的运作取决于收缩时所需的压力，所以收缩压可以间接反映心肌收缩力，其与心率的乘积可用来反映心脏的工作量，亦即心肌负荷。而心肌的收缩频率和力量也决定了心肌耗氧量。

心肌缺血和心肌缺氧具有病理上的内在联系。当心肌耗氧量增加时，心率加速，心脏负荷增加，心肌耗氧量，主要是由冠状动脉扩张供应所增加的耗氧量亦随之增加。如果冠状动脉存在粥样斑块，冠状动脉血流调节受限或由于其他因素使供氧满足不了需氧，便可能出现冠状动脉供血不足的症状，亦可能发生绞痛，严重者可引发心肌梗死，甚至猝死。而在运动后出现心绞痛或ST段压低，约有50%的患者属于心肌耗氧过多引起。因此，在一定程度上，冠状动脉供血不足是冠状动脉供氧和心肌需氧间不平衡的结果。

心脏正常工作主要依赖于氧气的供给，当出现局部心肌缺氧时，会表现为收缩减弱、无收缩，甚至膨隆。心肌缺氧除了出现冠状动脉血流量下降，还常伴有氧提取率的代偿性增加，而缺血区心肌的运动障碍则是增加心肌氧耗的重要机制。

当心肌负荷过重，通常会引起各种类型的心血管疾病。高血压和由主动脉或肺动脉瓣狭窄等引起心室射血阻力增加的心血管疾病是压力负荷

（后负荷）过重引起的；而瓣膜性心脏病或全身循环高动力状态的疾病（如贫血、肾衰竭、脓毒症及妊娠等）是容量负荷（前负荷）过重引起。

六、舒张期衰减时间常数

舒张期衰减时间常数（RC time constant，Tau）即动脉顺应性和血管外周阻力的乘积，是衡量心血管系统生理状态变化的指标。动脉顺应性和血管外周阻力是血流动力学的两个重要指标，血管阻力的变化可反映血液黏度及血管半径等因素的改变，动脉顺应性则取决于动脉管直径的大小及管壁硬度或可扩张性，是动脉血压和心脏后负荷的一个重要决定因素。

随着年龄的增长，以及高脂血症、动脉粥样硬化、心力衰竭等心血管疾病的出现，血管阻力变大，弹性变差，舒张期衰减时间常数出现异常，脉搏波也会表现出不同的波形特征。在高血压患者的脉搏波当中，重搏波的波峰和波谷抬高，舒张期脉搏波的形态接近一条倾斜的直线，临床表现为血管外周阻力较高，动脉弹性较差。动脉粥样硬化患者的脉搏波形态呈馒头形，主波、重搏波甚至混为一体，临床表现为血管阻力极高，动脉弹性度极差。因此，舒张期衰减时间常数可用于临床心血管疾病的早期诊断及早期治疗。

七、心血管风险

心血管危险因素通常不是单独出现的，多是共同影响的结果，因此综合考虑多个风险因素是预测心血管风险的一种合理方法。最常用的心血管疾病风险预测方法是基于 Framingham 心脏研究的风险预测。Framingham 心脏研究始于 1948 年，长期跟踪三代参与者的心血管疾病的发展，致力于发现导致心血管疾病的因素或特征。多年来，研究人员已识别出主要的心血管危险因素及有关这些因素影响的信息，包括血压、三酰甘油、胆固醇、糖尿病、吸烟、年龄、性别及 BMI 等。该方法已被广泛应用于北美和欧洲，在国内也被验证并使用。

第二节　心理因素

一、抑郁

（一）简介

慢性心血管疾病通常因一系列丧失体验而产生抑郁（depression）情绪。这些丧失体验可以是患者感觉自身的功能丧失或是身体有功能丧失的威胁，也可以是职业、生活受到限制。当心血管疾病发作或住院，患者都可能会意识到死亡，以及与家人分离的威胁；也可能会责备自己患病前生活不规律，如未能戒烟、未能减轻体重及无法坚持锻炼身体，以及责备自己不配合治疗，由此产生内疚感。

心血管疾病会导致抑郁，所以抑郁也能在心血管症状中体现出来。抑郁情感下的躯体化症状包括胸痛、疲乏，无论是否罹患心血管疾病，这些症状都可能出现。急性、强烈的悲伤时常伴随胸部的紧缩感，而大部分自述胸痛的患者未发现心血管疾病，却有抑郁的症状。

已有研究证据表明冠心病与抑郁相关性很高。冠心病患者中严重抑郁的患病率高达 17%～22%，约为基层医疗机构诊治患者的 2 倍，是一般人群中患病率[1]的 3～4 倍。很多冠心病患者的抑郁都是慢性的，在一项 12 个月的随访研究中，50% 以上符合严重抑郁标准的患者在做了冠状动脉造影后，没有进行治疗，其后抑郁反复发作，而在有轻度抑郁的患者中，有 42% 的患者演变成严重抑郁。

抑郁常与冠心病共存，并且抑郁也对冠心病和心肌梗死的预后有不良影响。抑郁是心血管疾病的一个危险因素，其增加了心肌梗死的风险和心血管疾病的死亡率。事实上，抑郁对冠心病的患病率和死亡率的影响已经超过了已知的危险因素。大量研究表明，抑郁患者比一般人群有更高的心血管疾病死亡率。近年来对社区居民进行的多项大规模前瞻性流行病学研究也取得了一致的结果，即抑郁增加了心肌梗死的危险和心肌病死

1　即在特定一段时间内，观察期不超过 1 个月的患病率

亡率，抑郁患者心肌梗死的风险是一般人群的1.6～2.2倍，甚至在控制吸烟这一危险因素之后，抑郁患者心血管疾病的患病率仍然比一般人群高得多，而且抑郁影响持久，甚至在长达10～20年后其影响依然可见。对已患冠心病的抑郁患者进行的研究也证实了其冠心病的危险性较一般人群增加了近2倍，包括心肌梗死、血管重建术和死亡。严重抑郁是预测急性心肌梗死之后6个月内死亡的显著因素，与急性心肌梗死病史预测作用相同。心肌梗死后抑郁和室性期前收缩并发增加了死亡危险，说明心律失常是突然死亡的生理机制。一项研究表明，治疗抑郁能明显降低心脏性猝死的风险。一项对冠状动脉疾病（coronary artery disease，CAD）患者进行心肌导管术的研究表明，抑郁是随后发生心血管事件的最强预测因子。在心绞痛住院患者中，有抑郁症状的患者在其后1年内出现心肌梗死或心脏性死亡的概率是无抑郁症状患者的4倍。抑郁除了影响冠状动脉疾病的临床过程，还对心血管疾病患者的身体功能和生活质量有深刻的影响。在同等程度的心血管疾病患者中，有抑郁症状的患者在心肌梗死后恢复正常工作的比无抑郁症状的患者少。有证据表明，抑郁症状的严重程度对CAD患者身体功能损害的影响比对冠状动脉狭窄的影响更大。心肌梗死后抑郁症状的严重程度与其后5年心血管疾病死亡率明显相关。冠状动脉旁路移植术术后6个月有严重抑郁或术前就出现中等持续的抑郁症状的患者，经5年以上的随访，发现抑郁能预测死亡危险性的增加。

心血管疾病患者发生抑郁后，躯体不适感会增加，身体功能损害程度也会增加，康复时间会延长，生命质量会更低，而且也增加了治疗的难度。心血管疾病伴发抑郁会导致患者不遵医嘱，甚至产生自杀行为，同时发生心血管疾病并发症的可能性会增加。如果抑郁症状长期得不到有效治疗，会逐步演变成慢性抑郁，不但会影响患者正常的工作、社交和生活，而且心血管疾病的风险也会进一步增加。因此，及早发现、识别、诊断和治疗抑郁症状对心血管疾病患者有重要意义。

（二）病因与发病机制

心血管疾病伴发抑郁的病因涉及生物因素、心理因素、社会因素等多种因素，通常包括以下几种情况：①作为心血管疾病与并发症（糖尿病）及心血管手术等应激所引起的一种后果，可表现为或长或短的抑郁心境，具有部分抑郁症状，但未达到严格的抑郁诊断标准；②心血管疾病与脑血管病共存，由于脑血管病变（特别是皮质下多发性腔隙性脑梗死）造成神经系统损害，进而导致抑郁；③心血管药物引起精神性不良反应，特别是在使用降压药（如利舍平、甲基多巴、可乐定等）的过程中出现抑郁症状；④先前有过抑郁倾向，心血管疾病促使其复发，使抑郁症状加重。

抑郁影响心血管疾病有几种可能的解释：① HPA轴失调，表现为血液内皮质醇水平升高，从而导致钙化和非钙化冠状动脉斑块体积增加，增加心血管疾病发病率和死亡率；②抑郁伴发的自主神经功能失调和心脏迷走神经调节紊乱导致心律失常增多和猝死；③ HRV降低可预测心脏性猝死，CAD抑郁患者伴有HRV降低，从而增加室性心律失常和心脏性猝死的风险；④血小板凝聚障碍会导致血栓形成增加，抑郁患者的血小板5-羟色胺（5-HT）受体密度增加，5-HT的结合能力增强，进而导致动脉硬化、血栓形成和血管收缩。

（三）临床表现

原发性和继发性抑郁虽然性质不同，但临床表现基本相似，通常以情绪低落、兴趣丧失或无愉悦感为主要特征，伴随一系列心理和躯体症状。

心血管疾病患者的情绪低落或悲痛欲绝通常会持续2周以上，并且社会功能在一定程度上会受到损害，并且会出现以下症状中的至少4项：①兴趣丧失、无愉快感；②精力减退或疲乏感；③精神运动性迟滞或激越；④自我评价过低、自责或有内疚感；⑤联想困难或自觉思考能力下降；⑥反复出现想死的念头或有自杀、自伤行为；⑦睡眠障碍，如失眠、早醒或睡眠过多；⑧食欲降低或体重明显减轻；⑨性欲减退。

抑郁较重时还伴有躯体症状，常见的症状有失眠、食欲丧失、体重降低、便秘、持续的疲乏无力、性欲抑制、女性闭经，还可能会有头痛、胸闷、心悸等症状。

二、焦虑

（一）简介

焦虑（anxiety）是较为常见的情绪体验，当人感知到危险时就会产生焦虑。由于心绞痛、心律失常和急性心力衰竭等心血管疾病很有可能会威胁患者的生命，对患者而言有致残和突然死亡的危险，通常会激起患者的焦虑和恐惧。焦虑是一种担心、不安和恐惧的情绪体验，轻者内心不安，重者可能会出现极度惊慌伴行为惊慌失措。根据焦虑的严重程度和过程，心血管疾病患者的焦虑主要有两种类型：①惊恐发作（panic attack），呈间歇性严重焦虑急性发作；②广泛性焦虑（generalized anxiety），在各种不同的情境中都可能慢性持续出现。

焦虑和心血管疾病关系密切，焦虑通常会表现出许多功能性心血管症状，如胸闷、胸痛、气短、窒息感、心悸、心动过速、头晕、头痛和疲乏无力等，这些症状会与心血管疾病的症状产生混淆，进而导致诊断困难；另外，焦虑会引起心血管疾病，急性和慢性焦虑与心脏性猝死和冠状动脉疾病CAD明显相关。Roest等在2010年对20篇论文进行元分析，发现焦虑与心血管疾病的发病相关，焦虑使冠心病的发病率增加26%，并且使患者的死亡率增加48%。Neeltje等对37篇论文进行元分析，发现治疗焦虑可能是预防心血管疾病的重要因素。

一些无心血管疾病的患者，由于出现了汉一些类似的症状（如胸闷、心悸等），同样会引起强烈的焦虑。患者害怕死亡，或在同能力丧失乃至无法承担家庭责任而产生自罪感的斗争中体验到焦虑和不安。他们自认为身患心血管疾病，可能会死去，所以可能消极地拒绝改变心血管疾病的危险行为，如吸烟。焦虑可能会加剧患者吸烟、多食和强迫行为，这些不良习惯容易造成适应不良、难以改变的行为惰性，使其生活方式改变及矫正患病危险的心理任务变得难以实现，如强制戒烟可能会加剧其焦虑病情。

焦虑会引发明显的自主神经功能亢进症状，而心脏受交感、副交感神经系统的调节，对生活应激所引起的强烈情绪（如恐惧、愤怒或悲伤）都极其敏感，所以急剧的情绪变化能导致心律失常，对有潜在心血管疾病者甚至可能诱发心室颤动与猝死。愤怒、强烈的痛苦和突然的恐惧都可增加心率与血压，诱发心血管事件和心搏骤停。有研究表明，高度焦虑会增加患者心肌梗死后进一步发生冠状动脉事件的危险，为无焦虑患者的2～5倍。一项流行病学前瞻性研究表明，恐惧性焦虑和混合性焦虑症状会增加心脏性猝死的危险，即使在纠正其他心血管疾病危险因素之后，高度焦虑仍使发生心脏性猝死的危险增加3倍。一方面焦虑对CAD预后会产生影响，如心率改变，Q-T间期延长，影响胆固醇和其他血脂浓度。另一方面，惊恐发作时，通常会伴随躯体化症状，如剧烈的心悸、胸闷、窒息感、头晕、发麻、濒死感和非现实感等，患者通常会误认为自己患了心血管疾病，但反复检查并无任何心血管疾病。因此，急性心血管疾病伴随的自主神经功能改变（冷汗、恶心、头晕、气短、胸部紧缩等）通常会加深焦虑。

心绞痛、心律失常和急性焦虑发作（惊恐发作）有很多相同或相似的症状，如胸闷、心悸、气短、头晕等，并且也同惊恐发作一样，患者害怕再次发作，加深其对再次发作的预期性焦虑，导致患者对发病诱因或情境的恐惧性回避。当药物治疗对心血管症状有效时，急性焦虑通常会迅速消退，但有时在药物或手术治疗无效时也可能通过安慰剂减轻其症状和伴随的焦虑。

（二）病因与发病机制

惊恐发作就是急性焦虑发作，发病时常伴有明显的自主神经激活，出现胸闷、气促、窒息感、眩晕、心悸等功能性心血管症状。当人们在某些生活事件中感知到危险时，通常会产生急剧的应激反应，如果将应激反应中某些身体不适（如心悸、气短、胸闷等）进行错误的认知评价，则容易导致惊恐发作。

广泛性焦虑通常是由生物、心理和社会多重因素相互作用引起的。如果患者有较高的焦虑倾向，包括遗传因素、A型人格、错误认知等，又从日常生活中体验到应激，如考试、求职、人际关系紧张或缺乏社会支持等，意识到可能会有危险或威胁发生，则可能导致惊恐发作。患者在感到焦虑时通常会出现回避、寻求安全感等行为。心血管疾病常被认为是威胁健康和生命安全的事件。如果患者有易焦虑的倾向，通过自主神经活动调节的变化及其他神经递质的相互作用，会引起焦虑症状，进而影响心血管疾病的过程和预后。

（三）临床表现

惊恐发作的基本特征是间歇性出现严重焦虑，发作不限于某一特殊情境或特殊场合，因而难以预料。通常患者在进行日常活动，如看书、进餐、散步、开会或做家务时，突然出现强烈的恐惧感，会惊叫、呼救或跑出室外，有的还会出现过度换气、头晕、面部潮红、多汗、步态不稳、震颤、手足麻木、胃肠不适等自主神经症状，或伴有运动性不安。主要症状因人而异，但多有突发的心悸、胸闷、窒息感和眩晕感。几乎所有惊恐发作的患者都有濒临死亡的恐惧感，或害怕失去控制。有的患者害怕会发疯，部分患者有出冷汗、手抖、站立不稳，少数患者有胃肠不适、腹内空虚或腹痛，也有一些患者出现非真实感或人格解体。每次发作持续时间长短不一，短者数分钟，长者可达 1 小时以上，但一般为 15 ～ 30 分钟。发作后即可自行缓解，缓解后患者自觉一切正常，但不久有可能突然复发。

广泛性焦虑主要表现为无明确客观对象的紧张担心，一般伴有以下症状，如运动性紧张、自主神经功能亢进以及警觉性增高。由于交感神经活动亢进，可能会出现一系列躯体症状，如心率增快、胸闷、呼吸不畅、头晕、眼花、疲乏、肌肉酸痛等，严重者可引起惊恐发作；少数患者也可能有副交感活动增强而出现躯体症状，如尿频、阳痿、月经期不适等。临床检查会出现肢端震颤、腱反射活跃、心动过速和瞳孔扩大等症状。

三、A 型行为模式

（一）简介

20 出纪 50 年代后期心血管疾病学家 Friedman 与 Rosenman 开创了 A 型行为模式（type A behavior pattern，TABP）和冠心病关系的研究。他们将一组表现独特、日后易患冠心病的行为模式称为“A 型行为模式”，其主要特征包括：①无缘无故的敌意；②攻击性；③争强好胜；④总是感到时间紧迫，行动匆忙；⑤没有耐心；⑥不停地去实现并不明确的目标；⑦讲话和运动快速而莽撞。研究发现，TABP 男性中冠心病的发病率为 28%，而非 TABP 男性仅为 1%。自 1960 年起，他们用 8 年半的时间对 3154 名 39 ～ 59 岁健康男性进行大规模前瞻性研究，发现在此期间 TABP 者冠心病的发病率是非 TABP 者的 2 倍，并且复发率为非 TABP 者的 5 倍。在研究期间对 51 例死亡病例进行尸体解剖，证实其中 25 例死于心脏病，而这 25 例患者中 TABP 者有 22 例，非 TABP 者仅有 3 例。1978 年另一项前瞻性随访研究也表明 TABP 是冠心病的危险因素，并且 TABP 者冠心病的死亡率是非 TABP 者的 2 倍。我国在 20 世纪 80 年代的一些研究同样证实 TABP 与冠心病有关。在临床研究中，TABP 者患冠心病后更容易出现心肌梗死、血液黏度增加、冠状动脉疾病恶化；在实验室研究中，TABP 者脑脊液、血液、尿液中儿茶酚胺含量，血液中胆固醇、三酰甘油、低密度脂蛋白含量均比非 TABP 者高。

1982 年 Friedman 对 1035 例患过急性心肌梗死的 TABP 者进行 1 年的随访研究，结果表明通过心理咨询改变 TABP 可有效降低冠心病并发症的发生率和死亡率。但也有一些研究结果不一致，20 世纪 80 年代对冠心病患者群体的一项评估 TABP 的临床研究问卷并未发现 TABP 与冠心病死亡率相关。其根本原因是 TABP 缺乏一致性的明确定义，因此导致了不一致的研究结果。之后的研究倾向于确定 TABP 中的某些特征与心血管时间和死亡率增加的相关性，如敌意，即 A 型行为概念的核心成分。一项元分析结果表明，敌意不仅是冠心病的危险因素，也是许多其他身体疾病的危险因素。

TABP 或敌意、愤怒增加冠心病的发生及死亡危险的机制尚未明了，其或许是 TABP、高敌意和易怒者的态度和行为使其对应激性事件产生强烈而持久的应激反应。通过激活交感神经系统，导致血压、血脂和血糖升高，增加血液黏度和血小板聚集倾向；此外，也可通过激活下丘脑 - 垂体 - 肾上腺（hypothalamic-pituitary-adrenal，HPA）轴分泌大量皮质激素，增加高血压、冠心病、心血管事件的发病率。

（二）病因与发病机制

在心血管疾病的致病心理因素中，性格特点及行为模式占据较大的比例。大量研究表明，A 型行为或 A 型性格和冠心病关系紧密，所以有学者称 A 型性格为冠心病性格。

A 型行为者对外界刺激的反应阈值低，对刺激源的应激反应强烈，反应持续时间较长。已有研究表明，A 型行为对心血管疾病的影响是多方面的：首先，在激素上，血液中儿茶酚胺、皮质醇浓度较高，使心血管阻力增加，容易导致心血管疾病；其次，在动脉内膜上，血管收缩，动脉缩小，而需要通过的血液相对增加，容易导致动脉内膜磨损，微小动脉内膜的小磨损相继导致脂肪和胆固醇的存积，最终形成血栓；最后，在炎症反应上，A 型行为中的敌意与外周白细胞计数升高有密切关系。

（三）临床表现

A 型行为者的典型临床表现包括：①时间紧迫感、行为急促、工作速度快、脾气急躁、缺乏耐心，不仅怕误时，而且总想提前，常因急于考虑做什么事情彻夜不眠，甚至半夜起床做事情；②常争强好胜、暴躁、雄心勃勃、目标远大、措施强硬、行为刚毅、果敢勇猛，只想到奋斗目标，不顾不良后果，有时甚至一意孤行，独断专横，走路办事匆忙，说话快、急，声音响亮，常带爆破性音调；③总是把周围的人看作是自己的竞争对手，把外界环境中不利因素比例看得大，有很强的他人和环境控制欲。

四、心理应激

（一）简介

心理应激（mental stress）也就是人们常说的心理压力，即当外界刺激所引起的压力超过人体适应能力时，人体在心理和生理上发生系统性的综合反应。这些反应不仅包括压力源所诱发的人体不适感和不可控性，也包括激活自主神经系统（autonomic nervous system，ANS）和 HPA 轴调控下的血压、心率、呼吸、激素分泌等多重生理变化。适度的心理压力有助于人们提高工作绩效，更好地适应环境；但高强度的心理压力会引起人体明显的应激反应，持续的应激状态不仅会诱发高血压、心肌缺血和梗死等心血管疾病，而且容易诱发认知功能障碍、抑郁和焦虑等心理障碍。

另外，心理应激对冠状动脉血流有明显影响，尤其是对冠心病患者而言。恐惧、激动，特别是强烈的愤怒都会降低粥样硬化冠状动脉分支的血流，诱发冠状动脉痉挛，并且和左心室壁异常运动及心肌缺血有关。心理应激诱发的心肌缺血增加了冠心病患者心血管并发症与猝死的危险。心理应激会导致室性心律失常，其影响是致命的。1997 年 Gullette 等的研究表明，挫折、精神紧张和悲伤会增加冠心病患者心肌缺血的风险。放松训练能改变心理应激期间的自主神经活动，因此放松训练可能对心理应激诱发的心肌缺血有潜在的治疗作用。

一项关于加利福尼亚大地震后死亡的研究表明，心理应激能导致突然的心脏性死亡，强烈的应激会影响潜在的心血管疾病，使突然的心脏性死亡更易发生。死亡首要相关因素是应激性情绪反应，而不是体力消耗。猝死而无心绞痛说明有心律失常，死亡前胸痛说明有急性心肌梗死。另有研究表明，20% ～ 40% 的心脏性猝死是由急剧的心理应激导致的。

慢性心理应激包括工作紧张、婚姻纠纷等情况，也是 CAD 发生与发展的重要因素。一项面对 9000 例英国人的研究表明，长期不和谐的亲属关系、长期人际交往困难是 CAD 的独立危险因素。在另一项研究中，900 名患者首次心肌梗死后重返工作岗位，由于工作紧张导致 6 年后再发生心血管事件的危险增加 1 倍。一项关于心肌梗死预测指标的大型研究表明，现在 52 个国家 11 119 例心肌梗死病例中，心理社会因素（应激和抑郁结合）是心肌梗死预测指标中危险性的第 3 位，与吸烟和糖尿病增加心肌梗死的危险性相同。

因此，有效地测量和评估心理应激可预防并控制人们因高强度压力所诱发的相关疾病，而且在治疗过程中能够起重要的指导作用。

（二）病因与发病机制

当心理压力较大时，会诱导心肌缺血和促发心律失常，进而会产生内皮损伤和凝血机制改变，最终导致心血管疾病。心理压力会使交感神经激活，冠状动脉收缩，血液不易通过，从而心脏不能得到足够的血液，导致心肌供氧减少、心率加快、血压上升，进而心肌耗氧增加，然而因为冠状动脉收缩，容易引起心肌缺血。

心理压力急性诱发或慢性、持续、强烈的不良心理状态（如抑郁和无望感）会引起交感神经兴奋性增高，迷走神经张力降低，导致生物电不稳定，从而促发心律失常，增加心血管事件的死亡率。另外，心理压力会促进血小板激活，而血小板能释放 5-HT、儿茶酚胺等血管收缩素，使血管收缩，造成血压上升。心率加快和血压上升，会造成血管内皮细胞功能受损，进一步损伤血小板，增加心血管事件发生的可能性。

（三）临床表现

心理压力诱发的心血管疾病通常会伴随一系

列心理和躯体症状。当心理压力增加，大脑会通过自主神经系统和HPA轴调节机体状态。压力源会诱发人体进入应激状态，将压力信号从大脑传输到心、肺等重要器官，心跳、血压、呼吸等功能加强，出现血管收缩、血压上升、唾液分泌减少、肠胃运动减缓等症状；而当压力信号传送至肌肉和骨骼时，则会出现手足出汗、瞳孔放大、血液中淋巴腺大量增加、血凝固加快；当压力信号从大脑传输至下丘脑、肾上腺、甲状腺等器官时，人体新陈代谢加快、心率加快、血糖升高。

（李　康）

第 94 章
心血管疾病的评估现状

第一节　生理因素

心血管疾病的评估方法主要包括心电诊断、影像学诊断及疾病相关的生化标志物等。

一、心电诊断

随着医学技术的迅猛发展，电子诊疗仪器也正在逐步更新换代，对于心血管疾病的检测方面，心电诊断一直起重要的作用。心电诊断主要包括心电图、动态心电图、心电向量图、心率变异性及信号平均心电图等方面的检测。心电图检测简单、快速、价格低廉，是目前常规检查的主要项目，但是由于心电图与生化标志物诊断检测差异较大，检测时间内很难捕捉到一过性的心脏疾病。动态心电图恰好弥补了普通心电图这一缺陷，可以反映机体正常活动状态下的心电变化。

二、影像学诊断

心血管疾病的影像学诊断主要依靠心脏超声、心血管造影、心血管磁共振及计算机断层扫描技术等检测方法。超声心动图检查由于其操作方便、经济适用、易于普及等特点成为临床心血管疾病检测的常用诊断方法。但超声检测的检测范围及分辨率存在一定的局限性，对于心功能的测定存在一些误差，且需要临床经验丰富的医师进行操作。心血管造影技术是心血管疾病诊断的金标准。心血管造影技术可以利用造影剂将心脏及大血管的血液流动及充盈情况记录下来，从而清晰、直观的观察心脏及血管的生理和解剖结构，但是心血管造影技术是一项有创检查技术，且可能发生导管检查并发症和造影剂不良反应。与超声心动图和心血管造影相比，心血管磁共振成像清晰，对于大血管异常的检测尤为突出，且相比之下，CT 检测具有更高的精确度，图像更为清晰，随着 CT 新技术的研发，多层螺旋 CT 和电子束 CT 使得 CT 检测手段更具时间、空间和密度分辨率，在心血管疾病诊断中起重要作用。

三、生化标志物诊断

生化标志物对于心血管疾病的早期诊断、手术评估及预后等方面均有良好的诊断价值，目前已经成为当前心血管疾病诊疗过程中的重要工具。心肌损伤标志物反映心肌组织损伤的标志物主要包括肌钙蛋白 I、肌钙蛋白 T、肌酸激酶、肌酸激酶同工酶和肌红蛋白等。心脏功能标志物主要有 B 型利钠肽和内皮素。冠状动脉危险因素的标志物主要有 C 反应蛋白和脂蛋白相关性磷脂酶 A2。两者都与炎症反应相关，由于炎症反应是动脉粥样硬化的始动因素，因此经过众多学者的深入研究，发现两者可以用于评估动脉粥样硬化等心血管疾病中的危险因素。

第二节　心理因素

一、抑郁

（一）评估

抑郁的轻重程度按ICD-10的诊断可分为3类：①轻度，有心境低落、兴趣与愉悦感丧失、易疲劳等抑郁症状，但程度较轻，日常工作和社交活动有一定困难；②中度，有较多典型的抑郁症状，程度较重，工作和社交都有相当困难；③重度，分为“不伴精神病性症状”和“伴精神病性症状”两种形式，抑郁症状严重，并伴有较多的躯体症状，几乎不能正常工作和社交，甚至有自杀倾向，前者抑郁发作期间未见精神病性症状，后者则存在幻觉或妄想。

症状评定量表是评估抑郁程度的常用工具，主要有以下几种。

1. 抑郁自评量表（self-rating depression scale，SDS）　由William于1965年编制，共包含20个反映抑郁主观感受的题目，由患者根据自己近1周的心理情绪状况做出回答，每个题目按症状出现的频率进行1～4分的评分。该量表主要适用于具有抑郁症状的成年人，能直观地反映其主观感受，具有使用简便的特点，临床应用非常广泛。题目及其评定方法如下（表94-2-1）。

表94-2-1　抑郁自评量表

自评题目	没有或很少时间	小部分时间	相当多时间	大部分或全部时间	评分
1. 我觉得闷闷不乐，情绪低沉	1分	2分	3分	4分	
2. 我觉得一天之中早晨最好	4分	3分	2分	1分	
3. 我一阵阵哭出来或觉得想哭	1分	2分	3分	4分	
4. 我晚上睡眠不好	1分	2分	3分	4分	
5. 我吃得跟平常一样多	4分	3分	2分	1分	
6. 我与异性密切接触和以往一样感到愉快	4分	3分	2分	1分	
7. 我发觉我的体重在下降	1分	2分	3分	4分	
8. 我有便秘的痛苦	1分	2分	3分	4分	
9. 我心跳比平常快	1分	2分	3分	4分	
10. 我无缘无故地感到疲乏	1分	2分	3分	4分	
11. 我的头脑跟平常一样清楚	4分	3分	2分	1分	
12. 我觉得经常做的事情并没有困难	4分	3分	2分	1分	
13. 我觉得不安而平静不下来	1分	2分	3分	4分	
14. 我对将来抱有希望	4分	3分	2分	1分	
15. 我比平常容易生气激动	1分	2分	3分	4分	
16. 我觉得做出决定是容易的	4分	3分	2分	1分	
17. 我觉得自己是个有用的人，有人需要我	4分	3分	2分	1分	
18. 我的生活过得很有意思	4分	3分	2分	1分	
19. 我认为如果我死了别人会生活得好些	1分	2分	3分	4分	

续表

自评题目	没有或很少时间	小部分时间	相当多时间	大部分或全部时间	评分
20. 常感兴趣的事我仍然照样感兴趣	4 分	3 分	2 分	1 分	
总组分					
标准分					

注：标准分＝总组分 ×1.25。

按照中国常模，SDS 总组分的分界值为 41 分（标准分为 53 分），当评分高于分界值时则确认存在抑郁症状，并且评分越高，程度越重。该评定方法简便、有效。

2. 医院焦虑抑郁情绪评定表（hospital anxiety and depression scale，HADS）　该量表主要用于综合医院患者焦虑和抑郁情绪的评估。共 14 个题目，其中 7 个题目评定焦虑，7 个题目评定抑郁。根据患者自评结果，分值之和即 A（焦虑）总分 +D（抑郁）总分。题目及其评定方法见表 94-2-2。

表 94-2-2　医院焦虑抑郁情绪评定表

自评题目	没有或很少时间	小部分时间	相当多时间	大部分或全部时间	评分
1. 我感到紧张或痛苦（A）	0 分	1 分	2 分	3 分	
2. 我对以往感兴趣的事情还是感兴趣（D）	3 分	2 分	1 分	0 分	
3. 我感到有些害怕，好像预感到有什么可怕的事情要发生（A）	0 分	1 分	2 分	3 分	
4. 我能够哈哈大笑，并看到事物有趣的一面（D）	3 分	2 分	1 分	0 分	
5. 我心中充满烦恼（A）	0 分	1 分	2 分	3 分	
6. 我感到愉快（D）	3 分	2 分	1 分	0 分	
7. 我能够安闲而轻松地坐着（A）	3 分	2 分	1 分	0 分	
8. 我感到人好像变迟钝了（D）	0 分	1 分	2 分	3 分	
9. 我感到一种令人发抖的恐惧（A）	0 分	1 分	2 分	3 分	
10. 我对自己的外表失去兴趣（D）	0 分	1 分	2 分	3 分	
11. 我有点坐立不安，好像感到非要活动不可（A）	0 分	1 分	2 分	3 分	
12. 我怀着愉快的心情憧憬未来（D）	3 分	2 分	1 分	0 分	
13. 我突然有恐惧感（A）	3 分	2 分	1 分	0 分	
14. 我能欣赏一本好书或一项好的广播或电视节目（D）	3 分	2 分	1 分	0 分	
A 总分					
D 总分					
总分					

按照原制定者的标准，焦虑及抑郁量表总分的分界值为：0 ～ 7 分为无症状，8 ～ 10 分为可疑，11 ～ 21 分为症状存在。叶维菲、徐俊冕应用该量表在综合医院患者中评定，并与《中国精神障碍分类与诊断（第 2 版）》（CCMD-2）所做的临床诊断进行对照，与 SDS、焦虑自评量表（self-rating anxiety scale，SAS）进行比较，发现以 9 分为分界值，敏感度与特异度均最为满意，故推荐以 9 分为分界值，＞ 9 分则为症状存在。该量表可有效筛选心血管疾病患者及其他躯体疾病患者的抑郁和焦虑情绪。

3. 抑郁自评问卷（Beck depression inventory，BDI）　又称贝克抑郁量表（Beck depression scale），由美国心理学家 Beck 编制于 20 世纪 60

年代，是美国最早的抑郁自评量表之一，至今仍广泛使用。BDI早年的版本共21个题目，之后发现部分抑郁患者不能完成21个题目，因此Beck于1974年改进并编制了13个题目的新版本。每个题目引出抑郁症的一个症状，由患者按症状的严重程度进行评定，评分为0～3分，患者自评得分之和即为总分。题目及其评定方法见表94-2-3。

表94-2-3 抑郁自评问卷

自评题目	无此症状	轻度症状	中度症状	严重症状	评分
1. 抑郁	0分	1分	2分	3分	
2. 悲观	0分	1分	2分	3分	
3. 满意感缺失	0分	1分	2分	3分	
4. 自罪感	0分	1分	2分	3分	
5. 自我失望感	0分	1分	2分	3分	
6. 消极倾向	0分	1分	2分	3分	
7. 社交退缩	0分	1分	2分	3分	
8. 犹豫不决	0分	1分	2分	3分	
9. 自我形象改变	0分	1分	2分	3分	
10. 工作困难	0分	1分	2分	3分	
11. 疲乏感	0分	1分	2分	3分	
12. 食欲丧失	0分	1分	2分	3分	
总分					

按Beck的标准，可以用总分来区分抑郁症状的有无及其严重程度：0～4分为基本无抑郁症状，5～7分为轻度抑郁，8～15分为重度抑郁，16分以上为重度抑郁。徐俊冕在一项研究中对46例抑郁症、80例健康成年人用该量表评定，证实了其评定抑郁症的有效性。

（二）干预

在治疗前医师应对患者的情况进行全面和准确的评估，明确抑郁障碍的诊断，尤其注意心血管疾病与抑郁之间的相互影响。在生物-心理-社会医学模式的指导下，选择心理干预措施和抗抑郁药物治疗。

1. *心理治疗* 心理干预的基本疗法包括心理疏导、行为疗法、人际关系疗法、认知疗法、音乐疗法、正念疗法及生物反馈治疗等多种方法，虽然已被证实对抑郁障碍有良好的治疗效果，但对心血管疾病患者的抑郁障碍是否适用尚无一致意见。一般而言，为了减轻抑郁的痛苦，改善患者对药物治疗的依从性，减少心血管疾病的危险因素，如吸烟、肥胖、缺少身体活动及A型性格行为模式，使用心理干预的基本疗法是有益的。心理干预可帮助患者倾诉内心痛苦以更好地应对社会隔离感和应激性事件。在身体条件允许的情况下，鼓励患者进行适当的体力活动，做力所能及的事，使患者能逐渐适应各种刺激，积极地工作和生活，避免心理障碍对躯体长期的负面影响。

Linden等在1996年的一项元分析研究表明，心血管疾病康复措施中加入心理社会干预能降低高血压、高胆固醇、心血管疾病复发率和死亡率。尽管这些心理干预疗法十分安全，对改善患者的消极态度、依从性、不良行为有明显效果，但目前尚未得到临床医师的重视和使用。

2. *药物治疗* 心血管疾病患者抑郁障碍的药物治疗是一个复杂的问题，不但要对心血管疾病和抑郁障碍两者有全面准确的评估，而且要充分考虑抗抑郁药对心血管系统的安全性及不良反应的处理，还要注意抗抑郁药和心血管药物的相互作用。由于抑郁障碍常趋向于慢性或反复发作，因此临床医师要注意确定适宜剂量，以求达到临床痊愈的目标，并且坚持长期治疗的策略，以防止复发，维护其良好社会的功能。

（1）三环类抗抑郁药（含四环类）：在抗抑郁药中以三环类（TCA）临床使用时间最长，常用的有丙米嗪（imipramine）、氯米帕明（clomiprnmine）、阿米替林（Amitriptyline），从25mg每天2次起渐增至100～150mg/d，但最大剂量不超过300mg/d，否则可能会引起传导阻滞、心率增加和直立性低血压。根据现有的研究证据，TCA一般应避免用于心肌梗死之后、已有Q-T间期延长或QRS波群增宽或已经服用了有类似作用的其他药物者。四环类抗抑郁药也有类似不良反应，但程度较轻。

（2）选择性5-HT再摄取的抑制剂（SSRI）：现有6种，即氟西汀（fluoxetine）、帕罗西汀（paroxetine）、舍曲林（sertraline）、氟伏沙明（fluvoxamine）、西酞普兰（citalopram）和艾司西酞普兰（escitalopram）。由于SSRI药物对重症抑郁的疗效达70%～75%，与TCA相同，并且不良反应明显减轻，安全性更高，更易为患者接受。但对于急性心肌梗死、心力衰竭、室性心律失常患者需谨慎，在病情较稳定后方可使用。

二、焦虑

（一）评估

惊恐发作患者时刻伴随着恐惧，数分钟内会达到顶峰。按照美国《精神疾病诊断准则手册（第4版）》（Diagnostic and Statistical Manual of Mental Disorders，DSM-Ⅳ）的诊断标准，需满足下列症状中有4种以上的情况突然发生：①心悸或心率增快；②出汗；③颤抖；④气短或气闷；⑤窒息感；⑥胸痛或胸部不适；⑦恶心或腹部难受；⑧头晕、站立不稳、头重脚轻或晕倒；⑨非真实感或人格解体；⑩怕失控或怕将要发疯；⑪害怕将要死亡；⑫感到异常（麻木或刺痛感）；⑬寒战或潮热。

按照CCMD-3的标准，1个月内至少有3次发作，或首次发作后担心再次发作的焦虑持续1个月，排除其他精神障碍与躯体疾病，即可诊断为惊恐障碍。惊恐发作除了见于惊恐障碍，也可见于其他心理障碍，如社交恐惧症、抑郁症等。与广泛性焦虑相比，虽然两者都有焦虑症状，但惊恐发作程度更严重。

心血管疾病患者伴焦虑多数是心血管疾病继发的，但也可能原先已有惊恐障碍或广泛性焦虑。前者不是原发性焦虑，被称为焦虑综合征；后者则被称为心血管疾病与广泛性焦虑或惊恐障碍共病。两者的焦虑症状表现相同，诊断心血管疾病伴发焦虑综合征可参照广泛性焦虑的症状标准。

评估焦虑程度的常用工具，主要有以下几种。

1. 焦虑自评量表（self-rating anxiety scale，SAS）　由William于1971年编制，包括20个反映焦虑主观感受的题目，由患者根据自己近1周的心理情绪状况做出回答，每个题目按症状出现的频率进行1～4分的评分。作为焦虑症状的自评工具，该量表能较好地反映患者的焦虑感受及其严重程度和变化，简单易用，信效度较高，在临床上广泛应用。题目及其评定方法见表94-2-4）。

表94-2-4　焦虑自评量表

自评题目	没有或很少时间	小部分时间	相当多时间	大部分或全部时间	评分
1. 我觉得比平常容易紧张和着急	1分	2分	3分	4分	
2. 我无缘无故地感到害怕	1分	2分	3分	4分	
3. 我容易心里烦乱或觉得惊恐	1分	2分	3分	4分	
4. 我觉得我可能要发疯	1分	2分	3分	4分	
5. 我觉得一切都很好，也不会发生什么不幸	4分	3分	2分	1分	
6. 我手脚发抖、寒战	1分	2分	3分	4分	

续表

自评题目	没有或很少时间	小部分时间	相当多时间	大部分或全部时间	评分
7. 我因为头痛、头颈痛和背痛而苦恼	1分	2分	3分	4分	
8. 我感到容易衰弱和疲乏	1分	2分	3分	4分	
9. 我觉得心平气和，并且容易安静坐着	4分	3分	2分	1分	
10. 我觉得心跳得很快	1分	2分	3分	4分	
11. 我因为一阵阵头晕而苦恼	1分	2分	3分	4分	
12. 我有晕倒发作或觉得要晕倒似的	1分	2分	3分	4分	
13. 我呼气、吸气都感到很容易	4分	3分	2分	1分	
14. 我手脚麻木和刺痛	1分	2分	3分	4分	
15. 我因为胃痛和消化不良而苦恼	1分	2分	3分	4分	
16. 我常常要小便	1分	2分	3分	4分	
17. 我的手脚常常是干燥温暖的	4分	3分	2分	1分	
18. 我脸红发热	1分	2分	3分	4分	
19. 我容易入睡，并且一夜睡得很好	1分	2分	3分	4分	
20. 我做噩梦	1分	2分	3分	4分	
总组分					
标准分					

注：标准分 = 总组分 ×1.25。

按照中国常模结果，SAS标准差的分界值为50分，其中50～59分为轻度焦虑，60～69分为中度焦虑，69分以上为重度焦虑。

2.DSM-Ⅳ诊断标准中　广泛性焦虑的症状要求在难以控制的、过度的持续性担心（6个月以上）的基础上，应具有下列3条以上症状：①坐立不安或感到紧张；②容易疲劳；③思想难以集中或感到头脑突然空白；④易激惹；⑤肌肉紧张；⑥睡眠障碍，难以入睡，或常常醒转，或辗转不安地睡眠不良。

3. 广泛性焦虑障碍量表（generalized anxiety disorder，GAD-7）　包括7个反映焦虑主观感受的题目，由患者根据自己过去2周的状况做出回答，每个题目按症状出现的频率进行0～3分的评分。题目及其评定方法见表94-2-5。

表94-2-5　广泛性焦虑障碍量表

自评题目	完全不会	好几天	超过1周	几乎每天	评分
1. 感觉紧张、焦虑或急切	0	1	2	3	
2. 不能够停止或控制担忧	0	1	2	3	
3. 对各种各样的事情担忧过多	0	1	2	3	
4. 很难放松下来	0	1	2	3	
5. 由于不安而无法静坐	0	1	2	3	
6. 变得容易烦恼或急躁	0	1	2	3	
7. 感到似乎将有可怕的事情发生而害怕	0	1	2	3	
总分					

注：评分标准如下。每个题目0～3分，总分是将7个题目的分值相加，总分值范围为0～21分。其中0～4分为没有广泛性焦虑障碍，5～9分为轻度广泛性焦虑障碍，10～14分为中度广泛性焦虑障碍，15～21分为重度广泛性焦虑障碍。

（二）干预

1. *心理治疗*　对事件或情境做出过度危险的认知评价，是焦虑发生的心理机制，惊恐发作则是患者对某种身体感觉做出错误的认知评价所致。所以，医师需要了解患者焦虑的因素，对患者进行全面评估，确认患者疾病的性质是身体疾病还是心理障碍。如心肌梗死患者的焦虑可能是担心无人照料自己的孩子等，可通过短期心理治疗提供帮助。另外，还需注意患者过去应对问题的方式和策略，以便采用适合患者应对焦虑的最佳方式。根据患者不同的需要，采取不同的干预方法，应让患者参与治疗决策（即使是很小的决策），以减轻焦虑，增加患者的控制感。对于过度担心的心血管疾病患者需要鼓励其表达焦虑，医务人员可花一点时间倾听，通常能明显减轻其焦虑。

呼吸控制法（腹式呼吸、缓慢深呼吸）结合放松暗示能明显减轻自主神经亢进症状。对伴发广场恐惧症的患者则要引入暴露治疗，鼓励患者逐步接近原先回避的情境，通过认知行为治疗可使 80% ～ 90% 的惊恐发作症状消失，并使复发的可能性减少。肌肉放松训练和生物反馈训练等也可结合使用。同时，也鼓励患者使用正念冥想疗法关注、觉察当下的一切，从而减少对未来的担心，减少患者的焦虑。

2. *药物治疗*　大量临床研究证实丙米嗪、氯米帕明对治疗惊恐障碍有效，但会引起直立性低血压、抑制心脏传导等不良反应。而另一种有效药物苯乙肼也因不良反应，以及其与食物、其他抗抑郁药物相互作用，使用受到限制。

苯二氮䓬（benzodiazepines，BZD）类药物常用于心血管疾病患者焦虑的治疗，能迅速减轻其焦虑症状。对于心肌缺血和心肌梗死患者，BZD 能使儿茶酚胺水平下降，减少心血管的阻力。患者一般易耐受，低血压发生少，没有抗胆碱作用，使用标准剂量时对呼吸的危害很低，对严重患者也相对安全。然而，BZD 用于心血管疾病所致的谵妄和痴呆患者则会加重意识模糊，反而使其兴奋激动、病情恶化；而对高龄老年人，以及严重呼吸系统疾病和睡眠呼吸暂停者也应避免使用。

BZD 曾作为一线抗焦虑药，但由于惊恐障碍需要长时间治疗，而长期使用 BZD 可能产生药物依赖，以致日后停药困难，且可引起学习记忆能力下降、运动失调等不良反应，故已较少应用 BZD 长期治疗。近 10 多年的研究表明，SSRI 安全有效、不良反应小，对快速钠通道无抑制作用，不会阻滞心脏传导，已成为治疗惊恐障碍的首选药物。

三、A 型行为

（一）评估

A 型行为量表是评估 A 型行为的常用工具。题目及其评定方法见表 94-2-6。

表 94-2-6　A 型行为量表

自评题目	是	否
1. 我觉得自己是一个无忧无虑、悠闲自在的人		
2. 即使没有什么要紧的事，我走路也快		
3. 我经常感到应该做的事太多，有压力		
4. 我自己决定的事，别人很难让我改变主意		
5. 有些人和事常使我十分恼火		
6. 我急需买东西但又要排长队时，我宁愿不买		
7. 有些工作我根本安排不过来，只能临时挤时间去做		
8. 上班或赴约会时，我从来不迟到		
9. 当我正在做事，谁要是打扰我，不管有意无意，我总是感到恼火		
10. 我总看不惯那些慢条斯理、不紧不慢的人		
11. 我常忙得透不过气来，因为该做的事情太多了		
12. 即使跟别人合作，我也总想单独完成一些更重要的部分		
13. 有时我真想骂人		

续表

自评题目	是	否
14. 我做事总是喜欢慢慢来，而且思前想后，拿不定主意		
15. 排队买东西，要是有人加塞，我就忍不住要指责他或出来干涉		
16. 我总是力图说服别人同意我的观点		
17. 有时连我自己都觉得，我所操心的事远超过我应该操心的范围		
18. 无论做什么事，即使比别人差，我也无所谓		
19. 做什么事我也不着急，着急也没有用，不着急也误不了事		
20. 我从来没想过要按自己的想法办事		
21. 每天的事情都使我精神十分紧张		
22. 就是去玩，如逛公园等，我也总是先看完，等着同来的人		
23. 我常常不能宽容别人的缺点和毛病		
24. 在我认识的人里，每个人我都喜欢		
25. 听到别人发表不正确的见解，我总想立即就去纠正他		
26. 无论做什么事，我都比别人快一些		
27. 人们认为我是一个干脆、利落、高效率的人		
28. 我总觉得我有能力把一切事情办好		
29. 聊天时，我也总是急于说出自己的想法，甚至打断别人的话		
30. 人们认为我是个安静、沉着、有耐性的人		
31. 我觉得在我认识的人之中值得我信任和佩服的人实在不多		
32. 对未来我有许多想法和打算，并总想都能尽快实现		
33. 有时我也会说人家的闲话		
34. 尽管时间很宽裕，我吃饭也快		
35. 听人讲话或报告如讲得不好，我就非常着急，总想还不如我来讲		
36. 即使有人欺侮了我，我也不在乎		
37. 我有时会把今天该做的事拖到明天去做		
38. 当别人对我无礼时，我对他也不客气		
39. 有人对我或我的工作吹毛求疵时，很容易挫伤我的积极性		
40. 我常常感到时间已经晚了，可一看表还早呢		
41. 我觉得我是一个对人对事都非常敏感的人		
42. 我做事总是匆匆忙忙的，力图用最少的时间办尽量多的事情		
43. 如果犯有错误，不管大小，我全都主动承认		
44. 坐公共汽车时，尽管车开得快我也常感到车开得太慢		
45. 无论做什么事，即使看着别人做不好，我也不想拿来替他做		
46. 我常为工作没做完，一天又过去了而感到忧虑		
47. 很多事情如果由我来负责，情况要比现在好得多		
48. 有时我会想到一些说不出口的坏念头		
49. 即使领导我的人能力差、水平低，不怎么样，我也能服从和合作		
50. 必须等待什么的时候，我总是心急如焚，缺乏耐心		
51. 我常常感到自己能力不够，所以在做事遇到不顺利时就想放弃不干了		

续表

自评题目	是	否
52. 我每天都看电视，同时也看电影，不然心里就不舒服		
53. 别人托我办的事，只要答应了，我从不拖延		
54. 人们都说我很有耐性，干什么事都不着急		
55. 外出乘车、船或跟人约定时间办事时，我很少迟到，如对方耽误我就恼火		
56. 偶尔我也会说一两句假话		
57. 多事本来可以大家分担，可我喜欢一个人去干		
58. 觉得别人对我的话理解太慢，甚至理解不了我的意思似的		
59. 我是一个性子暴躁的人		
60. 我常常容易看到别人的短处而忽视别人的长处		

注：A 型行为量表共计 60 个题目，计分方法如下。

（1）TH 量表（共 25 题）表示时间匆忙感和紧迫感，做事快、缺乏耐心等特征，每题 1 分，共 25 分。答“是”得分题：2、3、6、7、10、11、19、21、22、26、29、34、38、40、42、44、46、50、53、55、58；答“否”得分题：14、16、30、54。

（2）CH 量表（共 25 题）表示争强好胜、竞争性、暴躁和敌意等特征，每题 1 分，共 25 分。答“是”得分题：1、5、9、12、15、17、23、25、27、28、31、32、35、39、41、47、57、59、60；答“否”得分题：4、18、36、45、49、51。

（3）L 量表（共 10 题）为测验者的掩饰得分，反映测验的真实程度，即测验者回答量表时是否诚实、认真，每题 1 分，共 10 分。答“是”得分题：8、20、24、43、56；答“否”得分题：13、33、37、48、52。

评定时先计算 L 量表的分数，L ≥ 7 分说明真实性不够，结果无效，测验作废；L ＜ 7 分说明测验有效，可接着计算 TH、CH 量表的得分，并根据 TH+CH 的总得分判断行为类型。我国对 A 型行为的评定划分为 5 种类型：37 ～ 50 分为典型 A 型行为；30 ～ 36 分为以 A 型为主的中间偏 A 型，即 MA 型行为；27 ～ 29 分为中间型，即 M 型行为；20 ～ 26 分为以 B 型为主的中间偏 B 型，即 MB 型行为；1 ～ 19 分为典型 B 型行为。

A 型行为者的特点是好胜心强，追求成就，具有竞争性，做事匆忙，急躁，反应快而强烈，行动迅疾，易受激怒，常有时间紧迫感和敌意倾向；B 型行为者的特点是人际关系随和，很少生气动怒，不易紧张，不赶时间，竞争性不强，喜欢平静生活，悠然自得；M 型行为者特点介于 A 型行为者和 B 型行为者之间。

（二）干预

A 型行为者脑海中会存在各种各样合理或不合理的认知，平时可能没有意识到，但是遇到现实问题，如赶时间或人际冲突，不合理的认知会使其陷入糟糕的状态。医师需要对患者的情况进行全面的评估，给患者普及 A 型行为的表现及其与心血管疾病的关系，使患者充分意识到其严重性。

A 型行为者通常处于挣扎之中，需要在有限的时间完成大量事情，很容易恼火（aggravation）、激动（irritation），发怒（anger）和不耐烦（impatience），简称为“AIAI”反应。而对于 A 型行为的冠心病患者来说，“AIAI”反应正是对其健康的不利成分。矫正 A 型行为就要矫正这些不良情绪反应。具体的矫正方案可参照以下几条进行：①制订具体的计划，把需要做的事项按照重要和紧急两个维度分为既紧急又重要、重要但不紧急、紧急但不重要、既不紧急也不重要这四个象限，并按照合适的顺序进行；②每天定时记录自己的匆忙事例，检查出匆忙的原因，每周小结 1 次，及时制订解决办法；③放弃同时思考多个问题或完成几件事的习惯；④为避免匆忙反应，可以在心里默数 10 个数再发言，这样会较为冷静。

另外，通过正念疗法，使患者专注当下的一切，享受当下所做事情的过程，从而降低患者对时间的匆忙感。通过正念疗法，使患者对不良刺激感受性降低，对当下的一切不做反馈判断，更能容忍和接纳内外部环境，增强患者的共情能力，从而降低患者的敌意，进而对患者的 A 型行为有缓解作用。

四、心理应激

（一）评估

现有的心理压力测量和评估方法主要包括心理测量和生理方法测量。心理测量侧重于个体的认知评估和情绪反应，而生理测量主要是对 HPA 轴和自主神经系统调节的个体应激激素含量和心血管反应变化的测量。

1. 心理测量　认知评估是个体自评压力的心理测量方式，通常有两类量表：特定压力源评价测量的单项问题量表和多项问题量表、个人在普遍情境下压力程度或生活事件的自我报告量表。该方法操作简单、容易实施，但前者容易受个体主观因素和所处的情境干扰，后者则对压力和心理症状之间的区分效度不足。而另外一种基于访谈的生活压力测量则能克服此问题，但测量过程较复杂，耗时较长。

情绪反应是指个体在应对压力的瞬间或一段时间内的情绪反应或情绪状态的主观体验。情绪反应测量是另一种心理测量方式，通常分为两类：从情绪结构方面测量、从情绪强度方面测量。前者常用正负性情感量表实施，后者常用可视化测量情绪强度的情绪量表实施。

PSTR 心理压力量表由瑞士心理学家爱德沃兹于 1983 年编制，包括 50 个题目，由患者根据自己状况做出回答，每个题目按症状出现的频率进行 0 ～ 4 分的评分，分值之和即总分。题目及其评定方法见表 94-2-7。

表 94-2-7　PSTR 心理压力量表

自评题目	总是	经常	有时	很少	从未	评分
1. 受背痛之苦	4 分	3 分	2 分	1 分	0 分	
2. 睡眠无规律且不安稳	4 分	3 分	2 分	1 分	0 分	
3. 头痛	4 分	3 分	2 分	1 分	0 分	
4. 颚部痛	4 分	3 分	2 分	1 分	0 分	
5. 如果需要等待，会感到不安	4 分	3 分	2 分	1 分	0 分	
6. 脖子痛	4 分	3 分	2 分	1 分	0 分	
7. 比多数人更容易紧张	4 分	3 分	2 分	1 分	0 分	
8. 很难入睡	4 分	3 分	2 分	1 分	0 分	
9. 感到头部发紧或痛	4 分	3 分	2 分	1 分	0 分	
10. 胃不好	4 分	3 分	2 分	1 分	0 分	
11. 对自己没有信心	4 分	3 分	2 分	1 分	0 分	
12. 对自己说话	4 分	3 分	2 分	1 分	0 分	
13. 担心财务问题	4 分	3 分	2 分	1 分	0 分	
14. 与人见面时感到窘迫	4 分	3 分	2 分	1 分	0 分	
15. 担心发生可怕的事	4 分	3 分	2 分	1 分	0 分	
16. 白天觉得累	4 分	3 分	2 分	1 分	0 分	
17. 下午感到喉咙痛，但并非感冒所致	4 分	3 分	2 分	1 分	0 分	
18. 心里不安，无法静坐	4 分	3 分	2 分	1 分	0 分	
19. 感到非常口干	4 分	3 分	2 分	1 分	0 分	
20. 心脏有毛病	4 分	3 分	2 分	1 分	0 分	
21. 觉得自己非常无用	4 分	3 分	2 分	1 分	0 分	
22. 吸烟	4 分	3 分	2 分	1 分	0 分	
23. 肚子不舒服	4 分	3 分	2 分	1 分	0 分	
24. 觉得不快乐	4 分	3 分	2 分	1 分	0 分	
25. 流汗	4 分	3 分	2 分	1 分	0 分	
26. 喝酒	4 分	3 分	2 分	1 分	0 分	

续表

自评题目	总是	经常	有时	很少	从未	评分
27. 很自觉	4分	3分	2分	1分	0分	
28. 觉得自己像四分五裂了	4分	3分	2分	1分	0分	
29. 眼睛又酸又累	4分	3分	2分	1分	0分	
30. 腿或脚抽筋	4分	3分	2分	1分	0分	
31. 心跳加速	4分	3分	2分	1分	0分	
32. 怕结识人	4分	3分	2分	1分	0分	
33. 手脚冰凉	4分	3分	2分	1分	0分	
34. 便秘	4分	3分	2分	1分	0分	
35. 未经医师处方乱吃药	4分	3分	2分	1分	0分	
36. 发现自己很容易哭	4分	3分	2分	1分	0分	
37. 消化不良	4分	3分	2分	1分	0分	
38. 咬手指	4分	3分	2分	1分	0分	
39. 耳朵有嗡嗡声	4分	3分	2分	1分	0分	
40. 小便次数多	4分	3分	2分	1分	0分	
41. 有胃溃疡的毛病	4分	3分	2分	1分	0分	
42. 有皮肤方面的毛病	4分	3分	2分	1分	0分	
43. 喉咙很紧	4分	3分	2分	1分	0分	
44. 有十二指肠溃疡的毛病	4分	3分	2分	1分	0分	
45. 担心工作	4分	3分	2分	1分	0分	
46. 有口腔溃疡	4分	3分	2分	1分	0分	
47. 为小事所厌烦	4分	3分	2分	1分	0分	
48. 呼吸急促	4分	3分	2分	1分	0分	
49. 觉得胸部紧迫	4分	3分	2分	1分	0分	
50. 很难做出决定	4分	3分	2分	1分	0分	

注：常模为（54±22）分，年龄、性别没有明显差异。评定标准如下：一般情况下，43分以下表示压力过小，需要适度增加压力；43～65分表示压力适中；65分以上表示压力过大，需要适当降低。具体而言，16～26分表示在工作与生活中经历的压力经验不够，或是没有正确分析自己；27～37分表示生活沉闷，即使发生刺激或有趣的事情也很少做出反应，需要增加反应，增加社会活动或娱乐活动；38～48分表示来自外界的压力影响很小，工作与生活缺少适度压力和兴奋；49～59分表示能够控制压力反应，心理处于相对放松状态；60～70分表示压力适中，偶尔可能出现压力较多，但有能力应付，心理趋于平静；71～81分表示压力相对适中，可能刚刚出现对健康不利的情况；82～92分表示正在经历较多的心理压力，身心健康正在受到损害，人际关系出现问题；93分以上表示处于高度应激反应中，身心遭受压力伤害，需要去看心理医师，进行必要的心理调整。

2. 生理测量　应激激素泛指个体遭遇压力之后，自主神经系统和HPA轴调节身体应对压力时所分泌的生物化学代谢物。目前广泛应用于心理压力测量的激素主要包括儿茶酚胺和皮质醇。该方法可客观且量化个体急性和慢性心理压力的变化，但易受提取激素的特性、来源等因素的影响。

另一种能准确反映人体心理压力变化的方法是心血管反应测量。当个体遭遇压力事件后，心脏和血管在应对压力时产生一系列指标，如心率、心排血量、心搏量的综合变化。这种变化受到交感神经系统及体内应激激素的调控，因此可准确反映心理压力的变化。目前常用的仪器是医用的心电描记仪和光电容积描记仪。心电描记仪（electrocardiography，ECG）基于心脏收缩和舒张时心肌细胞去极化会在皮肤表面产生微弱电流变化的原理描记出心电图；而光电描记仪

（photoplethysmograph，PPG）基于人体活性组织和血液对红外线的不同穿透性，通过指端的光学变化信号获取外周血液容量的变化。两种方式都能客观、量化、实时地测量不同压力状态下的心血管反应变化，但一般情况下，ECG 测量比 PPG 测量精确。

（二）干预

心理应激诱发的心血管疾病通常用心理治疗手段进行干预。通过与患者沟通交谈，分析其思维过程和应对策略，把重点放在患者不合理的认知问题上，通过改变患者对自己、对人或对事的看法与态度来改变其心理问题。目前大量研究发现，心血管疾病和患者的生活方式密切相关，低盐低脂饮食和适度锻炼对心血管疾病的预防、治疗及预后有促进作用。可建议患者坚持良好的饮食习惯和适度锻炼，在其做出预期的行为表现时可予以激励。

使用生物反馈仪将肌电活动、脑电、心率、血压等生物学信息进行处理，然后通过视觉和听觉等容易接受的方式呈现给患者，使其能够了解和有意识地控制自己的心理活动，以调整机体自主神经系统状态，进而促进心血管疾病的治疗效果。通过训练，可使患者直接了解机体紧张状态和心率、血压的关系。而帮助患者树立控制机体紧张状态的信心，可促进心血管疾病的疗效。

通过正念减压疗法，不仅可以降低个体对压力的感知，也可以降低个体的压力水平，可以有效降低血液中皮质醇的浓度，引起的交感和副交感神经功能的变化，如呼吸延缓、心搏变慢、血压降低、皮肤电阻增加等，进而改善患者的心血管健康。正念减压疗法的效果通常需要通过检测心血管反应的生理指标来验证。

另外，大部分患者对心血管疾病并不了解，通常会忽视自己的病情。让患者及其家属明确原发性高血压的病因、危害及控制血压稳定的重要性，强调心理压力在患者心血管疾病的发生、发展及预后的作用，有助于帮助患者重视自己的病情并接受治疗。

（李　康）

第 95 章

心理健康评估和干预技术新进展

目前的心理健康评估方式，无论是评估抑郁、焦虑、A 型行为，还是心理应激，大多通过自我报告式问卷或量表测量进行评估，也有少数基于访谈调查进行评估。这类方法的优点很明确，就是操作方便、省时和低成本。然而，心理状况是人与环境相互作用的结果，个人因素（如人格特质、认知风格等）与环境因素（如应激源、应激强度等）共同对个体的心理状况产生影响，所以这类方法的缺点也很显然：①容易受个体因素的影响，尤其是个体对环境因素的主观看法；②测试结果不能直接进行比较；③测试结果的时效性差，无法反映个体实时的心理状态。

通过生理指标测量来评估心理健康是更客观的方式，但目前只有在心理应激的评估中会使用。相对于问卷或量表测量，这类方法可以客观、量化并实时反映个体心理状态，但受限于仪器，测量技术要求高，并且成本高。在此背景下，一项新颖的无接触测量技术——血谱光学成像技术（transdermal optical imaging，TOI）逐渐发展起来。TOI 拥有高清数码摄像头，即可实现远程、实时捕获面部的视频图像，通过机器学习算法获取皮下血红蛋白含量的变化，进而测量个体的心率、心率变异性等心血管反应的生理指标。目前该技术仍处于发展和不断完善的过程，它可提供以血红蛋白含量变化为基础的人体心理状态的检测，其远程、无接触等特点在医疗行业有广阔的应用前景。

第一节　血谱光学成像技术简介

尽管测量心血管反应的生理指标能够客观、量化、实时、无创地反映个体的生理和心理状态，但是目前专业的医用设备测量都必须依赖传感器，并且需要专业的测量技术，同时还有成本高的局限，使得个体生理和心理状态的测量情境受到极大的限制。

血谱光学成像（TOI）是一种利用普通摄像头捕获的视频图像及机器学习算法来测量生理指标变化的新方法，具有非接触式、方便使用和低成本的优点。具体而言，血谱光学成像的原理是：①由于皮肤的半透明特性，光能在皮下传播，并且能被皮肤反射；②而反射光能被光学传感器捕获；③影响反射光的主要发色团是黑色素和血红蛋白；④由于黑色素和血红蛋白具有不同的颜色特征，因此可以分别获取面部皮下黑色素沉着组织和血红蛋白沉着组织所对应的视频图像（图 95-1-1）。

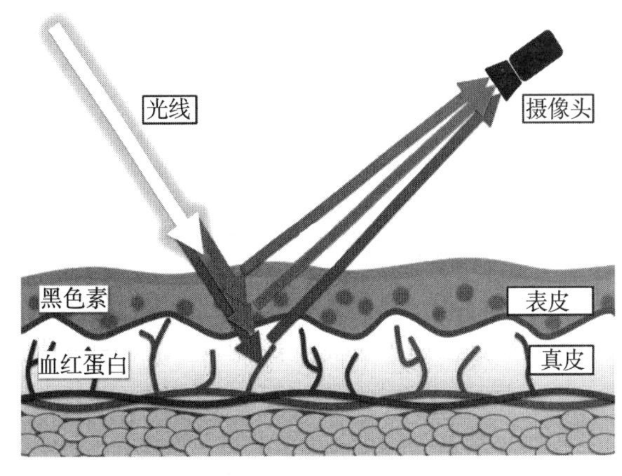

图 95-1-1　可见光在皮下传播与被皮肤反射且被摄像头捕获的示意图

血红蛋白和黑色素生色团具有不同的反射特征，因此反射光包含血红蛋白和黑色素浓度的信息能区分开来

近半个世纪以来，光学传感器和光电容积描

记法的科技飞速发展，在此基础上，血谱光学成像通过普通光学摄像头非接触远程拍摄面部视频进行测量（图 95-1-2）。与其他远程光电容积描记法一样，血谱光学成像技术也利用当前灵敏度和分辨率极好的 CMOS 传感及信号提取和处理的最新技术。然而，与其他方法不同的是：①血谱光学成像的核心关注点在于摄像头捕获的每一帧视频图像中每一层的单独数字信号，这些层称为位面（bitplane），它们会出现在红、绿、蓝三个颜色通道中；②血谱光学成像使用机器学习技术进行降噪和移除包含无关信息的位面，如由于黑色素浓度引起的并且与血红蛋白浓度无关的信息，最终得到的血谱图像主要包括每个像素中与血红蛋白浓度相对应的信息（图 95-1-3）。将所有帧的血谱图像合并即可获得与肤色无关的面部不同部位血红蛋白浓度变化的动态视频。

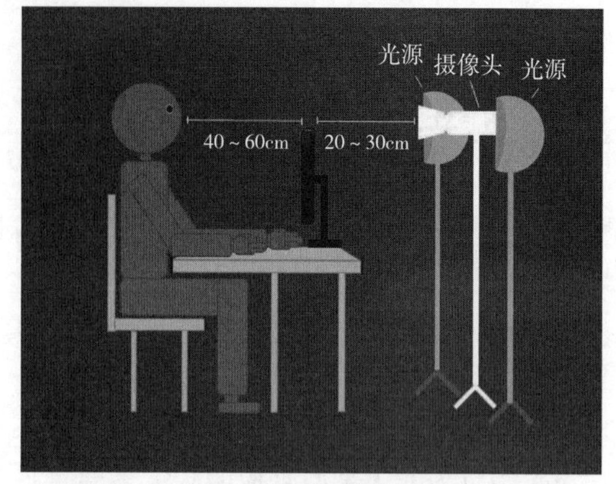

图 95-1-2 血谱光学成像研究中设备搭建示意图

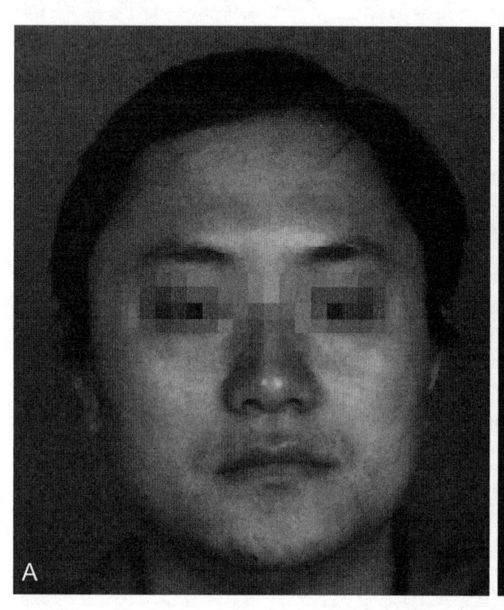

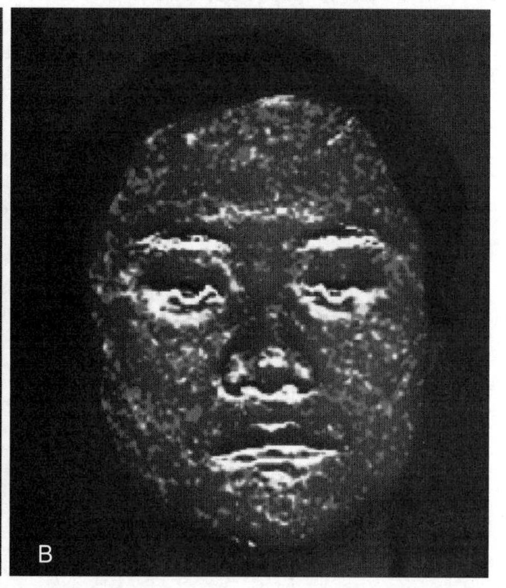

图 95-1-3 面部血谱成像对照图

A. 真实人脸；B. 面部血谱图像

面部大部分区域中的血流主要由交感神经血管扩张神经元控制，鼻子中的血流主要由交感神经收缩神经元控制，而前额区域的血流由交感神经血管扩张和副交感神经血管扩张神经元进行神经支配。自主神经系统所控制的血液流动不易受意识控制，因此为能反映皮下血红蛋白浓度变化的血谱光学成像技术提供了探测个体不同心理状态下生理信号（如心率、呼吸频率、心率变异性等）的可能性。此外，个体面部的不同区域在不同心理状态下也具有不同的激活模式。因此，利用血谱光学成像技术从面部可以提取各个特定区域的血红蛋白浓度变化，然后提取特征信息，通过人工智能神经网络模型即可获取心率、血压、呼吸频率、心率变异性等生理指标，进而揭示个体的内在心理状态。

目前，血谱光学成像可以在 30 秒内测量以下生理指标：心率、心率变异性（心理压力指数）、血压（收缩压和舒张压）、呼吸频率、体重指数（BMI）、率压积（心脏负荷）、舒张期衰减时间常数（血管功能）、心血管疾病风险、心脏病风险、卒中风险等（图 95-1-4）。此外，可以使用任何普通光学摄像头（如智能手机、笔记本电脑和监控设备上的摄像头等）实时测量这些指标（图 95-1-5）。

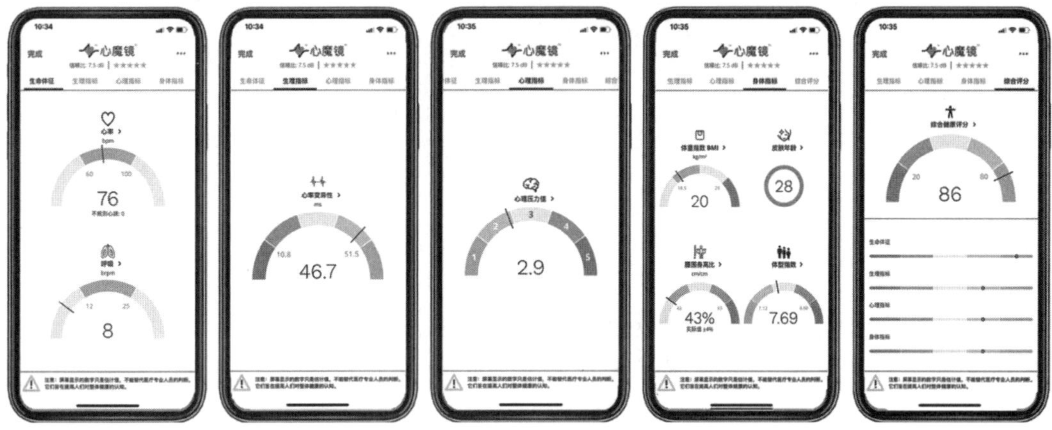

图 95-1-4　基于血谱光学成像技术开发的手机 APP——心魔镜（Anura）实时提取面部血流数据，测量 30 秒后的生理指标结果图

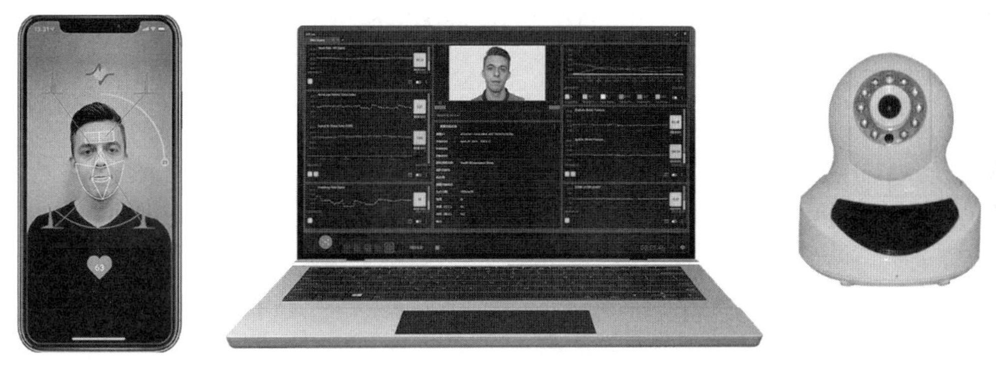

图 95-1-5　从左到右依次为血谱光学成像在 iPhone、笔记本电脑和监控摄像头上的应用。每台设备都能用于捕获人脸视频，通过手机 APP——心魔镜（Anura）或笔记本电脑的 DFX 软件即可实时提取面部血流数据，进行血谱光学成像分析，测量生理指标

第二节　血谱光学成像技术应用展望

前文提及，正念疗法是一种能有效干预心理问题（如抑郁、焦虑、心理应激等）的新兴心理治疗技术。正念是有目的和有意识地关注、觉察当下的一切，但对当下的一切不做任何反馈和判断，容忍和接纳内外部环境，增强共情能力。

通过正念疗法，不仅可以降低个体对心理压力的感知，也可以降低个体的心理应激水平，在改善心理状态的同时，也能改善其心血管健康状况。而血谱光学成像技术同样作为一种新兴的技术，能够非接触式检测心血管反应，包括心率、血压、心率变异性、BMI、率压积、舒张期衰减时间常数和心血管风险等一系列与心血管疾病相关的生理、心理因素。若将正念疗法与血谱光学成像技术结合，将是一种集检测和干预于一身的新型心身治疗方式。

血谱光学成像技术不仅对医疗服务产生便利，并且对那些难以获得医疗服务地区（如偏远的农村山区）或日常生活使用都有好处。具体而言，该技术可以实现医师通过视频对偏远地区的患者进行远程医疗评估。另外，该技术可用于睡眠监控，对于监测睡眠呼吸暂停或帮助父母监控孩子睡觉时的生命体征很有价值。血谱光学成像技术的应用是无止境的，若将该技术渗透到日常生活中，能帮助人们解决相应的问题。

（李　康）

第 96 章 心血管疾病精准医疗

第一节　精准医疗的提出和发展

精准医疗（precision medicine，PM）起源于 1960 年被发现的费城染色体融合基因，针对该基因的靶向药物研究为后续精准医疗的研发设计确立了基础。2004 年，Green 博士在 *The New England Journal of Medicine* 上发表了名为“Targeting Targeted Therapy”的文章，其中描述了非小细胞肺癌患者的治疗方式，即通过基因测序寻找患者基因突变的位置，然后经由靶向用药实现肿瘤精准打击。2007 年，美国系统生物学研究所创始人 Leroy Hood 博士提出“P4 医学模式”，即预见（predictive）、预防（preventive）、个性化（personalized）、参与（participatory），后来又增加了“精准”（precision），强调关注分子水平信息。2008 年，哈佛商学院的 Clayton Christensen 教授在其所著的 *The Innovator's Prescription* 一书中，最早提出了“精准医疗”的概念，即利用分子诊断等技术辅助医师准确地做出临床决策。然而，精准医疗概念首次正式提出是在美国国家研究委员会于 2011 年发布的关于“迈向精准医学”的研究报告中。自此，精准医学正式迈入人类进入大家的视野。

精准医学的产生和发展主要是建立在生命科学两次革命的基础上。1953 年，沃森和克里克在前人的基础上，发现了 DNA 双螺旋结构，正式宣告人们进入了分子生物学时代。这一发现，使遗传的研究从细胞层次深入到分子层次，“生命密码”也因此被解开，人们可以更加清楚地了解遗传信息是如何复制和传递的。所以这个发现也被称为生命科学的第一次革命。

而在 2001 年，人类基因组工作草图的发表标志着人类基因组计划的圆满完成。这个历时十余年的宏大计划旨在测定人类染色体所包含的 30 亿个碱基对的核苷酸序列，从而绘制出人类基因组图谱，破译人类的遗传信息。因此这个计划被认为是生命科学的第二次革命。

2011 年 11 月，美国医学院发表了一篇题为“Towards Precision Medicine”（迈向精准医学）的报告，首次详细阐述了精准医疗的概念，即在对具体疾病进行大样本人群研究的基础上，通过基因组、蛋白组和代谢组等组学研究方法，寻找与疾病特异性相关的生物分子标志物，对不同的患者实施不同治疗方式，改善患者的治疗效果和预后，减轻患者的不良反应和不必要的医疗开支。

2015 年 1 月 20 日，时任美国总统的奥巴马在国情咨文演讲中提出了“精准医疗计划”。该计划拟建立数百万的人群队列研究，收集包括基因组信息在内的众多临床信息，实现对糖尿病、癌症等疾病的精准诊断、精准分级和精准治疗，提高人们面对这些疾病的能力。

近些年随着研究的深入，广义精准医疗的研究范围也发生扩大。除了之前主要的基因组、蛋白组和代谢组研究，现在也包括人口结构研究、生理学研究等其他生物学研究，同时通过结合患者的个人行为和环境整合作为对患者的精准医疗的手段。最终通过这些方式制订患者的个体化方案，包括疾病机制研究、疾病的诊断和治疗、疾病预后和药物作用机制研究、药物毒性评价、新药筛选和开发等。精准医疗是医疗模式的个体化医疗方式的转变（图 96-1-1）。

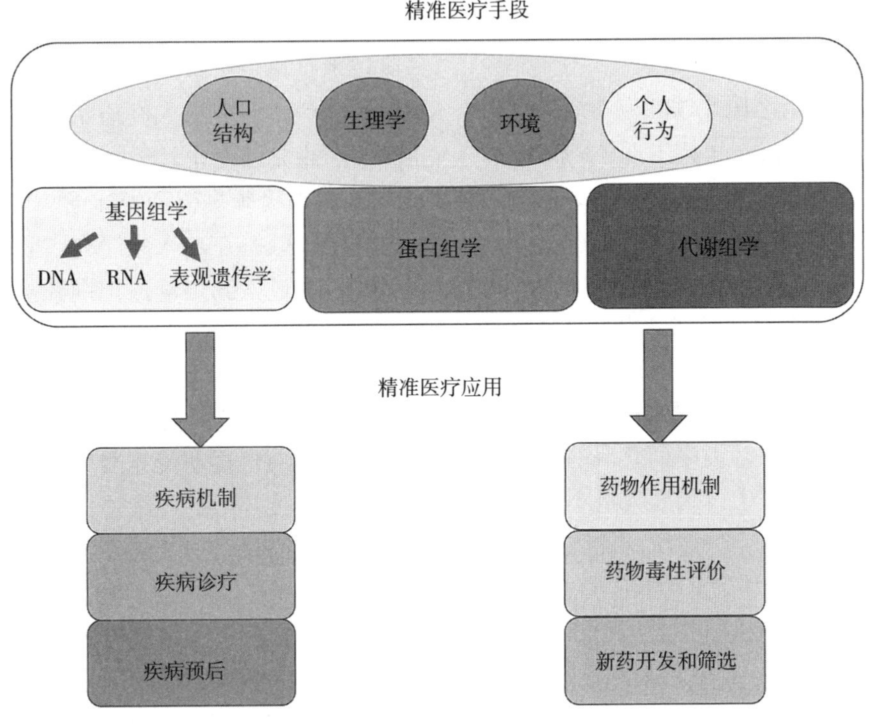

图 96-1-1　精准医疗手段及其应用

第二节　中国精准医疗研究现状

随着国家对科技发展的重视和投入的逐步增加，同时精准医疗在疾病救治和保障健康安全方面的成效越来越明显，中国的“精准医学研究”也逐步被纳入国家层面的顶层设计与统筹规划。2015 年 3 月，我国科技部首次召开了精准医学战略专家会议，计划将精准医疗的重点任务分为两个阶段：2016 ～ 2020 年组织实施“精准医学科技重点专项”，开展重点疾病的精准防治，加强监管法规和保障体系建设，增强创新能力；2021 ～ 2030 年实施“精准医学科技重大专项”，在已有疾病防治基础上扩展其他重要的疾病领域。自精准医疗被正式写入“十三五”规划以来，国家层面先后出台了一系列文件，积极推动精准医学技术的研发工作。近些年，精准医疗的发展非常迅速。2016 年 3 月 8 日，中国科技部发布了国家级重点研发项目“精准医学研究”的相关指南，提出了以我国常见高发病和严重病为切入点，发挥我国人口优势，建立数百万级别的健康队列和疾病队列，创建安全、稳定、操作性强的生物医学大数据共享平台和多层次精准医疗知识库体系，研发出新一代生命组学临床应用技术和生物医学大数据分析技术，对疾病进行精准化的防治和诊治。这些常见的疾病包括心血管疾病、脑血管疾病、呼吸系统疾病、食管癌、乳腺癌、代谢性疾病、精神神经类疾病和其他罕见病等一系列疾病。

第三节　精准医疗的手段

精准医疗的手段有基因组学、蛋白组学、代谢组学等组学，这些手段和相关的医学前沿技术构成整个精准医学体系。通过这些手段对特定人群的特定疾病进行分析与鉴定，研究出疾病的原因及治疗靶点，并对一种疾病不同状态和过程进行精确分类，最终实现对疾病和特定患者进行个性化精准治疗的目的，提高疾病诊治与预防的效益。

一、基因水平

基因水平主要包括 DNA、RNA 和表观遗传学的表达。

（一）DNA

DNA 测序技术是精准医疗领域应用最广泛的手段，共有三代，每一代测序技术四体的方法和特点如下。

1. *第一代测序技术* 包括 1975 年由 Sanger 和 Coulson 发明的链终止法和 1976 ～ 1977 年由 Maxam 和 Gilbert 发明的链降解法。尤其是链终止法，直到现在依然被广泛使用，但是其一次只能获得一条长度在 700 ～ 1000 个碱基的序列，无法满足现代科学发展对生物基因序列获取的迫切需求。因此，在多年的实践中，研究人员不断对其进行改进。值得一提的是，上述所说的人类基因组计划就是以链终止法为基础进行测序的。

Sanger 法的核心原理如下。由于 ddNTP（4 种带有荧光标记的 A、C、G、T 碱基）的 2’ 和 3’ 都不含羟基，其在 DNA 的合成过程中不能形成磷酸二酯键，因此可以用来中断 DNA 的合成反应，在 4 个 DNA 合成反应体系中分别加入一定比例带有放射性核素标记的 ddNTP（分别为 ddATP、ddCTP、ddGTP 和 ddTTP），然后利用凝胶电泳和放射自显影后可以根据电泳带的位置确定待测分子的 DNA 序列。

第一代测序技术准确性高，因此被称为测序行业的“金标准”；每个反应中得到的序列长度为 700 ～ 1000bp，序列长度比第二代测序长；单个反应价格低廉，设备运行时间较短，因此多被应用于一些低通量的测序。

但是，第一代测序技术也有自己的缺点，即每次反应只能得到一条序列，测序通量低；若想要获得大量序列，成本高。

2. *第二代测序技术* 为了克服第一代测序技术的缺点，研究人员发明了第二代测序技术，也称为高通量测序技术（high-throughput sequencing，HTS），它是对第一代测序技术革命性的变革，可以一次对几十万到几百万条核酸分子进行序列测定，因此也称其为下一代测序技术（next generation sequencing，NGS）。高通量测序技术的出现使得对一个物种的转录组和基因组进行细致全貌的分析成为可能。

目前成熟的第二代测序技术共有 3 种，分别为 Roche 公司的 454 技术、ABI 公司的 SOLiD 技术和 Illumina 公司的 Solexa 技术。

454 技术由 Jonathan Rothberg 于 2005 年发明，该技术是第一个被发明的第二代测序技术，它引领生命科学研究进入高通量测序时代。该技术的基本原理是：一个片段 = 一个磁珠 = 一条读长，DNA 片段无须进行荧光标记，无须电泳，边合成边测序，碱基在加入到序列中时，会脱掉一个焦磷酸，通过检测焦磷酸识别碱基，因此该技术也称为焦磷酸测序。

SOLiD 技术是由连接酶测序法发展而来，Leroy Hood 在 20 世纪 80 年代中期利用连接酶法设计了第一台自动荧光测序仪。SOLiD 以四色荧光标记寡核苷酸的连续连接合成为基础，取代了传统的聚合酶连接反应，可对单拷贝 DNA 片段进行大规模扩增和高通量并行测序。

Solexa 技术的原理为边合成边测序，该技术在测序的过程中，加入改造过的 DNA 聚合酶和带有 4 种荧光标记的 dNTP，因为 dNTP 的 3’ 羟基末端带有可化学切割的部分，它只容许每个循环掺入单个碱基，此时用激光扫描反应板表面，根据 dNTP 所带的荧光读取每条模板序列每一轮反应所聚合上去的核苷酸种类，经过“合成—清洗—拍照”的循环过程，最终得到目的片段的碱基排列顺序。

第二代测序技术一次能够同时得到大量的序列数据，相比于第一代测序技术，第二代测序技术的通量提高了成千上万倍，并且单条序列成本非常低廉。但是单条序列长度短，并且由于建库中利用了 PCR 富集序列，因此有一些含量较少的序列可能无法被大量扩增，造成一些信息的丢失，且 PCR 过程中有一定概率会引入错配碱基，错误率和第一代测诹技术相比较高。

3. *第三代测序技术* 以 PacBio 公司的 SMRT 技术和 Oxford Nanopore Technologies 公司的纳米孔单分子技术为代表的新一代测序技术被称为第三代测序技术，与前两代测序技术相比，其最大的特点就是单分子测序，测序过程无须进行 PCR 扩增，并且理论上可以测定无限长度的核酸序列。

第三代测序技术无须 PCR 扩增，不会人为的引入突变；超长读长，平均读长可达到 10kb，最长读长可达 40kb；覆盖均匀，无 GC 偏好性；

通过reads自我矫正，10X以上准确率能够达到99.9%；可以直接检测到甲基化信息，同步进行表观遗传学识别。因此第三代测序技术是现在测序水平的尖端技术。

（二）RNA

近年来越来越多新型RNA被发现，如长链非编码RNA（lncRNA）、微小RNA（miRNA）、环状RNA（cirRNA）等，对基因表达有调控作用，因此精准医学也越来越重视RNA检测。随着RNA与个人特异性特征的关联性越来越大，人们也将RNA应用于精准医疗领域，所以构建一个庞大的RNA数据库是非常有必要的。

例如，lncRNA是长度大于200个核苷酸的不被翻译的RNA。从大小上看，lncRNA有别于其他类别的非编码RNA。lncRNA的定义特征之一是其获得了二级和三级三维结构，这主要依赖于Watson和Crick发现的碱基对。这种结构使它们既能发挥RNA相关功能（基于核酸互补），又能发挥蛋白质类功能（基于空间构象）。

lncRNA可以通过对其靶基因的顺式调控或转式调控发挥作用。单个lncRNA可以作为支架，通过不同的机制调控多个靶基因，促进多蛋白复合物的产生，如染色质重构复合物，这些复合物随后被激活，进而影响基因表达。lncRNA也可以作为促进DNA蛋白相互作用的向导。值得注意的是，lncRNA在招募蛋白复合物诱导DNA环状和靶基因转录激活时可以作为增强子RNA。lncRNA还可以与mRNA结合,可导致内含子保留，从而促进mRNA的选择性剪接。lncRNA的其他转录调控特性可能非常复杂。基因表达抑制可能是空间位阻的结果，可能是通过lncRNA与DNA结合导致RNA Pol Ⅱ停滞，也可能是通过mRNA和lncRNA同时转录导致两个RNA Pol Ⅱ酶碰撞。lncRNA还可以异常招募负责腺苷到肌苷编辑的双链RNA特异性腺苷脱氨酶（ADAR），从而改变mRNA的功能和稳定性，从而导致靶基因的抑制。

由于lncRNA的这些功能，研究发现lncRNA其参与了体内多种肿瘤的发生发展过程，而且可以在多种体液中可以被检测到，并且能够抵抗核糖核酸酶介导的降解，因此它们已经成为筛查前列腺癌、肾癌和膀胱癌的生物标志物。

（三）表观遗传学

基因修饰对基因表达有调控作用，因此基因修饰的表观遗传学也是精准医学应用的手段。表观遗传学在精准医学领域的应用主要集中于肿瘤领域。表观遗传的改变，如DNA甲基化缺陷和异常的共价组蛋白修饰，发生在所有癌症中，并在整个肿瘤形成过程中被选择，因此在肿瘤早期发病、进展和最终的复发及转移中都可以检测到这些变化。这些标志物的确定和使用，可以为确定高危患者群体、细化诊断标准提供预后和预测因素，以指导治疗决策提供有效帮助。此外，表观遗传修饰的靶向性为改变治疗模式提供了独特的契机，并为具有这些异常表观遗传修饰的恶性肿瘤患者提供新的治疗选择，为新的和个性化的药物铺平了道路。DNA甲基化已在临床层面被证明具有临床应用的稳定性和临床测试的简便性。

二、蛋白水平

蛋白水平主要是通过蛋白的表达及修饰，即基因翻译后修饰（post-translational modification）表达。相对于DNA和RNA，蛋白所提供疾病状态的信息更直观，因此蛋白水平可作为一种分析的手段。全面分析蛋白变化和翻译后修饰（post-translational modification，PTM）的能力是解开疾病机制、开发新的生物标志物和靶向治疗的必要步骤，而蛋白质和肽微阵列由于其高通量、低样品消耗和广泛的适用性，可以在这一框架中发挥主要作用。

例如，Pozniak等对来自不同体型乳腺癌进展阶段的样本进行了蛋白质组学表征，确定了蛋白质稳态和代谢调节成分的差异，这些差异可以区分健康、原发或淋巴结转移的肿瘤组织、淋巴结阳性和阴性的乳腺癌。首先与基于转录组数据相比，蛋白质组的结肠癌和直肠癌患者亚组分型更精细，可以更好地预测患者预后。另外，反相蛋白阵列结合蛋白和磷酸化蛋白丰度测量也被使用于发现黑色素瘤细胞对BRAF抑制剂和胶质母细胞瘤对mTOR（西罗莫司的机制靶点）的耐药机制，从而发现了一种新的针对胶质母细胞瘤对mTOR的耐药机制的联合治疗方法。Casado和同事使用血液病癌细胞系的磷蛋白组学数据，将它们分配到特定的肿瘤类型和潜在的治疗方法。他们还研究了急性髓系白血病原代细胞，以鉴别细胞中表现出不同耐药性的激酶活化差异。令人激动的是，特异性磷酸化蛋白质组学也被用于研究内皮细胞和肿瘤细胞之间的双向信号通路，以了解肿瘤细胞的转移机制。最近，利用磷蛋白组学数据建立结直肠癌细胞系特异性耐药机制模型，提示这可能是患者的可行性选择。因此，蛋白质组学信息和磷蛋白组层可以为我们寻求精准医疗提供有价值的见解。

三、代谢水平

基因调控和蛋白质作用所产生的功能性变化最终体现在代谢层面，代谢水平所呈现的是生物学的终端信息，如神经递质的变化、激素调控、受体作用效应、细胞信号释放、能量传递和细胞间通信等。基因组学和蛋白组学分析告诉我们可能发生的事，而代谢组学则告诉我们已经发生了什么。

代谢包括核酸代谢、蛋白代谢、脂质代谢等方面。通过分析生物体内的代谢产物，检测各种代谢物质在不同疾病模型中的浓度改变，发现疾病特异性的生物标志物和治疗靶点，我们就能更直接、更准确的知道生物体的病理生理状态，为疾病的诊断和治疗提供正确的方向。代谢物的种类少，约在 10^3 个数量级，要远小于基因和蛋白质的数据，物质的分子结构简单，因此代谢组学的代谢物信息库分析起来简单明了。代谢组学主要研究的是作为各种代谢路径的底物和产物的小分子代谢物（分子质量< 1000）。其样品主要是血浆或血清、尿液、唾液，以及细胞和组织的提取液。通过液相质谱技术（LC/MS）或气相色谱质谱联用技术（GC/MS）等方法，检测各种代谢物。代谢组学分析可以应用于疾病机制研究、疾病诊断与防治、新药筛选和开发、药物作用机制研究及药物毒性评价。

临床上可以通过使用 RNA 序列分析技术测定基因表达水平，结合基因组级模型构建等方法，发现支持细胞增殖的代谢物，然后寻找导致细胞死亡的抗代谢物。抗代谢物是在化学结构上与代谢物相似的一类药物，应用代谢拮抗原理设计，将正常代谢物的结构做细小改变，在结构上与代谢物类似。抗代谢物可与酶竞争性结合，抑制酶正常功能，从而抑制增殖；或作为代谢类似物掺入核酸形成伪生物大分子，发生致死合成。常用抗代谢物有叶酸、嘌呤、嘧啶衍生物。抗代谢药通过作用于 DNA 合成所必需的叶酸、嘌呤、嘧啶核苷途径，从而抑制肿瘤细胞生存和复制所必需的代谢途径，导致肿瘤细胞死亡。

第四节　精准医疗的应用

尽管精准医疗现阶段处于起步阶段，但在某一些临域的诊断、治疗中，已发挥十分明显的作用。以下是一些关于精准医学的实例。

一、胰腺癌的早期诊断

胰腺腺癌的早期诊断仍然是一个主要的临床问题，大部分患者发现时已临近终末期。DNA 甲基化分析有可能帮助早期诊断和降低这种疾病的癌症特异性死亡率。2016 年发表的一项临床队列研究表明，通过对循环血液 DNA 进行甲基化检测，可以识别胰腺癌患者。通过检查 BMP3、RASSF1A、BNC1、MESTv2、TFPI2、APC、SFRP1 和 SFRP2 的甲基化状态，可以将显性癌症与健康者及慢性或急性胰腺炎患者区分开来，敏感度为 76%，特异度为 83%。诊断预测准确性与肿瘤分期无关，提示血液中 DNA 甲基化可能有助于胰腺癌的早期诊断。未来的研究需要验证这个模型，同时也要证明这些基因是胰腺癌和其他恶性肿瘤的特异性基因。

二、前列腺癌的诊断

基于前列腺特异抗原（PSA）的前列腺癌筛查仍存在争议，因为该疾病的自然历史表明，许多明显的恶性肿瘤患者不会因此死亡。因此，任何癌症特异性死亡率的降低都必须考虑到不必要的活组织检查和干预所增加的并发症风险。因此，对诊断的需求仍未得到满足和临床相关的前列腺癌，一些研究已经提出使用表观遗传状态作为标记。谷胱甘肽 S 转移酶（glutathione S-transferase P1，*GSTP1*）基因的 CpG 岛序列的体细胞高甲基化在高达90%的前列腺癌病例中被发现，当在血浆、血清或尿液中检测到CpG岛序列时，其特异度远高于传统的PSA筛查，可能为PSA水平提供辅助。GSTP1启动子DNA甲基化水平已被证明可以区分良性前列腺增生和不同级别的腺癌，因为甲基化的增加和蛋白表达的进行性缺失与前列腺癌的发生相关。一项多中心研究评估了*GSTP1*以外的2个基因，即*RARβ2*和*APC*的甲基化。在尿液样本中对这3种标志物的检测使诊断准确性高于血清总PSA，从51.7%提高到61.7%。因此，这三个基因的甲基化特异性分析可以提高诊断的准确性。然而，未来的研究仍需要解决检测到的前列腺癌是否与癌症特异性死亡率有临床相关性。

三、高血压的治疗

高血压是心血管疾病的独立危险因素。在我国，约50%的高血压患者为盐敏感性高血压。对于盐敏感性人群，日常摄入的钠盐含量对其血压有明显影响。近10年的表观基因组学研究表明，对于高血压患者可按照基因型进一步进行亚组分型，根据表观基因组学研究结果进行表观基因调控的靶向治疗。

上皮钠通道（epithelial sodium channel，ENaC）位于远端肾单位，在人体水钠代谢、血压调节方面起关键作用。ENaC含有α、β、γ和δ四个亚基，分别由*SCNN1A*、*SCNN1B*、*SCNN1G*和*SCNN1D*基因编码。文献报道，*ENaC*基因突变可明显影响血压水平，其中*SCNN1B*、*SCNN1G*基因突变可导致Liddle综合征。*SCNN1A*基因位于12号染色体短臂13区，共有27个外显子和内含子。*SCNN1A*基因多态性不仅与原发性高血压患病率密切相关，还可影响利尿药氢氯噻嗪的降压疗效。螺内酯是保钾排钠利尿药，具有改善心室重塑和维护心功能的作用，适用于慢性心功能不全、原发性醛固酮增多症患者。表观基因组学研究发现，螺内酯的利尿效果具有明显的个体差异。进一步研究发现，螺内酯可通过调节*H3K79*基因的启动子亚区，调节ENaC编码基因（*SCNN1A*）的翻译，从而影响钠离子重吸收。

我国高血压人群脑卒中发病率为16%，其中高血压、高血清同型半胱氨酸血症、低叶酸均是导致脑卒中的重要危险因素。在我国高血压患者中，75%存在血清同型半胱氨酸水平偏高现象。此类患者脑卒中发生风险可增加10～28倍。亚甲基四氢叶酸还原酶（5，10-methylenetetrahydrofolate reductase，MTHFR）是血清同型半胱氨酸代谢的关键酶之一，在叶酸代谢过程中发挥了重要作用。MTHFR可以催化5，10-亚甲基四氢叶酸转化还原为5-甲基四氢叶酸，从而快速调节血清同型半胱氨酸浓度。MTHFR活性降低可导致同型半胱氨酸在体内蓄积，导致血清高同型半胱氨酸血症，促进脑卒中发生。MTHFR有3种基因型，其中*MTHFR-677CC*基因型人群的MTHFR活性为100%。*MTHFR-677CT*基因型人群的MTHFR活性为71%。*MTHFR-677TT*基因型人群的MTHFR活性为34%。如果MTHFR酶活性下降，可以影响5-甲基四氢叶酸的生成，进而导致血清同型半胱氨酸水平升高。

我国开展的ACEI治疗高血压的药物基因组学研究发现，应用ACEI类药物治疗的高血压患者中，*MTHFR*基因多态性与ACEI类药物降压疗效呈正相关。其中*MTHFR-677TT*基因型人群降压效果明显优于*MTHFR-677CC*基因型人群，*MTHFR-677TT*基因型人群舒张压降低效果最为明显。根据MTHFR不同的基因型指导高血压患者的个性化药物治疗，可使脑卒中发生率下降16%。

四、肺腺癌的治疗

肺癌是全世界发病率和死亡率最高的恶性肿瘤，给人们造成巨大的身体伤害和经济负担。其中，肺腺癌又是非小细胞肺癌中最常见的亚型，占50%左右。肺腺癌的主要危险因素是吸烟、致癌物和户外空气污染。

在过去的几十年中，西方国家对肺癌进行大规模的基因组学研究，发现肺腺癌中最常见的体细胞突变是TP53、KRAS、KEAP1、STK11、EGFR等；而在亚洲多个国家中，EGFR突变则是最常见的体细胞突变。

虽然肺腺癌的治疗可以依靠外科手术、放疗、化疗、靶向治疗、免疫疗法，但是因缺少对其中遗传突变的了解或是很难建立靶向基因突变的治疗手段，有相当一部分患者没有得到有效的治疗。

近期，中国的研究团队通过对肺腺癌开展大规模、高通量、系统性的全景蛋白质组学研究，从蛋白质水平系统描绘了肺腺癌的分子图谱，并发现与患者预后密切相关的分子特征，特别是发现了中国人群肺腺癌两个主要基因（*TP53* 和 *EGFR*）突变人群的蛋白质分子特征，为肺腺癌的精准治疗提供了有效的方向和途径。

第五节　心血管疾病开展精准医疗实践的迫切性

随着经济的快速发展，以及人民生活水平的快速提高，心血管疾病的患病率已经超越恶性肿瘤和传染病，俨然成为我国患病率最高的疾病。虽然在我国卫生系统人员的努力下，取得了初步的防治，但是总体上看，中国心血管疾病病患病率及死亡率仍然处在上升阶段。根据《中国心血管病报告 2018》初步推算，心血管疾病现患人数为 2.9 亿人，其中脑卒中 1300 万人、冠心病 1100 万人、肺源性心脏病 500 万人、心力衰竭 450 万人、风湿性心脏病 250 万人、先天性心脏病 200 万人、高血压 2.45 亿人；心血管疾病死亡率居首位，高于肿瘤及其他疾病，占居民疾病死亡构成的 40% 以上，特别是农村近几年心血管疾病死亡率持续高于城市。综上所述，我国心血管疾病负担日渐加重，已成为重大的公共卫生问题，防治心血管疾病刻不容缓。

现代心血管疾病治疗不仅包括冠状动脉支架，还包括冠状动脉架桥。虽然目前药物治疗和介入治疗等治疗手段效果尚可，但很多时候因其未考虑到在治疗过程中患者的个体差异性，导致效果未达到预期。心血管疾病危险因素、发病机制、临床表现、预后转归极其复杂，每个人都有自己独特的基因档案、不同的生活习惯、不同的环境暴露，不可能千人一张处方，没有一种治疗方案适合所有患者，需要根据每个人的个体情况，给予个性化治疗。因此心血管疾病患者需要精准医疗。

随着科学技术的进步，我们对心血管疾病发生发展的机制有了更深的了解。通过对心血管疾病发生危险因素通彻分析、发病机制的深入研究及现代分子生物学技术，使得精准医疗在心血管疾病中的应用变得可能。另外现在我们进入了大数据时代，通过将计算机领域与生命科学领域紧密结合，精准医疗的方式可以在大数据的背景下更加多元化和个性化。

第六节　精准医疗在心血管领域的应用

目前心血管精准医疗主要集中在 4 个方面：①通过分子水平手段探究发病机制；②结合患者背景提供针对性的治疗方案；③寻找特异性靶点研制新型药物；④发现心血管早期预警标志物。

一、探究发病机制

发病机制是指身体受到内外环境的影响而失去平衡，导致疾病的病理过程，对于疾病预防、诊断及治疗的研究有重要作用。精准医疗在基因组层面对发病机制进行探索，通过寻找疾病发病相关的特异性生物分子标志物，有利于疾病的早期发现和治疗。但可惜的是，现在人们在心血管疾病方面的研究接近于空白，诸多疾病还未找到明确相关的基因分子标志物。因此急需进行更多的基础研究。

从遗传学角度上看，大多数心血管疾病是多基因疾病，部分是单基因疾病。如果能明确单基因疾病的致病基因，就可以针对这个基因进行有效的精准治疗，在根本上阻止疾病的进展。例如，在临床上，可以通过产前诊断、生育阻断、遗传风险的评估及优生优育咨询等方式，防止先天性心脏病的发生。目前已有超过 500 种基因变异被证实与心血管系统单基因疾病有关。常见的疾病为马方综合征、长 QT 间期综合征、家族性高胆固醇血症、法洛四联症、左心室致密化不全、单基因孟德尔型高血压等。随着更多的人接受产前检查，越来越多的单基因疾病被早期诊断和治疗。我国 5 岁以下的新生儿因先天性心脏疾病死亡的比例越来越低。这在目前心血管疾病发病率和死亡率逐年增高的背景下是难以想象的。这是精准医疗在心血管领域的初步贡献，也预示它在心血管领域的应用价值将越来越大。

相较于单基因疾病，多基因心血管疾病的精准医疗应用研究就显得十分缓慢。因包括冠心病、心律失常、高血压和部分心肌病在内的大部分心血管疾病都是由遗传因素和环境因素共同决定的多基因疾病，单个生物分子标志物的贡献就显得没有那么重要。在探索心血管疾病影响因素的研究中，弗雷明翰心脏研究（Framingham Heart Study）当属最重要和最著名的研究。这项研究的起源与美国总统富兰克林·德拉谱·罗斯福的心血管疾病，以及他在1945年因高血压心脏病和卒中而过早死亡密切相关。1948年，该项目正式启动，为人们提供了大量关于心血管疾病的流行病学及其危险因素的信息。它也被视为心血管领域内最早的复杂疾病精准医疗研究。现在随着全基因组关联分析（genome-wide association study，GWAS）技术的成熟，人们对复杂型心血管疾病有了新的研究方法。就冠心病来说，GWAS研究在世界范围内已经报道了50个相关基因。这些基因和环境共同作用，影响疾病的发生和发展。因此对于携带有这些生物分子标志物的人，也许可以通过改善生活方式来遏制疾病的进程。

二、结合患者背景

对于同一种疾病，不同患者发病的年龄和严重程度都不相同；对于同一疾病的不同患者给予不同的治疗措施，患者的临床疗效和预后都不一样。一直以来，这些问题困扰着众多临床医师。但是现今，精准医疗告诉了我们答案。这是因为，患者遗传背景和生活背景的不同，造成对他们对疾病和治疗结果的差异。因此，个体化方案对患者的诊断和治疗都裨益十足，患者背景的研究则是得出个体化方案的重要过程。

例如，早发型冠心病（premature coronary artery disease，PCAD）是冠心病（CAD）的特殊形式，定义为：CAD发生时男性<55岁，女性<65岁。这个疾病不仅对患者本人影响巨大，也对患者家庭和社会产生极大的负担。复旦大学中山医院通过在遗传背景和环境背景的研究发现，这个疾病和传统冠心病危险因素无关，危险因素也较少。并且他们通过这样的研究，全面探索早发型冠心病的遗传、环境和临床因素，为冠心病易感人群的早期筛选、早期诊断和早期治疗提供坚实的基础。

三、研制新型药物

（一）华法林

华法林属于香豆素类药物，口服后发挥抗凝作用，其发挥作用的机制是通过抑制维生素K在肝内的转化，阻止维生素K的反复利用，从而抑制凝血因子Ⅱ、Ⅶ、Ⅸ、Ⅹ在肝内的合成，影响凝血过程。在临床上，主要口服后用于血栓栓塞性疾病如心房颤动和心脏瓣膜病所致血栓栓塞，和抗血小板药物联合使用时可以减少风湿性心脏病外科大手术、人工瓣膜置换术后的静脉血栓发生率。应用过量时容易导致自发性出血，以颅内出血最为严重，因此使用时需密切监测。目前为止，已经发现与华法林作用和代谢相关的基因有10余种，其中以*CYP2C9*和*VKORC1*研究较多，证据较充分。

1.*CYP2C9*基因多态性　CYP2C9是CYP450超家族中的肝脏药物代谢酶，并且是S-华法林的主要代谢酶。人群中存在野生型*CYP2C9*1*和*CYP2C9*2*～*CYP2C9*9*突变型，纯合的*CYP2C9*1*具有“正常代谢者”的表型，而突变型*CYP2C9*2*～*CYP2C9*9*对华法林的代谢都有影响，其中对华法林代谢影响最大、研究最多的是*CYP2C9*2*、*CYP2C9*3*突变型，突变后酶活性改变导致体内华法林代谢速度的改变。*CYP2C9*2*突变型所对应的单核苷酸多态性（SNP）位点位于rs1799853，这个位点基因突变后导致该突变型酶的活性降低，易致华法林蓄积，因此临床上应用时需注意减少华法林的用量。*CYP2C9*3*突变型所对应的SNP位点则位于rs1057910，这个位点基因突变后不仅使酶活性降低，不良反应的发生率也会增高。所以，在患者服用华法林前对该基因型进行精准检测，然后根据检测结果调整华法林的用量，可以增强疗效，减少用药后的不良反应。

2.*VKORC1*基因多态性　VKORC1编码维生素K-环氧还原酶蛋白，即华法林的靶酶。在人群中常见的基因型为*AA*、*AG*和*GG*。Schwarz教授发现，基因型为 *AG* 或 *GG* 的患者与基因型为 *AA* 患者的相比，达到凝血酶原时间国际标准化比值（international standard ratio，INR）所需的时间变长，需要口服华法林的剂量也增加。因此对于这类基因型的患者，可适当增加华法林的剂量，使 INR 及早达标，增强抗凝效果。

（二）阿托伐他汀

阿托伐他汀是羟甲基戊二酸单酰辅酶 A（3-Hydroxy-3-methylglutaryl CoA，HMG-CoA）还原酶抑制剂，对肝细胞合成胆固醇过程中的限速酶 HMG-CoA 发挥抑制作用，减少内源性胆固醇的合成。在临床主要用于调节血脂。其主要不良反应为胃肠道反应和无症状氨基转移酶升高，停药后可恢复正常，罕见的不良反应为横纹肌溶解。目前与阿托伐他汀相关的基因研究较多，证据较充分的为 *APOE* 和 *COQ2* 这两个基因。

1.*APOE* 基因多态性　*APOE* 基因与脂蛋白的代谢和转运有关，且与血清中三酰甘油的含量呈正相关。当 *APOE* 基因型改变时，患者对阿托伐他汀用药后的反应也会改变。在人群中，APOE 常见的基因型分为 *CC*、*CT* 和 *TT*。与 *CT*、*TT* 基因型患者相比，*CC* 基因型患者对阿托伐他汀治疗的反应较差。因此在临床用药中，提前检测患者 *APOE* 的基因多态性，根据患者基因型的不同，可对基因型为 CC 的患者，增加阿托伐他汀的用量或更换其他他汀类药物，更好控制血脂。

2.COQ2 基因多态性　*COQ2* 基因可以编码羟基聚戊烯基转移酶，后者是在合成辅酶 Q10 过程中发挥重要作用。*COQ2* 基因型不同，使用阿托伐他汀后发生横纹肌溶解综合征的风险也不同。在人群中，COQ2 常见有 *CC*、*CG* 和 *GG* 3 种基因型。与基因型为 *CG* 或 *GG* 的患者相比，基因型为 *CC* 的患者发生横纹肌溶解等不良反应的风险更低。因此在临床用药时，对 *COQ2* 基因检测后，基因型为 *CG* 或 *GG* 的患者可考虑减少阿托伐他汀的用量或换用其他他汀类药物，同时应密切监测疾病的发生。

（三）氯吡格雷

氯吡格雷属于血小板聚集抑制剂，能选择性及特异性干扰 ADP 介导的血小板活化，不可逆地抑制血小板黏附和聚集。在临床上主要应用于预防脑卒中、心肌梗死及外周动脉血栓性疾病的复发。常见不良反应为出血性疾病和血液系统疾病。目前研究发现，与氯吡格雷代谢和药效相关的基因有 162 种，其中以 *CYP2C19*、*Pon*-1、*ABCB1* 影响较大，研究较深入。

1. *CYP2C19* 基因多态性　氯吡格雷经细胞色素 P450 酶系可转化为活性代谢物，从而发挥抗血小板聚集的作用。而在细胞色素 P450 酶系中，以 CYP2C19 的功能最重要。人群中常见的基因型为 *CYP2C19*2*、*CYP2C19*3*、*CYP2C19*17*，根据氯吡格雷的代谢速度，可分为快代谢型、普通代谢型、中间代谢型、慢代谢型。超快代谢型和普通代谢型患者在使用氯吡格雷后，代谢速度加快，活性产物增加，抑制血小板聚集的反应增强，容易造成出血，因此超快代谢型和普通代谢型的患者可以适当减少氯吡格雷的用量，同时监测出血等不良反应的发生；中间代谢型和慢代谢型患者使用氯吡格雷时，因代谢速度减慢，导致活性代谢物减少，抑制血小板聚集作用减弱，形成血栓等不良反应的风险增加。因此在检测 *CYP2C19* 基因多态性后，中间代谢型和慢代谢型患者需增加氯吡格雷的用量或联合其他抗血小板聚集药物替代治疗。

2. 其他基因多态性　不同的患者在服用标准剂量氯吡格雷后，仍会有部分患者发生血栓栓塞等不良心血管事件，这在临床上称氯吡格雷抵抗。研究表明，*PON1* 和 *ABCB1* 基因多态性可能与氯吡格雷抵抗有关。当 *PON1* 基因突变时，氯吡格雷水解变慢，其抑制血小板的活性下降；当转运体 *ABCB1* 基因突变时，转运效率减慢，生物利用度下降，氯吡格雷药效降低。

（四）美托洛尔

美托洛尔属于 β 受体抑滞剂，具有较强的 β_1 受体特异性，可选择性阻断 β_1 肾上腺能受体，可降低心排血量，抑制心肌收缩能力而降低血压，也有降低肾素的作用，它也可以抑制起搏细胞的自律性、延长房室结传导而使心率减慢。在心血管领域上，主要用于治疗冠心病、高血压、室上性心律失常、肥厚型心肌病等疾病，还可用于治疗慢性心力衰竭。主要不良反应包括低血压、一度房室传导阻滞、心动过缓及心力衰竭等。

CYP2D6 基因多态性　影响美托洛尔的基因有很多，其中研究较多的为 *CYP2D6* 基因，该基

因编码细胞色素 P450 酶系家族中重要的代谢酶，对多种临床常见的药物具有代谢作用。*CYP2D6* 基因多态性不同可影响其编码的酶对美托洛尔的代谢作用，间接影响美托洛尔的血药浓度及不良反应的发生风险。临床上依据不同基因型组合对美托洛尔的代谢情况分为弱代谢型、中间代谢型、超快代谢型。基因检测为弱代谢型和中间代谢型患者需减少美托洛尔的剂量，超快代谢型患者根据其疗效或不良反应可逐渐增加美托洛尔的剂量，最大可至常规剂量的 50%。

四、发现心血管早期预警标志物

髓过氧化物酶（myeloperoxidase，MPO）主要由中性粒细胞、单核细胞和某些组织的巨噬细胞分泌，是血红素过氧化物酶超家族的成员之一。MPO 能引起内皮功能障碍，并氧化低密度脂蛋白（low density lipoprotein，LDL）及高密度脂蛋白（high density lipoprotein，HDL），促进泡沫细胞形成。MPO 氧化既可激活基质外金属酶原（MMP），促进斑块的纤维帽变薄、破裂，从而导致斑块不稳定；也可损伤血管内膜，促进血栓形成。而 MPO 还能损害血管舒张功能，导致冠状动脉痉挛，引起心肌缺血、心绞痛，甚至心肌梗死。研究发现，MPO 水平的升高不仅与患冠状动脉疾病易感性相关，还可预测早期患心肌梗死的危险性，是预测冠心病患者发生不良心血管事件的一个新的预测因子，特别是在肌钙蛋白 T（cTnT）水平较低的患者中，MPO 能够用于识别那些将来发生心血管事件危险性较高的患者。此外，MPO 水平不仅可以作为短期心血管疾病的预测及诊断指标，还可以预测长期的患病率和死亡率，可以作为慢性心力衰竭、急性冠脉综合征和冠心病的标志物。

氧化低密度脂蛋白（oxidized low density lipoprotein，Ox-LDL）是 LDL 经氧化修饰形成。最近研究表明，Ox-LDL 沉积是动脉粥样硬化病灶的特有成分。Ox-LDL 能诱导血管内皮细胞损伤，以及诱导单核细胞与内皮细胞的黏附和向内皮下趋化，Ox-LDL 被巨噬细胞吞噬，形成泡沫细胞，而泡沫细胞死亡将导致脂类在动脉壁的沉积，这正是动脉粥样硬化的主要病因之一。同时，Ox-LDL 能促进 VSMC 和成纤维细胞合成胶原，使得脂纹纤维化形成斑块。此外，高浓度的 Ox-LDL 能诱导病灶中 VSMC 凋亡，从而导致斑块不稳定。大量研究表明，冠心病患者与非冠心病患者的 Ox-LDL 水平具有明显差异，急性心肌梗死患者 Ox-LDL 水平明显高于不稳定型心绞痛和稳定型心绞痛患者，而不稳定型心绞痛患者 Ox-LDL 水平明显高于稳定型心绞痛患者。此外，Ox-LDL 可以作为非冠心病患者发生心脏不良事件可能性的独立预测指标，还与急性冠脉综合征的发生有密切关系。慢性心力衰竭患者的 Ox-LDL 水平与心力衰竭的严重程度有关，另外 Ox-LDL 水平能预测充血性心力衰竭患者未来的发病率及死亡率。

脂蛋白磷脂酶 A_2（lipoprotein-associated phospholipase A_2，Lp-PLA_2）主要由成熟的巨噬细胞和淋巴细胞合成及分泌，以与脂蛋白颗粒结合的形式存在，并在动脉粥样硬化部位大量存在，可被炎症介质调节，参与粥样斑块形成的开始、过程和最终破裂。具有活性的 Lp-PLA_2 水解 Ox-LDL 中的氧化磷脂，使其产生促炎症物质溶血卵磷脂和氧化型游离脂肪酸，与冠状动脉粥样硬化的发生、发展密切相关。它还是一种与脑血管病有关的炎性标志物，可促进颈动脉粥样硬化，从而增加缺血性脑卒中风险。Lp-PLA_2 能够反映动脉粥样硬化炎症水平，与心脑血管疾病的发生和发展呈线性相关，可预测缺血性疾病和心力衰竭患者的未来心血管事件，且独立于传统心血管风险因子，临床检测意义十分重要。

MPO、Ox-LDL 和 Lp-PLA_2 可预测心脏病不良事件及心血管疾病的发生，既可以和传统的心血管指标联合诊断，又具有独立性预警作用，目前在国内外临床有了越来越多的研究和应用。随着技术的发展，新的更准确、更有效的心血管标志物还有待发现。目前，心血管检测技术有 ELISA，化学发光，SNPs 检测，胶体金免疫层析技术，基因型检测芯片，蛋白芯片等。在疾病诊断上，生物芯片技术能大规模、高通量地进行检测，有较高的灵敏性和准确性，并且快速简便，可同时检测多种疾病。生物芯片的问世为疾病预警和干预、个性化诊断和预后等开辟了广阔的应用前景。

第七节 心血管疾病精准医疗实践

一、冠心病

冠心病是全球高发的重大心血管疾病，致死率和致残率高，严重影响患者的生活质量。现今主要的诊疗方案为药物治疗和血管介入治疗，主要基于经验和循证医学。但是由于患者的个体差异，患者对药物治疗的反应和副作用不一，对冠心病介入手术后血运重建的效果不一。在不同的患者身上采用同样的药物 / 介入治疗，患者的预后相差很大。因此，为了加强疗效，减轻副作用，使有限的医疗资源得到更加合理的利用，研究者将眼光放在冠心病精准医疗这个冉冉升起的新星身上。

简单来说，研究者将研究的重点主要放在寻找与冠心病药物 / 介入治疗效果及不良反应相关的基因位点和生物标志物，通过国内大量的患者建立多中心性队列，进行大数据分析，并以此为标准，制定冠心病诊断、治疗和预后的新标准和新规范，形成高效、系统的临床解决方案。

具体研究分为如下五步。

（1）建立多中心性队列，联合国内众多知名医院的资源，得到全国性的生物样本库和临床数据库。

（2）进行冠心病的生物标志物和药物或介入治疗相关基因组学研究。

1）建立冠心病精准治疗药物 / 介入治疗数据库：全面采集患者临床信息、多组学生物标志物、治疗方案及预后信息，对患者的样本进行测序，建立药物 / 介入治疗数据库，进一步寻找新的可适用于预测药物 / 介入治疗疗效与不良反应相关的新的基因位点及生物标志物。

2）确定药物 / 介入治疗效果与不良反应相关的基因位点：通过大规模队列研究，结合国际权威机构的推荐药物基因相关位点，明确新的药物 / 介入治疗疗效与不良反应相关的基因位点与生物标志物的价值。

（3）确定冠心病的精准分型标准：依据临床危险因素、传统诊断方法（如冠状动脉 CT、心脏 MRI、DSA 等）及精确诊断方法（如腔内功能组织影像学技术、分子影像技术等），确定有价值的基因位点和生物标志物，建立更加精准的疾病分型。

（4）建立冠心病的个体化精准治疗、随访和管理体系。

1）个体化精准治疗：基于精准分型，通过队列研究和大数据平台，评价不同治疗方案（药物治疗、介入手术）的临床疗效和预后，选择针对不同分型患者的最佳治疗策略。

2）随访和管理体系：建立针对冠心病患者的个体化、全程化药物治疗管理新模式，对患者进行药物监护、用药教育，加强药物对患者的治疗效果，减轻药物对患者的作用。

（5）诊疗规范与临床方案的建立及临床推广：建立冠心病的个体化精准治疗新标准和规范，制定符合国情的诊疗路径和指南，在临床实践中进行推广。

二、非缺血性心肌病

非缺血性心肌病是非心脏冠状动脉病变引起的一大类心肌疾病，相对于缺血性心肌病，非缺血性心肌病发病隐秘，病因多与遗传、心肌代谢及结构改变相关，早期可无临床症状或有轻微临床症状，不易引起重视，在发病时通常已并发心功能不全，有些患者甚至以猝死为首发症状，非缺血性心脏病及其所诱发的心力衰竭和心源性猝死（sudden cardiac death，SCD）已经成为威胁我国人群健康的重要因素。如何通过精准医疗方法早期精准的发现具有心源性猝死高风险的非缺血性心肌病患者，规范其预防措施及诊疗程序，改善预后，降低心源性猝死的发生率，成为人们的研究重点。

在临床实践中，非缺血性心脏病以扩张型心肌病和肥厚型心肌病最为常见。扩张型心肌病是临床上既与遗传因素相关，又与非遗传因素相关的复合型心肌病，5 年死亡率约为 20%，心源性猝死占总死亡原因的 30%；肥厚型心肌病呈常染色体显性遗传，具有家族性，心源性猝死为其主要死亡原因，占总死亡原因的 51%；非缺血性心肌病心源性猝死的防控形势不容乐观，因此通过精准医疗方法进行遗传学研究，并结合血生化及其他临床指标建立扩张型心肌病及肥厚型心肌病的大数据平台，以早期、精准发现心源性猝死高危患者，并根据基因分型，联合外科、心脏介入、心脏电生理和药物等治疗方式制订个性化干预治疗方案，逐渐成为人们研究的热点。

（一）扩张型心肌病

（1）建立扩张型心肌病患者大数据平台。对扩张型心肌病队列研究中的患者进行各项预测指标检查和收集，包括遗传学（miR-175）、血液学[心肌肌钙蛋白（cTnI）、氮末端前脑钠肽（NT pro-BNP）等]、人口统计学、心电学、神经学、影像学指标的收集，并根据随访的结果寻找心源性猝死的高危预测指标，并建立心源性猝死的评分系统。

（2）通过靶向重测序技术。对扩张型心肌病患者进行筛查。已经报道的与心源性猝死相关的32个离子通道外显子，根据心脏再同步治疗（CRT）是否记录到正确识别的VT/VF事件，对比分析其离子通道基因单核苷酸多态性的差异，据此寻得新的心源性猝死干预靶点。

（3）评估心脏再同步治疗对于扩张型心脏病患者恶性室性心律失常的预防作用，明确心脏再同步化起搏治疗（CRT-P）是否在预防恶性心律失常和心源性猝死方面与心脏再同步化治疗除颤治疗（CRT-D）具有相似疗效，更高的性价比。

（4）根据研究结果可以联合药物基因组学、心脏介入学、外科学等治疗方式进行个体化精准医疗。

（二）肥厚型心肌病

（1）遗传学检查：对患者血液标本进行基因检测，尤其是β-肌球蛋白重链及肌球蛋白结合蛋白C的编码基因（这两者是肥厚型心肌病最常见的基因突变），并从遗传学角度分析进一步完善肥厚型心肌病患者的危险分层。

（2）基因关联分析的应用：研究与肥厚型心肌病患者心源性猝死高度关联又能够引起氨基酸变化的单核苷酸多态性（SNP），以家系为基础，通过微卫星遗传标记全基因组扫描技术和定位候选基因策略，寻找重要的心源性猝死的致病基因，采用二代测序技术，确定中国人肥厚型心肌病人群心源性猝死密切易感的SNP，在此基础上，筛选出能早期预测SCD的标记SNP，对于心源性猝死高度关联又能够引起氨基酸变化的SNP，扫描并研究其在心源性猝死人群中的分布，为个体化治疗方案的选择提供依据。

（3）建立肥厚型心肌病患者心源性猝死的预测模型：通过引入欧洲指南HCM risk-SCD评分进行评估，结合遗传学信息和人种特点进行校正。

（4）根据肥厚型心肌病的分型（梗阻型和非梗阻型）及其相关危险因素选择治疗靶标，并进行精准的个体化治疗，包括药物基因组学治疗、外科心肌切除术、经导管室间隔消融术及心律转复除颤器（ICD）植入术等。

三、遗传性原发性心律失常综合征

遗传性原发性心律失常综合征属于单基因遗传病，包括Brugada综合征、长QT间期综合征、短QT间期综合征、早复极综合征（ERS）、儿茶酚胺敏感性多形性室性心动过速（CPVT）。这类综合征常发生于青少年，表现为恶性心律失常，甚至猝死。由于发病突然，缺乏有效的预防手段，并且死亡率高，因此对社会危害很大。所以通过精准医疗技术实现遗传性原发性心律失常综合征基础方面的研究，找到应用于患者的临床诊断和治疗手段，将具有重要的临床意义。

1. 遗传性原发性心律失常综合征基因诊断的临床应用

（1）应用目标序列靶向捕获测序方法，开发包括所有遗传性原发性心律失常综合征已知完整基因检测包，使其成为性价比高、阳性率高的临床检测工具。

（2）规范遗传性原发性心律失常综合征基因检测诊断，避免误判。强调对基因型明确的患者一级亲属常规筛查，实现疾病的早期精准诊断。

（3）遗传性原发性心律失常综合征的体外受精植入前诊断，应用基因筛查的方法，结合体外受精-胚胎培养及囊胚滋养层细胞活检技术进行遗传性原发性心律失常综合征的植入前诊断。

2. 遗传性原发性心律失常综合征临床诊断和猝死预防

（1）建立遗传性原发性心律失常综合征心电图预警系统：建立遗传性原发性心律失常综合征的特异性心电学指标，开发遗传性原发性心律失常综合征心电图预警系统，并固化于心电图机器内。当临床记录发现异常时即时发出警示。

（2）制定遗传性原发性心律失常综合征临床诊疗常规：参考目前国际指南及我国研究结果，更新、撰写遗传性原发性心律失常综合征诊断与治疗中国专家共识，制定遗传性原发性心律失常综合征的诊断流程及治疗方案。

（3）建立全国遗传性原发性心律失常综合征诊断治疗协作网：通过远程会诊加强基层医师解决疑难患者和重症患者的诊疗问题。

（4）探究基因型与表型的关系：基于遗传性原发型心律失常综合征资源库，分析我国致病突变分布规律；通过关联分析探究基因型与临床表现、治疗效果、不良反应及预后的关系，对患者和携带者进行危险分层，从基因水平指导精准医疗。

（5）应用基因学和心电图预警系统开展青少年儿童普查工作：在中小学保健所和大专院校医院配置遗传性原发性心律失常综合征心电图预警系统，在常规健康体检和入学体检及时发现可疑患者，进行包括基因检查的进一步检查。对于确诊患者可以进行早期干预，避免猝死的发生。

3. *建立全国性遗传性原发性心律失常综合征资源库*　通过整合国内遗传性原发性心律失常综合征数据和课题研究结果，建立我国遗传性原发性心律失常综合征资源库（包括遗传学数据库、突变功能学数据库、临床数据库和心电学数据库）。

第八节　精准医疗所面临的问题

精准医疗的诞生概括总结了当今医学发展的趋势和需求，即预测性、预防性、参与式、个性化、针对性、集成性、以数据和证据为基础、系统性、转化性。并且个体化医疗一直是医学研究者梦寐以求的，随着医务研究人员不断完善大型生物医学数据库，逐步建立高效的疾病特征分析方法，以及不断发展信息统计分析技术，通过严格的数据分析，获取最佳证据，最终使个体化医疗的实施有了更强大的数据和技术支持，精准医疗的理念应运而生。但是精准医疗具体的实施制度并不是短时间能制订完成的，需要几代人的努力。在范围上，也需要全世界的合作。以下是目前精准医疗面临的主要问题。

一、完整体系的缺失

精准医疗能否用于临床治疗，取决于新型基因组测序的科学有效性和临床实用性，以及是否有配套政策框架保障其正常运行。精准医疗政策框架可以定义为指导规范精准医疗运作的规章、法律、指南和政策，也可以用于指导精准医疗在不违背法律和道德的情况下最大程度地应用于临床医学，解决医学上的重大难题，实现医学发展的飞跃。并且，精准医疗研究是全球范围内的，但医疗系统多是地区或国家层面的，要想实现该政策框架规范化的合成必须要解决这一问题。所以，这个政策框架是跨学科、跨领域的，也是精准医疗进入医疗系统必需的指南和规范。另外，精准医疗的重要依据就是基因测序，而目前的基因测序主要来自少部分的癌症患者，并且都属于临床研究的范畴，而非通过严格的检测程序。随着新一代基因测序逐渐渗透医疗领域，现在催生了涉及新一代基因测序产生、分析和分享的实验室指南和标准，全球许多组织和机构致力于此，因而产生了大量内容不够全面且相互重叠的指南和标准，因此基因测序领域需要一个更加国际化的合作来避免政策的冗余和错乱，并且保证这些政策的高效实施。

除了政策的不足，当前我国精准医疗的重要设备和前沿技术主要依靠进口，在该领域自主创新和研发的能力较弱。另外，缺乏具有精准医学知识的医疗技术人员，对精准医疗认识与掌握不够，相关专业人才缺口较大，科研队伍相对匮乏，对精准医疗发展的推动力不足。

信息收集、数据共享、生物样本共享是精准医疗发展的重要环节。然而在我国还没有完全开放的医疗数据库，各大医院以自身拥有的信息数据资源为优势相互竞争，数据共享更是举步维艰，医学数据库基础平台的建设任重而道远。

医疗信息数据库的建立涉及隐私，如何保证数据安全与共享？患者及医护人员对数据信息拥有什么权利与义务？这些都需要进一步的规范和明确。同时，由于医疗监管及患者隐私保护的相关法律法规和行业规范缺失，面对当今医患关系紧张，隐私侵权事件及医疗事故频发的现状，若没有法律的监管及行业规范的约束，医患双方的合法权益得不到保障，将会激化更深的矛盾。

二、可能引起多种伦理问题

1. *隐私保护权*　确保有关精准医疗的知识和发现成功应用于临床护理的重要先决条件是开放的数据库和进行充分的研究。但是如何保护个体数据安全，防止因个人基因隐私泄露而对个人生活、工作造成困扰已成为基因技术伦理思考的重要内容。其中，首先提出了隐私问题，隐私被侵犯的潜在后果可能非常严重，研究者及医务人员即使出于治疗的目的需要了解患者的相关信息，但这并不意味着他们获得了这些信息的所有权和随意处置这些信息的权利，他们应该做的仅仅是揭示这些信息的含义。因此，知晓患者信息的研究人员应该严格履行保密义务。如果不能充分保证基因测序的高度机密性，基因泄露甚至会带来“基因歧视”的风险，影响社会公平及和谐发展。正如人们所知，社会上对于艾滋病等发病率及致死率高且无针对性治疗方案的传染病患者及其病毒携带者具有严重的歧视。那么，携带*HIV*基因的人是否同样会在工作、生活等方面得到不公平的对待，这值得人们深思。因此，不能从权衡利弊的功利主义角度出发，认为给广大患者的福音可以掩盖个人基因隐私泄露的风险，决不能允许医疗研究机构等通过牺牲患者的隐私来获利。

2. *基因歧视*　每个人都有属于自己的一套基因信息，这些信息存储在基因的DNA分子中。通过精准医学，我们可以检测到某些基因信息与人类正常基因组存在差异性，并且某些差异基因与某些疾病或某些罕见病之间存在十分紧密的关系，这些基因被称为缺陷基因。所以这些基因的携带者在社会生活中是否会受到歧视是值得思考的问题。例如，当事人的基因信息具有患重大疾病的风险，并且有很高的概率会遗传给后代，这势必会影响当事人的婚配自由、择业自由。但是基因歧视是不道德的，它既违背了精准医疗的初衷，也违背了人人生而平等的原则。

3. *知情同意权*　研究人员除了应该严格履行对患者信息的保密义务，更需要明确保密的对象主体。在医疗活动中，医疗机构及其医务人员应将患者的病情、相关医疗措施、潜在的医疗风险等如实告知患者，并及时解答其询问，成功地让参与精准医疗行为的双方就该医疗活动本身的具体情况进行有效沟通并达成共识。因此，在有必要告知当事人或当事人家属具体情况时，研究者应该主动告知当事人或与当事人家族有关的遗传信息及相关科学解释，并提供合适的科学建议。但医务人员和患者在医学等方面存在严重的信息不对称性，对遗传学缺乏基本的了解成为患者接受精准医疗的主要障碍。患者无法理解基因技术和精准医疗的诊疗过程，对治疗的风险和其对家庭的影响缺乏足够的认知，因此让患者能够充分了解精准医疗的相关情况几乎是不可能的任务。

未来，精准医疗将走向大数据时代，但是通常典型研究中心的计算能力与IT行业的计算能力之间的差距越来越大，这可能会促使大规模的人口基因组学投入这个行业，但是现有的制度并没有任何战略计划来维持公众对数据的控制。卫生保健提供系统已经与患者建立了信任的关系，但是与外包的IT行业之间并不存在直接联系，所以患者对于自己的基因信息流向何方、是否安全、是否会对自己的社会生活造成影响等，几乎没有相应的知情权。

三、社会公平性问题

随着精准医疗作为一个领域的地位越来越稳固，基于精准医疗方法的诊断工具和治疗手段越来越多，社会公平性的问题将成为个人和人口层面的一个重要问题。性别、种族、社会经济地位、教育背景、残疾状况等特征都会影响患者的治疗和结果。目前没有迹象表明，随着精准医疗成为医疗保健的常规组成部分，这些差异会消失。

全球范围内及某个地区都存在资源分配不均的现象，尤其是在医疗资源方面。随着精准医疗逐渐成为主流，这一矛盾日益突出。目前，在我国实现全面推广和价格常规化是不现实的，无法实现全民覆盖，这就违背了医疗公平的原则，并且我国的精准医疗体制和相关的法律法规尚未健全，硬件与软件的设施也需要进一步提高，这些方方面面势必会影响患者的诸多权益。

第九节　如何加快实现精准医疗

一、加大疾病相关的生物标志物研究力度

随着人民生活水平的提高，心血管疾病已经成为危害我国人民健康的头号敌人。如何更早、更快、更全面地评估患者的心血管系统是摆在科研工作者和医务工作者眼前的一个难题。所以需要发挥我国集中力量办大事的制度优势，加大精准医疗扶持力度及资金投入力度，从政策上支持精准医疗的发展，大力支持与疾病相关的生物标志物的研究。有条件的地区逐步将精准医疗项目纳入医疗保障制度建设中来，促进基因检测关键技术的研发，降低和分担患者精准医疗的高昂费用。

二、建立与完善精准医疗体系，加强合作

明确“精准医疗”创新体系的战略目标，制定从政策、目标、配套措施和资金扶持等多方面的统筹战略，在新一轮以实现“精准医疗”为目标的国际竞争中占领制高点。各行政主管部门应通力合作，政策对接；整合各级别创新平台，从根本上解决成果少、转化难的问题；加快产学研检的横向联合，以企业为核心，与院校、临床机构和检验单位合作，加快成果转化，实现我国医学和生命科学的发展和超越。

加大力度解决研发投入严重不足的问题，但经费必须有序分配，面面俱到。应该对解决重大疾病、重大创新产品和直接关系人们日常生活、生产安全的产品加大扶持力度。科研支出与采取优惠财税政策相结合，加强事后补助，待成果转化为产品后，可以对相关机构再次进行补助。配套创新体系，对创新实施政府干预。原创企业与大企业协作分工，促进产业化进程。加大创新中介服务，鼓励社会资本与产业高效对接。

人才是第一生产力，合理的进行人才规划，加快人力资本确权和保护。加快发明与专利股权化步伐，促进成果转化，加强产权保护。

三、制订符合国情的精准医疗伦理学

对于精准医疗背景下的数据收集与共享及相关医疗活动，加强法律法规建设，加强对医疗数据的保护，加强相关问题的医学伦理学思考与建设，提高行业监管和自我约束，减少患者负担，保护患者合法权益。精准医疗伦理学的制定需要结合我国的实情，制定出符合我国国情的精准医疗伦理学。

四、完善精准医疗相关法律法规和医疗监管体系

我国医疗市场的发展存在很多不完善的地方，面对精准医疗带来的更加复杂的医疗环境，要加强医疗保险体系、个人信息数据收集与共享、医疗监管体系等方面的法律法规和行业规范建设，保护医患双方的合法权益，净化医疗市场环境。

第十节　心血管疾病精准医疗的前景展望

我国高度重视精准医疗的发展。“十三五”期间，国家设立了精准医疗科学研究项目，在全国进行精准医疗研究与实践，把科学技术进步为患者带来的希望送到患者手中。广大医务工作者及我国患病人群的参与以及把精准医疗纳入临床实践，是保证精准医疗不走偏方向的要素。医师的责任是把患者的最佳利益始终放在首位。精准医疗最理想的临床团队由具有心血管疾病临床经验，同时具备遗传知识及基因组学知识的医务人员组成，配备心血管专业遗传检查化验室及医学影像检查室，提供基因检查前后的遗传咨询。基因组医学是构建精准医疗的大厦，单基因心血管疾病与其他单基因疾病一样，存在临床与遗传异质性，即不同的致病基因可以导致相似的临床表现，相同的基因突变也可导致不同的临床表现，还可能存在拟表型，即其他疾病出现类似单基因心血管疾病的临床表现。因此，基因诊断是精准医疗的关键。

精准医疗作为新兴的研究方向，具有极其广阔的前景。我国科学界对精准医疗展现出极大的热情，在项目资金投入和国家政策方面，都给予很强的支持。据不完全统计，截至2016年，我国有40多家精准医疗企业取得融资，总额为50余亿元。而仅2016年，我国科学界也动作频频，"十三五"规划继续加大对"基因组学"研究的支持；中国科学院发起"中国人群精准医学研究计划"；国家卫生和健康委员会启动"精准医学研究"国家重点研发计划；国家发展和改革委员会资助建设27个基因检测技术应用示范中心等。精准医疗也被认为是21世纪的发展前沿，是未来社会的制高点。精准医疗的研究需要整合大量临床资料，如人群在基因、环境背景下的不同因素，还需要后期的资料分析，是一个庞大的工程量。因此，精准医疗的研究不仅是个人或某个集体的事，更需要国家和国家层面的通力合作。这样，就能使精准医疗研究更加深入，更加普遍，更加符合人群特性，为以更低的成本转变健康和医疗保健的最终前景提供参考和讨论，为全人类及子孙后代带来巨大的福祉。

（余　红　陈明瑶　景王巍）

参考文献

胡盛寿，高润霖，刘力生，等，2019. 中国心血管病报告2018概要. 中国循环杂志，34(3):209-220.

惠汝太，宋雷. 2018. 心血管精准医疗路在何方. 重庆医学，(1):1-3.

马奕晶，吴建榕，2016. 心血管早期预警标记物在精准医疗中的应用. 中国研究型医院，3(2):39-41.

施冰，李俊峡，2018. 精准医疗在心血管疾病的临床应用. 中国临床保健杂志，21(3):416-419.

史越，张华，2018. 精准医疗发展面临的挑战与问题分析. 中国社会医学杂志，35(4):327-329.

杨玉洁，毛阿燕，都恩环，等，2020. 中美两国精准医疗推进概况. 精准医学杂志，35(1):87-89,94.

张晶，吴一波，2018. 实施精准医学：伦理挑战. 中国医学伦理学，31(9):1224-1226.

Angione C, 2019. Human systems biology and metabolic modelling: a review-from disease metabolism to precision medicine. Biomed Res Int, 2019:8304260.

Carrasco-Ramiro F, Peiro-Pastor R, Aguado B, 2017. Human genomics projects and precision medicine. Gene Ther,24:551-561.

Chuwongwattana S, Jantararoungtong T, Chitasombat MN, et al, 2016. A prospective observational study of CYP2C19 polymorphisms and voriconazole plasma level in adult Thai patients with invasive aspergillosis. Drug Metab Pharmacokinet, 31:117-122.

Flippot R, Beinse G, Boilève A, et al, 2019.Long non-coding RNAs in genitourinary malignancies: a whole new world. Nat Rev Urol, 16:484-504.

Giudice G, Petsalaki E, 2019. Proteomics and phosphoproteomics in precision medicine: applications and challenges. Brief Bioinform, 20:767-777.

Jaquenoud SE, Knezevic B, Morena GP, et al, 2009. ABCB1 and cytochrome P450 polymorphisms: clinical pharmacogenetics of clozapine. J Clin Psychopharmacol, 29:319-326.

Johnson JA, Gong L, Whirl-Carrillo M, et al, 2011. Clinical pharmacogenetics implementation consortium guidelines for CYP2C9 and VKORC1 genotypes and warfarin dosing. Clin Pharmacol Ther, 90:625-629.

Lagos J, Zambrano T, Rosales A, et al, 2015.APOE polymorphisms contribute to reduced atorvastatin response in Chilean Amerindian subjects. Int J Mol Sci, 16:7890-7899.

Mensah G, Jaquish C, Srinivas P, et al, 2019. Emerging concepts in precision medicine and cardiovascular diseases in racial and ethnic minority populations. Circ Res, 125:7-13.

Morganti S, Tarantino P, Ferraro E, et al, 2019. Complexity of genome sequencing and reporting: Next generation sequencing (NGS) technologies and implementation of precision medicine in real life. Crit Rev Oncol Hematol, 133:171-182.

Quinzii　C, Salviati L, Trevisson E, et al, 2006.A mutation in para-hydroxybenzoate-polyprenyl transferase (COQ2) causes primary coenzyme Q10 Deficiency. The American Journal of Human Genetics. 2006;78.

Rau T, Wuttke H, Michels LM, et al, 2009.Impact of the CYP2D6 genotype on the clinical effects of metoprolol: a prospective longitudinal study. Clin Pharmacol Ther, 85:269-272.

Reny JL, Combescure C, Daali Y, et al, 2012. Influence of the paraoxonase-1 Q192R genetic variant on clopidogrel responsiveness and recurrent cardiovascular events: a systematic review and meta-analysis. J Thromb Haemost, 10:1242-1251.

Rigoutsos I, Londin E, Kirino Y, 2019.Short RNA regulators: the past, the present, the future, and implications for precision medicine and health disparities. Curr Opin Biotechnol,58:202-210.

Schwarz UI, Ritchie MD, Bradford Y, et al, 2008.Genetic

determinants of response to warfarin during initial anticoagulation. N Engl J Med, 358:999-1008.

Uzozie AC, Aebersold R, 2018.Advancing translational research and precision medicine with targeted proteomics. J Proteomics, 189:1-10.

Wadelius M, Chen LY, Eriksson N, et al, 2007. Association of warfarin dose with genes involved in its action and metabolism. Hum Genet,121:23-34.

Werner RJ, Kelly AD, Issa JJ, 2017.Epigenetics and precision oncology. Cancer Journal （Sudbury, Mass）, 23:262-269.

Xu JY, Zhang C, Wang X, et al, 2020.Integrative proteomic characterization of human lung adenocarcinoma. Cell, 182:245-261 e17.

Zhang J, Tian L, Zhang Y, et al, 2015. The influence of VKORC1 gene polymorphism on warfarin maintenance dosage in pediatric patients: a systematic review and meta-analysis. Thromb Res, 136:955-961.

第 97 章
心血管健康与人工智能

我国心、脑和周围血管疾病发病人数逐年增加，甚至近些年呈现更年轻化的趋势，许多并无明显临床症状的人群或并未确诊为心脑血管疾病的青年人群亦会发生心血管事件，甚至猝死。面对严峻的心脑血管疾病形势，我国各界也逐渐从关注疾病治疗转向关注疾病预防、疾病康复和全生命周期的管理。目前传统的学科分类，如心内科、神经内科、外周血管科等具有一定的局限性，已经不能综合诊治累及全身血管床的血管疾病患者，新型血管医学专业学科最明显的特色是通过全面评估患者的周身血管功能状态，早期预防血管疾病。血管医学是以血管为基础，将人的血管树作为整体，研究发生在心脏、脑、肾、外周、肺、肠道等器官和系统的疾病的一门学科，包括血管相关疾病的早期发现、干预及康复等方面。心脏、脑、肾和其他组织器官病变的主要病理生理机制是其供应血管发生了动脉硬化、动脉粥样硬化、狭窄和闭塞，引起血管结构和功能受损，进而导致不良血管事件的发生，如冠心病、脑卒中、外周动脉闭塞性疾病，甚至猝死。尽管介入治疗已成为解除由于粥样硬化狭窄导致的动脉管腔堵塞的直接和起效快速的方法，但是面对世界范围内与日俱增的血管疾病患者，血管病变的临床前期发现并进行强化干预和逆转是最终降低临床心血管事件发生率的唯一出路。

动脉内皮功能障碍、硬化和粥样硬化病变是心脑血管疾病发生的基础，早期发现和干预亚临床期血管病变的进展是延缓和控制心脑血管事件的根本措施。我国从 2004 年开始推广血管病变早期检测技术，2006 年制定了我国首部血管检测领域的指南（2011 年制定第二版和 2018 年制定第三版），并进一步在推广应用和针对不同的血管评估指标综合研究后，2015 年提出了北京血管健康分级法（Beijing vascular health stratification，BVHS），从而对心血管疾病的防治模式由传统的疾病治疗转向对血管健康进行分级管理，以反映不同的血管健康状况。BVHS 分级与既往血管病变评价方法最大的差异是不仅关注血管结构病变，如狭窄或闭塞，还关注血管功能状况，如血管弹性和血管内皮功能，综合血管结构和功能指标进行全面评估。

一、我国心血管疾病负担

心脑血管疾病位居严重威胁人类健康和社会经济发展的慢性非传染性疾病之首，对其进行有效的防治是世界刻不容缓的重要任务。中国心血管疾病负担亦日渐加重，《中国心血管病报告 2018》显示，中国心血管疾病患病率及死亡率仍处于上升阶段。推算心血管疾病现患病人数为 2.9 亿人，心血管疾病死亡率居首位，心脑血管病住院总费用也在快速增加。2017 年北京大学公共卫生学院报道的一项调查研究显示，我国 45 岁以上人群 2013 年较 2011 年心血管患病率升高，且女性高于男性、城镇人群高于农村人群；2013 年心血管疾病患者报销前医疗总费用虽低于 2011 年，但自付费用高于 2011 年，且无论是城镇患者还是农村患者，其门诊人均年自付费用均高于住院人均年自付费用。对于慢性病患者，医疗支出主要集中在门诊费用，且自付费用比例呈上升趋势。可以看出，中国心血管疾病治疗的医疗费用对国家和个人造成的经济负担均十分沉重。

从根本上改变这一现状的方法是降低心脏和血管疾病的发病率，做好心脏和血管疾病的防治，有效抗衡其发展流行。我国既往的"防治结合模式"主要是针对急性传染病的控制而制定，这就要求其有简单有效的预防手段才能生效。这种防治模式虽然对预防人员的专业临床治疗知识要求较低，却越来越体现出对慢性病的大规模流行防控的不适合性。理想的防治结合新型模式应由防治兼能的医师进行防治兼顾的医疗服务，实现三级诊疗，包括针对民众健康的管理与教育、亚健康或慢性病患者的非药物和药物的一级预防，以及慢性病患者的临床治疗及二级预防。因此，心血管疾病的政策要求应充分调研不同患者群体的医疗需求，以此保障医保资源的合理利用，从而促进经济负担的疏解和转移。

二、BVHS 指导的智慧化全人群全生命周期血管健康管理

中国血管健康评估系统应用指南（2018 第三次报告）发布后的实践应用表明其对于血管健康系统管理能够发挥重要的心脏和血管健康作用，使以血管为中心进行评估和管理成为可能，改变了以血管病变的终末期结构性病变为关注焦点的模式。为了进一步方便临床，特将 BVHS 补充修订如下。

Ⅰ级，正常：结构和功能均正常。

Ⅱ级，动脉内皮功能障碍：无影像学证实的粥样硬化［FMD ≤ 10% 和（或）RHI < 1.67］。

Ⅲ级，动脉僵硬期：无影像学证实的粥样硬化（CF-PWV > 9m/s，CAVI > 9）。

Ⅳ级，结构性血管病变早期：影像学证实的动脉粥样硬化管腔狭窄 < 50%。

Ⅳa 级，动脉弹性和（或）内皮功能正常［CF-PWV ≤ 9 m/s 和（或）CAVI ≤ 9；FMD > 10% 和（或）RHI ≥ 1.67］。

Ⅳb 级，动脉弹性和（或）内皮功能降低［CF-PWV > 9m/s 和（或）CAVI > 9；FMD ≤ 10% 和（或）RHI < 1.67］。

Ⅴ级，结构性血管病变中期：影像学证实的动脉粥样硬化管腔狭窄 50% ～ 75%。

Ⅴa 级，动脉弹性和（或）内皮功能正常［CF-PWV ≤ 9m/s 和（或）CAVI ≤ 9；FMD > 10% 和（或）RHI ≥ 1.67］。

Ⅴb 级，动脉弹性和（或）内皮功能降低［CF-PWV > 9m/s 和（或）CAVI > 9；FMD ≤ 10% 和（或）RHI < 1.67］。

Ⅵ级，结构性血管病变晚期：影像学证实的动脉粥样硬化管腔狭窄 > 75%（心、脑、肾、下肢血管）。

Ⅵa 级，动脉弹性和（或）内皮功能正常［CF-PWV ≤ 9m/s 和（或）CAVI ≤ 9；FMD > 10% 和（或）RHI ≥ 1.67］。

Ⅵb 级，动脉弹性和（或）内皮功能降低［CF-PWV > 9m/s 和（或）CAVI > 9；FMD ≤ 10% 和（或）RHI < 1.67］。

Ⅶ级，临床血管事件期（需紧急住院）：血管性猝死、急性冠脉综合征、脑血管意外、下肢动脉闭塞。

其中，CF-PWV 为颈 - 股动脉脉搏波传导速度；CAVI 为心踝血管指数；FMD 为肱动脉血流介导的血管舒张功能；RHI 为内皮功能指数 - 反应性充血指数。

新的血管健康分级及血管医学整体观念的建立具有重大的理论及实际意义，早期无创检出亚临床血管病变是最终降低心脑血管疾病致死致残的关键步骤，血管结构和功能损害评估对于患者危险分层和疗效判断具有重要价值。此分类方法的提出，将传统的血管病变评价分级转为血管健康分级，使人们充分认识到早期检测血管病变和整体维护血管健康的临床价值，有助于血管疾病的筛查、预防，并对高危组进行有效干预，节约医疗资源、成本，推动国家医药卫生事业预防为主、防治结合的思想，减轻我国日益加重的心脑血管疾病负担。

三、北京大学医学部助力血管健康技术二级学科建设

北京大学医学部是我国高水平医学院校之一，需要在学科建设、发展方面发挥引领作用，近期北京大学医学部率先在其附属医院成立血管健康研究中心，如北京大学第一医院、北京大学人民医院、北京大学第三医院等，在学科整合方面有着得天独厚的优势，而且目前关于血管健康综合评估的发展条件基本成熟。在北京大学医学战略框架指引下，进一步发挥学科引领作用，推广血管健康综合防控策略，推动血管医学的理念及学

科发展。血管疾病的防控是未来医学发展的重要方向，需要联合各界进行深入、广泛的研究，进一步促进血管医学的发展，逐步建立中国的血管性疾病的防治体系，最终实现提高人民健康水平及提升生活质量的目标。

2018年3月，北京大学等五所学校成为全国首批获得“医学技术”一级学科博士学位授权点的学校，“医学技术”博士学位授权点的建立是适应医学学术发展及高度交叉融合的趋势，为医学影像技术精准医学及智能医学等方向培养高层次复合型专业人才提供人才培养平台，血管医学未来有望成为医学技术学科体系内的二级学科。

四、人工智能＋互联网结合＋5G全生命周期心脏和血管健康管理

人工智能（artificial intelligence，AI）是泛指通过对学习数据整合、分析，让计算机获得非直接看到信息的分析结果。AI主要是以机器学习、认知学习、深度学习和应用强化学习为基础的方法，解决传统统计学无法解决和解释的复杂生物学和健康资料所包含的科学信息。近年来，AI广泛应用在心血管健康管理领域，其预测二进制结果及其学习模型是基于遵循心脏和血管领域的各项专业定义并进行广泛评估而提出的结构化机器学习工作流，具有明确的指标来量化所构造的模型，以成功完成其指定任务，并用来指导后续所有的调整，包括收集更多数据、微调超参数或使用不同学习算法。患者的信息在首诊时被系统采集，存入“云端”以便后期应用，基于大数据下的智能计算机系统改变了传统的医患之间的交流模式。其可穿戴式设备便携简单，以及来自传感器和应用程序的信息能够获取及实时跟踪各种环境、社会经济和其他个人数据，对于了解个体的健康状况和患者外出时的情况变化具有很大的价值。

有关AI对于心脏和血管疾病风险预测及预后评价的价值方面的报道显示，AI通过各种运行算法涵盖更多且复杂的变量，显示了比传统公认的心脏和血管疾病风险分层评价系统更准确的预测率。此外，AI相关技术在超声心动图的应用中也逐渐成熟，AI可用来检测和表征心脏瓣膜和解剖病理，实现自动化心脏瓣膜分析，从而更快速、准确的获得更高质量的超声心动图结果，且比人工分析具有更好的一致性。2017年，国家重点研发计划“高可信强智能化的心脑血管疾病诊疗服务模式解决方案”——“三级诊疗服务协作及应用平台实践”项目（编号：2017YFC0113000）未来在验证以血管健康管理为核心的人工智能、互联网，以及新型的5G技术使人类在心脏和血管疾病诊断及治疗领域发生颠覆性的变化，目前已具备使用的基础，将成为针对我国幅员广阔、医疗条件水平差异很大、技术水平不一、医疗服务人员短缺等情况的关键性措施，具有相当广阔的应用前景。

五、智慧医疗模式下的心脏和血管健康战略

面对我国日益增长的心脑血管疾病负担，国家提出要实现全民健康的目标，而实现全民健康的突破口之一是可以通过AI辅助，在互联网支持下维护血管健康，最终降低心血管疾病发病。通过一些简单、无创、可重复的、经济适用的评估手段，早期反映个体的血管健康状况，并通过不同指标的组合，评估该个体的血管健康分级，从而制定依据BVHS结果不同的个体化预防、治疗和康复策略。值得庆幸的是，血管健康状况是可逆转的，血管健康状况较差的人群可以通过改善简单的生活方式和口服药物等，可以逆转至较好的血管健康等级。关于血管健康的早期综合维护，也是我国重大慢性非传染性疾病预防“关口”前移的重要体现，将为慢性病的早期防治提供新思路和新手段，最终有效防控血管相关慢性病，实现“健康中国”的国家战略目标。

六、智慧化分级治疗模式下与心血管健康

健康被摆在我国目前优先发展的战略地位。《“健康中国2030”规划纲要》《简称（纲要）》提出，到2030年实现主要健康危险因素得到有效控制的目标。以血管健康管理为抓手，可以早识别心血管疾病危险人群，并使危险得到早期干预，更有助于改善危险因素，从而助力实现主要健康危险因素控制的目标。

《纲要》同时提出健康服务能力大幅提升的

目标，包括优质高效的整合型医疗卫生服务体系全面建立。建立专业公共卫生机构、综合和专科医院、基层医疗卫生机构“三位一体”的重大疾病防控机制，建立信息共享、互联互通机制，推进慢性病防、治、管整体融合发展，实现医防结合。以北京大学首钢医院为龙头，社区医疗为主体的医联体充分实现了“优质高效的整合型医疗卫生服务”模式，信息化平台的建立实现了信息共享、互联互通。同时，中西医结合的血管健康管理措施也切实实现了《纲要》对充分发挥中医药独特优势的要求。

2019 年 5 月，北京大学医学部正式批准成立以北京大学首钢医院牵头的血管健康研究中心，旨在创新性整合北京大学医学院和本部理工科资源，研究和探索以血管健康管理为抓手、信息化建设为依托的心脑血管疾病防治新技术、新方法和新策略。通过优质高效的整合现有医疗资源，探索新型医疗卫生服务体系和医养结合养老模式，落实《纲要》的要求，实现心血管疾病防控的战线前移，这最终将助力实现“到 2030 年人均预期寿命达到 79.0 岁，重大慢性病过早死亡率要比 2015 年降低 30%”的目标。

七、智慧医疗助力新型冠状病毒肺炎疫情下心血管健康管理

提高社区防控效能，筑牢基层公共卫生疫情防线。党的十九届四中全会指出：“建设人人有责、人人尽责、人人共享的社会治理共同体。”重大公共卫生事件具有突发性、传染性、巨大危害性等特点，是全人类的共同敌人，一旦发生，会严重威胁群众的生命健康安全，影响经济社会发展的正常秩序。重大疫情防控是一场全社会共同参与的人民战争，每个人都责无旁贷，需要团结起来共同克服。社区是群众生活的主要场所，是基层社会治理的主要载体，社区卫生服务中心是突发公共卫生事件应急网络网底、重要环节，是公共卫生疫情防控的前沿阵地，也是最后一道防线。因此，社区是疫情防控效果的晴雨表，社区疫情防控的效能直接决定整个工作的成败。这次新型冠状病毒肺炎疫情防控是对治理体系和治理能力的一次大考，既有经验，也有教训。针对这次疫情防控暴露出来的治理短板和不足，我们需要总结经验教训，加快补齐治理体系的短板和弱项，提升社区防控能力，为保障人民生命安全和身体健康筑牢制度防线，切实保障人民群众的生命健康安全。

要补齐短板，必须坚持预防为主，关口前移，切实提高社区等基层防控能力，做到“小病不出镇，大病不出市”和“小病在社区、大病到医院、康复回社区”的分级诊疗目标，进一步构筑第一道防线。加快补齐基层公共卫生基础设施和人才队伍建设的短板，特别是要缓解专业人才相对缺乏的矛盾，要依法治理，健全应急体系。做到关键时刻人员调得快、用得上，以利于推动相关政策落实。全面提高依法防控、依法治理能力，让老百姓享有更多的获得感、安全感、幸福感。此外，要加强社区健康教育，健康教育可以使大多数居民、单位乃至社区最大程度的参与修正不健康行为、优化生活方式和促进环境改善的工作，从而控制影响健康的各种危险因素，达到增进身心健康，提高生活适应状态，实现良好健康素质的目的。

（王宏宇　陈　新）

第 98 章 放射性心脏损伤

放射性心脏损伤是指受到放射性物质辐射后产生的心肌病变。国际放射防护委员会（International Commission on padiological Protection，ICRP）已经在 2011 年将心血管疾病列入辐射暴露健康危害目录。接触放射性物质的剂量和时间是产生辐射危害的重要决定因素。研究表明，长期小剂量的接触放射线对心血管系统影响不大，但当个人年剂量＞5mSv 时，对心血管有一定的影响。低剂量或中等剂量辐射暴露人群可在未表现出心血管系统异常症状时检测到早期生物标志物改变。有研究认为，电离辐射可以促进动脉粥样硬化的进展，并通过动物实验对其作用机制进行阐述。另外，随着航天科技的发展，未来会有更多的太空作业人员，已有学者模拟太空离子辐射进行了试验研究，在分子和细胞信号转导、细胞电生理等方面获得了大量心血管相关数据。放射性心脏损伤的表现可以分为心包炎、心肌纤维化或全心炎、无症状性心功能减退、心绞痛与心肌梗死、心电图异常、瓣膜功能异常等类型。

1897 年 Seguy 报道了第一例接受放射治疗后产生严重心脏症状的患者，1924 年 Schweizer 报道了胸部放射治疗后引起心肌、心包损害，损害程度与所接受的放射性辐射呈明显的剂量依赖性；20 世纪中叶以后，随着放射治疗的普遍开展及环境污染的日益严重，放射性心肌损害已越来越受到有关学者的重视。

第一节 流行病学

外国学者早在 1963 年就报道了放射性治疗引起心脏性死亡的病例，随着几十年来胸部放疗病例的积累，以及随访时间的逐渐延长，关于放射性治疗引起心脏损伤的统计研究也在逐步完善。据相关资料显示，胸部实施照射的恶性肿瘤的生存者中 30% 有放射性心包损害，57% 出现照射后的无症状性心功能减退，如照射总剂量超过 4000 ～ 6000rad（40 ～ 60Gy），则有 50% 发生心肌炎，出现心电图改变者就更多了。不过，由于各医院对肿瘤患者实施放射治疗的方法不同，疗效及副作用的评价与鉴别相当困难，因此临床上对放射性心脏损伤报道的资料并不多，结果也有很大差异，目前主要依赖尸检及动物实验进行研究。

第二节 病因和发病机制

一、病因

1. *恶性肿瘤的放射治疗* 恶性肿瘤主要包括乳腺癌、食管癌、肺癌、纵隔肿瘤、霍奇金病等。胸部恶性肿瘤放疗后、累及心脏会不同程度地引起放射性心包损伤、放射性心脏损伤（RIHD）、放射性冠状动脉损伤、放射性心脏传导系统损伤及放射性心脏瓣膜损伤等统称为放射性心脏损伤或放射性心脏病。放射治疗是通过电离辐射对肿瘤组织产生一系列生物效应，以达到治疗目的，是肿瘤治疗的三大手段之一。放疗的同时，对肿瘤周边正常组织也会产生不同程度的损伤。接受放射治疗的肿瘤患者患冠心病、心脏瓣膜病、充血性心力衰竭、心包疾病、猝死等疾病的风险增加。20世纪60年代，临床上就已经认识到胸部放疗可以引起心脏损伤，但因放射性心脏损伤常处于亚临床状态，需经过相当长的潜伏期才出现临床症状，并认为心脏是可以抗拒放射线的损害，故未引起临床足够重视。直到20世纪90年代，研究发现接受放化疗治疗的胸部肿瘤疾病发生心功能不全、缺血性心脏病等心脏事件的风险较高。通过多因素分析研究，认为导致胸部肿瘤患者发生心脏事件的危险因素主要包括心脏照射、蒽环类药物使用等。近年来有大量临床实践资料认为，行放射治疗的胸部肿瘤患者因放射性心脏损伤在一定程度上会抵消放疗的获益，这提醒临床放射治疗时需提高对放射性心脏损伤的重视。

2. 平时核事故、战时核辐射　主要有战争中原子弹的投放，核反应堆的泄漏，放射性物质的误服误用。

3. 长时间在X线照射下进行射频或介入治疗　长时间在X线照射下进行射频或介入治疗，同时防护不当。

由于以上原因，造成心包、心外膜、心肌、心内膜、心脏瓣膜，以及传导系统及冠状动脉的损伤。

二、发病机制

虽然心脏并不是放射损害的敏感器官，但放射治疗的大剂量仍能引起心脏的一系列改变。放射线的直接损害是发病的最重要原因。射线能直接引起组织电离，导致局部产生无菌性炎症反应，还能抑制心脏细胞生长，造成细胞溶解、破坏、凋亡，甚至坏死等。早期的炎症浸润是应激性心肌炎的表现，反复的射线损伤可使局部纤维溶解受到抑制，于是在细胞内沉积的大量纤维素不能减退或渗出，致使血管内皮受损，导致血管通透性改变、血管内微血栓形成及血管床减少。这是以后心脏迟发性功能减退及电活动紊乱的基础。

此外放射线引起的生物效应可能会造成心脏的继发性损害，如射线造成的组织及细胞的自身免疫改变，引发基因突变或基因表达异常，还有毛细血管和淋巴回流的障碍等。这些均可加重或启动持续性心肌损害，加速心肌纤维化，加重心肌、心包的渗出和增厚性改变。不过，由于放射治疗引起的心包渗出及心功能下降之间缺乏一致性，有学者认为心包与心肌对射线的反应机制可能有所不同或侧重。此外，试验已经证实，放射线照射后的某些因素，如高脂饮食、高血压等对促进形成放射性动脉粥样硬化有协同作用，如果患者接受放射治疗的同时不注意控制饮食和血压，它们可通过加速血小板凝聚及纤维素沉积，从而明显加重血管内粥样斑块的增生及管腔狭窄。而正常饮食的动物和人尚未发现上述改变。

放射性心脏损伤的分子生物学机制主要表现如下。

1.DNA损伤　近来越来越多的证据表明DNA损伤反应在放射性心脏损伤中发挥重要作用。在射线等电离辐射作用下，DNA发生损伤，双链出现断裂，γ-H2AX（DNA双链断裂的指标）升高，导致细胞的损伤和凋亡。研究发现射线照射后Bax/Bcl-2等凋亡相关蛋白表达升高。另外Lee等利用内皮细胞*p53*基因敲除的小鼠证实*p53*（DNA损伤修复相关基因）在放射性心脏损伤中的保护作用。之后的研究也证实*p53*是通过细胞周期依赖蛋白P21发挥作用的，P21可以引起细胞周期阻滞，从而能够有足够的时间进行DNA损伤修复。

2. 氧化应激　活性氧自由基在心血管疾病中的作用已被普遍认知。在放射性心脏损伤中，氧自由基同样扮演重要角色。射线暴露后，可以产生多种氧化产物，如超氧化物、过氧化氢、过氧硝基盐等。高浓度的氧自由基可以引起细胞线粒体呼吸链发生代谢障碍，导致细胞的损伤。氧自由基还可以直接引起DNA的损伤，如碱基的氧化、单链DNA的形成、DNA双链的断裂。资料显示，暴露于过多的氧自由基，心肌细胞出现肥大，且可能导致冠心病、高血压，甚至心力衰竭。

3. 端粒侵蚀　端粒是近年来的研究热点。端粒的长短与心血管疾病密切相关，而其中最关键的就是端粒酶，它与端粒的合成相关。在哺乳类动物出生后，端粒酶就停止表达，Bär等研究表明特异性激活心脏组织端粒酶活性可以减少心肌梗死患者心力衰竭的发生率。端粒侵蚀普遍发生在肿瘤患者接受放射治疗后，在动物实验中也证实有端粒酶缺陷的小鼠较正常小鼠端粒更短，更易发生心血管疾病。更有研究证明氧自由基也能

导致端粒消耗。

4. *内皮细胞功能紊乱*　内皮细胞是放射性心脏损伤的重要靶点，内皮细胞受照射后，可引起直接损伤、炎性反应因子的释放及凝血途径的激活。

（1）内皮细胞直接损伤：多个机制均可以引起内皮细胞损伤，最直接的证据就是在放射损伤后动物模型中可以观察到血管密度降低及残余血管的功能改变。

（2）炎性反应因子的释放：内皮细胞在照射后数分钟，即可诱导黏附分子及生长因子的释放，促进急性炎性反应的产生。炎性反应细胞可以分泌促纤维化生长因子，包括肿瘤坏死因子（TNF）、白介素-1、白介素-6、白介素-8等。照射数小时后，炎性反应细胞继续分泌血小板生长因子（PDGF）、转化生长因子β（TGF-β）、成纤维细胞生长因子（bFGF），胰岛素样生长因子（IGF）等。目前研究较多的是TGF-β_1，并认为TGF-β_1是放射性纤维化发生、发展过程中的一个关键生长因子，放疗后表达水平高于放疗前，且与RIHD的发生呈正相关。受照射大鼠皮肤、肺、肝、乳腺、小肠等多个器官可检测到TGF-β_1含量异常表达，大鼠放射性肺损伤通过TGF-β_1/Smads信号通路传导。损伤的内皮细胞还可以诱导单核细胞的聚集，吞食低密度脂蛋白成为泡沫细胞，最终发展为脂质斑块，形成动脉硬化。研究发现NF-κB介导的细胞信号通路也参与炎性反应过程。

（3）凝血途径的激活：近年来，多个研究通过q-PCR对接受电离辐射细胞进行组织因子检测，结果证实电离辐射后组织因子的表达上调。上调的组织因子及纤维化产生的胶原可以激活外源性及内源性凝血途径共同形成不溶于水的交联纤维蛋白多聚体凝块，导致微血管阻塞，影响血管功能，引起心肌缺血。除了组织因子的过度表达，Widlak等对放疗结束后患者血样分析发现存在多个凝血因子的表达发生改变。另外，血管内皮损伤暴露内皮下组织可以直接激活血小板，导致5-羟色胺（5-HT）和血栓素A_2（TXA_2）的释放，引起血小板聚体和血小板血栓形成。

第三节　病　　理

现已证明，受到放射线照射的人和动物的心脏均有不同程度的病理变化，受损部位包括心包、心外膜、心内膜，甚至心脏瓣膜、传导系统及冠状动脉。一般损害与放射治疗的区域密切相关，以心包及心肌损害最为常见。受照射后的24小时内患者的心脏就可产生急性反应，迟发性反应约发生在照射后6个月或更长时间。动物模型心脏的急性损害发生在照射后6～58小时，迟发性反应则在2～3个月后发生。而尸检发现，在实行放射治疗7～10年后，患者心肌仍可检出有病理改变存在。

（一）病理生理

放射性治疗引起的放射性心脏损伤临床学改变主要体现为心肌间纤维化、心包增厚、心内膜增厚、冠状动脉狭窄等。放射性心脏损伤的临床表现与心血管系统疾病的临床表现比较相似，如水肿、心悸、胸闷、胸痛等。放射性心脏损伤可通过心电图、心脏彩超、冠状动脉造影、胸部CT等各类心脏检查诊断。一般认为损害与受照射的面积、照射的方案和照射的剂量直接相关，照射剂量一次达4～6Gy或累积剂量达40～60Gy即可出现心脏损害，其中损害以心包炎及心肌炎最多见。其发生率与放射治疗的剂量呈正相关，有关人员观察到照射剂量越大，间隔时间越短，心肌损害的发生率就越高，反之发生率就越低，两者呈明显的剂量依赖性。

（二）大体解剖

放射性心脏损伤者可见心包渗出和增厚，心内膜及心外膜也有增厚，心室壁各层均有心肌纤维化表现。所见的变化可呈弥漫性，也可呈局灶性分布，但以右侧或右心室较明显，这可能与右心室距胸壁较近有关。病程后期部分患者有左心室缩小，可伴有一个或多个瓣膜增厚，其中以三尖瓣和主动脉瓣发生率高，很少见二尖瓣闭锁和附壁血栓形成。约40%的患者可发现冠状动脉严重狭窄，发生原因主要是动脉粥样斑块形成，斑块以纤维病变为主，且近端较远端明显。

（三）显微镜观察

显微镜下可观察到在放射性心脏损伤的急性期有短暂的粒细胞浸润，以及血管周围水肿，以后可见心肌细胞水肿、透明样变及脂肪变性，病灶为点样或斑片状的纤维化病灶和坏死灶，散在分布。间质和血管周围出现纤维增生，血管中平滑肌细胞数量减少。

（四）电镜观察

电镜下可见心肌细胞排列紊乱，肌纤维断裂、萎缩，细胞核变形，线粒体肌浆网及核结构破坏，细胞膜下有高密度颗粒沉积，膜的连续性有中断等，但不是所有病例均有上述改变。

由于心包内液体渗出主要是因无菌性炎症所致，所以多为淡黄色非特异性渗出液，偶有血性，量有多有少，一般为 50 ～ 200ml，最多可达 700ml 以上。渗出液的细胞学检查阴性居多，但有时蛋白含量可较高，因而与恶性肿瘤引起的渗出液不易鉴别。

第四节 影响因素

RIHD 的发生主要受物理因素影响，年龄、心脏病史、心脏毒性药物的运用、全身状态等可促使其发生，并非受单一因素影响，主要体现在三个方面。

（一）与放疗相关因素

目前研究一致认为，电离辐射是导致放射性心脏损伤最直接的影响因素。电离辐射的能量又受到照射方式、放疗技术的影响，有研究资料表明，采用不同的放疗方式，电离辐射的能量也会有明显不同。例如，接受放射治疗的乳腺癌患者，加速部分乳腺放疗会明显降低心脏、左前降支和肺剂量。随着三维适形放疗（3D-CRT）及调强适形放疗（IMRT）更广泛地运用于临床，以及肿瘤患者生存期的延长，虽然许多肿瘤患者从中受益，但是与放射相关的迟发型心脏损伤更为突出，并且成为主要的限制性因素，其发生率高达 20% ～ 68%。RIHD 的发生及其损伤程度取决于受照剂量、受照体积、受照持续时间及生化过程的改变，这种损伤所致的相关临床症状可以是急性的，也可以是迟发性的。另有文献报道，当心脏受照剂量＜ 30Gy 时，极少引起心脏损伤，当受照剂量＞ 40Gy 时，发生率逐渐增加，受照剂量＞ 60Gy 时，RIHD ＞ 50% ；心脏平均受量每增加 1Gy 就可能使放疗相关性心脏事件危险度增加 4%。胸部肿瘤放疗存活的首位非肿瘤致死原因是放疗所致的心血管并发症。有文献报道，患者的性别、年龄、KPS 评分、吸烟、饮酒、化疗史、心脏病史等均不是急性放射性心脏损伤发生的重要影响因素，心脏平均受量和 V_{60} 是 RIHD 发生的重要物理因素。胸部放疗总剂量与心脏损伤程度有关，当心脏 60% 体积受到照射，超过 40Gy 时，放射性心包炎的发生率为 1% ～ 5%，超过 50Gy 时，放射性心包炎的发生率为 25% ～ 50%。过去认为心脏可以抗拒≥ 30Gy 的受照剂量，但近几年研究表明心脏的受照剂量≤ 20Gy，甚至≤ 5Gy，都有可能导致心脏损伤。另有文献报道，高脂血症、放疗前血沉加快、年龄＞ 40 岁或＜ 21 岁、甲状腺功能低下、饮酒等因素均可提高 RIHD 发生率。

（二）与药物治疗相关因素

有研究认为，放疗联合药物治疗胸部肿瘤，且有协同作用，同时也更容易引起心脏事件。有研究对曲妥珠单抗等靶向药物与放疗联合应用，发现患者左心室射血分数容易发生改变，但是否会增加心脏事件，尚不能定论。

（三）与其他器官相互作用因素

有研究指出，心脏进行质子束照射时，放射性心脏损伤与放射性肺损伤之间存在相互加强效应，提示器官放射耐受不仅与受照区域有关，还与周围器官相关。

第五节 临床表现

心脏组织各部位对放射线的耐受力差异很大，微循环耐受力较弱，心肌细胞耐受力较强，放射线首先损伤微循环系统，导致血管内皮细胞受损、管腔闭塞、微循环障碍、心肌缺血，从而引起心脏受损。国外有文献报道，当心肌出现严重损伤时，会出现心脏射血分数（EF）的改变。RIHD 按发生时间可分为急性放射性心脏损伤和慢性放射性心脏损伤，前者指放疗中或放疗后 3 个月内发病，后者可发生于放疗后 1 年内，也可延长至数年；可分为以下几类。患者可以以其中一种或几种为首发症状并贯穿主要临床过程。

（一）放射性心包损伤

放射性心包损伤是 RIHD 最常见的类型，主要的临床表现为发热、胸痛、乏力等症状，渗出少时可无症状或仅为轻度活动后气短，渗出多时则可以表现为进行性胸闷、呼吸困难等心脏压塞症状。体格检查可发现患者有心率快、心音遥远、脉搏细数、呼吸困难等体征，坐位明显，卧位加重；偶有奇脉，在心前区可闻及心包摩擦音，如伴有胸腔积液可同时闻及胸膜摩擦音；心脏压塞明显时有颈静脉充盈或怒张；心界可扩大，呈普大型或球型；超声及 X 线均有心包积液的证据。据 Yamamori 等报道，81 例霍奇金病放射治疗后有 25 例发生心包积液，占 31%，其中 86% 的患者在治疗 1 年后出现，约 50% 为持续性心包积液。放射性心包损伤按病程进展可分为四个阶段。

1. *急性放射性心包炎* 发生在放疗过程中或放疗结束后，临床表现为发热、胸痛、呼吸困难、心包摩擦音及心包积液，重者出现心脏压塞。

2. *慢性放射性心包炎* 多在放疗后 1 年内出现，表现为慢性心包渗出。

3. *缩窄性心包炎* 多在放疗后 3 ～ 6 年出现，由急慢性渗出性心包炎发展而来，心包明显增厚。

4. *纤维素性心包炎* 心包广泛纤维化，严重影响心脏功能，可同时累及心包和心肌，严重影响心功能。目前对放射性心包损伤的机制尚不明确，有文献报道，纤维素性心包炎可能与放射线引起毛细血管网崩溃，反复的局部缺血等微循环障碍有关，导致毛细血管通透性增加，心包壁层纤维蛋白渗出，产生过多的富含蛋白质的心包积液，这些渗出被成纤维细胞及胶原蛋白替代，形成心包纤维变性，使心包不同程度增厚。正常心包厚度多＜ 1mm，发生放射性心包炎时平均可达 4mm，缩窄性心包炎可达 17mm。临床症状重者给予非甾体抗炎药治疗，出现心脏压塞者必须给予心包穿刺术。

（二）放射性心肌损伤

放射性心肌损伤主要表现为心肌纤维化或全心炎，后者包括心包纤维化。临床表现类似缩窄性心包炎，患者以胸闷、气短、乏力等为主诉，伴有颈静脉怒张及周围水肿，以及肝、肾等脏器淤血的表现。本病主要因心肌纤维化面积较大，心脏的收缩和舒张受到限制，这一变化多影响右心。检查可有第一心音减弱、收缩期杂音及奔马律等，超声检查可发现左心室缩小，左心室缩短分数降低，射血前期与射血时间比值异常，以及室壁活动度及顺应性下降等，但无明显特异性改变，与缩窄性心包炎很难鉴别。以心包纤维化为主的患者可实行心包剥离术，术后症状可明显改善，但伴有心肌纤维化者疗效欠佳，这种患者治疗效果及预后都较差。

心肌对放射线的耐受能力比心包强，发病率较低，主要表现为弥漫性或非特异性间质纤维化，其中以左心室最易受损。心肌受损主要表现为心肌炎、心绞痛和心力衰竭，可致心脏舒张功能减退，心脏顺应性降低；同时，破坏心脏传导系统，导致心律失常。多数患者放疗后短时间内无明显症状，可在放疗后 10 年随访中发现。

（三）放射性冠状动脉损伤

心绞痛与心肌梗死是放射治疗促使冠状动脉粥样硬化及严重狭窄所致的并发症。多见于放疗后长期生存患者，其发生机制与自发的冠状动脉粥样硬化相似，多发生在左前降支，机制尚不明确，有文献报道称，与增生的纤维组织及类脂物质易于沉积，血管内膜形成粥样斑块，并最终形成血栓。临床表现同冠心病，可出现反复的心绞痛，还曾有过心肌梗死的报道。这些患者通常年龄较小，平素无冠心病好发因素，经放射治疗后才出现心肌缺血的表现，随着年龄的增长，缺血的程度可明显加重或发展加速。冠状动脉造影示有血管狭窄，尸检也证实冠状动脉及大动脉有外层瘢痕、内膜纤维增厚的放射线损伤表现。尤其是在放射治疗 1 年内的死亡尸检报告中，提示冠状动脉病变率相当高。所以，对长期接受放射治疗者应特别注意饮食及血压的控制，若治疗中出现胸痛，应警惕缺血性心脏病及心肌梗死的发生。

（四）放射性心脏瓣膜损伤

放射治疗可引起瓣膜增厚，但出现瓣膜功能异常者少见。有时可在给患者听诊时闻及收缩期杂音，超声心动图检查示瓣膜闭合速度减慢等。一般老年人的发生率较年轻人高，与心电图异常一样，也常与其他表现共存。放射性心脏瓣膜损伤出现较晚，常伴有缩窄性心包炎，其中左侧瓣膜损伤较右侧更为多见，临床上以二尖瓣、三尖瓣狭窄或关闭不全最为常见。

（五）放射性心脏传导系统损伤

在心脏放疗早期即可出现，约 50% 胸部放疗患者可有心电图表现异常，多无临床表现，心电图检查以 ST-T 改变及束支和房室传导阻滞多见，也可出现期前收缩，个别有发生阿 - 斯综合征的报道，是放射线损害心肌及传导系统的表现。据统计放射治疗后发现心电图改变者约占总数的 50%，可为急性反应，也可在以后反复出现，一般不单独存在，多和其他表现共存。可有窦性心动过速、窦性心动过缓、房性或室性期前收缩、心房颤动等，其中以窦性心动过速最为常见。

（六）无症状性心功能减退

患者接受放射治疗后几年甚至几十年的时间内并没有明显的症状发生，但经核素及超声心动图随访可见射血分数有逐渐下降的趋势，还可出现选择性右心功能障碍表现；血流动力学检查可发现右心室压力升高，且这种改变与年龄无关。有报道显示该类心肌损害的发生率可占随访患者的 50% 以上，但由于对患者的影响不大，未受到重视。

第六节 辅助检查

1. *心电图检查* 是 RIHD 的重要诊断依据，心电图异常主要包括 ST-T 段改变，房性或室性期前收缩、QRS 波低电压，也存在一度房室传导阻滞和 Q 波异常。RIHD 引起心电图异常的占 28.7% ～ 63.2%。早期 RIHD 可出现短暂的、无症状的非特异性心电学异常。放疗所致的心电图异常发生率随放射剂量增加而增加。放疗引起的心电图异常早期多发生在放疗（20Gy）第 2 周，晚期一般在放疗结束后数月至数年，多数在 2 个月内出现。胸部肿瘤放疗结束或放疗后 1 ～ 2 个月复查心电图时，均为 1 ～ 2 级轻度损伤，其中 ST-T 段改变为 48.2%，窦性心动过速为 16.1%。动态心电图可 24 小时动态观察，明显提高 RIHD 诊断率，杨苏萍等认为，心电学是早期发现 RIHD 的有力依据之一。

2. *心肌酶谱检验* 心肌细胞受到损伤时，心肌肌钙蛋白（cTn）、肌酸激酶（CK）、肌酸激酶同工酶（CK-MB）等心肌内多种酶大量释放入血，引起酶学改变。其中肌钙蛋白由 T、C、I 三种亚基组成，是反映心肌损伤的重要标志物，在心肌细胞受到损伤 3 ～ 6 小时时，可升高 10 ～ 100 倍，持续时间可长达 2 ～ 3 周，可反映微小的心肌损伤，敏感度高，特异度强。当胸部照射剂量达（50 ～ 60）Gy /（5 ～ 6）周时，心肌酶谱异常发生率达 28.5%，肌钙蛋白 I 和肌钙蛋白 T 升高的可能性达 13.7% 和 10.9%。CK、CK-MB 也可作为心肌损伤早期诊断指标，但特异度及敏感度没有血清肌钙蛋白明显，在 2002 年公布的“心肌损伤标志物的应用准则”中已将肌钙蛋白 I 和肌钙蛋白 T 逐渐取代 CK-MB 作为心肌损伤诊断的金标准。

3. *影像学检查* X 线检查可用于观察心包积液征象，如有无心影增大、上腔静脉影增宽及心膈角是否锐利等；CT 检查可显示心包积液位置、量；MRI 检查可更准确显示心脏解剖结构异常、血流动力学改变，以及心包积液的范围和部位。

4. *超声心动图* 可见心影增大，合并有心包炎时可见液性暗区。

第七节 诊断、鉴别诊断和并发症

一、诊断

进行放射治疗或接触放射线剂量较大的人员如出现心脏症状可考虑是否存在放射性心脏损伤。即使无症状者也要对其心脏功能进行随访和评估。心脏检查的常用方法有心电图、超声心动图、心肌核素检查、运动试验等，心脏检查的目的是评价心脏的电活动、心功能、心脏形态及射血分数等情况；而心肌活检可评价心肌的病理改变及纤维化程度，若与心导管和心包穿刺结合可评价缩窄性心包炎及心脏压塞情况。不过所有这些检查都缺乏特异性，尤其是对鉴别心包积液到底是肿瘤的浸润还是放射损害造成的有相当困难。同时，由于心肌纤维化发生的部位及程度缺乏均一性，上述手段较难评估其在心肌、心包病变中发生的确切范围。这样在选择治疗方案或预测疾病转归方面就会失去准确性。所以临床上发生的不少例放射性心脏损伤，其诊断更多的是回顾性的或经尸解证实的。

1995 年，美国放疗肿瘤学研究组（RTOG）制订了 RIHD 的分级标准，具体如下。

0 级：无变化。

1 级：心电图可表现为窦性心动过速，T 波低平或其他改变，但无临床症状。

2 级：ST-T 段提示心肌缺血，亦可无明显临床症状。

3 级：可有心绞痛、心包积液、缩窄性心包炎、心脏增大、中度心力衰竭。

4 级：心脏压塞、严重心力衰竭、重度缩窄性心包炎。

5 级：死亡。

二、鉴别诊断

放射性心肌损害常与临床上的各种心肌病相混淆，但本病患者常有接受过放射治疗或有接触放射线剂量较大的经历。若出现心脏症状，可与其他心肌疾病进行鉴别。

三、并发症

放射性心肌损害可出现放射性肺炎、缩窄性心包炎、心律失常等并发症。

第八节　治　疗

放射性心脏损伤做到早发现、早诊断、早治疗，可有效改善预后。同时对于高危人群或有心脏基础疾病患者，可尽早使用保护心血管药物。我国关于 RIHD 防治的药物有血活素、生脉注射液、复方丹参、氨磷汀、右丙亚胺、左卡尼汀等。Yarnold 等报道血活素为去纤维蛋白的小牛血，具有增强心肌细胞氧和葡萄糖摄取及利用的作用，可迅速改善心肌细胞缺氧、缺血状态，降低血液黏稠度，改善微循环，从而对放疗后受损心肌具有修复作用。放射性心肌病的治疗与一般心肌病治疗类似，给予休息、吸氧、血管紧张素转化酶抑制剂、钙离子拮抗剂、利尿药、强心治疗等处理。

急性心包炎主要进行抗感染治疗。由于该炎症是一种非特异性炎症，所以首选激素治疗，可给予泼尼松 10 ～ 20mg，3 次 / 天，口服；或地塞米松 0.05 ～ 1.5mg，2 ～ 4 次 / 天，口服；渗出液多者进行心包穿刺减压后可在心包腔内注射氢化可的松 30 ～ 50mg，均能取得较好疗效；有学者认为可以适当选用免疫抑制药，但确切疗效现无定论。对慢性心包炎的治疗原则尚有一定争议：由于不易确定心包反复渗出后出现缩窄性心包炎的患者其心肌纤维化的受累程度，进行心包剥离术后约 50% 患者症状并没有明显改善，因此不少临床医师对慢性心包炎仍主要采取利尿、扩血管、减压等非手术治疗，若病情基本稳定就不再考虑进一步手术治疗，只有出现进行性呼吸困难，持续性肝大，胸腔积液，药物治疗无效时才进行心包剥离手术。心肌炎的处理原则基本同急性心包炎，其疗效的提高方法正在研究之中。

放射治疗后应注意饮食的调整，以及血压、血糖的控制，对已形成的冠状动脉严重狭窄可施行经皮冠状动脉内血管成形术（PTCA）或旁路移植术。对心绞痛或心肌梗死则应按相应的诊疗常规处理。

对严重的三支阻滞或高度房室传导阻滞等传导系统的严重受损者可安装心脏起搏器。少数高危性期前收缩须积极处理，症状明显时可选用副作用少的抗心律失常药，如美西律、阿替洛尔等，对持续 ST-T 段改变的患者可采取保护和营养心肌的措施。

照射前后可选用茶苯海明 25 ～ 50mg 或奋乃静 4mg，口服；放射治疗后可服用补气血、温肾阳的中药进行机体调节，如黄芪、党参、熟地黄、当归、何首乌、补骨脂、肉苁蓉等；还要注意防治感染，纠正水电解质平衡失调，必要时可少量输血或输入骨髓细胞，这对提高患者自身免疫力，减轻毒副作用可能有所帮助。生脉注射液是从人参、麦冬、五味子三味中药中提取的人参皂苷、麦冬皂苷、麦冬黄酮、五味子素等有效成分，具有稳定血管内皮细胞，促进受损心肌 DNA 修复，增加缺血心肌血流灌注，改善冠状动脉血流，保护因放疗损伤的心脏等作用。中医学认为，放射线属热毒之邪，作用于心脏，则伤津耗液，致气阴两亏，临床多表现为心悸、气短、胸痛、胸闷、呼吸困难等症状，治疗上可选择清热解毒、利水消肿、活血化瘀、改善心肌供血类药物。牡荆素是从山楂树叶中提取的有效成分，山楂是蔷薇科山楂属植物，别名棠棣、红果，主要产于山东、山西、河南、河北、辽宁等地，山楂叶中提取的黄酮类化合物具备增加冠状动脉流量、保护心肌缺血、抗氧化、降血脂、降血压等作用，尤其是对于缺血、缺氧的心肌细胞具有明显的保护作用。那么牡荆素对于RIHD引起的心肌缺血缺氧性改变是否具备同样的保护作用是未来研究的方向之一。已有动物实验显示，照射前吸入低氧混合气体可以降低心脏放射损伤的程度，但是，是否能进行临床过渡还要进行大量工作。目前这些方面不少减毒研究还在进行中。

第九节　预后和预防

据推测，21世纪放射治疗可能仍是抑制肿瘤生长的一种非常有效的方法。尽管新的放射治疗方法及技术正在研制，且有望降低传统放射治疗带来的心脏损害，但据近十几年来的有关报道，放射性心脏损伤的出现率存在上升趋势。如果患者一般情况较好，放射治疗的方案得当，因心脏损害导致的死亡数量很少，少数死亡者的死因多为心脏压塞或心力衰竭处理不当。相当一部分接受放射治疗的患者可无明显症状，大多数患者即使有心脏渗出表现，但血流动力学能保持长期稳定，心功能的减退也相对比较缓慢。不过放射治疗后期一旦出现较明显的临床症状，是肿瘤复发或浸润造成的损害还是心脏放射治疗后的迟发性毒性反应不易鉴别，因此是否继续进行放射治疗比较难决定。当然，此时若诊断处理正确，仍可减缓病情的发展，这类患者最终的转归通常还是根据肿瘤浸润的结果而定。而放射性心脏损伤只是促进病情恶化的因素之一，它基本上是可以控制的。

进行放射治疗及接触放射线的人员应积极进行防护，对已造成放射性心脏损伤者必须给予相应的治疗。主要的预防措施有防止射线接触过多对接受放射治疗的患者，应仔细选择治疗方案和照射野，根据病情及患者情况确定照射剂量、照射时间及照射间隔等，一般累积照射量不应超过35Gy，同时要避免对中纵隔的反复直接照射。因为部分肿瘤生长的抑制率呈现剂量依赖性，所以应在不影响疗效的情况下选择较小的照射量，危害大的部位应尽量减少照射，必须加大照射量时也要权衡利弊，以患者能够承受为准。治疗中若出现心脏症状，要考虑减少照射剂量或改变照射方案。在对乳腺癌、霍奇金病和非霍奇金淋巴瘤放射治疗的过程中，要注意放射治疗的剂量、次数和时间的掌握，剂量不宜过大，时间不要太长。放疗照射区所包括心脏的容积要尽量小。在放射治疗的过程中要注意对心脏和肺的保护。必要时在隆突下用防护垫保护心脏，可降低对心脏的损害。

照射的方法也需进行不断的改进，经有关医务人员的多年研究，发现采取前后位照射法可以较前位加权照射法明显减少心脏受到的照射面积，从而减轻心脏毒性；采取直接前位内乳区域照射法，而不用过去的斜位视野法照射治疗乳腺癌可明显减少照射剂量等。目前，随着许多先进医疗技术的临床应用，接触射线的机会日益增多，如越来越多的心血管疾病采用介入治疗的方法，以及射频消融术、非开胸心脏修补术等的广泛应用，患者均需在X线下监测较长时间，对工作不熟练的新手或在处理疑难病症时更是如此；还有放射性核素的检查与治疗，有的甚至需在患者身上反复使用或植入使用；当然对肿瘤患者实施放射治疗的医师接触射线的机会也很多。对射线造成的危害或损伤尚不清楚，但已有进行较长时间射频治疗的患者早期出现心包渗出的报道。这些都说明工作人员在执行放射治疗或在放射线下工作时应加强防护意识，提高技术水平，严格执行操作规程，对需要接触射线进行治疗的患者，尤其是青少年患者应特别加强防护，缩短手术时间，防止放射性心脏损伤的发生。对进行放射治疗的患者的各项有关指标要进行定期监测，特别是胸部照射者，对心脏要定期做全面检查。检查内容包括心电图、超声心动图等，必要时可采取心肌活检及心导管检查。对霍奇金病治疗前要对红细胞沉降率、绝对淋巴计数（是否≤ 1000×10^6/L）、有无进行辅助性化疗（如使用柔多比星、柔红霉素等有心肌毒性的药物）、中纵隔病变的广泛程度这 4 项危险因素进行检测，如这 4 项危险因素同时存在，则 86% 的患者会出现心脏毒性。化疗与放射治疗的毒性是相加的而不是简单的协同作用，化疗药物虽并不增加心包炎的发生率，但增加心包炎的渗出时间，因此放射治疗时要特别注意抗肿瘤药物的选用，并加强对这类患者的心脏监护。

长期从事放射治疗和放射投照的工作人员在执行放射治疗或在放射线下工作时应加强防护意识，提高技术水平，严格执行操作规程，防止射线接触过多，积极进行射线防护。

第十节 展 望

目前 RIHD 尚无确切的治疗手段，重在预防，未来可从以下几方面进行预防：①放疗科医师和物理师在制订计划时，可通过挡铅减少心脏受照射体积；②三维适形或调强适形计划减少心脏受量；③精确定位，每周检查，减少治疗期间摆位误差；④剂量分布均匀，避免心脏受到高剂量热点；⑤放化疗联合治疗时，尽量减少对心脏毒性较大药物的使用，适当增加保护心肌的药物，并定期检查心电图、心肌酶谱。对 RIHD 进行早期检测和干预以更好地保护心脏，心电图检查能发现早期心脏毒性反应，具有无创、重复性好、操作简单、费用低廉等优势。国外有研究报道，己酮可可碱及维生素 E 联合应用可以明显降低受照射大鼠心脏组织 TGF-β_1mRNA 表达水平，放疗前后清除或下调 TGF-β 水平，可有效保护心脏，这对我们后期研究牡荆素能否降低 RIHD 时心脏 TGF-β 表达，从而逆转 RIHD 的产生，将产生重要指导意义。

（谢巧英　褚彦明）

参考文献

范风云，石梅，张丙芳，2006. 放射性心脏损伤及防护的研究进展 . 心脏杂志，18（6）:721-723.

姜敏，吴荣，2012. 放射性心脏损伤的研究进展 . 医学综述，10（19）:3228-3231.

万红，谭卫国，杨剑，等，2013. 电离辐射对放射工作人员心血管系统的影响 . 中国辐射卫生 ,22（1）:47-48.

王军，王祎，刘青，等，2013. 三维放疗急性放射性心脏损伤类型及影响因素分析 . 中华放射肿瘤学杂志，22（3）:213-216.

武亚晶，王军，王祎 ,2016. 放射性心脏损伤发病机制研究进展 . 中华放射肿瘤学杂志，25（6）:657-660.

应维良，曹舜翔，2013. 胸部放疗靶区体位固定的临床观察 . 实用癌症杂志，28（2）:197-198.

于兰，万海涛，王刚，等，2016. 放射性心脏病的研究进展 . 中华放射医学与防护杂志，36（6）:475-479.

张帆，唐虹，洪浩，等，2010. 食管癌调强放疗中心脏及肺损伤的相关因素分析 . 中华疾病控制杂志，14（5）:162-163.

张启富，2014. 临床物理因素对胸部癌症患者三维适形放疗后急性放射性心脏损伤发生的影响 . 实用癌症杂志，29（4）:469-474.

张琴，杨苏萍，张雅莉，2011. 放射性心脏损伤的发病机理及其无创性检查的研究进展 . 中国临床医学，4（3）:281-285.

Bär C, de Jesus BB, Serrano R, et al, 2014.Telomerase expression confers cardioprotection in the adult mouse heart after acute myocardial infarction. Nat Commun, 5: 58-63.

Borghini A, Gianicolo EA, Picano E, et al,2013.Ionizing radiation and atherosclerosis : current knowledge and future challenges.Atherosclerosis,230（1）:40-47.

Dogan SM，Bilici HM，Bakkal H，et al,2012. The effect of radiotherapy on cardiac function. Coron Artery Dis, 23（3）:146-154.

Kumarathasan P, Vincent R, Blais E, et al, 2013.Cardiovascular changes in atherosclerotic ApoE-deficient mice exposed to Co60（γ）radiation. PLoS One,8（6）:e65486:1-10.

Lee CL, Moding EJ, Cuneo KC, et al,2012. p53 functions in endothelial cells to prevent radiation-induced myocardial injury in mice.Sci Signal, 5(234): 52.

Mege A，Zioueche A，Pourel N，et al, 2011.Radiation-related heart toxicity. Cancer Radiother，15(6): 495-503.

Pradeep K，Ko KC，Choi MH，et al, 2012. Protective effect of hesperidin，a citrus flavanoglycone，against c-radiation-induced tissue damage in Sprague - Dawley rats. J Med Food，15(5): 419-427.

Schultz-Hector S, Trott KR, 2007. Radiation-induced cardiovascular diseases: is the epidemiologic evidence compatible with the radiobiologic data. Int J Radiat Oncol Biol Phys, 67(1):10-18.

Stewart FA, 2012.Mechanisms and dose-response relationships for radia tion-induced cardiovascular disease. Ann ICRP, 41 (4) : 72-79.

Yan X, Sasi SP, Gee H, et al,2014.Cardiovascular risks associated with low dose ionizing particle radiation. PLoS One,9（10）:e110269:11-12.

第 99 章
心脏康复

随着心血管疾病诊疗技术的巨大进步及其在我国临床中应用越来越广泛，心血管疾病患者的预后得到了明显改善。但从总体上来看，我国心血管疾病的患病率和病死率仍处于上升阶段，心血管疾病相关危险因素的流行趋势依然明显。高血压、糖尿病和高脂血症患病率持续攀升，以及吸烟、不良饮食习惯、职业紧张和运动参与度低，是导致缺血性心脏病发病率高的重要原因。改善和促进健康生活方式，形成心血管疾病预防、治疗和康复的完整干预链，改善生活质量，减轻疾病负担，已成为各国政府和专业协会的首要任务，也是中国心血管医师责无旁贷的使命。

现代国际心脏康复的历史可追溯到 20 世纪 50 年代，英、美等国最先从急性心肌梗死患者长期卧床的禁锢中走出来，鼓励患者早期活动，在医师指导下进行运动康复，以达到降低心肌梗死并发症发生率、缩短住院时间的早期康复目标。Wenger 等还制定出急性心肌梗死住院期间心脏康复方案，并在临床中应用。在过去的 60 多年中，心脏康复已经从一个鼓励患者体力活动的简单计划，逐步发展成为包括患者教育、心理干预、营养咨询、药物治疗最优化、二级预防和运动康复为一体的心血管疾病综合管理体系。心脏康复在改善冠心病和心力衰竭患者生活质量、增加社会适应能力、降低再发心血管事件等方面得到了广泛认可。

心脏康复通过多方面、多学科合作，采取综合干预手段，包括医学评估、运动处方、心血管危险因素的干预及健康教育，以减轻心血管疾病所带来的生理和心理的影响，降低再发心血管事件的再发风险和猝死的风险，控制症状，稳定或逆转动脉粥样硬化，提高患者的社会、心理和职业地位。

进入 21 世纪，以运动为核心的综合康复程序已成为专业协会和心脏病专家关注的焦点，越来越多的心血管疾病专家和科研人员开展心脏康复的临床实践。从心血管疾病预防与康复、基于训练的心脏运动康复，到围术期体能评定、预康复与术后康复，运动（康复）心脏病学实践正在改善心血管疾病患者的预后和生命质量。

第一节　心脏康复的历史

心脏康复（cardiac rehabilitation，CR）是一项功德无量的事业，是心血管疾病“防治康”三位一体医学模式中的重要一环。

希波克拉底最早将饮食和运动作为增进健康的方法之一。如果我们给予每个人最适量的饮食和运动，对于健康是最安全的。柏拉图是一位哲学家，但他十分相信运动是心身健康的组成部分之一。古代罗马人运动医疗的许多观念与现代的康复理念十分相似，特别是伟大的罗马医师盖伦，他对运动的分类与当代的运动处方原则一致。

1090 年，R. Tait McKenzie 出版了《教育和医学的运动》一书。1553 年 Christobal Mendez 出版了第一本有关运动的医学书籍。

19 世纪初，加拿大和欧洲等国家和地区已有了心脏康复的最初记载。1802 年，英国内科医师 William Heberden 发现“心绞痛患者每天锯木材半小时，心绞痛几乎治愈”。50 年后，爱尔兰医师 William Stokes 出版了《心脏和主动脉疾病》这一经典著作，书中记载“步行运动可以治疗心脏病”，并提出了 Stokes 训练方案。

1875 年，慕尼黑医师 Oertel 描述了休闲健身中心训练方案，该方案结合 Stokes 步行训练，加上严格的饮食控制，以消除“多余脂肪的堆积”。20 世纪初，Schott 兄弟在传统的休闲健身中心训练的基础之上，推荐矿泉浴与抗阻力训练、登山等相结合的方法。

1950 年，Irvin 和 Burgess 把无合并症的急性心肌梗死患者的卧床时间缩短到 2 周；1951 年，曾提出卧床 4 ～ 8 周的美国著名心脏病专家 Levine 和 Lown 也提出了著名的“坐椅子疗法”，即患者在 1 周内（有些患者从第 2 天开始）就可以坐在安乐椅上，每天 1 ～ 2 小时，结果十分满意，全部 81 例患者无任何并发症，也未发生任何血栓事件和肺部感染等。

20 世纪 60 年代初，美国及西欧、北欧等国家的心脏病专家对心脏病，特别是冠心病的康复运动治疗进行了深入研究，开始重视急性心肌梗死患者的早期分级活动方案，并阐述了这一方案的有效性和安全性。Cain 和他的助手在 1961 年报道了早期逐步实施活动计划的有效性和安全性。1964 年，康复专家委员会成立，首次对心脏康复进行定义。1968 年，Gottheiner 在以色列发表了包括 100 位患者超过 4 年的康复训练的综合报告，证明有氧运动（如快走、慢跑、骑自行车、游泳和划船）对心脏病康复有效。

到了 20 世纪 70 年代，在英、美等国掀起了急性心肌梗死早期活动治疗的研究热潮，认为早期的运动治疗并不增加心绞痛、再梗死、心力衰竭及猝死的发生率，相反可避免长期卧床的并发症，并可缩短住院时间。此时，急性心肌梗死住院 3 周已成为常规。

1972 年，AHA 发布了《健康人的运动试验和训练：医师手册》。1974 年，7 名有急性心肌梗死病史的患者圆满地完成了波士顿马拉松比赛，这是医学史上的第一次，也把康复运动推上了一个顶峰。1975 年，AHA 发布了《心脏病患者或高危人员的运动试验和训练：医师手册》，ACSM 也发布了《分级运动试验和处方指南》，并开始对从事健身和心脏康复的工作人员进行职业认证。1977年，第一届心脏康复会议在德国汉堡汉萨自由市举行。

1981 年，WHO 发表了预防冠心病复发和进展的声明：大量的冠心病死亡发生在那些已患冠心病的人群中，采取相关措施预防冠心病病理过程的进展，可明显降低总体死亡率。一次心脏事件后，患者的远期预后受到各种危险因素的影响，而这些危险因素的持续存在，将促进动脉粥样硬化的持续发展，采取预防措施显得非常必要。此后，二级预防的概念正式提出，并获得医学界的高度重视。

20 世纪 80 年代，运动训练被确立为心脏康复的关键部分，其他还包括戒烟、控制体重和危险因素、调整饮食、药物治疗和心理咨询等，从那时起，进行心脏康复的患者已扩大到冠状动脉旁路移植术、经皮冠状动脉介入术后、心脏移植术后、慢性心力衰竭和瓣膜手术后的患者。1981 年，Victor Froelich 和 Michael Pollock 共同编辑发行了《心脏康复杂志》。Levy 等学者发现，20 世纪 60 年代后期开始，美国的心血管疾病，特别是冠心病和卒中的死亡率出现明显下降，尤其是老年人，这要归功于医疗技术的改进、生活方式的改善和危险因素的控制。1985 年，美国心血管和肺康复协会（AACVPR）成立。20 世纪 80 年代末，O’ Connor 和 Oldridge 等分别发表文章，共纳入 4000 余例接受心脏康复的心肌梗死患者，3 年随访结果显示，总的心源性死亡率下降约 25%，并减少了因心脏病再次入院的风险，接受综合心脏康复患者的死亡率低于接受单纯运动康复的患者。

1990 年，Hedback 等报道了综合心脏康复在降低 CABG 术后多种危险因素的有效性。同年，加拿大心脏康复协会（CACR）成立。2004 年出版的《心脏康复和二级预防程序指南》（第 4 版）认为，现在心脏康复、二级预防和大保健产生了连接，保健流程已经成为康复服务的连续体。

我国心脏康复事业的发展经历了以下三个阶段。

一、启蒙摸索阶段

我国的心脏康复起步于 20 世纪 80 年代，1981 年吴英恺在《中华心血管疾病杂志》撰文，强调要重视心血管疾病的康复治疗研究工作。同期，北京大学第三医院以运动医学为主导的心脏康复团队开始进行冠心病的心脏康复。另外，以河北省人民医院曲镭为代表的一批专家，也开始进行心脏康复的宣传与实践，于 1986 年前后相继发表心脏康复方面的综述与论著。其后的 10 年中，罗征祥和冯建章领导下的广东省人民医院设置隶属于心内科和心外科的心脏康复科，中南大学湘雅医院的孙明也大力推动心脏康复发展，金宏义和孙家珍等也是中国心血管疾病康复的先驱和创业者之一。

20 世纪 80 年代，是中国心血管疾病介入诊疗技术起步和发展阶段，冠心病和心律失常的介入治疗得到了专家、患者和国家有关部门的认可。与此同时，虽然南京医科大学励建安和福建医科大学刘江生等执着地推动中国心脏康复的发展，翻译出版了一些欧美国家心脏康复的经典教材，但是心脏康复并没有跟上心脏介入技术的步伐。大多数医院陆续开展的心脏康复由于各种原因逐步消失，20 世纪 80 年代仅广东省人民医院、北京大学第三医院和上海同济医院等为数不多的几家医院保留了心脏康复的技术力量，且大多属于科研层面。

二、临床实践与科研探索阶段

1993 ～ 2008 年，尽管各家医院所实践的心脏康复尚缺乏确定的专业方向，心脏康复隶属于心脏科、康复医学科或运动医学科等不同学科。但值得欣慰的是，心脏康复陆续得到心血管领域专家的关注，以及卫生行政部门的重视。

刘江生教授坚持发展我国心血管康复医学，终身为之奋斗，在人员、经费缺少等极其困难的情况下，还坚持办班、办会、办杂志。目前，由刘江生教授一手操办的国内唯一的《心血管康复医学杂志》已成为核心刊物，正式出版 20 多年。

三、蓬勃发展阶段

2013 年，中国康复医学会心血管疾病专业委员会第四和第五届主任委员胡大一等心血管专家牵头制定并发布了《冠心病康复与二级预防中国专家共识》，倡导“心脏康复 5 大处方”的理念，即运动处方、营养处方、心理处方、戒烟处方和药物处方，既有对国际预防与康复先进理念的学习借鉴，更有中国特色的创新，极大地推动了心脏康复在我国的发展。

胡大一教授认为，心脏康复应立足于人文服务，以填补“心”的短板，要积极探索中国心脏康复 / 二级预防模式，以修复破碎的医疗服务链。近 5 年来，越来越多的心脏康复论坛极大地普及了心脏康复概念，推动了心脏康复事业的发展，更多的学者认识到心脏康复的意义，并且加入到心脏康复的临床实践中。心脏康复发展到今天，主要着重于心脏康复中心的搭建和普及心脏康复的意义，与欧美国家相比，我国真正规范化的心脏康复临床实践尚未完全开展，这项事业任重而道远。很多康复中心无论是场地、设备还是人员配备都明显不足，也缺乏合适的心脏康复评估和治疗相关收费标准，在很大程度上制约了心脏康复的良性发展，难以体现其医疗价值和社会价值。

第二节　心脏康复的定义

1964 年，WHO 把心脏康复定义为：要求保证使心脏病患者获得最佳的体力、精神及社会状况的活动总和，从而使患者通过自己的努力能在社会上重新恢复尽可能正常的位置，并能自主生活。

1995 年美国心脏康复的定义为：心脏康复是涉及医学评价、运动处方、心脏危险因素矫正、教育咨询和行为干预的综合长期程序，用以减轻心脏病的生理和心理影响，减少再梗死和猝死的发生危险，控制心脏症状，稳定和逆转动脉硬化进程，以及改善患者生理和职业状态。

现代心脏病康复的定义为：研究心血管的危险因素，开展健康教育，改善不合理的生活方式（如高脂饮食、吸烟、少活动等），保持心理健康，进行心血管疾病的预防，使危险人群免于患病。对心血管疾病患者进行心功能评定，判断预后，有针对性地进行二级预防；矫正患者的危险因素，减缓甚至逆转病变；减轻症状，并降低再次发病和猝死的发生危险。增强体力，提高生活质量，促进回归社会，指导恢复工作。

心脏康复是指应用各种协同的、有目的的干预措施，包括康复评估、运动训练、指导饮食和生活习惯、规律服药、定期监测各项指标和接受健康教育等，使患者改善生活质量，回归正常社会生活，并预防心血管事件的发生。

心脏康复是一项综合的、长期的、多维度的治疗方法，是心脏病的一级预防、二级预防和三级预防的重要组成部分。

预防和康复，作为防治康三位一体医疗链的两极，一个是治疗的关口前移，另一个是治疗的后续管理，具有十分重要的作用。目前，相对于强大的治疗体系，预防和康复还是比较弱小，也没有受到应有的重视。心脏康复就是二级预防，或者说，心脏康复是二级预防中的重要内容，所以在这个共识下的实际操作层面，心脏康复其实已经与二级预防进行了有效整合，许多学（协）会也已经将原来的“心脏康复专业委员会”改为“心脏预防与康复专业委员会”。

康复用英文解释不是简单的“recovery”，而是“rehabili-tation”，也就是说，康复不仅仅是简单的恢复，也是一种生活方式的重新建立。

心脏康复是一门新兴的交叉学科，它既是心血管内科的一个亚分支，也是康复医学的延伸，目前已经成为心血管疾病诊疗体系中重要的组成部分，即在规范的专业治疗基础上，重视非药物治疗对疾病的治疗作用，主要是通过指导心血管疾病患者形成正确的生活方式,包括科学的运动、心理的调节与疏导、健康的饮食、控制体重、戒烟等各方面的措施，强调给予心血管疾病患者全面的医疗指导与人性关怀，安全有效地预防心血管疾病的一些并发症，预防严重心血管事件的发生，延长寿命，提高患者的生活质量。

心脏康复的模式和内容可以多种多样，但其核心是教育、运动和不良生活方式的转变。

第三节 心脏康复的目的

1993年，WHO将心脏康复治疗的目标总结为通过对潜在病因良性和有效的干预，使心脏病患者尽可能拥有良好的身体、精神和社会生活状况，帮助患者通过自身的努力尽可能地保存或恢复在社会生活中的正常地位。简而言之，心脏康复治疗的目标是帮助患者在其身体条件许可的范围内，最大限度地恢复生活能力和劳动能力，具体措施如下。

1. 控制症状，提高心脏功能储备，改善心脏功能。

2. 提高对危险因素的控制，改变冠状动脉疾病的自然病程，防止冠心病或有高易患风险的患者动脉粥样硬化的进展。

3. 降低猝死和再梗死的发生风险，降低死亡率和心脏事件的再发生率。

4. 降低不良心理影响，提高生活质量，使患者恢复到最佳生理、心理和职业状态。

5. 提高患者的活动能力和社会参与能力。

有效的心脏康复可降低冠心病患者8%～37%的总死亡率，7%～38%的心血管疾病死亡率，以及45%的1年内猝死风险，还可降低再入院率、血运重建率及医疗费用。

通过对3万余名冠心病患者的研究，Medicare心脏康复计划显示，心脏康复的治疗次数与心血管终点事件的降低呈剂量依赖性关系。在研究对象中，仅有18%完成全程36次心脏康复治疗。其结果表明，参加36次治疗的患者比参加24次、12次和1次治疗的患者死亡风险分别下降14%、22%和47%，心肌梗死风险分别下降12%、23%和31%。英国的一项调查显示，急性心肌梗死患者、冠状动脉旁路移植术后患者、PCI术后患者心脏康复的依从性分别为17%、44%、6%。在美国，有80%～90%符合参加心脏康复的冠心病患者并未接受正规的康复治疗。在不同国家和地区，心脏康复的参与率为14%～37%。心脏康复的益处虽已得到公认，但心血管疾病患者心脏康复的依从性仍然普遍较低。

全球急性冠状动脉事件注册研究（Global Registry of Acute Coronary Events，GRACE研究）的中国数据显示，心肌梗死和心绞痛患者即使经过几乎与国外同质化的手术和药物治疗，4年的累积死亡率仍高达22.6%，其中50%死于再发性心肌梗死，反复住院和再次血运重建的治疗率达25%。而综合心脏康复治疗可使1年内猝死风险降低45%，心血管死亡风险降低38%。心肌梗死恢复期的综合心脏康复治疗（包括运动指导、循证用药、营养指导、心理支持和戒烟指导）直接决定患者的预后和生活质量。

康复运动对心血管系统的作用如下。①外周效应：提高骨骼肌对氧的摄取能力，改善骨骼肌氧利用率，提高机体的最大耗氧量，改善血流动力学；②心脏本身：促进冠状动脉侧支形成和冠状动脉舒缩，增加心排血量和冠状动脉血流量，增加心脏射血分数，增加电稳定性；③降低危险因素：改善脂、糖代谢，降低血压，降低血小板聚集。

心脏早期康复的主要获益如下。①早期出院或回归社会；②减少危险因素，保持健康状态；③抑制动脉硬化等疾病的进展（二级预防）；

④调节机体生理及精神功能；⑤降低猝死风险；⑥调节临床症状和体征；⑦改善职业及心理状况。

先进的心脏病治疗技术只能解决急性和急诊问题，为心脏病患者进一步康复治疗提供了良好的条件，但不能完全取代心脏康复。心脏康复能够提高心血管疾病药物和介入技术的疗效，其作用是药物和手术无法替代的。当然，我们也必须认识到，心血管疾病的治疗是综合的，心脏康复并不能完全解决所有的心血管问题。

最近美国一项对60万例老年冠心病患者5年随访的研究发现，心脏康复患者的死亡率较非心脏康复患者减少21%～34%，其效果与心血管疾病的预防用药相当，而费用明显低于预防用药。

心脏康复具有冠心病二级预防的作用，可使冠心病全因死亡率下降15%～20%，心源性死亡率下降26%～31%，耐力和运动能力提升20%～50%，获益与使用他汀类、阿司匹林相似。

心脏康复可以明显减少被动治疗所需的费用，提高成本-效益比，不但节省个人、单位的经费开支，也是对社会的一大贡献。心脏康复也是一项温暖工程、爱心工程，是重塑人类伦理和道德新长城的精神工程。

1. *临床诊断更加精确* 心脏康复特别强调对心血管疾病患者整体病情的判断，包括运动能力的高低、运动系统是否正常及生活方式是否健康等。诊断是治疗的基础，更加全面的诊断能为更全面的治疗带来更好的指导，临床获益会更大。

2. *心理调整更加适宜* 心理应激或过度的精神压力是导致目前心血管疾病高发的重要因素之一，同时也是影响康复效果及心血管疾病患者预后的关键因素之一。因此适宜的心理调整对于心血管疾病患者的临床治疗具有重要的辅助作用。

3. *治疗更加全面* 对于大多数已患有器质性心脏病（如冠心病、心力衰竭等）的患者，药物治疗及必要的手术治疗是必不可少的。而非药物治疗方法，如饮食治疗、运动治疗、心理调节等是心脏康复的重要组成部分。所有的心血管疾病患者都应该进行心脏康复治疗，以提高治疗效果和患者的生活质量，减少药物用量和手术治疗的需求。

4. *饮食更加合理* 高血压、冠心病、糖尿病、高尿酸血症等疾病与日常不良的饮食习惯密切相关，正确的饮食指导无疑将提高治疗效果，对于预防疾病的进展或再发具有重要的作用。

5. *运动更加科学* 运动有益健康的观念已被广泛接受，实际上"运动是一种天然的良药"，对心血管疾病患者来说也不例外。国内外大量的研究证实，运动治疗心血管疾病可以明显降低死亡率，减轻症状，改善生活质量。实践证明，运动治疗心血管疾病既安全有效又价廉，而且这种效果和益处是单靠使用药物治疗所不能达到的。掌握科学的心脏康复运动方法，会使患者终身受益。

6. *自我管理能力更加提高* 心血管疾病多数是慢性疾病，需要终身治疗。心脏康复治疗的一个重要目标就是使患者能够全面了解自己的疾病，并在此基础上提高自我管理疾病的能力，努力达到针对慢性心血管疾病的全程关注、全面治疗。

7. *患者对药物和手术的需求更加减少* 大部分患者经过心脏康复治疗后可以提高综合治疗的效果，减少药物用量，并延缓或减少由于疾病进展而需要进行的手术治疗。

第四节 心脏康复的对象

心脏康复的对象非常广泛，几乎涵盖所有生命体征相对稳定的心血管疾病和相关危险因素。

虽然心脏康复最初是为急性心肌梗死患者设计，但随着医疗技术的进步，急性心肌梗死患者存活率明显增加，带病生存人数增多；心力衰竭发病率逐年增加，而ACEI/ARB和β受体阻滞剂的应用，使心力衰竭患者的死亡率持续下降；等待心脏移植的患者及使用左心室辅助装置的患者人数增加，这些患者均可从心脏康复中获益。

埋藏式心脏起搏除颤器（ICD）的研制并成功用于临床，使一些致命的或潜在致命性心律失常得到控制，减少了心源性猝死的发生。这些患者在植入ICD前后均存在生活质量下降及躯体功能下降问题，均在心脏康复的运动和心理社会支持中受益。

在我国，虽然风湿性心脏病的发病率在下降，但随着人口老龄化的进展，老年退行性心瓣膜病的患病人群在不断扩大，这部分患者同时合并冠心病的概例也很高，虽然应用瓣膜手术的数量与CABG手术的数量相比仅是一小部分，但冠状动脉与瓣膜联合手术的数量在增加。

因此，心脏康复的适应证在逐步拓宽，除心肌梗死以外，稳定型心绞痛、CABG/PCI、心源性猝死存活患者，以及各种原因导致的慢性心力衰竭、先天性心脏病术后、瓣膜心脏病术后及心脏移植术后的患者，均可从心脏康复中获益。

心脏康复的适应证包括：①急性心肌梗死无合并症或合并轻中度心功能不全的患者；②稳定型心绞痛的患者；③无症状性心肌缺血的患者；④陈旧性心肌梗死的患者；⑤冠状脉动植入支架术后的患者；⑥冠状脉动旁路移植术后的患者；⑦慢性心力衰竭稳定期的患者；⑧心脏瓣膜置换术后的患者；⑨心脏起搏器植入术后的患者；⑩心脏移植术后的患者；⑪ 外周血管病出现间歇性跛行的患者；⑫ 高血压、高脂血症、糖尿病及代谢综合征、病毒性心肌炎后遗症、心脏神经官能症等的患者；⑬ 合并糖尿病、高脂血症、痛风、吸烟、单纯性肥胖及运动能力减低的患者。

心脏康复的禁忌证包括：①不稳定型心绞痛或急性心肌梗死后病情不稳定的患者；②出现新的心电图心肌缺血改变的患者；③危重抢救患者在严密监护下；④静息时 SBP ≥ 180mmHg 或 DBP ≥ 110mmHg 的患者；⑤血流动力学不稳定或低血压，包括血压的异常反应（直立或运动时血压明显变化并有症状）；⑥严重心律失常（静息时心率＞ 120 次 / 分、无法控制的心房颤动、室上性心动过速、频发室性期前收缩＞每 100 次有 15 次以上，高度房室传导阻滞）；⑦没有控制的心力衰竭或心源性休克的患者；⑧严重合并症，包括体温超过 38℃、急性心肌炎或心包炎、未控制的糖尿病或甲状腺功能亢进或黏液性水肿、血栓或栓塞；⑨动脉瘤或严重瓣膜疾病或主动脉狭窄的患者；⑩发绀型先天性心脏病的患者；⑪ 梗阻性肥厚型心肌病的患者；⑫ 严重肺动脉高压的患者；⑬ 急性全身性疾病或肝肾疾病的患者；⑭ 洋地黄或其他药物中毒的患者；⑮ 手术切口异常的患者；⑯ 严重贫血或电解质紊乱的患者；⑰ 运动诱发支气管痉挛的患者；⑱ 长期激素治疗的患者；⑲ 植入频率固定的起搏器的患者；⑳ 明显精神紧张或患者不理解或不合作康复治疗的患者。

另外，国外有相对禁忌证，但出于对我国国情和患者安全的考虑，也将其纳入绝对禁忌证范畴。

第五节　心脏康复的分期

心脏康复包括三个阶段（Ⅰ期、Ⅱ期和Ⅲ期），各有分工，相互融合。每一阶段的目的都是帮助患者恢复并预防远期的心血管事件。心脏康复的内容是功能测定和康复治疗。

一、Ⅰ期

Ⅰ期，即院内康复期，是指从患者入院开始，直到出院为止。从住院 24 小时内开始，如病情不稳定，可延迟至 3 ～ 7 天以后，强调循序渐进，由被动运动逐步过渡到坐位、床旁站立、床旁行走、病房内步行及上一层楼梯或固定踏车训练。主要内容包括病情评估、患者教育（包括生存教育与戒烟）、监护下的运动康复及日常生活指导。此阶段治疗的主要目标是为住院患者提供康复及预防，以缩短住院时间，减缓病痛，促进日常生活与运动能力的恢复，降低再住院率，避免卧床所引起的不利影响，并为Ⅱ期康复打好坚实的基础。出院前应根据病情进行次级量负荷试验或 6 分钟步行试验，以客观评估患者的运动能力，指导其出院后的日常活动，并为进一步进行运动康复计划提供客观依据。

二、Ⅱ期

Ⅱ期，即院外早期康复或门诊康复期，一般在患者出院后 1 ～ 6 个月，冠状动脉旁路移植术、经皮冠状动脉介入术后常规 2 ～ 5 周进行。此期心脏康复在Ⅰ期康复的基础上，对患者进行危险评估和常规运动康复程序，纠正不良生活方式，指导日常生活及工作。Ⅱ期康复首先强调危险评估的重要性，要求每位患者在进行运动康复前必须进行危险评估。Ⅱ期康复有时可省略，可直接进入Ⅲ期康复。

门诊心脏康复的优点如下。

1. 接近于家庭　门诊心脏康复的患者每天像正常人一样生活，有着熟悉的生活环境，保持和家人的密切联系，有家庭、亲友和朋友们的支持，同时也有完整的社交交际，并可以保持一定的工作状态。

2. 便于鼓励患者对自己负责的精神 门诊心脏康复通常能够调动患者对康复治疗的积极性，患者能够过正常人的生活，能够进行更多的自我约束、自我管理。患者能够每天在活动和康复之间平稳过渡，有利于患者保持良好的心态，去除焦虑情绪。

3. 紧凑的个人治疗方案 门诊康复的患者通常有较好的治疗氛围，能够根据病情分小组治疗，有着较为高效的治疗程序，保持与康复相关人员的频繁接触。

4. 高度的安全性 门诊心脏康复有着同样的安全性，治疗科室一般比较靠近急诊科或与急诊科整合在一起，易于到达急诊室，有专业的医护人员进行治疗。

5. 与康复后的治疗调养紧密结合 心脏康复是一个长期过程，最终还要依靠患者在社区 / 家庭的康复。门诊康复有利于患者更好地适应和理解康复过程。并且来源于同一科、诊室的患者容易联合形成心脏康复小组，长期坚持康复。也可建立与医护人员的良好交流，方便转往基层康复治疗中心，以便进行长期的康复。

6. 更高的成本效率 门诊心脏康复相比而言更加简便易行，但需要临床各部门的协作，也便于双向转诊和转院治疗。

门诊Ⅱ期康复同住院Ⅰ期康复相比，患者的活动能力更强，生活质量满意度更高，精神的愉悦度也更高，能够更快更早地重返社会和工作岗位。研究还表明，参加门诊心脏康复治疗的患者，其死亡风险和 3 年再梗死的风险比没有参加门诊心脏康复治疗的患者低，与心脏康复治疗相关的生存获益越到后期越高。美国门诊心脏康复的患者 2 ～ 3 个月就能够重返工作岗位。

从经济的角度来看，门诊心脏康复的费用更低，同一个患者在德国门诊康复的费用比住院康复低 30% 左右；从长期和发病人群来看，这是一笔非常大的费用。在我国尤其如此，门诊心脏康复的费用更易被患者及其家庭接受。

门诊心脏康复同住院康复相比，优势更加明显，更加符合中国的国情。这种心脏康复的模式也容易在各大医院进行推广，同时更加适用于社区 / 家庭的康复医疗服务体系。从国家社会和个人的经济支出来看，门诊康复无疑具有更佳的成本 - 效益比，适宜在我国大力发展和推广。

三、Ⅲ期

Ⅲ期，即院外长期康复期。Ⅲ期康复为Ⅱ期康复的延续，为发生主要心血管事件 1 年后的院外患者提供预防和康复服务。此期的关键是维持已形成的健康生活方式和运动习惯，继续运动康复和纠正危险因素，以及社会心理状态的恢复。Ⅲ期康复主要强调维持健康的生活习惯和坚持循证药物治疗的重要性，同时强调关注患者的社会心理状态。运动康复的形式可以是以家庭或健身房为基础的运动锻炼。

社区 / 家庭Ⅲ期康复也称院外长期康复，为心血管事件 1 年后的院外患者提供预防和康复服务，是院外早期康复的延续，包括社区卫生院、就近专业康复机构或养护院的康复和真正意义上的社区 / 家庭（居家）康复。这个时期，部分患者已恢复到可重新工作和恢复日常活动。为减少心肌梗死或其他心血管疾病的风险，强化生活方式的改变，进一步的运动康复是必要的。此期的关键是维持已形成的健康生活方式和运动习惯。另外，运动的指导应因人而异，低危患者的运动康复无须医学监护，中、高危患者的运动康复仍需医学监护。因此，对患者的评估十分重要，低危及部分中危患者可进一步进行社区和家庭康复，高危及部分中危患者应转至上级医院继续康复。此外，纠正危险因素和心理、社会支持仍需继续落实。社区应提供相应的医学教育、运动康复场所，这有助于提高心脏康复的依从性。

社区 / 家庭心脏康复不需要特殊的场地和设备，患者在医院接受定期评估和处方，在社区 / 家庭执行处方，不仅可以解决患者因时间、距离和医疗费用受限无法接受心脏康复的问题，也可以解决医院层面因无场地、设备和工作人员而无法开展心脏康复的问题。国外研究显示，标准化的社区 / 家庭心脏康复的临床获益等同于医院心脏康复，可以作为传统心脏康复模式的替代模式。

英国国民医疗服务体系（NHS）是世界上最具成本 - 效益的体系之一，为英国国民健康水平的提高做出了巨大贡献，一直被 WHO 所推崇。其社区医疗承担了整个医疗体系近 90% 的服务量，非常省钱且高效，也就是说，英国以约占 GDP 约 9% 的卫生总费用成为世界全民健康保障体系的典范医疗。英国设立的冠心病国家服务中心目前已经纳入

57% 的心肌梗死和血管成形术后的患者，并希望将85% 的患者纳入康复项目之中。

在德国，据统计已设立包含 6000 多个心脏康复治疗团队，涉及约 120 000 例功能社区康复患者的全国性机构，并且致力于建立包括心内科医师、康复治疗师、心理医师、社区工作人员、营养师及护士在内的多学科康复团队，目的是延长并巩固心脏康复疗效，扩大心脏康复受益人群。目前，美国也正在进行心脏康复持续改进项目，希望通过社区心脏康复项目改善心脏康复的质量。国外的经验表明，心脏康复应以社区基层为基础，家庭为依托，三级医院为支撑，只有这样，才是可持续健康的心脏康复体系。

中国有着广泛和强大的社区医疗机构，而且社区卫生服务体系相对完善，基本可以覆盖到有心脏康复需求的患者。国家通过卫生资源的持续调整，实现医改的战略目标之一就是吸引更多的患者回归基层，使社区医疗在心血管疾病防治康复上起到基本医疗和公共防控双网底，真正形成“小病在社区、大病在医院、康复回社区”的有序医疗服务格局。社区医疗“六位一体”的患者友好型医疗特点决定了社区是心脏康复持续实施的主战场。

移动互联网技术正在深刻影响着人类生活，同时也深刻地改变了传统的医疗卫生行业，它为社区 / 家庭心脏康复注入了新的活力。首先，在医联体 / 医共体内，智慧医疗把医院和社区心血管疾病患者的防治康复连接在一起，同时也通过利益链和机制把服务连接在一起，通过合理的双向转诊推进了分级诊疗。其次，智慧医疗促进社区心脏康复的规范化、标准化开展。在互联网平台上，三级医院患者的心脏康复方案、转诊社区康复处方的执行情况，以及患者自我康复的数据监测信息都能共享，利用实时评估和决策系统，智能化指导患者的康复。最后，智慧医疗促进社区心脏康复的高效、便捷、低成本运作。智慧医疗，特别是移动可穿戴设备，可实现患者的自我监测，培养患者自我康复的意识，如运动康复监测可通过手机 APP 实现患者自我观察，并把相关数据上传至云平台，实现数据主动监测和被动监测相结合。利用移动互联网平台，社区心脏康复可以突破地域限制，节约时间成本和医疗成本，提高社区心脏康复的效率，促进医疗资源更合理地配置。

美国心脏康复 / 二级预防指南提出，移动医疗技术的高度发展是智慧医疗的关键因素，是社区心脏康复充满想象力和活力的新模式，它给传统康复的局限性带来了新的机遇，可以真正提高患者的依从性，这种充满梦想的新模式可能会使Ⅰ期、Ⅱ期、Ⅲ期心脏康复的持续性医疗变为现实。目前，国外在院内对患者实行Ⅰ期康复后，大多转为以门诊、社区 / 家庭为主导的Ⅱ期或Ⅲ期康复，而且有的时候，Ⅱ期康复常被忽略，或常把Ⅱ期和Ⅲ期康复结合在一起来实施。在我国，基于大医院和社区卫生院医疗资源配置不均衡的现状，基于经济费用和居住位置的考虑，大多数患者出院后会选择社区 / 家庭（居家）的Ⅲ期康复。我国心脏康复必然面临着从医院到社区 / 家庭的过渡，这就是适合我国国情的 H2H（Hospital-to-Home）心脏康复模式。伴随着可穿戴设备和互联网的发展，H2H 模式是必然趋势，因为 H2H 是一种可持续健康的医疗，使患者从医院出院回家后可以得到进一步的康复和护理，实现从医院到家庭的顺利、平稳过渡，促进患者的进一步康复，并降低再住院率。

家庭心脏康复治疗体系的建设和发展具有很大的社会和经济效益，是减轻国家、社会和个人医疗负担的重要途径。全国开展的医疗体制改革给家庭心脏康复的全面推开创造了良好的机遇，互联网 + 健康医疗的发展，为家庭心脏康复的普及和推广提供了契机，来自医院的远程运动指导和针对患者的评估监护都有望通过互联网 +、远程医疗和可穿戴设备，完成对患者的远程评估、处方制定和风险预警监测，达到省时、高效的目标。

第六节 运动康复的原则

一、相关概念

1. 代谢当量（MET） 人体活动所需要的能量绝大部分来自碳水化合物和脂肪的氧化，因而能量的释放是以氧的消耗为基础，故可用耗氧量表示运动强度。耗氧量越多，运动强度越大。目前大多采用运动心肺功能仪直接测定活动状态的耗氧量，耗氧量与体重有关，所以常用其绝对值表示，单位为 ml/（kg·min）。在安静状态下，机体平均的耗氧量为 3.5ml/（kg·min），即为 1MET。在不同活动时的耗氧量以 3.5ml/（kg·min）的倍数计算，即可以精确地量化体力活动的容量和心脏功能容量，定量地确定各种日常生活活动和生产劳动时的能量消耗，指导患者的日常活动和职业性活动，并可以对患者进行危险分层，指导患者进行康复运动训练。

例如，一个急性心肌梗死后患者的心脏功能容量是 5MET，相当于安静坐位时耗氧量的 5 倍，即为 17.5ml/（kg·min），也相当于每千克体重每分钟 17.5ml 的耗氧量，表示其心脏能够承受 5 倍于安静坐位时耗氧量的活动或运动，那么整理床铺这样的家务活动（平均能量需求 3.4MET）对其来说是可以胜任的，而提 20kg 重物上楼（平均能量需求 7.1MET）显然是力不能及和危险的。

2. *主观劳累程度分级（RPE）* 是瑞典人 Gunnar Borg 提出的，将患者主观劳累感觉分成 15 个等级（表 99-6-1）。它就像一把尺，左端为 6，代表运动强度非常轻，右端为 20，代表非常累。RPE 提供了一种有效的和可信的即时用力的指数，即使在使用某些影响心率的药物时，仍能很好地反映运动强度。

表 99-6-1 Borg 主观劳累程度分级表

10 级表	
级别	疲劳感觉
0	没有
0.5	非常轻
1	很轻
2	轻
3	中度
4	稍微累
5	累
6	
7	很累
8	
9	非常累
10	最累

续表

20 级表	
级别	疲劳感觉
6	
7	非常轻
8	
9	很轻
10	
11	轻
12	
13	稍微累
14	
15	累
16	
17	很累
18	
19	非常累
20	

二、心血管疾病患者应如何运动

尽管大多数人都知道适当的运动有益于健康，但对于心血管疾病患者而言，应如何达到“适当”，这是至关重要的。不适当的运动会导致身体负担加重，甚至会诱发心血管事件发生，因此对“适当”这两个字的把握非常重要。“适当运动”包含的内容很多，主要有适当的运动类型、运动强度、运动频率、持续时间等。而这些内容，心脏康复医师会根据患者的具体情况，通过精确的测定（如心肺运动试验、6 分钟步行试验、肌力测试、平衡性 / 协调性测定等），制订相应的“运动处方”来阐明，为其量身定制个体化的运动治疗方案，这将最大程度地确保心血管疾病患者的运动治疗效果和运动安全，从而充分获得运动对健康的益处。

训练原则如下。

1. *个体化原则* 必须根据年龄、性别、心脏损害的部位和程度、相应的临床表现、整体的健康水平、危险因素的情况、目前的心脏功能、过去康复训练的种类和程度、过去的生活习惯和爱好、患者的心理状态及需求等，因人而异地制订康复方案。

2. *循序渐进原则* 先从低水平的运动训练开始，并根据患者的情况逐渐增加运动量。

3. *持之以恒原则* 训练效应的产生是一个量

变到质变的过程，训练效果的维持同样需要长期的锻炼。停止运动2周后训练效果开始减退，5周后约有50%的训练效果消失。因此，康复运动训练方案的目的是使患者终身坚持运动，把运动训练变成一种生活习惯，即使在休假期间，患者也应继续维持原来的运动方案或其他类似的活动。

4. 兴趣性原则　兴趣可以提高患者参与并坚持康复治疗的主动性和顺应性。

5. 全面性原则　将人作为整体来全面看待。

三、心血管疾病患者的运动类型

1. 有氧运动　是我们日常最常接触的运动类型，它可以明显提高心排血量及心肺功能，改善骨密度，减轻体重，提高患者的生活质量。常见的有氧耐力运动的形式有散步、慢跑、游泳、骑自行车等低、中强度的节律性活动。全身肌肉参与的中等强度有氧体操也是很好的运动，如医疗体操、健身操、木兰拳、太极拳等。还可以适当选择一些娱乐球类活动，如门球、保龄球、羽毛球等。爬山、爬楼梯也属于有氧运动，但容易造成膝关节的损害，故不进行常规性推荐。

2. 抗阻训练　又称力量训练，它可以有效地增强肌力，提高肌耐力，增加骨密度，降低体脂百分比，提高胰岛素受体敏感度等。常见的间歇性力量训练方法有弹力带、拉力器、哑铃等。其流程和禁忌证见图99-6-1及表99-6-2。

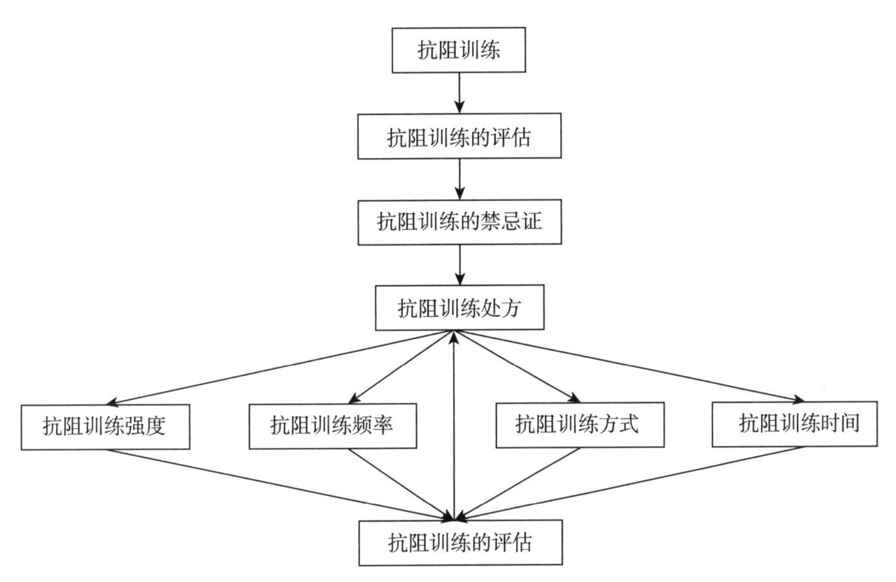

图99-6-1　抗阻训练的流程

表99-6-2　抗阻训练的禁忌证

绝对禁忌证	相对禁忌证（运动前须向医师咨询）
不稳定冠状动脉粥样硬化性心脏病	有冠状动脉粥样硬化性心脏病的高危因素
失代偿心力衰竭	任何年龄的糖尿病
未控制的心律失常	血压控制不良（＞160/110mmHg）
严重肺动脉高压（平均肺动脉压＞55mmHg）	运动耐力低
严重的有症状的主动脉狭窄	骨骼肌肉限制
急性心肌炎、心内膜炎或心包炎	体内植入起搏器或除颤器
未控制的高血压（＞180/110mmHg）	
主动脉夹层	
马方综合征	
活动性增殖型视网膜病变或中、重度非增殖型	
糖尿病视网膜病变患者施行高强度抗阻运动（80%～100%1- R M）	

抗阻训练的基本原则如下。①因人而异，个体化制订运动处方；②循序渐进，逐渐适应；③持之以恒，贵在坚持，不可随意间断；④内容有趣，主动积极参与；⑤密切观察，随时调整训练计划。

抗阻训练的方法如下。

（1）等张训练（动力性训练）：在肌力增强训练中应用较多。

1）基本抗阻方法：举哑铃、沙袋等；通过滑轮及绳索提起重物；拉长弹簧、橡皮条等弹性物；专门的训练器械，通过摩擦或磁电效应等原理提供可调节的阻力，以自身体重作为负荷，进行俯卧撑、下蹲起立、仰卧起坐等练习。

2）渐进抗阻练习法：先测出待训练肌群连续10次等张收缩所能承受的最大负荷量，简称10-RM。取10-RM为制定运动强度的参考量，每天的训练分3组进行，即第一组运动强度取最大负荷的50%，重复10次；第二组运动强度取最大负荷的75%，重复10次；第三组运动强度取最大负荷的100%，重复10次。每组间可休息1分钟。1周后复试10-RM量，如肌力有所进步，可按照新的10-RM量进行下一周的训练。

（2）等长练习（静止性练习）：是指肌肉静态收缩，不引起关节活动，是一种简单而有效的肌力增强训练方法。

1）基本方法：使肌肉对抗阻力进行无关节运动，这是一种仅维持其固定姿势收缩的训练。这种训练不能使肌肉缩短，但可使其内部张力增加。

2）“tens”法则：训练中每次等长收缩持续10秒，休息10秒，重复10次为一组训练，每次做10组训练。

3）多点等长训练：在整个关节活动范围内，每隔20～30分钟做一组等长练习。

4）短促最大练习：抗阻等张收缩后维持最大等长收缩5～10秒，然后放松，重复5次，每次增加负荷0.5kg。

3. 等速练习　由专用仪器（如等速运动仪）预先设定和控制运动速度，使肌肉自始至终在适宜的速度下进行训练。利用等速运动设备进行抗阻训练是大肌群肌力训练的最佳方式。等速训练除了可以提高肌力、治疗和预防肌肉萎缩及保持关节的稳定性外，还具有改善和扩大关节活动度的治疗作用。只是等速运动设备价格昂贵，难以普及。

4. 柔韧性训练　可以降低运动引起损害的风险，对于老年性骨关节、韧带疾病有一定的治疗作用。

（1）评估柔韧性的方法：坐椅/坐位前伸试验、抓背试验、转体试验。

（2）柔韧性的训练方法

1）坐式拉伸韧带：前胸向膝盖靠拢，膝盖不要弯曲。感觉腿部韧带与后背有酸痛感，停止拉伸并进行2次深呼吸，慢慢恢复为起始动作，重复动作12次。

2）卧式拉伸韧带：慢慢拉起绷直的左腿，膝盖不要弯曲，臀部与大腿肌肉绷紧，直到大腿与身体呈90°后停止拉伸，做2次深呼吸，慢慢恢复为起始动作。

3）简单动作：站直，双脚打开与肩同宽，脚尖向腿的方向外八字打开，脚不要弯曲，上身向下弯曲，用手去碰脚尖。感觉到双腿内、后侧有拉伸的感觉。

4）仆步压腿两脚左右开立，一腿屈膝全蹲，另一腿挺膝伸直，身体向直腿一侧振压。练习时，左右腿交替进行。

5）横叉：两手在体前扶地，两腿左右分开成直线，上体俯卧或侧倾。

5. 平衡性训练　是以恢复或改善身体平衡能力为目的的康复性训练。平衡性训练可以降低老年患者意外跌倒的风险。利用平衡板、平衡木或在窄道上步行、身体移位运动、平衡性训练等方式进行练习。适用于中枢神经系统病变而导致平衡能力差的患者。

（1）平衡功能的分类

1）静态平衡：是指身体不动时，维持身体于某种姿势的能力，如坐、站立、单腿站立、倒立、站在平衡木上维持不动。

2）动态平衡：是指运动过程中调整和控制身体姿势稳定性的能力。动态平衡从另外一个角度反映了人体随意运动控制的水平。坐或站着进行各种作业活动、站起和坐下、行走等动作都需要具备动态平衡能力。

3）反应性平衡：当身体受到外力干扰而使平衡受到威胁时，人体做出保护性调整反应以维持或建立新的平衡，如保护性伸展反应、迈步反应等。

人体平衡功能发生障碍时的主要表现包括肌力和耐力的低下；关节的灵活度和软组织的柔韧度下降；中枢神经系统功能的障碍；视觉、前庭功能、本体感受效率下降；触觉的输入和敏感度降低；空间感知能力减弱等。

（2）平衡功能的评定方法：①观察法（如Romberg检查法）；②量表评定法（Berg平衡量表、Tinetti量表及“站起—走”计时测试）；③平衡功能测试仪检查法（定量姿势图）。

（3）注意事项：①测试时保持环境安静，不要说话或提示；②采用仪器评定时，60秒直立困难的病例可进行30秒测试；③患者不能安全独立地完成所要求动作时，要注意对患者予以保护以免摔倒，必要时给予帮助；④对于不能站立的患者，可评定其坐位平衡功能；⑤仪器定期保养维护。

（4）常用的平衡能力评估方法

1）闭眼单脚站立测试：受试者闭眼站立，双手叉于腰间，听到“开始”口令后，抬非优势脚使脚底固定于优势脚内踝部位。记录保持此姿势的时间，时间越长，静态平衡能力越好。一般认为60秒以上为良好，30～60秒为一般，30秒以下为差。

2）功能性前伸试验：通过测试者站立时尽量向前伸展手臂，记录躯体保持平衡时，手臂向前可伸至最远距离而评价动态平衡的能力，该方法最早用于预测老年人跌倒的发生。由于该试验仅测试手臂前伸的最远距离，评价较为片面，因此后人对其进行了改良，增加了向后、左、右方向的伸展，形成了应用较为普遍的多向伸及试验。

3）平衡木测试：受试者在平衡木上正常行走时，记录从设定的起点到终点的时间，或在平衡木上往返的时间。时间越短，动态平衡能力越好。一般平衡木的大小为高30cm、宽10cm、长10m。

（5）平衡性训练的方法举例

1）单腿平衡练习：一只脚直立，稍微弯曲受力那条腿的臀部、膝盖和脚踝，保持平衡，防止倒向另一只腿的方向，坚持1分钟以上。

2）单腿蹲练习：单腿支撑身体，另一条腿悬空后抬，平衡身体。慢慢下蹲，让支撑腿弯曲到90°，然后再慢慢蹲起。做1～3组，每组6～12个蹲起。

3）箭步蹲练习：直视前方，双手叉腰，走一大步，弯曲膝盖，降低身体，前腿弯曲90°。然后慢慢退回到原来的位置，开始时每条腿6～8次。

6. 协调性训练　包括指鼻试验、指-指试验、轮替试验、拍地试验、跟-膝-胫试验、握拳试验。

四、心脏康复运动治疗与自我运动锻炼的区别

患者在医院内做心脏康复运动治疗，和患者自我运动锻炼健身有明显的不同，具体区别如下。

1. 心脏康复是按照医师的运动处方进行的运动。

2. 心脏康复运动时有心内科医师、康复治疗师的严密观察。

3. 心脏康复的整个过程是在血压、心电图、血氧饱和度等严密监测下进行的。

运动处方是否合适，只有患者实践后才能知道，所以运动中患者的自我感觉如何是最为重要的。运动中的血压、心肌缺血、心律失常等变化，只有在严密的监测下才能发现，而医务人员也会根据这些情况及时调整运动量，以确保运动的安全性和有效性。

“运动是良医”这一理念在中国的宣传和落地极大地激发了全民健身的热情，简单易行的6分钟步行试验、每天1万步的目标得到越来越多医务人员和社会民众的响应。但是，涉及运动治疗技术的分类，我国还没有实施规范的康复评定，也没有切实科学地按照运动治疗技术的要求来指导患者训练。目前，我国很多心脏康复中心都未根据心肺运动试验来评估患者的心肺耐力及设计运动处方，亦未形成临床训练和人员培训的路径。

规范和有指导的心脏运动康复安全、有效，但简单地把“运动是良医”理解为人人都可以从运动中获益，让心脏病患者随意进行体育训练将带来巨大风险。不加评估和指导的运动很难达到预期效果，应避免运动不足、运动过量和运动不当。康复医学发展极为迅速，专业上有国际认可的规范康复评定、专业的物理治疗师，以及运动治疗技术的临床规则，心脏运动康复不能沿用体育运动的训练方法，应根据心血管疾病患者的体能特征和心肺功能反应来设计精准的运动处方。

五、心脏康复是一种崭新的医疗保健模式

无论是在发达国家还是在发展中国家，心脏康复曾被误认为单一的理疗科或单一的心脏范畴，或归类为疗养、养护性质。目前，医学界必须澄清一些概念，顺应医学发展的趋势，回归医学的本源，变被动治疗为主动干预，变被动治病为主动防病，使“防治康”三位一体的人文医疗真正落地。希望有一天，医学对生存的诠释不再是生命时间的延长或苟延残喘地活着，而是通过减少残障率，使患者继续工作，创造价值，体现自我心理满足，精神得以解放。

心脏康复是多学科、多门类、多形式的医疗保健模式，可以极大减少被动治疗的花费，提高成本 - 效益比。

1. 多学科　涉及心内科、心外科、心理科、康复科、营养科等。

2. 多门类　包括营养学、运动医学、精神心理学、药理学、内科学、伦理学、外科学等。

3. 多形式　医学保健组织多样性，如正规三级医院的康复程序、社区的康复程序、家庭的保健程序等。

六、“人生俱乐部”的康复模式

目前，我国开展的心脏康复工作的基本模式有 3 种：一是心内科和心脏康复中心一体式的模式；二是大康复中包括心脏康复的模式；三是单独心脏康复的模式。从中国综合性医院的学科建设情况来看，心内科和心脏康复中心一体式的模式对于现阶段促进心脏康复的发展有利。中国心脏康复还处于发展阶段，还没有完全普及，百姓还不太知道心脏康复，所以心血管疾病患者不可能首先去心脏康复中心去看病，大康复中的心脏康复、单独的心脏康复中心就会存在患者来源不足等问题。

心内科和心脏康复中心一体式的模式有以下优点。

1. 不间断的病源，不用转移科室，心内科医师掌握主动权，有利于心脏康复工作的开展。

2. 经济效益和社会效益并存，可以减少平均住院日，节约医疗资源。

3. 最大程度地保证心脏康复的安全性。

4. 实现了防治康一体式全程管理，学科建设更加丰满。

5. 部分非介入医师有了职业生涯的方向。

我国心内科和心脏康复中心一体式模式的医院包括浙江大学绍兴医院、北京大学人民医院、长春中医药大学附属医院、辽宁省金秋医院、郑州大学附属郑州中心医院、同济大学附属同济医院、大庆油田总医院、福建医大附属泉州第一医院、内蒙古自治区人民医院、深圳市人民医院等。

心脏康复是慢性病管理的一种方式，也是降低疾病死亡率的良药。“支架人生俱乐部”“房颤人生俱乐部”等旨在为冠心病支架术后、心房颤动患者和有心血管危险因素的患者，提供全面、全程、专业化的疾病管理指导与服务，并运用中西医结合方式给予康复指导，帮助患者过好支架人生和心房颤动人生，通过系统化的康复流程，打造中西医结合心脏康复“4S”店。这种“人生俱乐部”，是心脏康复的形式之一。

“支架人生俱乐部”是心脏康复的创新模式，是优化健康服务、实现人性关怀的一个体现。冠心病患者可以在“支架人生俱乐部”里实现心脏康复的全程管理，实现了人文关怀和医学关怀的有效结合，搭建了一个为患者多元化服务的平台，这是中国心脏康复发展的必然选择，也是具有中国特色的心脏康复发展之路。

“有时去治愈，常常去帮助，总是去安慰。”“支架人生俱乐部”体现了关爱、帮助、安慰、同情，体现了医患和谐和满意度，体现了医患命运共同体的鱼水之情。尊重医师、信任医师，关爱患者、温暖患者，这体现了人性光芒的传递、医学真谛的表达。医师职业的闪光点就是给患者一个温暖的家，因为“支架人生俱乐部”是最温暖的医学之家，是人文医学最好的体现。

第七节　心脏康复的五大处方

日本、美国、欧洲各国都已认识到心脏康复对心血管疾病患者预后的重要价值，均将心脏康复纳入医疗保险范畴，实现了“三级医院 - 门诊 - 社区 - 家庭”的心脏康复体系。我国心脏康复发

展开始于20世纪80年代，但由于人们对心脏康复缺乏重视，而且心脏康复专业性强，流程相对复杂，存在一定操作风险，心脏康复的发展明显滞后于肢体康复。我国90%的医院没有开展心脏康复。为了促进我国心脏康复工作的开展，中国康复医学会心血管疾病专业委员会根据心脏康复的内涵，提炼出了5大康复处方概念，包括运动处方、营养处方、心理处方、戒烟处方和药物处方，并分别就5大处方撰写了具体操作的专家共识，目的是让我国临床医师利用这些指导性工具尽快开展心脏康复工作，使我国患者享受到心脏康复的益处。同时，心脏康复5大处方也是心血管疾病一级预防的重要内容，充分体现了健康管理的内涵。

一、运动处方

有氧运动之父Kenneth H. Cooper博士认为，健康的标准并不是通常意义上的肌肉发达、外表强壮，只有心、肺功能健康才是真正的健康。有氧运动就是通过长时间进行耐力运动，使心、肺得到充分和有效的刺激，提高心、肺的储备功能。有氧运动要求持续15分钟以上，常见的有氧运动包括慢跑、游泳、骑自行车、步行、原地跑、有氧健身操等。

运动康复是心脏康复的重要组成部分，也是核心内容之一，安全有效的运动能明显提高患者的运动能力，改善症状和心功能。目前我国心内科医师缺乏运动指导经验，使得心脏病患者的运动常处于两极分化状态，大部分患者不敢运动，少部分患者又运动过量。

根据患者的评估及危险分层，给予有指导的运动，运动处方的制定是关键。每位冠心病患者的运动康复方案必须根据患者的实际情况量身定制，即个体化原则，不存在对所有人都适用的运动方案，但应遵循普遍性的指导原则。运动处方指根据患者的健康、体力和心血管功能状态，结合学习、工作、生活环境和运动喜好等个体化特点，每一运动处方包括运动形式、运动时间、运动强度、运动频率及运动过程中的注意事项。

1. *运动形式*　主要包括有氧运动和无氧运动。其中有氧运动包括行走、慢跑、游泳、骑自行车等，无氧运动包括静力训练、负重等运动。心脏康复中的运动形式以有氧运动为主，无氧运动作为补充。

意大利研究人员对110位平均年龄为59岁的心脏病患者进行观察，发现跳华尔兹的康复效果跟功率车一样。接受“华尔兹疗法”的患者，身体状况较前有明显改善，睡眠质量和精力也有所提高。此外，“华尔兹疗法”组的氧气利用率提高了18%，康复运动组则提高了16%。

2. *运动时间*　心脏病患者的运动时间通常为10～60分钟，最佳运动时间为30～60分钟。对于刚发生心血管事件的患者，可以从每天10分钟开始，逐渐增加运动时间。对于稳定期的患者和正常人来说，每天少于15分钟的锻炼效果并不明显。

3. *运动强度*　运动强度的评估方法有最大耗氧量、最大心率及症状分级法。建议患者开始运动从50%的最大耗氧量或最大心率运动强度开始，运动强度逐渐达到80%的最大耗氧量或最大心率。Borg劳累程度分级法达到10～14级。最大耗氧量通过心肺运动试验测得，最大心率=220–年龄（次/分）。每3～6个月评价1次患者的运动强度是否需要调整。

4. *运动频率*　每周至少3天，最好每周5天。

运动适量的标志：①运动时稍出汗，轻度呼吸加快，不影响对话；②运动结束，心率在休息后5～10分钟恢复；③运动后轻松愉快，食欲和睡眠良好；④无持续的疲劳感或其他不适感（疲乏或肌肉酸痛在短时休息后消失）。

5. *运动过程中的注意事项*

（1）医务人员咨询与指导，必要时监护下进行。

（2）理解个人的限制（个体化方案）。

（3）小量开始，逐渐增量、循序渐进。

（4）选择适当的运动，避免竞技性运动。

（5）只在感觉良好时运动。

（6）定期检查和修正运动处方，避免过度或不足。

（7）要警惕一些症状，如上身不适（包括胸、臂、颈或小颌）、无力、气促、骨关节不适等。

在运动过程中，要对重症患者进行持续的监测，并给予必要的指导。运动时或运动后出现以下情况时，暂时停止运动：①运动时感觉胸痛、呼吸困难、头晕；②运动时心率波动范围超过30

次/分；③运动时血压升高＞200/100mmHg，收缩压升高＞30mmHg或下降＞10mmHg；④运动时心电图监测ST段下移≥0.1mV或上抬≥0.2mV；⑤运动时或运动后出现严重心律失常。

Onishi是第一位报道Ⅲ期冠心病康复（内容包括维持已形成的健康生活方式和运动习惯，继续运动康复和纠正心血管危险因素，以及社会心理状态的恢复）与生存率关系的学者，该研究发现，老年冠心病康复组心血管事件发生率较对照组明显降低（30% *vs.* 62%）。Suaya针对美国Medicare受惠者601 099例心血管疾病住院或实施血运重建术的人群，发现平均参加24节康复课程，5年病死率较不参加者下降34%；参加超过25节康复课程的患者，5年以上病死率再下降19%。

急性ST段抬高心肌梗死指南中明确指出：STEMI患者出院后如坚持规律适度的体力锻炼有助于控制高血压、血脂异常、高血糖及肥胖等心血管危险因素，增加心血管储备功能，从而改善其预后。与一般体力运动相比，以体力活动为基础的程序化运动康复训练可能具有更好的效果。研究显示，冠心病患者接受运动康复训练可使总病死率降低20%～30%，但目前针对STEMI患者出院后运动康复训练的大型临床试验尚少。因此，如条件允许，建议STEMI患者出院前应进行运动耐量评估，并制订个体化体力运动方案，在出院后咨询康复治疗专家，并在其指导下进行合理的运动康复训练。对于所有病情稳定的患者，建议每天进行30～60分钟中等强度的有氧运动，每周至少坚持5天。此外，还建议每周进行1～2次阻力训练。

心脏外科术后最常用的康复方法是运动疗法，即通过运动来改善患者的精神和恢复脏器的功能。运动训练的基本内容如下。

1. 关节运动　原则上要从近位关节到远位关节，但由于上肢运动对胸部切口影响大，心脏术后患者要从下肢远端开始活动。活动时要慢慢进行，动作不宜过大。术后第2天，病情平稳后可在护士的指导下开始活动，活动量以不感到疲劳为度。上肢或下肢有输入液体时不宜做关节活动。

2. 呼吸运动　脱离呼吸机后，为预防肺部感染和肺不张，要进行适当的呼吸运动和咳痰训练。运动方法为深呼吸、吹气球、呼吸训练器及软垫按压刀口协助咳痰等，有条件者还可穿弹性背心以保护刀口。

3. 生活能力训练　病情平稳后，患者可在床上坐起，自己练习吃饭、喝水、洗脸、刷牙、穿脱衣裤等运动。恢复期患者可下地步行活动，步行训练的顺序是坐位、站位、扶床移动、独立移步、室内走动。患者出院后还应继续做上述动作，运动幅度和运动量可逐渐增加，如步行训练可由慢步逛街逐步过渡到上楼梯、快步行走。小儿心脏手术刀口愈合后，还要练习伸臂扩胸运动以防止“鸡胸”。

4. 不宜做运动的患者　包括严重心肺功能不全；术后发热、贫血；安静时心率超过100次/分；训练时出现呼吸困难、晕眩、胸痛或发绀；运动时心率超过135～140次/分（45岁以上超过120次/分，应引起注意）。

二、营养处方

膳食营养是影响心血管疾病的主要环境因素之一。总能量、饱和脂肪和胆固醇摄入过多、蔬菜水果摄入不足等不平衡膳食增加心血管疾病发生的风险，合理科学膳食可降低心血管疾病风险。医学营养治疗和（或）治疗性生活方式改变作为二级预防的措施之一，能降低冠心病的发病率和死亡率，且经济、简单、有效、无副作用。既往认为营养膳食指导是营养师的责任，心内科医师对营养学知识了解较少，给予的健康膳食指导多较含糊，但心血管疾病患者最多接触的是心内科医师，也更容易接受专科医师的建议，心内科医师有必要了解一般的营养膳食原则，以给予患者初步指导。

膳食处方制订步骤如下。

1. 评估　包括营养问题和诊断，即通过膳食回顾法或食物频率问卷，了解、评估每天摄入的总能量、膳食所含的脂肪、饱和脂肪、钠盐和其他营养素摄入水平；饮食习惯和行为方式；身体活动水平和运动功能状态；以及体格测量和适当的生化指标。

2. 制订个体化膳食营养处方　根据评估结果，针对膳食和行为习惯存在的问题，制订个体化膳食营养处方。

3. 膳食指导　根据营养处方和个人饮食习惯，

制订食谱；健康膳食选择；指导行为改变，纠正不良饮食行为。

4. 营养教育 对患者及其家庭成员，使其关注自己的膳食目标，并知道如何完成；了解常见食物中盐、脂类和水分的含量，各类食物的营养价值、食品营养标签等。饭吃八成饱，日行万步路，吃动两平衡，健康又长寿。黑木耳、山楂、燕麦、金橘、茄子、红薯、大蒜、洋葱这八种食物，疏通血管的效果最佳，并可保持血管壁的弹性，是名副其实的“清道夫”。

5. 注意事项 将行为改变模式与贯彻既定膳食方案结合起来。膳食指导和生活方式调整应根据个体的实际情况考虑可行性，针对不同危险因素进行排序，循序渐进，逐步改善。

三、心理处方

心内科就诊的患者中大多有精神心理问题，由于传统的单纯医学模式，常忽视精神心理因素，使患者的治疗依从性、临床预后和生活质量明显降低，成为目前心内科医师在临床工作中必须面对又迫切需要解决的问题。我国临床医师对精神心理卫生知识的了解远不能满足临床需要，临床中遇到的大量此类问题难以运用有效的手段进行干预。

心血管疾病多数是致命性疾病，而心内科患者存在的精神心理问题通常是亚临床或轻中度焦虑抑郁，没有达到精神疾病的诊断标准，这部分患者由心内科医师处理更安全方便。

在面对患者时，建议采用以下流程。

1. 详细询问病史。常规询问患者的现病史、既往病史及用药情况，询问一般生活中的普通症状，如食欲、进食、大小便、睡眠问题等；适当问及情绪困扰（如最近情绪怎么样，是否容易紧张或担心、兴趣活动单一等），帮助患者梳理各种症状与情绪波动有无相关性，对帮助患者认识某些躯体症状与情绪的关系有帮助。

2. 做必要的相关心血管疾病检查。目的是使对患者躯体疾病或生理功能紊乱的判断更有依据，如主诉中哪些可用心血管疾病解释，哪些属于功能性问题；针对心血管疾病的性质和程度，应有什么处理等。向患者讲清楚诊断的理由和依据，非常有助于患者接受医师的诊断和建议。

3. 如果患者存在睡眠障碍和情绪低落或容易担心，或发现其他心理问题线索，可有针对性进行躯体症状自评量表或PHQ-9/GAD-7或HAD量表评估。

4. 如果精神症状存在已较长时间（1个月以上）或症状明显造成生活紊乱，在认知行为治疗和征得患者认同情况下，及时给予抗抑郁焦虑药物治疗。

患者在获得诊断和治疗决策阶段，以及后续治疗和康复阶段，可能经历多种心理变化，作为心内科医师主要的帮助手段是认知行为治疗和运动指导。

有安全性证据用于心血管疾病患者的抗抑郁焦虑药物包括以下3种：选择性5-羟色胺（5-HT）再摄取抑制剂、氟哌噻吨美利曲辛、苯二氮䓬类药物。其他抗焦虑抑郁药物在心血管疾病患者中应用的安全性有待进一步研究证实。

5. 治疗过程中可以量表评分，根据量表分值变化观察药物治疗是否有效、是否需加药或换药。

对于心内科医师来讲，并不要求每一位医师都成为心理医师或精神科医师，也不要求所有专科医师都成为全能型专家，心血管疾病的治疗仍然是心内科医师的专长和重点。但鉴于精神心理因素可以诱发和加重心血管疾病，导致患者的预后不良和生活质量下降，作为心内科医师有责任关注患者的精神心理状态。否则，会出现这样一个局面，患者的心脏病治好了，但患者活得非常痛苦，生不如死。所以需要我们心内科医师至少能够识别出患者的精神心理问题，处理轻度精神心理问题。

四、戒烟处方

一项荟萃分析纳入了8项2008年前发表的“公共场所戒烟对心肌梗死患病率影响”的研究，包括意大利、爱尔兰、美国、加拿大等颁布戒烟令的国家和地区，结果显示，公共场所戒烟可使各地区急性心肌梗死住院率下降19%，心内科医师应坚持不懈地把戒烟指导融入日常的临床工作之中。

戒烟可降低心血管疾病发病和死亡风险。戒烟的长期获益至少等同于目前常用的冠心病二级预防药物，如阿司匹林和他汀类药物，戒烟也是挽救生命最经济有效的干预手段。作为冠心病一级预防和二级预防最重要的措施之一，戒烟具有优良的成本 - 效益比。为提供临床医师具体的戒烟方法和技巧，提高我国心内科医师戒烟干预能力，推荐戒烟处方如下。

第一步（询问）：每次就诊询问患者烟草使用情况及被动吸烟情况；对吸烟患者，应询问吸烟年限、吸烟量和戒烟的意愿，评估烟草依赖程度，记录在病历上或录入信息系统。在病历中标明吸烟者戒烟思考所处的阶段，符合诊断者明确诊断“烟草依赖综合征”。提供戒烟咨询和戒烟计划。

5A 内容如下。

（1）询问（ask）：了解患者是否吸烟。

（2）建议（advise）：强化吸烟者的戒烟意识。

（3）评估（assess）：明确吸烟者戒烟的意愿。

（4）辅导（assist）：帮助吸烟者戒烟。向愿意戒烟者提供药物和专业咨询，以协助戒烟。除非患者有禁忌证，或某药物对特定患者群（如妊娠女性、轻度吸烟者、青少年）的疗效或安全性缺乏足够证据，应向所有患者提供药物，戒烟药物目前戒烟指南推荐包括尼古丁替代治疗（5 种剂型，即贴片、咀嚼胶、口含片、鼻吸入剂、经口吸入剂）和盐酸胺非他酮缓释片、伐尼克兰等。

（5）安排（arrange）：吸烟者开始戒烟后，应安排长期随访，随访时间至少 6 个月。

第二步（建议）：使用清晰强烈的个性化语言，积极劝说每一位吸烟患者戒烟，如戒烟是保护身体健康最重要的事情。

第三步（评估）：评估尝试戒烟的意愿，评估烟草依赖程度。戒烟动机和决心大小对戒烟成败至关重要，只有在吸烟者确实想戒烟的前提下才能够成功戒烟。对于那些还没有决定戒烟的吸烟者，不能强迫他们戒烟，而是提供动机干预。

第四步（计划）：对于有戒烟意愿的患者，重点放在帮助制订戒烟计划，处理出现的戒断症状，指导使用戒烟药物，监测戒烟药物治疗效果和不良反应，提供给患者戒烟药物资料和戒烟自助资料等，并安排随访。

在戒烟的健康获益方面，戒烟药物是能够挽救生命的有效治疗手段，结合行为干预疗法会提高戒烟成功率。基于戒断症状对心血管系统的影响，首先建议接受冠状动脉介入治疗、冠状动脉旁路移植术及心肌梗死的吸烟患者使用戒烟药物戒烟，以减弱神经内分泌紊乱对心血管系统的损害。

第五步（干预）：对于没有戒烟意愿的患者，采用“5R”法进行干预。

5R 内容如下。

（1）相关（relevance）：要尽量帮助吸烟者懂得戒烟是与个人密切相关的事。

（2）风险（risk）：应让吸烟者知道吸烟对其本人可能造成的短期和长期的负面影响及吸烟的环境危害。

（3）益处（reward）：应当让吸烟者认识戒烟的潜在益处，并说明和强调那些与吸烟者最可能相关的益处，如促进健康、增加食欲、改善体味、节约金钱、良好的自我感觉、家里或汽车内和衣服上气味更清新、呼吸也感到更清新、不再担心戒烟等。

（4）障碍（roadblock）：医师应告知吸烟者在戒烟过程中可能遇到的障碍及挫折，并告知他们如何处理。

（5）重复（repetition）：每当遇到不愿意戒烟的吸烟者，都应重复上述干预措施。对于曾经在戒烟尝试中失败的吸烟者，要告知他们大多数人都是在经历过多次戒烟尝试后才成功戒烟的。

5R 前三步与 5A 法相似，关键是掌握下面 2 个步骤。①第四步（障碍）：引导吸烟者了解戒烟过程中可能遇到的各种障碍，并教授处理技巧。例如，信心不足、缺乏支持、体重增加、出现戒断症状等。②第五步（重复）：在每次接触中反复重申建议，不断鼓励吸烟者积极尝试戒烟。促使患者进入戒烟思考期和准备期，给予患者戒烟行为指导。

五、药物处方

国内外冠心病指南一致强调，改善冠心病患者预后的重要措施是充分使用有循证证据的二级预防药物。目前我国冠心病患者二级预防用药状况非常不理想，PURE 研究给我们敲响了警钟。坚持使用有循证证据的二级预防用药，有医师的责任，也有患者的责任。医师不仅需要为患者调整处方药物，同时需要个体化调整药物剂量，注意药物不良反应，并教育、监督、鼓励患者坚持用药，及时发现患者的心理、生理和经济问题，适当调整方案，提高用药的依从性。患者药物治疗依从性差的原因包括主观上不重视服药，担心药物的副作用或出现药物的副作用，经济上无法承受，存在焦虑或抑郁，不了解服药方法，缺乏对疾病知识的了解，以及治疗有效自行停用等。

1. 处方 患者出院前应开始服用如下药物：阿司匹林、氯吡格雷、他汀类药物、ACEI、β受体阻滞剂，叮嘱患者出院后长期坚持使用。

多项研究证实，盐酸曲美他嗪片可明显提高运动耐量。冠心病患者运动耐量下降至少40%，运动耐量每增加1个最大代谢当量（MET），总死亡风险下降12%。盐酸曲美他嗪片通过优化心肌能量代谢机制，增加33%的心肌能量供应，从而能明显提高冠心病患者的运动耐量。

Belardinelli等评价了盐酸曲美他嗪片与心脏运动康复联合治疗缺血性心肌病的疗效。结果显示，8周时，运动加盐酸曲美他嗪片组摄氧峰值和左心室射血分数均较单纯运动组和安慰剂不运动组明显改善。因此，对于心血管疾病患者，在运动锻炼的基础上联合盐酸曲美他嗪片治疗能获得进一步益处。

2. 教育 向患者介绍他汀类药物的副作用，如他汀类药物对肝功能的影响很小，让患者不要过于担心，嘱患者服用他汀类药物1～2个月后复查肝功能、肌酶和血脂，如正常，以后可6个月复查1次，并向患者介绍心肌梗死患者LDL-C应达到的目标值，强调长期坚持服用他汀类药物在二级预防中的重要性；强调双联抗血小板药物联合应用1年对避免支架内血栓发生的重要性，1年后仍应终身坚持服用一种抗血小板药物，以避免再发心血管事件，并观察胃肠道副作用；ACEI是心肌梗死后二级预防的重要药物，考虑到服用ACEI后可能会出现咳嗽，告知患者这种不良反应，并随访监测；告知患者晨起后自测脉搏，如静息时脉搏在55～60次/分，提示服用β受体阻滞剂的剂量达到了治疗效果，不要减量，应坚持服用。

3. 随访 嘱患者出院后1个月、3个月、6个月、9个月、12个月进行门诊随诊，以了解患者是否坚持用药，治疗后血脂、血压、血糖是否达标。如没有坚持服药，应及时了解原因，如出现药物副作用或担心药物副作用，或药物价格高无法承受，或治疗后血压、心率、血脂降低自行停用。指导并教育患者恢复用药，如果因药物价格无法承受，为患者选择价格低廉的国产药物替代。

（郭航远）

参考文献

池菊芳，郭航远，林辉，2017. 心脏康复的管理与服务. 中国全科医学，20(20): 2432-2438.

丁荣晶，2017. 心脏康复评估技术. 中国实用内科杂志，37(7): 590-593.

郭航远，2019. 我国心脏康复的困境与对策. 中国全科医学，22(12): 1381-1384.

郭航远，郭诗天，孟立平，2019. 我国心脏康复专业认证的初步探索. 心脑血管病防治，19(6): 491-493.

郭航远，何益平，2014. 院内心脏早期康复的研究进展. 浙江医学，(7): 541-543.

郭航远，何益平，2014. 院外心脏康复的研究进展. 浙江医学，(12): 1029-1033, 1048.

何益平，郭航远，2014. 地市级医院心脏康复的构建与实践. 第16届中国南方国际心血管病学术会议.

胡大一，丁荣晶，2014. 心脏康复五大处方推动社区康复发展. 中华内科杂志，53(9): 744-745.

季建琴，袁亚芳，2019. 心脏康复教育在冠心病患者心脏康复中的应用. 健康研究，39(3): 270-272.

蒋承建，郭航远，池菊芳，2017. 早期心脏康复在心血管学科建设中的地位. 中国全科医学，20(20): 2427-2431.

李晓旭，刘西花，毕鸿雁，2016. 心脏康复运动处方及其在心脏疾病中应用的研究进展. 山东医药，56(45): 102-104.

骆杭琪，池菊芳，郭航远，2019. 社区和家庭康复在心脏康复中的作用. 中国全科医学，22(12): 1396-1400.

孟晓萍，胡大一，2017. 人文关怀是心脏康复双心治疗的核心. 中国医刊，52(9): 1-4.

倪婷娟，郭航远，2019. 医联体架构下心脏康复模式的构建. 中国全科医学，22(12): 1400-1404.

张杰，郭航远，池菊芳，2019. 中西医结合在心脏康复中的优势分析. 中国全科医学，22(12): 1392-1395.

Ades PA, Keteyian SJ, Balady GJ, et al, 2013.Cardiac rehabilitation exercise and self-care for chronic heart failure. JACC Heart Fail, 1(6): 540-547.

Bachmann JM, Duncan MS, Shah AS, et al, 2018. Association of cardiac rehabilitation with decreased hospitalizations and mortality after ventricular assist device implantation. JACC Heart Fail, 6(2): 130-139.

Long L, Mordi IR, Bridges C, et al, 2019. Exercise-based cardiac rehabilitation for adults with heart failure. Cochrane Database Syst Rev, 1: D3331.

Mampuya Warner M, 孙敏, 刘光辉, 2015. 心脏康复的过去、现在和未来. 中国胸心血管外科临床杂志, 22(8): 709-718.

Sukul D, Seth M, Barnes GD, et al, 2019.Cardiac rehabilitation use after percutaneous coronary intervention. J Am Coll Cardiol, 73(24): 3148-3152.